Pathology of Infectious Diseases

感染病理学

主 审　丁彦青

主 编　刘德纯

上 卷

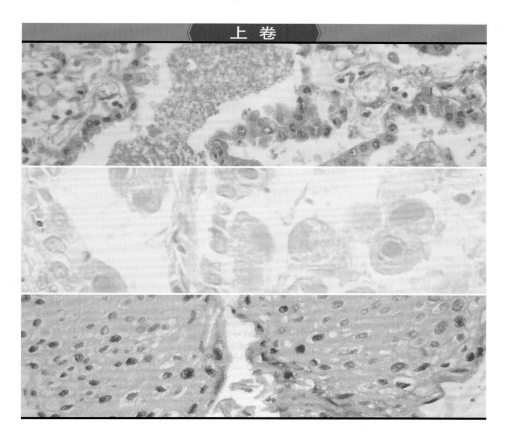

科学出版社

北 京

内 容 简 介

本书分为两大部分，共16章。第一部分概括性论述感染性疾病的基础理论，包括感染性疾病相关的概念、规律、特征及基本病变，感染与免疫、肿瘤及妊娠的关系，感染性疾病的病理诊断方法、思路与经验。第二部分以病原体为主线，阐述各种感染性疾病的病因、发病机制、病理变化及相关临床表现、病理诊断与鉴别诊断。重点介绍了法定传染病、新发传染病及常见感染性疾病，兼及一些少见、特殊和可能或已经输入我国的感染性疾病，涉及病毒、细菌、真菌、寄生虫等10余类500余种病原体和1000余种感染性疾病及感染相关性疾病，含图1400余幅。

本书内容丰富，总结了国内外感染病理学领域的诊断经验和最新研究成果，可供各级医院病理医生诊断及研究炎症与感染性疾病日常工作或培训学习参考，也可供各临床科室特别是涉及感染性或传染性疾病的医生参考，还可供感染相关专业研究生、规范化培训或进修医生学习参考。

图书在版编目（CIP）数据

感染病理学：全2册 / 刘德纯主编. — 北京：科学出版社，2024.4
ISBN 978-7-03-075648-0

Ⅰ.①感… Ⅱ.①刘… Ⅲ.①感染－疾病学－病理学 Ⅳ.①R4

中国国家版本馆CIP数据核字（2023）第094923号

责任编辑：杨小玲 刘天然 张艺璇/责任校对：张小霞
责任印制：肖 兴/封面设计：黄华斌
装帧设计：北京美光设计制版有限公司

科学出版社 出版
北京东黄城根北街16号
邮政编码：100717
http://www.sciencep.com
北京中科印刷有限公司印刷
科学出版社发行 各地新华书店经销
*
2024年4月第 一 版 开本：889×1194 1/16
2024年4月第一次印刷 印张：79 3/4
字数：2 600 000
定价：690.00元（全2册）
（如有印装质量问题，我社负责调换）

《感染病理学》编审人员

主　编 ━━━━━━━━━━━━━━━━━━━━━━━━

刘德纯　蚌埠医科大学

主　审 ━━━━━━━━━━━━━━━━━━━━━━━━

丁彦青　南方医科大学

副主编 ━━━━━━━━━━━━━━━━━━━━━━━━

刘红刚　首都医科大学附属北京同仁医院

郭瑞珍　遵义医科大学珠海校区

郑广娟　广东省中医院/广州中医药大学第二附属医院

吴礼高　蚌埠医科大学

编　者（以姓氏汉语拼音为序）━━━━━━━━━━━━━━━━━━

曹兴午	北京中日友好医院	胡尚平	宁夏医科大学
陈荣明	安徽长丰县人民医院	胡守锋	蚌埠医科大学
戴　洁	首都医科大学	霍雷军	广东省妇幼保健院
邓卓霖	广西医科大学	焦云娟	新乡医学院
丁桂龄	海军军医大学	李　彬	首都医科大学附属北京同仁医院
段爱军	河南信合医院	刘晓阳	蚌埠医科大学第一附属医院
高顺强	河北医科大学第四附属医院	卢义生	南方医科大学附属东莞医院/东莞市人民医院
郜红艺	广东省妇幼保健院	鹿秀海	山东第一医科大学附属眼科医院
郭凤英	宁夏医科大学	吕福东	首都医科大学附属北京佑安医院

蒙国照	桂林医学院	叶伟标	南方医科大学附属东莞医院／东莞市人民医院
朴颖实	首都医科大学附属北京同仁医院	张 帆	皖南医学院第一附属医院／弋矶山医院
孙 磊	首都医科大学附属北京地坛医院	张 林	昆明医科大学第一附属医院
王宏伟	解放军总医院第四医学中心	张 旭	首都医科大学附属北京同仁医院
王欣欣	首都医科大学附属北京佑安医院	张庆云	蚌埠医科大学
肖冠英	广州医科大学附属市八医院／广州市第八人民医院	张盛忠	首都医科大学附属北京同仁医院
杨文圣	解放军陆军第七十三集团军医院／厦门大学附属成功医院	赵卫星	新乡医学院

审稿人（以姓氏汉语拼音为序）

戴 洁	首都医科大学	刘德纯	蚌埠医科大学
郜红艺	广东省妇幼保健院	卢德宏	首都医科大学宣武医院
管俊昌	蚌埠医科大学	孙 新	蚌埠医科大学
郭瑞珍	遵义医科大学珠海校区	陶志勇	蚌埠医科大学
焦玉娟	蚌埠医科大学	余英豪	解放军联勤保障部队第九〇〇医院
乐晓华	深圳市第三人民医院／南方科技大学第二附属医院	张香梅	深圳市第三人民医院／南方科技大学第二附属医院
李柏青	蚌埠医科大学	赵卫星	新乡医学院
李凤云	蚌埠医科大学	郑广娟	广东省中医院／广州中医药大学第二附属医院

刘德纯

病理学教授，曾任安徽蚌埠医学院病理学教研室暨附属医院病理科主任、硕士研究生导师。曾在华西医科大学进修1年，美国纽约 Mount Sinai 医学院病理系学习2年，重点研习病理学诊断并进行艾滋病及相关感染的病理学研究，获得"病理学研究员"证书。曾兼任中国病理工作者委员会常委、中华医学会安徽分会病理学专科学会副主任委员、蚌埠市医学会病理学专科学会主任委员等，兼任《诊断病理学杂志》《临床与实验病理学杂志》《蚌埠医学院学报》《中国基层医药》《罕少疾病杂志》等医学杂志常务编委、编委。目前为中华医学会病理学分会感染病理学组指导专家。

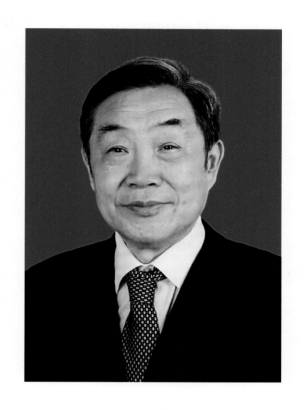

从事病理学教学、诊断和研究工作40余年，积累了丰富的教学、诊断和科室管理经验，善于处理疑难病理诊断，培养年轻医生40余名。曾获得安徽省优秀教师称号。发表有关论著150余篇，曾多次主办国家级和省级继续医学教育项目，并多次参加国际性和全国性学术会议，交流或宣讲论文。主编、副主编教材和专著15部。主持和参与多项科研项目，包括国家级和省级自然科学基金项目和及"十五"科技攻关项目等，曾多次获得安徽省高校科技进步奖和优秀科技成果奖。

　　感染性疾病是由细菌、病毒、真菌、原虫、蠕虫等各种病原生物感染引起的一大类炎症性疾病,简称感染病,包括所有传染病、寄生虫病、性传播疾病、人兽共患病,以及某些热带病、地方病和流行病等。其中某些感染具有传染性或流行性,可迅速传播流行,某些感染可进展为慢性疾病或癌症,某些感染可导致残疾或死亡。近年全球每年因感染病致死的人数约占死亡总人数的1/3,在发展中国家则有半数死亡是感染所致。近50多年来,全球新发现和再发现(emerging and re-emerging)的病原微生物及相关疾病已有50多种,因此感染病仍是人类健康的主要威胁之一。新型冠状病毒感染(COVID-19)在全球的流行进一步告诫我们,感染病的防治任重道远,不容忽视。

　　感染病理学是研究感染病病因和发病机制、病理变化及其转化规律的重要学科。艾滋病(AIDS)和严重急性呼吸综合征(SARS)等许多感染性或传染性疾病的发现首先是通过尸检或活检标本的病理学研究才明确其病变性质与特征,并确认其感染源的。感染病的病理学检查,对于阐明疾病本质和病变特征,探索感染原因和发病机制,明确病理诊断,具有重要作用。在诊断病理学工作实践中,感染性和炎症性病例在综合性医院中一直占半数以上,对于感染病的病理诊断,也是病理科日常工作的主要内容。相关病理诊断内容包括两个方面:①对于感染/炎症类型的确认;②对于感染原因的检查和探索。病理学在感染病中的应用虽然取得了一些成果和进展,对于感染性炎症的类型比较熟悉,但对于感染原因的检查和探索还比较薄弱。多年以来,临床和病理医师一向偏重肿瘤的病理诊断,而对感染病的病理诊断关注不够,即便是在很多病理学专著中,对感染病的病理诊断内容也欠充实,以感染病病理诊断为中心的病理学专著和教材仍很贫乏,在病理学杂志中涉及感染病理学的论文也属少见,对近年感染病的研究成果尚缺乏专著进行系统的归纳和论述,感染病理学的图像资料也相当匮乏,这个领域中的经验和理论尚需进一步总结和研究,与相当成熟的肿瘤病理学相比很是薄弱,与西方国家相比也相对落后。**COVID-19**的流行再次推动了传染病的诊治和防控工作，也促进了感染病理学的发展。2020 年卞修武院士组织的病理团队对 COVID-19 进行了深入的病理学研究，中华医学会病理学分会感染病理学组的成立，这些都是感染病理学获得重视和发展的重要标志。

近年世界各地在感染病的病理研究进展上主要集中在两个方面，即常见感染的分子病理学诊断和新发传染病的病理学研究。病理学检查是感染病诊断的重要手段，自 AIDS 等传染病流行以来，病理诊断的作用日渐突出。对于感染性或炎症性疾病，病理检查不但能够判断病变的性质、类型和程度，也能提供原位病因（病原体）方面的诊断信息，对于确定感染病灶的原因比其他检查更加准确可靠，更有利于临床采取有针对性的治疗措施以提高疗效。感染病的病理诊断已经从单纯的形态学观察和分类，向病因学诊断方向发展，包括对病灶内病原体的原位形态学观察和在病变组织中原位检测病原体。组织化学与免疫组化、免疫荧光、分子病理学检测等技术的应用，也为利用病变组织进行原位病因诊断提供了技术支撑。病理学发展到今天，已经可以并且应该成为感染病形态和病因诊断的重要手段。有鉴于此，本人以多年对艾滋病及相关感染研究和诊断的经验为基础，着手为开拓和创建感染病理学理论专著开展了一系列工作，包括查阅文献、收集病例、搜集图片、积累资料、厘清观念、探讨理论、探索技术、总结经验、同行交流等，并邀请国内一些感兴趣的同行，共同编著了本书。本书将感染病学和病理学等学科结合起来，形成一门新兴的交叉学科，对指导感染病的病理诊断和研究有重要的理论意义和实用价值。

本书分为两大部分。第一部分系统地阐述感染性疾病的基本概念与规律，评介感染的致病作用和病理变化，病理诊断对于感染性疾病的作用与方法，感染与免疫、肿瘤及妊娠的关系，以及在炎性病变中进行原位病因诊断等问题，相当于感染病理学的总论。第二部分以病原体为主线，分别阐述各种感染的病原体形态特征、感染途径、致病作用、感染的器官或组织及其病理变化、病理诊断与鉴别诊断等，内容涉及法定的与新发的传染病，我国常见与少见或可能输入我国的各种感染性疾病。

本书努力突出实践性和应用性，适用于诊断、科研、教学等多方面需求。在日常病理检查中，炎症性和感染性疾病占 50% 以上，多数临床医师对采用病理学方法诊断感染性疾病尚不够熟悉，病理医师对感染性疾病的病理诊断，尤其对在病变组织中的原位病因学检测和推断亦不甚清楚。本书首先提出利用病变组织原位检测病原体的概念，强调病理检查对病因诊断的作用，力图提高病理科和相关临床学科医师对感染病病理学检查的重要性的认识，明确利用病变组织原位检测病变性质和病因的价值，熟悉感染病的病理学检查方法、病理学表现、病理诊断与鉴别诊断，为感染病的病理与病因诊断提供依据，充实感染病理学的理论，从而提高病理医师对感染病的诊断和研究水平。

本书力图建立和完善具有特色的感染病理学体系。感染病虽然在日常病理学检查中占有半壁江山，但在感染病理学方面尚缺乏专门的系统论著。本书以感染病的病理学诊断为中心，阐述感染病理学的新概念、新进展和新技术，感染性疾病的基本病变，病理诊断的方法与经验，系统介绍病毒、细菌、真菌和寄生虫等感染病的发病机制、病理学表现、诊断与鉴别诊断，并与各个器官各种组织的感染性病变相结合，兼及医学影像与医学检验的相关内容，充实了我国感染病病理诊断和研究领域的理论著作，拓展了病理学的应用范围和价值。

本书注重理论联系实践、临床结合病理，力图全面反映感染病病理学研究的新成就、新观点、新技术、新进展，体现科学性和先进性。从历史悠久的传统传染病到近50多年来的新发传染病，从经典的形态学观察到分子病理学检测，本书编者都尽量搜集资料加以阐述。本书重点阐述病因明确的感染病，对可能与感染有关，或需与感染病鉴别的炎症性疾病作简要论述。本书首倡病理诊断与临床医学、流行病学、影像医学和检验医学的五结合诊断模式，目的在于推动感染性疾病临床与病理的结合与发展，促进病理诊断的精准化、规范化、动态化、格式化和定量化，从而提高感染性疾病的诊断水平和治疗效果，更好地为临床服务。

在此，笔者感谢引导本人开始感染病理学研究并提供大力支持的美国纽约 Mount Sinai 医学中心（医学院）的 Tsai-Fan Yu 教授、Alan L Schiller 教授和 Ching-Shen Lin 教授。他们的指导和帮助为笔者研究感染病理学奠定了良好的基础。在本书筹划和编著过程中，还得到许多同行的热情响应和支持，40 余名病理学、免疫学、微生物学和寄生虫学专家参与编写、审稿工作，或提供图片资料。特别是南方医科大学丁彦青教授，亲自审阅了全部书稿，并慨允引用他们主编的《彩色病理学图谱》（光盘版）中的珍贵图片资料。对于所有对本书有所贡献者，笔者都深表感谢！同时感谢科学出版社给予的大力支持！

  本书将是我国第一部有关感染病的病理学专著，书中涵盖了病毒、细菌、真菌及寄生虫等 500 余种病原体和 1000 余种感染性与感染相关性疾病的临床病理学内容。感染性疾病涉及范围广泛，而病理学文献和图片资料相对不足，难度很大，编者历时十余年，审改十余次，努力使全书内容丰富、系统全面，适用于诊断、科研、教学及临床，成为一本学术价值较高且实用的病理学专业参考书，希望对从事病理学、感染病学等领域的专业工作者，医学院校大学生、研究生及临床医师等有所裨益。但由于编者的学识、能力、经验、时间等条件有限，书中难免会有疏漏、不足之处，希望读者不吝赐教。

刘德纯

2023 年 2 月 18 日

上 卷

下　卷

第一章
感染性疾病与感染病理学概论

在医学领域中，感染性疾病（infectious disease）的预防、诊断和治疗是一个非常重要的课题。即使在病理诊断工作中，除了肿瘤性疾病和瘤样病变外，感染性或炎症性疾病也是常见病和多发病，在日常病理诊断中也占相当大的比例。据笔者统计，在 13 家省市级三级甲等医院（简称：三甲医院）2018 年的 31 万余例活检资料中，感染与炎症的病例有 15 万多例，占活检病例的 48% 以上，半数医院在 50% 左右，少数医院达 60% 以上。横向来看，由各种病原体，包括病原微生物（如病毒、细菌、支原体、衣原体、真菌等）和寄生虫（如原虫和蠕虫等）等引起的感染性疾病，遍及内科、外科、妇产科、儿科、皮肤科等临床学科；纵向来看，又涉及分子生物学、微生物学、寄生虫学、免疫学、流行病学、病理学、药理学、治疗学、护理学等学科，绝非单纯的传染病学或传染科所能解决的。实际上许多医院的传染科早已从内科分离出来并改成感染科。感染外科学也悄然问世。有关感染性疾病（包括传染病）的专著也陆续出版。病理学作为一门研究各种疾病发生发展规律的基础科学，同时作为与疾病诊断与治疗密切相关的临床应用学科，理所当然地应当加强对感染性疾病的关注和研究。融合各有关学科的知识，吸取当今医学研究的最新进展，提出并建立感染病理学已是大势所趋。

第一节　感染性疾病与感染病理学概述

　　传染性疾病，简称传染病（communicable disease），在我国医学界，甚至普通百姓中，都是耳熟能详的词语，这是一类能在人群中引起传播和流行的感染性疾病。但是，感染与感染性疾病的概念和内涵，

从 20 世纪 80 年代以来，经戴自英、李兰娟、翁心华、王宇明等传染病学/感染病学家的大力宣传和倡导，历经二十余年才逐步统一认识，深入人心。传染病学逐步扩展为感染病学，成为一个综合性的临床学科并

逐步确定了它的学术地位。其标志性事件是 1999 年中华医学会的"传染病和寄生虫病学分会"更名为"感染病学分会"，以及一批感染病学的教材和专著陆续问世，医院"传染病科"普遍更名为"感染病科"等。本书作为国内感染病理学的第一部学术专著，有必要首先讨论一下有关的概念及其内涵。

一、感染与感染性疾病的概念和内涵

感染性疾病简称感染病，是一类由生物性病原体经某种途径侵入易感人群个体所引起的炎症性疾病，通常以传染病为其代表，但它们的概念和内涵显然不同。感染和感染性疾病有着更为丰富的内涵、更加广阔的范围。

1. 感染与感染性疾病的概念　感染（infection，infestation）是人体与入侵的病原体相互作用、相互斗争的过程；感染性疾病（infectious disease）则是由各种病原体（pathogen）侵入人体所引起的各种炎症性病理状态。感染性疾病的英文是"infectious disease"，但国内曾译为"传染病"。实际上，传染病只是感染性疾病的一部分，是具有传染性的感染性疾病，在英语中为communicable disease或contagious disease，不具有传染性的非传染性感染性疾病则写为noncommunicable infectious disease。不论在汉语或英语中，感染性疾病与传染性疾病在含义上都有明显的不同。感染性疾病既包括具有传染性的传染病和寄生虫病，也包括非传染性的病原体感染所致的疾病。

感染与传染，在含义上也有不同，但国内许多教材和词典中常把 infect、infection、infectious 译为传染，这实际上是不确切的。笔者认为，感染（infection）应理解为病原体侵入或寄生于人体特定部位并克服机体防御功能，在入侵部位或寄生部位引起炎症性病变的过程，如人体发生炎症性病变和症状，即为感染性疾病，如无炎症反应则为寄生或定植，或为潜伏感染。传染（communication）即病原体在人 - 人或人 - 兽之间互相传播并引起疾病的过程，该类疾病常在一定的地区或人群中流行。这种由病原体引起并能够互相传播，在正常人群中引起流行的感染性疾病即是传染病。

2. 感染性疾病的内涵　感染性疾病狭义上是指由病原体感染人体直接引起的传染性与非传染性疾病。生物性病原体或病原生物也称感染因子，包括细菌、病毒、真菌、立克次体、支原体、衣原体、螺旋体等微生物和原虫、蠕虫等寄生虫。它们所引起的疾病

可分为 3 类：①传染病，有些病原微生物引起的感染具有传染性，如结核病、病毒性肝炎等，是感染病中易于传播、危害较大的一类疾病，对法定传染病（legal infectious disease，notifiable disease）要依法报告。②寄生虫病，由某些原虫、蠕虫感染人体引起，如弓形虫病、疟疾、血吸虫病、丝虫病等，也具有传染性。传染病和寄生虫病都是由病原体直接感染所致，是感染病的主体。③非传染性感染病，有些病原体所致疾病不具备传染性，如大叶性肺炎、阑尾蜂窝织炎、肺脓肿等，这些疾病虽然不会在人群中传播流行，但患者人数更多，范围更广，病种更复杂，在病理工作中也更常见。传染病、寄生虫病、人兽共患病、性传播疾病，以及地方病、流行病、热带病中的某些感染性疾病将是本书阐述的重点。

广义上说，感染性疾病还可以包括以下与感染相关的疾病，与上述疾病共同构成颇为宽泛的感染性疾病谱。感染相关疾病（infection-related disease）可分为以下类型：

（1）由病原体的抗原成分引起，有免疫应答介导或参与的疾病：如感染后肾小球肾炎、风湿病等。虽然在病灶内不能发现病原体，但其发病原因和发病机制都与链球菌感染有关。某些自身免疫性疾病也与感染及免疫介导有关。

（2）由病原体的毒素成分引起的中毒性疾病：如真菌中毒症，某些细菌所致的中毒性肠炎等。

（3）与感染相关的肿瘤性疾病：感染与肿瘤的关系近年很受重视。主要有 3 种情况：一是某些病原体（主要是病毒）的基因整合到宿主细胞核内，引起遗传信息改变，导致宿主细胞异常增生，如子宫颈癌、某些淋巴瘤等；二是感染导致的慢性炎症使机体微环境改变，诱导肿瘤发生，如瘢痕癌等；三是某些肿瘤并发或继发的炎症反应，多与感染有关。三者可统称为感染相关肿瘤（infection- associated neoplasmas）。

（4）隐源性疾病或原因不明的疾病：是指某些病因尚不明确的炎症性疾病，如隐源性肝炎等，经过深入研究，已确定其中许多病例为感染所致。有些所谓无菌性炎症，大致也可以归入此类，因为研究发现其中不少是病毒感染所致。在日常病理诊断中，经常有急性化脓性炎、慢性肉芽肿性炎或某组织慢性炎等报告，其中也有许多是感染性的，只是因为没有对病因进行深入研究而已。

（5）感染相关的"非感染性疾病"：这是近年颇受关注的话题。传统观念中的"非感染性疾病"，如关节炎、动脉硬化、冠心病等，通过深入研究，发现与某些感染因子相关，而且抗感染治疗可获得较好

疗效。

（6）慢性感染相关的某些器质性病变：如肝硬化、慢性心瓣膜病、缩窄性心包炎、肺间质纤维化、固缩肾等，其初始病变也常与早期的感染有关。

随着社会的发展和医学科学的进步，感染性疾病谱也在不断变化，特别是一些新发和再发的感染性疾病也不断出现，一些非感染性疾病的致病病原体及其致病机制逐步被阐明，都将进一步扩展感染性疾病谱。感染病学的范围因此远远超出了传染病和寄生虫病的传统范围，感染病理学的范围也将随之拓展。对于与感染相关的这些疾病及其他在临床与病理上与感染性疾病相似的疾病，本书将作为鉴别诊断的对象，加以简要介绍。

二、病理学在感染病诊断与研究中的地位和作用

感染性和炎症性疾病在临床医学和病理学领域都占有重要地位。病理学检查对于感染病的诊断不仅可确定炎症类型，更可提供病因诊断线索，指导临床治疗，其价值并不亚于肿瘤病理诊断。在活检和尸检中，炎症性疾病占相当大的比例，其中大多数与感染有关，并可通过病理学检查做出明确的病因诊断或提出病因诊断线索。

1. 病理学在感染性疾病诊断中的地位

（1）活检病例：笔者对 13 家综合性三甲医院病理科 2018 年共 31 余万例活检病理诊断进行调查，发现炎症（包括感染）性疾病在活检总量中约占 50%。陈荣家报道复旦大学附属眼耳鼻喉科医院眼科病理室 2734 例眼睑肿物中，感染和炎性病变 1462 例，占53.47%。张绍玲对 2128 例妇产科门诊及住院患者采集相应标本做细菌、支原体、衣原体、淋球菌和真菌等培养和检测，发现 1624 例病原体阳性，占检测总数的 76.32%。李天等对 860 例外阴活检病例的临床资料及病理诊断结果进行分析发现，74.42% 的病例为感染性疾病，各年龄组均以感染性疾病发生率最高。以上专科病理报道中感染和炎症性疾病亦占半数以上。因此，炎症和感染性疾病值得病理工作者重视。

（2）尸检病例：感染性疾病在尸检中也占有相当高的比例。竺可青等对 3162 例尸检资料进行综合分析，从疾病分布看，以呼吸系统疾病最多，其次为传染病 367 例，占 11.61%。消化系统疾病列第三位，循环系统疾病及神经系统疾病分列第四、五位。上述五类疾病占总死亡人数的 70.94%。另有寄生虫病 61 例，占 1.93%，脓毒败血症 195 例，占 6.17%。如将各个系统中的感染性疾病包括在内，感染性疾病也很可能占据首位。需特别指出的是，在 3162 例尸检病例中深部真菌感染病例有 72 例，发病率逐年上升。段元冬等对儿科死亡的 141 例住院病例进行了尸检，发现呼吸系统疾病 25 例（17.7%，包括小叶性肺炎 11 例、间质性肺炎 10 例）；感染性疾病 18 例（12.7%，包括败血症12 例，狂犬病、全身性粟粒性结核病各 2 例，小肠结核、肠伤寒各 1 例）；消化系统疾病 16 例（11.3%，包括亚急性重型肝炎 5 例，坏死性小肠炎 1 例）；神经系统疾病 15 例（10.6%，包括颅内感染 10 例）；心血管系统疾病 11 例（7.8%，包括心肌炎 3 例，缩窄性心包炎 1 例）；泌尿系统疾病 2 例（1.4%，包括急性肾炎1 例）。死亡原因居第三位的为感染性疾病（12.7% 18例）。如果把其他系统感染和炎症性疾病归并到一起，则有 60 例，占 42.6%，高居死亡原因首位，而肿瘤只有 41 例（29.1%）。

感染性和炎症性疾病在病理和临床的疾病谱中的占比，也彰显了病理检查和诊断地位的重要，因为这些疾病的确诊需要依赖于病理诊断。

2. 病理学在感染性疾病诊断和研究中的作用

（1）诊断作用：上述资料证实，感染性和炎症性疾病不但在临床疾病谱中占有重要地位，同时说明，对于疾病诊断来说，病理检查同样具有重要的地位。病理诊断不仅可以确定感染性疾病的炎症类型，更可以根据病变特征，发现病因线索；通过辅助手段，进行原位病因检测，明确病因，指导临床治疗，纠正错误诊断。刘镜心等对 304 例尸检材料进行分析，发现传染病和寄生虫病的临床与病理诊断符合率最低，仅有 33%（总符合率为 70%），临床误诊率最高，也是33%（总误诊率为 19%）。由此可见，病理检查，尤其是尸检，对于感染性疾病的诊断至关重要。

（2）研究作用：在感染性疾病的防控工作中，要掌握病原体及其致病机制，对机体的损伤（病变）及其转归，只有进行全面完整的病理学研究才能完成。病理活检和尸检工作不但能证实感染性疾病的病因、炎症类型和性质，还能对未知病因及发病机制进行深入探索和研究，尤其在分子病理学技术快速发展的今天，还可利用病变组织原位检测病原体的抗原/抗体或核酸成分等。获得性免疫缺陷综合征（AIDS，艾滋病）、严重急性呼吸综合征（SARS）、新型冠状病毒感染（COVID-19）等新发感染病的发现史中，均有病理学家的贡献。尤其是 2002 年 SARS 在我国暴发流行后，通过尸检的病理学研究，阐明了 SARS 的病因、发病机制与病理变化规律，病理检查和研究对于感染性疾病的作用得到充分体现和重视，进一步证明病理

学在感染性疾病研究中发挥了重要作用。

（3）验证作用：活检和尸检在验证临床诊治及提高医疗质量方面亦有重要作用，它们都是临床工作中不可或缺的环节。通过活检和尸检了解临床诊断是否与病理诊断相符，明确疑、难、杂症诊断，有助于总结临床诊治经验，提高诊断水平。对疑难或罕见病例、非正常死亡病例、存在医疗纠纷的病例，尸检则更为重要。可惜全国普遍存在尸检率下降现象。卫生部颁发的"医院分级评等标准"规定三级甲等医院尸检率应达 15%，二级医院应达 10%，但实际执行不严，落实不到位。相当多的医院长期没有尸检，临床病理讨论会也几乎停滞，这不但不利于临床医学的发展和年轻医师的培养，同样不利于病理学科的建设与发展。

三、感染病理学的概念和内容

感染性疾病，主要是传染病和寄生虫病，以及其他感染相关的疾病，在人类疾病中占重要位置，在死亡原因中也处于重要地位，是我国疾病防治的重点。随着医学科学的发展，传染病学和寄生虫病学已经与非传染性感染融合，形成一门新的学科——感染病学。对这些感染性疾病的病理学诊断与研究自然应当是其重要组成部分。

1. 感染病理学的概念　感染性疾病的病理学（pathology of infectious disease）简称感染病理学（pathology of infection），是研究和诊断感染性疾病的科学，它探讨感染性疾病的致病原因、发病机制和发生发展规律，研究感染时身体机能和形态的改变，阐明病变与临床表现的相互关系，为感染性疾病提供诊断依据，包括炎症部位、类型、性质、程度、范围、进程及感染的原因或病因线索。一个完整的病理诊断应当包含上述诸多内容。感染病理学既是感染性疾病研究的重要基础，也是感染性疾病临床诊断的重要工具，对感染性疾病的诊治具有重要意义。感染病理学是联系感染病学与病理学的桥梁和纽带，是新兴的一门交叉学科，更是病理学中不可缺少的亚专科。

2. 感染病理学的内容　综合感染病学与病理学两个学科的内容体系，将感染病理学的内容分为三个部分。

（1）感染病理学的基础：感染病理学在基础方面，涉及解剖学、组织学、微生物学和寄生虫学、免疫学等许多学科，在实践方面也涉及几乎每个临床学科，以及影像、检验等医技科室。感染性的疾病谱很广泛，除大量直接由病原体引起的疾病外，还涉及免疫、妊娠、肿瘤等所谓非感染性疾病。因此需要一些概括性

的论述。主要包括：①感染性疾病涉及许多领域和学科，在横向和纵向方面都有许多概念，形成许多交叉学科和边缘学科，首先需要厘清关系；②感染的发生因素包括病原体及其致病机制、感染途径与条件、易感人群与宿主抗感染机制等，且其发生具有一定的地域性、时间性，其病变也有一定的规律性，需要探讨和阐述；③感染性疾病的发生发展与人体免疫系统和防御功能有密切关系，在不同的人群中有相异的发病规律，并与肿瘤、妊娠结局或出生缺陷等有千丝万缕的联系，需要归纳总结；④感染为炎症性的病变，对于炎症的基本病变特征与规律需要全面阐述；⑤病理诊断应当不限于对炎症类型的确认，利用病变组织进行原位病因鉴定，利用多种技术手段检测病变组织中的病原体成分，需要深入探讨和总结。所有这些带有共性的内容，都是感染病理学的基础。本书将上述内容纳入总论，并吸取相关最新研究成果，分别进行阐述。

（2）各种病原体的感染病理学：感染人体的病原体包括病原微生物（如病毒、细菌、支原体、衣原体、立克次体、螺旋体、真菌等）和寄生虫（如原虫和蠕虫）等，分别构成以病原体名称命名的疾病，如血吸虫病、布鲁氏菌病等，或按临床病理特征命名的疾病，如狂犬病、出血热等，每一类疾病都有其独特的病因、传播方式和致病机制，病理变化与临床表现，病理与病因诊断方法。参照传染病学、寄生虫病学和感染病学及病原生物学（包括微生物学和寄生虫学）的体系，以病原体分类为主线，逐一阐述各种感染性疾病，侧重于常见病原体的形态结构、致病作用，病变特征及临床表现，病因学诊断与鉴别诊断。这一部分可以视为感染病理学的核心和主线，作为病理诊断和研究的重点。

（3）各种组织器官的感染病理学：考虑到在日常病理诊断中，通常是从病变的组织和器官入手，因此以解剖学和组织学为基础，按组织器官进行疾病分类可能更适合日常病理诊断习惯。这样有利于阐明各种组织器官炎症性病变的病因差异，认识不同病原体在同一器官所造成的相应病变，并帮助读者从病理和临床角度去认识和鉴别其病因，提供准确的病理类型与病因诊断。这类疾病的命名通常是受累器官（或组织、部位、范围等）加炎症类型，如阑尾蜂窝织炎、大叶性肺炎等。按照系统病理学的思路和体系，建立起系统感染病理学，可以突出其实用性和方便性。

某些病原体有特定的靶器官，主要累及特定的组织器官，如脊髓灰质炎病毒、脑膜炎奈瑟菌等；而更多病原体可累及多种器官组织，如葡萄球菌、巨细

胞病毒等；同一组织器官或疾病也可由多种病原体感染引起，如肺炎、脑炎等。本书尝试以病原体为主线，兼顾各受累的器官和组织，编制中英文对照表，以便读者查找各种病原体所能造成的感染性及肿瘤性等疾病和病变，以及各个系统和器官中常见的感染性和炎症性疾病，获悉其发病原因、机制、病理变化与临床表现、诊断与鉴别诊断等，以完善感染病理学体系。

四、感染病理学的诊断和研究方法

现代的病理学已经进入分子医学时代，但是传统的病理学研究和诊断技术与方法仍然是其坚实基础。感染病理学应当吸取和结合传统病理学、病原生物学和分子生物学，与时俱进，逐渐形成自己的风格和模式，以适应现代医学发展的需要。

1. 尸体解剖（尸检，autopsy，necropsy）　如前所述，尸检对于感染性疾病的研究和诊断具有重要意义。笔者曾系统地研究近 200 例 AIDS 尸检材料（主要是美国的尸检病例），深刻理解到为什么美国对艾滋病研究如此深入。我国对于 SARS 的研究，一部分成果得益于丁彦青教授等的尸检材料。COVID-19 流行以来，卞修武院士亲自组织实施尸检工作，也取得了显著成果。

根据国外经验，在难以获得解剖尸体的情况下，进行微创性尸体活检（死后穿刺活检，needle biopsy postmortem）也是一种值得争取的选择。病理医师可以和临床医师密切沟通，在征得死者家属同意后，有针对性地对某些器官进行粗针穿刺，获取组织进行病理学和病因学检测。在 COVID-19 发生后，卞修武院士团队在这方面做了一些尝试，取得良好效果，弥补了完整尸检不多的缺憾。

2. 动物实验　实验病理学（experimental pathology）一直是基础研究的主要手段，在病原生物学方面开展比较普遍，尤其在细菌和病毒感染方面，从小鼠到猩猩，许多种类的动物都曾被用作试验对象，对于阐明病原体的生物学特性、致病作用及病理变化规律等提供了宝贵的借鉴。对于动物疾病模型的设计、制作和研究，可以弥补和充实人体感染病理学的内容，可惜这方面的研究人员、机构、项目并不是很多。

感染性疾病的动物模型可以分为：①完全疾病模型；②部分疾病模型；③同类疾病模型或参比疾病模型；④疾病病理模型等种类。各种动物模型中已知病原体及其所致病变的检测和观察，是间接了解人体相应疾病病变规律和诊断依据的重要手段，也是药敏试验、疫苗研究等的必要措施，需要加强研究。

3. 活体组织检查（活检，biopsy）　在日常病理学检查中有很多感染性疾病的病例和材料，包括组织学和细胞学标本。在病理组织中可能发现病原体（如寄生虫、真菌和某些细菌等）或其相关线索（如病毒包涵体、挖空细胞、磨玻璃样肝细胞等）；在细胞学标本中也可能会有类似的发现。把日常诊断与科研结合起来，在临床病理研究方面应当大有作为，但相对于肿瘤来说相当薄弱。刘红刚团队对五官科感染性疾病从形态学特征、病因探讨、发病机制到诊断鉴别，进行了系列研究，取得了良好的诊断及研究效果，值得借鉴。临床病理诊断工作中应用组织化学、免疫组化及电镜技术对疑难病例的诊断与研究均发挥了重要作用，有力推动了诊断病理学的快速发展。

4. 分子病理学研究与诊断　现代的病理学已经进入到分子医学时代，分子生物学技术或基因检测技术已经渗透到病理学领域，形成了分子病理学（molecular pathology），在肿瘤病理学方面得到广泛应用，在感染病理学方面也是大有用武之地。利用分子生物学技术原位检测感染病灶中病原体及感染因子的核酸成分，是研究和诊断感染原因的重要手段。这方面已经有了良好的开端，并取得了一定成绩。但总体来说，感染性疾病分子病理学研究还处于起步阶段，不仅落后于国际水平，也落后于肿瘤分子病理学的研究。在感染性疾病中应用分子生物学研究技术，对确定感染性疾病的病原体诊断发挥重要作用，这在 AIDS 和冠状病毒所致的 SARS、COVID-19 等重大传染病中已有所体现。

5. 多种研究和诊断技术的综合运用　当今时代整合医学的概念已经付诸实践，病理学同样可以整合起来。所谓整合病理学（integrated pathology），来茂德教授解释为把传统的病理形态学和分子病理学整合，使病理学扩展了内涵和应用范围，不仅可用于遗传性和肿瘤性疾病，对于感染性疾病同样适用。现阶段，感染病原体的鉴定和肿瘤组织分子改变特征的确定是分子病理诊断的两个重要方面。朱雄增教授也指出：常规病理切片的形态学表现反映了一个疾病中所有基因、基因转录和蛋白产物变化的总和。有时，一个低廉的检测方法，如免疫组化技术，比 DNA 或 RNA 分析与疾病更相关。因为免疫组化检测的是基因转录后能影响细胞功能的蛋白质产物，因此可能是与临床更相关的指标。分子检测不能代替常规的大体检查和对苏木精 - 伊红（hematoxylin-eosin，HE）染色切片的观察。只有结合传统的病理学检查和分子生物学检测才能做出恰当的诊断，提供对治疗和预后以及其他有用的信息。

五、感染病理学的现状与进展

感染病理学在我国是逐步发展起来的一门新兴学科，虽然取得了一定的成绩，但尚存在一些"短板"和"瓶颈"问题，这些问题需要我们病理人共同努力，为开创中国感染病理学做出贡献。

1. 感染病理学的成就和进展　在感染性疾病的病理学实践中，主要成绩和经验可以归纳为两条：一是从实际出发，始终紧密地与我国流行最广、危害最重的传染病相结合，从乙型肝炎、出血热直到 SARS 及 COVID-19 的暴发，以及 EB 病毒（EBV）、人乳头状瘤病毒（HPV）、人类免疫缺陷病毒（HIV）等致病因子的作用，主要从事这些传染病的病理学研究。二是紧跟超微结构、免疫组织化学及分子生物学的发展，不断改进方法，从病原因子的定位、克隆、表达、测序、变异、诊断以及致病作用等各方面，较系统深入地对以上疾病进行免疫病理学及分子病理学的研究，取得了较好成绩。

一些病理学前辈在感染性疾病的病理学和病原学研究方面曾经做出卓越的贡献。武汉的杨述祖教授是我国寄生虫病病理学研究的开拓者，早在 20 世纪 30 年代，寄生虫病在中国广泛流行，当时在日本留学的杨述祖毅然回国进行寄生虫病病理学研究，先后研究了华支睾吸虫、姜片虫、绦虫、利什曼原虫、血吸虫、疟原虫等寄生虫病的病理，均有突破。杨述祖教授对传染性肝炎的病理变化也有深刻的著述。北京的陈德蕙教授曾经对甘肃发生的黑热病、吸入性炭疽进行深入研究，特别是在病毒超微结构方面有很深造诣，2003 年我国 SARS 流行时她首先确认其病因为冠状病毒。广西的邓卓霖教授擅长真菌病理学的研究，尤其是对马尔尼菲篮状菌、组织胞浆菌等深入研究，解决了其诊断鉴别难题，并阐明了黄曲霉菌与肝癌的关系。西安的刘彦仿教授长期从事流行性出血热等传染病和肝病的病理学研究，成果颇丰。西安的王文亮教授对乙型肝炎病毒（HBV）、丙型肝炎病毒（HCV）与肝细胞癌和胆管细胞癌的关系也曾进行深入的研究。丁彦青教授等对 SARS 的研究和卞修武院士等对 COVID-19 的研究，揭示了这两种冠状病毒的致病作用和病理特征。这些病理学家的研究为我国感染病理学的发展奠定了基础。

进入 21 世纪以来，SARS、禽流感、COVID-19 等疾病的流行给传染病的防治敲响了警钟，并推动了传染病的病理学诊断与研究。对 SARS、禽流感、手足口病的病理研究（包括尸检）也是成果迭出。更为可喜的是，徐在海的《实用传染病病理学》（2000 年）、刘德纯的《艾滋病临床病理学》（2002 年）、郭瑞珍的《传染病与寄生虫病病理学彩色图谱》（2012 年）也陆续面世，标志着我国感染病理学的进展。中华医学会病理学分会感染病理学组的成立（2020 年 11 月 1 日）必将进一步推动我国感染病理学事业的发展。

2. 我国感染病理学存在的问题和差距　相对于肿瘤病理学而言，感染病理学还相当薄弱，与西方国家相比也比较落后。美国已有十余部有关感染性疾病的病理学专著，而我国在病理学、传染病学或感染学的专著中却很少专门论述感染的病理学表现与诊断问题。在病理学范畴，其发展也很不平衡，普遍存在重肿瘤轻感染现象。在日常病理检查过程中，肿瘤的病理学检查被视为金标准，病理诊断会直接影响到临床决策，而对于感染性疾病，病理检查则没受到应有的重视，没有被列为诊断的必要项目，严重制约了感染病理学的发展。在临床病理工作中感染和炎症性疾病占日常病理工作的 50% ～ 60%。感染病理学队伍比较薄弱，导致出现部分病理医师会看肿瘤性病变却不会全面分析和诊断感染性疾病的尴尬局面。

究其原因，一是人们对感染性/炎症性疾病的病理诊断不够重视，认为发展空间相对狭小。其实，许多感染性疾病，尤其是传染病，如黑热病、炭疽病、流行性出血热、病毒性肝炎、AIDS、SARS、COVID-19 等，都是在积累了许多病理检查的资料（包括尸检资料）后才得以确认的。许多感染性疾病，是在病理检查提供的病理诊断和病因线索后才得以治愈的。二是临床方面对感染性疾病的诊断比较依赖实验室检查，而病理学检查一直不主动提供病因诊断而被临床忽视。我们在日常的病理检验中所遇到的病例虽然很多是感染性或炎症性的，但许多诊断满足于确定炎症类型，没有对病因学进行更深入的探讨，给临床提供的诊断信息偏少。三是尸检病例太少，很多因感染致死的病例没有得到充分检查和研究，即使是对一些新发传染病，尸检研究也不够充分。四是感染性疾病本身的高风险低效益，使关注感染病理学的人员很少。五是检测和研究手段落后，特别是一些分子检测技术设备，常落后于检验科，因而也不容易出成果，研究兴趣不高。因此，我们必须总结经验教训，深入研究和总结感染性疾病的病理表现和诊断经验，努力推进感染病理学的发展。

3. 对感染病理学发展的展望　随着各种诊断技术的快速发展及新发感染性疾病的不断出现，应该利用各种新技术,完善感染性疾病的诊断体系,提高对感染性疾病的认识,建立全国性及省级感染性疾病病理亚专科学术组织,加强感染性疾病诊断及研究的学术研讨和感染性疾病病理专科医师的培养,逐步形成组织病理 - 特殊染色 - 免疫组化 - 超微观察 - 分子病理的完整的感染性疾病病理研究及诊断体系,从病原

及病因的确定,发病机制的探讨,病理变化的观察到疾病的完整诊断,为临床提供可靠的研究及诊断信息,推动感染性疾病病理亚专科的发展,提升感染病理学亚专科诊断和研究水平。

(刘德纯;郭瑞珍)

第二节　感染病理学与相关学科

感染性疾病、感染病学和感染病理学,涉及许多学科,诸如微生物学和传染病学、寄生虫学与寄生虫病学、微生态学、流行病学、人兽共患病学、热带病学、地方病学、性病学、免疫学、病理学、影像学、检验医学等,在概念上难免会有些交叉、重叠和混淆或歧义。实际上,感染病理学就是病理学与上述诸多学科交叉、融合而形成的一门新兴的分支学科,它们之间有着密不可分的联系。实际上,感染病理学也是病理学的一个重要组成部分。作为探讨感染性疾病病理学的专著,本节拟重点讨论感染性疾病和感染病理学与相关学科的概念及其相互联系。

一、感染病理学与微生物学和传染病学

感染性疾病狭义上是指各种生物性病原体侵入人体所引起的疾病,主要是传染病和寄生虫病,广义上也可以包括多种感染相关疾病。传染病学(lemology, loimology)是研究病原微生物感染人体的途径、致病机制、临床表现、诊治方法,以及疾病的传播、发生发展与防治规律的科学,应当是感染病学的主要内容,微生物学(microbiology)则是传染病学的基础学科。感染病理学则着重于研究感染性疾病(包括传染病和寄生虫病)的病因和发病机制、病理变化及其与临床表现的关系,以及病理学和微生物学(病原学)诊断问题。由于传染病在感染性疾病所占的重要地位,感染病理学当然要以传染病为重点(传染病病理学)。微生物学重点研究各种致病微生物的生物学特性、发病环节及致病作用等基础问题,相对应的传染病学或感染病学(infectionology)则偏重研究临床方面的问题。以前传染病学一般作为内科学的一个分支,现已分离出来成为一个独立学科。

1. 传染病的基本特征与危害　感染性疾病,尤其是传染病,其传播流行具有传染源、传播途径和易感人群三个基本环节。也就是说,感染性疾病是由病

原体通过某种传播途径,在人与人之间或人与动物之间传播的疾病,可以具有流行性、传染性、地方性、季节性等特点,但也可以不互相传播和流行,呈散发性发病。

传染病在人群中广泛传播,并可以流行于世界各地,严重威胁人类健康。据世界卫生组织(World Health Organization, WHO)2018 年公布的资料,2016 年全球 5690 万死亡人数中,半数以上(54%)缘于十大原因。其中感染性及感染相关性疾病占 4 类。2016 年,慢性阻塞性肺疾病夺走 300 万人的生命;下呼吸道感染也造成 300 万人死亡;腹泻导致 140 万人死亡;结核病死亡人数虽有所减少,但仍有 130 万人;艾滋病病毒感染 / 艾滋病已经不再是十大死因之一,2016 年死亡人数降低到 100 万人。以上 5 类疾病合计导致 970 万人死亡,占死亡总数的 17%。

2. 我国传染病的防治成就　我国历来重视传染病的防治工作,已经取得显著成绩。千百年来危害人类的天花在世界范围内被消灭,对于严重危害人类的天花,中国人首先发明了人痘接种法,即从患过天花的人身上取下痘粉或痘液,接种给没有得过天花的人,使其获得免疫力,后来英国人发明了牛痘接种法,并研制出牛痘疫苗,免疫预防对消灭天花发挥了重要作用。1980 年 WHO 正式宣布消灭天花。2000年我国被宣布为无脊髓灰质炎国家。各种高效价疫苗和高效、广谱抗生素相继问世,使长久祸害人类的鼠疫、破伤风、麻风、狂犬病、霍乱、血吸虫病、艾滋病、疟疾等得到有效控制。我国 2007 年在全球 83 个丝虫病流行国家和地区中率先消除丝虫病;2012 年成功消除了新生儿破伤风;鼠疫、霍乱、炭疽和流行性出血热等传染病被控制在低流行水平,布鲁氏菌病和手足口病的上升趋势被遏制。虽成绩斐然,但仍有不少传染病还在威胁着人类健康,近几年我国发病率较高的传染病依然为病毒性肝炎、肺结核、梅毒、痢疾、淋病、麻疹、伤寒、流行性出血热、疟疾、手足口

病、其他如感染性腹泻病、流行性感冒等，死亡率较高的是狂犬病、人感染高致病性禽流感、艾滋病、肺结核、病毒性肝炎、新生儿破伤风、流行性脑脊髓膜炎、手足口病、流行性感冒和其他感染性腹泻病等，需要重点防控。传染病可分为普通传染病与法定传染病两类。我国的法定传染病即应当依法向当地疾病预防控制中心（CDC）报告的传染病，分为甲、乙、丙三类，共41种（表1-2-1）。根据国家卫生和计划生育委

员会疾病预防控制局2018年2月26日在官网发布的《2017年全国法定传染病疫情概况》，2017年全年全国（不含港澳台）共报告法定传染病发病7 030 879例，死亡19 796人，报告发病率为509.54/10万，报告死亡率为1.43/10万。20世纪90年代以来，全国8种性病病例例数也在大幅度上升。我国防治感染病任重道远。本书将对法定传染病进行重点阐述。

表1-2-1　我国法定传染病

分类	法定传染病	说明
甲类	鼠疫、霍乱	2种，2小时上报
乙类	传染性非典型肺炎（SARS）、艾滋病、病毒性肝炎、脊髓灰质炎、人感染高致病性禽流感、麻疹、流行性出血热、狂犬病、流行性乙型脑炎、登革热、炭疽（肺炭疽、皮肤炭疽）、细菌性和阿米巴性痢疾、肺结核、伤寒和副伤寒、流行性脑脊髓膜炎、百日咳、白喉、新生儿破伤风、猩红热、布鲁氏菌病、淋病、梅毒、钩端螺旋体病、血吸虫病、疟疾	25种，24小时上报 新增甲型H7N9流感和新型冠状病毒感染（COVID-19）
丙类	流行性感冒、流行性腮腺炎、风疹、急性出血性结膜炎、麻风病、流行性和地方性斑疹伤寒、黑热病、包虫病、丝虫病，除霍乱、细菌性和阿米巴性痢疾、伤寒和副伤寒以外的感染性腹泻病	10种，24小时上报 新增手足口病，按乙类传染病管理。新增甲型H1N1流感，按照流行性感冒管理

注：根据《中华人民共和国传染病防治法》（2013年修订）。

3. 传染病的命名规范　对于感染性疾病包括传染病的命名一向比较混乱，原则上应以致病原因为疾病名称，如病毒性肝炎、钩端螺旋体病等；或者按临床病理特征命名，如出血热、获得性免疫缺陷综合征等。但是也有些疾病用发现该病的地名、人名、职业、临床特征等命名，有可能带有歧视性和污名化的含义。因此2015年5月8日，经过与世界动物卫生组织、联合国粮农组织（FAO）共同磋商，WHO发布了《新人类传染病命名的最佳实践》（简称《最佳实践》），"目的是尽量减少疾病名称对贸易、旅行、旅游业或动物福利的不必要负面影响，并避免对任何文化、社会、国家、地区、专业或民族群体造成侵犯。"

《最佳实践》指出，疾病名称可以包括疾病症状方面的通用描述性术语，比如呼吸道疾病、神经综合征、水样腹泻等；在足够可靠的情况下，应当包括疾病表现、受影响人群、疾病严重性、季节性特征等更为具体的描述性术语，比如进行性、青少年、严重、冬季等；当已知引起疾病的病原体时，那么该病原体就应当被纳入疾病名称，如冠状病毒、流感病毒、沙门氏菌等。同时，疾病名称应尽量简短并且容易发音，如H7N9（一种禽流感）、Rabies（狂犬病）、

Malaria（疟疾）等类似的命名。《最佳实践》还规定，在疾病名称中应当避免使用包括地理方位［如中东呼吸综合征（MERS）、西班牙流感、埃博拉病毒病、莱姆病、裂谷热等］、人名（如克罗伊茨费尔特-雅各布病、恰加斯病），动物或食物种群（如猪流感、禽流感、猴痘等），涉及文化、人口、工业或职业的内容（如军团菌病、农民肺等），以及有可能引起过度恐慌的术语（如不明、致命、流行等）。此外，《最佳实践》还规定："当有必要区分在不同年份发生的类似事件时，可以使用日期（年或月和年），如新型冠状病毒感染引起的疾病正式命名为"COVID-19"。SARS暴发于2002年，MERS暴发于2012年。根据《最佳实践》，虽然二者简短易读，但都没有将已知的病原体，也就是冠状病毒纳入名称，而且MERS中包括地理方位，属于"应避免的例子"。COVID-19则既明确了病原体，又使用日期加以区分，并且适用于从轻微到严重的"全谱"病例。而且假如2022年又有一种新的冠状病毒导致的传染病暴发，就可以叫COVID-22。

但是很多传染病的名称沿用已久，不便更改，本书亦沿用习惯名称。

二、感染病理学与寄生虫学和寄生虫病学

寄生虫病（parasitic disease，parasitosis）是由原虫或蠕虫（线虫、绦虫、吸虫等）感染人体后产生的疾病，有时也包括某些节肢动物引起的疾病，它们都属于感染性疾病。寄生虫病也具有传染性，所以在有些教科书中也常把寄生虫病并入传染病学内，或者说，寄生虫病也包括在传染病内或感染性疾病内，是感染病学的一个分支。寄生虫学（parasitology）重点研究寄生虫的生物学特性及其致病机制和实验诊断，是寄生虫病学的基础，而寄生虫病学则是着重研究寄生虫病的流行规律，感染人体所引起的各种变化及相应的临床表现，相关的诊断和防治措施。寄生虫感染人体所引起的病理变化及病理诊断，可以称为寄生虫病病理学，是联系寄生虫学与寄生虫病学的重要纽带，也是感染病理学关注和研究的重点。

我国幅员辽阔，气候与地理环境复杂，寄生虫种类繁多，是世界上寄生虫病严重流行的国家之一。1990 年全国首次人体寄生虫分布调查结果显示，我国人体寄生虫病有 56 种，我国寄生虫的总感染率是 62.63%，推测全国有 7 亿人感染寄生虫。中华人民共和国成立以来，我国在防治曾肆虐我国的五大寄生虫病（丝虫病、疟疾、血吸虫病、利什曼病和钩虫病）方面取得了可喜成绩。

卫生部于 2001 年 6 月～2004 年底在全国 31 个省（自治区、直辖市）对人体重要寄生虫病现状进行了再次调查，共检查 356 629 人，查出感染蠕虫 26 种，其中福建发现的东方次睾吸虫和埃及棘口吸虫为国内外人体感染首次报告，广西发现的扇棘单睾吸虫为国内人体感染首次报告。蠕虫总感染率为 21.74%，其中土源性线虫感染率为 19.56%（包括钩虫 6.12%、蛔虫 12.72%、鞭虫 4.63%），推算全国感染土源性线虫人数约为 1.29 亿；带绦虫感染率为 0.28%，推算全国感染带绦虫人数约为 55 万；华支睾吸虫感染率为 0.58%；流行区（27 个省、自治区、直辖市）华支睾吸虫感染率为 2.40%，推算感染华支睾吸虫人数约为 1249 万。12 岁以下儿童蛲虫感染率为 10.28%。棘球蚴病、囊尾蚴病、并殖吸虫病、旋毛虫病和弓形虫病的血清阳性率分别为 12.04%（4796/39 826）、0.58%（553/96 008）、1.71%（1163/68 209）、3.38%（3149/93 239）和 7.88%（3737/47 444）。这次调查结果与 1990 年全国性调查的相比，钩虫、蛔虫、鞭虫等土源性线虫感染率分别下降 60.72%、71.29% 和 73.60%，感染人数显著减少。广东、广西、吉林等 3 省（自治区）的华支睾吸虫感染率明显上升，分别上升了 182%、164% 和 630%。四川、西藏两省（自治区）的带绦虫感染率上升幅度最为明显，分别上升了 98% 和 97%。棘球蚴病在西部地区流行仍较严重。许多寄生虫病仍在农村和牧区广为流行，农民、牧民的寄生虫感染率、患病率较高，并导致一定的病死率，尤其是女性和儿童。由此可见，我国寄生虫病的防治任务同样任重道远，在病理学领域也是重要的研究内容。

三、感染病理学与流行病学

流行性疾病（简称流行病，epidemic diseases）是指可以感染众多人口的传染性与非传染性疾病，它能在较短的时间内（强调传播速度）广泛传播和蔓延，造成流行，即所谓流行病，如流行性感冒、流行性脑脊髓膜炎、流行性腮腺炎、霍乱等。流行性疾病可以发生在某个地区，如果传播范围超越洲界，如艾滋病等，则称为全球性流行。在医学史上，曾经有十大流行病，即天花、西班牙流感、黑死病（鼠疫）、疟疾、肺结核、霍乱、艾滋病、黄热病、斑疹伤寒、脊髓灰质炎，均为感染性疾病，其中少数疾病已经被消灭或控制，多数仍在肆虐，继续危害着人类的健康。

流行病学（epidemiology）是研究疾病在人群中流行、传播及其分布的原因和规律，以及制订预防、控制和消灭这些疾病和促进健康的对策与措施的科学。早期的流行病学是以研究传染病的发生和流行规律为主的，并且形成了比较系统的理论。至今，流行病学所研究的疾病早已超出传染病和感染性疾病的范围，但流行性疾病仍以传染病为主。流行病学以群体为研究对象，而传染病学和感染病学则以个体为研究对象，探讨传染病和感染性疾病在机体内发生、发展和转归的原因与规律，并探讨其诊断及治疗措施，促进患者恢复健康，消除其传染性，防止其传播。可见感染病学与流行病学虽有密切的联系，但侧重点不同。

许多流行性感染性疾病的病因、发病机制及临床特征是通过人体病理和实验病理研究阐明的。典型的实例是获得性免疫缺陷综合征的尸检研究。早年在美国通过大量尸检病例的病理研究，确认其存在免疫缺陷及相关机会性感染和特定的肿瘤等临床病理特征，揭示了疾病的本质，并利用病变组织检测出 HIV。曾在我国流行的 SARS 和手足口病等，也因病理检查而阐明了其临床病理特征。

四、感染病理学与人兽共患病学

人兽共患病（zoonosis）最早由病理学家 Virchow 在 19 世纪提出，当时是指人类感染的动物病，即由家畜传染给人类的疾病，故又称人畜共患病。1979 年 WHO 和 FAO 给 Zoonosis 正式定义为：人和脊椎动物由共同病原体引起的，又在流行病学上有关联的疾病。我国将 Zoonosis 译为人兽共患病，并有专门的杂志《中国人兽共患病学报》和若干专著出版，形成了一门独立的学科，称为人兽共患病学（zoonology），其中也包括对人兽共患病的病理学研究。它不同于纯粹的医学或兽医学，而是把两者融为一体，以预防人和动物之间的相互传染为目的，在预防医学和感染病学中占有重要地位。

1. 人兽共患病的病因　目前全世界已证实的人与动物可以共同感染的病原体有 868 种。在于恩庶主编的《中国人兽共患病学》（第 2 版）中，列举了 136 种，大致分为细菌、立克次体、衣原体、支原体、病毒、真菌、吸虫、绦虫、线虫、原虫等类。20 世纪 80 年代由 3 位美国知名学者撰写的《由动物传给人的疾病》一书，是当今国际上人兽共患病的权威著作，该书介绍了当今全球人兽共患病近 160 种。

人兽共患病的病原体既可存在于动物体内，也可存在于人体内；既可由动物感染给人，也可由人传染给动物。其宿主有 4 种情况：①有些病原体以动物为储存宿主，通常在动物中传播，偶尔感染人类，如狂犬病、鼠疫等；②有些病原体以人为储存宿主，通常在人类中传播，偶然感染动物，如人型结核病、阿米巴病等；③有些病原体可寄生于人和动物，如日本血吸虫病、钩端螺旋体病等；④有些病原体分别以人和某种动物为终末宿主和中间宿主，在其生活史中缺一不可，如绦虫病、囊尾蚴病等，属于真性人兽共患病。

2. 流行情况　有资料表明 60% 的人类病原体来自动物，80% 的动物病原体呈多宿主性，75% 的新发感染病是人兽共患病，80% 用于生物恐怖的病原体是人兽共患病原体。全世界已证实的人兽共患病有 250 多种，其中较为重要的有 89 种，在全世界许多国家存在并流行的有 34 种。该类疾病流行分布广泛，遍布五大洲 200 多个国家和地区。人兽共患病近年来的发展趋势是新发现的病种越来越多，危害性越来越大。近 50 年间全球陆续发现 50 多种新传染病和一批再度猖獗的老传染病，几乎是每年新发生一种，其中约 80% 是人兽共患病或与动物有关。我国目前已发现和明确的人兽共患病约有 100 多种，这些人兽共患病有的早已被发现和认识，有的已被消灭和控制，有些是近年来才陆续被发现的，如 AIDS、SARS、COVID-19 和禽流感等。对于这些来源于动物的新发人兽共患病，人类对其知之甚少。人兽共患病的存在，严重地威胁着人类的健康和社会发展。

人兽共患病的发病率不断上升，其原因主要有：①人类进入新的疫源地与生态环境的破坏；②人类的大量流动和物流的迅速畅达；③动物群体密度增加和动物迁徙；④人们饮食习惯的改变尤其是捕食屠杀野生动物；⑤环境污染，主要是生物性污染，即病原微生物、寄生虫卵和幼虫、屠宰场的污水和废弃物对水源、土壤的污染。人兽共患病将与人类长期共存，并将成为人类健康的最大威胁。按其流行特征，有相当多的人兽共患病，对动物呈隐性感染，而人感染后常有明显的临床表现，这与患者的易感性和免疫力、病原体的特性和毒力等许多因素有关。

3. 基本特征　人兽共患病亦为感染性疾病，基本特征是：①病原体种类多，在 1709 种可感染人类的病原体中，有 832 种的原始宿主为动物，这些病原体在人和脊椎动物中都能引起疾病。②以动物为主要传染源，不同的病原体排出途径不同。当其随排泄物或各种分泌物排出后，可分别经消化道、呼吸道或皮肤接触而传播，少数也可经节肢动物传播。疾病的传播有突发性、隐蔽性和区域性。③人兽共患病与人类生活、生产有密切联系，易感人群与某些职业（如畜牧养殖、屠宰加工、运输销售等）有关，患者有接触相关动物病史。例如，饲养猪、牛、羊等家畜可能感染布鲁氏菌病，饲养家禽可能患禽流感，饲养犬、猫、鸟类等宠物可能患狂犬病、弓形虫病、鹦鹉热（鸟疫）等。近年流行的高致病性禽流感（H7N9 等）、SARS，都属于人兽共患病。由野生的动物、禽鸟引起者又称自然疫源性疾病。④病原体以病毒为主，由于其变异或进化，致病力、宿主谱都在变化，常引起新发人兽共患病（emerging zoonosis）。⑤危害性大，人兽共患病原体一旦传染给人类，因为尚未迅速进化适应新的宿主，往往容易引起新宿主十分严重的疾病，因而临床表现一般比较严重，甚至是致死性的。

4. AIDS 与人兽共患病　随着 AIDS 的流行，与其相关的人兽共患病也相应增多。其实 AIDS 本身就是一种人兽共患病，但它也可以继发某些人兽共患病。据美国 CDC 所定义的机会性感染和文献报道，与 AIDS 相关的人兽共患病常见的有肺孢子菌病、结核病和分枝杆菌病、隐孢子虫病、弓形虫病、新型隐球菌病、假丝酵母菌病（念珠菌病）、组织胞浆菌病、曲菌病、马尔尼菲篮状菌病等。此外，空肠弯曲菌病、幽门螺杆菌病、军团菌病、沙门菌病、梨形鞭毛虫病、莱姆病、布鲁氏菌病、毛霉菌病、阿米巴病、贾第虫病、等孢子虫病、病毒性肝炎等在 AIDS 患者中也有较高的发病率，其中一些是新出现和再出现的人兽共患病。

对人兽共患病的病理学研究，涉及人体病理学、动物病理学、实验病理学和比较病理学，更拓展了感染病理学的范围，深化了感染病理学的内容。

五、感染病理学与热带病学

热带病（tropical diseases）是指主要在热带亚热带地区多发和常见的疾病。由于气候变暖，许多热带病已不局限于热带亚热带，有向温带和寒带扩展的趋势，如某些真菌病、病毒病、细菌病、螺旋体病、寄生虫病等。

热带病的发生和流行与当地社会经济、文化、教育状况、地理、气候、水文、环境污染、植被条件及人们的生活习惯等因素密切相关。气候变暖、环境污染、人员流动频繁等因素，造成许多热带病的扩散、蔓延，使热带病成为全球性的公共卫生问题。在多数发展中国家，热带病流行特别严重，成为经济发展和社会进步的障碍。热带病的流行范围广，种类多，危害严重。我国幅员辽阔，为热带病多发之地，多数热带病均有发现。

热带病中主要是感染性疾病，以寄生虫感染为主。世界卫生组织热带病研究与培训特别规划处（WHO/TDR）资助研究的六种热带病（血吸虫病、疟疾、丝虫病、锥虫病、利什曼病和麻风病）中有五种是寄生虫病。20 世纪 70 年代中期后，由于生态学、免疫学、分子生物学的理论知识与技术广泛用于热带病实验研究，各国在共同利用气象卫星和地理信息资料、实验室技术和设备方面展开了不分国界的交流与合作，将地理信息系统（GIS）和遥感（RS）技术等，应用于疟疾、丝虫病、血吸虫病、黑热病、锥虫病等热带病及其媒介的监测等方面，成绩斐然。国外有热带病病理学专著，并有专门的研究机构，有力推动了热带病研究向前发展。我国热带病研究也与时俱进，做了很多研究，形成了热带病学或热带医学（tropical medicine），2001 年创办了《中国热带医学》杂志，主要报道寄生虫病、病毒、细菌性疾病与性传播疾病等的防治经验与进展，但病理学研究比较薄弱。

热带病学或热带医学主要是指研究发生或发现于热带、亚热带地区的疾病（即热带病）的病因、发病机制、病理变化、诊断、治疗、防控的一门医学边缘学科。其研究内容极其广泛，除了传染病、寄生虫病和地方病外，还包括一些性传播疾病、营养缺乏病、贫血、食物中毒、物理病等，已成为医学上重点发展的专门学科，与寄生虫学（原虫学、蠕虫学）、细菌学、病毒学、真菌学、医学昆虫学、免疫学等关系密切，并涉及流行病学、病理学、药物学、预防医学、气象学、地理学、动物学、社区卫生、环境卫生、诊断学、治疗学以及生态学等诸多学科，内容丰富，是感染病学的主要分支，又与上述人兽共患病有许多交叉和重叠。

六、感染病理学与地方病学

地方病（endemic disease）是指在某些特定地区多发的疾病，具有严格的地方性、区域性，如血吸虫病只在我国长江流域流行。广义地说，上述热带病也具备地方性的特征。研究上述地方病的学科称为地方病学（endemiology），并有 2 本专业杂志比较全面系统地反映了该学科的进展，包括许多地方病的病理学研究成果。地方病在我国许多省区市都有发生，有的地方甚至多达五、六种地方病。估计全国受地方病威胁的人口达 4.2 亿之多。地方病的特点是流行年代比较久远，病例比较集中，病症比较一致，并且病因明确。按照病因，可分为两类：

1. 化学性地方病 与当地地壳表面的化学元素过多或过少有关，如地方性碘缺乏病、甲状腺肿、克山病、大骨节病、克汀病、氟中毒、砷中毒、硒中毒、钼中毒等。其中大骨节病的病因初步认为是霉菌毒素所致。

2. 生物性地方病 病因为微生物或寄生虫，具有传染性，又称自然疫源性疾病（natural epidemic disease），包括鼠疫、布鲁氏菌病、乙型脑炎、森林脑炎、流行性出血热、钩端螺旋体病、血吸虫病、疟疾、黑热病、卫氏并殖吸虫病、包虫病等，这些疾病都属于感染病范畴，也是感染病理学的研究对象，可见感染病理学与地方病学亦有密切联系。

七、感染病理学与皮肤性病学

皮肤病学（dermatology）是研究各种皮肤病（dermatosis, dermatopathy）诊治的科学，其中包括对皮肤感染性和炎症性疾病的病理学研究，有些皮肤性病科还单独开辟病理科，独立开展皮肤性病的病理诊断工作。在临床各科中，对病理学最熟悉的往往是皮肤科医师。不少皮肤科医师都有在病理科进修或培训的经历。皮肤病理学（dermatopathology）的专著也多出自皮肤病学专家。对炎症性皮肤病已形成独到的病理诊断模式，即结构型式分析的诊断方法，其特点是在低倍扫视下，根据疾病主要病理改变，将其分为9种不同的病理类型（模式）并推广到病理学界。按照这个分析方法，结合临床可以对大多数感染性和炎症性皮肤病做出特异性诊断。

性病（venereal disease，VD）是性传播疾病（sexual transmitted disease，STD）的简称，在人类历史上由来已久。性病学（venereology）也是一门比较古老的学科，临床上常与皮肤病学合并，称为皮肤性病学（dermatovenereology）。

经典性病包括梅毒、淋病、软下疳、性病性淋巴肉芽肿和腹股沟肉芽肿等5种，依次称第1～5性病，已为医学界所熟知，对梅毒等性病的病理学研究也比较深入，并有皮肤性病病理学的专著问世。

近40年来，随着人口的频繁流动，性观念的开放，性病不但发病率明显增加，而且病种增多。我国卫生部制定的《性病防治管理办法》中规定的性病有8种，包括艾滋病、淋病、梅毒、软下疳、性病性淋巴肉芽肿、非淋菌性尿道炎、尖锐湿疣、生殖器疱疹。其中艾滋病、淋病、梅毒被列为法定传染病。

WHO确定的性病更为宽泛，凡是与性传播有关的疾病都包括在内，共有20多种，总称为新一代的性传播疾病，按严重程度分为4级。一级性病：艾滋病；二级性病：梅毒、淋病、软下疳、性病性淋巴肉芽肿、腹股沟肉芽肿、非淋菌性尿道炎、性病性衣原体病、泌尿生殖道支原体病、细菌性阴道炎、性病性阴道炎、性病性盆腔炎；三级性病：尖锐湿疣、生殖器疱疹、阴部假丝酵母菌（念珠菌）病、传染性软疣、阴部单纯疱疹、加特纳菌阴道炎、性病性肛周炎、赖特综合征、B群链球菌病、疥疮、阴虱病、人巨细胞病毒病；四级性病：梨形鞭毛虫病、弯曲杆菌病、阿米巴病、沙门氏菌病、志贺氏菌病。根据我国的国情，目前还没有把国际流行的20多种性传播疾病都列为性病范畴。

八、感染病理学与感染微生态学

微生态学（microecology）是一门研究人类、动物和植物与自身定居的正常微生物群相互依赖、相互制约的客观关系的科学。医学微生态学（medical microecology）是研究寄居在人体表和与外界相通的腔道内微生物的结构、功能及微生物与人体和外界环境相互关系的学科。感染微生态学（infectious microecology）则是用微生态学的理论和方法研究感染的发生、发展、结局并引导感染向宿主健康方向发展的医学微生态学的分支学科。从感染病理学的角度来看，感染微生态学的研究可以视为疾病发生机制的一个重要环节。

1. 感染微生态学的产生　微生态学萌芽于19世纪末，崛起于20世纪70年代。微生态学的发展，使人们认识到人体微生态的复杂性，并提出了微生态平衡理论，也逐步改变和更新了抗感染的策略，提出由单纯"杀菌"转向"杀菌"同时需"促菌"的治疗新观念。

近几十年来，随着医学相关基础学科和现代科学技术的发展，人们逐渐认识到：在人类漫长的进化过程中，人体体表、体腔内存在大量并不致病的微生物群，称正常微生物群或正常菌群（normal flora）。这些微生物群对其宿主非但无害，而且有益，并有众多的生理效应，由此提出了对应于宏观生态平衡的微生态平衡理论。若是内外环境发生重大变化时，这种平衡就会遭到破坏，发生微生态失调，并引起宿主各种类型的疾病。微生态失调引起的疾病来源于内源性和外源性两方面：内源性主要来源于正常微生物群的比例失调、定位转移和二重感染；外源性主要来自外袭菌的侵入，形成新的感染。在这种研究基础上，国内微生态学家李兰娟院士等于2001年正式提出感染微生态学的概念，并于2002年出版了国内外第一部《感染微生态学》专著。这是微生态学、医学微生物学、免疫学与传染病学交叉而成的新兴学科，主要研究和探讨感染的微生态原理及防治措施。

2. 感染的微生态学原理　包括两个方面，一是微生态平衡对人体有保护作用，二是微生态失调是发生感染的重要原因。

（1）正常菌群和微生态平衡对人体的保护作用：有关资料称，人的皮肤上约有 10^{12} 个细菌，口腔内约有 10^{10} 个细菌，肠道约有 10^{14} 个细菌，阴道分泌物含 10^8 个细菌；呼吸时也不断吸入微生物，平均每人每天要吸入 10^4 个微生物。这些微生物长期存在于人体，形成各自微小的生态环境，各个菌群之间、菌群与机体之间、菌群与外界环境之间形成相互依赖的关系，即微生态系统（microecosystem）。正常情况下，这些微生物与人体处于共生（symbiotic）或寄生（parasitic）状态，共生者相互有利，如肠道内生活的细菌可为宿主提供维生素，对人体有利；寄生者人体受损，如麻疹、结核等传染病都对人体有害。还有一种一方得利另一方也不受损的共栖（commensalism）现象，与人体保持动态平衡状态，并不引起疾病。正常菌群可排斥其他微生物，阻止或干扰它们在人体定植，也能促进机体形成后天获得性免疫。传统的感染性疾病认知模式是基于病原学的模式来研究人为什么会感染、感染的表现、发展及预后。但是，实验证明病原体的暴露可能导致感染，也可能不导致感染，而感染也不一定导致疾病。微生态学认为人体及动物宿主携带有大量的正常微生物群，在正常情况下，分布在消化道、呼吸道、泌尿生殖道及皮肤这些特定部位的正常微生物群形成机体的生物屏障，对外袭性致病性微生物起拮抗作用。动物实验发现正常肠道菌群对外来病原体有一定程度的拮抗作用，如鼠伤寒杆菌攻击正常小鼠，需 10^4 个活菌才能使其致死；若先给予口服链霉素抑制正常菌群，则 10 个活菌就可引起小鼠死亡。因此可以认为人体是否感染以及感染后的发生发展，不仅取决于病原体的侵袭力与毒素等，还取决于机体的微生态平衡状态。对肠道和阴道正常菌群的研究都充分证明微生态平衡具有保护作用。

（2）微生态失调是发生感染的重要原因：传统的生物病因论认为，感染是由致病性微生物引起的。微生态学认为，感染是生态平衡与生态失调相互转化的重要内容。引起感染的微生物不一定是致病菌或病原体，而是正常微生物群易位的结果，其中的肠道正常菌群易位导致感染已引起了广泛的关注。肠道易位的细菌主要为兼性厌氧菌，其中大多数是革兰氏阴性杆菌。通常易位的细菌与其在肠道中的数量密切相关，细菌数量越多，发生易位的可能性越大，但在正常人群，肠道内数量上占优势的专性厌氧菌如双歧杆菌并不发生易位。肠道细菌易位的主要原因有肠道内菌群失调、肠黏膜屏障通透性增加和宿主免疫功能下降，如出血性休克、烧伤、外伤、肠道缺血、急性胰腺炎、严重感染、急性肝衰竭及肝硬化等均可导致细菌易位。

各种原因，尤其在抗生素治疗期间引起的肠道菌群失调，均可导致细菌易位扩散，如甲硝唑（灭滴灵）可显著增加肠道大肠埃希菌易位到局部淋巴结的发生率，引起肠道外的感染（脓毒血症、肺部感染、腹腔感染）等；动物实验发现在肠道缺血再灌注时经常发生细菌易位，发生肠道易位的细菌数量依次为大肠埃希菌、变形杆菌、凝固酶阴性葡萄球菌和肠球菌。临床研究发现，许多患者虽有菌血症、脓毒血症、全身炎症反应综合征或多器官功能障碍综合征（multiple organ dysfunction syndrome，MODS）等，但没有明确的感染灶。推测肠道细菌和各种毒素易位可能参与了感染的形成和发展。

近年有些学者提出"慢性病的菌源性学说"，认为人体与菌群的平衡是健康的标志，而人菌失衡是慢性病的根源，而且人菌失衡的关键在于人体和菌群之间的碳源竞争。慢性病主要是由于多种因素所导致的人体共生微生物菌群紊乱造成的，同时证明可通过纠正胃肠道菌群紊乱显著改善包括便秘、肥胖、糖尿病、心脑血管病等在内的慢性病症状。

综上所述，感染病理学涉及微生物学和传染病学、寄生虫学与寄生虫病学、微生态学、流行病学、人兽共患病学、热带病学、地方病学和性病学等许多学科，而且这些学科中都包含了程度不等的病理学研究成果。感染病理学与医学检验学、医学影像学同样有密切的关系，特别是在定位诊断和病因分析等方面，显得尤为重要。病理与检验、影像是疾病诊断的三大支柱。感染性疾病包括了所有传染病、寄生虫病、人兽共患病和性传播疾病，部分流行病、热带病和地方病，因而具有更广泛的内涵。感染病理学也同样具有相应广阔的诊断和研究对象，汇集众多相关学科的病理研究成果，推动病理工作者深入研究，更重要的是在日常病理工作中为临床提供准确的病理分型和可靠的病因诊断。

（刘德纯　张庆云；郭瑞珍）

第三节　感染性疾病与相关概念

感染性疾病的发生与发展，涉及病原体和宿主两个方面的许多因素，如病原体的特性与致病作用、传播的条件和途径、机体的内外环境、宿主免疫防御机制的虚损与破坏等，这些内外因素都能影响到感染性疾病的发展进程和结局，也是感染病理学的研究范畴。因为感染的条件和机制不同，医学界提出很多概念，如医院内感染、社区获得性感染、输入性和传入性感染等，还有发生于子宫内的先天性感染，发生于机体免疫缺陷条件下的机会性感染，临床和病理表现具有特征性的特异性感染，与感染因子有关却无明显炎症反应的"非感染性疾病"等，在感染病理学中也常有涉及。本节主要讨论与此有关的一些问题。

一、医院获得性与社区获得性感染

感染性疾病按发病地点和环境可分为社区获得性感染（community-acquired infection，CAI）和医院获得性感染（hospital-acquired infection，HAI）。近年来因卫生界对 HAI 的重视，控制力度的加强，HAI 发生率已明显下降，而 CAI 却出现显著增长和复杂多变的现象，已超越 HAI 成为医院治疗的主要感染类型，颇受关注。

1. 医院获得性感染　又称医院内感染或医院感染（hospital infection，nosocomial infection），是一类发生在医院的特定条件和环境下的感染性疾病，已经引起社会广泛关注。

（1）医院获得性感染的概念：WHO 的定义为凡住院患者、陪护人员或医院工作人员因医疗、护理工作感染引起的任何具有临床表现的疾病，无论感染对象在医院期间是否出现症状，均视为 HAI。中国卫生部 2001 年的定义为住院患者在医院内获得的感染。即患者在入院时不存在，也不处于潜伏期，而是在住院期间获得的感染（包括在医院内获得后出院后才发病的感染），医院工作人员在医院内受到感染也属 HAI。2008 年美国疾病预防控制中心（CDC）／全国医疗安全网（NHSN）将其定义修正为：患者对于感染因子或其毒素的全身性或局灶性反应，这种反应在患者入院时并不存在，也不处于潜伏期。由此可见：医院感染的对象是一切在医院内活动的人群，包括住院患者和医院工作人员；医院感染的条件是发生在医院内，在诊治和工作过程中发生感染，包括在住院期间发生的感染和在医院内获得感染而在出院后发病的感染。

根据上述各种定义和卫生部组织制定的医院感染诊断标准，以下情况均属于 HAI：①无明确潜伏期，在入院 48 小时后发生的感染；②有明确潜伏期，自入院起超过平均潜伏期后发生的感染；③与既往住院直接有关的感染；④在原有感染基础上出现其他部位新的感染（除外脓毒血症迁徙病灶），或已知病原体的感染基础上又分离出新的病原体（排除污染和原来的混合感染）的感染；⑤新生儿在分娩过程中（经产道）和产后获得的感染；⑥由于诊疗措施激活的潜在性感染，如疱疹病毒、结核分枝杆菌等的感染；⑦医务人员在医院工作期间获得的感染。

下列情况不属于 HAI：①皮肤黏膜开放性伤口只有细菌定植而无炎症表现；②由于创伤或非生物性因子刺激而产生的炎症表现；③新生儿经胎盘获得（出生后 48 小时内发病）的感染，如单纯疱疹、弓形虫病、水痘、乙型病毒性肝炎等；④患者原有的慢性感染在医院内急性发作；⑤入院前已开始或入院时已存在的感染。

（2）医院获得性感染的类型：按照病原体来源，HAI 可以分为内源性与外源性两类。①外源性感染，一般称为交叉感染，病原体来自其他住院患者、医院工作人员及访客，或者医院环境中细菌的侵袭或定植。病原菌可以通过患者之间、医护人员与患者之间传播，手传播是主要途径。②内源性感染，一般也称为自身感染，病原菌是人体正常菌群，存在于患者的皮肤、口腔、咽部和胃肠道等，当出现人体免疫力下降、黏膜屏障破坏、菌群易位以及菌群失调等情况时发生感染。抗生素相关性腹泻大多源自内源性感染。

医院内感染与一般的传染病不同。传染病的病原体为外源性，患者对该病原体有易感性，该病原体有传染性，比较容易发生流行。医院内感染的病原体主要是条件性的，有外源性与内源性，主要感染抵抗力较低的患者，健康人不易感染，也不易发生流行。但有些传染病，如流行性感冒、病毒性肝炎、细菌性痢疾等，也可在医院内发生。因为这些感染发生在住院期间，所以问题更加严重和复杂。

我国医院感染的前五位依次为呼吸道感染（48.7%）、泌尿道感染（12.8%）、手术部位感染（11.9%）、尿路感染（10.9%）和皮肤软组织感染（6.7%）。美国的医院感染以尿路感染最常见（36%），其次为外科伤口感染（20%）、肺炎（11%）和血液感染（11%）。欧洲主要感染类型分别为消化道感染（20.6%）、泌尿道感染（19.9%）、外科伤口感染（14.5%）、肺炎（14.1%）、皮肤软组织感染（10.4%）和血液感染（7.0%）。总体来说，医院获得性肺炎与呼吸机相关肺炎、导管相关尿路感染、外科切口感染和导管相关血液感染，是医院感染的重点，需要加强防控。

（3）医院获得性感染的特征：HAI 主要发生在免疫力低下及接受较多侵袭性操作的患者。其基本特征如下：①患者因患病住院，基础疾病导致患者抵抗力或免疫功能比较低下，对机会病原体易感性较高。尤其是老年患者和婴幼儿，存在重要内脏疾病或功能不全，或有免疫缺陷病、结缔组织病、白血病或恶性淋巴瘤等，都存在不同程度的免疫功能障碍。在住院期间，接触病原体的机会也较多。②病原体多为机会致病菌，或是本来寄居人体内的正常菌群。感染可来自外源性的交叉性感染，或内源性的自身感染。病原体中以细菌为主，约占 90% 以上，其中大部分为革兰氏阴性杆菌（肠道杆菌、流感嗜血杆菌等），小部分为革兰氏阳性葡萄球菌属、链球菌属球菌，以及真菌、分枝杆菌和病毒等，有不少是机会性感染，耐药菌株较多。③传播途径以接触传播为主。在诊疗过程中，病原体可通过医护人员的手、医疗器械或用品接触患者的皮肤黏膜而传播，患者之间的接触，共同医疗环境中污染的气体、飞沫、菌尘、食品等，也可造成病原体传播，包括经呼吸道的吸入性传播和经消化道的传播。侵入性诊疗技术操作可增加感染的机会，造成皮肤黏膜与伤口的接触性传播。④临床表现比较复杂。在原有疾病的基础上，增加了新的病症，使病情变得复杂，诊治更加困难。常见的感染部位为肺部、尿路和胃肠道，血液感染则导致败血症。各科手术的感染也非少见。

2. 社区获得性感染　CAI 的发生与人口结构的改变、病原体的变迁、耐药菌的出现等因素有密切关系。引起 CAI 的病原体以细菌、病毒多见，在免疫功能受损者还易发生真菌感染。受累的部位常为呼吸道、消化道、皮肤软组织、泌尿系统等，其中最重要的是社区获得性肺炎。

社区获得性肺炎（community acquired pneumonia, CAP）是指医院外罹患的感染性肺炎，包括具有明确潜伏期的病原体感染，是威胁人类健康的常见感染之一，在老年人比较多见，世界各国均有很高的发病率、死亡率。在美国和日本，已成为第 6 位和第 4 位的致死病因。CAP 的病原体常为细菌、非典型病原体、病毒，免疫功能低下者可发生真菌感染。引起 CAP 的细菌常见的是肺炎链球菌、流感嗜血杆菌、卡他莫拉菌、金黄色葡萄球菌、大肠埃希菌和肺炎克雷伯菌等。非典型病原体以肺炎支原体最多见，其次是肺炎衣原体，而嗜肺军团菌较少见。引起 CAP 的病毒有鼻病毒、流感病毒、呼吸道合胞病毒、腺病毒、冠状病毒等。引起 CAP 的真菌常见的为白假丝酵母菌，少数为曲霉菌、肺孢子菌、隐球菌等。近年来研究提示，革兰氏阴性杆菌检出率逐渐减少，而革兰氏阳性球菌检出率显著增加。

其他社区获得性感染还有皮肤软组织感染、急性胃肠道感染、急性尿路感染等。①皮肤软组织感染：常因外伤、毛囊炎、皮肤湿疹、痤疮、脓疱疮、皮炎、甲周炎等发生感染，其病原菌以革兰氏阳性球菌占绝对优势，其中又以金黄色葡萄球菌为主，其他还包括表皮葡萄球菌、溶血性链球菌及革兰氏阴性杆菌等。②急性胃肠道感染：多因进食含有病原菌及其毒素的食物引起，以夏、秋季发病率较高，病原体以细菌和病毒为主，常见病原体为致病性大肠埃希菌、志贺

菌、沙门菌、腺病毒、星状病毒、人杯状病毒、轮状病毒等。国外文献报道，成人急性社区获得性胃肠炎病原体以弯曲菌最常见，其次是诺瓦克病毒、沙门菌、轮状病毒，2 种以上病原体混合感染占 22%，以轮状病毒合并沙门菌常见。临床表现为腹痛、不适、食欲减退、恶心、呕吐、腹胀、腹泻、便血、脱水等。③急性尿路感染：病原体主要是肠杆菌、肠球菌等，医源性泌尿系感染往往是耐药肠杆菌、铜绿假单胞菌、不动杆菌、葡萄球菌、假丝酵母菌等。典型临床表现为尿频、尿急，可有尿痛、腰痛、血尿等，部分患者特别是老年女性可无典型表现。上述各种感染的病理改变详见有关章节。

二、输入性、传入性感染和旅行相关感染

输入性感染性疾病（imported infectious disease）是指凡本国不存在或尚未发现或已经消灭而由国外传入的感染病或传染病。在一个国家内部，某种感染性疾病或传染病由一个地区传到另一个地区称为传入性或带入性感染。两个概念有所不同。与输入性感染相关的还有所谓旅行相关感染，也是由于人口流动造成的感染病输入和传播。当今社会交通发达，人口流动频繁，是发生输入性感染的重要条件。据世界旅游组织统计，2016 年全球国际旅游者达 12.35 亿人次，其中中国出入境总人数超过 2.5 亿人次。全球气候、生态和自然环境的改变，使旅游者与感染源密切接触的机会明显增加，也加速了旅游相关感染性疾病的传播。

1. 输入性感染（imported infection）　改革开放以来，出入境人员不断增多，输入性感染性疾病逐渐增多。2013 年发生的"加纳事件"，引起我国医学界和社会的广泛关注。在 2000 多名赴加纳的淘金者回国后近 500 人发生疟疾。遗憾的是当地由于对加纳这样一个疟疾高发国家（WHO 曾报告该国 2006 年疟疾报告病例达 720 万，疟疾导致的死亡人数占加纳总死亡人数的 19%）缺乏了解，对输入性疟疾缺乏警惕，以致有的患者被延误治疗而死亡。据报道，我国 1980～1994 年间，输入性疟疾有 2603 例，占调查人数（31 065 人）的 8.38%，死亡 41 人，死亡率为 1.58%。广西是输入性疟疾的高发地区。在国外感染该国（地区）已存在的传染病而传入国内者称为"输入性病例"。

我国 2008 年规定的输入性感染性疾病包括埃博拉出血热、黄热病、拉沙热、裂谷热、西尼罗热、马尔堡出血热等 6 种，并分别制定了这 6 种输入性感染性

疾病的预防控制指南和临床诊疗方案。其实,艾滋病也是一种输入性感染,早年发现的一批艾滋病患者和 HIV 感染者,包括最早在北京协和医院发现的 1 例,都来自国外。除疟疾外,输入性基孔肯雅热、登革热、旋毛虫病等感染性疾病,近年屡见报道。

2015 年,中东呼吸综合征(MERS)在中东地区流行。截至 2015 年 5 月 25 日,WHO 数据显示,全球累计实验室确诊的感染中东呼吸综合征冠状病毒(MERS-CoV)病例共 1139 例,其中 431 例死亡(病死率 37.8%)。这些病例来自 24 个国家和地区,病例多集中在沙特阿拉伯、阿联酋等中东地区,该地区以外国家的确诊病例发病前多有中东地区工作或旅游史。5 月 20 日韩国发现首位确诊患者,5 月底 1 例韩国确诊病例的密切接触者进入我国广东省惠州市,被确诊首例输入性中东呼吸综合征病例。经严密防控,我国没有发生疫情传播。

我国国家卫生和计划生育委员会 2016 年 7 月 23 日通报发现一例河南裂谷热患者,该患者在安哥拉务工时,出现发热伴头痛、全身关节痛、肌痛等症状,因在当地治疗未能缓解,乘飞机回国,被确诊为裂谷热病毒感染的首个输入性病例。我国 2016 年还发现首例寨卡病毒病病例和首例黄热病病例,均为境外感染后回国人员。

2018 年,中国海关开展出入境体温监测 6.5 亿人次,检出传染病病例 1.5 万例;开展出入境传染病监测体检 104.9 万人次,检出传染病病例 1.2 万例。其中包括寨卡病毒病、基孔肯雅热等重点传染病,以及疟疾、艾滋病、中东呼吸综合征疑似病例和埃博拉出血热可疑病例、入境旅客群体性腹泻等。

2020 年 COVID-19 在全球流行,其中有一些输入性病例,以及通过冷链输入的病毒,加重了我国的疫情防控难度。

输入性感染的输入方式主要 4 种:①最常见的方式是从国外入境的病例或病原携带者;②通过交通工具使携带病原体的病媒生物进入国内;③通过被污染的食品、动物制品等带入病原体;④进口被污染的血液、血制品或人体组织等。

2. 传入性感染(afferent infection) 在我国国内,传入性感染也不少见。如在南方湖泊地区,钩端螺旋体病和血吸虫病比较多见。由于洪涝灾害和人口流动,这些疾病也被带入其他地区。广州管圆线虫寄生于淡水螺及淡水鱼、虾、蟹、蛙等动物体内,可以引起食源性寄生虫病,称为广州管圆线虫病。淡水螺通过长途贩运,遍及全国很多城市,各种螺肉食品进入城市的酒店餐馆,于是"城市福寿螺病"应运而生,

成为一种"新发传染病"。

3. 旅行相关感染(travel-related infection) 在感染性疾病的历史上,不少疾病的传播与旅行或人口流动有关,如鼠疫、梅毒、西尼罗脑炎、疟疾、淋病、耐药的肺炎链球菌肺炎和结核病等。人群的流动是感染性疾病跨国界广泛流行的重要因素。一项来自欧洲旅游网的调查显示,在接受调查的 6957 例旅游相关感染性疾病患者中,来自撒哈拉以南非洲(26.3%)和亚洲(20.1%)的患者占近一半。其中消化道感染占 33%,虫媒感染占 20%,皮肤感染占 12%,呼吸道感染占 8%。

旅行者腹泻顾名思义是与旅行密切相关的疾病,由多种病原体感染引起,多达 20 余种。感染率在不同旅游地区为 30% ～ 70%。旅行者腹泻中 80% ～ 90% 是由细菌引起的,而摄入食物中的毒素则通常被称为"食物中毒"。最常见的病原体包括肠产毒性大肠埃希菌(ETEC),其次是弯曲杆菌、志贺杆菌、沙门菌和肠黏附性大肠埃希菌(EAEC)等。诸如病毒、轮状病毒和星状病毒等也可引起病毒性腹泻。贾第鞭毛虫是主要的寄生虫病原体。旅行者腹泻主要症状是呕吐和腹泻,两者可同时存在,但症状通常在 12 小时内自行缓解。旅行者腹泻发病率无性别差异,在幼儿和老年人中更为常见,可能与他们的机体抵抗力低有关,有人一次旅行可以发生多次腹泻。

因此,在诊断感染性疾病时,注意了解患者曾经居住、旅行过的地区,以及当地的传染病与寄生虫病谱,可以获得重要的病因诊断线索。

三、孕期感染、先天性感染和后天性感染

先天性感染(congenital infection)主要是指新生儿和婴幼儿从母体即子宫内获得的感染性疾病,所谓 TORCH 综合征(TORCH syndrome)就是典型的例子,属于母婴垂直传播获得的感染。文献中报道较多的是先天性巨细胞病毒(CMV)感染和弓形虫感染。梅毒、艾滋病等一些感染性疾病也可以发生垂直传播和先天性感染。

孕妇怀孕期间感染了某种病原体,病原体通过血流进入胎盘和子宫所造成的感染,可以直接影响到妊娠结局,严重者可以造成胎儿宫内发育迟缓,甚至死亡、流产、死胎,或者新生儿发育缺陷、畸形,或者携带先天性感染以后发病(详见第六章)。

后天性感染也称获得性感染(acquired infection),是指婴儿出生后从外在环境中获得的感染。由于儿童期免疫防御功能发育尚不健全,容易发生一些感染性

包括传染性疾病。发育成熟后仍然可能发生各种感染。人的一生总是在与病原体作斗争，发生几次感染总是难免的，但可以终生不发生肿瘤，由此可见感染与人类关系的密切程度。

四、机会病原体与机会性感染

感染性疾病受病因、环境和宿主3个因素的支配。随着医学科学的发展，免疫损伤宿主继发机会性感染（opportunistic infection）的现象已逐渐引起重视，尤其在AIDS中，许多机会性感染已被列入诊断指征。因此机会性感染的临床病理学诊断也成为临床和病理医师面临的重要问题，也是感染病理学的重要内容。因此我们应当了解机会性感染发生的条件、病理学基础、机会性感染的一般特征和基本诊断方法。

1. 机会病原体和机会性感染的概念　机会病原体（opportunistic pathogen，又称条件病原体）是在某些特定条件下才引起感染性疾病的病原体。它们在健康人体中或在适当环境下可长期生存，不引起疾病或仅引起轻度自限性疾病，或局灶性感染，一般不影响生命。但在免疫损伤、抑制或缺陷，机体防御功能降低等条件下，则常发生严重性或播散性疾病，或呈持续性或反复性发作，可导致死亡。这种感染称为机会性感染。20世纪80年代以来，AIDS在全世界广泛传播，已经有5000多万人感染HIV，由此引起的免疫功能缺陷与机会性感染关系更加密切。AIDS患者常因各种机会性感染而就医。据Masur（1990）报告，尸检材料表明，AIDS患者中90%死于机会性感染。因此，临床医师与病理医师都应当熟悉机会性感染的临床与病理学表现及诊断方法，为控制机会性感染作出积极努力。

2. 机会性感染发生的条件　机会病原体包括许多细菌、真菌、病毒及原虫等。其发病条件、背景或诱因可归纳为以下9个方面，或称9种危险或易感人群。在这些危险人群中，机会性感染可能导致比较严重的甚至播散性感染性疾病。

（1）恶性肿瘤患者：尤其淋巴瘤、白血病患者、晚期癌症患者，或经大剂量化学治疗、放射治疗者，免疫功能均有不同程度减低，且中性粒细胞减少，机体抵抗力下降。

（2）器官移植受者：由于使用免疫抑制剂治疗使免疫功能低下，易于发生机会性感染；器官移植亦可能使供者器官内的潜在感染病原体在受者免疫功能抑制状态下复活，增加了机会性感染的危险。

（3）严重创伤、烧伤者：由于皮肤黏膜屏障破坏，容易导致各种病原菌直接入侵，诱发机会性感染。外科手术时间过长、范围较大、组织损伤严重、手术部位污染等也容易导致术后机会性感染。

（4）胶原性疾病患者：长期大量使用皮质激素，可使机体免疫功能失调；其他慢性消耗性疾病患者免疫防御功能低下，也可继发机会性感染。

（5）滥用抗生素导致菌群或微生态失调者：长期大量使用抗生素，尤其是广谱抗生素，可大量杀灭或抑制一部分正常菌群，导致机体内正常菌群或微生态失调（dysbiosis）。在菌群失调条件下这些本不致病的微生物就可能过度繁殖，易位或越位，而引起感染性疾病。

（6）幼儿和老年患者：新生儿及婴幼儿（3岁以下）的免疫系统尚未发育完善，母体过继免疫逐步消退，各种器官功能尚处于发育之中，容易遭受各种病菌感染；老年人随着年龄增长器官功能逐渐退化、免疫功能降低，容易发生机会性感染。

（7）慢性基础疾病患者：随着人口老龄化，慢性非传染性疾病发病率不断上升，糖尿病、慢性阻塞性肺疾病、慢性肾病、慢性肝病、老年性痴呆患者等免疫功能下降，都是机会性感染的高危人群。

以上7种情况，实质上属于继发性免疫缺陷，即免疫功能的损伤均系继发于某种特定因素，一旦去除抑制或损伤因素，免疫功能可逐步恢复，感染机会也相应减少。

（8）HIV感染和AIDS患者：常由于免疫功能缺陷而继发机会性感染并导致死亡。而且HIV所致的免疫功能损伤呈进行性加重，以致最终免疫功能丧失殆尽，不可恢复，使所患机会性感染更加严重或更加复杂，许多AIDS患者死于机会性感染。

（9）原发性免疫缺陷患者：多数为儿童，可以表现为细胞免疫缺陷、体液免疫缺陷甚至联合免疫缺陷等形式，分别容易罹患不同病原体的感染。

3. 机会性感染的一般特征　机会病原体包括许多细菌、真菌、病毒及原虫等，在人体中一般不引起疾病，或仅引起轻度自限性或局部性感染。在人体免疫缺陷条件下则可导致比较严重的甚至播散性感染，危及生命。机会性感染具有以下特点：①病原体种类复杂，具有多样性；②常同时发生多种病原体感染，具有混合性；③感染常累及多个器官，具有播散性；④感染常来自体内原有或潜在感染的复活，具有内源性；⑤临床表现复杂，具有不典型性；⑥因免疫缺陷而疗效不佳，具有困难性。详见第四章免疫缺陷与机会性感染部分。机会性感染是机体免疫功能缺陷的共同特点和重要诊断线索。

五、特异性感染与非特异性感染

感染是指机体与病原体相互斗争中所表现的不同程度的病理生理过程。感染必须具备3个条件：足够的病原体数量和毒力、适当的传染途径和易感的机体或组织。在临床医学中，感染一般可分为非特异性感染（nonspecial infection）与特异性感染（special infection）两类，但是文献中尚未见确切的、一致的定义。有些文献称：非特异性感染即化脓性感染，是指不同的细菌可以引起类似的临床表现和病理变化，而特异性感染是指由特定的细菌所引起的感染，如结核病、破伤风、气性坏疽等。也有文献称：有明确感染源，并引起较为特殊病变，在病程演变和治疗等方面与一般感染不同者，称为特异性感染。而没有明确感染源的炎症为非特异性感染或非特异性炎。笔者理解为：特异性感染是指由特定的或明确的病原体所引起的感染，一种病原体仅引起一种特定性的感染，往往有特殊的病理学改变，如结核病、破伤风、气性坏疽、麻风、梅毒、狂犬病、巨细胞病毒感染、某些真菌感染、放线菌病、炭疽，甚至病毒性肝炎等，其病变称为特异性炎症。特异性感染的发生不仅与病原体及其致病特点有关，还与患者抵抗力、局部组织特性等因素有关。非特异性感染或非特异性炎症是指不同的病原体可以引起类似的临床表现和病理变化，缺乏特异性，一般主要指化脓性感染和慢性炎症。急性化脓性骨髓炎、化脓性关节炎等，均以中性粒细胞渗出为主要病变，而许多慢性炎症均以淋巴细胞、浆细胞浸润和纤维组织增生为主。

产科将TORCH综合征也视为特异性感染。TORCH是弓形虫（toxoplasma）、风疹病毒（rubella virus）、巨细胞病毒（cytomegalovirus，CMV）、单纯疱疹病毒（herpes simplex virus，HSV）和其他（others）所致宫内感染的病原体的总称。其中巨细胞病毒和弓形虫是引起妊娠期感染，造成流产及死胎的主要病原体。

六、感染因子与"非感染性疾病"

在医学史上，Louis Paster等所谓"一切疾病均有病原菌"的观点曾经使细菌学一度占据了整个医学领域。如果把当时（19世纪）的所谓细菌理解为各种病原体或感染因子的总称，对于传染病猖獗的那个年代，那个说法也未尝不可。随着医学科学的发展，近年来在越来越多的"非感染疾病"中发现了感染因子或可传播因子的参与。通过动物模型，或直接从病灶中培养病原体，有的已明确是由感染因子所致，这样就为这类疾病的治疗找到了一条可以用抗生素取得有效治疗的新途径。但有些疾病是否为感染因子所致，仍在探索中。

所谓"非感染疾病（non-infectious diseases）"，包括许多肿瘤和非肿瘤性疾病。Louria等曾将与感染因子相关的非感染疾病分为三类，包括：①与感染因子相关的非肿瘤疾病；②与可传播因子相关的肿瘤疾病；③疑有感染源的疾病。但是在不同个体或群体，感染因子的作用差异较大，对部分病例可能是直接原因，而对其他病例则可能只是参与因素或危险因子。在部分病例，感染因子的作用仅见间接证据，如病程中经抗微生物治疗获显著疗效，或发现组织中存在的微生物与该病的病理生理有一定关系。与感染相关的肿瘤据统计已有10余种（详见第五章），非肿瘤性疾病更多达60余种。

以HIV感染为例，就可以理解感染因子与非感染性疾病之间的复杂关系。HIV特异性侵犯CD4$^+$T淋巴细胞，导致以细胞免疫缺损和功能障碍为中心的严重免疫缺陷，即艾滋病。所谓HIV相关性肿瘤，以卡波西肉瘤（Kaposi sarcoma，KS）最常见，现已证实其与人类疱疹病毒8型（HHV-8）有关；其次还有皮肤黏膜的鳞状细胞癌，证实与人类乳头瘤病毒（HPV）相关；淋巴结外B及T淋巴细胞瘤尤其是原发性中枢神经系统淋巴瘤等，肿瘤中均未被证实有HIV感染，但在部分病例中检出EBV感染。HIV感染还可致HIV相关性皮肤瘙痒及HIV相关性脑病，如艾滋病性痴呆综合征，但其病理改变部位都检测不出明确的人类免疫缺陷病毒1型（HIV-1）标志。可见HIV并非直接致病因子，只是其导致的免疫缺陷为发生上述疾病提供了条件。

某些病原微生物所致的疾病谱较为广泛，除HIV外，HBV、EBV、CMV、大肠埃希菌O157:H7、幽门螺杆菌、肺炎衣原体等，也可引起一些所谓的"非感染性疾病"，如肝性脑病、肝肾综合征、肝硬化、关节炎、血小板减少性紫癜、动脉粥样硬化、冠心病等，参见各种病原体感染部分。

还有一些"非感染性疾病"没有确定其与某种病原体相关。如原发性胆汁性肝硬化（PBC），可能感染因子有支原体、细菌及病毒三类，但至今未得出明确结论。还有阿尔茨海默病（老年性痴呆）与HSV-1或肺炎衣原体，皮肤佩吉特病（Paget disease）与副黏病毒（paramyxovirus），多发性硬化症与HSV、EBV或HHV-6A等，抑郁症与伯纳病毒（Borna virus）等，同样获得一些线索而未获公认。更有些疾病因为抗生素治疗有效，如韦格纳肉芽肿病（对复方新诺明的反应）和类风湿关节炎（对四环素的反应）而联想到感染因子，同样缺乏充分的证据。反应性关节炎可能是某些感染后的炎症或免疫反应，如空肠弯曲菌、葡萄球菌、耶尔森菌、沙眼衣原体、HBV、风疹病毒等。而动脉粥样硬化和冠心病与肺炎衣原体、CMV、幽门螺杆菌的关系也引起关注。

感染病狭义上是感染因子与疾病有直接因果关系者，如结核病等由细菌直接引起的炎症；广义上还包括有间接因果关系者，如感染相关性超敏反应疾病及癌症等所谓"非感染病"，这就拓宽了感染病的研究范围，有利于推动有关不明病原体疾病的研究。相信通过原位聚合酶链反应（PCR）、免疫组化、原位杂交等检测与常规病理检查相结合，可以发现病原体与组织病变的关系，从而解决众多病因不明的"非感染病"的病因、发病机制及其诊治难题。

关于感染因子与肿瘤之间的关系，详见第五章感染与肿瘤。

七、感染与生物武器和国家安全

感染性疾病特别是传染性疾病，具有很强的社会性，不仅影响人类身体健康，与国家安全和战争胜负也有密切关系。某些病原体可以被制作成生物武器，用于战争；某些传染病可以造成大批人口（包括军人）患病和死亡，危及国家安全。分述如下。

1. 病原体与生物战争　世界历史上曾经有过生物战争（biological warfare）的惨痛教训，如当年日本侵略者在我国东北进行的细菌战。第二次世界大战以来，朝鲜战争、越南战争和两伊战争中都曾进行过生物战争。叙利亚战争中也使用过生物武器。当今世界上依然存在着生物恐怖主义分子，他们主张利用生物武器发动生物战争。21世纪，生物恐怖仍然是人类面临的一大挑战。

生物恐怖（biological phobia/terror）是指恐怖分子出于某种政治目的，利用传染性病原体或其产生的毒素，通过一定途径散布，企图造成人群中传染病的暴发流行，导致人群失能（anergy）或死亡，以期引起人们恐慌和社会动荡。美国"9·11"事件后，恐怖分子利用信件传播炭疽杆菌，导致29人死亡，使全美国一度陷于极度恐慌。用于生物武器的微生物多是传播快、致死性强的细菌或病毒。在实验室人为制造的危险病毒，一旦落入恐怖分子之手，就将成为生物武器，威胁人类健康。即使是无意间流传出来，也可以

造成灾难。

生物恐怖的流行特点是：①传染源难以定位；②传播途径异常；③人群免疫力低下；④流行形式异常。生物武器的特点：①可以大量生产，在实验室内部可进行；②易于传播，病原体在一定温度下比较稳定，可以像气雾剂一样喷雾播散；③不易鉴别，如一些毒素；④具有耐药性，不易治疗，病死率高；⑤目标人群无法接种免疫。

某些病原体及毒素被应用于生物武器，参与战争，摧残人类健康，这个危险一直存在，更严重地危及国家安全和人类健康。可能用作生物武器的微生物常为炭疽芽孢杆菌、天花病毒、肉毒梭菌，其他微生物还有伯氏考克斯氏体、土拉热弗朗西丝菌、鼠疫耶尔森菌、猪布鲁氏菌、出血热病毒等。在感染病防治规划中，应当纳入生物恐怖危机管理。

2011年荷兰伊拉斯谟医疗中心的病毒学家罗恩·富希耶等曾在实验室内制造出传播能力更强的H5N1病毒，引起全球关注，H5N1传播能力实验被迫暂停1年，2013年又重新启动。2013年富希耶等22名专家共同署名在《科学》和《自然》杂志上发表公开信，提出启动制造致病性与传播能力更强的H7N9禽流感病毒实验，以全面评估其变异以及在人类中大流行的潜在风险。这一公开信再次引起全球争议（引自《健康报》，2013-8-9）。

2. 传染病与国家安全　近年，传染病与国家安全（infectious disease and national security）问题日渐受到关注。这是因为：首先，历史上多次传染病暴发造成大量人口死亡，危及国家安全。在人类历史长河中，各种传染病对社会、经济等造成严重破坏的例子并不少见，甚至对国家、人类造成致命打击的情况也时有发生。公元前430年前后古希腊雅典与斯巴达发生战争，战争期间雅典发生鼠疫流行，使居民和军人大批死亡，连指挥官也未能幸免，结果战争失败，国家衰亡。天花曾经消灭了公元571年包围麦加城的埃塞俄比亚军队，公元11～13世纪天花又消灭了东征十字军。19世纪拿破仑对俄国发动战争，结果却因斑疹伤寒的流行惨败而归。鼠疫、天花和斑疹伤寒对国家和军队的危害实例远不止这些。其实，战时传染病的致死率总是高于战争。如在第二次世界大战期间，美国海外战区病员人数是伤员人数的10.3倍；朝鲜战争期间美国病员人数是伤员人数的3.7倍。在诸多传染病中，艾滋病、疟疾、麻疹、肺炎、肺结核、痢疾是致死率最高的六大杀手。全球每年死于肺结核的有300万人，其中10万是儿童。估计迄今全球死于艾滋病的人已达8000

余万。在南非，艾滋病泛滥导致该国 1/4 的成年人患病或携带病毒，留下 200 万孤儿，并造成巨大的经济损失。

新发和再发传染病的出现也再次向国家安全问题敲响了警钟。人类虽然战胜了天花、脊髓灰质炎等老传染病，但新发传染病也层出不穷。仅 20 世纪 70 年代以来，全球就发现了 50 多种新传染病（详见本章第四节）。因此传染病的暴发与流行不仅是学术界讨论和医学界诊治的问题，而且需要被切实纳入国家安全政策层面。

在我国，传染病的威胁依然存在，如人口庞大、密集而又流动频繁、公共卫生设施相对薄弱、经济快速发展与卫生医疗投入不足、人们的卫生安全意识仍比较落后等，对我国的传染病防控工作提出了重大挑战，因此把传染病的防控提高到国家安全的高度来认识和处理，具有重要的警示和促进作用。在 2002 年 SARS 发生之后我国进一步加强了对感染性疾病的防控管理，也普遍改善了公共卫生状况，保障了人民健康和国家安全。

（刘德纯；郭瑞珍）

第四节　新发和再发感染病

人类的历史就是同感染性疾病（主要是传染病）作斗争的历史。千百年来，传染病夺取了无数宝贵的生命。但人类从来也没有停止对传染病的斗争，并取得了巨大成绩。天花已被消灭，脊髓灰质炎也将被消灭，许多传染病受到控制。其中免疫学的进步功不可没。从 1796 年爱德华·琴纳发明牛痘疫苗算起，已历时 200 余年；如从中国古代种痘预防天花开始计算，可以追溯到公元 998～1002 年或更久远。WHO 宣布，在美洲区（1993 年）、西太平洋区（包括中国，2000 年）相继成功地阻断脊髓灰质炎野病毒的传播。1954 年索克和 1957 年赛宾分别发明脊髓灰质炎灭活疫苗和脊髓灰质炎减毒活疫苗。脊髓灰质炎可望成为第二个被消灭的传染病（据《健康报》，2000-12-5）。另外还有许多传染病受到控制。但是具有戏剧性的是，就在 1980 年 WHO 宣布在全球消灭天花之后，1981 年艾滋病就悄然问世。对人类致病的病原体有 500 多种，并且不断发生变异，造成新的感染。1970 年以来，新的感染病尤其是传染病还在以大约每年一种的速度不断出现，50 余年间新发现 50 余种病原体，可见感染或传染性疾病的防治仍然任重道远。

一、新发感染病的概念和类型

1992 年美国医学协会（IOM）提出新发感染病（emerging infectious diseases，EID）的概念，定义为"新的刚出现的或呈现抗药性的感染性疾病，其在人群中的发生在过去 20 年中不断增加，或者有迹象表明在将来其发病有增加的可能"。第 9 届世界公共卫生联盟国际大会上，专家认为，新出现的传染病是指新检出的、以前未明确的病原体感染引起的、能造成地方性或全球公共卫生问题的疾病。那些已知的疾病，以前没有造成很多感染而不再被认为是公共卫生问题，但由于重新出现或感染人数骤增，称为重新出现的或再发性感染病（reemerging infectious diseases，RID）。据统计，20 世纪 70 年代以来，在全球范围内新发现的传染病已有 50 多种。

1. 新发感染病的类型　这些感染病大致可分为 5 类：①多年以前就已经存在，但直到近 50 年才得到识别的感染性疾病，如丙型肝炎、幽门螺杆菌感染等。1983 年发现消化性溃疡病与幽门螺杆菌感染有关；1980 年发现人嗜 T 淋巴细胞病毒 Ⅰ 型为 T 细胞淋巴瘤/白血病的病原体。②在人类早已存在，近 50 年才被发现或认识，如莱姆病、军团菌病、戊型肝炎等。这两种情况实际上都是新发现为传染病。③以前不存在，在 20 世纪 70 年代以来才出现并得到认识和鉴定的传染病，其病原体可以是新发现的，如 HIV、埃博拉病毒等；或原已认识的病原体发生变异出现的新型菌株或病毒，如 O139 群霍乱弧菌（由 O1 群霍乱弧菌基因变异而来）引起的霍乱样腹泻病，冠状病毒变异引起的 SARS 及 COVID-19，以及流感病毒变异引起的高致病性禽流感（H5N1）、甲型流感（H1N1 及 H7N9）等。狭义的 EID 仅指这些新发现的病原体所致的传染病。2003 年我国内地 24 个省市先后发生 SARS 疫情，累计报告 SARS 病例 5327 例，其中死亡 349 例；2019 年 12 月我国武汉暴发 COVID-19 疫情，不久蔓延至全国，截至 2022 年 9 月底，全国累计确诊 690 万余例，死亡 2.6 万例。世界各地也均见 COVID-19 流行，已确诊 6 亿余例，死亡 650 万余例。

④一些已经被控制但又重新出现或再出现的感染病，简称再发感染病，一般也归于新发感染病范畴，如结核病、霍乱、鼠疫、疟疾、登革热、白喉、狂犬病、内脏利什曼病、弓形虫病、梨形鞭毛虫病、沙门菌病、流脑、裂谷热、黄热病、梅毒、日本血吸虫病、日本脑炎、基孔肯雅热、西尼罗热、软下疳、淋病、尖锐湿疣、传染性软疣等已被控制的古老传染病曾经流行严重，一度发病率降低到很低水平，现又重新流行，重新对人类构成了威胁，成为备受关注的公共卫生问题甚至社会问题。⑤在某地新流行的感染病也被认为新发病，如西尼罗病毒病和猴痘在美国发生的流行。近年，埃博拉出血热、中东呼吸综合征、寨卡病毒感染、COVID-19等也陆续流行，给人类健康带来新的危害。

近50多年间新发现的主要病原体及其所致疾病见表1-4-1。另有些被称为新发传染病发现年份不详，如克里米亚-刚果出血热（Crimean-Congo hemorrhagic fever，CCHF）、马尔堡病毒病（Marburg virus disease）、基孔肯雅热（Chikungunya fever）、拉沙热（Lassa fever）、裂谷热（Rift valley fever，RVF）等，未列入表1-4-1。

表1-4-1 新发现的主要病原体及其所致疾病

年份	病原体	所致疾病
1972	萼状病毒（calicivirus）	腹泻（暴发性）
1972	空肠弯曲菌（*Campylobacter jejuni*）	空肠弯曲菌肠炎
1973	轮状病毒（rotavirus）	全球婴儿腹泻
1975	细小病毒B19（parvovirus B19）	慢性溶血性贫血，特发性再生障碍性贫血，传染性红斑
1975	星状病毒（astrovirus）	腹泻
1975	甲型肝炎病毒（HAV）	甲型肝炎
1976	隐孢子虫（*Cryptosporidium parvum*）	隐孢子虫病
1976	埃博拉病毒（Ebola virus）	埃博拉出血热，埃博拉病毒病
1977	嗜肺军团菌（*L. pneumophila*）	军团菌病
1977	汉坦病毒（Hantaan virus）	肾综合征出血热
1977	丁型肝炎病毒（HDV）	丁型肝炎
1980	人类嗜T淋巴细胞病毒1型（HTLV-1）	成人T细胞淋巴瘤/白血病
1981	金黄色葡萄球菌（*S. aureus*）产毒株	中毒休克综合征（TSS）
1982	大肠埃希菌（*colibacillus*）O157:H7株	出血性结肠炎
1982	伯氏疏螺旋体（*Borrelia burgdorferi*）	莱姆病（Lyme disease）
1982	人类嗜T淋巴细胞病毒2型（HTLV-2）	毛细胞白血病
1983	人类免疫缺陷病毒（HIV）	艾滋病（AIDS）
1983	幽门螺杆菌（*Helicobacter pylori*）	消化性溃疡病，胃炎，胃癌
1985	比氏肠细胞内原虫（*Enterocytozoon bieneusi*）	顽固性腹泻
1986	环孢子球虫（*Cycloospora cayatanensis*）	环孢子球虫病（持续性腹泻）
1988	人类疱疹病毒6型（HHV-6）	婴儿玫瑰疹（突发性玫瑰疹）
1989	埃立克体（*Ehrlichia* spp.）	人埃里希体病（埃立克体病）
1989	丙型肝炎病毒（HCV）	丙型肝炎
1990	戊型肝炎病毒（HEV）	戊型肝炎
1990	瓜纳瑞托病毒（Guanarito virus）	委内瑞拉出血热
1990	人类疱疹病毒7型（HHV-7）	发热，皮疹，中枢神经系统感染，幼儿急疹

年份	病原体	所致疾病
1991	贺伦脑胞内原虫（*Encephalitozoon ellem*）	结膜炎，播散性疾病
1992	巴尔通体（*Bartonella*）	猫抓病，杆菌性血管瘤病
1992	霍乱弧菌（*Vibrio cholerae*）O139	新菌株所致的流行性霍乱
1993	辛诺柏病毒（Sin Nompre virus）	汉坦病毒肺综合征
1993	创伤弧菌（*Vibrio vulnificus*）	食源性败血症
1993	大肠埃希菌（*Colibacillus*）O12:K1:H7株	尿路感染，流产，败血症，脑膜炎
1993	巴贝虫新种（new specics of *Babesia*）	非典型巴贝虫病
1994	人粒细胞欧利希氏体（Human granulocyte Ehrlich's body）	人粒细胞欧利希氏体病
1994	萨比亚病毒（Sibia virus）	巴西出血热
1994	马麻疹病毒（EMV）	间质性肺炎，无菌性脑膜炎
1995	庚型肝炎病毒（HGV）	庚型肝炎
1995	人类疱疹病毒8型（HHV-8）	AIDS相关KS，渗出性淋巴瘤
1996	TSE致病因子（朊病毒，prion）	新型变异型克-雅病
1996	输血传播病毒（TTV）	肝炎
1996	西尼罗病毒（West Nile virus）	病毒性脑炎
1997	甲型H1N1流感病毒（influenza virus）（H1N1）	甲型流行性感冒
1997	立克次体（*R. mongolotimonae*）	蜱传淋巴结病
1998	尼帕病毒（Nipha virus）	脑膜炎，脑炎
2003	严重急性呼吸综合征冠状病毒（SARS virus）	严重急性呼吸综合征（SARS）
2005	人感染猪链球菌（*Streptococcus suis*）	败血症，脑膜炎等
2006	禽流感病毒（avian influenza virus）（H5N1）	人禽流感
2008	嗜吞噬细胞无形体（*Anaplasma phagocytophilum*）	人粒细胞无形体病
2011	肠出血性大肠埃希菌（EHEC）（非O157型）	急性出血性肠炎
2011	新型布尼亚病毒（SFTSV）	发热伴血小板减少综合征
2013	中东呼吸综合征冠状病毒（MERS冠状病毒）	中东呼吸综合征（MERS）
2013	H7N9禽流感病毒（Avian influenza virus）	人禽流感
2015	寨卡病毒（Zika virus）	小头畸形，寨卡病毒病
2018	非洲猪瘟病毒（African swine fever virus）	非洲猪瘟
2019	新型冠状病毒（SARS-CoV-2）	新型冠状病毒感染（COVID-19）

注：1. 由于引用出处不同，有些病原体发现或鉴定年份有所差异，如空肠弯曲菌有1972年和1977年两个年份，埃博拉病毒有1976年和1977年两个年份，本表只选其较早的年份。

2. 有些病原体名称略有不同，可能与翻译有关，特注以英文原名。

2. 我国新发感染病的流行情况　在 1983 ~ 2002 年的 20 年间，我国发现了 10 余种新发感染病，包括艾滋病、莱姆病、军团菌肺炎、小肠结肠耶尔森菌感染、肠出血性大肠埃希菌 O157:H7 感染、成人轮状病毒感染、肾综合征出血热、丙型肝炎、空肠弯曲菌感染、HIV 感染、O139 霍乱等。2003 ~ 2015 年，我国又发现了 10 余种新发感染病，包括 SARS、H5N1 禽流感、H7N9 禽流感、H1N1 禽流感、人粒细胞无形体病、猪链球菌感染、C 群脑膜炎奈瑟菌引起的流行性脑脊髓膜炎、新型布尼亚病毒感染、福氏志贺菌 Xv 血清型感染、中东呼吸综合征（MERS）、肠道病毒 71 型感染（手足口病）、登革热、非洲猪瘟病等。也有报道称近 30 多年来还发现单核细胞李斯特菌引起的食物中毒、隐孢子虫感染性腹泻、汉赛巴尔通体引起的猫抓病、布鲁氏菌病、副溶血弧菌腹泻等传染病。在这 30 余种新发传染病中有 10 余种属于法定传染病。2019 年底我国又发现 COVID-19，亦列入法定传染病进行管控。

在新发感染病中，有些曾经发生大规模的流行或一直在流行，如 1988 年上海 31 万余人流行甲型肝炎，新疆 11 万人流行戊型肝炎，2003 年以来先后发生的呼吸道感染（SARS、H1N1、H5N1、H7N9），1985 年以来一直在传播的艾滋病等，特别是 2020 年广泛流行的 COVID-19，2022 年流行于欧美国家的猴痘，均已成为严重的公共卫生问题。国外有报道但国内还没发现的新发传染病有克 - 雅病、埃博拉出血热、尼帕病毒脑炎、拉沙热、裂谷热、西尼罗脑炎、汉坦病毒肺综合征、人猴痘、委内瑞拉脑炎、埃立克次体感染等。但是这些疾病的威胁依然存在。

二、新发感染病的基本特征

综合文献报道，可以看出，新发感染病有如下基本特征。

1. 病原体的人兽共患性　近 50 年新发现的 50 余种病原体有病毒、细菌、螺旋体、朊病毒、立克次体、衣原体、原虫等，其中有 3/4 是人兽共患病原体，即多数与动物有关，如埃博拉病毒、汉坦病毒、SARS 病毒、弯曲杆菌、幽门螺杆菌等。这些病原体原先仅存在于动物体内，但在接触人类后，或发生基因变异，使人类易感，如 HIV 原是非洲猿猴体内的病毒（SIV），埃博拉病毒原在非洲丛林中某些野兽体内。禽流感原是家禽的疾病，甲型流感从猪传染到人再在人与人之间传播，尼帕病毒脑炎则是由携带者蝙蝠传播到猪再传播到人类的。目前世界上发现的 1709 种病原体中有 832 种（49%）是动物源性的病原体；在被认为是新出现的 156 种病原体中，114 种（73%）是可以传播给人类的。因此，我们必须高度关注人兽共患病。

2. 传播途径的多样性　新发感染病的传染性强，传播方式复杂，几乎所有感染性疾病的传播方式在这里都可以找到例证。例如，埃博拉出血热、SARS 主要通过飞沫传播，疯牛病可以经食物甚至输血传播，西尼罗病毒脑炎可经蚊虫叮咬和器官移植、输血而传

播，O139 霍乱通过水传播引起暴发型流行，尼帕病毒既可通过接触受感染的猪传播，也可通过气溶胶和人际体液传播，裂谷热病毒主要通过感染动物的血液或器官直接或间接传染，也可通过蚊媒、污染的奶制品等传播。在新发人兽共患病中 70% 以上经过动物传播。而艾滋病则传播途径更多，可以通过性交、输血、静脉吸毒、分娩或哺乳等途径传播。

3. 病原体的变异性　病原体为了适应生存环境会不断变异，或出现新的宿主，以抵抗人体免疫系统和药物的攻击。其中病毒有 30 余种，如流感病毒，先后出现了 H1N1、N5N1、H7N9 等，大肠埃希菌也曾出现多个变异株。甲型 H1N1 流感病毒的基因包括了猪流感、禽流感和人流感 3 种流感病毒的基因片段。疫苗和抗生素的研发跟不上病毒的变异，甚至有些病毒出现新的抗药性，使防治工作处于被动状态。手足口病（HFMD）既往主要是由肠道病毒 A 组 71 型（EVA-71）的亚型 C4b 引起，近年逐渐转变为以 C4a 为主，使重症病例增多，死亡率上升。在近 20 年间人类暴发的传染病中有 100 余种病原体的新基因型或血清型经实验室检查发现和证实，如猪链球菌 ST7、肠道病毒 71 型（EV-A71）等，2020 年在全球流行的新型冠状病毒（2019-nCoV）也发生了变异，传染性更强。

4. 人群的易感性　与传统的传染病相比，人群对 RID 的新病原体普遍没有免疫力，一旦接触这些病原体，极易感染发病。而且感染人群庞大，如西非地区每年感染拉沙热的人数估计可达 10 万～ 30 万。WHO 报告全球基孔肯雅病临床疑似患者超过 100 万人。2014 年 2 月，智利首先发现了寨卡病毒感染的本土病例，随后蔓延到巴西。截至 2016 年 1 月 26 日，有 24 个国家和地区有疫情报道。2016 年 5 月 15 日，北京报告首例寨卡病例。对于新型冠状病毒（SARS-CoV-2），人群也普遍易感。

5. 流行的快速性　许多新发感染病具有传播速度快、流行范围广、受染人数多的特性。2002 年发生的 SARS 疫情，仅仅几个月就迅速传播到 30 多个国家和地区，遍及五大洲；2006 年由 H5N1 禽流感病毒引起的高致病性禽流感迅速波及 192 个国家和地区，2009 年甲型 H1N1 流感在全球流行，当年至少造成 44 万人患病，5712 人死亡；艾滋病自 1981 年被确认以来，也迅速蔓延到全球 200 多个国家和地区，到 2010 年已有 3320 万人感染，2500 万人死亡，每年新增约 300 万感染者。中东呼吸综合征（MERS）2012 年暴发后也迅速从中东扩展到东亚的韩国，并输入到中国。根据 WHO 公布的数字，截至 2015 年 5

月 31 日，全球已有 1150 例 MERS 确诊病例，其中包括至少 427 例与 MERS 相关的死亡病例。2019 年底发现的 COVID-19 几个月内就蔓延至全球，成为全球关注的重大公共卫生事件，2022 年 5 月 7 日英国首先发现猴痘，至 9 月就蔓延至欧美 100 多个国家。据 WHO 在 9 月 15 日公布，已有 60 320 例确诊病例。

6. 病变的复杂性　新发感染病病种较多，医学界偏重于其病因和流行病学研究以利防控，偏重其临床研究以利治疗，而病理研究比较薄弱，或者也是因为缺乏足够的病理尸检与活检标本进行研究，所以积累的经验不多。我国研究较好的是 AIDS、SARS 和 COVID-19 等，有若干尸检材料研究。已有的研究已经表明，其病变涉及免疫系统和其他许多器官，病变形式复杂多样，常累及多个系统，常发生多种病变，也常有继发性、重叠或混合型感染，因而诊治比较困难。

7. 诊治的困难性　新发感染病发病突然，不可预知，往往需要积累一定病例，才能了解其病因和发病机制，摸索出诊断、治疗和防控措施；已知的新发感染病是一大类疾病，其潜伏期长短不一，SARS、COVID-19、禽流感等一般都在 1 周之内，而朊病毒、慢病毒所致疾病，则需数年，其抗体生成时间也不相同，给诊治带来困难。新发感染病病原体多种多样，其中大部分是病毒，具有很强的隐蔽性和传染性，防治困难，因而病死率较高，对人类健康危害大。据 WHO 等组织报告，艾滋病和海绵状脑病（克-雅病）死亡率高达 90% 以上，非洲安哥拉暴发的马尔堡病毒感染病死率达 88%。克里米亚-刚果出血热的病死率也高达 80%。埃博拉出血热的病死率接近 50%。

三、新发感染病的影响因素

影响新发感染病发生和发展的因素很多，了解这些因素对于更好地防控和诊治新发感染病都是必要的。

1. 感染的社会因素　社会生态环境的变化为新发感染病的发生、传播和流行提供了合适及优越的条件。这些因素包括：①人类活动范围扩大，盲目开发森林荒地，破坏了一些野生动物的自然栖息地。②人类与野生动物的接触机会增多，使一些动物体内的病原体传播到人类。捕杀和食用野生动物，也是获得动物源性感染的重要原因。③全球气候变暖，使一些热带亚热带流行的传染病向亚热带温带移动，疫情范围扩大。④人类自身生活生产方式的改变，如混乱的性生活、静脉吸毒使艾滋病得以传播。⑤工业快速发展造成环境的污染、生态环境的恶化，使人类健康素质

下降，增加了对感染性疾病的易感性。⑥城市化的快速发展过程中，人口密集而居住条件相对拥挤，供水系统、垃圾处理相对落后，蚊蝇滋生，也为感染病的传播提供了条件。⑦现代对外贸易广泛，物流畅通，人口流动频繁，使疾病的传播更加快速和广泛。从某种意义上来说，新发感染病也是自然界对人类的报复。

徐建国提出行为生态型感染病（behavioral and ecological infectious diseases，BEID）的概念，并根据过去 10 年间发生的 8 种新发感染病和 3 种再发感染病的发病情况，总结出 9 个特点：①与经济动物规模化养殖有关，如 2005 年我国发生人感染猪链球菌疫情，发病 215 人，死亡 38 人；②与个人饮食习惯的改变有关，如食用生猛海鲜和野生动物引起的一些寄生虫感染与腹泻；③与动物贸易活动有关，如广东的果子狸交易与 SARS 的发生；④与食品规模化生产、运输和销售有关，如 2011 年欧洲发生的大肠埃希菌 O104:H4 感染，就是通过污染的芽菜，传播到 16 个国家，4075 人发病，50 人死亡；⑤与现代药品生产方式有关，如 2012 年美国一家医药公司生产的某类药物被污染，1.3 万人注射后 700 余人发生真菌性脑膜炎，近 50 人死亡；⑥与遗传变异产生新的病原体有关，如大肠埃希菌 O104:H4，禽流感病毒 H7N9 等；⑦与个人行为有关，如性传播疾病的死灰复燃和 AIDS 的流行；⑧与居住地生态环境有关，如 2006 年安徽发现的嗜吞噬细胞无形体病和 2009 年河南与湖北发现的新型布尼亚病毒感染；⑨与野生动物有关，如 H5N1 禽流感与候鸟有关，SARS 与果子狸有关。这些因素中，很大程度上体现了感染性疾病的社会性。

2. 病原体因素　病原体的进化和变异，导致不断产生新的病原体。过去人们认为，病原体的缓慢进化可以形成新的病原体。通过对频频出现的新发传染病的研究，人们发现，有些病原体可以在短时间内发生基因的大片段缺失或获得，形成新的变异株，它们可能是新的致病微生物，或由弱毒株变为强毒株，或产生耐药性等。如 SARS 病毒就是冠状病毒的变种，具有较强的致病能力；HIV 也是来源于猿猴免疫缺陷病毒（SIV）；流感病毒中 H 代表病毒表面的糖蛋白，共有 1～15 个类型，N 代表神经氨酸苷酶，共有 1～9 个类型，近年发现的 H1N1、H5N1、H7N9 就是 H 和 N 的不同组合，而这种组合使其感染对象、感染能力都发生了变化。当然，现代实验和检测技术的进步，也使新的病原体及其变异型能够及时被发现，也是新发传染病增多的一个原因。

当前，我国新发感染病的形势依然严峻，由于人口基数大，因此全球新发感染病中半数以上都在我国

存在。人们的某些不良生活方式、自然环境的破坏和污染、人口流动和密度增加等不利因素将促使感染性疾病的发生和传播。新发感染病输入性传播的危险因素也在增加。据报道，曾经引起暴发流行的西尼罗病毒、马尔堡病毒、拉沙病毒、委内瑞拉马脑炎病毒、埃博拉病毒、寨卡病毒、中东呼吸综合征冠状病毒、尼帕病毒、裂谷热病毒及布氏锥虫等已经或可能传入我国。我们对此应高度关注，绝不能掉以轻心。

（刘德纯 张庆云；郭瑞珍）

参·考·文·献

阿祥仁, 赵生秀, 2014. 血流感染病原学诊断对临床诊疗的意义. 中华检验医学杂志, 37(1):76-77.

蔡卫平, 张复春, 曹欣, 等, 2008. 中国首例输入性基孔肯雅热临床分析. 中华传染病杂志, 26(10):609-613.

曹卫刚, 王彩艳, 邱宝安, 2013. 自身免疫性胰腺炎的诊断与治疗进展. 中国综合临床, 29(2):222-224.

车杰, 2005. 预防导管相关性感染的要点. 中国实用护理杂志, 21(16):50-51.

车振明, 2011. 微生物学. 北京: 科学出版社.

陈春雷, 李兰娟, 2005. 感染微生态学的研究进展. 国外医学·流行病学传染病学分册, (5):20-22.

陈杰, 周桥, 2015. 病理学. 第3版. 北京: 人民卫生出版社.

陈宁庆, 1997. 21世纪我国疾病的控制问题. 中华流行病学杂志, 18(3):174-176.

陈启军, 尹继刚, 刘明远, 2008. 重视人兽共患寄生虫病的研究. 中国基础科学, 10(6):3-11.

陈荣家, 肖以钦, 2008. 2734例眼睑肿物的临床病理分析. 中华眼科杂志, 44(2):143-146.

陈素良, 朱会宾, 2011. 新发传染病学. 石家庄: 河北科学技术出版社.

陈为民, 唐利军, 高忠明, 2006. 人兽共患病. 武汉: 湖北科学技术出版社.

陈永平, 2018. 全球新发传染病的挑战与防控. 中华传染病杂志, 36(7):393-396.

段义农, 王中全, 方强, 等, 2015. 现代寄生虫病学. 第2版. 北京: 人民军医出版社.

段元冬, 尹飞, 戴建军, 等, 2008. 儿童尸检141例病理报告与临床分析. 中华儿科杂志, 46(5):344-346.

丁雨生, 吴超, 李发佑, 等, 2007. 输入性登革热七例. 中华传染病杂志, 25(10):634-635.

浮飞翔, 国文, 张瑛, 等, 2012. 我国主要蜱媒传染病的流行特征及研究进展. 国际流行病学传染病学杂志, 39(4):285-288.

甘绍伯, 2006. 人兽共患寄生虫病. 动物保健, (8):17-19.

高军, 汪勤, 2012. 现代传染病诊疗手册. 第2版. 沈阳: 辽宁科学技术出版社.

郭瑞珍, 2012. 传染病与寄生虫病病理学彩色图谱. 贵阳: 贵州科技出版社.

何永频, 郭亚文, 2001. 美国1997-1998年水源性疾病暴发概况. 国外医学卫生学分册, 28(4):241-243.

黄祖瑚, 2009. 人兽共患病: 感染病科医师的必修课. 中华传染病杂志, 27(7):385-388.

贾文祥, 2005. 医学微生物学. 北京: 人民卫生出版社.

蒋守忠, 2012. 老年患者呼吸道感染180例临床分析. 当代医学, 18(5):41.

金峰, 杨培军, 2012. 320例老年患者呼吸道感染临床分析. 中国卫生产业, 9(1):140.

居丽雯, 胡必杰, 2006. 医院感染学. 上海: 复旦大学出版社.

来茂德, 2012. 中国病理学发展的现状和未来. 中华病理学杂志, 41(1):1-3.

李登峰, 申涛, 张颖, 等, 2018. 输入性传染病预防控制思路. 中华流行病学杂志, 39(10):1291-1297.

李光荣, 2000. 有关感染性疾病几个概念问题的讨论. 中华传染病杂志, 18(3):214-216.

李宏军, 李宁, 2008. 艾滋病影像、解剖与病理对照图谱. 北京: 人民卫生出版社.

李兰娟, 2002. 感染微生态学. 北京: 人民卫生出版社.

李兰娟, 2005. 感染微生态学. 中国感染控制杂志, 4(1):1-3.

李兰娟, 2008. 我国感染病的现状及防治策略. 中华临床感染病学杂志, 1(1):1-6.

李兰娟, 2011. 传染病学高级教程. 北京: 人民军医出版社.

李兰娟, 2012. 2011感染性疾病研究进展. 中华医学信息导报, 27(1):12-13.

李兰娟, 2012. 医院感染: 现状与对策. 中华流行病学杂志, 33(1):9-14.

李兰娟, 任红, 2018. 传染病学. 第9版. 北京: 人民卫生出版社.

李兰娟, 王宇明, 2015. 感染病学. 第3版. 北京: 人民卫生出版社.

李明远, 徐志凯, 2015. 医学微生物学. 第3版. 北京: 人民卫生出版社.

李素引, 阎锡新, 徐海博, 等, 2012. 河北省社区获得性肺炎住院患者病原学调查. 中华全科医师杂志, 11(1):54-56.

李天, 濮德敏, 王忠琴, 等, 2006. 外阴活检860例临床病理分析. 中国实用妇科与产科杂志, 22(3):204-205.

李文刚, 徐哲, 赵敏, 2012. 人兽共患病的特征、误诊原因及其对策. 传染病信息, 25(1):7-9.

李小波, 黄吉城, 2018. 当前传入我国风险较大的几种新发传染病. 中国人兽共患病学报, 34(2):182-187.

李玉林, 2015. 病理学. 第8版. 北京: 人民卫生出版社.

李子华, 2011. 过去病因未明现已日渐明朗的若干疾病. 海峡预防医学杂志, 17(1):24-26.

梁伟峰, 李兰娟, 2011. 中国感染病学科发展30年回顾与展望. 中国实用内科杂志, 31(11):832-834.

梁显泉, 2011. 社区获得性感染诊疗策略. 中国临床医生, 39(10):13-15.

廖万清, 吴绍熙, 1998. 真菌病研究进展. 上海: 第二军医大学出版社.

林小田, 周赤龙, 孙剑, 2011. 传染病诊治新概念. 北京: 军事医学科学出版社.

刘德纯, 1995. 人体弓形虫病的病理学表现与病理学诊断. 中国人兽共患杂志, 11(6):82-85.

刘德纯, 1995. 先天性弓形虫病的病理学研究. 蚌埠医学院学报, 20(4):265-267.

刘德纯, 1996. 艾滋病患者的常见机会性感染. 淮海医药, 14(4):42-44.

刘德纯, 1998. 艾滋病与性行为、性传播疾病关系的病理学回顾研究. 淮海医药, 16(2):6-7.

刘德纯, 1999. 艾滋病的病理学检查及自我防护. 临床与实验病理学杂志, 15(5):456-457.

刘德纯, 2002. 艾滋病病毒的职业性感染与防护. 职业与健康, 18(12):6-8.

刘德纯, 2002. 艾滋病临床病理学. 合肥: 安徽科学技术出版社.

刘德纯, 2007. 艾滋病相关的人兽共患病. 中国人兽共患病学报, 23(8):816-818, 812.

刘德纯, 2017. 我国艾滋病流行与传播30年回顾. 新发传染病电子杂志, 2(1):50-52.

刘德纯, 林清森, 1994. 获得性免疫缺陷综合征(艾滋病)(附151例尸检材料报道及文献复习). 蚌埠医学院学报, 19(3):168-171.

刘德纯, 林清森, 1996. 获得性免疫缺陷综合征患者机会性感染的临床病理学研究. 中华传染病杂志, 14(4):203-206.

刘德纯, 刘运贤, 刘勇, 等, 2002. 先天畸形胎儿肺部病变的组织学观察和病因学探讨. 中国基层医药, 9(12):1063-1064.

刘德纯, 宋京郁, 赵卫星, 2004. 临床病理解剖学. 北京: 人民军医出版社.

刘镜心, 房建伟, 刘广明, 等, 2002. 304例尸检资料临床病理分析. 中华病理学杂志, 31(6):543.

刘红刚, 2012. 头颈部诊断病理学. 北京: 人民卫生出版社.

刘彤华, 2003. 从SARS病理得到的启示. 中华病理学杂志, 32(3):193-194.

刘彤华, 2013. 诊断病理学. 第3版. 北京: 人民卫生出版社.

刘啸, 2001. 今后全球感染性疾病的发病趋势. 国外医药抗生素分册, 22(5):211-213.

刘晓梦, 申川, 王玮, 等, 2018. 活组织检查在不明原因发热中的诊断价值. 中华传染病杂志, 36(2):122-125.

刘彦仿, 2005. 我国传染病病理学五十年来的发展. 中华病理学杂志, 34(8):488-490.

刘允怡, 刘晓欣, 李丽, 等, 2013. 自身免疫性胰腺炎与胰腺癌的鉴别诊断. 中华消化外科杂志, 12(2):96-99.

卢洪洲, 梁晓峰, 2018. 新发传染病. 第3版. 北京: 人民卫生出版社.

陆普选, 周伯平, 2013. 新发传染病临床影像诊断. 北京: 人民卫生出版社.

鲁亮, 吴海霞, 刘起勇, 2006. 流动人口对我国恶性疟流行的影响. 国际医学寄生虫病杂志, 33(5):228-231.

吕晶, 刘红刚, 2012. IgG4相关硬化性疾病头颈部病变的研究进展. 临床与实验病理学杂志, 28(4):432-435.

吕雪莲, 张晓利, 刘维达, 2009. 医学及感染微生态研究中分子技术的应用. 中华临床感染病杂志, 2(2):122-127.

宁素荣, 2012. 老年医院感染患者585例危险因素分析. 中国老年学杂志, 32(2):397-398.

宁永忠, 2014. 感染性疾病的理念. 北京: 化学工业出版社.

宁永忠, 李明, 严岩, 2013. 感染性疾病的微生物学. 北京: 化学工业出版社.

潘孝彰, 2008. 新发传染病. 第2版. 北京: 人民卫生出版社.

彭文伟, 2004. 传染病学. 第6版. 北京: 人民卫生出版社.

乔珊, 孙艳苏, 蔡月明, 2006. 老年社区获得性肺炎185例临床分析. 中原医刊, 33(12):28.

秦绍明, 余绍珍, 1994. 实用传染病手册. 北京: 人民军医出版社.

邱立友, 王明道, 2012. 微生物学. 北京: 化学工业出版社.

全国人体重要寄生虫病现状调查办公室, 2005. 全国人体重要寄生虫病现状调查报告. 中国寄生虫学与寄生虫病杂志, 23(Z1):332-340.

荣义辉, 游绍莉, 刘鸿凌, 等, 2012. 566例隐源性肝炎病理学与临床分析. 中华肝脏病杂志, 20(4):300-303.

尚建中, 秦宇杰, 李新月, 等, 2002. 感染性疾病诊断治疗. 郑州: 郑州大学出版社.

邵家胜, 卢洪洲, 2011. 新发传染病发病研究概述. 诊断学理论与实践, 10(3): 293-296.

石岚, 杨媛, 马春玲, 等, 2012. 老年患者医院感染调查与分析. 中国消毒学杂志, 29(3):207-208.

石一复, 2009. 重视阴道微生态与阴道炎诊治的关系. 中华妇产科杂志, 44(1):3-5.

斯崇文, 贾辅忠, 李家泰, 2004. 感染病学. 第2版. 北京: 人民卫生出版社.

宋诗铎, 2004. 临床感染病学. 天津: 天津科学技术出版社.

苏珍, 2010. 由旅游活动引发的输入性疾病的防治措施. 中国集体经济, (15):140-141.

孙淑娟, 于翠香, 2012. 感染性疾病. 北京: 人民卫生出版社.

孙永芳, 李静, 丁燕, 等, 2012. 社区获得性感染病原菌构成及药敏分析. 中华医院感染学杂志, 22(14):3183-3185.

谭郁彬, 张乃鑫, 2000. 外科诊断病理学. 天津: 天津科学技术出版社.

田庚善, 2003. 我国传染病(感染性疾病)的现状与展望. 武警医学, 14(9):519-520.

涂晓艳, 2016. 传染病与国家安全. 北京: 社会科学文献出版社.

王爱霞, 1999. 感染病与传染病. 中华内科杂志, 38(11):725.

王聪明, 2012. 老年患者尿路感染的危险因素分析及护理对策. 基层医学论坛, 16(3):304-305.

王大进, 拜荣静, 王世凡, 2006. 损伤与特异性感染并存的司法鉴定. 法律与医学杂志, 13 (3):220-222.

王利波, 王子军, 2009. 2007年全国水源性传染病突发公共卫生事件分析. 实用预防医学, 16 (2):412-414.

王全立, 2010. 输血相关新发传染病. 临床输血与检验, 12(3):276-280.

王宇明, 2001. 传染病学/感染病学学科问题的对策. 中华传染病杂志, 19(5):261-265.

王宇明, 2002. 新发感染病现状及其防治对策. 中华实验和临床病毒学杂志, 16(1):94-96.

王宇明, 2003. 从严重急性呼吸综合征看新发感染病——谈感染病学学科的更名和复兴. 中华传染病杂志, 21(3):165-166.

王宇明, 2003. 感染病研究大事记. 中华医史杂志, 33(2):119-122.

王宇明, 2010. 感染病学. 第2版. 北京: 人民卫生出版社.

王宇明, 陈耀凯, 2004. 感染病学相关新概念及新词汇的翻译问题. 中华传染病杂志, 22(2):137-138.

王宇明, 顾长海, 1995. 感染(病)和传染(病)——从定义到传染病学科改革. 中华传染病杂志, 13(3):169-170.

王宇明, 胡仕琦, 2006. 新发感染病学. 北京: 科学技术文献出版社.

王宇明, 胡仕琦, 2007. 再谈感染病学相关新概念及新词汇的翻译问题. 中华实验和病毒学杂志, 21(4):396-397.

王宇明, 杨淑丽, 2001. 感染因子在"非感染病"中的作用.

中华实验和临床病毒学杂志, 15 (4):396-398, 320.

韦靖, 何静, 吴艳, 等, 2008. 中心静脉导管相关性感染的危险因素与护理. 中华现代护理杂志, 14(24):2632-2633.

魏承毓, 1997. 传染病再度肆虐人类的严峻现实与原因探讨. 中国医刊, (2):99-100.

魏来, 李太生, 2016. 内科学感染科分册. 北京: 人民卫生出版社.

魏来, 李晓波, 胡大一, 2011. 感染性疾病. 北京: 北京科学技术出版社.

魏强, 秦川, 2011. 感染性疾病动物模型—观点与思考. 中国比较医学杂志, 21(1):1-4.

温林俏, 赵国厚, 王蜀昆, 2012. 120例社区老年支气管哮喘肺部感染的临床研究. 中国医药科学, 2(1):49-50.

文心田, 于恩庶, 徐建国, 等, 2011. 当代世界人兽共患病学. 成都: 四川科学技术出版社.

翁心华, 2001. 感染病的现状与未来. 肝脏, 6(S1):44-45.

翁心华, 2006. 对感染病学科现状的思考. 中华传染病杂志, 24(2):73-75.

翁心华, 2011. 感染病学新发展时期的省思: 转折还是腾飞. 微生物与感染, 6(1):2-3.

翁心华, 潘孝彰, 王岱明, 1998. 现代感染病学. 上海: 上海医科大学出版社.

巫善明, 张志勇, 张占卿, 2010. 新发传染病与再发传染病. 上海: 上海科学教育出版社.

吴观陵, 2013. 人体寄生虫学. 第4版. 北京: 人民卫生出版社.

吴诗品, 2017. 防控新发传染病, 人类的永恒课题. 新发传染病电子杂志, 2(1):1-4.

吴忠道, 褚欣平, 2015. 人体寄生虫学. 第3版. 北京: 人民卫生出版社.

夏克栋, 陈廷, 2013. 病原微生物与免疫学. 第3版. 北京: 人民卫生出版社.

谢醒民, 杨树森, 1999. 临床寄生虫学. 天津: 天津科学技术出版社.

徐纪茹, 吕昌龙, 2016. 病原与宿主防御系统. 北京: 人民卫生出版社.

徐建国, 2013. 从SARS到人感染H7N9禽流感—行为生态型传染病. 中华流行病学杂志, 34(5):417-418.

徐在海, 2000. 实用传染病病理学. 北京: 军事医学科学出版社.

徐肇玥, 1984. 感染性疾病的诊断与治疗. 上海: 上海科学技术出版社.

徐志凯, 郭晓奎, 2014. 医学微生物学. 北京: 人民卫生出版社.

许海玲, 李旭, 2012. 中国近60年传染病疾病谱变化情况综述. 安徽医学, 33(6):770-772.

许兰文, 杨斐, 2006. 身边的威胁—漫谈人兽共患病. 上海: 复旦大学出版社.

杨东亮, 唐红, 2016. 感染性疾病. 北京: 人民卫生出版社.

杨绍基, 2018. 传染病学. 北京: 人民卫生出版社.

易彬樘, 肖月华, 李东力, 2011. 中国新发传染病防控形势及其应对策略. 沈阳部队医药, 24(2):104-111.

殷大奎, 2001. 《中国热带医学》创刊词. 中国热带医学, 1(1):1.

印玲章, 陈鹤诗, 伍志辉, 1995. 中国输入性疟疾概况. 旅行医学科学, 1(4):147-150.

余登友, 2019. 新发病毒性人畜共患传染病的影响因素、预防与控制. 临床合理用药, 12(23):178-179.

于恩庶, 林继煌, 陈观今, 等, 1996. 中国人兽共患病学. 第2版. 福州: 福建科学技术出版社.

于恩庶, 黄丰, 潘亮, 等, 2006. 当今人兽共患病病原体分类. 中国人兽共患病学报, 22(6):485-492.

曾光, 张经坤, 张毅, 等, 1997. 中国跨世纪的传染病防治. 中华流行病学杂志, 18(2):106-108.

曾光. 魏承毓, 1997. 迎接挑战, 做好跨世纪的传染病防治工作. 中华流行病学杂志, 18(2):67-69.

张玲霞, 王永怡, 王姝, 等, 2012. 聚焦当今传染病. 传染病信息, 25(1):1-6.

张玲霞, 周先志, 2010. 现代传染病学. 第2版. 北京: 人民军医出版社.

张瑞雪, 1996. 医坛撷秀. 天津: 天津科技出版社.

张绍玲, 2009. 女性生殖系统感染性疾病调查与分析. 检验医学与临床, 6(11):918-919.

张文宏, 翁心华, 2013. 中国感染性疾病防治进展10年回顾与展望. 中华内科杂志, 52(2):118-120.

张习坦, 1997. 近20年新发现的传染病及有关问题. 中级医刊, 32(6):7-9.

张习坦, 1997. 新传染病的出现及对策. 中华流行病学杂志, 18(5):306-308.

张习坦, 1998. 新传染病的发现与防治. 北京: 军事医学科学出版社.

张昕, 徐哲, 陈威巍, 等, 2016. 2014—2015年我国新发传染病临床诊治与相关研究进展. 传染病信息, 29(1):24-29.

张仪, 周晓农, 2006. 媒传寄生虫病流行现状及检测. 动物保健, (8):19.

张永信, 2009. 感染病学. 北京: 人民卫生出版社.

张泽, 胡嘉华, 陈佳琳, 等, 2015. AME诺贝尔故事061病原细菌学奠基人科赫. 临床与病理杂志, (8):1478-1480.

赵兵, 2010. 云南省普洱市一起国外输入性旋毛虫病49例诊治分析. 中国基层医药, 17(2):253-254.

赵继续, 闫红艳, 2013. 新发传染病流行特征分析与控制措施探讨. 中国基层医药, 20(12):1899-1900.

照日格图, 2001. 要重视新的感染性疾病. 中华儿科杂志, 29(2):65-66.

中华医学会呼吸病学分会, 2006. 社区获得性肺炎诊断和治疗指南. 中华结核和呼吸杂志, (10):651-655.

钟昱文, 康敏, 郑小凌, 等, 2015. 我国首例输入性中东呼吸综合征医院感染控制措施及其效果评价. 中国消毒学杂志, 32(11):1070-1073.

周昭彦, 高晓东, 胡必杰, 2014. 医院水源性感染的预防与控制. 中华医院感染学杂志, 24(7):1818-1820.

周永兴, 陈勇, 2001. 感染病学. 北京: 高等教育出版社.

竺可青, 章锁江, 2004. 50例尸体解剖资料分析. 中华内科杂志, 43(2):128-130.

朱宏儒, 刘璐, 杨国静, 2013. 我国新发人畜共患寄生虫病的流行现状. 中国血吸虫病防治杂志, 25(4):417-421.

朱疆依, 齐林篙, 韩英, 2013. 原发性硬化性胆管炎和IgG4相关性胆管炎的鉴别及诊治进展. 中华肝脏病杂志, 21(2):154-157.

朱士俊, 1998. 现代医院感染学. 北京: 人民军医出版社.

朱雄增, 2009. 分子医学时代的外科病理学. 中华病理学杂志, 38(1):3-4.

诸欣平, 苏川, 2018. 人体寄生虫学. 第9版. 北京: 人民卫生出版社.

Almeida SL, 2015. Trending now: re-emerging infectious disease update. J Emerg Nurs, 41(2):104-108.

Anthony PP, MacSween RNM, 1992. Recent advances in histopathology. Edinburgh: Churchill Livingstone.

Binford CH, Connor DH, 1976. Pathology of tropical and extraordinary diseases. Washington: Armed Forces Institute of Pathology(AFIP).

Chandler FW, 1995. Infectious disease pathology: morphologic and molecular approaches to diagnosis. J Histotechnol, 18: 183-186.

Daniel HC, 1997. Pathology of infectious diseases. Stamford: Appleton Lange.

Desselberger U, 2000. Emerging and re-emerging infectious diseases. J Infect, 40(1):3-15.

Doerr W, Seifert G, 1995. Tropical pathology. Barlin: Springer.

Dunn DL, 2000. Diagnosis and treatment of opportunistic infections in immuno- compromised surgical patients. Am Surg, 66(2):117-125.

Eckerle I, Briciu VT, Ergönül Ö, et al, 2018. Emerging souvenirs-clinical presentation of the returning traveller with imported arbovirus infections in Europe. Clin Microbiol Infect, 24(3):240-245.

Field V, Gautret P, Schlagenhauf P, et al, 2010. Travel and migration associated infectious diseases morbidity in Europe, 2008. BMC Infect Dis, 10: 330.

Fierz W, 2017. Multiple sclerosis: an example of pathogenic viral interaction?. Virol J, 14(1):42.

Freedman DO, Woodall J, 1999. Emerging infectious diseases and risk to the traveler. Med Clin North Am, 83(4): 865-883.

Jawale R, Lai KK, Lamps LW, 2018. Sexually transmitted infections of the lower gastrointestinal tract. Virchows Arch, 472(1):149-158.

John TJ, 1996. Emerging and re-emerging bacterial pathogens in India. Indian J Med Res, 103: 4-18.

Kradin, RL, 2010. Diagnostic pathology of infectious disease: Expert consult: Online and print. Philadelphia: Saunders Elsevier.

Kumate J, 1997. Infectious diseases in the 21st century. Arch Med Res, 28(2):155-161.

Lawrence P, Danet N, Reynard O, et al, 2017. Human transmission of Ebola virus. Curr Opin Virol, 22: 51-58.

Lim VK, 1999. Emerging and re-emerging infections. Med J Malaysia, 54(2):287-291.

Magalhaes T, Foy BD, Marques ETA, et al, 2018. Mosquito-borne and sexual transmission of Zika virus: Recent developments and future directions. Virus Res, 254: 1-9.

Masur H, 1990. 人免疫缺陷病毒患者机会性感染的处理. 陈智译. 国外医学: 流行病学传染病学分册, 17(4):167-169.

Mathison BA, Pritt BS, 2018. A systematic overview of zoonotic helminth infections in North America. Lab Med, 49(4):e61-e93.

Mayer SV, Tesh RB, Vasilakis N, 2017. The emergence of arthropod-borne viral diseases: a global prospective on dengue. Acta Trop, 166: 155-163.

McGee J O'D, Isaacson PG, Wright NA, 1992. Oxford Textbook of Pathology. Oxford: Oxford University Press.

Mukherjee S, 2017. Emerging infectious diseases: epidemiological prespective. Indeian J Dermatol, 62(5): 459-467.

Pawitwar SS, Dhar S, Tiwari S, et al, 2017. Overview on the current status of Zika virus pathogenesis and animal related research. J Neuroimmune Pharmacol, 12(3): 371-388.

Pickard JM, Zeng MY, Caruso R, et al, 2017. Gut microbiota: role in pathogen colonization, immune responses, and inflammatory disease. Immunol Rev, 279(1): 70-89.

Procopy GW, Pritt BS, 2016. Pathology of infectious diseases. Enfermedades Infecciosas y Microbiologia Clinica, 34(2):146.

Reese RE, Betts RF, 1991. A practical approach to infectious diseases. 3rd ed. Boston: Little Brown and Company.

Reller LB, Weinstein MP, Procopl GW, et al, 2001. Infectious disease pathology. Clin Infect Dis, 32(11):1599-1601.

Rodríguez-Lázaro D, Hernandez M, Cook N, 2018. Hepatitis E virus: a new foodborne zoonotic concern. Adv Food Nutr Res, 86: 55-70.

Rotterdam H, 1993. The acquired immunodeficiency syndrome and the evolution of new micro-organisms. A pathologist's view. Hum Pathol, 24(9):935-936.

Rubin K, Glazer S, 2017. The pertussis hypothesis: Bordetella pertussis colonization in the pathogenesis of Alzheimer's disease. Immunobiology, 222(2):228-240.

Sedghizadeh PP, Mahabady S, Allen CM, 2017. Opportunistic oral infections. Dent Clin North Am, 61(2):389-400.

Singh KP, Crane M, Audsley J, et al, 2017. HIV-hepatitis B virus coinfection: epidemiology, pathogenesis, and treatment. AIDS, 31(15):2035-2052.

Singh VD, Lathrop SL, 2017. Role of the medical examiner in Zika virus and other emerging infections. Arch Pathol Lab Med, 141(1):82-84.

Takaki H, Oshiumi H, Shingai M, et al, 2017. Development of mouse models for analysis of human virus infections. Microbiol Immunol, 61(3-4):107-113.

Twigg HL 3rd, Weinstock GM, Knox KS, 2017. Lung microbiome in human immunodeficiency virus infection. Transl Res, 179: 97-107.

Von Lichtenberg F, 1991. Pathology of infectious diseases. New York: Reven Press.

Walker DH, Dumler JS, 1995. Will pathologists play as important a role in the future as they have in the past against the challenge of infectious diseases? . Infect Agents Dis, 4(3):167-170.

Watts JC, 1994. Surgical pathology and the diagnosis of infectious diseases. Am J Clin Pathol, 102(6):711-712.

Watts JC, Chandler FW, 1995. The surgical pathologist's role in the diagnosis of infectious diseases. J Histotechnol, 18(3):191-193.

Wilson ML, 2006. Infectious diseases and pathology: opportunities and challenges. Am J Clin Pathol, 125(5): 654-655.

Woods GL, Walker D, Winn W, et al, 1999. Pathology of infectious disease. New York: Oxford Univ Press.

第二章
感染性疾病的一般规律

感染性疾病（infectious disease）是一类由生物性病原体通过某种途径侵入易感人群个体，并经过一系列复杂机制和过程所引起的炎症性疾病。本章试以传染病的发生发展为主线，系统阐述感染性疾病发生发展的各个环节和一般规律及特征，包括病原体的来源和类型，传播或感染的途径，易感人群，致病作用或发病机制，疾病发生发展的过程与转归，以扩展感染病理学的领域，为感染病理学充实新的经验和理论。

第一节　感染性疾病的基本特征

病原体（pathogen）侵入人体并在组织、细胞或体液中增殖（寄生）的过程，称为感染（infection）。能够感染人类的微生物和寄生虫在500种以上，估计每个人一生中会发生100次以上感染，但只有少数感染会发生病理变化，出现临床症状，发展为感染性疾病，简称感染病。感染性疾病狭义是指由各种病原体侵入人体所引起的疾病，包括所有传染病、寄生虫病、人兽共患病和性传播疾病（对其中法定传染病要依法报告），部分热带病、流行病和地方病，甚至少数肿瘤，还有一些非传染性感染病，或称一般性感染，如肺炎、阑尾炎等，可能由多种微生物感染引起。另外还有许多感染相关的免疫性、中毒性、肿瘤性、隐源性、硬化性和其他所谓的"非感染性疾病"，或多或少与感染有关。由此可见，广义的感染性疾病其范围之广，病种之多，患者之众，危害之大，已成为严重的公共卫生问题，摆在广大医务工作者面前。

一、感染病发病规律概述

感染病具有与传染病相似的规律与特征，其发生具有生物性病原体（感染源）、感染途径和易感人群（宿主状态）3 个基本环节。病原体侵入机体有 7 种不同的途径，侵入机体后的发病机制取决于病原体的致病力与机体的免疫防御两个方面的相互作用。感染病通常分为潜伏期、前驱期、发病期和恢复期 4 个阶段，但有些病例也可迁延不愈发展为慢性疾病，甚至播散、恶化或致死。这里先做简述，之后将做分别阐述。

1. 感染源和病原体 感染源是指已经感染的人和动物，如某些类型的肺结核患者，能够通过咳嗽咳痰散布病原体，造成感染在人群中的扩散。病原体又称致病微生物、寄生物或感染因子，从受感染的机体排出后，可以通过一定的传播途径，侵入另一个易感机体，甚至在易感人群中流行，形成感染性疾病或传染病。有人认为，感染病不应包括寄生物的代谢产物和毒素，由后者引起的病变和症状称为中毒而非感染。

2. 传播媒介和播散途径 传播媒介包括食物、水源、空气、土壤、血液、昆虫等；播散途径多种多样，如接触传播包括皮肤、黏膜的接触，也包括性接触等，血液传播包括输血、静脉吸毒等。

3. 易感人群 是指免疫防御功能低下的人群，包括免疫防御发育不健全、免疫防御受到损伤或抑制、感染 HIV 等情况。病原体或寄生物的作用对象即易感人群。宿主免疫防御功能低下与机体内微生态环境失衡容易感染某些疾病。

4. 病原体在宿主体内寄生和繁殖 病原体在宿主体内的生存状态，通常简称为定植或寄生。寄生物的繁殖不一定造成宿主的机体损伤，如大肠埃希菌可以在肠道内繁殖引起腹泻，但并不侵入组织；如果寄生物侵袭宿主并在体内繁殖甚至发生播散，则可导致严重病变，发生感染病。

5. 病原体的致病作用 病原体通常首先黏附和（或）侵入机体内的靶细胞，然后释放其致病物质（抗原、毒素、酶等）损伤宿主细胞，有时辅以机械性损伤，或通过免疫反应损伤组织，引起病变。这个过程相当复杂，在不同的病原体也有所差异。

6. 宿主的免疫防御作用 宿主免疫防御能力相对强大时可以杀灭或清除病原体。病原体的数量和毒力相对强大时则易于引发疾病。宿主的固有免疫和适应性免疫，以及由此产生的抗体、免疫复合物或细胞因子，都参与了炎症反应的复杂过程。宿主免疫缺陷或免疫耐受时，对寄生物缺乏免疫应答，可以没有内环境的破坏和病理变化，虽然发生感染但不发病。

7. 感染病发病或显性感染 一般分为急性和慢性两大类型，在临床和病理上都有明显的表现，某些典型的病变和症状、体征是诊断的最好证据。在病理方面，如果此时能够获得适当的标本，则容易做出诊断。本书所述各种疾病的临床病理变化，主要是根据此期的表现。这也是本书阐述的重点所在。

8. 感染病的结局和转归 从临床病理学角度来看，多数感染病可以痊愈，少数可以恶化或扩散，特别严重的感染可能致死。不少病变转为慢性，常以纤维化、硬化为主要表现；某些慢性感染和炎症可能转化为癌症。

9. 感染的潜伏状态 有些感染后没有发病，或者疾病临床治愈后病原体并未被彻底清除，病原体仍在体内潜伏，日后在机体抵抗力下降等条件下，潜伏的病原体可能复活并引起疾病，形成内源性感染，如带状疱疹、亚急性硬化性全脑炎等，与慢性持续性感染所致的慢性麻疹病毒性脑炎、慢性风疹病毒性脑炎等不同。

二、感染病的流行病学特征

许多感染病，具有传播或流行的特征和规律。感染病的流行病学特征包括传染性、流行性、地方性、季节性、免疫性、人兽共患性和社会性等，并由此产生许多概念，分述如下。

1. 传染性 感染病中的传染病、寄生虫病通常是指由病原微生物和寄生虫感染引起并可在人群中传播或者流行的疾病。广义上说，非传染性感染也在某种意义上或某种程度上具有传染性。每一种感染病都由特定病原体所引起，通过一种或多种途径传播给他人。例如，社区获得性感染和医院获得性感染，就与手污染和空气污染有密切关系。手接触了污染的公共物品（包括钱币等），尤其是在医院内到处触摸，很容易污染病菌，不经意间成为感染的传播媒介。所以，与感染病患者有密切接触者应注意手卫生。公共场所内人员密集，流动性大，空气流通不畅，也很容易被咳嗽咳痰者污染，病原体被体质虚弱者吸入而感染。

2. 流行性 流行病学上把感染病分为：①散发性（发病率为一般水平）；②流行性（发病率显著高于一般水平）；③大流行（超过国界或洲界）；④暴发流

行（高度集中于短时间内发病）。很多感染病具有流行性，如 2002 年在我国广东发现的严重急性呼吸综合征（SARS，当时称为传染性非典型肺炎）迅速扩散到国内许多省市自治区，继而波及亚洲、美洲和欧洲 32 个国家和地区。后来发生的许多次各种流行性感冒，也很快在国内外蔓延，成为全球性或泛全球的感染病。2011 年欧洲发生的大肠埃希菌 O104:H4 感染，涉及 16 个国家，4075 人发病，50 例死亡。艾滋病自 1981 年以来广泛传播，迄今已遍及全球。2014 年西非发生埃博拉出血热，迅速扩散到利比亚、尼日利亚、塞拉利昂等非洲国家及欧美少数国家。人口大规模或快速地流动带来的输入性传播也加速了感染病的流行。近年多种流感病毒的流行一再敲响传染病防治的警钟。

3. 地方性 很多感染病具有地方性或地域性，如前述热带病（tropical disease）和生物性地方病（endemic disease），因为当地条件适于某种病原体生存，所以其流行范围有限。例如，日本血吸虫病，在我国主要流行于长江流域。疟疾、丝虫病、黑热病、恙虫病等也常局限在一定的地理范围内。当今社会由于气候变暖，热带病正在向亚热带和温带扩展。又由于人口的迁徙和流动，感染病也随之扩大了范围。再者，交通的便捷和物流的畅通，原本局限于某地的感染也随之扩散，如广州管圆线虫病，随着福寿螺蔓延到了北方，成为传入性感染。

4. 季节性 有些感染病特别是传染病，发病具有季节性，如流行性脑脊髓膜炎好发于冬春季节，流行性乙型脑炎多发于夏季，感染性腹泻也多见于夏季，这与传播媒介的生活史有关。

5. 免疫性 人体在感染某些疾病后可获得对该病原体不同程度的特异性免疫性（感染后免疫，postinfection immunity）。通过检测血清中的特异性抗体可以获知患者是否具有免疫力。感染后免疫力有的短暂，如流行性感冒、细菌性痢疾和阿米巴病等；血吸虫病为带虫免疫，当体内虫体消失后，免疫力也随之消失；有的免疫力长久，甚至保持终身，如麻疹、脊髓灰质炎和乙型脑炎等，感染后便获得长久的免疫力。

6. 人兽共患性 很多感染病具有人兽共患性，称为人兽共患病（zoonosis），即人和脊椎动物由共同病原体引起的，又在流行病学上有关联的疾病。全世界已证实的人兽共患病有 250 多种，我国目前已发现和明确的人兽共患病约有 100 多种，其中有些是近年来才陆续被发现的，如 SARS 和禽流感等新发传染病。与某些动物密切接触，虫媒传播，或食用被污染

的动物制品，都可能导致人兽共患病，这种流行病学资料也是感染病的重要诊断线索。

7. 社会性 现代的医学模式是生物 - 心理 - 社会模式，这个模式首先强调的是社会因素对于疾病的影响。现代感染性疾病与社会行为、个人习惯、生产模式、生活方式、文化水平、环境污染及生态因素等密切相关。如 AIDS 的流行，与性解放观念、嫖娼卖淫的活动、吸毒行为、输血管理等社会因素密切有关。政府的干预对遏制 AIDS 的传播具有重要作用，现已显现出来。传染病流行于世界各地，严重威胁人类健康。由于政府的重视和支持，传染病的防治工作已经取得显著成绩，但仍有不少传染病还在威胁着人类健康，新发现的一些传染病如 SARS 和 COVID-19 等更受到高度重视。政府动员社会各方力量共同参与，是控制感染病的重要和必要措施。

根据感染病的流行病学特征（如易感人群、好发季节、流行区域、感染途径等），可以协助推测致病原因，缩小鉴别诊断的范围，临床病理医师对此应有所了解，并把流行病学资料作为循证诊断依据之一。

三、感染病的临床特征

感染的发生发展和结局是病原体的致病作用和机体的免疫防御功能双方矛盾斗争的结果，因而感染的情况非常复杂，并有不同的命名，分别代表着不同的临床特征。

1. 感染的一些临床概念 在描述感染病的临床特征时经常会用到以下词语：①初次感染某种病原体称为首次或原发性感染（primary infection）。②同一传染病在痊愈后经过一段间隙时间再度发生感染称为再次感染，如水痘、麻疹、细菌性痢疾、流行性腮腺炎等。③人体在感染某种病原体的基础上在疾病进行过程中再次被同种病原体感染称为重复感染（re-infection），较常见于疟疾、丝虫病、血吸虫病、卫氏并殖吸虫病、钩虫病等。④人体同时被两种或两种以上病原体感染称为混合感染（co-infection），比较少见。⑤人体在感染某种病原体的基础上，再被另外的病原体感染称为重叠感染（superinfection），比较多见，如慢性乙型肝炎病毒感染重叠戊型肝炎病毒感染，肝炎病毒与细菌或真菌重叠感染。其中先发生的为原发性感染，后发生的为继发性感染（secondary infection）。⑥住院患者在医院内获得的感染和在医院内感染但在出院后发病称为医院获得性感染；在诊疗过程中因医疗器械消毒不严格而造成的感染称为医源性感染（iatrogenic infection）。⑦社区获得性感染，是指在医

院外或住院前发生的感染，包括具有明确潜伏期而在入院后平均潜伏期内发病的感染。

2. 感染的临床状态 在各种复杂因素作用下，感染可以呈现不同的状态和结局，称为感染谱（infection spectrum）。各种状态并非一成不变，随着感染与免疫两方力量的增减，可以移行、转化或交替出现。

（1）隐性感染（inapparent infection）：当宿主机体的抗感染免疫力较强，或侵入的病原体数量不多、毒力较弱，感染后对机体损害较轻，不出现明显的临床症状，是为隐性感染，或称亚临床感染（subclinical infection）。隐性感染后，机体常可获得足够的特异性免疫力，能抗御相同的再次感染。隐性感染最常见，在每次传染病流行中，隐性感染者一般约占人群的90%或更多。结核、白喉、伤寒等常有隐性感染。病原体侵入人体后，仅引起机体产生特异性的免疫应答，不引起或只引起轻微的组织损伤，因而在临床上不显出任何症状、体征，甚至生化改变，只能通过免疫学检查才能发现。例如，在多数人中乙型脑炎病毒主要表现为隐性感染，虽然可能出现短暂的病毒血症，但是不呈现明显的症状。病毒血症后，病毒迅速在机体内消失。类似的隐性感染也发现于许多其他病毒感染，如某些腺病毒以及肠道病毒感染等。

（2）潜伏性感染（latent infection）：当宿主与病原体在相互作用过程中暂时处于平衡状态时，病原体长期潜伏在病灶内或某些特殊组织中，一般不出现在血液、分泌物或排泄物中，不排出体外。一旦机体免疫力下降，则潜伏的病原体大量繁殖，引起发病。例如，结核分枝杆菌有潜伏性感染，在发生 HIV 感染导致免疫缺陷后感染复发，形成双重感染，使病情复杂。最典型的潜伏性感染病原体有疟原虫、单纯疱疹病毒和水痘 - 带状疱疹病毒（varicella-zoster virus, VZV）等。患麻疹后病毒可长期潜伏于中枢神经系统，数年后发病，成为亚急性硬化性全脑炎。潜伏期是指从病原体侵入人体到开始出现临床症状这一段时间，与潜伏性感染有所不同。

（3）显性感染（apparent infection）：当宿主机体抗感染的免疫力较弱，或侵入的致病菌数量较多、毒力较强，以致机体的组织细胞受到不同程度的损害，生理功能也发生改变，并出现一系列的临床症状和体征和生化改变等，是为显性感染，即发生了感染病或传染病。由于每一病例的宿主机体抗病能力和病菌毒力等存在着差异，因此，显性感染又有轻、重、缓、急等不同模式，以及广泛（弥漫、播散或全身性感染）与局限等不同范围。

（4）病原体携带状态（carrier state）：许多感染病在自身免疫抵抗力和外来医疗措施干预下，可以清除病原体，获得痊愈。有时致病菌在显性或隐性感染后并未立即消失，会在体内继续留存一定时间，与机体免疫力处于相对平衡状态，是为带菌状态，该宿主称为携带者（carrier）。例如，伤寒、白喉等病后常可出现带菌状态。带菌者经常会间歇排出病菌，成为重要的传染源之一。按照感染微生态学观念，机体携带病原体并激活免疫反应，两者处于动态平衡状态，可能有益于宿主。一旦该平衡被破坏，病原体繁殖活跃，则将发病。

3. 感染的临床类型 按病情缓急不同，炎症持续时间的长短和反应特点，大致可分为以下4种类型。在病理诊断中，通常分为急性感染和慢性感染两大类型。

（1）超急性感染 / 炎症（superacute infection/inflammation）：又称暴发性感染 / 炎症（fulminant infection/inflammation），发病急骤，数小时至数日内病情急剧发展恶化，炎症反应剧烈，可在短期内出现组织、器官的变质和渗出性改变，甚至发生严重的损害，导致患者死亡，多属于超敏反应性损害。如急性重型肝炎，病变为肝组织大片坏死或融合性多小叶坏死，患者因此出现肝衰竭，死亡率很高。或者全身症状明显，而局部病变不明显或无特征性，如暴发型流行性脑脊髓膜炎，又称沃 - 弗综合征（Warterhouse-Friederichsen syndrome），多见于儿童，起病急骤，主要表现为周围循环衰竭，休克和皮肤紫癜，两侧肾上腺出血，肾上腺皮质功能衰竭，而脑膜病变则不明显。其发生机制主要是大量内毒素释放所引起的弥散性血管内凝血（DIC）。其病情凶险，抢救不及时可危及生命，常在短期内因败血症而死亡。

（2）急性感染（acute infection）或急性炎症（acute inflammation）：发病突然，起病急但病程较短，一般是数日至数周，多在一个月内。患者常有明显的发热和全身中毒症状，以及局部表现。病变以变质和渗出为主，后期可出现增生反应，有一定的特征。急性炎症病理组织学表现为富含蛋白质的渗出液、纤维蛋白及炎细胞在损伤部位的血管外间隙积聚，炎细胞主要为中性粒细胞。常见者如大叶性肺炎、急性化脓性阑尾炎、急性细菌性痢疾等。抵抗病原微生物的两种主要成分即白细胞和抗体均靠血液运输，因而在急性炎症中血流动力学改变、血管通透性增高和白细胞渗出十分明显。病愈后，致病菌从宿主体内消失。急性感染的致病菌有脑膜炎奈瑟菌、霍乱弧菌、肠产毒性大肠埃希菌等。

（3）亚急性感染（subacute infection）：病程为1～6个月，介于急性和慢性之间，病理变化和临床症状明显，病变介于急性和慢性之间，病灶内既有急性炎症渗出、坏死的改变，同时又有慢性炎症的增生性改变。例如，亚急性感染性心内膜炎，常在瓣膜原先病变的基础上形成赘生物（赘生物中可见坏死组织和中性粒细胞），主要累及二尖瓣和主动脉瓣。病变瓣膜表面可因组织坏死形成溃疡或致瓣膜穿孔，而在溃疡底部可见肉芽组织增生、淋巴细胞和单核细胞浸润。赘生物碎裂脱落形成栓子可导致栓塞。亚急性重型肝炎肝细胞的坏死和增生都很明显，既有急性重型肝炎肝细胞大片坏死的特点，也有重型肝炎不具备的肝细胞结节状再生现象，肝小叶周边有小胆管增生或纤维组织增生，有淋巴细胞和单核细胞浸润。

（4）慢性感染（chronic infection）或慢性感染性炎症（chronic infectious inflammation）：病程缓慢，持续时间较长，常持续数月至数年。慢性炎症可由急性炎症转化而来，也可潜隐地发生，临床上开始并无急性炎症表现，或反应轻微。急性炎症反复发作，在发作期之间无明显症状，也表现为慢性炎症。慢性炎症病灶内浸润的细胞主要为淋巴细胞、浆细胞和单核细胞。胞内菌往往引起慢性感染，如结核分枝杆菌、麻风分枝杆菌等。慢性炎症局部病变以细胞增生为主，如纤维组织增生形成的肉芽组织和瘢痕组织，巨噬细胞增生形成的肉芽肿，淋巴细胞增生形成的淋巴滤泡等。慢性炎症可转化为急性炎症，称慢性炎症急性发作，如慢性胆囊炎急性发作、慢性阑尾炎急性发作等。在病毒感染中，慢性感染还有持续性感染和慢发性感染之分。

当然，从临床角度，也可按病情严重程度，分为轻型和重型，或结合病情缓急程度，进行分类，如急性重型、亚急性重型，慢性轻、中、重度肝炎等。

表2-1-1为急性和慢性感染/炎症的比较。

表 2-1-1　急性和慢性感染/炎症的比较

	急性感染/急性炎症	慢性感染/慢性炎症
病因	各种病原体，局部组织损伤	不可降解而持续存在的病原体、异物、免疫反应等
起病	急骤	急性炎症迁延而来，或缓慢、隐匿进展
时间	几天或1个月	数月至数年
病变特征	以变质、渗出为主	以增生为主
炎细胞	以中性粒细胞为主	以巨噬细胞和淋巴细胞、浆细胞为主
炎症介质	出现早，消失快	持续存在，消失缓慢
临床表现	症状明显	症状不明显，反复发作，逐渐加重
结局	痊愈，蔓延扩散，或转为慢性	痊愈，持续进展，器官及组织纤维化

四、感染病的病理学特征

从病理学角度来看，感染是由病原体感染人体引起的炎症性疾病，即由各种病原体引起并具有炎症基本特征的一类疾病，可称为感染性炎症。在观察炎症性病变时，病理医师同时也要关注炎症的原因（特别是感染性病因）、部位和范围、炎症的类型、病变的复杂或严重程度等。此处简述感染性炎症的病理学特征。

（一）感染性病变的一般病理特征

1. 病原体常定位于一定的组织和器官，损伤特定的靶细胞　多数病原体对人体组织有特定的亲和性，如肝炎病毒与肝细胞，乙型脑炎病毒与神经细胞，痢疾杆菌与结肠黏膜，HIV与CD4$^+$T淋巴细胞，HPV与鳞状上皮等，均具有特定的亲和性。主要病变可发生在入侵部位，也常发生在远离病原体入侵的部位，这与病原体的种类和特性有关，如乙型脑炎病毒由蚊虫叮咬皮肤而感染，但病变发生在大脑，而脊髓灰质炎病毒经消化道感染，在肠壁内繁殖，却引起脊髓灰质运动神经元的变性坏死。

2. 病原体有一定的侵入、扩散和蔓延途径　病原体可分别经皮肤、黏膜等组织侵入机体，病原体侵入机体后可以在局部繁殖或复制，然后凭借其运动能力和（或）分解溶解酶的能力向周围组织直接播散，也可从侵入处进入淋巴流或血流，到达靶器官或靶细胞，进而造成细胞和组织损伤。

3. 主要病变符合炎症的一般规律　包括变质、

渗出和增生,按主要病变分为变质性炎、渗出性炎和增生性炎,在一定条件下可以互相转化。变质和渗出性病变常见于急性炎症,增生性病变常见于慢性炎症,详见第三章。

4. 疾病的发展具有阶段性　疾病的每个阶段在病理形态上都有其相应的表现。许多传染病都可按发展经过分为不同的阶段,并有相应的临床和病理学表现,如肠伤寒、细菌性痢疾、大叶性肺炎、流行性脑脊髓膜炎等。

了解以上基本特征,可以缩小鉴别诊断的范围,使病理诊断更有针对性,提高诊断的效率和水平。

(二)病变的范围、程度与分类

1. 按照病变的部位和范围分类　可以分为:①局部感染(local infection),致病菌侵入宿主机体后,局限在一定部位生长繁殖,引起局限性病变。由于机体动员了一切免疫功能,将入侵的病原菌限制于局部,阻止了它们的蔓延扩散,炎性病变局限于某一特定器官、组织或部位,如细菌性肺炎、阑尾炎、胆囊炎,化脓性细菌引起的疖、痈和脓肿等。②全身感染(generalized infection),主要是指血流感染所致的多系统或多器官炎症反应,即全身性炎症反应综合征(systemic inflammatory response syndrome, SIRS),也称脓毒症综合征(sepsis syndrome),包括毒血症、菌血症、败血症、脓毒血症等,以及相关后续疾病,如感染性休克、多器官功能障碍综合征等,以全身中毒症状为主要表现,主要病因是化脓性细菌及其毒性代谢产物或毒素,病理生理学改变明显,但病理形态学的变化不显著,通常也无需病理学检查。③播散性感染(disseminated infection)是指病原体经血流播散而同时发生于多个器官或系统的感染,常在免疫损伤和抵抗力下降条件下发生,同一种病原体大量繁殖,同时或在短时间内陆续扩散到机体多个系统或多种组织,强调感染的同时性。例如,在艾滋病患者,巨细胞病毒或弓形虫等感染播散,可以同时累及神经、消化、呼吸、泌尿、生殖系统的多个器官,引起类似的病变。全身性粟粒性结核病也属于播散性感染。④系统性感染(systemic infection)主要指感染先后累及多个系统或多个器官所产生的疾病,强调病变组织的广泛性。感染途径各有不同,病原体多种多样,均有明显的病理改变和相应的临床表现,但一般不包括仅由其毒素或代谢产物引起的中毒性病变。病理形态学上有相应的炎症性改变,病原体累及多个器官,常需借助病理检查进行诊断。如艾滋病、梅毒、结核病等,就病种而言,是系统性感染。感染原因不能确定

的系统性炎症和某些系统性疾病合并感染是主要鉴别对象。

2. 按病变的程度分类　通常分为轻型、中型、重型和暴发型。例如,病毒性肝炎,就有上述类型,其临床表现和病理变化各有不同。其暴发型不仅发病凶险,而且病变严重,肝细胞广泛坏死,肝功能严重障碍,故死亡率很高。按照感染病的传播及危害程度,国家将法定传染病分为三大类共41种,作为重点防治对象。

(三)临床病理改变的复杂性

按感染病因和临床病理表现,还可分出单纯性和复杂性感染,其治疗和预后有很大不同,但通常不作为诊断用语。单纯性感染一般为局部性感染,由单一种病原体感染引起,有典型的临床经过和病理表现,容易诊断和治疗。而复杂性感染,感染因素常不单一,受累器官常为多个,临床表现复杂,常有继发性改变或并发症,病变也比较复杂,或迁延不愈。从病因上来说,包括混合感染或重叠感染。全身性或系统性感染都属于复杂性感染。临床和病理表现也缺乏典型性,诊断和治疗比较困难。如遇多重感染,耐药菌株感染,或在免疫功能低下者,则成为难治性感染。

在机体虚弱、抵抗力低下或免疫缺陷的患者,可发生多重感染或重叠感染,或在某种感染基础上合并或继发其他机会性感染。这些感染可以先后发生,内源性与外源性感染混合,致病性和条件性病原体同在,静止期与活动期病变共存;可以发生在同一器官,或发生在不同系统或组织,形成不同类型的病变。这些情况在尸检标本的全面检查时比较多见。

例如,结核病是一种独立性疾病,但是结核病合并其他疾病的报道最多,几乎机体各种肿瘤或其他疾病都有合并结核病的报道。有一组503例造血系统肿瘤合并结核病58例的报道,合并率占11.54%。AIDS是一种获得性免疫缺陷性疾病,合并机会性感染的报道更多,笔者曾统计,AIDS的合并症有结核病、肺孢子菌病、弓形虫病、假丝酵母菌病(念珠菌病)、曲霉菌病、组织胞浆菌病、马尔尼菲篮状菌病、尖锐湿疣等疾病,达30多种。有文献估计六成AIDS患者合并有结核病,目前全国AIDS合并结核病患者约有两万多人。有一例AIDS尸检病例,病理检查发现合并12种感染病。传染病或寄生虫病合并有其他疾病,如肺结核合并肺癌、肺脓肿合并曲霉菌病、人巨细胞病毒性肺炎合并肺曲霉菌病等。因此在检查和诊断感染性病例时,还要关注是否合并其他感染。在病理检查时要仔细检查每一种组织,辨别每一种病变,发现每一种病

原体,不能满足于发现某一种疾病或某一种病因。

(四)感染与炎症病理改变的相关性

感染与炎症的临床病理表现之间有密切的相关性,在病理学上,感染性病变属于炎症范畴。感染性病变的急性期临床上常有局部红肿热痛和功能障碍的表现,常伴不同程度的发热,血液中白细胞数量增多;慢性期临床上常有局部肿胀、疼痛,伴发热等不适。这些临床特征常提示为感染性炎症。如在某种疾病流行的时期(季节)和地区,则可提示感染的线索。实验室检查发现某种抗原、抗体或检出某种核酸成分,亦可提供病原体线索并缩小鉴别诊断范围。影像学检查可提示病变的范围、大小及动态变化等。在观察病理切片前关注这些临床特征,把病理诊断与临床医学、流行病学、检验医学、影像学结合起来,即采用感染性疾病病理诊断的五结合模式,可以提高病理检查和诊断的效率性、精准性。

在病理诊断感染性病变时,通常首先观察炎症反应状态,从不同角度对炎症进行分型,这是基本要求。感染性炎症性病变的重要特征是病灶中可能存在病原体成分,需要进行原位病因检测。其方法包括:①直接查到病原体存在的证据,如真菌的菌丝和孢子,寄生虫的虫体或虫卵等;②根据病变特征发现病因线索,如巨细胞病毒引起的核内包涵体,HPV引起的挖空细胞,麻疹病毒引起的多核巨细胞反应等;③通过特殊染色发现和确认病原体,如抗酸染色、六胺银染色、PAS染色等,免疫组化等辅助手段也很有帮助;④分子病理学技术,如原位杂交、聚合酶链反应等,检测病原体的核酸成分,协助病因诊断。病因诊断应当成为感染性炎症病理诊断的重要内容之一,不能仅限于炎症类型的诊断。如不能确定病因,则基本按疾病的缓急、轻重,病变的性质和类型进行诊断,如急性化脓性阑尾炎、慢性轻度活动性肝炎等。

另一方面,并非所有炎症都是由感染引起,也有一些所谓无菌性炎症,是指由于免疫反应和内源性或外源性异物、体内代谢产物、有毒有害物质甚至药物引起的炎症反应。虽然病灶中常有炎症反应,但通常是慢性炎症,有淋巴细胞、浆细胞浸润,或肉芽肿形成,但没有肯定的感染因素,在诊断中不能发现病原体。另有一些炎症性疾病,与感染有间接关系,是由于免疫介导的炎症,如多种类型的肾小球肾炎、风湿病等,在链球菌感染后形成免疫复合物,免疫复合物的沉积引起一系列病变。病灶中检不出病原体,却能检出某些病原体的抗体。但无菌性脑膜炎,经大量研究发现,多数为病毒所致。还有一些所谓"隐源性"疾病,经深入研究发现其中一部分实为感染所致。如荣义辉等对566例隐源性肝炎进行肝脏穿刺和病理检查,发现其中有84例为感染性疾病。

再如一些自身免疫性疾病,也常表现为炎症。如干燥综合征的唇腺内淋巴细胞灶性浸润(每个病灶内淋巴细胞 ≥ 50个),其实质并非感染。淋巴细胞性甲状腺炎中有大量淋巴细胞浸润,并可形成淋巴滤泡,其实质亦为自身免疫所致。近年发现的IgG4相关硬化性疾病,病变以纤维化伴显著淋巴细胞浆细胞浸润为主,其中IgG4阳性浆细胞显著升高,IgG4阳性细胞与IgG细胞的比例升高,如自身免疫性胰腺炎、IgG4相关性胆管炎等。有关免疫介导的和自身免疫相关的炎症性疾病,本书将在第四章感染与免疫内进一步讨论,并在有关器官疾病中做适当介绍。对于不能明确炎症原因的疾病,应当据实报告炎症的类型,并尽可能提供病因线索,或做进一步检查。

(刘德纯;郭瑞珍)

第二节 感染源与病原体概述

感染性疾病,是由各种病原微生物和寄生虫(本书统称为病原体,pathogen)侵袭人类机体所引起的一大类疾病。各种传染病和寄生虫病都属于感染性疾病,其感染因子即引起感染的各种生物性病原体,也称寄生物,其种类繁多,包括朊病毒(prion,或称朊粒)、病毒(virus)、细菌(bacterium)、衣原体(chlamydia)、立克次体(rickettsia)、支原体(mycoplasma)、真菌(fungus)、螺旋体(spirochete)、寄生虫(parasite)等,其中细菌、病毒和寄生虫为最常见的病原体。通常病原体按生物学属性,把感染病分为细菌性、病毒性、真菌性、螺旋体性、原虫性等。这是传染病学传统的分类。各种病原体的形态结构、致病性、发病规律、基本病变与临床特点是感染病理学的重要内容,将在以下各章内分别介绍。本节主要介绍感染源与病原体的基本概念。

一、感染源的概念与类型

感染源即感染的来源，感染可分为：①外源性感染（exogenous infection），即来自外界环境，或宿主体外的病原体感染；②内源性感染（endogenous infection），即来自患者自身体内或体表的病原体感染。

（一）外源性感染

1. 外源性感染的感染源　感染源为携带病原体的患者、动物以及外部环境。有些病原体可在人和动物体内生长繁殖，并能排出体外，污染环境，如患者和带菌者、病畜及带菌动物；有些病原体可污染食物、饮水、空气、生活用品等。它们可以通过多种途径感染人体，引起食源性、气溶胶性、接触性感染等。①患者，大多数感染是通过人际传播的。患者在疾病潜伏期一直到病后一段恢复期，都有可能将致病菌传播给周围的人群。对患者及早做出诊断并采取防治措施，是控制和消灭传染病的根本措施之一。②带菌者，有些健康人携带有某种致病菌但不产生临床症状，如脑膜炎奈瑟菌、白喉棒状杆菌，常有健康带菌者；也有些传染病患者恢复后在一段时间内仍继续排菌，如伤寒沙门菌、志贺菌等称为恢复期带菌者。这些健康带菌者、病原携带者或隐性感染者和恢复期带菌者是很重要的传染源，因为没有临床症状，不易被人们察觉和关注，故危害性更大。③病畜和带菌动物，有些病原体可导致人兽共患病，因而病畜或带菌动物的致病菌也可导传播给人类。例如，鼠疫耶尔森菌、炭疽杆菌、布鲁氏菌、牛分枝杆菌，以及引起食物中毒的沙门菌等，还有些病毒、细菌、寄生虫寄生在宠物体内，可以传播给人类，如猫可以传播猫抓病、弓形虫病等。④空气、土壤、食物和水被病原体污染后也可成为感染源，引起土源性、水源性等感染。这些存在着传染源，而且病原体能够从传染源向外散播，可能发生新病例或新感染的区域，包括传染源的停留场所和传染源周围区域，形成疫源地。每个传染源都可单独构成一个疫源地。在一个疫源地内也可同时存在一个以上的传染源。

2. 感染的外部环境　外源性感染大多来自社会人群，按获得感染的环境不同，分别称为"社区获得性"或"社会获得性"感染；也有一些在住院期间发生的感染，称为"医院内感染"。医院是对感染防御能力较低的患者聚集之处，也是各种病原体特别是耐药菌的存在场所，所以在医院环境中发生的感染并不少见。

外源性感染也可来源于自然疫源地（natural focus），特别是以动物作为传染源的疾病，如鼠疫、森林脑炎、兔热病、蜱传回归热、钩端螺旋体病、恙虫病、肾综合征出血热（流行性出血热）、乙型脑炎、炭疽、狂犬病、莱姆病、布鲁氏菌病等，经常存在于某个地区，这是由于该地区具有该病的动物传染源、传播媒介及病原体在动物间传播的自然条件，这些地区称为自然疫源地；当人类进入这种地区时被感染得病，这些疾病称为自然疫源性疾病（diseases of natural focus）。

有些外源性感染，具有地方性，即只在某一地区流行，如日本血吸虫病，主要流行于我国长江中下游地区。也有些感染源来自其他地区。来自国外者称为输入性感染，如近年流行的寨卡病毒、中东呼吸综合征等；来自国内其他地区的称为传入性感染，如广州管圆线虫病，通过旅行传播的感染性疾病又称旅行相关感染。这些外源性感染与当今世界人流与物流的发达有密切关系。

根据感染的来源不同，感染性疾病还被分为土源性、食源性、水源性、虫媒性、医源性等感染或疾病，还有更细化的分类，如食源性再分为植物源性、肉源性、螺源性等，虫媒性再分为蜱传性、蚊传性等。这些分类虽然烦琐，但可以使我们对其感染源和感染途径一目了然。

（二）内源性感染

内源性感染的致病菌大多是在体内定植或寄生的正常菌群，少数是先前感染后以隐伏状态存在于体内的致病菌。体内微生态平衡被破坏后，造成菌群失调，正常菌群易位或越位也可能致病。特别是在AIDS患者，许多机会性感染是原先感染的病原体复活（reactivation）所致。例如，弓形虫在免疫健全者一般不会致病，但在AIDS患者则可能发生致命的脑炎。

按照罗伯特·科赫（Robert Koch）制定的病原体确定原则，要确定某种疾病的病原体，必须符合4项基本原则：①这种微生物必须能够在患病动物组织内找到，而未患病动物体内找不到；②从患病动物体内分离的这种微生物能够在体外被纯化和培养；③经培养的微生物被转移到健康动物后，动物将表现出感染的征象；④受感染的健康动物体内又能分离出这种微生物。此即科赫法则，是确定病原体的公认标准。感染病理学的任务之一就是从病变的组织中查获病原体，进而证实感染源和病原体，以指导治疗。

二、病原体的概念与类型

在自然界，如空气、水、土壤，动植物体表及人体内外广泛存在着各种微生物或寄生虫。作为自然界生态系统的重要组成部分，它们维系着生态的动态平衡，与人类的生活及生产关系极其密切，且多数对人类是有益的。但也有一部分对人体有害，可能引起人类疾病。凡能导致人类疾病的微生物和寄生虫称为病原生物或病原体。这些病原体有传统的生物学分类，但从诊断学的角度来看，按照其寄生或侵袭对象、感染途径、感染条件，以及感染结果来进行多角度分类，可能更有益于提示病因诊断线索。

1. 按生物学属性分类　在医学院校的教学中，有病原微生物学和医学寄生虫学两个学科，或合并为病原生物学一门学科。微生物为原核生物界（prokaryotes），包括细菌、病毒、真菌、立克次体、支原体、衣原体、螺旋体、放线菌、朊病毒等类型；寄生虫属动物界，包括原虫、蠕虫和节肢动物。按照病原体的生物学属性，结合其形态结构、化学组成及生活习性等，大致可分为4类。

（1）非细胞型微生物：体积微小，没有典型的细胞结构，亦没有产生能量的酶系统，但能通过滤器，只能在活细胞内生长繁殖，如病毒、朊病毒。

（2）原核细胞型微生物：仅有原始核质，无核膜和核仁，缺乏细胞器，或细胞器不完善，包括细菌、衣原体、支原体、立克次体、螺旋体、放线菌等。

（3）真核细胞型微生物：细胞核分化程度较高，有核仁、核膜和染色体，细胞质内有完整的细胞器，如真菌、原虫。

（4）低等动物型病原体：由多数细胞构成的低等动物，主要是蠕虫，一些节肢动物如蚊、蝇、螨等，也可以传播病原体或直接致病。

2. 按传播途径分类　病原体在人际传播，可引起传染病。按传播的范围可分为地方性甚至全球性，按传播速度可分为暴发性和流行性。有传播而不传染者称为非传染性感染病。按照传播途径，可以分为空气传播、水传播、饮食传播、接触传播、生物媒介传播等。有些病原体有其独有的传播途径，如经血液传播的某些肝炎病毒；也有些病原体可以通过多种途径传播，如 HIV 可以通过皮肤黏膜（性传播）和血液传播。

3. 按照传播媒介分类　媒传生物性疾病是指通过某种媒介，如蚊子、蜱、淡水螺、白蛉、鼠类等传播的疾病，以寄生虫病和病毒性疾病为多。我国法定传染病共41种，其中13种为媒传生物性疾病，如疟疾、血吸虫病、黑热病、丝虫病等。根据传播媒介，分别有蚊传病原体（蚊传疾病）、蜱传病原体（蜱传疾病）、螺传病原体（螺传疾病）等名称。

人兽共患病可以由人直接接触感染的动物引起，也可以通过某种媒介传播。如蚊虫叮咬时吸入某种动物病原体，在叮咬人类时将病原体传播给人，如流行性乙型脑炎等。据称蚊子能传播80多种疾病。

4. 按致病特性分类　感染性疾病是由各种病原体引起的炎症性疾病，病原体包括外来的微生物和寄生虫，它们的有害定植即可引起感染。人体内正常微生物菌群在一定条件下也可引起感染，但它们的致病特性各不相同。

（1）导致肿瘤性转化的病原体：肿瘤的发生虽是一个多因素、多步骤的过程，但肿瘤与感染的关系越来越受到关注。有些病原体与肿瘤关系密切，或已经被公认为致癌性病原体，如 EB 病毒、HPV、幽门螺杆菌、HBV、HCV 等。据报道，法国 Plummer 等研究了 1400 万癌症病例，其中 220 万例（15.7%）是死于致癌性感染，最常见的病原体依次是幽门螺杆菌（77 万例）、HPV（64 万例）、HBV（42 万例）、HCV（17 万例）、EBV（12 万例）。国际癌症研究机构 2012 年发布的一份调查报告称，在全球 184 个国家的 27 种癌症 1270 万个新发癌症病例中，约 200 万个病例是由感染引起的，占新发癌症病例的 15.7%。在感染性原因中，位居前列的有幽门螺杆菌、HBV 和 HPV，据推算这几种病原体导致了约 190 万胃癌、肝癌、子宫颈癌病例。近年感染相关肿瘤的比例还在上升，全球所有肿瘤病例中的 15%～20% 和发展中国家 26.3% 的肿瘤病例是由于病原体感染引起的。目前已获公认的致癌性病原体及感染相关性肿瘤（tumors associated with infection）见表 2-2-1。感染与肿瘤的关系详见第五章。

表 2-2-1　常见病原体与相关肿瘤的关系

病原体	相关肿瘤
EB病毒	多种类型的淋巴瘤，鼻咽癌，胃癌，平滑肌肿瘤
肝炎病毒（HBV、HCV）	肝细胞癌，非霍奇金淋巴瘤（HBV）
人乳头瘤病毒（HPV）	子宫颈、阴茎、肺、食管、皮肤等处的鳞状细胞癌

续表

病原体	相关肿瘤
疱疹病毒HHV-8	卡波西肉瘤，原发性渗出性淋巴瘤
HTLV-1	成人T细胞白血病/淋巴瘤
幽门螺杆菌	胃癌，胃淋巴瘤
日本血吸虫	肝癌、结肠癌、胃癌
埃及血吸虫	膀胱癌
华支睾吸虫	胆管癌
黄曲霉（毒素）	肝细胞癌

（2）导致异常妊娠结局的病原体：妊娠期妇女较易受到某些病原体感染，在病毒血症或虫血症期，病原体经胎盘传播给胎儿，或在分娩时经产道感染新生儿，导致异常妊娠结局，包括流产、死胎、早产、出生缺陷、低体重儿、先天发育障碍或畸形、耳聋、中枢神经损伤等，经典的例子是所谓的 TORCH 综合征，其是由弓形虫（toxoplasma）、风疹病毒（RV）、巨细胞病毒（CMV）、单纯疱疹病毒（HSV）及其他（others）病原体的首字母缩写而成。其他感染包括梅毒螺旋体及多种细菌。近年发现孕妇感染寨卡病毒常致小头畸形。有些医院开展死产胎儿或新生儿尸检较多，或胎盘标本较多，建议在病理检查时注意检测其病因（详见第六章）。

（3）导致变质性病变的病原体：某些病毒、细菌、真菌和寄生虫可以引起坏死性病变。例如，乙型脑炎病毒、脊髓灰质炎病毒，主要病变是神经细胞的变性坏死，特征是液化性坏死并形成筛状软化灶；阿米巴原虫所致结肠溃疡也是液化性坏死的结果；结核分枝杆菌通过超敏反应导致干酪样坏死。化脓性细菌感染所致的脓肿亦为液化性坏死，坏疽性病变提示腐败菌感染，嗜酸性坏死提示寄生虫感染，如血吸虫感染的急性病变常见嗜酸性脓肿形成；肝细胞的点状、碎片状、桥接坏死等常见于肝炎病毒感染；隧道样坏死提示蠕虫感染后在组织内移行（蠕虫移行症）。虽然坏死的发生机制有所不同，但坏死的表现可以提示病因线索。

（4）导致渗出性病变的病原体：有些病原体常引起以渗出为主的病变，如肺炎球菌引起的大叶性肺炎，肺泡腔内大量纤维素渗出为其特征；痢疾杆菌导致的结肠假膜形成亦以纤维素渗出为主；金黄色葡萄球菌常引起以中性粒细胞渗出为主的化脓性炎。化脓性炎中，脓肿、疖、痈通常由葡萄球菌引起，蜂窝织炎和丹毒则常由溶血性链球菌引起。

（5）导致肉芽肿形成的病原体：有些感染性病变常形成具有一定特征性的肉芽肿，如结核病、梅毒、血吸虫病等，对病因诊断有提示作用，称为特异性感染。肉芽肿是由巨噬细胞增生所形成的一种结节状病变，可简单分为感染性和非感染性两大类。感染性肉芽肿性还可以根据有无坏死及坏死类型、巨噬细胞转化的形态（上皮样或泡沫样，单核或多核巨细胞等）再分为多种类型，参见感染的病理表现部分。根据其形态特征可以提示感染源。结核性肉芽肿通常简称结核结节，是结核病的特征性病变。结核样肉芽肿是类似结核的肉芽肿。在感染性肉芽肿中常可发现病原体的线索，如结核结节中的抗酸染色阳性的分枝杆菌；树胶肿中银染色可能发现梅毒螺旋体等。徐金富等分析 73 例经活检证实的肺部肉芽肿，进一步的病原体检查发现其中感染性疾病占 54.8%（40/73），感染性疾病中又以真菌感染为主（占 80%）。可以引起感染性肉芽肿形成的病原体很多，包括：①细菌感染，如结核病、麻风、非典型分枝杆菌病、布鲁氏菌病、猫抓病、伤寒、放线菌病等；②真菌感染，如组织胞浆病、隐球菌病、曲霉菌病、毛霉菌病、球孢子菌病、假丝酵母菌病、肺孢子菌病等；③寄生虫感染，如弓形虫病、血吸虫病、阿米巴病、黑热病（内脏利什曼病）等；④螺旋体感染，如梅毒等。这些肉芽肿各有其相对特征，需要注意鉴别。肉芽肿形态不典型者常需辅以特殊检查，如免疫组化、原位杂交、特殊染色、细菌培养、血清学检查和聚合酶链反应检测。

（6）可以导致多种病变的病原体：许多病原体所致疾病或病变并不单一，各种病变之间在一定条件下也可以互相转化。例如，EBV 不仅可以引起感染病（传染性单核细胞增多症、舌黏膜毛状白斑等），还可以引起非感染病（恶性淋巴瘤、鼻咽癌、胃癌等）。结核分枝杆菌感染进展时引起以变质为主的病变，也可以发生渗出性病变，转向愈合恢复时则以结核性肉芽肿为主要病变。

有些感染病具有特殊的病理形态，且与病原体有关，根据病变特征，可以推测感染的原因，甚至在病灶中发现病原体成分或线索，有助于确定病因，或者通过在病灶原位病因检测确定病原体。对于病理医师，掌握一些病原体的致病特性及病变特征，是完全必要的。

5. 按侵袭和寄生部位分类

（1）从微观上说，病原体可侵袭或寄生于细胞内和细胞外。①细胞内型病原体，分为专性和兼性细胞内病原体，专性细胞内病原体平时寄生在人体细胞内，如分枝杆菌、组织胞浆菌、弓形虫等，并可以在细胞内生长繁殖，不被吞噬消灭。许多病毒则侵入到细胞核内，将自身的 DNA 或 RNA 转录到宿主细胞核内，并引起细胞病变。立克次体、衣原体和某些原虫也是专性细胞内感染。另一些细菌、真菌、原虫则可在细胞内、外生存和繁殖，引起疾病。②细胞外型病原体，并不直接侵入细胞，而是通过其机械性吸附、阻塞和压迫作用，或分泌化学物质、酶和毒素的作用，或诱导免疫反应，间接导致细胞变性坏死、血管通透性增加和炎性渗出。

（2）从宏观上说，病原体对其生活环境均有所选择，对宿主细胞也各有亲嗜，所以会分别累及不同的组织、器官和系统，分别常见于某些器官、系统，具有相对的专一性。例如，乙型脑炎病毒、脊髓灰质炎病毒等均为嗜神经性病毒；肺炎球菌、肺炎支原体等对肺组织亲嗜；多种对肝脏有亲嗜性的病毒统称为肝炎病毒。

但是，有些病原体具有广泛的亲嗜性，可以累及多种组织，或造成播散性感染。例如，CMV 感染可发生于几乎所有组织，弓形虫可侵犯各种有核细胞，结核病也可发生于任何系统。人体组织也可以容纳多种病原体感染，可在同一器官内发生混合感染或重叠感染，在肺、肝、脑内并不少见。笔者在研究 AIDS 尸检材料时，有见到弓形虫累及 12 个器官的病例，也有见到肺部被 12 种病原体感染的报道。所以，在病因诊断时，不能满足于发现 1 种病原体。

6. 按致病条件分类 大部分病原体都具有很强的致病性，一旦侵入人体就可以导致疾病，可以称为经典性或绝对性病原体。还有一些病原体，虽然侵入人体但未必致病，甚至可以终生携带。只有在机体免疫功能严重损伤或免疫功能缺陷时才发生疾病，称为条件或机会病原体。宿主体内原有的正常菌群在内环境（微生态）发生变化时，也可以引起内源性感染。AIDS 患者所发生的机会性感染，既有外源性感染，也有内源性感染，如弓形虫性脑炎、肺孢子菌肺炎等（详见机会性感染部分）。

病原体的致病能力与其侵袭力、毒力、数量和变异性有关。各种病原体侵入人体后是否能引起感染病，除与其自身的致病能力有关外，还与人体的免疫防御功能有关。病原体的致病作用与感染病的发病机制将在下文阐述。

三、病原体的形态学特征

如上所述，能够感染人体引起疾病的病原体种类繁多，生物学特性与形态学结构各异。掌握各种病原体的基本形态及大小，对于判断感染来源及病原体种类具有重要意义。现将各类病原体的基本形态（主要是外部形态）归纳概括于表 2-2-2，而具体各种病原体的形态结构详见后面各章节。

1. 微生物的形态特征 微生物范围很广，包括非细胞型、原核细胞型和真核细胞型三类 9 种，简单概括于表 2-2-2。

表 2-2-2 病原微生物的基本形态与相关疾病

类别	大小	形态学特征	所致疾病举例
朊病毒	分子质量 33～35kDa	非细胞型蛋白质	克-雅病，库鲁病，格斯特曼综合征（GSS）等
病毒	0.01～0.03μm	非细胞型，含DNA或RNA	肝炎，脑炎，肺炎等
立克次体	0.2～0.5μm	近似细胞结构，有细胞壁和细胞膜	斑疹伤寒，斑点热，恙虫病，人粒细胞无形体病等
支原体	0.2～0.3μm	介于细菌和病毒间，含DNA或RNA，无细胞壁	肺炎，呼吸道和泌尿生殖系统感染
衣原体	0.3～0.5μm	介于细菌和病毒间，含DNA或RNA，有细胞壁	泌尿生殖系统感染，性病淋巴肉芽肿，沙眼，鹦鹉热

类别	大小	形态学特征	所致疾病举例
细菌	0.5～3.0μm	单细胞，形态多样，有细胞壁，核分散	伤寒，细菌性痢疾，化脓性炎，脓肿，结核病，大叶性肺炎等
放线菌	0.5～1.0μm	单细胞，分枝菌丝状	化脓性炎，肉芽肿等
螺旋体	5.0～20μm	单细胞，螺旋状，有细胞壁、细胞膜、轴丝	钩端螺旋体病，梅毒，莱姆病，回归热等
真菌	5.3～30μm	单或多细胞，有菌丝和孢子	浅部真菌病，深部真菌病

2. 原虫　为单细胞生物，有细胞膜、细胞质和细胞核，以及伪足、鞭毛或纤毛三种运动细胞器。原虫寄生在人体或动物的管腔、体液、组织或细胞内，在活细胞内寄生繁殖，破坏宿主细胞，引起疾病。常见者如疟疾、阿米巴病、弓形虫病等。现将常见原虫的基本特性与致病作用总结于表2-2-3中。

表2-2-3　常见原虫的基本特性与致病作用

类别	大小	外形特征	主要致病作用	所致疾病
溶组织内阿米巴滋养体	滋养体直径10～60μm，平均>20μm	有滋养体和包囊2个发育时期，滋养体有侵袭性	破坏细胞间质，溶解宿主细胞和间质，引起液化性坏死	阿米巴结肠炎（阿米巴痢疾），肝脓肿，肺脓肿等
蓝氏贾第鞭毛虫滋养体	滋养体倒梨形，长9～21μm，宽5～15μm	有滋养体和包囊2个阶段，滋养体呈倒梨形，对称	吸附在小肠黏膜表面，损伤黏膜，化学性刺激，虫株致病力	急慢性腹泻，慢性腹泻常伴吸收不良综合征
阴道毛滴虫	滋养体长30μm，宽10～15μm	滋养体有折光性，活动力强，有鞭毛，核偏于前端	虫体表面蛋白黏附并杀伤靶细胞，分泌细胞离散因子，破坏阴道自净作用	滴虫性阴道炎，尿道炎或膀胱炎，婴儿眼结膜和呼吸道感染，前列腺炎等
隐孢子虫	卵囊直径4～6μm（粪便）或1μm（小肠微绒毛）	成熟卵囊有感染性，有2层囊壁，内含4个子孢子	寄生于小肠黏膜，侵犯黏膜上皮，破坏微绒毛	肠炎，腹泻，可自限，免疫缺陷者严重慢性腹泻，可累及胆道、呼吸道
杜氏利什曼原虫	无鞭毛体大小（2.9～5.7）μm×（1.8～4.0）μm	巨噬细胞内，无鞭毛体呈卵圆形，有核和动基体	前鞭毛体侵入巨噬细胞变为无鞭毛体，破坏巨噬细胞	内脏利什曼病（黑热病），亦可累及皮肤黏膜、淋巴结
疟原虫	在红细胞内，为红细胞直径的1/5～1/3	在红细胞内发育，形成环状体和大滋养体、裂殖体、配子体	疟原虫侵入破坏红细胞，免疫病理损害，疟色素沉积，红细胞凝集致血管病变	疟疾（间日疟、三日疟、恶性疟等），可致肾、脑病变，贫血，脾大
刚地弓形虫	在有核细胞和体液内，包囊直径5～100μm，速殖子长4～7μm	有速殖子、包囊、裂殖体、配子体和卵囊，包囊圆或椭圆形，速殖子呈香蕉形	前端结构具有侵袭力，弓形虫毒素、弓形虫素和弓形虫因子等具有毒力；速殖子有致病性	弓形虫性脑炎、肺炎、心肌炎及淋巴结炎等，在免疫缺陷者病情严重

3. 蠕虫　主要包括吸虫、绦虫和线虫三大类。①吸虫发育包括虫卵、毛蚴、胞蚴、雷蚴、尾蚴、囊蚴、后尾蚴和成虫等阶段，需1~2个中间宿主，人类多为其终末宿主，常见人体吸虫有华支睾吸虫、并殖吸虫和血吸虫等。除血吸虫外均为雌雄同体。②绦虫又称带虫，有30余种绦虫可寄生在人体内。绦虫雌雄同体，呈带状，分头节、颈部和链体，链体又分为幼节、成节和孕节。成虫寄生在宿主肠道和组织中，掠夺人体营养，并造成机械性和化学性损伤；幼虫常移行并寄生在宿主的某些器官，引起炎症性病变。人体常见的绦虫有曼氏迭宫绦虫、猪带绦虫和细粒棘球绦虫等。③线虫呈线柱状或圆柱状，大小差异较大，成虫雌雄异体，雌性较大。线虫原体腔内有消化、生殖和神经系统，体不分节，左右对称。虫卵为卵圆形，无卵盖。寄生于人体并可致病的线虫有60余种，我国常见的有蛔虫、鞭虫、钩虫、蛲虫，以及旋毛虫、丝虫、

广州管圆线虫等。上述各种蠕虫体积较大，通常肉眼即可识别为蠕虫，但要具体确定其种类，也还要参考虫体的大小与形态，试将常见蠕虫的虫卵、幼虫及成虫的外部形态特征概括于表2-2-4，详见各种蠕虫感染部分。

表 2-2-4　常见蠕虫的基本特性与所致疾病

类别	虫卵	幼虫	成虫	所致疾病
华支睾吸虫（肝吸虫）	长27～35μm，宽12～20μm；黄褐色，有卵盖；从粪便排出，内含毛蚴	囊蚴进入人体内脱囊称为后尾蚴进入肝内胆管，再发育为成虫	长10～25mm，宽3～5mm；体形狭长，背腹扁平，半透明，前段稍窄，后端钝圆，似葵花子；体表无棘，雌雄同体	华支睾吸虫病，累及肝内胆管，也可引起胆管癌
卫氏并殖吸虫（肺吸虫）	卵圆形，金黄色，长80～118μm，宽48～60μm，前端较宽，卵盖较大，卵壳不均匀	囊蚴经口进入小肠，经后尾蚴发育为童虫，进入胸腔，移行至肺成为成虫	虫体肥厚，椭圆形，背面隆起，腹面扁平，体长7.5～12mm，宽4～6mm，厚2～4mm，有皮棘、口腹吸盘，雌雄同体	卫氏并殖吸虫病：童虫和成虫移行引起急性病变，成虫引起肺脓肿、虫囊肿、纤维化
日本血吸虫	椭圆形，大小平均89μm×67μm，淡黄色，卵壳厚薄均匀，无卵盖，有侧棘	尾蚴钻入皮肤后成为童虫，尾蚴长280～360μm，前有头器，外有糖萼	成虫呈圆柱形，雌雄异体，前端有口、腹吸盘；雌雄异体，雄虫长10～20mm，雌虫长12～28mm，与雄虫合抱	血吸虫病，可致尾蚴性皮炎，肝炎，肝硬化，肝细胞癌
曼氏迭宫绦虫	椭圆形，长52～76μm，宽31～44μm，卵壳薄，有卵盖，含卵细胞及卵黄细胞	裂头蚴感染致病，长带状，乳白色，长100～300mm，能伸缩，可再生	带状，长60～100cm，宽0.5～0.6cm，乳白色，头节细小，颈部细长，链体节片约1000个，分成节和孕节	裂头蚴病，可累及皮下组织、眼、口腔颌面和脑组织等，内脏较少累及
链状带绦虫（猪带绦虫）	近似圆球形，卵壳分3层，自孕节散出后不完整，直径31～43μm，内含六钩蚴	猪囊尾蚴（囊虫）卵圆形，乳白色半透明，约10mm×5mm，内含囊液及白色头节	带状，长2～4m，乳白色，背腹扁平，头部有顶突吸盘小钩，颈部可再生，体部链体700～1000节，孕节内含数万虫卵	猪囊尾蚴病（猪囊虫病），可累及皮下及肌肉、脑组织、眼部
细粒棘球绦虫	与带绦虫卵相似	球形囊状，直径可达数十厘米，单房性，囊壁2层，内含棘球蚴液和棘球蚴砂	虫体微小，长平均3.6mm，头节呈梨形，有顶突吸盘，颈部以下有幼节、成节、孕节各一节，孕节含子宫及虫卵数百个	棘球蚴病（包虫病），常累及肝（80%）、肺（20%）或多个脏器，可致超敏反应
似蚓蛔线虫（蛔虫）	受精卵宽椭圆形，长45～75μm；未受精卵长椭圆形，长88～94μm	受精卵内形成幼虫为感染期虫卵，释出幼虫在体内移行	虫体长圆柱形，头尾变细，雌虫长20～35cm，雄虫长15～31cm。体表有细小横纹及侧索	幼虫可致肺蛔虫症，成虫可致营养不良，均可致超敏反应
毛首鞭形线虫（鞭虫）	纺锤形或腰鼓形，长50～54μm，卵壳较厚	感染期卵含幼虫，在肠道内释出，发育	雌虫长35～50mm，雄虫长30～45mm。虫体前段细长后段粗大，形似马鞭	鞭虫病，引起腹泻、慢性失血及贫血等
十二指肠钩口线虫（钩虫）	长椭圆形，薄壳，无色透明，长56～76μm，宽36～40μm，卵壳内有2～4个细胞	杆状蚴体壁透明，前圆后尖中段细；丝状蚴体表有鞘膜，有感染能力	虫体细长，长约1cm，半透明，肉红色，雌虫略大。前后端均向背面弯曲呈C形，有口囊、交合伞、交合刺、背辐肋等结构	钩虫病，幼虫可致钩蚴性皮炎，呼吸道症状；成虫可致贫血、腹泻、异嗜症等
蠕形住肠线虫（蛲虫）	不规则的卵圆形，无色透明，长50～60μm，一侧较扁平，一侧稍凸起，似D形	感染期虫卵在小肠孵化成幼虫，雌虫在人肛周排卵后发育为幼虫	细小，乳白色，雌虫长8～13mm，头尾尖细；雄虫长2～5mm，尾端向腹面卷曲。头端有口孔和头翼，角皮有横纹	蛲虫病，引起肛周皮肤瘙痒，阑尾炎，阴道炎、子宫颈炎或内膜炎等

续表

类别	虫卵	幼虫	成虫	所致疾病
旋毛形线虫（旋毛虫）	子宫中段充满虫卵，后段含幼虫，新生幼虫124μm×6μm	囊包幼虫寄生在宿主横纹肌内，长约1mm，卷曲状	白色线虫，雄虫长1.4～1.6mm，雌虫长3～4mm。雌虫子宫较长，含虫卵和幼虫	旋毛虫病，幼虫是主要致病阶段，可致肌肉及多脏器病变
班氏吴策线虫（班氏线虫）和马来布鲁丝虫（马来线虫）	丝虫为卵胎生，子宫起始端内卵细胞逐步发育为胚胎至幼虫，卵壳形成鞘膜	微丝蚴呈细杆状，头端钝圆，尾部尖细，外有鞘膜，内有体核	丝线状，乳白色，表皮光滑，有环状横纹。班氏丝虫较长，马来丝虫较短，雌虫比雄虫长，雌虫尾部略向腹面弯曲	急或慢性淋巴丝虫病（淋巴水肿和象皮肿），超敏性淋巴丝虫病，鞘膜积液等
广州管圆线虫	长椭圆形，长64.2～82.1μm，壳薄而透明	第三期幼虫呈细杆状，长约0.5mm	线状，体表有微细环状横纹，雌虫长17～45mm，雄虫11～26mm，头端钝圆	引起嗜酸性粒细胞增多性脑膜脑炎或脑膜炎

四、病原体的致病特性

感染病理学的一个重要任务就是识别和诊断出病变组织中的病原体，提供病因诊断，为临床治疗提供依据。在病变标本中原位检测出病原体或其抗原、抗体、核酸等成分，是病理检查的重要任务。了解病原体的致病特性，可以帮助我们发现病原体或病原体的线索，或缩小鉴别诊断范围，提高诊断效率。下文从病理诊断的角度，对病原体的致病特性进行归纳。

（一）病原体对组织和器官的亲嗜性

某些病原体具有器官或组织的亲嗜性，这对我们判断器官或组织罹患感染性疾病的病因很有帮助。例如，有些病毒具有嗜肝性，可以引起病毒性肝炎，这类病毒有 HAV、HBV、HCV、HDV、HEV、TTV 等，同时也要考虑到 CMV、HIV、HSV 等病毒也可累及肝脏，在病因诊断时需要注意甄别。因此，根据病原体的亲嗜性进行病因诊断时仍要注意排除非亲嗜性病原体感染。

1. 某些病原体具有相对专一的靶器官甚至靶细胞 这些病原体侵犯目标比较单一，其病因诊断也相对容易。部分病原体及相关疾病或病变举例见表 2-2-5。

表 2-2-5 部分病原体的亲嗜性及相关疾病或病变简表

病原体	亲嗜性	相关疾病或病变
嗜肝病毒（HAV、HBV、HCV、HDV、HEV）	肝细胞	病毒性肝炎，肝细胞变性坏死，肝硬化，肝癌
EB病毒	淋巴细胞，上皮细胞	多种类型淋巴瘤，鼻咽癌，胃癌
乳头瘤病毒（HPV）	鳞状上皮（宫颈，皮肤等）	上皮内瘤变，鳞癌
流行性乙型脑炎病毒	脑组织	流行性乙型脑炎
脊髓灰质炎病毒	脊髓前角	脊髓灰质炎
幽门螺杆菌	胃黏膜	慢性胃炎，胃溃疡，胃癌
肺炎链球菌	肺组织	大叶性（纤维素性）肺炎
阿米巴原虫	肝脏、结肠等	阿米巴痢疾，阿米巴肝脓肿等
利什曼原虫	肝	黑热病
弓形虫	脑、心、肺等有核细胞	弓形虫性脑炎、心肌炎、肺炎等
肺孢子菌	肺组织	肺孢子菌肺炎（PCP）
新型隐球菌	脑膜、肺等	脑膜炎，肺炎

2. 部分系统或器官的常见感染性疾病 某些系统或器官有其常见的感染性疾病及其致病因子，举例介绍如下，以便为其病因诊断提供一个感染性疾病谱或参考范围。

（1）呼吸系统感染常见病原体及相关疾病：肺炎常见病原体为病毒和细菌。常见病毒有多种流行性感冒病毒、副流感病毒、麻疹病毒、腮腺炎病毒、呼吸道合胞病毒、鼻病毒、冠状病毒、腺病毒等；常见细菌有肺炎链球菌、肺炎克雷伯菌、嗜肺军团菌、肺炎杆菌等。在免疫缺陷患者，肺孢子菌、隐球菌、曲霉菌、弓形虫等也可引起肺炎。肺脓肿常由化脓性细菌引起，有时可见阿米巴肺脓肿。细粒棘球绦虫和多房棘球绦虫则常引起肺包虫病。

（2）神经系统感染常见病原体及相关疾病，参见表2-2-6。

表2-2-6 神经系统感染常见病原体及相关疾病

病原体	相关疾病
脊髓灰质炎病毒	脊髓灰质炎（小儿麻痹症），无菌性脑膜炎
柯萨奇病毒	病毒性脑膜炎，脑膜脑炎，神经炎
埃可病毒（A型、B型）	脑膜脑炎，脑炎
新型肠道病毒71型（EV71）	手足口病，脑膜脑炎，脑炎
单纯疱疹病毒（HSV-1，HSV-2）	疱疹病毒性脑炎
水痘-带状疱疹病毒	水痘，带状疱疹，脑膜脑炎（极少）
巨细胞病毒	巨细胞包涵体病，先天畸形，脑炎（极少）
EB病毒	脑炎，鼻咽癌，淋巴瘤，传染性单核细胞增多症
人类免疫缺陷病毒（HIV）	神经系统感染，痴呆综合征，HIV脑病
腮腺炎病毒	脑膜脑炎，腮腺炎，睾丸炎
麻疹病毒	亚急性硬化性全脑炎，麻疹包涵体脑炎
尼帕（Nipah）病毒	病毒性脑炎，急性发热性脑炎综合征
风疹病毒	进行性亚急性风疹病毒性全脑炎
狂犬病毒	脑脊髓炎（狂犬病）
3，5，6，7，12型腺病毒	脑膜脑炎
淋巴细胞脉络膜脑膜炎病毒	脑膜炎，脑炎
JC病毒	进行性多灶性白质脑病
朊病毒	海绵状脑病
奈瑟脑膜炎球菌	流行性脑脊髓膜炎
新型隐球菌	隐球菌性脑膜炎
结核分枝杆菌	结核性脑膜炎，脑炎
阿米巴原虫	原发性阿米巴性脑膜炎，阿米巴性脑脓肿
疟原虫	脑型疟疾
弓形虫	弓形虫脑炎
链状带绦虫	脑猪囊虫病/囊尾蚴病
多房棘球绦虫	脑泡球蚴病（泡型包虫病）

（3）消化道感染常见病原体及相关疾病：消化道可感染多种细菌、病毒、真菌和寄生虫，主要引起腹痛、腹泻等症状。食管常见假丝酵母菌和单纯疱疹病毒感染，引起黏膜炎症、假膜或糜烂等病变；胃部常

见幽门螺杆菌感染，引起慢性萎缩性胃炎、胃溃疡、胃癌或淋巴瘤；肠道常见细菌、病毒感染，如轮状病毒、杯状病毒、大肠埃希菌、变形杆菌、伤寒沙门菌、志贺菌、鼠疫耶尔森菌等。

肠道寄生虫感染种类很多，仅原虫就有溶组织内阿米巴原虫（结肠）、蓝氏贾第鞭毛虫（小肠上部）、等孢球虫（小肠）、圆孢子虫（小肠）、隐孢子虫（小肠）、人芽囊原虫（回盲部）和结肠小袋纤毛虫（结肠）等；蠕虫类有日本血吸虫（结肠）、布氏姜片吸虫（肠吸虫）、钩虫（十二指肠钩口线虫、美洲板口线虫）、毛首鞭形线虫（鞭虫）、蠕形住肠线虫（蛲虫）和粪类圆线虫、似蚓蛔线虫（蛔虫）等。肠绦虫病（intestinal cestodiasis）主要由链状带绦虫（猪带绦虫）、肥胖带绦虫（牛带绦虫）引起，微小膜壳绦虫病、缩小膜壳绦虫病、克氏假裸头绦虫病、阔节裂头绦虫病、曼氏迭宫绦虫病、犬复孔绦虫病、亚洲带绦虫病等较少见。

（4）肝脏感染常见病原体：目前认为病毒性肝炎病原体至少有8种，包括HAV、HBV、HCV、HDV、HEV、己型肝炎病毒（HFV）、庚型肝炎病毒（HGV/GBV-C）、TTV等。目前，对HAV至HEV这5种具有嗜肝性的肝炎病毒已经有了全面的了解，对后来发现的3种肝炎病毒，仍在深入研究中。各型病毒性肝炎均能引起类似的肝脏炎症性病变。此外，还有一些非嗜肝性病毒，也能累及肝细胞，引起肝脏病变，如CMV、EB病毒、黄热病毒、风疹病毒甚至HIV等，但不列入肝炎病毒范畴。肝脏寄生虫感染主要有阿米巴原虫（阿米巴脓肿）、利什曼原虫（利什曼病）、细粒棘球绦虫（棘球蚴病/包虫病）、多房棘球绦虫（泡型棘球蚴病/泡型包虫病）等。

其他器官和组织的感染与常见病原体不再一一列举，参见各种病原体感染部分。有时在病灶中可以直接观察到病原体或病原体感染的线索，借助某些辅助技术可以确定病原体的种类，实现精准的病因诊断。

（二）病原体致病的病变特征

各种病原体所致的病变也有一定特征，有些病原体主要引起变质性病变，另一些病原体则主要引起渗出性或化脓性病变；有些病原体可引起肿瘤形成，另一些病原体则引起肉芽肿性病变。以下从病理变化的角度，提供一些推测病原体的线索，包括炎细胞的种类、数量及形态的变化，以及受感染细胞的形态学变化两个方面，均可提示感染的病因。

1. **病变的类型**　引起化脓性病变的细菌称为化脓菌，但有些真菌感染也可导致化脓性病变。化脓性病灶中有大量中性粒细胞，往往提示为葡萄球菌或链球菌感染。寄生虫感染常引起血液和病灶内嗜酸性粒细胞的明显增加。淋巴细胞渗出为主的炎症往往与病毒感染有关，也见于感染诱发的免疫反应。淋巴细胞的浸润也有一些特征性，如在鼻咽部常见亲上皮现象，在脑组织内常围绕小血管呈袖套状浸润，均提示病毒感染。不同类型的坏死也与病原体有大致的对应关系（参见上述病原体的致病特性分类）。

2. **受累细胞的病变**　上皮细胞和单核巨噬细胞等经常受到病原体的累及，发生形态学改变。例如，病毒包涵体是某些病毒感染的主要线索，见于细胞质和（或）细胞核内，如巨细胞病毒引起细胞肿大，核内包涵体形成。其包涵体周围有空晕，与核膜分离，如鹰眼状，很有特征性。单纯疱疹病毒也可以形成类似包涵体。麻疹病毒感染既可形成包涵体，也可形成醒目的多核巨细胞。但是只有50%的已知病毒感染与特异性包涵体有关，许多病毒感染并无特征的细胞病变或病变不明显，借助特异性抗体的免疫组化标记可以鉴别它们。常见的细胞病变归纳于表2-2-7，可供病理诊断参考。具体病变将在各种感染性疾病中详细阐述。

表2-2-7　病原体与细胞病变简表

病原体	累及的细胞	细胞病变的表现
细胞内病原体（病毒、原虫、分枝杆菌等）	单核巨噬细胞	上皮样细胞、泡沫细胞、多核巨细胞（朗汉斯巨细胞）等
巨细胞病毒	上皮细胞，巨噬细胞	细胞增大，核内病毒包涵体
单纯疱疹病毒	上皮细胞，巨噬细胞	细胞增大，磨玻璃样核，病毒包涵体
麻疹病毒	上皮细胞	多核巨细胞，病毒包涵体
乙型肝炎病毒	肝细胞	毛玻璃样肝细胞
组织胞浆菌	组织细胞	细胞增大，胞质内可见有荚膜的孢子
利什曼原虫	组织细胞	细胞增大，胞质内可见原虫
弓形虫	各种有核细胞	胞质内弓形虫包囊或滋养体

续表

病原体	累及的细胞	细胞病变的表现
人乳头状瘤病毒	鳞状上皮	浅中层有挖空细胞形成
传染性软疣病毒	鳞状上皮	软疣小体
麻风分枝杆菌	巨噬细胞	泡沫细胞和肉芽肿，胞质内抗酸杆菌

3. 特殊结构　有些病原体感染可形成特殊的结构，有助于病因诊断。肉芽肿是许多感染所致的一种特异性表现（下文专题介绍）。例如，何博礼现象（Splendore-Hoeppli phenomenon），也称放射状嗜酸性棒状体，这是由嗜酸性物质呈放射状（或星状）聚集的现象，常见于急性血吸虫感染，也可见于孢子丝菌病、放线菌病、葡萄状菌病、足菌肿、孢子丝菌病、鼻面部和皮下藻菌病等。再如夏科 - 莱登（Charcot-Leyden）结晶为菱形无色透明物质，其两端尖长，大小不等，折光性强，是嗜酸性粒细胞破裂后嗜酸性颗粒相互融合而成，多见于肺吸虫病、阿米巴痢疾等，也可见于支气管哮喘患者气管腔内的黏液栓（主要是由黏液、坏死脱落的细胞和一些白细胞构成）或管壁中，抗酸染色呈深红色。脑组织内病毒感染，常可见淋巴细胞围绕血管呈袖套状浸润、嗜神经细胞现象、神经细胞卫星现象、脱髓鞘病变等结构，具有一定的特殊性。虽然这些特殊结构不具备专一性，但却有助于病理学工作者缩小鉴别诊断范围。

（刘德纯　张庆云；郭瑞珍）

第三节　病原体的感染途径

感染病的传播途径是指病原体离开传染源到达健康人所经过的途径。人体接触和感染病原体有许多途径，这一方面与人体组织的易感性有关，另一方面也与病原体对人体组织的亲嗜性有关。归纳起来，大致可以分为以下 2 种方式，即水平传播（horizontal transmisson）和垂直传播（vertical transmisson），10 余种传播途径，即经污染的食物、水源、土壤、空气和飞沫、血液、胎盘、乳汁、医疗器械、皮肤黏膜、手、昆虫等途径传播，感染病也因此有相应的分类和名称。

一、经消化道感染与食源性疾病

有些病原体随污染的食物和饮水进入人体，经过消化道感染，引起食源性疾病（food-borne diseases），分述如下。

1. 经食物传播　食物中的病原体包括食物中本来含有病原体（如弓形虫、旋毛虫、猪囊虫等）和食物在加工运输过程中被病原体污染（如细菌和病毒等）两种情况。经食物和消化道途径传播的疾病即食源性疾病。按其致病机制又分为感染性和中毒性两大类。按照包含有病原体的食物种类，可再分为水源性、甲壳性、鱼源性、肉源性、螺源性等。按照病原体的属性，可以分为细菌性、病毒性、寄生虫性等。伤寒、细菌性痢疾、霍乱等胃肠道传染病，大多是摄入污染的食物所致，已被列为法定传染病。水、手指和苍蝇等是消化道传染病传播的重要媒介。例如，弓形虫病主要通过食用含有未被杀灭的弓形虫包囊的肉类感染（肉源性），或通过携带弓形虫的宿主猫的粪便污染的食品或餐具等感染，这类疾病称为食源性寄生虫病。

近年来，人们的饮食习惯有所改变，有些人喜欢吃生的或半生半熟的肉类食品，加之烧、烤、涮等食用方法往往肉品未熟就进食，其中所含的弓形虫等寄生虫未被杀死。而且人们的食肉品种也更加丰富，除了猪、牛、羊、鸡、鸭、兔、鱼、虾、蟹等以外，还有犬、蛇、蛙、螺及多种野味，上述原因造成了食源性寄生虫病在我国呈上升趋势。由国家卫健委组织进行的"全国重点寄生虫病现状调查"中，食源性寄生虫病占有很大的比例，其中包括肝吸虫病、肺吸虫病、弓形虫病、旋毛虫病、囊虫病等。养殖或食用甲鱼也可导致 O139 霍乱的传播。一些城市腹泻频发，其病原体谱发生改变，在深圳、上海、杭州等城市分离出的副霍乱弧菌已经超过志贺菌。除肠道传染病外，个别呼吸道传染病（如结核疾病、白喉等）也可经食物传播。

2. 经饮水传播　自来水和自然界的湖水或河水被病原体污染后如未经充分消毒和煮沸，则可能感染饮用者,严重者可造成某种感染流行。经饮水传播的疾病有霍乱、伤寒、细菌性痢疾、甲型肝炎、肠胃炎、脊髓灰质炎和脑膜炎等。经饮水传播的疾病的流行强度取决于水源类型、供水范围、水受污染的强度及频度、病原体在水中存活时间的长短、饮水卫生管理是否完善及居民卫生习惯等。

二、经空气飞沫传播与呼吸道感染

某些病原体从患者或带菌者的痰液、唾沫等散布到周围空气中,通过空气中的飞沫或气溶胶传播,形成呼吸道感染。感染源往往是呼吸道疾病患者。呼吸道传染病的病原体存在于呼吸道黏膜表面的黏液中或纤毛上皮细胞的碎片里,当患者呼气、大声说话、号哭、打鼾、咳嗽、打喷嚏时,可从鼻咽部喷出大量含有病原体的黏液飞沫,被周围的易感者吸入而造成疾病传播。飞沫传播的范围仅限于患者或携带者周围的密切接触者。此外,亦可通过吸入沾有病菌的尘埃而引起。通过呼吸道感染的疾病有肺结核、流行性感冒、COVID-19、SARS、白喉、百日咳、流行性脑脊髓膜炎、军团病等。

三、经皮肤黏膜的接触性传播

接触性传播又称体表传播,指病原体经过皮肤黏膜进入人体而引起感染病的传播方式,包括:①与患病的人或动物密切接触;②与患者污染的物品接触;③与含有病原体的土壤、水接触。接触性传播中病原体首先接触人体皮肤和浅表黏膜。很多病原体可以通过皮肤、黏膜(尤其破损处)的接触直接传播,典型的例证是性接触传播和水源性传播。通过接触传播的传染病除性病外,还有狂犬病、炭疽、破伤风、血吸虫病、麻风病、钩端螺旋体病、沙眼、疥疮等。分述如下。

1. **性传播疾病(sexually transmitted disease,STD)** 也称性传染病,简称性病(venereal disease),是一组以性行为为主要传播途径(通过性接触而传播)的传染病。在皮肤黏膜直接接触和摩擦过程中,病原体可以经过微细的损伤传播给对方,引起性传播疾病,过去民间称为"花柳病"。经典性病包括梅毒、淋病、软下疳、性病性淋巴肉芽肿和腹股沟淋巴肉芽肿5种,已为医学界所熟知。有些性病在我国已经消失多年。20世纪80年代以来,随着性观念的改变和性行为的多样化,不但STD发病率在上升,STD范围也有所扩大,与性交活动有关的疾病也不断增多,STD的概念也相应扩大。我国卫生部发布的《性病防治管理办法》中规定了8种性病作为重点防治对象,分别是艾滋病、淋病、梅毒、软下疳、性病性淋巴肉芽肿、非淋菌性尿道炎、尖锐湿疣、生殖器疱疹。其中艾滋病、淋病和梅毒为法定乙类传染病。1976年WHO把由于性接触或者类似性行为所造成的疾病都归为STD,至今已有30多种,总称为新一代的性传播疾病(表2-3-1)。

表 2-3-1　新一代性传播疾病的病种及其病因

性传播疾病	致病微生物	性传播疾病	致病微生物
一级		性病性盆腔炎	奈瑟淋球菌等
艾滋病(AIDS)#@	人类免疫缺陷病毒	三级	
二级		尖锐湿疣#	人乳头状瘤病毒(HPV)
梅毒*#@	梅毒螺旋体	生殖器疱疹#	单纯疱疹病毒(HSV)
淋病*#@	奈瑟淋球菌	阴部假丝酵母菌病	白假丝酵母菌
软下疳*#	杜克雷嗜血杆菌	传染性软疣	传染病软疣病毒
性病性淋巴肉芽肿*#	衣原体	阴部单纯疱疹	单纯疱疹病毒(HSV)
腹股沟淋巴肉芽肿*	肉芽肿荚膜杆菌	加特纳菌阴道炎	加特纳菌
非淋菌性尿道炎#	衣原体/支原体感染	性病性肝周炎	淋球菌、衣原体等
性病性衣原体病	性病性衣原体	瑞特(Reiter)综合征	淋球菌等(尿道炎)
泌尿生殖道支原体病	溶脲脲原体	B群链球菌病	B群链球菌
细菌性阴道炎	奈瑟淋球菌等细菌	乙型肝炎	乙型肝炎病毒(HBV)
性病性阴道炎	阴道毛滴虫等	疥疮	螨虫

性传播疾病	致病微生物	性传播疾病	致病微生物
阴虱病	阴虱	弯曲杆菌病	弯曲杆菌
人巨细胞病毒病	人巨细胞病毒（CMV）	沙门菌病	沙门菌
	四级	阿米巴病	阿米巴原虫
梨形鞭毛虫病	梨形鞭毛虫	志贺菌病	志贺菌

注：* 经典性病5种；# 《性病防治管理办法》中规定的性病8种；@ 法定传染病3种。

STD 都是感染性疾病，与一般的感染相比，STD 的特点是病原体比较广泛而传播途径比较单一，流行范围比较广泛但能够预防。STD 的病原体包括病毒、细菌、衣原体、支原体、螺旋体、真菌、寄生虫等，基本上都是通过性接触而传播。其中有些疾病如 AIDS、乙型肝炎等，除经性传播外，也可经过其他途径如血液或母婴垂直传播。STD 在全世界广泛流行，对人类健康危害很大，有些疾病如梅毒、AIDS，不但可危及患者生命，还可累及下一代。但其发病不但与社会因素有关，也和个人的行为有关。通过社会的积极干预和个人的有效防护，STD 是可以预防和控制的。

2. 水源性传播（waterborne transmission） 即通过接触疫水中的病原体或其寄生物而获得的感染。污染水源的病原体，水中所含有的细菌、病毒和寄生虫都可以引起感染。除上述饮用污染的水而感染外，因接触疫水而感染的疾病更多，血吸虫病、钩端螺旋体病等就是典型的例子。水源污染在很大程度上是由于水中沾染了人畜粪便而引起的，单单 1g 粪便中可能含有多达 1000 亿个微生物。

美国 1997～1998 年共报道了 49 次水源性疾病，共 4166 个病例，其中 4 人死于原发性阿米巴脑膜脑炎，1 人死于 O157:H7 大肠埃希菌感染。不管是饮用水还是娱乐用水，寄生虫所致的水源性疾病均有所增加，怀疑是粪便污染所致。在自来水管道、医疗设备的用水管道，也可滋生病原体，对住院患者构成潜在威胁。医院水源性感染已成为医院感染方面颇受关注的问题。

我国 2007 年报告水源性传染病类突发公共卫生事件 73 起，占传染病类突发公共卫生事件数量的 2.56%，75.3% 的事件发生地在农村地区。93.2% 由生活饮用水污染引起，饮用水未经消毒处理和供水系统管网破损是引起事件发生的主要原因。

3. 土源性传播（soilborne infection） 土壤受污染的机会很多，有些传染病如破伤风、炭疽、气性坏疽等的病原菌可以在潮湿或干燥的泥土中长期生存；含有寄生虫的粪便也可污染土壤，人粪施肥使肠道病病原体或寄生虫虫卵污染土壤，如钩虫卵、蛔虫卵等；屠宰牲畜的场地周围也易被动物血液和内脏、粪便中的病原体污染。若皮肤破损，接触污染土壤内的病原体也可以获得感染，如某些土源性感染导致的寄生虫病，包括钩虫病、蛔虫病、鞭虫病等。

4. 组织损伤继发感染 组织损伤是指机械力或物理因素作用于机体，引起组织结构的破坏和连续性的中断，常伴功能障碍。外力损伤对人体是一种强烈的外界刺激，不但在受伤部位出现不同程度和不同类型的组织损害，还会在全身和局部引起一系列病理生理上的变化。创伤或手术导致皮肤黏膜损伤，也有利于细菌侵入导致感染。开放性创伤或骨折，伤口暴露面积较大，尤其是接触土壤和尘土的伤口，本身就有直接接触病原体而遭受感染的危险，可能导致化脓性或厌氧性细菌污染，或异物存留诱发感染。再者，由于组织损伤后常使人体天然免疫屏障皮肤、黏膜等遭受破坏，机体免疫功能下降，因而机体对病原微生物的抵抗力也会降低，更容易引起各种病原微生物的感染。

皮肤黏膜的细小破损，可招致致病性葡萄球菌、链球菌等感染引起化脓性炎症。泥土、人类和动物粪便中，可有破伤风梭菌、产气荚膜梭菌等的芽孢存在。这些芽孢若进入深部伤口，微环境适宜时就会发芽、繁殖，产生外毒素而致病。火器、锐器或钝性暴力等造成皮肤软组织破裂，身体深部组织与外界相通，称为开放性损伤。此时由于组织结构破坏或功能障碍，造成局部组织对病原体的免疫防御功能减低，同时开放的创口通道也为病原微生物的入侵提供了感染途径，而皮肤表层的浅表擦伤一般不易招致感染。由尖刀、剪刀、木刺等细长的尖锐物体刺入组织造成的刺伤，伤口不大而较深，甚至可损伤内脏和深部血管，致伤物也可因折断造成异物存留或由于致伤物本身不洁而引起深部软组织感染。由锐利的刀具造成的切割伤则不易形成感染。皮肤和皮下组织在钝性暴力的猛烈作用下撕裂，形成的创口边缘不齐整，周围组织破坏较重，范围较广，使皮肤和皮下组织容易发生坏死和感染。由枪弹形成的贯通伤或非贯通伤（盲管伤）也可能会带进异物而引起较为严重的化脓感染、破伤风和气性坏疽。经创伤感染的微生物有金黄色葡萄球菌、凝固酶阴性葡萄球菌、链球菌、铜绿假单胞菌、破伤风梭菌、产气荚膜梭菌、无芽孢厌氧菌等。在医疗过程中，由于穿刺、置入导管、静脉注射、手术切口等微小的损伤，也有招致感染的风险。

5. 物媒传播和手传播 所谓物媒传播（fomite transmission），是指通过物体媒介传播传染性疾病，具体说来，就是感染者把病原体沾染在物体表面，而未感染者通过接触残留在物体表面的病原体而获得感染，故也属接触传播。接触受到污染的物体后，人手随时都可能被污染，用污染的手再去触摸自己的眼、口、鼻，或拿食物，就可能使自己受到感染，因而手是接触传播的重要媒介。许多常见感染病，如感染性腹泻、急性呼吸道传染病、皮肤感染和沙眼等，都可以经污染的物体和手传播。例如，感冒者通过咳嗽、打喷嚏把病原体喷溅在物体表面，腹泻患者手上带菌并将病原体沾染到接触的公共场所的物品等。医院内患者接触过的物件，如楼梯扶手、电梯按钮、门把手、服务台、收费窗口及钱币等，都可能被细菌或病毒等污染。物媒传播在传染性呼吸系统疾病及胃肠道疾病中更为重要。通过物媒传播的病毒较多，如流感病毒、呼吸道合胞病毒、鼻病毒、冠状病毒、轮状病毒、腺病毒、肠道病毒、肝炎病毒和人乳头状瘤病毒等。据研究，呼吸道病毒在不同物体表面滞留后一段时间内仍可保留活性，如流感病毒在坚硬光滑的物体表面可存活 24～48 小时，在衣物和纸巾表面可存活 8 小时。基于手的污染及其在感染传播中的作用，因此在防控医院内感染中特别强调洗手或手卫生，这也是防控手污染的重要手段。使用表面清洁剂也可以减少物媒传播的危险。在 COVID-19 传播过程中冷链物流环节也被证明具有物媒传播的危险。

四、经血液传播与血源性疾病

通过使用被病原体污染的血液、体液或血液制品而获得的感染性疾病，称为血源感染性疾病（blood borne infective disease），包括 3 种方式。

1. 输血 血液传播（transmission via blood）中最常见和最严重的是输血。如果血液中含有病原体，就可能通过输血传播给他人。一次输入污染的血液就可能患病，其危险性比被患者用过的注射器误扎要大数百倍。

非法采血和供血，由于缺乏严格的消毒灭菌措施，供血者在回输血细胞后，或患者在接收输血后，都有可能被污染的血液感染而患病。

通过输血和血液制品传播的病原体有 HBV、HCV、HDV、HGV、TTV、CMV、HIV、梅毒螺旋体、弓形虫等。

在新发感染病中也有不少是由于输血感染的，病毒性疾病是目前对血液安全的最大威胁，经输血传播的先决条件是存在病毒血症期，病毒能够在血液及其成分中存活。文献报道，西尼罗病毒（West Nile virus，WNV）、基孔肯雅病毒（Chikungunya virus，CHIKV）、登革病毒（dengue virus）、疱疹病毒（herpes virus）、猿泡沫病毒（Simian foamy virus，SFV），以及某些寄生虫病如巴贝虫病（babesiasis）、锥虫病（trypanosomiasis）、疟疾（malaria）、利什曼原虫病（leishmaniasis），也可经输血传播。牛海绵状脑病病原体为朊病毒，也是经血液传播的疾病。

2. 使用血液制品 由此造成疾病传播的经典案例也见于 AIDS 传播的历史记录。我国最早发现的一批 HIV 感染者是血友病患者，因使用了从美国进口的血液制品第Ⅷ因子而感染，事件发生后我国立即停止使用美国的血液制品。

3. 静脉吸毒 即把毒品通过静脉注射来体验毒品的快感。由于早年对注射器的严格管理，吸毒者只好多人共用一只注射器，甚至反复使用一只注射器，注射器在使用过程中很容易被污染。如果其中有一人携带 HIV 或 HBV 等病毒，便可造成该病毒的传播。我国 AIDS 流行早期，静脉吸毒传播占很大比例。自从发现静脉吸毒和非法采供血引起的肝炎和 AIDS 传播以来，我国大力加强血站建设和戒毒管理，为控制疾病的血源性播散起到了积极作用。

血流感染（blood stream infection）是指各种病原微生物和毒素侵入血循环引起全身感染、中毒和炎症反应，包括败血症、菌血症、脓毒症、导管相关血流感染、细菌性心内膜炎等，是一种严重的全身感染性疾病。它是机体感染的一种体内扩散形式和疾病状态，与血源性疾病的概念不同。

五、母婴垂直传播与先天性感染

妊娠期妇女较易受到某些病毒或弓形虫等病原体感染，在病毒血症或虫血症期，经胎盘将病原体传播给胎儿，导致母婴垂直传播（vertical transmission）。病原体通过胎盘、产道或哺乳三种方式，传播给胎儿、新生儿和婴幼儿，引起先天性感染。

1. 胎盘 - 胎儿途径 病原体可以从宫颈口（逆

行）或经血流（下行）到达妊娠子宫、胎盘，感染胎儿，严重者可导致胎儿死亡，或早产、畸形等。妊娠早期受到某些病毒或弓形虫感染，经胎盘传播给胎儿，形成所谓 TORCH 综合征，即由弓形虫、风疹病毒、巨细胞病毒、单纯疱疹病毒及其他感染引起的胚胎发育障碍及异常妊娠结局，其他感染病原体包括梅毒螺旋体、寨卡病毒以及多种细菌等。胎儿可发生如流产、死胎、早产、发育障碍或畸形、先天性心脏病、耳聋、中枢神经损伤等情况。对胎儿的影响主要取决于感染的时间，如妊娠早期感染风疹病毒可引起婴儿先天性心脏病、智力发育迟缓、白内障或耳聋等，而妊娠晚期感染该病毒则婴儿无明显损伤。

HIV 可以通过胎盘传播给胎儿导致先天性感染，其决定因素是母亲血液中含有 HIV。在 1 岁以内的婴幼儿中，约 50% 的 HIV 感染是通过患 AIDS 的母亲传播的。梅毒螺旋体等也可造成胎儿的先天性感染。

2. 产道感染 即胎儿通过产道分娩时，被宫颈和阴道内的病原体所感染。

3. 哺乳感染 母亲乳汁中的病原体可以在哺乳时通过消化道传播给新生儿和婴儿。这实际上是一种消化道传播。

有些医院里死产的胎儿或新生儿尸检较多，或胎盘标本较多，建议在病理检查时注意检测其病因，排除上述病原体感染的可能性。

六、生物媒介传播与虫媒传播

生物媒介传播主要是指以节肢动物（如蚊、蜱、虱、蚤、螨等）为媒介，经节肢动物叮咬吸血或机械携带而传播。患者和带菌的动物是主要的传染源。病原体的原始寄生部位是血液和淋巴，主要是通过吸血的节肢动物传播，然后侵入血流而播散，引起靶器官的炎症性病变。例如，人类鼠疫由鼠蚤传播，恙虫病由恙螨幼虫传播等。由节肢动物、鼠类及软体动物起主要传播作用的疾病称作媒介生物性疾病或动物性传染病。通过昆虫叮咬感染又称虫媒性感染。例如，如乙型脑炎病毒、杜氏利什曼原虫和克氏锥虫等必须借助吸血的节肢动物作为媒介，通过叮咬宿主进行传播，才能从患病个体释出再传染给另一个体。有些动物性传染病是通过密切接触（包括动物皮毛、分泌物、排泄物等）及抓咬损伤而传播的。

1. 蚊虫传播的疾病 据研究，蚊虫能传播 80 多种疾病，常见的是伊蚊、库蚊和按蚊。蚊子是嗜血昆虫，在人类和动物间没有严格的选择性。常见的蚊传感染病有登革热、疟疾、黄热病、丝虫病、乙型脑炎、西尼罗河热、基孔肯雅出血热等。例如，疟疾，是以按蚊为媒介的常见寄生虫病。我国以间日疟分布最广，几乎遍布全国，恶性疟次之，范围较小。

2. 蜱类传播的疾病 蜱是一种寄生在动物体表的吸血寄生虫，隶属寄螨目，蜱总科。世界上确认的蜱大约有 897 种，我国记载的蜱类有 120 余种。蜱可携带和传播多种病原体，包括 126 种病毒（如森林脑炎病毒、出血热病毒等）、14 种细菌（如土拉菌、布鲁氏菌等）、20 种立克次体、18 种螺旋体、32 种原虫（如巴贝虫等）、1 种衣原体、1 种支原体、1 种巴尔通体和 2 种线虫。蜱媒传染病（tick-borne infectious disease，TBD）是一类由媒介蜱传播的自然疫源性疾病。20 世纪后期，世界上相继出现了一系列的 TBD。我国已知的 TBD 主要有 10 余种，包括森林脑炎、出血热、Q 热、斑点热、莱姆病、回归热、野兔热、鼠疫、布鲁氏菌病、人单核细胞埃立克体病和巴贝虫病等。此外，2006 年我国安徽发现首例临床确诊人粒细胞无形体病（HGA）病例后，2010 年中国疾病预防控制中心在发热病例中分离到一种新型病毒，并命名为发热伴血小板减少综合征布尼亚病毒（SFTSV）。

3. 螺类传播的疾病 由螺类为媒介传播的疾病为螺传疾病，如血吸虫病、华支睾吸虫病、布氏姜片虫病、广州管圆线虫病和并殖吸虫病等。血吸虫病是发展中国家的主要寄生虫病之一，传播广泛，危害严重，遍及 76 个国家，我国是全球 4 个受害最严重的国家之一。华支睾吸虫病主要分布在亚洲，如中国、日本、朝鲜和东南亚国家。该病的第一中间宿主为淡水螺，我国已证实有 6 属 8 种。广州管圆线虫病的螺类中间宿主达 56 种。在我国主要是水生的福寿螺和陆生的褐云玛瑙螺所传播。新近证实的中间宿主有铜锈环棱螺等。

4. 其他 许多动物也可传播疾病，参见表 2-3-2。

七、医源性传播与医院内感染

医源性传播（iatrogenic transmission）是指在医疗、预防工作中，由于隔离消毒措施不当人为地造成某些感染病的传播。如通过污染的医疗器械、静脉留置、器官移植传播等，属于医院内感染的范畴。

1. 手术相关感染（operation-related infection，ORI） 在手术过程中没有严格执行消毒灭菌的要求，医疗器械被污染，或手术部位受到污染，或感染性创伤清理坏死和渗出物不够彻底，或换药时操作不当等，都可能造成或扩大手术部位感染（surgical site infection，SSI）。

表2-3-2　常见传播媒介与相关疾病简表

媒介	相关病原体	相关疾病	媒介	相关病原体	相关疾病
鼠类	鼠疫杆菌	鼠疫	螺类	日本血吸虫	日本血吸虫病
	汉坦病毒	肾综合热出血热		华支睾吸虫	华支睾吸虫病
恙螨	恙虫病东方体	恙虫病		布氏姜片虫	布氏姜片虫病
	乙型脑炎病毒	乙型脑炎		广州管圆线虫	广州管圆线虫病
	利什曼原虫	利什曼原虫病		卫氏并殖吸虫	并殖吸虫病
	克氏锥虫	克氏锥虫病	犬类	狂犬病毒	犬咬伤，狂犬病
蚊虫	登革热病毒	登革热		贾第鞭毛虫	贾第鞭毛虫病
	基孔肯雅病毒	基孔肯雅热		棘球蚴	棘球蚴病（包虫病）
	黄热病病毒	黄热病	猫类	巴尔通体	猫咬伤，猫抓病
	西尼罗河病毒	西尼罗河热		弓形虫	弓形虫病
	乙型脑炎病毒	乙型脑炎		沙门菌	沙门菌病
	丝虫	丝虫病	鸟类	鹦鹉热衣原体	鹦鹉热
	疟原虫	疟疾		新型隐球菌	隐球菌病
蜱类	森林脑炎病毒	森林脑炎		禽流感病毒	禽流感
	出血热病毒	出血热	兔类	土拉杆菌	土拉杆菌病（兔热病）
	新型布尼亚病毒	发热伴血小板减少综合征	猪类	乙型脑炎病毒	乙型脑炎
	布鲁氏菌	布鲁氏菌病		戊型肝炎病毒	戊型肝炎
	立克次体	Q热、斑点热、回归热		猪链球菌	人感染猪链球菌病
	螺旋体	莱姆病		钩端螺旋体	钩端螺旋体病
	巴贝虫	巴贝虫病		猪肉绦虫	猪肉绦虫病
	巴尔通体	猫抓病	牛类	炭疽杆菌	炭疽
	埃立克体	人单核细胞埃立克体病		布鲁氏菌	布鲁氏菌病
鱼类	分枝杆菌	游泳池肉芽肿		日本血吸虫	日本血吸虫病
	类鼻疽杆菌	类鼻疽		朊病毒	疯牛病

无菌手术可以一期愈合，则无感染发生，一旦发生感染则会延迟愈合，并因肉芽组织增生而形成瘢痕。对感染性或开放性伤口的处理，包括清除坏死组织和异物、消除感染源和抗生素治疗，属于感染外科学的范畴。

2. 导管相关感染（cather-related infection，CRI）　近年血管内留置导管、导管介入引起的感染时有发生，颇受关注。血管内留置导管是现代医护工作不可缺少的部分，随着医学的发展，导管的技术也有了突飞猛进的发展，不再是单纯的外周静脉导管和单腔的中心静脉导管，这些可留置的通道为输入液体、血液制品、营养物质、药物、监测血流动力学的变化、采血及维持急救通道提供了可靠途径，但同时也带来了各种并发症。如与导管相关的局部感染、菌血症、血栓形成、血栓性脉管炎等。其中感染问题最常见、最严重。据报道，导管相关性感染可使平均住院时间延长7天，病死率也提高10%～20%。在美国，估计每年CRI有75 000人次，需要额外的花费3亿～23亿美元，ICU内病死率高达25%或以上。CRI常见的危险因素为皮肤插管部位污染，长期留置导管（＞30

天），灌流液污染与操作过程消毒不严格等，正压无针输液接头也可以增加血流感染（BSI）的风险，应当引起高度重视。美国 CDC 已发布《预防血管内导管相关性感染预防指南》，以加强控制这类感染。

3. 骨髓和器官移植的接受者也存在被感染的危险 一是移植过来的组织中原本存在着潜伏的感染，如某种病毒、弓形虫等，在移植到异体后感染复活；二是在移植后由于免疫抑制治疗的影响，机体免疫力低下，容易获得机会性感染，或使自体的或异体原有的潜伏感染复活。

4. 植入物有时也会诱发感染 如人工关节、人工瓣膜、管腔支架等植入后发生感染，亦见报道。

5. 职业暴露（occupational exposure）感染 即医护人员由于职业性暴露而发生的感染，主要是接触

传播，也应当属于医源性传播。现在医护人员和警察在工作中发生的 HIV 感染已经被划入职业病范畴。医护人员应当注意手卫生和保护皮肤黏膜，以免个人遭受感染，也避免将感染在患者间传播。

此外，有些感染病可以通过多种途径传播，如 AIDS、梅毒等性病可以经性传播、血液传播和母婴垂直传播，亦不止累及性器官。弓形虫病主要经污染的肉类食物传播，也可以通过皮肤黏膜、输入含有弓形虫的血液，以及母婴垂直传播。有些致病菌如结核分枝杆菌、炭疽芽孢杆菌等可经过呼吸道、消化道、皮肤创伤等多种途径感染。

（刘德纯 张庆云；郭瑞珍）

第四节 易感人群和人群易感性

感染病在人群中流行时，从病原体到患者要经过传染源（是指能够散播病原体的人或动物，包括患者和携带者）、传播途径（是指病原体离开传染源到达健康人后所经过的途径，如接触传播、饮食传播、生物媒介传播等）和易感人群三个环节。本节主要讨论第三个环节，即易感人群和人群易感性问题，这也是感染病理学的一个基础问题，涉及感染病发病的内在条件。

一、易感人群与人群易感性概述

对某种感染病缺乏特异性免疫力或免疫防御功能低下的人群为易感人群，其中的某一个体为易感者，易感者在某一特定人群中的比例，决定该人群的易感性。人群易感性越高，传染病越容易传播和流行。与易感性相关的因素包括：

1. 人体的差异 感染病的发生发展，具有人体差异。个人的免疫防御功能是关键因素。同样的外部环境下，有些人可以幸免于难，不发病或者症状轻微，如所谓 HIV 精英控制者，在感染 HIV 后可以十几年不发病。有些易感者由于对某种传染病缺乏免疫力而容易感染该病。一般说来，妇女、儿童、老人和免疫损伤/缺陷人群，以及某些基础疾病患者，比较容易获得各种感染，并易发生机会性感染。

2. 器官的特异性 人体各种组织器官的免疫防御系统在结构和功能上也有差异，在感染病的易感性上也有所不同。例如，呼吸系统易于接受飞沫中的病原体

感染，而神经系统则多经血液转运病原体间接获得感染。皮肤黏膜受到损伤可以直接感染细菌和病毒，淋巴结的感染则多由皮肤黏膜感染的淋巴道播散所致。

3. 病原体的亲嗜性 人体的易感性也与病原体的亲嗜性有关，某些细胞表面受体容易和某些病毒的抗原成分黏附和结合，构成了病原体的亲嗜性，如 HIV 与 CD4$^+$T 淋巴细胞，HPV 与鳞状细胞等。

二、孕产妇与婴幼儿的感染

妇女在妊娠和分娩期间，由于机体生理状态的改变，比较容易发生某些感染，而且这些感染又可以导致异常妊娠结局，或影响到胎儿和新生儿发育，甚至发生更久远的影响，因此值得重视（详见第六章）。婴幼儿由于免疫防御系统发育不健全，同时又有从母体内接受先天性感染的风险，也是各种感染的好发人群。

1. 孕产妇的感染 孕期感染，即妊娠期间发生的各种感染，广义地说，包括皮肤、血液、呼吸道、消化道、神经、泌尿生殖等系统或组织的感染，甚至性传播疾病。这些感染可以直接影响到孕妇本身的健康，也可能垂直传播给胎儿，造成异常妊娠结局。例如，弓形虫病是人兽共患病，主要是通过胃肠道使人感染，也可通过血流经胎盘感染胎儿，是导致流产、畸形、死胎以及先天性弓形虫病的重要原因。孕妇感染的典型表现为 TORCH 综合征，即由弓形虫、风疹病毒、巨细胞病毒、单纯疱疹病毒及其他病原体感染

所导致的一系列病症。它们的致畸作用很受重视。先天性梅毒与孕期感染的关系更是早已受到关注。近年来，不少学者报道沙眼衣原体、解脲支原体感染也可致孕产妇自然流产、低出生体重儿、死胎死产、胎儿畸形、异位妊娠及不孕不育症等疾病的发生。孕期细菌和真菌感染近年也颇受关注。其他可导致不良妊娠结局的病原体还有流感病毒、人乳头状瘤病毒、肝炎病毒、人类免疫缺陷病毒、滴虫、疟原虫及 L 型细菌等。孕妇生殖道的感染也可致使胎儿在分娩过程中经产道获得感染（详见本书第六章中相关部分）。

2. 婴幼儿的感染　婴儿是指 1 周岁以内的儿童，包括新生儿，幼儿是指 1～3 岁的儿童，通常合称为婴幼儿，婴幼儿是某些感染的易感人群，并有其相对的特点。易感的原因主要是婴幼儿年龄幼小，免疫防御结构和机制发育尚不完善，免疫功能不健全，对各种感染的抵抗力较低。婴幼儿常见的感染包括血流感染、呼吸道、消化道、泌尿道、神经系统及皮肤软组织感染。临床特点：①发病急，病程短；②临床症状不典型；③容易引起水电解质紊乱；④容易发生合并症和全身衰竭；⑤常与基础性疾病有关（表 2-4-1）。

在先天性（或称原发性）免疫缺陷的婴幼儿，一旦发生感染，则很难治疗。其共同特点是：①出生后几天至几周内就开始出现感染症状；②检出病原体并给予针对性治疗，疗效较差，只能控制而不能根治感染；③同样的感染表现比一般患儿严重，反复不愈，常出现并发症；④不常见的或机会病原体也可以引起感染；⑤可同时出现多种病原体感染；⑥常伴有生长发育缓慢或停滞。

在婴儿期，母乳喂养也可以或可能造成感染的传播，主要是病毒性疾病，如 HIV、HTLV、CMV、HBV、HCV、HSV 感染等。患有乳腺炎或乳腺脓肿时，乳汁中可能混有细菌，不宜哺乳。

表 2-4-1　婴幼儿解剖生理特点与感染性疾病

划分	解剖生理特点	常见非感染性疾病	常见感染性疾病
胎儿期：卵子受精至胎儿出生约40周（280天）	依赖母体营养，胚胎期（前8周）各系统器官原基分化，胎儿期（第9周起）组织器官生长发育	受母体或其他不利因素影响而致胚胎分化异常，引起流产、早产、死胎、先天性畸形	TORCH综合征
新生儿期：从脐带结扎至28天	适应脱离母体后的新环境，体重有规律增长，生理性黄疸，生理性体重下降和恢复	先天性畸形，产伤，窒息，缺血缺氧性脑病，早产儿体温不升，体重不增	脐炎，败血症，破伤风，肺炎，CMV感染，坏死性小肠结肠炎
婴儿期（乳儿期）：28天至1岁	体格发育迅速，营养需求量高，器官发育不成熟，运动功能发育快，从母体获得的抗体逐渐消失，自身免疫功能不成熟	消化不良，营养缺乏，呼吸道疾病，高热惊厥，湿疹等	常见病毒感染、细菌感染及寄生虫病（参见注解）
幼儿期：1～3岁	体格发育快，智力发育迅速，与外周环境接触增多，危险识别能力差，营养需求量高，自身免疫能力较低，乳牙萌出，断奶	意外伤害，创伤，中毒，口腔炎，腹泻，感冒，肺炎，肾炎，脑炎，脑膜炎，风湿热等	常见病毒感染、细菌感染及寄生虫病（参见注解）

注：1. 学龄前期（3～6岁）、学龄期（7～14岁）亦可出现某些与先天性感染有关的迟发性改变或远期影响。
2. 病毒感染包括风疹，水痘，幼儿急疹，麻疹，流行性腮腺炎，脊髓灰质炎，乙型脑炎，心肌炎，CMV、柯萨奇病毒或埃可病毒感染，AIDS，狂犬病，传染性单核细胞增多症等；细菌感染包括葡萄球菌感染相关疾病，大肠埃希菌相关腹泻，猩红热，百日咳，脑膜炎，细菌性痢疾，白喉，伤寒和副伤寒，结核病等；寄生虫病包括蛔虫病、蛲虫病、钩虫病、绦虫病、囊虫病、卫氏并殖吸虫病、弓形虫病等。

三、老年人的感染

我国已经进入老龄化社会，60 岁以上老年人口已经超过 2 亿，老年人的健康状况也备受关注。老年人，尤其是高龄老人，已被公认是感染病易感人群。

1. 老年人易于发生感染的危险因素　①老年人身体逐渐衰弱，免疫功能减退，抵抗力下降。特别是局部组织抵抗感染的功能下降，是老年人易于感染的主要因素。例如，老年人咳嗽反射低下，支气管肺泡退化，有利于肺部感染；正常人尿路存在防止细菌黏附、抑制细菌生长的机制，但在老年患者这些功能减退，易发生尿路感染。②老年人常患有各种基础性疾病（underline disease），如恶性肿瘤、糖尿病、慢性呼吸系统疾病、心脑血管疾病等，可损害机体的防御屏障和免疫功能，容易引起感染病，成为感染高发人群。癌症的放疗和化疗也可削弱机体免疫功能。因此，各种基础性疾病，尤其是慢性消耗性疾病，也是感染的易感因素。③长期、联合使用抗生素极易破坏体内正常菌群生态平衡，增加二重感染的概率。④在治疗过程应用气管插管、气管切开、导尿及留置导尿管、胃镜肠镜等侵入性检查及动静脉插管，各种引流管安置等，如无菌操作不正确或消毒不严格，可增加感染机会。⑤吸烟喝酒的老年患者发生感染的概率比生活习惯良好的老年患者高。老年人进食减少，营养不良，以及长期卧床，活动量少，也使体质下降。低营养状态可与感染形成恶性循环。

上述医疗操作和治疗都与基础性疾病相关，老年患者基础性疾病较多，也是医院内感染的高发人群。金峰等分析老年患者发生医院内感染的91.2%明确诊断患有基础性疾病。其中合并呼吸系统疾病的医院内感染率为22.7%，合并脑血管心血管疾病的医院内感染率为19.4%，合并肝病、肾病的医院内感染率为10.1%，合并糖尿病的医院内感染率为14.1%，合并肿瘤的医院内感染率为9.9%，长期卧床留置导尿管和放化疗的医院内感染率各为8.3%。石岚等报道住院老年患者6128例中，医院内感染率为7.37%，例次感染率9.40%。感染部位以呼吸道为主，占42.86%；其次为泌尿道，占33.19%。患者年龄、住院天数、气管插管、尿道插管、基础性疾病等构成老年患者医院内感染的主要危险因素。老年患者发生医院内感染不仅会延长患者住院时间，而且会延缓康复，给患者造成更多的痛苦，并增加医疗费用。

某些基础性疾病容易招致感染。如糖尿病患者易发生结核、泌尿系统感染及下肢软组织感染等，鼻脑毛霉菌病几乎仅见于糖尿病患者。长期接受糖皮质激素治疗者对普通病原体的易感性增加，常感染细胞内病原体如分枝杆菌、李斯特菌、沙门菌、嗜肺军团菌及各类病毒，机会病原体如假丝酵母菌、隐球菌、诺卡菌（奴卡菌）、弓形虫、肺孢子菌等。脾切除后或功能性无脾者易于感染有荚膜的细菌（如肺炎球菌、脑膜炎球菌、流感嗜血杆菌），以及疟原虫和巴贝虫等。

2. 老年人的感染类型　以呼吸系统感染比较常见，其次为泌尿道、胃肠道及胆道、皮肤、软组织感染。近年老年人的败血症与心内膜炎也有增多趋势。石岚等从老年住院感染标本中检出的致病菌以真菌和革兰氏阴性杆菌为主，真菌、铜绿假单胞菌、肺炎克雷伯菌、大肠埃希菌、金黄色葡萄球菌、鲍曼不动杆菌等菌株占总检出菌的93.55%，其中真菌检出率最高，占21.50%。结果提示，长期使用抗生素，使作为机体防御屏障的正常菌群受抑制，增加了机会致病菌和耐药菌感染发生率。温林俏等研究分析120例老年支气管哮喘合并肺部感染患者的病情，发现患者感染肺炎克雷伯菌、铜绿假单胞菌、大肠埃希菌、葡萄球菌、白假丝酵母菌，以革兰氏阴性细菌感染较多。

研究表明感染的主要原因可能与老年支气管哮喘患者长期病程中气道黏膜屏障功能减弱有关。

3. 老年人感染的临床病理特征　①局部或全身的免疫防御功能减退，治疗比较困难；②临床表现和病变过程不典型，如发热不明显，非特异症状多；③常与基础性疾病或非感染性疾病混合存在，合并症多，临床表现复杂；④心肺肝肾功能减退，一旦发生感染，容易造成水电解质紊乱，代谢异常，甚至器官功能衰竭；⑤能够接受有创病理检查或手术者较少，病变复杂或不典型。

四、免疫损伤人群的感染

免疫损伤、免疫缺陷或免疫虚损是一组近义词，都表达一个共同的主题，即患者的免疫防御功能降低。免疫损伤强调的是原因，先天性免疫缺陷是胚胎发育受到损伤以致免疫系统发育不良，后天性损伤则由更多因素所致。免疫虚损、低下和缺陷讲的是程度，虚损或低下的程度模糊宽泛，而免疫缺陷，参照AIDS的诊断标准，界定在CD4[+]T淋巴细胞低于200/μl。

在AIDS患者CD4[+]T淋巴细胞低于500/μl易感染假丝酵母菌、结核分枝杆菌、HSV、VZV和普通细菌。CD4[+]T淋巴细胞低于200/μl，易感染PCP、弓形虫、隐球菌或巴尔通体。CD4[+]T淋巴细胞低于50～100/μl时易感染曲霉、CMV或非结核分枝杆菌等。

对于免疫缺陷，笔者将其分为三类，即先天性、获得性和感染性免疫缺陷，人们通常所说的免疫缺陷一般是指获得性免疫缺陷。造成免疫功能损伤的原因很多，如基础性疾病（尤其是白血病和淋巴瘤）以及癌症的放疗和化疗，大剂量或长期的激素治疗、抗生素治疗等。

器官和骨髓移植受者需要接受免疫抑制治疗，因而容易发生各种感染。病原体感染与移植时间有一定关系。在移植1个月内，90%为典型的医院内感染，与其他患者相同。而移植后1～6个月为机会性感染的高峰期。其中常见病原体为CMV、EB病毒、VZV、腺病毒、流感病毒，结核分枝杆菌、诺卡菌、李斯特菌，假丝酵母菌、曲霉、肺孢子菌、隐球菌，以及粪类圆线虫、利什曼原虫、弓形虫等。

免疫功能的损伤按受累细胞类型可以分为细胞免疫缺陷、体液免疫缺陷、吞噬功能缺陷、联合免疫缺陷等，因而对感染的易感性也不同，如细胞免疫缺陷者容易发生细胞内寄生的病原体感染。免疫缺陷还常导致机体潜在感染的复活，形成自源性或称内源性感染。免疫缺陷者还容易发生机会性感染。例如，AIDS 患者发生弓形虫性脑炎，既是内源性的也是机会性的感染。

五、医护人员的职业性暴露

医护人员由于和各种感染病患者有非常密切的接触，稍有不慎，就可能发生职业性暴露，感染到各种病原体，尤其是血源性感染，如 HIV、HBV、HCV、梅毒螺旋体、埃博拉病毒、冠状病毒等，因而也被视为易感人群。

医务人员血源性传染性疾病职业暴露指医务人员在从事诊疗、实验、护理工作中意外被乙型肝炎、丙型肝炎、AIDS 及梅毒等患者的血液、体液污染了皮肤黏膜，或者是被污染的针头及锐器刺破皮肤，有可能被感染的情况。感染源主要是含有结核分枝杆菌、HBV、HCV、HIV、梅毒螺旋体及其他病原体的血液、体液、分泌物。传播途径主要为医疗治疗过程中的意外刺伤、刀割伤、污血溅落到眼睛等。因此要实行普遍性防护原则，即在实施医疗保健服务时，无论是患者还是医务人员的血液和体液，也不论其病原体是阴性还是阳性，都应当视为具有潜在感染性并加以防护，在操作过程中认真履行防护措施。一旦发生职业暴露，要积极进行现场自救，并及时上报有关部门，进行危险性评估，服用有关药物，密切随访观察等。

在病理科也存在生物性危害因素，导致病理工作者职业性暴露。例如，患者的新鲜组织、体液和细胞学标本，可能含有传染性微生物，这些微生物也可能散发到空气中造成气溶胶传播，也可能通过操作者与标本的直接接触（特别是切割伤）而传播，或者接触被污染的仪器设备、台面等而感染。常见的病原体有结核分枝杆菌、HBV、真菌等。2020 年 COVID-19 流行期间，我国曾开展 37 例系统尸检和 54 例微创尸检，由于采取了严密的隔离防护措施，无一例医护人员感染发生。由此可见只要病理工作人员提高警惕，完全可以防止职业性暴露和疾病传播。

（刘德纯　张庆云；郭瑞珍）

第五节　感染病的发病机制

能够感染人体引起疾病的病原体种类繁多，生物学特性与形态学结构各异，各种病原体致病能力与发病机制不同，因而可引起不同类型的疾病和不同程度的危害。病原体侵入人体后是否能引起疾病，取决于病原体的致病力和机体的免疫防御功能相互斗争的结果。病原体侵入机体后，有的可被机体消灭而不致病，有的则长期潜伏，在机体免疫防御功能下降时引发疾病，有的一旦进入机体后即迅速繁殖并致病。病原体主要通过 5 种方式损伤宿主细胞，引起感染病：①病原体黏附、接触或进入细胞内，直接引起细胞损伤，或导致细胞遗传物质改变；②病原体释放毒素等有毒物质杀伤细胞，或释放酶降解组织成分破坏细胞；③病原体损伤血管引起内皮细胞损伤、血栓形成、阻塞血管，引起相关组织缺血性坏死；④病原体引起机体免疫反应，诱发超敏反应，引起组织损伤；⑤病原体在机体内生存、发育、运动或移行，机械性破坏周围组织。在致病过程中，宿主的免疫力、防御屏障、反应性、外在环境、干预措施等也发挥一定作用。本章主要从病原体的致病性与机体的免疫性两个方面阐述感染性疾病的发病机制。

一、病原体的致病能力

病原体的致病能力包括病原体的侵袭力、毒力、数量、侵入部位、亲嗜性和变异性等。宿主体内温度、渗透压或 pH 等也可影响病原体的致病力。

（一）病原体的侵袭力

侵袭力（invasiveness）是指病原体侵入机体并在机体内生长、繁殖和扩散的能力，大致有以下形式：①有些病原体可直接侵入人体皮肤组织，如血吸虫尾蚴、钩虫丝状蚴、钩端螺旋体等。②有些病原体通过呼吸道、消化道或泌尿道黏膜进入机体，黏附于黏膜表面，再进一步侵入黏膜上皮细胞，产生毒素，引起局部病变，如结核分枝杆菌、志贺菌等。③有些病原体常通过与细胞表面的受体结合再与细胞结合或侵入细胞内，如很多病毒和大肠埃希菌等，EB 病毒可结合在吞噬细胞的 CR2 蛋白上再侵入细胞。④有些病原体侵袭力较弱，需通过伤口如导管、切口、穿刺等破损处进入人体，如破伤风杆菌和狂犬病毒等。

⑤许多病原体有其特定的靶器官，入侵部位适当，或能达到靶器官，即可定植下来，引起相应的病变，病毒蛋白部分可插入宿主细胞的质膜直接引起损伤。⑥有些病原体是借助其本身的机械运动，和（或）分泌的酶，直接损伤宿主细胞，如弓形虫等；或通过细胞病变使宿主细胞溶解液化，如脊髓灰质炎病毒。⑦有些病原体如曲霉菌和毛霉菌等，可侵入血管，导致血管炎、血管栓塞，引起出血、坏死等病变。⑧有些病原体需通过皮肤黏膜下血管进入血液循环，到达远处的特定部位引起病变，如脊髓灰质炎病毒、麻疹病毒等。

　　病原体进入宿主体内，可侵入细胞内或细胞外、黏膜层或黏膜下，以及特定的组织或器官，或进入血液循环。有些病原体具有高度适应性，可适应人体内在环境，暂时或长期定植（colonization），发挥其存活和繁殖的潜能，成为人体的共生菌（commensal organisms），能在与微生态菌丛的竞争中增殖或持续存在，一般不损伤宿主本身的稳态机制（homeostatic mechanism）。而那些能改变宿主的生理平衡，造成组织损伤，引起炎症反应并产生临床症状的微生物称为致病菌，引起疾病和造成死亡的病原体只是少数，其毒素和侵袭力引起病理损伤和临床症状。

（二）病原体的毒力

　　病原体的毒力（virulence）主要是指病原体产生的毒素（toxin）和其他毒力因子，是衡量病原体在宿主体内生存繁殖和致病能力的标志。毒力大小根据病原体在特异人群中发病频率、严重程度、传染能力等定量因素来判断。如有荚膜的肺炎球菌比无荚膜的肺炎球菌有更强的致病性；表达志贺样毒素的大肠埃希菌比其他大肠埃希菌菌株的毒力更强。主要病原体（principle pathogens）能在防御系统完善的敏感人群中规律性地致病，如金黄色葡萄球菌和肺炎球菌。机会病原体（opportunistic pathogens）尽管也有毒力因子，但在防御系统完善的个体中一般不致病，只在免疫功能低下的患者可引起疾病。毒素是微生物合成和分泌的组分，与微生物毒力相关。毒素能破坏宿主细胞的防御功能，为微生物提供营养、破坏宿主解剖屏障，利于微生物的扩散和使宿主中毒。某些疾病如白喉和破伤风，细菌毒素可完全代表毒力，需应用抗毒素免疫治疗。在大多数的感染病中，微生物的毒素以多种不同形式和活性存在。

1. 细菌毒素　分为外毒素（exotoxin）和内毒素（endotoxin）。

（1）内毒素：是来自革兰氏阴性菌细胞壁外层结构中的脂多糖（lipoply saccharide，LPS）成分。LPS在活细胞中不分泌，仅在细菌死亡后自溶或在人工裂解时才释放出来。例如，伤寒沙门菌、志贺菌等都产生内毒素，通过激活单核巨噬细胞系统，释放细胞因子而发挥致病作用，毒性较弱，无组织器官特异性。螺旋体、支原体、衣原体和立克次体可以产生内毒素样物质，其与内毒素有类似的作用。LPS生物活性复杂，大量进入血液循环可引起内毒素休克综合征（endotoxic shock syndrome），导致机体发热、中毒性休克、弥散性血管内凝血（DIC）、成人呼吸窘迫综合征（ARDS）和全身多系统器官衰竭等，并促进免疫细胞增殖和释放细胞因子。

（2）外毒素：主要是由革兰氏阳性菌和部分革兰氏阴性菌生长过程中不断向外界环境分泌的一类蛋白质。外毒素由A和B两个亚单位组成，A亚单位起酶的作用，一旦进入细胞内就起毒性作用，但缺乏结合及进入细胞的能力；B亚单位起结合作用，对宿主易感组织的细胞膜受体有选择亲和作用，但无毒性。白喉杆菌、破伤风杆菌和霍乱弧菌等可产生外毒素，外毒素通过与靶细胞的受体结合，进入细胞内而发挥作用，引起病变和（或）功能紊乱。金黄色葡萄球菌一旦侵入机体就会产生毒素，引起局部或全身性化脓性感染，严重者导致败血症或感染性休克。痢疾杆菌侵入肠黏膜引起纤维素性炎和急性感染性腹泻。致死因子（lethal factor）是炭疽杆菌的外毒素，该菌的芽孢抗热性强并可通过尘埃传播，因此可作为生物性武器对人类造成很大的危害。

2. 毒素分泌系统　现已发现4种。①Ⅰ型，能直接将蛋白质产物从细菌的细胞质送到细胞外，如大肠埃希菌的溶血素。Ⅰ型外毒素含有毒素亚基和结合亚基，结合亚基能与宿主细胞表面受体结合，利于毒素亚基进入宿主细胞内；②Ⅱ型，能将蛋白质产物通过孔蛋白送达细菌外膜，在此过程中蛋白质N端信号肽序列被切除。肠致病大肠埃希菌的束状菌毛经此途径分泌；③Ⅲ型，可一步将蛋白质从细胞质送到细胞外，与分泌系统Ⅰ型不同的是有多种蛋白参与；④Ⅳ型，特点是需要能量，接触依赖性分泌，即只有与宿主细胞接触时才开始启动，分泌效应分子。该分泌系统是一种多组分的分泌系统，其编码基因与细菌鞭毛输送装置有一定的同源性，受温度、盐浓度等环境因素诱导；该系统包括效应分子、调控蛋白、结构基因和伴侣分子等。其中伴侣分子能与细胞质中的分子结合，将其输送到分泌装置，对效应分子的构象起一定作用，与致病性相关，获得分泌系统Ⅳ型即可成为致病菌。

3. 其他毒力因子　包括病原体的穿透能力（如

钩虫丝状蚴）、溶组织能力（如溶组织内阿米巴原虫），以及对宿主防御功能的抵抗能力、抑制其他细菌生长的能力（如细菌素）、抑制吞噬作用的能力（如伤寒沙门菌的 Vi 抗原）等，以有利于病原体本身的生长、繁殖和扩散。

毒力的大小也与病原体的数量有关，就某一种疾病来说，病原体的致病能力与其数量的多少呈正相关，有足够的数量和毒力，才能引起疾病。病原体数量越多，病情就越严重。但在不同种类的感染病中，能引起疾病的最低病原体数量却可有很大差别。例如，伤寒需要 10 万个细菌才能发病，而细菌性痢疾仅需 10 个细菌。显然，各种细菌的毒力和侵袭力是不同的。

（三）病原体的遗传性和变异性

病原体致病能力由其自身遗传特性所决定，即染色体基因组中携带一组或多组毒力基因，基因产物能有序地与特定宿主相互作用，建立感染。许多细菌携带的毒力基因集中在染色体基因组的一段独特片段上，称为毒力岛（pathogenic islands，Pai），又称致病性岛。Pai 仅存在于致病菌中。同属同种的非致病菌染色体无 Pai。大多数 Pai 上基因编码的产物包括分泌蛋白和细胞表面蛋白（溶血素、菌毛）、分泌系统、信息传导和调控系统。一个细菌可能携带多个 Pai，如鼠伤寒沙门菌的致病岛 SPI1，产生的物质具有使细菌进入宿主细胞的功能；另一个致病岛 SPI2 为细菌在宿主吞噬细胞内存活和繁殖提供了必备的物质。目前已在多种重要致病菌中发现 Pai，如大肠埃希菌、鼠疫杆菌、伤寒杆菌、霍乱弧菌、幽门螺杆菌等。

毒力相关基因在菌种 / 菌株间水平播散，在比较短的时间内使原来非致病的细菌获得毒力，产生新的致病菌株。近年发现的 O139 血清型霍乱弧菌已获得了编码霍乱肠毒素的基因，成为霍乱的重要致病菌。毒力基因的水平播散通常由噬菌体、质粒（plasmid）或转座子（transposon）等可运动的遗传物质介导。这些运动元件携带毒力因子。毒力相关基因水平播散具有重要的临床意义，如宿主体内非毒素性白喉杆菌株获得从噬菌体转导的白喉毒素基因，可能引起白喉的暴发流行。志贺样毒素基因播散到无害的大肠埃希菌株基因组可产生肠出血性大肠埃希菌株。

病原体可因环境的变化、药物的作用或遗传的因素等发生变异，称为变异性（variability）。病原体的变异可以增强或减弱其致病性，或逃逸机体的免疫作用，得以继续生存，引起疾病，或使感染慢性化。许多新发传染病都是由变异的病原体引起的，如近年流行的多种流感病毒、HCV、HIV 等，对其变异性已有很多研究。

（四）病原体的入侵部位与机制

病原体入侵和定植部位与其对人体组织或细胞的亲嗜性有关。例如，志贺痢疾杆菌和肠侵袭性大肠埃希菌主要感染肠上皮细胞，分枝杆菌常感染巨噬细胞，伤寒沙门菌和李斯特菌既感染上皮细胞又感染巨噬细胞，EB 病毒常累及淋巴细胞也可感染上皮细胞，许多嗜神经病毒可引起脑炎或脊髓炎，嗜肝病毒则常引起病毒性肝炎和肝硬化等。但也有很多病原体并不限于某些特定的组织，如巨细胞病毒、弓形虫等，可侵及几乎所有细胞。

各种病原体侵入机体并在组织内生存、播散必须首先破坏宿主的天然防御屏障，即完整的皮肤、黏膜及其分泌物。正常情况下，这一屏障系统可抵御绝大多数病原体的侵入。病原体侵入人体，入侵和定植在什么部位与发病机制有密切关系。因为病原体需要特定的生长微环境，与宿主细胞上的特定受体结合，入侵部位（position of invasion）适当，病原体才能定植、生长、繁殖并引起病变。

1. 病原体破坏宿主皮肤屏障的机制　①大多数病原体通过已破损的皮肤侵入，如破伤风梭菌的芽孢必须经伤口感染在厌氧环境下才能繁殖并引起病变；②潮湿的皮肤黏膜易被病原体侵入，如 HPV 和梅毒螺旋体在性交时的传播；③蚤、虱、蚊、螨等昆虫叮咬可破坏皮肤的完整性并将其携带的病原体传播入机体；④动物咬伤可引起厌氧菌或狂犬病毒的感染。

2. 病原体破坏宿主呼吸道黏膜屏障及肺组织结构的机制　①黏膜的急慢性损伤，如长期吸烟、气管插管或吸入胃酸等；②病原体逃脱黏液纤毛防御系统的净化作用，如流感、副流感和麻疹病毒包膜上的神经氨酸酶可降低呼吸道黏膜的黏液黏滞性；③某些病原体如结核分枝杆菌可逃脱肺泡巨噬细胞的吞噬杀灭；④机体细胞免疫抑制或白细胞数量不足及功能下降可招致肺机会性真菌感染；⑤有些病原体对呼吸道黏膜有亲嗜性，如脑膜炎奈瑟菌通过呼吸道吸入才能致病；⑥某些寄生虫幼虫在肺内移行造成组织损伤。

3. 病原体破坏消化道黏膜屏障的机制　①摄入由肠毒素污染的食物引起食物中毒综合征（food-poisoning syndrome）；②霍乱弧菌和肠产毒性大肠埃希菌释出的外毒素可导致水样腹泻；③伤寒沙门菌、志贺菌和霍乱弧菌都必须经口感染，然后直接侵入并损伤肠黏膜；④伤寒沙门菌侵入肠黏膜淋巴组织和系膜淋巴结而进入血液循环导致全身性感染；⑤机体的免疫缺陷易发生胃肠道真菌感染；⑥肠道蠕虫凭借包囊以抵抗胃酸侵入，某些寄生虫蛔虫可穿透肠壁向邻近器官迁徙。

4. 病原体破坏泌尿道黏膜屏障的机制 ①尿路阻塞和（或）膀胱与输尿管尿液反流是泌尿生殖道感染的重要原因。女性尿道短（约5cm）而男性尿道长（约20cm），故女性尿路感染更多见；②致病菌多是与泌尿道上皮细胞黏附能力强的细菌，绝大多数来自肛周区或已有感染的性伴侣；③有黏附性菌毛的大肠埃希菌是急性尿路感染最主要致病菌，而慢性感染主要由弯曲杆菌、假单胞菌、克雷伯菌或肠道球菌引起，这些细菌常有抗药性。

有些病原体直接在入侵部位引起病变，如恙虫病引起的焦痂，伤口的化脓菌感染等。有些病原体在入侵部位繁殖，产生毒素，在远离入侵处引起病变，如白喉和破伤风。有些病原体则由入侵处进入血液循环，随血流进入靶器官，引起靶器官的病变，如病毒性肝炎和流行性脑脊髓膜炎等。寄生虫则经过一定的生活史，然后在特定器官定居，引起病变。而结核分枝杆菌则可经呼吸道、消化道、皮肤创伤等多种部位引起感染。

二、病原体的致病过程

病原体多数通过接触传播侵入人体，包括通过呼吸道、消化道或泌尿生殖道进入人体，首先接触人体皮肤黏膜上皮细胞，附着于宿主细胞表面，或黏附于宿主细胞的相应受体，进而侵入宿主细胞内，感染和破坏宿主细胞，引起细胞病变。然后依靠其机械运动能力或分泌溶解酶的能力向周围组织蔓延播散，导致靶器官的损伤，引起病变的发展或扩散。另一些经过血液进入人体的病原体除引起血流感染外，还可随血液进入靶器官，附着并黏附于宿主细胞，进而侵入宿主细胞，引起病变。经皮肤黏膜途径入侵的病原体到达皮下或黏膜下组织后也可以通过血管和淋巴管进入血流或淋巴结，使感染扩散。少量病原体引起的轻微病变可被局限或消除，病原体数量较多毒力较强时则病变扩展，累及周围组织，或经血流播散至全身。某些情况下病原体被排出到体外，感染其他宿主（图2-5-1）。

（一）病原体接触和附着宿主细胞

感染病的发生具有一定的阶段性，病原体首先需要通过一定的途径（如呼吸道、消化道、泌尿生殖道或血道等）、门户（如皮肤或黏膜）侵入人体。病原微生物与宿主细胞接触和黏附，在机体内定位，然后才能引起病变。兹以细菌感染为例解说如下。

1. 细菌黏附（adherence） 细菌黏附在宿主靶细胞表面是细菌侵入机体的第一步。黏附是由细菌黏附素与靶细胞受体结合介导的。

病原微生物与宿主细胞接触和黏附是感染早期的重要事件。人体内有不断流动的强大动力（如消化道的食物流、呼吸道的气流和泌尿道的尿流）和排除功能（如呼吸道的纤毛运动、消化液的溶解作用），来清除进入人体管道的病原体。因此病原体必须有足够的数量和抵御人体清除功能的能力，才能接触和进入敏感宿主体内，病原体还要有适应新环境并获取营养和生存的能力，以及黏附宿主细胞的结构和动力。病原体在其自身产生的黏附素的介导下，与宿主细胞表

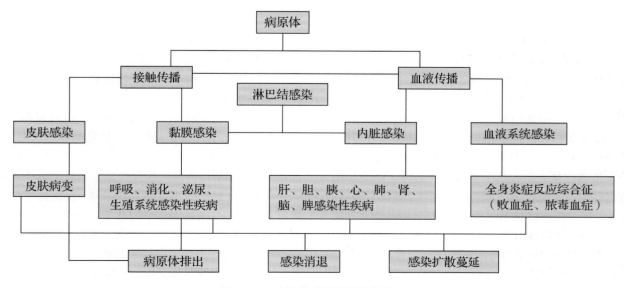

图2-5-1 病原体感染过程示意图

面的特异性受体结合，黏附于宿主细胞而定植于人体内。例如，沙门菌可通过其菌毛吸附在肠道上皮上，淋病奈瑟菌的菌毛可吸附在尿道黏膜的上皮表面。吸附后，有的病原体仅在吸附处生长繁殖引起疾病，如霍乱弧菌；有的病原体侵入细胞内生长、产生毒素，引起病变，如志贺痢疾杆菌等。

（1）黏附素（adhesin）：是细菌表面分泌的接触因子，具有黏附能力，分为菌毛黏附素和非菌毛黏附素。革兰氏阴性菌表面的纤毛（fimbriae）或菌毛（pilus）是一种非鞭毛的丝状结构，由重复的亚单位组成，顶部有一小分子量的蛋白决定细菌黏附对象的特异性。有的病原体仅表达一种黏附素就可致病，而多数微生物需要多种黏附素和与之对应的宿主受体才可致病。黏附素的表达受多种因素调控，如百日咳杆菌的黏附素是一种丝状的血凝素，为该菌最丰富的分泌蛋白，当需要时才大量分泌。微生物黏附素有利于微生物和微生物之间的相互作用及菌膜的形成，如葡萄球菌分泌的多糖黏液有助于细菌在细胞表面定植（colonization）和抵御抗微生物物质。人体内植入的异物和非细胞物质表面都容易使细菌定植。

（2）菌毛和顶端结构：菌毛是细菌的亚单位，排列成螺旋状伸出于细菌表面。菌毛能弯曲，顶部为多种黏附素蛋白构成的帽状结构，提供不同的特异结合位点。菌毛可被相应的蛋白质受体所识别，介导细菌与宿主细胞间的凝集素样反应。菌毛素蛋白具有抗原性，有不同的结构和含量。大肠埃希菌的菌毛顶部有粘连素可以与宿主细胞膜的受体黏附。原虫负责接触的细胞器称为顶端复合物（epical complex），其通过活化和分泌机制，产生侵入宿主细胞所需的因子，调控宿主细胞的接触。弓形虫和隐孢子虫等都有这类顶端结构。

（3）蛋白质成分：有些细菌表面有纤维蛋白原、纤维结合素、胶原蛋白或具有黏性的细胞外基质蛋白，它们都能使细菌黏附到宿主黏膜上皮表面，不被流动的物质带走。有些病原菌为达到黏附目的，还常借用宿主的接触蛋白和宿主受体。许多致病菌用宿主胞外基质蛋白如纤连蛋白包装自身，这样就可与宿主胞外基质蛋白的受体如整合素（integrin）结合。胞外基质蛋白在微生物和宿主细胞之间起分子桥梁作用。胞内黏附分子是宿主细胞的接触受体，鼻病毒能与之结合。革兰氏阳性球菌的脂磷壁酸（lipoteichoic acid）为亲水性，对血细胞和口腔上皮细胞的特异性受体有高度亲和性。HIV 能与淋巴细胞和巨噬细胞上的 CD4 分子和趋化因子（chemokine）受体结合。微生物配体与宿主受体之间的特异结合可能引起其亲和性的上

调、微生物的内化作用和宿主细胞中毒。致病性大肠埃希菌特异的分泌系统能将自身的受体直接插入宿主细胞膜上，然后该受体通过磷酸化被激活，促进了宿主细胞骨架的重排，产生基垫（pedestal）供细菌密切接触。大肠埃希菌的一些蛋白有抗原特异性，I 型蛋白与甘露糖结合可导致下尿路感染，P 型蛋白与半乳糖蛋白结合可导致肾盂肾炎。

2. 对抗宿主的防御机制　病原微生物为克服机体的正常防御机制而成功黏附定植，也发育了一些特殊的结构和功能。例如，①具有抗吞噬作用的荚膜，如 M 蛋白构成细菌表面的纤丝（fibrillae），其多糖荚膜可抵抗宿主巨噬细胞的吞噬作用；②分泌毒素和酶类物质，破坏宿主解剖屏障和免疫细胞；③产生免疫球蛋白特异性蛋白酶；④利用铁剥夺机制削弱宿主的免疫功能；⑤借宿主蛋白包装自身，或通过抗原变异来混淆免疫识别和逃避宿主防御的功能。

（二）病原体侵入和破坏宿主细胞

病原体黏附于宿主细胞后能否侵入和破坏宿主细胞，不但与宿主细胞的完整健全性和免疫防御能力有关，也与病原体侵袭力及其产生的毒素、诱发的过敏反应、物理和化学作用等有关。病原体可以黏附并破坏宿主细胞，损伤上皮性屏障，然后进入深部组织，或者通过其产生的一些酶，如透明质酸酶、胶原酶、血浆凝固酶等，进入间质，进而侵入血管淋巴管使感染播散。

细菌进入细胞内感染的机制：①大多数细菌通过与宿主细胞表面的特异性受体结合而进入上皮细胞内，如嗜肺军团菌、结核分枝杆菌和利什曼原虫可与细胞表面补体 C3bi 的受体 CR3 结合；②细菌进入巨噬细胞是通过巨噬细胞表面的受体识别并结合在细菌表面的抗体或补体途径实现的。在机体细胞免疫缺陷时，许多细菌可在巨噬细胞内持续繁殖，如 AIDS 患者中的鸟型胞内结核分枝杆菌感染。

病原微生物采用被动或主动过程进入宿主细胞内，在胞内特定的隔区（compartment）进行复制。能在宿主细胞内生存和复制的病原体称为胞内病原体。宿主细胞内能提供丰富营养成分、大分子合成机制及能量来源。细胞内的隔区能保护微生物免遭胞外杀菌因子的作用。病毒为专性胞内病原体，仅在宿主细胞内复制增殖，造成基因水平的感染，直接影响细胞的核酸及蛋白质代谢，进而破坏宿主细胞。在胞内和胞外都能进行复制的病原体称兼性胞内病原体，如伤寒沙门菌。有些病原体如 HIV，能持续在淋巴细胞内生长，并能够通过细胞移动播散到宿主的其他组织。胞

内病原体还有分枝杆菌、组织胞浆菌、弓形虫等。

病原体进入宿主细胞内，破坏宿主细胞，导致细胞病变或死亡，其致病作用和损伤机制大致可以归纳为以下5种方式。①直接破坏作用：细胞内型病原体在宿主细胞内复制繁殖，干扰细胞代谢，直接造成细胞变性、坏死等病变，如HIV可直接破坏CD4$^+$T淋巴细胞，乙型脑炎病毒和脊髓灰质炎病毒可使神经细胞发生液化、坏死；有些病原体借助其机械运动能力和所分泌的酶的化学作用降解细胞成分，也可直接破坏组织，如溶组织内阿米巴滋养体所释放的酶使肠黏膜溶解液化。②毒素作用：病原体（主要是细菌）产生和释放的各种毒素，或其分泌、代谢产物，可以干扰细胞的代谢和生存，如肉毒杆菌的神经毒素可直接损害靶器官，霍乱肠毒素引起肠功能紊乱，革兰氏阴性杆菌产生的内毒素可激活单核巨噬细胞系统分泌一些细胞因子，引起发热、休克和弥散性血管内凝血。③基因改变：病毒DNA整合到宿主细胞，造成宿主细胞的基因结构的改变，故病毒性感染又称为获得性基因病。④免疫反应：是许多病原体引起疾病的重要机制，多数病原体通过诱发炎症过程而损伤组织，但也有许多病原体通过诱发异常免疫应答，造成组织损伤，引起疾病。机体免疫反应虽可抵御病原体，但也可通过超敏反应造成组织损伤，其中以Ⅲ型（免疫复合物型，如肾小球肾炎、肾综合征出血热等）和Ⅳ型（细胞介导型，如血吸虫病和结核病）最常见。有些病原体如麻疹病毒、巨细胞病毒等可抑制细胞免疫功能，HIV能直接破坏T淋巴细胞，造成感染者细胞免疫缺陷及一系列相关病变。⑤血液循环障碍：损伤或阻塞血管，造成血液循环障碍，引起缺血性坏死。感染的发生取决于病原体的性质、强度、时间及机体的反应状态和免疫功能两个方面的相互作用。

各类病原体的具体致病机制详见相关病原体感染。

（三）病原体在宿主体内的遭遇

在机体获得感染后，病原体可能遭遇几种不同的结局。病原体可能被机体消灭或排除；也可能在体内大量增殖，引起显性感染；甚至侵入血管淋巴管，发生血流感染，广泛播散造成病情恶化进展。

1. 消灭和清除　当宿主机体具有高度免疫力，或侵入的致病菌毒力很弱或数量不足，或侵入的部位不适宜，则可能很快被机体的免疫防御能力所消灭或清除，如皮肤黏膜的屏障作用、体液的溶菌作用、胃酸的杀菌作用、巨噬细胞的吞噬作用等，如此便不致发生感染，引起疾病。

2. 潜伏感染　病原体的致病力与机体的免疫防御机制达到某种平衡，长期潜伏在体内，成为隐匿性或潜伏感染，在适当时机（主要指机体免疫防御能力下降）复活或再燃，成为以后发生内源性感染的祸根。

3. 显性感染　病原体仅侵犯特定部位、器官或局部组织，形成局限性病变，引起一系列病理变化和临床症状，成为显性感染。此时在病灶中可能查见病原体，如真菌、寄生虫和某些细菌等，或检测出致病细菌、病毒的核酸成分，从而做出病因诊断。

4. 繁殖与扩散　病原体侵入机体后，首先在侵入处细胞表面或细胞内繁殖，某些病原体特别是病毒，会把自身的核酸成分整合到宿主细胞内，破坏或改变宿主细胞的遗传信息而造成宿主细胞病变甚至恶变。某些细胞内寄生虫如弓形虫、利什曼原虫等，则在细胞内增生繁殖，最后导致宿主细胞破裂，然后又侵入其他细胞继续繁殖，使病变扩散。病原体可依靠其自身运动能力或分泌的溶解酶向周围组织直接播散。病原体也可沿着湿润的肠道、呼吸道和泌尿生殖道黏膜表面迅速播散，但在干燥的皮肤表面播散很缓慢。

病原体播散可沿着抵抗力最薄弱的组织间隙，侵入局部的淋巴管和血管。病原体侵入血流后，可以经过：①血浆携带播散，如HBV和脊髓灰质炎病毒、大多数细菌和真菌及少数寄生虫；②白细胞携带播散，如疱疹病毒、HIV、CMV、分枝杆菌、利什曼原虫和弓形虫，伤寒沙门菌的表面成分Vi抗原有抑制吞噬细胞的能力而促进病原体的扩散；③红细胞携带播散，如疟原虫和巴贝虫。

病原体播散通常见于免疫功能低下人群。病原体可随血液进入靶器官，附着并黏附于宿主细胞，进而侵入宿主细胞，引起局部病变。血道播散的主要特点是：①少量病原体引起的轻微病变可被局限或消除，严重的血道播散（血流感染）可引起全身炎症反应综合征等，临床上表现为全身性感染，包括发热、全身不适等；②继发灶常分布广泛，可累及全身多数器官，发生播散性感染，如多发性脓肿；③主要病变常发生在远离侵入口处的组织或脏器，与病原体的种类有关，如脊髓灰质炎病毒由消化道侵入，却引起中枢运动神经元损害导致肢体瘫痪；④淋巴管播散常引起引流区淋巴结肿大、淋巴组织反应性增生和炎症性病变。

5. 排出与传播　在某些感染病中，病原体虽然引起病变，但机体可以通过自身的特异性与非特异性免疫反应、药物或手术治疗，继续清除病原体，使疾病得以减轻或治愈。清除或排除的途径有：①经消化道排除，如肠道感染的病菌或寄生虫随粪便排出，但粪便污染的食物和饮水又是肠道病原体广泛流行的重要传播载体；②经呼吸道排出，呼吸道感染的病原体如活动性结核患者痰液中的细菌，可在患者交谈、唱歌、打喷嚏、吐痰或咳嗽时释出，散布在空气中，并可传播给其他个体；③尿路感染的病原体随尿液排出；④经皮肤黏膜排出，黏膜坏死、窦道或瘘管、皮肤剥脱也可排出一些病原体；⑤经手术切除或引流等干预措施排除，如脓肿的切除和引流。有些病原体的排出途径单一，如志贺菌只通过粪便排出；有些病原体排出途径多样，如脊髓灰质炎病毒可以通过粪便或飞沫排出。这些含有细菌、病毒或寄生虫及虫卵的排出物如不经过适当处理，就可能成为新的感染源，感染新的宿主，甚至使感染流行。

三、病原体对宿主免疫防御功能的影响

感染诱发的免疫功能异常及相关疾病内容广泛。过敏/超敏反应性疾病、自身免疫性疾病和全身炎症性疾病等既与遗传和环境因素相关，也与感染有密切联系。深入探讨感染诱发的异常免疫应答机制将有助于对感染病的诊治。感染可破坏或损伤机体免疫防疫系统，抑制免疫功能，而免疫防御能力的下降更有利于感染病特别是机会性感染病的发生发展。病原体的免疫逃逸是其在感染者体内长期生存或发生持续性感染的重要因素。

1. 破坏固有免疫系统 机体固有免疫本是防御感染的第一道防线，可以抵御许多病原体的入侵。当某些病原体通过机械性、化学性或酶类物质侵入机体时，会使皮肤黏膜发生损伤和炎症反应，造成局部组织坏死、脱落，形成假膜、糜烂或溃疡，坏死物或表面渗出物可能更适合某些病原体的生存和繁殖。例如，大叶性肺炎时肺泡腔内的渗出物更适合肺炎链球菌的生存，白假丝酵母菌在口腔和食管的假膜中也能继续繁殖。某些蠕虫幼虫在肺部或皮下移行时破坏局部组织，形成窦道和炎性肉芽组织，并在其中生存和蠕动。

2. 削弱巨噬细胞功能 巨噬细胞在免疫应答网络中处于重要地位，不但可以吞噬和溶解病原体，而且可以提呈抗原信息。在接受外来抗原刺激后可将抗原信号和T细胞活化信号下传，同时产生一系列促炎症因子和趋化因子，诱发炎症反应并迅速放大，造成炎症反应失控，严重损坏组织器官功能。例如，全身炎症反应性综合征、感染相关的噬血细胞综合征和基于风湿性疾病的巨噬细胞活化综合征等，其临床发展过程急骤，与疾病过程中巨噬细胞的功能亢进和调控失灵有密切关系。病毒等感染亦可能诱导巨噬细胞过度活化。对SARS相关冠状病毒和禽流感病毒与巨噬细胞相互作用的研究显示，不同病毒诱导的免疫应答模式和程度均有显著不同，其造成的炎症损伤亦有差异。机体免疫功能障碍也可导致巨噬细胞功能异常活化。

3. 降低体液免疫功能 体液免疫应答通过抗体发挥抗感染作用。体液免疫缺陷者周围血液中B淋巴细胞数量、比例下降，组织中浆细胞减少，抗体检测发现相应抗体减少，易于发生细菌感染。在抗体测定时，特异性抗体效价降低或缺如，不一定是不存在某种相应感染，而可能与抗体生成障碍有关，故对抗体效价的解释应当慎重。体液免疫功能降低者，易受肺炎球菌、肺炎杆菌、大肠埃希菌、葡萄球菌、链球菌、变形杆菌、流感杆菌、铜绿假单胞菌、淋球菌等细菌感染，可发生肺炎、支气管炎、中耳炎或化脓性皮肤病等，也可感染肺孢子菌、贾第鞭毛虫、等孢子虫、疟原虫或埃可病毒等。

4. 干扰细胞免疫功能 细胞免疫通过效应淋巴细胞及淋巴因子来发挥免疫应答。某些感染可致患者T淋巴细胞数量减少，T细胞亚群的进一步检测也可发现异常，如Th1/Th2值、Treg/Th17值等改变。不同病原体感染可诱导Th1或Th2优势应答，结核分枝杆菌、肠道寄生虫、肠道细菌往往诱导Th1优势应答，而一些病毒则可能诱导Th2优势应答。机体对病原体的免疫反应过高，可引起过敏/超敏反应性疾病。HIV感染破坏机体细胞免疫功能，造成免疫反应过低或免疫缺陷，对感染的易感性明显增强，常继发多种机会性感染，尤易发生细胞内病原体感染，如分枝杆菌、军团菌、诺卡菌、李斯特菌、布鲁氏菌、沙门菌等细菌，肺孢子菌、新型隐球菌、组织胞浆菌、曲霉菌、毛霉菌、白假丝酵母菌、球孢子菌等真菌，粪类圆线虫、利什曼原虫、弓形虫、隐孢子虫、等孢子虫等寄生虫，以及CMV、HSV、VZV、EB病毒、肝炎病毒、乳头多瘤空泡病毒、麻疹病毒、腺病毒等的感染。联合免疫缺陷亦以细胞内病原体感染为主，有时也可合并细胞外病菌感染。此外免疫缺陷者并发恶性肿瘤或自身免疫病者也很常见。

5. 逃避宿主免疫应答 病原体侵入机体后，宿主的免疫应答系统即积极反应，一般经过7～10天即可产生特异性免疫，清除入侵的微生物。但病原体也有一套完整对抗宿主免疫防御的功能，包括发生抗原性变异，抑制或干扰抗原加工和提呈，干扰宿主

细胞信号转导,抑制吞噬作用和氧化爆发(oxidative burst),保护宿主细胞免于氧化窘迫、抑制或刺激细胞因子的应答,干扰免疫球蛋白或补体的作用,诱导或抑制凋亡,抑制淋巴细胞回流,裂解抗体、抵抗补体介导的溶解作用或在吞噬细胞内存活等,反映了病原菌与宿主之间的共同进化和相互适应。关于病原体的免疫逃逸机制详见感染与免疫部分。

四、宿主的抗感染机制

人的一生中可能多次遭遇感染,机体则通过自然屏障结构、吞噬细胞作用、固有免疫和适应性免疫等,建立起免疫应答系统,形成抗感染免疫(anti-infection immunity, immunity against infection)作用,保护机体的健康。抗感染免疫是机体抵抗病原体及其有害产物,以维持生理稳定功能的重要措施。抗感染能力的强弱,除与遗传因素、年龄、基础性疾病、药物、机体的内分泌及营养状态等因素有关外,主要取决于机体的免疫防御功能。抗感染免疫包括先天性(非特异性或固有免疫)和获得性(特异性,适应性)免疫两大类。先天性免疫与获得性免疫相互依赖与协作,共同发挥抗感染的作用。

1. 病原体感染与免疫应答 病原体感染与机体的免疫防御系统是矛盾统一体,其间存在相互依存、相互制约的关系。病原体或其产物进入体内后,会诱导机体产生一系列复杂的免疫应答。机体自然屏障作用、正常菌群的拮抗作用、吞噬细胞的吞噬作用、干扰素和补体等的化学作用及 NK 细胞的自然杀伤作用等均为自然免疫或先天免疫的抗感染作用,是机体固有的非特异性免疫应答,故亦称固有免疫。特异的免疫应答则更为复杂,包括抗原的识别与提呈或呈递(antigen presenting)作用、抗体中和作用、抗体依赖细胞介导的细胞毒作用(antibody dependent cell-mediated cytotoxicity, ADCC)、细胞毒性 T 细胞杀伤效应等。

机体遭受感染后,病原体与机体的免疫防御系统即开始矛盾斗争,依据双方力量的对比,可以表现出不同的临床和病理形式。通常把感染的结果分为隐性感染、显性感染和带菌者三种状态。隐性感染者没有明显或仅有轻微的临床症状,故又称亚临床感染。带菌者体内携带病原体(不限于细菌),病原体能在宿主体内存活,可以成为潜在的感染源和传播者,也可以发展为慢性或持续性感染。显性感染者是临床和病理医师面临的诊治对象,按临床表现再细分为急性和慢性、局部和全身等类型。在显性感染者,机体内感染

与抗感染免疫应答的斗争激烈,所以出现明显的组织损伤及相应的临床表现。

2. 先天性(固有)免疫与获得性(适应性)免疫 抗感染免疫包括抗细菌免疫、抗病毒免疫、抗真菌免疫、抗寄生虫免疫等。在抗感染免疫过程中,先天性免疫包括自然屏障、固有免疫细胞和固有免疫分子等,是人体的第一道防线,在获得性免疫产生之前就开始发挥作用,限制病原微生物在体内迅速扩散,并能启动特异性免疫应答。获得性免疫能特异、有效地清除病原微生物,其作用的发挥也有赖于固有免疫因素的参与,如细胞因子活化的巨噬细胞和补体等。抗感染免疫并非一定是对机体起保护作用,在某些情况下也可引起免疫病理反应。

3. 细胞免疫与体液免疫 机体经病原体的抗原作用后,可产生特异性体液免疫(humoral immunity)和细胞免疫(cellular immunity),抗体主要作用于细胞外生长的细菌,对胞内菌的感染要靠细胞免疫发挥作用。虽然人为地将后天获得的特异性免疫划分为细胞免疫和体液免疫,但针对某一特定病原体的免疫应答往往形成一个多种细胞、多种分子参与的网络,其各个分支之间存在复杂相互作用,功能亦有重叠,不能单纯地将一种免疫机制与某一病原体对应。

4. 免疫防御与免疫损伤 机体遭受感染后,会通过各种免疫机制进行防御,以清除病原体或抗原性物质,保护机体。但另一方面,不适当的免疫防御可能造成机体的损伤,如Ⅳ型超敏反应可导致组织坏死;有时病原体不能被清除,反而在某些细胞内生存下来(细胞内病原体),并可随细胞的游走而播散。有些病原体可抑制机体免疫功能,从而继发细菌或真菌感染。例如,流感病毒可损伤呼吸道黏膜的防疫功能,抑制中性粒细胞的吞噬作用,导致肺炎球菌易感性增加;麻疹病毒可导致免疫损伤,易于发生细菌性肺炎或胃肠炎;HIV 感染导致 CD4$^+$T 细胞减少,细胞免疫功能下降,易于发生多种机会性感染,如肺孢子菌肺炎和弓形虫病等。

5. 自然屏障与防御机制 机体的自然屏障包括皮肤黏膜结构及其分泌的相关物质,构成机体抗感染的第一道防线。皮肤黏膜结构可以机械地阻挡或排除病原体的侵入或黏附,黏膜分泌的抗菌物质可以杀灭一部分细菌,正常菌群可以拮抗外来微生物,纤毛的摆动和液体的流动可以排出病原体。当病原体越过自然屏障,使机体组织遭受侵袭时,机体启动特异性免疫功能,产生特异性抗体和细胞因子,杀灭和清除入侵的病原体。然而,在某种特定条件下,机体的免疫反应也可能造成组织损伤,如剧烈的超敏反应可引起

组织坏死和炎性渗出。

人的免疫力随病原体或其成分在体内的存在而存在，故称为感染免疫，或称有菌免疫。有时体内的病原体（如结核分枝杆菌）或其成分全部消失，免疫力也随之消失；有的感染获得的免疫力则可维持终生。机体的抗感染免疫作用概括见表2-5-1，具体的抗感染免疫机制详见第四章感染与免疫部分。

表2-5-1　人体免疫防御系统的抗感染作用

免疫类型	免疫防疫机制	效应细胞或结构	主要作用
先天性（非特异性）免疫防御机制	表面防御机制	皮肤黏膜屏障，血脑屏障，血胎屏障	机械性阻挡与排除作用 黏膜免疫系统的作用
		表面分泌物	化学屏障作用
		正常菌群	拮抗作用
		直接流动	排除作用
	深层防御机制	体液防御机制	细胞因子与炎症介质，急性期反应
		炎症反应	血管通透性升高，炎性渗出
	细胞防御机制	单核巨噬细胞	吞噬作用，抗原提呈作用
		NK细胞和K细胞	杀伤作用
		树突细胞	抗原提呈作用
获得性（特异性）免疫防御机制	体液免疫	B细胞，浆细胞	抗体，淋巴因子
	细胞免疫	$CD4^+$辅助性T细胞	识别抗原，促进抗体生成
		$CD8^+$细胞毒性T细胞	识别抗原，杀伤感染细胞

（刘德纯；郭瑞珍）

第六节　感染病的过程与结局

病原体侵入人体并在组织、细胞或体液中增殖（寄生），引起人体疾病的过程，称为感染。感染后所出现一系列临床病理变化，称为感染病。各种病原体通过一定的传播媒介和途径，侵入易感者的机体，是感染病发生的前奏。是否发病还与病原体的致病能力及感染者的免疫防御能力密切相关。病原体与机体的相互作用即发病机制是一个复杂的问题。在病原体的致病力或毒力、数量、入侵部位与人体的免疫力或反应性相互作用的过程中，病原体致病性占优势时感染者发生显性感染，并产生一系列临床病理表现。机体内外诸多因素均可导致临床病理变化的复杂性，并影响到感染病的转归和结局。机体内外环境的变化可能减轻或加重病情，适当的药物或手术治疗，可以干预病程的进展与转归，促进疾病的康复。感染病的发生发展进程有一些特征和规律，归纳如下。

一、感染病的发生发展过程与分期

感染病大多具有与传染病相似的规律与特征，其发生发展具有较明显的阶段性。从病原体侵入开始，到疾病康复为止，其致病过程大致经历以下4个阶段或分为4期（图2-6-1），不同的阶段会出现不同的临床病理表现。①病原体侵入阶段，生物性病原体经过某种传播媒介或感染途径，侵入易感人群（宿主）体内。这个阶段病原体侵入机体而未出现临床症状，在临床上称为潜伏期（incubation period）。②病原体与机体抗衡阶段，病原体与靶细胞黏附，在机体内定位，通过其机械作用和（或）其酶、毒素、抗原物质等致病作用与机体的抗感染免疫抗衡，易感者发生隐匿性或潜伏性感染，机体出现一些非特异性的症状和体

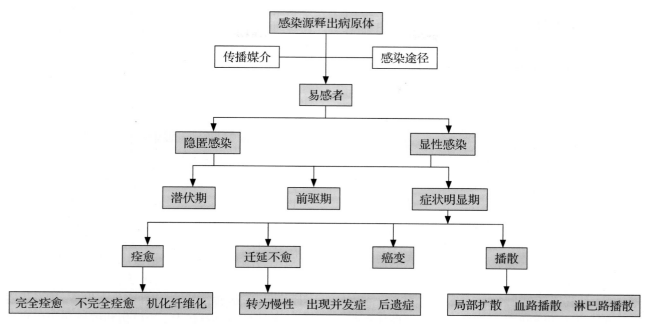

图2-6-1　感染性疾病发生发展的阶段示意图

征，如发热、疲乏、头痛、食欲下降、肌肉酸痛等，但尚未发生显性感染，临床称为前驱期。③感染发病阶段，病原体的致病作用占优势时，机体内发生典型的病理变化，临床症状和体征更加明显和典型，即进入症状明显期，形成显性感染。④病情转化阶段，经过机体的抗感染免疫应答及适当的治疗，病原体通过一定途径被消灭或排出，大多数痊愈或康复，小部分迁延不愈，转为慢性，少数发生播散，病情恶化，某些特定病原体可致癌变。

（一）潜伏期——病原体的侵入阶段

病原体经过某种传播媒介或感染途径，侵入易感人群（宿主），可称为侵入阶段，包括3个基本环节或要素，即侵入的主体（病原体）、侵入的途径及侵入的对象。病原体通过某种途径侵入易感者机体后，能否定植，定植后能否致病，不仅与病原体的特性、来源、传播途径、侵入和定植部位及其致病能力有关，也与易感者的免疫防御功能有关。这个阶段不出现临床症状，在临床上称为潜伏期。此期病原体也可以被消灭或清除而不致病，使感染"流产"。如果病原体侵入机体后，在人体内定位、繁殖和转运，逐渐适应人体环境而生存并潜伏下来，或者病原体的致病力与人体的免疫力达到某种平衡，病原体的生存、繁殖或转运受到抑制，处于静止状态，暂不引起组织损伤和功能改变，亦不产生临床症状，称为潜伏性感染。潜伏性感染可成为以后发生内源性感染的祸根，在将来适当时

机如机体抵抗力低下时复活而引起疾病。

潜伏期是从病原体侵入人体到开始出现临床症状为止。每种传染性感染病都有一个潜伏期，各种疾病潜伏期长短不同，但都相对固定，呈常态分布，为检疫、留验的主要依据。潜伏期相当于病原体侵入并在人体内定位、繁殖和转运的阶段，尚未引起组织损伤和功能改变，亦无临床症状，其时间长短与病原体的种类、数量、毒力和人体的免疫力强弱有关。例如，白喉、猩红热、细菌性痢疾等潜伏期多数在数天之内，但细菌性食物中毒则仅需数小时，麻风、AIDS等则长达数年。潜伏期一般是指平均潜伏时间，如流行性腮腺炎的潜伏期最短为8天，最长为30天，平均潜伏期为18天。

病原体入侵部位适当，才能定植、生长、繁殖和致病。例如，志贺菌和霍乱弧菌都必须经口感染，破伤风杆菌必须经伤口感染，才能引起相应病变。①有些病原体可以在入侵部位直接引起病变，如恙虫病引起的焦痂，HPV引起的鳞状上皮病变等；②有些病原体在入侵部位繁殖，产生毒素，引起远离入侵部位的病变，如白喉和破伤风；③有些病原体需进入血液循环，随血流达到靶器官，在靶器官定植才能引起病变，如脊髓灰质炎、流行性脑脊髓膜炎和病毒性肝炎等；④有些病原体侵入机体后经过一系列的发育才定植到靶器官，引起病变，如多种蠕虫。入侵和定植的部位与病变的特殊性相关，也是病理诊断的重要线索。

（二）前驱期——病原体感染的启动阶段

病原体侵入人体后，机体的免疫防御屏障也启动了抗感染免疫应答。病原体和（或）毒素、抗原物质的致病作用与机体的抗感染免疫抗衡，相互作用，启动了感染过程。通过皮肤黏膜的屏障作用、胃酸的杀菌作用、体液的溶菌作用、巨噬细胞的吞噬作用等固有免疫反应，以及适应性免疫所产生的特异性抗体和免疫细胞，可以清除或杀灭部分或全部病原体，终止感染过程。如果病原体持续存在，或其数量增多、毒力增强，则启动感染病的发生与发展，在临床上进入前驱期（prodromal period）。通常，感染主要是指病原体进入机体并在相应组织中生存繁殖并引起病变的过程，多数是首发感染或原发感染，少数病例也可发生再次感染、重复感染、混合感染、重叠感染或继发性感染等，使病情复杂化。

前驱期从出现非特异性症状到特异性症状明显开始为止，与病原体繁殖产生的有毒物质有关。非特异性症状包括轻度发热、乏力、头痛、食欲下降、肌肉酸痛等不适，一般持续 1～3 天，但无特征性的临床症状或体征。此期病原体定植、繁殖，产生有毒物质，启动感染的发病机制，使疾病发生发展，但也可能逆转或停滞。慢病毒如 HIV 感染则可长达数月。这些非特异表现也称 B 症状。某些疾病，如麻疹、百日咳等，在此期内传染性最强。起病急骤者也可无前驱期。

（三）显性感染期——感染病的发病阶段

感染的发生、发展是病原体的致病作用和机体的免疫防御功能双方矛盾斗争的结果。当宿主机体抗感染的免疫力较弱，抵抗能力低下，或侵入的致病菌数量较多、毒力较强时，病原体的致病作用占优势，感染启动成功，以致机体组织受到不同程度的损害，生理功能也发生改变，并出现一系列明显的特征性病理改变、临床症状和体征，以及生化免疫等改变，是为显性感染（overt/apparent infection）或临床感染（clinical infection），即进入感染病发病阶段，也称症状明显期（period of apparent manifestation），此时体内发生典型的病理变化，临床出现明显的症状和体征。在症状明显期，感染病所特有的症状和体征都通常获充分表现。例如，急性阑尾炎的转移性右下腹痛，有利于临床诊断；阑尾各层内弥漫中性粒细胞浸润，显示为化脓性炎。病毒性肝炎的发热、黄疸、肝脾大和肝功能损伤，肝活检显示不同程度的肝细胞变性坏死。脑膜炎患者的脑膜刺激征和脑脊液变化等，有利

于临床诊断。此期病理变化也比较明显。但由于每一病例的宿主机体抗病能力和病菌毒力等存在着差异，因此，显性感染又有轻、重、缓、急等不同临床类型。有些传染病此期短暂，很快进入恢复期，临床称为顿挫性感染（abortive infection）。有些感染则可能恶化进展，或者迁延不愈。

（四）恢复期——感染病的转归阶段

在感染性炎症过程中，如通过机体的免疫防御和积极治疗，渗出和增生等抗损伤过程占优势，则感染进入恢复期（convalescent period），此时病原体被消灭或清除，病变消退，体温下降，症状和体征明显好转或消失，患者状况明显好转，逐渐恢复正常，达到痊愈的结局。有些疾病治愈后还可以获得一定程度的免疫力。相反，如果机体抵抗力低下，或者没有得到及时有效的治疗，损伤性变化占优势，则炎症逐渐加重并可向全身扩散；若损伤和抗损伤变化暂时难分"胜负"，则炎症转变为慢性或迁延不愈。一般说来，大多数急性感染能够痊愈，少数迁延为慢性炎症，极少数可蔓延扩散到全身，引起全身性炎症反应综合征（SIRS）。少数严重感染性疾病可导致死亡。慢性感染和炎症可能复发、治愈，或机化纤维化甚至发生硬化，少数也可能发生癌变。有些疾病虽然临床痊愈，但体内可能还有残存的病变没有消除（如伤寒），器官的功能没有恢复正常（如病毒性肝炎），病原体还没有完全清除（如霍乱、痢疾），需要密切随访观察。

在一些特殊情况下，感染过程中还可以发生以下情况：①复发（relapse），某些感染病在症状消失、体温正常一段时间后，体内的病原体再度繁殖，病变再度发生，再度发热，出现类似的症状和体征，称为复发。复发的间隔时间不定，影响因素很多。②再燃（recrudescence），在恢复期间，患者的临床症状和体征逐渐减轻，体温未能稳定下降到正常时，潜伏于血液或组织中的病原体再度繁殖，体温再次上升，再次出现该病的症状和体征，这种状况称为再燃。与复发的不同在于患者再燃时尚未痊愈。③并发症（complication），是指一种疾病在发展过程中引起或合并发生的另一种疾病或症状，后者即为前者的并发症，如伤寒可能有肠出血、穿孔等并发症。④后遗症（sequela），在恢复期之后，如果机体功能和结构很长时间仍不能恢复正常，则将留下后遗症。例如，中枢神经系统传染病（脊髓灰质炎、乙型脑炎等）可留下神经系统功能障碍，或由于超敏反应引起免疫性疾病（如猩红热后的急性肾小球肾炎）等。

二、感染病的临床病理表现

感染是机体在病原体作用下，损伤和抗损伤反应相互作用的全过程。其发生与发展受感染因子的性质和数量、机体的抵抗力和反应性、防治的条件等诸多因素的影响，因而感染有不同的临床病理表现。病理表现为局部组织的变性坏死，液体、纤维素和白细胞的渗出，以及多种细胞的增生反应等，将在第三章专门叙述。此处简要介绍感染病的局部表现和全身反应，总体的病理表现详见第三章，各种感染病的临床表现详见相关疾病。

（一）感染性炎症的局部表现

感染局部的临床表现，以体表急性炎症时最显著，表现为红、肿、热、痛和功能障碍；慢性感染时亦可有组织肿胀、疼痛及功能障碍。其表现与发生机制如下：

1. 红　是由于感染病灶内炎性充血所致。炎症开始由于动脉性充血，局部氧合血红蛋白增多，故呈鲜红色，代谢旺盛。随着炎症的发展，血流缓慢，甚至停滞，局部组织氧合血红蛋白减少，去氧血红蛋白增多，局部组织变为暗红色。

2. 肿　急性感染时，主要是由于局部充血，炎性渗出物聚积，特别是炎性水肿，导致组织肿胀。慢性炎症时，局部肿胀主要是由于局部组织和细胞增生。

3. 热　体表急性感染时，感染灶炎症反应明显，局部动脉性充血，血流量增多，血流加快，代谢增强，产热增多，导致其温度较周围组织升高。但内脏器官发炎时，病变组织的温度与正常组织温度相比，则无明显变化。

4. 痛　疼痛与多种因素有关。炎性渗出物积聚引起局部组织肿胀，张力增高，压迫或牵拉神经末梢，引起疼痛，故疏松结缔组织发炎时所致疼痛不如致密结缔组织发炎时剧烈；脓肿在局部排脓后疼痛立即缓解，也与局部组织张力下降有关。炎症局部分解代谢增强，钾离子、氢离子积聚刺激神经末梢引起疼痛；尤其是炎症介，如前列腺素、5-羟色胺（5-HT）、缓激肽等刺激神经末梢是引起疼痛的主要原因。

5. 功能障碍　原因很多。感染灶内实质细胞变性、坏死、代谢障碍，功能异常，和（或）炎性渗出物所造成机械性的阻塞、压迫等，都可引起局部组织、器官的功能障碍。例如，肺炎影响气血交换从而引起缺氧和呼吸困难等。疼痛也可以反射性地抑制肌肉活动，以及局部水肿，均可影响肢体的活动功能。

（二）感染性炎症的全身反应

感染性病变发生在局部，但局部病变不是孤立的，它既受整体的影响，同时又影响整体。感染时出现的全身反应如下：

1. 发热　感染最常见的症状是发热（fever），即体温升高，多见于病原微生物感染的急性期或急性感染。特别是当病原体蔓延入血时常表现很突出。引起发热的化学物质主要是内源性致热原和外源性致热原。外源性致热原主要有细菌毒素、某些病毒、立克次体、疟原虫、免疫复合物等；内源性致热原主要来自中性粒细胞、嗜酸性粒细胞和单核巨噬细胞。它们都能产生一种蛋白质性的内源性致热原，如前列腺素 E、白细胞介素-1（IL-1）、肿瘤坏死因子（tumor necrosis factor，TNF）等。IL-1 和 TNF 作用于下丘脑的体温调节中枢，通过在局部产生前列腺素 E 引起发热。在正常情况下，单核细胞和巨噬细胞并不释放内源性致热原，当其进行吞噬或受细菌内毒素、免疫复合物、致敏淋巴细胞分泌的致热原性淋巴因子的刺激时，则释放内源性致热原性淋巴因子。它们通过不同的机制引起体温升高，一定程度的发热有防御意义：可促进抗体的形成、末梢血白细胞增多，单核巨噬细胞增生和吞噬作用加强，加强肝脏解毒功能等，从而增强机体的防御功能。但是，过高热（如体温达 41℃以上）则将影响机体的代谢过程，导致各系统的功能紊乱，特别是神经系统的功能障碍，尤其是小儿高热，容易诱发惊厥，甚至危及生命。在某些严重感染性疾病时，由于抵抗力低下，机体反应状态极差，体温可以不升高，这是预后不佳的征兆。

发热的过程可分为三个阶段，即体温上升期、极期和下降期。发热分为多种类型：①稽留热，体温在 39℃，24 小时内体温相差不超过 1℃，见于伤寒、斑疹伤寒等的极期；②弛张热，24 小时内体温波动超过 1℃，但最低体温也未达到正常，见于败血症、肾综合征出血热等；③间歇热，24 小时内体温波动于高热与常温之间，可见于疟疾、败血症等；④回归热，高热多次重复出现，每次持续数日，如回归热、布鲁氏菌病等；⑤马鞍热，发热数日，退热 1 日，再发热数日。此外还有体温曲线无规律的不规则热。

发热相关的感染病很多，如传染性单核细胞增多症、巨细胞病毒病、伤寒和副伤寒、鼠疫、布鲁氏菌病、钩端螺旋体病、回归热、疟疾、黑热病及出血热等。对于有发热病史的病例应首先考虑感染的可能性。

2. 皮疹　是许多感染的常见表现。皮疹的部位、时间、形态、顺序等对于临床诊断和鉴别诊断很有参考价值，有时临床会采集皮疹送病理科或检验科检查。按发疹的部分可分为皮疹和黏膜疹；按形态可分为斑疹、丘疹、出血疹、疱疹和脓疱疹、荨麻疹等；出疹时间也有一定的规律，如水痘、风疹多发生在病程第 1 天，猩红热于第 2 天，天花于第 3 天，麻疹于第 4 天，斑疹伤寒于第 5 天，伤寒于第 6 天等。水痘的皮疹主要分布于躯干，麻疹的皮疹先出现于耳后、面部，然后向躯干、四肢蔓延，同时有黏膜疹，见于口腔黏膜（科氏斑，Koplik's spot）。手足口病的皮疹见于手足皮肤，带状疱疹沿着神经分布，一般不超过身体中线，恙虫病可见焦痂形成。这些表现对于病因诊断也有一定帮助。

3. 实质器官的改变　由于病原微生物及其毒素的作用，以及局部血液循环障碍、发热等因素的影响，心、肝、肾等器官的实质细胞可发生不同程度的变性、坏死和功能障碍。例如，病毒性肝炎时肝细胞的变性坏死，白喉可引起心肌坏死，伤寒可造成腹直肌坏死。

4. 中毒症状　在感染过程中，病原体及其代谢产物及毒素等还可进入血流，引起毒血症、败血症或脓毒血症，导致全身中毒症状，表现为发热、疲乏、倦怠、全身不适、厌食、头痛等，有时还有肌肉、关节和骨骼疼痛。严重者可有意识障碍、谵妄、昏迷、脑膜刺激征、中毒性脑病、呼吸衰竭或感染性休克等。有时还会引起肝、肾损害，造成肝肾功能的改变。

5. 出血　有些感染可造成明显的出血（hemorrhage），或以出血为主要症状，其中出血伴发热的疾病归类于出血热（hemorrhagic fever），如肾综合征出血热、登革热、埃博拉出血热、发热伴血小板减少综合征等，主要由病毒感染引起。暴发型流行性脑脊髓膜炎可引起皮肤出血（瘀点、瘀斑）和肾上腺出血。

6. 白细胞增多　感染时，由于内毒素、白细胞崩解产物等可促进骨髓干细胞增殖、生成并释放白细胞进入血流，使外周血液中白细胞总数明显增多。增多的白细胞种类与感染的病原体有关。在急性炎症的早期和化脓性炎症以中性粒细胞增多为主；一些慢性炎症和病毒感染，则常见淋巴细胞增多；过敏性炎症和寄生虫感染时又以嗜酸性粒细胞增多为主。在伤寒杆菌、流感病毒、肝炎病毒、立克次体等感染时，血中白细胞数常减少。严重感染时，机体抵抗力低下，白细胞也会减少，其预后较差。肉芽肿性炎时单核巨噬细胞增多。

在细菌感染引起炎症时，末梢血白细胞计数可达（15 ～ 20）× 10^9/L，甚至更高，这主要是由于 IL-1 和 TNF 所引起的骨髓中白细胞储存库释放加速，使末梢血中白细胞增多，而且相对幼稚的杆状核中性粒细胞所占比例增加，这就是临床上所称的"核左移"。持续较久的感染，IL-1 和 TNF 还可以通过产生集落刺激因子而促进骨髓造血前体细胞的增殖。白细胞数增多是机体防御功能的一种表现，往往可反映机体的抵抗力和感染的严重程度。

有意义的是在病理组织学检查时，局部病灶中也见白细胞增多，与外周血中白细胞增多大致平行或呈正相关。病理医师可以从组织学图像中获知感染状态。

7. 单核细胞 / 巨噬细胞和淋巴细胞增生　主要表现为局部淋巴结、肝、脾肿大。骨髓、肝、脾、淋巴结中的巨噬细胞增生，吞噬消化能力增强。淋巴组织中的 T 淋巴细胞和 B 淋巴细胞也增生，同时释放淋巴因子和分泌抗体的功能增强。单核巨噬细胞系统和淋巴组织的细胞增生是机体防御反应的表现。淋巴细胞增生显著时可形成淋巴滤泡。

8. 血清免疫学的变化　对于疑似感染的患者，检测血清中特定的抗体和（或）抗原成分，常是推测感染原因的重要参考指标。目前 HIV、HBV、HCV、梅毒螺旋体等的抗体已经成为常规检测的项目。对于可能在孕期获得感染的妇女也常规检查 TORCH 综合征相关的抗体（包括弓形虫、风疹病毒、单纯疱疹病毒、巨细胞病毒等）。在感染进程中检测抗体的水平变化，更是病因诊断和病情检测的重要参考指标。但是它们的流行病学价值可能高于诊断价值。IgM 抗体阳性一般提示近期感染，IgG 抗体阳性提示既往感染，效价比以前升高 4 倍以上提示既往感染的复活。许多病原体的抗体在普通人群中都有不同程度的阳性率。

9. 生物化学的改变　在感染过程中常发生一些生物化学的改变，通过相应的检测可以反映感染的程度。① C 反应蛋白（CRP）是由肝脏产生的一种急性时相蛋白。它是一种在 Ca^{2+} 存在情况下可与菌体多糖 C 反应而产生沉淀的蛋白质，呈酸性，对热敏感。正常情况下血清中 CRP 含量极低，在创伤及各类感染初期，患者血清中存在较高水平的 CRP。临床上通常把它作为一种非特异性的、敏感的炎症指标，也是感染疾病最有力的预测指标之一。② Toll 样受体（TLR）是近年颇受关注的细胞表面受体家族，是免疫系统迅速抵抗微生物感染的一线武器，在触发天然免疫和影响获得性免疫中起重要作用。Toll 样受体 4（TLR-4）作为跨膜受体在革兰氏阴性菌内毒素的作用下，通过相关致炎机制，最终导致炎性级联放大效应，在脓毒症、脓毒性休克发病中具有重要作用。近年有研究显示，TLR-4 在新生儿感染病发生发展过程中亦起重要作用。③降钙素原（procalcitonin，PCT）是近年来发现的一种新的细菌感染诊断指标，可用于细菌感染的早期诊断、细菌感染与非细菌感染的鉴别诊断，反映炎症活动情况及严重程度，比传统的炎症指标有更高的敏感性和特异性。④酶类物质，反映心肌损伤和肝细胞坏死的一些酶类物质水平常升高，如心肌肌酸激酶（CK-MB）、肝转氨酶（谷草转氨酶、谷丙转氨酶）可以反映细胞损伤的程度，也常用来评价感染的严重程度。⑤血液中某些炎症介质的水平也可以反映感染的进程，如上述促炎因子与抗炎因子的动态变化，也被视为评价感染程度与预后的标志。

三、感染病的转归和结局

在感染病演进过程中，大多数急性感染能够治愈，少数迁延不愈，转化为慢性炎症，极少数感染可蔓延扩散，引起 SIRS，甚至导致死亡。

1. 疾病痊愈　多数感染病通过机体的免疫防御和积极治疗，渗出和增生等抗损伤过程占优势，机体向痊愈方向发展，此时病变消退，体温下降，患者状况明显好转，逐渐恢复正常，达到痊愈的结局。有些疾病治愈后还可以获得一定程度的免疫力。但部分患者体内可能还有残存的病变没有消除（如伤寒），器官的结构和功能没有恢复正常（如病毒性肝炎），或病原体还没有完全清除（如霍乱、痢疾），体内病灶未能完全愈合。

（1）完全痊愈：多数情况下，由于机体抵抗力增强或经过适当治疗，病原微生物被消灭，炎症介质消退，炎症细胞减少，炎症灶内坏死组织及炎性渗出物被溶解吸收，通过周围健康细胞的再生而修复。如果损伤较轻，修复的组织在形态结构和功能可完全恢复正常，称为完全痊愈。一些低毒或无毒的病原体可以被宿主的免疫防御机制清除而不发病，或病变轻微而自愈。

（2）不完全痊愈：少数情况下，由于机体抵抗力较弱，炎症灶坏死范围较大，周围组织细胞再生能力有限或渗出的纤维素较多，不容易完全溶解吸收，则由周围增生的肉芽组织长入，机化病灶，形成瘢痕，即瘢痕性修复，不能完全恢复组织原有的结构和功能，或发生间质纤维化。浆膜腔的纤维素不能被及时溶解吸收，也可发生机化粘连，如缩窄性心包炎、肠粘连等，导致功能障碍。

如果机体抵抗力低下，或者没有得到及时有效的治疗，损伤性变化占优势，则炎症逐渐加重并可向全身扩散；若损伤和抗损伤变化暂时难分"胜负"，则炎症转化为慢性或迁延不愈。

2. 蔓延扩散　在机体抵抗力低下，或病原微生物毒力强、数量多的情况下，病原微生物可不断繁殖，并沿组织间隙或脉管系统向周围和全身组织和器官扩散，病原体持续侵入血流可引起 SIRS，或多器官损伤，造成严重后果。

（1）局部蔓延：炎症局部的病原体大量繁殖，可向周围组织间隙蔓延，使病灶不断扩大，如蜂窝织炎等；或经自然管道向周围组织和器官扩散蔓延。例如，肾结核病变恶化时，结核分枝杆菌可经泌尿道引起输尿管结核、膀胱结核，甚至蔓延到对侧输尿管或肾实质。

（2）淋巴道蔓延：炎症灶内的病原体可随炎性渗出液回流或直接侵入淋巴管，随淋巴液扩散，引起局部的淋巴管炎和淋巴结炎。例如，足部和手部感染时可分别引起同侧腹股沟和腋窝淋巴结肿大、疼痛。严重时感染部位与肿大淋巴结之间的皮肤可出现明显的红线，即为发炎的淋巴管（淋巴管炎）。病原微生物也可随淋巴入血，引起血道播散。

（3）血道蔓延：炎症灶中的病原微生物可直接或通过淋巴路进入血流，造成血流感染，甚至发展为 SIRS，SIRS 主要是指脓毒败血症。血流感染包括菌血症、败血症和脓毒败血症。其毒性产物也可吸收入血引起毒血症。

血道蔓延不同状态的比较见表 2-6-1。

3. 迁延不愈，转为慢性　急性感染时，机体的防御能力低下或治疗不及时、不彻底，感染因子不能在短期内清除，促炎介质依然存在，在机体内持续作用或反复作用下，不断地损伤组织，以致病变迁延呈慢性经过，使急性炎症转变成慢性炎症，病情可时轻时重。

表 2-6-1　菌血症、毒血症、败血症和脓毒血症的比较

项目	细菌培养	毒素	中毒症状	脓肿	主要病变
菌血症	+	−	−	−	炎症早期，病变不显著
毒血症	−	+	++	−	实质细胞变性坏死
败血症	+	+	++	+	出血点，脾大，淋巴结肿大
脓毒血症	++	+	++	++	多发性小脓肿

例如，慢性肾盂肾炎、慢性胆囊炎等，有时可能复发，出现活动性病变或急性期病变。也有些感染，并无明显的急性期症状和病变，而是由毒力较弱的病原体，或数量较少的病原体，持续存在于体内造成非显性感染，病变缓慢进展，形成慢性炎症。

（1）慢性炎症的病变特征：以增生为主，病理特征如下所述。①淋巴细胞局限性或弥漫性增生，有时有淋巴滤泡形成，伴其他慢性炎细胞浸润，淋巴细胞、浆细胞较显著时需要鉴别免疫性疾病。晚期炎细胞逐渐减少、消失。②纤维组织增生逐渐显著，最后可胶原化、透明变性甚至钙化，实质细胞萎缩、减少以至消失。③周围组织可有代偿性改变，如心肌细胞肥大、肾小球肥大、肾小管扩张、代偿性肺气肿等。④结构改变，如肝脏假小叶形成，肠管粘连，腺体变形（如滤泡性输卵管炎），管腔阻塞、狭窄，管壁增厚或扩张等。⑤巨噬细胞增生，吞噬病原体或其他物质，演化为肉芽肿，肉芽肿也可逐渐纤维化。⑥新旧病变交替，在病变演进过程中有可能复发，出现活动性病变，与陈旧性病变混杂存在。

（2）慢性炎症与纤维化：在慢性感染和炎症过程中，坏死组织也可以被机化纤维化，或间质纤维组织在慢性感染的刺激下持续增生，导致局部组织瘢痕化，甚至整个器官纤维化、硬化，如肝硬化、肺间质纤维化、慢性肾盂肾炎或固缩肾等。在脑组织内，液化性坏死也可被吸收或机化，最终被胶质瘢痕取代，病变器官的功能也相应降低。管道组织的纤维组织增生可使管腔狭窄、闭塞，如瘢痕性输卵管炎，可导致输卵管积水和不孕症。这些病变主要是纤维组织增生，可产生大量胶原纤维，发生胶原化、透明变性和钙化，而炎细胞很少或缺如。

（3）慢性炎症与恶性肿瘤：少数持续性感染导致慢性炎症性病变经久不愈，引起持续性增生性病变，特别是上皮细胞的增生，可进展为不典型增生、原位癌以至浸润性癌，如皮肤黏膜的慢性溃疡癌变和瘢痕癌，慢性肝脏炎症与肝细胞癌，淋巴组织增生与恶性淋巴瘤等。癌症的发生机制十分复杂，至少某些感染因子、炎症介质，以及持续增生过程，肿瘤微环境的形成，都与癌变有关，参见第五章感染与肿瘤。

四、影响感染病进程的因素

感染的过程和结局是病原体的致病力或毒力、数量、入侵部位与人体的免疫力或反应性相互作用的结果，并受内外诸多因素的影响，如药物或手术治疗，可以干预病程的进展，促进疾病的康复。

1. 机体内环境的微生态平衡　微生物无所不在，广泛分布于自然界、动植物及人体。人体正常微生物与生俱来，人从出生后就生活在有菌环境中。微生物虽然微小，但数量庞大，一个人排出的粪便中，微生物约占干重量的40%，皮肤以及与外界相通的腔道，如口腔、鼻咽腔、肠道、泌尿生殖道均存在大量各类微生物寄居，成为人体不可缺少的一部分。寄居在人体的正常微生物在一般情况下，对人体有益无害。有的微生物能在皮肤或黏膜表面形成一层菌膜屏障，防止外来致病菌的入侵，并能产生一些抗菌物质，抑制甚至杀死入侵的致病菌；有的微生物能产生一些人类需要的营养物质，如维生素B复合体和维生素K、锌、硒、铁、铜等物质和微量元素；有的能帮助蛋白质、脂类和胆固醇的代谢；有的还能防止体内致癌物质的产生，起到防癌作用；更重要的是正常微生物能够增强人体的免疫力。有的细菌可以激活巨噬细胞增强吞噬能力，并刺激免疫细胞产生免疫物质淋巴因子，提高抗感染活性。当然，在特定条件下也可致病，如菌群失调，微生态失衡，微生物易位或越位，产生抗药性等。

2. 机体免疫功能状况　人体皮肤黏膜是一道自然的防御屏障，免疫系统也有先天性或非特异性免疫功能。在病原体或正常寄生的微生物的刺激下，人体血液和分泌物中会产生自然抗体和免疫细胞，产生抗感染免疫。自然抗体和免疫细胞能够抑制致病微生物生长，增强白细胞吞噬细菌的能力，在抵抗感染上起重要作用。如果免疫功能受到损伤，则机体防御能力降低，易于发生感染病。关于感染和免疫，详见第四章。

3. 环境因素对感染的影响　感染的轻重除取决于致病菌和宿主两方外，自然环境和社会因素对感染的发生、发展亦有明显影响。自然环境包括气候、季节、温度、湿度和地理条件等诸方面。例如，季节不同，流行的传染病种类就不同。冬季易发生呼吸系统传染病，因寒冷能降低呼吸道黏膜的抵抗力。同时，冬季室内活动较多，门窗经常关闭，空气流动少，也增加了与致病菌接触的机会。夏季易发生消化系统传染病，因天热需大量饮水，导致胃酸被稀释，其杀菌效率降低。夏季气温高，利于蚊蝇孳生，增多传播机会。有些传染病有地区性，如原始森林地区或未开垦地带存在着野生动物或吸血昆虫间流行的人兽共患传染病，一旦人类进入这些自然疫源地，这些病原体就有可能传播给人，甚至在人群中造成流行。社会因素对感染的发生和传染病的流行影响也很大。战争、灾荒、贫困、生活方式等促使感染病的发生和流行。人们的生活方式和饮食习惯的改变也促进了某些感染病的发生和传播，如性传播疾病和食源性疾病等。

4. 治疗措施对感染病程的影响　及时采取有针对性的治疗，直接抑制或杀灭病原体，这是我们强调利用病变组织原位检测病原体的出发点。正确的治疗也可以调动机体的防御免疫机制，提高机体的抵抗力，促进病情向痊愈方向发展。手术清除或引流感染导致的坏死组织，有利于减少感染机会及感染造成的损害。但是，滥用抗生素引起的耐药性问题增加了治疗的困难，长期大量使用某些药物引起的免疫抑制可能导致机会性感染，不当治疗可能招致医源性感染。抗感染治疗在影响病程的同时，也会影响到病理变化，如肠伤寒、细菌性痢疾及阿米巴痢疾等，现在很少能看到典型的病变，可能就是早期抗感染治疗影响的结果。病理检查遇到不典型的炎症性病变，也应考虑到治疗措施的影响。

（刘德纯　张庆云；郭瑞珍）

参·考·文·献

车杰, 2005. 预防导管相关性感染的要点. 中国实用护理杂志, 21(16):50-51.

车振明, 2011. 微生物学. 北京: 科学出版社.

陈杰, 周桥, 2015. 病理学. 第3版. 北京: 人民卫生出版社.

段义农, 王中全, 方强, 等, 2015. 现代寄生虫学. 第2版. 北京: 人民军医出版社.

浮飞翔, 国文, 张瑛, 等, 2012. 我国主要蜱媒传染病的流行特征及研究进展. 国际流行病学传染病学杂志, 39(4):285-288.

甘绍伯, 2006. 人兽共患寄生虫病. 动物保健, (8):17-19.

高军, 汪勤, 2012. 现代传染病诊疗手册. 第2版. 沈阳: 辽宁科技出版社.

何永频, 郭亚文, 2001. 美国1997—1998年水源性疾病暴发概况. 国外医学卫生学分册, 28(4):241-243.

黄祖瑚, 2009. 人兽共患病: 感染病科医师的必修课. 中华传染病杂志, 27(7):385-388.

贾文祥, 2005. 医学微生物学. 北京: 人民卫生出版社.

蒋守忠, 2012. 老年患者呼吸道感染180例临床分析. 当代医学, 18(5):41.

金峰, 杨培军, 2012. 320例老年患者呼吸道感染临床分析. 中国卫生产业, 9(1):140.

景华, 张放, 李侠, 2017. 病理科职业危害因素调查. 卫生软科学, 31(7):51-55.

李光荣, 2000. 有关感染性疾病几个概念问题的讨论. 中华传染病杂志, 18(3):69-71.

李兰娟, 2011. 传染病学高级教程. 北京: 人民军医出版社.

李兰娟, 任红, 2013. 传染病学. 第8版. 北京: 人民卫生出版社.

李兰娟, 王宇明, 2016. 感染病学. 第3版. 北京: 人民卫生出版社.

李明远, 徐志凯, 2015. 医学微生物学. 第3版. 北京: 人民卫生出版社.

李子华, 2011. 过去病因未明现已日渐明朗的若干疾病. 海峡预防医学杂志, 17(1):24-26.

刘德纯, 1995. 人体弓形虫病的病理学表现与病理学诊断. 中国人兽共患杂志, 11(6):82-85.

刘德纯, 1998. 艾滋病与性行为、性传播疾病关系的病理学回顾研究. 淮海医药, 16(2):6-7.

刘德纯, 1999. 艾滋病的病理学检查及自我防护. 临床与实验病理学杂志, 15(5):456-457.

刘德纯, 2002. 艾滋病病毒的职业性感染与防护. 职业与健康, 18(12):6-8.

刘德纯, 2002. 艾滋病临床病理学. 合肥: 安徽科学技术出版社.

刘德纯, 2007. 艾滋病相关的人兽共患病. 中国人兽共患病学报, 23(8):816-818, 812.

刘德纯, 2017. 我国艾滋病流行与传播30年回顾. 新发传染病电子杂志, 2(1):50-52.

刘德纯, 林清森, 1994. 获得性免疫缺陷综合征(AIDS)(附151例尸检材料报道及文献复习). 蚌埠医学院学报, 19(3):168-171.

刘德纯, 林清森, 1996. 获得性免疫缺陷综合征患者机会性感染的临床病理学研究. 中华传染病杂志, (4):16-19.

刘德纯, 宋京郁, 赵卫星, 2004. 临床病理解剖学. 北京: 人民军医出版社.

刘彤华, 2013. 诊断病理学. 第3版. 北京: 人民卫生出版社.

卢洪洲, 钱雪琴, 徐和平, 2019. 医学真菌检验与图解. 上海: 上海科学技术出版社.

宁素荣, 2012. 老年医院感染患者585例危险因素分析. 中国老年学杂志, 32(2):397-398.

宁永忠, 李明, 严岩, 2013. 感染性疾病的微生物学. 北京: 化学工业出版社.

潘孝彰, 2004. 新发传染病. 北京: 人民卫生出版社.

彭文伟, 2006. 传染病学. 第6版. 北京: 人民卫生出版社.

秦绍明, 余绍珍, 1994. 实用传染病手册. 北京: 人民军医出版社.

邱立友, 王明道, 2012. 微生物学. 北京: 化学工业出版社.

荣义辉, 游绍莉, 刘鸿凌, 等, 2012. 566例隐源性肝炎病理学与临床分析. 中华肝脏病杂志, 20(4):300-303.

石岚, 杨媛, 马春玲, 等, 2012. 老年患者医院感染调查与分析. 中国消毒学杂志, 29(3):207-208.

斯崇文, 贾辅忠, 李家泰, 2004. 感染病学. 第2版. 北京: 人民卫生出版社.

宋诗铎, 2004. 临床感染病学. 天津: 天津科学技术出版社.

苏珍, 2010. 由旅游活动引发的输入性疾病的防治措施. 中国集体经济, (15):140-141.

谭郁彬, 张乃鑫, 2000. 外科诊断病理学. 天津: 天津科学技术出版社.

王聪明, 2012. 老年患者尿路感染的危险因素分析及护理对策. 基层医学论坛, 16(3):304-305.

王宏量, 孙亚昕, 张梦萍, 等, 2019. 医院病理科职业危害因素及其预防对策. 临床与病理杂志, 39(6):1321-1326.

王利波, 王子军, 2009. 2007年全国水源性传染病突发公共卫生事件分析. 实用预防医学, 16(2):412-414.

王全立, 2010. 输血相关新发传染病. 临床输血与检验, 12(3):276-280.

王宇明, 2011. 感染病学. 第2版. 北京: 人民卫生出版社

王宇明, 顾长海, 1995. 感染(病)和传染(病)——从定义到传染病学科改革. 中华传染病杂志, 13(3):169-170.

王宇明, 胡仕琦, 2006. 新发感染病学. 北京: 科学技术文献出版社.

王宇明, 杨淑丽, 2001. 感染因子在"非感染病"中的作用. 中华实验和临床病毒学杂志, 15(4): 396-398, 320.

韦靖, 何静, 吴艳, 等, 2008. 中心静脉导管相关性感染的危险因素与护理. 中华现代护理杂志, 14(24):2632-2633.

魏来, 李晓波, 胡大一, 2011. 感染性疾病. 北京: 北京科学技术出版社.

温林俏, 赵国厚, 王蜀昆, 2012. 120例社区老年支气管哮喘肺部感染的临床研究. 中国医药科学, 2(1):49-50.

吴忠道, 褚欣平, 2015. 人体寄生虫学. 第3版. 北京: 人民卫生出版社.

夏克栋, 陈廷, 2013. 病原微生物与免疫学. 第3版. 北京: 人民卫生出版社.

徐纪茹, 吕昌龙, 2016. 病原与宿主防御系统. 北京: 人民卫生出版社.

徐建国, 2013. 从SARS到人感染H7N9禽流感——行为生态型传染病. 中华流行病学杂志, 34(5):417-418.

徐在海, 2000. 实用传染病病理学. 北京: 军事医学科学出版社.

徐肇玥, 1984. 感染性疾病的诊断与治疗. 上海: 上海科学技术出版社.

徐志凯, 郭晓奎, 2014. 医学微生物学. 北京: 人民卫生出版社.

杨绍基, 2013. 传染病学. 北京: 人民卫生出版社.

詹思延, 2017. 流行病学. 第8版. 北京: 人民卫生出版社.

张玲霞, 王永怡, 王姝, 等, 2012. 聚焦当今传染病. 传染病信息, 25(1):1-6.

张玲霞, 周先志, 2012. 现代传染病学. 第2版. 北京: 人民军医出版社.

张文宏, 翁心华, 2013. 中国感染性疾病防治进展10年回顾与展望. 中华内科杂志, 52(2):118-120.

张仪, 周晓农, 2006. 媒传寄生虫病流行现状及检测. 动物保健, (8):19.

张永信, 2009. 感染病学. 北京: 人民卫生出版社.

张泽, 胡嘉华, 陈佳琳, 等, 2015. AME诺贝尔故事061病原细菌学奠基人科赫. 病理与临床杂志, 35(8):1478-1480.

周永兴, 陈勇, 2001. 感染病学. 北京: 高等教育出版社.

周昭彦, 高晓东, 胡必杰, 2014. 医院水源性感染的预防与控制. 中华医院感染学杂志, 24(7):1818-1820.

Bakaletz LO, 2017. Viral-bacterial co-infections in the respiratory tract. Curr Opin Microbiol, 35: 30-35.

Bian, XW, the COVID-19 Pathology Team, 2020. Autopsy of COVID-19 in China. Natl Sci Rev, 7(9):1414-1418.

Eckerle I, Briciu VT, Ergönül Ö, et al, 2018. Emerging souvenirs-clinical presentation of the returning traveller with imported arbovirus infections in Europe. Clin Microbiol Infect, 24(3):240-245.

Jawale R, Lai KK, Lamps LW, 2018. Sexually transmitted infections of the lower gastrointestinal tract. Virchows Arch, 472(1):149-158.

Kasper DL, Fauci AS, 2019. 哈里森感染病学. 胡必杰, 潘钰, 高晓东译. 上海: 上海科学技术出版社.

Kradin, R L, 2010. Diagnostic pathology of infectious disease: expert consult. Philadelphia: Saunders Elsevier.

Lawrence P, Danet N, Reynard O, et al, 2017. Human transmission of Ebola virus. Curr Opin Virol, 22: 51-58.

Magalhaes T, Foy BD, Marques ETA, et al, 2018. Mosquito-borne and sexual transmission of Zika virus: recent developments and future directions. Virus Res, 254: 1-9.

Martínez DY, Verdonck K, Kaye PM, et al, 2018. Tegumentary leishmaniasis and coinfections other than HIV. PLoS Negl Trop Dis, 12(3):e0006125.

Mathison BA, Pritt BS, 2018. A systematic overview of zoonotic helminth infections in North America. Lab Med, 49(4):e61-e93.

Mayer SV, Tesh RB, Vasilakis N, 2017. The emergence of arthropod-borne viral diseases: a global prospective on dengue. Acta Trop, 166: 155-163.

McGee J O'D, Isaacson PG, Wright NA, 1992. Oxford Textbook of pathology. Oxford: Oxford University Press.

Mladenova I, Durazzo M, 2018. Transmission of Helicobacter pylori. Minerva Gastro- enterol Dietol, 64(3):251-254.

Muzyka, BC, 1996. Host factors affecting disease transmission. Dent Clin North Am, 40(2):263-275.

Pabalan N, Singian E, Tabangay L, et al, 2018. Soil-transmitted helminth infection, loss of education and cognitive impairment in school-aged children: a systematic review and meta-analysis. PLoS Negl Trop Dis, 12(1):e0005523.

Pickard JM, Zeng MY, Caruso R, et al, 2017. Gut microbiota: Role in pathogen colonization, immune responses, and inflammatory disease. Immunol Rev, 279(1):70-89.

Reese RE, Betts RF, 1991. A pratical approach to infectious diseases. 3rd ed. Brown: Little, Brown and Company.

Rodríguez-Lázaro D, Hernandez M, Cook N, 2018. Hepatitis E virus: a new foodborne zoonotic concern. Adv Food Nutr Res, 86: 55-70.

Rotterdam H, 1993. The acquired immunodeficiency syndrome and the evolution of new micro-organisms. a pathologist's view. Hum Pathol, 24(9):935-936.

Rubin K, Glazer S, 2017. The pertussis hypothesis: bordetella pertussis colonization in the pathogenesis of Alzheimer's disease. Immunobiology, 222(2):228-240.

Singh KP, Crane M, Audsley J, et al, 2017. HIV-hepatitis B virus coinfection: epidemiology, pathogenesis, and treatment. AIDS, 31(15):2035-2052.

Tsevat DG, Wiesenfeld HC, Parks C, et al, 2017. Sexually transmitted diseases and infertility. Am J Obstet Gynecol, 216(1):1-9.

Viviani MA, 1996. Cryptococcal meningitis: diagnosis and treatment. Int J Anti- microbial Angents, 6(3):169-173.

von Lichtenberg F, 1991. Pathology of infectious diseases. New York: Raven Press.

第三章
感染性疾病的病理学表现

感染性疾病是指由多种病原体通过不同方式或途径侵入人体，引起人体发生感染并出现临床症状的一组疾病，在病理学上表现为炎症性病变。其基本病变国内一般分为变质、渗出和增生三大类。本章基本沿用国内习惯分类，并将组织损伤与修复中的相关内容糅合在炎症范畴内进行诠释，亦参考国外的分类方法和研究进展，包括对炎症介质的研究成果，形成一个独特新体系，希望它更加方便实用。

第一节　感染性病变概述

人的一生总会遭遇各种各样的感染。感染即生物性致炎因子（病原体）侵入人体引起的病理过程，其基本病变为炎症（inflammation）。由于病原体种类繁多，致病机制与途径不同，它们所引起的组织损伤和炎症反应也有很大不同。机体对于感染所发生的一系列复杂的防御性反应，即炎症反应，可以局限和消灭感染因子，清除和吸收坏死组织、细胞，并修复损伤。本章以炎症的基本病变为线索，结合感染性疾病病理诊断的实践，阐述感染性疾病的各种病变。

一、感染与炎症的若干概念

炎症性疾病是日常病理检查中经常遇到的问题。

其数量之多，约占日常活检病例的一半；其病种之多，亦不亚于肿瘤性疾病。究其原因，不少是感染所致，只是病原体检查常被我们忽略。按照感染病理学的要求，不仅要对炎症的病理类型做出正确的判断，还要尽可能探明其病因，以指导临床治疗，同时也提升了病理诊断的价值和水平。为此，我们需首先明确感染与炎症的若干概念。

（一）感染和炎症的定义

感染（infection）是各种病原体侵犯人体所发生的机体损伤和修复过程，在病理学上表现为炎症。炎症是具有血管系统的活体组织对各种损伤因子（包括感染因子）所发生的复杂防御反应，以血管反应为主要特征,同时又具有吞噬、清除致炎因子,修复损伤组织等能力。因此,炎症只能发生在有血管分布的组织内。在这个复杂的炎症过程中,血管反应是炎症过程的中心环节。机体通过炎症充血和渗出等一系列血管反应,以稀释、中和、局限和消灭损伤因子,同时通过实质和间质细胞的再生使受损伤的组织得以修复和愈合。

任何炎症都有内源性和外源性损伤因子(致炎因子)直接和间接造成的细胞和组织的损伤,同时机体的局部和全身也发生一系列复杂的反应,炎症实质上是以损伤起始、愈复告终的复杂病理过程。炎症具有消灭病原体、限制感染及修复损伤等作用,损伤和抗损伤贯穿炎症反应的全过程。感染是引起炎症的最常见的损伤因子,其发生发展同样也是损伤和抗损伤的病理过程。炎症也是伴随多种疾病状态的一种常见病理现象,不仅限于感染性疾病,在自身免疫性、肿瘤性等疾病中也常见炎症反应。

(二)炎症的防御意义和不利影响

1. 防御意义　炎症是人类疾病中的一种最常见的病理过程,它包括组织的变质、渗出和增生三种病变。简单地说,变质主要是损伤性改变,渗出主要是防御性反应,而增生则主要起修复作用。炎症可以发生于机体的任何部位和任何组织,人类的大多数疾病都与炎症过程有关。炎症也是最重要的保护性反应,没有炎症反应,感染就无从控制,器官和组织的损伤会持续发展,创伤不能愈合。因此,炎症的主要意义在于局部防御作用:①通过炎症反应,清除或消灭致炎因子;②通过液体渗出,稀释毒素;③通过吞噬细胞的渗出和增生,吞噬细菌、坏死碎片、异物,清除或吸收坏死组织;④通过肉芽组织和上皮细胞增生,局限病灶,修复缺损。因此,炎症是机体的防御性反应,通常对机体是有利的,如果没有炎症反应,人们将不能长期生存于这个充满致炎因子的自然环境中。

2. 不利影响　从某种意义上来讲,人类得以长期生存离不开炎症反应。但是在某些情况下,炎症反应对机体也具有不同程度的危害。例如,严重的过敏反应可危及患者的生命;喉部(声带)急性炎症水肿可引起窒息;发生于脑实质或脑膜的炎症可引起脑水肿、颅内压升高,甚至形成脑疝,致使生命中枢受压而造成患者死亡;心包腔内纤维素性渗出物的机化可形成缩窄性心包炎,限制心脏搏动;纤维性修复所形成的瘢痕可导致肠梗阻或关节活动受限等。因此,在治疗炎症性疾病时,既要采取积极措施,清除致炎因子,减轻组织损伤,也要防止和控制炎症对机体造成的不利影响。

(三)感染和炎症的关系

在病理学上,感染是由病原体感染人体引起的炎症性反应,因此具有炎症的基本特征。直接由感染导致的炎症称为感染性炎症(infective inflammation),可以通过对患者的病理学、免疫学或病原学等检查发现感染因子。这一类炎症是感染病理学研究和诊断的重点。各种传染病、寄生虫病都属于这一类。

感染所致炎症同样包括组织的变质、渗出和增生三种病变,常伴有发热、白细胞增多、代谢增强等全身反应,也有其特有的病理表现:①病原体常定位于一定的组织和器官,损伤相应的细胞。多数病原体对人体组织有特定的亲和性,如肝炎病毒与肝细胞,乙型脑炎病毒与神经细胞,痢疾杆菌与结肠黏膜等。②病原体有一定的侵入、扩散和蔓延途径,病原体侵入机体后可以在局部繁殖或复制,然后凭借其运动能力和(或)分解溶解酶的能力向周围组织直接播散,也可从侵入处进入淋巴流或血流,到达靶器官或靶细胞,进而造成组织损伤。③主要病变符合炎症的一般规律,包括变质、渗出和增生,在一定条件下可以互相转化。④主要病变可发生在病原体入侵部位,也可发生在远离病原体入侵处,这与病原体的种类和特性有关,如乙型脑炎由蚊虫叮咬皮肤获得感染,但病变发生在大脑,而脊髓灰质炎病毒经消化道感染,在肠壁内繁殖,却引起脊髓灰质运动神经元的变性坏死。⑤疾病发展的阶段性在病理形态上有相应的表现。许多传染病都可按发展经过分为不同的阶段,并有相应的临床和病理学表现,如肠伤寒、细菌性痢疾、流行性脑脊髓膜炎等。

在感染性炎症即病原体直接感染所致的炎症中,感染性损伤因子的强弱和持续时间的长短决定了细胞损伤的严重程度。损伤因子轻微,作用时间缓慢,细胞常可进行自身调整,以适应改变了的环境;如果感染因子增强,在一定程度内细胞可出现可复性损伤;足够强大的损伤因子或可复性细胞损伤持续发展下去,则可出现细胞和组织的坏死。生物体在长期进化过程中,获得了不同程度的抗损伤能力,当部分细胞发生损伤后,在基因的调控下,细胞得以再生以实现修复。所以本章把组织损伤和修复的内容也作为炎症的基本病变加以论述。

(四)非感染因素所致的炎症

除感染因子外,还有些炎症性病变可能与感染无关，或并非感染所致，但需要与感染性炎症区别。因此本书列举了一部分非感染性炎症，作为鉴别参考，主要有以下 7 类。

1. 坏死组织诱发的炎症　组织缺血缺氧或剧烈的超敏反应，可以导致组织坏死，而坏死为潜在的致炎因子。例如，新鲜梗死灶边缘出现的充血带和炎细胞浸润，与感染无直接关联。

2. 无菌性炎症　并非所有炎症都是由感染引起，炎症也并非所有感染独有的表现。有一些所谓无菌性炎症（aseptic inflammation），是指由于内源性或外源性异物、体内代谢产物、有毒有害物质甚至药物引起的炎症反应。虽然病灶中常有炎症反应，但通常是慢性炎症，以淋巴细胞及浆细胞浸润为主，或形成肉芽肿，但没有肯定的感染因素，在诊断中不能发现病原体，但无菌性脑膜炎，经大量研究发现，多数为病毒所致。

3. 免疫介导性炎症　有一些炎症性疾病，其发病机制与感染有间接关系，是免疫介导的炎症，但病灶中却不能检出病原体。例如，某些类型的肾小球肾炎、风湿病等，其发病之前常有链球菌感染的病史，一般认为是感染介导和免疫反应参与的炎症，在链球菌感染后形成免疫复合物，由免疫复合物沉积而引起病变。

4. 自身免疫性炎症（autoimmune inflammation）
某些自身免疫性疾病中有显著淋巴细胞及浆细胞浸润，呈慢性炎症表现。例如，干燥综合征的唇腺内淋巴细胞灶性浸润（每个病灶内淋巴细胞 ≥ 50 个），其实质并非感染。淋巴细胞性甲状腺炎中有大量淋巴细胞浸润，并可形成淋巴滤泡，其实质亦为自身免疫所致。有的疾病也可能与感染有关，但在病灶中也不能发现病原体。有关免疫介导的和自身免疫相关的炎症性疾病，将在第四章感染与免疫中进一步讨论，并在有关器官疾病中作适当介绍。

5. 隐源性炎症　有些隐源性炎症（cryptogenic inflammation），只是限于当时的认识水平和检测手段，没能明确病因。其中有些炎症可能与感染相关，如结节病，有些研究发现病灶中含有结核分枝杆菌或其他细菌，但尚未获公认。已有一些研究证明，经过深入全面的检查，可以明确部分病例的发病原因，包括感染因子。如隐源性肝炎，在有条件时，对各种炎症性病变应尽量全面检测，以明确病因，指导治疗。

6. 肿瘤性炎症　一些肿瘤病灶中可伴有明显炎症反应，或继发感染引起的炎症，有时炎症反应显著，可能掩盖其肿瘤本质，如淋巴上皮样癌、髓样癌、霍奇金淋巴瘤等，需要提高警惕。

7. 非感染非肿瘤性炎症　近年杨岫岩基于其对于风湿免疫性疾病的诊治经验，提出"非感染非肿瘤性炎症"的概念，强调这是一个疑难病诊治的思维模式，是从疾病的性质来看问题。首先确定是否炎症性疾病，如果是炎症，再进一步确定是感染性炎症还是非感染性炎症，是肿瘤性炎症还是非肿瘤性炎症，如果能排除感染和肿瘤，即使无法下一个确切的疾病诊断，也可给该病例有一个"非感染性非肿瘤性炎症"的概念。在此基础上审慎地使用抗炎与免疫调节药物，并根据疗效进行判断和调整。这个诊断思路也值得病理诊断借鉴。我们也常常遇到一些病例，影像学检查提示肿瘤或占位性病变，病理检查证明为炎症性病变，各种检查也没能发现病原体，这时就要考虑是否风湿免疫性疾病。典型的例子是近年才得到确认的 IgG4 相关硬化性疾病，这是一类临床表现各异、病理改变相似的疾病，包括硬化性胆管炎、自身免疫性胰腺炎、腹膜后纤维化等，病灶中有大量淋巴细胞及浆细胞浸润。特征为病灶中显著的 IgG4 阳性的浆细胞与淋巴细胞浸润，常伴纤维组织增生，部分患者血清 IgG4 异常增高。病理检查发现送检标本中有浆细胞和淋巴细胞浸润为主的炎症性病变，要注意进行 IgG4 的免疫学标记，其中 IgG4 阳性浆细胞显著升高，应考虑此类疾病的诊断。

二、感染性炎症的发病机制

引起炎症的原因很多，任何损伤因子在对细胞和组织造成损伤的同时也能引起机体的炎症反应，因此，引起炎症反应的损伤因子也称为致炎因子。致炎因子大致可归纳为外源性和内源性两大类。在外源性致炎因子中主要是病原生物性因子，简称病原体，是炎症中最常见、最重要的原因，也称感染因子。由各种病原体引起的炎症可称为感染性炎症。其他致炎因子还有物理性因子（高温如烫伤、机械性创伤、切割伤、挤压伤、挫伤、紫外线和放射线等）、化学性因子（外源性化学物质有强酸、强碱及松节油、芥子气等，内源性化学物质有坏死组织的崩解产物，体内的代谢产物如尿素、尿酸等），由它们引起的炎症均为非感染性炎症，或按病因称为物理性炎症、化学性炎症等。炎症的发生除各种致炎因子的致病作用外，感染者自身的免疫防御机制则是重要的内因，外因需要通过内因才能发挥作用。本书主要讨论感染因子所致的炎症即感染性炎症。

（一）感染因子的致病作用

感染因子包括细菌、病毒、支原体、衣原体、立克次体、螺旋体、真菌和寄生虫等，其中以细菌、真菌和病毒最常见。这些感染因子致炎作用也各不相同。①多数感染因子通过直接接触或侵入宿主细胞而损伤机体细胞，导致受累细胞变性坏死和局部的炎症反应；②部分病原体通过释放毒素杀伤宿主细胞或释放酶来降解组织细胞，引起炎症反应；③部分病原体可侵犯血管，导致血管阻塞或形成血栓，造成局部血液循环障碍，进而引起缺血性坏死；④部分感染因子介导或参与免疫反应而引起超敏反应。因而相关炎症的表现或类型有所不同。以下以常见的细菌和病毒为例做进一步说明。

1. 病毒的致病作用　①病毒可直接侵入宿主细胞，在细胞内复制繁殖，阻止生物大分子的合成，产生降解酶或毒性蛋白，导致细胞变性坏死或凋亡。例如，脊髓灰质炎病毒可灭活帽结合蛋白质（cap-binding protein）而阻止宿主蛋白质的合成，单纯疱疹病毒可产生抑制宿主细胞 DNA 和 mRNA 合成的蛋白质，以及降解细胞 DNA 的蛋白酶。②病毒核酸成分可整合到宿主细胞核内，干扰细胞的代谢和复制过程，导致感染细胞遗传信息改变或基因突变，发生形态异常和增殖紊乱。例如，HPV 可致鳞状细胞形成挖空细胞、异型细胞甚至癌变，EB 病毒也可使淋巴细胞发生异常增殖和转化，引起炎症和肿瘤。③病毒也可结合在宿主细胞表面，改变宿主细胞表面的抗原性，或者宿主细胞表面携带病毒抗原，因而被机体的免疫系统识别，淋巴细胞被激活，攻击被感染的宿主细胞，造成组织损伤，如 HBV 感染所致的肝炎。其中细胞毒性 T 淋巴细胞在抗病毒免疫反应中发挥重要作用。各种病毒的致病作用还与其特性、数量、毒力，以及其对特定组织和细胞的特异性亲和力（亲嗜性）等因素有关。

2. 细菌的致病作用　细菌损伤宿主细胞的机制与其对宿主细胞的黏附能力、侵袭能力、毒素性质等有关。部分细菌可释放内毒素和（或）外毒素激发炎症，有的细菌释放破坏细胞膜的酶（如乙型溶血性链球菌释放溶血素以溶解红细胞的细胞膜），结核分枝杆菌则主要通过超敏反应对机体造成损伤。病菌内含有成簇分布的致病基因，称为致病性岛，这种细菌具有致病性。细菌内的小分子元件如质粒和噬菌体可携带致病因子在细菌间传播。

真菌、原虫、寄生虫等常通过代谢产物、分泌物引起直接损伤，或通过超敏反应引起组织损伤。寄生虫的蠕动或移行则可造成机械性损伤。

（二）机体内在因素的作用

炎症反应的发生和发展取决于损伤因子（外因）和机体反应（内因）两方面的综合作用。外源性的感染因子是引起炎症的重要条件。感染因子的性质、强度、时间不同，引起炎症反应的类型和程度也不同。但是否诱发或引起炎症，引起何种类型和程度的炎症，还与机体内部的反应状态和免疫功能（即机体的抵抗力、免疫力、耐受性、组织特性等）密切相关。例如，新生儿对破伤风有易感性，是由于新生儿神经系统屏障作用尚未发育完善；而新生儿由于从母体获得了一定的抗体，对麻疹病毒和白喉杆菌有免疫作用，故不感染麻疹和白喉。幼儿和老年人的免疫功能低下，易患肺炎、化脓性炎。接种过预防疫苗的儿童，常不易感染相应病原体。由此可见，机体的内在因素在炎症发生、发展上起到重要作用。

机体的免疫反应具有防御病原体侵袭、抑制细胞突变、维护机体内环境稳定的作用。但在一定条件下发生免疫反应过高（超敏反应）则能造成组织和细胞损伤而导致炎症：Ⅰ型超敏反应如过敏性鼻炎、荨麻疹；Ⅱ型超敏反应如抗基底膜性肾小球肾炎；Ⅲ型超敏反应如免疫复合物性肾小球肾炎；Ⅳ型超敏反应如结核、伤寒等。此外还有某些自身免疫性疾病如淋巴细胞性甲状腺炎、结节性多动脉炎、溃疡性结肠炎等。在发病环节上可能有感染因子参与。免疫缺陷则容易继发各种机会性感染，如艾滋病（AIDS）患者可发生几十种机会性感染并导致死亡。

近年，机体内微生态的变化与感染和炎症的关系已受到关注。在人体的某些部位，如上呼吸道、泌尿道、消化道、阴道或皮肤，都存在着寄居的微生物群体，称为微生物组（microbiome），维持着微生态的平衡。机体微生态失衡，导致机体内正常菌群失调，某种细菌过度增殖、异位或越位，也可以引起疾病。例如，在正常人小肠内有 1000 余种细菌寄居，生理情况下它们可以调节肠道功能，如因滥用抗生素等导致肠道菌群失调，则可能诱发难辨梭菌（*Clostridium difficile*）的感染。体内潜在的感染在机体免疫功能损伤或下降时可能复燃，引起炎症变化。这两种情况也应当视为机体的内部因素。

三、感染性炎症的病理类型

感染性疾病的病理基础是炎症性病变，大致分为变质、渗出和增生三大类。其中，变质和渗出主要见于急性感染阶段，少数急性感染病也可出现增生性病变，如肠伤寒和急性肾小球肾炎等。增生性病变主要见于感染的后期，或者感染的修复愈合阶段。

国外一些感染病理学家则将感染性病变细分为

7种类型，包括：①渗出性炎症；②坏死性炎症；③肉芽肿性炎症；④泡沫样巨噬细胞反应；⑤间质性炎症；⑥细胞病变/细胞增生性改变；⑦无细胞反应。或①化脓性炎症；②坏死性炎症；③肉芽肿性炎症；④组织细胞性炎症；⑤嗜酸性细胞性炎症；⑥细胞病变；⑦无反应。两者大致相同。综合起来简述如下：

1. 渗出性或化脓性炎症（exudative or purulent inflammtion） 在炎症反应中，病变以渗出为主，主要是中性粒细胞渗出，导致脓液形成。化脓性炎症主要由细菌感染引起，有时病毒和真菌也可引起化脓性炎症。以浆液渗出为主的炎症（浆液性炎）一般无需病理学检查。

2. 坏死性或变质性炎症（necrotic or alternative inflammation） 某些感染可以导致组织变性坏死，合称变质。病毒等病原体可引起细胞病变（cytopathic changes），广义的变性或细胞病变应包括细胞肿胀、变性、坏死、萎缩、肥大、融合、化生，以及病毒包涵体、多核巨细胞形成等。坏死也分为凝固性、液化性、纤维素性和坏疽性等类型，如阿米巴原虫或乙型脑炎病毒等，常引起液化性坏死；结核分枝杆菌可引起干酪样坏死；某些细菌、真菌等感染则常引起凝固性坏死。

3. 肉芽肿性炎症（granulomatous inflammation） 这是一种特征性炎症反应，由上皮样巨噬细胞、多核巨细胞等构成边界清楚的结节状病变，常由分枝杆菌、真菌和寄生虫等感染引起，与细胞免疫介导的免疫反应有关。

4. 组织细胞性炎症（histiocytic inflammation） 这些炎症反应的特征是组织细胞增生，有时出现大量泡沫样巨噬细胞，称为泡沫样巨噬细胞反应，常见于军团菌属、红球菌属、麻风分枝杆菌、利什曼原虫、惠普尔菌（*T.whippelii*）等感染。在患者免疫功能正常时引起肉芽肿性炎症的病原体在严重免疫功能损伤的患者中可能只引起组织细胞浸润而无明显肉芽肿形成。

5. 嗜酸细胞性炎症（eosinophilic inflammation） 病灶中有大量嗜酸性粒细胞浸润，甚至形成嗜酸性脓肿（eosinophilic abscess），见于多细胞性寄生虫和某些真菌感染。例如，血吸虫感染所引起的病变。患者血液中嗜酸性粒细胞也相应增多。

6. 间质性炎症（interstitial inflammation） 主要是指间质内炎细胞浸润性病变，如慢性间质性胃炎（浅表性胃炎）、间质性肾炎、间质性肺炎等，均以间质内淋巴细胞、浆细胞和组织细胞增生和浸润为主，而实质细胞并无明显改变。

7. 细胞增生性炎症（cellular proliferative inflammation） 在炎症过程中很多细胞都可发生增生反应，如上皮细胞、血管内皮细胞（vascular endothelial cell，VEC）、淋巴细胞、组织细胞或单核巨噬细胞等。有的学者把成纤维细胞（肌成纤维细胞）和纤维细胞增生也作为一种炎症类型，在炎症性损伤的修复愈合过程中以纤维性细胞增生为主，并产生数量不等的胶原纤维，晚期可发生玻璃样变性，如瘢痕组织和某些硬化性炎症。

所谓无反应状态，见于健康机体的轻微感染，在严重免疫抑制患者，也可能看不到炎症反应，仅见病原体无抑制地生长。在病原体潜伏或寄生状态下，周围组织也没有或很少有炎症反应。笔者以为这种状态不宜作为一种炎症类型。

上述各种病理类型并非孤立存在，它们之间常有过渡、交叉、重叠或混合现象，在疾病的不同阶段可以互相转化。因此，在观察感染性病变的切片时，要有动态的观点、立体的思维、细致的态度，全面观察和描述病变类型，并注意寻找病变中的致病因素或感染线索，借助特殊技术手段明确病因。这样的病理诊断才更有临床意义。

近十几年来，人们认识到，感染不仅可引起炎症性病变，也可引起肿瘤性病变，约1/6的肿瘤与感染相关，幽门螺杆菌、HPV、HEV、EB病毒等与肿瘤的因果关系已获得公认。详见感染与肿瘤部分。

由各种病原体感染直接引起的炎症反应又称为感染性炎症，以区别于感染引起的肿瘤性疾病、免疫性疾病、中毒性疾病，还有一些所谓非炎症性非肿瘤性疾病。所以感染不是炎症的唯一病因，感染也不止引起炎症性病变。感染病理学具有广泛的内涵。

（刘德纯；郭瑞珍）

第二节　变质性病变与变质性炎

由生物性因子引起的炎症称为感染，换句话说，感染的基本病变是炎症。炎症包括变质、渗出和增生性改变，但由于感染的原因不同、受累器官的组织结构和功能等不同，每一种感染往往以变质、渗出和增生中的一种改变为主。因此可以把炎症概括地分为变质性炎、渗出性炎和增生性炎三大类。

变质（alteration）包括局部组织和细胞发生的变性（degeneration）和坏死（necrosis）。当变性严重时可进展为细胞坏死。坏死则是一种不可逆转的变化，坏死时细胞核固缩、碎裂或溶解，坏死组织可凝固（凝固性坏死）或液化（液化性坏死）。间质也可发生不同程度的变性和坏死，包括黏液样变性、结缔组织玻璃样变性和纤维素样坏死等。

在病变组织发生变性和坏死的形态变化的同时，还可发生一系列代谢变化。主要表现为糖、脂肪和蛋白质的分解代谢增强，耗氧量增加。由于酶系统受损，局部血液循环障碍，氧化过程迅速降低，产生许多氧化不全的中间产物如乳酸、脂肪酸、酮、氨基酸等在局部堆积，导致酸中毒。此外，炎症病灶分解代谢增强，坏死组织崩解，蛋白质等大分子分解为小分子，使分子浓度增高，同时由于氢离子浓度升高，导致盐类分解过程增多，钾离子、磷酸根离子及其他离子浓度增高，因此，炎区的胶体和晶体渗透压升高，为局部血液循环障碍和炎性渗出提供了重要条件。

一、变质的原因和机制

引起局部组织和细胞损伤或变质的原因很多，如缺血缺氧、化学毒物和药物、物理因素、生物因素和免疫反应等，以生物因素即感染引起的变质最常见。变质的程度和范围取决于致炎因子的性质和强度，也取决于机体的反应性。

病毒、细菌、真菌、寄生虫等感染所致的病变常常是由多种机制相互或共同作用引起的，为叙述方便可分为以下 5 个方面。

1. 直接破坏作用　病原体侵入并寄生或繁殖于宿主细胞中生存和繁殖，直接干扰宿主细胞代谢过程，或通过活性氧类物质的损伤作用，细胞质内高游离钙的损伤作用，病原体分泌或代谢产物的化学性损伤等环节，造成细胞和组织的损伤，引起一系列炎症反应。

2. 产生毒性物质　毒性物质包括内毒素、外毒素、降解酶等。真菌、原虫、寄生虫等常通过其代谢产物、分泌物直接损伤细胞，细菌导致细胞病变主要是通过其释放的内、外毒素，有的是释放破坏细胞膜的酶（如乙型溶血性链球菌释放溶血素以溶解红细胞的细胞膜）。在组织、细胞变性坏死后细胞内溶酶体膜裂解，释放多量水解酶，可引起受损组织、细胞的溶解和液化，并进一步引起周围组织、细胞发生变性和坏死。

3. 改变宿主细胞　病毒核酸掺入正常细胞核DNA 中，改变核酸结构，或黏附、结合于宿主细胞表面，改变其抗原性，使其易于遭受免疫细胞的攻击而变性和坏死，或干扰细胞的代谢过程并产生毒性物质，使宿主细胞受到破坏。

4. 影响血液循环　病原体侵犯血管，或炎症发展过程中出现的局部血液循环障碍，导致局部组织缺血坏死（梗死）。

5. 异常免疫反应　机体的免疫反应具有防御有害物质侵袭、抑制细胞突变、维护机体内环境稳定的作用。但在病原体携带的抗原性物质刺激下，发生免疫反应过高（超敏反应）、紊乱（造成自身免疫）、过低（免疫缺陷）均可致细胞损伤。许多免疫性损害也与感染有关，如某些自身免疫性疾病（类风湿疾病、系统性红斑狼疮）、免疫复合物疾病（免疫复合物沉积与肾小球肾炎）；免疫缺陷性疾病则因免疫功能发育不全或遭到损伤而容易继发机会性感染。结核分枝杆菌则主要通过超敏反应对机体造成损伤，引起干酪样坏死。

二、细胞及其间质的变性

变性是指细胞和细胞间质因代谢障碍所发生的形态学改变，表现为细胞质内或细胞间质内出现异常物质，或正常物质的过多积聚，故又称异常物质沉积，常伴有功能下降。去除病因后细胞内的变性可以逆转而恢复正常，而细胞间质的有些变性（如玻璃样变和钙化）通常是不可逆的。

（一）细胞水肿

细胞水肿（cellular edema）又称水样变性（hydropic degeneration），即细胞内水和钠离子的过多沉积，见于心、肝、肾等器官的实质细胞，因细胞内水分过多蓄积而引起细胞肿胀，是细胞轻度损伤后发生的早期病变。

1. 病因及发生机制　在感染等有害因素作用下，细胞膜损伤，通透性增高，细胞内钠离子、水增多；或者线粒体损伤，影响线粒体的生物氧化作用，ATP 生成减少，引起细胞膜的钠泵作用障碍，造成水和钠离子积聚，细胞内水钠潴留，即细胞水肿。这是一种常见的轻度病理改变，可在许多疾病时出现。

2. 病理变化　肉眼观察，可见器官体积增大，颜色较正常淡，显得浑浊而无光泽，过去称为浑浊肿胀

（浊肿）。由于胞质内水含量增多，器官重量增加，边缘变钝，被膜紧张，切面隆起。镜下见细胞体积增大，胞质疏松、淡染。胞质内出现细小均匀红色颗粒（颗粒变性）。细胞水肿进一步发展可使细胞体积明显增大，线粒体和内质网扩张呈小泡状，整个细胞胞质疏松化。重度的肝细胞水肿，使整个细胞膨大如气球，胞质透明，又称气球样变（ballooning change），常见于轻型病毒性肝炎（图3-2-1，图3-2-2）。肾小管上皮肿胀，体积增大，可使管腔狭窄，上皮细胞和小管腔内可见蛋白性颗粒（图3-2-3，图3-2-4）。

3. 临床表现与转归　细胞水肿通常为细胞的轻度损伤，在原因消除后即可恢复。但较严重的细胞水肿使细胞功能下降，如心肌细胞水肿致收缩力减弱；肾小管上皮细胞水肿除了影响功能外，可在尿中检得少量蛋白，这是由于病变细胞的细胞膜发生破裂，细胞内蛋白成分进入管腔所致。严重细胞水肿可发生坏死。

（二）脂肪变性

正常情况下，除脂肪细胞外，一般细胞内不见或仅见少量脂肪滴（如肝细胞），脂肪细胞以外的其他细胞中如出现脂肪滴或脂肪滴明显增多，则称为脂肪变性（fatty degeneration）或脂肪沉积。因为脂类代谢主要在肝细胞进行，细胞内甘油三酯（中性脂肪）蓄积，因此脂肪沉积常见于肝细胞，但也可见于心肌细胞、肾小管上皮细胞等。

1. 病因及发生机制　进入肝内的脂肪来自两方面，一是由肠内吸收的乳糜微粒，被水解后成为脂肪酸；二是贮存在身体内的脂肪。这些脂肪除一部分在肝内进行氧化产生能量加以利用外，大部分与蛋白质结合以脂蛋白的形式运出肝，供其他组织利用或再转变为体脂贮存，或组成细胞结构。造成肝脂肪沉积的因素有：①进入肝的脂肪酸过多，如摄入脂肪过多或

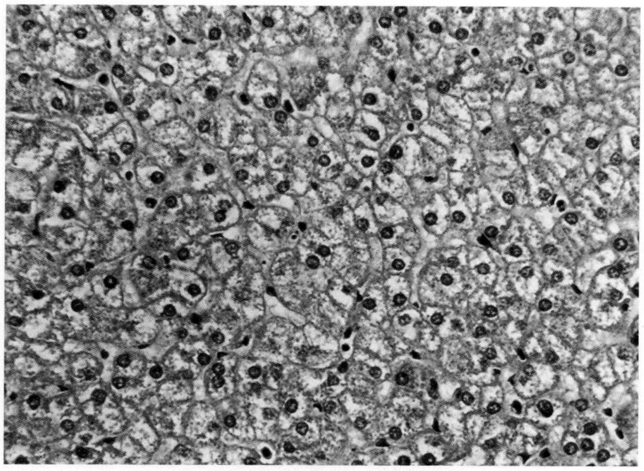

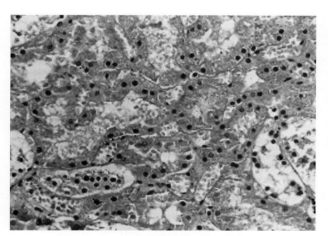

图3-2-1　肝细胞水肿
体积增大，胞质疏松，呈细颗粒状，肝窦受到挤压而不明显

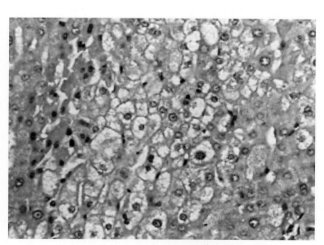

图3-2-2　肝细胞水肿
部分肝细胞肿大，胞质呈空泡状，称为气球样变

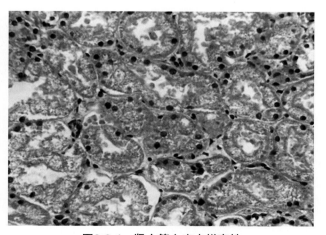

图3-2-3　肾小管上皮水样变性
胞质疏松，细颗粒状。部分管腔内可见颗粒状物质

图3-2-4　肾小管上皮水样变性
管腔不规则，管腔内和细胞内均可见颗粒状物质

饥饿状态及糖尿病患者对糖的利用障碍时，贮存脂肪分解加强，以脂肪酸形式通过血液进入肝，若超过肝细胞的氧化利用和合成脂蛋白能力时，合成的中性脂肪便在肝内堆积；②脂肪酸氧化障碍，见于缺氧、病毒感染、白喉外毒素中毒，此时线粒体受损，影响了 β 氧化，导致 ATP 生成减少，使进入肝的脂肪酸不能充分氧化，于是脂肪在肝细胞内沉积；③脂蛋白合成障碍，肝内脂肪酸必须和蛋白质结合形成脂蛋白后才能运出肝，以供机体需要。当合成脂蛋白的磷脂或组成磷脂的胆碱缺乏时，不能将脂肪运出肝，便在肝细胞内沉积。有毒物质如酒精、四氯化碳等可破坏粗面内质网的结构或抑制酶的活性，使脂蛋白合成障碍，肝细胞内中性脂肪积聚，脂质凝集形成脂滴并逐渐增大，使肝细胞发生脂肪变性。

2. 病理变化　肉眼观察，病变器官均匀增大，饱满，包膜紧张，边缘变钝，重量增加，切面土黄色，有油腻感。肝细胞弥漫性脂肪变性时称为脂肪肝（fatty liver）（图3-2-5）。HE 染色的切片在肝细胞质内显现大小不等的空而圆形的空泡（脂肪已在制片过程中被有机溶剂溶解）（图3-2-6），冰冻切片才能保存脂质，用 Sudan Ⅲ 染色显示脂肪为橘红色的球形小滴（图3-2-7），锇酸染色呈黑色。大量脂肪在肝细胞内沉积时，脂肪滴可胀破细胞游离而出，使细胞坏死。

心肌脂肪变性时，常累及左心室内膜下和乳头肌，脂肪变性的心肌细胞与红色的心肌交错，黄红相间，称为虎斑心（tigroid heart）（图3-2-8）。需要鉴别心肌脂肪浸润（fatty infiltration），即心外膜处脂肪增生，沿心肌间质向心腔伸延，心肌纤维受压萎缩，严重者浸润至心内膜下方，可致心肌破裂出血。

3. 临床表现与转归　轻度脂肪沉积是可复性损伤，当致病因素消除后即可恢复，一般无明显的临床表现。肝重度弥漫性脂肪沉积称脂肪肝，体检时肝可在右季肋下触及，有轻微压痛，少数患者肝功能可有异常。由于人们生活水平提高，富于脂肪食品的摄入相对过剩，临床上脂肪肝日趋增多，其脂肪肝基本都

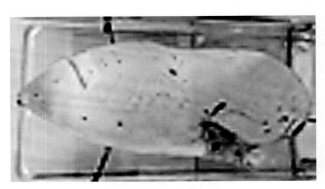

图3-2-5　脂肪肝

肉眼可见肝脏肿大饱满，切面呈淡黄色，有油腻感

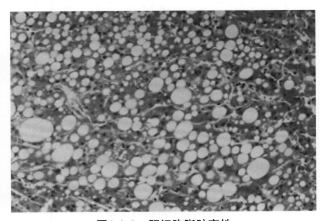

图3-2-6　肝细胞脂肪变性

镜下可见肝细胞胞质内出现大小不等的脂滴空泡

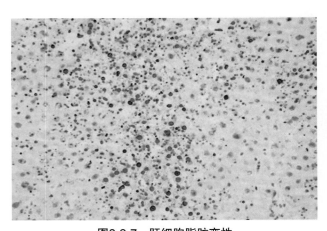

图3-2-7　肝细胞脂肪变性

Sudan Ⅲ 染色显示脂肪为橘红色的球形小滴（韩安家惠赠）

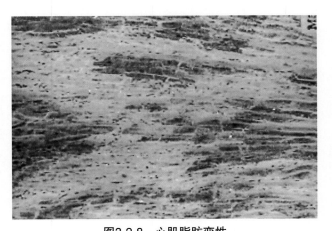

图3-2-8　心肌脂肪变性

心室腔内面，部分心肌纤维呈淡黄色，与红色的心肌交错，黄红相间，称为虎斑心

是通过超声波检查诊断的。严重中毒或感染时脂肪变性可累及全部肝细胞，而慢性肝淤血时部分肝细胞脂肪变性，肝小叶中央区域较明显，形成红黄相间的结构，称为槟榔肝（nutmeg liver）。淤血严重的肝脂肪沉积由于脂肪滴的不断破裂、肝细胞进行性坏死，纤维组织增生，可导致肝硬化（liver cirrhosis）。

（三）玻璃样变性

细胞内、纤维结缔组织内或血管壁出现均质、被染成粉红色、毛玻璃样半透明的蛋白物质沉积，称为玻璃样变性（hyaline change）或透明变性（hyaline degeneration）。但是这些蛋白物质的来源和性质并不相同。常见的玻璃样变性有三种。

1. 血管壁玻璃样变性　常见于缓进型高血压时，全身各处细动脉壁出现玻璃样物质沉积。这是由于细动脉持续痉挛，使内膜通透性增大，管腔内血浆蛋白渗入内膜沉积于管壁之故。病变使细动脉壁明显增厚变硬，弹性降低、管腔狭窄甚至闭塞（图3-2-9），由于外周血管阻力增加因而患者血压持续升高。除高血压外，糖尿病患者的肾、脾、脑、视网膜动脉硬化也是因玻璃样变性所致。慢性肾小球肾炎和肾盂肾炎晚期（终期肾）的肾小球和肾内小动脉血管壁也会发生玻璃样变性（图3-2-10）。

2. 纤维结缔组织玻璃样变性　常见于慢性炎症的修复性病变或瘢痕组织，病变处纤维细胞明显减少，胶原纤维增多、融合，形成均匀一致的玻璃样物质（图3-2-11）。其发生机制尚不清楚。大范围的病变，呈灰白色，均质，半透明，质较硬韧。镜下：胶原纤维增生、变粗、融合，形成粉红、淡红色的条索或片块

状结构，其中很少纤维细胞和血管。在感染性疾病的后期，病灶中成纤维细胞增生，产生胶原纤维，并逐渐增多，成纤维细胞转化为纤维细胞并逐渐减少，最后发生玻璃样变性，而炎细胞可以消失不见。例如，瘢痕组织、动脉粥样硬化斑块、硅沉着病（矽肺）、心瓣膜炎、浆膜炎症、机化组织等。

3. 细胞内玻璃样变性　为多种原因引起，细胞质内出现大小不等、圆球形的均质红染物质，即蓄积于细胞内的异常蛋白质形成均质红染的近似圆形的小体。如某些肾疾病，有大量蛋白质自肾小球毛细血管漏出，经肾小管时被上皮细胞吞饮（蛋白尿被大量重吸收），在胞质内融合而成均质的玻璃样小滴（图3-2-12）。浆细胞浸润显著时所见免疫球蛋白融合形成的罗梭小体（Russell body）（图3-2-13），酒精性肝病

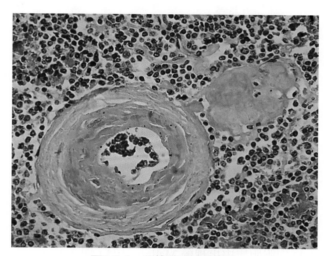

图3-2-9　血管壁玻璃样变性
脾小动脉血管壁纤维性增厚，呈红染半透明状，管腔狭窄甚至闭塞

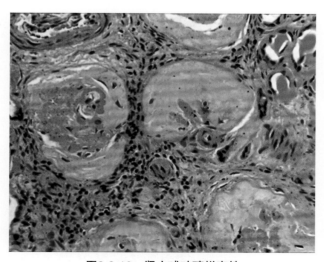

图3-2-10　肾小球玻璃样变性
慢性肾盂肾炎晚期，镜下可见肾小球呈红染半透明状，伴小动脉玻璃样变性，肾小管萎缩

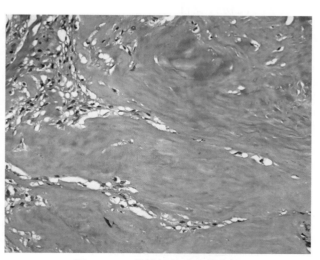

图3-2-11　结缔组织玻璃样变性
纤维组织增生，产生大量胶原纤维，融合为粉染半透明物质，常见于瘢痕组织

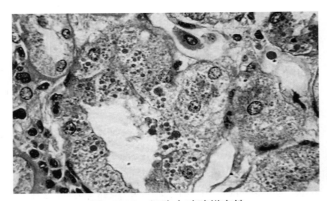

图3-2-12　细胞内玻璃样变性
肾小管上皮细胞吞饮大量蛋白质，在胞质内融合成均质的玻璃样小滴（韩安家惠赠）

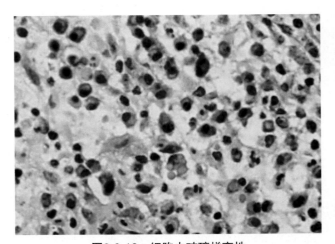

图3-2-13　细胞内玻璃样变性
慢性炎症病灶，大量浆细胞浸润及少数由免疫球蛋白融合而成的罗梭小体

时肝细胞胞质内出现的 Mallory 小体（图 3-2-14），也属于细胞内玻璃样变性。

（四）淀粉样变性

淀粉样变（amyloid change）或淀粉样变性（amyloidosis）是指在细胞外的间质内，尤其是小血管的基底膜处有蛋白质-黏多糖复合物沉积，并呈淀粉样显色反应，即遇碘后呈棕褐色，再加稀硫酸时变为深蓝色，故名淀粉样变性。

原发性淀粉样变性来源于免疫球蛋白的轻链；继发性者见于严重的慢性炎症，如慢性空洞型肺结核病、慢性化脓性骨髓炎，某些恶性肿瘤也可发生淀粉样变性，如甲状腺髓样癌。

病变显著的器官体积增大，色泽变淡，质地变脆。镜下见实质细胞萎缩，淀粉样物质在 HE 染色下呈均质性粉红色至淡红色，类似玻璃样变性（图 3-2-15）；刚果红染色呈红色（图 3-2-16）；甲基紫染色呈紫红色。淀粉样变性多数为局部性，发生于皮肤、眼

结膜、舌、喉、气管、肺、膀胱、脾脏、胰岛（糖尿病），恶性淋巴瘤和甲状腺髓样癌的间质；少数为全身性，累及许多部位，如肝、脾、肾、心等。病变组织可发生功能障碍。

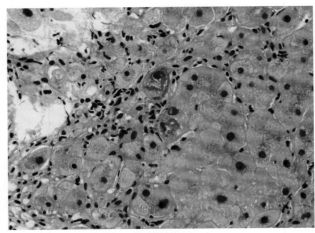

图3-2-14　细胞内玻璃样变性
酒精性肝病，部分肝细胞内见酒精性透明小体（Mallory小体）（乐晓华惠赠）

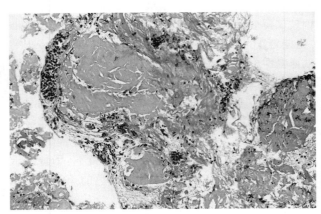

图3-2-15　淀粉样变性
变性的物质在HE染色下呈均质性粉红色至淡红色，类似玻璃样变性

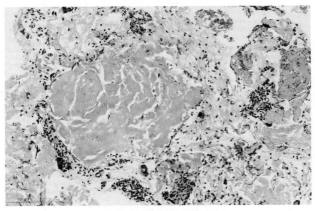

图3-2-16　淀粉样变性
同一病例，变性的物质刚果红染色呈红色（本图已褪色）

（五）黏液样变性

黏液样变（mucoid change）或黏液样变性（mucoid degeneration）为间质内黏多糖（透明质酸等）和蛋白质（类黏液）的蓄积。镜下见间质疏松，染色浅淡，内有星芒状纤维细胞散在于淡蓝色或淡红色黏液样基质中（图3-2-17）。常见于风湿病、动脉粥样硬化及间叶组织肿瘤等。甲状腺功能低下时下肢皮肤黏液水肿（透明质酸和水分积聚），黏液样物质积聚于患者皮肤和皮下的间质中，形成黏液性水肿，常见于胫骨前区和颜面部。

上述各种变性的比较见表3-2-1。

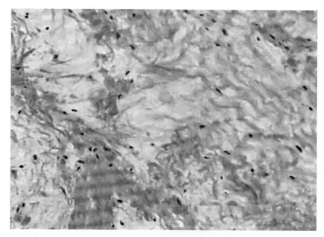

图3-2-17　黏液样变性
镜下见间质疏松，染色浅淡，内有星芒状纤维细胞散在于黏液样基质中

表3-2-1　各种变性的比较

类型	组织/细胞/疾病	病变表现
细胞水肿	肝细胞，心肌，肾小管上皮	细胞肿胀，胞质疏松，气球样变
脂肪变性	肝细胞，心肌，肾小管上皮	脂肪肝，虎斑心
玻璃样变性	肾小管上皮	玻璃样小滴
	结缔组织	玻璃样物质，均质透明红染
	细小动脉血管壁硬化	血管壁硬化，见于高血压
淀粉样变性	全身性或局部性（睑结膜，上呼吸道等）	淡红色均质状物质
黏液样变性	间叶性肿瘤，急性风湿病，黏液水肿等	疏松淡蓝色胶冻样物质

（六）病理性钙化

正常机体只有骨和牙齿有固态钙盐大量沉积，如在骨与牙之外的其他部位有固态的钙盐沉积，则称病理性钙化（pathologic calcification）。沉积的钙盐主要是磷酸钙，其次为碳酸钙。钙化处为白色坚硬物，因机体对钙盐难以吸收而长期存在，可刺激周围纤维组织增生将其包裹，X线下显示不透光的高密度阴影。少量钙化仅能在显微镜下发现，呈深蓝色，斑块状或颗粒状。较大范围的钙化质地变硬如骨，需要脱钙才能制片。病理性钙化因其发生原因不同分为两类。

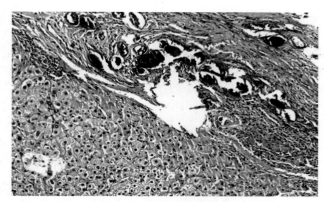

图3-2-18　血吸虫虫卵钙化
肝脏内钙化虫卵呈深蓝色，仍保留虫卵形状。钙化虫卵周围纤维组织增生

1. 营养不良性钙化（dystrophic calcification） 指钙盐沉积于变性、坏死的组织中，如坏死灶（多见于结核病、胰腺炎时）、血栓、寄生虫和虫卵（图3-2-18，图3-2-19）、动脉粥样硬化的纤维斑块、慢性炎症病灶（图3-2-20）及瘢痕组织等。患者体内钙磷代谢正常，血钙不升高，可能与局部碱性磷酸酶（来自坏死灶及其周围组织）升高有关，此酶水解坏死组织所释放的有机磷酸酯，使局部磷酸升高，再与血清中钙离子结合成磷酸钙沉淀。坏死组织钙化常是病灶愈合的表现，但血管壁钙化会使管壁丧失弹性，容易破裂出血。

2. 转移性钙化（metastatic calcification） 由于全身性钙、磷代谢失调，血钙和（或）血磷升高，因而细小的钙盐颗粒沉积在正常组织内。例如，甲状旁腺

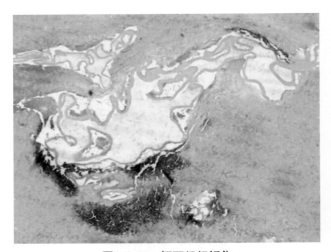

图3-2-19　坏死组织钙化

肝脏泡球蚴病，镜下可见泡球蚴囊泡，伴大片坏死，局部坏死组织钙化，呈深蓝色颗粒状

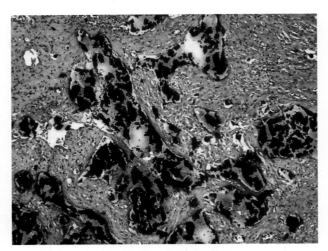

图3-2-20　纤维组织钙化

慢性炎症晚期局部纤维组织增生，并有显著钙化，呈深蓝色不规则片块状，致使局部组织变硬

功能亢进或骨肿瘤破坏骨组织，造成骨质严重破坏时，大量钙盐进入血液，血钙升高，在肾小管、上皮细胞、胃黏膜、肺泡壁（肺泡间隔）等处形成转移性钙化灶。当接受超剂量维生素 D 而引起肠管对钙、磷吸收明显增加时，也可发生钙化。

营养不良性钙化和转移性钙化的比较见表3-2-2。

表3-2-2　病理性钙化比较

营养不良性钙化	转移性钙化
常见	少见
局灶性	全身性或多发性
发生在变性坏死组织或异物中	正常泌酸器官（肺、肾、胃等组织）
血钙不升高	血钙升高
无钙、磷代谢障碍	有钙、磷代谢障碍

大片钙化可呈灰白色，石灰样，质硬，粗糙，病灶周围常有纤维包裹；HE 染色时，钙盐呈蓝色颗粒状或片块状；或呈细小的沙粒状，圆形或同心圆状，称为沙粒体。

（七）病理性色素沉着

病理性色素沉着（pathologic pigmentation）是指细胞或组织内有色物质（色素）过量积聚或异常积蓄。正常人体内有多种色素，如胆红素、脂褐素（图 3-2-21）、黑色素等。有时会见到某些外源性色素，如碳尘、文身色素在人体组织中过量沉积。色素沉着一般与感染和炎症关系不大，但有时会被误认为细菌或真菌，需要注意鉴别。某些感染也可引起色素沉着，如疟疾时可见疟色素沉积，血吸虫病时可见血吸虫色素沉积，华支睾吸虫阻塞胆管可致胆色素沉积，出血热病毒等感染也常见新旧不等的出血性病变，含铁血黄素（hemosiderin）可作为一个诊断线索（图 3-2-22）。

（八）感染性细胞病变

笔者认为，病原体感染所致的细胞病变（cytopathic changes），乃是细胞内病原体及其成分在细胞内异常积聚的结果，表现为细胞体积肿大变形（如细胞质内寄生的分枝杆菌、真菌或原虫等）（图3-2-23），细胞质内或细胞核内出现包涵体（如巨细胞病毒等感染）（图3-2-24），或抗原成分（如乙型肝炎病毒感染所致毛玻璃样肝细胞）等，理论上也符合变性或异常物质沉积的概念，可视为一种特殊的变性。详见各种病原体感染。

三、组织和细胞的坏死

细胞、组织遭受持续或严重损伤因子作用时，可致新陈代谢停止、细胞结构破坏和功能丧失等不可逆变化，此即细胞死亡（cell death）。按其发生机制及细

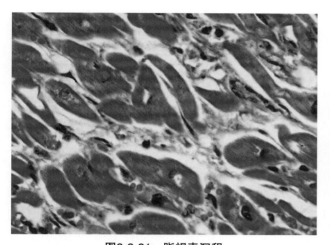

图3-2-21　脂褐素沉积

心肌萎缩,心肌纤维细胞胞质内及核旁可见棕黄色脂褐素细小颗粒沉积(韩安家惠赠)

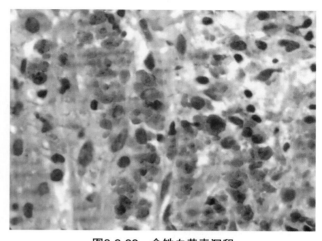

图3-2-22　含铁血黄素沉积

软组织出血,可见大量含铁血黄素呈棕黄色颗粒或小球状,沉积于巨噬细胞内外,大小不等

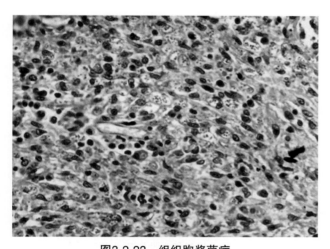

图3-2-23　组织胞浆菌病

巨噬细胞胞质内含有大量组织胞浆菌,使细胞体积增大

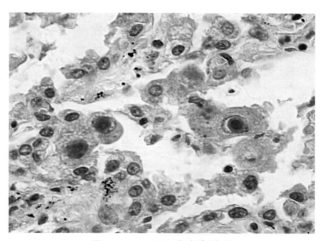

图3-2-24　巨细胞病毒肺炎

肺泡巨噬细胞内可见多个核内包涵体,周围有空晕形成

胞死亡后所出现形态结构改变的不同,可将细胞死亡分为坏死和凋亡两大类型。

(一)组织和细胞坏死的概念和基本病变

1. 坏死(necrosis)的概念　活体内局部组织、细胞的死亡称为坏死。坏死范围大小不等,可以累及整个器官、肢体,也可仅仅影响小部分组织甚至个别细胞,形成点状、灶状或片状等形态,多个坏死灶可互相连接或融合(图3-2-25,图3-2-26)。除了少数强烈的致病因素(如高温、强酸的突然作用;动脉血流的突然中断)造成的快速坏死外,细胞坏死常由可复性损伤(如细胞水肿、脂肪沉积)发展而来,因此大多数坏死的过程是渐进性的,称为渐进性坏死(necrobiosis)。

2. 坏死的基本病变　细胞死亡几小时后,细胞

质膜崩解,结构破坏,光镜下才可见细胞自溶性变化。细胞核的改变是细胞坏死的主要形态标志。核的改变有:①核固缩(pyknosis),表现为细胞核内水分减少,染色质浓缩,颜色变深,体积缩小(图3-2-27);②核碎裂(karyorrhexis),表现为核染色质崩解,形成碎片,继而核膜破裂,染色质碎片分散在细胞质中(图3-2-28);③核溶解(karyolysis),在DNA酶的作用下,染色质被分解,细胞核淡染,最后溶解消失,坏死处被其他炎细胞取代(图3-2-25,图3-2-26)。在细胞核发生上述病变的同时,细胞质也可发生嗜酸性变或水样变性等改变。

引起细胞坏死的形态改变主要通过两个过程,一是细胞的酶性消化(主要来自细胞本身溶酶体——自溶,和来自中性粒细胞的溶酶体——异溶);二是坏死后细胞内酸度增加引起蛋白质变性、凝固。这两个过

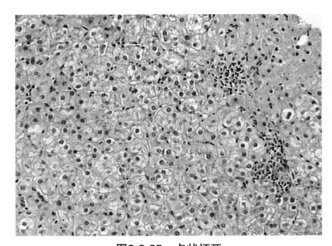

图3-2-25 点状坏死

病毒性肝炎，肝小叶内肝细胞小灶性溶解坏死，坏死区由淋巴细胞取代，周围肝细胞水肿变性

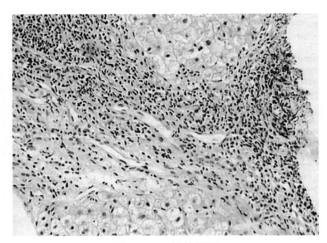

图3-2-26 桥接坏死

病毒性肝炎，肝细胞坏死范围较大，坏死区有大量淋巴细胞浸润，并互相连接，称为桥接坏死

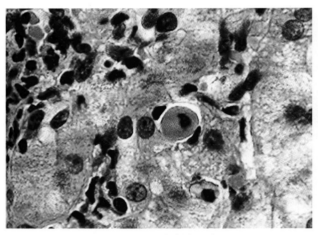

图3-2-27 病毒性肝炎

肝小叶内炎细胞浸润明显，血窦狭窄。图中央见一肝细胞嗜酸性变性，胞质浓缩红染，细胞核固缩（丁彦青惠赠）

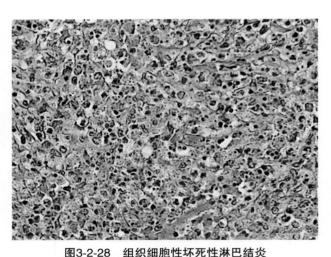

图3-2-28 组织细胞性坏死性淋巴结炎

坏死区组织细胞增生，组织细胞内外可见大量细胞核碎裂，形成颗粒状碎屑，称为核尘，是该病的特征性表现

程强弱的不同，取决于引起坏死的原因和坏死组织的特性。

坏死细胞的细胞质在初期出现蛋白颗粒和脂肪滴，进而发生凝固或溶解。由于细胞质内嗜碱性核糖体的解体，对嗜碱性染料的亲和力下降，因而嗜酸性染色增强，HE染色见细胞质红色加深，呈颗粒状，以后细胞膜破裂，细胞解体消失。间质胶原纤维先发生肿胀，继而崩解，最后与基质共同液化，基质解聚。最后坏死的细胞和崩解的间质融合成一片模糊的无结构的颗粒状的红染物质或液状物。坏死组织失去正常组织的光泽、弹性、血液供应、感觉和运动功能，又称失活组织（devitalized tissue）。

坏死细胞膜通透性增加，细胞质中的一些酶可释放到血液中，临床上可通过检测某些酶的含量来诊断细胞坏死的情况。例如，急性心肌梗死后血液中肌酸

磷酸激酶及其同工酶、乳酸脱氢酶、谷丙转氨酶（丙氨酸转氨酶）和谷草转氨酶（天冬氨酸转氨酶）、肌红蛋白、肌钙蛋白升高；肝细胞坏死时血清谷草转氨酶、谷丙转氨酶升高；胰腺坏死时血清淀粉酶升高。

（二）坏死的大体类型

坏死一般分为凝固性坏死和液化性坏死。所谓坏疽实际上是在凝固性坏死基础上继发腐败菌感染引起的特殊表现。纤维素样坏死实际是一种镜下表现。各种坏死也是诊断感染的重要线索。

1. 凝固性坏死（coagulative necrosis） 某些情况下的细胞和组织坏死，由于坏死后蛋白质变性凝固过程占优势，溶酶体酶的水解作用相对较弱，水分减少，因此坏死组织呈凝固状态，色灰白、灰黄或淡黄，片块状或颗粒状，质实而干燥，称凝固性坏死，可由细

菌、病毒、真菌、寄生虫等感染引起（图3-2-29，图3-2-30）。凝固性坏死的特殊类型有梗死和干酪样坏死。

（1）梗死（infarct）：是指局部组织由于血管阻塞、血供停止，导致缺血缺氧而发生的坏死。由局部组织动脉血液供应停止引起的缺血性坏死又称贫血性梗死（anemic infarct），好发于心肌、肝、脾、肾等，这类坏死组织与健康组织常有明显的分界；坏死处细胞结构消失，但组织结构（如肾小球、脾索）的轮廓仍能保存较长时间（图3-2-31，图3-2-32）。梗死灶因为缺血常呈灰白色，又称白色梗死。如原先有严重的淤血，病灶中出血，则形成出血性梗死（hemorrhagic infarct），如肺、肠出血性梗死，则分界不清，坏死组织中含有大量红细胞而呈暗红色（图3-2-33，图3-2-34），因而又称红色梗死。曲霉和毛霉等病原体可侵犯血管，引起血管炎、血管阻塞或血栓形成，导致局部出血性梗死。在形态上除脑梗死外，基本上均属于凝固性坏死。有时，梗死是由含有细菌的栓子阻塞血管

引起，如急性感染性（细菌性）心内膜炎时，含菌栓子从心瓣膜脱落，随血流运行到相应大小的血管，引起相应组织的小动脉或毛细血管栓塞（图3-2-35），如引起组织坏死，称为败血性梗死（septic infarct）。如是化脓性细菌感染，可形成脓肿（图3-2-36）。

（2）干酪样坏死（caseous necrosis）：结核分枝杆菌引起的坏死也属凝固性坏死，但坏死较彻底，同时由于结核分枝杆菌含脂质较多，故呈淡黄色、灰白色或微黄色，细腻，质较松软，犹如干酪，称干酪样坏死（图3-2-37）。镜下见组织坏死彻底，不见原有组织结构残影，甚至不见核碎屑，坏死边缘可见上皮样细胞增生和结核性肉芽肿形成（图3-2-38）。

2. 液化性坏死（liquefactive necrosis） 细胞坏死后若酶性消化、水解占优势，则坏死组织溶解呈浑浊液体状态，称液化性坏死。液化性坏死有以下形态。

（1）脓肿（Abscess）：常见于化脓性炎症时，坏死

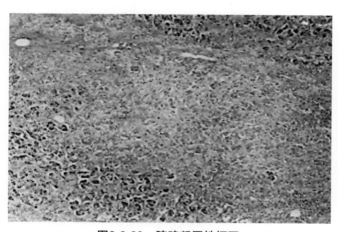

图3-2-29　胰腺凝固性坏死
艾滋病合并弓形虫感染，胰腺坏死呈片块状分布，结构消失。外侧可见残留胰腺腺泡

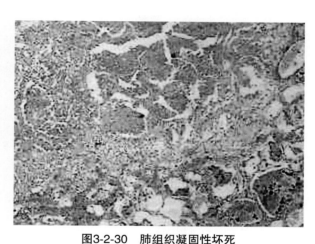

图3-2-30　肺组织凝固性坏死
艾滋病合并肺部曲霉感染，导致大片肺组织坏死，周围充血出血。其他区域可见曲霉菌菌丝

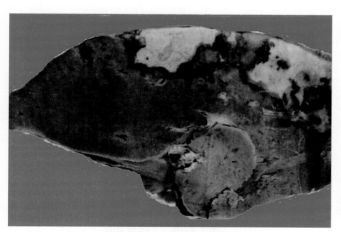

图3-2-31　脾贫血性梗死
位于被膜下，灰白色，边界清楚，有充血出血带

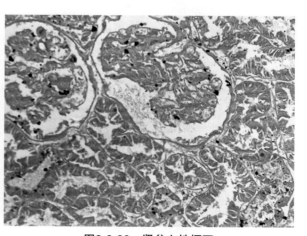

图3-2-32　肾贫血性梗死
梗死区上尚可见肾小球肾小管轮廓，细胞核消失

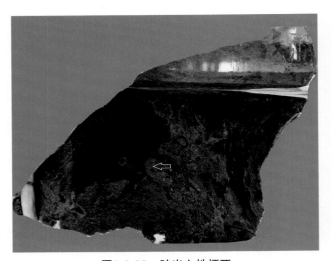

图3-2-33　肺出血性梗死

左侧可见一不规则形暗红色病灶（固定后呈黑褐色），一侧达到胸膜，边界尚清。梗死区内侧可见血管栓塞

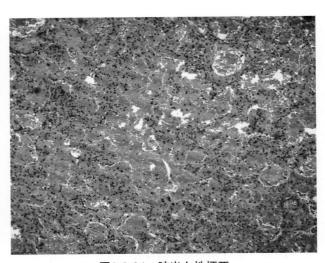

图3-2-34　肺出血性梗死

肺组织结构尚可辨认，局部结构已消失，肺组织内大量红细胞积聚（出血）

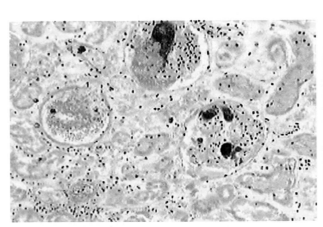

图3-2-35　肾小球内细菌栓塞

细菌可能来自亚急性细菌性心内膜炎（韩安家惠赠）

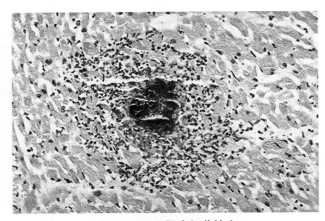

图3-2-36　心肌内细菌栓塞

心肌间质小脓肿，中部深蓝色颗粒状物质为细菌（韩安家惠赠）

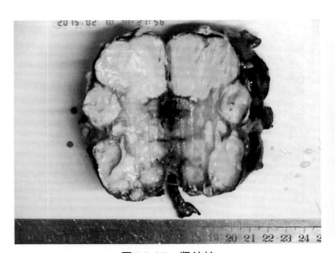

图3-2-37　肾结核

切面见大片干酪样坏死，灰白色。肾脏结构基本破坏

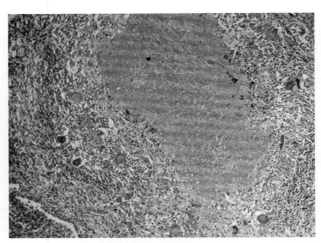

图3-2-38　干酪样坏死

呈红染均质颗粒状。边缘可见较多上皮样细胞和朗汉斯巨细胞

局部有多量中性粒细胞,后者释出水解酶将坏死组织溶解形成脓液,甚至形成脓肿,常见于各种化脓性细菌感染(图3-2-36,图3-2-39)。巴尔通体感染所致的猫抓病性淋巴结炎可形成星状脓肿(图3-2-40)。急性血吸虫感染时坏死灶中常有大量嗜酸性粒细胞浸润,形成嗜酸性脓肿(eosinophilic abscess)(图3-2-41)。阿米巴病也是一种液化性坏死,在结肠可形成潜行性溃疡,在肝、肺可形成所谓的"脓肿"(以液化性坏死为主但非化脓性病变)(图3-2-42)。

(2)脑软化(encephalomalacia):脑和脊髓的坏死为液化性坏死,可能与该处水分和脂质多,可凝固的蛋白质少有关,见于病毒性脑炎和脊髓灰质炎,神经细胞严重水肿,发生气球样变,最后发生溶解性坏死,形成筛状软化灶(图3-2-43)。

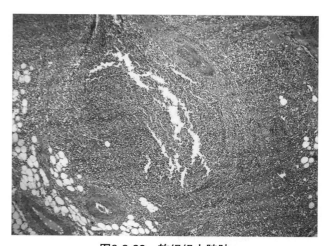

图3-2-39　软组织小脓肿
局限性化脓性炎,形成边界较为清楚的脓肿,脓肿内大量中性粒细胞(脓细胞)渗出

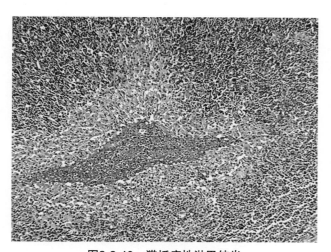

图3-2-40　猫抓病性淋巴结炎
淋巴结中见多灶性坏死,坏死灶中为中性粒细胞渗出形成的小脓肿

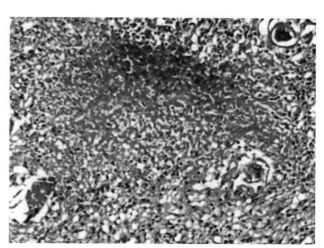

图3-2-41　嗜酸性脓肿
局部组织坏死,大量嗜酸性粒细胞浸润形成嗜酸性脓肿,边缘可见退变钙化的虫卵。见于急性血吸虫病

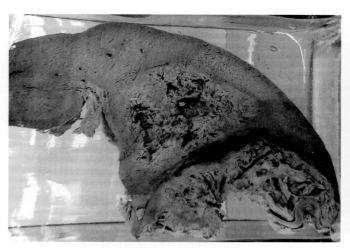

图3-2-42　阿米巴性肝"脓肿"
肝内2个液化性坏死病灶,坏死物质呈果酱状,在制作标本时已排出,"脓肿"边缘呈破絮状

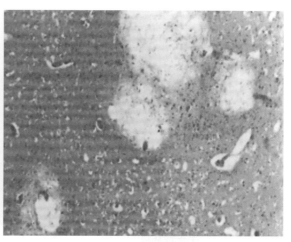

图3-2-43　筛状软化灶
乙型脑炎患者脑组织的液化性坏死灶呈筛孔状,故名

（3）脂肪坏死（fat necrosis）：属特殊的液化性坏死，酶解性脂肪坏死常见于急性胰腺炎，此时胰腺组织受损，胰脂酶原、胰蛋白酶原外溢并被激活，引起胰腺和胰周脂肪自身消化，脂肪细胞坏死，仅留下模糊轮廓，脂肪被分解为甘油和脂肪酸，前者被吸收，后者与血清中的钙盐结合成钙皂，为质硬的白色斑点或小结节（营养不良性钙化）。创伤性脂肪坏死见于女性乳房外伤，皮下脂肪细胞破裂，脂肪外溢，结构模糊（图3-2-44），并可引起巨噬细胞吞噬反应，异物巨细胞形成，类似炎症反应，局部肿块可误诊为肿瘤。

（4）褥疮（decubitus，bed sore）：又称压疮（pressure sore），也属于液化性坏死。临床上最多见于久病卧床患者。皮肤及皮下脂肪长期受压，发生缺血缺氧坏死，继而溃烂液化形成溃疡（ulcer），可继发感染。

3. 坏疽（gangrene）　体内直接或间接与外界大气相通部位的较大范围的坏死，继发不同程度的腐败菌感染，称为坏疽。坏死处由于腐败菌分解坏死组织而产生的硫化氢，与红细胞破坏后游离出来的铁离子结合产生硫化铁，常使局部变成黑褐色。坏疽有三种不同形态。

（1）干性坏疽（dry gangrene）：常发生在四肢末端，是因动脉阻塞而致的缺血性坏死。由于静脉未阻塞，血液回流仍通畅，故坏死组织水分少，加上坏死处水分蒸发，局部干燥而皱缩，呈黑色。因为坏死组织干燥，细菌不易繁殖，病变发展缓慢，病变区与正常组织分界清楚（图3-2-45）。全身中毒症状轻。

（2）湿性坏疽（wet gangrene）：多见于与外界相通的器官（如肺、肠、阑尾、子宫、胆囊），也可见于淤血、水肿的四肢（如下肢动、静脉均有阻塞时）。因局部水分多，适宜于细菌繁殖，因而感染严重，病变组织肿胀，发展快，与正常组织分界不清，坏死处呈污黑色或灰绿色，有恶臭。有毒产物及细菌毒素吸收多，全身中毒症状重。肠扭转、肠套叠或嵌顿性疝常可引起肠坏疽（图3-2-46）。患者腹痛腹胀，手术中可见病变肠管蠕动消失，血供中断，缺乏光泽，颜色污浊，并有臭味，即为湿性坏疽的表现。严重的化脓性阑尾炎可发生阑尾壁坏死，进展为坏疽性阑尾炎（gangrenous appendicitis）（图3-2-47）。坏死处易发生穿孔。

（3）气性坏疽（gas gangrene）：主要见于深部肌肉的开放性创伤伴厌氧菌感染（如产气荚膜杆菌）时，细菌分解坏死组织，产生大量气体，使坏死区呈蜂窝状，按之有捻发感。病变发展迅速，中毒症状严重。各种坏疽的比较见表3-2-3。

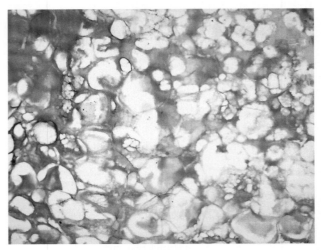

图3-2-44　脂肪坏死
软组织中局部脂肪细胞破裂，结构模糊

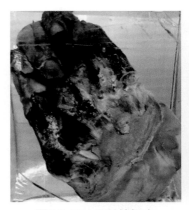

图3-2-45　手干性坏疽
坏疽部分呈黑色和灰褐色，边界清楚

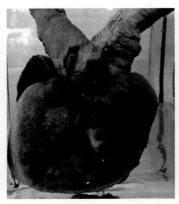

图3-2-46　肠坏疽
由肠扭转引起，肠壁肿胀发黑，边界不清

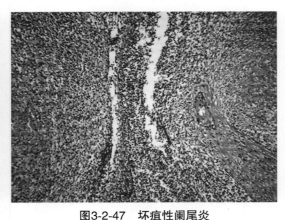

图3-2-47　坏疽性阑尾炎
局部坏死，中性粒细胞大量渗出于坏死区，两侧残留平滑肌组织，其中亦见大量中性粒细胞浸润

表 3-2-3　坏疽的比较

类　型	部　位	病变特征
干性坏疽	四肢末端	干固皱缩，黑褐色，界清
湿性坏疽	内脏，四肢末端	肿胀，深蓝污黑，界不清，恶臭
气性坏疽	开放性创伤	肿胀，蜂窝状，捻发音，界不清，奇臭

4. 纤维素样坏死（fibrinoid necrosis） 曾称为纤维素样变性，是由不同原因引起的、发生在结缔组织及小血管壁的一类病变。病变早期，结缔组织基质的黏多糖增多，随后胶原纤维肿胀、断裂、崩解为颗粒状、细丝状或小片状，形成强嗜酸性染色的物质，状如纤维素（纤维蛋白），故称纤维素样坏死。其中部分物质与纤维蛋白有相同的染色反应，说明也可由血管内的纤维蛋白原渗出凝固所致。

纤维素样坏死常见于超敏反应性结缔组织病，如急性风湿病、类风湿关节炎、系统性红斑狼疮及结节性多动脉炎等。恶性高血压时的小动脉壁、胃溃疡的溃疡底部动脉亦可见到。纤维素样坏死的发生机制尚不清楚。

HE 染色下，纤维素样物质呈细丝状、小条状、颗粒状、片块状，无结构，边界不清，有类似纤维素的染色反应，深红色，实质为组织坏死的表现（图 3-2-48，图 3-2-49），可能为肿胀崩解的胶原纤维，或沉积于结缔组织中的免疫球蛋白，或渗出的纤维蛋白原转变为纤维素。

（三）坏死组织的结局

组织坏死后，在体内成为异物，刺激机体产生以下反应。

1. 溶解吸收 坏死范围较小时，可被坏死细胞或中性粒细胞的溶酶体酶分解、液化，再由淋巴管、小静脉吸收，碎片则由巨噬细胞吞噬、消化。

2. 分离排除 坏死灶较大难以吸收时，坏死灶周围出现炎症反应，中性粒细胞的溶酶体酶将局部坏死组织溶解、液化，与健康组织分离。若坏死发生在皮肤、黏膜，坏死物排出后留下的浅表缺损称为糜烂（erosion），如子宫颈糜烂（图 3-2-50）；深达皮下或黏膜下层者称为溃疡（ulcer），如慢性胃溃疡（图 3-2-51，图 3-2-52）；肾、肺等内脏的坏死物液化后，可通过自然管道排出而形成空洞（cavity）（图 3-2-53），常见于结核病；连接皮肤与空腔脏器，或连接两个空腔脏器的病理性管道称为瘘管（fistula），如肛门直肠瘘（肛瘘）；仅有一段通向皮肤或黏膜而另一端为盲端的病理性管道称为窦道（sinus）。

3. 机化或包裹 坏死组织不能吸收或排除时，由附近健康组织新生毛细血管和成纤维细胞组成肉芽组织将坏死组织取代的过程，称机化（organization）（图 3-2-54）。如坏死灶较大，不能完全机化，则由周围增生的纤维组织将其包裹，如结核球。

4. 钙化 陈旧的坏死组织（或陈旧的机化组织）中，可有钙盐沉积，发生营养不良性钙化（图 3-2-19，图 3-2-20）。

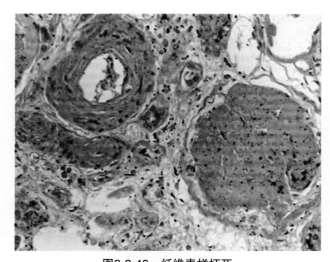

图3-2-48　纤维素样坏死
见于血管壁和肾小球，其正常结构消失，被深红色纤维素样物质取代

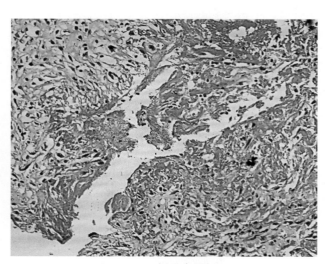

图3-2-49　纤维素样坏死
结缔组织中局部发生纤维素样坏死，呈细丝状或小片状，伊红染色强于胶原纤维

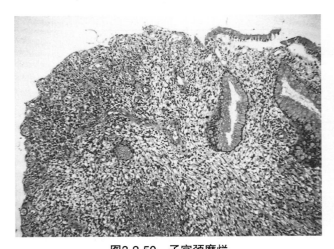

图3-2-50　子宫颈糜烂
部分子宫颈上皮坏死脱落，间质充血水肿伴炎细胞浸润。右侧残留少量子宫颈腺体

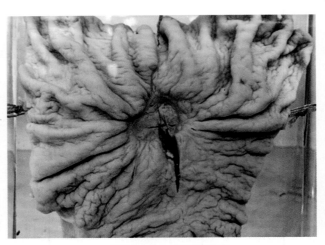

图3-2-51　慢性胃溃疡
胃黏膜坏死脱落，形成局限性黏膜缺损，局部凹陷，底部平坦，周围黏膜呈放射状

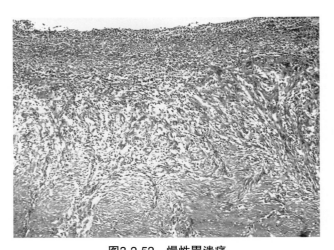

图3-2-52　慢性胃溃疡
溃疡底部黏膜缺损，由炎性渗出物、坏死物、炎性肉芽组织及瘢痕组织取代，形成典型的4层结构

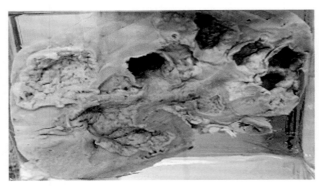

图3-2-53　肾结核空洞
干酪样坏死破坏肾盂肾盏，随尿液排出，在肾内形成多个空洞，空洞内壁附有少量干酪样坏死物质

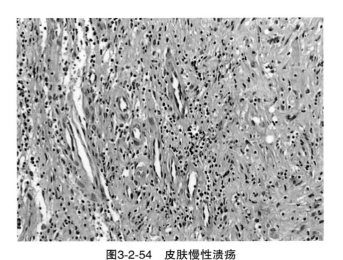

图3-2-54　皮肤慢性溃疡
坏死组织周围肉芽组织增生，毛细血管丰富，方向一致，向坏死组织内延伸，机化坏死组织

（四）坏死对机体的影响

坏死对机体的影响取决于坏死的范围和部位。大面积和重要器官的坏死可导致机体死亡。坏死对机体的影响主要有以下几方面。

1. 炎症反应　感染可以导致组织坏死，坏死组织在体内作为一种刺激物，可引起炎症反应；坏死物又常导致微生物感染而加重炎症。例如，肠套叠后肠壁坏死又有腐败菌感染，形成湿性坏疽；褥疮溃烂后形成慢性溃疡常继发多种细菌感染。

2. 免疫反应　坏死分解物作为一种抗原成分，有时会引起机体的免疫反应。"心肌梗死后综合征（postmyocardial infarction syndrome）"出现在心肌梗死后数月，是机体对坏死物的过敏反应；眼球穿通伤后，大量脉络膜组织和视网膜色素进入血流成为自身抗原，引起自身免疫反应，导致对侧健康眼发生交感性眼炎（Sympathetic ophthalmia）。

3. 疾病扩散和传播　坏死组织液化后，通过自然管道排出过程中，可把坏死组织中的病原菌带到身体其他部位。如结核病干酪样坏死中的结核杆菌可借助自然管道在肺内、泌尿道、消化管等处扩散，也可侵入血流向全身扩散；肺内干酪样坏死中的细菌还可通过咳嗽时的飞沫和随地吐痰传播结核病，对于此类患者要严格隔离并及时将其痰液等分泌物认真消毒处理。

4. 产生相应临床症状　组织坏死可累及局部血管引起出血，如肺结核、胃十二指肠溃疡病、肠伤寒时的坏死可导致大出血。消化管局部全层坏死会引起穿孔，常见于溃疡病、阑尾炎、肠梗阻、肠伤寒等疾病的并发症。坏死组织分解后毒素吸收入血，则引起全身反应如发热、白细胞增高、代谢障碍等。

5. 器官组织功能障碍　实质细胞坏死后可造成器官、组织的功能障碍。白喉所致中毒性心肌坏死引起收缩障碍、心律失常甚至心力衰竭；重症病毒性肝炎时肝大块坏死导致肝功能紊乱和衰竭；脑坏死造成瘫痪、昏迷。

6. 器官硬化（organ cirrhosis）　组织坏死后，坏死区常有纤维组织增生（机化），最后瘢痕形成。广泛的坏死可致器官硬化，如慢性肺结核致肺硬化；弥漫性肝坏死致肝硬化；心肌的广泛小灶性坏死致心肌硬化。硬化器官中实质细胞萎缩或减少，功能减退。邻近组织可发生代偿性增生、肥大，如慢性肾盂肾炎和肾小球肾炎等疾病晚期（固缩肾，pyknotic kidney）。

四、细胞的程序性死亡

程序性细胞死亡（programmed cell death）过去通常视为细胞凋亡（apoptosis）的同义词。近年发现，程序性细胞死亡还有别的表现形式，如细胞焦亡（pyroptosis）、坏死性凋亡（necroptosis）等，分述如下。

1. 细胞凋亡　是指细胞接受某种信号后或受到某些损伤因素作用后，由有关基因调控、自身启动的程序性细胞死亡过程，其发生与基因调节有关，故也称为（或属于）程序性细胞死亡。它出现在许多生理和病理过程中，是机体内无用的、老化的或某些受损伤细胞死亡的一种形式，通常是体内单个细胞或小团细胞的死亡。凋亡与胚胎发生发展、个体形成、器官内的细胞平衡稳定有关，亦与肿瘤、自身免疫性疾病、感染性疾病等的发生有关。

感染与凋亡的关系近年也很受关注。某些病原

体如病毒性肝炎中所见到的嗜酸性小体（eosinophilic body）就是凋亡的表现（图3-2-55）。某些病原体通过诱导凋亡杀死巨噬细胞，如在细菌性痢疾时，志贺菌诱导巨噬细胞凋亡，释放 IL-1β，吸引中性粒细胞到感染部位，导致大片结肠炎症。另一些细菌如分枝杆菌则抑制细胞凋亡，以便其在巨噬细胞内生存。

细胞凋亡也可见于：①胚胎器官发育过程中，如肢端部分细胞凋亡而形成指、趾；②老化的细胞凋亡以新老更替；③一些激素依赖性器官因激素的撤除而致细胞死亡，器官萎缩；④病理性因素如高温、射线、缺氧、抗癌药的作用及移植物抗宿主反应；⑤肿瘤发生发展过程中。

细胞凋亡的机制是受基因调控的，相关基因的激活可直接引起敏感细胞的凋亡。整个过程包括引导、激发及消除等步骤，此过程中将要发生凋亡的细胞内谷氨酰胺转移酶和钙镁核酸内切酶合成增多，随即激发凋亡。细胞凋亡与其他类型的细胞死亡不同，其发生常有积极的生物学意义，它为维持机体内环境稳定所必需，并与细胞分裂、繁殖相互协调，共同调控胚胎发育、器官发育与退化、免疫、造血等生理过程。

凋亡细胞的病理形态表现为细胞皱缩，质膜完整，细胞质致密，细胞器密集并不同程度退变；核皱缩，染色质形成大小不一的团块边集于核膜处，进而细胞核裂解，整个细胞以多发性胞质分叶状突起（芽突）形式解离，形成多个凋亡小体（apoptotic body）（图3-2-56）。凋亡小体迅速被局部巨噬细胞吞噬降解。

细胞凋亡与细胞坏死的区别在于前者的质膜不

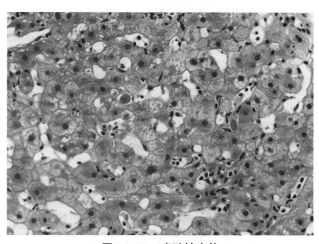

图3-2-55　嗜酸性小体
肝细胞嗜酸性坏死后形成嗜酸性小体（乐晓华惠赠）

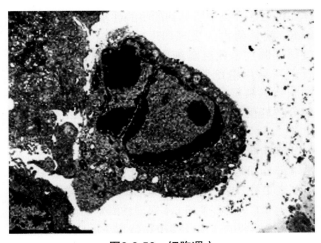

图3-2-56　细胞凋亡
电镜表现，可见核染色质浓缩并凝集成新月状，附于核膜周边（韩安家惠赠）

发生破裂，不引发死亡细胞的自溶性改变，也不引起周围的急性炎症反应。参见表3-2-4。

2. 细胞焦亡　这是近年来新发现的一种伴随着炎症反应的细胞程序性死亡方式，在形态学上同时具有坏死和凋亡的特征，同时伴有炎症反应。发生焦亡的细胞会出现细胞核浓缩、染色质 DNA 断裂及 TUNEL 染色阳性、Annexin V 染色阳性等，与细胞凋亡相似。但细胞发生焦亡时细胞膜上可形成众多 $1 \sim 2nm$ 的空隙，使细胞膜失去完整性，失去调控物质进出的能力，最终导致细胞膜溶解，释放出细胞内容物，诱发炎症反应，这与凋亡不同。细胞在发生焦亡的同时会释放出 IL-1β 和 IL-18，募集更多的炎症细胞，扩大炎症反应。

表3-2-4　凋亡与坏死的区别

项目	细胞坏死	细胞凋亡
病变范围	多为大片细胞	多为单个细胞
细胞核	核固缩，核碎裂，核溶解	核固缩
细胞膜	完整性破坏	保持完整
细胞器	肿胀、崩解	完整，未崩解
溶酶体	破碎，酶溢出	完整，酶不外溢
凋亡小体	无	有
炎症反应	有	无

细胞焦亡与细胞凋亡均属于细胞程序性死亡方式，但是焦亡并不由传统的凋亡分子（caspase-3）介导，而是由炎性半胱氨酸蛋白酶（caspase）介导。半胱氨酸蛋白酶可以分成凋亡半胱氨酸蛋白酶（以 caspase-3 为代表）和炎性半胱氨酸蛋白酶。存在于小鼠体内的炎性半胱氨酸蛋白酶包括 caspase-1 和 caspase-11；存在于人体内的炎性半胱氨酸蛋白酶包括 caspase-1、caspase-4 和 caspase-5。研究证实，在人体和小鼠体内存在着经典焦亡途径和非经典焦亡途径两种焦亡方式，经典焦亡途径依赖于 caspase-1 介导，非经典焦亡途径依赖于 caspase-4/5 介导。细胞在受到不同的刺激时会通过不同的通路启动焦亡进程，广泛地参与到疾病的发生发展中。

细胞焦亡往往伴随着炎症反应。研究表明，细胞焦亡在感染性疾病、神经系统疾病、动脉粥样硬化及免疫缺陷类疾病的发生发展中具有重要的作用。在感染性疾病中，福氏志贺杆菌、铜绿假单胞菌、弗朗西丝菌属、李斯特杆菌、军团杆菌、耶尔森杆菌、肺炎链球菌、白假丝酵母菌、耐药性金黄色葡萄球菌、伤

寒沙门杆菌、肝炎病毒等都可以诱导细胞发生焦亡。细胞焦亡不但有利于机体清除病原微生物的损伤，而且所募集的大量炎症细胞将扩大炎症反应，造成内毒性休克等更严重的症状，这是与一般凋亡的最大区别。

HIV 通过侵犯带有 CD4 分子的细胞（如 T4 淋巴细胞、单核巨噬细胞、树突细胞等）破坏机体免疫系统。近来发现在 HIV 感染后免疫细胞的死亡属于细胞焦亡，而细胞焦亡引起的炎症扩大反应会募集更多的同类免疫细胞，这很可能是 HIV 能对机体免疫系统造成严重破坏的机制之一。另有研究表明 $CD4^+$ T 细胞在被 HIV-1 感染失败后具有抗焦亡的能力。

3. 坏死性凋亡　传统观点认为在生理病理过程中，凋亡是唯一的程序性细胞死亡途径，而坏死则被认为是一种不可调控的过程。然而，随着研究的发展，一种新的程序性坏死方式即坏死性凋亡被大家所认识并且日益得到关注。坏死性凋亡是指死亡受体配基启动、通过死亡受体介导的在凋亡通路受到抑制的情况下发生的一类细胞坏死。

坏死性凋亡作为细胞死亡的一种调节途径，涉及

受体交互作用蛋白 -3- 激酶（RIPK3）和人混合系列蛋白激酶样结构域（MLKL）蛋白的参与，且由死亡受体、干扰素、Toll 样受体、细胞内 RNA 和 DNA 感应器体或其他介质诱发。动物实验研究显示，在炎症过程中程序性坏死具有重要作用，其机制和过程相当复杂，尚未获得共识。简单地说，细胞坏死过程就是一种通过分子控制来实现可调节型细胞死亡的过程，典型形式包括细胞凋亡和细胞坏死。细胞凋亡是因炎症激活而诱发的细胞死亡，在机体的炎症防御反应中发挥重要作用；细胞坏死性凋亡是一种独特的非 Caspase 依赖的死亡程序，在形态学上具有明显的坏死特征，由受体交互作用蛋白（receptor interaction protein，RIP）、RIP3（两者均属于丝 / 苏氨酸蛋白激酶）和 MLKL 等通过干预坏死性凋亡信号通路，对创伤或缺血、出血引起的脑或脊髓损伤具有一定的保护作用。坏死性凋亡是炎症的触发物，比细胞凋亡有更强大的炎症诱导作用，与炎症的关系也十分密切。

五、以变质为主的感染性疾病

任何炎症都有变质、渗出和增生性改变，但由于致病原因、发炎器官的组织结构和功能等不同，每一种炎症往往以变质、渗出和增生中的一种改变为主。因此可以把炎症概括地分为变质性炎、渗出性炎和增生性炎三大类。

以变质（变性、坏死）变化为主的炎症称为变质性炎，渗出和增生改变较轻微。多见于急性炎症，常由某些重症感染和中毒引起，病变主要累及心、肝、肾和脑等实质性器官，常造成实质性器官的功能障碍。

对于变质性炎症，病理学教科书和专著中没有进一步的分类。笔者将常见以变质为主的感染性疾病归纳于表 3-2-5，它们的常见病变详见各有关疾病。此外还有一些感染在疾病过程中也可以出现坏死性病变，常伴随其他病变，如曲霉菌病、卫氏并殖吸虫病等。

表 3-2-5　常见的以变质为主的感染性疾病

疾病	感染因子	主要病变
病毒性肝炎	肝炎病毒	肝细胞变性坏死，急性重型者发生广泛肝细胞坏死
流行性乙型脑炎	乙型脑炎病毒	神经细胞变性坏死，形成筛状软化灶
脊髓灰质炎	脊髓灰质炎病毒	神经细胞变性坏死为主，形成软化灶
病毒性心肌炎	多种病毒	初期以心肌细胞变性坏死为主，伴中性粒细胞浸润
结核病	结核分枝杆菌	在干酪性肺炎以干酪样坏死为主，液化排出形成空洞 骨结核干酪样坏死液化可在骨旁形成冷脓肿
脓肿	化脓性细菌	坏死组织溶解液化，常见于皮肤、软组织 心肌、肝、脑、肾等内脏，化脓性感染也可形成脓肿
坏疽	腐败菌感染	在坏死基础上继发腐败菌感染，形成干性坏疽（多见下肢）、湿性坏疽（肺、肠、阑尾、子宫）或气性坏疽
阿米巴病	阿米巴原虫	细胞溶解坏死脱落，在结肠形成烧瓶样溃疡。在肝、肺或脑形成阿米巴性脓肿，脓液为液化坏死物质

（刘德纯　吴礼高；郭瑞珍）

第三节　渗出性病变与渗出性炎

在感染性病变中，炎症局部组织血管内的液体和细胞成分，通过血管壁进入组织间质、体腔、黏膜表面和体表的过程称为渗出（exudation）。所渗出的液体和细胞成分总称为渗出物（exudate）。炎症时的渗出液内含有较多的蛋白质和较多的细胞成分以及它们的崩解产物。渗出是炎症的重要标志，在炎症反应中具有重要的防御作用，对消除病原因子和有害物质起着积极作用。渗出的过程主要表现为血流动力学改变、血管通透性升高、液体渗出和细胞渗出。

渗出性病变主要见于急性炎症，或称急性渗出性炎，以炎症病灶内有大量浆液、纤维素和中性粒细胞渗出为主，可伴一定程度的变性坏死。渗出性炎症因致炎因子、组织器官的反应状态、渗出物的主要成分和病变特点的不同，一般分为浆液性炎、纤维素性炎和化脓性炎等，出血性炎本质不是渗出性病变，一般习惯视为急性炎症的病理类型。本节将渗出性病变与急性渗出性炎分别论述。

一、感染与炎症的血管病变

在各种感染因子引起的炎症性病变中，血管反应是炎症过程的主要特征和中心环节。在渗出性病变中，一般经历血流动力学改变、血管通透性增加、液体和白细胞渗出这样几个过程，这里首先讨论血管反应，包括血流动力学的改变与通透性的改变。

（一）血流动力学改变

炎症过程中组织发生损伤后，很快发生血管口径和血液状态的改变，其发展速度取决于损伤的严重程度。其变化一般按下列顺序发生。

1. **细小动脉痉挛和炎性充血**　当病原体或致炎因子作用于局部组织时，通过神经反射迅速发生短暂的细动脉痉挛收缩，持续仅几秒钟或数分钟。随后细动脉扩张和毛细血管前括约肌开放，血流加快，血量增加，形成炎性充血。镜下可见毛细血管数量增多，管腔扩张，血管内血浆充盈，常伴有炎性水肿和炎细胞渗出（图 3-3-1）。血管这些改变是造成炎症局部发红和发热的原因。血管扩张的机制与神经和体液因素有关。神经因素即轴突反射。轴突反射是指来自局部的冲动沿传入神经的分支，不进入脊髓就直接传导到传出神经，引起局部效应器兴奋的过程。体液因素引起的炎症，主要是炎症介质。以炎症介质为代表的体液因素对血管的扩张和通透性起着更为重要的作用。

2. **血流速度减慢**　在血管扩张的基础上，由于炎症介质的作用，毛细血管静脉端和细静脉的血管壁通透性升高，富含蛋白质的液体渗出到血管外组织，导致小血管内血液浓缩、黏稠度增加，使血流逐渐变慢，导致静脉性充血（淤血）。最后在扩张的小血管腔内挤满红细胞，称为血流停滞（图 3-3-2）。此时，炎区局部色泽变为紫红色。血流的这些变化为白细胞渗出创造了必要的条件。在病理检查时，局部组织的充血（淤血）现象也很常见。

血流动力学改变所经历的时间，取决于致炎因子的种类和刺激的严重程度。极轻度的刺激，所引起的

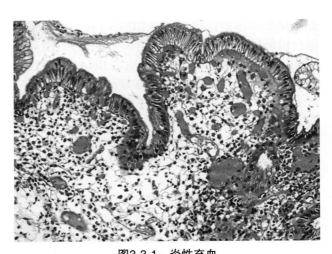

图3-3-1　炎性充血
胃黏膜固有层内毛细血管数量增多，管腔扩张充盈，常伴有炎性水肿和炎细胞渗出

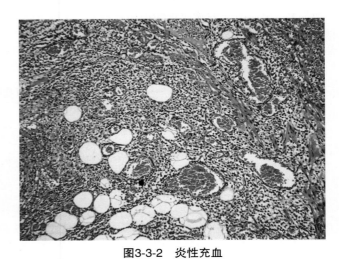

图3-3-2　炎性充血
急性阑尾炎，阑尾壁内血管扩张，因血流淤滞而充满红细胞，伴中性粒细胞渗出

血流加快仅持续 10～15 分钟，然后逐渐恢复正常；轻度的刺激血流加快可持续几小时，随后血流速度减慢，甚至发生血流停滞；较重的刺激可在 15～30 分钟内出现血流停滞；而严重的损伤常仅需几分钟就可发生血流停滞。此外，在炎症的不同部位血流动力学改变是不同的，如炎症病灶的中心已发生了血流停滞，但病灶周边部血管可能仍处于扩张状态。

（二）血管通透性增加

血管通透性增加是导致炎症局部液体和蛋白质渗出的最重要原因。小血管扩张和充血使血管内流体静压升高，血浆小分子蛋白质进入间质使血管外胶体渗透压升高，均可导致血液液体成分外渗。这种液体渗出主要与血管内膜的完整性遭受破坏，导致的血管通透性升高有关。微循环血管通透性的维护，主要依赖于内皮细胞的完整性。在炎症过程中，下列机制可

引起血管通透性的增加。

1. 内皮细胞收缩 炎症介质（组胺、缓激肽和其他介质）与内皮细胞的相应受体结合后，立即引起内皮细胞收缩，细胞间隙增宽，形成宽 0.5～1.0μm 的缝隙，导致血管通透性升高。由于这些炎症介质的半衰期较短，仅 15～30 分钟，故这种反应被称为速发短暂反应（immediate transient response）。此反应仅累及 20～60μm 口径的细静脉，而细动脉和毛细血管不受累。抗组胺药物能抑制此反应。

2. 内皮细胞穿胞能力增强 炎症时内皮细胞之间的连接处附近存在着相互连接的囊泡所形成的囊泡体或吞饮小泡，形成弯弯曲曲的穿胞通道，血浆中水分和较小分子蛋白质可通过这个通道穿过内皮细胞，这种现象称为穿胞作用（transcytosis），过去认为是吞饮作用。通过这个机制，血管内成分渗出到血管外。血管内皮生长因子（vascular endothelial growth factor，VEGF）可使内皮细胞穿胞通道增加，组胺、缓激肽、白细胞三烯和 P 物质等炎症介质也有类似作用。

3. 内皮细胞损伤 急性炎症反应的早期，白细胞附壁并与内皮细胞黏附，激活的白细胞释放有活性的氧代谢产物和蛋白水解酶，导致内皮细胞损伤或脱落，使血管通透性升高。内皮细胞损伤的原因和程度不同，引发的血管通透性改变也有差异。化脓菌感染可直接损伤内皮细胞，使之坏死和脱落，血管通透性立即升高，并在高水平上持续几小时到几天，直至受损血管内形成血栓，此过程被称为速发持续反应（immediate-sustained response），细动脉、毛细血管和细静脉各级微循环血管均可受累。某些细菌毒素等损伤血管内皮细胞导致的通透性升高发生较晚，常延迟 2～12 小时发生，持续时间也达数小时至数天，称为迟发延续反应（delayed prolonged response）。此反应仅累及毛细血管和小静脉。

4. 新生毛细血管壁通透性增强 在炎症修复过程中，局部组织中新生的毛细血管，其内皮细胞本身分化尚不成熟，且细胞间连接不健全，故新生毛细血管具有高通透性，可说明愈复性炎症中的液体外渗和水肿。血管通透性增加所导致的液体外渗，可由化学介质造成的内皮细胞收缩、白细胞介导的内皮损伤、内皮的直接损伤和新生毛细血管壁的通透性增加引起。不同化学介质可能相继被激活，从而导致持续反应。

（三）血管壁损伤

某些病原体或致炎因子可直接损伤血管壁各层组织，特别是一些经血流播散的细菌、病毒，或易于侵犯血管的细菌、真菌或病毒，可致血管内皮细胞损伤，血栓形成，甚至直接阻塞血管，有些病原体还可以引起血管炎。这些损伤不仅可能增加血管通透性，促进炎性渗出，也可能因血栓形成或栓塞导致局部组织坏死。

1. 内皮细胞损伤和血栓形成 如风湿性或感染性心内膜炎或细菌、病毒引起的血管炎，败血症或毒血症等，病原体在血管内运行时可使内皮细胞肿胀或破坏，血流速度缓慢，均有利于血栓形成。

2. 血管栓塞 含菌血栓及血流中的细菌、真菌、原虫等可以造成血管阻塞，血流淤滞，局部缺血坏死（梗死）。在感染性心内膜炎时，脱落的细菌性栓子随血流运行可导致感染的血道播散，而局部小动脉栓塞可形成败血性梗死，梗死灶内可见细菌团及大量炎细胞浸润，化脓性细菌栓塞可导致多发性小脓肿。

3. 血管壁的完整性和连续性受到破坏 如消化道慢性溃疡的底部血管受到侵蚀，或结核性病变侵蚀空洞壁的血管，可引起出血性改变。

4. 血管炎 如毛霉菌和曲霉菌侵蚀血管壁，可引起血管炎或栓塞，可致局部组织血液循环障碍，以及缺血性或出血性梗死。在血管壁内可见真菌菌丝、孢子及炎细胞浸润。立克次体、出血热病毒等感染也可侵犯血管内皮细胞，并引起血管炎。血管炎还可以细分为血管内膜炎、血管周围炎等类型（图 3-3-3，图 3-3-4）。

（四）出血性炎

在毒性很强的病原微生物感染时，炎症灶的血管损伤严重，通透性显著增加，致红细胞大量漏

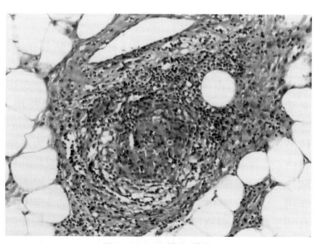

图3-3-3 血管内膜炎
血管内皮细胞增生，内膜下和血管壁内较多慢性炎细胞浸润

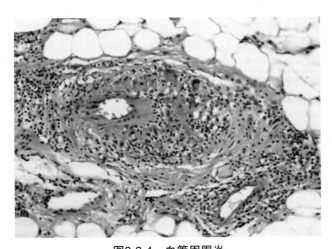

图3-3-4　血管周围炎

血管周围较多慢性炎细胞浸润，并见多核巨细胞形成

出，使渗出物中含有大量红细胞，称为出血性炎（hemorrhagic inflammation）。出血性炎不是独立的类型，常与其他类型炎症混合存在，如浆液性出血性炎、纤维素性出血性炎和化脓性出血性炎等。出血性炎常见于流行性出血热、钩端螺旋体病、炭疽和鼠疫等急性传染病。

二、液体渗出与浆液性炎

炎症时，由于血管通透性升高导致血管内富含蛋白质的液体通过血管壁到达血管外，这个过程称液体渗出。这是炎症的主要标志。渗出的富含蛋白质的液体称为渗出液。以浆液渗出为主的炎症称为浆液性炎。

（一）渗出液及其作用

1. 渗出液与漏出液　渗出液即从血管内渗出的浆液，浆液性炎（serous inflammation）是以浆液渗出（血清渗出）为其特点的炎症。这些与单纯因静脉回流受阻，血液循环障碍（如心力衰竭）及低蛋白血症（常见于肝硬化或肾病综合征）形成的漏出液不同。区别渗出液和漏出液，对临床某些疾病的诊断与鉴别诊断有一定帮助（表3-3-1）。渗出液中由于血管通透性增加，其成分主要为浆液，蛋白质含量高，占3%～5%，主要为白蛋白，故浑浊、易凝固；白细胞数多，并含有多少不等的纤维素，故相对密度高。而漏出液恰恰相反，蛋白质含量低、澄清、白细胞数少、相对密度低。

表 3-3-1　渗出液和漏出液的比较

项目	漏出液	渗出液
血管通透性	正常	增加
Rivalta试验	阴性	阳性
相对密度	<1.012	>1.012
蛋白质含量	0～15g/L	15～60g/L
纤维素	无	有
细胞数	$<0.1 \times 10^9/L$	$>0.5 \times 10^9/L$
蛋白质类型	白蛋白	多种蛋白质

2. 渗出液的作用　渗出液具有重要的防御作用，主要表现为三方面：①渗出液可稀释局部毒素，减轻对炎症组织的损伤作用，并为局部浸润的白细胞带来葡萄糖、氧等营养物质和带走炎症灶内代谢产物；②渗出液所含抗体、补体和溶菌素等有利于消灭病原体及中和毒素；③渗出液中纤维蛋白原可转化为纤维蛋白（纤维素），交织成网，一方面可限制病原菌的扩散，使病灶局限，另一方面也利于吞噬细胞发挥吞噬作用。纤维素网在炎症后期还可成为修复的支架。并有利于成纤维细胞产生胶原纤维；渗出物中的病原微生物和毒素随淋巴液被携带到局部淋巴结，可刺激机体产生细胞免疫和体液免疫。

但是，如果渗出液过多，也可压迫周围组织和器官，加剧局部血液循环障碍，造成不良后果。体腔积液过多，可影响器官的功能，如肺泡内渗出物堆集可影响换气功能，心包腔和胸腔积液大量积液可压迫、限制心脏的搏动。严重的喉头水肿，可引起窒息。渗出液中的纤维素过多，不能完全吸收，可发生机化、粘连，给机体带来不利的影响，如在肺可引起肺肉质变，在浆膜腔可引起浆膜粘连甚至浆膜腔闭锁。

（二）病理类型与转归

1. 病理类型　浆液性炎常发生于皮肤、黏膜、浆膜和疏松结缔组织。因组织不同而表现有别，可分为以下几种类型。

（1）炎性水肿（inflammatory edema）：浆液性渗出物弥漫浸润或聚集于组织间隙称为炎性水肿，如黏膜急性炎症常出现局部炎性水肿。炎性水肿除了在炎症的最早阶段是由于血管扩张、血流速度加快导致流体静力压升高、血浆超滤，使基本不含蛋白质的液体从毛细血管滤出所致外，富含蛋白质的渗出液的产生则主要是由血管通透性增加造成的。大量蛋白质从血浆到达血管外间质，使血浆胶体渗透压降低，而组织胶体渗透压升高，使更大量液体聚集在间质内，从而形成炎性水肿，常见于急性炎症（图3-3-5）。渗出液如进入肺泡腔，可造成肺水肿（图3-3-6）。在脑组织内，水肿液常积聚在小血管周围，镜下可见血管周围有空隙形成（图3-3-7）。

（2）水疱（blister）：浆液性渗出物在表皮内形成水疱（图3-3-8），如疱疹病毒感染时的水疱形成。

（3）积液（hydrops）：渗出液潴留于浆膜腔称为炎性积液或体腔积液，如胸腔积液、腹腔积液、心包积液，关节的浆液性炎可引起关节腔积液。

（4）卡他性炎（catarrhal inflammation）：是指黏膜的浆液性炎，此时渗出液较多，沿黏膜表面向外排出，称为浆液性卡他，见于感冒早期的鼻炎。如果黏液分泌过多，称为黏液性卡他。卡他（catarrh）一词来自希腊语，是向下滴流的意思。浆膜或黏膜浆液性炎时，间皮或上皮细胞可发生变性、坏死和脱落。浆液不仅来自血管渗出，而且也来自间皮细胞的分泌增加，如结核性胸膜炎、风湿性关节炎等。

2. 转归结局　浆液性炎一般较轻，易于消退。浆液性炎症消退时，浆液性渗出物被吸收，常不留痕迹。渗出物过多也有不利影响，甚至导致严重后果，

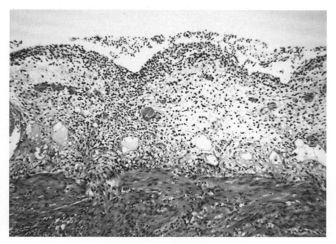

图3-3-5　化脓性阑尾炎

浆膜层显著充血水肿，组织稀疏，含有大量中性粒细胞

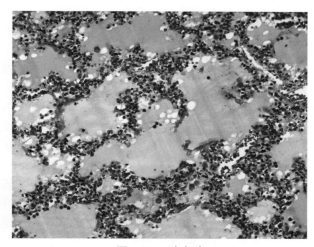

图3-3-6　肺水肿

肺泡壁血管扩张充血，肺泡腔内大量水肿液积聚

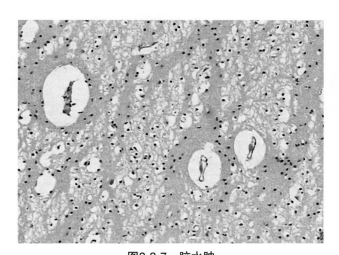

图3-3-7　脑水肿

在脑组织内，水肿液常积聚在小血管周围，镜下可见血管周围有空隙形成

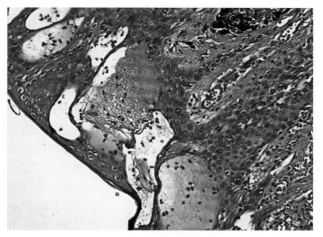

图3-3-8　表皮内水疱

内含水分及蛋白质，形成粉红色稀薄物质，以及少量白细胞。伴真皮浅层炎性水肿

如喉头水肿可引起窒息。胸腔和心包腔大量浆液渗出可影响心肺功能。

三、纤维蛋白渗出与纤维素性炎

在血管通透性增加的基础上，大量液体渗出。随着液体渗出，常伴有纤维蛋白原的渗出，渗出后转化为纤维蛋白（纤维素）。以纤维蛋白原渗出为主的炎症称为纤维素性炎。

1. 主要病变　纤维素性炎（fibrinous inflammation）以纤维蛋白原渗出为主，继而形成纤维素，渗出物中含有大量纤维素。纤维蛋白原的大量渗出说明血管壁损伤较重，多由于某些细菌毒素（白喉杆菌、痢疾杆菌、肺炎双球菌的毒素）、各种内源性或外源性毒物（如尿毒症时的尿素和汞中毒）所引起。纤维蛋白原在凝血酶的作用下，转化为纤维蛋白（纤维素）。光镜下，HE 染色可见大量红染的纤维素交织成网状，间隙中有中性粒细胞、坏死细胞的碎屑。大片纤维素在镜下表现为片状、红染、质地均匀的物质。

2. 病理类型　纤维素性炎常发生于黏膜、浆膜和肺，形态上有所不同。

（1）假膜性炎（pseudomembranous inflammation）：是指发生于黏膜的纤维素性炎，如白喉、细菌性痢疾等。黏膜面渗出的纤维素、白细胞和坏死的黏膜上皮细胞混合形成灰白色膜状物，称为假膜（图 3-3-9）。白喉的假膜若发生于咽部则不易脱落，称为固膜；若发生于气管和支气管则较易脱落，称为浮膜。由于纤毛柱状上皮的基底膜较厚，病变较浅，假膜与深部组织结合疏松，易于脱落而被吸入，可阻塞支气管分支，造成窒息。细菌性痢疾的假膜脱落则形成溃疡。

（2）肺的纤维素性炎：常见于大叶性肺炎（lobar pneumonia），大叶性肺炎的红色和灰色肝样变期，均有大量纤维蛋白原渗出并转化为纤维素。肺泡腔内有大量渗出的纤维素及中性粒细胞，致肺实变，称为肝样变（图 3-3-10）。

（3）浆膜的纤维素性炎：常见于胸膜、腹膜和心包膜，如肺炎双球菌引起的纤维素性胸膜炎（图 3-3-11）。心包的纤维素性炎时，由于心脏不停地搏动，使心外膜上的纤维素形成无数绒毛状突起，覆盖于心脏的表面，因而又称为绒毛心（villous heart）（图 3-3-12）。

3. 转归结局　少量的纤维素可以被中性粒细胞释放的溶蛋白酶溶解吸收。但是，正常血清和组织中含有一定量的抗胰蛋白酶，这就在一定程度上对抗中性粒细胞溶蛋白酶的作用。因此，如果纤维素较多，加之中性粒细胞所释出的溶蛋白酶较少或组织内抗

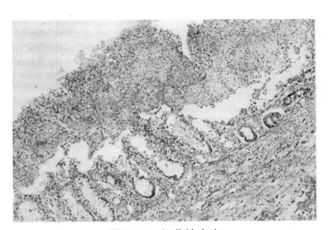

图3-3-9　细菌性痢疾
典型病变为黏膜浅层细胞坏死，伴纤维素及中性粒细胞渗出，形成假膜

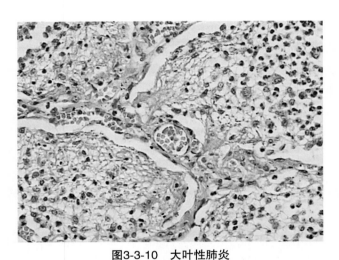

图3-3-10　大叶性肺炎
实变期，肺泡腔内大量纤维素及中性粒细胞渗出，导致肺组织实变如肝

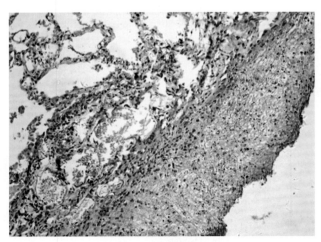

图3-3-11　纤维素性胸膜炎
胸膜脏层表面有大量纤维素渗出，使胸膜增厚

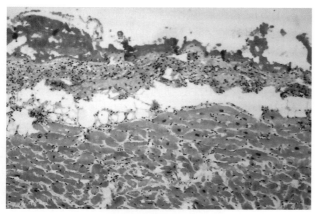

图3-3-12　纤维素性心包炎
心包表面有大量纤维素渗出，并被牵拉呈绒毛状

胰蛋白酶较多时，纤维素不可能被完全溶解吸收，结果发生机化（organization），引起浆膜增厚和粘连，甚至浆膜腔闭锁，严重影响器官功能。

四、白细胞渗出与化脓性炎

炎症过程中不仅有液体渗出，也有白细胞渗出。各种白细胞通过血管壁游出到血管外的过程称为白细胞渗出。炎症时游出的白细胞称为炎细胞（inflammatory cell）。炎细胞进入组织间隙称为炎细胞浸润。炎症反应的最重要功能是将炎细胞输送到炎症局部，白细胞的渗出是炎症反应最重要的特征。中性粒细胞和单核巨噬细胞渗出可吞噬和降解细菌、免疫复合物和坏死组织碎片，构成炎症反应的主要防御环节。但白细胞也可通过释放酶、化学介质和毒性自由基等，引起组织损伤并可能延长炎症过程。炎细胞浸润是炎症反应的重要形态学特征。白细胞的渗出与液体渗出机制不同，它们是一个主动过程，包括白细胞边集、黏着、游出，随后在趋化因子的作用下到达炎症病灶，在局部发挥吞噬和杀菌等防御作用。

（一）白细胞的渗出过程与机制

在炎症反应中，白细胞进入炎症组织有3个步骤：①黏附在内皮细胞表面；②由细胞因子和趋化因子刺激活化；③穿过血管壁基底膜进入组织间隙。具体过程和机制如下：

1. 白细胞边集和附壁　正常时，血细胞在轴流中流动（图3-3-13）。炎症时，局部血管发生扩张淤血和液体渗出，血流缓慢或停滞，轴流变宽，白细胞从轴流进入边流，并贴近血管内壁流动，称为白细胞边集。然后白细胞黏着于内皮细胞不再滚动，随血流停滞的出现，中性粒细胞与内皮细胞黏附，这一现象称

为白细胞附壁（图3-3-14）。

2. 白细胞黏着　附壁的白细胞与内皮细胞黏着并不牢固，可重新被血流冲走。只有当白细胞和内皮细胞表面牢固黏着后才有可能游出。这种黏着是靠白细胞和内皮细胞的胞质或胞膜表面的黏附分子和其受体的特异性结合来完成的。虽然多种因素影响着内皮细胞与白细胞的黏着，诸如内皮细胞和白细胞表面负电荷被中和而相互排斥力下降，二价阳离子桥接内皮细胞与白细胞而促进黏着等，这种黏着是内皮细胞和白细胞表面黏附分子相互识别引起的。

中性粒细胞黏附主要依赖整合素β（integrin β）（主要包括 Mac-1 和 LFA-1）与血管内皮细胞间黏附分子-1（intercellular cell adhesion molecule-1，ICAM-1）和血管细胞黏附分子-1（vascular cell adhesion molecule-1，VCAM-1）的结合来实现，整合素β2缺失可导致中性粒细胞不能与血管内皮建立牢固黏附。

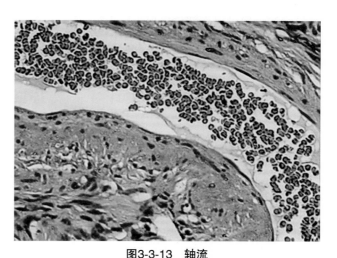

图3-3-13　轴流
正常情况下血细胞在轴流中流动，以红细胞为主，内含少量白细胞

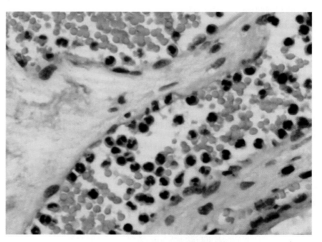

图3-3-14　白细胞边集和附壁
炎症时血管中白细胞增多，靠边，附壁，进而游出

血管内皮是 CD44 和 P- 选择素糖蛋白配体（P-selectin glycoprotein ligard-1，PSGL-1，也称 CD162）的信号通路，可活化 LFA-1，使中性粒细胞停止滚动并与血管内皮牢固黏附。

3. 白细胞游出 白细胞通过血管壁基底膜进入周围组织的过程称为白细胞游出（emigration）或迁移（migration）。黏着于内皮细胞表面的白细胞沿内皮表面缓慢移动，在内皮细胞连接处伸出伪足，穿过变宽的连接间隙，主动变形，然后整个白细胞以阿米巴运动的方式穿过内皮细胞与基底膜到达血管外。用电子显微镜可追踪此游出轨迹。一个白细胞通常需 2～12 分钟才能完全通过血管壁。中性粒细胞、嗜酸性粒细胞、嗜碱性粒细胞、单核细胞和各种淋巴细胞均以这种阿米巴运动的方式游出血管，是主动过程。血管壁受损严重时，也有红细胞外渗，但是被动的，是流体静压的作用把红细胞沿白细胞游出的缝隙或内皮细胞坏死崩解的裂口推出血管外，当管壁严重损伤时大量红细胞可通过损伤部位出现于周围组织，红细胞本身无运动能力。红细胞外渗的方式不同于白细胞游出的主动过程，称为红细胞漏出。炎症灶中红细胞的多少可反映血管损伤的严重程度。

中性粒细胞迁移主要以跨内皮迁移（transendothelial migration，TEM）方式进行，TEM 主要由 ICAM-1、ICAM-2、基质金属蛋白酶（MMP）-9、VCAM-1 及 CXCR2 介导。中性粒细胞的整合素 β2 可与血管内皮细胞上的 ICAM-1 和 ICAM-2 结合，ICAM-1 介导中性粒细胞向细胞连接部位边集滚动，而 ICAM-2 则介导中性粒细胞进入连接部位，如果 ICAM-2 缺失或被阻断，那么中性粒细胞则不能跨内皮迁移。中性粒细胞跨过内皮细胞后，分泌 MMP-8、MMP-9 和弹性蛋白酶破坏血管基底层，增强中性粒细胞迁移能力。

炎症的不同阶段，游出白细胞的种类有所不同。在急性炎症的早期 6～24 小时，中性白细胞首先游出，24～48 小时后则由单核细胞取代。另外，中性白细胞寿命短，24～48 小时后逐渐崩解消失，而单核细胞的生存期长。此外，中性细胞能释放单核细胞趋化蛋白，诱导单核细胞游出。不同的致炎因子，也有不同的白细胞游出。葡萄球菌和链球菌感染以中性粒细胞浸润为主，病毒感染以淋巴细胞浸润为主；在一些过敏反应中则以嗜酸性粒细胞渗出为主。

（二）白细胞的趋化作用与机制

白细胞游出血管后，向着化学刺激物作定向游走、聚集的过程，称为趋化作用（chemotaxis）。白细胞游走方向受到某些化学物质的影响，这些化学刺激物称为趋化因子，是招募白细胞定向迁移，在感染和损伤部位聚集的主要物质。白细胞定向游走移动的速度为每分钟 5～20μm。趋化因子具有特异性，有些趋化因子只吸引中性粒细胞，而另一些趋化因子只吸引单核细胞或嗜酸性粒细胞。不同的炎症细胞对趋化因子的反应也不同，粒细胞和单核细胞对趋化因子的反应较明显，而淋巴细胞对趋化因子反应则较弱。例如，细菌代谢产物（化脓菌分泌的脂质成分和蛋白质成分）、补体的某些片段（C3a、C5a、C567）等对单核巨噬细胞具有趋化性；在某些过敏反应中，炎症灶中有较多嗜酸性粒细胞，其出现与肥大细胞释放的嗜酸性粒细胞趋化因子有关。

一些外源性和内源性化学物质具有趋化作用。常见的白细胞趋化因子包括可溶性细菌产物、补体系统成分（特别是 C5a）和花生四烯酸经脂质加氧酶途径的代谢产物（特别是白细胞三烯 B4）等。单核细胞还对中性粒细胞的衍生物、致敏淋巴细胞所释放的因子及纤维粘连蛋白断片起趋化反应。在 I 型超敏反应中，IgE 致敏的肥大细胞或嗜碱性粒细胞在同种抗原的刺激下，可释放过敏反应嗜酸性粒细胞趋化因子（EFC-A），致使嗜酸性粒细胞积聚。此外致敏淋巴细胞释放的因子和 C5a 也是嗜酸性粒细胞的趋化因子。

白细胞表面有趋化因子的受体，可以"发现"趋化因子，各种趋化因子与其特异性受体结合后可引起一系列信号传导通路成分的改变，但是其全部机制尚有待更深入的研究和阐述。

（三）白细胞的抗感染功能与机制

白细胞游出到炎症灶，吞噬和杀灭病原体、组织崩解碎片及异物的过程称为白细胞的吞噬作用（phagocytosis）。这种吞噬作用是机体抗感染反应的重要组成部分。具有吞噬能力的白细胞称为吞噬细胞（phagocytes）。吞噬细胞主要有两种：①中性粒细胞（neutrophil），又称小吞噬细胞，胞质内含有中性颗粒，小吞噬细胞能吞噬大多数病原微生物和细小的组织崩解产物。②单核巨噬细胞，又称大吞噬细胞，它能吞噬中性粒细胞不能吞噬的某些病原微生物（如结核分枝杆菌、伤寒杆菌等）和较大的组织碎片、异物及变质的细胞等。单核巨噬细胞还有抗原提呈功能和分泌细胞因子的功能，在启动免疫系统抗感染过程中起重要作用。此处重点介绍这两种白细胞。

1. 中性粒细胞 中性粒细胞通过黏附、趋化、识别、脱颗粒、杀伤和降解等一系列过程杀灭病原体，抗御感染，因而是炎症过程中的重要效应细胞。

（1）中性粒细胞的杀菌过程与机制：当病原体通过皮肤或黏膜侵入组织后，中性粒细胞先从毛细血管游出并集聚到病原菌侵入部位。其杀菌过程与巨噬细胞相似，主要步骤包括：①黏附与趋化。白细胞首先黏附于血管内皮细胞，并穿过细胞间隙到达血管外，由趋化因子的作用使其作定向运动，到达病原体所在部位。中性粒细胞可与致病菌的细胞壁组分直接结合；或间接地由革兰氏阴性菌的脂多糖（lipopolysaccharide，LPS）先与血清中的脂多糖结合蛋白（lipopolysaccharide binding protein，LBP）结合，LPS-LBP复合物再与中性粒细胞上的CD14分子结合。②调理与吞入。体液中的某些蛋白质（调理素）覆盖于细菌表面，有利于细胞的吞噬，此称为调理作用。具有调理作用的物质包括抗体IgG1、IgG2和补体C3。IgM和IgG抗体与抗原结合后均可活化补体系统。经调理的病原菌易被吞噬进入吞噬体，随后，与溶酶体融合形成吞噬溶酶体。溶酶体内的多种酶类起杀灭和消化细菌作用。③杀菌和消化。溶酶体内的溶菌酶、髓过氧化物酶（myeloperoxidase，MPO）、乳铁蛋白、防御素（defensin）等可杀死致病菌，而蛋白酶、多糖酶、核酸酶、脂酶等能将它们降解，不能被消化的残渣最终被排出吞噬细胞。溶酶体中的阳离子蛋白和中性蛋白酶等能增加血管通透性，并对单核细胞有趋化作用。中性粒细胞还可释放穿孔素、颗粒酶、溶菌防御素、蛋白酶、酯酶、自由基（包括活性氮和活性氮化合物等）等炎症介质。人类中性粒细胞的杀菌机制分赖氧和非赖氧两类。赖氧杀菌机制主要因吞噬引起呼吸爆发（respiratory brust）而致。参与非赖氧杀菌机制的有溶菌酶、防御素、乳铁蛋白、弹性蛋白酶和吞噬溶酶体内的酸性产物等，参见巨噬细胞部分相关内容。

LPS是革兰氏阴性菌细胞壁外膜的成分，也是内毒素的主要成分，主要由亲水的多糖和疏水的类脂A组成，为微生物体内保守的病原相关分子模式（pathogens associated molecular pattern，PAMP）之一，可被NOD样受体（NOD-like receptor，NLR）或者Toll样受体（Toll-like receptor，TLR）识别，活化巨噬细胞和树突状细胞，产生细胞因子和趋化性细胞因子，刺激单核细胞、内皮细胞及中性粒细胞等合成、释放炎症介质，启动固有免疫应答。LPS与TLR的结合还可以刺激抗原提呈细胞产生致炎细胞因子激发获得性免疫。

（2）呼吸爆发作用：中性粒细胞通过吞噬作用和产生过氧化物来抵抗侵入人体的异物（包括细菌、病毒等），其被外来异物诱导产生过氧化物的过程是一个需氧过程，称为呼吸爆发作用。中性粒细胞在吞噬病原体、异物或在急性炎症、创伤等应激时，炎症介质作用使中性粒细胞被过度激活，中性粒细胞凋亡延迟，中性粒细胞持续被激活，释放氧自由基、蛋白水解酶及细胞因子等炎性介质，短时间内耗氧量显著增加，引起"呼吸爆发"，这是中性粒细胞发挥杀菌作用重要机制之一。中性粒细胞被激活释放各种酶类，呼吸爆发产生氧自由基消灭病原体过程中，不可避免地造成组织损伤。其机制在于：①脂质过氧化反应，损伤生物膜脂质；②与蛋白质交联、肽键断裂、蛋白质构型改变、损伤膜蛋白；③直接损伤核酸，染色体畸变导致细胞死亡；④破坏间质胶原肽键，降解透明质酸酶，损伤细胞间质；⑤破坏体内氧化-抗氧化平衡，消耗氧自由基清除剂，降低机体的抗氧化能力。中性粒细胞活化时还可以产生以反应性氮中间体（reactive nitrogen intermediate，RNI）为代表的另一类自由基，一氧化氮（NO）是中性粒细胞产生RNI的成员之一，NO由一氧化氮合酶（nitric oxide synthase，NOS）催化产生。在生理状况下，NO抑制中性粒细胞黏附，减轻炎性反应，减轻缺血再灌注损伤。NO过度合成促进感染性休克及组织损伤，诱发MODS进程。静止中性粒细胞在结构型一氧化氮合酶（constitutive nitric oxide synthase，cNOS）作用下持续产生少量NO，活化中性粒细胞抑制RNI途径，促进反应性氧中间体（reactive oxygen intermediate，ROI）途径。中性粒细胞的ROI/RNI在机体抗炎/促炎反应过程中发挥重要作用。巨噬细胞作为机体主要的炎症反应细胞，活化后也可发生呼吸爆发，产生超氧阴离子（O_2^-）、过氧化氢（H_2O_2）等活性氧，导致脂质过氧化损伤，是脓毒症发生发展的重要因素。

中性粒细胞是杀灭和清除胞外菌的主要力量，对真菌细胞也有强大的杀伤力。中性粒细胞能吞噬真菌，许多真菌细胞壁内所含的甘露聚糖可通过激发MPO介导的杀菌系统杀灭真菌，也可激活呼吸爆发形成H_2O_2、ROI等，或分泌防御素等杀死白假丝酵母菌和烟曲霉菌等。中性粒细胞缺失患者常见播散性假丝酵母菌病珠菌病和侵袭性烟曲霉菌病。中性粒细胞只能吞噬病毒，不能将其消灭，如果被吞噬的病毒不能消灭则可将病毒带到全身，引起播散。

（3）中性粒细胞介导的全身炎症反应：当机体受到细菌、真菌等病原微生物感染时，或引发脓毒血症等状况时都伴随着中性粒细胞介导的全身炎症反应。中性粒细胞过度激活引起组织损伤，严重时导致失控性炎性反应，包括代偿性抗炎反应综合征（compensate anti-inflammation response syndrome，CARS）、SIRS，甚至造成 MODS。呼吸爆发是中性粒细胞发挥杀菌作用的重要机制之一。

2. 单核巨噬细胞　单核细胞（monocyte）起源于骨髓，形成血液中的单核细胞，它进入组织后转化为巨噬细胞（macrophage），如结缔组织内的组织细胞、肝脏的库普弗细胞、脾和淋巴窦的组织细胞及肺的巨噬细胞等，血液的单核细胞和组织中的各种巨噬细胞构成单核巨噬细胞系统或称单核吞噬细胞系统（mononuclear phagocyte system）。单核巨噬细胞具有强大的吞噬和杀伤功能，并有分泌细胞因子、提呈抗原信息等作用。

（1）单核巨噬细胞的吞噬作用：巨噬细胞具有强大的吞噬消化能力，可对侵入的病原体进行吞噬与清除，如吞噬细菌、病毒、真菌、原虫、寄生虫卵和体积更大的异物等。致病菌被吞噬细胞吞噬后，其后果随细菌种类、毒力和人体免疫力不同而异。化脓性球菌被吞噬后，一般在 5～10 分钟死亡，30～60 分钟被破坏。病原体被吞噬后经杀死、消化而排出者为完全吞噬。由于机体的免疫力和病原体种类及毒力不同，有些细菌虽被吞噬却不被杀死，甚至在细胞内生长繁殖并随吞噬细胞游走，扩散到全身，如结核分枝杆菌、布鲁氏菌、伤寒沙门菌、军团菌等胞内寄生菌，在免疫力缺乏或低下的机体中，虽被吞噬却未被杀死，是为不完全吞噬。不完全吞噬可使这些致病菌在吞噬细胞内得到保护，免受机体体液中非特异抗菌物质、特异抗体或抗菌药物等的作用。有的致病菌甚至能在吞噬细胞内生长繁殖，导致吞噬细胞死亡，或随游走的带菌吞噬细胞经淋巴液或血液扩散到人体其他部位，造成广泛病变。此外，吞噬细胞在吞噬过程中，溶酶体释放出的多种水解酶也能破坏邻近的正常组织细胞，造成组织的免疫病理性损伤。多数情况下，致病菌被吞噬消灭。若不被杀死则经淋巴管引流到附近淋巴结，在淋巴结内的吞噬细胞进一步将之吞噬杀死。淋巴结的这种过滤作用在机体免疫防御功能中占重要地位，一般只有毒力强、数量多的致病菌才有可能不被完全阻挡而侵入血流或其他器官，然后再由血液、肝、脾或骨髓等处的吞噬细胞继续吞噬杀灭。

巨噬细胞对阻止病毒感染和促进感染的恢复具有重要作用。血流中的单核细胞也能吞噬和清除病毒，巨噬细胞也常见于真菌侵入处，抗真菌感染中的作用仅次于中性粒细胞。但因其缺乏 MPO，巨噬细胞虽能吞噬真菌，但不能杀灭。巨噬细胞浸润明显后，逐渐形成肉芽肿。巨噬细胞常见于急性炎症后期、慢性肉芽肿性炎、病毒及寄生虫感染等。

（2）巨噬细胞的吞噬过程：巨噬细胞的吞噬作用分为非特异性和特异性两种。非特异性吞噬作用是不需要识别因子而直接黏附和吞噬被吞噬物的过程，如吞噬粉尘、衰老死亡的细胞和某些细菌的过程；特异性吞噬作用则是通过识别因子（如抗体、补体和纤维粘连蛋白等）识别、黏附和吞噬被吞噬物（如细菌、病毒、异体细胞和受伤细胞等）的一种过程。吞噬过程包括以下 4 个连续步骤：①趋化和游走。吞噬细胞与致病菌的接触可为偶然相遇，亦可通过趋化因子的吸引。吞噬细胞在发挥其功能时，首先黏附于血管内皮细胞，然后穿过细胞间隙到达血管外，由趋化因子的作用使其作定向运动，到达病原体所在部位。侵入的致病菌，可刺激吞噬细胞、内皮细胞、成纤维细胞等产生 IL-8、NAP-2（neutrophil activating protein-2）、RANTES（regulated upon activation normal T-cell expressed and secreted）、MIP（macrophage inflammatory protein）等趋化因子，招募中性粒细胞和吞噬细胞游走到炎症部位。②识别及附着。吞噬细胞表面有多种识别因子的受体，如 Fc 和 C3b 受体、抗体受体、纤维粘连蛋白受体等，能识别被抗体或补体包裹的细菌等颗粒状物，此过程称为调理素化。吞噬细胞尚有甘露糖受体、"清道夫"受体（Scavenger receptor）等与多种致病菌接触结合。当细菌表面裹以调理素（C3b 和 IgC 等）后，容易与白细胞表面相应受体结合，这种结合是通过调理素（opsonin）的作用来识别并黏着被吞噬物的。调理素是存在于血清中的一类能增强吞噬细胞吞噬功能的蛋白质。这类蛋白质包括免疫球蛋白 Fc 段、补体 C3b 等。抗体或补体与相应受体特异性结合，有利于细菌被黏着在吞噬细胞的表面。③调理与吞入。体液中的某些蛋白质覆盖于细菌表面有利于细胞的吞噬，此亦称为调理作用。具有调理作用的物质包括抗体 IgG1、IgG2 和补体 C3。经调理的病原菌易被吞噬细胞吞噬进入吞噬体。细菌黏着于吞噬细胞表面之后，在细菌或异物颗粒附着的细胞膜向内陷入形成小凹，或伸出伪足，随伪足延伸和互相吻合，把与其接触的细菌或异物包围并摄入细胞质内，形成由部分胞膜包绕成的泡状小体，谓之吞噬体（phagosome），此过程称为吞噬（phagocytosis）。这个过程是通过周围胞质的微丝收缩而逐渐完成的。随后吞噬体逐渐脱离细胞膜进入细胞内部，溶酶体（lysosome）与之靠近、接触并融合，形成次级溶酶体或称吞噬溶酶体（phagolysosome）。对于病毒等较小物体，只在其附着处的细胞膜向细胞质内陷形成吞饮体（pinosome），将病毒等包裹在内，是为吞饮（pinocytosis）。④杀灭或降解。在吞噬溶酶体中，溶酶体内的溶菌酶、MPO、乳铁蛋白、防御素、ROI 和 RNI 可杀死致病菌，使细菌在吞噬溶酶体内被杀伤、降解。进入吞噬溶酶体的细菌主要是被具有活性的氧化代谢产物杀伤的。而蛋白酶、多糖酶、核酸酶、脂酶等能将它们降解，大多数被吞噬的细菌和组织碎片能被杀灭和降解，形成残余体，最后不能消化的残渣排至吞噬细胞外。但有少数微生物（如结核分枝杆菌、伤寒杆菌等）不仅不能被杀灭和降解，而且能在吞噬细胞内繁殖生长，并随着吞噬细胞的游走而造成细菌在体内的繁殖和播散。

（3）单核巨噬细胞的吞噬杀菌机制：分为赖氧机制和非赖氧机制两类。

1）赖氧机制：主要因吞噬引起呼吸爆发而致，即被吞噬细菌与吞噬细胞表面接触后，激活了细胞膜上的氧化酶（NADPH 氧化酶），该酶使还原型辅酶Ⅱ（NADPH）氧化产生 O_2^-。大多数 O_2^- 经自发歧化作用转变为 H_2O_2。H_2O_2 具有一定的杀菌能力，但在氯化物存在的情况下，H_2O_2 可被中性粒细胞胞质内嗜天青颗粒的 MPO 还原生成次氯酸（HClO）。后者是强氧化剂和杀菌因子，从而使 H_2O_2 的杀菌能力极大增强。ROI 有 O_2^-、单态氧（O_2）、游离羟基（OH^-）、H_2O_2、HClO、单氯胺（NH_2Cl）等。H_2O_2、MPO 和氯化物三者共同构成了最有效的杀菌系统，其杀菌能力比单独 H_2O_2 强 50 倍。氧代谢产物可通过下列途径杀菌：①与细菌细胞膜磷脂分子中的高度不饱和脂肪酸发生脂质过氧化反应，导致细胞膜的生理状态破坏，细胞膜对阳离子的通透性升高。细菌内游离钙离子浓度的升高，可激活钙依赖性磷脂酶和某些蛋白激酶，从而造成细菌的损伤和死亡。②与氨基酸、蛋白质和糖分子上的某些反应基发生氧化还原反应，使具有重要生理功能的酶失去活性，一些大分子物质改变其物理和生物学特性。③可穿过细胞膜进入细胞内部，与细菌内部分子起作用。④与细菌的 DNA 发生反应，促进姐妹染色单体交换。此外脂质过氧化物在分解过程中产生丙二醛，后者与 DNA 发生交联，从而影响 DNA 复制，阻断细菌繁殖，最后导致细菌死亡。RNI 有 NO、NO_2^- 和 NO_3^- 等。O_2^- 和 H_2O_2 对细菌有直接毒性作用，O_2 和 OH^- 均属作用短暂的强氧化剂，能严重破坏细菌的 DNA、膜脂类和蛋白质。HClO 和 NH_2Cl 由 MPO 作用于 H_2O_2 和氯化物而形成，两者通过氯化作用破坏菌体蛋白。NO 具有高度抗菌活性，当与 O_2^- 结合后再进一步氯化成 NO_2^- 和 NO_3^-，它们具有更强大的抗细菌以及抗真菌、原虫和蠕虫的作用。赖氧机制对真菌、病毒、支原体、原虫、蠕虫也能有效杀灭。

2）非赖氧机制：主要依赖溶酶体物质起作用。白细胞颗粒中那些不依赖氧的物质也能杀伤病原体，包括增加细菌通透性蛋白（bacterial permeability increasing protein，即 BPI 蛋白）、溶菌酶、乳铁蛋白和一组新发现的富含精氨酸的阳离子蛋白质，后者能溶解细菌细胞壁，被称作杀菌素（phagocytin）或防御素。参与该机制的还有弹性蛋白酶和吞噬溶酶体内的酸性产物等。吞噬作用完成后，吞噬溶酶体内的 pH 降至 4～5，其内的酸性水解酶就可在此种合适的 pH 环境下发挥降解细菌的作用。这些均属非赖氧杀伤机制。溶酶体类也能水解细菌胞壁，病原体被杀伤后可被溶酶体水解酶降解，特别是吞噬细胞胞质颗粒内的酸性水解酶。一般认为溶酶体对已被杀死的细菌消化分解作用比直接杀菌作用更为重要。未激活的单核巨噬细胞吞噬和杀菌效应微弱，当被合适的细胞因子激活后，其活性才充分表达。细胞因子中以 γ 干扰素（IFN-γ）最为重要。不同系或处于不同成熟阶段的单核巨噬细胞吞噬和杀菌功能可有差异。例如，人血液中的单核细胞有 MPO 活性，而组织中的巨噬细胞则无。小鼠单核巨噬细胞可产生 RNI，人类中是否有 RNI 尚无定论。目前认为，人类单核巨噬细胞的杀菌主要是靠 H_2O_2 和乳酸等起作用。嗜酸性粒细胞内的一种阳离子蛋白能限制细菌运动并对多种寄生虫有细胞毒性作用。

通过吞噬细胞的上述杀伤作用，大多数病原微生物被杀伤。但有些细菌在白细胞内处于静止状态，仍具有生命力和繁殖力，如结核分枝杆菌，一旦机体抵抗力下降，这些病原体又能繁殖，并可随吞噬细胞的游走而在体内播散。生活在吞噬细胞内的细菌难以受到抗生素和机体防御机制的影响，故很难在机体内消灭。

（4）单核巨噬细胞的抗原提呈作用：巨噬细胞同时具有抗原提呈作用，即捕捉和加工处理抗原信息并传递给淋巴细胞，启动细胞免疫或体液免疫反应，调动起人体的免疫防御作用。抗原提呈是诱发获得性免疫的重要环节。病毒抗原的提呈有 MHC-Ⅰ 类分子和 MHC-Ⅱ 类分子。MHC-Ⅰ 类分子提呈途径是在病毒感染细胞后，由病毒核酸指令在宿主细胞内合成病毒蛋白。合成的病毒蛋白除用于装配病毒外，部分病毒蛋白可经细胞内的蛋白酶体（proteasome）降解成短肽，被 MHC-Ⅰ 类分子选择结合后，在细胞膜表面提呈。这种方式提呈的病毒抗原又称为内源性抗原提呈，与 $CD8^+$ T 细胞作用，启动细胞毒性 T 细胞（CTL）应答。CTL 被认为是清除病毒感染的主要机制。MHC-Ⅱ 类分子提呈途径也称外源性抗原提呈，细胞外的病毒经吞噬细胞吞饮或吞噬而进入细胞后，经吞噬体内酶水解为小片段的肽后，形成吞噬小体，被附着于吞噬小体膜上的酶水解成小片段，并随吞噬小体转运到溶酶体，被降解为短肽后与内质网合成的MHC-Ⅱ类分子结合成复合物，表达于细胞表面，被CD4⁺T细胞识别，启动Th细胞应答，分泌或释放白细胞介素（IL）、IFN-γ、TNF-α等细胞因子或炎症介质，并辅助B细胞成熟为浆细胞及合成抗体，放大炎症反应或调解免疫应答，也分泌胶原酶及参与修复功能的细胞因子。

病毒在细胞内复制故多数病毒主要为内源性抗原提呈；然而当感染细胞被杀伤后，病毒体或病毒抗原被释放，又可被吞饮而以外源性抗原方式提呈。CD4⁺T细胞释放的细胞因子又可激活CD8⁺T细胞，因此两种抗原提呈形成交叉，在抗病毒免疫中可以互补。多数病毒经抗原提呈后可诱生CTL应答，但在流感病毒、乙型肝炎病毒感染中，两种类型可以并存。

寄生虫感染在致敏宿主免疫系统之前，也需先经过抗原提呈细胞（antigen-presenting cell，APC，也译为抗原呈递细胞）处理寄生虫抗原。巨噬细胞对抗原摄取、加工处理后有效地提呈抗原给淋巴细胞，引起免疫应答的最大效应。经巨噬细胞处理的抗原其免疫原性较强，巨噬细胞尚有调节及贮存抗原的作用，以便较长期地将抗原信息传递给淋巴细胞。

（5）单核巨噬细胞与肉芽肿：巨噬细胞是肉芽肿的主要成分。在机体遭受某些感染或出现某种异物时，在致炎因子和炎症介质作用下，局部出现急性炎症反应，中性粒细胞和单核巨噬细胞先后出现。此为肉芽肿形成的早期事件。如果不能及时清除病原体，渗出性病变转化为增生性病变。在24小时内，单核巨噬细胞逐渐取代中性粒细胞，随后几天里，巨噬细胞逐渐发育成熟，并松散聚集成片。经过7～10天，成熟的巨噬细胞和少数多核巨噬细胞聚集紧密呈巢状或片状，形成肉芽肿。进入慢性炎症反应阶段后，局部巨噬细胞增生，并向病原体或异物处聚集，发挥其吞噬作用，并可在被吞噬物影响下发生形态改变，如变成上皮样细胞、泡沫样细胞、多核巨噬细胞等。当病原体或异物数量较多或体积较大时，可吸引越来越多的巨噬细胞向局部聚集，包绕病原体或异物，逐渐形成一个个以巨噬细胞为主体的细胞性结节，即早期肉芽肿，或以上皮样细胞为主的上皮样细胞肉芽肿。随着病变进展，肉芽肿中心可发生不同形态的坏死，巨噬细胞可演变出不同形态，并可出现朗汉斯型或异物型

多核巨细胞。结节外围出现成纤维细胞增生，淋巴细胞和浆细胞浸润，形成典型肉芽肿。结核结节的形成过程可视为典型代表。

（四）白细胞的种类和形态

参与炎症反应的白细胞（炎细胞）有肥大细胞、中性粒细胞、单核巨噬细胞和淋巴细胞。在炎症的不同阶段参与反应的炎细胞不同。中性粒细胞和单核巨噬细胞是炎症反应的中心细胞，中性粒细胞是对感染原发生排斥反应的第一线细胞，常见于急性炎症和细菌感染。巨噬细胞是第二线细胞，巨噬细胞的主要作用是吞噬、分泌、杀伤和抗原提呈作用。巨噬细胞、淋巴细胞和浆细胞等常见于慢性炎症和病毒感染。嗜酸性粒细胞常见于寄生虫感染和过敏反应。各种炎细胞在光镜高倍镜下均可辨认。

1. 中性粒细胞（neutrophilic leukocyte，neutrophil）又称多形核白细胞（polymorphonuclear leukocyte，PMN），是急性炎症、化脓性炎症及炎症早期最常见的炎细胞，具有活跃的游走和吞噬能力，能吞噬细菌、组织崩解碎片及抗原抗体复合物等，是机体防御病原体入侵的第一道防线。

中性粒细胞是外周血细胞中总数最多的一种，其直径为10～12μm，核呈分叶状，一般为2～5叶，叶间有染色质丝相连，核染色质呈块状，着色深（图3-3-15，图3-3-16）。细胞质内含有中性颗粒，相当于电镜下的溶酶体。在电镜下，中性颗粒可分为嗜苯胺蓝颗粒和特异性颗粒两种。前者又称嗜天青颗粒，体积较大、电子密度高，占全部颗粒的10%～20%，含有酸性水解酶、中性蛋白酶、髓过氧化物酶、阳离子蛋白、溶菌酶及磷脂酶A2等。特异性颗粒较小、电子

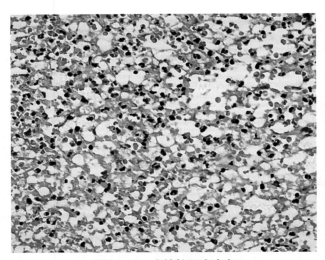

图3-3-15　中性粒细胞渗出
炎性水肿背景下见大量中性粒细胞渗出，另见较多纤维素和红细胞

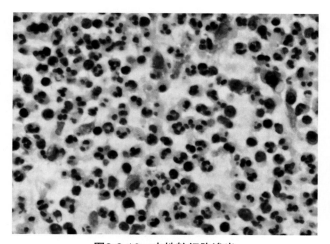

图3-3-16　中性粒细胞渗出
高倍镜下可见大量炎细胞浸润，以中性粒细胞为主，另见少量淋巴细胞和单核细胞

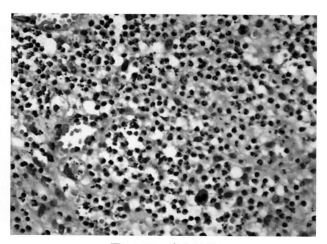

图3-3-17　炎症组织
局部可见大量中性粒细胞和少量单核巨噬细胞浸润，个别双核巨细胞

密度较低，约占全部颗粒的 80%，含有溶菌酶、纤维蛋白酶原、组胺酶、乳铁蛋白及碱性磷酸酶等。中性粒细胞借助于这些酶的作用，来杀菌和分解病原菌及异物。

如果中性粒细胞功能低弱，炎症反应便会表现异常。白细胞严重减少或白细胞功能有障碍的人，容易发生感染，有时甚至是致命的感染。

在一些慢性炎症病灶中，有时可见较多中性粒细胞浸润，甚至小脓肿形成，通常提示为活动性炎症，或慢性化脓性炎，多由细菌感染所致。

2. **单核巨噬细胞**（monocyte and macrophage）包括血液中的单核细胞和组织中的巨噬细胞，单核细胞在血流中存留 2 ～ 3 天后进入组织，在组织中进一步分化发育成为游离或固定的巨噬细胞。

单核细胞是血液白细胞中体积最大的细胞，在血液中其直径为 14 ～ 20μm，呈圆球形；细胞质丰富，呈灰蓝色，细胞质内有较多细小的嗜天青颗粒，颗粒内含有过氧化物酶、酸性磷酸酶、肺特异性酯酶和溶菌酶等，与单核细胞的功能相关；细胞核呈卵圆形、肾形或马蹄形，核染色质呈细网状，染色较浅，核仁明显（图3-3-17，图3-3-18）。巨噬细胞广泛分布在人体组织中，直径为 12 ～ 24μm，呈圆形、卵圆形或多形性，随功能状态改变，常有钝圆性突起。细胞核较小，呈肾形、卵圆形，或弯曲折叠的不规则形，居中或偏位，着色较深，核仁不明显。细胞质丰富，淡嗜酸性，富含线粒体、溶酶体和吞饮小泡。

巨噬细胞受外界刺激能被激活，表现为细胞体积增大，细胞表面皱襞增多，线粒体和溶酶体增多，其功能也相应增强，比中性粒细胞大 1 ～ 10 倍，可吞噬中性粒细胞所不能吞噬和杀灭的细菌，还能吞噬

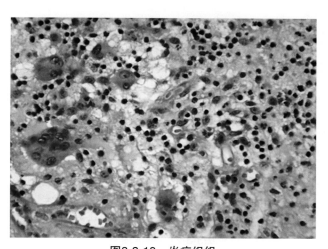

图3-3-18　炎症组织
高倍可见多种炎细胞，包括单核巨噬细胞和多核巨细胞，中性粒细胞和淋巴细胞

异物。当受到不同的刺激或遇到不同的异物时，形态发生变化，演化成不同的细胞，因而有不同的命名：如吞噬结核杆菌的蜡质膜时，其细胞质增多，染色变浅，整个细胞与上皮细胞相似，称为上皮样细胞或类上皮细胞（epithelioid cell）（图 3-3-19）；多个细胞核呈马蹄形或环形分布于细胞质的周边，或聚集于细胞的一边，称为朗汉斯巨细胞（图 3-3-20），与上皮样细胞一起构成结核性肉芽肿（结核结节）；巨噬细胞吞噬脂质后，细胞质内出现许多脂滴空泡，呈泡沫状，称为泡沫细胞（图 3-3-21）；泡沫细胞聚集成团称为黄色瘤样肉芽肿；麻风分枝杆菌脂质成分较丰富，巨噬细胞吞噬麻风分枝杆菌后也常变为泡沫细胞，形成结核样型麻风结节；巨噬细胞吞噬梅毒螺旋体后也可演变为上皮样细胞，形成梅毒树胶肿；吞噬某些真菌后也可形成上皮样细胞或多核巨细胞，并可聚集成真

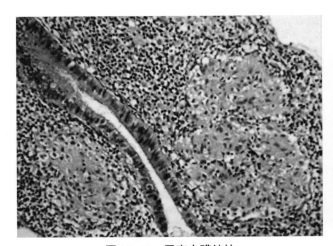

图3-3-19　子宫内膜结核

可见子宫内膜间质内上皮样组织细胞形成的肉芽肿

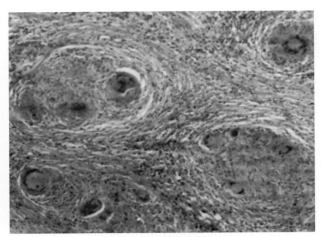

图3-3-20　肠壁结核结节

可见多个肉芽肿形成，其中有较多朗汉斯巨细胞

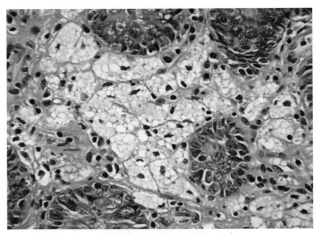

图3-3-21　泡沫细胞

见于慢性胃炎的黏膜固有层，可形成黄色瘤样肉芽肿

菌性肉芽肿；在脑组织内小胶质细胞吞噬脂质成分形成的泡沫样细胞则称为格子细胞；吞噬细胞对较大的异物进行吞噬时，能形成多核巨细胞或异物巨细胞，其核不规则地分散于细胞质中（图3-3-22），多见于某些感染性肉芽肿和外科缝线、木刺、化学物、胆固醇结晶等异物引起的异物性肉芽肿内；吞噬尘埃或色素后则细胞质内会含有棕黑色颗粒，在肺内称为尘细胞；在慢性心力衰竭时吞噬大量含铁血黄素，称为心力衰竭细胞。

　　患者血液中单核细胞和中性粒细胞数量减少，比例下降，出现幼粒细胞或中毒颗粒，使吞噬功能下降，容易发生化脓性病变，如肺炎、淋巴结炎、皮肤脓肿或肝脓肿等。组织中巨噬细胞减少，吞噬功能降低，不能杀灭病原体，特别是某些在细胞内寄生或繁殖的病原体如 CMV、分枝杆菌、弓形虫等，反可在细胞内生存，并随巨噬细胞的游走而播散。肉芽肿病变也因巨噬细胞减少而不典型，如非结核性分枝杆菌感染所形成的肉芽肿往往也不典型。吞噬功能下降者，易于发生肠道革兰氏阴性杆菌、葡萄球菌、链球菌或真菌如假丝酵母菌、曲霉菌、毛霉菌等的感染。

　　3. 嗜酸性粒细胞（eosinophilic granulocyte）　来自血液，其核与中性粒细胞相似，但通常为二叶。细胞质内含有丰富而粗大的嗜酸性颗粒（图3-3-23，图3-3-24）。吞噬能力较弱，能吞噬抗原抗体复合物和寄生虫，故常见于寄生虫感染和超敏反应性炎症。所谓嗜酸性（粒细胞性）胃肠炎也是以显著嗜酸性粒细胞浸润为特征的。

　　4. 淋巴细胞（lymphocyte）　淋巴细胞可从血液中渗出，亦可在局部增生。多见于慢性炎症（图3-3-25），亦可在急性病毒感染时出现。淋巴细胞体积小，直径 6～16μm，细胞核呈圆形或卵圆形，浓染，核的一侧常有小凹陷，核染色质呈致密块状，故着色深。细胞质少，可见少数不含过氧化酶的嗜苯胺蓝颗粒。转化中的淋巴细胞体积变大，核亦增大变形，染色变浅，核仁明显。虽然从起源和免疫功能上，淋巴细胞可分为 T 细胞、B 细胞、NK 细胞等，但 HE 染色切片无法区分，需用免疫组织化学方法作特殊标记才能区别。T 细胞受到抗原刺激后，转变为致敏淋巴细胞，当再次与相应抗原接触时，致敏的淋巴细胞释放多种淋巴因子，发挥细胞免疫作用。在病毒性脑炎时常见淋巴细胞围绕小血管呈袖套状浸润（图3-3-26）。

　　5. 浆细胞（plasma cell）　B 细胞在抗原刺激下，可以增殖转化为浆细胞，浆细胞产生抗体，引起体液免疫反应。浆细胞形状特殊，呈一端稍粗的卵圆形，核呈圆形，位于细胞的较粗端一侧，核周可有亮晕，核的异染色质丰富，呈轮辐状排列（图3-3-27）。细胞

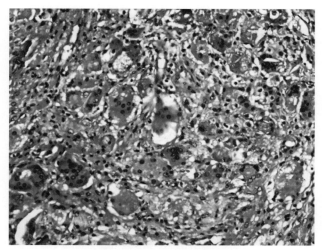

图3-3-22 异物性肉芽肿

可见多数异物巨细胞及少数结晶样空隙

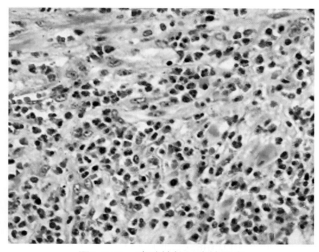

图3-3-23 嗜酸性粒细胞性胃炎

胃壁内大量嗜酸性粒细胞浸润

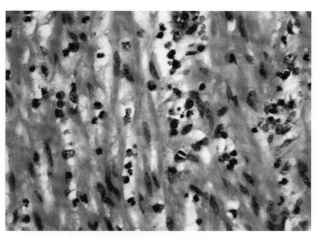

图3-3-24 慢性阑尾炎

肌层内见较多嗜酸性粒细胞浸润

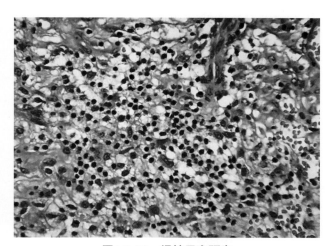

图3-3-25 慢性子宫颈炎

间质内见较多小淋巴细胞浸润，伴少量浆细胞

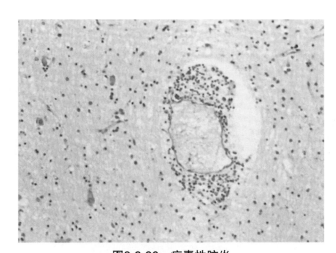

图3-3-26 病毒性脑炎

可见脑实质内小血管周围少量淋巴细胞呈袖套状浸润

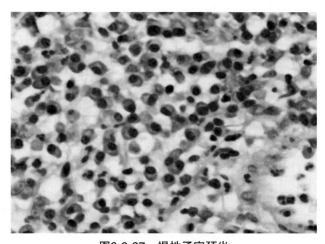

图3-3-27 慢性子宫颈炎

常由细菌感染引起，宫颈间质内有较多淋巴细胞、浆细胞浸润。此处浆细胞明显

质略嗜碱性，电镜下富含粗面内质网。其功能在于产生抗体（免疫球蛋白），有时形成红染均质的小球，称为 Russell 小体（图 3-3-28）。

免疫反应需淋巴细胞、浆细胞和巨噬细胞协同作用。抗原进入机体后，巨噬细胞将其吞噬处理，再把抗原递呈给 T 细胞和 B 细胞，使其致敏。免疫活化的淋巴细胞分别产生淋巴因子和抗体，发挥其杀伤病原微生物的作用。淋巴细胞和浆细胞浸润常见于慢性炎症，尤其是与细胞免疫有关的慢性肉芽肿性炎症，如结核、梅毒等。近年发现病灶中大量淋巴细胞和浆细胞浸润也是 IgG4 相关疾病的重要诊断线索。

6. 嗜碱性粒细胞和肥大细胞（basophilic granulocyte and mast cell）　嗜碱性粒细胞来源于血液，肥大细胞存在于结缔组织和血管周围。这两种细胞在形态与功能方面有许多相似之处，细胞质中均含有嗜碱性、异染性颗粒。颗粒内含肝素、组胺和 5- 羟色胺。

肥大细胞是天然免疫反应的最初反应细胞，当受到炎症刺激时，细胞脱颗粒，它可以分泌组胺、5- 羟色胺、趋化因子等炎症介质，使小动脉扩张，小静脉收缩，血管通透性增加，致痛，并刺激其他白细胞活化，启动炎症反应，多见于超敏反应性炎症。

（五）化脓性炎

化脓性炎（suppurative or purulent inflammation）是由化脓性细菌感染引起的炎症，以中性粒细胞渗出为主，并以不同程度的组织坏死和脓液形成为特征，多由化脓性细菌如葡萄球菌、链球菌、肺炎球菌、大肠埃希菌等所致。临床上常见的化脓性炎症有疖、痈、化脓性阑尾炎和化脓性脑膜炎等。脓性渗出物称为脓液（pus），是一种浑浊的凝乳状液体，呈灰黄色或黄绿色。由葡萄球菌引起的脓液，其质浓稠，而由链球菌引起的脓液，则较稀薄。脓液中的中性粒细胞除少数仍有吞噬能力外，大多数已发生变性和坏死，称为脓细胞。脓液中除含有脓细胞外，还含有细菌、坏死组织碎片和少量浆液。局部组织发生化脓性炎的过程称为化脓。根据化脓性炎发生的原因和部位不同，可将其分为脓肿、蜂窝织炎、表面化脓和积脓三类。严重的化脓性炎症时，化脓性细菌可侵入血流，造成菌血症、毒血症、败血症、脓毒血症等，即血流感染，引起全身炎症反应综合征，说明病情进展恶化。原先存在的化脓性炎症是重要的诊断线索。

1. 蜂窝织炎（phlegmonous inflammation）　是指疏松结缔组织的弥漫性化脓性炎，常发生于皮肤、肌肉和阑尾（图 3-3-29，图 3-3-30）。蜂窝织炎主要由

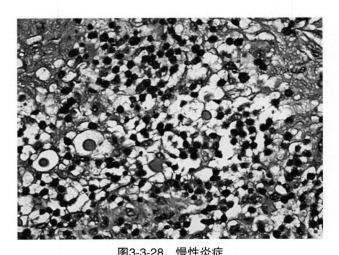

图3-3-28　慢性炎症

病灶中显著淋巴细胞、浆细胞浸润，并可见多个Russell小体形成，为玻璃样变的一种表现

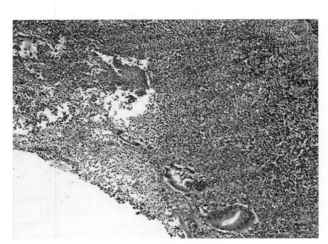

图3-3-29　阑尾蜂窝织炎

黏膜坏死脱落，大量中性粒细胞渗出

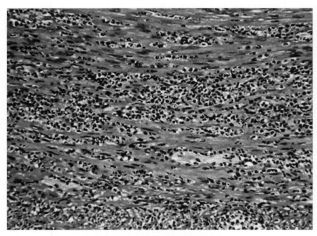

图3-3-30　阑尾蜂窝织炎

阑尾肌层内中性粒细胞弥漫浸润

溶血性链球菌引起。链球菌能分泌透明质酸酶，降解疏松结缔组织基质中的透明质酸；链球菌还能分泌链激酶，溶解纤维素，因此病原菌易通过组织间隙和淋巴管扩散。蜂窝织炎时，病变组织高度充血、水肿，大量中性粒细胞弥漫性浸润，与正常组织分界不清。没有坏死组织液化形成的脓腔。病变可完全愈合。临床上急性炎症的表现比较明显。

2. **脓肿（abscess）**　是指组织内的局限性化脓性炎，主要特征为组织发生坏死溶解，并形成充满脓液的腔。其实质是一种液化性坏死。脓肿常发生于皮下或内脏（肝、肺、脑、肾等实质器官），主要由金黄色葡萄球菌引起，这些细菌能产生毒素使局部组织坏死，继而大量中性粒细胞浸润，以后中性粒细胞崩解释放出蛋白溶解酶将坏死组织液化，形成含有脓液的空腔即脓肿，如肺脓肿、肾脓肿、肝脓肿、脑脓肿等，肉眼即可见其表面或切面有脓肿形成，并有浑浊脓液流出（图3-3-31，图3-3-32）。镜下表现为大量中性粒细胞渗出，脓肿中心可液化坏死形成脓液，周边有炎性肉芽组织增生，包裹和局限化脓性病灶（图3-3-33，图3-3-34）。它还可产生血浆凝固酶，使渗出的纤维蛋白原转变成纤维素，限制细菌的扩散，因而病变比较局限。在脓肿病灶中有时可见深蓝色的细菌团，或边缘呈棉絮样的放线菌，或细长的菌丝，提示病因（图3-3-33，图3-3-35）。在急性期脓肿边界不清，周围组织有充血、水肿和炎细胞浸润。以后脓肿周围有肉芽组织包围，即脓肿膜（制脓膜）形成（图3-3-36）。脓肿膜具有吸收脓液、限制病变扩散的作用。小脓肿可吸收消散而愈合，较大的或深部脓肿由于脓液过多，吸收困难，需要切开排脓或穿刺抽脓；脓肿如经久不愈，周围由多量增生的肉芽组织和纤维组织包绕，形成厚壁脓肿，称为慢性脓肿，常需手术切开排脓，而后脓腔由肉芽组织修复，形成瘢痕。

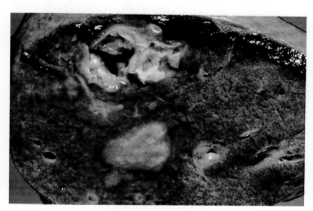

图3-3-31　肝脓肿
肝切面可见两个化脓性病灶，其中一个有厚脓肿壁形成（丁彦青惠赠）

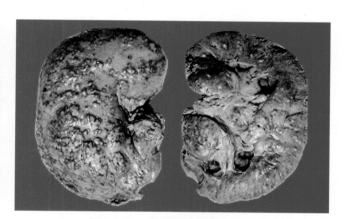

图3-3-32　急性肾盂肾炎
肾脏表面和切面可见多发性小脓肿形成（王恩华惠赠）

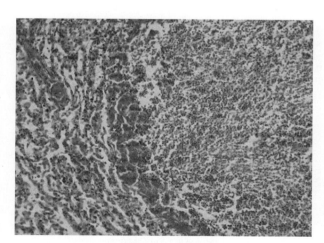

图3-3-33　肺脓肿
病灶中大量中性粒细胞渗出，形成局限性化脓性炎（韩安家惠赠）

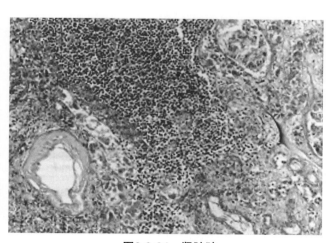

图3-3-34　肾脓肿
局部组织内大量中性粒细胞渗出，周围可见肾组织

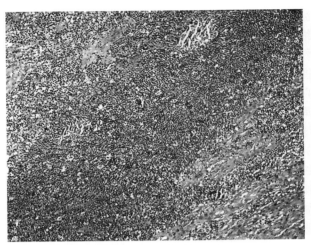

图3-3-35　软组织脓肿
脓肿中可见数团深蓝色颗粒样物质，提示细菌感染

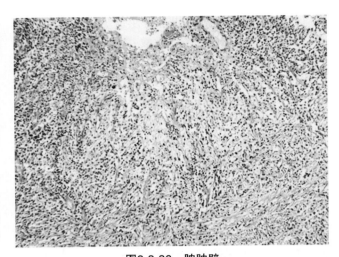

图3-3-36　脓肿壁
炎性肉芽组织增生，包裹并机化脓肿，形成制脓膜

脓肿病灶大小不等。在组织中只有少量中性粒细胞聚集者，称为微脓肿（micro-abscess），通常在显微镜下才能发现并可累及腺上皮和鳞状上皮（图3-3-37，图3-3-38）；皮肤的毛囊及其所属皮脂腺的急性化脓感染称为疖（furuncle），好发于头、面、颈、腋、会阴等毛囊丰富部位，常为单个。致病菌多为金黄色葡萄球菌。初期局部红、肿、热、痛，形成小结节，以后逐渐增大，结节中心因组织坏死液化变软，出现黄白色小脓栓，以后脓栓破溃，脓液排出。"面部危险三角区"内的疖如受挤压或处理不当，可引起颅内感染，引起寒战、发热、头痛、呕吐、意识异常甚至昏迷，严重者可危及生命。多个相邻的毛囊和皮脂腺的急性化脓性感染称为痈（carbuncle），实际是一个疖扩散或相邻的多个疖融合而成，在皮下脂肪和筋膜组织中形成多个相互沟通的脓肿，好发于上唇、颈后和肩背部。致病菌为金黄色葡萄球菌。痈的病变范围较大且深，患者中毒症状明显，需及时切开引流排脓后，局部才能修复愈合。发生在实质器官内较大的局限性化脓病灶称为脓肿，如肺脓肿、肝脓肿、脑脓肿等，病变表现为大量中性粒细胞渗出，脓肿中心可液化坏死形成脓液，周边有炎性肉芽组织增生，包裹和局限化脓性病灶。以后机化整个病灶，演变为瘢痕组织。

脓肿的结局与液化性坏死相似。皮肤和黏膜的化脓性炎，由于皮肤和黏膜坏死、崩解脱落，可形成局限性浅表缺损（基底膜以上），称为糜烂（erosion）；较深的缺损（基底膜以下）称为溃疡（ulcer）。溃疡底部通常有四层结构，从上向下依次是坏死物、渗出物、肉芽组织和瘢痕组织（图3-3-39）。深部脓肿如向体表或自然管道穿破，则形成一个有盲端的管道，称

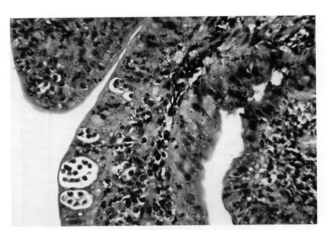

图3-3-37　肠黏膜腺上皮内微脓肿
一簇簇中性粒细胞聚集在上皮层内，形成微脓肿

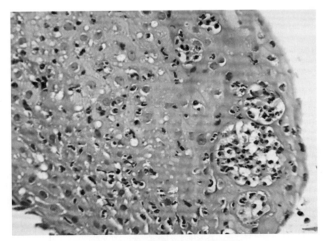

图3-3-38　鳞状上皮内微脓肿
中性粒细胞浸润在鳞状上皮内，局部积聚成微脓肿

为窦道（sinus）（图3-3-40）。深部脓肿可同时一端穿破皮肤，另一端穿破自然管道或体腔，形成两端相通的管道，称为瘘管（fistula）。如肛门周围组织的脓肿，可向皮肤表面穿破，形成肛旁脓性窦道；同时又向内穿破直肠，形成脓性瘘管。粪便可从皮肤开口处漏出，称肛瘘。脓性窦道或脓性瘘管不断排出脓性渗出物，长期不愈。窦道和瘘管的管壁由炎性肉芽组织构成（图3-3-40）。

3. 表面化脓和积脓　表面化脓是指发生在黏膜和浆膜的化脓性炎，常见于管状和囊状的组织。黏膜的化脓性炎又称为脓性卡他，此时中性粒细胞主要向黏膜表面渗出，深部组织的中性粒细胞浸润不明显，没有明显的炎细胞浸润，也无坏死。例如，化脓性尿道炎、输卵管炎、支气管炎等（图3-3-41），渗出的脓液可沿自然管道排出体外。化脓性脑膜炎时大量中性粒细胞渗出，积聚在脑脊髓膜表面，蛛网膜与软脑膜之间（图3-3-42），亦可视为一种表面化脓。当化脓性炎发生于胸膜腔、心包腔、胆囊和输卵管时，脓液不能排出则在浆膜腔、胆囊和输卵管内积聚，称为积脓。

以上各型炎症可单独发生，亦可合并存在，如浆液性纤维素性炎、纤维素性化脓性炎等。在炎症过程中一种类型的炎症可转变成另一种类型，如浆液性炎可转变成纤维素性炎或化脓性炎。急性渗出性炎也可转化为慢性增生性炎症，如纤维素的机化粘连，脓肿的机化或包裹，最终可纤维化。

（刘德纯　吴礼高；郭瑞珍）

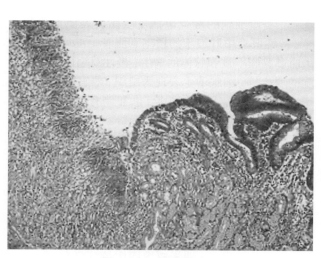

图3-3-39　胃慢性溃疡
溃疡底部可见典型四层结构，溃疡旁胃黏膜慢性炎

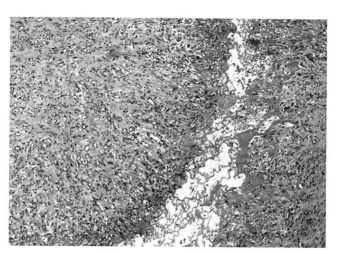

图3-3-40　肛周窦道形成
腔隙内可见坏死物和渗出物，两侧为炎性肉芽组织

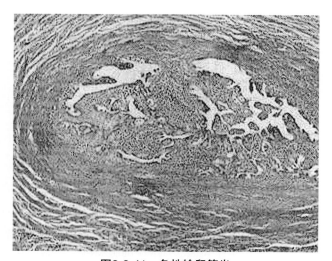

图3-3-41　急性输卵管炎
输卵管黏膜皱襞间质内有大量中性粒细胞浸润，肌层内亦见中性粒细胞浸润

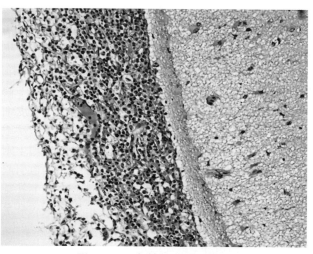

图3-3-42　急性化脓性脑膜炎
大脑表面蛛网膜下腔有大量中性粒细胞及少量纤维素渗出，脑皮质无明显改变

第四节　增生性病变与增生性炎

在感染因子、组织崩解产物等因素的刺激下，或者慢性炎症修复愈合时，炎症局部细胞增殖，数目增多，称为增生（proliferation，hyperplasia）。细胞增生时也常伴有细胞肥大（hypertrophy），并可致组织、器官体积增大（enlargement）。

在炎症的早期，增生反应较轻微，在炎症后期则较明显。某些炎症如急性弥漫增生性肾小球肾炎，肾小球毛细血管内皮细胞和系膜细胞增生明显。伤寒早期，回肠末端淋巴组织内有明显的巨噬细胞增生。这些均属急性增生性炎症。但更多的感染中，增生性改变出现于感染晚期和慢性感染。

增生可以限制炎症的蔓延，使受损组织得以再生修复。但过度的组织增生又对机体不利，如肉芽组织过度增生可形成瘢痕疙瘩；原有的实质细胞遭受损害可影响器官功能，如肝炎后肝硬化、心肌炎后的心肌硬化等。过度的纤维组织增生可分割、压迫局部组织，使实质细胞萎缩或代偿性肥大，如肾脏病晚期的固缩肾、结节性肝硬化等。慢性炎症刺激也可能诱导局部细胞在增生过程中发生转化，即化生性改变，如柱状上皮的鳞状化生，间质纤维成分发生骨化或软骨化生。

一、增生性炎症的基本病变

增生的常见类型有：①代偿性增生，往往伴随代偿性肥大而出现，如肾代偿性肥大时肾小管上皮也增生。②内分泌性增生，如雌激素过多时的子宫内膜过度增生；甲状腺功能亢进患者的甲状腺滤泡上皮增生。③修复性（再生性）增生，见于局部创伤和感染造成组织缺损时，这种增生一般具有修复补偿作用。致炎因子引起的细胞增生不具有适应意义而在于修复缺损。如肉芽组织增生和机化、瘢痕形成，上皮细胞的平坦性、结节状或假上皮瘤样增生。④肿瘤性增生，由于基因表达与调控紊乱所引起的肿瘤性增生则完全与人体的需要不相适应。某些病原体感染也引起肿瘤性增生，如HPV感染引起的鳞状上皮增生甚至癌变，EB病毒感染引起的淋巴细胞增生性疾病甚至淋巴瘤，上皮的过度增生也可致癌变。⑤炎症性增生，在慢性炎症过程中，致炎因子及炎症过程中产生的某些物质刺激局部组织持续地增生，如间质纤维组织过度增生导致的纤维化硬化性病变，淋巴细胞增生形成

淋巴滤泡，以及多种成分增生形成的炎性假瘤，组织细胞增生形成的肉芽肿等。慢性炎症与癌症的关系也是近年癌变机制研究的一个热点。反复损伤—反复增生修复—过度增生—异型增生—癌变，如慢性溃疡、子宫颈糜烂、慢性肝炎等导致的上皮增生和癌变。本节主要讨论感染性致炎因子引起的炎症性和修复性增生。肿瘤性增生参见感染与肿瘤部分。

（一）炎性增生的细胞类型

1. 实质细胞增生　器官的实质细胞主要指上皮细胞。实质细胞的增生包括皮肤黏膜表面上皮的增生，慢性肝炎中肝细胞的增生和胆管上皮增生，鼻息肉时鼻黏膜上皮和腺体的增生，慢性溃疡周围上皮细胞的增生等。细胞增生表现为组织、器官内细胞数量增多、密集，核分裂象增多，也常伴有细胞肥大，导致组织、器官的体积增大。

感染所致上皮性增生可细分为质量和形态的改变。其性质可以是单纯性增生、不典型增生（上皮内瘤变）、肿瘤样增生或修复性增生等。例如，在慢性感染或炎症时被覆上皮可增厚，细胞层次增多，主要起修复作用。一般在完成修复后皮肤黏膜上皮即停止增生，形成一个平坦的病灶，完全恢复正常的结构和功能，即完全性再生。如果致炎因子持续存在，腺上皮增生可形成结节状或息肉状病灶，甚至发生腺瘤样增生；鳞状上皮增生可形成乳头状结构或钉突延长，甚至形成假上皮瘤样改变。在持续增生过程中可出现异型性表现，即不典型增生甚至癌变。在形态学上，某些病原体可改变细胞形态，如HPV所致的鳞状上皮增生及挖空细胞形成等（图3-4-1，图3-4-2），HBV所致的毛玻璃样细胞和肝细胞结节状再生等，这些改变可提示病因线索。

2. 间质细胞的增生　血管内皮细胞和成纤维细胞（fibroblast，也译为纤维母细胞）增生，形成肉芽组织，是机化修复的主要方式。慢性炎症出现这些变化的机制仍在研究中，但有些介质可能起一定作用。体外实验证明，血小板衍生生长因子（PDGF）和纤维粘连蛋白（FN）分解产物对成纤维细胞有趋化作用。此外，血小板衍生生长因子、巨噬细胞和淋巴细胞的衍生因子都能在体外刺激成纤维细胞增生并产生大量胶原。因此，慢性炎症反应常伴不同程度的间质纤维

组织增生、间质纤维化，甚至瘢痕形成，造成肠腔的狭窄和浆膜面粘连、实质器官的纤维化等。巨噬细胞衍生的可溶性因子可在活体内刺激血管新生。成纤维细胞增生可产生胶原纤维。在炎症后期，成纤维细胞和新生毛细血管与浸润的炎细胞共同构成肉芽组织，具有机化修复作用。它的出现，标志着炎症向愈复方向发展。在间质纤维化的同时常伴有实质上皮细胞的萎缩、腺体缩小或减少（图3-4-3，图3-4-4）。

3. 巨噬细胞增生 巨噬细胞的增生可以增强机体的吞噬和抗原提呈作用，巨噬细胞的浸润对慢性炎症十分重要。单核细胞从血管游出后转化为巨噬细胞。巨噬细胞还可被激活。在炎症病灶局部巨噬细胞的积聚有四方面的原因：①由于从炎症病灶不断产生吸引单核细胞的趋化因子，如C5a、纤维蛋白多肽、阳离子蛋白质及胶原和纤维粘连蛋白的分解产物

等。因此，从血液循环中渗出的单核细胞源源不断来到局部，这是局部巨噬细胞的主要来源；②游出的巨噬细胞在局部通过有丝分裂而增殖，但巨噬细胞局部增殖的起始动因还不清楚；③炎症灶内的巨噬细胞寿命长，并能长期停留局部而不游走；④单核细胞在细胞因子（如IFN-γ）、细菌内毒素等因子的作用下可被激活。激活的单核细胞分泌多种生物活性产物，是造成慢性炎症中的组织破坏和纤维化的重要介质。单核细胞所产生的细胞因子可激活淋巴细胞，而激活的淋巴细胞可以产生炎症介质，也是造成慢性炎症持续的重要因素。巨噬细胞增生和吞噬活动，可使其形态发生变化，形成泡沫细胞、上皮样细胞，甚至多核巨细胞（图3-4-5，图3-4-6）。巨噬细胞聚集呈结节状病灶，则称为肉芽肿（granuloma）。

4. 淋巴细胞和浆细胞增生 病灶中的淋巴细胞

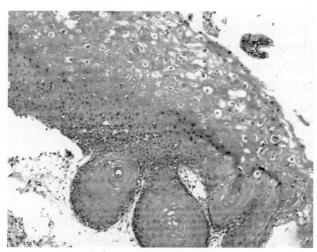

图3-4-1　HPV感染所致的鳞状上皮增生
细胞层次增多，浅层及中层有挖空细胞形成

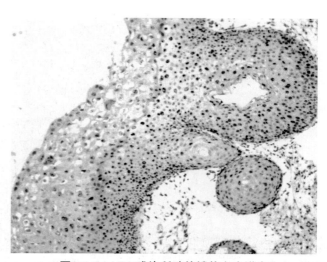

图3-4-2　HPV感染所致的鳞状上皮增生
挖空细胞形成，原位杂交显示HPV阳性反应

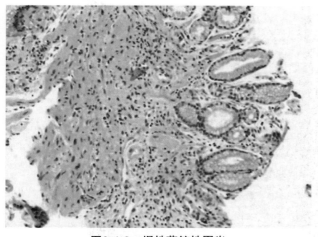

图3-4-3　慢性萎缩性胃炎
黏膜间质纤维组织增生，腺体减少

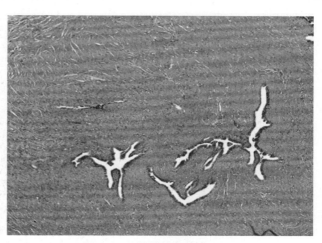

图3-4-4　慢性输卵管炎
管壁纤维组织增生，炎细胞消失，黏膜腺体萎缩

可以来自血管淋巴管，也可以由先期到达的淋巴细胞增殖而来，浆细胞则由成熟 B 淋巴细胞转化而来。淋巴细胞的增生和浸润体现了人体的免疫反应。在炎症反应中出现淋巴细胞和浆细胞浸润常提示有免疫反应参与，包括自身免疫等非感染性疾病，特别是正常没有淋巴细胞的组织（如甲状腺等）。在淋巴结、鼻咽部、扁桃体、回肠等处，淋巴组织的反应性增生常与病毒感染有关。在鼻咽部、扁桃体，常见淋巴细胞浸润到上皮细胞内，即所谓亲上皮现象，也称淋巴上皮病变，需要甄别是炎性浸润还是淋巴瘤的表现，免疫组化标记可清晰区别上皮细胞和淋巴细胞（图3-4-7，图 3-4-8）。淋巴组织增生显著时可形成淋巴滤泡，并出现生发中心，也可浸润表面上皮（图3-4-9）。在急性病毒感染如急性病毒性肝炎时，淋巴细胞则为炎症浸润的主要成分（图 3-4-10）。脑组织急性病毒感染时常见淋巴细胞围绕血管呈袖套状浸润（图3-4-11）。肠伤寒的特征性病变是小肠淋巴组织增生（图 3-4-12）。淋巴细胞增生如局限于间质内，称为间质性炎，如间质性肺炎（图 3-4-13），常由病毒、衣原体或支原体等引起。在梅毒螺旋体感染者，浆细胞浸润也往往比较显著（图 3-4-14）。但是淋巴细胞浸润也并非总是慢性感染的特征，一些自身免疫性疾病也常表现为慢性炎症，以淋巴细胞（有时伴有浆细胞）浸润为主，大量淋巴细胞、浆细胞浸润则要鉴别 IgG4 相关性硬化性疾病。弥漫的淋巴组织增生或淋巴细胞性假瘤（假性淋巴瘤，pseudolymphoma）则需要与真性淋巴瘤鉴别。

5. 嗜酸性粒细胞增生　在 IgE 介导的免疫反应和寄生虫感染时十分常见，其颗粒中所含的主要碱性蛋白（major basic protein，MBP）对寄生虫有毒性，而

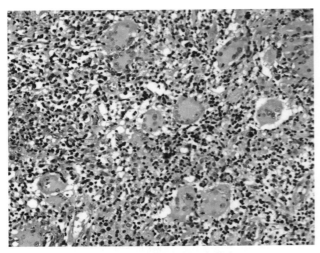

图3-4-5　单核巨噬细胞增生
炎症病灶中单核巨噬细胞增生并形成许多多核巨细胞，伴有淋巴细胞、浆细胞浸润

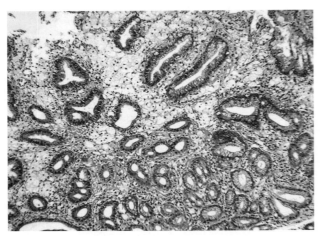

图3-4-6　单核巨噬细胞增生
胃黏膜固有层内单核巨噬细胞增生并吞噬脂质成分，形成泡沫细胞

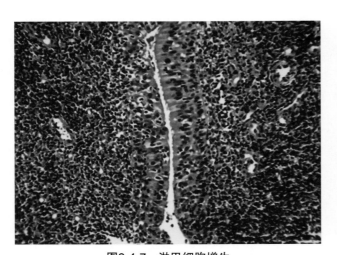

图3-4-7　淋巴细胞增生
鼻咽黏膜慢性炎，淋巴细胞增生并浸润于上皮细胞之间

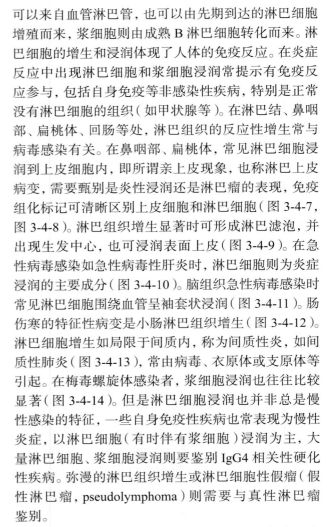

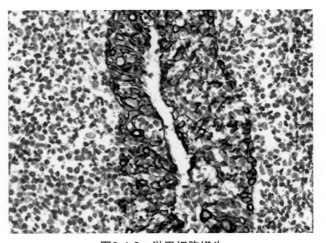

图3-4-8　淋巴细胞增生
免疫组化标记显示上皮细胞，上皮细胞间可见淋巴细胞浸润

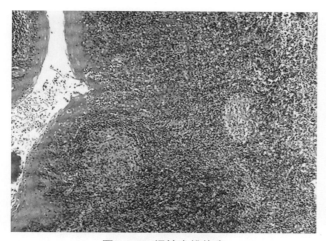

图3-4-9　慢性扁桃体炎
淋巴细胞反应性增生，形成淋巴滤泡，并浸润表面鳞状上皮

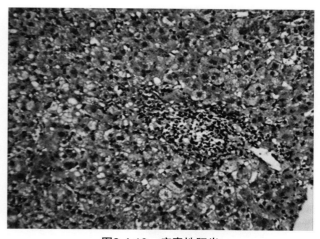

图3-4-10　病毒性肝炎
肝细胞变性坏死，坏死区内见灶性淋巴细胞浸润

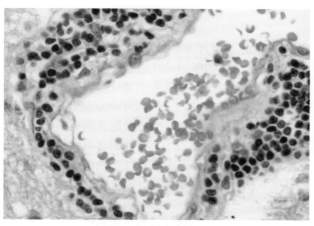

图3-4-11　病毒性脑炎
淋巴细胞围绕脑内小静脉分布，呈袖套状

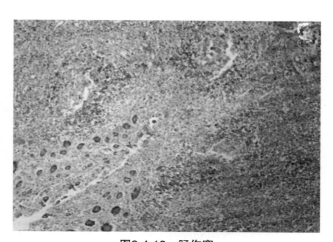

图3-4-12　肠伤寒
回肠黏膜下淋巴组织增生，淋巴滤泡增多，生发中心扩大

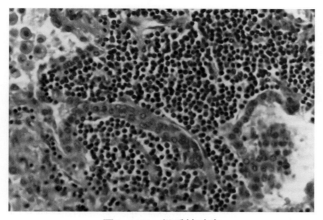

图3-4-13　间质性肺炎
肺泡上皮变性、脱落，肺间质内小淋巴细胞浸润

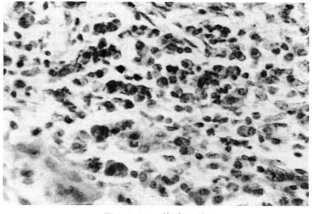

图3-4-14　梅毒二期
图示显著浆细胞浸润，淋巴细胞相对较少

且可引起哺乳类动物的上皮细胞溶解。临床上所谓嗜酸性粒细胞增多症（eosinophilia），主要是指血液中嗜酸性粒细胞增多（绝对值大于400～450/mm³），包括一大类具有这一基本特征的异质性疾病，如寄生虫（主要是蠕虫）感染、嗜酸性粒细胞性胃肠炎、肺嗜酸性粒细胞浸润症（可由曲霉、丝虫等引起），以及过敏反应，在病变组织中亦常见明显的嗜酸性粒细胞浸润（图3-4-15，图3-4-16）。

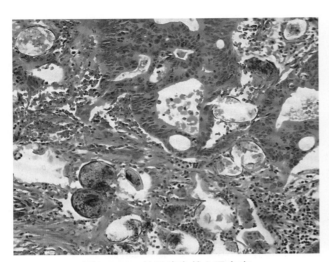

图3-4-15　结肠癌合并血吸虫病
可见血吸虫卵沉积于癌组织之间，伴有大量嗜酸性粒细胞浸润

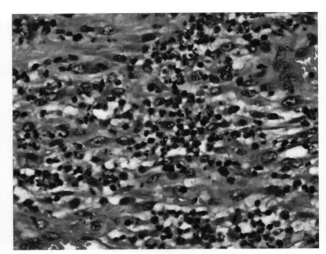

图3-4-16　阑尾慢性炎
阑尾壁内大量慢性炎细胞浸润，以嗜酸性粒细胞为主。嗜酸性粒细胞常见于寄生虫感染或过敏性炎症

（二）修复性增生

细胞和组织发生变性坏死等损伤后，机体对缺损部分在结构和功能上进行恢复，这一过程称修复（repair）。修复以细胞增生为基础，包括两种形式：一是由损伤周围的同种细胞来完成修复，称为再生（regeneration）；二是由肉芽组织来修复，称为纤维性修复。多数情况下损伤由两种修复共同参与。

1. 同种细胞的再生修复　细胞和组织损伤后，周围存活的同种细胞增殖，包括生理性及病理性再生。生理性再生是指生理过程中，机体经常有某些细胞死亡，又被同种细胞再生、代替。例如，表皮脱落由基底细胞再生补充；血细胞的更新；月经期子宫内膜脱落后又被新生内膜代替。生理性再生的细胞保持着原有的结构和功能，称为完全性再生，如骨髓造血细胞增生，肝部分切除后肝细胞再生。在感染和炎症反应的状态下，细胞、组织缺损后发生的再生称为病理性再生，其结构与功能如不能完全恢复正常，称为不完全再生。在感染性病变中，许多损伤是通过不完全再生而修复的。

（1）各种细胞的再生能力：人体内细胞有不同的再生能力，分为以下三种。①不稳定细胞：见于表皮细胞，呼吸道、消化道和泌尿生殖器官的黏膜被覆上皮，淋巴及造血细胞等。这类平时进行生理性再生的细胞每时每刻都在衰老与新生，受损伤后也具有强大的再生能力。②稳定细胞：见于各种腺器官的实质细胞，如肝、胰、内分泌腺、汗腺、皮脂腺及肾小管上皮细胞等。这类细胞在正常情况下不表现出再生能力，但受到损伤破坏时，就显出较强的再生能力。属于此

类的细胞还有成纤维细胞、血管内皮细胞、骨膜细胞、结缔组织中的原始间叶细胞，原始间叶细胞或干细胞在一定条件下还有很强的分化能力，可分化为骨细胞、软骨细胞、脂肪细胞、成纤维细胞等。③永久性细胞：中枢神经细胞和神经节细胞不能再生，遭破坏后由神经胶质瘢痕补充；心肌细胞再生能力极弱，在修复过程中几乎不起作用，均由纤维组织代替。平滑肌和横纹肌再生能力也很弱，受损后一般也由纤维组织取代。

（2）各种组织的再生过程：在感染性病变中，以上皮细胞和肉芽组织的增生修复为主。①被覆上皮的再生：鳞状上皮受损后，其边缘上皮组织的基底层细胞受刺激而迅速分裂、增生，先形成单层上皮，向缺损处移动延伸。在此过程中，细胞尚未分化成熟，尚无角化细胞产生，一旦覆盖缺损，上皮变为复层，最后恢复原有厚度（图3-4-17）。柱状上皮也以同样方式修复，新生的黏膜上皮由扁平变为立方，最后形成柱状上皮。②腺上皮的再生：腺体的上皮细胞破坏后，由残留的上皮细胞或储备细胞增生、补充和修复（图3-4-18）。如果腺体的基底膜或支架完整性没有破坏，再生出来的腺体结构和功能保持原样；如果损伤重、支架已破坏，可部分再生，修复后的腺体不能保持原样；如果腺体完全破坏，再生就难以实现。③血管的再生：毛细血管再生由内皮细胞分裂、增生，先以出芽的方式形成实心的细胞条索，在血流的冲击下出现管腔，形成毛细血管，并进一步互相吻合呈网状。为适应功能需要，毛细血管有的保持，有的消失，有的转变为小动脉或小静脉（图3-4-19）。④纤维组织的再生：组织损伤后，幼稚的成纤维细胞分裂、增生。成纤

维细胞由局部静止状态的纤维细胞转变而来，也可由局部未分化的间叶细胞分化而来。成纤维细胞胞质中含有大量粗面内质网和核糖体，有很强的制造胶原蛋白的能力，并通过胞吐作用分泌至细胞周围，形成幼稚的胶原纤维，然后聚合成大量胶原纤维（图3-4-20）。细胞本身由体积肥大、略呈长方形的成纤维细胞转变为长梭形、胞质稀少、胞核纤细的纤维细胞。

（3）细胞再生的分子调控：细胞增殖是受基因控制的，细胞周期出现的一系列变化是基因活化与表达的结果，已知的有关基因包括癌基因及细胞分裂周期基因。然而机体是由多细胞组成的极其复杂的统一体。部分细胞或组织的丧失可通过局部细胞再生予以修复，修复完成后便停止再生，可见机体存在着刺激再生与抑制再生两种机制，两者处于动态平衡。刺激再生的机制增强或抑制再生的机制减弱，则促进再

生，否则再生受抑。目前已知短距离调控细胞再生的重要因素主要包括生长因子及生长抑素的作用和细胞外基质对细胞再生的作用。

2. 纤维性修复　因各种感染或创伤引起的组织破坏，其周围细胞在再生、修复时，除了损伤很小和损伤组织再生能力很强者，可以完全性再生外，大多属不完全性再生，即由肉芽组织填补缺损，在此基础上进行性纤维化，并转变为瘢痕组织。这种修复过程称纤维性修复，也称瘢痕性修复。

（1）肉芽组织（granulation tissue）：当组织损伤较多，不可能由同类细胞再生、修复时，即由肉芽组织取代。肉芽组织主要由成纤维细胞、新生的毛细血管和炎细胞组成。

肉芽组织形成过程：大约从组织损伤后第3天起，肉芽组织从缺损的边缘和底部长出，并向缺损中央及

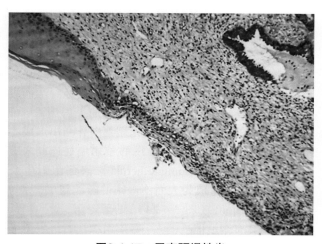

图3-4-17　子宫颈慢性炎

鳞状细胞增生，由单层逐渐变为复层，修复为正常结构

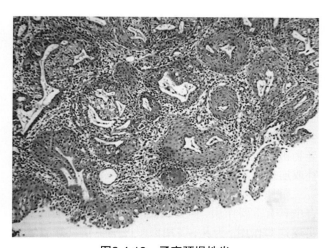

图3-4-18　子宫颈慢性炎

腺体储备细胞增生，并有鳞化趋势，表面及腔面仍保留柱状上皮

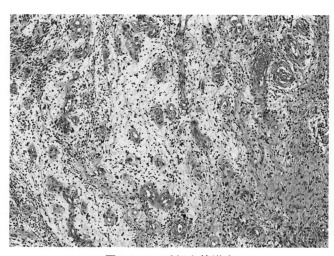

图3-4-19　毛细血管增生

肉芽组织早期大量新生毛细血管，可见血管出芽和实性条索，小静脉形成。间质水肿，伴少量炎细胞浸润

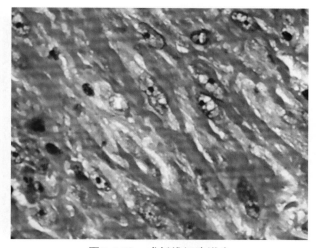

图3-4-20　成纤维细胞增生

成纤维细胞呈肥胖的梭形，细胞核明显，可见核仁，细胞质丰富，细胞之间可见紫红色胶原纤维

其表面伸展,最后填补缺损。肉芽组织形成初期,成纤维细胞和毛细血管显示活跃的再生,此时的成纤维细胞尚未产生原胶原蛋白和基质,细胞间疏松,有明显水肿;毛细血管为芽状增生而呈实心条索,继而出现管腔,并开始有血液通过。在开放性创口和溃疡底部,它们的排列方向与表面垂直,在创口表面互相吻合,形成弓状突起,故表面呈颗粒状、鲜红色、湿润、柔嫩、触之易出血。在成纤维细胞和毛细血管间,常有多少不等的巨噬细胞和中性粒细胞、淋巴细胞等,称为炎性肉芽组织(图3-4-21)。一周以后的肉芽组织,成纤维细胞向细胞外分泌大量胶原蛋白和基质,胶原纤维增多,毛细血管数量逐渐减少,炎细胞逐渐消失(图3-4-22),最后形成瘢痕组织。

　　肉芽组织的功能:①抗感染保护创面。在感染性病灶中,肉芽组织可对病灶中一些可溶性物质、细菌、细小的异物或少量坏死组织,通过中性粒细胞、巨噬细胞的吞噬、细胞内水解酶的消化作用使之分解,通过毛细血管吸收,以消除感染,促进修复。②机化血凝块和坏死组织。肉芽组织在向损伤组织内生长的同时也是对其中的血凝块、坏死组织等异物的置换过程,只有当血凝块、纤维素、坏死物被肉芽组织完全机化后,才能给病灶愈合创造良好的条件,否则将会影响愈合过程。③填补缺损。当病灶中的病原体和异物被吸收后,良好的肉芽组织才能生长,将缺损填补或连接起来。

　　健康与不良肉芽组织的识别。肉芽组织在创口愈合中具有重要作用,但必须使肉芽组织健康生长才能实现这些作用。为此,需用肉眼区别生长良好与生长不良的肉芽组织,以指导治疗。生长良好者肉芽组织呈鲜红色、颗粒状、柔软湿润、形似鲜嫩的肉芽;生长

不良的肉芽组织生长迟缓、颜色苍白、呈水肿状,松弛无弹性,表面颗粒不匀,不易出血,分泌物多甚至有脓苔,肉芽组织量明显不足。

　　(2)瘢痕组织:是指肉芽组织改建成熟后形成的纤维组织。从损伤后的第5～6天起,肉芽组织中的成纤维细胞开始在粗面内质网合成胶原蛋白。其后一周,胶原蛋白合成最为活跃并不断排至细胞外形成胶原纤维。至第3周,成熟的胶原纤维已大量存在于细胞外间质中,成纤维细胞逐渐转变为纤维细胞,同时大量毛细血管闭合、退化、消失,炎细胞逐渐减少以至消失,肉芽组织转变为主要由胶原纤维组成的、结构致密的瘢痕组织(图3-4-23)。瘢痕初期,胶原纤维处于合成和分解的动态过程中,初期成纤维细胞合成胶原纤维的功能最活跃,而分解、吸收作用很弱,以后合成作用减弱,分解作用增强;3个月时,分解、吸收作用占优势。因此,瘢痕组织可缩小、变软。但大量的瘢痕组织目前尚无可能使之完全消退。胶原纤维分解机制可能与局部的成纤维细胞、表皮基底细胞、巨噬细胞等产生的胶原酶和溶酶体酶的作用有关。瘢痕组织中的张力强度,虽只及正常组织的70%～80%,但也足以使创缘牢固地结合起来。如果胶原纤维形成不良,瘢痕较弱,抗张力强度低,再加上内压大,可使愈合处向外膨出。如心肌梗死瘢痕向外凸出形成心室壁瘤(ventricular aneurysm);腹壁瘢痕处连同内脏外凸引起腹壁疝(abdominal hernia)。肉芽组织生长过度致瘢痕过多,成为大而不规则的隆起硬块,称为瘢痕疙瘩(keloid)(图3-4-24),见于烧伤、受异物长期刺激及具有瘢痕体质的人。瘢痕组织还可继发挛缩(导致组织和器官畸形)、钙化和骨化。

　　感染性疾病引起的组织缺损,如溃疡、窦道和瘘

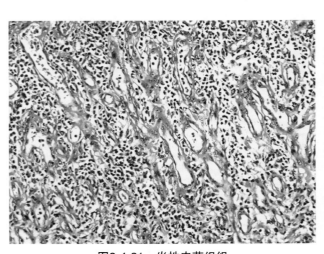

图3-4-21　炎性肉芽组织

肉芽组织由新生毛细血管和成纤维细胞构成,血管互相大致平行,间质显著充血水肿,伴有炎细胞浸润

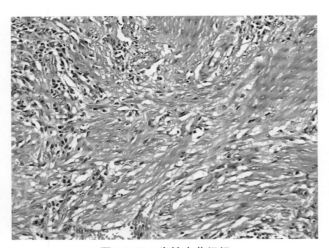

图3-4-22　炎性肉芽组织

晚期毛细血管和炎细胞逐渐减少,纤维组织增多,产生胶原纤维,最终形成瘢痕组织

管,需要通过细胞再生进行修复,此过程与创伤愈合(wound healing)类似,其基本过程包括炎症反应、肉芽组织增生、表面上皮细胞增生、瘢痕形成。炎症反应表现为局部充血、浆液渗出、中性粒细胞等炎症细胞浸润,具有抗感染等作用。肉芽组织增生可以填补缺损、机化坏死组织和渗出物,成熟后逐渐转变为瘢痕组织,使组织缺损牢固修复。上皮细胞增生可以覆盖病灶表面。微小病灶可以完全再生修复,恢复正常结构和功能,相当于创伤的一期愈合,如消化道黏膜糜烂、肝脏点状坏死。如果皮肤黏膜的溃疡缺损较大、创缘不齐,且伴明显感染,则需多量肉芽组织才足以填满伤口,故形成的瘢痕多,常影响组织和器官的外形或功能,类似创伤的二期愈合。器官内的弥漫性病变和多灶性瘢痕修复可导致器官纤维化或硬化。

3. 影响再生修复的因素　感染造成的组织损伤或缺损,都需要一个再生修复的过程。影响修复愈合

的因素很多,除与损伤范围、性质和组织本身的再生能力有关外,也与机体全身状况(年龄因素、营养状况、药物作用和某些疾病的影响等)和局部因素(血液循环障碍、神经支配、存在异物)有关。局部原发性或继发性感染也有很大影响。局部感染对细胞再生十分不利,而且细菌感染后产生的毒素和酶能进一步引起组织坏死、胶原纤维和基质溶解(如溶血性链球菌感染),加重局部损伤。感染的伤口有大量渗出物,增加了局部张力,使伤口范围扩大,甚至裂开。只有当感染被控制后,修复才能顺利进行。

二、急性增生性炎

增生是指局部组织细胞的数目增多。以增生为主的炎症称为增生性炎,以组织、细胞的增生为主要特征,变质和渗出性病变较轻,经过缓慢。增生性炎包括急性增生性炎、慢性非特异性增生性炎和特异性增生性炎三类。

在急性炎症或炎症急性期以增生性病变为主者比较少见。例如,伤寒是单核巨噬细胞系统增生为主的急性炎症,典型病变是在回肠末端形成伤寒细胞和伤寒小结,为巨噬细胞增生并吞噬细菌、淋巴细胞、红细胞和细胞碎片等所形成的特殊表现,亦可见于肝、脾(图3-4-12,图3-4-25)。肾小球肾炎以肾小球内各种细胞增生为主(图3-4-26),肾球囊壁层上皮细胞增生可形成新月体(图3-4-27),急性肾小球肾炎以血管内皮细胞增生为主,系膜增生性肾炎则以系膜细胞增生为主。HIV等病毒感染早期,则常见淋巴组织反应性增生(图3-4-28)。EB病毒感染也常引起淋巴组织增生。详见相关疾病部分。

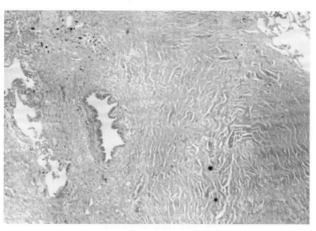

图3-4-23　肺间质纤维化
肺内纤维组织显著增生伴玻璃样变性,仅见少量肺泡及支气管残留

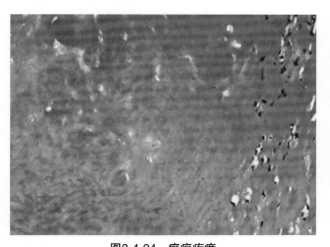

图3-4-24　瘢痕疙瘩
镜下表现为纤维组织增生,形成大量胶原纤维,血管及炎细胞消失,并显著玻璃样变性,一侧残留少量纤维细胞

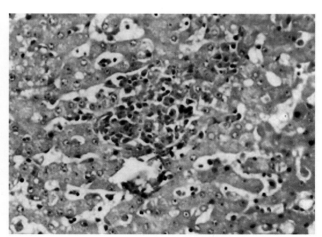

图3-4-25　肝伤寒
肝组织中见增生的巨噬细胞聚集形成的伤寒小结,肝窦内也见增生的单核巨噬细胞(郭瑞珍惠赠)

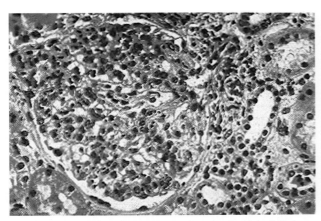

图3-4-26　急性弥漫性毛细血管内增生性肾小球肾炎
肾小球体积增大，其中多种细胞增生，数量增多（丁彦青惠赠）

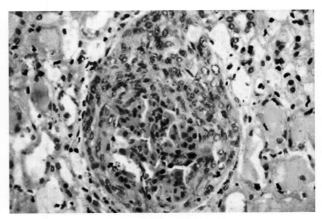

图3-4-27　新月体型肾小球肾炎
细胞型新月体，肾球囊上皮增生呈新月形增厚，使球囊腔狭窄（余英豪惠赠）

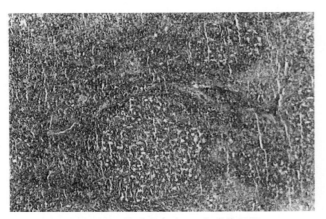

图3-4-28　艾滋病毒（HIV）感染早期
淋巴结肿大，淋巴滤泡增生，大小不一，滤泡内有少量巨噬细胞，形成"星空现象"

三、慢性非特异性增生性炎

感染因子持续存在并且损伤组织是发生慢性炎症的根本原因。一部分慢性炎症是从急性炎症转化而来。急性炎症反复发作，而发作间期无明显症状者也是慢性炎症，如慢性胆囊炎、慢性肾盂肾炎等。一部分慢性炎症是潜隐缓慢地逐渐发生，临床上开始并无急性炎症表现，即所谓原发性慢性炎症。某些病原体的毒力不强，但可引起免疫反应，或自身免疫性疾病（如类风湿关节炎），也常表现为慢性炎症。慢性增生性炎可以有以下非特异性表现。

1. 以淋巴细胞增生为主的慢性炎症　大多数慢性炎症中，都可以看到淋巴细胞增生，弥漫散在分布，或呈灶性簇状聚集，淋巴细胞增生显著者可形成淋巴滤泡，出现生发中心（图3-4-29，图3-4-30）。时常可见淋巴细胞转化的浆细胞浸润。所谓慢性炎细胞，主要是指淋巴细胞和浆细胞，有时也包括嗜酸性粒细胞和单核巨噬细胞。这是诊断慢性炎症的基本指标。这些慢性炎细胞通常浸润于间质内，称为间质性炎，如间质性肺炎（图3-4-13）、间质性胃炎（非萎缩性或浅表性胃炎）和间质性肾炎等。如果淋巴滤泡明显，也称为滤泡性炎，如滤泡性胆囊炎（图3-4-31）等。慢性滑膜炎主要表现为滑膜增生，可形成绒毛状结构，间质慢性炎细胞浸润，以淋巴细胞灶性增生为主。腮腺、前列腺、乳腺、甲状腺等器官的慢性炎症也以淋巴细胞增生和浸润为主要表现（图3-4-32），缺乏特异性，也难以发现感染线索；如伴有显著浆细胞浸润，也可能与异常免疫应答有关。

2. 以纤维组织增生为主的慢性炎症　病变主要表现为成纤维细胞、血管内皮细胞增生，形成肉芽组织，同时伴有不同程度的慢性炎细胞浸润，提示病变进入增生修复阶段（图3-4-33，图3-4-34）。病变进一步发展，纤维组织增多，出现胶原纤维，甚至玻璃样变，炎细胞减少或消失，病变进入硬化阶段，如肝硬化、肺纤维化，实际是慢性炎症晚期或后期的表现（图3-4-35，图3-4-36）。特别是在溃疡底部、瘘管、窦道或空洞周围，常见肉芽组织和瘢痕组织形成（图3-4-37）。纤维组织显著增生可致实质细胞萎缩，如幽门螺杆菌感染所致慢性萎缩性胃炎等（图3-4-38）。

3. 以上皮细胞增生为主的慢性炎症　黏膜组织由于受致炎因素的长期刺激，局部黏膜上皮和腺体增生，可伴间质成纤维细胞和淋巴细胞增生，形成突出于黏膜表面的带蒂的肉样肿物，称为炎性息肉（inflammatory polyp）。炎性息肉大小不等，直径从数毫米至数厘米不等，有较细的蒂或较宽的基底部，好发于鼻黏膜、子宫颈和结肠黏膜等，形成鼻息肉、子宫颈息肉、结肠息肉等。上皮增生可表现为层次增多，细胞拥挤，腺体密集，或形成乳头状或锯齿状结

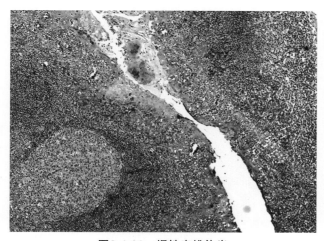

图3-4-29　慢性扁桃体炎

间质内淋巴细胞增生，形成淋巴滤泡，可见生发中心形成（图左下方）。隐
窝内可见两团放线菌

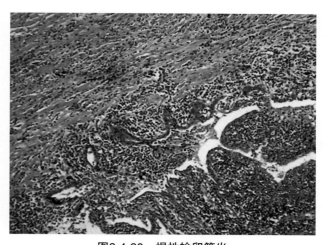

图3-4-30　慢性输卵管炎

黏膜层和管壁组织内有大量淋巴细胞弥漫浸润。黏膜腺体萎缩

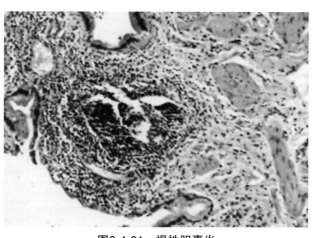

图3-4-31　慢性胆囊炎

黏膜下层散在淋巴细胞浸润，局部淋巴细胞密集，形成淋巴滤泡。滤泡表面上皮
坏死脱落

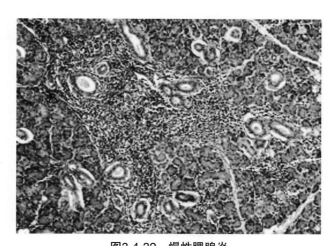

图3-4-32　慢性腮腺炎

腮腺小叶间大量淋巴细胞浸润，包围小导管并侵入小叶腺泡之间

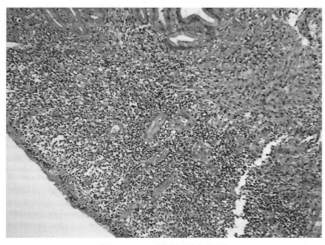

图3-4-33　慢性子宫颈炎

局部黏膜缺损，表面糜烂形成，下方为炎性肉芽组织

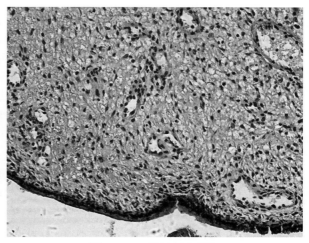

图3-4-34　慢性子宫颈炎

表面上皮已修复，下方炎性肉芽组织转化为瘢痕组织

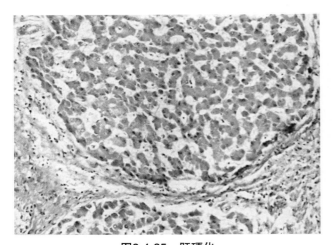

图3-4-35　肝硬化

以纤维组织增生和假小叶为特征，纤维组织将原有肝小叶分割为不规则肝细胞团块，形成假小叶

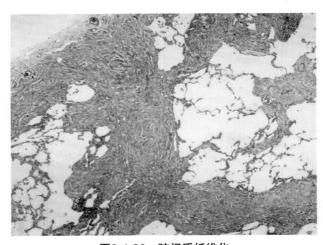

图3-4-36　肺间质纤维化

胸膜下及肺间质纤维组织增生，形成粗大纤维带，分割肺组织。Masson染色胶原纤维呈蓝色

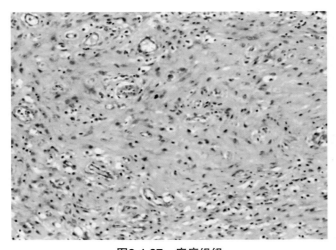

图3-4-37　瘢痕组织

在溃疡底部，瘘管、窦道或空洞周围，常见纤维组织增生移行为瘢痕组织，而血管及炎细胞减少

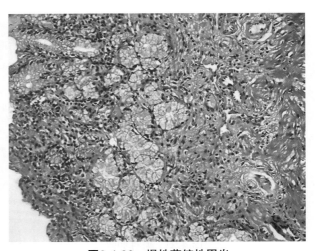

图3-4-38　慢性萎缩性胃炎

显示局部纤维组织增生并发生胶原化，炎细胞减少，黏膜腺体减少

构（图3-4-39）。当然，也有些息肉上皮增生并不明显，仅表面被覆上皮增生，间质充血水肿明显（如鼻息肉，图3-4-40），或大量炎细胞浸润（炎性息肉，图3-4-41），或以纤维组织增生为主（如结肠炎性纤维性息肉，图3-4-42）。

上皮细胞增生可以表现为多种形态：①单纯性增生，表现为细胞层次增多，呈复层或假复层状（图3-4-43）。②乳头状增生，可见于柱状上皮或鳞状上皮，乳头轴心有纤维脉管束支撑（图3-4-44）。鳞状上皮乳头表面可有明显的角化现象（图3-4-45）。③内翻性增生，上皮细胞增生向间质内延伸，形成实体性乳头或团块（切面关系），多见于鼻腔或膀胱等处。④假上皮瘤样增生，在慢性感染或炎症刺激下，鳞状上皮过度增生，既可向表面呈乳头状增生，一些上皮钉突亦可向真皮内延伸，在切面上与表皮不相连续，可能被误认为浸润性病变（图3-4-45）。⑤腺瘤样增生，某些腺体过度增生形成局限性结节，但不具异型性，称为腺瘤样增生，慢性肝炎时汇管区小胆管也可显著增生（图3-4-46）。⑥非典型增生，鳞状上皮或腺上皮持续增生，可出现异型性，此为癌前病变，有时可见其移行过程（图3-4-47），也可见于癌旁组织，若因活检组织很少而未有发现，但附近可能有真正的癌变病变，需要进一步检查。⑦柱状上皮的鳞状化生，在气管支气管、子宫颈等处比较常见，在鳞状化生的基础上可发生鳞状细胞癌（图3-4-18，图3-4-48）。⑧胃黏膜的肠上皮化生，常见杯状细胞化生，有时亦可见潘氏细胞或吸收细胞化生。⑨腺体增生有时可伴有基底细胞、储备细胞或肌上皮细胞增生。

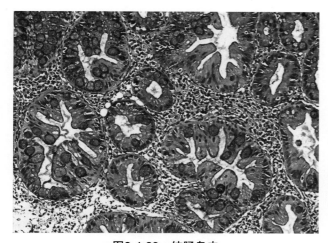

图3-4-39　结肠息肉

黏膜腺体增生，使管腔呈锯齿状，间质慢性炎细胞浸润

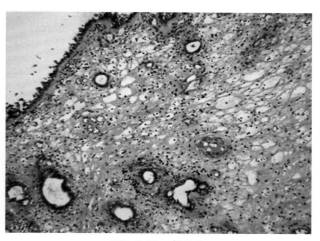

图3-4-40　鼻息肉

间质水肿疏松，伴稀疏炎细胞浸润，腺体稀少

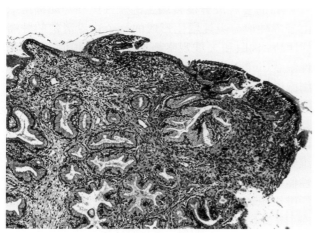

图3-4-41　子宫颈息肉

表面被覆柱状上皮，息肉内腺体呈锯齿状增生，间质大量慢性炎细胞浸润

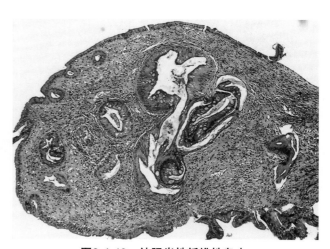

图3-4-42　结肠炎性纤维性息肉

腺体增生不显著，以慢性炎细胞浸润和间质纤维组织增生为主

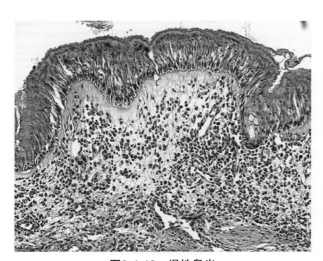

图3-4-43　慢性鼻炎

黏膜上皮单纯性增生，细胞拥挤，层次明显增多，间质水肿伴大量炎细胞浸润

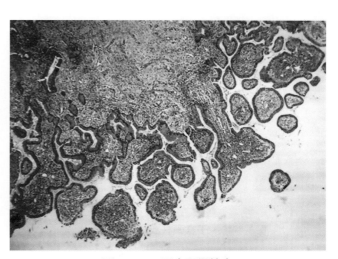

图3-4-44　子宫颈慢性炎

黏膜上皮乳头状增生，形成许多乳头，单层柱状上皮覆盖在纤维脉管轴心表面

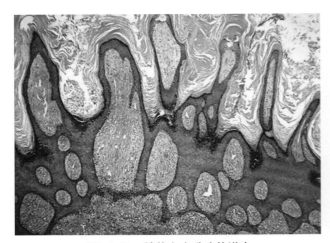

图3-4-45　鳞状上皮乳头状增生
乳头粗细不等，鳞状上皮表面过度角化，上皮钉突向下延伸，互相吻合，形成假上皮瘤样增生

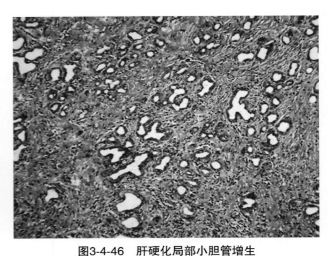

图3-4-46　肝硬化局部小胆管增生
腺体密集，腺上皮分化良好。小胆管增生常伴有纤维组织增生和慢性炎细胞浸润

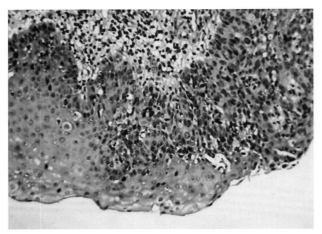

图3-4-47　食管鳞状上皮非典型增生
轻度、中度至重度，局部发展为鳞状细胞原位癌

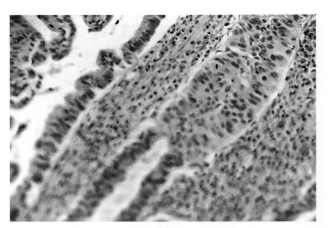

图3-4-48　子宫颈柱状上皮鳞状化生
局部进展为鳞状细胞原位癌

4. 有多种成分混合增生的慢性炎症　局部组织由于多种成分炎性增生形成的一个边界清楚的肿瘤样团块，肉眼和X线观察都与肿瘤十分相似，故称炎性假瘤（inflammatory pseudotumor）。它是一个由多种细胞成分组成的炎性肿块，镜下可见多种不同的表现混合存在，或以某种表现为主。常发生于肺、肝和眼眶等处。肺炎性假瘤成分复杂，含有肺泡上皮细胞、血管内皮细胞、巨噬细胞、淋巴细胞、浆细胞、成纤维细胞、含铁血黄素等（图3-4-49）；肝脏内亦可见炎性假瘤，病灶呈结节状，边界较清楚。镜下见结节内纤维组织增生，伴淋巴细胞、浆细胞、泡沫细胞等浸润（图3-4-50）。

近年研究发现，有些炎性假瘤实为真性肿瘤，称为炎性肌成纤维细胞瘤。其中的梭形细胞为肌成纤维细胞，伴有慢性炎细胞浸润。眼眶炎性假瘤主要为淋巴细胞、浆细胞、成纤维细胞等，有认为是假性淋巴瘤，可以进展为真性淋巴瘤。

四、慢性肉芽肿性炎

肉芽肿（granuloma）是由单核巨噬细胞及其演化的细胞（上皮样细胞、多核巨细胞等）局部增生聚集形成的边界清楚的结节状病灶。病灶较小，直径0.5～2mm，在病理上具有诊断意义，病理学家常可根据肉芽肿形态特点做出病因诊断。许多慢性感染性炎症往往表现为肉芽肿性改变，以肉芽肿形成为特征性病变或主要病变的慢性增生性炎症称为慢性肉芽肿性炎（chronic granulomatous inflammation）或炎性肉芽肿（inflammatory granuloma），是一种特殊类型的慢性炎症或称特异性炎症。

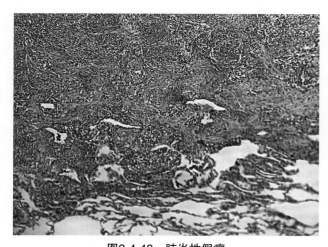

图3-4-49 肺炎性假瘤

肺内结节状病灶，成分复杂，含有肺泡上皮细胞、血管内皮细胞、巨噬细胞、淋巴细胞、浆细胞和成纤维细胞等

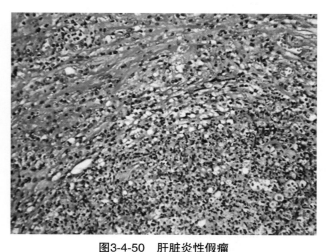

图3-4-50 肝脏炎性假瘤

病灶中可见淋巴细胞、浆细胞、泡沫细胞浸润，纤维组织增生，形成炎性包块

不同的病因可引起形态不同的肉芽肿，根据致病因素、形态特点和发病机制不同，笔者将肉芽肿性炎按病因分为感染性肉芽肿、异物性肉芽肿、肿瘤性肉芽肿、结缔组织病肉芽肿和病因不明肉芽肿5类。后四类也可合称为非感染性肉芽肿。李建明等分析557例肉芽肿性病变，其中结核379例，真菌87例，寄生虫38例，梅毒2例，麻风2例，其他7例，另有嗜酸性肉芽肿15例，异物性肉芽肿27例，可见感染性肉芽肿占绝对优势（92.5%）。本节重点讨论感染性肉芽肿。

（一）肉芽肿的原因与分类

1. 感染性肉芽肿 是最常见的一种，由病原体引起，可以按病原体不同细分为结核性、真菌性等。教材中常以结核病为例，典型的结核性肉芽肿（习称结核结节，tubercle），肉芽肿的成分由内向外依次为：①干酪样坏死（caseous necrosis，caseation），坏死组织呈红染均质或细颗粒状，内含坏死的组织细胞和白细胞，还有结核杆菌。一般认为干酪样坏死是细胞介导的免疫反应（Ⅳ型超敏反应）的结果。②上皮样细胞（epithelioid cell），干酪样坏死周围可见大量胞体较大、边界不清的细胞，因其形态与上皮细胞相似，故称上皮样细胞或类上皮细胞。部分上皮样细胞可融合成多核巨细胞，细胞核常形成花环状或马蹄铁样结构，即朗汉斯巨细胞（Langhans giant cell）。③外围为淋巴细胞和成纤维细胞包绕，成纤维细胞可转变为纤维细胞，并产生胶原纤维。它们组成边界清楚的结节状病灶，每个病灶直径约1mm，相邻病灶可融合增大（图3-4-51，图3-4-52）。

可以引起肉芽肿形成的病原体很多，包括：①细

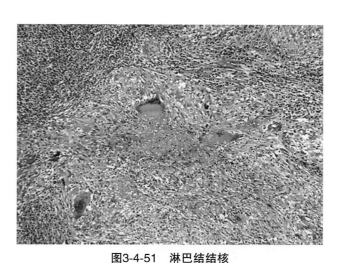

图3-4-51 淋巴结结核

显示结核性肉芽肿（结核结节），由大量上皮样细胞及少数多核巨细胞构成肉芽肿性病变，中心可见干酪样坏死

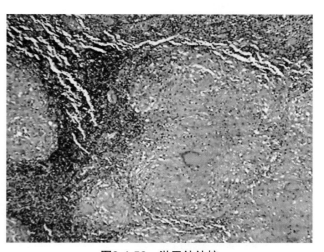

图3-4-52 淋巴结结核

显示结核性肉芽肿（结核结节），由大量上皮样细胞及个别多核巨细胞构成肉芽肿性病变，干酪样坏死不明显

菌感染,如结核病(图3-4-51,图3-4-52)、麻风、非典型分枝杆菌病、布鲁氏菌病、猫抓病、放线菌病、肠伤寒(图3-4-12)等;②真菌感染,如组织胞浆菌病、隐球菌病、曲霉菌病、毛霉菌病、球孢子菌病、假丝酵母菌病等;③寄生虫感染,如弓形虫病、血吸虫病(图3-4-53,图3-4-54)、阿米巴病、黑热病(利什曼病)等;④螺旋体感染,如梅毒。上述病原体感染各有相对特征性的肉芽肿,需注意鉴别。典型的结核结节加上干酪样坏死可诊断结核病,若肉芽肿形态不典型者常需辅以特殊检查,如抗酸染色、细菌培养、血清学检查和PCR检测。感染性肉芽肿将在下文进一步阐述。

所谓慢性肉芽肿病(chronic granulomatosis),是一种罕见的原发性吞噬细胞免疫缺陷性疾病,其临床病理特点是皮肤、肺和淋巴组织的反复性化脓性感染(常见的是葡萄球菌、分枝杆菌等)或真菌感染,伴有

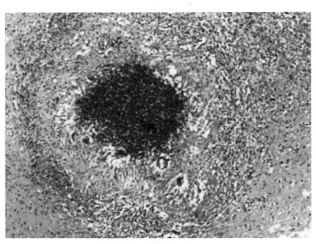

图3-4-53　急性血吸虫感染所致肉芽肿
中心有嗜酸性脓肿形成,被虫卵和上皮样巨噬细胞包绕

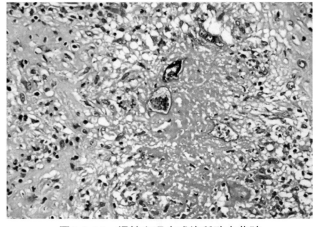

图3-4-54　慢性血吸虫感染所致肉芽肿
肉芽肿中心可见凝固性坏死及钙化虫卵,周边有上皮样细胞

肉芽肿形成,故归为感染性肉芽肿。患者的吞噬细胞如中性粒细胞、单核巨噬细胞等不能通过NADPH氧化酶产生氧依赖性细胞内代谢物(过氧化氢、超氧阴离子),而使细胞无法发挥正常呼吸爆发作用,并杀伤胞内细菌。

2. 非感染性肉芽肿　异物性肉芽肿比较常见,常按异物的种类分别命名。某些肿瘤中也可见肉芽肿形成,称为肿瘤性肉芽肿。许多结缔组织病(如结节病)中也可见肉芽肿形成。某些肉芽肿的病因及发生机制尚不明确。

(二)肉芽肿的形态与分类

肉芽肿是由巨噬细胞及其衍化的各种细胞聚集形成的结节状病灶,主要成分是巨噬细胞、上皮样细胞和多核巨细胞。大多数情况下,这些细胞可以聚集成界限清楚的局限性病灶,形成发育良好的肉芽肿;也可以比较松散和弥漫,常混杂有其他细胞,特别是淋巴细胞、浆细胞和成纤维细胞,有时也有嗜酸性粒细胞。

1. 根据巨噬细胞形态　肉芽肿的主要成分是巨噬细胞,但巨噬细胞在吞噬不同物质后可演变出不同形态,并有不同的命名。按细胞形态可分为:①巨噬细胞性肉芽肿,由巨噬细胞(组织细胞)增生聚集形成,如伤寒小结、风湿小体分别由巨噬细胞演化的伤寒细胞、风湿细胞聚集而成(图3-4-55,图3-4-56)。②上皮样细胞性肉芽肿,由上皮样细胞聚集形成,如结核病(图3-4-57)和结节病(图3-4-58)等,有研究发现结节病也与感染有关。上皮样细胞实质是由巨噬细胞吞噬细菌内物质转化而来。③泡沫细胞性肉芽肿,巨噬细胞吞噬大量脂质成分可以转化成泡沫状细胞,即细胞体积增大,胞质稀疏空淡如泡沫状,此种细胞聚集较多时,肉眼下呈淡黄色,故又称黄色瘤样肉芽肿或黄色肉芽肿(图3-4-59,图3-4-60)。④多核巨细胞肉芽肿,以多核巨细胞为主,如异物性肉芽肿常见多核巨细胞形成(图3-4-61)。⑤在脑内肉芽肿主要由小胶质细胞增生所致,称为胶质结节(图3-4-62)。上述有些肉芽肿并非感染所致,或原因未明。

2. 根据肉芽肿中心有无坏死　可以分为:①中心坏死性肉芽肿,肉芽肿内可见坏死灶,但坏死也有多种表现形式,如干酪样坏死,可见于结核病(图3-4-51),凝固性坏死如血吸虫病(图3-4-54)、梅毒(树胶肿)、隐球菌病等;液化性坏死即小脓肿形成,如猫抓病性淋巴结炎(图3-4-63)及李斯特菌病、布鲁氏菌病、真菌病、放线菌病等;嗜酸性脓肿形成多见于寄生虫感染如血吸虫病(图3-4-53)等;碎屑样坏死见

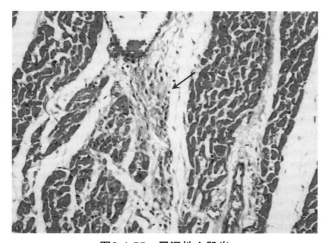

图3-4-55　风湿性心肌炎

典型表现为心肌间质内形成风湿性肉芽肿（Aschoff body）（韩安家惠赠）

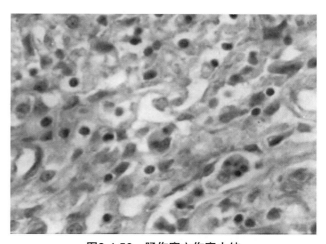

图3-4-56　肠伤寒之伤寒小结

巨噬细胞增生并吞噬伤寒沙门菌、淋巴细胞或红细胞，聚集成团，边界不清，见于回肠黏膜固有层淋巴组织中

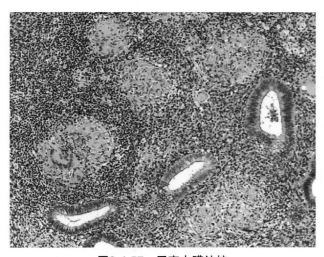

图3-4-57　子宫内膜结核

子宫内膜间质内见上皮样细胞肉芽肿，没有干酪样坏死

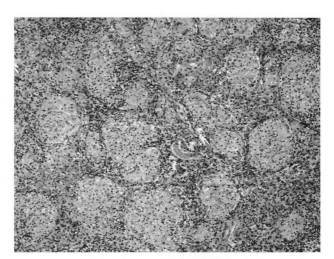

图3-4-58　淋巴结结节病

淋巴结内见大量结节状病灶，由上皮样细胞构成

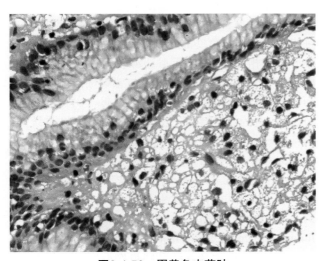

图3-4-59　胃黄色肉芽肿

局部间质内含大量泡沫样组织细胞，聚集成黄色肉芽肿

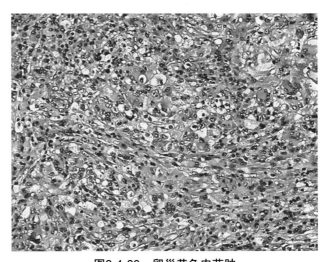

图3-4-60　卵巢黄色肉芽肿

卵巢内片块状泡沫细胞聚集，免疫组化证实为组织细胞

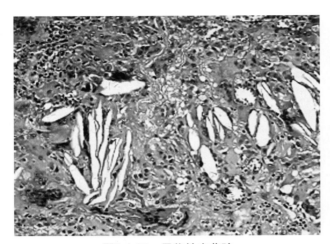

图3-4-61　异物性肉芽肿
由大量多核巨细胞形成，由胆固醇结晶（梭形空隙）引起

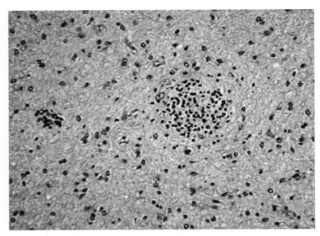

图3-4-62　胶质结节
由小胶质细胞增生形成，为脑组织肉芽肿的一种特殊形式

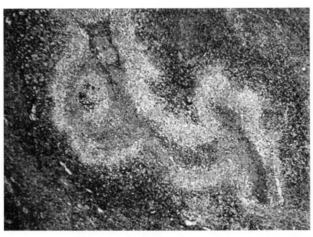

图3-4-63　猫抓病性淋巴结炎
肉芽肿中心大量中性粒细胞浸润，溶解液化坏死组织，形成形状不规则的星状脓肿，周边为上皮样细胞包绕

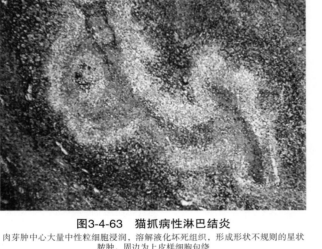

图3-4-64　组织细胞性坏死性淋巴结炎
淋巴结内多发性灶性坏死形成核碎屑，伴组织细胞增生并吞噬碎屑，形成肉芽肿

于组织细胞性坏死性淋巴结炎（图3-4-64）；也可见于纤维素样坏死（风湿结节，图3-4-55）。②无坏死性肉芽肿，见于弓形虫病、麻风、早期梅毒、利什曼病、真菌等感染。其实，肉芽肿中有无坏死并非绝对指标，如结核结节在增生为主时则看不到坏死，结节病的肉芽肿没有坏死，是其与结核结节的主要区别。

3. 其他分类　①文献中曾经把肉芽肿分为单纯性和复杂性两类。单纯性肉芽肿主要由单核巨噬细胞构成，如上皮样肉芽肿；而复杂性肉芽肿则含有坏死等病变，如各种中心坏死性肉芽肿。②按细胞动力学，肉芽肿可分为低转化（low turnover）型和高转化（high turnover）型。前者如异物性肉芽肿，其中很少有巨噬细胞的死亡、移动或分裂，巨噬细胞长期生存，并含有大量刺激物。后者如上皮样细胞肉芽肿，由分枝杆菌等刺激物引起，其中的巨噬细胞分裂增殖，生存期较短，细胞死亡率较高。③按病变的免疫依赖性，肉芽肿分为免疫性和非免疫性，在肉芽肿形成过程中，细胞免疫和体液免疫都起一定作用，淋巴细胞和巨噬细胞也有相互作用。肉芽肿边缘较多淋巴细胞、浆细胞提示有免疫反应参与，故多与感染性肉芽肿有关，而异物性肉芽肿则少有淋巴细胞浸润。④按照发生部位，可以分为器官（组织）特异性和非特异性（系统性）肉芽肿。器官特异性肉芽肿是指只发生于特定组织器官的肉芽肿，如肉芽肿性小叶性乳腺炎、亚急性甲状腺炎、肝脏纤维素环肉芽肿、皮肤环状肉芽肿等；而结核病、结节病等则可发生于多个系统或器官。⑤按肉芽肿的边界是否清晰，分别称为发育良好性（well-formed/developed）与发育不良性肉芽肿，如结核结节往往边界清楚，而伤寒结节则边界不清；非结核分枝杆菌所致肉芽肿往往没有结核分枝杆菌的肉芽肿典型；免疫缺陷者的肉芽肿性病变也常发育不良。这五种分类通常不应用于组织学诊断，通常用于描述肉芽肿形态、机制等特征。

（三）肉芽肿的诊断与鉴别诊断

肉芽肿形态多样，按病因可简单分为感染性与非感染性两大类。诊断关键在于探索其形成原因。对于感染性肉芽肿来说，鉴定病原体十分重要。所谓肉芽肿性炎只是一个形态学诊断，并未说明其本质和病因。在常规病理组织学检查基础上辅以特殊染色和免疫组化，明确其本质，才能达到精准诊断的境界。

1. 肉芽肿的诊断方法

（1）根据组织病理学特征性变化：许多慢性感染性疾病往往表现为肉芽肿性改变，其形态有相似性，也有一定的差别，诊断时必须熟悉各种肉芽肿的形态特征，如结核性肉芽肿常可找到干酪样坏死，新型隐球菌病变具有特殊的胶样外观，而肺吸虫病变呈隧道样形态改变。

有无坏死也是肉芽肿诊断和鉴别的主要线索，但坏死的形态也有差别，不能绝对化。有些肉芽肿没有坏死，可能是非感染性的，如结节病；但隐球菌、弓形虫、非典型分枝杆菌等所致肉芽肿也常无坏死。有坏死者也未必是感染性，如韦格纳肉芽肿；结核分枝杆菌所致肉芽肿可有干酪样坏死，也可不发生干酪样坏死。评价肉芽肿时患者的免疫状态也很重要。在免疫损伤患者，肉芽肿常不典型，坏死也较少见。

（2）熟悉病原体形态：这是病因诊断的重要依据，如真菌感染中毛霉菌与曲霉菌的区别在于菌丝的粗细和分枝的角度；某些寄生虫虫体和虫卵的特点，如血吸虫感染可见虫卵钙化和嗜酸性粒细胞。

（3）利用特殊技术来辨别病原体：特殊染色可以显示肉芽肿中的病原体，常用六胺银染色、阿尔辛蓝-过碘酸希夫（AB-PAS）染色来辨别真菌，用抗酸染色来查找分枝杆菌，用革兰氏染色法检查细菌等。免疫组化可以用组织细胞标记显示肉芽肿由组织细胞/巨噬细胞构成，也可以用来甄别某些病毒、分枝杆菌和真菌、原虫等。如此可以确认肉芽肿的性质和原因，并可和上皮样肉瘤等含有肉芽肿样病变的肿瘤鉴别。

用分子生物学技术检测病原体的核酸成分，开展相关病原体核酸原位杂交技术，将有益于感染性肉芽肿的病原学诊断。

（4）结合血清抗体检查：对感染性肉芽肿性病变，有针对性地进行相关血清学检查是十分重要的辅助手段。例如，弓形虫性淋巴结炎，主要临床症状为发热及淋巴结肿大，其颈部淋巴结活检标本可以观察到

肉芽肿样结构，肿大的淋巴结由淋巴滤泡增生、上皮细胞样组织细胞聚集以及单核细胞样 B 淋巴细胞增生所构成。单核细胞样 B 淋巴细胞增生是提示弓形虫感染的重要线索，弓形虫 IgM 抗体阳性提供重要的支持证据。

（5）密切结合临床资料：注意加强与临床科室的沟通，详细了解相关临床病史和临床资料，包括患者曾经生活、工作、旅行过的地方及当地感染病等情况，可以获得重要的线索，有针对性地建议临床进行相关病原体血清免疫学检测、结核菌素皮试、病原体培养等。只有这样才能在感染性肉芽肿性病变的诊断中获得正确的结论，指导患者的治疗。

近年来，由于免疫抑制剂、广谱抗生素、肾上腺皮质激素、抗肿瘤药物的大量应用，以及艾滋病发病数量的增加，机会性细菌、真菌、寄生虫及病毒等感染逐渐增加，其中很多感染可以形成肉芽肿样结构，因而必须重视鉴别诊断。

2. 肉芽肿的鉴别诊断

（1）富于上皮样细胞的肉芽肿：以上皮样细胞为主要成分的肉芽肿最为多见，其中也可含有正在向上皮样细胞转化的巨噬细胞，其中心可有或无坏死。典型代表为结核结节、结节病（sarcoidosis）等，在感染性和非感染性上皮样肉芽肿中，结节病与结核病是鉴别的重点。虽然同为肉芽肿性病变，且均多见于肺部和淋巴结，但实质是两种独立的疾病，在临床、影像和病理上都很容易混淆，需要认真鉴别，也常需与其他上皮样细胞肉芽肿相鉴别（图3-4-65，图3-4-66，表3-4-1）。大多数感染性肉芽肿都有上皮样肉芽肿，如弓形虫病、梅毒、利什曼病、布鲁氏菌病、李斯特

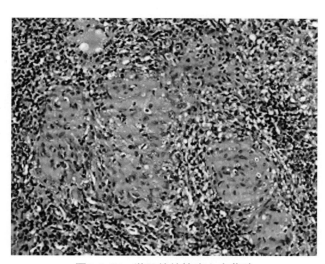

图3-4-65　淋巴结结核病之肉芽肿

由上皮样细胞构成不规则结节、可无干酪样坏死及多核巨细胞，这时很难区别结节病肉芽肿

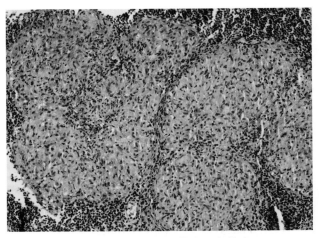

图3-4-66 淋巴结结节病之肉芽肿
由上皮样细胞构成

菌病、猫抓病、真菌病等，关键是寻找病原体的线索、识别坏死的类型。上皮样肉瘤也常形成中心有坏死的上皮样肉芽肿样结构，需注意排除。

Kostina 等报道约 0.36% 的结节病患者同时患有结核，结节病患者伴发的结核可能是局灶性肺结核、播散性肺结核及浸润型肺结核，调查显示播散性肺结核发生在肺结节病的进展期。Lemley 等报道系统性结节病患者患有关节结核，刘鸿瑞等报道 8% 结节病合并结核病，因此在诊断结节病前必须要首先除外结核，特别是增殖性结核。如果从病理上不能区别，应如实反映患者的病理特征，并结合临床进行其他多项检查来进一步鉴别。

表 3-4-1 结核病与结节病的鉴别诊断

	结核病	结节病
基本特征	感染性疾病，主要累及肺脏，亦可表现为多脏器受累及双侧肺门淋巴结肿大。多见	多系统、多器官受累的疾病，最常受累部位依次是肺、淋巴结、皮肤和肝脏，可以自限或缓解。少见
发病年龄	各个年龄均可发病，无发病高峰	发病年龄呈双高峰，女性稍多见
病理变化	上皮样细胞肉芽肿，中心有干酪样坏死，周围是上皮样细胞，朗汉斯巨细胞，可伴渗出性病变	以形成非干酪性上皮样肉芽肿为特征，多核巨细胞质内可找见包涵体，称星状小体或绍曼小体
结节大小	结节大小差异较大，结节可互相融合成较大结节	结节较小，大小较一致，分布较均匀，孤立散在，很少融合
干酪样坏死	常有干酪样坏死，大小不等	无干酪样坏死，可见纤维素样坏死
嗜银染色	没有嗜银纤维网络	结节有较完整的嗜银纤维网络
胶原纤维	结核结节之间缺乏胶原纤维	结节之间有胶原纤维，可玻璃样变
病因	结核分枝杆菌（非结核分枝杆菌也可引起类似肉芽肿，需要鉴别）	分枝杆菌，痤疮丙酸（丙酮酸）杆菌，病毒，立克次体？（尚无定论）
抗酸染色	阳性，但阳性率不高	抗酸染色阴性
PCR检查	结核杆菌DNA常出现阳性	结核杆菌DNA常为阴性
结核菌素试验	结核病为持续性阳性	多为阴性，阳性率不到1/3，且多是暂时阳性
胸部X线检查	肺部有异常表现，少部分患者有肺门淋巴结肿大，多是单侧为主，几年内可消退	结节病患者约93%有胸部X线异常，其中肺门双侧淋巴结对称性肿大占84%～95%，消退很缓慢

（2）含有病原体的肉芽肿：在感染性肉芽肿中，最常见的是细菌性和真菌性肉芽肿，病毒感染一般不形成肉芽肿。许多细菌感染可以引起肉芽肿，除结核分枝杆菌外，非典型分枝杆菌、布鲁氏菌、李斯特菌、土拉伦斯菌等也可以引起肉芽肿，肉芽肿中心可有干酪样或凝固性坏死。很多真菌，如组织胞浆菌、孢子丝菌、隐球菌、曲霉菌等，也常形成坏死性肉芽肿。许多寄生虫感染也可形成肉芽肿，如弓形虫可引起组织细胞增生形成上皮样细胞团，血吸虫可引起嗜酸性脓

肿和富于嗜酸性粒细胞的肉芽肿等。梅毒螺旋体所致硬下疳亦为肉芽肿性病变。因此对肉芽肿性病变要注意检测病原体，如在肉芽肿中检查出真菌菌丝和（或）孢子、寄生虫虫体或虫卵等。细胞内病原体不易被发现，只能借助特殊染色、免疫组化、组织培养等加以鉴别。

（3）富于中性粒细胞的肉芽肿：化脓性肉芽肿和慢性脓肿都富于中性粒细胞。在软组织病变中，化脓性肉芽肿（pyogenic granuloma）又称肉芽肿性血管瘤，

实际上是一种修复性血管过度增生性病变，不应使用化脓性肉芽肿这个名称。眼睑化脓性肉芽肿性炎的病变特点是病灶中心为小脓肿或化脓性炎，周围为上皮样细胞及多核巨细胞，最外层为非特异性炎，构成三层结构。猫抓病的病变特征也是类似的三层结构，中心有中性粒细胞和不同大小的脓肿（星状脓肿），周围包绕栅栏状排列的上皮样组织细胞，外层为淋巴细胞（图3-4-63）。性病性淋巴肉芽肿、土拉伦斯菌病、耶尔森菌病、李斯特菌病、布鲁氏菌病、放线菌病等也有类似表现。笔者认为，这些才是真正的化脓性肉芽肿。其与慢性脓肿的主要区别是脓肿周围没有上皮样组织细胞。儿童慢性肉芽肿病也可见中心化脓性改变。

（4）富于泡沫细胞的肉芽肿：在病理学上，巨噬细胞吞噬较多脂质成分后，可形成泡沫细胞。较多泡沫细胞聚集时，可形成淡黄色的结节状病灶，符合肉芽肿的概念，称为黄色肉芽肿或黄色瘤，因而泡沫细胞又称为黄色瘤细胞。以泡沫细胞为主的黄色肉芽肿常见于眼睑、前列腺、胆囊、膀胱、肾盂、皮肤（幼年性黄色肉芽肿）、肝脏（脂质肉芽肿）等，亦可见于输卵管和卵巢（图3-4-59，图3-4-60）。肉芽肿主要成分为黄色瘤细胞（泡沫细胞），有时也可见图顿（Touton）巨细胞，也可伴淋巴细胞、浆细胞浸润。黄色瘤细胞表达组织细胞标记，如CD68、CD163等。其形成与高脂血症或脂肪坏死有关。分枝杆菌感染也可形成泡沫细胞，需注意鉴别。特别是瘤型麻风中的麻风细胞实际也是泡沫细胞，但体积更大，数量更多，形成明显结节（图3-4-67），抗酸染色可查见麻风杆菌。在某些含有组织细胞的肿瘤中也可见黄色瘤细胞散在或灶性分布。富于脂肪的组织中脂肪坏死可被巨噬细胞吞噬，形成脂质肉芽肿，也含有较多泡沫样细胞（图3-4-68）或见胆固醇结晶被吞噬于巨噬细胞内（图3-4-69）。

（5）富于嗜酸性粒细胞的肉芽肿：有些病变中因含有较多嗜酸性粒细胞而被命名为嗜酸性肉芽肿，但其本质各不相同。有些寄生虫感染会有显著嗜酸性粒细胞浸润，并有肉芽肿形成，如血吸虫感染，这是真正的肉芽肿（图3-4-53，图3-4-54）。感染与炎症中有显著嗜酸性粒细胞浸润者可见于膀胱、胃肠、胆囊、胰腺等，常伴血液中嗜酸性粒细胞升高，可由寄生虫感染或过敏反应等引起（图3-4-70）。软组织及浅表淋巴结的嗜酸性淋巴肉芽肿（eosinophilic lymphoid granuloma）又称木村病（Kimura disease），好发于头颈部、肘部、腋窝等处的皮下组织和淋巴结，淋巴细胞反应性增生，伴嗜酸性粒细胞浸润，成纤维细胞、毛细血管增生，可有嗜酸性脓肿形成，以及上皮样巨噬细胞增生形成团块，但并无真正的肉芽肿形成（图3-4-71，图3-4-72）。骨嗜酸性肉芽肿（eosinophilic granuloma）现改称朗格汉斯细胞组织细胞增生症（Langerhans cell histiocytosis），当初是因其中含有显著的嗜酸性粒细胞浸润而得名，有时形成嗜酸性脓肿，后来发现其主要成分为朗格汉斯细胞（Langerhans cell，LC）及组织细胞（图3-4-73，图3-4-74），表达CD1α、S-100蛋白和CD68等，本病多见于儿童。

（6）富于多核巨细胞的肉芽肿：多核巨细胞可分为朗汉斯型和异物型，前者细胞核排列比较规则，一般靠近细胞膜，呈花环状或马蹄铁状，典型者见于结核结节（图3-4-51，图3-4-52）；后者细胞核排列杂乱，多聚集成团，数量也较多，典型者见于异物性肉芽肿

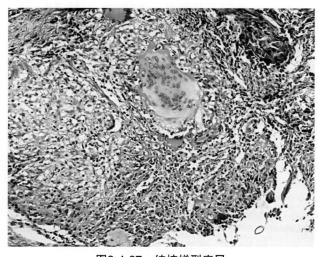

图3-4-67　结核样型麻风
皮下组织内结节状病灶，含有大量泡沫样巨噬细胞，个别多核巨细胞

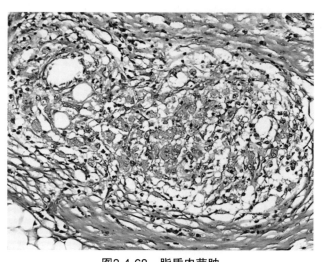

图3-4-68　脂质肉芽肿
在脂肪组织坏死的基础上，巨噬细胞吞噬脂质成分，形成富于泡沫细胞的肉芽肿

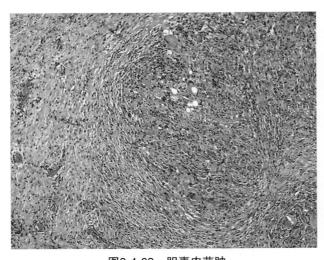

图3-4-69   胆囊肉芽肿

胆囊壁纤维组织中见肉芽肿形成，由上皮样细胞和少数多核巨细胞构成，巨噬细胞内可见梭形胆固醇结晶

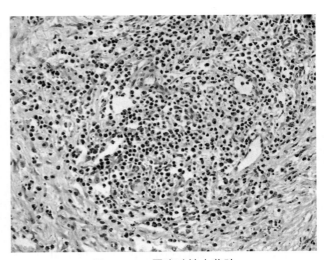

图3-4-70   胃嗜酸性肉芽肿

见于黏膜下层，巨噬细胞和嗜酸性粒细胞聚集成松散的结节状病变，可能与过敏反应有关

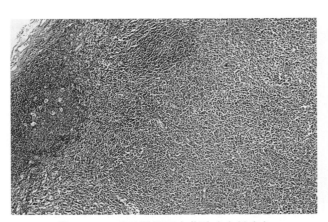

图3-4-71   嗜酸性淋巴肉芽肿（木村病）

淋巴结内可见带有生发中心的淋巴滤泡结构，滤泡间区出现大量嗜酸性粒细胞浸润，伴有微血管增生

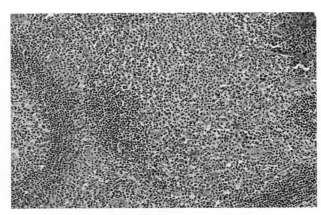

图3-4-72   嗜酸性淋巴肉芽肿（木村病）

淋巴结内可见淋巴细胞增生，伴大量嗜酸性粒细胞浸润

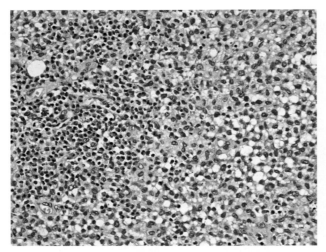

图3-4-73   朗格汉斯细胞组织细胞增生症

朗格汉斯细胞和组织细胞增生，病灶中散布较多嗜酸性粒细胞

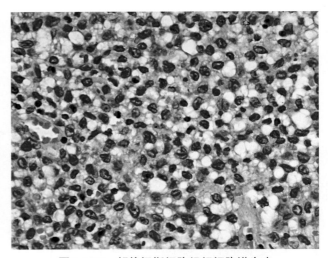

图3-4-74   朗格汉斯细胞组织细胞增生症

高倍显示格汉斯细胞和组织细胞增生，典型的朗格汉斯细胞可见核沟

（图 3-4-61）。但两者并无绝对界限，在结核结节中也不少见异物型多核巨细胞。异物性肉芽肿中常可发现异物的痕迹，需要仔细辨认。

（7）中心含有坏死组织的肉芽肿：上述许多肉芽肿的中心可见组织坏死，又称为中心坏死性肉芽肿。坏死的类型可分为：①干酪样坏死；②碎屑样坏死；③脓肿样坏死；④纤维素样坏死；⑤嗜酸性坏死等。详见前述。坏死多见于较大的肉芽肿内。有些肉芽肿可见坏死性与非坏死性表现共存，因此有无坏死及坏死类型只是提供病因线索，并无绝对意义。

（刘德纯 吴礼高；郭瑞珍）

第五节 炎症介质在感染性病变中的作用

在感染性疾病中，有些感染因子可直接损伤内皮细胞，引起血管扩张，通透性升高，造成炎性渗出。但许多感染因子并不直接作用于局部组织，而主要是通过一系列化学物质的作用而导致炎症，这些在感染过程中产生的一类参与并诱导炎症发生发展的具有生物活性的化学物质称为炎症介质（inflammatory mediator）或化学介质（chemical mediator）。许多急性炎症反应的渗出过程主要是通过炎症介质的介导实现的。

一、炎症介质的来源与作用

炎症是有血管分布的组织对各种损伤性刺激的一种防御反应，不仅发生于感染性疾病，也是伴随多种疾病状态的一种共有的病理现象。病原体是最常见的致炎因子，在炎症反应的基本过程中，有许多效应细胞和炎症介质参与（表 3-5-1）。炎症介质分为外源性和内源性：①外源性炎症介质（exogenous inflammatory mediator）主要是细菌产物内毒素。细菌内毒素是通过诱导体内多种细胞因子如白介素（IL-1、IL-6 等）、肿瘤坏死因子（TNF-α 等）的产生而发挥毒性作用，因此内毒素的致病是间接的作用。②内源性炎症介质（endogenous inflammatory）是来自血浆和细胞，或变性坏死细胞溶酶体释放的化学活性物质。

来自血浆的炎症介质是以前体的形式存在，需经蛋白酶裂解才能激活。来自细胞的炎症介质或以细胞内颗粒的形式储存于细胞内，在需要时释放到细胞外，或是在某些致炎因子的刺激下新合成的。炎症介质具有可溶性、扩散性，在感染或组织损伤的局部或扩散到远处发挥作用。多数炎症介质通过与靶细胞表面的受体结合发挥其生物活性作用。某些炎症介质直接有酶活性或者可介导氧代谢产物，因而也会造成组织损伤。炎症介质激活或分泌到细胞外后，其生存期十分短暂，很快衰变而被酶解灭活或被拮抗分子抑制或清除。

炎症介质具有以下基本特征或条件：①炎症组织中具有某种炎症介质生产所需的酶；②体内存在使该介质分解、吸收或脱敏的机制；③在发生炎症时该介质能从组织中释放；④靶细胞上存在相应的介质受体可以被触发或调节炎症反应；⑤有适当浓度即可在相关组织中引起相应的炎症反应；⑥该介质分泌过多或缺乏时对炎症反应有预期的影响。

关于炎症介质的研究近年比较活跃。其作用不仅限于传统病理学教材中所述的急性渗出性炎症，在慢性炎症过程中，甚至非感染性疾病中也发挥一定作用。本节概括介绍一些常见的炎症介质及其在感染与炎症中的作用。

表 3-5-1 参与炎症反应基本过程的主要细胞和炎症介质

基本过程	主要效应细胞	主要炎症介质
抗原识别	淋巴细胞，嗜碱性细胞，浆细胞，中性粒细胞，单核巨噬细胞	抗体，补体系统，凝血系统
放大炎症反应	中性粒细胞，单核巨噬细胞，嗜碱性粒细胞，嗜酸性粒细胞，肥大细胞	补体系统，凝血系统，花生四烯酸衍生物，肥大细胞释放物质，血小板活化因子，缓激肽，5-羟色胺，白介素，生长因素，趋化因子
清除抗原	中性粒细胞，单核巨噬细胞，NK/T细胞	补体，穿孔素，活性氧

（一）细胞释放的炎症介质

1. 血管活性胺（vascular amines） 包括组胺和5-羟色胺，它们以储存的形式存在，一旦受到刺激即可迅速释放并产生作用，常是炎症过程中首批释放的介质。

组胺是发现最早的炎症介质，由左旋组氨酸脱羧生成，主要储存于血管周围结缔组织中的肥大细胞，也存在于血液中嗜碱性粒细胞和血小板的颗粒中。当受到刺激时，它们通过脱颗粒的方式释放出来。能引起组胺释放的刺激包括寒冷、热或创伤等物理作用，补体片段如过敏毒素（anaphylatoxin）、C3a 和 C5a，来自白细胞的组胺释放蛋白，中性粒细胞溶酶体阳离子蛋白，神经多肽，细胞因子（如 IL-1 和 IL-8）。免疫反应中抗原与结合于肥大细胞表面的 IgE 相互作用时，也可使肥大细胞释放颗粒；组胺可使细动脉扩张和细静脉通透性增加，对嗜酸性粒细胞也有趋化作用。组胺可被组胺酶灭活。

5-羟色胺主要存在于血小板和肠嗜铬细胞中，因血小板与胶原纤维、抗原抗体复合物结合后发生凝集而被释放，也可受血小板活化因子刺激而释放，其作用主要与血管通透性升高有关。

2. 花生四烯酸代谢产物 包括环状结构的前列腺素（prostaglandin, PG）和线状结构的白细胞三烯（leukotriene, LT），均为花生四烯酸（arachidonic acid, AA）的代谢产物。AA 是二十碳不饱和脂肪酸，广泛存在于体内多种器官如前列腺、脑、肺、肾和肠等细胞内。正常细胞内无游离的 AA 存在，而是以脂化的形式与细胞的膜磷脂结合。在致炎因子作用下，细胞的磷脂酶被激活，使 AA 从膜磷脂中释放。在炎症时，中性粒细胞的溶酶体是磷脂酶的重要来源。AA 有两条代谢途径，即环氧化酶途径和脂质氧化酶途径。前者代谢产物形成前列腺素（如 PGD2、PGE2、PGF2a等）；后者的代谢产物形成白细胞三烯（如 LTB4、LTC4、LTD4、LTE4 等）。PGD2、PGE2 和 PGF2a 可使血管扩张、通透性升高及白细胞渗出，引起发热和疼痛。LTB4 是中性粒细胞的趋化因子，LTC4、LTD4和 LTE4 能引起强烈的血管收缩、支气管痉挛和血管通透性增加。临床使用抗炎药物如阿司匹林、吲哚美辛和类固醇激素药物可抑制 AA 从膜磷脂中释放，从而减轻炎症反应。

3. 白细胞产物及溶酶体成分 主要包括：①中性粒细胞和单核细胞的活性氧代谢产物如超氧阴离子、过氧化氢及羟自由基（·OH）；②溶酶体成分如酸性蛋白酶、中性蛋白酶等；③阳离子蛋白质。它们可以促进炎症反应和破坏组织，属于促炎性炎症介质。

活性氧代谢产物在细胞内可与一氧化氮结合，形成活性氮中间产物。这些介质少量释放到细胞外，就能使 IL-8、某些细胞因子及内皮细胞和白细胞黏附分子的表达增强，促进炎症反应。活性氧代谢产物的作用包括三个方面：①损伤血管内皮细胞导致血管通透性增加；②灭活抗蛋白酶（如 α_1-抗胰蛋白酶），导致蛋白酶活性增加，可破坏组织结构成分，如弹力纤维；③损伤红细胞或其他实质细胞。

吞噬细胞死亡及吞噬过程中的溶酶体成分外溢，或溶酶体内酶的释放，可以介导急性炎症。溶酶体种类多，作用广泛。有些可使血管通透性增加或具有化学趋化性，有些可破坏组织，如中性粒细胞蛋白酶（胶原酶、弹力蛋白酶、组织蛋白酶等）通过破坏胶原纤维、弹力蛋白、基底膜及软骨而降解各种细胞外成分，导致炎症过程中组织的严重坏死、溶解，化脓性感染的组织坏死便是典型例子。

阳离子蛋白质的生物活性有：①引起肥大细胞脱颗粒而增加血管通透性；②对单核细胞的趋化作用；③起中性和嗜酸性粒细胞游走抑制因子的作用。

上述白细胞激活后的产物和花生四烯酸代谢产物具有强烈的介导内皮细胞和组织损伤的作用及加重原始炎症刺激因子的损伤效能。这种白细胞介导的组织损伤在许多人类炎症性疾病中都能见到。

4. 细胞因子（cytokine） 是一类可溶性蛋白质分子，主要由激活的淋巴细胞和单核巨噬细胞产生，也可来自内皮、上皮和结缔组织细胞。细胞因子因其来源不同又有不同的名称：其中由淋巴细胞产生的称淋巴因子（lymphokine）；来自单核巨噬细胞的称单核因子（monokine）。这些细胞因子在免疫和炎症反应过程中产生，并通过与其相应的受体结合而发挥作用。白细胞可在细菌内毒素、免疫复合物、物理性损伤等多种致炎因子刺激下，通过自分泌、旁分泌和全身作用等方式释放白细胞介素和肿瘤坏死因子，它们可促进内皮细胞表达黏附分子，增进白细胞与之黏着。TNF 还能促进中性粒细胞的聚集和激活间质组织释放蛋白水解酶。IL-8 是强有力的中性粒细胞趋化因子和激活因子。IL-1 和 TNF 是急性期炎症反应最主要的细胞因子，它们作用于下丘脑的体温调节中枢，通过在局部产生前列腺素 E 而引起发热。

细胞因子可以分为促炎因子和抗炎因子两类，详见后述。

5. 血小板激活因子（platelet activating factor, PAF） 是另一种磷脂类的炎症介质，由 IgE 致敏的

嗜碱性粒细胞在结合抗原后产生。除了能激活血小板外，PAF 还可增加血管的通透性，促进白细胞聚集和黏着，并有趋化作用，还有影响全身血流动力学的功能。嗜碱性粒细胞、中性粒细胞、单核细胞和内皮细胞均能释放 PAF，PAF 既可直接作用于靶细胞，还可刺激细胞合成其他炎症介质，特别是前列腺素和白细胞三烯的合成。

6. 化学趋化因子（chemokine） 是一组小分子蛋白质，由宿主细胞产生，是具有趋化作用的细胞因子，主要功能是刺激白细胞的招募以及调节白细胞在组织中的迁移。其中，C-X-C 趋化因子对中性粒细胞有趋化作用，C-C 趋化因子对单核细胞、嗜碱性粒细胞和淋巴细胞有趋化作用，C 趋化因子对淋巴细胞有特异的化学趋化作用，CX3C 可使单核细胞黏附于血管内皮细胞并对它们有趋化作用。这里 C 代表半胱氨酸，X 代表任何氨基酸。

在炎症的不同阶段所激活的趋化因子不同。现已证实中性粒细胞能释放单核细胞趋化因子，因此中性粒细胞游出后必然引起单核细胞的游出。此外，由于致炎因子不同，渗出的白细胞也不同：常见的葡萄球菌和链球菌感染，以中性粒细胞渗出为主；病毒感染以淋巴细胞为主；在一些过敏反应，则以嗜酸性粒细胞渗出为主。

7. 表面黏附分子（adhesion molecule） 在炎性渗出过程中白细胞渗出是一个复杂的连续过程。首先白细胞在血管内边集、滚动，继而黏附在内皮细胞，然后游出血管，最后在趋化因子作用下到达炎症病灶。在这些活动中选择素（selectin）介导白细胞滚动过程，表面黏附分子介导白细胞黏附过程。黏附分子包括白细胞黏附分子（整合素）和内皮细胞黏附分子（免疫球蛋白超家族分子）两类。

白细胞表面黏附分子在补体 C5a 作用下增加 3 种整合素的表达。整合素是由不同的 α 和 β 亚单位构成的异二聚体，具有广泛的生物功能，不仅介导白细胞和内皮细胞黏附，还介导白细胞与细胞外基质黏附。促进白细胞与内皮细胞黏着而表达于白细胞的整合素包括 LFA-1、MAC-1 和 P150-95（即 CD11/CD18 复合物）。C5a 不仅可促进这 3 种整合素的表达，还可改变其构象而增加与配体的亲和性。

内皮细胞表面黏附分子的表达：在内皮细胞表面，MAC-1 和 LFA-1 的配体是细胞间黏附分子 1（ICAM-1）。在 IL-1 和其他一些炎症介质的作用下，内皮细胞可增加细胞表面黏附分子的表达。高表达内皮细胞白细胞黏附分子 1（endothelial leukocyte adhesion molecule 1，ELAM-1）可促进中性粒细胞的黏着；高表达 ICAM-1 促进中性粒细胞和淋巴细胞的黏着；血管细胞黏附分子（VCAM-1）促进淋巴细胞和单核细胞黏着。肿瘤坏死因子则可促进内皮细胞和白细胞黏附分子的表达。

血管内皮细胞（VEC）有抗凝、调节血管张力、抗粒细胞在其表面黏附等功能，但 VEC 在感染时也最易受到损伤，并可通过分泌炎性因子主动参与疾病的发展与恶化，如 VW 因子，是反映 VEC 受损的敏感标志。VEC 受到损伤后，抗凝功能减弱，促凝作用增强，可导致多脏器功能衰竭（multiple organ failure，MOF）。

8. 其他炎症介质 ①感觉神经肽是一组由感觉末梢释放的肽类物质，也参与炎症的全身反应和血管反应。其中 P 物质可直接和间接刺激肥大细胞脱颗粒而引起血管扩张和通透性增加，还可传导疼痛。②内皮细胞、巨噬细胞和脑内某些细胞所产生的一氧化氮可引起平滑肌细胞松弛，血管扩张，另一方面也可以抑制炎症反应，抑制血小板黏附、聚集和脱颗粒，抑制肥大细胞引起的炎症反应。一氧化氮及其衍生物还可杀伤病原微生物，具有抗感染作用。

（二）体液中产生的炎症介质

血浆中有三类重要的炎症介质：激肽系统、补体系统和凝血系统。

1. 激肽系统（kinin system） 激肽系统中能发挥炎症介质作用的是缓激肽（bradykinin），它是由血浆中激肽原经以下机制激活而产生。第Ⅻ因子首先被胶原和基底膜激活，产生的Ⅻa 片段使前激肽释放酶转变为激肽释放酶，激肽原在激肽释放酶作用下最终裂解为有生物活性的缓激肽。缓激肽的主要作用是引起细动脉扩张，增加血管通透性，还可使血管以外的平滑肌收缩及在炎症局部产生疼痛。缓激肽的作用十分短暂，缓激肽很快被血浆和组织内的激肽酶灭活，随血流到肺时迅速被灭活，其作用主要局限在血管通透性增加的早期。

2. 补体系统（complement system） 是一组具有酶活性的血浆蛋白。在血浆中补体浓度最高，但却以未激活形式存在。在急性炎症的复杂环境中，许多因素可以激活补体：①病原微生物的抗原成分与抗体结合通过经典途径激活补体，而革兰氏阴性细菌的内毒素则通过替代途径激活补体。某些细菌所产生的酶也能激活补体。②坏死组织释放的酶和炎症渗出物中的蛋白水解酶也能激活补体，包括纤维蛋白溶解酶和溶酶体酶。③激肽、纤维蛋白形成和降解系统的激活及其产物也能激活补体。

补体系统中以 C3 和 C5 的激活最重要,其裂解片段 C3a、C5a 是最重要的炎症介质。它们在炎症过程中的主要作用是:① C3a 和 C5a(又称过敏毒素)通过引起肥大细胞和单核细胞进一步释放组胺等炎症介质,导致血管扩张,增加血管的通透性,引起血管扩径;C5a 还能激活花生四烯酸代谢的脂质加氧酶途径,使中性粒细胞和单核细胞进一步释放炎症介质。② C5a 引起中性粒细胞黏附于血管内皮细胞,并且是中性粒细胞和单核细胞的趋化因子。③ C3b 结合于细菌细胞壁时具有调理素作用,可增强中性粒细胞和单核细胞的吞噬活性,因为在这些吞噬细胞表面有 C3b 的受体。补体对中性粒细胞有趋化作用,中性粒细胞释放的溶酶体又能激活补体。

3. 凝血系统和纤维蛋白溶解系统　被激活的第 XII 因子在启动激肽系统的同时,还能启动凝血系统(clotting system)和纤维蛋白溶解系统(fibrinolytic system)。凝血系统具有两类炎症介质活性:①凝血酶原转变为凝血酶,凝血酶可使纤维蛋白原形成纤维蛋白(纤维素),并释放出纤维蛋白多肽。凝血酶可促使白细胞黏着和成纤维细胞增生。纤维蛋白多肽可使血管通透性增高并对白细胞有趋化性。②第 X 因子形成 Xa 因子,Xa 因子与效应细胞蛋白酶受体 1 结合后可引起血管通透性升高和促进白细胞渗出。

纤维蛋白溶解系统的激活与激肽系统的激活密切相关,纤维蛋白溶解系统可通过激肽系统引起炎症的血管变化。激肽释放酶使纤维蛋白酶转变成纤维蛋白溶解酶。纤维蛋白溶解酶一方面可溶解纤维蛋白,形成纤维蛋白降解产物,具有增加血管通透性的作用;另一方面还可使 C3 降解形成 C3a,导致血管通透性增加。

各种炎症介质及其来源与作用概括于表 3-5-2。

表 3-5-2　炎症介质在炎症过程中的作用

炎症介质	来源	作用
细胞释放的炎症介质		
组胺,5-HT,蛋白聚糖,趋化因子	肥大细胞、血小板、嗜碱性粒细胞	血管扩张,血管通透性增高,内皮细胞激活
5-羟色胺	血小板	血管扩张,血管通透性增高
前列腺素	肥大细胞,白细胞	血管扩张,发热,疼痛
白细胞三烯	肥大细胞,白细胞	血管通透性增高,化学趋化作用,白细胞黏附和激活
活性氧	白细胞	杀伤微生物,组织损伤
一氧化氮(NO)	内皮细胞,巨噬细胞	杀伤微生物,舒张血管平滑肌
细胞因子(IL,TNF)	内皮细胞,肥大细胞单核巨噬细胞,淋巴细胞	内皮细胞激活,发热,疼痛,厌食,低血压,休克
血小板激活因子	白细胞,血小板,肥大细胞	血管扩张,血管通透性增高,白细胞黏附,化学趋化作用,脱颗粒作用
化学趋化因子	白细胞,激活的巨噬细胞	化学趋化作用,激活白细胞
体液中产生的炎症介质		
补体系统	血浆(肝脏产生)	化学趋化作用,扩张血管
激肽,缓激肽	血浆(肝脏产生)	血管扩张,血管通透性增高
凝血酶	血浆(肝脏产生)	激活内皮细胞,白细胞聚集

二、促炎因子与抗炎因子

炎症介质的作用大致可以归纳为两类,即促炎介质与抗炎介质,或称促炎因子与抗炎因子,它们主要由激活的淋巴细胞和单核巨噬细胞产生,故又称细胞因子,其化学本质是多肽。从信息传递的角度看细胞因子是生物体内一类重要的第一信使分子,是细胞内基因表达的产物。促炎细胞因子能够促进炎症的发生发展,如 TNF-α、IL-1β、IL-6 等,抗炎因子则抑制炎症过程,如 IL-4、IL-10、IL-13 等。但有些炎症介质兼有促炎和抗炎双重作用,如 IL-6 等。

（一）促炎因子及其作用

促炎因子主要由活化的肥大细胞和巨噬细胞产生。巨噬细胞是免疫系统主要的效应细胞，一旦激活能分泌 100 多种物质。研究较多的细胞因子是肿瘤坏死因子和白细胞介素，还有巨噬细胞释放的花生四烯酸的中间代谢产物，高迁移率族蛋白 B1（high mobility group protein B1，HMGB1）等。

促炎因子的具体作用可以分为：①扩张作用，扩张血管，提高通透性；②趋化作用，招募白细胞聚集到炎症病灶；③致痛作用，引起局部疼痛；④损伤作用，造成局部组织变性坏死；⑤致热作用，引起发热。相关的炎症介质见表 3-5-3。

表 3-5-3　促炎性炎症介质的作用

主要作用	炎症介质
扩张血管	组胺、缓激肽、前列腺素（PGE2、PGD2、PGF2、PGI2）、一氧化氮
血管通透性升高	组胺，5-羟色胺，C3a 和 C5a，缓激肽，LTC4、LTD4、LTE4、PAF、活性氧代谢产物、P 物质、血小板激活因子
趋化作用	TNF，IL-1，C3a 和 C5a，LTB4，趋化因子，细菌产物、中性粒细胞阳离子蛋白，细胞因子（IL-8 和 TNF 等）
发热	细胞因子（IL-1，IL-6，TNF 等），前列腺素
疼痛	前列腺素（PGE2），缓激肽
组织损伤	白细胞溶酶体酶，氧自由基，一氧化氮

1. 白细胞介素和肿瘤坏死因子　白细胞介素家族由活化的单核巨噬细胞及淋巴细胞等产生，作用于淋巴细胞、巨噬细胞或其他细胞，参与炎症反应的部分过程或全过程。在免疫激活、免疫趋化、免疫应答、炎症放大等方面起重要作用。白细胞介素家族中的一类因子主要由 Th1 细胞分泌，IL-1、IL-2、IL-6、IL-8、IL-12、IL-18 主要发挥炎症增强作用，还有 TNF-α 等，都属于促炎因子，可以增加毛细血管通透性，趋化中性粒细胞，促进炎细胞的聚集，促进炎症介质的释放，诱发细胞因子间相互作用等，可导致 SIRS。IL-1 可刺激单核巨噬细胞产生 IL-6 和 TNF，对中性粒细胞起趋化作用，促进肝细胞合成急性期蛋白。IL-6 有促炎和抗炎双重活性，可诱导肝细胞合成急性期蛋白、IFN，调节巨噬细胞产生 TNF，从而影响 SIRS 的发生。IL-12 能引起 NK 细胞和 T 细胞分泌 IFN-γ，后者又反过来激活巨噬细胞，诱导其分泌其他促炎因子，因此 IL-12 参与炎症和免疫级联反应，在感染性休克和 MODS 的发生发展中也起着重要作用。

2. 巨噬细胞释放的花生四烯酸的中间代谢产物　如白三烯、血栓噁烷、PGE2 和前列环素，能调节血管紧张度、降低全身血管阻力，共同参与炎症及休克的发生。PGE2 处理的巨噬细胞能在 LPS 刺激下表达促炎因子，而释放的促炎因子反过来又诱导 PGE2 的合成。巨噬细胞产生的炎症介质还包括 IFN 类、粒细胞集落刺激因子、IL-18、纤溶酶原活化因子、组织因子（TF）、血小板激活因子、IL-8、MIP-1α 和 MIP-1β 等。这些因子不仅具有多种生物学活性，而且相互作用，介导不同的细胞群参与复杂的炎症网络调节过程，在不同水平上调节 SIRS 的发生发展。

（二）抗炎因子与促炎症消退介质及其作用

1. 抗炎因子　在感染性炎症的发生过程中，随着促炎因子的不断释放，机体同时产生一些抗炎因子来拮抗过度的炎症反应。这些抗炎因子主要由 T 细胞产生，包括白细胞介素家族中的二类因子 IL-4、IL-10、IL-13、IL-1RA 等，以及 TNF-β 等，具有抑制炎症的作用。二类因子主要由 Th2 细胞分泌。激活的 CD4$^+$T 细胞通过吞噬和灭活作用，抑制促炎因子的分泌，下调促炎因子受体。这是机体的一种代偿机制。在感染过程中，如果抗原持续刺激，可能造成单核巨噬细胞系统的广泛激活，出现细胞因子级联效应，在放大炎症反应的同时，激活抗炎症反应系统，产生抗炎因子，以维持体内炎症反应的平衡。这种平衡是相对的，当促炎因子占优势时可导致 SIRS，而当抗炎因子占优势时则引发代偿性抗炎反应综合征（CARS）。当机体处于 SIRS 和 CARS 的中间状态时则称为混合性拮抗反应综合征（MARS）。二类因子明显升高，有助于停止炎症反应，恢复机体免疫稳态，从而表现为一种良性过程（良性炎症）。

促炎与抗炎细胞因子的比较见表 3-5-4。

表 3-5-4　促炎与抗炎细胞因子的比较

项目	促炎细胞因子（Ⅰ类因子）	抗炎细胞因子（Ⅱ类因子）
细胞因子	IL-1、IL-2、IL-6、IL-8、IL-12、IL-18、TNF-α、IL-1β等	IL-4、IL-10、IL-13、IL-1RA、TNF-β等
来源	Th1细胞分泌	Th2细胞分泌
作用	炎症增强作用	炎症抑制作用

2. 特异性促炎症消退介质（specialized pro-resolving mediators，SPM）　近年，研究者发现一类炎症介质，该类炎症介质具有限制炎症强度、促进炎症消退的作用，称为SPM，包括所谓四大新兴家族：①由ω-3多不饱和脂肪酸衍生而来的脂氧素（lipoxin，LX）；②E类消退素（resolvin，RvE）；③保护素（protectin）；④Maresins（MaR）。还有花生四烯酸、二十碳五烯酸（eicosapentaenoic acid，EPA；C20：5n-3）和对脂肪氧化酶有依赖相关性的二十二碳六烯酸（docosahexaenoic acid，DHA；C22：6n-3）等物质。各种SPM的靶细胞及特异作用见表3-5-5。

表 3-5-5　SPM 细胞类型特异性作用

介质	靶细胞	作用
脂氧素A4	巨噬细胞	促进中性粒细胞吞噬凋亡
	嗜酸性粒细胞	抑制趋化因子和IL-5的产生
	NK细胞	促进粒细胞凋亡
	ILC2	抑制IL-13的释放
消退素E1	NK细胞	CMKLR1受体的表达
消退素D1	中性粒细胞	抑制移行
	巨噬细胞	促进过敏原和凋亡细胞的吞噬作用
保护素D1	中性粒细胞	抑制肿瘤坏死因子和INF-γ释放，跨内皮迁移
Maresin 1	ILC2	抑制IL-13产生及刺激双调蛋白产生

　　注：ILC2表示2型固有淋巴样细胞（innate lymphoid cell-2）；CMKLR1表示趋化因子样受体1（chemokine like receptor 1）

　　SPM可在胞葬作用（凋亡细胞被吞噬细胞清除）过程中产生，成为恢复血管完整性、组织再生和修复的信号分子，并通过抑制促炎性脂质介质和细胞因子的表达来减轻发热并缓解炎性疼痛，促进炎症消退。SPM还有抗炎抗感染作用，能减轻流感病毒及单纯疱疹病毒感染的严重程度，对于细菌感染也有显著的治疗潜力。研究表明，SPM中，保护素D1具有促进肺部炎症反应消退和阻止气道高反应性的作用，消退素（RvE1）、神经保护素D1（neuroprotectin D1，NPD1）等可通过抑制瞬时受体电位通道减轻疼痛，消退素还可能通过中枢作用减轻炎性疼痛。

　　SPM在炎症反应中对各宿主靶细胞的影响不同。①中性粒细胞，是机体急性炎症反应过程中的主要反应细胞，SPM可降低中性粒细胞活性、黏附性、产生活性氧等活性，降低其微生物清除率，也可限制中性粒细胞迁移，在体内减少血细胞渗出，并减少组织炎症和损伤的发生。在炎症消退过程中，中性粒细胞的凋亡可促使巨噬细胞逐渐发挥抗炎效应。②巨噬细胞，是炎症消退反应的关键靶细胞，SPM可增强巨噬细胞清除微生物、组织碎片和凋亡细胞的能力。在巨噬细胞的胞葬作用过程中，吞噬细胞产生的SPM作为自泌素可抑制中性粒细胞活化，增强凋亡细胞中趋化因子受体5（CCR5）对清除趋化因子的表达，并促进巨噬细胞的胞葬作用。③自然杀伤细胞（natural killer cell，NKC），是机体重要的免疫细胞，在炎症消退过程中具有调节免疫及直接杀伤靶细胞的作用。作为RvE1受体，趋化因子样受体1（chemokine like receptor 1，CMKLR1）也可经NKC表达，但是NKC耗竭能显著减弱RvE1的保护作用。④黏膜上皮细胞，是机体重要的物理屏障，在炎症消退过程中，SPM可有效地抑制促炎性细胞因子的产生,同时抑制中性粒细胞经上皮细胞迁移,促进 CD55 在黏膜上皮细胞上表达,这一研究发现为病原体入侵宿主后开启多模式的抗炎机制提供了理论依据。⑤2 型固有淋巴细胞(ILC2),是固有的白细胞家族成员,为应答上皮来源的细胞因子,如 IL-25、IL-33、胸腺基质淋巴细胞和肥大细胞衍生的前列腺素(prostaglandin D2,PGD2),ILC2 以独立抗原方式产生 2 型细胞因子 IL-5 和 IL-13。ILC2 可表达包括脂氧素 A4(lipoxin A4,LXA4)和 RvE1 在内的促炎症消退介质受体,其中,LXA4 和 MaR1 能有效抑制 ILC2 释放促炎细胞因子。同时 MaR1 也可通过 ILC2 促进双调蛋白释放,这是流感后恢复肺黏膜平衡的一种保护性反应。⑥淋巴细胞,是机体免疫应答功能的重要细胞成分,对激活炎症消退反应起着重要的作用。CCR5 在细胞凋亡的基础上表达,通过增强 SPM,活化 T 细胞分离促炎细胞因子而终止炎症反应。另一方面,RvE1 可抑制获得性免疫反应,特别是 T 辅助细胞 17(Th17)的细胞应答反应,它能降低促炎细胞因子如 IL-23 和 IL-17 的产生。研究表明,RvD1 可增加 B 细胞抗体的产生。

(三)感染对炎症因子的影响

李君蕊等将炎症分为感染性炎症(病原微生物直接感染所致)和自身免疫性炎症(与微生物感染有关的自身免疫性疾病),比较两种炎症因子的表达情况,发现多数炎症因子于发病后即出现差异。在感染性炎症中,发病后炎症因子明显增多,但持续时间较短,多于发病后 1 ~ 2 周内恢复正常,不再升高。在致炎因子被清除后促炎因子也会很快恢复正常。如促炎因子持续升高,又缺乏抗炎因子的拮抗,病变则将恶化或转为慢性。在自身免疫性炎症中各种炎症因子恢复缓慢,并且直到观察结束,多数因子仍不能恢复正常。病原体(细菌、原虫、病毒)及其产物均能激活抗原提呈细胞,启动白细胞介素的基因转录与合成。自身免疫反应时,B 细胞、T 细胞异常活化,膜表面分子(包括白细胞介素)表达增强。特别是自身抗原的形成,使得炎症反应呈现不同的路径和结局。资料还显示,感染性炎症在致炎因素被清除后,机体内 Ⅰ类(促炎)因子迅速恢复正常,自身免疫性炎症时,各因子不能恢复正常,Ⅰ类因子水平反复升高,Ⅱ类因子又相对低下,特别是 IL-4、IL-13 因子低下,可能是自身免疫性炎症迁延不愈所致,组织不断分泌促炎因子,机体不能恢复免疫稳态,导致机体组织及功能损伤,从而表现为一种慢性过程(恶性炎症)。不同炎症间各因子升高持续时间有显著区别,感染性炎症中

各因子变化时间短,过程多呈单峰形态,自身免疫性炎症诸因子变化持续时间长,其过程呈双峰甚至多峰形态。

不同介质系统相互之间有着密切的联系,其作用也是交织在一起,密不可分。几乎所有介质均处于灵敏的调控和平衡体系中。一方面在细胞内处于严密隔离状态的介质,或在血浆和组织内处于前体状态的介质,都必须经过许多步骤才能被激活,在其转化过程中,限速机制控制着产生介质的生化反应的速度。另一方面,炎症介质一旦被激活和被释放,将迅速被灭活或破坏。机体就是通过这种调控体系使体内介质处于动态平衡。促炎细胞因子如 TNF-α、IL-1β 明显高表达,而抗炎细胞因子 IL-4 基因表达明显降低。脓毒血症时促炎细胞因子 TNF-α、IL-1β、IL-6 与抗炎细胞因子 IL-4 的表达处于一种失衡状态。在脓毒血症时抗炎介质可能不足以与促炎介质相抗衡,使促炎细胞因子的产生失控。这些肠源性细胞因子可以通过门静脉进入体循环,启动或加重机体过度的炎症反应。细胞因子与炎症反应的关系十分复杂,对于炎症时细胞因子变化规律仍有待深入探讨。

三、炎症介质与急性感染性炎症

急性感染性炎症在病理形态上主要表现为局部组织的变性坏死和炎性渗出,严重感染时细菌、病毒等病原体可侵入血流,引起毒血症、败血症和脓毒血症等全身性反应,也可诱导多个脏器发生功能障碍甚至衰竭。炎症介质在急性感染的病程中具有重要作用。

1. 全身炎症反应综合征(SIRS) 炎症包括机体抗病和修复的反应,是一种保护性防御过程。多年来,人们普遍认为炎症与细菌感染密切相关,而细菌感染主要为外源性,机体的反应主要是病原体感染直接造成的。随着研究的深入,人们发现,威胁危重患者生命的主要原因,是一种由多种原因启动的炎症介质失控性释放所引起的全身性过度炎症反应。因此,1991 年美国胸科医师学会 / 危重病医学会(ACCP/SCCM)在芝加哥联合召开的讨论会上提出了 SIRS 的概念,包括我们熟知的毒血症、败血症和脓毒血症。这个概念对有关炎症和感染的某些传统观念给予了更新和发展,从某种程度上阐述了疾病的本质,因此,一经提出便受到医学界的广泛关注和重视。

人们还认识到,细菌的侵入途径,除了通常的皮肤黏膜损伤及医源性感染以外,胃肠道内细菌也是内在感染的来源,由于严重感染、缺血缺氧及大量使用

广谱抗生素、长期禁食、胃肠道应激性溃疡出血等因素使肠道屏障改变，肠免疫功能抑制，有活力的细菌可经过无破损的黏膜屏障移位到肠系膜淋巴结或其他远隔器官，发生细菌移位，使细菌毒素和炎症介质不断进入血液和淋巴，启动和加速 SIRS 和 MODS 的发展。目前认为胃肠道是 SIRS 的枢纽器官和炎症介质的扩增器，防止细菌易位已受到临床高度重视。

SIRS 是由各种损伤，如严重感染、创伤、烧伤、休克、急性胰腺炎或药物中毒等引发的全身性反应。临床上包括感染与非感染两种情况，其主要临床特征是持续高代谢、高动力循环状态以及全身过度炎症反应，并可导致 MODS。MODS 是指机体遭受各种损害，24 小时后顺序出现 2 个或 2 个以上器官不能维持其自身功能，从而出现器官功能障碍。MODS 强调了对危重病症的早期发现、早期防治，与前期提出的"多器官功能衰竭"（MOF）的概念不同，MOF 是一静态概念，它忽视了器官从功能障碍（不全）发展到功能衰竭的动态变化过程，MODS 表示的是一个连续的进行性的病理过程，既可以发展到 MOF 导致死亡，亦可逆转、恢复，MODS 的提出为早期干预，避免 MOF 发生提供了理论基础。

2. 炎症介质与 SIRS、MODS 的关系　关于 SIRS 的发生机制有多种学说，如细胞因子风暴说、正反馈说、促炎/抗炎失衡说等，其中炎症介质在各种假说中都起关键作用。参与 SIRS 的炎症介质包括细胞因子（TNF-α、IFN、IL 等）、补体、磷脂酶、凝血及纤溶系统、前列腺素、激肽等，其中细胞因子的深入研究使人们对 SIRS 的认识有了突破性进展。

（1）细胞因子（cytokine，CK）：是一类以细胞自分泌或旁分泌方式产生的肽类介质，在组织细胞与单核巨噬细胞之间起着重要的信息交通和协调作用。SIRS 的发生主要是 TNF-α、IL-1β、IL-6、IL-8 等起作用，其中 TNF-α 在 SIRS 中是激活 CK 级联反应的主要初级 CK，可在大量感染与非感染性疾病中出现，TNF-α 的水平与 SIRS/MODS 显著相关，给健康志愿者注入大肠埃希菌内毒素可致循环中 TNF-α 浓度明显增加。

（2）TNF-α：是机体维持内部自稳、抵御各种致病因子必不可少的免疫调节因子。炎症反应中，低浓度 TNF-α 有利于对抗病原微生物的侵害，如产生不足，可导致感染不能控制；当过度炎症反应时，TNF-α 大量分泌，作用于广泛的微血管系统，诱发血管内皮细胞的表型转变为炎症型，如果转变比较局限，对控制机体的炎症和感染有利，反之，则造成机体损伤。

（3）C 反应蛋白（C-reactive protein，CRP）：是一种由炎症介质诱导合成的急性相蛋白，与细菌感染密切相关。SIRS 患儿 CRP 水平升高，可作为判断病情轻重的辅助指标之一。CRP 作为一种非特异性炎症介质，不仅与感染相关，也与功能紊乱、病情轻重等有关。CRP 和前降钙素（procalcitonin）等可作为 SIRS 辅助诊断的实验室指标。

3. 肠道细菌与 SIRS 的关系　SIRS 或脓毒血症及其所并发的 MODS 是由内源性和外源性介质所介导的全身炎症反应，是各种损伤因素通过机体的防御系统而启动的全身炎症系列反应，由于炎症反应的失控而产生过量的炎症介质和细胞调节因子，造成正常组织的损伤。其特殊性在于：①受损的器官未必直接受损或为原发病灶；②从原始起因或继发刺激到器官衰竭有数天或数周的滞后期，并可发生于远隔器官。对 MODS 的发病机制人们提出过多种假说，其中主要的有介质假说和肠道假说，其中肠道假说目前成为学者们研究的热点问题之一。

其他器官相比，肠道有以下特点：①肠道既是活跃的代谢器官又是重要的免疫器官；②肠道是机体内最大的细菌储存处，又是除体表外隔绝外环境的最主要屏障。在感染、创伤、休克等外来打击下，肠道既是受损的"靶"器官，同时亦是造成损伤的"激发"器官。肠道内含有大量的革兰氏阴性细菌和内毒素，内毒素在 MODS 后机体各种反应中起到了触发剂的作用。内毒素可以刺激来自免疫系统和血管内皮系统的炎症效应细胞产生大量的炎性介质，其中主要的有促炎和抗炎细胞因子，它们之间相互作用形成复杂的细胞因子网络和许多正负反馈环，导致了所谓"炎症瀑布效应"，加重了机体的损伤。

肠道中革兰氏阴性细菌释放的内毒素 LPS，具有激发 SIRS 的"扳机"始动作用。感染发生后，细菌 LPS 进入血循环，首先与 LPS 结合蛋白（LBP）发生特异结合。LPS 的主要受体是巨噬细胞表面的 CD14 分子，LPS 通过 LBP 与 CD14 发生结合，从而激活巨噬细胞，这是 LPS 启动 SIRS 过程的首要步骤，但有研究发现，LPS 在没有 CD14 分子的情况下也能结合于细胞表面。除 LPS 外，脂磷壁酸（LTA）、肽聚糖以及酵母菌细胞壁上的甘聚糖也能与 CD14 受体结合，激活机体免疫系统。LPS 以 LPS-LBP-CD14 三体复合物形式活化 Toll 样受体（Toll-like receptor，TLR），发生信号转导。TLR- 跨膜信号转导在 SIRS 的发病机制中占据核心地位。

4. 各种炎症介质之间的关系　人体内有完善的 CK 平衡调节机制，正常情况下，炎症反应具有自限性，对正常组织细胞无明显损害作用。在 SIRS 和 MODS 的发生发展中，众多的炎症介质都直接或间接地影响炎症反应，它们不仅具有多种生物学功能，而且相互刺激、诱导和调节，构成一个极为复杂的网络系统，共同参与炎症反应。各种损伤刺激单核巨噬细胞产生 TNF-α、IL-1、IL-6 等促炎介质，同时 TNF-α 也可诱导多种 CK 和炎症介质如 IL-1、IL-6、IL-8、氧自由基、凝血酶、PAF、NO 等的大量释放，触发炎症发展，并放大炎症过程，形成正反馈，从而导致 SIRS 和组织器官的炎性损伤。这些大量失控释放的促炎介质会引起自身破坏性炎症反应，这种状态称为"细胞因子风暴"（cytokine storm）。

严重损伤时，血液中不但有大量促炎介质，抗炎介质也大量释放。据报道，SIRS/MODS 患者血清 IL-10 与 TNF-α 显著升高，小鼠腹腔注射 IL-10 后，TNF-α 显著降低。据报道，烧伤后血浆 IL-8 和 IL-10 水平均升高，脓毒症组 IL-8、IL-10 水平始终高于非脓毒症组，死亡者 IL-8、IL-10 水平升高更明显。也有报道在严重感染及伴有器官功能不全的患者中 NO 及 NOS 显著升高。作为一个有机整体，抗炎/促炎平衡才能使机体维持稳态，IL-10、NO 的适量分泌可对抗炎症反应，但大量分泌便可造成机体免疫功能损害（免疫麻痹），增加机体对感染的易感性，导致伴有免疫抑制的脓毒性休克和 MOF。总之，SIRS 在一定程度上是由损伤和感染刺激受累组织和单核吞噬系统产生过量的 CK 和炎症介质而导致的全身反应。因此，阻断、清除 CK 等炎症介质的治疗方法有望在干预 SIRS 和 MODS 的发生发展中发挥作用，可以减少 MODS 发展成 MOF，如血浆置换、血液滤过、抗脂多糖抗体、IL-1 受体拮抗剂、抗 TNF-α 抗体、NO 合成酶抑制剂等治疗均已取得一定疗效。

5. 高迁移率族蛋白（high mobility groupprotein，HMG）与 SIRS　HMG 早在 20 世纪 60 年代就已由 Johns 发现，并于 1973 年首次在牛胸腺中被提取和鉴定，因其分子质量较小（30kDa），在聚丙烯酰胺凝胶电泳中的高迁移能力而得名。根据其分子质量大小、序列相似性和 DNA 结构特性，HMG 可进一步分为 HMGA、HMGB、HMGN 3 个家族。而 HMGB 家族又有 3 个成员，即 HMGB1、HMGB2 和 HMGB3，三者在氨基酸序列上有 80% 的一致性。1999 年 Wang 等首次报道 HMGB1 作为新的晚期炎症介质参与了 SIRS 和毒血症、脓毒血症的发病过程，并能维持和延长炎症过程。此后的研究陆续证明它也是一种促炎因子，HMGB1 不但在促炎因子作用下由单核巨噬细胞、中性粒细胞释放，其本身又可引起延迟反应，维持和延长炎症过程。HMGB1 与促炎因子的相互作用途径，一是坏死细胞或其他受损细胞释放 HMGB1 并结合未活化的单核巨噬细胞，促进促炎介质释放，二是由活化的单核巨噬细胞释放 HMGB1 使促炎介质释放，促炎介质又可使活化的单核巨噬细胞释放 HMGB1，从而形成正反馈，延迟炎症反应。HMGB1 在脓毒血症中出现较晚且持续时间较长，可能成为反映脓毒血症病理过程更方便实用的监测指标。还有研究发现，HMGB1 也是一些局部炎症（如肺炎、肝炎、关节炎、滑膜炎、急性肺损伤及某些自身免疫性疾病等）中的细胞因子介质，在肺部、结肠、胰腺等器官肿瘤的发生发展中 HMGB1 也起一定作用。

HMGB1 是含量最丰富的 HMG 蛋白，广泛分布于淋巴组织、脑、肝、肺、心、脾、肾等组织中，HMGB1 除在肝、脑组织中主要存在于细胞质外，在大多数组织中存在于细胞核。因此除无核细胞外，几乎所有细胞都能表达 HMGB1。HMGB1 通过两种方式释放到细胞外：①主动分泌，即由活化的单核细胞、巨噬细胞、成熟树突细胞和活化的自然杀伤细胞通过部分依赖于 LPS 介导的 TLR4-CD14 复合物途径活跃地分泌；②被动分泌，即在细胞坏死条件下，具有生物活性的 HMGB1 被动地弥散到细胞外。HMGB1 的细胞生物效应比较广泛，包括：①参与 DNA 的重组、修复、基因转录调控、细胞复制及分化成熟等生命活动。②诱导炎性反应，当细胞坏死或受损时，核内的 HMGB1 可释放到细胞外，引发单核巨噬细胞分泌促炎因子，而促炎因子又反过来促进 HMGB1 的分泌，HMGB1 在炎性反应的后期是一种重要的致炎因子。③参与肿瘤细胞增殖分化和迁移，*HMGB1* 是一种肿瘤转移促进基因，它的表达增高与肿瘤的侵袭和转移密切相关，是目前唯一知道的与肿瘤和新生物形成有关的 HMB 家族成员，可以用免疫组织化学和半定量 PCR 技术检测癌组织中 HMGB1 抗原的表达，来探讨其表达在癌组织侵袭、转移中的作用。目前在胃癌中的研究较多。④促进神经细胞的生长。此外它还可以影响凝血、纤溶系统功能，影响血管内皮细胞功能以及免疫系统的功能，因而备受关注。

HMGB1 的受体已知有高级糖基化终末产物受体（receptor for advanced flycationend products，RAGE）和 TOLL 样受体（Toll-like receptor，TLR）两类。RAGE 是免疫球蛋白超家族成员，表达于单核巨噬细胞、血管平滑肌细胞和神经元表面，TLR2 也是介导 HMGB1 细胞因子活性的重要受体。随着对 HMGB1 细胞生物学功能研究的广泛深入，人们发现 HMGB1 在脓毒血症、缺血和再灌注损伤、肿瘤、关节炎等多种疾病的发病过程都具有重要作用，HMGB1可能成为多种疾病治疗新靶点。

四、炎症介质与慢性感染性炎症

细胞因子（CK）是指在某些刺激因素作用下，由免疫细胞（单核巨噬细胞、T细胞、B细胞、NK细胞）和某些非免疫细胞（如血管内皮细胞、成纤维细胞等）合成、分泌的一类生物活性物质。自20世纪50年代发现至今，已形成了一个庞大的体系。细胞因子多为分子质量6～60kDa的多肽或糖蛋白，作为细胞间信号传递分子，不仅在急性炎症或渗出性炎中有重要作用，在介导和调节慢性炎症反应中也有重要作用。近年的研究已经取得许多重要成果。

1. **结核病**　结核分枝杆菌引起的慢性感染伴随着一系列细胞因子的异常表达。有些研究发现，人类与结核菌素反应的皮肤中IFN-γ与IL-2表达增强。结核性胸膜炎患者的胸腔积液中IFN-γ与IL-2水平明显高于外周血，而IL-4 mRNA水平明显低于外周血。由此可见，对结核分枝杆菌感染具有抵抗力的患者，在其病变部位IFN-γ与IL-2占优势。活动性结核外周血单个核细胞被结核分枝杆菌抗原刺激后IL-4 mRNA表达及IL-4分泌细胞增加，IFN-γ或IL-2不升或降低，目前认为来自以介导体液免疫反应为主的Th2类细胞占优势或向Th2类反应转换，导致感染慢性化。转化生长因子-β（transforming growth factor-β，TGF-β）在结核的炎症中也发挥重要作用。TGF-γ具有抑制T细胞的免疫应答及使巨噬细胞去活化的功能，可以促进结核分枝杆菌在细胞内生长。IL-7与IL-15在结核病中的作用也引起了重视，实验表明它们可以延长感染鼠的存活期。

2. **病毒感染**　病毒感染可增强细胞毒性T细胞（cytotoxic T cell，CTL）的活性。实验表明，CD8$^+$CTL产生的细胞因子可引起Th1优势活化。以病毒性肝炎为例：在慢性乙型肝炎患者体内，IL-2活性低于正常人。HBV慢性患者外周血单个核细胞（PBMC）上的mIL-2R表达明显低于正常人，由于mIL-2R表达低下不能发挥作用，进而影响CTL有效清除细胞内存在的病毒或阻止病毒复制；另外慢性乙型肝炎患者血清中的IFN-α、IL-6、IL-8的水平显著升高，并与病情严重程度有关。这3类细胞因子都是体内重要的致炎细胞因子。HBV感染诱导肝细胞大量合成TNF-α，TNF-α又导致IL-8、IL-6的合成，促进肝内炎症反应，导致肝细胞损伤。肝内慢性炎症持续存在最终导致肝纤维化。HCV感染者经IFN-α治疗前后肝内细胞因子mRNA表达发生变化，治疗前以IFN-γ和IL-2为主，治疗后IFN-γ表达进一步升高，而IL-2表达不再升高，治疗前INF-γ（+）、IL-4（-）（Th1类）的病例明显高于其他病例，未发现表达IFN-γ（-）、IL-4（+）（Th2类）的病例，表明慢性HCV感染患者肝中以Th1类反应为主。

3. **其他慢性炎症**　许多慢性炎症中都发现有炎症介质的作用。人类自身免疫性疾病通常表现为慢性炎症，其发生与细胞因子异常有关。已经发现，IL-18、IL-15、IFN-α、IFN-β、巨噬细胞移动抑制因子（macrophage migration inhibition factor，MIF）等在类风湿关节炎（rheumatoid arthritis，RA）、炎症性肠病等的慢性炎症过程中发挥作用。哮喘也是由多种炎症介质和炎细胞参与的慢性炎症，研究发现，IFN-α、IL-1、IL-5、IL-10、IL-13等细胞因子都不同程度地参与了疾病过程。细胞因子在移植排斥反应和肿瘤的发生发展的作用近年也有很多研究，因为与感染关系不大，不再赘述。

总之，细胞因子不但和急性炎症反应密切相关，和慢性炎症的关系近年也受到关注。慢性炎症发生、发展与细胞因子的异常表达密切相关，其病理变化由细胞因子介导，同时细胞因子在慢性炎症过程中具有双重效应，一方面，它导致并促进炎症发展；另一方面，它又可抑制炎症的发展，如果可以利用它阻断慢性炎症的恶性循环，将有助于防治某些感染和炎症性疾病。

（刘德纯　吴礼高；郭瑞珍）

参·考·文·献

步宏, 李一雷, 2018. 病理学. 第9版. 北京: 人民卫生出版社.

陈杰, 李甘地, 2010. 病理学. 第2版. 北京: 人民卫生出版社.

陈杰, 周桥, 2015. 病理学. 第3版. 北京: 人民卫生出版社.

陈立军, 尉承泽, 宋旭华, 等, 2001. 促炎及抗炎细胞因子在脓毒症小鼠肠道相关淋巴组织的表达. 中华医学杂志, 81(5):951-953.

陈昀谷, 邢珊, 陈广洁, 2018. 慢性肉芽肿病27例临床分析. 中华传染病杂志, 36(6):345-348.

陈振娟, 阮冰, 2007. 全身炎症反应综合征的分子发病机制及其治疗研究. 国际流行病学传染病学杂志, 34(6):402-405,414.

樊星, 翁谢川, 丁日高, 2012. 细胞因子在炎症性肠病中作用机制的研究进展. 国际免疫学杂志, 35(6):422-425.

郭汉城, 2001. 抑制炎症的细胞因子与肾小球肾炎的关系. 国外医学泌尿系统分册, 21(4):164-165.

郭瑞珍, 于燕妮, 1997. 病理学. 贵州: 贵州科技出版社.

韩安家, 王连唐, 薛玲, 2003. 病理学教学彩色图谱. 北京: 科学出版社.

胡可, 刘文思, 梁湘辉, 2011. 降钙素原在细菌感染中的临床应用的研究. 中华医院感染杂志, 21(1):30-33.

胡尚平, 张建中, 2010. 病理学. 北京: 人民卫生出版社.

黄春, 张国俊, 2014. 结节病诊断方法的研究进展. 河南医学研究, 23(2):156-158.

贾继东, 2014. 慢性肝脏炎症与原发性肝细胞癌. 中华内科杂志, 53(5):347-348.

金木兰, 刘鸿瑞, 2007. 结节病与结核病. 中华病理学杂志, 36(5):333-335.

李春盛, 2000. 关于多脏器功能障碍综合征的几个问题. 中国危重病急救医学, 12(6):326-327.

李惠萍, 2007. 肉芽肿性肺疾病与肺部多发结节性病变. 中国实用内科杂志, 27(13):999-1001.

李建明, 邓永键, 丁彦青, 2008. 重视感染性肉芽肿性病变的病理诊断. 诊断病理学杂志, 15(5):353-356.

李君蕊, 赵宝春, 付盈菊, 等, 2008. 不同类型炎症中白细胞介素诸细胞因子水平变化及意义. 中国综合临床, 24(3):244-247.

李玉林, 2013. 病理学. 第7版. 北京: 人民卫生出版社.

刘蓓, 涂晓敏, 付前聪, 等, 2010. 细胞因子与上下呼吸道炎症反应一致性. 国际耳鼻咽喉头颈外科杂志, 34(2):82-85.

刘德纯, 1996. 弓形虫性淋巴结炎的病理学表现. 诊断病理学杂志, 3(1):45-46.

刘德纯, 2008. 上皮样肉瘤. 罕少疾病杂志, 15(1):43-46.

刘德纯, 2014. 感染性疾病的病理学诊断. 临床与实验病理学杂志, 30(7):777-781.

刘德纯, 李涤臣, 吴礼高, 等, 2013. 上皮样肉瘤8例报告及文献复习. 蚌埠医学院学报, 38(1):30-33.

刘德纯, 林清森, 1995. 获得性弓形虫病18例尸检材料的临床病理学研究. 中国寄生虫学与寄生虫病杂志, 13(1); 64-67.

刘德纯, 宋京郁, 赵卫星, 2004. 临床病理解剖学. 北京: 人民军医出版社.

刘鸿瑞, 刘彤华, 1987. 26例结节病活检组织检查的病理分析. 中华结核和呼吸组织, 10(3):136-139.

刘陕岭, 曹定睿, 2004. 麻醉药对中性粒细胞呼吸爆发功能的影响. 国外医学麻醉学与复苏分册, 25(6):344-347.

刘彤华, 2013. 诊断病理学. 第3版. 北京: 人民卫生出版社.

刘雪舫, 2011. C反应蛋白和TLR-4与新生儿感染性疾病相关性研究. 中国现代药物应用, 5(6):79-80.

刘岳衡, 王慧, 2016. 细胞焦亡: 程序性死亡研究新热点. 临床与病理杂志, 36(7):1006-1011.

莫磊, 朱黎明, 戴爱国, 2016. 中性粒细胞迁移与肺部疾病的研究进展. 临床与病理杂志, 36(4):481-485.

欧唯为, 肖继, 陈泉, 等, 2016. 特异性促炎症消退介质在炎症调控中的研究进展. 临床与病理杂志, 36(11):1873-1877.

谭郁彬, 张乃鑫, 2000. 外科诊断病理学. 天津: 天津科学技术出版社.

唐道林, 肖献忠, 2004. 高迁移率族蛋白-1与脓毒症. 中国危重病急救医学, 16(2):113-116.

唐亚, 2019. 白细胞介素6在急性胰腺炎发病机制中的研究进展. 临床与病理杂志, 39(4):855-858.

翁利, 戚应静, 杜斌, 2007. 全身性感染及其并发症概念知晓情况的调查. 医学新知杂志, 17(5):261-263.

吴修宇, 邓梦, 黎杨杨, 等, 2014. 降钙素原在感染性疾病中的临床意义. 检验医学与临床, (1):75-77.

徐国成, 邱雪杉, 韩秋生, 2018. 病理学彩色图谱. 武汉: 湖北科学技术出版社.

徐慧英, 施毅, 郭凤梅, 2008. 高迁移率族蛋白B1与炎症反应. 国际呼吸杂志, 28(8):486-489.

闫朝武, 2002. 细胞因子与慢性炎症. 国外医学免疫学分册, 25(2):98-101.

杨海玉, 刘勇, 2016. 中枢神经系统损伤疾病的坏死性凋亡机制研究进展. 临床与病理杂志, 36(3):327-330.

杨岫岩, 2013. 从 "非感染非肿瘤性炎症" 看IgG4相关疾病与未命名疾病. 中华医学杂志, 93(13):964-965.

易翼虎, 李岱阳, 左笑丛, 2016. 细胞程序性坏死及其在炎症中的作用. 临床与病理杂志, 36(11):1883-1888.

应文静, 王晓川, 孙金峤, 等, 2012. 慢性肉芽肿病48例临床分析. 中华儿科杂志, 50(5):380-385.

余更生, 陶家驹, 2007. 肺部肉芽肿病临床进展. 中国全科医学, 10(3):238-239.

赵卫星, 刘德纯, 李道明, 2004. 临床病理解剖学. 郑州: 郑州大学出版社.

赵新, 张翠翠, 王建广, 等, 2014. 头颈部嗜酸性淋巴肉芽肿14例临床分析. 中华口腔医学研究杂志, 8(1):23-27.

中华医学会, 2009. 临床诊疗指南. 病理学分册. 北京: 人民卫生出版社.

中华医学会风湿病学分会, 2011. 韦格纳肉芽肿病诊断和治疗指南. 中华风湿病学杂志, 15(3):194-197.

Adams DO, 1976. The granulomatous inflammatory response, A review. Am J Pathol, 84 (1):164-192.

Albergante L, Timmis J, Andrews P, et al, 2010. A petri net model of granulomatous inflammation. Artificial Immune system, 6209:1-3.

Basaraba RJ, Hunter RL, 2017. Pathology of tuberculosis: how the pathology of human tuberculosis informs and directs animal models. Microbiol Spectr, 5(3):117-129.

Bergsbaken T, Fink SL. Cookson BT, 2009. Pyroptosis: host cell death and inflammation. Nat Rev Microbiol, 7(2):99-109.

Bhatia A, Kumar Y, Kathpalia AS, 2009. Granulomatous inflammation in lymph nodes draining cancer: a coincidence or a significant association. Int J Med Med Sci, 1(2):13-16.

Bone RC, Balk RA, Cerra FB, et al, 1992. Definitions for sepsis and organ failure and guidelines for the use of innovative therapies in sepsis. Chest, 101(6):1644-1655.

Borie R, Wislez M, Antoine M, et al, 2017. Lymphoproliferative disorders of the lung. Respiration, 94(2):157-175.

Carson JP, Ramm GA, Robinson MW, et al, 2018. Schistosome-induced fibrotic disease: the role of hepatic stellate cells. Trends Parasitol, 34(6):524-540.

Chioma OS, Drake WP, 2017. Role of microbial agents in pulmonary fibrosis. Yale J Biol Med, 90(2):219-227.

Chung SM, Song JY, Kim W, et al, 2017. Dengue-associated

hemophagocytic lymphohistio cytosis in an adult: a case report and literature review. Medicine (Baltimore), 96(8):e6159.

EI-Zamman OA, Katzensyein AA, 2007. Pathological diagnosis of granulomatosis lung disease: a review. Histopathology, 50(3):289-310.

Guidet B, Aegerter P, GauzitR, et al, 2005. Incidence and impact of organ dysfunctions associated with sepsis. Chest, 127(3):942-951.

Hassan-Zahraee M, Tran EH, Bourbonnière L, et al, 2000. Elevated interferon-gamma in CNS inflammatory disease: a potential complication for bone marrow reconstitution in MS. J Neuroimmunol, 108(1-2):40-44.

Hilbi H, Zychlinsky A, Sansonetti PJ, 1997. Macrophage apoptosis in microbial infections. Parasitology, 115suppl: S79-S87.

Javaherian K, Liu JF, Wang JC, 1978. Nonhistone proteins HMG1 and HMG2 change the DNA helical structure. Sicence, 199(4335):1345-1346.

Kakavandi E, Shahbahrami R, Goudarzi H, et al, 2018. Anoikis resistance and oncoviruses. J Cell Biochem, 119(3): 2484-2491.

Karimi M, Mohammadi H, Hemmatzadeh M, et al, 2017. Role of the HTLV-1 viral factors in the induction of apoptosis. Biomed Pharmacother, 85: 334-347.

Karzai W, Oberhoffer M, Meier-Hellmann A, et al, 1997. Procalcitonin: a new indicator of the systemic response to severe infections. Infection, 25(6):329-334.

Kaye PM, 2018. Stromal cell responses in infection. Adv Exp Med Biol, 1060: 23-36.

Kim JY, Paton JC, Briles DE, et al, 2015. Streptococcus pneumoniae induces pyroptosis through regulation of autophagy in murine microglia. Oncotarget, 6(42): 44161-44178.

Kostina ZI, Brazhenko NA, Gerasimova EV, et al, 1998. specific features of diagnosis and treatment of patients with pulmonary sar coidosis and tuber culosis. probl Tuberk, 6(2):10-13.

Kradin RL, 2010. Diagnostic pathology of infectious disease. Philadelphia: Saunders Elsevier.

Laga AC, Milner DA Jr, Granter SR, 2014. Utility of acid-fast staining for detection of mycobacteria in cutaneous granulomatous tissue reactions. AM J Clin Pathol, 141(4):584-586.

Lemley DE, katz P, 1987. Granulomatous musculoskeletal disease, sarcoidosis versus tuberculosis, J Rheumatol, 14(6):1199-1201.

Lewis CC, Aronow B, Hutton J, et al, 2009. Unique and overlapping gene expression patherns driven by IL-4 and IL-13 in the mouse lung. J Allergy Chin Immunol, 123(4):795-804.

Liu T, Bao YH, Wang Y, et al, 2015. The role of necroptosis in neurosurgical diseases. Braz J Med Biol Res, 48(4): 292-298.

Liu X, Lieberman J, 2017. A mechanistic understanding of pyroptosis: the fiery death triggered by invasive infection.

Adv Immunol, 135: 81-117.

Lotze MT. Tracey KJ, 2005. High-mobility group box 1 protein (HNGB1): nuclear weapon in the immune arsenal. Nat Rev Immunol, 5(4):331-342.

Maruna P, Nedelníková K, Gürlich R, 2001. Physiology and genetics of procalcitonin. Physiol Res, 49 Suppl 1: S57-S61.

McGee JO'D, Isscson DG, Wrifth NA, 1992. Oxford Textbook of Pathology. New York: Oxford University.

McGuirk P, Mills KH, 2000. Direct anti-inflammatory effect of a bacterial virulence factor: IL-10-dependent suppression of IL-12 production by filamentous hemagglutinin from Bordetella pertussis. Eur J Immunol, 30(2):415-422.

Moosing F, Lamprecht P, Gross WL, 2008. Wegener's granulomatosis: the current view. Clin Rew Allergy Immunol, 35(1-2):19-21.

Özçay F, 2017. Lymphoproliferative disease after pediatric liver transplant. Exp Clin Transplant, 15(Suppl 2):79-81.

Park JS, Svetkauskaite D, He QB, et al, 2004. Involvement of Toll-like receptors 2 and 4 in cellular activation by high mobility group box 1 protein. J Biol Chem, 279(9):7370-7377.

Procop GW, Pritt BS, 2014. Pathology of infectious disease. Philadelphia: Saunders, Elsevier.

Santosham R, Deslauriers J, 2018. Tuberculosis and other granulomatous diseases of the airway. Thorac Surg Clin, 28(2):155-161.

Sfeir MM, Schuetz A, Van Besien K, et al, 2018. Mycobacterial spindle cell pseudotumour: epidemiology and clinical outcomes. J Clin Pathol, 71(7):626-630.

Srivastava I, Aldape MJ, Bryant AE, et al, 2017. Spontaneous C. septicum gas gangrene: a literature review. Anaerobe, 48: 165-171.

Stanley K, Friehling E, Ranganathan S, et al, 2018. Post-transplant lympho- proliferative disorder in pediatric intestinal transplant recipients: a literature review. Pediatr Transplant, 22(5):e13211.

Terziroli Beretta-Piccoli B, Mainetti C, Peeters MA, et al, 2018. Cutaneous granulomatosis: a comprehensive review. Clin Rev Allergy Immunol, 54(1):131-146.

Tsai HF, Hsu PN, 2017. Modulation of tumor necrosis factor-related apoptosis-inducing ligand(TRAIL)-mediated apoptosis by Helicobacter pylori in immune pathogenesis of gastric mucosal damage. J Microbiol Immunol Infect, 50(1):4-9.

Van Baeten C, Van Dorpe J, 2017. Splenic Epstein-Barr virus-associated inflammatory pseudotumor. Arch Pathol Lab Med, 141(5):722-727.

Venkataraman T, Frieman MB, 2017. The role of epidermal growth factor receptor(EGFR) signaling in SARS coronavirus-induced pulmonary fibrosis. Antiviral Res, 143: 142-150.

von Lichtenberg, F, 1991. Pathology of infectious diseases. New York: Raven Press.

Wang H, Bloom O, Zhang M, et al, 1999. HMG-1 as a late mediator of endotoxin lethality in mice. Science,

285(5425):248-251.

Wang H, Yang H, Tracey KJ, 2004. Extracellular role of HMGB1 in inflammation and sepsis. J Intern Med, 255(3):320-331.

Williams GT, Williams WJ, 1983. Granulomatous inflammation: a review. J Clin Pathol, 36(7):723-733.

You Y, Cheng AC, Wang MS, et al, 2017. The suppression of apoptosis by α-herpesvirus. Cell Death Dis, 8(4):e2749.

Zimmermann N, Wikenheiser-Brokamp KA, 2018. Hypereosinophilic syndrome in the differential diagnosis of pulmonary infiltrates with eosinophilia. Ann Allergy Asthma Immunol, 121(2):179-185.

第四章
感染与免疫

　　免疫（immunity）本意是免除瘟疫。早在18世纪我国的《免疫类方》中就已使用免疫一词，其中"疫"主要指传染病。现代免疫学的概念已远远超出传染病的范围。目前认为，免疫是机体识别和排除抗原性异物的一种重要生理功能，包括固有免疫和适应性免疫两方面。这是人体的一种保护性反应，即识别自身和排除抗原性异物，以抵御外界感染性因子，消除体内突变细胞，对维护机体内环境的平衡和稳定，具有重要的生理意义。在正常情况下，免疫系统通过固有免疫和适应性免疫机制以抵抗外界入侵的病原体，维

持自身生理平衡，消除突变细胞，起到保持机体的作用。许多先天性和后天性的因素包括感染因素，都可能损伤免疫防御系统，而免疫系统的损伤和病变又可导致许多疾病，包括感染性疾病。因此感染与免疫之间有密切的关系。

　　免疫病理学（immunopathology）是研究异常免疫功能和异常免疫应答所引起的病理现象的科学，其内容包括机体免疫系统的结构和功能，抗感染免疫、抗肿瘤免疫，以及超敏反应、自身免疫、免疫增生、免疫排斥和免疫缺陷等病理状态，以及免疫学诊断等，

都与感染有不同程度的关系，尤其是免疫缺陷，既可由感染引起，也常继发多种感染，包括机会性感染，对人类健康危害极大。免疫系统识别和排斥抗原成分在多数情况下对机体是有利的，但也有些免疫反应不利于机体，能引起功能紊乱和（或）组织损伤，以及炎症反应。本章拟首先简要复习有关免疫病理学的基本概念，然后重点讨论与感染有关的各种免疫应答，并简要讨论感染与免疫性疾病的关系。关于免疫学检查的内容参见感染病理诊断部分。

第一节　人体免疫防御系统概述

人体免疫防御系统是在先天形成的基础上不断发展完善的。一般说来，人体的皮肤黏膜等起着自然屏障作用，成为抵挡病原体和抗原入侵的第一道防线。单核巨噬细胞系统具有吞噬和清除病原体、传递抗原信息、启动免疫应答的作用，形成第二道防线。机体的淋巴免疫系统通过免疫应答，识别自身，排除"异己"，构成第三道防线。它们在人体遭受各种致病因子侵袭时，分别承担不同的任务。

一、免疫防御系统的结构与分类

人体免疫防御系统按结构和功能分为固有免疫（非特异性免疫）和适应性免疫（特异性免疫）两大类。病原体侵入人体后，首先遇到的是固有免疫功能的抵御。一般在数日后，经过免疫细胞的激活而获得适应性免疫，然后两者配合，共同杀灭病原体。两者之间有密切的联系，但也有许多不同，概括于表 4-1-1。

表 4-1-1　特异性免疫和非特异性免疫的区别

分类	非特异性免疫（固有免疫，天然免疫）	特异性免疫（适应性免疫，获得性免疫）
组成	物理屏障如皮肤黏膜及其附属结构、呼吸道黏膜上的纤毛；共生菌群；化学屏障如溶菌酶、干扰素等；细胞如吞噬细胞、NK细胞、树突状细胞等	特异性免疫系统，包括中枢和周围免疫器官（肝、脾、骨髓、胸腺、淋巴结等）、免疫细胞（T、B淋巴细胞）和免疫分子（淋巴因子、抗体等）
专一性	无专一性，对多种病原体都有作用	有专一性，只对特定病原体起作用
作用	机体生理屏障，非特异性免疫，无需特殊的刺激或诱导，不依赖抗原活化	特异性：细胞免疫，T细胞产生淋巴因子；体液免疫，B细胞产生抗体
特性	在种系发育过程中形成，有遗传性（先天性），无特异性，无记忆性	出生以后形成，逐步完善和进化，具有特异性、多样性、记忆性等
反应	速度快，可即刻产生应答反应	较慢，需要一段时间才产生免疫反应
识别对象	病原体相关分子模式（PAMP）	异物抗原的表位或决定簇
识别受体	模式识别受体（PRR）	T细胞受体（TCR）和B细胞受体（BCR）

（一）固有免疫系统

固有免疫（innate immune）又称非特异性免疫（non-specific immunity）、天然免疫（nature immune）或先天性免疫（congenital immune），是人类在长期的种系发育和进化过程中，逐渐建立起来的一系列防御致病菌等抗原刺激的功能，是针对多种抗原而无专一性的免疫应答。这种经遗传获得的免疫防御功能在第一次接触某种抗原或病原体时就能发生反应，是防御病原微生物感染的第一道防线。固有免疫系统正常功能的发挥离不开一系列的固有免疫细胞，包括单核巨噬细胞（monocyte/macrophage）、中性粒细胞（neutrophil）、树突状细胞（dendritic cell, DC）、自然杀伤细胞（natural killer cell, NK cell）、肥大细胞（mast cell）、嗜碱性粒细胞（basophil）、嗜酸性粒细胞（eosinophil），以及近年新发现的一类固有淋巴细胞。固有淋巴细胞存在于皮肤、肠道、肺脏、肝脏、脂肪以及扁桃体等黏膜相关淋巴组织，与经典淋巴细胞相比数量较少。固有淋巴细胞具有淋巴细胞的形态，但缺乏重组激活基因依赖的重排抗原特异性受体，不表达髓系细胞和树突状细胞的表型分子。非特异性免疫应答通常以炎性反应的方式表现出来，并有许多炎症介质和（或）体液因子参与反应，如补体系统、激肽、缓激肽、纤维蛋白溶解系统，以及天然抗体、溶菌酶、备解素、干扰素等。天然免疫的特点是：①作用范围比较广泛，不是针对某一特定病原体；②同种系不同个体都有，代代遗传，较为稳定；③个体出生时就具备、应答迅速，担负"第一道防线"作用；④再次接触相同致病菌，其功能不会增减；⑤各种病原体具有特定的病原体相关分子模式（pathogen associated molecular pattern，PAMP），可被吞噬细胞的模式识别受体（pattern recognition receptor，PRR）识别和结合。

固有免疫系统主要由自然屏障结构和某些体液因素、细胞因素等组成。人体内的共生菌群也被视为天然免疫的组成部分。其抗感染作用详见本章第二节。

（二）适应性免疫系统

适应性免疫（adaptive immune）亦称特异性免疫（specific immunity）、获得性免疫（acquired immunity）或后天性免疫，是个体出生后，在生活过程中与致病菌及其毒性代谢产物等抗原分子接触后产生的一系列免疫防御功能，是针对某种特定的抗原而发生的免疫应答，通过后天获得性感染而建立。当抗原再次进入机体，便被识别并发生免疫应答，淋巴细胞被激活后可产生相应的抗体或细胞因子，从而作用于抗原物质，且对抗原物质具有高度的专一性。这些能够识别抗原物质并对抗原的刺激发生应答的淋巴细胞称为免疫活性细胞。

目前一般将淋巴细胞分为4类，即①胸腺依赖淋巴细胞（thymus dependent lymphocyte），简称T细胞；②骨髓依赖淋巴细胞（bone marrow dependent lymphocyte），简称B细胞；③自然杀伤性淋巴细胞（nature kill lymphocyte），简称NK细胞。NK细胞常比T、B细胞大，直径约11μm，胞质较丰富，含有较多溶酶体，Giemsa染色可见许多嗜天青颗粒，又称大颗粒淋巴细胞（large granular lymphocyte，LGL）；④固有淋巴细胞，这是指在T细胞和B细胞中存在的一类发挥固有免疫作用或活性的淋巴细胞，分为固有样淋巴细胞（包括B细胞中的B1细胞，T细胞中NKT细胞和γδT细胞等），以及固有淋巴样细胞，分为三个亚群。它们的主要作用详见下文"固有淋巴细胞的抗感染作用"。这类细胞的主要特点是可以承担和发挥固有免疫样的活性和作用。

1. 适应性免疫的形态学和物质基础 适应性免

疫系统由淋巴器官、淋巴组织、免疫细胞以及免疫分子组成。以上成分虽然分散于全身各处，但可以通过血液循环和淋巴循环相互联系，形成一个整体，构成人体的重要防御体系。它能够识别、杀灭和清除"异己"的抗原物质，如各种异常分子、细胞、组织、异物或病原体，并监护机体内部的稳定性，清除表面抗原发生突变的肿瘤细胞和受病毒感染的细胞。当抗原物质侵入皮肤和黏膜，经输入淋巴管随淋巴汇入淋巴结后，可引起全身性免疫应答。

抗原（antigen，Ag）是指能刺激机体产生免疫应答，并与相应的免疫应答产物即抗体或效应T淋巴细胞特异性结合，进而发挥免疫效应的物质。从克隆选择学说理解，是指能与T细胞和B细胞抗原识别受体（即TCR和BCR）发生特异性结合并使其发生活化的物质。抗原的基本特性包括：①免疫原性，即抗原刺激T细胞和B细胞产生效应T细胞或抗体的能力；②抗原性，又称反应原性，即抗原与相应抗体或效应T细胞特异性结合的能力。同时具有这两种特性的物质称为完全抗原，如细菌、病毒等病原体，以及大多数蛋白质分子。只有抗原性而无免疫原性的小分子物质称为不完全抗原或半抗原。半抗原与大分子蛋白质载体结合后可以成为完全抗原。某一特定抗原只能激活免疫系统中具有相应受体的淋巴细胞克隆，产生针对该抗原的特异性抗体和效应T细胞，而且只能和相应的抗体或效应T细胞结合并发生反应。决定抗原特异性的特殊化学基团称为抗原决定基/簇（antigenic determinant）或表位（epitope），是T细胞、B细胞及抗体识别结合的基本结构单位。根据其被T细胞或B细胞识别和结合的不同，又可分为T细胞表位和B细胞表位。①T细胞表位是蛋白质抗原分子中8~18个氨基酸连续序列的肽段，也称线性（或顺序）表位。T细胞的TCR不能与T细胞表位直接结合。蛋白质类抗原分子被树突状细胞和巨噬细胞等抗原提呈细胞摄入后降解处理，产生某些肽片段（即T细胞表位）必须与MHC分子结合形成复合物才能被TCR识别和结合；②B细胞表位是指天然抗原分子表面的具有特定空间构型的化学基团、蛋白质分子中经过肽段折叠（氨基酸序列不连续）在表面的构型，可被B细胞的BCR直接识别和结合。天然蛋白质分子变性后就丢失了原来的B细胞表位，但也可暴露出新的B细胞表位。

在感染病学领域中抗原成分主要是病原体及其代谢产物，细菌、病毒等病原体对于人体来说都是异种物质，具有较强的免疫原性；革兰氏阳性菌在代谢过程中产生的外毒素也有很强的免疫原性。正是这些抗原与免疫系统的特异性结合构成了特异性免疫的复杂效应。

机体的适应性免疫是抗原特异性的，并具有多样性的特点，也就是说，针对自然界种类繁多的病原体中数量浩瀚的抗原及其表位（即抗原决定簇），均可产生相对应的特异性免疫应答。这是由于承担特异性免疫的 T 细胞和 B 细胞群体中，也存在相应数量的特异性克隆细胞，每个 T 细胞或 B 细胞克隆都具有特定的抗原识别受体（即 TCR 和 BCR），其数量估计在 $10^9 \sim 10^{11}$。而这些特异性克隆是在胚胎期发育成熟过程中通过 TCR 或 BCR 的基因重排后形成的。

2. 淋巴器官　主要由淋巴组织构成，是免疫细胞发生、分化、发育、成熟或定居，以及介导免疫应答反应的场所。按结构与功能的不同分为中枢性和周围性两部分。中枢淋巴器官包括胸腺和骨髓等，是淋巴细胞早期分化的场所。淋巴干细胞在此处分裂分化，分别产生初始（naive）型 T 细胞、B 细胞，并将它们输送到周围淋巴器官。中枢淋巴器官不受抗原刺激的直接影响，而周围淋巴器官受抗原刺激后则可迅速增大，发生形态结构的改变。周围淋巴器官包括淋巴结、脾脏、扁桃体、小肠集合淋巴结、阑尾、黏膜相关淋巴组织（mucosal-associated lymphoid tissue，MALT）等，是 T 细胞和 B 细胞的居住地和免疫应答的场所。脾脏是人体中最大的淋巴器官，若抗原侵入血流，则在脾内引起免疫应答。脾脏有大量巨噬细胞，具有清除抗原的作用。

3. 淋巴组织　淋巴器官内含有丰富的淋巴组织，分为弥散淋巴组织和淋巴小结两种。①弥散淋巴组织（diffuse lymphoid tissue），一般由网状组织（网状细胞和网状纤维）及其网孔内的淋巴细胞、浆细胞、巨噬细胞等共同构成，分散成片状，无明显边界。弥散淋巴组织主要含 T 细胞，其中的毛细血管后微静脉又称高内皮细胞微静脉，是淋巴细胞从血液进入淋巴组织的重要通道。②淋巴小结（lymphoid nodule）又称淋巴滤泡（lymphoid follicle），位于弥散淋巴组织中，呈球形或椭圆形，直径 $1 \sim 2mm$，边界清楚，主要由 B 细胞构成。淋巴小结中心淋巴细胞较大，常见核分裂象，染色浅淡，称为生发中心（germinal center）。生发中心内除一般网状细胞外，还有树突状细胞，它能聚集抗原，促进 B 细胞的增生与分化。没有生发中心的淋巴小结体积较小，称为初级淋巴小结；有生发中心者称为次级淋巴小结。次级淋巴小结的形成需要辅助性 T 细胞的参与。现已明确，淋巴滤泡中存在着滤泡辅助性 T 细胞。艾滋病患者因为细胞免疫缺陷而不能形成次级淋巴小结。淋巴小结如无抗原刺激可减少或

消失，有抗原刺激时则增多或增大，反映出体液免疫的状态。淋巴组织中的各种免疫活性细胞分别发挥不同的作用。该系统在感染免疫过程中，各免疫器官、组织、细胞和免疫分子间互相协作、互相制约、密切配合，共同完成复杂的免疫防御功能。

4. 免疫细胞　包括造血干细胞、淋巴细胞、浆细胞、自然杀伤细胞、单核吞噬细胞、树突状细胞、中性粒细胞、嗜碱性粒细胞、嗜酸性粒细胞、肥大细胞、血小板等，通常主要是指淋巴细胞。成人体内约有 10^{12} 个淋巴细胞，其细胞膜表面分子结构（即表面标志，surface marker）分为表面受体和表面抗原两类，可用免疫学或免疫细胞化学方法检测出来，用以鉴定淋巴细胞的类型和亚群。目前最常用的方法是用荧光素结合的单克隆抗体对免疫细胞标记后，在流式细胞仪器上检测和分析不同的亚群。除淋巴组织外，在周围血液中也含有大量淋巴细胞。其中 60% ~ 75% 为 T 细胞，10% ~ 20% 为 B 细胞，其余 10% ~ 15% 为自然杀伤细胞（NK 细胞）。红细胞的免疫作用近年亦颇受关注。

在特异性免疫应答过程中，T 细胞和 B 细胞起核心作用。T 细胞和 B 细胞是抗原特异性淋巴细胞，也称为免疫活性细胞（immune competent cell，ICC），这两类细胞在胸腺和骨髓发育分化过程中，形成数量极多的不同特异性抗原识别受体的克隆，估计在 $10^9 \sim 10^{11}$。淋巴组织中的巨噬细胞、树突状细胞等则起辅助作用，如处理和传递抗原信息，故又称抗原提呈细胞（antigen-presenting cell，APC）。它们协助淋巴细胞共同清除体内病原体及其产物，清除体内衰老细胞、异体细胞或表面抗原发生改变的自身细胞。免疫细胞间的信号传导途径如有缺陷，也可能导致免疫功能的缺陷。

适应性免疫的特性有：①特异性，淋巴细胞在中枢淋巴器官中发育分化，细胞膜上逐步表达出特异的抗原受体和表面抗原，抗原受体可识别各种抗原，每种受体只能与相应的抗原相结合，只对引发免疫力的相同抗原有作用，对其他抗原无效。②记忆性，淋巴细胞被抗原激活转化后，分裂增殖的细胞中有一部分再度转变为静止状态的细胞，称为记忆细胞，其寿命长达数年或终生存在。它们在遇到相应抗原的刺激后能迅速分化为效应细胞，及时清除抗原物质。③转化性，体内大多数淋巴细胞处于静止状态，当抗原受体与相应的抗原结合交联后，淋巴细胞才被激活，由静息的小淋巴细胞转变成代谢活跃并能进行增殖的大淋巴细胞。这一过程称为转化（transformation）或母细胞化（blastoformation），表现为细胞体积增大，细

胞核增大,染色质变细,核仁明显,细胞质内核糖体增多,嗜碱性增强。淋巴细胞转化后即进行连续的分裂增殖,其中大部分可形成积极参与免疫反应的效应细胞(effector cell)。效应细胞寿命短,约数天或数周。④不能遗传给后代,需个体自身接触抗原后才能形成,因此产生获得性免疫需要一定时间,一般是 10～14 天。⑤再次接触相同抗原,其免疫强度可增加。抗原提呈细胞亦参与特异性免疫反应。特异性免疫有可能造成组织损伤,引起炎症反应。

淋巴细胞的功能分为细胞免疫(cellular immunity)和体液免疫(humoral immunity)。体液免疫是以 B 细胞为主,由特异性抗体起主要作用的免疫应答。细胞免疫是以 T 细胞为主的免疫应答,根据免疫效应特点分为辅助性 T 细胞(helper T lymphocyte, Th, CD4⁺T 细胞)、细胞毒性 T 细胞(cytotoxic T cell, Tc 或 CTL, CD8⁺T 细胞)、调节性 T 细胞(regulatory T cell, Tr, CD4⁺, CD25⁺)等。各种效应细胞及其作用详见下节,概括于表 4-1-2。

表 4-1-2　特异性免疫反应

反应类型	效应细胞	免疫作用
细胞免疫	辅助性T细胞(CD4⁺T细胞,Th细胞)	刺激细胞毒性细胞,分泌淋巴因子;刺激B淋巴细胞产生抗体
	Th1细胞	分泌IFN-γ、IL-2、IL-12、TNF等细胞因子,参与细胞免疫、抗胞内病原体感染等
	Th2细胞	分泌IL-4、IL-5、IL-6、IL-10、IL-13等细胞因子,辅助B细胞分泌抗体;参与抗蠕虫感染等
	细胞毒性T细胞(CD8⁺, Tc, CTL)	特异性识别和杀伤靶细胞如病毒感染细胞,分泌穿孔素、颗粒酶等,参与抗病毒感染
	Th9 细胞	分泌IL-9、IL-10等细胞因子
	Th17 细胞	分泌IL-17、IL-21、IL-22等细胞因子,通常涉及抗胞外感染细菌和真菌的保护性免疫,特别在黏膜组织表面,但也参与多种自身免疫性疾病的炎症反应过程
	滤泡辅助性T细胞	迁移分布在淋巴结的淋巴滤泡中,表达CXCR5,分泌IL-21,促进淋巴结中生发中心的形成,协助B细胞的应答和Ig的类别转换
	调节性T细胞(Tr)(CD4⁺, CD25⁺)	调节控制免疫反应,下调机体的免疫应答
体液免疫	B细胞	产生抗体和多种细胞因子,参与体液免疫
	浆细胞	B细胞经抗原刺激活化后的增殖分化终末阶段,分泌特异性抗体

5. 免疫活性分子　包括免疫球蛋白、补体、多种细胞因子,是构成免疫系统的物质基础。其中重要的分子及其作用简述如下。

(1)主要组织相容性复合体(major histocompatibility complex, MHC):MHC 分子分布于所有细胞表面,具有种属特异性和个体特异性,即同一个体的所有细胞的 MHC 分子都相同,是自身细胞的标志。其中 MHC- I 类分子分布于个体的所有细胞,MHC- II 类分子主要分布于抗原提呈细胞,MHC 分子的主要作用是结合蛋白多肽类的抗原表位,形成 MHC 多肽表位复合物,并提呈给 T 细胞以激活 T 细胞。

(2)淋巴细胞表面特异性的抗原受体:分别为 TCR 和 BCR,抗原受体种类的数量可达 10^9 以上,可

以针对许多种类的抗原发生免疫应答;但每个淋巴细胞表面只有一种抗原受体,只参与针对一种抗原表位的免疫应答。

(3)免疫球蛋白(immunoglobulin, Ig):习称抗体(antibody)。当机体 B 细胞受某些致病菌和(或)其毒性产物刺激后,一般在巨噬细胞、CD4⁺T 细胞辅助下,分化、增殖为浆细胞。随抗原性质、进入途径、应答过程等不同,浆细胞可合成和分泌 IgG、IgM、IgA、IgD 和 IgE 五类免疫球蛋白抗体。根据它们在抗菌免疫中的作用,可分为抗菌抗体(调理素)和抗外毒素抗体(抗毒素)。

(4)细胞因子:是一类包括免疫细胞在内的多种细胞产生的具有多功能、高活性的小分子蛋白质,在机体的免疫应答和免疫调节中,通过与靶细胞

表面的特异性受体结合而发挥重要作用。细胞因子分为六大类，即白细胞介素（interleukin，IL）、干扰素（interferon，IFN）、肿瘤坏死因子（tumor necrosis factor，TNF）、集落刺激因子（colony stimulating factor，CSF）、趋化因子（chemokine）、生长因子（growth factor，GF）。它们的主要作用是促进靶细胞的增殖和分化，增强抗感染和细胞杀伤效应，参与免疫调节，发挥免疫效应，促进炎症反应等。如干扰素可以干扰各种病毒在细胞内的复制，从而防止病毒扩散。

（5）补体系统（complement system）：是存在于血清、组织液和细胞膜表面的一组蛋白质，包括30余种可溶性蛋白和膜结合蛋白。生理条件下绝大多数补体成分以无活性的酶前体形式存在，有3种激活途径（经典途径、凝集素途径/MBL途径和旁路途径），但均可形成C5转化酶，进入共同末端通路。补体激活过程中产生的各种裂解片段和终末产物具有多种生物学功能，如补体介导的溶菌作用是机体抗感染的重要防御机制之一。此外补体成分在炎症过程中还有调理作用、过敏毒素作用、趋化作用、清除免疫复合物作用等，还可以调节免疫应答反应。

（6）黏附分子（adhesion molecular，AM）：是一类介导细胞与细胞之间、细胞与细胞外基质之间的黏附作用的膜表面糖蛋白，黏附分子分为五大类，即整合素家族、选择素家族、黏蛋白样家族、免疫球蛋白超家族和钙离子依赖的细胞黏附素（钙黏素）家族。其作用广泛，在炎症和免疫应答过程中也有重要作用。

二、人体的免疫功能与免疫应答

人体免疫功能主要是免疫防御、免疫自稳和免疫监视，而免疫应答的过程也很复杂。简述如下。

（一）人体免疫功能

1. 免疫防御（immunologic defense）　正常情况下人体可清除病原微生物的侵害与中和细菌毒素，具有抗感染作用。异常情况下，若免疫反应过高可引起超敏反应；反应过低或缺如，则出现免疫缺陷性疾病。而免疫缺陷则常继发机会性感染。

2. 免疫自稳（immunologic homeostasis）　正常情况下机体可经常地清除损伤和衰老的自身细胞，并进行免疫调节，以维护生理平衡；若自身稳定功能失调，免疫反应超过正常生理范围，容易发生自身免疫性疾病，如系统性红斑狼疮等。现已发现各种自身抗体达15种以上。

3. 免疫监视（immunologic surveillance）　正常情况下体内的某些免疫细胞能够发现、识别并杀伤或清除体内经常出现的少量异常细胞或突变细胞以及侵入的病原体。若免疫监视功能低下，可导致肿瘤或持续性感染的发生。艾滋病患者易于发生持续性感染和某些肿瘤，亦可能与其免疫监视功能低下有关。

免疫系统的功能与表现归纳于表4-1-3。

表4-1-3　免疫系统的功能和表现

功能	免疫刺激	作用	超高活性	功能低下
免疫防御	外源性	抗感染，清除病原体，抵抗病原体侵袭，中和细菌毒素	超敏反应	免疫缺陷病 反复感染
免疫稳定	内源性	清除体内自然衰老、损伤的细胞	自身免疫病	免疫耐受
	外源性	进行免疫调节，维持生理平衡		
免疫监视	内源性	销毁突变的细胞，清除癌变细胞		发生肿瘤
	外源性	阻断病毒感染		持续性感染

（二）免疫识别

免疫系统在识别机体自身的和非自身的细胞或抗原过程中，需要借助于两种细胞表面结构，即①淋巴细胞表面的特异性抗原受体；②组织相容性抗原（histocompatibility antigen）。编码组织相容性抗原的基因群称MHC，故此种抗原又称MHC抗原，具有高度特异性。MHC抗原分为两类：①MHC-Ⅰ类抗原，广泛分布于人体所有细胞表面；②MHC-Ⅱ类抗原，仅分布于免疫系统的某些细胞表面，对免疫反应尤其识别抗原有重要作用。MHC在人类称为人类白细胞抗原（human leukocyte antigen，HLA）。1996年诺贝尔生理学或医学奖得主Doherty和Zinkernagel的研究指出，MHC是免疫系统对抗外来感染的枢纽。T细胞的识别需要双重承认：一个是细胞上的MHC，另一个是外来病毒抗原。单独的MHC或单独的病毒抗原都不会引起 T 细胞反应。病毒必须与 MHC 同时出现才会引起 T 细胞的识别。T 细胞识别靶细胞的模型是 T 细胞受体、病毒抗原与受感染细胞的 MHC 相结合。

（三）免疫应答

人类免疫应答（immune response）是机体免疫细胞识别抗原后活化增殖分化，产生免疫应答产物（如抗体和致敏淋巴细胞），排斥和清除抗原的过程，包括固有免疫和适应性免疫两种类型，分为感应阶段、增殖分化阶段和效应阶段。

1. 感应阶段　即识别抗原的过程，抗原经 APC 的处理，与 MHC-Ⅱ类分子结合，并表达于细胞表面，供淋巴细胞识别。同时巨噬细胞分泌的 IL-1 激活 Th 细胞，Th 细胞分泌 IL-2、IL-4 等再激活 B 细胞，Th 细胞和 B 细胞即发生转化，由静息状态的小淋巴细胞转变为代谢活跃并有增殖能力的大淋巴细胞。

2. 增殖分化阶段　Th 细胞分泌的 IL-2 刺激自身（Th 细胞）和 Tc 细胞进行分裂和分化，它分泌的 IL-4 和干扰素等刺激 B 细胞发生分裂和分化，结果形成效应细胞（effector cell）和记忆细胞（memory cell）。记忆细胞以后转为静息状态的小淋巴细胞，寿命长。当再次遇到相应抗原时能迅速转化增殖形成大量效应细胞。效应细胞是失去分裂能力的终末细胞。

3. 效应阶段　效应细胞随血流迁移到病灶附近，清除抗原物质。Tc 效应细胞可直接杀伤靶细胞，Th 效应细胞可分泌多种淋巴因子，如巨噬细胞游走抑制因子、淋巴毒素、γ 干扰素等；B 细胞的效应细胞为浆细胞，能大量分泌抗体，以中和抗原的毒性，促使靶细胞溶解，抗体与抗原结合后易被吞噬细胞吞噬。

三、异常免疫反应

如上文所述，人体的异常免疫反应，包括免疫反应过高引起的超敏反应；免疫反应缺失引起的免疫耐受，自身稳定功能失调发生的自身免疫反应，免疫监视功能低下导致的免疫细胞增生，免疫系统损伤导致的免疫缺陷，器官移植引起的免疫排斥，机体衰老伴随的免疫老化等。因此异常免疫反应可分为 7 种类型，其中有些类型与感染有密切关系。

1. 变态反应（allergic reaction）或超敏反应（hypersensitivity）　是机体受到某些抗原刺激时，出现生理性功能紊乱和（或）组织损伤的一种特异性的免疫反应状态，由于反应过于强烈，常出现明显的炎症反应和组织损伤，严重者可出现休克。由于抗原种

类及抗原抗体反应不同，超敏反应可分为速发型（立即型）和迟发型（延迟型）两类。在速发型超敏反应中，有 Ⅰ 型（过敏反应，anaphylactic reaction）、Ⅱ 型（细胞毒型超敏反应，cytotoxic hypersensitivity）、Ⅲ 型（免疫复合物型超敏反应，antigen-antibody complex reaction）；Ⅳ 型（迟发型超敏反应或细胞介导的超敏反应，cell mediated hypersensitivity）。各型超敏反应与感染的关系详见下节。

2. 自身免疫（autoimmunity）反应　是机体的免疫系统对自身组织、细胞成分及其产物所产生的免疫反应。自身免疫存在于所有的个体，在正常机体，特别是老年人的血清中可检出多种天然存在的自身抗体，如抗核抗体、抗线粒体抗体、抗激素抗体、抗受体抗体等。不同淋巴细胞克隆间的互相识别，在体内形成独特的免疫网络，起到生理性免疫调节作用，亦属自身免疫现象。自身免疫是机体清除衰老、退变细胞及某些自身抗原成分的必要手段，也是维持和调节免疫系统功能平衡的主要因素。一旦自身免疫发生紊乱，不能分辨"自己"和"异己"，对自身抗原发生免疫应答反应，机体产生的自身抗体或致敏淋巴细胞就可能侵袭、破坏、损伤自身的组织和细胞，引起自身免疫性疾病。自身免疫性疾病分为系统性和器官特异性两大类，或系统性、中间型和器官特异性三大类。其中部分疾病表现为炎症性病变，如慢性淋巴细胞性甲状腺炎、原发性胆汁性肝硬变、慢性自身免疫性萎缩性胃炎等，需与感染鉴别。近年颇受关注的一组 IgG4 相关性硬化性疾病，以浆细胞浸润为特征，也被视为自身免疫性疾病。

3. 免疫增生（immunoproliferation）反应　反应性免疫增生可以自我限制，经过一段病程得到康复。如免疫监视功能下降，可发生免疫细胞（淋巴细胞）恶性增生，如霍奇金淋巴瘤（Hodgkin lymphoma，HL）、巨球蛋白血症、重链病、多发性骨髓瘤等。多发性骨髓瘤是一种以浆细胞大量增生为特征的疾病，影响到骨、骨髓、肾脏和神经系统。绝大多数患者只是某一克隆 B 细胞发生恶变，出现异常免疫球蛋白。其中部分淋巴瘤与病毒感染有关，EB 病毒是其中关系最为密切的病毒。

4. 免疫损伤（immune injury）反应　机体的免疫系统损伤可造成免疫组织的破坏和免疫功能的下降，严重者造成免疫缺陷，通常分为原发性和继发性两类。获得性免疫缺陷综合征（AIDS，艾滋病）一般归类为继发性免疫缺陷，实际它是人类免疫缺陷病毒感染引起的以细胞免疫缺陷为主的一种感染性疾病，并常继发机会性感染，与传统观念中的继发性免疫缺陷

（非感染性）大不相同，笔者以为应将其单独列为一类，参见免疫缺陷部分。

5. 免疫排斥（immunological rejection）反应 机体在接受外来的器官和组织（器官移植）后，往往会发生移植排斥反应，导致移植手术失败。为此，临床通常进行免疫抑制治疗，以减轻或消除排斥反应。在病理学上，免疫排斥反应通常表现为炎症性病变。机体在免疫抑制条件下，可能发生机会性感染，出现炎症性病变，这也是导致移植失败的原因之一。

6. 免疫耐受（immunotolerance） 在生理情况下，机体免疫系统对外来抗原进行免疫正应答，以清除病原体。对机体内组织和细胞表达的自身抗原，不表现免疫应答或免疫负应答，也不引起自身免疫性疾病。这种对抗原本应有特异应答的 T 细胞和 B 细胞，在抗原刺激下缺乏免疫应答，不能被激活产生特异性免疫效应细胞，不能进行免疫正应答的现象，称为免疫耐受。免疫耐受性与免疫无应答现象不同，如免疫抑制或缺陷状态下，机体对各种抗原均无免疫应答反应。免疫耐受性与自身免疫有密切关系，免疫耐受是机体对自身组织成分不产生免疫应答的基础，是维持机体自身稳定的主要机制。一旦该机制紊乱，对自身成分发生免疫应答，则将发生自身免疫性疾病。

7. 免疫老化（immunosenescence） 是 20 世纪 60 年代由美国病理学家 Wolford 首先提出的概念，他认为免疫系统从根本上参与了机体的衰老过程。免疫老化是机体免疫系统随年龄增长而出现的退行性变化。研究表明，随着年龄的增长，淋巴细胞的生成环境、数量及功能等均发生渐进性改变，从而导致机体正常免疫应答功能紊乱，包括对抗原的识别及效应能力均逐渐减弱，出现对"异己"分子应答能力的下降及对自身抗原应答的增强，从而导致老年人感染性疾病、肿瘤及自身免疫性疾病等发病率上升。免疫老化与胸腺的退化及 T 细胞、B 细胞的质与量的改变有关已得到研究证实。免疫老化是老年人易于发生感染的免疫学基础。

（刘德纯；李柏青）

第二节 感染与抗感染免疫

人体对各种感染具有不同程度和不同形式的抵抗能力，表现为一系列的免疫防御反应。所谓免疫就是机体排除异己，包括病原体和非病原体的异体物质，或改变了性质的自身组织，以维持机体的正常生理平衡。在正常情况下，免疫系统能够识别自身，排除感染，发挥重要的保护作用。许多因素包括感染可以造成免疫损伤以至免疫缺陷，而异常的免疫反应，如反应过高（超敏反应）或过低（免疫缺陷），也能引起组织损伤，导致感染等疾病。严重免疫损伤或免疫缺陷更是机会性感染的发病基础。免疫损伤或缺陷继发的机会性感染也受到广泛关注，成为病理诊断中的主要问题。关于感染的致病作用及机体的免疫防御体系前面已有论述，本节主要讨论感染与抗感染免疫之间的关系。抗感染免疫包括先天性（非特异性，固有免疫）和获得性（特异性，适应性）免疫两大类。先天性免疫与获得性免疫相互依赖与协作，共同发挥抗感染的作用。

一、自然屏障系统的抗感染作用

先天性免疫或固有免疫是机体在种系发育进化过程中逐渐建立起来的经遗传获得的免疫防御功能，由屏障结构、吞噬细胞及正常体液和组织中的免疫成分构成。其作用并非针对某种特定的病原体，故又称非特异性免疫。自然屏障系统包括皮肤黏膜屏障、血脑屏障和血胎盘屏障等物理化学性屏障，是人体解剖和生理水平的防御机制。皮肤及与外界相通腔道的黏膜屏障是其中第一道天然防御结构，可通过多种方式发挥作用。此外还有微生物屏障，详见下一部分。

（一）皮肤黏膜屏障

健康完整的皮肤和黏膜是阻止细菌、病毒、真菌、寄生虫等各种病原体侵入的强有力物理屏障。皮肤黏膜不但具有机械性阻挡作用，其中的淋巴组织还可以对入侵的抗原发生局部免疫应答反应。皮肤黏膜的损害是接触性传播的主要门户。其主要作用有：

1. 机械性阻挡与排除作用 人体与外界环境接触的表面，覆盖着一层完整的皮肤和黏膜结构。皮肤和部分黏膜由复层扁平细胞组成，表面有角化物，可以直接阻挡病原体的入侵。只有当皮肤损伤时细菌才能侵入。部分黏膜仅有单层柱状细胞，其机械性防御作用不如皮肤，但黏膜表面的附属结构和分泌液具有防御感染的作用,如呼吸道黏膜上皮细胞的纤毛运动、口腔唾液的吞咽和肠平滑肌蠕动等,可将停留和附着于表面的微生物排出体外。当机体受寒冷或有害气体等刺激,黏膜屏障有缺损时,就易患气管炎、支气管炎和肺炎等疾病。

2. 化学物质的防御作用 皮肤和黏膜分泌多种杀菌物质,具有化学屏障作用。例如,皮肤的汗腺分泌乳酸使汗液呈酸性(pH5.2～5.8),不利于细菌的生长。皮脂腺分泌的脂肪酸有杀细菌和真菌作用。血液中转铁蛋白(transferrin)扩散至皮肤角质层,有抑制真菌作用。儿童头皮皮脂腺分泌的脂肪酸量少,故易患头癣;成人足汗较多及趾间和足底缺乏皮脂腺,故易患足癣。呼吸道和消化道黏膜有丰富的黏膜相关淋巴组织和腺体,能分泌溶菌酶;在胃酸、唾液、泪液等体液内均有抗体分泌型 IgA(sIgA)等抗菌物质。泪液中的溶菌酶能水解革兰氏阳性菌细胞壁的肽聚糖骨架。胃酸能杀灭吞入食物中的大量细菌。局部解剖结构的破坏和生理功能异常可导致疾病发生,如干燥综合征时唾液腺分泌具有杀菌作用的唾液减少,有利于口腔细菌过度繁殖,易患牙龈炎、牙周病等。

3. 黏膜免疫系统的防御作用 病原菌对黏膜上皮细胞的吸附是感染的先决条件。病原菌要侵入机体首先要黏附于宿主细胞表面。这种吸附作用可被正常菌群阻挡,也可由某些局部因素如糖蛋白或酸碱度等抑制,尤其是黏膜免疫系统及分布在黏膜表面的 sIgA 对阻止病原菌吸附的作用更明显,可以阻止细菌表面黏附素与宿主细胞膜上受体的特异性结合。黏膜免疫系统(mucosal immune system,MIS)即黏膜相关淋巴组织(mucosa-associated lymphoid tissue,MALT),是广泛分布于黏膜固有层的淋巴组织,由集合黏膜淋巴组织和弥散的黏膜相关淋巴组织组成。MIS 是产生 sIgA 的主要淋巴组织,对黏膜感染的防御具有十分重要的作用。呼吸道和消化道黏膜有丰富的黏膜相关淋巴组织和腺体,能分泌 sIgA 等抗菌物质。sIgA 可与细菌菌毛等黏附素结合,从而封闭黏附素与上皮细胞上相应受体的相互作用,阻挡致病菌定植。sIgA 抗体存在于多种分泌液中,如胃肠道、呼吸道的 sIgA 可防止相应致病菌在其黏膜表面定植;乳汁中的 sIgA 可将母体有关抗体传递给乳儿,唾液中的 sIgA 能阻止链球菌黏附于黏膜,肠道中的 sIgA 可阻止肠道病原菌如霍乱弧菌等的黏附。

在肠淋巴滤泡上覆盖着特殊的滤泡相关上皮(follicle-associated epithelium,FAE),FAE 中有一种特殊的抗原转运细胞,称为微皱褶细胞(microfold cell,M 细胞),在运输病原菌、启动免疫应答中发挥作用。M 细胞表面有少量的毛刷状的微绒毛,胞质内溶酶体很少,其基底面内陷形成胞内中央袋,内有巨噬细胞和淋巴细胞游走进出。在 M 细胞表面具有特殊的糖结合物,有利于与各种病原菌的相互作用。一些共生微生物只黏附于肠道吸收细胞,而许多病原菌可黏附 M 细胞,这可能与病原菌含有特殊的结构成分有关。黏附于 M 细胞的病原菌可被 M 细胞内吞,由于细胞内溶酶体少,病原菌可完整地穿越 M 细胞。这样,M 细胞可将病原菌提呈给中央袋内的抗原提呈细胞,再由抗原提呈细胞活化淋巴细胞,由此启动免疫应答,引起以产生 sIgA 为主的特异性体液免疫应答。

4. 皮肤黏膜的损伤 皮肤黏膜的屏障作用对于防御病原体感染具有复杂的机制和重要的作用,一旦皮肤黏膜受到损伤,也可以成为接触传播的媒介,如昆虫叮咬引起的虫媒性传播,性接触也常是某些感染的入侵门户,医院内感染也多与皮肤黏膜的接触或损伤有关。因此要注意保护皮肤黏膜的清洁、完整和健康。另一方面,机体的免疫状态也会影响皮肤黏膜的抵抗能力。例如,继发性免疫缺陷患者常有化脓性皮肤病变,皮肤的单纯疱疹或带状疱疹也与机体免疫功能下降有关。黏膜病变以假丝酵母菌(念珠菌)感染较常见。例如,化疗中的肿瘤患者常发生鹅口疮,由白假丝酵母菌感染口腔黏膜所致,并可累及食管黏膜。外伤或医疗操作等导致皮肤黏膜屏障功能破坏时,通常不致病的正常菌群亦可侵入宿主的组织内部造成恶劣后果。

(二)血脑屏障与血胎屏障

1. 血脑屏障 由软脑膜、脉络丛、毛细血管壁和及其壁外的星状胶质细胞等组成。主要凭借脑毛细血管内皮细胞层的紧密连接和微弱的吞饮作用来阻挡细菌、病毒等微生物及其他有害物质从血流进入脑组织或脑脊液,以此保护中枢神经系统。婴幼儿的血脑屏障发育尚未完善,故易发生脑膜炎、脑炎等病。

2. 胎盘屏障(血胎屏障) 由母体子宫内膜的基蜕膜和胎儿绒毛膜、部分羊膜组成。正常情况下,母体感染时的病原体及其有害产物不能通过胎盘屏障进入胎儿。但若在妊娠3个月内,因胎盘屏障尚不完善,母体中的病原体有可能经胎盘侵犯胎儿,干扰其正常发育,造成畸形甚至死亡。因此,在怀孕期间尤其是早期,应尽量防止发生感染。

二、正常菌群对病原体的拮抗作用

人从出生后就生活在有菌环境中,身体表面皮肤以及与外界相通的腔道，如口腔、鼻咽腔、上呼吸道、胃肠道、泌尿生殖道黏膜表面均寄居着不同种类和数量的微生物，成为人体不可缺少的一部分（表 4-2-1）。当人体免疫功能正常时，这些寄居在黏膜或表皮的微生物与机体共生或共栖，一般对人体无害，有些对人还有利，统称正常菌群，形成微生物屏障，对构成生态平衡起重要作用，对人体有保护功能：①生物拮抗作用，正常情况下，机体特定部位被正常菌群占据，可阻止其他细菌定植，病原体必须首先与正常菌群竞争局部定植与扩增才可能致病，因而正常菌群成为机体抵御感染天然屏障；②寄居的正常菌群与其他病原体竞争同种营养物质或竞争宿主细胞上的同一受体，以及产生有害代谢产物等方式抵抗致病菌，使之不能定植或被杀死；③分泌杀菌素、抗生素或挥发性脂肪酸等物质，对抗其他微生物；④免疫作用，正常菌群能促进宿主免疫器官的发育，亦可刺激其免疫系统发生免疫应答，使巨噬细胞和抗原提呈细胞表面能维持低水平但持久的组织相容性 II 类分子（HLA-DR），刺激机体产生交叉 - 保护性免疫因子，产生的免疫物质对具有交叉抗原组分的致病菌有一定程度的抑制或杀灭作用；⑤营养作用，正常菌群参与宿主的物质代谢、营养转化和合成。例如，肠道中的大肠埃希菌能合成维生素 K 等，除供自需外，多余部分尚可为宿主吸收利用；⑥抑制作用，消化道和阴道内的正常菌群也能抑制某些真菌的生长，包括抑制假丝酵母菌等；大肠埃希菌产生的大肠菌素能抑制志贺菌、金黄色葡萄球菌等。正常菌丛削弱而致病菌侵入也可引起疾病。这些正是感染微生态学所关注和研究的范畴。

当皮肤黏膜正常菌群与宿主间的微生态平衡被打破，正常菌丛过度增殖或异位增殖，或正常菌群严重、持久破坏，则可导致某些病原体（如真菌）感染，导致疾病；原来不致病的正常菌群也成了机会致病菌。这些条件包括：①寄居部位的改变，如大肠埃希菌从原寄居的肠道进入泌尿道，或手术时通过切口进入腹腔、血流等；②过度使用抗生素，尤其是广谱抗生素，长期应用抗肿瘤药物、大剂量皮质激素或放射治疗等，造成机体免疫功能降低，使一些正常菌群在寄居原位穿透黏膜等屏障，进入组织或血流，严重者可导致败血症而死亡；③菌群失调（dysbacteriosis）是宿主某部位正常菌群中各菌种间的比例发生较大幅度变化而超出正常范围的状态。在长期或大量应用抗生素后，多数正常菌群被杀或抑制，而原处于少数劣势的菌群或外来耐药菌趁机大量繁殖而致病。菌群失调时，往往可引起二重感染或重叠感染，即在抗生素治疗原先的感染性疾病过程中，发生了另一种致病菌引起的感染。引起二重感染的常见菌有金黄色葡萄球菌、白假丝酵母菌和一些革兰氏阴性杆菌。临床表现为假膜性肠炎、肺炎、鹅口疮、尿路感染或败血症等。近来深部真菌感染报道越来越多，其中相当一部分为尸检时发现，提示临床医师应高度重视抗生素合理使用，并重视监测患者免疫功能状态，减少感染发生的机会。

表 4-2-1　皮肤黏膜的正常菌群

部位	正常菌群	入侵条件
皮肤	表皮葡萄球菌，凝固酶阴性葡萄球菌，芽孢杆菌，类白喉菌，假丝酵母菌	经导管进入血管患病可能性低
鼻腔，鼻窦	凝固酶阴性葡萄球菌，金黄色葡萄球菌，肺炎链球菌，绿色链球菌	皮肤黏膜破损患病可能性高
口腔，咽喉	凝固酶阴性葡萄球菌，厌氧菌，类白喉菌，肺炎链球菌，假单胞菌，嗜血杆菌，放线菌	齿龈炎，手术操作，患病可能性高
结膜	凝固酶阴性葡萄球菌，链球菌，金黄色葡萄球菌	皮肤黏膜接触感染
外耳	凝固酶阴性葡萄球菌，类白喉菌，假单胞菌	皮肤黏膜接触感染
泌尿道	凝固酶阴性葡萄球菌，分枝杆菌，类白喉菌	少见
阴道	会阴嗜血杆菌，乳酸杆菌属，假丝酵母菌属，拟杆菌属，梭菌属，消化链球菌	皮肤黏膜损伤，接触感染
胃	凝固酶阴性葡萄球菌，链球菌，金黄色葡萄球菌	随污染食物侵入
结肠	大肠埃希菌，拟杆菌属，肠道球菌，肠杆菌属，梭菌属，分枝杆菌属，消化链球菌，乳酸杆菌属，假单胞菌属	黏膜炎症患病可能性低
小肠	拟杆菌属，肠道球菌，肠杆菌属，梭菌属，分枝杆菌属，乳酸杆菌属	随污染食物侵入

健康者口腔中唾液链球菌产生的 H_2O_2，能杀死脑膜炎奈瑟菌和白喉棒状杆菌；咽喉部甲型溶血性链球菌能抑制肺炎链球菌的生长等。一旦肺炎链球菌被吸入下呼吸道，细菌毒力因子克服了宿主的防御机制，在缺乏竞争菌群的高营养条件下，过度复制繁殖，则可引起细菌性肺炎。

人体大肠内有 200 多种不同的细菌，肠道中大肠埃希菌的大肠菌素和酸性产物，能抑制志贺菌、金黄色葡萄球菌、白假丝酵母菌等；广谱抗生素治疗可减少肠腔内细菌数量，增加共生真菌和耐药菌株的比例。当抗生素治疗停止后，肠道菌丛可能重新恢复。如果肠道中革兰氏阴性菌优势增强，则可能发生革兰氏阴性菌败血症。

人体阴道内也有多种微生物寄生，广谱抗生素治疗也有可能清除了正常菌丛，而原先未有的白假丝酵母菌可过度生长，引起阴道感染。

三、固有免疫细胞的抗感染作用

病原微生物穿过体表屏障向机体内部入侵、扩散时，固有免疫系统的各种细胞（固有免疫细胞），包括单核巨噬细胞、中性粒细胞、树突状细胞、自然杀伤细胞（NK 细胞）和嗜酸性粒细胞、嗜碱性粒细胞及肥大细胞等都会积极参与，分别从细胞水平和分子水平发挥抗感染作用。人体内的吞噬细胞主要是中性粒细胞和单核巨噬细胞，具有吞噬和提呈抗原的作用。树突状细胞主要发挥抗原提呈作用。巨噬细胞和树突状细胞为专职抗原提呈细胞，B 淋巴细胞也具有抗原提呈或呈递能力。在感染和炎症环境下，内皮细胞、上皮细胞、间质细胞等也可提呈抗原成分，属于广义的抗原提呈细胞。NK 细胞长期以来被视为固有免疫系统中唯一的淋巴细胞。近年来研究发现一些隶属于淋巴细胞谱系的固有免疫细胞群体，如固有样淋巴细胞（innate-like lymphocyte）或固有淋巴样细胞（innate lymphoid cell），在抗感染免疫中也具有重要作用（详见下文）。

1. 中性粒细胞　中性粒细胞是杀灭和清除胞外菌的主要力量。当病原体通过皮肤或黏膜侵入组织后，中性粒细胞先从毛细血管游出并集聚到病原菌侵入部位。其杀菌过程的主要步骤：①趋化与黏附，吞噬细胞在发挥其功能时，首先黏附于血管内皮细胞，并穿过细胞间隙到达血管外，由趋化因子的作用使其作定向运动，到达病原体所在部位。②调理与吞入，体液中的某些蛋白质（抗体和补体）覆盖于细菌表面有利于细胞的吞噬，此称为调理作用。具有调理作用的物质包括抗体 IgG1、IgG2 和补体 C3。IgM 和 IgG 抗体与抗原结合后均可活化补体系统，经调理的病原菌易被吞噬细胞吞噬进入吞噬体，随后，与溶酶体融合形成吞噬溶酶体，溶酶体内的多种酶类起杀灭和消化细菌作用。③杀菌和消化，吞噬细胞的杀菌因素分氧化性杀菌和非氧化性杀菌两类。

中性粒细胞对真菌细胞也有强大的杀伤力。中性粒细胞能吞噬真菌，许多真菌细胞壁内所含的甘露聚糖可通过激发髓过氧化物酶（MPO）介导的杀菌系统杀灭真菌，也可激活呼吸爆发形成 H_2O_2、HClO、反应性氧中间物（ROI）等，或分泌防御素等杀死白假丝酵母菌和烟曲霉菌。中性粒细胞缺失患者常见播散性假丝酵母菌病和侵袭性烟曲霉菌病。

中性粒细胞只能吞噬病毒，不能将其消灭，如果吞噬的病毒不能被消灭则可将病毒带到全身，引起播散。

2. 单核巨噬细胞系统　单核巨噬细胞广泛分布于人体许多组织，包括末梢血液中的单核细胞（monocyte）和淋巴结、脾、肝、肺以及浆膜腔内的巨噬细胞（macrophage），神经系统内的小胶质细胞，骨组织中的破骨细胞，结缔组织中的组织细胞等，具有吞噬、消化和排除病原体，以及识别、处理并提呈抗原成分的重要作用。病原体穿过体表屏障向机体内部入侵、扩散时，机体的吞噬细胞会发挥吞噬和抗原提呈作用。

（1）吞噬作用：巨噬细胞具有强大的吞噬消化能力，可以吞噬细菌、病毒、真菌、原虫、寄生虫卵和体积更大的异物等。病原体被吞噬后经杀死、消化而排出者为完全吞噬。由于机体的免疫力和病原体种类及毒力不同，有些细菌虽被吞噬却不被杀死，甚至在细胞内生长繁殖（如细胞内细菌等），并可随吞噬细胞游走，扩散到全身称为不完全吞噬。

巨噬细胞的表面标志有 IgG 的 Fc 受体、激活的 C3 受体。二者均有助于吞噬颗粒性物质。如被抗体覆盖的细胞上有 IgG Fc 片段，则巨噬细胞的 Fc 受体便与之结合将其吞噬。

巨噬细胞对阻止病毒感染和促进感染的恢复具有重要作用。血流中的单核细胞也能吞噬和清除病毒，巨噬细胞也常见于真菌侵入处，抗真菌感染中的作用次于中性粒细胞。但因其缺乏 MPO，故虽能吞噬真菌，但不能杀灭。巨噬细胞浸润明显后，逐渐形成肉芽肿。吞噬细胞清除病原微生物的作用与微生物的对抗能力有关。新型隐球菌能抑制吞噬作用；刚地弓形虫能通过抑制吞噬体溶酶体的融合来避免受到破坏；利什曼原虫能对抗溶酶体产物的降解作用。

（2）抗原提呈作用：巨噬细胞同时具有抗原提呈作用，而抗原提呈是诱发获得性免疫的重要环节。抗原提呈有 2 种途径。MHC-Ⅰ类分子提呈途径是在病毒感染细胞后，由病毒核酸指令在宿主细胞内合成病毒蛋白。合成的病毒蛋白除用于装配病毒外，部分病毒蛋白可经细胞内的蛋白酶体（proteasome）降解成短肽，被 MHC-Ⅰ类分子选择结合后，在细胞膜表面提呈。这种方式提呈的病毒抗原又称为内源性抗原提呈，与 CD8$^+$T 细胞作用，启动 CTL 应答。CTL 被认为是清除病毒感染的主要机制。MHC-Ⅱ类分子提呈途径也称外源性抗原提呈，细胞外的病毒经吞噬细胞吞饮或吞噬而进入细胞后，经吞噬体内酶水解为小片段的肽后，形成吞噬小体，被附着于吞噬小体膜上的酶水解成小片段，并随吞噬小体转运到溶酶体，被降解为短肽后与内质网合成的 MHC-Ⅱ类分子结合复合物，表达于细胞表面，被 CD4$^+$ T 细胞识别，启动 Th 细胞应答，释放 IFN-γ、TNF-α 和 IL-2 等细胞因子，并辅助 B 细胞成熟为浆细胞及合成抗体。

病毒在细胞内复制，故多数病毒主要为内源性抗原提呈；然而当感染细胞被杀伤后，病毒体或病毒抗原被释放，又可被吞饮而以外源性抗原方式提呈。CD4$^+$T 细胞释放的细胞因子又可激活 CD8$^+$T 细胞，因此两种抗原提呈形成交叉，在抗病毒免疫中可以互补。多数病毒经抗原提呈后可诱生 CTL 应答，但在流感病毒、乙型肝炎病毒感染中，两种类型可以并存。

寄生虫感染在致敏宿主免疫系统之前，也需先经过抗原提呈细胞处理寄生虫抗原。巨噬细胞对抗原摄取、加工处理后有效地提呈抗原给淋巴细胞，引起免疫应答的最大效应。经巨噬细胞处理的抗原其免疫原性较强，巨噬细胞尚有调节及贮存抗原的作用，以便较长期地将抗原信息传递给淋巴细胞。

巨噬细胞在激动剂（agonist）刺激下活化，并有自己完整的活化增殖信号传导途径。但是当一些微生物感染巨噬细胞时可使巨噬细胞功能下降，抗原提呈功能下降，给机体免疫功能造成一定损伤。

巨噬细胞是处理抗原和吞噬病原体的主要细胞。这两种作用是相辅相成的。在免疫反应的起始阶段，吞噬细胞能处理抗原，分泌 IL-1，激活淋巴细胞并促进其分裂与分化；在效应阶段，巨噬细胞又能聚集于病灶周围，在淋巴因子等介质的激活作用下，吞噬细菌或破坏靶细胞。在某些感染性疾病中，巨噬细胞可聚集成肉芽肿性病变。巨噬细胞的形态与功能在不同免疫状态下表现不同。大致可分为：①静息巨噬细胞，体积较小，细胞器不发达，只有初级溶酶体，表面受

体少，突起也少，无阿米巴运动，寿命长，更新慢；②激动巨噬细胞，在炎症因子的刺激下，巨噬细胞转向活化的过渡状态，细胞代谢增强，体积增大，表面受体增加，但尚无处理抗原的能力，细胞器增多，阿米巴运动及吞噬能力逐渐增强；③活化巨噬细胞，在淋巴因子特别是 γ 干扰素刺激下，巨噬细胞活化，表面受体继续增多，表面 MHC-Ⅱ抗原阳性，能够处理和提呈抗原，吞噬能力增强，功能活跃，代谢旺盛；④超活化巨噬细胞，通常在炎症病灶附近，细胞内溶酶体增多，杀菌能力增强，但已不能处理抗原，这种细胞寿命短，容易死亡。

（3）吞噬细胞的功能损伤：患者血液中单核细胞和中性粒细胞数量减少，比例下降，出现幼粒细胞或中毒颗粒，吞噬功能下降，容易发生化脓性病变，如肺炎、淋巴结炎、皮肤脓肿或肝脓肿等。组织中巨噬细胞减少，吞噬功能降低，不能杀灭病原体，特别是某些在细胞内寄生或繁殖的病原体如 CMV、分枝杆菌、弓形虫等，反可在细胞内生存，并随巨噬细胞的游走而播散。肉芽肿病变也因巨噬细胞减少而不典型，如分枝杆菌等感染。吞噬功能下降者，易于发生肠道革兰氏阴性杆菌、葡萄球菌、链球菌或真菌如假丝酵母菌、曲霉菌、毛霉菌等感染。

3. 树突状细胞　树突状细胞是一类主要的抗原提呈细胞（APC）。APC 是免疫应答过程中的主要细胞，其表面具有 MHC-Ⅱ类抗原。在免疫反应中，其主要作用有：①捕捉、加工处理抗原信息，并将抗原传递给 T 细胞和 B 细胞。巨噬细胞上的 Ⅱ 型 MHC 对处理和传递抗原信息非常重要。Th 只能识别与 MHC-Ⅱ类分子结合的抗原，只有在 MHC-Ⅱ及异抗原的共同刺激下才能分泌淋巴因子。②在某些细胞介导的免疫反应（如迟发型过敏反应）中，APC 是重要的效应细胞。③产生一些可溶性因子，影响淋巴细胞的分化、生长和功能，对成纤维细胞、平滑肌细胞和内皮细胞也有深刻影响。④溶解肿瘤细胞。由于上述功能在免疫反应中的辅助作用，APC 又称为辅佐细胞。APC 包括各种组织中的单核巨噬细胞和免疫组织中的树突状细胞两类。B 细胞也具有抗原提呈作用。APC 能内吞抗原，形成小泡。溶酶体或质膜上的蛋白酶将抗原轻度酶解但仍保存其抗原性，被分解的抗原和小泡膜的 MHC-Ⅱ结合，再表达于质膜表面，供有相应的特异性 TCR 的 Th 细胞识别。

树突状细胞来源于骨髓多能干细胞，数量不多，但广泛分布于血液、胸腺、淋巴结、脾、皮肤及某些黏膜组织中，如皮肤的朗格汉斯细胞，淋巴组织中的面纱细胞（veiled cell）、交错突细胞（interdigitating cell）、滤泡树突状细胞（follicular dendritic cell，FDC）、心肝肺肾等器官间质内的树突状细胞、分布在回肠集合淋巴小结顶端上皮及扁桃体隐窝上皮中的微皱褶细胞等，共同特点是有大量树枝状突起。人类树突状细胞的特异性分子标志为 CD1a、CD83（HB15）、CMRF-44、Facsin 等，成熟的树突状细胞也表达高水平的 MHC-Ⅱ类分子、CD80（B7-1）、CD86（B7-2）、CD40、CD54（ICAM-1），而在组织切片中通常用 S-100 蛋白作为确认树突状细胞的特征性标志。

树突状细胞是抗原提呈细胞的重要成员，是特异性免疫应答的引发者，主要功能为捕捉抗原成分，然后刺激幼淋巴细胞转化为抗原特异性细胞。树突状细胞以吞饮和吞噬方式捕获可溶性蛋白抗原和颗粒抗原，处理成抗原肽-MHC 分子复合物，向 T 细胞提呈抗原并激活 Th 细胞。树突状细胞分为髓样树突状细胞（DC1）和淋巴样树突状细胞（DC2）。树突状细胞不仅可激活 T 细胞，也可以调节 T 细胞的分化和免疫反应。DC1 分泌 IL-12，使不成熟的 T 细胞转化为 Th1 细胞，DC2 则可使不成熟的 T 细胞转化为 Th2 细胞。

4. 自然杀伤细胞（NK 细胞） NK 细胞由骨髓干细胞分化而来，也可从胸腺分化发育而来，是存在于人外周血和淋巴组织中的一类淋巴细胞，具有杀伤病毒感染的靶细胞和肿瘤细胞的作用。NK 细胞主要分布于脾脏及血液中，占外周血淋巴细胞总数的 15% 左右。NK 细胞呈圆形，比小淋巴细胞略大，直径 12～15μm。核呈肾形，细胞质丰富，用 Giemsa 染色可见胞质中有许多嗜天青颗粒，故属大颗粒淋巴胞（large granular lymphocyte，LGL）。颗粒内含有多种酶类物质，如酸性水解酶等，故认为此颗粒为溶酶体。NK 细胞具有非特异性的天然杀伤靶细胞的能力。NK 细胞没有 T 细胞和 B 细胞的特异性抗原识别受体，如 TCR 和 mIg，其杀伤作用不受 MHC 限制，不依赖于特异性抗体，也不需要抗原的刺激，即可直接破坏病毒感染的靶细胞。NK 细胞具有很多表面标志，但多为与其他免疫细胞所共有，很少有其独特的表面标志，主要的表面抗原为 CD2（即 E 受体）、CD16（低亲和力 IgG-Fc 受体）、CD56、CD57 等，一般认为 CD16 和 CD56 可视为 NK 细胞的特异性标记，可用其抗体来鉴定和分离 NK 细胞。NK 细胞表面也有 IL-2 受体和干扰素受体。IL-2 和 IFN-γ 能活化 NK 细胞并增强其细胞毒活性。

NK 细胞能溶解肿瘤细胞及感染病毒的细胞，具有抗肿瘤、抗感染及免疫调节作用。NK 细胞对感染 HSV、CMV 等 10 余种病毒的靶细胞均有杀伤作用，这对抵御 HIV/AIDS 经常合并的 HSV、CMV 等机会性感染有一定作用。

病毒感染早期产生的干扰素可诱导 NK 细胞活化，活化途径较多，如膜表面的 CD2、CD3 分子和多种细胞因子，其中以受干扰的激活在抗病毒免疫中最有意义。病毒感染细胞后，细胞膜上出现可被 NK 细胞识别的靶物质，具体识别机制尚未阐明。NK 细胞作用于靶细胞后杀伤作用出现早，一般在体外 1 小时、体内 4 小时即可出现杀伤效应。NK 细胞除可杀伤病毒感染的细胞外，肿瘤细胞和某些自身组织细胞也是 NK 细胞的靶细胞。NK 细胞识别靶细胞是非特异性的，即无对某一病毒的特异识别作用，而是普遍的对病毒感染的细胞有杀细胞作用。

NK 细胞对靶细胞的杀伤与其释放的细胞毒性物质及细胞因子有关。①穿孔素：NK 细胞与靶细胞接触后，可自胞质中释放穿孔素而溶解病毒感染细胞。②丝氨酸酯酶（颗粒酶）：从穿孔素在靶细胞上形成的孔洞进入靶细胞，通过激活核酸内切酶系统，使靶细胞 DNA 断裂，引起细胞凋亡；③肿瘤坏死因子（TNF-α 和 TNF-β）：改变靶细胞溶酶体的稳定性，使多种水解酶外漏，溶解细胞成分，或与靶细胞表面的相应受体结合，杀伤靶细胞；④ NK 细胞具有 IgG-Fc 受体，可通过 ADCC 作用杀伤相应靶细胞。

病毒感染早期产生的干扰素可以活化 NK 细胞，提高 NK 细胞的杀伤作用，以后由于干扰素使靶细胞表面的 MHC-Ⅰ类分子表达，从而使靶细胞对 NK 细胞的杀伤敏感性降低。而靶细胞上 MHC-Ⅰ类分子的表达则有利于 CTL 杀伤作用的发挥。因此病毒感染的早期以 NK 细胞的杀伤作用为主，感染后 3 天时达高峰，当 CTL 开始发挥作用时，NK 细胞的作用逐渐降低。NK 细胞的作用迅速，但其作用强度不如 CTL。

机体在病毒感染的早期可抑制病毒的复制。由于干扰素还能扩散至邻近的细胞使之也产生抗病毒蛋白，因此除可阻断病毒在已感染的细胞中复制外，还可限制病毒在细胞间扩散。在干扰素的激活下，体内 NK 细胞被激活后，发挥杀伤病毒感染细胞的作用，更有利于清除病毒。但如病毒的感染不能被非特异免疫所抑制，则伴随病毒的继续增殖，机体的特异性免疫将随后发挥抗病毒作用。

NK 细胞缺陷者在疱疹病毒感染的初期病情明显加重，如不使用抗病毒药物，可发生致命性感染，提示 NK 细胞在病毒感染早期发挥重要作用。

NK 细胞还有抑制新型隐球菌和巴西副球孢子菌生长作用，但 NK 细胞对荚膜组织胞浆菌感染无效。

四、固有淋巴细胞的抗感染作用

在 T 和 B 淋巴细胞之外，还有一些所谓第三类淋巴细胞，包括 NK 细胞、淋巴因子活化的杀伤细胞（lymphokine activated killer cells, LAK 细胞）和肿瘤浸润性淋巴细胞（tumor infiltrating lymphocytes, TIL 细胞）。另外，近年还发现一类介于适应性免疫和固有免疫之间的淋巴细胞，名为固有样淋巴细胞（innate-like lymphocyte, ILL）和固有淋巴样细胞（innate lymphoid cell, ILC），近年统称为固有淋巴细胞，亦有抗感染作用。

1. 固有样淋巴细胞（ILL） 包括自然杀伤 T 细胞（NKT 细胞）、B1 细胞和 γδT 细胞。这些细胞虽然都是淋巴细胞谱系的固有免疫细胞，但与 NK 细胞又有显著的不同。它们与适应性免疫细胞类似，表达抗原识别受体（TCR 或 BCR），但其抗原识别受体为有限多样性，可直接识别某些靶细胞或病原体所共有的特定分子，通过趋化募集、迅速活化发生应答，产生免疫效应。因此，这类细胞被称为固有样淋巴细胞，在连接固有免疫与适应性免疫应答中发挥重要作用。

（1）NKT 细胞：这是一群异质性很高的细胞群体，在胸腺或胚肝内分化发育，主要分布在骨髓、肝、胸腺，少数存在于脾、淋巴结和外周血内。它在人体内虽然含量很少，但一旦活化，则能快速、大量地分泌多种细胞因子，发挥出抗感染、抗肿瘤、抑制移植排斥等效应和免疫调节功能。NKT 细胞能直接识别靶细胞表面的 CD1 提呈的磷脂和糖脂类抗原，并迅速活化产生应答。活化的 NKT 细胞可通过分泌穿孔素、颗粒酶 B 等途径破坏病毒。胞内寄生菌等病原体感染的靶细胞和瘤细胞，也可通过分泌 IL-4 或 IFN-γ，分别诱导初始 T 细胞向 Th2 或 Th1 细胞分化，参与免疫应答，增强机体抗感染和抗癌作用。NKT 细胞可同时表达 NK 细胞和 T 细胞表面标志，常用 CD56、CD3、CD16、CD161 来检测 NKT 细胞。近年发现 NKT 细胞表面表达特异性识别脂类抗原的 TCR，在人类为 Vα24 和 Vβ11 等，也可作为 NKT 细胞的标记，可以用免疫组化或免疫荧光抗体加流式细胞术进行检测。

（2）γδT 细胞：在胸腺中分化发育，主要分布于肠道、呼吸道和泌尿生殖道黏膜和皮下组织，是皮肤黏膜局部参与早期抗感染、抗肿瘤免疫的主要效应细胞。γδT 细胞不识别 MHC 分子提呈的抗原肽，但可直接识别某些病毒蛋白或受感染细胞表面的病毒蛋白、感染细胞表达的热休克蛋白、感染细胞表面 CD4 分子提呈的糖脂或磷脂类抗原等。活化的 γδT 细胞通过释放穿孔素、颗粒酶 B 等方式杀伤病毒感染的细胞和瘤细胞，还可分泌 IL-17、IFN-γ 和 TNF-α 等细胞因子介导炎症反应或参与免疫调节。

（3）B1 细胞：主要分布在胸膜腔、腹膜腔和肠壁固有层中，具有自我更新能力。它所产生的抗体主要是低亲和力的 IgM、IgA 和 IgG3，可直接识别、结合某些病原体或变性的自身成分所共有的抗原表位分子，迅速产生免疫应答。主要针对多种细菌成分，如多糖、脂质、蛋白质，参与抗细菌感染的黏膜免疫应答，在防止肠道细菌感染方面有特别重要的作用。B1 细胞也能产生多种针对自身抗原的抗体，与自身免疫性疾病的发生有密切关系。B1 细胞不依赖 T 细胞，无免疫记忆，再次接受相同抗原刺激后其抗体应答与初次应答无明显差别。B2 细胞即通常所说的 B 细胞，主要参与体液免疫应答，也有抗原提呈及免疫调节功能。两者的特征与区别详见后文（表 4-2-3）。

2. 固有淋巴样细胞（ILC） 近年来人们新发现一类固有免疫细胞，这类细胞为异质性免疫细胞群，具有淋巴细胞的形态，但缺乏重组激活基因依赖的重排抗原特异性受体，不表达髓系细胞和树突状细胞的表型分子。ILC 同时存在于人和小鼠的多种组织中，如肠道、肺脏、肝脏、皮肤、脂肪及扁桃体等黏膜相关淋巴组织，其数量比经典淋巴细胞少得多。近年研究表明，ILC 能够通过细胞表面受体接受微环境中的细胞因子信号刺激，并以分泌细胞因子的形式发挥免疫学作用，不仅参与淋巴器官生成、组织重塑、修复愈合，而且在抗感染、炎症调控及肿瘤生成中也具有重要作用。

ILC 家族成员中最早发现的是 NK 细胞（1975年）和淋巴组织诱导细胞（lymphoid tissue inducer, LTi）（1997年），而且 ILC 的细胞因子表达谱与辅助性 T 细胞的细胞因子表达谱相似，被称为辅助性 T 细胞的"镜像细胞"，是具有适应性免疫功能的固有免疫细胞，但其功能的发挥早于辅助性 T 细胞。根据 ILC 的表型、分泌的细胞因子，并借鉴辅助性 T 细胞的分类方法，ILC 被分为 4 个亚群，即 ILC1s、ILC2s、ILC3s 和调节性固有淋巴样细胞（ILCregs）。ILC1s 包括 NK 细胞和 ILC1 细胞，表达转录因子 T-bet（T-box transcription factor）并产生 IFN-γ；ILC2s 细胞亚群能产生以 IL-5 和 IL-13 为主的 2 型细胞因子；ILC3s 包括天然细胞毒性受体（natural cytotoxicity receptor, NCR）阳性和阴性的 ILC3 和淋巴组织诱导细胞，活化时产生细胞因子 IL-17 和 IL-22 等。

ILC 在黏膜免疫中具有重要作用。目前，ILC 抵御病原微生物感染、发挥免疫防御作用的数据大多源自对小鼠模型的研究。例如，小鼠感染肺炎链球菌、伤寒沙门菌、柠檬酸杆菌、白假丝酵母菌、呼吸道合胞病毒、流感病毒时，机体内都会发生不同程度的免疫反应。另有报道，在人类感染埃及血吸虫、丝虫等寄生虫时，ICL 也有所表现，证明机体在适应性免疫建立之前，ILC 在防御病原体感染时起到重要作用。但由于研究资料尚少，其具体作用和机制还有待于深入探讨。

五、体液中的抗感染物质及其作用

正常体液和组织中含有多种可以杀伤或抑制致病菌的物质，如补体、干扰素等，作为天然免疫的组成部分，一般在体内这些物质的直接作用不大，常是配合其他杀菌因素发挥作用。此外，正常人血清中还含有能抑制病毒感染的物质，称为病毒抑制物（virus inhibitor），也是一种抗病毒的非特异性免疫。体液中也有一些天然具有抗真菌作用的可溶性物质，如吞噬细胞促进因子（tuftsin），亦称促癣吞噬肽，它结合到中性粒细胞外膜上，可提高中性粒细胞的吞噬和杀菌活性，并有促趋化作用。血浆中的转铁蛋白可扩散至皮肤角质层，可抑制真菌生长。人体血清中的高密度脂蛋白（HDL）对寄生虫也有毒性作用。

在感染性疾病中常发生炎症反应，这是一种非特异性免疫反应综合作用的结果，是机体对各种有害刺激，特别是病原体感染所发生的防御反应，可以清除致炎因子和有害物质，修复损伤组织，维持机体内环境的稳定。炎症反应主要通过血管反应和炎性渗出来抵御感染，血管通透性的增强有利于液体渗出，液体中携带各种炎症介质、抗体、补体等抗感染物质，各具其特殊功能，在抗感染过程中分别发挥其效应。细胞渗出则有吞噬及免疫效应，详见感染与炎症部分。体液中的常见抗感染物质见表 4-2-2。

表 4-2-2　正常组织和体液中的抗菌物质

名称	来源或存在部位	化学性质	抗菌范围
补体	血清	球蛋白	革兰氏阴性菌
干扰素	巨噬细胞、淋巴细胞等	糖蛋白	具有广谱抗病毒活性
溶菌酶	溶酶体、泪液、乳汁	碱性多肽	革兰氏阳性菌
乙型溶素	中性粒细胞	碱性多肽	革兰氏阳性菌
杀菌素	中性粒细胞	碱性多肽	革兰氏阴性菌、少数革兰氏阳性菌
白细胞素	中性粒细胞	碱性多肽	革兰氏阳性菌
乳素	乳汁	蛋白质	革兰氏阳性菌（主要是链球菌）

在各种抗感染物质中，以干扰素和补体等的作用最为重要。正常体液中尚有乙型溶素、吞噬细胞杀菌素、组蛋白、白细胞素、乳素、调理素等杀菌或抑菌物质。阳离子多肽有 500 多种，可在细菌的细胞膜上形成小孔，导致细菌迅速死亡。

1. 干扰素（interferon，IFN）　是最早发现的细胞因子，1957 年 Isaacs 和 Lindenmann 发现，用灭活的流感病毒作用于细胞后，细胞产生一种具有干扰活病毒增殖作用的可溶性物质，故称干扰素。IFN 是由病毒或其他 IFN 诱导剂诱导人或动物细胞产生的一类糖蛋白。除病毒外，细菌内毒素、原虫及人工合成的双链 RNA 等均可诱导细胞产生干扰素，其中以病毒和人工合成的双链 RNA 诱生能力最强。受干扰素诱生剂作用的巨噬细胞、淋巴细胞及体细胞均可产生干扰素。干扰素是小分子量的糖蛋白，4℃可保存较长时间，−20℃可长期保存活性，50℃被灭活，可被蛋白酶破坏。

干扰素具有广谱抗病毒活性，属于获得性的非特异性免疫，在控制病毒感染、阻止病毒在体内扩散以及促进病毒性疾病的痊愈等方面起重要作用。其作用特点是：①只能抑制病毒，而不能杀灭病毒；②作用具有相对的种属特异性，一般在同种细胞中的活性大于异种细胞；③对不同病毒的作用效果不同。虽然 IFN 对多种 DNA 和 RNA 病毒都有作用，但对病毒的敏感性有差别，如对 RNA 病毒的披膜病毒、DNA 病毒的痘苗病毒很敏感，而对 DNA 病毒的单纯疱疹病毒则不甚敏感。干扰素还有调节免疫功能和抑制肿瘤细胞生长的作用。

由人类细胞诱生的干扰素根据其抗原性不同分为 IFN-α、IFN-β、IFN-γ 三种。每种又根据其氨基酸序列的不同再分为若干亚型。IFN-α 主要由人白细胞产生，IFN-β 主要由人成纤维细胞产生，IFN-γ 由 T 细胞产生。前两者的抗病毒作用较强，后者的免疫调节和抑制肿瘤作用较强。IFN-α 和 INF-β 理化性状比较稳定，56℃ 30 分钟及 pH 2 不被破坏，而 IFN-γ 在上述两因素中则不稳定。

干扰素的诱生是宿主细胞在病毒或诱生剂刺激下，编码 IFN 被激活而表达产生。干扰素并不能直接发挥抗病毒作用，而是通过与邻近细胞上的干扰素受体结合，经受体介导的信号转导，引发一系列生化反应，使细胞合成多种抗病毒蛋白，由抗病毒蛋白阻止病毒的合成而发挥抗病毒作用。抗病毒蛋白主要有 2'-5' 腺嘌呤核苷合成酶（2'-5'A 合成酶）和蛋白激酶等，这些酶通过降解 mRNA、抑制多肽链的延伸等阻断病毒蛋白的合成。2'-5'A 合成酶是一种依赖双链 RNA（dsRNA）的酶，被激活后使 ATP 多聚化，形成 2'-5'A，2'-5'A 再激活 RNA 酶 L 或 F，活化的 RNA 酶则可切断病毒 mRNA。蛋白激酶也是依赖 dsRNA 的酶，它可磷酸化蛋白合成起始因子的 α 亚基（eIF-2α），从而抑制病毒蛋白质的合成。

2. 补体系统（complement system）　是正常血清中的一组蛋白质，由大约 30 种水溶性蛋白和膜结合蛋白组成，由巨噬细胞、肠上皮细胞、肝细胞和脾细胞等产生。补体系统通过不同的补体激活途径（经典途径、旁路途径、凝集素途径和新近发现的其他途径），补体蛋白被相继活化，形成一系列生物效应分子，如 C3a、C5a、C5b-9 等，在血浆或病原体中发挥免疫作用。补体的经典途径由抗原抗体复合物激发。旁路途径可由革兰氏阴性菌内毒素、酵母多糖、聚合 IgG、IgA 等活化。补体系统激活后产生的多种生物活性产物，可导致趋化、粘连、促进吞噬、引发炎症等反应，有增强抗感染作用。由于补体旁路途径的活化在特异性抗体形成之前就发挥防御作用，故是一种重要的抗某些致病菌感染的天然免疫机制。

补体系统是机体抵御外源致病微生物入侵的重要防线，与固有免疫密不可分。补体系统主要通过经典途径及旁路途径发挥功能：通过 C5b-9 膜攻击复合物杀死靶细胞；通过调理作用增强白细胞和巨噬细胞的吞噬作用；通过释放过敏毒素（C3a、C4a 和 C5a 等）放大部分炎性反应。补体系统还在适应性免疫应答（细胞免疫与体液免疫）过程中发挥着极为重要的调节作用。

致病微生物感染机体后通过不同途径迅速活化补体，诱导补体级联反应，发挥免疫功能。但少数种类的细菌（如金黄色葡萄球菌等）逃避机体免疫监视的机制则与抑制补体活化通路相关。大量临床证据表明，补体缺陷是引起反复感染的重要风险因素，而感染亦可导致低补体血症的发生。低补体血症，特别是低 C3 血症。将进一步加重感染，从而形成恶性循环，最终导致免疫抑制及死亡。

在脓毒症的早期阶段，补体系统以"瀑布式"的方式激活，产生多种具有炎症介质作用的活性片段，如 C3a、C4a 和 C5a 等，其中 C5a 是一种非常强的促炎趋化剂，能增加炎症细胞的趋化性，促使其释放颗粒酶并诱导活性氧（ROS）的产生。脓毒症患者体内补体激活的表现为血浆中 C3a、C4a 和 C5a 的水平增高，且已证实脓毒症患者 C5a 的水平增高与预后差相关，阻断 C5a 及其相应 C5a 受体能大大改善盲肠穿孔脓毒症模型的生存率。严重脓毒症时 C5a 产生并调节血液中性粒细胞的先天免疫功能，后者释放多种促炎因子。使用 C5a 抗体能够阻止小鼠中性粒细胞表面 C5a 受体的产生，并控制其促炎能力。C5a 通过与 C5a 受体结合来发挥其调节作用。C5a 受体的表达最初认为在骨髓细胞，最近在许多器官包括肺、肝、肾脏和心脏上亦找到 C5a 受体。

真菌组分是补体替代途径的强激活剂，但真菌能抵抗膜攻击复合物（MAC）的溶解；补体活化过程中产生的 C5a、C3a，可吸引炎性细胞至感染部位。

3. 溶菌酶（lysozyme）　主要来源于吞噬细胞，广泛分布于血清、唾液、泪液、鼻涕等中。作用于革兰氏阳性菌的胞壁肽聚糖，使之裂解而溶菌。因革兰氏阴性菌的肽聚糖外尚有脂蛋白等包围，若同时存在有相应抗体等，则溶菌酶也可破坏革兰氏阴性菌。否则，单独溶菌酶对革兰氏阴性菌无效。

4. 防御素（defensin）　是一类富含精氨酸的小分子多肽，主要存在于中性粒细胞的嗜天青颗粒中，亦存在于人的肠细胞中。目前已发现人防御素有 4 种人粒细胞肽（HNP 1～4）。防御素主要杀胞外菌，但 HNP1～3 对偶发分枝杆菌和鸟 - 胞内分枝杆菌等胞内菌亦有一定杀伤作用。防御素的杀菌作用分为 3 个阶段：①防御素分子被敏感菌细胞膜表面的静电吸引，使两者接触；②在电势影响下，单体或双体的防御素分子可进入带电的细菌细胞膜，破坏其完整性，形成受电势调节的孔洞；③细菌细胞膜发生不可逆损伤，胞内外物质交换失控，细菌死亡。

5. 受体（receptor）　固有免疫细胞可产生几百个识别受体，能识别细菌等病原体表面的共同分子结构，即病原体相关分子模式（PAMP），如细胞膜上的 LPS，甘露聚糖（mannan）、肽聚糖（pepidoglycan）；球菌的脂磷壁酸（lipoteichoic acid, LTA），结核分枝杆菌的脂阿拉伯甘露聚糖（lipoarabinomannan，LAM）等。LPS 仅由革兰氏阴性杆菌产生，识别 LPS 即表明有革兰氏阴性杆菌存在。固有免疫细胞表面识别 PAMP 的受体称为分子模式识别受体（molecular pattern recognition receptor，MPRR）。巨噬细胞还存在吞饮形态识别受体（endocytic pattern recognition receptor），能把细菌吞噬后处理成小分子多肽，然后将其转送到细胞表面与 MHC 结合，嵌合在 MHC 的沟槽内，最后连同 MHC 分子一同提呈给 T 淋巴细胞。Toll 样受体（TLR）在感染性疾病的作用近年也很受关注。Toll 样受体有 10 余种，其中 TLR4 被认为与全身性炎症反应综合征有关。

6. 急性期反应（acute-phase response）和急性期蛋白（acute phase protein） 急性期反应是机体为抑制微生物的复制和增强获得性免疫而产生的生理性初级多元反应，是脊椎动物在适应性免疫反应进化中保存下来的一种本能。机体遭受微生物侵袭后，发生红肿热痛和功能障碍等急性炎症反应。细菌等微生物的信号分子，如内毒素、细胞壁酰二聚糖、葡聚糖和甘露聚糖、毒素等，可与宿主巨噬细胞和内皮细胞上的受体结合，产生炎症介质，诱导一系列炎症反应，涉及不同的组织和功能。例如，下丘脑合成前列腺素，引起发热，抑制微生物复制；内皮细胞分泌黏附因子，进入炎症病灶；淋巴细胞分泌细胞因子参与抗微生物免疫反应；在 T 细胞调控下，急性期反应可诱导 B 细胞产生抗体等。测定血液中急性期反应产物（急性期蛋白）有助于感染性疾病的诊断。

急性期蛋白是一组血清蛋白，当细菌感染后，在细菌脂多糖及巨噬细胞产生的 IL-6 的刺激下，由肝细胞迅速合成。急性期蛋白包括脂多糖结合蛋白（LBP）、甘露糖结合凝集素（mannose binding lectin，MBL）、C 反应蛋白（CRP）等。它们均能与细菌表面特有的多糖等物质结合，由此激活补体或辅助吞噬细胞识别入侵的病原菌。如 CRP（因早期发现它能与肺炎链球菌 C 多糖结合而得名）可与细菌表面多糖及磷脂胆碱结合。

六、体液免疫及其抗感染作用

特异性体液免疫即由 B 细胞、浆细胞及其产生的特异性抗体对于病原体的抗感染作用，是抗胞外菌感染的主要机制，其免疫应答在于排除细菌及中和其毒素。

（一）B 淋巴细胞和体液免疫

B 淋巴细胞是体液免疫或抗体介导的免疫中的关键细胞，它在骨髓内分化发育后进入血液循环，再迁移至淋巴组织（淋巴结、脾、肠的集合淋巴小结），故称骨髓依赖性淋巴细胞，简称 B 细胞。B 细胞分布在骨髓、血液和淋巴组织中。在外周血中 B 细胞占淋巴细胞总数的 10% ～ 15%。在淋巴结中，B 细胞占 20% ～ 25%，分布在表浅皮层，形成淋巴滤泡；在脾脏中 B 细胞占 40% ～ 50%，位于白髓，也形成淋巴滤泡，并且有生发中心。B 细胞比 T 细胞略大，胞质内含少量溶酶体和粗面内质网。在抗原或淋巴因子刺激下，静止的 B 细胞被激活，并经多次分裂转化为记忆细胞和浆细胞。浆细胞产生的抗体即免疫球蛋白（Ig），Ig 在血液中循环，通过与抗原结合而清除抗原，这种作用称为体液免疫。抗体与抗原的结合可以中和毒素，抑制细菌或靶细胞的代谢，溶解靶细胞，增强巨噬细胞吞噬抗原的能力等。

1. B 细胞的表面标志 包括各种表面受体和表面抗原成分。

（1）表面受体：① B 细胞抗原受体（BCR），又称表面膜免疫球蛋白（SmIg），是镶嵌在 B 细胞细胞膜上的 Ig 分子，能特异地识别和结合抗原，也是鉴定 B 细胞的重要标志，用免疫荧光法可以检测到 SmIg；②补体受体（CR），多见于成熟 B 细胞表面，其中 CR2（CD21）是 EB 病毒受体，与 EB 病毒选择性感染 EB 病毒有关。该受体也可作为鉴定 B 细胞的一种指标；③丝裂原受体，对 T 和 B 细胞都有致有丝分裂作用；④细胞因子受体，如 IL-1R、IL-2R、IL-4R、IL-5R、IL-6R、IL-7R 和 IFN-γR 等，细胞因子通过与 B 细胞表面的相应受体的结合而调节 B 细胞活化、增殖和分化；⑤ Fc 受体，可与免疫复合物结合促进或抑制 B 细胞的活化。

（2）表面抗原：用单克隆抗体（McAb）技术发现 B 细胞也有多种白细胞分化抗原，其中 CD19 和 CD20 是全 B 细胞的标志。CD19 从最不成熟的 B 细胞开始阳性，而 CD20 阳性的细胞比 CD19 阳性细胞成熟。CD21 为成熟 B 细胞的标志，亦见于滤泡树突状细胞。B 细胞也表达 MHC-I 类和 II 类抗原，MHC-II 类抗原可与 Th 细胞表面 CD4 分子结合，增强 B 细胞与 Th 细胞间的黏附作用，促进 B 细胞活化，参与抗原提呈过程等。

2. B 细胞的亚群 根据 B 细胞产生抗体时是否需要 T 细胞辅助，可将其分为 B1 和 B2 两个亚群。B1 为 T 细胞非依赖性细胞，B2 为 T 细胞依赖性细胞。两者的特征与作用见表 4-2-3。此外还有少量 B 细胞转化为记忆 B 细胞。

表4-2-3 B细胞主要亚型及其特征

	B1细胞	B2细胞
发生部位	胚胎肝脏，也可由成人骨髓产生	骨髓
对T细胞	非依赖性	有依赖性
外周分布	胸膜腔、腹膜腔及肠壁的固有层	脾脏，淋巴结
外周血	$5\% \sim 10\%$	$90\% \sim 95\%$
表面标记	$CD5^+$，$IL-10^+$，$SmIgM^+$，$SmIgD^-$	$CD5^-$，$IL-10^-$，$SmIgM^+$，$SmIgD^+$
补充更新	自我更新	由骨髓更新
针对的抗原	TI抗原，自身抗原，细菌成分	TD抗原
产生抗体	产生IL-10，低亲和力的IgM、IgA和IgG3等	高亲和力抗体IgM、IgG等
免疫作用	参与抗细菌感染的黏膜免疫应答，防止肠道细菌感染，产生针对自身抗原的抗体，与自身免疫病密切相关	通常称B细胞，产生抗体和多种细胞因子，是体液免疫主要成分，兼有抗原提呈及免疫调节等功能
再次抗原应答	无	有

3. 抗体和免疫球蛋白 B细胞在抗原刺激下增殖分化成为浆细胞，浆细胞分泌的具有免疫功能的球蛋白（免疫球蛋白）称为抗体。抗体主要分布在血清和组织液中，能与相应抗原特异性结合，是介导体液免疫的重要效应分子。免疫球蛋白（Ig）的概念比较宽泛，是指具有抗体活性或化学结构与抗体相似的分子，分为分泌型和膜型两类。分泌型免疫球蛋白就是体液中的抗体，膜型免疫球蛋白是抗原识别受体，分布于B细胞膜表面。所有Ig都有一个抗原结合片段（antigen- binding figment，Fab），能特异地识别和结合特定的抗原，发挥体液免疫作用。抗体还可通过经典途径或旁路途径激活补体系统，促进中性粒细胞和巨噬细胞的吞噬功能（调理作用），参与抗体依赖细胞介导的细胞毒作用（ADCC），介导Ⅰ型超敏反应。母体的IgG可借助Fc段与胎盘滋养细胞表面的相应受体结合，主动穿过胎盘进入胎儿血循环，为胎儿和新生儿提供保护性抗体。

免疫球蛋白有5种类型，即IgG、IgA、IgM、IgD、IgE，分布于细胞表面、血清和其他体液中。在B细胞的表面，先出现IgM，随着细胞分化成熟，表面可出现IgG、IgA或IgE。IgD在成熟B细胞表面一过性出现。在血清中，IgG占血清总Ig的75%左右，IgA约占15%，IgM不足10%，IgD和IgE含量极微。IgM是抗原刺激后首先出现的抗体，血清中出现IgM，提示为急性或近期感染。IgG出现较晚，但能持续存在，表示慢性或持续性感染。IgA主要存在于胃肠道和呼吸道黏膜的分泌液中，具有外表面保护作用。黏膜下的上皮细胞有提呈抗原功能。它与周围的淋巴细胞构成局部免疫系统或黏膜免疫系统（local/mucosal immune system）。外来抗原进入消化道或呼吸道后，刺激局部免疫系统，引起黏膜的免疫应答反应，产生分泌型抗体sIgA。IgE的产生似与寄生虫感染有关。IgD作用不详。

（二）抗感染作用

1. 抗细菌感染 体液免疫主要作用于细胞外生存的细菌，简称胞外菌。胞外菌的细胞壁和荚膜等多糖是T细胞非依赖抗原（thymus independent antigen，TI-Ag），能直接激发相应B细胞产生IgM抗体应答。但胞外菌大多蛋白抗原是T细胞依赖的（thymus dependent antigen，TD-Ag），需抗原提呈细胞和CD4 Th2细胞的辅助。产生的抗体类型先是IgM，后转换为IgG为主，并有IgA或IgE。抗体通过抵抗细菌侵入、抑制细菌生长繁殖、杀灭破坏细菌及中和细菌毒素的作用，最终清除病原菌及其毒素。抗体还具有溶菌作用，特异性抗体IgM、IgG与抗原的复合物可激活补体的经典途径，最终导致细菌的裂解死亡。补体激活过程中的C3a、C5a等产物能介导急性炎症反应。

由细菌外毒素或由类毒素刺激机体产生的抗毒素，主要为IgG类，外毒素与其特异抗毒素抗体结合后形成免疫复合物，可中和其毒性，能阻止外毒素与易感细胞上的特异性受体结合，使外毒素不表现毒性作用。抗毒素与外毒素结合形成的免疫复合物随血循环最终被吞噬细胞吞噬。对以外毒素为主要致病因素的病原菌如白喉棒状杆菌等的感染，机体产生抗毒素是主要的免疫保护机制。

2. 抗病毒感染 体液免疫主要作用于细胞外游离的病毒，对于在细胞内复制的病毒作用有限。机体在病毒感染后，能产生针对病毒多种抗原成分的特异性抗体，主要是 IgM、IgG 和 IgA。病毒感染后最先出现的是 IgM 类特异抗体，一般在感染后 2～3 天血清中开始出现。约 1 周后 IgG 抗体的滴度则明显高于 IgM，并随不同病毒种类而持续时间长短不等，可持续几个月甚至几年之久。一般经黏膜感染并在黏膜上皮细胞中复制的病毒在黏膜局部可诱生 IgA 抗体。抗体对细胞外游离的病毒和病毒感染细胞可通过不同方式发挥作用，其中中和抗体的抗病毒作用至为重要。

（1）中和病毒作用：包膜病毒可通过包膜蛋白、无包膜病毒可通过衣壳蛋白与易感细胞上相应的受体结合而吸附于细胞。病毒的表面抗原刺激机体产生特异性抗体（IgG、IgM、IgA），抗体与这些病毒结构蛋白抗原结合后，可阻断病毒感染的发生。这种能与病毒结合，消除病毒感染能力的抗体称为中和抗体（neutralizing antibody）。相应的将能刺激中和抗体产生的病毒表面抗原称为中和抗原。这种抗体能与病毒结合后消除病毒的感染能力，故在杀灭细胞外的游离病毒中起主要作用。其作用机制是改变病毒表面构型，或与吸附于易感细胞受体的病毒表位结合，阻止病毒吸附并侵入易感细胞；病毒与中和抗体形成的免疫复合物更容易被巨噬细胞所吞噬、清除或改变抗原提呈途径；与无包膜病毒结合并将其覆盖，可阻断病毒在进入细胞时脱壳，抑制病毒的复制环节；有包膜的病毒表面抗原与中和抗体结合后，激活补体，可致病毒裂解。IgG、IgM、IgA 三种不同类型免疫球蛋白的中和抗体具有不同的生物学特性。IgG 为主要的中和抗体，由于其分子量小，能通过胎盘由母体输给胎儿，新生儿可具有来自母体的中和抗体而得到约 6 个月的被动免疫保护期，有防御病毒感染的作用。IgM 因分子量大，不能通过胎盘。如在新生儿血中测得被动特异性 IgM 抗体，可诊断为宫内感染。sIgA 抗体主要来源于黏膜固有层的浆细胞，存在于黏膜分泌液中，是中和局部病毒的重要抗体，在局部免疫中起主要作用，常可阻止病毒的局部黏膜入侵。中和抗体的分子量大，不能进入病毒感染的细胞，故无清除细胞内病毒的作用。中和抗体与病毒结合后，可阻止病毒吸附于易感细胞或穿入细胞内，对于抑制病毒血症、限制病毒扩散及抵抗再感染起重要作用。总之，中和抗体是针对病毒表面的、与病毒入侵有关的抗原产生的抗体，具有保护作用。

（2）抗体介导对靶细胞的作用：因有包膜的病毒感染细胞后，细胞膜可出现病毒编码的蛋白，能与相应抗体结合，在补体参与下裂解细胞；或起调理作用，促进巨噬细胞吞噬病毒感染细胞；也可通过 ADCC 作用裂解与破坏被病毒感染的靶细胞。抗体与病毒感染的细胞结合后可激活补体，使病毒感染细胞溶解。ADCC 作用所需要的抗体量比较少，是病毒感染初期的重要防御机制。

（3）抗体介导促进作用：抗体与某些病毒结合后，可促进病毒在感染细胞中的复制，如登革病毒、呼吸道合胞病毒等。对抗体增强作用的机制还不明确。实验发现 IgG 抗体有促进作用，而 IgM 抗体则无此作用，推测可能当抗体与病毒结合后，更多的病毒进入巨噬细胞而增殖，在细胞表面出现的病毒抗原激发了机体的免疫应答。其中，巨噬细胞释放多种酶（如蛋白激酶、凝血酶等），进一步激活补体和凝血系统，释放血管通透因子而引起一系列病理变化而发生严重疾病。

3. 抗真菌感染　多数真菌能刺激机体产生特异性抗体，特异性抗体可阻止真菌转为菌丝相以提高吞噬细胞的吞噬率；抗白假丝酵母菌抗体与菌表面甘露醇蛋白质复合物结合，阻止该菌黏附宿主细胞。但因真菌细胞壁厚，即使抗体及补体与其作用后，也不能将它们完全灭杀。全身性白假丝酵母菌感染，尽管其迟发型超敏反应阳性，或通过被动转移致敏淋巴细胞，还必须同时输入特异性抗体才起保护作用。例如，阴道白假丝酵母菌病患者的血液和分泌物中尽管 IgA 增高，但并不能抑制白假丝酵母菌，说明抗体对机体无重要保护作用，抗体须在具有良好的细胞免疫基础的机体内才产生保护作用。

特异性抗体可用于病因诊断。一般病毒和细菌、原虫感染后最早出现 IgM 抗体，故检查 IgM 抗体可作早期诊断。IgG 阳性常提示既往感染，一般用于筛查。如其效价增加 4 倍以上，提示该感染近期复活。抗体的诊断方法与结果因病原体的种类或病原体的成分不同而异，故应区别对待，分别解释。

4. 抗寄生虫感染　抗体介导的免疫效应，在寄生虫感染早期，血中 IgM 水平上升，随着时间的延长 IgG 水平上升。在蠕虫感染，一般 IgE 水平升高，而肠道寄生虫感染则 IgA 水平上升。抗体可单独作用于寄生虫，使其丧失侵入细胞的能力。例如，伯氏疟原虫子孢子单克隆抗体的 Fab 部分与疟原虫子孢子表面的抗原决定簇结合，使子孢子失去附着和侵入肝细胞的能力；有的抗体结合寄生虫相应抗原，在补体参与下，通过经典途径激活补体系统，使寄生虫溶解。例如，非洲锥虫病患者血清中的 IgM、IgG 在补体参与下，可溶解血内的锥虫；抗体还可结合寄生虫表面抗原，其 Fc 部分与效应细胞（如巨噬细胞、嗜酸性粒细胞等）上的 Fc 受体结合，使效应细胞能吞噬寄生虫。

例如，血中疟原虫和裂殖子或感染疟原虫的红细胞与抗体结合以后，可被巨噬细胞或单核细胞吞噬。

七、细胞免疫及其抗感染作用

特异性免疫除体液免疫外，还有细胞免疫，即主要由T淋巴细胞承担的免疫应答，在抗感染免疫中发挥重要作用。

（一）T淋巴细胞与细胞免疫

1. T细胞的来源与分布 淋巴样祖细胞从骨髓中迁移至胸腺内经过分裂分化发育成为胸腺依赖淋巴细胞，简称T细胞，存在于血液和周围淋巴组织中。T细胞在外周血中数量较多，占淋巴细胞总数的65%～80%。在淋巴结中，T细胞主要位于副皮质区，占淋巴细胞总数的70%～75%；在脾脏中主要位于白髓（动脉周围淋巴鞘），占淋巴细胞总数的40%～50%。胸腺内90%以上的淋巴细胞为T细胞，主要位于皮质部。周围血管和淋巴样器官中的T细胞不断由来自中枢免疫器官的淋巴细胞补充更替。大多数T细胞寿命较长，可存活数月、数年或更长时间。T细胞体积较小，胞质很少，胞质非特异性酯酶染色呈阳性。当静息状态的初始T细胞（naive T cell）接触到相应的抗原刺激后，便转化为体积较大（直径15～20μm）、代谢活跃的大淋巴细胞。其中大部分分化增殖为效应T细胞，小部分恢复到静息状态，称为记忆T细胞。效应T细胞具有杀伤靶细胞和分泌淋巴因子的功能，但必须和靶细胞结合才能产生免疫效应。这种以细胞直接作用的免疫方式称为细胞免疫。激活的T细胞通过细胞因子介导免疫功能，细胞因子对单核巨噬细胞、效应T细胞和B细胞均起作用。细胞免疫中包括T细胞和单核巨噬细胞的相互作用，从而诱导和调节宿主对细胞内病原体的免疫反应。

2. T细胞的表面标志

（1）表面受体：T细胞受体（TCR）是T细胞表面特有的能特异地识别和结合相应抗原的分子，是由α、β或γ、δ两条多肽链以二硫键连接而成的异二聚体，镶嵌在细胞膜内。T细胞表面还带有多种细胞因子受体（如白细胞介素受体），促分裂剂植物血凝素（PHA）、刀豆素A（ConA）和美洲商陆（PWM）受体，病毒受体等。例如，CD4分子是HIV壳膜蛋白gp120的受体，故HIV可选择性地感染CD4$^+$T细胞，导致AIDS。活化的T细胞表面具有大量IL-2受体（IL-2R），这是一种糖蛋白，能与T细胞分泌的具有调节作用的淋巴因子IL-2结合，使T细胞表面增加表达IL-2R，并使T细胞分泌IL-2。IL-2与T细胞自身的IL-2R相结合，使T细胞出现增殖反应。此外，IL-2可促进T细胞分泌IFN-γ和B细胞生长因子及分化因子等，刺激B细胞增生、分化。IL-2还可活化NK细胞、巨噬细胞，以增强其杀伤性。

（2）表面抗原：包括MHC抗原和白细胞分化抗原。所有T细胞均表达MHC-Ⅰ类抗原，T细胞被激活后还可表达MHC-Ⅱ类抗原，所以MHC-Ⅱ类抗原被视为T细胞活化的标记。MHC抗原参与对抗原肽的识别与应答过程。白细胞分化是不同谱系白细胞在分化、成熟或活化过程中出现或消失的细胞表面标志。经有关国际会议的分类整理，统一用分化群（cluster of differentiation，CD）命名并编号，迄今已命名到CD350，其中有的分化群再细分为a、b、c等不同亚群。这些白细胞分化抗原主要表达在不同细胞系统的细胞膜上。例如，CD2和CD3是所有T细胞的共同表面标志，CD4和CD8是T细胞进入成熟阶段的标志。

3. T细胞的功能性亚群 根据T细胞在免疫反应中的功能特性及表面CD抗原的不同，分为：①辅助性T细胞（helper T cell，Th）；②细胞毒性T细胞（cytotoxic T cell，Tc或cytotoxic T lymphocyte，CTL）；③调节性T细胞（regulatory T cell，Tr）和Th17细胞。其中Th计数与Th/Ts值在AIDS的发病与诊断中至关重要。当Th计数低于0.2×10^9/L（200/mm^3）时，容易继发多种机会性感染，因而被确定为AIDS的诊断指标之一。T细胞有两个主要亚群，其细胞亚型、分泌类型及作用见表4-2-4。

表4-2-4 T细胞主要亚型及功能

项目	CD4$^+$T细胞	CD8$^+$T细胞
细胞亚型	Th	TC或CTL
细胞因子分泌类型	Th1细胞分泌IFN-γ、IL-2、IL-12、TNF等 Th2细胞分泌IL-4、IL-5、IL-6、IL-10等	根据TCR类型的不同，分为αβT细胞和γδT细胞
主要功能	识别MHC-Ⅱ类分子抗原，辅助B细胞 Th1细胞参与抗胞内病原体感染，介导Ⅳ型超敏反应，不明原因的慢性炎症等；Th2细胞参与抗蠕虫感染等	CD8$^+$T细胞伴有细胞毒性和抑制性功能，并识别MHC-Ⅰ类分子抗原，特异性识别和杀伤靶细胞；CTL参与抗病毒感染

T 细胞的功能包括：①细胞免疫，T 细胞对某些细菌、病毒、移植物或瘤细胞有排斥或杀灭作用。除通过释出淋巴因子杀伤靶细胞外，对带有靶抗原的细胞也有直接攻击、杀伤、溶解作用，这种细胞称为细胞毒性 T 细胞。②调节功能，T 细胞对细胞免疫或体液免疫反应均有调节作用，表现为对免疫反应的促进或抑制作用。

（1）辅助性 T 细胞（Th）：是能够辅助 B 细胞和其他 T 细胞对某些抗原作出适当反应的 T 细胞，因其含有 CD4 表面抗原，又称 CD4$^+$ 细胞，可用 CD4 的单克隆抗体检测出来。CD4$^+$T 细胞在调节 B 细胞功能方面起着核心作用，因此影响体液免疫反应。Th 细胞占 T 细胞的 65% 左右。它能识别抗原，分泌多种淋巴因子，并能辅助 B 细胞产生体液免疫反应，辅助 T 细胞产生细胞免疫应答，其本身亦具有某些细胞免疫应答功能。HIV 主要破坏 Th 细胞，导致感染者发生免疫缺陷。研究发现，小鼠的 CD4$^+$ 细胞株按其产生的细胞因子类型及生物学功能，至少可分为 Th1 和 Th2 两种亚型，此后又发现兼有 Th1 和 Th2 特征的 Th0 细胞，Th1 和 Th2 皆由 Th0 细胞分化而来。进一步研究发现，人 CD4$^+$T 细胞也有类似的亚型。Th1 细胞产生 IFN-γ、TNF-β、IL-2、IL-3、淋巴毒素等细胞因子，主要功能是促进细胞免疫反应、迟发型超敏反应，清除细胞内细菌和病毒。Th2 细胞分泌 IL-4、IL-5、IL-6 和 IL-10 等细胞因子，主要促进体液免疫反应，中和细胞外病原体。此外，Th1 和 Th2 细胞分泌的细胞因子可以相互下调对方的生长分化，刺激自身增殖。Th1 细胞分泌的 IFN-γ 抑制 Th2 细胞增殖和分泌；Th2 细胞产生的 IL-4、IL-10 则抑制 Th1 细胞的生长分化。Th1 和 Th2 以及它们产生的细胞因子的变化与 AIDS 的病程演进有密切关系。

（2）细胞毒性 T 细胞（Tc，CTL）：占 T 细胞总数的 20% ～ 30%，其表面也有 CD8 抗原。Tc 细胞承担细胞介导的免疫，它能识别结合在 MHC-Ⅰ 类抗原上的异抗原，在异抗原的刺激下可增殖形成大量效应性 Tc 细胞、特异性杀伤靶细胞，尤其已感染病毒的细胞，或被细胞内病原体感染的细胞。

（3）调节性 T 细胞（Tr）：这类细胞较少，其表面有 CD4、CD25 抗原，它所分泌的抑制性细胞因子（如 IL-10、TGF-β 等）能抑制特异性 T 细胞的增殖、分化及其活性，对免疫应答起负调节作用，并在保持对自身组织的耐受性方面起重要作用。其数量和（或）功能异常往往导致自身免疫性疾病。

4. 淋巴因子　巨噬细胞、淋巴细胞及许多其他细胞所分泌的，能介导和调节免疫、炎症反应的小分子多肽，即分子质量在 80kDa 以下的糖蛋白，称为细胞因子，由淋巴细胞所分泌者又称淋巴因子（lymphokine），它们在免疫系统的细胞之间的通信交流中起着分子信号作用。几乎所有细胞因子都有不止一种生物活性。细胞因子按其作用的相似性被分为：①抗病毒因子（干扰素）；②影响细胞生长和分化的因子（集落刺激因子）；③由淋巴细胞或巨噬细胞分泌或影响该两种细胞的白细胞介素，是一组介导白细胞间相互作用的淋巴因子，具有广泛的生物活性；④肿瘤坏死因子；⑤转化生长因子，为调节细胞生长和分化的多肽。新的细胞因子及其变种，还在不断被认识。

（二）抗感染作用

1. 抗细菌感染的细胞免疫　由于特异性抗体不能进入细胞内发挥作用及胞内菌能抵抗吞噬细胞的胞内杀菌作用，因此抗胞内菌感染的获得性免疫机制主要是靠以 T 细胞为主的细胞免疫。

（1）CD4$^+$T 细胞的作用：胞内菌主要寄居在单核吞噬细胞中，易于通过 MHC-Ⅱ 类分子的抗原提呈途径发生免疫应答，因此在抗胞内菌感染中 CD4$^+$T 细胞起主要作用。CD4$^+$细胞按其分泌的细胞因子不同，分为具有不同功能的 Th1 和 Th2 细胞。CD4$^+$Th1 细胞主要分泌 IL-2、IFN-γ 和 TNF-β 等，促进细胞介导的免疫应答，其中的 IFN-γ 是巨噬细胞最强激活剂，使其吞噬胞内菌和杀伤力大为增加。CD4$^+$Th1 细胞衍生的细胞因子尚能活化 CTL 和引起 Ⅳ 型超敏反应，有利于对胞内菌的清除。Th2 细胞主要分泌 IL-4、IL-5、IL-6、IL-10 和 IL-13，能促进 B 细胞产生抗体、TNF 和 IFN-γ 引起局部炎症反应，促进巨噬细胞的吞噬和杀伤作用，招募和活化中性粒细胞等。增强抗体介导的免疫应答。介导细胞免疫的主要是 Th1 细胞。Th1 细胞通过分泌 IFN-γ、TNF-β 等细胞因子活化巨噬细胞和 CTL，有助于杀伤胞内菌。IFN-γ 是巨噬细胞最强的激活剂，可使巨噬细胞的吞噬和杀伤活性明显增强。Th1 细胞分泌的细胞因子亦可引起 Ⅳ 型超敏反应，也有利于对胞内菌的清除。

（2）CD8$^+$T 细胞的作用：CD8$^+$T 细胞被胞内菌抗原活化需受 MHC-Ⅰ 类分子制约。在小鼠实验性产单核李斯特菌感染中显示，病原菌进入宿主细胞后，可离开吞噬体进入细胞质，其肽段被 MHC-Ⅰ 类分子提呈到细胞表面，可诱导 CD8$^+$T 细胞活化。CD8$^+$CTL 能直接将穿孔素和颗粒酶介入胞内菌感染细胞，杀伤和破坏胞内菌感染细胞，破坏其完整性，使细菌散出，再经抗体或补体的调理作用被吞噬细胞消灭。

（3）T 细胞的分类：根据 TCR 类型的不同，分为

αβT 细胞和 γδT 细胞，发挥抗胞内菌感染免疫作用的主要是 αβT 细胞。γδT 细胞在抗胞内菌感染中亦起一定作用。γδT 细胞较少多态性，能识别胞内菌的某些抗原如分枝杆菌的分枝菌酸等。γδT 细胞被胞内菌活化后产生的杀伤机制与 CD8⁺αβT 细胞相似，并能分泌多种细胞因子，如 IL-2、IFN-γ 和 TNF-α 等，促进免疫应答和炎症反应。

具有超抗原特性的葡萄球菌肠毒素、链球菌的致热外毒素等，在感染早期就可激活相应的 CD4⁺T 细胞产生足量细胞因子，有利于对病菌的清除。若细菌量大、超抗原性毒素多，则过量的细胞因子可对机体造成严重危害，甚至死亡。超抗原性外毒素和细菌内毒素都是多克隆淋巴细胞激活剂，若激活的淋巴细胞中有针对自身抗原的克隆，则有可能导致自身免疫病。有些胞外菌与人体某些组织、细胞存在着交叉抗原，这些病菌诱生的抗体有可能与这些组织、细胞发生超敏反应而致病。最具代表性的疾病是 A 群链球菌感染后的风湿热和肾小球肾炎。

2. 抗病毒感染的细胞免疫 病毒一旦进入宿主细胞后，抗体则不能直接发挥抗病毒作用。对细胞内病毒的清除，主要依赖于 CTL 和 Th 细胞释放的细胞因子，它们主要在病毒感染的局部发挥作用。其作用方式为通过免疫细胞接触靶细胞后杀伤靶细胞或在局部释放细胞因子破坏靶细胞。病毒特异的 CTL 细胞必须与靶细胞接触才能发生杀伤作用。CTL 细胞分泌两种分子：一种为穿孔素，使靶细胞膜形成孔道，致胶体渗透，杀死感染的靶细胞；另一种为颗粒酶，能降解靶细胞的细胞核。CTL 细胞的杀伤效率高，可连续杀伤多个细胞。病毒特异的 CTL 细胞有 CD4⁺ 和 CD8⁺ 两种表型。CD8⁺CTL 细胞受 MHC-Ⅰ 类分子限制，是发挥细胞毒作用的主要细胞。病毒特异性 Th 细胞也能释放多种淋巴因子参与抗病毒免疫。

（1）CTL 细胞的作用：CTL 细胞的杀伤性作用具有病毒特异性，病毒抗原诱生的 CTL 细胞一般于 7 天左右开始发挥杀伤作用。当 CTL 细胞活性开始表现则 NK 细胞活性逐步降低。大多数 CTL 细胞是 CD8⁺ 的 T 细胞，受 MHC-Ⅰ 类分子限制，但有少数 CD4⁺ 的 T 细胞也可行使 CTL 细胞功能，受 MHC-Ⅱ 类分子限制。CTL 细胞与病毒感染细胞的结合，除通过 TCR 特异性识别和结合病毒抗原肽 -MHC 分子复合物外，还需要一些附加因子的参加，如 CD3、CD2 和淋巴细胞功能相关抗原 -1（lymphocyte function associated antigen-1，LFA-1）。CTL 细胞活化后，可释放穿孔素和颗粒酶。穿孔素是一组酶的统称，其作用类似补体的 C9，使靶细胞出现许多小孔而致细胞裂解。颗粒酶是

一类丝氨酸酯酶，可激活靶细胞内的一些酶，使 DNA 降解，引起细胞凋亡。当病毒仅在靶细胞中复制，尚未装配成完整病毒体之前，CTL 细胞已可识别并杀伤表面表达有病毒抗原的靶细胞。因此，CTL 细胞可起到阻断病毒复制的作用。靶细胞被破坏后释放出的病毒，在抗体配合下，可由吞噬细胞清除病毒。CTL 细胞的作用被认为是使病毒感染恢复的主要机制。

（2）Th 细胞的作用：在抗病毒免疫中，活化的 Th 细胞可释放多种细胞因子刺激 B 细胞增殖分化及活化 CTL 细胞和巨噬细胞。在小鼠的研究中已发现分泌不同淋巴因子的 T 细胞类型，Th1 细胞可分泌 IL-2 和 IFN-γ，与引起 Ⅳ 型超敏反应即与激发细胞免疫相关；Th2 细胞可产生 IL-4 和 IL-5、IL-10，与激活 B 细胞即与诱导体液免疫有关。在人类亦有类似的分类，但不如在鼠中明确。近年发现在受微生物感染或处于超敏反应的个体所获得的 T 细胞克隆中，有些克隆主要分泌 IFN-γ，而有些克隆只分泌 IL-4 和 IL-5，这提示在人体也有 Th1 和 Th2 细胞亚群。在病毒感染中发现当机体的 T 细胞由以 Th1 为主，转向以 Th2 细胞为主时，疾病则进展，因 Th1 细胞功能降低可影响 CTL 细胞效应的发挥和抗体的产生。

（3）细胞因子：在实验动物及病毒感染者研究中发现，个别病毒感染后虽 CTL 细胞有抗病毒作用，但并未发生靶细胞死亡的现象。这一现象在神经系统病毒感染，以及乙型肝炎病毒持续感染中已被证实，其机制是由于释放 IFN-γ 等细胞因子所致。有人称这一现象为非溶细胞性 T 细胞的作用，即通过 CD4⁺T 细胞在感染病灶的聚集，受特异的病毒抗原所激活，分泌大量抗病毒因子（IFN、TNF）。这些细胞因子又可进一步激活 T 细胞（CTL、Th 细胞）、巨噬细胞甚至 NK 细胞，在抑制病毒复制及清除靶细胞内的病毒方面协同发挥作用。

（4）免疫病理作用：病毒诱生的免疫应答除引起免疫保护作用外，也可造成机体的免疫病理性损伤，主要可发生以下几种损伤。①损伤宿主细胞：如 CTL 在杀伤病毒感染的靶细胞同时也造成细胞损伤，并在感染局部引起炎症反应。②超敏反应：某些条件下，如抗病毒的抗体因亲和力低或与抗原的比例不当，病毒抗原与抗体形成的免疫复合物沉积于血管壁，可引起 Ⅲ 型超敏反应。如有些病毒感染者发生的肾小球肾炎即这一免疫病理作用所致。③自身免疫病：病毒感染细胞后，可改变宿主细胞膜的抗原性或使细胞内隐蔽的抗原暴露，诱发自身免疫病。如部分慢性肝炎患者出现针对肝细胞某些蛋白的自身抗体或细胞免疫；在麻疹病毒、腮腺炎病毒感染后期可发生脑炎，因脑

组织中不能分离出病毒，推测发生脑炎的机制并非由病毒复制所造成的损伤，而可能是因病毒改变了脑组织抗原或因存在交叉抗原诱生了免疫应答，从而造成脑组织损伤。④抗体增强病毒的致病作用：抗体与某些病毒结合后，可促进病毒在感染细胞中的复制，在登革病毒、呼吸道合胞病毒和流行性乙型脑炎病毒等的感染中可见。实验发现，高稀释度的 IgG 抗体可促进病毒复制，而 IgM 抗体无此种作用，说明可能是 IgG Fc 段起的作用。当抗体与病毒作用后，可介导更多的病毒进入巨噬细胞并在其内增殖，细胞表面出现的病毒抗原成分激发免疫应答，使巨噬细胞释放多种酶类，进一步激活补体和凝血系统，引起一系列的病理改变。

3. 抗真菌感染的细胞免疫　临床资料表明，细胞免疫力低下易发生真菌感染，如恶性肿瘤、艾滋病患者及长期应用免疫抑制剂导致细胞免疫力降低者，均易发生真菌感染。真菌抗原刺激的特异性 CD4[+]T 细胞可释放多种细胞因子，如 IFN-γ 和 IL-2 等，它们能激活淋巴细胞、巨噬细胞和 NK 细胞等，参与对真菌的杀伤。其中 Th1 应答对宿主发挥免疫保护，而 Th2 应答可造成组织损害。真菌感染常引起Ⅳ型超敏反应，临床上常见的癣菌疹就是真菌感染引起的Ⅳ型超敏反应。新型隐球菌常定植在免疫力低下患者的肺和脑，需 T 细胞应答的激活予以消灭。白假丝酵母菌感染常始于黏膜表面，细胞免疫可阻止其扩散至组织内。一般认为真菌感染的恢复主要靠细胞免疫的作用，抗真菌特异性抗体对于抗真菌作用不大。

真菌感染中细胞免疫是机体排菌杀菌及复原的关键，T 细胞分泌的淋巴因子可加速表皮角化和皮屑形成，随皮屑脱落，将真菌排除；以 T 细胞为主导的Ⅳ型超敏反应引起免疫病理损伤能局限和消灭真菌，以终止感染；一般Ⅳ型超敏反应强度与体内菌量成反比，如迟发型超敏反应阴性则菌量增加，病情严重，而经治疗又转阳性，说明治疗见效，预后良好。

4. 抗寄生虫感染的细胞免疫　细胞免疫是淋巴细胞和巨噬细胞或其他炎症细胞介导的免疫效应。当致敏 T 细胞再次接触相应抗原后，释放多种淋巴因子，启动细胞免疫功能。

（1）巨噬细胞：巨噬细胞趋化因子（MCF）可使巨噬细胞移动到局部，聚集于病原体周围；巨噬细胞活化因子（MAF）可激活巨噬细胞，增强吞噬能力和杀伤作用。激活的巨噬细胞可杀伤在其胞内寄生的利什曼原虫等病原体。另外，巨噬细胞表面的寄生虫抗原和 MHC-Ⅱ类分子抗原被 T 细胞表面的受体分别识别，同时巨噬细胞分泌 IL-1，两种细胞相互接触，在 IL-1 的作用下，使静止的 T 细胞被激活。

（2）T 细胞：实验证明，宿主在受到寄生虫侵袭时，可能 CD4[+] 细胞首先被激活而释放细胞因子如 IL-2 等，这些细胞因子再刺激 CD8[+] 细胞，CD8[+] 细胞活化后，通过直接细胞毒作用或分泌细胞因子而发挥效应，使 CD4[+] 细胞的作用得以放大。激活的辅助性 T 细胞（Th1 及 Th2）产生多种淋巴因子，促进淋巴胞和造血细胞的增殖、分化和成熟。同时可诱导 B 细胞转化为浆细胞，分泌不同类型免疫球蛋白，共同参与免疫应答。T 细胞亚群和细胞因子在寄生虫感染的免疫中起着重要的作用，它们的作用相互联系、相互作用又相互制约。

（3）体液免疫和细胞免疫的协同作用：在寄生虫感染中，常见的有 ADCC 产生的免疫效应。ADCC 对寄生虫的作用需要特异性抗体如 IgG 或 IgE 结合于虫体，然后效应细胞（巨噬细胞、嗜酸性粒细胞或中性粒细胞）通过 Fc 受体附着于抗体，通过协同作用发挥对虫体的杀伤作用。在组织、血管或淋巴系统寄生的蠕虫中，ADCC 可能是宿主杀伤蠕虫（如血吸虫童虫、微丝蚴）的重要效应机制。

（4）寄生虫感染的免疫应答：通常细菌和病毒感染的获得性免疫较强，寄生虫感染的获得性免疫较弱。寄生虫感染的特异性免疫应答的结果大致可分为以下两型：①消除性免疫（sterilizing immunity），宿主能消除体内病原体，并对再感染产生完全的抵抗力。例如，热带利什曼原虫引起的东方疖，宿主获得免疫力后，体内原虫完全被清除，临床症状消失，而且对再感染具有长期的、特异的抵抗力。这是寄生虫感染中少见的一种免疫状态。②非消除性免疫（non-sterilizing immunity），这是寄生虫感染中常见的一种免疫状态。大多数寄生虫感染可引起宿主对再感染产生一定程度的免疫力，但是，对宿主体内原有的寄生虫不能完全被清除，维持在一个低水平，临床表现为不完全免疫。一旦用药物清除体内的残余寄生虫后，宿主已获得的免疫力便逐渐消失。例如，人体感染疟原虫后，体内疟原虫未被清除，维持低虫血症，宿主对同种感染具有一定的抵抗力，称为带虫免疫（premunition）。又例如，血吸虫感染，活的成虫可使宿主产生获得性免疫力，这种免疫力对体内原有的成虫不发生影响，可以存活下去，但对再感染时侵入的童虫有一定的抵抗力，称为伴随免疫（concomitant immunity）。非消除性免疫与寄生虫的免疫逃避和免疫调节有关。

（刘德纯；李柏青）

第三节　病原体的免疫逃逸

感染是病原体与机体免疫系统相互作用的过程。机体有复杂的抗感染机制，而病原体也在积极适应和逃避机体的免疫防御反应。两者的矛盾斗争，决定着疾病的发展进程与结局。在一些慢性或持续性感染者或病原体携带者体内，病原体长期存在，成为潜在的传染源；或者在机体抵抗力下降时复燃，形成内源性感染；或者在体内造成持续感染，并继发增生性改变以至癌变。因此，终止病原体的免疫逃逸，对于控制慢性感染，减少病原体携带者，防止潜伏感染复燃，预防慢性感染恶变，都有重要意义。病原体能够在机体内持续生存，一方面与宿主对特定病原体的抗感染免疫背景有关，另一方面也与病原体操纵和逃避宿主免疫应答有关。本节尝试概括病原体的免疫逃逸机制，各种病原体的具体免疫逃逸机制参见有关章节。

在自然界，人类与各种病原体共同生存又互相斗争，共同进化又互相抑制。在这个漫长的过程中，机体发展了一套高度复杂完善的免疫防御机制以预防感染、清除病原体，而同时病原体也针对机体免疫应答的几乎每一步骤发展了相应的免疫逃逸机制以确保自身的存活。某些病原体能够在机体产生免疫应答的情况下持续感染，提示其能够逃逸机体的免疫攻击。病原体的免疫逃逸机制相当复杂，涉及细胞因子、炎症介质与信号传递等，近年研究比较活跃，大致可以分为以下几个方面：①病原体自身保护机制；②对机体自然屏障和天然免疫的破坏能力；③对单核巨噬细胞系统的抑制作用；④隐蔽或变异抗原成分逃避免疫系统的抗原识别机制；⑤抑制机体的抗原捕获及提呈作用；⑥抑制机体免疫细胞活化和免疫效应细胞的作用；⑦诱导机体免疫耐受与病原体长期生存机制；⑧抑制感染细胞的凋亡作用等。有些方面已有明晰的共识，另一些方面还有待深入探讨。当然，并非每种病原体都具有上述各种逃逸机制。

一、病原体的自身保护作用

病原体在侵入人体后，会通过自身结构的固有特点，或改变自身的形态结构、生化特性，抗原变异，甚至基因序列，来适应人体内环境的改变，防止其自身被破坏和清除。

1. 荚膜的自我保护作用　许多病原体有一层荚膜，用于抵抗吞噬，黏附与定植于宿主细胞，如某些细菌、支原体、隐球菌、组织胞浆菌等。细菌按其寄生部位分为胞内菌和胞外菌。胞外菌可通过形成胞壁外特殊结构荚膜有效逃逸免疫攻击。荚膜有抵抗吞噬作用，故有荚膜的细菌比同种无荚膜细菌的毒力要高得多；肺炎链球菌荚膜含有的唾液酸可抑制补体替代途径，也可编码蛋白抵抗吞噬细胞的作用，抑制抗感染免疫。支原体荚膜的形成与细菌荚膜一样，其化学组成亦与细菌的荚膜相似，是由葡萄糖/半乳糖/鼠李糖/甘露醇组成的多聚糖，其对支原体抵抗免疫细胞的吞噬以及抑制巨噬细胞、中性粒细胞活性等方面具有重要作用，是致病支原体重要的毒力因子之一。研究认为，这些致病性支原体感染宿主呼吸道后主要破坏黏膜纤毛，使之部分或全部脱落，导致其对外来异物及黏膜分泌物的排除功能部分或全部丧失，使得呼吸道黏膜产生的分泌物无法向上排除而沉降到宿主内，继而发生病变。

2. 其他结构和成分的保护作用　胞外菌抵御特异性抗体攻击的方式之一是介导黏附入侵的细菌菌毛发生高频突变。淋球菌通过菌毛黏附到泌尿生殖道等黏膜表面实施感染，其菌毛极易发生高频变异，产生多达106个不同的菌毛抗原，逃避特异性抗体的攻击；菌毛抗原的不断转换还使具有高黏附力即高毒力的菌株成为优势菌株。链球菌的M蛋白和沙门伤寒菌的Vi抗原可抵抗吞噬作用；金黄色葡萄球菌分泌的凝固酶，可使宿主血浆中的纤维蛋白原转变为固态纤维蛋白，包绕在菌体周围，有效抵抗吞噬。脑膜炎奈瑟菌、流感杆菌等产生IgA蛋白酶，可降解sIgA；铜绿假单胞菌分泌弹性蛋白酶灭活补体C3a和C5a等。流感嗜血杆菌的糖基合成酶通过突变，使该菌的主要表面抗原的糖基发生变化，使免疫识别受阻，并逃避特异性抗体的免疫攻击。肺炎链球菌的荚膜聚糖可有效遮蔽自身抗原表位，躲避吞噬。

3. 抗原性的改变　许多病原体通过自身表面抗原性的改变来逃避免疫识别和免疫攻击。有些寄生虫在宿主体内寄生时，其表面抗原性发生变异，直接影响免疫识别，如非洲锥虫在宿主血液内能有顺序地更换其表面糖蛋白，产生新的变异体，而宿主体内每次产生的抗体，对下一次出现的新变异体无作用，因此寄生虫可以逃避特异性抗体的作用。这种抗原变异

（antigenic variation）现象也见于恶性疟原虫寄生的红细胞表面。细菌感染也有类似的逃逸机制。细菌抗原表位的变构可逃避抗感染免疫的攻击。肺炎链球菌至少有 80 种血清型，多血清型的同一细菌感染同一个体，可致反复感染。结核分枝杆菌则通过不断的抗原突变，使免疫持续低下甚至发生耐受，导致慢性肺结核。支原体也可通过表面抗原的变异逃避宿主免疫系统的监视，引起持续感染。支原体的膜表面抗原蛋白与黏附因子具有很高频率的可变性，这种变异性的分子在支原体的染色体上存在着不少的高突变位点，在这些位点上，这些变异主要由编码抗原的基因缺失、倒置、插入、重排、点突变及移码变异所致。基因重组可以使支原体产生抗原变异，从而逃避宿主的免疫监视、清除，使其在体内长期生存；人型支原体、牛支原体及猪鼻支原体等均有抗原变异的报道。

4. 病原体的适应性改变　为了适应宿主机体的环境变化，许多病原体都会改变自身的形态结构乃至基因序列，来适应环境中的筛选压力。尤其是 RNA 病毒，其在复制过程中可衍生出许多相似但又不尽相同的异质群体，即病毒的准种（quasispecies）。准种的存在为病毒的快速进化提供了得天独厚的优势：在免疫系统针对病毒产生抗体或其他免疫应答时，原已存在于准种群体中的天然逃逸株即能迅速获得生长优势，进而成为新的准种群体中的主导株，其组织嗜性、载量变化、致病性、耐药性等均有一定改变，包括产生免疫功能逃逸株等，这是病毒的一种进化。几乎所有呼吸道病毒都在不断变异。呼吸道合胞病毒（RSV）是儿科最为常见的病原体，一种针对 RSV 融合蛋白的单克隆抗体虽已被证实有预防效果，但它在体内外均能迅速诱导具有完全抗性的病毒逃逸株产生。如果患儿免疫功能受损，病毒在体内的复制时间可明显延长，增加抗体逃逸株在人群中传播的风险。

5. 抗原伪装（antigenic disguise）　寄生虫体表结合有宿主的抗原，或者被宿主的抗原包被，妨碍宿主免疫系统的识别。例如，曼氏血吸虫肺期童虫表面结合有宿主的血型抗原（A、B 和 H）和 MHC 抗原。这类抗原来自宿主组织而不是由寄生虫合成，因此宿主抗体不能与这种童虫结合，为逃避宿主的免疫攻击创造了条件。

6. 分子模拟　EB 病毒的膜潜伏蛋白（LMP）由病毒基因组的 *BNLFJ* 编码，是一种膜分子，能模拟 CD40 分子，通过胞膜部分的聚集，使该分子胞内部分所结合的 TNF 受体相关因子聚集，而经与 CD40 相同的信号途径活化 NF-κB，LMP1 也可通过 TNF 死亡结构域途径活化 NF-κB。LMP1 在 EB 病毒免疫逃逸中的作用十分丰富。在 LMP1 的第一个跨膜区域上有两段肽结构与反转录病毒编码的跨膜蛋白 p15E 中的免疫抑制区 LDLLFL 高度同源，可能参与干扰人类白细胞抗原 I 限制性 T 细胞毒性，并可直接抑制 T 细胞增殖及 NK 细胞毒性作用，使病毒在宿主体内持续感染。支原体抗原也可进行分子模拟，支原体与宿主细胞膜具有相似的抗原成分。通过分子模拟逃避宿主的免疫防御。某些支原体与人体多种组织细胞膜及某些细菌之间具有相同的糖脂成分，可引起非特异性的交叉反应。早在 30 年前 Amir 等就发现，即使用了像红霉素或四环素等有效的抗生素，肺炎支原体仍可以从呼吸道分泌物中培养出来。现认为可能是由于肺炎支原体细胞膜上的甘油磷脂与宿主细胞有共同抗原成分，因而会被宿主误认为是自身成分而允许寄生，逃避了宿主的免疫防御，不易被吞噬细胞摄取，从而得以长时间寄居。

7. 抑制或直接破坏宿主的免疫应答　在宿主体内的寄生虫释放出大量可溶性抗原时可干扰宿主的免疫反应。抗原与抗体结合，形成免疫复合物，抑制宿主的免疫应答，有利于寄生虫存活下来。例如，曼氏血吸虫感染者血清中存在循环抗原，可在宿主体内形成可溶性免疫复合物。这种复合物可能改变宿主免疫反应，如抑制嗜酸性粒细胞介导的对童虫的杀伤，抑制淋巴细胞转化等。寄生虫也可直接破坏特异的免疫效应分子，如枯氏锥虫的锥鞭毛体的蛋白酶能分解附着于虫体上的抗体，使虫体上仅有 Fab 部分，而无 Fc 部分，因而不能激活补体以导致虫体的溶解。细菌也可分泌多种蛋白，抑制、干扰、拮抗机体的抗感染免疫。干扰机制包括：干扰补体系统、分解抗体、抗吞噬、介导黏附或侵入宿主细胞、干扰抗原处理提呈、干扰宿主细胞因子、诱导宿主细胞凋亡等。

8. 胞内菌可隐匿于胞内呈休眠状态　结核分枝杆菌、单核细胞增多性李斯特菌、嗜肺军团菌等隐匿于被抑制的巨噬细胞内，可长期存活，并逃避细胞免疫和体液免疫的攻击。巨噬细胞的胞质不含杀菌物质，单核细胞增多性李斯特菌产生李斯特菌溶素（Listeria lysin），破坏吞噬体膜后逸入胞质中，逃避进入溶酶体被杀伤的结果。立克次体产生磷脂酶降解吞噬体膜而进入胞质。肺炎军团菌侵入靶细胞后可通过其毒力因子的作用干扰吞噬体的磷脂双层结构，抑制吞噬体与溶酶体的结合，得以逃避吞噬细胞的杀伤作用而在吞噬细胞内生存和繁殖。有些胞内菌能产生超氧化物歧化酶（SOD）和过氧化氢酶，可分别降解 $O_2^- \cdot$ 和 H_2O_2。过氧化氢酶能间接抑制反应性氮中间物（RNI）的产生。胞内菌也编码某些蛋白质阻断吞噬体和溶酶体的融合。溶酶体中含有多种杀菌和降解物质,结核分枝杆菌、沙门伤寒菌等可阻碍吞噬体与溶酶体的融合,使吞噬体中的细菌免于降解。

二、对机体自然屏障的破坏

固有免疫是机体在种系发育和进化过程中形成的免疫防御功能,既有一般的机械性阻挡和抑菌作用,又包括通过多种细胞的吞噬作用和机体的炎症反应而构筑的功能性的防御屏障。

1. 皮肤黏膜 是人体免疫防御系统的第一道屏障,它不但具有机械性的阻挡作用,也可凭借其分泌的一些化学物质抑制或消灭一些病原体,或通过在其表面共生的正常菌群对入侵的微生物进行生物性防御。病原体需要破坏这道防线才能侵入机体。HPV 通过外生殖器或肛门周围的皮肤黏膜的微小损伤进入机体,感染有增殖能力的基底细胞,HPV DNA 以染色体外或整合到宿主染色体内的方式存在,并严格随角质形成细胞的角化过程、分化成熟而开始进行病毒早期和晚期基因的转录翻译,组装形成病毒颗粒,并随皮屑排泄而脱落。

2. 细胞因子 许多淋巴因子、补体成分和趋化因子参与机体的天然免疫系统,如 IFN、IL-18、IL-1、C3a、C5a、TNF 等。HPV 可通过很多方式来影响 HPV 感染的角质形成细胞的 IFN 的诱生及其信号转导,IFN、IL-18 的表达及作用下调可导致相应的 NK 细胞和局部组织的巨噬细胞的吞噬功能下降,从而进一步影响获得性免疫。

IFN 有抗病毒、抗肿瘤细胞增殖和免疫调节功能,HPV-16 E7 结合干扰素调节因子 3(interferon regulatory factor 3,IRF-3)抑制 IFN 的转录。HPV-18 E6 阻断 JAK-STAT 的活化反应。STAT-1 是干扰素介导的信号转导和转录激活的主要调节因子,可见 HPV 可直接或间接地抑制干扰素的功能。HPV-16 E6 还可下调 IFN 促进因子 IL-18(IFN-promoting factor IL-18)的表达。因此,HPV 通过抑制 IFN 的效应而逃逸机体的天然免疫应答和获得性免疫,HPV 的 E6、E7 蛋白的活性是病毒持续性感染的分子基础。显然病毒基因也调节其他一些影响到病毒感染细胞存活的因子,包括主要的趋化因子 IL-8 和 IP-10。IL-8 和 IP-10 是局部炎性反应的重要成员,HPV 的 E6 与 IL-8 结合抑制其功能,避免被炎性反应清除。

3. 炎症反应 也被视为机体抗感染的一种自然屏障。炎症反应可以适当和充分地诱导树突状细胞活化,刺激初始 T 细胞分化为 $CD4^+$ T 细胞,确保最终诱导产生适当的 CTL 效应细胞。而 HPV 相关疾病并不引起强烈的炎症反应。缺乏炎性细胞因子参与免疫信号传导。因此在患者体内常可检测到 HLA-DR 限制性、HPV-16 E7 特异性的 $CD4^+$ 的肿瘤浸润淋巴细胞,该细胞对增强 CTL 的应答显得尤为重要。与炎性反应相关的细胞因子可上调 MHC 分子的表达,所以 HPV 感染细胞表达 MHC 分子较低;HPV 的 E5 蛋白下调上皮细胞 MHC 抗原的表达,从而影响 T 细胞的活化。

三、对单核巨噬细胞系统的抑制

单核巨噬细胞系统是人体免疫防御功能的重要组成部分,它不仅具有强大的吞噬功能,而且可以识别并提呈或呈递抗原信息,启动免疫应答。病原体(特别是细胞内病原体)对巨噬细胞的形态和功能具有多方面的影响,可以有效地逃避和对抗巨噬细胞的免疫监视与抗菌作用,并能够在巨噬细胞内存活。其中,对结核分枝杆菌(mycobacterium tuberculosis,MTB)的研究比较深入。

1. 与巨噬细胞表面特殊受体结合,抑制巨噬细胞活化 巨噬细胞吞噬 MTB 需要依赖不同的受体分子的帮助,其中包括有补体受体(CR)、甘露糖受体和 Fc 受体等,这可能与 MTB 细胞表面复杂的分子结构有关。例如,经 Fc 受体介导病原体的内化可以引发巨噬细胞胞内呼吸链的爆发以及炎症反应的发生,而经 CR-3 受体分子介导的病原体内化过程,则会抑制巨噬细胞的激活,并且该过程还需依赖巨噬细胞表面胆固醇分子的存在才能实现。MTB 在感染巨噬细胞过程中能够诱导吞噬小体表面胆固醇分子表达上调,局部胆固醇分子的聚集有利于阻止吞噬小体与溶酶体之间的融合,被内吞后的 MTB 还可以利用这些胆固醇分子在巨噬细胞内长期存活下来,造成慢性感染。

2. 抑制或逃避宿主细胞吞噬小体与溶酶体融合 吞噬小体表面的三磷酸磷脂酰肌醇分子(PI_3P)是巨噬细胞细胞膜的重要组成成分,当机体未感染 MTB 时,PI_3P 分子可以帮助促进吞噬小体与溶酶体融合。但是当机体感染 MTB 以后,MTB 可以抑制 PI_3P 激酶 hVP34(human vacuolar protein 34)活性,抑制 PI_3P 分子的生物合成过程,导致吞噬小体与溶酶体之间无法发生融合;机体感染 MTB 以后,MTB 能够分泌一种酸性磷酸酶 SamP,SamP 能够水解吞噬小体表面的 PI_3P 分子,最终抑制吞噬小体表面 PI_3P 分子的聚集。

研究显示,MTB 的某些菌体蛋白如早期分泌型抗原靶 6 和分泌型 ATP1/2 蛋白能阻断液泡 ATP 酶和 GPT 酶积累，降低 pH，干扰吞噬体的成熟和功能。MTB 能在巨噬细胞中存活、增殖，说明含有 MTB 的吞噬体酸化发生异常。吞噬体中的 MTB 可分泌蛋白激酶 G，也阻碍吞噬体与溶酶体的融合。巨噬细胞内 MTB 还可借助空泡出芽而离开吞噬溶酶体，使液泡不能成熟，阻断吞噬小体膜上液泡 ATP 依赖性质子泵的功能而逃避杀伤作用。

宿主细胞通过内化作用将病原微生物摄入细胞内，形成吞噬体，继而吞噬体与细胞质中的溶酶体融合为吞噬溶酶体。在吞噬溶酶体内，通过氧依赖和氧非依赖系统，在多种酶的作用下，杀灭和消化病原微生物，这是机体非特异性清除病原微生物的防御机制之一。衣原体通过受体介导的胞吞作用侵入靶细胞后，细胞表面膜即形成空泡，将衣原体包裹起来，此即包涵体。试验证明衣原体包涵体在真核细胞内具有独特的龛影，不与溶酶体融合。衣原体感染宿主细胞后 2 小时，即检测到包涵体与从高尔基体至细胞膜的鞘磷脂运输途径有交叉，可与含鞘磷脂的胞吐小囊融合，这种特性依赖于衣原体早期基因转录、翻译和蛋白质合成，但宿主细胞内的包涵体膜及腔内均缺乏溶酶体标志物，表明包涵体不与溶酶体发生相互作用，其机制尚不清楚。体外试验显示衣原体某些表面脂多糖和蛋白质可促进易感细胞对衣原体的内吞作用，并能阻止吞噬体和溶酶体的融合，从而使衣原体躲避宿主细胞的清除而得以在吞噬体内繁殖。

3. 分泌宿主样信号分子，干扰宿主信号转导
原核生物通常是通过胞内的丝氨酸/苏氨酸蛋白激酶系统进行信号转导。然而通过对结核分枝杆菌全基因序列的破译分析，发现在其基因组存在着 11 个真核样丝氨酸/苏氨酸蛋白激酶家族，它们可能参与 MTB 调节自身状态以适应不利环境的信号转导。这 11 个蛋白激酶均是跨膜蛋白分子，细胞内有一个蛋白激酶结构域。研究已发现，其中的 PknG 蛋白激酶（protein kinase G）对于 MTB 的存活至关要。在巨噬细胞内，PknG 缺陷型结核枝杆菌更容易被巨噬细胞内吞入细胞内，随即表型发生变化，当吞噬小体与溶酶体融合后，可以很快就被溶酶体内的蛋白酶降解死亡。

MTB 通过甘露糖受体（MR）途径被巨噬细胞摄取，阻断补体受体介导的钙离子信号通路，使之不能触发巨噬细胞的杀菌效应，反而促进 MTB 在吞噬溶酶体内的存活。当 MTB 被巨噬细胞吞噬后，其乙醛酸代谢途径关键酶——异柠檬酸裂合酶（ICL）表达水平明显上升，MTB 可能通过乙醛酸循环支路途径

的代谢逃避巨噬细胞的杀伤。MTB 胞壁上有一种贯穿胞质膜到细菌表面的不均一的高分子脂阿拉伯甘露聚糖（LAM）成分，其末端带有甘露糖残基，作为 MR 介导 MTB 内吞。LAM 被转送至巨噬细胞膜，插入糖基磷脂酰肌醇（GPI）丰富区，改变巨噬细胞的多种功能，有利于细菌的存活。LAM 及 MTB 分泌的一些糖脂具有高效氧自由基清除作用，可抑制巨噬细胞呼吸爆发对 MTB 的杀伤。

4. 利用宿主细胞中的某些分子帮助自身躲避巨噬细胞的免疫清除 MTB 不仅依赖 MTB 自身主动分泌一些分子如 SapM 和 PknG 等，而且还可以利用宿主细胞中的某些分子帮助其躲避巨噬细胞的免疫清除，最终才能在宿主细胞中长期存活下来。研究发现巨噬细胞吞噬 MTB 以后，仅包含有活性的 MTB 的吞噬小体中存在某种蛋白质分子，而在细胞外以及包含有已经被降解杀死的 MTB 的吞噬小体中均未发现这种蛋白质分子的存在，人们将此种蛋白质分子称为 TACO 分子或 coronin 1 分子。研究已证实当宿主巨噬细胞吞噬 MTB 以后，coronin 1 分子会很快地募集至巨噬细胞内，并使大量钙离子在短时间内涌入细胞内，coronin 1 分子感应到巨噬细胞内的钙离子浓度变化以后会激活钙调磷酸酶蛋白，钙调磷酸酶分子对于巨噬细胞内吞噬小体与溶酶体之间的融合起着至关重要的作用。已经发现，coronin 1 分子缺陷的巨噬细胞，其钙离子的涌入过程被抑制，最终巨噬细胞内吞噬小体与溶酶体之间的融合也被抑制。MTB 可以主动利用天然存在于宿主巨噬细胞内的 coronin 1 分子，有效抑制巨噬细胞内吞噬小体与溶酶体之间的融合，减慢宿主对其降解杀伤速度。

5. 抵抗巨噬细胞氧依赖性杀菌系统的杀伤 氧依赖性杀菌系统包括 ROI 和 RNI 作用系统，它们是病原体入侵巨噬细胞的重要介质之一，感染后巨噬细胞内的 ROI 和 RNI 水平均显著上升。MTB 虽可避免溶酶体的杀伤，但活化的巨噬细胞可发生呼吸爆发，产生大量代谢性自由基，通过强氧化作用和细胞毒作用杀伤病原体。MTB 对巨噬细胞产生的 ROI 具有高度耐受性，而 RNI 系统中产生的瓜氨酸和一氧化氮对入侵的 MTB 有杀伤和细胞毒作用。

6. 减少巨噬细胞的凋亡 诱导自身凋亡是巨噬细胞杀灭病原体、限制其在体内播散的重要机制之一，但 MTB 毒力株能通过某些机制抑制巨噬细胞凋亡，从而维持其在巨噬细胞内的存活。TNF-α 是介导 MTB 感染后巨噬细胞凋亡的关键分子之一。MTB 毒力株诱导产生的可溶性 TNF 受体 2（sTNFR2）参与对巨噬细胞凋亡的抑制，主要通过诱导 sTNFR2 释放，

降低 Fas 表达，阻断诱导凋亡的通路，从而限制感染的巨噬细胞凋亡。此外，MTB 还可刺激多种免疫细胞释放 IL-10，使 sTNFR2 释放增加，从而阻断 TNF-α 的激活作用。跨膜蛋白 bcl-2 被认为是细胞凋亡调控的最后通路之一，通过控制细胞核内、外物质运输，抑制钙离子释放或阻断细胞内过氧化物堆积而发挥抗凋亡作用。MTB 可能通过上调凋亡抑制因子 mcl-1（属 bcl-2 家族）的表达抑制巨噬细胞的凋亡。

7. 降低巨噬细胞对刺激应答的敏感性 MTB 感染早期诱导产生的大量 IFN-γ 具有重要的抗结核及调节机体抗结核免疫反应的作用，能激活巨噬细胞的吞噬和杀伤能力，增强抗原提呈功能。研究发现，细胞因子信号转导抑制因子降低巨噬细胞对 IFN-γ 刺激的敏感性，导致巨噬细胞不能被充分活化。LAM 对巨噬细胞的凋亡产生影响，不仅改变 IFN-γ 受体结构，使巨噬细胞对 IFN-γ 的应答降低，还改变巨噬细胞表面标记，抑制巨噬细胞向 CD4⁺T 细胞呈递抗原的能力，使巨噬细胞对 IFN-γ 的敏感性降低。MTB 能被多个 TLR 识别。TLR 是属于 IL-1 受体家族的一种跨膜蛋白，其中 TLR2 更重要。MTB 细胞壁上的 19kDa 脂蛋白能被 TLR2 识别，持续刺激巨噬细胞能降低 IFN-γ 水平，减少抗原提呈和 MHC-Ⅱ 类分子的表达。MTB 在机体内能长期存在可能就是通过这种负调控机制抑制 IFN-γ，降低适应性免疫应答而产生逃逸。

MTB 存在于受感染宿主器官的肉芽肿巨噬细胞内。感染 MTB 以后，MTB 既可以以休眠、非复制状态存在，也可以主动复制但不被机体的免疫反应所杀死的状态存在，MTB 与巨噬细胞可通过一系列机制发生复杂的相互作用，使机体的免疫反应和 MTB 处在一种态的平衡过程中。倘若这种平衡一旦被打破，将导致 MTB 的再活化和复制，并伴有组织坏死和破坏，发生结核病。巨噬细胞在维持这一平衡状态中起着十分重要的作用，其可通过上述多种途径杀灭 MTB，然而另一方面 MTB 在进入宿主的过程中也利用各种方式逃避机体的免疫清除。

四、对免疫识别系统的逃避

机体的免疫应答包括识别、活化和效应三个阶段。病原体首先通过抗原的改变，使机体不易识别，或把抗原成分隐蔽起来，逃避机体免疫系统的识别。

1. 通过进化产生免疫逃逸株 病原微生物本身在免疫功能的筛选压力下不断进化以求生存。例如，一些病毒在复制过程中衍生许多相近但不同异质群体，称为准种。在免疫系统针对病毒产生抗体或其他免疫应答时，原已存在于准种群体中的天然逃逸株即能迅速获得生长优势，进而成为新的准种群体中的主导株，从而逃避机体的免疫识别和应答。

2. 病原体藏匿和抗原的隐匿屏蔽 细胞内寄生的病原体，如弓形虫、MTB、沙门伤寒菌等，可以躲避在宿主细胞内，抑制细菌的有氧呼吸爆发，抑制过氧化氢等游离基的产生，抑制吞噬体与溶酶体的融合，来抵抗吞噬细胞内的胞内杀伤作用，从而逃脱抗体和补体的攻击。

3. 抗原表达水平和免疫原性改变 高侵袭力的梅毒螺旋体表面仅低表达具有免疫原性的抗原，可以避免引起强烈的免疫反应。寄生虫抗原具有多样性，流感病毒的抗原也经常变异，它们可通过修饰、改变抗原结构，逃避机体的免疫识别和免疫反应。

4. 感染非靶细胞 一些病毒还可以通过与免疫系统的隔离，在非靶细胞内躲避起来，而逃避免疫应答，如 HBV 可感染免疫特赦器官如脑、肾、睾丸和外分泌器官。由于免疫豁免作用，免疫系统不能清除上述器官内的病毒，从而使 HBV 得以在其中长期生存。曾有研究发现，在外周血单个核细胞和 T 淋巴细胞中检测到 HBV 的 DNA 序列，说明 HBV 还可以感染免疫细胞，使其成为 HBV 的储存库与播散器，引起机体的免疫耐受，从而逃避免疫应答。

5. 避免触发免疫应答 有些病原体侵入机体后并不诱发炎症反应，从而避免了机体的免疫应答。在 HPV 的复制周期内，因为病毒感染局限在上皮细胞内，在复制过程中仅编码表达极少量的非分泌蛋白，与细胞分化过程联系紧密，最后病毒复制完成，上皮细胞也分化为表层细胞脱落。病毒不裂解受感染细胞，不伴随强烈炎症反应。病毒对细胞仅有轻微损伤，没有病毒血症。HPV 在无明显炎症及缺乏合适的细胞因子的情况下，角质形成细胞客观上成为 HPV 感染的免疫豁免区，成为病毒复制的加工场所。

6. 抗原性变异 HBV 不仅可能通过抗原的过量表达、过低表达甚至不表达使抗原的表达出现量的改变，也可通过抗原性变异使抗原的表达出现质的改变。C 区和 S 区基因突变常使抗原决定簇发生变化，从而逃避宿主的免疫应答。根据 HBV 基因序列的差异可将 HBV 基因组分为 A～G 7 个基因型。根据 HBsAg 抗原决定簇的差异可将 HBsAg 分为 10 个亚型。不同的基因型或亚型其抗原的免疫原性可能有所不同，对免疫应答的反应也可能有所不同。在中国，主要的流行型为 B 型与 C 型，两者均对干扰素的应答性较差，且易发生前 C 区与 BCP 区的突变，这可能与我国 HBV 易于慢性化有一定的关系。

7. 逃避体液免疫系统的识别   在流感病毒感染中机体可产生针对流感病毒表面蛋白血凝素（HA）的中和抗体以迅速清除病毒，获得保护性免疫。而流感病毒可通过两种形式的抗原变异来逃避宿主的免疫清除。①抗原漂移，编码血凝素（HA）和神经氨酸酶（NA）基因的点突变可使抗体与表位结合部位的关键氨基酸发生改变，影响二者结合，从而使病毒突变株逃避抗体的中和。抗原漂移可引起较小幅度的抗原变异，由于机体仍能识别未改变的主要抗原表位，因此抗原漂移不会引起严重疾病。②抗原转变，在二级宿主中流感病毒株 RNA 片段发生交换，导致血凝素蛋白抗原发生较大变化。这种情况下原有抗体不能中和病毒，人群完全失去免疫力，可引起世界范围的流感暴发。近年流感病毒以多种变异形式出现，先后出现 H1N1、H10N8、H5N1、H9N2、H7N7、H7N2、H7N3、H3N2 等亚型，如 H7N9 禽流感病毒，为新型重配病毒，编码 HA 的基因来源于 H7N3，编码 NA 的基因来源于 H7N9，其 6 个内部基因来自于 H9N2 禽流感病毒。

五、对抗原捕获及提呈作用的抑制

许多病原体可以抑制抗原提呈细胞（APC，包括单核巨噬细胞和树突状细胞等）的抗原识别、捕获和提呈作用。抗原的识别涉及抗原、MHC 与 TCR，并最终形成 MHC-Ag-TCR 三元体，将抗原信息提呈给 T 细胞。

1. 干扰朗格汉斯细胞抗原提呈作用   皮肤中的 APC 主要有角质形成细胞、树突状细胞和单核巨噬细胞系统等。角质形成细胞以内源性方式捕获病毒抗原，以 MHC-I 类的途径提呈抗原。HPV 可以对 APC 局部活化信号进行调节，而 APC 决定着 Th 细胞亚群的分化倾向。朗格汉斯细胞（LC）是皮肤黏膜的树突状细胞（DC），是重要的专职 APC，连接着天然免疫和获得性免疫。HPV 可通过以下方式干扰 LC：①已证实尖锐湿疣皮损中 LC 的数量和密度均减少，树突短而钝，缺少细小分枝，分布不均匀，并呈灶性聚集，胞体变小。②LC 多位于表皮基底层，而 HPV 的早期基因产物多见于成熟的角质形成细胞中，而且低水平表达，并位于细胞核中，即位于表皮中上层；晚期基因产物在终末细胞的细胞质和细胞核内表达，但这些细胞在 1～2 天内脱落，使 LC 接触病毒抗原的机会减小。③HPV 无明显的细胞毒作用，只引起微弱的炎症反应，各种补体成分（如 C5a）低活性和趋化因子（如 MCP、MIP3a 等）低表达，使通过相应受体的 CR 及 CCR7 等介导的 LC 的前体细胞募集于皮肤炎症灶

的作用减弱。在 HPV 感染和宫颈上皮内瘤变（CIN）患者生殖道黏膜上皮的 LC 的数量显著下降。因病毒 E6 蛋白可下调上皮细胞 E-钙黏素的表达，从而使上皮层滞留的 LC 减少，同时 LC 与上皮细胞不易黏附，使得 LC 仅能捕捉到较少的抗原，不足以活化、起始抗病毒的细胞应答。HBV 也可以干扰和抑制抗原提呈作用。病毒感染的低复制状态致抗原的低水平表达，由于抗原量太少，不足以被 APC 提呈活化 T 细胞。

2. 诱导树突状细胞（DC）的功能失活   DC 作为专职 APC 在免疫应答产生和维持中发挥着关键性作用。外周组织中不成熟 DC 可摄取和处理抗原，并同时分化为成熟 DC。成熟 DC 抗原处理能力减弱而细胞表面 MHC 和协同刺激分子表达增强。另外，成熟 DC 趋化因子表达增加促进其迁移到淋巴结 T 细胞区。感染 CMV 的 DC 表面 MHC 和协同刺激子表达减少，对成熟刺激信号无反应，且失去了分泌 IL-12 和 IL-2 能力，不能诱导有效的 T 细胞应答。CMV 同样可诱导 DC 功能失活。最近发现，感染 CMV 的晚期细胞分泌可溶性细胞因子，抑制 DC 的成熟。因此 DC 必须在感染早期识别病毒才能有效诱导针对早期蛋白的免疫应答。

六、对效应细胞的抑制和破坏

病原体感染人体后可以通过以下方式或途径抑制和破坏巨噬细胞和淋巴细胞等免疫效应细胞，削弱人体的抗感染能力，从而保持其致病作用。

1. 直接损伤免疫细胞   HIV 可直接损伤 T 淋巴细胞，EB 病毒则直接损伤 B 淋巴细胞。结核分枝杆菌和利什曼原虫寄生在巨噬细胞内，并可以损伤巨噬细胞。

2. 产生免疫抑制物质抑制机体的免疫应答   病原体可以通过许多途径来抑制免疫应答，如干扰蛋白酶降解，抑制抗原加工相关转运体（transporter associated with antigen processing，TAP）介导的肽转运，抑制 TAP 结合蛋白，选择性调节 MHC-I 类分子的表达，下调 MHC-I 类分子肽呈递通路中转录子，下调 MHC-II 类分子表达，下调 TCR，限制 NK 细胞介导的杀伤作用，诱导树突状细胞的功能失活等，使免疫反应受到抑制，以利于其逃避机体免疫系统的攻击。

TAP 与自身免疫性疾病、肿瘤及病毒感染等有密切关系。一些病毒蛋白可以通过直接或间接地抑制 TAP 介导的抗原肽向内质网的转运来阻碍 MHC-I 类分子的提呈，从而逃避了免疫监视。例如，腺病毒

编码蛋白 E3/19K 可与 MHC-I 类分子和 TAP 结合，阻止 MHC-I 类分子/TAP 的相互作用。单纯疱疹病毒蛋白 ICP47 能竞争性地与 TAP 胞质区内的肽结合部位相结合，抑制 TAP 介导的肽段向内质网的转运。EB 病毒的基因产物 BCRF1 能够影响 TAP 的表达，抑制肽段到内质网的转运。

3. 干扰免疫效应功能　细胞因子和趋化因子由细胞分泌的肽组成，能够启动、协调和调控免疫细胞激活、增殖、趋化和炎症过程。病毒可以阻断细胞因子的产生，如干扰细胞因子和趋化因子合成，或延迟细胞因子成熟；病毒还可干扰细胞因子效应功能，如抑制或改变细胞因子转运通路，或降解信使 mRNA，抑制蛋白质合成。作为病毒靶目标的细胞因子或趋化因子包括 IFN-α、IFN-β、IFN-γ，与 CC 或 CXC 受体结合的趋化因子 IL-1、IL-2、IL-4、IL-5、IL-6、IL-8、IL-10、IL-12、IL-16、IL-18，集落刺激子，TNF 和淋巴毒素。例如，CMV 编码的 IL-10 类似物具有较强的免疫抑制功能，能够抑制有丝分裂刺激的外周血单个核细胞（PBMCs）增殖及抑制 PBMCs 和单核细胞培养物中的促炎性细胞因子。乙型肝炎前病毒（HBV Pre）可与细胞因子 IL-6 结合，影响其免疫效应功能。病毒也可以干扰补体系统，如疱疹病毒和冠状病毒可以清除感染细胞表面的免疫复合物或表达 Fc 受体，避免补体与免疫复合物的结合，从而影响经典的补体激活途径。一些痘病毒和疱疹病毒可编码和表达补体激活调节因子（RCA）同源物其他补体调节因子，从而保护病毒包膜和被感染细胞的细胞膜。例如，天花病毒编码一种补体调节蛋白 SPICE，可与 C3 转化酶途径中 C3b 结合而抑制补体激活。一些痘病毒、疱疹病毒、反转录病毒和披膜病毒能够将宿主补体调控蛋白整合到其病毒包膜上或者上调感染细胞中补体调控蛋白的表达。

4. 干扰 T 细胞活化　T 细胞的活化需要三种信号分子：MHC-Ag-TCR 三元体提供第一信号，协同刺激分子提供第二信号，细胞因子提供第三信号。协同刺激分子非组成性表达于抗原提呈细胞的细胞膜上，炎症可以诱导其表达。HBV 感染后协同刺激分子的低表达与细胞因子的诱生不足均可诱导免疫耐受。细胞凋亡不发生炎症，而炎症是淋巴细胞趋化与活化的重要因素，由于 Th1 型细胞因子的诱生不足，影响了 Th 细胞的分化，发生 Th 细胞应答的偏移，从而出现 Th1 型应答的明显不足。HBcAg 倾向于诱导 Th1 型应答，HBeAg 倾向于诱导 Th2 型应答。Th1 型应答常与肝炎活动和病毒清除有关，而 Th2 型应答常与病毒慢性携带有关。

5. 下调宿主细胞 MHC 分子表达　许多感染都可影响宿主细胞 MHC 分子的表达。机体在感染衣原体后，体内能产生特异性细胞免疫和体液免疫，以细胞免疫为主。CD8+ CTL 所介导的杀伤靶细胞作用在抗衣原体感染过程中具有重要意义。然而 CTL 细胞不能直接识别天然的抗原分子，只能识别细胞表面的抗原肽-MHC-I 类分子复合物，故感染细胞 MHC-I 类分子的表达状况，对 CD8+ CTL 行使免疫识别和免疫杀伤功能起重要作用。用肺炎衣原体感染人类巨噬细胞 U937 和人外周血单核细胞，此两类细胞在衣原体感染后 MHC-I 类分子的表达水平均下调，并且这种下调与衣原体的感染剂量和时间呈依赖关系。进一步实验证明 MHC 类分子的表达下调与感染细胞大量分泌 IL-10 有关。感染细胞 MHC-I 类分子表达下调，导致 MHC 类分子限制性内源性抗原提呈下降，这样感染细胞对特异的 CD8+CTL 攻击产生抵抗，不能有效清除感染细胞，使衣原体在感染细胞中得以长期生存。CD4+ T 细胞亦能产生抗衣原体感染的免疫，其免疫效应的发挥受 MHC-II 类分子的限制。尽管 MHC-II 类分子主要在专职抗原提呈细胞表面表达，但 T 细胞激活后释放的 IFN-γ 可以促进上皮细胞、内皮细胞和成纤维细胞等非专职抗原呈递细胞表达 MHC-II 类分子，增强它们提呈抗原的能力。实验证明一些适合衣原体生长的细胞，其 MHC-II 类分子能通过 IFN-γ 的诱导得到很好的表达。衣原体感染细胞后能下调 IFN-γ 诱导的 MHC-II 类分子的表达。研究还发现，衣原体感染细胞的 MHC-I 和 II 类分子表达的下调还与衣原体在宿主细胞内合成并分泌一种衣原体蛋白酶样活性因子（chlamydial protease-like activity factor，CPAF）相关；后者选择性降解促进细胞 MHC-I 和 II 类分子表达的核转录因子 RFX5 及 USF-1，从而下调 MHC-I 和 II 类分子表达。衣原体通过下调宿主 MHC 分子的表达而抑制宿主细胞抗原提呈，进而逃避 T 细胞的免疫识别作用以维持衣原体的持续感染。

在 HPV 感染者，特异性的 CD8+CTL 趋化至皮肤炎症灶后，与 MHC-I-病毒抗原复合物的角质形成细胞相互接触，在辅助分子及细胞因子如 IL-2 等的共同作用下，以颗粒酶、TNF-α-TNFR 等方式杀灭 HPV 感染的角质形成细胞而清除病毒。但 HPV 可干扰角质形成细胞的抗原提呈过程，HPV E7 蛋白在皮肤角质形成细胞的表达可诱导 E7 特异性的 CTL 前体细胞耐受，因此不能发挥有效的细胞毒作用。

6. 对免疫效应细胞功能的干扰和破坏　HBV 可诱导抑制性 T 细胞（Ts 细胞）活化，抑制免疫应答。

随着抗原的逐步清除，大部分的 T 细胞将走向凋亡，而肝脏是活化的 T 细胞凋亡的主要场所，少数 T 细胞可转变为记忆细胞而长期存在。HBV 可诱导 T 细胞的活化后凋亡，降低 T 细胞对 HBV 的免疫应答。HBV 基因组中编码 HBcAg 的基因起始端 DR2 区的氨基酸序列与干扰素应答基因的上游一段序列具有同源性。这段同源序列使 HBV 易于与肝细胞基因整合，从而使干扰素应答基因封闭，对干扰素的反应下降。HBV 基因组中 P 区编码的末端蛋白也可抑制肝细胞对干扰素的反应性。HBeAg 18 ～ 27 位氨基酸区段为 HLA-A2 限制性 CTL 识别位点，该区段变异后，HBeAg 虽然能在细胞内加工并呈递给 CTL 细胞，但不能有效活化 CTL 细胞，却可与野生型 HBsAg 竞争性结合 TCR 位点，干扰免疫应答。

IL-10 是天然免疫中重要的免疫调节因子。在慢性活动性 EB 病毒感染中 IL-10 可由 EB 病毒感染的 T 细胞、NK 细胞及由 LMP1 诱导的调节性 T 细胞（Trl 细胞）等大量产生，可下调 Ⅱ 类抗原和共刺激分子的表达，抑制 IL-12 和促炎因子分泌，降低抗原提呈细胞如单核细胞、巨噬细胞和树突细胞的功能，诱导 $CD4^+$ T 细胞抗原特异性长时间无应答，通过改变树突细胞表面分子的表达抑制 T 细胞的功能，干扰 EB 病毒特异性记忆反应而下调效应 T 细胞的活性。

7. 干扰宿主细胞信号转导途径　沙眼衣原体在宿主细胞中合成大量的蛋白质，这些衣原体性蛋白不但为其在宿主细胞内增殖提供必要的原料，还通过干扰宿主细胞的信号转导途径，引起宿主细胞基因表达的广泛改变，以维持其在宿主细胞中的持续存在。沙眼衣原体可将在包涵体内合成的真核细胞样 Ser/Thr 蛋白激酶（Pkn1 和 PknD）释放到宿主细胞胞质中，Pkn1 和 PknD 具有蛋白激酶活性，可干扰宿主细胞的信号转导途径。有报道称沙眼衣原体在感染早期即可通过激活宿主细胞 Raf/MEK/ERK/cPLA2 信号转导途径，摄取宿主细胞的甘油磷脂，为衣原体本身代谢提供营养。衣原体感染所致的 ERK1/2 活化可能不仅有助于病原体摄取甘油磷脂，而且摄取宿主细胞的磷脂并将其掺入包涵体膜表面可使其具有宿主细胞特征从而逃避免疫清除。病毒也可以干扰细胞因子信号转导过程，如编码细胞因子和趋化因子受体同源物，或病毒编码蛋白受体，提供虚假信号和干扰趋化因子转运等。

七、产生免疫耐受

病原体诱导宿主细胞免疫耐受（immunotolerance），可以获得长期生存。乙型肝炎的一个重要特点就在于 HBV 感染易于发生在免疫耐受的器官——肝脏。免疫耐受是一个主动过程，它是一种激活的抗原特异性的免疫负应答，使宿主对 HBV 呈现免疫无应答状态。干扰 HBV 特异的 MHC-Ag-TCR 三元体的形成将发生对 HBV 的免疫耐受，而影响 MHC-Ag-TCR 三元体的形成的因素很多。HBV 的复制状态影响抗原的表达水平。病毒在高复制状态有大量抗原表达，而抗原的过量表达通常可能与高带耐受或免疫漏逸（抗原量超过了免疫系统的清除能力）有关。外周血大量的 HBsAg 亚病毒颗粒（小球形颗粒与管形颗粒）干扰宿主对 HBV 的免疫应答并参与免疫耐受的诱导。HBeAg 既是 CTL 细胞应答的表位，又可诱导免疫耐受，分泌型 HBeAg 参与了免疫耐受的诱导。病毒感染的低复制状态致抗原的低水平表达，而通常过低水平的抗原表达可导致低带耐受或免疫忽视，这是由于抗原量太低，不足以被 APC 提呈活化 T 细胞。无复制状态则可因 HBeAg 和乙型肝炎病毒核心抗原（HBcAg）的不表达（即抗原的限制性表达）而使免疫系统对 HBV 耐受。HBV 感染可影响细胞免疫的三类关键细胞——APC、Th 与 Tc，从而导致免疫耐受的发生。机体对 HBV 既可发生 B 细胞耐受又可发生 T 细胞耐受，既可发生完全耐受又可发生部分耐受。

八、抑制感染细胞的凋亡

细胞凋亡（apoptosis）在防御微生物的感染中具有重要的作用，宿主细胞主动凋亡的结果是被感染细胞的死亡和病原体的清除，因此是机体重要的防御机能。在漫长的进化过程中，宿主与病原微生物都产生与发展有利于自己的机制，宿主细胞利用细胞凋亡来清除病原微生物，而病原微生物为了生存和扩散而抑制细胞凋亡。

1. 病毒感染与凋亡　凋亡又称程序性细胞死亡，是 T 细胞、B 细胞成熟和免疫效应阶段杀伤感染细胞的一个正常机制。病毒感染后常在细胞内复制繁殖，而且病毒在复制和繁殖时需要细胞内的蛋白质。在子代病毒颗粒释放之前免疫系统可通过杀死宿主细胞而限制病毒感染。因此病毒发展了各种机制来抑制宿主细胞的凋亡。例如，γ- 疱疹病毒（KSHV/HHV-8）可编码产生 FLICE 抑制蛋白，与 Fas 相关死亡结构域蛋白（FADD）相互作用抑制凋亡。某些病毒还可以上调 Bcl-2 产生或下调 P53 表达从而抑制凋亡。痘病毒编码的 crmA 蛋白属于丝氨酸蛋白酶抑制物（serpins）

家族，可有效抑制凋亡蛋白酶 caspase-1 和 caspase-8，打断 Caspase 激活中级联反应，从而抑制凋亡。麦克尔细胞多瘤病毒 *MC066* 基因可编码一种含硒蛋白质，能够保护紫外线或过氧化酶敏感细胞免受凋亡。来自慢性活动性 EB 病毒感染（CAEBV）患者的 T 细胞和 NK 细胞系均可表达 CD40 及 CD40 配体分子，CD40-CD40 配体的相互作用使细胞信号不断传入，促进细胞生长、增殖，并抑制细胞凋亡，以便病毒可以在体内长期生存。这可能也是 EB 病毒逃避宿主免疫监视的策略之一。

2. 衣原体感染与凋亡　衣原体是严格细胞内寄生的原核微生物，本身不能合成能量物质，其增殖依赖于宿主细胞的 ATP 和一些高能量代谢产物。一旦赖以生存的宿主细胞凋亡，衣原体就失去了生存繁殖的环境，不利于衣原体的生长和致病。研究报道衣原体能通过抑制细胞凋亡而造成细胞内持续感染，产生足够的子代衣原体向未感染的细胞扩散，导致持续感染的发生。已有一些实验证实感染肺炎衣原体的上皮细胞能抵抗细胞凋亡。其抗凋亡作用至少部分是由肺炎衣原体感染后宿主细胞分泌 IL-10 等细胞因子引起的。感染沙眼衣原体的上皮细胞和巨噬细胞也能抵抗多种凋亡诱导剂诱导的凋亡，这种抗凋亡作用依赖于病原体蛋白的合成而非宿主蛋白的合成。衣原体通过抗凋亡功能，来抵抗外界诱导剂对感染细胞的不利影响，维持宿主细胞的稳定，保证衣原体在细胞内增殖过程的顺利进行，为导致宿主持续感染创造条件。

（刘德纯；李柏青）

第四节　免疫缺陷与机会性感染

免疫缺陷（immunodeficiency）广义上包括各种原因引起的免疫功能下降、损伤、虚损和缺陷，涉及免疫器官、组织、细胞或分子等免疫系统任何成分的缺陷。免疫缺陷性疾病（immunodeficiency disease，IDD）简称免疫缺陷病，是一类由于免疫系统发育障碍或遭受外源性损害、感染等所造成的以免疫功能缺陷为基本特征的疾病。免疫缺陷病的基本特征为对感染的易感性明显增强，常继发多种机会性感染。细胞免疫缺陷者易发生细胞内病原体感染，体液免疫缺陷者易发生细菌感染。免疫缺陷者也较多并发恶性肿瘤或自身免疫病。

机会性感染（opportunistic infection）是机会病原体（opportunistic pathogen）在人体免疫功能损伤、防御功能降低情况下所发生的炎症性疾病。机会病原体在健康人体中可长期生存，不引起疾病或仅引起轻度自限性疾病，或局灶性感染，一般不影响生命。但在机体免疫防御功能降低时，则常发生严重性或播散性疾病，或呈持续性或反复性发作，可导致死亡。

免疫缺陷比较客观的判断标准是检测患者免疫细胞（CD4 和 CD8）阳性细胞的计数及比值，免疫球蛋白（抗体）的种类及含量。例如，在 HIV 感染者，通常把 $CD4^+$ T 细胞低于 $200/\mu l$ 作为细胞免疫缺陷的指标，一旦低于此数值，即可能发生多种机会性感染，表明 HIV 感染进入发病期。也就是说，机体免疫损伤或缺陷是发生机会性感染的病理学基础。

随着医学科学的发展，机体受到免疫损伤并继发机会性感染的现象已被广泛认识并逐渐引起重视，尤其在 AIDS 中，许多机会性感染已被列入诊断指征。病理学界对机会性感染的病理表现，尤其对 AIDS 相关的机会性感染，已有较多了解，机会性感染的病理学诊断也应成为日常病理检验的重要方面。本节主要阐述免疫缺陷的类型，以及机会性感染发生的条件、病理学基础、机会性感染的一般特征。

一、免疫缺陷的原因和类型

免疫缺陷一般按形成的原因不同可以分为两种类型：① 原发性免疫缺陷病（primary immunodeficiency disease，PIDD），又称先天性或遗传性免疫缺陷病，是由遗传获得的或胚胎发育障碍造成的，没有任何已知的直接与外部环境因素有关的原因；② 获得性免疫缺陷病（acquired immunodeficiency disease，AIDD）又称继发性免疫缺陷病（secondary immunodeficiency disease，SIDD），可发生于任何年龄，常由慢性疾病、恶性肿瘤及某些医疗措施所引起。由 HIV 感染引起的获得性免疫缺陷综合征（AIDS）一般归为继发性免疫缺陷病的一种类型。鉴于 AIDS 本身的许多独特性，笔者以为宜将 AIDS 作为一个独立的类型。近年又发现一种好发于亚洲成年人的免疫缺陷病，病因尚未阐明，暂作为一个新的独立类型。

（一）原发性免疫缺陷病

PIDD 是一组由于先天性免疫系统发育不全所引起的疾病。患者因免疫活性细胞的发生、分化或发育有先天性的缺陷，而造成机体免疫功能低下，以致出现反复感染，严重威胁患者生命。PIDD 多与遗传有关，常发生于 6 ～ 12 岁的婴幼儿。男性比女性多见。

1. PIDD 的原因　引起 PIDD 的原因很多，包括：①染色体异常，大部分 PIDD 都伴有不同形式的染色体异常。这些异常可分为常染色体异常和性染色体异常两类。PIDD 中约 1/3 为常染色体遗传，1/5 为性染色体隐性遗传。②免疫器官的发育障碍，如骨髓造血干细胞的发育障碍，可引起网状组织发育不良（reticular dysgenesis, RD），患者淋巴细胞发育障碍，T、B 淋巴细胞缺乏，引起联合免疫缺陷。③妊娠期宫内感染，妊娠早期的某些病原体感染可穿过胎盘屏障直接作用于胚体或胎盘，影响胚胎中免疫器官或免疫细胞的正常发育，导致 PIDD。目前已确定的致畸病原体有风疹病毒、巨细胞病毒、单纯疱疹病毒、弓形虫、梅毒螺旋体等，由它们引起的发育障碍合称 TORCH 综合征。例如，风疹病毒可侵犯胎儿的淋巴组织，抑制免疫细胞的 DNA 复制，导致淋巴细胞的增殖和分化障碍，引起低丙球蛋白血症伴高 IgM 血症。其致畸敏感期为受精后第 1 个月，畸形发生率为 50%，第 2 个月便降为 22%，第 3 个月仅 6% ～ 8%。④免疫细胞的生化代谢障碍，通过对 PIDD 生化代谢障碍的研究，已发现十余种酶类缺乏可导致 PIDD，其中以参与淋巴细胞嘌呤代谢的酶类缺乏最为常见。⑤免疫活性细胞发育过程障碍，可引起重症联合免疫缺陷病（SCID）或网状组织发育不良症，后期则引起 T 细胞 [Th 和（或）Ts] 数量或质量的异常。⑥免疫细胞信号传导障碍，在某些类型的 PIDD 中，免疫细胞功能低下系由免疫细胞增殖信号传导途径障碍所致。

2. PIDD 的分类　免疫器官及免疫细胞在个体发生、分化、代谢及细胞相互作用的任何环节上发生障碍，都可能导致 PIDD。PIDD 种类繁多，国际上曾有多个分类方案，各有其特色。目前对 PIDD 主要是按免疫功能缺陷情况、临床病理表现或发病环节进行分类。

（1）按免疫功能缺陷情况分类：可分为五大类型。①B 细胞免疫缺陷；②T 细胞免疫缺陷；③联合免疫缺陷；④吞噬功能缺陷；⑤补体异常伴免疫缺陷。或把 PIDD 分为原发性特异性免疫缺陷病、原发性非特异性免疫缺陷病和有其他疾病的原发性免疫缺陷病。日本全国免疫缺陷病研究中心则将 PIDD 分为 6 种

类型。即：①T 细胞免疫缺陷；②B 细胞免疫缺陷；③T-B 淋巴细胞联合免疫缺陷，④T 细胞和 B 细胞在相互调节协调方面存在功能缺陷；⑤具有特异性临床表现的原发性免疫缺陷病；⑥分类不明确的原发性免疫缺陷病。2011 年 WHO 和国际免疫学联盟（IUIS）将 PIDD 分为 8 类：①T、B 细胞联合免疫缺陷病；②以抗体缺陷为主的免疫缺陷病；③其他定义明确的免疫缺陷综合征；④免疫失调性疾病；⑤吞噬细胞数量、功能先天性缺陷；⑥天然免疫缺陷；⑦自身炎症反应性疾病；⑧补体缺陷。

（2）按发病环节分类：在淋巴细胞的发育和分化过程中，每一个环节发生障碍，都有可能导致免疫缺陷。按发病环节可把免疫缺陷分为 5 个类型，即：①干细胞缺陷；②酶缺乏；③胸腺缺陷；④胸腺囊外缺陷；⑤类囊器官缺陷。20 世纪 90 年代人们又提出一个新的概念，称为"人体免疫系统亚类缺陷性疾病"，其是指免疫球蛋白没有明显缺陷情况下所发生的疾病。这类疾病多发生于儿童，如小儿肺炎、多种呼吸道疾病、中耳炎、鼻窦炎等。另外成人的肺炎、气管炎、慢性阻塞性肺疾病、支气管扩张症、哮喘等疾病，也与免疫亚类缺陷有关。据报道，儿童反复发生呼吸道感染和经常性腹泻，与 IgG 和 IgA 免疫亚类缺陷密切相关。在欧美和日本的儿科临床诊断中，已把 IgG 和 IgA 亚类缺陷的检测作为常规检测项目。我国已开始注意这类疾病。

3. PIDD 的病理变化　主要表现为淋巴器官或淋巴组织的发育不良，淋巴细胞稀少或缺如，在不同类型的 PIDD 表现有所不同。在免疫损伤基础上，常继发各种感染性疾病，可累及多个系统或器官。

（1）原发性细胞免疫缺陷病：主要病变为胸腺发育不全，致使周围淋巴组织中胸腺依赖区缺少淋巴细胞，即 T 细胞免疫缺陷病，而骨髓和非胸腺依赖区无明显的改变。T 细胞免疫缺陷病的发生与胸腺发育不良有关，故又称胸腺发育不良或迪格奥尔格（DiGeorge）综合征。本病与胚胎期第Ⅲ、Ⅳ对咽囊发育缺陷有关，因此，患者常同时有胸腺和甲状旁腺缺如或发育不全，先天性心血管异常（主动脉缩窄、主动脉弓右位畸形等）和脸、耳等的畸形。在做病理检查时应仔细寻找。周围血循环中 T 细胞减少或缺乏，淋巴结副皮质区淋巴细胞稀少，但浅皮质区淋巴滤泡和生发中心均存在。脾脏内可见脾小体，但脾小动脉周围缺乏淋巴细胞。肠道及扁桃体黏膜下均可见淋巴细胞及浆细胞。细胞免疫缺陷常同时伴有不同程度的体液免疫缺陷，多发生细胞内细菌、真菌及病毒感染，呈反复慢性经过。近年来应用胸腺素（thymosin）

或胚胎胸腺移植治疗，获得一定疗效。

（2）原发性体液免疫缺陷病：主要病变为骨髓及其周围淋巴组织的非胸腺依赖区中缺少 B 淋巴细胞和浆细胞，而胸腺及胸腺依赖区结构基本正常。患者骨髓腔内淋巴细胞数量减少，浆细胞缺如。淋巴结皮质区无淋巴滤泡及生发中心，髓索内淋巴细胞稀少，无浆细胞，但在副皮质区内可见较多的淋巴细胞聚集或散在分布，尤其在毛细血管后微静脉周围更为明显。脾脏的白髓内无脾小体及生发中心，但仍可见脾小动脉周围淋巴鞘。脾窦扩张充血，网状细胞和巨噬细胞可增生。如先天性婴儿 X- 连锁低（无）丙球蛋白血症患者，淋巴结髓索的非胸腺依赖区淋巴细胞稀少甚至缺如，浅皮质区无生发中心，但胸腺依赖区则有较丰富的 T 细胞。体液免疫缺陷患者的回肠、阑尾和结直肠黏膜固有层内淋巴细胞稀少，不易找到淋巴滤泡及浆细胞。扁桃体亦发育不良，不易找到淋巴滤泡及浆细胞。患者的胸腺一般发育成熟，胸腺小叶结构清晰，皮质内含较丰富的淋巴细胞，髓质内可见胸腺小体。但在某些并发严重感染或营养不良的原发性体液免疫缺陷病患者，胸腺可发生应激性退化（stress involution），表现为皮质内淋巴细胞数量减少，而髓质内胸腺小体增大且集中，角化层增厚或出现囊性变等退行性变化，与胸腺发育不良完全不同。

（3）联合免疫缺陷病：细胞免疫和体液免疫同时存在缺陷称为联合免疫缺陷病。主要病变为中枢及周围淋巴器官发育不良。①胸腺依赖区及非胸腺依赖区均缺乏淋巴细胞和浆细胞。胸腺体积变小，重量减轻，多数仅 1～2g，甚至在前纵隔胸骨后不能找到胸腺（先天性无胸腺症）或仅在颈部甲状旁腺周围找到少量散在的未下降的胸腺原基组织。镜下，胸腺小叶无皮质髓质之分，几乎完全由上皮性细胞所组成，这些细胞可围绕小血管生长，排列成旋涡状或花团状，胸腺小体缺如或非常细小，胸腺内淋巴细胞稀少或缺如。小叶间纤维组织增生或脂肪组织浸润。在胸腺萎缩退化者虽有纤维脂肪组织浸润，但仍可见到胸腺小体，可与胸腺发育不全相区别。但在腺苷酸脱氨酶（ADA）缺乏型 SCID 患者中，胸腺小体仍可存在。②骨髓中淋巴细胞系发育障碍，淋巴细胞和浆细胞数目明显减少，或不见浆细胞。在网状组织发育不良患者中还伴有粒细胞系的造血障碍，而巨核细胞和单核巨噬细胞常有不同程度的增生。③脾脏内缺乏脾小体、生发中心及动脉周围淋巴鞘，淋巴细胞稀少，浆细胞缺如。脾窦常扩张，可见网状细胞和巨噬细胞。④淋巴结体积小，肉眼不易寻找。镜下，皮质和髓质分界不清，淋巴细胞零落稀疏，淋巴滤泡、生发中心缺如或不明显，副皮质区及髓索中淋巴细胞稀少，无浆细胞。淋巴结几乎完全由网状组织、淋巴窦和血管组织构成。⑤回肠、阑尾等肠道淋巴组织发育不良，在黏膜固有层内无集合和弥散的淋巴组织，淋巴细胞和浆细胞缺如。扁桃体黏膜下和隐窝周围均无淋巴细胞及浆细胞。

联合免疫缺陷病中的最危重类型为 SCID，不经造血干细胞移植治疗，患儿通常于 1 岁内夭折，很少能活过 2 岁。近年随着病例数的增多，逐渐认识到一些新的类型，如不典型表型 SCID、Omenn 综合征和 SCID 的移植物抗宿主反应、放射敏感性严重联合免疫缺陷（RS-SCID）综合征、zeta 链相关蛋白激酶 70 kDa（ZAP70）缺陷、胞质分裂贡献者 8（DOCK8）缺陷等，文献中均有报道。

（4）轻微类型的免疫缺陷病：某些轻微类型的免疫缺陷病，如选择性免疫球蛋白缺乏症、普通变异型免疫缺陷病（CVID）等，中枢和周围淋巴器官结构可基本正常，淋巴细胞数量无明显减少。但由于淋巴细胞分化成浆细胞的过程发生障碍，故往往伴浆细胞数量的减少或缺如。有时在周围淋巴组织中还可发现淋巴滤泡呈结节状代偿增生，甚至可出现一些异常的淋巴细胞，肝、脾及淋巴结常可增大。此外，在某些特殊类型的免疫缺陷病中，还伴有免疫器官的特殊性病变。如胸腺瘤相关免疫缺陷（Good 综合征）患者伴有上皮性胸腺瘤，以梭形细胞增生为主。Omenn 综合征患者除联合免疫缺陷外还伴有恶性网状细胞增生症，在免疫器官中可出现异常的网状细胞。在某些接受多次输血或骨髓移植、胎肝或胸腺移植的 PIDD 患者中，还可出现移植物抗宿主反应（Graft versus-host reaction，GVHR），表现为大量的组织细胞浸润，使免疫系统的病变更加复杂。

（5）吞噬细胞功能缺陷：吞噬细胞在机体的防御反应中起着极其重要的作用。先天性白细胞功能缺陷将造成患者的反复感染。从白细胞先天性功能缺陷的病例可加深对白细胞在炎症反应中的作用的认识。吞噬功能缺陷可表现在从与内皮细胞的黏着到杀菌活性的全过程。本病表现为吞噬细胞数量减少、游走功能障碍、吞噬能力虽正常，但由于细胞内缺乏各种消化病原体的酶而不能杀灭和消化病原体。患者对致病与非致病微生物均易感，因而易发生反复感染，其中慢性肉芽肿病是一种 X 染色体隐性遗传性疾病，一般在 2 岁左右起病，表现为颈淋巴结、皮肤、肺、骨髓等处慢性化脓性炎或肉芽肿性炎、肝脾大。更具体的分类为黏着缺陷、识别障碍、趋化作用缺陷、吞入或脱颗粒障碍、杀伤作用缺陷。

（6）补体缺陷：补体在炎症及免疫反应中起着重要作用。常见的补体缺陷有：① C3 缺乏或 C3 抑制物缺乏，后者使 C3 过度消耗，使血清中 C3 水平下降，导致反复细菌感染。② C1 抑制物缺陷，C1 抑制物是血清中的一种糖蛋白，除对 C1 有抑制作用外，尚可抑制纤溶酶原、激肽等炎症介质的激活，因此 C1 抑制物的缺陷，可导致血管通透性增加、组织水肿，即所谓的遗传性血管水肿病。

4. 原发性免疫缺陷病相关的感染性疾病　PIDD 由于发病原因与机制的多样性，临床表现也复杂多变。其共同特点是：①对病原体的易感性明显增加，最常见的表现为感染症状，可累及人体各个系统，感染常反复发生且难以治愈；②某些肿瘤的发病率升高，尤其是白血病和恶性淋巴瘤，发病率高于普通人群数十至数百倍；③ PIDD 患者还易于发生自身免疫性疾病和超敏反应，以系统性红斑狼疮、类风湿关节炎和恶性贫血等较为多见，也常发生发育畸形。各系统的病变及临床表现将与获得性免疫缺陷病一并论述。

感染是免疫功能受损的宿主最常见的合并症和最主要的致死原因。患儿若自幼反复不断地发生感染，尤其是慢性或迁延性感染，不常见的病原体感染或机会性感染，高度提示免疫功能低下。患儿常常发育迟缓，营养不良，消瘦贫血，精神萎靡。发生感染后用抗生素治疗效果不佳，严重者可致夭折。由于免疫能力低下，患儿受到感染后可出现一些与常人不同的表现。例如，接种卡介苗后可引起局部淋巴结结核；迁延不愈的感染灶可形成慢性肉芽肿；感染毒力较强的病原体易发生血行性或播散性感染；发生感染后临床症状也可能很不典型。

在 PIDD 患者，常发生机会性感染，即体内常住菌群或低致病力微生物在机体免疫防御功能低下时所引起的感染。引起机会性感染的病原微生物包括某些细菌、病毒、真菌和原虫。根据病原体种类，可推测出 PIDD 的大致类型，或反之，根据 PIDD 的类型、感染表现，也可大致推测出病原体种类。例如，深部细菌感染可能为体液免疫缺陷病，而细胞免疫缺陷病患者易发生病毒、真菌及原虫等细胞内病原体感染。联合免疫缺陷病患者常发生持续性病毒或原虫感染。SCID 最常见的症状为持续性的鹅口疮，假丝酵母菌病亦可累及食管、喉和皮肤。口腔鹅口疮和难以控制的肺炎、腹泻是 SCID 的临床三联症。感染部位以呼吸道、胃肠道及皮肤多见。

在 PIDD 患者中，肺部感染最常见，并可威胁生命。病原体可以是细菌、真菌（如白假丝酵母菌、肺孢子菌等）、病毒（如巨细胞病毒、腺病毒等）等，引起肺部弥漫性肺泡病变、间质性肺炎、急性坏死性肺炎、出血性肺炎或肉芽肿性肺炎、肺泡蛋白质沉积症等变化，其中以肺孢子菌肺炎（PCP）最常见。肺部巨细胞病毒及真菌感染亦不少见。消化道感染以贾第鞭毛虫感染最多见，本病典型的组织学表现为小肠绒毛萎缩，呈扁平状，黏膜内可找到贾第鞭毛虫滋养体。PIDD 还可合并新生儿坏死性肠炎、巨细胞肝炎等。

鄂璞等报告 4 例儿童 SCID 均有肺部感染，经尸检发现，分别为肺孢子菌、白假丝酵母菌、巨细胞病毒（CMV）、呼吸道合胞病毒、腺病毒等感染。其他器官尚见细菌、白假丝酵母菌、抗酸杆菌，其中 CMV、抗酸杆菌等为播散性感染，累及胸腺、肺、肝、脾、肾等器官，1 例 CMV 感染累及心、肝、脾、肾、肺、脑、消化道、胸腺、甲状腺、胰腺、肾上腺等 11 种组织。胸腺也可发生感染，如抗酸杆菌、CMV 等，CMV 性坏死周围无明显炎细胞浸润。该组尚有 1 例并发 T 细胞性大细胞性淋巴瘤，比较罕见。

（二）获得性免疫缺陷病

AIDD 系由于后天的各种获得性因素，损伤了免疫功能，造成免疫功能低下以至于免疫功能缺陷，并引起相关的疾病。可发生在任何年龄，一般为某些基础性疾病的继发性表现，多因严重感染，尤其是直接侵犯免疫系统的感染、恶性肿瘤、应用免疫抑制剂、放射治疗（放疗）和化疗等原因引起。AIDD 较原发性者更为常见，但无特征性的病理变化。本病的重要性在于继发机会性感染所引起的严重后果。因此及时的诊断和治疗十分重要。

1. AIDD 的原因与机制　很多原因都可以造成免疫损伤或免疫抑制，除感染因素外，以下情况均可造成免疫抑制或损伤。①某些慢性疾病或基础性疾病，如尿毒症、肝硬化、糖尿病、结节病（sarcoidosis）、系统性红斑性狼疮（systemic lupus erythematosus, SLE）、类风湿关节炎等可非特异地抑制免疫功能，引起继发性免疫缺陷，使患者易受感染。②恶性肿瘤，尤其是淋巴造血系统肿瘤，如胸腺瘤、霍奇金淋巴瘤（HL）及非霍奇金淋巴瘤（NHL）、骨髓瘤、白血病等，可累及淋巴组织。胸腺瘤、霍奇金淋巴瘤与细胞免疫损伤有关。多发性骨髓瘤、慢性淋巴细胞性白血病（CLL）主要损伤体液免疫。③年龄因素：新生儿免疫系统尚欠成熟，老年人胸腺和淋巴组织萎缩、退化，故均存在着免疫防御功能低下状态，对感染的易感性增强。④营养因素：某些患者有严重的营养缺乏，或蛋白质丧失，淋巴细胞减少，患者免疫防御功能低下，容易招致机会性感染。⑤医源性因素：器官移植受者往往需要接受免疫抑制治疗以克服排斥反应，因此患者处于免疫抑制状态，可能易于发生机会性感染。长期大剂量应用肾上腺皮质激素，能降低淋巴细胞数量，抑制淋巴细胞功能，削弱巨噬细胞功能，降低补体水平。长期大剂量使用抗生素，可能造成淋巴细胞丢失，免疫功能下降。对恶性肿瘤常需进行化疗，药物的细胞毒性作用能抑制免疫功能，也可削弱特异性免疫功能和白细胞的数量与功能。⑥急性严重创伤，如大面积烧伤、骨折、外伤，以及肝脏、脾脏切除及淋巴结清扫等，使人体组织结构和自然屏障受到较多破坏，免疫组织和免疫功能也会随之受到损伤。这些因素一般暂时地削弱人体免疫功能，不致造成永久性免疫损伤。

2. AIDD 与感染的关系 某些感染性疾病可以破坏或降低免疫功能，如风疹病毒、麻疹病毒、腮腺炎病毒、EB 病毒、肝炎病毒、巨细胞病毒、球孢子菌等感染，也可累及淋巴组织，主要削弱 T 细胞免疫功能。全身性或系统性感染对人体的危害是多方面的，包括对淋巴组织和免疫活性细胞的损伤。另一方面，免疫功能的进一步降低，更容易招致感染。二者可互相影响，互为因果。在严重的感染中，病原体抑制免疫反应，使机体处于无反应状态。先天性风疹可能造成永久性免疫缺陷。人类嗜 T 淋巴细胞病毒 -1（HTLV-1）可感染淋巴细胞，诱发成人 T 细胞白血病 / 淋巴瘤（ATL），导致细胞免疫缺陷。

病毒感染主要影响细胞免疫和非特异性免疫，降低迟发型皮肤反应、纯蛋白衍化物（PPD）反应，吞噬功能和中性粒细胞的杀菌活性，对血清 Ig 含量影响不明显。病毒影响免疫功能的方式为：①病毒在细胞内复制繁殖，影响和破坏淋巴细胞、单核巨噬细胞、胸腺细胞和骨髓干细胞；②产生淋巴细胞毒素或淋巴细胞毒性自身抗体，降低淋巴细胞 DNA 和 RNA 的合成。

细菌感染对免疫功能有全面影响，其方式为：①细菌毒素可抑制淋巴细胞和淋巴器官的发育，影响单核巨噬细胞功能，降低中性粒细胞的数量与功能。② 有些细菌（如脑膜炎奈瑟菌、链球菌、淋球菌等）能产生 IgA 分解酶，破坏和分解 IgA 类抗体。

亚急性硬化性全脑炎（SSPE）、结核病、麻风病、梅毒等慢性感染性疾病，使患者血中 T 细胞减少，Ⅱ型超敏反应降低，可能由于淋巴细胞潴留在肉芽肿内，或被上述病原体消耗所致。

为了治疗慢性感染而长期大剂量使用抗生素，可

能造成淋巴细胞丢失，免疫功能下降。有些抗生素类药物，能影响中性粒细胞的功能，抑制非特异性免疫作用。长期大剂量使用抗生素也可造成机体内菌群失调，影响正常屏障功能。急性严重创伤，如大面积烧伤、骨折、外伤或导管、异物、假体等，以及某些手术，如肝脏、脾脏和扁桃体切除及淋巴结清扫等，使人体组织结构和自然屏障受到较多破坏，免疫组织和免疫功能也会随之受到损伤。在治疗创伤过程中大量使用激素、抗生素也会加重免疫功能损伤。

AIDD 患者常有化脓性皮肤病变，皮肤的单纯疱疹或带状疱疹也与免疫功能下降有关。黏膜病变以假丝酵母菌感染较常见。例如，化疗中的肿瘤患者常发生鹅口疮，即由白假丝酵母菌感染口腔黏膜所致，并可累及食管黏膜。

综上所述，可见免疫损伤的原因是复杂的或综合的。同一原因可引起多方面的免疫缺陷，同一类型的免疫缺陷可由多种原因引起。人体免疫功能的损伤常由多种因素共同作用所造成，如在癌症患者，肿瘤本身即可削弱机体免疫力，而抗癌的化疗、放疗亦可损伤免疫功能，晚期发生营养不良或恶病质，免疫功能进一步削弱。因此如何扶持和恢复人体免疫功能成为现代治疗学中的一个重要课题。

因任何一种防御机制缺陷而对感染缺乏正常抵抗能力的患者，称为损伤性宿主或免疫功能低下宿主。继发性免疫缺陷病比较常见，但多数是暂时性或一过性的，如药物或放射线引起的免疫抑制，一旦去除原因，免疫功能可望逐渐恢复。持续性严重免疫缺陷可继发多种机会性感染而危及生命。20 世纪 80 年代以来，损伤性宿主一直在增多，免疫缺陷性疾病的诊断任务已悄然摆在各科医师的面前。面对这种挑战，各科医师都应熟悉可能损伤免疫功能的各种因素并掌握免疫功能缺陷的各种表现，以便及早发现，快速诊断，积极治疗。

3. AIDD 的分类 一般按免疫功能的缺陷分类：①体液免疫缺陷，影响因素或基础性疾病可有蛋白质渗漏（如肾病综合征、胃肠道疾病），自身免疫性疾病，恶性肿瘤（如多发性骨髓瘤、慢性淋巴细胞性白血病等）或医源性因素（抗癌药物、免疫抑制剂、脾切除等）；②细胞免疫缺陷，可由蛋白质渗透（慢性肾功能不全、肾病综合征、小肠淋巴管扩张症），淋巴细胞渗漏性疾病，分枝杆菌病，自身免疫性疾病（结节病、SLE、类风湿关节炎、口眼干燥综合征等），恶性肿瘤（恶性淋巴瘤、白血病、实体瘤），病毒感染（风疹病毒、麻疹病毒、CMV、EBV、HTLV-1 等），或医源性因素（如抗癌药物、免疫抑制剂、皮质类固醇、化疗、

放疗等）引起；③吞噬功能缺陷，可由白细胞减少症（白血病、再生不良性贫血、骨髓纤维症、脾功能亢进等），糖尿病，尿毒症，晚期癌症，或医源性因素（抗癌药物、氯霉素、化疗、放疗）等引起；④补体功能缺陷，可由继发性肝功能障碍，某些类型肾小球肾炎，弥散性血管内凝血（纤溶酶活性明显增强时，血清 C3 水平降低），或 SLE 等自身免疫性疾病引起。上述分类与 PIDD 相似，但是否具有联合免疫缺陷尚未见明确阐述，从理论上说，严重的免疫缺陷可能包括多种功能的不同程度的损伤。

4. AIDD 的临床病理表现　人体免疫防御功能的损伤，广义地说，包括皮肤黏膜等天然屏障的破坏、吞噬系统的损伤、体液免疫与细胞免疫的功能障碍及免疫器官的破坏，因此其表现是多方面的，免疫缺陷病的临床表现因其性质不同而异。只要注意以下临床表现并作适当检查，不难发现免疫损伤的线索及原因。

（1）基础性疾病的表现：AIDD 常有原发性或基础性疾病的临床表现。这些基础性疾病大多数是已知的，如上述某些病毒感染、自身免疫性疾病、恶性肿瘤及一些医源性因素。免疫缺陷常是多种因素综合作用的结果。如恶性肿瘤患者在进行手术、化疗或放疗后，常伴有联合免疫损伤，继发一些机会性感染。

（2）AIDD 的合并症：AIDD 患者由于免疫功能缺陷，易于并发恶性肿瘤、皮肌炎、杜克雷（Ducrey）综合征和结缔组织疾病。癌症患者广泛转移，器官移植、血液透析者和老年人易于发生肿瘤和自身免疫病，可能也与 AIDD 有关。晚期患者可有体重下降、消瘦、贫血以至恶病质的表现。

（3）吞噬功能的衰退和损伤：患者血液中单核细胞和中性粒细胞数量减少，比例下降，出现幼粒细胞或中毒颗粒，吞噬功能下降，患者容易发生化脓性病变，如肺炎、淋巴结炎、皮肤脓肿或肝脓肿等。组织中巨噬细胞减少，吞噬功能降低，不能杀灭病原体，特别是某些在细胞内寄生或繁殖的病原体如 CMV、分枝杆菌、弓形虫等，反可在细胞内生存，并随巨噬细胞的游走而播散。肉芽肿病变也因巨噬细胞减少而不典型，如分枝杆菌等感染。吞噬功能下降者，易于发生肠道革兰氏阴性杆菌、葡萄球菌、链球菌或真菌如假丝酵母菌、曲霉菌、毛霉菌等的感染。

（4）体液免疫缺陷：患者产生抗体的能力低下，因而发生连绵不断的细菌感染。淋巴组织中无生发中心，也无浆细胞存在。血清免疫球蛋白定量测定有助于这类疾病的诊断。体液免疫功能下降患者周围血液中 B 淋巴细胞数量、比例下降，组织中浆细胞减少。

抗体检测发现相应抗体减少。在抗体测定时，特异性抗体效价降低或缺如，不一定是不存在某种相应感染，而可能与抗体生成障碍有关，故对抗体效价的解释应当慎重。体液免疫功能降低者，易受肺炎球菌、肺炎杆菌、大肠埃希菌、葡萄球菌、链球菌、变形杆菌、流感杆菌、铜绿假单胞菌、奈瑟淋球菌等细菌感染，可发生肺炎、支气管炎、中耳炎或化脓性皮肤病等，也可感染肺孢子菌、贾第鞭毛虫、等孢子虫、疟原虫或埃可病毒（ECHO virus）等。

（5）细胞免疫缺陷：在临床上可表现为严重的病毒、真菌、胞内寄生菌（如结核分枝杆菌等）及某些原虫的感染。患者的淋巴结、脾及扁桃体等淋巴样组织发育不良或萎缩，胸腺依赖区和周围血中淋巴细胞减少，功能下降，迟发性超敏反应微弱或缺如。免疫缺陷患者除表现难以控制的感染外，自身免疫病及恶性肿瘤的发病率也明显增高。

细胞免疫功能下降患者 T 细胞数量减少，T 细胞亚群的进一步检测也可发现异常，如 Th 细胞减少，Th/Ts 值下降等。细胞免疫缺陷者易于遭受多种病原微生物感染，如分枝杆菌、军团菌、诺卡菌、李斯特菌、布鲁氏菌、沙门菌等细菌，新型隐球菌、组织胞浆菌、曲霉菌、毛霉菌、白假丝酵母菌、肺孢子菌、球孢子菌等真菌，粪类圆线虫、利什曼原虫、弓形虫、隐孢子虫、等孢子虫等寄生虫，以及 CMV、HSV、VZV、EB 病毒、肝炎病毒、乳多空病毒、麻疹病毒、腺病毒等感染，尤其是细胞内寄生的病原体感染。联合免疫缺陷亦以细胞内病原体感染为主，有时也可合并细胞外病菌感染。

（三）获得性免疫缺陷综合征

获得性免疫缺陷综合征（AIDS）在我国通常译为艾滋病，是由感染人类免疫缺陷病毒（HIV）引起的一种以免疫缺陷为基础并继发机会性感染和某些特定肿瘤的一种综合病症。本病的特点为 T 细胞免疫缺陷继发机会性感染和（或）继发性肿瘤。因为其特殊的原因、病理和病程，以及目前尚难以逆转的免疫缺陷状态，与一般的继发性免疫缺陷不同，笔者将其另列为一种免疫缺陷类型，并对其临床病理学有系统的论述。本节着重将介绍 AIDS 与机会性感染的关系，其他内容详见第八章第九节。

20 世纪 80 年代以来，AIDS 在全世界广泛传播，已经有 5000 万人感染 HIV，由此引起的免疫功能缺陷与机会性感染关系更加密切。AIDS 患者常因各种机会性感染而就医，几乎 80% 因机会性感染而死亡。

1. AIDS 的临床病理表现　临床上将 AIDS 的

病程分为三个阶段：①早期或称急性感染期，感染病毒3～6周后可出现咽痛、发热、肌肉酸痛等一些非特异性表现。病毒在体内复制，但由于患者尚有较好的免疫反应能力，2～3周后这种急性感染症状可自行缓解。②无症状期或称潜伏期，机体的免疫功能与病毒之间处于相互抗衡阶段，在某些病例此期可长达数年。此期病毒复制持续于低水平，临床可以无明显症状或出现明显的全身淋巴结肿大，常伴发热、乏力、皮疹等，如有进展，则称艾滋病前期。③后期或称艾滋病期，机体免疫功能全面崩溃，患者持续发热、乏力、消瘦、腹泻，并出现神经系统症状、明显的机会感染及恶性肿瘤，血液化验可见淋巴细胞明显减少（＜30%），CD4$^+$细胞减少尤为显著，CD4$^+$细胞与CD8$^+$细胞之比可由原来的2下降至0.5以下，细胞免疫反应丧失殆尽。

在漫长的疾病过程中，机体会发生很多病变，而且随着机体免疫力的下降，病变也越来越复杂。但总体来看，可归纳为全身淋巴组织的变化、机会性感染和恶性肿瘤三个方面。

（1）淋巴组织的变化：早期及中期，淋巴结肿大。镜下，最初有淋巴滤泡明显增生，生发中心活跃，髓质出现较多浆细胞。随后滤泡的外套层淋巴细胞减少或消失，小血管增生，并有纤维蛋白样物质或玻璃样物质沉积，生发中心被零落分割。副皮质区的淋巴细胞（CD4$^+$细胞）进行性减少，代之以浆细胞浸润。晚期的淋巴结病变，往往尸检时才能看到，呈现一片荒芜，淋巴细胞，包括T、B细胞几乎消失殆尽，无淋巴滤泡及副皮质区之分，仅有一些巨噬细胞和浆细胞残留。有时特殊染色可显现大量分枝杆菌、真菌等病原微生物，却很少见到肉芽肿形成等细胞免疫反应性病变。

AIDS患者的脾呈轻度肿大，镜下有淤血，T细胞、B细胞均减少，淋巴滤泡及淋巴鞘缺如。死于感染的病例，脾内常有较多中性粒细胞及一些吞噬病原微生物的巨噬细胞。扁桃体、小肠、阑尾和结肠内的淋巴样组织均萎缩，淋巴细胞明显减少。胸腺的组织与同龄人相比，呈现过早萎缩，淋巴细胞减少、胸腺小体钙化。

（2）机会性感染：多发性机会感染是本病另一特点，感染的范围广泛，可累及各器官，其中以中枢神经系统、肺、消化道的疾病最为常见。病原种类繁多，一般可有两种以上感染同时存在。由于严重的免疫缺陷，感染所致炎症反应往往轻而不典型。例如，肺结核病，很少形成典型的肉芽肿性病变，而病灶中的结核分枝杆菌却甚多。约有半数病例有肺孢子菌肺炎，为诊断AIDS的指征。病变区肺间质及肺泡腔内有较多巨噬细胞及浆细胞浸润，其特征性变化是肺泡腔内出现由大量免疫球蛋白及原虫组成的伊红色泡沫样渗出物。约70%的病例有中枢神经系统受累，其中继发性机会感染有弓形虫性脑炎或新型隐球菌（cryptococcus neoformans）感染所致的脑膜炎；JC病毒（多瘤病毒）所致的进行性多灶性白质脑病；由HIV直接引起的疾病有脑膜炎、亚急性脑病、痴呆等。

（3）恶性肿瘤：约有30%患者可发生Kaposi肉瘤。该肿瘤为血管内皮起源，广泛累及皮肤、黏膜及内脏，以下肢最为多见。肉眼观肿瘤呈暗蓝色或紫棕色结节。镜下显示成片梭形肿瘤细胞，构成毛细血管样空隙，其中可见红细胞。与典型的Kaposi肉瘤不同之处在于其多灶性生长和进行性临床过程。其他常见的伴发肿瘤包括脑原发性淋巴瘤等，在AIDS患者，子宫颈癌、肺癌等发病率也有所上升。

2. AIDS继发机会性感染的病理学基础　HIV是一种反转录病毒（retro-virus），倾向于感染Th细胞，侵入人体后即与CD4$^+$T细胞结合，并进入细胞内，部分存留在胞质内进行低水平的复制，部分整合于染色体内潜伏下来，以后在某些条件下又大量复制，广泛侵犯CD4$^+$T细胞，使之受到直接或间接的破坏而大量减少，使人体细胞免疫功能发生缺陷。这是继发机会性感染的主要原因。据报道，发生机会性感染的危险性与CD4$^+$T细胞计数密切相关。多数严重的机会性感染发生于CD4$^+$T细胞计数减少至200/mm^3（0.2×10^9/L）以下时。在美国，80%～90%HIV感染者，因并发机会性感染而死亡。

病理学上HIV感染和AIDS患者往往出现淋巴细胞削减现象。Davis等用重复淋巴结活检随访21名HIV感染者，发现淋巴滤泡退化和淋巴细胞减少者生存期显著短于滤泡增生者。他将淋巴结表现分为4型，即①暴发性滤泡增生；②滤泡退化；③增生与退化混合；④淋巴细胞缺少。淋巴滤泡退化和淋巴细胞减少者生存期显著短于滤泡增生者。研究发现AIDS相关综合征（ARC）和AIDS患者肠黏膜淋巴细胞亚群呈显著异常分布，CD4$^+$T淋巴细胞缺少，使肠黏膜免疫和防御功能降低，对肠道感染或全身感染产生易感性。笔者也观察到，在AIDS尸检病例中，除少数病例见有增生性反应外，淋巴细胞削减现象广泛存在于淋巴结、脾脏、骨髓和胸腺，反映机体免疫防御功能的缺陷。血液学检查常见患者白细胞总数减少，或淋巴细胞和T细胞减少，Th细胞下降，辅助性与抑制性T淋巴细胞比例倒置（Th/Ts＜1.0）。按AIDS定义，凡HIV抗体阳性者，若CD4$^+$细胞计数＜200/mm^3，即可诊断为AIDS。在免疫缺陷基础上，许多机会病原体可乘机致病，引起机会性感染。

单核巨噬细胞具有提呈抗原信息、分泌细胞因子、吞噬病原体的作用。因其表面亦含有 CD4$^+$ 分子，HIV 感染可使之受累。表皮和淋巴结中的树突状细胞亦常受累及。这些细胞不能消灭 HIV，却可成为病毒携带者或贮藏处，使病毒随其运动而播散，其吞噬能力和免疫功能亦受到损伤。同时 B 细胞、CD8$^+$T 细胞和 NK 细胞功能也有不同程度损伤，以致机体免疫功能进一步下降，诱发各种机会性感染。

在美国疾病预防控制中心（CDC）列举的指征性疾病中，病原体可分为病毒、细菌、真菌、寄生虫四类，多达 15 种，后来又陆续有其他病原体感染的报告。在 AIDS 患者，常因各种机会性感染而就医，而且机会性感染更加严重和复杂，常导致死亡。

3. AIDS 相关的机会性感染　机会性感染是机会病原体在人体免疫功能损伤、防御功能降低情况下所发生的炎症性疾病。机会病原体在健康人体中可长期生存，不引起疾病或仅引起轻度自限性疾病，或局灶性感染，一般不影响生命。但在免疫损伤、抑制或缺陷条件下，抗体防御功能降低，则常发生严重性或播散性疾病，或呈持续性或反复性发作，可导致死亡。AIDS 患者，常因各种机会性感染而就医，几乎 80% 的 HIV 感染者因机会性感染而死亡。各系统常见机会性感染参见表 4-4-1。

表 4-4-1　AIDS 患者各系统常见的机会性感染

中枢神经系统（总发生率50%～70%）		
脑	弓形虫脑炎	弓形虫
	病毒性脑炎	CMV、HSV等
	进行性多灶性白质脑病	JC病毒
脑膜	脑膜炎	隐球菌、结核分枝杆菌（MTB）
消化系统（总发生率50%～70%）		
口腔	鹅口疮	白假丝酵母菌
	毛状白斑病	EB病毒
食管	食管炎	假丝酵母菌、CMV
大小肠	肠炎（以腹泻为主）	隐孢子虫、球孢子虫、等孢子虫、阿米巴原虫、贾第鞭毛虫、分枝杆菌、CMV、沙门菌、志贺菌
肛门直肠	直肠炎	CMV、HSV
呼吸系统（总发生率40%～50%）		
肺	病毒性肺炎	CMV、HSV、EB病毒
	肺孢子菌肺炎	肺孢子菌
	细菌性肺炎	分枝杆菌、葡萄球菌、链球菌、肺炎杆菌等
	肺真菌病	曲霉菌、隐球菌
心血管系统（总发生率20%～50%）		
心肌	淋巴细胞性心肌炎	隐球菌、弓形虫、CMV
心包	心包炎	分枝杆菌、隐球菌、诺卡菌
心内膜	曲菌性心内膜炎	曲霉菌

在尸检资料中，AIDS 合并机会性感染者占 24.3%～90%。其中以 PCP 最多，占 50%～80%（也有报道为 55%～60%），近 20 年有下降趋势；假丝酵母菌病（25%～55%）、CMV 病（34%～90%）、分枝杆菌病（25%）有上升趋势，弓形虫病占 8%～40%，隐球菌性脑膜炎约占 10%。机会性感染所致神经系统并发症约占 50%。有些病原体有一定的地方性，如在热带国家 AIDS 患者常合并结核病，而在美国中西部居民中，组织胞浆菌病比较多见。随着人口的频繁流动，机会性感染的地方性已不明显。笔者统计美国 151 例 AIDS 尸检材料，发现机会性感染的顺序依次是肺孢子菌（55%）、CMV（34%）、假丝酵母菌（25%）、

分枝杆菌等。病原体的发现率与诊断经验、条件和方法有关，文献中所报告的发现率常有较大悬殊，但最常见者总不外乎上述 6 种病原体。

（四）成人免疫缺陷综合征

2012 年 8 月 23 日，《新英格兰医学杂志》详细报道了一种多见于亚洲人的免疫缺陷病，称为成人免疫缺陷综合征或成人始发的免疫缺陷（adult-onset immunodeficiency，AOID）。这项研究由美国国家过敏和传染病研究所 Sarah Browne 等牵头，共研究 203 名来自泰国和中国台湾的患者，年龄在 18～78 岁。其中 52 例感染非结核分枝杆菌（NTM），45 例感染其他细菌，58 例患肺结核。所有参试者都呈 HIV 抗体阴性。NTM 感染或其他类型感染的人 88% 会自身产生抗 IFN-γ 的抗体，IFN-γ 是一种清除有害感染的重要细胞信号分子，身体缺少它就失去了对许多疾病的抵抗力，会使患者易受病毒、真菌和寄生虫感染，尤其是分枝杆菌的侵害，能导致严重的肺部疾病。

这种疾病在 2004 年首次被发现，到 2012 年全球已报道 200 余例。这是一种成人发病、HIV 检测阴性、但伴有不同程度的免疫缺陷症状的疾病。其发病原因和机制尚不明确，主要特点是患有此病的人只在成年后发生，平均年龄为 50 岁。患者都是亚洲人，或亚洲出生住在其他地方的人，并非由 HIV 引起也不像 AIDS 那样由病毒传染所致，遗传因子和感染有可能引发了该病，但不会传染和遗传。患者免疫系统遭到破坏，但体内并不含 HIV 病毒，也不影响 T 细胞，免疫系统缺陷主要表现为体内产生抗 IFN-γ 的抗体而破坏机体防御功能，会出现类似 AIDS 的症状，如易感染病毒、真菌和寄生虫，很多病例被误诊为肺结核或肺炎，故又称类艾滋病。

目前报道的具有成人免疫缺陷综合征（类艾滋病）症状的机会性感染包括巨细胞病毒、新型隐球菌、组织胞浆菌、马尔尼菲篮状菌、沙门菌、水痘-带状疱疹病毒感染等。其中非结核分枝杆菌、龟分枝杆菌（Mycobacterium chelonae）和鸟分枝杆菌复合物（M.avium complex，MAC）最为常见。患者常见的感染器官包括淋巴结、骨髓、骨、肺、皮肤和软组织等。其中反应性皮肤病较为常见，皮损部位组织学检查可发现局部真皮浅、中层内有中性粒细胞广泛浸润，早期多为渗出性红斑或丘疹，病变严重时会进展为隆起性红斑。

成人免疫缺陷综合征患者的临床症状多种多样，如淋巴结肿大，反应性皮肤病，包括 Sweet 综合征（急性发热性嗜中性皮病）、坏疽性脓皮病、脓疱型银屑病，也可发生原因不明的持续性发热、肺炎、骨骼感染，并发肿瘤及其他系统性疾病等。由于临床表现复杂多变，并非每个患者都出现上述所有症状，一般常见 1～2 种以上症状，类似 AIDS 的临床表现。患者 HIV 检测阴性，但血浆内抗 IFN-γ 自身抗体水平明显升高，且与机会性感染密切相关，可以协助诊断。

免疫缺陷性疾病的病理特征为免疫缺陷，易于发生某些机会性感染与少见肿瘤。如果在病理检查中发现淋巴结、脾脏或胸腺的异常表现，免疫功能健全人群中少见的非结核分枝杆菌、其他细菌、某些病毒、真菌、原虫等感染，少见的肿瘤如卡波西肉瘤、淋巴瘤等，如不能合理解释，应建议临床检查患者的免疫功能，IFN-γ、HIV 等相关抗体等，有可能发现免疫缺陷的病例。笔者曾因此发现数例 AIDS 患者。

二、机会性感染的特征

在免疫缺陷基础上，许多机会病原体可乘机致病，引起机会性感染。在美国疾病预防控制中心列举的 AIDS 指征性疾病中，病原体可分为病毒、细菌、真菌、寄生虫四类，多达 15 种，后来又陆续有其他病原体感染的报告，如诺卡菌、曲霉菌、粪类圆线虫、小孢子虫等。在 AIDS 患者，常因各种机会性感染而就医，而且机会性感染更加严重和复杂，并常导致死亡。

（一）机会性感染的基本特征

机会性感染多发生在免疫损伤或缺陷的患者，常由机会病原体引起，也常发生反复的感染。在免疫损伤的易感人群中，特别是在 AIDS 患者中，机会性感染具有如下特征。

1. **病原体种类复杂多样** 继发于免疫缺陷的机会性感染都是机会病原体。常见的病原体包括 CMV、HSV、白假丝酵母菌、新型隐球菌、曲霉菌、荚膜组织胞浆菌、肺孢子菌、弓形虫、隐孢子虫、粪类圆线虫、某些厌氧菌、流感嗜血杆菌、分枝杆菌及细菌的 L 型等，都可发生于此类患者。其他病原体如诺卡菌、曲霉菌、粪类圆线虫、小孢子虫等，亦时有报告。除美国疾病预防控制中心所列举的指征性疾病外，笔者曾统计，与 AIDS 相关的机会性感染已有 30 多种。王金良列举的主要机会致病菌也有 30 余种。尤其 AIDS 患者，常同时有多种病原体感染。据统计，在 AIDS 中，机会性感染以肺孢子菌最多见（55%～60%），其次是假丝酵母菌（25%～55%）、CMV（34%）、分枝杆菌属（25%）、隐球菌（11%）、弓形虫（8%）等。癌症合并的感染 60%～80% 为革兰氏染色阴性细菌，真菌（假丝酵母菌、曲霉菌、新型隐球菌和藻菌）也是重要病原体，原虫和病毒感染亦不少见。

2. 常发生混合性感染 在同一免疫缺陷患者可能检查出多种病原体，甚至在同一器官或组织中也有多种病原体混合感染，最常见于肺部，与 AIDS 相关的肺部病原体据报道多达 12 种，如肺孢子菌、CMV、弓形虫（或称弓形体）、HSV、假丝酵母菌、MTB 等。作者曾在美国研究 151 例 AIDS 尸检资料，发现其中肺部同时有 3 种以上病原体感染者 23 例，并见 CMV 与弓形虫感染同一细胞。Klatt 等研究 565 例成人 AIDS 尸检材料，亦证明肺 PCP 最为常见，肺部亦常有 CMV、MTB 等十余种感染。Burkes 等 1985 年曾报告 1 例 PCP 合并 CMV 感染，伴发卡波西肉瘤（Kaposi's sarcoma, KS）及 B 细胞免疫母细胞瘤的 AIDS 患者，CMV 包涵体甚至见于卡波西肉瘤细胞内。AIDS 相关肿瘤合并机会性感染者亦不少见。因此不能简单地把所有的症状体征和病理变化都归咎于某种已经识别的单一病原因子，如不能合理解释临床病理表现，则应进一步检查。病原体的发现率与诊断条件、手段和经验有关。在检查中不能只满足于发现了一种病原体，并要注意病原体与病变之间的因果对应关系，区别致病与伴存的关系。

3. 常发生播散性感染 在免疫缺陷患者，由于机体免疫功能障碍，病原体数量虽少也能引起严重感染，毒力大小与宿主免疫缺陷程度有关。感染扩散累及 2 个以上器官或组织，称为播散性感染。一种病原体可同时累及多个器官，形成播散性或全身性感染。如 CMV、分枝杆菌、隐球菌、弓形虫等，常累及多个器官。如播散性弓形虫病，在 AIDS 中可累及多达 12 个器官。甚至肺孢子菌亦可累及淋巴结、肝、脾、肾等肺外器官。播散性 CMV 感染有时可累及多达十几个器官。有些感染可通过血-脑脊液屏障，随血流播散，引起脑膜炎和（或）脑炎，有时可引起败血症，血液培养可发现致病菌。由于病原体扩散，病情常较凶险或复杂，进展迅速，病死率较高。

4. 常发生内源性感染 在 AIDS 患者，由于机体免疫防御力降低，体内原有的潜在感染可复活而发病，如肺孢子菌、分枝杆菌、弓形虫、单纯疱疹病毒、沙门菌等细胞内病原体均可有此情况，称为内源性感染的复活，患者体内常可测出某种病原体的抗体。在机体抵抗力低下的状态下，也容易招致外源性感染，临床表现一般都不够典型。

5. 机会性感染治疗困难 由于机体免疫功能缺陷，防御反应低下或缺乏起码的抵抗力，加上对某些病原体尚缺乏有效治疗药物和方法，使某些真菌、寄生虫或病毒感染不能治愈。例如，CMV、隐孢子虫、鸟-胞内复合型分枝杆菌（MAC）、乳头多瘤空泡病毒、EB 病毒感染等，迄今尚无特效疗法。有些药物虽有疗效但效果较差，耐药性问题也较普遍，免疫缺陷患者易感染的细菌菌种也正在发生变化，故治疗上比较困难。

（二）各种免疫缺陷的常见机会性感染

由于免疫系统造成病理损伤的疾病分为 4 类：①由免疫系统在行使正常功能过程中导致病理改变的疾病，如结核病等；②因免疫反应控制系统不能正常行使功能而引发的疾病，如过敏反应；③因免疫耐受机制破坏导致的自身免疫性疾病；④因先天或后天性免疫缺陷所导致的疾病。免疫系统缺陷确实导致机体对某些病原体易感，免疫系统某一方面的缺陷可导致机体对某些病原体易感，如细胞免疫功能缺陷常导致病毒、原虫、真菌及胞内菌感染机会增加；中性粒细胞缺陷，补体或抗体功能缺陷则易致化脓性细菌感染，病毒及真菌感染则相对少见。某一病原体的免疫应答虽为多元性，但也有主次之分。不同种类的病原体所引起的免疫应答有所不同，不同类型的免疫缺陷病所易患感染也有所不同。阐明各种感染与相应免疫应答之间的关系将有助于临床病理诊断。各种不同类型的免疫缺陷好发的感染，在以上内容中已有介绍，现在归纳于表 4-4-2，以便诊断参考。

表 4-4-2　各种免疫缺陷易发生的感染病原体

免疫缺陷类型	常见原因	常见感染（病原体）
吞噬细胞缺陷	原发性，放疗化疗，白血病，骨髓瘤，骨髓移植，脾切除	葡萄球菌，链球菌，克雷伯菌属，沙门菌属，杰克棒状杆菌，大肠埃希菌，肠球菌属，口腔链球菌，铜绿假单胞菌，肺炎链球菌，流感嗜血杆菌，蜡状芽孢杆菌；假丝酵母菌，曲霉菌，隐球菌；CMV，HSV 等
细胞免疫缺陷	原发性，艾滋病，骨髓移植，淋巴瘤，化疗，免疫抑制治疗，血液透析	MTB，MAC，单核细胞增多性李斯特菌，肺炎链球菌，沙门菌属，马红球菌；肺孢子菌，新型隐球菌，组织胞浆菌，球孢子菌，假丝酵母菌；弓形虫，利什曼原虫，隐孢子虫，等孢子球虫，粪类圆线虫，微孢子虫，阿米巴原虫；VZV，HSV，CMV，HPV，HBV，HCV，EB 病毒，腺病毒等

续表

免疫缺陷类型	常见原因	常见感染（病原体）
体液免疫缺陷	原发性，营养不良，慢性肾病，白血病，艾滋病	化脓性细菌，葡萄球菌，分枝杆菌，肺炎链球菌，流感嗜血杆菌，弯曲杆菌；肺孢子菌；肠贾第鞭毛虫，隐孢子虫，利什曼原虫，锥形虫;衣原体；肠病毒等
补体系统缺陷	原发性/先天性	某些奈瑟菌，肺炎链球菌，金黄色葡萄球菌，大肠埃希菌等

1. 病毒感染　在免疫缺陷患者中 CMV 感染很常见，常同时累及消化道、肺、肾上腺、胰、肾等多个器官，亦常与其他感染共存。病理特征为巨细胞及核内包涵体形成。典型包涵体居核中部，圆形或椭圆形，直径 9～20cm，紫红或紫蓝色，周围空晕，呈所谓鹰眼样表现，不难辨认。不典型包涵体与巨细胞亦有诊断意义。其所致病变为间质性炎，以淋巴细胞单核细胞浸润为主。其次为 HSV，其 I 型主要侵犯头颈部，II 型主要侵及会阴部。局部病变常为溃疡性，亦形成病毒包涵体。腺病毒、水痘-带状疱疹病毒、EB 病毒等亦偶有报道。用 CMV、HSV 等抗体作免疫组化标记，易于发现和识别病毒感染。

2. 细菌感染　肿瘤患者常继发革兰氏阴性细菌感染，特别是大肠埃希菌、克雷伯菌和铜绿假单胞菌，占所有病原微生物的 60%～80%，近年金黄色葡萄球菌、棒状杆菌等感染亦有报道。AIDS 患者亦常见上述细菌感染，多经血液、尿液或体液培养发现。在病理组织学上，则多见分枝杆菌感染，如鸟-胞内复合型分枝杆菌（MAC）、结核分枝杆菌等。病变特征为泡沫状组织细胞增生及肉芽肿形成，MAC 感染所致肉芽肿不如结核者典型，但有时可形成梭形细胞假瘤。抗酸染色（常用 Ziehl-Neelsen 法）可于细胞质内查见成束分枝杆菌。肺部细菌感染最为多见且多为混合性，主要病变为支气管肺炎，亦可见脓肿性、坏死性或机化性病变，病原体有时不易确定。反复发作的细菌性肺炎、肺结核、MAC 复合征均被纳入 AIDS 的指征性疾病。

3. 真菌感染　在 AIDS 和癌症患者均可发生肺孢子菌、假丝酵母菌、曲霉菌、隐球菌、组织胞浆菌、毛霉菌、隐孢子菌等感染。免疫缺陷患者常发生 PCP，在 AIDS 患者中最常见，居各种机会性感染之首位，肿瘤患者亦可并发 PCP，典型病变为间质性或肺泡性肺炎，镜下肺泡壁增厚，肺泡腔扩大，腔内充满泡沫样或蜂窝状物质，内含肺孢子菌及其崩解产物、脱落上皮等。白假丝酵母菌主要累及口腔（鹅口疮）和食管（食管炎），较易发现，亦可侵犯肺、膀胱、脑膜、肾脏等。新型隐球菌主要引起肺、淋巴结、骨髓、肝、肾等感染。各种真菌均可侵入肺部，引起肺内渗出性、坏死性或肉芽肿性病变，甚至空洞和霉菌球形成。病变常呈小灶性散在分布，亦可融合成片。有时肉芽肿性或渗出性病变可阻塞细支气管，引起阻塞性肺炎。X 线检查容易确定病变部位及范围，但确定病原体还需依靠肺活检、痰液和支气管肺泡灌洗（BAL）涂片等检查。六胺银和 PAS 染色对识别各种真菌很有帮助，病灶中发现真菌菌丝或孢子为确诊依据。

4. 寄生虫感染　弓形虫病主要累及大脑，亦可播散至心、肺、眼等器官。其基本病变为：①弓形虫寄生或静止状态；②组织变性坏死；③炎症反应；④修复或增生性反应。病变组织中查见弓形虫包囊、假囊或速殖子具有诊断意义。隐孢子虫、等孢子虫、小孢子虫、粪类圆线虫、贾第梨形鞭毛虫等亦时有报告，主要累及肠道，引起慢性腹泻。患者体重减轻 10% 以上，且持续腹泻（每日 3～5 次）1 个月以上，为 AIDS 的诊断指征。肠黏膜活检及粪便检查可查到各种病原体。

三、各系统常见的机会性感染

机会性感染可累及人体各个系统，以神经系统、呼吸系统、消化系统较为多见，淋巴结、心血管和泌尿生殖系统亦常受累。兹以 AIDS 为例简要介绍如下。

（一）神经系统常见的机会性感染

在 AIDS 患者神经系统机会性感染的临床发生率为 50%～70%，尸检发现率为 70%～80%，常表现为脑炎或脑膜炎，并可引起死亡。

1. 病毒性脑炎和脑膜炎　常由 CMV、HSV、带状疱疹病毒等引起，临床常见头痛、发热、癫痫，或脑神经麻痹等症状。CT 或 MRI 检查可见脑水肿、灶性出血等表现，但无特征性。脑脊液检查可见淋巴细胞、蛋白质轻度升高。确诊常需依靠脑组织活检，在脑组织中查见病毒包涵体，并可用免疫组化等技术进一步区分类型。

2. 弓形虫脑炎　在 AIDS 患者中本病为常见且严重的并发症，临床表现为弥漫性脑病、局限性症状和脑膜刺激征三类，如精神错乱、性格改变、头痛、癫痫、偏瘫或感觉障碍等。脑 CT 扫描或 MRI 可见皮层和基底节区环状增强或团块状病灶，有一定特征性，血液中弓形虫抗体阳性。脑脊液改变无特异性。病理检查可在坏死灶内及其周围查见弓形虫。癌症患者并发弓形虫病者也屡见报道。

3. 隐球性脑膜炎　临床呈亚急性过程，主要表现为头痛，为间歇性，逐渐加重并转为持续性，可伴发热、呕吐、精神改变、脑膜刺激征，有时见脑神经麻痹。CT 和 MRI 检查一般无异常表现，诊断主要依靠脑脊液检查，可见其压力升高，单核细胞增多，蛋白质轻度增加而糖含量减少。印度墨汁涂片染色查见隐球菌或真菌培养阳性，最有诊断意义。

4. 进行性多灶性脑白质病（PML）　由 JC 病毒感染神经胶质细胞所致，在 AIDS 中发病率约 4%，其发病隐匿，常有精神异常、视野缺损、步态不稳、偏瘫、癫痫、头痛等症状。脑 CT 或 MRI 显示局灶性或广泛性脑白质损害，脑脊液无明显改变。

（二）消化道的机会性感染

在 AIDS 患者发生率为 50%～70%，可累及口腔至肛门各段。上消化道以假丝酵母菌感染为主，胃肠道以寄生虫感染为主，而 CMV 侵害比较广泛。

1. 假丝酵母菌病　在 AIDS 患者中约占 15%，在口腔和咽部形成白色斑块，称为鹅口疮，其中可查到白假丝酵母菌菌丝。食管感染可引起胸骨后灼烧感或吞咽疼痛，内镜检查可见食管黏膜糜烂或溃疡形成，病变为黏膜的慢性炎症。

2. 腹泻　是肠道机会性感染的主要症状，可伴腹痛、呕吐、腹水，甚至肝脾大。其病原体常为隐孢子虫、球孢子虫、贾第梨形鞭毛虫、阿米巴原虫等，亦可见有 CMV、真菌或分枝杆菌感染。隐孢子虫比较多见，可累及小肠或结肠，病变呈斑片状分布，隐孢子虫黏附于黏膜上。腹泻为慢性顽固性，每日几次至十几次，常为水样便。肠黏膜活检及粪便检查可以查到病原体，以利确诊。

（三）呼吸系统的机会性感染

AIDS 患者约 50% 有肺部感染，病变为间质性肺炎、支气管肺炎、肺脓肿等，临床表现有咳嗽、胸痛、咳痰、咯血等，严重者发生呼吸困难，多由肺孢子菌、CMV、分枝杆菌、真菌等引起，常为混合性感染。AIDS 合并肺结核甚至播散性结核者也屡见报道，而结核病通常不被视为机会性感染。

1. 肺孢子菌肺炎（PCP）　在肺部感染中占 85%，是 AIDS 中最常见的机会性感染。临床表现为活动后气急、干咳，或呼吸困难、缺氧，胸片示弥漫性双肺间质性炎症，自肺门向肺野扩散，少数患者可有胸腔积液。其典型病变为间质性肺炎，以淋巴细胞浸润为主，但亦常见肺泡扩大，腔内充满泡沫样或蜂窝状物质，内含成堆虫体及其崩解产物，脱落肺泡上皮等。支气管镜活检、刷检或支气管肺泡灌洗（BAL）涂片、痰涂片，可查见肺囊虫，六胺银或 PAS 染色下清晰可见。

2. 细菌性肺炎　以分枝杆菌较多见，其次为葡萄球菌、链球菌、肺炎球菌和肺炎杆菌等。一般细菌感染表现为支气管肺炎，亦可见肺脓肿、坏死性、机化性病变。肺结核已是众所周知，且其与 HIV/AIDS 的关系也已引起重视，并被认为是发展中国家最常见的机会性感染或免疫缺陷的第一症状。在组织学检查中可检出分枝杆菌（抗酸杆菌），常伴有肺外感染。

3. 肺霉菌病　假丝酵母菌、隐球菌、曲霉菌、组织胞浆菌等均可引起肺部感染，表现为渗出性、坏死性或肉芽肿性病变，甚至空洞、霉菌球形成。病变常呈小灶性散在分布，亦可融合成片。有时肉芽肿性或渗出性病变可阻塞细支气管。临床主要症状为咳嗽、咳痰、低热、胸痛、乏力等。X 线检查容易确定病变部位及范围，空气新月征提示霉菌球。确定病原体还需要依靠肺活检、痰涂片或 BAL 涂片及特殊染色、霉菌（真菌）培养等。

4. 病毒性肺炎　以 CMV 最多见，HSV、EB 病毒等亦时有报道。病变主要为间质性肺炎，可伴有肺透明膜形成和弥漫性肺泡损伤（DAD）等，常合并其他感染，或被其他感染症状所掩盖，无特异性症状。病理学检查发现巨细胞形成及典型核内包涵体提示 CMV 感染。临床遇难治性或复发性肺炎，应注意作病原学检查。

（四）心脏的机会性感染

AIDS 患者中 20%～52% 有心脏病变，以心肌炎较常见。淋巴细胞性心肌炎可由病毒、隐球菌、弓形虫等引起，可伴或不伴心肌纤维坏死。CMV、HIV 所致心肌坏死可无炎症改变。心包炎常由 MAC、结核分枝杆菌、隐球菌等引起，诺卡氏菌也可引起心包积液。心包受累者常伴心肌病变，曲霉菌性心内膜炎在 AIDS 患者中比较特殊，曲霉菌可造成栓塞使患者突然偏瘫失语。心肌炎可引起心功能不全、心律失常、心动过速、心腔扩张等，心电图可有相应表现，严重者可因心力衰竭而死亡。

除此之外，肝胆胰腺、泌尿生殖道、头面五官等处亦可发生各种机会性感染。以眼部为例，HIV 感染的眼部并发症包括：① HIV 视网膜病变；② HIV 相关视网膜视神经障碍；③巨细胞病毒视网膜炎；④眼弓形虫病；⑤坏死性疱疹病毒性视网膜病变；⑥梅毒性葡萄膜视网膜炎等。有些患者也可以发生免疫重建炎症综合征。

对于有免疫损伤背景的患者，如发现按常规难以治愈的感染，或表现比较特殊的感染，应考虑到机会性感染的可能性，积极采取标本作病因学和病理学检查，各种病原体的具体检测和诊断方法见有关章节。

四、免疫重建炎症综合征

免疫重建炎症综合征（immune reconstitution inflammatory syndrome，IRIS）主要是指 HIV/AIDS 患者在感染后机体免疫功能不全进展状态下，接受高效反转录病毒治疗（highly active anti-retroviral therapy，HAART）以后，数周内免疫反应增强或恢复，出现具有 HIV 特征的机会性感染，临床症状恶化的一种现象。另外，以往发生的机会性感染静息后在投予抗 HIV 治疗后又复发，或于治疗过程中恶化加重，亦应视为本综合征。

本来，对 HIV/AIDS 患者进行 HAART 治疗可以抑制病毒复制并不同程度地恢复机体免疫系统功能，促进免疫重建，使 HIV 相关疾病的发病率和病死率明显下降，提高患者的生存质量。但是免疫重建也可导致机体对感染性或非感染性致病因子发生过度的炎症反应，使患者症状明显加重，即发生 IRIS，也称矛盾反应（paradoxical reaction），免疫重建综合征（immune reconstitution syndrome）或免疫重建疾病（immune reconstitution disease，IRD）。

IRIS 不是 HIV/AIDS 患者的特有表现，其他严重免疫抑制或免疫缺陷患者在适当治疗后免疫功能迅速恢复情况下也可发生 IRIS。例如，糖皮质激素突然停药或减量过快者，经细胞毒性药物治疗或骨髓移植后中性粒细胞恢复者，也可发生 IRIS。但目前主要是指 HIV/AIDS 患者经 HAART 治疗后发生的 IRIS。

1. IRIS 的发生条件与机制　发生 IRIS 的主要条件是免疫功能恢复和机会性感染。在患者对 HAART 治疗产生应答的同时伴随着对已有的机会性感染、非感染性疾病或肿瘤的过度炎症反应。这种临床症状加重与新的机会性感染、HIV 相关肿瘤、药物毒副作用、耐药或治疗失败无关。IRIS 通常发生在 HAART 治疗后 HIV 载量下降和 $CD4^+T$ 淋巴细胞增加的个体。西方国家 IRIS 发生率在 HAART 治疗患者中占 $10\% \sim 25\%$，在严重免疫抑制患者中占 $25\% \sim 20\%$。

IRIS 的发生机制被认为是 HAART 触发的宿主的病理性免疫炎症反应，涉及各种固有免疫和适应性免疫因素，包括 $CD4^+T$ 细胞、$CD8^+T$ 细胞、$\gamma\delta T$ 细胞、NK 细胞、巨噬细胞、补充系统和表面活性剂蛋白质、Toll 样受体以及诸多促炎细胞因子和趋化因子等。一种假说认为，HAART 治疗修复了免疫系统识别病原体或肿瘤抗原的能力，加上炎症介质（如 IL-6 等）的参与。这些抗原可能来自正在感染机体的病原体，或是既往感染并持续存在于机体内但并不复制的病原体。IRIS 的发生也可能是由于免疫应答迅速恢复，宿主对这些感染的炎症应答反应过度增强，而机体缺乏相应的免疫调节功能。有研究发现通过 HAART 治疗，$CD4^+$ 细胞虽然数量增加，但依然存在形态异常和功能缺陷。

2. IRIS 的临床表现　IRIS 通常发生在 HAART 治疗后数月（$1 \sim 8$ 周）内，并具有自限性，患者发生与机会性感染相关的局限性炎症改变，原先的亚临床感染出现临床症状，病情已经改善的机会性感染症状加重，或出现新的临床疾病。有时 IRIS 也可发生在 HAART 治疗几天之后，或发生在 $CD4^+$ 细胞增高之前，也可发生在 HAART 治疗一年以后。例如，PCP 引起的 IRIS 常发生在 HAART 治疗早期（3 天～4 周后），起病急骤，胸片呈明显的毛玻璃影典型表现。IRIS 是在病毒学和免疫学改善的情况下症状加重，临床表现常不够典型甚至互相矛盾，包括炎症症状看似要扩散反而却局限化，已经存在的感染反常地加重等，IRIS 临床疾病谱宽，从轻微不适到危及生命。

IRIS 也可能发生在所有肉芽肿性疾病中，而不仅仅是传染性疾病。所有肉芽肿性疾病都被认为是炎症细胞和介质相互作用的结果。$CD4^+T$ 细胞被认为是肉芽肿形成过程中不可或缺的炎症细胞之一。肉芽肿内常找不到病原体，因此，感染 HIV 的非感染性肉芽肿性疾病（如结节病）患者也可能发生 IRIS。

IRIS 以 HAART 治疗前即已存在的机会性感染最为常见，已报道有 20 多种病原体是 IRIS 的原因，包括结核病、MAC 病及其他分枝杆菌（NTM）病、麻风病；带状疱疹，CMV 感染，HSV 感染，HHV-8 感染，HBV、HCV 所致肝炎，JC 病毒引起的进行性多灶性白质脑病，细小病毒 B19 感染；隐球菌病（脑膜炎）、PCP、播散性组织胞浆菌病、弓形虫脑病、球孢子菌病等。有报道称前几位感染依次是：带状疱疹 > NTM > CMV 感染 > PCP > 结核病。此外还可以发生卡波西肉瘤、自身免疫性疾病如甲状腺 Graves 病、自身免疫性甲状腺炎、结节病、系统性红斑狼疮、类风湿关节炎、多发性肌炎等。

3. IRIS 诊断条件 主要标准：①事先诊断为 AIDS；②正在接受 HAART 治疗，短暂的抗病毒治疗后发生，有证据表明抗病毒治疗有效，血浆病毒载量下降，CD4$^+$ 细胞增高；③出现机会性感染或肿瘤的不典型表现，如局部新出现病灶，或不典型炎症，或已存在的疾病加重；④新出现的症状不能用已存在的机会性感染治疗不当，或新的机会性感染以及 HAART 副作用进行解释，排除药物热、HAART 耐药等。次要标准包括：检测到 CD4$^+$ 细胞数增加，特异性免疫应答增强，症状不经特异性治疗可自发性缓解。

对于上述感染性疾病，在诊断时首先要注意对病原体的检查和验证，明确病变类型和原因。如果患者的发病背景符合上述诊断条件，可提示临床考虑 IRIS。

（刘德纯　肖冠英　孙　磊；李柏青）

第五节　超敏反应与感染

免疫性疾病一般包括免疫缺陷性、免疫增生性、超敏（变态）反应性和自身免疫性疾病。这些疾病或多或少与微生物感染相关。其中最为密切的是免疫缺陷性疾病，不仅病毒（尤其是 HIV）等感染可以导致免疫缺陷，而且在免疫缺陷基础上容易继发多种机会性感染。许多感染可以引起超敏反应。自身免疫性疾病常并发或继发感染。EB 病毒等可以引起淋巴组织增生，甚至发展为淋巴瘤。因此，感染与免疫性疾病有密切联系，在病理学研究和诊断感染性疾病时需要多加关注。本节主要讨论超敏反应及其与感染的关系。

一、超敏反应与感染概述

在正常情况下，免疫系统能够识别自身，排除异己，发挥免疫保护作用，即通过固有免疫以及细胞和（或）体液免疫机制，抵御外界进入的病原体，消除体内突变的细胞，维护机体的生理平衡。但若机体已被某种抗原致敏，当再次接触相同抗原刺激时则二次免疫应答被增强，在摄入的抗原较大或机体的免疫处于高应答状态时，则因免疫反应过强（hyperergy）而导致免疫损伤（immune injury），此即称为变态反应（allergic reaction），现称为超敏反应（hypersensitivity reaction）。Von Pirquet 提出变态反应（allergy）一词，意指机体第二次接触相同抗原后所出现的改变了的反应，诱导其发生的抗原称为变应原（allergen）。超敏反应也是特异性免疫应答，但与通常排除外来病原体的具有保护性的免疫应答不同，属于病理性免疫应答。

1963 年 Coombs 和 Gell 根据反应发生的速度、发病机制和临床特征将超敏反应分为Ⅰ、Ⅱ、Ⅲ和Ⅳ型。Ⅰ～Ⅲ型由抗体介导，可经血清被动转移。而Ⅳ型由 T 细胞介导，可经细胞被动转移，反应发生较慢，故又称迟发型超敏反应。其中Ⅲ型和Ⅳ型与感染关系比较密切。

引起免疫性损伤的抗原可以是内源的或外源的，同种的或自体的，其中来自外环境的外源性抗原所致的过敏反应有些是可以预防的，如接触花粉所致的枯草热等，可通过避免接触抗原加以预防。部分同种抗原所致的过敏反应如输血反应，通过受、供血液的交叉配型亦可以避免。

超敏反应的基本病变为炎症，如Ⅰ型超敏反应（过敏反应）中的荨麻疹和过敏性鼻炎，基本病变为局部组织水肿，嗜酸性粒细胞浸润，黏液分泌增加，需与感染性疾病鉴别。有些超敏反应则与感染密切相关，如某些寄生虫感染引起的Ⅱ型超敏反应。结核病（结核菌素反应）、胞内寄生菌、某些真菌、寄生虫感染引起的Ⅳ型超敏反应（迟发型超敏反应，细胞毒反应），以单个核细胞浸润为主，并可引起组织坏死和肉芽肿形成。各型超敏反应的主要特征见表 4-5-1。

表 4-5-1　各型超敏反应（超敏反应）的主要特征

	Ⅰ型超敏反应（速发型超敏反应）	Ⅱ型超敏反应（细胞毒型超敏反应）	Ⅲ型超敏反应（免疫复合物型超敏反应）	Ⅳ型超敏反应（迟发型超敏反应）
变应原	种类繁多，与遗传关系最明显	靶细胞表面抗原，细胞外基质抗原	血循环中游离的可溶性抗原	细胞内病原体，某些化学物质
体液免疫	由 IgE 抗体介导	由 IgG 或 IgM 类抗体介导，伴受体功能异常	抗原与 IgM 或 IgG、IgA 抗体形成的复合物介导	不参与

续表

	I 型超敏反应（速发型超敏反应）	II 型超敏反应（细胞毒型超敏反应）	III 型超敏反应（免疫复合物型超敏反应）	IV 型超敏反应（迟发型超敏反应）
补体	不参与	补体活化白细胞，以细胞毒性作用为主	以过敏毒素和趋化作用为主	不参与
效应细胞	肥大细胞和嗜碱性粒细胞为主	巨噬细胞、中性粒细胞和NK细胞为主	肥大细胞，嗜碱性粒细胞，血小板和中性粒细胞为主	由T细胞介导，淋巴细胞和单核巨噬细胞为主
细胞免疫	不直接参与	不直接参与	不直接参与	直接参与
基本病变	毛细血管扩张，通透性增加，炎性渗出，局部充血水肿，嗜酸性粒细胞浸润，浆液黏液分泌增加，平滑肌痉挛性收缩，一般不破坏细胞	补体介导的细胞毒性反应——血细胞溶解破坏，基底膜损伤；依赖抗体介导的细胞毒性反应——靶细胞溶解；抗体介导的细胞功能异常——不破坏细胞	血管壁纤维素样坏死，局部充血水肿出血；免疫复合物在肾、心血管、关节滑膜、皮肤等处沉积，血管基底膜变化，中性白细胞浸润，血管炎，组织坏死	组织细胞增生，巨噬细胞和淋巴细胞的局部浸润为主，组织坏死，肉芽肿形成
常见疾病	支气管哮喘，荨麻疹，特应性皮炎，过敏性鼻炎，过敏性休克	输血反应，溶血性贫血，寄生虫感染，移植排斥反应，重症肌无力，Graves病	局限性：皮肤Arthus反应；全身性：血清病，感染后肾小球肾炎，类风湿，SLE等	结核病，胞内寄生菌、某些真菌、寄生虫感染，器官移植排斥反应

二、I 型超敏反应与感染

1. I 型超敏反应概述　I 型超敏反应又称速发型超敏反应（immediate hypersensitivity）或过敏反应（anaphylaxis），主要由特异性抗体 IgE 分子介导发生。临床表现为全身性或局部性过敏反应。严重者可发生过敏性休克，但病理变化轻微。I 型超敏反应的特点是：①发生快，在接触变应原几秒钟至几十分钟内出现症状，消退亦快，为可逆性反应；②由结合肥大细胞和嗜碱性粒细胞上的 IgE 抗体所介导；③多数情况下只引起功能紊乱，不发生严重的组织损伤；④主要病变为毛细血管扩张、通透性增加和炎性渗出，平滑肌收缩；⑤有明显个体差异和遗传背景；⑥补体不参与此型反应。

I 型超敏反应过程大致分为 3 个阶段：①致敏阶段，指变应原进入机体诱导特异性 B 细胞产生 IgE 抗体，并通过 Fc 段结合到肥大细胞和嗜碱性粒细胞膜上的过程，此时机体处于对该变应原的致敏状态。空气和尘埃中的细菌、真菌（孢子和菌丝）等既是病原体也是变应原，可通过呼吸道引起过敏反应。②激发阶段，指相同变应原再次进入机体时，与致敏的肥大细胞和嗜碱性粒细胞表面的 IgE 结合，并通过一系列信号传导，诱导致敏细胞脱颗粒释放原发介质（组胺等）和合成释放继发介质（白细胞三烯等）。③效应阶段，指活性介质作用于靶组织和器官，引起局部

或全身反应的阶段。根据发生效应的快慢和持续时间的长短，分为即刻/早期相反应和晚期相反应两种类型。

2. 常见的 I 型超敏反应性疾病　I 型超敏反应性疾病涉及皮肤、呼吸道、耳鼻咽喉、眼、消化道、血液系统、神经系统和循环系统等，可分为全身性和局部性过敏反应。局部性过敏反应常表现为局部小静脉和毛细血管扩张充血、通透性增加、局部组织水肿、嗜酸性粒细胞浸润、黏液分泌增加或支气管平滑肌痉挛等变化，如皮肤荨麻疹（食物过敏）、过敏性鼻炎（枯草热）及哮喘等。而全身性过敏反应如抗血清、药物（如青霉素）导致的过敏性休克，可造成迅速死亡。死亡病例尸检时，可见喉头水肿，两肺出血水肿，有时伴急性肺气肿及右心扩张，血不凝固，其余内脏除淤血外，通常无特征性形态变化。

有些病原生物成分同时也是变应原。例如，支气管哮喘是变应原或其他因素引起的支气管高反应性下出现的广泛而可逆的气道狭窄性疾病，好发于儿童和青壮年，有明显家族史。病情迁延、病程较长、频繁发作，并发症较多。引起哮喘的因素十分广泛复杂，吸入性和食入性变应原以及感染特别是呼吸道病毒感染均为哮喘发生的重要原因。其主要病理变化是小支气管平滑肌痉挛、毛细血管扩张，通透性增加、小支气管黏膜水肿、黏膜腺体分泌增加、黏液栓形成，因而气道变窄，患者感觉胸闷、呼吸困难。这些病理改变和症状主要是白细胞三烯和组胺作用的结果。

三、Ⅱ型超敏反应与感染

1. Ⅱ型超敏反应的概念　Ⅱ型超敏反应又称细胞毒型或细胞溶解型超敏反应，以细胞溶解和组织损伤为主要病理表现。Ⅱ型超敏反应是由 IgM 和 IgG 抗体与靶细胞表面的相应抗原或细胞外基质抗原相结合后，在补体、吞噬细胞和 NK 细胞参与下，发生的以细胞溶解或组织损伤为主的病理性免疫反应。抗原可以是细胞膜自身成分，也可以是吸附在细胞表面的外源性抗原或半抗原，或细胞外基质抗原，通过不同的机制而引起细胞损害。当 IgG 和 IgM 类抗体与靶细胞表面抗原细胞外基质抗原结合时，通过募集和激活炎症细胞及补体系统而引起靶细胞损伤，所以此型超敏反应也称抗体依赖的细胞毒型超敏反应、细胞溶解型或细胞毒型超敏反应。这些抗体能与自身抗原或与自身抗原有交叉反应的外来抗原特异性结合。这些自身抗体可以与靶抗原结合或以游离形式存在于血循环中。抗体、补体、巨噬细胞和 NK 细胞均参与该型反应。该型反应中的靶细胞主要是血细胞和某些组织成分。

2. 发生机制与病理变化　引起Ⅱ型超敏反应的靶细胞主要是血细胞，白细胞、红细胞和血小板均成为反应的攻击目标。最常见的形式是由直接针对细胞或组织上的抗原并能结合补体的 IgG 或 IgM 类抗体所引起。细胞表面抗原与相应抗体结合导致细胞崩溃死亡、组织损伤或功能异常。变应原是某些靶细胞表面的抗原或细胞外基质的抗原。其发生机制涉及多个方面：①补体介导的细胞毒型反应，常累及血细胞（红细胞、白细胞、血小板）和细胞外组织如肾小球基底膜，引起细胞和组织损害。②依赖抗体介导的细胞毒性反应，主要与寄生虫感染、肿瘤细胞的消灭以及移植排斥有关。③抗体介导的细胞功能异常。④炎症细胞的募集和活化，对中性粒细胞和单核细胞具有趋化作用，因此常见这两类细胞的浸润。

3. Ⅱ型超敏反应与感染的关系　如某些病毒感染后可致自身细胞或组织抗原的抗原性改变，以致机体将它们视为外来异物发生免疫应答，如血细胞表面抗原成分改变，刺激机体产生抗血细胞自身抗体，可引起自身免疫性血细胞减少症。有些病原微生物与自身组织抗原有交叉反应性，如急性风湿热常发生在溶血性链球菌感染之后，其特征是关节炎以及心脏瓣膜损伤引起的心内膜炎和心肌炎。抗链球菌细胞壁蛋白质的抗体与心肌细胞上的交叉抗原结合可引起心肌损伤。有的链球菌株细胞壁与人肺泡基底膜及肾小球毛细胞血管基底膜具有交叉抗原性，因此抗链球菌的抗体也能与肺、肾组织中的交叉抗原结合并引起组织损伤。

四、Ⅲ型超敏反应与感染

1. Ⅲ型超敏反应的概念　Ⅲ型超敏反应是由中等大小的可溶性免疫复合物沉积于局部组织或全身毛细血管基底膜后，通过激活补体并在血小板、肥大细胞等参与下，引起的超敏反应，又称免疫复合物型或血管炎型超敏反应。主要病变为血管基底膜中免疫复合物沉积、充血水肿、局部坏死和中性粒细胞浸润。

IgG 和 IgM 类抗体与相应可溶性抗原在血液中结合形成抗原抗体复合物（免疫复合物），在生理情况下它能及时被吞噬系统所清除。中等大小的可溶性免疫复合物一定条件下沉积在肾小球基底膜、血管壁、皮肤或滑膜等组织中，激活补体系统，产生过敏毒素和吸引中性粒细胞在局部组织浸润；使血小板聚合，释放出血管活性胺或形成血栓；激活巨噬细胞使其释放出 IL-1 等细胞因子，结果引起以充血水肿、局部坏死和中性粒细胞浸润为特征的炎症性反应和组织损伤。

2. Ⅲ型超敏反应的病变与类型　引起人体免疫复合物病的抗原种类繁多，有微生物（细菌、病毒等）、寄生虫、异体蛋白（食物、血清等）、药物（青霉素、普鲁卡因胺等）、自身抗原（变性 IgG、核酸等）、肿瘤抗原及其他原因不明性抗原。至于抗体则限于能被补体固定的 IgG 和 IgM，没有 IgA、IgD 或 IgE。免疫复合物沉积是组织损伤的始动因素，其主要环节是固定并激活补体，产生生物活性介质，而导致组织损伤及炎症反应，发生免疫复合物病。因免疫复合物沉积部位的不同，导致的免疫复合物病又可分为局限性与全身性两类。其中链球菌感染后的肾小球肾炎与感染关系较密切，类风湿关节炎、过敏性肺泡炎也可能与感染有关。

（1）对外源性抗原的反应：过敏性肺泡炎是一种与职业有关的超敏反应性肺炎，如农民肺患者吸入放线菌孢子或菌丝后 6～8 小时内出现严重呼吸困难，是吸入的抗原与特异性 IgG 抗体结合成免疫复合物所致。临床上尚有许多与此相类似的肺部Ⅲ型超敏反应，常根据患者的职业或致敏抗原的性质给予相应的病名，如养鸽者肺（因吸入鸽干粪中的新型隐球菌孢子）、干乳酪洗涤者肺（因吸入青霉菌孢子）、剥枫树皮者病肺（吸入 *Cryptostrama* 孢子）等，都是由于反复吸入工作环境中的抗原性物质而产生的免疫复合物介导的职业性疾病，有人认为是吸入外源性抗原引起的肺内 Arthus 反应。

（2）对内源性抗原的反应：感染因子在局部释放的抗原也可引起Ⅲ型超敏反应，如淋巴管中的死丝虫引起的炎症反应，可使淋巴液流动受阻。在如用 Dapsone 治疗结节性麻风患者后皮肤上出现的红斑结节，用青霉素治疗梅毒患者发生的 Jarisch-Herxheimer 反应（治疗后梅毒增剧反应）等，则可能因为患者体内有高水平的抗体，上述治疗使抗原突然释放出来而产生免疫复合物，介导出Ⅲ型超敏反应。

在有慢性感染和自身免疫性疾病的情况下，因抗原持续存在而使免疫复合物的沉积长期存在。如免疫复合物性肾小球肾炎，是由肾源性（nephritogenic）链球菌某些菌株感染以后所引起的肾病以及与三日疟有关的尼日利亚儿童的肾病综合征。病毒慢性感染过程中也可出现免疫复合物性肾炎，如淋巴细胞性脉络膜丛脑膜炎病毒感染小鼠的肾小球肾炎，是人类很多肾小球肾炎一个代表性模型。近年还发现，在亚急性硬化性全脑炎患者的神经组织中有麻疹抗原和相应抗体的复合物沉积。结节性多动脉炎病变部位含有乙型肝炎病毒的免疫复合物。这些疾病的发生机制都与感染引起的超敏反应有关。

五、Ⅳ型超敏反应与感染

Ⅳ型超敏反应是由效应 T 细胞与相应抗原相互作用后引起的超敏反应。因为该反应发生缓慢，在机体再次接触相同抗原后需 24 ～ 72 小时才出现炎症反应，故又称迟发型超敏反应（delayed-type hypersensitivity，DTH）。与以上 3 种超敏反应不同的是有特异性细胞免疫参与，与感染关系密切。

Ⅳ型超敏反应是由特异性致敏效应 T 细胞介导的细胞免疫应答，效应 T 细胞与相应抗原作用后，引起以单个核细胞（包括淋巴细胞、单核细胞等）浸润和组织细胞损伤为主要特征的炎症反应，因此又称细胞介导的超敏反应（cell mediated hypersensitivity）。研究证明，抗病毒的 DTH 反应主要是由 CD8[+]T 细胞介导，而对注入体内的蛋白质或细胞外的抗原则主要由 CD4[+]T 细胞所介导。DTH 反应中的最终效应细胞是活化的单核巨噬细胞。Ⅳ型超敏反应是各种细胞内寄生的病原体（如分枝杆菌、单核细胞增多性李斯特菌等）、某些真菌（如荚膜组织胞浆菌、新型隐球菌等）、某些寄生虫（如血吸虫卵的可溶性抗原）感染以及某些病毒感染所致的免疫反应。某些化学物质所引起的

接触性皮炎及移植排斥也属Ⅳ型超敏反应。

1. Ⅳ型超敏反应的类型　包括经典的迟发型超敏反应和细胞介导的细胞毒性反应，两者均由致敏 T 细胞接触特异性抗原所引起，分别受到 MHC-Ⅱ类和 MHC-Ⅰ类抗原的限制。在迟发型超敏反应中，也有其他细胞参与，其主要的效应细胞是巨噬细胞。在细胞介导的细胞毒性反应中，致敏 T 细胞本身具有效应功能，可直接攻击靶细胞。

（1）迟发型超敏反应：最经典的例子是 Robert Koch 建立的结核菌素反应。结核菌素是结核分枝杆菌的蛋白脂多糖成分。对先前已致敏的被试者前臂皮内注射结核菌素，8 ～ 12 小时后局部出现硬结。一般在 24 ～ 48 小时达到高峰。本反应的发生主要由 CD4[+]T 细胞介导，当机体再次接触特异性抗原时，致敏 CD4[+] 细胞受刺激，激活分裂并释放各种生物活性物质即淋巴因子（lymphokines），淋巴因子和其他细胞因子（cytokines）一样，通过三种方式产生效应，以促成迟发型超敏反应，即：①自分泌（autocrine）机制，CD4[+] 细胞分泌的 IL-2 作用于 CD4[+] 细胞表面的 IL-2 受体而使 CD4[+] 细胞本身进一步激活、增生并分泌；②旁分泌（paracrine）机制，CD4[+] 细胞分泌的 IFN-γ 等作用于邻近的巨噬细胞，将其激活、聚集并分泌单核因子如 IL-1、血小板源生长因子（PDGF）等，导致肉芽肿性炎症的形成和发展；③内分泌（endocrine）机制，使远处或系统细胞产生效应，如 CD4[+] 细胞等分泌的 TNF-α 和淋巴毒因子（lymphotoxin）可作用于血管内皮细胞，前者增加其前列环素的分泌，使血管扩张，后者使之表达淋巴细胞黏附分子（ELAM-1），有利于淋巴细胞、单核细胞黏附并游出。阳性反应说明患者曾受到结核分枝杆菌感染。同理，其他一些细菌、病毒、真菌也可诱发类似的皮肤反应，已应用于相应疾病的临床诊断。

目前皮肤实验多使用结核分枝杆菌的纯化蛋白衍生物（purified protein derivative，PPD）皮内注射，如被试者曾有结核病史或接种过卡介苗，则在注射后约 4 小时，中性粒细胞聚集在注射部位的后毛细静脉周围，然后中性粒细胞的浸润迅速消退。约 12 小时，注射部位小静脉血管通透性明显增高，周围出现 T 细胞和单核细胞浸润（各约占 50%）。这些小静脉的内皮细胞肿胀，细胞器生物合成增加，血浆大分子外漏，纤维蛋白原从血管进入周围组织后变成纤维蛋白。由于注射部位血管外组织间隙内纤维蛋白的沉积和 T 细胞及单核细胞的聚集而引起组织红肿和硬结。硬结为 DTH 反应的最主要特征，注射后约 18 小时出现。24 ～ 48 小时达高峰，之后红肿和硬结自行

消退。对常见抗原如假丝酵母菌抗原DTH反应阴性提示T细胞功能缺陷，因而患者对正常情况下能抵抗的微生物如结核分枝杆菌和真菌极易感。如抗原在组织中持续存在，则结核菌素反应可进展演变成肉芽肿反应。

（2）细胞毒性反应：由CD8⁺T细胞所介导，此种淋巴细胞又名细胞毒性T细胞（CTL），其溶细胞作用是通过CTL表面的特异性受体对靶细胞表面抗原的识别、结合而启动，通过细胞与细胞的直接接触，最终导致靶细胞膜的溶解和细胞的坏死。

2. 组织损伤的机制和病理变化　急性DTH是一种细胞介导的免疫反应。其变应原主要是细胞内寄生物（某些细菌、真菌、病毒和原虫）和某些化学物质。这些抗原性物质由抗原提呈细胞以抗原肽-MHCⅠ/Ⅱ类分子复合物的形式分别提呈给CD8⁺的CTL和CD4⁺的Th1细胞，在细胞因子IFN-γ、IL-2等作用下，增殖分化为效应性CD8⁺的CTL和CD4⁺的Th1细胞。其中有些细胞成长为长寿的记忆细胞，再次与相应抗原接触时可迅速增殖分化为效应T细胞。在反应中，CD4⁺T细胞识别可溶性蛋白质抗原，CD8⁺T细胞识别细胞内微生物抗原，它们通过分泌细胞因子对抗原进行应答。其中TNF激活后毛细静脉的血管内皮细胞，血管内皮细胞将中性粒细胞、淋巴细胞和单核细胞募集到组织中。INF-γ则能使聚集的单核细胞分化成巨噬细胞，吞噬和清除抗原。如抗原持续存在，则巨噬细胞处于慢性活化状态，分泌更多细胞因子和生长因子，使纤维组织增生取代损伤组织。在DTH早期，炎症浸润细胞中富于CD4⁺T细胞和活化的巨噬细胞。而DTH晚期，巨噬细胞与成纤维细胞和新生血管均有增加。

DTH反应包括三个连续的过程：①识别相（cognitive phase），CD4⁺T细胞和某些CD8⁺T细胞识别存在于抗原提呈细胞表面上的外来蛋白质抗原。在皮肤DTH中，将抗原提呈给CD4⁺T细胞并启动DTH反应的抗原提呈细胞可能为存在于上皮中的特定的抗原提呈细胞如朗格汉斯细胞，皮肤中的单核巨噬细胞，后毛细静脉内皮细胞可能也是一种抗原提呈细胞，它们在DTH中的作用除作为抗原提呈细胞启动T细胞活化外，还能调节白细胞的浸润，因此它在炎症反应中具有重要作用。②激活相（activation phase），一旦T细胞被抗原提呈细胞激活，就能通过分泌细胞因子而介导DTH。主要的细胞因子为IL-2、IFN-γ和TNF。③效应相（effector phase），在DTH中，效应相可分成炎症和消退两步。炎症指的是血管内皮细胞被细胞因子激活，血管中的白细胞聚集于抗原进入的局部组织中。消退是由于外来抗原被细胞因子活化的巨噬细胞所消除。病变亦以单核巨噬细胞和淋巴细胞浸润为主。

Ⅳ型超敏反应病变的特点是以单个核细胞浸润为主的炎症和组织坏死。如果局部有些难以降解的抗原刺激持续存在，则在单个核细胞浸润的基础上，数周后可出现上皮样细胞结节，形成典型的肉芽肿。这是由于致病因子（通常为结核分枝杆菌等）持续存在于巨噬细胞内而引起的一种特征性炎症反应，偶尔免疫复合物等也可引起肉芽肿。在DTH反应晚期，活化巨噬细胞的细胞质和细胞器均增加。在巨噬细胞活化因子作用下，活化的巨噬细胞的吞噬功能和消化能力增强。但抗原成分为不易被消化的颗粒性物质时，巨噬细胞可发生形态变化，类似皮肤上皮细胞，故称上皮样细胞（类上皮细胞，epitheloid cells），有时数个巨噬细胞融合成多核巨噬细胞。若这些细胞融合形成明显可见的炎症性结节，称为肉芽肿，可使炎症病灶局限化。肉芽肿一般需2周才出现反应，4周时反应达到高峰。

3. 常见的Ⅳ型超敏反应性疾病　Ⅳ型超敏反应与感染的关系比较密切，因此又称为传染性迟发型超敏反应。特别是细胞内寄生物，如分枝杆菌、某些真菌、病毒和寄生虫等慢性感染，抗原持续存在引起致敏T细胞连续释放出淋巴因子导致大量巨噬细胞聚集，形成慢性迟发型超敏反应。结核病时的结核性肉芽肿（结核结节）、肺空洞形成、干酪样坏死和全身毒血症都与细胞介导的超敏反应有关。麻风病的免疫反应谱很广，既可有显著的DTH，也可是无反应性的。当机体抵抗力强大时，出现由上皮样细胞构成的肉芽肿，即结核样型麻风，其中几乎不含麻风分枝杆菌；当机体抵抗力低下时，细胞免疫功能不足，于是形成广泛的病变，伴有巨噬细胞聚集，其中含大量麻风分枝杆菌，形成麻风瘤型麻风。天花和麻疹的皮疹以及单纯疱疹的皮损主要是由于细胞毒性T细胞广泛损伤病毒感染的细胞引起迟发型超敏反应所致。在假丝酵母菌病、皮肤霉菌病、球孢子菌病、组织胞浆菌病等真菌病以及血吸虫病等寄生虫病时均已证明有细胞介导的超敏反应。此外接触性皮炎、抑制排斥反应为接触性Ⅳ型超敏反应。

需要指出，临床上常可见两型或三型超敏反应并存。因许多疾病中体液免疫和细胞免疫均参与免疫应答，如移植排斥反应和结核分枝杆菌感染时的发病机制和组织损伤绝非由单一型超敏反应所能解释，可能以某一型为主，或在疾病发展的不同阶段以不同类型超敏反应为主。就某一特定疾病而言，由于抗原的特性，机体的反应性以及病程发展阶段的不同，也可同时或先后出现不同类型的超敏反应，如类风湿关节炎可同时有Ⅲ、Ⅳ型超敏反应参与，移植排斥反应可同时有Ⅱ、Ⅲ、Ⅳ型超敏反应参与。另一方面，就某一种抗原而言，在不同条件下也可引起不同类型的超敏反应，如链球菌感染后肾小球肾炎可同时有Ⅱ、Ⅲ型超敏反应参与，而结核病则主要是Ⅳ型超敏反应参与。

（刘德纯；李柏青）

第六节　自身免疫病与感染

自身免疫（autoimmunity）是指机体免疫系统对自身组织、细胞成分及其产物所产生的免疫应答。自身组织、细胞在感染等因子作用下可发生改变或变异，产生免疫原性，即成为自身抗原。自身免疫存在于所有的个体，是对自身抗原发生的免疫应答，产生针对自身抗原的抗体（即自身抗体）和（或）自身致敏淋巴细胞的现象。自身耐受（self-tolerance）是指机体免疫系统对自身抗原不产生免疫应答，无免疫排斥的现象。通常高等动物的免疫系统具有高度分辨"自己"与"非己"抗原物质的能力。在一般情况下，机体对"非己"抗原发生免疫排斥，而对自身抗原呈现自身耐受。

自身免疫病（autoimmune diseases，AD）是指机体对自身抗原发生免疫应答而导致自身组织损害所引起的疾病，这是一组病因不明的慢性炎症性疾病，基本特征是自身反应性T细胞、B细胞过度活化，自身抗体大量产生，致多系统、多器官广泛损害。其发病机制尚不明确，目前认为是遗传、免疫、感染和环境等多种因素相互作用的结果。自从Donath与Landsteiner提出此概念以来，许多疾病相继被列为自身免疫性疾病。

值得注意的是，自身抗体的存在与自身免疫病并非两个等同的概念，自身抗体可存在于无自身免疫性疾病的正常人特别是老年人，如抗甲状腺球蛋白、抗甲状腺上皮细胞抗体、抗胃壁细胞抗体、抗细胞核DNA抗体、抗激素抗体、抗受体抗体等。有时，组织受损或抗原性发生变化的组织可激发自身抗体的产生，如心肌缺血时，坏死的心肌可导致抗心肌自身抗体形成，但此抗体本身并无致病作用，是一种继发性免疫反应。因此，确定自身免疫性疾病的存在一般需要根据：①有自身免疫反应的存在；②排除继发性免疫反应；③排除其他病因的存在。由于病变部位通常表现为慢性炎症，因此需与慢性感染性疾病鉴别。

一、生理性自身免疫现象

自身免疫现象在正常人体内具有维持机体生理自稳的作用。正常人血清中可以测得多种天然自身抗体，如抗肌动蛋白、肌凝蛋白、角蛋白、DNA、细胞色素c、胶原蛋白、髓鞘碱性蛋白、白蛋白、铁蛋白、IgG、细胞因子、激素等，这些自身抗体有助于清除衰老退变或凋亡的细胞、自身抗原成分、受损伤组织及其分解产物，调节免疫系统的功能平衡，维持机体内环境的稳定。

不同淋巴细胞克隆间的相互识别，在体内可构成独特型免疫网络，亦属于自身免疫现象，它在通常情况下起生理性免疫调节作用，使机体对外来抗原的应答有一定的自限性。

自身混合淋巴细胞反应（autologous mixed lymphocyte reaction，AMLR）是一种典型的自身免疫现象。AMLR系统中，自身的DR$^+$细胞作为刺激细胞，CD$^+$自身反应性T细胞（auto-reactive T cell）作为应答细胞被刺激而分裂增殖。早期增殖细胞是Th细胞，能分泌IL-2、B细胞生长因子、B细胞分化因子。晚期增殖细胞是Ts或Tc细胞。AMLR系统表明，机体在无外来抗原刺激下，自身反应性T细胞能识别自身抗原而产生辅助、抑制和杀伤效应。其中早期生成的Th细胞为诱导晚期Ts、Tc细胞提供条件，而对被生物或理化因子作用而改变的自身细胞以及衰老蜕变的自身细胞有杀伤和清除作用。由此可见，AMLR对维持免疫自稳、自身耐受也有重要生理意义。

免疫应答过程各时相中自身MHC的限制作用更是说明机体在对外来抗原的识别和排斥时，均须以对自身抗原识别为基础。换句话说，在许多情况下，免疫细胞若不能识别自己，也就无法识别异己。

当自身免疫表现为质和量的异常，自身抗体和（或）自身致敏淋巴细胞攻击自身靶抗原细胞和组织，达到一定的强度，使自身组织产生病理改变和功能障碍时，才形成自身免疫病。自身免疫与自身免疫病的关系可能有三种情况：①自身免疫引起疾病；②疾病引起自身免疫；③某些因素同时引起前两者。

二、病理性自身免疫应答

自身免疫性疾病的本质，是病理性的自身免疫应答。其病因及发病机制尚未充分阐明，可能与多种因素有关，或是多种因素综合作用的结果。

1. **自身抗原的形成** 自身抗原的形成可能来源于隐蔽抗原的释放，抗原性质的改变，以及交叉免疫反应。某些微生物的抗原与机体某些自身组织成分具有相同或相似的抗原表位，产生共同抗原性。因此在感染这些微生物后，由这些外来抗原诱导的免疫活性细胞产生的共同抗体或致敏淋巴细胞，可与有关的自身组织发生交叉免疫反应，造成组织损伤，引起自身免疫病。例如，A 组溶血性链球菌细胞壁的 M 蛋白与人体心肌纤维的肌膜有共同抗原，链球菌感染后，机体产生的抗链球菌抗体可与心肌纤维发生交叉反应，引起损害，导致风湿性心肌炎。A 组溶血性链球菌 12 型的菌体与肾小球基底膜具有共同抗原性，该型链球菌感染能导致肾小球肾炎，也是一种交叉性免疫反应。又例如，大肠埃希菌 O14 与结肠黏膜有类似的抗原性，它与溃疡性结肠炎的发生有关。感染诱导自身免疫病也与热休克蛋白（HSP）的参与有关。

2. **免疫应答和免疫调节异常** 包括免疫功能的缺陷或异常、免疫调节功能的紊乱、细胞膜分子的表达异常、抗原分子的表位扩展、免疫耐受的丢失等多种改变。许多微生物感染都可刺激免疫细胞产生细胞因子，如 IFN-γ 等，诱导自身细胞高表达 MHC-Ⅱ 类分子和协同刺激分子，终止自身反应性 T 细胞的耐受，从而诱发自身免疫病。

3. **感染与自身免疫病** 近年人们注意到病毒感染与自身免疫的发生有密切关系，如风疹病毒和乙型肝炎病毒感染后可发生血管炎和关节炎。CMV 和 EB 病毒感染可引起 Coombs 试验阳性的溶血性贫血。SLE 患者血清中可测出抗麻疹病毒、抗 EB 病毒等抗体。慢性活动性乙型肝炎患者血清中可检出抗核抗体、抗肝特异性脂蛋白抗体、抗线粒体抗体、抗平滑肌抗体等多种自身抗体。EB 病毒和细菌 LPS 可活化多克隆 B 细胞。金黄色葡萄球菌外毒素 TSST-1 和肠毒素 SEA-E 等属于超抗原，可激活大量 T 细胞克隆。

病毒与自身免疫病的关系已在小鼠的自发性自身免疫病中得到一些证明，如 NZB 小鼠的多种组织中有 C 型病毒及其抗原的存在，在病变肾小球沉积的免疫复合物中也有此类抗原的存在。病毒诱发自身免疫病的机制尚未完全清楚。病毒感染宿主时，可能是通过改变自身抗原载体的决定簇而回避了 T 细胞的耐受作用；也可能作为 B 细胞的佐剂（如病毒）促进自身抗体形成；或感染、灭活 Ts 细胞，使自身反应 B 细胞失去控制，产生大量自身抗体。有些病毒基因可整合到宿主细胞的 DNA 中，从而引起体细胞变异（不能被识别）而引起自身免疫反应。在病毒进入细胞复制繁殖的过程中，病毒抗原能整合到宿主细胞表面，使宿主细胞膜抗原或组织相容性抗原、微丝肌动蛋白等成分发生改变，也可能是通过机体释放的淋巴因子，如 IFN-γ 和 IL-1 等，使得原先不表达 MHC-Ⅱ 类抗原的组织细胞出现 DR/I-A 抗原。

4. **其他因素** 包括遗传因素、免疫老化、年龄、性别及内分泌的影响等，可能在不同程度和环节上参与自身免疫病的发生与发展。

三、自身免疫病的组织损伤机制

大量的资料证明，自身免疫病理损伤是由自身免疫应答的产物包括自身抗体和（或）自身致敏淋巴细胞引起的，包括以下 3 个方面。

1. **超敏反应** 以 Ⅱ 型、Ⅲ 型或 Ⅳ 型超敏反应多见。有些自身免疫病则是多种超敏反应共同作用的结果。

2. **体液免疫** 自身免疫病的主要标志之一是具有自身抗体。体液免疫导致组织损伤的机制可能为：①自身抗体是细胞毒性抗体，与自身抗原结合，通过巨噬细胞系统或激活补体，可破坏带有靶抗原的细胞成分，常见于溶血性贫血等；②自身抗体与靶抗原结合，刺激或封闭靶细胞受体，产生兴奋或抑制效应；③自身抗体与循环中的抗原结合，形成免疫复合物，循环免疫复合物在血管壁、肾小球等组织沉积，是 SLE 等全身性自身免疫病的主要发生机制；④自身抗体也可参与 ADCC 反应，并与细胞免疫协同作用，引起靶抗原阳性的组织损伤，如自身免疫性甲状腺炎可能就是这种机制引起的。

3. **细胞免疫** 可能是通过细胞毒性 T 细胞直接破坏靶细胞或通过 Ⅳ 型超敏反应引起。慢性活动性肝炎、慢性溃疡性结肠炎、慢性特发性肾上腺皮质功能减退症（Addison 病）、胰岛素依赖性糖尿病等，可能与细胞免疫有关。

四、自身免疫病的特征与分类

1. **自身免疫病的特征** 自身免疫病属于病理性

自身免疫应答,共同特点为:①患者有明显的家族倾向性或遗传倾向,不少与 HLA 抗原尤其是与 D/DR 基因位点相关,有些自身免疫病女性多于男性。②病因大多不明,少数有明显诱因,如由药物(免疫性溶血性贫血、血小板减少性紫癜)、外伤(交感性眼炎)等所致,部分有感染性疾病病史,继发性自身免疫病可随原发疾病的治愈而消退,预后较好。③血液中存在高效价(滴度)自身抗体和(或)能与自身组织成分起反应的自身应答性 T 细胞,某些自身抗体可通过胎盘引起新生儿自身免疫病。④病情转归与自身免疫反应强度密切相关,诱因不明者常呈现反复发作和慢性迁延的过程。⑤自身抗体和(或)自身致敏淋巴细胞作用于靶抗原所在的组织、细胞,造成相应组织器官的病理性损伤和功能障碍,病变部位分布有一定规律性,有些自身免疫病具有器官特异性。⑥病理表现为慢性炎症,在病灶中可见显著的淋巴细胞和浆细胞浸润。淋巴细胞增生显著者可见淋巴滤泡及生发中心形成,如自身免疫性甲状腺炎;近年认识的 IgG4 相关性硬化性胆管炎或胰腺炎中则有大量浆细胞浸润,主要是 IgG4 阳性的浆细胞。⑦可在实验动物中复制出类似人类自身免疫病的病理模型,并能通过患者的血清或淋巴细胞使疾病被动转移。⑧免疫抑制剂治疗有一定疗效。⑨不同自身免疫病的病理性自身免疫应答与组织损伤常有交叉和重叠现象,故同一个体可发生多种自身免疫病。

2. 自身免疫病的分类　自从 20 世纪 60 年代初公认存在自身免疫病以来,现已确认属于这种类型的疾病有 30 余种。按原因来分,除少数为继发性外,如一侧眼球的外伤性虹膜睫状体炎诱发对侧眼球发生交感性眼炎,其余大多数是原发性自身免疫病。目前分类如下:一是系统性或非器官特异性,其靶抗原分布广泛,病变发生于多种器官及结缔组织,故又称结缔组织病;二是器官特异性,其靶抗原分布于特定的组织器官,病理损伤也常局限于特定器官。近年认为还有介于二者之间的中间型,其自身抗体是非器官特异性的,但病理损伤倾向局限于某一个器官内,如原发性胆汁性肝硬化,小胆管为其主要靶组织,而血清中的抗线粒体抗体并非特异性地针对肝脏。大致分类见表 4-6-1。

表 4-6-1　常见自身免疫病的分类及举例

分类	常见自身免疫病举例
器官特异性自身免疫病	慢性淋巴细胞性甲状腺炎,毒性弥漫性甲状腺肿(Graves病),恶性贫血伴自身免疫性萎缩性胃炎,原发性肾上腺皮质萎缩(Addison病),原发性黏液水肿,男性自发性不育症,自身免疫性肾小球肾炎,多发性脑脊髓硬化症,急性特发性多神经炎
中间型自身免疫病	原发性胆汁性肝硬化,肺出血肾炎综合征,青少年胰岛素依赖性糖尿病,特发性血小板减少性紫癜,干燥综合征,自身免疫性溶血性贫血,重症肌无力,寻常天疱疮,类天疱疮,自身免疫性慢性活动性肝炎,慢性溃疡性结肠炎
系统性自身免疫病	系统性红斑狼疮,盘状红斑狼疮,韦格纳肉芽肿,类风湿关节炎,硬皮病,多发性肌炎,皮肌炎,结节性多动脉炎,多发性硬化症,脱髓鞘疾病

注:有些著作中仅分两类,将表中的中间型自身免疫病归类于器官特异性自身免疫病。

表 4-6-1 中所列器官特异性自身免疫病是指组织器官的病理损害和功能障碍仅限于抗体或致敏淋巴细胞所针对的某一器官。系统性自身免疫病是由于免疫复合物广泛沉积于血管壁等原因导致的全身多器官损害,习惯上又称为胶原病或结缔组织病,这是由于免疫损伤导致血管壁及间质的纤维素样坏死性炎及随后产生多器官的胶原纤维增生所致。事实上无论从超微结构及生化代谢看,胶原纤维大多并无原发性改变。

五、常见自身免疫病与感染

自身免疫病的种类有 30 余种,其基本病变为慢性炎症,它们的发生发展可能与感染有关,在病理诊断中也需要和感染性疾病相鉴别。此处介绍几种常见的自身免疫病,重点讨论其与感染和炎症的关系与鉴别。

1. 系统性红斑狼疮(systemic lupus erythematosus,SLE)　SLE 是一种比较常见的表现为多系统损害的慢性系统性自身免疫病,具有以抗核抗体为代表的多种自身抗体和广泛的小动脉病变,累及多器官、多系统的炎症性结缔组织病。其临床症状比较复杂,可以囊括所有结缔组织病的临床特征,临床以病情急性发作和缓解交替发作为特点,可出现发热、皮疹、皮损(如面部蝶形红斑)、关节痛、脱发、口腔溃疡、肾损害、心血管病变(包括心包炎、心肌炎和脉管炎）、胸膜炎、精神症状、胃肠症状、贫血以及全血细胞的减少等。疾病常呈渐进性，较难缓解。免疫学检查可见 IgG、IgA 和 IgM 增高，尤以 IgG 显著；血清中出现多种自身抗体（主要是抗核抗体系列）和免疫复合物，活动期补体水平下降。抗 dsDNA 和抗 Smith 抗体是本病的特征性标志。多见于年轻妇女，男女比为 1:（6～9），病程迁延反复，预后差。

【发病机制】

本病的病因和发病机制不明，目前的研究主要集中在免疫、遗传、药物与激素等方面。有研究提示其与病毒感染有关。在实验动物 NZB 和 NZB/WF$_1$ 小鼠中的自发性 SLE 样病中发现 C 型病毒感染，在肾小球中可检出病毒免疫复合物。但在 SLE 中病毒因素尚未能充分得到证实。

本病患者体内有多种自身抗体，95% 以上患者抗核抗体阳性，可出现抗 DNA（双股、单股）、抗组蛋白、抗 RNA- 非组蛋白、抗核糖核蛋白（主要为 Smith 抗原）、抗粒细胞、抗血小板、抗平滑肌等抗体，其中抗双股 DNA 和抗 Smith 抗原具相对特异性，阳性率分别为 60% 和 30%，而在其他结缔组织病的阳性率，均低于 5%。SLE 的组织损害与自身抗体的存在有关，多数内脏病变是免疫复合物所介导（Ⅲ型超敏反应），其中主要为 DNA- 抗 DNA 复合物所致的血管和肾小球病变，其次为特异性抗红细胞、粒细胞、血小板自身抗体经Ⅱ型超敏反应导致相应血细胞的损害和溶解，引起全贫血。抗核抗体并无细胞毒性，但能攻击变性或胞膜受损的粒细胞，一旦它与细胞核接触，即可使细胞核肿胀，呈均质状，并被挤出胞体，形成狼疮（LE）小体，LE 小体对中性粒细胞、巨噬细胞有趋化性，在补体存在时可促进细胞的吞噬作用。

【病理变化】

本病的基础病变是急性坏死性小动脉、细动脉炎，几乎累及全身各个器官。活动期病变以纤维素样坏死为主。急性期发生多发性浆膜炎、非侵蚀性关节炎、狼疮性肾炎等，患者可并发肺部或其他部位的感染。慢性期血管壁纤维化明显，管腔狭窄，血管周围有淋巴细胞浸润伴水肿及基质增加。有时血管外膜成纤维细胞增生明显，胶原纤维增多，形成洋葱皮样结构，以脾中央动脉的变化最为突出。应用免疫组织化学方法可证实受累的血管壁中有免疫球蛋白、补体、纤维蛋白、DNA 等存在，提示有免疫复合物机制的参与。

（1）肾：肾衰竭是 SLE 的主要死亡原因。SLE 患者几乎均有不同程度的肾损害，约 60% 患者以狼疮性肾炎为主要表现。常见的类型有系膜增生型（10%～15%）、局灶增生型（10%～15%）、弥漫增生型（40%～50%）和膜型（10%～20%）。各型狼疮性肾炎的病变均类似于相应的原发性肾小球肾炎，各型病变间常有交叉，因此肾小球的病变呈多样性。晚期可出现典型的硬化性肾炎的表现。肾炎病变的发生主要是由于肾小球中免疫复合物的沉积，可位于系膜区、内皮下和上皮下。其中弥漫增生型狼疮性肾炎中内皮下大量免疫复合物的沉积，是 SLE 急性期的特征性病变。在弥漫增生型及膜型病例中，约半数病例在间质及肾小管基膜上亦有免疫复合物沉积，因此肾小球病变和间质的炎症反应在狼疮性肾炎中十分明显。吞噬了 LE 小体的细胞称为狼疮细胞。在组织中，LE 小体呈圆形或椭圆形，HE 染色时苏木精着色而蓝染，故又称苏木精小体，主要见于肾小球或肾间质。苏木精小体的出现有明确的诊断意义。一般仅在 20% 的患者可检见苏木精小体，为诊断 SLE 的特征性依据。

（2）皮肤：约 40% 的 SLE 患者有明显的皮肤损害，以面部蝶形红斑最为典型，亦可累及躯干和四肢。镜下，表皮常有萎缩、角化过度、毛囊角质栓形成、基底细胞液化，表皮和真皮交界处水肿，基底膜、小动脉壁和真皮的胶原纤维可发生纤维素样坏死，血管周围常有淋巴细胞浸润。免疫荧光证实真皮与表皮交界处有 IgG、IgM 及 C3 的沉积，形成颗粒或团块状的荧光带即"狼疮带"，可能是坏死上皮细胞释出的抗原与血循环中弥散出来的抗核抗体等自身抗体形成的免疫复合物。狼疮带的出现对本病有诊断意义。

（3）心脏：大约半数病例有心脏受累，心瓣膜非细菌性疣赘性心内膜炎（nonbacterial verrucous endocarditis 或 Libman-Sach endocarditis）最为典型，赘生物常累及二尖瓣或三尖瓣，大小自 1mm 至 3～4mm，单个或多个不等，分布极不规则，可累及瓣膜的前后面或心腔的内膜或腱索。镜下，赘生物由纤维蛋白和坏死碎屑及炎症细胞构成，根部基质发生纤维素样坏死，伴炎细胞浸润，后期发生机化。

（4）关节：90% 以上的病例有不同程度的关节受累。滑膜充血水肿，有较多单个核细胞浸润。真皮浅表部位的结缔组织可出现灶性纤维素样坏死，但很少侵犯关节软骨等深部组织，故极少引起关节畸形。

（5）肝：约 25% 的病例可出现肝损害，称狼疮性肝炎，表现为汇管区及汇管区周围的单个核细胞浸润及附近肝细胞的碎屑状坏死等慢性活动性肝炎的典型病变，亦可仅有少量散在分布的小灶性坏死等轻微病变。

（6）脾：体积略增大，包膜增厚，滤泡增生颇常见。红髓中有多量浆细胞，内含 IgG、IgM，最突出的变化是小动脉周围纤维化，形成洋葱皮样结构。

（7）淋巴结：全身淋巴结均有不同程度的肿大，窦内皮增生。其中有较多的浆细胞，小血管变化与脾所见相同。

国外研究发现，SLE中感染的发生率为40%～57.5%，约有25%的SLE患者死于感染。国内研究结果有所不同。裘昊旻等回顾性研究533例SLE患者，发现130例发生感染（24.4%），1例因呼吸道感染而死亡。SLE患者的常见感染部位依次为呼吸道（56.9%）、尿道（23.8%）及皮肤软组织（18.5%），病原体以细菌最常见（53.3%以革兰氏阴性细菌为主），其次是真菌（39.2%），多在细菌感染的基础上发生。该组尚有带状疱疹10例，结核病7例，巨细胞病毒性肺炎1例，脑型肺吸虫病1例。费允云等回顾复习252例SLE住院患者的死亡资料，其中以感染为主要死因者97例，占38.5%，分年度统计呈逐年升高趋势。感染部位主要为肺部，共63例，占以感染为主要死因者的65%，且常为混合感染。病原体主要为真菌和细菌，感染成为SLE患者的最主要死因。

2. 口眼干燥综合征（Sjögren syndrome，SS） SS是一种侵犯外分泌腺，尤以涎腺（唾液腺）和泪腺为主的慢性自身免疫病，具有显著淋巴细胞浸润为特征的弥漫性结缔组织病，可同时累及多种脏器。临床上表现为眼干（干燥性角膜炎、结膜炎）、口腔干燥症等特征，为唾液腺、泪腺受免疫损伤所致。本病可单独存在，也可与其他自身免疫病同时存在，后者最常见的是类风湿关节炎、SLE等。病变主要累及唾液腺及泪腺，其他外分泌腺包括呼吸道、消化道腺体也可受累。

【发病机制】

本病的发病机制尚不清楚。由于常伴发SLE和类风湿关节炎，提示本病的发生与免疫性损伤有关。多数学者认为是多种因素互相作用的结果，其中包括感染因素。某些病毒，如EB病毒、HCV、HIV等，都可能与本病的发生发展有关。感染过程中，病毒通过分子模拟交叉，使易感人群的组织隐蔽抗原暴露而成为自身抗原，诱发自身免疫反应。患者B细胞功能过度，表现为多克隆高球蛋白血症和类风湿因子（RF）、抗核抗体、冷球蛋白及抗唾液腺抗体的形成。近年来还发现两种特征性抗核糖核蛋白成分的自身抗体，分别命名为抗SSB抗体和SSA抗体，在本病有很高的阳性率（60%～70%），对本病的诊断有参考价值。病灶处有大量B及T细胞浸润，后者大部分为T辅助细胞，也有一部分为T杀伤细胞，提示亦有细胞免疫机制的参与。

【病理变化】

唾液腺的组织学病变主要表现为腺管周围大量炎细胞浸润，主要是淋巴细胞和浆细胞，有时可形成淋巴滤泡并有生发中心形成，腺体导管扩张或狭窄，伴腺管上皮增生，引起管腔阻塞。病变晚期腺泡萎缩、纤维化，为脂肪组织所替代。个别病例浸润的淋巴细胞形成淋巴瘤样结构。由于唾液腺的破坏而引起口腔黏膜干裂及溃疡形成，以致分泌功能降低，口腔干燥。泪腺的类似病变可导致角膜上皮干燥、炎症及溃疡形成，因缺乏泪液而干涩，可继发化脓性感染、结膜炎和角膜炎。其他外分泌腺体如呼吸道黏膜、胃肠道黏膜、阴道黏膜等也可以发生淋巴细胞浸润，容易和局部的慢性炎症混淆。呼吸道、消化道受累可导致相应的鼻炎、喉炎、支气管炎、肺炎及萎缩性胃炎。临床有时会采取少量下唇腺组织送病理检查，此时主要观察下唇腺中淋巴细胞浸润情况。淋巴细胞灶≥1（指4mm^{2}组织内至少有50个淋巴细胞聚集于唇腺间质者为1个灶）支持干燥综合征的诊断，但要结合临床病史全面考虑。

本病另一基本病变是血管损伤，表现为小血管壁或血管周围炎细胞浸润，有时血管腔阻塞，造成局部组织供血不足。

本病亦可累及肺、肝、胰、肾及血液系统、神经系统。在肾可发生间质性肾炎，肾小管周围有大量单个核细胞浸润，导致肾小管萎缩、纤维化，因肾小管功能损害而引起肾小管性酸中毒、磷酸盐尿等颇常见。

淋巴结肿大并有增生性变化，核分裂多，故又名假性淋巴瘤。值得提出的是本病患者发生恶性淋巴瘤的机会较正常人高40倍。

3. 硬皮病（scleroderma） 又名进行性系统性硬化症（progressive systemic sclerosis），好发于女性。本病以全身许多器官间质过度纤维化及皮肤纤维组织的过度增生，导致局限性或弥漫性皮肤增厚和纤维化为其特征。95%以上的患者均有皮肤受累的表现，皮损只限于皮肤者称为局限型；系统型者可有关节、胃肠、肾、心血管系、肺等的病变，但横纹肌及许多器官（消化道、肺、肾、心等）受累是本病的主要损害，病变严重者可导致器官功能衰竭，威胁生命。关节活动障碍和吞咽困难是常见症状。血清内可查到抗核抗体、类风湿因子等。

【发病机制】

本病病因不明，可能是在遗传基础上反复慢性感染导致的自身免疫病。其发病可能与以下因素有关：①胶原合成增加，体外培养证实，患者成纤维细胞合成胶原的能力明显高于正常人，合成超过降解，导致大量胶原纤维的积集；②Ⅳ型超敏反应，在皮肤病变中有 T 细胞浸润，所分泌的淋巴因子及其刺激巨噬细胞分泌的因子可刺激成纤维细胞大量合成胶原；③自身抗体，50% 患者有轻度高丙种球蛋白血症及多种自身抗体，包括抗平滑肌抗体、抗核抗体等，可能由于免疫复合物的沉积或内皮细胞毒素的作用，造成小血管内皮细胞损伤、血栓形成、管壁纤维化、管腔狭窄，导致组织缺氧而引起纤维间质增生；④病毒抗原与自身抗原的交叉反应可能会促进该病的发生。实际上也可能是多种因素综合作用的结果。

【病理变化】

本病病理特点是受累组织广泛的血管病变、胶原纤维增生和纤维化。

（1）皮肤：病变由指端开始，呈向心性发展，累及前臂、肩、颈、脸，使关节活动受限。早期受累的皮肤发生真皮层胶原纤维水肿，质韧。镜下主要表现为小血管周围淋巴细胞、浆细胞、单核巨噬细胞和朗格汉斯细胞浸润、毛细血管内皮细胞肿胀、基膜增厚、管腔部分阻塞，间质水肿，胶原纤维肿胀，嗜酸性增强。随着病变的发展，表皮变薄，真皮水肿消退，炎细胞消失，胶原纤维明显增加，并与皮下组织紧密结合，表皮萎缩变平，黑色素增加，钉突和附属器萎缩消失，小血管增厚，玻璃样变，晚期手指变细，呈爪状，关节活动受限，有时指端坏死甚或脱落，面部无表情呈假面具状。由于皮肤增厚变硬，所以外表紧绷而呈蜡样光泽，患者面容呆板，缺乏表情。

（2）消化道：约有 1/2 患者消化道受累，黏膜上皮萎缩，固有层、黏膜下层、肌层为大量胶原纤维所取代，血管周单个核细胞浸润。病变以食管下 2/3 段最严重，管腔狭窄，缺乏弹性。小肠、结肠也可受累。临床上出现吞咽困难、消化不良等症状。

（3）肾：叶间小动脉病变最突出，表现为内膜黏液样变性，伴内皮细胞增生及随后的管壁纤维化、管腔明显狭窄，部分病例并有细动脉纤维素样坏死。临床上可出现高血压，与恶性高血压肾病变难以区别。约 50% 患者死于肾衰竭。

（4）肺：弥漫性肺间质纤维化，肺泡扩张、肺泡隔断裂，形成囊样空腔，是造成蜂窝肺的重要原因之一。

4. 结节性多动脉炎（polyarteritis nodosa） 是全身动脉系统的疾病，表现为中小动脉壁的坏死性炎症。患者以青年人为多，有时也可发生在儿童及老人，男女之比为（2～3）∶1。

【发病机制】

病因和发病机制不明，动物实验提示，体液因素在本病的发生中起着重要作用。免疫荧光技术证实，人结节性多动脉炎血管壁中有免疫球蛋白和补体，有些还有 HBsAg，约 50% 患者血清 HBsAg 或抗 HBs 阳性，提示可能与 HBV 感染有关。

【病理变化】

病变各系统或器官的中小动脉均可受累，其中以肾（85%）、心（75%）、肝（65%）、消化道（50%）最为常见。此外，胰、睾丸、骨骼肌、神经系统和皮肤也可受累。

病变多呈节段性，最常见于血管分叉处。肉眼观，病灶处形成直径 2～4mm 的灰白色小结节，结节之间的血管壁外观正常。镜下，急性期表现为急性坏死炎症，病变从内膜和中膜内层开始，扩展至管壁全层及外膜周围，纤维素样坏死颇为显著，伴炎细胞浸润，尤以嗜酸性及中性粒细胞为多，继而有血栓形成。以后的进展是纤维增生，管壁呈结节性增厚，管腔机化阻塞和明显的动脉周围纤维化。值得注意的是早期炎性坏死变化及后期胶原化可同时存在。病变的主要后果是缺血性损害和梗死形成。

本病病变分布广泛，临床表现变化多端，患者常有低热、乏力、粒细胞增多及多系统受累的症状，如血尿、肾衰竭、高血压、腹痛、腹泻、黑粪及周围神经炎等。病程快慢不一，经免疫抑制治疗，55% 患者可存活。

5. 韦格纳肉芽肿病 又称伴有血管炎的肉芽肿病，或简称肉芽肿性血管炎（granulomatosis with polyarteritis，GPA），比较少见，肉眼常见明显的肿块，表面则因坏死溃破而有溃疡形成。镜下主要特点：①小血管急性坏死性脉管炎，可累有各器官的血管，以呼吸道、肾、脾最常受累。表现为小动脉、小静脉管壁的纤维素样坏死，伴弥漫性中性粒细胞和嗜酸性粒细胞浸润。②呼吸道肉芽肿性坏死性病变，可累及口腔、鼻腔、鼻旁窦、喉、气管、支气管和肺。病变为由大量单核巨噬细胞、淋巴细胞以及少量多核巨细胞、上皮样细胞、成纤维细胞组成的肉芽肿，中央可发生成片的凝固性坏死。③坏死性肾小球肾炎，表现为在局灶性或弥漫增生性肾小球肾炎的基础上，有节段性毛细血管袢的纤维素样坏死，血栓形成，如未经治疗可发展为急进性肾小球肾炎，出现进行性肾衰竭。

本病的病因不明，由于有明显的血管炎，并于局部可检得免疫球蛋白和补体，提示其发病与Ⅲ型超敏反应有关。但呼吸道出现的肉芽肿和坏死性病变，又提示可能与Ⅳ型超敏反应有关，临床上应用细胞毒药物大多能使本病缓解。

自身免疫病通常表现为慢性炎症，缺乏明显特异性,因此需要与慢性感染鉴别。在诊断慢性炎症性疾病时应尽可能区别其为感染性疾病或自身免疫病,这对于治疗很有帮助。

6. 白塞病(Behçet disease,BD)　因1937年由Behcet首先报道而得名,按临床病理特征又称眼口生殖器综合征(oculo-oral-genital syndrome),是一种慢性、复发性、多系统受累的炎症性疾病。以30岁左右的人群容易受累,男女患病率几乎相同,但通常男性和年轻患者的病情较重。BD主要见于中东、地中海地区和远东国家,如韩国、中国和日本。表明环境和遗传因素可能与BD的发病有关。有证据表明携带 *HLA-B51* 基因的人群更容易患BD,但至今其病因还不明确,也可能与感染、自身免疫等因素有关,目前认为激活的T细胞产生多种细胞因子如肿瘤坏死因子在致病中起重要作用。因此,BD可能为多因素性疾病。

BD主要病理表现为广泛的动脉或静脉血管炎,受累部位血栓形成。BD可累及多个系统,轻症患者可仅以皮肤黏膜的症状为主,但眼睛(50%～70%)、关节(50%)、血管(25%)、胃肠道(5%～10%)和中枢神经系统(5%～10%)也可受累。复发性口腔溃疡常作为首发症状出现在青春期后。20%～25%的眼睛疾病患者可导致失明。1990年国际BD研究小组提出的诊断标准包括复发性口腔溃疡(在12个月内至少复发3次),加上以下的任2条:复发性生殖器溃疡;眼睛症状(前、后葡萄膜炎,或视网膜的血管炎);皮肤的症状(结节性红斑、假性毛囊炎、丘疹脓疱性损害或未进行糖皮质激素治疗的青春期后患者的痤疮样结节);皮肤超敏反应试验阳性。虽然皮肤黏膜不是特异的受累器官,但是该标准包含了很多的皮肤黏膜症状,而未涵盖关节炎和血管栓塞性静脉炎。使用这个标准可能会造成约3%无口腔溃疡症状的患者漏诊,而且临床表现的差异性也可能会导致漏诊。

7. 自身免疫性溶血性贫血(AIHA)　常发生于机体免疫功能异常,或服用某些药物后,红细胞表面抗原性发生变化,产生抗红细胞膜表面抗原的自身抗体。自身抗体与自身抗原结合,激活补体,破坏红细胞,导致贫血。AIHA多见于中年女性,继发性者多继发于恶性淋巴瘤、结缔组织病、感染和应用药物后。引起AIHA的药物有青霉素、奎尼丁、异烟肼、对氨基水杨酸、磺胺类、甲基多巴等。病毒感染后引起的多见于儿童或年轻患者。

本病患者体内出现抗红细胞自身抗体,抗红细胞抗体可分为三类:①温抗体,为IgG型,37℃时可与红细胞结合,但不聚集红细胞;②冷凝集素,为IgG型,低温时与红细胞结合使其凝集,引起冷凝集素综合征;③Donath Laidsteiner抗体,为IgG型,低温时与两种补体成分结合,温度升高至37℃时,激活补体链,导致溶血,引起阵发性冷性血红蛋白尿症(PCH),PCH常继发于梅毒或病毒感染后。患者抗人球蛋白试验(Coombs test)阳性,红细胞寿命缩短,贫血的程度不一,轻的临床症状不明显,重的可伴黄疸和急性失血症状。

8. 类风湿关节炎(RA)　是一种以关节病变为主的全身性结缔组织炎症,多发于青壮年,女性多于男性。好发生于中老年女性。本病的特征是病变主要侵及关节。关节及周围组织呈对称性、多发性损害,关节症状一般反复发作,随着发作次数的增多,关节破坏日益严重,最后导致程度不等的功能障碍和畸形。部分病例可有心、肺及血管受累。皮肤类风湿结节、动脉炎、心包炎、巩膜炎、淋巴结炎、肝脾大、神经病变等也不少见。免疫学检查可见血清及滑膜液中出现类风湿因子,血清IgG、IgA和IgM水平升高。其他自身抗体也可出现,如抗角蛋白抗体、抗RA33抗体、抗环瓜氨酸抗体(抗CCP抗体)、抗核周因子等,对类风湿的早期诊断很有帮助。

9. 多发性神经炎　是由多种病因影响到周围神经而发生的周围神经的广泛损害。主要表现为四肢远端对称性的感觉、活动、皮肤色泽、出汗等改变。男女两性均可发病,年龄范围广泛。

较常见的病因是感染。在发病前往往先有上呼吸道或胃肠道感染的症状,1～3周后发病,多为急性起病,此型多发性神经炎称为急性感染性多发性神经炎。此病以青少年较为多见,发病季节以6～10月最为常见。除四肢外,头面部的功能也常受到影响,如不能闭眼、露齿,吹口哨时漏气等,有时尚有声音嘶哑、呛咳和吞咽困难。脑脊液内蛋白质含量增高,而细胞数不多。各种重金属及毒素中毒、有机磷农药中毒等亦可引起多发性神经炎。

患者往往先感到手足远端的异常感觉,如针刺感、蚁走感或烧灼感等。当触及患肢皮肤时,痛感加重。用针轻刺患肢远端皮肤时,患者却感麻木,痛的感觉减弱或消失。在此前后或同时,患者感到四肢无力,上肢可见手、腕下垂,手不能握物、持筷、拿碗,下肢可见双足下垂,不能行走。检查患者肢体时,可感到手、脚松软无力。患病时间长者,可发现四肢肌肉萎缩,上肢主要为手部的小肌肉,下肢见小腿及足部特别细小。手足皮肤色泽也有改变,如无光泽、苍白或青紫,许多或无汗,触之较冷。

10. IgG4 相 关 硬 化 性 疾 病(IgG4-related

sclerosing disease，IgG4-SD） 这是新近认识的一种不同于一般慢性炎症和其他自身免疫病的独立临床病理实体，曾被称为 IgG4 相关自身免疫病、IgG4 相关系统性疾病等。本病可累及胆道、胰腺、乳腺、泪腺、涎腺、肝、肾、肺、淋巴结及头颈部等许多器官，分别被命名为 IgG4 相关硬化性胆管炎或胆囊炎、胰腺炎、乳腺炎、泪腺炎、涎腺炎，和 IgG4 相关性肝炎性假瘤、甲状腺炎、淋巴结病、间质性肺疾病等。

关于 IgG4-SD 的发病机制，目前公认与自身免疫病有关，但尚未充分阐明。其病理特征是：①受累器官广泛，可单个或多个器官同时受累；②病灶中有显著淋巴细胞及浆细胞浸润；③表达 IgG4 的浆细胞占优势；④纤维组织增生使间质硬化。对于 IgG4-SD 目前尚缺乏系统的诊断标准，IgG4 的血清学测定和免疫组化染色具有诊断价值。在病理学文献中较多的报道要求 IgG4 阳性浆细胞 > 30 个 /HPF。最近有学者认为 > 50 个 /HPF 更具有特异性。有作者提出使用 IgG4⁺ 与 IgG⁺ 的比值要比单独计数 IgG4 阳性的浆细胞更有价值，并提出以截断值 40% 作为诊断标准。IgG4 阳性细胞的绝对值和 IgG4⁺ 与 IgG⁺ 的比值共同升高是 IgG4-SD 组织学诊断的必要条件。

（刘德纯；李柏青）

第七节　免疫增生性疾病与感染

机体在正常情况下，免疫系统接受特异性抗原刺激后淋巴细胞会发生增殖和分化。淋巴细胞具有很强的有丝分裂活性，感染后常发生反应性增生；突变的淋巴细胞克隆也可能逃脱正常的反馈控制机制而发生异常增殖或恶性突变。免疫器官、免疫组织或免疫细胞（淋巴细胞、单核巨噬细胞）的过度增殖，或出现异常增生，称为免疫增生性疾病（immunoproliferative diseases，IPD）或淋巴组织增生性疾病。免疫增生性疾病分为良性增生和恶性增生两类，按增殖细胞的表面标志可分为：①淋巴细胞恶性增生，形成淋巴瘤、白血病，以 B 细胞性淋巴瘤较多见；②浆细胞恶性增生，形成单克隆免疫球蛋白血症、多发性骨髓瘤、巨球蛋白血症和轻链病、重链病等。免疫增生性疾病的发生与多种病原体感染、辐射、化学致癌物质等外界因素的影响，以及遗传、激素、免疫功能等个体内在因素关系密切。良性免疫增生通常表现为淋巴组织反应性增生，淋巴结等富于淋巴细胞的组织肿大，去除病因后可以消退。恶性淋巴瘤表现为淋巴细胞异常增生，细胞绝对数量和分泌产物增多，免疫球蛋白的质和量发生变化，缺乏正常的免疫功能，并可抑制或干扰正常造血功能，因此患者有肝、脾、淋巴结肿大，出血、贫血，常伴有不同程度的继发性免疫缺陷，易于发生病毒、真菌等各种机会感染。关于恶性淋巴瘤及其他淋巴组织增生性疾病已有很多专著进行论述，此处主要讨论淋巴组织增生与感染相关的疾病（感染因子相关的淋巴组织增生）。

一、感染性淋巴组织反应性增生

淋巴组织反应性增生可分为 4 种情况：①许多病原体感染都可以引起淋巴结炎，通常以淋巴细胞反应性增生为主，也有些病种以窦组织细胞增生为主；②有些富于淋巴组织的器官在遭受感染时也可发生淋巴组织增生，如脾脏、扁桃体、腺样体、阑尾、小肠黏膜等；③平时没有淋巴组织的器官在感染或其他因素作用下也可发生淋巴组织增生，如甲状腺、皮肤等，甚至可以发生淋巴瘤；④有些感染早期以反应性增生为主，晚期则逐渐衰减，如 HIV 感染所致的淋巴结病变。

1. **淋巴结增生性病变的常见病理类型**　一般分为反应性增生和肿瘤性增生，淋巴结的病理诊断首先要区分这两类增生，确定其性质。免疫组化标记 CD3 和 CD20 可明确显示淋巴结的结构变化，反应性增生通常可保持淋巴结的大致结构，而淋巴瘤常造成淋巴结结构的破坏。因此有人建议常规标记 CD3 和 CD20，作为淋巴结病变诊断的基础。

2. **淋巴组织反应性增生的常见原因**　包括感染性、免疫反应性、异物性，还有一些原因不明，或是全身性疾病在淋巴结内的局部表现。对于有病变特征者一般按其形态特征进行形态学诊断，如血管滤泡性淋巴结增生（Castleman 病）、窦组织细胞增生伴巨大淋巴结病（Rosai-Dorfman 病）等。无特定形态者在排除肿瘤性增生的可能后，通常诊断为非特异性淋巴结炎或反应性增生，并结合临床和实验室检查，尽量做出病因诊断。

3. 反应性淋巴组织增生 在形态上通常表现为：①淋巴滤泡增生为主；②副皮质区增生为主；③窦组织细胞增生为主。

二、单核细胞增多症

单核细胞增多症（mononucleosis）是一类自限性急性传染病。许多病毒和细菌、寄生虫感染均可导致单核细胞增多症，其中以 EB 病毒引起的传染性单核细胞增多症（infectious mononucleosis, IM）为代表。单核细胞增多症可发生于任何年龄，但以幼儿和青少年为主，有发热、咽痛、疲倦、淋巴结肿痛、肝脾大、皮疹等临床症状，外周血中粒细胞减少，淋巴细胞增多，其中异型淋巴细胞超过 20%。有 95% IM 患者嗜异性抗体（heterophile antibody，也称 Forssman's antibody）阳性，可作为血清学诊断依据。

EB 病毒经呼吸道侵入机体后，由于 B 细胞表面具有 EB 病毒受体，EB 病毒侵入 B 细胞并在细胞内复制，然后 B 细胞表面出现 EB 病毒抗原。同时，EB 病毒刺激 B 细胞，导致 B 细胞发生多克隆性增生，并产生嗜异性抗体和自身抗体。表达 EB 病毒抗原的 B 细胞刺激 T 细胞多克隆反应性持续增殖，其中 EB 病毒特异性的 Tc 细胞将 EB 病毒感染的 B 细胞作为靶细胞直接发挥细胞毒杀伤作用，抑制 B 细胞的异常增生并产生一系列症状。外周血中的异型淋巴细胞主要为 T 细胞，当表达 EB 病毒抗原的 B 细胞被大量消灭后，刺激 T 细胞增生的因素减少，T 细胞数量亦随之减少，症状逐步改善。一般认为传染性单核细胞增多症患者预后良好，但患者发生淋巴瘤等恶性增生性疾病的概率亦大大增加。

三、免疫缺陷相关的淋巴增生性疾病

在 WHO 组织编著的淋巴瘤国际分类中，早已关注到免疫缺陷相关性淋巴增生性疾病，其中部分类型与感染有关。

1. 原发性免疫缺陷相关的淋巴组织增生性疾病 在这一组疾病中有一种致死性传染性单核细胞增多症（FIM），与 EB 病毒感染有关。本病常见于 CVID 患者，在淋巴结和结外淋巴组织中可见多种形态学改变，包括滤泡样增生、副皮质区增生，伴有大量 EB 病毒阳性细胞。EB 病毒阳性细胞体积偏大，有异型性，有的细胞类似于 R-S 细胞（Reed-Sternbery cell）。在胃肠道也可出现结节状淋巴组织增生。

2. 人类免疫缺陷病毒感染相关淋巴瘤 在 HIV 感染者和艾滋病患者中，可能由于 HIV 的破坏，患者细胞免疫功能下降，恶性淋巴瘤发病率高于普通人群。与艾滋病关系较密切有脑原发性淋巴瘤、Burkitt 淋巴瘤等，多与 EB 病毒感染有关。霍奇金淋巴瘤在艾滋病患者中也比较多见，部分患者 EB 病毒检测阳性。原发性渗出性淋巴瘤与 HHV-8 相关。

3. 移植后淋巴细胞增生性疾病（post-transplant lymphopreliferative disease, PTLD） 包括 EB 病毒诱导的移植后淋巴组织增生性疾病（EB 病毒相关移植后淋巴组织增生性疾病，EBV-PTLD），因为其中部分患者 EB 病毒血清反应阳性。在儿童中多形性 PTLD 最为常见，常发生在早期的 EB 病毒感染后。在造血干细胞移植或实体器官移植后并发此类疾病，病死率极高。EB 病毒末端重复序列分析是检测 EB 病毒阳性病例中克隆性增生程度的有效技术。在 2008 年 WHO 将 EBV-PTLD 分为：①早期病变（淋巴结浆细胞增生症、传染性单核细胞增多症样病变，后者可转变为多形性或单形性 EBV-PTLD）；②多形性-PTLD（由免疫母细胞、浆细胞和中等大小的淋巴细胞组成，浸润性生长，使淋巴结结构消失或破坏结外组织，可与单形性者并存，无肿瘤基因/肿瘤抑制基因改变）；③单形性 EBV-PTLD（B 细胞淋巴瘤、T 细胞淋巴瘤和 NK 细胞淋巴瘤），以弥漫大 B 细胞淋巴瘤最常见；④经典的霍奇金淋巴瘤型 PTLD，具有典型的 R-S 细胞和典型的免疫表型（CD30$^+$），此型比较少见。EBV-PTLD 主要发生在移植后的前 2 年内，常见临床表现为发热、全身淋巴结肿大、氨基转移酶上升、呼吸困难、多脏器功能衰竭等。侵及中枢神经系统者病情严重，预后最差。诊断本病时应注意患者的病史及免疫状态、临床表现与治疗经过，并检测 EB 病毒感染情况（血清学检查、定量 PCR、病变组织原位杂交或免疫组化等）。通常需要病理活检证实其病变类型。

4. 医源性免疫缺陷相关性淋巴组织增生性疾病 这是一类对自身免疫病或其他疾病（除外器官移植）的患者在给予免疫抑制剂治疗后而发生的淋巴组织增生性疾病或淋巴瘤，包括类似多形性 PTLD 的多形性淋巴增生性疾病（LPD）、弥漫大 B 细胞淋巴瘤及其他 B 细胞淋巴瘤、外周 T 细胞淋巴瘤、经典型霍奇金淋巴瘤等。在 LPD 和霍奇金淋巴瘤病例中，几乎 EB 病毒检测总是阳性，而在肝脾 T 细胞淋巴瘤病例中为阴性。免疫抑制治疗的强度和持续时间可能对 EB 病毒阳性 LPD 的形成有一定影响。

此类疾病多与 EB 病毒相关。EB 病毒属于疱疹病毒，在全世界广泛存在，全球超过 90% 的人曾经感染过 EB 病毒。原发性 EB 病毒主要累及口咽部上皮细胞和 B 淋巴细胞。原发感染后，EB 病毒长期潜伏在记忆 B 细胞内，以环状 DNA 形式游离于细胞质中，并可整合在染色体内。原发感染后健康的个体可通过细胞免疫和体液免疫产生免疫反应，终止外源性再感染，但不能完全清除潜伏在细胞中的 EB 病毒。当机体免疫力下降时，特别是细胞免疫功能缺陷时，潜伏感染的 EB 病毒便可恢复其活性，导致淋巴细胞活跃增殖，产生上述系列病变。当然，在淋巴细胞增殖过程中，若干基因的突变（如 *C-myc*、*N-ras*、*Bcl-2*、*P53* 等）、微卫星不稳定性、DNA 甲基化等因素也可能参与其中，具体机制尚在探讨中。

四、与感染相关的白血病和淋巴瘤

感染因素在某些类型的淋巴造血系统肿瘤的发生发展中具有重要作用。特别是 EB 病毒在地方性 Burkitt 淋巴瘤中感染率高达 100%，在散发性和免疫缺陷性 Burkitt 淋巴瘤中为 40%。EB 病毒与大多数免疫抑制或缺陷者的 B 细胞淋巴瘤有关。EB 病毒与胃癌的关系也获得证实。此外，HHV-8 与渗出性淋巴瘤（B 细胞性）、多中心性 Castleman 病相关淋巴瘤有密切关系，HCV 感染与伴有 II 型巨球蛋白血症的淋巴浆细胞淋巴瘤和发生在肝脏或涎腺的淋巴瘤也密切相关。幽门螺杆菌不但是胃癌的致病因子，在胃的结外边缘区黏膜相关淋巴组织淋巴瘤（MALToma）中，幽门螺杆菌的作用也得到确认，根治幽门螺杆菌可使胃癌、胃 MALToma 消退。*Burgdorferi* 细菌参与皮肤 MALToma 的发生，小肠的 MALToma 也常伴有细菌感染。

1. 成人 T 细胞白血病（adult T cell leukemia，ATL） 这是一种与人类嗜 T 细胞病毒 -1（human T lymphotropic virus type 1，HTLV-1）相关的疾病，患者血清中可检查出 HTLV-1 抗体。ATL 细胞形态非常特殊，细胞核扭曲、折叠呈花瓣状，细胞显示 CD2、CD3、CD4、CD8 等成熟 T 细胞标志和激活 T 细胞标志 CD25（IL-2 受体）。HTLV-1 主要侵袭 CD4 细胞，病毒首先与 CD4 阳性细胞表面的 CD4 抗原结合，因此 CD4 是 HTLV-1 的受体。由于受损害的是 CD4 阳性细胞，患者的 T 辅助细胞功能受抑制，患者易患严重感染。研究发现，HTLV-1 也可能与部分蕈样霉菌病病例有关，其机制亦未明确。

2. 毛细胞白血病（hairy cell leukemia，HCL） 这是一种特殊类型的慢性白血病，比较少见。其特征是非典型淋巴细胞上带有许多指状突起，因此被称为毛细胞。HCL 细胞具有 B 细胞系抗原 CD22、CD19、CD20、SmIg 和浆细胞早期分化抗原 PCA-1，而缺少浆细胞晚期分化抗原 PC-1，表明其为分化中的晚期 B 细胞或前浆细胞。CD22 是 HCL 较特异的标志。1980 年首次从 HCL 细胞中分离到人类嗜 T 细胞病毒 -2（human T lymphotropic virus type 2，HTLV-2），因此 HCL 和人类反转录肿瘤病毒 HTLV-2 感染相关联。HCL 患者常有明显的脾大，外周血单核细胞减少、骨髓抑制和免疫缺陷症状。IFN-α 用于毛细胞白血病治疗有肯定疗效，干扰素可下调 HCL 细胞的增殖，部分患者可经治疗导致永久性缓解。

3. 霍奇金淋巴瘤 旧称何杰金病（Hodgkin's disease，HD）或何杰金淋巴瘤（Hodgkin's lymphoma），常起始于体表一组淋巴结，而后逐渐扩散侵犯全身淋巴组织。肿大的淋巴结中出现特征性肿瘤细胞，即 R-S 细胞。R-S 细胞直径为 35～50μm，细胞核分叶状或出现多个核、多个核仁。用 DNA 杂交方法在 R-S 细胞中发现 EB 病毒基因组，提示其发生可能也与 EB 病毒相关。R-S 细胞是起源于 T 辅助细胞的淋巴母细胞，因此霍奇金淋巴瘤患者细胞免疫功能缺陷十分明显，并随病程的发展而加重。大部分患者对各种变应原失去 IV 型超敏反应能力，外周血淋巴细胞绝对数减少，尤以 T 辅助细胞为甚，而且对 PHA 反应减弱，细胞因子的产生能力降低，晚期患者体液免疫应答能力也下降，抗感染能力明显低下，易合并各种感染和自身免疫病或发生其他恶性肿瘤。

4. 非霍奇金淋巴瘤（non-Hodgkin lymphoma，NHL） 是一组淋巴细胞恶性增生疾病，可原发于淋巴结，或淋巴结外的淋巴组织，如胃肠道、扁桃体等。NHL 细胞多为分化中期不同阶段的淋巴细胞。根据对肿瘤细胞表面标志和基因重排的分析，证实大多数 NHL 为 B 细胞型，少数为 T 细胞型，来自组织细胞者极少。NHL 中某些类型和 EB 病毒感染关系甚密，如 Burkitt 淋巴瘤、淋巴瘤样肉芽肿、弥漫大 B 细胞淋巴瘤。患者 EB 病毒抗体检出率高，部分瘤组织内可检出 EB 病毒基因组。NHL 最初以局部淋巴组织进行性肿大为特征，随肿瘤组织增生，淋巴瘤细胞在淋巴系统内广泛扩散或侵犯周围组织器官，亦可侵犯骨髓进入血流。NHL 患者多伴有免疫功能异常，常见有高丙种球蛋白血症，疾病晚期常出现明显的细胞和体液免疫缺陷，导致多种严重的机会感染和自身免疫病。

近年发现，渗出性淋巴瘤、脓胸相关淋巴瘤或胸腹腔源性淋巴瘤，艾滋病患者的脑原发性淋巴瘤等也与病毒感染有关，主要是 EB 病毒。

（刘德纯；李柏青）

第八节　器官移植与感染

进入 20 世纪以来，器官移植（organ transplantation）技术、移植免疫研究以及各种免疫抑制剂的研究，都取得迅速进展，器官移植已成为临床治疗终末期器官功能衰竭的最有效手段。从角膜、皮肤、骨髓，到心、肺、肝、肾等，都有大量移植成功的病例，展现出美好的前景。尤其实体器官移植（SOT）已公认为肾脏、肝脏、心脏和肺脏等终末期疾病的治疗方法。随着器官移植受者的增多及其生存时间的延长，受者移植排斥（transplant rejection）反应和移植后感染患者也逐渐增多，器官移植与免疫、感染三者之间的密切关系也获得公认和重视。移植器官受者感染（infection in solid-organ-transplant recipients）是指接受实体器官移植术后患者发生的各种病原体感染，包括局部性或全身性感染，近期或远期感染，常直接影响器官移植受者及其移植器官的存活率，成为仅次于排斥反应的第二位死因。器官移植受体的免疫排斥反应和感染相关疾病，都有病理反应参与，也与病理诊断有关，故应该引起病理工作者的足够重视。本节重点讨论器官移植后的感染问题。

一、器官移植与感染概述

许多感染性疾病可导致实质器官的慢性功能衰竭，如肝炎病毒所致的肝硬化与肝衰竭，慢性肾小球肾炎和肾盂肾炎所致的慢性肾衰竭等。肝、肺、心、肾的功能衰竭到达一定程度时，需要进行器官移植。免疫抑制剂减少了器官移植后排斥反应的发生，却增加了移植受者机会性感染危险。器官移植后感染的发生率高达 36% ～ 80%，移植术后 1 年内 70% 的患者至少发生 1 次感染，术后 1 年 75% 的病例先后发生不同类型的感染。移植早期感染死亡率达 40% ～ 78%。移植后死亡病例中约 70% 死于肺部感染。也有 10% 因感染需停用或减量使用免疫抑制剂而导致移植器官功能丧失。由此可见，器官移植后感染仍是一个严峻的问题。

1. 移植后感染的易发因素或危险因素　器官移植后，各种感染尤其是机会性感染的发生率明显增加。危险因素来自器官移植的供者和受者两个方面，概括如下。

（1）受者机体的免疫抑制状态：器官移植受者的免疫状态受以下因素影响。①免疫抑制剂的应用：通常在器官移植后要使用免疫抑制剂来控制免疫排斥反应，而免疫抑制是导致机会性感染的重要原因之一。免疫抑制药物的类型、使用剂量、使用时间等均可影响患者的免疫状态，免疫抑制剂的所有组合都会导致患者免疫力低下，增加受者机会性感染的风险，且使用免疫抑制相关的风险将在移植后一直存在。免疫抑制剂与抗感染治疗之间的平衡很难掌握。免疫抑制剂治疗可能诱发感染，而抗感染治疗时常需同时撤减免疫抑制药物的用量。患者体内的免疫抑制状态降低，发生排斥反应的风险相应加大；抗感染药物与免疫抑制药物间的相互作用使术后抗感染治疗时药物的毒副作用明显增加。②移植后感染：近年研究表明，器官移植后的严重感染发生脓毒血症时，自身稳定机制紊乱，促炎与抗炎的细胞因子严重失衡，促炎细胞因子被活化的同时即发生明显的免疫抑制现象，外周血单核细胞产生促炎细胞因子（TNF、IL 等）的能力明显降低，抑制促炎细胞因子的物质如 IL-10、前列腺素 E 水平升高，引起所谓"免疫麻痹"，因而患者自身抵抗力极差。此外，CMV、HBV 等具有抑制或调节机体免疫功能的作用，也会降低机体免疫功能。③移植受者的基础免疫状态：患者血液中的白细胞尤其是淋巴细胞数量是反映机体免疫状态的指标，也是影响免疫功能的主要因素。患者的代谢异常，如蛋白能量型营养不良、高血糖、血红蛋白和血浆白蛋白下降等，对机体免疫防御能力也有一定影响。④受者的年龄因素和免疫状态：幼年和老年都处于免疫功能低下状态。幼年时移植受者在移植后最初的几年一直有较高的感染率，特别是 RSV、CMV、EB 病毒、副流感病毒感染，发病率和病死率较高。老年器官移植受者可能因免疫功能退化，出现移植后感染的风险更大。

（2）受者的基础疾病：患者体内是否存在某些基础性疾病（如糖尿病等）、有无组织坏死、炎症反应等，也是移植后感染的主要危险因素。造成器官衰竭的相关疾病可能与器官移植后感染的风险增加有关。成人肝移植受者，HCV 相关性肝硬化，在新的同种异体肝移植复发感染风险增加。移植前的姑息性手术也增加了以后的移植难度，提高移植后感染风险。对于心、肺、肝、肾脏移植的受者，胸部、腹部和泌尿道是最常见的感染部位。这些部位易感染的可能原因包括局部缺血性损伤和出血以及潜在的污染。囊性纤维化患者进行肺或肝移植易患假单胞菌和真菌感染。在一般情况下，潜在疾病的严重程度最终导致移植器官衰竭，其对其他器官的影响与术后发病率和病死率有关。慢性营养不良患者在移植前后也易患感染。

（3）供体源性感染：随着实体器官移植的广泛开展，器官来源严重短缺，大量边缘供者以及"扩展标准"供者的器官被采用，通过移植过程将供者的潜在感染性疾病传播给受者的机会增多。所谓边缘供者是指供者存在菌血症、真菌血症或病毒血症等潜在感染危险，可能给器官移植受者带来感染风险的器官提供者。有些研究支持将菌血症供者来源的器官用于移植（除外结核分枝杆菌等），在应用有效抗生素的前提下，这些器官都可用于移植。文献表明，来源于供者的受者感染性疾病主要为病毒性疾病，包括 CMV、EB 病毒、西尼罗河病毒（WNV）、HBV、HCV、HTLV-1、狂犬病毒、HHV-8、淋巴细胞性脉络丛脑膜炎病毒和 HIV 等。供者血液或组织中含有结核分枝杆菌、铜绿假单胞菌、组织胞浆菌、白假丝酵母菌、隐球菌、弓形虫及棘球蚴等在器官移植后使受者发生感染的也有报道。定植于供体肺及呼吸道的细菌或真菌，或潜伏在移植器官或血管内的细菌或真菌也可在术后引起感染。由于供者的多个器官被同时移植给多个受者，可以导致各个受者同时或先后发生同样的感染。

供体源性感染是一种罕见但具有潜在破坏性的实体器官移植并发症。Camargo 等报告一组经证实的肾、肝和肺部的单一器官捐赠者来源的隐球菌感染。值得注意的是，肾和肝受者的发病发生在移植后 8～12 周以上，超过了此前报道的供者来源的隐球菌病的潜伏期。即使在移植后的第一个月出现供体源性感染，供体源性感染也应被考虑为移植受者发热的鉴别对象。

按照"扩展标准"含有良性肿瘤或大囊肿的肝脏也成为一种少见但有潜在价值的可行移植来源。研究人员 2017 年描述了一个具有挑战性的肝移植病例，该移植使用了含有 2 个细粒棘球蚴囊肿的肝脏（囊肿切除后移植），使用棘球蚴囊肿的肝移植的报道此前已发表 3 例。

（4）医源性感染：在移植过程及移植后的医疗措施中，有些环节可增加感染的风险。在医院获得性感染中，医疗辅助设备与措施的使用是主要因素。例如，①手术因素，同种异体移植物在移植过程中的缺血性损伤可降低其功能，并增加感染的风险。手术时间的延长、术野的污染和手术部位或近手术部位的出血，

也会增加这些患者术后感染的风险。②长时间使用留置套管是移植后感染的又一重要危险因素，如中心静脉导管相关的血行感染，导尿管引起的尿路感染，胆道引流管诱发的胆管炎，长期气管插管伴发的肺炎等。经静脉提供全胃肠营养会增加静脉导管相关血行感染的风险。深静脉导管、导尿管置管时间长，导管周围生物膜形成，感染易持续存在。③医院内感染，所有移植受者术后都有输血相关的病原体感染的风险，机械通气使多种耐药的院内病原体感染的可能性增加。在医院存在的高致病性真菌，使这些患者患侵袭性真菌病的风险增加。④同种异体器官血供和功能状态也是移植后发生感染并发症的主要危险因素，包括肝移植后肝动脉血栓形成、肾移植后膀胱输尿管反流和心/肺移植后胸腔出血需要开胸探查等。⑤移植术中大量输血可使粒细胞、巨噬细胞减少，促进肺部等部位感染。术后长期用广谱抗菌药物，抑制敏感细菌，耐药细菌过度生长，可导致二重感染。

2. 移植后感染的病原学与病理学特征

（1）移植后感染的病原学特征：移植受者感染的病原学特征如下所述。①病原体类型相当广泛，常见细菌（以葡萄菌属、肠球菌属、铜绿假单胞菌多见）、病毒、真菌等感染，很少见到原虫（主要是弓形虫）、支原体感染；②机会性感染的发生率明显增加，很多病原体是机会致病菌；③不同器官移植成活后感染的发生率各不相同，不同阶段具有相对特征；④多数为两种及两种以上细菌的混合感染，高耐药性细菌与真菌的混合感染是导致移植患者术后死亡的重要原因之一；⑤移植术后感染病原菌对多种抗生素具有抗药性与多重耐药性，耐药率可高达 30% 以上，这主要与术后广泛或大量使用抗生素有关。

（2）移植后感染的临床病理学特征：器官移植后感染的主要临床病理学特征，可概括如下。①受累器官广泛，可累及皮肤、肺、肝、胃肠道、泌尿生殖道等许多器官和组织，甚至移植物也可受累。病变可为局灶性，也可为全身性，以肺、胃肠道、尿路感染比较多见。肺部以真菌感染最多见，曲霉菌及隐球菌是最常见的病原体。消化道则以假丝酵母菌感染多见。②病原体来源多，可能来自受者本身潜在感染的复活，也可能来自供者，感染途径多样化，器官移植本身也成为一种传播途径。与移植相关的一些医疗措施也可导致医源性或医院内感染，如导管相关感染。③发病机制复杂，除病原体本身的致病作用之外，移植手术本身造成的组织损伤、血液循环障碍、菌群失调以及免疫抑制药物的使用，也是术后感染易发的重要机制。基础疾病也会影响感染的发生与发展。④感

染性病变为炎症性质，包括变质、渗出、增生，但因不同病因、不同部位、不同病期而异，相当复杂。如肺部感染，发生率可高达 60% 以上，病原体有多种细菌、病毒、真菌等，可引起许多类型的肺炎。⑤感染性病变与移植排斥反应有相似之处，如充血水肿、炎性渗出、变性坏死及各种增生性改变等，诊断中要注意鉴别，认真区分病变为感染性或免疫排斥性反应。⑥移植后感染有时可导致移植后淋巴增生性疾病（包括淋巴瘤），多与 EB 病毒感染有关（参见下文 EB 病毒感染），但不限于 EB 病毒；而 HPV 感染则可能导致皮肤黏膜的疣状增生甚至鳞癌。HHV-8 可能诱发卡波西肉瘤。⑦病理诊断移植后感染主要依靠在病变组织中原位检测出的病原体及相关的抗原抗体或核酸成分。特殊染色、免疫组织化学和分子病理学技术有助于病因诊断。

皮肤感染可在器官移植后的任何时间发生，包括病毒、细菌和真菌机会性感染。潜伏病毒如 VZV 和 CMV 的复活风险很高。细菌感染很常见，可能由放线菌、分枝杆菌、军团菌或诺卡菌等引起。真菌感染的范围很广，从表浅的真菌感染（如皮肤真菌）到更深更严重的真菌感染（如链格孢菌、曲霉菌、隐球菌、组织胞浆菌等）均可发生。

以上病原学和病理学表现类似于艾滋病患者继发的机会性感染，只是免疫缺陷分别为 HIV 感染和免疫抑制药物所致。在免疫损伤以至缺陷的背景下，均易于发生机会性感染甚至肿瘤性病变。

3. 移植后发生感染的时间　一般将感染风险划分为三个主要的时间段，对于判断哪种病原体感染可能有帮助。移植后感染一般发生在术后 1 天到术后 1 年内，大部分重要的临床感染发生在移植后 180 天内，个别病原体通常发生于移植后的特定时间。鲁春燕等研究一组 121 个病例，术后 1 个月内是感染的高发时期，占感染病例的 56.2%（68 例）；2 ～ 3 个月 26 例，占感染病例 21.5%；4 ～ 6 个月 17 例，占感染病例 14.0%；半年以上 9 例，占感染病例 7.4%。以肺部感染为主，其次是泌尿系、腹腔和胆道感染。随着时间的推移感染逐渐减少。

（1）早期感染（移植后 0 ～ 30 天）：通常与移植前身体状况或手术并发症有关。细菌和真菌是移植后 30 天内最常见的病原体。50% 或更多移植后的细菌性感染发生在移植后早期。有报道称移植术后 1 个月内呼吸道感染占 54.6%，泌尿道占感染 40.7%。感染病死率达 21.9%。主要是革兰氏阴性肠道杆菌、假单胞菌、革兰氏阳性菌、真菌（假丝酵母菌和曲霉菌）、单纯疱疹病毒、呼吸道病毒等，包括耐药菌株，如耐

甲氧西林金黄色葡萄球菌（MRSA）、耐万古霉素肠球菌（VRE）。常见感染病是细菌性、病毒性肺炎，腹部脓肿或腹膜炎，肝脓肿（与肝动脉血栓形成有关），胆管炎等，可多部位同时或先后发生感染。浅表和深部手术部位感染是此期最常见的感染并发症。危险因素包括伤口、导尿管、支架管外源性感染，有的与手术操作、中心静脉穿刺、外分流引流管、支气管内插管等因素有关，或与吻合口狭窄、吻合口漏或异物、坏死组织等有关。供者源性细菌和（或）真菌感染在这段时间也可能会复发。

（2）中期感染（移植后 31 ～ 180 天）：是来自供体器官、血液制品和受者体内潜在的危险因素再次活化感染开始的最典型时间，也是经典的机会性感染出现的时间。由于大剂量免疫抑制剂的应用，细菌感染相对减少，病毒感染明显增多，主要是 CMV、EB 病毒、HSV、VZV、BK 病毒、腺病毒、HBV 等，其次为分枝杆菌、耶氏肺孢子菌、刚地弓形虫、隐球菌、假单胞菌、革兰氏阴性杆菌、李斯特菌、粪类圆线虫、利什曼原虫等。如无预防性措施，此期 CMV 感染出现高峰，EB 病毒相关的移植后淋巴增生性疾病、结核病或诺卡菌病也可能发生。尸体解剖发现此期间感染是肺或心肺联合移植后最常见的死亡原因，感染以腺病毒和曲霉菌感染为主，其次是 CMV 和 EB 病毒。这阶段患者发热原因既有细菌感染，也有病毒感染及同种异体移植物的排斥反应，诊断较为困难。

（3）晚期感染（移植后 180 天以上）：器官移植晚期虽然免疫抑制剂逐渐减量，但仍处于免疫抑制状态，常发生病毒感染，如 EB 病毒、CMV、HBV、VZV，社区获得性病毒感染，其次为假单胞菌、革兰氏阴性肠道杆菌、毛霉菌、曲霉菌等。其他一些条件致病体，如军团菌、难辨梭状芽孢杆菌、单核细胞增生李斯特菌、支原体、沙门菌、巴尔通体、马红球菌等也有报道。有并发症的成人（如糖尿病和恶性肿瘤）在此期间内感染的风险可能会增加。在晚期也常发生移植后淋巴细胞异常增生性疾病。此外，肺移植受者肺部慢性排斥反应表现为闭塞性细支气管炎综合征。这些患者常常感染假单胞菌、嗜麦芽窄食单胞菌和曲霉菌。在儿童和成人的器官移植受者中，如果有解剖或功能异常（如膀胱输尿管反流、胆道狭窄），慢性或复发性感染会持续存在。在晚期儿童原发性社区获得性病毒感染风险更大，如 HSV、VZV、EB 病毒和 CMV 等。

此外，有些感染可在移植术后任一时期发生，包括常见的侵入性装置（例如静脉导管、导尿管、气管插管和外科处理）导致的医院内获得性感染。在社区

和医院内暴露于不同的细菌、病毒、真菌和寄生虫/原虫可在任何时候导致患者新的感染。在某些情况下，感染可能是季节性的（例如流感病毒、风疹病毒、轮状病毒），或与暴发性流行病有关。

4. 器官移植受者感染的诊断

（1）临床诊断：完整的病史收集和全面的体格检查，对器官移植患者感染的临床诊断具有重要意义。根据实体器官移植后不同阶段，免疫抑制剂使用情况，临床感染症状、体征，以及常规检验结果，常可对移植后感染作出初步诊断。免疫排斥反应有时也会产生类似感染的症状和病变，需要注意鉴别。

（2）病原学诊断：移植术后所有患者均应常规进行微生物监测，应根据感染症状体征，尽早酌情采集口咽分泌物或咽拭子、痰液或气管内分泌物、尿液、粪便、伤口分泌物、血液、胸水、腹水、骨髓、脑脊液或引流液等标本，进行病原体的涂片镜检、特殊染色、免疫荧光、病原体分离培养、抗原抗体检测以及病理学检查和分子生物学检查等，尽快明确病因。

（3）影像学检查：包括 X 线、CT、MRI、超声、同位素扫描等。如胸部影像学检查可显示肺实质浸润、片状阴影、大小结节、肺不张等多种形态，提示感染病灶的形态学特征。如真菌感染可为高密度肺部结节，周围绕以浸润环或结节、空洞样病变。支原体感染表现为非典型肺炎或间质性肺炎，肺纹理多而乱，呈网格、条索状。反复摄片或高分辨 CT（HRCT）更有助于诊断。脑、肝、肾等实质器官的影像学检查也是必要的辅助手段，并可动态和连续观察病变进展，也可提示病因线索。

（4）病理学检查：分泌物涂片镜检、局部活检和体液活检对于诊断感染性疾病具有重要作用，不但可以确定病变类型，也可提示病因线索。在病灶中原位检测出肺孢子菌、荚膜组织胞浆菌、曲霉菌、假丝酵母菌的菌丝和孢子，病毒的核内或胞质内包涵体，弓形虫包囊或滋养体等对确诊病因具有重要意义。免疫组化和特殊染色、原位杂交等辅助技术均有助于确定病因，详见第 7 章。

二、器官移植与病毒感染

文献报道，移植后发生的感染种类繁多，甚至可以与艾滋病相关的机会性感染相比拟。肾移植后发生的感染概括起来，病原体不外乎病毒、真菌、细菌和原虫等，病毒感染约占 1/3，如 CMV、HSV、VZV、HBV、HCV、EB 病毒、HPV 等。病毒感染多发生在器官移植后 1～6 个月内，病毒可来自供者（病毒血症）或受者自身的潜在感染，在免疫抑制状态下复活，引起病变。病变可累及诸多内脏、皮肤甚至移植物。

1. 人类疱疹病毒 6 型（HHV-6）　是 1986 年由美国癌症中心学者从淋巴增生患者和 AIDS 患者外周血单个核细胞中分离到的嗜淋巴细胞病毒。该病毒在免疫功能受抑制的人群中可引起严重感染，使多种器官受损，尤其是心、肺、骨髓、脑及 T 淋巴细胞等。免疫功能受抑制或缺陷者感染 HHV-6，死亡率较高。20%～40% 器官移植受者术后有 HHV-6 病毒血症。约 30% 的患者在器官移植后 2～3 周感染，大多数感染无症状，或表现为发热、肺炎、脑炎等，甚至导致移植失败或死亡，故早期、快速、准确地诊断 HHV-6 感染具有重要意义。

2. 水痘 – 带状疱疹病毒（VZV）　带状疱疹是由 VZV 感染引起的病毒性皮肤病，该病毒感染人体后可长期潜伏于脊神经后根神经节的神经元内，当人体免疫力低下时，潜伏的病毒可被激活、复制，或感染新的病毒株。此外，还可通过输血或移植肾进入体内引起感染。器官移植术后 2～6 个月内，由于免疫抑制剂的使用，导致机体抵抗力下降，机会性感染逐渐增加。在此阶段，最常见的皮肤病毒感染为带状疱疹。大约 30% 患者在 6 个月内出现，更多在移植术后 1～2 年。相对于正常人群，更易出现肺炎、脑病、血管炎、肝炎和胰腺炎等危及生命的内脏感染并发症。肾移植术后的带状疱疹有以下特点：①头面部带状疱疹易引起面瘫、角膜炎，甚至脑膜炎及脑炎等并发症；②皮疹易出现较重的特殊类型，多伴有高热等全身症状；③多遗留神经痛。带状疱疹的诊断，可根据前驱症状、簇集水疱排列成带状、皮疹分布部位和类型以及明显神经痛等特点确诊，必要时取水疱液做实验室检查，即可明确诊断。

3. 巨细胞病毒（CMV）　属疱疹病毒科，是导致实体器官移植受者感染最常见的病原微生物。器官移植后 CMV 感染是指在血液、尿液或组织标本中分离出病毒，检测到病毒蛋白或核酸，或出现 CMV PP65 抗原血症，移植前 CMV 阴性者术后血清转阳，CMV 阳性者移植后 CMV 抗体滴度升高 4 倍或血液中检测到 CMV DNA。当病毒学检查仅血清 CMV-IgG 阳性，称为静止性 CMV 感染；在患者血清中 CMV-IgM 阳性和（或）CMV 病毒阳性时呈活动性 CMV 感染。CMV 感染侵入肝、肺、胃肠道，引起相应临床症状时称为 CMV 病，如 CMV 综合征（连续 4 天内至少 2 天发热 > 38℃、中性粒细胞减少或血小板减少、血液内检测到 CMV）、肺炎、胃肠炎、肝炎，以及一些少见表现如肾炎、中枢神经系统功能紊乱等。实体器官移植后有 7%～32% 的受者出现 CMV 感染相关问题，在 50%～75% 的移植患者可以检测到 CMV。在 CMV 感染的各种器官侵害中，肝炎和肺炎危险性较高，胃肠炎发病率较低。肝移植后 CMV 感染可导致胆道系统损伤甚至出现胆管闭锁，皮肤可以出现斑丘疹、蜂窝织炎和口腔/直肠溃疡，其发病机制除了病毒的直接影响，可能也与 CMV 影响免疫调节机制有关。器官移植后 CMV 感染及相关疾病主要是源自供者的感染以及移植后原发感染。源自供者的 CMV 感染或者 CMV 重新激活均有可能，而将近一半为源自供者的感染，通常出现在移植术后或终止抗病毒预防治疗后 1～4 个月。

4. 人类疱疹病毒 8 型（HHV-8） 已被证实可以通过移植器官传播感染。因 HHV-8 与卡波西肉瘤（KS）密切相关，因此也被称为卡波西肉瘤相关性疱疹病毒。HHV-8 感染最大的风险为导致卡波西肉瘤，尤其是移植受者的免疫缺陷状态下容易发生内脏卡波西肉瘤，常发生在移植后平均 20 个月，0.3%～0.5% 的受体发生卡波西肉瘤，发生率是正常人的 500 倍，且男性多于女性。肿瘤中 HHV-8 的检出率为 98%。移植术后患者的临床表现同正常人群相比，发生得更早且更为严重，死亡率约为 34%。

5. EB 病毒 正常情况下 EB 病毒感染的 B 细胞在细胞毒性 T 细胞调控下，B 细胞的生长和死亡处于平衡状态。一旦 T 细胞功能损伤，这种平衡即被打破，可导致移植后淋巴细胞增生性疾病（PTLD）的发生。PTLD 包括了一个很广的淋巴细胞增生性疾病谱，根据病理形态学可将 PTLD 分为 3 种：①早期病变，包括浆细胞增生和传染性单核细胞增多症样 PTLD，其共同之处在于浆细胞和免疫母细胞弥漫增生，但没有完全破坏所累的组织；②多形性 PTLD，由免疫母细胞、浆细胞和中等大小的淋巴细胞组成，浸润生长使淋巴结结构消失或破坏结外组织；③单形性 PTLD，包括 T 细胞、B 细胞来源的多种类型淋巴瘤、霍奇金淋巴瘤。大多数 B 细胞淋巴瘤是弥漫大 B 细胞淋巴瘤（diffuse large B cell lymphoma, DLBCL），其中最多见的是免疫母细胞型。PTLD 累及器官包括咽喉、胃肠道、肺、皮肤、肝、中枢神经系统和移植物自身，尤其是中枢神经系统受累，见于 20%～25% 患者，约 1/3 病例累及头颈部，均大大高于普通人群。移植物受累可以导致移植脏器的功能异常。移植后淋巴增殖性疾病的发生与免疫抑制程度密切相关。成人肾移植后 PTLD 的发病率最低，而心、肺和小肠移植后 PTLD 的发病率最高。大多数 PTLD 与 EB 病毒感染有关，少数为非 EB 病毒所致。多认为是在移植后免疫抑制

剂使 T 细胞的免疫监视功能低下的情况下，EB 病毒诱导了 PTLD 的发生，PTLD 中 EB 病毒的阳性率可高达 78%。PTLD 绝大多数来源于 B 细胞（约 87%），少数来源于 T 细胞（12%）。B 细胞来源的 PTLD 多数呈 EB 病毒阳性，而 T 细胞来源的 PTLD 仅 38% 呈 EB 病毒阳性。PTLD 的细胞来源还可分为供者来源和受者来源。原位杂交在病变组织中检测出 EB 病毒编码的 RNA（EBER）是确诊的依据，也可通过 PCR 来检测患者 EB 病毒负荷进行诊断。

6. 人乳头瘤病毒（HPV） 常发生在移植术后 6 个月以上，以皮肤疣非常常见。由于免疫抑制的程度不同，发生率在 24%～53%。病毒疣主要发生在暴露部位，持续存在多年，无自发消退倾向。据统计，60 岁以上患者肛门生殖器部位 HPV 检出率高达 23%，其中 15% 为高危型。器官移植受者皮肤癌的发生率明显增高，HPV 感染是其发生的主要危险因素。目前公认，在器官移植受体人群中发生 HPV 感染和皮肤肿瘤危险性相对增高。在皮肤癌前病变日光性角化病中，HPV 阳性率甚至高于鳞癌。一般认为，HPV 感染是引起皮肤角质形成细胞增生转化所必需的起始因素，持续的 HPV 感染、紫外线等环境致癌因素的暴露和 *p53* 的突变之间的协同作用，可能是 HPV 相关皮肤肿瘤发生的基础。

7. 肝炎病毒 肝、肾移植后发生乙型和丙型肝炎的病例研究较多。研究发现，肝炎病毒携带者的器官移植具有较高的肝炎风险。祝清国等研究 14 例肝炎病毒携带者，肾移植后 8 例感染 HBV，4 例感染 HCV，2 例同时感染 HBV 和 HCV，还有 1 例于移植术后 3 个月因 CMV 感染并发急性呼吸窘迫综合征死亡。此外，肾移植后 HEV 感染者也时有报道，并发现其有慢性化倾向。在一些接受器官移植的患者、艾滋病患者及血液病患者等免疫力低下的人群感染 HEV 能形成持续性感染和慢性肝炎，并进一步发展为肝硬化。许多研究表明，HEV 感染还能引起肝脏外损伤。肝移植受者似乎更容易发生急性感染后的慢性 HEV 感染，这会导致肝纤维化和肝硬化进一步加速发展。实体器官移植也可通过输血传播 HEV，免疫抑制可能在慢性感染的发病机制中起关键作用。

8. BK 病毒 是多瘤病毒家族中的一员。多数正常人既往有 BK 病毒感染史，普通人群中血清 BK 病毒阳性率为 60%～100%。病毒多以潜伏状态存在于肾小管上皮细胞中，一般不出现明显的临床症状。肾移植术后，在免疫抑制剂的作用下，潜伏在患者体内的 BK 病毒可能被激活并大量复制，甚至进一步发展成为 BK 病毒相关性肾病（BKVAN），发病率约为 5%。

病理表现为移植肾肾小管单核细胞浸润，肾小球和肾小管上皮细胞内的嗜碱性病毒包涵体，感染的肾小管上皮细胞凋亡脱落，基底膜裸露，间质淋巴细胞和浆细胞浸润，新月体形成，最终导致移植肾组织结构破坏，发生纤维化。临床主要表现为肾功能进行性减退。BK 病毒还可使移植肾输尿管形成溃疡，导致移植肾输尿管狭窄。BKVAN 移植受者中 45%～70% 会发生远期的移植肾失功。在 BKVAN 的早期，由于移植肾组织学特征常为类似于间质性肾炎的表现，即便行移植肾活检也往往容易与急性排斥相混淆。其典型表现为肾小管上皮细胞核内出现病毒包涵体，可用免疫组化协助诊断。检测 BK 病毒的常规方法主要有尿液细胞学检测（Decoy 细胞），血、尿样本的 BK 病毒 DNA 检测和移植肾活检，以肾活检的病理检查为金标准。在没有移植肾活检依据的情况下，病毒血症是诊断 BKVAN 的主要筛选指标。

9. 其他病毒感染　此外，部分患者还可以发生 HIV、腺病毒、呼吸道合胞病毒、流感病毒、副流感病毒、西尼罗河病毒、HTLV-1、狂犬病毒、淋巴细胞性脉络丛脑膜炎病毒等感染。如 Gukuranovic 等综述肾移植受者的病毒感染，包括 20 种病毒。除上述病毒外，还有 HSV、人偏肺病毒、鼻病毒和冠状病毒等。

三、器官移植与细菌感染

器官移植后，由于机体处于免疫抑制状态，常发生细菌感染，文献报道多在 50% 以上，有的高达 64%。鲁春燕等在 244 例移植后感染患者的标本中共检出病原菌 417 株；蔡常洁等回顾性分析 451 例患者原位肝移植术后细菌学资料，发现 239 例患者出现细菌感染，细菌感染率为 53%，共分离出菌株 304 株。通过较大样本的研究，可以归纳出移植后感染的基本特征：①单一菌种感染的病例较少，患者常有多种细菌感染，或细菌合并真菌、病毒（HHV、CMV、HBV 等）感染。王彤等研究 143 例患者中 69 例感染者的样本中，共分离出菌株 202 株，其中单一细菌感染者占 44.9%，单一真菌感染者占 11.6%，2 种及 2 种以上细菌混合感染者占 43.5%。②常见细菌：革兰氏阴性细菌占 40%～55%，主要有大肠埃希菌、铜绿假单胞菌、鲍曼不动杆菌、肺炎克雷伯菌、沙门菌、阴沟肠杆菌、嗜麦芽假单胞菌、产气肠杆菌、军团菌、流感嗜血杆菌等；革兰氏阳性细菌占 30%～60%，主要有表皮葡萄球菌、金黄色葡萄球菌、肠球菌、李斯特菌、诺卡菌等。③由于大量或广泛使用抗生素，耐药菌较多，特别是甲氧西林耐药葡萄球菌（MRS），以及

多重耐药菌如耐多药结核病（MDR-TB）等感染，治疗困难。④易感器官主要为呼吸道，感染发生率可达 81.5%。呼吸道感染以革兰氏阳性菌为主，约占痰培养结果的 2/3，以院内感染为主。此外，胆道、腹腔、切口部位、泌尿系统也可发生细菌感染。感染部位在 2 个以上者占 27.5%。细菌入血可导致菌血症。⑤病原菌半数以上分离自痰液，少数来自血液、尿液和胆汁，看来与易感器官相关。⑥感染多继发于肝、肾移植，王彤的报道占 85.5%（59/69），心、肺移植后较少。⑦器官移植后第一个月内较多发生细菌感染，即早期感染以细菌多见，后半个月开始也可出现各种真菌感染。

1. 结核分枝杆菌感染　国外报道，实体器官移植术后结核病的发生率为 1%～15%。结核病是肾移植后最常见的感染性疾病之一。张玲等总结 20 年间肾移植手术 2824 例，其中 61 例发生结核病，发生率为 2.1%。概括其临床特点如下：①发病时间长短不一，半数（54.1%）在 1 年之内。②常见于肺部（77.0%），肺外结核发病率高达 60.7%，包括淋巴结结核（23.0%）和结核性胸膜炎（13.1%）、移植肾结核（11.5%）。③临床主要表现为发热、咳嗽、咳痰、消瘦和淋巴结肿大。④结核菌素试验阴性率高达 91.8%，诊断意义不大，而影像学检查对结核病诊断有重要意义。⑤术前存在陈旧性结核、术后复发的可能性增加。⑥术后结核病患者常伴有细胞免疫功能缺陷，常继发细菌、病毒及真菌的重叠感染。重叠感染是肾移植术后结核病患者的主要死亡原因。由于其临床表现不典型，诊断比较困难。他们的诊断方法和标准是：①痰涂片找抗酸杆菌阳性，痰、尿、支气管肺泡灌洗液、胸腔积液、脑脊液及组织标本中找到抗酸杆菌；② PCR 检测到结核杆菌 DNA；③病理学检查显示典型的结核性肉芽肿、干酪样坏死改变；④出现不明原因的发热，影像学检查揭示结核病征象，抗结核治疗有效。其他单位也有类似的经验。郑龙等报道，混合感染似乎在肾移植术后肺结核病例中更为常见（6/8）。常规病原学检查阳性率低，结核菌素试验均为阴性。纤维支气管镜及胸腔镜等有创检查可显著提高肾移植术后肺结核的诊断率。

器官移植后也可发生其他分枝杆菌感染，如骨髓移植后由 *M. malmoense* 引起的腱鞘滑膜炎，食管的鸟胞内复合型分枝杆菌（MAC）感染；肾移植后发生播散性嗜血分枝杆菌（*M. haemophilum*）感染；心或肾移植后继发堪萨斯分枝杆菌（*M. Kansasii*）感染所致的肺部结节等。

2. 化脓性细菌　化脓性细菌主要有革兰氏阳性葡萄球菌、链球菌和肺炎链球菌，革兰氏阴性脑膜炎

奈瑟菌和淋病奈瑟菌等，革兰氏阴性铜绿假单胞菌、大肠埃希菌等。在上述研究中，葡萄球菌、链球菌、铜绿假单胞菌均为移植后常见菌种，引起感染部位的化脓性病变。其感染来源主要为内源性，少数来自患有菌血症的供者。细菌可通过血流感染（败血症）而发病，或由局部污染而来，如口腔、鼻咽部或邻近肛门皮肤的定植菌群，可通过污染的切口侵入局部组织、血管或淋巴管，造成全身感染、肺部感染或尿路感染。

3. 革兰氏阴性杆菌　器官移植术后感染的细菌按革兰氏染色分类大致各占一半，各家结果差距不大。革兰氏阴性杆菌似乎更受关注。引起感染的革兰氏阴性杆菌前五位依次是大肠埃希菌、铜绿假单胞菌、肺炎克雷伯菌、不动杆菌和阴沟肠杆菌，即所谓革兰氏阴性五大杆菌。这些细菌感染常累及皮肤黏膜、呼吸道和消化道等，引起化脓性、坏死性、假膜性或非特异性病变，晚期或慢性病变也表现为上皮和间质成分的修复性或增生性改变。病灶中如不能发现特异性病因诊断线索，如真菌菌丝和（或）孢子、原虫（如弓形虫）、病毒包涵体等，通常考虑为细菌所致，但确切病因诊断常需依靠细菌培养。

4. 其他细菌　器官移植后发生艰难梭菌、马红球菌、诺卡菌、布鲁氏菌等感染者亦有报道。①马红球菌（*Rhodococcus equi*）于1923年首次发现，是细胞兼性寄生菌，可持续破坏肺泡巨噬细胞，使肺部出现浸润性病变、空洞、多叶肺损伤或胸腔积液等，感染可发生在移植术1年后的任何时间，及早诊断，选用合理抗菌药物治疗预后较好。②诺卡菌在实体器官移植者中感染率为0.7%～3%，感染部位常在肺部、皮下、神经组织等，临床出现症状较晚，影像学可表现为脑脓肿。肾移植后发生诺卡菌性脊柱脓肿（包括硬膜外及椎管旁脓肿）的报道已有27例（2019年2月）。③布鲁氏菌病在肾移植受者中很少见，据文献中5例肾移植受者布鲁氏菌病资料，移植后诊断布鲁氏菌病的时间为4.7年（范围为4～13个月）。血培养和抗布鲁氏菌抗体的检测是常用诊断方法。

其他病原体感染也有报道，如肾移植后溶脲脲原体和人型支原体感染等，引起肾盂肾炎或肾脓肿。Dixit等曾报道1例18岁患者在干细胞和肺移植后发生人支原体积脓症（*Mycoplasma hominis* empyema）。

四、器官移植与真菌感染

器官移植患者移植后真菌感染是医院感染的重要人群，也是造成移植失败的决定因素之一。有

文献综合报道，肾移植术后真菌感染的发生率为2%～20%，肝移植术后为2%～42%，心脏移植术后为5%～17%，而心肺联合移植术后为14%～22%。移植术后真菌感染的总死亡率高达27%～77%。国外另一报道称，对实体脏器移植后死亡者的尸检研究发现，深部真菌感染率更高，占实体脏器移植的21.0%。其中，肾移植患者真菌感染发病率为26.1%，肝移植为25.0%，肺移植为14.3%，心脏移植为13.2%。

概括文献报道，器官移植后真菌感染的特征主要有：①真菌谱分布广泛，以白假丝酵母菌、曲霉菌为常见，占移植后真菌感染80%以上；其次为新型隐球菌、肺孢子菌等。②系统性真菌感染的发病率迅速增长，在假丝酵母菌败血症中非白假丝酵母菌所致者占40%～50%，且非白假丝酵母菌和耐药酵母菌有增多趋势。③移植后发生的真菌感染一类为播散性原发感染，如组织胞浆病、球孢子菌病、芽生菌病、副球孢子菌病，具有地域性；另一类为条件致病真菌感染，如曲霉菌、假丝酵母菌、新型隐球菌、毛霉菌，通常是在医院感染，并表现为侵袭性真菌病。④器官移植患者的真菌感染可为单一真菌感染，也可有2种或多种真菌先后或同时混合感染。50%～90%伴有细菌感染，或合并CMV感染，真菌感染常继发于病毒或细菌感染。真菌感染如合并或继发于病毒和细菌感染，病情往往较重，患者死亡率高达56.1%。⑤感染部位及时间：感染多为深部或侵袭性，主要累及呼吸道、腹腔、胆道、中枢神经系统，肺部（42.8%）和腹腔（56%）感染最常见，其次是胆道感染和血培养。曲霉菌感染以肺部多见，新型隐球菌损害中枢神经系统，白假丝酵母菌感染可累及肺部、胆道及肠道，都可引起真菌血症。感染时间以术后近期为主，1周内少见；80%真菌感染发生在移植术后2个月内，死亡率达30%～100%。超过1年者感染较少。⑥由于在发生细菌感染时，广泛使用广谱抗生素，而且疗程较长，容易导致真菌二重感染，主要表现为肺部或肠道的继发性真菌感染。⑦真菌感染临床表现往往缺乏特异性，且常与其他感染性疾病或非感染性疾病过程相交叉或混淆，因此早期不易明确诊断。

1. 假丝酵母菌感染　假丝酵母菌是引起深部真菌感染最常见的真菌，其中白假丝酵母菌占50%～70%。正常人群口腔和胃肠道假丝酵母菌带菌率为30%～50%，免疫抑制导致细胞免疫功能低下是造成假丝酵母菌机会性致病的主要原因。假丝酵母菌感染通常发生在术后2个月内，感染途径通常是通过胃肠道、泌尿道，或静脉留置的导管、气管插管、腹腔引流、T管及伤口的医源性感染。发病时间为术

后 25 天左右。假丝酵母菌感染常累及肾、脑、心、肺、眼、皮肤、肝、脾、骨及关节，早期可能有发热、寒战等不适症状，严重的系统性感染可出现反应淡漠、红斑结节甚至感染性休克症状。①肺假丝酵母菌病：临床表现为发热、刺激性咳嗽、咳白色黏液样痰或胶质样小块状物，严重感染可出现呼吸急促、咯血、双肺湿啰音及外周血白细胞增高。②消化道假丝酵母菌病：以食管炎和肠炎多见。食管炎表现为吞咽困难及疼痛，胸骨后灼痛感，甚至发生上消化道出血，内镜检查可见食管黏膜有小的白色斑片；肠炎表现为严重腹泻，粪便呈水样或豆腐渣样，多有泡沫而呈黄绿色，甚至血便。③泌尿系感染：假丝酵母菌可侵及膀胱或肾脏，一般由留置尿管所引起，膀胱受累可出现尿频、尿急、血尿等症状，慢性感染者膀胱镜中可见病变呈灰白色斑片，如凝固的奶样沉积，除去斑片时可出血，有诊断意义。④假丝酵母菌败血症：发生率为 1.4% ～ 20%，系其侵入血循环所致的血行播散，常发生一个或多个器官的播散性脓肿，以肾脏及心内膜损害突出。由于多器官受累致使症状多样化，主要为长期发热，可伴寒战、心动过速及低血压。

2. 曲霉菌感染　曲霉菌感染一般发生于移植术后 3 个月以内，是仅次于假丝酵母菌的第二大致病菌，其中烟曲霉菌是最常见致病菌。侵袭性曲霉菌感染的发生率在 1.5% ～ 12%，多见于术后 6 周。①肺曲霉菌感染，多见于肝肾移植之后，主要经呼吸道吸入传播，也可能由局部皮肤破损导致，常表现为渗出性肺炎，严重者可发生肺梗死、肺出血。临床表现为干咳、胸痛、呼吸困难、低热，咳绿色颗粒状痰，病变多位于中下肺叶。移植术后糖皮质激素的大量应用导致的中性粒细胞及巨噬细胞功能低下是引起曲霉菌感染的主要原因。②中枢神经系统曲霉菌病：表现为意识障碍、惊厥、自发性脑血管意外、头痛等，死亡率很高，而脑脊液检查一般无菌生长。③播散性曲霉菌病：主要继发于呼吸道曲霉菌病，发病急剧，进展迅速。临床主要表现为急剧高热或无发热、咳嗽、血痰、咯血、胸痛、便血、休克及精神异常等。不论何种器官移植，一旦术后发生严重全身播散性曲霉菌感染或中枢神经系统曲霉菌感染，其死亡率接近 100%。④心血管病变：曲霉菌易于侵蚀血管壁，引起血管炎、动脉瘤或心内膜炎。文献中有 50 余例肾移植后发生动脉炎、1 例肝肾移植后发生曲霉菌性心内膜炎的报道。

3. 毛霉菌感染　毛霉菌病是实体器官移植后少见的真菌感染，一旦感染毛霉菌，往往导致致命的结果。最常累及鼻窦眼眶和肺，偶可累及胃部。Alfano 等描述一例 42 岁的女性患者在肝肾移植后 26 天出现罕见的胃黏膜毛霉菌病。胃标本的组织学检查显示毛霉菌的证据。Gaut 等描述一例肝移植受者发生胃肠道黏膜毛霉菌病，最初表现为股神经麻痹，最终导致真菌播散和患者死亡。

4. 其他真菌　引起深部真菌感染的其他真菌还有隐球菌、斑替支孢瓶霉等。隐球菌感染是实体器官移植患者发病和死亡的重要原因，在免疫缺陷患者（包括移植患者）是第三常见的侵袭性真菌，通常累及中枢神经系统和肺部，引起脑膜炎、肺炎，平均感染时间为 25 个月。Shah 等报告一例前列腺隐球菌的病例，是在心脏移植后 4 个月的前列腺活检中偶然发现的，经组织学检查、PAS 染色及黏液卡红染色证实，采用乳胶凝集试验和培养法检测隐球菌抗原。作者复习文献，发现 70 例（1946 ～ 2008 年）已发表的前列腺隐球菌病，其中只有一例在心脏移植后 5 年内出现。有学者曾报道一例 63 岁患者肺移植后发生斑替支孢瓶霉（*Cladophialophora bantiana*）感染引起的脑脓肿，通过对脑活检组织进行 DNA 测序获得确诊。

五、器官移植与寄生虫感染

器官移植后寄生虫感染比较少见，文献报道以弓形虫为多，偶尔有疟原虫、蠊缨滴虫、棘阿米巴原虫、微孢子虫、粪类圆线虫等感染的报告。

1. 刚地弓形虫　各种器官移植后都可以引起弓形虫病（toxoplasmosis）。澳大利亚伊丽莎白医院移植中心有 1 组源自同一供者的刚地弓形虫感染，两名肾移植受者术后不久死于心源性休克。Mayes 等报道一例肝移植死亡病例，经尸检发现，弓形虫感染累及心、肺、脑、垂体腺和脊髓。在骨髓移植患者中也有报道发生弓形虫病并经尸检证实。器官移植受者发生弓形虫感染的途径有供者器官带入、输血或受者阴性感染的活化，以供者器官带入为主。弓形虫感染多发生在术后 2 ～ 3 个月。弓形虫感染常累及脑、心、肺，临床表现多不典型，以发热和神经系统症状为主，病变为脑炎、肺炎、心肌炎、虹膜炎等。从血液、脑脊液、支气管肺泡灌洗液及脑、心、肺活检组织中检测出弓形虫包囊或滋养体为诊断依据。

2. 疟原虫　疟原虫感染者的供体也可将疟原虫传播给器官移植受者，使他们出现疟疾症状，血涂片检查发现大量细胞内寄生的疟原虫可供诊断，经抗疟治疗可以控制。

3. 蠊缨滴虫　肝肾移植术后并发肺部蠊缨滴虫感染者国内有 5 例报道。张荣生等报道 1 例肝移植术后并发肺部蠊缨滴虫感染，患者术后肺部感染主要表现为持续高热、咳嗽及咳大量白色黏痰，伴有气促及呼吸困难。胸部 X 线及 CT 检查见肺部片絮状影，没有明显的特异性表现。诊断主要靠痰涂片镜检发现蠊缨滴虫活虫体，光镜下可见蠊缨滴虫有圆形衣壳和核状内容物，并可见摆动的鞭毛。王泳等报道 4 例肾移植术后肺部蠊缨滴虫感染，表现相似。

4. 棘阿米巴原虫 播散性棘阿米巴病是一种罕见但往往致命的感染，常累及免疫缺陷患者和器官移植受者。Young 等报告 1 例肝移植受者发生播散性棘阿米巴原虫感染，累及皮肤、肺、肝和脑（尸检所见）。Brondfield 等报告一例 60 岁女性心脏移植术后 5 个月出现鼻窦、皮肤和骨骼的病变，经检查发现为播散性棘阿米巴病。据作者报道，这是首例在心脏移植受者中成功治疗播散性棘阿米巴病的病例，也是第二次在实体器官移植受者中成功使用米替福辛（miltefosine）治疗这种感染。作者指出：移植受者如有皮肤、中枢神经系统和鼻窦感染对抗生素无反应的证据，应考虑棘阿米巴感染。

5. 微孢子虫（microsporidia） 微孢子虫是细胞内最常见的生物体，在 HIV 感染者可引起机会性感染。迄今已有十余例肾移植和骨髓移植受者感染微孢子虫的病例报道。在非 HIV 感染的肾移植患者也可感染微孢子虫。

六、免疫排斥反应与感染

器官移植术后的免疫排斥反应是影响移植物长期存活的主要原因，也是一个医学难题。启动移植免疫排斥反应的根本原因是移植物中表达移植受体内所缺少的主要组织相容性复合物（MHC）、次要组织相容性复合物（minMHC）、ABO 抗原等，其主要代表是人类白细胞抗原（HLA）。移植受体免疫系统将移植物视为异物而发生免疫反应。移植排斥反应包括细胞免疫和体液免疫。通常认为，细胞性排斥反应是移植物排斥反应的直接原因，同种异体抗介导的体液免疫排斥反应亦能对移植物的存活产生重要的影响。因此同种异体抗原引起的免疫反应主要分为 T 细胞介导的细胞免疫反应和 B 细胞介导的体液免疫反应。目前临床应用的免疫抑制剂虽能使移植排斥反应得到有效控制，但由于受者免疫系统非选择性地广泛抑制，常引起感染、肿瘤发生等诸多并发症，因此诱导供者特异性免疫耐受被认为是最终克服免疫排斥的有效途径。各种移植排斥反应通常表现为炎症，与移植后感染所致炎症反应需要鉴别，故在此做简要介绍。

1. 移植排斥反应中的细胞免疫反应 T 细胞来源于骨髓的多能干细胞。在人体胚胎期和初生期，骨髓中的一部分多能干细胞或前 T 细胞迁移到胸腺内，在胸腺激素的诱导下分化成熟，成为具有免疫活性的 T 细胞。T 细胞具有多种生物学功能，如直接杀伤靶细胞，辅助或抑制 B 细胞产生抗体，产生免疫应答反应以及分泌细胞因子等，是细胞免疫的重要成分。自从人们认识到调节 T 细胞亚群在自身免疫抑制中的重要作用以来，在器官移植领域，调节 T 细胞的免疫抑制成分的应用特别受到重视，来源于机体自身的调节 T 细胞的免疫抑制作用被视为未来最有希望辅助移植患者术后免疫耐受维持的机制之一。免疫耐受是机体免疫系统在接触某种抗原后产生的特异性免疫无反应状态，但对其他抗原的免疫应答仍正常存在，是近年来移植免疫研究的努力方向。已有实验证实，分离自经不同处理方案的动物调节 T 细胞的适量转移可延长不同移植模型的同种移植存活率。

T 细胞介导的免疫排斥反应包括Ⅳ型超敏反应和细胞毒性作用，移植物中供体的淋巴细胞（过路淋巴细胞）、树突状细胞等具有丰富的 HLA-Ⅰ、Ⅱ型抗原，是主要的致敏原。它们的主要作用是把抗原提呈给 T 细胞，对诱导细胞免疫和体液免疫均起重要作用。它们一旦被受体的淋巴细胞识别，将引起以下变化：① CD4$^+$T 辅助细胞（Th），能识别供体淋巴细胞中的 HLA-Ⅰ、Ⅱ型抗原，引起移植物中抗原提呈细胞释放 IL-1，后者进而促进 Th 细胞增生并释放 IL-2，IL-2 再促进 Th 细胞增生，为 CTL 的分化提供辅助信号；Th 细胞还能产生 IL-4、IL-5 等，促进 B 细胞分化并产生抗移植物的抗体，参与移植排斥反应。② CD8$^+$CTL 前细胞，具有 HLA-Ⅰ型受体，与 HLA-Ⅰ型抗原结合后使该细胞进一步分化为成熟的 CTL，溶解破坏移植组织。③Ⅳ型超敏反应常伴随血管损害、组织缺血、巨噬细胞介导的破坏作用，也参与移植物毁损的过程。

2. 移植排斥反应中的体液免疫反应 抗体介导的体液排斥反应（AMR）主要是由受者体内的抗供者特异性抗体（DSA）介导的一类排斥反应。针对供者的 HLA-Ⅰ类和Ⅱ类抗原或针对上皮细胞表达的其他抗原的抗体作用于移植肾肾小管周围和肾小球的毛细血管，通过直接刺激血管内皮或激活补体发挥细胞毒作用等方式引起血管损伤，从而引起体液性排斥反应。抗体排斥反应可能发生在移植后的数周内，抗体识别肾小管和肾小球毛细血管的内皮的 MHC 分子并与之结合后，导致内皮细胞损伤，进而出现炎症反应。同时白细胞聚集到肾小球或通过细胞因子扩张肾小管周围毛细血管，并激活补体系统。在这个过程中，有一些物质受到关注。

（1）补体激活产物：在抗体排斥反应中，C4d是补体激活的一个重要标志物，可用免疫组化染色技术在肾小管周围毛细血管发现它。C3a和C5a是补体级联反应中的一部分，可促进C5b活化并形成膜攻击复合物。膜攻击复合物的形成将导致局部坏死，内皮细胞与基底膜分离。这一组织学现象可预示AMR的发生。补体激活产物还可引起血栓形成、阻断血管微循环，最终导致移植物缺血坏死。对毛细血管进行染色可以发现，C4d总附着在血管内皮细胞和基底膜。CD138是浆细胞的特异性标记，CD138阳性的浆细胞可在部分移植肾组织间质中聚集性浸润，并与C4d的沉积密切相关。在移植肾的肾小管周围毛细血管出现C4d沉积物是一个动态的过程。通过对毛细血管染色发现，无论是进行中的体液免疫排斥反应还是早期已治愈的体液排斥反应，C4d处于渐变的状态，只有少数的毛细血管无论是在持续体液排斥反应还是在以往治愈的排斥反应都出现C4d。

（2）多形性MHC-Ⅰ类分子链A（MHC-class-Ⅰ-related chain A，MⅠCA）：MⅠCA抗原在AMR的发生机制中发挥着潜在的作用。MⅠCA抗原在结构上与MHC-Ⅰ类分子相似。在成纤维细胞、内皮细胞、树突状细胞和多数肿瘤组织中都发现有MⅠCA抗原，但是在交叉配型中则很难发现MⅠCA抗原。但AMR患者并非都出现抗HLA抗体，提示可能还有其他一些机制参与了急性或慢性的移植物损伤。

（3）供体特异性抗体（DSA）：DSA在AMR诊断中的作用被视为同种异基因移植物丢失的预测指标。发生急性排斥反应时，血清肌酐水平高达正常标准的20%以上。用抗原板通过Luminex试验能够检测出DSA。研究发现DSA可独立地预测移植损失，在这些移植物的丢失中，DSA出现了6倍增长。活组织检查可发现DSA而未检出C4d。通过抗体免疫疗法来抑制DSA也许能成为一个治疗排斥反应的手段，从而改善移植物的存活时间。

某些患者在器官移植前体内已存在HLA抗体，这种抗体可来自以前多次妊娠、接受输血、人工透析或感染过某些其表面抗原与供者HLA有交叉反应的细菌或病毒。在这种情况下，由于循环抗体（抗HLA）固定于移植物的血管内皮细胞，可引起超急性排斥反应，导致血管内皮损伤，血管壁炎症反应、血栓形成，移植组织坏死。在原先并未致敏的个体，器官移植后，随着T细胞介导的排斥反应的形成，也可产生抗HLA抗体，参与体液免疫排斥活动。

3. 移植排斥反应的类型与诊断　器官移植后对排异反应的诊断和鉴别诊断是临床最重要的工作内容之一。目前移植物活检标本的病理检查是诊断排异反应的"金标准"。但常难以做出诊断，这不仅取决于病理医生的经验和专业水平，也受到活检组织本身的局限。如肾移植后肾穿刺等有创的诊断方法可能产生出血、感染等并发症，而且在移植肾穿刺活检诊断急性排斥反应同时，排斥反应造成的移植物损伤已经形成。临床医生希望有一种非损伤性的简单方法可以明确预测或诊断排异反应，能准确反映受者的免疫状态或者移植物的生存状态。现在已经研究出一些相关生物标志物，如IL-5、尿中视黄醇结合蛋白、颗粒酶B、CD30分子、信使RNA（mRNA）、微小RNA（microRNA）、抗内皮细胞抗体（AECA）等，但其预测和诊断价值尚未获公认。病理学检查仍是难以替代的诊断方法。

在临床病理学上，器官移植排斥反应通常分为以下类型，兹以肾移植为例。

（1）超急性排斥反应：一般发生于器官移植后的数分钟至24小时内。主要是由于受者体内血循环中已经先有供体特异性HLA抗体存在，或供体、受体的ABO血型不符，受者体内的HLA抗体与供者T细胞表面的HLA抗原相结合并激活补体系统，释放出多种生物活性物质，进而引起血管内皮细胞损害、血栓形成、组织损伤和局部炎症。其本质属于Ⅱ型超敏反应。在肾移植患者，临床表现为已有尿液生成转为突然无尿，伴有发热、移植肾区疼痛。病理改变为移植肾血管开放后已充盈变硬呈粉红色的移植肾，突然变软呈紫色或暗红色，伴出血或梗死，出现花斑样外观。肾动脉搏动良好但肾静脉塌陷。镜下表现为广泛的急性小动脉炎伴血栓形成及缺血性坏死（梗死）。受累动脉壁有纤维素样坏死，中性粒细胞浸润，IgG、IgM和补体沉积。肾小球毛细血管、小动脉中血栓形成，管腔中有纤维素和细胞碎屑阻塞。肾小球肿大，肾小管上皮细胞缺血坏死，肾间质水肿伴大量中性粒细胞浸润，有时见淋巴细胞、巨噬细胞浸润。目前尚无有效的治疗方法、多数能通过移植前交叉配型预防，一旦确诊应作移植肾切除。再次移植前必须证实HLA抗体阴性后方可进行。

（2）急性排斥反应：在各类排斥反应中最常见，常发生在移植后1周到1个月内，也可在移植后的各个时段突然发生。该型排斥反应是以细胞免疫介导为主的排斥反应，也有体液免疫参与，或以体液免疫为主。①细胞型排斥反应，常发生在移植后几个月。镜下可见肾间质明显水肿伴大量淋巴细胞、单核细胞浸润，亦可见转化淋巴细胞（体积肿大，细胞质嗜酸，细胞核呈水泡状）和浆细胞。免疫组化染色可证实有大量 CD4⁺、CD8⁺ 的 T 细胞。淋巴细胞可浸润肾小管壁（淋巴细胞性肾小管炎），引起局部肾小管坏死。肾小球和肾小管周围亦可见大量单核细胞浸润。②血管型排斥反应，主要是抗体介导的排斥反应，以血管病变为特征。肉眼可见肾脏明显肿大，呈暗红色，有出血点，有时可见黄褐色梗死灶，可伴肾盂及肾盏出血。镜下表现为程度不同的血管内膜炎、细小动脉的坏死性小动脉炎或纤维素样坏死，肾小球毛细血管袢也可受累。血管壁内常有纤维素样坏死，淋巴细胞、单核细胞和中心粒细胞浸润，血管腔内可有血小板凝集、血栓形成。病变可弥漫或局限性分布。免疫荧光检查可见小血管壁、肾小管上皮内有免疫球蛋白（IgG、IgM）、补体和纤维素沉积。后期，血管内膜纤维化，管腔狭窄。间质内常有不同程度的单核细胞、淋巴细胞和浆细胞浸润。临床表现为突然发生的移植肾衰竭，尿量减少，血压升高，血肌酐上升较快，氮质血症，移植肾区触痛等，往往伴有不同程度的全身症状如发热、乏力、腹胀、头痛、心动过速等。彩色多普勒超声检查显示移植肾肿大，肾脏舒张期血流减少，阻力指数增高。

急性排斥反应有时会与免疫抑制药物如环孢素（ciclosporin）所致病变混淆，诊断中应注意鉴别。后者表现为血肌酐升高，伴有环孢素 A 血药浓度升高，而全身症状不明显，尿量减少不明显。移植肾无明显肿大、质地软、无压痛。

（3）慢性排斥反应：近来多使用慢性移植物功能减退或不全、慢性移植物肾病或慢性移植物失功来描述。在移植后数月至数年发生，最早可开始于移植后的 3 个月，是影响移植物长期存活的重要因素。导致慢性移植物失功的原因很多，分为免疫因素和非免疫因素两类，是一个多因素相互作用、序贯发展的动态变化过程。主要病变是广泛的血管病变，表现为血管内膜纤维化，常累及小叶间弓形动脉。动脉内膜纤维化引起管腔炎症狭窄，导致肾缺血，表现为肾小球毛细血管袢萎缩、纤维化、玻璃样变，进而肾小球萎缩和硬化，肾小管萎缩，间质纤维化。间质中尚可见散在的单核细胞、淋巴细胞浸润。免疫荧光检查可见小血管壁、肾小管上皮内有 IgG、IgM、补体沉积。肉眼可见肾脏体积明显缩小，并有多少不等的瘢痕形成，称为小瘢痕肾。其包膜明显增厚，与周围组织粘连。临床表现为进行性的移植肾功能减退、蛋白尿、少尿、氮质血症、高血压和逐渐加重的贫血。目前尚无有效的治疗方法。多数患者对免疫抑制治疗反应不明显。

移植肾穿刺活检是目前公认的最切实可靠的排异反应诊断方法，可以准确诊断排异反应及其程度。但上述三种类型病变程度不等，有时可重叠发生，有时由于活检材料所限而不够明显，以致诊断困难。在病理诊断中不但要注意区分排斥反应的类型，也要注意鉴别病变发生的原因，如感染、药物反应等，给临床治疗提供参考。

（刘德纯；戴　洁）

参·考·文·献

鲍镇美, 2001. 先天性免疫. 中华泌尿外科杂志, 22(12): 766-768.

毕爱华, 1995. 医学免疫学. 北京: 人民军医出版社.

蔡常洁, 陆敏强, 李敏如, 等, 2006. 肝移植术后细菌性感染的病原学特征及分布特点. 中华外科杂志, 44(15): 1026-1028.

曹雪芹, 黄庆华, 李雍龙, 2005. 与宫颈癌相关的人乳头瘤病毒的持续感染与免疫逃逸. 国外医学病毒学分册, 12(6):181-185.

柴军武, 2008. 人类免疫缺陷病毒感染与器官移植. 中华器官移植杂志, 29(4):253-255.

陈国栋, 陈立中, 陈白莉, 等, 2009. 肾移植术后侵袭性真菌感染的临床分析. 中华器官移植杂志, 30(10):620-622.

陈慰峰, 2006. 医学免疫学. 北京: 人民卫生出版社.

陈颖, 赵晓东, 2007. 慢性活动性EB病毒感染中的病毒免疫逃逸机制. 国际儿科学杂志, 34 (5):322-325.

程玉兴, 胡云章, 2005. 病毒免疫逃逸机制的研究进展. 国外医学病毒学分册, 12(5):150-154.

费允云, 侍效春, 甘凤英, 等, 2012. 系统性红斑狼疮死亡患者感染部位和病原菌分析. 中华风湿病学杂志, 16(5): 309-312.

高飞, 2010. 免疫重建炎症综合征. 中华实验和临床感染病杂志(电子版), 4(2):41-42.

高英茂, 李和, 2010. 组织学与胚胎学. 第2版. 北京: 人民卫生出版社.

郭雪西, 李彦敏, 胡占东, 等, 2014. 累及多部位的IgG4相关硬化性疾病1例并文献复习. 临床与实验病理学杂志, 30(1):64-67.

韩辉, 2000. 器官移植术后的弓形虫感染. 中华器官移植杂志, 21(3):191-192.

韩澍, 朱有华, 2005. 多瘤病毒感染对移植患者的影响. 中华器官移植杂志, 26(11):701-702.

贺建新, 2018. 联合免疫缺陷病. 中华实用儿科临床杂志, 33(4):250-256.

何维, 2010. 医学免疫学. 第2版. 北京: 人民卫生出版社.

洪建, 1997. 免疫细胞信号传导和免疫缺陷. 国外医学免疫学分册, 20(1):9-12.

洪微, 温海, 廖万清, 2003. 器官移植后真菌感染的预防. 中华医院感染学杂志, 13(9):898-900.

黄陵, 1990. 儿科病理学. 天津: 天津科学技术出版社.

黄蓉, 黄慧媛, 邢怡桥, 等, 2018. 人类免疫缺陷病毒感染的眼部并发症. 国际眼科杂志, 18(8):1411-1415.

黄樱, 王红, 2005. 肾移植术后巨细胞病毒感染的防治. 中华器官移植杂志, 26(4):252-253.

侯健存, 1989. 免疫缺陷病理专题座谈会纪要. 中华病理学杂志, 18(2):84-85.

侯健存, 1989. 免疫缺陷病理学的展望. 中华病理学杂志, 18(2):81-83.

姜俊, 2011. 医学免疫学与病原生物学. 上海: 第二军医大学出版社.

赖颢, 张文平, 陈昊, 等, 2010. 心脏移植受者术后感染特点及防治策略. 中华器官移植杂志, 31(8):450-453.

蓝恭斌, 彭龙开, 2007. BK病毒感染与肾移植. 中国医师杂志, 9(5):719-720.

李丹, 邢辉, 梁华, 等, 2013. 成人免疫缺陷综合症相关研究进展. 中国性病艾滋病, 19(4):311-313.

李继坤, 方步武, 吴咸中, 2007. 肠上皮内淋巴细胞分离鉴定. 中华微生物学和免疫学杂志, 27(9):809.

李惊姝, 2005. 实质器官移植后巨细胞病毒感染的临床新进展. 国外医学泌尿系统分册, 25(6):759-762.

李运千, 马韵, 任双喜, 2006. 抗真菌免疫研究进展. 华夏医学, 19(1):174-176.

凌志强, 1999. 人免疫缺陷病毒感染与黏膜免疫. 国外医学流行病学传染病学分册, 26(5):38-39, 50.

凌洲焜, 刘晋新, 张烈光, 等, 2018. 获得性免疫缺陷综合征合并肺癌的CT表现分析. 医学影像杂志, 28(12):2023-2025.

刘春礼, 孙燕, 李虹, 等, 2012. 人类免疫缺陷病毒/艾滋病合并结核感染356例. 中国实用医刊, 39(11):74-75, 78.

刘德纯, 1995. 人体弓形虫病的病理学表现与病理学诊断. 中国人兽共患病杂志, 11(6):82-85.

刘德纯, 1996. 艾滋病合并播散性巨细胞病毒感染. 诊断病理学杂志, 3(2):76-78.

刘德纯, 2002. 艾滋病临床病理学. 合肥: 安徽科学技术出版社.

刘德纯, 林清森, 1994. 获得性免疫缺陷综合征(AIDS)合并播散性弓形虫病尸检的病理学研究. 中华病理学杂志, 23(3):166-169.

刘德纯, 林清森, 1994. 获得性免疫缺陷综合征(艾滋病)(附151例尸检材料报道及文献复习). 蚌埠医学院学报, 19(3):168-171.

刘德纯, 林清森, 1996. 艾滋病合并分支杆菌病34例尸检材料的临床病理学研究. 中华结核和呼吸杂志, 19(3):136-139.

刘德纯, 林清森, 1996. 艾滋病合并隐球菌感染17例尸检材料的临床病理学研究. 中国微生态学杂志, 8(4):24-26.

刘德纯, 林清森, 1996. 获得性免疫缺陷综合征患者机会性感染的临床病理学研究. 中华传染病杂志, 14(4):203-206.

刘德纯, 林清森, Venkataseshan VS, 1994. 脑弓形体病18例临床与病理学研究. 中华神经精神科杂志, 2(5):277-279.

刘彤华, 2013. 诊断病理学. 第3版. 北京: 人民卫生出版社.

刘懿萱, 郭林, 卢仁泉, 2020. 获得性免疫缺陷综合征相关淋巴瘤诊疗的研究进展. 检验医学, 35(2):173-177.

刘自贵, 2012. 器官移植受者感染诊治进展. 现代临床医学, 38(2):144-147.

刘泽虎, 刘贞富, 2003. 人类乳头状瘤病毒感染的免疫逃逸机制. 国外医学皮肤性病学分册, 29(1):48-50.

陆明, 朱有华, 2006. 肾移植术后BK病毒感染的研究进展. 国际外科学杂志, 33(3):236-240.

陆再英, 钟南山, 2008. 内科学. 第7版. 北京: 人民卫生出版社.

鲁春燕, 孙淑娟, 2013. 肾移植患者感染的病原学和抗菌药物应用情况分析. 中国执业药师, 10(1):7-9, 20.

吕晶, 刘红刚, 2013. 关注IgG4相关硬化性疾病的进展. 诊断病理学杂志, 20(7):385-386.

罗敏华, 施凯, 肖扬名, 等, 1999. 聚合酶链反应在器官移植受者人类疱疹病毒6型感染检测中的应用. 中华器官移植杂志, 20(3):174-175.

马敬涛, 崔建华, 朱大为, 2005. 临床免疫病理学. 长春: 吉林科技出版社.

苗青, 申阿东, 2010. 结核分枝杆菌与宿主巨噬细胞相互作用机制的研究进展. 山西医科大学学报, 41(10):920-924.

彭志海, 钟林, 2005. 肝脏移植术后侵袭性真菌感染的特点. 中华医学杂志, 85(21):1445-1446.

裘昊旻, 宣丹旦, 邹和建, 2009. 系统性红斑狼疮合并感染30例回顾性分析. 中华风湿病学杂志, 13(6):390-393.

阮幼冰, 武忠弼, 1998. 免疫病理学. 武汉: 湖北科学技术出版社.

邵泽涛, 潘云, 李正金, 等, 2012. 人免疫缺陷病毒感染/获得性免疫缺陷综合征相关Burkitt淋巴瘤二例. 中华病理学杂志, 41(6):408-410.

石云, 吴超, 邹全明, 2005. 幽门螺杆菌感染免疫逃逸机制的研究. 国外医学微生物学分册, 28(6):17-19, 36.

斯崇文, 贾辅忠, 李家泰, 2004. 感染病学. 北京: 人民卫生出版社.

宋红丽, 潘澄, 王建, 等, 2007. 肝移植术后并发疟疾二例. 中华器官移植杂志, 28(9):564-565.

宋宁宏, 宋宇静, 张炜, 等, 2006. 肾移植术后带状疱疹的诊治. 中华器官移植杂志, 27(1):8-10.

宋诗铎, 2004. 临床感染病学. 天津: 天津科学技术出版社.

孙畅, 2014. 美国移植协会《实体器官移植感染疾病诊疗指南》2013年第3版介绍. 导言: 实体器官移植后感染. 实用器官移植电子杂志, 2(3):137-140.

孙汶生, 2010. 医学免疫学. 北京: 高等教育出版社.

谭亮, 谢续标, 叶明佶, 等, 2011. 源自供者实体器官移植的受者感染. 中国组织工程研究与临床康复, 15(5):884-890.

唐恩洁, 2004. 医学免疫学. 成都: 四川大学出版社.

王建斌, 李琦涵, 2019. 固有淋巴细胞研究进展. 中华微生物学和免疫学杂志, 39(5):389-395.

王洁, 余平, 2005. 衣原体免疫逃逸机制的研究进展. 中南大学学报(医学版), 30(6):723-725.

王静娴, 杨春, 2010. 结核分枝杆菌与巨噬细胞相互作用的研究进展. 微生物与感染, 5(3):181-185.

王红枫, 刘忠坤, 2005. 衣原体免疫逃逸机制研究进展. 国外医学皮肤性病学分册, 31(3):160-162.

王亮, 康翼鹏, 侯征, 2013. 金葡菌对中性粒细胞的免疫逃逸.

国际免疫学杂志, 36(1):15-19.

王林杰, 朱纯吾, 程淑秀, 1991. 卡氏肺囊虫性肺炎及全身性巨细胞包涵体病一例. 中华医学杂志, 71(12):712, 735.

王彤, 潘世扬, 陈友华, 等, 2009. 实体器官移植后并发感染的菌群分布与耐药分析. 中华器官移植杂志, 30(5):314-315.

王泳, 唐政, 季曙明, 等, 2006. 肾移植术后肺部蠊缨滴虫感染附4例报道. 肾脏病与透析肾移植杂志, 15(2):130-135.

王宇明, 2010. 感染病学. 第2版. 北京: 人民卫生出版社.

吴艳玲, 杨辉, 2022. 肠道3型固有淋巴样细胞的研究进展. 临床与病理杂志, 42(8):2009-2013.

吴忠标, 林国兵, 曾爱平, 等, 2010. 肾移植术后BK病毒感染的检测及临床意义. 中华实验和临床病毒学杂志, 24(5):367-369.

夏克栋, 陈廷, 2013. 病原生物与免疫学. 第3版. 北京: 人民卫生出版社.

肖金红, 朱翠明, 2011. 支原体对宿主细胞的免疫逃逸机制研究进展. 国际免疫学杂志, 34(5):245-248.

谢文娟, 刘玉林, 范爱萍, 等, 2020. 免疫缺陷人群宫颈癌筛查进展. 现代妇产科进展, 29(5):392-396, 399.

徐达, 邵琨, 周佩军, 等, 2006. 肾移植术后多瘤病毒感染的临床诊断与治疗. 中华器官移植杂志, 27(6):352-355.

徐纪茹, 吕昌龙, 2016. 病原与宿主防御系统. 北京: 人民卫生出版社.

徐清榜, 姚尚龙, 2021. Th17细胞及相关细胞因子在神经病理性疼痛中的研究进展. 中国疼痛医学杂志, 27(1):64-66.

徐在海, 2000. 实用传染病病理学. 北京: 军事医学科学出版社.

徐振宇, 王林辉, 2003. 器官移植术后真菌感染. 国外医学泌尿系统分册, 23(6):692-695.

许白兰, 刘江福, 2018. 获得性免疫缺陷综合征并播散性结核1例. 临床合理用药, 11(7):179-181.

许倩, 于晓辉, 吴雄志, 等, 2004. 乙型肝炎病毒免疫逃逸机制研究. 中国综合临床, 20(9):861-863.

鄢璞, 陈光华, 张美德, 1997. 严重联合免疫缺陷四例尸检分析. 中华病理学杂志, 26(2):103-105.

杨世忠, 董家鸿, 2006. 移植后淋巴组织增生性疾病的临床研究进展. 中华器官移植杂志, 27(3):190-192.

杨铁生, 1996. 第二次全国免疫功能低下宿主与感染学术研讨会纪要. 中华医学杂志, 76(4):250-253.

杨阳, 马翠玲, 2012. 器官移植受体常见的病毒感染及相关皮肤病. 国际皮肤性病学杂志, 38(3):176-179.

杨占宇, 2007. 肝脏移植后巨细胞病毒感染的预防与治疗. 中华消化外科杂志, 6(2):147-150.

姚春艳, 姜丽娜, 邱晓静, 等, 2011. CD3$^+$ CD56$^+$ NKT细胞与 V α 24$^+$ iNKT细胞的检测及其表型特点分析. 现代免疫学, 31(6):490-494.

姚春艳, 魏婷婷, 郭路路, 等, 2016. 正常成年人血液中固有样淋巴细胞频数分布规律的研究. 中国实验血液学杂志, 24(3):897-902.

袁玉杰, 任建安, 2011. 补体在外科感染中的作用. 中华胃肠外科杂志, 14(7):564-565.

张波, 2009. 器官移植后肺真菌病的诊断与鉴别诊断. 中华结核和呼吸杂志, 32(4):313-315.

张成德, 张伟杰, 2005. 多瘤病毒感染和肾移植. 中华器官移植杂志, 26(12):761-763.

张玲, 王长希, 傅红梅, 等, 2011. 肾移植后结核病的临床特征分析及诊断和治疗的单中心经验. 中华器官移植杂志, 32(10):600-603.

张荣生, 陆雷, 张冬华, 等, 2010. 肝移植术后并发肺部蠊缨滴虫感染一例报道. 中华器官移植杂志, 31(12):767-768.

张彦宁, 周小鸽, 王翠芝, 等, 2006. 移植后淋巴组织增生性疾病的临床病理分析. 中华病理学杂志, 35(4):209-212.

张玉林, 田亚坤, 郭彩萍, 等, 2018. 获得性免疫缺陷综合征相关淋巴瘤的诊治进展. 白血病·淋巴瘤, 27(6):376-379.

章谷生, 林飞卿, 1983. 细胞免疫学研究进展(第2集). 北京: 人民卫生出版社.

章晓联, 2008. 感染免疫学. 北京: 人民卫生出版社.

赵武述, 陈仁, 卞志强, 1994. 现代临床免疫学. 北京: 人民军医出版社.

赵晓东, 2007. 儿童呼吸道病毒感染与免疫应答. 临床儿科杂志, 25(9):797-800.

赵晓东, 2007. 儿童抗感染免疫. 实用儿科学杂志, 22(9):649-650.

郑龙, 王继纳, 戚贵生, 等, 2015. 肾移植术后肺结核确诊病例诊断与治疗的临床分析. 中华器官移植杂志, 36(11):666-670.

中华人民共和国国家卫生和计划生育委员会, 2014. 人感染H7N9禽流感诊疗方案(2014年版). 传染病信息, 27(1):1-4.

中华医学会热带病与寄生虫学分会艾滋病学组, 2019. 人类免疫缺陷病毒/艾滋病患者合并非结核分枝杆菌感染诊治专家共识. 传染病信息, 32(6):481-489.

周梅生, 闵志廉, 朱有华, 等, 2004. 肾移植术后肺部真菌感染的诊治. 中华器官移植杂志, 25 (2):18-20.

周尚仁, 1981. 免疫缺陷性疾病. 天津: 天津科学技术出版社.

周妍, 姚玉峰, 郭晓奎, 2007. 幽门螺杆菌逃避宿主免疫应答的机制. 胃肠病学, 12(10):628-630.

祝清国, 赵亚昆, 孙宁, 等, 2006. 肝炎病毒携带者肾移植后的处理. 中华器官移植杂志, 27 (1):16-17.

左晓霞, 2009. 结缔组织病患者结核感染的研究现状与思考. 中华风湿病学杂志, 13(10): 657-659.

左晓霞, 2011. 结缔组织病与感染. 实用医院临床杂志, 8(2):29-31.

Alfano G, Fontana F, Francesca D, et al, 2018. Gastric Mucormycosis in a liver and kidney transplant recipient: case report and concise review of literature. Transplant Proc, 50(3):905-909.

Alsobayeg S, Alshehri N, Mohammed S, et al, 2018. Aspergillus flavus native valve endocarditis following combined liver and renal transplantation: case report and review of the literature. Transpl Infect Dis, 20(4):e12891.

Barbouch S, Hajji M, Helal I, et al, 2017. Tuberculosis after renal transplant. Exp Clin Transplant, 15(Suppl 1): 200-203.

Brandt SL, Putnam NE, Cassat JE, et al, 2018. Innate immunity to staphylococcus aureus: evolving paradigms in soft tissue and invasive infections. J Immunol, 200(12): 3871-3880.

Brondfield MN, Reid MJA, Rutishauser RR, et al, 2017.

Disseminated acanthamoeba infection in heart transplant recipient treated successfully with a miltefosine-containing regimen: case report and review of the literature. Transpl Infect Dis, 19(2):1-14.

Brown M, Longano A, Dendle C, et al, 2018. Confirmed microsporidial graft infection in a HIV-negative renal transplant recipient: a case report and review of the literature. Transpl Infect Dis, 20(3):e12888.

Camagni S, Stroppa P, Tebaldi A, et al, 2018. Mycotic aneurysm of the hepatic artery in pediatric liver transplantation: a case series and literature review. Transpl Infect Dis, 20(3):e12861.

Camargo JF, Simkins J, Schain DC, et al, 2018. A cluster of donor-derived Cryptococcus neoformans infection affecting lung, liver, and kidney transplant recipients: case report and review of literature. Transpl Infect Dis, 20(2):e12836.

Chabra P, Ranjan P, Bhasin DK, 2017. Simultaneous occurrence of varicella zoster virus-induced pancreatitis and hepatitis in a renal transplant recipient: a case report and review of literature. Perm J, 21:16-83.

Clark NM, Weigt SS, Fishbein MC, et al, 2018. Fungal infections complicating lung transplantation. Semin Respir Crit Care Med, 39(2):227-254.

Cole SL, Ho LP. 2017. Contribution of innate immune cells to pathogenesis of severe influenza virus infection. Clin Sci (Lond), 131(4):269-283.

Davis JM, Chadburn A, Mouradian JA, 1988. Lymph node biopsy in patients with human immunodeficiency virus infection. Arch surgn, 123(11):1349-1352.

De La Cruz O, Silveira FP, 2017. Respiratory fungal infections in solid organ and hematopoietic stem cell transplantation. Clin Chest Med, 38(4):727-739.

Dixit A, Alexandrescu S, Boyer D, et al, 2017. Mycoplasma hominis empyema in an 18-year-old stem cell and lung transplant recipient: case report and review of the literature. J Pediatric Infect Dis Soc, 6(4):e173-e176.

Dustin LB, 2017. Innate and adaptive immune responses in chronic HCV infection. Curr Drug Targets, 18(7):826-843.

Dzananovic E, McKenna SA, Patel TR, 2018. Viral proteins targeting host protein kinase R to evade an innate immune response: a mini review. Biotechnol Genet Eng Rev, 34(1):33-59.

Elshaer D, Begun J, 2017. The role of barrier function, autophagy, and cytokines in maintaining intestinal homeostasis. Semin Cell Dev Biol, 61: 51-59.

Fang SY, Han H, 2017. Hepatitis E viral infection in solid organ transplant patients. Curr Opin Organ Transplant, 22(4):351-355.

Fijak M, Pilatz A, Hedger MP. et al, 2018. Infectious, inflammatory and 'autoimmune' male factor infertility: how do rodent models inform clinical practice?. Hum Reprod Update, 24(4):416-441.

Freiberg JA, Saharia KK, Morales MK, 2019. An unusual case of Nocardia cyriacigeorgica presenting with spinal abscesses in a renal transplant recipient and a review of the literature. Transpl Infect Dis, 21(1):e13025.

Gaut D, Cone BD, Gregson AL, et al, 2017. Gastrointestinal mucormycosis after orthotopic liver transplantation presenting as femoral nerve palsy: a case report and review of the literature. Transplant Proc, 49(7):1608-1614.

Gerber L, Gaspert A, Braghetti A, et al, 2018. Ureaplasma and Mycoplasma in kidney allograft recipients-a case series and review of the literature. Transpl Infect Dis, 20(5):e12937.

Głobiń ska A, Kowalski ML, 2017. Innate lymphoid cells: the role in respiratory infections and lung tissue damage. Expert Rev Clin Immunol, 13(10):991-999.

Goldblatt F, Chmbers S, Rahman A, 2009. Serious infections in British patients with systemic lupus erythematosus: hospitalisations and mortality. Lupus, 18(8):682- 689.

Gómez-Espejo SM, Olalla-Sierra J, Marí-Jiménez P, et al, 2017. Reconstitution inflammatory syndrome like reactive hemophagocytic syndrome associated with disseminated histoplasmosis in a HIV patient. Mycopathologia, 182(7-8):767-770.

Guarner J, 2017. Human immunodeficiency virus and fungal infections. Semin Diagn Pathol, 34(4):325-331.

Gukuranovic J, Ugrenovic S, Jovanovic I, et al, 2012. Viral infection in renal transplant recipients, The scientific world Journal. Article ID820621.1-18. doi:10. 1100/2012/820621.

Harris NL, Loke P, 2017. Recent advances in type-2-cell-mediated immunity: insights from helminth infection. Immunity, 47(6):1024-1036.

Herman D, Han H, 2017. Cytomegalovirus in liver transplant recipients. Curr Opin Organ Transplant, 22(4):345-350.

Heyes R, Northfelt DW, Lott DG, 2017. Posttransplant lymphoproliferative disorder: otolaryngological manifestations and management. Otolaryngol Head Neck Surg, 157(5):750-759.

Hogen R, Dhanireddy KK, 2017. Invasive fungal infections following liver transplantation. Curr Opin Organ Transplant, 22(4):356-363.

Hollyer I, Ison MG, 2018. The challenge of urinary tract infections in renal transplant recipients. Transpl Infect Dis, 20(2):e12828.

Hou R, Nayak R, Pincus SM, et al, 2019. Esophageal Mycobacterium avium-intracellulare infection in a bone marrow transplant patient: case report and literature review. Transpl Infect Dis, 21(1):e13019.

Ibrahim MK, Zambruni M, Melby CL, et al, 2017. Impact of childhood malnutrition on host defense and infection. Clin Microbiol Rev, 30(4):919-971.

Kamen DL, 2009. How can we reduce the risk of serious infection for patients with systemic lupus erythematosus. Arthritis Res Ther, 11(5):129.

Khalifa M, Kaabia N, Bahri F, et al, 2007. Infection in systemic lupus erythematosus. Med Mal Infect, 37(12):792-795.

Klatt EC, Nichols L, Noguchi TT, 1994. Evolving trands revaled by autopsies of patients with the acquired immunodeficiency syndrome. Arch Pathol Lab Med, 118(9):884-890.

Long SL, Gahan CGM, Joyce SA, 2017. Interactions between gut bacteria and bile in health and disease. Mol Aspects Med, 56: 54-65.

Mayes JT, O'Connor BJ, Avery R, et al, 1995. Transmission of *Toxoplasma gondii* infection by liver transplantation. Clinical Infection Diseases, 21(3):511-515.

McGee J O'D, Isaacson PG, Wright NA, 1992. Oxford Textbook of Pathology. Oxfoed: Oxford University Press.

Mobley CM, Dhala A, Ghobrial RM, 2017. Strongyloides stercoralis in solid organ transplantation: early diagnosis gets the worm. Curr Opin Organ Transplant, 22(4): 336-344.

Mooney D, Edgar D, Einarsson G, et al, 2017. Chronic lung disease in common variable immune deficiency (CVID): a pathophysiological role for microbial and non-B cell immune factors. Crit Rev Microbiol, 43(4):508-519.

Mu A, Shein TT, Jayachandran P, et al, 2017. Immune reconstitution inflammatory syndrome in patients with AIDS and disseminated coccidioidomycosis: a case series and review of the literature. J Int Assoc Provid AIDS Care, 16(6):540-545.

Nagle SJ, Reshef R, Tsai DE, 2017. Posttransplant lymphoproliferative disorder in solid organ and hematopoietic stem cell transplantation. Clin Chest Med, 38(4):771-783.

Naldi L, Venturuzzo A, Invernizzi P, 2018. Dermatological complications after solid organ transplantation. Clin Rev Allergy Immunol, 54(1):185-212.

Nanayakkara D, Nanda N, 2017. Clostridium difficile infection in solid organ transplant recipients. Curr Opin Organ Transplant, 22(4):314-319.

Nelson AM, Manabe YC, Lucas SB, 2017. Immune reconstitution inflammatory syndrome (IRIS):what pathologists should know. Semin Diagn Pathol, 34(4): 340-351.

Özçay F, 2017. Lymphoproliferative disease after pediatric liver transplant. Exp Clin Transplant, 15(Suppl 2):79-81.

Paulsen GC, Danziger-Isakov L, 2017. Respiratory viral infections in solid organ and hematopoietic stem cell transplantation. Clin Chest Med, 38(4):707-726.

Pires ES, 2017. The unmysterious roles of HSP90: ovarian pathology and autoantibodies. Adv Anat Embryol Cell Biol, 222:29-44.

Reese RE, Betts RF, 1991. A practical approach to infectious diseases. 3rd ed. Boston: Little Brown and Company.

Ramos-Casals M, Cuadrado MJ, Alba P, et al, 2008. Acute viral infections in patients with systemic lupus erythematosus: description of 23 cases and review of the literature. Medicine, 87(6): 311-318.

Shah SI, Bui H, Velasco N, et al, 2017. Incidental finding of cryptococcus on prostate biopsy for prostate adenocarcinoma following cardiac transplant: case report and review of the literature. Am J Case Rep, 18:1171-1180.

Tokuhara D, Kurashima Y, Kamioka M, et al, 2019. A comprehensive understanding of the gut mucosal immune system in allergic inflammation. Allergol Int, 68(1):17-25.

Trampert DC, Hubers LM, van de Graaf SFJ, et al, 2018. On the role of IgG4 in inflammatory conditions: lessons for IgG4-related disease. Biochim Biophys Acta Mol Basis Dis, 1864(4 Pt B):1401-1409.

Wald-Dickler N, She R, Blodget E, 2017. Cryptococcal disease in the solid organ transplant setting: review of clinical aspects with a discussion of asymptomatic cryptococcal antigenemia. Curr Opin Organ Transplant, 22(4):307-313.

Walzer PD, Genta RM, 1989. Parasitic infections in the compromised host. New York: Marcel Bakker Inc.

Westrich JA, Warren CJ, Pyeon D, 2017. Evasion of host immune defenses by human papillomavirus. Virus Res, 231: 21-33.

Woodward J, Gkrania-Klotsas E, Kumararatne D, 2017. Chronic norovirus infection and common variable immunodeficiency. Clin Exp Immunol, 188(3):363-370.

Wu Y, 2018. The plasma contact system as a modulator of innate immunity. Curr Opin Hematol, 25(5):389-394.

Yi SG, Knight RJ, Lunsford KE, 2017. BK virus as a mediator of graft dysfunction following kidney transplantation. Curr Opin Organ Transplant, 22(4):320-327.

Young AL, LeBoeuf NR, Tsiouris ST, et al, 2010. Fatal disseminated acanthamoeba infection in liver transplant recipient immunocompromised by combination therapies for graft-versus-host disease. Transplant Iufectious Bisease, 12(6):529-537.

Zeng MY, Inohara N, Nuñez G, 2017. Mechanisms of inflammation-driven bacterial dysbiosis in the gut. Mucosal Immunol, 10(1):18-26.

第五章
感染与肿瘤

 肿瘤是一类严重危害人类健康的疾病。据我国国家癌症中心 2018 年发布的《2014 年中国癌症的发病率和死亡率》指出，2014 年我国癌症发病数为 380.4 万人，发病率为 278.07/10 万；死亡数为 229.6 万人，死亡率为 167.89/10 万人。据 WHO 下属的国际癌症研究机构发布的《2020 年全球癌症研究报告》指出，2020 年全球新发癌症 1930 万人，死亡近 1000 万人；预计到 2040 年全球癌症新发病例将超过 2700 万人。在每年新增的癌症患者中，约有 1/8 与幽门螺杆菌、HBV、HCV、HPV、肝吸虫等 11 种病原体感染有关，几乎所有宫颈癌都与 HPV 感染相关，55% 的肝癌与 HBV 慢性感染有关。近年肿瘤与感染的关系越来越受关注。据《柳叶刀 - 全球健康》报道，2012 年的 1400 万癌症新发病例中有 220 万（15.7%）新发病例归因于致癌性感染，最常见的病原体依次是幽门螺杆菌（77 万例）、HPV（64 万例）、HBV（42 万例）、HCV（17 万例）、EB 病毒（12 万例）。近年感染相关癌症（infection-associated cancer）的比例还在上升，必须高度重视，切实加强感染与肿瘤的诊断与研究。

第一节　感染与肿瘤概述

 大量研究结果表明，肿瘤的发生发展是一个多因素、多步骤的过程，明确肿瘤的病因和发病机制是进行预防和治疗的重要基础。感染是某些肿瘤发生发展的重要原因之一，肿瘤也常并发感染，两者之间的关系密切，在肿瘤病理诊断和研究过程中必须高度关注。

一、感染与肿瘤之间的关系

 感染与肿瘤之间的关系可分为两个方面：①感染诱发或导致肿瘤，现已公认 HBV、HCV、EB 病毒、HPV、幽门螺杆菌等病原体的致癌作用；②肿瘤患者合并或继发感染，如许多癌肿伴发细菌或真菌感染等。参照 WHO 的致癌物质清单，以及肿瘤临床病理学表现，感染与肿瘤之间的关系大致可以分为 3 级。

1. 直接相关　即 WHO 所划分的 I 级，是一类业已证实的致癌因子，如 HPV 与皮肤黏膜的鳞状细胞癌，HBV、HCV 与肝细胞癌，EB 病毒与淋巴瘤，幽门螺杆菌与胃癌，华支睾吸虫与胆管细胞癌等。

2. 密切相关　即 WHO 所划分的 II 级，经动物实验证实有可能致癌，病原体常常伴存于肿瘤，在肿瘤中常可检出该病原体成分，但其致癌作用尚未充分阐明。例如，日本血吸虫与肝癌或结肠癌、Merkel 细胞多瘤病毒与 Merkel 细胞癌等。所谓感染相关肿瘤主要是指以上两类。

3. 可能相关　即 WHO 所划分的 III 级，在某些病例中可能检出病原体，其相关性有待进一步证实，致癌机制也尚待阐明。例如，弓形虫、L 型细菌等可以在多种肿瘤中发现，可能在具体肿瘤病例的发生发展过程中起到一定作用，但也可能只是一种伴随的感染。

在上述肿瘤中，常可检测出病原体或其抗原、核酸等成分，以证实其与感染的关系。除此之外，在某些肿瘤中虽然未必能检出病原体成分，却常见炎细胞浸润，例如：①肿瘤继发感染，即在肿瘤发展和治疗过程中所发生的感染，与肿瘤的发生发展无关，其中不少是医院内感染，如某些肿瘤继发的真菌或细菌感染；②肿瘤间质富有炎细胞特别是淋巴细胞，如炎症性肌成纤维细胞肿瘤、乳腺髓样癌和伴反应性肉芽肿的浸润性癌。淋巴上皮样癌、霍奇金淋巴瘤等。在某些肿瘤中淋巴细胞性间质往往是机体免疫反应的表现，而非感染所致。

在所有肿瘤中，15% ～ 20% 是由感染引起的，其中主要是病毒，某些细菌、真菌、寄生虫也参与癌变过程。常见病原体与肿瘤之间的关系见表 5-1-1。

表 5-1-1　常见病原体与肿瘤之间的关系

病原体名称	相关肿瘤
EB病毒	鼻咽癌、胃腺癌、多种类型的恶性淋巴瘤、平滑肌肿瘤等
HPV	皮肤及黏膜（子宫颈、阴茎、口咽、食管、支气管）鳞状细胞癌
HHV-8	卡波西肉瘤（Kaposi sarcoma，KS）、渗出性淋巴瘤等
HBV、HCV	肝细胞癌，非霍奇金淋巴瘤
HTLV-1	成人T细胞白血病/淋巴瘤
Merkel细胞多瘤病毒	皮肤Merkel细胞癌
幽门螺杆菌	胃癌等
埃及血吸虫	膀胱尿路上皮癌
华支睾吸虫	胆管细胞癌，肝细胞癌
日本血吸虫	肝细胞癌、结肠癌、胃癌

二、感染致癌的发病机制

微生物和寄生虫感染诱发肿瘤的机制，是当前肿瘤研究前沿领域的重要课题，近年已获得许多进展。虽然在绝大多数情况下感染并不会直接诱发肿瘤，但如果感染持续存在，将可能导致组织的持续性损伤和修复增生，使细胞增生发生偏离和异型，包括基因和分子水平的改变以至细胞和结构水平的变化，最终将导致肿瘤的发生。笔者设想，可能存在这样一个链条或一种联系，即感染—炎症—肿瘤，由感染引起炎症，由炎症促发肿瘤。具体说来，可以分为直接致癌和间接致癌两个方面。某些病原体可能直接作用于靶细胞，诱发炎症反应，并干扰或改变宿主细胞的遗传特性而诱发肿瘤性增生；某些病原体则通过以下环节间接致癌，如①削弱或破坏机体免疫防御和免疫监视功能，使机体内异常增生的细胞失去控制或抑制；②引起持续性感染或慢性炎症，在增生与修复过程中诱导或促发局部细胞过度和异常增生；③通过慢性炎症反应，改变机体局部的内部微环境，有利于肿瘤性增生；④通过特定炎症介质或细胞因子的作用，连接炎症与肿瘤转化过程，导致某种细胞异常且持续的增生，最终发展为肿瘤。当然上述癌变因素往往不是孤立出现，更可能是相互交错、相互促进，因而形成"感染—炎症—肿瘤"这一复杂的联系。

（一）病原体感染的直接致癌作用

某些病原体，特别是某些病毒，可以直接感染靶细胞，并将其致癌基因片段整合到宿主细胞内，引起细胞增生、转化和癌变。例如，EB病毒引起的淋巴瘤，HPV引起的皮肤黏膜鳞状细胞癌等。此处简述近年比较关注的几项致癌作用。

1. 病原体基因蛋白及基因型的作用　慢性感染和炎症可以改变或抑制癌基因的表达和转化，以促进细胞向恶性转变。肿瘤病毒（oncoviruses）具有致癌作用，可将活化的癌基因插入宿主细胞基因组以导致细胞变异、增加染色体不稳定性，而染色体畸变或不稳定性在多种肿瘤的发生、发展过程中起到重要的作用。例如，HPV是一种广泛分布的DNA病毒，HPV可感染皮肤和黏膜的上皮细胞，其复制周期与上皮的分化有密切联系。迄今已发现200多种HPV基因型，每种都显示出其感染有严格的组织特异性。HPV诱导的恶性肿瘤是由HPV的独特类型（致癌的或高危的类型，如HPV16、18等）引起的，在人类所有癌症中，HPV感染引起者占5%，以子宫颈癌最为重要。在子宫颈癌中，99.7%以上是由高危型HPV感染引起的，其中至少70%是由高危型HPV16、18型感染所致。持续的高危型HPV感染可影响细胞增殖、凋亡、免疫逃避等机制，导致基因组不稳定。HPV的两种癌蛋白E6和E7是导致癌变的主要因素。这两种蛋白的功能都是针对维持细胞内环境稳定所必需的关键通路。当有利于正常病毒生命周期的环境受到干扰时，可以导致宿主细胞发生变化，癌基因蛋白E6和E7的表达增加，并激活细胞周期，抑制凋亡，积累DNA的损伤，最终导致恶性肿瘤的发展。幽门螺杆菌感染也可导致胃黏膜上皮细胞基因组的不稳定性，包括DNA错配修复失调、异常的DNA甲基化、miRNA失调等，使受累细胞癌变。

2. 氧化应激反应的作用　氧化应激（oxidative stress, OS）反应是指机体在遭受感染和炎症等各种有害刺激时，体内高活性小分子物质如活性氧自由基（reactive oxygen species, ROS, 活性氧）和活性氮自由基（reactive nitrogen species, RNS, 活性氮）产生过多，体内氧化与抗氧化作用失衡，氧化程度超出氧化物的清除，导致氧化还原状态的不平衡，进而引起组织损伤，并可导致中性粒细胞浸润，蛋白酶分泌增加，产生大量氧化中间产物。OS被认为是导致衰老和某些疾病（包括肿瘤）的一个重要影响因素。

许多研究表明，高危型HPV蛋白与氧化应激反应有关，并被认为是癌症发展的危险因素。活性氧和活性氮参与调节诱导细胞增殖、分化和死亡，促进DNA、蛋白质和脂类的破坏，从而导致突变和基因组不稳定的积累，与某些癌症的形成和发展有关，是高危型HPV引起的致癌过程中的关键因素。55%肝细胞癌与HBV慢性感染有关，在HBV和HCV导致肝细胞癌的过程中，也有氧化应激反应的参与。

3. 信号传导系统的作用　病毒或细菌本身及其产生的毒性物质如细菌效应物Colitin，细胞毒性相关基因（Cag A）等，可以破坏宿主细胞，损伤宿主细胞基因组的稳定性，并通过影响宿主细胞信号级联途径，改变分子微环境，或通过组织损伤及炎症反应，直接或间接促进细胞癌变。在宿主细胞信号传导系统中，近年比较关注信号传导及转录激活因子（signal transducer and activator of transcription, STAT）的作用。STAT含有SH2和SH3结构域，可与特定的含磷酸化酪氨酸的肽段结合。当STAT被磷酸化后，发生聚合，成为同源或异源二聚体形式的活化的转录激活因子，进入细胞核内与靶基因启动子序列的特定位点结合，促进其转录，其中STAT3在诱导和维持促癌变炎性微环境方面起着关键作用。例如，在伤寒沙门菌感染相关结肠癌中，伤寒沙门菌AvrA表达可激活STAT3通路，导致β-catenin信号增强并提高结肠癌发生的危险。在肝细胞病毒感染的研究中发现HCV核心蛋白可与STAT3蛋白的信号传感器和激活剂相互作用，继而导致一个关键的酪氨酸残基持续性磷酸化，强化肝细胞增殖以及上调Bcl-XL及cyclin-D水平，改变细胞因子水平和被感染细胞的凋亡和增殖反应，促进肝细胞恶变以及肝癌的发生。另一方面，某些炎症因子具有抑制肿瘤作用，通过可致癌的各种炎症因子的受体拮抗剂、抑制剂、中和抗体以及炎症因子修饰物来阻断异常的信号转导通路，可在一定程度上阻止肿瘤的发生及阻断其浸润转移。例如，肿瘤相关巨噬细胞可通过激活IL-2、干扰素和IL-12杀伤肿瘤细胞。

4. DNA甲基化的作用　DNA甲基化是主要的表观遗传学变化之一，在各种肿瘤中普遍存在。启动子的超甲基化能引起APC、p16、BRCAI、Rb等抑癌基因的转录沉默，并与肿瘤演进相关；而甲基化的CpG位点易脱氨，导致肿瘤相关基因的错义突变。大量证据显示在微生物感染中慢性炎症与超甲基化关系密切。幽门螺杆菌（Hp）感染胃癌患者在7CpG岛8区的甲基化程度高于幽门螺杆菌感染非胃癌患者数倍，且E-钙黏蛋白基因的超甲基化与患者感染和胃癌发生相关。EB病毒感染进入潜伏期后可导致宿主细胞基因组甲基化和细胞信号通路失调，异常的基因表达和被干扰的胃上皮细胞在肿瘤微环境的影响下，最终导致肿瘤的发生。

5. 慢性感染的损伤作用　慢性感染可造成局部组织的持续性损伤，包括组织结构、细胞形态和分子水平的损伤。在分子水平，DNA 受到损伤后立即启动修复程序，如迅速激活抑癌基因 *p53*，p53 蛋白再激活基因 *p21* 等使突变细胞停滞于 G1 期，以利于损伤 DNA 的修复。细胞周期关卡也可在复制或有丝分裂以前修复感染因子或致癌物质导致的 DNA 损伤。当损伤超过了修复的能力，细胞周期关卡将引导细胞凋亡或进入不可逆的 G0 期，从而清除受损的、突变的或发生癌前病变的细胞，维持内环境的稳定。在慢性感染过程中，有些病原体可编码类似癌基因的基因产物，损伤宿主 DNA，促进感染细胞的生存、增生和细胞变异；有些病毒性癌蛋白可促进细胞恶性转化。例如，感染部位的细胞因子、趋化因子的持续存在和由其引发的级联反应能够趋化炎症细胞聚集，增加活性氧产物的产生，导致 DNA 氧化损伤，诱导基因突变，改变基因状态，促进肿瘤细胞生长。感染灶内巨噬细胞移动抑制因子（MIF）可使基因 *p53* 失活，且会损伤 DNA 修复酶，使 DNA 分子损伤后的自我修复受到抑制。不能被修复的突变细胞在正常情况下将被诱导凋亡。肿瘤坏死因子（TNF-α）和（或）突变上皮细胞膜上的表皮生长因子受体（EGFR）可直接或间接激活突变上皮细胞内的 NF-κB，后者可表现为抗凋亡作用，使突变继续存活。某些能够引起细胞内持续感染的病原菌，也能够抑制宿主细胞的凋亡，这样受细菌感染的细胞就能够避免机体免疫应答引起的凋亡，得以在细胞内长期生存，这种凋亡受抑制的细胞有可能转变为癌细胞。在持续的慢性感染或炎症中，当细胞 DNA 损伤累积到一定程度，变异细胞的数量超过机体修复能力，增生细胞超过凋亡细胞，DNA 损伤超过修复能力或修复程序混乱，变异细胞持续增生，将会演进为肿瘤。

6. 细胞转化和增殖作用　体外实验研究证明，感染因子可以促进或诱导细胞转化。当多瘤病毒感染体外培养的细胞后，正常细胞可转化为肿瘤细胞，此后发现许多 DNA 病毒也具有这种作用。有少数病毒感染细胞后不仅不抑制细胞 DNA 的合成，反而促进细胞的 DNA 合成，引起细胞过度增殖。引起动物肿瘤的 SV40 病毒即为这些病毒的代表。SV40 病毒编码的 T 蛋白可与细胞的 DNA 复制起始点及细胞的 DNA 多聚酶结合，从而促进细胞的增生。在小鼠中，注射 SV40 病毒可使动物发生肿瘤。在鼠成纤维细胞培养中这类病毒均可导致细胞转化，即细胞形态发生

变化，由成纤维细胞形态转变为上皮样细胞形态，细胞代谢和增殖速率加快，失去细胞间的接触抑制，呈成堆生长等特点。有时受染细胞还可增殖，将病毒传给子代细胞，或通过直接接触，感染邻近的细胞。病毒感染可以引起上皮细胞和淋巴细胞等成分的增生。淋巴组织的反应性增生是病毒感染的一种常见表现，尤其在 EB 病毒、HIV 等感染，常见的有淋巴结肿大、淋巴组织反应性增生。HPV 等则引起上皮细胞增生、非典型增生（上皮内瘤变），严重者发展为浸润性鳞状细胞癌。

7. 致癌病原体感染的特点　①传播途径多样化：实验研究已证实许多动物和禽类中存在 RNA 肿瘤病毒，它们或以水平传播方式从一个动物传给另一个动物；或以垂直传播方式传给子代的生殖细胞和体细胞。前者为外源性感染，后者为内源性感染。在人类，致癌病原体的感染途径包括通过皮肤黏膜的直接接触，或通过呼吸道、消化道摄入病原体。例如，HTLV-1、HIV 等常通过母乳喂养而感染，或经性传播感染，亦有经输血、静脉注射毒品或器官移植获得者。②多种病原体混合感染：有时患者会合并多种病原体感染，促进癌的发生。特别在 HIV 感染基础上，机体免疫力下降，更容易感染其他机会病原体，也更容易发生感染相关肿瘤，特别是合并 EB 病毒或 HHV-8（KAHV）感染而发生淋巴瘤、卡波西肉瘤等。有报道称锥虫（*Trypanosoma cruzi*）感染导致巨食管症（megaesophagus），合并 HPV 感染发生食管鳞癌。EB 病毒和疟疾混合感染与地方性 Burkitt 淋巴瘤密切相关。HTLV-1 感染也常合并寄生虫或细菌感染，亦为成人 T 细胞白血病 / 淋巴瘤的危险因素。③长期、慢性或持续性感染才有可能导致癌变，如 HBV 导致肝细胞癌，需要在慢性肝炎、肝纤维化和肝硬化的漫长病程中，发生 HBV 的高水平复制，以增加病毒负荷，并整合到宿主细胞基因组内，产生 HBV 编码的肿瘤蛋白，导致肝细胞的异常转化，并促进突变细胞的积累，才能形成癌灶。HPV 的持续感染也是一个必要条件，只有持续感染才能使病毒 DNA 有充分机会整合到宿主细胞染色体中，导致鳞状细胞转化和癌变。

（二）病原体感染的间接致癌作用

国际癌症研究机构估计，至少有 15% ～ 20% 的癌症是由炎症促发的，或高达 25% 的癌症与慢性炎症有关。人们已经认识到，许多肿瘤的发生经历了"慢性感染—炎症增生—肿瘤形成"的过程，这可以理解为感染致癌作用的一种形式。某些感染可引起慢性持

续性炎症反应，在增生与修复过程中诱导或促发局部细胞过度和异常增生，新生的细胞更易遭受各种致癌因子的影响而出现异常改变，包括异型增生和癌变；某些感染则主要削弱或破坏机体免疫防御和免疫监视功能，使机体内异常增生的细胞失去控制或抑制。慢性感染和炎症反应，可改变机体局部的内部微环境，并产生某些炎症介质或细胞因子，连接并促进炎症与肿瘤转化过程，导致某种细胞异常且持续地增生而形成肿瘤。

1. 慢性感染和免疫损伤的致癌作用　某些病毒感染（特别是 HIV 感染）可以抑制或破坏机体免疫防御功能。在免疫缺陷条件下，免疫监视功能低下，对突变细胞失去监控与清除功能，故在免疫功能缺损时易于发生肿瘤，形成"慢性感染—免疫损伤＋炎症增生—肿瘤形成"的链条，可视为一种间接的致癌作用。

（1）AIDS、机会性感染与肿瘤：AIDS 晚期患者常患卡波西肉瘤和脑原发性淋巴瘤等。实际上上述肿瘤并非 HIV 感染直接引起，而是在 HIV 所致免疫缺陷情况下，机体对肿瘤的发生缺乏免疫监视，使 EB 病毒感染激发的淋巴细胞增生容易进展为淋巴瘤，HHV-8 感染导致内皮细胞恶性增生演进为卡波西肉瘤，可见免疫缺陷只是肿瘤发生的间接因素。

在 AIDS 患者中常发生机会性感染，包括多种疱疹病毒。非霍奇金淋巴瘤约 1/2 与 EB 病毒感染有关，而脑部非霍奇金淋巴瘤不管是否与 AIDS 相关，几均与 EB 病毒有联系。在儿童平滑肌肿瘤中亦发现 EB 病毒基因及其表达。在一些霍奇金淋巴瘤中亦存在 EB 病毒表达，而原发性渗出性淋巴瘤（PEL）等则与 HHV-8 有关。

（2）慢性感染、免疫损伤与肿瘤：一些肿瘤的发生与慢性感染诱发的免疫抑制有关。慢性感染可在机体局部产生一个免疫抑制的微环境，其中调节性 T 细胞（T regulatory cells，Tr）增生，并通过细胞间接触、局部抑制因子的分泌、局部生长因子的竞争三个方面来实现其对免疫应答的抑制作用。病灶中 T 细胞受体（TCR）复合物及 NK 细胞受体的 ζ 链下调，使肿瘤细胞有机会逃脱免疫监视，有利于肿瘤细胞生长。慢性病毒感染可诱导机体抗病毒或抗肿瘤的特异性 T 细胞衰竭，损伤其增殖能力和效应功能，以致机体免疫应答无法对抗病毒感染相关肿瘤的发生。

（3）免疫抑制治疗与肿瘤：研究发现，在使用免疫抑制剂引起的继发性免疫缺陷（如同种肾移植受者）和病毒等感染时也可发生卡波西肉瘤、神经系统的淋巴瘤等。器官移植后发生的 EB 病毒感染相关淋巴组织增生甚至淋巴瘤，以及平滑肌肿瘤、卡波西肉瘤亦屡见报道。如免疫损伤或免疫抑制合并病毒感染，并激活原来处于休眠状态下的致癌基因，则更易发生肿瘤。

2. 慢性感染和炎症微环境与肿瘤的发生　150 多年前，Virchow 最先提出慢性炎症与癌变之间存在关联。随着研究的深入，现已公认慢性感染和炎症是肿瘤发生的一个重要因素。慢性感染或炎症可以改变病灶局部的微环境使之有利于肿瘤形成。因为在慢性炎症的微环境中，不但有组织损伤和炎性渗出，还存在多种炎细胞及其产生的各种细胞因子或炎症介质，构成一个复杂的调控网络，调控着炎症的进展。在慢性增生性炎症向肿瘤转化过程中，过度且异常增生的细胞构成肿瘤的实质部分，即瘤细胞，决定肿瘤的性质；原有的纤维、微血管、淋巴管、神经纤维等构成肿瘤的间质，其中亦含有基质细胞及细胞外基质、免疫细胞或炎细胞及其分泌的多种细胞因子，形成肿瘤微环境（TME），以减弱机体的抗肿瘤免疫反应，维持瘤细胞增殖、逃避细胞凋亡以及保持炎性环境和血管生成等特征。

（1）炎症微环境中的肿瘤相关细胞：慢性炎症微环境中的炎性细胞包括不同种类的白细胞，如巨噬细胞、中性粒细胞、淋巴细胞、浆细胞、肥大细胞等。最值得重视的是肿瘤相关巨噬细胞（tumor-associated macrophages，TAM）和癌症相关成纤维细胞（cancer-associated fibroblast，CAF）、髓源性抑制性细胞（myeloid-derived suppressor cell，MDSC）等。这些细胞通过分泌的细胞因子和肿瘤之间相互作用，共同构成了复杂的肿瘤炎症微环境，影响着肿瘤的生物学进程。① TAM 为迁移到肿瘤间质中或在有侵袭性的肿瘤组织边缘的巨噬细胞，主要涉及实体瘤的免疫应答和炎症反应，TAM 还能产生多种细胞因子，如尿激酶、基质金属蛋白酶（MMP）、环氧合酶 -2（COX-2）等，促进血管内皮细胞增殖，基质重构和血管形成，是肿瘤细胞增殖、侵袭和转移的必要参与成分。② CAF 是肿瘤 - 宿主界面微环境中最重要的宿主细胞，可见于乳腺癌、结直肠癌、肺癌、前列腺癌等肿瘤，它通过产生某些生长因子、IL-6、趋化因子和 MMP 等来促进肿瘤细胞的增殖和转移，对肿瘤细胞的生长、浸润和转移非常重要。③ MDSC 是一群异质性细胞，来源于骨髓祖细胞和未成熟髓细胞，是树突状细胞、巨噬细胞和（或）粒细胞的前体。这些前体细胞从骨髓募集到外周，被诱导活化后，可以表达血管内皮生长因子、成纤维细胞生长因子、MMP 等，促进血管形成；MDSC 还有免疫抑制作用，可以通过相关机制抑制 T 细胞介导的特异性抗肿瘤免疫和自然杀伤细胞与巨噬细胞介导的天然抗肿瘤免疫。④中性粒细胞也是肿瘤微环境中的一种关键细胞，并可存活较长时间。在某些条件下肿瘤相关的中性粒细胞可获得抗肿瘤（N1中性粒细胞）或促肿瘤（N2中性粒细胞）的活性，中性粒细胞分泌的多种细胞因子如TGF-β、IL-6、IL-17、CXC等对肿瘤演进有促进作用，但在某些情况下中性粒细胞也可发挥抗肿瘤作用，如通过与肿瘤细胞的物理接触或分泌H_2O_2等，杀伤或抑制肿瘤细胞等。

（2）炎症微环境中的细胞因子：感染所致炎症微环境中有大量细胞因子，这些细胞因子因为参与炎症反应，也称炎症介质。其实它们也参与肿瘤的发生与发展，主要致癌作用包括：①促进宿主细胞DNA变异，炎症微环境中某些细胞因子的持续存在和由其引发的级联反应能够趋化炎症细胞聚集，增加活性氧产物的产生，导致DNA氧化损伤，诱导基因突变，改变癌基因和抑制癌基因（包括蛋白质编码基因和非编码小分子RNA基因）的表达和转化，以促进细胞向恶性转变。②促进肿瘤细胞的增殖，在感染致癌的过程中，细胞因子主要作用是改变细胞的生存微环境，参与内源性或外源性信号通路，诱导基因突变、改变癌基因和抑制癌基因的表达和转化，促进细胞增殖并向恶性转变。通过对胃癌、肝癌、大肠癌、子宫癌等的研究发现，NF-κB、IL-1、COX-2、TNF-α和糖调节蛋白78（GRP78）等细胞因子可通过不同的途径促进肿瘤细胞的增殖和迁移等过程。③促进肿瘤血管新生，炎症时的血管反应与肿瘤转移的血管生成的信号通路大致相同。炎细胞可产生多种促血管形成因子，刺激血管和淋巴管生成。如血管内皮细胞生长因子（VEGF）、碱性成纤维细胞生长因子（basic fibroblast growth factor，bFGF）、COX-2和MMPs等，改善肿瘤细胞的生存微环境，促进肿瘤血管新生及转移。④促进癌细胞转移，目前认为趋化因子受体CXCR4/CXCL12轴是肿瘤转移中最主要的机制，已经发现其表达上调与多种恶性实体瘤的侵袭和转移相关。对乳腺浸润性导管癌组织进行的一些研究表明，乳腺癌组织可表达CXCR4及CCR7，而高表达者伴有广泛的淋巴结转移，转移灶也高表达CXCR4和CCR7，提示CXCR4在乳腺癌淋巴转移中起重要作用。

但是也有某些炎症因子具有抑制肿瘤作用，通过可致癌的各种炎症因子的受体拮抗剂、抑制剂、中和抗体以及炎症因子修饰物来阻断异常的信号转导通路，一定程度上阻止肿瘤的发生及阻断其浸润转移。如TAM可通过激活IL-2、干扰素和IL-12杀伤肿瘤细胞；CXCL1、CXCR2的中和抗体可以抑制高转移

结肠癌细胞株的增殖能力；在严重联合免疫缺陷小鼠制作的人乳腺癌移植瘤模型中使用抗CXCR4的单克隆抗体能有效地抑制肺部转移，也说明抗CXCR4单克隆抗体在抗肿瘤方面具有应用价值。抗IL-8中和抗体可抑制IL-8介导的肿瘤侵袭和血管新生，对治疗黑色素瘤等有重要意义。目前临床上已经开始试验使用某些抗炎药物如TNF阻断剂、趋化因子拮抗剂、非类固醇类抗炎药等辅助抗癌治疗。

3. 慢性感染和细胞增生与肿瘤的发生 在慢性感染过程中发生的细胞坏死和组织缺损，往往通过上皮和间质成分的增生来修复。而新生的幼稚细胞稳定性较弱，容易受到各种不良刺激（包括感染原、致癌物质、细胞因子等）而发生变异，甚至癌变。常见的实例：①幽门螺杆菌引起胃炎、胃溃疡、胃黏膜肠上皮化生和胃癌；②HBV引起肝炎、肝硬化和肝癌；③HPV病毒引起宫颈炎、宫颈糜烂和宫颈癌；④皮肤溃烂后缓慢增生修复，鳞状细胞假上皮瘤样增生和瘢痕癌形成。这些癌变过程中，都有上皮细胞的过度和异常增生，通过一个渐进的增生过程发生癌变。此外，EB病毒感染常引起淋巴组织增生，一部分增生性病变发展为恶性淋巴瘤。

综上所述，可见感染与肿瘤有很密切而复杂的关系。其主要机制包括：①慢性感染病程中，病原体的持续存在可直接或间接损伤特定的宿主细胞，某些病原体的核酸整合于宿主细胞直接导致宿主细胞基因改变；②感染导致不同形式的炎症反应，慢性炎细胞及其产生的炎症介质也可导致敏感细胞DNA损伤，增加基因不稳定性，或使基因突变，发生过度且异常的增生且不能修复或纠正；③感染和炎症重塑了细胞外基质，促进肿瘤血管和淋巴管生成，刺激突变细胞持续增生，为肿瘤的生长提供良好的微环境，其中含有多种肿瘤相关细胞和大量细胞因子（炎症介质），形成复杂网络，调控了肿瘤细胞的生成、增殖的微环境，有利于肿瘤的形成与扩散；④某些病原体感染抑制或破坏机体的免疫监视、排斥和防御功能，有助于突变细胞逃逸机体的免疫攻击，为肿瘤的形成提供有利条件；⑤在肿瘤进展的晚期，肿瘤细胞通过调控炎症介质，如选择素与其配体的相互作用，基质金属蛋白酶（matrix metalloproteinase，MMP）产物和趋化因子的功能等，促进肿瘤的播散和转移。

三、肿瘤继发或合并感染

肿瘤患者中合并或继发感染是临床实践中的常见问题，在恶性肿瘤化疗患者中感染是最常见的并发

症和主要死因。淋巴造血系统肿瘤患者中死于感染的约占 75%，在实体瘤患者中死于感染者约占 50%。

（一）恶性肿瘤继发或合并感染的原因与机制

1. 肿瘤本身的影响　恶性肿瘤患者常存在不同程度的免疫损伤或缺陷，尤其是淋巴造血系统肿瘤，如霍奇金淋巴瘤等，其本身就是免疫增生性疾病，破坏了正常的免疫结构和功能，可导致细胞免疫缺陷。多发性骨髓瘤患者常发生体液免疫缺陷。在检测肿瘤患者外周血淋巴细胞亚群时，常常见到 $CD4^+/CD8^+$ 值降低甚至倒置的现象，说明肿瘤患者细胞免疫功能明显下降。同时由于肿瘤细胞无限制性生长，夺取机体更多的营养，呈慢性消耗，加之肿瘤骨转移，尤其是多发性骨转移的患者，骨髓造血功能下降，粒细胞减少，其免疫功能明显下降。肿瘤造成的压迫和梗阻或排泄引流不畅，如肺癌引起的支气管阻塞，结直肠癌引起的肠梗阻等，为感染提供有利条件。

2. 放疗和化疗药物的影响　反复多次地接受化疗、放疗，可以破坏固有免疫防御屏障，使粒细胞减少，细胞免疫损伤，患者多数发生黏膜损伤和炎症；长期皮质激素治疗也会削弱细胞免疫。化疗过程中由于药物的毒性抑制骨髓功能，使白细胞数量下降，严重的骨髓抑制造成粒细胞缺乏，导致严重的感染如败血症、粒细胞减少性发热、机体抵抗力明显下降，极易造成细菌和真菌的感染，尤其是白血病化疗后风险最高。已发生真菌感染的病例，有形成鼻眶颅真菌病的可能，后果严重，预后差。放疗时各种射线穿过骨骼，或骨转移的止痛姑息放疗，也会造成骨髓功能损伤，造成粒细胞减少。如放疗与化疗同步进行，血液毒性会明显增加。可能是化疗及放疗等易造成中性粒细胞数量减少或功能损伤、黏膜屏障功能受损，为病菌入侵创造条件而增加了感染的机会。临床上对肿瘤化疗或放疗的患者，为了减少化疗、放疗的毒副作用，经常使用激素，且时间较长，造成免疫功能的抑制。机体免疫功能下降，体内原有的潜在感染可以复活，发生内源性感染。

3. 不合理地使用广谱抗生素　是造成真菌感染的重要原因之一。广谱抗生素的使用可导致菌群失调，造成真菌感染。使用抗生素时间越长，种类越多，真菌感染率越高。长期使用抗生素及其他治疗措施导致机体微生态环境破坏，容易发生机会性感染，也可能导致病原体耐药，增加抗感染治疗的难度。

4. 晚期、高龄的肿瘤患者　由于肿瘤的消耗，晚期患者进食差，造成恶病质；再加之化疗期间的消化道反应，影响进食。文献报道，年龄 > 60 岁、住院时间超过 2 周、有多种严重的基础疾病是医院内真菌感染的危险因素。患者病程漫长，晚期多有营养障碍，甚至恶病质，营养物质的缺乏加重免疫功能障碍。

5. 生理性屏障的破坏　正常的皮肤和黏膜是抑制病原菌入侵体内的天然屏障，晚期肿瘤患者常需深静脉置管以便静脉给药或者进行支持治疗。在治疗过程中长期留置中心静脉导管、接受静脉营养支持，或长期留置导尿管等人工装置，增加感染的机会。长期靠静脉输注营养液的患者易于将皮肤上的真菌带进血液循环，因此也是容易促发系统性真菌感染的危险因素。同时皮肤黏膜对放疗与化疗有较高的敏感性，可使黏膜充血水肿，血管通透性增加导致真菌感染。手术治疗切除癌肿及周围正常组织，破坏了正常的组织结构，使生理性局部防御屏障受到破坏。如脾脏切除、淋巴结清扫，亦削弱免疫功能。

（二）感染的部位与病原体种类

上述各种原因，造成的继发性免疫损伤，是患者发生感染的病理学基础。特别在粒细胞 < 500/mm^3，或 $CD4^+$ T 淋巴细胞 < 100/ml 时，更容易发生机会性感染。资料表明，癌症患者发生的细菌感染占 85% ～ 90%，真菌和病毒感染占 10% ～ 15%。

在真菌感染中，以假丝酵母菌最为常见，约占 80%，主要是白假丝酵母菌，其余依次是光滑假丝酵母菌、热带假丝酵母菌、近平滑假丝酵母菌、克柔假丝酵母菌等。此外新型隐球菌引起的脑膜炎或脑膜脑炎，曲菌引起的肺炎甚至播散性感染，也不少见。毛霉菌常侵犯血管，引起组织坏死。

许多研究人员发现，在肿瘤内可以检测出病原体及其成分，说明感染可以发生在肿瘤内，甚至认为所检出的病原体就是肿瘤的病因。如前所述，已获公认的如 EB 病毒与鼻咽癌、淋巴瘤，幽门螺杆菌与胃癌、淋巴瘤，HPV 与皮肤鳞状细胞癌，HBV、HCV 与肝细胞癌等。其他肿瘤与病原体（如 L 型细菌、支原体、衣原体、弓形虫等）的关系未必有因果关系。

另一方面，癌症患者的感染也可以发生在与肿瘤无关的部位，即基于患者免疫力降低所继发的感染。在口腔、食管黏膜常发生假丝酵母菌感染，在鼻腔鼻窦常发生曲霉菌感染；在呼吸道和胸腔常发生葡萄球菌、克雷伯菌、铜绿假单胞杆菌、不动杆菌或肠球菌等感染，或假丝酵母菌、曲霉菌感染；在腹腔、盆腔常发生肠杆菌、肠球菌和厌氧菌等感染；在中心静脉插管、伤口处常发生葡萄球菌、假丝酵母菌等感染，可引起局部蜂窝织炎。感染也可以发生在胃肠道、泌尿生殖道、肝胆系统或脑组织。这些部位的感染临床表现常不典型，容易被忽略或误诊，故应提高警惕。

四、感染性病变与肿瘤的鉴别诊断

在感染相关肿瘤中可见感染或炎症性病变，在感染与炎症基础上也可见癌变成分。例如，皮肤黏膜癌肿中看到大量中性粒细胞浸润甚至脓肿形成，在溃疡中查见异形细胞巢，在瘢痕中查见癌组织等。随着对感染与肿瘤关系的认识逐步深入，在肿瘤的诊断中也应注意进行病因探索，并与感染性病变加以鉴别以免误诊。本节特别强调在肿瘤中原位检测病原体和感染性肿瘤样病变与肿瘤的鉴别问题。常见的感染相关肿瘤见表 5-1-2，以供肿瘤诊断时参考。

表 5-1-2　常见感染相关肿瘤及其相关病因

肿瘤类型	部位或组织	相关病原体
鳞状细胞癌	皮肤、子宫颈、头面部、食管、上呼吸道、肺等	HPV
迈克尔（Merkel）细胞癌	皮肤	迈克尔（Merkel）细胞多瘤病毒
卡波西（Kaposi）肉瘤	皮肤，内脏	HHV-8（KSHV）
渗出性淋巴瘤	胸腔，腹腔	HHV-8
胃癌	胃	幽门螺杆菌，EB病毒
成人T细胞淋巴瘤/白血病	淋巴结	HTLV-1
实体性淋巴瘤	淋巴结，结外淋巴组织	EB病毒
淋巴上皮样癌	鼻咽部	EB病毒
平滑肌肿瘤	软组织	EB病毒
肝细胞癌	肝脏	HBV，HCV，日本血吸虫
胆管细胞癌	肝内外胆管系统	华支睾吸虫，后睾吸虫
尿路上皮癌	膀胱	埃及血吸虫

（一）肿瘤中的原位病原学检测与诊断

1. 肿瘤相关的感染性病变　在某些感染相关肿瘤中常常并无明显的感染或炎症性表现，如卡波西肉瘤、平滑肌肉瘤、脑原发性淋巴瘤及渗出性淋巴瘤等，注意病原体检查可能会有阳性结果。通过活检或尸检，对病变组织进行原位病因学检测，应当是最可靠的诊断措施。例如，在胃癌中检测到 EB 病毒或幽门螺杆菌，在皮肤黏膜鳞癌中检测到 HPV，在结肠癌中看到血吸虫卵，在鼻咽癌中检出 EB 病毒核酸成分，在 NK/T 细胞淋巴瘤中检测到 EB 病毒，渗出性淋巴瘤中检测到 HHV-8 等。对肿瘤中的感染或炎症表现进行病因筛查，对治疗有一定帮助。

2. 肿瘤继发或合并感染　在某些癌组织中常有显著的中性粒细胞浸润甚至有脓肿形成，可能检出细菌或真菌，提示为继发感染。肿瘤中如有显著淋巴细胞浆细胞浸润，提示病毒感染。在《血液病/恶性肿瘤患者侵袭性真菌感染的诊断标准与治疗原则》（2007年修订版）中，就规定组织学检查（发现真菌及相关病变）为确诊标准，对于真菌培养，除尿、痰外，在两个单独的正常无菌的封闭体腔内和器官内发现真菌证据，才能确诊；而其他标本的培养阳性只作为可疑感染。

李丽丽等回顾性分析首都医科大学附属北京同仁医院 1998～2008 年经临床和病理确诊的 21 例恶性肿瘤合并头颈部真菌病，病理学检查证实合并侵袭性真菌性鼻窦炎（IFS）有 8 例（38.1%），其中波及眶内者 6 例（28.6%），侵入颅内 1 例；原发疾病为白血病（7 例）及鼻咽癌（1 例）；病原真菌为接合菌（5 例）和曲霉菌（3 例），均有化疗或放疗及使用抗生素的病史。其余 13 例真菌感染发生于鼻腔鼻窦、咽喉及腭部原发肿瘤的坏死组织内，病原真菌主要为曲霉菌（6 例）和假丝酵母菌（4 例），7 例有放疗等治疗史。真菌培养结果 9 例阳性（9/13）。随访病例 14 例，死亡 6 例。该研究证实恶性肿瘤可合并头颈部真菌感染，以 IFS 最为多见，好发于白血病化疗后，易累及眼眶，预后较差；病原真菌的类别在 IFS 以接合菌和曲霉菌多见，可能与上呼吸道黏膜与外界真菌接触的机会较多有关。1例急性粒细胞白血病合并咽喉部真菌感染的患者，死于肺曲霉病，提示合并咽喉真菌感染时应高度警惕是否同时存在肺部真菌感染。

（二）感染性肿瘤样病变与肿瘤的鉴别

1. 慢性溃疡性病变　皮肤黏膜的慢性炎症和肿瘤都会有溃疡形成，而且慢性溃疡也可能发生癌变，必须注意鉴别。单纯的慢性溃疡其边缘平坦，底部为坏死组织、炎性渗出物、肉芽组织和瘢痕组织，典型者形成4层结构。而癌性溃疡通常较大，边缘隆起如堤状或火山口状，溃疡底部为癌组织，表面为坏死物。溃疡癌变者在溃疡边缘的上皮中可见癌组织，而溃疡底部可见上述4层结构，亦可有癌组织浸润。

2. 炎性假瘤　是局部炎性增生形成的瘤样肿块，影像学所见为占位性病变，常见于肺部和肝脏，亦可见于脾脏、淋巴结、网膜和肠系膜等处，临床常误认为肿瘤而切除送检。其成分多样，包括淋巴细胞、浆细胞、巨噬细胞、成纤维细胞等，但无异型性。其中一些原本被视为炎性假瘤者已经被确认为真性肿瘤，如所谓的硬化性血管瘤、炎性肌成纤维细胞瘤。因此，对于炎症表现突出的病灶应仔细寻找其中的肿瘤性细胞，对其他结节状或局限性病变也要注意鉴别肿瘤抑或感染。但炎性假瘤中很难发现病原体。

3. 肉芽肿样病变　有些肿瘤具有肉芽肿样表现。如上皮样肉瘤，特征是中心坏死性肉芽肿样结节形成，坏死周围有上皮样肿瘤细胞包绕，并可伴有慢性炎细胞浸润，尤其是复发性和皮肤溃疡形成者，酷似肉芽肿性炎。仔细观察上皮样细胞，可见不同程度的异型性，并具有上皮（角蛋白，keratin）和间叶性（波形蛋白，vimentin）双重免疫表型，可资鉴别。霍奇金淋巴瘤的背景为各种慢性炎细胞，包括多核巨细胞，可有不同程度的坏死，亦可出现肉芽肿，可误诊为炎症性或肉芽肿性病变。仔细寻找炎症背景下的R-S细胞，结合免疫组化（如CD15、CD30等标记阳性），有

时EB病毒原位杂交阳性，可以区别两者。我们要充分重视各种肉芽肿的诊断和鉴别，但如果过分看重肉芽肿性病变，可能会忽略肿瘤的存在。

4. 坏死性病变　感染和肿瘤都可以发生坏死，对于以坏死为主要病变的表现，应仔细观察坏死的性质和类型，区别干酪样坏死和肿瘤性坏死，以及肿瘤周围的病变，寻找肿瘤和感染的线索，在排除肿瘤后再确定炎症性病变。感染所致的坏死呈化脓性、液化性或干酪样，常伴明显炎细胞浸润或肉芽肿性病变。肿瘤性坏死多是凝固性坏死，可见坏死细胞的轮廓，或见到血管周围残留存活的肿瘤细胞，远离血管的瘤细胞发生缺血性坏死，形成假乳头状结构。

5. 纤维组织增生性病变　某些感染或炎症的晚期，纤维组织增生显著，甚至可以发生胶原化及钙化，在这样的背景下会有受到挤压而萎缩的腺样结构，拟似浸润性癌，如乳腺的硬化性腺病或纤维硬化病，甲状腺内有时也可见类似表现。有些肿瘤也可以有显著的纤维性间质，即所谓硬化型或促纤维增生型、中心硬化型等，在纤维化显著的区域可见萎缩的腺样或条索样结构。应注意其周围是炎症或肿瘤性病变，在纤维化区域内也可能发现少量异形细胞。所谓瘢痕癌也有显著的纤维瘢痕组织。

6. 淋巴细胞增生性病变　某些感染，尤其是EB病毒感染，常引起淋巴组织反应性增生；某些慢性炎症也以淋巴细胞增生为主，甚至形成假性淋巴瘤（如在肺部、眼睑）。而有些淋巴瘤，却含有其他炎性细胞，或有纤维组织增生，甚至肉芽肿形成，如霍奇金淋巴瘤。因此，对于淋巴细胞增生显著的病变，也应注意鉴别感染和肿瘤，如EB病毒的检测（原位杂交或免疫组化），阳性结果可能更有利于某些类型肿瘤的诊断。

（刘德纯；赵卫星）

第二节　细菌感染与肿瘤

　　细菌感染与肿瘤的关系，可以分为三个方面：一是细菌感染导致肿瘤，在致癌性细菌中，对幽门螺杆菌（Hp）的研究最为深入和广泛。二是肿瘤合并细菌感染，即在肿瘤中发现有细菌存在。L型细菌与肿瘤的关系也曾颇受关注，主要是一些研究者在肿瘤组织中检出了细菌或其L型。两者是因果关系或共存关系，

学界尚有不同认识。三是肿瘤患者继发细菌感染，通常是在患者经受手术、化疗或放疗以后，机体抵抗力下降情况下发生，感染可发生在肿瘤主体或肿瘤以外的其他部位和组织，故可判断为继发于肿瘤的感染。近年，利用细菌感染对肿瘤进行靶向治疗的课题也受到关注。本节主要讨论前两种情况。

一、细菌感染与肿瘤概述

早在 100 多年前，已有人在人类肿瘤中发现了细菌，并推测细菌与癌症有关。但对这个推测一直存在争论。肿瘤的部位存在细菌并不能说明细菌就是肿瘤的直接病因，因为感染有可能是在肿瘤发生以后继发的。另外，假设有一些肿瘤是由细菌启动的，但出现肿瘤的临床表现后，细菌有可能早被清除，此时即使肿瘤部位不存在细菌也不能否认细菌的致瘤作用。还有一些细菌与肿瘤之间没有关系，但其毒素在理论上却有致癌性。

（一）细菌感染诱发肿瘤的证据

1. 流行病学证据　细菌诱发肿瘤发生的证据许多都是流行病学的资料，最有说服力的是伤寒沙门菌（*S.typhi*）感染，它不仅引起肠伤寒的病变，也能寄居于胆囊或结石中，引起胆囊的无症状性慢性感染，导致胆囊的慢性带菌状态。如在纽约的一次伤寒暴发中的急性感染者和后来发展为慢性的带菌者，后者死于肝胆管肿瘤的概率是前者的 9 倍，表明慢性带菌者与肝胆管肿瘤之间有相关性，而与其他部位的肿瘤没有相关性，没有发展为带菌状态的急性患者则不存在上述患癌症的危险。在印度北部也有研究表明伤寒沙门菌带菌者与胆囊癌高发病率有关。带菌者的促癌机制不明，有研究表明细菌降解胆盐产生的复合物可能有致癌作用。近年发现，伤寒沙门菌可产生一种伤寒毒素（typhoid toxin），具有致癌潜能，它能引起受累上皮 DNA 的损伤，在受累细胞中引起细胞周期的变化，甚至增生和癌变，发展为胆囊癌；伤寒沙门菌还可导致胆囊内生物膜（biofilm）的形成，促进胆囊感染以及局部慢性炎症反应。此外，幽门螺杆菌与胃癌的关系也是通过许多流行病学资料证实的。

2. 实验病理学证据　一些疾病的动物模型也可以提供细菌致癌的依据，人们已经建立了一些细菌感染的相关的动物模型，目前有两类：将细菌感染不同的动物，或同一动物感染不同的菌株。例如，细菌感染蒙古沙鼠能够诱导胃腺癌，鼬鼠螺杆菌（*Helicobacter mustelae*, Hm）感染雪貂模型和猫胃螺杆菌感染小鼠模型都能产生淋巴瘤，腐蚀柠檬酸杆菌（*Citrobacter corrosion*）感染小鼠引起结肠增生性改变并导致结肠癌。胞内劳森菌（*Lawsonia intracelluaris*）是猪和其他动物增殖性肠病的病因，病原体进入小肠上皮的管状隐窝正在分裂和未完全分化的细胞中，刺激增殖，导致隐窝增大，替代了原来正常的分化上皮细胞而引起病变。这种病变与人结肠增生性病变如克罗恩病、溃疡性结肠炎的病变很相似，它们是结肠癌高危因素。胞内劳森菌产生的病变与腐蚀柠檬酸杆菌引起小鼠结肠腺瘤性改变很相似。腐蚀柠檬酸杆菌也能引起有抑癌基因缺陷的小鼠生成腺瘤。这是细菌能通过引起细胞转化而导致癌变的最有说服力的证据之一。

3. 肿瘤病理学证据　进入 21 世纪以来，随着超微病理学和分子病理学技术的进步，科学家发现，全球超过 16% 的癌症是由感染引起的，在许多肿瘤类型中都发现细菌存在，细菌已经成为肿瘤微环境的组成部分。细菌可能依靠特定肿瘤产生或储存的某些代谢产物来生存。研究发现，有些细菌优先在肿瘤组织中发现而非癌旁的正常组织中，而且可培养出活细菌。电镜检查发现这些细菌更喜欢在细胞核附近生存。潜伏在胰腺肿瘤细胞内的细菌可以通过"消化"某些药物来保护癌细胞免受化疗药物的破坏。对癌症与细菌关系的研究，对于探讨癌症发生机制甚至诊治方法，可能具有重要意义。

Nejman 等近年研究了 7 种癌症类型中的 1526 种肿瘤及其邻近的正常组织，包括乳腺、肺、卵巢、胰腺、黑色素瘤、骨骼和脑肿瘤。他们在不同肿瘤或正常组织类型中检测到 9190 种细菌。每种肿瘤类型都由独特的微生物组（microbiome）组成，而乳腺癌中微生物组特别丰富多样。病理检查显示，细菌脂多糖（LPS）和细菌 16S rRNA 主要定位于癌细胞和免疫细胞。在癌细胞中，细菌 16S rRNA 主要在细胞质中检测到，而 LPS 染色与细胞质和细胞核均相关。肿瘤内细菌主要存在于肿瘤细胞和免疫细胞中。他们在人类许多实体瘤中发现细菌 DNA、RNA 和脂多糖成分。在 1010 例肿瘤样本和 516 例正常样本中，所有肿瘤类型的细菌 DNA 水平均显著高于 DNA 提取组和石蜡对照组，在不同类型的癌症中细菌 DNA 呈阳性的肿瘤比例不同，从黑色素瘤的 14.3% 到乳腺、胰腺和骨肿瘤的 60%。在与外界环境没有直接联系的实体肿瘤如卵巢癌、多形性胶质母细胞瘤和骨癌等肿瘤中也检测到了细菌 DNA，在某些肿瘤中还检测出活细菌和 L 型细菌。

（二）细菌感染诱发肿瘤的机制

1. 导致增生性病变　某些细菌感染能够导致编码细胞周期调节信号的基因发生突变，或激活一些肿瘤相关基因，促进细胞增殖，从而增加细胞恶变的概率。巴尔通体能引起战壕热、猫抓病、杆菌性血管瘤病等，这些都能发展为增生性病变。一些细菌毒素能够直接调节细胞内的某些信号途径，这些信号与肿瘤的发生有关。研究证实，至少有 3 种细菌毒素具有促进细胞增殖的特性。脆弱类杆菌毒素破坏细胞骨架，并激活 c-myc 和 Cyclin-D，可导致细胞增殖。由大肠埃希菌菌株产生的细胞毒性坏死因子激活 Rho GTP 酶并重塑细胞骨架，导致细胞转移活性增加，且可激发 G1～S 相诱导宿主基因组的复制。幽门螺杆菌编码 CagPAI 和 VacA，通过改变 MARK-EGFR 途径，调节细胞分裂和细胞凋亡。实验证实，某些细菌虽不引起炎症反应，但都可引起细胞增殖性改变，如多杀性巴斯德菌感染能引起膀胱和输尿管的细胞增殖，但是不会引起炎症。腐蚀柠檬酸杆菌也引起增生性病变而不伴有炎症，关键是增生性改变的持续存在。

2. 抑制细胞凋亡　正常细胞由于存在凋亡机制，能够阻止细胞增生和癌变。多种细胞外刺激能够导致细胞凋亡，一些病原菌，尤其是能够引起细胞内持续感染的病原菌，能够抑制宿主细胞的凋亡。通过这种策略，受细菌感染的细胞能够避免机体免疫因素引起的凋亡，而细菌则得以在细胞内长期生存。这种凋亡受抑制的细胞有可能转变为癌细胞。支原体也能引起长期无症状的感染，抑制细胞凋亡，引起细胞的恶性转变。体外培养的组织细胞持续感染支原体后能够发生变化并且对小鼠具有致瘤性。

3. 产生炎症介质　细菌感染和炎症的微环境中产生的炎症介质在许多肿瘤中明显增加并能引起细胞的癌变。例如，多种白细胞介素、环氧化酶（COX-2）、NF-κB、肿瘤坏死因子（TNF）、microRNA、活性氧（ROS）和活性氮（RNS）等，在感染/炎症与肿瘤中起到桥梁或媒介作用。炎症可导致细胞因子和 ROS 产生增加，反过来又导致 COX-2 和 NF-κB 的上调。通过损伤 DNA，ROS 产物有较高可能性诱发肿瘤转化。此外，ROS 产物通过共生细菌（如牛链球菌）可引起基因组不稳定并导致基因突变。细菌可通过损伤 DNA 或调节 DNA 修复途径，增加其对体细胞突变的敏感性。

4. 影响细胞信号传导　许多研究证明，致病菌及其导致的感染和炎症过程中，尤其是在慢性感染和增生的过程中，会产生一些细胞因子，干扰细胞的信号传导通路从而影响细胞的行为和寿命。这些信号因子的调节是肿瘤抑制或发展的关键。信号传导通路的紊乱是慢性胞内细菌感染的特征，因为慢性感染需要受感染细胞的增殖，以抵抗正常的调控机制。细菌感染能够上调信号分子，特别是能激活胞外调节酪氨酸激酶通路，继而导致一些重要的转录因子如激活蛋白、血浆反应因子表达增加，它们进一步上调促炎症

因子的表达，促进细胞增生，抑制细胞凋亡，从而诱发肿瘤。

5. 破坏胃肠道屏障　正常情况下，人体消化道和泌尿生殖道都有大量细菌寄生，并保持着动态平衡，构成人体腔道黏膜的生物屏障。据美国人类微生物组计划（HMP）发表在 2019 年 *Nature* 上的资料称，人体内寄居着数千种微生物（细菌、病毒和真菌等），需以万亿数量级来统计。这些与人类共生的微生物群体可与人体各部位的疾病产生联系，与机体代谢等生命活动相关的信号通路也会受到不同种群的微生物控制。肠道抗微生物肽（antimicrobial peptides，AMPs）则是保持胃肠道微生态平衡的最佳分子屏障。人体胃肠道屏障暴露于大量微生物（有报道为 100 兆细菌），胃肠道感染可使微生物屏障及分子屏障受到破坏，如微生态失调，AMPs 活性降低，便可引起胃肠道疾病（包括肿瘤）。AMPs 的表达具有肽特异性、病原体特异性和疾病特异性，其与肠道上皮的基因表达和癌变的关系已经引起关注，并被视为联系"感染 - 炎症 - 癌症"的桥梁。

细菌的致癌作用尚存在争议，是因为其致癌的分子机制相当复杂。肿瘤的发生是一个长期的多步骤的过程，到达发展的高峰可能需要十几甚至几十年的时间。首先是感染导致细胞遗传基因改变，基因变化使细胞脱离正常生长调控的机制，然后这些细胞开始增生并且能够逃避机体的免疫监控。一旦肿瘤病灶形成，还需要血供来维持其不断生长，然后细胞行为发生明显变化，进而导致细胞有能力侵袭和转移。清除感染后某些在感染过程中形成的假瘤性改变能够消失。现在普遍认为，细菌的慢性感染扰乱细胞信号传导，通过抑制凋亡、促进增殖导致细胞转化，从而导致肿瘤的发生、发展。例如，幽门螺杆菌能引起慢性胃炎，继而发生胃溃疡甚至胃癌、胃黏膜相关淋巴组织淋巴瘤，虽然机制不明确，但是细菌感染和胃癌之间的关联是令人信服的。细菌致癌的发病机制涉及细菌和宿主的诸多因素，目前仍在深入探讨中。

二、幽门螺杆菌感染与肿瘤

幽门螺杆菌（*Helicobacter pylori*，Hp）是 1983 年澳大利亚学者罗宾·沃伦（J. Robin Warren）和巴里·马歇尔（Barry Marshall）从一个慢性活动性胃炎患者胃黏膜活检标本中首先分离到的，是目前所知能够在人胃中生存的唯一微生物种类。它是一种呈 S 形或弧形弯曲的革兰氏阴性杆菌，菌体一端的鞭毛可以使细菌方便地穿过胃黏膜屏障而定居至胃上皮细胞，又能

产生大量尿素酶，分解尿素在菌体周围形成一股碱性的"氨云"，可以抵抗胃内的酸性环境，以免被胃酸杀死。他们的研究证明 Hp 感染与胃或十二指肠溃疡相关，因此获得 2005 年的诺贝尔生理学或医学奖。后来进一步的研究证明 Hp 与胃癌的发生有关。幽门螺杆菌 L 型（*Helicobacter pylori* L-form，Hp-L）是 Hp 的细胞壁缺陷型，也可能与胃癌的发生有关。

全球人口中约有一半人感染 Hp。Hp 通常定植在胃部，引起慢性胃炎、萎缩性胃炎、肠上皮化生和非典型增生（间变），少数感染者最终发展为胃癌，因而被 WHO 确定为 I 级致癌物。Hp 与 B 细胞性黏膜相关淋巴组织（MALT）淋巴瘤近年也颇受关注。有报道称，Hp 感染患者中这种淋巴瘤的发生率比未感染者要大 3.6 倍，根治了 Hp 的感染，就能使其发生率降低或能使其发展过程得到控制。另外，在分类学上和 Hp 亲缘关系很近的同属菌猫胃螺杆菌和鼬鼠螺杆菌都能在小鼠中引起类似的病变。此处重点讨论 Hp 与胃癌的关系，Hp 与结肠癌、肝细胞癌、淋巴瘤的关系近年也受到关注。

（一）幽门螺杆菌感染与胃癌

1. 流行状况　自 1983 年发现 Hp 以来，对 Hp 与胃癌的研究受到广泛关注。前瞻性流行病学研究和根除性临床试验表明，80% 的非贲门胃癌是 Hp 感染所致。与非感染者相比，Hp 感染者胃癌发病风险增加 2 倍。胃癌在世界范围内仍为高发肿瘤，居各种恶性肿瘤死因的第二位，在我国胃癌的死亡率居各类癌症的第一位。流行病学资料表明：胃癌高发区人群 Hp 感染率较高；Hp 感染者发生非贲门胃癌的危险显著增高。而直肠癌、食管癌、肺癌等其他肿瘤与 Hp 感染率间无明显关系，从而反证了 Hp 对胃癌的致病作用。研究显示在胃癌组织中 Hp 阳性率为 69%～95%；Hp 感染者的胃癌发生率为 2.3%～6.4%。北京大学临床肿瘤学院流行病学研究室研究证实，清除胃内 Hp 感染，可使胃癌癌前病变及胃癌的发病风险降低 40%。此项研究表明，清除 Hp 感染是降低胃癌发病率的重要手段。香港大学医学院在我国福建胃癌高发区的一项长达 8 年的前瞻性研究显示，根除 Hp 的人群非贲门胃癌发病率明显下降。还有研究表明，Hp 感染者根除 Hp 后，可防止甚至逆转胃癌癌前病变，患食管腺癌的风险也降低。1994 年世界卫生组织 / 国际癌症研究机构（WHO/IARC）将幽门螺杆菌定为第一类致癌原。

我国是胃癌高发国家，也是 Hp 高感染率国家，Hp 感染率在 40%～70%，但存在地区差异，在西北甘肃、陕西等胃癌高发区 Hp 感染率高达 70% 及以上，在广东胃癌低发区为 45% 左右。近年来，在一些经济、卫生条件明显改善的地区如广州和北京，Hp 感染率已明显下降；其他地区并无下降。另外，我国北方地区的 Hp 感染率高于南方地区。

Hp 在世界不同种族、不同地区的人群中均有感染，是成年人中最广泛的慢性细菌性感染。Hp 感染率随年龄增加而上升，发展中国家约为 80%，发达国家约为 40%，男性略高于女性。在对中国 46 个不同乡村年龄介于 36～64 岁男性人群进行研究中发现，Hp 抗体阳性者胃癌的发病率及死亡率更高，而与其他肿瘤无相关性。另一项长达 10 年的随访队列研究结果显示，Hp 感染阳性者发生胃癌的危险性高于 Hp 阴性者。我国的感染年龄早于发达国家 20 年左右，20～40 岁感染率为 45.4%～63.6%，70 岁以上高达78.9%。

2. 传播途径　人是 Hp 的唯一自然宿主，人群感染率很高，一般通过接触患者的唾液、亲吻以及食用不洁食物后经口传播。Hp 的主要传播途径是人与人的直接或间接接触，即通过消化道（"口—口""粪—口"）传播的。以下实验可以证明：①利用 PCR 从患者唾液、牙斑和粪便中检出 Hp 的 DNA；②从牙斑和粪便中分离出 Hp；③从同一家族多名成员的排泄物中分离出相同的 Hp 菌株。临床研究发现，Hp 感染在家庭内有明显的聚集现象。家里一人有胃病，其家属、孩子将来也可能患胃病，父母感染了 Hp 其子女的感染机会也增加。共用餐具，母亲将食物嚼碎再喂婴儿，也增加"口—口"传播的机会。对感染 Hp 的家庭调查提示，有 Hp 感染者家庭中的"健康人"，Hp 抗体阳性率为 64%，同年龄组无 Hp 感染患者家庭的"健康人"Hp 抗体阳性率为 13%。

3. 临床表现　虽然 Hp 有较高的感染率，但临床上只有 15%～20% 的 Hp 携带者出现慢性胃炎和胃溃疡症状，主要表现为：①泛酸，Hp 会诱发促胃液素大量分泌，导致胃酸过多，表现为泛酸和烧心。②腹痛，因胃和十二指肠黏膜损伤，有些患者还可出现反复发作性剧烈腹痛、上消化道少量出血等症状。③口臭，Hp 在牙菌斑中生存，在口腔内发生感染，可能导致口气重，严重者往往还有一种特殊口腔异味，无论如何清洁，都无法去除。Hp 是引起口腔异味的最直接病菌之一。④食后上腹部饱胀、不适或疼痛，常伴有其他不良症状，如嗳气、腹胀、反酸和食欲减退等。一般不对感染人群筛查并治疗，仅对有 Hp 感染的溃疡患者推荐抗 Hp 治疗。

Hp 相关的胃癌早期症状不明显，进展期主要临床表现为：①上腹部疼痛不适，常伴纳差、厌食、体重下降等。②胃壁受累可有早饱感或呕吐，早饱感是指患者虽感饥饿但稍一进食即感饱胀不适。皮革胃时这种症状更突出。③并发幽门梗阻时可发生恶心呕吐。④溃疡形成者可有呕血或黑便，久之出现贫血。

4. 病理学观察　在慢性胃炎中常可以发现 Hp，发现率高低不同，与检测方法等有关。慢性胃炎患者的胃黏膜活检标本中 Hp 检出率可达 80%～90%，而消化性溃疡患者更高，可达 95% 以上，甚至接近 100%。在胃癌组织中，Hp 检出率相对较低，可能是由于局部上皮细胞已发生癌变和坏死，不再适合 Hp 生存，因此检出率不高，但在癌旁组织和不典型增生病灶中有可能观察到 Hp（图 5-2-1）。

有研究者采用 PCR 技术对 56 例胃癌、60 例慢性胃炎及 12 例正常胃黏膜组织进行 Hp 的检测。结果，胃炎中 Hp 检出率为 93.33%，胃癌组织中检出率为 41.07%，正常胃黏膜中仅为 16.67%。提示胃炎的发生与 Hp 感染明显相关，胃癌的发生与 Hp 感染有一定的关系。从胃癌发生部位来看，贲门癌 Hp 感染率极低（9.25%），而胃窦部及小弯区的癌组织中 Hp 感染率高（68%，37.5%），与 Hp 易感部位在胃窦部及小弯处是一致的。可能是 Hp 感染造成胃黏膜损伤、黏膜细胞活跃增生，增加了对致癌物质的敏感性，而贲门癌的发生与 Hp 感染无关。从病理分型的角度看，分化型（腺样型）的癌组织中感染率较高（55.88%），低分化型（弥漫型）中感染率较低（20%），2 例黏液癌中均未测到 Hp。该研究中分化型胃癌多位于胃窦区及小弯区，也支持这一观点。Hp 相关的胃癌中少数为印戒细胞癌，也可见多种类型的腺癌并存。Hp 可通过血液检测、呼气试验、胃镜活检及 Hp 培养等来检测，在病变组织中原位检测出 Hp 是最可靠的证据。在胃腺癌中也可见中性粒细胞浸润或小脓肿形成，提示其合并化脓菌感染（图 5-2-2）。

（二）幽门螺杆菌感染与结肠癌

大量研究表明，在结直肠癌患者活检组织中已经检测到 Hp。通过检测结直肠癌患者血清 Hp 抗体，发现结直肠癌患者血清 CagA 抗体阳性率均显著高于正常患者。应用免疫组织化学（IHC）染色对儿童结直肠腺瘤性息肉组肠活检标本中 Hp 感染率进行研究，与正常对照组相比，儿童大肠息肉 Hp 阳性率为 57.1%（20/35），两组 Hp 检出率差异有统计学意义。研究表明 Hp 可能在肠黏膜上定植，这为 Hp 可能通过局部肠黏膜作用诱发结直肠癌提供了理论依据。

（三）幽门螺杆菌感染与肝癌

动物实验证实，螺杆菌是鼠等啮齿类动物发生慢性肝炎、肝硬化和肝癌的致病因素之一，给健康小鼠胃内灌注肝螺杆菌（*H. hepaticus*）悬液，已成功复制出动物慢性肝炎和肝癌模型。这一动物模型引起人们对肝细胞癌（HCC）癌变机制中的细菌病因的关注。国内外研究表明，人肝脏组织中存在螺杆菌，该菌与 Hp 高度同源，提示 Hp 感染可能与各种肝脏疾病，尤其是 HCC 的发生有一定相关性。Avenaud 等研究表明，应用 PCR 技术在原发性 HCC 或肝内胆管癌标本中发现了 Hp 16S rRNA 基因的存在，测序证明与 Hp 有 97%～99% 的同源性。Ponzetto 等检测丙型肝炎肝硬化患者血清抗 Hp 的 IgG 抗体，肝硬化组 Hp IgG 阳性率明显高于对照组。利用 PCR 检测伴有肝硬化的原发性 HCC 患者手术切除标本，测序结果与 Hp

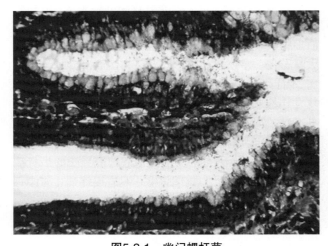

图5-2-1　幽门螺杆菌
胃癌癌旁黏膜腺体不典型增生，胃黏膜表面黏附幽门螺杆菌（亚甲蓝染色）

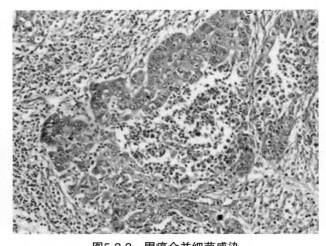

图5-2-2　胃癌合并细菌感染
胃癌组织，间质大量中性粒细胞浸润，局部形成脓肿，提示合并化脓菌感染

相近。CagA+Hp 可不同程度上调体外培养肝细胞中 Cyclin D1 及 PCNA 的表达，进一步导致肝细胞增生异常。同时，CagA+Hp 诱导人肝细胞系 HepG2 原癌基因 C-fos 表达升高，提示 Hp CagA 毒力因子在肝癌致癌中起一定作用。

（四）幽门螺杆菌感染与胃原发性淋巴瘤

胃原发性淋巴瘤很少见，临床上也没有特殊症状，因而容易误诊，需经病理检查才能确诊。在病理学上，胃淋巴瘤可表现为隐匿性边缘区淋巴瘤（marginal zone lymphoma，MZL）、黏膜相关淋巴组织淋巴瘤或者侵袭性弥漫大 B 细胞淋巴瘤等类型。胃淋巴瘤的致病因素包括种族、地域、自身免疫和感染等。近年研究显示，Hp 感染是淋巴瘤的促发因素，而根治 Hp 感染可使淋巴瘤消退。

顺便提及，除了 Hp 与淋巴瘤之外，其他微生物感染与淋巴瘤的关系也受到关注。如鹦鹉热衣原体感染与边缘区淋巴瘤，沙眼衣原体与眼附属器黏膜相关淋巴组织淋巴瘤（MALToma），伯氏疏螺旋体与皮肤的 MALToma，空肠弯曲菌和流感嗜血杆菌等与淋巴瘤等，近年也有陆续报道。

（五）幽门螺杆菌的致癌作用

上述胃癌及肝癌、肠癌、淋巴瘤等的发生都是一个漫长的过程，为多因素共同作用的结果。特别在胃癌发病机制中，Hp 目前被视为最重要的因素。Hp 寄生在胃黏膜组织中，是比较常见的细菌感染。Hp 感染主要发生于胃、十二指肠，引起所谓 Hp 病。Hp 感染是慢性胃炎、消化性溃疡和胃癌等的主要病因，也是胃黏膜相关淋巴组织（MALT）淋巴瘤的主要致病因素。胃病患者中 Hp 检出率远高于人群中总的检出率，这说明 Hp 感染者并不都得胃病。这可能还蕴藏着与致病有关的其他因素，特别是遗传因素（宿主易感性和菌株型别差异等）。2003 年以来，我国建立了越来越多的 Hp 诱导胃癌动物模型，特别是转基因和基因敲除技术的发展，进一步证明 Hp 与胃癌关系密切。此外 Hp L 型与胃癌的关系近年也受到关注，证明其与 Hp 有相似的致癌作用。Hp 的致癌作用尚不很明确，大致概括为以下几个方面。

1. Hp 毒素的作用　Hp 具有癌症相关基因（cancer-associated gene）A（CagA）及 Cag 相关致病岛（CagPAI）、空泡毒素基因（VacA 基因）、上皮接触诱导蛋白（IceA）等位基因、血型抗原 - 黏附（BabA）基因和炎症外膜蛋白（OipA）基因等毒力因子，均与致癌作用相关。

（1）CagA 蛋白与 Cag 相关致病岛（CagPAI）：CagA 蛋白是通过 Hp Ⅳ 型分泌系统被输送到胃上皮细胞的细菌效应蛋白，由 CagPAI 所编码。Hp 利用 CagA 蛋白进入到宿主细胞的细胞质中导致细胞增殖、形态改变和细胞运动。这些过程进一步导致宿主细胞极性受损、细胞连接溶解、细胞外基质重塑等形态改变，并活化 β-catenin 途径，赋予细胞致癌潜力。研究发现，在转基因表达 CagA 的小鼠中发现胃上皮细胞增生和胃腺癌形成，提示 CagA 在 Hp 相关性胃癌的发生中具有重要作用。CagPAI 参与诱导 NF-κB 的表达、细胞骨架重排、细胞表面形状的改变和基垫结构形成，以及 c-fos、c-jun 原癌基因激活等，促进胃上皮细胞及干细胞的异常增殖，导致胃癌的发生。

（2）VacA 基因：是 Hp 的重要致病基因，其表达产物 VacA 蛋白能使真核细胞产生空泡样变性而被命名为 VacA。VacA 基因存在于几乎所有 Hp 菌株基因组中，但表达 VacA 蛋白者仅有 50%～60% 的菌株。VacA 基因通过作用于细胞膜上的 Na^+、K^+-ATP 酶，改变细胞胞质的渗透性，影响离子间转运，产生多种细胞活性，如细胞空泡形成、细胞膜通道形成、凋亡和免疫调节等。研究发现，VacA 可导致线粒体去极化，引起胃上皮细胞凋亡，干扰各种细胞骨架成分，引起肌动蛋白重排，致使微管结构发生紊乱。VacA 基因信号区有 s1 和 s2 两种等位基因，中间区有 m1 和 m2，s1/m1 基因型与胃癌相关。VacA 也称为穿孔毒素，通过抑制 T 细胞及树突状细胞而影响免疫反应，影响 Hp 的清除，同时可通过抑制胃黏膜细胞的增殖、促进细胞的凋亡等机制起到致病作用。病例对照研究发现，携带 VacA s1、VacA m1 等位基因患胃癌的风险分别增加了 16 倍和 5.7 倍，提示 VacA 在胃癌的发生发展过程中也可能发挥重要作用。

（3）其他毒力因子：① BabA 基因，编码黏附素 BabA 蛋白，与 Hp 的高密度定植及胃黏膜的严重损失等密切相关，因此 Hp 菌株具有 CagA、VacA 和 BabA 蛋白质者具有较强的致癌活性。② IceA 基因分为 IceA1 和 IceA2 两种基因型，是 Hp 与胃黏膜细胞接触后诱导表达的基因，是独立于 Cag A 和 VacA 的毒力因子。研究发现，IceA1 在胃癌中表达较胃炎高，其与 VacA s1 同时出现时，使胃腺癌发生的概率增加 5.6 倍。③ OipA 基因，在东亚地区各种 Hp 菌株中普遍表达 OipA 基因，西方国家中仅有不到 50% 的菌株表达 OipA 基因，OipA 基因表达与十二指肠溃疡和胃癌有明显的相关性。④另有研究证实，Hp 的 DuaA、HrgA、OipA 等基因与胃癌也有一定关系。

2. Hp 感染诱导表观遗传学改变　Hp 感染诱导

的表观遗传学改变主要包括 DNA 甲基化、组蛋白修饰、染色体重组和 miRNA，这些改变会导致细胞发育异常和癌变。在 Hp 相关胃癌的发病过程中，基因的甲基化可能是从正常细胞向肿瘤细胞进展的早期分子事件，Hp 引起的炎症可以促使细胞的 DNA 损伤，激活细胞因子、增加活性氧的释放及加重缺氧，进而导致表观遗传学改变的增加，如基因启动子的磷酸化、组蛋白被修饰等。miRNA 是一类含 20～25 个核苷酸非编码小 RNA 分子，通过调控转录后靶 mRNA，对基因表达起负调控作用，并在胃癌的发生发展过程中能促进细胞增殖、抑制细胞凋亡。PTEN 基因通过磷脂酰肌醇 3 激酶 / 蛋白激酶 B 信号通路（PI3K/AKT）途径作用于 VEGF，或者通过调控 MMPs、分泌型 VEGF 进而调节肿瘤细胞的迁徙和转移。

3. 慢性胃炎与胃癌　根据 *JMA Oncology* 2019 年 9 月在线发布的全球 2017 年癌症统计资料，胃癌的发病率占居 6 位，死亡率居第 3 位。2017 年全球胃癌新发病例 120 万，死亡 86.5 万。与胃癌相关的感染性病因主要是 Hp 和 EB 病毒，宿主和环境因素也发挥一定作用。大多数胃癌发生于长期的 Hp 感染者，其进程包括胃黏膜慢性炎症、腺体萎缩、肠上皮化生、非典型增生或间变，最后癌变，这是一个漫长的过程，涉及多种分子、基因和表观遗传学的改变，这些改变影响到细胞周期、DNA 的损伤和修复、DNA 甲基化、细胞代谢、细胞之间以及细胞与基质间的相互作用、细胞凋亡、血管形成、细胞正常生长调节的丢失、基因突变的积累、免疫监视等环节，在分子水平上同样高度复杂，参见相关专著。

慢性炎症与肿瘤的关系是目前研究的热点之一。一般认为，Hp 定植胃黏膜表面，能引起急、慢性胃炎，进而在 Hp 感染本身及环境因素的长期共同作用下，发展为萎缩性胃炎、肠上皮化生、干细胞增生、不典型增生，最终发展为胃癌。动物模型研究显示，Hp 引起胃癌的模式是：慢性浅表性胃炎—萎缩性胃炎—肠上皮化生—不典型增生—癌变，此即所谓 Correa 模式，在临床研究中也得到证实。首先，Hp 感染通过其产生的毒力因素诱导机体产生炎性反应，导致 T 细胞浸润和激活单核巨噬细胞，还可使胃黏膜中的多种炎性细胞因子产生过多，而这些细胞因子在肿瘤发生中可能起重要作用。胃黏膜炎症中的细胞因子，如 TNF-α、IL-1、IL-6、IL-7、IL-8 等表达均增加，IL-1β 和 TNF-α 等均能增强 NF-κB 活性，在以胃炎为基础的胃癌发生中，上皮细胞中的 NF-κB 具有抗凋亡活性，而免疫细胞中的 NF-κB 能通过促进不同细胞因子的合成加重胃的炎性反应。另外，胃黏膜的慢性炎性反应可导致大量氧自由基、氮自由基及亚硝酸类物质的产生，可能导致胃黏膜上皮细胞，特别是上皮干细胞的 DNA 损伤，在 DNA 修复过程中导致原癌基因的大量激活及部分抑癌基因的失活，相关基因主要为 *ras*、*p53* 以及 *c-met* 等。Hp 感染导致的细胞因子产生、分子生物学改变及细胞增生反应以致癌变，可能是多种因素综合作用的过程。

4. 异常的 DNA 甲基化　DNA 甲基化（DNA methylation）为 DNA 化学修饰的一种形式，能够在不改变 DNA 序列的前提下，改变遗传表现，即 DNA 序列上特定的碱基在 DNA 甲基转移酶（DNA methyltransferase, DNMT）的催化作用下，以 *S*-腺苷甲硫氨酸（*S*-adenosyl methionine, SAM）作为甲基供体，通过共价键结合的方式，将活性甲基转移至 DNA 链中特定碱基上。在哺乳动物基因组中，DNA 甲基化多发生在基因组 CpG 岛二核苷酸中的胞嘧啶的 5 位碳原子。DNA 甲基化是一种 *S*-腺苷甲硫氨酸修饰，对个体的生长、发育、基因表达模式以及基因组的稳定性起到重要的调控作用，并且这种修饰在发育和细胞增殖的过程中是可以稳定传递的。大量研究表明，DNA 甲基化能引起染色质结构、DNA 构象、DNA 稳定性及 DNA 与蛋白质相互作用方式的改变，从而控制基因表达。

DNA 异常甲基化与肿瘤的发生、发展、细胞癌变有着密切的联系。DNA 甲基化在肿瘤中的作用主要表现为：①甲基化的 CpG 岛二核苷酸中的胞嘧啶以较高的频率脱氨基变成胸腺嘧啶，造成基因突变；②抑癌基因和 DNA 修复基因由于超甲基化而沉默；③癌基因甲基化水平降低而活化；④基因组总体甲基化水平降低使转座子、重复序列活化，导致染色体稳定性下降。这些因素是导致肿瘤发展、转移、恶化最终导致患者死亡的重要原因。

DNA 甲基化在肿瘤转移过程中也有重要作用，研究发现，上皮间质转化（EMT）的转录因子在正常细胞中表现为高甲基化水平，因而其表达受到抑制，但在肿瘤细胞中因甲基化水平偏低而出现 EMT 转录因子高表达，与 EMT 过程相关的促细胞侵袭基因（pro-invasive EMT-associated gene）表达上调，细胞的侵袭能力和转移能力增强。DNA 总体甲基化水平（即甲基化谱）和特定基因甲基化程度改变可作为肿瘤诊断指标。

异常的 DNA 甲基化（methylation）可诱导多个驱动基因并使它们失活。胃癌的甲基化特征与特定亚型相关，如微卫星的不稳定性。综合分析表明，许多癌症相关的通路更容易被异常的 DNA 甲基化而不是突变所改变。异常的 DNA 甲基化甚至可以出现在非癌性胃黏膜中，产生一种"癌化表观遗传场（epigenetic field for cancerization）"。在机制上，Hp 引起的慢性炎症而不是 Hp 本身，在诱导异常的 DNA 甲基化中起直接作用。炎症相关基因 Il1b、Nos2 和 Tnf 的表达与异常的 DNA 甲基化的诱导高度相关。重要的是，异常的 DNA 甲基化累积的程度与胃癌风险密切相关。在动物模型中，用去甲基化剂抑制异常的 DNA 甲基化可抑制胃癌的发生。异常 DNA 甲基化诱导是 Hp 感染诱导胃癌发生的主要途径。

5. 其他机制 关于 Hp 与胃癌的关系研究甚多，不胜枚举。有些研究发现，Hp 对胃上皮细胞增生有直接促进作用，可导致胃上皮细胞各种细胞功能的变化，促进胃上皮细胞及干细胞增生。Hp 还可直接作用于胃腺体的干细胞或祖细胞，通过激活 NF-κB 等诱导基因突变，促进细胞生长、抑制或促进细胞凋亡、改变细胞黏附和迁移，导致胃上皮细胞的增生或肿瘤的发生。另外，干细胞或祖细胞在胃炎活动期通过 NF-κB 诱导胞嘧啶核苷脱氨酶（AID）的 DNA/RNA 编码酶的异常表达，导致抑癌基因 p53 累积突变，导致细胞癌变。还有研究提示，细菌毒力较强的 Hp 能够改变胃黏膜细胞的自噬活性，而毒力较低的 Hp 则通过自噬被清除；另外，自噬活性的长期减低，以及 Hp 毒力因子的长期作用，可能促使胃黏膜细胞增生以致癌变。

胃癌亦发生于一些无 Hp 感染证据的人。Hp 感染的预防和治疗对胃癌发生的危险性究竟有多大的影响，证据尚不够充分。已发现 Hp 感染率与胃癌死亡率之间存在着地区分布的差异。然而，胃癌在男性比女性高发，而 Hp 感染率两性间并无差别。据报道，某些人群 Hp 感染率高，但胃癌发生率低。这些情况都表明：除 Hp 感染外，在胃癌发生发展过程中亦有其他因素参与。在 Hp 感染者中也只有少部分人发生胃癌，提示宿主因素也可能是决定 Hp 感染结局的重要因子。

三、L 型细菌感染与肿瘤

L 型细菌是细菌的细胞壁缺陷型，凡是有细菌感染的地方都可能存在着 L 型细菌，因为几乎所有细菌在特定条件下都可转化为 L 型。L 型细菌可以引起慢性炎症，也可能与肿瘤的发生有关。

1. L 型细菌的形成 细菌细胞壁的缺失和 L 型细菌的形成可以是自发的，更多的是人工诱导的。人工诱导细菌变为 L 型的因素很多，如溶菌酶、紫外线、胆汁、尿素、抗体、补体、抗生素等。其诱导机制可能为：①影响细菌 DNA 发生改变；②直接破坏细胞壁的成分；③阻断细胞壁肽聚糖的合成等。细菌本身代谢产物的积聚和宿主机体内的某些免疫因素也可以诱导 L 型细菌的形成。

2. L 型细菌的生物学性状 细菌细胞壁有维持细胞外形、保护其免受环境中渗透压损伤等作用。细菌细胞壁发生缺损，形成 L 型之后，在生物学性状如形态、大小、染色和抗原性等许多方面均与其原菌有一定差异。首先是其形态不规则，并具有多形性，如巨形体、圆球体、丝状体和原生小体等，大小在 0.4～1.5μm，原生小体类似病毒颗粒；其次是染色特性改变，革兰氏染色大多数为阴性，阳性者很少；最后，细菌重要的抗原成分一般都在细胞壁上，而细胞壁的缺损可使其抗原性减弱，提示 L 型细菌在体内可能会在人体内逃避免疫攻击而长期存活，使炎症迁延不愈或转为慢性。L 型细菌在适当条件下，其缺损的细胞壁可恢复，而使感染迁延或复发。

3. L 型细菌与肿瘤的关系 L 型细菌因细胞壁缺损，有些类似于病毒，可以通过滤过病毒的滤膜，像病毒一样"出芽"繁殖，在细胞内生长。因此其致病性也与病毒相似，可以引起炎症性和肿瘤性病变。

蚌埠医学院一组学者用微生物学、常规病理学、电镜技术、免疫组织化学、原位杂交、动物实验等技术，对大肠埃希菌、葡萄球菌、幽门螺杆菌等的 L 型与肿瘤的关系进行探讨，发现在食管癌、胃癌、结肠癌、卵巢癌、宫颈癌、子宫内膜癌、皮肤癌、鼻咽癌、喉癌、乳腺癌、胆囊癌、淋巴瘤、葡萄胎等十几种肿瘤中都存在 L 型细菌，并且可以见于瘤细胞核内，提出 L 型细菌可以致癌的观念。如于东红等应用组织切片革兰氏染色、免疫组化染色和电镜等技术，对 136 例胃恶性肿瘤患者进行幽门螺杆菌 L 型检测，证实幽门螺杆菌 L 型与胃癌有关。于东红等对多种肿瘤组织的 L 型感染进行回顾性研究，发现鼻咽癌、喉癌、子宫内膜癌和胆囊癌的金黄色葡萄球菌 L 型感染率分别为 69.6%、64.7%、75.5%、75.0%。幽门螺杆菌 L 型阳性率在胃癌中为 71.3%，食管癌中为 61.6%。阳性率均明显高于对照组。在动物实验中，也发现 L 型细菌感染导致体细胞增生、不典型增生、瘤样增生以及肿瘤发生等一系列病变，并随着感染时间和剂量的增加，肿瘤发生率上升。

4. L 型细菌的致瘤机制 L 型细菌因为细胞壁缺陷，致病性类似病毒，可以侵入细胞内，导致细胞病变甚至癌变。具体机制大致分为 3 个方面。

（1）L 型细菌对细胞的黏附作用增强，可能与细胞壁缺损导致其表面电荷发生改变有关。研究发现，L 型细菌极易黏附在红细胞表面，也可黏附于其他体细胞或肿瘤细胞。幽门螺杆菌及其 L 型也易于黏附于胃黏膜上皮细胞，导致细胞变形、微绒毛消失、细胞骨架改变等。在日常病理检查中也常见幽门螺杆菌黏附于胃黏膜细胞表面。可能 L 型细菌表面的配体与细胞膜表面的相应受体结合导致了 L 型细菌的黏附力增强。黏附作用是细菌及其 L 型入侵体细胞的必要步骤，也可造成体细胞的损伤。

（2）L 型细菌侵入细胞内生长繁殖，损伤 DNA。据于东红等用革兰氏染色油镜观察，86.7% 的胃恶性肿瘤细胞胞质内查见 L 型细菌；73.5% 的子宫内膜腺癌细胞胞质内见到 L 型巨形体、圆球体、杆状体等。免疫组化亦见细胞内 L 型细菌抗体阳性。原位杂交在宫颈癌细胞核内发现 L 型 DNA 存在。透射电镜观察发现，细菌及其 L 型在组织内的分布明显不同。细菌主要黏附在体细胞和瘤细胞表面，而 L 型则可见于细胞表面、胞质内或间质内，提示 L 型细菌的侵袭性增强。L 型细菌侵入体细胞内生长，比原菌更有潜伏性、侵袭性和危险性，它不仅可以损伤体细胞，引起炎症反应，而且在细胞内还可以逃避机体免疫系统和药物的攻击，长期潜伏在体内，增加治疗的困难。体细胞内潜伏的 L 型细菌 DNA 成分还有可能通过核孔进入细胞核，整合到体细胞的核染色体中的某个位点，引起基因突变，或者间接损伤 DNA，或抑制防止DNA 损伤的机制，促进细胞的增生和间变，导致肿瘤形成。

（3）L 型细菌通过激活癌基因，或灭活抑癌基因，促进细胞癌变。一些学者将肿瘤中是否存在 L 型细菌与癌基因、抑癌基因及其他因子的表达结合起来，探讨两者的相互关系，如癌基因 *c-myc*、*CerbB-2*、*c-fos*、*k-ras*，抑癌基因 *p53*、*p21*，凋亡抑制基因 *bcl-2* 等，基质金属蛋白酶 MMP-2、MMP-9，微血管密度（MVD）及血管内皮生长因子（VEGF）等，发现 L 型感染者的癌基因、抑癌基因表达与细胞增生和癌变具有相关性，提示 L 型参与癌基因的激活或抑癌基因的失活，使细胞增生和癌变。但其与肿瘤发生的确切机制有待深入研究和阐明。另有一些学者认为，L 型细菌的广泛存在，可能只是一种伴随状态或促进因素。

四、肠道细菌感染与结肠癌

结直肠癌（colorectal cancer, CRC）是最常见的消化道肿瘤之一，在全球恶性肿瘤中位居第 3 位，近年来发病率仍在呈增高的趋势，全球每年有超过 100万结直肠癌新发病例。我国 2015 年新发癌症病例 429万，死亡 281 万，其中结肠癌在我国男性癌症中占第3 位，仅次于胃癌；女性则仅次于肺癌。其危险因素包括遗传（约 20% 具有家族史），特殊的肠道共生菌和病原体，肠道感染（如血吸虫病），以及慢性肠道炎症（如溃疡性结肠炎）等。在过去十年里，癌细胞与其微环境的关系越来越受到关注，包括细菌感染及炎症等有可能促进癌症形成和发展的细胞间相互作用更受重视。

正常情况下，人类胃肠系统含有大约 1000 种细菌，在肠道内有大量细菌寄生，形成正常菌群，保持微生态平衡，不致发生疾病。在肠道发生慢性感染（如血吸虫病、慢性细菌性或阿米巴痢疾），或者溃疡性结肠炎、结直肠癌等时，肠道微生态的平衡被破坏，某些细菌特别活跃地繁殖，或产生大量有毒代谢产物和毒素，引起慢性增生性炎症，可增加癌症的发生率，形成炎症相关性肠癌。如溃疡性结肠炎的病程越长，癌变率越高。一些细菌（如幽门螺杆菌、梭杆菌、脆弱类杆菌、牛链球菌和肠球菌等）与结肠癌的关系陆续被揭示。

1. 梭杆菌与结肠癌　2011 年有一项医学突破，美国和加拿大的研究人员先后报道一种名为"梭杆菌"（Fusobacteria）的细菌可以致癌。梭杆菌平常很少出现在人体肠道内，但是研究发现它们在结肠癌细胞中却异常活跃，并且似乎显示它们与肿瘤的恶性程度存在相关性。将健康的结肠组织和癌变组织进行对比，科学家们注意到这种细菌明显地集中并活跃于癌变细胞中，在一部分样本中，这种差异甚至达到了上百倍。数据分析显示，在肿瘤组织中存在大量梭杆菌属的 DNA。上述发现是通过对比 9 个正常结肠组织和 9 个结肠直肠癌样本中的 DNA 排序后得出的，并通过对来自正常结肠组织和结肠癌组织的 95 对 DNA进行排序后进一步得到证实。这是人们首次注意到这种细菌与癌症之间可能存在的关联性，而在此前，医学界已经留意到这种细菌似乎和溃疡性结肠炎的发生存在关联。过去研究证明，梭杆菌属与炎性肠道疾病有关，如溃疡性结肠炎，这种炎症可增加患结肠癌的风险。研究者认为，目前我们还不清楚梭杆菌属与结肠癌之间到底是一种什么关系，有可能这种细菌是癌症生长必不可少的，也可能癌症只是为这种细菌提供了一个舒适的环境，有必要开展深入研究。

郭世奎等收集术前结、直肠癌患者粪便标本 40例及正常对照标本 40 例，根据细菌的靶基因序列设计特异性引物，提取待测粪便标本细菌 DNA，应用SYBR Green Ⅰ实时荧光定量 PCR 测定不同细菌的数量，发现结、直肠癌患者粪便中拟杆菌属、梭杆菌属和梭菌属的数量均较正常对照明显增多，提示结、直肠癌的发生发展与肠道菌群有明显关系。

2. 脆弱拟杆菌（fragile bacilli）与结肠癌　肠道细菌也可能通过其他因素间接诱发结肠癌。Sears 等报道，由产肠毒素脆弱拟杆菌（enterotoxigenic *Bacteroides fragilis*，ETBF）导致的肠道定殖可能引发结肠癌。他们发现，产肠毒素脆弱拟杆菌和无毒素脆弱拟杆菌都会在小鼠肠道内定植，但只有产肠毒素脆弱拟杆菌会诱发结肠炎症和肿瘤。这些症状与 IL-17 发出的细胞信号的增加有关。关键是阻断 IL-17 或 IL-23 调节的信号，可抑制产肠毒素脆弱拟杆菌诱导的炎症和肿瘤形成。

美国约翰斯·霍普金斯大学的科学家试验发现，常见的脆弱拟杆菌会增加结肠中精胺氧化酶（SMO）基因的活性。其作用是将结肠暴露给过氧化氢（杀菌剂），并引起 DNA 的损伤，过氧化氢水平增加以及对结肠中的 DNA 损害明显会增加肿瘤的形成。卡塞罗等用脆弱拟杆菌感染两个结肠细胞系，并测量了精胺氧化酶基因的活性，发现这两个细胞系中的精胺氧化酶基因活性比没有受到感染的细胞增加了 2～4 倍，精胺氧化酶基因产生的酶也有相应的增加。他们用一种叫 MDL72527 的药物抑制精胺氧化酶后，能成功防止 DNA 的损伤。精胺氧化酶基因与炎症和前列腺癌、胃癌的发生也有关联。

3. 牛链球菌与结肠癌　牛链球菌（*Streptococcus bovis*）是人类胃肠道共生菌。研究发现，结直肠癌患者中存在牛链球菌表面抗原的抗体，IgG 抗体滴度的增加更符合一种慢性感染而不是急性感染。肠息肉患者中检测出牛链球菌抗原，支持结直肠癌的发生发展过程中较早出现牛链球菌感染。

4. 肠球菌与直肠癌　肠球菌（*Enterococcus*）可引起大肠感染和炎症性病变，当其易位进入血流可引起菌血症。近年 Amarnani 等报告一例直肠癌患者合并肠球菌血症，并在其粪便中查见肠球菌，认为肠球菌和直肠癌之间存在一定关系，但尚缺乏更进一步的研究支持。

近年人们不仅关注细菌致癌问题，癌症合并细菌感染和细菌治癌问题也提上日程。病理检查可见某些肿瘤合并细菌感染，病灶中有显著的中性粒细胞浸润或脓肿形成是化脓菌感染的诊断线索。有些研究发现细菌在感染人体后对肿瘤细胞生长有抑制作用，某些细菌可以在肿瘤组织中高度聚集，因此可能被用作抗肿瘤药物或基因的载体。细菌毒素同样显示出抗肿瘤的作用。目前对一些细菌（如减毒鼠伤寒沙门菌）已经进行了 I 期临床试验，但各种细菌（包括致病性细菌）与肿瘤的关系仍然有待于进一步研究。

（刘德纯；赵卫星）

第三节　病毒感染与肿瘤

肿瘤是目前危及人类生命的最主要疾病之一，而且发病率逐年增多，病死率较高。专家与学者研究分析，癌症增多主要原因有三方面：①各种污染的不断加剧；②老年人口的比例上升；③病毒感染因素。病毒感染与相当一部分肿瘤的发生关系密切。在病毒与肿瘤的关系中，同样存在 3 种情况：一是病毒引起癌症，二是肿瘤与病毒共存，三是肿瘤继发病毒感染。

一、病毒感染与肿瘤概述

人类关注感染与肿瘤的关系是从病毒开始的。19 世纪以前人们普遍认为肿瘤只是一种遗传性疾病，还没有意识到肿瘤和微生物有关。1908 年丹麦生物学家维赫尔姆·埃勒曼（Vilhelm Ellermann）和奥勒夫·班格（Oluf Bang）将患白血病鸡的血液和器官浸出液接种到健康鸡身上诱发了白血病，并证实浸出液中含有病毒颗粒，才在人类历史上首次证明动物肿瘤可由病毒感染，揭示了病毒与肿瘤的关系。

（一）病毒感染与肿瘤的关系

病毒感染与肿瘤的关系首先是在动物实验中发现和证实的，直到 20 世纪 80 年代才确认病毒感染与人类肿瘤的关系。

1909 年美国纽约洛克菲勒研究所的佩顿·劳斯（Peyton Rous）将鸡的肉瘤细胞移植到另一些健康鸡身上，发现其中有些鸡也发生了肉瘤。他又将除去肿瘤细胞的肿瘤滤液进行移植试验，也获得了同样的结果。因此他提出鸡肉瘤的发生与其滤液中存在的病毒有关。后来，他还发现了几种鸟类肿瘤病毒。劳斯的研究开辟了肿瘤病因学的一个新领域，奠定了肿瘤病毒病因学的实验基础。1966 年 12 月，已 87 岁高龄的劳斯获得了诺贝尔生理学或医学奖。

1917 年美国学者 Rous 首先发现鸡肉瘤病毒，还有几种鸟的肿瘤病毒。1934 年在家兔的疣和乳头状瘤中分离出病毒，并用肿瘤滤过液接种于家兔，诱发了乳头状瘤的生长。

1933 年，理查德·毕肖普（Richard Bishope）发现了第一个 DNA 肿瘤病毒即兔乳头瘤病毒。

1946 年《恶性肿瘤起源于病毒》一书出版，结论为肿瘤病毒改变了细胞的遗传特性，使正常细胞转化为肿瘤细胞。凡是能导致肿瘤的病毒统称为肿瘤病毒，包括 DNA 肿瘤病毒和 RNA 肿瘤病毒。

1947 年，有学者在 Rous 肉瘤细胞中观察到病毒颗粒，称为 Rous 肉瘤病毒，这是经过证实的第一株动物肿瘤病毒。

1953 年路德维克·格罗斯（Ludwik Gross）等分离到一种能引起多种组织（腮腺、肾、骨、乳腺等）发生肿瘤的病毒，称为多瘤病毒。这种多瘤病毒不仅可导致小鼠和田鼠发生肿瘤，还可引起兔、海猪、黄鼠狼等动物患肿瘤。1960 年又从猴肾细胞中找到一种猴空泡病毒 40（simian vacuolating virus 40，SV40）。这些病毒主要感染鳞状上皮细胞和黏膜组织，引起多种疣和纤维肉瘤等。SV40 是实验室常用作研究分子病毒学的重要工具，它是在用猴肾细胞培养制备脊髓灰质炎疫苗时发现的。将 SV40 或 SV40 的 DNA 注射给新生仓鼠可诱发肉瘤。SV40 也可能导致人类肿瘤，步星耀等用 PCR 和原位杂交技术在人脑肿瘤中检出 SV40 DNA，阳性率为 48.5%，而正常人脑组织中阳性率仅 6.7%，提示 SV40 感染与人脑肿瘤有关。此后研究人员又陆续发现了 BK 病毒（BKV）和 JC 病毒（JCV）。人类 BK 病毒是从一例肾移植患者的尿液中分离到的，可诱发新生仓鼠产生肿瘤。JC 病毒是从一例进行性多灶性脑白质病患者脑组织中分离到的，能使新生仓鼠发生神经胶质瘤。BK 病毒和 JC 病毒的致瘤作用在动物实验中已得到充分证明，但与人类肿瘤的关系还不清楚。

1980 年发现人类嗜 T 细胞病毒（HTLV）与人类淋巴细胞性白血病有关后，人类肿瘤病毒病因学获得巨大突破。目前已知绝大多数动物肿瘤是由病毒引起，相关的动物肿瘤病毒已达 100 多种。人类肿瘤约 15% 与病毒有关，病毒感染已成为继吸烟之后的人类第二位高危致癌因素。研究表明非洲淋巴瘤、鼻咽癌、霍奇金淋巴瘤、T 细胞淋巴瘤 / 白血病、胃肠道淋巴瘤、宫颈癌和肝细胞癌均与病毒感染有关。此外腺病毒、HIV、多瘤病毒等亦与肿瘤发生有一定关系。

肿瘤病毒是一种生物性致癌因子，在体外可使正常细胞发生转化，表现为细胞形态、生长和分化异常，将这些转化细胞注入宿主体内，可诱发肿瘤。

20 世纪 80 年代初期发现病毒癌基因，继之又发现细胞癌基因，在 20 世纪 80 年代末期又发现与癌基因相对立的抑癌基因。近年研究发现肿瘤病毒通过携入病毒基因、插入激活细胞癌基因和（或）抑制抑癌基因而使细胞发生转化或癌变。

1989 年一批世界著名的病毒学家和肿瘤学家在智利圣地亚哥举行国际研讨会，主题为"DNA 病毒在人类肿瘤中的作用"，首次确认至少有 3 种病毒与人类肿瘤有密切关系。这就是肝炎病毒（HBV、HCV）与肝细胞癌，EB 病毒与 Burkitt 淋巴瘤、鼻咽癌，HPV 与宫颈癌有直接关联。对病毒与人类肿瘤关系的研究将阐明肿瘤病毒的致癌机制，开辟肿瘤防治的新途径。

（二）肿瘤病毒的分类

在人类，已经确认人类嗜 T 细胞病毒（HTLV-1）与成人 T 细胞淋巴瘤 / 白血病有关，乳头状瘤病毒与子宫颈癌有关，HBV 与肝癌有关；EB 病毒与鼻咽癌及某些类型淋巴瘤有关。还有一些病毒与肿瘤的关系尚未充分阐明。与人类肿瘤相关的病毒（tumor virus，oncogenic virus）分为 RNA 病毒和 DNA 病毒。分述如下。

1. RNA 病毒 RNA 肿瘤病毒是反转录病毒（retrovirus），在自然界普遍分布，对动物的致瘤作用非常广泛，包括从爬行类（蛇）、禽类直到哺乳类和灵长类动物，可诱发白血病、肉瘤、淋巴瘤以及一小部分小鼠乳腺癌。

RNA 肿瘤病毒可分为急性转化病毒和慢性转化病毒。急性转化病毒含有病毒癌基因，如 *v-src*、*v-abl*、*v-myb* 等。病毒感染细胞后，以病毒 RNA 为模板在反转录酶（reverse transcriptase）催化下合成 DNA，然后整合到宿主 DNA 中并表达，导致细胞转化。慢性转化病毒本身不含癌基因，但是有很强的促进基因转录的启动子或增强子。反转录后插入宿主细胞 DNA 的原癌基因附近，引起原癌基因激活和过度表达，使宿主细胞转化。

RNA 病毒中的反转录病毒科有 3 个亚型，其中肿瘤病毒亚科或称 RNA 肿瘤病毒，包括 C 型、B 型和 D 型肿瘤病毒属。多数病毒具有致瘤性，对人类致瘤的病毒有人类嗜 T 细胞病毒 1 型（HTLV-1）和 2 型（HTLV-2），属于 C 型肿瘤病毒。反转录病毒直径为 80～130nm，基因组由两个均一的 ssRNA 构成，有 7

个主要多肽，其中包括反转录酶。

RNA肿瘤病毒的致癌机制根据其基因组结构和致癌作用不同，分为以下三种。①转导性反转录病毒：迄今已发现40多种病毒癌基因，其中很多病毒癌基因与细胞癌基因序列同源。它们含有病毒癌基因，能转导入宿主细胞。②顺式激活反转录病毒：许多反转录病毒基因组中虽不携带病毒癌基因，但也能诱发恶性肿瘤，因其致癌潜伏期较长，故称慢性致癌性反转录病毒。此种病毒致癌机制是通过将病毒序列顺式插入细胞癌基因的近旁，以病毒启动子和增强子的作用而激活近旁细胞癌基因。③反式激活反转录病毒：其本身无病毒癌基因，通过其编码的转录调节蛋白而激活同基因组的细胞基因和病毒基因而致癌。如HTLV-1通过反式激活诱发成人T细胞白血病。

RNA反转录病毒中还有一类慢病毒，能抑制免疫功能，其代表是目前备受重视的HIV，HIV是艾滋病的病原体，能破坏CD4$^+$T细胞，摧毁细胞免疫系统，在此基础上合并其他机会性感染，诱发卡波西肉瘤、恶性淋巴瘤、鳞状细胞癌等。

2. DNA病毒　在自然状态下，DNA肿瘤病毒能够广泛地感染包括人类在内的多种动物，其中一些病毒注射给动物后能诱发肿瘤，并能在体外使正常细胞转化为恶性表现型的细胞。DNA肿瘤病毒感染细胞后，若病毒基因组整合到宿主DNA中，它们的一些基因产物可以导致细胞转化。有许多DNA病毒可引起动物肿瘤。少数病毒可导致人类肿瘤，如EB病毒能够导致人类的Burkitt淋巴瘤和鼻咽癌，长期持续感染HBV可引起人的原发性肝癌，乳头状瘤病毒可导致子宫颈癌。

与人类恶性肿瘤的发生有关的DNA肿瘤病毒主要有乳头瘤病毒科、多瘤病毒科、疱疹病毒科及嗜肝DNA病毒科等：①乳头瘤病毒科，HPV有180多个基因型，其基因组以游离形式潜伏于细胞中，其中高危型可致皮肤黏膜鳞状细胞癌；②多瘤病毒科中的JC病毒和BK病毒可致人类肿瘤，其基因组以整合形式潜伏于细胞中；③疱疹病毒科有3个亚型，其中γ疱疹病毒有嗜淋巴细胞病毒（EB病毒），可致多种肿瘤；④嗜肝DNA病毒科含多种病毒，目前分离出的有HBV、HCV和HDV 3种。HBV、HCV与肝癌的关系已获得公认。

DNA肿瘤病毒可以转化基因编码产物发挥致癌作用，包括：①直接致癌，有些DNA肿瘤病毒基因组的转化基因并非来源于细胞，它与病毒增殖有关；②间接致癌，有些病毒的编码产物与某些抑制生长、促进分化的细胞蛋白结合，使后者失活而发挥致癌作

用，如多瘤病毒和乳头瘤病毒；③反式激活致癌，如HBV与原发性肝癌的发生即通过此种方式。

（三）肿瘤病毒的致瘤机制

病毒致癌是个复杂而漫长的过程，涉及许多机制，研究角度从动物实验到形态观察，从分子水平到基因突变，从多维度阐述了肿瘤病毒的致瘤机制。实际上，肿瘤的形成是由多种因素综合作用的结果。为便于叙述，分为以下5个方面。

1. 致癌病毒激活癌基因　细胞在致癌病毒的作用下，癌基因被激活和细胞无限增殖，最终形成肿瘤。但是一个完全正常的细胞变成一个高度恶性的癌细胞，一个癌细胞发展成肿瘤团块，都要经过漫长的过程。人类肿瘤病毒的感染一般为长期潜伏和隐蔽存在，通常与宿主和平共处，对宿主无明显损害，只偶然在宿主体内外因素作用下才激活病毒的致癌性。癌的发生是个多阶段演进的过程，只有病毒的作用并不足以诱导肿瘤的发生，还必须有辅助因素的参与，如在激素、代谢产物或辐射等的作用下，这些病毒才引起宿主肿瘤的发生。正常机体还为阻止癌症的发生设置了许多关卡，只有当这些关卡被一个个突破时，宿主细胞才可能异常增生而发生癌变。因此只有少数感染个体产生肿瘤，并且一般需要有较长的潜伏期。

2. 多基因突变累积　肿瘤形成是多基因突变累积的结果。肿瘤细胞的产生往往需要2个以上基因的突变或积累多个癌基因的突变。有研究证明，只有将 *myc* 和 *ras* 两个基因共同注射进大鼠胚胎时，才能形成癌细胞。这说明注射单一癌基因，不能把正常细胞变成肿瘤细胞，而2个以上癌基因的不同组合却能协同起来诱导细胞癌变。事实上人类癌症很少有多个突变的癌基因，而是癌基因的激活和抑癌基因的失活共同作用的结果。

3. 机体免疫损伤　只有当机体免疫力降低或免疫系统被破坏时，肿瘤病毒才显示出致癌作用。人类机体在进化过程中形成了完善的免疫系统，能够抵御和清除因病毒感染所致的少数癌变细胞，消灭肿瘤于萌芽状态。事实上，机体几乎每天都在产生突变细胞，但一般都能被免疫系统及时发现和消灭。机体不仅要消灭"叛变"的恶性细胞，而且还要跟踪追击致癌的病原体。只有机体免疫功能降低或受到损害时，肿瘤才能产生。艾滋病患者和器官移植后使用免疫抑制剂的患者易发生肿瘤，就是因为免疫力降低或受损，致癌微生物才有可能引起肿瘤。HIV本身并非肿瘤病毒，但是由于它感染和破坏机体中最重要的免疫细胞（CD4$^+$T细胞），摧毁了机体免疫功能，使得长期潜伏

的 HHV-8 和 EB 病毒等病毒活跃起来，从而分别引起卡波西肉瘤和淋巴瘤等。

4. 肿瘤病毒致癌作用的特点

（1）病毒转化细胞的特征：各种肿瘤病毒尽管结构和生物学特性不尽相同，但在转化细胞上却有一些共同特征。①病毒感染靶细胞，经过相互作用后细胞发生转化；②在转化细胞的同时，病毒产生或不产生子代病毒；③病毒基因部分或全部整合于细胞基因组中，并有自身表达或细胞基因表达的改变。

（2）病毒转化细胞的途径：是通过病毒癌基因编码产物癌蛋白作用于细胞多个部位，从而改变细胞代谢，最终致癌，称为病毒癌基因多效性作用。①病毒癌基因产物有的为生长因子或生长因子受体类似物，可作用于细胞膜，不断刺激细胞进行增殖；②有的病毒癌基因产物具有类似鸟苷酸结合蛋白（G 蛋白）的作用，G 蛋白是一种与表面受体联系和细胞质内的信号传导蛋白，具有 GTP 酶活性，能调节信号传入，通过跨膜信号传导作用转化细胞；③病毒癌基因作用于细胞质，激活细胞质内丝氨酸 / 苏氨酸蛋白激酶、蛋白激酶 C 等，产生细胞第二信使分子，如 cAMP、磷酸激酶等，改变跨膜离子进入和细胞内离子转运，如 Ca^{2+} 的进入和转运；④一些病毒癌基因产物本身为核蛋白、核受体或转录因子，参与转录和 DNA 合成的改变。

5. 病毒转化细胞的改变

病毒转化细胞与相应的正常细胞比较，显示出恶性表型和生化代谢等改变。同一种肿瘤病毒转化不同的细胞出现的表型变化并不一致，不同的肿瘤病毒转化同一类型细胞也会出现不同表型变化。体外转化需时较短，几小时至几天，体内致瘤需时较长，几个月乃至几年。转化细胞的表现为：

（1）转化细胞生长调节的改变：①接触性抑制消失。转化细胞丧失对细胞密度的调控。正常细胞生长为单层，相互接触时，细胞停止生长，即接触性抑制。而转化细胞的生长接触性抑制消失，细胞不断增生，密度可为正常细胞的 5～10 倍。②血清依赖性生长降低。血清中存在多种刺激细胞生长的因子，这些因子多为细胞有丝分裂原，促进细胞进入细胞周期和合成 DNA，一般在细胞生长过程被消耗，这种情况称为血清依赖性生长。病毒转化细胞可不依赖或少依赖血清进行生长，而通过自分泌或旁分泌生长因子来起作用。③生长锚基依赖丧失。转化细胞丧失了锚着和停泊于固体表面而生长的性能，而分泌细胞转化生长因子，刺激细胞产生基质，提供支持，使细胞附着和生长。

（2）转化细胞的结构、形态和功能的改变：细胞骨架在保持细胞形状和运动能力上起重要作用，通过其与细胞膜的联系而控制细胞表面受体的活动、细胞与底物间的黏附等。①转化细胞的细胞膜有离子出入和营养物质摄取等改变，如转化细胞对糖和氨基酸的摄取率比正常细胞增加 2～10 倍。细胞表面糖蛋白结构发生改变，在凝集素存在下容易发生聚集。②转化细胞的细胞骨架改变主要表现为微丝重排、重新分布或丧失，这可能与微丝蛋白磷酸化有关。由于微丝排列紊乱，细胞出现不规则的形态改变，细胞易变形，易活动。③细胞外基质含纤维连接蛋白、胶原、层粘连蛋白，供细胞附着、扩展和运动支持。病毒转化细胞表面常有纤维粘连蛋白减少，细胞黏附性降低。④病毒转化细胞内部有环核苷酸水平降低，细胞质内出现病毒转化蛋白、病毒抗原，病毒基因整合至细胞基因组内。

二、EB 病毒感染及相关肿瘤

爱泼斯坦 - 巴尔病毒（Epstein-Barr virus）简称 EB 病毒（EBV），因其最早由 Epstein 和 Barr 发现而命名。EBV 属疱疹病毒科 γ 亚科，是双链 DNA 病毒。EBV 产生各种 EBV 相关抗原，如 EBV 核抗原（EBNA）、EBV 潜伏膜蛋白（LMP）、EBV 编码早期核糖核酸（EBERs）等。一般通过检测这些抗原成分来研究其与肿瘤的关系。1964 年 EBV 被首先确定为癌症相关病毒，包括淋巴细胞和上皮细胞来源的肿瘤。

（一）EBV 的致病作用及相关疾病

1. EBV 致癌机制　主要为 EBV 潜伏感染和细胞恶性转化，其中 *EBNA* 和 *LMP* 基因被认为是 EBV 转化基因。研究发现，几乎所有 EBV 感染和转化的细胞核内均可检出 EBNA。EBNA2 是 B 细胞转化的必需蛋白，可反式调控 LMP1 和 c-myc，并刺激 CD23、CD21 等生成。LMP1 具有转化 B 细胞、上皮细胞，上调 EGFR 与 CD23 和下调 CD10 等表达的作用。LMP2A 具有显著增强 LMP1 对 NF-κB 途径的激活作用。

近年发现，EBV 相关的 miRNA、外泌体（exosome）和 DNA 甲基化在其驱动的恶性肿瘤中也有重要作用。① EBV 基因组可编码 44 种成熟的 miRNA，具有转录后调节作用。这些 miRNA 在干扰免疫监测、肿瘤性增生、血管形成、细胞凋亡、免疫逃逸、组织侵犯及肿瘤转移等方面均有重要作用。EBV-miRNA 可从感染的癌细胞中释放到细胞外的空泡（外泌体）中，进而调节邻近甚至远处未感染细胞的基因表达，改变了肿瘤微环境，使之更有利于肿瘤的发生。②大量证据表明，EBV 及其他肿瘤病毒的外泌体也可通过重塑肿瘤微环境而加剧与病毒相关的癌症。外泌体是 40～100nm 大小的膜结合的小泡，携带多种细胞载体，包括蛋白质、DNA、信使RNA（mRNAs）和 microRNA（miRNA）。这些纳米囊泡可在血清、尿液、唾液和精液等多种生物液体中检测到。外泌体通过促进细胞成分在细胞间的转移和交换，在细胞间通信中起着关键的中介作用，与多种病毒感染和癌症有关。EBV 致瘤具体的机制仍在探索中。③ EBV 可能通过口腔黏膜侵入淋巴系统，进入B 细胞，随后通过 B 细胞传播到胃黏膜上皮。EBV 进入潜伏期后可导致宿主细胞基因组甲基化和细胞信号通路失调，基因的异常表达，以及肿瘤微环境的形成，共同促成胃黏膜上皮的转化和癌变。

2. EBV 感染相关的疾病　EBV 感染后多处于潜伏状态，且感染后终生存在，其中少数人感染 EBV后发生炎症或肿瘤性病变。EBV 感染不仅可以刺激T 细胞和 B 患者细胞增生，也可感染上皮细胞，与鼻咽癌、胃癌有密切关系。EBV 感染相关的肿瘤和增生性病变很多，参见表 5-3-1。其主要理由是：①患者有 EBV 感染流行病学史；②患者的 EBV 抗体滴度升高；③瘤细胞中可找到 EBV 的核酸片段，如原位杂交可见瘤细胞核 EBER 阳性；④病变组织中可查出EBV 相关抗原，免疫组化可检测出 EBV 的潜伏膜蛋白（LMP-1）等；⑤瘤细胞可释放 EBV；⑥实验证明EBV 可将正常淋巴细胞转化为瘤细胞。在 HIV 感染导致的免疫缺陷患者和器官移植后的免疫抑制患者，EBV 的易感性增强，免疫监视能力下降，更容易发生 EBV 相关的肿瘤。在病变中原位检测出 EBV 的核酸或抗原等成分，或 EBV 编码的 miRNA，都是诊断EBV 相关肿瘤的依据。

表 5-3-1　EBV 感染相关疾病

淋巴造血系统疾病			
B细胞疾病	B细胞淋巴瘤	EBV相关霍奇金淋巴瘤	经典型
			结节性淋巴细胞为主型
		EBV相关非霍奇金淋巴瘤	Burkitt淋巴瘤
			原发性中枢神经系统淋巴瘤
			弥漫大B细胞淋巴瘤
			原发性渗出性淋巴瘤
			EBV+黏膜皮肤溃疡
			滤泡性淋巴瘤
			黏膜相关性淋巴瘤
			淋巴瘤样肉芽肿
			浆母细胞性淋巴瘤，浆细胞瘤
	EBV+淋巴组织增生性疾病	传染性单核细胞增多症（IM）	
		慢性活动性EBV感染（CAEBV），B细胞型	
		先天性/获得性免疫缺陷相关淋巴增生性疾病（LPD）	
		移植后淋巴细胞增生性疾病（PTLPD）	
		EBV相关噬血细胞性淋巴组织增生症（EBV-HLH）	
NK和T细胞疾病	T细胞淋巴瘤	NK/T细胞淋巴瘤，鼻型	
		血管免疫母细胞性T细胞淋巴瘤	
		侵袭性NK细胞白血病	
		间变性大细胞性淋巴瘤	
		儿童系统性EBV+T细胞淋巴瘤	
		EBV+外周T细胞淋巴瘤	

NK和T细胞疾病	EBV+淋巴组织增生性疾病	慢性活动性EBV感染（CAEBV）T/NK细胞增生症
		种痘水疱病样淋巴组织增生症
		蚊叮超敏反应
		儿童EBV+T和NK细胞淋巴组织增生症
		儿童系统性EBV+T细胞增生性疾病
非淋巴造血系统疾病		
上皮性		鼻咽癌（淋巴上皮癌，低分化癌）
		EBV相关胃癌（EBVaGC）
间叶性		平滑肌肿瘤
神经性		多发性硬化症

注：1. EBV+黏膜皮肤溃疡是2017年WHO淋巴组织肿瘤分类中新增的类型；
2. 渗出性淋巴瘤、脑弥漫大B细胞淋巴瘤、浆母细胞淋巴瘤与HIV感染密切相关；
3. 在弥漫大B细胞淋巴瘤中主要是老年人EBV阳性的弥漫大B细胞淋巴瘤和慢性炎症相关的弥漫大B细胞淋巴瘤。

（二）EBV 与恶性淋巴瘤

EBV 能使淋巴细胞发生多克隆性增殖，在此基础上再发生基因突变，如 N-ras 突变，发展为单克隆增殖，形成淋巴瘤。在多种淋巴瘤中均检测到 EBV 的成分，以伯基特淋巴瘤（Burkitt lymphoma, BL）、弥漫大 B 细胞淋巴瘤（diffuse large B cell lymphoma, DLBCL）以及霍奇金淋巴瘤（Hodgkin lymphoma, HL）阳性率较高，EBV 感染率在 DLBCL 中约占 80%，在 BL 中占 30%～50%，其他类型淋巴瘤 EBV 感染率均较低，为 5%～15% 不等。

关于 EBV 与淋巴瘤的关系，已取得大量的研究成果。目前认为 EBV 是一种亲 B 细胞病毒，许多淋巴瘤患者体内都有 EBV 抗体，循环血中受 EBV 感染的 B 细胞数增多。Bacchi 等发现，在 20 例非霍奇金淋巴瘤（NHL）中，11 例（55%）含有 EBV。大细胞性免疫母细胞淋巴瘤与 EBV 呈最高度相关，而小细胞性 Burkitt 淋巴瘤与 EBV 呈最低度相关。可能还有别的机制与淋巴瘤的发生有关，但 EBV 可能在 AIDS 相关淋巴瘤至少是某种亚型的发生中，起着重要作用。B 细胞受 EBV 感染并激活后，因免疫功能损伤而不受控制地增生，最终形成恶性细胞克隆。AIDS 患者发生的特殊的染色体易位亦与 Burkitt 淋巴瘤流行区者相似，这也支持 EBV 在淋巴瘤发病中有重要作用。我国为 EBV 的高感染区，正常人群中 EB 病毒的感染率很高，淋巴瘤与 EBV 的关系也很受重视。其实，AIDS 相关的免疫缺陷背景也是 EBV 相关淋巴瘤发生的主要条件，同样，器官移植后淋巴组织增生性疾病（post transplant lymphoproliferative disease, PTLPD）已经被列为一种疾病单元，其中包括结外边缘区淋巴瘤等，部分疾病与 EBV 感染相关，器官移植后的免疫抑制也是其发病基础，文献中有心脏移植后发生支气管黏膜相关淋巴组织淋巴瘤的报道，瘤细胞中含有 EBV 编码的 RNA 成分。

有研究者观察 EBV 在人淋巴细胞 /SCID 嵌合体小鼠（hu-PBL/SCID）体内诱发肿瘤的病理形态，检测诱发瘤的免疫标志和人特异性 Alu 序列，确定 EBV 诱发肿瘤的性质、类型和来源。该研究者从无偿献血员取外周静脉血分离淋巴细胞（PBL）并将人 PBL 移植到 SCID 小鼠体内，再经腹腔注射 EBV 悬液进行实验感染。观察 4 个月后处死动物进行病理解剖，取小鼠体内肿瘤进行组织病理学观察，以及免疫组化染色、原位分子杂交。结果在 34 只存活的 hu-PBL/SCID 嵌合体小鼠中，有 24 只小鼠诱发出肿瘤。诱发瘤常见于小鼠腹腔后壁和纵隔，呈结节状实体瘤。光学显微镜下观察肿瘤细胞呈圆形，体积较大，弥漫排列，为大裂 - 无裂混合细胞，伴有浆样淋巴细胞和免疫母细胞样形态。电子显微镜观察瘤细胞核为圆形或不规则状，核内可见成群或散在的 EB 病毒颗粒。诱发瘤免疫组化染色结果为人类白细胞共同抗原 CD45（LCA）阳性，B 细胞标记 CD20（L26）阳性，T 细胞标记 CD3（PSI）和 CD45RO（UCHL-1）全为阴性。以人 Alu 序列为探针标记地高辛进行原位分子杂交，肿瘤细胞核呈阳性信号。笔者认为在人淋巴细胞 /SCID 嵌合体小鼠建立了 EBV 诱发性肿瘤模型，病理分类是 NHL，肿瘤起源于移植的人 B

淋巴细胞。

1.B 细胞性淋巴瘤 EBV 相关的淋巴瘤以 B 细胞淋巴瘤最为多见，包括较多类型，分述如下。

（1）Burkitt 淋巴瘤（BL）：最早证实与 EBV 相关的淋巴瘤是地方性 Burkitt 淋巴瘤。地方性 Burkitt 淋巴瘤的高发区或高发人群在中非地区，发病高峰年龄为 4～7 岁，可占当地儿童肿瘤的半数以上，只有 5% 的患者年龄超过 20 岁。所有地方性 Burkitt 淋巴瘤中的大多数瘤细胞内都存在 EBV，细胞生物学技术业已证明在 98% 的 Burkitt 淋巴瘤中可找到 EBV 的基因组。流行区患者 EBV 的壳抗原抗体全部阳性且滴度高。壳抗原阳性的儿童中发生此种肿瘤的风险为对照组的 30 倍。这些资料均证实 Burkitt 淋巴瘤与 EB 病毒感染有关。散发性 Burkitt 淋巴瘤则见于世界各地，均属较罕见的病例，EBV 感染率较低，小于 30%。免疫缺陷相关性 Burkitt 淋巴瘤中 EBV 感染率在 25%～40%。非洲儿童在婴幼儿期重度和持续 EBV 感染，使免疫功能受到抑制，T 细胞的调节受到影响，癌基因被激活，病毒的核蛋白质（如 EBNA-2、EBNA-3）和膜蛋白质（如 LMP-1）可诱导感染的 B 细胞增殖，经过长期的克隆性增殖，最后可能发展为淋巴瘤，病理特征为形态单一的中等大小淋巴细胞铺路石样排列及瘤细胞间巨噬细胞增生，吞噬核碎片，形成星空现象（图 5-3-1，图 5-3-2）。EBV 检测呈阳性。用 EBV 感染某些猿类，也可引起与 Burkitt 淋巴瘤相似的恶性淋巴组织增生病变。

（2）EBV+ 弥漫性大细胞性淋巴瘤（DLBCL）：患者以老年男性为主，病变多见于淋巴结（68%），亦可发生于脑、脾、肺、肠道和肾脏等器官或软组织。

临床表现为发热、贫血、血小板减少，血乳酸脱氢酶明显升高。组织学上，多数病例瘤细胞呈多形性，富含组织细胞和 T 细胞；部分病例为单形性细胞，细胞体积较大，类似中心母细胞。肿瘤中偶可见经典镜影细胞、爆米花样细胞，类似霍奇金淋巴瘤。免疫组化显示 B 细胞标记（CD20、CD79α 等阳性），部分细胞表达 CD30。Ki67 指数可高达 80%。原位杂交显示 EBER 均为阳性（图 5-3-3），电镜下可在细胞核旁查见 EBV 颗粒（图 5-3-4）。

（3）EBV+ 浆细胞瘤：此型罕见，文献中仅 10 余例报道（截至 2019 年）。四川华西医院曾报道 14 例，包括浆细胞骨髓瘤 4 例、骨孤立性浆细胞瘤 3 例、髓外浆细胞瘤 7 例。患者男 9 例女 5 例，平均 46 岁（18～74 岁）。病变表现为局部新生物，可引起局部疼痛，位于关节者可引起活动受限，位于鼻腔者可引

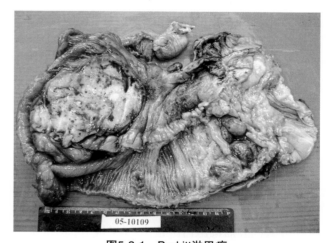

图5-3-1 Burkitt淋巴瘤
肠黏膜面多个大小不等的结节，向肠腔内突起，伴肠系膜淋巴结肿大（李甘地惠赠）

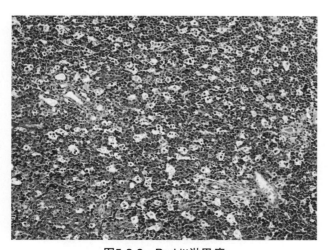

图5-3-2 Burkitt淋巴瘤
淋巴细胞弥漫性增生，伴巨噬细胞增生，巨噬细胞吞噬细胞碎片，形成所谓"星空现象"（李甘地惠赠）

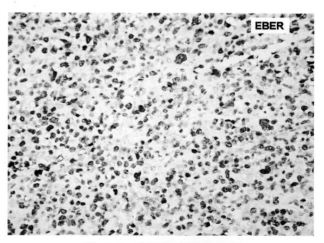

图5-3-3 弥漫大B细胞淋巴瘤
原位杂交，瘤细胞核EBER阳性

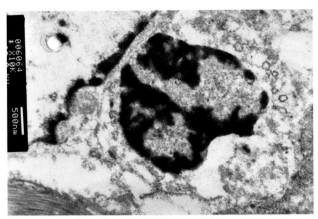

图5-3-4 弥漫大B细胞淋巴瘤
电镜下查见小圆形EBV病毒颗粒，位于细胞核旁

起鼻出血、鼻塞和分泌物增多。镜下表现为单一形态的肿瘤性浆细胞弥漫增生，并浸润和破坏受累的骨与周围软组织。分化成熟的瘤细胞类似正常浆细胞，不成熟者则类似中心母细胞。瘤细胞密集，间质稀少，可见血湖及淀粉样物质沉积。免疫表型为CD138、CD79α阳性，而CD20阴性。所有病例EBER均阳性。分化较低者须与浆母细胞瘤区别。

另外，在滤泡性淋巴瘤中也有少数病例可检出EBV，均见于淋巴结内。少数白血病患者也被发现合并EBV感染。

2. **T细胞和NK细胞淋巴瘤** 近年研究者注意到，EBV感染也可导致T细胞和NK细胞增生，形成淋巴瘤和淋巴组织增生性病变。有报道称，东方人鼻咽部NK/T细胞淋巴瘤中EBV感染率高达83.3%，大部分病例肿瘤细胞内可检出EBV成分，原位杂交EBER呈细胞核阳性（图5-3-5～图5-3-8），即使发生其他部位的转移仍可保留其EBV阳性的特点。但鼻

咽部B细胞淋巴瘤EBV感染率明显低于T细胞型。某些外周T细胞淋巴瘤、血管免疫母细胞性淋巴瘤、间变性大细胞淋巴瘤也与EBV感染有关；皮肤病变中，种痘样水疱病和种痘样水疱病样淋巴瘤、严重蚊叮咬超敏反应等，亦与EBV感染有密切关系。直接证据是在病变组织和瘤细胞内能检测到EBV核酸成分。

3. **霍奇金淋巴瘤（HL）** 在经典型HL患者中EBV感染也较常见，EBV感染占40%～60%，肿瘤细胞内可检出EBV的mRNA和LMP-1蛋白成分。EBV是部分HL中发现的唯一病毒，但二者之间的关系尚不清楚。文献中已有很多报道HL可与EBV并存或发生于有传染性单核细胞增多症病史的患者。经典型霍奇金淋巴瘤分为结节硬化型、混合细胞型、富于淋巴细胞型和淋巴细胞减少型，基本特征是在炎症背景中查见R-S细胞和霍奇金细胞（图5-3-9）。有报道称，通过PCR技术检测发现50%的R-S细胞表面有EB病毒的基因组成其壳RNA，在混合细胞型HL最为多见，大约为75%。在结节硬化型HL中最少，为10%～40%。在HIV感染人群中EBV感染率更高，接近100%。EBV阳性的HL通常在复发时亦保持同样的EBV株。R-S细胞中的EBV表达LMP1和EBNA1，但不表达EBNA2，这是EBV潜伏感染Ⅱ型的特征。原位杂交显示R-S细胞EBER阳性（图5-3-10）。

4. **皮肤淋巴瘤** 谱系广泛，包括自限性和高度侵袭性的多种类型，多数为B细胞来源，少数源自T细胞或NK细胞。①原发性皮肤B细胞淋巴瘤是一种少见的皮肤淋巴瘤，约占皮肤淋巴瘤的25%。其中滤泡性B细胞淋巴瘤和结外边缘区淋巴瘤为惰性淋巴瘤，不发生系统性播散，大多数不改变预期寿命，因此局部切除或放射治疗可有效控制本病。反之，皮肤

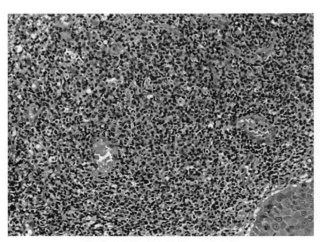

图5-3-5 鼻咽部NK/T细胞淋巴瘤
黏膜上皮下方大量淋巴细胞异型增生

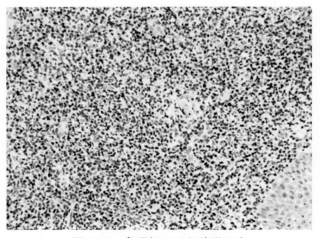

图5-3-6 鼻咽部NK/T细胞淋巴瘤
同一病变组织，原位杂交EBER阳性

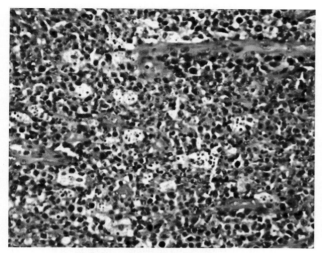

图5-3-7　NK/T细胞淋巴瘤
肿瘤细胞丰富且有异型，部分瘤细胞坏死

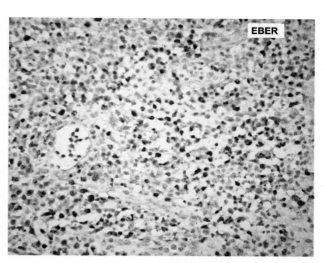

图5-3-8　NK/T细胞淋巴瘤
原位杂交显示肿瘤细胞核EBER阳性

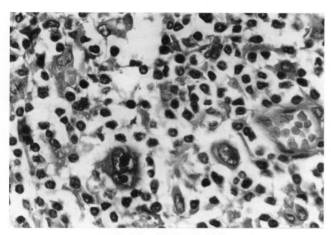

图5-3-9　霍奇金淋巴瘤
混合细胞型，瘤组织由淋巴细胞、嗜酸性粒细胞、组织细胞和典型的R-S细胞构成

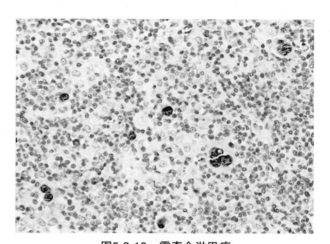

图5-3-10　霍奇金淋巴瘤
EBV原位杂交，显示R-S细胞中EBER细胞核阳性（杨清海惠赠）

DLBCL 和 EBV 相关的 B 细胞淋巴瘤则侵袭性较强，预后较差。EBV 阳性皮肤 DLBCL（EBV+DLBCL，NOS）多见于老年人，具有侵袭性。血管内大 B 细胞淋巴瘤（intravascular large B cell lymphoma）多属结外 DLBCL，少数（< 10%）来自 T 细胞。原发性 EBV 阳性的皮肤大 B 细胞淋巴瘤近年也有报道。②EBV 阳性皮肤黏膜溃疡是近年发现的一种新类型，已经收入最新的 WHO 淋巴瘤分类系统。此型多见于老年人（中位年龄约 70 岁），与医源性免疫抑制、免疫缺陷或免疫衰老有关。该病主要发生在皮肤、口腔和消化道，局部淋巴结可有反应性增生，但没有全身性淋巴结肿大，没有肝脾大，也不侵犯骨髓。其镜下特征为在大量混合性炎细胞浸润的背景下存在数量不等的大细胞，这些大细胞形态类似免疫母细胞或霍奇金细胞，通常表达 B 细胞抗原及 CD30，EBV 阳性。该病

呈自限性病程，预后较好。③EBV 相关的皮肤淋巴增生性疾病还有淋巴瘤样肉芽肿病、结外 NK/T 细胞淋巴瘤（鼻型）、种痘样水疱病样淋巴瘤、血管内淋巴瘤等。

（三）EBV 与癌症

EBV 感染不仅与淋巴瘤及淋巴组织增生性病变密切相关，而且可以累及上皮细胞，在少数癌症组织中也可检测出来，其中关系最为密切的是鼻咽癌和胃癌。

1. 鼻咽癌　EBV 主要感染人类口咽部上皮细胞和 B 淋巴细胞。鼻咽、鼻腔、鼻旁窦鳞癌细胞中存在 EBV，提示该病毒可能在鼻腔鼻旁窦鳞癌的病因发病上起重要作用。1966 年劳埃德·奥尔德（Lloyd J. Old）应用免疫扩散试验发现，EBV 与鼻咽癌（NPC）在血清学上有一定关系。1973 年我国的病毒学家曾毅在鼻

咽癌患者上皮肿瘤细胞中找到 EBV 的基因组。他们的研究揭示了 EBV 与 NPC 的内在关系。NPC 多发生于我国广东、广西、湖南、香港和台湾地区，也多见于新加坡、马来西亚、地中海和赤道非洲地区。NPC 患者活检组织中可检出 EBV 的 DNA 和 EBV 核抗原，EBV 的潜伏膜蛋白（LMP-1）可呈阳性；患者血清中可检测到较高滴度的 EBV 特异性抗体，尤其是 EBV 早期抗原（EA）和病毒衣壳抗原的 IgA 抗体的阳性率很高，可用于 NPC 的早期诊断。一些研究证明，亚硝酸、丁酸等为 EBV 致 NPC 的辅助因素。鼻咽部 NK/T 细胞淋巴瘤也与 EBV 有密切关系。

鼻咽癌主要类型为角化型鳞癌及非角化型（低分化）癌。在低分化癌（淋巴上皮癌）中 EBV 的检出率较高（图 5-3-11 ～图 5-3-14）。在腮腺的淋巴上皮癌中也可检出 EBV，提示 EBV 感染不仅限于鼻咽癌。

2. EBV 相关性胃癌　胃癌发病率高，生存率低，异质性强。与胃癌相关的病原体有幽门螺杆菌和 EBV 等，形成"感染 - 胃炎 - 胃癌"序列。1990 年 Burke 等应用 PCR 技术首次证明胃淋巴上皮瘤样癌中存在 EBV 的感染，1993 年 Tokunaga 等将通过原位杂交技术证实胃癌细胞 EBER 阳性者定义为 EBV 相关性胃癌（EBV associated gastric carcinoma，EBVaGC）。据估计，所有胃癌中约 10% 与 EBV 有关。EBV 感染引起萎缩性胃炎的黏膜上皮克隆性增生、肠上皮化生、非典型增生以致癌变。其核心分子异常是 EBV 特异性超表观遗传学表型 CpG 岛启动子甲基化，破坏 DNA 甲基化和 DNA 去甲基化之间的平衡，导致抑癌基因沉默。EBVaGC 的癌细胞一旦建立，至少部分地通过传递含有细胞和病毒 miRNA 的外泌体来重塑其微环境。外泌体是由细胞释放到细胞外环境的脂质

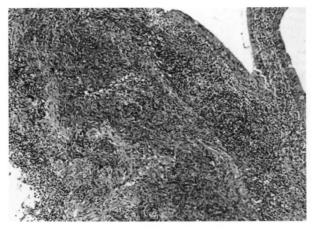

图5-3-11　鼻咽癌非角化型
癌细胞异型明显，间质中较多淋巴细胞浸润

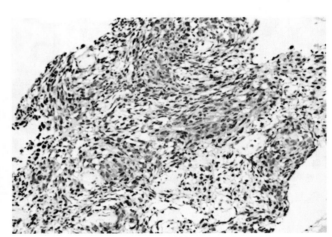

图5-3-12　鼻咽癌非角化型
原位杂交显示EBV DNA阳性表达于细胞核

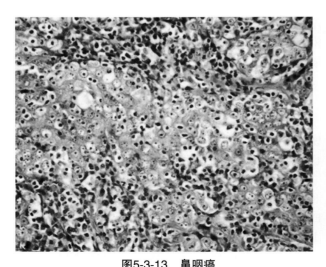

图5-3-13　鼻咽癌
癌细胞体积较大，胞质丰富，核呈空泡状，间质显著淋巴细胞浸润

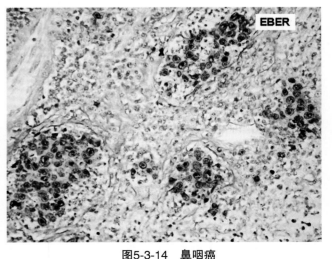

图5-3-14　鼻咽癌
同左病例，原位杂交显示细胞核EBER阳性，癌巢也更清晰

双层小囊泡，存在于几乎所有体液中，如血清、唾液、尿液和脑脊液中。外泌体含有大量的蛋白质、DNA和RNA等，参与细胞间的物质交换。在EBV相关胃癌中，外泌体可协助EBV成分在宿主体内传递，促进胃癌细胞增殖，抑制细胞凋亡，改变基质细胞的功能，调节EBVaGC的微环境。EBV相关性胃癌中几乎所有癌细胞EBERs均呈阳性，而癌旁正常组织无EBERs表达，提示EBV感染发生在胃癌形成的早期，感染EBV的肿瘤细胞单克隆增生，导致几乎所有癌细胞均有EBERs。

2014年《癌症和肿瘤基因图谱（TCGA）》提出将胃癌分为4种分子类型，即EBV相关型（EBV-associated）、微卫星不稳定型（microsatellite instable）、染色体不稳定型（chromosomal instable）和基因组稳定型（genomically stable）。EBVaGC以男性为主，多见于中老年人。最常见部位是近端胃，包括贲门胃底部和胃体、远端胃，也可见于残胃。此型胃癌常多发，弥漫型胃腺癌发生频率较高，提示EBV与近贲门端胃癌的发生关系更为密切，这与Hp相关胃癌相反，Hp相关胃癌主要病变部位是胃窦部。Hp阳性患者中有较高EBV-DNA载量，提示Hp可能调节裂解阶段的EBV转化。Hp感染后胃再感染EBV并最终导致EBVaGC，有关EBV和Hp在胃癌发生发展中关系尚待进一步研究来阐明。

EBVaGC大体上呈溃疡型或蝶状，胃壁明显增厚，边缘呈推挤状，分界清楚，隆起型少见，胃癌直径平均约5cm，最大者可达13cm。其最大厚度与宽度比值远大于EBV阴性胃癌。显微镜下，EBV相关性胃癌多为弥漫型，Lee等对9738例不同类型胃癌进行分析，发现弥漫型与肠型胃癌EBV阳性率分别

为9.9%和6.5%；而Li等在5475例胃癌中发现弥漫型与肠型胃癌EBV阳性率，分别为8.1%和8%。两者的差别可能与样本数不同有关。Huang等认为EBV相关性胃癌可分为淋巴上皮瘤样型（图5-3-15，图5-3-16）和普通型胃癌（图5-3-17，图5-3-18）2种，其中淋巴上皮瘤样型占36.5%，非淋巴上皮瘤样型为63.5%，包括管状腺癌（55.8%）、低黏附性癌（1.9%）、黏液腺癌（1.9%）、混合癌（3.9%）。Song等根据细胞免疫反应及促结缔组织反应程度，将EBV相关性胃癌分为淋巴上皮瘤样型、克罗恩样型、淋巴细胞反应样癌和传统的胃腺癌。2010年WHO在胃癌分类中把富于淋巴间质的胃癌作为一种亚型，病理形态类似于淋巴上皮瘤样型。其中约80%为EBVaGC。淋巴上皮瘤样癌定义为：①有明确界定的肿瘤边缘；②淋巴细胞密集浸润；③肿瘤细胞边界不清，合胞生长方式

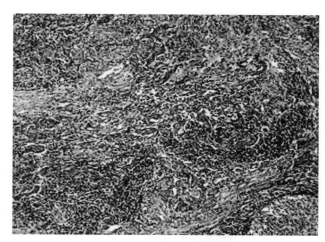

图5-3-15　胃淋巴上皮瘤样癌
癌巢内及癌巢周围可见大量淋巴细胞浸润，癌细胞不明显

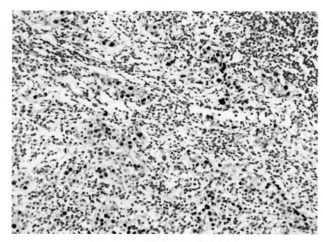

图5-3-16　胃淋巴上皮瘤样癌
原位杂交癌细胞核呈EBER阳性，与癌巢分布一致

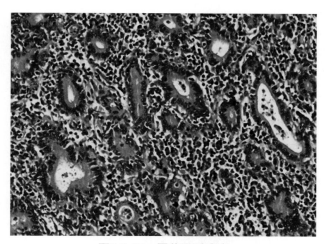

图5-3-17　胃普通型腺癌
癌巢呈不规则腺管状结构

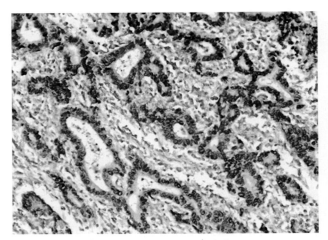

图5-3-18　胃普通型腺癌
原位杂交癌细胞核呈EBER阳性

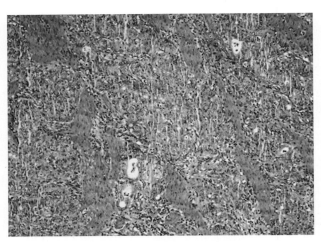

图5-3-19　EBV相关低分化胃癌
癌组织侵犯胃壁肌层

形成不良的腺体结构；④无促纤维增生反应；⑤早期阶段胃黏膜层肿瘤腺体连接和融合组成"花边图案"。有趣的是淋巴上皮样癌不管发生在鼻咽部、腮腺或胃部，都有较高的EBV检出率。其中的淋巴细胞以CD8$^+$T细胞为主，在进展期可出现较多B细胞和浆细胞。在低分化浸润性癌中也可以检测到EBV成分（图5-3-19，图5-3-20）。EBVaGC患者的平均生存率高于非EBVaGC患者，免疫治疗反应较好。EBVaGC中近一半病例表达LMP2A，而不表达LMP-1，因而用免疫组化无法检测到LMP-1，需用原位杂交技术检测EBER来确定病因或判定为EBVaGC（图5-3-16，图5-3-18，图5-3-20）。

除上述肿瘤外，有人在乳腺癌、结直肠癌、食管癌、壶腹癌中也检测到EBV成分，提示与这些癌的发生可能与EBV的感染有关，尚有待进一步证实。

（四）EBV相关性平滑肌肿瘤

EBV相关性平滑肌肿瘤（EBV associated smooth muscle tumors，EBV-SMT）比较少见，截至2019年仅有140余例报道。本病多继发于先天性免疫缺陷的儿童和艾滋病患者，少数发生于接受实体器官移植（SOT）的患者。EBV-SMT可发生在任何部位，更多见于腹腔或胸腔内，少数见于颅内、肠系膜、腹膜后、臀部和脊髓。病理形态类似普通的平滑肌肉瘤，其边界清晰，但也可侵犯周围组织。镜下见梭形瘤细胞呈束状排列，瘤细胞也可呈上皮样形态，核深染，中度至重度异型，可有较多核分裂象，伴较多淋巴细胞浸润。瘤细胞排列密集，在血管周围尤为明显。用免疫组化技术可以证实平滑肌分化，并在平滑肌肉瘤中检出EBV的潜伏膜蛋白（LMP）和EBV表面受体蛋白

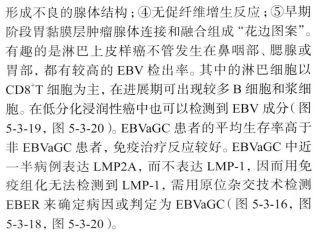

图5-3-20　EBV相关低分化胃癌
原位杂交显示癌细胞核EBER阳性

CD21，原位杂交可以检出EBV的基因表达（EBER阳性）（图5-3-21）。Can等曾报道一例32岁男性艾滋病患者同时患有EBV-SMT伴肉芽肿性炎。在艾滋病患者中也发现有EBV阳性的平滑肌瘤。

在器官移植后也可因免疫抑制治疗而发生EBV-SMT。Stubbins等研究所在医院30余年（1984～2015年）间5006例SOT受者，发现3例移植后EBV-SMT，均为儿童心脏移植受者，移植前EBV血清抗体阳性，移植后EBV载量持续升高，并发生平滑肌肿瘤。该作者检索文献，发现还有36例儿童和51例成人发生移植后EBV-SMT。Stubbins等指出，移植前EBV血清阳性，然后EBV载量持续升高，是发生移植后SMT的危险因素。

此外，EBV感染还可以引起急性传染性单核细胞增多症（infectious mononucleosis）（图5-3-22）、多

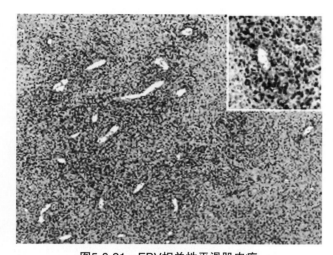

图5-3-21 EBV相关性平滑肌肉瘤
瘤细胞排列密集，在血管周围尤为明显，瘤细胞有异型性。右上角小图示EBV原位杂交，瘤细胞核呈EBER阳性（韩安家惠赠）

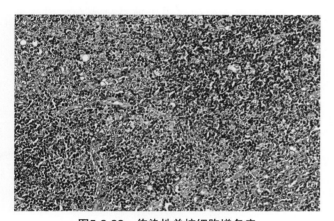

图5-3-22 传染性单核细胞增多症
淋巴结肿大，其中淋巴细胞反应性增生，可见体积较大的免疫母细胞和组织细胞，毛细血管增生

种慢性淋巴细胞增生性疾病、多发性硬化症等非肿瘤性疾病。参见第八章病毒感染中EBV部分。

三、人类乳头瘤病毒感染与肿瘤

人类乳头瘤病毒（human papilloma virus，HPV）是一种具有种属特异性嗜上皮病毒，属双链闭环的小DNA病毒。HPV在电镜下呈球形、无包膜的20面体立体对称结构，直径约为55nm，有72个壳粒。病毒基因组含有大约8000个碱基对，分子量为5.2×10^6。HPV共有200多种类型，目前已鉴定分离出80多种。HPV特异性地感染人皮肤、黏膜。按与恶性肿瘤发生的密切程度可将HPV分为高危型（HR）、中危型和低危型，其中高危型（如16、18、58等亚型）与宫颈癌等恶性肿瘤密切相关；低危型（如6、11、42、43、44等亚型）与生殖道和喉等部位的乳头状瘤、

尖锐湿疣等良性疾病相关；中危型（如31、33、35、45、51、52、56等亚型）介于二者之间。自1907年Ciuffo提出HPV为人类疣的致病因子以来，HPV受到广泛关注。近年研究表明，HPV不仅是人类疣的致病因子，还与口腔、喉的乳头状瘤，外阴尖锐湿疣，皮肤扁平疣，跖疣，以及宫颈、皮肤、口腔、咽喉、食管、肺等组织的鳞状细胞癌有关。在外阴癌、阴茎癌、肛门癌中也发现HPV感染。

（一）人类乳头瘤病毒的致癌作用

HPV是一种常见的病毒，在全球人口中有50%的人在一生中会感染一次或多次HPV。HPV主要通过皮肤之间、黏膜之间和皮肤黏膜之间的直接接触，或经皮肤黏膜的伤口侵入人体，最常见于性传播疾病（STD）。口腔的HPV感染则常由口交引起。HPV感染可引起皮肤黏膜上皮的疣状增生，也可引起上皮内瘤变（IN）和鳞状细胞癌（SCC），尤其是子宫颈SCC，最受关注。在所有感染相关癌症中，HPV感染约占30%。

大量研究证实HPV尤其是高危型HPV亚型的感染与人类恶性肿瘤的发生、发展密切相关。HPV DNA含有约8000个碱基对，其基因组结构可分为3个功能区域，分别是早期蛋白编码区（early protein coding region，ER）、晚期蛋白编码区（late protein coding region，LR）和长控制区（long control region，LCR）。ER区编码E1、E2、E4、E5、E6、E7等6种早期蛋白，提供病毒DNA复制、转录、翻译、调控和转化所必需的信息，其中E1主要与病毒DNA复制有关，E2与病毒DNA转录的反式激活有关，E4与病毒和细胞结合有关，E5影响细胞生长因子受体，E6、E7主要与病毒的细胞转化功能及致癌性有关，是病毒的主要癌蛋白，在肿瘤的发病机制上起着重要作用。LR区L1、L2分别编码病毒主要和次要衣壳蛋白，组成病毒外壳。LCR区是变异最多的区域，其功能尚未明确，可能对病毒的复制及转录起调节作用。

HPV致癌的作用尚未完全明确。HPV的持续感染、病毒载量的增加、病毒基因在细胞基因组内的整合、致癌蛋白E6与E7的表达、DNA的甲基化、基底细胞中病毒基因表达失控、局部免疫抑制、染色体变异的积累、细胞增生和凋亡的失控、信号传导系统的紊乱等，均与鳞癌的进展有关。病毒DNA整合到宿主染色体是癌变的重要驱动因素，见于40%～90%的子宫颈鳞癌和口咽鳞癌。研究发现，HPV感染通过抑制调控细胞分裂的蛋白（如P53和Rb）而促进肛门癌或宫颈癌的发展。HPV的基因产物E6、E7癌蛋白

与细胞癌基因和抑癌基因如 p53 和 Rb 的相互作用是其致癌的中心环节。E6 蛋白与细胞抑癌蛋白 P53 结合，导致 P53 蛋白降解，失去了对细胞增殖周期相关因子 P21、PCNA 周期蛋白的调节作用，丧失了 P53 介导的对损伤 DNA 的修复功能。E7 蛋白与视网膜母细胞瘤基因蛋白结合，可致高危型 HPV 的癌蛋白表达增多，促进癌变。在有损伤的 DNA 中，如果含有 HPV DNA，则该细胞中的 P53 蛋白不能很快得以表达，细胞中的损伤 DNA 不断积累，使基因组不能保持完整性，最终导致正常细胞转化为肿瘤细胞。随着细胞复制的增加，可发生染色体异常和转化。HPV 相关肿瘤在免疫抑制宿主中非常容易发展到进展期，可能是在免疫紊乱的宿主，更有利于 HPV 的复制和促进恶变细胞的生长。在缺乏 HPV 感染足够证据的个体中，也发现了 HPV 阴性的宫颈癌和肛门癌。在这些病例中，细胞因子也可能发挥作用。在 HPV 感染过程中细胞因子的产生可能促进上皮细胞增殖，同时也增强 HPV 复制。

SCC 的发生始于基底细胞的不典型增生。基底细胞不典型增生逐渐向表层推进，形成低级别至高级别上皮内瘤变（原位癌），进而发展为浸润性癌。HPV 感染的线索是鳞状上皮内出现挖空细胞，更可靠的证据是原位杂交和免疫组化检测出 HPV 核酸或抗原成分，P16 通常呈阳性反应。

（二）HPV 与子宫颈癌

1. 子宫颈癌的发病原因　在子宫颈癌的发病过程中，持续性细菌或病毒感染、局部慢性炎症环境、性传播疾病及机体免疫状态等都有一定关系。在感染病因方面，人们发现子宫颈癌的发生与感染了某种通过性接触传播的因子有关，并曾一度认为单纯疱疹病毒 -2 型（HSV-2）的感染是宫颈癌的病因，然而很少能在子宫颈癌细胞检测到该病毒的 DNA。后来发现人宫颈癌与 HPV 有着更直接的关系，90% 以上宫颈癌患者癌细胞中可找到 HPV。用分子生物学技术可在宫颈癌组织中检测到 HPV 的 DNA，用免疫学技术可在宫颈癌患者血液中检测到 HPV 抗体。在宫颈癌中也可检测到与 HPV16 型相同基因的氨基酸顺序。流行病学调查表明，宫颈上皮内瘤变（CIN）的发病率高峰在 HPV 感染几年后，HPV DNA 阳性患者宫颈上皮细胞内癌的危险比阴性者高 10 倍，CIN 的发生率及宫颈癌的终期形态学改变与 HPV 感染数量有关。目前 HPV 感染与宫颈癌的因果关系已为人们普遍接受。阴道微生态失调和细菌性阴道炎亦有利于高危型 HPV 感染。

子宫颈癌在组织学上主要分鳞癌和腺癌两类（图 5-3-23，图 5-3-24）。除鳞癌外，一部分腺癌中也发现 HPV 感染的证据，即用免疫组化和原位杂交技术检测出 HPV 成分。2018 年国际宫颈腺癌分类中将其按病因分为 HPV 相关和非相关两大类。四川大学华西第二医院报道，在子宫颈腺癌中 HPV 感染率为 86.87%（397/457），大多为高危型，其中 HPV16 占 63.02%，HPV18 占 35.67%，HPV 多重感染占 25.16%，HPV16+18 占多重感染的 57.39%；国内也有报道以 HPV18 为主者。欧洲报道以 HPV16、18 和 45 为主。

2. 子宫颈癌与 HPV 亚型　Muñoz 等采用 PCR 技术对来自 9 个国家的 1918 名经组织学证实患子宫颈癌的妇女和 1928 名正常对照妇女的子宫颈活检组织标本进行 HPV DNA 检测和分型研究，结果发现，

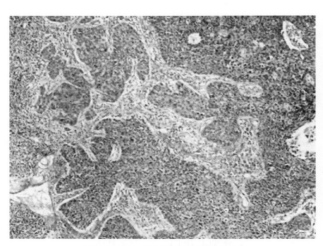

图5-3-23　子宫颈鳞状细胞癌
癌细胞呈巢状分布

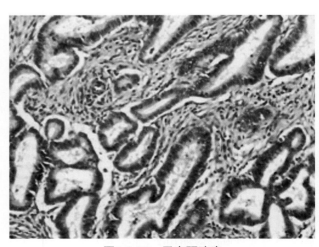

图5-3-24　子宫颈腺癌
癌细胞形成不规则腺样结构

96.6% 的患者的子宫颈活检组织标本中 HPV DNA 呈阳性，而正常对照妇女 HPV DNA 阳性率仅为 15.6%，其中 HPV16 是子宫颈癌患者最常见的感染亚型（58.9%），其次分别依次为 HPV18（15.0%），HPV45（5.9%），HPV31（4.3%），HPV33（3.0%），HPV52（2.3%），HPV58（1.2%），HPV35（0.3%）等。通过计算 HPV 各亚型致子宫颈癌的危险程度，Muñoz 将 HPV16、18、31、33、35、39、45、51、52、56、58、59、68、73 和 82 等 15 种亚型确定为高度危险型，将 HPV26、53 和 66 等 3 种亚型确定为可疑高度危险型，将 HPV6、11、40、42、43、44、54、61、70、72、81、CP6108 等 12 种亚型被确定为低度危险型。

Muñoz 报道了 WHO 国际癌症研究机构（International Agency for Research on Cancer, IARC）对来自于美洲、非洲、欧洲和亚洲等 22 个国家冻存的 1000 例浸润性子宫颈癌（invasive cervical cancer, ICC）组织进行 HPV 检测和分型，发现其中 99.7% 的 ICC 组织 HPV DNA 呈阳性，其中最常见的感染亚型是 HPV16（53%），其次分别是 HPV18（15%）、HPV45（9%）、HPV31（6%）和 HPV33（3%），前 5 种亚型的总和超过 80%。HPV 亚型的分布有地理性差异，从全世界范围看主要是 HPV16 亚型感染，但在东南亚地区最常见的是 HPV18 亚型。WHO 还进行了 2000 例 ICC 和 2000 例正常对照妇女的病例对照研究，结果显示，HPV 的检出率与子宫颈癌发病率相一致，证明 HPV 可能是子宫颈癌发生的主要病因。WHO 国际癌症研究中心已按致癌能力的大小将 HPV 各亚型分为以下三类：确切致癌的 HPV 亚型（HPV16、18 亚型），可疑致癌的 HPV 亚型（HPV31、33 亚型），可能致癌的 HPV 亚型（除 HPV6、11 亚型以外的其他亚型）。高危型 HPV 在子宫颈鳞状细胞癌中用原位杂交技术均可检测出来。

2008 年诺贝尔生理学或医学奖由发现 HPV 导致宫颈癌的德国学者及发现 HIV 的两位法国学者共同获得。宫颈癌已被证实是 HPV 感染所致，其中 HPV16 型和 18 型是引发宫颈癌的高危病毒。进一步研究发现，HPV 亚型的分布有着较大的地域差异性。Fontham 指出，全球每年 HPV 感染可导致约 555 100 例宫颈癌，其中 80% 以上出现在中低收入国家。许多研究者观察到在侵袭性宫颈癌中常存在着 HPV16、18 亚型，其次是 HPV58 和 HPV52 亚型，这些都是我国女性中常见的 HPV 亚型。还有人从侵袭性宫颈癌中分离出 HPV33 和 35 亚型。

在子宫颈癌中，HPV 阳性率多在 90% 以上，引发宫颈癌变的优势基因型依次为高危型 HPV16、58、52、18、31 等。HPV 多种亚型混合感染（多重感染）也较常见，有时可多达 9 种。据上海一所妇产科医院对 7539 例宫颈癌的检测，HPV 多重感染率达 29.3%，致病力最强者是 HPV16、58、52 亚型，常发生多重感染的是 HPV53、66、59 亚型，最少发生多重感染者是 HPV16、18 和 58 亚型。

以上所述宫颈癌主要是指鳞状细胞癌，近年研究发现宫颈腺癌和小细胞神经内分泌癌中也有 HPV 感染。一项荟萃分析结果显示，在宫颈小细胞性神经内分泌癌的肿瘤细胞中可检出 HPV16 型或 18 型，并以 HPV18 型为主。王燕茹等报道 1 例子宫颈小细胞神经内分泌癌合并原位腺癌及鳞状细胞原位癌，HPV 分型检测（PCR- 膜杂交法）显示，在上述三种区域内均检出 HPV18 型。该作者认为，这可能与 HPV 感染子宫颈多能储备细胞有关。

3. HPV 感染与子宫颈上皮内瘤变（CIN） 子宫颈癌来自鳞状与柱状上皮交界处（移行带）的基底细胞，HPV 感染和原位癌皆好发于此处。HPV 持续感染可使上皮细胞基因由于病毒的整合而发生突变，使细胞染色体成为多倍体或非整倍体，引起上皮细胞异型增生（不典型增生）的程度或 CIN 级数升高，最终引发宫颈癌变。据报道，高级别上皮内瘤变（CIN 3）和宫颈癌中，HPV 感染率分别为 93.02% 和 97.83%，且高危型 HPV 分别为 88.37% 和 93.48%。HPV 感染宫颈后，病毒寄生于宫颈中浅层较成熟的鳞状细胞内，从中获得复制和繁殖的条件，受损害的细胞出现空泡化，形成所谓挖空细胞（图 5-3-25），以后挖空细胞被破坏而脱落。这种有病毒寄生繁殖的上皮细胞并

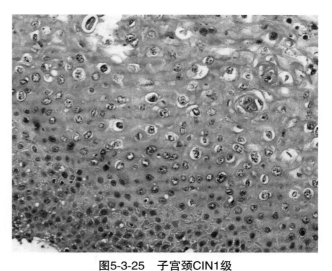

图5-3-25 子宫颈CIN1级
其浅层和中层内可见挖空细胞形成。细胞质空泡化，细胞核增大并有异型，为 HPV 感染的表现

不发生恶变。当 HPV 进入表皮之下 1/3 层，病毒的核酸整合到细胞核内，使细胞核增大而深染，成为不典型增生细胞。不典型增生的范围达下 2/3 层以上，而原来浅中层内挖空细胞逐渐减少，当重度不典型增生达到整个上皮层时便成为原位癌（图 5-3-26）。可是在原位癌、早期浸润或浸润癌的同一段上皮内常找不到 HPV，原位癌与 HPV 在水平方向可相邻存在，或两者之间隔有正常上皮。如在原位癌以外的上皮部位找到 HPV 引起的湿疣病变，有助于寻找致癌因素。随着 CIN 级数增高，HPV16/18 型 DNA 的检测阳性率也增高（图 5-3-27，图 5-3-28）。

4. 子宫颈癌的筛查与 HPV 检测 宫颈癌是可通过简便方法早期诊断的肿瘤，其早期治愈率非常高。宫颈癌筛查能早期发现宫颈癌，但筛查方法直接影响筛查的效果。筛查目的应包括对异形细胞的检查

及 HPV 的检测两个方面。我国尚未广泛开展宫颈癌筛查，一些经济相对发达地区，多应用宫颈细胞学方法进行筛查，用传统涂片或液基薄层细胞学（TCT 或 LCT）技术检测上皮内病变，而对 HPV 检测重视不够。而经济欠发达地区多数使用低廉易行的醋酸染色法（VIA）。在一项包括中国在内的 9 个发展中国家宫颈癌筛查研究发现，VIA 和宫颈细胞学方法的敏感性相似，而特异性显著低于宫颈细胞学方法。西方国家在 2003 年开始已将 HPV 检测列入 30～35 岁以上妇女宫颈癌筛查方案，从而提高了筛查的敏感性。检测 HPV 的技术近年发展迅速，PCR 技术、原位杂交技术渐已普及，HPV E6/E7 的 mRNA 检测也在推广应用，其阳性率随病变严重性而增加，在高级别上皮内病变（HSIL）病例中阳性率可达 59.8%，对筛查宫颈癌很有意义。

（三）HPV 与食管癌

国外学者早在 1982 年即报道食管癌可能与 HPV 感染有关，因为在食管癌患者活检标本中观察到它们的组织形态学改变和被 HPV 感染后的组织形态学改变相同。Syrjänen 等首次报道食管浸润癌形态学表现符合宫颈 HPV 感染组织学诊断标准，推测 HPV 与食管癌有关，近年来随着 PCR 技术的应用，得到进一步证实。国内学者也用 HPV18 探针在部分食管癌活检标本中检测到 HPV 的 DNA。在我国河南安阳地区，用 PCR 和原位杂交的方法检测"正常"志愿者食管上皮组织 HPV 感染情况，结果发现，食管癌高发区尚未发病的"正常人群"中 HPV16 感染率较高，食管癌高发区和相对低发区的 HPV 感染率分别为 72% 和 37%，二者差异有统计学意义，并且 HPV 感染与细胞

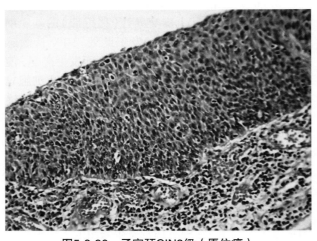

图5-3-26 子宫颈CIN3级（原位癌）

鳞状上皮厚度增加，全层发生非典型性增生，而难以看到HPV感染的典型表现挖空细胞

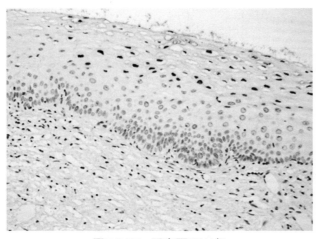

图5-3-27 子宫颈CIN1级

原位杂交显示鳞状上皮浅层内挖空细胞HPV16/18阳性

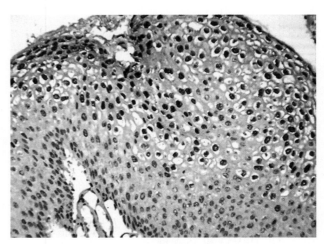

图5-3-28 子宫颈CIN2级

原位杂交显示鳞状上皮浅中层内挖空细胞HPV16/18阳性

癌变过程密切相关；结果还显示，高、低发区正常人群食管黏膜的 HPV 感染率的差别非常明显（60% 和 18%），而在有细胞病变的人群中高、低发区之间的差别明显减少（85% 和 64%），结果表明 HPV 感染是安阳地区食管癌的重要病因，其中 HPV16 亚型占主要地位。到目前为止，HPV 作为引起食管癌的一个危险因素已经引起了广泛重视，但 HPV 感染在食管癌中的作用及其机制还不清楚。

上述食管癌主要是指鳞状细胞癌，与 HPV 感染关系密切。近年有研究发现，部分食管腺癌及巴雷特食管（Barrett esophagus）也与 HPV 感染有关。据 Kunzmann 对 30 份有关研究的荟萃分析，HPV 感染率在食管腺癌中为 13%，在巴雷特食管中为 26%。而巴雷特食管可以恶变为腺癌。在食管腺癌中还有 6% 检出 EBV。

（四）HPV 与皮肤癌

皮肤癌的发生是多因素、多阶段协同作用的结果，HPV 具有强烈的嗜上皮性，可以引起被感染细胞的显著增殖甚至恶性转化。皮肤鳞状细胞癌（SCC）可发生于任何部位，以肛门会阴部比较常见。皮肤 SCC 可能是由原先已存在的病毒性皮肤损害恶变而来，也可由 HPV 感染直接导致，癌组织中可发现 HPV11、16、18、5、8、14、17 及 20 型 DNA。在皮肤基底细胞癌中也有检测到 HPV DNA 的报道。

1. HPV 感染与鳞癌的癌前病变　疣状表皮发育不良、巨大尖锐湿疣、鲍温病（Bowen disease）等通常被视为皮肤鳞癌的癌前病变，且与 HPV 感染有关。疣状表皮发育不良的皮损中已发现多种 HPV 型 DNA，也是 HPV 有潜在致癌作用的证据。疣状表皮发育不良可发展为鲍温病和鳞癌，有人在其中检测到 HPV58 型。HPV 感染而发生的尖锐湿疣也可能是癌前损害，并可发展成 SCC。巨大尖锐湿疣和疣状 SCC 组成一个生殖器癌前病变和癌的损害病谱，有些部位生殖器癌病例在其周围皮肤有尖锐湿疣存在，但组织学检查中发现 SCC 的孤立病灶。有研究证明，HPV（16 型）通过肿瘤蛋白（oncoprotein）E6、E7 在鳞癌及癌前病变中发挥关键作用。

疣状表皮发育不良（epidermodysplasia verruciformis，EV）是一种罕见的遗传性疾病，常见于儿童，其特征是由于细胞介导的免疫缺陷，导致对 HPV 感染的易感性增加，病变主要发生在阳光照射的部位，表现为疣状病变（wart-like lesions）和花斑糠疹样斑点（pityriasis versicolor-like spots），也可形成低色素丘疹、斑块或皮肤溃疡，病理表现为 EV，但可发展为鲍温病或鳞癌。这些人有罹患鲍温病和鳞癌的终生风险。EV 是将癌症和病毒感染联系起来了解病毒致癌的一个例证。

鳞状细胞原位癌在不同部位有不同名称。发生在外阴、生殖道、食管等处黏膜组织者称为高级别上皮内瘤变，在皮肤者称为鲍温病，在男性阴茎称为增殖性红斑。鲍温病是皮肤黏膜结合处的独特的临床病理单元，过去认为其与日光损害、无机砷、创伤或慢性刺激等因素有关，近年研究发现，HPV 感染也是其重要的致病因素。在鲍温病的生发层和角质层中可检出 HPV 基因组，HPV 16、18、15、31、54、58、61、62、73 等均有所发现。外阴和阴茎的原位癌中也有类似检测报告。

2. HPV 感染与外阴、生殖器鳞癌　HPV 感染与外阴癌、阴道癌、阴茎癌也有密切关系。拉莱·苏祖克等应用 PCR 技术对新疆地区 33 例阴茎癌进行了 HPV16、18 亚型检测，发现 33 例阴茎癌组织中 HPV16、18 亚型总感染率为 33.3%（11/33），其中 HPV16 亚型感染 10 例，HPV18 亚型感染 1 例，提示 HPV16、18 型感染，尤其是 HPV16 亚型感染与阴茎癌的发生密切相关，是发生阴茎癌的重要因素之一。

3. HPV 感染与肛门及肛周皮肤癌　现已公认，HPV 感染与肛门及肛周皮肤癌的发生发展过程密切相关。为了研究 HPV 感染与肛门、肛周皮肤癌发生的关系，欧洲学者进行了大样本、长时期的血清流行病学队列研究，他们检测了 76 万份北欧献血者血清的抗 HPV16、18、33、73 亚型的 IgG 抗体，随访并登记研究人群中发生肛门、肛周皮肤癌的情况，中位随访时间为 10 年，结果发现 HPV16、18 亚型感染的献血者发生肛门、肛周皮肤癌的可能性大大增加，其中年龄在 45 岁以上的 HPV 16 亚型感染者发生肛门、肛周皮肤癌的可能性最高。这一研究表明 HPV16、18 亚型感染与肛门、肛周皮肤癌的发生密切相关。美国学者对美国西雅图地区的 1782 例肛门、外生殖器部位皮肤癌患者进行抗 HPV16、18 亚型抗体的血清流行病学研究，并对其中 649 例病变组织标本进行 HPV DNA 的检测，结果发现，肛门、外生殖器部位皮肤癌患者血清抗 HPV16、18 亚型抗体阳性率显著高于对照组，超过 80% 的病变组织标本 HPV DNA 呈阳性，表明 HPV16、18 亚型感染与肛门、外生殖器部位皮肤癌的发生密切相关。另有研究显示，85% 的肛管癌 HPV 呈阳性。在病变组织中也有检测出 HPV16 亚型伴有 TP53 突变的报告。HPV 检测结合上皮性标记的阳性结果有助于鉴别肛门及肛周鳞癌与其他组织的肿瘤(如腺癌、恶性黑色素瘤、神经内分泌癌或淋巴瘤等)。

(五)HPV 与头颈部鳞状细胞癌

头颈部鳞癌主要是指该处黏膜鳞状上皮发生的癌症。研究发现,鼻腔及口腔黏膜乳头状瘤、喉乳头状瘤、口腔黏膜白斑和口腔鳞癌等亦与 HPV 感染有关。在颈部转移性鳞癌中也发现较多 HPV16 阳性病例。HPV 主要通过感染人体皮肤和黏膜鳞状上皮基底细胞,将 HPV DNA 与宿主细胞 DNA 发生整合,诱导 E2 片段的缺失,E2 基因在 E6、E7 基因启动过程中起负性调节作用,E2 基因的缺失导致 E6 或 E7 基因表达失控,E6、E7 是两种癌基因,其所表达的蛋白可分别与抑癌蛋白 P53 和 pRb 结合并促进其发生降解,最终导致宿主细胞失去对正常细胞周期的调控而出现细胞无限增殖并发生恶性转化。

1. **口腔和口咽部鳞癌(口咽癌)** 在头颈部鳞癌中口咽癌占 70%。早在 1983 年就有研究显示 HPV 与口咽癌关系密切,此后大量基础和临床研究结果均提示,HPV 尤其是 HPV16 是口咽癌的主要致病因素。据 Chow 综述,由 HPV16 引起的或与 HPV 感染相关的口咽癌病例正在逐年增加,如在美国,HPV 阳性口咽癌的比例从 20 世纪 80 年代的 16.3% 上升到 2000 年的 72.7%。这些 HPV 阳性口咽癌与口腔的性接触传播有关。2012 年的一项研究报道在美国口咽癌 HPV 感染率为 59.9%,在欧洲为 39.7%,而在世界其他地方为 32.5%。一些回顾性研究均发现在 HPV 阳性的口咽癌中 HPV16 感染率 > 90%,仅有小部分的口咽癌是由其他 HPV 亚型感染引起的,包括 HPV18、31、33、35、52 和 58 型等。口咽癌中包括角化型、非角化型、淋巴上皮瘤样型和腺样囊腺癌样型等亚型。癌变可发生在口腔至咽部黏膜以及扁桃体等处,HPV 阳性者预后优于 HPV 阴性者,HPV 感染者免疫组化标记 P16 亦常呈阳性。

林兆全等应用 PCR 方法对 66 例口腔癌标本和 12 例正常口腔组织进行 HPV DNA 检测,发现在口腔癌中 HPV DNA 阳性率为 42.4%(28/66),而在口腔正常组织中阳性率为 8.3%(1/12),两者间差异有统计学意义,说明 HPV 感染与口腔癌的发生密切相关,可能是口腔癌发生中的重要环节。

口腔鳞状细胞乳头状瘤也是口腔黏膜中常见的一种良性肿瘤,常呈无痛性缓慢生长,形成菜花状外观,有时类似疣状病或尖锐湿疣。其发生亦与 HPV 感染有关,常见于儿童和成人,多发生在舌、软腭,甚至口腔黏膜的任何部位。乳头状瘤可复发或癌变。

2. **喉癌** HPV 与喉癌也有密切关系,特别是 HPV16、18 两种高危组亚型,被认为与喉癌的发生密切相关。吕春雷等采用免疫组化技术对 42 例喉鳞癌标本中 HPV16、18 亚型感染情况进行检测,结果发现 HPV16、18 亚型感染阳性率为 64.29%(27/42),提示 HPV16、18 亚型感染可能是人喉癌形成的触发因素。徐秀玉等采用 PCR 技术对 60 例喉癌、36 例喉乳头状瘤及 78 例声带息肉的新鲜冰冻组织标本进行 HPV DNA 的检测,发现喉癌组 HPV16 亚型 DNA 阳性率为 33.33%,喉乳头状瘤组及声带息肉组的 HPV16 亚型 DNA 阳性率分别为 11.11% 和 5.13%,喉癌组 HPV16 亚型感染阳性率明显高于喉乳头状瘤和声带息肉组,提示 HPV16 亚型感染是喉癌发病学中不容忽视的致癌因素。儿童和成人的喉鳞状细胞乳头状瘤中有部分病例(1%～7%)可转化为鳞癌,并发现与 HPV 感染有关。

3. **鼻腔和鼻窦部鳞癌** 高鹏飞等应用 PCR 技术检测了 32 例鼻腔鼻窦恶性肿瘤组织和作为对照的 10 例鼻息肉组织蜡块的 HPV6、11、16、18、33 亚型 DNA,结果发现 32 例恶性肿瘤标本中 HPV 总感染率为 65.6%,而在 10 例鼻息肉中未检出 HPV,提示 HPV 与鼻腔鼻窦恶性肿瘤的发生、发展有着密切的关系。

4. **中耳癌** 汪敏等应用 PCR 技术对 5 例中耳癌的病理组织蜡块进行 HPV DNA 检测及分型,以 8 例慢性化脓性中耳炎中耳乳突黏膜组织为对照组,结果发现 5 例中耳癌的 HPV 感染率为 80%(4/5),以 HPV16 亚型感染为主,而对照组 HPV 感染率为 0%,提示 HPV 感染可能在中耳癌的发生、发展中起着重要作用。

(六)HPV 与肺部肿瘤

肺癌的病因复杂,一般认为与吸烟、大气污染等因素有关。近年来的研究证实,HPV 感染与肺癌的发生发展密切相关。刘晓俊等对 HPV 与肺癌临床病理特征进行荟萃分析,根据 PCR 检测 1364 例肺癌中 HPV16/18 的结果,表明肺癌组 HPV 感染率明显高于正常对照组,且与肺癌的分化程度、病理类型相关。HPV 感染率在中/低分化组比高分化组高,在鳞癌组比腺癌组高。在 HPV 相关肺癌中至少有一部分是通过 $p53$ 的突变来诱导肺癌的发生发展。Syrjänen 等对 2468 例肺癌组织进行 HPV DNA 检测的结果显示,HPV 感染率为 21.7%。Cheng 等应用 PCR 和原位杂交技术检测了中国台湾地区 141 例无吸烟史的女性肺癌组织和作为对照的 60 例正常人肺组织中的

HPV16、18亚型DNA，发现141例肺癌组织标本中HPV16、18亚型DNA阳性率为54.6%，与之对照的60例正常人肺组织中HPV16、18亚型DNA阳性率为16.7%，二者之间差异有统计学意义。上述结果均提示，HPV感染可能在肺癌的发生、发展中起着重要作用。

国外报道，在上呼吸道癌中HPV阳性率约为20%。其中部分来自呼吸道乳头状瘤病。呼吸道乳头状瘤病是由HPV感染引起的上呼吸道良性疾病，主要感染儿童和青少年。大多数儿童在出生时通过母亲受污染的产道感染。在成人中，HPV是通过性传播的。乳头状瘤通常以外生结节的形式出现，主要发生在喉部，但偶尔累及鼻咽、气管支气管树和肺实质。本病可自发性缓解，也可复发，也有可能转化为鳞状细胞癌。临床常表现为非特异性的气道损害症状，包括慢性咳嗽、嘶哑、喘息、变声和慢性呼吸困难。支气管镜检查可直接显示中央气道的病变，并可收集活检样本用于组织病理学诊断。

（七）HPV与结直肠癌

研究发现，结直肠腺癌发生与HPV感染有一定关系，结直肠癌中主要是HPV16和HPV18，二者占HPV阳性者的84.2%，尤其是HPV16亚型，占HPV阳性者的50%～70%。Buyru等通过PCR技术检测大肠癌患者HPV感染与$K\text{-}ras$基因突变，研究显示HPV18普遍存在于肿瘤组织中，$K\text{-}ras$基因12密码子突变发生在早期结肠肿瘤，56% HPV感染阳性患者均有$K\text{-}ras$基因突变。HPV16亚型LCR区有NF-κB的结合位点，提示NF-κB活化可能与HPV16亚型感染的作用有关。HPV16亚型E6、E7蛋白也可刺激被NF-κB诱发的多种基因表达，增强NF-κB信号通路功能性成分活性，使各种炎性细胞因子和介质分泌增加，影响宿主对HPV16的感染和免疫反应。

周宇等应用PCR和Southern blot技术检测50例结直肠癌HPV16亚型DNA，发现50例结直肠癌中HPV16总阳性率为42.0%（21/50），并且分别随访了21例结直肠癌HPV16亚型阳性患者和26例阴性患者，5年生存率分别为14.3%（3/21）和53.9%（14/26），两者比较差异有统计学意义，提示HPV16亚型感染参与影响了结直肠癌的发生与预后过程。

（八）HPV与其他肿瘤

近来也发现前列腺癌、恶性黑色素瘤、乳腺癌、胃癌、肾癌、腺样囊腺癌、卵巢浆液性乳头状癌、卡波西肉瘤等与HPV有关。HPV的致病作用尚有待大宗病例研究来阐明。

1. **前列腺癌** 1997年美国癌症研究学会（American Association for Cancer Research，AACR）年会上报道HPV与前列腺癌有关，HPV16血清抗体阳性者，经30年随访前列腺癌发病比阴性者高5倍。Serth等应用PCR技术对47例前列腺癌的病变组织进行了HPV16 DNA的检测，以37例良性前列腺增生组织作为对照，结果发现47例前列腺癌的HPV16感染率为21.3%（10/47），而对照组HPV16感染率仅为2.3%（1/37），提示HPV16感染可能在前列腺癌的发生、发展中起着重要作用。

2. **乳腺癌** 在乳腺癌中也有报道称其与HPV感染有关，阳性率为1.2%～86%。如于颖彦等对46例乳腺癌的HPV感染进行形态学定位研究，透射电镜下发现14例（30.43%）乳腺癌细胞核内有HPV样病毒颗粒，含有HPV样病毒颗粒的癌细胞核异型性较明显。HPV DNA分子原位杂交显示21例（45.65%）乳腺癌细胞核内HPV31/33 DNA阳性。

3. **胃癌** 黄宗明等采用原位杂交和免疫组化技术对西安地区96例胃癌和癌前病变组织进行了HPV16、18亚型DNA检测，结果发现34.38%（33/96）病例HPV16亚型DNA阳性，8.3%（8/96）病例HPV18亚型DNA阳性，其中2例患者同时伴有HPV16和18亚型DNA阳性，提示HPV16亚型对胃癌的发生起到一定的促进作用。

4. **肾癌** 王栋等应用PCR和特异性核酸内切酶技术检测了90例肾癌组织中的高危型HPV16、18亚型，结果发现HPV16 DNA阳性率为70.0%，HPV18 DNA阳性率为52.2%，提示高危型HPV16、18亚型感染是肾癌的重要致癌因素之一。

5. **黑色素瘤** Dreau等报道HPV16亚型DNA在恶性黑色素瘤的阳性率为58%，认为HPV16的感染在其发病机制中起着重要作用，并增加其恶性程度。

鉴于鳞状细胞癌与HPV感染的密切关系，以及抗病毒治疗可能取得较好疗效，笔者建议对于皮肤黏膜的鳞状细胞病变普遍筛查HPV感染，用于指导临床诊疗。

四、其他病毒感染与肿瘤

EBV和HPV与肿瘤的关系密切而广泛，其致癌作用已获得公认。此外，一些肝炎病毒、疱疹病毒及其他病毒与肿瘤的关系也在探讨中，简介如下。

（一）肝炎病毒感染与肿瘤

在世界范围内，肝癌是男性中第 5 位最常见的肿瘤，在女性为第 9 位。在癌症死亡率中，肝癌是第 2 位最常见原因。肝癌中最常见的组织学类型是肝细胞癌（HCC），其次是胆管细胞癌（CCC）。关于肝癌的病因，肝炎病毒最受关注。全球 HCC 中至少有 50% 与 HBV 慢性感染有关，而慢性 HBV 感染者在全球约有 3.5 亿人。其他原因还有 HCV 感染、华支睾吸虫感染、血吸虫感染，其中 HBV、HCV 被认为是"致癌病毒"或肝癌最常见危险因素。HBV 和 HCV 在全球均有数亿人感染，主要在亚洲和非洲，这两种病毒的慢性感染可导致肝癌。2007 年 *The Lancet* 上的一篇报道称，病毒相关的肿瘤每年有 130 万例，20% 的人类肿瘤都有感染性致病源，最常见的就是 HBV 和 HCV 相关性肝癌。Fontham 指出，全球每年新发的 711 000 例肝癌患者中，约 56% 是由 HBV 和 HCV 感染所致，其中 92% 来自中低收入国家。在发达国家中 HCV 感染是大多数肝癌的主要因素。此外还有吸烟、酗酒、黄曲霉毒素、脂肪肝等。此处重点讨论 HBV 和 HCV 感染与肝细胞癌的关系。

肝炎病毒与肝癌的关系很受重视。HBV 和 HCV 这两种病毒的线性致癌模式为"病毒感染—肝炎—肝硬化或纤维化—肝细胞癌"。其发生机制涉及很多方面，并可能是多种机制综合作用的结果，包括一系列复杂反应：①病毒载量或感染因子负荷，相关肝病的程度、类型和病程的影响，通常由慢性炎症反应启动癌变过程并促进癌变过程；②肝炎病毒的基因突变，与宿主肝细胞基因组的整合，表观遗传的异常改变，以及致癌与抑癌基因的相互作用，直接驱动肝细胞癌变；③肝细胞的损伤与再生，以及再生过程中病毒产物的刺激作用，干扰肝细胞代谢与增生程序，肿瘤微环境的形成，促进肝细胞异型增生；④氧化应激（oxidative stress）反应以及活性氧（ROS）和活性氮（RNS）的过量产生，对内源性抗氧化剂的功能损害作用；⑤由自由基介导的蛋白质及氧化性损伤，DNA 突变酶的异位表达和 DNA 修复系统的功能障碍；⑥机体的免疫状态，包括固有免疫及适应性免疫的作用等，对转化细胞的免疫监视功能下降，异型细胞的免疫逃逸。随着基础研究的深入，肝炎病毒的致癌机制将逐渐明朗。

1. 乙型肝炎病毒（hepatitis virus B，HBV） 这是一种球形 DNA 病毒，可引起人类急性肝炎、慢性肝炎、肝硬化和肝细胞癌。全世界约有 20 亿人被 HBV 感染，3.5 亿人为慢性肝炎患者，这些人患 HCC 的危险性比正常人增加约 100 倍。也有研究发现，HBV 感染者发生 HCC 的概率是未感染者的 200 倍。我国为 HBV 感染高发地区，HBV 感染者约有 9300 万。HBV 基因组整合到宿主细胞的染色体上，可引起宿主细胞发生突变。HBV 的抗原成分与抑制细胞癌变的基因 *p53* 相互作用，可能在肝细胞癌变中起重要作用。成年人感染 HBV 后，大多数由于对病毒蛋白质产生细胞免疫和体液免疫而获得痊愈，但大多数在围产期感染 HBV 的婴儿，由于不能产生有效免疫应答，易发展成为慢性携带者或慢性持续性肝炎，也易发展为肝细胞癌（图 5-3-29，图 5-3-30）。因此，持续性 HBV 感染是肝细胞癌发生的重要基础，而母婴垂直感染又是 HBV 持续感染的主要原因。

近年 HBV 的 X 蛋白（HBx）作为由 HBV 表达的一种多功能蛋白受到关注。HBx 是影响肝细胞增殖和

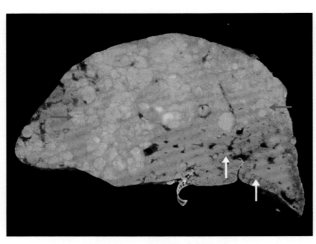

图5-3-29　肝硬化合并肝癌
门脉性（结节性）肝硬化伴多个癌结节形成，癌结节大小不等，灰白或灰黄色（绿箭头）（韩安家惠赠）

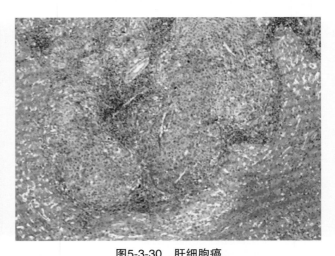

图5-3-30　肝细胞癌
发生于结节性肝硬化基础上，癌结节内肝细胞异型性明显，与周围肝细胞不同

凋亡的许多信号通路的重要因素之一。HBx 可通过活化多种细胞信号级联通路及打乱肝细胞内癌基因与抑癌基因的平衡促使肝细胞出现生长紊乱,通过 *p53* 依赖或非依赖方式抑制肝细胞 DNA 的修复,造成遗传物质突变的积累。它也可通过促使肝细胞表达各种与侵袭性有关的基因,破坏细胞周围基质及新生血管的生成,使肝细胞获得侵袭和转移的能力。

肝炎病毒的直接致癌作用以 HBV-DNA 整合为代表,在受感染的肝细胞中可以观察到 HBV DNA 与宿主细胞基因组的整合现象。研究发现,在 HCC 中 HBV 的 X 基因可稳定整合到其 DNA 中,且保留其转录活性。HBx 可激活细胞癌基因和 P13K-Akt、JakI-STAT、SAPK/JNK、MAPK、NF-κB、FAK 等信号级联通路,这些环节被激活后又相互影响,促进肝细胞增殖,导致肝癌的形成。HBx 还可抑制 p53 使得 PTEN 抑制 Akt 能力下降,或者通过钙离子直接激活 Akt 影响细胞的增殖、分化。此外,HBx C 端截短也是 HCC 发生的原因之一。

血清 HBV 载量是肝癌发生的重要危险因素之一。而感染因子负荷可能是该癌发生和进展的有力预测指标。体内羰基水平的改变可以反映蛋白质氧化损伤的程度,蛋白质羰基是目前应用最多的蛋白质氧化性损伤的标志物。在细胞内、外环境中,蛋白质都是自由基和其他氧化剂作用的主要目标。据估计,细胞内的大分子中,由蛋白质清除的自由基占活性自由基总量的 50% ～ 75%。由于某些蛋白质具有较长的半衰期,容易造成氧化性损伤的积累,因此蛋白质氧化性损伤的形成可能是哺乳动物氧化性损伤的高度敏感指标。HBV 感染后,其抗原成分可结合于肝细胞,用免疫组化技术很容易检测出 HBV 的表面抗原和核心抗原(HBsAg 和 HBcAg)(图 5-3-31, 图 5-3-32)。

美国一项长达 29 年的研究结果显示,HBV 不但可致肝炎、肝癌,并且 HBV 携带者患非霍奇金淋巴瘤的风险比 HBV 表面抗原阴性者高出许多倍。韩国的类似研究也得出同样结果,并指出 HBV 感染者患大 B 细胞淋巴瘤的风险增加。

2. 丙型肝炎病毒(hepatitis virus C，HCV) HCV 在全球有 1.7 亿人感染,我国部分地区报道 36% 的肝癌发生与 HCV 感染有关,其中 HCV 的单独感染占 15%。也有人统计 113 例肝癌,HCV 的检出率为 11%。在西方国家和日本的 HCC 患者中 50% ～ 60% 有 HCV 感染。有研究发现,在 HCV 亚型中,以 HCV-1B 型与肝癌关系最为密切或致癌型最强。

HCV 感染可致慢性炎症、肝细胞脂肪变性、纤维化以及 DNA 氧化损伤,多种 HCV 蛋白,如核心蛋白、线粒体、NS3 和 NS5A 具有直接的致癌作用。① HCV 核心基因和核心蛋白(core gene and core protein)是 HCV 相关肝癌发病的重要危险因子,核心蛋白可通过诱导 iNOS 及 COX-2 的表达,上调肝细胞内 ROS 水平;核心蛋白还能调控多种信号通路,参与细胞周期调控、促进细胞生长、细胞增殖、凋亡、氧化应激和脂质代谢。HCV 核心蛋白导致的信号通路如 TGF-β、VEGF，Wnt/β-catenin(Wnt)、COX-2 和过氧化物酶体增生激活受体 α(PPARα) 的失调,核心蛋白和其他病毒蛋白的多态性(polymorphisms)等,均与肝细胞癌的发展有关。因此,该蛋白被认为是进一步研究 HCC 发展的有利靶点。②肝细胞线粒体 DNA 因缺乏组蛋白的保护易受损伤,导致线粒体障碍引起肝细胞凋亡。线粒体损伤又进一步加重氧化应激,进

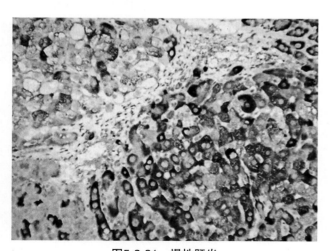

图5-3-31　慢性肝炎
用免疫组化技术检测,HBsAg表现为细胞膜和胞质阳性,阳性颗粒均呈棕色

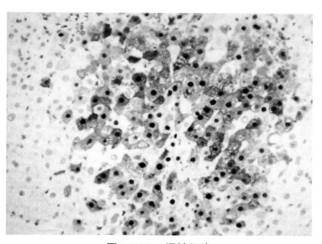

图5-3-32　慢性肝炎
用免疫组化技术检测,HBcAg表现为细胞质和胞核阳性,阳性颗粒均呈棕色

一步导致细胞损伤。③ NS5A 蛋白可诱导细胞内钙离子释放并促进 ROS 产生，HCV 慢性感染中产生的促炎症因子也可进一步增加 ROS 产生。HCV 复制或病毒蛋白可能干扰细胞平衡，诱导 ROS 的生成，过量 ROS 激活 NF-κB 和 STAT-3。HCV 核心蛋白和 NS5A 蛋白诱导 β-catenin 分子积累，导致 Wnt-β- 连环信号受损。④肝星状细胞（hepatic stellate cell，HSC）等非肝细胞在 HCV 感染后被激活，成为细胞外蛋白的主要来源，并在纤维化过程中发挥重要作用。上述多种途径共同作用促使肝细胞染色体和基因损伤，最终发生癌变。

HCV 感染可引起 ROS 的过量产生，并损害内源性抗氧化剂的功能。过量的活性氧直接损伤 DNA、脂质和蛋白质。同时，ROS 间接激活一系列信号级联，调节多种转录因子的活性，导致控制细胞存活、增殖、血管生成、侵袭和转移的基因表达发生改变。ROS 和 RNS 是引起蛋白质氧化损伤的重要因素。ROS 和 RNS 可以通过多种代谢途径产生，如化学毒物与药物代谢、细胞呼吸、辐射、光照等。ROS/RNS 具有较高的反应活性。由 ROS 引起的蛋白质氧化性损伤与衰老、肿瘤、冷球蛋白血症、糖尿病及许多神经退行性疾病的发生相关。

HCV 感染不仅是 HCC 的重要原因，也可引起 B 细胞增生性疾病，如 HCV 相关 B 细胞性非霍奇金淋巴瘤等。成功的抗 HCV 治疗可使某些类型的 B 细胞淋巴瘤消退。

3. 丁型肝炎病毒（hepatitis virus D，HDV）　目前有关 HDV 感染与肝癌关系的报道不多，结论也不尽相同，但一些血清流行病学调查显示，肝癌患者中 HDV 抗体的检出率达 10% ～ 67%，地高辛标记探针、原位杂交检查肝癌组织 HDV-RNA，显示肝癌组织中存在较高 HDV 感染率。

许多流行病学研究和临床观察表明，除少数慢性 HBV 感染可以直接发展为原发性 HCC 外，绝大部分慢性病毒性肝炎（特别是 HCV 感染）、自身免疫性肝病、脂肪性肝病均是经过慢性肝炎、肝纤维化和肝硬化阶段才发展为原发性 HCC 的。如果病原体和肝脏炎症持续存在 6 个月以上，一般被称为慢性肝炎。慢性肝炎的重要病理学特点是在炎症坏死的基础上，伴有明显的肝细胞再生和纤维结缔组织增生，即纤维化；如果进一步产生肝小叶结构破坏，则形成肝硬化。目前认为，慢性肝炎及其所致的肝纤维化和肝硬化是发生 HCC 的最重要危险因素，但炎症反应及免疫应答在 HCC 发生中的具体作用仍待深入探讨。

（二）巨细胞病毒感染与肿瘤

巨细胞病毒（CMV）是一种线性双链 DNA 病毒，属 β 疱疹病毒亚科，分布广泛，其感染遍布全球，多在幼年或青年时期获得感染，是引起出生缺陷的最主要原因之一。在美国 40 岁以上的成人中 CMV 感染率 > 50%。在 AIDS 患者血液中 CMV、EBV、HBV、HSV 等抗体效价升高，说明患者并发相应的病毒感染，其中 CMV 除可造成播散性感染，还与卡波西肉瘤（Kaposi sarcoma，KS）相关。

早年研究发现，在男性同性恋者中，94% CMV 血清抗体反应为阳性，KS 患者 CMV 抗体滴度升高。人们曾从 KS 的活检组织中分离出 CMV，或查出 CMV 包涵体，用原位杂交技术在 KS 细胞中检出与 CMV 相同的 DNA 序列及核抗原，在 KS 组织中发现 CMV 基因组，在 KS 组织培养中发现 CMV 相关抗原，在患者血、尿、肺中培养出 CMV。分子生物学分析证明 CMV 的基因序列插入肿瘤细胞核中，免疫组化技术证明在 KS 的肉瘤细胞中 CMV 有阳性反应。已知 CMV 对血管组织有亲和力，并能在培养中转化细胞。体外实验也证明，CMV 能使人胚肺细胞和鼠胚成纤维细胞发生恶变，说明 CMV 有诱导恶变能力。这些发现提示人们考虑 CMV 是 KS 的病毒病因。KS 的肉瘤细胞中，尚未发现 HIV 的 DNA 序列，说明 KS 不是直接由于 HIV 的感染引起。可以推测，可能在免疫缺陷条件下，血管内皮细胞易感染 CMV，并在其直接作用下，或间接由 CMV 刺激内皮细胞产生的类血管形成因子作用下，内皮细胞不断增殖，终于演变为 KS。但近年更倾向认为 KS 是由人类疱疹病毒 8 型感染所致，详见下文。

研究发现 CMV 能促进细胞 DNA 和 RNA 的合成，改变细胞代谢，具有潜在的致病作用。研究者已在前列腺癌、宫颈癌、结肠腺癌和 KS 等瘤细胞内发现 CMV-DNA 及其编码产物或抗原等，但尚未明确其致癌机制。

在 29 例结直肠癌、结直肠息肉、腺癌和邻近正常细胞中，78% 息肉标本和 85% 结直肠癌标本可检测到两种特异性人 CMV 蛋白 IE1-72 和 pp65，提示 CMV 核酸和蛋白特异性存在于结直肠息肉和腺癌的肿瘤细胞中，CMV 感染可诱导结肠癌细胞内的重要致癌通路。此外，肾移植后原发性结肠癌的发生也与 CMV 感染的激活有关。CMV 感染可能导致黏附、分化、细胞生长率及免疫原性等因素发生变化，进而诱发肿瘤的发生。

近年还有研究提示，CMV 感染可能与子宫颈癌、多形性胶质母细胞瘤等有关，但均缺乏充分的证据。CMV 感染广泛存在，它在诸多肿瘤中的存在，究竟是致病因子，还是一种伴随现象，有待更多研究证实。

（三）人类疱疹病毒 8 型 / 卡波西肉瘤相关疱疹病毒（KSHV）感染与肿瘤

人类疱疹病毒 8 型（human herpes virus，HHV-8）与卡波西肉瘤和原发性渗出性淋巴瘤（primary exudative lymphoma，PEL）（曾称体腔源性淋巴瘤）的关系近年备受关注。HHV-8 或称 KS 相关疱疹病毒（KSHV）在 KS 和 PEL 中均被发现，且 PEL 中 HHV-8 的含量远高于 KS 者，并可在周围血液的 B 细胞中发现，提示该病毒在 AIDS 相关淋巴瘤发病中起着更直接的作用。KSHV 可编码同源性基因组的同源性细胞蛋白，如 Cyclin-D、G 蛋白的偶联蛋白、IL-6、巨噬细胞炎性蛋白等，可改变分子微环境，适合肿瘤生长。也有研究者发现淋巴瘤细胞同时感染 HHV-8 和 EBV，提示这两种病毒在肿瘤转化中可同时起作用。

1. AIDS 相关 KS　KS 分为 4 个临床类型，包括①经典型；②地方性；③医源性，与器官移植和免疫抑制有关；④流行性，即 AIDS 相关 KS。1994 年美国哥伦比亚大学 Moore 和常源首先报告从 AIDS 患者的 KS 中发现一种病毒，称为 KS 相关疱疹病毒（KSHV），也称人类疱疹病毒 8 型（HHV-8），这一发现引起同行极大兴趣和争论。后来又有一些研究者用不同方法在 HIV 感染者中检测到 HHV-8 或 KSHV 的抗原、抗体或其 DNA 序列。研究证明，在大多数 AIDS 相关的和经典型的 KS 病变中，以及约 15% 的 AIDS 患者中非 KS 组织的 DNA 中都能查见 HHV-8。目前认为 HHV-8 与 KS 的发生有密切关系，大量研究结果提示：①HHV-8 在 KS 患者中有较高的血清抗体阳性率（80% ～ 83%），而罕见于健康人群；②HHV-8 多经性交传播，在男同性恋者（未患 KS）有 18% 的感染率；③感染者均系成年人，在 KS 发生前即可检出 HHV-8 抗体或 HHV-8 DNA；④HHV-8 感染率与 KS 危险性相匹配，HHV-8 感染率越高，患 KS 危险性也越大。至于 HHV-8 诱发 KS 的机制尚待进一步研究。免疫系统的损伤也可能有利于 HHV-8 的繁殖，促进 KS 的发生。用 ELISA 和 PCR 技术可分别检测出 HHV-8 抗体和 DNA 成分。HIV 与 HHV-8 均阳性者发生 KS 的可能性最大。有报告称用 PCR 技术检测 AIDS 相关 KS 组织，90% 以上含有 HHV-8 DNA。

KS 好发于皮肤黏膜，亦可见于淋巴结、肝、肺、肾、脑及淋巴结等组织，形成斑块或结节状病灶（图 5-3-33，图 5-3-34）。镜下表现为血管内皮增生性病变，分化较好时可见血管腔隙形成，高度分化时可呈血管瘤样表现（图 5-3-35）；分化较低时表现为大量梭形细胞增生，有不同程度的异型，呈肉瘤样表现（图 5-3-36）。可用免疫组化和原位杂交分别证实其血管内皮细胞来源和 HHV-8 感染（细胞核阳性）（图 5-3-37，图 5-3-38）。

2. 恶性淋巴瘤　已知 KSHV 与多种淋巴增生性疾病有关：原发性渗出性淋巴瘤（PEL）、弥漫大 B 细胞淋巴瘤，嗜生发中心淋巴增殖性疾病、多中心 Castleman 病（MCD）和 MCD 相关的浆母细胞性淋巴瘤。Cesarman 等首先在渗出性淋巴瘤中发现 HHV-8，扩大了与此病毒有关的病种。此外，所有 HHV-8（＋）的 AIDS 相关渗出性淋巴瘤都发生于男性同性恋者，25% ～ 60% 患者同时存在 KS，亦说明两者有密切联系，但渗出性淋巴瘤也可不依赖 KS 而单独存在。该病毒亦不仅见于 HIV 感染者。对渗出性淋巴瘤的瘤细胞所作的 Southern blot 分析表明，瘤细胞存在着很

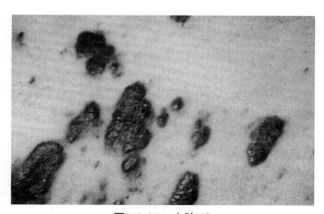

图5-3-33　皮肤KS

呈紫褐色斑块或结节状，高出皮肤表面，部分结节互相融合（安劬惠赠）

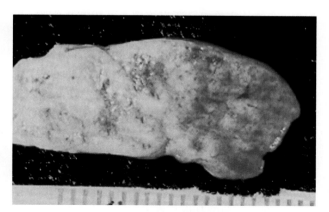

图5-3-34　腋下淋巴结KS

质地坚实，切面大部分呈灰白色和红色，淋巴结结构破坏（安劬惠赠）

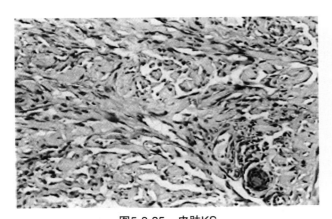

图5-3-35 皮肤KS

图示胶原纤维分裂，形成裂隙样腔隙，内衬内皮细胞，异型性不明显，表明其分化较好，有血管形成趋势（张长淮惠赠）

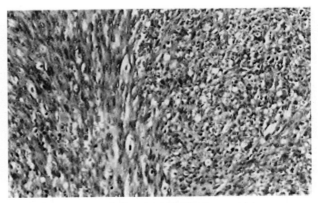

图5-3-36 皮肤KS

主要由梭形细胞构成，细胞密集，中度异型，可见血管样裂隙及较多红细胞（张长淮惠赠）

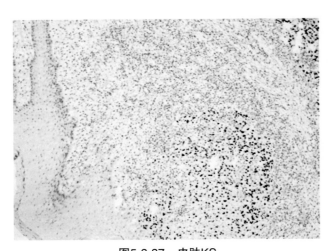

图5-3-37 皮肤KS

免疫组化标记低倍显示肉瘤细胞核HHV-8阳性（杨清海惠赠）

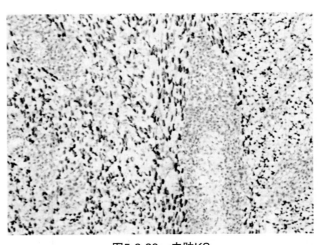

图5-3-38 皮肤KS

免疫组化标记高倍显示肉瘤细胞核HHV-8阳性（杨清海惠赠）

高拷贝量的 HHV-8 序列，远多于在 KS 中之所见。KS 病变中，只有用 PCR 技术才能查到该病毒，瘤细胞株中无病毒 DNA 序列，提示 KS 虽与 HHV-8 有关，但肿瘤性转化可能系通过间接的机制而发生。一些研究表明，在 HHV-8 感染者周围血液的 B 细胞中发现该病毒，在体外实验中已证实该病毒可感染 B 细胞，提示该病毒在某些 AIDS 相关淋巴瘤中起着更直接的作用。Cesarman 等发现，HHV-8（或 KSHV）与渗出性淋巴瘤特别有关，而与其他高度恶性的 AIDS 相关淋巴瘤无关。有趣的是，有些研究中，均发现淋巴瘤细胞同时感染 HHV-8 和 EB 病毒，提示这两种病毒在肿瘤转化中可能同时发挥作用，或互相作用，诱导或促进肿瘤性转化。

（1）原发性渗出性淋巴瘤（primary effusion lymphoma, PEL）：又称体腔源性淋巴瘤（BCBL），是一种 B 细胞来源的高度恶性淋巴瘤，普遍存在 EB 病毒感染，并与 KS 相关疱疹病毒（KSHV 或 HHV-8）有关，缺乏 c-myc 基因重组。肿瘤细胞存在于胸腔、腹腔、心包腔等体腔的渗出液中，而无肿块形成或播散，颇有特殊性。本病几乎仅见于 HIV 感染者。患者有胸水或腹水，但很少有体腔肿块、淋巴结病、器官肿大的证据。在诊断本病时，患者血液中 CD4[+] 淋巴细胞计数为（0.025～0.13）× 10^9/L（25～130/mm^3）（中位数 34/mm^3），常伴发 KS。瘤细胞的形态特征介于大细胞性免疫母细胞性淋巴瘤与间变性大细胞性淋巴瘤之间。在 AIDS 患者中，瘤细胞常表达 B 细胞或裸细胞表型，CD30、CD38、CD138、CD45，EMA 均可呈阳性。一般表达 EB 病毒抗体，HHV-8/KSHV（+）。近年发现 PEL 也可发生在 HIV（−）的器官移植后的免疫抑制者，HHV-8（+）的 KS 患者。少数患者同时存在 KSHV 与 EB 病毒的混合感染。

（2）浆母细胞性淋巴瘤（plasmoblast lymphoma, PBL）：是一种高度侵袭性淋巴瘤，通常与 HIV 感染相关，但其他免疫缺陷患者也会发生 PBL。其临床和病理学特征包括：肿瘤弥漫性生长，淋巴结结构消失；浆母细胞的形态（包括多叶细胞和免疫母细胞样或大浆细胞），常见"满天星"模式中着色小体巨噬细胞；肿瘤细胞表达浆细胞标记而缺乏 B 细胞标记，即 CD79a、MUM-1、BLIMP-1、CD38 和 CD138 阳性而 B 细胞标记 CD19、CD20 和 PAX-5 阴性；增生活跃，大多数或所有肿瘤细胞 Ki-67 标记都是阳性；可早期复发，对化疗耐药等，大多数 PBL 患者预后较差。大约 70% 的病例表达 EB 病毒编码的 RNA（EBER），但也有部分病例可以检出 HHV-8 相关蛋白的表达。

3. 淋巴结 Castleman 病 本病因 Castleman 于 1956 年首先发现于纵隔淋巴结而得名，又称血管滤泡性淋巴组织增生（图 5-3-39，图 5-3-40），后来进一步区分为透明血管型、浆细胞型、多中心型等。其中部分多中心型病例与 HHV-8 感染有关，称为 HHV-8 相关多中心型 Castleman 病（multicentric Castleman's disease，MCD）。如 KS 一样，在感染或未感染 HIV 的患者均可检测出该病毒。MCD 是一种罕见的淋巴增生性疾病，与免疫缺陷和 B 细胞淋巴瘤的发病率增加均有关系。EB 病毒也普遍出现于 MCD 淋巴结内，在 KS 患者中也较常见 MCD。在受 KS 累及的淋巴结中可观察到类似 MCD 的病变。HHV-8 相关 MCD 中常见幼稚的浆母细胞，故又称浆母细胞型。至于 HHV-8 是本病的原因，抑或是继发于免疫缺陷的过客，尚不清楚。近年发现，有些大 B 细胞淋巴瘤起源于 HHV-8 阳性的 MCD，MCD 相关的浆母细胞性淋巴瘤也有报道。

4. 生发中心性淋巴增生性疾病 这是一种罕见的疾病。Du 等（2002）报告 3 例以前未被描述的 KSHV 相关淋巴增生性疾病，表现为局限性淋巴结病，对化疗或放疗反应良好。组织学上，淋巴细胞增生的特征是浆母细胞主要累及淋巴滤泡的生发中心，并融合成片。CD20、CD27、CD79a、CD138、BCL6、CD10 呈阴性，但表现为单一型 κ 或 λ 轻链。部分滤泡内可见残余的 CD10（+）CD20（+）的滤泡中心细胞簇。浆母细胞 KSHV 和 EB 病毒均呈阳性，其中大部分也表达病毒白介素 -6（vIL-6）。出乎意料的是，对整个组织切片或 KSHV 阳性细胞团的分子分析显示多克隆或寡克隆的免疫球蛋白（Ig）基因重排。浆母细胞在重组的 Ig 基因中表现出体细胞突变等变异，Du 等建议将这种独特的实体称为"KSHV 相关的生发中心性淋巴增生性疾病"（KSHV-associated germinotropic lympho- proliferative disorder）。Bhavsar 等（2017）报告 2 例 KSHV 和 EB 病毒相关的生发中心性淋巴增生性疾病，这两例均发生于 KSHV 流行地区，也表现为局限性淋巴结病。受影响的淋巴结内淋巴滤泡被簇状的大的非典型浆母细胞定植，亦见淋巴滤泡随血管增生和滤泡间浆母细胞增多而退化的表现，类似 HHV-8 阳性的多中心 Castleman 病。这组病例中非典型浆母细胞对 HHV-8 和 EB 病毒亦呈双阳性，vIL-6 亦呈阳性，其中 1 例 DNA 扩增成功，存在多克隆免疫球蛋白重排模式。这组病例还检测出 EB 病毒编码的小 RNA（经原位杂交呈阳性），潜伏相关核抗原（latency-associated nuclear antigen，LANA）阳性，而潜伏 I 型表型（latency I phenotype）、潜伏膜蛋白（LMP1）、EBNA2 和 BZLF-1 呈阴性。浆母细胞免疫球蛋白轻链呈阴性。其中 1 例进展为 EB 病毒阳性的弥漫大 B 细胞淋巴瘤。用免疫组化技术检测病灶中的 LANA-1，是证明 KSHV 感染的重要手段。

AIDS 或非 AIDS 相关的 KS、BCBL、Castleman

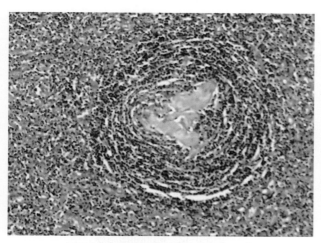

图5-3-39 纵隔淋巴结Castleman病
滤泡外套层小淋巴细胞呈同心圆状排列，滤泡间小淋巴细胞和浆细胞浸润

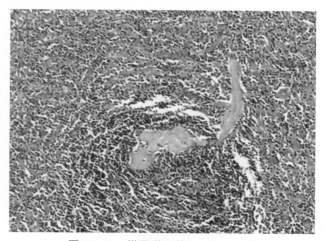

图5-3-40 纵隔淋巴结Castleman病
毛细血管穿入淋巴滤泡，血管壁增厚并发生玻璃样变，生发中心萎缩

病均发现有 KSHV，可能表明这三种疾病之间存在着某些联系，提示该病毒可能为其共同的病因。笔者推测，HHV-8 既能感染 B 细胞，引起增生反应，导致 B 细胞恶性转化，发展为淋巴瘤；HHV-8 感染也能促进细胞因子的产生，间接引起内皮细胞的增生导致 KS。EB 病毒与上述疾病也有密切关系，可能有协同或促进作用。

（四）麦克尔细胞多瘤病毒感染与皮肤麦克尔细胞癌

神经内分泌肿瘤（MEN）是一组异质性肿瘤，包括上皮源性（胃肠、胰、肺、胸腺和头颈等部位的 NEN，甲状腺髓样癌，皮肤麦克尔细胞癌）和非上皮源性（副节瘤和嗜铬细胞瘤）等。皮肤麦克尔细胞癌（Merkel cell carcinoma，MCC）是皮肤的一种原发性神经内分泌细胞癌。MCC 发病率在过去 20 余年中增长了 3 倍，特别在老年人和免疫损伤人群中增加明显，这也可能与免疫组化的应用使诊断水平提高有关。

皮肤 MCC 罕见，国内报道约 200 例，好发于老年人日光损伤的皮肤，如头面部和四肢等处，形成无痛性结节，表面可发生溃疡。偶可发生于皮肤外部位，如食管和胃部等。MCC 是一种比较典型的生长迅速的高度侵袭性的恶性肿瘤，通常和其他皮肤病变相关，包括日光性角化病、鲍温病、鳞状细胞癌和基底细胞癌。

衰老、紫外线（ultraviolet，UV）暴露和免疫抑制为 MCC 的主要危险因素，但确切的发病机制尚未充分阐明。近年发现迈克尔细胞多瘤病毒（Merkel cell polyomavirus，MCPyV 或 MCV）的基因组可能发挥关键作用。MCV 是一种新发现的多瘤病毒，MCV 感染广泛存在于普通人群中，在 MCC 中可检出 MCV。发病机制涉及 MCV 基因与视网膜母细胞瘤蛋白序列的克隆性整合、TP53 基因突变、杂合子删除（heterozygous deletion），视网膜母细胞瘤基因的超甲基化（hyper-methylation）等，近年研究较多，仍在探讨中。

MCC 大体上常呈结节状，暗红色，直径 0.3～12cm，切面灰红或灰白色，质地中等，位于真皮和皮下组织，表皮通常完好。镜下可见瘤细胞大小相对一致，圆形或椭圆形，胞质稀少嗜酸，细胞核呈嗜碱性，圆形空泡状，核仁明显并可增多，核分裂象易见，亦可见核碎裂。瘤细胞呈巢状或片状，间质内血管较多，可见纤维组织增生（图 5-3-41）。组织学上通常分为 3 型，以中间型最常见，细胞质稀少，可见灶性坏死。小细胞型由大量深染的小细胞构成，常见细胞坏死。小梁型最少见，其胞质较丰富，排列紧密呈小梁状或带状。同一病例中可见不同类型的混合性表现。MCC 兼有上皮细胞和神经内分泌细胞的免疫表型，表达角蛋白（keratin）、CK8/18、CK20、上皮细胞膜抗原（EMA）、CD56、神经细丝蛋白（NF）、神经元特异性烯醇化酶（NSE）、突触素、铬粒素 A（chromogranin A）等上皮与神经内分泌标记（图 5-3-42），其中 CK20 被视为较为敏感和特异的标记，表现为核周点状阳性。本病需要和皮肤的转移性肺小细胞癌、恶性黑色素瘤、淋巴瘤、基底细胞癌及低分化鳞癌等鉴别，免疫组化对上述肿瘤的鉴别很有帮助。

MCC 的侵袭性生物学行为表现为生长迅速、早期远处转移等，目前尚无有效治疗药物。最常见的转移部位为皮肤、淋巴结、肝、肺和中枢神经系统。

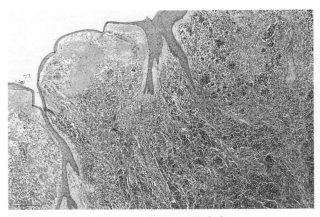

图5-3-41　Merkel细胞癌
位于真皮层内，源于神经内分泌细胞，瘤细胞呈巢状、索状排列，未累及表皮（丁彦青惠赠）

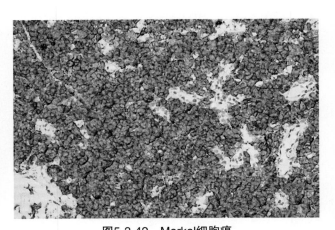

图5-3-42　Merkel细胞癌
瘤细胞呈圆形，胞核轻度异型，免疫组化突触素（Syn）阳性，支持神经内分泌细胞来源

MCC 易复发，90% 患者 2 年内出现复发，且常见局部区域和远端复发，偶尔发生胃转移，在英文文献中的报道不足 10 例。转移性 MCC 通常预后不良，生存期中位数估计为 9 个月。死亡率高于皮肤 T 细胞淋巴瘤、慢性髓性白血病等。

（五）人类嗜 T 细胞病毒（HTLV）感染与成人 T 细胞白血病 / 淋巴瘤

人类嗜 T 细胞病毒（human T-cell lymphotropic virus, HTLV）是致瘤性 RNA 病毒，属慢病毒亚科（Jentiviridae），可分为 HTLV-1 型和 HTLV-2 型。早在 1987 年 Gallo 等从一例蕈样霉菌病肿瘤组织中分离到 C 型 RNA 病毒，称之为 T 细胞白血病 / 淋巴瘤病毒（HTLV-1）。这是一种很特殊的反转录病毒，核心为单股的 RNA，外有包膜。病毒有核心蛋白、包膜蛋白及酶蛋白（包括病毒的多聚酶和反转录酶）3 种结构蛋白质，可在 T 细胞淋巴瘤患者的肿瘤标本中分离到这种病毒（HTLV）。日本学者根据对成人 T 细胞淋巴瘤的流行病学调查，考虑该病很可能与病毒和（或）丝虫感染有关。他们也独立地分离出 RNA 病毒，称之为 ATLV。经过研究 ATLV 与 HTLV 相同，也是成人 T 细胞淋巴瘤 / 白血病的致病因素。但大量血清学研究证明，中国的 T 细胞淋巴瘤与 HTLV-1 型（或 ATLV）并无肯定关系，报道病例也很少。

HTLV-1 型可引起成人 T 细胞白血病 / 淋巴瘤（adult T-cell leukemia/ lymphoma, ATL）、热带痉挛性截瘫（tropical spastic paraparesis, TSP）/HTLV 相关性脊髓病（HTLV-associated myelopathy, HAM）等；HTLV-2 与 T- 毛细胞 / 巨粒细胞白血病（T-hairy cell/ large granulocytic leukemia）相关。

HTLV-1 型感染主要流行于南美和日本，所以成人 T 细胞白血病 / 淋巴瘤主要发生于日本和加勒比海地区。全球约有 1500 万人慢性感染 HTLV-1，但仅有不到或接近 10% 发生危及生命的疾病，大多数是 HTLV 相关亚急性脊髓病或热带痉挛性截瘫和 ATL。也有报道称在 HTLV-1 感染 30 ～ 50 年后有 2% ～ 5% 发生 ATL。HTLV-1 感染 CD4$^+$ 的 T 细胞，编码 2 种肿瘤蛋白（Tax 和 HBZ），与淋巴细胞的转化和增生有关。HTLV-1 不含有已知的癌基因，也不在特定原癌基因附近整合。它的转化活性与其 *Tax* 基因有关。*Tax* 基因产物可激活几种宿主基因的转录，如 *c-fos*、*c-sis*、*IL-2* 及其受体的基因及粒细胞 - 单核细胞集落刺激因子（GM-CSF）基因。这些基因激活后能引起 T 细胞增生。

HTLV-1 型主要经围产期母乳喂养垂直传播，也可经性传播（多为男性传播给女性），或通过输血、静脉注射毒品、器官移植等途径传播。HTLV-1 型通常先累及皮肤，形成红斑或红皮病，然后传播到淋巴结，导致淋巴结肿大、淋巴细胞增生等病变。de Mendoza 等报道意大利 327 例 HTLV-1 型感染者，其中 34 例诊断为 TSP，25 例为 ATL。但其中 62% 为拉丁美洲移民，13% 来自非洲。

（六）JC 病毒感染与胃肠道癌

JC 病毒（JCV）属多瘤病毒科，为非包裹的环状双链 DNA 病毒，是一种机会感染性病原体，在正常人中其血清阳性率高达 80%。JCV 可经水或经食物传播。JCV 颗粒可在不同地区未处理城市污水样本中检测到，摄入含有 JCV 的水和食物后，人类可再次感染 JCV。研究表明，人类上、下消化道中都有 JCV-DNA 序列，具有免疫力患者的上、下消化道中 JCV 有高感染率。JCV 胃肠道传播途径可能为其导致胃肠道肿瘤提供机会。JCV 通过"转化抗原"（T-Ag）的表达诱导肿瘤发生。T-Ag 通过 P53 和 Rb 蛋白相互作用，导致基因组稳定性损失，表现为癌基因的激活和肿瘤抑制基因的失活，导致肿瘤细胞不受控制地生长。Shin 等研究发现，采用 PCR 法检测胃癌组织中 JCV-DNA 为 57%，非癌组织中 JCV-DNA 为 30%，用免疫组化方法检测胃癌组织中 JCV T-Ag 的表达率为 39%，而非癌组织中无表达，提示 JCV 和胃癌之间有关联。Yamaoka 等研究发现，微卫星不稳定性高的胃癌中 T-Ag 表达率明显降低，有核 / 胞质中 β-catenin 定位的胃癌中 T-Ag 表达率明显增高；与 T-Ag 阴性表达胃癌相比，T-Ag 抗原阳性胃癌表现出等位基因损失、异常甲基化和 *p53* 突变的显著增加，提示 JCV T-Ag 通过遗传和表观遗传改变的多种机制涉及胃癌的发生。

（七）多种病毒感染的肿瘤

有些肿瘤的发生机制中涉及多种病毒感染，人类也可同时感染多种病毒（血清抗体同时阳性）。如结直肠癌和病毒感染，结直肠癌致癌机制中涉及包括 JCV、EB 病毒、CMV 和 HPV 等病毒。在结直肠癌发生发展的各阶段，已经证实了这些病毒基因的作用。研究表明，32% 结直肠腺癌组织中可检测到 EB 病毒 -DNA 的存在，80% 结肠癌和息肉中可检测到 CMV-DNA，60% 结肠腺瘤和 97% 直结肠癌组织中可检测 HPV-DNA 的存在。这些研究结果与 Caspase 3

的抑制（EB 病毒感染下），*Fos*、*Jun* 和 *Myc* 原癌基因上调（CMV 感染下）和肿瘤抑制基因 *p53* 和 *pRb* 失活（在 HPV 感染下）有密切关系。有时人们会发现在同一肿瘤中可检出多种病毒，如在 KS 中检出 HHV-8 和 CMV，在淋巴瘤中检出 HTLV-1 和 EB 病毒。如凡琳琳等研究 46 例外周 T 细胞淋巴瘤，包括皮肤 T 细胞淋巴瘤和鼻咽部 NK/T 细胞淋巴瘤等，用 PCR 技术检出 HTLV 者有 8 例，占 17.39%；用原位杂交技术检出 EB 病毒者有 26 例，占 56.55%。同时检出 HTLV 和 EB 病毒两种病毒者有 4 例。

五、人类免疫缺陷病毒感染与肿瘤

HIV 感染常合并发生某些肿瘤，特征是卡波西肉瘤（KS）和恶性淋巴瘤（malignant lymphoma, ML）发病率显著高于非 HIV 感染者，肺癌、宫颈癌等发病率也有所增加，因此它们成为 AIDS 的诊断指征性疾病。但研究发现，HIV 本身并非这些肿瘤的致病因子，更可能是 HIV 导致的免疫缺陷间接促进了上述肿瘤的发生。由于这一特殊性，笔者将 HIV 感染与肿瘤的关系单独叙述。

（一）艾滋病相关肿瘤发生情况与特点

自 20 世纪 80 年代初期人们开始认识 AIDS 以来，便注意到肿瘤与 AIDS 密切相关。在 1981 年美国疾病预防控制中心首批报道的 AIDS 病例中就有 26 例与 AIDS 相关的 KS，此后又发现脑原发性 ML 与 AIDS 密切相关。于是 KS 与脑原发性 ML 被美国疾病控制与预防中心列入 AIDS 的诊断指征，成为 AIDS 相关疾病谱中的重要成员，1982 年又增加了高度恶性的 B 细胞性淋巴瘤，霍奇金淋巴瘤（HL）和浸润性子宫颈癌。随着 AIDS 的广泛传播，人们对 AIDS 相关肿瘤的研究也逐步深入。

据 20 世纪 80 年代中期文献报道，AIDS 患者中约有 40% 发生恶性肿瘤，其中 KS 发生率为 20%～34%（在男性同性恋中高达 46%），ML 的发病率为 3%～10%。另有皮肤黏膜鳞状细胞癌发病率为 1%～2%，三者合计约 40%，相当于其他原发性和继发性免疫缺陷患者中恶性肿瘤发生率的 2 倍。也有报道，在 AIDS 患者中，KS 发生率为 20%～30%，并成为重要死亡原因。欧美 AIDS 患者有 1/4 死于 KS，非洲 AIDS 有 1/5 死于 KS。一般在发病后 1～1.5 年死亡。

Goedert 等研究 98 336 例 AIDS 患者并发癌症的资料，发现恶性肿瘤 9533 例，占 9.69%，其中有 KS 7028 例（7.2%），非霍奇金淋巴瘤（NHL）1793 例（1.8%），其他癌 712 例。与普通人群相比较，AIDS 并发 KS 的相对危险性（RR）为 310.2，并发 NHL 的 RR 为 112.9，而并发其他癌症的 RR 仅 1.9。Serraino 等研究 1255 例意大利 HIV 阳转的患者，共发现 58 例肿瘤，包括 39 例 KS（男 37 女 2），15 例 NHL（男 11 女 4，包括 2 例脑原发性 ML），3 例霍奇金淋巴瘤（HL）（男），1 例胃癌（女），总发生率为 4.6%。该作者复习文献，指出在 AIDS 人群中，KS 的发生率约为普通人群的 1000 倍，NHL 的发生率约为普通人群的 150 倍。同性恋男性中患 KS 的危险最大。在年轻成人中，AIDS 相关的 KS 和 NHL 的发病率都在增加。

AIDS 相关的肿瘤有如下特点：①在 AIDS 患者，常见肿瘤主要是 KS 和各种类型的 ML。KS 和 ML，以及浸润性子宫癌已被列入为 AIDS 的诊断指征。在 AIDS 患者中，肺癌、舌癌和直肠癌等发病率增加。②AIDS 患者可能同时或先后发生 2 种以上肿瘤，以 KS 合并 ML 比较多见。据报道，在 KS 患者中有 37% 发生第 2 种恶性肿瘤，在第 2 种恶性肿瘤中 58% 为淋巴组织肿瘤，在免疫抑制患者中 KS 发生率有增长趋势。偶尔在同一部位（淋巴结、口咽部）同时发现两种肿瘤。③在 AIDS 患者中发现的肿瘤，多发生于 AIDS 晚期，往往呈浸润性或侵袭性（invasive）病变，生存期较短。④在 AIDS 患者，KS 和（或）ML 还常与机会性感染合并存在，可能细胞免疫缺陷为其共同的发病基础。⑤在儿童 AIDS 患者中，亦可并发各种肿瘤，以淋巴瘤和平滑肌肿瘤比较多见。

在 AIDS 患者中发生的淋巴瘤，也多与 EB 病毒感染有关，而且多发生在中枢神经系统，称为中枢神经系统原发性 B 细胞淋巴瘤，为最早确立的 AIDS 诊断指征。在 AIDS 患者中多见的渗出性淋巴瘤及浆母细胞淋巴瘤也多与 EB 病毒感染有关。在 HIV/AIDS 患者，EB 病毒感染可见于几乎所有的 CNS 淋巴瘤和原发性渗出性淋巴瘤（PEL），几乎所有 HIV 感染状态下发生的 HL 都与 EB 病毒有关。多数移植后淋巴组织增生性疾病（T 细胞和 B 细胞淋巴瘤及 HL）也与 EB 病毒感染有关。Arribas 等用 PCR 技术，检测 24 例 AIDS 相关的 CNS 淋巴瘤脑脊液（CSF）中的 EB 病毒 -DNA，阳性率为 83%（5/6），并于尸检标本中检出 EB 病毒 -DNA。在 CNS 的淋巴瘤侵犯脑膜表面时，亦可检出 EB 病毒 -DNA。也有报告在 AIDS 相关 NHL 中 EB 病毒序列的发现率为 28%～50%。此外，在浆细胞骨髓瘤、淋巴瘤样肉芽肿中亦可检出 EB 病毒成分。

（二）艾滋病相关肿瘤的发生机制

AIDS 的主要发病机制是 HIV 特异性攻击人体内的 CD4$^+$T 细胞，造成免疫系统功能进行性破坏，导致各种机会性感染和肿瘤的发生。所以，AIDS 患者出现肿瘤的概率显著高于普通人。KS 是 AIDS 患者最常见的恶性肿瘤，也是第一种被发现与 AIDS 相关的恶性肿瘤，可见于许多 AIDS 患者，好发人群为男性同性恋患者。中国 AIDS 患者合并 KS 的发病率相对较低。淋巴瘤是其经常合并的另外一种恶性肿瘤，HIV 感染者一旦出现淋巴瘤，表明患者已进入 AIDS 期。一般认为，HIV 并不直接参与致瘤，而是通过降低机体免疫功能后，在其他因素作用下致瘤。HIV 阳性患者 20%～30% 患 KS，发病年龄小于 HIV 阴性者，病情发展迅速且严重。1982 年 AIDS 与淋巴瘤的相关性首次被确认，AIDS 患者中淋巴瘤发病率为 3%，为普通人群的 50 倍，且多见于颅内。HIV 感染者发生的淋巴瘤 90% 为 B 细胞淋巴瘤，5%～10% 为 T 细胞淋巴瘤。有学者认为严重的 AIDS 患者淋巴瘤的发生率为 5%～10%，多为 AIDS 晚期表现。

HIV 感染能引发一系列事件，导致 KS、B 细胞淋巴瘤、肛门癌的发生，并可能引发宫颈癌。今后也可能出现其他肿瘤的高频率发生。例如，在 HIV 感染者中以下肿瘤的发病率增高，包括可能由 EB 病毒所致的霍奇金淋巴瘤、多发性骨髓瘤和精原细胞癌，所涉及的发病机制包括由病毒感染引起的免疫抑制或免疫增强。作为潜在的治疗手段，细胞因子在这些疾病中的作用已引起高度重视。细胞因子可使 B 细胞、内皮细胞和上皮细胞增生，导致淋巴瘤、KS 和肛门癌的发生。由细胞因子刺激的增生或感染因子的直接作用可引起染色体改变，最终导致恶性变。在某些病例中（如多克隆 B 细胞淋巴瘤），细胞因子可单独引起细胞持续性生长，最终发展成为肿瘤。一些肿瘤（如宫颈癌）在免疫紊乱时更易扩散。

（三）艾滋病相关的肿瘤

笔者曾把 AIDS 患者发生的恶性肿瘤分为 3 类：①作为 AIDS 诊断指征的肿瘤；②与 HIV 感染和免疫缺陷相关的肿瘤；③与 AIDS 无关的机会性肿瘤。

1. 作为 AIDS 诊断指征的肿瘤 在 HIV 感染者中，病毒感染所致 AIDS 相关肿瘤的发病率显著升高，如 KS（HHV-8 感染）和淋巴瘤，早已被确认为 AIDS 的诊断指征，即在 HIV 感染者中一旦确认这些肿瘤，就可以诊断为 AIDS。KS 最为多见，淋巴瘤次之。浸润性宫颈癌（HPV 感染）和霍奇金淋巴瘤（EB 病毒感染）后来也被列入诊断指征。HIV-1 感染者患肿瘤风险较高，主要是免疫抑制导致致癌的病毒如 EB 病毒、HPV 和 KSHV 等复制增加。

2. 与 HIV 感染和免疫缺陷相关的肿瘤 在 HIV 感染过程中机体免疫防御机制逐渐被破坏，免疫监视和排斥作用降低，加上感染和其他因素的影响，HIV 相关肿瘤也将继续增多，如结直肠癌、结膜鳞状细胞癌（HPV 感染）和肝癌（HBV 感染）等。一些研究已强调在 HIV 阳性女性中可发现进展期宫颈癌。经 CD4$^+$ 细胞计数测定显示，免疫功能低下者的肿瘤有更强的侵袭性。HIV 感染者宫颈癌的患病率和严重程度似乎有所增加。HIV 感染女性中宫颈细胞涂片异常率是非 HIV 感染女性的两倍，并且前者持续 HPV 感染的患病率更高。HIV 感染妇女患宫颈癌的癌前病变——鳞状上皮内瘤变（CIN）的危险增加，随访 3 年以上的妇女有 20% 发展为此病。HIV 感染的妇女患浸润性的外阴癌的危险也增加，提示对 HIV 感染的妇女需要彻底检查外阴和肛周部位。感染 HIV 妇女浸润性宫颈癌的发生率是否比非感染妇女高尚有争议，与社会经济因素有关。在特定人群中，宫颈癌是 HIV 感染演变为 AIDS 的常见指征，如其以浸润形式出现，则可作为 AIDS 诊断的指征之一。

3. 与 AIDS 无关的肿瘤 有些伴随 AIDS 患者的肿瘤，可视为随机发生的肿瘤。如肺鳞状细胞癌或腺癌，口腔、喉、舌或食管的鳞状细胞癌，胃癌，结肠癌，肝癌，子宫颈癌，肛门直肠鳞状细胞癌或一穴肛原癌（泄殖腔原癌），甲状腺癌，肾上腺肿瘤，平滑肌肉瘤，睾丸精原细胞癌，前列腺癌或癌肉瘤，皮肤鳞状细胞癌或基底细胞癌，多发性钙化上皮瘤，恶性黑色素瘤，肾癌，乳腺癌等 20 余种，其中大多与 AIDS 无直接关系。

笔者在美国研究的 151 例 AIDS 尸检资料中，发现卡波西肉瘤 32 例，恶性淋巴瘤 13 例，7 例同时患有这两种肿瘤。回国后笔者继续从事 AIDS 临床病理学研究，在 33 例做过病理学检查的 AIDS 活检和尸检材料中也发现 10 余例肿瘤，包括淋巴瘤 2 例，乳腺癌 2 例（图 5-3-43，图 5-3-44），肾癌 1 例（图 5-3-45，图 5-3-46），食管鳞癌 1 例，良性肿瘤 5 例（血管瘤、脂肪瘤、弹力纤维瘤、垂体腺瘤、纤维腺瘤各 1 例），除恶性淋巴瘤外，其余均非 AIDS 诊断指征性疾病。

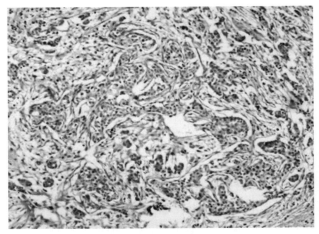

图5-3-43　AIDS合并浸润性导管癌

癌细胞形成大小不等的癌巢，呈浸润性生长

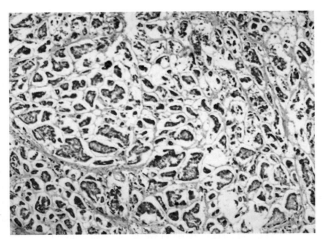

图5-3-44　AIDS合并浸润性微乳头状癌

癌细胞呈小团块状或簇状，形成微乳头

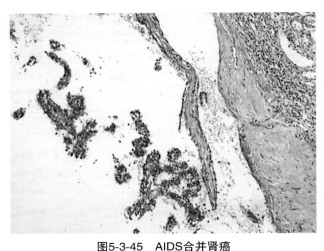

图5-3-45　AIDS合并肾癌

患者右肾多房性囊性肾细胞癌，病理检查见囊状病变，多房性，囊内侧有少数乳头状结构，有纤维脉管轴心，表面被覆透明细胞

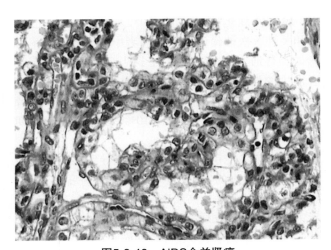

图5-3-46　AIDS合并肾癌

同一病例，右肾多房性囊性肾细胞癌，为肾癌中少见类型，高倍镜显示乳头状结构及透明细胞，细胞异型

（刘德纯　杨文圣　王宏伟；赵卫星）

第四节　寄生虫感染与肿瘤

目前的资料提示，癌症中约有 1/6 是由感染引起。寄生虫病与肿瘤都是世界上严重危害人类健康的疾病，某些寄生虫感染往往与恶性肿瘤同时存在于同一个体，因而两者之间的关系也备受关注。首先，是寄生虫感染的致癌问题，以日本血吸虫病为例，自从1898 年日本金森首先报道血吸虫病合并直肠癌以来，国内外有关血吸虫病并发大肠癌（包括结肠癌及直肠癌）病例与血吸虫病流行区的直肠癌发病率与死亡率较高的调查已屡见报道。例如，在我国血吸虫病高度流行的浙江省嘉善县，大肠癌的发病率高达 44.2/10

万，而吉林省仅为 2.7/10 万。在日本，大肠癌死亡率也以血吸虫病高度流行区的山梨县和久留米县为最高。埃及血吸虫病主要分布于非洲与东地中海，而以埃及的埃及血吸虫病合并膀胱癌的感染率为最高。其次，恶性肿瘤患者往往免疫力低下，进而增加了致病寄生虫的感染率。杨占军等通过对 85 例恶性肿瘤患者的调查得出其弓形虫的抗体检出率为 63.53%，高于普通患者的 24.14%，说明恶性肿瘤患者感染寄生虫的概率高于普通患者。最后，近年寄生虫感染的抗肿瘤作用也引起研究者的兴趣。1994 年世界卫生组织

国际癌症研究机构已将埃及血吸虫感染与麝猫后睾吸虫感染评定为确认人类致癌物（Group 1），将华支睾吸虫感染评定为对人很可能致癌（Group 2A），将日本血吸虫感染评定为对人可能致癌（Group 2B）。我国寄生虫病分布广泛，种类繁多，上述血吸虫、华支睾吸虫等与肿瘤的关系已获公认，但有些寄生虫病可能只是伴随的感染。加强研究寄生虫感染与肿瘤的关系，将有助于阐明肿瘤的病因及其发生、发展规律，从而为寄生虫病与肿瘤的防治提供科学依据。

一、寄生虫感染的致癌机制

肿瘤的发生发展是一个多基因、多因素、多阶段的复杂过程，并与免疫状态有关，可分为启动、促进与发展三个步骤。寄生虫感染可直接或间接作用于细胞靶 DNA，引起 DNA 损伤、甲基化水平降低等，导致原癌基因激活和（或）抑癌基因失活，前者表现为原癌基因的碱基重排、突变、扩增与过度表达，后者表现为抑癌基因的缺失、表达受限、失去对细胞凋亡的调控，进而使正常细胞转化为肿瘤细胞。寄生虫感染导致肿瘤发生，机制复杂，大致有以下因素。

1. 寄生虫感染引起染色体异常 染色体是细胞内遗传物质的载体。大多数肿瘤都存在染色体的遗传学改变。Rosin 等研究发现埃及血吸虫病患者的微核发生频率显著高于对照组。经给予单剂量吡喹酮（40mg/kg）治疗后，埃及血吸虫病患者的微核发生频率显著降低，表明血吸虫感染与膀胱上皮细胞的染色体断裂增加直接相关，而吡喹酮治疗具有降低膀胱癌变的作用。

2. 寄生虫感染引起基因改变 *p53* 基因是迄今发现与人类多种肿瘤相关性最高的基因，约 50% 的人类肿瘤都有该基因失活、缺失或其产物的异常表达。同样是在埃及血吸虫病合并膀胱癌的研究中，Warren 等研究 92 例埃及血吸虫病合并膀胱癌，发现 30 例有 *p53* 基因突变、16 例有碱基对置换、1 例为碱基丢失，1 例为碱基插入。一些病理学研究也发现患者中有 *p53* 与 *bcl-2* 同时高表达者，*p53* 的突变率为 55% ～ 86%，表明突变型抑癌基因 *p53* 与致癌基因 *bcl-2* 的协同或分别表达导致细胞增殖失控以致癌变。

3. 寄生虫感染导致 DNA 甲基化损伤及其修复功能降低 DNA 的甲基化状态是调节基因表达的重要因素，DNA 损伤后，其甲基化水平降低，碱基配对功能改变，修复功能降低。由于埃及血吸虫病合并膀胱癌患者的膀胱上皮长期而连续地暴露于含烷化剂尿液，导致甲基化损伤，伴有修复甲基损伤的能力降低。

4. 寄生虫感染引起炎症反应与细胞增生 寄生虫感染引起的细胞坏死和组织损伤，可导致局部炎症反应；慢性持续的炎症坏死以及随后发生的细胞增生反应，可能非特异性地对肿瘤发生起到促进作用。血吸虫病是以宿主对血吸虫虫卵的炎症反应和增殖反应为病理基础，如结肠黏膜与膀胱黏膜分别在日本血吸虫虫卵与埃及血吸虫虫卵刺激下发生脱落、炎症与增生。实验研究表明，在发生肝细胞增生的条件下投予哪怕是少量的致癌物质，也可以启动癌变过程。虫卵沉积也是肿瘤发生的主要因素，除虫卵的机械性刺激作用外，虫卵中所含的吲哚也是很强的 DNA 损伤剂。只有在细胞损伤和增生过程中，DNA 处于不稳定状态，致癌因素才能发挥作用，使细胞 DNA 发生损伤而癌变。只有 DNA 损伤固定于细胞内才能发生基因变异、重组和转位而激活癌基因。在癌变过程中，细胞增生是绝对必要的条件。Rosin 等认为埃及血吸虫病可作为研究炎症反应与细胞增生在肿瘤发生中的作用的模型。在血吸虫病流行地区，由于患者反复感染，血吸虫虫卵在局部不断沉积，形成黏膜及黏膜下层的炎症、损害与组织增生，加上膀胱上皮黏膜长期暴露于致癌物亚硝胺，这就为埃及血吸虫病并发膀胱癌创造了环境条件。

5. 寄生虫感染可抑制免疫功能 感染寄生虫后，在寄生虫抗原作用下，机体的细胞免疫与体液免疫的功能可受到抑制。表现为：①自然杀伤细胞活性及中性粒细胞吞噬功能降低。②T 细胞及其亚群的变化。如小鼠感染卫氏并殖吸虫后脾细胞中 Th 细胞数量减少，Ts 细胞数量增多，Th/Ts 值降低等。晚期血吸虫病患者的平均花环形成率为 51%±14%，提示患者的 T 细胞活性显著降低。③激活抑制性 T 细胞与抑制性巨噬细胞，可以降低宿主的细胞免疫力。如在曼氏血吸虫病，Th 细胞的活力受到抑制，宿主对羊红细胞或破伤风类毒素的抗体应答均降低。④多克隆 B 细胞激活，不少寄生虫的抗原对 B 细胞具有丝分裂原（mitogen）的作用，促进多克隆 B 细胞增生，血中非特异免疫球蛋白的浓度增高，出现高球蛋白血症。这种现象的持续存在可导致 B 细胞功能缺陷或对抗原起反应的 B 细胞的耗竭，从而抑制宿主机体对各种病原体的免疫应答，出现继发性免疫缺陷。⑤消耗补体，在特异和非特异性免疫中，补体具重要作用；如细粒棘球绦虫囊液能结合补体，从而保护原头节免受补体介导的溶解作用。

6. 寄生虫感染的致癌作用可能是多种因素综合

作用的结果　持续性感染对宿主靶组织的长期、慢性的累积刺激，引起炎症细胞及吞噬细胞的激活，产生诸多细胞因子与自由基及一氧化氮，引发细胞的基因突变、染色体变异，导致细胞异常增生而癌变。这在动物试验中也得到证实。如用日本血吸虫尾蚴感染雌性 ICR 小鼠，在第 15 周发现小鼠大肠黏膜上皮细胞增生，第 20 周发现大肠出现癌灶，有的已侵及黏膜肌层，主要类型为乳头状腺癌及管状腺癌。日本血吸虫也可诱发家兔肝癌。侯宝璋也曾用华支睾吸虫囊蚴诱导出猫的胆管癌，他随机剖检 215 只自然感染的家猫，从 3 只猫肝胆管内，分别检出 105、150 及 200 条华支睾吸虫成虫。3 只猫的胆管癌的组织病理学特征均与华支睾吸虫病并发胆管癌患者的相似。国外有学者将麝猫后睾吸虫囊蚴喂养叙利亚金地鼠，结果在感染合并二甲基亚硝胺组所有鼠均发生胆管癌，而所有对照组各鼠均未见胆管癌，可见麝猫后睾吸虫感染起到了促进癌变的作用。

癌症在某种意义上来说，也是寄生于人体的新生物，它依靠掠夺人体的营养而生存，破坏人体的结构而发展。因此美国有位细胞生物学家 Peter Duesberg 称癌症是进化的寄生虫。

二、与血吸虫感染相关的肿瘤

血吸虫有多种类型，各型分布有地方性。我国最常见的是日本血吸虫，而埃及血吸虫病主要流行于非洲和中东地区，与膀胱癌有关；曼氏血吸虫病流行于非洲、东地中海、南美洲和西亚等地，与脾滤泡型淋巴瘤有关。

（一）日本血吸虫病与肿瘤

日本血吸虫病是我国长江中下游常见的寄生虫病，主要引起结肠和肝脏病变，与大肠癌、肝癌、胃癌等肿瘤相关。

1. 日本血吸虫病与大肠癌　在我国，大肠癌（包括结肠癌与直肠癌）是最常见的恶性肿瘤，高发地区在长江下游、东南沿海的江苏、浙江、江西、安徽等省，与血吸虫病的流行相关性非常显著。张宝林等报告 404 例大肠癌中，并存血吸虫病有 320 例，约占 79.2%。对 24 个省市自治区的血吸虫病死亡率与大肠癌死亡率的相关系数测验显示，血吸虫病死亡率与大肠癌死亡率高低变化有平行关系。炎性息肉和虫卵息肉是肠血吸虫病发生大肠癌的前提，其发生率高达 90.8%，在上海、浙江大肠癌标本病理检查中发现血吸虫病者为 18.4% ～ 96.1%。而在单纯性大肠癌中，则以乳头状息肉及腺瘤性息肉较为多见，其发生率仅为 60.9%。

（1）发病机制：一般认为癌变发生的基础是细胞增生，特别是息肉状增生。大肠黏膜上血吸虫虫卵的长期沉积和机械性刺激，以及其分泌物或代谢产物的化学刺激，加上慢性炎症的刺激，可造成黏膜反复坏死及慢性溃疡、修复增生等病变，此后出现息肉状或腺瘤状增生及不典型增生，并在此基础上发生癌变。

（2）病理变化：血吸虫相关的大肠癌多为腺癌，癌细胞分化程度较高，转移较晚。病理检查可见肠壁增厚、变硬，肠壁各层与癌组织间有大量变性或钙化虫卵沉积（图 5-4-1，图 5-4-2）。癌组织可为多发性，多处癌肿可同时或先后发生，常呈息肉样隆起，或同

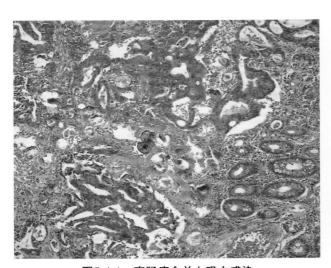

图5-4-1　直肠癌合并血吸虫感染
直肠腺癌组织间质内见多个血吸虫卵沉积。虫卵呈椭圆形，有的已钙化

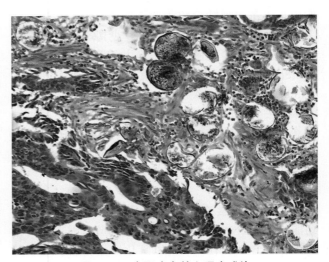

图5-4-2　直肠癌合并血吸虫感染
上图局部放大，腺癌组织间质内见多个血吸虫卵沉积。虫卵呈椭圆形，有的已钙化

时有溃疡形成。癌肿附近黏膜内有较多的虫卵息肉或炎性息肉形成，并能找到在腺瘤基础上发生癌变的组织病理学证据，如肠腺的形状及大小不一，上皮细胞变为多层或假复层，杯状细胞减少或消失，肠腺上皮的细胞质深染，细胞核增大并失去极性，核仁变大，核染色质变粗并出现核分裂象，癌肿向黏膜肌层及黏膜下层浸润，有的甚至深达肌层并穿出浆膜层，经淋巴结转移者少见。

专家提议，对具有 5 年以上血吸虫病史者和重复感染血吸虫病患者，应定期做结肠镜检查，对可疑部位应做反复多次检查，并做一定深度的组织活检。术前和术中应特别注意检查全部大肠，尤其是远端大肠有无多发病灶。

（3）临床表现：综合国内报告资料，血吸虫病并发大肠癌有如下特征。①患者的发病年龄较单纯性大肠癌患者低 5～10 岁，发病年龄提前反映患者已存在肠血吸虫病这一致癌因素，并可能是大肠癌发病提前的原因；②病变部位主要分布在乙状结肠、降结肠、脾曲部结肠与横结肠，结肠癌部位与血吸虫病病变部位一致，而单纯性大肠癌则主要在直肠；③慢性或晚期血吸虫病常有腹痛、腹泻、腹胀及肝脾大等症状，合并大肠癌则有腹痛及腹胀发作频繁，逐渐加重，进食后更为明显；排便习惯改变，出现便频或便秘，便形变细；直肠与乙状结肠癌病例排黏液血便。低位直肠癌病例可扪及肿块；发生在肝曲、脾曲与左侧结肠癌病例多发生肠梗阻，引起急性阵发性剧烈腹痛。

2. 日本血吸虫病并发肝癌　日本有研究者认为肝细胞型肝癌的主要危险因子是肝炎史与乙型肝炎表面抗原，其次为日本血吸虫感染。许多研究证明日本血吸虫感染与肝细胞癌或胆管细胞癌的发生有关（图 5-4-3，图 5-4-4）。在日本剖检的 100 例血吸虫病例中，经检查确认为肝细胞癌的有 30 例。研究发现，一部分病例不可忽视肝炎病毒与肝癌的发生有关，而另一部分病例则以日本血吸虫的致病作用为主。日本的试验研究也表明，给感染血吸虫的动物以致癌剂，与不感染血吸虫但给致癌剂的动物对照，结果是感染组肿瘤发生的时间早、发生率高，组织学上多显示为肿瘤化和恶性化。血吸虫病患者由于肝脏内虫卵沉着、肝纤维组织增生及免疫功能受损，原发性肝癌的发生可达正常人的 3.3～4 倍。我国学者对血吸虫病严重流行区死于肝癌的病例与同期死于非消化道癌症病例和健康人进行病例对照研究，发现病例组与对照组的日本血吸虫病病史有显著差异；在调整了血缘亲属中肝癌史和吸烟这两个因素后，肝癌病例的

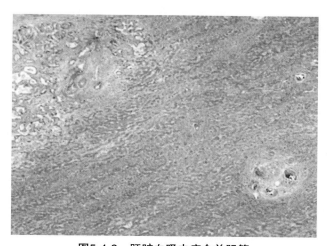

图5-4-3　肝脏血吸虫病合并胆管
左上方为癌组织，形成不规则腺管样结构，右下方肝组织内有一个血吸虫虫卵肉芽肿结节

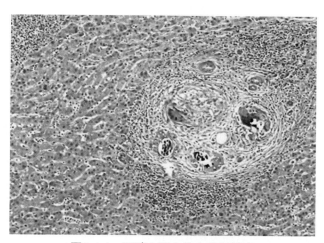

图5-4-4　肝脏血吸虫病合并胆管癌
高倍镜下显示血吸虫肉芽肿，其中有钙化的虫卵、上皮样细胞及多核巨细胞

血吸虫病史为非消化道恶性肿瘤病例的 2.69 倍，因而认为血吸虫病与肝癌仍有一定的联系。在晚期血吸虫病患者中肝癌发生率占 2.5%～2.97%。周华邦等探讨有丝分裂原（mitogen）发生的可能危险因素，发现 HBV 感染、肝硬化尤其是乙型肝炎相关性肝硬化、肝内胆管结石病以及肝血吸虫病可能是肝内胆管癌（intrahepatic cholangiocarcinoma，ICC）或肝内胆管细胞癌发病的危险因素。该研究 317 例 ICC 患者中，有 16 例肝血吸虫病，高于对照组（4 例），支持肝血吸虫病在 ICC 发生中的积极作用。

研究发现，晚期或慢性血吸虫病合并 HBV 感染者，也可继发肝细胞癌。血吸虫和 HBV 双重感染可能也是促发肝癌的主要因素。

3. 日本血吸虫病并发胃癌　胃血吸虫病患者有较高的胃癌发病率，其发现率各家报告不一。据报

道：一组胃血吸虫病理标本 79 例，其中 49 例合并胃癌；一组 135 例胃血吸虫病中 66 例合并胃癌；一组 79 例胃血吸虫病中 42 例合并胃癌；一组 41 例胃血吸虫病中 30 例并发胃癌；一组 5 例胃血吸虫病中 4 例合并胃癌，上述报道中胃血吸虫病合并胃癌者占 49%～80%，也有统计为 20%～75%。上述报道提示胃血吸虫病合并胃癌的特征是：①患者男多于女，发病年龄高峰在 40～60 岁，高于单纯性胃癌病例；②癌肿部位多在胃窦小弯及幽门部，与胃血吸虫病变好发部位一致。虫卵沉积在癌旁组织的胃黏膜及黏膜下层组织；③癌变以溃疡型腺癌为多见。

（1）发病机制：日本血吸虫寄生于门静脉系统，主要致病器官是肝和结肠。有少数虫卵在门静脉高压时可逆流经胃冠状静脉和幽门静脉至胃部导致胃血吸虫病。虫卵在黏膜下层和黏膜中沉积，形成虫卵性肉芽肿，可引起幽门部黏膜增厚，并引发梗阻或胃黏膜溃疡。也有人认为，虫卵在胃组织中反复沉积、刺激，损害胃黏膜的屏障功能，导致黏膜病变进一步恶化，或黏膜病变增生修复过程中再生的上皮细胞的恶化，可能是癌变的机制。随着年龄增高，病例也增多，似表明由于虫卵慢性刺激越长，癌变机会越多。

方志恒等观察 6 例胃血吸虫病合并胃癌患者的癌细胞组织中均有虫卵沉着，同时 4 例伴有不同程度的不典型增生及肠上皮化生，认为这是胃血吸虫病诱发胃癌的有力证据。诱导癌症发生的可能机制：①虫卵的长期反复机械刺激导致胃黏膜反复破坏与增殖性改变；②虫卵分泌的可溶性虫卵抗原（SEA）散布在虫卵周围，诱导产生主要由 T 细胞介导的肉芽肿反应，从而进一步损伤宿主组织细胞，抑制细胞的凋亡，最终导致组织异常增生并促进癌症的发生；③分子生物学研究发现，结肠血吸虫病合并结肠癌的患者抑癌基因 *NGI*、原癌基因 *c-erbB-2* 及 *p53* 基因表达异常，而这 3 个基因在胃癌发病中起着同样重要的作用；④晚期血吸虫病患者的免疫功能均发生改变，如细胞功能显著降低、抑制性 T 细胞免疫功能不足和 cAMP 与 cGMP 比值降低等，这些变化都与胃癌的发病有着密切的关系。

（2）临床病理表现：本病的临床和 X 线诊断均较困难，因患者除一般胃病及胃癌症状外，无特殊症状，往往直至发生胃出血、胃穿孔、幽门梗阻、癌变或胃溃疡内科久治不愈进行外科手术及病理检查发现血吸虫虫卵及虫卵肉芽肿，才得以确诊（图5-4-5，图5-4-6）。因此，在血吸虫病流行区，对有血吸虫病史，年龄在 40 岁以上，出现上腹部隐痛不适等消化道症状，常用药物治疗无效者，应尽早做胃镜检查，并做活组织检查。应在幽门、胃窦及小弯等不同部位多取标本，因活检的部位、深度及标本数均与虫卵检出率有关。目前已知胃癌的发生与幽门螺杆菌、EB 病毒、JC 病毒和血吸虫等感染相关，所以对胃癌及癌旁组织进行病原学检查有可能发现病因，并用于指导治疗。

4. 其他肿瘤　文献报道，日本血吸虫病还可并发乳腺癌、恶性组织细胞增生症、霍奇金淋巴瘤、阑尾黏液腺癌、胆囊癌、慢性粒细胞白血病、胃黏膜相关淋巴组织淋巴瘤等。张启林等报道一例男性患者，66 岁，因发现大便带血 3 个月入院，发现胃底贲门和直肠多原发癌合并肠血吸虫病，罕见。笔者以为，这些肿瘤与血吸虫病未必有因果关系。因为血吸虫病

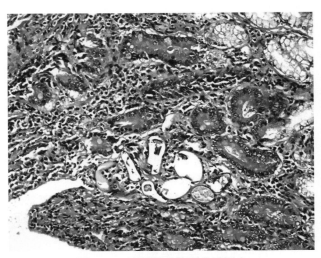

图5-4-5　胃黏膜腺体不典型增生
固有层内见慢性炎细胞浸润及钙化、血吸虫卵

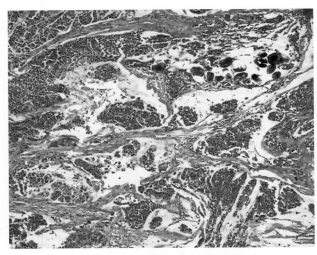

图5-4-6　胃低分化腺癌合并血吸虫病
癌组织中间少量钙化血吸虫卵

是一种慢性感染，在漫长的病程中，患者并发某种肿瘤，也不足为奇。在血吸虫病基础上发生肝细胞癌合并胆管细胞癌者也有报道。

（二）埃及血吸虫病并发膀胱癌

埃及血吸虫病主要流行于非洲，而膀胱癌为埃及男性第一位癌症，早在 100 多年前，研究人员已提出埃及血吸虫感染与膀胱癌有一定关系。WHO 国际癌症机构在 1994 年举行的关于生物因素致癌性的会议上肯定了二者的因果关系。大量的流行病学调查资料表明，在非洲的几乎所有埃及血吸虫病流行的国家，膀胱癌与埃及血吸虫感染之间存在着正相关关系，相关系数为 0.87，其发病率可达 80% 以上。

1. 发生机制　一般认为：①苯胺染料的代谢物是有效致癌物质，埃及血吸虫病能增进苯胺染料的致癌作用，引起膀胱癌变。②埃及血吸虫病晚期常见的症状是膀胱颈梗阻引起尿潴留，使尿中的致癌物浓缩和停滞，促进癌变。③慢性血吸虫病引起膀胱上皮变形，细胞化学及生理上也出现严重失常，上述各种因素的长期综合作用，可导致恶变。

2. 临床病理表现　埃及血吸虫病膀胱癌在病理分型上 70%～95% 为鳞状细胞癌，少数为尿路上皮癌及腺癌，而非血吸虫病膀胱癌则 95% 左右为尿路上皮癌，0.58%～5.55% 为鳞状细胞癌，二者有显著的差异。埃及血吸虫病膀胱癌的病变呈多发性，在整个膀胱的前、后及侧壁均可见到，但很少见于膀胱三角区。膀胱癌中可同时找到血吸虫卵。约 80% 呈结节状或蕈状外观，乳头状病变仅占 2%，肿瘤表面明显角化，极少见到疣状癌，经淋巴结转移的倾向较低。而非血吸虫病膀胱癌的病变多见于三角区，外观呈乳头状，表面高度血管化、质软易破，存在淋巴结转移及血循环转移，并向深部浸润。临床症状主要为血尿，包括肉眼血尿与显微镜血尿，其他为尿频、尿急、尿痛等膀胱刺激症状，后期可发生排尿困难及转移症状。埃及血吸虫也可侵犯子宫颈，少数可并发子宫颈癌。

（三）曼氏血吸虫病与肿瘤

曼氏血吸虫病流行于非洲、东地中海、南美洲和西亚地区。该病常引起肝脾大，在手术切除的脾脏中，有时可发现滤泡性淋巴瘤，发现率接近 1%。脾滤泡性淋巴瘤可致脾脏显著增大，体积最大可达 31cm×22cm×16cm，或达肋缘下 21cm。脾脏紫红、质地变硬，包膜纤薄，切迹明显，包膜下可有缺血性梗死。切面可见脾髓内布满白色小圆形结节，直径

0.1～0.3cm，常互相融合成较大结节。镜下见结节内细胞类型单一，体积增大，形成滤泡样结构，结节中心可见透明物质沉积。经免疫组化证明肿瘤为 B 细胞性，透明物质为 γ- 球蛋白。

流行病学研究表明，曼氏血吸虫和感染还可能与肝癌、胆管癌、结肠癌、前列腺癌、膀胱癌、宫颈癌等肿瘤的发生相关，特别是多中心起源的结肠癌，其发生机制尚在探讨中。有研究发现，在曼氏血吸虫感染相关的结肠癌中，*Tp53*、*Bcl-2* 和 *C-Myc* 等多种癌基因均被激活，导致体细胞癌变。但也有研究认为曼氏血吸虫抗原可以抑制结肠癌的发生。

三、华支睾吸虫及后睾吸虫感染与肿瘤

在肝吸虫（liver fluke）中至少有 13 种可以感染人类，最常见的是华支睾吸虫、麝猫后睾吸虫和猫后睾吸虫。1994 年 WHO 国际癌症研究机构（IARC）估计全球约有 900 万人感染麝猫后睾吸虫，700 万人感染华支睾吸虫，150 万人感染猫后睾吸虫。2009 年 IARC 把华支睾吸虫和麝猫后睾吸虫列为胆管癌的 I 类致癌因素。研究表明在寄生虫病中，肝内胆管细胞癌（ICC）与肝吸虫尤其华支睾吸虫和地方性麝猫后睾吸虫属感染相关。到目前为止，对肝吸虫造成肝内胆管细胞癌的机制尚不清楚，但已有多项研究表明肝吸虫感染导致胆管上皮组织炎症，增强对化学致癌物质如亚硝酸胺的易感性有关，也有人认为与癌基因激活、抑癌基因的失活以及 DNA 修复缺陷有关。肝血吸虫病也可合并肝内胆管细胞癌，说明两者间有一定关系。

（一）华支睾吸虫感染并发肝癌

华支睾吸虫病主要流行于亚洲东部包括中国、日本与朝鲜。根据 2004 年的调查资料，我国估计约有 1200 多万人感染华支睾吸虫，多见于华南地区。据广东和香港报道，在华支睾吸虫感染者中，原发性肝癌（包括肝细胞癌和胆管癌）发生率为 0.35%～3.25%。在广东和香港地区，胆管癌患者中有华支睾吸虫感染者占 37.5%～58%，肝癌患者中 15%～16.7% 与华支睾吸虫感染有关。在华支睾吸虫感染流行区感染者患胆管癌的风险比平均水平增加 6 倍。华支睾吸虫患者胆管癌的高峰年龄在 50～70 岁。

1. 发病机制　华支睾吸虫寄生于肝内的胆管中，其吸盘可导致胆管上皮反复溃疡和脱落，形成腺瘤样增生，加上虫体本身的代谢产物与降解产物以及继发性细菌感染（如化脓性胆管炎）的长期机械与化学刺

激引起的胆管周围纤维组织增生，胆管上皮细胞腺瘤样增生或间变，导致原发性管状腺癌或黏液性癌。

2. 临床病理表现　华支睾吸虫可致胆管上皮细胞腺瘤样增生或癌变为管状腺癌或黏液性癌，也可以阻塞胆管造成胆汁淤积，进而可能发展为胆汁淤积性肝硬化或肝内外胆管癌。王友顺等报道29例经病理确诊的华支睾吸虫病合并胆管癌，其病理表现为肝脏不同程度的纤维化或胆汁性肝硬化、华支睾吸虫虫卵沉积、胆管上皮腺瘤样增生及不典型增生、管周嗜酸性粒细胞浸润，以及不同分化程度的胆管腺癌。有报道称在胆管癌患者胆管内或引流液内发现华支睾吸虫成虫及虫卵。

（二）后睾吸虫病并发胆管癌

麝猫后睾吸虫（*Opisthorchis viverrini*）及猫后睾吸虫（*Opisthorchis felineus*）均寄生于肝胆管内，都能引起后睾吸虫病并发胆管癌，而以前者更为多见，并被国际癌症研究机构（IARC）列为Ⅰ类致癌物质。前者主要流行于泰国东北部与北部、老挝及马来西亚，后者主要流行于波兰、德国、俄国。麝猫后睾吸虫的长期感染为发生胆管癌的病因学因素。患者多为男性，平均年龄在48岁。

1. 发病机制　华支睾吸虫和后睾吸虫的致癌机制相似，基本包括以下环节：①胆管上皮损伤后发生过度增生，包括腺瘤样增生和不典型增生，增生的细胞对致癌物敏感，容易遭受DNA的损伤而癌变；②感染和炎症环境中内源性致癌物质增加，如一氧化氮、亚硝基化合物等，导致细胞损伤和恶性转化；③致癌物代谢酶活化，如肝细胞色素P450的两种同工酶活性增加，代谢产生一种DNA甲基化因子，引起DNA损伤；④成虫和虫卵的机械性刺激与排泄产物的化学刺激引起胆管上皮的坏死脱落、修复增生及过度增生，胆管壁及周围组织的炎症反应，促进增生反应；⑤宿主的免疫应答反应，使免疫球蛋白及细胞因子产生增多，通过这些物质促进胆管上皮增生恶变；⑥慢性炎症微环境改变，对肿瘤的形成具有促进作用，一是各种慢性炎细胞能够释放氧自由基和一氧化氮等具有强氧化作用的物质，氧化和损耗宿主细胞的DNA，使DNA发生突变，遗传稳定性下降；二是慢性炎症的持续存在，局部细胞不断死亡、脱落和增生修复，而增生状态的细胞遗传不稳定性增加，对致癌物敏感性增强，会持续过度增生，导致癌变；⑦上述因素导致细胞表达谱的改变，包括细胞基因的表达上调或下调，相应蛋白水平的增加或降低等。这些蛋白的功能涉及物质代谢、信号转导、物质转运、蛋白

修饰、细胞结构和骨架、转录、翻译等许多方面，其中氧化还原调节蛋白的高表达被认为是胆管癌的潜在启动因素。总之，在"感染—炎症—增生—癌变"这个过程中涉及因素众多，且具有协同作用。

2. 病理变化　本病的病理学改变与华支睾吸虫病合并胆管癌的相似，早期主要是胆管上皮和肝细胞变性坏死和再生，以后发生过度增生、腺瘤样增生以至腺癌，病变主要发生在大中型胆管。成虫和虫卵也会引起肉芽肿性反应，继而发生胆管周围和肝门区纤维化。肝脏多明显增大，肝重可达4000～6000g。此外，增大的胆囊及胆总管中，可检出麝猫后睾吸虫成虫。虫体可造成胆管阻塞，继发化脓性胆管炎、胆管性肝炎。

四、其他寄生虫感染与肿瘤

寄生虫病中，有些与肿瘤有因果关系，如日本血吸虫与肝癌、大肠癌、胃癌，埃及血吸虫与膀胱癌，肝吸虫与胆管癌等，已获公认。其他寄生虫病与肿瘤的关系可能只是一种伴随关系或具有协同、促进作用。随着分子生物学、分子遗传学与分子免疫学的迅速发展，这种关系将会越来越明确，为肿瘤的防治提供更有力的支持。

1. 弓形虫感染与肿瘤　弓形虫寄生于各种有核细胞，是免疫功能低下及免疫缺陷患者机会性感染的重要寄生原虫。凡患有能引起机体免疫功能低下的疾病及长期使用免疫性抑制剂的患者，均可罹患获得性急性弓形虫病。肿瘤患者的免疫功能低于健康人，对弓形虫感染有较高的易感性。据报道，弓形虫感染并存的恶性肿瘤病例包括霍奇金淋巴瘤、非霍奇金淋巴瘤、肺癌、原发性肝癌、胃平滑肌肉瘤、卡波西肉瘤、白血病、多发性骨髓瘤等。

2. 阿米巴病并发大肠癌　肠道阿米巴病与大肠癌均为常见疾病，也可同时并存，国内有少数病例报道。如黄书文报告3例阿米巴病并发大肠癌。朱海龙报告1例肛管直肠癌并发阿米巴性坐骨直肠窝脓肿。许沈华报告15年内检查大肠阿米巴病患者57例，其中21例并发大肠癌，18例在直肠，3例在乙状结肠与直肠交界处，均为腺癌，直径大者7.8cm，直径小者3cm。镜检细胞分化较好者20例，较差者1例。14例癌灶表面有一层坏死组织和阿米巴滋养体，滋养体数目不等。

3. 丝虫病合并淋巴瘤　晚期丝虫病由于淋巴管发生病理性狭窄、阻塞和失用，淋巴循环回流障碍，淋巴液大量滞积，导致淋巴水肿，并可能并发淋巴

瘤。葛循袁报告1例丝虫病并发淋巴瘤，因右侧胸痛及不规则发热入院，胸部透视示右侧胸腔积液，胸腔穿刺抽出500ml血性液体，镜检发现班氏丝虫微丝蚴。右胸壁肿块穿刺取活组织送病理检查，诊断为淋巴瘤。有研究者报告1例下肢丝虫性淋巴水肿后发展为结节状与溃疡性皮损，活检诊断为淋巴瘤。此外，还有少数丝虫病合并淋巴管肉瘤，这种起源于淋巴管内皮细胞的肉瘤可能系丝虫及其产物长期刺激淋巴管内皮细胞导致其过度增生的结果。

4. 阴道滴虫病与宫颈癌 宫颈癌是妇女常见恶性肿瘤之一，其与HPV感染的关系已获公认。但也有一些研究者报道宫颈癌与阴道毛滴虫（*Trichomonas vaginalis*，TV）感染有关。据WHO报道，全球每年有1.7亿人感染TV。除引起泌尿生殖道感染外，TV也是HPV感染和宫颈癌的危险因素。Zhang等对中国妇女中阴道毛滴虫感染与宫颈癌的关系进行前瞻性研究，研究对象为16 797名妇女（≥25岁），其中421名妇女经细胞学检查诊断为阴道毛滴虫感染，该组患者中99例经病理证实患子宫颈鳞状细胞癌。该研究提示阴道毛滴虫可能与宫颈癌发病风险有关。我国宫颈癌中有4%～5%可归因于阴道毛滴虫感染。Yang等收集1985～2016年间阴道毛滴虫感染与宫颈癌关系的研究论文进行荟萃分析，其数据表明，阴道毛滴虫感染者有更高的宫颈癌风险，并有地域和种族差异。

5. 其他寄生虫感染 Park等对5例存在肝或肺结节类似转移癌的胃肠道肿瘤患者进行寄生虫感染的血清学试验和病理检查。血清学证实的5名男性弓蛔虫病患者中，3个患有胃癌，2例患有直结肠癌。文献中还有丝虫病合并胃癌，Whipple病继发胃腺癌，皮肤型利什曼原虫病引起皮肤癌，隐孢子虫病引起消化道癌，旋毛虫病合并喉癌，粪类圆线虫病合并淋巴瘤或白血病，锥虫病合并HPV感染继发食管癌，麝后睾吸虫与幽门螺杆菌共同感染促发胆管癌等报道。这些病原体与癌症的关系还需积累更多的病例和更深入的研究才能阐明。非洲疟疾流行区儿童的恶性疟与Burkitt淋巴瘤的发生有关。

五、寄生虫感染的抗肿瘤作用

近年研究者发现，寄生虫不仅与肿瘤的发生发展相关，同时具有抗肿瘤的作用。例如，疟原虫、弓形虫、棘阿米巴原虫等可抗肿瘤生长，或与某些肿瘤细胞具有相似的抗原性，可进行免疫治疗。另外，一些抗寄生虫药物也具有抗肿瘤的效果。在蠕虫流行区，一些肿瘤（如乳腺癌、卵巢癌和前列腺癌）的患病率

呈现较低的水平，疟疾高发区肿瘤发病率较低。许多研究都提示，寄生虫感染具有某种程度的抗肿瘤作用。2019年初，南方某学者提出利用疟原虫感染治疗晚期癌症更是引起一时轰动。

（一）寄生虫感染抗肿瘤作用的机制

目前尚未明确，已有的研究成果提示，其机制可能与以下几个方面有关。如果我们能够找出其抗肿瘤的确切机制，将会为现在的肿瘤治疗提供新的思路。

1. 通过调节宿主免疫应答对抗肿瘤 某些寄生虫感染可以引起发热等反应，激活免疫应答，如疟原虫感染等，提高机体免疫活性。当卵巢癌患者感染尿嘧啶营养缺陷型刚地弓形虫后，卵巢癌微环境中受到抑制的CD11c+抗原提呈细胞会转变为活化型，增加了T细胞受体协同刺激分子CD80和CD86的表达水平，CD11c+抗原提呈细胞重新获得了抗原提呈能力，启动CD8$^+$T细胞特异性应答，引起效应T细胞的抗肿瘤免疫应答，进而增强了对卵巢癌细胞的抑制效果。肺癌的小鼠感染疟原虫后，其免疫系统受到刺激，可通过提高宿主免疫应答而在一定程度上抑制肺部肿瘤的发展。寄生虫肽段GK1[肥胖带绦虫（*Taenia saginata*）与猪带绦虫（*T.solium*）]囊尾蚴期间表达的重组抗原KETC7合成的肽段可启动免疫应答。如果将黑色素瘤细胞注射到小鼠体内，小鼠会形成黑色素瘤。若将肽段GK1注射到患黑色素瘤的小鼠体内，黑色素瘤的增长时间会延迟3～12天，同时坏死程度提高，小鼠生存率比未注射组提高42.58%，提示寄生虫源肽段GK1有治疗肿瘤的潜力。

2. 调节肿瘤细胞的生长 寄生虫感染可阻断肿瘤细胞周期而抑制肿瘤细胞的增殖。有研究表明，小鼠感染弓形虫RH株速殖子后，小鼠结肠癌ct26细胞G2/M期百分比增高，可增强细胞周期特异性抗癌药VP-16的抗癌效果。若将经紫外线辐照过的致弱RH株弓形虫速殖子注射至患免疫黑色素瘤的小鼠，可发现黑色素瘤体积和重量显著减小，提示致弱弓形虫可抑制小鼠体内黑色素瘤细胞的生长。杨小军等研究发现，人蛔虫提取物（BEAL）可降低小鼠Lewis肺癌细胞株的有丝分裂指数，影响细胞周期，进而抑制肿瘤细胞增殖。寄生虫能够分泌一些抗肿瘤的物质，起到抗肿瘤的作用。钱旻等经研究表明棘阿米巴能够分泌丝氨酸蛋白酶类的物质，对肿瘤细胞具有毒性作用。

3. 诱导或促进肿瘤细胞凋亡 试验证明，旋毛虫虫体蛋白可诱导人肝癌细胞系凋亡，弓形虫速殖子对MCF-7乳腺癌细胞增殖也有明显抑制作用，可诱导其凋亡。棘阿米巴（*Acanthamoeba*）滋养体培养上

清液和裂解液可诱导多种肿瘤细胞（人红白血病细胞K562、人子宫瘤细胞HeLa和小鼠黑色素瘤细胞B16等）凋亡。棘阿米巴滋养体并不接触肿瘤细胞，但对肿瘤细胞有细胞毒作用，提示寄生虫有可能通过分泌某些物质损伤并引起肿瘤细胞凋亡。钱旻等采用四甲基偶氮唑盐（MTT）法检测棘阿米巴滋养体分泌物对小鼠黑色素瘤细胞B16的细胞毒作用，结果表明，棘阿米巴分泌物尤其是丝氨酸蛋白酶类物质，可对靶细胞有细胞毒作用。钱旻等通过实验发现，棘阿米巴滋养体对HeLa细胞具有较强的毒性作用，能够引起肿瘤细胞的凋亡。

4. 抑制肿瘤血管形成　Yang等研究发现，疟原虫感染可以激活免疫系统，启动抗肿瘤天然和适应性免疫应答，诱导产生大量的IFN-γ和TNF-α等，拮抗肿瘤免疫抑制微环境，并抑制肿瘤血管生成，进而抑制肿瘤的生长和转移。试验研究发现，感染疟原虫的小鼠肿瘤中血管明显减少。他们认为，疟原虫感染小鼠后，宿主所分泌的血浆外泌体能够抑制肿瘤血管生成。

（二）可能具有抗肿瘤作用的寄生虫

目前在这方面研究较多的有弓形虫、疟原虫、旋毛虫、阿米巴原虫等。

1. 弓形虫　尿嘧啶营养缺陷型刚地弓形虫（*Toxoplasma gondii*）能选择性侵入肿瘤相关抗原提呈细胞，引发CD8$^+$T细胞潜在的抗肿瘤免疫应答。有研究发现，卵巢癌的发生与卵巢癌微环境中CD11c+抗原提呈细胞功能受到抑制有关。卵巢癌患者感染刚地弓形虫后刺激效应性T细胞的应答，可增强抗肿瘤作用。将弓形虫速殖子与人白血病细胞（K562细胞）共

培养，细胞增殖会受到抑制并出现凋亡。

2. 疟原虫　疟原虫感染Lewis肺癌小鼠后，能诱发小鼠的固有免疫应答和获得性免疫应答，抑制小鼠肺癌细胞生长。间日疟疟原虫可通过高热等反应激活机体免疫系统，提高宿主免疫力，并可诱导宿主机体产生某些细胞因子（如IFN-γ和TNF-α、血浆外泌体等），改变肿瘤微环境，抑制肿瘤血管形成，促进肿瘤细胞死亡。约氏疟原虫（*P. yoelii*）非致死株可诱导信号转导与转录活化因子1（STAT1）和3（STAT3）的激活，在恶性肿瘤发生中，STAT1和STAT3是细胞信号转导中的关键蛋白，两者经磷酸化活化后（pSTAT1和pSTAT3）对免疫系统功能调节起关键作用。约氏疟原虫非致死株可能通过提高肿瘤组织的pSTAT1与pSTAT3的比值，下调调节性T细胞（Treg）浓度，增强靶向肿瘤的细胞毒性T淋巴细胞反应等途径抑制肺癌细胞的生长。薛长贵等将S180腹水癌细胞接种于感染疟原虫的小鼠腹腔内，发现感染鼠的体重与腹围增长的速度慢于对照组，将其解剖后并未发现肉瘤组织，表明疟原虫感染后对小鼠肿瘤的生长具有抑制作用。

3. 旋毛虫　旋毛虫虫体蛋白可诱导人肝癌细胞系H7402在S期发生阻滞，进而出现凋亡。有研究显示，该蛋白可能具有杀死肿瘤细胞的作用，并清除体内不同部位的微小残留病灶的潜力，可在一定程度上防止肿瘤的复发与转移。段玲欣等研究发现，旋毛虫感染也可抑制宿主体内肿瘤生长。Bany等发现旋毛虫幼虫能够刺激感染小鼠NK细胞，进而加强细胞毒性。

（刘德纯；赵卫星）

第五节　其他感染与肿瘤

除上述病毒、细菌和寄生虫外，还有一些病原体，如真菌和支原体、衣原体等，也可能与肿瘤的发生发展有关，近年陆续有一些研究，提供了证据，但尚待深入研究。

一、真菌感染与肿瘤

真菌感染与肿瘤的关系，可以分为两个方面：一是真菌及其毒素诱发或导致肿瘤的发生，如黄曲霉毒素与肝癌的关系已经获得公认，而真菌能否直接致癌

尚缺乏充分例证。早年在研究河南林县食管癌的高潮中，曾经发现食管鳞状细胞癌的癌旁增生的上皮内真菌感染阳性率高达50%，在早期癌组织中为15%，推测真菌导致炎症，炎症促发癌变，认为真菌可能是致癌因子或与致癌因子有协同作用。二是恶性肿瘤患者由于肿瘤本身和抗肿瘤治疗的不良反应，造成机体抵抗力下降，易诱发一些感染，以真菌感染比较多见。

（一）黄曲霉毒素与肝癌

真菌毒素（mycotoxin）是多种真菌所产生的各

种毒素的总称。实验研究发现许多真菌毒素与肿瘤相关，致癌或促癌的真菌毒素主要有黄曲霉毒素（B_1、B_2、G_1、G_2、M_1 等）、杂色曲霉毒素、黄米毒素（黄天精）、环氯素、皱褶霉素、展青霉素、青霉酸、假丝酵母菌毒素、灰黄霉素、麦角碱等。最突出的是黄曲霉毒素与肝癌，此外与胆管、食管、胃、肠、肺、肾等脏器的肿瘤及皮下肉瘤等的发生和发展亦有重要联系。

原发性肝癌为最常见的恶性肿瘤之一，近几十年来全世界肝癌发病率及死亡率均呈上升趋势。我国每年约 11 万人死于肝癌，占全世界肝癌死亡人数的45%，死亡率很高。肝癌流行病学研究表明，肝癌与HBV、HCV、黄曲霉毒素、血吸虫感染、细菌感染、长期饮酒、化学致癌物等因素有关。我国肝癌的主要危险因素为肝炎病毒、血吸虫感染和黄曲霉毒素，其他因素可能有明显的协同作用。

1. 黄曲霉毒素的产生及其危害 黄曲霉毒素（aflatoxin, AFT）是由产毒的黄曲霉菌与寄生曲霉菌所产生的代谢产物，这些真菌主要滋生在玉米、花生、稻米和小麦等谷物中，在一定的温度、湿度等条件下，很多谷物容易被黄曲霉、青霉、曲霉、毛霉等霉菌污染而产生黄曲霉毒素。黄曲霉毒素主要污染粮油及其制品，也可污染禽蛋、肉、奶及奶制品，干果类等。大量研究证明，黄曲霉毒素具有致癌作用，主要是肝癌，也可诱发动物的肾腺瘤、胃和结肠的腺癌。

2. 黄曲霉毒素引起肝癌的机制 黄曲霉毒素是一类结构相似的化合物，根据其分子结构与感染方式的不同，分为多种毒素形式，但其基本结构都有二氢呋喃环和香豆素（氧杂萘邻酮），现已分离出 B_1、B_2、G_1、G_2、B_{2a}、G_{2a}、M_1、M_2、P_1 等十几种，其中毒性和致癌性最强的为黄曲霉毒素 B_1（AFB_1）。AFB_1 具有亲肝性，聚集在肝细胞内，在细胞色素 P450 系统作用下转变为 8, 9-环氧 AFB_1（AFBO）。据统计 AFB_1 比二甲基亚硝胺诱发肝癌的能力大 75 倍，可见黄曲霉毒素直接威胁着人类的健康。

（1）AFB_1-白蛋白加合物的作用：研究人员认为，当 AFB_1 进入机体后，形成的 AFB_1-N7-鸟嘌呤加合物和 AFB_1-赖氨酸加合物残留于血液中，这两种加合物是黄曲霉毒素的主要标志物。其中 AFB_1-N7-鸟嘌呤加合物生物学效应很强，可形成在化学、生物学上更为稳定的 AFB_1 甲酰胺加合物，且在体内持续时间较长。AFB_1-N7-鸟嘌呤加合物、AFB_1 甲酰胺加合物可能是 AFB_1 在体内发挥毒性作用的主要形式。

一项研究检测 20 例肝癌患者和 86 名健康人的血清 AFB_1-白蛋白加合物，发现 65% 的肝癌患者为阳性，健康人 37% 为阳性，差异显著，证明其在致癌方面有重要作用。对中国江苏启东 804 名乙肝肝癌高危人群进行了 5 年的研究，检测 34 例肝癌和 170 名健康对照组的血清，肝癌病例血清 AFB_1-白蛋白加合物阳性率为 73.5%，健康人阳性率为 50%，也证明其有致癌作用。另外对中国台湾、广西 HBV 携带者的研究表明，如 AFB_1-N7-鸟嘌呤加合物和 AFB_1-白蛋白加合物均阳性，肝癌危险性最高，AFB_1-N7-鸟嘌呤加合物阳性，肝癌危险性也明显增加。

黄曲霉毒素及其代谢产物在动物体内残留及随乳汁、尿、粪和呼吸等排出。黄曲霉毒素能强烈抑制肝脏细胞中 RNA 的合成，破坏 DNA 的模板作用，阻止和影响蛋白质、脂肪、线粒体、酶等的合成与代谢，干扰动物的肝功能，导致抑癌基因的失活，进而引起肝细胞癌变，最终形成肝癌。

（2）AFB_1 致癌的分子机制：主要集中在癌基因的激活与抑癌基因的失活上。AFB_1 诱发肝组织 *ras* 癌基因突变，*ras* 癌基因突变引起 P21 表达增加，肝癌发生率明显增高。黄曲霉毒素也可导致 *p53* 基因发生突变，突变型 *p53* 基因可失去抑癌活性，并获得癌基因的性质，导致肿瘤形成。另根据研究表明，中国大陆和南部非洲黄曲霉毒素高暴露的一些地区，*p53* 突变多见，而在北美、欧洲、中东和日本等的研究中极少发现 *p53* 突变，提示人体对黄曲霉毒素致癌作用存在遗传易感性。

AFBO 与 DNA 分子共价结合形成 AFB_1-DNA，是 AFB_1 发挥基因毒性（诱发 DNA 损伤和导致基因突变）的关键步骤。还有 DNA 加合物引起的碱基修饰、形成无嘌呤 / 无嘧啶位点、DNA 单链断裂、DNA 氧化性损伤、DNA 碱基错配损伤等致癌机制。这些 DNA 损伤进一步发展可导致碱基替代、插入、缺失和颠换，进而影响 DNA 复制与转录。黄曲霉毒素和乙肝病毒可协同导致抑癌基因 *p53* 249 编码子突变，HBV 可以整合到肝细胞基因组中引起基因的异常表达或突变。

肝癌的发生可能为一种因素或多种因素作用的结果，如乙型肝炎、黄曲霉毒素、遗传因素、过量饮酒等均可协同引起肝癌的发生。我国许多原发性肝癌同时存在乙肝表面抗原（HBsAg）阳性，大多数为肝硬化患者，少数为慢性肝炎患者，研究表明 HBV 和 AFB_1 有协同致肝癌作用，两者共同作用更易引起肝癌发生。也有研究表明 AFB_1 与微囊藻毒素可以协同致癌。黄曲霉毒素与亚硝胺也有协同致癌作用。当食物发霉后，二级胺、亚硝酸盐、硝酸盐的含量就明显地增加。河北有关专家研究认为，黄曲霉能使硝酸盐还原为亚硝酸盐，增加亚硝胺形成的可能性。

（二）恶性肿瘤继发真菌感染

真菌感染直接致癌的报道很难查到，假丝酵母菌慢性感染在鳞癌发生中的作用被怀疑多年而迄今未获证实。有报道称，着色真菌病（chromomycosis）和洛博芽生菌病（Lobomycosis）所致慢性病变具有恶性转化的危险，副球孢子菌病也可能增加肺癌的危险，但均缺乏充分的研究。然而癌症患者合并或继发真菌感染的报道却很多，常见者为假丝酵母菌感染，其次为曲霉菌、接合菌/毛霉菌、隐球菌等，偶见着色真菌、镰刀菌感染的报道。

1. 假丝酵母菌 白假丝酵母菌感染主要见于口腔和食管，最常见的是口腔黏膜的假丝酵母菌病（鹅口疮），主要由白假丝酵母菌引起，也常累及呼吸道及上消化道。近年白假丝酵母菌感染率下降，而克柔氏假丝酵母菌和平滑假丝酵母菌感染率上升。在儿童恶性肿瘤患者中，非白假丝酵母菌属已经成为真菌血症的主要致病真菌，其次为曲霉菌、隐球菌、毛霉菌等。有人发现白血病尸检病例合并深部真菌感染时的菌种顺位为白假丝酵母菌＞曲霉菌＞接合菌＞隐球菌。1例71岁男性白血病患者在化疗后发生隐球菌性心包炎、心脏压塞而死亡。

2. 其他真菌 呼吸道真菌感染可以继发于支气管肺部肿瘤，或白血病及其他恶性肿瘤、艾滋病、严重的中性粒细胞减少症和淋巴细胞减少症等疾病患者和器官移植受者。曲霉菌、毛霉菌和隐球菌感染均多见于肺部，有7例肺癌合并肺曲霉菌病的报道，肺内病变为坏死性气道曲霉菌病。鼻腔鼻窦及腭部的NK/T细胞淋巴瘤及咽喉部鳞状细胞癌内可分别合并接合菌、曲霉菌及假丝酵母菌的感染。白血病亦可合并鼻腔鼻窦真菌感染，其常见致病真菌为曲霉菌和毛霉菌，未见隐球菌感染。消化道特别是口腔和食管的真菌感染多继发于其他部位的恶性肿瘤，在化疗和放疗过程中发生真菌感染。文献报道血液系统恶性肿瘤经过大剂量化疗后发生侵袭性肺曲霉菌病的概率为5%，所导致的死亡率为30%～80%。毛霉菌病多见于儿童和青少年，可累及2个或更多器官。

许多恶性肿瘤患者并非死于肿瘤本身，而是死于与肿瘤直接或间接相关的感染性疾病。真菌感染是其中主要因素之一。20世纪80年代以来，大型医院真菌血症发生率增加了200%～500%，与真菌菌血症相关的死亡率波动于30%～70%。如广西医科大学附属肿瘤医院（2002～2004年）医院真菌感染发生率为2.08%，占医院感染的36.13%。深部真菌感染可累及机体许多器官，在头颈部、肺部、消化道及泌尿生殖道肿瘤中发现真菌感染者均有报道。

对于恶性肿瘤在治疗过程中出现真菌感染应有充分的认识和警惕。在病理检查中如发现癌组织或癌旁组织中有疑似真菌感染的线索，应采取特殊染色进一步证实。这对于指导临床治疗具有重要意义。

二、支原体感染与肿瘤

支原体是广泛存在于自然界的条件致病微生物，属于原核细胞生物，寄生于人类及其他哺乳动物、爬行动物、鱼类、节肢动物和植物。支原体通常具有器官和组织特异性。大多数人类和动物支原体都紧密黏附在呼吸道和泌尿生殖道的黏膜上皮上，很少侵入组织内，部分支原体（如穿透支原体和生殖支原体）可能借助其特殊的顶端结构进入细胞内，引起人类的疾病主要包括肺炎、产后热、盆腔感染、肾盂肾炎、尿道炎、关节炎、自然流产、男性不育等。

支原体与人类肿瘤发生的关系近十几年颇受关注，研究结果表明，支原体感染与肿瘤的发生可能存在着某种紧密的联系。

1. 支原体感染可造成细胞恶性转化 支原体存留在细胞内可使其免受宿主免疫系统和抗生素的攻击，有利于其潜伏或形成慢性感染。支原体与宿主细胞之间密切的相互作用，如细胞膜成分的互换，可能启动从细胞膜到细胞核的信号转导，改变许多基因的表达。此外，支原体的长期存在可以通过炎症反应诱导各种细胞因子产生，从而对细胞的增生和分化发挥作用，进而有可能影响肿瘤的发生发展。

动物实验表明支原体感染可诱导小鼠体内产生肿瘤；电镜下可观察到被转化的细胞内有支原体样结构存在，而未被转化的细胞内则无此结构。支原体介导的细胞转化是一个多阶段多步骤的积累过程，由正常细胞的可逆性转化到不可逆性恶性转化，这与人类肿瘤的发生过程有着相似的特点。进一步的研究发现，在转化的可逆阶段染色体的缺失或易位不明显，在不可逆阶段则表现明显。没有生长刺激因子或支原体的存在，细胞也出现染色体改变，并可在裸鼠体内成瘤，核型分析可见染色体出现三倍体。显然支原体感染破坏了细胞分裂时基因组的稳定性，导致细胞恶性转化。人类肿瘤组织中存在支原体的感染早已被发现，已有人从白血病患者骨髓中分离到支原体，其中主要是发酵支原体。将发酵支原体接种到小鼠体内可诱发类白血病样症状。

2. 肿瘤组织中存在支原体的感染 近年来随着

分子生物学技术的迅猛发展和广泛应用，在人类的一些实体瘤中相继发现有支原体的存在，如胃癌、子宫颈癌、卵巢癌、某些肉瘤组织，都发现存在支原体感染。马华崇等研究提示猪鼻支原体的感染可能和胃癌发生存在一定相关性。在新鲜胃癌组织中分离培养出猪鼻支原体和发酵支原体，并用免疫组化和巢式PCR等不同方法进一步证实。有实验表明，支原体能促进肿瘤细胞的转移，增强肿瘤细胞的侵袭力，这些作用能被相应的抗体抑制。淋巴细胞黏附抑制试验表明，猪鼻支原体的存在和肺癌、结肠癌及乳腺癌等肿瘤细胞的侵袭能力增强相关，对食管癌、肺癌及乳腺癌的检测表明，支原体的阳性率分别为50.9%、52.6%和39.7%，均高于对照组，提示支原体感染能导致肿瘤侵袭力增强并和其致瘤性存在相关性。

支原体在人类肿瘤组织中的广泛存在及发酵支原体和穿透支原体引起细胞转化的研究，提示支原体对哺乳动物细胞可能产生两方面的影响：①通过与膜受体作用，活化并传递一个抗凋亡的放大信号，抑制细胞凋亡，使细胞持续增殖；②通过长期的隐匿性的感染刺激，干扰细胞分裂过程中基因的准确传递，最终导致细胞转化。理论上，支原体同哺乳动物细胞的长期共生关系及与细胞表面的密切接触有可能触发由细胞膜至细胞核的某些信号通路而引起细胞功能及基因表达的改变，同时支原体还可通过诱导多种细胞因子的产生而影响细胞的增殖和分化。支原体通过与相应的配体结合，寄居在哺乳动物细胞的表面，这种慢性、持续性的微生物感染最终可影响宿主细胞新陈代谢、增殖分化等多种重要的生物学行为。支原体感染在体内的情况可能更为复杂，如可产生各种炎症因子，引起炎症反应。这些物质在诱发新生物的过程中会起到重要作用。尽管大量实验已经表明支原体感染和肿瘤发生存在一定相关性，但还有很多问题有待深入探讨。

三、衣原体感染与肿瘤

据报道，衣原体也可诱导或促进某些肿瘤的发生与发展。沙眼衣原体（*Chlamydia trachomatis*，CT）感染是最常见的性传播疾病，通常无明显症状，但也可以引起子宫颈炎、子宫内膜炎、盆腔炎和不育症。CT也可以引起细胞增殖，抑制细胞凋亡。CT与HPV的混合感染可促进子宫颈癌的发生和发展。鹦鹉热衣原体（*Chlamydia psittaci*，CP）则可能引起边缘区淋巴瘤，如Sassone等报道一例眼眶附属器的边缘区淋巴瘤的发病与此衣原体有关，根治性治疗安全有效。

（刘德纯；赵卫星）

参·考·文·献

步星耀, 范鲁鼎, 梁庆华, 等, 2001. 人脑肿瘤组织中SV40感染及其临床意义. 中华微生物学和免疫学杂志, 21(3):284-287.

蔡婉, 李世宝, 2018. 外泌体在乳腺癌中的研究进展. 临床与病理杂志, 38(9):1997-2002.

曹建彪, 李世荣, 朱秋萍, 等, 2000. 人乳头瘤病毒与大肠癌的发生及病理组织学相关的研究. 中华消化杂志, 20(5):327-333.

曹洁琼, 王晓宇, 赵烨, 2020. p16, E6/E7蛋白与宫颈癌及癌前病变相关性的研究进展. 临床与病理杂志, 40(2):443-447.

陈海秀, 2019. 高危型人乳头瘤病毒感染与阴道微生态的相关性. 临床与病理杂志, 39(4):759-763.

陈红梅, 夏成青, 查宏斌, 2018. EB病毒皮肤黏膜溃疡1例及文献复习. 临床与病理杂志, 38(7):1591-1594.

陈晓玲, 吕晓菊, 2002. 细菌L型与肿瘤. 西都医学, 14(2):33-37.

崔寰, 王明丽, 2008. 人巨细胞病毒感染与肿瘤相关性研究进展. 微生物与感染, 3(3):166-169.

丁大领, 邢德广, 管格非, 等, 2013. HCMV感染与肿瘤关系的研究新进展. 现代肿瘤医学, 21(11):2593-2596.

丁燕, 南娟, 2009. 慢性炎症、肿瘤微环境与癌变. 中国肺癌杂志, 12(9):1022-1031.

凡琳琳, 谈顺, 2010. 人类白血病病毒Ⅰ型致成人T细胞白血病/淋巴瘤的研究进展. 国际病理科学与临床杂志, 30(4):337-341.

方志恒, 王贵和, 夏飞, 2012. 胃血吸虫病与胃癌的相关性探讨. 中国医师进修杂志, 35(8):24-25.

冯振中, 李涤臣, 刘德纯, 2008. 促结缔组织增生性小圆形细胞肿瘤2例报道及文献复习. 临床与实验病理学杂志, 24(1):38-40.

甘清鑫, 刘晋新, 2016. 艾滋病合并恶性肿瘤. 新发传染病电子杂志, 1(1):53-55.

高鹏飞, 陈文弦, 肖乐义, 等, 2000. 鼻、鼻窦恶性肿瘤中EB病毒和人乳头状瘤病毒的检测. 临床耳鼻咽喉科杂志, 14(8):347-348.

高仁元, 秦环龙, 2013. 肠道微生态平衡与大肠癌发生相关性研究进展. 中华临床营养杂志, 21(4):229-234.

管玉洁, 刘炜, 宋丽丽, 等, 2019. EB病毒相关性噬血细胞综合征患儿EB病毒潜伏膜蛋白1及Th1细胞因子的表达及其意义. 临床与病理杂志, 39(9):1934-1939.

郭世奎, 包维民, 龚昆梅, 等, 2010. 实时荧光定量PCR法研究结直肠癌患者肠道拟杆菌属、梭杆菌属和梭菌属量的变化. 中国微生态学杂志, 22(1):24-28.

韩安家, 赖日权, 2015. 软组织肿瘤病理学. 北京: 科学出版社.

黄宁, 2010. 炎症因子与肿瘤. 中国民族民间医药, 19(9): 87-89.

黄顺东, 李艳, 2009. 寄生虫感染与肝癌关系及其分子机制的研究. 中国血吸虫病防治杂志, 21(2):158-160.

黄贞, 张声, 2015. EBV相关性胃癌研究进展. 临床与病理杂志, 35(12):2165-2172.

黄宗明, 李青, 晏培松, 等, 2000. 高危人乳头瘤病毒P16、P53蛋白在胃癌和癌前病变中的表达. 诊断病理学杂志, 7(3):201-203.

胡伏莲, 2006. 幽门螺杆菌感染诊疗指南. 北京: 人民卫生出版社.

贾继东, 2014. 慢性肝脏炎症与原发性肝细胞癌. 中华内科杂志, 53(5):347-348.

金福顺, 藤菁, 2002. 华支睾吸虫病致原发性肝癌1例. 北华大学学报自然科学版, 3(1):58.

拉莱·苏祖克, 吾甫尔·尤努斯, 陈晓, 等, 2002. 阴茎癌中P53表达与HPV16、18 DNA的检测. 临床与实验病理学杂志, 18(3):304-306.

李钢, 2012. 乙型肝炎病毒X蛋白在肝细胞癌发生发展中的作用. 医学综述, 18(11):1666-1669.

李宏军, 陆普选, 刘德纯, 2021. 实用感染炎症相关肿瘤放射学. 北京: 清华大学出版社.

李健, 马军, 2013. 消化道肿瘤与微生物感染. 胃肠病学和肝病学杂志, 22(2):109-115.

李菁, 白杨, 姜泊, 等, 2007. 肿瘤发生与细菌感染, 来自螺杆菌的证据. 胃肠病学, 12(9):554-558.

李菁, 朱元民, 刘玉兰, 2007. 炎症与肿瘤关系研究进展. 中国医药导刊, 9(3):217-219.

李丽丽, 刘红刚, 朴颖实, 等, 2010. 恶性肿瘤合并头颈部真菌感染的临床与病理学观察. 中华病理学杂志, 39(8):508-512.

李伟, 李学春, 1996. 胃幽门螺杆菌感染与胃癌发生关系的病理学观察. 肿瘤防治研究, 23(3):135-136.

李文盛, 1989. 我国寄生虫病与癌症. 实用癌症杂志, 4(4):308-309.

李晓宇, 何兴祥, 2006. 炎症与肿瘤的关系研究进展. 广东医学, 27(9):1427-1428.

李羿, 申兵冰, 徐小松, 等, 2018. 外泌体miRNA与疾病诊治的研究进展. 临床与病理杂志, 38(9):2003-2017.

林茂华, 谢芳, 毛瑛玉, 等, 2019. 宫颈液基细胞学联合高危型HPV E6/E7mRNA检测在宫颈病变筛查中的应用. 临床与病理杂志, 39(11):2457-2461.

林毅胜, 张志珊, 吴福林, 等, 2005. 人类嗜T淋巴细胞病毒(HTLV)的研究进展. 中国人兽共患病杂志, 21(9):818-820.

林兆全, 李良忠, 杨文军, 等, 2001. 维吾尔族口腔鳞癌HPV感染及P53、PCNA表达及临床病理学意义. 新疆医科大学学报, 24(3):200-202.

凌洲焜, 刘晋新, 张烈光, 等, 2018. 获得性免疫缺陷综合征合并肺癌的CT表现分析. 医学影像杂志, 28(12):2023-2025.

刘超, 黄源, 2010. 炎症促发肿瘤转移的研究进展. 国际肿瘤学杂志, 37(6):422-425.

刘从容, 2011. HPV感染的宫颈病理学进展. 现代妇产科进展, 20(5):337-339.

刘德纯, 1986. 细胞增殖能力与肿瘤发病学. 蚌埠医学院学报, 11(3): 208-212.

刘德纯, 1995. 播散性粪类圆线虫病病理学观察. 临床与实验病理学杂志, 11(2):165.

刘德纯, 1995. 恶性肿瘤与弓形虫感染. 国外医学肿瘤学分册, 增刊, 259-261.

刘德纯, 1996. 卡波西肉瘤研究进展. 蚌埠医学院学报, 21(3):209-211.

刘德纯, 2002. 艾滋病临床病理学. 合肥: 安徽科学技术出版社.

刘德纯, 2008. 上皮样肉瘤. 罕少疾病杂志, 15(1):43-46.

刘德纯, 李涤臣, 吴礼高, 等, 2013. 上皮样肉瘤8例报告及文献复习. 蚌埠医学院学报, 38(1):30-33, 36.

刘德纯, 李宏军, 2015. 艾滋病合并恶性肿瘤10例临床病理分析. 蚌埠医学院学报, 40(11):1488-1491.

刘德纯, 李宏军, 2019. 艾滋病与艾滋病毒感染者48例临床影像与病理分析. 新发传染病电子杂志, 4(3):152-155, 159.

刘德纯, 林清森, 1994. 获得性免疫缺陷综合症(艾滋病)(附151例尸检材料报道及文献复习). 蚌埠医学院学报, 9(3):168-171.

刘德纯, 林清森, 1997. 艾滋病相关卡波西肉瘤32例尸检材料的病理学研究. 蚌埠医学院学报, 22(3):146-148.

刘彤华, 2014. 诊断病理学. 第3版. 北京: 人民卫生出版社.

刘文苏, 2015. 寄生虫与肿瘤相关研究. 中国卫生标准管理, 6(17):5-6.

刘晓俊, 王宏坤, 郑绘霞, 2017. 人乳头瘤病毒感染与中国肺癌患者临床病理特征关系的Meta分析. 临床与病理杂志, 37(10):2158-2167.

刘妍, 2000. HCV致肝细胞癌的分子生物学机制. 国外医学流行病学传染病学分册, 27(1):10-13.

刘勇, 杨海玉, 路名芝, 2007. EB病毒与人类肿瘤的相关性研究. 中华检验医学杂志, 30(4):472-474.

刘懿萱, 郭林, 卢仁泉, 2020. 获得性免疫缺陷综合征相关淋巴瘤诊疗的研究进展. 检验医学, 35(2):173-177.

刘泽兵, 王丽, 杨瑜, 等, 2011. 上海石化地区老年人血吸虫病相关性结直肠癌临床病理特征及预后分析. 中华老年医学杂志, 30(10):836-838.

刘真, 肖斌, 毛旭虎, 等, 2009. 炎症与肿瘤的关系研究进展. 现代生物医学进展, 9(3):591-594, 554.

卢慎, 1994. 恶性肿瘤与弓形虫关系的探讨. 河南肿瘤学杂志, 7(3):198-199.

卢艳, 许学年, 冯正, 2007. 肝吸虫与肝胆疾病. 国际医学寄生虫病杂志, 34(2):107-112.

鲁锋, 叶丽萍, 朱志航, 等, 2010. 霍奇金淋巴瘤合并粪类圆线虫感染1例. 中国寄生虫学与寄生虫病杂志, 28(2):76.

鲁由金, 邹玖明, 2009. 淋巴细胞白血病合并粪类圆线虫感染1例. 中国寄生虫学与寄生虫病杂志, 27(2):139.

陆一平, 陈艳华, 李晖, 等, 2006. 肿瘤患者院内真菌感染的临床分析. 中华医院感染学杂志, 16(7):831-833.

吕农华, 2016. 幽门螺杆菌感染及其相关疾病防治. 北京: 人民卫生出版社.

吕志发, 占强, 2017. 幽门螺杆菌与胃癌. 现代医药卫生, 33(7):969-973, 976.

骆丽, 刘红钢, 2023. 头颈部鳞状细胞癌肿瘤微环境中细胞成分研究进展. 中华病理学杂志, 52(1): 91-94.

马华崇, 马泓, 黄甦, 等, 2002. 支原体感染与肿瘤的发生. 中国肿瘤, 11(2):101-103.

马峻岭, 张联, 潘凯枫, 等, 2005. 幽门螺杆菌与胃癌发生进程的10年队列研究. 中华医学杂志, 85(39):2758-2761.

梅军, 洪慧玲, 丁永沛, 等, 2004. 慢性血吸虫病并发大肠癌的临床病理学特征. 中华消化内镜杂志, 21(1):50-51.

孟泽武, 陈燕凌, 2006. 细菌L型与肿瘤. 检验医学与临床, 3(8):374-376.

宁金鹰, 寿成超, 2004. 支原体感染与肿瘤. 癌症, 23(5):602-604.

欧玉荣, 刘德纯, 承泽农, 2009. 环氧合酶-2与血管内皮生长因子-C共表达在大肠癌患者淋巴结转移中的作用. 实用医学杂志, 25(1):50-52.

欧玉荣, 于东红, 刘德纯, 等, 2008. COX-2与VEGF-C在大肠癌中的表达及与预后的关系. 中国组织化学与细胞化学杂志, 17(4):320-323.

彭玲, 2012. 慢性感染与肿瘤的关系研究进展. 青岛医药卫生, 44(5):372-373.

乔雪峰, 黄志平, 2011. 炎症诱发肿瘤机制探讨. 中国误诊学杂志, 11(26):6397.

单静, 唐宽银, 田方圆, 等, 2014. HBV-M在慢性乙型肝炎、肝硬变及肝癌中的表达及意义. 现代临床医学, 40(2):100-102.

商安全, 李冬, 2020. 中性粒细胞与肿瘤的相关性. 临床与病理杂志, 40(2):448-457.

盛剑秋, 李世荣, 王鲁平, 等, 2002. 胃黏膜相关淋巴样组织瘤与幽门螺杆菌感染的相关性研究. 中华消化杂志, 22(6):354-356.

孙旻, 陈剑群, 2010. 鞘氨醇激酶在恶性肿瘤中的研究进展. 徐州医学院学报, 30(6):412-415.

孙新, 陈晓宇. 2013. 人体寄生虫学. 北京: 人民军医出版社.

谭郁彬, 张乃鑫, 2000. 外科诊断病理学. 天津: 天津科学技术出版社.

唐漾波, 谭奕洲, 张惠忠, 等, 2002. 肝细胞癌组织中HBV、HCV和HGV感染的研究. 中华传染病杂志, 20(1):48-49.

童岳阳, 金美玲, 2009. 炎症与肿瘤关系及其临床意义. 国际呼吸杂志, 29(2):104-108.

汪敏, 胡牧, 刘翠苓, 等, 2001. 中耳癌人类乳头状瘤病毒DNA表达的研究. 临床耳鼻咽喉科杂志, 15(7):293-295.

王朝栋, 姚桢, 1990. 寄生虫感染与肝癌、胆管癌的发病关系. 实用内科杂志, 10(6):321-322.

王成鑫, 黄萱, 欧阳焱黎, 等, 2014. 胃黏膜相关淋巴组织淋巴瘤伴日本血吸虫感染一例. 中华病理学杂志, (5):339-340.

王栋, 苏泽轩, 李颖, 等, 2002. 肾癌与高危型人乳头状瘤病毒基因的相关性研究. 中华实验外科杂志, 19(6):524-526.

王坚, 朱雄增, 2017. 软组织肿瘤病理学. 第2版. 北京: 人民卫生出版社.

王洁, 尹香利, 李艳菊, 2018. 皮肤Merkel细胞癌临床病理分析及文献复习. 临床与病理杂志, 38(5):1134-1138.

王乐旬, 徐劲, 2010. 华支睾吸虫致胆管癌的研究进展. 国际医学寄生虫病杂志, 37(6):366-369.

王素文, 孙军, 2014. 寄生虫抗恶性肿瘤的研究新进展. 中国寄生虫学与寄生虫病杂志, 32(4):308-310, 315.

王薇, 2012. 重新审视病原学检查在眼科疾病诊断中的地位. 中华眼科杂志, 48(11):968-970.

王仙云, 郭爱军, 熊自忠, 2011. 幽门螺杆菌致胃癌的相关研究进展. 安徽医药, 15(5):639-641.

王燕茹, 孙永红, 陈永林, 2021. HPV18型相关的宫颈小细胞神经内分泌癌合并原位腺癌及鳞状细胞原位癌1例并文献复习. 临床与病理杂志, 41(2):2995-3000.

王友顺, 陈保华, 余力, 等, 2003. 肝吸虫病合并胆管癌29例报告. 中华肝胆外科杂志, 9(10):611-613.

王毓洲, 陈书长, 2000. 实体肿瘤患者细菌感染并发症临床分析. 癌症进展杂志, 4(5):402-407.

吴小林, 2004. 细菌毒素对癌症的潜在作用. 国外医学抗生素分册, 25(1):46-47.

夏巧凡, 陈海玲, 杨杰, 等, 2016. HPV相关的头颈部鳞状细胞癌的研究进展. 临床与病理杂志, 36(7):1001-1005.

向华国, 熊礼宽, 涂植光, 2006. 阴道毛滴虫的实验诊断研究进展. 国际流行病学传染病学杂志, 33(3):215-216.

谢文娟, 刘玉林, 范爱萍, 等, 2020. 免疫缺陷人群宫颈癌筛查进展. 现代妇产科进展, 29(5):392-396, 399.

邢雪峰, 2013. 细菌与消化道肿瘤的相关性研究进展. 现代医药卫生, 29(6):876-878.

徐秀玉, 张志杰, 王久莉, 等, 2000. 喉部肿瘤与人类乳头状瘤病毒相关性研究. 哈尔滨医科大学学报, 34(5):319-322.

晏军, 殷明刚, 黄太富, 等, 2006. 肺癌与幽门螺杆菌感染相关性研究. 中国综合临床, 22(6):544-545.

杨旭光, 杨志奇, 孙振纲, 2012. 细菌抗肿瘤作用的研究. 医学综述, 18(13):2001-2004.

杨佐南, 张勇, 蒋宁, 2002. 胃血吸虫病合并胃癌31例分析. 浙江临床医学, 4(11):852-853.

应力, 程现昆, 夏星海, 等, 2011. 从系统论分析慢性炎症向肿瘤的恶性转化. 医学与哲学, 32(1):55-56.

于东红, 承泽农, 贾继辉, 等, 2003. 幽门螺杆菌L型感染对食管癌MVD、VEGF、P53表达及肿瘤生物学行为的影响. 癌变畸变突变, 15(2):75-78, 129.

于东红, 罗彦丽, 王萍, 等, 2008. 幽门螺杆菌L型感染与胃癌血管形成的关系. 癌变畸变突变, 20(5):359-362.

于东红, 叶荷平, 王萍, 等, 1997. 胃恶性肿瘤与幽门螺杆菌L型感染的关系. 中国人兽共患病学报, 13(1):7-9.

于颖彦, 朱平, 姜叙诚, 等, 2002. 人乳腺癌HPV感染的超微结构和DNA分子原位杂交研究. 临床与实验病理学杂志, 18(6):598-601.

俞孝庭, 1986. 肿瘤病理学基础. 上海: 上海科学技术出版社.

曾志荣, 胡品津, 林汉良, 等, 2002. 幽门螺杆菌感染与胃癌形成关系的动物实验研究. 中国医师杂志, 4(5):454-457.

查传龙, 1986. 寄生虫与临床(十二)寄生虫病与肿瘤. 江苏医药, (2):109-111.

张百红, 2010. 炎症与肿瘤发生. 国际肿瘤学杂志, 37(10):737-739.

张春亚, 丁跃明, 2012. 综述急性炎症、慢性炎症与肿瘤发生的关系. 健康必读杂志, (8):509.

张建, 刘士远, 2007. 恶性肿瘤患者肺部真菌感染的影像学表现与病理学基础. 实用放射学杂志, 23(7):980-982.

章俊强, 梅晓冬, 2011. 高迁移率族蛋白B1(HMGB1)和肿瘤. 临床肺科杂志, 16(2):1930-1931.

张凯, 陈淑勤, 2014. 实用淋巴瘤病理诊断. 北京: 科学出版社.

张莉莉, 姚树坤, 李尼矫, 2010. 慢性炎症与消化系统肿瘤的相关性研究进展. 中国中西医结合消化杂志, 18(2):

131-135.

张丽志, 温克, 2012. 1-磷酸鞘氨醇对恶性肿瘤生物学行为调控的研究进展. 肿瘤, 32(11):936-939.

张林西, 齐凤英, 左连富, 2003. 人乳头瘤病毒与食管癌关系研究进展. 河北医科大学学报, 24(2):120-122.

张启林, 吴强, 戴瑜珍, 等, 2008. 胃底贲门和直肠多原发癌并发肠血吸虫病一例. 中华胃肠外科杂志, 11(6):520.

张顺财, 刘厚钰, 王吉耀, 等, 1996. 丙型肝炎病毒亚型与肝细胞癌的关系的研究. 临床肝胆病杂志, 12(3):135-137.

张友忠, 2011. HPV的检测方法及利弊. 现代妇产科进展 20(5):339-341.

张允雷, 夏立秋, 张友明, 2009. 细菌靶向治疗肿瘤的研究进展. 肿瘤防治研究, 36(7):619-622.

张振寰, 刘德纯, 承泽农, 等, 2003. 肺硬化性血管瘤3例报道及文献复习. 蚌埠医学院学报, 28(5):396-397, 472.

赵玮, 徐景杰, 2012. 肿瘤坏死因子-α在炎症与肿瘤中的作用. 中国疗养医学, 21(7):607-609.

郑葆芬, 1996. 白血病病毒、艾滋病病毒、癌基因. 上海: 上海医科大学出版社.

中国侵袭性真菌感染工作组, 2013. 血液病/恶性肿瘤患者侵袭性真菌病的诊断标准与治疗原则(第四次修订版). 中华内科杂志, 52(8):704-709.

周华邦, 徐勤蓉, 汪慧, 等, 2009. 肝内胆管细胞癌的危险因素分析. 中华肝脏病杂志, 17(12):935-939.

周宇, 叶文桃, 麦海妍, 等, 2000. 结直肠癌HPV16型感染和Ag-NOR的关系及预后价值. 实用肿瘤杂志, 15(2):108-110.

周治中, 王丽梅, 2011. 幽门螺杆菌临床诊断进展. 中国热带医学, 11(8):1031-1033.

朱明华, 祝峙, 刘晓红, 等, 2009. 乙型肝炎病毒感染与肝细胞癌发生关系的分子病理学研究. 中华病理学杂志, 38(9):637-638.

朱元民, 刘玉兰, 2013. 感染、炎症与肿瘤的发生. 胃肠病学和肝病学杂志, 22(2):105-108.

邹吉敏, 马立人, 袁宝军, 2007. EBV病毒感染与肿瘤形成. 中国煤炭工业医学杂志, 10(7):741-742.

Aituov B, Duisembekova A, Bulenova A, et al, 2012. Pathogen-driven gastrointestinal cancers: time for a change in treatment paradigm?. Infect Agent Cancer, 7(1):18.

Amaral T, Leiter U, Garbe C, 2017. Merkel cell carcinoma: Epidemiology, pathogenesis, diagnosis and therapy. Rev Endocr Metab Disord, 18(4):517-532.

Amarnani R, Rapose A, 2017. Colon cancer and enterococcus bacteremia co-affection: a dangerous alliance. J Infect Public Health, 10(5):681-684.

Araldi RP, Sant'Ana TA, Módolo DG, et al, 2018. The human papillomavirus(HPV)- related cancer biology: an overview. Biomed Pharmacother, 106: 1537-1556.

Arnoni MV, Paula CR, Auler ME, et al, 2018. Infections caused by fusarium species in pediatric cancer patients and review of published literature. Mycopathologia, 183(6):941-949.

Arribas JR, Clifford DB, Fichtenbaum CJ, et al, 1998. Detection of Epstein-Barr Virus in cerebrospinal fluid for diagnosis of AIDS-related central nervous system lymphoma. Chin Microbiol, 33: 1580-1583.

Auten M, Kim AS, Bradley KT, et al, 2017. Human herpesvirus

8-related diseases: histopathologic diagnosis and disease mechanisms. Semin Diagn Pathol, 34(4):371-376.

Avenaud P, Marais A, Monteiro L, et al, 2000. betection of Helicobacter Species in the liver of patients with and without primary liver carcinoma. J Cancer, 89(7): 1431-1439.

Bacchi CE, Bacchi MM, Rabenhorst SH, et al, 1996. AIDS-related lymphoma in Brazil: histopathology, immunophenotype and association with Epstein-Barr virus. Am J Clin Pathol, 105:230-237.

Bagheri V, Memar B, Momtazi AA, et al, 2018. Cytokine networks and their association with Helicobacter pylori infection in gastric carcinoma. J Cell Physiol, 233(4): 2791-2803.

Bansal A, Singh MP, Rai B, 2016. Human papillomavirus-associated cancers: a growing global problem. Int J Appl Basic Med Res, 6(2):84-89.

Baumert TF, Jühling F, Ono A, et al, 2017. Hepatitis C-related hepatocellular carcinoma in the era of new generation antivirals. BMC Med, 15(1):52.

Benamrouz S, Conseil V, Creusy C, et al, 2012. Parasites and malignancies, a review, with emphasis on digestive cancer induced by cryptosporidium parvum(Alveolata: Apicomplexa). Parasite, 19(2):101-115.

Bernadt CT, Collins BT, 2017. Fine-needle aspiration biopsy of HPV-related squamous cell carcinoma of the head and neck: current ancillary testing methods for determining HPV status. Diagn Cytopathol, 45(3):221-229.

Berry A, Iriart X, Fillaux J, et al, 2017. Urinary schistosomiasis and cancer. Bull Soc Pathol Exot, 110(1):68-75.

Bhavsar T, Lee JC, Perner Y, et al, 2017. KSHV-associated and EBV-associated germinotropic lymphoproliferative disorder: new findings and review of the literature. Am J Surg Pathol, 41(6):795-800.

Binford CH, Connor DH, 1976. Pathology of tropics and extraordinary diseases. Washington: Armed Forces Institute of Pathology(AFIP).

Bray F, Ferlay J, Soerjomataram I, et al, 2018. Global cancer statistics 2018: GLOBOCAN estimates of incidence and mortality worldwide for 36 cancers in 185 countries. CA Cancer J Clin, 68(6):394-424.

Brianti P, De Flammineis E, Mercuri SR, 2017. Review of HPV-related diseases and cancers. New Microbiol, 40(2):80-85.

Buckley L, Jackett L, Clark J, et al, 2018. HPV-related oropharyngeal carcinoma: a review of clinical and pathologic features with emphasis on updates in clinical and pathologic staging. Adv Anat Pathol, 25(3):180-188.

Burke AP, Yen TS, Shekitka KM, et al, 1990. Lymphoepithelial carcinoma of the stomach with Epstein-Barr virus demonstrated by polymerase chain reaction. Mod pathol, 3(3):377-380.

Burnard S, Lechner-Scott J, Scott RJ, 2017. EBV and MS: major cause, minor contribution or red-herring?. Mult Scler Relat Disord, 16: 24-30.

Buyru N, Tezol A, Dalay N, 2006. Coexistence of K-ras

mutations and HPV infection in colon cancer. BMC Cancer. 6: 115-119.

Buzard CL, Rizzolo D, 2018. An overview of anal intraepithelial neoplasia. JAAPA, 31(7):1-5.

Chan CP, Kok KH, Jin DY, 2017. Human T-cell leukemia virus type 1 infection and adult T-cell leukemia. Adv Exp Med Biol, 1018: 147-166.

Chan JK, 2017. Virus-associated neoplasms of the nasopharynx and sinonasal tract: diagnostic problems. Mod Pathol, 30(s1):S68-S83.

Chow LQM, 2020. Head and neck cancer. N Engl J Med, 382: 60-72.

Can NT, Grenert JP, Vohra P, 2017. Concomitant Epstein-Barr virus-associated smooth muscle tumor and granulomatous inflammation of the liver. Pathol Res Pract, 213(10): 1306-1309.

Carbone A, Volpi CC, Gualeni AV, et al, 2017. Epstein-Barr virus associated lymphomas in people with HIV. Curr Opin HIV AIDS, 12(1):39-46.

Cassidy DP, Vega F, Chapman JR, 2017. Epstein-Barr Virus-positive extranodal marginal zone lymphoma of bronchial-associated lymphoid tissue in the posttransplant setting: an immunodeficiency related(posttransplant) lymphoproliferative disorder?. Am J Clin Pathol, 149(1):42-49.

Castle PE, Pierz A, Stoler MH, 2018. A systematic review and meta-analysis on the human papillomavirus(HPV) in neuroendcrine cancers of the cervix. Gynecol Oncol. 148(2):422-429.

Cesarman E, Chang Y, Moore PS, et al, 1995. Kaposi's sarcoma-asso-ciated herpesvirus-like DNA sequences in AIDS-related body-cavity-based lymphomas. N Engl J Med, 332: 1186-1191.

Chaturvedi VK, Singh A, Dubey SK, et al, 2019. Molecular mechanistic insight of hepatitis B virus mediated hepatocellular carcinoma. Microb Pathog, 128: 184-194.

Chen HZ, Chuang SC, Hsieh FC, et al, 2007. Diagnosis of schistosmiasis japonica infection coincidence with hepatocellular carcinoma by fine needle aspiration. Diagn Cytopathol, 35(11):722-724.

Chen LL, He ZX, Qin L, et al, 2011. Antitumor effect of malaria parasite infection in a murine Lewis lung cancer model through induction of innate and adaptive immunity. PLoS One, 6(9):e24407.

Chen W, He J, Sun K, et al, 2018. Cancer incidence and mortality in China, 2014. Chin J Cancer Res, 30(1):1-12.

Cheng YW, Chiou HL, Sheu GT, et al, 2001. The association of human papillomavirus 16/18 infection with lung cancer among nonsmoking Taiwanese women. Cancer Res, 61(1): 2799-2803.

Cooks T, Harris CC, 2014. P53 mutations and inflammation-associated cancer are linked through TNF signaling. Mol Cell, 56(5):611-612.

Colombo AL, de Almeida Júnior JN, Slavin MA, et al, 2017. Candida and invasive mould diseases in non-neutropenic critically ill patients and patients with haematological cancer. Lancet Infect Dis, 17(11):e344-e356.

Cubilla AL, Velazquez EF, Amin MB, et al, 2018. The World Health Organisation 2016 classification of penile carcinomas: a review and update from the International Society of Urological Pathology expert-driven recommendations. Histopathology, 72(6):893-904.

Darani HY, Yousefi M, 2012. Parasites and cancer: parasite antigen as a possible targets for cancer immunotherapy. Future Oncol, 8(12):1529-1535.

Dematei A, Fernandes R, Soares R, et al, 2017. Angiogenesis in schistosoma haematobium-associated urinary bladder cancer. APMIS, 125(12):1056-1062.

Dejea CM, Fathi P, Craig JM, et al, 2018. Patients with familial adenomatous polyposis harbor biofilms containing tumorigenic bacteria. Science, 359(6375):592-597.

de Martel C, Ferlay J, Franceschi S, et al, 2012. Global burden of cancers attributable to infections in 2008: a review and synthetic analysis. Lancet Oncol, 13 (6):607-615.

de Mendoza C, Caballero E, Aguilera A, et al, 2017. Human T-lymphotropic virus type 1 infection and disease in Spain. AIDS, 31(12):1653-1663.

Develoux M, 2017. Cancer and mycoses and literature review. Bull Soc Pathol Exot, 110(1):80-84.

Di Domenico EG, Cavallo I, Pontone M, et al, 2017. Biofilm producing salmonella typhi: chronic colonization and development of gallbladder cancer. Int J Mol Sci, 18(9):1887.

Dreau D, Culberson C, Wyatt S, 2000. Human papilloma virus in melanoma biopsy specimens and its relation to melanoma progressiom. Ann Surg, 231(5):664-671.

Dong M, Chen JN, Huang JT, et al, 2019. The roles of EBV-encoded microRNAs in EBV-associated tumors. Crit Rev Oncol Hematol, 135: 30-38.

Du MQ, Diss TC, Liu H, et al, 2002. KSHV-and EBV-associated germinotropic lympho- proliferative disorder. Blood, 100(9):3415-3418.

Franco EL, Duarte-Franco E, Ferenczy A, 2001. Cervical cancer: epidemiology, prevention and the role of human papillomavirus infection. CMAJ, 164(7):1017-1025.

Ehresman JS, Ahmed AK, Palsgrove DN, et al, 2018. Epstein-Barr virus-associated smooth muscle tumor involving the spine of an HIV-infected patient: case report and review of the literature. J Clin Neurosci, 52: 145-150.

El Hennawy HM, Habhab W, Almutawa A, et al, 2018. Long-term follow-up of post renal transplantation Epstein-Barr virus-associated smooth muscle tumors: report of two cases and review of the literature. Transpl Infect Dis, 20(2):e12841.

Elad S, Ranna V, Ariyawardana A, et al, 2017. A systematic review of oral herpetic viral infections in cancer patients: commonly used outcome measures and interventions. Support Care Cancer, 25(2):687-700.

Emmett S, Whiteman DC, Panizza BJ, et al, 2018. An update on cellular microRNA expression in human papillomavirus-associated head and neck squamous cell carcinoma. Oncology, 95(4):193-201.

Ferlay J, Autier P, Boniol M, et al, 2007. Estimates of the cancer incidence and mortality in Europe in 2006. Ann Oncol, 18(3):581-592.

Figueiredo C, Camargo MC, Leite M, et al, 2017. Pathogenesis of gastric cancer: genetics and molecular classification. Curr Top Microbiol Immunol, 400: 277-304.

Fontham ET, Thun MJ, Ward E, et al, 2009. American cancer society perspective on environmental factors and cancer. CA Cancer J Clin, 59(6):343-351.

Fortes HR, von Ranke FM, Escuissato DL, et al, 2017. Recurrent respiratory papillomatosis: a state-of-the-art review. Respir Med, 126: 116-121.

Fukayama M, Kunita A, Kaneda A, 2018. Gastritis-infection-cancer sequence of epstein-Barr virus-associated gastric cancer. Adv Exp Med Biol, 1045: 437-457.

Gagnaire A, Nadel B, Raoult D, et al, 2017. Collateral damage: insights into bacterial mechanisms that predispose host cells to cancer. Nat Rev Microbiol, 15(2): 109-128.

Gallo RC, 2005. History of the discoveries of the first human restrovirus: HTLV-1 and HTLV-2. Oncogene, 24: 5926-5930.

Gao YF, Li T, Chang Y, et al, 2011. Cdk1-phosphorylated CUEDC2 promotes spindle check-point inactivation and chromosomal instability. Nat Cell Biol, 13(8):924-933.

Gloghini A, Volpi CC, Gualeni AV, et al, 2017. Multiple viral infections in primary effusion lymphoma: a model of viral cooperation in lymphomagenesis. Expert Rev Hematol, 10(6):505-514.

Goodlad JR, 2017. Epstein-Barr virus-associated lymphoproliferative disorders in the skin. Surg Pathol Clin, 10(2):429-453.

Graham SV, 2017. The human papillomavirus replication cycle, and its links to cancer progression: a comprehensive review. Clin Sci(Lond), 131(17):2201-2221.

Grewal R, Irimie A, Naidoo N, et al, 2018. Hodgkin's lymphoma and its association with EBV and HIV infection. Crit Rev Clin Lab Sci, 55(2):102-114.

Hagemann T, Balkwill F, Lawrence T, 2007. Inflammation and cancer: a double-edged sword. Cancer Cell, 12(4): 300-301.

Harms PW, 2017. Update on Merkel cell carcinoma. Clin Lab Med, 37(3):485-501.

Hoerster R, Schlaak M, Koch KR, et al, 2017. Merkel cell carcinoma of the eyelid. An often unrecognized tumor entity: clinical aspects and treatment strategies. Ophthalmologe, 114(2):134-139.

Hoff PM, Coudry R, Moniz CMV, 2017. Pathology of anal cancer. Surg Oncol Clin N Am, 26(1):57-71.

Hong CK, Yang JM, Kang BK, et al, 2007. A case of combined hepatocellular-cholangio-carcinoma with underlying schistosomiasis. Korean J Intern Med, 22(4):283-286.

Huang SC, Ng KF, Chen KH, et al, 2014. Prognostic factors in Epstein-Barr virus- associated stage Ⅰ-Ⅲ gastric carcinoma: implication for a unique type of carcinogenesis. Oncol Rep, 32(2):530-538.

Huang S, Li JY, Wu J, et al, 2001. Mycoplasma infections and different human carcinomas. World J Gastroenterol, 7(2):266-269.

Huang SH, O'Sullivan B, Waldron J, 2018. The current state of biological and clinical implications of human papillomavirus-related oropharyngeal cancer. Semin Radiat Oncol, 28(1):17-26.

Hussain SP, Harris CC, 2007. Infammation and cancer: an ancient link with novel potentials. Int J Cancer, 121(11):2373-2380.

Hussein HAM, Okafor IB, Walker LR, et al, 2018. Cellular and viral oncogenes: the key to unlocking unknowns of Kaposi's sarcoma-associated herpesvirus pathogenesis. Arch Virol, 163(10):2633-2643.

Jaffe ES, Harris NL, Stein H, et al, 2006. Pathology & genetics tumours of haematopoietic and lymphoid tissues. 周小鸽, 陈辉树, 译. 北京: 人民卫生出版社.

Jiang S, Dong Y, 2017. Human papillomavirus and oral squamous cell carcinoma: a review of HPV- positive oral squamous cell carcinoma and possible strategies for future. Curr Probl Cancer, 41(5):323-327.

Karim S, Souho T, Benlemlih M, et al, 2018. Cervical cancer induction enhancement potential of xhlamydia trachomatis: a systematic review. Curr Microbiol, 75(12):1667 -1674.

Kobayashi K, Tanese K, Kubo A, et al, 2018. Identification of a human papillomavirus type 58 lineage in multiple Bowen's disease on the fingers: case report and published work review. J Dermatol, 45(10):1195-1198.

Kulik L, El-Serag HB, 2019. Epidemiology and management of hepatocellular carcinoma. Gastroenterology, 156(2):477-491. el.

Kunzmann AT, Graham S, McShane CM, et al, 2017. The prevalence of viral agents in esophageal adenocarcinoma and Barrett's esophagus: a systematic review. Eur J Gastroenterol Hepatol, 29(7):817-825.

Lamos C, Dippel E, 2017. Aggressive primary cutaneous B-cell lymphomas and novel EBV+ entities. Hautarzt, 68(9): 727-739.

Lax AJ, Thomas W, 2002. How becteria could cause cancer: one step at a time. Trends Microbiol, 10(6):293-299.

Lee JH, Han SH, Han SH, et al, 2009. Clinicopathological and nuclear characteristics of Epstein-Barr virus-associated gastric carcinoma a meta-analysis. Gastroenterol Hepatol, 24(3):354-365.

Lenggenhager D, Weber A, 2017. Hepatitis E virus and the liver: clinical settings and liver pathology. Gastroenterol Clin North Am, 46(2):393-407.

Li SY, Du HJ, Wang Z, et al, 2010. Meta-analysis of the relationship between Epstein-Barr virus infection and clinicopathological features of patients with gastric carcinoma. Sci China Life Sci, 53(4):524-530.

Li T, Lu ZM, Chen KN, et al, 2001. Human papillomavirus type 16 is an important infectious factor in the high incidence of esophageal cancer in Anyang area of China. Carcino-genesis, 22(6):929-934.

Linke-Serinsöz E, Fend F, Quintanilla-Martinez L, 2017. Human immunodeficiency virus (HIV) and Epstein-Barr virus (EBV) related lymphomas, pathology view point. Semin Diagn Pathol, 34(4):352-363.

Litzner BR, Lee JB, Vidal CI, 2017. Review of the current medical literature and assessment of current utilization patterns regarding human papillomavirus in situ hybridization and immuno-histochemistry in dermatopathology. J Cutan Pathol, 44(11):938-943.

Llombart B, Requena C, Cruz J, 2017. Update on merkel cell carcinoma: epidemiology, etiopathogenesis, clinical features, diagnosis, and staging. Actas Dermosifiliogr, 108(2):108-119.

MacDonald M, You J, 2017. Merkel cell polyomavirus: a new DNA virus associated with human cancer. Adv Exp Med Biol, 1018:35-56.

Madrigal E, Bishop JA, Faquin WC, 2018. Head and neck cytopathology: human papillomavirus-positive carcinomas, including diagnostic updates, testing modalities, and recommendations. Surg Pathol Clin, 11(3):501-514.

Maeda M, Moro H, Ushijima T, 2017. Mechanisms for the induction of gastric cancer by Helicobacter pylori infection: aberrant DNA methylation pathway. Gastric Cancer, 20(Suppl 1):8-15.

Magg T, Schober T, Walz C, et al, 2018. Epstein-Barr virus(+) smooth muscle tumors as manifestation of primary immunodeficiency disorders. Front Immunol, 9: 368.

Mahmoudvand S, Shokri S, Taherkhani R, et al, 2019. Hepatitis C virus core protein modulates several signaling pathways involved in hepatocellular carcinoma. World J Gastroenterol, 25(1):42-58.

Malhone C, Longatto-Filho A, Filassi JR, 2018. Is human papilloma virus associated with breast cancer?. A review of the molecular evidence. Acta Cytol, 62(3):166-177.

Mandong BM, Ngbea JA, Raymond V, 2013. Role of parasites in cancer. Niger J Med, 22(2):89-92.

Marszałek A, Szylberg L, 2017. HPV-related head and neck squamous cell carcinomas. Recent Results Cancer Res, 206: 89-100.

Mayer DA, Fried B, 2007. The role of helminth infections in carcinogenesis. Adv Parasitol, 65: 239-296.

Mellinghoff SC, Panse J, Alakel N, et al, 2018. Primary prophylaxis of invasive fungal infections in patients with haematological malignancies: 2017 update of the recommendations of the infectious diseases working party (AGIHO) of the german society for haematology and medical oncology (DGHO). Ann Hematol, 97(2): 197-207.

Miftahussurur M, Yamaoka Y, Graham DY, 2017. Helicobacter pylori as an oncogenic pathogen, revisited. Expert Rev Mol Med, 19: e4.

Munari FF, Carloni AC, Mariano VS, et al, 2018. The relationship between esophageal cancer, chagasic megaesophagus and HPV: myths, tales or reality?. Histol Histopathol, 33(11):1135-1149.

Mommersteeg MC, Yu J, Peppelenbosch MP, et al, 2018. Genetic host factors in Helicobacter pylori- induced carcinogenesis: emerging new paradigms. Biochim Biophys Acta Rev Cancer, 1869(1):42-52.

Morsy TA, 2013. Cutaneous leishmaniasis predisposing to human skin cancer: forty years local and regional studies. J Egypt Soc Parasitol, 43(3):629-648.

Munari FF, Carloni AC, Mariano VS, et al, 2018. The relationship between esophageal cancer, chagasic megaesophagus and HPV: myths, tales or reality?. Histol Histopathol, 33(11):1135-1149.

Muñoz N, 2000. Human papillomavirus and cancer: the epidemiological evidence. J Clin Virol, 19(1-2):1-5.

Muñoz N, Bosch FX, de Sanjosé s, et al, 2003. Epidemiologic classification of human papillomavirus types associated with cervical cancer. N Engl J Med, 348(6):518-527.

Näsman A, Bersani C, Lindquist D, et al, 2017. Human papillomavirus and potentially relevant biomarkers in tonsillar and base of tongue squamous cell carcinoma. HPV. Anticancer Res, 37(10):5319-5328.

Nejman D, Livyatan I, Fuks G, et al, 2020. The human tumor microbiome is composed of tumor typespecific intracellular bacteria. Science. 368(6494):973-980.

Nowińska K, Ciesielska U, Podhorska-Okołów M, et al, 2017. The role of human papillomavirus in oncogenic transformation and its contribution to the etiology of precancerous lesions and cancer of the larynx: a review. Adv Clin Exp Med, 26(3):539-547.

Oliveira PD, Kachimarek AC, Bittencourt AL, 2018. Early onset of HTLV-1 associated myelopathy/tropical spastic paraparesis (HAM/TSP) and adult T-cell leukemia/lymphoma(ATL): systematic search and review. J Trop Pediatr, 64(2):151-161.

Pan X, Zhou T, Tai YH, et al, 2011. Elevated expression of CUEDC2 protein confers endocrine resistance in breast cancer. Nat Med, 17(6):708-714.

Pang CL, Thierry F, 2013. Human papillomavirus as prospective therapeutic targets. Microb Pothol, 58: 55-65.

Park S, Kim YS, Kim YJ, et al, 2012. Toxocariasis masquerading as liver and lung metastatic nodules in patents with gastrointestinal cancer: clinicopathologic study of five cases. Dig Dis Sci, 57(1):155-160.

Parkin DM, 2006. The global health burden of infection-associated cancers in the year 2002. Int J Cancer, 118(12):3030-3044.

Pei Y, Lewis AE, Robertson ES, 2017. Current progress in EBV-associated B-cell lymphomas. Adv Exp Med Biol, 1018: 57-74.

Castle PE, Hillier SL, Rabe LK, et al, 2001. An association of cervical inflammation with high-grade cervical neoplasia in women infected with oncogenic human papilloma-virus(HPV). Cancer Epidemiol Biomark Prev, 10(10):1021-1027.

Ponzetto A, Pellicano R, Leone N, et al, 2000. Helicobacter infection and cirrhosis in hepatitis C virus carriage: is it an innocent by stander or a trouble marker? Med Hypotheses, 54(2):275-277.

Ponzoni M, Ferreri AJ, 2017. Bacteria associated with marginal zone lymphomas. Best Pract Res Clin Haematol, 30(1-

2):32-40.

Prigge ES, von Knebel Doeberitz M, Reuschenbach M, 2017. Clinical relevance and implications of HPV-induced neoplasia in different anatomical locations. Mutat Res Rev Mutat Res, 772: 51-66.

Pulitzer M, 2017. Merkel cell carcinoma. Surg Pathol Clin, 10(2):399-408.

Rakislova N, Saco A, Sierra A, et al, 2017. Role of human papillomavirus in vulvar cancer. Adv Anat Pathol, 24(4): 201-214.

Razin S, Yogev D, Naot Y, 1998. Molecular biology and pathogenicity of mycoplasmas. Microbio Mol Biol Rev, 62(4):1094-1156.

Ribeiro J, Oliveira C, Malta M, et al, 2017. Epstein-Barr virus gene expression and latency pattern in gastric carcinomas: a systematic review. Future Oncol, 13(6): 567-579.

Röcken C, 2017. Molecular classification of gastric cancer. Expert Rev Mol Diagn, 17(3):293-301.

Roderburg C, Luedde T, 2014. Circulating microRNAs as markers of liver inflammation, fibrosis and cancer. J Hepatol, 61(6):1434-1437.

Rodrigues-Vita J, Lawrence T, 2010. The resolution of inflammation and cancer. Cytokine Growth Factor Rev, 21(1):61-65.

Rodriguez-Zúñiga MJM, Cortez-Franco F, Qujiano-Gomero E, 2017. Adult T-cell leukemia/ lymphoma in a Peruvian hospital in human T-lymphotropic virus type 1 (HTLV-1) positive patients. Int J Dermatol, 56(5):503-509.

Russi S, Sansonno L, Sansonno D, 2017. Hepatitis C virus-associated B-cell Non-Hodgkin's lymphoma: clinical and therapeutic challenges. Curr Drug Targets, 18(7):766-771.

Sassone M, Ponzoni M, Ferreri AJ, 2017. Ocular adnexal marginal zone lymphoma: clinical presentation, pathogenesis, diagnosis, prognosis, and treatment. Best Pract Res Clin Haematol, 30(1-2):118-130.

Schneider JW, Dittmer DP, 2017. Diagnosis and treatment of Kaposi sarcoma. Am J Clin Dermatol, 18(4):529-539.

Sears CL, Geis AL, Housseau F, 2014, Bacteroides fragilis subverts mucosal biology: from symbiont to colon carcingenesis. J Clin Invest, 124(10):4166-4172.

Sedeno-Monge V, Vallejo-Ruiz V, Sosa-Jurado F, et al, 2017. Polymorphisms in the hepatitis C virus core and its association with development of hepatocellular carcinoma. J Biosci, 42(3):509-521.

Serth J, Panitz F, Paeslack U, et al, 1999. Increased levels of human papillomavirus type 16 DNA in a subset of prostate cancers. Cancer Res, 59(4):823-825.

Shimizu T, Chiba T, Marusawa H, 2017. Helicobacter pylori-mediated genetic instability and gastric carcinogenesis. Curr Top Microbiol Immunol, 400: 305-323.

Shin SK, Li MS, Fueral F, et al, 2006. Oncogenic T-antigen of JC virus is present frequently in human gastric cancers. Cancer, 107(3): 481-488.

Shishodia G, Verma G, Das BC, et al, 2018. miRNA as viral transcription tuners in HPV-mediated cervical carcinogenesis. Front Biosci (Schol Ed), 10: 21-47.

Shruti S, Siraj F, Singh A, et al, 2017. Epidermodysplasia verruciformis: three case reports and a brief review. Acta Dermatovenerol Alp Pannonica Adriat. 26(3):59-61.

Sims GP, Rowe DC, Rietdijk ST, et al, 2010. HMGB1 and RAGE in inflammation and cancer. Ann Rev Immunol, 28: 367-388.

Song HJ, Kim KM, 2011. Pathology of Epstein-Barr virus-associated gastric carcinoma and its relationship to prognosis. Gut and Liver, 5(2):143-148.

Sripa B, Deenonpoe R, Brindley PJ, 2017. Co-infections with liver fluke and Helicobacter species: a paradigm change in pathogenesis of opisthorchiasis and cholangiocarcinoma?. Parasitol Int, 66(4):383-389.

Sriskandarajah P, Dearden CE, 2017. Epidemiology and environmental aspects of marginal zone lymphomas. Best Pract Res Clin Haematol, 30(1-2):84-91.

Stevens TM, Bishop JA, 2017. HPV-related carcinomas of the head and neck: morphologic features, variants, and practical considerations for the surgical pathologist. Virchows Arch, 471(2):295-307.

Stubbins RJ, Alami Laroussi N, Peters AC, et al, 2019. Epstein-Barr virus associated smooth muscle tumors in solid organ transplant recipients: incidence over 31 years at a single institution and review of the literature. Transpl Infect Dis, 21(1):e13010.

Syrjänen KJ, 2002. HPV infections and lung cancer. J Clin Pathol, 55(12):885-891.

Syrjänen S, Rautava J, Syrjänen K, 2017. HPV in head and neck cancer-30 years of history. Recent Results Cancer Res, 206: 3-25.

Takeda H, Takai A, Inuzuka T, et al, 2017. Genetic basis of hepatitis virus-associated hepatocellular carcinoma: linkage between infection, inflammation, and tumorigenesis. J Gastroenterol, 52(1):26-38.

Tanaka TI, Alawi F, 2018. Human papillomavirus and oropharyngeal cancer. Dent Clin North Am, 62(1): 111-120.

Teow SY, Liew K, Khoo AS, et al, 2017. Pathogenic role of exosomes in Epstein-Barr virus (EBV)-associated cancers. Int J Biol Sci, 13(10):1276-1286.

Termuhlen AM, 2017. Natural killer/T-cell lymphomas in pediatric and adolescent patients. Clin Adv Hematol Oncol. 15(3):200-209.

Tokunaga M, Uemura Y, Tokudome T, et al, 1993. Epstein-Barr virus related gastric cancer in Japan: a molecular patho-epidemiological study. Acta Pathol Jpn, 43 (10):574-581.

Truong CD, Feng W, Li W, et al, 2009. Characteristics of Epstein-Barr virus-associated gastric cancer: a study of 235 cases at a comprehensive cancer center in U. S. A. J Exp Clin Cancer Res, 28(1):14.

Tsao SW, Tsang CM, Lo KW, 2017. Epstein-Barr virus infection and nasopharyngeal carcinoma. Philos Trans R Soc Lond B Biol Sci, 372(1732):20160270.

Tu T, Bühler S, Bartenschlager R, 2017. Chronic viral hepatitis and its association with liver cancer. Biol Chem, 398(8):817-837.

Udager AM, McHugh JB, 2017. Human papillomavirus-associated neoplasms of the head and neck. Surg Pathol Clin, 10(1):35-55.

Violeta Filip P, Cuciureanu D, Sorina Diaconu L, et al, 2018. MALT lymphoma: epidemiology, clinical diagnosis and treatment. J Med Life, 11(3):187-193.

Viscoli C, Girmenia C, Marinus A, et al, 1999. Candidemia in cancer patients: a prospective, multicenter surveillance study by the Invasive Fungal Infection Group(IFIG) of the European Organization for Research and Treatment of Cancer (EORTC). Clin Infect Dis, 28(5):1071-1079.

Weber D, Wheat JM, Currie GM, 2010. Inflammation and cancer: tumor initiation, progression and metastasis, and Chinese botanical medicines. Chin J Integr Med, 8(11):1006-1013.

Wiegand S, Wichmann G, Golusinski W, et al, 2018. Highlights from the Second International Symposium on HPV infection in head and neck cancer. Eur Arch Otorhinolaryngol, 275(6):1365-1373.

Wittekindt C, Wuerdemann N, Gattenlöhner S, et al, 2017. The role of high-risk human papillomavirus infections in laryngeal squamous cell carcinoma. Eur Arch Otorhinolaryngol, 274(11):3837-3842.

Wu T, Li P, Wang M, et al, 2017. Pulmonary solid tumor with coexisting pulmonary aspergillosis: case reports and literature review. Clin Respir J, 11(1):3-12.

Xie Y, 2017. Hepatitis B virus-associated hepatocellular carcinoma. Adv Exp Med Biol, 1018: 11-21.

Xu J, Velayati A, Berger BJ, et al, 2017. Leiomyosarcoma of the inferior vena cava in an HIV-positive adult patient: a case report and review of the literature. Am J Case Rep, 18: 1160-1165.

Yamaoka S, Yamamoto H, Nosho K, et al, 2009 Genetic and epigenetic characteristics of gastric cancer with JC virus T-antigen. World J Gastroenterol, 15(44):5579-5585.

Yang EJ, Kong CS, Longacre TA, 2017. Vulvar and anal intraepithelial neoplasia: terminology, diagnosis, and ancillary studies. Adv Anat Pathol, 24(3):136-150.

Yasunaga JI, Matsuoka M, 2018. Oncogenic spiral by infectious pathogens: cooperation of multiple factors in cancer development. Cancer Sci, 109(1):24-32.

Yazici S, Zorlu O, Bulbul Baskan E, et al, 2018. Retrospective analysis of 91 Kaposi's sarcoma cases: a single-center experience and review of the literature. Dermatology, 234(5-6):205-213.

Yi Z, Yuan Z, 2017. Hepatitis C virus-associated cancers. Adv Exp Med Biol, 1018:129-146.

Yoshizaki T, Kondo S, Endo K, et al, 2018. Modulation of the tumor microenvironment by Epstein-Barr virus latent membrane protein 1 in nasopharyngeal carcinoma. Cancer Sci, 109(2):272-278.

Zhang J, Huang T, Zhou Y, et al, 2018. The oncogenic role of Epstein-Barr virus-encoded microRNAs in Epstein-Barr virus-associated gastric carcinoma. J Cell Mol Med, 22(1):38-45.

Zhang B, Tsai S, Shih JW, et al, 1998. Absence of mycoplasmas gene in malignant mammalian cells transformed by chronic persistent infection of mycoplasmas. Proc Soc Exp Biol Med, 218(1):83-89.

第六章
孕期感染与异常妊娠结局

　　我国的人口政策虽然近年有较大调整，但优生优育，提高出生人口素质一直是工作重心。我国提高出生人口素质的一个重要措施就是改善妊娠结局，控制出生缺陷。出生缺陷是异常妊娠结局中对社会和家庭影响最严重的一种类型。国家已经制定出生缺陷干预工程总体计划，对出生缺陷进行调查和研究，并采取了许多措施来控制出生缺陷，包括规定预防出生缺陷日（每年 9 月 12 日）及相关的宣传教育活动。出生缺陷是指婴儿出生前发生的身体结构、功能或代谢异常。据《中国出生缺陷防治报告（2012）》，我国是出生缺陷高发国家，出生缺陷总发生率约为 5.6%，与世界中等收入国家的平均水平（5.57%）接近。由于国家采取了

积极防控措施，近年已逐渐下降。异常妊娠结局（包括出生缺陷等）的发生与遗传、环境、营养状况、生活方式、孕期感染等因素或多者共同作用有关。大多数异常妊娠结局很难归因于单一病因，孕期感染（以 TORCH 综合征为代表）是其中一个重要原因，孕妇的胎盘感染、血管异常等，可导致胚胎/胎儿发育异常。为了提高人口质量，必须从孕期开始，对孕妇的感染和胎儿的发育进行有效的检测和监护，减少造成异常妊娠结局的因素。本章主要讨论孕期感染、垂直传播与异常妊娠结局问题，包括对孕产妇本身的影响，对胚胎、胎儿的近期影响，以及对婴幼儿（围生期及新生儿期、婴儿期、幼儿期）的远期影响（先天性疾病）。

第一节　孕期感染与异常妊娠结局概述

　　女性感染的特殊性主要有 2 个。一是女性可以作为性传播疾病（STD）的中介，既可被男性的 STD 传

染，又可以将 STD 传播给男性，尤其是性工作者，对于 STD 包括艾滋病（AIDS）的传播具有重要流行病

学意义；二是在妊娠期和哺乳期的感染可以传播给胎儿，引起异常妊娠结局。

一、孕期感染的概念

孕期感染，即妊娠期间发生的各种感染，广义地说，包括皮肤、血液、呼吸道、消化道、神经组织、泌尿生殖系统等的感染，甚至性传播疾病。这些感染可以直接影响孕妇本身的健康，也可能垂直传播给胎儿，造成异常妊娠结局。如弓形虫病是人兽共患疾病，主要是通过胃肠道使人感染，也可通过血流经胎盘传染胎儿，是导致流产、畸形、死胎及先天性弓形虫病的重要原因。有报道在自然流产孕妇中，弓形虫检出率为30%。感染对孕妇本身健康的影响与其他人群的感染相似。本章主要讨论孕期感染对妊娠结局的影响。

1. 孕期感染与母婴传播的类型　孕妇感染后传播给胎儿的母婴传播称为垂直传播，其途径包括：①宫内感染的血液传播；②分娩时经产道的接触传播；③产后哺乳的消化道传播。一般说来，通过胎盘感染胎儿，可能影响胚胎组织的分化和胎儿的生长发育，其结局更为严重。而产道感染的危害主要是累及新生儿。

（1）子宫内感染：孕妇感染的初始部位可以在身体任何部位，病原体进入血液，通过血液循环播散至子宫内的胎盘和胎儿，引起胚胎和胎儿发育障碍。这种感染通常是指孕妇在妊娠20周内，经外周血检测证实有1种或几种病原体感染，病原体可能影响胚胎的分化和胎儿的生长发育。孕妇在妊娠35周以上分娩时取脐血检查可确认胎儿是否受到感染。

胎儿在母体的子宫内通过胎盘绒毛从母体吸收营养，并将代谢废物从母体排出。胎盘同时又是一个保护胎儿的屏障，把母体的血液和胎儿的血液分开，使母血不能直接进入胎儿体内，以保护胎儿免受母体内细菌、病毒、原虫等病原体的感染。但如果母体内所含病原体复制水平很高，数量很多，或母体胎盘功能较差，病原体就可能随血流进入胎儿体内，或通过细胞转移、血液渗透等方式，感染胎儿，影响胎儿的生长发育。例如，在自然流产中，沙眼衣原体、溶脲脲原体的阳性检出率分别为22.%和17.7%，孕妇感染后有30%～40%概率损害发育中的胚胎。有时，产前对孕妇和胎儿进行不规范的检查操作，如不规范的羊水穿刺，也可能造成胎儿感染。

（2）生殖道感染：指子宫颈、阴道甚至外阴的感染，包括孕妇的性传播疾病等。关于孕妇生殖道感染，近年已受到关注，并有不少调查研究。生殖道感染常见病依次是细菌性阴道病、假丝酵母菌病、支原体和衣原体感染、滴虫性阴道炎、梅毒等。钱瑛等采集1117例孕妇阴道或子宫颈分泌物进行生殖道感染检测，发现妊娠期妇女生殖道感染发生率为37.5%；其中支原体性阴道炎为16.2%，衣原体性阴道炎为0.8%，滴虫性阴道炎为1.8%，细菌性阴道病为3.7%，淋病为0.4%，梅毒为1.3%，外阴阴道假丝酵母菌感染为13.3%。因此应重视妊娠期妇女的生殖道感染常规筛查工作，以减少其对胎儿的不良影响。

孕妇生殖道感染一般不影响胎儿的生长发育，病原体主要于分娩时经产道感染胎儿，使胎儿娩出时获得感染。新生儿吞咽了含有病原体的母血、羊水、阴道分泌物等，或在分娩过程中因子宫收缩使含有病原体的少量母血渗漏进入胎儿血液循环；分娩过程中的皮肤黏膜损伤也可能造成病原体的传播。另外，在孕妇生殖道严重感染时，某些病原体可以通过外阴、阴道、子宫颈逆行进入子宫内造成胎盘和胎儿的感染。

（3）哺乳感染：通过哺乳和生活中的密切接触发生的母婴传播比较少见，有时病毒或细菌可能进入乳汁内。

2. 孕期感染的病原体　很多病原体的感染都可以发生在妊娠期间，比较常见的是一些病毒和弓形虫。如TORCH综合征包括人巨细胞病毒（CMV）、单纯疱疹病毒（HSV）、风疹病毒（RV）、弓形虫（toxoplasma）和其他（others）病原体的感染。这些病原体的致畸作用很受重视，详见后述。先天性梅毒与孕期感染的关系更是受到关注。近年来，不少学者报道沙眼衣原体（CT）、溶脲脲原体（UU）感染也可致孕妇自然流产、低体重儿、死胎死产、胎儿畸形、异位妊娠及不孕不育等情况的发生。孕期细菌和真菌感染近年也颇受关注。其他可致不良妊娠结局的病原体还有流感病毒、人乳头瘤病毒（HPV）、肝炎病毒、人类免疫缺陷病毒（HIV）、滴虫、疟原虫及细菌L型等。

孕期感染的病原体具有多样性和多重性，近年已受到重视。林碧英等观察150例不良妊娠中，沙眼衣原体检出率为26.67%，UU检出率为20.67%，CMV检出率为84.67%，弓形虫检出率为22.0%，均显著或非常显著高于对照组检出率，显示4种病原体均可致不良妊娠的发生，其中CMV感染率最高，与对照组相比差别非常显著，属于致不良妊娠最常见的病原微生物；弓形虫感染中IgM检出率较高，占51.50%，说明弓形虫近期或再发感染是致不良妊娠，引起自然流产和死胎死产的重要因素。两种以上病原体重叠（或同时）感染 47 例（占 31.33%），多数为二重感染，少数为三重或四重感染，如 CMV+ 弓形虫 +UU、沙眼衣原体 +CMV+ 弓形虫 +UU 等，均据血清相关抗体阳性而定。该组致死胎、死产、胎儿畸形、葡萄胎 23 例，占 48.94%，与单一病原体感染致死致畸率（17.65%）相比，具有非常显著差异性。重叠（或同时）感染致不良妊娠的危险度（OR 值）为 4.37，单一感染致不良妊娠 OR 值为 2.45，说明不论重叠（或同时）感染，还是单一感染均有致不良妊娠的危险性，且重叠（或同时）感染致不良妊娠的危险性明显大于单一感染者。此外也有 CMV+HIV+ 梅毒螺旋体等多重感染的报道。

妊娠可以使某些病原体的易感性增加或感染严重程度增加。如恶性疟原虫和李斯特菌，都具有嗜胎盘倾向，使妊娠期易感性增强。而妊娠期流感病毒、丙型肝炎病毒（HCV）、HSV、麻疹病毒、水痘 - 带状疱疹病毒和球孢子菌感染的严重度增加。

孕妇感染后虽然能够产生相应抗体，但并非每种抗体都能消灭相应的病原体。如人感染 CMV、HSV 后并不能将其彻底清除，这些病毒以潜伏状态长期生存在体内，在机体免疫力下降或其他因素激发下，病原体可以被激活而引起复发性内源性感染，进而影响到胎儿。

3. 孕期激素与免疫学改变　正常情况下，女性生殖道具有自我保护作用，主要是雌激素和乳酸杆菌，对维持阴道的酸性环境和自净作用非常重要。雌激素使上皮细胞增生，富含糖原，乳酸杆菌分解为乳酸并分泌过氧化氢，使阴道保持酸性环境，可抑制病原体的生长。阴道内的正常菌群有 28～32 种，能抑制外来细菌的生长。妊娠期体内雌激素水平升高，阴道上皮内糖原积累增多，产生过多乳酸，有利于某些致病菌的生存、黏附，如假丝酵母菌对阴道上皮的黏附性升高，因而易于感染。妊娠期免疫功能下降，也使感染机会增多。妊娠期阴道壁充血，渗出增加，白带增多，阴道潮湿，也有利于病原体的生存。

许多研究显示，孕期雌激素、孕激素水平呈逐渐升高趋势，在妊娠晚期达到高峰。低水平的雌二醇可促进 CD4$^+$1 型 T 辅助细胞（Th1）反应和细胞介导的免疫反应，而高水平的雌二醇可增强 CD4$^+$2 型 T 辅助细胞（Th2）反应和体液反应，孕酮可抑制母体的免疫反应，并改变 Th1 和 Th2 反应的平衡。妊娠晚期高浓度的雌激素和孕激素水平会导致可逆性的胸腺萎缩。

孕期天然免疫功能也同步增长，表现为单核巨噬细胞、树突状细胞和多形核白细胞增多，活性增加，α- 防御素表达，在妊娠中晚期得以维持和增强。然

而，特异性免疫功能却在下降，表现为 CD3$^+$、CD4$^+$、CD8$^+$ 的 T 淋巴细胞逐渐减少，B 淋巴细胞、自然杀伤细胞（NK 细胞）也减少。在妊娠期，部分细胞因子的水平也会发生变化，大多数孕妇干扰素 -γ、单核细胞趋化因子 1、嗜酸性粒细胞趋化因子水平下降，而肿瘤坏死因子 α、白细胞介素（IL）-10、粒细胞集落刺激因子水平升高，其意义尚不明确。

最初人们认为，妊娠期机体免疫抑制状态可以使胚胎不被作为同种异体抗原而排斥。后来有研究证明妊娠期机体可产生胎儿特异性细胞毒性 T 细胞反应，但不会导致流产。在小鼠妊娠模型中，研究人员发现感染淋巴细胞性脉络丛脑膜炎病毒后，记忆性 T 细胞发育正常。这些结果与妊娠期免疫抑制的理论相悖。近年有人提出 Th1 向 Th2 细胞漂移学说、免疫调节学说等，均有待进一步证实。

另外，胎盘也是一个活跃的免疫场所，能够与病原体相互作用并产生一定的反应。特定病原体如恶性疟原虫、李斯特菌，具有嗜胎盘倾向，可影响妊娠期某些感染病的易感性、严重度以及妊娠结局。胎盘感染可导致炎症细胞因子的产生，激活母体免疫反应，引起胎盘损伤、流产或早产。胎盘病毒感染所致的轻度炎症反应不会终止妊娠，但可激活母体或胎儿的免疫系统，导致远期的神经发育障碍或其他后遗症。

二、异常妊娠结局的概念

1. 异常妊娠结局的类型　异常妊娠结局或不良妊娠结局是指胚胎、胎儿发育障碍所产生的异常结果，可归纳为 4 类：①胎儿死亡，包括胚胎停育、流产、死胎和死产。②出生缺陷，即先天畸形，也称结构性出生缺陷，是一类以胎儿发育障碍并出现形态结构异常的出生缺陷性疾病，胎儿出生时体表或内脏具有解剖学上的形态结构异常。③发育障碍，包括早产儿（< 35 周）、低体重儿、胎儿宫内发育迟缓（intrauterine growth retardation，IUGR）、小于胎龄儿（small for gestational age，SGA）等。有些发育障碍在出生时未必能及时发现，如智力、听力、语言障碍等，往往在数月数年后才显示出来。④妊娠异常，有研究发现，孕期感染也可能导致异位妊娠（如 UU 引起的输卵管妊娠）、葡萄胎、胎膜早破等。葡萄胎的发生与沙眼衣原体、UU、CMV、弓形虫的重叠（或同时）感染相关。

2. 发生情况及危害　出生缺陷是异常妊娠结局的重要内容。先天畸形是胎儿在子宫内发生的结构异常或染色体异常，全世界每年约有 500 万出生缺陷婴儿出生，平均每 5～6 分钟就有 1 个，85% 发生在

发展中国家。严重的畸形可导致新生儿死亡或严重残疾。我国先天残疾儿童总数达 80 万～120 万，占我国出生人口的 4%～6%。我国残疾人口中先天残疾者约 814 万，约占残疾人总数的 9.6%。其中，肢体残疾、听力残疾和智力残疾分别占 28.62%、24.97% 和 21.57%。由此可见，防治出生缺陷任重道远。上述资料没有对病因作进一步分析。

3. 异常妊娠结局的原因 遗传、感染、药物及致畸剂、孕妇的某些疾病、胎盘病变等，均可能导致异常妊娠结局。母亲的孕期感染是主要原因之一。

陈功等采用病例对照方法，综合分析了围孕期患有疾病、服用可疑致畸药物、接触有毒有害物质、不良生活方式等 4 类环境危险因素与结构性出生缺陷发生风险之间的关系，发现围孕期感染也是导致出生缺陷的重要因素之一。该研究追踪调查到出生缺陷胎（婴）儿 394 例，其中结构性出生缺陷有 388 例。按照 ICD-10 进行分类，388 例中，循环系统缺陷 54 例、骨骼肌肉系统缺陷 94 例、唇腭裂 63 例、颜面五官缺陷 60 例、其他类型缺陷 117 例。孕妇患有慢性疾病、生殖道感染及孕早期发热的比例分别为 3.1%、2.6% 和 5.2%，明显高于对照组。孕妇患有慢性疾病其子代发生出生缺陷的危险度是未患慢性疾病孕妇的 2.49 倍。患有生殖道感染和孕早期发热发生出生缺陷的危险度更高，其相对危险度分别为 3.38 和 3.57。由此可见，孕妇的感染性疾病对妊娠结局也具有不良影响。

三、孕期感染对妊娠结局的影响

妇女在怀孕期间遭遇感染，不但对本身健康可造成影响，而且可对胚胎、胎儿的生长发育造成不良影响，有时也可影响到围生期、新生儿期，甚至导致子女发生先天性疾病，形成长久的负担。孕期感染对妊娠的影响与感染时间、病原体种类与数量等诸多因素有关。

胚胎发育按受精龄计算，从受精到出生历时 266 天，分为 3 个发育阶段：①胚前期（preembryonic period），即受精之后的前 2 周，此期受精卵经过卵裂和胚泡形成，植入子宫内膜，形成蜕膜、绒毛、羊膜囊、卵黄囊等，直到三胚层胚盘形成；②胚期（embryonic period），即受精后的第 15～56 天，历时 6 周，此期内各种组织器官从无到有，至第 56 天时胚胎长到 31mm 左右，已初具人形；③胎期（fetal period），从第 9 周开始到胎儿出生，约 210 天。此期的胚胎发育主要是组织和器官的成熟及胎儿的快速生长。其中，第 3～5 个月胎儿的身长增长显著，而妊娠的最后 2 个月体重增长明显。

以孕期感染时间来看，可以分为妊娠早期（< 12 周）、中期（12～27 周）、晚期（> 28 周）三个阶段。各个阶段的感染对胎儿的影响不同。

1. 妊娠早期（相当于胚前期和胚期） 此时胎盘尚未完全形成，血胎屏障尚不完善，侵入母体的病毒等容易进入胎体，影响胚胎的发育。在胚前期（第 1～2 周），致畸因子的影响主要包括 3 个方面：一是严重损害，胚胎大部分或全部被破坏，胚胎死亡而造成早期流产；二是造成染色体异常，导致出生缺陷；三是损伤轻微，少数细胞受损，胚胎经过调整补偿，不出现异常。在第 3～8 周，即胚期，是三胚层形成和分化、胚胎的体形建立和器官形成的主要时期，细胞迅速分化，人形逐渐形成。此期胚胎对有害因子最为敏感，大部分致畸因子都高度有效，能引起多种缺陷，故称为敏感期。此期一旦发生感染则可能造成胚胎的畸形、流产或出生缺陷。如病毒感染可能直接干扰胚胎细胞增生与分化，阻碍生长发育和器官形成，引起 IUGR 和先天畸形。如唇的吻合发生在第 36 天，此时受到损伤可致唇裂；心脏在第 26～27 天开始发育，持续到第 56 天，此期间的损伤可致各种心脏畸形。致畸因子的致畸风险取决于其理化性质、暴露剂量、暴露途径及时间，另外还与是否同时暴露于其他致畸物及母亲和胎儿的生物易感性有关。

某些病原体可穿过胎盘屏障直接作用于胚体或胎盘，影响胚胎中免疫器官或免疫细胞的正常发育，导致原发性免疫缺陷（PID）。目前已确定的致畸病原体有风疹病毒、巨细胞病毒、单纯疱疹病毒、弓形虫、梅毒螺旋体等。如风疹病毒可侵犯胎儿的淋巴组织，抑制免疫细胞的 DNA 复制，导致淋巴细胞的增殖和分化障碍，引起低丙球蛋白血症伴高 IgM 血症。致畸病原体感染后致畸敏感期为受精后第 1 个月，畸形发生率为 50%，第 2 个月便降为 22%，第 3 个月仅 6%～8%。此外，妊娠早期的某些病毒感染，也可引起胸腺的发育障碍，导致细胞免疫缺陷。选择性 IgA 缺乏症既可由染色体异常所致，也可由病毒感染引起。

在妊娠早期，促性腺激素、孕酮、雌激素水平增高，NK 细胞活力下降，使孕妇机体免疫力低下，患者处于特殊的免疫抑制状态，对不良影响最敏感。如果此时感染 TORCH，即可通过血源播散至胎盘，垂直传播给胎儿，妊娠早期胚胎组织分化活跃，胚胎发育处于敏感阶段。病原体可直接影响胚胎细胞的有丝分裂，引起染色体变异，或在胚胎细胞内复制，干扰组织器官的发育，或引起母体的免疫反应，淋巴细胞染色体发生异常，导致胎儿结构损害和缺陷，或发育迟缓，最终发生流产、死胎、先天畸形等。古似丹等对 1047 例孕产妇进行 TORCH 综合征筛查，结果 TORCH-IgM 抗体阳性 26 例，于 35 周前流产、死胎或先天畸形引产有 17 例，说明她们在妊娠早期已经受到 TORCH 综合征相关病原体感染。

2. 妊娠中期　妊娠中期胚胎发育已初具人形，各个系统迅速分化、发育。此期感染主要影响中枢神经系统，破坏细胞生长繁殖，也可合并 IUGR。有研究报道在妊娠早期和妊娠中期感染风疹病毒，胎儿异常发生率分别为 50% 和 35%。

3. 妊娠晚期　宫内感染一般不至于引起胎儿发育异常，但主要影响细胞的体积增大，使胎儿生长发育受限，很少发生畸形，但死产或出生后合并症的发生风险较大，在新生儿期可发生急性感染的临床表现，如肺炎、肝炎、心肌炎或类似败血症的表现。有些患儿在几岁内才陆续出现症状。宫内感染的胎儿也可以到婴儿期甚至青春期才出现临床表现，即所谓迟发性症状。

孕妇生殖道感染可以逆行感染胎盘、胎儿，影响胎儿发育，这也是导致出生缺陷的一个潜在重要因素。我国妇女生殖道感染非常普遍，尤其在经济欠发达地区。颜丽琴等在 1993～1994 年对云南省 2020 例农村妇女调查，结果表明生殖道感染率高达 55%。这不仅可增加产道感染的风险，也可能诱发产褥期感染。

妊娠期感染 TORCH 综合征相关病原体等的孕妇，其生殖道、乳汁、唾液中也可含有病原体，可使分娩时胎儿经产道再次受到感染，或通过产后哺乳、喂养食物等途径使婴儿受到感染。

由此可见，病原体感染时孕龄越小对胎儿的损伤越重，因此对于妊娠前和妊娠期，特别是妊娠早期病原体感染的监测和预防显得十分重要，有必要将其列为妇幼保健的重要内容。

四、TORCH 综合征

TORCH 综合征是以妊娠期病毒感染为主的一组病原体感染导致异常妊娠结局疾病的统称，TORCH 综合征包括单纯疱疹病毒（herpes simplex virus，HSV）、风疹病毒（rubella virus，RV）、巨细胞病毒（cytomegalovirus，CMV）、弓形虫（toxoplasma）及其他（others）病原体感染，20 世纪 70 年代由 Nahmias 首先发现并命名。

1. 发生率　孕期 TORCH 综合征的发生率各地报道差别较大，2.48%～22.1% 不等。病原体种类各研究报道亦有差别，如宫露霞等观察到 TORCH 综合征中以 CMV 感染最多见，其次是 HSV，弓形虫和 RV 较少。付桂玲等研究 366 例可疑新生儿，TORCH 综合征 40 例，占 10.9%，其中 CMV 感染 26 例（65%），弓形虫感染 8 例（20%），RV 感染 4 例，HSV 感染 1 例，梅毒螺旋体感染 1 例。40 例患儿中男 23 例，女 17 例；足月小样儿 16 例，早产儿 19 例；母亲有流产史或死胎史 20 例（占 50%）。孕妇中 TORCH 综合征发生率较高，多认为与妊娠期内分泌改变和免疫功能下降有关。

2. 对妊娠结局的影响　由于妊娠期人体处于特殊的免疫抑制状态，如孕期感染 TORCH 综合征病原体，即可通过胎盘垂直传播给胎儿，尤其在妊娠早期，胚胎组织分化活跃，胚胎发育处于敏感阶段，TORCH 综合征病原体可对胎儿发育造成潜在影响。孕妇 TORCH 综合征可无明显症状，但能通过胎盘或产道引起宫内感染，累及胎儿和新生儿。胎儿期可导致流产、死胎、早产、窒息、低体重儿、胎儿生长迟缓等。新生儿期的常见表现有黄疸、紫癜、肝脾大、肺炎、肝功能异常、贫血、先天畸形和神经系统损害等。新生儿脑发育不良可引起脑性瘫痪、智力低下。新生儿眼耳等器官发育异常，智力、视力或听力下降，或青春期发育障碍。因此受到临床妇产科和儿科的高度重视。

研究表明，TORCH 综合征对胎儿发育的影响是广泛的，可累及脑、心、骨骼、肝、脾等多个脏器。受累脏器因感染的病原体种类不同而有各种表现，一般认为 CMV 感染可引起急性羊水增多。关于 TORCH 综合征引起脑损害的机制尚不十分明了，有研究认为可能是病毒感染直接损伤了胎儿的神经细胞，引起了神经细胞凋亡而致脑发育异常。胎盘病理学研究发现，孕妇感染 TORCH 综合征病原体后，病原体可感染胎盘，受感染的胎盘可在孕期持续排毒，引起胚胎的先天性感染。TORCH 综合征还可导致母体淋巴细胞染色体异常，引起母体 DNA 损伤而导致胎儿流产、早产及异常发育。

为了保证出生质量，有关专家提出：对孕早期的 TORCH 综合征病原体感染，建议终止妊娠；中晚期发现 TORCH 综合征病原体感染，建议进一步确定是否有宫内感染，决定是否终止妊娠或接受治疗。发现胎儿发育异常则应终止妊娠。

五、性传播疾病对妊娠的影响

性传播疾病（STD）是指与性行为有关、可以通过性行为传播的疾病。我国近 30 年来 STD 发病率增长迅速，疾病谱也随之增宽，梅毒、淋病、衣原体感染、生殖道支原体病、生殖器疱疹、尖锐湿疣和艾滋病（AIDS）等 20 余种感染性疾病都被纳入 STD 范畴。发病率高的依次为淋病、尖锐湿疣、非淋菌性尿道炎和梅毒。在 AIDS 的传播途径中，近年性传播已上升到 90% 左右。

妊娠妇女是 STD 的易感人群。妊娠期间孕妇全身和局部的免疫功能抑制（主要是细胞免疫抑制），为病毒及其他微生物的侵入和潜伏病毒的激活创造了条件。孕期出现的性激素分泌功能增强、肝负担加重、组织水肿及不同程度的贫血，使孕妇抵抗力下降。膀胱受压、输尿管蠕动减慢、阴道黏膜及阴道内 pH 改变等也有利于各种 STD 病原体的生长繁殖，增加了 STD 的易感性。

妊娠期发生 STD 对妊娠结局的影响也很受关注。几乎所有的 STD 都能垂直传播，因此对孕妇、胎儿和新生儿危害极大。STD 病原体在异位妊娠、不育、先天性感染和围生期感染以及母亲产褥期感染等疾病中起到了重要的致病作用，给妊娠带来的负面影响已越来越明显，同时也拓展了病理诊断的范围。杨媛媛等总结 10 年间住院分娩者 12 885 例，检出 STD 127 例，发生率为 9.86%，其中阴道炎（滴虫、真菌）51 例（40.16%），尖锐湿疣 42 例（33.07%），非淋菌性尿道炎 32 例（25.20%）。STD 合并其他感染者亦不少见，尤其尖锐湿疣及淋病，常合并支原体、衣原体感染，STD 患者发生胎膜早破、产褥感染及新生儿感染的比例明显高于无 STD 的孕产妇。

在宫内或分娩时的感染中，STD 病原体所引起的异常妊娠结局包括：感染性流产、早产、死产、羊膜腔内感染、胎膜早破、IUGR，以及新生儿肝脾大、黄疸、淋巴结肿大、肺炎、皮肤黏膜损害（瘀点或紫癜、水疱、溃疡、斑丘疹等）、神经系统损害（脑膜脑炎、小头畸形、颅内钙化）、骨损害、关节损害及眼损害（脉络膜视网膜炎、新生儿淋病奈瑟菌性眼炎、结膜炎）、败血症、咽喉乳头状瘤病等。各种病原体对胎儿、新生儿的影响详见以下相关部分。

六、孕期感染的诊断

宫内感染导致异常妊娠结局的风险显著提高，孕期感染的早期发现和诊断对于预防和控制不良妊娠结局，提高生育质量具有重要意义。因此早期发现孕期和宫内感染是减少出生缺陷的主要措施。诊断的对象一般包括孕妇、妊娠产物（胎儿、胎盘组织）及新生儿 3 个方面。

1. 对孕妇的检查与诊断 对孕妇感染的病因检测有两个途径：①血清学检测特异性抗体；②直接检测病原体成分。一般提倡多种指标联合检测、母婴联合检测以提高检测准确性。

孕妇感染病毒后体内会产生相应抗体。特异性抗体 IgM 在病毒感染后出现早、消失快，一般代表近期感染，临床上检测血清中特异性 IgM 是诊断 TORCH 综合征近期感染的最可靠指标之一。如 CMV 感染后特异性 IgM 抗体在 3～5 天出现，持续 12～16 周；特异性 IgG 抗体常在感染后 1 周出现，4～8 周达到高峰，可持续数年甚至终生，除复查时抗体滴度升高大于原抗体水平 4 倍以上者，一般代表既往感染。测定 IgG 抗体可以证明相应病毒的感染率。要确定妊娠早期有原发性感染，需要测定 IgM 抗体，必要时多次测定。孕期感染是在孕妇怀孕的前 20 周以内，外周血证实有 1 或 2 种感染；宫内感染是在怀孕 35 周以上，分娩时检测脐带血证实上述病原体的 IgM 抗体阳性。一般说来，感染早期产生 IgM 抗体，后期产生 IgG 抗体。故检出 IgM 抗体表示近期感染，检出 IgG 抗体表示既往感染。妊娠早期 IgG 阳性者不能确认为近期感染。双份血清中后者 IgG 抗体升高 4 倍以上提示既往感染的复发。若妊娠中晚期出现 IgM 抗体，为继发性感染。通过培养、显微镜检查或分子生物学技术直接检查血液和阴道分泌物中的病原体也是很常用的方法。

2. 对妊娠产物的检查与诊断

（1）血清学检查与评价：IgG 可以通过胎盘转运至胎儿，而 IgM 抗体分子量大，不能通过胎盘。因此胎盘、脐血和新生儿血清中检测出 IgM 抗体，表明已经发生宫内感染；若检出 IgG 则证明母体感染并经过血源传播。但胎儿在 20 周前不产生 IgM，如胎儿免疫系统受到损伤不产生或很少产生 IgM，也可检测不到 IgM。实验室研究证明，先天性感染如弓形虫、CMV、HSV 或梅毒螺旋体感染，仅 20% IgM 抗体效价升高。故 IgM 阴性者未必没有先天性感染。

宫内感染是指孕妇受病原体感染所引起的胎儿感染。孕妇感染所产生的 IgM 分子较大，不能通过胎盘，因此胎血中检出特异性 IgM 是诊断胎儿宫内感染的可靠依据。理论上说，母血中 IgM 不会通过胎盘直接传给胎儿，妊娠晚期胎儿体内才能合成 IgM，所以只有接近足月的脐带血中才会出现 TORCH 综合征病原体的 IgM。新生儿脐带血中出现 TORCH 综合征病原体的 IgM，说明该患儿有 TORCH 综合征病原体的宫内感染。脐血检测 TORCH 抗体是无创、简便而又快捷的方法，对有不良妊娠史的孕妇，以及在妊娠早期及新生儿出生时进行检测,可以早期发现和确诊 TORCH 综合征。

美国学者曾提出评价先天性感染的方法:①当婴儿有感染体征和 IgM 效价升高而怀疑先天性感染时,应于生后测定母婴的不同抗原的抗体效价,并于 3～6 个月时复查;②母亲妊娠前受感染的婴儿,由于母体 IgG 可通过胎盘,于出生后测定婴儿的 IgG 效价与母亲的相等,生后 3～6 个月母体自身 IgG 仍维持原有效价,婴儿的 IgG 效价可明显降低甚至测不到;③有先天性感染的婴儿于出生后可有与母亲近似的抗体效价,如 6 个月时仍然有高效价,则为宫内感染所致,而非被动的抗体转移;④母婴抗体均阴性排除先天性感染。婴儿脐血中有特异性 IgM 是宫内先天性感染的主要指标。

(2)病原体的检测:对胎盘和胎儿内脏组织的组织学检查往往需要结合免疫组化标记以辨别特异性病毒包涵体。胚胎、胎盘、羊水、婴儿脑脊液、婴儿尿液等亦可用作病毒分离培养的材料。用聚合酶链反应(PCR)技术和核酸杂交技术检测孕妇血液、脐血、羊水、绒毛、胎肝中病毒核酸成分者近年也有一些报道。这些技术具有特异、敏感、快速、简便等优点。经腹部羊膜腔穿刺取羊水或绒毛进行病毒检测,有望使诊断时间提前。

孕期感染的主要诊断措施有绒毛活检、母体血、羊膜腔穿刺抽出羊水、脐带静脉穿刺抽取脐带血、新生儿出生时抽取静脉血,也可用于检测 TORCH 综合征病原体及其抗体。分娩时取脐带血做 TORCH 酶联免疫吸附试验(ELISA)检测病原体 IgM 抗体和 IgG 抗体简便快速。诊断 TORCH 综合征各种病原体的 DNA 或 RNA 可用 PCR 扩增技术或核酸杂交技术来检测,阳性结果有助于诊断。

3. 孕期感染的胎盘病变　胎盘是母亲与胎儿间唯一的物质交换器官,其组织结构决定其功能状况,又影响其屏障作用。孕期感染的胎盘病变也会导致胎儿发育障碍。母体受到感染后,病原体通过血液感染胎盘,引起绒毛充血水肿,毛细血管内皮受到损伤,破坏胎盘屏障,使病原体进入胎儿体内,引起异常妊娠结局。由于胎盘炎症、血管硬化等,胎儿供血不足,也可导致组织器官发育不良。

对胎盘病变的检测,首先是对胎盘进行仔细形态学观察,在炎症背景下仔细寻找病原体感染的线索,必要时采取特殊染色和(或)免疫组织化学染色,有助于发现病原体成分。孕产妇的血清学检查阳性结果也可提供诊断线索。如 HBV 感染者,免疫组化标记 HBsAg 可见阳性细胞,其主要分布于胎盘各层细胞的胞质中,也可在胎盘组织中见到。HBcAg 阳性信号主要分布于胎盘间质细胞的胞核内。由于 HBV 感染胎盘多发生于妊娠晚期,故对胎儿生长影响较弱,而主要表现为胎儿窘迫。胎儿窘迫病例普遍存在绒毛膜血管病,导致胎盘不能形成呼吸膜,影响母体与胎儿间物质交换;且胎盘各层中均有 HBsAg 和 HBcAg 存在,故病毒颗粒容易通过胎盘细胞到达胎儿体内,发生宫内感染,从而引起胎儿窘迫、胎儿生长受限甚至死亡。

4. 新生儿的病变　孕期感染的异常结局中,一种是胎儿死亡,表现为流产、死胎;一种是先天畸形,新生儿表现出各种肉眼可见的发育异常或结构畸形,其中有些畸形儿可能出生后迅速死亡,有些轻度畸形(包括内脏的结构异常)的新生儿可能存活下来,成为家庭和社会的负担。另外,潜在的感染和发育迟缓,需要数月甚至数年才能发现症状,造成患儿夭折,或遗留后遗症,成为慢性疾病。

(刘德纯;郜红艺)

第二节　细菌感染与异常妊娠结局

我国曾在 20 世纪 80～90 年代进行过大规模的出生缺陷调查,重点对出生缺陷的发病情况、类型进行研究,但对其原因,尤其感染因素的影响,缺乏深入探讨。在孕期感染因素中,对 TORCH 综合征所涉及的病毒与弓形虫有大量研究,对细菌及其 L 型等对妊娠结局的影响研究较少。据文献报道,结核分枝杆菌、李斯特菌、链球菌、淋病奈瑟菌、麻风杆菌、细菌 L 型等都可以引起异常妊娠结局,与流产相关,亦可能与死产、IUGR、SGA、畸形、葡萄胎等有关。

一、细菌感染对妊娠结局的影响概述

孕期细菌感染的方式分为两种:①全身感染的血源播散,即垂直传播,往往可以造成先天性感染,如结核分枝杆菌及其 L 型、李斯特菌、金黄色葡萄球菌(以下简称金葡菌)等;②生殖器官感染,可逆行感染或经产道感染，如结核分枝杆菌、淋病奈瑟菌等。

1. 金葡菌和金葡菌 L 型　笔者曾收集 1987～1998 年因先天畸形而死亡的 21 例尸检材料，作 HE 染色和革兰氏染色，金葡菌及其 L 型免疫组织化学染色（S-P 法）、金葡菌 PCR 检测，进行病理组织学检查和病因学探讨。21 例先天畸形胎儿，男性 13 例，女性 8 例。畸形表现分别为无脑儿 3 例，脊柱裂 4 例，内脏异位 3 例，先天性心脏病 6 例，双肾缺如 1 例，单肾缺如 1 例，先天性白血病 2 例，先天性骶尾部畸胎瘤 1 例。除观察畸形的器官外，对主要内脏均进行了组织学检查，发现大部分组织的结构基本正常，或有轻度充血水肿，没有特异性改变，11 例（52.4%）内脏有不同程度的间质性炎症，表现为间质中有多少不等的淋巴细胞或单核巨噬细胞浸润，以间质性肺炎比较突出。间质性肺炎肺泡间隔增宽，细支气管周围和肺泡间隔充血，伴有少量淋巴细胞和巨噬细胞浸润。严重者淋巴细胞密集呈片状，但无滤泡样结构，或在肺泡腔内有少量液体渗出，未见透明膜或巨细胞、包涵体等病毒感染的线索。在 11 例间质性肺炎中进行病原学检查，免疫组化检查发现金葡菌 L 型 5 例（45%）阳性，但未查到金葡菌细菌性抗原。4 例肺组织金葡菌 DNA 的 PCR 检查阳性。PCR 和金葡菌 L 型免疫组化检查同时阳性者 3 例。合计共 6 例（54.5%）间质性肺炎与金葡菌感染有关。胎儿体内感染的金葡菌，很可能来自母体，推测其母亲在孕期可能曾经感染金葡菌，并经胎盘传播给胎儿，导致胎儿肺部感染。胎儿畸形的发生亦可能与孕期金葡菌感染有关。

金葡菌为化脓性细菌，一般引起化脓性炎。但金葡菌转变为 L 型后，致病性发生改变，主要引起间质性炎症，即仅在组织间质内引起单核巨噬细胞和淋巴细胞浸润，此为细菌 L 型所致病变的一般组织学特征。作者在 5 例胎儿间质性肺炎中检出金葡菌 L 型抗原，符合细菌 L 型致病作用的表现。

2. 结核分枝杆菌　生殖器官结核病患者，流产的发生率约为无结核感染孕妇的 10 倍。结核分枝杆菌可以通过血流播散，在胎盘内形成结核病灶，破坏绒毛，进入胎儿体内，引起流产。

3. 李斯特菌　是一种食源性病原体，主要通过污染生鲜食物经消化道传播。李斯特菌有嗜胎盘和胎儿的倾向，感染后可无症状或表现为流感样症状。其妊娠期感染常发生于妊娠晚期，妊娠早期罕见。在妊娠时除经胎盘传播外，新生儿吸入羊水或经过有菌产道亦可获得感染。李斯特菌可导致流产、死产、早产或严重的新生儿疾病。美国报道 762 例李斯特菌病患者中 17% 为孕妇。有人估计妊娠期妇女侵袭性李斯

特菌病发生概率是普通人群的 13～100 倍。又一数据显示，超过 50% 的妊娠期李斯特菌病与新生儿疾病有关，提示有相当一部分妊娠期李斯特菌病是通过新生儿疾病识别出来的。先天性李斯特菌病常称为婴儿败血性肉芽肿。在胎盘和胎儿肝脏中查见弥漫性肉芽肿，并可培养出李斯特菌。

4. 链球菌　分为 A 族和 B 族，B 族链球菌（GBS）感染可以导致晚期流产、早产、胎膜早破及低体重儿。Buker 等统计 6706 例孕妇 GBS 培养结果，阳性者 5% 于妊娠 32 周前分娩，15% 发生胎膜早破，与阴性者对比有显著差异。另有报告 718 例孕妇，GBS 带菌者 8% 分娩低体重儿，不带菌者仅 3%。阴道感染者可经产道感染胎儿，引起先天性脑炎或脑膜炎。

5. 其他细菌　文献中零星报道。孕妇患麻风病可分娩低体重儿。有症状的尿路感染（主要是大肠埃希菌）亦可能引起早产、低体重儿，甚至流产或死胎，早产发生率达 20%～50%。阴道嗜血杆菌亦与感染性流产、胎膜早破、绒毛膜羊膜炎有关。

二、细菌 L 型感染对妊娠结局的影响

几乎所有细菌及多种螺旋体和真菌中都发现有 L 型的存在，病原微生物的 L 型有细胞壁的缺损，但仍保留一定的毒力，常引起间质性炎症，尤易形成一些慢性疾病，并可影响妊娠结局。细菌 L 型与不孕症的关系可能比较密切，在不孕症妇女子宫内膜切片中，83.1% 查见细菌 L 型，主要为金葡菌 L 型。在不孕症妇女的宫颈分泌物中，细菌及其 L 型阳性率为 38%，溶脲脲原体阳性率为 64%，两者同时阳性者为 38.8%，提示细菌及其 L 型、溶脲脲原体与不孕症有关。在动物试验中，金葡菌及其 L 型亦能降低雌鼠妊娠率。

有研究发现，在自然流产的胎盘组织中，有细菌 L 型感染（58.8%）。在葡萄胎中，发现 L 型感染率为 28.2%，其中大多数为金葡菌 L 型，提示细菌 L 型感染与葡萄胎有关。细菌 L 型感染还可以垂直传播给子代。Brem 对妊娠不同时期的母鼠注射李斯特菌 L 型，从 12 只子鼠内脏中分离出该菌 L 型。陶晓珊等报道早孕者子宫内膜感染 L 型可通过胎盘垂直传播给胎儿，在 81 例足月临产妇 186 份母血、脐带血及羊水标本中分离培养出细菌 L 型，阳性率分别为 48.1%、48.1% 和 58.3%，其中母血、脐带血及羊水 3 份标本全部阳性者 14 例（17.7%），母血、脐带血配对阳性者 25 例（31.5%），表明相当一部分病例，L 型可通过胎盘传播给胎儿。他们还对 72 例住院患儿进行母婴血

L 型细菌培养，配对阳性者 28 例，垂直传播感染率为 38.8%，但未报道是否有 IUGR 或畸形儿。既然细菌 L 型可以通过胎盘传播给胎儿，推想其可能与异常妊娠结局有一定关系，但尚未见相关报道。

新生儿细菌 L 型感染也有报道，据认为也可能与孕产妇细菌 L 型感染有关，细菌 L 型感染也可能导致先天畸形。笔者在胎儿肺炎组织中仅见金葡菌 L 型抗原（免疫组化检查）和金葡菌 DNA（PCR 检查），但未查到金葡菌细菌性抗原，即未发现金葡菌细菌原型，提示金葡菌原菌并未进入胎儿体内，而只有金葡菌 L 型侵犯了胎儿组织。这与细菌 L 型的生物学特性相符合。细菌原型的细胞壁结构完整，不容易变形，因而不能通过胎盘屏障感染胎儿，故不能在胎儿体内检出。然而，金葡菌 L 型为其细胞壁缺陷型，有多形性，其原生小体直径仅 0.05 ～ 0.5μm，相似于某些中等大小的病毒，从理论上说完全可以像病毒一样，通过胎盘屏障，引起细胞变性坏死、炎症反应，甚至胚胎组织发育障碍。

三、淋病对妊娠结局的影响

孕妇中淋病奈瑟球菌（*Neisseria gonorrhoeae*，淋球菌）感染的发生率在文献报道中有很大的差异。总体上在大多数工业化国家中淋病的发病率在下降，但在发展中国家妇女中的发病率依旧很高。

淋病作为一种性传播疾病主要发生在生殖道。妊娠时血清黄体酮水平上升，可抑制淋病奈瑟菌的生长，同时，宫颈局部因素也可限制淋病奈瑟菌上行播散到子宫内膜及输卵管。但妊娠 12 周后，绒毛膜、羊膜本身可以成为淋病奈瑟菌的上行感染部位。有报道称淋病奈瑟菌感染的孕妇中 35% 发生感染性流产。孕妇淋病奈瑟菌感染对早产的影响尚无一致结论，综合各研究结果，提示妊娠晚期宫颈淋病奈瑟菌感染可能是早产、临产前胎膜早破及母亲患产褥热的一个危险因素。总之，孕妇淋病奈瑟菌感染对妊娠是有害的，可导致胎膜早破、早产、绒毛膜羊膜炎、IUGR 和胎儿感染等。早期妊娠时患淋病奈瑟菌感染可引起感染性流产、急性输卵管炎，但后者罕见。此外，妊娠时播散性淋病奈瑟菌感染增多，有宫颈淋病奈瑟菌感染者，发生产褥热的风险增加，淋病奈瑟菌引起的新生儿眼炎是一种常见的新生儿感染，是一种严重的并发症。有研究表明，孕妇咽部作为淋病奈瑟菌唯一感染部位的发生率也在增加，淋病奈瑟菌感染者中 15% ～ 35% 仅从咽部分离出淋病奈瑟菌，而不能从宫颈内或肛管分离出淋病奈瑟菌，提示可能与在妊娠时与性伴侣进行口交有关。咽部淋病奈瑟菌的定植可增加淋病奈瑟菌的播散。

四、细菌性阴道病对妊娠结局的影响

细菌性阴道病（bacterial vaginosis，BV）是一种阴道内正常菌群失调所致的混合感染，主要由加德纳菌和厌氧菌增加引起。BV 好发于中晚期妊娠妇女，国外报道 BV 在妊娠期发生率为 10% ～ 30%。我国报道的妊娠妇女中 BV 的发生率为 3.81% ～ 30%。临床主要表现为阴道分泌物增多，呈灰白色、均质，稀薄，有鱼腥臭味，有轻度的外阴瘙痒和烧灼感。如在 1 年内有 3 次或 3 次以上的发作，称为复发性细菌性阴道病。病理检查没有明显的炎症性改变，主要是观察线索细胞和白细胞是否增多。

1. BV 与妊娠结局　妊娠期 BV 容易导致不良妊娠结局，引起胎膜早破、早产、羊水感染、绒毛膜羊膜炎和产后子宫内膜炎，妊娠中晚期 BV 会提高患者的早产、胎膜早破、产褥感染等不良妊娠结局的发生率，新生儿感染率也明显增高。赵虹等对 600 例孕妇进行 BV 筛查，检出率为 20.78%，BV 阳性者早产、胎膜早破的发生率明显高于 BV 阴性者。有报道称 BV 可使早产的危险性增加 60%。许薇等研究 1041 例妊娠期生殖道感染与妊娠结局的关系，发现 BV 发生率为 19.98%，远高于假丝酵母菌及支原体感染，并与胎膜早破、早产、胎儿宫内窘迫、足月小样儿、羊水过少等的发生率增高有关。但皮丕湘等的研究，BV 检出率只有 3.81%。此外，BV 也与子宫内膜炎、盆腔炎、妇科术后感染、STD 等有关。

据研究，BV 中病菌的大量繁殖以及乳酸杆菌的大量减少，导致患者阴道内的胺类物质增多，pH 升高，与 BV 相关的微生物和炎细胞可产生唾液酸酶、磷脂酶 A2、磷脂酶 C 和多种蛋白分解酶（如黏蛋白酶、IgA 蛋白酶、胶原酶、弹性蛋白酶）。唾液酸酶能阻断连接组织糖蛋白、糖脂与唾液酸之间的 α- 糖苷链，当组织暴露于唾液酸酶时，糖链断裂，细菌对其黏附性增加。细菌产生的细胞因子（IL-1、IL-6）能克服宿主的防御机制使细菌进入上生殖道；细菌产生的酯酶和蛋白酶能降解宫颈黏液，使病菌容易穿透子宫颈的黏液屏障进入患者子宫，还能消化胎膜的脂质和蛋白质成分，降低胎膜的强度和弹性，导致胎膜破裂，造成宫内感染及胎儿的感染，导致临床上合并 BV 的妊娠中晚期孕妇的产褥感染及新生儿感染率上升。并且，病原微生物产生的一些氧化物质可以在多种酶的作用下破坏胎膜，导致临床上胎膜早破的发生率较正常孕妇明显升高。在病原微生物产生的多种酶当中，磷脂酶和蛋白分解酶又因为能分解脂质和蛋白质可以使胎膜的强度和弹性发生改变，细菌产物还可以促进胎膜和蜕膜花生四烯酸的释放，促进前列腺素合成并释放，增强患者的宫缩从而引发早产。

2. BV 的诊断　1984 年提出的 Amsel 临床诊断标准：①阴道分泌物均质、稀薄，黏附于阴道壁；②阴道分泌物 pH > 4.5；③阴道分泌物碱化后能释放出胺的臭味，即胺臭味试验阳性；④线索细胞阳性，超过 20%。具备以上 3 条即可诊断细菌性阴道病。Hainer 等研究结果显示：阴道分泌物 pH > 4.5 是最敏感的指标，灵敏度为 89%；胺臭味试验是最特异的方法，特异度为 93%。该方法应取阴道侧壁的分泌物，

不应取宫颈管和阴道后穹隆的分泌物。但是部分患者（10% ～ 40%）没有明显的症状，可能被漏诊。近年有报道通过检测阴道分泌物唾液酸酶活性和脯氨酸氨肽酶活性来诊断 BV，敏感度和特异度较高，值得推广应用。此外，子宫颈巴氏染色涂片、革兰氏染色 Nugent 评分、阴道细菌培养基 DNA 探针技术等，均可用于 BV 的实验室诊断。

诊断 BV 需要与假丝酵母菌病和滴虫性阴道炎鉴别，在显微镜下寻找线索细胞、芽生孢子和假菌丝、滴虫，是鉴别的金标准。

（刘德纯；郜红艺）

第三节　病毒感染与异常妊娠结局

孕期病毒感染与异常妊娠结局的密切关系已引起广泛关注。妊娠期间，孕妇的特异性免疫功能可能受到抑制，细胞免疫功能降低，对感染的抵抗力下降，容易发生病毒感染，或使潜在的病毒感染活化，以致病毒感染率有所增加。胎儿宫内发育迟缓（IUGR）中 10% 由宫内感染所致，其中多数是病毒感染。列入"先天性感染并发 IUGR"的病毒有巨细胞病毒（CMV）、单纯疱疹病毒（HSV）、风疹病毒（RV）等 10 余种，这些病毒也是 TORCH 综合征的主要病原体。此外，人类免疫缺陷病毒（HIV）、水痘 - 带状疱疹病毒（VZV）、柯萨奇病毒、肝炎病毒、麻疹病毒、腮腺炎病毒、流感病毒、微小病毒等也可以是先天性和围生期感染的病原体。人体感染某些病毒（如 CMV、HSV 等）后虽能产生特异性抗体，但不能消除这些病原体，这些病原体以潜伏状态长期存在于宿主体内，在机体免疫力降低或其他激发因素作用下病原体可能被激活而引起复发性感染。

病毒感染通过垂直传播影响胎儿发育，但不同病毒或不同时期的感染，对妊娠影响不同。孕妇免疫力与病毒种类对妊娠结局也有一定影响。多数孕妇感染病毒后常无特殊症状或仅有轻微不适，少数人却可以发生严重后果，引起流产、早产、IUGR、死胎、畸形等。如曾经感染 RV 并产生抗体，则孕期再次感染可不致婴儿发生先天性风疹；若在妊娠早期初次感染则可垂直传染给胎儿，导致 IUGR 或出生缺陷。孕妇虽有 CMV 抗体却不能保护胎儿不受感染。

一、巨细胞病毒感染

巨细胞病毒（cytomegalovirus，CMV）以人为其唯一宿主，常潜伏在涎腺、乳腺、肾小管等腺上皮细胞和白细胞内，在许多体液，包括唾液、尿液、乳汁、眼泪、粪便、阴道和宫颈分泌物、羊水、血液和精液中，都可检测到 CMV。CMV 通过这些体液长期或间断排出，多数 CMV 感染是通过同排毒个体直接密切接触传播的。

1. 孕妇感染情况　CMV 感染在人群中广泛存在，发达国家感染率 40% ～ 60%，发展中国家可达100%。在孕产妇的病毒感染中 CMV 感染最为常见。我国是 CMV 感染的高发地区，CMV 可感染各年龄段人群，在整个人群中的血清阳性率为 40% ～ 100%，没有季节性或流行性的传播模式。流行病学调查显示：海南产妇感染率为 96.4%，乌鲁木齐地区孕妇感染率为 59%，上海市育龄妇女感染率为 93.2%，北京市孕妇感染率为 76.2% ～ 76.8%，非怀孕妇女和女献血员感染率为 96.5%，可见 CMV 感染相当普遍。妊娠期 5% ～ 15% 的孕妇原有 CMV 感染可以被激活，在唾液、尿液或子宫颈分泌物中存在病毒，通过胎盘感染胎儿。人在生命初期即可感染该病毒，感染率随着年龄的增长而增加，并且收入较低的社会群体及处于拥挤的生活条件的人群患病率最高。

孕妇活动期 CMV 感染率（IgM 阳性）要低得多，文献报道在 4% ～ 20%。石月萍等调查孕妇的

CMV IgG 阳性率为 97.38%，但 CMV IgM 阳性率仅为 3.49%。姚贝等检测 4141 名孕妇，CMV IgM 阳性率仅为 0.87%。

2. 对妊娠结局的影响 CMV 是目前公认的最常见的导致人类宫内感染的病毒，同时也是妊娠期病原体感染中的一种重要的先天性致畸病原体，对胎儿危害最大，可通过胎盘侵犯胎儿中枢神经系统和心血管系统致胎儿发育异常。先天性感染（经胎盘感染）可出现在原发性或复发性感染 CMV 的孕妇所产新生儿，孕期原发性 CMV 感染可造成 30.8% ～ 55% 的胎儿出现宫内感染。活产婴儿宫内 CMV 感染发生率为 0.5% ～ 22%，并且这种感染可发生于妊娠期任何阶段，但以妊娠前半期的风险最高。

先天性 CMV 感染多发生在孕妇原发性感染有病毒血症者，亦可见于隐性感染复阳者。母体感染后，CMV 通过胎盘感染胎儿，在羊水、脐血、胎肝内查见 CMV 可资证明。有研究 130 例母婴 CMV 感染情况，发现婴儿发育异常者占 10%。另一研究用核酸杂交法检测孕妇 CMV 感染情况，发现 54 例异常胎盘中 4 例 CMV DNA 阳性，脐血标本中有 1 例胎儿畸形者 CMV DNA 阳性，亦说明 CMV 是通过胎盘传播并是胎儿发育障碍的主要原因。CMV 也可通过宫颈逆行感染宫内胎儿，分娩时新生儿可通过感染的产道而被传播。

CMV 长期存在可导致反复的组织坏死和修复反应，形成进行性损伤，从而影响胚胎发育。孕妇 CMV 感染可以导致流产、死胎、早产、IUGR、新生儿先天畸形（小头、小眼或无脑畸形等）、新生儿颅内钙化、新生儿体重减轻等。妊娠各个时期的 CMV 感染对胎儿都能产生损害。早期感染容易导致自然流产和死胎。中晚期感染可造成多器官的损害，以中枢神经的损害最为严重，50% 以上有症状的先天性感染新生儿有小头畸形，15% ～ 20% 的 CMV 先天性感染新生儿发生脉络膜视网膜炎，5% ～ 10% 有单侧或双侧听力丧失，30% 有神经性耳聋。此外，还可以发现足神经萎缩、斜视、视神经萎缩、牙齿损害等。

研究证实，胎儿 CMV 感染严重程度与母亲孕期感染的时间有关，如果孕妇感染出现在妊娠 20 周以前，胎儿 CMV 所致疾病严重，孕妇在妊娠 20 周后感染则较轻。孕妇病毒学检测结果表明，原发感染孕妇所产婴儿出现症状性先天性 CMV 感染的构成比为 19%，再感染孕妇所产婴儿出现症状性先天性 CMV 感染的构成比为 26%，未感染母亲所产婴儿无一例出现症状性先天性 CMV 感染。Boppana 等研究认为，再感染的母亲常常是感染了与以往不同的病毒株而导致 CMV 的宫内传播和婴儿症状性先天性感染。16 例先天性 CMV 感染婴儿的母亲中 11 例（69%）对 CMV 糖蛋白 H 抗原决定簇已产生抗体，10 例（62%）母亲获得新的 CMV 糖蛋白 H 抗原决定簇特异性抗体，而 30 例未感染 CMV 婴儿的母亲仅有 4 例（13%）出现新的 CMV 抗体。

3. 胎儿、新生儿的病变 5% ～ 10% 新生儿出生时就有严重症状，如宫内生长迟缓、小头畸形、脑炎、视网膜脉络膜炎、黄疸、肝脾大、溶血性贫血、血小板减少性紫癜等。这些新生儿死亡率较高。

病理检查，可见 CMV 感染累及胎儿全身各个器官，肺、肝、脾、肾、脑、胰腺、肾上腺、视网膜、涎腺及消化道均可受累。病变表现为灶性坏死和炎症反应。CMV 对上皮细胞和内皮细胞具有亲和性，受感染的细胞肿大，形成核内和（或）胞质内包涵体，以核内包涵体最有特征性，是病理诊断病毒感染的重要依据。在 HE 染色切片中 CMV 核内包涵体呈嗜酸性或双嗜性，占据核内中央区的大部分，周围有明显的空晕与核膜分开，称为鹰眼样包涵体，胞质内包涵体则不够典型。

CMV 可引起脑组织弥漫性或局灶性坏死、广泛钙化，形成脑炎。CMV 可侵犯肝脏，引起肝脏局灶性坏死，造成肝脏代谢功能下降，使肝脏对胆红素摄取与结合能力减低，并且累及胆系，使胆红素排泄障碍，引起婴幼儿黄疸的发生。CMV 是婴幼儿呼吸道病毒感染的重要病原体，可在感染后长期存在于体内或潜伏在肺及气道内 6 个月～ 1 年，在机体免疫力低下时，可发生肺炎、肺组织出血或间质性坏死。CMV 还可损害骨髓巨核细胞致血小板生成减少或破坏增加，导致血小板生成不良而出血。广泛皮肤出血点或紫癜提示可能有 CMV 感染。

先天性 CMV 感染者 90% 出生时可无明显异常，5% ～ 15% 可在 2 年内出现异常，如紫癜、肝脾大、黄疸、脉络膜视网膜炎、肺炎、心肌炎、腹水、耳聋、癫痫、抽搐、瘫痪等，严重感染者病死率大于 30%。有些患儿在 1 ～ 2 年内才逐渐出现智力、视力、听力、语言和（或）运动能力障碍，发育不如同龄健康儿童。

4. 胎盘病变 CMV 引起的胎盘病变差别很大，这与感染的时期早晚、时间长短、损害轻重有关。轻者可无明显异常，重者可见胎盘水肿增大，甚至大片坏死。胎盘主要病变为浆细胞浸润、核内包涵体形成、绒毛局部基质纤维化等。镜检主要表现为轻度灶性或弥漫性绒毛炎及绒毛成熟障碍。其组织学变化有如下类型：①增生性绒毛炎：绒毛内有炎细胞浸润，但无组织坏死；②坏死性绒毛炎：绒毛内有炎细胞浸润并有重度坏死；③修复性绒毛炎：绒毛炎症消退，开始修复机化，有肉芽组织形成及成纤维细胞增生；④间质纤维化：绒毛内纤维组织增生，绒毛皱缩，炎细胞消退；⑤血管内膜炎：绒毛血管内血栓形成，或血管腔消失，在绒毛间质内主要是淋巴细胞、浆细胞浸润；⑥绒毛成熟障碍：绒毛大小不等，轮廓不规则，间质血管形成差，有的小血管壁结构不清；⑦绒毛钙化：有时可见绒毛钙化，甚至整个胎盘中普遍存在绒毛钙化灶。在干绒毛内的钙化灶往往呈线形分布。上述表现对于病因诊断缺乏特异性，关键是在间质内或胎儿血管内皮细胞中找到 CMV 包涵体，在羊膜中及绒毛的细胞滋养细胞中亦可找到包涵体。由于包涵体数量较少，有时很难发现，可借助免疫组化染色；电镜观察可发现 CMV，胎盘组织及胎儿内脏 PCR 检测可发现 CMV DNA，这些发现有助于确定 CMV 感染。

5. CMV 感染的诊断　诊断 CMV 感染的方法包括病毒的分离培养、核酸检测、血清学检查及病理学检测等。但对于孕妇、胎儿和新生儿来说，有些特殊之处。第一是检测的材料，包括血液（母血和脐带血）、羊水、乳汁、尿液和胎盘组织等，需要特殊的技术。第二，对于检测结果的解释，要区分是孕妇感染还是胎儿、新生儿感染，是既往感染还是活动性感染。其他病毒感染的诊断也存在类似的情况。

检测孕妇血清内 CMV 特异性抗体是诊断 CMV 感染的常用方法。一般感染 CMV 3～5 天后，先出现 IgM 抗体，一般持续 12～16 周，甚至 6 个月，妊娠期检出率较低（4%～20%）；而 IgG 抗体在感染 7 天后才出现，4～8 周达到高峰，可持续数年甚至终生，妊娠期检出率可高达 90%。一般 IgM 抗体阳性表示新近或原发性感染；IgG 抗体阳性表示既往感染。结合核酸检测可以判断是否为活动性感染。孕妇 CMV 的 IgM 抗体 + CMV DNA 阳性，或 CMV 的 IgM 抗体 + CMV mRNA 阳性，为活动性感染指标，具有较高的母婴传播风险和异常妊娠结局的发生率。胎儿先天感染者绒毛、脐血、羊水中任一项 CMV DNA 阳性。因为母体 IgM 抗体不能通过胎盘，如果脐血中 IgM 抗体阳性，则判断为胎儿感染。新生儿 CMV 感染者脐血 IgM 抗体阳性，外周血 CMV DNA 阳性，或尿液培养阳性。

（1）胎儿血液检查：胎儿血液标本可在超声引导下由细针穿刺脐静脉获得，胎儿血液可以用于检测 CMV IgM 抗体和定量 CMV DNA，还可以检测血液或生化指标的异常，如血红蛋白、血小板、肝功能等。胎儿血 CMV IgM 抗体在孕 20 周后就可以检测到，由于它的敏感度较低（20%～75%），其诊断价值受到限制。

近年注意到抗热休克蛋白（HSP）对胎儿 CMV 感染的诊断作用。HSP 在各种应激反应时合成，CMV 感染可以导致特异性 HSP 70 的合成。当 CMV 感染内皮细胞，宿主编码 HSP 70 基因激活。Gerber 等应用脐带穿刺术在妊娠 22～25 周对胎儿血抗 HSP 70 IgM 检测，以区别 CMV 感染与非感染胎儿，具有高度的敏感度（94%）和特异度（91%），抗 HSP 70 IgM 水平似乎与胎儿 CMV 感染程度有关。

（2）羊水检查：羊水 CMV IgM 分离具有高敏感度（77%～100%）和绝对特异度（100%），无一例羊水 CMV 培养阴性而胎儿血 CMV IgM 抗体或胎儿血 CMV 培养阳性，且取胎儿血标本或羊膜腔穿刺后未发现任何并发症的出现，故羊水 CMV 培养被认为是产前诊断的重要指标。1990 年以来由于羊膜腔穿刺术和组织培养技术的发展，确诊先天性 CMV 感染的病例逐渐增加。由于 CMV 即刻早期抗原单克隆抗体和快速培养技术的应用，在标本收集后 16～24 小时内即可得到诊断。随着 PCR 技术的发展，可通过应用 PCR 技术检测羊水 CMV DNA，其敏感度为 76.9%，特异度是 100%。羊水 CMV 分离和 PCR 检测 CMV DNA 可以有效区分感染胎儿与未感染胎儿。先天性症状性感染的新生儿出生时血液中 CMV DNA 含量显著升高，表明至少出生后临床症状与 CMV 的量有关。有研究发现，妊娠 21～22 周羊水 CMV 定量阴性，100% 胎儿或新生儿不出现感染；CMV DNA 定量 < 10^3/ml，81% 胎儿或新生儿不出现感染，≥ 10^3/ml，100% 胎儿或新生儿出现先天性感染；CMV DNA < 10^5/ml，92% 胎儿或新生儿不出现临床感染症状，≥ 10^5/ml，100% 胎儿或新生儿出现感染临床症状。

据报道，诊断先天性 CMV 感染的敏感度，胎儿血液抗原血症是 57.9%，病毒培养是 55.5%，白细胞 CMV DNA 定量是 82.3%，所有方法特异度均为 100%。另外，超声检查对于观察胎儿发育情况也有独特的优势。结合病毒核酸检测和超声检查对胎儿 CMV 感染的诊断更有帮助。

二、风疹病毒感染

风疹病毒（rubella virus，RV）是最危险的致畸因子，主要通过呼吸道传播，好发于春夏两季。风疹是发热出疹性疾病，也可并发脑炎、睾丸炎等。孕妇感染后，无论显性或隐性感染，首先侵犯上呼吸道黏膜，在上皮内复制，引起局部炎症反应，继而进入淋巴或血流，引起病毒血症。病毒可经过胎盘或产道垂直传播给胎儿，引起先天性风疹综合征（congenital rubella syndrome，CRS）等。

1. 孕妇感染情况 自 1945 年澳大利亚报告 136 例孕妇患风疹导致婴儿先天畸形以来，RV 感染与妊娠结局的关系逐渐引起重视。1963 年美国风疹流行，造成 1 万多名孕妇流产，2 万多例胎儿先天畸形。

根据国外有关 CRS 在发展中国家发病率监测模型推算出在东南亚育龄妇女 RV 感染率为 32/10万；500～2500 例（平均 1000 例）婴儿中有 1 例发生 CRS。我国各地育龄妇女中 RV 感染率差异较大。2004 年侯林浦等调查 7 省（市）部分育龄妇女（20～35岁已婚待孕）的 RV IgG 易感率，山东省为 16.41%、青海省 24.24%。齐丹丹等调查长春市 21～41 岁的180 例孕产妇，收集其分娩的新生儿脐带血 180 份进行血清流行病学调查，孕产妇 RV IgG 抗体总阳性率为 82.78%。RV 抗体阳性率随着年龄增长而下降。推算长春市孕产妇有近 17.22% 的易感人群。天津市自1990 年有风疹发病资料记载以来，1990～2006 年的平均发病率为 7.2/10 万，10～19 岁为高发人群，发病构成占 65.2%；其次是 ≤ 9 岁年龄组，构成比为16.0%。估算天津市每年可能有 68 名育龄期妇女感染风疹，有 74 名新生儿发生 CRS。北京市育龄妇女 RV IgG 抗体阳性率为 84.20%，处于中等水平，仍有近15% 的易感人群。王庆等随机选取在北京大学人民医院产科分娩的孕产妇及其新生儿 1000 对，采用酶联免疫吸附试验开展脐带血 RV IgM、IgG 抗体检测。结果监测的新生儿中，有 1 例 RV IgM 抗体阳性，临床诊断为先天性风疹感染（congenital rubella infection，CRI）。孕产妇（育龄妇女）风疹 IgG 抗体阳性率为84.20%，几何平均浓度（GMC）为 54.10 IU/ml。各年龄组之间抗体阳性率和 GMC 有显著性差异，随着年龄的增长，抗体阳性率和 GMC 呈下降趋势。石月萍等统计发现 RV 感染在孕妇中 IgG 阳性率为 84.02%，而 IgM 阳性率仅 0.79%。当地孕妇既往感染率高于婴幼儿的感染率。也有报道我国育龄妇女风疹感染率为5%，新生儿宫内感染率为 4.14%。

2. 对妊娠结局的影响 孕妇血液中的病毒经胎盘或生殖道垂直传播给胚胎或胎儿。孕妇有 RV 抗体者罕见先天性风疹，而妊娠合并原发感染者才发病，导致流产、死胎、早产、IUGR、胎儿先天畸形（先天性心脏病、耳聋、白内障等）或以先天缺陷为主的先天性风疹综合征。张其成等对济南市 447 例先天缺陷病例进行调查，其中符合先天性风疹综合征者 16 例，确诊 3 例，检出率为 4.25%；先天缺陷以先天性心脏病为主，唇腭裂次之。

先天性风疹综合征是风疹的最大危害，表现为神经性耳聋、先天性白内障、先天性心血管畸形、智力发育不全或发育迟缓、低出生体重等多种损害。孕妇也可生产完全正常的新生儿或致新生儿隐性感染，部分患者在刚出生时无任何异常，但随年龄增长病变呈进行性发展，形成永久性和迟发性损害。

风疹病毒对胎儿影响的严重程度主要与孕妇免疫状态及感染发生时的妊娠时间或胎龄有关，在妊娠12 周内感染，先天性风疹综合征的发生率可达 85%。风疹病毒感染发生在妊娠期越早对胎儿的致畸率也越高。妊娠早期 2 个月内发生的原发感染，胎儿畸形的发生率高达 65%～85%。妊娠早中期感染可致流产、死产及先天性风疹综合征。国外有资料称妊娠早期感染致畸率为 50%、妊娠中期致畸率降至 25%，妊娠晚期降至 15%，程度也较轻。美国调查资料表明，妊娠期 1～2 个月内感染导致 90% 婴儿畸形，妊娠期 4 个月造成 50% 畸形，4 个月后致畸危险性减少。若妊娠 20 周后发生感染，则胎儿畸形很少出现。常见的畸形有动脉导管未闭、心室间隔缺损、小眼球、先天性白内障、青光眼、脉络膜视网膜炎、先天性斜视、先天性耳聋等，亦可导致脑炎、心脏缺损、心肌炎、间质性肺炎、肝脾大、黄疸、血小板减少性紫癜、肾炎、肾钙化、尿道下裂、智力迟钝等，10%～20% 患儿在出生后一年内死亡。风疹病毒感染所造成的先天性缺损，可以是单发的，也可以是多重的，可以在出生后即发生，也可在出生数周、数月甚至数年后才被发现。

不同时期的感染对妊娠结局影响的机制不同。孕妇在最初 3 个月内感染风疹病毒，此时正值胚胎胎儿器官形成、分化和发育时期，风疹病毒感染可致染色体断裂和畸变，器官分化异常，发育不良，易于发生先天畸形。在妊娠 6 周内对胚胎心脏和眼部影响最大，在妊娠 6～10 周时对眼部影响最大；妊娠中晚期感染，胚胎发育接近成熟，很少发生心血管异常。

3. 胎儿及新生儿病变 母体的风疹病毒感染可导致胎儿和新生儿多系统多器官的先天性疾病，称为先天性风疹综合征。先天性风疹综合征多发生在出生后 1 年内，特别是在 6 个月内，严重者可因心力衰竭、败血症及全身衰竭而死亡。临床上先天性风疹综合征分为 3 种状况：①在新生儿期表现为一过性症状，包括低体重、血小板减少性紫癜、肝脾大、黄疸、溶血性贫血，间质性肺炎、淋巴结炎、前囟膨隆等先天性感染的表现。②先天性风疹综合征也可表现为持久性损害，包括心血管畸形、白内障、虹膜睫状体炎、脉络膜视网膜炎、青光眼等，亦可见角膜混浊、先天性斜视，甚至失明、耳聋等。③先天性风疹综合征的迟发性障碍，常在出生以后数月至数年才发现异常，其表现为发生在幼儿期至青春期的耳聋、高度近视、智力障碍、性早熟、退行性脑病等，也可能发生糖尿病。

先天性风疹综合征的主要组织病理学表现为：①心血管系统：常见动脉导管病变，肺动脉及其分支狭窄，普遍发生动脉内膜增生，严重者导致动脉闭塞，但内弹力层及中层较少受累。多见血管发育不全和动脉内膜炎，罕见局灶性心肌坏死和瘢痕形成。②中枢神经系统：主要表现为小头畸形和脑膜脑炎，后者镜下可见脑膜内慢性炎细胞浸润，炎细胞偶见于小血管周围。慢性进行性全脑炎则表现为大脑轻度萎缩，小脑及髓质皱缩，镜下见脑白质内弥漫性破坏，星形细胞增多，血管周围有淋巴细胞聚集。③其他病变：有的患者可出现白内障、色素性视网膜病、内耳局灶性损害、肝脾大、胸腺发育不良、间质性肺炎、腭裂、并指等。骨髓内常见巨核细胞减少，可能与血小板减少性紫癜有关。

4. 胎盘病变 急性期表现为绒毛水肿、灶性坏死性绒毛炎和干绒毛血管的坏死性动脉炎。绒毛炎的病变程度轻重不等，轻者只有滋养细胞灶性坏死，重者则可见滋养细胞全部坏死，并伴有绒毛周围纤维素沉积，中性粒细胞渗出。绒毛间质细胞增多或间质水肿，霍夫鲍尔（Hofbauer）细胞胞质内常见明显的嗜酸性颗粒。绒毛血管内皮细胞坏死，伴血管周围炎。急性期过后进入修复期，绒毛间质开始机化、纤维化，血管消失。有时急性期病变与修复期绒毛病变同时存在，说明病变仍在进展。风疹病毒感染也可形成包涵体，在血管内皮细胞或绒毛滋养细胞内可找到嗜酸性包涵体。用 PCR 检测病毒也有助于病因诊断。

5. 孕妇和胎儿风疹病毒感染的诊断 采取宫颈和阴道分泌物培养风疹病毒比较困难，较少使用，而血清学方法应用广泛。原发性风疹病毒感染时产生的 IgM 出现早但持续时间短（6～12个月），IgG 抗体在感染 6～12 个月才出现但可获得终身免疫。人可通过自然感染或疫苗接种获得对风疹病毒的免疫力，这种免疫力将产生终身的保护作用，也能有效保护孕妇，避免再次感染。当存在免疫力的个体再次暴露于风疹病毒后仅极少数人可出现再感染，而这种再感染几乎不会产生临床症状且仅能通过血清学方法得以发现，风疹病毒再感染导致病毒血症的可能性更是微乎其微。因此育龄妇女孕前先检测风疹病毒 IgG 抗体，如抗体阴性则接种风疹疫苗，并在接种疫苗 3 个月后待风疹病毒 IgG 抗体阳性后妊娠，可避免异常妊娠结局。由于 IgG 抗体可通过胎盘，新生儿脐带血中

的风疹抗体基本上反映了孕产妇（育龄妇女）的免疫水平。

6. 先天性风疹综合征的诊断依据

（1）临床表现：①新生儿白内障或先天性青光眼、先天性心脏病、听力缺损、色素性视网膜病、唇裂、腭裂、小头畸形、X 线骨质异常；②紫癜、脾大、黄疸、精神性迟缓、脑膜脑炎。

（2）经实验室检查确诊患儿母亲在妊娠早期有风疹病毒感染史。

（3）实验室诊断：①婴儿血清风疹病毒 IgM 抗体阳性；②婴儿血清风疹病毒 IgG 抗体水平持续存在，并超过从母体被动获得的抗体水平（4 倍以上）；③婴儿咽拭子、血、尿、脑脊液或脏器活检标本中分离出风疹病毒或检测到风疹病毒 RNA。

（4）病例分类：①疑似病例：上述临床表现①或②；②临床诊断病例：临床表现①或②，同时伴有（2）；③确诊病例：临床诊断病例加实验室诊断①或②或③。

三、单纯疱疹病毒感染

单纯疱疹病毒（HSV）感染是人类最常见的病毒性疾病，HSV 感染引起的生殖器疱疹已成为一种最常见的 STD，孕妇处于免疫抑制状态，最容易受到 HSV 感染。

HSV 分为 I 型和 II 型，感染的途径为接触传播，原发性感染后病毒可潜伏于三叉神经节或腰骶神经节，在一定条件下潜伏病毒可再激活引起临床感染或无症状排毒。HSV-I 型主要引起腰部以上皮肤疱疹和眼、口唇疱疹，也可感染生殖道。HSV-II 型多引起腰部以下的皮肤疱疹及外生殖器疱疹。由 HSV 引起的人类生殖道感染是重要的 STD 之一，与胎儿和新生儿感染有关的主要是 HSV-II 型。妊娠时期 HSV 感染可引起自发性流产。分娩时母亲 HSV 感染排毒可引起新生儿危及生命的感染。因此 HSV 感染很受关注，并被列入 TORCH 综合征中。

1. 孕妇感染情况 HSV 感染在成人中并不少见，但各地报道差别很大。感染者大多为亚临床状态，仅少数出现疱疹，HSV-II 型感染者以生殖器疱疹为主，妊娠期 HSV 感染率为非孕产妇的 3 倍，可能与妊娠期免疫功能下降有关。早孕妇女中两型 HSV 抗体阳性率相近（HSV-I，39.5%；HSV-II，38.5%。乌鲁木齐地区）。近 20 多年来，女性生殖道 HSV 感染率增高，新生儿单纯疱疹也在增多。新生儿的 HSV 感染 80%以上是在生产时发生的，即破膜后的上行性感染，或

经阴道分娩时感染，造成围生期感染。

原发性 HSV 感染的孕妇发生播散性感染和肝炎的危险性增加，特别是在妊娠晚期。发病的平均孕龄是 31 周，母亲和新生儿的死亡率均为 39%。在 220 例急性病毒性黄疸型肝炎孕妇中，感染 HSV 的孕妇比未感染的孕妇更容易发生暴发性肝衰竭和死亡。

随着生殖器 HSV 感染发病率的增高，新生儿 HSV 感染率也上升。生殖器 HSV 感染可分为原发性和继发性两种。妇女原发性 HSV 感染的特征为：①临床病程约 3 周；②从外阴及宫颈损害处大量排毒；③腹股沟淋巴结肿大；④常有全身症状，提示有病毒血症。多数原发性 HSV 感染发作是无症状的或仅有轻微症状。原发性感染者感染生殖器黏膜的 HSV 被吸收到表皮细胞内复制，然后病毒进入生殖道感觉神经末梢，继而逆行转运至脊柱感觉神经节中复制。未被包裹的 HSV 颗粒通过神经轴突移动到生殖道黏膜，成熟的病毒颗粒在生殖器或肛门周围脱落。在宿主的免疫应答作用下，原发感染多保持在亚临床状态。但是免疫应答不能清除潜伏在神经节中的病毒，病毒 DNA 在宿主细胞内常以未表达的游离基因连环体的形式持续存在。如果在某种刺激下，HSV DNA 在潜伏感染的细胞内恢复活性，便可能发生继发性感染。病毒再度活跃可引起临床症状，或仍无症状，但伴有病毒颗粒的脱落。原发性 HSV-Ⅱ 型感染的复发率高于 HSV-Ⅰ 型感染的复发率，生殖道黏膜疱疹的发生率也相应增高。该处 HSV 感染是导致新生儿经产道感染的主要因素。

2. 对妊娠结局的影响　HSV 主要传播途径为生殖道上行性感染，通常潜伏在神经节。妊娠时母体的生理变化使 HSV 活化，妊娠早期（8 周前）感染可发生病毒血症，HSV 通过胎盘感染胚胎，能破坏胚芽导致流产、早产、死产、IUGR，亦可导致出生缺陷和畸形，如小头、小眼、指（趾）畸形、脉络膜视网膜炎、晶状体混浊、心脏动脉导管未闭、颅内钙化等。妊娠中晚期虽少发畸形，但可引起胎儿和新生儿发病。据报道，在妊娠 20 周内自然流产率是未受感染妇女的 3 倍，早产发生率为一般人群的 2 倍。母亲有生殖器活动性疱疹病变者，新生儿发生感染的危险性可达 60%，应做剖宫产以避免新生儿感染。因为在出生过程中受到感染，可引起新生儿结膜炎、角膜炎等；如发生全身性感染，则可出现黄疸、发绀、呼吸困难、循环衰竭甚至死亡。

（1）HSV 感染对妊娠的影响：①妊娠时原发性生殖器 HSV 感染比非原发性生殖器疱疹第一次发作或复发性生殖器疱疹对妊娠的不利影响更多。②在最初发生病毒血症时，通过胎盘使胎儿发生 HSV 感染者罕见，因此诊断为先天性感染者不常见，有报道在 210 例感染 HSV 的新生儿中，仅有 8 例为先天性感染。③妊娠时症状性原发性生殖器疱疹伴发流产、早产及低出生体重儿明显增加。Nahmias 报道患原发性生殖器疱疹的妇女在妊娠 20 周前自发流产率为 54%，妊娠 20 周以后的症状性原发性生殖器疱疹妇女所生的婴儿 35% 体重 < 2500g，50% 发生新生儿疱疹。另一报道在 15 例妊娠期原发性生殖器疱疹中，6 例（40%）伴有严重的围生期疾病（早产、生长迟缓或新生儿 HSV 感染）。而在复发性生殖器疱疹的孕妇，其早产或胎儿生长迟缓的发生率不增加。④新近感染 HSV 的妇女排毒多，从宫颈及外阴部排毒多，无症状排毒多。⑤早期妊娠时，症状性原发性生殖器疱疹的妇女中，10.6% 可检测到无症状排毒（HSV-Ⅱ），而妊娠时首次发作的非原发性生殖器疱疹无症状排毒检出率仅为 0.5%。由此可见：①妊娠时期症状性原发性生殖器疱疹发生自发流产及早产的危险性增加，而复发性生殖器疱疹的孕妇则不增加；②妊娠晚期发生无症状性血清阳转的妇女，其早产的危险性也增加；③上述两组孕妇传播 HSV 给新生儿的危险性也增加。

（2）对新生儿的影响：70% 的新生儿 HSV 感染是由 HSV-Ⅱ 型所致，并且几乎都是经产道感染，极少经胎盘造成宫内感染，即使造成宫内感染也很少引起自发性流产、宫内生长迟滞或先天畸形。新生儿 HSV 感染若不治疗，70% 以上患儿可出现播散性内脏感染或中枢神经系统感染。

新生儿感染 HSV 可表现为：①皮肤感染，仅限于眼和口唇；②神经系统感染，引起脑炎；③播散性感染，累及多种组织，如脑、肺、肝、肾及皮肤等。口腔黏膜的感染可通过消化道、呼吸道播散引起食管炎或肺炎，也可通过神经细胞或病毒血症达到中枢神经系统引起脑炎；病毒血症可将病毒播散到更多器官，引起播散性 HSV 感染。新生儿感染通常发生在分娩期或产后不久。原发 HSV 感染的母亲分娩的婴儿感染的危险性为 30% ～ 50%，而继发感染的母亲仅感染由阴道分娩的新生儿，危险性为 1% ～ 2%。

新生儿受感染的危险因素很多：①多数新生儿 HSV 感染是分娩时经母亲产道而受，其中 86% 为 HSV-Ⅱ 型感染。②约一半的新生儿 HSV 感染者的母亲在妊娠晚期时患原发性 HSV 感染。③ Whitley 等观察到感染 HSV 的新生儿出生体重 < 2500g 者占 41%，有 51% 在其第 1 次的血清标本中无抗 HSV 抗体。④新生儿 HSV 感染的危险因素很可能是原发性

生殖器 HSV 感染，因为原发性感染时伴有早产。产道排毒量大，宫颈广泛受侵，母亲可发生病毒血症，母亲无抗 HSV 抗体，而婴儿的免疫功能尚不成熟。妊娠时，母亲首次感染 HSV 后，新生儿感染 HSV 的危险性比复发时大得多。有报道分娩时首次感染生殖器疱疹的孕妇，其所生婴儿中发生新生儿 HSV 感染者占 44%（19/43），而复发性生殖器疱疹妇女分娩时 HSV 培养阳性，其所生的婴儿发生新生儿 HSV 感染的发病率为 1/34 及 0/34。⑤复发性 HSV-Ⅱ 型感染的母亲所生婴儿由于可以从母体获得保护性的免疫，因而感染 HSV 的危险性较低，特别是侵袭性疾病。⑥虽然妊娠时只有 10% 妇女患原发性 HSV 感染，但有 35% ～ 50% 新生儿 HSV 感染与母亲的原发性感染有关。因此预防新生儿 HSV 感染必须预防在分娩时发生原发性 HSV 感染，还要在分娩时发现并预防生殖器疱疹的复发。⑦足月产的原发性生殖器疱疹的孕妇所生婴儿发生新生儿感染的危险性与分娩的途径及破膜时间长短有关。患该病母亲所生的新生儿通过阴道分娩者约 50% 发生感染，而剖宫产（破膜时间 < 4 小时）仅 1/16（6%）新生儿受染，破膜时间 > 4 小时，则无论通过什么途径分娩，6/7 例新生儿受染。⑧新生儿时期易感染 HSV 并可持续数月，可能与此时期抗 HSV 的细胞免疫应答差有关。

3. 胎儿及新生儿病变 播散性 HSV 感染者，病变常见于肝、肺、脑、食管、舌、结肠、肾上腺等器官。肝大，布满淡黄色、质地坚实的坏死结节，直径 1 ～ 6mm，可互相融合呈大片状，严重者肝脏全部坏死。镜下见被感染的细胞肿胀，胞质疏松呈网状或空泡状，肝窦及血管内皮细胞坏死，网状支架塌陷，但无明显炎细胞反应。病变可累及单个或多个小叶，小叶边缘的细胞内可见核内包涵体。这些包涵体较大，界限明显，嗜酸性，其与核膜间有透明带（空晕），有时较大的包涵体可占据整个核。肾上腺病变亦为坏死性，常从髓质向表面扩展，界限清楚，周边的细胞内可查见病毒包涵体。大脑病变为广泛分布的或散在的坏死灶，在基底神经节和脑干最为明显，在坏死区的边缘可以查见含有包涵体的细胞。偶尔脑组织为唯一受累的器官。新生儿的 HSV 感染可以是局部性的，也可以是播散性的，后者病情较重，病死率高，幸存者常遗留终身残疾。HSV 感染如累及中枢神经系统，后果严重，可发生小头畸形、无脑儿、小眼、癫痫发作、肢体瘫痪、脑发育不良、脑积水、神经精神障碍等。此外新生儿也可发生皮肤损伤、脉络膜视网膜炎等。

几乎全部围生期胎儿和新生儿的 HSV 感染来自母亲，大部分为 HSV-Ⅱ 型所致，也可由 HSV-Ⅰ 型引起。HSV 宫内感染率低于 5%，且无显著影响；穿过胎盘获得的 HSV IgG 对胎儿有一定保护作用。胎儿和新生儿 HSV 感染大多数由母亲生殖器 HSV 感染引起。临近分娩时的感染和复发与新生儿 HSV 感染有关。围生期死亡率可达 50%。

4. 胎盘病变 HSV 经血行播散累及胎盘者，胎盘病变表现为散在的绒毛滋养细胞坏死，病变绒毛互相粘连，但无炎细胞反应。上行感染者可引起绒毛膜羊膜炎，可见单核细胞、浆细胞和淋巴细胞浸润。胎盘组织的 PCR 检测有助于诊断。预防新生儿 HSV 感染的方法主要是妊娠期避免生殖道感染，当孕妇存在 HSV-Ⅱ 型感染时选择剖宫产可避免通过产道传染给胎儿。

四、寨卡病毒感染

近年发现寨卡病毒（Zika virus）在非洲、美洲流行，并已蔓延到亚洲，我国已有输入性寨卡病毒感染病例的报道，值得警惕。寨卡病毒感染主要表现为发热、皮疹、关节痛或结膜炎，极少引起死亡。但孕妇感染寨卡病毒，则可通过胎盘感染胎儿，产下的婴儿出现小头畸形（microcephaly）。

1. 寨卡病毒的发现与传播 寨卡病毒属于黄病毒科黄病毒属，存在非洲型和亚洲型两个亚型，是一种蚊媒病毒，主要通过感染病毒的伊蚊叮咬传播到人。该病毒于 1947 年首次在乌干达通过丛林黄热病监测网络在恒河猴身上发现，然后 1952 年在乌干达和坦桑尼亚人群中得到确认。

成人染上寨卡病毒一般危害不大，但该病毒会由妊娠的母亲在妊娠或生产过程中"穿透"胎盘屏障，传播给胎儿或婴儿，干扰胎儿神经发育系统，导致胎儿流产、新生儿小头畸形甚至死亡。寨卡病毒也可能发生性传播或输血传播。2015 年，巴西有 2700 名婴儿被怀疑患上寨卡病毒所致的小头畸形。2016 年 2 月 2 日，世界卫生组织（WHO）将寨卡病毒流行列为国际紧急卫生事件。美国疾病控制与预防中心于（CDC）2016 年 4 月宣布，确认寨卡病毒感染是小头畸形和其他几种出生缺陷的原因之一。

2. 寨卡病毒病 寨卡病毒感染人体后主要经血播散并可跨越血 - 脑屏障进入中枢神经系统，引起神经系统疾病，即寨卡病毒病（Zika virus disease）。患者一般临床症状较轻，主要表现为发热、皮疹、关节痛或结膜炎，极少引起死亡。但有可能出现吉兰 - 巴雷综合征（参见周围神经系统病毒感染）、婴儿小头畸形等。

小头畸形通常是指头围（枕额径）比同龄同性别者小 3 个标准差，而股骨长度在正常值的 2 个标准差之内，常伴有智力低下的一种疾病，又称狭颅症。小头畸形分为原发性和继发性。原发性小头畸形指妊娠期间，脑组织发育明显小于孕周的正常值；继发性小头畸形指脑组织在孕期发育正常，而出生后发育受限，导致头围小于正常婴儿。小头畸形的病因很多，关系最密切的是孕期尤其孕早期的宫内感染，许多病原菌均可以导致小头畸形，以病毒及弓形虫多见，此外还有梅毒螺旋体等。常见的导致小头畸形的病毒有寨卡病毒、巨细胞病毒、风疹病毒、单纯疱疹病毒等。孕期尤其孕早期感染了寨卡病毒的孕妇，可经胎盘感染胎儿，导致流产、死胎及胎儿畸形，包括产生胎儿小头畸形。

3. 寨卡病毒与小头畸形之间的关系　流行病学、病原学及病理学研究获得大量证据，表明寨卡病毒与小头畸形密切相关。

寨卡病毒病流行期间，巴西报道了大量新生儿小头畸形病例。在一年左右的时间内发现数千例当地婴儿头部大小不正常。其他的胎儿发育异常还包括伴有或不伴有小头畸形的宫内发育受限、心室钙化或其他中枢神经系统受损，羊水量异常或脑、脐动脉血流异常等。孕妇急性寨卡病毒感染的时间为孕后 5 ～ 38 周。巴西对监测发现 2015 ～ 2016 年的 574 例小头畸形分析表明，孕早期感染寨卡病毒与小头畸形存在着时空关联；15 个有寨卡病毒传播的地区小头畸形患病率（2.8/ 万）明显高于 4 个无寨卡病毒传播的地区（0.6/万）。美国的研究结果显示，孕 12 周内感染寨卡病毒可能导致胎儿流产和新生儿小头畸形。

2015 年，研究人员从 2 例孕妇羊水中检测到寨卡病毒 RNA，其相关胎儿有小头畸形，提示该病毒可以通过胎盘发生母婴传播。另一组研究人员从 2 例患有小头畸形并在出生后 20 小时内死亡的新生儿脑组织和 2 例流产儿的胎盘及其他组织中进行 RT-PCR 检测寨卡病毒核酸，结果均为阳性，提示寨卡病毒感染可能与新生儿小头畸形有关。专家认为，最危险的时期是怀孕的前三个月，特别是孕妇未察觉已怀孕时。目前还不清楚寨卡病毒是如何通过胎盘，损伤胎儿处于生长期的大脑。

据 Tang 等 2016 年报道，人神经前体细胞（hNPCs，亦称人神经干细胞）可感染寨卡病毒。hNPCs 是从人类诱导的多能干细胞分化获得的，研究表明该细胞是寨卡病毒感染的靶标，hNPCs 感染后又能繁殖释放感染性寨卡病毒粒子，感染 hNPCs 并引起 hNPCs 生长周期的失调及死亡。由于大脑发育与神经干细胞的增殖、生长直接相关，所以认为寨卡病毒感染是导致新生儿小头畸形的重要原因。

五、肝炎病毒感染

在肝炎病毒中，以乙型肝炎病毒（hepatitis B virus，HBV）感染率最高，并且可以发生性传播、母婴传播，对妊娠造成不良影响。对此有很多研究，而对其他肝炎病毒的相关研究很少。本节主要讨论 HBV 对妊娠的影响。

1. 孕妇感染情况　各种肝炎病毒均可影响孕妇和胎儿，但以 HBV 影响更大。孕妇是病毒性肝炎的易感者，其发病率是非孕妇的 3 ～ 5.9 倍。我国是 HBV 感染的高发区，我国对孕产妇 HBV 感染的研究也较多。大量资料表明，HBV 宫内感染与孕妇血清中 HBV DNA 复制水平、胎盘屏障作用及妊娠并发症密切相关，并证实胎盘 HBV 感染与胎儿感染具有相关性。在没有母婴阻断的情况下，产时感染占 80% ～ 85%，产后感染占 10% ～ 15%，而宫内感染只占 5% ～ 10%。

2. 对妊娠结局的影响　孕妇感染 HBV，可在宫内、分娩时或产后接触传播给胎儿或新生儿。其早产率比正常孕妇高 3 倍，流产率、死产率和低体重儿发生率也增加。母亲的 HBsAg 和 HBeAg 阳性，是形成母婴传播的主要因素。Medhat 等报道 48 例急性病毒性肝炎孕妇的妊娠结局，指出最常见的胎儿并发症为早产（14.9%）、死产和流产（各 8.3%）。Pantelalis 等发现产前患病毒性肝炎者所生婴儿患唐氏综合征概率比对照组高 3 倍。国外研究显示，妊娠早期感染 HBV，胎儿只有 10% 被感染，而妊娠晚期患急性乙型病毒性肝炎，胎儿 100% 被 HBV 感染。我国的研究也发现，80% 以上的宫内感染发生在妊娠晚期。在妊娠中晚期，随着胎儿长大，胎膜逐渐变薄，胎盘绒毛的毛细血管通透性增加，这些变化有利于胎儿获得更多的营养，但也同时削弱了胎盘的屏障作用，使病毒等感染因子容易通过胎盘屏障，感染胎儿。

孕期感染还可以导致胎儿窘迫。杨虹等对 HBV 感染孕妇发生胎儿窘迫的病例进行分析，探讨妊娠合并 HBV 感染与胎儿窘迫的关系，结果显示，孕妇感染 HBV、合并妊娠高血压、合并重度贫血及胎盘绒毛膜血管病，与胎儿窘迫的发生有显著相关性，推测上述 4 项因素是引起胎儿窘迫的重要危险因素。研究组 81 例孕妇中 31 例出现胎儿窘迫，占 38.3%，对照组 85 例孕妇中 14 例出现胎儿窘迫，占 16.5%，两组比较，差异有显著性。妊娠合并 HBV 感染可引起胎盘绒毛膜血管病，致使胎盘功能下降，临床表现为胎儿窘迫，进而导致 HBV 母婴阻断失败。

3. 胎儿及新生儿病变 婴幼儿病毒性肝炎的特征性病变是肝细胞不规则变性坏死与再生，伴不同程度的炎细胞浸润，小叶内各个部分均可受累，但其轮廓及汇管区仍然存在。受累的肝细胞肿胀、气球样变，甚至液化消失，或固缩、嗜酸性变，甚至形成嗜酸性小体。坏死区网状支架塌陷。致死性的病变表现为所有小叶严重坏死，但中央静脉和汇管区尚存，汇管区内可见各种炎细胞浸润。

4. 胎盘病变 有研究认为，HBV 可以整合到胎盘组织中导致胎盘感染。乙型病毒性肝炎孕妇的胎盘病变表现为胎膜和绒毛有广泛的胆色素沉积，局灶性或弥漫性绒毛炎，绒毛间质中有淋巴细胞和单核巨噬细胞浸润。PCR 等检测有助于病因诊断。刘颖琳等采用 PCR 及酶联免疫吸附试验，对 61 例 HBV 携带孕妇的新生儿脐血或静脉血行 HBV DNA 及 HBsAg 检测。证实有胎儿 HBV 感染的 28 例为胎儿感染组，无胎儿 HBV 感染的 33 例为对照组。对两组孕妇的胎盘行免疫组织病理学检查并作组织学分级。研究发现，61 例 HBV 携带孕妇的胎盘组织中，共发现 HBsAg 和（或）HBcAg 阳性 41 例，阳性率为 67%；其中胎儿感染组阳性 23 例，阳性率为 82%，对照组阳性 18 例，阳性率为 55%，两组比较，差异有显著性。两组胎盘组织细胞成分比较显示，胎儿感染组羊膜细胞的 HBsAg 和（或）HBcAg 阳性率为 36%（10/28），明显高于对照组的 6%，两组比较，差异有显著性。在两组的胎盘屏障各层组织细胞中，合体细胞的 HBsAg 和（或）HBcAg 阳性率（49%）最高，明显高于其他层次组织细胞的阳性率。两组胎盘组织病理学比较显示，胎儿感染组纤维素样坏死发生率为 29%，绒毛血管增生或充血的发生率为 50%，均分别高于对照组。而胎儿感染组 Hofbauer 细胞阳性率为 46%，明显低于对照组的 79%，两组比较，差异有显著性。其感染的细胞类型包括胎盘屏障中的各层细胞，说明 HBV 不仅可感染胎盘并在其中复制，且有 HBsAg 及 HBcAg 的表达。该研究表明，胎儿感染 HBV 与胎盘感染有关，胎盘组织中可出现纤维素样坏死及绒毛血管增生或充血增多、Hofbauer 细胞减少等改变。羊膜细胞感染是胎儿宫内 HBV 感染的重要因素之一。孕妇胎盘感染了 HBV，其胎儿更易受到感染。该研究还发现，在胎儿感染组中羊膜上皮细胞的 HBsAg 和（或）HBcAg 阳性率显著高于对照组，提示孕妇胎盘羊膜上皮细胞受到 HBV 感染，其胎儿更易受感染。

胎盘屏障对胎儿有一定的保护作用。刘颖琳等的研究结果显示，41 例胎盘感染的病例中，只有 23 例胎儿发生感染，另有 18 例 HBV 携带孕妇的胎盘，HBsAg 和（或）HBcAg 虽然阳性，但其胎儿并没有受到 HBV 的感染。说明胎盘受到 HBV 感染后，并非必然导致胎儿感染，胎盘在一定程度上对胎儿尚有保护作用。此外，在胎盘屏障中，与母血直接接触的末梢绒毛合体滋养细胞 HBsAg 和（或）HBcAg 阳性率最高（49%），而胎儿侧的胎盘屏障其他细胞成分（细胞基底膜、绒毛间质细胞、绒毛血管内皮细胞）的阳性率则较低，其 HBsAg 和（或）HBcAg 阳性率在胎盘屏障中呈现出从母体侧到胎儿侧逐渐减弱的趋势，提示 HBV 可能是通过逐渐感染胎盘屏障的途径而感染胎儿。

六、人类免疫缺陷病毒感染

自从 1981 年美国发现艾滋病以来，艾滋病已蔓延到全球。我国自 1985 年发现首例输入性艾滋病患者，现已蔓延至全国。截至 2022 年底，全国累计报告 HIV 感染者和艾滋病患者约 114 万例，累计报告死亡约 30 万例。当前，性传播已成为主要传播途径，达到 95% 左右，母婴传播占 0.5% 左右。

人类免疫缺陷病毒（HIV）是艾滋病的病原体，可以通过性传播、血液传播和母婴垂直传播，因此其对于妊娠的影响也很受关注。据世界卫生组织报告，15 岁以下新发 HIV 感染儿童中，大部分感染者的母亲是艾滋病患者或 HIV 感染者。

1. 孕妇感染情况 性传播是中国目前艾滋病传播的主要途径，女性感染者大都处于生育活跃期和性活跃期，容易通过性接触感染 HIV。感染 HIV 的孕妇可在孕期、围生期和哺乳期传播给胎儿或婴儿，使 HIV 母婴传播的危险性较大，婴儿感染 HIV 的人数快速增加。据报道，婴儿和儿童 HIV 感染 90% 以上是通过母亲传播获得的，估计全球每年有 240 万感染 HIV 的妇女生育孩子，造成每年约 80 万新生儿感染 HIV。

1995 年云南首次报告 HIV-1 母婴传播病例，至 1999 年共发现 46 例 HIV-1 阳性孕妇，其所生的 52 名子女中已发现 15 人感染 HIV-1。我国 HIV 感染母婴传播的比例从 1997 年的 0.1% 增长至 2007 年的 0.8%。而在艾滋病高流行区，母婴传播率仍然较高。在部分高发地区研究显示，孕产妇中 HIV 抗体阳性检出率为 0.3% ~ 0.7%。艾滋病的母婴传播严重威胁着广大妇女和儿童的健康，并由此带来沉重的家庭和社会负担。

2. 母婴传播方式　HIV 可以通过胎盘和产道,垂直传播给胎儿,而对胎儿和新生儿造成不同的影响,甚至哺乳也可以传播 HIV。母婴传播是 15 岁以下儿童 HIV 感染的主要途径。妊娠各个不同时期,HIV 传播率不同。孕 10～14 周为 1%,孕 14～36 周为 4%,孕 36 周分娩为 12%。也有报道,围生期(孕 28 周～产后 1 周)感染占 HIV 母婴传播发生率的 75%,10%～20% 发生于产后哺乳期。

(1)胎盘传播:有人证明胎儿首次感染发生于妊娠 15～16 周,HIV 等病毒可通过胎盘合体细胞层,扩散到胎儿所有含 CD4$^+$ 细胞的器官中。有人从 14 周龄流产和 20～30 周龄剖宫产的胎儿组织中培养分离出 HIV,并从母血、脐带血同时分离出 HIV;也有人从羊膜中分离出 HIV,从而证明 HIV 可经胎盘传播,使胎儿发生艾滋病。Lapointe 等报道一例剖宫产婴儿,产妇艾滋病患者,产后 2 小时死亡。婴儿未经输血,出生 20 天后死于脑水肿与颅内出血,尸检发现患儿胸腺组织细胞上有 HIV 抗原。Chandwani、Bryson 等观察 HIV 阳性妇女的胎盘组织,发现有绒毛膜白细胞浸润、脐带炎、绒毛膜羊膜炎、脉管炎等病变,发现率均高于 HIV 阴性的对照组。他们用免疫细胞化学标记和斑点杂交实验等技术在胎盘组织中检测出 HIV p24 抗原和(或)HIV DNA。上述 HIV-1 阳性妇女的胎盘病变,HIV p24 抗原和 HIV DNA 在胎盘滋养层中的表达等,有力说明 HIV 可经胎盘传播。

(2)围生期传播:在生产过程中,胎儿通过母亲产道时,胎儿身体特别是头部和产道发生紧密接触,产道分泌物或血液可进入胎儿口腔导致感染。不同国家和地区围生期母婴传播率在 14%(欧洲)至 40%(非洲)。据美国报道,携带 HIV 的妇女所生婴儿有 30%～50% 在围生期感染 HIV。亦有报道,在儿童艾滋病病例中围生期感染占 77%。胎儿可能在分娩过程中,在产道中获得 HIV 感染。剖宫产、外阴侧切术、使用产钳和真空吸产器、羊膜过早破裂等也可使胎儿获得感染。血液和阴道分泌物中所含的 HIV 均可能感染给新生婴儿。在围生期感染 HIV 的婴儿有两种表现。一种起病早、进展快,出生数月后即发展为艾滋病而死亡;另一种起病较晚,进展缓慢,有的甚至可生活到成年期。婴儿因被动地接受了母体血液中的 HIV 抗体,所以在出生后数月内都呈现 HIV 抗体阳性。但要确定婴儿是否发生宫内感染,还要进一步检测抗体的类型,并与母血、脐血对照,动态观察不同抗体(IgM 或 IgG)效价的改变。据研究,婴儿血液中中和抗体的水平与疾病的进程有关。Grodert 等研

究证明,在两胞或多胞胎分娩者,先出生者感染率较高(45%)。

(3)经乳汁传播:现已公认哺乳可传播 HIV,乳汁传播 HIV 者时有报道。有学者认为母亲处于 HIV 感染初期的时候,通过母乳 HIV 传播率最高。据报道经 HIV 感染的母亲哺乳的儿童有 5%～15% 可能获得感染。有研究报道:分娩时 HIV 阴性而哺乳时血清阳转妇女所生的婴儿,HIV 感染率约为 30%;长期母乳喂养(≥15 个月)可使 HIV 垂直传播危险性增高 2 倍;妊娠与哺乳前已感染 HIV 的妇女,哺乳传播 HIV 的危险比产前及分娩过程中传播 HIV 的概率还要高 15%～20%。产后 8～90 天内母乳中 HIV-1 感染细胞浓度最高,可有 1/3 母乳细胞被 HIV 感染。有人从乳汁中分离出 HIV,或检出 HIV RNA,证明这种传播的潜在危险性。乳头损伤出血和婴儿口腔炎症与母婴传播的关系亦受到关注。因此,有条件不进行母乳喂养时,应不推荐、不鼓励感染了 HIV 的母亲进行母乳喂养。

3. HIV 感染对妊娠结局的影响　HIV 可影响胚胎发育,但妊娠不同时期的感染对胚胎的影响可能不同。妊娠早期(胚期)是三胚层形成和分化、胚胎的体形建立和器官形成的重要时期。此期病毒感染可能直接干扰胚胎细胞增生和分化,阻碍生长发育和器官形成,引起胎儿死亡、畸形或宫内发育迟缓。晚期感染主要影响细胞的增大,使胎儿生长发育受限,引起畸形、死产或出生后合并症等。HIV 产前传播通常发生在妊娠 15～16 周后,HIV 经胎盘和胞体滋养层细胞扩散到胎儿所有 CD4$^+$ 淋巴细胞的器官中,继续复制并破坏婴儿的免疫系统。

4. 关于母婴传播时间的判断　Wilfert 等指出,出生后 48 小时从新生儿外周血培养到 HIV 或在其淋巴结内检出 HIV,认为是宫内感染;如出生后 1 周外周血培养 HIV-1 阴性或 PCR 检测血标本阴性,以后转阳,则认为是分娩过程感染。有人提出以出生后 8 周或 90 天转阳为分娩时感染。亦有作者采用 DNA PCR 和病毒分离法区别传播时间,分娩 48 小时内新生儿血液 DNA PCR 或病毒分离阴性,以后才出现 HIV 感染者,说明 HIV 在分娩时传播;如 48 小时内上述结果为阳性,表明 HIV 传播发生于宫内。也有作者设定在出生 2 天,PCR 检测阳性为孕期感染,2 天时阴性 3～5 个月转阳为产时感染,3～5 个月时阴性而后转阳者为产后哺乳感染。三个时期的感染率分别为 23%、65% 及 12%。胎盘的屏障作用可使 70%～80% 的胎儿免受 HIV 感染。因为母亲的 HIV 被动抗体有时可在婴儿体内持续

存在 15 个月，故对 15 个月龄以下的婴幼儿 HIV 抗体阳性者，还需结合病毒学检查及免疫学测定综合评价。

由于病毒感染抗体产生的原理与检测方法相似，此判断思路亦可供其他病毒感染参考。

5. 影响 HIV 母婴传播的因素 包括母体病毒载量（viral load）、有无抗病毒抗体、HIV 感染严重程度、CD4$^+$ 细胞计数、有无机会性感染，母亲年龄、营养状况（如维生素 A 缺乏）、免疫功能，并发产道感染及分娩情况，母乳喂养情况，药物治疗等。研究表明，①感染程度：发生母婴传播的孕妇多有 HIV p24 抗原血症或病毒血症，缺乏 HIV 中和抗体，CD4$^+$ 细胞较少，CD4$^+$ 细胞 /CD8$^+$ 细胞值下降。当孕妇 CD4$^+$ 细胞 < 200/μl，传播危险率为 39% ～ 45%，而 > 500/μl 者危险率仅 8% ～ 15%。CD4$^+$T 淋巴细胞计数的下降和母婴传播呈线性关系，孕妇 CD4$^+$T 淋巴细胞数量与垂直传播概率成反比。反复感染 HIV 可增加毒株的多样性，增加羊毛膜、绒毛膜炎，胎盘受损的机会，同时宫颈、阴道分泌物病毒载量的增加，使母婴传播风险增加。②分娩情况：围生期垂直传播有一半以上发生在分娩过程中，这一过程已被认为是传播的危险期。侵入性产科操作如会阴切开、使用头皮钳、头皮采血、羊膜腔穿刺、羊水镜检查、破膜至分娩时间延长（超过 4 小时）等，亦增加感染机会。剖宫产能降低母婴传播率，早产儿和过期妊娠的胎儿感染 HIV 的危险性增高。双胞胎中第 1 胎感染机会较高。③病毒载量：孕妇体内病毒数量越多，其母婴传播概率越大；病毒含量的多少是影响垂直传播最直接的风险因素。病毒量 < 1000/ml 者，未见母婴传播，< 1 万 /ml 时，母婴传播率为 12%，5 万～ 10 万 /ml 者，母婴传播率为 31.3% ～ 31.6%，超过 10 万者则高达 63.8%。也有报道病毒载量 > 100/ml 时，母婴传播率为 29%，< 100/ml 时，母婴传播率极低。④其他因素：孕妇年龄较大，营养不良和贫血，妊娠期的静脉吸毒，性生活频繁，性伴侣多，无保护性的性生活，合并性传播性疾病等，也可能增加母婴传播的危险。发达国家母婴传播率多低于发展中国家。据一项对比研究，母婴传播率在肯尼亚为 50%，美国为 25% ～ 30%，欧洲国家为 13%。

近十几年来，世界各地加强了对母婴传播的干预措施，如加强对孕妇宣教，采取同伴教育，加强孕期保健（如给予免疫调节剂、补充维生素 A、清洗阴道、阴道药栓等），避免无保护性性生活，戒断静脉吸毒，及时治疗妊娠合并感染性疾病，重视孕期服用抗反转录病毒药物（如齐多夫定、拉米夫定、奈韦拉平等），择期行剖宫产术，人工喂养等，阻断母婴垂直传播，取得良好效果。国外研究表明，在未干预下，母婴 HIV 传播率平均达 30%，发达国家为 15% ～ 25%，发展中国家为 25% ～ 40%。5 岁以下儿童死亡率高。而实施了有效的预防艾滋病母婴传播措施后，可使母婴传播率降低至 10% 以下，甚至 2%。

孕妇在妊娠 14 ～ 34 周和新生儿出生后 6 周，服用标准剂量齐多夫定（AZT）治疗，可使感染率降低 67.5%（治疗组感染率 8.3%，对照组为 25.5%）。追踪观察到出生后一年半，用药组婴儿亦未见明显的药物副作用。也有报告称 AZT 有潜在致畸作用，在妊娠前 3 个月内不宜应用。

AZT 也可降低 HIV 的围生期传播率，有报道安慰剂组患者围生期传播率为 25.5%，而 AZT 组患者的围生期传播率仅 8.3%。妊娠时未常规接受 AZT 治疗的受 HIV 感染的妇女，其围生期 HIV 传播的危险率在发达国家为 15% ～ 25%，发展中国家为 25% ～ 45%。

禤庆山等研究通过妊娠期抗病毒药物的应用，可以明显使孕妇体内 CD4$^+$ 淋巴细胞数增加，恢复或重建遭病毒破坏的免疫系统，同时使母亲体内的病毒载量在分娩 4 周以前下降到 100/ml 以下，可消除发生垂直传播最直接的风险因素。择期剖宫产避免了分娩时子宫收缩、胎盘滋养层的破裂、游离病毒直接通过破裂的滋养层进入宫腔，减少了胎儿皮肤黏膜直接与母体血液或阴道的分泌物接触，阻断了 HIV 在分娩期垂直传播的危险性。杨桂芳等筛查 8541 例孕产妇，检测 HIV 阳性 13 例，阳性率 0.15%；性途径感染 8 例，血途径感染 5 例；11 例全部采取完全阻断措施，婴儿 HIV 全部阴性。口服抗病毒药物时孕周越早，母婴阻断的效果越好，但进行母婴阻断最好在孕 14 周以后，因为此时胎儿各器官已发育完善，可避免药物对胎儿的致畸作用。

七、柯萨奇病毒感染

柯萨奇病毒（Coxsackie virus）感染是否可以引起胎儿宫内感染尚不明确，但有报道柯萨奇 A 组病毒可致消化道畸形、肝大和功能损害等。柯萨奇 B 组病毒可经胎盘垂直传播，引起胎儿宫内感染，其中 B$_3$、B$_4$ 型可致先天性心脏病、急性心肌炎和脑膜炎，孕早期感染者先天性心脏病的发生率为 0.58% ～ 0.89%；B$_2$、B$_4$ 型可致泌尿生殖系统畸形，如尿道上裂、尿道下裂、隐睾等。

据尸检资料，柯萨奇病毒感染的婴幼儿中，全部患心肌炎，76% 患脑膜脑炎，16% 有肾上腺病变，11% 患胰腺炎，此外还可见脊髓前角细胞变性坏死类似脊髓灰质炎；肝脏组织坏死，轻者局限于小叶中央静脉附近，重者发生大面积坏死。由于新生儿中罕见心肌炎，而几乎每一例柯萨奇病毒感染的新生儿都有心肌炎，所以对于新生儿心肌炎在未能证实其他原因前都应考虑到柯萨奇病毒感染所致。其病变表现为灶性心肌坏死伴炎细胞浸润，往往找不到包涵体。

柯萨奇病毒感染的胎盘中，可发生绒毛炎，表现为绒毛滋养细胞坏死、绒毛互相粘连、绒毛间质炎细胞浸润等。

八、人类乳头瘤病毒感染

人类乳头瘤病毒（HPV）对妊娠的影响近年也受到关注，因为：①由 HPV 引起的生殖器尖锐湿疣体积随孕期而迅速增大，可以阻塞产道；②治疗生殖器尖锐湿疣最常用的药物足叶草脂在妊娠时禁用；③新生儿接触 HPV 后，可在婴儿或儿童时期发生喉部或生殖器部位乳头瘤病；④妊娠时期观察到宫颈上皮内瘤变（CIN）恶化，可能是由于 HPV 加速复制所致。

HPV 主要通过阴道传播，影响新生儿的健康。新生儿可能在出生时吸入 HPV 污染的宫颈、阴道或外阴分泌物而感染。通过阴道分娩者，母亲的生殖器尖锐湿疣与婴儿的喉部乳头瘤病有很强的相关性，婴儿发生喉部乳头瘤病者，其母亲 50% 有生殖器尖锐湿疣病史，其余 50% 可能为亚临床生殖器 HPV 感染。喉部乳头瘤病是复发性呼吸道乳头瘤病的一种类型，是儿童最常见的肿瘤。在 2～5 岁及青年 2 个年龄组发病率最高，28% 的儿童病例为 6 个月以下儿童，从生殖器尖锐湿疣或喉部乳头瘤病中分离出的 HPV 绝大多数为 HPV 6 及 11 型。婴儿的肛门 - 生殖器尖锐湿疣也可能与母亲的生殖器尖锐湿疣有关。妊娠时生殖器尖锐湿疣可增大，血管明显增生，产后常可消退。

九、细小病毒 B19 感染

细小病毒 B19（human parvovirus B19）简称 B19 病毒，是 1975 年 Cossort 等偶然在标号 19 的献血员中发现的一种单链线状 DNA 病毒，它的感染在人类中相当普遍，感染范围遍布全球，所致疾病也多种多样，包括儿童传染性红斑等。自 1984 年 Brown 等首次报道孕妇感染 B19 病毒后可引起流产、死胎以来，孕期 B19 病毒感染对胎儿和新生儿的影响便受到广泛关注。动物实验和临床观察表明，B19 病毒的宫内感染可引起非免疫性胎儿水肿和死胎，以及先天畸形（无脑畸形、小头畸形、心脏损害、小眼畸形、唇裂、腭裂）等。

李冰琳等用 PCR 技术检测 335 例孕妇血清 B19 DNA，发现 B19 DNA 阳性 67 例，感染率为 20%。排除其他感染，前瞻性研究其妊娠结局，发现 4 例死胎和 1 例无脑儿，并在分娩时母血，胎儿肝、心、脑和胎盘中检测出 B19 DNA；而 B19 DNA 阴性孕妇中则无一例发生死胎和畸形胎儿。Woemle 等报道 2 例孕妇妊娠期感染 B19 病毒后，胎儿出现先天畸形，分别为小眼畸形（无晶状体）、唇裂和腭裂及小颌畸形。

文献报道，孕妇妊娠期感染 B19 病毒，死胎的发生率为 5.97%～9.0%，胎儿畸形的发生率为 1.49%。而在李冰琳的报道中分别占 5.9% 和 1.6%。尸检发现，在胎盘和死胎的心、肝、脑等组织中能够检测出 B19 病毒 DNA，证明 B19 病毒可以垂直传播感染胎儿。B19 病毒感染人体后，可与人体内的 P 抗原即红细胞糖苷脂蛋白特异性结合，使与 P 抗原结合的细胞或组织受到损伤，从而引起疾病。B19 病毒对胎儿快速分裂增殖的细胞（如红细胞）有很强的亲和力，因而破坏这些细胞，使红系造血细胞受累，胎儿发生造血危象和贫血。P 抗原广泛存在于胎儿肝脏和心脏，并且死胎肝组织中 B19 DNA 含量最高。这些器官受累将进一步加强对胎儿的损害，导致胎儿缺氧，循环功能障碍，以致胎死宫内或发生畸形。

多数学者认为，孕 20 周前感染 B19 病毒对胎儿影响最大。英国的一项前瞻性研究表明，孕 20 周前感染 B19 病毒导致流产或死胎的发生率高于孕 20 周后感染者，特别是孕 12 周以前感染者发生率更高。Woemle 等统计文献中 22 例孕期感染 B19 病毒者，推测 14 例发生于孕 20 周前，其中 7 例胎儿死亡；4 例在孕 20～39 周感染，其中 1 例胎儿死亡。可见胎儿死亡和孕妇感染 B19 病毒的时间有一定关系。

孕期 B19 病毒感染也可能影响胎儿的神经系统发育。Rodis 等对孕期 B19 IgM 阳性而正常分娩的新生儿进行随访，发现 8 例患神经系统疾病，包括语言和动作发育迟缓、脑性瘫痪等。Katz 等报道 2 例妊娠期感染 B19 病毒的母亲，其所产新生儿 1 例发生心肌梗死伴轻度脑积水，1 例为中度脑积水。

因此，对孕妇进行常规 B19 抗体或 B19 DNA 检测，对检测阳性的孕妇所产新生儿进行随访，都是必要的。

十、其他病毒感染

妊娠期间，特别在后 3 个月内，孕妇对某些病毒的易感性增加，感染症状加重，不仅可危害胎儿的发育和妊娠结局，还可对孕妇本身的健康产生很大威胁。

1. 流行性感冒病毒（流感病毒）　妊娠妇女感染流感病毒后发生重症疾病的风险增加，如 1918 年流感大流行期间，孕产妇死亡率为 27%，1957 年流感大流行期间育龄妇女中 50% 的死亡病例为妊娠妇女。2009 年甲型 H1N1 流感大流行期间，妊娠妇女发生重症疾病的风险也比非妊娠妇女和普通人群增加。妊娠妇女患病入院或进入重症监护室（ICU）和死亡人数均比非妊娠妇女及普通人群增加，死于流感者中有 5% 是妊娠妇女。

2. 戊型肝炎病毒（HEV）　妊娠妇女的 HEV 感染也很严重，且孕晚期的死亡率较高。在 HEV 感染的高流行区，如南亚、东南亚、中东和非洲，HEV 感染是孕妇和胎儿死亡的主要原因之一。一篇综述显示，孕妇感染 HEV 的死亡率为 15%～25%。妊娠晚期感染 HEV 发生肝衰竭的机会也增加。

3. 水痘－带状疱疹病毒　妇女大多在儿童期感染过这种病毒并产生抗体，故孕妇感染率极低。妊娠特别是晚期妊娠是妇女重症水痘的危险因素，妊娠妇女重症水痘的死亡率为 35%，而非妊娠妇女的死亡率为 11.4%。但也有些研究发现孕妇死亡率与一般人群没有明显区别。

孕期感染所致先天性水痘综合征（FVS）很罕见。其表现为皮肤瘢痕、肢体萎缩、大脑皮质萎缩、小头、小眼、畸形足、白内障、视神经萎缩及脉络膜视网膜炎，亦可导致 IUGR，有人指出以眼睛最常受累。先天性感染的危险期在妊娠前半期，晚期感染导致的畸形常不严重，但可引起早产或分娩未成熟儿、低体重儿。

此外，麻疹病毒、腮腺炎病毒、脊髓灰质炎病毒、埃可病毒、流行性出血热病毒等亦可导致异常妊娠结局，如 IUGR、流产、死胎、畸形、低体重儿等，文献中仅有少数病例报道。

（刘德纯；郜红艺）

第四节　寄生虫感染与异常妊娠结局

寄生虫包括原虫和蠕虫两大类。其中原虫因体积微小，可以寄生于细胞内，并可进入血液循环，经血流传播，感染胎儿，影响妊娠结局。其中，弓形虫是一种最常感染孕妇的原虫，为 TORCH 综合征的病原体之一，受到广泛关注，并有大量研究。而其他寄生虫或原虫感染与妊娠结局关系的文献甚少，故本节重点阐述弓形虫感染与妊娠结局的关系。

一、弓形虫感染与妊娠结局

弓形虫病（toxoplasmosis）是由刚地弓形虫（*Toxoplasma gondii*）引起的一种人兽共患疾病，主要通过消化道传播，即通过食用含包囊的未煮熟肉类或接触家养动物而感染。成人弓形虫病多发生于免疫功能低下的人群。妇女妊娠期间免疫功能下降，较易感染弓形虫。弓形虫可以进入血流，30%～46% 可经过胎盘垂直传播给胎儿，导致不良妊娠结局，或引起先天性弓形虫病。因此弓形虫也是人类围生期隐性感染导致新生儿出生缺陷的主要病原体之一。在孕妇中进行弓形虫检测对优生优育、提高出生人口素质具有十分重要的意义。

1. 孕妇弓形虫感染情况

（1）在普通人群中的感染率：全世界约有 1/4 人口受到威胁，血清阳性率为 25%～50%。欧洲国家的弓形虫血清抗体阳性率为 20%～80%。我国弓形虫阳性率报道多在 10% 左右，上海为 10.1%，北京为 12.6%，成都为 6.25% 等，也有高达 28.5% 者，儿童感染率为 2.61%。

（2）在育龄妇女中的感染率：妇女弓形虫感染与地理环境、气候、生活习惯、卫生经济条件、文化背景及饲养宠物等有关，各国发病率不相同。据 1995～2002 年的调查统计，我国弓形虫感染人数已达 6100 多万；育龄妇女的感染人数为 1300 万～1500 万。法国和奥地利为弓形虫感染高发地区，育龄妇女血清弓形虫 IgG 抗体的阳性率为 50%～70%，两国分别在 1975 年和 1976 年通过立法对育龄妇女进行孕前或早孕期弓形虫血清学筛查。而美、英两国的育龄妇女血清弓形虫 IgG 抗体阳性率较低，分别为 9.0%

和 9.1%，1994 年美国育龄妇女血清弓形虫抗体阳性率为 14%，弓形虫非孕期常规筛查项目。

（3）在孕妇中的感染率：在法国高发地区孕妇感染率高达 50% 以上，美国孕妇为 25% ～ 38%。弓形虫感染在我国流行范围也很广，各地区都有孕妇弓形虫感染的报道，北京为 2.3%，上海为 3.7%，兰州为 7.8%。徐慧等调查我国 12 个城市和地区的 1446 份孕妇血清，其中阳性血清 44 份，总感染率 3.04%。石月萍报道浙江新昌孕妇弓形虫 IgM 感染率为 0.46%，在春夏季节感染率高，略低于温岭报道的 0.53%。吴家明应用酶联免疫吸附试验（ELISA）对江苏溧阳市 2503 例孕妇进行弓形虫检测，弓形虫抗原抗体阳性者为 112 例，感染率为 4.5%，农村组孕妇弓形虫感染率明显高于城镇组，其差异有显著性。也有报道称我国孕妇感染率为 6.25% ～ 32.9%，每年约有 9 万多名新生儿受侵。

（4）母婴传播的发生率：孕妇在妊娠期间发生弓形虫感染，可经胎盘血路感染胎儿。弓形虫感染是宫内感染最常见的原因之一，但发生率报告差别较大。有报告称世界各地活产婴儿先天性弓形虫病的发生率为 3% ～ 8%。也有文献称活产婴儿的患病危险性为 30% ～ 50%，或妊娠期间孕妇弓形虫原发性感染可致 40% ～ 50% 的胎儿发生先天性感染，且母婴传播率随孕周增加而上升。

先天性弓形虫感染发生率较高是因为原发感染或再次感染的孕妇可以将弓形虫传播给胎儿。有关文献认为，弓形虫循环抗原（CAg）阳性、IgM 阳性或两者同时阳性为急性期感染，仅 IgG 阳性表示曾经感染过弓形虫，为慢性期感染；CAg 和 IgG 同时阳性则为在以往感染的基础上又有新的近期感染。在吴家明的检测中，有 81.3% 的阳性患者为急性感染，17.9% 为慢性感染，0.9% 为继发感染，揭示新近感染和活动性感染占相当大比例，故对这部分孕妇应积极治疗，必要时应终止妊娠。

2. 孕期感染对妊娠结局的影响　孕妇感染弓形虫，大多无明显临床症状。但即使无临床症状，弓形虫也可能通过胎盘传播给胎儿，影响胎儿或新生儿的发育，严重者可致流产、早产、死胎或死产，或使胎儿宫内发育迟缓或发育障碍，娩出先天畸形或先天性弓形虫病患儿。许多研究证实，胎儿弓形虫感染的严重程度与母亲孕期感染的时间有关。在妊娠早、中、晚期，胎儿受染率分别为 17%、25%、65%。而胎儿损伤程度与胎龄呈负相关，即感染越早受损越严重。一组 1270 例孕期母亲弓形虫感染的前瞻性研究表明：感染期在妊娠前者，其母胎传播率为 1.2%，感染期在

停经后 6 ～ 16 周、17 ～ 20 周和 21 ～ 35 周，其母胎传播率分别为 4.9%、17.3% 和 28.9%，表明母亲早期感染者母胎传播率低，后期感染母胎传播率高。妊娠初期的胎盘滋养层不利于弓形虫繁殖，并能阻止弓形虫通过胎盘屏障，故胎儿受感染的机会很少。妊娠后期胎儿受到感染，病损多数较轻，是因为母亲感染弓形虫后产生抗体，抗体通过胎盘到达胎儿循环，起到保护作用。孕妇不同时期感染对妊娠结局的影响可以分为以下 5 种情况。

（1）妊娠前期感染：弓形虫感染 10 天后机体就会产生相应抗体。当弓形虫从细胞逸出后就会受到抗体攻击而被杀灭，故一般不会传播给胎儿。

（2）妊娠早期感染：妊娠早期检测弓形虫 IgM 抗体，阴性结果说明未受感染；若为阳性说明已感染弓形虫，并且抗体效价有升高趋势。如果是受孕的 4 ～ 8 周内感染，弓形虫随血流经胎盘绒毛的破裂处进入胚胎细胞内迅速繁殖，并破坏所寄生的细胞，侵入新的细胞继续繁殖，如此反复进行，可致大面积的组织坏死、钙化或血管阻塞，胎儿可发生脑积水、无脑畸形、小眼畸形、白内障、斜视、腭裂、无耳郭、肛门闭锁或无肛门、生殖器缺陷、两性畸形、无臂畸形、无脚畸形等，危害严重。还可造成流产、死产、早产或产出发育缺陷的婴儿。幸存的婴儿可能会存在智力低下、精神异常、癫痫、无生活能力等。在原因不明的智力低下儿童中有 22% 是弓形虫感染引起的。因此医学界主张，对于确认的孕期弓形虫感染应当终止妊娠。

（3）妊娠中期感染：妊娠 4 ～ 6 个月时感染弓形虫，多出现死胎、死产、早产，胎儿可能出现严重的脑部和（或）眼部疾病。

（4）妊娠晚期感染：妊娠 7 ～ 9 个月时，胎儿已逐渐发育成熟，或者发育正常，因此感染对胎儿影响较小，但也可能发生早产。胎儿出生时可能没有明显异常，但在数月或数年后出现先天性弓形虫病的症状，也可发生弓形虫性脑炎、脑膜炎等，或有智力、视力障碍等。因此应注意随访。

（5）围生期感染：分娩时经产道感染弓形虫，婴儿可出现发热、惊厥等症状。

3. 先天性弓形虫病的临床病理表现　先天性弓形虫病的临床表现在出生前和出生后不同时期是发展变化的。妊娠早期感染则可致胚胎发育障碍，可引起流产、早产、死胎及各种畸形；如妊娠晚期感染，在出生时、出生后数月、出生后数年或更长时间，可能出现弓形虫病的表现。

（1）神经系统：先天性弓形虫病中有 70% ～ 80%

出生时可见症状，重型患儿于出生时即有表现。感染表现为前囟突起、呕吐、抽搐、昏迷、角弓反张等。畸形表现为小头、脑积水、囊性或隐性脊柱裂、颅骨缺损或骨裂、脑钙化（脑皮质钙化较多见）等。发育障碍可出现精神运动障碍、脑性瘫痪等。先天性感染极重者可出生时即为畸胎（如无脑儿）或死胎。脑脊液常有异常，外观黄色，细胞数增加，以淋巴细胞增多为主，蛋白质增多或正常。脑脊液循环受阻时，可产生阻塞型脑积水。此外亦可见多发性神经炎、脑膜炎、下丘脑综合征等。儿童期可有精神发育低下。

（2）眼：在弓形虫感染中最常见的眼部表现是脉络膜视网膜炎，占40%～80%，出生时易被忽视，经数月或数年缓慢发展，症状逐渐显现。感染越早损害越重，感染发生在胚胎早期者可有小眼球、无眼球、小眼裂、单个眼等畸形，其他还可有葡萄膜炎、视神经萎缩、玻璃体混浊等病变，对视力有明显损害。

（3）消化系统：最为常见的是肝弓形虫病，先天性弓形虫病约半数出现黄疸和肝脾大，病程长短不一，黄疸轻重不等，可类似病毒性肝炎或慢性肝炎表现。还有其他各种畸形，如食管闭锁、气管-食管瘘、肠炎、直肠-阴道瘘、肛门闭锁等。

（4）泌尿生殖系统：多囊肾、先天性肾积水、短阴茎、尿道下裂、残角子宫、双子宫、双阴道、两性畸形等。

（5）心血管系统：先天性心脏病、心律失常、先天性房室传导阻滞等，也可发生弓形虫性心肌炎。

（6）呼吸系统：鼻正中裂、先天性漏斗胸、先天性肺叶缺如、肺炎、肺囊肿等。

（7）淋巴结：任何部位淋巴结均可受累，特别是颈部淋巴结和深部淋巴结较多受累，病变淋巴结肿大，发生弓形虫性淋巴结炎，但通常并不严重。

（8）其他：低热、皮疹、贫血、多发性肌炎等。

4. 孕妇和新生儿弓形虫感染的诊断

（1）孕妇的检查与诊断：①病史：弓形虫病的临床表现不明显，因此要详细询问病史。如孕期有无生食肉类史，是否有接触猫、犬等动物史，当地是否存在弓形虫病流行情况，孕母有无不良孕产史，如流产、早产、死胎、畸胎史，孕期有无无法解释的低热、淋巴结肿大等弓形虫感染的阳性体征，这些信息都是诊断弓形虫感染的主要线索。②实验室检查：孕期有弓形虫感染的实验室检查阳性结果，通常为确诊的依据。采集感染者的血液、组织、脐血、羊水等，接种于小鼠腹腔进行培养，传2～3代，可分离出弓形虫。但培养法操作较烦琐，难度较大。一般医院都是抽取孕妇的静脉血通过ELISA查弓形虫抗体，该法敏感

性强，特异性较高，并且简便、快速、准确。如果弓形虫IgG阳性、IgM阴性提示既往感染；如果弓形虫IgG和IgM均阴性，妊娠后期复查均阳性，提示原发感染；如果弓形虫IgG和IgM均阳性，3周后复查抗体滴度持续升高，提示活动性感染。近年来随着医学分子生物学技术的发展，一些医院采用PCR法测定孕妇静脉血中弓形虫的DNA片段，该方法敏感性高、特异性强，适用于快速早期诊断，但不能区分活动性感染和潜伏感染。近年来采用实时定量PCR能从弓形虫DNA水平的多少来鉴别潜伏感染和活动性感染。核酸杂交技术也可以用来检测弓形虫的核酸成分，诊断弓形虫感染。

（2）胎儿弓形虫感染的诊断：一旦孕妇出现弓形虫血清学检查指标阳性应立即进行胎儿弓形虫感染的检测，了解胎儿子宫内受感染与否及受累情况，以便及时采取相应措施以预防或减少后遗症的产生。检查的方法主要为胎儿超声检查、羊水检查和胎血检查。B超检查胎儿，特别要注意观察胎儿大脑的半球/脑室值、有无脑水肿，胎盘的横径，有无腹水、肝大及颅内的钙化。因为先天性弓形虫感染B超最具特征性的征象为脑室扩大（常为双侧），最常见的征象是脑水肿。胎儿弓形虫病可到多器官受累，故超声检查有时还可发现胎盘炎、颅内致密阴影、肝大、腹水、胸腔积液和心包积液等。在B超指引下抽取胎血标本，用于直接检查是否有弓形虫；细胞培养或动物接种，以分离弓形虫；用血清学方法测定弓形虫特异性IgM和IgA。目前胎血检查已被羊水检查所替代。在推测的感染期后3～4周，抽取羊水在羊水中直接找到弓形虫的机会很少。自20世纪90年代起，PCR技术开始用于检测羊水中的弓形虫DNA，该法正确、安全、快速，在1天内就可出结果，故羊水PCR的问世使胎儿感染的产前诊断发生了重大变化。

（3）新生儿检查：除临床体检外，对无症状体征的新生儿主要依赖寄生虫学检查和血清学检查，其中以血清学检查最为常用。由于寄生虫学检查的敏感性低，检测新生儿血清中的弓形虫特异性抗体并观察它们的动态变化，已成为筛查新生儿（婴儿）是否感染弓形虫的主要手段。因为IgG的分子较小能通过胎盘，母源性IgG有可能进入胎儿循环，故在新生儿和婴儿血清中可测到母源性弓形虫IgG，容易与婴儿自己产生的弓形虫IgG混淆。IgM的分子较大，一般不能通过胎盘屏障，故若在新生儿或婴儿血清中测到弓形虫IgM，则可证实新生儿的先天性弓形虫感染。但有时在分娩过程中可能经轻微渗透将母源性IgM输至胎儿循环，因此有可能在出生后的新生儿血清中测到弓

形虫 IgM，给结果的解释造成困难。为观察抗体的动态变化，在出生时取第 1 次血清标本检测 IgG 和 IgM 后，15 天后做第 2 次检查，1 个月后查第 3 次，以后每月查 1 次，直至确诊，否则至少查满 1 年或更长时间。若产前和产后寄生虫学检查均为阴性，在复查随访过程中出现下列血清学情况者可证实为先天性弓形虫病：观察期间特异性 IgG 抗体滴度未见下降；出生后的前 12 个月内弓形虫 IgG 抗体滴度有所上升（因为母源性 IgG 抗体多数在出生后 5 ～ 10 个月内消失）；出生后前 6 个月内测到弓形虫 IgM 抗体（因为如果有母源性 IgM 也多数在出生后 15 天至 3 个月内消失）。对于死因不明的新生儿，应尽量争取尸检，进行病理学检查，结合特殊染色和免疫组化技术，检查病变中的弓形虫，详见第十五章第三节。

鉴于弓形虫感染对胎儿的严重危害，对孕妇从怀孕开始应加强这方面的知识教育，控制宠物饲养，常规进行特异性抗原抗体检测，早期对感染者及时治疗，以利于下一代健康成长。

二、疟原虫感染与妊娠结局

由疟原虫（Plasmodium）所致的疟疾（malaria）是非洲最常见的传染病之一，每年夺去约 100 万人的生命。孕妇生理功能特殊，免疫力低，易感染疟疾。孕妇发生重症疟疾的风险是非妊娠妇女的 3 倍，中位死亡率为 39%。据印度的调查，23% 及以上的孕产妇死亡是由疟疾引起的。妊娠期疟疾主要由恶性疟原虫引起，可引起孕妇贫血。在非洲和亚洲开展的多项研究中发现，疟疾所致贫血在妊娠妇女中的发生率高于非妊娠妇女。在撒哈拉沙漠以南非洲地区，孕妇中疟原虫急性感染率高达 25%，国内罕见报道。疟原虫对妊娠的影响主要是导致低出生体重儿和早产。恶性疟原虫是唯一可以在胎盘滞留的疟原虫属，妊娠期恶性疟原虫疾病的很多表现是由疟原虫在胎盘内积累或滞留引起的。研究显示，有症状的孕妇多数是第一次怀孕，随着产次的增加，疟疾的易感性降低，可能是机体获得了对表达妊娠特异性表面变异抗原的疟原虫的免疫力。间日疟原虫感染在妊娠期临床表现更严重。

冯丽群对 178 例妊娠合并疟疾的孕妇进行研究，其中妊娠 6 ～ 12 周组 88 例，妊娠 > 12 ～ 40 周组 90 例，另选妊娠 6 ～ 40 周无合并疟疾的孕妇 49 例为对照组。结果是妊娠 6 ～ 12 周疟疾孕妇中非治疗组流产率 6.67%，治疗组流产率 13.79%，均明显高于对照组。其流产多发生在妊娠 6 ～ 9 周期间。妊娠 > 12 ～ 40 周组其早产、低体重儿、胎儿窘迫、

死胎、新生儿窒息发生率明显高于对照组，此期间因疟疾发作发生先兆流产、先兆早产、胎儿窘迫等不良结局的发生率增加。大多数病例胎儿发育异常，主要由孕妇体内某些代谢机制的改变引起，如发热、血细胞溶解释放的毒素通过胎盘屏障进入胎儿、胎盘功能减退等。

三、滴虫性阴道炎与妊娠结局

自 1830 年 Donne 发现并命名阴道毛滴虫（Trichomonas vaginalis）以来，先后有 100 余种滴虫被发现，但只有阴道毛滴虫是对人类致病的滴虫。滴虫性阴道炎（trichomonas vaginitis）是一种由阴道毛滴虫感染引起的常见阴道炎。女性体内激素水平和阴道微环境发生改变，尤其是雌激素水平升高，在高雌激素影响下阴道上皮细胞糖原积累增多，经乳酸杆菌分解产生乳酸增多，阴道内 pH 降低，破坏了阴道内生态环境的平衡，有利于适应酸性环境的厌氧病原体生存，也有助于病原体的黏附，故易于感染，发生滴虫性阴道炎。其潜伏期 4 ～ 28 天，临床表现为水样分泌物增多，阴道瘙痒和充血，宫颈有草莓样改变，比较有特征性，阴道后穹隆稀薄脓性、黄绿色、有臭味的分泌物增多，呈黄色泡沫样。

滴虫性阴道炎可导致不孕、流产、宫内感染、胎儿生长受限、胎膜早破、早产、低体重儿及产褥期感染等不良妊娠结局，也可引起新生儿尿频、尿急、尿痛。但对孕妇常规筛查滴虫性阴道炎并不能降低早产发生率。甚至有研究发现对无症状滴虫性阴道炎的治疗可增加早产率，这可能是治疗过程中死亡中的滴虫释放炎症介质从而导致早产。

根据典型病史、症状及体征不难诊断此病。但确诊需要实验室检查依据，常用方法为：①悬滴法，最简便；②涂片染色法，一般在涂片染色后立即检查，较易发现。但显微镜检查阴道分泌物悬液的诊断敏感度仅为 60% ～ 70%。悬滴法检查结果阴性而临床可疑时可进一步做滴虫培养，准确性可达 98% 左右。诊断女性滴虫病还可用免疫层析毛细管型流动试纸技术进行滴虫快速检测和核苷酸探针确认试验，并可鉴别阴道毛滴虫、阴道加德纳菌和白色假丝酵母菌。因滴虫性阴道炎较常见，所以对因阴道分泌物增多而就诊的患者应常规检测阴道毛滴虫。妊娠妇女如有感染高风险（如有新的性伴侣或有多个性伴侣、有 STD 史、静脉注射毒品等），更应进行阴道毛滴虫的检查。

（刘德纯；郜红艺）

第五节　其他感染与异常妊娠结局

除上述许多细菌、病毒和寄生虫外，医学界陆续注意到其他一些病原体也可感染孕妇，并影响妊娠结局。本节主要介绍孕妇支原体、衣原体、真菌和梅毒螺旋体感染对妊娠结局的影响。

一、支原体感染与妊娠结局

支原体（Mycoplasma）是一类能够独立生活的最小的原核细胞微生物，在自然界中分布很广，常寄居于人、畜和禽类的呼吸道和泌尿生殖道。主要致病性支原体是肺炎支原体、溶脲脲原体和人型支原体等。溶脲脲原体（Ureaplasma urealyticum，UU，简称脲原体）是引起性病非淋病性尿道炎的病原体之一，也是多种妇产科疾病潜在致病因素，如阴道炎、宫颈炎、盆腔炎等。妇女孕期感染支原体可上行感染到宫腔，引起异常妊娠结局，对妇女、儿童健康危害极大。其中对 UU 感染研究甚多，而对其他支原体的研究和关注较少，故本节主要讨论 UU 感染对妊娠的影响。

此外，人型支原体与早产、子宫内膜炎、产褥热也有关系，而 UU 与羊水感染、绒毛膜羊膜炎、婴儿低出生体重及早产相关。发热性流产患者中，80% 有人型支原体血症，而在无发热流产患者中无 1 例检测到。另有 1 项研究发现，在感染性流产患者中，50% 有人型支原体感染血清学证据，而非感染性流产中，只有 17% 有人型支原体感染的证据。人型支原体也与产褥热相关，Platt 等在对一组患者进行随访时，发现 28 例有产褥热，其中 14 例（50%）伴有抗人型支原体抗体滴度升高，因此，生殖道查到人型支原体及产前抗人型支原体抗体阳性，预示可能发生产褥热。

1. 妊娠期溶脲脲原体感染情况　溶脲脲原体（UU）常寄居在泌尿生殖道黏膜上，是生育期妇女生殖道的主要病原体之一。感染途径主要是性接触，此外，接触污染的衣物、用具、妇科器械或手也可能被传染。近年来性传播疾病发生率逐步攀升，UU 感染的发生率也呈逐年增加的趋势。有文献资料显示正常人群 UU 阳性率为 15.6%，而 UU 在妊娠期总感染率为 21.31%，高于正常人群。据既往文献报道，5%～75% 成人为无症状的 UU 携带者（无症状支原体定植），妇女非孕期下生殖道感染率为 52.5%，孕期可达 72.6%～80%，在性行为混乱人群中该比例可达

普通成人 2 倍多。15%～33% 新生儿出生时带有支原体。近年 PCR 技术得到广泛应用，检出率有所提高。UU 有 14 个标准血清型，分为两大生物群，生物一群或 Parvo 包括 1、3、6、14 型，生物二群或 T966 包括其余 10 个血清型。张洪文等运用培养与 PCR 技术，检查 40 例健康体检者和 224 例妇产科疾病患者，发现 UU 生物一群分离阳性率为 60.6%（172/284），其中健康体检者阳性率 50%（20/40），不孕症者 46.3%（38/82），不良孕产者 58.3%（28/48），盆腔炎患者 66.7%（24/36），阴道炎患者 79.5%（62/78），可见其在各类妇女中都有较高的感染率。妊娠期雌激素水平升高，女性阴道内 pH 降低，且妊娠期抵抗力弱、易感性强，使孕前未带 UU 的妇女于妊娠期感染 UU。

2. 支原体感染对妊娠结局的影响　UU 感染对人体的危害包括下生殖道炎症、不孕症、不良妊娠结局等方面。妊娠期间生殖道感染 UU，可上行至胎盘、胎膜、羊水，最后到达胎儿，或直接经血流感染胎盘和胎儿，导致许多不良妊娠结局，与绒毛膜羊膜炎、胎膜早破、自然流产、早产、低体重儿及围生期感染有关，也可导致胎儿发育迟缓、新生儿肺炎及脑膜炎等围生儿并发症。

（1）支原体感染与妊娠流产：早在 20 世纪 60 年代，一些学者就提出生殖道支原体感染可使妊娠过程恶化。在自发性流产患者中，几乎 1/3 的病例可从胚胎组织排出物中分离出支原体。黎鲜在青岛地区 67 例自然流产者胚胎组织排出物中检出 UU DNA，阳性率为 45.5%，显著高于正常对照组，并且其阳性率随流产次数的增加而增高，提示自然流产次数与 UU 阳性率呈正相关。另一研究 UU 感染与自然流产的关系，发现自然流产者 UU 阳性率为 60%（18/30），人工流产和中期妊娠者阳性率为 10%（4/40），两者差异极为显著，推测 UU 生殖道感染与自然流产有密切的联系。在自然流产仅 1 次的 20 例妇女中，阳性率为 45.0%，2 次或以上者 10 例，阳性率为 90%，差异显著，提示自然流产次数增多，也提示自然流产次数与 UU 感染相关。关于孕早期母体生殖器感染 UU 导致流产的机制尚无定论。据病理学检查发现，在 UU 感染者自然流产的子宫内膜组织中，伴有淋巴细胞和巨噬细胞浸润的慢性炎症性反应。这种慢性潜伏性感染使子宫内膜产生有害的炎症反应，免疫系统活动及产生的抗

UU 细胞因子干扰胚胎植入或干扰母体免疫系统保护胚胎的调节机制,从而可能导致自然流产的发生。

（2）支原体感染与胎膜早破:感染 UU 直接破坏胎膜组织结构的完整性和削弱局部的防御功能,使胎膜不能承受子宫内压力变化,易发生胎膜早破。同时支原体感染可产生大量磷脂酶 A_2,分解胎膜的花生四烯酸,产生前列腺素。前列腺素的释放及炎症作用,可能是导致早产、胎膜早破,以及产褥期及围生儿并发症的重要原因。一方面,UU 侵犯羊膜腔后导致机体大量产生细胞因子,如 IL-1、IL-6、TNF 等,进一步刺激机体产生前列腺素,诱发宫缩,并促进宫颈管的成熟;另一方面,UU 通过上行感染胎膜胎盘,引起绒毛膜羊膜炎,导致胎膜弹性下降,也容易导致胎膜破裂。刘志茹等研究表明 UU 阳性组胎膜早破发生率为 40.28%,而阴性组为 16.98%,两组相比差异非常显著,说明 UU 感染是导致胎膜早破的重要原因。史慧薇研究胎膜早破孕妇的 UU 感染率为 77.65%,而无胎膜早破者仅 34.00%,提示妊娠期 UU 感染是胎膜早破的重要指标因素。胎膜早破的危害之一是引发早产,使新生儿发病率增加。胎膜早破可致羊水过少,降低了羊水缓冲宫壁对胎儿压力的作用,宫壁紧裹胎体,脐带受压,导致脐血循环障碍,同时绒毛膜炎导致绒毛水肿,影响子宫胎盘血液循环,易发生胎儿宫内窘迫。

（3）UU 对胎儿的不良影响:UU 是一种条件致病菌,主要寄生于泌尿生殖道黏膜。近年来流行病学及实验动物学均证实 UU 感染与早产有关,25% 的早产与宫内感染相关,羊膜早破及发生早产的妇女中高达 22% 的病例已被证实羊水中有 UU 感染。UU 可刺激绒毛蜕膜产生 TNF-β,分泌 IL-10 和前列腺素 E_2,影响胎儿发育,发生早产。感染可以造成羊水中细胞因子的释放,羊膜、绒毛膜、蜕膜及子宫内膜合成前列腺素增加,产生磷酸酶而引起宫缩、宫颈松弛、羊膜破裂等。羊水中 UU 培养阳性合并抗体水平增高者出现早产、低出生体重、死胎的可能性更大。但阴道 UU 的定植是否与早产相关还不明确,对于阴道 UU 定植的妇女应用抗生素治疗后,在羊膜早破比例、新生儿出生体重、胎龄或预后方面并没有发现明显差异。UU 还常与细菌、真菌、厌氧菌一起,增加低出生体重儿的发生频率。

对于生殖道支原体感染与胎儿先天畸形的关系,目前尚无定论。但已经证明支原体可以使人类二倍体成纤维细胞在培养中发生染色体畸变。而人类二倍体细胞培养被人型支原体污染后能够产生第 21、22 对染色体短臂的缺失,这种染色体畸变看上去很像唐氏综合征的染色体。培养的羊水细胞被支原体污染后,可使染色体断裂、缺失、易位等,其机制尚待进一步研究。

（4）孕妇宫颈 UU 感染对围生儿的影响:宫颈分泌物中的 UU 可上行感染胎膜、胎盘、羊水,并通过脐血导致新生儿全身血源性传播。有研究结果显示孕妇宫颈分泌物 UU 阳性组与阴性组比较,胎膜早破、早产、产褥病、新生儿肺炎、新生儿黄疸与小于胎龄儿的发生率均较高,与对照组的差异均具有统计学意义,而在胎儿窘迫、新生儿畸形方面差异均无统计学意义,这与开展产前高危妊娠管理、产时全程监护、及时终止妊娠有关。

3. 溶脲脲原体感染对新生儿的影响　新生儿尤其早产儿感染 UU 的比例较高。黎鲜观察 UU 感染的产妇,其新生儿发热、早产儿及围生儿并发症发生率显著高于对照组。妊娠晚期妇女血清支原体 IgM 抗体阳性者,其产褥期发热及新生儿肺炎的发生率均显著高于 IgM 阴性组。UU 可通过以下途径导致新生儿患病:① UU 经产道、宫内及产后母婴接触传播给新生儿,引发新生儿肺炎,特别是在早产儿中。此外出生体重 < 1250g 的婴儿感染 UU 可使其发生慢性肺部疾病的危险性增加 2 ~ 3 倍,而人型支原体则不然。② UU 还可感染胎膜、胎盘组织引起绒毛膜羊膜炎,阻碍胎盘对胎儿输送氧及营养物质,影响胎儿发育,使胎儿宫内生长受限,最终可导致胚胎停止发育。③ UU 黏附宿主细胞,影响新生儿呼吸道纤毛运动,最终导致黏膜表面出现大量的炎性渗出物,导致纤毛折断、脱落,引发新生儿肺炎。④支原体或支原体源性高分子质量物质刺激宿主产生免疫活性细胞,使其释放各种细胞因子,从而损伤器官或组织。

越来越多的研究表明,UU 感染与早产儿疾病如支气管肺发育不良、慢性肺疾病等的发生关系密切。常见的新生儿疾病如下。

（1）支气管肺发育不良(bronchopulmonary dysplasia, BPD):是一种慢性肺部疾病,是早产儿,尤其是小早产儿呼吸系统常见疾病,其发生主要和早产儿肺的不成熟、长期正压通气及高浓度氧吸入等原因有关。研究表明,BPD 的发生也与患儿呼吸道 UU 定植有关,特别是这些患儿出生时有绒毛膜羊膜炎和白细胞升高时更易发生 BPD。出生体重 < 1500g 的早产儿感染 UU 会增加 BPD 发生的频率和延长机械通气时间,BPD 患儿气道分泌物中炎症因子浓度升高,与长期胎膜破裂和羊膜炎有关,说明后期 BPD 的进展与围生期感染引起的炎症反应有关,由此推测炎症反应时细胞因子的失衡可以加重肺部损害。UU 对

于肺部疾病的作用可能是炎症因子 IL-6、IL-8 等和 TNF-α 的刺激作用以及对于下调因子（IL-10）的阻碍作用，而不是其本身的直接损害。研究还发现 UU 可通过增加支气管分泌物中炎症细胞因子水平及肺部成纤维细胞因子而最终导致早产儿肺部持续纤维化，引起 BPD。尽管很多研究认为 BPD 的发生和 UU 感染相关，但使用抗 UU 药物红霉素治疗 UU 感染并不能降低 BPD 的发生，因此近年认为，部分研究可能夸大了 UU 感染在 BPD 发生中的作用。

（2）慢性肺疾病（chronic lung disease，CLD）：是一组由多种原因引起的肺部疾病，其病因和发病机制仍未完全阐明。CLD 多发生于因新生儿呼吸窘迫综合征（respiratory distress syndrome，RDS）而使用机械通气的患儿。多数认为，CLD 与早产儿肺发育不成熟、氧中毒、高气压或容量伤、感染等因素有关，UU 和 CLD 的关系仍无定论。Kotecha 等研究显示，对 17 个早产儿的肺泡灌洗液进行 UU 检验，其中 6 例 UU 阳性的患儿中有 5 个发展成 CLD，而 11 例 UU 阴性的患儿中仅 4 例发展成 CLD。动物实验显示，应用 UU 刺激巨噬细胞系，可引起 IL-6 和 TNF-α 水平明显升高。UU 刺激巨噬细胞释放 TNF-α 具有浓度依赖性。血小板衍生生长因子（PDGF）是一种强有力的趋化生长因子，可介导 CLD 的形成。

（3）呼吸窘迫综合征：很多研究指出 UU 感染与早产儿 RDS 相关，但 UU 感染在 RDS 中的作用尚不明确，早产儿 RDS 的发生与 UU 感染的关系目前仍不明确。动物实验显示，对灵长类动物通过气管插管将 UU 定植于气管内，其后可发生与人类相似的 RDS，在动物的鼻咽、气管及胸腔积液内均可检出 UU，血培养亦呈 UU 阳性，病理解剖显示毛细支气管溃疡，而对照动物则无类似发现，提示 UU 感染和 RDS 相关。

（4）脑组织损伤：早在 19 世纪 80 年代就有文献报道 UU 感染引起的脑膜炎。一项前瞻性研究分析 313 例极低出生体重疑似败血症/脑膜炎或是脑积水的患儿，显示在校正胎龄后的脑脊液检测出 UU 阳性的婴儿出现严重脑室出血情况概率是 UU 阴性婴儿的 2.5 倍，但是在头颅超声检查中两者没有明显的差异。有实验动物模型支持 UU 感染可导致新生儿脑损伤。有学者认为 UU 是通过呼吸道直接侵入中枢神经，而非血行播散。但由于文献报道有限，目前还无法推测中枢神经感染的过程。

（5）败血症：1969 年首次从脐血中分离出来 UU。近期研究显示 23% 的患儿从脐血中培养出 UU。UU 的感染可以发生在宫内或者出生时。UU 阳性的患儿 26% 发生下呼吸道感染。虽然 UU 感染的患儿通常有影像学和实验室检查证据支持存在肺炎或全身感染，但其很少有败血症的表现。UU 败血症可以伴有严重的肺炎甚至持续性肺动脉高压。

4. 支原体感染与输卵管妊娠 文献报道，输卵管妊娠者中 30%～50% 存在慢性输卵管炎。支原体主要寄居在泌尿生殖道，引起局部感染，并可经淋巴管播散到输卵管和卵巢，由于其感染病程隐匿，临床表现轻微或无症状，以致感染反复迁延呈进行性和不可逆的病理变化而导致子宫颈炎、子宫内膜炎、输卵管炎、盆腔炎，或造成输卵管性不孕及异位妊娠等严重后遗症。黎鲜对 30 例输卵管妊娠患者检测 UU DNA，阳性率达 33.3%，显著高于对照组，其中 2 例重复异位妊娠者 UU DNA 均为阳性。由于其亚临床症状的感染，累及双侧输卵管，故重复发生异位妊娠的概率自然升高。史春检测 40 例输卵管妊娠者宫颈分泌物的 UU DNA，发现阳性率为 45.0%，同时检测输卵管组织，UU 阳性率为 32.5%，两者阳性率均显著高于对照组。因此，支原体感染是引起输卵管妊娠不良结局的重要因素之一。但输卵管性不孕患者中，常同时出现淋球菌、衣原体和支原体感染，两种或三种病原体同时存在。因此，对支原体的致病性尚待进一步研究探讨。

5. 支原体感染与产褥期疾病 David 等曾报道 20% 的产后子宫内膜炎由支原体感染引起，其中 5% 血液培养出支原体，其认为产褥期生殖器感染的重要病原体之一是支原体。据文献报道 15%～33% 新生儿出生时携带支原体。刘志茹等研究结果也表明，UU 阳性组产褥期发热及新生儿发热的发生率均比阴性组明显升高。可见 UU 感染是引起围生期感染的主要病原体，应引起重视。

6. 溶脲脲原体感染的胎盘病变 UU 感染胎盘胎膜组织，可引起绒毛膜羊膜炎，进而导致胎儿的氧气及营养物质供应障碍，影响胎儿发育，导致 IUGR，甚至停止发育。孙红妹等对 65 例 UU 血清抗体阳性孕妇的胎盘进行 UU 分离，结果 13 例阳性，其中 6 例病理检查见急慢性炎细胞浸润。从部分胎盘培养、病理改变及脐带血特异性抗体的一致性，证明 UU 感染可发生于子宫内，为早期诊断新生儿支原体感染提供了新手段。

7. 支原体感染的诊断 妇女生殖道支原体感染引起非淋病性尿道炎、子宫内膜炎、盆腔炎等可有相应典型的临床症状。而对于大多数的无症状及出现亚临床症状的患者，特别是妊娠期感染者主要靠实验室诊断。

（1）支原体分离培养：将临床待检标本如宫颈管分泌物，接种到含血清、新鲜酵母浸液及青霉素、乙酸铊等抑制剂的肺炎支原体培养基中，置 $5\%CO_2$ 环境中 37℃孵育 1～2 周，观察有无特殊生长情况，其菌落呈荷包蛋状，然后用免疫荧光等血清学方法鉴定。培养法虽然有良好特异性，但敏感性低，且技术操作繁杂，耗时长，不能用临床常规快速诊断支原体的方法。

（2）血清学方法：目前临床常用 ELISA 检测患者血清中 IgM 特异性抗体，也可用免疫荧光法检测感染组织或分泌物中的特异抗原。患者血清中特异性 IgM 抗体在感染后 2～3 周出现，6 周达到峰值，2～4 个月后逐渐减少，故 IgM 抗体阳性者，为近期感染的指征，IgG 抗体在感染 2～3 个月出现 6 个月达到峰值，以后逐渐减少，其阳性提示为既往感染。如血清抗体滴度有 4 倍以上增高者可明确诊断。血清学方法简便，有较好的敏感性和特异性，可作为临床常规筛查应用。

（3）分子生物学诊断：目前多采用分子生物学基因探针杂交技术和 PCR 技术直接检测临床标本中 UU DAN，或对培养阳性的标本提取 DNA 进行 PCR 扩增，以确定其血清型。PCR 法具有简便、快速、准确的特点，可作为临床早期病原学诊断的依据。

二、沙眼衣原体感染与妊娠结局

沙眼衣原体（*Chlamydia trachomatis*，CT）是寄生于女性生殖道的常见病原体，也是引起泌尿生殖道感染最常见的病原微生物之一。沙眼衣原体主要通过性接触传播引起生殖道炎症。妊娠期间感染沙眼衣原体可垂直传播，引起胎儿和新生儿感染。沙眼衣原体感染是部分孕妇胎膜早破、早产、流产、死胎的主要原因，也可导致 IUGR、低体重儿或极低体重儿，以及新生儿感染（结膜炎、肺炎）等。沙眼衣原体也可感染宫颈、宫体和附件，导致不孕症或异位妊娠。

1. 沙眼衣原体感染情况 孕妇中沙眼衣原体感染率为 2%～30%。易感人群为年轻的性生活混乱者，尤其是开始性生活较早、性伴侣较多、不使用安全套者。沙眼和宫颈糜烂的发生率也较高。男性患非淋菌性尿道炎时可通过性传播感染女性，经 7～10 天潜伏期，女性可发生阴道炎、宫颈炎、子宫内膜炎、输卵管炎、盆腔炎或尿道炎等。衣原体感染可以是原发性的，即孕期发生的活动性感染，或是原有的潜伏感染在妊娠期活化。妊娠后 3 个月沙眼衣原体的分离率比妊娠前、中 3 个月要高。虽然孕妇的 IgG 抗体早在

妊娠 38 天时即可经胎盘转移到胎儿，但约 2/3 接触沙眼衣原体的新生儿仍可感染沙眼衣原体，因此从母体所获得的抗体的保护性是不完全的。

目前检测沙眼衣原体通常使用 PCR 技术检测其 DNA 成分。姜涛等检测 2600 例孕妇宫颈分泌物，沙眼衣原体阳性率为 12.84%，UU 阳性率为 11.35%，沙眼衣原体、UU 混合阳性率为 5.5%。梁宝珠检测 200 例孕妇的宫颈分泌物中的沙眼衣原体，其中 70 例阳性，占 35%。其中 20 例同时检出 UU。林碧英等检测 150 例孕产妇，沙眼衣原体阳性率为 24.67%（37 例）。于红侠等检测 98 例输卵管妊娠患者，沙眼衣原体阳性率为 25.5%（25 例）。由此可见，在孕产妇中，沙眼衣原体感染并非少见。另有报道称，生殖道沙眼衣原体 DNA 检测的阳性率大小依次为宫颈、宫腔和输卵管，说明沙眼衣原体感染首先累及宫颈，因此，沙眼衣原体也可经过产道感染给新生儿。

2. 沙眼衣原体对生殖及妊娠的影响 沙眼衣原体感染也可导致不孕或输卵管妊娠。沙眼衣原体感染可能沿着柱状上皮上行，导致子宫内膜炎、输卵管炎甚至盆腔炎。慢性反复发作的沙眼衣原体感染可导致输卵管内炎性渗出、上皮增生、管腔阻塞、管壁僵硬甚至粘连，从而导致不孕或输卵管妊娠。有人估计约 1/3 的异位妊娠病例是由沙眼衣原体感染引起的。在某些地区有高达 2/3 的输卵管性不孕症病例是由沙眼衣原体感染所引起的，如果输卵管是不完全阻塞，则发生异位妊娠的危险性上升。

研究发现，孕妇宫颈分泌物沙眼衣原体阳性与阴性组比较，胎膜早破、早产及低体重儿发生率有显著差异，说明孕妇沙眼衣原体感染与早产、胎膜早破有密切关系。孕妇沙眼衣原体感染时，病原体上行感染侵犯胎膜。孕妇沙眼衣原体感染可通过垂直传播，使新生儿受到感染，因此无论何种分娩方式都不能避免新生儿感染沙眼衣原体，从而导致新生儿肺炎的发生。尤其孕妇沙眼衣原体感染后的胎膜早破更增加了新生儿的感染机会。沙眼衣原体、UU 感染与新生儿并发肺炎也有相关性。有研究显示，在自然流产中，沙眼衣原体的阳性率为 22.2%，孕妇受感染后有 30%～40% 损害发育中的胚胎。

3. 沙眼衣原体在母亲产后感染中的作用 国外研究证实产前沙眼衣原体感染若不予以治疗，则与产后感染有关。有报道称，由羊膜炎引起的分娩期内发热及晚期产褥期子宫内膜炎均与产前沙眼衣原体感染未接受治疗有关。Plummer 等报道 183 例分娩期内沙眼衣原体感染的患者，24% 发生产后上生殖道感染，明显高于未患沙眼衣原体感染的妇女。

4. 沙眼衣原体与流产后疾病　流产后盆腔炎症性疾病是一种与产后盆腔感染有关的综合征，见于治疗性流产之后。沙眼衣原体感染的妇女流产后盆腔炎症性疾病发生率较高。在淋病奈瑟菌感染率比沙眼衣原体感染率明显低的地区，60% 流产后盆腔炎症性疾病病例可能是由沙眼衣原体引起的。

5. 妊娠期衣原体感染的诊断　采取阴道分泌物、病变组织等进行分离培养、抗原检测、血清抗体检测，以及利用核酸探针技术，可以明确感染的病原体。有报道称，应用衣原体单克隆免疫荧光直接涂片法检测衣原体，阳性率可达 16.92%。具体内容参见第十二章。

总之，沙眼衣原体是引起孕期和围生期感染的重要病原体，可引起不良妊娠结局、产妇产褥病及新生儿疾病，也是导致胎膜早破的重要因素。但由于大多数孕妇感染沙眼衣原体通常无症状，因此对孕妇有必要开展沙眼衣原体、UU 检测，对阳性者应及早治疗，以预防胎膜早破、早产，降低母婴发病率，提高围生期保健质量。

三、梅毒螺旋体感染与先天性梅毒

梅毒是由梅毒螺旋体（*Treponema pallidum*，TP）感染引起的一种以性接触传播为主的慢性全身性疾病。梅毒螺旋体自表皮或黏膜破损处进入体内，需要 3 ～ 4 周的潜伏期，然后开始发病，早期外阴部、宫颈及阴道黏膜充血水肿、糜烂甚至溃疡，如果没有得到及时治疗，约有 1/3 发展为晚期梅毒，其传染力虽弱，但是有可能引起神经梅毒及心血管梅毒等，后果严重。梅毒根据其有没有临床表现可以被分为潜伏梅毒（隐性梅毒）及显发梅毒；梅毒还可以依据感染的先后顺序被分为早期梅毒及晚期梅毒；此外，梅毒还可以根据其传播途径分为先天性（胎传）梅毒与后天获得性梅毒。先天性梅毒通过母婴垂直传播，与孕妇感染梅毒螺旋体有密切关系。

1. 发病情况　近年来随着性传播疾病的蔓延，梅毒的发病率呈上升趋势，中国（不含港澳台数据）2016 年报告梅毒达 493 026 例，比 2015 年增长 1.4%，其中胎传梅毒 6447 例，孕妇感染梅毒也日渐增多。梅毒患者妊娠或妊娠期感染梅毒称为妊娠梅毒。在发展中国家，梅毒所引起的死产，以及先天性梅毒仍然是一个大问题，在一些非洲国家，围生期死亡婴儿的死因中先天性梅毒居第 4 或第 5 位。赞比亚的一项对妊娠妇女的研究，在分娩死胎的妊娠妇女中，梅毒血清反应阳性者占 43%，流产者中梅毒血清反应阳性者占 19%。患梅毒的妊娠妇女存在螺旋体血症时胎盘即受到了感染，一旦梅毒螺旋体感染了胎盘，即可造成胎儿受染。Harter 与 Benirchke 等观察到未经治疗的梅毒妊娠妇女，早在妊娠 9 周时胎儿即已受感染。未经治疗的一、二期梅毒妊娠妇女的胎儿几乎 100% 受感染，其中 50% 发生早产或围生期死亡；未经治疗的早期潜伏梅毒妊娠妇女的胎儿，40% 发生早产或围生期死亡；未经治疗的晚期梅毒妊娠妇女，所产婴儿 10% 发生先天性梅毒，围生期死亡率约增加 10 倍。病期超过 2 年的梅毒，通过性传播罕见，但妇女感染梅毒螺旋体未经治疗，在数年之内仍可使其胎儿受染。我国情况也不容乐观。张荣等对妊娠期梅毒患者的病例资料进行分析，在 2780 例妊娠妇女中合并梅毒者 180 例，患病率 6.47%。180 例妊娠妇女年龄 20 ～ 35 岁，平均 25 岁，其中 2 例 1 年前有死胎史，入院即确认妊娠期梅毒合并死胎的妊娠妇女 10 例，出生 1 周内诊断为胎传梅毒的新生儿 33 例。陈华根等对孕产妇进行梅毒血清学检查，在 4 年中共检测孕产妇 27 840 例，发现梅毒螺旋体感染人数为 221 人，感染率为 0.79%；分年度统计显示出逐年递增的趋势。其中，2007 年的感染率为 0.52%（28/5421），2008 年的感染率为 0.66%（42/6321），2009 年的感染率为 0.81%（59/7250），2010 年的感染率为 1.0%（92/8848）。随着病期的增长，胎儿受染的比例及梅毒的严重程度降低。虽然如此，但孕妇梅毒若未给予治疗则预后差，仍可发生死产、早产及先天性梅毒。

2. 妊娠梅毒对妊娠结局的影响　人是梅毒螺旋体的唯一传染源。梅毒螺旋体能穿过胎盘绒毛细胞滋养层的屏障，形成胎盘的局灶性坏死、绒毛炎症水肿及脐动脉病变，使胎盘功能减退，引起宫内感染，或通过脐静脉血进入胎儿体内，引起胎儿宫内感染，发生胎儿梅毒，或感染胎盘，发生小动脉内膜炎，形成多处梗死灶，导致胎盘功能严重障碍，并可广泛侵犯胎儿内脏、骨骼、皮肤、黏膜，造成流产、死产、死胎、早产、新生儿死亡及胎传梅毒等严重的不良妊娠后果。梅毒螺旋体在妊娠各期均可通过胎盘感染胎儿，孕妇梅毒螺旋体抗原血清滴度越高，死胎或死产发生率越高。新生儿也可在分娩时通过软产道时受到感染。

研究表明，60% ～ 100% 未经治疗的妊娠梅毒会发生不良妊娠结局。张荣等研究妊娠梅毒病例，发现不良妊娠结局发生率 24.57%，而未治疗组的不良妊娠结局发生率为 70%。该结果显示，产妇孕期诊治越早，胎传梅毒、死胎发生率越低，各组间比较差异有统计学意义，可见及时诊断和治疗妊娠梅毒患者极为重要。

3. 妊娠梅毒的诊断 过去曾认为妊娠至 24 周时胎盘绒毛细胞滋养层屏障作用完全退化，梅毒螺旋体才得以通过胎盘进入胎儿血液循环，引起宫内感染。但是近年认为梅毒螺旋体在妊娠任何时期均可穿过胎盘，使胎儿在宫内感染，发生流产、死胎或胎传梅毒。因此妊娠梅毒尤其是早期梅毒如能得到早期诊断、规范治疗可减少或预防死胎、胎传梅毒的发生。

妊娠梅毒合并死胎诊断标准：梅毒螺旋体血凝试验（TPPA）及快速梅毒血浆反应素试验（RPR）两项均为阳性，即诊断为妊娠梅毒，同时 B 超未见到妊娠胎儿胎心搏动。

胎传梅毒诊断标准：梅毒螺旋体血凝试验（TPPA）及快速梅毒血浆反应素试验（RPR）两项均为阳性、婴儿梅毒血浆反应素滴度较母血增高 4 倍以上或者有胎传梅毒的临床症状、体征的患儿诊断为胎传梅毒。临床表现主要为早产、低体重、黄疸、分娩时窒息、皮损、水肿、腹水、鼻炎、肺炎、贫血等。

一般情况下，能被及时治疗的大部分为显发梅毒。这是因为显发梅毒的症状比较明显；妊娠梅毒孕妇因为免疫抑制，多数处于无明显临床症状的潜伏期，称为"隐性梅毒"，容易受到医生和患者的忽视，而被漏诊漏治。妊娠的女性如患有隐性梅毒，不仅孕妇的身体可受到严重伤害，而且梅毒螺旋体可以通过胎盘，导致胎儿受到感染，从而影响胎儿的正常发育，以致分娩出"先天性梅毒病儿"。Watson-Jones 等将 RPR 高滴度（1 : 8 以上）的隐性梅毒推定为早期隐性梅毒，并证实妇女不良妊娠结局与 RPR 的高滴度呈正相关。

四、假丝酵母菌感染与妊娠结局

真菌感染是妇科的常见病之一，有 10% ～ 20% 的非孕妇女和 30% 的孕妇阴道真菌培养呈阳性。各类真菌病中，以假丝酵母菌病（candidiasis，习称念珠菌病）最为多见，为仅次于细菌性阴道病的常见外阴阴道感染性疾病，近年来发病率呈明显上升趋势，研究也比较全面和深入。本节主要介绍外阴阴道假丝酵母菌病（vulvovaginal candidiasis，VVC）对妊娠的影响。

1. 外阴阴道假丝酵母菌病的发病情况 妊娠期阴道真菌感染，尤其是假丝酵母菌感染相当常见，外阴阴道假丝酵母菌病（VVC）是生育期妇女常见的感染，所有阴道炎患者中 25% ～ 30% 为 VVC。当阴道假丝酵母菌数增加、毒力增强及机体防御机制下降时，可出现症状，发生 VVC。国外研究显示 75% 妇女一生中至少患过一次 VVC，10% 会经历 2 次。妊娠期妇女 VVC 的发病率大约是非妊娠妇女的 3 倍，复发率更高。Kazmierczak 等研究显示妊娠妇女 VVC 的患病率为 42%。邱晓媛等研究妊娠妇女 VVC 患病率66.67%。刘秀卿等研究妊娠期妇女假丝酵母菌的感染率为 30.2%，有症状 VVC 的发病率为 17.5%；冯桂婷等报道的孕妇假丝酵母菌感染率为 30.2%，发病率19.15%；刘小平报道的妊娠期 VVC 发病率 12.7%。其他文献报道 10% ～ 50% 的孕妇患有 VVC。有调查显示妊娠末期妇女阴道中 25% ～ 30% 可发现白假丝酵母菌，其中 70% ～ 85% 的妇女分娩时经产道污染其婴儿，20% ～ 30% 孕妇阴道内可有假丝酵母菌寄生，为无症状携带者。婴儿假丝酵母菌的感染中22% ～ 24% 是经产道传染来的。

2. 外阴阴道假丝酵母菌感染的种类 张桂欣等检查妊娠晚期真菌感染发生率，随机筛查的 30 例孕妇，真菌培养结果阳性率为 34%，其中白假丝酵母菌检出率为 91.18%，非白假丝酵母菌检出率8.82%。非白假丝酵母菌中 8 例为光滑假丝酵母菌，占 7.84%；1例为热带假丝酵母菌，占 0.98%。Nikolov 等调查 172例妊娠晚期妇女真菌检出率 28.7%，其中 89.7% 是因为过多的白假丝酵母菌生长，10.3% 是因为其他亚种感染包括光滑假丝酵母菌和热带假丝酵母菌感染。Paulitsch 等利用近 5 年时间调查非妊娠妇女真菌性阴道炎菌种定植情况，白假丝酵母菌占 87.9%，非白假丝酵母菌（光滑假丝酵母菌和酿酒假丝酵母菌）占12.1%，菌种为光滑假丝酵母菌和酿酒假丝酵母菌。谷晔红研究显示孕期阴道真菌培养阳性率 43.25%，其中白假丝酵母菌 77.92%，光滑假丝酵母菌 16.88%，热带假丝酵母菌 2.60%。刘秀卿等选取产前检查的孕妇 298 例（包括妊娠早期 91 例，妊娠中期 102 例，妊娠晚期 105 例），采集其阴道分泌物进行假丝酵母菌培养鉴定，并将阳性标本进行真菌药敏试验，发现在298 例妊娠妇女中，假丝酵母菌培养阳性的人数是 90例，阳性率为 30.2%，有症状的 VVC 患者为 52 人，发病率 17.5%。90 株假丝酵母菌中，白假丝酵母菌80 株，占 88.9%，光滑假丝酵母菌 5 株，占 5.6%，克柔假丝酵母菌 3 株，占 3.3%，热带假丝酵母菌 2 株，占 2.2%。

刘小平等检测 1000 例孕妇，VVC 的发病率为12.7%（127/1000）。37.4%（374/1000）的孕妇以往有VVC 病史，0.6% 的孕妇为复发性 VVC。127 例 VVC中，白假丝酵母菌、光滑假丝酵母菌、热带假丝酵母菌和克柔假丝酵母菌分别占 87.1%、9.9%、1.5% 和1.5%。有 4 例患者同时感染 2 种假丝酵母菌。Vidotto等对 300 例孕妇进行真菌培养，阳性率为 44.3%，其中白假丝酵母菌占 66.2%，光滑假丝酵母菌占 8.3%，皮状丝孢酵母菌占 1.5%，红酵母菌属占 1.5%，酿酒酵母菌占 7.5%，其他假丝酵母菌属占 12.8%，其他球拟酵母菌占 2.2%。邱晓媛等在 196 例 VVC 患者中分离出白假丝酵母菌 187 株（95.41%），非白假丝酵母菌 9 株，包括热带假丝酵母菌 5 株（2.55%），光滑球拟酵母菌 3 株（1.53%），克柔假丝酵母菌 1 株（0.51%）。Cotch 等研究也显示妊娠期 VVC 的主要致病菌为白假丝酵母菌，占 83%。

　　上述资料表明，VVC 是孕妇的常见病，白假丝酵母菌仍然是主要致病菌，其次为光滑假丝酵母菌。

　　由于抗真菌药物的应用，非白假丝酵母菌引起的 VVC 病例数逐渐上升。由热带假丝酵母菌引起的 VVC 与治疗后复发有关；由光滑假丝酵母菌引起者，用标准治疗难以根除。非白假丝酵母菌造成的 VVC 所占的比例较少，临床上反复发作难治性 VVC，可能与抗真菌药物的滥用造成白假丝酵母菌耐药以及机体局部免疫力低下有关。

　　3. 妊娠期 VVC 母婴传播途径　　包括 3 种：①宫内感染；②经过分娩时软产道污染；③产后母亲与新生儿接触而感染。经产道上行感染的方式可能包括①真菌直接从阴道上行，经胎膜破口进入到羊水中；②可能假丝酵母菌通过亚临床的胎膜小破口进入宫腔，以后此破口自然愈合，临床未能诊断胎膜破裂；③真菌穿透及感染完整的胎膜，或通过感染胎盘而感染胎儿。胎膜局部的感染或有潜在的病理性改变也使真菌易通过完整的胎膜。

　　席丽艳等采用分子生物学方法，对 11 例分离于分娩前母亲阴道分泌物及其新生儿口腔的样本进行常规形态学和生物化学鉴定，确认为同种假丝酵母菌的母婴分离株，再次进行 DNA 序列鉴定，并采用电泳核型和随机扩增 DNA 多态性进行分型研究，进一步确认为同种类型，11 株婴儿株与母亲株分子生物学特征完全相同，其中 8 对为白假丝酵母菌，2 对为光滑假丝酵母菌，1 对为克柔假丝酵母菌。证实这 11 例是经母亲产道发生的垂直传播。

　　4. 妊娠合并 VVC 的病理学基础　　假丝酵母菌是常见的深部真菌。在人的皮肤、消化道、呼吸道以及泌尿生殖道等处常有白假丝酵母菌和一些非白假丝酵母菌存在，是人体正常菌群之一。在人体免疫功能完善的情况下，假丝酵母菌和人体处于共生状态并不发病，故属条件致病菌。当人体免疫功能低下或正常寄居的微生态环境失调时，就易发生 VVC。

　　妊娠期是 VVC 的好发阶段，其主要原因或基础包括：①妊娠期雌激素的增加使阴道黏膜充血、水肿，宫颈腺体分泌增加，阴道分泌物显著增多，局部环境潮湿，有利于假丝酵母菌繁殖；②妊娠期高孕激素可能会增加假丝酵母菌对白细胞的抵抗力，增加阴道上皮对真菌的吸附亲和力，从而提高妊娠期妇女对假丝酵母菌的易感性；③高水平的雌激素导致高糖原含量的阴道环境，为假丝酵母菌的生长、出芽、黏附提供良好的条件，易导致假丝酵母菌反复感染；④妊娠后机体免疫力受抑制，阴道分泌物中分泌型免疫球蛋白（sIgA）水平降低，导致阴道上皮抗假丝酵母菌活性降低，也为假丝酵母菌的生长、黏附提供了有利条件，利于酵母菌生长。

　　假丝酵母菌的致病机制与假丝酵母菌的黏附、芽管和菌丝的形成有关。假丝酵母菌寄居于阴道内，通过假丝酵母菌表面的甘露糖蛋白与宿主的细胞黏蛋白受体结合，黏附于阴道上皮细胞。假丝酵母菌黏附在阴道上皮后，一些内源性或外源性因素促使菌体发芽，形成菌丝，使假丝酵母菌获取营养，同时使假丝酵母菌附着于阴道上皮细胞的能力增加，发芽助长了假丝酵母菌对阴道黏膜上皮细胞的侵害，菌丝能沿皮肤黏膜的沟隙生长，借助机械力穿过表皮或上皮细胞面，再进一步繁殖使感染加重、扩散。

　　妇女妊娠期间，阴道易受假丝酵母菌感染，发生症状性阴道炎，典型临床表现是豆腐渣样白带。

　　5. VVC 对妊娠结局的影响　　研究显示，妊娠期轻度 VVC 对妊娠结局影响较小，重度 VVC 则可引起胎膜早破、胎盘胎膜粘连、早产、羊膜内感染、产褥期感染等。孕期重度 VVC 者新生儿易患尿布皮炎、鹅口疮等感染，与非 VVC 组比较差异有统计学意义。Laskus 等发现早产儿由于免疫系统发育不完善，会受真菌感染的严重影响。通过对患阴道假丝酵母菌感染的孕妇进行追踪调查，其所产出生体重 < 1000g 的婴儿均在出生后 1～2 周发生假丝酵母菌败血症。

　　谷晔红等研究显示孕妇阴道真菌阳性者其所产新生儿真菌携带率为 28.44%。无症状、未治疗的真菌携带者新生儿真菌携带率显著高于孕期诊断 VVC 并治疗者。新生儿真菌培养阳性者其尿布皮炎、鹅口疮的发生率显著高于新生儿真菌培养阴性者；且未治疗组新生儿尿布皮炎、鹅口疮的发病率高于 VVC 治疗组。剖宫产与阴道分娩组新生儿尿布皮炎、鹅口疮发病率差异无统计学意义。新生儿携带真菌与阴道携带真菌菌种相同，可能是由上行感染所致；而孕期真菌感染治疗者可减少其对新生儿的影响。一旦羊水感染假丝酵母菌，胎儿就可感染，约 5% 的新生儿患口腔假丝酵母菌病，多发生于产后 7 天内；尿布皮炎患儿假丝酵母菌感染阳性率高达 88.2%，且感染的菌株以白假丝酵母菌为主。当皮肤处在湿热环境，角质层被水分浸软，表皮屏障功能减弱时，假丝酵母菌可穿入皮肤成为致病菌，促使尿布皮炎的发生和发展。近年新生儿真菌培养阳性者尿布皮炎发生率高，可能与娩出后即刻使用纸尿裤，使臀部皮肤处于湿热环境有关。先天性皮肤假丝酵母菌病亦有报道。

近年人们注意到药物治疗感染对妊娠结局的影响，在抗 HIV 感染方面研究较多。因为没有哪种药物在孕期使用是绝对安全的，对于孕妇必须同时权衡对母亲的利与对胎儿的弊。孕期抗感染治疗必须慎重。

对于孕妇的真菌感染，多集中在外阴阴道方面，即 VVC 及其对妊娠的影响，而其他器官的真菌感染、真菌血症对妊娠结局有何影响，尚未见相关报道。

6. 孕期真菌感染的诊断　中华医学会妇产科学分会感染性疾病协作组制定了《外阴阴道假丝酵母菌病诊治规范》，根据临床特征将妊娠期 VVC 分为轻度和重度。妊娠期轻度 VVC 是指发生于正常孕妇、散发的、由白假丝酵母菌引起的轻度 VVC，评分 < 7 分；重度 VVC 指复发型 VVC（孕前、孕后反复发作）、非白假丝酵母菌感染，评分 > 7 分。

真菌感染的诊断方法，与其他部位的真菌病大致相同，包括真菌培养、直接镜检、血清学检查和分子生物学检查等，详见第十四章。

对于 VVC，在无菌条件下采取分泌物进行分离培养。有多种培养基可供选用，同时要进行菌种鉴定。如将阴道分泌物标本接种于科玛嘉假丝酵母菌显色培养基，30℃温箱培养 24～48 小时，根据菌落颜色肉眼判读：翠绿色为白假丝酵母菌，紫色为光滑假丝酵母菌，粉红色为克柔假丝酵母菌，蓝灰色为热带假丝酵母菌，3 天不生长为阴性。或将分泌物接种于沙氏培养基上，35℃孵育，24 小时后有菌落生长者，涂片、革兰氏染色，显微镜下观察。镜检证实为假丝酵母菌者，用无菌接种环接种至 CHROMagar 显色培养基上，24～48 小时后观察，根据颜色判断菌种，非白假丝酵母菌者进一步用 YBC 真菌鉴定卡进行菌种鉴定。鉴定后进行体外药敏分析，即测定抗真菌药物的体外最低抑菌浓度及敏感性。所有操作均应在无菌条件下进行，严格按照有关标准和规范操作。

直接镜检更为简捷方便。将标本用无菌拭子从阴道侧壁上 1/3 取材，采用 10% KOH 悬滴法和革兰氏染色法直接镜检。阴道分泌物应同时做真菌培养及药敏试验。白假丝酵母菌是条件致病菌，假菌丝的存在表明局部已经感染，并侵袭细胞；而酵母的存在表明局部有假丝酵母菌寄居，传播的概率比较高。涂片法和悬滴法检测经济、快速，阳性率相似。悬滴法检测非白假丝酵母菌所致 VVC 较涂片法有较高的假阴性率，只能通过真菌培养确诊。对于无症状的真菌阴道寄居培养也可出现阳性，对阴道炎症状反复发作而镜检阴性，以及怀疑耐药菌株或非白假丝酵母菌感染时，采用培养法有助于诊断及指导治疗。

（刘德纯；郜红艺）

参 · 考 · 文 · 献

曹馨, 张群昌, 王芳, 2012. 妊娠中晚期细菌性阴道病与妊娠结局的关系. 湖南中医药大学学报, 32(2):17-18.

曹泽毅, 1999. 中华妇产科学. 北京: 人民卫生出版社.

陈功, 李成福, 裴丽君, 等, 2008. 围孕期环境危险因素的暴露与常见结构性出生缺陷发生风险的关系. 中华流行病学杂志, 29(3):212-215.

陈华根, 2010. 2884例孕早期孕妇梅毒感染情况分析及处理. 检验医学与临床, 7(19):2066, 2069.

陈丽, 吴红宣, 石珍, 2005. 孕妇下生殖道支原体阳性与妊娠结局的关系探讨. 中国皮肤性病学杂志, 19(2):105-106.

陈延斌, 吕祺, 2011. TORCH抗体检测及其对优生优育的意义. 中国优生与遗传杂志, 19(3):107, 118.

程茂梁, 王珏, 吴锋, 2006. 温岭市孕妇TORCH五项感染检测结果分析. 临床和检验医学杂志, 5(7):993.

迟博, 徐红, 2010. 细菌性阴道病发病机制及诊疗进展. 医学综述, 16(7):1056-1058.

崔君兆, 2000. 孕妇感染致出生缺陷病因诊断及其防治. 北京: 中国协和医科大学出版社.

戴婉波, 杨芬红, 2010. 妊娠期合并细菌性阴道病患者120例妊娠结局临床分析. 中国社区医师, 12(17):104-105.

丁福荣, 1994. 弓形虫对妊娠与胎儿的影响. 中国妇幼保健, 9(3):55-56.

樊尚荣, 张慧萍, 2011. 2010年美国疾病控制中心阴道炎治疗指南. 中国全科医学, 14(8): 821-822.

丰有吉, 沈铿, 2011. 妇产科学. 第2版. 北京: 人民卫生出版社.

封玥, 姜海燕, 高锦声, 2004. 先天性风疹综合征分子生物学研究新进展. 国外医学遗传学分册, 27(4):224-227.

冯桂婷, 赵芳, 2009. 妊娠期外阴阴道假丝酵母菌病与围生结局分析. 河北医药, 31(12): 1435-1437.

冯丽群, 2008. 孕期疟疾的妊娠结局及青蒿琥酯治疗的安全性研究. 国际医药卫生导报, 14(12):91-94.

付桂玲, 李树军, 2008. 先天性TORCH感染的临床分析. 中国医药, 3(4):245-246.

付群, 闵玉梅, 1999. 自然流产妇女人巨细胞病毒感染的调查. 实用妇产科杂志, 15(1):50-51.

宫露霞, 蔡艳, 刘鸿珍, 等, 2001. 孕期TORCH感染对婴幼儿远期发育的影响. 中华妇产科杂志, 36(9):562-563.

古似丹, 肖娟, 2006. 妊娠期TORCH感染与围产儿结局的相关因素分析. 国际医药卫生导报, 12(13):79-81.

谷晔红, 黄醒华, 2005. 妊娠期外阴阴道念珠菌病及其对新生儿的影响. 中华围产医学杂志, 8(3):171-174.

顾菊萍, 韩锡萍, 施元, 2006. 通州地区5057例20～38岁育龄妇女TORCH感染初筛分析. 中国优生与遗传杂志, (1):105-106, 113.

桂俊豪, 黄国香, 王峥, 等, 2006. TORCH感染与不良妊娠的大样本回顾分析. 中国优生与遗传杂志, 14(1):67-68.

郭红梅, 朱启镕, 2004. 先天性巨细胞感染研究进展. 国外医学儿科学分册, 31(5):231-233.

郝秉兰, 2012. 女性阴道炎584例病原体及病因分析. 中国基层医药, 19(13):2021-2022.

郝艳华, 邓志敏, 程明刚, 2005. 解脲支原体感染对妊娠结局的影响. 广东医学, 26(2):229-230.

何锋云, 2012. 下生殖道感染与妊娠结局. 妇幼保健, 27(2):312-313.

贺月秋, 陈惠金, 2010. 解脲支原体感染与围生期疾病的关系研究进展. 实用儿科临床杂志, 25(10):773-776.

侯红瑛, 李小毛 尹玉竹, 等, 2000. 宫颈感染解脲支原体与不良妊娠结局的关系. 中国优生与遗传杂志, 8(2):75-77, 131.

黄谷良, 林特夫, 郭秉兰, 1991. 细菌L型与疾病. 北京: 学苑出版社.

黄跃深, 张斌, 李敏, 等, 2006. 妊娠期解脲支原体感染对妊娠结局的影响. 实用医学杂志, 22(14):1614-1615.

纪巧云, 2008. 妊娠合并风疹病毒感染的免疫预防策略. 中国全科医学, 11(4):341-342.

贾安, 2011. 复发性细菌性阴道病诊治进展. 中国医师杂志, 13(9):1287-1289.

江敏, 汪伟山, 2011. 妊娠期解脲支原体感染与妊娠结局的关系. 医学信息, 24(8):3901-3902.

姜涛, 易村犍, 2011. 孕妇沙眼衣原体解脲支原体感染对妊娠结局及新生儿发病的影响. 湖北医药学院学报, 30(1):85-86.

蒯文霞, 杨晓春, 2010. 新生儿先天性梅毒19例临床分析. 山西医药杂志, 39(2):143-144.

乐杰, 2008. 妇产科学. 第7版. 北京: 人民卫生出版社.

黎鲜, 2010. 支原体感染与妊娠结局相关性探讨. 中国误诊学杂志, 10(21):5159.

李冰琳, 屈新中, 王淑莉, 等, 2001. 妊娠期妇女人细小病毒B19感染与死胎及畸形胎儿关系的研究. 中华妇产科杂志, 36(1):22-24.

李宏军, 王彦, 张茹, 等, 1995. 弓形虫感染与异常妊娠结局. 中国人兽共患病杂志, 11(4):61-63.

李佳玟, 李元成, 王俐, 2006. 妊娠梅毒85例临床分析. 中国皮肤性病学杂志, 20(4):226-228.

李江, 2009. 1028例孕前及孕妇4种病原体检测分析. 检验医学与临床, 6(14):1125, 1127.

李美, 陆洪光, 李家峰, 等, 2007. 贵阳市6001例妊娠妇女HIV检测结果分析. 中华皮肤科杂志, 40(10):643.

李文军, 蒋雪梅, 刘新泳, 2009. 全球艾滋病最新流行状况. 中华传染病杂志, 27(8):506-508.

李笑, 贺湘英, 2012. 解脲支原体与新生儿疾病的研究进展. 昆明医学院学报, 33(S1):66-68.

李艳萍, 李艳梅, 潘宝伟, 2006. 溶脲脲原体感染与妊娠结局探讨. 中国初级卫生保健, 20(3):44.

练儒芳, 曾文军, 王可菲, 2003. 生殖道衣原体支原体及弓形虫感染与自然流产. 中国生殖健康杂志, 14(4):222-224.

梁宝珠, 2006. 溶脲脲原体沙眼衣原体与妊娠结局的关系. 河北医学, 12(5):401-402.

廖秦平, 2009. 妇产科感染病学进展. 北京: 北京大学医学出版社.

林碧英, 陈淑兰, 张力, 等, 2005. 不良妊娠结局CT、UU、HCMV、TOX感染分析. 中国医刊, 40(6):48-49.

林丹, 严延生, 2016. 寨卡病毒病. 中国人兽共患病学报, 32(3):209-218.

林芳, 1999. 弓形虫对妊娠的影响. 放射免疫学杂志, 12(4):252-253.

刘安丽, 张海燕, 刘家恒, 等, 2001. 968例念珠菌性阴道炎临床病理分析. 河南职工医学院学报, 13(2):160.

刘伯宁, 1995. 病毒感染的胎儿胎盘病理. 中国实用妇科与产科杂志, 11(3):147-148.

刘德纯, 1990. 妊娠子宫内膜血管变化的研究进展. 蚌埠医学院学报, 15(增刊):31-33.

刘德纯, 1994. 孕期病毒感染与异常妊娠结局. 中国微生态学杂志, 6(4):45-47.

刘德纯, 1994. 孕期细菌感染与异常妊娠结局. 中国微生态学杂志, 6(4):48-49, 62.

刘德纯, 1995. 先天性弓形虫病的病理学研究. 蚌埠医学院学报, 20(4):265-267.

刘德纯, 1995. 先天性弓形虫感染研究进展. 中国实用儿科杂志, 增刊: 164-166.

刘德纯, 2002. 艾滋病临床病理学. 合肥: 安徽科学技术出版社.

刘德纯, 2017. 我国艾滋病流行与传播30年回顾, 新发传染病电子杂志, 2(1):50-52.

刘德纯, 刘运贤, 刘勇, 等, 2002. 先天畸形胎儿肺部病变的组织学观察和病因学探讨. 中国基层医药, 9(12):1063-1064.

刘东磊, 2012. 先天性风疹综合征的研究进展. 中国疫苗和免疫, 18(1):76-80.

刘俐, 罗玲英, 2008. 先天性弓形虫感染. 中国临床医生杂志, 36(6):15-16.

刘萍, 刘艳, 陈芳, 2008. 外阴阴道假丝酵母菌病的流行病学进展. 河北医学, 30(1):98-100.

刘小平, 樊尚荣, 李建武, 2004. 妊娠期妇女外阴阴道念珠菌病的病原学和治疗研究. 中华围产医学杂志, 7(4):220-222.

刘杏巧, 姚莉芸, 2006. 妊娠合并感染性疾病. 天津: 天津科学技术出版社.

刘秀卿, 张镇松, 陈昌龄, 2011. 妊娠期妇女外阴阴道假丝酵母菌的检测结果分析. 河北医药, 17(1):91-93.

刘颖琳, 张建平, 张睿, 等, 2002. 乙型肝炎病毒感染胎盘的免疫组织病理学研究. 中华妇产科杂志. 37(5):278-280.

刘勇, 夏佩莹, 刘德纯, 等, 2001. 先天畸形胎儿石蜡标本金黄色葡萄球菌L型检测. 蚌埠医学院学报, 26(4):286-287.

刘志茹, 史颖新, 2000. 支原体感染对围产期母婴的影响. 宁夏医学杂志, 22(4):247.

骆晓艳, 朱向军, 万丽霞, 等, 2008. 1990—2006年天津市风疹流行病学分析. 疾病监测, (6): 366-367.

吕春英, 2009. 妊娠合并梅毒364例临床分析. 中国基层医药, 16(2):303-304.

马金莲, 2012. 高原地区孕妇血液5种传染病现状调查. 中国妇幼保健, 27(3):401-403.

马庭元, 1995. 妊娠期巨细胞病毒感染与优生. 实用妇产科杂志, 11(2):61-62.

皮丕湘, 陈伟梅, 2006. 妊娠期生殖道感染与妊娠并发症以及结局分析. 医学临床研究, 23(8):1237-1238, 1241.

齐丹丹, 宋杰, 刘天树, 等, 2009. 长春市孕产妇风疹病毒抗体水平调查. 中国实用医药, 4(28):243-244.

钱雅琴, 李晓雯, 任绪义, 2008. 浙江省各地市孕妇TORCH感染情况调查报告. 浙江临床医学, 10(1):110-111.

钱瑛, 邵耀明, 李琴, 2012. 妊娠期妇女生殖道感染的分析. 中华医院感染学杂志, 22(7):1386-1388.

邱晓媛, 陈叙, 2011. 妊娠中晚期妇女假丝酵母菌病病原学特点. 天津医药, 39(9):852-853.

饶华祥, 侯玉英, 2008. 刚地弓形虫感染致胎盘损伤作用的研究进展. 中国病原生物学杂志, 3(4):318-320.

任虹, 2013. 妊娠期滴虫性阴道炎的临床诊治. 中国医学工程, 21(12):81.

石月萍, 2012. 2760例孕妇和婴幼儿TORCH感染情况分析. 中国卫生检验杂志, 22(3):545-546, 551.

史春, 2009. 溶脲脲原体感染与输卵管妊娠的关系分析. 中国热带医学, 9(9):1819, 1851.

史慧薇, 2011. 妊娠期溶脲脲原体感染与胎膜早破及妊娠结局的关系. 中国妇幼保健, 26(11): 1620-1621.

苏明容, 2012. 妊娠合并梅毒的妊娠结局及护理. 吉林医学, 33(1):197-199.

孙红妹, 吴连芳, 1994. 支原体感染对妊娠结局的影响. 国外医学妇产科分册, 21(2):84.

谭布珍, 黄维新, 2003. 梅毒螺旋体感染与妊娠. 中国实用妇科与产科杂志, 19(12):707-709.

汤洁, 郑玲, 闫素文, 2001. 妊娠中单纯疱疹病毒感染. 国外医学妇产科分册, 28(3):159-161.

陶晓珊, 周桂英, 张国玉, 1989. 孕产妇L型细菌感染致新生儿感染2例报导. 实用妇产科杂志, 5(5):266.

王彩凤, 张蕴璟, 2002. 宫内感染与胎儿发育异常. 中国实用妇科与产科杂志, 18(9):16-19.

王敬云, 刘杰, 2001. 支原体感染与妊娠. 中国实用妇科与产科杂志, 17(12):713-715.

王庆, 孙木, 王兆华, 等, 2013. 北京市新生儿脐带血风疹抗体水平调查. 现代预防医学, 40(19):3594-3596.

王肖平, 1998. 支原体感染与妊娠结局. 实用妇产科杂志, 14(1):10-11.

王谢桐, 王燕芸, 2005. 女性生殖道支原体和衣原体感染对围产儿的影响. 中国实用妇科与产科杂志, 21(11):650-651.

韦柳华, 张文英, 周定球, 2010. 孕妇800例TORCH检测结果分析. 慢性病学杂志, 12(5):387.

闻良珍, 刘兰青, 敖黎明, 等, 2004. 弓形虫感染与妊娠结局的关系. 中华围产医学杂志, 7(2):83-85.

吴家明, 2004. 2503例孕妇弓形虫感染情况调查. 江苏预防医学, 15(3):63-64.

武秀峰, 李翘竹, 王晶, 等, 1999. 孕期弓形虫感染对胎儿的影响. 中国人兽共患病杂志, 27(4):63-64.

席丽艳, 福岛和贵, 滝泽香代子, 等, 2005. 从母婴分离的念珠菌DNA分型研究. 中华皮肤科杂志, 38(8):478-481.

谢幸, 苟文丽, 2013. 妇产科学. 第8版. 北京: 人民卫生出版社.

许慧, 倪安平, 崔京涛, 等, 2009. 我国12个城市和地区孕妇弓形虫感染血清流行病学调查. 中华检验医学杂志, 32(8):934-936.

许薇, 汤振宇, 2007. 妊娠期生殖道感染与妊娠结局的研究. 中国临床实用医学, 1(5):46-47.

徐文严, 2001. 性传播疾病对妊娠的危害. 中华皮肤科杂志, 34(5):239-243.

徐勋柱, 熊丹, 张梦霞, 2009. 解脲支原体感染与胎膜早破关系的探讨. 中国社区医生(医学专业半月刊）, 11(22):56.

禤庆山, 阳豫, 刘文兴, 等, 2008. 妊娠合并人类免疫缺陷病毒感染孕妇围产期母婴阻断的研究. 中华妇产科杂志, 43(1):59-60.

颜丽琴, 王同寅, Kaufman J, 等, 1997. 澄江陆良两县农村妇女下生殖道感染的流行情况及危险因素的研究. 现代预防医学, 24(3):269-272.

杨碧静, 2009. 溶脲脲原体感染与妊娠结局的关系探讨. 中国优生与遗传杂志, 17(6):62-63.

杨非, 2002. 妊娠期阴道念珠菌感染与新生儿皮肤念珠菌病的防治. 浙江预防医学, 14(2):57.

杨桂芳, 2010. 妊娠期HIV筛查的临床意义. 中国临床实用医学, 4(3):174-175.

杨虹, 陈瑞芬, 李卓, 等, 2002. 妊娠合并乙型肝炎病毒感染孕妇胎儿窘迫发病原因分析. 中华妇产科杂志, 37(4): 211-213.

杨慧霞, 2003. 妊娠合并生殖道沙眼衣原体感染和支原体感染. 中国实用妇科与产科杂志, 13(12):7-9.

杨杏兰, 冯莉嫦, 张红珍, 2007. 孕妇宫颈溶脲脲原体感染对妊娠结局的影响. 实用医学杂志, 23(10):1512-1513.

杨媛媛, 丛林, 沙玉成, 2001. 妊娠合并性传播疾病127例临床分析. 中华妇产科杂志, 36(9):560-561.

杨祖菁, 蔡月娥, 王磊, 等, 2003. 女性生殖道溶脲脲原体感染对妊娠结局的影响. 中国医师杂志, 5(4):475-477.

姚贝, 张捷, 2012. 19500例不孕妇女及4141例孕妇TORCH感染情况分析. 中国妇幼保健, 27(10): 1519-1521.

叶玲玲, 张碧云, 曹文丽, 2004. 子宫颈支原体感染与胚胎停止发育的关系. 中华妇产科杂志, 39(2):83-85.

应长青, 郑冬梅, 1999. 孕妇沙眼衣原体感染与妊娠结局及新生儿发病的关系. 中华妇产科杂志, 34(6):348-350.

于红侠, 杨玉红, 2008. 溶脲脲原体及沙眼衣原体感染与异位妊娠的关系. 中国妇幼保健, 23 (28):4021-4022.

余艳红, 王志坚, 曾抗, 2001. 妊娠合并性传播疾病的诊断与治疗. 中华妇产科杂志, 36(12):765-767.

苑文英, 2010. 对宫内感染弓形虫出生子代远期发育研究. 临床儿科杂志, 28(2):164-167.

曾淑娟, 2013. 妊娠中晚期细菌性阴道病与妊娠结局的关系. 国际医药卫生导报, 19(4):484-486.

詹思飞, 胡永化, Ng V, 等, 1997. 不良妊娠结局与孕早期妇女细小病毒B19感染的嵌入式病例对照研究. 中国优生优育杂志, 8(3):116-117.

张复春, 赵令斋, 2016. 寨卡病毒病的临床相关研究及挑战. 新发传染病电子杂志, 1(1):1-5.

张桂欣, 黄亚绢, 顾京红, 等, 2008. 妊娠期外阴、阴道假丝酵母菌感染对围生结局影响的对照研究. 中国综合临床, 24(5):485-487.

张洪文, 陈琳, 王新, 等, 2007. 解脲脲原体生物一群的耐药性研究. 中国医师杂志, 9(5): 614-616.

张其成, 2006. 济南市市中区2005年先天性风疹综合征回顾性调查分析. 中国初级卫生保健, 20(11):55-56.

张荣, 阚乃颖, 2012. 妊娠期梅毒的临床结局. 安徽医学, 16(2):192-193.

张硕, 李德新, 2016. 寨卡病毒和寨卡病毒病. 病毒学报, 32(1):121-127.

张惜阴, 2003. 实用妇产科学. 第2版. 北京: 人民卫生出版社.

张肖民, 张荣娜, 林淑钦, 等, 2004. 妊娠梅毒192例临床分析. 中华妇产科杂志, 39(10):682-686.

张秀清, 2011. 大同地区孕妇围生期病原体感染的检测分析. 检验医学与临床, 8(7):847-848.

张艳平, 2004. 妊娠巨细胞病毒感染的研究. 卫生职业教育, 22(6):126-127.

张颖, 2007. 先天性风疹综合征发病与监测研究现状及进展. 医学综述, 13(5):394-395.

张涌, 孔莹, 马光娟, 2007. 乌鲁木齐地区3265例孕妇TORCH感染的调查分析. 中国优生与遗传杂志, 15(3):52, 54.

赵二江, 崔丹, 梁淑英, 等, 2012. 艾滋病的流行现状与预防措施. 现代预防医学, 39 (7): 1597-1599.

赵虹, 李霞, 代永志, 2007. 细菌性阴道病对早产及胎膜早破的影响. 中国综合临床, 23(6):560-562.

赵晓华, 陈平, 2012. 住院分娩产前检测感染性病原体血清标志物的价值. 检验医学与临床, 9(2):228-229.

中国疾病预防控制中心, 性病艾滋病预防控制中心, 性病控制中心, 2014. 2013年12月全国艾滋病性病疫情及主要防治工作进展. 中国艾滋病性病, 20(2):75.

中国疾病预防控制中心, 性病艾滋病预防控制中心, 性病控制中心, 2017. 2016年12月全国艾滋病性病疫情. 中国艾滋病性病, 23(2):93.

中华医学会妇产科学分会感染性疾病协作组, 2011. 滴虫性阴道炎诊治指南(草案). 中华妇产科杂志, 46(4):318.

钟乃海, 黄万燊, 杨晓祥, 等, 2010. 孕期溶脲脲原体感染与不良妊娠结局的关系探讨. 中国优生与遗传杂志, 18(6):75-76.

周桂菊, 丛林, 邱林霞, 等, 2009. 妊娠合并梅毒患者的妊娠结局. 安徽医学, 30(3):308-310.

朱红, 宋莉莉, 2002. 婴儿尿布皮炎与念珠菌感染的关系. 浙江医学, 24(3):169-170.

左绪磊, 2000. 妇产科感染. 北京: 人民卫生出版社.

Alvarado MG, Schwartz DA, 2017. Zika virus infection in pregnancy, microcephaly, and maternal and fetal health: what we think, and what we know. Arch Pathol Lab Med, 141(1):26-32.

Anzivino, E, Fioriti D, Mischitelli M, et al, 2009. Herpes simplex virus infection in pregnancy and in neonate: Status of epidemiology, diagnosis, therapy and prevention. Virol J, 6:40.

Baker T, Patel A, Halteh P, et al, 2017. Blastomycosis during pregnancy: a case report and review of the literature. Diagn Microbiol Infect Dis, 88(2):145-151.

Berger BA, Bartlett AH, Saravia NG, et al, 2017. Pathophysiology of Leishmania Infection during pregnancy. Trends Parasitol, 33(12):935-946.

Cao B, Diamond MS, Mysorekar IU, 2017. Maternal-fetal transmission of Zika virus: routes and signals for infection. J Interferon Cytokine Res, 37(7):287-294.

Chang CW, Wu PW, Yeh CH, et al, 2018. Congenital tuberculosis: case report and review of the literature. Paediatr Int Child Health, 38(3):216-219.

Corsello S, Spinillo A, Osnengo G, et al, 2003. An epidemiological survey of vulvovaginal candidiasis in Italy. Eur J Obstet Gynecol Reprod Biol, 110(1):66-72.

de Carvalho NS, de Carvalho BF, Dóris B, et al, 2017. Zika virus and pregnancy: an overview. Am J Reprod Immunol, 77(2):e12616.

Devakumar D, Bamford A, Ferreira MU, et al, 2018. Infectious causes of microcephaly: epidemiology, pathogenesis, diagnosis, and management. Lancet Infect Dis, 18(1): e1-e13.

Eppes C, Rac M, Dunn J, et al, 2017. Testing for Zika virus infection in pregnancy: key concepts to deal with anemerging epidemic. Am J Obstet Gynecol, 216(3): 209-225.

Freer JB, Bourke CD, Durhuus GH. et al, 2018. Schistosomiasis in the first 1000 days. Lancet Infect Dis, 18(6):e193-e203.

Frenkel LD, Gomez F, Sabahi F, 2018. The pathogenesis of microcephaly resulting from congenital infections: why is my baby's head so small?. Eur J Clin Microbiol Infect Dis, 37(2):209-226.

Heerema-McKenney A, 2018. Defense and infection of the human placenta. APMIS, 126(7):570-588.

Jones JL, Kruszon-Moran D, Sanders-Lewis K, et al, 2007. Toxoplasma gondii infection in the United States, 1999-2004, decline from the prior decade. Am J Trop Med Hyg, 77(3):405-410.

Katz VL, McMcoy MC, Kuller JA, et al, 1996. An association between fetal parvovirus B19 infection and fetal anomalies: a report of two cases. Am J Perinatol, 13(1):43-45.

Kourtis AP, Read JS, Jamieson DJ, 2014. Pregnancy and infection. N Engl J Med, 370(23): 2211-2218.

Maki Y, Fujisaki M, Sato Y, et al, 2017. Candida chorioamnionitis leads to preterm birth and adverse fetal-neonatal outcome. Infect Dis Obstet Gynecol, 2017: 9060138.

Merfeld E, Ben-Avi L, Kennon M, et al, 2017. Potential mechanisms of Zika-linked microcephaly. Wiley Interdiscip Reo Dev Biol, 6(4): e273.

Mertz D, Geraci J, Winkup, J, et al, 2017. Pregnancy as a risk factor for severe outcomes from influenza virus infection: a systematic review and meta-analysis of observational studies. Vaccine, 35(4):521-528.

Nash JQ, Chissel S, Jones J, et al, 2005. Risk factors for toxoplasmosis in pregnant women in Kent, United Kingdom. Epidemiol Infect, 133(3):475-483.

Parnell LA, Briggs CM, Mysorekar IU, 2017. Maternal microbiomes in preterm birth: recent progress and analytical pipelines. Semin Perinatol, 41(7):392-400.

Platt DJ, Miner JJ, 2017. Consequences of congenital Zika virus infection. Curr Opin Virol, 27: 1-7.

Rac MWF, Revell PA, Eppes CS, 2017. Syphilis during pregnancy: a preventable threat to maternal-fetal health. Am J Obstet Gynecol, 216(4):352-363.

Racicot K, Mor G, 2017. Risks associated with viral infections during pregnancy. J Clin Invest, 127(5):1591-1599.

Rawlinson WD, Boppana SB, Fowler KB, et al, 2017. Congenital cytomegalovirus infection in pregnancy and the neonate: consensus recommendations for prevention, diagnosis, and therapy. Lancet Infect Dis, 17(6):e177-e188.

Relich RF, Loeffelholz M, 2017. Zika Virus. Clin Lab Med, 37(2):253-267.

Robinson N, Mayorquin Galvan EE, Zavala Trujillo IG, et al, 2018. Congenital Zika syndrome: pitfalls in the placental barrier. Rev Med Virol, 28(5):e1985.

Rogerson SJ, Desai M, Mayor A, et al, 2018. Burden, pathology, and costs of malaria in pregnancy: new developments for an old problem. Lancet Infect Dis, 18(4): e107- e118.

Rogerson SJ, Unger HW, 2017. Prevention and control of malaria in pregnancy-new threats, new opportunities?. Expert Rev Anti Infect Ther, 15(4):361-375.

Schwartz DA, 2017. Viral infection, proliferation, and hyperplasia of Hofbauer cells and absence of inflammation characterize the placental pathology of fetuses with congenital Zika virus infection. Arch Gynecol Obstet, 295(6):1361-1368.

Schwarz TF, Roggendorf M, Hottenträger B, et al, 1988. Human parvovirus B19 infection in pregnancy. Lancet, 332(8610):566-567.

Tiessen RG, Van Elsacker-Niele AM, Vermeij-Keers C, et al, 1994. A fetus with parvovirus B19 infection and congenital anomalies. Prenat Diagn, 14(3):173-176.

Vázquez-Boland JA, Krypotou E, Scortti M, 2017. Listeria placental infection. MBio, 8(3):e00949-e01017.

Wang JZ, Guo XH, Xu DG, 2017. Anatomical, animal, and cellular evidence for Zika-induced pathogenesis of fetal microcephaly. Brain, 39(4):294-297.

Wen ZX, Song HJ, Ming GL, 2017. How does Zika virus cause microcephaly?. Genes Dev, 31(9):849-861.

Woernle CH, Anderson LJ, Tattersall P, et al, 1987. Human parvovirus B19 infection during pregnancy. J Infect Dis, 156(1):17-20.

Zanluca C, de Noronha L, Duarte Dos Santos CN, 2018. Maternal-fetal transmission of the zika virus: an intriguing interplay. Tissue Barriers, 6(1):e1402143.

第七章
感染性疾病的病理学诊断

感染性疾病即由病原微生物和寄生虫感染引起的炎症性疾病，是临床上常见的一类疾病，包括传染病、寄生虫病、流行病、热带病、人兽共患病、性病、医院感染等，甚至涉及一部分肿瘤和免疫性疾病，与内科、外科、妇产科、儿科等几乎所有临床学科都有密切关系。在诊断病理学工作实践中，经常会遇到炎症性病变，其中包括许多感染性疾病。李天等分析了860 例外阴活检标本，其中 74.42% 为感染性疾病。感染性疾病的病理学检查对于阐明疾病本质和病变特征、探索感染原因和发病机制，都起到重要作用。及时确定感染的病原体，尤其是在病灶中原位检测和确认感染源，对于明确病因、确定正确的治疗方案、帮助患者康复，都具有十分重要的意义。本章将重点讨论感染性疾病的病理学检查和诊断问题。

第一节　感染性疾病的检查与诊断方法

诊断感染性疾病有很多方法，涉及临床医学、流行病学、检验医学、免疫学、影像学和病理学等很多学科，但关键是确定感染的原因。完整的临床诊断要尽可能包括解剖学、功能学、影像学、病理学和病原学等诸多方面的内容，而病理学和病原学诊断有十分密切的关系。引起感染的常见病原生物包括细菌、病毒、真菌、立克次体、衣原体、支原体、螺旋体、原虫、蠕虫等，种类繁多。具有传染性的疾病称为传染病，但更多的感染性疾病为非传染性。在感染性疾病中，病原学检查通常使用实验室检查（如细菌和病毒的分离培养、抗原抗体检测、核酸检测等），病理学检查一般侧重于炎症类型的诊断。利用送检组织在炎症病灶中原位检测病原体是确定病因的重要手段，在这一领域还有许多工作是可以开展的。

一、感染性疾病的五结合诊断模式

感染性疾病的诊断与肿瘤性疾病的诊断有所不同。诊断肿瘤很大程度上依靠病理形态学观察，必要时辅以临床信息和影像学资料，即所谓临床 - 影像 - 病理（CRP）三结合模式。对于感染性疾病尤其是传染病的诊断，通常还要加上流行病学信息和实验室检查资料，构成流行病学 - 临床 - 影像 - 实验室检查 - 病理（ECRLP）模式。这种五结合的诊断模式在感染性疾病的教科书和诊断标准（国家级行业标准）中已有所体现。

1. 流行病学信息　对于诊断传染病十分必要，如发病季节、流行区域、患者籍贯与行踪、饮食习惯、有无输血或静脉吸毒、与患者接触情况、性生活、职业暴露、与疫源接触情况等，都是感染性疾病的诊断依据之一或重要线索。在缺乏可靠的形态学依据时更加重要，可以为病原学检查提供参考。

2. 临床表现　病理诊断结合临床相关信息，如病变发生部位、临床症状体征等，已经成为共识和习惯，不再赘述。

3. 影像学检查　包括 X 线、CT、MRI 和超声等检查，可以提供病灶的部位、范围、大小、程度、性状，并可以动态观察，这是影像学诊断的优势，也是病理诊断不可缺少的参考信息。同时，在影像学引导下进行穿刺活检也是病理诊断的重要手段。但由于穿刺标本的细小和局限，更需要参考影像学资料。

4. 实验室检查　特别是血清抗原抗体检查、病原体分离培养、核酸检测等涉及病原学的项目，其阳性结果有重要的参考价值。

5. 病理学检查　用于确定感染相关的炎症类型和程度，已被广泛接受。但是，利用病变组织进行原位病因检测尚未引起重视，亦未获广泛应用。传染病的活检和尸检亦未获得应有的重视。本章将对此进行深入探讨。

二、感染性疾病的实验室检查

感染性疾病的病因诊断在很大程度上依靠实验室检查，临床上也习惯于首先选择实验室检查，希望通过实验室（检验科）的检查获得病原学结果。传染病学或感染病学专著中，论述诊断方法时很少论及病理学方法而比较强调实验室诊断。本章虽然着重于评介病理学方法，但作为病理医生，也有必要了解相关的实验室检查方法，参考相关的检查结果，或者建议临床开展相关的实验室检查。

实验室检查的材料包括血液、骨髓、脑脊液、胸腔积液或腹水、关节腔积液、痰液、支气管肺泡灌洗液、前列腺液、精液、尿液、分泌物、渗出物、粪便等，检查程序包括标本的采集、运送、检测和报告，常用的检测方法有直接镜检，分离、培养和鉴定，抗原抗体检测和核酸检测等，检查内容涉及细菌学、病毒学、真菌学、寄生虫学、免疫学、细胞学、生物化学和分子生物学（基因学）等领域。现在分别简介如下。

1. 感染者的血液学检验　感染者的血常规检查（blood routine examination）中，白细胞（WBC）计数和白细胞分类计数（differential leukocyte count）可以反映感染的程度和原因。血液涂片中有时也可发现病原体，如疟原虫、锥虫等，同样具有诊断价值。

（1）中性粒细胞（neutrophil）：又称多形核中性粒细胞，在防御和抵抗病原菌侵袭过程中起重要作用。中性粒细胞的病理性增多，常伴白细胞总数增多，见于急性感染和炎症，组织损伤或坏死等情况，为反应性增多。特别是化脓性细菌（如金黄色葡萄球菌、溶血性链球菌、肺炎链球菌等）感染，是最常见的原因。中性粒细胞减少也可见于感染性疾病。某些病毒感染性疾病，如流感、病毒性肝炎、风疹、水痘、巨细胞病毒感染、冠状病毒感染等，白细胞总数及中性粒细胞常降低；某些细菌（如伤寒杆菌、副伤寒杆菌）感染时，白细胞总数与中性粒细胞均减少。结核、脓毒血症和极重度感染时，白细胞总数也减少。感染还可以导致中性粒细胞核左移（杆状核 > 5%），感染恢复期则出现一过性中性粒细胞核右移（五叶核 > 3%）。类白血病反应（leukemoid reaction）是指机体对某些刺激因素所产生的类似白血病表现的血象反应。周围血中白细胞数明显增高，并可有数量不等的幼稚细胞出现。当病因去除后，类白血病反应也逐渐消失。严重感染是引起类白血病反应的病因之一。有时可见中性粒细胞吞噬细菌，提示细菌感染。

（2）嗜酸性粒细胞（eosinophil）：嗜酸性粒细胞增多见于超敏反应性疾病、寄生虫病等，如血吸虫病、蛔虫病、钩虫病等，血中嗜酸性粒细胞增多，常达 10% 或更多，猩红热也可引起嗜酸性粒细胞增多。某些急性传染病（如伤寒）则可使嗜酸性粒细胞减少。血液中嗜酸性粒细胞增多常伴有病变组织中同类细胞增多，两者有相关性。

（3）淋巴细胞（lymphocyte）：淋巴细胞增多可见于感染性疾病（麻疹病毒、风疹病毒、水痘病毒、流行性腮腺炎病毒、EB 病毒、巨细胞病毒、流行性出血热病毒、柯萨奇病毒、腺病毒、肝炎病毒、百日咳鲍特菌、布鲁氏菌、梅毒螺旋体、弓形虫、结核分枝杆菌等），以及急性传染病的恢复期等情况。病毒感染时还可出现异常淋巴细胞（abnormal lymphocyte）。人类免疫缺陷病毒（HIV）感染早期淋巴细胞反应性增生，晚期则明显衰减，导致免疫功能下降，血液中也有相应表现。

（4）单核细胞（monocyte）：病理性增多见于某些感染，如感染性心内膜炎、疟疾、黑热病、活动性肺结核病等，以及某些急性传染病或急性感染恢复期。某些病原体被巨噬细胞吞噬后可随巨噬细胞进入血流引起感染播散，此时血液中的单核巨噬细胞内可查见胞内寄生的病原体，如某些细菌、真菌或原虫等。

（5）红细胞：红细胞下沉力与血浆的阻遏力之比为红细胞沉降率（ESR）。急性细菌性炎症、风湿热、慢性感染、组织损伤及坏死均可引起 ESR 升高，对诊断某些感染性疾病有提示作用。疟原虫和巴贝虫寄生在红细胞内，对发热患者有诊断意义。附红细胞体（嗜血支原体）附着于红细胞表面，引起红细胞形态改变。有些病毒和细菌感染可侵犯和破坏红细胞，使红细胞减少，引起感染性贫血。

2. 感染者的体液检查 体液广义上包括胸腔积液和腹水、脑脊液、尿液、各种分泌物和渗出物等，体液内中性粒细胞增多也提示细菌感染或化脓性炎（图 7-1-1，图 7-1-2）。体液中也可发现病原体，明确感染原因。体液可以直接涂片、染色、镜检；稀薄的液体可以离心沉淀再涂片，也可将沉淀物包埋，制成蜡块，切片染色，包括特殊染色和免疫组化，进行观察，明确诊断。

3. 感染者的骨髓检查 骨髓检查包括骨髓穿刺标本的组织学和细胞学检查，主要用于诊断造血系统

疾病，对于某些感染性疾病、代谢性疾病和转移癌的诊断有辅助作用。骨髓切片或涂片检查见粒系明显增多时（感染性骨髓象）提示化脓性感染。偶尔骨髓涂片中可能发现寄生虫（如疟原虫、丝虫、利什曼原虫等）。把骨髓组织学与细胞学融合于病理科，可能更有利于骨髓病理学的发展。

4. 常见致病微生物的直接镜检 直接涂片进行病原体形态学检验是一种快速检测方法，主要有：①血液涂片，可以观察到某些病原体，如丝虫、疟原虫等。②痰液、支气管肺泡灌洗液涂片，有时也能发现病原体，如弓形虫或某些真菌、肺吸虫卵、阿米巴滋养体等，偶可见钩虫蚴、蛔虫蚴、棘球蚴等。如涂片中查见硫磺样颗粒，提示放线菌感染。痰涂片革兰氏染色可用来检测细菌和真菌，抗酸染色用于检测结核分枝杆菌感染，荧光染色可检测真菌和支原体等。③胆汁涂片中可能查见细菌和寄生虫（图 7-1-3）。④阴道和宫颈分泌物涂片常可发现一些病原体，如假丝酵母菌、滴虫、某些杆菌等。⑤脑脊液涂片可做革兰氏染色、抗酸染色或墨汁染色，检查细菌和新型隐球菌。⑥采取粪便标本做涂片，也可用以检查病原体，如细菌、真菌（图 7-1-4）、蛲虫、鞭毛虫、肠滴虫、结肠小袋纤毛虫、隐孢子虫、溶组织内阿米巴原虫等，还可能见到血吸虫、猪肉绦虫、华支睾吸虫、似蚓蛔虫或虫卵。这是鉴定慢性腹泻病因的重要手段，尤其是寄生虫及虫卵的检出，最有意义。⑦尿液中出现脓细胞、白细胞管型，提示化脓性感染。尿沉渣涂片也可能发现细菌、真菌和滴虫等（图 7-1-2）。但这种检查过程中可能污染，需注意排除。

5. 微生物分离、培养与鉴定 新鲜组织和体液的病原体分离培养和动物接种是检测病原体最可靠的方法，如败血症与血培养等，一向被认为是病因诊

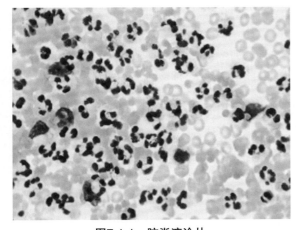

图7-1-1 脑脊液涂片
瑞氏染色，查见大量中性粒细胞，提示化脓性脑膜炎

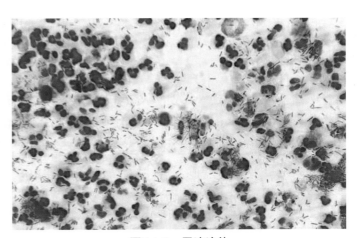

图7-1-2 尿液涂片
瑞-吉染色，查见大量中性粒细胞和杆菌，提示尿路感染

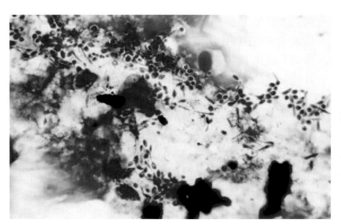

图7-1-3 胆汁涂片

查见真菌菌丝和孢子，考虑为假丝酵母菌感染

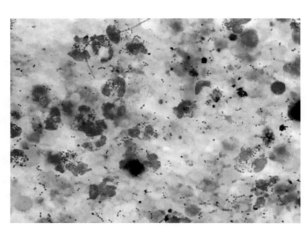

图7-1-4 粪便涂片

瑞-吉染色，查见真菌菌丝和细菌，细菌被中性粒细胞吞噬

断的金标准，是科学研究中的常用方法，在诊断中应当尽量利用分离培养技术以检测病原体。但分离培养要求条件较高，技术复杂，耗时较久，采集的标本质与量受限时，也难以获得满意结果；有些新鲜组织也不一定都适合培养，特别是对一些培养条件苛刻的病原微生物，培养困难，有时需要花费数周甚至数月才能有结果，对培养结果还需进一步鉴定。培养阳性也不能区别其是否来源于病变的组织。其阳性结果也未必与病灶中的病原体一致，病原体培养的阳性率也未必满意，病理学检查（涂片、活检）则有可能弥补其

不足。

微生物培养可以使用很多材料，如血液、骨髓、胸腔积液、腹水、脑脊液、前列腺液、宫颈分泌物、痰液、脓液、尿液、粪便等，培养的项目和方法也多种多样，见表 7-1-1。

6. 感染的免疫学（血清学）检查 利用感染后机体内存在抗原成分和产生抗体的原理，用已知抗体检测体内的抗原成分，或用已知抗原检测体内的抗体成分，可以间接判断机体的感染情况，提供病因线索，有助于病因诊断，故对于疑似感染的患者，检测血清中

表 7-1-1 微生物培养的项目、方法和结果

标本来源	培养方法	可能分离的微生物	辅助技术
血液和骨髓培养	需氧和厌氧血培养	布鲁氏菌、真菌、钩端螺旋体	钩端螺旋体暗视野检查
尿液、膀胱穿刺液培养	常规培养	分枝杆菌、真菌、支原体、钩端螺旋体	特殊染色
粪便培养	常规培养	致腹泻大肠埃希菌、沙门菌属、志贺菌属、霍乱弧菌等	粪便亚甲蓝染色
痰和支气管肺泡灌洗液、吸引物	厌氧培养	嗜肺军团菌、分枝杆菌、真菌	痰抗酸杆菌鉴定
鼻咽、咽喉分泌物培养	常规培养	溶血性链球菌、金黄色葡萄球菌、百日咳鲍特菌	革兰氏染色
脓汁及病灶渗出物	需氧和厌氧培养	细菌、放线菌	革兰氏染色
脑脊液常规培养	常规和厌氧培养	分枝杆菌、真菌等	特殊染色
活体组织和穿刺液培养	常规培养	真菌、分枝杆菌	抗酸染色，PAS染色，银染色
生殖器分泌物培养	常规培养，子宫内膜厌氧培养	淋球菌、梅毒螺旋体、支原体、衣原体等	梅毒螺旋体暗视野检查
胆汁	需氧和厌氧培养	细菌	革兰氏染色
伤口和烧伤创面	常规培养	细菌	革兰氏染色
前列腺液	常规培养	细菌、支原体	革兰氏染色

特定的抗体和（或）抗原成分常是推测感染原因的重要参考指标。目前 HIV、HBV、HCV、弓形虫、梅毒等抗体已经成为常规检测的项目。对于可能在孕期获得感染的妇女也常规检查 TORCH 综合征相关的抗体（包括弓形虫、风疹病毒、单纯疱疹病毒、巨细胞病毒等）。有些病原体也有其特定的抗体检测项目。但未必所有检查都能确定检测结果与疾病之间的因果关系。例如，肝炎病毒、巨细胞病毒、EB 病毒、结核分枝杆菌、弓形虫等抗原或抗体检测，在普通人群中都有相当高的阳性率。血清抗体阳性未必就能证明患者当前所患疾病就是由某种已经检测出来的相应病原体引起的，与病灶中的检测结果也未必一致。再者，因为免疫功能低下或缺陷时抗体产生能力下降或缺如，血清学结果往往不可靠。对此，临床和病理双方认识可能会有所不同。此外，样品采集的时间与抗体产生与否相关，如在病毒感染的窗口期就检测不到抗体。血清抗体 IgM 可提示急性或近期感染，而 IgG 检测主要反映既往感染，更适用于流行病学调查，只有患病时抗体效价升高 4 倍或更高时，才提示既往感染的复活。急性期和恢复期双份血清检测其抗体由阴性转为阳性，或抗体滴度升高 4 倍以上时有重要诊断意义。以病变组织中的检测结果作为病因诊断的依据更为可靠。

7. 感染的生物化学检查 在感染过程中，机体内会产生一些化学物质（炎症介质），如白细胞介素 6（IL-6）、肿瘤坏死因子（TNF-α）、干扰素、趋化因子等，影响感染的进程和炎症反应的程度，并可以检测出来用于评估感染程度，推测感染原因。对于急性细菌性感染来说，C 反应蛋白和降钙素原更有诊断意义，因为革兰氏阴性菌产生的内毒素是它们的强烈刺激因子，故对革兰氏阴性菌更为敏感。

（1）C 反应蛋白（C reactive protein, CRP）：这是一种由肝脏合成的，能与肺炎球菌细胞壁 C 多糖起反应的急性时相反应蛋白。它是一种在 Ca^{2+} 存在情况下可与菌体多糖 C 反应而产生沉淀的蛋白质，呈酸性，对热敏感。CRP 能结合多种细菌、真菌及原虫等体内的多糖物质，有激活补体、促进吞噬和调解免疫的作用，广泛存在于血清和其他体液中，是急性时相反应极为灵敏的指标。正常情况下血清中 CRP 含量极低，在创伤及各类感染初期，患者血清中存在较高水平的 CRP。临床上通常把它作为一种非特异性的、敏感的炎症指标，也是感染性疾病最有力的预测指标之一。CRP 升高见于化脓性感染、组织坏死、恶性肿瘤、结缔组织病等情况。在细菌感染时 CRP 升高，而非细菌感染则不升高，风湿热活动期升高而稳定期不升高，器质性疾病升高而功能性疾病不升高。但 CRP 在炎症过程开始 8～12 小时后才能检测出来，明显迟于降钙素原的出现，现多提倡与降钙素原联合使用。

（2）降钙素原（procalcitonin, PCT）：是甲状腺滤泡旁细胞（C 细胞）分泌的糖蛋白，为降钙素的前体物质，可在细胞内由蛋白酶剪切成降钙素而发挥激素活性。近年发现 PCT 是一种新的细菌感染诊断与鉴别诊断的指标。①在细菌毒素刺激下，PCT 可由肝脏单核巨噬细胞、肺和肠淋巴细胞及神经内分泌细胞产生，可使血清 PCT 水平明显升高。随着病情进展而保持在较高水平，病情得到控制后则逐渐下降，故可用于早期诊断细菌感染，具有及时、稳定和简便等特点，比传统的炎症指标（如体温、白细胞计数及分类、红细胞沉降率等）有更高的敏感度和特异度，比细菌培养更加快捷方便。② PCT 水平与细菌感染严重程度呈正相关，可以用于评估炎症或细菌感染的活动程度和治疗效果。③ PCT 主要用于诊断细菌感染，敏感而特异，细菌感染时 PCT 迅速升高，而真菌感染、寄生虫感染反应性较低，无菌性炎症和病毒性感染一般无反应或反应轻微，故可以用于鉴别非细菌感染。

CRP 和 PCT 在细菌感染中都会大幅度升高，通常作为细菌感染的非特异性检测。感染过程中产生的 IL-6、TNF-α，以及细菌内毒素均为 CRP 和 PCT 的刺激因子，炎症过程中各种因子产生的级联反应导致 CRP 和 PCT 在疾病早期就出现大幅度上升，准确反映病情严重程度。CRP 和 PCT 长期维持在高水平的血清浓度往往预示预后不良。

（3）炎症介质：血液中某些炎症介质的水平也可以反映感染的进程，如前述促炎因子与抗炎因子的动态变化，也被视为评价感染程度与预后的标志。IL-6 和肿瘤坏死因子（TNF-α）等在感染时或有无菌性炎症时，其血浆水平都会升高，缺乏特异性。再者，IL-6、TNF-α 等半衰期很短（数分钟至几小时），检测也比较复杂，在临床诊断中的价值远不如 CRP 和 PCT。

（4）Toll 样受体（Toll-like receptor, TLR）：这是近年颇受关注的细胞表面受体家族，是免疫系统迅速抵抗微生物感染的一线武器，在触发天然免疫和影响获得性免疫中起重要作用。Toll 样受体 4（TLR-4）作为跨膜受体在革兰氏阴性菌内毒素的作用下，通过相关致炎机制，最终导致炎性级联放大效应，在脓毒症、脓毒性休克发病中具有重要作用。研究显示，TLR-4 在新生儿感染性疾病发生发展过程中亦起重要作用。

（5）酶类：反映心肌损伤和肝细胞坏死的一些酶类物质水平可以反映细胞损伤的程度，也常用来评价感染的严重程度。例如，血清肌钙蛋白、心肌肌酸激酶等用于心肌炎的诊断；丙氨酸转氨酶（ALT）、天冬氨酸转氨酶（AST）、乳酸脱氢酶、胆碱酯酶、碱性磷酸酶等用于评价肝功能等。

8. 感染的分子生物学检测　利用核酸杂交、聚合酶链反应（PCR）、DNA或RNA印迹法、流式细胞术（FCM），以及16S rRNA基因检测、二代测序（NGS）等分子生物学技术进行核酸成分检测，即使是很微量的病原体成分也可以准确检测出，这是感染性疾病病因诊断的最尖端技术，这些检测在不同医院内可能归属于不同科室，除与组织学相关者外，体液类标本一般在检验科进行。详见后文。

国家卫生健康委员会颁发的《医疗机构临床检验项目目录2018版》对以上各类检查都有具体的项目说明。但在各个医院中执行的项目多少不等，所用设备仪器不同，操作程序不同，检测阳性指标也有差别，因而需要了解所在医院实际开展的项目，关注患者已做的相关检查，必要时提示临床进行相关的检查，以协助病理诊断。

9. 感染者免疫状态的检查　对感染者免疫状态的检查主要是指对所有参与免疫应答反应的细胞及其前体细胞（即各种淋巴细胞）的数量、比例及功能，以及抗体种类和水平的检查，这对于判断患者的免疫功能和预后具有重要意义。通常通过检测抗体种类和水平来了解B细胞的功能状态；通过检测T细胞亚群的绝对数和比值来衡量及评估T细胞的功能状态。

分离与鉴定淋巴细胞，首先需要制备外周血单个核细胞（peripheral blood mononuclear cell，PBMC）。常用方法是葡萄糖-泛影葡胺（又称淋巴细胞分离液）密度梯度离心法，去除红细胞、粒细胞后，获取PBMC，分离纯度可达95%。然后选用Percoll分离液或贴壁黏附法（单核细胞易黏附于玻璃上而滞留在平皿内，而淋巴细胞留在细胞悬液中）等，进一步纯化PBMC中的淋巴细胞。PBMC通过尼龙毛柱时，B细胞吸附在柱上，T细胞被洗脱分离。此外也可用E花环沉降法等分离T细胞或B细胞，并做进一步鉴定。具体检测技术可参阅有关专著。

（1）B细胞的检测：对于分离出的B细胞，可用免疫荧光法或流式细胞术等进一步鉴定和分类B细胞。B细胞的主要功能是产生抗体，介导体液免疫。B细胞功能检测包括增殖试验和抗体形成细胞检测。

（2）T细胞的检测：T细胞是异质性很强的一类细胞，可以产生很多种细胞因子，根据其表面标志和产生不同细胞因子分为多个亚群。体外检测的体系也相应很复杂，包括：①外周血T细胞的检查，通常检测细胞CD3$^+$、CD4$^+$和CD8$^+$分子的表达；②T细胞及其亚群的鉴定，常用免疫荧光技术和流式细胞术（flow cytometry，FCM）相结合的方法；③T细胞功能测定，包括T细胞增殖试验、细胞毒试验、细胞因子检测和皮肤试验等。

（3）吞噬细胞的检测：吞噬细胞包括单核巨噬细胞和中性粒细胞，检测方法包括①血液学检查直接观察、分类和白细胞计数；②免疫学检查，主要用于吞噬功能测定；③对巨噬细胞的趋化功能可以用体内试验法和体外试验法；④对吞噬细胞表面的黏附分子如CD11、CD18等可用流式细胞仪检查。

三、感染性疾病的影像学检查

影像学检查，包括X线、CT、MRI、超声、核医学等检查，在感染性疾病的诊断中具有重要作用，近年更得到迅速发展，已经形成影像学的一个亚专科，因而出现一批感染影像学专家，感染病理学则相对落后。

1. 影像学检查在感染病诊断中的作用　影像学检查是一种无创检查，患者顺从性高，易于接受。影像学检查的作用主要有两个方面。

（1）影像学检查可以提供感染病灶的部位、范围、大小、形状、质地、边界等信息，并可以动态观察病变进展情况，是病理诊断不可缺少的参考信息。

（2）在影像学引导下可以进行穿刺活检，为病理诊断提供标本。但由于穿刺标本的细小和局限，更需要参考影像学资料。在某种意义上，影像学观察类似于病理的大体检查，尤其是检查微创活检标本时，参考影像学对病灶的描述，或直接阅读影像学胶片，是不可或缺的。这样可以帮助我们克服病理诊断的片面性和局限性。但是，不同的影像学检查方法各有其优势和不足，如何选择最恰当的检查方法或其组合方式很重要，因为不同的影像学检查方法对感染性疾病的影像诊断价值是不同的。

2. 感染性疾病的影像学特征　多年以来，经过许多影像学家的勤奋研究，包括影像病理对照研究，已对许多感染性特别是传染性疾病的影像学特征及其病理基础，按病种和（或）按器官进行了相当系统的总结，并出版了多部专著，可供参考。

各个系统或器官的感染和炎症都有其特殊的影像学表现。例如，肺部感染（肺炎）常见的影像学表现有肺实变、结节、空洞、磨玻璃影、树芽征、晕征、间质纤维化、支气管壁增厚、胸膜增厚、胸腔积液、脓胸、空气潴留、液气囊、肺门或纵隔淋巴结肿大等十余种，以不同的组合方式见于各种肺部感染中，其中前4种表现最多见。当然这些表现均非绝对指标，诊断中应结合患者全身感染及痰液等状况，尤其是病原体检查结果，才能确定病因。再如，颅内病变影像学检查主要包括CT和MRI。CT可作为诊断中枢神经系统病变的起点。在发现中枢神经系统病变方面，MRI比CT更为敏感，但CT伴双剂量对比增强扫描对HIV感染伴中枢神经系统损伤者是一种极好的替代办法。脑CT增强扫描可显示强化的单发或多发病灶，以及各种低密度病变。彭仁罗将颅内感染性疾病的CT表现归纳为脑膜炎、脑炎和脉管炎三类，概括其病变特征如下：①脑膜炎表现为软脑膜血管充血，蛛网膜下腔液体和中性粒细胞渗出、积液、积脓，硬膜下积液、脑积水、脑外积脓、脑室炎和积脓；②脑炎表现为脑水肿、脑软化、肉芽肿、脓肿或囊肿；③脉管炎表现为脑栓塞、脑出血、感染性动脉瘤、静脉血栓形成。脑膜炎、脑炎和脉管炎三者可互相转化或同时存在。病变治愈后可遗留脑瘢痕、钙化、局限性或弥漫性脑萎缩。因而颅内感染的CT图像也相当复杂。

3. 病理学与影像学的密切关系 影像学和病理学虽然原理不同，但其诊断基础都是病变的形态变化。影像学主要依据大体变化所产生的影像学改变，病理学诊断主要依据组织结构和细胞形态的变化，而细胞形态的变化必将引起组织结构和大体形态的改变，这是其影像学诊断的病理基础。影像学检查通常提供可靠的定位诊断，而定性诊断则是主要依赖病理学观察，二者可以互补。

长期以来，影像学医师习惯于根据病变大体形态变化的影像学征象来观察疾病的演变过程和形态特征，以影诊病，并已积累了丰富的经验，形成了成熟的诊断标准。但是影像学家依然关注影像学表现的病理学基础，从病理学角度来解释影像学表现，研究如何将影像学与病理学结合起来，互相印证，以理诊病。

关于影像与病理的关系，唐都医院放射科主任魏经国教授在《影像诊断病理学》的前言中说得比较透彻，"影像诊断学源于大体病理学，随着病理学研究的发展，必将而且已经为影像医学的发展提供了难得的机遇和可能。但是医学影像诊断毕竟不同于病理诊断。病理诊断的基础是细胞病理学，影像诊断则以形态学变化为基础，但细胞的病理变化必然引起组织或器官的形态学的变化，即组织结构的变化，而组织结构的变化是影像诊断的基础。因此，医学影像不仅仅是大体病理学的'克隆'，它所显示的影像病理信息更

能直观表达疾病的'动态变化'过程及其规律和特征。深刻认识和理解这种'变化'的寓意，既是对大体病理学的补充和完善，也将为从病理与临床相结合及微观变化与宏观相结合的高度，深化认识病变的客观变化规律提出新的研究课题"。该书即是以病变组织结构作为病理学和影像学之间的结合点，从影像学的视角对病理学进行再学习再认识的结晶。该书将影像表现与人体解剖学、组织胚胎学及临床医学比较顺畅地衔接并将四者有机地融合为一个整体，为影像诊断提供了可靠的病理学基础，也为病理诊断提供了影像学参考。

随着微创手术和微创活检的推广应用，包括影像检查（CT、超声等）指导下的穿刺活检，所需病理标本变得越来越小、越来越碎、越来越少，病理医师直接观察到完整病变的机会越来越少，在这种情况下病理与影像的结合更加重要。要获得详细的病变形态的信息，如病变的部位、范围、质地（囊性或实体性、囊实性）、大小、边界等，就必须频繁地与影像科室联系，向影像医师请教。有些疾病必须参考影像学资料，才能做出准确的定位和定性诊断。病理学与影像学已经成为关系密切的姊妹学科。

四、感染性疾病的病理学检查

如前所述，病理学对于感染性疾病具有诊断作用、研究作用和验证作用。从宏观上说，病理学检查对于确定感染性疾病的病因、发病机制、病理变化特点与转化规律等，具有十分重要的作用。从诊断实践来看，通过病理学检查辨认感染性疾病的病变特征，并进而确定炎症类型，提示感染病因，寻找潜在感染因素，避免临床误诊，这是病理诊断的基本任务。

1. 阐明感染病的病因、发病机制、病变特征与规律 病理学检查可对感染性疾病的病原微生物在病灶原位进行病原体辨认，对于确定病因具有独到的作用，因而越来越受重视。特别是对于一些新出现的或再出现的感染性疾病，病理学检查在确定其病因、发病机制、病变特征等方面发挥了重要作用。近50年新发现的50余种传染病中，我们比较熟悉的获得性免疫缺陷综合征和严重急性呼吸综合征（SARS）等，都是通过活检和尸检材料的病理检查得以确认的。1981年初在美国发现一种特殊的疾病，1985年就传播到我国。经过尸检发现这些患者具有细胞免疫缺陷、机会性感染（肺孢子菌肺炎、巨细胞病毒感染等）、卡波西肉瘤（Kaposi sarcoma）等共同病理特征，归纳了该病的危险因素、发病规律和病理特征之后，将其命

名为获得性免疫缺陷综合征（AIDS，我国习称艾滋病），进而在病变组织中分离鉴定出人类免疫缺陷病毒（HIV），据此确认该病为病毒感染性疾病。2002年底我国发现一种呼吸道传染病，当时称为传染性非典型肺炎，半年多时间就波及28个国家和地区，发病8422例。尸检发现该病主要累及肺部和免疫系统，病变符合病毒感染，深入检查确认病因为一种冠状病毒，从而确定为严重急性呼吸综合征（SARS）。人感染高致病性禽流感病毒H5N1也经尸检证实主要病变在呼吸系统（弥漫性肺泡损伤）和免疫系统（全身淋巴组织萎缩伴活跃的嗜血现象）。这些疾病的病因鉴定也依赖于对病变组织的电镜、组织化学、免疫组化和分子病理学检测。此外，还有钩端螺旋体病、汉坦病毒肺综合征、炭疽热、立克次体病、禽流感等，对这些疾病本质的认识和病原体的发现均有赖于对死者进行病理检查和研究。

2. 病理学检查主要用于确定炎症类型　感染性疾病的主要病变为炎症，其基本病变包括各种变性、坏死、炎细胞渗出、浆液和纤维素渗出、巨噬细胞增生及肉芽肿形成、上皮细胞增生及间质成分增生等，感染也可以处于无反应状态即无炎症改变。在不同的疾病中，以及疾病的不同部位与不同阶段会各有侧重。例如，结核病，其基本病理特征为干酪样坏死、结核性肉芽肿，具有诊断意义，也常见非特征性的渗出性病变，无炎症反应的带菌状态。弓形虫病的基本病变可分为四种类型：①弓形虫寄生或静止状态，在宿主细胞内形成包囊，不引起组织反应；②组织变性坏死，常为多发性、小灶性、液化性坏死，常见于脑、心、肺等器官；③炎症反应，包括血管充血、浆液纤维素渗出及炎细胞浸润，主要是淋巴细胞和巨噬细胞，嗜酸性粒细胞少见；④修复或增生性反应，常见于治疗后状态和病程较长者，表现为成纤维细胞、巨噬细胞或小胶质细胞增生。根据这些病变本身的表现，通常就可以确定炎症的类型和状态。

3. 病理检查也可用于检测感染源，寻找病原体　在感染性疾病中，对病灶的原位病理形态学检查有时能直接确定病原体，有时却只能发现提示病因诊断的线索。常规HE染色可以识别的微生物有寄生虫、大多数真菌、可致细胞病变的病毒，以及某些呈颗粒状或克隆状增生的细菌，其余则需要借助组织化学、免疫组化、分子病理学等技术进一步确定病因。因此，病理学检查已经成为识别病原体、指导临床治疗的主要角色。

感染性疾病的病理检查主要可以分为两个方面：①对于感染性病变的炎症类型的确认，这是较低层次的诊断；②对于感染原因的检查和探索，这是较高层次的诊断。这相当于肿瘤病理诊断中对肿瘤类型的确认是较低层次，对于治疗和预后提供信息，包括基因靶点的信息，则是较高层次。在感染性疾病中，通过形态学检查辨认病变特征，确定炎症类型，并进而提示病因线索，这是病理诊断的日常工作和基本任务。因此病理学检查既可以鉴定感染的炎症类型，也可以进行病因和发病机制、病变特征等研究，验证病原体与形态学改变之间的关系，确定感染源的致病作用，为利用病变特征诊断病因提供依据与经验。

4. 病理学检查对于潜在或隐性感染的作用　病理学检查对于潜在或隐性感染病理检查也有其独到的作用。Barrios-Payán等对49例死于非结核性疾病的患者用PCR、PCR加DNA杂交、原位PCR和实时PCR等技术检测结核分枝杆菌，发现隐性感染（肺部感染34例，脾部感染35例，肾部感染34例，肝部感染34例），共有43种不同的基因型。荣义辉等对566例临床诊断为隐源性肝炎的肝穿刺活检标本进行病理学检查（HE染色及免疫组化），发现其中有84例为感染性疾病（占14.84%）。这些文献也说明，只要认真进行病原学检查，就可以发现更多的感染性病变。有些所谓原因不明的炎症其实是感染性疾病，尤其是很多细菌感染性疾病，由于组织学检查难以发现细菌，应深究其病因。有些无症状的中枢神经系统感染或无菌性脑膜炎经PCR检测也能发现病毒感染。应当把炎症的病原学检查作为一项常规性工作，如同确定肿瘤的组织学来源一样。

5. 病理学检查可以纠正临床误诊　临床诊断感染性疾病有时缺乏肯定的病原学检查依据，仅根据经验、临床表现、某些实验室检查和（或）影像学检查就确认为某种炎症或某种病原体感染，但是治疗效果不佳，这说明没有找对病因。例如，一肺炎患者，影像学可以确定病变的部位和范围，但不能确定病因；血清学检查可能发现多种病原体抗体阳性，但仍不能明确病因。只有在支气管和肺部采取的病理标本中发现病原体，病因诊断才是可靠的。笔者曾对1例久治不愈的肺部感染患者进行支气管肺泡灌洗并涂片检查，结果在涂片中发现弓形虫，采用针对性治疗很快见效。有些感染病初期治疗失误，需要在病理解剖后才能发现真正病因。刘镜心等在304例尸检资料中发现，传染病和寄生虫病的临床符合率最低，只有33%，而误诊率最高，也达33%。竺可青等回顾分析50年间的3162例尸检资料，发现寄生虫病误诊率为44.18%，深部真菌感染误诊率为86.1%，传染病误诊率为11.61%，可见病理检查对于确诊感染性疾病也很重要。如果我们在感染性或炎症性疾病的病理检查中重视病原体的检查，将会减少误诊概率。

Kradin 对病理检查的作用总结得更为具体，他认为病理学家在诊断感染中的作用有 8 条：①确立感染的形态学诊断；②评估宿主的免疫状态；③缩小病原体的鉴别诊断范围；④证实微生物培养的结果；⑤否定微生物培养的相关性；⑥确立与感染无关的诊断；⑦鉴定在原发性感染或肿瘤中合并的感染；⑧鉴定出新的病原体。我们也可以把这 8 条视为感染性疾病的病理诊断要点。病理学发展到今天，已经完全有条件承担病因诊断的重任，为临床治疗提供依据。开拓这一诊断领域对于病理学的发展具有重要意义。

（刘德纯　段爱军；戴　洁）

第二节　病原体的原位检测和诊断

病理诊断的根本任务是确定病变性质，区别炎症和肿瘤性病变，特别是增生性炎症与肿瘤性增生，因为肿瘤可合并感染，某些感染可以诱发肿瘤。炎细胞浸润是诊断炎症的基础，而炎症多数与感染有关，部分炎症也与肿瘤有关。根据病灶中病原体的形态学特征、特征性病变或检测出病原体的成分，来识别一些病原体或提供病因诊断线索，及时准确地判断炎症的病因，尤其是在病灶原位检测到病原体，如同准确判断肿瘤的性质乃至基因靶点一样，对治疗具有指导意义。其实，在肿瘤性病变中，约 16% 由感染因素引起，如乙型和丙型肝炎病毒可诱发肝癌，幽门螺杆菌可诱发胃癌，人类乳头瘤病毒可诱发子宫颈癌等。预防某些微生物的感染也能减少人们罹患癌症的机会。

一、原位检测病原体的材料

病理学检查的对象主要是尸体解剖组织、活检组织和细胞学材料。对患者的病变组织，如皮肤黏膜病变、浅表淋巴结肿大，可采用手术切除、内镜钳取等手段进行活检，采取全部或部分病变送病理检查。国外常有开颅或开胸活检的报道。如特发性间质性肺炎，小开胸活检和胸腔镜活检的诊断率均可达 90%以上。穿刺活检也有一定作用，尤其在影像学检查（如CT、MRI、超声等）指导下的活检取材，更具有准确性。通过对活体组织的检查，可以及时明确诊断，指导治疗，有助于改善预后。

（一）组织病理学检查

1. 组织病理学检查对病因诊断的作用　在送检组织（主要指活检组织，我国尸检病例实在太少）的常规石蜡切片中，仔细的形态学观察，有时辅以特殊染色或免疫组化等技术，就能在感染病灶中原位发现病原体或其成分，即进行感染的原位病因诊断，这是判断感染源的直接证据（图 7-2-1，图 7-2-2）。其比血清抗体检测和细菌培养更加可靠和迅速。因为有时实验室检查也可能检测不到病原体，或分离出的病原体

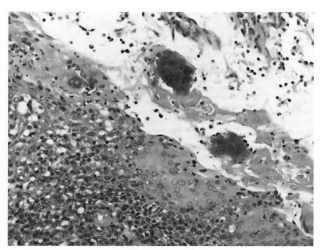

图7-2-1　放线菌
扁桃体隐窝内见深蓝色团块状放线菌团，典型者称为硫磺样颗粒

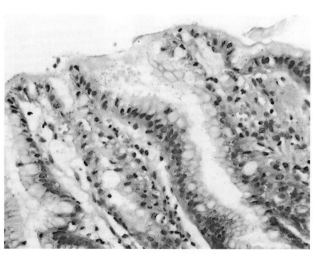

图7-2-2　幽门螺杆菌
胃黏膜表面和小凹内的幽门螺杆菌，呈短杆状

并不代表体内真实的感染源，或分泌物的革兰氏染色结果与抗体检测结果并不一致，因此对病变组织进行原位病原体检查是一个很好的选择。在没有新鲜组织可供分离培养的情况下，病理学家也可以通过对病变组织中的病原体原位检测提供可靠的诊断。组织病理学检查兼有定位、定性与定因的多重作用，尚可用于回顾性研究。

2. 原位病原体检查的途径　常规病理检查方法主要是根据形态学观察确定炎性病变性质和类型。在此基础上，对病变组织进行原位病因学检查，一般有4个途径：①根据病变特征推断病原体，如根据典型结核结节和干酪样坏死诊断结核病（图7-2-3），子宫颈鳞状上皮内的挖空细胞提示HPV感染（图7-2-4）；②直接检查到病原体，如在病灶中检查到菌丝和孢子诊断真菌病（图7-2-5），或查到寄生虫虫体或虫卵（或7-2-6）；③检测病原体的抗原或抗体成分，如

在免疫组化技术辅助下，用已知抗体检测未知的抗原（图7-2-7）；④检测病原体的核酸成分，如使用原位杂交技术检测HPV、EBV等（图7-2-8）。在确定炎症性病变的类型、性质的基础上，对病变组织进行病因学检查，根据病原体的形态、病变特征与谱系，确定其与病变的对应关系或相关程度，探讨特定病变的感染原，为病理组织学检查提供病因诊断的依据，也填补某些病原微生物研究的病理学空白，指导病变组织的病因学诊断，为临床治疗提供依据，更具有理论意义和应用价值。

3. 组织病理学检查的局限性　在病理检查中，传统上对感染性疾病只关注炎症的类型，除少数有特征性的病变外，如结核病、真菌病，一般不做病因诊断。即使是结核病，如未见典型病变，亦不能肯定病因，因为类似结核结节的病变也有许多种需要鉴别。有些真菌、寄生虫，由于在病理切片中的形态变

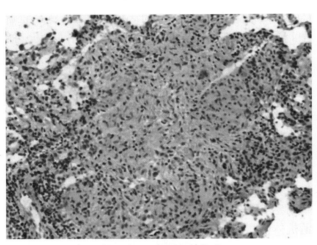

图7-2-3　肺结核肉芽肿
由上皮样组织细胞聚集成结节状病灶，称为结核结节

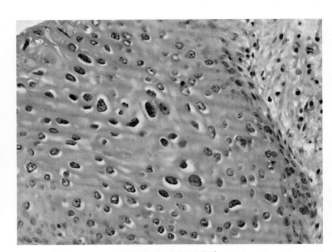

图7-2-4　HPV感染
子宫颈鳞状上皮有挖空细胞形成伴细胞核异型，核周有空晕

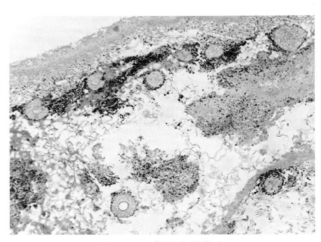

图7-2-5　鼻窦曲霉菌病
镜下可见大量菌丝和较多分生孢子头，具有特征性

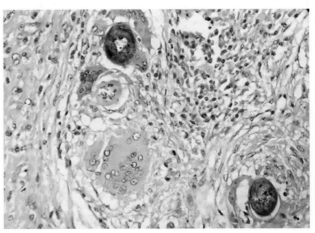

图7-2-6　肠壁血吸虫病
镜下可见卵圆形虫卵沉积伴多核巨细胞形成

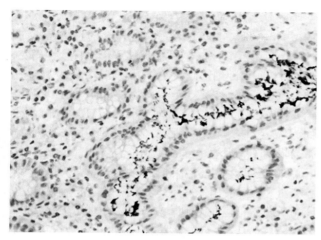

图7-2-7　幽门螺杆菌
见于胃小凹内，免疫组化标记阳性（杨清海惠赠）

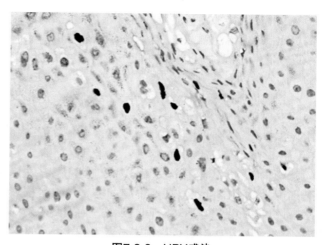

图7-2-8　HPV感染
鳞状上皮挖空细胞，HPV16/18原位杂交阳性（杨清海惠赠）

异（组织收缩、不同切面、不同染色），往往难以辨认，有时甚至病原生物学家也难以判断。另外，因为宿主的免疫机能能放大宿主的炎症反应，病原体的实际数量在病变组织中可能很少，需要检查许多切片才能发现病原体。因此，在病变组织中确定病原体的存在，确认特定病原体在病灶中的形态及其所致病变的特征，一直是病理学诊断的难题，需要不断积累经验，认真探索，积极解决。国内外对此研究较少，且多是单项研究，缺乏系统性。近50年来又发现了50余种感染性疾病，相关的病理学研究更少，迄今仍有一些炎症性疾病的病因尚未阐明，也有一些病原体的病变特征不够明确。

（二）细胞病理学检查

细胞学检查主要指体液、脱落物、分泌物中细胞成分（包括病原体）的形态学观察。这是一种无损伤性检查，操作简便，但其阳性率和准确率不高，阴性结果并不能排除感染。胸腔积液或腹水穿刺抽出后离心沉淀物的涂片检查也可能发现某些病原体。各种腔隙、管道内的渗出物、分泌物、排泄物或体液标本也可做涂片，直接检查其中的病原体，以求明确病因，如阴道涂片、宫颈刮片、脑脊液涂片、痰涂片、支气管肺泡灌洗液（BALF）沉渣涂片、细针穿刺物涂片等，有可能查到一些病原体或异常细胞，对明确病因、确定诊断有一定帮助（图7-2-9，图7-2-10）。笔者就曾经在BALF涂片中查见弓形虫速殖子，确定一位AIDS患者的肺部感染病因，从而使患者获得良好治疗效果。

胸腔积液、腹水离心沉淀后可以涂片染色，直接镜检，也可包埋制作细胞块，对其中的有形成分进行

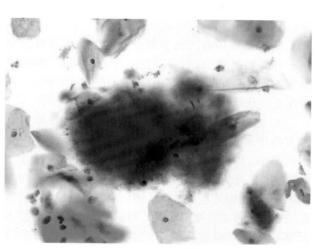

图7-2-9　妇科液基细胞学检查
涂片中发现放线菌菌团，周围呈棉絮状（陈丽惠赠）

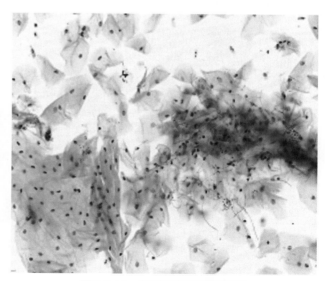

图7-2-10　妇科液基细胞学检查
涂片中发现假丝酵母菌的假菌丝和孢子（陈丽惠赠）

检查,并可做特殊染色或免疫组化标记,提高病原体的检出率。值得注意的是,涂片和组织切片中病原体的形态有所不同,检出率的高低与检查方法及检查者的经验有关。

当前液基细胞学检查日益普及,在妇科标本检查中,已将病原体检查(如假丝酵母菌、放线菌、滴虫、HSV、HPV 等)列入检查项目,要求常规观察有无细菌、假丝酵母菌、HSV、HPV 等。胸腔积液、腹水及痰液等非妇科标本也开始采用液基细胞学技术。在液基细胞学检查中可以根据炎细胞的类型与数量推断感染性疾病,更可以直接或间接发现病原体,明确病因。这些细胞学标本也可以用来做微生物培养或基因检测。

二、原位检测病原体的方法

常规病理检查方法主要是根据形态学观察确定病变性质和类型,有时可以直接观察到病灶中的病原体形态,或检查出某些病原体所致的特异性病变,以确定炎症病灶中的感染原。

1. 直接镜检 对于某些体积较大的病原体如真菌和寄生虫,可以直接观察到病原体;对于细胞内寄生的细菌、病毒和原虫,则可观察其所致的特异性细胞改变,以此为线索进一步检查病原体。在细胞和组织内寻找和发现寄生的病原体,形态学观察(包括借助特殊显示手段)更有作用,根据病原体特殊的形态及其相关病变确定病原体的类型,更能发挥病理检查对病原体诊断的优势,如幽门螺杆菌(图7-2-2,图7-2-7)、血吸虫卵(图7-2-6)、曲霉(图7-2-5)、放线

菌所形成的硫磺样颗粒(图7-2-1,图7-2-9)、弓形虫的包囊与假囊,真菌的菌丝、孢子与分生孢子头(图7-2-5,图7-2-10)等。有些病原体可形成特征性病变,如 CMV 所致的细胞肥大及核内包涵体,HPV 所致挖空细胞(图7-2-4,图7-2-8),结核病的干酪样坏死与结核结节(图7-2-3)等,均不难辨认,如肺部症状,同为咳嗽、咳痰、呼吸困难,其原因多达十余种,常常需借助于病理学检查加以区别。

2. 辅助检查 尸检和活检组织除用作常规病理检查外,还可借用一些特殊技术手段进行辅助检查。①组织化学染色检测到某些病原体,如抗酸染色显示分枝杆菌(图7-2-11),六胺银(GMS)和 PAS 染色显示真菌(图7-2-12);②利用免疫组织化学及免疫荧光技术检测病原体的抗原和(或)抗体(图7-2-7);③利用分子生物学技术检测病灶中的病原体核酸成分,如使用 PCR、原位杂交检测病原体的分子或基因水平的改变(图7-2-8);④利用电子显微镜辨认某些病原体的特异性结构;⑤新鲜病变组织可以进行病原体分离和培养、动物接种等,查找病毒、细菌、寄生虫、真菌等,进一步明确致病微生物。

需指出的是,对于感染性标本,尤其是传染性较强的活体组织及体液标本,如临床已提示有结核或 HIV 等感染,需要延长固定时间,以彻底灭活病原体。取材时要注意做好自我防护,按职业性暴露的要求"全副武装"。在操作过程中尽量避免皮肤黏膜与标本接触,尤其是刀割伤。在传染病医院,更应配备专门的尸检室和取材台,专用的取材用品和消毒设施,加强防护工作。万一发生职业性暴露,应立即向医院感染部门报告,及时采取补救措施。

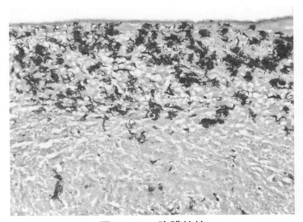

图7-2-11 胸膜结核
抗酸染色阳性,显示大量结核分枝杆菌,呈紫红色(郑元印惠赠)

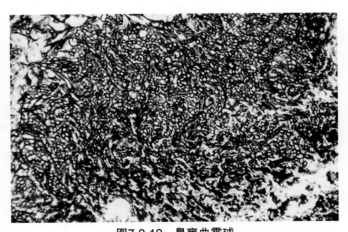

图7-2-12 鼻窦曲霉球
六胺银染色,菌丝呈黑色,菌丝较细,均匀,有分枝及横隔,互相缠绕形成曲霉球

(刘德纯;戴 洁)

第三节　形态学观察在感染病理学中的应用

利用病变组织直接原位检查病因基于以下因素：①有些感染的病变有其特殊性，可提供病因线索，尤其是肉芽肿性病变；②有些病原体有其特定的形态，肉眼和镜下可以发现，如寄生虫病、真菌感染等；③某些病原体可以通过组织化学染色显示，从而帮助诊断；④利用某些病原体的单克隆抗体进行标记，特异、敏感、简便、直观；⑤在光镜下难以辨认的病原体可以通过电子显微镜进一步观察其微细形态结构。形态学观察与分离培养、血清抗原/抗体检测、组织化学染色、免疫组化标记、免疫荧光标记、核酸检测等结合，可以使病因诊断更加准确。本节主要阐述前两种因素。

一、提示病因诊断的特征性病变

许多病变具有特征性，如病灶中炎细胞的类型，化脓性炎或脓肿，某些细胞病变、肉芽肿等，可以提示病因线索。

1. 炎细胞的提示　在炎症病灶中，一般有不同程度的炎细胞浸润，炎细胞的类型与分布可以提供病因线索，也反映出机体的免疫防御功能。检测感染病灶中炎细胞（如慢性炎症中的淋巴细胞、浆细胞、嗜酸性粒细胞等）的类型和分布，探讨感染原与局部免疫反应的关系，研究患者免疫功能状态及其对感染进程的影响，对判断患者的免疫状态很有意义，也可为安排治疗和判断预后提供参考。对炎症病灶中的炎细胞状态的研究能够进一步揭示感染性疾病的发病机制、病变特征，病原体与所致病变和机体免疫状态的关系，探索某些感染性疾病病因诊断的简便可靠途径，阐明某些感染性疾病组织学变化的规律，这些将会充实感染病理学的内容。日常病理诊断对炎细胞的免疫学意义也很少关注，国外文献中亦仅见零星报道。近年，关于IgG4相关硬化性疾病的研究开辟了一个新领域。因此，作为感染病理学的主要内容之一，炎细胞的免疫学意义也值得深入探讨。

一般说来，在炎症病灶中有大量中性粒细胞，尤其是以中性粒细胞渗出为主的化脓性炎，往往提示为葡萄球菌或链球菌感染。嗜酸性粒细胞的明显增加提示寄生虫感染或过敏反应。淋巴细胞渗出为主的炎症往往与病毒感染有关，也见于感染诱发的免疫反应。

淋巴细胞的浸润也有一些特征性，如在鼻咽部常见亲上皮现象（图7-3-1），在脑组织内常围绕小血管呈袖套状浸润（图7-3-2）。

单核巨噬细胞的增生与病毒、原虫、分枝杆菌等病原体有关，并可在病原体的作用下演变为上皮样细胞、泡沫细胞、多核巨细胞等，形成特征性的肉芽肿，为诊断感染性疾病提供一些有用的线索；某些病毒感染可在单核巨噬细胞胞质内和（或）核内包涵体，为病毒感染的诊断提供重要依据。大量浆细胞浸润则可

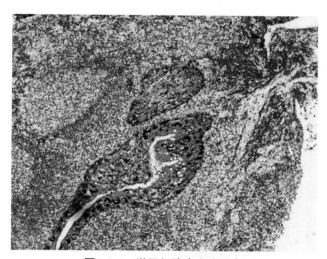

图7-3-1　淋巴细胞亲上皮现象

鼻咽黏膜慢性炎，常见淋巴细胞浸润上皮细胞，上皮细胞经免疫组化标记呈棕黄色，其中含有淋巴细胞

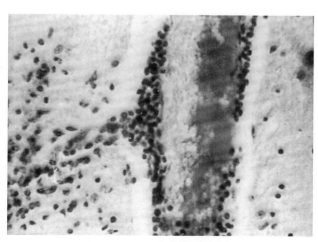

图7-3-2　淋巴细胞袖套状浸润

脑炎时常见淋巴细胞围绕在小血管周围，呈袖套状浸润，多见于病毒感染

能与免疫性疾病相关,如 IgG4 相关硬化性疾病,主要病变为大量淋巴细胞、浆细胞浸润和显著纤维组织增生,病灶中大量 IgG4(＋)浆细胞是主要诊断依据。检查病灶中浸润炎细胞的类型和分布,对确定炎症中的病原体及患者的免疫反应状态有重要参考价值。炎症病灶中炎细胞的种类与数量与患者周围血象的表现具有相关性。

2. 炎症病变类型的提示　化脓性炎中,脓肿(图7-3-3)、疖、痈通常由葡萄球菌引起,蜂窝织炎(图7-3-4)和丹毒则常由溶血性链球菌引起。肉芽肿性炎症通常分为感染性与非感染性两类。感染性肉芽肿又被称为特异性炎,因为不同病原体引起的肉芽肿各有一定的特殊性。如梅毒螺旋体感染形成树胶肿等病变,分枝杆菌、伤寒、风湿病、麻风、血吸虫、猫抓病(图7-3-5)及一些真菌感染也各有其相对特征性的肉芽肿病变,需要加以鉴别。

感染性肉芽肿性淋巴结炎可以再分为化脓性与非化脓性,分别有其形态特征可以提示感染原。干酪样坏死和结核肉芽肿(图7-3-6)已为大家熟知,但颅内干酪性肉芽肿亦需区别感染性和非感染性,Ghavanini 等提出非感染性干酪性肉芽肿的诊断标准如下:①干酪性肉芽肿内坏死区直径＜ 1mm;②通过广泛的组织学检查未发现感染因子;③经过 2 个月适当的抗生素治疗但没有临床和放射学反应。不典型的上皮样细胞肉芽肿则需与其他很多类似的肉芽肿鉴别,不能直接诊断为结核。徐金富等分析 73 例经活检证实的肺部肉芽肿,进一步的病原体检查发现其中感染性疾病占 54.8%(40/73),感染性疾病中又以真菌为主(占 80%)。有针对性地进行相关血清学、组织化学等检查,是十分重要的辅助手段,结合临床和影像学资料也是必要的。炎症病变常见病理类型与相关的病原体见表 7-3-1。

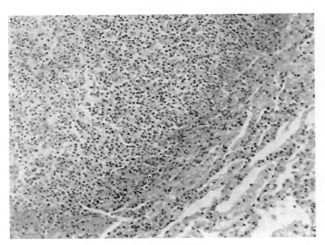

图7-3-3　肺脓肿

为局限性化脓性炎,内含大量脓细胞

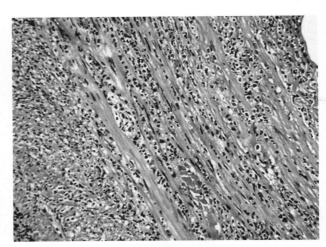

图7-3-4　阑尾蜂窝织炎

阑尾肌层内弥漫浸润中性粒细胞

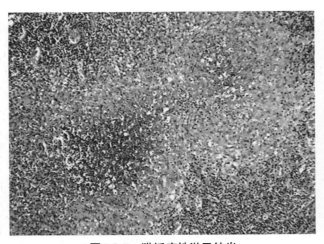

图7-3-5　猫抓病性淋巴结炎

淋巴结内见肉芽肿形成,中心为脓肿,外侧为淡染的上皮样细胞

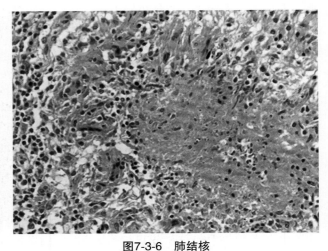

图7-3-6　肺结核

可见由中心干酪样坏死和周围上皮样巨噬细胞构成的典型结核结节

表 7-3-1 炎症病变常见病理类型与相关的病原体

炎症类型	相关的病原体
脓肿	葡萄球菌等
蜂窝织炎	溶血性链球菌等
肉芽肿性炎	分枝杆菌，真菌，寄生虫，梅毒螺旋体等
出血性炎	出血热病毒，钩端螺旋体等
灶性坏死	病毒，细菌，某些真菌等
溃疡	细菌，病毒，分枝杆菌，真菌，某些寄生虫等

二、某些病原体的形态学特征

病变组织中的病原体，有的可以直接观察到，有的引起细胞病变，只能根据细胞病变来推断，有时需要借助特殊技术协助诊断。

（一）直接观察病原体

1. **寄生虫** 原虫和某些体积微小的寄生虫需要在显微镜下观察，如阿米巴原虫（图 7-3-7）、微丝蚴、隐孢子虫（图 7-3-8）、弓形虫（图 7-3-9）等，镜下也可看到血吸虫卵（图 7-3-10）和旋毛虫（7-3-11），粪类圆线虫（图 7-3-12）等；猪囊尾蚴、钩虫、蛔虫等大型虫体在肉眼检查时就可以识别，而在镜下只能看见部分断面，反而难以确认。隐孢子虫黏附于肠黏膜上皮表面（图 7-3-8）。粪类圆线虫可在痰液涂片中查见完整的虫体（图 7-3-12）。

2. **真菌** 假丝酵母菌、曲霉、毛霉菌，可以观察到不同形态的菌丝和芽孢（图 7-3-13），有时可见分生孢子头（图 7-3-14）。新型隐球菌感染可见圆形或卵圆形的酵母样细胞（图 7-3-15），有时可见芽生孢子形成。组织胞浆菌常被巨噬细胞吞噬，镜下见巨噬细胞内的孢子呈颗粒状（图 7-3-16）。

3. **细菌** 幽门螺杆菌黏附于胃小凹黏膜上皮表面，呈短小杆状，稍微弯曲（图 7-3-17）。阴道和宫颈涂片、痰涂片中也可见到细菌（图 7-3-18），在脓肿病灶中有时也可见成团的细菌呈蓝色的颗粒状（图 7-3-19）。放线菌形成棉絮状的小团，周边有放射状的细丝，并可见到中性粒细胞渗出（图 7-3-20）。

观察和诊断时要结合病原体的常见部位、形态特征及其在组织切片中的变异，以免误诊。尤其是真菌和寄生虫等，经过固定、包埋和切片，会收缩变形，并在不同的切面中出现不同的形态，有时难以辨认，可借助特殊染色进一步证实和鉴别（图 7-3-14，图 7-3-17，图 7-3-18）。一些微小的细菌可能聚集成团，在 HE 染色下隐约可见，换用油镜观察则更清晰，提示细菌感染（图 7-3-19），辅以革兰氏染色，可以大致确定细菌类型（革兰氏阳性或阴性，杆菌或球菌等）。

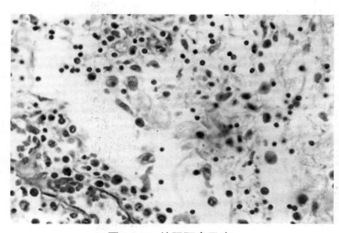

图7-3-7 结肠阿米巴病

黏膜下层充血水肿，可见多个滋养体，呈椭圆形，大小类似单核巨噬细胞，周围有空晕，伴炎细胞浸润

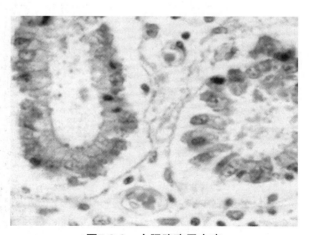

图7-3-8 小肠隐孢子虫病

隐孢子虫微小，呈圆形，附着于肠上皮细胞表面的刷状缘（安劬惠赠）

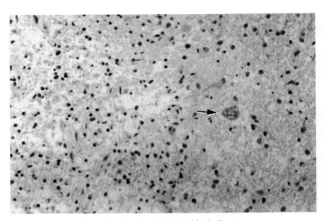

图7-3-9　弓形虫性脑炎

脑组织灶性液化坏死，边缘见一弓形虫假囊（箭头），内含许多弓形虫速殖子（滋养体）

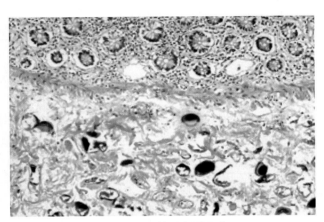

图7-3-10　结肠血吸虫病

结肠黏膜下层血吸虫卵沉积并已钙化，虫卵周围无明显炎症反应

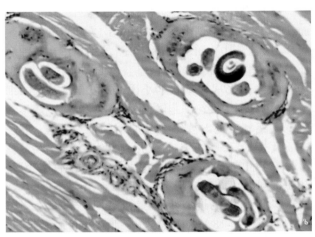

图7-3-11　旋毛虫病

旋毛虫寄生于肌肉组织，镜下其断面呈不同形态

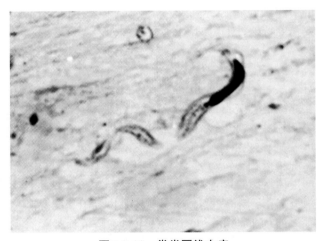

图7-3-12　粪类圆线虫病

幼虫见于痰液涂片中，可见带状完整成体呈波浪状弯曲

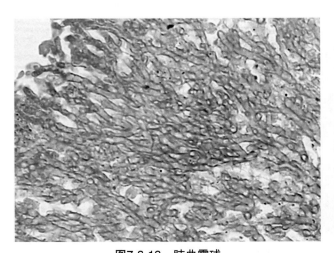

图7-3-13　肺曲霉球

大量曲霉菌丝，沿大致相同方向反复分枝，菌丝粗细均匀，锐角分枝，有横隔

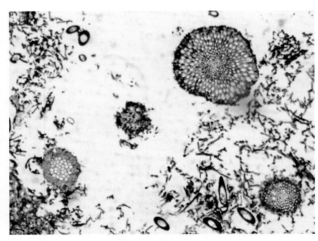

图7-3-14　鼻窦曲霉病

镜下见4个分生孢子头，呈花朵状，周围散在菌丝，图下方可见4个切断的分生孢子柄（六胺银染色）

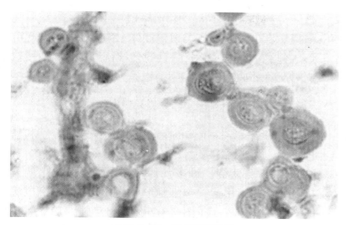

图7-3-15　肺隐球菌病

高倍显示隐球菌孢子，孢子呈圆形，直径8～20μm，可见较厚的双层荚膜

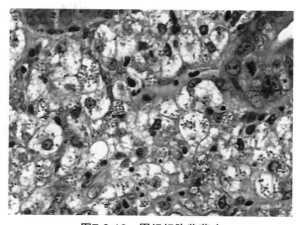

图7-3-16　胃组织胞浆菌病

油镜下可见胃黏膜内组织胞浆菌孢子呈细小颗粒状，大小一致，被吞噬在巨噬细胞内

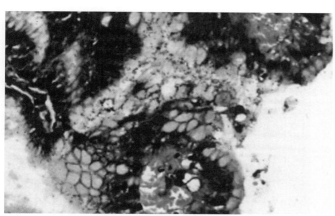

图7-3-17　幽门螺杆菌

胃小凹内可见短小杆状、稍微弯曲的细菌，呈紫蓝色（亚甲蓝染色，生物电荷法）

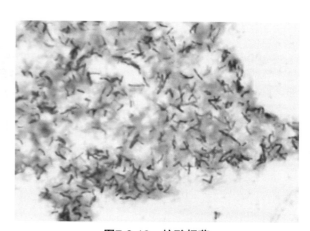

图7-3-18　抗酸杆菌

痰涂片抗酸染色，查见大量红色杆状细菌，结合临床病理表现，符合结核分枝杆菌

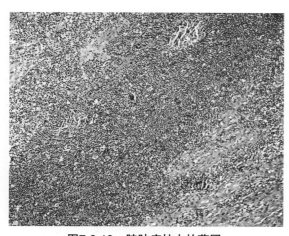

图7-3-19　脓肿病灶中的菌团

HE染色下常呈深蓝色细小颗粒，伴中性粒细胞浸润

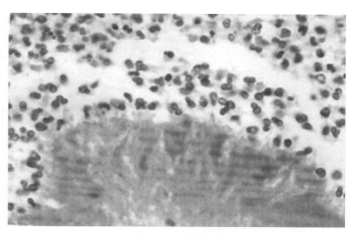

图7-3-20　放线菌

形成棉絮状的小团，周边有放射状的细丝，并见中性粒细胞渗出

病理医师应习惯使用革兰氏染色和油镜，以提高感染性疾病诊断的准确性。特别值得注意的是许多细菌、病毒、真菌和原虫可寄生于宿主细胞内，或被巨噬细胞吞噬到胞质内，常导致受累细胞肿大，在胞质内可以查见病原体，如弓形虫的包囊、假包囊和滋养体（速殖子或缓殖子，图7-3-9），组织胞浆菌的细小颗粒（图7-3-16）。有些病原体类似人体细胞，如阿米巴滋养体大小形状类似单核巨噬细胞（图7-3-7），难以鉴别。

（二）间接推断病原体

某些病原体可以引起特征性病变。典型的肉芽肿是推断感染原的重要线索，已如上述。

1. 病毒包涵体　是某些病毒感染的主要线索，见于细胞质和（或）细胞核内，如巨细胞病毒引起细胞肿大，核内包涵体形成。其包涵体周围有空晕，与核膜分离，如鹰眼状，很有特征性（图7-3-21）。单纯疱疹病毒也可以形成类似包涵体。麻疹病毒感染既可形成包涵体，也可形成醒目的多核巨细胞。传染性软疣时所见的软疣小体实际上也是一种包涵体（图7-3-22）。但是只有50%的已知病毒感染与特异性包涵体有关，许多病毒感染并无特征的细胞病变或病变不明显，可借助特异性抗体的免疫组化标记进行鉴别和辅助诊断。

2. 细胞病变　许多病原体可致细胞病变，如人类乳头状病毒引起挖空细胞形成（图7-3-23），麻风病时形成的泡沫细胞（图7-3-24）和肉芽肿，HBV引起肝细胞毛玻璃样改变，HSV感染引起上皮细胞内多个毛玻璃样核，以及因病原体积聚所致的细胞肿大变形等，可根据这些特殊的病理变化综合分析做出判断。

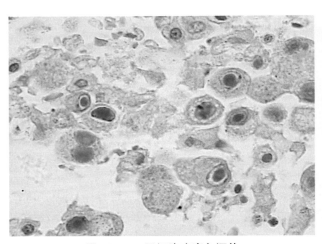

图7-3-21　巨细胞病毒包涵体

艾滋病患者合并巨细胞病毒性肺炎，肺泡腔内见多个典型的核内包涵体，包涵体周围有空晕

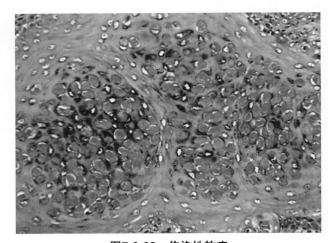

图7-3-22　传染性软疣

鳞状细胞胞质内见典型的软疣小体，深红色，圆形或椭圆形，细胞核被挤压到边缘，经常看不到

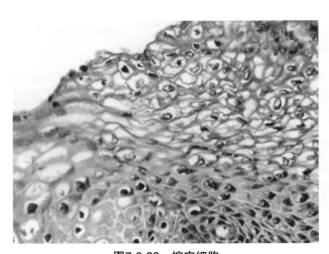

图7-3-23　挖空细胞

HPV感染引起鳞状细胞病变，在其上层和中层可见挖空细胞形成

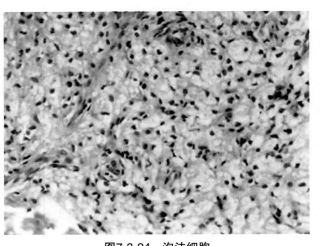

图7-3-24　泡沫细胞

麻风分枝杆菌感染，因细菌脂质成分丰富致使巨噬细胞呈泡沫状

3. Splendore-Hoeppli 现象　也称放射状嗜酸性棒状体,也是某些感染的重要线索。这是由嗜酸性物质呈放射状(或星状)聚集的现象,有人认为是抗原抗体复合物聚集而成,或认为由主要碱性蛋白(major basic protein)构成。这种现象常见于急性血吸虫感染(图7-3-25,图7-3-26)。

在对血吸虫病的实验研究中,发现该小体分内外两个区,内区含有耐淀粉酶的 PAS 阳性物质、脂质(主要是磷脂),有自身荧光,蛋白质沉积物的外区染色反应较弱,无自身荧光。电镜研究显示其为抗原抗体复合物及细胞碎片。这种现象也可见于放线菌病、葡萄状菌病、足菌肿、孢子丝菌病、鼻面部和皮下藻菌病等。虽然它不具备特异性,但却有助于病理学家缩小鉴别诊断范围。

4. 夏科 - 莱登结晶(Charcot-Leyden crystal, CLC)　CLC 为菱形无色透明指南针样结晶,其两端尖长,大小不等,无色或淡黄色透明,折光性强。CLC 多见于肺吸虫病、阿米巴痢疾、钩虫病、过敏性肠炎患者的粪便中(图7-3-27),亦可见于慢性过敏和严重嗜酸性粒细胞相关疾病,如支气管哮喘、支气管炎、过敏性鼻炎和鼻窦炎等,肺吸虫病同时还可见到嗜酸性粒细胞渗出。支气管疾病患者气管腔内的黏液栓主要由黏液、坏死脱落的细胞和一些白细胞构成,其中可见 CLC(图7-3-28)。CLC 在实际工作当中很少见到。

1853 年,巴黎一家医院的 Jean-Martin Charcot 医生报告在哮喘患者痰中发现了双锥体晶体。1872 年,Ernst von Leyden 医生也观察到了同样的现象。此后,这些蛋白质结晶便被称为夏科 - 莱登结晶。一般认为 CLC 是嗜酸性粒细胞破裂后嗜酸性颗粒相互融合而

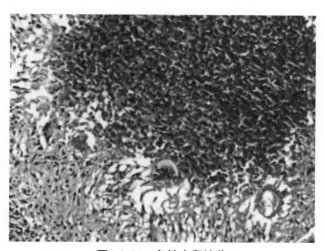

图7-3-25　急性虫卵结节
其中可见嗜酸性脓肿形成,其右下方可见一个放射状嗜酸性棒状体(Splendore-Hoeppli现象)

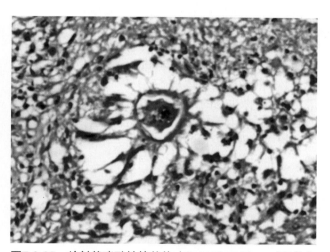

图7-3-26　放射状嗜酸性棒状体(Splendore-Hoeppli现象)
棒状体周围可见上皮样细胞、多核巨细胞及淋巴细胞浸润

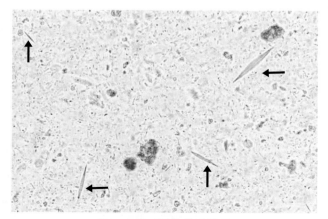

图7-3-27　夏科-莱登结晶
粪便涂片中的夏科-莱登结晶,呈菱形或指南针状,未染色,呈半透明状

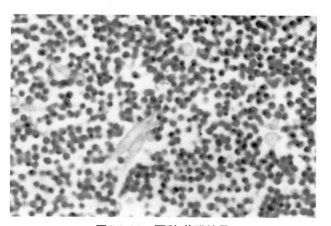

图7-3-28　夏科-莱登结晶
肺吸虫病,嗜酸性坏死物中可见多个菱形结晶,横切面上则呈圆形,HE染色呈淡红色半透明

成的蛋白质结晶，属于病理性结晶，是嗜酸性粒细胞死亡的一个标志，可以在组织中存在数月。后来研究发现，CLC 是由半乳凝素 -10（galectin-10）结晶产生的。半乳凝素 -10 是从活化的嗜酸性粒细胞的细胞质中释放出来的，是嗜酸性粒细胞中最丰富的蛋白质之一，其在嗜酸性粒细胞中仍是可溶性的，其功能尚未确定，只有在免疫防御时被释放后才会形成晶体，参与人体炎症反应，如诱发哮喘及呼吸道黏液分泌等。

（刘德纯；戴　洁）

第四节　特殊染色在感染病理学中的应用

用组织化学或特殊染色技术可以帮助鉴别和辨认病毒、细菌、原虫、真菌等，具有独到的作用。我们应当熟悉各种病原体的染色方法，以及染色后的形态学表现，并结合组织学表现进行诊断和鉴别。田澄等曾用组织芯片加 6 种组织化学技术检测 61 例咽部特殊感染症，确定了 45 例特殊感染。主要和常用的染色方法有革兰氏染色、抗酸染色、六胺银染色、Warthin-Starry 银染色、PAS 染色、阿尔辛蓝（Alcian blue，AB）染色、荧光桃红 - 酒石黄法染色、醛品红法染色等，用以显示分枝杆菌、幽门螺杆菌、真菌、病毒包涵体、螺旋体、阿米巴滋养体、肺孢子菌、马尔尼菲篮状菌等病原体。微生物的阳性染色对明确感染的病原体有重要作用，但由于阳性率和敏感性问题，阴性结果也不能否定感染病原体的存在。

一、细菌染色

细菌体积微小，在病灶中通常不能发现，需要借助特殊染色方法，并用高倍镜或油镜放大才能看到。在病变组织中鉴定细菌的方法主要有以下几种。

1. 革兰氏（Gram）染色　是细菌学中主要和常规的方法，根据染色结果可将细菌分为阳性菌和阴性菌两大类。革兰氏染色所用的碱性染料如结晶紫等与细菌的核糖核酸镁盐 - 蛋白质复合物结合，革兰氏阳性细菌摄取结晶紫较多且较牢固，呈蓝黑色或紫色；革兰氏阴性细菌因缺乏或含核糖核酸镁盐极少，易被酸性复红和中性红染成红色（图 7-4-1，图 7-4-2）。

2. 抗酸染色　分枝杆菌体内含有脂质、蛋白质和多糖类物质，并由糖脂构成一个蜡质的外壳，能与苯酚碱性复红结合成复合物。这种复合物能够抵抗酸的脱色，即可以用抗酸染色显示出来，故又称抗酸杆菌（acid-fastbacilli，AFB），通常用苯酚碱性品红法（Ziehl-Neelsen 法，齐 - 尼法）染色，习惯称为抗酸染色，抗酸杆菌被染成鲜红色，而细胞核呈淡蓝色，背景呈灰蓝色。但结核分枝杆菌和麻风分枝杆菌形态上略有不同。结核分枝杆菌为细长杆状，稍有弯曲，长短粗细不一致，常为单条散在分布，在干酪样坏死边缘和渗出期病变中较易发现。麻风分枝杆菌亦为杆状，相对短粗，数量较多，常聚集成堆，在泡沫状麻风细胞中可以大量存在，称为麻风球。但在诊断实践中并不容易区别，而要结合具体的病例和镜下表现加以区分（图 7-4-3，图 7-4-4）。

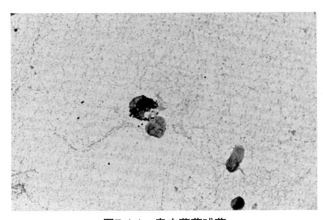

图7-4-1　表皮葡萄球菌
取自玻璃体，革兰氏染色阳性，细菌呈球状，蓝黑色

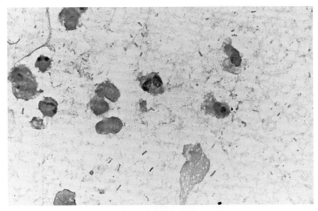

图7-4-2　肺炎克雷伯菌
取自玻璃体，革兰氏染色阴性，杆状细菌呈红色

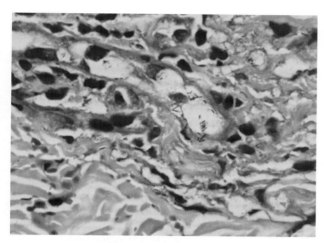

图7-4-3　皮肤麻风病

抗酸染色，图示稀疏的麻风分枝杆菌，呈紫红色短杆状（徐开军惠赠）

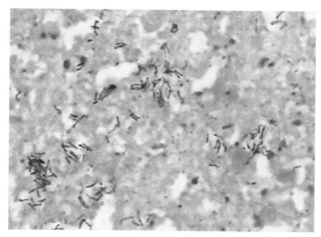

图7-4-4　淋巴结结核

抗酸染色，图示紫红色散在和簇状聚集的结核分枝杆菌（徐开军惠赠）

六胺银法染色也可以显示分枝杆菌，阳性染色为黑褐色。分枝杆菌的细胞壁含有糖类物质，PAS染色可呈阳性，但只有在大量存在时才能显现出来。

3. 幽门螺杆菌染色　幽门螺杆菌（Hp）是一种短杆状、两端微弯的革兰氏阴性杆菌，以胃窦部最多见，胃体部次之。幽门螺杆菌常附着于黏膜隐窝上皮细胞表面，在HE染色下不易发现或隐约可见（图7-4-5），特殊染色可以清晰显示出来。幽门螺杆菌含有蛋白和多糖，在一定温度的硝酸银溶液下能够吸附银离子，再经过还原的显色剂使幽门螺杆菌还原为金属银。硝酸银法（Warthin-Starry法）将幽门螺杆菌染成棕黑至黑色，其他组织呈淡黄色至棕黄色。硼酸亚甲蓝法染色幽门螺杆菌呈蓝色（图7-4-6）。甲酚紫醋酸盐染色时，幽门螺杆菌呈蓝紫色；Gimenez染色时呈红色至紫红色，此法较复杂，但也可显示肺军团菌。

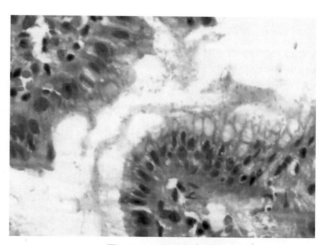

图7-4-5　幽门螺杆菌

慢性胃炎的胃黏膜隐窝内隐约可见短小杆状物，为幽门螺杆菌（HE染色）

二、真菌染色

真菌种类繁多，常见致病菌为白假丝酵母菌、新型隐球菌、曲霉、毛霉菌等。近年由于免疫抑制剂的广泛应用，继发性免疫缺陷及艾滋病发病增加，真菌病的发病率上升，应引起高度重视。真菌含有较多的黏多糖和蛋白质，经过适量的氧化剂和一定的氧化时间，能促使糖类结构分子的乙二醇或氨羟基的碳键断开，生成醛类化合物，然后使暴露的游离基与希夫（Schiff）和Methenanine Silver试剂结合，再选用对应的复染剂来增强组织结构成分的对比度，就可以清晰地显示真菌。最常用的方法有以下几种。

1. 过碘酸希夫反应（periodic acid Schiff，PAS）染色　即高碘酸 - 无色品红法，是一种常见的组织化

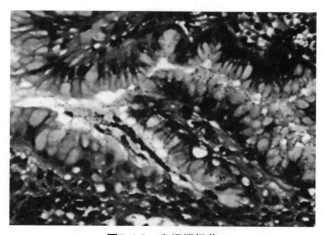

图7-4-6　幽门螺杆菌

紫蓝色短杆状细菌存在于胃黏膜隐窝及上皮细胞表面（亚甲蓝染色）

学染色方法，病理科常将其用于组织中黏液、多糖、脂质、淀粉样物、软骨、脑垂体等的染色。在真菌、寄生虫等病原体的识别中也很有帮助。其对于各种病原体的显示比 HE 染色更为鲜艳。PAS 染色可用于多种真菌（如曲霉、假丝酵母菌、隐球菌、马尔尼菲篮状菌、肺孢子菌等）、多种寄生虫（如溶组织内阿米巴、滴虫等）的识别。PAS 染色时，真菌呈红或紫红色，可以清晰显示曲霉、假丝酵母菌、隐球菌等（图 7-4-7，图 7-4-8）。

2. 六胺银法（Grocott 或 Gomori methenamine silver, GMS）染色　也可以显示各种真菌，菌丝和孢子呈明显的黑褐色，细胞核呈红色。用亮绿复染时背景为淡绿色，用橙黄 G 复染时背景为橙黄色（图 7-4-9，图 7-4-10），用伊红复染时背景为红色。

3. 阿尔辛蓝（Alcian blue, AB）染色　可以把新型隐球菌的荚膜染成蓝色，而细胞核为红色。

三、螺旋体染色

螺旋体是介于细菌与原虫之间但偏向于细菌的微生物，其形态细长、柔韧、弯曲，如螺旋状，并能自由运动。常见的有梅毒螺旋体、钩端螺旋体等，常用下述方法显示，在高倍镜和油镜下可以看到。①吉姆萨（Giemsa）染色，螺旋体和细菌呈蓝色到淡紫色，细胞核呈蓝色，红细胞呈橘红色；② Ryu 碳酸钠碱性复红染色，螺旋体呈红色；③硝酸银法（Warthin-Starry法），梅毒螺旋体是黑色或棕黑色。

四、病毒染色

病毒是最小的非细胞性微生物，但可以引起细胞

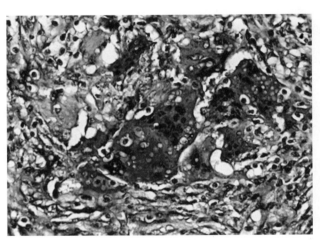

图7-4-7　新型隐球菌
肺组织中含有大量新型隐球菌孢子，PAS染色阳性，并见多核巨细胞吞噬孢子
（袁惠萍惠赠）

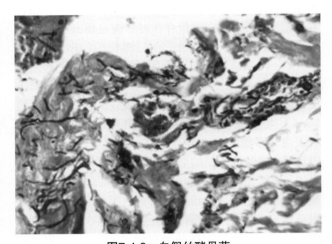

图7-4-8　白假丝酵母菌
糖尿病足合并白假丝酵母菌感染，PAS染色清晰显示假菌丝，部分呈串珠状，并见少量孢子（徐开军惠赠）

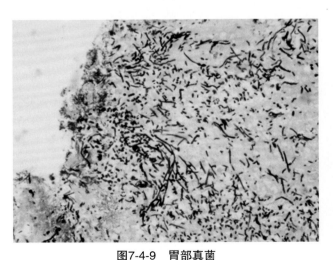

图7-4-9　胃部真菌
六胺银染色显示大量菌丝和孢子，均呈黑色，符合假丝酵母菌（徐开军惠赠）

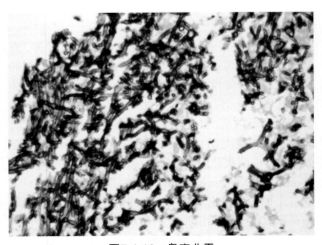

图7-4-10　鼻窦曲霉
菌丝粗细较均匀，可见锐角分枝。六胺银染色显示菌丝呈黑色（徐开军惠赠）

病变，典型表现是使受感染的细胞形成胞质内和（或）核内包涵体。一般情况下，RNA 病毒形成胞质内包涵体，DNA 病毒形成核内包涵体。此外，病毒还可以使受累细胞肿大，细胞核增大增多，形成多核巨细胞，这在光镜下较易发现。病毒感染还可以通过免疫反应，在受累细胞表面和胞质、胞核内形成抗原或抗体，通过特殊染色或免疫组化显示出来，帮助病因诊断。

1. **病毒包涵体染色** 典型的病毒包涵体形态大小与红细胞相似，在 HE 染色切片中可以见到。核内包涵体一般为嗜酸性，周围有透明的空晕；胞质内包涵体一般呈嗜酸性，也可为嗜碱性。但有些病毒的包涵体不明显，如疱疹病毒、麻疹病毒、冠状病毒（图 7-4-11，图 7-4-12）等，需经特殊染色或免疫组化才能显示出来。

用荧光桃红 - 酒石黄法将病毒包涵体染成亮红色，细胞核为蓝灰色，红细胞呈橙黄至橙红色，背景为黄色。Macchiavello 染色时包涵体呈红色或紫红色。改良 Macchiavello 染色包涵体呈红色。

2. **乙型肝炎病毒（HBV）表面抗原染色** HBV 表面抗原（HBsAg）是由多肽组成的脂蛋白，可以使肝细胞呈毛玻璃样（胞质透亮，嗜酸性，似着霜的玻璃）。乙肝患者的潜伏期、急性期和慢性期 HBsAg 阳性，用免疫组化和免疫荧光法可以证实其存在。醛品红法染色时，肝细胞内 HBsAg 呈紫红色，细胞核和背景呈不同程度的黄色，结缔组织呈红色。Shikata 地衣红（Orcein）法染色时，HBsAg 呈深棕色或棕黑色，细胞核和背景不着色或呈淡黄色。维多利亚蓝染色法 HBsAg 呈蓝绿色，细胞核呈红色。

阿米巴滋养体、肺孢子菌等病原体也可以用特殊染色显示出来。现归纳至表 7-4-1。各种染色的具体技术方法详见有关技术专著。

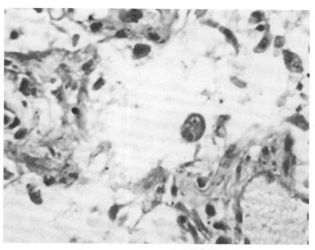

图7-4-11 SARS冠状病毒肺炎
肺泡内可见病毒包涵体，呈红色，周围有空晕（丁彦青惠赠）

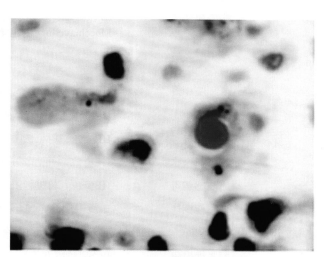

图7-4-12 SARS冠状病毒包涵体
肺泡内病毒包涵体，Macchiavello染色呈紫红色（丁彦青惠赠）

表 7-4-1 常用的染色技术与结果

染色目标	病原体	染色方法和结果
细菌	革兰氏阳性菌	组织革兰氏染色，革兰氏阳性菌呈蓝紫色，胞核蓝黑色；苯胺结晶紫法；GMS染色
	革兰氏阴性菌	组织革兰氏染色，革兰氏阴性菌呈红色；苯胺结晶紫法；GMS染色
	军团菌	银染色
	诺卡菌	组织革兰氏染色，GMS染色，改良抗酸（齐-尼）染色
	放线菌	组织革兰氏染色，GMS染色
	分枝杆菌	齐-尼抗酸染色和改良齐-尼染色呈紫红色，六胺银染色抗酸杆菌呈黑褐色
	幽门螺杆菌	硝酸银法（Warthin-Starry法）幽门螺杆菌呈棕黑色至黑色，组织呈灰黄色至黄棕色；硼酸亚甲蓝法幽门螺杆菌呈蓝色

染色目标	病原体	染色方法和结果
真菌	真菌菌丝和孢子	1. PAS染色，高碘酸-无色品红法真菌呈品红色，组织呈绿色或棕蓝色 2. GMS 菌丝和孢子呈明显的黑褐色，背景因复染试剂不同而有所不同
	组织胞浆菌	GMS，PAS
	新型隐球菌	HE染色，GMS，PAS，黏液卡红，阿尔辛蓝（AB）法新型隐球菌荚膜呈蓝色，细胞核红色
	假丝酵母菌	HE染色，GMS，PAS，革兰氏染色
	曲霉	HE染色，GMS，PAS
	接合菌（毛霉菌）	HE染色，GMS，PAS
	球孢子菌	HE染色，GMS，PAS
	芽生菌	HE染色，GMS，PAS，黏液卡红（弱）
	肺孢子菌	六胺银染色肺孢子菌呈黑色
病毒	病毒包涵体	荧光桃红-酒石黄法染色病毒包涵体呈亮红色，细胞核呈蓝褐色，背景呈黄色，Macchiavello染色包涵体呈紫红色
	乙型肝炎病毒	醛品红法HBsAg呈紫红色，细胞核和背景呈不同程度的黄色。地衣红法HBsAg呈深棕色，细胞核和背景不着色或呈淡黄色
	巨细胞病毒	HE染色，PAS染色，GMS染色，可见核内和胞质内包涵体
	单纯疱疹病毒	HE染色，可见核内包涵体
	麻疹病毒	HE染色，可见核内包涵体，多核巨细胞
	呼吸道合胞病毒	HE染色，可见多核巨细胞
	副流感病毒	HE染色，可见胞质内包涵体
螺旋体	梅毒螺旋体	硝酸银法（Warthin-Starry法）梅毒螺旋体呈黑色或棕黑色
寄生虫	疟原虫	吉姆萨（Giemsa）染色
	阿米巴原虫	PAS染色滋养体呈红色
	利什曼原虫	吉姆萨（Giemsa）染色
	毛滴虫	PAS染色毛滴虫呈红色

注：GMS.六胺银染色；HE.苏木素伊红染色；PAS.过碘酸希夫染色。

（刘德纯；戴　洁）

第五节　免疫学技术在感染病理学中的应用

免疫学的理论和技术在感染性疾病的诊治与研究中具有重要作用。除了检测患者血清和其他体液中病原体的抗原、抗体以评价患者感染状态外，根据抗原抗体特异性结合的原理，免疫学与组织化学结合所形成的免疫组织化学或免疫细胞化学技术、免疫学与荧光标记技术结合形成的免疫荧光技术、免疫学与电镜技术结合形成的免疫电镜技术等在感染性疾病的病因诊断上的作用也备受关注。

一、免疫组化技术在感染病理学中的应用

免疫组织化学（immunohistochemistry，IHC）技

术简称免疫组化,是 20 世纪 70 年代兴起的一种特殊染色技术,迄今已经研发出十几种操作方法,如 ABC 法、PAP 法、LSAB 法、EnVision 二步法等。免疫组织化学是组织化学与免疫学融合的产物,利用抗原抗体反应的原理和单克隆或多克隆抗体,借助同位素、荧光分子、金属、辣根过氧化物酶等标志物,通过显示系统,在组织和细胞原位显示抗原抗体反应结果,在肿瘤病理诊断中得到广泛应用。

1. 免疫组化在感染性疾病中的作用　在病变组织中原位检测病原体,应当成为感染病病理检查的主要内容。但在某些情况下,单凭常规技术和特殊染色还是不能确定,特别是病毒和原虫等寄生于细胞内的病原体,更是难以发现。

在感染灶中检测到病原体,进行原位病因诊断,免疫组化有其独特的作用。抗病毒、细菌、真菌和原虫的特异性抗体可以与病变组织中的相应病原体抗原相结合,在病变原位显示病原体抗原,不但便于识别,无须吃力耗时地寻找微小的病原体,而且更准确可靠(图 7-5-1 ～图 7-5-4)。例如,同样是病毒包涵体,可以用特异性抗体来鉴别是何病毒所致(图 7-5-5,图 7-5-6)。因此,免疫组化是继培养法这个金标准之后最特异的诊断手段。对于常规染色和特殊染色难以识别或形态不典型的病原体,病变组织中含量很少或染色很差的病原体,或难以培养分离的病原体,都可能通过免疫组化获得快速可靠的病因诊断。

其实,早在 20 世纪 40 年代,Coons 等就开始用特异性抗体来检测病变组织中的肺炎链球菌抗原。随着免疫组化技术的发展与普及,越来越多的特异性抗体被研制出来并投入商品化市场,美国已经研制出 60

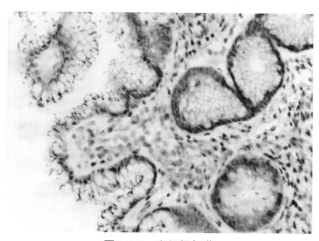

图7-5-2　幽门螺杆菌
免疫组化标记后呈棕黄色短杆状,见于胃黏膜上皮表面和胃小凹内(杨清海惠赠)

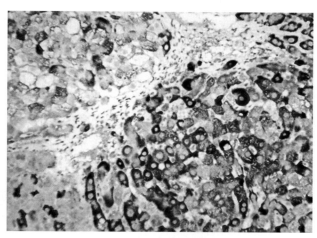

图7-5-3　病毒性肝炎
免疫组化标记显示HBsAg阳性,见于肝细胞胞膜和胞质

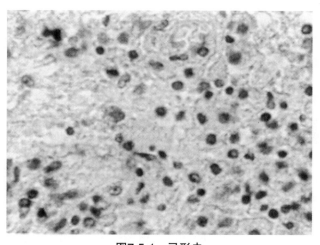

图7-5-1　弓形虫
免疫组化标记显示囊型弓形虫,其中的弓形虫速殖子呈棕黄色颗粒状,周围有较多淋巴细胞浸润

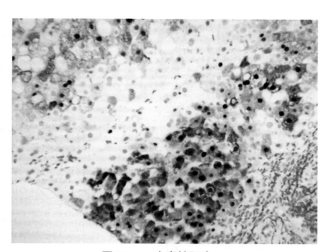

图7-5-4　病毒性肝炎
免疫组化标记显示HBcAg阳性,见于肝细胞胞质和胞核内

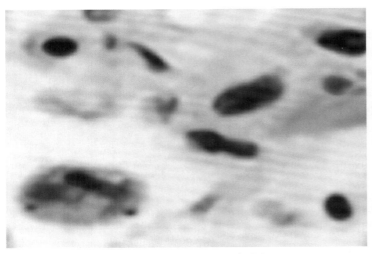

图7-5-5　SARS冠状病毒肺炎
肺泡腔内可见2个胞质内包涵体，Macchiavello染色下病毒包涵体呈紫红色（丁彦青惠赠）

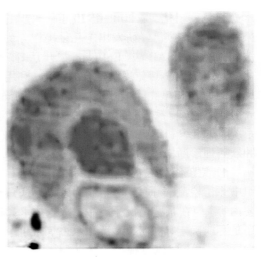

图7-5-6　SARS冠状病毒包涵体
病毒感染肺泡上皮并形成包涵体，免疫组化可见细胞核和细胞质内存在病毒抗原（丁彦青惠赠）

多种微生物单克隆抗体（单抗）用于诊断和鉴定病原体，为原位检测病原体抗原拓宽了范围。免疫组化已经成为感染性疾病病理诊断和研究的重要手段，可惜我国只进口少量微生物单抗，故其在感染性疾病中的应用有限。

免疫细胞化学技术与免疫组织化学的技术原理和方法相似，只是其主要用于细胞标本（包括病原体）的检测，在细菌、病毒、原虫等病原体的检测上，用已知抗体检查未知的抗原，具有快速、敏感、简便的优势，既可以确定病原体的属类，又能够观察病原体的形态。其适用性更加广泛。除组织切片外，各种细胞学标本都可以使用，包括各种涂片、培养物等。

国内现有常用病原体抗体见有关公司的产品目录，具体技术方法参见有关专著，各种感染相关的免疫组化抗体见表 7-5-1。

表 7-5-1　与病原体感染相关的免疫组化抗体

病原体	抗体	阳性部位	作用
巨细胞病毒（CMV）	单克隆抗体（单抗）	胞核	检测各种组织的巨细胞病毒感染，鉴别病毒包涵体
EB病毒潜伏膜蛋白-1（LMP-1）	单抗	胞质与胞膜	检测EB病毒感染，用于鼻咽癌、淋巴瘤等EB病毒相关疾病
乙肝病毒表面抗原（HBsAg）	单抗	胞质	检测肝细胞HBV感染，用于病毒性肝炎的诊断鉴别
乙肝病毒核心抗原（HBcAg）	多克隆抗体（多抗）	以胞核为主，核周胞质	检测肝细胞HBV感染，用于病毒性肝炎的病因诊断与鉴别
丙肝病毒（HCV）	单抗	胞质	检测肝细胞HCV感染，用于病毒性肝炎的诊断鉴别
幽门螺杆菌（Hp）	单抗	Hp菌体	检测胃黏膜Hp感染，用于胃黏膜各种病变活检标本，Hp清除疗效的评估
幽门螺杆菌（Hp）	多抗	Hp菌体	检测胃黏膜Hp感染，用于胃黏膜各种病变活检标本，Hp清除疗效的评估
单纯疱疹病毒1型（HSV-1）	多抗	胞质、胞核	检测表面上皮中的HSV感染，用于疱疹性病变的诊断和包涵体鉴别
单纯疱疹病毒2型（HSV-2）	多抗	胞质、胞核	检测表面上皮中的HSV感染，用于各种疱疹性病变的病因诊断

续表

病原体	抗体	阳性部位	作用
人乳头瘤病毒（HPV-16，HPV16/18型）	单抗	胞质、胞核，以胞核为主	检测高危型HPV感染，用于子宫颈病变、食管或头颈鳞癌等
人类疱疹病毒8型（HHV-8）	单抗	胞质、胞核	检测HHV-8感染，用于卡波西肉瘤、多中心性卡斯尔曼病等的病因研究
人类免疫缺陷病毒（HIV）	单抗	胞膜	检测淋巴细胞、单核巨噬细胞、滤泡树突细胞等细胞中的HIV感染
结核分枝杆菌（MTB）	单抗	结核分枝杆菌	检测干酪样坏死、结核样肉芽肿、上皮样组织细胞和多核巨细胞内的结核杆菌
人类乳头瘤病毒（HPV）	多抗（广谱）	胞核及核周	检测HPV，用于尖锐湿疣、皮肤黏膜乳头状增生性病变（瘤、癌）的病因检测
腺病毒（adenovirus）	单抗	胞质、胞核	检测呼吸道和胃肠道炎症病因，与视网膜母细胞的发生有关
细小病毒B19（parvovirus B19）	单抗	胞质、胞核	检测细小病毒B19感染，用于儿童发热伴面颊部红斑、溶血性贫血等病因检测
水痘-带状疱疹病毒（VZV）	单抗	胞质、胞膜	检测皮肤疱疹性疾病中的VZV感染，与HSV感染鉴别

2. 免疫组化的优点和特点　免疫组化在感染性疾病的诊断中有如下优点，也是它的特点：①可靠性，只要病变组织中存在病原体的抗原，经适当处理都能显示出来，对感染进行原位病因诊断；②特异性，可以特异地识别出病原体中的抗原成分，根据抗原性鉴定病原体，针对性强，具有与病原微生物形态学检测同样的诊断意义，单克隆抗体特异性更强；③敏感性，对病原体的识别非常灵敏，在组织形态发生改变之前就可以检测出来，还可以发现含量稀少的病原体；④适应性，在无法取得新鲜组织或无法培养的情况下，可利用冰冻切片和石蜡包埋的组织，以及细胞学材料获得病因诊断，也适用于对感染进行病因发病机制与病理特征等回顾性研究；⑤快速性，可以在1～2个工作日内做出结果，可以尽早明确病因，以指导治疗；⑥安全性，操作安全，风险低，不存在职业性暴露于感染性病原体的危险。

通过免疫组化确认病原体，也可以验证病原体与形态学改变之间的关系，确定感染源的致病作用，为利用病变特征进行病因诊断提供经验。

3. 免疫组化的局限性　在致病性细菌或真菌中广泛存在着交叉抗原，在使用某种抗体时，不论是单抗还是多抗，都必须进行交叉反应实验，以了解抗体的特征。对抗体的有效性、特异性及抗原决定簇的保留情况，都应当详细了解。有一些原虫、真菌或细菌，不要求对福尔马林固定和石蜡包埋的组织进行预处理，而另一些较小的病原体，如病毒、衣原体，需要进行预处理，以充分暴露抗原决定簇，增强其免疫反应强度。免疫组化的每一种方法，每一步骤，都可能影响最后结果，因此必须按规范操作，加强质量控制。对于有交叉反应的抗体，宜结合阳性对照、特殊染色和形态判断。

二、免疫荧光技术在感染病理学中的应用

免疫荧光技术是将免疫学方法与荧光标记技术结合起来，研究特异蛋白抗原在细胞内分布情况的技术。用免疫荧光技术显示和检查细胞或组织内抗原或半抗原物质的方法称为免疫荧光细胞（或组织）化学技术。免疫荧光细胞化学是根据抗原抗体特异性结合的原理，先将已知的抗原或抗体标记上荧光素制成荧光标志物，再用这种荧光抗体（或抗原）作为分子探针检查细胞或组织内的相应抗原（或抗体）。用荧光抗体示踪或检查相应抗原的方法称荧光抗体法，用已知的荧光抗原标志物示踪或检查相应抗体的方法称荧光抗原法，以荧光抗体方法较为常用。在细胞或组织中形成的抗原抗体复合物上含有荧光素，利用荧光显微镜观察标本，荧光素受激发光的照射而发出明亮的荧光（黄绿色或橘红色），可以看见荧光所在的细胞或组织，从而确定抗原或抗体的性质，并且可对抗原进行细胞定位，利用定量技术测定含量，为诊断感染性疾病提供依据（图7-5-7～图7-5-10）。

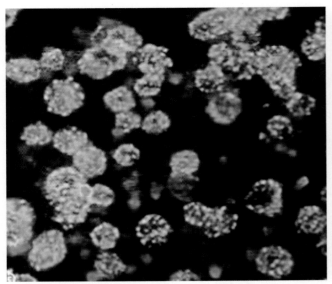

图7-5-7　新型布尼亚病毒（SFTSV）

免疫荧光法显示在体外培养中生长的病毒（陆普选惠赠）

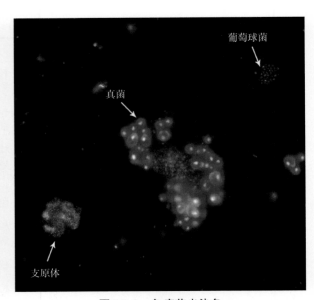

图7-5-8　免疫荧光染色

显示多种微生物（葡萄球菌、真菌及支原体），呈不同形态及色彩（吕建民惠赠）

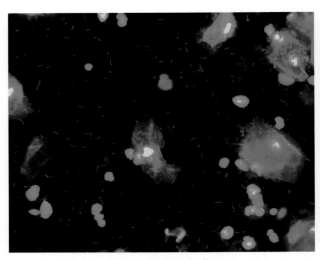

图7-5-9　乳酸杆菌

宫颈涂片，免疫荧光染色（任振辉惠赠）

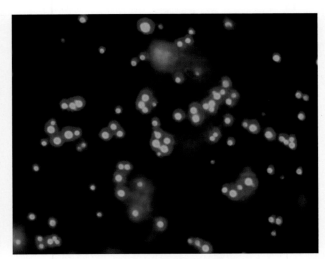

图7-5-10　面部糠秕孢子菌

免疫荧光染色（任振辉惠赠）

在一些新发传染病的诊断与研究中，免疫荧光染色也发挥了很好的作用。南方医科大学丁彦青团队对SARS冠状病毒感染的肺组织进行了一系列的形态学染色，包括常规染色、特殊染色（图7-4-11，图7-4-12），免疫组化标记（图7-5-5，图7-5-6），也做了免疫荧光染色（图7-5-11，图7-5-12），以及电镜和核酸检测，确凿地证明所谓"非典型肺炎"实际上是冠状病毒感染。

免疫荧光技术具有比其他血清学方法更加简便、快捷和敏感的优点，并能直接用于病原体的形态学观察，能用于更多种材料，如培养物、分泌物、排泄物、渗出物和病变组织等，检测的对象也更广泛，可以用于多种细菌、病毒、寄生虫和真菌的检测，具体方法详见有关技术专著。

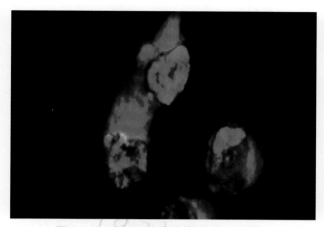

图7-5-11　SARS病毒感染的VeroE6细胞
免疫荧光染色，阳性反应呈绿色（×40）

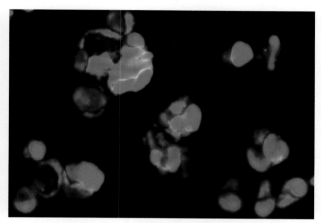

图7-5-12　SARS病毒感染的VeroE6细胞
免疫荧光染色，阳性反应呈绿色（×20）

（刘德纯；戴　洁）

第六节　电镜技术在感染病理诊断中的应用

1938年德国工程师Max Knoll和Ernst Ruska研制出世界上第一台透射电子显微镜（transmission electron microscope，TEM），1952年英国工程师Charles Oatley研制出世界上第一台扫描电子显微镜（scanning electron microscope，SEM）。从此，电子显微技术在生物医学方面得到了普遍的应用。

一、医用电子显微镜的类型及其作用

电子显微镜简称电镜（EM），主要有两种类型，即透射电镜（TEM）及扫描电镜（SEM）。它们的高放大倍率及高分辨率的优势是其他仪器不可取代的，但其原理和作用有所不同。

1. 透射电镜　使用最广泛，工作原理是以电子枪作为照明光源，从电子枪灯丝发射的电子束经聚光镜会聚照射到样品上。带有样品结构信息的透射电子进入成像系统，被各级成像透镜聚焦、放大后，透射到观察荧光屏上，形成透射电镜图像。其分辨率为纳米级，放大倍数可达一百万倍，可用于观察和研究细胞内部的亚显微结构、蛋白质、核酸等生物大分子的形态结构，也能用来观察微生物的微细结构。

2. 扫描电镜　工作原理是利用电子射线轰击样品表面，引起二次电子等信号的发射，经检测装置接收后形成图像。其分辨率为3～6nm，放大倍数为十几万到几十万倍。主要用于观察样品的表面、割裂面和管腔面的形状结构等，所获得的图像景深大，立体感强。

最近几十年来，一些新型的电镜和数码放大系统陆续问世，如原子力显微镜（AFM）、免疫荧光显微镜、扫描隧道电镜（STEM）及数字病理图像设备等，在医学领域内逐渐推广应用。各种电子显微镜的原理、技术及应用问题参见相关专著。

医用电子显微镜技术是从大分子水平研究微生物及人体在正常和疾病状态下组织细胞的超微结构变化规律的一门科学。它主要研究人体和微生物的生物大分子的结构、功能、相互作用及其与疾病发生、发展的关系，是基础医学和临床医学科研过程中，特别是形态学领域微观变化研究中一项重要的实验技术。

二、电镜技术在感染病理学中的应用

在临床病理研究和诊断中，尤其是肿瘤病理方面，电镜技术已得到了广泛的应用，形成了超微结构病理学，从细胞、亚细胞的形态结构上阐明疾病的发生、发展及转化规律，丰富了传统病理学的内容。而在感染病理学中的应用相对薄弱，在纪小龙等总结的2183例电镜检查中，感染和炎症性疾病只有51例，占2.3%（未包括肾炎109例）。电镜在感染病理学中的作用主要分为两个方面。

1. 对病原体的观察与鉴定　电镜技术在观察细胞内病原体尤其是细菌、病毒和一些原虫等方面具有独到的优势，并可以应用于人体和动物实验的活检、尸检及细胞学标本。由于病毒体积很小，只有通过电镜才能对病毒进行直接观察。对于活检或尸检所取得的组织，或者对分离病毒所采用的细胞培养或鸡胚等材料，通过超薄切片和透射电镜可以直接观察到病毒内部结构、形态、大小、排列方式及其复制、组装、成熟的过程，有包膜病毒的芽生部位和病毒包涵体等。根据电镜下病毒形态结构特征，包括衣壳的对称性、壳微粒数和排列方式、核衣壳在细胞内复制组装的部位、病毒体的形状和大小，以及螺旋对称核衣壳的直径等，再结合病毒的核酸和蛋白分子生物学及免疫学特征，鉴定病毒的类型，对病毒感染做出准确的病因诊断和鉴别诊断。对于患者的血液和体液标本，则要使用电镜负染色技术。透射电镜负染色技术操作程序快速简便，可以获得分离纯化病毒颗粒更精确的超微结构，是病毒性致病因子最常用的电镜诊断方法，如在腹泻排泄物中检出轮状病毒。电镜在 HIV、SARS、SARS-CoV-2 等新传染病的病毒病因鉴定中也做出了重要贡献（图 7-6-1，图 7-6-2），对其他病毒、真菌、细菌、梅毒等病原体的病因探讨也很有裨益（图 7-6-3，

图 7-6-4）。免疫电镜技术可提高病毒快速诊断的敏感度和特异度。扫描电镜可以对具有特殊外表形态的致病细菌进行观察和鉴别。因此电镜是确定各种病毒、细菌形态结构的最有效手段。徐在海主编的《实用传染病病理学》中附了许多微生物的电镜图谱，很有参考价值。

2. 对病变的观察　电镜技术还可以帮助我们观察感染性病变中受累细胞的形态学改变，为阐明病变的发生机制、形态变化提供微观的视角，深化我们对于感染本质的认识。如可观察病毒感染时各种包涵体的形态特征，甚至形成机制与过程，病毒可能损伤的细胞及其病变，受累细胞内的病毒颗粒，病毒侵入和逸出的表现等，为我们深刻理解感染病的病变本质与特点提供形态学基础，也为诊断感染病的病因提供可靠的形态学依据。例如，在病毒性肝炎时，光镜下可见肝细胞水样变性、胞质疏松以致气球样变，电镜下表现为粗面内质网的节段性扩张、断裂，形成大小不等的空泡，线粒体也由于钠泵功能障碍，水钠潴留而

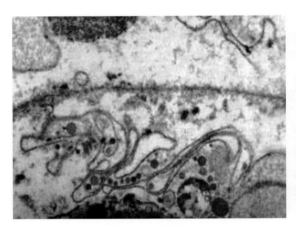

图7-6-1　SARS冠状病毒

见肺间质内的病毒颗粒呈串状分布，透射电镜×10 000（陆普选惠赠）

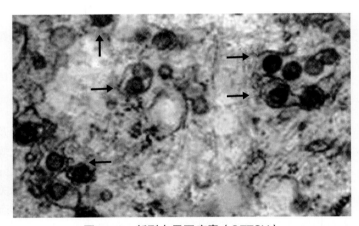

图7-6-2　新型布尼亚病毒（SFTSV）

病毒颗粒在DH82细胞内的透射电镜表现，箭头所示为病毒颗粒（陆普选惠赠）

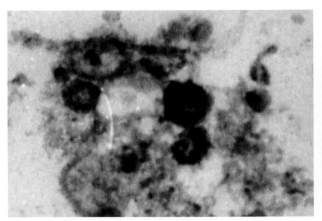

图7-6-3　弥漫大B细胞淋巴瘤

透射电镜下查见圆形高密度EB病毒颗粒

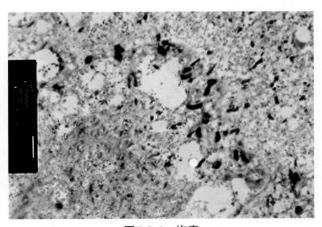

图7-6-4　梅毒

透射电镜下在病变组织中查见高密度杆状梅毒螺旋体

肿胀,使线粒体嵴变短小,进一步发展则可消失。这些超微结构的变化正是光镜所见的形态学基础。

除病毒感染外,电镜对于细菌、真菌和寄生虫的识别也很有帮助。例如,贾第鞭毛虫病患者十二指肠黏膜活检可找到贾第鞭毛虫虫体,虫体常位于肠黏膜表面或绒毛之间,亦可深入到黏膜内,使绒毛萎缩,上皮细胞变扁平,胞质内溶酶体增多,吞噬活跃。因为电镜的应用很不普及,本书不拟详述各种感染病的电镜表现。

光学显微镜(简称光镜)在病理诊断中具有快速、准确、方便等优势。但光镜分辨率低,有些感染中是否存在病原体难以察觉。电镜的主要优点是分辨率高。用电镜观察病原体的微细结构成分,可解决光镜解决不了的疑难问题。但是,电镜放大倍数很高,观察中带有一定的片面性和局限性,电镜样品的制作、观察程序烦琐,诊断所需的时间较长;电镜价格昂贵,目前难以普及,故主要用于科研。因此,在病理诊断中充分认识光镜和电镜技术的长处和短处,相互取长补短、相辅相成。电镜技术还可以和原位杂交、免疫组化、免疫荧光等技术结合,进一步提高研究和诊断水平。

(刘德纯　王宏伟;戴　洁)

第七节　分子病理学技术在感染病理学中的应用

20世纪70年代以来,分子诊断技术的发展和广泛应用为生物医学带来深刻的变革。分子生物学和分子遗传学的发展,及其在人类疾病诊断和研究中的应用,催生了病理学的一个新的分支——分子病理学。核酸分子杂交、比较基因组杂交(CGH)、荧光原位杂交(FISH)、聚合酶链反应(PCR)及其衍生技术(如RT-PCR、定量PCR等)、DNA测序、基因芯片等技术逐渐渗入到诊断病理学。分子诊断以DNA和RNA为诊断材料,用分子生物学技术检测基因的存在、缺陷或表达异常,从而对人体状态和疾病做出诊断。分子诊断不仅可用于血液病、遗传病、肿瘤等疾病的辅助诊断,还可广泛用于感染性疾病的辅助诊断。来茂德教授指出,"现阶段,感染病原体的鉴定和肿瘤组织分子改变特征的确定是分子病理诊断的两个主要方面""感染性外源性基因和表达产物的鉴定是目前分子诊断的重要内容"。病理医师应当与时俱进,把形态学和分子病理学两方面知识紧密结合,应用到工作实践中,才能更好地为患者服务,为病理学科的发展做出新贡献。

一、分子病理学技术对感染性疾病的作用

分子病理学技术也可应用于感染性疾病的分子诊断。近年来感染性疾病如伤寒、副伤寒、痢疾、肾综合征出血热等的发病率不断上升,尤其是SARS、COVID-19、禽流感等新发传染病的流行,使分子病理学技术的作用进一步凸显。分子诊断技术具有快速准确、特异度高、敏感性强、简便经济等特点,不仅可对感染性疾病的病原体进行定性定量,而且在鉴定新发感染性疾病的病因与发病机制方面发挥了重要作用。

1. 对感染性疾病进行分子病理诊断　利用病变的组织和体液,运用核酸杂交与重组技术、PCR等分子病理学技术,可以对许多病原体如HSV、CMV、HPV、HIV、分枝杆菌、弓形虫等进行检测,证实感染性疾病的病原体,可非常敏感、准确地测出微量病原体的DNA,进行感染病的病因诊断,并不断扩大可进行分子诊断疾病的病种,为分子病理学的应用开辟了一个崭新领域,也开创了感染性疾病诊断的新纪元。

2. 对发病机制的分子基础的研究　在21世纪,分子杂交、PCR和DNA序列测定仍然是检测DNA和RNA的基本技术和主流技术,通过这些基本技术的衍生、组合或联合形成新的分析方法,进一步提高分子诊断的特异度、敏感度和准确度,可以更加深入地研究并阐明感染性疾病,尤其是新发传染病的病因和发病机制、病变特征与转化规律,为临床诊断和治疗感染病提供更准确的数据和信息。AIDS、SARS、COVID-19等疾病的研究历史经验都证明了分子病理学技术的重要作用。

二、感染性疾病中的分子病理学技术

分子病理学技术应用范围广泛,不但可用于血、尿、体液、分泌物等的检测,对涂片、活检与尸检标本、动物实验标本也可用原位核酸杂交或PCR技术检测出病原体核酸成分,进而确认病原体,鉴定病毒和细菌的基因型并进行基因分型,用于指导治疗和预测预后,为分子病理学研究开辟了一个崭新的领域。

分子诊断技术具有快速、准确、特异度高、敏感性强等特点，不仅可以对病原体进行定性，还可以定量，即使标本中目的 DNA 含量极微，但经数百万倍的体外扩增仍可检测出来。

1. 原位杂交 /DNA 探针技术   利用病变组织进行核酸分子原位杂交（in situ hybridization，ISH）对于检测致病微生物的作用已经得到广泛肯定，可用于冰冻组织和石蜡包埋组织，还可以检测出那些不能培养或不易培养的微生物感染。原位杂交利用核酸分子碱基配对互补的原理检测目的基因，将单股基因小片段用同位素、酶、荧光分子或化学发光催化剂等进行标记，形成基因探针，能够识别某些微生物的特异性碱基系列（基因）的单链 DNA 分子。用 DNA 探针通过分子杂交方法，与被检测的微生物基因的同源互补序列杂交，可以检测出未知的基因，比常规细胞学方法更加特异、敏感和快速。现在，用于诊断病毒、细菌、立克次体等病原体的基因探针不断被开发和研制成功，尤其在病毒探针方面有更大的进展。目前用基因探针可以诊断和鉴定的病毒已有 10 余种，如汉坦病毒、裂谷热病毒、登革热病毒、HPV、CMV、HBV、HCV、EBV、HIV、HSV、VZV、HTLV（人类嗜 T 细胞病毒）、微小病毒 B19、柯萨奇病毒、轮状病毒等；用基因探针还可以诊断和鉴定细菌、立克次、衣原体、支原体、寄生虫等，也多达 10 余种，如分枝杆菌、奈瑟菌、军团菌、炭疽杆菌、鼠疫杆菌、伤寒杆菌、志贺菌、斑疹伤寒立克次体、肉毒毒素、葡萄球菌肠毒素等，但多用于研究。国内常用的目前只有 HPV、EBV、SARS 冠状病毒等有限几种（图 7-7-1～图 7-7-6）。荧光原位杂交技术对于病原体的检测很少应用，这不但与引进的探针种类有关，也是由于国内病理界对其应用不够重视，缺乏强烈的需求。

rRNA 基因探针研究也有新的进展。各种细胞内都含有大量 rRNA，它具有遗传稳定性和种类特异性。用特异性 rRNA 序列的基因（与 rRNA 互补的 DNA，即 rDNA）作为探针，以 rRNA 为靶序列检测特定的病原微生物，可大大提高探针的敏感度。rRNA 和核糖体蛋白的结合比较稳定，在福尔马林固定的组织中也可检出 rRNA。

2. 聚合酶链反应（polymerase chain reaction，PCR）   1985 年美国的 Mullis 首先研发出 PCR 技术。这种技术能够简便、迅速地模拟天然 DNA 复制过程，即在模板 DNA、引物（模板片段两端的已知序列）和 4 种脱氧核苷酸等存在的条件下，经 DNA 聚合酶的酶促合成反应，在体外特异地扩增任何所希望的目的基因或 DNA 片段。扩增的特异性取决于引物与模板 DNA 的特异性结合。PCR 技术具有特异度高、敏感性强、操作简单、标本微量等优点，是一种高效率的检验技术，可以在极低浓度下检测到 10～100 个微生物。目前采用 PCR 技术可以快速检测出汉坦病毒、炭疽杆菌、分枝杆菌、霍乱弧菌、真菌、弓形虫、Q 热和斑疹伤寒立克次体等 10 余种微生物和毒素。PCR 技术发展迅速，已经有多种方法可供选用。反转录 PCR（RT-PCR）在诊断 RNA 病毒感染、有活力的分枝杆菌方面有重要作用。套式 PCR 是双重扩增的，更加敏感。多重 PCR 可以同时从单一样本中检测出多个病原体。非限制性 PCR 可以直接从感染者的组织或体液中检测出一些难以培养的或不能培养的病原菌。目前最先进的是荧光定量 PCR，实时荧光定量 PCR 仪可以检测 HBV、HCV、沙眼衣原体、淋球菌、溶脲脲原体、HPV、HSV、HIV、CMV、甲型流感病毒等。特别是定

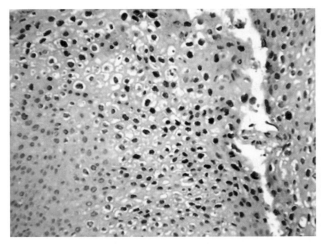

图7-7-1   尖锐湿疣
HPV16/18原位杂交阳性

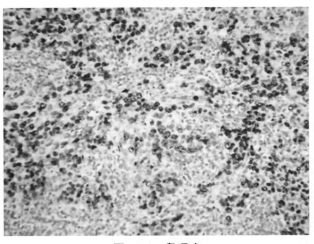

图7-7-2   鼻咽癌
癌细胞EB病毒原位杂交，EBER呈强阳性

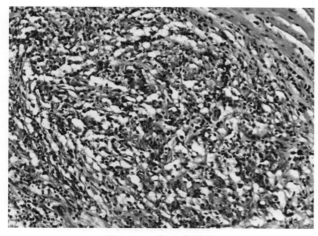

图7-7-3 低分化胃癌
癌细胞巢不明显，浸润至肌层，伴较多淋巴细胞浸润

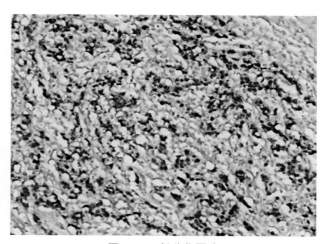

图7-7-4 低分化胃癌
同一病例，经原位杂交EBER阳性，证实为EB病毒相关胃癌

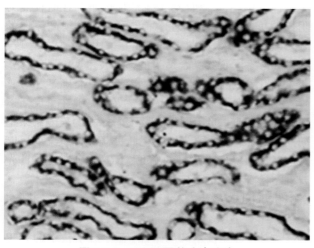

图7-7-5 SARS冠状病毒感染
SARS-CoV RNA聚合酶在肾远曲小管强阳性表达，原位杂交×20（丁彦青惠赠）

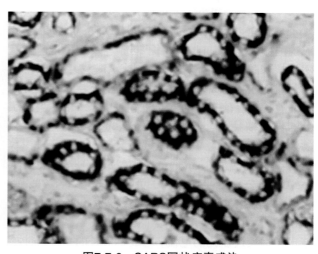

图7-7-6 SARS冠状病毒感染
SARS-CoV RNA聚合酶在肾远曲小管强阳性表达，原位杂交×40（丁彦青惠赠）

量 PCR 可以检测宿主感染的病原体 DNA 和 RNA 载量。我国近年在 PCR 检测方面也有长足进步，如结核杆菌的 PCR 检测等，已应用得比较广泛。

当前已经有很多商品化的基因探针、PCR 试剂盒可用于检测病毒、细菌等病原体，诊断感染性疾病，并可发现和报告早期或潜伏感染，如骨髓或器官移植之前，输血或手术之前常规检测 HIV、HBV、HCV、CMV、梅毒等。用分子病理学技术还可以区分高危型和低危型 HPV。分子病理学技术在感染性疾病的病因诊断中有广阔的应用前景。

3. 基因芯片技术 是基因功能研究中最伟大的一项生物前沿技术。它包括四个基本环节：芯片制备、样品的制备和标记、杂交反应及信号的检测。以基因芯片技术为代表的高通量密集型检测技术可以自动快速地检测到病原体的 DNA，用于诊断感染性疾病。病原体的检测和诊断也可以用基因芯片技术，将一种或几种病原微生物的全部或部分特异的保守序列集成在一块芯片上，受检对象的样本经过处理后与芯片杂交，一次就能检测多种病毒和细菌，而且鉴别出菌株和亚型，从而快速、简便地检测出病原体，对感染病做出诊断及鉴别诊断。例如，江禾等根据细菌 16S rDNA 的保守性，设计出可同时检测牙龈卟啉单胞菌、牙髓卟啉单胞菌、中间普氏菌和变黑普氏菌的芯片系统，结果显示基因芯片在同时检测多种致病菌时具有特异度高、快速、准确的特性，有望在临床上得到应用。肝炎病毒检测诊断芯片、结核杆菌耐药性检测芯片等一系列疾病的诊断芯片已被开发并逐步投入市场。若能把 rRNA 分型技术、PCR 与生物芯片技术结合起来，感染性疾病的诊断将会更上一层楼。

4. 基因测序技术　对各种微生物的基因检测技术已经从 1977 年开创的第一代双脱氧核苷酸末端终止测序法（Sanger 测序法），发展到第四代基于电子转导技术的碱基检测。但目前较常用的还是第二代和第三代基因测序技术或下一代测序技术（NGS）。

二代基因测序（second generation sequencing，SGS）技术又称高通量测序技术，核心思想是边合成边测序，即通过捕捉新合成的末端标记来确定 DNA 的系列，具有高通量、低成本、读长长、准确性高等优势，已经用于医学领域中细菌及病毒宏基因组的研究。

三代基因测序（third generation sequencing，TGS）技术真正实现了对每一条 DNA 分子的单独测序，有着更快的数据读取速度，应用潜能也超越先前的测序技术。其代表为单分子实时测序技术等。单分子实时（single molecule real-time，SMRT）DNA 测序在边合成边测序的原理基础上，用不同颜色荧光标记磷酸基团的核苷酸，在聚合酶活性位点上和模板结合，不同核苷酸加入配对时会发出不同的光，核苷酸类型可由光的波长和峰值来判断。在激光照射下，DNA 聚合酶的活性逐渐减弱，所以合成 DNA 的长度有限，对酶的活性与稳定性的维持有重要意义。

纳米孔测序（nanopore sequencing）是由英国牛津纳米孔公司推出的技术，可直接解读 DNA 碱基。它以 α- 溶血素构建生物纳米孔，采用电泳技术，当 DNA 单链穿过纳米孔时，不同的 DNA 碱基以不同的方式干扰流过该孔的电流，通过电信号的差异就能检测出通过的碱基而实现测序。纳米孔测序更快捷、更方便、可携带，可使测序成为常规检查，宣告了个性化医疗时代的来临，也被称为第四代测序技术。纳米孔测序技术可用于检测各种细菌和多种病毒如埃博拉病毒、寨卡病毒及沙拉病毒等，近年其相关研究比较活跃。

5. 宏基因组检测　宏基因组（metagenome）也称微生物环境基因组（microbial environmental genome）或元基因组，其定义为自然环境中全部微生物遗传物质的总和，包含可培养的和不可培养的微生物的基因。而所谓宏基因组学（metagenomics）或元基因组学就是一种以环境样品中的微生物群体基因组为研究对象，以功能基因筛选和（或）测序分析为研究手段，以微生物多样性、种群结构、进化关系、功能活性、相互协作关系及与环境之间的关系为研究目的的微生物研究新方法。一般包括从环境样品中提取基因组 DNA，进行高通量测序分析，或克隆 DNA 到合适的载体，导入宿主菌体，筛选目的转化子等工作。在医学上，宏基因检测技术可用于未知病原体的基因检测，以解决部分疑难感染的病原学诊断，缩短感染病确诊时间，促进目标性抗感染。例如，Wilson 等（2019）在一项多中心、前瞻性研究中用宏基因组二代测序检测 204 例儿童和成人患者脑脊液中的病原体基因，用于诊断感染性脑膜炎和脑炎，经正交实验证实，宏基因组二代测序核糖体上的病原体均为阳性。该实验提示，常规微生物检测通常不足以检测出所有神经侵袭性病原体，但宏基因组二代测序检测脑脊液可以改善脑膜炎和脑炎等神经系统感染的诊断。

6. 多种病理学技术的综合运用　感染性疾病的可靠程度可用准确性和精确性来衡量。准确性即实验检查结果的真实性，包括敏感度（病原体存在时检测为阳性的可能性）和特异度（病原体不存在时检测为阴性的可能性）。就病理学检查而言，发现病原体的敏感度低于 50%。因此需要提倡并采用多种技术手段，即常规形态学观察结合适当的辅助技术（电镜、特染、免疫组化和分子技术等），以提高诊断准确度和敏感度。各种病理技术的作用前已述及，关键在于灵活运用和正确解释。当不同技术及不同标本的检测结果指向同一病原体时，要高度重视此种病原体感染的可能性。如果出现无法解释的结果，不要急于解释，首先要确定检查结果的真实性。

Swickd 等指出，对于皮肤感染性疾病，诊断主要依靠常规方法，包括显微镜检查、培养和血清学检查，但因为这些技术的局限性，基于分子技术的 PCR 是很有用的辅助手段，尤其是对于结核、非典型分枝杆菌病，更加有用。Burrel 等也指出，用实时 RT-PCR 技术检测和定量病毒基因组是诊断 DNA 病毒感染的"金标准"。其高度敏感性可以使病毒感染得到早期诊断，有助于预防严重的临床并发症；其广泛的适用性使组织活检、皮肤黏膜病变和多种体液都可以作为检测对象，进行定性和定位、定量检测。一些无菌性脑膜炎和无临床体征的中枢神经感染就是通过 RT-PCR 检测证实有多种病毒感染。真菌感染的分子生物学技术近年也取得很大进展，包括 PCR 技术、DNA 指纹技术、分子杂交技术、DNA 序列分析技术、基因芯片技术等，可以弥补传统的组织学方法、培养法和血清学方法的不足。多种手段的综合运用，尤其是分子病理学技术的应用，是感染性病变的病因诊断发展方向，也是病理科建设的重要内容。

（刘德纯　杨文圣；戴　洁）

第八节　感染性疾病病因诊断的程序和思路

对感染性疾病的病理诊断，最重要的线索是病变的炎症背景，但应当不限于对炎症类型的认识和诊断，还应尽可能发现和识别病原体，确定病因，为临床治疗提供参考。

一、感染性疾病的标本处理与诊断程序

1. 标本处理程序　在考虑到感染的前提下，对所获标本需要进行最佳处理。感染病理学家 Kradin 提出的处理方法和顺序是：①做印片，组化染色；②选取标本做微生物培养；③采取标本做超微结构检查；④采取新鲜组织做 PCR 检测；⑤冷冻部分活检标本做研究；⑥做完上述工作后，再将活检标本放入福尔马林固定，进行常规病理检查。这个程序可以为后续的病原体检查留有余地，值得参考。

我国对于感染性疾病的病因诊断，还没有把病理检查作为必备项目，往往直接把标本固定后送检，待病理检查发现或注意到感染线索后才做进一步病因检查。这样就可能失去一些检测病原体的机会。根据临床实际情况，建议采取以下处理程序：①采集到标本后及时固定送检；②充分取材，做组织病理学或细胞学检查，注意病因线索；③特殊染色和（或）免疫组化检测病原体；④必要时做电镜检查超微结构；⑤必要时做分子病理学检查；⑥必要时建议临床做相关检查并随访检查结果。

2. 病理诊断程序　对感染病灶可做穿刺活检、手术切取活检，内镜钳取活检或开放活检（颅、胸、腹腔），采取标本，制作切片，观察病变情况，寻找特征性表现，以确定病变性质、类型与范围。对于炎症性病变，要注意寻找致病因素，发现病因线索，包括感染性因素。很多病原体在常规条件下能够识别。在形态学观察发现感染线索而不能确定病原体时，要借助组织化学和免疫组织化学技术（免疫组化），组织化学和免疫组化可以清晰显示病原体，更便于观察和发现病原体，并为组织切片中的病原体定位定量，提供更为准确可靠的依据。有条件时可以使用分子病理学技术。

Wilson 等提出，炎症反应在感染性疾病的诊断中具有重要作用，炎症反应的类型可以提示感染的原因。病理学线索或与其他发现结合起来有助于缩小鉴别诊断的范围。病理诊断的第一步是识别所见病变是否符合感染。虽然很多感染可以出现急性炎症反应，但也有很多感染与急性炎症或任何明显的炎症并无关系。第二步是识别组织病理学改变的类型，它们可提示病原体的特性。例如，肉芽肿性炎可能是非特异性的，但有很多病例有与不同病原体相关的表现形式，如坏死性肉芽肿提示分枝杆菌感染或真菌感染。第三步是识别特异性感染，常见的病毒感染，如 CMV、HSV、VZV 及传染性软疣病毒等有特征性的细胞学改变，真菌感染则有酵母、菌丝等可以识别。第四步，在组织学表现的基础上选择进一步的检测方法以确认病原体。

根据笔者和部分专家的经验，建议采取以下诊断程序：①确认病变是否为炎症，以及炎症的类型；②寻找致病因素，排除非感染因素，如内源性或外源性异物、色素颗粒；③寻找感染的线索，如肉芽肿、真菌菌丝和孢子、异常的细胞内容物、寄生虫虫体断面或虫卵等；④通过特殊染色、免疫组化、原位杂交技术，发现、确认和鉴别病原体；⑤必要时或有条件时考虑做电镜或分子病理学检查；⑥对照或参考流行病学信息、实验室检查（包括培养结果）、影像学检查及临床资料，验证诊断；⑦书写诊断报告，说明炎症类型，并提出可能的或可靠的病因诊断；⑧病因诊断时不能只满足于发现一种病原体，有时发生混合感染，特别是在免疫损伤患者，并不鲜见，如结核病合并毛霉感染，艾滋病合并 CMV 感染等，防止漏诊。参见图 7-8-1。

病理学发展到今天，已有可能对感染灶进行病因学检测，这也是病理诊断发展的一个趋向。在机会性感染不断增加的今天，病理诊断的领域也应相应扩大，为感染病理学充实新的经验和理论，而不能只满足于炎症类型的诊断。

二、病理诊断时需要注意的问题

感染性病变的病理学检查应当紧密联系流行病学调查、临床病史和表现、影像学检查和实验室资料（血清抗体及培养结果等），按照前述"流行病学 - 临床 - 影像 - 实验室检查 - 病理"五结合的模式，进行综合判断和鉴别，才能克服局限性，获得正确的诊断。

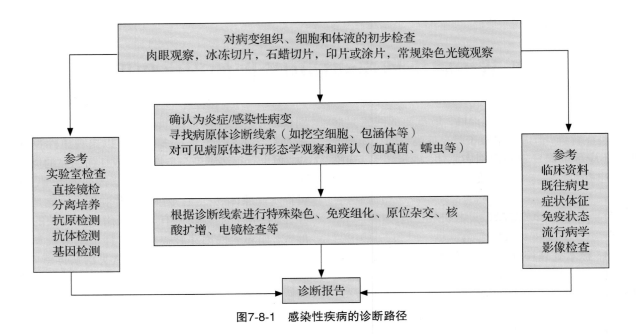

图7-8-1　感染性疾病的诊断路径

1. 注意结合临床资料　感染性疾病，尤其是传染病，其发病都有一些特定的时间性、区域性、接触史等。诊断时要注意了解相关的病史和临床线索，如血吸虫病、猫抓病、尖锐湿疣等，如果有相关的接触史，结合病变特征，诊断更有把握。患者有免疫功能损伤或机体抵抗力低下的基础疾病时，如感染症状难以用常见的感染来解释，或发展为顽固性、播散性感染时，应考虑机会性感染。临床诊断中如提及病因，可作为病理诊断线索，注意查找、验证或排除。

2. 注意结合影像学表现　影像学检查可提示病变部位和范围，以及演进情况。要确定病因，则需设法采取标本做病原学检查。在进行病因诊断时，参考其影像学改变也很有帮助。影像学检查指导下的活检可以使取材更准确可靠。例如，肺部炎症性病变、支气管镜活检和经皮穿刺活检标本必须与影像学表现结合起来进行综合判断，诊断才有把握。影像学检查和内镜图像在某种程度上可以代替病理标本的肉眼观察或大体检查，尤其是对于微创活检标本，因不能真切了解其大体情况，只好借助于影像学和内镜的图像与描述。

3. 注意结合实验室检查结果　如果感染的原因在病理学上不能得到充分证实，建议结合患者的实验室检查结果。如果没有做相关的实验室检查，可以建议临床去做相关的检查。因为一些病原体可以有多种检测方法，如幽门螺杆菌就有十多种诊断方法，包括内镜和核医学检查，组织学方法只是其中之一；真菌检查方法也有十多种。结核病可以做皮试、细菌培养、抗体检测、基因扩增等，抗酸染色并非唯一的方法，

且阳性率不高。

4. 注意多种检测标本和检测技术的综合运用　病因学检查可以从多种检测标本中获得不同的线索，不限于组织学检查。例如，脑组织病变可以结合腰椎穿刺和脑脊液检查，检测脑脊液中有无某种病原体或相应抗体、病毒 DNA。对于中枢神经系统的感染如隐球菌、结核分枝杆菌、单纯疱疹病毒和肠道病毒感染等有一定价值。肺组织病变可以参考痰液、支气管肺泡灌洗液的细胞学检查，有时肺组织内未发现病原体，有可能在涂片中发现。对于结核病的诊断，临床常首选痰培养和结核菌素皮试，送检组织病变不典型时可以做抗酸染色和免疫组化。徐金富等对 73 例肺部肉芽肿除做病理检查外，还结合肺组织培养、血清抗原抗体检测等，确认其中 40 例为感染性肉芽肿并明确病因。幽门螺杆菌的检测除病理技术外，还有细菌培养、PCR、尿素酶试验，以及尿素呼气试验、胃液分析、血清学检测等。对眼部感染，可以用分泌物、眼内容物刮片和涂片检查、致病菌培养、病理学检查和分子生物学技术等。多种检测技术的综合应用可以提高诊断的准确度、敏感度和阳性率。作为病理医生，应当了解这些技术的互补性，在诊断过程中注意参考其他相关检查结果。在病因诊断上，临床和病理双方也可能会有不同的认识，但将在病变组织中的检测结果作为病因判断的依据，更为可靠。

5. 注意病原体在组织切片中的变异　许多病原体，尤其是真菌和寄生虫，经过固定、包埋和切片，会收缩变形，并在不同的切面中出现不同的形态，有时难以辨认。在机体免疫防御作用的影响下，病原体

形态也可能发生一些变化，增加识别的难度。形态学的差异可能导致误读误判，应结合临床及相关检查结果，进行综合分析，比较鉴别，去伪存真，以取得共识。

6. 注意感染灶所反映的免疫状态　机体对感染源的免疫反应状态在炎症病灶中也会有所反映，并可能影响病理表现，就像肿瘤间质中大量淋巴细胞浸润提示机体有较强的免疫反应，并预示患者有较好的预后一样。对病原体与其所致的病变，病灶局部浸润的炎细胞类型与分布（尤其是慢性病灶中的淋巴细胞和浆细胞），及其所反映的不同免疫反应状态，三者之间的相互关系，也要结合具体病例，具体分析，进行认真的评价。一般情况下，炎症病灶中大量浆细胞浸润提示体液免疫旺盛；IgG4 阳性细胞数量和比例明显升高提示自身免疫性疾病；上皮样细胞、多核细胞、巨细胞、泡沫细胞等显著时，表明吞噬功能活跃；用免疫组化及转录组单细胞测序还可以识别及定量感染病灶中的 T 细胞或 B 细胞亚类，评价细胞免疫与体液免疫功能，如 CD4 与 CD8 阳性细胞的数量和比例，可提示细胞免疫缺陷程度，在艾滋病患者的淋巴组织中应注意观察。研究患者的感染与免疫反应状态，及其对感染进程的影响，进一步揭示感染病的发病机制、病变特征、病原体与所致病变及机体免疫状态之间的关系，探索某些感染病组织学变化的规律及其与临床表现的关系、对应的影像学改变等，这些将会深化和充实感染病理学的内容。

7. 注意病理诊断的动态化　任何疾病都有一个动态发展的过程。病理检查虽然看到的只是标本离开机体那一瞬间的状态，但如果用动态病理学的观点，可以把切片上的二维图像看成三维（立体）甚至四维（动态）的过程。就像在一份结肠癌的切片上可以看到不典型增生、原位腺癌、浸润性癌和转移癌的图像，这就体现了癌变到转移的全过程，也是判断原发癌的可靠依据。同样，在胃活检标本中，有时可见胃黏膜萎缩、肠上皮化生、胃黏膜变性坏死、糜烂与溃疡形成，甚至不典型增生和癌变的表现，还有可能发现幽门螺杆菌。这就体现出幽门螺杆菌引起慢性胃炎、溃疡和癌变的全过程。这提示我们在病理诊断时，应全面观察，动态分析，合理解释病变发展过程及机制。在病理诊断报告中最好给予动态化的详细描述或记录，这也是对年轻病理医师观察、描述和诊断能力的一种训练。

8. 注意病理变化的组学分析　"组学（-omics）"是从整体的角度出发去研究人类组织细胞结构、基因、蛋白及其分子间相互的作用，通过整体分析反映人体组织器官功能和代谢的状态，为探索人类疾病的发病机制提供新的思路。新近提出的病理组学（pathomics）和病理表型组学（pathophenomics）就是根据疾病时各种病理变化，整体联系，综合分析，识别一个疾病的本质的学科。例如，结核病的病变谱系中包括：①干酪样坏死；②结核结节（肉芽肿）；③上皮样细胞；④朗汉斯巨细胞；⑤炎性渗出和炎细胞浸润；⑥纤维组织增生；⑦抗酸染色阳性等。这些可以概括为结核病病变组。推而广之，所有感染性疾病的病变类型也可以归纳为感染病变组，研究各种感染病变组的病理变化、病变特征、诊断价值及相互关系的科学也可以称为感染病理组学。

将某种感染性疾病可能发生的各种病变概括为一个病变组或病变谱（病理表型组），将其作为一个整体来认识该疾病的病变谱系，有利于从整体把握该病的病理表现和病理诊断标准。在诊断过程中也可以把感染病变组或病理表型组以格式化的方式固定下来，使病理诊断更加格式化、信息化、规范化。在病理诊断时，最具特征性及最具有诊断价值的病变不一定最常出现，最常见的可能是非特异性病变。因此，应该重视各种辅助检查的结果及其诊断意义，包括特殊染色、免疫组化、电镜和分子病理学检查等，指出其诊断意义和权重，重点要鉴别排除的对象等。

病理组学或病理表型组学是更加宏观和全面地对所有疾病或某一大类疾病的病变特征、规律、原因和机制、转归、相互关系等进行深入研究的科学，是一个发展中的病理学分支学科，是感染病理学诊断和研究的重要利器。

病理医师的根本任务仍然是做出疾病的准确病理诊断。对病原体的准确识别与其所致病变的正确认识，需要凭借充分的检测材料，采用适当的检测技术，进行细致的形态学观察，紧密联系临床，注意参考相关检查资料，并认真学习和积累经验，才能做出正确的诊断。

三、感染性疾病的病理诊断层次和病理报告内容

笔者根据多年的诊断经验，将病理诊断按精准程度、可靠程度等分为不同层次，并采用递进的方式，向更深入、更细致、更精确的层次推进。这是认识的不断深化，并与技术手段有密切关系，也是一种诊断实践不断深化的过程。

1. 病理诊断的层次　可以按诊断的精准程度将病理诊断分为 4～6 个层次。例如，淋巴组织增生性

疾病：第一层次为区分是淋巴瘤，还是感染性疾病或感染后的反应性增生；如果是淋巴瘤，第二层次为区分是霍奇金淋巴瘤还是非霍奇金淋巴瘤；如果是非霍奇金淋巴瘤，则进入第三层次，判断是 T 细胞性还是 B 细胞性；如果是霍奇金淋巴瘤，第三层次为进一步分型。这三个层次一般凭 HE 染色光镜观察可以解决。为稳妥起见，常借助免疫组化。当然还可以更深入准确地分型，假如是 B 细胞性淋巴瘤，可再分出许多亚型，如弥漫性大 B 细胞瘤等，此为第四层次，弥漫性大 B 淋巴瘤还有十几个亚型或变异型，此为第五层次。后两个层次往往需要借助免疫组化及分子技术才能解决。我们在诊断中应尽力而为，量力而行，不要勉强签发没有充分把握和确切依据的报告。要实事求是，能达到哪个层次就报告到哪个层次，若要进行更深入精确的诊断和分类，可建议做进一步的检查，或请有条件的单位会诊。

对于感染性疾病，同样可按照这样的层次逻辑，去操作诊断实践，仍以淋巴组织增生性疾病为例，另一大类为非肿瘤性或感染性，也可以分为 4～6 个层次。第一层次，排除肿瘤性疾病，第二层次是鉴别感染及其他非感染性疾病（如结缔组织病、自身免疫疾病等），确认为感染，这两个层次是定性诊断。第三层次，感染性疾病通常表现为炎症，进行炎症的分期、分型；在此基础上，再深入一步，第四个层次就是病因诊断，找出疾病的原因。细菌感染一般不易识别，除非有特殊形态或特征性病变者，如结核病及某些真菌、寄生虫感染，可以直接观察到病原体或病毒感染的包涵体等。这四个层次一般依靠 HE 染色和光镜观察也可以解决，至少可提供病因线索。第五个层次是蛋白质水平，就是使用特殊染色和免疫组化技术，寻找具体的病原体，如抗酸杆菌、各种真菌、原虫、病毒等，是对上一个诊断层次的深化和验证，利用病原体的生化和抗原特性进行诊断。第六个层次是利用原位杂交、PCR 等分子技术，在病变组织中原位检测出病原体的核酸成分，如某些细菌、病毒等，此时诊断深入到分子或核酸水平。如淋巴结感染能给出具体的病因，对于治疗方案的选择更有帮助。在诊断报告中，也应按照上述层次，如实陈述诊断到了哪个层次，如淋巴结肉芽肿性炎，即使排除了某些恶性肿瘤，也不一定是感染性疾病，如结节病尚未确认为感染所致，这只能算是浅层次的诊断或初步诊断。如果提示为结核性，算是进了一步。如果找到抗酸杆菌，也未必是结核分枝杆菌，需要结合临床及实验室检查。如果在病灶中检测出结核分枝杆菌抗原（免疫组化），或其核酸成分（分子水平），则确诊结核，达到了最高层次。

2. 病理报告的内容　按其内容可以分为初步诊断（preliminary diagnosis）和最终诊断（final diagnosis）等层次，初步诊断是基于不充分或不完整的信息而提出的低层次的诊断意见。如果信息不够全面，可能导致误诊或延迟诊断，或只能做出部分性诊断（partical diagnosis），并提出进一步检查的建议。对于感染性疾病的确切诊断需要综合运用所获得的多方面的资料，如微生物培养，组织病理学、细胞病理学及分子病理学等多种检查的结果，才能做出最终诊断。必要时需与送检医师进行讨论，再撰写综合性的最终诊断。精准的病理诊断应该是一个全面的综合报告（composite report），包括患者的基本信息、临床病史要点、各种检查记录、对标本描述的完整记录、特殊染色结果、微生物培养结果、分子学检测结果等，并做出相关的解释。

四、感染性疾病病理诊断中的假象与陷阱

近 40 年来，免疫缺陷性疾病（如 AIDS 等）备受关注。由于免疫缺陷而继发的各种机会性感染也不断发生，许多罕见的感染在免疫缺陷个体却比较常见，其病变也常不够典型，也可能出现某些特殊的表现；某些病原体在不同的条件下可引起不同的病理变化，相似的病理表现也可能由不同的病原体引起，在病理学诊断中也要注意甄别。而病原体的确认对机会性感染的治疗也更加重要。这也给病理学诊断带来新的挑战。

在感染标本的固定、取材、制片、染色（包括特殊染色和免疫组化）过程中，都可能出现一些人为的假象（artifacts），可能被误认为某种病原体，因而成为诊断的陷阱（pitfalls），在取材、阅片和诊断时必须警惕以免误判和误诊，误导治疗。

1. 取材　在取材时，病理医师要对标本进行全面观察，必要时使用放大镜仔细观察标本的每个细节，并充分取材。因厌恶出血坏死组织、脓性物质，还有肠腔内容物，而随意放水冲洗，可能会丢失一些诊断线索。例如，附着在胃肠黏膜面或包裹在肠腔内容物中的寄生虫，尤其是一些小型的线虫（钩虫、鞭虫、蛲虫等）；组织坏死可形成溃疡、窦道、瘘管和隧道等，其表面或腔隙内可能含有细菌、真菌和寄生虫（蛲虫移行可形成隧道），取材不能回避坏死组织；有时也可能把不认识的物体随手扔掉，如把裂头蚴当成线头，把某些寄生虫的囊泡当成异物等；各种腔隙内的黏液、渗出液中也可能含有病原体，如曲霉、弓形虫、粪类圆线虫、夏科 - 莱登结晶等，取材时也必须留意。

2. 镜检　在我们面对潜在的感染拟似物（mimic）时，首先，应注意获取患者的完整的病史，患者的年龄、免疫状态、旅行和暴露史、临床症状等，这将有助于确认或排除某种感染。其次，要考虑组织学和细胞学背景，是否符合某种感染的特征，根据炎症反应加以鉴别。再次，要考虑到某些解剖部位更容易藏匿病原体和感染拟似物，最明显的例子是容易被食物污染的器官，如肺在吸入食物后，或在解剖学上与肠道相连的瘘管，其中可能含有类似病原体的食物残渣，不要误认为寄生虫；再如，许多颗粒状物质（如黑色素、福尔马林色素、含铁血黄素、脂褐素、文身色素等）也可以拟似细菌。抗生素治疗也可改变细菌的形态。

人为假象有两种：一是在组织内的假象可拟似微生物，在 HE 染色的切片中，常见的假象包括钙化小体可拟似酵母菌，透明的核可拟似病毒性细胞病变，大的嗜酸性核仁可拟似核内包涵体，变性的结缔组织条纹可拟似真菌菌丝，某些花粉可拟似真菌或寄生虫卵，阑尾或肠道内植物残渣可拟似寄生虫体等。二是染色造成的假象，可引起假阳性的结果。HE 染色、组织化学和免疫组化染色、原位杂交等，都可能出现假阳性的结果。HE 染色偏红或偏蓝，可影响病毒包涵体的表现，六胺银染色下的核碎片可拟似细菌，银染色下红细胞可拟似酵母菌，而骨髓活检组织的过度脱钙常导致假阴性。免疫组化染色的人为假象较少，但也可能出现非特异性染色，引起混淆和误诊。病理医师对病理图像中的假象应保持高度警惕，力保病理诊断的正确，力求病理诊断的准确。

（刘德纯；戴　洁）

参·考·文·献

阿祥仁，赵生秀，2014. 血流感染病原学诊断对临床诊疗的意义. 中华检验医学杂志，37(1):76-77.

曹毅，雷学熹，1991. 病原体的组织病理学检测技术及应用. 中华传染病杂志，9(4):224-227.

陈杰，2015. 病理诊断免疫组化手册. 北京：协和医科大学出版社.

陈杰，周桥，2015. 病理学. 第3版. 北京：人民卫生出版社.

陈明亭，万康林，2011. 结核病实验室技术手册. 北京：科学出版社.

陈咏仪，郑坚，王瑞琳，等，2003. 严重急性呼吸综合征的病理改变. 中华病理学杂志，32(6):516-520.

陈志，曾照芳，2006. 基因芯片技术的最新进展. 国际检验医学杂志，27(3):249-251.

成军，2007. 加强感染性疾病病原体分子生物学诊断的研究. 中华检验医学杂志，30(6):605-607.

崔世民，2000. 颅内肿瘤影像与病理图谱. 北京：人民卫生出版社.

狄梅，涂平，李若瑜，等，2000. 深部真菌感染组织病理学方法研究进展. 国外医学皮肤性病学分册，26(5):293-297.

丁彦青，王慧君，申洪，等，2003. 严重急性呼吸综合征病原体检测及临床病理学观察. 中华病理学杂志，32(3):195-200.

樊小军，陈明霞，刘衍晟，等，2009. 电子显微镜在临床病理诊断中的应用. 中华现代临床医学杂志，7(8):697-699.

方汝花，周倩，2011. 幽门螺杆菌感染的常见临床实验室检测. 医学信息，24(7):4631.

方志伟，刘洪洪，2002. 骨肿瘤临床影像和病理. 北京：北京医科大学出版社.

傅君芬，1999. 感染性疾病的分子生物学诊断进展. 国外医学流行病学传染病分册，26(6):248-251.

宫恩聪，吴秉铨，1994. 感染因子的基因诊断. 中华病理学杂志，(1):56-57.

郭仁勇，陈瑜，2009. 真菌感染的分子生物学技术进展. 国际

流行病学传染病学杂志，36(4):265-268.

胡丹凤，皮莉芳，胡汉楚，等，2019. 血清脂氧素A4、中性粒细胞明胶酶相关脂质运载蛋白、降钙素原在急性胰腺炎患者中的变化及意义. 临床与病理杂志，39(12):2697-2703.

纪小龙，2010. 诊断免疫组织化学. 第3版. 北京：人民军医出版社.

纪小龙，申明识，李维华，等，1994. 电镜在病理诊断中的应用：2183例分析. 临床与实验病理学杂志，10(1):49-51.

孔祥泉，杨秀萍，查云飞，2009. 肿瘤影像与病理诊断. 北京：人民卫生出版社.

来茂德，2012. 中国病理学发展的现状和未来. 中华病理学杂志，41(1):1-3.

李宏军，李宁，2008. 艾滋病影像、解剖与病理对照图谱. 北京：人民卫生出版社.

李惠萍，2007. 肉芽肿性肺疾病与肺部多发结节性病变. 中国实用内科杂志，27(13):999-1001.

李建明，邓永键，丁彦青，2008. 重视感染性肉芽肿性病变的病理诊断. 诊断病理学杂志，15(5):353-356.

李兰娟，任红，2013. 传染病学. 第8版. 北京：人民卫生出版社.

李天，濮德敏，王忠琴，等，2006. 外阴活检860例临床病理分析. 中国实用妇科与产科杂志，22(3):204-205.

梁英杰，凌启波，张威，2011. 临床病理学技术. 北京：人民卫生出版社.

廖松林，2015. 现代诊断病理学手册. 第2版. 北京：北京大学医学出版社.

林小田，周赤龙，孙剑，2011. 传染病诊治新概念. 北京：军事医学科学出版社.

凌启波，梁英杰，2003. 常见真菌的形态学特征和常用染色方法. 临床与实验病理学杂志，19(5):554-557.

刘德纯，1995. 人体弓形虫病的病理学表现与病理学诊断. 中国人兽共患杂志，11(6):82-85.

刘德纯，1998. 病理学检验在艾滋病防治中的应用与意义. 中

国性病艾滋病防治, 4(增刊):193-195.

刘德纯, 1999. 艾滋病的病理学检查及自我防护(综述). 临床与实验病理学杂志, 15(5):456-457.

刘德纯, 2001. 从艾滋病的发现和研究进展看罕少疾病研究的意义. 罕少疾病杂志, 8(2):1-3.

刘德纯, 2001. 关于艾滋病病毒(HIV-1)的发现经过. 中华内科杂志, (4):274.

刘德纯, 2002. 艾滋病病毒的职业性感染与防护. 职业与健康, 18(12):6-8.

刘德纯, 2002. 艾滋病合并弓形虫性肺炎1例. 淮海医药, (6):536.

刘德纯, 2002. 艾滋病临床病理学. 合肥: 安徽科学技术出版社.

刘德纯, 2014. 感染性疾病的病理学诊断. 临床与实验病理学杂志, 30(7):777-781.

刘德纯, 李宏军, 2015. 艾滋病合并恶性肿瘤10例临床病理分析. 蚌埠医学院学报, 40(11):1488-1491.

刘德纯, 李宏军, 2019. 艾滋病与艾滋病毒感染者48例临床影像与病理分析. 新发传染病电子杂志, 4(3):152-155, 159.

刘德纯, 林清森, 1995. 获得性弓形虫病18例尸检材料的临床病理学研究. 中国寄生虫学与寄生虫病杂志, 13(1):64-67.

刘德纯, 林清森, 1996. 获得性免疫缺陷综合征患者机会性感染的临床病理学研究. 中华传染病杂志, 14(4):203-206.

刘德纯, 刘涛, 2008. 皖北地区获得性免疫缺陷综合征2例报道及启示. 蚌埠医学院学报, 33(1):35-37.

刘德纯, 宋京郁, 赵卫星, 2004. 临床病理解剖学. 北京: 人民军医出版社.

刘红刚, 2010. 重视耳鼻咽喉非肿瘤性疾病的病理诊断及专科病理的发展. 中华病理学杂志, 39(8):505-507.

刘镜心, 房建伟, 刘广明, 等, 2002. 304例尸检资料临床病理分析. 中华病理学杂志, 31(6):543.

刘彤华, 2003. 从SARS病理得到的启示. 中华病理学杂志, 32(3):193-194.

刘彤华, 2013. 诊断病理学. 第3版. 北京: 人民卫生出版社.

刘文杰, 成琳, 黄焕, 等, 1999. 浅谈光镜和电镜技术在病理诊断中的应用与配合. 云南大学学报(自然科学版), (S1):19-21.

刘晓梦, 申川, 王玮, 等, 2018. 活组织检查在不明原因发热中的诊断价值. 中华传染病杂志, 36(2):122-125.

刘彦仿, 2005. 我国传染病病理学五十年来的发展. 中华病理学杂志, 34(8):488-490.

刘永华, 陈化禹, 2010. 分子诊断的应用研究进展. 国际检验医学杂志, 31(3):265-266.

卢洪洲, 汤一苇, 2002. 感染性疾病的基因诊断. 国外医学流行病学传染病分册, (5):257-259.

陆敏, 谢志刚, 高占成, 等, 2008. 人感染高致病性禽流感病毒H5N1的病理学观察. 中华病理学杂志, 37(3):145-149.

吕晶, 刘红刚, 2012. IgG4相关硬化性疾病头颈部病变的研究进展. 临床与实验病理学杂志, 28(4):432-435.

宁永忠, 2014. 感染性疾病的理念. 北京: 化学工业出版社.

潘琳, 2012. 实验病理学技术图谱. 北京: 科学出版社.

潘永林, 黄文祥, 2004. 深部真菌感染的诊断进展. 国外医学流行病学传染病分册, 31(4):253-256.

丘钜世, 黄兆民, 韩士英, 2006. 骨关节肿瘤学——病理与临床影像三结合. 北京: 科学技术文献出版社.

荣义辉, 游绍莉, 刘鸿凌, 等, 2012. 566例隐源性肝炎病理学与临床分析. 中华肝脏病杂志, 20(4):300-303.

尚建中, 2002. 感染性疾病诊断治疗. 郑州: 郑州大学出版社.

邵家胜, 卢洪洲, 2011. 新发传染病发病研究概述. 诊断学理论与实践, 10(3):293-296.

孙成铭, 栾材富, 2014. 基因诊断技术在出生缺陷与遗传病监测领域中的应用. 中华检验医学杂志, 37(4):252-255.

孙永昌, 2007. 外科肺活检在特发性间质性肺炎诊断中的应用. 中华结核和呼吸杂志, 30(4):243-245.

田澄, 刘红刚, 金玉兰, 等, 2009. 咽部特殊感染症病理特点及病原体检测的探讨. 中华病理杂志, 38(6):389-392.

万学红, 卢雪峰, 2013. 诊断学. 第8版. 北京: 人民卫生出版社.

汪能平, 2016. 医院感染诊断. 北京: 人民卫生出版社.

王伯沄, 李玉松, 黄高昇, 等, 2000. 病理学技术. 北京: 人民卫生出版社.

王德田, 董建强, 2012. 实用现代病理学技术. 北京: 中国协和医科大学出版社.

王薇, 2012. 重新审视病原学检查在眼科疾病诊断中的地位. 中华眼科杂志, 48(11):968-970.

王学文, 2009. 高IgG4病的临床和病理学特征. 江苏医药, 35(10):1206-1208.

王宇明, 2010. 感染病学. 第2版. 北京: 人民卫生出版社.

魏经国, 2007. 影像诊断病理学. 西安: 第四军医大学出版社.

吴秉铨, 刘彦仿, 2013. 免疫组织化学病理诊断. 第2版. 北京: 北京科学技术出版社.

吴晶涛, 2011. 肿瘤影像诊断与病理对照. 北京: 人民军医出版社.

吴修宇, 邓梦, 黎杨杨, 等, 2014. 降钙素原在感染性疾病中的临床意义. 检验医学与临床, (1):75-77.

徐金富, 瞿介明, 李惠萍, 等, 2009. 73例活检证实的肺部肉芽肿性病变的诊断分析. 呼吸杂志, 29(10):594-597.

徐在海, 2000. 实用传染病病理学. 北京: 军事医学科学出版社.

延宏, 王刚平, 周志厚, 2009. 腹部肿瘤和肿瘤样病变影像学及病理学诊断. 北京: 军事医学科学出版社.

燕少伟, 周建华, 张志忠, 2013. 电子显微镜在病理诊断中的应用. 包头医学院学报, 29(1):134-136.

杨欣悦, 钱传云, 樊楚明, 等, 2014. 高敏C-反应蛋白与降钙素原对感染性疾病预后评估研究. 中华医院感染学杂志, 24(1):22-24.

余更生, 陶家驹, 2007. 肺部肉芽肿病临床进展. 中华全科医学, 10(3):238-239.

袁易, 王铭杰, 张欣欣, 2016. 第三代测序技术的主要特点及其在病毒基因组研究中的应用. 微生物与感染, 11(6):380-384.

张得芳, 马秋月, 尹佟明, 等, 2013. 第三代测序及其应用. 中国生物工程杂志, 33(5):125-131.

张丁予, 章婷曦, 王国祥, 2016. 第二代测序技术的发展及应用. 环境科学与技术, 39(9):96-102.

张景强, 2011. 病毒的电子显微学研究. 北京: 科学出版社.

张玲霞, 周先志, 2012. 现代传染病学. 第2版. 北京: 人民军医出版社.

张欠欠, 马莉, 王逢会, 等, 2011. 电镜技术在临床病理诊断中的应用. 中国医疗前沿, 6(4):65, 67.

张树桐, 2010. 影像病理诊断基础与技巧. 北京: 科学技术文献出版社.

赵卫星, 刘德纯, 李道明, 2004. 临床病理解剖学. 郑州: 郑州大学出版社.

中华医学会, 2004. 临床技术操作规范: 病理学分册. 北京: 人民军医出版社.

中华医学会, 2009. 临床诊疗指南病理学分册. 北京: 人民卫生出版社.

周庚寅, 2005. 组织病理学技术. 北京: 北京大学医学出版社.

周珍文, 2014. 分枝杆菌的实验室诊断. 中华检验医学杂志, 37(3):239-240.

周治中, 王丽梅, 2011. 幽门螺杆菌临床诊断进展. 中国热带医学, 11(8):1031-1033.

竺可青, 章锁江, 2004. 50年尸体解剖资料分析. 中华病理学杂志, 43(2):128-130.

朱雄增, 2009. 分子医学时代的外科病理学. 中华病理学杂志, 38(1):3-4.

Asano S, 2012. Granulomatous lymphadenitis. J Clin Exp Hemotop, 52(1):1-16.

Babafemi EO, Cherian BP, Banting L, et al, 2017. Effectiveness of real-time polymerase chain reaction assay for the detection of Mycobacterium tuberculosis in pathological samples: a systematic review and meta-analysis. Syst Rev, 6(1):215.

Bancroft JD, Gamble M, 2010. Theory and practice of histological techniques. 6th ed. 周小鸽, 刘勇, 译. 组织学技术的理论与实践. 北京: 北京大学医学出版社.

Barrios-Payán J, Saqui-Salaces M, Jeyanathan M, et al, 2012. Extrapulmonary location of mycobacterium tuberculosis DNA during latent infection. J Infect Dis, 206(15): 1194-1205.

Bessède E, Arantes V, Mégraud F, et al, 2017. Diagnosis of helicobacter pylori infection. Helicobacter pylori, 22 (Supple. 1): e12404.

Binford CH, Connor DH, 1976. Pathology of tropical and extraordinary disease. Washington: Armed Forces Institute of Pathology.

Bolliger SA, Filograna L, Spendlove D, et al, 2010. Postmortem imaging-guided biopsy as an adjuvant to minimally invasive autopsy with CT and postmortem angiography: a feasibility study. Am J Roentgenol, 195(5): 1051-1056.

Burrel S, Fovet C, Brunet C, et al, 2012. Routine use of duplex real-time PCR assays including a commercial internal control for molecular diagnosis of opportunistic DNA virus infections. J Virol Methods, 185(1):136-141.

Cina SJ, Smialek JE, 1999. Postmortem percutaneous core biopsy of the liver. Mil Med, 164(6):419-422.

Dabbs DJ, 2008. 诊断免疫组织化学. 第2版. 周庚寅, 翟启辉, 张庆慧, 译. 北京: 北京大学医学出版社.

Deleage C, Chan CN, Busman-Sahay K. et al, 2018. Next-generation in situ hybridization approaches to define and quantify HIV and SIV reservoirs in tissue microenvironments. Retrovirology, 15(1):4.

de Martel C, Ferlay J, Franceschi S, et al, 2012. Global bueden of cancers attributable to infection in 2008: a review and synthetic analysis. Lancet Oncol, 13(6): 607-615.

El Houmami N, Minodier P, Bouvier C, et al, 2017. Primary subacute epiphyseal osteomyelitis caused by mycobacterium species in young children: a modern diagnostic approach. Eur J Clin Microbiol Infect Dis, 36(5):771-777.

Ghavnini AA, Munoz DG, 2012. Comparison of infectious and noninfectious intracranial caseating granlomas. Brain Pathol, 22(6):798-802.

Guarner J, 2017. Human immunodeficiency virus: diagnostic approach. Semin Diagn Pathol, 34(4):318-324.

Jiang H, Cao HM, Tang ZS, et al, 2007. Using 16s rDNS microarray to detect four Kinds of black pigmented root canal pathogens. J Clin Stomatol, 11(11):655-657.

Kgomo MK, Elnagar AA, Mashoshoe K, et al, 2018. Gastric mucormycosis: a case report. World J Clin Infect Dis. 8(1):1-3.

Kim H, Jee YM, Song BC, et al, 2007. Analysis of hepatitis B virus quasispeciles distribution in a Korean chronic patient based on the full genome sequences. J Med Vird, 79(3):212-219.

Kradin, RL, 2010. Diagnostic pathology of infectious disease: expert consult. Philadelphia: Saunders Elsevie.

Laga AC, Milner DA Jr, Granter SR, 2014. Utility of acis-fast staining foe detection of mycobacteria in cutaneous granulomatous tissue reactioms. Am J Clin Pathol, 141(4): 584-586.

Lin MH, Cheng HT, Chuang WY, et al, 2013. Histological examination of ulcer margin for diagnosing Helicobacter pylori infection in patients with gastric cancers. Ann Diagn Pathol, 17: 63-66.

Malek A, De la Hoz A, Arduino R, et al, 2019. Disseminated tuberculosis and gastric mucormycosis coinfection. IDCases, 18: e00595.

Marciano-Fellous L, 2018. Cutaneous infections: Pathologist's role in unusual or atypical situations. Ann Pathol, 38(1): 20-30.

Martínez-Girón R, Pantanowitz L, 2017. Lower respiratory tract viral infections: diagnostic role of exfoliative cytology. Diagn Cytopathol, 45(7):614-620.

McGee J O'D, Isaacson PG, Wright NA, 1992. Oxford Textbook of pathology. Oxford: Oxford University Press.

Micheletti RG, Dominguez AR, Wanat KA, 2017. Bedside diagnostics in dermatology: parasitic and noninfectious diseases. J Am Acad Dermatol, 77(2):221-230.

Mosammaparast N, McAdem AJ, Nolte FS, 2012, Molecular testing for infectious diseases should done in the clinical microbiology laboratory. J Clin Microbiol, 50(6): 1836-1840.

Naber SP, 1994. Molecular pathology diagnosis of infectious disease. New Engl J Med, 331(18):1212-1215.

Ozretić L, Schwindowski A, Dienes HP, et al, 2017. Consequences of autopsies for the living: causes of death in the clinical diagnosis "septic and toxic shock". Pathologe, 38(5):370-379.

Persson EK, Verstraete K, Heyndrichx I, et al, 2019. Protein crystallization promotes type 2 immunity and is reversible by antibody treatment. Science, 364(6442): eaaw4295.

Pourakbari B, Mamishi S, Zafari J, et al, 2010. Evaluation of procalcitonin and neopterin level in serum of patients with acute bacterial infection. Braz J Infect Dis, 14(3):252-255.

Procop GW, Pritt BS, 2014. Pathology of infectious disease. Philadelphia: Saunders, Elsevier.

Procop GW, Wilson M, et al, 2001. Infectious disease pathology. Clin Infect Dis, 32(11):1589-1601.

Robert-Gangneux F, Dardé ML, 2012. Epidemology of and diagnostic strategies for toxoplasmosis. Clin Microbiol Rev, 25(2):264-296.

Subedi S, Jennings Z, Chen SC, 2017. Laboratory approach to the diagnosis of culture-negative infective endocarditis. Heart Lung Circ, 26(8):763-771.

Sundén B, Larsson M, Falkeborn T, et al, 2011. Real-time PCR detection of human herpes virus 1-5 in patients lacking clinical signs of a viral CNS infection. BMC Infect Dis, 11: 220.

Swick BL, 2012. Polymerase chain reaction-based molecular diagnosis of cutaneous infections in dermatopathology. Semin Cutan Med Surg, 31(4):241-246.

Tsai CY, Junod R, Jacot-Guillarmod M, et al, 2018 Vaginal Enterobius vermicularis diagnosed on liquid-based cytology during Papanicolaou test cervical cancer screening: a report of two cases and a review of the literature. Diagn Cytopathol, 46(2):179-186.

Van der Linden A, Blokker BM, Kap M, et al, 2014. Post-mortem tissue biopsies obtained at minimally invasive autopsy: an RNA-quality analysis. PLoS One, 9(12):e115675.

Volle R, Nourrsson C, Mirand A, et al, 2012. Quantitative real-time RT-PCR assay for research studies on enterovirus infections in the central nervous system. J Virol Methods, 185(1):142-148.

von Lichtenberg F, 1991. Pathology of infectious diseases. New York: Raven Press.

Waterer GW, 2017. Diagnosing viral and atypical pathogens in the setting of community-acquired pneumonia. Clin Chest Med, 38(1):21-28.

Wilson ML, 2006. Infectious diseases and pathology. Am J Clin Pathol, 125(5):654-655.

Wilson MR, Sample HA, Zorn KC, et al, 2019. Clinical metagenomic sequencing for diagnosis of meningitis and encephalitis. N Engl J Med, 380(24):2327-2340.

Younger JR, Johnson RD, Holland GN, et al, 2012. Microbiogic and histopathologic assessment of corneal biopsies in the evaluation of microbial keratitis. Am J Ophthalmol, 154(3):512-519. e2.

Zhang JB, Liu XM, Fu K, et al, 2017. Diagnostic value and safety of stereotactic biopsy in acquired immune deficiency syndrome patients with intracranial lesions: systematic review and meta-analysis. World Neurosurg, 98: 790-799. e13.

第八章
病 毒 感 染

　　病毒（virus）是指那些不具细胞结构但具有遗传、复制等生命特征，在化学组成和增殖方式方面独具特点，只能在宿主细胞内进行复制的微生物或遗传单位。目前全世界已确定的病毒已超过 6000 种，其中致病性病毒约有 500 种。在 1000 余种传染病中，病毒性疾病约占 75%，可见病毒与人类疾病关系密切。按致死率（病死率），危害最严重的病毒依次是：狂犬病毒（rabies virus）（100%）、马尔堡病毒（Marberg virus）

（80%以上）、埃博拉病毒（Ebola virus）（50%～70%），以及天花病毒（small pox virus）、人类免疫缺陷病毒（human immunodeficiency virus，HIV）、汉坦病毒（Hantavirus）、流感病毒（influenza virus）、登革病毒（dengue virus）、轮状病毒（rotavirus）等。本章首先讲解病毒的基础知识，然后分类介绍常见病毒的生物学性状、致病作用、罹患器官的病理变化及相应的临床表现，以及病理及病因诊断问题。

第一节　病毒感染概述

病毒的基本特征：①病毒形体微小、结构简单，是介于生物与非生物之间的一种原始的生命体；②主要成分仅有一种核酸（基因组）和蛋白质（外壳），组成病毒颗粒；③病毒具有高度的寄生性，只能利用宿主活细胞内现成的能量和代谢系统合成自身的核酸和蛋白质，获取其生命活动所需要的物质和能量；④具有受体连结蛋白（receptor binding protein），与敏感细胞表面的病毒受体连接，进而感染细胞，在感染细胞的同时或稍后释放其核酸，严格地在活细胞（真核或原核细胞）内以核酸复制的方式增殖，以核酸和蛋白质等"元件"的装配实现其大量繁殖；⑤病毒遇到宿主细胞时会通过吸附、进入、复制、装配、释放子代病毒感染宿主细胞，而显示典型的生命体特征；⑥在离体条件下，能以无生命的生物大分子状态存在，并长期保持其侵染活力；⑦对一般抗生素不敏感，但对干扰素敏感；⑧有些病毒的核酸还能整合到宿主的基因组中，并诱发潜伏性感染；⑨病毒还可通过多种方式对抗或逃脱宿主的免疫防御机制，引起组织损伤；⑩病毒感染可导致多种病变，如组织坏死、淋巴细胞和单核巨噬细胞浸润或增生等，最具特征的是形成巨细胞、毛玻璃样细胞和包涵体等，这些是诊断病毒感染的主要线索。

病毒与其他微生物的主要区别见表8-1-1。

表 8-1-1　病毒与其他微生物的主要区别

微生物种类	培养生长情况***	二分裂增殖	核酸类型	核糖体	对抗生素的敏感性**	对干扰素的敏感性**
病毒	－	－（复制）	D或R	－	－	＋
细菌	＋	＋	D和R	＋	＋	－
立克次体	－	＋	D和R	＋	＋	－
支原体	＋	＋	D和R	＋	＋	－
衣原体	－	＋	D和R	＋	＋	－
真菌	＋	有性或无性	D和R	＋	＋	－

注：D. DNA（脱氧核糖核酸）；R. RNA（核糖核酸）。
**病毒对抗生素不敏感，对干扰素敏感，有些细菌与立克次体对干扰素也敏感。
***是指在无活细胞的人工培养基中的生长情况。

一、病毒的形态、结构与功能

病毒形体比细菌还小，一般都能通过细菌滤器，大多数病毒必须用电镜才能看见，因此病毒曾被称为"过滤性病毒"。病毒无细胞结构，仅有一种核酸：脱氧核糖核酸（deoxyribonucleic acid，DNA）或核糖核酸（ribonucleic acid，RNA），其是遗传信息的载体，病毒不含有功能性核糖体或其他细胞器，但具有生命最基本的特征，是一种独特的分子水平的寄生生命体。

（一）病毒的大小与形态

病毒个体微小，测量病毒大小的单位是纳米（nm），即 $1/1000\mu m$（微米）。多数病毒直径在100nm左右，其中大型病毒（如天花病毒等）直径200～300nm；中型病毒（如流感病毒等）直径约100nm；细小病毒（如脊髓灰质炎病毒等）直径仅20～30nm。研究病毒大小可用高分辨率电子显微镜，放大几万倍至几十万倍直接测量；也可用分级过滤法，根据它可通过的超滤膜孔径估计其大小；或用超速离心法，根据病毒大小、形状与沉降速度之间的关系，推算其大小。

电镜观察病毒有 5 种形态：①球状或近似球状，大多数人类和动物病毒均为此形态，如脊髓灰质炎病毒、流感病毒等；②丝状，多见于植物病毒，人类某些病毒（如丝状病毒科的埃博拉病毒等）也可形成丝形；③弹状，形似子弹头，如狂犬病毒等，其他多为植物病毒；④砖状，如天花病毒、痘苗病毒；⑤蝌蚪状，由一卵圆形的头及一条细长的尾组成，如某些噬菌体。有些病毒具有多形性，如流感病毒可呈球状、丝状或棒状。

（二）病毒的结构与功能

病毒的结构分为基本结构和辅助结构，基本结构为所有病毒所必备；辅助结构仅为某些病毒所特有。

1. 病毒的基本结构 病毒主要由内部的遗传物质（核酸）和蛋白质外壳组成。由于病毒是一类非细胞生物体，故单个病毒个体不能称为"单细胞"，而应称为病毒粒或病毒体（virion），有时也称病毒颗粒或病毒粒子（virus particle），专指成熟的结构完整的和有感染性的单个病毒。核酸位于病毒体的中心，称为核心（core）或基因组（genome），为病毒的复制、遗传和变异提供遗传信息。蛋白质包围在核心周围，形成衣壳（capsid）。衣壳由许多在电镜下可辨别的形态学亚单位壳粒（capsomere）构成，是病毒粒的主要支架结构和抗原成分，有保护核酸等作用。病毒的核心（核酸）与衣壳（蛋白质）组成核衣壳（nucleocapsid），最简单的病毒就是裸露的核衣壳，如脊髓灰质炎病毒等，又称裸露病毒。

（1）核心：在病毒体的中心，主要化学成分是一种核酸（nucleic acid），含 DNA 的称为 DNA 病毒，含 RNA 的称为 RNA 病毒。DNA 病毒核酸多为双股（除细小病毒外），RNA 病毒核酸多为单股（除呼肠病毒外）。病毒核酸也称基因组，最大的痘病毒（Poxvirus）含有数百个基因，最小的细小病毒（parvovirus）仅有 3 ～ 4 个基因。根据核酸构形及极性可分为环状、线状、分节段，以及正链、负链等不同类型，对进一步阐明病毒的复制机制和病毒分类有重要意义。核酸蕴藏着病毒遗传信息，其功能是储藏遗传信息，主导病毒的生命活动、形态发生、遗传变异和感染性。另外，有些病毒的核心内还含有少量蛋白质，一般是病毒体所携带的酶类，如反转录病毒体携带的反转录酶，甲型流感病毒体携带的 RNA 聚合酶等。

（2）衣壳：核酸的外面紧密包绕着一层蛋白质外衣，即病毒的"衣壳"。衣壳是由许多壳粒按一定几何构型集结而成，壳粒可在电镜下看到，是病毒衣壳的形态学亚单位，由一条至数条结构多肽构成。根据壳

粒的排列方式将病毒构形区分为：①立体对称（cubic symmetry），形成 20 个等边三角形的面，12 个顶和 30 条棱，具有五、三、二重轴旋转对称性，如腺病毒、脊髓灰质炎病毒等；②螺旋对称（helical symmetry），壳粒呈螺旋形盘旋，核酸呈规则的重复排列，通过中心轴旋转对称，如正黏病毒、副黏病毒及弹状病毒等；③复合对称（complex symmetry），同时具有上述两种对称性的病毒，如痘病毒与噬菌体。

蛋白质衣壳的功能：①致密稳定的衣壳结构除赋予病毒一定的形状外，还可保护内部核酸免遭外环境（如血流等）中核酸酶或射线、紫外线等理化因素的破坏；②衣壳蛋白质是病毒基因产物，具有病毒特异的抗原性，可刺激机体产生特异性抗病毒免疫应答；③具有辅助感染作用，病毒表面特异性受体连结蛋白与细胞表面相应受体有特殊的亲和力，是病毒选择性吸附宿主细胞并建立感染灶的首要步骤，如 HBV 对肝细胞的亲嗜性、脊髓灰质炎病毒对脊髓前角运动神经元的亲嗜性、流感病毒对呼吸道纤毛上皮的亲嗜性等；裸露病毒通过衣壳吸附在宿主细胞表面，引起特异性感染；④具有免疫原性，进入机体后能引起机体的获得性免疫应答；⑤毒素样作用，可引起发热、血压下降、血细胞改变及其他全身中毒症状；⑥病毒衣壳的对称性和抗原性还可以作为对病毒进行分类和鉴别的重要依据。

所有病毒都含有一种或几种蛋白质，主要或基本成分是衣壳蛋白（或称结构蛋白）、基质蛋白等。非衣壳蛋白主要参与病毒核酸的复制，也有诱导机体细胞免疫的作用。

2. 病毒的辅助结构 有些较复杂的病毒如流感病毒、冠状病毒等，其核衣壳外被一层含蛋白质或糖蛋白（glycoprotein, gp）的脂质双层膜覆盖着，称为包膜（envelope），包膜由脂质和蛋白质组成，其脂质成分包括磷脂、胆固醇及三酰甘油等。包膜蛋白含有病毒蛋白，有些病毒如 HIV、流感病毒，在包膜表面有病毒编码的糖蛋白，嵌合在脂质层，表面呈棘状或钉状突起，称为刺突（spike）或包膜突起（peplomer）。它们位于病毒体的表面，有高度的抗原性，并能选择性地与宿主细胞受体结合，促使病毒包膜与宿主细胞膜融合，使感染性核衣壳进入细胞内而导致感染。包膜蛋白中还有一种跨膜离子通道蛋白，含有多个疏水穿膜区，形成一个跨膜的蛋白连接通道，蛋白在包膜外侧被糖基化。通道蛋白可增加受染细胞的通透性，促进病毒脱衣壳和成熟。包膜的功能和作用：①能够保护核衣壳，维护病毒体的完整性。②促进病毒与宿主细胞的吸附和融合，与病毒的感染性有关。③包膜

糖蛋白构成病毒的表面抗原，诱导机体的免疫应答，与病毒的致病性和免疫性密切相关。④包膜的性质与该病毒的宿主专一性和侵入等功能有关。⑤有包膜的病毒对热、酸和有机溶剂敏感，乙醚能破坏病毒包膜，灭活病毒，使其失去感染性，也可用来鉴别病毒有无包膜。⑥包膜的种、型特异性可用于病毒鉴定和分型。

在某些包膜病毒中，病毒包膜内层和衣壳外层之间有一层非糖化的蛋白质，可以把病毒衣壳与包膜联系起来，称为基质蛋白（matrix protein）或被膜（capsule），如 HIV-1 的内膜蛋白 p17、甲型流感病毒的 M1 蛋白和单纯疱疹病毒的被膜蛋白等。

腺病毒是唯一具有触须样纤维（antennae fiber）突起的病毒，这一结构称为纤突（fiber protruding），由线状聚合多肽和一球形末端蛋白组成，位于衣壳的各个顶角壳粒上，形状似大头针。该纤维吸附到敏感细胞上，抑制宿主细胞蛋白质代谢，与致病作用有关。此外，该纤维还可凝集某些动物红细胞。

3. 病毒的结构和功能具有两重性

（1）标准病毒与缺陷病毒：在病毒增殖过程中不只是产生有感染性的子代，由于其基因组受某种微环境因素的影响或转录过程的错误，经多次增殖会产生缺损，或发生突变，以致产生装配不全的病毒颗粒，称为缺陷病毒或干扰颗粒（defective interfering particles）；产生缺陷病毒的原亲代病毒，则称为标准病毒。缺陷病毒有干扰标准病毒繁殖的作用，它能干扰亲代病毒复制，其核酸有部分缺损或被宿主 DNA 片段替换。缺陷病毒的基本特性如下：本身不能繁殖，有辅助病毒存在时方能增殖，干扰同种病毒而不干扰异种病毒的增殖，在感染细胞内与亲代病毒竞争性增殖。

（2）假病毒与真病毒：一种细胞有两种病毒同时感染的情况，在增殖过程中，一种病毒具有其本身的外壳，这就是真病毒，是这种病毒的应有"面目"；如果一种病毒的核酸由另一病毒外壳来编码，则为假病毒，此时一种病毒的本来性质被另一种病毒的性质所掩盖。

（3）杂种病毒和纯种病毒：两种病毒混合感染时，除了可出现假病毒外，还有可能出现病毒核酸重组，即一种病毒颗粒之中含有两种病毒的遗传物质，称为杂种病毒，这是病毒学中一个相当常见的现象。了解病毒的形态结构、化学组成及功能，不仅对病毒的分类和鉴定有重要意义，同时也有助于理解病毒的宿主范围、致病作用，以及研制亚单位疫苗。

二、病毒的分类与命名

按生物分类学标准，分类应能反映生物体的进化与种系发生的关系。但病毒分类一般仍按病毒鉴定等的实际需要而分类。国际病毒分类委员会（ICTV）负责制定病毒分类标准和方法，用形态学或生物学的标准把那些关系较密切、特征较一致的病毒归并成一组有意义的类别，分为目（order）、科（family）、属（genus）和种（species）4 个级别。病毒科是具有共同特征的一群病毒，由一些结构和性状相关，并有亲缘关系的病毒属构成，在没有适当目的情况下它是病毒的最高分类等级，在科下面可分为不同的亚科；病毒属为结构和性状相关且亲缘关系相近的一组病毒；病毒种为属内具有共同次要特征的一种病毒，它们的生存环境、结构及性状相似，具有很密切的亲缘关系，且复制策略相同。自 1971 年以来，ICTV 已 10 次修订了病毒分类，在最新版本（2017 年起，第 10 版）中，所有病毒分为 9 个目、131 个科、46 个亚科、802 个属、4853 个种，包括一些亚病毒（类病毒、卫星病毒）。医学上对人类有致病力的重要病毒有 500 种左右，分属 20 多个科。

实际上，人们往往根据不同需要，按照病毒的宿主种类、核酸类型、形态特征、蛋白质特征、复制特征或增殖部位、核衣壳的对称型、理化特征、寄生特征、致病特征、传播媒介或方式、生物学特征等，对病毒进行不同的分类，因而病毒有繁杂的名称。

1. 按遗传物质分类　目前的分类法是先将病毒分为脱氧核糖核酸病毒（DNA 病毒）与核糖核酸病毒（RNA 病毒）两大类，然后再细分为单链的或双链的 DNA 病毒和 RNA 病毒，还可以进一步分为有无包膜的 DNA 病毒和 RNA 病毒。2017 年版 ICTV 病毒分类系统中，病毒按照核酸类型可以分成八大类：①双链和单链 DNA 病毒（dsDNA/ssDNA 病毒）；②双链 DNA（dsDNA）病毒；③单链 DNA（ssDNA）病毒；④双链 RNA（dsRNA）病毒；⑤正单链 RNA（+ssRNA）病毒；⑥负单链 RNA（−ssRNA）病毒；⑦双链反转录 DNA 病毒（dsDNA-RT 病毒）；⑧单链 RNA 反转录（ssRNA-RT）病毒。八大类病毒中 dsDNA 病毒的种类最多；+ssRNA 病毒的种类居于第二位。

2. 按病毒结构分类　分为真病毒（euvirus，简称病毒）和亚病毒（subvirus）。亚病毒是一类比病毒更小的传染性因子，根据其生物学特性和致病特征又可分为类病毒（viroid）、卫星病毒（satellite virus, SV）、朊病毒（prion）。

（1）类病毒：由美国 Diener 等于 1971 年首先报道并命名，其大小仅为最小病毒的 1/20，主要引起一些经济植物的损害，与人类疾病的关系尚不明确。

（2）卫星病毒：是一种缺陷病毒，而具有辅助作用的病毒称为辅助病毒（helper virus）。例如，丁型肝炎病毒（HDV）就是卫星病毒，其基因组不能合成包膜成分，只有与乙型肝炎病毒（HBV）并存时，HDV 才能复制出完整的病毒颗粒，因此 HBV 是 HDV 的辅助病毒。

（3）朊病毒：又称朊粒、朊毒体或感染性蛋白，只有蛋白质而没有核酸，现在认为它不是一种真正的病毒，本书将专题论述。

3. 按寄主类型分类 各种生物体均可有病毒寄生，已知有动物病毒（如禽流感病毒、天花病毒、人类免疫缺陷病毒等）、植物病毒（如烟草花叶病毒）、真菌病毒、放线菌病毒及细菌病毒（即噬菌体）。有些病毒能在节肢动物中增殖并通过节肢动物传播（如虫媒病毒）。

4. 按病毒的形态分类 ①球状病毒；②棒状病毒；③砖状病毒；④冠状病毒；⑤丝状病毒；⑥链状病毒；⑦有包膜的球状病毒；⑧具有球状头部的病毒；⑨沙粒病毒等。

5. 按传播途径分类 如呼吸道病毒、肠道病毒、虫媒病毒等，还有些病毒经血液传播，详见传播途径部分。

6. 按致病特征分类 可分为烈性病毒、温和病毒或慢病毒。慢病毒如 HIV、人类嗜 T 细胞病毒（HTLV）等，潜伏期长，发病缓慢；烈性病毒如狂犬病毒、严重急性呼吸综合征（SARS）病毒、禽流感病毒、天花病毒、埃博拉病毒、西尼罗病毒等，发病迅速，病情凶险，死亡率高。

7. 按病毒亲嗜性和感染部位分类 人体几乎每个系统和器官都可受到病毒侵袭。多数病毒嗜性广泛，如巨细胞病毒（CMV）等；部分病毒嗜性单一，有特定的靶器官，按照受累器官可分别称为肝炎病毒、神经病毒、呼吸道病毒和肠道病毒等。

8. 按病变特点分类 有些病毒主要引起出血和发热，称为出血热病毒，如埃博拉病毒、马尔堡病毒等；有些病毒主要引起实质细胞变性坏死，如肝炎病毒、脑炎病毒等；有的病毒主要引起皮肤黏膜发疹性病变，如疱疹病毒、麻疹病毒等。

三、病毒的增殖和复制过程

病毒的主要成分为核酸（基因组）和蛋白质（外壳）两种，核酸仅具有一种类型（DNA 或 RNA），其作为遗传信息的载体，不含有功能性核糖体或其他细胞器，没有细胞构造，却具有生命最基本的特征。虽然病毒体在细胞外处于静止状态，与无生命的物质相似，但当病毒进入活细胞后便发挥其生物活性。由于病毒缺少完整的酶系统，也无蛋白质和核酸合成酶系，缺乏独立的代谢能力，不具有合成自身成分的原料和能量，也没有核糖体，因此它必须侵入易感的宿主细胞，依靠宿主细胞的酶系统、能量和代谢系统，获取生命活动所需的物质和能量，合成自身的核酸，并借助宿主细胞的核糖体翻译病毒的蛋白质。病毒这种以核酸分子为模板进行增殖的方式称为"复制（replication）"。病毒的复制从侵入宿主细胞到释放子代病毒，是一个连续的过程，分为吸附、穿入（或侵入）、脱壳、生物合成、组装（装配）、成熟和释放六个步骤，这一连续过程为一复制周期（replication cycle）或生命周期（life cycle）。

1. 吸附（absorption，attachment） 吸附是指病毒附着于易感细胞的表面，是病毒体与细胞接触和识别的过程，是感染的起始期。特异性吸附是非常重要的，根据这一点可确定许多病毒的宿主范围，不吸附就不能引起感染。细胞与病毒相互作用最初是偶然碰撞和静电作用，病毒体到达细胞表面并与之接触，这是非特异的可逆的联结。接着，病毒表面的结构（病毒吸附蛋白）与细胞表面的受体特异性结合，这是真正的结合，不可逆转，如 SARS 冠状病毒表面的刺突糖蛋白与肺泡上皮表面的血管紧张素转化酶 2（ACE2）受体的结合。细胞的病毒受体一般分布于细胞表面，但有些病毒还同时有细胞内受体，可以进入细胞内。脊髓灰质炎病毒的细胞表面受体是免疫球蛋白超家族，能感染人体鼻、咽、肠和脊髓前角细胞，引起脊髓灰质炎（小儿麻痹症）。HIV 的受体为 CD4 分子；鼻病毒的受体为细胞黏附分子 -1（ICAM-1）；EB 病毒的受体为补体受体 -2（CR-2）。特异性吸附决定了病毒的组织亲嗜性和感染宿主的范围。病毒吸附也受离子强度、pH、温度等环境条件的影响。

2. 穿入（penetration） 穿入或侵入是指病毒核酸或感染性核衣壳穿过细胞膜进入胞质，开始病毒感染的细胞内期。穿入主要有以下三种方式。

（1）融合（fusion）：在细胞膜表面，病毒包膜与细胞膜融合，病毒的核衣壳进入胞质。融合过程需要病毒包膜的特异性融合蛋白参与，如流感病毒的血凝素 HA2 亚单位和 HIV 的 gp41 蛋白都可介导病毒包膜和宿主细胞膜的融合。副黏病毒也以融合方式进入，如麻疹病毒、腮腺炎病毒包膜上有融合蛋白，带有一段疏水氨基酸,可介导细胞膜与病毒包膜的融合。

（2）胞饮(pinocytosis)或内吞(endocytosis)：由于细胞膜内陷,整个病毒被吞饮入胞内形成囊泡。胞饮是裸露病毒穿入的常见方式,也是哺乳动物细胞本身具有的一种摄取各种营养物质和激素的方式。当病毒与受体结合后,在细胞膜的特殊区域与病毒一起内陷形成膜性囊泡,此时病毒在胞质中仍被胞膜覆盖。某些包膜病毒,如流感病毒借助病毒的血凝素(HA)完成脂膜间的融合,囊泡内低pH环境使HA蛋白的三维结构发生变化,从而介导病毒包膜与囊泡膜的融合,病毒核衣壳进入胞质。宿主细胞的病毒受体也介导内吞过程。

（3）直接进入：某些无包膜病毒可直接穿入宿主细胞,如脊髓灰质炎病毒与受体接触后,衣壳蛋白的多肽构型发生变化并对蛋白水解酶敏感,病毒核酸可直接穿越细胞膜到细胞质中,而大部分蛋白衣壳仍留在胞膜外,这种进入的方式较为少见。

3. 脱壳(uncoating) 病毒体失去其完整性称为脱壳。穿入和脱壳是连续的过程,从脱壳到出现新的感染病毒的时期称为"隐蔽期",此时用生物学和电镜等方法找不到病毒颗粒。经胞饮进入细胞的病毒,衣壳可被吞噬体中的溶酶体酶降解而去除,然后释放出病毒核酸。有的病毒,如脊髓灰质炎病毒,在吸附穿入细胞的过程中就把病毒的RNA释放到胞质中;而痘苗病毒在其复杂的核心结构进入胞质中后,溶酶体酶只能脱去其部分衣壳,还要病毒体多聚酶活化,合成病毒脱壳所需要的酶(脱壳酶),才能完成脱壳,完全释放出核酸。病毒脱壳后,从其结构成分中分离出基因组,失去感染性。

4. 生物合成(biosynthesis) 病毒基因组释放到细胞中后即开始进行生物合成。DNA病毒和RNA病毒在复制的生化方面有区别,但复制的结果都是合成核酸分子和蛋白质衣壳,然后装配成新的有感染性的病毒。病毒生物合成包括基因组的复制和基因表达两部分：病毒基因组复制是指子代病毒遗传物质的合成;病毒基因表达包括转录和翻译过程,最终合成病毒的蛋白质。病毒基因组的复制、转录和翻译过程互相交叉,密不可分。一个复制周期需6～8小时。不同核酸类型的病毒生物合成过程有所不同,一般分为7个类型。以下仅以常见的双链DNA病毒的复制为例,加以简单说明。绝大多数DNA病毒为双链DNA,如单纯疱疹病毒(HSV)和腺病毒等,其生物合成分为以下3个阶段。①早期转录和翻译：在宿主细胞核内的RNA聚合酶作用下,从病毒DNA上转录出早期病毒mRNA,然后转移到胞质核糖体上,主要合成复制病毒DNA所需的酶,如依赖DNA的DNA聚合酶、脱氧核苷胸腺嘧啶激酶等,称为早期蛋白;②dsDNA复制：在解链酶作用下,dsDNA解链,以亲代单链DNA为模板,按核酸半保留形式复制出子代双链DNA,两个子代dsDNA与亲代dsDNA结构完全相同;③晚期转录和翻译：在病毒DNA复制之后,以大量子代病毒DNA为模板,转录晚期mRNA,经翻译合成病毒的结构蛋白,称为晚期蛋白。大多数DNA病毒在细胞核内完成基因组和晚期蛋白的合成与组装过程,形成核衣壳。而痘苗病毒本身含有RNA聚合酶,它可在胞质中转录mRNA。

5. 组装(assembly) 新合成的病毒核酸和病毒结构蛋白等在感染细胞内组合成病毒颗粒的过程称为装配或组装。当合成的病毒蛋白和核酸达到一定浓度后即可启动病毒的组装。不同种类的病毒组装部位也不一样,这与病毒的复制部位和释放机制有关。大多数DNA病毒在核内复制DNA,在胞质内合成蛋白质,转入核内组装成熟。RNA病毒绝大多数在胞质内复制核酸,并在胞质内合成蛋白。感染后6个小时,一个细胞可产生多达1万个病毒颗粒。

6. 成熟和释放(maturation and release) 病毒核衣壳组装好以后,病毒发育成为具有感染性的病毒体阶段称为病毒的成熟阶段。病毒成熟的标准：①形态结构完整;②具有成熟颗粒的免疫原性和抗原性;③具有感染性。具有这些特征的无包膜病毒核衣壳就是成熟病毒体,而包膜病毒在组装成核衣壳后还需获得包膜才能成为完整的病毒体。组装成熟的病毒体以不同方式离开宿主细胞转移到细胞外的过程称为释放。释放的方式如下：①宿主细胞裂解或溶解,病毒直接释放到周围环境中,见于无包膜病毒,如腺病毒、脊髓灰质炎病毒等,组装成的核衣壳即为成熟的病毒体,细胞裂解后一次性把全部子代病毒释放出去。这些病毒在组装和释放过程中同时也在影响和破坏宿主细胞,故也称为杀细胞病毒,其复制周期也是溶细胞周期。②以出芽的方式释放,见于包膜病毒,如疱疹病毒在核膜上获得囊膜,流感病毒在细胞膜上获得包膜而成熟,然后以出芽的方式释放出成熟病毒,宿主细胞一般不会死亡,细胞膜在出芽后可以修复。③多数包膜病毒如HSV和HIV等的核衣壳可以通过感染细胞膜上病毒糖蛋白的介导从感染细胞直接转移到相邻的未感染细胞,有的病毒(如CMV)则通过细胞间桥或细胞融合进入邻近的细胞,如此可以逃避宿主的抗病毒防疫机制。病毒的复制、组装、成熟和释放是一个连续的过程。

病毒的生命形式具有两重性。①细胞外和细胞内形式：病毒的生命活动对宿主细胞有绝对的依存性。其存在形式分为细胞外形式和细胞内形式。存在于细胞外环境时是病毒颗粒形式，不显示复制活性，但保持感染活性；进入细胞内则解体释放出核酸分子 DNA 或 RNA，借细胞内环境的条件以独特的生命活动体系进行复制，为核酸分子形式。②病毒的结晶性与非结晶性：病毒可提纯为结晶体，结晶体是一个化学概念，是很多无机化合物存在的一种形式，因此可以认为某些病毒有化学结晶型和生命活动型的两种形式。③颗粒形式与基因形式：病毒以颗粒形式存在于细胞之外，此时只具感染性。一旦感染细胞，病毒解体而释放出核酸基因组，然后才能进行复制和增殖，并产生新的子代病毒。有的病毒基因组整合于细胞基因组，随细胞的繁殖而增殖，此时病毒即以基因形式增殖，而不是以颗粒形式增殖，这是病毒潜伏感染的一种方式。

四、病毒的遗传、变异与抵抗力

病毒作为一种微生物，亦可发生遗传与变异，它们代谢时无活性，但有感染性；它们小于细胞，但大于大多数大分子。它们对外界环境有一定的抵抗力，以保持其遗传性，同时也会在外界环境的影响下发生变异。

（一）病毒的遗传

病毒的遗传物质是核酸，即 DNA 或 RNA，在活细胞内增殖。病毒的遗传是指病毒在复制增殖过程中，其子代保持与亲代性状相对稳定的特性。其复制增殖过程前文已述。

（二）病毒的变异

病毒在复制增殖过程中受各种因素的影响，可以发生某些性状的改变，即变异，形成准种，或发生基因突变。病毒的变异是病毒进化的动力，由病毒的突变和病毒所在环境对突变的选择两个方面构成。病毒的变异包括其毒力、抗原、耐药性、适应性等多个方面。

1. 病毒的突变（mutation） 是指基因组中核酸碱基顺序上的化学变化，可以是一个核苷酸的改变，也可为成百上千个核苷酸的缺失或易位。病毒复制中的自然突变率为 $10^{-8} \sim 10^{-5}$，而各种物理、化学诱变剂（mutagens）可提高突变率，如温度、射线、5-溴尿嘧啶、亚硝酸盐等均可诱发突变。突变株与原先的野生型病毒（wild-type virus）特性不同，在病毒毒力、抗原组成、温度和宿主范围等方面都发生了改变。

（1）毒力变异：同一病毒可有不同毒力的毒株，即强毒株及弱毒株，后者可制成弱毒活病毒疫苗，如脊髓灰质炎疫苗、麻疹疫苗等。

（2）条件致死性突变：指病毒突变后在特定条件下能生长，而在原来条件下不能繁殖而被致死。其中最主要的是温度敏感突变株（ts 株），可用于制备减毒活疫苗，如流感病毒、麻疹病毒、风疹病毒及脊髓灰质炎病毒 ts 株疫苗。

（3）宿主适应性突变株：是指某些病毒在初次接种于宿主时不能形成明显的生长现象或病理变化，但经过连续传代后可逐渐适应宿主环境进行增殖并引起宿主相应的病理变化，形成宿主适应突变株。例如，狂犬病毒突变株适应在兔脑内增殖，可制成狂犬疫苗。

（4）宿主范围突变株：是指病毒由于在增殖过程中发生突变，对宿主的依赖性也发生改变，只能在特定的许可细胞中增殖的现象，如腺病毒和大肠埃希菌的 T_4 噬菌体中都发现有宿主范围突变株。

（5）抗原变异：有些病毒抗原性稳定，如麻疹病毒、乙型肝炎病毒（HBV）等；有些病毒的抗原非常不稳定，不断演变，如甲型流感病毒、HIV 等；但多数病毒的抗原稳定性介于两者之间。病毒抗原变异直接影响病毒感染的病情演变与转归，也影响对病毒疫苗的选择，抗原变异越频繁，其疫苗研制就越困难。

2. 基因重组（genetic recombination） 当两种有亲缘关系的不同病毒感染同一宿主细胞时，它们的遗传物质发生交换，导致病毒变异，结果产生不同于亲代的可遗传的子代，称为基因重组，分为分子内重组和分子间重排两类。

（1）分子内重组：是发生在基因组不分节段的病毒之间，当两种病毒的核酸分子断裂后又彼此交叉连接，使得各自核酸分子内部的核苷酸序列发生重新排列，此即狭义的重组，在 DNA 病毒之间、小 RNA 病毒之间均可发生基因重组。

（2）分子间重排：简称重排，常见于基因组分节段的 RNA 病毒之间。当两种相关病毒在同一受染的细胞内复制时，其同源性基因片段可随机分配，互相交换，产生新的稳定重排病毒株，如呼肠病毒、流感病毒等常以这种重排产生变异株。目前认为，甲型流感病毒新亚型的出现很可能是人与动物（如鸡、猪、马等）的流感病毒通过基因重排所产生的。

病毒基因重组有 3 种互相作用的方式：①活病毒间的重组；②灭活病毒间的重组；③死活病毒间的重组。这些重组技术可用于制作疫苗。

3. 基因产物的相互作用　两种病毒混合感染时，病毒间可发生①表型混合；②基因型混合；③互补作用；④增强作用。这些作用也可导致子代病毒的表型变异，但不涉及基因重组，也不能遗传。

4. 病毒变异的实际意义　利用病毒的变异可以研制减毒活疫苗，如 ts 株、宿主适应性突变株等，用于预防病毒感染或基因工程（genetic engineering）。基因工程是将一个生物体的基因（gene），也就是携带遗传信息的 DNA 片段，转移到另一个生物内，与原有生物体的 DNA 结合，实现遗传性状的转移和重新组合，从而使人们能够定向地控制、干预和改变生物体的变异及遗传。利用遗传变异的规律，还可以设计靶向药物、研制诊断试剂等，用于诊治病毒感染。当然，研究病毒致病机制也离不开对病毒毒力基因、转化基因、持续感染相关基因及基因突变等的研究。

（三）病毒的抵抗力

细胞外的病毒因受外界物理、化学等因素的影响而失去感染性，称为灭活（inactivation）。灭活的病毒仍可保留其免疫原性、抗原性、红细胞吸附、凝血和细胞融合等特性。理化因素可以通过破坏包膜病毒的包膜（如用脂溶剂或冻融），或使病毒蛋白质变性（如改变酸、碱、温度等环境），或损伤病毒核酸（如射线、变性剂等），而使病毒灭活。但不同病毒对理化因素的敏感度有所差异。

1. 病毒对物理因素的抵抗力

（1）温度：大多数病毒耐冷而不耐热。病毒一旦离开机体，经加热 50～60℃ 30 分钟，或 100℃ 几秒钟后，由于表面蛋白变性而丧失感染性，即被灭活。但 HBV 较耐热，100℃ 10 分钟以上才被灭活。病毒对低温的抵抗力较强，液氮温度（-196℃）或干冰温度（-78.5℃）可以长期保存病毒数年，反复冻融也能灭活病毒。在室温条件下干燥易使病毒灭活。有包膜病毒即使在 -90℃ 也不能长期保存，但加入保护剂如二甲基亚砜（DMSO）可使之稳定。

（2）射线：紫外线、γ射线、X 线和高能量粒子可破坏病毒核酸的分子结构，因而能杀灭活病毒，但不同病毒的敏感度不同。脊髓灰质炎病毒被紫外线灭活后再遇到可见光照射可激活修复酶进而使该病毒复活，因此不能用紫外线来制备灭活疫苗。

2. 病毒对化学因素的抵抗力

（1）脂溶剂：病毒包膜的脂质可迅速被脂溶剂破坏，如乙醚、氯仿、去氧胆酸盐、阴离子去污剂等，但脂溶剂对无包膜病毒几乎没有作用，因此常用乙醚灭活试验来鉴别病毒有无包膜。易被乙醚灭活的包膜病毒有 HSV、正黏病毒、副黏病毒、冠状病毒、弹状病毒、沙粒病毒和披膜病毒等。

（2）化学消毒剂：一般病毒对高锰酸钾、次氯酸盐等氧化剂都很敏感，过氧乙酸、卤类、酚类、升汞、强酸及强碱均能迅速杀灭病毒，但 0.5%～1% 石炭酸仅对少数病毒有效。β- 丙内酯（β-propiolactone）及环氧乙烷（ethylene oxide）可杀灭各种病毒。甲醛对病毒蛋白和核酸都有破坏作用，使病毒失去感染性但仍可保留抗原性。75% 乙醇溶液、1%～5% 苯酚、碘及碘化物等能使大多数病毒灭活。

（3）pH：对不同病毒的生存影响也不同，多数病毒在 pH 5～9 范围内保持稳定，强酸或强碱环境可灭活病毒。但肠道病毒在 pH 2 时感染性仍可保持 24 小时；包膜病毒在 pH 8 时也可保持稳定，因此可利用病毒对 pH 的稳定性来鉴别某些病毒。

（4）某些活性染料（如甲苯胺蓝、中性红、丫啶橙）对病毒具有不同程度的渗透作用，这些染料与病毒核酸结合后，易被可见光灭活。

（5）盐类：对某些病毒有稳定作用，如 $MgCl_2$ 对脊髓灰质炎病毒、$MgSO_4$ 对正黏病毒和副黏病毒、Na_2SO_4 对疱疹病毒均具有稳定作用。因此在减毒活疫苗中须加这类稳定剂。

五、病毒的传播与感染

病毒的传播是指病毒侵入机体并从机体排出，重新侵入新的宿主的能力和过程，通常分为水平传播和垂直传播。病毒感染是指在一定条件下病毒侵入宿主的能力和过程。分述如下。

（一）病毒的传播与感染方式

病毒的传播分为两类，即水平传播（horizontal transmission）和垂直传播（vertical transmission），其感染途径则各有 3 种（表 8-1-2）。

1. 水平传播　即病毒在人群个体之间的传播，主要是通过以下途径侵入机体。

（1）通过皮肤传播：许多病毒都是经皮肤感染而致病，包括直接接触、性接触和昆虫叮咬。①常见的是直接接触，有些病毒可通过与破损皮肤（皮肤创伤或轻微擦伤等）的直接或密切接触而传播，在院内感染中，手污染也是直接接触传播的重要媒介。②性接触传播（同性、异性或双性），病毒性性传播疾病如艾滋病、尖锐湿疣等近年有增高趋势。医学界研究人员在精液中先后发现 27 种病毒，如 HIV、HBV、HCV、腮腺炎病毒、寨卡病毒、新型冠状病毒（SARS-

CoV-2）等，提示有性传播的可能。③经昆虫叮咬或动物咬伤的皮肤侵入机体而引起感染。例如，蚊虫叮咬可传播流行性乙型脑炎病毒，狂犬咬伤可传播狂犬病毒。通过昆虫叮咬传播的病毒称为虫媒病毒，如布尼亚病毒科、黄病毒科的病毒等。在病毒血症期，血液中的病毒也可通过节肢动物（如蜱、蚊等）的叮咬而传播，如乙型脑炎病毒、登革病毒、黄热病毒等。病毒首先在节肢动物体内增殖，再通过其唾液腺在叮咬时传播到人体。节肢动物从获得病毒到传播病毒的间隔期称为外潜伏期，一般仅数天。节肢动物通过叮咬吸血传播病毒，是病毒跨越种系障碍传播的有效途径。少数生存在动物体内的病毒，如禽流感病毒、猪伪狂犬病毒等也可以通过接触其污染物中的病毒而发生跨种属传播。

（2）通过黏膜传播：包括经呼吸道、消化道和泌尿生殖道黏膜传播。①病毒通过呼吸污染的空气或气溶胶进入气道，引起气管支气管和肺部感染；②病毒借污染的食物和水通过进食、饮水等生活方式进入消化道；③通过性交损伤泌尿生殖道黏膜，感染某些病毒，典型者为HIV感染，我国的艾滋病目前有90%以上是经过不安全的性交行为而传播的。有些病毒感染可能局限于黏膜，病毒也可经黏膜侵入血管和淋巴管，引起病毒血症（viremia），进而扩散至邻近组织或扩散至靶器官，引起典型病变及临床表现。

（3）通过血液传播：①有些病毒可以通过输入或注射污染的血液及血液制品而传播；②共用注射器静脉吸毒时，如该群体中有病毒感染者，病毒可通过污染注射器而传播；③骨髓或器官移植时可将潜在的病毒传播给受者，如HIV、HBV、HCV等。在上述感染途径中，如果与医疗活动有关，如经注射、输血、拔牙、手术、器官移植引起传播，称为医源性传播，是医院内感染的主要原因。在特定条件下病毒可直接进入血液循环（如输血、机械性损伤等）而感染机体。

通常每种病毒都有其相对固定的传播途径和靶器官。某些病毒可通过某种途径传播，寄生于某种特定的组织和细胞，这主要与其生物学特性及对人体细胞的亲嗜性有关，也与其侵入部位的微环境有关。了解其传播途径及生存组织，可以为病因诊断提供重要的线索。

表 8-1-2　人类病毒的常见感染途径

感染途径	传播方式及媒介	常见病毒种类
呼吸道感染	空气、飞沫、气溶胶、痰、唾液、皮屑	流感病毒、副流感病毒、呼吸道合胞病毒、冠状病毒、汉坦病毒、天花病毒、HSV、水痘-带状疱疹病毒、鼻病毒、EB病毒（EBV）、麻疹病毒、风疹病毒、腮腺炎病毒、腺病毒及柯萨奇病毒、水痘病毒等
消化道感染	污染的水或食品	脊髓灰质炎病毒、甲肝病毒、乙肝病毒、戊肝病毒、腺病毒、轮状病毒及柯萨奇病毒、HSV、EBV、星状病毒、诺沃克病毒等
经皮肤感染	昆虫叮咬、动物咬伤、注射输血、破损皮肤、性接触	乙型脑炎等虫媒病毒、狂犬病毒、HSV、HIV、HBV、HCV、出血热病毒、黄病毒科病毒、布尼雅病毒科病毒、痘病毒科病毒等
泌尿生殖道感染	面盆、澡盆、毛巾、分娩、尿接触、游泳池、性交	单纯疱疹病毒（1型与2型）、腺病毒、CMV、HIV、HBV、某些肠道病毒、乳头瘤病毒等
输血传播	注射或器官移植，血或血制品污染，静脉吸毒	HIV、乙肝病毒、丙肝病毒、CMV等
胎盘与产道感染	经胎盘感染或出生时经产道感染，经哺乳途径等	单纯疱疹病毒（2型）、HBV、HIV、CMV、风疹病毒、腮腺炎病毒、麻疹病毒、柯萨奇病毒、EBV等

2. 垂直传播 是指病毒由宿主的亲代传播给子代，有3种途径：①从母体经过胎盘。②于分娩时经过产道，由母体传染给胎儿，后者又称为围生期传播。垂直传播主要见于发生病毒血症或病毒与血细胞紧密结合的感染，如CMV、HIV及HBV等都可以经胎盘传播，也可以通过产道传播给新生儿。所谓"TORCH"综合征，就包括3种病毒（CMV、风疹轮状病毒和HSV）。③在哺乳期，乳汁中的病毒也可通过哺乳传播给婴儿。

有些病毒可以通过多种途径传播，如HBV和HIV等，既可通过血液传播，也可通过皮肤黏膜的紧密接触发生性传播，有时也可经胎盘垂直传播给胎儿。

（二）人体内病毒的扩散方式

病毒侵入机体之后，有的只在入侵部位感染局部细胞、增殖并引起病变，并不累及远处组织，称为局部感染或表面感染。另一些病毒则可由入侵部位向远处组织甚至全身蔓延扩散。根据病毒在体内的扩散方式，可分为下列三类。

1. 通过血流播散 病毒从入侵部位进入血流后，血浆中游离病毒和吸附于白细胞中的病毒可随着血流扩散，如乙型脑炎病毒、登革热病毒、脊髓灰质炎病毒、柯萨奇病毒、HBV、麻疹病毒、HSV、CMV、EBV 及痘类病毒等，感染过程中产生病毒血症是发生血流扩散的主要因素。病毒首先在入侵局部及其所属淋巴结内增殖，然后进入静脉，引起第一次病毒血症。此期病毒如没被机体的免疫防御系统消灭，进入肝脾等器官进一步增殖，再次进入动脉，则引起第二次病毒血症，播散到靶器官引起感染性疾病。

2. 通过神经扩散 如 HSV、水痘 - 带状疱疹病毒及狂犬病毒等，从入侵部位传送到远离的部位，带状疱疹可沿着神经分布。

3. 通过细胞播散 病毒通过细胞与细胞的接触，从受染细胞进入相邻的正常细胞，从而使病毒沿着黏膜直接扩散，如流感和副流感病毒、冠状病毒、鼻病毒及腺病毒等。病毒也可以寄生在宿主细胞内（如单核巨噬细胞），借助细胞的运动或血液循环，转运到邻近器官或远处器官。

六、病毒感染的临床类型

病毒的感染是从其侵入宿主开始，病毒侵入机体后，首先进入易感细胞（靶细胞）并在其中生长繁殖，进而产生致病作用。其致病作用则主要是通过侵入易感细胞、损伤或改变细胞的形态与功能所致。有时病毒疫苗也可引起类似病毒感染的病变。机体感染病毒后，根据病毒的种类、毒力强弱和机体免疫力等不同，可产生不同的表现，表现出不同的临床类型，主要分为隐性感染（亚临床）和显性感染（感染性疾病）两类。显性感染可分为急性感染、慢性感染、潜伏性感染、慢发性病毒感染等类型。病毒感染机体的类型一方面取决于病毒的毒力或致病力，一定数量和合适的侵入门户，以及病毒的亲嗜性；另一方面取决于机体的免疫力和防御反应。毒力一般指同一病毒不同毒株所致疾病的严重程度。致病力是指不同病毒所致疾病的严重程度。因此，病毒的特性及机体免疫应答状态决定了病毒感染机体的类型和结局。

（一）隐性感染

病毒侵入机体后不引起临床症状，称为隐性感染（inapparent infection）或亚临床感染（subclinical infection），许多病毒性疾病流行时为此型感染，是机体获得特异性免疫的主要来源。例如，脊髓灰质炎流行时隐性感染占 90% 以上，新型冠状病毒感染流行期间也有相当数量的隐性感染者，但隐性感染的人作为病毒携带者、无症状感染者，仍能向周围环境散布病毒，成为传染源，应注意监测。隐性感染后机体能产生相应抗体，具有抵抗再次感染的免疫力。机体感染后虽有病毒增殖和子代病毒产生，但毒力较弱、数量较少，而且机体抵抗力较强，病毒不能在体内大量增殖，或者虽然进入机体但不能到达靶细胞，对细胞和组织损伤不明显，也不产生临床症状。隐性感染常是局限性和自限性的，感染者可以自愈，临床也不易诊断，常因实验室检测到病毒核酸、特异性抗原、抗体，或分离出病毒才发现隐性感染。

（二）显性感染

病毒侵入机体到达靶细胞后大量增殖，造成组织损伤，引起明显的临床表现，称为显性感染（apparent infection），形成感染性疾病（infectious disease），按病程可以分为急性感染、持续性感染，按范围可以分为局部感染和全身性感染。

1. 急性感染（acute infection） 临床所见的绝大多数病毒感染疾病，如麻疹、乙型脑炎、流感、脊髓灰质炎、水痘等都为急性感染。病毒侵入机体内，在一种组织或多种组织中增殖，并可产生子代病毒再经局部扩散，或经血流扩散到全身。经 2 ～ 3 天以至 2 ～ 3 周的潜伏期后，病毒繁殖到一定水平，造成局部或广泛的组织损伤，引起临床感染。通常在症状出现前后的一段时间内及病后数天到 2 周，从组织或分泌物中能分离出病毒。从潜伏期起，宿主动员了非特异性和特异性免疫应答，除致死性疾病外，宿主一般能在症状出现后 1 ～ 3 周内，清除体内的病毒，并获得特异性免疫。感染早期，干扰素对于限制病毒扩散有重要作用；此后由细胞因子发挥作用，摧毁病毒感染的细胞，进一步清除病毒；在感染后期，特异性抗体和巨噬细胞也能清除游离的病毒。因此急性感染也称为病毒消灭性感染。急性感染的特点为潜伏期短、发病急、病程短（数日至数周）、症状体征明显、表现为发热及相关系统的病症。机体内产生的抗体既是抗御病毒感染的武器，也是曾经感染病毒的证据。

2. 持续性感染（persistent infection） 是病毒感染中的一种重要类型。在这类感染中，病毒可在机体内持续生存数月至数年，甚至数十年以至终生。如 HBV 可以持续在肝细胞内复制，并可改变肝细胞形态和功能。感染者可出现症状，也可不出现症状而长期携带病毒，引起慢性进行性疾病，并可成为重要的传染源，此外也可引发自身免疫病或肿瘤。持续性病毒感染的致病机制不同，而且临床表现各异。造成持续感染的原因和机制有病毒本身的特有因素，如出现基因缺陷或病毒变异，病毒基因整合，病毒侵犯免疫细胞致机体不能形成有效的免疫应答，缺损干扰颗粒形成，抗原性变异或无免疫原性，病毒存在于受保护部位机体难以产生免疫应答或病毒逃避了宿主免疫防御机制；同时也与机体免疫应答异常有关，如免疫耐受，细胞免疫应答低下，抗体或细胞免疫功能异常，干扰素产生低下及遗传因素等，不能清除病毒。迄今对各种病毒持续性感染的机制还在研究之中。根据患者的疾病过程及动物实验与细胞培养的结果，持续性感染分为潜伏性感染、慢性感染及慢发性感染。

（1）潜伏性感染（latent infection）：病毒入侵并曾经引起疾病，如某些疱疹，治愈后病毒基因仍存在于一定的组织或细胞中，其 DNA 或反转录合成的 cDNA 以整合形式或环状分子形式，潜伏在特定的组织或细胞内，并不能完成病毒复制的全部环节，产生有感染性的病毒体，而造成潜伏状态，无症状期查不到完整病毒体。当机体免疫功能低下时，病毒基因活化并大量复制成完整病毒，发生一次或多次复发感染，引起与初次感染时非常相似或完全不同的病变，甚至诱发恶性肿瘤。急性发作期可以检测出病毒的存在。例如，单纯疱疹病毒感染发病后，在三叉神经节中潜伏，此时机体既无临床症状也无病毒排出；以后由于机体劳累或免疫功能低下等因素影响，潜伏的病毒被激活后沿感染神经到达皮肤、黏膜，在口唇或鼻部发生单纯疱疹。水痘-带状疱疹病毒初次感染儿童引起水痘，痊愈后，病毒可长期潜伏在脊髓后根神经节或脑神经的感觉神经节细胞中，在患者发生肿瘤或年龄增大而免疫力降低时，病毒可被激活、增殖并扩散至皮肤发生带状疱疹。

（2）慢性感染（chronic infection）：显性或隐性感染后，病毒未被完全清除，少量病毒持续存在于血液或组织中，经常或间断地排出体外，症状可有可无，可轻可重。病程进展缓慢，可长达数月至数十年。感染性病毒处于持续的增殖状态，机体长期排毒，在慢性感染全过程中均可分离培养或检测出病毒。例如，风疹病毒、CMV、EBV、HIV、HBV、HCV 等，均可造成慢性感染，往往可检测出不正常的或不完全的免疫应答。HBV 感染后 10% 的患者血中持续存在 HBsAg，血清中可检出免疫复合物，而细胞免疫功能低下者，发展成慢性活动性乙型肝炎。又如，4 个月内的胎儿感染风疹病毒后，母体抗体不能清除细胞内的风疹病毒，受染细胞分裂速度减慢，胎儿发育不正常，出生后出现多种多样的先天性缺陷或畸形，称为"风疹综合征"，随着年龄的增长，细胞免疫功能增强，才能消除产生病毒的靶细胞。此外，与疣有关的乳头瘤病毒可形成慢性感染，这是由于病毒隐藏在无血管的上皮细胞内，病毒基因也可整合到宿主细胞 DNA 中，逃避免疫监视。

（3）慢发性感染（slow developing infection）：是指发展缓慢的感染，较为少见但后果严重。病毒经隐性或显性感染后有很长的潜伏期，既不能分离出病毒也无症状。经数年或数十年后，可发生某些慢性进行性疾病，常导致死亡。发病后病程一般不超过 1 年。引起慢发性病毒感染的病毒不多，可分为 3 种情况：①急性感染后的慢发性感染，发病后经长期潜伏再次发病的病毒，如儿童期感染麻疹病毒康复后，经过十余年后可发生亚急性硬化性全脑炎（SSPE）。开始不了解 SSPE 的病因，后来在患者脑组织中用特殊的细胞共培养等技术证实此病是由麻疹病毒所致。进行性风疹脑炎也是一种慢发性感染，患者有先天性风疹的病史，若干年后表现为智力下降和运动功能障碍，脑脊液中白细胞数量增多，蛋白和 IgG 增高，血和脑脊液可检出高滴度风疹病毒抗体。②长期隐性感染的病毒，至今还有一些病因未知的疾病如多发性硬化症（multiple sclerosis）、动脉硬化症及糖尿病等，可能是一种慢发性病毒感染疾病，感染时机不明，呈慢性进行性发展，多年后发病，因发现病变组织中存在 CMV 或肠道病毒基因片段，也被认为可能为慢发性病毒感染。③慢病毒，还有一些引起慢发性感染的病毒被称为慢病毒（slow virus），如 HIV（引起 HIV 脑病）、HTLV（引起成人 T 细胞性淋巴瘤/白血病）、JC 病毒（引起进行性多灶性白质脑病）等，朊病毒也可引起慢发性感染，发生海绵状脑病。慢发性感染与慢性感染不同，其特点是潜伏期很长，通常为数月或数年，而后出现慢性进行性疾病，直至病死。

慢发性感染是病毒感染的一种特殊形式，是由病毒感染引起的一组慢性、持续进行性疾病。虽然引起这组疾病的病毒种类和性质很不相同，但却有一些共同点，主要如下：①在感染病毒和出现临床症状之间往往有一个数月甚至数年的无症状的长潜伏期，其原因尚不明。某些病毒虽可能于细胞内存在很长时间而不引起明显病变，但常最终引起不可逆性损害。②病变呈慢性进行性发展，可累及多种组织和器官，如引起脑组织变性坏死，或引起淋巴组织增殖。③疾病过程中常可产生无中和作用的抗体，病毒与相应抗体可同时存在于血液循环中；④免疫作用不明，某些慢发性病毒感染可出现高水平的循环抗体，或有自身免疫病的表现，而某些慢发性病毒感染则可能无明显的免疫反应。它们所致疾病的慢性化，在很大程度上取决于宿主对它们的反应和适应。

某些病毒感染可引起局部组织癌变，如HBV、HCV感染导致的肝癌，HPV感染导致的鳞状细胞癌，EBV感染导致的鼻咽癌、胃癌和淋巴瘤等，其发病过程漫长，往往难以确定感染始于何时，发展过程多久，直至发现癌症。其发病过程亦符合慢发性病毒感染的概念。

3. 局部感染（local infection） 如病毒感染仅局限在入侵部位增殖并引起疾病，称为局部感染。病毒没有远距离扩散的能力，从被感染的细胞释放出细胞后，仅能扩散到邻近细胞，或直接通过细胞间桥从一个细胞进入另一个细胞，或经神经组织再入侵靶器官中的易感细胞，在该细胞中增殖，损伤细胞并引起疾病。局部感染也可引起全身症状，如流感、副流感、呼吸道合胞病毒、腺病毒及轮状病毒的感染，都是局限性的。鼻病毒仅在上呼吸道黏膜细胞内增殖，引起普通感冒；轮状病毒在肠道黏膜内增殖而引起腹泻。

4. 全身性感染（systemic infection） 多数病毒经一定途径感染机体后，常在某种组织或细胞内增殖后，释放入血液循环或淋巴系统，导致病毒血症，播散到全身或数种组织与器官，引起全身性感染。例如，脊髓灰质炎病毒从肠道侵入，先在肠道黏膜以至肠系膜淋巴结中增殖，进入血流形成第一次病毒血症，病毒随血液流入全身淋巴结及脾等合适部位增殖，形成第二次病毒血症，然后侵犯靶器官——中枢神经系统。麻疹病毒经呼吸道入侵人体后先在黏膜上皮细胞中增殖，以后进入血流，在其中的淋巴细胞和巨噬细胞中增殖，并随之散布到淋巴组织等细胞内增殖，在其中大量增殖后再次入血，并随血流播散到全身的皮肤、黏膜、口腔、呼吸道及淋巴组织。病毒可在毛细血管内皮组织中增殖，在机体的抗体参与下形成皮疹。在约1/1000的患者中，麻疹病毒还可侵入脑组织。各种病毒在体内的感染过程与结局反映了病毒对一种或多种细胞的亲嗜性及细胞作为对该种病毒的容许性细胞，供病毒在其中增殖并释放出有感染性的大量病毒体。一般全身性感染会产生更全面及巩固性更好的免疫应答。

局部感染与全身性感染的比较见表8-1-3。

表8-1-3 局部感染与全身性感染的比较

鉴别内容	局部感染	全身性感染
潜伏期	较短	较长
病毒血症	—	+
病后免疫力持久性	较短	较长或终生
免疫力来源	局部IgA和细胞免疫	血流抗体和细胞免疫
临床表现	局部症状明显	局部和全身症状
病毒感染举例	普通感冒（鼻病毒）	麻疹、脊髓灰质炎

影响机体感染病毒临床类型、疾病过程、经过与结局的因素很多，包括病毒感染方式，入侵部位，体内播散途径，病毒的数量、毒力、亲嗜性及病毒寄生、增殖的组织与靶细胞，是否进入血液循环，机体的遗传特性及天然和获得性免疫应答等。病毒可能会完成全部感染过程造成严重损伤，甚至导致感染者死亡，也可能仅出现隐性感染或使感染中止成为顿挫型感染，或感染者最终清除病毒而恢复健康，均由病毒与机体两方面因素的相互作用所决定。其中很多细节至今尚未阐明。

七、病毒的致病作用与病理变化

从病理角度来看，病毒感染可分为宿主水平和细胞水平两个层次。①宿主水平的感染：主要是指病毒如何侵入宿主机体。病毒可以通过皮肤黏膜的直接接触或通过昆虫的叮咬或犬、猴、猫等动物的咬伤，进入皮肤黏膜，或经过输血、注射进入血液，或经过空气、食物、饮水等进入呼吸道或消化道，或经性交发生性传播等，侵入宿主体内。病毒可侵入血流，形成病毒血症，扩散到许多器官，或通过淋巴道引起局部淋巴结病变。②细胞水平的感染：主要是指病毒侵入宿主细胞及引起宿主细胞的病变。病毒首先黏附于宿主细胞，病毒的包膜与宿主细胞膜融合，然后病毒的核酸成分才能进入宿主细胞内，破坏宿主细胞，使其肿胀变性甚至坏死，或者引起细胞病变，如形成巨细胞或包涵体；或者病毒通过溶解、出芽、融合等方式，在宿主细胞之间进行传播，进而播散到靶器官。病毒也可以寄生在宿主细胞内（如单核巨噬细胞），通过受染细胞的运动或随血液循环转运到远处器官。

病毒的感染是从侵入宿主开始，其致病作用主要是通过侵入易感细胞、在细胞内增殖，导致细胞损伤或改变细胞的功能而引发疾病。受累细胞越多则器官损伤和（或）功能障碍越重。因而细胞水平的病毒感染是其致病的关键。对细胞水平的病毒感染分析多数是通过将病毒接种培养的细胞，观察细胞形态学变化并研究细胞新陈代谢及抗原性的改变。从机体的病变组织采取标本，做超微结构观察，也可了解病毒感染对细胞的作用。自从发展分子生物学技术后，用原位核酸分子杂交或提取组织细胞的核酸研究病毒基因在其中的存在状态也可阐明病毒与被感染细胞的相互作用，从而使感染病理研究达到分子水平。

（一）病毒的致病作用

病毒感染对宿主细胞的作用可分为以下几种情况。

1. 杀细胞性感染（cytocitic infection） 病毒在宿主细胞内复制成熟后，在很短的时间内一次释放大量子代病毒，使细胞被裂解而死亡。病毒在复制增殖过程中不仅可阻断细胞的核酸与蛋白质的合成，使细胞的新陈代谢功能紊乱、胞质胞膜功能衰退，同时，又引起细胞内溶酶体膜的通透性增高，释放出过多的水解酶于胞质中，引起细胞自溶，造成细胞病变或变性坏死。因此这种感染也称为溶细胞性感染（cytolytic infection）。发生溶细胞性感染的病毒多数可引起急性感染，主要见于无包膜、杀伤性强的病毒，如脊髓灰质炎病毒、柯萨奇病毒及鼻病毒等。释放出的病毒可再侵犯其他易感的宿主细胞。在细胞培养液中接种杀细胞性病毒，经过一定时间后可见细胞变圆、坏死、从瓶壁脱落等现象，称为细胞病变效应（cytopathic effect，CPE）或杀细胞效应。

杀细胞性感染的主要机制：病毒编码的早期蛋白可阻断细胞大分子的合成，细胞溶酶体结构和通透性的改变致使细胞自溶，病毒抗原分子插入细胞膜表面引起细胞抗原性的改变，造成细胞融合；病毒产生的毒性蛋白对细胞有毒性作用，病毒感染可损伤细胞

膜和细胞器，阻断蛋白质合成，干扰细胞代谢，这些环节的改变都可以造成宿主细胞的死亡，引起变质性病变，如流行性乙型脑炎、脊髓灰质炎、乙型病毒性肝炎。

细胞死亡常见有两种方式：细胞坏死（已如上述）和细胞凋亡（apoptosis）。细胞凋亡是由宿主细胞基因所调控的一种程序性死亡过程。当细胞受到诱导因子作用激发并将信号传导入细胞内部，细胞的死亡基因被激活后，细胞膜出现鼓泡、细胞核浓缩、染色体DNA被降解，在凝胶电泳时出现阶梯式的DNA条带。已证实有些病毒（如HIV、腺病毒等）感染细胞后，直接由感染病毒本身，或由病毒编码蛋白间接地作为诱导因子可引发细胞凋亡。通过细胞凋亡来释放子代病毒。有些病毒直接诱导免疫细胞凋亡，有利于逃避机体的免疫清除作用。但有些病毒可以抑制宿主细胞凋亡，使其长期在细胞内生存。了解细胞死亡的机制对指导研究如何阻断或减少病毒致细胞死亡的损伤作用有重要价值。

2. 稳定状态感染（steady state infection） 某些有包膜的病毒（如流感病毒、疱疹病毒等）在细胞内的复制过程中，不阻碍细胞本身的代谢，也不改变溶酶体膜的通透性，因而不会使细胞溶解死亡，故称为稳定状态感染。复制的病毒以出芽方式从感染的宿主细胞中逐个释放子代病毒，因其过程相对缓慢，所致病变相对也较轻，只有机械性损伤和合成产物的毒害可使细胞发生肿胀、皱缩、出现轻微的细胞病变，在一段时间内宿主细胞并不立即死亡。由于这类病毒感染常以出芽方式释放子代病毒，细胞膜常发生一定的变化。例如，在细胞膜表面出现嵌合有病毒特异抗原的蛋白成分，因这些病毒抗原具有抗原性，可被机体的特异抗体或细胞毒性T细胞所识别，成为细胞免疫攻击的靶细胞。如果细胞膜表面的病毒蛋白具有融合膜的生物活性，数个细胞间的细胞膜可互相融合而形成多核巨细胞（polykaryocyte），具有病理学特征。例如，麻疹病毒引起的肺炎在肺部可出现融合的多核巨细胞，这有诊断价值。某些冠状病毒也可致细胞融合，形成多核巨细胞。受病毒感染的细胞膜上常出现由病毒基因编码的新抗原，如流感病毒感染细胞后，以出芽方式释放时，细胞表面形成血凝素，能吸附某些动物的红细胞。受病毒感染的细胞不断大量释放子代病毒后，在机体的免疫因子介导下，细胞最终仍不免死亡。

3. 整合感染（integrated infection） 某些DNA病毒的全部或部分DNA及反转录病毒合成的cDNA插入宿主细胞基因中，形成前病毒（provirus），导致

细胞遗传性状的改变，称为整合感染。整合的宿主细胞不复制期间为潜伏感染，偶尔复制出完整病毒时为复发感染。从基因水平研究发现，病毒基因整合入宿主细胞可有两种方式。一种是反转录病毒复制过程中以双链 DNA 整合入细胞染色体 DNA 的阶段；另一种整合称为失常式整合，主要见于 DNA 病毒，即病毒感染细胞后，病毒的 DNA 在细胞核内可偶然地以部分病毒基因片段与细胞的染色体 DNA 随机地进行重组，从而使整合的病毒 DNA 随细胞分裂而被带入子细胞中，如 SV40 病毒 DNA 即可整合入细胞 DNA。如果病毒基因整合入宿主细胞染色体部位或染色体附近有抑癌基因或癌基因存在，该细胞则可发生与肿瘤相关的一系列的变化。在适宜条件下也可转化为癌细胞，细胞膜上出现肿瘤抗原。HTLV-1、EBV、HPV、HBV 均可造成这一类型的感染。

为研究和阐明病毒感染的机制，动物模型是不可缺少和替代的工具。最为理想的动物模型是能完全模拟人体感染过程的，如黑猩猩可感染人乙型和丙型肝炎病毒。但即使灵长类动物（黑猩猩、猴等）也难以重复表现与人感染相同的过程。第二种则是有些病毒可以用实验方法感染动物，如流行性乙型脑炎病毒经脑内注射，可使小鼠发生脑炎。第三种动物模型是应用在动物中存在的与人相同病毒科的病毒感染，如猴免疫缺陷病毒与人类免疫缺陷病毒均属反转录病毒科但并非同种病毒，前者可在猴引起类似人的艾滋病，从而可将其作为模型。第四种动物模型为转基因动物模型。通过将某一种病毒的部分或全部基因克隆入质粒，注入鼠受精卵后，再转入鼠宫腔，娩出的鼠可获得表达病毒抗原甚至有病毒复制的转基因鼠，也可用以在整体水平研究病毒的感染与致病机制。

（二）病毒引起的基本病理变化

病毒的致病性在细胞水平有细胞病变作用，但在机体水平可能并不显示临床症状，即亚临床感染或隐性感染，也可引起明显的临床症状（显性感染）且有急慢之分、轻重之别，其关键是病毒数量及其在细胞内的复制程度和感染类型。病毒感染所致病变亦为炎症性，包括变质、渗出与增生，主要有以下表现。

1. **感染细胞的变性坏死**　许多病毒感染细胞的结局为细胞死亡，形成杀细胞性感染，损伤机体实质细胞、免疫细胞，甚至损伤其他相关细胞。病毒在感染细胞内可以抑制或阻断宿主细胞的 DNA、RNA 或蛋白质的合成，使感染细胞变形，常见细胞肿胀，细胞膜通透性改变，最后细胞本身溶酶体酶逸出，导致细胞破坏。有些病毒复制成功后则溶解宿主细胞，使病毒释放出来，如黄热病毒对肝细胞、脊髓灰质炎病毒对神经节细胞等。有些病毒可以改变宿主细胞膜的抗原性，或在细胞膜表面表达病毒蛋白，或与宿主细胞膜具有交叉抗原，致使免疫活性细胞把受染的宿主细胞作为靶细胞进行攻击，造成细胞变性坏死。例如，HBV 感染肝细胞后受感染的肝细胞表面的 Fas 受体与细胞毒性 T 细胞表面的 Fas 配体结合，启动肝细胞的凋亡程序，使肝细胞广泛坏死，发生急性肝衰竭。因此许多病毒感染是以变质为主的。例如，在病毒性肝炎，少数细胞的坏死可形成点状坏死、碎片状坏死，大量细胞的坏死可融合成大片状坏死，或互相连接成桥接坏死（图 8-1-1 ～图 8-1-3）；乙型脑炎时脑组织液化性坏死形成大小不等的筛状软化灶（图 8-1-4）。

许多研究提示，慢性病毒感染还可以改变机体内的微环境，诱导机体抗病毒或抗肿瘤的特异性 T 细

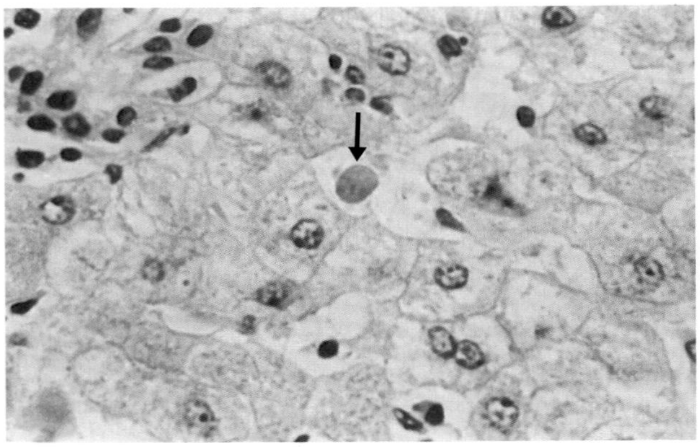

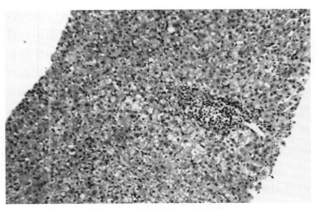

图8-1-1　嗜酸性小体
见于乙型肝炎，大部分肝细胞肿胀，局部肝细胞坏死崩解，由炎细胞取代；少数肝细胞嗜酸性变，并可见嗜酸性小体形成（箭头）（王恩华惠赠）

图8-1-2　肝细胞变性坏死
病毒性肝炎穿刺活检标本，肝细胞水样变性，挤压肝窦；局部小灶性肝细胞坏死，淋巴细胞单核细胞渗出并占据坏死区域，提示此处肝细胞已发生坏死而消失

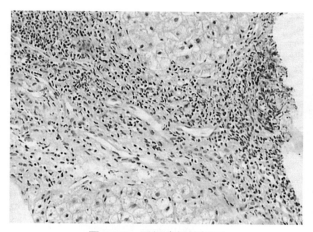

图8-1-3 肝细胞桥接坏死
病毒性肝炎穿刺活检标本，肝细胞肿胀变性，坏死区大量炎细胞浸润，互相连接，形成桥接坏死

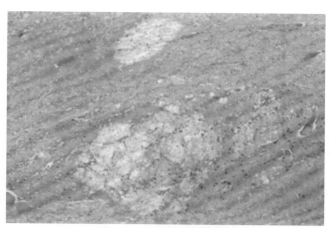

图8-1-4 脑组织液化性坏死
乙型脑炎，局部脑组织液化坏死，形成淡染的筛状软化灶（王恩华惠赠）

胞衰竭，损伤其增殖能力和效应功能，如 HIV 感染可导致 CD4⁺T 细胞破坏、机体免疫损伤，致使机体无法对抗机会性感染。T 细胞共抑制受体/配体（如 PD-1/PD-L1）被视为慢性病毒感染和肿瘤中 T 细胞耗竭的关键调节因素，PD-1 是一种程序性死亡受体，PD-L1 蛋白是其配体。PD-L1 通过结合 PD-1，可抑制 T 细胞的增殖和分泌细胞因子，促进 T 细胞耗竭，但其分子机制尚待阐明。

病毒杀死一种细胞后，还可导致另一种依赖前者的细胞病变。例如，脊髓灰质炎病毒导致运动神经元损伤，继而引起其支配的远端骨骼肌发生神经性萎缩。

2. 病毒包涵体形成 病毒蛋白质和病毒颗粒在宿主细胞内大量增殖积聚，可形成病毒包涵体（inclusion body），而包涵体是病毒感染细胞中独特的形态学变化，具有诊断价值。各种病毒的包涵体形态各异，单个或多个，或大或小，圆形、卵圆形或不规则形，位于核内或胞质内，嗜酸性或嗜碱性。荧光抗体染色和电镜检查证明包涵体是病毒复制合成场所或病毒颗粒的聚合体，也可能是病毒增殖或宿主细胞对病毒作用留下的反应产物。包涵体可破坏细胞的正常结构和功能，有时引起细胞死亡。病毒包涵体的形态、染色性及存在部位对某些病毒有一定的诊断价值。例如，呼肠病毒感染可形成胞质内嗜酸性染色的包涵体，围绕在细胞核外边，用电子显微镜可看到有些病毒体呈结晶形排列的集团，也有的病毒包涵体呈中空的小管状结构（图 8-1-5）。胞质内嗜酸性包涵体还可见于狂犬病毒、副流感病毒、腮腺炎病毒、呼吸道合胞病毒、脊髓灰质炎病毒、传染性软疣病毒等感染。狂犬病毒感染的椎体细胞胞质内嗜酸性染色的

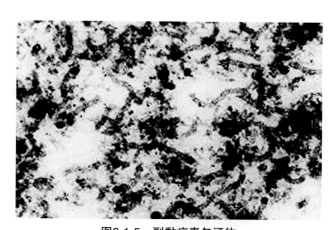

图8-1-5 副黏病毒包涵体
在染色质周边可见18～20nm的中空的小管状包涵体（丁彦青惠赠）

包涵体又称"内氏小体"（Negri body），如同红细胞大小，均质红染（图 8-1-6）。CMV 和 HSV 感染可形成胞核内嗜酸性染色的包涵体，包涵体周围有空晕，形成"鹰眼"样结构，属于 Cowdry A 型包涵体（图 8-1-7）。水痘-带状疱疹病毒也可形成核内嗜酸性包涵体，而腺病毒形成的胞核内包涵体呈嗜碱性染色。麻疹病毒感染的细胞可互相融合成为"合体型巨细胞"，巨细胞内有多个核，在胞核内和胞质内均可有嗜酸性染色的包涵体，巨细胞病毒也可在胞核胞质内形成包涵体。传染性软疣的胞质内包涵体（软疣小体）更是显而易见（图 8-1-8）。约半数种类的病毒感染与细胞内包涵体有关，通常是在细胞核内组装的病毒（一般是 DNA 病毒）形成核内包涵体；在细胞质内组装的病毒（一般是 RNA 病毒）形成胞质内包涵体。

3. 细胞形态的改变 病毒蛋白质可插入宿主细胞膜，损害其完整性，改变其抗原性，引起细胞融合

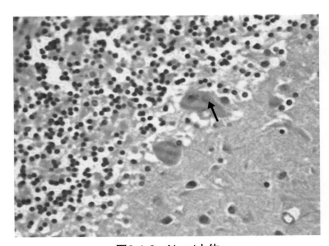

图8-1-6 Negri小体

见于狂犬病,小脑浦肯野细胞胞质中可见圆形病毒包涵体(箭头)
(韩安家惠赠)

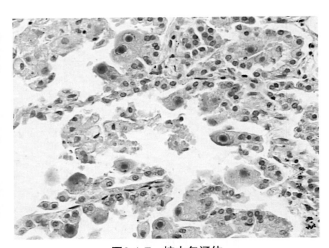

图8-1-7 核内包涵体

艾滋病患者肺部CMV感染,在肺泡上皮和巨噬细胞内形成核内包涵体,包涵体周围有空晕形成,与核膜分离

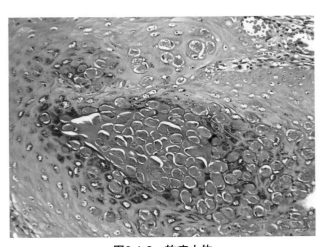

图8-1-8 软疣小体

传染性软疣,可见鳞状细胞胞质内嗜酸性包涵体形成,形态醒目,细胞核被挤压到一侧,切片中常不能显示

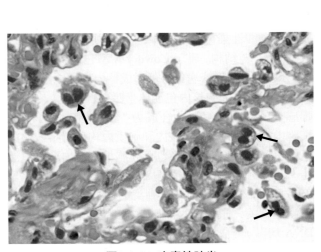

图8-1-9 病毒性肺炎

肺泡上皮增生,细胞体积增大,少数肺泡上皮融合形成双核巨细胞(箭头),有些细胞脱落至肺泡腔

或变形。例如,麻疹病毒、疱疹病毒和副流感病毒能使感染的细胞膜发生改变,而导致感染细胞与邻近未感染细胞发生融合。细胞融合(cell fusion)也是病毒向邻近健康细胞扩散的一种方式。一些细胞融合可形成多核巨细胞或合胞体(syncytium)细胞,可见于呼吸道合胞病毒、麻疹病毒和冠状病毒等感染(图8-1-9)。这是这类病毒感染细胞的病理特征。另外,病毒感染的细胞膜上常出现由病毒基因编码的新抗原,流感病毒感染细胞膜上出现病毒血凝集和神经氨酸酶,就使感染细胞成为免疫攻击的靶细胞。胞质或胞核内病毒成分的积聚也可改变细胞形态,如HBV可致肝细胞胞质毛玻璃样变性(图8-1-10),而单纯疱疹病毒可致上皮细胞核毛玻璃样变性和多核巨细胞形成(图8-1-11),人乳头瘤病毒感染可致宫颈上皮形成挖空细胞(图8-1-12)。

4. 细胞增生、转化与癌变 有少数病毒感染细胞后不仅不抑制细胞DNA的合成,反而促进细胞的DNA合成,引起细胞过度增殖。引起动物肿瘤的SV40病毒即为这些病毒的代表。SV40病毒编码的一种蛋白(T蛋白)可以与细胞的DNA复制起始点及细胞的DNA多聚酶结合,从而可以促进细胞的增生、转化甚至癌变。目前已公认有10余种病原体与人类癌症的关系密切,包括HBV、HCV、HPV、EBV等病毒。例如,HPV可引起疣状病变、皮肤黏膜的上皮内瘤变(非典型增生)甚至癌变(图8-1-13,图8-1-14),EBV可引起鼻咽癌、胃癌、平滑肌肿瘤和多种类型的淋巴瘤(图8-1-15,图8-1-16),HBV、HCV可引起肝癌,HTLV可引起成人T细胞白血病/淋巴瘤等,HHV-8(人类疱疹病毒8型)可引起卡波西肉瘤和渗

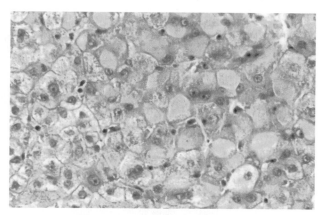

图8-1-10　肝细胞毛玻璃样变性

见于乙型病毒性肝炎，部分肝细胞毛玻璃样变性（王恩华惠赠）

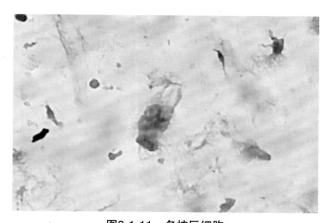

图8-1-11　多核巨细胞

见于痰涂片，图中心一细胞体积增大，多核（4个），核呈毛玻璃样，提示HSV感染

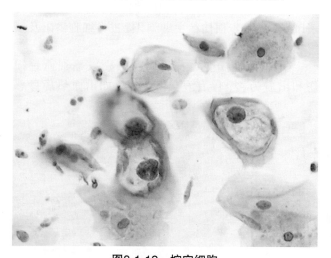

图8-1-12　挖空细胞

HPV感染子宫颈鳞状上皮，形成特征性的挖空细胞，其细胞核增大，核周胞质虚无似被挖空一般

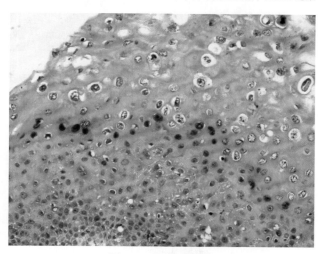

图8-1-13　挖空细胞

宫颈鳞状上皮轻度非典型增生，伴浅层和中层挖空细胞形成

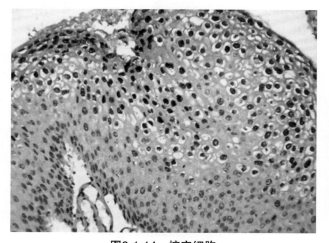

图8-1-14　挖空细胞

宫颈HPV原位杂交细胞核阳性，见于鳞状上皮浅层和中层

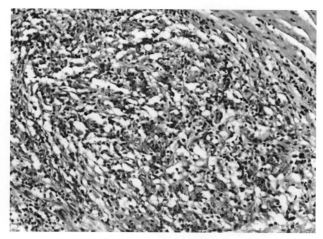

图8-1-15　EBV相关胃癌

胃癌呈淋巴上皮瘤样癌表现，癌细胞巢不明显，间质大量淋巴细胞浸润

出性淋巴瘤等。JC病毒与胃癌和结肠癌的关系近年也受到关注。在2012年新增的1400万癌症病例中，220万（15.7%）是感染所致，其中HPV者64万人，HBV者42万人，HCV者17万人，EBV者12万人。关于病毒致癌问题详见第五章。

病毒感染也可导致淋巴细胞反应性或肿瘤性增

生，如EBV感染所致的淋巴组织增生性疾病，详见EBV感染部分。病毒感染也可引起间质细胞（主要指成纤维细胞）增生和淋巴细胞巨噬细胞增生，如间质

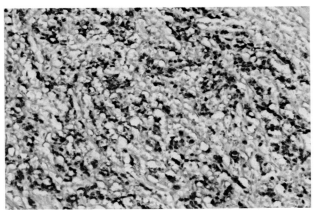

图8-1-16　EBV相关胃癌
与图8-1-15为同一病例，经免疫组织化证实为低分化腺癌，原位杂交显示癌细胞的细胞核均为EBER弥漫阳性

性肺炎及肺间质纤维化，病毒性肝炎晚期的肝脏纤维化及肝硬化等。

5. 渗出性病变　主要表现为炎细胞和浆液渗出。病毒感染病灶中最多见的是淋巴细胞和单核巨噬细胞浸润，炎细胞常浸润于间质组织中（图8-1-17，图8-1-18），而脑内的炎细胞渗出常围绕小血管形成袖套状浸润，具有特征性（图8-1-19）。另一类炎型就是抗原抗体补体复合物引起的中性粒细胞及单核细胞渗出，需与化脓菌感染所致大量中性粒细胞渗出鉴别。单核巨噬细胞和淋巴细胞的增殖和浸润提示病毒浸润（图8-1-20）。病毒感染后可刺激机体的炎症反应，产生细胞因子如干扰素（IFN）、肿瘤坏死因子（TNF）和白细胞介素（IL）等，甚至形成细胞因子风暴，进一步损伤宿主细胞，促进炎细胞渗出及组织坏死。

6. 出血性病变　有些病毒感染以毛细血管损伤和出血为主，伴有发热等症状，如出血热病毒感

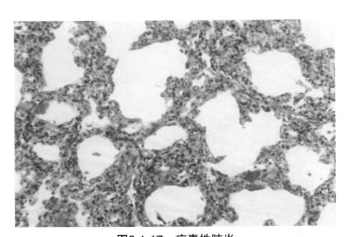

图8-1-17　病毒性肺炎
肺泡壁增厚，间质增宽，其中较多淋巴细胞单核巨噬细胞浸润，形成间质性肺炎

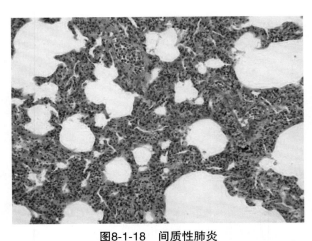

图8-1-18　间质性肺炎
间质血管扩张充血，伴淋巴细胞浸润和巨噬细胞增生，肺泡壁明显增厚（韩安家惠赠）

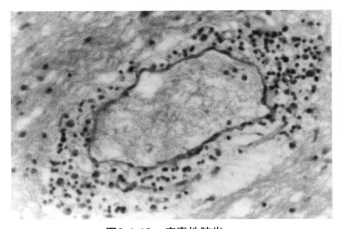

图8-1-19　病毒性脑炎
淋巴细胞渗出常围绕在小血管周围，形成特征性的袖套状结构

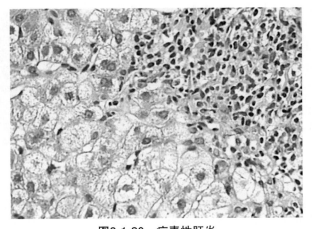

图8-1-20　病毒性肝炎
肝小叶边缘及汇管区内见大量淋巴细胞浸润，为病毒性肝炎的常见表现

染（图 8-1-21），详见本章第八节。其机制可能为免疫损伤所致。免疫复合物沉积于血管内，激活补体，使血管通透性增加，引起出血性病变，包括皮肤瘀点、瘀斑和内脏大小不等的出血灶。严重者可致失血性休克。在某些病毒性肺炎中，也可发现较为显著的出血性病变，可能也与病毒性血管病变有关（图 8-1-22）。

7. 无反应性感染　许多病毒（如 CMV、风疹病毒、HCV 等）可在侵犯巨噬细胞及淋巴细胞后在其中潜伏存在，并不引起细胞病变或仅影响细胞的功能，但在一定条件下病毒可被激活而复制，造成持续性感染。病毒入侵免疫细胞后，不仅因影响机体的免疫功能（如吞噬功能降低、抗体产生低下等）致使病毒难以清除，还可在这些细胞中逃避抗体、补体等作用而受到保护，并可随免疫细胞播散至体内其他脏器。

（三）病毒感染对免疫系统的影响

免疫系统在体内形成免疫网络，免疫细胞应答、免疫细胞间的相互作用、细胞因子与抗体应答等环节均可因病毒感染而受到影响。主要表现为以下几点。

1. 免疫功能下降继发机会性感染　病毒感染致机体的免疫应答性降低或暂时性免疫抑制是最常见的现象，免疫应答低下与病毒侵犯免疫细胞有关。如麻疹病毒可侵入巨噬细胞、T 细胞和 B 细胞，杀伤免疫活性细胞，并可致淋巴组织中出现多核巨细胞，使其免疫功能下降。麻疹患儿对结核菌素皮肤试验应答低下或由阳性转为阴性，持续 1～2 个月，以后逐渐恢复。HIV 侵犯巨噬细胞及 T 辅助性细胞（CD4$^+$）后，可使 T 辅助性细胞数量大量减少，造成持续免疫损伤以致发生艾滋病。由于机体细胞免疫功能缺陷，极易合并机会性感染。更多的病毒感染则是引起暂时性免疫抑制，如流感、流行性腮腺炎、麻疹、风疹、登革热、委内瑞拉马脑炎、单纯疱疹、巨细胞病毒感染等，急性期和恢复期患者外周血淋巴细胞对特异性抗原和促有丝分裂原（PHA、ConA）的反应都减弱。同时对结核菌素、念珠菌素、流行性腮腺炎病毒抗原的皮肤试验反应转阴或减弱。机体免疫力的下降常可继发机会性感染，以 HIV 感染最为典型。

2. 影响免疫识别诱发自身免疫性疾病　病毒感染免疫系统后还可致免疫识别和应答功能紊乱，主要表现为失去对自身与非自身（病毒）抗原的识别功能，而产生对自身细胞或组织的细胞免疫或抗体；或者病毒感染使机体内的某些隐蔽抗原暴露出来，从而被免疫系统识别；或者病毒抗原与宿主组织抗原具有共同的抗原决定簇，机体免疫系统对这些共同的抗原决定

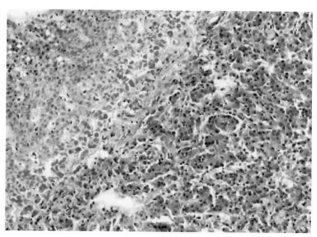

图8-1-21　肾综合征出血热
部分肾上腺组织出血坏死（王恩华惠赠）

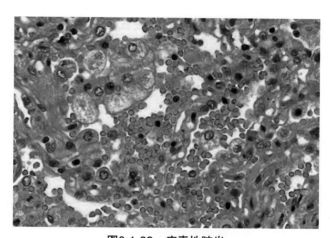

图8-1-22　病毒性肺炎
肺组织显著出血，局部发生出血性梗死，肺泡腔及间质内均见大量红细胞

簇产生免疫反应，这些情况都会引起自身免疫性疾病。这类患者常经历过病毒感染或伴有病毒持续性感染，并可检测到对自身组织（如肝细胞膜抗原、脑组织髓鞘抗原）的抗体或细胞免疫应答。

3. 刺激免疫细胞增生甚至恶性转化　EBV 可侵入单核细胞和淋巴细胞，不仅使细胞增生，数量增多，而且使形态也发生变化，引起传染性单核细胞增多症、多种淋巴细胞增生性病变及多种类型的恶性淋巴瘤。EBV 与鼻咽癌和胃癌等也有密切关系，HHV-8 可致血管内皮细胞增生，与卡波西肉瘤等也有明确的因果关系。详见第五章。

4. 病毒感染可引起多种变态反应（超敏反应）　如超敏反应性脑炎、多发性神经炎、超敏反应性血小板减少性紫癜等。超敏反应的免疫病理作用分别与抗体介导或细胞介导有关。

（1）B 细胞介导的免疫病理损伤：在病毒复制迅速，免疫系统不能及时清除或病毒无法达到靶细胞时，病毒抗原就与相应的特异性抗体结合形成免疫复合物（抗原抗体复合物）。这些免疫复合物如不能被单核巨噬细胞系统有效地清除，则可进入血液循环中，当这些免疫复合物沉积在某些器官组织的细胞膜表面或基底膜后，激活补体，则引起Ⅲ型超敏反应。

（2）T 细胞介导的免疫病理损伤：属Ⅳ型超敏反应，是由特异性细胞毒性 T 淋巴细胞（cytotoxic T lymphocyte, CTL）对感染细胞造成的损伤。如 CTL 与受感染的肝细胞结合，诱导肝细胞凋亡，然后释放各种细胞因子招募中性粒细胞和单核细胞等效应细胞，破坏受感染的肝细胞，形成病毒性肝炎。$CD4^+T$ 细胞可比 $CD8^+T$ 细胞诱导产生更多的细胞因子，能聚集并活化更多非特异性效应细胞，后者释放的蛋白酶及一些活性分子和细胞因子，可引起病理性损伤。

（3）病毒感染时，细胞表面出现了新抗原或病毒改变宿主细胞的膜抗原，与特异性抗体结合后，在补体的参与下，病毒抗原和宿主细胞发生交叉反应，均可引起细胞破坏，此为Ⅱ型超敏反应。

（四）病毒感染的某些特点

1. 病毒感染的亲嗜性与感染部位　病毒感染的病变可以发生在接受感染的部位，如呼吸道、消化道感染，但也有一些病毒感染的病变发生于远离初始感染的部位。例如，乙型脑炎，由蚊虫叮咬皮肤引起，而病变发生在颅内；脊髓灰质炎经消化道感染，而病变发生在脊髓。这与病毒的亲嗜性（tropism）有关。很多病毒感染对靶细胞有一定的选择性，只能感染具有特殊亲嗜性的细胞，或宿主细胞对病毒有特殊容许性（permissibility）时，病毒才能侵入特定的细胞内复制繁殖而引起细胞损害。这种特异性主要通过病毒表面的特异性蛋白和宿主细胞表面的特异性受体的结合来实现。例如，鼻病毒与黏膜上皮表面的 ICAM-1 的结合，EB 病毒与巨噬细胞表面的补体受体（CD2）的结合，HIV 与 $CD4^+T$ 细胞表面的 CD4、CXCR4 或 CCR5 等受体的结合。另外，某些病毒只能在某种细胞内复制，如 JC 病毒（JCV）只能感染少突胶质细胞，引起白质脑病，而不感染神经元和内皮细胞。病毒通过识别特异性受体与靶细胞结合后，病毒体或病毒中的基因组、多聚酶便可能进入靶细胞内。进入方式：①整个病毒易位，跨过细胞膜进入宿主细胞；②病毒的包膜与细胞膜融合，病毒核酸进入胞质和胞核；③

通过受体介导的胞饮作用进入细胞内与细胞内的内体（endosome）的膜融合，然后开始其复制过程。

2. 新发感染病与病毒感染　病毒学是从 1892 年俄国植物学家 Dmitri Iwanovski 发现烟草叶病的致病因子具有可滤过性之后，逐渐发展起来的一门独立的学科。近年来不断出现的新发传染病大多由病毒引起，如 1980 年以后从美国到全球流行的艾滋病，2003 年暴发的 SARS，2004～2006 年发生于我国和东南亚多个国家的人感染高致病性禽流感，2019 年 12 月开始流行的新型冠状病毒感染（COVID-19）等。广泛流行的病毒感染还有病毒性肝炎、肾综合征出血热等。近 50 年间新发和再发的感染性疾病多半是病毒性疾病，其中，又以 RNA 病毒引发的为多，因为 RNA 病毒不但种类繁多，而且基因组序列容易发生变异，如禽流感、尼帕病毒性脑炎、SARS、COVID-19 等病原体都是 RNA 病毒。这与病毒的变异或进化、人类生活方式的改变等诸多因素有关，值得引起重视。

3. 病毒感染的复杂性与危害性　各种病毒感染后会产生许多血清型，同一种病毒感染不同个体或不同器官可表现出不同的临床特征，而不同病毒引起的疾病又可表现出相同的临床症状，因此仅靠临床症状和病理学检查很难确定某一病例的真正病原，所以必须对引起疾病的病原体进行明确诊断，才能获得有效治疗，控制疾病的流行。病毒感染的病变也非常复杂：多数是引起宿主发生炎症性病变，如肝炎、肺炎、脑炎等；有些病毒还可致胎儿患先天性感染或畸形，如风疹、巨细胞病毒、寨卡病毒等；还有不少病毒能使细胞恶性转化，发展成肿瘤，如 EBV、HPV 等。因此，病毒性疾病是严重危害人民健康的主要病种之一。病毒与肿瘤的关系，以及病毒感染对妊娠的影响详见第五章和第六章。

许多病毒感染具有机会性，即好发生于免疫功能损伤的机体。近年由于艾滋病的流行，器官移植后的免疫抑制治疗，以及癌症患者的增多，机会性感染明显增多，其中不少是病毒感染。例如，艾滋病患者常发生 EBV、CMV 等疱疹病毒感染，以及真菌感染、弓形虫感染等，从而促进艾滋病的病情进展和死亡。EBV 还常发生在实体器官移植后的患者，引起淋巴组织增生性病变。

4. 病毒跨种属感染与人兽共患病　2007 年，相关文献称全世界共发现 1709 种病原体，包括病毒、细菌、真菌、原虫、蠕虫等，其中 832 种（49%）是动物源性或称动物性传染病的病原，而在被认为是新出现的 156 种病原体中，114 种（73%）是可以传播给人类的动物源性传染病病原。这类疾病传播给人类，即所谓人兽共患病。在 1145 种传染病中，约 60% 能够感染动物或人类，如艾滋病、禽流感、猴痘、狂犬病等。病毒跨种属传播普遍存在，因为人类细胞表面带有许多与动物一致的受体结构，能够识别这些受体的病毒就有可能从动物传播给人类，或者从人类传播给动物。由于人类活动的范围扩大和生态环境的改变、人与动物的频繁接触，原本局限于某个地区或某种动物的病毒可能借机获得新的宿主，如猴痘病毒由非洲冈比亚硕鼠传播到美洲草原犬鼠，再由鼠传播到人。跨种属传播也可能由病毒的突变造成，如流感病毒属于 RNA 病毒，有 8 个 RNA 节段。当 2 株病毒同时感染一个宿主时，很容易发生不同节段的重组。迄今所知人甲型流感病毒的 16 个血凝素亚型（H）和 9 个神经氨酸亚型（N）毒株均能从禽鸟中分离出来，因此禽类被称为流感病毒的基因储存库。目前普遍认为，造成人流感大流行的甲型流感病毒的新亚型毒株都是间接或直接由人流感病毒与禽流感病毒通过基因重组而得来的。

5. 病毒感染与"非感染病" 随着病毒检测技术的提高，人们在很多传统认为的"非感染病"中发现了病毒成分，已经阐明了有些疾病的病毒病因，并建议将它们列入感染性疾病，有些疾病与病毒的关系尚在探讨中，暂称为病毒相关性疾病。除上述与肿瘤相关的病毒类型外，病毒相关的"非感染病"亦不少见，如某些关节炎与 HBV 或人类细小病毒 B19 等慢性感染，重症肌无力与 HCV 慢性感染，特发性血小板减少性紫癜与人类细小病毒 B19、EBV、HCV、HAV 感染，动脉粥样硬化与 HCV 或 CMV 感染，胰岛素依赖性糖尿病与肠道病毒感染等。疲劳综合征和瑞氏综合征等也与病毒等感染有关。其发生发展可能与以下因素有关：①病毒基因组整合到宿主细胞核内，引起细胞持续性非典型增生；②病毒细胞在宿主细胞内复制，直接破坏宿主细胞；③通过免疫应答或超敏反应，导致宿主组织损伤；④病毒感染通过分子模拟机制或抗原抗体交叉反应，诱发自身免疫性疾病；⑤在病毒感染基础上继发其他疾病，如 HIV 相关的多种疾病。

八、机体的抗病毒免疫与病毒免疫逃逸

机体抗病毒免疫包括非特异性的天然免疫（固有免疫）和特异性的获得性免疫（适应性免疫），两者不可分割并协同发挥作用。固有免疫在病毒感染早期具有限制病毒迅速繁殖及扩散的作用，但并不能将病毒从体内彻底清除。适应性免疫在抗病毒感染过程中发挥更重要的作用，是最终清除病毒的主要因素。抗病毒感染的方式多种多样，但对有些病毒感染难以产生满意的免疫效果。发热是多种病毒感染后普遍存在的症状，发热也是一种非特异性防御功能，可抑制病毒增殖，并能全面增强机体免疫反应，有利于病毒的清除。

（一）固有免疫与病毒感染

机体固有免疫系统包括自然屏障结构、单核巨噬细胞、干扰素和补体等病毒抑制物，其中起主要作用的是干扰素（interferon，IFN）和自然杀伤细胞（natural killer cell，NKC）。此外，屏障结构可以防止和阻挡病毒入侵；巨噬细胞（组织细胞）可以吞噬、灭活和清除病毒，并能提呈病毒抗原；补体等病毒抑制物可增强抗体的中和活性，抑制病毒增殖。这些机制对阻止病毒感染都具有重要作用。血流中的单核细胞也能吞噬和清除病毒，但中性粒细胞只能吞噬病毒，不能将其消灭，如果被吞噬的病毒不能被消灭则可将病毒带到全身，引起播散。正常人血清中含有能抑制病毒感染的物质，称为病毒抑制物（virus inhibitor），也是一种抗病毒的非特异性免疫。

1. 干扰素 是最早发现的细胞因子，1957 年 Isaacs 和 Lindenmann 发现用灭活的流感病毒作用于细胞后，细胞产生一种具有干扰活病毒增殖的可溶性物质，故称干扰素。IFN 是由病毒或其他 IFN 诱导剂诱导人或动物细胞产生的一类糖蛋白，受干扰素诱生剂作用的巨噬细胞、淋巴细胞及体细胞均可产生干扰素。干扰素具有广谱抗病毒活性，其作用特点如下。①抑制性：IFN 只能抑制病毒，不能直接杀伤或杀灭病毒，而是使邻近的正常细胞产生抗病毒蛋白，进而抑制病毒蛋白质的形成；②特异性：干扰素具有相对的种属特异性，一般在同种生物的细胞中活性最高；③广谱性：由一种病毒诱导产生的 IFN 对多种病毒均有不同程度的作用，但对不同病毒的敏感性和作用效果不同；④快速性：一般在感染几个小时后就能起作用，既能中断受染细胞的病毒感染，又能限制病毒扩散。IFN 也可影响病毒的组装和释放，起到抗病毒的作用。所以用 IFN 治疗病毒感染宜早期应用。干扰素除具有抑制病毒的作用外，还有调节免疫功能和抑制肿瘤细胞生长的作用。

由人类细胞诱生的干扰素根据其抗原性不同可分为 IFN-α、IFN-β、IFN-γ 三种。IFN-α 主要由人白细胞产生，IFN-β 主要由人成纤维细胞产生，两者的抗病毒的作用较强；IFN-γ 由 T 细胞产生，免疫调节和

抑制肿瘤的作用较强。

2. NK 细胞　是存在于人外周血和淋巴组织中的一类淋巴细胞，具有杀伤病毒感染的靶细胞和肿瘤细胞的作用。病毒感染早期产生的 IFN 可诱导 NK 细胞活化。病毒感染细胞后，细胞膜上出现可被活化的 NK 细胞识别的靶物质。NK 细胞识别靶细胞是非特异性的，普遍对病毒感染的细胞有杀伤作用。

NK 细胞对靶细胞的杀伤与其释放的细胞毒性物质及细胞因子有关。①穿孔素：NK 细胞与靶细胞接触后，可自胞质中释放穿孔素而溶解病毒感染细胞；②丝氨酸酯酶：从穿孔素在靶细胞上形成的孔洞进入细胞，通过激活核酸内切酶，使细胞 DNA 断裂，引起细胞凋亡；③肿瘤坏死因子（TNF-α 和 TNF-β）：改变靶细胞溶酶体的稳定性，使多种水解酶外漏，还可活化靶细胞的核酸内切酶，降解细胞基因组 DNA，从而引起细胞凋亡。

通过干扰素的诱生与激活 NK 细胞，机体在病毒感染的早期可抑制病毒的复制，杀伤病毒感染的靶细胞，感染 3 天后达高峰。干扰素还能扩散至邻近的细胞使之也产生抗病毒蛋白，因此除可阻断病毒在已感染的细胞中复制外，还可限制病毒在细胞间扩散。但如病毒的感染不能被非特异免疫所抑制，则伴随病毒的继续增殖，机体的特异性免疫特别是 CTL 将随后发挥抗病毒作用，而 NK 细胞的作用逐渐降低。

3. 病毒抑制物　机体固有免疫是机体抵抗病毒等病原体的第一道防线，主要是通过模式识别受体（pattern recognition receptor，PRR）来识别病原体相关分子模式（pathogen associated molecular pattern，PAMP），释放具有抗病毒作用的细胞因子，诱导机体产生抗病毒免疫反应，抑制病毒的致病作用，并把病毒清除。在抗感染免疫中可以抑制病毒复制和致病的多种细胞因子，如干扰素、补体、IL、TNF 等，也泛称病毒抑制物。许多细胞因子可以直接诱导抗病毒效应分子或间接通过吞噬被病毒感染的细胞，活化适应性免疫反应，如 CTL 和中和抗体等，抵抗病毒感染。

（二）适应性免疫与病毒感染

病毒为专性胞内寄生，有些病毒能迅速引起细胞破坏，释放病毒颗粒，称为细胞破坏型感染或有杀细胞效应；有些病毒可长期潜伏而不引起细胞破坏，甚至逃逸机体的免疫作用。病毒感染过程中，病毒的各种结构蛋白（如衣壳蛋白、基质蛋白或包膜上的各种糖蛋白）及少数 DNA 多聚酶，可经抗原的加工与提呈，活化 T 细胞及 B 细胞，分别在体内诱导体液免疫及细胞免疫。病毒感染类型的不同，在特异性体液免疫和细胞免疫的侧重性也不相同。抗病毒的特异性免疫因病毒有无包膜病毒而异。通常无包膜病毒以体液免疫为主，而有包膜病毒以细胞免疫为主。体液免疫中产生的中和抗体可中和游离的病毒体，主要对再次入侵的病毒体有预防作用。抗体也可与病毒感染细胞的表面抗原结合，在抗体依赖的细胞介导的细胞毒性作用（ADCC）参与下发挥杀伤病毒感染细胞的作用。细胞免疫中的 CTL 通过杀伤病毒感染的靶细胞而清除病毒，使机体恢复健康。活化 T 细胞所分泌的多种细胞因子如干扰素、TNF 等也有利于清除病毒。

1. 抗病毒的体液免疫　由于病毒在细胞内复制，致使体液免疫在抗病毒感染中的作用有限。机体在病毒感染后能产生针对病毒多种抗原成分的特异性抗体，主要是 IgM、IgG 和 IgA。病毒感染后最先出现的是 IgM 类特异抗体，一般在感染后 2 ～ 3 天血清中开始出现，持续时间较短。约 1 周后产生 IgG 抗体，且滴度明显高于 IgM，并随不同病毒种类而持续时间长短不等，可持续几个月甚至几年。一般经黏膜感染并在黏膜上皮细胞中复制的病毒在黏膜局部可诱生 IgA 抗体。抗体对细胞外游离的病毒和病毒感染细胞可通过不同方式发挥作用，其中中和抗体的抗病毒作用尤为重要。

（1）中和病毒作用：包膜病毒可通过包膜蛋白、无包膜病毒可通过衣壳蛋白与易感细胞上相应的受体结合而吸附于细胞。病毒的表面抗原刺激机体产生特异性抗体（IgG、IgM、IgA），抗体与这些病毒结构蛋白抗原结合后，可阻断病毒感染。这种能与病毒结合，消除病毒感染能力的抗体称为中和抗体（neutralizing antibody）。相应地将能刺激中和抗体产生的病毒表面抗原称为中和抗原。其作用机制是改变病毒表面构型，或与吸附于易感细胞受体的病毒表位结合，阻止病毒吸附并侵入易感细胞；病毒与中和抗体形成的免疫复合物更容易被巨噬细胞所吞噬、清除或改变抗原提呈途径；与无包膜病毒结合并将其覆盖，可阻断病毒在进入细胞时脱壳，抑制病毒的复制环节；有包膜的病毒表面抗原与中和抗体结合后，激活补体，可致病毒裂解。IgG、IgM、IgA 三种不同类型免疫球蛋白的中和抗体具有不同的生物学特性。IgG 为主要的中和抗体，由于其分子量小，能通过胎盘由母体输给胎儿，新生儿可具有来自母体的中和抗体而得到约 6 个月的被动免疫保护期，可防御病毒感染。IgM 因分子量大，不能通过胎盘。如在新生儿血中测得被动特异性 IgM 抗体，可诊断为宫内感染。SIgA 抗体主要来源于黏膜固有层的浆细胞，存在于黏膜分泌液中，是中和局部病毒的重要抗体，在局部免疫中起主要作用，常可阻止病毒的局部黏膜入侵。其分子量大，不能进入病毒感染的细胞，故不能清除细胞内的病毒。中和抗体与病毒结合，可阻止病毒吸附于易感细胞或穿入细胞内，对于抑制病毒血症、限制病毒扩散及抵抗再感染起重要作用。总之，中和抗体是针对病毒表面的、与病毒入侵有关的抗原产生的抗体，具有保护作用。

（2）抗体介导对靶细胞的作用：抗体与病毒感染的细胞结合后可激活补体，破坏病毒感染的细胞。主要方式如下：①有包膜的病毒感染细胞后，细胞膜可出现病毒编码的蛋白，能与相应抗体结合，在补体参与下裂解细胞；②通过调理作用，促进巨噬细胞吞噬病毒感染细胞；③通过抗体依赖性细胞介导的细胞毒作用（ADCC）裂解与破坏被病毒感染的靶细胞。ADCC 作用所需要的抗体量较少，因而是病毒感染初期的重要防御机制。

（3）抗体介导促进作用：抗体与某些病毒结合后，可促进病毒在感染细胞中的复制，如登革病毒、呼吸道合胞病毒等。这种促进作用的机制还不明确。实验发现高稀释度的 IgG 抗体可引起促进病毒复制，而 IgM 抗体则无此作用，推测可能是 IgG Fc 段起的作用。当抗体与病毒结合后，可介导更多的病毒进入巨噬细胞而增殖，在细胞表面出现的病毒抗原激发了机体的免疫应答，使巨噬细胞释放多种酶（如蛋白激酶、凝血酶等），进一步激活补体和凝血系统，释放多种细胞因子，从而引起一系列病理变化。

（4）诊断作用：特异性抗体可用于诊断。病毒感染后最早出现 IgM 抗体，故检查 IgM 抗体可作为早期诊断的依据。病毒抗体的诊断方法随不同病毒而异。有些抗体是针对有包膜病毒的内部抗原如核蛋白、复制酶等的抗体，有些抗体是针对病毒表面具有细胞融合功能的酶或病毒复制酶、与病毒入侵易感细胞无关的表面抗原等。因这类抗原与病毒入侵易感细胞不相关，故相应抗体无中和作用，称为非中和抗体，但有时具有诊断价值。

2. 抗病毒的细胞免疫 病毒一旦进入宿主细胞后，抗体则不能直接发挥抗病毒作用。对细胞内病毒的清除主要依赖于 CTL 和 Th 细胞释放的细胞因子，它们主要在病毒感染的局部发挥作用。其作用方式为通过免疫细胞接触靶细胞后杀伤靶细胞或在局部释放细胞因子。

（1）CTL 的作用：CTL 细胞必须与靶细胞接触才能发生杀伤作用，且杀伤效率高，可连续杀伤多个细胞。CTL 的杀伤性作用具有病毒特异性，病毒抗原诱生的 CTL 一般于 7 天左右开始发挥杀伤作用。当 CTL 开始表现活性则 NK 细胞活性逐步降低。大多数 CTL 是 $CD8^+$ 的 T 细胞，受 MHC（组织相容性复合体）Ⅰ类分子限制，但有少数 $CD4^+$ 的 T 细胞也可行使 CTL 功能，受 MHC-Ⅱ类分子限制。CTL 与病毒感染细胞的结合，除通过 T 细胞受体（TCR）特异性识别和结合病毒抗原肽 -MHC 分子复合物外，还需要一些附加因子的参加，如 CD3、CD2 和淋巴细胞功能相关抗原 -1（lymphocyte function associated antigen-1，LFA-1）。CTL 活化后，可释放穿孔素（perforin）和颗粒酶（granzyme）等。穿孔素是一组酶的统称，在靶细胞膜聚合，形成跨膜通道，使靶细胞出现许多小孔而致水分子进入靶细胞内，导致渗透压发生改变，细胞因渗透性溶解而死亡。颗粒酶是一类丝氨酸酯酶，可经穿孔素形成的跨膜通道进入细胞内，激活半胱天冬蛋白酶 -10（caspase-10）等，使 DNA 降解，引起细胞凋亡。CTL 细胞尚可通过高表达的 FasL 与靶细胞表面表达的 Fas 结合，激活半胱天冬蛋白酶 -8（caspase-8），导致靶细胞凋亡。当病毒仅在靶细胞中复制，尚未组装成完整病毒体之前，CTL 已可识别并杀伤表面表达有病毒抗原的靶细胞。因此，CTL 可起到阻断病毒复制的作用。靶细胞被破坏后释放出的病毒，在抗体配合下，可由吞噬细胞清除。

（2）辅助性 T 细胞（Th）的作用：在抗病毒免疫中，活化的 Th 标志为 $CD4^+$，可释放多种细胞因子刺激 B 细胞增殖分化及活化 CTL 和巨噬细胞。Th 细胞分为 2 型：① Th1 细胞，主要分泌 IL-2、IL-12、TNF 和 IFN-γ 等细胞因子，与引起迟发型超敏反应和激发细胞免疫相关；② Th2 细胞，主要分泌 IL-4、IL-5、IL-6、IL-10 等细胞因子，与激活 B 细胞及诱导体液免疫有关。在病毒感染中发现当机体的 T 细胞由以 Th1 细胞为主转向以 Th2 细胞为主时，疾病则进展，因 Th1 细胞功能降低可影响抗体产生及 CTL 效应的发挥。

3. 免疫病理作用 病毒诱生的免疫应答除发挥免疫保护作用外，也可造成机体的免疫病理性损伤，主要有以下几种。①损伤宿主细胞：如 CTL 在杀伤病毒感染的靶细胞同时也造成其他细胞损伤，并在感染局部引起炎症反应。②超敏反应：某些条件下，如抗病毒的抗体亲和力低或与抗原的比例不当，病毒抗原与抗体形成的免疫复合物沉积于血管壁，可引起Ⅲ型超敏反应。例如，有些病毒感染者发生的肾小球肾炎即这一免疫病理作用所致。③自身免疫病：病毒感染细胞后，可改变宿主细胞膜的抗原性或使细胞内隐蔽的抗原暴露，诱发自身免疫病。如部分慢性肝炎患者出现针对肝细胞某些蛋白的自身抗体或细胞免疫；在麻疹病毒、腮腺炎病毒感染后期可发生脑炎，因脑组织中不能分离出病毒，推测发生脑炎的机制并非由病毒复制所造成的损伤，而可能是由于病毒改变了脑组织抗原或因存在交叉抗原诱生了免疫应答，从而造成脑组织损伤。

（三）病毒的免疫逃逸机制

由于缺乏有效的治疗措施，对抗病毒感染往往更依赖于机体免疫功能发挥作用。宿主发展各种免疫机制以清除病毒，而病毒则发展了各种免疫逃逸机制以逃逸宿主的免疫应答。这些免疫逃逸机制可大致分为以下三类。

1. **逃避免疫系统的识别**　在流感病毒感染中，机体可产生针对流感病毒表面蛋白血凝素的中和抗体以迅速清除病毒，获得保护性免疫。而流感病毒可通过抗原漂移或抗原转变这两种形式的抗原变异来逃避宿主的免疫清除。

2. **抑制细胞免疫应答**　有以下很多方式，包括：①干扰蛋白酶降解；②抑制抗原加工相关转运蛋白（TAP）介导的肽转运；③抑制 TAP 相关蛋白（tapasin）；④选择性调节 MHC-Ⅰ 类分子的表达；⑤下调 MHC-Ⅰ 类分子肽提呈通路中的转录子；⑥下调 MHC-Ⅱ 类分子表达；⑦下调 T 细胞受体；⑧限制 NK 细胞介导的杀伤作用；⑨诱导树突状细胞（DC）的功能失活等。目前都已取得一些研究成果，但仍有待进一步阐明。

3. **干扰免疫效应功能**　病毒可以通过以下方式干扰和破坏机体的免疫应答效应。①抑制或调节细胞因子和趋化因子；②干扰补体系统；③抑制凋亡等。

除了上述免疫逃逸机制以外，一些病毒还可感染非允许性或半允许性宿主细胞贮存其遗传物质而不裂解细胞。此时，这些病毒维持潜伏状态而很少进行转录活动。同样，病毒也可潜伏于某些免疫豁免区，如在大脑，由于血脑屏障的存在，外周效应细胞不能进入发挥效应功能。

在宿主与病毒共同进化的数百万年内，机体发展了一套高度复杂的免疫机制以预防和清除病毒感染。而与此同时，几乎针对免疫应答的每一步骤，病毒都发展了相应的免疫逃逸机制以确保自身的存活。近年来，机体免疫防御机制及病毒免疫逃逸机制研究都取得很大进展，然而仍有很多问题亟待解决。

九、病毒感染的病因学与病理学诊断

病毒感染的病因学与病理学诊断对于明确病变类型和原因，指导临床治疗非常重要。病毒的分离培养和鉴定是病因诊断的金标准，但技术难度较高，时间较长；血清学检查一般是缺乏针对性的筛查，虽可提示病因但不能确定，况且在病毒感染的窗口期不能检测出来。在病变组织中原位检测出病原体最有诊断意义，包括显微镜下的形态学观察，病毒抗原、抗体的检测，以及对病变组织中的病毒核酸成分的分子病理学检测，是快速诊断病毒感染的主要方法。此处重点介绍病毒感染的快速诊断方法。

（一）病毒的病理学与形态学检查

病毒感染可以引起明显的细胞病变，故利用组织学和细胞学标本检测病毒感染的特异性细胞改变，既可诊断出病变类型，也可直接或间接诊断出感染原因。

1. **光学显微镜检查**　主要观察病毒感染所致的基本病变和特异性细胞病变。在光学显微镜下可以观察到病毒感染的多核巨细胞或合体细胞、宿主细胞的胞质内或细胞核内出现嗜酸性的包涵体。根据包涵体的特点，可以做出辅助诊断。参见上文包涵体部分。HBV 感染可形成毛玻璃样肝细胞，HSV 感染可形成毛玻璃样核及多核巨细胞，冠状病毒可形成上皮性多核巨细胞和胞质内包涵体，HPV 可形成挖空细胞，这些特征性病变都可以作为病毒感染的线索。核酸原位杂交、免疫组化和特殊染色等辅助技术可以帮助我们更容易地识别和鉴别病毒成分。如用原位杂交显示 HPV 或 EBV 核酸，用免疫组化和特殊染色显示 HBV 表面抗原（HBsAg）和核心抗原（HBcAg），地衣红染色也可显示 HBsAg。

2. **电子显微镜检查**　对难以分离培养、形态特殊且病毒数量较多的标本，可用电镜直接检查法或免疫电镜检查法直接观察，这是一种快速诊断与鉴定病毒的方法。

（1）电镜直接检查：某些病毒感染的早期在临床标本中就可出现病毒颗粒。经粗提浓缩后用磷钨酸盐负染，在电镜下直接观察，可发现病毒颗粒，获得诊断。在病变组织的超薄切片中也可以发现病毒。透射电镜和扫描电镜都是很好的诊断工具，但不普及。

（2）免疫电镜检查：在含病毒的标本中，加入特异抗体。经抗原抗体反应后，标本中的病毒颗粒聚集成块，再经负染观察，比直接电镜检查更易发现病毒体，灵敏度可提高100倍。

（二）病毒抗原的检测

病毒抗原是病毒感染特异性的标志，通过免疫学技术用已知的抗体来检测标本中的特异性抗原是否存在，可以早期诊断病毒感染。用于病毒抗原检查的抗体最好是单克隆抗体。常用技术有免疫荧光测定（IFA）技术、酶联免疫吸附试验（ELISA）、放射免疫测定法（RIA）、蛋白质免疫印迹试验（Western blot，WB）、发光免疫分析技术、胶体金标记的免疫层析技术等。

免疫组化（IHC）技术适用于细胞学和组织学标本，渐已成为病理科的常规技术。在病变组织中原位检测病毒抗原成分，能更准确地判断炎症原因，目前已有20余种单克隆病毒抗体可以运用于病理检查。通过标记，可以更简便地识别病毒感染的位置，鉴别病毒的类型。病毒包涵体是推断病毒感染的重要依据，但往往不易发现。当常规HE染色不能显示，或虽能显示但不能鉴别为何种病毒时，免疫组化标记可以方便、快捷、可靠地提供诊断。

（三）病毒抗体的检测

病毒感染后通常诱发针对病毒的免疫应答，产生特异性抗体。因此特异性抗体效价升高有辅助临床诊断的价值。用已知的病毒抗原来检测被检血清中有无相应的抗体，主要是IgM、IgG抗体。一般IgM抗体出现于病毒感染的早期，检测出IgM抗体有助于早期诊断病毒感染；但在感染的早期，机体产生的IgM有明显的个体差异。免疫抑制患者、局部感染或由多种血清型病毒引起的感染，特异性IgM抗体检查可能为阴性。此外，有少数患者产生的特异性IgM抗体可持续1～2年。在评价IgM抗体检查的可靠性方面需引起注意。IgG类抗体出现较晚，通常用于人群普查和流行病学研究。对于患者一般需要检测急性期和恢复期双份血清，恢复期抗体效价是急性期的4倍或4倍以上才有意义，否则视为既往感染。常用的方法有中和试验、补体结合试验、血凝抑制试验、免疫印迹试验等。

（四）病毒核酸成分的检测

用分子生物学技术可以直接检出并分析病毒核酸组成、基因结构、序列同源性，通过比较加以鉴定，判断病毒类型，做出病因诊断。常用分子生物学技术包括聚合酶链反应（PCR）、基因芯片技术、DNA序列分析、核酸杂交技术、核酸电泳技术等，开展病毒基因水平检测有利于对病毒核酸的早期诊断。但是，检出病毒核酸并不等于检出具有传染性的病毒颗粒，其临床意义有待进一步确认。PCR方法有极高的灵敏度，但仍然有假阳性，需注意排除。

核酸杂交（nucleic acid hybridization）技术具有高度的敏感性和特异性，其原理是应用已知序列的核酸单链作为探针（probe），先将探针用放射性核素或生物素、地高辛苷原或辣根过氧化物酶等标记，在一定条件下按碱基互补原则与标本中的靶序列结合，来检测标本中未知的病毒核酸序列，以便做出早期诊断。具体方法有斑点杂交法（dot blot hybridization）、固相杂交技术、原位杂交技术（in situ hybridization）、Southern印迹和Northern印迹法等。在病理学领域中比较常用的是原位杂交技术。原位杂交技术把核酸杂交与细胞学技术结合起来，在病变组织切片上，用细胞原位释放的DNA或RNA与标记的特异性核酸探针进行杂交，通过显色技术直接观察到病变组织中待测核酸在细胞内的分布状态，确定病毒的类型。目前应用较广泛的有EBV和HPV等病毒。

（五）病毒的分离与鉴定

病毒的分离培养与鉴定是诊断病毒感染的经典方法。病毒是专性细胞内寄生，需要在活细胞或动物体内才能得到分离。选择何种动物或细胞，采用什么技术方法来分离培养，应根据临床感染的症状和流行病学资料，推测可能的病毒种类，选择相对敏感的动物和细胞来分离标本中的病毒。将人或动物离体的活组织或分散的活细胞放入实验室的试管或培养基中，模拟体内的生理条件使之生存和生长，称为组织培养。

组织培养的类型有3种：①动物接种；②鸡胚培养；③细胞培养。其中细胞培养是目前使用最广泛的培养技术。用分散的活细胞培养病毒称细胞培养（cell culture）。病毒分离培养成功后，还要对其进行定性和定量等鉴定、理化性质的测定等。病毒分离培养与鉴定是一门精细而复杂的技术，参见有关专著。

其中，病毒在细胞内增殖引起细胞病变（cytopathy）是病毒鉴定指标之一，对病理诊断有参考价值。细胞病变表现为细胞内颗粒增多、细胞皱缩、变圆，细胞培养液中出现空斑等，最后细胞死亡、溶解或脱落。某些病毒产生特征性致细胞病变效应（cytopathic effect，CPE），如疱疹病毒、呼吸道合胞病毒等可引起细胞融合，形成多核巨细胞；CMV等可形成核内包涵体；狂犬病毒的胞质内或核内出现嗜酸性包涵体；腺病毒引起细胞肿大或圆缩、堆积成团，典型者呈葡萄串状。在病变组织中也可观察到类似的细胞病变，作为病理诊断的线索。

（六）病毒检验的结果评价

病毒性疾病实验诊断的一般原则是特异、敏感、快速和简便。首先根据流行病学资料、疾病的症状与体征，初步判断可能感染的病毒；然后根据可疑病毒的生物学特点、机体免疫应答和临床过程，以及患者当前所处的时机，留取适宜的标本，确定实验诊断的方法，包括病理学检查、病毒分离与鉴定、血清学实验、核酸杂交与 PCR，以及现代免疫学技术。病毒性疾病的诊断通常可通过采集血液、鼻咽分泌液、痰液、粪便、脑脊液、疱疹内容物、活检组织或尸检组织等方法实现。当然，病理科最欢迎的是活检标本，但各种体液的检查也不应忽视和偏废。

通过实验手段，从标本中获得有关病毒感染的证据，从而确定病毒感染和临床疾病之间的因果关系，是病毒实验诊断的目标。病毒检测的结果必须结合流行病学资料、临床表现、病毒种类及机体的病理变化做综合分析，才能判定。急性病毒性疾病在其流行季节或流行地区，从患者体内检测出病毒感染的证据，且临床特征与病毒的致病特征相符时，可做出病原学诊断，或结合患者急性期和恢复期血清中相应的特异性抗体有 4 倍以上的升高，也可得出病原学诊断。对另一些病毒，则需考虑健康带毒、隐性感染、混合感染和持续感染状态。在非流行季节和地区，临床上疑为病毒感染，体液或组织中检测出病毒感染的证据并有相应的临床病理表现时可以确诊；而若分离培养呈阴性，在确定标本采集正确、杜绝污染、技术可靠、方法得当的情况下，仍不能确认病毒存在，则可排除可疑病毒的可能性；如果可疑病毒为无法培养或难以分离的病毒，也不能排除感染的可能性，可采用其他方法如检查特异性抗体以助诊断。更可靠的是在病变组织中原位检测出病毒的抗原或核酸等证据。

对于病毒性疾病的诊断，各种实验室检测为病因诊断的主要依据，但也要参考流行病学资料、临床表现等多项指标。现代分子生物学技术也还必须结合传统、经典的诊断技术。在众多的病毒学检验方法中，应根据实验室条件、患者具体情况合理选择，对于疑难病例，往往需要选择多种方法检测。病理医师虽然往往只是接触到各种检测结果，但也要熟悉相关检查技术，善于解读有关检验结果，通过综合分析，去伪存真，才能获得可靠的病理和病因诊断。

（刘德纯；郭瑞珍　管俊昌）

第二节　疱疹病毒科病毒感染

疱疹病毒科（Herpesviridaes）是一类结构相似，有包膜的双链 DNA 病毒。根据其生物学特性分成 3 个亚科：即 α 疱疹病毒、β 疱疹病毒和 γ 疱疹病毒。疱疹病毒科包括 114 个成员，具有一定的宿主特异性，分别感染人或其他动物。与人类有关的疱疹病毒称为人类疱疹病毒（human herpes virus，HHV），其中，α 疱疹病毒（包括单纯疱疹病毒 1 型和 2 型、水痘 - 带状疱疹病毒）增殖速度快，可引起上皮细胞病变。β 疱疹病毒（包括巨细胞病毒、HHV-6 型和 HHV-7 型）生长周期长，感染细胞形成巨细胞或气球样变。γ 疱疹病毒（包括 EB 病毒和 HHV-8 型）感染的靶细胞是淋巴细胞、上皮细胞或内皮细胞，可引起异型增生，并可导致肿瘤形成。疱疹病毒感染部位和引起的疾病多种多样，并有潜伏感染的特征，这些病毒可引起儿童和成人的感染性疾病，严重威胁人类健康。归纳见表 8-2-1。

表 8-2-1　疱疹病毒感染相关的疾病

病　毒	潜伏部位	受累细胞及细胞病变	相关疾病
单纯疱疹病毒 1 型（HSV-1）	三叉神经节和颈上神经节细胞	上皮细胞和成纤维细胞等，细胞溶解性改变	唇疱疹、口炎、咽炎、角膜结膜炎、脑炎、脑膜炎等
单纯疱疹病毒 2 型（HSV-2）	骶神经节神经细胞	上皮细胞和成纤维细胞等，细胞溶解性改变	生殖器疱疹、新生儿疱疹、肛周皮肤溃疡、疼痛
水痘-带状疱疹病毒（VZV/HHV-3）	脊髓后根神经或脑神经感觉神经节	上皮细胞和成纤维细胞，细胞溶解性改变	水痘（原发感染）、带状疱疹（潜伏感染再激活）、脑炎

病　毒	潜伏部位	受累细胞及细胞病变	相关疾病
人巨细胞病毒（CMV/HHV-5）	髓系前体细胞，分泌性腺体，肾脏等	主要感染白细胞、上皮细胞和成纤维细胞	单核细胞增多症、视网膜炎、肺炎、肝炎、脑炎、肾炎、食管炎、结肠炎等
人类疱疹病毒6型（HHV-6）	淋巴组织，涎腺	主要感染淋巴细胞，引起气球样病变	婴幼儿急性丘疹或玫瑰疹、脑炎、淋巴组织增生
人类疱疹病毒7型（HHV-7）	涎腺	只感染$CD4^+T$细胞，引起气球样改变	婴幼儿玫瑰疹
EB病毒（EBV/HHV-4）	淋巴组织，B细胞	主要感染B细胞，也可累及上皮细胞，能转化B细胞	传染性单核细胞增多症、口腔毛状白斑病、淋巴瘤、鼻咽癌、胃癌等
人类疱疹病毒8型（HHV-8）	淋巴组织，血管内皮细胞	血管内皮细胞异型增生	卡波西肉瘤、渗出性淋巴瘤、多中心性卡斯尔曼病等

疱疹病毒科病毒有以下共同特点：①形态一致，呈球形，有包膜，直径为 150～200nm；核心为双链线形 DNA，约 75nm；病毒衣壳为 20 面体立体对称，直径 125nm，由 162 个壳粒组成；衣壳外有一层均质的皮层围绕，最外层为脂质包膜，包膜表面有刺突，由病毒基因编码的糖蛋白构成。疱疹病毒科病毒有糖蛋白 gB、gH、gL、gM 和 gN，具有介导病毒吸附和进入细胞的作用。β亚科疱疹病毒还有糖蛋白 gO、gpUL128、gpUL130 和 gpUL131，与细胞嗜性有关。②疱疹病毒在细胞核内复制和装配，经过胞吐或细胞流动方式释出病毒。疱疹病毒可通过细胞间桥直接扩散，与非感染细胞融合，形成多核巨细胞，也常在感染细胞胞核内形成嗜酸性包涵体。③病毒基因编码多种参与病毒复制的酶，如胸苷激酶和 DNA 聚合酶，也是抗病毒药物作用的靶位。④大部分疱疹病毒（EBV、HHV6、HHV7 除外）能在二倍体细胞中增殖，产生明显的致细胞病变效应，使细胞肿胀、变圆、形成巨细胞和包涵体。

HHV 感染一般按 DNA 复制界定早期和晚期感染。早期感染主要合成病毒的调控蛋白，而晚期感染主要合成病毒的结构蛋白。疱疹病毒与细胞表面受体相互作用，使病毒包膜与细胞膜融合，核衣壳通过细胞质和核膜相连，把 HHV 基因组释放到细胞核内，启动基因组的转录和翻译，进而合成蛋白质：①即刻早期蛋白（α蛋白），主要是 DNA 结合蛋白，能反式激活和调节β基因及γ基因的表达，促进早期蛋白和晚期蛋白的合成；②早期蛋白（β蛋白），主要是转录因子和聚合酶等，参与病毒 DNA 复制、转录和蛋白质形成，也能反式激活γ基因，关闭细胞大分子合成；③晚期蛋白（γ蛋白），在病毒基因组复制后产生，对即刻早期蛋白和早期蛋白有反馈抑制作用。DNA 的

复制和装配在细胞核内进行，核衣壳在通过核膜或高尔基体时获得包膜，然后从细胞内释放出来，进而感染邻近的细胞。

HHV 感染有以下几种类型：①原发性感染，主要见于婴幼儿和无特异性免疫力者，感染 HHV 后大量增殖并引起组织和细胞损伤，产生一系列临床症状和体征；②潜伏感染，原发感染后部分病毒没有被清除，以非活化状态存留在细胞内，病毒不增殖，不破坏细胞、基因表达受抑制，病毒与宿主细胞处于暂时平衡状态，一旦病毒被激活，可转为显性感染，不同病毒潜伏部位不同（见表 8-2-1）；③溶细胞性感染，病毒大量增殖，导致细胞大量破坏溶解，出现明显临床病理变化；④整合感染，病毒基因组的一部分可整合于宿主细胞的 DNA 中，导致细胞转化，具有潜在致癌性，如 EBV 和 HHV-8 与肿瘤的关系已获公认；⑤先天性感染，病毒经胎盘感染胎儿，可引起先天畸形，如所谓 TORCH 综合征中就包括 CMV 和风疹病毒两种；⑥细胞永生化，如 EBV，可在宿主细胞内长期生存。

在 HIV/AIDS 患者中，HHV 感染甚为常见。据尸检资料，病毒感染中以 CMV 最多见，其次为单纯疱疹病毒，而由水痘-带状疱疹病毒（VZV）引起的带状疱疹比较少见。EB 病毒（EBV）感染在 AIDS 患者中也颇常见，并由于它和淋巴瘤的密切关系而受到关注。

一、单纯疱疹病毒感染

单纯疱疹病毒（herpes simplex virus，HSV）是人类疱疹病毒感染中最常见的病原体，在病毒分类学上归于人类疱疹病毒科α亚科。人是单纯疱疹病

毒唯一的自然宿主。HSV 能引起多种人类疾病，如皮肤疱疹、龈口炎（gingivostomatitis）、角膜结膜炎（keratoconjunctivitis）、脑炎（encephalitis），以及生殖系统感染和新生儿的感染。病毒在感染宿主后，常在神经细胞中建立潜伏感染，激活后又会出现无症状的排毒，在人群中维持传播链，周而复始地循环。

HSV 感染在普通人群中广泛存在，成人血清阳性率达 80%～90%，亦有报告为 50%～100%。自发现 HIV/AIDS 以来，HSV 感染和复发明显增加。常见的临床表现是黏膜或皮肤局部聚集的疱疹，偶尔也可发生严重的全身性疾病，累及内脏。

【生物学性状】

1. 形态结构　HSV 呈球形，直径 120～150nm。完整病毒由核心、衣壳、被膜及包膜组成。病毒核心含双股 DNA，缠绕成纤丝卷轴。基因组由共价连接的长片段（L）和短片段（S）组成。每个片段均含有单一序列和反向重复序列。基因组中有 72 个基因，共编码 70 多种蛋白，其中除 24 种蛋白的特性还不清楚外，有 18 种编码蛋白组成病毒 DNA 结合蛋白及各种酶类，参与病毒 DNA 合成、包装及核苷酸的代谢等。30 多种不同蛋白组成病毒结构蛋白（如衣壳蛋白、包膜蛋白），在保护 HSV 的 DNA，以及 HSV 的致病作用和诱导机体免疫应答中起重要作用。衣壳呈 20 面体对称，由 162 个壳微粒组成。衣壳外有一层被膜覆盖，厚薄不匀，最外层为典型的脂质双层包膜，上面有突起。

2. 包膜糖蛋白　包膜表面含 gB、gC、gD、gE、gG、gH、gI、gJ、gK、gL、gM 等糖蛋白，它们以独立或复合体的形式发挥不同的作用。其中 gB、gC、gD、gE 可参与对宿主细胞的吸附和穿入，这些蛋白与各自的受体结合，促进病毒更加稳定地吸附在细胞膜上，感染和破坏细胞；gH 有融合入胞的功能，并能控制病毒从细胞核膜出芽释放；gB、gC、gD、gH 还能诱导细胞融合，也是 HSV-1 和 HSV-2 的共同抗原决定簇，可诱导机体产生中和抗体（gD 最强）和细胞毒作用（已知的 HSV 糖蛋白均可），是研制亚单位疫苗的最佳选择；gC、gE 和 gI 是结构糖蛋白，具有免疫逃逸功能；gG 具有型特异性，是 HSV-1 和 HSV-2 血清型鉴定的依据；gC 是补体 C3b 的受体，Ge/gI 复合物为 IgG Fc 的受体。

3. 分型　HSV 有 2 个血清型，即 HSV-1 和 HSV-2，两型病毒核苷酸序列有 5% 同源性，型间有共同抗原，也有特异性抗原，可用 gG 型特异性单克隆抗体做 ELISA、DNA 限制性酶切图谱分析及 DNA 杂交试验等方法区分型别。HSV-1 常引起人腰部以上黏膜和破损皮肤及神经系统感染，HSV-2 主要引起人腰部以下（如外生殖器）的感染（表 8-2-2）。

表 8-2-2　两型单纯疱疹病毒的相对区别

主要项目	HSV-1	HSV-2
好发部位	头面部、口腔、食管、呼吸道、眼、脑、腰以上皮肤、生殖道	会阴部：外阴、肛周、生殖器，泌尿道，腰以下皮肤
潜伏部位	三叉神经节	骶神经节
好发年龄	多见于儿童	多见于成人
传播途径	直接接触	性接触
常见病变	口唇疱疹、龈口炎、脑炎、疱疹性结膜角膜炎等	生殖器疱疹或溃疡

【发病机制】

1. 感染途径　HSV 在人群中传播的机会很多，此类病毒广泛寄生于人体，在患者、恢复者或者是健康携带者体表的疱疹、水疱液、唾液及粪便中均有病毒寄生，成为传染源。传播方式主要是密切接触或直接接触传染，包括性接触传播，亦可通过被唾液污染的餐具而间接传播，或经飞沫传播。HSV 可经口腔、呼吸道、生殖道黏膜和破损皮肤等多种途径侵入机体。人隐性感染率达 80%～90%。近 30 年来，由于性行为方式混乱，HSV 呈现混合性感染，生殖器疱疹本来主要由 HSV-2 引起，现发现有 25%～30% 由 HSV-1 引起，而口唇疱疹也有不少由 HSV-2 引起。

妊娠期妇女的 HSV 感染也可经胎盘传播给婴儿，引起流产、死胎、早产或畸形。如有生殖道感染，亦可在分娩时传播给新生儿，40%～60% 的新生儿在通过 HSV-2 感染的产道时可被感染，引起新生儿疱疹。

2. 致病作用　HSV 侵入机体后，可在入侵局部的皮肤黏膜内造成原发性感染，依宿主免疫状态不同，感染者可能保持在亚临床状态，也可引起局部组织非特异性炎症反应，形成疱疹。局部感染较重时，病毒可沿淋巴管上行扩散导致淋巴结炎。在机体免疫功能低下时，可形成病毒血症，发生全身播散性感染。

HSV 具有在感觉神经节内潜伏的特性，HSV 先进入皮肤黏膜上皮细胞内复制繁殖，然后进入感觉神经末梢，再逆行转运至相关的脊神经节中复制，则形成潜伏感染。病毒 DNA 在宿主细胞内常以未表达的游离基因连环体的形式持续存在，长期潜伏于体内病损部位神经支配区域的神经节内，如三叉神经节、迷走神经节、脊神经节、骶神经节等。潜伏的病毒基因组游离存在于神经细胞内，甚至可整合于宿主细胞染色体上，病毒可长期潜伏于宿主体内神经节中的神经细胞而不引起临床症状。当人体受到某些非特异性刺激，如发热、受寒、日晒、月经、情绪紧张、应激反应或神经刺激等，或使用肾上腺皮质激素、遭受某些细菌或病毒感染等，尤其是伴有细胞免疫缺陷时，潜伏的病毒被激活而大量复制，便沿感觉神经纤维轴索下行到感觉神经末梢，在邻接的表皮细胞内继续增殖，并使受感染的细胞肿胀、变圆，出现嗜酸性核内包涵体，引起复发性局部疱疹。此即为神经元触发学说。另一种观点为皮肤触发学说：病毒在神经节内持续产生并转运至皮肤，在皮肤建立微感染灶，若被宿主防御系统抑制则不出现症状，若局部防御系统受抑制，或局部皮肤受到创伤、放射线、高温等刺激，或局部病毒复制增多，微感染灶可发展为疱疹。

3. 抗感染免疫 机体抗 HSV 感染的免疫中，首先产生干扰素，并刺激巨噬细胞，活化 NK 细胞，NK 细胞可特异性杀死 HSV 感染细胞。HSV 原发感染后 1 周左右血中可出现中和抗体，3～4 周达高峰，可持续多年。中和抗体直接作用于 HSV 的膜糖蛋白、病毒衣壳蛋白和调节蛋白，在细胞外灭活病毒，对阻止病毒经血流播散和限制病程有一定作用，但不能消灭潜伏感染的病毒和阻止其复发。机体抗 HSV 感染的免疫中，细胞免疫起更重要的作用，在抗体参与下，介导 ADCC 效应亦可将 HSV 感染细胞裂解；细胞毒性 T 细胞和各种淋巴分子（如干扰素等），在抗 HSV 感染中也有重要意义。

4. 致癌作用 近年发现，HSV 与某些肿瘤的发生有关，如 HSV-2 与子宫颈癌、外阴癌、阴茎癌、前列腺癌的关系，HSV-1 与唇癌及其他头颈部癌的关系已受到注意。已在组织培养的宫颈癌细胞中分离出 HSV-2，HSV-2 的一个 DNA 片段也能转录给人的宫颈癌组织。在肛门直肠癌中也有人发现 HSV 的存在。HSV-1 作为宫颈癌的病因，曾受到人们重视，但近年研究表明人乳头瘤病毒（HPV）与宫颈癌有直接关系。有人提出，人类生殖器癌是在 HSV 感染的"启动"下及 HPV 的"促发"下形成的。对于 HSV 的致癌作用与机制仍在探索中。

5. 致畸作用 HSV 是 TORCH 综合征的病因之一，其可通过胎盘感染影响胚胎细胞有丝分裂，易发生流产，造成胎儿畸形、智力低下等先天性疾病。

【病理变化】

HSV 感染人体后，其主要特点是入侵病毒长期潜伏和病变反复发作。HSV 主要感染皮肤黏膜，有时也可累及角膜。在机体免疫力下降或缺陷时则可能造成播散性感染，累及脑、肝、肺等组织，引起实质器官炎症。总的特征是由多核巨细胞、毛玻璃样核和核内包涵体形成，可作为 HSV 感染的诊断线索。

1. 皮肤黏膜单纯性疱疹 HSV-1 主要感染三叉神经分布区域，主要累及唇、口、食管黏膜及腰部以上皮肤，常见于面部、唇部、角膜、生殖器等处，所致主要疾病有齿龈炎、咽炎、唇疱疹、食管炎、面部疱疹、疱疹性角膜结膜炎，并可沿嗅神经或三叉神经到达颅内引起疱疹性脑炎、脑膜炎等。单纯疱疹也可表现为手掌水疱或大疱性病变。HSV-2 多引起腰部以下皮肤或黏膜的感染性病变，主要侵犯生殖器皮肤黏膜，引起生殖器疱疹（genital herpes，GH），也可能与宫颈癌的发生有关。近年随着性行为方式的多样化，HSV-1 引起的 GH 不断增多，在部分人群中高达 40%。叶兴东等检测 126 例 GH 患者的 252 份皮损标本（水疱基底部的细胞），发现其中 HSV-2 阳性率为 96.8%，其余为 HSV-1 感染和 HSV-1 与 HSV-2 混合感染。

（1）肉眼观察：疱疹处先有烧灼或紧张感，然后发红，迅速出现透明水疱，针尖至豆粒大小，数目不等，聚集成群或成簇存在（图 8-2-1）。HSV 累及口唇

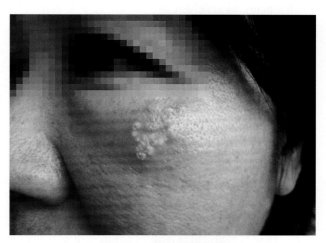

图8-2-1 皮肤单纯疱疹
面颊部红斑，边界欠清，其上有小的水疱，疱液呈脓性

及口腔时，在唇周形成密集的小水疱，或在舌面形成白色或黄色丘疹，中心凹陷。水疱可聚合成较大的水疱，疱液也可由清变成脓性。密集的小疱疹溃破后形成边缘不整齐的糜烂或溃疡，溃疡性病变多见于外阴与肛周处，表面平坦，可大如手掌。如果继发感染掩盖了原来的疱疹，会误诊为痔或疖子。2周左右疱液干枯结痂而愈，一般不留痕迹。皮肤黏膜部位的疱疹损害多较局限。

（2）镜下表现：皮肤黏膜HSV感染常引起局部血管扩张充血，引起液体渗出和炎细胞浸润；表皮棘细胞发生肿胀、气球样变性、网状变性和坏死，细胞间水肿，棘层松解，但典型的表皮棘层松解性皮炎不常见，而最终在表皮内形成水疱。疱疹为单房性薄壁水疱，表面被覆的鳞状上皮尚完整，水疱内含液体及退化脱落的上皮细胞，亦可见多核巨细胞（图8-2-2）。在气球样变性的表皮细胞内可见到病毒包涵体。感染细胞形成细胞核内嗜酸性包涵体（Cowdry A型包涵体），包涵体体积较大，周围有空晕形成；相邻受染细胞的胞膜融合形成多核巨细胞，细胞空泡变，核呈毛玻璃样等改变（图8-2-3，图8-2-4）。水疱内形成多核巨细胞、核内包涵体及毛玻璃样核为本病特征性表现。水疱底部常见组织坏死，坏死物掩盖少量散在的多核细胞。水疱内或水疱基底部均含大量HSV。水疱溃破后表层脱皮，形成浅表性溃疡，疱疹基底部常见单核细胞、淋巴细胞浸润。水疱四周可绕以炎症反应所致的红晕，真皮乳头层水肿，真皮浅层血管周围不等程度的炎细胞浸润，有时可见白细胞碎裂性血管炎的改变。在初发性疱疹患者，水疱周围出现的深层炎症反应较重，复发性疱疹则较轻。

Tong等报告1例32岁双性恋男子，HSV感染1年多后在臀沟处发现疼痛性疣状赘生物，逐渐增大达13cm×8cm，似尖锐湿疣或疣状癌，镜下见表皮明显增生，伴气球样和多核巨细胞等HSV感染的特殊图像，组织培养分离出HSV-2型，原位杂交HPV阴性。

2. 单纯疱疹病毒性脑炎 一般认为，HSV可寄居于三叉神经节（半月神经节）、嗅神经或脊髓后根神经节内。在机体免疫功能损伤时，HSV复活并传播至脑内。其病变多累及一侧或双侧颞叶或额叶下部，多呈不对称性分布，以颞叶中部、海马旁回、额叶眶面、顶叶和扣带回病变最显著，也可累及岛叶、下丘脑、延髓、脑桥等处。基本病变为急性出血坏死性脑炎。

（1）肉眼观察：早期病变以坏死性脉管炎和局限性坏死较为突出，特征表现为广泛性分布的非对称性坏死，特别是颞叶，可伴出血。额叶也可出血坏死（图8-2-5，图8-2-6）。大脑皮质的坏死常不完全，以皮质

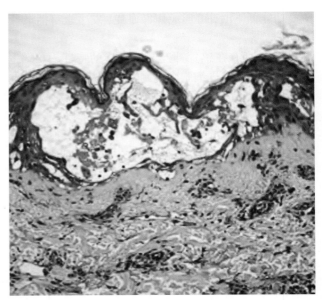

图8-2-2 表皮内水疱形成
真皮浅层血管周围不等程度的炎细胞浸润

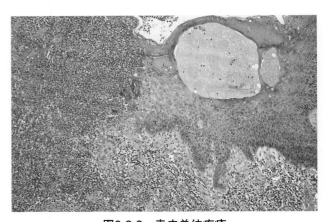

图8-2-3 表皮单纯疱疹
表皮内水疱形成，水疱旁局部皮肤坏死伴大量炎细胞渗出，与正常鳞状上皮相邻处可见多核巨细胞形成

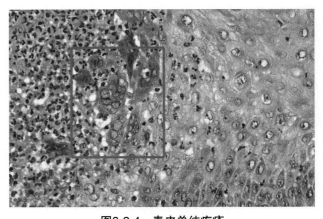

图8-2-4 表皮单纯疱疹
局部高倍显示多核巨细胞形成，细胞核呈毛玻璃样（方框内），周围可见中性粒细胞渗出

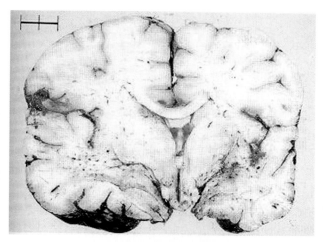

图8-2-5 单纯疱疹病毒性脑炎
双侧颞叶多个小出血点伴脑组织坏死，脑实质肿胀，脑回扁平（丁彦青惠赠）

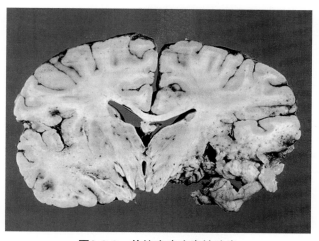

图8-2-6 单纯疱疹病毒性脑炎
右顶叶显著坏死，见出血点。左顶叶可见早期坏死（丁彦青惠赠）

浅层和第 3、5 层血管周围的坏死最重，严重者可见海马旁回、颞下回、颞中回及梭状回、眶后回等出现广泛性肿胀、充血或坏死灶。海马旁回、杏仁核和壳核或岛叶、扣带回也可见坏死灶。切面上见脑室受压，中线移位。严重时出现海马沟回疝、中脑受压和出血。邻近的脑膜和脑组织炎症反应明显，分别表现为弥漫性淋巴细胞性脑膜炎和血管套形成，甚至脑膜出血。

（2）镜下表现：早期表现为蛛网膜下腔内以淋巴细胞渗出为主的弥漫性脑膜脑炎。软脑膜下皮质内血管扩张充血、血管周围淋巴细胞浸润，形成血管套（图 8-2-7）。此时神经细胞可发生嗜酸性变、毛玻璃样变，神经细胞、星形细胞或少突胶质细胞内可见嗜酸性核内包涵体（图 8-2-8）。早期也可出现少许的坏死灶。

患者存活 1～2 周后，病变充分发展，形成急性出血性坏死性脑炎。脑神经细胞和胶质细胞坏死、软化和出血，继而脑组织坏死崩解，血管壁变性、坏死，血管周围可见淋巴细胞、浆细胞袖套状浸润，血管周围神经组织坏死，伴淋巴细胞浸润、单核巨噬细胞增生、噬神经细胞现象，小胶质细胞增生及小胶质结节形成。脑膜可有轻度充血及淋巴细胞和浆细胞浸润。有些病例血管内见血栓形成，或见纤维素样坏死。

病灶边缘神经细胞或胶质细胞（少突胶质细胞、星形胶质细胞）核内查见病毒包涵体是重要的诊断线索（图 8-2-8）。包涵体呈红色，占据细胞核的大部分，与核膜之间有空晕形成，把核仁挤向一侧，称为 Cowdry A 型包涵体。包涵体也可见于皮质及白质的星形细胞和少突胶质细胞核内。核膜因染色质沉积而增厚。病毒抗原多集中在大脑边缘系统，而海马齿状回的颗粒细胞感染最重。

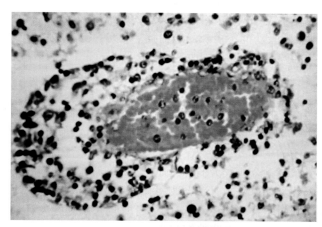

图8-2-7 单纯疱疹病毒性脑炎
表现为淋巴细胞性血管套形成（丁彦青惠赠）

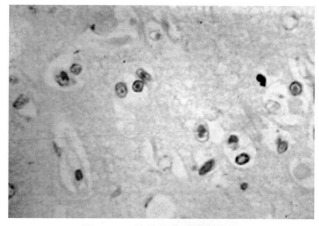

图8-2-8 单纯疱疹病毒性脑炎
神经元及胶质细胞核内包涵体（丁彦青惠赠）

经治疗度过急性期后,可见小胶质细胞增生,吞噬脂质、清除坏死细胞碎屑,形成泡沫细胞,伴少许中性粒细胞浸润、小胶质细胞的增生性结节等。病变多为不对称性损害,以颞叶病变明显,表现为神经元固缩、灰质破坏及小囊肿形成,皮质下行神经束变性。

后期在病灶处有纤维性星形细胞增生、胶质纤维增多、小胶质细胞增生,淋巴细胞浸润持续存在。特别是有些病例,无明显急性阶段的临床和病变特点,进展到形成局限性病变时,不要误诊为胶质瘤。

3. 单纯疱疹病毒肺炎(HSV 肺炎) HSV 呼吸道感染常发生在上呼吸道,下呼吸道少见。HSV 肺炎多见于免疫受损的患者、酒精中毒的患者、烧伤患者。大部分患者为成人;在婴幼儿中,HSV 肺炎可作为广泛单纯疱疹病毒感染的并发症。临床表现与其他下呼吸道感染具有类似的征象,包括咳嗽、气急、发热(> 38.5℃),外周血白细胞数减少,肺部湿啰音、低氧血症、呼吸功能不全及氮质血症。常见的初发症状为气急和咳嗽。肺部病理改变主要为弥漫性间质性肺炎改变,严重时可有肺出血坏死。HSV 肺炎可伴有皮肤黏膜 HSV 损害,且早于肺炎出现。

HSV 可引起:①弥漫性间质性肺炎,肺间质内充血、水肿,伴淋巴细胞、单核细胞浸润。②肺实质可有明显的坏死,围绕在支气管的周围,呈片块状、结节状或融合成较大的坏死灶,其中可见坏死细胞的核碎片、嗜酸性蛋白渗出液和肺泡残影,常伴出血;晚期肺组织实变和坏死范围更大。③周边肺泡腔内有浆液、纤维素及中性粒细胞渗出,透明膜形成,肺泡上皮细胞增生、肿胀、变圆,甚至形成弥漫性肺泡损伤。④特征性表现为病毒包涵体形成,大部分伴有疱疹病毒感染的病例可见核内嗜酸性包涵体。细胞质内无包涵体。此外有时可见含有核内包涵体的多核巨细胞,融合的巨细胞。

HSV 也可引起坏死性气管支气管炎,大体病变为黏膜红斑、水肿,渗出和溃疡,表面可覆盖有纤维素样分泌物。镜下见支气管壁充血、水肿,多量淋巴细胞、单核细胞及部分中性粒细胞浸润,黏膜表层纤维素渗出,混以淋巴单核细胞、多量中性粒细胞及变性坏死的纤毛柱状上皮。渗出及坏死物脱落可形成黏膜溃疡。邻近的黏膜上皮和黏膜下的腺上皮内可见特征性的核内包涵体。

4. 单纯疱疹病毒性肝炎 HSV 所致肝炎常是全身播散性感染的局部表现。大体表现为肝脏弥漫性肿大,表面有淤血,出现黄色、灰白色坏死灶。光镜下,肝脏实质炎症反应轻微,但会有散在不规则斑块状或融合性大块样坏死,没有特定的分布区域。感染细胞呈气球样变、核内包涵体和多核巨细胞的形成等(图8-2-9)。病毒包涵体多见于肝细胞坏死的外围区,富尔根染色核内包涵体阳性。免疫组化:包涵体阳性染色对于诊断有很大价值,胞质内亦可显示 HSV 抗原(图8-2-10)。疱疹病毒感染的肝细胞可有毛玻璃样核。用蜡块做 PCR 检测可以区别病毒的不同类型。电镜检查可以在感染的肝细胞核中观察到病毒颗粒。

5. 疱疹性角膜炎(角膜溃疡) 角膜疾病半数以上是由病毒感染所致,病毒性角膜炎(viral keratitis)多由 HSV 引起,少数由带状疱疹病毒、巨细胞病毒等引起。HSV 引起的疱疹性角膜炎分为原发性和复发性两型。

(1)原发性 HSV 感染:常见于幼儿,眼部受累表现为急性滤泡性结膜炎、假膜性结膜炎、眼睑皮肤疱疹和点状树枝状角膜炎。病变区角膜上皮层脱落,

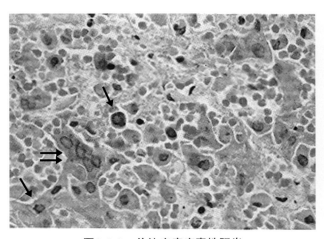

图8-2-9 单纯疱疹病毒性肝炎
肝细胞大部分坏死,血窦扩张充血,残留肝细胞核内见包涵体。双箭头示多核巨细胞(丁彦青惠赠)

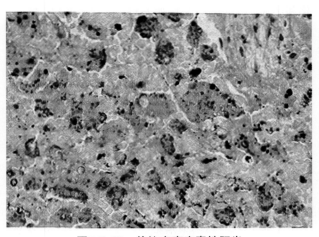

图8-2-10 单纯疱疹病毒性肝炎
免疫组化标记HSV 2型抗原PAP法染色,大部分肝细胞内HSV抗原被染成褐色(丁彦青惠赠)

呈树枝状或地图状，多见于角膜周边部。角膜前弹力层破坏，基质层中较多淋巴细胞、单核细胞和中性粒细胞浸润，部分角膜上皮细胞质内可见病毒颗粒。角膜上皮细胞核内包涵体为单纯疱疹病毒感染的特征性病变，亦可见多核巨细胞及毛玻璃样核。周围可见淋巴细胞质细胞浸润。HSV 也可引起单侧性间质性角膜炎，单侧或双侧疱疹性葡萄膜炎（uveitis）、结膜炎（conjunctivitis）等。

（2）复发性 HSV 感染：也可表现为树枝状和地图状角膜炎、非坏死性和坏死性角膜基质炎及葡萄膜炎。慢性阶段可见大疱状角膜炎、前房内炎细胞浸润。临床根据病史和角膜炎体征可诊断，角膜上皮刮片检查见多核巨细胞有助于诊断。

6. HSV 感染引起的其他病变 HSV 偶尔累及淋巴结，在免疫缺陷者中常表现为全身性病变的组成部分，个别仅见淋巴结受累、局部淋巴结肿大。在淋巴结中可见淋巴细胞增生，局灶性坏死，仔细检查可能发现核内包涵体。HSV 也可累及食管黏膜，引起黏膜肿胀、糜烂和肉芽组织形成，炎症背景下可见多核巨细胞和核内包涵体形成（图 8-2-11）。在阴道和宫颈细胞学检查中，有时也可见 HSV 感染的上皮细胞内有多核巨细胞、毛玻璃样核形成（图 8-2-12）。

【临床表现】

HSV 感染在普通人群中广泛存在，是人类最常感染的病毒，但多数无明显症状，其临床表现和病程进展与感染部位、宿主年龄、免疫状态、抗原类型等因素有关。普通人感染 HSV 后，潜伏期为 6 天左右（2～20 天）。HSV 的感染可表现为原发性、潜伏感染、垂直性感染和播散性感染。每一种感染类型都可由 HSV-1 或 HSV-2 引起。

1. 原发性感染 约 90% 无明显症状，少数可表现为显性感染。HSV-1 常引起龈口炎，表现为牙龈、口颊及咽颊部黏膜产生密集成群的小水疱，疱疹破裂后糜烂、渗液，或形成浅表溃疡，溃疡病灶内含大量病毒。溃疡表面覆盖一层坏死组织，然后结痂。水疱破溃 1 周左右可以自愈，但可复发。此外，还可引起唇疱疹、湿疹样疱疹、疱疹性角膜炎、皮肤疱疹性湿疹或疱疹性脑炎。初次感染者由于急性期尚未产生抗体，常有发热或不适，病变部位疼痛，有时伴有全身乏力、发热等症状，亦可有局部淋巴结肿大、肌肉疼痛等全身症状，并依受累部位不同引起不同症状。病程约 2 周，但易复发，复发时病程往往较短。

HSV-2 引起的原发性感染主要是生殖器疱疹，原发性生殖器疱疹 80% 由 HSV-2 引起，多见于 14 岁以后。有研究认为，当一个人排出的病毒与另一个人的

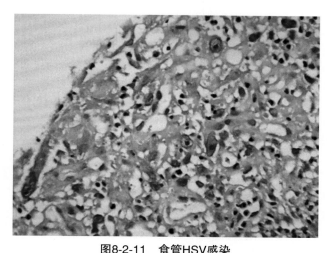

图8-2-11 食管HSV感染

引起黏膜肿胀、糜烂和肉芽组织形成，炎症背景下可见多核巨细胞和核内包涵体形成

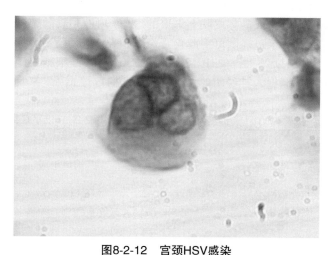

图8-2-12 宫颈HSV感染

在宫颈细胞学检查中，有时可见 HSV 感染的上皮细胞内有多核巨细胞、毛玻璃样核和核内包涵体形成

黏膜或皮肤直接接触时就会发生感染，几乎所有的生殖器疱疹均是通过性传播引起的，比较严重，局部剧痛，伴有发热、全身不适及淋巴结炎。

2. 潜伏感染 感染人体的病毒长期存留于神经细胞内，在细胞内并不大量繁殖破坏细胞的情况称为潜伏感染。HSV-1 常潜伏于头面部附近的三叉神经节和颈上神经节，HSV-2 常潜伏于骶神经节和脊神经节细胞中或周围星形神经胶质细胞内。HSV 以潜伏状态持续存在，与机体处于相对平衡，不引起临床症状。潜伏感染的危险性在于当机体受到某些刺激或抵抗力低下时，如机体发热、受寒、日晒、月经、情绪紧张、使用垂体或肾上腺皮质激素、遭受某些细菌病毒感染等，潜伏的病毒可被激活，激活的病毒沿神经纤维索下行至感觉神经末梢，移行至神经末梢支配的上皮细胞内增殖，并再次产生局部疱疹，病变由潜伏转

为复发。复发一般是在同一部位出现疱疹。最常见在唇鼻间皮肤与黏膜交界处出现成群的小疱疹。疱疹性角膜炎、疱疹性宫颈炎等亦可反复发作。HSV-2 的潜伏和由此引起的复发比 HSV-1 常见。

3. 垂直性感染　包括先天性感染及新生儿感染。

（1）先天性感染：是指妊娠期妇女因原发感染或潜伏感染的 HSV 被激活，HSV 通过胎盘感染胎儿，影响胚胎细胞有丝分裂，引起胎儿畸形、智力低下、早产、流产或死胎等。而 HSV 原发性感染多见于妊娠 6 个月的胎儿至 2 岁的婴幼儿，而妊娠 6 个月以内的胎儿多通过胎盘从母体获得抗体，具有一定免疫力。

（2）新生儿感染：是指分娩过程中，新生儿通过 HSV 感染的产道时引起的感染，通常发生在分娩期或产后不久，感染率为 40% ～ 60%。新生儿 HSV 感染有 3 种类型：①皮肤黏膜感染，仅限于眼或口部，表现为黏膜或局部皮肤上集聚的疱疹，口腔黏膜的感染通过呼吸道播散可引起食管炎或肺炎；角膜病变治疗不及时可失明。②中枢神经感染，通过神经细胞或病毒血症侵入神经组织引起脑炎。③播散性感染，累及

脑、肺、肾、肝和皮肤等，严重者出现全身症状，如高热、呼吸困难和脑炎症状。新生儿感染预后不佳，新生儿感染的死亡率高达 60% ～ 70%，幸存者中留下后遗症的概率可高达 95%。

4. 播散性感染　HSV 感染在体内终生存在，并可借病毒血症播散至内脏。在新生儿和 HIV 感染者，由于机体免疫功能缺陷，易招致 HSV 感染，或使潜在感染复活，形成再发性或播散性感染，皮肤黏膜疱疹常为慢性溃疡性损害，内脏损害常引起更为严重的症状。在 HIV 感染者，皮肤黏膜慢性单纯疱疹或播散性 HSV 感染表明患者进入艾滋病期，如皮肤黏膜慢性溃疡持续 1 个月以上应考虑为 AIDS（获得性免疫缺陷综合征）。大约 22% 的艾滋病患者发生单纯疱疹。尤其在 CD4$^+$ 细胞 < 0.1×10^9/L 时，容易发生 HSV 感染。刘德纯等报告美国 151 例 AIDS 解剖病例，其中 13 例（8.6%）在死亡时仍有皮肤单纯疱疹，均为男同性恋者。播散性 HSV 感染则可能形成病毒血症，甚至全身性感染，累及人体多种组织，如肝脏、肺脏、眼、脑等。HSV 感染所引起的疾病与症状概括见表 8-2-3。

表 8-2-3　HSV 感染所致的疾病与临床表现

HSV感染	常见局部症状
疱疹性口炎	腭、龈、舌部疱疹，溃疡形成
咽炎、食管炎	进食饮水困难、吞咽疼痛，胸骨后疼痛
皮肤疱疹	疱疹、疱疹性湿疹（唇周、鼻翼、肛周）
生殖器疱疹	疼痛、瘙痒、排尿困难，尿道/阴道分泌物增多，腹股沟淋巴结肿大
直肠炎	肛门直肠疼痛，液体流出，里急后重，便秘，骶尾部感觉异常
角膜结膜炎	突发性疼痛、视物模糊、球结膜水肿、结膜炎、角膜树枝状损害、角膜混浊、视力下降或失明
脑炎、脑膜炎	局灶性神经症状、脑膜刺激征、头痛
肺炎、支气管炎	发热、咳嗽、咳痰、气急、肺功能下降、低氧血症
肝炎	肝大，局部不适，血清胆红素、氨基转移酶升高，白细胞减少
甲沟炎	局部水肿、红斑、触痛、指尖水疱或脓疱

【诊断与鉴别诊断】

1. 临床诊断　主要依据相关表现、脑脊液和影像学检查。皮肤黏膜出现疱疹，疱疹破裂形成的浅溃疡具有临床诊断意义。如有内脏感染，口唇或生殖道疱疹史可作为 HSV 感染线索。本病需要与水痘、带状疱疹、鹅口疮、白塞病等相鉴别。

2. 病理学检查　病变组织活检取材做病理检查，观察病变形态特征。HSV 引起的细胞病变效应表现为细胞肿胀、变圆、空泡变、毛玻璃样核、嗜酸性核内包涵体和多核巨细胞的出现等，这些都是组织学诊

断依据。皮肤、黏膜的疱疹性糜烂组织做细胞学检查，在多核细胞中发现核内包涵体，或细胞核呈毛玻璃状，有重要诊断价值（图 8-2-13）。对疱疹性病变的基底部或疱疹性脑炎的脑组织做活检涂片或切片，用荧光素标记或酶标记的 HSV 单克隆抗体进行染色，检查细胞内的 HSV 抗原，快速准确、特异性强、敏感度为病毒培养的 65% ～ 90%。单抗技术也可用于鉴定 HSV 亚型。

3. 病原学检查　包括病毒分离培养、免疫学检查和分子生物学检查。①病毒分离培养是确诊 HSV

感染的金标准。从感染病灶取材如水疱内容物、角膜结膜刮取物、口腔分泌物、唾液、眼前房液体、脑脊液（CSF）、血液，宫颈、阴道分泌液、粪便、尿液，或活检组织进行组织培养、分离病毒，或用小白鼠脑组织和鸡胚接种，可获得准确诊断。接种于人胚肾、人羊膜或兔肾等易感细胞，常可获得较高的分离率。②检测患者血清和CSF中HSV抗体或抗原的敏感度为90%，特异度为80%，CSF中特异性IgM抗体及HSV抗原阳性可早期确定诊断。但CSF中HSV抗体早期难以测出，发病后10～15天才明显升高。有学者认为血清/CSF抗体比值≤20，双份CSF抗体升高4倍以上，具有诊断价值。③分子生物学技术具有很高的敏感度，可以提高HSV的检出率。用HSV的DNA特异性核酸探针等可通过免疫荧光或核酸DNA原位杂交等方法对病毒进行鉴定和分型，敏感度很强（图8-2-14）。在水痘性损害、初发性损害中更为敏感。DNA序列测定等方法也已用于HSV感染的诊断。

二、巨细胞病毒感染

巨细胞病毒（cytomegalovirus，CMV）属于疱疹病毒科β疱疹病毒亚科，也称HHV-5。其种属特异性很高，人CMV（human cytomegalovirus，HCMV）只能感染人。由于被感染的细胞肿大变圆，核变大，胞质和核内出现周围绕有一轮"晕"的大型嗜酸性包涵体，故名巨细胞病毒。本节所述CMV均指人巨细胞病毒。CMV感染所致疾病也称巨细胞包涵体病（cytomegalic inclusion disease，CID）。

CMV感染流行广泛，原发性感染后体内可出现CMV特异性抗体，但感染者仍可持续排毒数周至数月。据国外报道，CMV在西方国家的成人感染率高达50%～90%，在发展中国家为95%～100%。在同性恋者超过95%，但绝大多数为隐性感染，无临床表现或仅有轻微症状。我国成人CMV自然感染率也很高，多篇报道均在90%以上，如上海调查正常人群中CMV抗体阳性率也高达93.2%。感染者血液中长期携带病毒，输血容易造成CMV传播。CMV感染可能抑制人体的免疫功能，使宿主更容易感染其他机会致病菌。

在AIDS合并的病毒性机会性感染中，以CMV感染最为多见，在AIDS尸检中发现率为16.7%～73.7%。几乎所有体液均可含有CMV，故其传播途径广泛。CMV感染具有感染途径多、受累器官多、伴发病变多的特点，其临床表现虽无特征性，但有核内包涵体的病理特征，具有诊断意义。反之，HIV感染引起的机体免疫功能下降又能促使体内原有的CMV感染活化，或容易遭受CMV感染。

【生物学性状】

1956年研究人员从死婴的唾液腺和肾脏中分离出的CMV属疱疹病毒群（HHV-5），与HHV-6、HHV-7型同被列为β疱疹病毒亚科，具有典型的疱疹病毒样结构，是一种双链线性DNA病毒，其DNA结构也与HSV相似，但比HSV大5%，是人类疱疹病毒中最大的一种病毒，直径为180～250nm，呈球形，外壳为162个亚单位构成对称的20面体。衣壳由主要衣壳蛋白和次要衣壳蛋白构成，不但可以形成衣壳结构，亦具有锚定基因组DNA的作用。在包膜和衣壳之间，还有一层均质的皮质蛋白连接衣壳和包膜，故又称为"被膜蛋白"，其在调控病毒基因和改变宿主细胞代谢方面具有重要作用，并与病毒装配有关。病

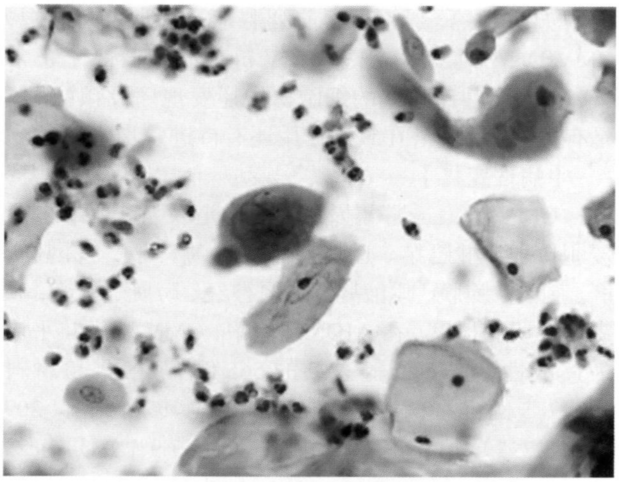

图8-2-13　子宫颈HSV感染

液基细胞学检查，巴氏染色，中心—上皮细胞内见多个毛玻璃样核（陈丽惠赠）

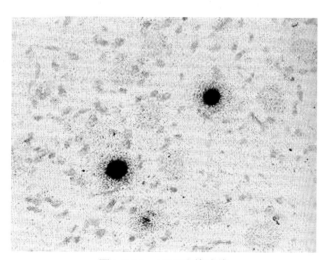

图8-2-14　HSV隐伏感染

原位杂交显示神经细胞内的病毒颗粒，呈深棕色（丁彦青惠赠）

毒最外层是含有多种糖蛋白的脂质包膜，来自宿主细胞的脂质双层结构，其中镶嵌着病毒糖蛋白。

CMV 基因组长度大约为 240kb，能编码 165 个基因含量的线性 dsDNA 分子。其 DNA 由独特长区（UL）和独特短区（US）组成，两个片段在连接处按不同方向排列、倒置，使 DNA 形成 4 种同分异构体。整个基因组均可发生变异，以 UL 末端的变异率最高。病毒在宿主细胞核内复制，且有明显的时相性。其基因表达可分为 3 个阶段：即刻早期、早期和晚期，3 期有重叠，形成即刻早期抗原（IEA）、早期抗原（EA）和晚期抗原（LA），并产生 200 多种蛋白质。IEA 是病毒编码的调节蛋白，激活病毒早期基因和宿主细胞某些基因的表达；EA 的主要作用是关闭宿主细胞 DNA 的复制，合成病毒 DNA 多聚酶，并促进病毒的复制；IEA 和 EA 均在感染后迅速出现，故可用相应抗体检测以进行早期诊断。LA 主要是病毒结构蛋白，其表达受 IEA 和 EA 的调控。LA 可引起中和抗体的免疫应答。CMV 感染后细胞膜上出现的病毒蛋白抗原可被细胞免疫系统识别，病毒被清除，宿主细胞也被破坏。

CMV 在体外复制周期为 36～48 小时，较 HSV 复制时间长很多，故增殖缓慢。CMV 多为隐性或潜伏感染，可长期潜伏于体内，当机体抵抗功能低下时，如妊娠、多次输血或器官移植等，病毒被激活而发生显性感染。

【发病机制】

1. 传染源与感染途径　CMV 遍及世界各地，在人群中的感染极为普遍，传染源是患者及病毒携带者或隐性感染者。初次感染大多在 2 岁以下，呈隐性感染，年长者隐性发病率较高。在感染者的血液、排出的唾液、尿液、粪便、眼泪、精液、子宫颈分泌物、阴道分泌物和乳汁中均可检出 CMV。CMV 可长期或间歇随尿液、唾液、乳汁、精液、子宫颈分泌物排出。CMV 感染的基本传染方式是人与人之间的密切接触，传播途径如下：①垂直传播，即妊娠期经胎盘传播给胎儿，或在分娩过程中经产道传播给新生儿，或经乳汁传播；②水平传播，即经唾液、尿、眼泪等口-口或手-口接触传播；③医源性传播，即经注射、输血、器官移植等方式传播；④性传播。人是 CMV 的唯一宿主，易感者为 AIDS 患者、器官或骨髓移植受者及婴幼儿，年龄越小，易感性越强，症状越重。多数人在幼年期或青年期获得感染，宫内未成熟胎儿最易感染，可导致多种畸形，甚至死亡。CMV 可在人体内长期潜伏，在免疫功能降低或缺损时可复活和发病，通过病毒血症，或借淋巴细胞、单核细胞播散至其他器官。

艾滋病患者、男性同性恋者的 CMV 感染发病率高，常呈活动性感染，90% 以上患者血清 CMV 抗体阳性，50% 以上有病毒血症。CMV 对细胞免疫有抑制作用，这对于 AIDS 患者如雪上加霜，形成恶性循环。

2. 致病作用　CMV 通过细胞膜融合或经吞饮作用进入宿主细胞，借助淋巴细胞和单核细胞播散，并在免疫细胞内复制引起机体免疫功能下降而致病，同时也增加其他机会致病菌的二重感染，如肺孢子菌等真菌感染。在一定条件下病毒可侵袭多个器官和系统，如泌尿系统、中枢神经系统、眼、呼吸系统、肝脏、血液循环系统、消化道等全身各器官组织，引起播散性疾病。

机体的细胞免疫功能对 CMV 感染的发生和发展起重要作用。在免疫功能正常者，初次 CMV 感染通常没有症状，少数有症状者表现也较温和，如轻微上呼吸道感染症状等。初次感染后 CMV 在体内潜伏，在机体免疫系统受到抑制时，特别是细胞免疫缺陷者，潜伏在体内的 CMV 将被激活，可导致严重的和长期的 CMV 感染，并使机体的细胞免疫进一步受到抑制，如细胞毒性 T 细胞活力下降、NK 细胞功能降低等。机体原发感染 CMV 后能产生特异性抗体，抗体有限制 CMV 复制的能力，对相同毒株再感染有一定抵抗力，但不能抵抗内源性潜伏病毒的活化及 CMV 其他不同毒株的外源性感染，可通过特异性细胞毒性 T 细胞和抗体依赖细胞毒性细胞发挥最大的抗病毒作用。CMV 抗体可在体内长期存在，CMV 抗体的升高可能与 CMV 持续感染或潜伏感染的复活有关。

3. 致癌作用　已有实验证明，CMV 基因组的 DNA 可转化鼠胚和人胚成纤维细胞。接种裸鼠可形成肿瘤，提示 CMV 具有潜在致癌的可能性。在某些肿瘤如宫颈癌、结肠癌、前列腺癌、卡波西肉瘤中，CMV DNA 检出率较高，CMV 抗体滴度亦高于正常人，在上述肿瘤建立的细胞株中还发现病毒颗粒，但是有关 CMV 的潜在致癌作用还有待进一步研究。

【病理变化】

CMV 感染最常累及肺、消化道及肾上腺，也可侵犯脾脏、淋巴结、心脏、甲状腺、脑、胰、视网膜、肝、胆囊、脑膜、唾液腺、周围神经、膀胱、气道、喉等几乎所有器官。在 AIDS 患者中，CMV 感染几乎均为播散性，在 Klatt 等总结的 565 例 AIDS 尸检材料中，285 例合并 CMV 感染（50.4%），其中肾上腺 209 例（73.3%）、消化道各段共 165 例（57.9%），共有 23 种组织受累。笔者观察一组 151 例 AIDS 尸检材料，CMV 感染率为 33.8%（51/151），CMV 感染均为播散性，以消化道（92.1%）、肺（78.4%）、肾上腺（54.9%）病变为主，共 24 个器官受累，淋巴结也可受到侵犯。

1. CMV 感染的基本病变 CMV 感染引起的病变，在肉眼观察时常不很明显，可因组织的充血、水肿而体积轻度肿大或实变。显微镜观察，CMV 感染最具诊断价值的病变是在慢性炎症背景下，形成巨细胞及核内病毒包涵体，故又称巨细胞包涵体病，诊断亦以此为据。典型巨细胞及核内包涵体亦不难辨认，但需仔细观察。

（1）巨细胞（cytomegalic cell）形成，即受感染的巨噬细胞、上皮细胞或血管内皮细胞等体积增大，直径 25 ～ 40μm，细胞核亦增大，可作为诊断线索，其中有可能查见典型核内包涵体。

（2）核内包涵体，CMV 属于 DNA 病毒，其包涵体多于感染细胞核内，可见于巨噬细胞、血管内皮细胞、肝细胞、支气管上皮、肺泡上皮、肾曲管上皮、消化道上皮、胆管上皮、胰腺腺泡上皮、神经细胞和平滑肌细胞等核内，包涵体居中，15 ～ 17μm 大小，呈圆形、椭圆形，多为嗜碱性或双染性，紫红或紫蓝色，包涵体周围有一清晰的透明晕与核膜分开，酷似“猫头鹰眼”，因而称为“猫头鹰眼细胞”（图 8-2-15，图 8-2-16），也称为 Cowdry A 型包涵体，颇具特征性。

（3）胞质内包涵体，为颗粒状双染性或嗜碱性小包涵体，界限不清，体积甚小，直径 2 ～ 4μm，可多达 20 个，多位于周边部，嗜碱性染色，周围可有空晕。此包涵体不易查见，常被疏忽。

（4）不典型包涵体，有时亦见细胞肿大，胞质和核内有红染模糊物质，空晕不明显，用 CMV 抗体做免疫组化标记可以显示出来。不典型的巨细胞和包

涵体也有诊断价值。Kida 等研究 10 例 AIDS 患者的 CMV 感染，均见不典型巨细胞，呈细长形、圆或卵圆形，30 ～ 50μm 大小，核偏心，直径 15 ～ 20μm，核内无明确包涵体，核周可有空晕，周围胞质嗜双色，呈浆细胞样表现。用免疫组化标记证实为 CMV 感染。Kida 认为这种不典型巨细胞可作为早期诊断标准。在所有人类病毒中，CMV 包涵体是最大的，受感染细胞的胞核与胞质内均可出现，HE 染色即可发现。用免疫组织化学标记、Giemsa 染色、巴氏染色可更清楚地显示此种包涵体，作为诊断依据。原位杂交技术亦可证明有无 CMV 感染。在病变边缘的非巨细胞中也可发现 CMV。含有包涵体的细胞周围也可能没有组织反应，但较少见。

CMV 所致病变除上述巨细胞及包涵体外，尚可引起：①局部组织变性坏死，在肾上腺内比较多见，在肝、肺、胰腺内亦可见多灶性坏死，消化道黏膜上皮坏死脱落，可形成浅表溃疡病。坏死组织中可见巨细胞及核内包涵体。②单个核细胞浸润，主要是淋巴细胞和巨噬细胞，也可见浆细胞浸润。炎细胞可伴坏死灶出现，或见于间质，如肝汇管区、黏膜固有层、肺泡间隔等，引起间质性炎症。

2. 巨细胞病毒脑炎 CMV 亦可累及中枢神经系统（CNS），引起脑炎、脑膜脑炎、坏死性室管膜炎、脑室炎、坏死性脑室脑炎、脉络膜丛炎、神经根炎、坏死性神经根脊髓炎等。在 AIDS 的尸检材料中，CMV 感染的病例占 15% ～ 20%。由 CMV 引起的神经性疾病占 AIDS 患者的 1% ～ 2%。有时 CNS 的 CMV 感染也可伴有眼部病变，即 CMV 视网膜炎，导致失明。根据病程经过，似可推断颅内神经与视网膜病变孰先孰后。据 Setinck 等报告，在 39 例 AIDS 伴

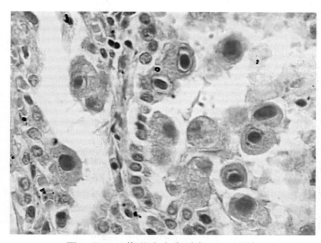

图8-2-15 艾滋病患者肺部CMV感染
引起细胞肿大，巨细胞形成，典型表现为形成核内包涵体，呈紫红色或紫蓝色，包涵体周围有空晕形成，与核膜分离，呈所谓“猫头鹰眼细胞”

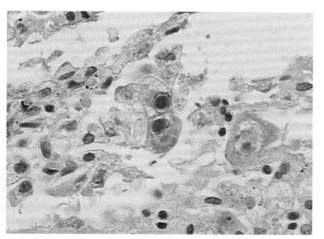

图8-2-16 艾滋病患者肺部CMV感染
肺泡细胞肿大，形成巨细胞和核内包涵体，包涵体呈紫红色或紫蓝色，周围有空晕形成，具有特征性，容易辨认。本例同时合并肺曲霉感染

脑 CMV 感染者，仅 7 例示孤立性 CNS CMV 感染。CMV 与 HIV 混合感染亦不少见。

根据尸检所见，CMV 脑炎标本显示脑组织肿胀，表面可有不规则小结节，脑室轻度扩大，常伴有颅外感染，如肾上腺、胃肠道、视网膜、胰腺、肝脏、皮肤、肾脏、前列腺等。镜下见病变主要位于灰质内，多为亚急性和弥漫性。CNS 内的任何细胞，如神经元、胶质细胞、室管膜细胞、血管内皮细胞、施万细胞均可感染 CMV，并形成巨细胞及核内包涵体。其特征性病变为病毒包涵体及致密的小胶质结节形成。病变大致可分为三类：①小胶质细胞结节性增生，胶质细胞增生，排列致密，形成小胶质结节，往往累及大脑浅层及深层灰质，称为小胶质结节性脑炎，但无 HIV 相关的多核巨细胞。②脑室系统坏死，脑室系统各处均可发生坏死，包括脑室的颞角和丘脑区。在脑室表面及丘脑下部、脑干等处，也可有明显的坏死区。严重者可累及整个脑室系统，可伴大片出血、坏死，引起坏死性室管膜炎或坏死性脑室脑炎。有报告认为病毒往往定位于室管膜和室管膜下的区域，取材时应予注意。③巨细胞和包涵体形成，为 CMV 感染的特征病变，特别在脑室炎病例含有包涵体的巨细胞大量存在，伴有室管膜及室管膜下神经纤维网的破坏、出血、载脂巨噬细胞浸润，颇有特征性（图 8-2-17，图 8-2-18），伴有多核巨细胞形成、淋巴细胞浸润。CMV 也可累及脊髓及神经根，局部出现含有包涵体的细胞，伴单个核细胞浸润，严重者包涵体可见于施万细胞、血管内皮细胞，偶见于远端神经根神经节细胞，少数病例见于小胶质结节。因为 CMV 病变常呈斑片状和多灶性，脑活检可能出现阴性结果，所以不能因此排除 CMV 感染。

3. 巨细胞病毒性肝炎　CMV 所致肝炎可见于免疫健全的患者，亦可发生于婴幼儿、艾滋病患者，或见于肝肾移植之后。由于肝移植后急性细胞排斥反应和 CMV 感染在临床上表现相似，肝活检对于区分二者非常有价值。

（1）CMV 肝炎的一般表现：在免疫健全的患者，CMV 感染可造成传染性单核细胞增多症样综合征，伴随轻度的肝炎。肝活检显示灶性的肝细胞坏死和肝窦淋巴细胞浸润，以及轻度的胆管损伤。典型病例光镜下可观察到 4 个相对特征的改变，即肝细胞病毒包涵体，微脓肿形成，巨细胞样肝细胞形成和肝细胞排列成"假腺管"结构。

1）病毒包涵体：在组织学上 CMV 感染最特征性的表现是肝细胞核内包涵体，形态如上所述（图8-2-19）。CMV 肝炎患者显微镜下寻找包涵体的阳性率可达 50%。电镜下肝细胞胞质中见病毒包涵体与此相符。但是在肝脏 CMV 感染病例中很少见到典型的核内包涵体。包涵体为 CMV 聚集而成，电镜或免疫组化可以证实 CMV 的存在。病毒包涵体也可见于血管内皮细胞、胆管上皮细胞内，在坏死灶内也可见到（图 8-2-20）。

2）肝小叶内可以见到中性粒细胞聚集，形成微脓肿，微脓肿常包绕在受感染的细胞周围。在免疫损伤（如肝移植后）患者中常提示 CMV 感染。

3）肝组织内还可见到多核巨细胞，本质为肝细胞，也可能来自组织细胞，可借免疫组化加以鉴别。小叶内和汇管区内也可见不同程度的淋巴细胞浸润。

4）肝细胞增生、肥大，围绕扩张的毛细胆管，形成假腺样结构或称"玫瑰花结"（图 8-2-21），胆管上皮肿胀可致胆管阻塞，毛细胆管内淤胆，或见胆栓形

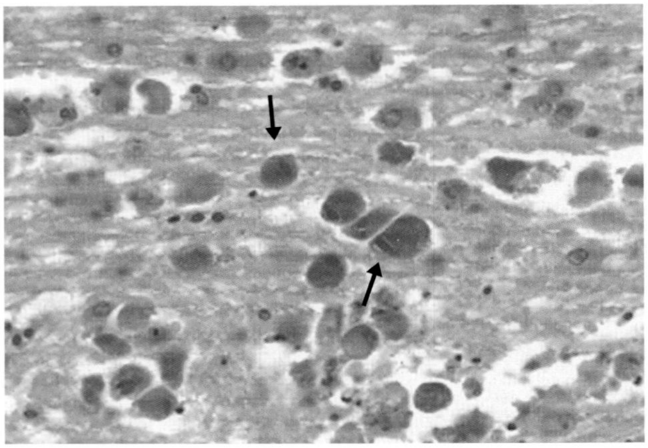

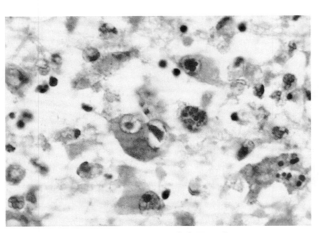

图8-2-17　CMV脑炎

近脑室旁星形胶质细胞肿大，核内见病毒包涵体，周围有空晕(箭头)（丁彦青惠赠）

图8-2-18　CMV脑室周围炎

病灶中见巨细胞形成及3个细胞核内病毒包涵体，其周围有明显空晕（安劭惠赠）

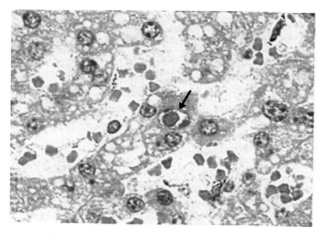

图8-2-19 巨细胞病毒性肝炎

肝细胞肿胀，细胞核大，其中见紫红色包涵体，周围有空晕。肝窦扩张充血（丁彦青惠赠）

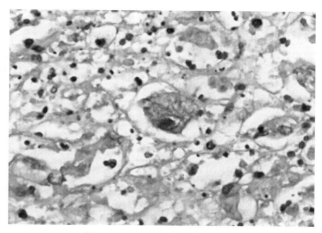

图8-2-20 巨细胞病毒性肝炎

AIDS患者肝脏CMV感染，肝细胞灶性坏死，坏死灶中可见细胞碎片和淋巴细胞浸润，中心见有巨细胞形成和核内包涵体，包涵体一侧有空晕

成，是患者肝功能严重损害的一种表现（图8-2-22）。部分病例肝组织有明显纤维化甚至肝硬化形成。免疫组化标记见肝组织内CMV抗原阳性细胞，可协助确诊。

（2）婴幼儿巨细胞性肝炎：CMV感染在婴幼儿和新生儿可导致巨细胞性肝炎，患儿肝大，可较正常肝细胞大3～5倍，可有黄疸。但肝小叶结构通常是完整的。病变表现：①肝细胞不同程度的肿胀变性，胞质疏松透亮呈水样变性，部分气球样变，也可发生脂肪变性；②肝细胞点状坏死、碎片状坏死甚至桥接坏死，伴淋巴细胞浸润；③特征为有巨细胞及多核巨细胞形成（图8-2-23，图8-2-24），肝内有多个细胞核的巨细胞样肝细胞，细胞内可找到圆形病毒包涵体，以核内常见；④局部肝细胞索排列呈"假腺管"样，伴毛细胆管扩张，肝细胞及毛细胆管腔内有胆汁淤积，胆栓形成；⑤其他病变，如髓外造血，汇管区和中央静脉区淋巴细胞浸润，胶原纤维增生。部分病例纤维组织增生，甚至形成纤维间隔，个别病例完全包绕肝细胞团块呈早期肝硬化图像。巨细胞性肝炎也可见于风疹病毒等感染。

4. 巨细胞病毒的皮肤感染 CMV经母婴垂直传播者可引起TORCH综合征，受累的新生儿和婴幼儿可发生广泛性损害，皮肤表现为瘀斑、紫癜和"蓝草莓松饼"样损害，均与血小板减少有关。"蓝草莓松饼"样损害为红蓝色或紫罗兰色丘疹或结节，由真皮内红细胞外渗所致。在艾滋病患者，皮肤病变包括外生殖器、肛门、会阴、臀部和股部的皮肤溃疡，结节性红斑，皮肤血管炎，色素沉着性结节或斑片，水疱或大疱性损害，以及类似结节性痒疹、多形红斑、表皮松解症等疾病的表现。Niedt等报告56例艾滋病解剖病

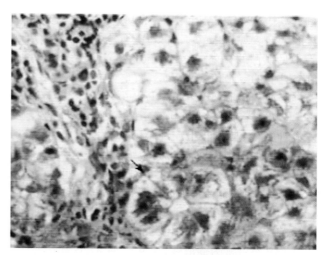

图8-2-21 巨细胞病毒性肝炎

汇管区周围肝细胞形成"玫瑰花结"，中心围绕扩张的毛细胆管(箭头)（陆普选惠赠）

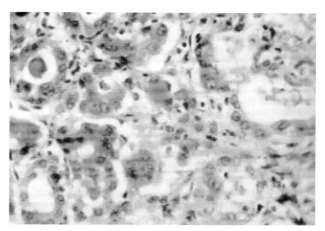

图8-2-22 巨细胞病毒性肝炎

小胆管增生，部分小胆管内有淡黄色胆汁，也称淤胆性花结（陆普选惠赠）

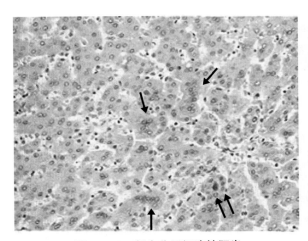

图8-2-23　新生儿巨细胞性肝炎
肝组织结构尚存，内见大量多核巨细胞(单箭头)，亦可见淤胆及胆栓形成
（双箭头）（丁彦青惠赠）

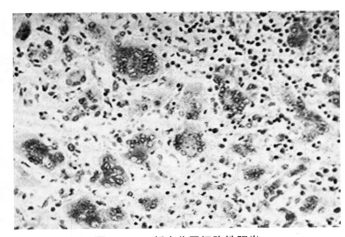

图8-2-24　新生儿巨细胞性肝炎
肝组织结构破坏，残留肝细胞体积增大，多核，间质水肿，伴淋巴细胞和嗜酸性粒细
胞浸润（丁彦青惠赠）

例，其中 5 例有广泛播散性 CMV 感染，并累及皮肤。皮肤病变表现为紫色斑。病理特征是皮肤血管内皮细胞中见典型的核内包涵体，包涵体较大，紫红色，周围有透明的空晕包绕；仔细观察也可能见到较小的嗜碱性胞质内包涵体。包涵体 PAS 染色阳性。包涵体也可见于表皮多核巨细胞、血管内皮细胞、成纤维细胞、巨噬细胞、汗腺导管上皮细胞内，或在皮肤水疱或溃疡的基底部发现。皮肤黏膜交界处的溃疡性病变中有时可查见 CMV 包涵体，伴淋巴细胞，单核细胞浸润。

　　5. **巨细胞病毒性肺炎**　CMV 是免疫损伤尤其是 AIDS 患者气道与肺部病毒感染中最常见的类型。HIV/AIDS 患者中 CMV 肺炎的发病率有逐年增加趋势。CMV 感染常为播散性，并可促使 AIDS 病情恶化，肺部感染仅为局部表现。

　　CMV 肺炎在病理上主要表现为间质性肺炎，镜下可见肺间质充血、淋巴细胞单核细胞浸润，伴间质水肿、肺泡上皮增生等。肺内病灶为血源性随机分布，可为弥漫性全小叶性或灶性分布。受累的肺泡上皮细胞体积增大，特征性病变为核内包涵体与巨细胞形成，均有诊断价值，因此也称巨细胞包涵体病毒性肺炎（图 8-2-25，图 8-2-26）。有学者提出将 CMV 肺炎分为弥漫性、粟粒坏死性和巨细胞性三种类型，以弥漫性最常见，巨细胞性较少见。部分 AIDS 患者可发生弥漫性肺泡损伤、肺水肿、肺出血、灶性或粟粒性坏死、肺透明膜形成等病变，可能与 CMV 感染有关。呼吸道症状为阵发性干咳、进行性气促，即呼吸气促逐渐加重，用力时或活动时呼吸困难，心率与呼吸率加快，可有缺氧和发绀。胸部听诊无明显体征。肺部可继发或合并细菌、真菌或其他病毒感染，使病情复杂化，预后变差。CMV 肺炎常伴其他机会性感染，如

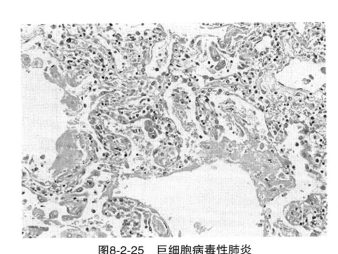

图8-2-25　巨细胞病毒性肺炎
肺内可见间质炎细胞浸润，肺泡腔内液体渗出，透明膜形成，肺泡腔内可见巨
细胞形成

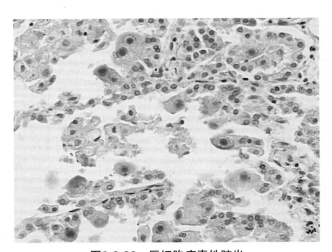

图8-2-26　巨细胞病毒性肺炎
肺内可见间质炎细胞浸润，肺泡腔内可见3个巨细胞及核内包涵体，并见肺泡
上皮脱落

合并弓形虫肺炎、合并曲霉病等。

6. 消化系统 CMV 感染 消化系统各部分均可受到 CMV 感染，从口腔黏膜、涎腺，到食管、胃肠，黏膜上皮和间质中的巨噬细胞、血管内皮细胞等，均可受累。胃肠道的 CMV 感染主要发生于早产儿、体质虚弱儿及呈恶病质的老年人。艾滋病患者及长期接受细胞生长抑制剂和（或）免疫抑制剂治疗的患者，亦在一定程度上易发生 CMV 感染。据笔者观察，在 151 例 AIDS 合并的 CMV 感染中，47 例累及消化道，包括食管 11 例、胃 8 例、小肠 10 例、结肠 10 例、直肠 5 例、阑尾 3 例。肠道病变常是播散性感染的组成部分。

病理学检查可见胃肠道病变轻微以致黏膜糜烂或溃疡形成，伴血管炎、中性粒细胞和慢性炎细胞浸润，偶尔 CMV 感染也可形成巨大溃疡或引起黏膜下广泛性出血。溃疡的形成可能是 CMV 性血管炎所致的缺血性坏死的结果。CMV 主要累及血管内皮细胞，其次为巨噬细胞、成纤维细胞、平滑肌细胞和黏膜上皮细胞。典型病变为巨细胞形成和嗜酸性核内包涵体，也可伴有较小的紫染颗粒状胞质包涵体。在间质细胞、黏膜上皮细胞、巨噬细胞、成纤维细胞和血管内皮细胞的胞核及胞质内可以查见 CMV 包涵体（图8-2-27，图 8-2-28）。此外，病变血管周围可有中性粒细胞浸润。

7. 其他组织病变 CMV 所致淋巴组织病变缺乏特异性，可能引起灶性坏死、中等程度的淋巴滤泡增生、单核样 B 细胞聚集、窦组织细胞增生、免疫母细胞增生等类似于传染性单核细胞增多症样的形态变化。淋巴细胞反应性增生的状态可用淋巴细胞标记显示，以排除淋巴瘤。胰腺、肾上腺等其他组织亦可发生 CMV 感染，形成播散性病变，参见前述基本病变。组织病变组织中查见巨细胞尤其是核内包涵体具有病因诊断意义，但有时难以发现。

【临床表现】

CMV 感染一般是指患者体内有活动性 CMV 复制，但还没有出现临床症状和器官功能损伤的状态。如果在 CMV 活跃复制造成病变的同时伴有相关临床症状和（或）器官功能损伤，称为巨细胞病毒病或巨细胞包涵体病（CID）。CMV 病一般表现为非特异性症状，如发热、头痛、全身不适、皮肤斑丘疹、氨基转移酶升高，或单核细胞增多症等。严重者 CMV 播散到多种组织，主要见于免疫抑制患者，引起肺炎、胃肠炎、视网膜炎等。根据感染途径、感染对象和时间的不同分成以下临床病理类型。

1. TORCH 综合征 是指由弓形虫（T）、风疹病毒（R）、巨细胞病毒（C）、单纯疱疹病毒（H）或其他病原体（O，主要指乙肝病毒、梅毒螺旋体等）等在妊娠期和围生期感染所致的一组异常妊娠结局。孕妇发生原发性感染或潜伏感染时，CMV 等病原体被激活，病原体可通过胎盘侵袭胎儿，引起子宫内感染，影响胎儿发育，导致流产、早产、死胎、死产或生后死亡，或者引起脑积水、小头畸形、大脑钙化、宫内发育迟缓或发育不良、发育落后于实际胎龄、先天性畸形等。这种通过胎盘侵袭胎儿引起的感染称为先天性感染（胎儿宫内感染），结局通常比较严重，特别是孕早期感染，存活婴儿常发生 CID。在围生期，孕妇泌尿道和生殖道排出的病毒可经产道感染新生儿，或在出生后数周由母体尿或乳汁中的病毒感染，护理人员排出的病毒也能引起感染，此时感染对胎儿影响较小，新生儿绝大多数无明显症状。

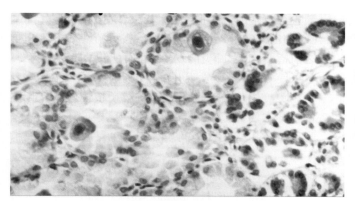

图8-2-27 十二指肠巨细胞病毒感染
黏膜上皮内见2个嗜酸性巨细胞病毒包涵体（张长淮惠赠）

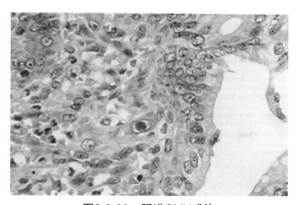

图8-2-28 肠道CMV感染
间质内见一个巨细胞，含有核内包涵体，周围有明显空晕，间质中尚可见急慢性炎细胞浸润（张长淮惠赠）

2. 新生儿 CID 活婴中约有 5% 表现为典型全身 CID，即多系统、多脏器受累。另有 5% 表现为非典型的临床表现，其余 90% 均呈亚临床型。先天性 CMV 感染的新生儿可发生黄疸、肝脾大、血小板减少性紫癜或皮肤黏膜瘀点、溶血性贫血或血小板减少、肺炎、视网膜炎、白内障等。新生儿 CID 的特征是单核巨噬细胞系统和中枢神经系统受侵犯。据 Boppana 等对 106 例 CID 的分析，本病的主要体征及症状为紫癜（76%）、黄疸（67%），肝脾大（60%）、小头畸形（53%）、体重过轻（50%）、早产（34%），以及脉络膜视网膜炎、脑积水、脑组织钙化和低钙惊厥等，严重者多在生后数天或数周内死亡；幸存者 90% 留有后遗症，如生长迟缓、智力障碍、神经肌肉运动障碍、癫痫、视力减退（视神经萎缩和脉络视网膜炎）、听力障碍（神经性耳聋）等。

3. 儿童及成人感染 此类感染的原因很多，可为输血感染、接触感染，或者是由免疫功能低下引起的感染，可见于儿童或成人。①输血感染，即输入大量含有 CMV 的新鲜血液，可引起输血后的单核细胞增多症和肝炎等病症。有统计认为，大约 8% 的单核细胞增多症的病原是 CMV。②接触感染，即通过哺乳、接吻、性接触、输血等途径感染。患者由于妊娠、接受免疫抑制治疗、器官移植、肿瘤等因素，机体免疫功能低下，潜伏在体内单核细胞、淋巴细胞中的 CMV 被激活，引起肝炎、间质性肺炎、视网膜炎、脑炎、食管炎、结肠炎和脑膜脑炎等。有的也能导致异嗜性抗体阴性的单核细胞增多症，患者持续发热，伴淋巴结肿大、肝脾大或肝功能异常、渗出性扁桃体炎、皮疹等，与 EBV 所致单核细胞增多症的不同在于缺乏异嗜性抗体。在异嗜性抗体阴性的单核细胞增多症中，约半数与 CMV 感染有关。

4. 播散性感染 常发生在 AIDS 患者，累及多个器官，引起视网膜脉络膜炎、食管炎、胃肠黏膜慢性炎症或黏膜溃疡、坏死性脑炎（以亚急性脑炎最常见）、脑膜炎、肝炎、弥漫性全小叶性或灶性间质性肺炎、胰腺炎、肾小球肾炎、肾上腺坏死和炎症、附睾炎等，亦可引起子宫颈炎、尿道炎等，并可伴有粒细胞减少、淋巴细胞和血小板减少等。CMV 虽常累及多个器官，但死亡率较低，在 AIDS 的死因中占 8.5%。在晚期，临床诊断 CMV 感染者高达 40%，而经尸检证实 90% 以上 AIDS 患者有活动性或播散性 CMV 感染。尸体解剖检查发现肾上腺和呼吸系统最常受累。在 AIDS 患者中，CMV 性视网膜炎可导致失明。

在 AIDS 患者中，CMV 还常伴其他机会性感染，特别是肺孢子菌等真菌感染。在同一器官中有时可检出多种病原体。混合感染有时可使 CMV 性病变被掩盖或混淆，而 AIDS 的病理诊断又比较强调病因鉴定，因而应特别注意鉴别病原体。

【诊断与鉴别诊断】

1. 病理学诊断 CMV 感染的致细胞病变效应（cytopathic effect，CPE）具有特征性，特别是在感染的细胞核内发现病毒包涵体，包涵体呈圆形、大小不一，嗜碱性，周围有一清晰的透明晕与核膜分开，酷似"猫头鹰眼"，颇具特征性，参见前文。这种细胞具有形态学诊断意义。局灶性坏死伴慢性炎细胞浸润，其中有巨细胞和不典型巨细胞也可作为诊断线索。所得组织量越多，如开放肺活检和尸检，诊断就越容易。笔者认为连续切片以增加受检组织量，也有利于发现 CMV 包涵体。但光镜检查比较费时费力，用 CMV 的单克隆抗体做免疫组化或免疫荧光标记，简便可靠，敏感特异，可用于识别 CMV，并与其他病毒包涵体相鉴别。

肺内 CMV 感染主要累及肺泡上皮，用支气管肺泡灌洗液（BALF）离心沉淀使细胞集中，然后做涂片（每份离心标本至少可做 8 张涂片），可提高阳性率。因为 CMV 常累及肾脏并经肾脏排泄，故尿沉渣检查也有较大价值。此外，骨髓涂片，唾液、痰液、子宫颈分泌液等标本离心沉淀，将脱落细胞用瑞氏（Wright）或吉姆萨（Giemsa）等染色镜检，检查巨大细胞及核内和胞质内嗜酸性包涵体，可做初步诊断。HSV、腺病毒等感染也可形成包涵体，但相对较小，也不够典型。现在可用相应的免疫组化标记加以区别。

Solans 等比较了多种诊断方法的使用价值。他们对 13 例肺移植者的 CMV 肺炎，在 27 个月内经支气管做 78 次肺活检，发现在有症状者中，93%（14/15）具有典型的 CMV 细胞病变，说明单纯组织学检查有诊断意义；BALF 培养阳性率为 86.7%（13/15），对诊断也很有帮助。但是在无症状患者中，用单克隆抗体（CCHZ，CCD9）做免疫组化标记，可在细胞发生病变之前指示 CMV 肺炎的发生，因而具有早期诊断意义，且可使 CMV 易于发现并可定位定量（图 8-2-29）。有人用免疫组化实验表明，CMV 早期核抗原单克隆抗体检测主要标记细胞是腺体浅层上皮细胞，而 CMV 晚期抗体检查主要是间质细胞和少量腺体基底细胞阳性。说明随着时间进展，病变向深部和间质侵犯。原位 DNA 杂交技术也可用来鉴定 CMV。

电镜检查亦可用来检测 CMV，石蜡包埋组织的切片、BALF 涂片，甚至婴儿感染者的尿沉渣，在电镜下都可能检出 CMV，对于确认病毒的形态结构和包涵体也很有帮助（图 8-2-30）。

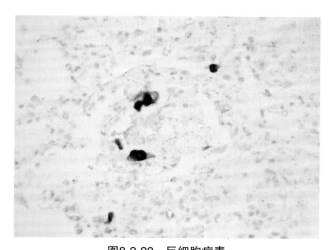

图8-2-29　巨细胞病毒
免疫组化，病毒包涵体标记为棕色，易于发现和辨认（肖冠英惠赠）

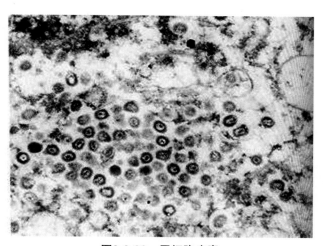

图8-2-30　巨细胞病毒
透射电镜，成熟病毒颗粒呈圆形，直径150～170nm（丁彦青惠赠）

2. 实验室检查

（1）病毒分离培养：利用患者的手术标本、活检组织或体液标本，接种到人的成纤维细胞内繁殖，约4周可分离出CMV，观察到巨大细胞和细胞核内典型的病毒包涵体具有诊断意义。病毒分离的敏感度与标本中的病毒含量有关，病毒含量（＞ 10^4/ml）越高，病毒分离的敏感度越高。

（2）血清抗体检测：最常用ELISA和RIA法，检测IgM抗体和IgG抗体。IgM抗体与急性感染有关，IgM抗体阳性，能证明新近感染或潜在感染的复活；IgG抗体可终生持续存在，IgG阳性提示既往感染。一般病毒特异性IgM抗体阳性和（或）IgG抗体在双份血清中效价增高4倍以上提示体内近期有活动性病毒感染，但不能确定是急性原发性感染或再激活感染，也不能用于检测体内病毒的复制。因为IgM不能从母体经胎盘传给胎儿，若从新生儿血清中检测出CMV的IgM抗体，提示胎儿在子宫内已有CMV感染。检测患者血清中CMV抗体虽可说明患者有无CMV感染，但由于潜在感染很常见，血清学检查结果对诊断的意义不大。

（3）CMV抗原检测：利用尿液、BALF或活检组织，检测其中的CMV抗原，免疫荧光法敏感度可达100%，早期抗原免疫荧光检查也有很高的敏感度。外周血白细胞核CMV p65抗原作为免疫抑制患者CMV活动性感染早期、快速诊断的指标，其敏感度高于病毒培养，其定量结果可有效指导抗病毒治疗。CMV白细胞抗原血症试验是直接诊断活动性CMV感染的方法。

（4）分子生物学技术：如核酸杂交技术、PCR技术等，具有高度的敏感度和特异度，可用于CMV的检测，并可测出微量CMV，但需小心解释其存在是活动性的还是潜在性感染。DNA探针已广泛应用于检测CMV，其中以 ^{32}P标记的探针敏感度最高，对某些标本来说，核酸杂交方法可能比病毒分离更敏感。

三、EB病毒感染

EB病毒（Epstein-Barr virus，EBV）属于人类疱疹病毒4型（human herpesvirus 4，HHV-4），是一种嗜淋巴细胞的DNA病毒。Epstein和Barr于1964年首次成功地将非洲儿童Burkitt淋巴瘤细胞通过体外悬浮培养而建株，并在建株细胞涂片中用电镜观察到疱疹病毒颗粒。EBV感染分布广泛，多呈散发性，亦可引起流行。在发展中国家，儿童EBV血清阳性率为80%～90%，在成人中感染率达90%以上。发病以15～30岁的青少年为多，6岁以下多呈隐性或亚临床性感染。我国3～5岁儿童EBV IgG/VCA抗体阳性率也达90%以上。在AIDS患者中，约96%可检出EBV抗体。全年均有发病，似以晚秋初冬为多，一次得病后可获较持久的免疫力。感染潜伏期4～7周，前驱期10天左右。感染可涉及全身的各个器官脏器，临床有发热、食欲减退、恶心、呕吐、腹泻、全身淋巴结肿大、肝脾大、皮疹等复杂多样表现，有的还可出现神经系统症状，感染后恢复期较长，一般需2～4周。EBV感染引起的非肿瘤性疾病有口腔黏膜毛状白斑和传染性单核细胞增多症（infectious mononucleosis，IM）等，引起的肿瘤性疾病有恶性淋巴瘤和鼻咽癌、胃癌等（详见第五章），EBV已被列为可能致癌的人类肿瘤病毒之一。

【生物学性状】

EBV属于γ亚科疱疹病毒，其形态与其他疱疹病毒相似，直径 180～200nm，呈球形，基因组为 DNA。基本结构为核心、衣壳和包膜三部分。核心为直径 45nm 的致密物，主要含线状 dsDNA，其长度为 173kb。衣壳为 20 面体立体对称，由 162 个壳粒组成。包膜由感染细胞的核膜组成，其上有病毒编码的糖蛋白刺突，有识别淋巴细胞上的 EBV 受体及与细胞融合等功能。在人群中流行的 EBV 可以按基因多态性分为 2 个亚型，在体外培养的条件下，1 型（A 型）病毒转化为 B 细胞的能力比 2 型（B 型）强大，我国流行的主要是 1 型 EBV。

EBV 基因组由 84 个开放读码框架，编码产生 100 余种病毒蛋白，其中 gp350/gp220 为黏附性蛋白，gp85 为融合性糖蛋白。EBV 具有嗜 B 细胞的特性，主要侵犯 B 细胞，并能在 B 细胞中增殖，可使其转化，能长期传代，与 B 细胞表面带有 EBV 受体（CD21 分子）有关。被病毒感染的细胞具有 EBV 的基因组，并可产生多种抗原，如 EBV 核抗原（EBNA）和潜伏膜蛋白（LMP，有 3 种），EBV 早期抗原（EA）、EBV 衣壳抗原（VCA）和 EBV 膜抗原（MA）。EB 病毒长期潜伏在淋巴细胞内，以环状 DNA 形式游离于胞核中，并整合在染色体内，引起增生性病变。

【发病机制】

1. 感染途径　　EBV 在人群中广泛感染，传染源为 EBV 抗体阳性并排毒的健康人、隐性感染者和患者，主要通过上呼吸道和消化道传播，也可经输血或性接触传染。从患者外周血淋巴细胞、咽漱液中也可分离出 EBV。在密切接触的集体生活的年轻人中容易传播。EB 病毒进入宿主细胞有 3 种不同方式：① EBV 感染人类 B 细胞并在其中复制；② EBV 长期潜伏在淋巴细胞内，以环状 DNA 形式游离在胞核中，并整合到染色体内；③ EBV 被灭活后能重新产生感染性，按原有方式再感染细胞或者病毒传入到另一个个体。EBV 主要感染人类口咽部的上皮细胞和 B 细胞，先在口腔上皮细胞内生长繁殖，然后感染 B 细胞，这些细胞大量进入血液循环而造成全身性感染，并可长期潜伏在人体淋巴组织中，当机体免疫功能低下时，潜伏的 EBV 活化形成复发感染。

2. 感染方式　　EBV 感染和其增殖活性有关，分为两种方式。

（1）增殖性感染：感染后病毒可能首先侵犯口咽部，如咽部淋巴样组织或淋巴结内的 B 细胞、唾液腺等，并在其中形成增殖性感染并使其转化为 B 免疫母细胞。EBV 通过与 B 细胞和腮腺管、咽部，以及某些上皮细胞表面的 EBV 受体结合而感染淋巴细胞或上皮细胞。EBV 感染上皮细胞并在上皮细胞内增殖，然后通过其包膜糖蛋白与 B 细胞表面的补体 C3d 受体或 EBV 受体（CD21）结合而感染 B 细胞。EBV 在 B 细胞中可引起增殖性感染和非增殖性感染。EBV 增殖性感染时表达的特异性抗原包括 EBV 早期抗原（EA）、EB 病毒衣壳抗原（VCA）、EB 病毒膜抗原（MA），EA 表达是 EBV 活跃增殖、感染细胞进入溶解性周期的标志。EBV 感染 B 细胞后，仅极少一部分细胞中的病毒基因能充分地表达，首先合成 EA 等病毒早期基因产物，接着是 DNA 复制、VCA 和 MA 合成，最后组合成完整的病毒颗粒而释放，导致细胞的溶解和坏死。

（2）非增殖性感染：包括潜伏感染和恶性转化。①潜伏感染时产生的特异性抗原有 EBV 核抗原（EBNA）、潜伏膜蛋白（LMP），LMP 是诱导 B 细胞转化的主要因子。EBV 感染 B 细胞后，多数细胞中的病毒基因组处于潜伏状态，细胞只合成 EBNA 和 LMP。带有 EBV 基因组的 B 细胞可获得在组织培养中维持长期生长和增殖的能力。在所有带 EBV 基因组的 B 细胞核内，都可以检出这种核抗原。在一定条件或某些诱导因子的作用下，潜伏感染细胞中的 EBV 基因组被激活而表达，转为增殖性感染。②恶性转化，受 EBV 感染和转化的 B 细胞在不断分离和增殖过程中，受到某些辅助因子的促发，个别细胞可发生染色体移位等异常变化，最后导致这些细胞转化为恶性肿瘤细胞。

病毒可从口咽部不断排出，持续数周至数月。口咽部上皮释出的 EBV 感染局部黏膜的 B 细胞，并进入血液循环形成病毒血症，进而导致全身性 EBV 感染。

3. 免疫应答　　人体感染 EBV 后能诱生抗 VCA 抗体、抗 MA 抗体、抗 EBNA 抗体及抗 EA 抗体。已证明抗 MA 抗原的抗体能中和 EBV。上述体液免疫系统能阻止外源性病毒感染，却不能消灭病毒的潜伏感染。在体内潜伏或呈低度增殖的病毒与宿主保持相对平衡状态。这种状态可持续存在，保持终生。一般认为细胞免疫（如 T 细胞的细胞毒反应）对病毒活化的"监视"和清除转化的 B 淋巴细胞起关键作用。在机体免疫力降低时，潜伏于细胞内的 EBV 基因组可被激活，转为增殖性感染，引起细胞转化和多种疾病。EBV 激活时，抗体效价升高。但如病前没做血清抗体检测，则不能区别隐性感染的激活或原发性感染。

【病理变化】

EBV 所致病变基本为增生性，主要是淋巴细胞的增生，近年发现 EBV 也可导致某些上皮、平滑肌增生，并有一定程度的异性型，引起非肿瘤性和肿瘤性病变。不同的疾病各有其自身的病理学特点。免疫组化和原位杂交检测出 EBV 的抗原或核酸成分，如 LMP-1、EBER 等，是确定 EBV 感染的重要依据。

1. 淋巴组织增生性病变 EBV 感染可累及各种淋巴细胞，导致所谓的 EBV 阳性的淋巴细胞增生性疾病（lymphocytic proliferative diseases，LPD），这是一大类非常复杂的疾病，涉及 B 细胞、T 细胞和 NK 细胞增生，以及良性、交界性和恶性病变，在非免疫缺陷患者和免疫缺陷患者中均可发生。

（1）反应性增生性病变：包括一组反应性或瘤样增生的良性 EBV+ 的淋巴组织增生性病变，共同病变特征是淋巴组织过度增生，但无明显异型性、侵袭性和增殖活性，具体病变参见表 8-2-4 中的各种临床病理类型。

表 8-2-4 EBV 阳性淋巴组织增生性疾病（非肿瘤性）

细胞类型	疾病类型	疾病亚型
B细胞疾病	EBV+淋巴组织反应性增生（淋巴结）	传染性单核细胞增多症
	慢性活动性EBV感染，B细胞型（CAEBV-B，慢性/持续性传染性单核细胞增多症）	多形性B细胞LPD（淋巴结）
		多形性B细胞LPD（淋巴结外）
		单形性B细胞LPD（可进展为淋巴瘤）
	先天性（原发性）/获得性免疫缺陷相关淋巴增生性疾病	致死性传染性单核细胞增多症（FIM）
	EBV诱导的移植后淋巴组织增生性疾病（EBV相关移植后淋巴组织增生性疾病，EBV-PTLD）	早期病变（淋巴结浆细胞增生症、传染性单核细胞增多症样病变）
		多形性EBV-PTLD
		单形性EBV-PTLD（可进展为淋巴瘤）
		经典的霍奇金淋巴瘤型PTLD
T/NK细胞疾病	慢性活动性EBV感染T/NK细胞增生症（CAEBV-T/NK）	儿童EBV+ T细胞和NK细胞淋巴组织增生症
	皮肤EBV相关性T细胞和NK细胞增生变异型	种痘水疱病样T细胞或NK淋巴组织增生症（增生→肿瘤）
		严重蚊叮超敏反应（增生→肿瘤）
	儿童系统性EBV+ T细胞增生性疾病	单克隆性、寡克隆性或多克隆性
		EBV相关噬血细胞性淋巴组织增生症/噬血细胞综合征

（2）恶性淋巴瘤：EBV 所致淋巴瘤中，以地方性 Burkitt 淋巴瘤最为经典，但是，随着 EBV 检测技术的普及，研究者陆续发现 EBV 阳性的弥漫大 B 细胞淋巴瘤（DLBCL）、淋巴瘤样肉芽肿病、浆母细胞淋巴瘤、皮肤黏膜溃疡等 B 细胞淋巴瘤，以及 EBV 阳性的血管免疫母细胞性 T 细胞淋巴瘤、结外 NK/T 细胞淋巴瘤（图 8-2-31）、外周 T 细胞淋巴瘤（非特指型）、皮下脂膜炎样 T 细胞淋巴瘤、侵袭性 NK 细胞白血病等，均与 EBV 感染密切相关，共同病变为淋巴细胞的异型增生，增殖活性增强，淋巴结结构的破坏，甚至对周围组织的浸润等。

2. 上皮细胞增生性病变 经典的病变为鼻咽癌，特别是低分化的淋巴上皮样癌或泡状核细胞癌（图 8-2-32）。癌细胞巢状结构不明显，癌巢内外有大量淋

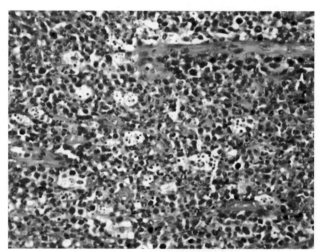

图8-2-31 NK/T细胞淋巴瘤
经免疫组化证实，且原位杂交显示EBER阳性

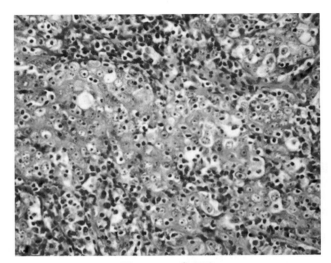

图8-2-32　鼻咽癌
癌细胞核呈空泡状。原位杂交证实EBV感染

巴细胞浸润，癌细胞核呈空泡状，核仁明显。癌细胞EBV检测阳性。新近有报道称鼻咽部EBV阳性的大细胞神经内分泌癌。近年发现部分胃癌中也可检测到EBV，并被确立为一种独特类型，即EBV相关胃癌。

3. 平滑肌增生性病变　在平滑肌瘤与平滑肌肉瘤中也发现部分病例中可检测到EBER，证明两者有关。

上述EBV与淋巴瘤、鼻咽癌、胃癌、平滑肌肿瘤的关系和病变，详见第五章。常见的EBV感染相关的非肿瘤性疾病简介如下。

【临床病理类型】

EBV感染的一般表现为发热、乏力、苍白、全身不适、头痛、食欲缺乏、恶心、呕吐、关节痛、咽痛、淋巴结肿大、肝脾大等，缺乏特异性，症状轻微者常不引起重视，亦可自愈。较为典型的非肿瘤性疾病有如下类型。

1. 传染性单核细胞增多症（infectious mononucleosis, IM）　曾称为腺热病（glandular fever），是由EBV感染所致的一种以B细胞增生为主要形态学改变的病毒性传染病。EBV通过口咽分泌物传播，为一种自限性疾病，可能累及全身多个系统，以末梢血液和淋巴结中异型淋巴细胞增生为特征。现在认为，病名中所谓的单核细胞实际上是淋巴细胞，并被归类于EBV阳性LPD中淋巴组织反应性增生的典型表现。患者常因发热和淋巴结肿大，临床怀疑为淋巴瘤而做淋巴结活检。

（1）病理变化：IM可引起全身淋巴结肿大，以颈部淋巴结最明显，尤其是下颌角下方淋巴结，其次为腹股沟和腋窝淋巴结，也可见于腹部、纵隔淋巴

结。一般肿大淋巴结最大直径不超过2cm，偶见达到4cm，可有压痛。切面灰红色，质软或中等硬度。淋巴结肿大见于3/4以上的患者，发病1周内即可出现，肿大淋巴结一般随着病变的好转在数周内逐渐缩小而消失，偶有肿大持续数年的。

IM的镜下表现比较复杂，概括如下。

1）淋巴结结构模糊不清，部分结构紊乱变形或全部消失，生发中心常发生坏死，滤泡间区也可见小灶状坏死或碎屑状坏死灶，并见巨噬细胞吞噬核碎屑，少数病例（主要是免疫缺陷患者）可出现大片坏死，常呈地图状。

2）淋巴滤泡改变：早期以滤泡增生为主，滤泡中度到重度增生，因程度不同而呈不规则形，生发中心增大，形状不规则，有的互相融合，增生滤泡中可见散在的巨噬细胞，各种转化阶段的B细胞，尤其是免疫母细胞可以成片增生，但也常见以一种细胞增生为主的区域。核分裂象多见，有时可多达每高倍视野10个，甚至有异常分裂象。滤泡周围有小淋巴细胞套。组织学改变与滤泡性淋巴瘤相似，应注意鉴别；晚期则滤泡萎缩、消失。

3）淋巴窦扩张，其中含有巨噬细胞（可见吞噬现象）、转化的大淋巴细胞、免疫母细胞和淋巴液充满淋巴细胞，有时见单核细胞样B细胞。组织细胞增生但不形成肉芽肿也不侵蚀生发中心，有时可见淋巴窦的灶性闭塞。

4）淋巴结副皮质区弥漫性增生，亦可见血管增多，因大量免疫母细胞、浆细胞和小淋巴细胞混合性增生而扩大，使滤泡间区增宽，各个转化阶段的B细胞均可见到，这些增生的细胞称为多形性B细胞增生（CD20阳性）。副皮质区和滤泡间区T细胞亦增生，伴有多少不等的活化淋巴母细胞和免疫母细胞。淋巴细胞分化谱系的各种细胞并存是反应性增生的重要依据。

5）淋巴结皮髓质血管增生，内皮细胞肿胀。髓窦明显，髓索内有数量不等的免疫母细胞浸润。

6）转化或增生的免疫母细胞散在或呈簇状聚集，其体积肥大，胞质嗜双色或嗜派若宁性，细胞核增大，核仁明显，可有核周空晕，分裂象多见，甚至出现病理性核分裂象（图8-2-33）。有时出现双核或多核巨细胞，可似R-S细胞，坏死灶周围也可见R-S样细胞，增生的B细胞也可有一定异型性，需注意鉴别恶性淋巴瘤。

7）淋巴结包膜和小梁周围甚至包膜外脂肪组织内有淋巴细胞、浆细胞和免疫母细胞浸润。以上病变在低倍镜下呈不规则的或斑驳状（mottling）的特殊构

型。网状纤维染色可证明淋巴窦的存在。

8）免疫组化显示大细胞 CD30$^+$CD15$^-$，EBV 潜伏膜蛋白（LMP-1）$^+$，原位杂交和 PCR 技术可检出 EBV 核酸。

研究提示，本病早期以 T 细胞增生为主，形成细胞毒性效应细胞，直接破坏携带 EBV 的 B 细胞，使 B 细胞减少。后期 B 细胞、T 细胞均增生，最后以 B 细胞增生为主，常显示浆细胞样分化。因此用 T 细胞和 B 细胞的标志可大致了解疾病的进程。B 细胞表达 CD20 和 CD79a，但有不一致性，Ig 的表达为多克隆性（κ，λ）。CD20 的非一致性表达具有诊断和鉴别意义。T 细胞通常表达 CD3、CD8、CD45RO 和细胞毒性标志。利用病变组织检测 EBV 有助于诊断。LMP-1 很多细胞呈阳性反应，见于细胞膜和高尔基区。阳性细胞常见于坏死中心的周围。原位杂交 EBER（EBV 编码的 RNA）阳性细胞散在或呈小簇状分布

（图 8-2-34）。如阳性细胞为大片状分布，应怀疑为淋巴瘤。

IM 也可累及结外淋巴组织，骨髓中可见不同发育阶段的单核细胞增生，异常单核细胞细胞质丰富，核呈肾形（图 8-2-35）。脾脏红髓扩张，免疫母细胞增生。免疫母细胞增生并浸润脾索和脾窦时应注意和白血病、淋巴瘤等鉴别。

患者可伴有咽峡炎和扁桃体炎，鼻咽部淋巴组织增生；EBV 感染也可累及肝脏，引起肝大伴有淋巴细胞增生。肝窦内的淋巴细胞增多并可有异型性（图 8-2-36）。EBV 感染 B 细胞，导致其大量增生并转化为浆细胞，外周血中也出现异型淋巴细胞。在 IM 中，少数患者可合并神经系统受累（约 5%），发生脑炎、脑膜炎、急性播散性脑脊髓炎、吉兰 - 巴雷综合征（GBS）、脑神经麻痹、小脑共济失调、精神障碍等。

（2）临床表现：IM 呈散发性，分布广泛，可能经

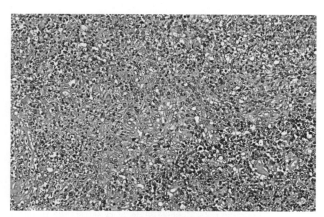

图8-2-33　传染性单核细胞增多症

淋巴结内见淋巴细胞组织细胞增生，免疫母细胞增生，伴局灶性坏死

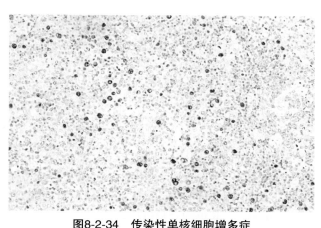

图8-2-34　传染性单核细胞增多症

转化或增生的免疫母细胞呈簇状聚集，其体积肥大，胞质丰富，胞核增大。原位杂交EBER阳性

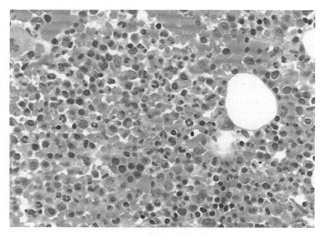

图8-2-35　传染性单核细胞增多症

骨髓中细胞密度增加，各个发育阶段的单核细胞增多，并见较多成熟的中性粒细胞（丁彦青惠赠）

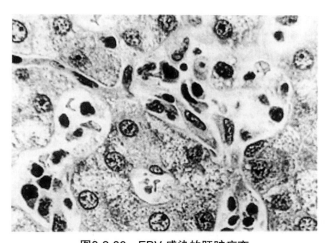

图8-2-36　EBV 感染的肝脏病变

肝细胞无明显改变，肝窦内见淋巴细胞浸润，细胞形态及大小不一致

咽部咳出的飞沫传染。潜伏期 4～8 周，常发生于儿童和青年，西方人比较多见，男性多于女性。急性期表现为发热（间歇高热或弛张热）、咽喉疼痛、颈部或全身淋巴结肿大、半数病例肝脾大、扁桃体炎，伴有乏力、全身不适、头痛、食欲缺乏、恶心、呕吐等，缺乏特异性。以发热、咽喉痛和淋巴结肿大较显著，称为"三联征"。

1）发热：表现为间歇高热或弛张热。

2）上呼吸道感染：可并发扁桃体炎、咽峡炎或支气管肺炎。

3）淋巴结及肝脾大：淋巴结肿大比较突出，主要见于颈部尤其是下颌角下方淋巴结，其次为腹股沟和腋窝淋巴结，淋巴结肿大较有特征性，多见于颈部，可有轻度压痛。肝大可伴肝功能异常，脾大很少超过肋缘下 5cm。

4）皮疹：多在发病的前 3 天或第 1 周内出现，表现多样化，如丘疹、风疹、荨麻疹、麻疹样皮疹、多形性渗出性红斑等，偶有出血性皮疹或结节性红斑，约在 1 周后消退，不留痕迹，在某些病例有麻疹样皮疹。少数可伴有眼睑水肿，约 10% 的患者出现黄疸。

5）神经系统并发症：有多发性神经根炎、单神经炎、淋巴细胞性脑膜炎、面神经及展神经肿大、小脑共济失调、亚急性硬化性全脑炎、脊髓炎等，少数可伴有脑脊液异常。如累及眼部可引起视神经炎或葡萄膜炎。

6）血液系统改变：可以累及三系，但主要以白细胞改变较多，大多白细胞总数增高，淋巴细胞增高到 41%～66%，绝对数量大多可超过 6×10^9/L。外周血单核细胞增多，并出现异型淋巴细胞，有认为异常淋巴细胞如超过 20% 可以确定诊断。

7）其他并发症：包括心肌炎、心包炎、肾小球肾炎、肾病综合征、腮腺炎、胰腺炎、卵巢炎、自身溶血性贫血、血小板减少等。少数可有眼睑水肿、黄疸、关节痛，或并发支气管肺炎。

8）实验室检查：外周血可查见异型淋巴细胞（曾误认为是单核细胞），但其与 EBV 的实际关系尚待进一步研究。发病 5 天后，患者血清中有嗜异性凝集素，能凝集绵羊红细胞，血清嗜异性凝集试验阳性率高达 80%～90%，有的血清内还有抗 EB 病毒抗体。在 CMV 感染或 HIV 感染早期，患者也可有类似 IM 的表现，但嗜异性凝集素试验阴性，可以鉴别。患者也可有肝功能中度异常，骨髓可见嗜血细胞综合征的表现。

本病预后良好，大多能治愈，病程一般为 1 周至 1 个月，少数可在 3 个月内康复，偶见持续数年者。极少数病例可死于脑膜脑炎、肝炎和再生障碍性贫血。此外，当患者免疫力低下时，EBV 可引起多种 LPD，某些先天性免疫缺陷的患儿中可呈现致死性传染性单核细胞增多症。以上疾病多根据患者血清 EBV 抗体效价升高推断，但其与 EBV 的实际关系尚待进一步研究。

2. 慢性活动性 EB 病毒感染（CAEBV） 这是 EBV 相关疾病中的一种少见类型，1975 年被首次描述，为非肿瘤性的 LPD，多发生于免疫功能看似正常的个体，主要表现为慢性持续性、反复发作的传染性单核细胞增多症样的症状，病程超过 6 个月，患者有发热、肝脾淋巴结肿大，伴血清 EBV 抗体滴度明显增高，抗 CVA-IgG ≥ 5120，抗 EA-IgG ≥ 640，或抗 EBNA < 2，和（或）EBV 负荷（拷贝数）升高。CAEBV 按照病变细胞类型分为 CAEBV-T/NK 型和 CAEBV-B 细胞型。前者 EBV 主要侵犯 T 细胞和自然杀伤细胞（NKC），EBV⁺T/NK 细胞数量增多（EBER⁺/LMP-1⁺）。日本有调查显示 CAEBV 患者大部分是 T 细胞型或 NKC 型。CAEBV-B 细胞型也称慢性持续性传染性单核细胞增生症，累及淋巴结或结外组织，镜下可见淋巴结原有结构消失，细胞呈多形性，大小不等，多数细胞表达 CD20，EBV⁺B 细胞数量增多（EBER⁺/LMP-1⁺）。其中部分病例发展为单一的细胞学特征，形态学符合淋巴瘤的特征，称为单形性 B 细胞增殖性疾病，即 EBV⁺ 大 B 细胞淋巴瘤，其中常见的是浆母细胞淋巴瘤。CAEBV 的发病机制尚不清楚，宿主对 EBV 的特异性免疫异常可能是 CAEBV 的发病原因。EBV 可以通过其包膜糖蛋白 gp350/220 与 B 细胞表面的 CD21 分子黏附而进入 B 细胞，但 B 细胞克隆性扩增者在日本很少，而在西方国家则多为 B 细胞扩增。国内发病情况尚不清楚。本病预后不良，病死率较高。

3. 免疫缺陷相关的免疫增生性疾病 包括与 EBV 感染有密切关系的类型。①原发性免疫缺陷相关的淋巴组织增生性疾病，其中有一种致死性传染性单核细胞增多症，与 EBV 感染有关。② HIV 相关淋巴瘤，HIV 感染导致的免疫缺陷、EBV 感染的共同作用，也可导致 LPD，HIV 感染早期，淋巴细胞呈增生性反应，包括单克隆增生，伴有 EBV 感染者可有 C-myc 基因异位等遗传学异常。晚期可发展为弥漫大 B 细胞淋巴瘤、脑原发性淋巴瘤、Burkitt 淋巴瘤等。HIV 感染者的淋巴瘤多发生在中枢神经、胃肠道、淋巴结等器官，也可累及皮肤。皮肤表现为泛发性瘙痒性红斑、丘疹或斑块，也可形成局限性结节或肿块。其组织学表现与非 HIV 感染者发生的淋巴瘤相同。霍奇金淋巴瘤在 AIDS 患者中也比较多见,部分患者 EBV 检测阳性。③移植后淋巴组织增生性疾病(PTLD),包括 EBV 诱导的移植后淋巴组织增生性疾病(EBV 相关移植后淋巴组织增生性疾病,EBV-PTLD),详见下文。④医源性免疫缺陷相关性淋巴组织增生性疾病,是一类对自身免疫性疾病或其他疾病(除外器官移植)的患者在给予免疫抑制剂治疗后发生的淋巴组织增生性疾病或淋巴瘤,包括类似多形性 PTLD 的多形性 LPD,弥漫大 B 细胞淋巴瘤及其他 B 细胞淋巴瘤、外周 T 细胞淋巴瘤、经典型霍奇金淋巴瘤等。在 LPD 和霍奇金淋巴瘤病例中,EBV 检测几乎总是阳性。

4. EBV–PTLD 是 PTLD 中的常见类型。因为器官移植而行免疫抑制治疗,如感染 EBV,可发生单克隆或多克隆性 T 细胞或 B 细胞增殖,最终发展为 LPD 或淋巴瘤,有时可累及皮肤,如在肾移植后肛周皮肤出现斑块。EBV-PTLD 主要发生在移植后的前 2 年内,常见临床表现为发热、全身淋巴结肿大、氨基转移酶上升、呼吸困难、多器官功能衰竭等。侵及中枢神经系统者病情严重,预后最差。2008 年 WHO 将 EBV-PTLD 分为:①早期病变,淋巴结浆细胞增生症、传染性单核细胞增多症样病变,后者可转变为多形性或单形性 EBV-PTLD;②多形性 PTLD,由免疫母细胞、浆细胞和中等大小的淋巴细胞组成,浸润性生长,使淋巴结结构消失或破坏结外组织,可与单形性者并存,无肿瘤基因 / 肿瘤抑制基因改变;③单形性 EBV- PTLD(Burkitt 淋巴瘤及其他 B 细胞淋巴瘤、T 细胞淋巴瘤和 NK/T 细胞淋巴瘤),以弥漫大 B 细胞淋巴瘤最常见;④经典的霍奇金淋巴瘤型 PTLD,具有典型的 R-S 细胞和典型的免疫表型(CD30⁺),比较少见。这一组疾病可随免疫功能的恢复而好转,说明其发生与免疫功能下降有关。

5. 系统性 EBV 阳性 T 细胞增生性疾病 该病可发生于初次 EBV 感染之后,也可发生于慢性活动性 EBV 感染者。该病进展迅速,常伴多器官衰竭、败血症,可导致死亡。该病多见于亚洲,患者多为儿童和年轻人,也可见于成人和老年人。临床表现为长期(> 3 个月或 6 个月)反复发热和全身多器官受累,如淋巴结肿大、肝脾大、胸腔积液、腹水、皮疹、眼睑手下肢水肿、葡萄膜炎、间质性肺炎、肝肾功能损害、血细胞减少、血清 EBV 抗体滴度升高、EBV DNA 拷贝数增多等。本病分为多克隆性、寡克隆性和单克隆性(A 级),以及婴儿暴发性 LPD(B 级,又称 EBV 相关嗜血综合征)。本病在 2008 年版(第 4 版)WHO 关于淋巴造血组织肿瘤的分类中首次被列出。主要病理表现为滤泡间区增宽、T 细胞增生,以致正常淋巴结结构消失,增生的淋巴细胞中等大小,核形状不规则,易见核分裂象,可见散在大细胞,常混杂其他反应性炎细胞。近半数病例可见凋亡和坏死。淋巴结内可见多少不等的组织细胞,但很少见到吞噬红细胞现象。增生细胞 T 细胞标记阳性(如 CD3ε),细胞毒性分子(T 细胞内抗原 -1/TIA-1,颗粒酶 B),NK 细胞表达 CD56,多少不等的细胞 EBER 阳性(图 8-2-37,图 8-2-38)。多形性组织学特征加多克隆性 T 细胞增生为 A1 级,多形性组织学特征加单克隆 T 细胞增生为 A2 级,单形性组织学特征加单克隆 T 细胞增生为 A3 级。病理诊断需结合临床表现、免疫表型、基因型和形态学,综合分析判断。对儿童和年轻人发热、淋巴结肿大者,应考虑本病,注意鉴别传染性单核细胞

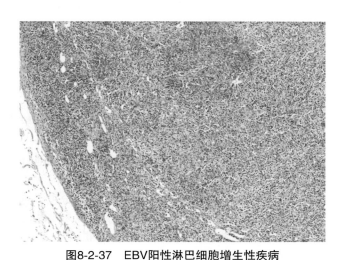

图8-2-37 EBV阳性淋巴细胞增生性疾病
淋巴结增大,滤泡间区增宽,T 淋巴细胞增生,以致正常淋巴结结构消失,增生的淋巴细胞间可见散在大细胞及其他反应性炎细胞(李甘地惠赠)

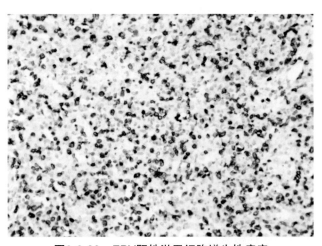

图8-2-38 EBV阳性淋巴细胞增生性疾病
淋巴结增大,T 淋巴细胞增生,免疫组化CD3 ε 阳性(李甘地惠赠)

增多症、侵袭性 NK 细胞白血病。

6. 口腔毛状黏膜白斑（OHL）　OHL 在 1984 年由 Greenspun 等首先报道，该病有特殊的发病人群、发病部位和特殊的病理学改变。毛状黏膜白斑与 EBV 或疱疹病毒感染有关，虽然临床上在白斑中常可检出假丝酵母菌（念珠菌），但用抗真菌药物治疗使念珠菌消失后损害仍持续存在，故认为念珠菌的存在是继发性的。毛状黏膜白斑多发生在免疫功能缺陷患者，如 AIDS 患者，并认为是 AIDS 患者早期监控的一个临床标志，是 AIDS 患者最常见的口腔表征或主要症状。毛状白斑常见于舌侧缘一侧或两侧，也可发展至舌背或腹侧，表面起皱或呈毛状，类似毛发，故得此名。白色斑块大小不等，微隆起，边界不清，几毫米至数厘米大小，无自觉症状。部分病变发生糜烂或溃疡时可有局部疼痛感。镜下可见病变黏膜上皮角化过度，角质突出于表面（常类似毛状），角化不全，棘层肥厚，且在角化不全下方的棘层上部有体积大、淡染、核固缩的气球状细胞，黏膜下方很少有炎症现象。免疫组化及原位杂交技术都证明有 EBV 存在。

7. 皮肤型 EBV 相关性 T/NK-LPD　包括种痘样水疱病和种痘样水疱病样淋巴瘤，多见于亚洲人、中南美洲土著、美洲儿童和少数年轻人，患者多为男性，我国也有报道。

（1）种痘样水疱病、常累及面部、手背和其他日晒区皮肤，常表现为多发性皮损、红斑、水疱样丘疹、坏死、结痂、溃疡，愈后遗留凹陷性瘢痕。部分患者有发热、消瘦、肝脾淋巴结肿大。组织学表现为皮肤海绵水肿，基底层破坏，真皮内血管和皮肤附件周围、皮下组织内有中小异形淋巴细胞至单一中大细胞广泛浸润，伴有组织坏死，血管中心性及血管破坏性浸润。表面的被覆上皮常形成溃疡。T 细胞呈寡克隆或多克隆性增生，受感染的细胞为 γ/δT 细胞。

（2）种痘样水疱病样淋巴瘤：皮损表现类似种痘样水疱病，区别是后者皮损更深，且可发生在非日晒部位，有些患儿伴有发热、消瘦、淋巴结和肝脾大。组织学上，突出表现为淋巴细胞增生显著，体积增大，可达中等大小（为正常小淋巴细胞的 2 倍左右），轻度至中度异型，浸润真皮和（或）皮下组织，也可见围绕血管浸润。瘤细胞大部分表达 T 细胞标记，如 CD2、CD3、CD8 或 CD4 等，少量表达 NK 细胞标记（CD56 和细胞毒性蛋白、穿孔素、颗粒酶 B 等）。TCR 基因重排阳性，寡克隆或单克隆增生，EBER 阳性。部分种痘样水疱病到青春期可以自愈，而种痘样水疱病样淋巴瘤预后较差。

8. 严重蚊叮咬超敏反应　高危人群同种痘样水疱病，临床表现为叮咬部位皮肤发生严重超敏反应，出现红斑水肿、水疱、坏死和溃疡形成，最后结痂或形成瘢痕。患者常有发热、淋巴结病和肝功能不全的表现。其组织学表现类似种痘样水疱病，在皮损部位可查到 EBV 感染的 NK 细胞。蚊叮超敏反应可以单独发生，也可继发于上述疾病，其远期预后好于种痘样水疱病，但也可发展为 NK 细胞淋巴瘤。

9. EBV 感染相关的噬血细胞综合征　好发于儿童，平均 5 岁，男女比例相似。临床表现为发热、肝脾大、血清铁蛋白升高，肝功能异常。血清 EBV DNA 的 PCR 检测阳性，3/4 的患者骨髓组织原位杂交检测 EBER 阳性，平均每个高倍视野（HPF）中阳性细胞数为（75.63 ± 64.29）个。所有患儿骨髓中 T 细胞都显著增多，平均为（93.3 ± 48.1）个 /HPF，且以 CD8$^+$T 细胞为主，明显高于正常对照组。83.3% 患儿骨髓中可找到噬血细胞，但这并非必要诊断条件，关键是要确认 EBV 感染。T 细胞明显增生伴形态异常，提示其可能发展为 T 细胞肿瘤，预后较差。约 1/4 的病例 B 细胞增多，意义不明。

10. EBV 阳性皮肤黏膜溃疡（EBVMCU）　这是一种新近认识的 EBV 相关 LPD 的亚型，主要发生于免疫抑制患者的皮肤和黏膜。免疫功能损伤主要是由医源性免疫抑制（主要是甲氨蝶呤、环孢素和硫唑嘌呤治疗）、与年龄相关的免疫衰老和少见的原发性免疫功能丧失造成的。溃疡大多发生在 60 岁以上的老年患者身上，以女性为主。大多数病例累及口咽部，其次是皮肤和胃肠道。通常表现为孤立的、疼痛性溃疡，约 17% 的病例有区域淋巴结受累和多灶性病变。组织学上，可见皮肤黏膜局限性多形性淋巴细胞、浆细胞浸润，包括大型 EBV$^+$ 免疫母细胞和 R-S 样细胞，也可见散在单核细胞、嗜酸性粒细胞、组织细胞浸润，溃疡底部有小 CD3$^+$ 淋巴细胞带。免疫组化标记 CD79α、PAX5、MUM1、OCT2 和 CD30 染色阳性，CD15、CD20 和 CD45 表达不一；EBV 编码小 RNA（EBER）的原位杂交在免疫母细胞和部分小 B 细胞中呈阳性。在一半的病例中发现有克隆性 B 细胞免疫球蛋白基因重排，而 T 细胞受体基因可以是寡克隆的，甚至是单克隆的，几乎所有病例的血病毒载量都是阴性的。EBVMCU 发病是一个惰性过程。许多患者会自发性消退，有些病变可能持续存在，但通过化疗、放疗或手术切除可治愈。罕见发展成霍奇金淋巴瘤的病例。

近年发现，类风湿关节炎、川崎病、肾小球肾炎、肾病综合征、病毒性心肌炎、心包炎、急性特发性血小板减少性紫癜、多发性硬化、病毒性脑炎、格林 -

巴利综合征、再生障碍性贫血、呼吸系统感染等疾病也与 EBV 感染有关。

【诊断与鉴别诊断】

1. 病理学检查 EBV 感染的临床表现多样化，对于淋巴瘤和鼻咽癌、胃癌，主要依靠病理学检查，未必需要病因学诊断，但 EBV 检测阳性可以支持该诊断及分型。在病变组织中用原位杂交或免疫组化技术原位检测 EBV 抗原成分，如 EBER、LMP-1，可以确定组织中存在 EBV 感染（图 8-2-39，图 8-2-40）。IM 的淋巴结病变并无特异性，单纯根据临床病理表现不易确诊，常需借助血液学和免疫学检查，结合典型血象，嗜异性凝集素阳性，可确定诊断。对于其他淋巴组织增生性病变，病理检查对于确定其性质也是必要的，关键是判断是否发展为淋巴瘤及何种类型的淋巴瘤。

2. 实验室检查 重点在于确定病因。EBV 分离培养困难，一般用血清学方法辅助诊断。①用免疫酶染色法或免疫荧光技术检出血清中 EBV IgG 抗体、VCA-IgG 抗体、IgM 型抗体等均有利于病因学的诊断。② IM 在发病早期，血清中出现一种 IgM 型抗体，能非特异地凝集绵羊红细胞，故名嗜异性凝集素。抗体滴度在发病 3～4 周内达到高峰，抗体滴度超过 1:224 时有诊断意义，主要用于 IM 的辅助诊断。③有条件的实验室可用核酸杂交和 PCR 等方法检测细胞内 EBV 基因组及其表达产物，确定 EBV 感染。④血液学检查，EBV 感染者血液中白细胞总数增加，淋巴细胞可多达 60%～90%，其中嗜异性淋巴细胞多达 10%～25%，具有诊断价值。淋巴细胞有异型性，多为淋巴细胞样或单核细胞样，椭圆形，核有凹陷，偏离中心，典型者核周有晕轮。细胞边缘不规则，有时有伪足。

3. EBV 感染的鉴别诊断 主要是对淋巴组织增生性病变和口腔黏膜病变的鉴别。

（1）对淋巴组织增生性病变的鉴别

1）鉴别霍奇金淋巴瘤（HD）：IM 等 EBV 相关 LPD 可出现异型淋巴细胞和免疫母细胞，特别是 R-S 样细胞，易被误诊为 HD；HD 一般有淋巴结结构的破坏，淋巴细胞增生，典型的 R-S 细胞等。而 IM 是各种转化阶段的淋巴细胞增生，偶尔出现的 R-S 样细胞，其核仁不红，也不够大。疑难时，做 CD30 等免疫组化染色可有帮助。据研究，IM 患者发生 HD 的概率大大高于非 IM 患者，HD 中也可检出 EBV，因此，两者之间的关系有待进一步深入研究。

2）鉴别非霍奇金淋巴瘤（NHD）：EBV 可致淋巴细胞弥漫增生，或滤泡增生，核分裂象多见，甚至

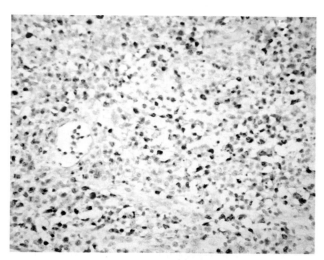

图8-2-39 NK/T淋巴瘤
原位杂交，瘤细胞核EBER阳性

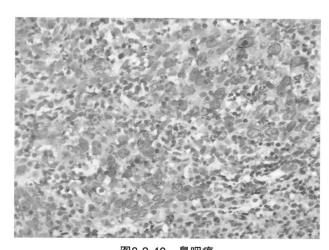

图8-2-40 鼻咽癌
免疫组化标记，癌细胞EBV潜伏膜蛋白LMP-1阳性。间质较多淋巴细胞浸润

有病理性核分裂，可能被误诊为淋巴瘤，但淋巴结结构一般未完全破坏，多克隆增生，边缘窦开放和小灶性坏死提示病毒感染。而各型淋巴瘤尤其是弥漫大 B 细胞淋巴瘤、周围 T 细胞性淋巴瘤和间变性大细胞淋巴瘤等，往往有淋巴结结构破坏，淋巴细胞异型明显。总之，EBV 所致各型淋巴组织增生的谱系很宽，包括反应性与肿瘤性的不同阶段，诊断需要 EBV DNA 的原位杂交、免疫组化和血清学资料的配合，病理学与临床和血清学资料的结合，切实划分其良恶性。

（2）对口腔黏膜病变的鉴别：毛状白斑根据临床表现及病理变化可以确诊，在病变上皮的上层可检测到 EBV 增殖期抗原及病毒 DNA。需与黏膜白斑、假丝酵母菌病（鹅口疮）、白色海绵状痣、口腔扁平苔藓、地图舌等病相鉴别。

四、水痘－带状疱疹病毒感染

水痘-带状疱疹病毒（varicella-zoster virus，VZV）即 HHV-3，是水痘（varicella，chickenpox）和带状疱疹（zoster）的病原体。该病毒只有一个血清型，却可引起不同的病症，即在儿童初次感染引起水痘，水痘痊愈后病毒潜伏在体内，少数患者在青春期或成年后病毒再次激活而引起带状疱疹，故被称为水痘-带状疱疹病毒。VZV 感染十分常见，几乎所有人于成年之前均接触过该病毒，90% 的病例发生在 10 岁之前。本病多在冬春季节流行，病程一般为 2～3 周。

VZV 在全世界广泛分布。VZV 感染多见于儿童，在免疫抑制者中也较多见。在 AIDS 患者中，VZV 所致带状疱疹也是诊断指征之一，其临床表现很有特征性，容易发现和诊断。文献中常把带状疱疹与单纯疱疹合并统计，如在 Klatt 等总结的 565 例 AIDS 尸检资料中，发生单纯疱疹和带状疱疹者共 92 例，主要累及皮肤（65 例）和肛周区域（27 例），其次是口腔与食管（各 10 例）。

【生物学性状】

VZV 的生物学性状与 HSV 相似，均为 DNA 病毒，同属于 α 疱疹病毒科，具有典型疱状病毒科形态与结构，具有独特的核心与包膜糖蛋白。核心为双链线性 DNA，基因组在 HHV 中最小，长 120～130kb，基因组有 71 个基因，编码约 70 种不同的蛋白质，分别命名为 gE、gB、gH、gI、gC 和 gL。在受感染的细胞中 gE、gB 和 gH 极为丰富，在病毒体的包膜中也存在这些糖蛋白。

一般动物和鸡胚对 VZV 不敏感，在人或猴成纤维细胞，或人上皮细胞、胚胎组织中增殖，并缓慢产生细胞病变，形成多核巨细胞，受感染细胞核内可见嗜酸性包涵体。

【发病机制】

1. 感染途径　患者是主要传染源，水痘患者急性期水疱内容物、上呼吸道分泌物或带状疱疹的水疱内容物中都含有高滴度的病毒，传染性极强，儿童普遍易感，好发年龄为 3～9 岁。病毒主要借飞沫经呼吸道传播，或经口咽黏膜、结膜、皮肤等处直接接触感染，侵入人体。

2. 致病作用　人是 VZV 的唯一自然宿主，皮肤鳞状细胞是主要靶细胞。VZV 感染早期，首先在局部（口咽部和呼吸道）黏膜组织内增殖、复制，增殖复制的病毒经血液和淋巴液，形成病毒血症，VZV 随血流运行，播散至肝或脾等组织的单核巨噬细胞内，并再

次增殖、再次入血，病毒随血流向全身扩散，定位于皮肤，经 2～3 周潜伏期后全身皮肤广泛出现丘疹、水疱疹和脓疱疹，形成水痘，伴发热、全身不适，出疹处皮肤奇痒。

儿童时期水痘康复后病毒进入脑神经的感觉神经节或脊髓后根神经节内，长期生存，形成潜伏性感染。少数患者在成人后病毒再发而引起带状疱疹（herpes zoster）。带状疱疹发病率随年龄增大而升高，与患者免疫功能下降和某些理化因素刺激有关，如发热、受冷、机械压迫，使用免疫抑制剂、X 线照射，白血病及肿瘤等细胞免疫功能损害或低下时，在神经节内潜伏的 VZV 基因组被激活并不断增殖，病毒沿感觉神经轴索下行到达该神经所支配的胸、腹部或面部皮肤细胞内增殖，形成带状疱疹。

VZV 的 3 个主要糖蛋白诱生的抗体均能中和病毒，特异性体液免疫、细胞免疫及细胞因子（如干扰素）在限制 VZV 扩散及促进水痘和带状疱疹痊愈方面起主要作用。儿童患水痘后机体产生持久性体液免疫和细胞免疫，尤以特异性细胞免疫更为重要，极少再度患水痘，终生不再感染。但长期潜伏于神经节中的病毒不能被清除，潜伏的病毒易被激活，可再度引起带状疱疹的发生。

【病理变化】

1. 皮肤病变　VZV 以皮肤为靶器官，病毒侵犯表皮，形成水痘或带状疱疹，其基本病变相似，只是分布不同。VZV 在鳞状细胞的细胞核内复制、增殖，使基底层和棘细胞层细胞肿胀变性，进而形成气球样或囊状细胞和多核巨细胞，使表皮呈网状改变；局部皮肤血管扩张充血，然后表皮内有液体渗入而形成疱疹。肉眼所见早期为针头大小的红斑或斑疹，以后迅速变为丘疹、斑丘疹、水疱、脓疱，最后结痂愈合。早期为多房性表皮内水疱，以后融合成单房性水疱，约绿豆大小，周围绕以红晕。水疱内表皮细胞坏死，近表层可残留少量存活细胞。部分细胞核深染，核膜皱缩，形态不规则，核周可见空晕；部分细胞呈气球样变，其体积增大，圆形、肿胀、胞质嗜酸性，有核或无核，核淡染；个别核内可见嗜酸性包涵体，包涵体周围有透明晕，有时可见多核巨细胞（图 8-2-41～图 8-2-43）。疱液中含大量病毒及炎细胞、坏死脱落的上皮细胞，亦可见纤维蛋白，故疱液混浊化脓，形成脓疱。疱疹底部真皮浅层可因纤维蛋白样血栓形成而发生坏死，真皮内炎症或白细胞碎裂性血管炎较显著。2～3 天后疱液吸收或破裂、干燥，疱疹溃破结痂而成痂疹，痂下上皮细胞再生修复，痂皮脱落而愈合，一般不留瘢痕。疱疹周围皮肤血管扩张充血而发

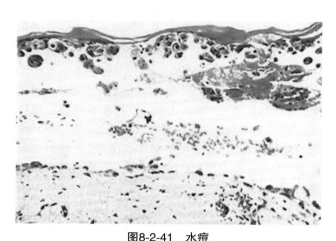

图8-2-41 水痘

表皮细胞坏死溶解，表皮内水疱形成，水疱内可见气球样细胞（丁彦青惠赠）

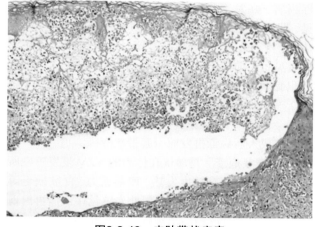

图8-2-42 皮肤带状疱疹

形成表皮内水疱，周围上皮菲薄，水疱内大量浆液纤维素渗出（袁静萍惠赠）

红。黏膜的疱疹破溃可致糜烂或形成小溃疡，再逐渐结痂、愈合。

2. 神经病变 VZV 也可累及 CNS 引起脑膜脑炎、脑神经麻痹、脑白质和脊髓损害、三叉神经性脑炎，脑白质炎、脑室炎、脑膜脊髓神经根炎，也可能引起脑梗死、带状疱疹性眼病等，在 AIDS 患者中约占 0.5%。如有脑血管病变可引起脑卒中。本病可在皮肤带状疱疹消退几个月之后，或在原先不出疹的情况下发病。

病变多发生在大脑半球白质，也可见于其他部位。病变特征是多灶性脱髓鞘，病变可融合、扩展，形成大片坏死，而炎症反应不显著。少突胶质细胞核呈毛玻璃样改变，或充满嗜碱性均质性物质，但无明显的核增大。被 VZV 感染的神经细胞、星形细胞和室管膜细胞的核内可见病毒包涵体（图 8-2-44），但无不典型增生。

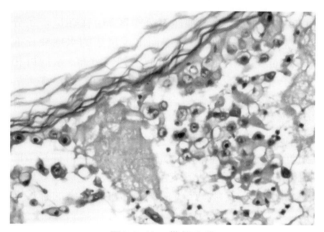

图8-2-43 带状疱疹

表皮内水疱，可见细胞坏死、核内包涵体及渗出物（袁静萍惠赠）

3. 血管病变 VZV 还可以引起大脑脉管炎（cerebral vasculitis），主要侵犯脑底部大动脉及其主要分支，一般发生在皮肤疱疹消退之后。病理变化如下：①非炎症性血管病，表现为血管内膜纤维性增生，弹力纤维断裂，血管中层变薄，但无管壁坏死及炎症反应；②肉芽肿性血管炎，表现为血管壁明显的坏死和炎症反应，出现组织细胞和多核巨噬细胞，未必有真正的肉芽肿形成；③血栓形成，阻塞血管，可引起局部缺血性梗死；④血管扩张，形成梭形动脉瘤，严重时血管壁破裂，引起蛛网膜下腔出血。

【临床病理类型】

1. 水痘（chickenpox） 好发于春冬季，以皮肤和黏膜成批出现周身性红色斑丘疹、水疱疹、脓疱疹、痂疹及发热为特征。水痘的病变为全身皮肤疱疹

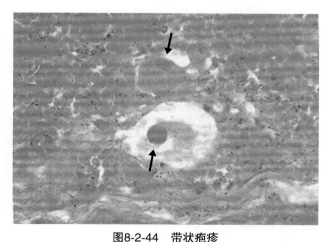

图8-2-44 带状疱疹

病毒包涵体，神经节出血坏死，神经细胞内可见圆形红染的包涵体（丁彦青惠赠）

性损害，好发于胸、腹、背、头面部和腋下，四肢少见，即所谓的向心性分布。水痘往往分批出现，伴发热、全身不适，出疹处皮肤奇痒。因此检查时，同一部位可见各个阶段的皮疹，这是水痘的特点。皮疹也常侵犯黏膜，导致糜烂和结痂。该病为自限性疾病，病程2～3周，水疱消失后一般不留瘢痕，如合并细菌感染会留瘢痕。水痘痊愈后病毒仍潜伏在体内，少数患者在成人后病毒再发而引起带状疱疹。

2. 带状疱疹 是潜伏在体内的VZV复发感染所致，患者往往先有轻度发热、疲倦无力、食欲缺乏等轻微全身症状。有的患者皮损处先感觉痒或痛再出现皮损，也可先有皮损后出现痒或痛的症状，可伴感觉过敏、局部淋巴结肿痛。带状疱疹多见于身体一侧，一般不超过身体的中线，往往只限于某一感觉神经节支配的皮肤范围，以胸段肋间神经分布区多见，亦可见于三叉神经、枕大神经等分布区等，往往呈带状分布，先形成不规则红斑，继而出现聚集的水疱或丘疱疹，特征为集簇性红斑和水疱沿神经分布，水疱可相互融合，有时可为血疱，疱周围皮肤微微发红。3天后形成脓疱，以后结痂愈合（图8-2-45，图8-2-46），痂皮可持续2～3周。

3. 特殊类型疱疹 一旦潜伏在脊髓后根神经或脑神经的感觉神经节的病毒活化后，它将沿神经节的周围支顺行下行到达其支配区的皮肤，造成其效应区皮肤的水疱、皮疹。严重的病例，原始感染的神经节

上下背根神经节也可受累，从而形成一些特殊类型的带状疱疹。

（1）眼带状疱疹：由于病毒累及脑神经的第V脑神经（三叉神经），三叉神经中三支的任何一支皆可受累，但以第1支眼支（眼神经）受累最常见。引起眼红肿、结膜充血、水疱及痂皮，可累及角膜形成溃疡性角膜炎，溃疡修复形成瘢痕，导致失明。VZV也可引起结膜炎、巩膜炎或虹膜睫状体炎，严重者可发生全眼球炎。眼支带状疱疹的结果是全眼球炎和角膜瘢痕。暂时性或永久性动眼神支配眼肌的麻痹亦可发生。

（2）耳带状疱疹：又称Ramsay-Hunt综合征，是由VZV侵犯第Ⅶ脑神经（面神经）及第Ⅷ脑神经（听神经）所致，临床特点为耳部急剧疼痛和同侧面瘫，出现重听、耳聋、眩晕等，可伴有发热、局部淋巴结肿胀，进而发生腮腺炎。

（3）脑膜炎和脑膜脑炎：是病毒直接从脊髓神经前、后根向上逆行侵犯中枢神经系统并累及脑膜所致。大多见于脑神经、颈或上胸脊髓神经节段受侵的患者。表现为头痛、呕吐、惊厥或其他进行性感觉障碍，尚可有共济失调及其他小脑症状等。炎性反应可沿神经根扩展，造成脊髓炎或脑炎。

（4）内脏带状疱疹：病毒由脊髓后根侵及交感神经及副交感神经的内脏神经纤维，引起胃肠道或泌尿道症状，当侵犯胸膜、腹膜时，则发生刺激症状甚至

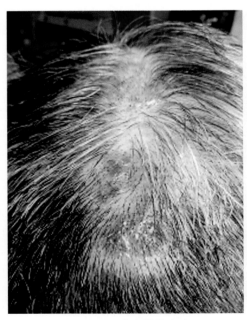

图8-2-45 头皮带状疱疹
可见程度不同的水疱，有些已经破溃、融合、结痂。疱疹周围
皮肤发红

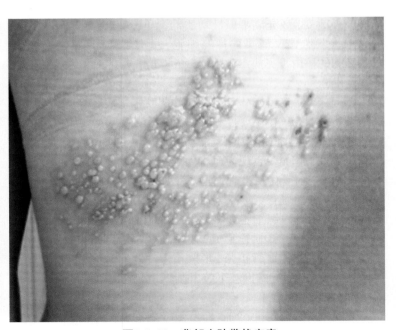

图8-2-46 背部皮肤带状疱疹
左侧背部可见大小不等的水疱，疱液清，皮疹未超过身体中线

出现积液。在艾滋病患者，VZV 也可播散至内脏，引起脑炎或肺炎等，伴高热或全身中毒症状，病情常较严重，并发症较多。在内脏，VZV 可引起局限性凝固性坏死，累及实质与间质，炎性浸润较轻，病灶周围组织充血伴不同程度的出血。晚期，细胞坏死见于病变中心区，周围上皮细胞、内皮细胞、间充质细胞内可有显著的核内包涵体。

（5）淋巴结炎：VZV 经淋巴管引流到局部淋巴结，可引起淋巴结炎。淋巴结病变通常继发于疱疹发生以后，也有报道在发生皮肤病变之前出现全身性淋巴结肿大。镜下可见淋巴滤泡增生，淋巴细胞和免疫母细胞增生，核内病毒包涵体，周围有空晕。VZV 单克隆抗体标记阳性。

4. 非典型带状疱疹 有时会出现。①感染局部仅出现红斑、丘疹，而无典型水疱出现，称为不全型或顿挫性带状疱疹；②感染局部可形成较大的水疱，如豌豆至樱桃大小，称为大疱性带状疱疹；③皮疹中心发生坏疽，结成黑色痂皮不易剥离，愈后遗留瘢痕，称为坏疽性带状疱疹；④泛发性或播散性带状疱疹，即在恶性肿瘤或年老体弱的患者，病变局部发疹数日内，全身出现类似水痘样疱疹，常伴有高热和并发肺、脑损害，病变比较严重；⑤出血性带状疱疹，疱疹内含有大量红细胞；⑥因 HIV 感染使机体细胞免疫力下降，也可发生皮肤不出疹的节段性神经痛，即所谓无疱疹性带状病变。

5. HIV 合并 VZV 感染 VZV 感染也是艾滋病患者常见的机会性感染之一。在免疫缺陷病患者，带状疱疹常发展为播散性，伴广泛的黏膜及脏器坏死性病变。带状疱疹常发生在 HIV 感染患者发展到艾滋病之前，常为免疫功能紊乱的早期表现。AIDS 其他症状出现之前平均 1.5 年发生 VZV 感染。在男性同性恋者中，VZV 感染发展为艾滋病的概率：2 年内集中发病率为 23%，4 年内为 46%。VZV 感染主要表现为急性或播散性慢性溃疡性病变，或慢性角化过渡性带状疱疹。Melbye 等观察了 6 例血友病患者，血清学 HIV 转为阳性与带状疱疹发生之间平均间隔期 58 个月。Friedman-kien 等观察 300 例患卡波西肉瘤的艾滋病患者，其中 8% 的患者在诊断艾滋病前患过带状疱疹。关于 HIV 感染发展到艾滋病的间隔时间，不同研究有所不同，Melbye 等对 109 名患带状疱疹的同性恋者追踪观察 5.5 年，估计诊断为带状疱疹之后，艾滋病的发生率约为每个月 1%，出现带状疱疹之后 4 年近半数的人发展到艾滋病，而 6 年后发展到艾滋病者达 70% 以上，带状疱疹从开始到发展为 AIDS 的最长间期为 8 年。研究者认为带状疱疹累

及面部或颈部且疼痛者，其发展为艾滋病的危险性增加。在艾滋病患者，有时可因 VZV 性脑炎或肺炎导致死亡。VZV 感染除导致带状疱疹外，也较多引起眼部、内脏、口腔、咽喉等处的病变。在组织学上，HIV 感染相关的带状疱疹与非 HIV 感染者带状疱疹相似，其特点是表皮棘层松解性皮炎，有典型的多核巨细胞。艾滋病患者可以发生慢性深部脓疱性带状疱疹，开始表现为皮肤小疱，随后又发生溃烂和播散，或以明显溃疡形式出现。另一极端是引起无疱疹性带状病变。艾滋病儿童患者也可发生播散性深部脓疱性带状疱疹。

6. 妊娠合并 VZV 感染 妊娠期水痘发生率为 0.1‰～0.7‰，比较少见，但在妊娠开始 20 周感染水痘的孕妇，约有 2% 的胎儿可发生水痘 - 带状疱疹病毒胚胎病，或称先天性水痘综合征。若妊娠的前 6 个月发生初次感染，宫内感染率约为 25%。其致病机制可能为经胎盘血行感染，但来自宫颈上皮的上行性感染也有可能。病毒对胎儿的影响可能与感染的时间与数量有关。母体感染轻者可无症状，重者可致胎儿死亡。胎儿先天性水痘综合征发生率约为受感染胎儿的 12%。主要症状为皮肤病损、眼病、神经系缺陷及骨骼发育不良组成的四联征：①典型的皮肤损害，表现为形成锯齿形的瘢痕。②眼病，可表现为白内障、小眼畸形、角膜混浊、脉络膜视网膜炎。③神经系统，有的患儿大脑广泛发育不全，偶有小头畸形并有脑内钙化，却无皮肤或无肢体改变。④骨关节发育不良，表现为肢体萎缩、受累肢体短小、关节挛缩、先天性髋关节脱位等。部分患儿还有低出生体重、乙状结肠狭窄等。约 25% 患病新生儿在出生后第 1 周内死亡。

7. 主要并发症 成年人患水痘病情较严重，一般会有发热、头痛、鼻塞、咽痛、流泪、肌肉疼痛、浑身乏力等症状，此期如果不及时诊断治疗，可能会产生一些严重的并发症，如病毒性肺炎、心肌炎、角膜损害、肾炎、关节炎、出血倾向及肝炎等，严重者甚至会导致死亡。健康儿童罕见脑炎和肺炎并发症，免疫功能缺陷、白血病、肾脏病及使用皮质激素和抗代谢药物的水痘患儿，病情凶险，可发展为严重的、涉及多器官的致死性病变。部分老年或体质虚弱的患者可遗留神经痛等并发症。神经症状与体征可先于或继发于皮疹。MRI 显示基底节异常，点状异常信号或脑萎缩，为非特异性。CSF 检查可见淋巴细胞和蛋白质轻度升高。

【诊断与鉴别诊断】

临床典型的水痘或带状疱疹，根据流行病学史、

临床病变特点可以诊断，一般不需要病理检查和实验室诊断。如有皮肤病变，宜取皮肤活检做免疫荧光等检查以确定病因。必要时可刮取疱疹基底部液体涂片和活组织检查，其组织病理学表现与 HSV 感染相同，重点是检查嗜酸性核内包涵体和多核巨细胞（图8-2-47，图 8-2-48）。

其他辅助手段：①患者近期有神经分布区域的水疱病史；②应用疱疹液做电镜快速检查病毒；③用细胞培养来分离病毒；④用 VZV 单克隆抗体进行免疫荧光或免疫酶染色检查细胞内 VZV 抗原；⑤血清抗体检测亦有助于诊断，效价增长 4 倍以上提示为 VZV 感染复发；⑥应用 PCR 扩增脑脊液的 VZV DNA。这些方法都有助于明确诊断。根据孕妇早期感染水痘或带状疱疹病毒史及临床表现和皮疹的特点，结合实验室检查结果可诊断胎儿先天性水痘综合征。

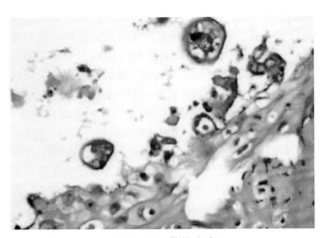

图8-2-47　带状疱疹
疱疹底部可见空泡状细胞及多核巨细胞，细胞核核仁明显（袁静萍惠赠）

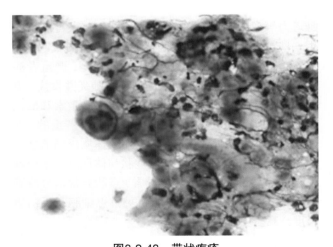

图8-2-48　带状疱疹
底部刮取物涂片，可见中性粒细胞、淋巴细胞及个别多核巨细胞（袁静萍惠赠）

五、人类疱疹病毒 6 型感染

人类疱疹病毒 6 型（human herpes virus type 6，HHV-6），属疱疹病毒科 β 亚科，为 1986 年美国医学家从淋巴细胞增生性疾病和艾滋病患者外周血单个核细胞（PBMC）中培养获得的一种新病毒。该病毒具有典型的疱疹病毒的形态学特征，其基因结构和抗原性与 CMV 有 60% 以上的同源性，因此根据国际病毒分类委员会规则，改称为 HHV-6。HHV-6 感染遍及世界各地，60% ～ 90% 的儿童及成人血清中可查到 HHV-6 抗体，但多为隐性感染。HHV-6 原发感染多见于婴幼儿，引起幼儿急疹（exanthema subitum），成人则普遍感染。感染后可引起相应的临床症状体征，也可在体内潜伏，在免疫功能低下时被激活而发展为持续的急性感染。晚期 AIDS 患者有广泛的 HHV-6 感染，可能为活动性的，但未见特异性病理学改变。文献也证实 HHV-6 与淋巴增殖性疾病、自身免疫病和免疫缺陷病患者感染等有关。随着器官移植的发展和艾滋病患者的增多，HHV-6 感染的相关研究变得日益重要。

【生物学性状】

HHV-6 为嗜淋巴细胞病毒，病毒颗粒呈球形，直径 160 ～ 200nm，有包膜和核衣壳，包膜上有刺突状结构，由病毒编码的糖蛋白组成。包膜和衣壳之间有较厚的皮层，由基质蛋白组成，40 ～ 50nm 厚；核心为 160 ～ 170kb 的线性 dsDNA；衣壳由 162 个壳粒组成 20 面体立体对称；HHV-6 可在淋巴细胞内复制。根据抗原性不同，HHV-6 可分为 HHV-6A 和 HHV-6B 两型，两型病毒间的基因同源性达 96% 以上，但两型间的生物学性状、抗原性和致病性等方面略有不同。HHV-6B 亚型毒株的感染谱比较广泛，所致主要疾病是幼儿急疹，在骨髓移植患者中的感染也主要是 B 亚型，在健康儿童中，99% 的原发感染也是 B 亚型。HHV-6A 致病性尚不清楚，在 CNS 感染、AIDS 及 LPD 中，A 亚型检出率较高。

【发病机制】

1. 感染途径　HHV-6 在人群中的感染十分普遍，血清流行病学研究发现 60% ～ 90% 的儿童和成人 HHV-6 抗体阳性，健康带病毒者是主要的传染源，病毒经唾液、气管分泌物及尿液排出，可通过唾液或飞沫、输血或器官移植传播。幼儿通过与父母密切接触而感染，原发感染多见于 6 个月至 2 岁的婴幼儿。有研究表明，HHV-6 常在涎腺内潜伏和复制，因而唾液是常见的传播媒介。

2. 发病机制　原发感染多见于儿童，因来自母体的特异性抗体减少或消失而对HHV-6敏感。HHV-6可感染多种细胞，如淋巴细胞、单核巨噬细胞、内皮细胞和上皮细胞等，主要靶细胞为$CD4^+T$细胞，细胞表面分子CD46是HHV-6感染的协同受体。原发感染后，病毒可在体内长期潜伏，主要潜伏在单核巨噬细胞、涎腺、大脑和肾脏，不引起症状。其基因组存在于外周血淋巴细胞染色体内。

当机体免疫力低下时，潜伏的病毒被活化，引起持续的急性感染。病毒如何进入潜伏状态及被激活的机制尚不清楚。HHV-6主要感染$CD4^+T$细胞，并上调$CD4^+T$细胞表达。此外，HHV-6亦可感染$CD8^+T$细胞、NK细胞、单核巨噬细胞等，从而破坏机体的抗病毒细胞免疫。活化的HHV-6可大规模感染T细胞，进一步削弱免疫功能。在骨髓移植患者中，HHV-6的活化可导致骨髓抑制并继发感染，因而也是骨髓或器官移植受者合并感染的最重要的病毒之一。在艾滋病患者中，HIV和HHV-6均可感染$CD4^+T$细胞，并可在同一细胞内复制，因此会加速$CD4^+T$细胞的裂解，加速并恶化艾滋病的感染过程。据报道，HHV-6也可感染中枢神经系统，引起脑炎或脑病，在脑组织中可检出HHV-6A或6B亚型。绝大多数健康人感染HHV-6后终生都不会产生明显症状，即终生为HHV-6隐性携带者。

【病理变化】

病变主要累及皮肤，出现幼儿急疹。HHV-6感染人体后，潜伏4～7天后出现上呼吸道症状，继之在颈部和躯干发生皮疹，而后可蔓延到面部和四肢，而颊部、肘、膝关节以下及掌跖等部位多无皮疹。皮疹初期为淡红色斑疹或斑丘疹，斑丘疹2～5mm大小，压之褪色，散在分布，很少融合，24小时内皮疹出齐，经1～2天隐退，不留痕迹。组织学改变缺乏特异性，表皮层轻度增厚，棘细胞内和细胞间轻度水肿，偶有表皮内海绵水肿或水疱形成，没有核内包涵体；真皮乳头水肿，小血管扩张、充血，血管周围淋巴细胞、组织细胞、中性粒细胞及嗜酸性粒细胞浸润。

在免疫损伤患者，HHV-6可引起肺炎、肝炎或脑炎，严重者可危及生命。在细胞培养中，HHV-6所致细胞病变表现为细胞空泡样变、肿胀增大、有时形成多核巨细胞，最终细胞溶解消失。在人体病理中，类似报道甚少。

【临床表现】

1. 婴幼儿感染　HHV-6感染多发生于6个月～2岁的儿童，通常无症状，但是原发感染的婴幼儿或免疫缺陷的患儿可出现明显症状。重症者出现婴儿玫瑰疹，潜伏期8～15天，无前驱症状而突发高热，可高达40～41℃，持续3～5天后热度骤降，在24小时内体温降至正常。热退时出现淡红色斑疹或斑丘疹，类似风疹或麻疹。患儿通常一般情况较好，可伴咽部充血和颈淋巴结肿大，重者可发生高热、惊厥、恶心、呕吐、嗜睡等全身症状。

2. 成人感染　HHV-6抗体阴性的成人和年长儿童患HHV-6原发感染后，可出现单核细胞增多症，表现为发热、双侧颈淋巴结肿大，无触痛，可持续1～3个月。皮疹多为斑疹，色泽鲜红，可融合成片，甚至发展为弥漫性红斑，消退时脱屑较明显。外周血单核细胞明显增多，占白细胞总数的40%～60%，有时可见异型淋巴细胞。

3. 免疫缺陷患者的感染　接受器官移植和AIDS患者比正常人更易感染HHV-6。病毒从潜伏状态被激活、复制，侵袭人淋巴细胞而发病，临床可见发热、白细胞减少、皮疹，甚至发生肺炎、肝炎及脑炎。在AIDS患者的许多组织中都可检出HHV-6并可发现相关的病变。Corbellino等检测5例AIDS尸检材料，发现大多数组织，包括神经组织、淋巴结、心、肺、肝、肾、骨髓、扁桃体、胰腺、肾上腺、甲状腺、食管、支气管等，均有HHV-6感染，显著高于对照组。Knox等在9例AIDS患者的肺部组织，用免疫组化技术检测石蜡切片中HHV-6感染的细胞，均见阳性细胞，多为肺泡巨噬细胞和间质细胞、淋巴细胞，1例见HHV-6感染肺泡上皮细胞，脾、肝、肾及淋巴结中亦见HHV-6感染。但艾滋病患者中HHV-6感染的具体病理表现描述尚少。

4. 阿尔茨海默病（ Alzheimer's disease，AD ）　是一组原发性退行性脑变性疾病，多起病于老年期，潜隐起病，病程缓慢进展，以智能损害为主。据报道，2018年全球痴呆人数已达4680万人，其中50%～75%为AD患者，全球每年新增990万AD患者。我国老年人群AD患者已超过600万。AD可能是在多种因素的联合作用下发病，这些因素包括遗传、性别（女性发病较多）、头部外伤、甲状腺疾病、糖尿病、血脂异常、缺乏锻炼、饮食不健康和感染等。某些细菌、支原体或病毒（如HSV、CMV等）引起的慢性炎症，以及炎症过程中释放的炎症介质都可能损伤神经细胞，导致AD。近年我国台湾有研究发现，HHV-6感染人群比非感染人群患痴呆的风险高2.5倍。接受抗病毒治疗后这些人的发病风险能降低90%以上。Dudley团队分析900多人的大脑样本，分为4个队列进行研究，发现AD患者脑内普遍存在高水平的两种疱疹病毒亚型，即HHV-6A型和HHV-7

型。研究证明，HHV-6A 参与宿主的基因调控，影响诸多 AD 风险基因，导致发生 AD。AD 的主要病理改变为皮质弥漫性萎缩、沟回增宽、脑室扩大，以颞叶及顶叶病变较显著，脑细胞广泛死亡，特别是基底节区的脑细胞大量减少，并可见神经原纤维缠结形成老年斑。老年斑中含有坏死的神经细胞碎片、铝、异常蛋白质等，以及脑内 β- 淀粉样蛋白过度积聚，而胆碱乙酰化酶及乙酰胆碱含量显著减少。短期记忆的形成必须有乙酰胆碱的参与，患者乙酰胆碱转移酶的含量比正常人减少 90%，导致记忆力下降、失语和失用等。

【诊断与鉴别诊断】

根据典型的临床表现诊断本病并不困难，实验室检测可协助诊断。检测方法包括采集患者的唾液、器官分泌物或外周血单核细胞分离培养病毒，PCR 技术检测病毒 DNA，ELISA 法检测血清中特异性 IgM 及 IgG 抗体等，结果阳性即可确诊。HHV-6 的特异性抗体 IgG 和 IgM 在发病后 7 天内即可检出。本病需与麻疹、风疹相鉴别。在病变组织中用抗 HHV-6 的抗体做免疫组化或免疫荧光检查阳性也可以确诊。

六、人类疱疹病毒 7 型感染

人类疱疹病毒 7 型（human herpes virus type 7，HHV-7）是继 HHV-6 之后发现的新型疱疹病毒。HHV-7 与 HHV-6 只有 50% ～ 60% 的同源性，而与其他疱疹病毒不同源。HHV-7 在人群感染中普遍存在，在 75% 的健康人唾液中检出，而且检出率随年龄增大而增高，约 70% 的儿童在 5 岁前被感染。从发病年龄看，HHV-7 感染的发生晚于 HHV-6 感染。初次感染多在 1 岁左右，健康成人的 HHV-7 抗体阳性率高达 90% 以上。HHV-7 以潜伏状态长期存在于人体内，主要潜伏位置是涎腺和外周血单个核细胞（PBMC），主要经唾液传播。

研究者在幼儿急疹患儿中检测到 HHV-7 的感染，认为 HHV-7 可能是幼儿急疹的又一病原体。也有研究者从慢性疲劳综合征和肾移植患者的 PBMC 中都分离出 HHV-7，提示 HHV-7 与神经损害、器官移植并发症等有关。

HHV-7 在体外对 CD4$^+$ 淋巴细胞具有亲和性，可以在 PHA（植物血凝素）刺激的人脐带血淋巴细胞中增殖。其细胞病变特点、分离培养条件与 HHV-6 相似，可通过对单克隆抗体反应性、特异性 PCR、DNA 分析等试验来区别。CD4 分子是 HHV-7 的受体，抗 CD4 单克隆抗体可抑制 HHV-7 在 CD4$^+$T 细胞中增

殖。由于 HHV-7 与 HIV 的受体皆为 CD4 分子，两者之间的互相拮抗作用将为 HIV 的研究开辟新的方向。

七、人类疱疹病毒 8 型感染

人类疱疹病毒 8 型（human herpes virus 8，HHV-8）是 1994 年从 AIDS 患者的卡波西肉瘤（Kaposi sarcoma，KS）组织标本中检测到的一种独特的、新型的疱疹病毒 DNA 分子，又称 KS 相关疱疹病毒（Kaposi's sarcoma-associated herpesvirus，KSHV）。现已明确 HHV-8 是 KS 的致病因子，也与淋巴系统增生性疾病有关，如原发性渗出性淋巴瘤（primary effusion lymphoma，PEL）和多中心性卡斯尔曼病（multicentric Castleman disease，MCD）。HHV-8 的感染似乎有地域差异，在亚洲绝大部分地区、南美和欧洲北部，HHV-8 感染并不普遍（3% ～ 10%），在地中海和东欧国家感染率中等（4% ～ 25%），在南非中部和南部感染率则较高（30% ～ 60%）。HHV-8 发现时间短，尚有许多问题需要进一步深入研究。

【生物学性状】

HHV-8 属 γ 疱疹病毒亚科，病毒颗粒直径为 150 ～ 200nm，属于最大的病毒，其结构复杂，线性双链 DNA 包在核衣壳中。基因组 DNA 长度约为 137kb，与 EBV 基因组有很高的同源性，基因组中包含了几个涉及细胞增生和宿主应答的基因，能编码产生病毒结构蛋白和代谢相关的蛋白质，亦能编码产生一系列细胞因子和细胞受体的类似物，与病毒的致癌机制有关。

【发病机制】

1. 传播途径 HHV-8 的传播途径尚不十分清楚，可能与性传播和输血、器官移植、唾液传播等有关。由于病毒可在 B 细胞中复制，故输入 HHV-8 污染的血细胞可能也是感染途径。有报道称非洲某些地区的 HHV-8 感染率高达 70%，大多数感染与唾液接触感染有关，黏膜组织为病毒的入侵门户。

2. 致病作用 HHV-8 感染致病，免疫抑制是疾病发生的前提，如年老、艾滋病、器官移植所致的免疫抑制。在艾滋病发现之前，HHV-8 的感染率与 KS 的地理分布相吻合。20 世纪 80 年代初，艾滋病相关 KS 的暴发源于 HIV 和 HHV-8 在同性恋、异性恋群体中的同时流行。在艾滋病患者中，KS 的发生与 HHV-8 感染或其诱导的细胞因子有关。在宿主处于免疫抑制状态时可能侵入血管或淋巴管内皮细

胞，HIV感染可通过释放相关细胞因子激活体内潜伏的HHV-8，刺激内皮细胞异型增生，最终发展为KS。在经典型、HIV相关型、器官移植相关型KS中都有很高的HHV-8的检出率。KS的发生也与机体免疫缺陷，CMV、EB病毒感染，以及易感遗传因素等有关。

HHV-8可在体内形成潜伏感染，主要潜伏在B细胞，引起B细胞持续增生，形成HHV-8相关性多中心性Castleman病、大B细胞淋巴瘤或PEL。HHV-8也可能与多发性骨髓瘤有关。这些HHV-8相关的淋巴组织增生性疾病一般都发生于免疫缺陷病患者，尤其是HIV感染的基础上，具体机制尚待阐明。

【病理变化】

1. HHV-8相关KS KS是来源于血管内皮细胞的恶性肿瘤，约1/3的AIDS患者发生KS。器官移植后或其他非AIDS患者也可发生KS，病变可局限于皮肤和黏膜，也可累及内脏，常呈多发性。各种KS中都有较高的HHV-8 DNA检出率。

（1）大体改变：①经典型KS，常累及皮肤或黏膜，病损呈暗紫色、紫红色或深棕色斑丘疹、斑块或结节，也可有溃疡形成。病变位于肢端者可伴有淋巴水肿，此型生长过程缓慢，不累及淋巴结和内脏。②非洲儿童型KS（又称地方性KS），病程较长，进展很快，具有高度致命性。③AIDS相关性KS，侵袭性最强，面部皮肤、生殖器和下肢的皮肤病损常见，口腔黏膜、淋巴结、胃肠道和肺受累也常见，具有侵袭性。④免疫缺陷型KS（又称医源性KS），见于实体器官移植或免疫抑制治疗之后，此型病程难以预测。皮肤黏膜病损和淋巴结病变是各型KS的明显症状（图8-2-49，图8-2-50）。

（2）组织学改变：上述KS的各种类型的组织学

改变没有区别，但是生长过程是一个连续的过程，分4期。①早期，局部表现为轻度血管增生，皮肤没有特征性的病损。②斑点期，局部血管增生明显，血管数量有所增加，形状欠规则，其生长方向与表皮平行，增生血管多围绕在皮下原有血管周围或皮肤附属器周围，内皮细胞没有异型。肿瘤间质伴有少量淋巴细胞和浆细胞浸润，可见漏出的红细胞和含铁血黄素沉积。③斑块期，随着病变进一步发展，斑点期病变逐渐增大变成斑块，血管形状更不规则，腔隙呈锯齿状，肿瘤中出现由血管内皮细胞围成的裂隙状结构，可见玻璃样小体，细胞异型性较明显。④结节期，见由梭形细胞和血管样裂隙构成明显的周界清楚的结节，梭形细胞出现核分裂象，细胞内外见玻璃样小体和溢出的红细胞等（图8-2-51～图8-2-53）。一般认为，血管形成突出者为内皮细胞分化较好的指标，如血管瘤样型；显著梭形细胞增生者为内皮细胞分化较差的表现，如肉瘤样型。此为KS病变谱的两个极端。HHV-8原位杂交阳性支持KS的病因诊断（图8-2-54）。

2. HHV-8相关B细胞增生性病变 包括HHV-8相关多中心型Castleman病和PEL。

（1）Castleman病：又称巨大淋巴结增生症，淋巴结明显增大，直径可达15cm。镜下表现分为玻璃样血管型（图8-2-55，图8-2-56）和浆细胞型，可多中心性发病，部分病例与HHV-8感染有关，称为多中心型Castleman病，多见于HIV感染或其他免疫损伤患者，病理上常见幼稚的浆母细胞，胞核表达HHV-8的潜在核抗原（LAN-1）。在此基础上，HHV-8感染的淋巴细胞单克隆增生，细胞肿大，胞质丰富呈浆细胞样，可进展为大B细胞淋巴瘤或浆母细胞性淋巴瘤。

（2）原发性渗出性淋巴瘤（PEL）：也是一种大

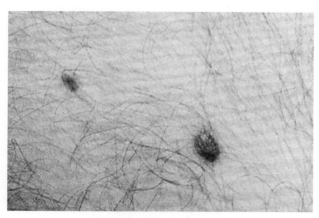

图8-2-49 皮肤卡波西肉瘤
早期表现为皮肤斑点或斑块，呈紫褐色向皮肤表面隆起，质地较坚实（安劬惠赠）

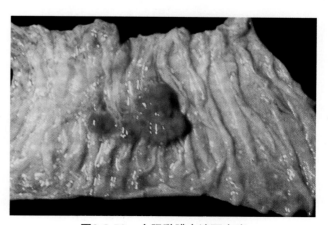

图8-2-50 小肠黏膜卡波西肉瘤
大体表现为黏膜结节形成，呈紫红色，向黏膜面隆起（安劬惠赠）

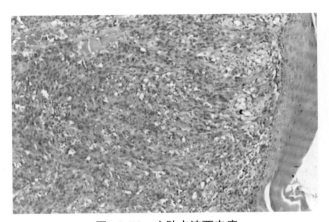

图8-2-51　皮肤卡波西肉瘤

结节型，梭形肿瘤细胞位于真皮，细胞明显异型，局部血管丰富并充血，可见扩张的淋巴管（张长淮惠赠）

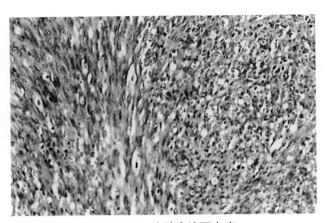

图8-2-52　皮肤卡波西肉瘤

梭形细胞增生，细胞异型，瘤细胞间有较多红细胞溢出血管（张长淮惠赠）

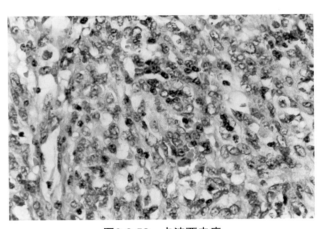

图8-2-53　卡波西肉瘤

肉瘤细胞呈梭形，较肥胖，异性明显，图中下方可见嗜酸性小体。用免疫组化（CD31，CD34等）可证实其内皮细胞来源（张长淮惠赠）

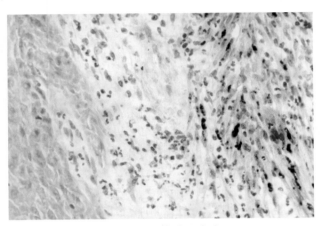

图8-2-54　卡波西肉瘤

HHV-8原位杂交，部分梭形瘤细胞核呈阳性反应（张长淮惠赠）

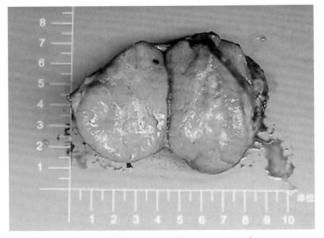

图8-2-55　纵隔淋巴结Castleman病

患者为中年男性，因发现纵隔肿块而手术，送检淋巴结肿大，切面粉红均质细腻

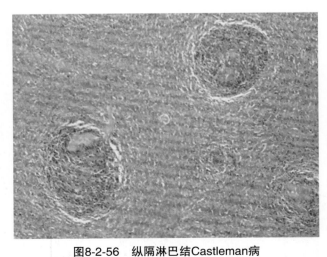

图8-2-56　纵隔淋巴结Castleman病

镜下可见淋巴滤泡套细胞增生呈同心圆样围绕生发中心。生发中心血管玻璃样变，并向外延伸，形成棒棒糖样图像

B 细胞淋巴瘤，但瘤细胞主要见于胸腔渗出液中，并不形成实体性肿块，常为单个体腔受累，有时亦可见于心包和腹腔，或在邻近部位继发实体性肿瘤。瘤细胞离心涂片或沉淀包埋切片可见免疫母细胞样或浆母细胞样细胞，有一定程度的异型性。瘤细胞表达浆细胞相关抗原及 HHV-8 相关的标志，如 LANA1+、EBER+，但不表达 LMP-1 及全 B 细胞标记。PEL 应与胸腔内的 EBV 阳性的脓胸相关弥漫大 B 细胞淋巴瘤（又称慢性炎症相关弥漫大 B 细胞淋巴瘤）鉴别，顾名思义，后者有脓胸或胸腔慢性炎症基础，瘤细胞多为中心母细胞或免疫母细胞样，体积较大，有异型，侵袭性较强，EBV 检测阳性。

【临床表现】

KS 是来源于血管内皮细胞的恶性肿瘤，最典型的发病部位是皮肤，呈紫褐色斑块状，隆起于皮肤表面。病变过程中或起始时也可累及黏膜、淋巴结和内脏器官，所以病变常呈多发性。KS 按血管和梭形细胞的比例不同，可分为①血管瘤样型，即以血管病变为主；②肉瘤样型，即以梭形细胞为主；③混合型等。详见第五章。

多中心型 Castleman 病为淋巴结病变，可发生于胸腔、纵隔、心包、颅内、咽部、肺门、腹膜后、胃肠道等处，淋巴结肿大，质地中等，切面灰白。浆细胞型可有不同程度的全身症状，如发热、贫血、夜汗、软弱无力、红细胞沉降率增高、高 γ 球蛋白血症、低球蛋白血症、肝脾大、皮疹等。PEL 主要表现为胸腔积液及相关症状。其中含有大量异型淋巴细胞。

【诊断与鉴别诊断】

HHV-8 感染的临床诊断方法：对血液中 HHV-8 抗体的测定、末梢血中 HHV-8 序列测定和肿瘤组织中病毒及其基因的检测等。近年，已有研究用免疫荧光 ELISA 和免疫印迹等方法检测血清抗原和抗体，血清学方法的敏感性高于病毒序列测定。HHV-8 的抗体主要有 2 种，即针对 HHV-8 潜伏相关的核抗原（LANA）的抗体和针对 HHV-8 活动期表达的抗原（LPA）的抗体。血清学研究表明，HHV-8 抗体阳性患者发生 KS 的概率大于 HHV-8 阴性者，可用于评价 AIDS 患者发生 KS 的危险性。对拟诊 Castleman 病的患者，如临床提示为多发性淋巴结肿大，应考虑多中心型 Castleman 病，并做 HHV-8 检测。对胸腔积液中含有大量异型大淋巴细胞者，应进一步询问病史并做体格检查（考量胸肺部慢性疾病、HIV 感染或其他损伤免疫功能的因素），并做 HHV-8 和 EBV 抗原或核酸的检测，以明确诊断。

KS 与 WHO 软组织肿瘤分类中提及的卡波西型血管内皮细胞瘤有较多相似之处，两者的鉴别点为前者 HHV-8 阳性，而后者 HHV-8 阴性。用免疫组化、PCR 等技术可在 KS 中检出 KSHV/HHV-8 成分，既支持 KSHV 与 KS 相关，又可作为诊断与鉴别 KS 和其他血管增生性病变的依据。

AIDS 患者尚可合并其他病毒感染，如 HHV-6 型和 HHV-7 型、HBV、传染性软疣病毒、腺病毒、JC 病毒、HPV 等，需要注意鉴别。

（郭瑞珍　刘德纯　高顺强　王宏伟；
郭瑞珍　管俊昌）

第三节　呼吸道病毒感染

呼吸道病毒（respiratory virus）一词并非病毒分类学上的名称，实际是指一组与呼吸道感染相关的病毒（viruses associated with respiratory infection），即以呼吸道为侵入门户，在呼吸道黏膜上皮细胞中增殖，并引起呼吸道感染性病变的病毒，主要包括正黏病毒科（Orthomyxoviridae）、副黏病毒科（Paramyxoviridae）、冠状病毒科（Coronaviridae）的各种病毒，此外其他科的一些病毒，如鼻病毒、呼肠病毒、柯萨奇病毒、巨细胞病毒、风疹病毒、汉坦病毒等也可引起呼吸道感染。90% 以上的呼吸道感染由这些病毒所致。根据 WHO 相关调查报道，全球每年有大约 1.33 亿肺炎患儿，其中有 200 万患儿死亡，肺炎已经成为继缺血性心脏病和脑血管疾病之后的第三大死因。急性呼吸道感染是目前全球范围内呼吸系统疾病中致病及致死的最重要的原因。多数呼吸道感染的病原体为病毒，本章重点介绍正黏病毒科、副黏病毒科和冠状病毒科病毒及其所致呼吸道疾病，对其他可致呼吸道感染的病毒只做简要介绍。呼吸道病毒及其引起的主要疾病见表 8-3-1。

表 8-3-1　呼吸道常见的病毒感染及相关疾病

病毒的分科	病毒的种类	所致呼吸道及其他器官主要疾病
正黏病毒科	流行性感冒病毒（流感病毒）	流行性感冒
	禽流感病毒	人禽流感
副黏病毒科	副流感病毒	普通感冒、细支气管肺炎等
	麻疹病毒	麻疹、脑脊髓炎、亚急性硬化性全脑炎
	流行性腮腺炎病毒	流行性腮腺炎、睾丸炎等
	呼吸道合胞病毒	婴儿支气管炎、细支气管肺炎
	人偏肺病毒	婴幼儿呼吸道感染
	尼帕病毒、亨德拉病毒	高致病性、急性传染性脑炎
冠状病毒科	冠状病毒	普通感冒、上呼吸道感染
	SARS冠状病毒	严重急性呼吸综合征（SARS）
	中东呼吸综合征冠状病毒	中东呼吸综合征（MERS）
	新型冠状病毒	新型冠状病毒感染（COVID-19）
披膜病毒科	风疹病毒	风疹、先天性风疹综合征
微小RNA病毒科	鼻病毒	急性上呼吸道感染、普通感冒
	肠道病毒（柯萨奇病毒等）	普通感冒、咽炎、咽峡炎、支气管炎、肺炎等
腺病毒科	腺病毒	急性呼吸道感染、咽炎、小儿肺炎等
呼肠病毒科	呼肠病毒	轻度上呼吸道感染等

　　呼吸道病毒感染的传染源主要是患者及病毒携带者，传播途径以经呼吸道飞沫传播为主，其次是接触传播。传染性很强，多数病毒为人类普遍易感，发病率高，所致疾病潜伏期短，发病急，感染可发生在呼吸道任何水平，出现各种呼吸道症状，且易发生继发性细菌感染；病后免疫力不牢固，同一病毒可反复感染，或引起不同疾病（多病同因），不同病毒可引起类似临床病理表现（一病多因）。常见呼吸道病毒及其所致的各种病变分述如下。

一、正黏病毒科病毒感染

　　正黏病毒科（Orthomyxoviridae）病毒是指对人体或某些动物细胞表面的黏蛋白（mucin）有亲和性，有包膜，具有分节段 RNA 基因组的一类病毒，只有一个种，即流行性感冒病毒（influenza virus，简称流感病毒）。根据其感染对象，分成人流感病毒和动物（猪、马、禽）流感病毒。根据病毒核蛋白（nucleoprotein，NP）和基质蛋白（matrix protein）抗原差异，人流感病毒可分为甲（A）、乙（B）、丙（C）三型，是流行性感冒（流感）的病原体。甲型流感病毒于 1933 年分离成

功，抗原性易发生变异而引起世界性大流行。乙型流感病毒于 1940 年获得，其抗原变异性小，对人类致病性较低，但也可发生流行；丙型流感病毒 1949 年分离成功，其抗原性稳定，致病力弱，只引起人类不明显的或轻微的上呼吸道感染，很少造成流行。此处主要介绍甲型流感病毒。

（一）甲型流感病毒感染

　　流感病毒是个大家族，人群普遍易感甲型流感病毒，其潜伏期长短取决于侵入的病毒量和机体的免疫状态，一般为 1～4 天。起病后患者有畏寒、头痛、发热、浑身酸痛、乏力、鼻塞、流涕、咽痛及咳嗽等症状。流感的特点是发病率高、病死率低，并发症多见于婴幼儿、老年人和慢性病患者。死亡通常由并发细菌性感染所致。恢复期的长短取决于患者有无并发症。病后免疫力不牢固。近年来引起人类流行的新甲型 H1N1、H5N1、H7N9 等均为流感病毒的亚型。

【生物学性状】

　　1. 流感病毒的形态结构　　流感病毒具有多形性，典型的病毒颗粒在电镜下呈球形，直径 80～120nm，新分离的毒株多呈丝状，可长达 2～4μm。流感病

自外而内由包膜和核衣壳两部分构成，表面有刺突。

（1）包膜：是包裹在基质蛋白之外的一层磷脂双分子层膜，来源于宿主细胞膜，成熟的流感病毒从宿主细胞出芽，将宿主的细胞膜包裹在自身表面之后脱离细胞去感染下一个目标。包膜表面分布着放射状排列的两种刺突，也称纤突，是位于包膜中的两种非常重要的糖蛋白，即红细胞血凝素（hemagglutinin，HA）和神经氨酸酶（neuraminidase，NA），分别呈棒状（HA）和蘑菇状（NA），长度约 8nm。HA 较多，约为 NA 的 5 倍。HA 由第 4 节段核酸编码，呈柱形，由 3 条糖蛋白链以非共价键形式连接成三聚体。其功能如下：①参与病毒吸附；②凝聚红细胞；③具有免疫原性。NA 由第 6 节段核酸编码，由 4 条糖蛋白链组成纤维状的四聚体。其功能如下：①参与病毒的释放；②促进病毒的扩散；③具有免疫原性。

（2）核衣壳：由分节段的单负链 RNA 分子（-ssRNA）、核蛋白（NP）和 RNA 聚合酶组成，共同组成核糖核蛋白（RNP），呈螺旋对称。甲型流感病毒核衣壳基因组由大小不等的 8 个独立的 RNA 片段组成，由大到小依次为 PB2、PB1、PA、HA、NP、NA、M、NS，每个 RNA 片段末端具有柄环状结构，为病毒 RNA 聚合酶结合所必需的核苷酸识别位点。8 个病毒基因节段组可编码 10 种病毒蛋白，包括结构蛋白 HA、NA，基质蛋白 M1、M2，聚合酶复合体 PB1、PB2 和 PA，核蛋白 NP，以及非结构蛋白 NS1、NS2。流感病毒致病及传播与病毒蛋白及其变异关系密切。核心部分包含了贮存病毒信息的遗传物质（核酸）及复制这些信息必需的 RNA 聚合酶。第 7 节段编码的基质蛋白 M1 与 M2 构成了病毒的外壳骨架，M2 蛋白具有离子（主要是 Na^+）通道和调节膜内 pH 的作用，基质蛋白与病毒最外层的包膜紧密结合，参与病毒的包装和出芽，并具有保护病毒核心和维系病毒空间结构的作用。

2. 流感病毒的分类与亚型 根据甲型流感病毒表面的 HA 和 NA 蛋白结构、抗原性及基因特征又可分为多个亚型，迄今为止，已发现 16 个 H 亚型（H1～H16）和 9 个 N 亚型（N1～N9），它们之间可随机组合，从而形成许多不同亚型，其中 H1N1、H2N2、H3N2、H5N1、H9N2、H7N7、H7N9、H7N3 等主要感染人类。

3. 流感病毒的变异 流感病毒变异有抗原性变异、温度敏感性变异、宿主范围及对非特异性抑制物敏感性等方面的变异，但最主要的是抗原性变异。抗原性变异的特点是表面抗原 HA 和 NA 易变异。感染人类的三种流感病毒中，甲型流感病毒有着极强

的变异性，乙型次之，而丙型流感病毒的抗原性非常稳定。

甲型流感病毒有 2 种变异方式。一种是 HA、NA 氨基酸序列点突变引起的抗原漂移（antigenic drift），属于量变，即亚型内变异。一般认为这种变异是由病毒基因点突变和人群免疫力选择所造成的，所引起的流行是小规模的。另一种是 8 个基因节段重配引起的抗原转变（antigenic shift），抗原转变属于病毒的质变，即病毒株表面抗原结构一种或两种发生变异，与前次流行株抗原相异，形成新亚型，由于人群缺少对变异病毒株的免疫力，从而引起流感大流行。波及全球的几次人类流感大流行、近年来逐渐增多的病毒跨种间传播及致病性增强，均与包括 HA、NA 及内部基因氨基酸位点的突变或基因重组有关。

【发病机制】

1. 传染源和感染途径 患者和隐性感染者为主要传染源，被感染的动物也可能是一种传染源。主要传播途径是带有流感病毒的飞沫，可经呼吸道进入体内。少数也可经间接接触而感染（共用有污染的手帕、毛巾等物品）。

2. 发病机制 病毒侵入人群后，传播速度和广度与人口密度有关。病毒进入人体，感染的目标是呼吸道黏膜纤毛柱状上皮细胞，病毒依靠 HA 吸附于宿主细胞表面，经过吞饮进入胞质，之后病毒在细胞内进行复制，迅速产生子代病毒体（复制周期约 8 个小时），经过出芽的方式释放到细胞之外，新的病毒颗粒不断释放并播散，继续感染其他细胞，再重复病毒增殖周期。病毒的 NA 可降低呼吸道黏液层的黏度，不仅使细胞表面受体暴露，有利于病毒的吸附，而且还促进含病毒的液体散布至下呼吸道，在短期内使大量呼吸道细胞受损。流感病毒一般只引起表面感染，主要损害呼吸道上部和中部黏膜，一般不破坏呼吸道基底膜，不引起病毒血症。病毒偶可侵袭肠黏膜引起胃肠型流感。

【病理变化】

流感病毒主要侵犯鼻咽、气管、支气管的纤毛柱状上皮，感染将导致受累细胞肿胀、变性、坏死乃至脱落，造成呼吸道黏膜充血、水肿和分泌物增加，轻度炎细胞浸润，从而出现鼻塞、流涕、咽喉疼痛、干咳及其他上呼吸道感染症状。严重者可向下延伸到细支气管和肺泡，则可能引起支气管炎和间质性肺炎。支气管黏膜下层局灶性或弥漫性损伤，可致间质充血、出血，以及淋巴细胞、单核细胞浸润，使肺泡隔轻度增宽，肺泡腔内可见纤维素和浆液渗出。有时在终末细支气管和肺泡壁有透明膜形成。无并发症患者

发病后第 3 ～ 4 天就开始恢复；如有并发症，则恢复期延长。继发细菌感染者病变较复杂，流感嗜血杆菌可引起出血性融合性支气管肺炎，肺炎链球菌或溶血性链球菌可致融合性支气管肺炎或大叶性肺炎。流感病毒也可继发肺曲霉病。肠型流感可出现消化道黏膜细胞变性、坏死乃至脱落，造成消化黏膜充血、水肿和分泌物增加，从而出现呕吐、腹泻及其他消化道感染症状。

【临床表现】

根据流感的临床表现和严重程度，流感可分为以下类型。

1. 典型流感　起病急，前驱期即出现高热、寒战、头痛、全身酸痛、乏力，同时伴有流涕、咽痛和咳嗽。可见结膜充血，咽喉红肿，整个病程持续 7 天左右，但咳嗽和乏力可持续数周。绝大多数患者表现为典型流感。

2. 轻型流感　急性起病，主要症状为轻度或中度发热，全身及呼吸道症状轻，2 ～ 3 天内自愈。

3. 肺炎型流感　多发生于老年人、婴幼儿和慢性病等免疫功能低下者，病初与典型流感患者症状体征相似。1 天后病情迅速加重，出现高热、咳嗽、呼吸困难及发绀。严重者伴心、肝、肾衰竭及呼吸循环衰竭，预后差。

4. 中毒型流感　以中枢神经系统及心血管系统损害为特征，表现为高热不退、血压下降、谵妄、惊厥、脑膜刺激征，也可出现意识障碍等脑炎、脑膜炎症状。

5. 胃肠型流感　指患者感染流感病毒后，发热和呼吸道症状不明显，而以较明显的腹泻、食欲缺乏、恶心、呕吐等消化道症状为主。胃肠型流感多发生于消化道功能较弱的老年人和儿童，由于这种流感也可以造成流行，甚至引起集体发病，常被误诊为急性胃肠炎或食物中毒。胃肠型流感是从呼吸道获得感染，对一些胃肠功能较弱的老年人、儿童和患者，流感病毒则可进入消化道，引起消化道反应，出现呕吐、腹泻等明显的胃肠道症状，需要和胃肠炎鉴别。

流感可以加重原有的慢性疾病，如慢性支气管炎、肝炎、心脏病等。据统计，90% 的慢性肝炎复发是由感冒引发的。慢性支气管炎首次发病时，有感冒病史者占 56.4%；因感冒引起的慢性支气管炎急性发作者占 65.4%；约有 1/3 的肺炎病例由感冒演变而来。约 5% 的感冒病毒感染者可累及心脏，发生心肌炎。近 20 年来，全球每年约有 50 万人死于流感，而流感致死的最常见原因就是呼吸系统并发症，尤其是肺炎。

【诊断与鉴别诊断】

若冬春季节同一地区 1 ～ 2 天内出现大量上呼吸道感染的患者，同时伴有典型的症状，可以做出临床诊断。非流行时期或流行初期临床上难以诊断，需要结合流行病学、临床表现、血清学抗体检测或病毒分离综合判断。通常无须病理学检查。

实验室检查：血常规中白细胞总数大多情况下减少，中性粒细胞显著减少，淋巴细胞、单核细胞相对增加。白细胞和中性粒细胞增多时，要考虑合并细菌感染的可能。在急性期或 2 周后，血清学检测流感病毒抗体滴度增加 4 倍，判断为感染阳性。发病 3 日内，荧光抗体检测抗原可呈阳性。

对流感的病因诊断关键在于流感病毒的检测和分型，基本有 4 种方法：①病毒培养分离；②血清学检查；③病毒抗原检测；④病毒核酸检测。前两个是常规的方法。近年核酸检测技术发展很快，并已开发出许多快捷特异的方法。

（二）禽流感病毒感染

通常情况下，禽流感病毒并不感染人类，但是自 1997 年香港发现禽流感病毒 H5N1 感染人类以来，相继发现甲型流感病毒中感染禽类的一些病毒亚型如 H9N2、H7N9 等，也可引起人的急性呼吸道传染病，这种由禽流感病毒所导致的人的感染发病，称为人禽流感。人禽流感的主要临床表现为高热、咳嗽和呼吸急促，病情轻重与禽流感病毒的亚型有关。病情严重者可出现病毒血症、感染性休克、多器官功能衰竭及瑞氏综合征等多种并发症而死亡。WHO 2007 年 5 月 16 日公布，1997 年以来全球共报告经病原学检查确认为 H5N1 人禽流感 306 例，其中死亡 185 例，病死率 60%。此处重点介绍 H5N1 和 H7N9 所致人禽流感。

【生物学性状】

由于流感病毒的主要宿主是禽、猪和人，根据其感染的对象，可以将其分为人流感病毒、猪流感病毒、禽流感病毒、马流感病毒等类型。几乎所有甲型流感病毒的亚型都可以引发禽类流行性感冒即禽流感。禽流感病毒属正黏病毒科甲（A）型流感病毒属，病毒呈多形性，其中常见形状为球形，直径 80 ～ 120nm，有包膜。病毒基因组为分节段单股负链 RNA，依据外膜 HA 和 NA 蛋白抗原性的不同，甲型流感病毒可分 16 个 H 亚型和 10 个 N 亚型。其中感染禽类的称为禽流感病毒亚型，目前感染人类的禽流感病毒亚型至少有 7 型，即 H5N1、H7N1、H7N2、H7N3、H7N7、H9N2、H7N9 亚型，也有报道称 H2N2、H3N2、H7N7、H7N2、H7N3 等也可感染人类,其中高致病性 H5N1 亚型和 H7N9 亚型对人类危害较大,尤为引人关注。

【发病机制】

人类对大多数 H 亚型和 N 亚型没有免疫力,因此,禽流感病毒具有启动人类新的流感大流行的潜在威胁。

1. 传染源与传播途径 本病的传染源为携带病毒的禽类(鸡、鸭、鹅等),其他兽类、野禽或猪也可能成为传染源。主要传播途径:①经呼吸道传播;②密切接触携带病毒的禽类及其分泌物、排泄物;③受病毒污染的水和食品等也可被感染。人与人之间能否传播尚缺乏证据。

人群普遍易感,12 岁以下儿童发病率较高,病情较重,与不明原因病死家禽或感染/疑似感染禽流感家禽密切接触的人员为高危人群。本病预后较差,与患者年龄、是否有基础性疾病、治疗是否及时、有无并发症有关。

2. H5N1 的致病作用 H5N1 具有高致病性分子基础,HA 裂解位点附近有多个碱性氨基酸,病毒进入体内会在多个组织迅速扩散。HA 受体结合区中发生了 Q226L 突变,这是新型 H5N1 病毒的重要分子生物学特征,导致病毒与流感病毒人源受体(唾液酸 α-2,3-半乳糖苷 /SAα-2,3-Gal)分布在呼吸道的结合能力增强。HA 受体结合区受体结合特性的转变可能是其能跨物种感染人类,并适应新宿主,为人际传播、致病的重要环节之一。NA 茎杆区 49～68 位氨基酸连续缺失突变被认为是病毒从水禽向陆生家禽逐渐适应的重要分子标记。*NS1* 基因 C 端存在 PDZ 结构域,可与表达 PDZ 位点的宿主蛋白特异性结合,破坏细胞内关键信号转导通路,导致宿主死亡,这与 H5N1 的高致病性相关。NS1 蛋白存在 80～84 位点氨基酸的缺失,以及 P42S、D92E 等位点的突变,被证实可提高病毒复制及致病能力,以及对哺乳动物的适应性,并且可以干扰细胞因子杀伤病毒的能力。聚合酶复合体多态性,PB2 蛋白的 E627K 和(或)D701N 变异,以及 PB1-F2 变异,可使病毒致病力增强;*PA* 基因 515 位点突变及残基变异,在暴发感染中起关键作用。

3. H7N9 的致病作用 该病毒为新型重配病毒,与同一时期存在于活禽市场上的 H7N9 禽流感病毒高度同源,编码 HA 的基因来源于 H7N3,编码 NA 的基因来源于 H7N9,其 6 个内部基因来自 H9N2 禽流感病毒。H7N9 具有低致病性病毒的分子特点,HA 裂解位点仅存在单个碱性氨基酸;NS1 蛋白缺失 PDZ 结构域。新型 H7N9 病毒的重要分子生物学特征是 HA 受体结合区发生了 Q226L 的突变,导致病毒与流感病毒人源受体的结合能力增强,肺部病毒复制效率提高,由此导致此型流感临床上以肺炎多见,而上呼吸道感染症状不明显。PB2 蛋白的 E627K 和(或)D701N 发生变异,已被证实与病毒的毒力、哺乳动物宿主适应性及病毒对温度的敏感性密切相关。*PB1* 基因可编码全长 PB1-F2 蛋白,可与病毒对哺乳动物的适应性相关,并可诱导机体的免疫炎症反应。

【病理变化】

1. H5N1 病毒感染 目前国内外人感染 H5N1 流感病例的尸检标本报道较少,主要表现为肺出血、实变等。

(1)呼吸系统:病毒可以感染鼻咽部上皮及腺体、扁桃体、气管及肺组织,造成组织充血、水肿、血管周淋巴细胞浸润等炎症反应。肺部因病毒复制效率高,故而病变最为严重,肺出血、坏死性病变为 H5N1 流感最主要的病理特征。早期表现为间质性肺炎、坏死性支气管炎;进展期发生弥漫性肺泡损伤,表现为急性弥漫性渗出病变、肺泡血管壁扩张充血伴肺水肿、多灶性肺出血、肺泡腔充满淡红色水肿液及不等量各类炎细胞,以淋巴细胞和单核细胞为主,肺内透明膜形成,肺组织广泛实变;晚期肺内不同程度地纤维化、机化、实变。伴有并发症患者,可见支气管肺炎、脓胸等化脓性炎症改变。

(2)肺外器官:H5N1 病毒较新型 H1N1 病毒有更广泛的组织趋向性。重症病例除引起原发性肺部感染之外,还可间接或直接侵犯心脏、血管、骨骼肌、肝脏和肾脏等多个脏器组织。尸检及实验室检查结果显示 H5N1 可在淋巴结、心、肝、脑等器官中复制繁殖,引起多个器官受累。各地肺外器官病变报道不一致,可见心肌纤维变性坏死,脾脏淤血、炎细胞浸润,脑出血、水肿,胸腹腔积液,横纹肌溶解,肝细胞变性坏死,脾脏、淋巴结吞噬红细胞现象;也可引起牙龈出血、胃肠出血等病变。

2. H7N9 病毒感染 迄今为止,除肺部感染动物模型外,有关人感染禽流感 H7N9 病毒病例罕见相关的活检与尸检病理报告,临床对患者的病情判断主要依据影像学和临床实验室检验。已有的动物实验显示:病变主要累及支气管和肺脏,小鼠肺组织病变严重程度依次为 H5N1 流感 > H1N1 流感 > H7N9 流感,H7N9 感染后小鼠反应较小,肺组织修复能力较强。主要病变如下:①细支气管黏膜上皮细胞脱落至管腔中,管壁周围炎细胞浸润;②间质性肺炎,肺间质增宽、肺充血、水肿、血管周淋巴细胞浸润;③可见肺脉管炎改变;④弥漫性肺泡损伤,部分肺泡腔内形成透明膜;⑤肺出血;⑥肺间质纤维化。

【临床表现】

1. 人感染 H5N1 流感　已有的报道表明，患者发病前一周内常有与感染禽类的接触史，潜伏期为 1～7 天，平均 3 天。临床症状较其他型流感严重，几乎所有患者起始症状都是高热（38℃以上），绝大多数有咳嗽、气急、头痛、肌肉酸痛和全身不适等，部分病例有咽痛、流涕等上呼吸道感染症状，有的出现痰中带血、牙龈出血等症状。部分患者有恶心、呕吐、腹泻、胃肠出血等消化道症状。重症者高热不退，出现重度肺炎、肺实变、呼吸衰竭、急性呼吸窘迫综合征（ARDS），肺出血、胸腔积液、全血细胞减少、谵语、躁动等症状。病程中还可出现毒血症、感染性休克、多器官功能衰竭及瑞氏综合征等。晚期因多器官功能衰竭而死亡。此型流感易感人群为年龄偏大的儿童及青壮年，儿童重症及死亡的比例较高。

2. 人感染 H7N9 流感　本型流感以老年人（平均年龄 62 岁）和男性（69%）多见，且病情严重，预后差。目前认为人感染 H7N9 流感病毒是由于接触患者呼吸道分泌物和粪便，临床潜伏期平均 3.1 天。临床上多表现为重症病例，起病急、进展快、病情重、并发症多、死亡率高。初期患者一般表现为流感样症状，如发热、咳嗽、少痰，伴头痛、肌肉酸痛和全身不适。但与 H1N1、H5N1 流感相比，无鼻塞、流涕、咽痛等上呼吸道卡他性炎或结膜炎症状。少数患者出现呕吐、腹泻等消化道症状。重症患者病情发展迅速，多在发病 3～7 天出现重症肺炎，体温大多持续在 39℃以上，持续 3 天及 3 天以上，出现呼吸困难，可伴有咯血痰。超过 70% 的重症肺炎病例常快速进展为 ARDS，呼吸困难，部分患者进展为脓毒症、顽固性低氧血症、感染性休克，甚至多器官功能障碍，并导致死亡。部分患者可出现胸腔积液等表现。感染者重症发生率及死亡率虽不及 H5N1 流感，但明显高于新型甲型 H1N1 流感。李兰娟等对 111 例 H7N9 感染患者进行分析显示：病情严重者占 76.6%，死亡率 27%，患者常见的并发症依次为 ARDS（79 例）、休克（29 例）、急性肾损伤（18 例）和横纹肌溶解（11 例）。少数轻症病例均为儿童，仅有发热表现。

【诊断与鉴别诊断】

本病的诊断主要依靠病原学检测，结合流行病学史、临床表现及实验室检查结果，排除其他疾患后即可做出诊断。

1. 病原学及相关检测

（1）病毒的分离及鉴定：从患者呼吸道标本及组织切片中分离病毒，常用的包括鸡胚接种法及细胞培养法。

（2）病毒分型检测：通过血清学检测可以进一步区分病毒的 HA、NA 亚型。

（3）病毒核酸定量检测：采用荧光定量实时反转录聚合酶链反应（RT-PCR），快速检测咽部分泌物及痰液等标本中的病毒 RNA，并区分病毒的亚型。

（4）病毒抗体检测：主要用 ELISA、免疫荧光检测血清病毒特异性中和的抗体滴度，4 倍及 4 倍以上增高有诊断意义。

2. 实验室检查

（1）血液：患者白细胞总数正常或降低，重症者多有淋巴细胞减少，血小板降低，C 反应蛋白的升高，CD4/CD8 比值可倒置。

（2）血生化检查：心肌酶指标如肌酸激酶同工酶（CK-MB）、肌红蛋白（MYO）和氨基末端 B 型钠尿肽原（NT-proBNP）偏高，但心肌肌钙蛋白（cTnT）水平正常。肝功能指标如天门冬氨酸氨基转移酶（AST）、丙氨酸转氨酶（ALT）、γ- 谷氨酰基转移酶（GGT）水平偏高，碱性磷酸酶（ALP）和总蛋白（TP）水平偏低，总胆汁酸（TBA）一般正常。肾功能指标：轻症患者肌酐（Cr）和尿素氮（BUN）通常不出现异常。重症患者后期除 TP 以外，所有生化指标均出现明显异常，其中，CK-MB、NT-proBNP 偏高及 TBA 和 Cr 的升高是提示预后不良的重要指征。

（三）新型甲型 H1N1 流感病毒感染

新型甲型 H1N1 流感是由一种变异的新型甲型 H1N1 流感病毒引起的人呼吸道传染病。自 2009 年 3 月起开始在墨西哥和美国流行，并迅速在全球蔓延，随即被 WHO 宣布为"国际关注的突发公共卫生事件"。2009 年 4 月份我国也发现该病流行，年底全球进入流行高峰，波及 214 个国家。直至 2010 年 8 月 WHO 才宣布此病大流行结束，1.85 万人死于此病。由于最初的实验室检查结果显示，新型病毒的许多基因与通常出现在北美的猪流感病毒非常相似，因此被称为"猪流感"。这种病毒仅在人际传播，尚无证据在猪群中传播，"猪流感"一词容易误导，2009 年 4 月 30 日，WHO、联合国粮农组织和世界动物卫生组织共同宣布，不再使用"猪流感"一词，而开始使用"A（H1N1）型流感"，我国按中文表达惯例称为甲型 H1N1 流感。此次流感大流行是继人类历史 3 次流感大流行（1918 年西班牙流感——H1N1 亚型；1957 年亚洲流感——H2N2 亚型；1968 年香港流感——H3N2 亚型）之后的第 4 次大流行。这次 H1N1 流感病毒在遗传特性、抗原性等方面都有别于人群中流行多年的季节性 H1N1 流感病毒，且传播速度快，分子水平上也不具备高致病性特点，故冠以"新型甲型"之名。

【生物学性状】

有关体内外实验证明，新型甲型 H1N1 病毒存在全基因组序列的多态性，这是决定病毒复制能力、毒力及致病性的关键因素。新型甲型 H1N1 病毒是一种基因重配混合体，由欧洲猪流感病毒提供 NA 和 M 基因，北美三源基因（禽、人、猪）重配的猪流感病毒提供 PB1、PB2、PA、NP 和 NS 基因片段，进行基因重配而成。病毒编码的 11 个蛋白，同时具备人、禽、猪流感病毒的分子特点。三源重组的病毒基因最初都源于禽流感病毒，经过不同时间介入猪群，并在禽、人、猪不同宿主中长期进化，逐渐具备了宿主特异性，目前已成为全球人群中甲型流感病毒优势流行株。新型甲型 H1N1 病毒表现出对人体的高度适应性，并具有低致病性病毒的分子特点。

研究发现，猪呼吸道上皮细胞表面同时存在人流感病毒偏爱的受体唾液酸 α-2, 6- 半乳糖苷（SAα-2, 6-Gal）和禽流感病毒偏爱的受体唾液酸 α-2, 3- 半乳糖苷（SAα-2, 3-Gal），因此猪既可轻易地感染人流感病毒，又可方便地接受禽流感病毒的感染，成为人、禽和（或）猪流感病毒基因重组产生新亚型的"混合器"。越来越多的资料表明，猪作为流感病毒的混合器，在流感病毒跨种属障碍而感染新宿主的过程中起着重要作用。新型甲型 H1N1 病毒 HA 受体结合区保留了古典猪流感病毒 H1N1 对 2 种唾液酸受体都能有效结合的特点，其 M 基因、NA 基因和 NP 基因均源于欧洲猪流感病毒，PB1-F2 在 11 位、57 位和 87 位的氨基酸发生断裂，具有古典猪 H1N1 和人 H1N1 双重特点，这是本型病毒特有的一个分子特征。

【发病机制】

1. 传播途径　该病毒仅在人际传播，主要借飞沫通过呼吸道传播，人群普遍易感。

2. 致病作用　新甲型 H1N1 病毒基因呈多态性，其毒力机制是由多因子决定的。病毒对人呼吸道上皮唾液酸 α-2, 6- 半乳糖苷有较高的亲和力，可引起病毒在呼吸道复制。病毒基因组的优化组合和蛋白功能的协调对于病毒复制和毒力也有重要影响。其发病机制除病毒直接作用外，还涉及免疫相关机制及肺纤维化机制等，参见前述流感病毒致病作用。

【病理变化】

1. 呼吸道和肺部病变　一般表现为呼吸系统的炎症，主要引起气道的炎症反应，严重者才会引起肺脏的感染。上呼吸道主要病变为黏膜充血水肿，支气管壁上皮和腺体的变性、坏死、脱落（图 8-3-1，图 8-3-2）。肺部病变主要是浆液性出血性支气管肺炎和原发性病毒性肺炎，伴有弥漫性肺泡损伤。镜下可见明显的肺水肿、出血、肺泡上皮凋亡、坏死、脱落，甚至肺泡完全塌陷。肺泡间隔增宽，间质充血、伴大量淋巴细胞浸润，灶性出血，并可见肺内小血管血栓形成。后期主要是坏死性支气管炎，肺内透明膜形成、肺组织片状出血及肺内不同程度的纤维化、实变（图 8-3-3，图 8-3-4）。伴有细菌感染时可见化脓性细支气管炎、细菌性肺炎或混合性肺炎、胸膜炎、胸腔积液或积脓。免疫组化及流式细胞术检测显示假复层纤毛柱状上皮及气管腺上皮、细支气管上皮腔面、Ⅰ型和Ⅱ型肺泡上皮、血管内皮细胞、肺泡巨噬细胞等细胞质内可见病毒抗原表达。

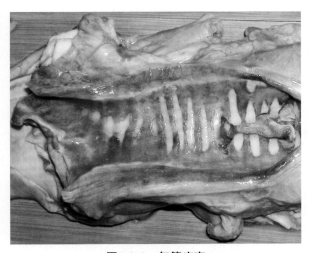

图8-3-1　气管病变

气管黏膜充血水肿，表面有炎性渗出物覆盖

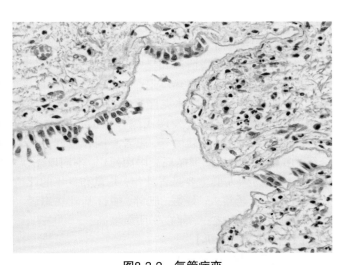

图8-3-2　气管病变

支气管壁上皮和腺体的变性、坏死、脱落，间质充血水肿伴淋巴细胞单核细胞渗出

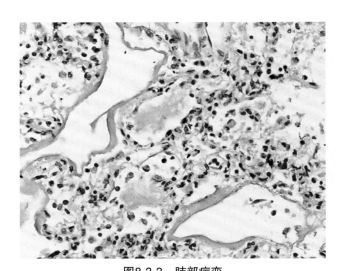

图8-3-3　肺部病变
肺穿刺标本，肺间质水肿、肺泡间隔增宽，肺泡内透明膜形成

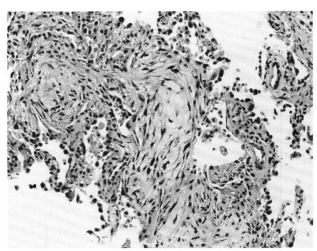

图8-3-4　肺部病变
肺穿刺标本，肺间质纤维组织增生，伴炎细胞浸润

与同为新发传染病的SARS相比，重症甲型H1N1流感死亡病例肺脏内出血更为严重，气管、支气管管壁上皮及腺体的损害更为明显。

2. 肺外器官　新型甲型H1N1流感病例的肺外器官病理变化的报道不一致。重症病例可出现骨髓、脾脏、淋巴结内淋巴细胞耗竭、噬红细胞现象，急性肾小管坏死、肌红蛋白管型，肝坏死、脂肪变及胆汁淤积，无菌性脑膜炎、脊髓炎、脑出血、脑炎、脑水肿、脑疝等，胰腺及脾脏的凝固性坏死，横纹肌溶解等。少数患者出现心肌梗死、心肌炎、心包炎等心肌损伤。部分重症病例除了肺脏病变外，其他器官并没有明显的病理变化。

【临床表现】

新型甲型H1N1流感与季节性流感的临床症状基本相似，以发热为首发症状，伴有畏寒或寒战、显著乏力、肌肉关节酸痛和头痛等全身中毒症状，同时可有咽痛、鼻塞流涕、打喷嚏、咳嗽等上呼吸道感染症状。少数有腹泻稀水样便、咽部充血、扁桃体肥大、结膜炎等。多数患者病情温和呈自限性过程，少数病例进展迅速，临床上有高热不退、气急、发绀、阵咳、咯血、呼吸困难，中毒性休克伴有呼吸衰竭；部分病例可继发细菌感染，或并发瑞氏综合征、肝大、脂肪变性、肌红蛋白尿和肾衰竭等。患者多因呼吸窘迫综合征、多器官衰竭或周围循环衰竭而死亡。不同以往，此次流感的易感人群主要是青壮年，儿童和青年的死亡率明显高于老年人。妊娠、肥胖、慢性基础病患者被认为是危险因素之一，死亡率明显增高。

【诊断与鉴别诊断】

1. 病原学检测　传统诊断方法：①病毒的分离及鉴定，从患者呼吸道标本及组织切片中分离病毒，常用鸡胚接种法及细胞培养法。②通过血清学检测可进一步区分病毒的HA、NA亚型。用ELISA、免疫荧光检测血清新型甲型H1N1病毒特异性中和的抗体滴度呈4倍及4倍以上增高。③采用荧光定量实时RT-PCR，可检测微量病毒核酸并区分病毒的亚型，咽部标本病毒检出率和病毒RNA水平高于鼻腔部标本；痰标本病毒检出率明显高于咽拭子标本。④利用病变组织原位检测病原体，如用免疫组化技术检测甲型H1N1病毒核蛋白，或H1N1病毒血凝素等，阳性表达支持H1N1病毒感染（图8-3-5，图8-3-6）；⑤基因芯片法，可以测定病毒感染细胞后对宿主基因表达的影响及病毒基因组的碱基变异，新一代测序方法可以检测到流感变异株。

有资料显示，新型甲型H1N1患者气管、细支气管、肺泡上皮、肺巨噬细胞、血管内皮，以及心脏、肝脏、组织内可检测到病毒。

2. 其他实验室检查　①血常规：患者白细胞总数一般不高或降低，重症者淋巴细胞减少，并有血小板降低。合并细菌感染时，白细胞总数升高。②血生化检查结果与上述人禽流感相似。

3. 胸部影像学检查　发生肺炎的患者肺内出现片状云雾状影像，重症患者双肺呈多发片状致密实变影像，可合并少量胸腔积液，发生ARDS时病变分布广泛。

4. 鉴别诊断　流感种类较多，首先应注意与普通感冒、季节性流感、细菌性肺炎、衣原体肺炎、支原体肺炎等非病毒性疾病进行鉴别。在病毒性疾病中要注意与人感染H5N1、H7N9禽流感、新型甲型H1N1流感、SARS、人感染禽流感、巨细胞病毒感染、腺病毒肺炎等鉴别，确诊主要依靠病原体检查。

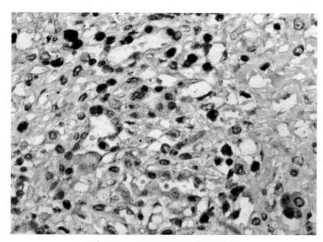

图8-3-5　H1N1感染所致肺炎
在病变区原位检测病原体，H1N1病毒核酸核蛋白呈阳性表达

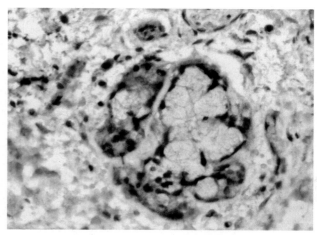

图8-3-6　H1N1感染所致肺炎
在病变区原位检测病原体，H1N1病毒血凝素呈阳性表达

二、副黏病毒科病毒感染

副黏病毒科（Paramycoviridae）包括副流感病毒、麻疹病毒、呼吸道合胞病毒、流行性腮腺炎病毒、人偏肺病毒、亨德拉病毒和尼帕病毒等。副黏病毒与正黏病毒具有相似的病毒形态及血凝作用，但具有不同的基因结构、抗原性、免疫性和致病性。基因形态为不分节段，单负链 RNA，对 RNA 酶稳定，抗原变异频率低，有溶血特点。包膜表面蛋白在病毒之间有所不同，副流感病毒、流行性腮腺炎病毒为血凝素 - 神经氨酸酶（HN）蛋白，麻疹病毒为 HA 蛋白，呼吸道合胞病无包膜表面蛋白。分述如下。

（一）副流感病毒感染

副流感病毒（parainfluenza virus，PIV）主要引起婴幼儿急性呼吸道感染性疾病，因其某些生物学性状及引起的某些症状类似流感症状而被命名为副流感病毒。在婴幼儿主要引起下呼吸道感染，在成人主要表现为上呼吸道感染。常年发病，以冬春季为多。据不完全统计，30%～40% 的婴幼儿急性呼吸道感染都是由副流感病毒引起的，约33% 的小儿喉炎、约10% 的下呼吸道感染与副流感病毒有关。副流感病毒感染后重复感染较普遍。特别是免疫功能低下者再感染概率更高。

【生物学性状】

副流感病毒是副黏病毒科德国麻疹病毒属。病毒呈球形，直径 125～250nm，核衣壳呈螺旋对称。病毒核酸为有包膜的单股负链 RNA，基因组全长 17.05kb，不分节段。主要编码融合蛋白（F）、血凝素 - 神经氨酸酶（HN）、基质蛋白（M）、核蛋白（N）、聚合酶复合物（P+C）和 RNA 聚合酶（L）。包膜内层由维持结构完整的非糖基化蛋白组成，即基质蛋白。病毒包膜内为核衣壳，由病毒 RNA（vRNA）、N 蛋白、P 蛋白和 L 蛋白组成，又称 RNP 核心。包膜上嵌合着的 HN 糖蛋白及 F 糖蛋白在病毒包膜表面形成两种刺突，长 12～14nm，宽 2～4nm。两种突起的蛋白有红细胞凝集活性和神经氨酸酶活性，HN 蛋白可与靶细胞表面神经氨酸残基受体发生特异性结合，使病毒吸附于靶细胞。F 蛋白有促进细胞融合和溶血作用，对病毒感染靶细胞和病毒在细胞之间传播是必不可少的。当病毒颗粒吸附到能裂解 F 蛋白的靶细胞时，F 蛋白被激活，病毒得以侵入靶细胞，引起感染。

【发病机制】

1. 感染途径　PIV 感染普遍存在，呈全球性分布，患者及隐性感染者为传染源，呼吸道分泌物排出的副流感病毒通过人 - 人直接接触和借飞沫或气溶胶经呼吸道传播。

2. 致病作用　PIV 进入呼吸道后仅在呼吸道上皮内增殖，病毒通过包膜上 HN 及 F 蛋白的作用入侵呼吸道上皮细胞，在其内复制和扩散，直接引起感染细胞损伤，造成局部病变，一般不引起病毒血症。病毒入侵呼吸道，使气管、支气管的上皮细胞变性、坏死、增生，引起喉、支气管炎，还可侵犯肺泡上皮细胞及间质。

根据遗传性与抗原性，PIV 分为 5 种血清型，即 PIV1～5。感染人类的主要是 PIV1～3 型。PIV1 一般隔年发生一次较大的流行，全球发病，所致的疾病谱很广，有喉气管支气管炎、毛细支气管炎、支气管炎和肺炎等。PIV2 流行趋势与 PIV1 相似，每两年一次，感染后出现典型的严重下呼吸道感染的症状。PIV3 主要引起毛细支气管炎和肺炎。在新生儿和小婴儿，PIV 感染率仅次于呼吸道合胞病毒。

【病理变化】

呼吸道 PIV 感染的病理改变有鼻、咽、喉充血、水肿、渗出与单核细胞浸润，部分细胞可发生变性、坏死、脱落。上皮细胞胞质或胞核内可见包涵体。轻者数天后上皮细胞可再生而恢复正常。如病变累及细支气管，可发生上皮细胞坏死、剥脱，细支气管壁有广泛单核细胞浸润，纤维蛋白、细胞碎片和黏稠的黏液可堵塞管腔而致肺不张、肺气肿。病毒性肺炎最初表现为纤毛进行性减少，上皮细胞空泡形成，继之上皮细胞变性、肺泡实质性坏死、萎陷，肺泡壁也可见坏死和增厚，间质水肿和单核细胞、淋巴细胞浸润。并发细菌性感染时，可见充血、中性粒细胞浸润和黏液脓性分泌物，严重者可发生肺脓肿、败血症及多个器官的化脓性变化。当 PIV 侵犯肺泡上皮细胞及间质细胞时则引起间质性肺炎，或表现为急性阻塞性气管炎。

【临床表现】

副流感病毒感染可分为原发性感染和再感染，儿童和成人均可感染，但临床表现差别很大，病情轻重与年龄、病理状态、初感或再感及病毒型别有关。

1. 儿童期感染 副流感病毒感染在儿童期主要引起下呼吸道疾病，急性起病，临床有发热、鼻塞、咽痛、声嘶、犬吠样咳嗽、大量黏脓痰、喘息及呼吸道梗阻症状，重者可因缺氧、呼吸衰竭而死亡。PIV 各个血清型均可引起感染，各个血清型间感染的临床表现有所不同。PIV1 感染好发年龄段为 7 个月～3 岁，2～3 岁为高峰年龄。PIV2 感染好发年龄段为 8 个月～3 岁。PIV2 较 PIV1 感染起病急，出现鼻塞、流涕、咽痛，经过不同过程后，由于声门下水肿和分泌物堵塞呼吸道，发生痉挛性犬吠样咳嗽、声音嘶哑、喘鸣、三凹征和吸气性呼吸困难，甚至发绀，重者发生喉梗阻。PIV3 传染性较强，1 岁内婴儿感染后表现为毛细支气管炎和肺炎，高热，1～3 岁幼儿表现为哮吼，年长儿表现为气管炎、支气管炎。初发感染者常有约 4 日的发热。在严重联合免疫缺陷病患儿，PIV3 感染的发病率较高，且可形成巨细胞性肺炎（giant cell pneumonia），并发中耳炎。PIV4 感染一般仅有轻度呼吸道症状，因不易被发现而漏诊。

2. 成人期感染 不论哪一型 PIV，在成人期感染所引起的表现通常为上呼吸道感染，如鼻炎、咽喉炎，伴周身不适，易使慢性支气管炎、慢性咽炎、慢性扁桃体炎等加重。老年人易并发肺炎，免疫功能缺

陷的成人也可引起致死性肺炎。PIV 感染是同种异体骨髓移植患者致死性肺炎的重要原因。

【诊断与鉴别诊断】

1. 诊断 PIV 感染的诊断主要依靠临床表现和实验室检查，一般感染流行期间临床诊断较易，散发病例的临床诊断较难。确定诊断有赖于血清学和病毒学检查。采用鼻咽拭子进行病毒分离，或采集患者鼻咽部分泌物用荧光抗体检测病毒特异性抗原，用 PCR 法检测各型 PIV 核酸，快速而灵敏。检测血清中特异性 IgG 抗体，血清抗体效价 4 倍以上升高均有诊断价值。用酶联免疫吸附试验检测急性期血清特异性 IgM 型抗体，有助于早期诊断。

2. 鉴别诊断 ①流感的临床特征是急起高热，全身中毒症状严重而呼吸道症状很轻，体温常达 39～40℃，一般持续 2～3 日后渐退。②流感嗜血杆菌感染主要累及会厌并引起会厌蜂窝织炎，致会厌部充血水肿，患者发热，进行性吞咽困难和呼吸困难，哮吼，迅速发生急性呼吸衰竭。③呼吸道合胞病毒感染的发病年龄、临床症状均与 PIV3 感染相似，需通过病原学或血清学检查加以区分。

（二）麻疹病毒感染

麻疹病毒（measles virus）属于副黏病毒科麻疹病毒属，是麻疹的病原体。其传染性很强，传播速度极快，发病率极高，是儿童常见的一种急性传染病，在发展中国家仍是儿童死亡的一个主要原因。WHO 已将麻疹列为计划消灭的传染病之一。临床上以发热、上呼吸道卡他性炎、结膜炎、口腔麻疹斑、全身斑丘疹、退疹后遗留色素沉着及糠麸样脱屑为其特征。麻疹若无并发症，预后良好，病后人体可获得终生免疫力。

据 WHO 的资料，全球每年约有 1.3 亿儿童罹患麻疹，700 万～800 万儿童死于麻疹。麻疹疫苗全称麻疹减毒活疫苗，对控制麻疹具有良好效果。1965 年，我国开始普种麻疹疫苗，已控制了大流行，儿童的发病率显著下降。但麻疹疫苗所产生的免疫力有限，不能持续终生，所以近年发生的麻疹患者中，成年人已经占 50% 甚至 60% 以上，成人麻疹的病情严重，死亡率高。另外，麻疹疫苗 8 月龄初种，1 岁半复种，6～7 岁再次复种，不少人忘记了第二次、第三次强化，所以说，麻疹病毒依然有机可乘，一些漏种疫苗的儿童仍然是麻疹病毒袭击的对象。

【生物学性状】

1. 形态结构 麻疹病毒为球形或丝形，直径 120～250nm，有包膜、核衣壳和核心，核心为单负链 RNA，不分节段，基因组全长约 16kb，有 6 个基因分

别编码 6 种结构和功能蛋白，包括核蛋白（NP）、磷蛋白（P）、膜蛋白（M）、融合蛋白（F）、血凝素（HA）和依赖 RNA 的 RNA 聚合酶（L）等。核衣壳呈螺旋对称，外有包膜，包膜表面有两种刺突，即糖蛋白血凝素（HA）和糖蛋白溶血素（HL），HA 只能凝集猴红细胞，还能与宿主细胞表面的麻疹病毒受体结合，参与病毒的吸附。HL 具有溶血作用，并能使感染细胞融合形成多核巨细胞。麻疹病毒包膜上无神经氨酸酶（NA）。

2. 抗原性 HA 和 HL 均有抗原性，刺激机体产生的中和抗体具有保护作用。麻疹病毒只有一个血清型，抗原性较稳定。麻疹病毒还可以分为 8 个基因群（A～H），包括 23 个基因型。

【发病机制】

1. 传染源和传播途径 麻疹患者是唯一的传染源。患者在出疹前 6 天至出疹后 3 天，其眼泪、鼻、口、咽和气管等分泌物中均含有病毒，通过患者的呼吸、咳嗽、喷嚏排出体外并悬浮于空气中，经呼吸道传播，也可经用具、玩具或密切接触传播。麻疹传染性很强，易感者与之接触后几乎全部发病。

2. 发病机制 麻疹病毒的唯一自然储存宿主是人。CD46 是麻疹病毒受体，因此具有 CD46 的大多细胞均可为麻疹病毒感染的靶细胞。经呼吸道进入的病毒首先与呼吸道上皮细胞受体结合并在其中增殖，继之侵入淋巴结增殖，然后入血形成第一次病毒血症。病毒到达全身淋巴组织大量增殖再次入血形成第二次病毒血症。继之病毒在结膜、鼻咽黏膜和呼吸道黏膜等处增殖，引起上呼吸道卡他性炎症改变，口腔两颊内侧黏膜出现中心灰白、周围红色的科氏斑（Koplik's spots）。病毒也可在真皮层内增殖，局部产生超敏反应出现特征性皮疹。

3. 免疫性 麻疹病毒抗原性较稳定，病后可获得终生免疫力，包括体液免疫和细胞免疫，细胞免疫具有很强的保护作用，在麻疹恢复中起主要作用。感染后产生的 HA 抗体和 HL 抗体均有中和病毒作用，而且 HL 抗体还能阻止病毒在细胞间扩散，感染初期以 IgM 为主，而后以 IgG1 和 IgG4 为主。6 个月内的婴儿因从母体获得 IgG 抗体，故不易感染，但随着年龄增长，抗体逐渐消失，自身免疫尚不健全，易感性也随之增加。故麻疹多见于 6 个月至 5 岁的婴幼儿。免疫缺陷儿童感染麻疹病毒常无皮疹，但可发生严重致死性麻疹巨细胞肺炎。大约有 0.1% 的患者出现迟发型超敏反应及其所致的脑脊髓炎。

【病理变化】

麻疹的基本病变主要见于受累的皮肤、淋巴组织、呼吸道、肠道黏膜和结膜，病变部位单核细胞增生、浸润及多核巨细胞形成是麻疹的特征性病理改变。

1. 肺部病变 常见表现为间质性肺炎，可伴有支气管黏膜上皮鳞状化生，细支气管和肺泡上皮增生、肿大，常脱落至肺泡腔内，并沿肺泡壁形成上皮性多核巨细胞。这种巨细胞常呈长条状，胞质丰富，嗜酸性，核较少，核内和胞质内可见嗜酸性包涵体。这种巨细胞也可见于支气管黏膜上皮，是麻疹病毒在这些上皮细胞内复制、使上皮细胞增生、变形并互相融合所致。在免疫力极度低下的患者，肺内有大量多核巨细胞，又称 Hecht 肺炎或巨细胞肺炎。巨细胞体积大且核较多，巨细胞胞质、胞核内有包涵体，包涵体内有多数螺旋形细丝，形似麻疹病毒。电镜下可见巨细胞有上皮细胞所特有的微绒毛、连接复合体和基板，证明其上皮性来源。用麻疹病毒荧光抗体染色呈阳性反应，病肺组织培养可分离出麻疹病毒，由此可证实该肺炎是由麻疹病毒感染所致（图 8-3-7，图 8-3-8）。

2. 淋巴组织病变 麻疹可致淋巴组织增生，其中可见一种特征性的多核巨细胞，因为其由 Warthin 和 Finkley 最早发现于扁桃体、阑尾的淋巴组织，因而称为 Warthin-Finkley 巨细胞。后来证实这种巨细胞也可见于麻疹患者的淋巴结、脾脏、胸腺等淋巴组织，且多在皮疹出现前几日即抗体达到峰值时消失。这种巨细胞直径可达 100μm，多为圆形、胞质少、胞核多，有时可达上百个，聚集在细胞核中央，拥挤重叠，具有特征性，成为麻疹早期的诊断性细胞。其本质可能为巨噬细胞融合所致，与肺内上皮性多核巨细胞不同。

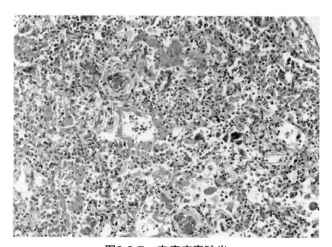

图8-3-7 麻疹病毒肺炎
在非特异性病毒性肺炎的背景下，可见少数散在的合体巨细胞，具有特征性
引自 Binford CH, Connor DH. 1976. Pathology of Tropical and Extraordinary Diseases, Washington: Armed Forces Institute of Pathology (AFIP)

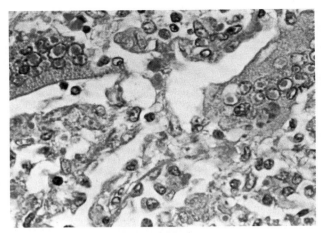

图8-3-8 麻疹病毒肺炎
高倍显示合体巨细胞，以及细胞核内细胞质内的包涵体
引自Binford CH, Connor DH. 1976. Pathology of Tropical and Extraordinary Diseases,
Washington: Armed Forces Institute of Pathology (AFIP)

3. 皮肤黏膜病变 麻疹的典型表现为皮肤黏膜皮疹，首先是口腔黏膜科氏斑，位于腮腺导管出口周围，呈细小白点，周围有红晕围绕，此为临床早期诊断的标志。皮疹出现较晚，常见于耳后和后颈部，以后蔓延到面部和躯干，最后发展到四肢。皮疹大小为2～4mm，玫瑰色或暗红色，可互相融合。显微镜观察，可见真皮和黏膜下层毛细血管内皮细胞肿胀，血管扩张、充血，周围组织水肿，伴淋巴细胞浸润；表皮细胞空泡状变性及灶性坏死，角化脱落形成肉眼可见的糠皮状脱屑。单核细胞增生形成大小不一的多核巨细胞，胞核内或胞质内可见嗜酸性包涵体。皮下组织血管充血、出血、炎性渗出和单核细胞的增生而形成皮疹和黏膜斑，由于皮疹处红细胞裂解，疹退后形成棕色色素沉着。

4. 神经组织病变 少数患儿可发生麻疹脑炎（measles encephalitis）、脑膜脑炎（meningoencephalitis）或亚急性硬化性全脑炎（subacute sclerosing panencephalitis, SSPE）。详见本章第七节。①脑炎和脑脊髓炎是麻疹最严重的并发症。典型病变为小静脉周围的脱髓鞘病变和显著的袖套状淋巴细胞浆细胞浸润，伴胶质细胞增生。这种脱髓鞘病变多属于感染后或接种后脑炎，由患者产生抗髓鞘蛋白抗体引起的自身免疫反应所致，脑内常查不到病毒。②亚急性硬化性全脑炎为急性病毒的迟发并发症，发生率约为1/100万，多发生在7岁左右的儿童。在麻疹康复后数年发生，持续数月至数年，最终导致死亡。主要病变分布于脑白质和灰质，表现为胶质细胞增生，形成胶质结节，胶质纤维增多，使脑组织逐渐硬化，同时伴有神经细胞和少突胶质细胞变性坏死、脱髓鞘和炎细胞浸润。最具特征的是神经细胞和胶质细胞的胞核和胞质内含有嗜酸性病毒包涵体，因此本病也称为包涵体性脑炎。SSPE患者血液和脑脊液中可检测出高效价的抗麻疹病毒抗体。

麻疹继发细菌感染则可引起支气管肺炎、支气管炎和中耳炎等。

【临床表现】

近年来，由于疫苗的应用，麻疹的临床表现变得很不典型，临床上可见以下几种情况。

1. 典型麻疹 临床分为4期。①潜伏期：大多为6～18天，平均10天，临床表现为低热、全身不适。②前驱期：又称出疹前期，一般为3～4天，此期麻疹病毒大量进入血液循环，临床表现为中度发热，热型不一，发热同时出现咳嗽、流涕、流泪、咽部充血等呼吸道症状。麻疹早期具有特征性的体征是口腔颊黏膜出现直径约1.0mm的灰白色小点，外有红色晕圈的科氏斑，又称麻疹黏膜斑，此期传染性最强。③出疹期：多在发热后3～4天，体温可突然升高至40～40.5℃，并出现皮疹，皮疹首先于耳后发际出现，迅速发展到面颈部，一日内自上而下蔓延到胸、背、腹及四肢，2～3日内遍及手心、足底。皮疹2～3mm大小，初呈淡红色，散在分布，后渐密集呈鲜红色，进而转为暗红色，疹间皮肤正常。出疹时全身淋巴结、肝、脾可肿大，肺部可闻及干粗啰音。此期是麻疹病毒与人体免疫激战阶段。④恢复期：出疹3～4天后，皮疹按出疹顺序开始消退，疹退后，皮肤留有糠麸状脱屑及棕色色素沉着，7～10天痊愈。随皮疹隐退，在无合并症发生的情况下全身中毒症状减轻，热退，精神、食欲好转，咳嗽改善而痊愈。整个病程10～14天。

2. 非典型麻疹 ①轻型麻疹：见于机体有部分免疫者，临床症状体征不明显，全身情况良好，麻疹斑不一定出现，即使出现，消失也快，疹退后无色素沉着或脱屑，无并发症。确诊有赖于流行病学资料和麻疹病毒血清学检查。②重型麻疹：见于免疫功能低下、营养不良或继发严重感染者。体温40℃以上，全身症状很重，皮疹密集融合，常伴有出血，呈现出血性皮疹、消化道出血，或有咯血、血尿、血小板减少等，成为黑麻疹。此型患儿常伴有严重并发症，死亡率高。③异型麻疹：少见，见于接种过麻疹灭活疫苗而再次感染麻疹野病毒株者。患者持续高热，伴全身乏力、肌痛、头痛及四肢水肿。皮疹不典型，呈多样性，出疹从四肢远端开始延及躯干和面部，易并发肺炎。

除上述皮肤黏膜出疹表现外，少数患者可见扁桃体和淋巴结肿大。累及脑组织者可出现神经系统症状。

【诊断与鉴别诊断】

典型麻疹病例根据临床症状即可诊断,无须实验室检查。对轻症和不典型病例则需要做病毒分离、麻疹病毒血清学检查等。

麻疹需要与各种发热、出疹性疾病鉴别,主要是风疹、幼儿急疹和猩红热、肠道病毒感染和药物疹等。

(三)流行性腮腺炎病毒感染

流行性腮腺炎(mumps, epidemic parotitis)是儿童和青少年常见的急性上呼吸道传染病,流行性腮腺炎病毒(mumps virus)是该病的病原体。近年使用S97株减毒活疫苗和流行性腮腺炎病毒 - 麻疹病毒 - 风疹病毒三联疫苗(MMR),免疫效果良好,90%出现抗体,明显降低了腮腺炎的发病率。

【生物学性状】

流行性腮腺炎病毒属于副黏病毒科德国麻疹病毒属(Rubulavirus),1934年自患者唾液中分离出来。该病毒只有一个血清型,但有11个基因型,很少发生变异。病毒呈球形,大小悬殊,直径为100～200mm,平均140nm,有包膜。核衣壳呈螺旋状,核酸为单负链RNA,不分节段。基因组全长15.38kb,编码核蛋白(NP)、磷蛋白(P)、基质蛋白(M)、融合蛋白(F)、血凝素 - 神经氨酸酶(HN)、小疏水蛋白(SH)和RNA聚合酶(L)等7种蛋白质。病毒包膜上有HA和NA等棘突。HN具有血凝素和神经氨酸酶活性,可刺激机体产生中和抗体。F蛋白可引起溶血,并介导细胞融合,与多核巨细胞形成有关。流行性腮腺炎病毒可用鸡胚羊膜腔或猴肾细胞接种培养,病毒增殖后可引起细胞融合和多核巨细胞形成。

感染流行性腮腺炎病毒后无论发病与否都能产生免疫反应,很少发生再次感染。使用三联疫苗也可获得针对流行性腮腺炎病毒的免疫力。

【发病机制】

1. 感染途径 人是流行性腮腺炎病毒的唯一宿主,流行性腮腺炎传染源是早期患者和隐性感染者,病毒存在于患者唾液中,具有高度传染性,主要通过飞沫或人与人直接传播。每年冬、春是好发季节。人群普遍易感,但易感性随年龄的增加而下降,学龄前儿童最易感,6个月内婴儿可从母体获得被动免疫,因而很少发生腮腺炎。以5～14岁年龄组多发,成人则较少感染。孕妇妊娠早期感染本病毒可通过胎盘传染胎儿,而导致胎儿畸形或死亡,增加流产的发生率。

2. 发病机制 病毒首先侵入口腔和鼻,在上呼吸道黏膜上皮组织及邻近淋巴结中大量繁殖,导致局部炎症和免疫反应,随后进入血液循环引起病毒血症使病毒得以扩散,病毒经血液循环扩散到腮腺和全身各个器官,如睾丸、卵巢、肾脏、胰腺和脑组织等。也有人认为,病毒对腮腺有特殊亲和性,因此进入口腔后即经腮腺导管而侵入腮腺。其实病毒对其他腺体组织和神经组织也具有高度亲和性,除了腮腺以外,还可使多种腺体如颌下腺、舌下腺、睾丸、胰腺等发生炎症改变;如果侵犯神经系统,可导致脑膜炎等严重疾病。

【病理变化】

该病毒常引起腮腺炎、睾丸炎、胰腺炎,亦可致流行性腮腺炎病毒性脑膜炎、脑膜脑炎。

1. 涎腺病变 腮腺肿胀最具特征性,一般以耳垂为中心,向前、后、下发展,状如梨形,边缘不清;局部皮肤紧张,发亮但不发红,触之坚韧有弹性,有轻触痛;言语、咀嚼或进酸性饮食时导致疼痛加剧。腮腺肿胀先为一侧,另一侧相继肿大,双侧肿胀者约占75%。重症者腮腺周围组织高度肿胀,附近淋巴结亦可充血肿胀并增大。腮腺管开口处早期可有红肿,挤压腮腺始终无脓性分泌物自开口处溢出。颌下腺或舌下腺受累时,颌下腺肿大,表现为颈前下颌肿胀并可触及肿大的腺体。舌下腺肿大可见舌及口腔底部肿胀,并出现吞咽困难。

腮腺炎的组织学特征是非化脓性炎症,表现为腮腺充血、水肿、炎性渗出、出血和炎细胞浸润。腺泡和导管上皮肿胀、坏死;导管内充满坏死细胞碎片及渗出物,可见少量中性粒细胞;导管周围及腺泡间质血管扩张充血、出血,水肿,有浆液纤维蛋白性渗出及淋巴细胞浸润(图8-3-9,图8-3-10)。有报道称在腮腺上皮细胞胞核中有嗜酸性包涵体形成,周围有空晕,胞质中有嗜碱性颗粒,这种表现在尸检的肝脏、胆管、肾小管和支气管上皮内也能看到。

2. 流行性腮腺炎病毒脑炎 是流行性腮腺炎的一个合并症。患儿除腮腺肿痛外,逐渐产生头痛、呕吐等症状,提示脑部可能受到损害。神经病理表现为受累组织(如三叉神经节等)发生不同程度的变性坏死,神经节结构破坏,伴淋巴细胞浸润(图8-3-11)。脑组织也可受累,引起脑组织充血水肿、脑室周围和软脑膜上血管周围淋巴细胞浸润、神经细胞退行性变、软脑膜渗出性出血等。

3. 其他组织病变 可能为流行性腮腺炎病毒直接损伤所致。流行性腮腺炎病毒易侵犯成熟的睾丸,但幼年患者很少发生睾丸炎,青春期后的男性患者中25%会出现睾丸肿大。睾丸曲细精管细胞显著肿胀,

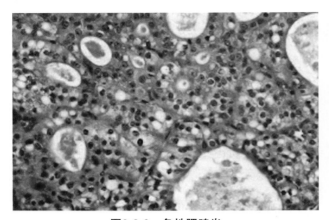

图8-3-9 急性腮腺炎

腺泡和导管上皮肿胀、坏死，腺体结构破坏，导管内充满坏死物及渗出物（丁彦青惠赠）

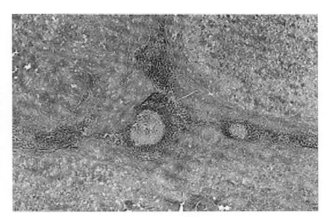

图8-3-10 慢性腮腺炎

腮腺小叶萎缩，伴纤维组织增生，淋巴组织增生并有淋巴滤泡形成（丁彦青惠赠）

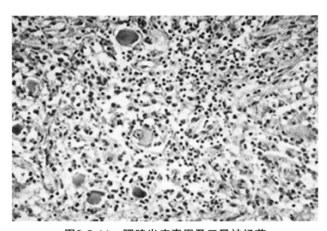

图8-3-11 腮腺炎病毒累及三叉神经节

神经节结构完全破坏，神经元变性程度不等，伴大量淋巴细胞浸润（丁彦青惠赠）

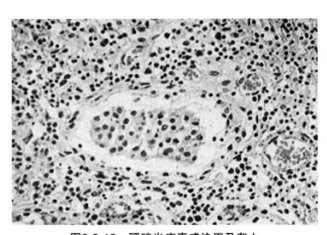

图8-3-12 腮腺炎病毒感染累及睾丸

曲细精管破坏，仅存支持细胞，无精子生成，间质较多淋巴细胞浆细胞浸润（丁彦青惠赠）

间质血管扩张充血、水肿，有出血斑点及淋巴细胞浸润，在间质中出现水肿及浆液纤维蛋白性渗出物（图8-3-12）。受累胰腺充血、水肿，胰岛有轻度退化及脂肪性坏死。

【临床表现】

本病潜伏期 8～30 天，平均 18 天。起病急，无前驱症状。临床有发热、畏寒、头痛、咽痛、食欲不佳、恶心、呕吐、全身疼痛等，成人患者一般较严重。预后良好，病后可获得牢固的免疫力。

流行性腮腺炎病毒主要累及腮腺，但也可累及睾丸、卵巢、胰腺、小肠、胸腺、甲状腺等各种腺组织，脑、脑膜、肝及心肌也常被累及，因此流行性腮腺炎的临床表现变化多端，可分为如下类型。

1. 经典型腮腺炎 流行性腮腺炎病毒所引起的经典病变为腮腺炎，腮腺肿胀增大伴肿痛，逐渐明显，局部皮肤发红，致使患者容貌变形，并可出现吞咽困难。

2. 神经系统并发症 常见的并发症是无菌性脑膜炎、脑膜脑炎或脑炎。脑膜脑炎约占各种并发症的 94.08%，脑炎的发病率为 0.3%～8.2%，在无并发症的腮腺炎中占 30%～50%，甚至 65% 的患者脑脊液中白细胞计数增高，自脑脊液中有可能分离出病原体。10% 的患者出现脑膜刺激征，颈强直、头痛、嗜睡。偶有腮腺炎后 1～3 周出现多发性神经炎、脊髓灰质炎的并发症，预后多良好。极少数患者始终无腮腺炎症状，一开始即发生脑炎表现。有的患者在腮腺炎好转后才出现脑炎症状。肿大的腮腺可能压迫面神经引起暂时性面神经麻痹。约 1/15 000 的患者可累及听神经导致永久性和完全性耳聋。双侧视神经也可被累及，但视力可康复。

3. 胰腺炎 约见于 5% 的成人患者，儿童少见。常发生于腮腺肿胀后 3～4 天至 1 周，以中上腹剧痛和触痛为主要症状，伴呕吐、发热、腹胀、腹泻或便秘等，有时可扪及肿大的胰腺。

4. 肾炎 早期病例尿中绝大多数可分离出流行性腮腺炎病毒，故认为该病毒可直接损害肾脏，轻者尿液中有少量蛋白质，重者尿常规及临床表现与肾炎相仿，个别严重者可发生急性肾衰竭而死亡。但大多数预后良好。

5. 生殖系统并发症 流行性腮腺炎病毒好侵犯成熟的睾丸，引起睾丸炎，常见于青春期后的男性患者，14%～35% 会出现睾丸肿大，20%～30% 可合并单侧或双侧睾丸炎。阴囊皮肤水肿，鞘膜腔内可有黄色积液。病变大多侵犯一侧，1/3～1/2 的病例发生不同程度的睾丸萎缩，导致少精或无精。由于病变常为单侧，即使双侧也仅部分曲细精管受累，故很少导致不育症，但常合并发生附睾炎。卵巢炎较少见，症状较轻，不影响受孕。临床有下腰部酸痛，下腹部轻度按压痛，月经周期失调或闭经，严重者可扪及肿大的卵巢伴压痛。

6. 其他并发症 4%～5% 的患者并发心肌炎，偶有心包炎；15 岁以上女性患者31% 并发乳腺炎；骨髓炎、肝炎、肺炎、前列腺炎、前庭大腺炎、甲状腺炎、胸腺炎、血小板减少、荨麻疹、急性滤泡性结膜炎等均有报道。关节炎发病率约为 0.44%，主要累及肘、膝等大关节，可持续 2 天至 3 个月，可完全恢复。

【诊断与鉴别诊断】

典型腮腺炎病例根据流行病学及病毒分离或血清学检查等可明确诊断。外周血白细胞计数大多正常或稍增加，淋巴细胞相对增多。合并细菌感染时白细胞计数可增高，偶有类白血病反应。血清和尿淀粉酶测定 90% 患者的血清淀粉酶有不同程度增高，尿中淀粉酶也增高。淀粉酶增高程度往往与腮腺肿胀程度成正比。

（四）呼吸道合胞病毒感染

呼吸道合胞病毒（respiratory syncytial virus，RSV）感染可引起急性呼吸道传染病，是婴幼儿和儿童下呼吸道感染的主要病原体。该病毒能使病变细胞融合成多核巨细胞，故名。呼吸道合胞病毒感染广布全球，冬、春季多发，有时可呈周期性流行，1～3 月为流行高峰。

【生物学性状】

呼吸道合胞病毒简称合胞病毒，属于副黏病毒科肺病毒属。RSV 呈球形，直径 120～200nm，有包膜。基因组为单负链 RNA，全长 15.19kb，主要编码 10 种蛋白，包括三种包膜蛋白（F、G、SH）、两种基质蛋白（M1、M2）、三种核衣壳蛋白（N、P、L）和两种非结构蛋白（NS1、NS2）。病毒包膜上有糖蛋白（G 蛋白和 F 蛋白）组成的刺突，但无 HA、NA 和 HL，不能凝集红细胞。G 蛋白为黏附蛋白，参与病毒吸附，F 蛋白为融合蛋白，介导膜的融合，与多核巨细胞形成有关。G 蛋白和 F 蛋白均可诱导保护性免疫应答。在人上皮组织培养形成特有的合胞体（syncytium），病毒在胞质内增殖形成胞质内包涵体。RSV 只有 2 个血清型，依表面抗原可分为 4 个亚型。RSV 感染后免疫力不强，自然感染后不能防止再感染。至今没有安全有效的预防疫苗。

【发病机制】

1. 感染途径 RSV 经空气飞沫或密切接触传播，病毒直接进入易感者的呼吸道，引起上呼吸道感染，也可经污染的手或物品传播。RSV 具有传播广、感染率高、持续时间长的特点，是医院内感染的主要病原体之一。RSV 在世界各国均有传播和流行，几乎每年或隔年出现一次较大流行。RSV 是婴儿严重下呼吸道感染的病毒之一，但小于 2 个月的婴儿因为有来自母体的针对 RSV 的 IgG 抗体，很少受到感染。病毒亦可通过胎盘传给胎儿。

2. 致病作用 RSV 侵入人的鼻咽部上皮细胞后，在其内复制和扩散并直接引起受染细胞损伤，造成局部病变，进而扩散到下呼吸道，但不形成病毒血症。目前，病毒致病机制尚未完全清楚，有可能是由机体免疫反应所介导的免疫性损伤，有发现 RSV 对呼吸道纤毛上皮细胞的直接破坏最轻，但能引起婴幼儿严重呼吸道疾病；最易罹患的年龄正是母传抗体水平最高的阶段；接种疫苗后反而使自然感染者的病情加重等均提示其发病可能与免疫反应有关。但也有不同的见解，1970 年 Gardner 等解剖 1 例 RSV 肺炎死亡患儿，用荧光抗体法检出大量 RSV，未见人免疫球蛋白沉着，认为肺炎病变可能主要是 RSV 对肺的直接侵害，并非超敏反应所致。

【病理变化】

RSV 感染累及上呼吸道，表现为鼻、咽、喉黏膜充血、水肿，同时有炎性渗出物覆盖于呼吸道表面，有渗出的单核细胞、淋巴细胞等炎细胞浸润于组织之间，部分黏膜上皮细胞可发生变性、坏死、脱落。上皮细胞可融合成多核巨细胞，胞质内可见病毒包涵体。有些病例可见细支气管壁内淋巴细胞浸润。

感染累及下呼吸道，可引起病毒性肺炎，表现为肺泡间隔增宽，间质血管扩张充血，单核巨噬细胞、淋巴细胞、浆细胞浸润。肺泡腔内可有少许渗出液或肺透明膜形成。上皮细胞也可融合成多核巨细胞，胞质内亦可见病毒包涵体。如并发细菌性感染，可见肺组织充血、中性粒细胞浸润和黏液脓性分泌物，严重者可发生肺脓肿、败血症及多个器官的化脓性变化。

【临床表现】

1. **小儿呼吸道合胞病毒肺炎**　多发生于婴幼儿，表现为严重的下呼吸道感染，引起患儿病毒性肺炎症状体征。据统计，近 10 年来呼吸道合胞病毒肺炎及毛细支气管炎占我国婴幼儿病毒性肺炎第 1 位。母传抗体不能预防感染的发生，因而出生不久的婴儿即可发病，有报道新生儿病毒性肺炎中 RSV 占 10%～15%，潜伏期 4～5 天。首都儿科研究所对 22 例病原为 A 亚型 RSV 毛细支气管炎患儿的临床特征进行总结，发现 1～6 月龄婴儿占 82%，男女比例为 4.5∶1，约 50% 的患儿发热低于 38℃，60% 以上的患儿起病 2 天后即出现喘憋，胸部 X 线主要表现为两肺野斑片影和肺气肿影。重者可并发心力衰竭、呼吸衰竭。

2. **成人呼吸道合胞病毒肺炎**　呼吸道合胞病毒感染 15 岁以上年龄的人，归为成人呼吸道合胞病毒肺炎。感染多累及上呼吸道，可有鼻炎和鼻塞、流涕、喷嚏等感冒症状，病程最长 4 周，平均 9 天。

本病一般较轻，单纯病例 6～10 天临床症状恢复，X 线阴影多在 2～3 周消失。单纯合胞病毒肺炎极少死亡，预后良好。如有继发感染，可再度发热。但在免疫功能低下、老年人，RSV 可由鼻咽部延及各级支气管和肺泡，从而发展为严重的支气管炎、细支气管炎和肺炎，病情较重，预后较差。

【诊断与鉴别诊断】

呼吸道合胞病毒肺炎的临床症状与副流感病毒肺炎、轻症流感病毒肺炎、轻症腺病毒肺炎及支气管肺炎几乎无法区别。重症流感病毒肺炎及重症腺病毒肺炎有持续高热、中毒症状及严重呼吸道症状，临床表现远较合胞病毒肺炎严重。确诊需结合病毒学及血清学检查结果，可用鼻咽部分泌物培养分离病毒；成人补体结合试验和中和抗体的滴度升高可确诊；实验室检查白细胞计数一般为（5～15）×10⁹/L，多数 < 10×10⁹/L，中性粒细胞多 < 70%。

（五）尼帕病毒感染

尼帕病毒（Nipah virus, NiV）是一种新发性人兽共患病病原体，1998 年 9 月，马来西亚 Perak 州发生不明原因的病毒性脑炎流行，在报道的 265 例中死亡 105 例，死亡率高达 40%；1999 年初新加坡也发生类似的脑炎病例 11 例，1 例死亡，患者均为处理过马来半岛疫区猪的屠宰场工人，之后在其尸解标本中分离到其病原体，因分离地在 Nipah 镇而取名为尼帕病毒，由其引起的脑炎称尼帕病毒性脑炎。1998 年 9 月至 2018 年 6 月，全球共报告尼帕病毒感染病例 662 例，死亡 369 例，病死率为 55.7%，涉及全球 5 个国家，分别是马来西亚 283 例、孟加拉国 261 例、印度 90 例、菲律宾 17 例和新加坡 11 例，均为南亚国家。2018 年 5 月，印度卫生部门报告 19 例尼帕病毒感染病例，其中 18 例为实验室确诊病例，17 例死亡。

【生物学性状】

尼帕病毒与亨德拉病毒均属亨德拉尼帕病毒属，简称亨尼帕病毒属，是副黏病毒科的一种新病毒类别，可从脑炎患者脑脊液及脑组织、急性期咽喉拭液和尿中分离出尼帕病毒，也可从受染猪肺和犬、猫脑组织中分离出来。尼帕病毒为有包膜的球形病毒，直径约 150nm。单负链基因组结构与同科的副黏病毒（如仙台病毒 SeV）、麻疹病毒（MeV）类似，与呼吸道合胞病毒（RSV）、人偏肺病毒（hMPV）和流行性腮腺炎病毒（MuV）稍有不同。基因组表达的蛋白主要有 N（核蛋白）、P（磷蛋白）、M（基质蛋白）、F（融合蛋白）、G（糖蛋白 G）、L（RNA 依赖的 RNA 聚合酶），此外，P 的基因框内可以通过内部翻译位点和特殊转录产生不同的多肽，包括 V 和 C。病毒表面为 G 和 F，脂质双分子层下有 M，内部的病毒基因组有负链 RNA（-ssRNA），上面包裹着 N、P 和 L。G 蛋白介导病毒与细胞受体结合（黏附），F 蛋白介导病毒脂质膜与细胞膜的融合，从而释放病毒基因组进入细胞质。

电镜下可见尼帕病毒与亨德拉病毒（HeV）有相似超微结构特征，它们的中和抗体互呈交叉反应；DNA 基因序列分析发现，尼帕病毒与 HeV 包括其 M、N 和 P 蛋白基因序列的同源性为 70%～78%，但两者的生物学特性却迥异，并非同一病毒。

【发病机制】

1. **传播途径**　尼帕病毒的自然宿主是果蝠（狐蝠属狐蝠科），中间宿主为猪但极少出现。果蝠的地理分布广泛，并且在我国相关蝙蝠体内也检测到了病毒的抗体（血清学证据）。研究证明，人类可以通过进食被带毒果蝠污染的生枣果肉汁，或食用被果蝠粪便或分泌物污染的食物或接触有症状患者的分泌物而感染尼帕病毒，也通过呼吸道产生的飞沫、与猪的喉咙或鼻腔分泌物接触，或与染病动物的组织接触进行传播。有研究发现，2001～2007 年在孟加拉国出现的尼帕病毒感染病例当中，有 51% 的病例为人传人传播感染，2001 年发生在印度的尼帕病毒感染暴发中，有 75% 的尼帕病毒感染病例有过医院暴露，支持尼帕病毒可以直接人传人。尼帕病毒脑炎对与病猪接触职业者的威胁最大，占全部脑炎患者的70%，屠宰业者占1.8%。

2. 致病作用 据研究，尼帕病毒的受体是EphrinB2，EphrinB2又是Eph B类酪氨酸激酶受体的膜结合配体，可以特异性结合尼帕病毒的G蛋白，进而介导尼帕病毒进入细胞。EphrinB2表达于神经元细胞、血管内皮细胞，与尼帕病毒的组织亲嗜性相吻合。同时EphrinB2的序列在哺乳动物中很保守，这也可能是很多哺乳动物都对尼帕病毒敏感的原因。后续研究发现EphrinB3也有介导病毒入胞的功能。

通过检测细胞匀浆上清液，发现单核细胞、某些T细胞和NK细胞中存在大量病毒复制，可以通过检测结构蛋白N、非结构蛋白C及染色体组RNA增加得到证实。感染的T细胞携带CD6标记，CD6是白细胞黏附分子ALCAM（CD166）的牢固配体。CD166在肺泡-毛细血管屏障和血脑屏障的微血管内皮细胞高度表达，可以解释尼帕病毒为何主要侵害呼吸系统和中枢神经系统的小血管而导致肺、脑损伤。

【病理变化】

尼帕病毒的亲嗜性较广泛，包括血管内皮、呼吸道上皮、神经组织等，主要引起呼吸系统和神经系统疾病，也可导致血管炎、肾小球萎缩及胎盘感染等。

1. 血管炎 是尼帕病毒感染的基本病变，尸检可见病灶区血管内皮损伤、坏死、合胞体形成等全身性或弥散性血管炎改变。内皮细胞可发展为多核巨细胞。血管炎基本发生于小动脉、微动脉、毛细血管和微静脉。血管内可见血栓形成、出血。

2. 脑炎 尼帕病毒对神经组织亲嗜性较强，因而中枢神经系统的病损最为显著。病毒核衣壳集中在神经胶质细胞、大脑皮质、脑干中，可致广大区域稀疏坏死，或发生神经细胞及脊髓的斑点状坏死，并呈现血管炎，大部分内皮损伤分布于脑皮质等处的血管，脑脊液中病毒复制活跃。免疫组化检查在脑组织内发生血管炎的血管内皮细胞可见尼帕病毒抗原。

3. 呼吸系统疾病 尼帕病毒可感染呼吸道上皮，在肺部形成病毒性肺水肿和间质性肺炎/非典型病原体肺炎，引起急性呼吸窘迫等病症。在呼吸道上皮细胞及肺泡细胞可检测到病毒抗原。

【临床表现】

潜伏期（从感染到出现症状之间的间隔）为4～60天，平均约10天，多数人在接触病猪后2周内发病。人类感染的表现不同，可从无症状感染到致命的病毒性脑炎。病毒性脑炎分为以下类型。

1. 急性脑炎 感染者最初出现的前驱症状类似流感，如发热、头痛、肌肉痛、恶心、呕吐和咽喉痛，然后可能出现头晕、嗜睡、意识混乱。神经系统全身症状包括不同程度的意识障碍甚至重症昏迷。局灶症状包括小脑失调、脑干功能障碍、血管运动紊乱和节段性肌阵挛、反射低下、眼颤和部分失语等。严重病例会发生癫痫，在24～48小时内陷入昏迷。大多数急性脑炎幸存者可以完全康复，约20%会留下后遗症，如持续惊厥和人格改变。少数人康复后又复发或罹患迟发性脑炎。约15%以上的患者发生持续的神经功能障碍。病例死亡率为40%～75%。

2. 迟发性脑炎 类似于慢性发性嗜神经病毒感染，可能为突变的尼帕病毒直接侵入神经细胞和胶质细胞而引起的持续感染。患者在初次检出尼帕病毒时呈无症状感染状态，或于急性期尚无神经症状，但11周至21个月后出现发热、头痛、痉挛等临床症状，且脑脊液中白细胞及蛋白质含量上升，血清及脑脊液中抗NiV-IgM抗体阳性，血清抗NiV-IgG抗体明显上升。MRI显示呈融合性脑皮质病变。

多数患者可完全康复，少数患者可在初发脑炎后2周至22个月时再次出现神经症状且无再次感染的证据，称为复发性脑炎。个别患者发生迟发性Homer综合征，MRI显示C7水平脊髓病变。少数患者发生并发症，如败血症（24%）、消化道出血（5%）和肾功能损害（4%）等，约17%残留神经系统后遗症。因伴发脑干功能损害及痉挛等中枢神经系统损害显著者，40%～80%的病例可发生昏迷，个别病例甚至陷入植物人状态。病死率为9%～74%。

有些人还可能出现非典型病原体肺炎和严重呼吸道疾患，包括急性呼吸窘迫。

【诊断与鉴别诊断】

尼帕病毒感染的诊断首先应了解流行病学资料，包括地区、饮食、职业等，结合典型的神经系统症状及影像检查结果，大致可做出临床诊断。病因诊断需依靠实验室检查。

实验室检查：①利用HeV与尼帕病毒的交叉反应，用ELISA技术检测血清及脑脊液中的HeV-IgM或IgG抗体；第1病日阳性率为50%，至第12病日时阳性率可达100%。②病毒分离是最重要、最基本的诊断方法。病毒分离株的进一步鉴定，还需做电镜或免疫电镜、特异性抗血清中和实验、PCR等严格的质量控制实验。③脑脊液检查可见白细胞（以淋巴细胞为主）及蛋白量增加。

本病以神经系统损伤为主，在鉴别时重点考虑各种病毒性脑炎。对死亡病例应争取做尸检以全面诊断。

（六）亨德拉病毒感染

亨德拉病毒（Hendra virus, HeV）属于副黏液病毒科，旧称马麻疹病毒（equine morbilli virus, EMV），也是一种新的人兽共患病原体，于1994～1995年在澳大利亚的亨德拉镇首次被发现，因而得名亨德拉病毒。该病毒能引起马和猪的严重呼吸道疾病，死亡率高。人由于与病马或病猪密切接触而感染。人感染后可因呼吸系统受累，最后呼吸衰竭或肾衰竭导致死亡。

【生物学性状】

亨德拉病毒为单股RNA病毒，相对较大（150～250nm），为单股负链RNA病毒，有6个结构蛋白，具有包膜。RNA基因组附在核衣壳蛋白（N）上，磷蛋白（P）和RNA依赖聚合酶大蛋白（L）是核衣壳的组成部分，基质蛋白（M）和细胞膜组成包膜把核衣壳包围起来，两种表面糖蛋白、融合蛋白（F）和黏附蛋白（G）有助于病毒进入细胞，也可以诱导中和抗体的产生。

亨德拉病毒与副黏病毒科的其他病毒相比差异较大，主要有5点不同：①基因组较大，均较副黏病毒科的各属大15%；②P/V/C基因有第4个开放读码框架，能编码副黏病毒科其他成员所没有的SB蛋白；③F蛋白分割位点及参与这一过程的酶与其他副黏病毒不同；④HeV从细胞表面释放的过程与副黏病毒科中多数病毒不同；⑤副黏病毒科的其他病毒都具有宿主特异性，而HeV却可以感染多种动物及人。

【发病机制】

1. 传播途径 　血清学调查显示，HeV可以感染果蝠（狐蝠）、马、猪等动物和人类。果蝠是该病毒的自然宿主。马尿中含有高滴度的病毒，可能尿液是马排毒的主要途径并可传播病毒。病毒在马群中的传播媒介是狐蝠吃剩的果实、狐蝠内脏或胚胎、接触狐蝠尿液或鼻腔分泌物污染的牧草、被马尿污染的饲料等。病毒也可经唾液或鼻液排出，人与之密切接触也可能被感染。最早发现的感染者就是与病重、垂死或死亡的病马分泌物或组织有过直接接触的驯马师、饲养员和兽医等，这些人被视为高危人群。1997年4月至8月，澳大利亚新南威尔士州一企业化养猪场饲养的2600头母猪感染亨德拉病毒，其死产小猪有脑、脊髓和骨骼异常，提示病毒可能经胎盘传播。在妊娠31～41天，实验感染豚鼠，病毒也能经过胎盘传染给胎鼠。

2. 致病作用 　HeV感染细胞是由G蛋白和F蛋白共同完成的，首先G蛋白与细胞受体Ephrin-B2或Ephrin-B3结合，激活F蛋白，F蛋白经过多步构象改变后形成6-螺旋结构，最终导致病毒与宿主细胞膜融合。Ephrin-B2和Ephrin-B3是HeV的功能受体。融合后包含病毒RNA和核壳体蛋白的病毒核衣壳释放到胞质中，从而感染宿主细胞。

【病理变化】

EMV/HeV对血管组织有较高的亲和性，可感染血管内皮细胞和平滑肌细胞，造成血管炎，进而导致相关脏器的炎症性病变。感染的死产小猪有脑和脊髓灰白质严重变性、坏死，吞噬细胞及其他炎症细胞浸润，神经元有核内和细胞质内包涵体；关节强硬、短颚畸形，偶尔体腔内有纤维素渗出物及肺脏发育不全。少数小猪有非化脓性心肌炎。血清学调查2个猪场工作人员因暴露于发病猪已感染病毒，有类似感冒和红疹症状，但尚无人体病理学资料。

据动物剖验结果，病变可见于肺、脑、肾脏、心脏、脾脏、淋巴结等器官，而且血管损伤均比较突出。组织学上可见多器官的小血管病变，毛细血管和小动脉内皮细胞肿胀、融合，内皮细胞有合胞体形成，细胞内含有病毒。亨德拉病毒对于血管内皮细胞有亲嗜性，也可对血管平滑肌造成感染。血管的病变导致血栓形成、组织水肿和炎性渗出。马感染亨德拉病毒后可发生非化脓性脑膜炎，在脑膜、室管膜、脉络膜、神经元、丘脑、小脑和三叉神经等处均可检测出病毒。呼吸道上皮也是亨德拉病毒的靶细胞。病毒在上皮内复制，然后释放到肺泡、支气管和气管内，引起肺充血水肿、血管淋巴管扩张、纤维素渗出、间质性肺炎。此外还可引起肾小球萎缩等病变。在感染动物的脾脏、肾脏、胎盘上皮细胞、平滑肌细胞中也可检出病毒。

【临床表现】

亨德拉病毒感染潜伏期为7～14天，人和马感染后的症状有很大区别。人感染主要表现为脑炎、脑膜炎，马感染主要表现为肺炎。目前对人感染亨德拉病毒的临床病理表现知之甚少。已报告的人感染病例中，3例死亡，患者分别出现了急性呼吸道疾病、脑膜炎等症状。另有2例病例出现咳嗽、呼吸困难等呼吸系统症状，并有头痛、嗜睡、步态不稳等神经系统症状，其中1例死于呼吸衰竭和肾衰竭，另1例死于脑炎。

【诊断与鉴别诊断】

亨德拉病毒感染的诊断方法有病毒分离鉴定、ELISA和PCR等。病毒分离必须在生物安全四级实验室中进行。病马的肺脏、肾脏、脾脏、尿液和唾液中均可分离到病毒，病毒滴度在肾脏中最高，尿液和肺脏中次之，在其他器官中很低。在实验动物中，能够在肺脏、脾脏、肾脏、大脑、胸腔液、肝脏、淋巴结、直肠、膀胱、胎盘、子宫、胎儿、心肌、血液和尿液中检测到病毒。

对病变组织的病理检查可以确定病变的类型和程度，对经过福尔马林固定的组织用免疫组织化学方法检测亨德拉病毒，既安全又可靠，且可进行回顾性研究。有条件者可以用电子显微镜观察（包括负差电子显微镜和免疫电子显微镜）病变中的病毒颗粒。

（七）人偏肺病毒感染

人偏肺病毒（human metapenumovirus，hMPV）首先在 2001 年由荷兰学者发现，随后又有很多国家相继证实有 hMPV 流行，2003 年以来国内学者也陆续发现 hMPV 感染。hMPV 属于副黏病毒科肺病毒亚科，可能为儿童呼吸道感染中仅次于呼吸道合胞病毒（RSV）的第二位病毒病原。血清流行病学调查表明，几乎所有儿童 5 岁以前都已感染过 hMPV。hMPV 感染在温带以冬春季节为主，亚热带以春夏季为主，亦可全年散发。国内研究表明 hMPV 阳性率为 12.5% ～ 30%。赵晓东等检测儿童 hMPV IgG 水平，各年龄组儿童血清中 hMPV IgG 抗体阳性率与 RSV 相似，至 6 岁时几乎 100% 均已感染过 hMPV，可见 hMPV 感染非常多见。

【生物学性状】

hMPV 具有副黏病毒科病毒的形态结构，平均直径 200nm，有包膜和表面刺突，核衣壳为螺旋对称。核酸为单负链 RNA，长度约 13.4kb，不分节段，包含 8 个基因开放读码框架，编码 9 种蛋白质，包括核蛋白（nucleocapsid protein，N）、基质蛋白（matrix protein，M）、磷蛋白（phosphoprotein，P）、小疏水蛋白（small hydrophohic protein，SH）、融合蛋白（fusion protein，F）、黏附蛋白、RNA 依赖的 RNA 聚合酶、转运延长因子、RNA 合成调节因子，在血清学上分为 2 个血清型和 4 个亚型。各个蛋白在病毒复制和免疫机制中作用不同：融合蛋白、膜表面糖蛋白（glycoprotein，G）和小疏水蛋白镶嵌在 hMPV 膜表面；基因组 RNA 与核衣壳蛋白、磷蛋白和多聚酶蛋白（large polymerase protein，L）组成核衣壳；转录延长因子和 RNA 合成调节因子与核衣壳相连；基质蛋白包裹核衣壳，并与病毒脂质膜相连，基质蛋白具有抗原决定簇，hMPV 进入细胞也是通过基质蛋白调节膜融合方式进行的。hMPV 存在 2 种基因型（A 和 B），每个基因型至少包括两个亚群（A1、A2、B1、B2）。

电镜下病毒呈球形或丝状，表面有脂质双层，衣壳表面有短的突起，突起长 13 ～ 17nm。来自病毒感染细胞的双层脂质膜，核壳体平均直径约 17nm，长度为 200 ～ 1000nm。

【发病机制】

1. 传播和感染途径 hMPV 主要通过飞沫经呼吸道传播，也可能经过手—口、手—眼接触污染物体的表面等进行传播。儿童普遍易感，在低龄儿童、老年人和免疫功能不全的人群中发病率较高。初次感染此病毒一般发生在 2 岁以下，尤其是小于 1 岁的幼儿。其感染在成人一般仅导致上呼吸道的感染，在儿童尤其是婴幼儿及老年人则可致下呼吸道感染。在器官移植后也可能易感 hMPV。机体针对 hMPV 的免疫保护应答可能并不持久，故可多次感染 hMPV。

2. 致病作用 尚未见系统论述，可能 hMPV 也是通过 M 蛋白等与宿主细胞膜上的相应受体融合方式侵入细胞。hMPV 感染后可诱导上呼吸道上皮细胞分泌某些白细胞介素（IL）导致呼吸道的炎症反应。实验研究已证实 hMPV 可诱导小鼠产生低水平的 IL-1、IL-6 和肿瘤坏死因子（TNF-α）等炎症介质。hMPV 的 M 蛋白对机体产生的天然免疫反应也有一定作用。树突状细胞和巨噬细胞等抗原提呈细胞识别 hMPV 后也可形成抗原抗体复合物，激活并释放一系列炎症介质。hMPV 感染后 IL-2、TNF-α 等炎症介质的水平虽然较低，亦可引起严重感染。

hMPV 感染也可与其他病毒如呼吸道合胞病毒（RSV）、人博卡病毒（hBoV）、流感病毒 H1N1 等混合感染。hMPV 感染也可合并脑炎，或与脑炎有关。

【病理变化】

hMPV 感染和复制主要局限于呼吸道纤毛柱状上皮，一般不累及肺泡上皮和巨噬细胞。因此病变主要表现为喉炎、气管炎、支气管炎、毛细支气管炎、支气管肺炎等疾病。其病变应与其他呼吸道病毒感染大致相同。

个别患者可能发生病毒性脑炎，但未见详细描述病变，可能并无特异性改变。

【临床表现】

hMPV 感染好发于婴幼儿，症状严重程度不一，有的仅见轻微的上呼吸道感染症状，有的可发生流感样症状，有的则以神经系统症状为主，分述如下。

1. 呼吸道感染症状 在学龄前儿童中，hMPV 感染是诱发哮喘的最危险因素。hMPV 也是婴幼儿毛细支气管炎第 2 位重要的病原体，仅次于 RSV。主要有发热、咳嗽、咳痰、鼻塞、流涕、恶心、呕吐等症状，也可能会有呼吸困难、气促、哮喘等症状，听诊可闻及肺部啰音。年长患儿也可能会有肌肉酸痛、头痛、乏力等全身症状。

成人中 hMPV 的感染率较低，一般表现为流感样症状和感冒，但也可发生毛细支气管炎、肺炎、哮喘。在高龄人群，hMPV 感染可引起慢性阻塞性肺疾病。

2. 非呼吸道症状 如结膜炎、中耳炎、呕吐、腹泻和出疹等，但并不常见。有研究表明 hMPV 感染导致的炎症反应堵塞咽鼓管然后继发细菌感染是导致儿童中耳炎的原因。有学者用 RT-PCR 技术从死于脑炎的 14 月龄儿童的脑组织和肺组织中检测到 hMPV 核酸。另一组 29 名 hMPV 呼吸道感染患儿中有 1 例发生脑炎症状。日本也报道 1 例死于急性脑病的 6 月龄婴儿与感染 hMPV 相关。

hMPV 可以与 RSV、流感病毒、腺病毒、鼻病毒、冠状病毒等混合感染，最常见混合 RSV 感染，在 RSV 感染的重症监护患儿中，近 70% 合并 hMPV 感染。hMPV 感染也可反复发生。一般认为成人感染 hMPV 为再次感染或反复感染，因为几乎所有人儿童时期都感染过 hMPV。混合感染和反复感染的临床表现则相对复杂。

【诊断与鉴别诊断】

hMPV 感染临床表现缺乏特异性，通常采用血清学技术、病毒分离、直接免疫荧光（DFA）、酶联免疫扩增杂交分析和 PCR 技术检测其抗体和核酸来确定病因诊断。通常以在培养的细胞中进行病毒分离作为该病毒检测的金标准，但难度较大。最常用的诊断方法是用呼吸道分泌物做 RT-PCR 检测，可对核壳体蛋白基因、基质基因、融合基因、多聚合酶基因等进行扩增测序。

三、冠状病毒科病毒感染

冠状病毒（coronavirus, CoV）是一类有包膜的、正链 RNA 病毒，因其包膜上的刺突向四周伸出形如花冠而得名。其生物学性状与正黏病毒和副黏病毒有诸多不同，故 1975 年国际病毒分类委员会将其划为一个独立的冠状病毒科（Coronaviridae）冠状病毒属（*Coronavirus*）。该属有 30 余种病毒，包括人冠状病毒（human CoV, hCoV）、哺乳动物冠状病毒及禽类冠状病毒，各具高度的种属特异性。感染人类的冠状病毒株根据血清型和基因组特点被分为 α、β、γ 和 δ 四个组（群）。先前已知感染人的冠状病毒有 4 种，包括 α 组的 229E 和 NL63，β 组的 OC43 和 HKU1，文献中统称为流行性人冠状病毒。2003 年流行的 SARS 由一种新发现的冠状病毒引起，称为 SARS 相关冠状病毒

（SARS-CoV）。2013 年发现的中东呼吸综合征（Middle East respiratory syndrome, MERS）也是由一种新型冠状病毒引起的，即中东呼吸综合征病毒（MERS-CoV）。2019 年年底又发现一种新型冠状病毒，开始命名为 2019-nCoV，后来国际病毒分类委员会冠状病毒研究小组将其正式命名为 "SARS-CoV-2"。新发的三种冠状病毒都可以感染包括人类在内的多种宿主，在人类主要引起呼吸系统病变，但也可能引起淋巴组织、胃肠道、心脏、肝脏、肾脏、脑及分泌腺等多脏器疾病，分述如下。

（一）流行性人冠状病毒感染

流行性人冠状病毒包括 hCoV-229E、OC43、NL63 及 HKU1，分布较广，是常见的人际传播的病毒，主要引起呼吸道感染，占上呼吸道感染的 35%，仅次于鼻病毒，主要感染成人和较大儿童，引起普通感冒和咽喉炎。本病分布于亚洲、欧洲及南美洲、北美洲，冬春多发，夏季少见。流行性冠状病毒还可以累及肝、肾、心、脑等器官，也可引起腹泻或胃肠炎。流行性冠状病毒感染一般预后良好。

【生物学性状】

冠状病毒为不分节段的单正链 RNA 病毒，27～32kb，是已知的 RNA 病毒中基因组最大的，具有感染性。冠状病毒呈球形或多形性，直径 120～160nm，有包膜，核衣壳呈螺旋对称、绞绳状，直径 9～13nm。包膜表面有多形性冠状突起，呈放射状排列，长约20nm。冠状病毒由蛋白质-RNA 聚合酶和结构蛋白质组成。依病毒株不同，冠状病毒基因组编码多种结构性蛋白，即 RNA 聚合酶（polymerase, Pol）、核衣壳蛋白（nucleocapsid protein, N）、包含基质蛋白的膜蛋白（membrane protein, M）、包膜表面的刺突糖蛋白（spike glycoprotein, S）、小分子的包膜蛋白 E（envelope protein, E）及血凝素酯酶蛋白（hemagglutinin-esterase protein, HE）。这些蛋白的结构和功能与病毒感染和致病性有关。

1. S 蛋白 在病毒表面以三聚体形式存在，形成棒状结构，构成病毒表面冠状结构的主要成分，S 蛋白是病毒和宿主细胞受体（ACE2 等）结合并引起病毒包膜与细胞膜融合从而导致病毒入侵的主要结构蛋白，也是病毒诱发机体产生抗体或细胞性免疫应答的重要因子和主要抗原蛋白之一，主要用于分型。S 蛋白属于 I 型膜蛋白，在病毒的成熟过程中被胰蛋白酶样蛋白酶切成 S1 和 S2 片段等。S2 片段跨膜区锚定于膜上，而 S1 片段仅通过非共价键与 S2 片段连接。S 蛋白结构不同，其相应的宿主细胞上的受体也

不相同，它是决定冠状病毒对不同宿主细胞嗜性的基础。人氨肽酶 N（hAPN）是人冠状病毒 229E 的 S 蛋白的受体，而人冠状病毒 OC43 的受体却是细胞表面 MHC 分子。S 蛋白识别并结合宿主细胞上的受体主要借助于其 N 端上的 S1 片段。而 S2 片段则在 S1 片段识别和结合宿主细胞受体后发生构象改变，从而促进病毒与细胞的融合。hAPN 是在肠、肺、肾等上皮细胞及神经细胞突触等处表达的细胞表面金属蛋白酶，人冠状病毒 229E 对神经细胞和胶质细胞的侵染也是借助于 S 蛋白对 hAPN 的结合。可溶性受体 hAPN 可以阻止 hCoV-229E 病毒对宿主细胞的侵染。如前所述，hCoV-229E 病毒 S 蛋白与 hAPN 结合后构象发生改变，从而促进了病毒与细胞的融合。

2. M 蛋白 是负责病毒颗粒组装的主要蛋白质，属于Ⅲ型膜蛋白，可分为 1 个大的 C 端体内区、3 个穿膜片段和 1 个短的 N 端体外区。

3. E 蛋白 也是一种膜整合蛋白，在病毒表面的数目相对较少，由占全长 2/3 的高疏水性的 N 端（E 蛋白的跨膜区）和一段伸向病毒体内的 C 端组成。虽不是病毒复制所必需的，但其缺乏会影响病毒复制的速度。

4. HE 蛋白 仅在少数冠状病毒表面存在，属Ⅰ型糖蛋白，含一段跨膜区和很短的体内区。HE 蛋白在成熟的病毒颗粒表面常以二硫键连接的同源二聚体形式存在，构成 5 ～ 7nm 的短突起，也能与宿主细胞表面受体的 9-*O*-acetylneu-raminic acid 结合，可能与病毒所引起的病变有关。

5. N 蛋白 在胞质中与病毒基因 RNA 结合，形成螺旋状核衣壳，并进一步与 M 或 E、S 蛋白相互作用，组装成病毒颗粒。N 蛋白包裹病毒基因组，可用作诊断抗原。

冠状病毒可在人胚肾或肺原代细胞胞质中增殖，以出芽的方式释放。培养初期细胞病变效应（CPE）不明显，经连续传代后 CPE 明显增强。

【发病机制】

流行性人冠状病毒的感染方式与鼻病毒感染相似，也以患者为主要传染源，病毒经飞沫传播，粪—口途径也可传播。病变以上呼吸道感染为特征，少数可致腹泻、支气管炎、肺炎、胸腔积液等。

冠状病毒能以多种方式进入宿主细胞，其相互作用的过程依赖于两者表面不同分子间的相互作用。S1 片段识别并结合宿主受体后，可诱导宿主细胞内吞病毒颗粒，形成内吞体；或通过诱导 S2 片段发生构象改变，暴露 S2 片段内的融合活化区而与细胞膜直接融合。有些病毒不需要 S 蛋白与其受体识别，而直接与宿主细胞膜融合。此种融合可能在侵染后期促进病毒在宿主细胞间的直接播散和进一步侵染。温度、pH 等也与病毒和宿主的结合有关。冠状病毒进入宿主细胞后，利用宿主细胞内的元件来复制其基因组、表达不同的蛋白质，并利用宿主或其自身的蛋白酶对病毒的基因和蛋白质前体进行加工、组装，在粗面内质网内膜上芽生成熟，通过高尔基体加工成胞内体，以胞吐方式释放到细胞外。

【病理变化】

与鼻病毒感染相似，表现为上呼吸道黏膜水肿、充血，黏膜上皮变性、脱落，黏膜下中性粒细胞、淋巴细胞、浆细胞、嗜碱性粒细胞浸润，黏液腺分泌增加等。严重者可致肺炎或胃肠炎。

【临床表现】

人类对流行性冠状病毒普遍易感，各年龄组均有发病，但以婴幼儿为主，在冬春季节流行。其潜伏期 3 ～ 7 天，病程 6 ～ 8 天。冠状病毒以上呼吸道感染（感冒和咽喉炎）为特征，少数可致轻度胃肠炎、腹泻等。偶可引起呼吸道的严重感染和新生儿坏死性小肠结肠炎。有报道称 hCoV-NL63 与儿童急性喉气管支气管炎相关。hCoV 感染后产生抗体，但不能抵御同型病毒再感染。并发症有额窦炎、脑炎、中耳炎、慢性支气管炎、肺炎、胸腔积液等。

【诊断与鉴别诊断】

冠状病毒感染所致的普通感冒与鼻病毒所致的上呼吸道感染症状相似，临床常诊为感冒，确定病因需病毒学检查，鼻咽分泌物分离病毒是最可靠的方法，分子生物学方法检测病毒 RNA 有助于早期诊断。一般无须病理组织学检查。

（二）严重急性呼吸综合征冠状病毒感染

2003 年流行的严重急性呼吸综合征（SARS）是一种由全新的冠状病毒引起的新型传染病，我国曾称之为传染性非典型肺炎。病原体为 SARS 冠状病毒（SARS coronavirus，SARS-CoV）。这种急性呼吸道传染病于 2002 年 11 月首先在我国广东省发现，2003 年 4 月 8 日我国将该病定为法定传染病。本病传染性很强，临床以发热、头痛、肌肉酸痛、乏力、干咳少痰、腹泻等为主要临床表现。严重者出现气促或呼吸窘迫。主要是冬、春季发病，人群普遍易感，发病以青壮年为多，患者家庭成员和医务人员属高危人群，患病后可获得一定程度的免疫力。该病流行期间曾累及 26 个国家和地区，8000 余人患病。病死率约为 10%。预防措施有控制传染源、切断传播途径、保护易感人群。

【生物学性状】

研究发现，SARS-CoV 虽然外表与其他冠状病毒类似，但从基因和蛋白质的同源性可以看出，SARS 病毒明显不同于上述已知的其他三组（α、β、γ）冠状病毒群，种系进化分析结果显示，SARS-CoV 与三组已知冠状病毒在进化上是等距离的，不能将其划归到任一已知的组中，SARS-CoV 可归属冠状病毒属的第四组，是冠状病毒科的新变种。

据报道，在支气管上皮细胞、肺泡上皮、内皮细胞等细胞内外发现的 SARS 病毒颗粒直径为 120～160nm，外形同普通冠状病毒相似，呈圆形或多形性，有包膜，包膜表面有多形性冠状突起，形似花冠，长约 20nm。病毒核心为螺旋状排列的单正链线状 RNA 及衣壳（N 蛋白）组成的核壳体，外有呈日冕或花环状的包膜。病毒分布在细胞质中的液泡和粗面内质网的泡囊内，细胞外的病毒颗粒则常位于胞膜的表面并积聚成团簇状。SARS-CoV 基因组结构也是由相对稳定的 RNA 病毒特有蛋白质——RNA 聚合酶（聚合酶 1a，1b）——构成的，在各株 SARS-CoV 中变异性不大。RNA 编码的主要结构蛋白是 N、S、M、E 蛋白。N 蛋白是 SARS-CoV 重要的结构蛋白，分子量为 50～60kDa，结合在病毒 RNA 上，在病毒转录、复制和成熟中起重要作用；S 蛋白是刺突糖蛋白，分子量为 180～220kDa，构成病毒表面的刺突，是病毒主要抗原，与细胞受体结合，使细胞发生融合，是 SARS-CoV 侵染细胞的关键蛋白。M 蛋白的分子量为 20～35kDa，对稳定病毒结构、包膜形成和病毒出芽释放具有重要作用。全球 14 株 SARS-CoV 的基因序列中发现有 129 处差异，各株均不包含 HE 蛋白，但也有学者发现少数 SARS-CoV 存在 HE 蛋白。另外还有 5 个未知的"次要"蛋白质，这些蛋白质可刺激机体发生免疫反应。

研究认为 SARS-CoV 可能是一种来源于动物（蝙蝠、果子狸），可跨越种系屏障而传染给人，并实现了人与人之间的传播的病毒。中国科学家在 5 株病毒检测中发现，S 蛋白和 M 蛋白的变异位点达到 31 个，其中有 9 个位点的变异都能在 2 株或 3 株病毒的基因组序列中获得印证。这说明 SARS 病毒具有极强的变异能力，而这两个蛋白是帮助病毒进入人体细胞、导致病变发生的关键。

SARS-CoV 的复制过程与上述普通的冠状病毒大致相同，但该病毒的出芽不是经过细胞膜，而是从高尔基体进入胞质内空泡中，再与细胞膜融合，进而释放出病毒颗粒。病毒增殖后可引起细胞溶解或形成合胞体等细胞病变。

【发病机制】

1. 感染途径　患者为主要传染源，隐性感染者作为传染源意义不大。传播途径有三条：①呼吸道传播，急性期患者体内病毒含量高，患者通过打喷嚏、咳嗽将病毒随分泌物排出体外，飞沫或气溶胶经呼吸道近距离传播是本病的主要传播途径；②接触传播，手接触患者的体液、分泌物、排泄物或被它们污染的物体后，再接触口、鼻、眼等，亦可导致感染；③消化道传播或粪—口途径传播，患者粪便中含有病毒，可检出病毒 RNA，接触患者的粪便、尿液等也可能造成病毒传播。人群普遍易感，密切接触者是高危人群。

2. 致病作用　确切的 SARS 病理发生机制目前尚不十分明了。然而，疾病早期的急性肺损伤与病毒对靶细胞（肺泡上皮和内皮细胞）的直接作用有关。病毒颗粒可在受染细胞的高尔基体及内质网内繁殖出芽，最终导致Ⅱ型肺泡上皮细胞和内皮细胞发生变性、坏死、剥脱至肺泡内。病毒对血管内皮细胞的损害可致血管通透性增加，血浆及红细胞外渗。在进展期，机体自身对病毒感染细胞的过度的免疫应答，以及炎细胞活化产生的细胞因子风暴（如肿瘤坏死因子、白细胞介素等）诱导的细胞损伤，可能是导致弥漫性肺泡损伤的重要原因。而在晚期，免疫功能低下、广泛性肺纤维化，以及继发性感染和多器官功能衰竭，是患者死亡的主要原因。关于肺外器官的损伤机制，可能是因 SARS-CoV 入血后引起病毒血症，毒素反应引起全身各器官（如肺、肝、肾、心及脑等）发生细胞变性坏死；另外，也可能与血管病变、弥散性血管内凝血、缺氧等有关。因而损伤是由多种机制共同参与所引起的综合表现。

研究发现，血管紧张素转换酶 2（ACE2）既是 SARS-CoV 的必需受体，也是抵抗 SARS 致死性肺衰竭的一种保护性分子。支气管和肺泡上皮细胞都有 ACE2。ACE2 是冠状病毒的受体，ACE2 由 805 个氨基酸组成，是具有单一胞外催化结构域的Ⅰ型跨膜糖蛋白，通常定位于上皮细胞的腔面，因而容易受到呼吸道病毒的感染。ACE2 是羧肽酶 ACE 的同源物，羧肽酶生成的血管紧张素Ⅱ（Ang Ⅱ）是肾素-血管紧张素系统（RAS）的主要活性肽。据报道，ACE2 作为完整分子和（或）其跨膜区在感染时与 SARS-CoV 外壳一起被内化，此内吞作用对病毒感染至关重要。即使重组 SARS 表面配体 S 蛋白与 ACE2 相互作用时，也能发生内化。当 SARS-CoV 通过表达 ACE2 的细胞腔面进行感染时，其感染效力可提高 10 倍。ACE2 介导的 Ang Ⅱ 降解对于保护肺组织免受 SARS-CoV 损伤也有重要影响。具体机制仍待进一步阐明。

电子显微镜观察到 SARS-CoV 也可直接侵犯淋巴细胞，根据患者发病早期出现病毒血症，发病期间淋巴细胞减少，特别是 CD4+ 和 CD8+T 细胞明显减少，临床用肾上腺皮质激素治疗可以改善肺部炎症和临床症状等，推测本病可能是机体免疫反应所介导的一种免疫性损伤。SARS-CoV 感染后机体可产生特异性抗体及特异性细胞免疫应答，具有保护作用。

【病理变化】

国内外尸检资料显示，SARS 主要累及肺脏和免疫器官，病理变化可归纳为以下 4 个方面。

1. 肺部病变　由于充血、出血和炎症改变，双肺明显肿胀膨隆，体积增大，重量增加。表面呈灰红、紫红或灰褐色，可见斑块状实变或大片性实变，质地较韧，且可见片状或散在出血灶。切面紫红或暗红色，可有暗红色液体流出（图 8-3-13）。

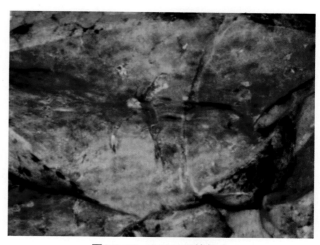

图8-3-13　SARS尸检标本
肺组织实变，切面呈葡萄酒红色，可见点状和斑片状出血坏死（丁彦青惠赠）

SARS 患者的尸检显示，肺部炎症主要表现为弥漫性肺泡损伤（diffuse alveolar damage，DAD）。DAD 是指肺内外严重疾病（包括病毒感染）导致的以毛细血管内皮及肺泡上皮弥漫性损伤、血管通透性增强为基础，以肺水肿、透明膜形成为主要形态表现的一种病理变化，是以进行性呼吸窘迫和难治性低氧血症为临床特征的急性呼吸衰竭综合征。其病程一般分为急性期（渗出期）和机化期（增生期）。尸检发现 DAD 分期与病程显著相关，发病到死亡的病程小于 14 天以内者多为 DAD 渗出期，大于 14 天者则表现为 DAD 增生期，伴机化及纤维化。

（1）急性期：一般在发病 7～10 天内，主要表现为肺水肿及透明膜形成。急性期常见肺血管扩张，肺组织充血、出血、水肿，纤维蛋白及单核细胞、淋巴细胞和浆细胞渗出，肺透明膜（hyaline membrane）形成（图 8-3-14）和 II 型肺泡上皮增生。肺泡上皮细胞病变呈灶性分布，表现为细胞体积增大，胞质内嗜双色颗粒，细胞核增大，不规则、有明显的嗜酸性核仁。部分肺泡腔内有多量脱屑的肺泡上皮细胞（脱屑性肺泡炎）（图 8-3-15，图 8-3-16）、巨噬细胞（图 8-3-17，图 8-3-18）和肺泡上皮融合而成的合胞体多核巨细胞（图 8-3-19），可用免疫组化分别证实（图 8-3-18，图 8-3-19）。免疫荧光可以证实肺泡腔内渗出物 IgG 阳性（图 8-3-20），提示患者产生了体液免疫应答。

（2）增生期：主要表现为间质性肺炎、肺间质增宽，其中血管扩张充血，伴较多淋巴细胞单核细胞浸润，间质纤维组织可有轻度增生（图 8-3-21）。小气道及肺泡腔内脱落细胞和炎性渗出增多可发展为肺实变，继而肺泡内渗出物逐渐机化，即富于毛细血管和成纤维细胞的新生纤维组织增生向肺泡腔内延伸形

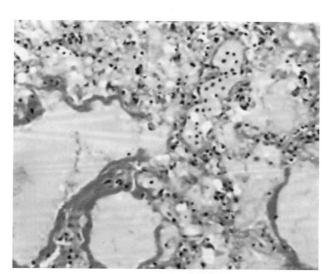

图8-3-14　肺水肿及透明膜形成
蛋白性物质形成一层红染物质紧贴着肺泡壁，影响气体交换（丁彦青惠赠）

成肾小球样或息肉样结构（图 8-3-22），造成肺泡纤维性闭塞，伴间质炎细胞浸润伴成纤维细胞增生及机化、纤维化（图 8-3-23），晚期可见蜂窝肺形成等，亦可见血管炎和血管内纤维素性血栓（微血栓）形成。肺泡 II 型上皮增生，肺泡细胞和单核巨噬细胞内偶可查见病毒包涵体（图 8-3-24），少数单核巨噬细胞可发生凋亡。电镜下可见冠状病毒样颗粒，原位杂交可发现病毒核酸，免疫组化标记可以显示该病毒抗原，证明为病毒感染。以上病理改变均以胸膜下区域更为典型。少数尸检病例中还发现合并细菌性肺炎、肺曲霉或巨细胞病毒感染等。

2. 免疫器官损伤　是 SARS 重要特征之一。在 SARS 尸检中发现，淋巴结和脾脏也常发生免疫损伤的病变。

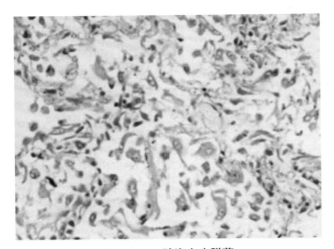

图8-3-15　肺泡上皮脱落

肺泡腔内充满脱落的上皮细胞，散在分布，不易与巨噬细胞分辨（丁彦青惠赠）

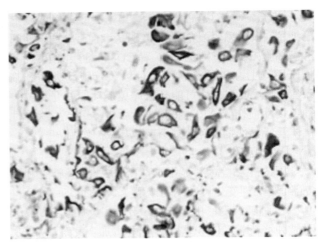

图8-3-16　肺泡上皮脱落

肺泡腔内脱落的上皮细胞，细胞角蛋白阳性，证实为肺泡上皮细胞（丁彦青惠赠）

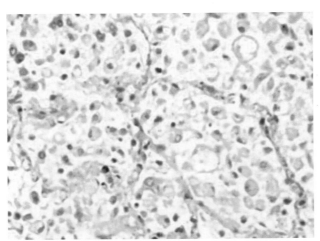

图8-3-17　肺泡腔内渗出的炎细胞

主要是单核巨噬细胞，与脱落肺泡上皮相似（丁彦青惠赠）

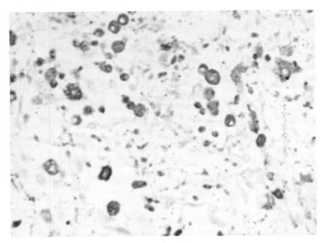

图8-3-18　肺泡腔内渗出的炎细胞

免疫组化标记CD68阳性，证实为单核巨噬细胞（丁彦青惠赠）

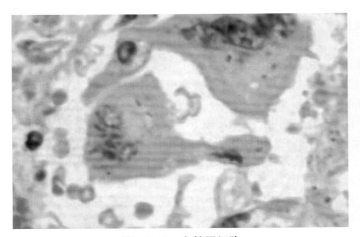

图8-3-19　多核巨细胞

肺泡上皮融合，形成双核和多核巨细胞，免疫组化证实为上皮来源（丁彦青惠赠）

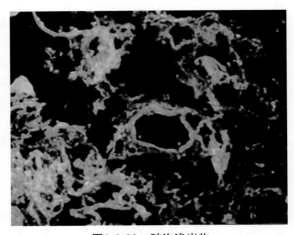

图8-3-20　肺泡渗出物

SARS患者，肺泡腔内渗出物呈IgG阳性，免疫荧光染色（丁彦青惠赠）

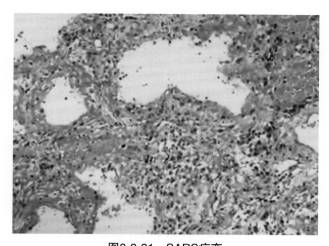

图8-3-21 SARS病变

肺间质明显变宽，血管扩张充血伴较多淋巴细胞巨噬细胞浸润，纤维组织轻度增生，肺泡腔内无明显渗出（韩安家惠赠）

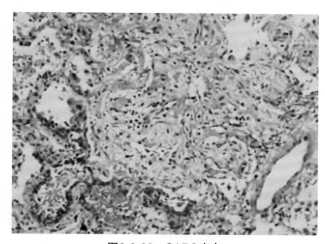

图8-3-22 SARS病变

肺泡腔内渗出物开始机化，新生纤维组织增生向肺泡腔内延伸形成肾小球样或息肉样结构（韩安家惠赠）

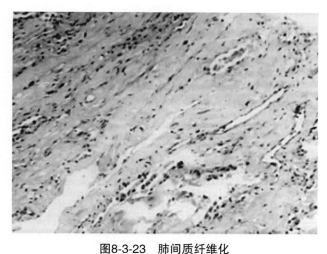

图8-3-23 肺间质纤维化

SARS晚期，肺间质纤维组织显著增生并发生胶原化，肺泡结构萎缩或消失（韩安家惠赠）

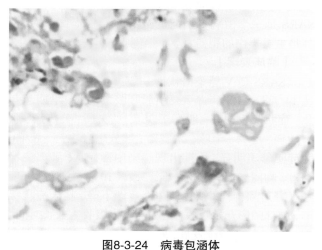

图8-3-24 病毒包涵体

肺泡上皮胞质内可见病毒包涵体，呈粉红色，周围有空晕，经特殊染色证实（丁彦青惠赠）

（1）脾脏包膜皱缩，体积明显缩小，质地变软；白髓和边缘窦淋巴组织大片坏死，固有淋巴组织萎缩、淋巴细胞明显减少，脾小体高度萎缩，甚至消失，组织内血管扩张充血、出血，单核巨噬细胞增生；动脉周淋巴鞘结构紊乱；红髓区巨噬细胞增生，可见吞噬红细胞和淋巴细胞现象，红髓区可见灶性出血和片状坏死。由于凝血机制异常和血管炎性病变，常见脾脏贫血性梗死。

（2）淋巴结内多灶性出血坏死，淋巴滤泡萎缩或消失，生发中心消失，淋巴细胞明显减少。淋巴窦内见多量单核细胞，组织内血管扩张充血、出血。免疫组织化学染色显示脾脏和淋巴结内 CD4⁺T 细胞和 CD8⁺T 细胞均减少，B 细胞亦减少，而单核巨噬细胞大量增生，细胞活性增加。脾脏和淋巴结组织内均有大量 ACE2 表达，特别是巨噬细胞，这些免疫器官的病变可能是由病毒的直接攻击和间接免疫损伤所致，提示 SARS-CoV 可导致免疫损伤。

3. 血管病变 SARS-CoV 侵入血管，可造成多种器官（如肺、肝、心脏、肾脏、肾上腺、大脑、横纹肌间）内实质细胞变性坏死，小静脉内皮细胞增生、肿胀、变性、凋亡，血管壁水肿、破坏，以及弥漫性单核细胞、淋巴细胞及中性粒细胞浸润（小血管炎），肺部血管可见纤维素性坏死、血管内血栓形成，肺、肾上腺可见微血栓形成、炎细胞浸润、部分小血管壁纤维素样坏死或透明血栓形成、血栓栓塞等。

4. 全身中毒性改变 SARS-CoV 可侵入肺部血管和淋巴管，随血流（病毒血症）进入肺外器官，引起肺、肝、心、脑、肾、肾上腺等器官实质细胞变性、灶性坏死、出血，间质淋巴细胞单核细胞浸润（间质性炎），横纹肌肿胀变性，脑神经细胞变性肿胀，肠管节段性出血，骨髓各系造血细胞减少及噬血细胞现象等。这些病变可能与病毒血症引起的全身中毒反应有关，但也可能为冠状病毒感染所致，因为在呼吸道上皮、消化道上皮、肾远曲小管上皮及皮肤汗腺细胞内的 SARS-CoV 核衣壳蛋白单抗及 SARS-CoV RNA 聚合酶均呈强阳性表达。

丁彦青团队研究发现，在 SARS-CoV 检测阳性及 ACE2 呈不同程度阳性表达的细胞包括肺泡上皮细胞、支气管上皮细胞及浆液性细胞、淋巴细胞、单核巨噬细胞、血管内皮细胞、神经细胞、食管鳞状上皮细胞、胃肠道上皮细胞、肝细胞、心肌细胞、肾远曲小管上皮细胞、肾上腺皮质细胞、胰腺胰岛细胞、甲状旁腺嗜酸性细胞、脑垂体嗜酸性细胞、汗腺上皮细胞。根据上述病理变化，丁彦青团队等研究者认为 SARS 是一个由病毒引起的全身多器官损伤性疾病，肺是主要损伤的靶器官。

【临床表现】

SARS-CoV 感染潜伏期一般为 4～5 天，最长可达 14 天。SARS 病毒主要引起呼吸道疾病，早期起病急，症状有发热（一般高于 38℃）、头痛、关节痛、肌肉酸痛、乏力、干咳、无痰等；部分患者腹泻、腹痛。肺部阴影不明显。极期出现感染中毒症状，肺部症状加重，胸闷气促，呼吸困难，少数（10%～15%）出现呼吸窘迫综合征。恢复期体温逐渐下降，临床症状缓解，肺部阴影开始吸收，但肺部炎症吸收需较长时间。部分患者病情持续发展，肺部症状继续加重，进而出现低氧血症、呼吸窘迫，甚至呼吸衰竭等，需吸氧或用呼吸机辅助呼吸功能，严重者可致死亡。在有糖尿病、冠心病、肺气肿等基础疾病的老年患者，病死率可达 40%～50%。儿童患者症状较轻。

【诊断与鉴别诊断】

1. 临床诊断　根据流行病学资料，与 SARS 患者有接触史，有在疫区进出或居住史；临床起病急，以发热为首发症状（＞38℃），全身酸痛，干咳无（少）痰，严重呼吸道症状；外周血白细胞计数不升高或降低，淋巴细胞计数减少；肺部 X 线或胸部 CT 检查，肺部多叶或双侧有不同程度片状、斑片状或大片状浸润性阴影，均有助于诊断。

2. 病因学诊断　主要依靠实验室检查，病毒分离培养阳性，血清特异性抗体 IgM 阳性，或 IgG 抗体急性期和恢复期抗体滴度升高 4 倍等，可作为确诊的依据。必要时可做分子生物学检测。一般不需病理学检查。

3. 鉴别诊断　临床上应注意与以下疾病进行鉴别诊断：上呼吸道感染、流行性感冒、细菌性或真菌性肺炎、艾滋病合并肺部感染、肺结核、肾综合征出血热、腺病毒肺炎、衣原体肺炎、支原体肺炎等疾病；季节性流感、细菌性肺炎；新型甲型 H1N1 流感、人感染高致病性 H5N1 禽流感、人感染 H7N9 禽流感等其他新发传染病。鉴别诊断主要依靠病原体检查。

（三）中东呼吸综合征冠状病毒感染

中东呼吸综合征（Middle East respiratory syndrome，MERS）是由另一种新型冠状病毒引起的病毒性呼吸道疾病。自 2012 年 6 月以来，沙特阿拉伯、卡塔尔分别出现严重急性下呼吸道感染病例，临床过程类似 SARS，经证实为一种新型冠状病毒感染，其与 SARS-CoV 核苷酸同源性为 70%～80%。这引起了国际社会的广泛关注。国际病毒分类委员会冠状病毒研究小组于 2013 年 5 月 15 日决定将此新型冠状病毒命名为"中东呼吸综合征冠状病毒（MERS-CoV）"。2013 年 5 月 23 日，WHO 在通报疫情时，开始正式使用"中东呼吸综合征冠状病毒"这一名称。

根据 WHO 官网报道，从 2012 年到 2019 年 1 月 31 日，已有 27 个国家报告了 MERS-CoV 感染病例，全球共报告 2298 例实验室确诊的 MERS 病例，包括 811 例相关死亡（病死率 35.3%）；这些病例大多数来自沙特阿拉伯（1915 例，包括 735 例相关死亡，病死率 38.4%），这些病例都和中东国家有直接或间接的关系。研究发现，MERS 的发病以春秋季发病较多，确诊病例中近 2/3 为男性，男女患病比为 1.8∶1，中年男性多见。另外，约 1/4 的确诊病例为医务人员，绝大多数来源于医院感染。据国家卫生和计划生育委员会 2016 年 5 月 29 日的通报，我国广东省惠州市出现首例输入性 MERS 确诊病例，来自韩国。

【生物学性状】

MERS-CoV 属于冠状病毒科，β 类冠状病毒的 2c 亚群，是一种具有包膜、基因组为线性非节段单股正链的 RNA 病毒。病毒粒子呈球形，直径为 120～160nm。基因组全长约 30kb。从基因组序列分析，MERS-CoV 与 SARS-CoV 基因组相似性为 55% 左右。但是 MERS-CoV 受体与 SARS-CoV 受体完全不同，SARS-CoV 受体为 ACE2，表达该受体的细胞主要位于人的肺部组织，而很少分布于人的上呼吸道组织。MERS-CoV 受体为二肽基肽酶 4（dipeptidyl peptidase 4，DPP4，也称为 CD26），该受体与 ACE2 类似，主要分布于人深部呼吸道组织，因此 MERS 临床症状更加严重。因为从沙特阿拉伯地区一个 MERS-CoV 感染患者及其发病前接触过的单峰骆驼及其他地区的骆驼体内都分离出基因序列完全相同的 MERS-CoV，医学界认为骆驼可能是人类感染来源，但不排除蝙蝠或其他动物也可能是 MERS-CoV 的自然宿主。目前对其病原学特征和生物学性状尚不完全清楚，有待进一步研究阐明。

【发病机制】

1. 感染途径与易感人群 目前认为，MERS-CoV 的中间宿主为中东地区的单峰骆驼，骆驼则是被蝙蝠传染。资料显示，MARS 的传染性不如 SARS，但比 SARS 病死率高。绝大多数死亡患者位于沙特阿拉伯境内。人可能通过接触含有病毒的单峰骆驼的分泌物、排泄物（尿、便）、未煮熟的乳制品或肉而感染。而人与人之间主要通过飞沫经呼吸道传播，也可通过密切接触患者的分泌物或排泄物而传播，也应警惕社区传播的可能性。目前报告的 MERS 病例年龄分布广泛，大部分为老年患者及病前就已患有慢性病的人。重症高危因素为患有一种或多种基础疾病者（如肺部疾病、糖尿病、慢性肾脏病、慢性心脏病、高血压）及免疫功能低下或缺陷的人群，如老年人（年龄大于 65 岁）、儿童和孕妇等罹患 MERS 的危险性较高，预后较差。医务工作者因与患者接触较多，感染 MERS-CoV 的比例较高，也属于高危人群。医院内感染传播效率较高。在一些病例中发现有其他呼吸道病毒共感染，在机械通气的病患中也出现医院获得性细菌感染。

2. 致病作用 MERS-CoV 能感染多种细胞，它利用表面 S 蛋白和细胞的相互作用而进入靶细胞。在病毒感染过程中，S 蛋白能诱导机体产生中和抗体、T 细胞免疫应答及保护性免疫。对几种人类冠状病毒的 S 蛋白的序列和模型分析显示，MERS-CoV 的 S 蛋白具有一个受体结合域（RBD）。研究发现 DPP4 能特异性地和 MERS-CoV 的受体结构域相结合，且 DPP4 在非敏感细胞内重组表达能使之变成易感细胞，DPP4 的抗体能阻断病毒的感染，说明 DPP4 是 MERS-CoV 的功能受体。DPP4 是一种在细胞表面表达的丝氨酸蛋白酶，在人体细胞高度保守，广泛分布于肺部、胃肠道、肝脏、肾脏、胰腺、小肠、胸腺等部位及激活的淋巴细胞表面。在呼吸系统，DPP4 主要表达于肺泡上皮细胞，但很少见于肺泡巨噬细胞内，基于 DPP4 是激活 T 细胞和 T 细胞免疫应答共刺激信号的关键因子，提示其可能参与宿主免疫系统的调控。MERS-CoV 通过其 S 蛋白上的 RBD 与细胞表面受体 DPP4 相互作用，介导病毒吸附于细胞，随之与细胞的膜融合及进入细胞内，启动病毒感染。我国的研究人员从分子水平研究了 MERS-CoV RBD 与 DPP4 的相互作用，以及所形成的复合物晶体结构。研究结果均显示 MERS-CoV RBD 由一个核心亚区和一个外部的受体结合亚区组成，且核心亚结构与 SARS-CoV 刺突分子高度同源，但外部亚结构域则具有高度变异性，这种变异可能有利于实现病毒的特异性致病过程，如受体识别。进一步的突变研究还确定了 RBD 的几个关键残基，对病毒结合 DPP4 及进入靶细胞至关重要。

【病理变化】

冠状病毒可以感染包括人类在内的多种宿主，能引起呼吸道、肠道、肝脏、神经系统等多种疾病。从 MERS 病例的发展进程来看，可能存在过度炎症反应。

在 MERS 死亡病例的尸检研究中发现的病变与 SARS 者相似，也主要表现为肺组织损伤。常见病变为弥漫性肺泡损伤（DAD），表现为急性肺组织充血水肿、肺泡炎和间质炎等，比较特征性的病变为透明膜形成，肺泡腔内大量混合性炎细胞浸润、纤维素渗出及肺泡上皮坏死脱落，致使肺实变，Ⅱ型肺泡上皮增生和细胞病变，合胞体多核细胞形成，间质淋巴细胞浸润等，亦可见灶性肺出血、梗死，胸腔积液。肺部很少见到中性粒细胞和病毒包涵体。晚期可出现机化性肺炎和间质纤维化。支气管黏膜上皮可变性坏死脱落，黏膜下腺体可有灶性坏死、炎细胞浸润。利用免疫组化和电镜技术可证实肺泡上皮内含有病毒抗原和病毒颗粒。

肺外病变可见急性肾损伤、轻度门脉性肝硬化和小叶性肝炎、骨骼肌纤维坏死萎缩，淋巴结可见淋巴滤泡的消失和滤泡间区淋巴细胞反应性增生，在重症病例中急性肾损伤的发生率高达 75%。大脑和心脏中未发现明显组织病理学改变。

【临床表现】

据 WHO 报道，MERS 的潜伏期为 7～14 天，平均潜伏期 5.2 天，平均发病到重症的时间为 5 天，平均发病到需要机械通气的时间为 7 天，平均发病到死亡的时间为 11 天。

MERS 临床表现多样，但以呼吸道症状为主。自发病之日起，2～3 周内病情都可处于进展状态。早期主要表现为发热，体温可达 39～40℃，可呈持续性高热，可伴有畏寒或寒战、乏力等，随后出现咳嗽、胸痛、干咳、气短、咯痰及呼吸困难等呼吸道症状，其他症状包括咽痛、鼻塞、恶心、呕吐、头晕、腹泻和腹痛、全身肌肉关节酸痛和食欲减退等。部分病例（约 21%）可无临床症状或仅表现为轻微的呼吸道症状，这些非典型患者和轻症患者起初表现为胃肠道症状,然后才出现呼吸系统疾病。重症患者往往开始表现为发热伴上呼吸道症状,但是在1周内快速进展为重症肺炎,临床病变进展迅速,在肺炎基础上迅速发展为呼吸衰竭、休克、ARDS,凝血功能障碍和血小板减少,甚至多器官功能衰竭。特别是急性肾衰竭较多,甚至危及生命。一些病例肺部体征不明显,部分病例可闻及少许湿啰音,或有肺实变体征,偶有局部叩浊、呼吸音减低或少量胸腔积液的体征。

值得注意的是,免疫抑制患者临床症状不典型,初期可仅表现为发热、腹痛和腹泻。此外,大多数MERS患者存在临床合并症,提示存在基础疾病的人群可能易被感染。

影像学表现:胸部X线片的结果和局限性肺炎及ARDS的结果一致,根据病情的不同阶段可表现为单侧至双侧的肺部影像学改变,主要特点为胸膜下和基底部毛玻璃影为主,可出现实变影,双侧肺门浸润,单侧或双侧片状增厚或肺叶混浊,部分病例可有不同程度的胸腔积液。下部肺叶比上部肺叶受损程度更大。

【诊断与鉴别诊断】

1. 诊断标准 我国卫生和计划生育委员会发布的《中东呼吸综合征病例诊疗方案》(2015年版)中,对临床诊断提出如下标准(均未涉及病理检查)。

(1)疑似病例:①患者符合流行病学史和临床表现,但尚无实验室确认依据。②流行病学史,发病前14天内有中东地区和疫情暴发的地区旅游或居住史;或与疑似、临床诊断、确诊病例有密切接触史。③临床表现,难以用其他病原感染解释的发热,伴呼吸道症状。

(2)临床诊断病例:①满足疑似病例标准,仅有实验室阳性筛查结果(如仅呈单靶标PCR或单份血清抗体阳性)的患者。②满足疑似病例标准,因仅有单份采集或处理不当的标本而导致实验室检测结果阴性或无法判断结果的患者。

(3)确诊病例具备下述4项之一时,可确诊为MERS实验室确诊病例:①至少双靶标PCR检测阳性。②单个靶标PCR阳性产物,经基因测序确认。③从呼吸道标本中分离出MERS-CoV。④恢复期血清MERS-CoV抗体较急性期血清抗体水平阳转或呈4倍以上升高。

2. 病原学检查 包括病毒分离、病毒核酸检测。病毒分离培养为实验室检测的金标准,可从呼吸道标本中分离出MERS-CoV,但一般在细胞中分离培养较为困难。病毒核酸检测可以用于早期诊断,应及时留取多种呼吸道标本(咽拭子、鼻拭子、鼻咽或气管抽

取物、痰或肺组织,以及血液和粪便)进行检测。目前,MERS-CoV主要是通过RT-PCR法检测呼吸道标本中的MERS-CoV核酸。患者的血、尿及粪便中均能检测到病毒RNA,但远少于呼吸道内的病毒量,且以下呼吸道标本阳性检出率更高。下呼吸道的病毒量也较高。

3. 鉴别诊断 MERS主要应与流感病毒、SARS病毒等所致的肺炎进行鉴别,但在病理形态上并无严格的区别。SARS感染患者在临床以发热、乏力、头痛、肌肉关节酸痛等全身症状和干咳、胸闷、呼吸困难等呼吸道症状为主要表现;而SARS感染患者除急性重症肺炎的临床症状外,还常发生急性肾衰竭。流行病学资料对于鉴别很有帮助。

(四)2019新型冠状病毒(SARS-CoV-2)感染

新型冠状病毒是指先前尚未在人类中发现的新型冠状病毒。2019年12月,在武汉发现一种不明原因肺炎,2020年1月,中国科学家确定引起该疾病的病原微生物为一种新型冠状病毒,根据病毒进化关系,该新型冠状病毒与SARS-CoV高度同源,国际病毒分类委员会(IVTV)将它正式命名为SARS-CoV-2。2020年2月,WHO将SARS-CoV-2所致的疾病命名为COVID-19(coronavirus disease 2019),即2019新型冠状病毒感染。该病毒感染轻者可无症状或类似感冒,重者可致肺炎等疾病。该病大流行期间曾累及全球200多个国家和地区,2022年12月,我国将COVID-19纳入法定乙类传染病。

【生物学性状】

SARS-CoV-2属于β属冠状病毒。其遗传物质是单正链RNA,长度约30kb,有包膜,颗粒呈圆形或椭圆形,常为多形性,直径60~140nm。SARS-CoV-2具有5个必需基因,分别针对核蛋白(N)、病毒包膜(E)、基质蛋白(M)和刺突蛋白(S)4种结构蛋白及RNA依赖性的RNA聚合酶(RdRp)。该病毒的RNA基因组由核蛋白(N)包裹,构成核衣壳,外面围绕着病毒包膜(E),病毒包膜包埋有基质蛋白(M)和刺突蛋白(S)等蛋白。刺突蛋白是侵染宿主细胞的关键,通过结合ACE 2进入细胞。科学家利用冷冻电镜技术解析了刺突蛋白的分子结构,发现S蛋白通过与人体细胞的ACE2受体作用而入侵细胞,但其与ACE2的亲和力是SARS-CoV病毒的10~20倍,这可能是导致其具有高度传染性的原因。体外分离培养时,SARS-CoV-2在96个小时左右即可在人呼吸道上皮内发现。在Vero E6和Huh-7细胞系中分离培养需4~6天。

SARS-CoV-2 具有强大的变异能力，在流行过程中不断变异，产生新的毒株，已先后发现阿尔法毒株（科学名称为 B.1.1.7）、贝塔毒株（B.1.351）、伽马毒株（P.1）、德尔塔毒株（B.1.617.2）和奥密克戎毒株（BA.1～BA.5 等及其亚分支）等。2022 年以来奥密克戎毒株成为全球主要流行毒株，其传播速度凶猛，但在肺部的表现比较温和。

【发病机制】

1. 传染源、传播途径与易感人群 SARS-CoV-2 具有动物传人和人传人的能力，人群中主要传染源是该病毒感染的肺炎患者和无症状感染者，在潜伏期即有传染性，发病后 5 天内传染性较强。SARS-CoV-2 主要通过呼吸道飞沫和密切接触传播，接触病毒污染的物品也可造成感染。在相对封闭的环境中长时间暴露于高浓度气溶胶存在经气溶胶传播的可能。尸检病理研究发现，冠状病毒颗粒可存在于呼吸道、消化道、体液和排泄物（粪便、尿液、汗液）中，提示可能存在多种病毒传播途径，如消化道传播、皮肤和各种体液的接触传播等。人群普遍易感，老年人、肥胖者和有基础疾病（如糖尿病、冠心病、高血压、慢性肝炎等）者感染后病情较重。儿童和婴幼儿也可感染发病，但病情较轻。

2. 致病作用 根据目前的研究，大致可归纳为以下几个方面。

（1）受体结合：普遍认为，SARS-CoV-2 是通过其刺突糖蛋白（S 蛋白）与 ACE2 受体的结合而侵入人体细胞。SARS-CoV-2 也带有 S 蛋白，易于黏附富含 ACE2 受体的呼吸道上皮细胞，病毒与上皮细胞表面的 ACE2 受体结合后，穿透细胞膜进入靶细胞内，不断复制产生大量的下一代病毒，再以出芽方式释放到细胞外，继续侵犯邻近的上皮细胞。在病毒感染过程中，S 蛋白还能诱导机体产生中和抗体、T 细胞免疫应答及保护性免疫。在基因组水平上，SARS-CoV-2 与 SARS-CoV 有高度的序列相似性，但其 S 蛋白更易结合细胞上的 ACE2 受体，其与 ACE2 受体的亲和力比 SARS-CoV 高 10～20 倍，提示 SARS-CoV-2 传染性可能高于 SARS-CoV 病毒，更容易传播和感染。近年研究发现，SARS-CoV-2 还可能通过唾液酸受体（sialic acid receptor）、跨膜丝氨酸蛋白酶 2 或细胞外基质金属蛋白酶诱导物 CD147（也称基础免疫球蛋白）等与宿主细胞结合而侵入宿主细胞。

（2）细胞损伤

1）肺泡上皮损伤：病毒可能通过与 ACE2 等受体结合直接损伤肺泡上皮细胞造成急性肺损伤。病毒颗粒可能在受染细胞的高尔基体及内质网内繁殖出芽，最终导致 Ⅱ 型肺泡上皮细胞发生变性、坏死、剥脱至肺泡内。病毒感染还可启动凋亡程序，使肺泡细胞凋亡和脱落。

2）免疫细胞损伤：SARS-CoV-2 侵入机体，同样可损伤免疫细胞，患者发病期间血液中淋巴细胞减少，特别是 $CD4^+$ 和 $CD8^+$T 细胞明显减少，病理检查可见脾脏和淋巴结内淋巴细胞数量减少，脾脏和淋巴结组织内均有大量 ACE2 表达，特别是巨噬细胞，这些免疫器官的病变可能由病毒的直接攻击和间接免疫损伤所致。

3）内皮细胞损伤：研究发现，许多 COVID-19 患者都有不同程度的血栓形成和血栓栓塞、肺梗死等现象，在武汉 48 例重症 COVID-19 患者的下肢深静脉血栓发生率高达 85.4%（41/48）；对 COVID-19 患者进行的尸检和活检病理研究也发现肺内外血管病变，包括血管炎、混合血栓和透明血栓形成，血栓栓塞、肺梗死等病变。

4）其他细胞损伤：在 COVID-19 尸检资料中亦见肝、心、肾和胃肠道等组织损伤、细胞凋亡及炎症反应，提示这些细胞也可作为冠状病毒的靶细胞而受到损伤，受损器官和 SARS-CoV-2 受体 ACE2 在人体内的分布密切相关。

（3）细胞因子风暴：在 COVID-19 进展过程中，机体对病毒感染细胞发生免疫反应，并活化单核巨噬细胞，不仅可增强其吞噬功能，而且可产生大量细胞因子或炎症介质（如肿瘤坏死因子、白细胞介素、干扰素、趋化因子等），形成细胞因子风暴（cytokine storm）或炎症介质瀑布，导致剧烈的炎症反应和组织损伤，这可能是弥漫性肺泡损伤的重要机制。炎症介质非特异性地活化单核巨噬细胞和淋巴细胞，这些免疫细胞又释放大量的细胞因子，从而形成一个正反馈环。细胞因子风暴实际上是一种求助信号，目的是让免疫系统瞬间快速反应，用自杀式的攻击杀伤病毒，但也导致机体血管及器官组织和细胞损伤，血管通透性增强，导致炎性渗出。细胞因子风暴还会引发一氧化氮的大量释放，这种物质会进一步稀释血液并破坏血管。所有这些因素综合起来，把血压降到了危险的水平，导致组织缺氧、低血压、多器官功能障碍和弥散性血管内凝血。

总之，冠状病毒经呼吸道进入机体后，通过病毒表面的 S 蛋白与靶细胞表面受体的介导作用，侵入靶细胞，并在其中快速复制繁殖，既可直接造成上皮细胞变性、坏死、凋亡、脱落，也可导致淋巴细胞减少，免疫系统的紊乱或抑制，内皮细胞损伤，以及细胞因子水平升高，促进炎症反应，继而导致组织充血、水肿，血管通透性增加，液体、纤维素和白细胞渗出，引起弥漫性肺泡损伤、肺泡腔内水肿液和蛋白质渗出增多，甚至形成透明膜样结构，肺间质增厚，严重者可影响气体流通和交换能力。因此，患者咳嗽、气喘，重症者出现呼吸困难，甚至心肺功能衰竭，危及生命。淋巴组织和其他器官也会受到不同程度的损伤，发生功能障碍。

【病理变化】

根据国内外对 COVID-19 的活检和尸检资料，SARS-CoV-2 感染的病变病理特征与 SARS-CoV 感染者相似，通常以肺部炎症性病变为主，亦可见肺外多处器官的病变，包括多种基础性疾病或伴随性疾病的病变。

1. 肺部病变　肉眼可见肺组织肿胀，弹性降低，质量增加，伴不同程度的实变。表面因弥漫性充血出血而呈紫红或暗红色，局部紫褐色，出血灶呈斑片状或点状，也可见局部大片出血。胸膜增厚，可较粗糙，也可与肺组织粘连。切面可见灰白色斑片状实变病灶。灰白实变区与紫红出血区可交替出现，实变区因肺泡腔内渗出物较多，可挤出黏稠液体，出血区有血性液体流出。气管支气管腔黏膜充血，分泌物增加，其中可见白色泡沫状液体。胸腔内可有少量至中等量积液。

肺部主要病理变化集中在肺泡和各级支气管，组织学改变亦主要表现为 DAD，即以肺泡和肺间质急性弥漫性炎性改变为主要改变，或伴有不同程度的出血、实变等。DAD 亦可分为渗出期（急性期）和增生期（机化期），但不同区域肺病变复杂多样，新旧交错，表明肺部病变并非同步进展，因此也难以严格分期。

（1）肺泡腔内病变：①充血水肿及液体渗出，临床早期和进展期常见肺泡壁和间质血管扩张、充血，通透性增加，致使肺泡腔内浆液渗出，造成肺水肿，肺泡腔中含有少量蛋白质。②炎细胞和蛋白质渗出，随病变进展，血管通透性增加，在炎性趋化因子的影响下，肺泡腔内充满大量炎性渗出物，主要为浆液、纤维素及大量单核巨噬细胞，少量的淋巴细胞，有时可见多核巨细胞，或见泡沫细胞形成，有时可见多少不等的中性粒细胞渗出，形成肺泡炎，渗出物过多可导致肺实变。③肺透明膜形成，肺泡腔内的渗出液含有大量蛋白质，呼吸运动将蛋白性物质推向肺泡壁，形成透明膜，呈粉红色，黏附在肺泡壁上（图 8-3-25），或凝聚成小球或团块状，致使患者气体交换困难，出现缺氧或低氧血症。蛋白质也可凝聚成黏液样，致使痰液黏稠，不易咳出，引起干咳、气急。④肺实变机

化，在疾病持续时间较长的病例中，肺泡内渗出性病变更明显，呈大小不等的斑片状分布，实变区域出现机化性病变（肉质变），即由新生的肉芽组织取代炎性渗出物，镜下可见梭形成纤维细胞增生，形成团块状，填塞肺泡腔，造成肺泡纤维性闭塞，或形成机化性肺炎，造成肺泡纤维性闭塞。⑤少数肺泡过度充气膨胀，肺泡隔断裂或囊腔形成。

（2）肺泡上皮病变：①肺泡上皮损伤，发生变性坏死脱落，伴有单核巨噬细胞渗出，类似脱屑性肺炎；②肺泡上皮细胞也可肿胀增大，主要是 II 型肺泡上皮局灶性或广泛增生，特征为胞质呈颗粒状，核增大、深染，核仁明显，增生的细胞可呈鞋钉样竖起（图 8-3-26）；③肺泡上皮细胞融合形成双核或多核合胞体巨细胞，为肺泡上皮融合所致，多核巨细胞一般有 2～3 个核；④II 型肺泡上皮和巨噬细胞内偶可出现胞质内或核内包涵体，单个或多个，圆形或卵圆形，嗜酸性，包涵体周围呈空晕状。病毒包涵体是病毒蛋白质和病毒颗粒在宿主细胞内大量增殖积聚形成的，对病毒感染的诊断有重要价值（图 8-3-27），可用特殊染色验证，以区别核仁（图 8-3-28）。

（3）肺间质病变：①早期，肺泡壁和间质充血水肿，伴多少不等的单核巨噬细胞和淋巴细胞浸润，肺间质增宽，形成间质性肺炎（图 8-3-29），影响气体弥散；浸润的淋巴细胞以 $CD4^+T$ 细胞为主，还有一些 $CD8^+T$ 细胞和 B 细胞，亦可见巨噬细胞，浆细胞很少见；②晚期，间质内可见不同程度的成纤维细胞增生，并可与肺泡机化性病变融合，胶原纤维增多，使间质弥漫性增厚，最终可发生肺间质纤维化（图 8-3-30），Masson 染色可清晰显示增生的纤维；③间质内亦可见微血栓形成和小血管炎，小血管内可能有微血栓（透明血栓）和（或）混合血栓形成，亦可见血栓栓塞，血管周围主要是 T 细胞浸润；④有人观察到肉芽肿样结节，由纤维素、炎性细胞和多核巨细胞组成。

（4）支气管病变：①支气管黏膜充血水肿，伴淋巴细胞巨噬细胞浸润，形成支气管黏膜慢性炎，亦可见支气管上皮鳞状化生；②支气管黏膜内黏液细胞增多，黏液分泌增加，加上黏膜上皮细胞剥脱，脱落的上皮与坏死物、渗出物、黏液混杂在一起形成支气管栓（黏液栓），黏液栓主要集中在细支气管和终末细支气管。气道（特别是小气道）的这些病变加重了通气阻塞。如果气道和肺泡内容物被液化吸收或咳出而消失，病变消退，则病情可转向康复。

（5）其他病变：①部分病例出血明显，出血区域呈紫红色，呈散在多灶性分布，大小不等，镜下见大量红细胞，仅见肺泡结构轮廓，符合坏死或出血性梗

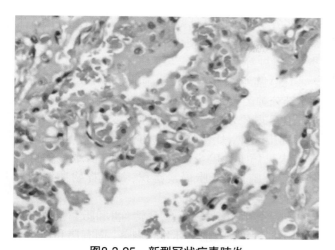

图8-3-25　新型冠状病毒肺炎

早期肺部血管扩张充血，肺泡腔内有较多蛋白性液体渗出，导致肺水肿，其中含有漏出的红细胞。局部有透明膜形成趋势（袁静萍惠赠）

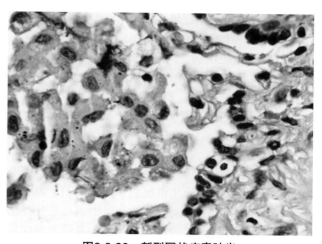

图8-3-26　新型冠状病毒肺炎

肺泡腔内可见脱落的肺泡上皮和渗出的巨噬细胞，肺泡壁Ⅱ型肺泡上皮增生，呈鞋钉样竖起，细胞核相对较大（袁静萍惠赠）

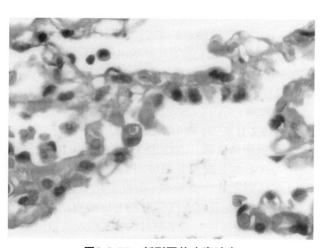

图8-3-27　新型冠状病毒肺炎

肺泡壁Ⅱ型肺泡上皮增生，部分呈鞋钉样竖起；肺泡腔内可见脱落的肺泡上皮和渗出的单核巨噬细胞（袁静萍惠赠）

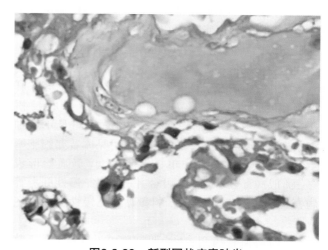

图8-3-28　新型冠状病毒肺炎

肺泡上皮增生，个别肺泡上皮胞质内可见病毒包涵体，改良亚甲基蓝碱性品红法染色呈紫红色小球状（袁静萍惠赠）

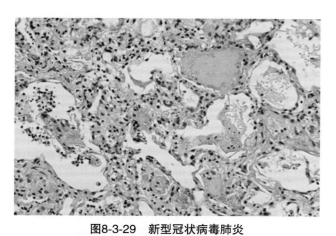

图8-3-29　新型冠状病毒肺炎

肺泡间隔不同程度增宽，伴淋巴细胞浸润，部分肺泡腔内有液体和炎细胞渗出，肺泡上皮细胞增生（李宏军惠赠）

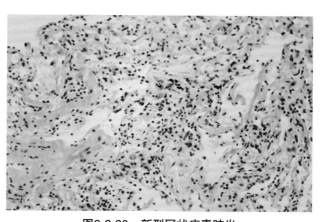

图8-3-30　新型冠状病毒肺炎

肺泡闭塞，数目减少，间质纤维组织增生，部分形成胶原纤维，伴慢性炎细胞浸润（李宏军惠赠）

死；②胸膜也可发生纤维性增厚；③少数病例可见肺部合并细菌和（或）真菌（如曲霉、毛霉菌等）感染；④慢性呼吸系统疾病，如慢性支气管炎、支气管扩张症、肺纤维化、肺气肿和肺大疱等，可能为先前存在的基础疾病。

2. 肺外病变　冠状病毒可侵入肺部血管和淋巴管，随血流（病毒血症）进入肺外器官，造成不同程度的肺外病变。

（1）淋巴造血组织病变：①脾脏明显缩小，红髓充血、白髓萎缩，边缘窦淋巴组织大片坏死，固有淋巴组织萎缩、淋巴细胞减少等，脾脏中也可见灶性出血和贫血性梗死，脾脏内巨噬细胞增生并可见吞噬现象。②淋巴结内亦可见局灶坏死，淋巴滤泡萎缩或消失，生发中心消失，淋巴细胞明显减少。③多数病例的骨髓中红细胞系、髓细胞系和巨核细胞减少，或见粒红比例增高，偶见噬血现象，而少数病例显示骨髓增生，或合并骨髓脂肪化和纤维化等。免疫组化显示脾脏和淋巴结内 CD4 和 CD8 阳性 T 细胞均减少，提示细胞免疫功能损伤。

（2）肝胆病变：①肝大，包膜紧张，颜色暗红，肝细胞轻度脂肪变性，严重者可见斑点状、小块状、桥接或大块坏死，坏死灶内及坏死灶周围可见单核细胞及中性粒细胞浸润，肝窦充血，可见库普弗细胞增生，汇管区淋巴细胞和单核细胞浸润，微血栓形成等，类似病毒性肝炎，也可合并肝硬化、慢性肝炎等病变；②胆囊充盈、增大，胆囊黏膜见慢性炎性病变或胆囊结石等。

（3）心血管病变：①心肌细胞可见变性肿胀，散在性小灶性坏死，间质充血、水肿，坏死部位可见少量单核细胞、淋巴细胞和（或）中性粒细胞的轻度浸润，心外膜可少量炎性细胞浸润，晚期病例可见心肌间质纤维化。②部分器官内发现血管内膜炎及全层血管炎，血管内皮脱落，或见微血栓（透明血栓）及相应部位的梗死。弥散性血管内凝血、毛细血管和静脉系统血栓形成，以及肺静脉血栓栓塞是肺出血、梗死乃至死亡的重要原因。肺栓塞的栓子 90% 来自下肢静脉，也可能来自右心系统。我国重症 COVID-19 患者中深静脉血栓形成者有报道高达 85%。③心血管基础疾病，如大中型动脉的动脉粥样硬化、动脉瘤破裂、心脏肥大、老年性心肌梗死、小动脉硬化等。

（4）肾脏病变：表现为肾小球毛细血管网充血，节段性增生或纤维素样坏死，肾小球球囊腔内有絮状蛋白质渗出。近曲小管表现为上皮细胞肿胀变性、灶性坏死和上皮剥脱；远曲小管内常见透明管型形成，肾间质内血管充血，轻度炎细胞浸润和灶性纤维增生，部分小血管内可见微血栓；晚期少数患者可发生局灶性节段性肾小球硬化。少数患者可合并肾小球肾炎、肾囊肿等慢性疾病。

（5）脑组织病变：大脑脑膜及脑组织充血、水肿，部分神经元变性和脱失，某些病例显示嗜神经现象、卫星现象及神经元缺血性改变，炎细胞浸润于血管周围间隙，灶性脑梗死，少数病例发生脑疝。目前尚未见病毒性脑炎的病理学证据。少数病例可合并老年性脑梗死、脂褐素蓄积、淀粉样物质沉积等慢性病变。

（6）其他组织病变：①食管、胃和肠黏膜上皮表现出不同程度的变性、坏死和剥落，固有层和黏膜下单核细胞、淋巴细胞浸润，肠管节段性出血，肠上皮变性坏死，黏膜下炎细胞浸润；②肾上腺皮质变性，灶性出血坏死，坏死灶周围及坏死灶内可见单核细胞、淋巴细胞及中性粒细胞浸润；③膀胱大多数高度充盈，黏膜上皮脱落；④偶尔检测到胰岛细胞变性和溶解或小灶状坏死；⑤睾丸显示出不同程度的生精细胞减少和损伤，Sertoli 细胞和 Leydig 细胞变性，间质炎症反应。睾丸组织内含有 ACE2 受体，精液中可检出病毒核酸。SARS-CoV-2 感染累及睾丸，可能会影响到男性生育能力，或引发性传播。

3. 病原体检测　COVID-19 病理标本中，在气管和支气管黏膜上皮及 Ⅱ 型肺泡上皮细胞胞质内可用电镜观察到冠状病毒颗粒；免疫组化染色显示表达 ACE2 的一些气管和支气管黏膜上皮细胞、Ⅱ 型肺泡上皮细胞及浸润性巨噬细胞对 SARS-CoV-2 蛋白呈阳性反应。通过基于 qRT-PCR 的病毒核酸检测，气管和肺组织中 SARS-CoV-2 核酸检测呈阳性。在支气管和肺泡上皮、肺门淋巴结、脾脏、心脏、肝脏、胆囊、肾脏、胃肠黏膜、乳腺、睾丸、皮肤、鼻咽、口腔黏膜和唾液腺中也曾检测到 SARS-CoV-2 的 RNA 和病毒颗粒，足以证实其病因，同时提示 SARS-CoV-2 可能有更广泛的靶器官。

【临床表现】

SARS-CoV-2 感染的潜伏期为 1～14 天，多数为 3～7 天。据报道，在确诊病例中，以男性为主，中老年患者较多。

临床主要表现为发热、乏力和干咳。轻症患者仅有低热、轻度乏力，亦可无发热，无肺炎表现，1 周后即可恢复。部分患者以嗅觉、味觉减退或丧失等为首发症状，少数患者伴有鼻塞、流涕、咽痛、结膜炎、胸闷、肌痛、呕吐和腹泻等症状。多数患者预后良好，病情危重者只占少数。重症患者多在发病 1 周后逐渐出现呼吸困难和（或）低氧血症，严重者可快速进展为急性呼吸窘迫综合征（ARDS）、脓毒症休克、难以纠正的代谢性酸中毒和出凝血功能障碍，以及多器官功能衰竭。极少数患者还可有中枢神经系统受累及肢端缺血性坏死等表现。值得注意的是，有些重症、危重症患者病程中可有中低热，甚至无明显发热。危重病例可能死于多器官功能障碍综合征、免疫功能下降及继发性感染，尤其是严重缺氧或急性呼吸窘迫综合征，某些尸检病例则死于并发症或基础疾病，包括肺部严重感染（细菌、真菌或多种感染）、肺栓塞、肺梗死或出血性休克等。欧洲部分患者因静脉血栓脱落导致肺栓塞或脑栓塞而死亡。德国的大宗尸检研究，提出患者的基础疾病如心血管疾病、肝脏或肾脏疾病是重要死因，SARS-CoV-2 感染只是诱发或促进了病情恶化，肺部病变并非直接死因。死亡病例多见于老年感染者和有基础疾病的患者、晚期妊娠和围生期女性、肥胖人群。

儿童病例症状相对较轻，部分儿童及新生儿病例症状可不典型，表现为呕吐、腹泻等消化道症状或仅表现为反应差、呼吸急促。

发病早期外周血白细胞总数正常或减低，淋巴细胞计数进行性减少，部分患者出现肝酶、乳酸脱氢酶、肌酶、肌红蛋白、肌钙蛋白和铁蛋白增高。部分危重患者可有肌钙蛋白增高。多数患者 C 反应蛋白（CRP）和红细胞沉降率增快，降钙素原正常。严重者 D- 二聚体升高。重症和危重症患者常有炎症因子升高。

影像学检查，早期出现多发小斑片状影及间质改变，以肺外带明显。进一步发展为双肺多发性斑片状或节段性磨玻璃样病变（ground-glass opacity, GGO），其中可见肺纹理，呈网格状（"铺路石征"）；伴随血管增粗；早期病灶位于肺野外带，以肺野背侧、肺底胸膜下分布为主；随着病情进展，病灶增多，范围扩大，双肺出现广泛、多发磨玻璃影或浸润病灶，严重者病灶内密度增高或不均匀，可出现肺实变，常见支气管充气征；可以合并小叶间隔增厚、纤维条索、叶间胸膜增厚等，极少数伴胸腔积液，合并淋巴结肿大；恢复期小片状 GGO 可完全吸收，较大片状阴影向纤维化演变。

【诊断与鉴别诊断】

COVID-19 疫情发生后，我国就颁发了诊疗方案，截至 2022 年 9 月底已进行了 9 次修订。按照最新版本，COVID-19 的诊断分为疑似病例、确诊病例 2 个等级。

1. 诊断标准

（1）疑似病例：流行病学史方面①发病前 14 天内有病例报告社区的旅行史或居住史；②发病前 14 天内与新型冠状病毒感染者或无症状感染者（核酸检测阳性者）有接触史；③发病前 14 天内曾接触来自有病例报告社区的发热或有呼吸道症状的患者；④聚集性发病。临床表现方面①发热和（或）呼吸道症状等新冠肺炎相关临床表现；②有上述新型冠状病毒肺炎的影像学表现；③发病早期白细胞总数正常或降低，淋巴细胞计数正常或减少。具有上述流行病学史中的任何一项，且符合临床表现中任意 2 条者；或无明确流行病学史的，符合临床表现中任意 2 条，同时新型冠状病毒特异性 IgM 抗体阳性；或符合临床表现中的 3 条，均为疑似病例。

（2）确诊病例：疑似病例中具有以下病原学或血清学证据之一者即可确诊。①实时荧光 RT-PCR 检测新型冠状病毒核酸阳性；②病毒基因测序，与已知的新型冠状病毒高度同源；③血清新型冠状病毒特异性 IgM 抗体和 IgG 抗体阳性；④血清新型冠状病毒特异性 IgG 抗体由阴性转为阳性或恢复期 IgG 抗体滴度较急性期呈 4 倍及以上升高。

2. 检测标本与方法 检测标本为鼻咽拭子、支气管肺泡灌洗液、痰和其他下呼吸道分泌物、血液、粪便、尿液等，为提高核酸检测阳性率，应尽可能留取痰液，实施气管插管者采集下呼吸道分泌物，标本采集后尽快送检。新型冠状病毒特异性 IgM 抗体、IgG 抗体在发病 1 周内阳性率均较低。由于抗体检测可能会出现假阳性，一般不单独以血清学检测作为诊断依据，需结合流行病学史、临床表现和基础疾病等情况进行综合判断。对于临床怀疑新冠感染且核酸检测阴性的患者，或病情处于恢复期且核酸检测阴性的患者，可通过抗体检测进行诊断。对疑似病例要尽可能采取包括快速抗原检测和多重 PCR 核酸检测等方法，对常见呼吸道病原体进行检测。

3. 临床分型与临床诊断 按照诊断方法，可以分为实验室诊断、影像学诊断和临床诊断，病理诊断因取材困难而很少被应用。实验室检查发现病毒核酸或培养出病毒，检查出病毒抗原或抗体，可作为病因确诊的依据。影像学检查发现肺部磨玻璃样片状或斑块状阴影提示有肺炎存在，并可揭示其范围、程度与进展，进行影像学诊断。在上述证据不足时，特别是对于病毒核酸检测阴性，而临床表现及流行病学史符合肺炎表现，并有影像学支持的疑似病例，临床医师可以结合有关检查进行综合判断，先进行临床诊断，然后进行对症治疗。

临床上将新冠肺炎分为 4 型。

（1）轻型：临床症状轻微，影像学未见肺炎表现。

（2）普通型：具有发热、呼吸道等症状，影像学可见肺炎表现。

（3）重型：成人符合下列任何一条①出现气促，呼吸频率 ≥ 30 次 / 分；②静息状态下，指氧饱和度 ≤ 93%；③动脉氧分压 / 吸氧浓度 ≤ 300mmHg（1mmHg=0.133kPa），在高海拔地区应进行校正。肺部影像学显示 24 ～ 48 小时内病灶明显进展 > 50% 者按重型管理。儿童重型暂不详述。

（4）危重型：符合下列情况之一者需 ICU 监护治疗①出现呼吸衰竭，且需要机械通气；②出现休克；③合并其他器官功能衰竭。

4. 鉴别诊断　在病理诊断方面，因病变缺乏特异性，需要与以下疾病进行鉴别：①病毒性肺炎，如流感病毒、副流感病毒、腺病毒、巨细胞病毒、呼吸道合胞病毒、鼻病毒、人偏肺病毒所致肺炎；②非病毒性肺炎，如肺炎支原体、衣原体肺炎及细菌性肺炎等；③非感染性疾病的肺部病变，如血管炎、皮肌炎、结节病等的肺部病变和机化性肺炎等。儿童患者出现皮疹、黏膜损害时，需与川崎病鉴别。

病理诊断关键是在肺部病灶内原位检出病毒成分，病毒包涵体是病毒性肺炎的重要诊断线索，但可形成包涵体的病毒很多，如腺病毒、巨细胞病毒、单纯疱疹病毒、呼吸道合胞病毒、麻疹病毒等，仍需鉴别。上皮性合胞体多核巨细胞也可作为病毒感染诊断线索。在病变组织中可利用电镜检查病毒颗粒、用免疫组化检查病毒抗原、用原位杂交检查病毒核酸、用 RT-PCR 检测病毒基因序列等，已在 COVID-19 病理诊断和研究中开始应用。

四、呼吸道其他病毒感染

除以上病毒外，还有其他一些病毒也可感染呼吸系统，引起相关病变，如腺病毒、肠病毒等属中的一些病毒，简述如下。

1. 鼻病毒感染　鼻病毒（rhinovirus，RV）属微小 RNA 病毒科，2017 年归并到肠病毒属，是普通感冒最常见的病原体。鼻病毒感染呈全球性分布，四季散发或小流行，春末秋初增多，多个血清型可同时流行，因病毒类型多，尚未研制出有效疫苗。感染后仅能防止同型病毒再感染，故成年人年均可感染 1 ～ 2 次，儿童感染率高于成人，年均 2 ～ 4 次，以幼童感染率最高。

（1）生物学性状：鼻病毒属于微小 RNA 病毒科肠道病毒属，鼻病毒颗粒呈球形，直径 28 ～ 30nm，为单正链 RNA，无包膜，核衣壳呈 20 面体立体对称，由 VP1 ～ VP4 蛋白构成。目前所鉴定的鼻病毒已超过 120 型，为血清型最多的人类病毒。鼻病毒的受体是细胞间黏附分子 -1（ICAM-1），鼻病毒能在人胚肾、猴肾及人胚肺二倍体细胞中增殖，33℃ 旋转培养易出现细胞病变。

（2）传播与致病作用：鼻病毒通常寄居在上呼吸道，约 1/3 的成人普通感冒由鼻病毒引起，手和飞沫是鼻病毒主要的传播媒介，其可通过呼吸道飞沫传播，或接触鼻分泌物后，从手传播到鼻。鼻病毒经鼻腔、口腔和眼部的黏膜侵入机体，然后主要在鼻黏膜上皮细胞中增殖，感染后 2 ～ 4 天鼻分泌物中含大量病毒，传染性最强，并可持续排病毒 1 周以上。有研究认为感冒症状与病毒感染引起局部炎症反应，使白介素等介质释放有关。鼻病毒还与哮喘的诱发及加重有关，机制尚未明确。鼻病毒感染后可在呼吸道局部产生 SIgA 和血清中和体，对同型鼻病毒有免疫力。

（3）临床病理表现：感染 2 ～ 3 天后黏膜水肿、充血、渗出明显，呈卡他性炎；黏膜细胞变性、坏死、脱落，黏膜下中性粒细胞、淋巴细胞、浆细胞、嗜碱性粒细胞浸润，黏液腺分泌增加，出现相应的感冒症状。病变消退后黏膜组织可完全恢复。

本病潜伏期 2 ～ 4 天，约 2/3 的患者出现症状，主要累及上呼吸道，即鼻、咽、喉部。早期为鼻部卡他性炎，表现为流清鼻涕、打喷嚏、鼻塞，之后出现咽痛、咳嗽、声嘶等，可伴低热、疲乏、头痛。小儿常有消化道症状，病程 5 ～ 7 天，可自愈。合并其他病毒或细菌感染时，炎症向周围蔓延，易并发鼻窦炎、中耳炎、支气管炎或支气管肺炎等病。小儿感染还可累及下呼吸道或诱发哮喘。有哮喘史的小儿，鼻病毒感染是使哮喘发作的常见原因。

（4）诊断与鉴别诊断：诊断主要依据典型临床表现，鼻病毒感染所致的普通感冒与其他病毒所致的上呼吸道感染症状相似，有条件者可分离病毒或测定血清的中和抗体。确诊需病毒学检查。取发病 2 ～ 4 天的鼻咽分泌物分离病毒是最可靠的方法，分子生物学方法检测病毒 RNA 有助于早期诊断，双份血清查特异性抗体可用于流行病学监测。

2. 肠道病毒感染　微小 RNA 病毒科肠道病毒属是一种世界范围内常见的可引起人类多种疾病的病原体。肠道病毒（enterovirus，EV）包括脊髓灰质炎病毒、柯萨奇病毒、埃可病毒及按数字编码的许多新型肠道病毒。EV 经消化道或呼吸道传播，可引起散发或流行性疾病，儿童是易感人群。EV 所致的疾病多种多样，其中 EV 引起的无菌性脑膜炎及手足口病的暴发流行等已引起了广泛的关注。EV 也可以引起呼吸道感染。文献提示，在小儿急性呼吸道感染中，EV 引起者可占 10% ～ 15% 以上，是仅次于呼吸道合胞病毒、腺病毒和流感病毒的常见病原体，也是引起小儿急性呼气性喘息（细支气管炎、急性哮喘）的重要病原体。EV 引起的呼吸道感染还有夏季流感、咽炎、疱疹性咽峡炎、毛细支气管炎与肺炎、普通感冒、哮吼、气管炎及喉 - 气管 - 支气管炎等很多类型。肺外疾病还有心肌炎和心包炎、肌炎和关节炎、流行性胸痛或肌痛、出疹性疾病、流行性出血性结膜炎等。详见本章第四节。

3. 腺病毒感染 腺病毒科（Adenoviridae）包括 5 个属，是一群分布十分广泛的 DNA 病毒，其中人类腺病毒根据其生物学性质分为 A ～ G 共 7 组，每一组包括若干血清型，共 52 型。其中 4、7、14、21 型可引起急性呼吸道感染、急性发热性咽炎、咽结膜热，3、4、7、34、35 型可引起肺炎。腺病毒性肺炎占病毒性肺炎的 20% ～ 30%，多发生在 6 个月到 2 岁的婴幼儿，主要临床病理表现参见本章第十节。

（郭瑞珍　戴　洁　刘德纯；郭瑞珍　管俊昌）

第四节　消化道病毒感染

经消化道感染与传播并引起人类疾病的病毒很多，最常见的是小核糖核酸病毒科肠道病毒属（Enterovirus）及其他引起急性胃肠炎的相关病毒，如呼肠孤病毒科（Reoviridae）中的轮状病毒（rotavirus），星状病毒科的星状病毒（astrovirus），杯状病毒科（Caliciviridae）的诺如病毒（norovirus），腺病毒科的肠道腺病毒（enteric adenovirus，EAd）等。这些病毒经粪—口途径传播，可引起自口腔至胃肠道各个节段的疾病，也可引起消化道以外组织的感染。其中一些病毒如轮状病毒、星状病毒、杯状病毒等主要引起急性病毒性胃肠炎，又称急性病毒性腹泻。这些病毒引起的胃肠炎临床表现相似，主要为呕吐和腹泻。但流行方式却明显分为两种，一种是引起 5 岁以下的小儿腹泻，一种是与年龄无关的暴发流行。这些病毒感染的发病机制、病理改变几乎也是一样的，故合并在一起论述。消化道常见病毒感染概括见表 8-4-1。

表 8-4-1　消化道常见病毒感染及所致疾病

病毒科/属	病毒	相关疾病
小核糖核酸病毒科肠道病毒属	脊髓灰质炎病毒	脊髓灰质炎（小儿麻痹症），无菌性脑膜炎
	柯萨奇病毒	无菌性脑膜炎，疱疹性咽峡炎，急性咽炎，感冒，婴幼儿肺炎，肝炎，皮疹，黏膜疹，心肌炎，心包炎，流行性胸痛，肌无力和麻痹，新生儿感染，睾丸炎，手足口病（A10和A16型），婴儿腹泻等
	埃可病毒	无菌性脑膜炎，脑炎，麻痹，共济失调，急性特发性多神经炎，皮疹，腹泻，心肌炎，心包炎，呼吸道疾病，肝脏疾病等
	新型肠道病毒（68～116型）	手足口病（71型），脑膜脑炎（70型，71型），麻痹（70型，71型），感冒，肺炎，急性出血性结膜炎（70型），皮疹，心肌炎，心包炎，睾丸炎，呼吸道疾病等
呼肠病毒科	轮状病毒	婴幼儿腹泻，成人腹泻，急性胃肠炎
星状病毒科	星状病毒	急性胃肠炎
杯状病毒科	诺如病毒	急性胃肠炎
腺病毒科	肠道腺病毒	急性胃肠炎（腺病毒40型，41型）

各种病毒侵入消化道，主要累及小肠，使小肠黏膜重吸收水分和电解质的能力下降，肠液在肠腔内大量积聚而引起腹泻；病变的肠黏膜细胞分泌双糖酶不足且活性降低，使食物中糖类消化不全而积滞在

肠腔内，并被细菌分解成小分子的短链有机酸，致使肠液的渗透压升高；微绒毛破坏也造成载体减少，上皮细胞钠转运功能障碍，水和电解质丢失。病毒通过以下方式发挥作用：①作用于肠黏膜固有层细胞，通过钙激活氯离子（Cl⁻）通道促进肠道分泌和水的流失；②改变上皮细胞的完整性，从而影响细胞膜的通透性；③激活钙离子（Ca^{2+}）通道，导致分泌增加；④通过旁分泌效应扩大被感染黏膜上皮细胞的感染效应；⑤直接作用于肠道神经系统（ENS），产生毒素引起腹泻。

病毒侵入小肠黏膜，在柱状上皮细胞内复制，引起上皮细胞损伤，大体表现为病变小肠肿胀、浆膜面血管扩张、充血。剖开肠腔，可见肠壁增厚，肠黏膜高度水肿，绒毛水肿并向腔面突起，致使肠腔相对狭窄，黏膜表面可见出血点。肠腔内分泌物多呈水样。组织学表现为受累的肠黏膜微绒毛肿胀、排列紊乱和变短。上皮细胞空泡变性、坏死并脱落，在上皮脱落处肠黏膜面留下不规则的浅表的黏膜缺损。固有膜血管高度扩张充血，间质水肿，有少量淋巴细胞浸润。肠腔内滞留有由脱落的上皮细胞、肠液等成分组成的液体状物。

一、小核糖核酸病毒科肠道病毒感染

小核糖核酸病毒科（微小 RNA 病毒科，Picornaviridae）是 RNA 病毒中最小的类群，也是人、畜较为重要的病原体，该病毒可能感染人和动物，引起轻度发热型疾病甚至心脏、肝脏和中枢神经系统的严重疾病。根据国际病毒分类委员会（ICTV）关于病毒学的分类（截至 2018 年 3 月），小核糖核酸病毒科病毒分为 40 个属 94 个种。其中包括①肠道病毒属，因能感染人、牛、猪等的肠道而得名。该属的脊髓灰质炎病毒是造成小儿麻痹的主要病原，大多引起隐性感染，只有约 1% 产生明显的临床症状；埃可（ECHO）病毒可引起病毒性胃肠炎；新型肠道病毒的某些类型可引起手足口病等；鼻病毒是人类患感冒的主要病原。②肝病毒属，如甲型肝炎病毒（HAV），病毒由粪便排出，有传染性，引起甲型病毒性肝炎（详见第六节）。③心病毒属，如鼠脑心肌炎病毒可感染啮齿动物引起心脏病变。④口蹄疫病毒属，主要的宿主为偶蹄类动物，以牛、猪最为易感，人也可被感染，但症状较轻。本节重点介绍肠道病毒属及其所致疾病。

（一）肠道病毒属病毒感染概述

1. 生物学性状　小核糖核酸病毒科病毒为连续线型单链 RNA，由 60 个亚单位（原体）组成，每个亚单位为一个五聚体。病毒颗粒的直径为 30 ～ 32nm，形状为 20 面体，沉降系数为 140 ～ 165，表面光滑，没有包膜，亦无纤突，其 RNA 多为 6.7 ～ 10.1kb 的带 polyA 尾的正义非分节 RNA。这些小核糖核酸病毒颗粒的单链 RNA 含有可分为三个区域的开放阅读框，这三个区域分别为 P1 区、P2 区和 P3 区。P1 区编码衣壳蛋白，P2 和 P3 区编码的蛋白参与病毒的各项生命活动。由五聚体形成的新生病毒粒子没有感染性，称为前病毒粒子。前病毒粒子必须经过成熟切割，使其中的 VP0 生成 VP1 + VP2，才能转变成有侵染力的病毒粒子。该家族所有成员的特征是具有 β 桶形折叠的三种衣壳蛋白，由病毒编码的半胱氨酸蛋白酶进行多蛋白加工，以及通过 RNA 依赖性 RNA 聚合酶与 YGDD 序列基序复制。

肠道病毒属（EV）属于微小 RNA 病毒科的一个属，病毒体呈球形，直径 17 ～ 28nm，为无包膜的小 RNA 病毒，衣壳亦为 20 面体立体对称。基因组为单正链 RNA，外壳由 32 ～ 42 个壳微粒组成，内核直径为 6 ～ 20nm，含 20% ～ 30% 单链 RNA。其蛋白质成分主要由 4 个多肽（VP1 ～ VP4）构成，其中 VP2 和 VP4 由 VP0 裂解而来，在几乎所有小 RNA 病毒颗粒中都含有 1 个或数个这样的未裂解成分。肠道病毒中有一些型或同一型中的某些株具有血凝活性，是感染性核酸。

小核糖核酸病毒的宿主大多是脊椎动物，大多数物种的成员可以在细胞培养中生长。肠道病毒在灵长类上皮样细胞中生长良好，常用的有猴肾、人胚肾、人胚肺、人羊膜和海拉细胞（HeLa cell）等。病毒在胞质内复制，迅速引起细胞病变，致使细胞变圆、坏死、脱落。柯萨奇病毒对乳鼠有致病性，可通过接种乳鼠来分离该类病毒。

2. 肠道病毒属的分型　基于其在人类及其他灵长类动物细胞内的复制能力、对不同动物的感染和致病性，以及其抗原差异，EV 被分为脊髓灰质炎病毒（poliovirus）、柯萨奇病毒（Coxsackie virus）和人致肠道细胞病变孤儿病毒（enteric cytopathogenic human orphan virus，ECHO，简称埃可病毒）。1969 年以后因命名法则的更改，对新鉴定的 EV，即新型肠道病毒（neotype enterovirus）不再分亚组，而是按发现顺序分别命名，从 EV68 开始，目前已有 100 余个血清型。这些病毒所致的传染病统称为人类肠道病毒感染性传染病，如脊髓灰质炎病毒所致的脊髓灰质炎、柯萨奇病毒或新型肠道病毒引起的疱疹性咽峡炎、手足口病等。

3. 肠道病毒的传播途径 人类是肠道病毒的天然宿主，儿童是最敏感的人群。传染源为患者及隐性感染者。肠道病毒感染广泛分布于世界各地，多数为隐性感染，发病率为 2%～10%，主要取决于病毒的型别、株别，以及人体的免疫功能状态。肠道病毒主要经粪—口途径传播，也可能通过空气传播。感染后病毒在咽喉部持续存在 1～3 周，通过粪便排毒 1～18 周，因此粪便污染的食物、水源和用具等是主要的传染源，而媒介昆虫、苍蝇、蟑螂等偶尔可成为传染源。流行季节主要为夏、秋季，一般呈散发流行或地区性暴发流行。隐性感染甚为普遍，病毒在肠道中增殖，却引起多种肠道外感染性疾病，如脊髓灰质炎、无菌性脑膜炎、皮疹、心肌炎及急性出血性结膜炎等。

4. 致病作用 病毒进入人体后，先在包括咽部在内的消化道上皮细胞和淋巴组织内繁殖，进入细胞胞质并破坏及杀死细胞。在敏感的儿童或缺乏免疫力的成人中，病毒进一步扩散到血液循环，引起病毒血症，通过血液侵犯其他器官。此时患者出现低热。随后病毒很快进入全身单核巨噬细胞系统继续繁殖，同时侵犯敏感的器官或组织，引起以炎症为主要病理变化的多种特殊临床表现。急性病毒性胃肠炎的主要病变是非特异性的炎症，在炎症反应中可看到细胞坏死及淋巴细胞、单核细胞浸润，中枢神经系统的炎症反应在血管周围比较明显。病毒亚群和血清型的不同，或对不同组织的嗜性不同（受体的差异），各自攻击的靶器官不同，故可引起各种不同的疾病，如脊髓灰质炎病毒往往侵犯脊髓前角运动神经元，而柯萨奇病毒、埃可病毒和新型肠道病毒更容易感染脑膜、黏膜和肌肉等部位，引起手足口病、无菌性脑膜炎、脑炎和脑膜脑炎、疱疹性咽峡炎、急性出血性结膜炎、流行性肌痛等。另外，近年研究结果表明，由肠道病毒引起的心肌炎或心包炎、肾炎和肌炎等除病毒原发感染作用外，还有免疫病理反应的参与。

病毒入侵人体细胞，首先要破坏宿主细胞表面屏障并吸附于宿主细胞上，才能启动感染。小 RNA 病毒或肠道病毒也是这样。吸附过程可分为两种情况：①发生可逆反应的非特异性静电吸附；②发生不可逆反应的特异性受体吸附。病毒受体实际上就是一种细胞表面的正常结构，本质是蛋白质，由宿主细胞的基因调控，参与正常的生理功能。病毒与宿主受体相互作用是高度特异性的，并且对于建立病毒感染至关重要。目前已知脊髓灰质炎病毒受体和柯萨奇 B 组病毒受体都是免疫球蛋白超家族成员，其本质是糖蛋白；甲型肝炎病毒的细胞受体被命名为甲型肝炎病毒受体 -1（HAVcr-1）。这些受体通常介导相应的病毒颗粒附着到宿主细胞表面并积极促进内化，使病毒颗粒侵入宿主细胞。一些病毒利用大量表达的表面蛋白来初始附着于细胞，但需要不同的受体进入细胞。

5. 免疫性 机体受病毒感染后，肠道局部可出现特异性分泌型 IgA，血液中依次出现 IgM 和 IgG 抗体，分泌型 IgA 能清除肠道内的病毒，在阻止病毒进入血流方面起重要作用。血液中的 IgM、IgG 抗体（主要是中和抗体）可阻断病毒向中枢神经系统和其他部位扩散并将病毒清除。中和抗体在体内存留的时间甚长，对同型病毒感染有牢固的免疫力，但对异型病毒感染无保护作用。肠道病毒感染后，患者可获得牢固的免疫力，以体液免疫的中和抗体为主。

6. 病因诊断 需靠实验室检查。病理检查通常只关注炎症的类型与程度，有时可发现病毒感染的线索，如淋巴细胞袖套状浸润、筛状软化灶、病毒包涵体等。

（1）病毒分离与鉴定：由肠道病毒引起的急性感染，用咽拭子、直肠拭子、粪便、脑脊液及组织等标本接种单层细胞培养，可分离出病毒，再用中和试验进行鉴定和分型，这是传统的鉴定 EV 的金标准。但不同型别 EV 对细胞的敏感性不同，因此需要用多种细胞分离技术。有中枢神经系统症状时，脑脊液分离阳性率为 10%～85%。从胸腔、关节腔、心包液、脑脊液中分离出病毒有确诊的意义；从鼻咽或下呼吸道分泌物或疱疹液中检测到病毒有高度相关意义；而若从粪便中分离出肠道病毒，则不一定为近期感染，因为无症状粪便排毒可达 3～4 个月以上。肠道病毒的鉴定既烦琐又费力，主要依靠中和试验。

（2）血清抗体检测：多采用中和试验。一般单份血清抗体效价无意义，因为健康人血清中都有一定的效价。若取双份血清检测，恢复期中和抗体水平较急性期呈 4 倍以上升高，可支持肠道病毒感染的诊断。ELISA 检测 EV 特异性 IgM 或 IgG 抗体，常用于回顾性诊断或暴发流行时的调查研究。用单克隆抗体间接免疫荧光法不但可快速检测 EV，还可鉴别不同型别的 EV 感染。

（3）分子生物学方法：可提高 EV 感染的诊断率，还可提供病毒遗传学其他方法所没有的信息。常用方法有核酸杂交法、PCR 技术、RT-PCR、多重巢式 RT-PCR 技术，或将 RT-PCR 与探针杂交法相结合，可进一步提高 RT-PCR 的特异性、敏感性和时效性。

（二）脊髓灰质炎病毒感染

脊髓灰质炎病毒（poliovirus，PV）为微小 RNA

病毒科肠道病毒属的成员，曾是对人类健康危害最大的病毒之一，也是被认识最为清楚的病毒之一。该病毒具有嗜神经性，仅感染人类，多感染5岁以下儿童，引起脊髓灰质炎（poliomyelitis），又称脊髓前角灰质炎。病毒主要侵犯脊髓前角运动神经元，导致肢体松弛性麻痹，故又名小儿麻痹症（infantile paralysis）。该病传播广泛，是一种急性传染病，一年四季均可发生，但流行都在夏、秋季。一般以散发为多，带毒粪便污染水源可引起暴发流行。潜伏期通常为7～14天，最短2天，最长35天。在临床症状出现前后，患者均具有传染性。我国在20世纪60年代开始服用减毒活疫苗进行免疫预防，至20世纪90年代发病率已降至很低水平，2000年WHO宣布我国已达到无脊髓灰质炎目标，现在柯萨奇病毒成为此病的常见病因。但是，2014年叙利亚等国暴发脊髓灰质炎，WHO将其认定为"国际关注的突发公共卫生事件（PHEIC）"，2019年新发病例仍有113例，且散发于多个国家。

【生物学性状】

脊髓灰质炎病毒属于小核糖核酸病毒科肠道病毒属C型人肠道病毒（HEV-C），具有典型肠道病毒形态，呈球形，大小28nm，有衣壳、核心、无包膜，基因组为单正链RNA。根据抗原性不同，血清型可分为1、2、3型，这三型病毒的核苷酸序列已经清楚，总的核苷酸数目为7400个左右。虽然有71%左右的核苷酸为三型脊髓灰质炎病毒所共有，但不相同的核苷酸序列却都位于编码区内，因此各型间很少交叉免疫。

用补体结合试验可查出病毒有两种抗原：① D（致密）抗原，存在于成熟的、有感染性的病毒颗粒中，是该病毒的中和抗原，具有型特异性。② C（无核心）抗原。C抗原存在于经过56℃灭活或者未成熟的空心病毒颗粒中，是一种耐热的抗原成分，与三型病毒的抗血清均呈补体结合阳性反应。目前，国内外致病与流行以1型居多，约占85%。

【发病机制】

1. 感染途径　人是脊髓灰质炎病毒的唯一自然宿主，隐性感染（无症状病毒携带者）和轻症瘫痪型患者是主要传染源，前者约占90%。患病初期，患者鼻咽部分泌物和病变发展期排出的粪便（粪便带毒时间为数月）中均含有大量病毒，故病程潜伏期末和瘫痪前期传染性最大，主要通过污染的水、食物及日常用品以粪—口途径传播，偶尔也可以通过飞沫传播。带毒粪便污染水源可引起暴发流行。引起流行的病毒型别以1型居多。人群普遍易感，感染后获持久免疫力并具有型特异性。

2. 致病作用　人体细胞膜表面有一种脊髓灰质炎病毒受体（PVR），即细胞黏附分子CD155，是免疫球蛋白超家族成员，其本质是糖蛋白，分子量为67kDa。CD155分布于脊髓前角细胞、背根神经节细胞、运动神经元、骨骼肌细胞和淋巴细胞，与病毒衣壳上的结构蛋白VP1具有特异的亲和力，使病毒能够吸附到细胞上。脊髓灰质炎病毒经口咽或消化道进入机体后，侵入扁桃体、咽壁淋巴组织或肠道集合淋巴结内繁殖，首先与PVR结合，由受体介导穿过细胞膜进入细胞，在脱壳酶和受体的双重作用下，病毒脱去核衣壳，在细胞内进行复制、装配、释放病毒并向外排毒。此时是否致病取决于机体的免疫功能及侵入病毒的数量和毒力，以及血脑屏障功能健全与否。当机体抵抗力强时，患儿可无症状并成为隐性感染者；如病毒入血可引起病毒血症，并侵犯消化道、呼吸道出现前驱症状，此时如机体免疫系统能清除病毒，则感染失败，形成顿挫型感染。当机体免疫防御力低下时，病毒在体内大量繁殖，入血后通过血脑屏障侵入中枢神经系统。脊髓灰质炎病毒为嗜神经性病毒，侵入中枢神经系统后，到达带有CD155分子的靶细胞，主要在脊髓前角运动神经元中繁殖，引起前角运动神经元变性、坏死，导致肢体松弛性麻痹，多见于儿童，故又名小儿麻痹症，是小儿致残的主要疾病之一。

脊髓灰质炎病毒可刺激机体产生保护性抗体，如血清中和抗体、咽部和肠道黏膜表面的SIgA抗体，对同型病毒有持久的免疫力，阻止病毒由肠道经血液播散。IgA类抗体可通过胎盘传给胎儿，对6个月内的婴儿有保护作用。

【病理变化】

1. 病变部位　脊髓灰质炎病毒具有嗜神经性，主要侵犯脊髓前角和脑灰质的运动神经元，以脊髓前角运动神经元受累最重，以脊髓颈膨大、腰膨大为甚，其次为大脑前中央回的锥体细胞。除脊髓外，病变越往上越轻，依次为延髓、脑桥、中脑、小脑、下视丘、视丘和苍白球的运动神经元，大脑皮质除前中央回外，很少受累，脊髓后角感觉神经元偶尔也可被累及，但病变轻微。

2. 肉眼检查　局部脊膜和脊髓前角明显充血，病变严重者可显示出血和坏死。以颈、腰膨大处受累明显。急性严重病例于脊髓背侧内也可见血管扩张充血、出血和坏死。后期前角脊神经根萎缩呈灰色，前角灰质变小。前根（运动神经根）萎缩、变细。瘫痪的肌肉明显萎缩，肌纤维之间为脂肪组织和结缔组织所填充。

3. 组织学改变　脊髓灰质炎属于一种变质性炎

症，以脊髓前角运动神经元变性、坏死为特征，大脑前中央回的锥体细胞亦可受累。

（1）软脊髓膜病变：早期可见软脊髓膜内广泛充血，弥漫性淋巴细胞浸润，以淋巴细胞和浆细胞为主，有时也可见中性粒细胞浸润（图8-4-1）。

（2）脊髓前角病变：可见充血、水肿，运动神经元肿胀变性，胞体内中央性尼氏体（Nissl body）溶解、消失，细胞核浓缩、溶解，出现鬼影细胞、嗜酸性核内包涵体、小胶质细胞增生及胶质结节形成、噬神经细胞现象等（图8-4-2～图8-4-4），严重病例炎性反应明显，大量神经元坏死消失，坏死组织液化可形成小的软化灶。坏死组织内仅残留少数变性的神经细胞及坏死细胞碎片（图8-4-5）。

（3）血管病变：血管扩张充血，周围有以单核细胞、淋巴细胞、浆细胞为主的炎细胞浸润，形成袖套状，有时可见少量中性粒细胞。血管之间可见大量吞噬脂质的小胶质细胞（图8-4-6）。

（4）晚期病变：可见区域性脱髓鞘，噬神经细胞现象突出，并有多量泡沫细胞形成和小胶质细胞增生，形成胶质结节或胶质瘢痕。脊髓前角神经根萎缩，所支配的相应肌群发生去神经性萎缩。

【临床表现】

本病一年四季均可发生，但流行都在夏、秋季。一般以散发为多，潜伏期通常为7～14天，最短2天，最长35天。受病毒感染后，绝大多数人（90%～95%）呈隐性感染，而显性感染者也多为轻症感染（4%～8%），只有少数患者（1%～2%）发生神经系统感染，以发热、上呼吸道症状、肢体疼痛为主，部分患儿可发生迟缓性神经麻痹并留下后遗症（患肢萎缩、瘫痪）。根据显性感染患者的临床表现可分为三种类型。

1. 轻型（又称无症状型） 占90%以上，感染者有发热、乏力、头痛、肌痛，有时伴有咽炎、扁桃腺炎及胃肠炎症状，类似流感。症状持续4～5天后即可

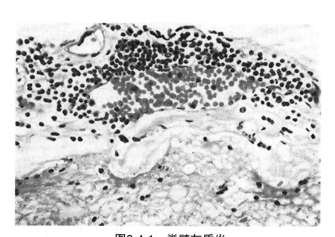

图8-4-1 脊髓灰质炎
脊髓蛛网膜下腔小静脉周围淋巴细胞套形成，下方为水肿的脊髓（丁彦青惠赠）

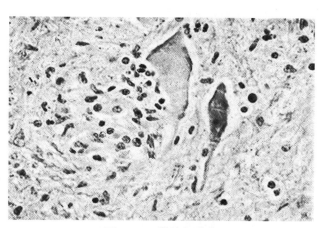

图8-4-2 脊髓灰质炎
脊髓神经元变性，左侧见噬神经细胞现象，右侧神经元变性、皱缩（丁彦青惠赠）

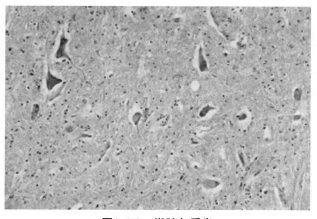

图8-4-3 脊髓灰质炎
显示神经细胞肿胀，部分细胞尼氏体消失，周围血管扩张充血

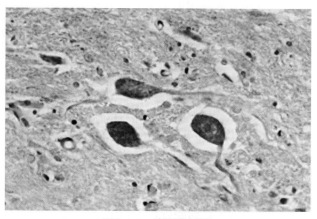

图8-4-4 脊髓灰质炎
高倍显示神经细胞肿胀，尼氏体消失，周围血管扩张充血

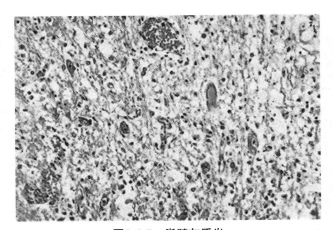

图8-4-5　脊髓灰质炎
脊髓神经元广泛破坏，仅残留几个变性的神经元及坏死细胞碎片（丁彦青惠赠）

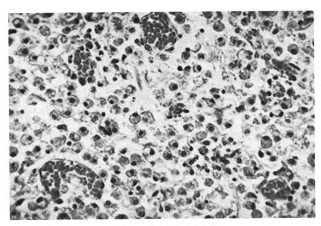

图8-4-6　脊髓灰质炎
组织充血水肿，在扩张的毛细血管间可见大量吞噬脂质的小胶质细胞（丁彦青惠赠）

消退。仅可结合粪便或鼻咽部分泌物中分离出病毒抗体进行诊断。

2. 非麻痹型　又称无菌性脑膜炎型。患者具有典型的无菌性脑膜炎症状，颈部或背部疼痛，可查出轻度颈项强直及脑膜刺激症状，脑脊液中淋巴细胞增多。

3. 麻痹型　病毒从血液侵入中枢神经系统，当累及脊髓腰膨大部前角运动神经细胞时，造成肌群松弛、萎缩，最终发展为松弛性麻痹。在个别患者，病毒可累及脑下神经和脊髓颈区前角神经元，造成咽、软腭、声带麻痹，患者常因呼吸、循环衰竭而死亡。瘫痪型临床又分为前驱期、瘫痪前期、瘫痪期、恢复期、后遗症期。瘫痪期于病后3～10天出现，表现为肢体瘫痪，一般急性期体温降至正常后，瘫痪就不再进展，并于数周内肢体瘫痪逐渐恢复。症状的恢复取决于病情轻重，病后最初3～6个月内肌力恢复较快，以后不断改善，但速度渐慢。瘫痪1～2年症状仍不能恢复者则可能留下后遗症，长期瘫痪肢体可引起肌肉痉挛、萎缩和变形，如足部发生马蹄状内翻或外翻、脊柱弯曲畸形，骨骼发育也受影响。

以上3型中以麻痹型最少见，仅占显性感染的0.1%～1%。过度疲劳、创伤、妊娠、扁桃体切除、近期有以明矾为佐剂的疫苗接种史等易促使麻痹发生。

并发症：脊髓灰质炎可因呼吸肌麻痹继发吸入性肺炎、肺不张、急性肺水肿等；消化系统并发症为消化道出血、肠麻痹、急性胃扩张等；还可并发心肌炎、尿路感染、压疮等。

【诊断与鉴别诊断】

本病根据流行病学资料、临床表现，结合病毒分离、免疫学和分子生物学检查（参见上文）可以确诊。

本病前驱期需与上呼吸道感染、流行性感冒、胃肠炎等鉴别；瘫痪前期患者需与各种病毒性脑炎、化脓性脑膜炎、结核性脑膜炎及流脑鉴别；瘫痪患者需与感染性多发性神经根炎、周期性瘫痪等鉴别。

（三）肠道病毒感染与手足口病

手足口病（hand foot mouth disease，HFMD）是一种比较常见的传染度颇高的急性传染病，由新型肠道病毒EV71或柯萨奇病毒中A组16型（CVA16）等感染引起。本病以发热和手、足、口腔等部位的疱疹为主要临床特征，其中有些患者可发生脑膜脑炎。手足口病在世界各地均有发病，高发区为东南亚和东北亚，我国也曾有该病流行的报告。手足口病呈季节性流行，每年有两个发病高峰，第一个高峰在4～5月份，第二个高峰在9～10月份，且第一高峰强于第二高峰。手足口病发病存在连续2年高发、每隔1～2年出现较大规模暴发流行的规律，该现象与新的易感人群积累有关。

王善昌研究手足口病并发CNS感染患者569例，占同期住院手足口病患者的38.2%（569/1488），其中男性407例，女性162例；年龄小于3岁的低龄儿童是手足口病的高发群体（年龄4～91个月，中位年龄27个月）。刘艳等收集并分析了216例小儿手足口病并发CNS感染的临床资料，其中男136例，女80例，男女比例为1.7：1，3岁以下占56%（121/216），CNS损害多发生在病程第2天，3例死于神经源性肺水肿和（或）肺出血；2例出院时留有神经系统损伤后遗症。鉴于该病的危害性，我国已在2008年将其列为丙类法定传染病。

【生物学性状】

近年实验室检测结果显示,手足口病的病原复杂多样,可由20多种肠道病毒引起,以肠道病毒71型(EV71)和柯萨奇病毒A组16型(CVA16)感染为主,两者均属于微小RNA病毒科肠道病毒属。EV71感染与手足口病CNS损害密切相关,并有再感染发生。手足口病并发CNS损害病例大多由EV71肠道病毒感染引起,手足口病的重症和死亡病例也多由EV71引起。

肠道病毒71型(EV71)具有肠道病毒的典型形态和基因结构,为20面体立体对称结构,无包膜,基因组为单股正链RNA。根据病毒衣壳蛋白VP1编码序列的差别分为A、B、C三个基因型,各型之间至少有15%的核苷酸序列差异。在我国流行的主要是C4亚型。

柯萨奇病毒(Coxsackie virus, CV)的形态、结构、基因组和理化性状等与脊髓灰质炎病毒相似。按血清型分为A、B两组,其中A组(CVA)有23个血清型,引起手足口病者为其中16型(CVA16),但症状较轻。B组柯萨奇病毒(CVB)有6个血清型。

【发病机制】

1. 传播途径 本病流行期间的主要传染源为患者或隐性感染者,流行间歇期的主要传染源是病毒携带者和轻微散发病例。感染病毒后潜伏期一般为3~7天。发病前数天,患者咽部分泌物和粪便标本可检出病毒,疱疹液中也含大量病毒,一旦疱疹破溃,病毒便会从中溢出。病毒主要通过消化道(粪—口途径)、呼吸道飞沫和密切接触传播。发病后1周内传染性最强。人对肠道病毒普遍易感,显性感染和隐性感染后均可获得特异性免疫力,持续时间尚不明确。

2. 致病作用 肠道病毒进入人体后在肠黏膜上皮细胞和淋巴组织内复制增殖,而后进入血液,形成第一次病毒血症,在血液中以游离形式存在,进入靶器官内继续增殖,再次入血形成第二次病毒血症,最后到达体表易受压迫或摩擦部位(如手足末端皮肤或口腔黏膜)的表皮,形成皮肤黏膜疱疹、手足口病。此外,EV71有嗜神经性,严重病例病毒可随血液进入颅内,直接损害神经系统引起无菌性脑膜炎、病毒性脑炎或脊髓灰质炎。病毒对中枢神经系统的损害具有选择性,一般累及脑干、延髓和脊髓的实质。EV71对脊髓前角神经元具有亲嗜性,也可引起类脊髓灰质炎和急性弛缓性麻痹。病毒还可进一步到达肺脏和心脏引起相应病变,也可累及淋巴结、脾脏等免疫器官。

病毒入侵靶细胞通常与其受体有关。据报道,EV71的受体有B类清道夫受体Ⅱ(scavenger receptor class B member Ⅱ,SCARB Ⅱ)、P选择素糖蛋白受体-1(P-selectin glycoprotein ligand-1,PSGL-1)或唾液酸多聚糖。SCARB2和PSGL-1也是CVA16的受体,因而EV71和CVA16均能引起人类手足口病。病毒侵入上呼吸道或消化道后,通过上述受体与靶细胞结合,然后侵入靶细胞内增殖,再度入血,随血流侵入颅内,引起脑组织病变。

手足口病常有严重的脑部病变和肺水肿。大量病理学研究的证据显示,EV71引起的肺水肿是神经源性的,推测病毒首先破坏延髓和脑干组织内特定的具有调节功能的呼吸中枢神经细胞,引起自主神经功能的紊乱,最终导致肺水肿。

EV71所致的手足口病多见于亚洲国家,临床症状较重,常累及中枢神经系统;而CVA16型所致的手足口病多见于欧洲国家,临床症状轻而典型,预后良好。重症和死亡病例多由EV71型引起。

【病理变化】

本病主要累及手、足和口腔,少数患儿可发生心肌炎、肺水肿、无菌性脑膜脑炎等并发症。通常分为两型。①普通型:手足口病的疱疹大体表现为表皮内水疱,水疱内含清亮液体(图8-4-7,图8-4-8),尸表检验见口唇及双手指甲青紫。镜下示水疱周围上皮细胞水样变性,伴细胞间质水肿,水疱下真皮浅层散在慢性炎细胞浸润。②重症型:常出现病毒性脑炎或脑干脑炎,主要累及脑桥、中脑、延髓和脊髓。其次是病毒性肺炎,部分病例可累及心肌、肝、脾、肾或消化道、淋巴结。

1. 神经组织病变 由于低龄儿童的血脑屏障发育不完善和病毒的嗜神经性,手足口病主要引起神经

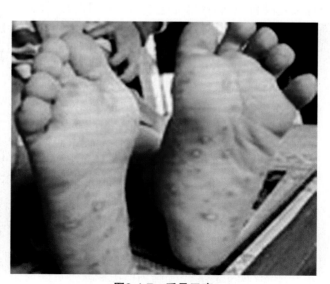

图8-4-7 手足口病
足底皮肤出现水疱

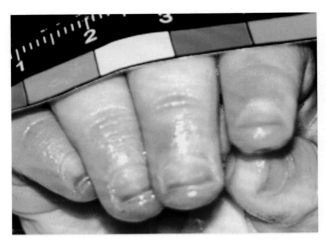

图8-4-8 手足口病
手指末端红色疱疹

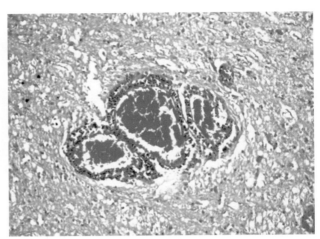

图8-4-9 脑组织病变
脑干和延髓实质内淋巴细胞围绕血管，呈袖套状浸润

细胞的变性、坏死或凋亡，最终导致神经系统功能紊乱。病变常见于大脑皮质、延髓、脑桥、中脑和脊髓，而在小脑皮质、丘脑神经核及自主神经节较少见。神经系统病变类型包括无菌性脑膜炎、病毒性脑炎、脑干脑炎、神经源性肺水肿、脑脊髓炎、脊髓灰质炎样综合征等。

据尸检资料，肉眼检查可见蛛网膜下腔血管淤血，脑实质切面可见散在灰黄色的软化灶。镜检可见：①病变脑组织内见间质血管周围间隙明显增宽，淋巴细胞、单核细胞围绕充血的小血管呈袖套状浸润（图8-4-9）；②神经细胞变性、坏死，局灶性脑组织液化性坏死，形成大小不等、形状不规则的筛网状或镂空状软化灶（图8-4-10），可局限或弥漫；③局灶小胶质细胞增生，形成胶质结节（图8-4-11）；④局灶性炎性细胞浸润，包括淋巴细胞、单核巨噬细胞及少量中性白细胞；⑤局灶神经元坏死，小胶质细胞和单核细胞钻进坏死细胞或围绕在其周围，形成噬神经细胞现象（图8-4-12）；⑥局灶可见神经元变性，表现为胞质尼氏体消失，胞核和胞质固缩红染，形成红色神经元（图8-4-13）；⑦脑脊髓膜炎，软脑膜及蛛网膜下腔淋巴细胞、单核巨噬细胞浸润，浆液及纤维蛋白渗出。

2. 肺部病变 病毒还可累及肺部，引起严重的病毒性肺炎，胸腔内可有少量淡黄色液体。镜检可见：①肺泡壁毛细血管高度扩张充血、淤血，血管内白细胞反应明显；②间质有以淋巴细胞、单核细胞为主的炎性细胞浸润，肺泡壁增宽，形成间质性肺炎（图8-4-14）；③肺水肿，肺泡腔内充满粉染水肿液（图8-4-15）；④肺泡内可见大量单核细胞渗出，严重者发生肺实变（图8-4-16）；⑤肺泡壁内侧还可见肺透明膜形成（图8-4-17）；⑥有时可见肺动脉血栓形成和

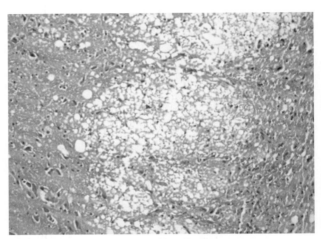

图8-4-10 脑组织病变
脑干和延髓实质内神经组织液化坏死，形成筛网状软化灶

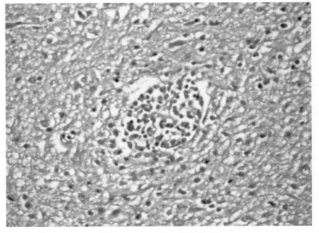

图8-4-11 脑组织病变
神经元坏死后，局灶胶质细胞增生，相对集中，形成胶质结节

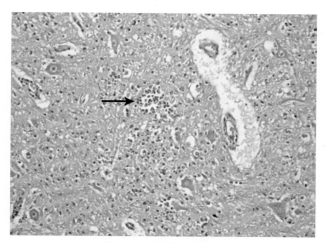

图8-4-12 脑组织病变

小胶质细胞吞噬坏死神经元，形成噬神经细胞现象（箭头）

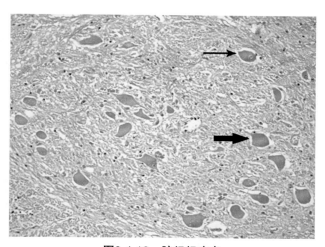

图8-4-13 脑组织病变

部分神经元变性，胞质内尼氏体消失，胞质变成深红色（细箭头）；部分神经元坏死，胞核消失（粗箭头）

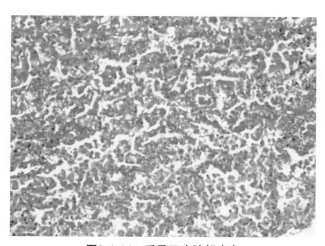

图8-4-14 手足口病肺部病变

肺泡间隔血管扩张充血，间质内大量单核细胞淋巴细胞浸润，呈间质性肺炎改变

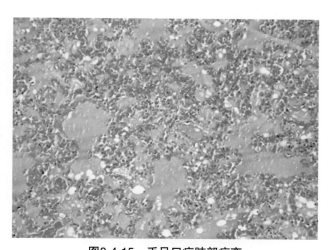

图8-4-15 手足口病肺部病变

肺泡腔内充满大量蛋白水肿液，间质血管扩张充血，呈急性肺水肿改变

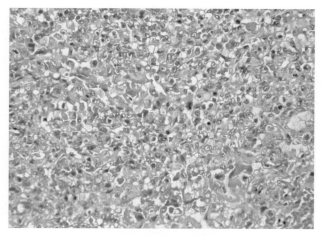

图8-4-16 手足口病肺部病变

肺泡间隔和肺泡腔均有大量单核细胞渗出导致肺实变

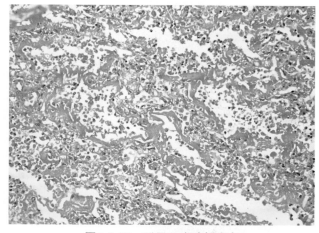

图8-4-17 手足口病肺部病变

肺泡内大量炎细胞渗出，局部肺泡壁有肺透明膜形成

局部肺梗死（图 8-4-18）。肺部这些改变是造成患儿发生呼吸窘迫的主要原因。

3. 其他器官病变　本病尚可累及心、肝、脾、淋巴结等器官。①病毒累及心脏可引起病毒性心肌炎，表现为心肌间质血管淤血，血管内白细胞反应，心肌间质水肿和炎细胞浸润。②肝被膜下炎性细胞浸润，肝窦淤血明显。③脾脏白髓中心部单核细胞增多，红髓内炎细胞增多，脾脏白髓内脾小结的生发中心细胞也出现核碎裂、核溶解现象。④淋巴结皮质萎缩变薄，淋巴小结数量减少，小结内生发中心细胞出现核碎裂、核溶解，呈生发中心焚毁现象（图 8-4-19）。⑤肾脏、胰腺和消化道病变轻微。

【临床表现】

手足口病是一种急性传染病，各年龄段人群均可发病，但多见于 6 个月至 5 岁以下的婴幼儿，男童的

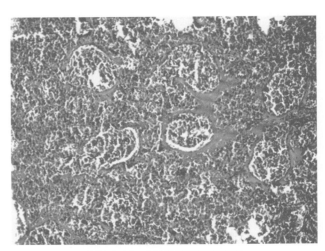

图8-4-18　手足口病肺部病变
局部肺组织出血性梗死

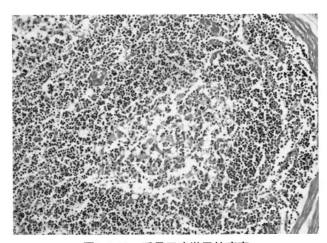

图8-4-19　手足口病淋巴结病变
淋巴结生发中心细胞核碎裂，呈焚毁现象

发病率高于女童。小于 6 个月的婴儿因带有从母体获得的 IgG 抗体，对 EV71 有一定的免疫力。3 岁及以下年龄组发病率最高，且发生重症或死亡的概率较大。随着年龄的增长，手足口病的发病率和病死率下降。

手足口病按临床病理表现分为普通型和重症型，与感染病毒的类型、病毒数量和患者免疫力有关。患者免疫力强，感染病毒数量少，病毒损害局限于皮肤和口腔黏膜，表现为普通型。患者免疫功能低下，感染病毒数量多，尤其是感染 EV71 后，则病毒可向神经系统和肺扩散，表现为重症型。血清学研究显示，6 月龄至 2 岁儿童的血清抗 EV71 抗体阳性率最低，缺乏 EV71 保护性抗体，可能是这个年龄组高感染率和高死亡率的主要原因。

1. 普通型　临床上无任何前驱症状，以发热为首发症状，多为低热，体温 38.5℃左右。皮疹和水疱多在第 2 天出现，主要分布在手、足、口腔等部位，故名手足口病。初为红色斑疹，很快发展为 2～5mm 大小的表皮内水疱，疱壁薄，疱内含清亮液体，疱周绕以红晕，压之褪色。疱内液体较少，疱疹如不破溃，可自行吸收干燥。水疱破溃后可形成灰白色糜烂或浅表溃疡。皮损可同时发生于手、足和口腔，有时可蔓延至上臂和腿部、臀部皮肤，但也不一定全部出现。口腔受累可高达 90% 以上，可见口腔黏膜和咽峡部黏膜疱疹及溃疡形成。临床可伴有咽痛、流口水、拒食等。没有并发症的患儿 1 周左右即可痊愈。

2. 重症型　病情进展迅速，突然出现危象，预后不良。部分病例可没有手足口疱疹，直接表现为病毒性脑炎或脑干脑炎、病毒性肺炎和急性肺水肿。患者呼吸困难，呼吸急促，口唇发绀，咳粉红色泡沫痰。双肺呼吸音粗，可闻及湿啰音或水泡音。患儿的临床表现以咳嗽、气促、抽搐、昏迷为主。胸片示肺纹理增多、增粗、模糊，可见片状模糊致密影。临床出现神经源性肺水肿症状，与心源性肺水肿不同，前者呼吸困难与患者体位无关，病情顽固，强心利尿治疗效果不明显。患者可出现病毒性脑炎的症状，如肌阵挛、肌无力或急性弛缓性麻痹、惊厥和抽搐等。脑实质的损害和颅内压升高导致患者头痛、呕吐。危重病例可表现为昏迷。脑膜病变轻，因而患者没有脑膜刺激征。少数患者可出现病毒性心肌炎，导致左心衰竭，加重肺水肿。脑干和延髓呼吸中枢的损害和肺部本身的严重病变协同作用引起的呼吸衰竭是患者死亡的主要原因。

李建明等研究 258 例手足口病 CNS 并发症，其中无菌性脑膜炎 169 例，占 65.50%，病毒性脑炎 44 例，占 17.05%，为手足口病 CNS 并发症主要类型，但

预后较好，仅有 2 例病毒性脑炎患儿遗留脑电图异常，但随访过程中未出现癫痫发作，其余全部治愈。急性弛缓性麻痹病例中有脊髓炎 16 例，一年后仍有肌力障碍的为 2 例；脊髓灰质炎样综合征 10 例，一年后仍有肌力障碍的为 2 例；此两类病变近期预后不好，出院时大多遗留肌力障碍，一年后大多可以完全恢复。脑干脑炎有 19 例，占 7.36%，死亡 6 例，均有神经源性肺水肿，而神经源性肺水肿是手足口病的主要死亡原因，脑干脑炎病死率高达 31.58%。李建明等还注意到，EV71 阳性患儿同时伴有肢体抖动，共有 217 例，占 84.11%，指出 EV71 阳性及肢体抖动是手足口病 CNS 并发症的重要预告因子之一，但对于预后判断没有意义。该研究的研究对象中有 15 例神经源性肺水肿，死亡 6 例，遗留后遗症 5 例。重度意识障碍往往提示大脑弥漫性病变或脑干脑炎，预后较差，12 例重度意识障碍的患者中，有 6 例死亡，4 例有后遗症。

【诊断与鉴别诊断】

1. 手足口病的诊断 包括临床诊断及病原体诊断两方面。临床诊断需满足两个条件：①在流行季节发病，发生于学龄前儿童；②发热伴手、足、口疱疹。病原体诊断：若患者除了有以上临床表现还满足以下条件（即实验室检查结果）之一，可确诊为手足口病。①肠道病毒特异性核酸检测阳性；②分离出肠道病毒，并鉴定为 CVA16、EV71 或其他可引起手足口病的肠道病毒；③急性期与恢复期血清 CVA16、EV716 或其他可引起手足口病的肠道病毒中和抗体有 4 倍以上的升高。

对学龄前儿童的不明原因的发热、手足口疱疹，以及神经系统症状伴急性肺水肿，应考虑到重症型手足口病。病理检查手足口疱疹无特异性改变。如果患者有手足口病的临床表现，尸检所见以延髓和脑干的病毒性脑炎为主，又合并肺水肿和病毒性肺炎，则应考虑到重症型手足口病。除早年该病流行时有少数尸检病例外，平时难得有活检标本。但也正是靠当年的一些尸检资料，阐明了 EV71 对神经组织的损害。

影像学 MRI 检查对于评价 CNS 损害范围和程度有较好效果，但对于无菌性脑膜炎阳性率低，而对于脑炎、脑干脑炎、急性弛缓性麻痹阳性率较高，达 81% ～ 100%，因此 MRI 检查是手足口病合并 CNS 损害诊断的一个不可缺少的检查。

2. 鉴别诊断 普通型手足口病容易被误诊为水痘、单纯疱疹、疱疹性咽峡炎、多形红斑、疱疹性咽炎、水痘、丘疹性荨麻疹、不典型麻疹、带状疱疹、风疹和药物性皮炎等。根据流行病学特点、皮疹形态及部位（位于手足末端和口腔黏膜）进行分辨，最终可依据病原学和血清学检测进行鉴别。重症型手足口病容易被误诊为呼吸系统疾病和病毒性脑炎，如果患儿同时出现病毒性脑炎和病毒性肺炎或急性肺水肿症状，则应该考虑重症型手足口病。

（四）肠道病毒感染与呼吸道疾病

肠道病毒（EV）是一种世界范围内广泛分布的可引起人类多种疾病的病原体。其中柯萨奇病毒、埃可病毒和新型肠道病毒均可引起呼吸道疾病。EV 可经呼吸道传播，引起散发或流行性呼吸道疾病，儿童是易感人群。国外资料显示，病毒所致的小儿急性呼吸道感染（ARI）中，由 EV 引起者可占 10% ～ 15%，仅次于呼吸道合胞病毒、腺病毒和流感病毒，EV 也是引起小儿急性呼气性喘息（细支气管炎、急性哮喘）的重要病原体。在不明病原的呼吸道炎症中，也有很大一部分与 EV 感染有关。EV 引起的呼吸道感染也有很多类型。

【生物学性状】

1. 柯萨奇病毒 对乳鼠的敏感性很高，根据其感染乳鼠产生的病灶，柯萨奇病毒可以分为 A、B 两组。A 组有 23 个血清型（1 ～ 22 和 24 血清型），感染乳鼠可引起广泛性骨骼肌炎，导致迟缓性麻痹，其中 7、9、16、24 血清型有致细胞病变作用；B 组有 6 个血清型（1 ～ 6 血清型），感染乳鼠可引起局灶性肌炎，导致痉挛性麻痹，且常伴有脑炎、心肌炎和棕色脂肪坏死。通过型特异性抗原，经中和试验、ELISA 等方法可以对各型进行鉴定。

柯萨奇 B 组病毒有两种受体，分别是衰变加速因子（DAF）、柯萨奇 B 组病毒和腺病毒的共用受体（CAR），它们同属免疫球蛋白超家族成员。CAR 含有 365 个氨基酸，具有 3 个结构域，是一种 I 型跨膜糖蛋白；DAF 是糖磷脂 - 磷脂酰肌醇锚着糖蛋白，主要存在于与血清相接触的多种细胞表面。柯萨奇 B 组病毒进入机体后，首先与 DAF 和 CAR 结合，通过其介导进入宿主细胞进行复制、装配、释放病毒，引起发热、脑炎和心肌组织的病变。

2. 埃可病毒 最早在脊髓灰质炎流行期间从人的粪便中分离，当时不知其与人类何种病毒相关，故称为人类肠道致细胞病变孤儿病毒。目前共有 31 个血清型。各型的差异在于其衣壳上的特异性抗原，这可以用中和试验加以区别。埃可病毒没有属特异抗原，但有异型交叉反应。在埃可病毒的 31 个血清型中，有 12 个血清型具有凝集人类 O 型红细胞的能力，血凝素是毒粒的主要部分。

3. 新型肠道病毒 为 1969 年后陆续分离所得的

肠道病毒，不再归属于柯萨奇病毒或埃可病毒，从 68 号开始按发现的顺序统一编号命名，目前已编号到 100 余型，可引起肺炎、细支气管炎等呼吸道感染；另外第 71 型可引起手足口病（参见上文），第 70、71 型可引起脑膜炎或脑膜脑炎，第 72 型是甲型肝炎病毒，将另外讨论。

【临床病理类型】

人体受到 EV 感染后，约 60% 呈隐性感染。出现临床症状时，由于侵犯的器官组织不同而表现各异。柯萨奇病毒、埃可病毒及新型肠道病毒所致的呼吸道疾病主要有以下几种。

1. 夏季流感　许多血清型 EV 可引起非特异性发热性疾病，以夏秋季为多，又称"夏季流感"，体温多数为 38.5 ~ 40℃，平均热程 3 天，部分患儿呈双峰热，常伴咽痛、咳嗽、流涕、鼻塞，以及食欲减退、恶心、呕吐、腹泻、皮疹等。婴幼儿可出现高热惊厥，年长儿可伴头痛、乏力、肌痛等。咽部有时可见到白色斑点状渗出物，有时可伴无菌性脑膜炎。

2. 疱疹性咽峡炎　是一种发生于儿童的急性传染性、发热性疾病，呈散发或流行，夏秋季多见，主要为 1 ~ 7 岁儿童，传染性强，流行速度快；潜伏期 4 天左右。本病主要由柯萨奇 A 组及 B 组病毒的某些血清型所致，偶尔也由其他肠道病毒引起。其病理特点为疱疹性溃疡性黏膜损害。临床表现为高热、咽痛、流涎、呕吐、厌食、吞咽困难，检查可见咽部充血，在咽腭弓、咽部、扁桃体、软腭和悬雍垂的黏膜上可见散在性数个或十余个（一般不超过 12 个）1 ~ 4mm 大小的灰白色疱疹，周围有红晕，疱疹 1 ~ 2 天后破溃形成黄色小溃疡，溃疡直径通常 < 5mm。疱疹也可发生于口腔的其他部位，但不见于齿龈和颊黏膜。病变 1 周左右愈合。

本病根据临床症状和特征性口腔损害，辅以病毒分离或特征性抗体滴度升高可做出诊断。鉴别诊断包括：①疱疹性口腔炎，后者多由单纯疱疹病毒所引起，疱疹可累及齿龈和颊黏膜，任何季节均可发病，其病变特点为呈现更大的持续更久的溃疡；②复发性口疮和 Bednar 口疮，这两种病很少发生于咽部，而且一般无全身症状；③柯萨奇 A 组 10 型病毒也会引起淋巴细胞性咽炎，该病口咽部损害突出，呈现白色至黄色小结，镜下见淋巴组织增生和淋巴滤泡形成。

3. 毛细支气管炎与肺炎　有多型柯萨奇病毒及埃可病毒可引起毛细支气管炎或肺炎，常为间质性肺炎或支气管肺炎。多数患儿咳嗽较轻，常伴有喘息，但埃可病毒 19 曾在婴儿中引起持续的呼吸困难、发绀、缺氧等表现，并有致死者。EV 在免疫抑制的患者中可引起严重的肺炎，临床上可出现呼吸衰竭或多器官功能衰竭甚至死亡。

4. 其他　EV 还可引起普通感冒、咽炎、哮喘、气管炎及喉 - 气管 - 支气管炎等呼吸道感染疾病。EV 所致的呼吸道感染临床上难以与其他病毒引起者相鉴别，但 EV 感染多伴有发热、喘息和腹泻。在 EV 病毒检测阳性的小儿急性中耳炎中，由 EV 引起者可占 11% ~ 25%。此外，EV 还可引起所谓无菌性脑膜炎、心肌炎和心包炎、流行性肌痛、肌无力、肌炎和关节炎、睾丸炎、皮肤黏膜出疹性疾病、流行性出血性结膜炎，甚至全身性感染（婴儿）等多种疾病。在上述疾病的病因诊断中，应考虑到肠道病毒感染的可能性。

（五）肠道病毒感染与神经系统疾病

肠道病毒属的某些类型可引起神经系统感染，除上述脊髓灰质炎和手足口病以外，最常见的是病毒性脑膜炎，可由脊髓灰质炎病毒、柯萨奇病毒、埃可病毒等引起；其次是脑炎或脑膜脑炎，可由埃可病毒、柯萨奇病毒（B 组）和新型肠道病毒（70 型和 71 型）所致。病毒性脑膜炎在 20 世纪 50 年代前后多称为无菌性脑膜炎（aseptic meningitis），这可能是由于患者有典型的脑膜刺激征而脑脊液检查却找不到细菌和真菌，病理形态学改变又和病毒感染相似。脑膜炎是肠道病毒感染中极为常见的一种综合病症，可以散发或在不同范围内暴发。本病见于世界各地，其发病率每年为（11 ~ 27）/10 万。1996 年我国吉林延边发生无菌性脑膜炎大流行，据研究认为是一种新型的肠道病毒，与已知的肠道病毒类型不同。

【生物学性状】

几乎所有的肠道病毒（包括脊髓灰质炎病毒、柯萨奇病毒、埃可病毒及新型肠道病毒）都与无菌性脑膜炎、脑炎和脑瘫有关，有的还可引起麻痹、共济失调等。其生物学性状已如上述。埃可病毒有 31 个血清型，大部分型别都可引起脑膜炎。

【发病机制】

肠道病毒经粪—口途径传播，通过肠道进入机体，但主要损害肠道外的重要器官，包括脑、脊髓等组织。肠道病毒首先侵入肠黏膜，然后进入血流，在病毒血症的后期进入中枢神经系统，并经脉络丛进入脑脊液，引起中枢神经病变。若宿主对病毒抗原发生强烈免疫反应，将进一步导致脱髓鞘、血管与血管周围脑组织损害。

【病理变化】

脑膜病变大多弥漫分布，但也可在某些脑叶突出，呈相对局限倾向。脑部大体观察一般均无特殊异常，可见脑表面血管充盈及脑水肿。脑膜和（或）脑实质广泛性充血、水肿，伴淋巴细胞和浆细胞浸润。病变主要在软脑膜，可查见蛛网膜有单核细胞浸润，大脑浅层可有血管周围炎细胞浸润形成的血管套，血管周围组织神经细胞变性、坏死和髓鞘崩解。但深层脑及脊髓组织无炎性改变和神经细胞坏死的证据。根据其病理特征又称浆液性脑膜炎、淋巴细胞性脑膜炎。

【临床表现】

病毒性脑膜炎在儿童及成人中均可发生。起病急性或亚急性，或先有上呼吸道感染症状。主要表现为发热、头痛、咽喉痛、恶心、呕吐、腹痛、腹泻、全身无力、软弱、嗜睡，较快出现颈部强直及典型的脑膜刺激征如克氏征（Kernig sign）、布氏征（Brudzinski sign）阳性，以及全身肌肉不同程度强直，但无局限性神经系统体征。若被动屈颈受阻、头侧弯受限、头旋转受限、头后仰无强直等，称为颈项强直，是脑膜刺激征中重要的客观体征。若患者仰卧位，膝关节伸直受阻及疼痛，膝关节形成的角度不到 135° 时为 Kernig 征（又称屈髋伸膝试验）阳性；若患者仰位平卧，前屈颈时发生双侧髋、膝部屈曲，压迫其双侧面颊部引起双上臂外展和肘部屈曲，叩击其耻骨连合时出现双下肢屈曲和内收，称为 Brudzinski 征阳性。年长儿会诉头痛，婴儿则烦躁不安、易激惹。此外部分病例可伴发轻微脑实质受累而出现不同程度的意识障碍，如易激惹、嗜睡或昏睡等。重者可出现昏睡等神经系统损害、症状。脑脊液蛋白质含量增加，以淋巴细胞为主的白细胞增多。

病程 2～3 周，呈良性经过，有自限性，预后较好，多无并发症。并发症有意识障碍，甚至去皮质状态等不同程度意识改变。若出现呼吸节律不规则或瞳孔不等大，要考虑颅内高压并发脑疝的可能性。少数遗留癫痫、肢体瘫痪、智能发育迟缓等后遗症。

【诊断与鉴别诊断】

诊断主要根据典型的脑膜刺激征、脑脊液和病原学检查。①周围血白细胞计数正常或轻度升高。②脑脊液检查外观无色透明，压力正常或稍高，白细胞轻度至中度升高，一般在（25～250）×10^6/L。发病后 48 小时内中性粒细胞为主，但迅速转为单核细胞占优势。蛋白轻度增加，蛋白质定量多在 1g/L 以下。糖和氯化物一般正常。涂片和培养无细菌发现。③病毒学检查，发病早期采集标本（脑脊液、分泌物、排泄物、体液、活检组织检查等）分离培养病毒，获得阳性结果可有助于诊断。④恢复期血清特异性抗体滴度高于急性期 4 倍以上可支持肠道病毒感染的诊断。⑤脑部 CT 或 MRI 一般无异常。脑电图以弥漫性或局限性异常慢波背景活动为特征，少数伴有棘波、棘慢复合波。慢波背景活动只能提示异常脑功能，不能证实病毒感染性质。个别可见癫痫样放电。某些患者脑电图也可正常。

在夏季流行时，本病不易与轻型的流行性乙型脑炎区别。后者脑 CT 或 MRI 多有基底核区病变。散发的患者在和单纯疱疹性脑炎鉴别时，除注意后者唇周常有疱疹外，脑 CT 和 MRI 常示颞叶及额叶腹侧有显著的损害。腮腺肿大者应当考虑有腮腺炎病毒感染的可能。此外，尚需和化脓性、结核性、隐球菌、梅毒性及细菌性脑膜炎鉴别。合并硬膜下积液者支持化脓性脑膜炎。发现颅外结核病灶和皮肤 PPD 阳性时支持结核性脑膜炎。

（六）肠道病毒感染相关的其他疾病

肠道病毒所致疾病谱比较广泛，除上述脊髓灰质炎、手足口病、呼吸道炎症和脑膜炎之外，某些类型还可引起心肌炎和心包炎、流行性肌痛、肌无力、肌炎和关节炎、睾丸炎、皮肤黏膜出疹性疾病、出血性结膜炎，甚至全身性感染（婴儿）等多种疾病。

1. 心肌炎和扩张性心肌病 多由柯萨奇病毒 B 组或埃可病毒引起，主要是柯萨奇病毒 B3（CVB3）型。据研究，CVB3 所致的心肌炎初期为病毒的直接损伤，然后是宿主免疫介导的炎性损伤，有研究显示在这两种疾病患者心肌中都检测到 EV RNA。柯萨奇病毒攻击的小鼠常发生心肌炎。CVB3 也可引起 TNF-α、IL-6、IL-1β 等细胞因子的表达上调，促进心肌炎症反应。心肌炎的主要病变是心肌间质混合性炎细胞浸润，伴不同程度的心肌细胞变性坏死。

心肌炎在新生儿表现为皮肤发绀、呼吸困难；在儿童和成人表现为呼吸道感染症状，伴心动过速、心电图表现异常等，预后不良。新生儿患病毒性心肌炎时的死亡率很高。

2. 流行性胸痛或肌痛 主要病原体是柯萨奇病毒 B 组，也可由埃可病毒 1、6、9 型引起，可散发或暴发流行。潜伏期 4 天左右。临床特点为突然发热、头痛、肌肉酸痛、单侧胸痛，有的病例表现为肌无力。胸部 X 线多无异常。典型疼痛局限于胸部或上腹部，偶可出现于身体其他部位。疼痛突然而剧烈，为刺痛或刀割样痛或撕裂样的疼痛，多呈痉挛性发作，每次持续 15～30 分钟，也可为数分钟至数小时。发作间歇期亦可有钝痛，且可随呼吸、咳嗽或转动体位加剧。疼痛发作时呼吸浅促，伴有大汗，常见面色苍白呈休克样，有时可听到胸膜摩擦音。常伴咽痛、恶心、呕吐、腹泻等症状，胸部 X 线多无异常。发热和疼痛常持续 1 日至数日，多能自愈，部分患儿反复发作。

3. 急性出血性结膜炎　主要由肠道病毒 70 型和柯萨奇病毒 A24 变种引起，常发生于成年人，俗称"红眼病"。潜伏期短、起病急、侵犯双眼，引起眼睑水肿、眼球压痛、结膜下严重出血。人群对此病毒普遍易感，发病率高，但预后良好。

4. 糖尿病　分为两个类型，其中 1 型糖尿病是由 T 细胞介导的自身免疫性疾病，以胰岛 B 细胞损伤导致的胰岛素分泌不足为特征。其发病原因与机制主要归咎于遗传和感染。遗传方面目前已发现 60 多个与其相关的基因；感染方面已发现肠道病毒（EV）与其相关。一些研究者陆续在糖尿病患者的胰岛中发现肠道病毒及其核酸、蛋白质成分，主要是柯萨奇病毒 B 组 4 型（CVB4）。EV 感染人体后大量扩增，并通过不同受体介导进入胰岛细胞中，通过杀细胞效应直接损伤胰岛 B 细胞，引起局部炎症反应；EV 持续感染也可通过分子模拟机制、旁路激活途径及表位扩散等机制，诱导免疫细胞分泌促炎因子，引起胰岛 B 细胞的免疫损伤。胰岛 B 细胞缺乏再生能力，受损后胰岛素分泌减少，最终导致糖尿病。

应当指出的是，肠道病毒血清型别繁多，不同型别病毒可以引起相同的病症，而同样型别的病毒在不同条件下也可引起不同的临床病症，因此难以确定某种病症的病毒型别。另外，目前肠道病毒各型别对人体的侵害范围仍在研究之中，将来可能会发现更多的临床病症与肠道病毒感染有关。

二、呼肠病毒科轮状病毒感染

20 世纪 60 年代初，从人和动物的呼吸道或肠道中分离出这类病毒，当时对其致病原理不清楚，所以称它为呼吸道肠道孤儿病毒，简称呼肠孤病毒，其学名"Reoviridae"也来源于"Respiratory enteric orphan virus"。后来发现这类病毒具有致病性，并非"孤儿"，遂改称呼肠病毒。呼肠病毒科是具有分节段的双链 RNA 基因组的一类病毒，故又称双股 RNA 病毒科。本科病毒包括 9 个属，如呼肠病毒属、轮状病毒属和环状病毒属等。呼肠病毒在自然界广泛存在，大多数人在儿童时期就已被感染，但多为隐性感染。显性感染包括轻度上呼吸道疾病、胃肠道疾病和神经系统疾病。患者可有发热、咳嗽、腹泻或胃肠炎等症状。从鼻腔、咽部特别是粪便标本中可以分离到呼肠病毒。其中，以轮状病毒与人类疾病关系密切，故作为重点介绍。

轮状病毒 1973 年由澳大利亚学者 Bishop 等在急性非细菌性胃肠炎儿童十二指肠黏膜超薄切片中首次发现。轮状病毒主要引起急性胃肠炎，是婴幼儿腹泻的主要病原体，也是婴幼儿死亡的主要原因之一。全世界因急性胃肠炎而住院的儿童中，有 40% ～ 50% 为轮状病毒所引起。人轮状病毒广泛存在于世界各地，发病率甚高，几乎每个人都感染过轮状病毒，但主要在青壮年中造成流行。发病高峰在秋冬寒冷季节，但热带地区季节性不明显。

【生物学性状】

轮状病毒颗粒为大小不等的圆球形，直径 60 ～ 80nm，有双层衣壳，每层衣壳呈 20 面体对称，无包膜。内衣壳的壳微粒沿着病毒体边缘呈放射状排列，形同车轮辐条。病毒体中心为直径 36 ～ 45nm 的致密核心，含病毒核酸。病毒基因组分节段，为双股 RNA 病毒，约 18.55kb，由 11 个基因片段组成。每个片段分别编码 6 个结构蛋白，即 VP1 ～ VP4、VP6、VP7，其中 VP1 ～ VP3 位于核心，VP4 为病毒的血凝素，和病毒与易感细胞的吸附有关，VP4 和 VP7 位于外衣壳，决定病毒的血清型，是中和抗原，VP6 位于内衣壳，带有特异性抗原，根据抗原性不同，轮状病毒分为 A ～ G 7 个组，其中 A ～ C 组能引起人类和动物腹泻。A 组轮状病毒感染占病毒性肠炎的 80% 以上。B 组轮状病毒引起成人腹泻，可产生暴发流行。C 组轮状病毒对人的致病性类似 A 组，但发病率很低。轮状病毒基因组还可编码 5 个非结构蛋白（NSP1 ～ NSP5）。

抗原与分型：在轮状病毒外衣壳上具有型特异性抗原，在内衣壳上有共同抗原。根据病毒 RNA 各节段在聚丙烯酰胺凝胶电泳中移动距离的差别，可将人轮状病毒至少分为四个血清型，引起人类腹泻的主要是 A 型和 B 型。

【发病机制】

1. 传播途径　本病传染源是患者和无症状带毒者，病毒随患者粪便排出，粪—口途径是主要的传播途径。病毒还可能通过呼吸道传播，在动物中已证明气溶胶可传播该种病毒。9 ～ 12 月龄婴幼儿为普通轮状病毒易感人群，成人腹泻轮状病毒则普遍易感。

2. 致病作用　病毒侵入人体后在小肠黏膜绒毛细胞内增殖，10 ～ 12 小时内即可产生大量子代病毒，增殖的病毒释放到肠腔内扩散并感染其他细胞。病毒基因产物 VP4 为主要致病因子，导致肠黏膜血管扩张充血，黏膜上皮细胞变性、坏死，脱落，分泌物增多，病毒非结构 P4 蛋白（NSP4）是具有多种功能的液体分泌诱导剂，有肠毒素样的作用，刺激细胞内钙离子升高，影响了细胞的搬运功能，引发肠液过度分泌，妨碍钠、水和葡萄糖的重吸收，导致严重腹泻。

感染后血液中很快出现特异性 IgM、IgG 抗体，肠道局部出现分泌型 IgA，可中和病毒，对同型病毒感染有免疫作用。隐性感染也可产生特异性抗体。

【病理变化】

1. 大体改变　小肠肿胀，肠壁增厚，肠黏膜水肿、充血并有出血点；绒毛水肿并向腔面突起，致使肠腔相对狭窄。肠腔内分泌物多呈水样。

2. 组织学改变　病毒侵犯小肠细胞的绒毛，在小肠绒毛顶端上皮细胞内复制。受损细胞变性、坏死，可脱落至肠腔并留下不规则浅表缺损（糜烂），同时释放大量病毒，随粪便排出。肠壁组织结构疏松，血管高度扩张、充血，有不等量淋巴细胞单核细胞浸润。

【临床表现】

病毒入侵机体后，主要累及小肠，患者最主要的症状是腹泻。本病一般为自限性疾病，病程约 1 周，可完全恢复。严重时可导致脱水和电解质紊乱，如不及时治疗，可能危及生命。

1. 婴幼儿轮状病毒胃肠炎　主要侵犯 6 个月～2 岁的婴幼儿，潜伏期 1～3 天。病情差别较大，幼儿症状较重，而较大儿童或成年人多为轻型或亚临床感染。起病急，病初 1～2 天常发生呕吐，随后出现腹泻，伴轻、中度发热，呕吐、腹泻次数多，每日 5～10 次或更多，大便多为水样，呈黄绿色，无腥臭味。部分病例在出现消化道症状前常有上呼吸道感染症状，无明显感染中毒症状。但少数患儿短期内仍有双糖尤其是乳糖吸收不良，腹泻可持续数周，个别可长达数月。少数患者可并发肠套叠、直肠出血，溶血尿毒综合征、脑炎及瑞氏综合征等。

2. 成人腹泻轮状病毒胃肠炎　可引起青壮年胃肠炎的暴发流行，潜伏期 2～3 天，起病急，多无发热或仅有低热，以腹泻、腹痛、腹胀为主要症状。腹泻每日 3～10 次，为黄水样或米汤样便，无脓血。部分病例伴恶心、呕吐等症状。病程 3～6 天，偶可长达 10 天以上。

【诊断与鉴别诊断】

1. 诊断　在秋冬季发生水样腹泻，尤其是有较多病例同时发生时，应考虑有本病可能，并检测病毒或病毒抗原加以证实。轮状病毒所致腹泻高峰时，患者粪便中存在大量病毒颗粒，取粪便做直接电镜或免疫电镜，可查出轮状病毒颗粒；WHO 已将 ELISA 双抗体夹心法（检测病毒抗体）列为诊断轮状病毒感染的标准方法，目前国内外均有相应试剂盒出售。此外，核酸电泳和核酸杂交已渐成常规技术，在诊断、鉴别诊断及分子流行病学研究中具有重要作用。

2. 鉴别诊断　本病与细菌、寄生虫性腹泻的鉴别不难，与其他病毒性胃肠炎的鉴别有赖于特异性病原学检查。

三、杯状病毒科诺如病毒感染

杯状病毒科分为四个属，即诺如病毒属、沙波病毒属、囊泡病毒属和兔病毒属，其中的诺如病毒属和沙波病毒属主要感染人，合称为人类杯状病毒（hCV），可引起肠道急性传染病。诺如病毒属下只有一个种，即诺沃克病毒（Norwalk virus），是引起急性病毒性胃肠炎暴发流行最重要的病原体，可累及任何年龄组，可在学校、家庭等群体单位引起暴发流行。囊泡病毒属和兔病毒属只感染动物。沙波病毒（又称札幌病毒）主要引起 5 岁以下儿童腹泻，症状也较轻。本节重点介绍诺如病毒（诺沃克病毒）及其引起的急性胃肠炎。诺如病毒是 1968 年在美国俄亥俄州诺沃克镇流行性腹泻中被发现的，被认为是近年人类腹泻暴发最重要的病原体之一。

【生物学性状】

诺如病毒直径 27～40nm，是呈 20 面体对称的圆形颗粒，表面有 32 个杯状凹陷。基因组为单股正链 RNA，长度约为 7.5kb，无包膜。病毒有 3 个开放读码框，ORF1 编码一个前体蛋白，经自身蛋白酶的反式切割，形成非结构蛋白，包括 RNA 聚合酶；ORF2 编码结构蛋白 VP1，构成病毒衣壳；ORF3 最小，其编码的蛋白功能不详。诺如病毒只能在宿主细胞质内复制，不能在传代细胞中培养，也不能使动物致病。

诺如病毒可分为 5 个基因群（G I～G V），每个基因群下再分基因型。G I 和 G II 两群可感染人类，最常见的是 G II 群 4 型（G II 4）。成年人中诺如病毒抗体阳性率为 50%～98%，可见成人中此感染很普遍。

【发病机制】

1. 传播途径　患者、隐性感染者和健康带毒者为传染源，传染性强。病毒在感染者粪便中浓度高，并且可持续存在很长时间。主要通过污染的食物或水源传播，尤其是海产品，经粪—口途径传播，也可经空气（患者排泄物在空气中蒸发）传播。诺如病毒也可经胎盘传给胎儿。诺如病毒感染全年均可发生，冬季发病较多。

2. 致病作用　诺如病毒感染引起小肠绒毛病变，其上皮和微绒毛的病变虽比其他急性胃肠炎病毒轻微，但也可引起脂肪和碳水化合物的吸收障碍。感染后可产生相应抗体，但没有明显的保护作用。

【基本病变】

同轮状病毒感染。腹泻为病毒感染引起的小肠绒毛肿胀、萎缩所致。

【临床表现】

诺如病毒可感染各个年龄段，以儿童较多见。其潜伏期 1～2 天，起病急，临床上以食欲减退、恶心、频繁呕吐、胃腹胀、腹部痛及轻度腹泻为主要症状体征，临床出现腹泻者仅占该型肠炎的 0.8%～0.9%，无黏液脓血便。腹部症状为胃肠蠕动减弱，食物滞留所引起。有些患者仅表现出呕吐症状，故在临床曾有冬季呕吐病诊断。症状一般持续 1～3 天，呈自限性，在婴幼儿和老年人中可持续 4～6 天。少数人病情严重，可因脱水或吸入呕吐物等并发症而死亡。

新生儿中 90% 以上血清中含有诺如病毒抗体，6个月以后抗体滴度逐渐下降，诺如病毒感染率开始上升。2 岁以内的儿童胃肠炎最常见的病因是轮状病毒，其次就是诺如病毒。大于 5 岁人群的病毒性胃肠炎最常见的病因为诺如病毒。

【诊断与鉴别诊断】

需要与其他原因所致的消化道腹泻鉴别。确诊有赖于从患者粪便中鉴定病毒，用 ELISA 检查方法检测病毒和病毒抗原；也可检测血清中特异性抗体，用杂交技术检测病毒核酸。

四、星状病毒科人星状病毒感染

星状病毒科（Astroviridae）包括哺乳动物星状病毒属（*Mamastrovirus*）和禽星状病毒属（*Avastrovirus*）两个属，人星状病毒（human astrovirus，HAstV）归属于哺乳动物星状病毒属。人星状病毒于 1975 年在胃肠炎患儿粪便标本中发现。世界各地均有人星状病毒感染的报道，呈散发或暴发流行，是婴幼儿发生腹泻的重要病原体，也是婴幼儿病毒性肠炎的第二位病因，仅次于轮状病毒。冬季为流行季节，发病率占病毒性腹泻的 2.8%，感染后可产生有保护作用的抗体，免疫力较牢固，目前尚无有效疫苗。

【生物学性状】

人星状病毒颗粒呈球形，直径 28～30nm，表面有 10nm 的棘突，无包膜，核衣壳为规则 20 面体，其蛋白的结构尚不十分清楚。电镜下见病毒颗粒表面有多个星状结构突起，而命名为星状病毒。基因组长度约 7.0kb，核酸为单股正链 RNA，两端为非编码区，中间有 3 个 ORF，编码 3 个结构蛋白（VP25、VP27 和 VP35）和 4 个非结构蛋白。人星状病毒有 8 个血清型。

【发病机制】

1. 传播途径　人星状病毒是儿童病毒性腹泻最常见的 3 种病毒之一。患者、隐性感染者是星状病毒

性胃肠炎的主要传染源。主要传播方式为粪—口传播，也可通过密切接触传播，水源污染和食品污染偶可造成暴发性感染。易感者为 5 岁以下婴幼儿，其中 5%～20% 为隐性感染。老年人也可被感染。

2. 致病作用　人类星状病毒感染的发病机制尚不十分清楚。根据腹泻与粪便排毒的相关性，在肠黏膜上皮细胞中发现病毒颗粒，提示星状病毒可在人类肠黏膜上皮细胞中复制。病毒可能通过肠上皮细胞的底部侵犯小肠黏膜细胞，并在其中大量增殖，造成黏膜上皮细胞变性、坏死，释放病毒到肠腔中。在急性期，粪便中病毒可达 10^{10} 病毒体 / 克，是医院感染的主要病原体。该病属于世界性传染病，病毒血清型 1（HAstV1）流行最广泛。感染后可产生保护性抗体，免疫力较牢固。

【基本病变】

同轮状病毒肠炎。病毒主要侵犯十二指肠黏膜，引起细胞变性坏死，然后将病毒排出。

【临床表现】

潜伏期为 1～3 天，腹泻持续时间 2～6 天，具有自限性。其临床表现主要为轻度水样腹泻，相当于轮状病毒性胃肠炎的轻型，可伴有发热、食欲缺乏、头痛、恶心和腹痛，很少导致脱水或住院。但有营养不良、免疫缺陷、联合感染和基础肠道疾病的患儿病情较重。

【诊断与鉴别诊断】

1. 诊断　从患者粪便中检测到病毒颗粒是确诊星状病毒性胃肠炎的金标准，免疫电镜检测比普通电镜灵敏度更高。检测病毒抗原或病毒核酸具有更高的灵敏度和特异度，可用于病毒分型、临床诊断和流行病学调查。

2. 鉴别诊断　星状病毒性胃肠炎与轮状病毒、腺病毒性胃肠炎也有类似特征，难以根据其流行特征和临床表现做出诊断，需要做病毒学检查。星状病毒性胃肠炎与细菌性、真菌性和原虫性腹泻鉴别比较容易，关键是发现病原体。

五、腺病毒科肠道腺病毒感染

腺病毒科（Adenoviridae）包括 4 个属，人腺病毒是哺乳动物腺病毒属下的成员。据国际病毒学分类委员会（ICTV）记载，人腺病毒有 52 个血清型，其中可致胃肠道感染者称为肠道腺病毒（enteric adenovirus，EAd），1976 年被正式确定为人类胃肠炎的病原体之一，其中 F 组的 40 型、41 型、42 型三型已被证实是引起婴幼儿腹泻的重要病原体。EAd 肠炎广泛分布于

世界各地，肠炎中肠腺病毒检出率为 5% ～ 14%，其中 40 型和 41 型感染占 70% 左右。

【生物学性状】

EAd 归属于人类腺病毒 F 组，其形态结构、基因组成、复制特点与其他腺病毒基本一致，含双股 DNA，直径平均 70nm，衣壳 20 面体立体对称，无包膜。目前已知有 41 个血清型，Ad-40 主要感染 1 岁左右的婴儿，Ad-41 则感染年龄稍大的幼儿，其他型如 1 ～ 3 型、5 ～ 7 型、11 ～ 12 型、14 型、16 型、18 型、21 型、31 型也可为腹泻病原体。

【发病机制】

与轮状病毒相同。病毒通过人与人的接触传播，也可经粪—口途径及呼吸道传播。

【病理变化】

累及器官、组织及基本病变同轮状病毒。

【临床表现】

EAd 主要感染 5 岁以下的小儿，四季均可发病，夏秋季略多，可呈暴发流行。在住院治疗的腹泻患者中，约 15% 是由肠道腺病毒引起的。

肠道腺病毒所致肠炎有 10 天左右的潜伏期。主要症状是腹泻，每天排便次数 8 ～ 9 次，呈水样便或稀便，量多。可伴有呕吐，持续 1 ～ 2 天，很少有发热，而非肠型腺病毒感染患者多有发热。约 20% 的腺病毒肠炎患者有呼吸道症状。有严重脱水或伴其他系统感染则需住院治疗。粪便排病毒时间为 1 周左右。病情一般较轻，病程 4 ～ 8 天。

【诊断与鉴别诊断】

诊断根据免疫电镜检测粪便中肠腺病毒颗粒或用免疫荧光法等检测粪便中肠腺病毒抗原。抗原检测阳性率高于腺病毒的检出率。用免疫电镜可对病毒进行分型。本病需与其他病毒性胃肠炎鉴别，鉴别有赖于特异性诊断检查。

（刘德纯　郭瑞珍　刘晓阳　蒙国照；
郭瑞珍　管俊昌）

第五节　人乳头瘤病毒多瘤病毒感染

过去所谓乳头多瘤空泡病毒（papovaviridae）或简称乳多空病毒，由乳头瘤病毒（papilloma virus，HPV）、多瘤病毒（polyoma virus）和空泡病毒（vacuolating virus）三个病毒名称的词头组成。国际病毒分类委员会（ICTV）1999 年已批准取消乳多空病毒科，同时设立乳头瘤病毒科（Papillomaviridae）和多瘤病毒科（Polymaviridae）。对人类致病的主要是乳头瘤病毒科的人乳头瘤病毒（HPV）、多瘤病毒科中的 BK 病毒和 JC 病毒。本节主要介绍这 3 种对人类致病的病毒。

近年来分子生物学和基因组分析的研究表明，乳头瘤病毒和多瘤病毒在病毒粒子、基因组大小、基因表达与调控等许多基本特征方面均不相同，在生长要求、致瘤能力和细胞转化能力等方面也不相同。乳头瘤病毒大多只有单一宿主，只能在分化的上皮细胞内生长，引起细胞的增生性病变；而多瘤病毒却可在不同的脏器中生长，并可在体外培养，使培养细胞发生增生性病变。

一、乳头瘤病毒科病毒感染

乳头瘤病毒科包括 HPV 及动物乳头瘤两大类。HPV 主要感染人体，引起人体皮肤、黏膜的鳞状上皮增生性病变。自 20 世纪 70 年代末到 80 年代初发现 HPV（16 型、18 型）与宫颈癌进展有关后，HPV 一直受到人们的关注。HPV 与其他肿瘤相关性的研究也得到了深入开展。Harald zur Hausen 因 HPV 与宫颈癌相关性的研究结果获得 2008 年诺贝尔生理学或医学奖。HPV 感染率在子宫颈病变中约占 8%，但在子宫颈癌中占 50% 以上，分子流行病学调查结果竟高达 99%。HPV 型别及感染部位不同，所致疾病不尽相同。感染 HPV 后潜伏期长短不定，一般为 1 ～ 8 个月，常为 3 ～ 4 个月。

【生物学性状】

1. 形态结构　HPV 是一种具有种属特异性的嗜上皮病毒，呈球形，直径 52 ～ 55nm。剖面观，病毒由蛋白衣壳和被其包裹着的核心构成，衣壳为 20 面立体对称，由 72 个衣壳蛋白亚单位构成，每个亚单位由 2 个衣壳蛋白组成。HPV 无包膜，核心是能引起人类疾病的主要成分。基因组为一双链环状的 DNA，约有 7900 个碱基。

2. HPV 编码的蛋白质　HPV 基因组结构可分为 3 个功能区域，分别是早期区（early region，ER）、晚期区（late region，LR）和长控制区（long control

region，LCR）。ER 区编码 E1、E2、E4、E5、E6、E7 共 6 种早期蛋白，提供病毒 DNA 复制、转录、翻译调控和转化所必需的信息，其中 E1 主要与病毒 DNA 复制有关，E2 与病毒 DNA 转录的反式激活有关，E4 与病毒和细胞结合有关，E5 蛋白影响细胞转化，E6、E7 主要与病毒的细胞转化功能及致癌性有关，其编码的 E6、E7 蛋白负责调节癌细胞转化过程，引起宫颈上皮细胞永生化，是病毒的主要癌蛋白，在肿瘤的发病机制中起着重要作用。LR 区 L1、L2 分别编码病毒主要和次要衣壳蛋白，是组成衣壳的主要原料。过量表达的 L1 蛋白可在细胞内自我装配成空的不含病毒核酸的病毒样颗粒（virus-like particle，VLP），VLP 具有免疫原性结构，可用来制备具有型特异性的预防性疫苗，以阻断 HPV 的新发感染。LCR 区是变异最多的区域，其功能尚未明确，可能对病毒的复制及转录起调节作用。

3. 病毒的复制　HPV 主要在皮肤黏膜的复层鳞状上皮内进行复制和增殖，鳞状上皮中 80% 为处于不同分化阶段的角质细胞，其中具有增殖能力的角质细胞有 2 种，包括处于缓慢循环中的未分化的角质干细胞和具有短暂增殖能力的基底层角质细胞（基底细胞）。HPV 首先在那些未分化的增殖型角质细胞中完成瞬时的繁殖型感染，然后一些受染细胞脱离基底层，逐渐上移到基底层以上的增殖性细胞中，在这些细胞中建立潜伏感染并进行复制。复制模式可分为 3 个阶段：①在基底层细胞建立感染后，病毒 DNA 拷贝数进行初始扩增；② HPV 基因组稳定维持，DNA 拷贝数维持在 50～200 个 / 细胞；③病毒基因组随着上皮细胞分化进入营养性扩增期，拷贝数可达 100～1000 个 / 细胞。HPV 的复制周期与角质细胞的分化周期所需时间一致，至少持续 3 周。

4. HPV 分型　根据病毒核苷酸序列的不同，HPV 至少有 180 余个基因型。α 属 HPV 可引起嗜黏膜型和某些嗜皮肤型疾病，而 β、μ、γ 和 ν 属主要引起嗜皮肤型疾病。嗜黏膜型（或生殖器型）HPV 倾向感染潮湿的鳞状细胞，约占 25%。嗜皮肤型 HPV 约占 75%。α 属 HPV 按其致病性质，分为高危型和低危型。高危型包括 HPV16、HPV18、HPV31、HPV33、HPV35、HPV39、HPV45、HPV51、HPV52、HPV56、HPV58、HPV59、HPV66 和 HPV68 等，可引起癌变；低危型包括 HPV6、HPV11、HPV42、HPV43 和 HPV44 等，主要引起皮肤疣或生殖器疣（尖锐湿疣）等。在子宫颈鳞状上皮病变中，常见高危型 HPV52、HPV16、HPV58、HPV53、HPV18 等类型感染，合计约占 55%。

【发病机制】

1. 感染途径　有以下几条：①性传播途径，主要引起生殖道感染，导致性传播疾病；②接触传播途径，包括自体接种、密切接触和间接接触，后者指通过接触感染者污染的衣物、生活用品、用具等传播；③医源性感染，医务人员在治疗护理患者时，不慎造成自身感染或传给他人；④母婴传播，孕妇本身有产道感染，分娩过程中婴儿经过产道时传播，又称垂直传播。

2. 致病作用　人类是 HPV 的唯一宿主。HPV 具有强烈的嗜上皮性，对皮肤和黏膜上皮细胞具有高度的宿主特异亲和力。根据感染部位的不同，HPV 分为嗜皮肤性和嗜黏膜性两类。两类之间有一定交叉。受紫外线或 X 线等照射，以及其他理化因素造成的皮肤、黏膜的很小损伤，均可为 HPV 感染创造条件。病毒感染仅停留于局部皮肤和黏膜中，不产生病毒血症，所以该病多持续存在或反复发作，局部有瘙痒、烧灼感，而无全身中毒症状。病毒 DNA 的复制可发生在鳞状上皮各层细胞，早期时病毒基因位于基底细胞和棘细胞层，晚期基因表达则在鳞状细胞的最上层。病毒复制增生的过程刺激诱导上皮增生，嗜皮肤型 HPV 主要感染干燥的鳞状上皮，使表皮增厚并形成乳头样突起，形成各种疣状病变（扁平疣、寻常疣、跖疣等）；嗜黏膜型 HPV 主要感染潮湿的上皮组织，如生殖道和口腔黏膜，引起尖锐湿疣或乳头瘤等。

3. 分子机制　20 世纪 80 年代以来，对 HPV 致癌机制特别是对子宫颈癌发生机制的研究，提升到分子水平，主要有以下成果。

（1）HPV DNA 与宿主细胞染色体基因组的整合：这种整合可抑制病毒早期蛋白 E2 的表达，促进细胞异常增殖，并增加细胞基因组的不稳定性。研究证明，在 90% 以上的宫颈癌患者的癌组织中存在高危型（HR）HPV DNA 染色体整合，在大多数宫颈癌的癌细胞中，病毒 DNA 以整合状态存在，且整合常伴有部分或全部的 E2 区域缺失。HPV 通过整合宿主 DNA 破坏 E2 基因结构，解除 E2 蛋白对 E6 和 E7 的表达抑制或负调节作用，增强 E6 和 E7 的表达水平，可见 HPV 基因的整合与其诱导细胞恶性转化有关。而在 HPV 相关的疣状增生性病变中，病毒 DNA 则多以游离状态存在。宫颈癌患者中 HR-HPV 发生基因组整合可激活宿主细胞 Myc 原癌基因的表达，对肿瘤细胞的异常增殖具有重要作用。

（2）HPV 基因组编码的癌蛋白 E6 和 E7 与抑癌基因：E6 和 E7 分别与宿主细胞的抑癌蛋白 TP53 和视网膜母细胞瘤基因（RB）结合，导致 TP53 和 RB

蛋白降解或失活，失去了对细胞增殖周期相关因子p21、PCNA周期蛋白的调节作用，丧失了TP53介导的对损伤DNA的修复功能，并干扰宿主细胞内这两种抑癌基因抑制细胞分裂和增长的功能，使细胞周期发生紊乱，可促进细胞恶性转化。E6蛋白的表达上调也可激活人端粒酶反转录酶的端粒酶活性，促进细胞的永生化。E7蛋白与RB蛋白结合可抑制细胞凋亡，并致高危型HPV的癌蛋白表达增多。在有损伤的DNA中，如果含有HPV DNA，则该细胞中的TP53蛋白不能很快得以表达，细胞中损伤DNA不断积累，使基因组不能保持完整性，最终引起肿瘤形成。这是HPV致癌的中心环节。

4. HPV感染可为持续性或多重性 持续性的HPV感染是宫颈癌发生的必要条件。持续性感染易发生于45岁以上妇女，持续性感染过程中易于发生多重性感染。持续性感染和多重性HPV感染增加细胞癌变的风险，而且随着多重性感染的增加，宫颈病变的级别也增加。多重性感染中以双重最多，可达70%以上；三重感染次之，约占18%；四重或更多重性感染者较少。

5. 免疫应答 HIV感染或器官移植等导致免疫损伤或免疫抑制的患者感染HPV后病情常比较严重，复发性尖锐湿疣患者常伴有免疫功能下降。HPV感染的肿瘤细胞可通过引发HLA-Ⅰ类抗原变异或表达抑制而产生免疫逃逸株，或通过抑制Ⅰ型干扰素等机制逃避宿主免疫系统的攻击。因此细胞免疫应答对于清除病毒、阻断HPV持续性感染，以及破坏癌细胞都具有重要作用。

【病理变化】

感染HPV病毒最直接的病变是人体皮肤黏膜的鳞状上皮增生。这种增生可分为非肿瘤性增生、非典型增生和肿瘤性增生。

1. 非肿瘤性增生 多表现为外生性增生，向表面突起，呈疣状或乳头状。组织学改变：疣或乳头表面被覆增生的细胞，被覆上皮增厚，增生细胞极性无明显紊乱，细胞核无明显异型性，也无病理性核分裂，表皮基底膜保存完好。仅有的表现是由病毒感染、复制所致的细胞病变，表现为细胞肿胀或空泡变性，典型者形成挖空细胞（koilocytosis）；真皮血管扩张充血，少量淋巴细胞浸润。这一类疾病包括尖锐湿疣（图8-5-1，图8-5-2）、扁平疣、寻常疣、跖疣等。

2. 非典型增生 也称异型增生，是指有不同程度异型性的上皮细胞增生，但仍局限在基底膜以上，基底部没有发生浸润。非典型增生通常从基底细胞层开始，逐渐向表面推进，依据异型细胞在鳞状上皮内的分布，分为轻度、中度、重度三级：异型细胞位于基底层和副基底层，不超过上皮全层的下1/3，为轻度（图8-5-3）；超过上皮全层2/3为重度（图8-5-4）；超过下1/3而尚未达到2/3者为中度。近十几年来，非典型或不典型增生常被视为描述用语，在诊断报告上用上皮内瘤变（intraepithelial neoplasia，主要用于组织学诊断）或鳞状上皮内病变（squamous intraepithelial lesion，SIL，主要用于细胞学诊断）取代之，其本质一致，均为癌前病变，分为Ⅰ、Ⅱ、Ⅲ级（相当于轻度、中度、重度），或低级别与高级别（高级别相当于中、重度非典型增生或上皮内瘤变Ⅱ、Ⅲ级），在子宫颈病变广泛使用，并把原位癌也列入高级别上皮内瘤变（图8-5-4）。除子宫颈上皮内瘤变（CIN）外，还有外阴、阴道上皮内瘤变（VIN），食管上皮内瘤变（EIN），前列腺上皮内瘤变（PIN）等。在细胞学上（Bethesda系

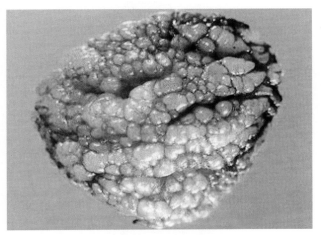

图8-5-1　尖锐湿疣
会阴鳞状上皮乳头状增生，形成突出于皮肤的肿块，乳头粗大，大小不等
（丁彦青惠赠）

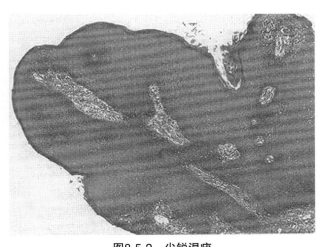

图8-5-2　尖锐湿疣
鳞状上皮呈乳头状增生，棘细胞增厚，间质内见慢性炎细胞浸润（丁彦青惠赠）

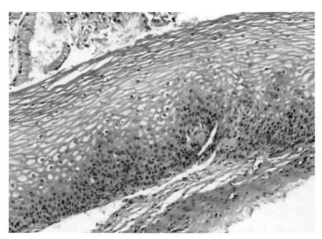

图8-5-3 鳞状上皮轻度非典型增生
表现为上皮层下1/3细胞异型增生

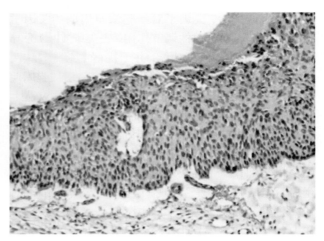

图8-5-4 鳞状上皮重度非典型增生
细胞排列紊乱，明显异型，累及全层，符合原位癌

统）则使用鳞状上皮内病变（SIL）名称，分为低级别（LSIL）和高级别（HSIL），分别与低级别和高级别上皮内瘤变相对应。

3. 肿瘤性增生 多表现为浸润性或局部破坏性增生，在局部形成溃疡或不规则形肿块。组织学改变：表现为细胞层次增多，极性紊乱，细胞及细胞核具备明显多形性，病理性核分裂易见，有不等量的挖空细胞（图8-5-5）。挖空细胞的形成主要与病毒E4蛋白表达和由此引起的细胞质内细胞骨架破坏有关。表皮基底膜被破坏，增生细胞呈巢团状、条索状或片状浸润于表皮深部组织，常伴有坏死和出血。这一类疾病包括各个部位的鳞状细胞癌，特别是子宫颈鳞状细胞癌。在一些腺癌中也可查见HPV DNA（图8-5-6）。

【临床病理类型】

皮肤黏膜鳞状上皮的增生常形成疣状或乳头状、菜花状肿块，包括良性病变、癌前病变和癌肿形成，参见以下各种病变的描述。HPV与癌症的内容参见第五章。

1. 尖锐湿疣（condyloma acuminatum） 主要由HPV6型和HPV11型感染引起，其次为HPV40、HPV42、HPV43、HPV44、HPV54、HPV61、HPV72、HPV81和HPV89型。20世纪70年代之后，WHO把尖锐湿疣列入了性传播性疾病（STD）的范畴，在STD中，该病发病率仅次于淋病而居第二位。患者及其无症状带菌者是本病的主要传染源，患病期3个月内传染性最强。HPV的传播主要通过直接接触感染者的病损部位或间接接触被病毒污染的物品，生殖器感染主要由性接触直接传播，也可通过非性接触的间接感染传播，如母婴之间的垂直传播及自身接种传播。最常发生在20～40岁年龄组，本病潜伏期平均为3

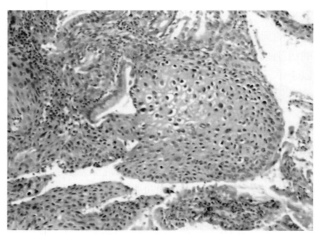

图8-5-5 鳞状细胞原位癌
子宫颈鳞状上皮异型增生累及腺体，并可见挖空细胞形成

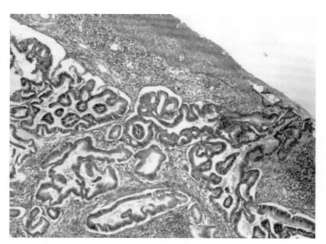

图8-5-6 子宫颈腺癌
高分化腺癌，局部表面鳞状上皮仅轻度增生

个月左右，30%可消退，也有癌变可能。

病变好发于潮湿温暖的黏膜和皮肤交界部位。男性患者的发病部位通常是包皮、系带、龟头，以及冠状沟和尿道口，少数患者会发生在阴茎体部。女性患者多发部位在外阴、阴道、肛周及宫颈等处，两个部位同时发病很常见。同性恋患者常发病于肛门及直肠部位，很少见于阴囊。除了上述常见部位外，还可见于足趾间、脐窝、口腔、腋窝及乳房下等处。尖锐湿疣无论发生在什么部位，其大体特点和组织学改变基本都是相同的。

（1）大体改变：呈外生性、无蒂的突起，突起初期是细而小的淡红色丘疹，针头帽至绿豆大小，随后逐渐增大和增多，同时增生表皮呈隆起的状态，均为高低不平的疣状的增生，病灶柔软湿润，表面粗糙，凹凸不平，其形态多种多样，有蕈状、鸡冠状、菜花状、乳头状等（图8-5-7）。尖锐湿疣表面颜色多样，呈红色、灰色或正常皮肤的颜色，感染局部较湿润。除此之外，少数患者会有阴部瘙痒的感觉，患者会经常抓挠，抓伤疣体引起糜烂，甚至出血，继发感染。巨大尖锐湿疣可表现为菜花样突起，易误诊为癌。

（2）组织学改变：早期丘疹样病变时，表皮乳头状增生并不明显，但是被覆上皮棘层肥厚，可见角质层细胞角化不全，其间有数量不等的挖空细胞，表皮钉突有增生延长，真皮层血管扩张、充血。病变进一步发展，病变处表皮组织呈乳头状增生突起，乳头钝圆或尖细似山峰状（图8-5-8），乳头表面被覆上皮棘层肥厚，角质层细胞角化不全，其间有数量不等的挖

空细胞，挖空细胞体积大而胞质空，细胞边缘常残存带状胞质，核大居中，呈圆形、椭圆形或不规则形，染色较深，可见双核或多核（图8-5-9）。乳头的中心为纤维组织和血管及多少不等的淋巴细胞等成分，共同构成乳头的中轴。表皮钉突增粗延长。真皮层毛细血管及淋巴管不同程度扩张、充血，大量慢性炎细胞浸润。

典型的尖锐湿疣依靠组织学检查可以诊断，特别是表皮浅层挖空细胞的出现具有诊断意义。病变不典型时，检测HPV抗原或HPV DNA有助于诊断（图8-5-10）。

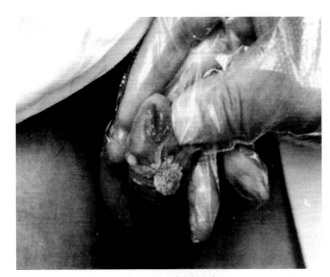

图8-5-7 尖锐湿疣
阴茎系带、尿道口各一个尖锐湿疣。病变呈细乳头状，外生性生长

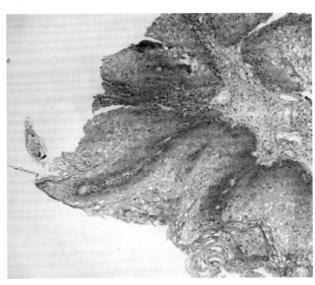

图8-5-8 尖锐湿疣
表皮呈乳头状增生，乳头尖细似山峰状，表层细胞角化不全，棘层肥厚，其间有数量不等的挖空细胞

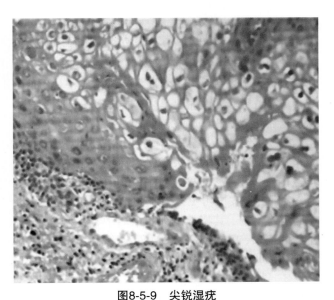

图8-5-9 尖锐湿疣
挖空细胞体积大而胞质空虚，细胞核大居中，核膜皱缩不规则，可见双核细胞

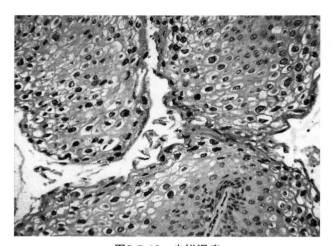

图8-5-10 尖锐湿疣

可见乳头状结构及挖空细胞，原位杂交显示细胞核HPV16/18核酸阳性

2. 扁平疣（flat wart） 是一种皮肤黏膜病变，它的病原体是HPV3、HPV5、HPV8、HPV9、HPV10、HPV26～29、HPV41、HPV65等型，以HPV3和HPV10较常见。HPV经直接或间接接触传播到达宿主皮肤和黏膜上皮细胞。通过微小糜烂面的接触而进入细胞内，停留在感染部位的上皮细胞核内复制并转录。但不进入血液循环，不产生病毒血症。扁平疣主要发生于青少年，少见于成人，故又称"青年扁平疣"。扁平疣可累及生殖道黏膜和体表皮肤，生殖道的疣累及宫颈、阴道和外阴，体表皮肤的疣主要累及面部（颊、颞、额、颏部）、手背、腕部、前臂，躯干部位也常见。传染性极强，病程缓慢，可持续3～4年不愈，或有自限性，1～2年可自愈。面部的疣体不光影响美观，如有破溃，还易并发感染导致严重的后果。

（1）大体改变：发生在宫颈黏膜或阴道的扁平疣，常常看不到突起性病变。发生在皮肤者表现为正常肤色或淡褐色帽针头至扁豆大小的圆形、椭圆形或不规则形扁平丘疹，表面光滑，质硬，散在或密集，亦可融合成小片状，可因抓痕呈串珠样排列（同形反应）。无自觉症状，常在消退前出现瘙痒。

（2）组织学改变：疣体的病变黏膜上皮不形成乳头状增生，而显示鳞状上皮全层增厚，以棘层的肥厚为主，颗粒层也可增厚，可伴有角化不全或角化过度，增生的上皮中可见挖空细胞，主要分布在增生上皮的上半部分，其特点是细胞核居中、浓染，核周有明显的空晕，单核或双核。这种细胞很具特征性，对诊断有帮助。

3. 寻常疣（verruca vulgaris） 是一种皮肤良性增生性病变。祖国医学中称"疣目""千日疮""枯筋箭"，俗称"刺瘊""瘊子"等。好发于青少年。病原

体为HPV1、HPV2、HPV3、HPV4、HPV7、HPV27、HPV28、HPV29、HPV75～77等型，以HPV1、HPV2、HPV4型较多见。皮肤的损伤、细胞免疫功能异常是感染本病的直接因素，病毒经伤口进入暴露的表皮基底细胞层，病毒DNA贮存于基底细胞内，呈潜伏状态。本病发展缓慢，发病后2年左右部分患者的疣体可自行消退。足底寻常疣会引发疼痛。

（1）好发部位：多见于手指、手背、足缘和面部处，亦可发生于体表的任何部位，如鼻孔、舌面、耳道内、唇内侧、睑缘等。

（2）肉眼观察：病变初期表现为突出皮面的小丘疹，米粒大小或黄豆大小，呈灰黄、灰白、黄褐或淡黄色，表面粗糙，明显角化，顶端刺状，质地坚硬。其数目不定。初起多为1个，以后可增多至数个或数十个不等，可因自身接种而逐渐增多。随病程进展，皮损可增大呈斑片状。

（3）组织学改变：表皮角化亢进，棘层肥厚，呈乳头瘤样增生（图8-5-11）。在棘细胞上层及颗粒层内可见空泡化细胞（图8-5-12）。该细胞核小而圆，嗜碱性，周围似一狭窄的晕。表皮钉脚延长，并向疣体中心弯曲呈抱球状，真皮乳头上延，血管扩张。

寻常疣需要和扁平疣鉴别，寻常疣疣体较大，既可以发于头面部，也可发于四肢，镜下形成明显的乳头状。扁平疣通常扁平、多发，镜下不见乳头。颜面部病变应与汗管瘤鉴别，后者主要发生于眼睑，为扁平状或半球状丘疹或小结节，表面光滑，质较硬，组织学特征为形成明显的腺管状结构。

4. 跖疣（verruca plantaris，plantar wart，verruca plantar） 也称掌跖疣（palmoplantar wart），见于足底或手掌，由HPV1、HPV2、HPV4、HPV27、HPV57、HPV60、HPV63、HPV65、HPV66等型感染引起，主要是HPV1、HPV2和HPV4型。

组织学上，跖疣表现为角化过度和角化不全、棘层增生、颗粒层增厚和角质细胞挖空样细胞改变（胞质空泡化）。感染的角质细胞的空泡化在跖疣中更为突出。乳头瘤样增生通常轻微。跖疣几乎完全是内生性生长的，中央是角化不全的角质栓，周围是多处棘层增生并向真皮深处延伸，整个低倍轮廓看上去类似角化棘皮瘤的火山口样表现（图8-5-13）。这些向下生长的棘细胞柱的深度和复杂性类似于蚁冢（anthill），由此产生了术语"蚁冢状疣"。上皮脚内生性增生，其上被覆角化不全性角质柱，角质层中细胞核保留，成为嗜碱性圆形小体，绕以透明空晕。棘层增生、颗粒层增厚和角质细胞挖空细胞改变（图8-5-14）。在活跃的生长期，空泡化的角质细胞可见特征性的、粗大

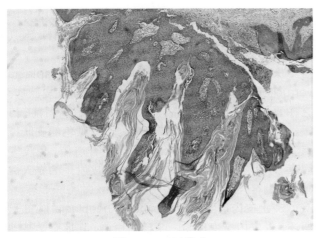

图8-5-11 寻常疣

皮肤鳞状上皮乳头状增生，表面过度角化及角化不全，乳头间隐窝内大量角化物（角蛋白）

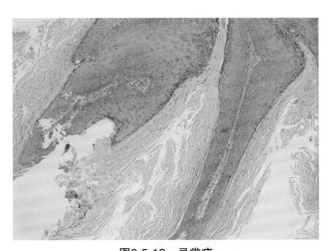

图8-5-12 寻常疣

鳞状上皮乳头状增生，伴显著角化，局部可见表皮颗粒层细胞呈空泡状，胞质内可见深染的嗜酸性物质，呈碎颗粒状

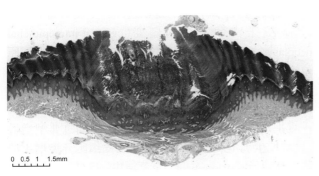

图8-5-13 跖疣

典型的凹陷性结构，上皮脚内生性增生，低倍轮廓类似角化棘皮瘤的火山口样，其内充满角化不全性角质栓。角化过度和角化不全、棘层增生、颗粒层增厚和角质细胞挖空样细胞改变

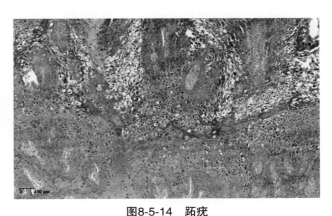

图8-5-14 跖疣

上皮脚内生性增生，其上被覆角化不全性角质柱，角质层中细胞核成为嗜碱性圆形小体，绕以透明空晕。棘层增生、颗粒层增厚和角质细胞挖空细胞改变

的嗜酸性（有时候是嗜碱性）胞质内包涵体，它们是巨大的透明角质颗粒的无序生长（图 8-5-15，图 8-5-16）。疣的组织学特征与 HPV 类型之间存在相关性，可以识别引起特定病变的 HPV 类型。大的嗜酸性胞质内包涵体通常出现在由 HPV1 引起的感染中，而在由 HPV60 和 HPV65 引起的感染中较少见。在 HPV4诱导的疣中，可见明显的胞质空泡化，几乎没有透明角质颗粒，核内包涵体也可能很明显。电子显微镜观察，这些细胞的细胞核中可显示 HPV。在 HPV60 引起的色素性跖疣的细胞质中可见黑色素颗粒。跖疣的消退性变化与寻常疣相同，包括出血、浅表血管血栓形成、坏死和混合性炎细胞浸润。新近描述的一种基于多重 PCR 的检测方法在 HPV 基因分型和治疗效果评估方面均具有价值。

跖疣发生在足底，儿童最常见，病变可见于足底的任何地方，常见于压力点之下，特别是中跖骨区。

皮损可单发或多发，为界限清楚的圆形病变，表面略微隆起，中央为角状栓，周围为一圈角化过度的皮肤（增厚的角质），表面常覆盖黑点（或出血点），乃因病变内表浅的毛细血管血栓形成所致。与胼胝类似，病变处不保留足部指纹。传统上将跖疣分为表浅疣（嵌合疣，mosaic wart）和深部疣（蚁冢状疣，myrmecia）。表浅嵌合疣即足底寻常疣，由 HPV4 和 HPV2 感染引起，它们成群出现，或由几个相邻的小疣融合而成，使它们看起来像马赛克样、镶嵌状。由一个坚硬的角质环围绕软的、髓状的核心。表浅嵌合疣临床疗效不佳。深部蚁冢状疣由 HPV1 感染导致，位置深，为表面硬的、略微隆起的角化性丘疹或结节，表面光滑，常伴有炎症。蚁冢状疣触痛明显，这一特点具有临床意义，患者常因疼痛而就诊。蚁冢状疣常见于足跖或手掌，也见于甲周或甲下，指（趾）腹少见，呈独特的穹顶形状，表面之下的体积比它们实际看起来要大得

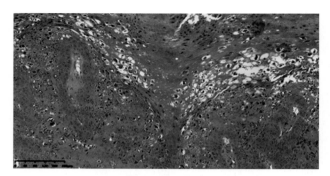

图8-5-15 跖疣

棘层上部角质细胞挖空细胞改变，可见粗大的嗜酸性胞质内包涵体。角质层中细胞核保留，核周绕以透明空晕

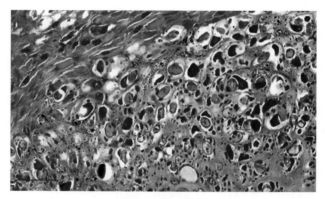

图8-5-16 跖疣

棘层上部角质细胞特征性的粗大的嗜碱性胞质内包涵体

多。蚁冢状疣可被误以为是甲沟炎或指（趾）黏液囊肿。日本曾报告由 HPV 60 引起的不寻常的跖疣。病变也可呈脊状或有色素沉着（色素性跖疣）。囊性变异型也有报道，具有表皮样囊肿的特征，罕见情况下可以是多发性的，大多数与 HPV 60 相关，但也有报道认为与 HPV 57 相关。HPV 引起的表皮样囊肿也可发生在肢端外部位。色素性跖疣由 HPV 4、HPV 60 或 HPV 65 引起，可含有纤丝状的胞质内包涵体。有报道由 HPV 66 引起的大的跖疣。与掌跖疣相关的另一种 HPV 亚型是 HPV 63。儿童跖疣通常在几个月内消退，但成人跖疣可持续更长时间。慢性跖疣很少与疣状癌的发生有关。

典型的跖疣很少需要组织学确认，组织学检查可用来区分疣和鸡眼。更重要的是，手掌或足底的上皮样肉瘤可表现为丘疹或结节，临床上可能会与跖疣混淆。鳞状细胞出现明显异型性和向真皮浸润性生长提示为 HPV 诱导的鳞状细胞癌。跖疣应与以下疾病进行鉴别：①胼胝。跖疣在临床和病理上均可能会与鸡眼或胼胝相混淆。胼胝发生在压力点上，也显示内生性生长和角化过度，但无挖空细胞和粗大的透明角质颗粒。肉眼观察，跖疣有一个柔软的、位于中心的核，

以及表面的黑点或出血点，而胼胝无此特点。②传染性软疣。也显示内生性生长和细胞质内包涵体，但其包涵体为嗜碱性且异质性较小。

5. 疣状表皮发育不良（epidermodysplasia verruciformis，EV） 这是一种少见的终生性皮肤病。它在婴儿或儿童时期起病，皮肤病灶具有顽固性、传播性、扁平疣样的特点，或表现为不同颜色的皮肤斑点。EV 可由 HPV 感染引起，还可能有遗传、免疫等因素参与。有些人认为 EV 是一种上皮发生的先天性缺陷，也有人认为 EV 是一种全身性的特殊形态。

6. 上皮内瘤变（intraepithelial neoplasia） 如上所述，上皮内瘤变作为一个诊断用语，其形态学基础是鳞状上皮和某些腺上皮组织的不典型增生（异型增生），是一种癌前病变。上皮细胞癌变一般经历了"不典型增生/上皮内瘤变（含原位癌）→早期浸润癌→浸润性癌"这样一个逐渐演化的过程，这些病变多与HPV 感染有关。最典型的是子宫颈的上皮内瘤变。

（1）子宫颈上皮内瘤变（cervical intraepithelial neoplasia，CIN）：是指宫颈鳞状上皮从异型增生到原位癌的连续过程，是宫颈鳞状细胞癌的癌前病变。根据宫颈鳞状上皮细胞异型增生的程度不同，分为 CIN Ⅰ级、CIN Ⅱ级和 CIN Ⅲ级。在采用 CIN 这一命名之前，一直把这种病变称为宫颈鳞状上皮不（非）典型增生（异型增生），也是根据宫颈鳞状上皮细胞异型增生的程度不同分成轻度、中度、重度增生，与 CIN 的分级相对应，即轻度（Ⅰ级）、中度（Ⅱ级）、重度（Ⅲ级）。有所不同的是，CIN Ⅲ级并不完全是原来的重度非典型增生，这里面还包括了以前单独命名的原位癌，即包括了重度非典型增生和原位癌（图 8-5-3，图 8-5-4）。

（2）CIN 发生的相关因素：①性伙伴的数目，性伙伴越多，性生活越混乱，发生 HPV 感染和 CIN 的概率越大。②性交和生育年龄，性交开始年龄较低时，机体免疫功能不健全或子宫颈发育欠佳，HIV 感染风险较大。生育年龄越早，发病率越高，青年妇女中HPV 检出率高，青春期宫颈下端鳞状上皮和柱状上皮交界区（鳞柱交界区）在发育过程中经历着一种生理性的组织学改变，通过鳞状化生等方式形成新的鳞柱交界区，过度的性交和生育使该区上皮容易遭受损伤和 HPV 等致癌因素的刺激，发生病变。③ HPV 类型，其中低危型的 HPV6、HPV11 等多引起低级别 CIN，高危型 HPV16、HPV58、HPV18、HPV31、HPV33、HPV35、HPV45 和 HPV52 等多引起高级别 CIN，具有潜在癌变危险。④阴道内环境，细菌性阴道病（BV）或菌群失调也是高危型 HPV 持续性感染的高危因素，两者呈正相关。有人提出如下线性关系：阴道微生态

失调→阴道炎→高危型 HPV 持续性感染→上皮内瘤变（CIN）或上皮内病变（SIL）→癌变。

（3）CIN 分级：目前普遍被广大妇科和病理医生所接受的 CIN 三级分类法，是将鳞状上皮分成上中下三等份，根据异型增生细胞累及的程度，结合上皮细胞分化程度、细胞核的异型性和核分裂活跃程度综合判断，进行 CIN 或 SIL 分级。

1）CIN Ⅰ 级：病变累及鳞状上皮下 1/3 层，表现为细胞极性轻度紊乱，细胞核有轻度异型（核增大、深染、皱缩、双核或多核）和大小不等，可见核分裂象。上皮中层即中 1/3 层表现为成熟的上皮分化，保持鳞状上皮特征。如在中层和表层有挖空细胞出现，提示 HPV 感染（图 8-5-17）。

2）CIN Ⅱ 级：病变由下 1/3 层向上发展累及鳞状上皮中 1/3 层，表现为细胞极性消失，细胞核深染和

大小不一，核膜皱缩，核分裂象增多，并出现病理性核分裂，可见挖空细胞。上皮上层即上 1/3 层细胞成熟程度较 CIN Ⅰ 级时低。此时采集宫颈脱落细胞涂片检查有一定临床意义。

3）CIN Ⅲ 级：病变范围扩展到上皮上层，即累及全层，上皮最表层成熟上皮细胞可有保留（图 8-5-18）或完全消失。取而代之的是异型增生上皮，此时细胞的多形性和核的多形性均有表现，细胞极性完全消失，细胞大小不一，细胞核深染，大小不一，核膜皱缩，病理性核分裂多见，核浆比例增大，可见挖空细胞。此时采集宫颈脱落细胞涂片检查有较大的临床意义。原来的分类中，CIN Ⅲ 级和原位癌的区别在于成熟鳞状上皮细胞是否完全消失，全部异型增生，如果是即诊断为原位癌（图 8-5-19），部分原位癌可累及宫颈黏液腺体（图 8-5-20），但基底膜都保持完整。在

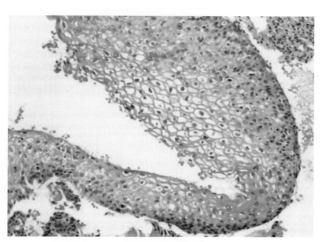

图8-5-17　子宫颈CIN低级别（Ⅰ级）
异型细胞局限于上皮层的下1/3。鳞状上皮中层见少量挖空细胞，提示HPV感染

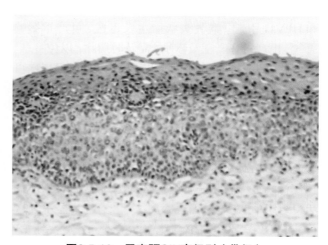

图8-5-18　子宫颈CIN高级别（Ⅲ级）
异型细胞超过上皮层的下2/3。表面尚可见薄层成熟的扁平细胞

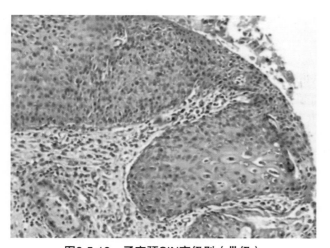

图8-5-19　子宫颈CIN高级别（Ⅲ级）
异型细胞超过上皮层的下2/3。细胞异型性较大，层次和极性消失，异型细胞占据宫颈上皮全层，符合原位癌，局部可见少数挖空细胞，基底膜尚完整

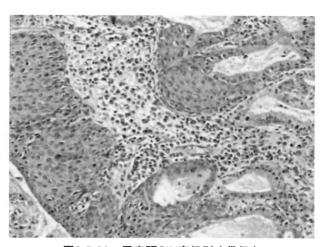

图8-5-20　子宫颈CIN高级别（Ⅲ级）
异型细胞占据宫颈上皮全层。细胞异型性较大，层次和极性消失，表层细胞亦见异型细胞，基底膜尚完整，累及少数腺体。通常诊断为原位癌累及腺体

CIN 命名中这些都归入 CIN Ⅲ 级，不再进行鉴别。

HPV RNA 原位杂交（ISH）对于确定上皮内瘤变的病因有重要意义，其敏感度、特异度均在 95% 以上。在皮肤、食管、外阴、阴道等处的上皮内瘤变，甚至某些腺上皮的上皮内瘤变中都有检出 HPV 核酸的报道。其病理形态与诊断分级相似，不再赘述。癌前病变鲍温样丘疹病与 HPV16、HPV55 型有关，疣状表皮发育不良与 HPV5 和 HPV8 等约 20 种类型也有关系。

7. 乳头状瘤　多见于皮肤黏膜，并与 HPV 感染相关。如口腔乳头瘤与 HPV2、HPV6、HPV7、HPV11、HPV16、HPV18、HPV32、HPV57 型相关，鼻腔、鼻窦及喉乳头瘤与 HPV6、HPV11 型等相关，外阴乳头瘤与 HPV6、HPV11、HPV18、HPV58 等相关。乳头状瘤一般直径 1 ～ 5mm，单发或多发，表面突起呈细小乳头状。呼吸道乳头状瘤主要见于幼儿，由 HPV6 和 HPV11 引起。喉乳头状瘤生长迅速、可严重影响通气，出现声音嘶哑及哮吼，需及时切除，以免窒息。镜下见乳头表面被覆鳞状上皮，分化良好，但层次可增多，主要是基底细胞增生；轴心为纤维脉管束。有的部位乳头表面为柱状细胞，可伴有黏液分泌或鳞状化生。

8. 鲍温样丘疹病（Bowenoid papulosis，BP）与鲍温病（Bowen disease）　BP 是一种多发性良性斑丘疹样病变，组织学上具有原位癌的特征，在 BP 的活检组织中 HPV16、HPV6 原位杂交阳性，提示 HPV 可能是 BP 病原体。BP 与鲍温病的不同之处在于 BP 常为多灶性，常发生于肛周、阴部及足部皮肤，患者常较年轻，而鲍温病患者多在 50 岁以上。有人从 12 例鲍温病患者中检出 HPV16 及其他类型的 HPV（HPV5，HPV8），提示鲍温病也可能与 HPV 有关。

【诊断与鉴别诊断】

鳞状上皮的乳头状或疣状病变除上述类型外，还有角化棘皮瘤、脂溢性角化病等，诊断与鉴别要点在于：①根据病变特征、部位，确定病变类型，不要混淆；②区别良恶性和交界性病变，特别是对癌前病变与早期癌变、高分化癌的鉴别；③对病因的探讨，尽量明确病因。在细胞学和组织学检查中，发现鳞状细胞的挖空细胞是重要的诊断线索（图 8-5-21，图 8-5-22），免疫组化和原位杂交阳性结果是确定 HPV 感染的重要依据（图 8-5-23，图 8-5-24），但检测出的 HPV 种类有限；PCR 技术可以检测出几十种 HPV 类型，可以使病因诊断更精准。

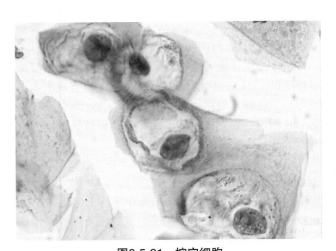

图 8-5-21　挖空细胞

液基细胞学检查，宫颈脱落细胞中可见 4 个上皮细胞胞质被"挖空"，细胞核增大

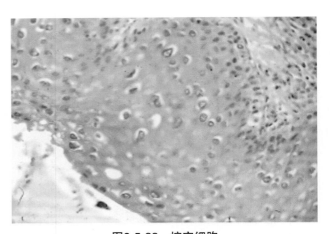

图 8-5-22　挖空细胞

宫颈活检组织，鳞状上皮浅层和中层见多个挖空细胞，细胞核增大且不规则，提示 HPV 感染

二、多瘤病毒科病毒感染

多瘤病毒科（Polyomaviridae）包括猴病毒（simian virus, SV40）和 BK 病毒（BKV）、JC 病毒（JCV）等，它们的生物学特性、致病机制与类型各不相同。其中 JCV 和 BK 病毒（BKV）可感染人类。这两种病毒初次感染都发生于儿童期。JCV 是进行性多灶性白质脑病（progressive multifocal leukoencephalopathy，PML）的致病原，但近年发现人类某些肿瘤也与其有关。BKV 感染与某些泌尿系统疾病有关，实质器官移植后引起的 BKV 相关肾病（BKVN）近年颇受关注。多瘤病毒和猿猴空泡病毒主要引起动物肿瘤，常用于实验肿瘤学研究，偶可在人体肿瘤中检出。新的多瘤病毒也陆续发现，特别是梅克尔（Merkel）细胞多瘤病

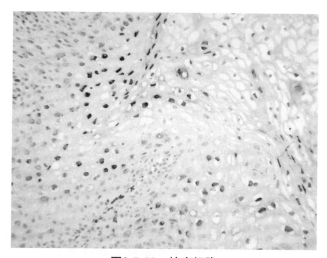

图8-5-23 挖空细胞
宫颈鳞状上皮增生伴挖空细胞形成，原位杂交显示低危型HPV6/11细胞核阳性

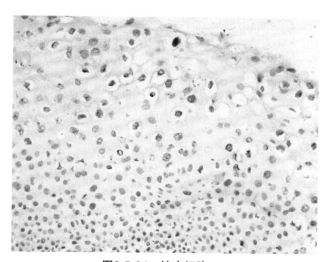

图8-5-24 挖空细胞
宫颈鳞状上皮增生伴挖空细胞形成，原位杂交显示高危型HPV16/18细胞核阳性

毒的发现及其感染在梅克尔细胞癌发生、发展中的作用和机制，已成为近年病毒相关肿瘤的新热点。本节主要介绍 BKV 和 JCV 感染，梅克尔细胞多瘤病毒及相关肿瘤参见第五章相应部分。

（一）BK 病毒感染

BK 病毒（BK virus，BKV）属于多瘤病毒科，是1971 年从 1 例人肾移植后免疫功能受到抑制且出现输尿管狭窄的患者尿液中分离出来的病毒，以该患者姓名首字母 B 和 K 命名。BKV 可诱发新生的仓鼠和小鼠产生肿瘤，在体外能使仓鼠、大鼠、小鼠、家兔和非洲绿猴细胞发生转化，BKV 的 DNA 也能转化大鼠和仓鼠细胞。BKV 对于人类的危害主要在于其可引起泌尿系统感染性疾病。近年随着实体器官移植手术的广泛开展，新型强效免疫抑制剂的广泛应用及病毒检测手段的进步，BKV 感染率不断升高。全球 60% ～ 90% 的成人体内含有 BKV 抗体，说明其感染相当普遍。近年肾移植术后发生的 BK 病毒肾病（BKVN）已成为移植肾失功的重要原因之一，受到广泛关注。

【生物学性状】

BKV 是一种封闭的环状双链 DNA 病毒，DNA约有 5300 个碱基对，无包膜，20 面体，直径 40 ～45nm。病毒基因组按功能可以划分为 3 个区域：①早期区域，主要编码大、小 T 蛋白抗原，这些抗原在病毒转化、复制和基因表达中起调节作用，在病毒进入细胞后就开始转录和表达并持续不断。②晚期区域，编码 3 种病毒衣壳蛋白（VP1、VP2 和 VP3），在病毒复制时开始大量表达，BKV 亚型的抗原决定簇主要

位于 VP1。③非编码的调节区域，含早期和晚期基因复制所需的增强子和启动子元件，也是病毒复制的起点。病毒在细胞核内复制，但子病毒在宿主细胞破坏后才能释放，因此 BKV 的复制常引起宿主细胞的破坏。

【发病机制】

BKV 感染普遍存在，但在绝大部分人群中呈隐性感染，偶见轻度发热或尿路疾病。呼吸道吸入是 BKV 初次感染最可能的主要途径。在初次感染后，BKV 常潜伏在肾小管上皮细胞、尿路上皮细胞及外周血淋巴细胞中。BKV 感染的致病作用仅见于免疫功能受损者，其始发感染一般发生在免疫功能尚不健全的儿童时期，并产生较温和的呼吸道、泌尿道症状和一定程度的病理学变化。在宿主免疫能力下降的情况下，BKV 可能再度激活并开始大量复制。BKV 再激活现象在肾移植术后患者中的发生率为 10% ～ 68%，有 1% ～ 7% 的移植患者术后会出现BKVN。BKV 的再度激活可能是免疫抑制、患者体质、移植器官因素等多种危险因子相互作用的结果。研究证明血浆和活检组织中 BKV 高负荷与 BKVN 相关，但 BKV 的临床界值目前尚未确定。目前虽然认为低浓度的 BKV 不致病，但如持续存在则可能促成慢性移植物肾病或慢性肾功能不全。其他危险因素可能还有同时感染 SV40 或 JCV、人类白细胞抗原（HLA）错配数目较多、使用输尿管支架等。BKV 抗体在幼年或青少年时期开始出现，并保持终生。

【病理变化】

在 BKV 感染所致疾病中，以肾移植后发生的BKVN 最受关注，通常借助肾穿刺活检进行病理检

查。移植肾组织活检是特异性诊断 BKVN 的金标准。BKV 普遍存在于肾髓质中，因此建议穿刺取材至少要有两条活检组织标本，其中一条应深达髓质，以减少假阴性率。获取标本后还应首先使用免疫组织化学方法在移植肾组织活检中检查 BKV 所致的细胞病理学改变，并结合 PCR 检测病毒载量的结果，才能确诊 BKVN。

BKV 感染的典型形态学标志是上皮细胞核内的包涵体和肾小管细胞的局灶性坏死。其病理特征如下。①细胞核内的病毒包涵体，Nickeleit 等根据核内的包涵体形态将其分为 4 型：Ⅰ 型为无定形嗜碱性毛玻璃样物，此型最为常见；Ⅱ 型为嗜伊红颗粒，外周有一不完整的晕；Ⅲ 型为无光晕的光滑颗粒；Ⅳ 型为囊状物伴有细胞核显著增大、染色质浓集不规则，与肿瘤细胞相似。有时光镜下难以发现，只能通过免疫杂交方法确定 BKV 的存在。②局部肾小管坏死，病毒复制常造成肾小管上皮细胞变性坏死并侵蚀基底膜，以远端小管和集合管最为常见。典型表现为受感染的肾小管细胞肿胀变形，从上皮层被挤入管腔内。因此在低倍镜下肾小管腔内出现受累细胞往往提示基底膜的损害，有时可为诊断提供线索。这些改变在 BKV 感染中很典型，却不是 BKVN 的特异性病变。③间质炎性反应，BKV 感染可以导致移植物间质炎症，但与细胞性排异反应不易辨别。④免疫组化染色可以测得 BKV 大 T 抗原表达阳性。有时无包涵体的病例免疫组织化学检测也可为阳性。虽然 BKV 的 T 抗原与 SV40 病毒 T 抗原存在交叉反应，但 SV40 极少感染人类，因此用针对 SV40 病毒 T 抗原的单克隆或多克隆抗体进行免疫染色可诊断 BKVN，血清肌酐升高也支持 BKVN。

病理分期：Hirsch 等将 BKVN 的病理过程划分为 3 期。A 期：皮、髓质交界处局灶性小管上皮细胞核内免疫组织化学或原位杂交大 T 抗原阳性，仅在细胞核内发现病毒包涵体，无广泛的坏死和炎性浸润。无或有轻微的间质性炎症反应、肾小管萎缩和间质纤维化，一般无明显的肾功能损害。B 期：较 A 期炎症反应明显加重，可见广泛的多灶性弥散性的细胞病理学改变，肾小管上皮坏死，基底膜剥落和间质水肿，轻度至中度肾小管萎缩和间质纤维化。间质浸润的炎细胞包括中性粒细胞、单核细胞和浆细胞，分布方式多样。按照炎症和损伤程度又可分为 B1 期（病变范围 < 25%）、B2 期（病变范围 26% ～ 50%）、B3 期（病变范围 > 50%）。B 期已出现移植肾功能下降，但经积极治疗后部分患者可转为 A 期。C 期：病理表现为不可逆的肾小管萎缩和间质纤维化、瘢痕甚至钙化。

肾小管细胞变平、萎缩。病变程度 > 50%，伴严重的移植肾衰竭。但此时 BKV 感染的细胞较前一期少见。一项大型序贯活检报告表明，有 80% 的 BKVN 患者会从 A 期进展到 B ～ C 期，至少有 30% 从 B 期进展到 C 期。B 期病例清除 BKV 者少于 10%，但 A 期病例至少有 30% 清除了 BKV。因此早期诊断和处理十分必要。

由于 BKVN 的病变部位多随机分布，往往会因穿刺部位与病变部位出现偏差而导致假阴性。如果病理结果阴性，临床仍高度可疑，就需要重复进行组织活检以得到合理的结论。

另有报告在一些人类肿瘤如胰岛细胞瘤、脑肿瘤、卡波西肉瘤及骨肉瘤中发现了 BKV 基因组，其实际意义尚待深入探讨。罕见表现有全身性血管病变，胰腺移植后自体肾 BKVN，肝肾联合移植患者术后发现膀胱癌合并远处转移，在原发和转移病灶中发现 BKV 的 T 蛋白抗原高水平的表达。

【临床表现】

BKV 感染常发生在 5 岁以内，以后持续存在，可伴随终生。有些免疫功能正常者在 BKV 原发感染时会出现"流感样"症状，如上呼吸道症状、发热等。泌尿道可能是 BKV 持续感染的部位。免疫抑制情况下，如接受肾移植或骨髓移植的患儿、妊娠期的妇女，常发生 BKV 复活，往往发生出血性膀胱炎、尿道狭窄和部分尿路感染、肾移植后 BKV 相关肾病等，遗传性免疫缺陷病患儿可能发生致命性间质肾炎等。输尿管狭窄和梗阻可能是 BKV 侵犯尿路上皮细胞导致输尿管溃疡、坏死所致。出血性膀胱炎发作与体内 BKV 载量过高有关。

肾移植后 BKVN 的平均诊断时间为移植术后 44 周（6 ～ 270 周），在前 24 周内有一高峰。患者年龄较大，男性较多。10% ～ 68% 的肾移植受者在 BKV 活化、复制时通常没有临床症状，仅通过实验室检查检测到 BKV，称为无症状性病毒血（尿）症。BKVN 的临床症状也不典型，且与移植肾功能不全密切相关。少数患者可有低热不适、呕吐、呼吸道症状、心包炎、一过性肝功能损害、一过性膀胱炎等；血清肌酐可为正常水平（BKVN A 期）或显著升高（BKVN B 期或 C 期）。有些患者会出现膀胱炎、蛋白尿、尿路梗阻、肾盂积水、尿道感染等，这些虽然不是 BKVN 的特征性表现，但可能提示了病毒复制、局部损害、炎症及病毒血症。从一过性移植物失功进展至无法逆转的肾衰竭，移植物功能的持续降低提示病程进展。有研究显示，在移植后 9 ～ 12 个月时，BKV 阳性者的平均肾小球滤过率显著低于阴性对照组。

【诊断与鉴别诊断】

BKV感染的主要病变在泌尿系统，临床和病理表现缺乏特异性。对于泌尿系统感染者，特别是实体器官移植后患者，应考虑到BKV感染的可能，进行如下检查，以明确病因。

1. 细胞学检查 尿上皮细胞的细胞形态学有助于BKV病毒尿的病毒诊断。光学显微镜下从尿沉渣细胞学涂片中寻找"圈套/诱饵细胞"（decoy cell，细胞核中出现BKV包涵体的尿路上皮细胞是BKV感染的特点之一，见于尿路上皮和肾小管上皮细胞）。decoy细胞仅表明体内有BKV活动。对于BKVN筛查而言，巴氏染色尿沉渣涂片找decoy细胞操作较为简便，也可由相差显微镜等方法观察寻找阳性细胞。Hirsch等的一项大型前瞻性研究表明，尿液中decoy细胞在移植术后检出的中位数时间是术后16周（2～69周），阳性率为30%，其阳性时往往尿BKV DNA呈中高水平，但其阴性不能排除BKV感染。

2. 电子显微镜检查 与光镜下细胞核内的包涵体相对应，电镜表现为细胞核内稠密的、呈晶体状排列的病毒颗粒，表明病毒处于复制期。

3. 肾活检病理检查 光镜下可见肾小管上皮细胞内有病毒包涵体，电镜下亦可见病毒包涵体。结合血、尿中BKV DNA检测阳性，肌酐升高，结合肾移植病史，排除移植排斥反应，可诊断为BKV相关肾病。

4. 细胞培养 BKV可从细胞培养中分离出来，如从人类成纤维细胞可分离出BKV。也可通过ELISA法检测病毒抗原。用传统的Southern杂交检测标本DNA或经PCR等方法检测标本中的病毒。

5. PCR方法测定BKV DNA BKVN早期表现为BKV尿症和BKV血症，定量PCR法检测肾移植受者尿液、外周血中BKV DNA载量是临床早期监测疾病变化的重要方法。血浆中BKV DNA含量可以作为一个独立的标志物。血浆中BKV DNA检出的中位数时间是术后第23周，阳性率为13%，而出现BKVN的中位数时间为28周。血浆中BKV来源于移植物中BKV复制，并可能与移植物受感染的程度有关。BKVN与尿液、血液中BKV DNA载量有密切关系，血液BKV DNA载量越高，发生BKVN的风险越大。

为指导预防和治疗，《中国实体器官移植受者BKV感染临床诊疗指南（2016版）》将BKVN分为三类：可能（possible）、拟诊（presumptive）及确诊（proven）。①可疑患者仅有高水平病毒尿症（decoy细胞、BKV DNA载量 > $1.0×10^7$ 拷贝/毫升、聚集型多瘤病毒颗粒）；②拟诊患者有高水平病毒尿症和病毒血症；③确诊患者既有高水平病毒尿症、病毒血症，组织病理检查证实存在肾病。对拟诊和确诊患者需要进行干预和治疗。

6. 鉴别诊断 BKVN的临床表现均缺乏特异性，BKV所致肾间质慢性炎症容易与移植物急性排斥反应混淆。有研究称，细胞性排异的证据如下：大量的肾小管炎和移植物动脉内膜炎，在病毒包涵体较少的区域出现单核细胞浸润和肾小管炎。肾小管上皮细胞的HLA-DR和ICAM基因上调是细胞性排异的典型表现，并可用以鉴别诊断。另外，急性排异时在肾小管周围毛细血管中可以检测到活化的C4补体分子降解产物C4d，而在BKVN时不会出现。采用流式细胞术检测肾移植受者血液中激活的$CD3^+$ T细胞百分比，并分析其与尿液BKV DNA载量和血清肌酐之间的关系，也可鉴别BKVN和急性排斥反应。急性排斥反应需要增加免疫抑制强度以降低机体免疫导致的排斥反应；而BKVN则应降低免疫抑制强度，部分恢复机体抗病毒免疫反应。因治疗方案的不同而需要鉴别诊断。

（二）JC病毒感染

JC病毒（JCV或JCPyV）最初是从1例进行性多灶性白质脑病（progressive multifocal leukoencephalopathy，PML）患者的脑组织中分离得到的病毒，并以患者姓名John Cunningham的首字母命名为JCV。JCV的DNA能使新生仓鼠胶质细胞的原代培养细胞发生转化，发生神经胶质瘤。JCV广泛存在，并在动物实验中被证明具有致瘤能力，它们与人类恶性肿瘤的关系近年也颇受关注。

JCV是PML的主要病原体。PML是一种并发于免疫系统损伤的致命性中枢神经系统疾病，常与HIV感染、CMV感染、淋巴组织增生性疾病、原发或继发性免疫缺陷病相关。20世纪80年代之前，PML仍是一种少见病，见于50～60岁的老年人。随着获得性免疫缺陷综合征（AIDS，艾滋病）的出现，PML病例显著增加，而且发病趋于年轻化。PML通常发生于AIDS晚期，在AIDS中的发生率为1%～10%，也有报告称PML约发生于1/4的AIDS患者。PML以多灶性神经脱髓鞘病变为主要特征，病情进展迅速，多在4个月内死亡，平均生存期不到1年。PML也可见于其他原因（如晚期造血系统恶性肿瘤、系统性红斑狼疮、类风湿关节炎、结核病、结节病等慢性消耗性疾病或自身免疫性疾病，或器官移植后做免疫抑制治疗者）引起的继发性免疫缺陷患者，临床上，本病往往出现在上述各类疾病后数月或数年，患者多为中年人，但也可见于儿童。临床特征主要是弥漫性不对称性大脑半球受损。尸检发现脑组织多发性小灶性脱髓鞘病变，常不见炎症反应。顺便指出，与 PML 有关的多瘤病毒还有 BKV 和 SV-40 病毒，但均很少见。

【生物学性状】

多瘤病毒科中的 JCV 呈正 20 面体，由 72 个蛋白壳粒组成，无包膜，直径 40～42nm，其基因组为环状双链 DNA，大小约为 5100 bp。根据其序列的作用及编码产物的表达时序，可将其基因组划分为 3 个区域：①非编码调控区（non-coding control region，NCCR），大小约 400bp，包括病毒 DNA 复制起始位点、病毒蛋白转录 TATA 盒、宿主细胞 DNA 与转录因子结合位点、启动子与增强元件，以及病毒大 T 抗原结合位点等。②病毒早期基因区域，大小约 2400bp，含有一个开放阅读框（ORF）。因其从 NCCR 开始转录的前信使 RNA 发生可变剪切，能够编码病毒大 T 抗原（large T-antigen，LTag）、小 T 抗原（small T-antigen，STag）及其他 T 抗原的剪切异构体。③病毒晚期基因区域，主要编码病毒结构蛋白及小调节蛋白 Agno，这些基因同样从 NCCR 开始转录，但转录方向与病毒早期基因区域相反。

JCV 的 NCCR 序列具有调控病毒基因表达、影响病毒基因组复制及致病作用。根据 NCCR 序列的特点，JCV 可分为原型和突变型。在 PML 患者病灶或脑脊髓液中分离检测到的 JCV 主要为突变型病毒株，也称为嗜神经型或 PML 型，这种毒株具有较强的复制和裂解能力，而在健康人群尿液中检测到的病毒主要为原型株。

【发病机制】

1. 病毒的传播与感染 JCV 在自然界广泛存在，人类是其自然宿主。初次感染主要发生在幼儿时期，一般呈亚临床感染或隐性感染状态。人群中有较高的感染率，在 1～5 岁的儿童中，近半数个体血清中含有 JCV 抗体；成年人中 65%～80% 的人血清中可检出其特异性抗体。JCV 相关疾病的发生究竟是陈旧感染的复燃，还是易感宿主的初次感染尚未阐明。

JCV 可能经呼吸道传播，因为在扁桃体、口咽部的基质细胞与淋巴细胞中可以检测到 JCV。另外，在健康人尿液样本、泌尿系统组织标本及自然水体中，JCV 也有较高的检出率，提示其亦可能通过污染的水或食物经消化道传播。JCV 可借助外周淋巴细胞、单核细胞甚至血浆，在体内循环，形成病毒血症。JCV 感染可发生在健康人，更易于感染免疫损伤的患者。在宿主免疫力受损的情况下，JCV 病毒粒子进入一些能表达其复制转录因子的细胞（如神经胶质细胞）内，复制子代病毒，损伤宿主细胞，发生急性感染，可导致病毒性败血症、PML 及其他神经组织病变，如 PML 主要发生于免疫缺陷的患者；绝大部分情况下，病毒粒子可潜伏于扁桃体、骨髓、脾、淋巴结，以及消化、泌尿系统上皮中，病毒无法进行复制，导致顿挫型或潜伏感染，能诱导宿主细胞转化，具有致癌风险。

2. 对神经组织的损伤 该病毒感染少突神经胶质细胞，导致髓鞘脱失，也可能累及星形胶质细胞，病理特征为广泛的多灶性分布的脱髓鞘病变，提示病毒经血源性途径到达脑组织，或者是初次病毒血症时，种植于脑内的病毒在免疫抑制时复活。在活动性 PML 病灶处可见大量感染性 JCV、JCV 蛋白及 JCV DNA。从 PML 脑组织检出的 JCV 在病毒基因组的调节区含有一个特异性重排区；A 区复制而 B 区缺失。这一基因重排极少见于尿中分离到的病毒。这可能是由于在 JCV 长时间复制过程中发生了 PML 样基因重排，并增加了病毒在中枢神经系统的生存能力。

目前认为，从 JCV 潜伏感染到发生 PML，包括以下 5 个关键步骤：① JCV 侵入机体，在神经系统以外其他细胞中潜伏感染；②非编码控制区域序列发生重排使病毒颗粒从原型转化为嗜神经型；③ JCV 重新激活导致病毒血症，病毒进入中枢神经系统；④人体免疫监视失效，不能消灭 JCV；⑤ JCV 感染少突胶质细胞，引起脱髓鞘病变。PML 主要发生在艾滋病患者，与其他艾滋病相关中枢神经系统机会感染不同的是，PML 往往发生在艾滋病发病早期，即当 CD4[+] T 细胞 > 200 个 /μl 时。罹患 PML 的其他危险因素还有非霍奇金淋巴瘤、使用嘌呤类药物、干细胞移植及系统性红斑狼疮（SLE）等。

3. JCV 的致癌作用 JCV 可编码多种致癌蛋白，感染实验动物能诱导肿瘤发生已获公认，而对人体的致瘤能力与机制仍在研究中。目前已明确具有调控宿主细胞转化与癌变功能的 JCV 蛋白主要有 LTag、STag、Agno 三种。它们在诱导细胞转化与癌变过程中的分子机制大致如下。

（1）LTag 诱导细胞转化：LTag 是 JCV DNA 复制的重要因子，具有解螺旋酶、聚合酶和 ATP 酶活性，也是病毒感染导致细胞转化与肿瘤发生的主要致癌蛋白，可以结合多种肿瘤抑制因子并使其失活，促使细胞周期进入 S 期，驱动细胞增殖。LTag 可通过 C 端的 p53 蛋白结合域与抑癌因子 p53 结合，使其在宿主细胞发生基因损伤后无法进行 DNA 修复、周期监控与诱导凋亡。LTag 也可通过 LxCxE 模序，特异性结合并抑制 Rb（成视网膜细胞瘤基因）家族蛋白活性，扰乱 Rb 蛋白与 E2F 家族转录因子形成复合物的能力，导致 E2F 家族转录因子异常激活细胞周期调控相关蛋白，促进细胞进入 S 期。LTag 还可以结合 β- 联蛋白（β-catenin）、胰岛素受体底物 1（insulin receptor substrate-1，IRS-1）、凋亡抑制剂存活蛋白等多种蛋白，影响细胞的正常生理功能。LTag 与 β- 联蛋白结合后，能够稳定 β- 联蛋白，使其在细胞质中维持高含量，并进入细胞核中诱导细胞周期蛋白 D1 与原癌基因 c-myc 的转录，从而导致细胞转化与癌变。

（2）STag 诱导细胞转化：STag 由编码 LTag 的 mRNA 通过异构剪切后编码，STag 在 JCV 感染周期中的生物学功能研究较少，在另一株多瘤病毒 SV40 中，证实 STag 可协同 LTag 诱导细胞转化，特别是在 LTag 含量较低的情况下。Stag 还可通过 C 端结构域结合 PP2A，干扰其活性，为感染细胞恶性转化提供有利条件。

（3）Agno 蛋白诱导细胞转化：Agno 蛋白是 JCV 感染晚期表达的一个调控蛋白，被命名为"未知"蛋白。Agno 蛋白既可以结合病毒自身蛋白，也可以与细胞功能蛋白相互作用，其磷酸化在病毒转录、复制、组装及宿主细胞周期调控方面具有重要意义。Agno 蛋白可以直接与 p53 相互作用，扰乱细胞周期；结合核蛋白 Ku70，抑制其介导的 DNA 双链断裂非同源末端连接修复，导致宿主细胞基因组不稳定。

（4）JCP 感染与肿瘤发生、发展的关系：在实验动物中已经证明 JCV 感染可诱导肿瘤发生，如接种 JCV 到新生仓鼠大脑中，可致髓母细胞瘤、星形细胞瘤、多形性胶质母细胞瘤等多种肿瘤发生，且可在接种 JCV 后的仓鼠和松鼠猴体内形成的肿瘤组织中明显检测到 LTag 的表达。在人体神经系统、消化系统和泌尿系统等多种实体肿瘤组织中均可检测到 JCV 基因组 DNA 与病毒蛋白，且癌与癌旁组织中病毒 DNA 载量和致癌蛋白表达量存在显著差异。1999 年就有学者证实在脑肿瘤组织中检测到高丰度的 JCV 基因组拷贝与病毒致癌蛋白的表达。JCV 在神经系统肿瘤中的作用可能有两个方面：一方面，病毒初次感染后潜伏于宿主细胞中，不复制也不表达基因，在宿主免疫损伤的情况下，病毒裂解少突胶质细胞等能维持病毒复制周期的细胞，导致神经系统脱髓鞘等疾病发展；另一方面，在免疫正常的个体中，一些生理变化使病毒表达 LTag，并导致这种致癌蛋白在脑细胞中的积累及与宿主调控蛋白持续作用，继而导致细胞周期紊乱，并刺激肿瘤形成。在结直肠中，JCV 在潜伏感染阶段刺激局部产生炎症反应，形成细胞因子富集的微环境，可能促进细胞的转化；在 LTag、STag 及 Agno

蛋白表达并与宿主蛋白相互作用时，JCV 可能诱导遗传不稳定性，导致肠上皮 DNA 损伤，最终发展为结直肠癌。在泌尿系统，JCV 原发感染后常潜伏于尿路上皮内，构成泌尿系统肿瘤的一个重要危险因素。据报道，在膀胱癌与前列腺癌肿瘤组织中都检测到 JCV 基因组高拷贝及病毒致癌蛋白表达，其具体机制有待进一步研究。

【病理变化】

JCV 感染少突神经胶质细胞，导致髓鞘脱失；也可能累及星形胶质细胞。病理特征为多灶性亚急性脑白质脱髓鞘性改变，具有诊断价值。病变主要损害大脑白质，偶可侵犯灰质。病灶以顶枕区大脑多见，顶叶最常受累，其次是额叶，多发生在大脑半球的皮质下区、中央半卵圆区，较少波及内囊、外囊及胼胝体，病变远离脑室系统。幕下或后颅凹内脑白质病灶主要位于小脑中脚附近的脑桥和小脑。孤立的延髓、小脑内病灶较少见，有时累及小脑半球的一叶，单纯脑干小脑受累概率为 10% ～ 15%，很少累及脊髓。初发时病灶可能是单侧的不对称性的，以后可发展为双侧和对称性。同时，丘脑和基底节等灰质结构亦可受累，且此类患者预后差。

病理学检查见脑外观正常或有皮质萎缩，冠状切面见脑白质区，尤其在灰白质交界区内有不规则的灰色斑片，散在性，多灶性，不对称分布，白质结构破坏，局部颜色减退呈灰色胶样，或形成灰色透明凹陷病灶，质地软，严重者病灶可融合，甚至呈囊性变，但很少见出血（图 8-5-25）。病变为多灶性，病灶小者直径数毫米，大者可互相融合成软化区，边界清楚。在全脑组织学切片中，用髓磷脂染色，可见多灶性病变，呈大小不等的脱髓鞘斑，具有星球爆炸（starburst）样或虫蚀样表现（图 8-5-26）。小病灶可互相融

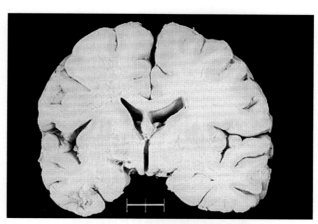

图8-5-25 进行性多灶性白质脑病
大脑白质多发性脱髓鞘性病变，肉眼可见白质混浊软化（丁彦青惠赠）

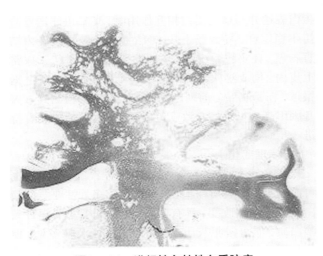

图8-5-26 进行性多灶性白质脑病
大脑前额叶标本KB染色,可见虫蚀样脱髓鞘,部分融合成巢状(丁彦青惠赠)

合成较大病灶,偶可形成小囊腔。

显微镜下检查,经典的PML病变为多灶性脱髓鞘而轴索相对保存、少突胶质细胞病变和肿瘤样星形细胞,即所谓三联征。白质内出现多灶性脱髓鞘的斑片,髓磷脂稀薄,染色浅淡,其中含有许多反应性增生的星形细胞与巨噬细胞,其体积较大,形状异常,核亦呈多形性,并可有多核星形细胞和有丝分裂象,许多吞噬有髓磷脂崩解产物的泡沫状巨噬细胞和少数轴索(图8-5-27)。本病有诊断意义的表现是少突胶质细胞的异常。脱髓鞘斑外周或进展性病灶边缘最易发现明显肿胀增大的少突胶质细胞,并混杂有肥胖的星形细胞、泡沫状巨噬细胞。因为JCV嗜少突胶质细胞,并在其中复制,使受累细胞核增大而深染、染色质溶解、毛玻璃样变,并形成紫色或嗜伊红色或玻璃样双染的病毒包涵体,取代染色质(图8-5-28)。免疫

组化和原位杂交显示这些少突胶质细胞中有JCV抗原或核酸,证实JCV感染。在脱髓鞘区域的周围最易发现含有病毒包涵体的细胞,炎症反应不明显,在血管周围和蛛网膜下腔偶有淋巴细胞、浆细胞浸润,血管周炎细胞袖套极少见。JCV不仅直接感染少突胶质细胞,还可使潜在感染HIV的巨噬细胞进入中枢神经系统造成进一步损害。电镜下可见少突胶质细胞胞质及核内含有JCV颗粒,这些颗粒常聚集成不全晶状体,也可单个或丝状排列,没有外壳。JCV也可感染星形胶质细胞,形成染色质浓染的多叶核怪异细胞。

有时,PML也可发生明显的炎症反应,称为炎症型PML。病理特殊表现为CD4$^+$、CD3$^+$的T细胞、单核巨噬细胞、B细胞和浆细胞在血管周围浸润。PML的过度炎症性反应也可引起特征性的脱髓鞘病变。在髓鞘脱失处缺少病毒感染的少突胶质细胞,但在脱髓鞘灶边缘可见感染的少突胶质细胞。

在脑内亦可同时发生HIV和JCV的双重感染。Wiley等证实,在这些患者中,浸润于脱髓鞘性PML病变中的巨噬细胞也可被HIV感染。PML合并弓形虫性脑炎或CMV感染者也有报道。

JCV相关的肿瘤包括脑胶质瘤、结直肠癌、膀胱癌和前列腺癌等。其病理变化在有关肿瘤病理学专著中都有详细描写,不再赘述。判断这些肿瘤是否与JCV相关,关键是在肿瘤中查见JCV的抗原、核酸或病毒颗粒。

【临床表现】

1. **经典型PML** PML呈隐匿性或亚急性发病,常被患者忽视。初期仅有性格的细微变化,以后发生进行性精神衰退、性格或精神状态改变,精神状态改变是PML最常见表现。通常表现为记忆力下降,智能迟滞或识别障碍乃至痴呆,行为异常,失语或语言

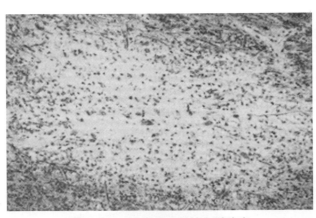

图8-5-27 进行性多灶性白质脑病
脑组织内脱髓鞘性病变,髓磷脂稀薄,染色浅淡,病灶中可见单核和多核胶质细胞

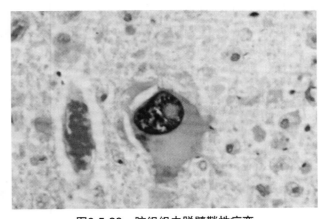

图8-5-28 脑组织内脱髓鞘性病变
髓磷脂稀薄,中心可见感染的少突胶质细胞。其体积增大,细胞核内含淡红色病毒包涵体

障碍，定向、计算或书写障碍，视野缺损、偏盲或凝视，共济失调，步态不稳，面瘫、偏瘫或偏身感觉障碍，肢体麻痹，癫痫，头痛等，提示有多灶性损害。颅内压不增高。开始时可出现部分症状，随着病灶不断融合扩大，症状加剧并增多。病灶通常位于双侧大脑半球皮质下白质，呈多发非对称性分布，也可表现为单侧甚至孤立病变。突发性者可有痴呆、昏迷、癫痫，但不多见。

脑 CT 显示局灶性或广泛性脑白质损害，病变在顶枕区多见，累及额叶、脑干和小脑者较少，极少累及灰质。白质内病灶为多发性，分布不均匀，常见多灶性低密度非强化病灶，呈圆形或椭圆形，注射造影剂后通常无增强反应及块影，有时见轻度占位效应及强化反应，偶尔累及灰质并引起占位性效应。MRI T_1 加权为阴性，或显示低信号病灶，T_2 加权白质区出现均匀的高信号病灶，边界清楚，无占位效应，亦无强化或水肿，缺乏特异性。注射造影剂后可见皮质下白质区及中央半卵圆区还有增强信号，常为多发性不对称性，一般无明显占位表现。在复查时可见病变进行性加重，小病灶也可逐渐融合扩大，晚期出现脑萎缩改变。在病程中，患儿脑脊液无明显改变，或仅有轻度细胞增多或蛋白质增多。脑电图可有局灶性异常。

2. 非典型 PML　在某些特殊情况下，PML 可出现一些非典型表现。①炎症型 PML，常发生在接受高效抗反转录病毒治疗（HARRT）的艾滋病患者，炎症反应较明显。MRI 检查可见病灶呈现 T_1 低信号、T_2 高信号，由于血管屏障破坏可引起病灶周边强化及血管源性脑水肿。② PML 合并免疫重建炎症综合征（IRIS），IRIS 是指艾滋病患者在接受 HAARRT 治疗后体内 HIV-1 核酸水平下降，CD4$^+$ 细胞数量上升的情况下，发生非机会性感染或药物毒性所致的炎症反应。首次接受 HARRT 治疗的患者最容易发生 IRIS，PML 合并 IRIS 进展的特征性表现为 MRI 检查发现病灶强化。但是在出现非强化的 PML 病灶时，特别是伴有临床症状恶化时，不能排除 PML-IRIS。③小脑颗粒细胞神经元神经病，特指 JCV 感染仅累及小脑颗粒细胞，而未累及少突胶质细胞，患者只发生共济失调、构音障碍等小脑受损的表现。其早期影像学表现无特异性，晚期可见孤立性小脑萎缩及小脑 T_2 高信号。④ JCV 脑膜炎，偶尔发现脑膜炎患者脑脊液中查见 JCV，而无 PML 病变。⑤ JCV 脑病，患者只有脑病表现，如高级皮质功能障碍，但不合并局灶性神经功能缺陷，病理检查见其皮质椎体神经元、灰质与白质交界处的星形细胞均被 JCV 感染，伴有坏死，但却没有类似 PML 的脱髓鞘病变。

【诊断与鉴别诊断】

脑组织活检是确定 PML 诊断的必要和特效方法。在 CT 指导下做立体定向活检或细针穿刺活检（FNB），有助于诊断。根据其独特的病理学表现，结合电镜下少突胶质细胞的病变可以诊断。用免疫细胞化学技术检测病毒抗原，用原位杂交或 PCR 技术在脑组织或脑脊液中检测病毒基因，可以确定病因。约 1/4 病例的脑脊液 PCR 检测可发现 JCV 的 DNA。诊断本病时应排除 HIV 感染所致的白质脑病。

如无脑活检，临床诊断 PML 则需符合以下要求：①持续存在的典型的 PML 症状；②脑脊液检查 JCV DNA 阳性；③典型的 PML 影像学表现。

PML 多见于免疫抑制患者，而免疫抑制条件下脑内也常发生原发性淋巴瘤、弓形虫病、血管炎及其他病毒性脑炎等，也需注意鉴别。此时病理检查十分必要。

在星形胶质细胞增生显著时要注意鉴别星形细胞瘤。PML 时星形胶质细胞散在分布于吞噬脂质的巨噬细胞之间，有时可见怪异的细胞核或核内包涵体，伴有异常的少突胶质细胞，与胶质瘤不同。一份研究报告显示，AIDS 合并 PML 的平均生存期仅 4 个月，但也有几例 PML 的 AIDS 患者生存超过 2 年，未经治疗而有临床症状改善。

（郭瑞珍　高顺强　刘德纯　陈荣明；
郭瑞珍　管俊昌）

第六节　肝炎病毒感染

嗜肝性肝炎病毒是一类对肝组织有亲嗜性，以肝脏为主要靶器官，能引起病毒性肝炎的病原体，简称肝炎病毒。病毒性肝炎是当前危害人类健康的疾病之一，我国已将其列入乙类法定传染病。目前认为嗜肝性肝炎病毒至少有 8 种，包括甲型肝炎病毒（HAV）、乙型肝炎病毒（HBV）、丙型肝炎病毒（HCV）、丁型肝炎病毒（HDV）、戊型肝炎病毒（HEV）、己型肝炎病毒（HFV）、庚型肝炎病毒（HGV/GBV-C）、输血传播病毒（TTV）等。目前，对 HAV～HEV 这 5 种具有嗜肝性的肝炎病毒已经有了全面的了解，对后来发现的 3 种肝炎病毒仍在深入研究中。

各型肝炎病毒的特性、传播途径、临床经过虽不完全相同，但它们均能引起类似的肝脏炎症性病变。其基本病理变化和临床病理类型参见表 8-6-1。本节主要介绍各型肝炎病毒的生物学特性、致病作用及其临床病理学表现。

表 8-6-1　病毒性肝炎的基本病理变化与临床病理类型

基本病理变化	临床病理类型
肝细胞变性（肝细胞胞质疏松化/气球样变、嗜酸性变、脂肪变性）	急性（普通型）病毒性肝炎（黄疸型，HAV、HDV；无黄疸型，HBV、HCV）
肝细胞坏死（点状坏死、碎片状坏死、桥接坏死、亚大块坏死和大块坏死）	慢性（普通型）病毒性肝炎（HBV、HCV），可转变为肝硬化
肝细胞凋亡（嗜酸性小体）	急性重型病毒性肝炎（暴发型肝炎）
炎细胞浸润（坏死区、门管区）	亚急性重型肝炎，可发展为肝硬化
肝细胞再生（完全性、结节状再生）	无症状携带者（多为 HBV、HCV 或 HDV）
库普弗细胞增生	（肝炎后性）门脉性肝硬化
小胆管增生	（肝炎后性）坏死后肝硬化
纤维组织增生（纤维化，肝硬化）	肝炎病毒相关肝细胞癌（HBV、HCV）

此外，还有一些非嗜肝性病毒也能累及肝细胞，引起肝脏病变，如 CMV、EBV、黄热病毒、风疹病毒甚至 HIV 等，但不列入肝炎病毒。

各种病毒性肝炎，尤其是乙型和丙型肝炎，在世界范围内广为传播，不但可致肝炎，还可致癌，对人类健康造成极大危害。我国 2021 年报告病毒性肝炎 1 226 165 人，死亡 520 人，居乙类传染病首位。其中以乙型肝炎最多，其余依次为丙型、戊型和甲型病毒性肝炎。WHO 2010 年确定每年 7 月 28 日为世界肝炎日，以纪念 HBV 的发现者、诺贝尔奖得主巴鲁克的生日，同时提醒人们注意防控肝炎病毒的传播和流行。

一、甲型肝炎病毒感染

甲型肝炎病毒（hepatitis A virus，HAV）属微小 RNA 病毒科（Picornaviridae），1983 年归类为肠道病毒属 72 型，1993 年单列为嗜肝病毒属（Hepatovirus）。人类感染 HAV 后，大多表现为亚临床或隐性感染，仅少数人表现为急性甲型肝炎（过去曾称为传染性肝炎）。一般可完全恢复，不转为慢性肝炎，亦无慢性携带者。

【生物学性状】

1. 形态与结构　病毒颗粒呈球形，直径约 27nm。无包膜。衣壳由 32 个壳粒组成，呈 20 面体立体对称，有 HAV 的特异性抗原（HAV Ag），每一壳粒由 4 种不同的多肽即 VP1、VP2、VP3 和 VP4 所组成。在病毒的核心部位，基因组为单正链 RNA（ssRNA），长约 7500 个核苷酸。基因组由 5′端非编码区（5′ NCR）、编码区、3′端非编码区（3′ NCR）及 polyA 尾构成。5′ NCR 全长 734bp，约占整个基因组的 10%，是基因组中最保守的序列，对决定病毒感染的宿主细胞种类至关重要，在 HAV 蛋白的翻译过程中也有重要作用。编码区只有一个开放阅读框（ORF），分为 3 个功能区，编码约为 2200 个氨基酸的 HAV 前体蛋白。3′ NCR 在不同株间变化较大，可达 20%，其功能可能与病毒的 RNA 合成调控有关。HAV 基因组最末端的 polyA 尾可能与 HAV RNA 的稳定性有关。

在 RNA 的 3′端有多聚的腺苷序列，在 5′端以共价形式连接一个由病毒基因编码的细小蛋白质，称病毒基因组蛋白（viral protein genomic，VPG）。在病毒复制过程中，其能使病毒核酸附着于宿主细胞的核蛋白体上进行病毒蛋白质的生物合成。

2. 血清型与基因型　HAV 只有一个血清型，抗原性稳定，主要抗原表位位于 VP1 中，VP2 和 VP3 上存在中和位点。根据 HAV VP1 区的序列差异将世界各地的 HAV 毒株分为 7 个基因型及若干亚型，我国属于 HAV 高流行区，主要流行 I A 亚型。

【发病机制】

1. 传染源与传播途径　HAV 主要通过粪—口途径传播，传染源多为患者和隐性感染者。病毒常在患者氨基转移酶升高前的 5～6 天就存在于患者的血液和粪便中。发病 2～3 周后，随着血清中特异性抗体的产生，血液和粪便的传染性也逐渐消失。HAV 随患者粪便排出体外，通过污染水源、食物、海产品（如毛蚶等）、食具等的传播可造成散发性感染或大流行。HAV 也可通过输血或注射方式传播，但因其在患者血液中的持续时间远较乙型肝炎病毒为短，故此种传播可能性极小。

2. 致病作用 HAV 侵入人体后，首先在口咽部或涎腺中增殖，然后进入肠黏膜和局部淋巴结增殖，继而进入血流，形成病毒血症，最终侵入靶器官肝脏，在肝细胞内增殖而致病。HAV 在组织培养细胞中增殖缓慢并不直接引起肝细胞损害。当肝细胞内 HAV 复制期高峰过后，患者才出现明显的肝细胞损伤。在出现黄疸时，患者血液和粪便中 HAV 的数量却明显减少，同时体内出现抗体。因此推测其致病机制除与病毒的直接作用有关外，机体的免疫应答可能在引起肝组织损害上起一定的作用。现可应用狨猴作为实验感染模型来研究 HAV 的致病机制。动物经大剂型病毒感染后 1 周，肝组织呈轻度炎症反应和少量的局灶性坏死现象。此时感染动物虽然肝功能异常，但病情稳定。可是在动物血清中出现特异性抗体的同时，动物病情反而转剧，肝组织出现明显的炎症和门脉周围细胞坏死。由此推论早期的临床表现是 HAV 本身的致病作用，而随后发生的病理改变是一种免疫病理损害。研究表明，巨噬细胞、NK 细胞及人类白细胞抗原（HLA）参与介导的细胞毒性 T 细胞（CTL）及其相关的细胞因子在免疫损伤机制中也有重要作用。

3. 免疫性 在 HAV 感染早期，机体产生抗 HAV 的 IgM 抗体。感染 4～6 周达到高峰，3 个月后降到

检测水平以下。在 IgM 出现的同时，患者粪便中可检出抗 HAV SIgA。恢复期出现 HAV IgG，并可维持多年，对同型病毒的再感染有持久的免疫力。在恢复期还可出现特异性细胞免疫应答，特异性细胞毒性 T 细胞（CD8$^+$）在消灭病毒、控制 HAV 感染中也很重要。

【病理变化】

HAV 通过消化道经肠上皮进入门静脉系统而到达肝脏，在肝细胞内复制，但不直接损伤肝细胞，可能通过细胞免疫机制导致肝细胞病变，呈急性炎症反应，包括肝细胞变性坏死，常见肝细胞水样变，即肝细胞水肿，使胞质疏松化和呈气球样变（图 8-6-1），伴有嗜酸性变和嗜酸性小体形成（图 8-6-2），有时可见肝细胞脂肪变性（图 8-6-3），在小儿多为微小脂滴；肝细胞肿胀增大致使肝窦消失，肝细胞排列紊乱，小叶内或中央静脉周围肝细胞可发生溶解坏死，坏死处见斑点状或小灶性淋巴细胞浸润（图 8-6-4）。在门管区（也称汇管区）周围，肝细胞坏死和炎症较明显，门管区内以单核巨噬细胞和淋巴细胞浆细胞为主，浆细胞较丰富。门管区病变比中央静脉周围更严重，但界板无破坏（图 8-6-5），较有特征性。黄疸型肝炎比较多见，小叶中心区肝细胞肿大，胆汁淤积较明显（图 8-6-6），呈棕黄色颗粒，有时可见毛细胆管内胆栓形成。肝窦内可见库普弗细胞（Kupffer cell）增生。近年发现甲型肝炎也可出现碎片状坏死，但不转变为慢性肝炎，没有或仅有轻度纤维化。肝细胞内检出 HAV 抗原或其核酸成分，乃病因学证据。

【临床表现】

根据临床和流行病学观察，HAV 多侵犯儿童及青少年，发病率随年龄增长而递减。HAV 引起的急性甲型肝炎可造成散发或暴发流行，其潜伏期短，

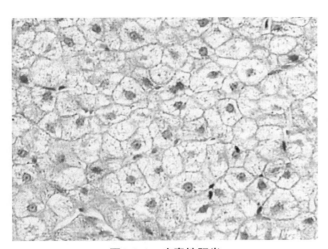

图8-6-1 病毒性肝炎
肝细胞肿大，胞质疏松淡染，部分呈气球样变，胞膜清晰，肝窦狭小以致消失

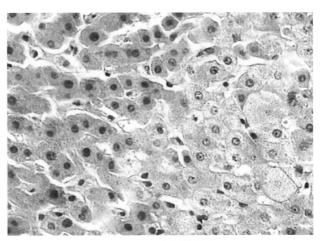

图8-6-2 病毒性肝炎
部分肝细胞胞质疏松淡染，细胞肿大，肝窦狭小；部分肝细胞胞质浓缩红染为嗜酸性变，肝窦尚存

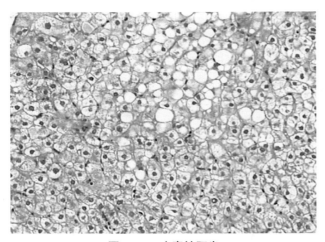

图8-6-3　病毒性肝炎

肝细胞肿大，部分肝细胞质疏松淡染，部分肝细胞质内出现大小不等的圆形空泡，为脂肪变性，肝窦不明显

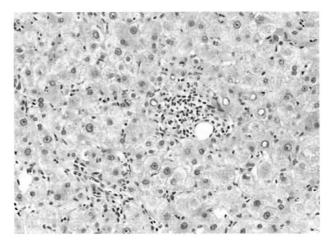

图8-6-4　病毒性肝炎

肝细胞肿胀增大致使肝窦消失，小叶内肝细胞排列紊乱，肝细胞点状和小灶性坏死，坏死细胞溶解，被淋巴细胞取代

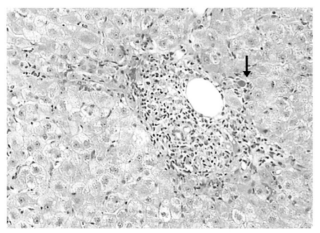

图8-6-5　病毒性肝炎

门管区（汇管区）内炎细胞浸润，以单核巨噬细胞和淋巴细胞浆细胞为主，但肝小叶界板尚存。右侧肝小叶边缘见一嗜酸性小体（箭头）

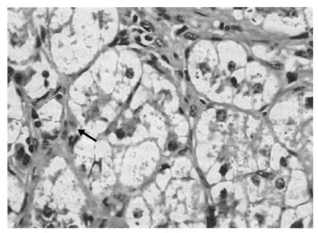

图8-6-6　病毒性肝炎

黄疸型，肝细胞肿胀，胆汁淤积较明显，可见棕黄色胆色素颗粒，小胆栓形成（箭头）（韩安家惠赠）

15～45天，平均30天。发病急，但预后良好，一般为自限性疾病。临床表现主要为普通型肝炎，多从发热、疲乏和食欲缺乏开始，然后出现肝大、压痛、肝功能损害，氨基转移酶升高，部分患者可出现黄疸，称为黄疸型肝炎。平常情况下，无黄疸型肝炎发病率很高，但大流行时黄疸型肝炎比例增高。一般不引起HAV携带状态和慢性肝炎。

【诊断与鉴别诊断】

目前对甲型肝炎的微生物学检查以HAV的抗原和抗体为主。应用的方法包括免疫电镜、补体结合试验、免疫黏附血凝试验、固相放射免疫和酶联免疫吸附试验（ELISA）、PCR、cDNA-RNA分子杂交技术等。抗HAV IgM具有出现早、短期达高峰与消失快的特点，是甲型肝炎新近感染的标志。抗HAV IgG的检测有助于流行病学检查。40岁以上成人中，80%左右

均有抗HAV抗体。

在潜伏期和急性期的早期，HAV从肝细胞分泌到胆汁中，随粪便排出，故在粪便中也可以检出HAV，确定诊断。在动物实验和活检组织中，也能于肝细胞中检出HAV，确认感染原。

二、乙型肝炎病毒感染

1963年Blumberg首次报道了一种所谓澳大利亚抗原（Australia antigen），后来被证实为乙型肝炎病毒（hepatitis B virus，HBV）的表面抗原（HBsAg）。1970年Dane在电子显微镜下观察到HBV颗粒的形态，后来被称为Dane颗粒。1986年将其确定为HBV，列入嗜肝DNA病毒科正嗜肝DNA病毒属，所致肝炎称为乙型病毒性肝炎，简称乙型肝炎，曾称血清性

肝炎。

乙型肝炎遍布全世界，全球 HBsAg 携带者约有 3.5 亿人，其中我国约有 1.2 亿人。病毒性肝炎在我国被列入乙类法定传染病。在我国传染病网络直报系统中，每年 HBV 新发感染者达 10 万人左右，乙型肝炎病例报告常居于各种法定传染病首位。2019 年全国法定传染病报告资料中，病毒性肝炎报告发病数居乙类传染病第 1 位（1 286 691 例），报告死亡数居第 3 位（575 例），低于艾滋病和肺结核。其中报告乙型肝炎 1 002 292 例，死亡 447 例。乙型肝炎病例在病毒性肝炎中占 77.9%，发病率为 71.8/10 万。

【生物学性状】

1. 形态与结构　　HBV 是一种环状双链 DNA 病毒，在形态上分为大球形颗粒、小球形颗粒和管形颗粒。

（1）大球形颗粒：亦称 Dane 颗粒，它是一种由一个包膜和一个含有 DNA 分子的核衣壳组成的病毒颗粒，直径约 42nm。核衣壳为 20 面体对称结构，直径约 27nm，由 HBV 核心抗原（hepatitis B core antigen，HBcAg）构成。游离的核衣壳只能在肝细胞核内观察到。血中 Dane 颗粒浓度以急性肝炎潜伏期后期为最高，在疾病起始后则迅速下降。Dane 颗粒表面含有 HBV 表面抗原（HBsAg），核心中还含有双股有缺口的 DNA 链和依赖 DNA 的 DNA 多聚酶。目前认为 Dane 颗粒即完整的 HBV。

（2）小球形颗粒：直径约 22nm，主要成分是 HBsAg，即病毒的包膜。化学组成成分为脂蛋白，可按其特有的密度与正常血清蛋白部分分离。在此颗粒中未检出 DNA 多聚酶活性。目前认为 HBV 的小颗粒不是 HBV，可能是它感染肝细胞时合成过剩的包膜而游离于血液循环中，在乙型肝炎患者血液中大量存在。

（3）管形颗粒：直径约 22nm，长度在 100～500nm。实际上它是一串聚合起来的小颗粒，但同样具有 HBsAg 的抗原性，但无感染性。

2. 基因结构与分型　　目前，已可从感染 HBV 患者的血清及感染肝脏提纯的病毒核心中分离出环状双股 DNA，从而确定 HBV 属 DNA 病毒。研究 Dane 颗粒 DNA 结构发现，DNA 分子包括一个长度固定的负链（长链）和另一长度不固定的正链（短链），长链长度约 3200 个核苷酸，短链为长链长度的 50%～99%。在不同分子中短链 3′ 端的位置是可变的，而短链和长链的 5′ 端位置固定点为黏性末端。在黏性末端两侧，两链 5′ 端各有一个由 11 个碱基对（bp）组成的直接重复序列（direct repeat sequence，DRS），

该 DRS 位于第 1824 个核苷酸者称 DRS1 区，位于第 1590 个核苷酸者称 DRS2 区，是病毒 DNA 成环和复制的关键序列。负链（长链）的 5′ 端与 HBV DNA 聚合酶的末端蛋白共价结合，在正链（短链）的 5′ 端有一段短的核苷酸序列，它们是引导 DNA 合成的引物。短链的 5′ 端通过长达 250～300 个核苷酸的碱基配对而维持分子的环状结构。

目前，由于克隆化 DNA 完整核苷酸已经确定，并已证实 HBsAg 和 HBcAg 都是由 Dane 颗粒的 DNA 所编码，并且 2 种基因存在于同一 DNA 分子上。有人比较病毒基因编码能力和病毒多少，发现 HBV DNA 负链有 4 个 ORF，分别称为 S 区、C 区、P 区及 X 区，能编码全部已知的 HBV 蛋白质，其中一个编码 HBX 蛋白，而其正链开放读码区不能编码病毒蛋白。HBX 蛋白仅有 154 个氨基酸，但功能复杂，为 HBV 基因转录复制所必需，并与肝炎和肝癌的发生密切相关。

按核苷酸序列差异 ≥ 8% 为不同基因型的判断标准，HBV 可以分为 A～H 共 8 个基因型，我国以 B 和 C 基因型为主，也有少量的 A 和 D 基因型与 B/C 基因型混合感染。我国南方以 B 基因型为多，北方以 C 基因型为多。

3. HBV 的复制与变异　　HBV 复制的过程大致分为以下 6 个阶段：① HBV 感染肝细胞，通过病毒包膜蛋白与肝细胞受体特异性吸附、结合，进入肝细胞内；在胞质中脱去衣壳；② HBV DNA 进入肝细胞核内；在 HBV DNA 聚合酶作用下，补全双链缺口，形成超螺旋的共价闭合环状 DNA；③在胞核中细胞 RNA 聚合酶 Ⅱ 的作用下，以负链 RNA 为模板转录成亚基因组 RNA 及全基因组 RNA，包括多种 mRNA；④在胞质中，上述基因组中的 mRNA 编码出相应的蛋白质；⑤ HBV DNA 聚合酶、3.5kb pgRNA 及 HBcAg 包装成核心颗粒，在核心颗粒内反转录为全长负链 DNA，再以此为模板合成互补的正链 DNA；⑥核心颗粒进入内质网，在获得包膜蛋白（主要是 HBsAg）后形成完整的病毒颗粒，以出芽或胞吐方式释放到肝细胞外，重新感染其他肝细胞。

HBV DNA 聚合酶缺乏校正功能，不能纠正病毒复制过程中产生的变异，因而 HBV 较易发生变异，并影响 HBV 的生物学行为及机体对病毒的反应。

4. HBV 抗原的组成　　HBV 有 3 种抗原成分，分别为表面抗原（HBsAg）、核心抗原（HBcAg）和 e 抗原（HBeAg）。

（1）HBsAg：HBsAg 是由 HBV 的基因组所决定的，为上述三种形态的颗粒所共有。纯化的 HBsAg

含有类脂质、糖类、脂质、蛋白质及糖蛋白。蛋白质占总量的 70% ～ 90%。广义的 HBsAg 由三种蛋白组成：①主要表面蛋白（S 蛋白，小分子 HBsAg）；②中分子蛋白（中分子 HBsAg）；③大分子蛋白（大分子 HBsAg）。S 蛋白即狭义 HBsAg，是 HBV 包膜的主要表面抗原的主要成分，能刺激机体产生相应的中和抗体，具有免疫保护作用，HBsAg 的检出是 HBV 感染的标志之一。

（2）HBcAg：存在于 Dane 颗粒的核心和乙型肝炎患者的肝细胞核内。在乙型肝炎的急性期、恢复期和 HBcAg 携带者中常可测出抗 HBc。此抗体对病毒无中和作用。体内如发现 HBcAg 或抗 HBc（核心抗体），表示 HBV 在肝内持续复制。

（3）HBeAg：对其本质还不十分清楚，但多数认为它是潜藏于 Dane 颗粒的核心部分。HBeAg 是一种可溶性抗原。HBeAg 与 DNA 聚合酶在血液中的消长相符，故 HBeAg 的存在可作为体内有 HBV 复制及血清具有传染性的一种标记，血中 HBsAg 滴度越高，HBeAg 的检出率亦越高。有些患者可出现抗 HBe 抗体，可能也是一种有保护作用的抗体。抗原持续阳性可转为慢性。

【发病机制】

1. 传染源与传播途径　乙肝的主要传染源是患者和 HBV 抗原携带者。在潜伏期和急性期，患者血清均有传染性。乙型肝炎的传播非常广泛，据估计，HBsAg 携带者在世界上约有 3 亿多。由于他们没有临床症状，而 HBsAg 携带的时间又长（数月至数年），故成为传染源的危害性要比患者更大。化疗后的癌症患者、骨髓或器官移植后接受免疫抑制治疗者，以及艾滋病等免疫损伤者为 HBV 的易感人群，HBsAg 阳性率超过普通人群。

HBV 的传染性很强，传播途径有 4 种：①血液传播，输血或注射血液制品是重要的传播途径，外科和口腔手术、针刺、预防接种、内镜检查、文身、使用公用剃刀等物品，皮肤微小操作污染含少量病毒的血液，均可导致感染。通过吸血昆虫传染乙型肝炎者亦有报道。②经口传播，据报道，在急性乙型肝炎患者和慢性 HBV 携带者的唾液标本中可检测到 HBsAg 及 Dane 颗粒，因此，HBsAg 随唾液经口传播的途径应当重视。经口喂食幼童、共用牙刷等密切接触行为亦为危险因素。③母婴传播，孕妇在妊娠期患急性乙型肝炎，HBV 可通过胎盘或产道，甚至哺乳，使其婴儿感染。HBV 感染的孕妇如没接种乙肝疫苗，则婴儿被感染的机会更多。④性传播，由于乙型肝炎患者和 HBV 携带者的精液、阴道分泌物均可检出 HBsAg，因此通过性接触可以传播 HBV，西方国家甚至将乙型肝炎列入性传播疾病范畴。

2. HBV 与乙型肝炎　致病机制尚未完全明了。鉴于乙型肝炎临床类型多种多样（如急性肝炎、慢性活动性肝炎、慢性迁延性肝炎、重症肝炎及无症状携带者），因而认为 HBV 的致病作用与一般病毒不同。可能不仅是由于病毒在肝细胞内增殖而直接损害靶细胞，而更可能通过机体对病毒的免疫反应而引起病变和症状。

（1）体液免疫与特异性抗体：受 HBV 感染后，机体可产生三种抗体，抗 HBs、抗 HBc 及抗 HBe。①抗 HBs 一般在感染 HBV 后 4 周出现，抗 HBs 仅能作用于细胞外的 HBV，在预防感染上较重要，而在疾病恢复时尚需细胞免疫协同作用。②抗 HBc 阳性反映了 HBV 新近感染及正在体内进行增殖，因此，它可作为 HBV 在体内复制的一个指标。抗 HBc 与肝中 HBcAg 量有关，慢性 HBsAg 携带者抗 HBc 滴度较低，慢肝活动期、肝硬化及肝癌患者则较高。滴度波动与病情呈平行关系，提示抗 HBc 与病毒增殖和肝细胞损害有关。③抗 HBe 能使病毒活力降低，可能有保护作用，但机制尚不明确。

（2）免疫复合物的损伤作用：在乙型肝炎患者血液循环中常可测出 HBsAg- 抗 HBs 或 HBeAg- 抗 HBe 的免疫复合物。这些免疫复合物如沉积于周围组织的小血管壁，可引起 Ⅲ 型超敏反应，其中以皮炎、小动脉炎、多发性关节炎和膜性肾小球肾炎最为常见。如大量免疫复合物急性沉积于肝内，致毛细血管栓塞，则可能引起暴发性肝衰竭而导致死亡。急性重型肝炎患者血中有时也可同时测 HBsAg- 抗 HBs，这种患者预后不良，死亡率高。

（3）细胞介导的免疫反应：目前认为 HBV 是非溶细胞性的，对肝细胞既无直接致病作用，也不会增殖裂解被感染的细胞。机体清除 HBV 主要依赖 T 细胞介导的细胞免疫反应，其中一类以 CD4$^+$ T 细胞为效应细胞，经致敏释放细胞因子如 IFN-γ、TNF-α、IL-6、IL-1 等诱导炎症反应而损伤肝细胞；另一类为细胞毒性反应，以 CD8$^+$ 细胞毒性 T 细胞（CTL）为效应细胞，当 CTL 识别肝细胞表面的 HBeAg 后，可通过释放淋巴因子如穿孔素和颗粒酶等杀伤和破坏肝细胞。CTL 也可通过其表达的 Fas 配体与感染的肝细胞表面 Fas 结合，引起肝细胞凋亡。也有人认为是通过抗体介导的 K 细胞来杀伤靶细胞，将病毒释放于体液中，以后再经抗体作用中和或破坏病毒。实验研究发现，凡转为慢性肝炎者，一般 T 细胞数及功能较低下。因此，推测可能乙型肝炎患者 T 细胞功能强弱与临床过程的轻重和转归有关。

Dudleuy 认为，当 T 细胞免疫功能正常，受病毒感染的肝细胞不多时，HBV 很快被细胞免疫配合体液免疫予以清除，这时，由细胞免疫所造成的急性肝细胞损伤可完全恢复。如 T 细胞免疫功能低下，免疫反应不足以完全破坏被病毒感染的肝细胞，或亦不能产生有效的抗 HBs，或抗 HBs 无法作用于细胞内的病毒，持续在肝细胞内的病毒可引起免疫病理反应而导致慢性持续性肝炎。如机体对病毒完全缺乏细胞免疫反应，既不能有效地清除病毒，亦不导致免疫病理反应，会出现 HBsAg 无症状携带者。如果 T 细胞免疫功能过强，病毒感染的细胞又过多，细胞免疫反应可迅速引起大量肝细胞坏死，临床上表现为急性重型肝炎。但上述学说尚未被完全证实。多数人认为细胞免疫和体液免疫相互配合发挥免疫作用。近年抗体介导的 K 细胞作用已日益受到重视，并认为是杀伤靶细胞的重要免疫机制。还有人认为慢性活动性肝炎的发生是因为 T 细胞抑制性功能低下，CTL 细胞或 K 细胞的杀伤功能过强，从而造成肝细胞持续损伤。

（4）自身免疫反应：HBV 感染肝细胞后，不仅肝细胞表面含有病毒的特异性抗原，而且也可引起肝细胞表面抗原的改变，暴露出细胞膜上的肝特异性脂蛋白抗原（liver specific protein, LSP）和肝细胞膜抗原（LMAg），LSP 和 LMAg 可作为自身抗原诱导机体产生自身抗体，通过抗体依赖细胞介导的细胞毒作用（antibody-dependent cell-mediated cytotoxicity, ADCC）效应引起自身免疫应答。另外，可能因 HBsAg 含有与宿主肝细胞蛋白相同的抗原，从而诱导机体产生对肝细胞膜抗原成分的交叉免疫反应。研究发现确有部分乙型肝炎患者存在对 LSP 的特异抗体或细胞免疫反应，慢性乙型肝炎患者血清中常可检出 LSP 的抗体或抗核抗体、抗平滑肌抗体等自身抗体，支持自身免疫观点。一般认为，如在病程中出现自身免疫反应，则可加重对肝细胞的损伤而发展成为慢性活动性肝炎。

3. HBV 与原发性肝癌 近年来，HBV 感染与原发性肝癌的发生之间的关系日益受到重视。国内外资料均提示乙型肝炎患者的肝癌发病率比自然人群高。肝癌患者有 HBV 感染指标者也比自然人群高。有报道称，原发性肝癌中 90% 以上感染过 HBV。HBsAg 携带者发生肝癌的危险性为正常人的 217 倍。Maupas 等就 HBV 与原发性肝癌的密切关系做了以下论证：①乙型肝炎的高发区与原发性肝癌的高发区，在地理上有相关性；②在地方性与非地方性区域，男性 HBsAg 慢性携带者中发生原发性肝癌的危险是相对

恒定的；③HBV 感染可先于并经常伴随原发性肝癌的发生；④原发性肝癌常发生于与 HBV 有关的慢性肝炎或肝硬化的肝脏；⑤在原发性肝癌患者取出的组织中存在 HBV 的特异性 DNA 及抗原；⑥有些原发性肝癌细胞系已能在培养中产生 HBsAg，并已证明 HBV 的 DNA 已能整合到这些细胞的基因组中。此外，许多动物实验和基础研究也证实 HBV 可引起肝癌。但对上述资料解释仍有不同观点：①HBV 能引起致癌或促癌作用，须配合其他因素（如遗传、内分泌、免疫与环境因素）而导致肝癌；②肝癌由与 HBV 无关的因素引起，但这些癌细胞可能对 HBV 特别易感，以致持续携带病毒。

近年 HBX 蛋白与肝癌的关系颇受关注。据研究，HBX 是一种多功能的调节因子，不仅可直接或间接改变肝细胞的结构和功能，引发肝脏细胞的凋亡、脂肪变性、坏死和炎症反应，还可通过非特异性反式激活作用，反式激活细胞内的某些癌基因或病毒基因，促进癌变；激活 DNA 甲基转移酶 1，抑制钙黏蛋白 E 的表达而降低细胞之间的黏附性；诱导 C-myc 的表达，促进肝细胞的增生和癌变等。

4. HBV 与肾小球肾炎 国内一项大型病例研究（469 459 例）表明：慢性 HBV 感染可使慢性肾病发病风险增加 37%，在男性中增加 77%。HBV 相关性肾炎的发病可能有以下机制。①循环免疫复合物沉积：在 HBV 抗原血症期间，相应抗体形成，结合为循环抗原抗体免疫复合物，随血流沉积于肾小球毛细血管袢，进而激活补体，造成肾小球免疫损伤；②原位免疫复合物形成：HBV 的三种抗原成分均带负电荷，但 HBeAg 的分子量较小，可能穿过基底膜与植入于上皮下的带正电荷的抗 HBeAg 抗体结合，形成上皮下免疫复合物，损伤肾小球；③自身免疫损伤：在慢性 HBV 感染者体内常可检出多种自身抗体，如抗 DNA 抗体、抗肝细胞膜抗体、抗细胞骨架成分抗体、抗平滑肌抗体等，同时发现 HBV 相关性肾炎患者常有血清 C3 下降、循环免疫复合物增多等免疫学异常，类似狼疮性肾炎，而狼疮性肾炎的肾组织中也有很高的 HBV 抗原阳性率；④病毒直接感染肾组织：分子生物学检查可发现肾组织中含有 HBV DNA，也可能导致肾脏损伤。

【病理变化】

HBV 感染引起免疫介导性损伤，特点是小叶内淋巴细胞浆细胞浸润和继发性肝细胞损害，镜下可见各种类型的肝细胞变性坏死和炎细胞浸润，在各型肝炎病毒所致病变中较有特征性。

1. 特征性病变 乙型肝炎与甲型肝炎病变相

似，但也有些病变具有相对的特征：①肝细胞可形成特征性的毛玻璃样肝细胞，即细胞肿大，胞质内充满嗜酸性微细颗粒，染色淡红均匀不透明如毛玻璃状，为HBsAg蓄积所致，可在HE染色下识别（图8-6-7，图8-6-8），在轻度炎症的肝活检中较为明显，具有特征性，但并非HBV感染所独有的表现，也可见于某些药物中毒、纤维蛋白原贮积或糖原贮积症Ⅳ型等，但免疫组织化学及免疫荧光检查HBV抗原反应阳性可资鉴别（图8-6-9，图8-6-10）。电镜下可见滑面内质网增生，内质网池内有较多HBsAg颗粒。有时肝细胞核内可见沙粒样细胞核，其中有大量HBsAg，提示HBV复制活跃。其他嗜肝病毒感染的肝细胞尚无此种特异性表现。②肝细胞变性坏死，包括水样变性（胞质疏松化、气球样变），嗜酸性变及嗜酸性小体形成，肝细胞点状、碎片状、桥接坏死等，常为多灶

性（图8-6-11～图8-6-13）。乙型肝炎小叶中央的气球样变比丙型、甲型肝炎要重。小叶中心区域肝细胞以溶解坏死为主，碎片状坏死发生在肝小叶周边部，形成界面型肝炎。重症患者坏死灶可融合，或发生较大范围坏死（大块坏死或亚大块坏死）（图8-6-14）。③淋巴细胞浸润，可见于小叶内坏死区，淋巴细胞与损伤的肝细胞接触密切，有时可发现淋巴细胞侵入肝细胞胞质中，称为淋巴细胞性小叶炎（图8-6-15）；门管区亦见淋巴细胞浆细胞浸润，但以淋巴细胞为主，浆细胞不如甲型肝炎明显。有研究者发现淋巴细胞主要是CD8+ T细胞，而CD4+ T细胞较少，部分病例中尚可见CD8+ T细胞在坏死区呈滤泡样聚集，提示T细胞参与损伤肝细胞。肝细胞内可检出HBV表面抗原、核心抗原及其核酸成分。④库普弗细胞增生和吞噬现象较明显。⑤胆汁淤积较轻。

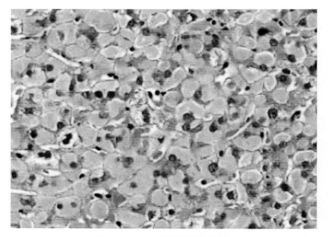

图8-6-7　乙型病毒性肝炎

HBV感染肝细胞形成特征性的毛玻璃样肝细胞，胞质内充满嗜酸性微细颗粒，染色淡红均匀不透明如毛玻璃状（陆普选惠赠）

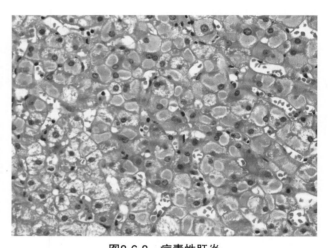

图8-6-8　病毒性肝炎

肿大的肝细胞胞质内充满嗜酸性微细颗粒，为HBsAg蓄积所致，称为毛玻璃样肝细胞（乐晓华惠赠）

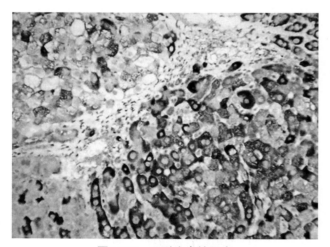

图8-6-9　乙型病毒性肝炎

免疫组化标记，肝细胞乙肝表面抗原（HBsAg）呈胞膜和胞质阳性

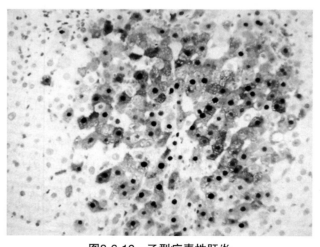

图8-6-10　乙型病毒性肝炎

免疫组化标记，肝细胞乙肝核心抗原（HBcAg）呈胞核和胞质阳性

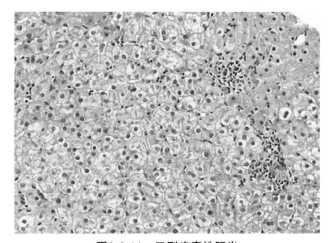

图8-6-11 乙型病毒性肝炎
肝细胞肿胀，胞质疏松，小叶内见多灶性点状坏死，坏死处见灶性淋巴细胞浸润

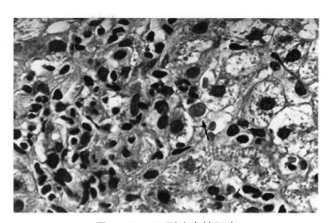

图8-6-12 乙型病毒性肝炎
肝细胞肿胀变性，嗜酸性小体形成（箭头），伴灶性坏死及淋巴细胞浸润
（丁彦青惠赠）

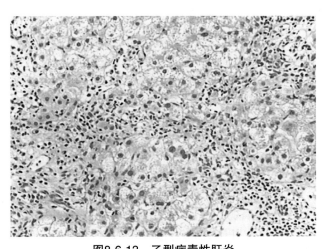

图8-6-13 乙型病毒性肝炎
小叶内肝细胞坏死，坏死处肝细胞溶解，被淋巴细胞取代，呈桥梁状互相连接，
也可与门管区相连，称为桥接坏死，常见于乙型和丙型肝炎

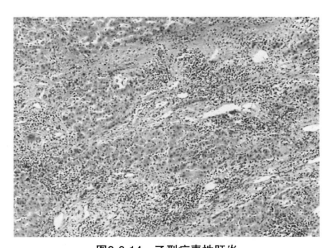

图8-6-14 乙型病毒性肝炎
肝细胞坏死较广泛并互相融合，形成较大范围坏死，其中见残留肝细胞及大量
淋巴细胞浸润，纤维组织轻度增生

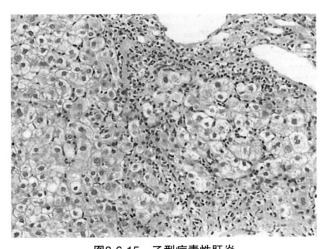

图8-6-15 乙型病毒性肝炎
淋巴细胞浸润，可见于小叶内坏死区和门管区，在小叶内淋巴细胞与损伤的
肝细胞接触密切

2. **慢性肝炎** 乙型和丙型肝炎常转化为慢性肝炎，或发展至肝炎后肝硬化甚至肝癌。慢性病毒性肝炎病变轻重不一。轻者肝小叶结构完整，变性较广而坏死轻微，小叶内坏死可引起纤维组织增生，门管区及其周围更多见纤维组织增生，常伴慢性炎细胞浸润和小胆管增生（图 8-6-16）。重者可见碎片状坏死、桥接坏死，坏死灶也可融合扩大，坏死区可见慢性炎细胞浸润和纤维组织增生。纤维组织可分割肝小叶，使其成为不规则的团块，向假小叶发展（图 8-6-17，图 8-6-18）。门管区亦见纤维化及炎细胞浸润，可伴有淤胆、小胆管增生等。

3. **肝硬化** 常由慢性普通型肝炎或亚急性重型肝炎等慢性肝损伤发展而来，由肝炎病毒（主要是HBV、HCV）所致者又称为肝炎后肝硬化，是我国

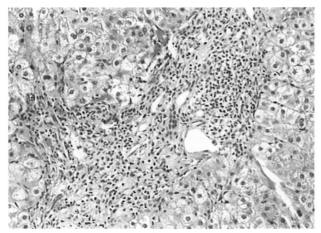

图8-6-16　乙型病毒性肝炎
门管区内见纤维组织轻度增生，伴慢性炎细胞浸润，局部侵及小叶界板

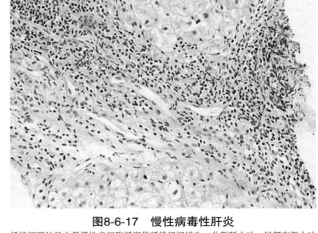

图8-6-17　慢性病毒性肝炎
桥接坏死处见大量慢性炎细胞浸润伴纤维组织增生，分割肝小叶，局部有假小叶
形成趋势

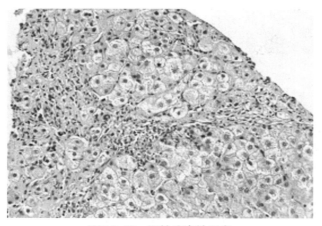

图8-6-18　慢性病毒性肝炎
坏死组织连接伴大量慢性炎细胞浸润和纤维组织增生，分割肝小叶，形成不规则
肝细胞结节

门脉性肝硬化的主要原因。有些专著把它列为慢性病毒性肝炎的一种类型。肝硬化按形态分为大结节型、小结节型、大小结节混合型和不完全分隔型。主要组织病理特征为假小叶形成。假小叶为纤维组织分隔包绕肝细胞团块所形成，大小不等，圆形或椭圆形，其中肝细胞索排列紊乱，肝细胞较大，核增大深染，可见双核细胞；假小叶内中央静脉缺如、偏位或增多；假小叶外周被纤维组织包围，伴多少不等的慢性炎细胞浸润（图8-6-19，图8-6-20）。有时有细小胆管增生和假胆管形成，胆管内淤胆或有胆栓形成。

研究发现，HBV 也可感染肾组织、胰腺腺泡上皮、单核细胞等，引起肾小球肾炎等疾病。HBV 相关性肾炎（HBV-GN）的最常见类型为膜性肾病，尤其多见于儿童。其次为膜增生性肾小球肾炎、系膜增生性肾小球肾炎、局灶节段性系膜增生或局灶节段性硬化性肾小球肾炎、IgA 肾病、毛细血管内增生性肾小球肾炎等。HBV 相关膜性肾病可见弥漫性肾小球基底膜增厚和钉突形成、基底膜增厚呈链环状、系膜增生、免疫球蛋白和补体沉积等。用免疫组化技术在肾组织中可检出 HBV 抗原、HBX 蛋白等，用 PCR 技术可检测出 DNA 成分，证实肾脏病变与 HBV 感染有关。仅血清 HBV 抗体阳性尚不足以诊断 HBV-GN。

【临床表现】

欧洲肝脏研究协会（EASL）2017 版 HBV 感染管理的临床实践指南把慢性 HBV 感染自然史分为 5 个阶段：慢性 HBV 感染（免疫耐受期），HBeAg 阳性慢性乙型肝炎（免疫清除期），HBeAg 阴性慢性 HBV 感染（非活动性 HBsAg 携带状态），HBeAg 阴性慢性乙型肝炎（再活动期），HBsAg 阴性期。慢性 HBV 感染的各个阶段不一定是连续的。我国则习惯于根据 HBV 感染的临床病理表现，将其所致疾病分别归类为普通型肝炎、重型肝炎，也可有无症状携带者。部分肝炎可演变为肝炎后肝硬化或肝细胞癌。各型肝炎的临床病理类型及相应表现参见表 8-6-2。

HBV 可以与 HCV、HDV 甚至 HIV 感染合并存在。HBV 与 HCV 感染很常见，有报道称在肿瘤患者中，HBV 和 HCV 的重叠感染可高达 35%。两种病毒的相互作用可加快病情进展，加重肝功能损伤，促进肝硬化形成。在非肿瘤患者中，HBV 和 HCV 复合感染比单一病毒感染肝病过程更严重，发生急性重症肝炎的危险性更高。在 HIV 感染者也常合并 HBV 感染。

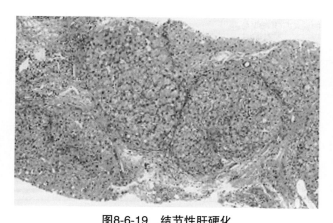

图8-6-19 结节性肝硬化

假小叶大小不等，圆形或椭圆形，其中肝细胞索排列紊乱，中央静脉缺如；外周被纤维组织包围，伴慢性炎细胞浸润（乐晓华惠赠）

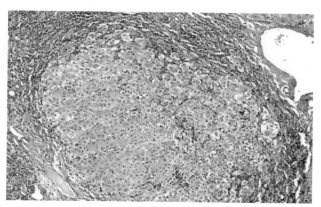

图8-6-20 结节性肝硬化

高倍显示假小叶，呈椭圆形，其中肝细胞索排列紊乱，肝窦减少，中央静脉缺如；外周为纤维组织和慢性炎细胞（乐晓华惠赠）

表 8-6-2 各型病毒性肝炎的临床病理类型及相应表现

临床病理类型	主要病理变化	主要临床表现	病因及预后
急性普通型肝炎	肝细胞广泛水样变性，坏死轻微（点状坏死，嗜酸性小体），少量炎细胞浸润，黄疸型可见淤胆和胆栓，坏死稍重	肝大，包膜紧张，肝区疼痛，轻度肝功能异常，有黄疸者称黄疸型	HBV为主，半年内多可治愈；部分为HCV，转为慢性者较多
慢性普通型肝炎	轻重不一，轻者小叶完整，坏死轻微，门管区少量炎细胞浸润及纤维组织增生；重者碎片状、桥接坏死；门管区纤维化，可有淤胆、小胆管增生等	长期乏力、厌食，肝区不适、黄疸等肝功能异常。有的出现腹水、消化道出血等	主要为HCV，病程半年以上。大部分可康复或静止，部分病例转变为肝硬化
急性重型肝炎（暴发型肝炎，急性黄色/红色肝萎缩）	肝脏明显缩小，包膜皱缩，质软，切面黄色或红褐色；肝细胞大块坏死，残留网状支架，肝窦扩张充血，库普弗细胞增生肥大，炎细胞浸润，无肝细胞再生现象	起病急骤，病程短（约10天），发热，黄疸，出血倾向，肝功能衰竭，肝性脑病，肝肾综合征	HBV或HCV为主。死亡率高，多死于肝性脑病、消化道大出血、肾衰竭等。少数迁延为亚急性
亚急性重型肝炎	肝脏缩小包膜皱缩，质地不等，结节大小不一，切面红褐色或土黄色；肝细胞亚大块坏死，肝细胞再生结节状，无细胞性硬化，明显炎细胞浸润，小胆管增生，纤维组织增生	起病稍缓，病程较长（数周至数月）。临床表现较急性重型肝炎轻	HAV、HBV、HCV等。多由急性重型或普通型发展而来。多数发展为肝硬化

HBV 相关性肾小球肾炎主要表现为肾病综合征或肾炎综合征，与病变类型相关。通常起病缓慢，常有水肿、乏力等症状，患者常有血尿、蛋白尿。早期患者血压和肾功能多数正常，少数晚期患者可发生肾衰竭。

【诊断与鉴别诊断】

1. **病理学诊断** 病毒性肝炎通常利用肝穿刺活检来评估肝炎的病理类型、病变程度，但病理检查也可提示病因线索，在乙型肝炎表现尤其突出。①毛玻璃样肝细胞是 HBV 感染相对特异的一种表现，可以作为病因诊断的重要线索。②免疫组化技术可以检测出肝细胞内的 HBsAg 和 HBcAg。HBsAg 在肝细胞的分布为胞膜型、胞质型和包涵体型，也可呈混合型；HBcAg 则主要呈胞核型，也可呈胞质型。③特殊染色技术如地衣红和醛复红染色均可显示 HBsAg，形态学表现为单个肝细胞胞质弥漫紫红色或深紫色。④利用病变组织进行电镜检查、原位杂交或 PCR 分析，可以更精准地判断 HBV 感染。此外，对肝炎病灶中的淋巴细胞也可用免疫组化技术进行分析，可以观察 $CD8^+$ 和 $CD4^+$ 的 T 细胞的数量和分布。研究发现 T 细胞紧密接触或侵入肝细胞，提示细胞免疫对肝细胞有损伤作用。

对于慢性肝炎的病理诊断，目前国内仍提倡采用 Scheuer 方案，对炎症活动度进行分级（grade），对纤维化程度进行分期（stage），参见表 8-6-3。这个方案对于临床治疗与预后判断有一定的指导意义。如免疫耐受期的免疫系统对 HBV 处于耐受状态，通常表现出轻微炎性反应，无或仅有缓慢纤维化的病理特征，

表 8-6-3　慢性肝炎分类（Scheuer 方案）

炎症活动度（G）			纤维化程度（S）	
分级	门管区及周围	小叶内	分期	纤维化程度
0	无或轻度炎症	无炎症	0	无
1	门管区炎症	炎症，无坏死	1	门管区扩大，纤维化
2	轻度碎片状坏死	点状、灶状坏死或嗜酸性小体	2	门管区周围纤维化，小叶结构保留
3	中度碎片状坏死	重度灶性坏死	3	纤维化伴小叶结构紊乱，无肝硬化
4	重度碎片状坏死	桥接坏死，累及多个小叶	4	可能或肯定的肝硬化

但仍然存在不同程度的疾病进展，患者肝组织病理学特点为轻微炎症活动度（G0、G1、G2 期占 77.7%）及轻度纤维化程度（S0、S1 期占 79.1%）。部分患者发生明显纤维化（S2、S3 期占 20.1%）。

对于纤维化程度的判断，通常采用网状纤维和胶原纤维染色技术加以显示，以便客观判断。常用染色方法有网状纤维染色（网状纤维呈黑色或棕黑色）、天狼星红染色（胶原纤维呈红色）、Van Gieson（VG）染色（胶原纤维呈鲜红色）和 Masson 三色染色（胶原纤维呈蓝色）等，对观察肝细胞坏死及纤维组织增生的程度和范围很有帮助（图 8-6-21，图 8-6-22）。

HBV-GN 的诊断也有赖于病理学活检，镜下发现各型 GN 病变，如膜性肾病等，并在病理切片中查见 HBV 感染的证据，排除其他继发性 GN，才能诊断为 HBV-GN。我国是 HBV 感染高发区，如临床考虑有肾脏疾病，应常规做肾活检及 HBV 相关的检测。

2. 乙肝抗原与抗体的检测　目前已建立对 HBsAg、HBcAg、HBeAg 及其抗体系统的检测法。以放射免疫法及酶联免疫法最为敏感，对流免疫电泳、双向琼脂扩散法等也很常用。三种抗原体系统中以检测 HBsAg 最为常用。

检测乙肝抗原抗体（两对半）的实际意义：① HBsAg 与抗 HBs：血清中检测到 HBsAg，表示体内感染了 HBV，见于急性乙型肝炎的潜伏期或急性期，慢性迁延性和慢性活动性肝炎、肝炎后肝硬化或原发性肝癌，以及无症状携带者，可作为乙型肝炎患者或携带者的特异性诊断。一般认为，急性乙型肝炎患者如 HBsAg 持续 2 个月以上者，约 2/3 病例可转为慢性肝炎。抗检测到 HBs 表示曾感染过 HBV，并对 HBV 有一定的免疫力。② HBcAg 与抗 HBc：HBcAg 主要存在于肝细胞核内，并仅存在于 Dane 颗粒中。因此在患者血清中不能检测到 HBcAg，而可测出抗 HBc。血清内抗 HBc 阳性表示受检者新近有过 HBV 感染或体内有 HBV 增殖，也有助于诊断急性或慢性

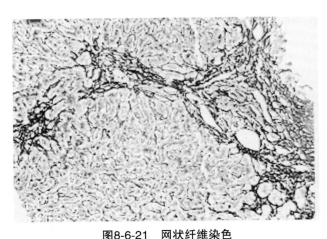

图8-6-21　网状纤维染色
图示桥接坏死伴纤维组织增生（黑色细丝），小叶内尚可见网状纤维支架存在，局部网状纤维塌陷提示该处肝细胞坏死

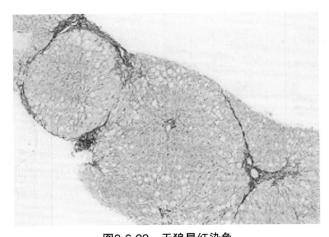

图8-6-22　天狼星红染色
图示纤维组织增生分隔包绕肝细胞团形成假小叶。纤维间隔较薄而均匀（乐晓华惠赠）

乙型肝炎，特别是少数病例就诊时已处于急性恢复期早期，HBsAg 已从血中消失，此时血中仅有抗 HBc 存在，因此，对恢复期患者可做病因追溯。③ HBeAg 和抗 HBe：HBeAg 的存在常表示患者血液有感染性，患者肝脏可能有慢性损害，HBeAg 阳性者病后发展

为慢性肝炎和肝硬化的可能性较大，故对预后判断有一定帮助。抗 HBe 阳性对患者可能有一定的保护力。此外，对 HBV 抗原抗体的检测也有助于研究乙型肝炎的流行病学，了解各地人群对乙型肝炎的感染情况，了解注射疫苗后抗体阳转与效价升高情况等。

3. 血清 HBV DNA 的检测　血清 HBV DNA 是HBV 感染、复制和血液具有传染性的直接标志，一般用斑点杂交法和 PCR 技术进行检测。定量 PCR 可检测出 DNA 的拷贝数量，既可用于 HBV 感染的诊断，也可通过观察血清 HBV DNA 的动态变化来评估疗效。

三、丙型肝炎病毒感染

1974 年，Golafield 首先报告输血后非甲非乙型肝炎。1989 年，Choo 等应用分子克隆技术获得本病毒基因克隆，并命名本病及其病毒为丙型肝炎（hepatitis C）和丙型肝炎病毒（HCV）。由于 HCV 基因组在结构和表型特征上与人黄病毒类似，将其归为黄病毒科丙型肝炎病毒属，为有包膜的单股正链 RNA 病毒。丙型肝炎遍及全球，主要经输血和血液制品传播，约占输血后肝炎的 81%，慢性肝炎的 61%，肝癌的 57%，肝硬化的 53%，可见其危害严重。据中国疾病预防控制中心估算，2013 年，我国有 1000 万名丙型肝炎患者。丙型肝炎的危险人群为吸毒人群（HCV 感染率为 40%），其次为性行为混乱人群、肾透析人群等。2019 年，我国报告丙型肝炎 223 660 例，死亡 102 例，发病率为 16.02/10 万，仅次于乙型肝炎。

【生物学性状】

1. 病毒形态　HCV 病毒颗粒大致呈球形，直径约 50nm（在肝细胞中为 36 ～ 40nm，在血液中为 36 ～ 62nm），在核衣壳外包绕含脂质的包膜，包膜上有刺突。

2. 基因结构　HCV 基因组为单股正链 RNA，长约 9.5kb（9500 ～ 10 000bp），含有 5′ 端非编码区（5′ NCR）、编码区及 3′ 端非编码区（3′ NCR），5′ NCR 在基因组中最保守，含有内部核糖体进入位点，为起始翻译所必需。在 5′ NCR 下游紧接 1 个 ORF，能编码一个含 3010 ～ 3033 个氨基酸的多聚蛋白前体，可经宿主细胞信号肽酶和病毒自身蛋白酶作用后，切割成至少 10 个病毒蛋白，其中 3 个结构蛋白，分别为分子量 19kDa 的核衣壳蛋白（或称核心蛋白，C）和 33kDa 的包膜蛋白 1（E1）、72kDa 的包膜蛋白 2（E2），以及 6 个非结构蛋白（NS2、NS3、NS4A、NS4B、NS5 和 NS5B）。此外，NS1 蛋白与病毒装配有关，尚未确定其是结构蛋白还是非结构蛋白。E1 和 E2 糖蛋白具有抗 HCV 的中和作用。NS3 蛋白具有解旋酶、丝氨酸蛋白酶及金属蛋白酶活性，参与解旋 HCV RNA 分子，以协助 RNA 复制。NS5 依赖于 RNA 的 RNA 多聚酶活性，参与 HCV 基因组复制。NS2 和 NS4 与细胞膜紧密结合在一起，功能尚不清楚。

3. 基因变异与分型　HCV 最大的特点是基因组具有高度变异性，不同 HCV 分离株的核苷酸及氨基酸同源性差异较大。其变异性主要表现在基因型、亚型、准种和株 4 个层面。其基因分型是根据核苷酸系列的同源性及彼此之间的进化关系来确定的，目前公认的进化树分型法（Simmonds，1993）将 HCV 分为 6 个基因型（以阿拉伯数字表示）和 11 个基因亚型（以小写英文字母表示）。我国多见 1b 型和 2a 型两型，南方城市以 1b 型为主，北方城市以 2b 型为主。1b 型感染对干扰素治疗不敏感，2a 型用干扰素治疗效果较好。

HCV 基因组各部位的变异程度不一致，E1/E2 区容易发生变异，以 E2 区的变异最大。E2 区内有 2 个高变区，与 HCV 的免疫逃逸机制有关。5′ NCR 最保守，同源性在 92% ～ 100%，而 3′ NCR 区变异程度较高。这种基因变异与丙型肝炎易发展为慢性肝炎、HCV 易形成免疫逃逸株、疫苗研制困难等密切相关。

4. HCV 的抗原和抗体　HCV 抗原（HCVAg）主要分布在肝细胞胞质内，感染机体后可先后出现抗 HCV 的 IgM 型和 IgG 型抗体。但出现时间较晚，保护作用不强。临床观察资料也表明，人感染 HCV 后所产生的保护性免疫力很差，机体能再感染不同细胞株，甚至感染同株 HCV。

【发病机制】

1. 感染途径　丙型肝炎的传染源主要为急性临床型患者、慢性患者和无症状的病毒携带者。一般患者发病前 12 天，其血液即有感染性，并可带毒 12 年以上。HCV 主要经血液传播，国外 30% ～ 90% 的输血后肝炎为丙型肝炎，我国输血后肝炎中丙型肝炎占 1/3。此外，丙型肝炎还有其他传播方式，如母婴垂直传播、家庭日常接触和性传播等。同性恋者、静脉吸毒者，以及接受输血、血液制品或血液透析者为高危人群。在志愿献血者中，HCV RNA 检出率国外有报道高达 64%，可见把好输血关十分重要。

2. HCV 与丙型肝炎　发病机制仍不够清楚，一般认为有 3 个方面：①直接损害肝细胞，即 HCV 在肝细胞内复制引起肝细胞结构和功能改变，或干扰肝细胞蛋白质合成，可造成肝细胞变性坏死，表明 HCV 可直接损害肝脏，导致发病。②免疫病理损伤，研究发现丙型肝炎与乙型肝炎一样，其组织浸润细胞以 CD3$^+$ T 细胞为主，CTL 特异攻击 HCV 感染的靶细胞，可引起肝细胞损伤，在慢性 HCV 感染中具有重要作用。丙型肝炎患者血液中 TNF-α、Sil-2R 等细胞因子明显增多，也可介导肝细胞损伤。据此可以认为细胞免疫病理反应可能起重要作用。③HCV 感染可诱导肝细胞大量表达 Fas 抗原，同时被激活的 CTL 大量表达 Fas 配体，两者结合而诱导肝细胞凋亡。通常这种细胞凋亡有利于 CTL 清除 HCV 感染的细胞，但若 Fas 抗原过度表达，则会引起过多的肝细胞损害，严重者可发生急性重型肝炎。病程迁延者可转化为慢性肝炎，或发展为肝硬化。

3. HCV 与 B 细胞淋巴瘤　HCV 不仅是一种嗜肝细胞病毒，而且也是一种嗜淋巴细胞病毒，能够引起淋巴系统增生性疾病，如 B 细胞淋巴瘤，而与 T 细胞淋巴瘤或霍奇金淋巴瘤无关。HCV 相关淋巴瘤是一组异质性淋巴瘤，包括惰性的小淋巴细胞淋巴瘤、免疫母细胞淋巴瘤、滤泡性淋巴瘤、边缘区淋巴瘤和套区淋巴瘤，以及侵袭性的弥漫大 B 细胞淋巴瘤、淋巴母细胞淋巴瘤。HCV 相关淋巴瘤常发生于结外组织，常见于肝脏和大涎腺。最有力的病原学证据是在上述淋巴瘤中发现有 HCV 抗原。在一些 HCV 与淋巴瘤的相关研究中，HCV 感染率为 17.5% ～ 37%。在慢性 HCV 感染外周血单个核细胞（PBMC）中有较高的 B 细胞克隆性扩增、bcl-2 异位表达和 bcl-2 过表达。这些发现也支持 HCV 感染与淋巴细胞增生有关。

HCV 相关淋巴瘤的发生机制可能是 HCV 为逃逸免疫监视，躲在淋巴细胞中长期存活，并诱发淋巴细胞单克隆增生，最终发生恶性转化形成淋巴瘤。HCV 诱导恶性转化的主要途径是促进转化生长因子的激活、肿瘤抑制基因（如 P53）的失活、影响受感染细胞的凋亡等，也可能还有其他因子参与恶性转化过程。Elvira 等认为，致瘤关键是 HCV 蛋白，尤其是 HCV-E2 蛋白对 B 细胞的慢性抗原刺激。研究发现 HCV 相关性淋巴瘤可能起源于被 HCV-E2 初始激活的 B 细胞。在 B 细胞淋巴瘤的淋巴结活检标本中检测到 HCV 系列，淋巴瘤细胞中出现 HCV 相关蛋白等，也都支持 HCV 感染的 B 细胞最终可发生恶性转化。

除 B 细胞淋巴瘤外，Jess 等还报道 1 例肝脏 NK 细胞淋巴瘤伴有 HCV 感染；Hudson 等研究发现儿童白血病与 HCV 感染有关。但是也有不同的意见，认为 HCV 感染与淋巴瘤之间并无肯定的因果关系，只

是一种伴随现象。

4. HCV 与肝细胞癌（HCC）　近年也颇受关注。在 HCV 感染后 20 年，约 20% 以上的感染灶进展为肝硬化。诊断为肝硬化后 10 年，有 1% ～ 5% 发展为 HCC。HCC 是遗传性出血性疾病的主要死因之一，而遗传性出血性疾病患者易患慢性病毒性肝炎（HBV 或 HCV）。肝内持续性慢性炎症的刺激应是肝细胞增生转化和癌变的重要因素。慢性炎症微环境与癌症的关系已获公认。

5. HCV 与混合型冷球蛋白血症（MC）　MC 以出现对温度敏感的免疫复合物（IC）为特点。在 MC 患者的 PBMC 及血清中可检测到 HCV RNA。在慢性 HCV 感染者中，MC 的发生率为 10% ～ 56%，说明两者之间有密切联系。在 HCV 感染的 MC 患者的皮肤瘢痕和肾小球基底膜沉积的免疫复合物中可以检测到 HCV RNA，提示 MC 的发病与 HCV 感染及免疫复合物沉积有关。

【病理变化】

丙型肝炎为肝细胞的原发性损伤，通常为慢性炎症。综合文献描述，丙型肝炎与乙型肝炎相似，但以下表现比较突出：①肝细胞变性坏死，甚至全小叶性坏死，脂肪变性较显著，常为大泡型，呈局灶性分布（图 8-6-23），典型者可累及小叶范围的 25%，常伴明显的坏死和炎症反应，亦可见嗜酸性小体形成（图 8-6-24）。②常见慢性小叶炎表现，但少有桥接坏死，界板可被破坏，发生碎片样坏死，在坏死边缘常可见肿胀变性的多核肝细胞（图 8-6-25）。③肝窦内可见淋巴细胞浸润，窦组织细胞和库普弗细胞增生（图 8-6-26）。④门管区片状致密的小淋巴细胞浸润为特点，常有淋巴细胞聚集及淋巴滤泡形成，其中有活跃的生发中心，这是丙型肝炎比较有特征性的表现（图 8-6-27）。少数患者发生非坏死性肉芽肿，但无嗜酸性粒细胞和浆细胞浸润。⑤胆管上皮损伤较显著，可能为 HCV 直接感染胆管上皮所致，或为免疫介导性，可见门管区淋巴细胞浸润和破坏胆管，包绕小胆管，使胆管上皮胞质出现空泡，胞核增大拥挤，甚至部分胆管细胞缺失（图 8-6-28）。上述表现虽然足以提示 HCV 感染，但只见于约半数病例，其余患者为非特异性炎细胞浸润，或只有少数淋巴细胞散在分布，偶见浆细胞或嗜酸性粒细胞，残留肝细胞变性坏死，小胆管增生（图 8-6-29）。⑥丙型肝炎呈慢性病程，小叶间有宽大纤维间隔，肝细胞再生形成小结节，最终发展为肝炎后肝硬化（图 8-6-30）。据 Allison 对 185 例 HCV 阳性的献血者所做的肝活检，病理学检查结果为 33% 无纤维化，52% 有轻度纤维化，12% 有桥

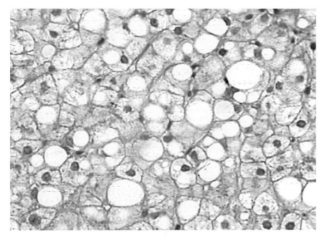

图8-6-23 丙型病毒性肝炎

在丙型肝炎，肝细胞脂肪变性性较显著，常为大泡型，呈局灶性分布

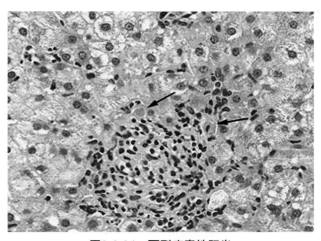

图8-6-24 丙型病毒性肝炎

肝小叶内见小灶性坏死及淋巴细胞浸润，肝细胞嗜酸性变和嗜酸性小体（丁彦青惠赠）

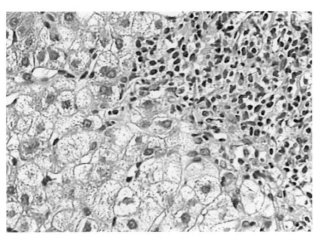

图8-6-25 丙型病毒性肝炎

肝小叶界板发生碎片样坏死，在坏死边缘可见肿大的肝细胞

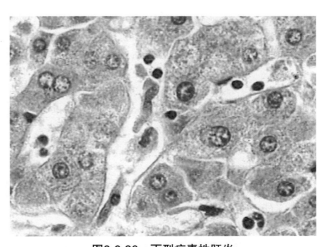

图8-6-26 丙型病毒性肝炎

肝窦内可见淋巴细胞浸润，库普弗细胞增生

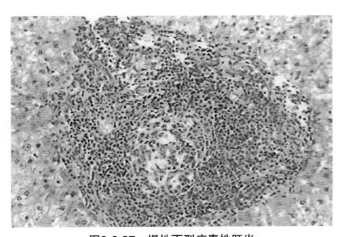

图8-6-27 慢性丙型病毒性肝炎

门管区片状致密的小淋巴细胞浸润，形成淋巴滤泡，可见生发中心（经刘旭明同意引用）

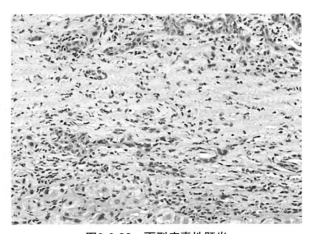

图8-6-28 丙型病毒性肝炎

门管区淋巴细胞浸润和破坏胆管，淋巴细胞包绕小胆管，形成小胆管炎，伴纤维组织增生

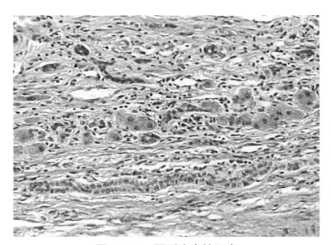

图8-6-29　丙型病毒性肝炎
局部纤维组织增生，小胆管增生，伴炎细胞浸润，中部残留肝细胞嗜酸性变

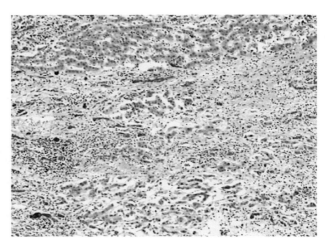

图8-6-30　丙型病毒性肝炎
坏死区纤维组织增生，大量炎细胞浸润，肝细胞结节状再生，有肝硬化形成倾向

状纤维化，2% 发生肝纤维化。肝细胞内可检查 HCV 抗原及核酸成分，有助于病因诊断。

【临床表现】

本病一般经 2 ～ 17 周（平均 10 周）潜伏期，急性发病，如为输入含 HCV 或 HCV RNA 的血浆或血液制品致病，则潜伏期较短。急性期临床表现为全身无力、食欲缺乏、肝区不适，1/3 的患者有黄疸，ALT 升高，抗 HCV 抗体阳性。症状轻微者多为自限性，可自动康复。重型患者也可发生黄疸、出血、肝肾综合征或肝性脑病等。各个临床病理类型的表现参见乙型肝炎部分。丙型肝炎患者 50% 可发展为慢性肝炎，约 20% 会发生肝硬化及肝细胞癌。

近年研究发现，HCV 对淋巴细胞亦具有亲嗜性，可引起肝脏等结外组织 B 细胞淋巴瘤。HCV 感染与冷球蛋白血症也有密切关系。

【诊断与鉴别诊断】

1. **病理学检查**　肝穿刺活检也是丙型肝炎的常用诊断方法，主要在于评价肝炎的病变程度、类型，以及了解治疗反应。对于相对特征的病变，如门管区大量淋巴细胞增生伴生发中心形成、慢性小叶炎伴肝窦内显著淋巴细胞浸润、肝细胞大泡性脂肪变性等，提示 HCV 感染。可用免疫组化、原位杂交或 PCR 等技术进一步确认 HCV 感染。对于慢性丙型肝炎的病理诊断及分级分期，参见慢性乙型肝炎相关部分。

2. **HCV 抗原抗体的检测**　常用放射免疫测定（RIA）或 ELISA 检测抗 HCV IgG 和 IgM。一般抗 HCV IgG 和 IgM 阳性者血液中含有 HCV RNA，具有传染性。抗 HCV IgM 可用于 HCV 感染的早期诊断。因为抗 HCV IgG 约在感染后平均 82 天才出现，不宜作为急性丙型肝炎的常规实验室诊断。急性肝炎

HCV 抗体阴性也不能排除 HCV 感染。检测 HCV 抗原主要用于早期诊断和疗效评估。用免疫组化法、间接免疫荧光或间接免疫酶组化法可检测出肝组织中的 HCV 抗原。

3. **HCV RNA 的检测**　检测肝组织内和血清中的 HCV RNA 可用原位斑点核酸杂交法，或 RT-PCR 技术，后者更为灵敏。PCR 引物多用最保守的 5′ 端非编码区序列。由于肝和血清中 HCV RNA 的出现较抗 HCV 抗体为早，一些 HCV 感染者抗 HCV 抗体尚未阳转时，其肝和血清中已可测到 HDV RNA。HCV RNA 阳性说明病毒在体内复制；HCV RNA 阴转说明病毒被清除。近年使用定量 PCR 技术检测 HCV RNA，兼顾定性及定量诊断，并可用于干扰素治疗丙型肝炎的疗效评估。

四、丁型肝炎病毒感染

1977 年意大利学者 Rizzetto 用免疫荧光法在慢性乙型肝炎患者的肝细胞核内发现一种新的病毒抗原，称之为 δ 因子。这是一种缺陷病毒，必须在 HBV 或其他嗜肝 DNA 病毒的辅助下才能复制增殖，并获得感染性，现已正式命名为丁型肝炎病毒（hepatitis D virus，HDV）。HDV 感染呈世界性分布，但主要分布于意大利南部和中东等地区。

【生物学性状】

1. **形态与结构**　HDV 是目前已知的动物病毒中唯一具有单股负链共价闭合环状 RNA 基因组的缺陷病毒。完整成熟的 HDV 为球形颗粒，体形细小，直径 35 ～ 37nm。包膜为 HBV 的 HBsAg，可以保护 HDV RNA，并在 HDV 感染中发挥重要作用。核衣壳为 20

面体对称，由大约 60 个 HDAg 和 1 个 HDV 基因组 RNA 结合而成。HDAg 是一种核蛋白，是 HDV 编码的唯一蛋白，由正链抗基因组中的 ORF5 编码，对 HDV 的复制和包装发挥作用。经核酸分子杂交技术证明，HDV RNA 与 HBV DNA 无同源性，也不是宿主细胞的 RNA。HDV RNA 的分子量很小，不能独立复制增殖。若 HDAg 单独被 HBsAg 包装，可形成不含 HDV DNA 的空壳颗粒。

2. 血清型和基因型 HDV 只有一个血清型，HDAg 在血清中常不易检出，感染后产生的抗 HDV 抗体亦无保护作用。HDV 的基因型体现的是基因序列的差异，共分 8 型，不同基因型之间的序列变异可达整个 RNA 基因组的 40% 及氨基酸序列的 35%。分布最为广泛的基因型为 HDV-1，与广谱的慢性肝病有关。HDV-2 和 HDV-4 仅见于东亚地区，与该地区的部分轻型肝病有关。

【致病作用】

1. 传播方式 传染源为感染 HDV/HBV 的患者，主要通过输血或使用血制品传播，也可通过密切接触与母婴间垂直感染等方式传播。高危人群包括药瘾者及多次受血者。HDV 只能感染 HBsAg 阳性的患者，我国丁型肝炎感染率为 1.6% ~ 5%，西南地区感染率较高。

2. 感染方式 动物实验与临床研究表明，HDV 的感染需同时有或先有 HBV 或其他嗜肝 DNA 病毒感染的基础。① HDV 与 HBV 的同时感染称为同时感染（coinfection），多数同时感染者病程为自限性，部分患者发展为慢性肝炎或重型肝炎。发展为慢性肝炎者可在短时间内形成肝硬化。② 发生在 HBV 感染基础上的 HDV 感染称为重叠感染（superinfection）。大多数重叠感染者可发展为慢性肝炎，也可导致 HBV 感染者的症状加重与病情恶化，发生急性重型肝炎，使病情加重，且病死率高。

3. HDV 的致病机制 还不清楚。一般认为 HDV 对肝细胞有直接的致细胞病变作用。在 HDV 感染黑猩猩的动物实验中发现，HDV RNA 的消长与肝脏损害的程度呈正相关。HDAg 主要存在于肝细胞核内，随后出现 HDAg 血症。HDAg 可刺激机体产生特异的抗 HDV 抗体，先是 IgM 型，随后是 IgG 型，但无保护性作用。在慢性感染过程中所检出的抗体常以 IgG 为主。

【病理变化】

HDV 是一种有缺陷的病毒，常与乙型肝炎同时或在其基础上发生，形成与 HBV 的复合感染，才能完成自身的复制，并有较强的毒力和感染性。其病变

类似乙型肝炎，但坏死和炎症一般比单纯的乙型肝炎更严重，常发生在中央静脉周围，胆汁淤积及库普弗细胞增生不明显。发生急性重型肝炎时常伴随融合性坏死。也有报道称小叶内显著单核巨噬细胞浸润、受累肝细胞小泡性脂肪变性和嗜酸性变较有特征性。门管区内也有较多炎细胞浸润，但非特异性（图 8-6-31，图 8-6-32）。受累肝细胞核内可查见 HDV 抗原。

【临床表现】

丁型肝炎的临床表现类似乙型肝炎，也可出现急性、慢性、轻型或重型肝炎，部分病例可发展为肝硬化。各型肝炎及肝硬化的临床病理表现参见乙型肝炎部分。

【诊断与鉴别诊断】

1. 病理学检查 HDV 感染并无明显特异性病

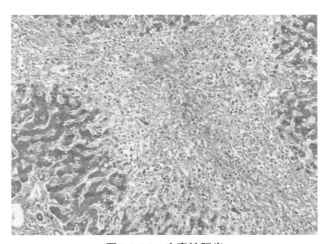

图8-6-31 病毒性肝炎
肝细胞坏死较严重，仅在小叶边缘残留少量肝细胞，伴有脂肪变性（经刘旭明同意引用）

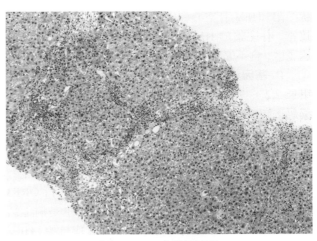

图8-6-32 病毒性肝炎
肝细胞肿胀变性，坏死区有大量淋巴细胞浸润，呈碎片状和搭桥状，伴轻度纤维组织增生（乐晓华惠赠）

变，病理诊断通常只是形态学报告。原位病因检查仍在探索中，有报道称可用免疫组化技术检测肝内HDAg，阳性物质在肝细胞核内呈细颗粒状、小球状或弥散分布，可作为 HDV 感染的直接证据及感染活动的指标。活检肝组织亦可用斑点杂交、原位杂交或 PCR 等技术检测 HDV RNA。HDV RNA 的浓度与 HDAg 平行，并与肝细胞损伤程度呈正相关。HDV RNA 阳性提示病毒在复制并有传染性。

2. 实验室检查 包括 HDAg、抗 HDV 抗体及 HDV RNA 检测，可用免疫荧光、RIA 或 ELISA 等技术。HDAg 阳性是诊断 HDV 感染的直接证据，但其持续时间平均只有 3 周。持续高滴度 IgG 型抗 HDV 是慢性 HDV 感染的主要血清学标志。一旦乙型肝炎患者感染了 HDV，尤其是在慢性乙型肝炎的基础上感染，容易发展为重度慢性肝炎甚至肝硬化。

五、戊型肝炎病毒感染

戊型肝炎（hepatitis E）是一种经粪 - 口传播的急性传染病，曾称为肠道传播非甲非乙型肝炎。自 1955年印度由于水源污染发生了第一次戊型肝炎大暴发以来，先后在印度、尼泊尔、苏丹、吉尔吉斯斯坦等地都有戊型肝炎流行。我国已有十余次流行，包括水型和食物型传播。1989 年 9 月东京国际非甲非乙型肝炎及血液传染病会议将其正式命名为戊型肝炎，病原体为戊型肝炎病毒（hepatitis E virus，HEV），属于肝炎病毒科戊型肝炎病毒属。

【生物学性状】

1. 形态结构 HEV 在分类学上属于肝炎病毒科戊型肝炎病毒属。HEV 呈球形，无包膜，平均直径32～34nm。核衣壳呈 20 面体立体对称。表面有突起和杯状凹陷。HEV 有空心和实心两种颗粒，实心颗粒内部致密，有完整的 HEV 结构；空心颗粒内部含有电荷透亮区，含不完整 HEV 基因，为有缺陷的病毒颗粒。

2. 基因结构 HEV 是单股正链 RNA 病毒，基因组长 7.2～7.6kb，由编码区和非编码区两部分构成。编码区包括 5′ 端非结构区和 3′ 端结构区，有 3 个部分重叠的 ORF。ORF1 最大，约 5kb，位于 5′ 端，是非结构蛋白基因，编码病毒复制所需要的依赖 RNA 的 RNA 多聚酶序列；ORF2（长约 2kb）位于 3′ 端，是结构蛋白的主要部分，可编码核衣壳蛋白；ORF3 与 ORF1 和 ORF2 有重叠（全长 369bp），也是病毒结构蛋白基因，可编码病毒特异性免疫反应抗原。HEV 的非翻译区（UTR）较短，位于编码区的两个末端，分别称为 5′ UTR 和 3′ UTR，5′ UTR 具有帽状结构，

3′ UTR 末端有一个 150～300 腺苷酸残基组成的多腺苷尾。

HEV 只有一个血清型，但至少有 8 个基因型，各基因型有一定的地域分布规律，我国感染人群中分离的 HEV 为基因型 I 和基因型 IV。

【发病机制】

1. 传播途径 HEV 的传染源主要是潜伏期末期和急性期早期的戊型肝炎患者，此时传染性强，需要隔离。HEV 随胆汁经粪便排出体外，污染水源、食物等，通过日常生活接触传播，主要为粪—口途径传播，并可经污染食物、水源引起散发或暴发流行。因此戊型肝炎分两种："流行性"发病高峰多发生在雨季和洪水后，"散发性"在秋冬季呈现高峰。

2. 致病作用 HEV 经胃肠道入血，进入肝脏并在其中复制，然后释放到血液和胆汁中。HEV 对肝细胞具有直接损伤和免疫病理作用，引起肝细胞变性坏死和炎症反应。戊型肝炎发病后患者有一定的免疫力，但持续时间较短。

【病理变化】

HEV 感染的病理表现与甲型病毒性肝炎相似，较为显著的病变为：①门管区淤胆和炎症较明显，门管区周边可见小胆管增生，有时可伴胆栓形成，周围有中性粒细胞浸润，而淋巴细胞较少；②小叶内有腺样结构形成，为毛细胆管含有胆汁并扩张所致，并非真正的腺管，肝细胞也有淤胆表现；③小叶炎症通常较轻，少数病例可出现较重的小叶内炎症，表现为灶状、片状甚至块状坏死。

【临床表现】

潜伏期为 10～60 天，平均 40 天。临床患者多为急性戊型肝炎，包括黄疸型和非黄疸型，也可发生重症肝炎或胆汁淤积性肝炎。多数患者于发病后 6 周即好转或痊愈，不发展为慢性戊型肝炎。与甲型肝炎相比，患者黄疸前期症状重，病程持续时间较长，病死率较高。患者主要为青壮年，65% 以上发生于16～19 岁年龄组，儿童感染表现亚临床型较多。成人病死率高于甲型肝炎，一般为 1%～2%，最高可达 12%。尤其孕妇患戊型肝炎病情严重，在妊娠的后3 个月发生感染的病死率可达 10%～20%。孕妇感染常致流产。HEV 感染后可产生免疫保护作用，防止同株甚至不同株 HEV 再感染。据报道，绝大部分患者康复后血清中抗 HEV 抗体持续存在 4～14 年。

【诊断与鉴别诊断】

1. 病理检查 HEV 所致肝脏病变缺乏特异性，并有许多变异。有人认为，肝活检的主要目的在于对慢性肝炎进行分期和分级，而不是研究病毒类型，故

不强调各型病毒性肝炎的形态差异。但对病变肝组织可进行免疫荧光检测 HEAg 或做原位 PCR、原位杂交等检测 HEV 核酸成分，协助病因诊断。

2. 检测 HEV 抗原或其抗体　实验室诊断可通过免疫电镜从粪便中寻找病毒颗粒，用 RT-PCR 检测血清、粪便、胆汁中的 HEV RNA，用 ELISA 检查血清中的抗 HEV IgM、IgG 抗体等，均有助于诊断与鉴别。HEV IgM 出现较早但持续时间较短，可作为急性 HEV 感染的指标。IgG 也出现较早，但抗体滴度下降较快，也可作为急性 HEV 感染的指标，这一点与 HAV 等的 IgG 意义不同。

六、己型肝炎病毒感染

在确认以上 5 种肝炎病毒之后，人们发现，仍有一些肝炎患者的病因不能确定；在输血后肝炎中，也有 7.1% ～ 46% 的肝炎患者无法明确其病因。是否还有其他类型的肝炎病毒成为一些学者探讨的目标。进一步的流行病学和实验室研究发现，确实存在一些可经肠道以外途径（主要是血液）传播并能导致肝炎的致病因子，己型肝炎病毒（hepatitis F virus，HFV）就是其中之一。

流行病学和实验室研究表明，英国的 Fagan 等（1994 年）首先提出 HFV 的概念。他们在研究散发性急性肝衰竭时发现，尽管部分患者可能由 HBV、HCV 感染所致，但大部分病例可能与已知的 5 种肝炎病毒无关。在肝移植术后 7 天再次发生肝衰竭的患者，从临床表现到组织学超微结构改变，都很像病毒性损害，移植物和自身肝细胞胞质中都发现 60 ～ 70nm 大小、有包膜的病毒样颗粒。同年，Deka 与 Sharma 等用一个从不明原因的肝病患者的粪便中的提取物感染恒河猴，使其发生了肝炎。在该患者的粪便、肝脏中，以及感染动物的粪便里提取出了同一种病毒，并称其为 HFV。但是 HFV 的分离尚未获成功，对于 HFV 的研究近年报道很少。

目前一般认为，HFV 属于双股 DNA 病毒，主要经血液传播，高危人群包括接受输血（或血液制品）者、血液病患者及经常接触血液的医务人员。粪—口途径传播的可能性也存在。

己型肝炎潜伏期比 HCV 略长，平均 61 天。HFV 常引起亚临床感染，病情及慢性化频率均不如输血后丙型肝炎严重。

对 HFV 感染尚缺乏特异性诊断方法，通常采用排除法，即在排除其他病毒感染（包括各型肝炎病毒、CMV、EBV 等）之后才考虑 HFV 感染。

七、庚型肝炎病毒感染

1967 年以来，一些病毒学家陆续报道发现一些肝炎病毒，分别命名为 GB 因子、GBV-A、GBV-B、GBV-C 和 HGV 等，后经鉴定，为同一种病毒，统一命名为庚型肝炎病毒（hepatitis G virus，HGV）。HGV 可能是病因不明肝炎的重要病因。HGV 在全世界广泛分布，在一般人群中普遍存在，在各大洲其感染率相似。在亚洲地区正常人群中 HGV 的感染率为 11.7%。我国蒙古族 HGV 感染率在健康人群和肝炎患者中都明显高于汉族人群。近年有报道称 HGV 与 HIV 重叠感染可减轻并延缓 AIDS 的疾病进程。

【生物学性状】

HGV 属黄病毒科，为有包膜的单正链 RNA 病毒，全长约 9400 个核苷酸。HGV 直径小于 100nm，3′ 端为非结构区，5′ 端为结构区，只有一个 ORF，编码长约 3000 个氨基酸多肽。在宿主和病毒蛋白酶的作用下裂解为病毒结构蛋白和非结构蛋白。HGV 与 HCV 的基因组序列非常相似。HGV 基因包括 E1、E2/NS1、NS2、NS2a、NS3 等，E1 区编码胞膜蛋白，NS3 具有病毒蛋白酶功能，其他基因区的功能尚不清楚。HGV 可能是短缺病毒，其缺失部分位于多聚蛋白氨基末端的核心蛋白。到目前为止，已经确定了 HGV 的 5 个基因类型，它们之间的差别为 12%，其中 3 个基因型主要在亚洲流行。病毒接种培养证实 HGV 的肝亲和性，提示肝细胞是 HGV 的靶细胞。

【发病机制】

1. 传播途径　HGV 的传播途径与 HBV 和 HGV 相似，主要经血液或肠道外途径传播，即通过血液及血液制品（输血）和某些接触血液的活动传播。部分病例可经性接触传播（包括男男同性恋者）、母婴垂直传播，另有约 10% 的患者传染途径尚不清楚。HGV 感染的高危人群为输血及应用血制品者、静脉吸毒者、血液透析患者及器官移植者，并有证据证实在以上人群中 HGV RNA 的阳性率较高。亦有报道糖尿病患者的 HGV 感染率较高。HIV 感染者也有很高的 HGV 重叠感染率，HIV 感染者中的 HGV 流行率为 21%，而且 HGV 感染能明显抑制 HIV 在体内的病毒复制。

2. 重叠感染　由于具有相同或相似的传播途径，HGV 与其他肝炎病毒的重叠感染发生率明显高于单独感染。在 HAV、HBV 和 HCV 急性病毒肝炎患者中，HGV RNA 检出率分别为 2.9% ～ 25%、19% ～ 32% 和 20% ～ 48.3%；在 HBV 和 HCV 慢性病毒肝炎患者中,HGV RNA 检出率分别为 8%～16% 和 5.6%～21%。或许是因为 HGV 本身的致病性较弱,当重叠感染时,其致病性易被致病性较强的 HBV 或 HCV 所掩盖。研究表明,HGV 多与 HBV 或 HCV 合并感染,对不同类型的肝病患者进行 HGV RNA 检测,不同病原肝炎患者中,乙型肝炎患者 HGV RNA 的阳性率为 33.3%,明显高于其他类型的肝炎患者;在不同临床类型的肝炎患者中,慢性肝炎患者 HGV RNA 的阳性率为 32.6%,明显高于其他临床类型的肝炎。

3. 致病作用 HGV 是一种嗜肝病毒,感染后可导致血清学和组织学的一系列变化,但 HGV 是否有致病性目前仍存在争论。有些学者认为 HGV 的致病性是肯定的,它既能造成轻微肝损害,也可导致严重肝衰竭;另有相当一部分学者对 HGV 的致病性持相反态度,认为 HGV 是偶然过路病毒,不会引发肝脏疾病。也有人认为,由于大多数患者是多重感染,因而,其肝脏病毒性改变究竟是由 HGV 引起,还是由其他已知或未知肝炎病毒引起,尚不能确定。因此,HGV 感染的致病性及与其他病毒之间的相互作用机制尚不清楚,需进一步深入研究。

【病理变化】

1. HGV 单独感染 国内学者在对 HGV 感染者所做的回顾性研究中发现,HGV 感染可引起急性肝炎(44.44%)、慢性肝炎(33.33%)、肝硬化(11.11%)、重型肝炎(7.41%)、肝癌(3.71%),也有报道患者还可发生急性黄疸型或无黄疸型肝炎、亚急性重型肝炎。HGV 在患者血清中可长时间存在,或 HGV 存在持续性感染。HGV 单独感染引起的急性肝炎以肝细胞肿胀和门管区炎症为主;慢性肝炎以肝细胞肿胀、点状坏死、门管区炎症和轻度纤维组织增生为主。有报道称受累肝细胞可发生融合形成多核巨细胞,细胞核多达 30 多个,并称之为融合巨细胞肝炎,肝细胞胞质内可发现病毒样颗粒。来自动物实验的报道显示,将 HGV 全长 RNA 转录体肝内注射感染恒河猴,尸检发现恒河猴死于间质性肺炎,肝组织活检呈现轻度炎性改变,其他组织正常。免疫组化提示 HGV E2 蛋白主要在肝细胞质内表达,在心脏和脾脏亦有不同程度的表达。电镜下观察肝细胞超微结构改变较大,肝窦内发现直径 25～30nm 晶格样排列的病毒样颗粒。

2. HGV 与 HBV 和(或)HCV 重叠感染 在大多数情况下,一种病毒感染往往增加另一种病毒感染的致病性。王臣玉等检测了 64 名病毒性肝炎患者血清中的 HGV RNA,发现 HGV 单独感染者以急性肝炎多见,占 47.1%;重叠 HBV 感染者以肝硬化多见,重叠 HCV 感染者以慢性肝炎多见。另一些临床

研究结果则显示 HGV 与 HBV 和(或)HCV 重叠感染可引起持续性肝炎,且更容易发展成慢性肝炎、肝硬化和肝癌。Moriyama 等将 420 名 HGV 感染者分为 HCV 与 HGV 共感染组与单纯 HCV 感染组,发现前组的 ALT 活性高于后组,且前组患者表现出更明显的肝管损坏、小静脉周围和细胞外周的纤维化。但也有些临床研究的结果显示,HGV 与 HBV 或 HCV 混合感染并无加重病情的趋势。

3. HGV 与 HIV 重叠感染 一些研究证实,在 HIV 阳性患者中,HGV 感染与 AIDS 较慢的疾病进程有关,HGV 导致较低的 HIV 病毒载量和较高数量的 $CD4^+$ T 细胞,从而使 AIDS 症状减轻,抗病毒治疗有效性明显增加,患者死亡率降低。重叠感染 HGV 和 HIV 的有益作用机制可能包括:① T 细胞活化和降低活化后的凋亡,HGV 病毒血症与降低活化诱导的 T 细胞死亡相关。②改变抗病毒细胞因子的产生。③ HIV 共受体表达或直接抑制 HIV-1 进入。④ HGV 感染通过多种机制适当改变 T 细胞内环境,合并感染 HGV 的 HIV 感染者体内可见有较高 $CD4^+$ T 细胞数,似乎能延缓 HIV 感染者的病程。⑤ HGV 感染能明显抑制 HIV 在 T 细胞内的复制,HGV 相关 T 细胞效应有助于保护 HIV 感染者。⑥ HGV 感染增加 PBMC 中 Th1 细胞因子(TNF-α)基因表达,降低 Th2 细胞因子(IL-4、IL-5、IL-10 和 IL-13)基因表达,诱导抑制 HIV 感染的趋化因子和细胞因子环境。

【临床表现】

1. HGV 单独感染 HGV 有一定致病性,多表现为急性肝炎。研究发现,单纯 HGV-IgM 阳性患者均以急性起病,有明显全身及消化道症状,如乏力、食欲减退、恶心、呕吐、腹胀,或有巩膜及皮肤黄染,肝大、压痛及肝区叩击痛;部分病例有轻度畏寒、发热、皮肤瘙痒、脾大。临床特性与氨基转移酶正常或水平低的亚临床和无黄疸型肝炎相似。急性肝炎的结果可能是:①血清 HGV RNA 消失,出现抗 E2,75% 的 HGV 感染患者可以自发清除病毒,具有正常的生化参数。②血清 HGV RNA 持续存在,以后发展成慢性肝炎。③存在 HGV RNA 但没有肝病的生化和组织学特征。

2. 重叠感染 以慢性肝炎、肝硬化为主。如前所述,HGV 与 HBV 或 HCV 重叠感染可导致慢性肝炎或肝硬化。刘守春等分析了 22 例 HGV 临床病例,发现其与 HBV 和 HCV 重叠的感染率高达 90.9%,临床表现重,高 ALT、高黄疸与低蛋白血症发生率高。Hofer 等调查了 304 例慢性丙型肝炎,HGV 和 HCV 共感染率为 12.2%,但 HGV 共感染并不恶化慢性丙

型肝炎的临床进程，也不降低 HCV 对抗病毒治疗的反应，亦不会加重 HBV 和 HCV 导致的肝功能损害。有些研究显示 HGV 感染对 HBV 的复制指标（HBeAg、HBV DNA）影响不明显，既无抑制作用也无增强作用，而 HGV 对丙型肝炎患者 HCV RNA 的复制影响如何，尚待进一步研究。

3. HGV 感染与 HCC　Tagger 等对 170 例 HCC 和 306 名对照患者做了研究，发现检测到 HGV 的患者发生 HCC 的风险升高了 7.3 倍。Yuan 等对 144 名 HCC 患者和 252 名对照者的研究同样发现，感染 HGV 的患者发生 HCC 的风险升高了 5.4 倍。Leao-Filho 等检测了 32 例肝细胞癌患者，59% 的 HBV 阳性，38% 的 HCV 阳性，28% 的 HGV 阳性，仅 1 名患者 HGV 单独阳性，而该区域献血者中 HGV 流行率为 10%，说明 HGV 感染与 HCC 没有相关性。

【诊断与鉴别诊断】

绝大多数 HGV 感染者会在 2 年内自行清除病毒。而抗 HGV 在 HGV 病毒血症期间一般检测不到，而是在清除病毒血症之后产生抗 HGV E2。反转录聚合酶链反应（RT-PCR）是目前检测 HGV 感染最准确的诊断方法，但是其敏感度仍然有待提高。血清中存在 HGV RNA 表明活动性病毒感染，而存在抗 HGV E2 则表明与病毒血症的清除有关，抗 HGV E2 通常只在无病毒 RNA 的个体中检测到，是先前感染的标志。抗 HGV E2 是长期存在的循环抗体，一旦出现则倾向持续存在，因此检测抗 HGV E2 比检测 HGV RNA 更有利于开展流行病学调查。

八、输血相关病毒感染

目前已发现并明确的有甲、乙、丙、丁、戊、己、庚 7 种肝炎病毒。但在病毒性肝炎患者中有相当一部分（5% ～ 10%）病例无法用已建立的甲～庚型肝炎的实验室方法进行病原学分析，所以被统称为非甲～非庚型（NANG）肝炎，或称为病毒性肝炎（病因未明）。1997 年，日本学者 Nishizawa 等应用代表性差异分析技术，从一名输血后非甲～非庚型肝炎患者血清中克隆出了一个 500bp 长的 DNA 片段，命名为输血传播病毒（transfusion transmitted virus，TTV），该患者姓名的缩写也恰为 TT。之后，英国、新西兰相继报道发现该病毒，我国学者于 1998 年也在一次暴发性不明原因肝炎中发现与 TTV 具有同源性基因片段的病毒，随后北京、厦门、西安、广西、深圳等地也发现 TTV。

研究发现，这一家族的成员目前有 TTV、TTV

相关病毒 SANBAN 和 YONBAN，TTV 样微小病毒（TTV-like mini virus，TLMV）。2000 年，在第十届国际病毒性肝炎和肝病会议上，意大利学者报道了一种新的肝炎病毒 SEN-V，是大多数非甲非戊型肝炎（NANE 肝炎）的主要致病因子。SEN-V 的命名也取自最初分离到源病毒的患者姓名，目前已发现至少有 8 种不同的基因型，分别命名为 SENV-A ～ SENV-H，其中 SENV-H 与 SENV-D 可能与肝炎有关。SEN-V 和 TTV 原型株的基因序列同源性为 50%，氨基酸同源性仅为 3%，说明 SEN-V 和 TTV 可能是从共同的祖先进化而来的不完全相同的病毒组群，属 TTV 超家族。

【生物学性状】

TTV 是一种无包膜的单负链环状 DAN 病毒，TTV 颗粒大小为 30 ～ 50nm，可能归类于细小病毒科（Parvovirdae）。采用套式 PCR 方法扩增和测序后发现 TTV 首尾两端连成环状结构，中间有 1136bp 富含 GC，比例达 90%，其中还含有 TATA。病毒基因组全长依不同的病毒株而异（3.2 ～ 3.8kb）。TTV 含有 4 个开放的 ORF。ORF1 位于该基因组的 589 ～ 2898 位核苷酸，编码 770 个氨基酸，其 N 端富含精氨酸的亲水区；ORF2 位于 107 ～ 712 位核苷酸，分别编码 202 个氨基酸，有 2 个基因型和 4 个基因亚型。TTV 的全基因为 3739 个或 3852 个核苷酸，由编码区和非编码区（non-coding，UTR）两部分组成，其中 A 占 31.1%（1163），C 占 25.5%（954），G 占（22.5%）（842），T 占 20.9%（780）。ORF1 可能编码壳体蛋白，ORF2 可能编码非结构蛋白，后来报道的 ORF3 和 ORF4 各自编码一个联合蛋白。TTV DNA 非编码区两末端的一定区域内核苷酸序列十分保守，其中富含鸟嘌呤（G）和胞嘧啶（C），形成具茎环（stem-loop）特征性二级结构，在病毒复制中可能有重要调控作用。同样，利用该区域建立敏感特异的 PCR 方法可检测不同型别的 TTV 变异株，现已发现 TTV 有 6 个基因型。另外，ORF1 的中部还存在 3 个高变区（hypervariable region，HVR），此处的核苷酸序列高度变异，这可能与病毒逃避机体的免疫监视并在体内长期存在持续感染有关。

TTV 的复制：通过原位杂交技术证明 TTV 位于肝细胞内，在肝脏中用原位 PCR 法检测的 TTV 滴度高于其在血清中的滴度。在 TTV 感染者的肝组织、骨髓细胞及肺组织中都发现了环状双股 TTV DNA 复制中间体，提示病毒可能在这些组织中复制。肖红证实 TTV ORF1 可编码参与滚环复制的 Rep 蛋白，其可能通过此机制完成基因组的自我复制。

TTV 基因组具有多样性，基因变异并不亚于

RNA 病毒，现已发现至少可分类出 16 种基因型。SANBAN 和 YONBAN 与原形 TTV 因子仅有 57% 的序列同源性和 34% 左右的氨基酸同源性，据此推论 SANBAN 和 YONBAN 可能代表一种新型的 TTV 病毒种类。另一种新型因子 SEN-V 与原始型 TTV 的序列同源性仅有 50%，氨基酸同源性仅有 30%，这些因子中的变异型按顺序被命名为 SENV-A～SENV-I，这些变异型都归类于 SEN-V 家族之中，其在核苷酸序列上彼此间差异为 15%～25%，但其与 TTV 的差异则有 40%～60%，然而 SEN-V 与 SANBAN 联系最为亲密，特别是 SENV-I 与 SANBAN，两者表现出 90% 的同源性。不同 TTV 分离株 ORF1 部分基因序列变异可达 33%。

【发病机制】

1. 传播途径　流行病学调查显示，TTV 和 SEN-V 感染呈全球分布，其传播途径主要是血液传播，现已充分证明输血可引起 TTV 传播，但也可发生母婴垂直传播、性传播、消化道传播，也可能经乳汁、胆汁、唾液及粪便传播。有研究提示 TTV 也可经口或飞沫传播。

2. 危险因素　TTV 的分布非常广泛，人群中的健康携带者较常见，国内相关研究表明，一般人群 TTV 的阳性率为 7.8%，正常献血人群为 5.0%～15.7%，血清碱性磷酸酶（ALP）升高的献血人群 TTV 为 34.6%，也有报道献血人群为 43.8%。非甲～非庚型肝炎患者的 TTV 阳性率为 42.9%～46.8%，并可与 HAV、HBV、HCV 伴随感染。有报道称病毒血症可持续 6～12 年。因而血友病患者、接受输血者、血液透析患者、静脉吸毒者和非甲～非庚型肝炎患者是 TTV 感染的高危人群。此外，已从非甲～非庚型肝炎患者中分离出 TTV，说明 TTV 与 HCV 不同，可不依赖 HAV、HBV、HCV 而存在。

3. 致病作用　大量研究表明，在非甲非戊型急性重型肝炎、非甲非戊型慢性肝病、急性重型肝炎、肝癌等肝脏疾患中，TTV 的阳性率为 39.0%～66.7%，提示 TTV 可能是导致部分非甲～非庚型肝炎的病因，并可引起临床各型肝炎。慢性肝病患者的肝组织中，TTV DNA 散在分布在门管区周围的肝细胞核内，肝癌患者 TTV DNA 则集中分布在肝癌细胞核内及癌组织周围的肝细胞核内，提示慢性肝病与肝癌患者肝组织中 TTV DNA 的感染状态存在一定差异。

TTV 升高与 $CD3^+$ 和 $CD4^+$ T 细胞降低及 B 细胞升高有关，提示 TTV 可能有免疫调节作用，并且 TTV 的存在及其含量与血清嗜酸性粒细胞阳离子蛋白的浓度有关，提示 TTV 的感染可能增强嗜酸性粒细胞的活性。

【病理变化】

有些学者认为 TTV 无致病性，如 Naoumov 等报道大多数 TTV 病例肝脏无明显生化或组织学改变。但也有一些文献报道，TTV 可致肝细胞变性坏死、再生和异常增生、肝硬化甚至癌变，也可累及肝脏以外的组织。动物实验也证实 TTV 对肝脏有损害作用。

1. 肝细胞变性坏死　郎振为等对 11 例单纯 TTV 感染的病理检查发现，TTV 主要定位于肝细胞核内，引起肝细胞胞质疏松化、嗜酸性变、凋亡小体或灶性坏死病变，引起不同程度的肝功能异常。对部分病例随访 1 年，肝功能及病理仍有异常。支持 TTV 感染具有嗜肝性及致病性。陈永鹏等报道从 44 例不明原因肝炎患者血清中检出 TTV，3 例肝活检显示肝细胞轻度肿胀、空泡样变、散在灶状坏死，可见门管区单核细胞浸润。

2. 肝细胞再生和硬化　有研究发现，在 TTV 阳性病例，肝细胞发生不规则再生和肝硬化，发生率明显高于 TTV 阴性的病例。有报道称肝病变以门管区炎症为主。不规则的肝细胞再生是使肝细胞癌变的危险因素。Okamoto 等报道，TTV 检出率在非甲～非庚型慢性肝病患者中为 83.7%，在非甲～非庚型暴发型肝炎患者中为 47.4%，在慢性肝炎患者中为 46.9%，在肝硬化患者中为 47.5%，在肝癌患者中为 38.9% 等，也说明 TTV 感染与这些肝病有关。

3. 肝外组织病变　TTV 主要在肝脏中复制。国内学者还发现 TTV 存在于小肠上皮细胞并在其细胞中复制。Deng 等报道，TTV 也可在咽部组织或唾液腺中复制。TTV 的复制可能造成受感染细胞的变性坏死。

【临床表现】

TTV 感染所致病毒性肝炎的临床特点：症状轻，黄疸罕见，部分患者血小板轻度降低，以单项血清氨基转移酶轻、中度增高为主要表现，病程较长，少数患者病程可超过 6～12 个月，血清氨基转移酶可有波动。

【诊断与鉴别诊断】

TTV 存在于肝、血液、乳汁、唾液、胆汁、粪便中，并可在 PBMC、小肠上皮细胞中复制，这些标本均可作为病毒检测的材料。据报道，患者引流的胆汁中 TTV 滴度是血清中的 10～100 倍；血清 TTV DNA 阳性患者的粪便中可以找到 TTV DNA；在肝组织中能找到 TTV 双链 DNA 复制中间体。Moriyama 等报道，对 180 例合并或不合并 TTV 感染的慢性丙型肝炎或肝硬化患者进行肝组织检查，TTV 阳性率为 34.4%（62/180）。

检测 TTV 的方法很多，目前国内主要采用 PCR 技术。虽然不同基因群及基因型的 TTV 核酸序列变异很大，但其非编码区序列却非常保守。设计不同区段引物、重复 PCR 的检测次数可提高检出的阳性率。近年我国学者采用 PCR- 微孔板杂交检测 TTV 的方法，结果证明此方法比套式 PCR 电泳法敏感 100 倍，重复性也较好。其他方法：用代表性差异分析技术检测 TTV，用免疫沉淀法检测血清中抗 TTV，用斑点杂交法及 PCR 结合斑点杂交检测血清中的 TTV，用 TTV ORF1 重组蛋白检查 TTV 抗体等。以上检测方法各有其优缺点，如有条件最好综合运用。

（王欣欣 吕福东 刘德纯；乐晓华 郭瑞珍）

第七节 神经病毒感染

嗜神经病毒（neurotropic virus）简称神经病毒（neurovirus），是指对神经组织有亲嗜性，容易侵犯神经系统（包括中枢神经和周围神经）的病毒。如水痘 - 带状疱疹病毒（VZV）发病时经常侵犯肋间神经，或侵犯面神经，发病时伴有剧烈的疼痛。此外，单纯疱疹病毒、狂犬病毒等均可经局部神经沿轴索侵入大脑。脊髓灰质炎病毒主要侵犯脊髓，而脑部可无或仅有轻微改变。乙型脑炎病毒、森林脑炎病毒等则直接侵犯中枢神经系统（CNS）引起脑炎。迄今全世界有 100 余种病毒可以通过皮肤（昆虫叮咬或虫媒传播）、呼吸道、消化道、生殖道侵入人体，然后引起神经组织感染，人群患病率为（3.5 ~ 7.4）/10 万人，粗略估计，每年有 15 万 ~ 30 万病毒性脑炎患者。近年发现寨卡病毒、登革病毒、埃博拉病毒、JC 病毒（JCV）、戊型肝炎病毒（HEV）等亦可导致神经系统病变。此外，还有流行性感冒病毒、腺病毒、风疹病毒、腮腺炎病毒等，虽然未必直接侵犯神经，但也可能通过免疫反应引起所谓感染后脑炎。

其实，在病毒的传统分类中并无（嗜）神经病毒这一类型，本节借鉴有关神经病毒学的论著，把具有嗜神经性的病毒集中起来介绍，主要考虑到病理诊断的需要和方便，其中主要包括肠道病毒、副黏病毒、疱疹病毒和黄病毒等科的某些嗜神经病毒。从传播媒介角度，病毒可分为虫媒病毒（arbovirus）和非虫媒病毒。虫媒病毒是一大类通过吸血节肢动物叮咬易感脊椎动物而传播疾病的病毒，包括一些嗜神经病毒，如乙型脑炎病毒、森林脑炎病毒等。大多数嗜神经病毒感染呈急性病程，但有些病毒，如反转录病毒 HIV，也可以引起神经系统病变，但病程进展缓慢，被称为慢病毒。

对于神经系统的病毒感染，国内外都有比较系统的研究，形成了神经病毒学（neurovirology），并有若干专著出版。当然，有些病毒所致疾病并不限于神经系统，如 EBV 就具有广泛的致病性，除脑炎外，更多的是引起传染性单核细胞增多症、鼻咽癌、淋巴瘤等。

病毒性脑炎（viral encephalitis）和病毒性脑膜炎（viral meningitis）均是指多种病毒引起的颅内急性炎症。由于病原体致病性能和宿主反应过程的差异，可形成不同类型疾病。若炎症过程主要在脑膜，临床重点表现为病毒性脑膜炎。主要累及大脑实质时，则以病毒性脑炎为临床特征。大多数患者具有病程自限性。一般说来，病毒性脑炎的临床经过较脑膜炎严重，重症脑炎更易发生急性期死亡或后遗症。神经系统疾病常见的病毒感染及其所致病见表 8-7-1。本节重点介绍黄病毒科黄病毒属病毒、沙粒病毒科淋巴细胞脉络膜脑膜炎病毒、弹状病毒科狂犬病毒及其相关疾病。表 8-7-1 中所列其他神经病毒感染疾病如脊髓灰质炎、手足口病、疱疹病毒性脑炎、进行性多灶性白质脑病等参见相关病毒科部分。

表 8-7-1 神经系统常见的病毒感染及相关疾病

病毒种类	病毒名称	相关疾病
微小RNA病毒科（肠道病毒属）	脊髓灰质炎病毒	脊髓灰质炎（小儿麻痹症），无菌性脑膜炎
	柯萨奇病毒	脑膜炎，脑膜脑炎，神经炎，手足口病
	埃可病毒（A型，B型）	脑膜脑炎，脑炎，脑膜炎
	新型肠道病毒71型（EV71）	手足口病，脑膜脑炎，脑炎

续表

病毒种类	病毒名称	相关疾病
疱疹病毒科	单纯疱疹病毒（HSV-1，HSV-2）	疱疹病毒性脑炎
	水痘-带状疱疹病毒（VZV）	水痘，带状疱疹，脑膜脑炎（极少）
	巨细胞病毒（CMV）	巨细胞包涵体病，先天畸形，脑炎（极少）
	Epstein-Barr virus（EBV）	脑炎，鼻咽癌，胃癌，淋巴瘤及其他淋巴组织增生性疾病，传染性单核细胞增多症等
	伪狂犬病毒	脑炎
反转录病毒科	人类免疫缺陷病毒（HIV）	神经系统感染，痴呆综合征，HIV脑病
副黏病毒科	腮腺炎病毒	脑膜脑炎，腮腺炎，睾丸炎
	麻疹病毒	亚急性硬化性全脑炎，麻疹包涵体脑炎
	尼帕（Nipah）病毒	脑炎，急性发热性脑炎综合征
	亨德拉（Hendra）病毒	脑炎，脑膜炎
披膜病毒科	风疹病毒	进行性亚急性风疹病毒性全脑炎
	东方马脑炎病毒*	东方马脑炎
	西方马脑炎病毒*	西方马脑炎
	委内瑞拉马脑炎病毒*	委内瑞拉马脑炎
弹状病毒科	狂犬病毒	脑脊髓炎
腺病毒科	3、5、6、7、12型腺病毒	脑膜脑炎
沙粒病毒科	淋巴细胞脉络膜脑膜炎病毒	脑膜炎，脑炎
多瘤病毒科	JC病毒	进行性多灶性白质脑病
黄病毒科（黄病毒属）	寨卡病毒	小头畸形
	乙型脑炎病毒*	流行性乙型脑炎
	森林脑炎病毒*	森林脑炎
	墨累山谷脑炎病毒*	墨累山谷脑炎
	圣路易斯脑炎病毒*	圣路易斯脑炎
	西尼罗病毒*	西尼罗脑炎，西尼罗热

*虫媒病毒，主要经蚊虫等叮咬传播（森林脑炎以蜱为传播媒介）。

一、黄病毒科脑炎病毒感染

黄病毒科（Flaviviridae）病毒是一大群具有包膜的单正链 RNA 病毒，通常通过吸血的节肢动物（蚊、蜱等）传播，故曾归类为虫媒病毒。目前已知黄病毒科包括 3 个属，即黄病毒属（Flavivirus）、瘟病毒属（Pestivirus）和丙型肝炎病毒属（Hepacivirus），共有 60 多种病毒。瘟病毒与人类疾病关系尚不确定，丙型肝炎病毒已在肝炎病毒部分介绍，此处重点介绍黄病毒属的一些嗜神经病毒及其对神经系统的损害，包括乙型脑炎病毒、森林脑炎病毒、寨卡病毒，而墨

累山谷脑炎病毒、圣路易斯脑炎病毒、西尼罗病毒不在我国流行。另有些以出血热为临床病理特征的黄病毒，如登革病毒、黄热病毒、西尼罗病毒和基萨那（Kyasanur）森林热病毒等，将在下节详细介绍。

虫媒病毒是一类经吸血节肢动物叮咬一个脊椎动物传给另一个脊椎动物的病毒，它们所引起的疾病主要有脑炎和出血热（详见下节）两类。虫媒病毒有 500 余种，其中 100 余种可致人兽患疾病，25 种虫媒病毒可引起脑炎，包括甲病毒 4 种、布尼亚病毒 8 种、黄病毒 13 种。按传播媒介分类：蜱传病毒性脑炎 6 种、蚊传病毒性脑炎 16 种。乙型脑炎病毒、森林脑炎病毒和寨卡病毒都是虫媒病毒。

（一）乙型脑炎病毒感染与乙型脑炎

本病毒首先（1935年）在日本患者脑组织中分离获得，因此称日本脑炎病毒（Japanese encephalitis virus，JEV），所致疾病称日本乙型脑炎（JBE）。为了与甲型脑炎相区别，定名为流行性乙型脑炎，简称乙脑。该病主要流行于亚洲地区的20多个国家，近年流行区域在扩大。据WHO统计，亚洲每年乙型脑炎发病人数达16 000例，死亡5000例。乙型脑炎是我国夏秋季流行的主要传染病之一，除新疆、西藏、青海外，全国各地均有病例发生，年发病人数2.5万，病死率10%，大约15%的患者留有不同程度的后遗症。

【生物学性状】

1. 形态与结构 乙型脑炎病毒为黄病毒科黄病毒属的成员，是一种嗜神经性RNA病毒，病毒为球形，直径45～50nm，核衣壳呈20面体立体对称，外有含脂质的包膜，表面有包膜糖蛋白和膜蛋白；病毒内有核衣壳与核酸构成的核心，病毒核酸为单正链RNA，基因组全长约11kb，自5′端至3′端依次编码3种结构蛋白及7种非结构蛋白，病毒RNA在细胞质内直接起mRNA作用，翻译出结构蛋白和非结构蛋白，在胞质粗面内质网装配成熟，出芽释放。乙型脑炎病毒有5个基因型，在我国流行的主要是Ⅲ型和Ⅰ型。

（1）病毒编码的结构蛋白：包括①衣壳蛋白（capsid protein，C蛋白），C蛋白与RNA一起构成病毒的核衣壳，在病毒的复制、转录调节、装配和释放过程中起主要作用；②膜蛋白前体（prM），是M蛋白的前体蛋白，存在于未成熟的病毒颗粒中，在病毒成熟过程中被细胞内的弗林蛋白酶切割为M蛋白，M蛋白的羧基端可与E蛋白和C蛋白特异性结合，参与病毒的包装成熟过程；③包膜蛋白（envelope protein，E蛋白），是镶嵌在病毒包膜上的糖基化蛋白，是病毒表面的重要成分，具有与细胞表面受体结合和介导膜融合等作用，与病毒的吸附、穿入、致病等作用有密切关系。

（2）非结构蛋白：有7种，是病毒的酶或调解蛋白，与病毒的复制、蛋白加工、装配有密切关系。其中NS1是糖基化蛋白，位于感染细胞表面，且可分泌到细胞外，有很强的免疫原性，诱导机体产生的抗体有免疫保护作用；NS3是一种多功能蛋白质，具有蛋白酶、RNA三磷酸酶和RNA解旋酶的功能，并含有T细胞表位；NS5具有RNA聚合酶和甲基转移酶活性。NS3-NS5复合体可与基因组3′端的发夹状结构结合，启动病毒RNA的复制。NS1和NS5蛋白亦可诱导机体产生保护性免疫反应。

实验研究发现，敏感动物（如乳鼠）脑组织内含大量感染性病毒，是分离病毒、大量制备抗原的可靠方法。BHK细胞系、C6/36细胞系及鸡胚成纤维细胞是常用的敏感细胞。病毒在细胞内增殖引起细胞圆缩、颗粒增多、细胞脱落等细胞病变效应。在培养上清液中含有传染性病毒，胞质内胞膜上可检出特异性抗原。

2. 抗原特性 乙型脑炎病毒抗原性稳定，在同一地区不同年代分离的毒株之间未发现明显的抗原变异。迄今只发现一个血清型。E蛋白上有型特异性中和抗原表位和血凝抗原表位，可诱发机体产生中和抗体和血凝抑制抗体，在感染与免疫中起重要作用。用单克隆抗体做交叉血凝抑制试验证实E蛋白上有与黄病毒属成员广泛交叉的属特异性抗原，也有仅与圣路易斯脑炎病毒、西尼罗病毒等交叉的亚组特异性抗原，以及仅乙型脑炎病毒具有的种特异性抗原。病毒血凝素与红细胞结合是不可逆的，但这种病毒与红细胞形成的复合物仍有感染性，加入特异性抗体可抑制这种血凝现象。

【发病机制】

1. 传染源、传播媒介及途径 我国乙型脑炎病毒的传播媒介主要为三带喙库蚊。蚊感染病毒后，中肠上皮细胞为最初复制部位，经病毒血症侵犯唾液腺和神经组织，并再次复制，终生带毒并可经卵传代，成为传播媒介和储存宿主。家畜和家禽在流行季节感染乙型脑炎病毒，一般为隐性感染，但病毒在其体内可增殖，侵入血流，引起短暂的病毒血症，经蚊叮咬反复传播，成为人类的传染源。人感染该病毒后仅发生短暂的病毒血症，而且病毒滴度不高，所以感染者不是主要传染源。

2. 致病作用 人群对乙型脑炎病毒普遍易感。当带毒雌蚊叮咬人时，病毒随蚊虫唾液传入人体皮下，先在毛细血管内皮细胞及局部淋巴结等处的细胞中增殖，随后有少量病毒进入血流成为短暂的第一次病毒血症，此时病毒随血液循环散布到肝、脾等处的细胞中继续增殖，一般不出现明显症状或只发生轻微的前驱症状。经4～7日潜伏期后，在体内增殖的大量病毒再侵入血流成为第二次病毒血症，引起发热、寒战及全身不适等症状，若不再继续发展，即成为顿挫感染（abortive infection），数日后可自愈；但少数免疫力低下的患者体内的病毒可通过血脑屏障进入脑内增殖，引起脑膜及脑组织损伤与炎症反应。

脑内运动神经细胞受损严重者可出现肌张力增强、腱反射亢进、痉挛或抽搐。脑桥和延髓的运动神经细胞损伤严重者，可引起呼吸困难，甚至呼吸循环衰竭。脑神经损伤可引起中枢神经性面瘫、吞咽困难、眼球运动障碍等脑神经麻痹症状。脑炎时脑膜也有不同程度的炎症反应，临床上可有脑膜刺激症状。由于脑内血管扩张充血、血流淤滞、内皮细胞损伤，血管通透性增高，脑组织水肿，引起颅内压升高，患者出现头痛、呕吐。严重的脑水肿可诱发脑疝。其中小脑扁桃体疝导致延髓呼吸中枢受压迫，引起呼吸骤停导致死亡。由于脑膜有不同程度的反应性炎症，可引起脑膜刺激症状。

3. 免疫性　人被乙型脑炎病毒感染后，大多数为隐性感染，小部分为顿挫感染，仅少数发生脑炎（0.01%），这与病毒的毒力、侵入机体内的数量及感染者的免疫力有关。流行区成人大多数都有一定免疫力，抗体阳性率常随年龄而增高。例如，北京市20岁以上成年人90%血清中含有中和抗体。10岁以下儿童及非流行区成人缺乏免疫力，感染后容易发病。

乙型脑炎病毒感染后体液免疫发挥主要作用。本病发病后4～5天可出现血凝抑制抗体，2～4周达高峰，可维持1年左右。感染后1周左右产生IgM中和抗体，2周后IgM抗体达到高峰，并出现IgG中和抗体，IgG抗体于5年内维持高水平，甚至维持终生。补体结合抗体在发病3～4周后方可检出，约存在半年。

【病理变化】

本病病变广泛累及整个脑灰质，但以中脑及基底核、丘脑最为严重，大脑及小脑皮质、延髓及脑桥次之，脊髓病变最轻，常仅限于颈段脊髓。

1. 肉眼观察　大脑表面脑膜充血肿胀，脑实质明显水肿，使脑回变宽扁平，脑沟变浅狭窄。切面可见高度出血水肿，使脑室系统受压而呈裂隙状。在脑皮质深层、基底核、视丘等处可见粟粒或针尖大小的软化灶或点状出血，大者直径可达1cm，边缘如虫蚀状但边界清楚，弥散分布或聚集成簇状。重者有双侧海马沟回疝和小脑扁桃体疝形成。

2. 镜下　病变以神经细胞变性坏死为主，因而本病归类于变质性炎症，但也有较为特征的渗出和增生性病变。

（1）渗出性病变：血管高度扩张充血，可发生明显的血流淤滞，毛细血管阻塞，血管周围间隙增宽，脑组织水肿，有时可见环状出血。灶性炎性细胞浸润多以变性和坏死的神经元为中心，常围绕血管周围间隙形成血管套（淋巴细胞套）（图8-7-1）。浸润的炎性细胞以淋巴细胞、单核细胞和浆细胞为主，仅在早期有为数不多的中性粒细胞。有时可见小灶性出血。

（2）神经细胞变性坏死：病毒在神经细胞内增殖，导致神经细胞变性坏死。神经细胞的轻度损伤表现为

细胞肿胀、尼氏体溶解消失、胞质内空泡形成、核偏位等（图8-7-2）。病变严重者神经细胞可发生核浓缩、溶解、消失。局灶性神经组织的坏死、液化，形成镂空的筛网状软化灶，对本病的诊断具有一定的特征性（图8-7-3，图8-7-4）。病灶呈圆形或卵圆形，边界清楚，质地疏松，染色浅淡，病灶分布广泛，除大脑（顶叶、额叶、海马旁回）皮质灰、白质交界处外，基底核、丘脑、中脑等处也颇常见。关于软化灶发生的机制至今尚未能确定，除病毒或免疫反应对神经组织可能造成的损害外，病灶的局灶性分布提示，局部循环障碍（血流淤滞或小血管中透明血栓形成）可能也是造成软化灶的一个因素。软化灶可被吸收，由胶质细胞增生修复，形成胶质瘢痕。

（3）增生性病变：神经细胞没有再生能力，坏死后由胶质细胞增生修复。小胶质细胞明显增生，可为

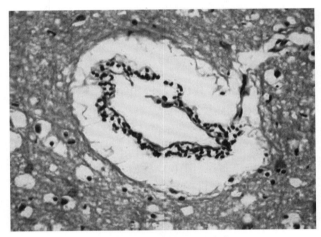

图8-7-1　流行性乙型脑炎
血管周围间隙增宽，淋巴细胞单核细胞围绕血管，呈袖套状浸润（韩安家惠赠）

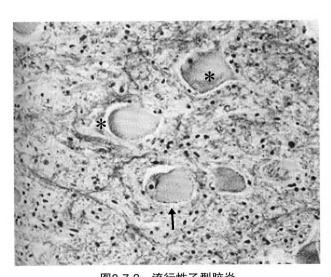

图8-7-2　流行性乙型脑炎
神经细胞肿胀变性，细胞核偏位（*），尼氏体消失（箭头）（韩安家惠赠）

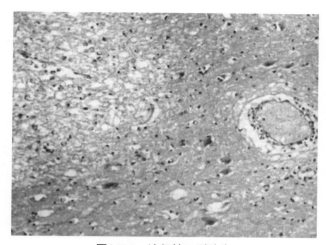

图8-7-3 流行性乙型脑炎
左侧脑组织液化性坏死，神经细胞消失，右侧血管扩张，周围可见淋巴细胞围管状浸润

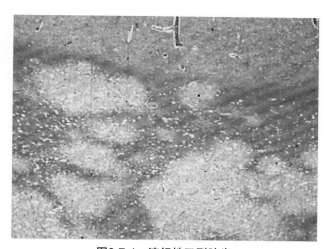

图8-7-4 流行性乙型脑炎
脑组织液化性坏死，染色浅淡，神经细胞坏死消失，多灶性，形成筛状软化灶

小胶质细胞弥漫性增生，或为局灶性增生聚集成簇，形成小胶质细胞结节，多位于小血管旁或坏死的神经细胞附近（图8-7-5）。小胶质细胞增生，包围并吞噬神经元，称为噬神经细胞现象（图8-7-6），也很常见。少突胶质细胞的增生也很明显，围绕变性的神经细胞，如有5个以上少突胶质细胞环绕，称为神经细胞卫星现象，具有特征性。后期有星形胶质细胞增生和胶质瘢痕形成，在亚急性或慢性病例中较为多见。

【临床表现】

本病潜伏期一般为10～14日，病毒在单核巨噬细胞内繁殖，再释放到血液中，引起病毒血症。多数人并无症状，仅见血液中相应抗体升高，称为隐性感染。部分患者出现轻度呼吸道症状。极少数感染者因病毒穿过血脑屏障，引起脑炎症状。典型患者病程分为4期：①初期或病毒血症期，病初第1～3日，表现为起病急骤，寒战高热，伴头痛、恶心、呕吐，有意识障碍，也可有颅内压升高及脑膜刺激征等。严重者高热伴频繁抽搐、惊厥、嗜睡和昏迷，进入极期。②极期，发病第4～10日，突出表现为全身病毒血症症状及大脑损害症状，高热、抽搐和呼吸衰竭为乙型脑炎此期的三联征，呼吸循环衰竭是其主要死因。③恢复期，极期过后患者开始清醒，语言、表情、运动和神经反射逐渐恢复正常。④后遗症期，部分患者在发病6个月以后仍遗留神经精神症状，称为后遗症，如失语、强直性痉挛、癫痫、瘫痪、精神障碍等。

根据病情轻重和临床表现，分为轻型、中型（普通型）、重型和暴发型，轻中型患者经过治疗，大多数在急性期后可痊愈，脑部病变逐渐消失。病变严重者因神经组织损伤广泛，难以完全恢复，可出现痴呆、语言障碍、肢体瘫痪及脑神经麻痹引起的吞咽困难、

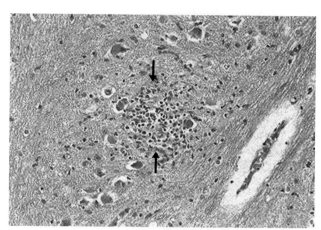

图8-7-5 流行性乙型脑炎
小胶质细胞局灶性增生形成胶质结节（丁彦青惠赠）

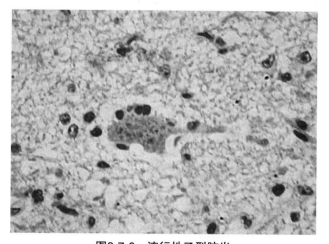

图8-7-6 流行性乙型脑炎
小胶质细胞增生，包围并吞噬神经元，称为噬神经细胞现象（韩安家惠赠）

中枢神经性面瘫、眼球运动障碍等，这些表现经数月之后多能恢复正常。少数病例病变不能完全恢复而留下后遗症。暴发型少见，起病急骤，高热、昏迷、反复强烈抽搐，常因中枢性呼吸衰竭而死亡，幸存者也常有严重后遗症。

【诊断与鉴别诊断】

1. 诊断方法 本病病理所见主要依据尸检资料，临床诊断主要依靠实验室检查。患者血常规为白细胞计数升高，其中 80% 为中性粒细胞，核左移。CSF 压力升高，外观澄清，白细胞增多，初期中性粒细胞为主，逐渐转为以淋巴细胞为主；蛋白质稍增加，后期 IgG 升高。

2. 病因诊断 ①免疫学检查，乙型脑炎早期快速诊断通常采集急性期患者血清或脑脊液特异性 IgM，常规血清学检查 IgM 及 IgG 抗体，需取双份血清，当恢复期血清抗体滴度比急性期 ≥ 4 倍时，有辅助诊断意义，可用于临床回顾性诊断。② RT-PCR 检测标本中的病毒核酸片段，一般 6 个小时内可初步报告结果。③病毒分离与鉴定，由于乙型脑炎患者病毒血症期短，直接检出病毒抗原或分离病毒阳性率低，较少用于诊断试验。

3. 鉴别诊断 乙型脑炎的发病有明确的地域性和季节性，结合患者的典型临床表现及实验室检查结果，不难诊断。但有时需与下列疾病鉴别。

（1）中毒型菌痢：亦多见于夏秋季节，发病初期也有高热和昏迷、惊厥等神经症状，可与乙型脑炎混淆。但本病早期就有休克，一般无脑膜刺激征，CSF 无改变，大便检查可见脓细胞、红细胞，培养出痢疾杆菌，与乙型脑炎不同。

（2）流行性脑脊髓膜炎：症状类似乙型脑炎，但好发于冬春季节；病情发展迅速，以脑膜刺激征为主，脑损伤表现不明显，CSF 表现为化脓性，可培养出细菌，以资鉴别。

（3）钩端螺旋体病：本病的脑膜炎型与乙型脑炎相似，临床主要表现为乏力、腓肠肌痛，结膜充血，腋下或腹股沟淋巴结肿大，CSF 变化轻微，脑损伤症状不显著，且多有疫水接触史。检查血清抗体有助于鉴别感染源。

此外，脑型疟疾、中暑、急性脑血吸虫病、结核性或隐球菌性脑膜炎等也可引起类似表现，宜根据发病季节和地区、临床表现及实验室检查加以鉴别，一般无须病理学检查。

（二）森林脑炎病毒感染与森林脑炎

森林脑炎病毒（简称森脑病毒）传播媒介为森林硬蜱，属自然疫源性疾病；在春夏季节流行于俄罗斯及我国东北森林地带，故称俄罗斯春夏季脑炎病毒（Russian spring-summer encephalitis virus）。本病主要侵犯中枢神经系统，临床上以发热、神经症状为特征，有时出现瘫痪后遗症。

【生物学性状】

森林脑炎病毒属黄病毒属（Flaviviruses），又称蜱传脑炎病毒，是一种嗜神经性病毒。森林脑炎病毒形态结构、培养特性及抵抗力与乙型脑炎病毒相似，但嗜神经性较强，接种于成年小白鼠腹腔、地鼠或豚鼠脑内，易发生脑炎致死。病毒颗粒呈球形，直径 40～50nm，核衣壳 20 面体对称，有包膜。基因组为单正链 RNA，长约 11kb，含有单一 ORF，亦编码 3 种结构蛋白，7 种非结构蛋白。其中包膜蛋白（E 蛋白）与病毒的毒力、受体结合、融合活性和血凝活性相关，并可诱导机体产生保护性免疫应答，因而最为重要。NS1 蛋白参与病毒 RNA 的起始合成，NS5 为 RNA 聚合酶，参与病毒的复制。森林脑炎病毒的动物感染范围广，以小鼠敏感性最高，主要侵犯神经系统。

【发病机制】

1. 传播媒介与途径 本病毒储存宿主为蝙蝠及刺猬、松鼠、野兔等，这些野生动物受染后为轻症感染或隐性感染，成为传染源。蜱是森林脑炎病毒的传播媒介，又是长期宿主，其中森林硬蜱的带病毒率最高，成为主要的媒介。当蜱叮咬感染的野生动物后，病毒侵入蜱体内增殖，在其生活周期的各阶段，包括幼虫、稚虫、成虫及卵都能携带本病毒，并可经卵传代。牛、马、犬、羊等家畜在自然疫源地受蜱叮咬而传染，并可把蜱带到居民点，成为人的传染源。非疫区易感者被带有病毒的蜱叮咬后，易感染发病。另外，因喝生羊乳（羊感染时乳汁中有病毒或被蜱类污染）而被传染的患者也有报道。实验室工作人员与受感染动物密切接触也可通过气溶胶而感染。

2. 致病作用 与乙型脑炎病毒相同，病毒通过蜱的叮咬进入人体，在接触局部淋巴结或单核巨噬细胞后，病毒包膜 E 蛋白与细胞表面受体相结合，然后融合而穿入细胞内，病毒在淋巴结和单核巨噬细胞系统内进行复制，复制的病毒不断释放而感染肝、脾等脏器，感染后 3～7 天，复制的病毒大量释放至血液中形成病毒血症，可表现出病毒血症症状，病毒随血流进入脑毛细血管，最后侵入神经细胞，亦可通过淋巴及神经途径抵达 CNS，产生广泛性炎症改变，引起明显的脑炎症状。

蜱传脑炎病毒侵入人体后是否发病取决于侵入人体的病毒数量及人体免疫功能状态，若侵入人体的病毒量少，在病毒进入单核巨噬细胞系统复制的过程中或复制后经血流进入 CNS 的行程中，被机体细胞介导免疫、补体、抗体等人体免疫功能所灭活，则不发病；若仅少数病毒侵入 CNS，且毒力弱，不足以造成严重病理损伤，亦不引起发病或症状很轻。若人体细胞免疫功能低下或缺陷，大量病毒侵入人体，且病毒毒力强，侵入 CNS 后可引起大量神经细胞破坏。此外，人体免疫功能在对抗病毒抗原反应中也可引起神经髓鞘的脱失和周围血管及血管组织的破坏，由于血管破坏引起循环障碍，又进一步引起相应神经组织的受损，于是临床上出现明显症状和典型的病程经过。

3. 免疫力 居住在森林疫区的易感者被感染后，经 8 ～ 14 天潜伏期后发生脑炎，出现肌肉麻痹、萎缩、昏迷致死，少数痊愈者也常遗留肌肉麻痹。或因受少量病毒的隐性感染，使血中产生中和抗体，对病毒有免疫力而不发病。病愈后可产生持久牢固的免疫力。

【病理变化】

森林脑炎病理改变广泛，大脑半球灰质、白质及脑膜均可累及，延脑、脊髓颈段、脑桥、中脑及基底神经节病变常较为严重，这是因为血管分布特别多的网状结构中病毒特别多，与乙型脑炎不同，本病脊髓亦有明显损害，颈段比胸、腰段重，灰质比白质重。脑及脊髓病变主要为炎性渗出性病变，表现为出血，充血，血管周围淋巴细胞袖套状浸润，神经细胞变性、坏死，噬神经细胞现象及神经胶质细胞增生，亦可出现退行性病变。体内脏器如肝、肾、心、肺均可出现渗出性和退行性病变。

【临床表现】

森林脑炎的潜伏期一般为 7 ～ 14 天，最短 2 天，长者可达 35 天。前驱期一般为数小时至 3 天，主要表现为低热、头晕、乏力、全身不适、四肢酸痛。大多数患者为急性发病，前驱期不明显。急性期病程一般为 2 ～ 3 周。主要表现为发热及全身中毒症状、神经精神症状等。

按临床神经系统表现与病理特点，森林脑炎临床可分为 6 型。①脑膜炎型：临床表现为剧烈头痛，恶心，呕吐及颈项强直、脑膜刺激征等脑膜受累，一般持续 5 ～ 10 天，重者可昏迷，而无瘫痪或意识障碍。②脑膜脑炎型：除脑膜炎型症状外尚可出现不同程度的意识障碍，可伴有惊厥、锥体束征或锥体外系受损体征，如震颤、不自主运动等。③脑干型：除脑膜脑炎症状，还有脑干运动神经核损害表现，如面神经和舌下神经瘫痪、语言障碍和吞咽困难等延髓麻痹表现。④脊髓灰质炎型：主要表现为肌肉弛缓性瘫痪，以颈肌及肩胛肌与上肢联合瘫痪最多见，瘫痪多呈

弛缓型，一侧或双侧，少数留有后遗症而出现肌肉萎缩。⑤上升型（Landry 型）：开始症状轻，下肢出现瘫痪，此后病变随神经通路上升至颈部，可致周围性呼吸麻痹，最后为延髓麻痹。由于颈肌和肩胛肌瘫痪而出现本病特有的头部下垂表现，肩胛肌瘫痪时手臂呈摇摆无依状态。⑥混合型：是临床上症状最重的一型，具有上述几型临床综合表现，病死率极高。约半数以上患者有不同程度的神志和意识变化，如昏睡、表情淡漠、意识模糊、昏迷，亦可出现谵妄和精神错乱。

按病情轻重，森林脑炎也可分为下列 4 型。①重型：一般起病 2 ～ 3 天发热达到高峰，高热时伴头痛、全身肌肉痛、昏迷，迅速出现脑膜刺激征及颈肌和肢体肌肉瘫痪，或在发病短期出现上行性麻痹，危重患者如抢救不及时，可因心肌炎或心功能不全、急性肺水肿等在 1 ～ 2 天内死亡，少数可迁延多日至数月因呼吸衰竭等而死亡。②普通型（中型）：出现高热、头痛、无力、恶心、呕吐及脑膜刺激征，伴有不同程度的肌肉瘫痪，多在 7 ～ 10 天体温降至正常。③轻型：多有发热、头痛、头晕、食欲缺乏和全身酸痛等全身感染症状及脑膜刺激征，脑部症状不明显。由于血管运动中枢的损害，患者还可出现面部及颈部潮红、结膜充血、脉搏缓慢等症状。患者多在发病 5 ～ 7 天体温逐步降至正常，无后遗症。④顿挫型：仅有轻度头痛，可有恶心、呕吐，体温 38℃ 左右，维持 1 ～ 3 天即迅速下降。

森林脑炎常见并发症为支气管肺炎，多见于昏迷或延髓麻痹的患者，此外还可有心肌炎、唇疱疹、精神障碍、失语、痴呆、吞咽困难、不自主运动、癫痫等。

【诊断与鉴别诊断】

诊断依据流行季节（春秋季）在疫区曾有蜱叮咬病史或饮生乳史，临床表现有高热，头痛，恶心，呕吐，颈肌瘫痪；结合实验室检查及病理学、影像学检查，诊断并不困难。一般无须病理检查。

1. 病因诊断 ①血清学试验，用间接免疫荧光抗体试验（IFAT）检测急性期单份血清或脑脊液标本中的特异性 IgM 抗体，可作为早期病原性诊断。应用间接免疫荧光法检测血清和脑脊液中的特异性 IgM 抗体，也可作为早期诊断。用补体结合试验（CFT）、血凝抑制试验（HIT）及 ELISA 检测急性期和恢复期双份血清，如果恢复期抗体滴度 ≥ 4 倍增高有诊断意义，或 CFT 单份血清效价 > 1∶16，HIT 单份血清效价 > 1∶320，可资诊断。②病毒分离，发病初期处于病毒血症期，取患者血清进行病毒分离细胞培养，成功率低；初期取脑脊液做病毒分离，阳性率也低。死后取脑组织分离，病毒阳性率较高。③ PCR 检查，应

用 RT-PCR 技术检测早期患者血清或 CSF 中的病毒 RNA，敏感度和特异度均高。

2. 鉴别诊断 本病需与结核性脑膜炎、化脓性脑膜炎、流行性乙型脑炎、流行性腮腺炎、脊髓灰质炎、柯萨奇及埃可病毒等所致 CNS 感染等鉴别。结合流行病学特点、神经系统表现及实验室检查，特别是病原学检查，不难鉴别。

（三）寨卡病毒感染与小头畸形和吉兰 - 巴雷综合征

寨卡病毒病（Zika virus disease）是由寨卡病毒（Zika virus, ZIKV）引起的一种急性传染病，寨卡病毒是一种蚊媒病毒，主要通过埃及伊蚊叮咬传播。寨卡病毒病主要在全球热带及亚热带地区流行，于 1947 年首次在乌干达寨卡丛林的恒河猴中发现。1952 年，在乌干达和坦桑尼亚的人体中也分离到这种病毒。此后在非洲、太平洋岛国及东南亚地区陆续发现寨卡病毒病例，2007 年首次在西太平洋国家密克罗尼西亚的雅浦岛暴发寨卡病毒疫情。2013 年在大洋洲的法属波利尼西亚流行，感染了约 32 000 人，其中 73 例感染者出现吉兰 - 巴雷综合征（Guillain-Barre syndrome, GBS, 曾译为格林 - 巴利综合征）和自身免疫系统并发症，1/4 的患者会出现呼吸肌无力，但大多数患者痊愈。2015 年 3 月，巴西等地区发生暴发流行，随后播散到南美洲。2016 年以来，东南亚和南亚多个国家相继发生寨卡病毒病疫情。截至 2018 年底，全球已有 86 个国家和地区报告发现寨卡病毒病。我国从 2016 年 2 月发现首例输入性寨卡病毒病确诊病例以来，截至 2018 年 11 月 30 日，已报告 27 例输入性病例，其中广东省占 16 例。该病临床特征主要为发热、皮疹、关节肌肉痛或结膜炎，极少引起死亡。WHO 专家认为，新生儿小头畸形（neonatal microcephaly）、吉兰 - 巴雷综合征等中枢神经疾病可能与寨卡病毒感染有关，该病毒属于嗜神经病毒，故在此处介绍。

更引人关注的是寨卡病毒与小头畸形的关系。2015 年 10 月至 2016 年 1 月，巴西发现新生儿小头畸形疑似病例将近 4000 例，而巴西往年平均每年新生儿小头畸形的患者数量只有 163 人。寨卡病毒被怀疑是罪魁祸首。寨卡病毒对孕妇或计划妊娠的女性最危险，过去一年左右的时间中，数以千计在巴西出生的婴儿头部大小不正常。但目前只能确定两者之间的间接联系。

【生物学性状】

寨卡病毒属于黄病毒科（Flaviviridae）黄病毒属（*Flavivirus*），球形，直径 40～70nm，有包膜，基因组长度约为 11kb，单正链 RNA 病毒，包含 10 794 个核苷酸，两端为非编码区，内部有单一 ORF，依次编码 3 种结构蛋白，包括衣壳蛋白（C）、膜蛋白前体 / 膜蛋白（prM/M）、包膜蛋白（E），以及 7 个非结构蛋白（NS1、NS2A、NS2B、NS3、NS4A、NS4B 和 NS5）。病毒内部由衣壳蛋白和基因组 RNA 结合形成 20 面体核衣壳结构，通过与细胞蛋白的相互作用调节细胞代谢、细胞凋亡与免疫应答。成熟的病毒颗粒外层为镶嵌结构蛋白和 M、E 的脂质双层膜，其中 E 蛋白最为重要，主要参与病毒颗粒的组装、吸附和入侵。非结构蛋白主要参与调控病毒基因组复制、转录与宿主的免疫应答，其中 NS1 可作为寨卡病毒感染早期诊断的标志物。

【发病机制】

寨卡病毒根据基因型别可分为非洲型和亚洲型，均可致病。其中亚洲型可导致成人吉兰 - 巴雷综合征和婴幼儿小头畸形等疾病，尚未见非洲型引起上述疾病的报道。

1. 传染源和传播途径 患者、无症状感染者和感染寨卡病毒的非人灵长动物为传染源，而人类对此病毒普遍易感。既往感染过寨卡病毒的人可能对再次感染具有免疫力。其传播途径主要有 3 种。

（1）带病毒的伊蚊叮咬：是本病最主要的传播途径。寨卡病毒是一种主要由伊蚊叮咬传播的致畸型黄病毒，传播媒介主要为埃及伊蚊，白纹伊蚊、非洲伊蚊和黄色伊蚊也可能传播该病毒，其中白纹伊蚊和埃及伊蚊在我国分布较为广泛。伊蚊还传播黄病毒科中的另外三种病毒，包括登革热病毒、基孔肯雅病毒和黄热病毒，也主要在热带和亚热带地区流行。

（2）性传播：寨卡病毒也可通过性行为传播。精液中高病毒载量和持续的病毒脱落表明寨卡病毒可在人类睾丸组织（包括生殖细胞）中复制，寨卡病毒在精液中的存活时间比在血液中长，在感染症状出现 20 天后精液中仍可检出寨卡病毒。献血者的精液也发现寨卡病毒。有报道称性传播发生于寨卡病毒感染症状出现后 44 天内，通常为男性传染给女性，但也有报道称来自疫区的一位女性通过性交将寨卡病毒传染给其男性伴侣。女性阴道分泌物或血液中的寨卡病毒可通过尿道黏膜或阴茎表面破损处传播。

（3）母婴传播：孕妇感染寨卡病毒后可通过胎盘传播给胎儿，影响胎儿发育；寨卡病毒也可感染阴道，在阴道黏膜层内增殖并引起炎症反应，这也可能在分娩时使胎儿被感染。乳汁中可检测到寨卡病毒核酸，但尚无通过哺乳感染新生儿的报道。

2. 致病作用 寨卡病毒主要经伊蚊叮咬进入人

体，首先感染表皮角质形成细胞、成纤维细胞和树突状细胞等，进而经淋巴管扩散到淋巴结，再进入血流，引起病毒血症。在这个过程中，寨卡病毒首先通过受体酪氨酸激酶 AXL、Tyro3 和 DC-SIGN 等细胞表面因子感染上述细胞。中国学者研究发现寨卡病毒可通过调控 NLRP3 炎症小体和激活 IL-1β 而引起严重的炎症反应和器官损伤，并提出了寨卡病毒突破血脑屏障、感染小鼠大脑的作用机制。寨卡病毒的神经毒性毒株是从该病毒的低致病性谱系进化而来的。然而，神经毒性和宿主 - 病原体 - 神经免疫相互作用的机制仍未完全阐明。近期研究表明，神经祖细胞（neural progenitor cell）是寨卡病毒感染的主要靶细胞，在神经发生过程中造成大量细胞死亡和损伤。

病毒血症发生后，寨卡病毒可随血液循环播散到全身多种组织，包括脑、脊髓、脾脏、睾丸、眼睛等，因而感染者的血液、泪眼、唾液、精液和尿液等均能检测到该病毒或其核酸成分，提示脑组织、视神经、涎腺和泌尿生殖系统可能为其靶器官，但以脑组织为主，故在成人中，感染的后果包括脑膜脑炎和吉兰 - 巴雷综合征。研究发现，寨卡病毒的非结构蛋白能有效拮抗宿主 I 型干扰素信号通路；基因组末端非编码区可与神经干细胞高表达的 RNA 结合蛋白 Musashi-1 相互作用而促进病毒的复制，并与其神经嗜性有关。另一种与神经嗜性相关的是 NS1 蛋白特异性的表面结构，它可以帮助病毒穿过血脑屏障、血胎屏障、血眼屏障、血睾屏障等。因此除脑组织病变外，寨卡病毒穿过血眼屏障可引发眼部病变，严重者可致失明；病毒穿过血睾屏障，可感染睾丸中初级精母细胞和精原细胞，促进炎症因子和趋化因子大量表达，引起急性睾丸和附睾炎症。

（1）小头畸形：受寨卡病毒感染母亲的胎儿患小头畸形的概率增加，是因为寨卡病毒可以突破血脑屏障，感染胎盘巨噬细胞和滋养层细胞，进而侵入胎儿中枢神经系统，导致胚胎发育异常。巴西奥斯瓦多 - 克鲁兹研究所首次验证寨卡病毒可以穿过胎盘并进入羊水，导致胎儿小脑畸形。科研人员在两名孕妇的羊水中发现了寨卡病毒，胎儿被诊断有小脑畸形。实验显示，寨卡病毒可以穿过这一重要屏障，并在羊水中集中。推测可能有两种不同的机制在胎儿中引发神经系统疾病。①妊娠早期寨卡病毒有可能感染神经祖细胞（或神经前体细胞），抑制神经前体细胞增殖并引起其分化异常，导致成熟及未成熟的神经元大量损伤，最终导致严重的发育异常和小头畸形；②在妊娠后期感染则与脑膜感染和破坏性脑缺血损伤有关。垂直感染的后果包括脑畸形，特别是小头畸形、眼睛和肌肉骨骼异常等。

（2）吉兰 - 巴雷综合征（GBS）：目前认为 GBS 是一种由病毒等感染诱发的自身免疫性疾病。寨卡病毒、巨细胞病毒、EB 病毒、上呼吸道病毒或肺炎支原体、肠道病毒或空肠弯曲菌（Campylobacter jejuni, CJ）等感染均可能诱发或促发 GBS 病变。分子模拟学说认为，病原体某些成分的结构与周围神经的组分相似，使机体发生错误的免疫识别，自身免疫性 T 细胞及自身抗体对周围神经组织进行免疫攻击，导致周围神经脱髓鞘。这在实验研究中已得到证实。病变严重程度与诱发因子引起免疫反应的强度有关。巨噬细胞表面 Fc 受体可使巨噬细胞通过特异性结合抗体与靶细胞结合，导致 GBS、脱髓鞘及单个核细胞浸润的典型病理改变。

【病理变化】

寨卡病毒主要引起神经系统病变，可能是由于该病毒侵犯神经细胞，干扰胎儿神经系统发育，引起胎儿大脑发育异常，导致小头畸形，或导致流产、死胎。在成人则可破坏神经系统，主要引起吉兰 - 巴雷综合征。

1. 小头畸形 巴西研究者在 2 例小头畸形、宫内发育迟缓的死亡婴儿的病理检查中发现，寨卡病毒具有极强的嗜神经性，有助于确认寨卡病毒与小头畸形的强相关性。肉眼检查可见新生儿头颅偏小，眼部及四肢发育不良。尸检常见死胎小脑畸形及眼睛异常。胎盘、羊水及死胎脑组织内可能检查到寨卡病毒核酸成分。

2. 吉兰 - 巴雷综合征（GBS） 又称急性感染性多发性神经炎（acute infectious polyradiculoneuritis），是一组病毒感染相关的由细胞免疫和体液免疫介导的自身免疫性疾病，以周围神经和神经根脱髓鞘病变及小血管周围炎细胞浸润为病理特征，经典者称为急性炎症性脱髓鞘性多发性神经病（AIDP），主要表现为多发神经病和周围神经节段性脱髓鞘。脱髓鞘可能主要由神经水肿所致，或是由神经内膜炎性细胞浸润所致。GBS 基本病变是节段性脱髓鞘、淋巴细胞浸润、轴突改变轻微。典型表现如下：①神经内膜水肿，内膜中可见散在局灶性淋巴细胞、巨噬细胞浸润于小静脉和毛细血管的周围，形成血管鞘，严重病例可见少许中性粒细胞甚至嗜酸性粒细胞浸润。②节段性脱髓鞘和轴突裸露，偶见腹根轴突中断、轴突肿胀及收缩球，严重病例出现顺向变性（沃勒变性）。严重轴索变性可致神经源性肌萎缩。③脊髓前角细胞或脑神经运动核可见不同程度肿胀、染色质溶解，以致细胞坏死，后角细胞病变较轻。④恢复期可见受损神经髓鞘再生，往往在同一根神经上既有髓鞘脱失，又有髓鞘再生。本病虽与病毒感染密切相关，但病变组织未见病毒侵犯的直接证据，病变主要侵犯脊神经前后根，脑神经、腓肠神经亦可受累，以神经根、神经丛更为明显。运动及感觉神经同样受损，交感神经链及神经节也可受累。电镜下可见血管周围巨噬细胞穿破施万细胞基膜并吞饮正常髓鞘过程，而轴突不受损。免疫组化检查偶可发现周围神经 IgM、IgG 及补体 C3 沉积。

3. 睾丸病变　我国学者通过小鼠实验模型显示，寨卡病毒可突破血睾屏障，在感染后第 8 天发生睾丸间质充血、急性睾丸炎和附睾炎，睾丸和附睾组织明显萎缩，睾酮水平明显下降。感染后第 16 天大量精原细胞死亡，曲细精管断裂。第 30 天睾丸持续缩小，曲细精管正常结构进一步被破坏。第 60 天睾丸完全萎缩，内部结构完全毁坏。睾丸组织中的支持细胞（Sertoli cell）、睾丸间质细胞（Leydig cell）和附睾上皮细胞（epididymal epithelial cell）在寨卡病毒感染后产生大量的促炎症细胞因子和趋化因子，引发炎症反应。在人体有无类似病变尚未见报道。

【临床表现】

寨卡病毒病的潜伏期（从接触病毒到出现症状的时间）目前尚不清楚，现有资料显示为 3 ～ 14 天，平均 7 天。

1. 一般表现　人感染寨卡病毒后，仅 20% ～ 25% 出现症状，且症状较轻，主要表现为发热（多为中低度发热）、皮疹（多为红色斑丘疹），并可伴有非化脓性结膜炎、肌肉和关节痛（主要累及手、足小关节）、全身乏力及头痛，少数患者可出现眼眶后疼痛、腹痛、恶心、呕吐、腹泻、黏膜溃疡、皮肤瘙痒、皮下出血等。罕见睾丸炎和附睾炎、血性精液、听力障碍等。症状通常较温和，持续 2 ～ 7 天缓解，预后良好，对健康成年人具有自限性，而需要住院治疗的重症与死亡病例罕见。有报道称严重寨卡病毒感染也可能引起呼吸窘迫综合征、脑炎、心力衰竭、严重血小板减少，或者并发自身免疫系统疾病等。

2. 孕妇感染与小头畸形　孕妇感染寨卡病毒可能导致胎盘功能下降，胎儿宫内发育迟缓、死胎、新生儿小头畸形甚至胎儿死亡。小儿感染病例还可累及神经系统，引起肌张力亢进、反射亢进和听力障碍等改变。其中，小头畸形因为高发病率近年特别受关注。

3. 脑炎、脑膜炎　严重病例多累及神经系统，引起脑炎、播散性脑脊髓炎、脑膜炎或脑膜脑炎，临床病理表现如前所述的病毒性脑炎，不再赘述。

4. 吉兰－巴雷综合征　与多种感染有关，近年发现其与寨卡病毒感染相关，但二者之间的因果关系尚未明确。吉兰－巴雷综合征临床表现为急性对称性迟缓性肢体瘫痪，即由肢体末端开始的急性、对称性、迟缓性肢体瘫痪和周围感觉障碍。本病呈急性起病，发展迅速，先有下肢肌力减退，很快向上发展，于 1 ～ 2 日内出现四肢瘫痪。瘫痪呈弛缓性，腱反射减弱或消失。肌肉有按压痛。远端肌肉萎缩，无明显感觉障碍。常伴有脑神经损害，以一侧或双侧面神经损害多见。严重者可有声音嘶哑、吞咽困难等延髓麻痹的症状，并可有呼吸肌麻痹。脑脊液检查显示蛋白含量升高而细胞数正常或接近正常的所谓蛋白-细胞分离现象。肌电图检查神经传导速度明显减慢而波幅正常。

【诊断与鉴别诊断】

根据流行病学史、临床表现和相关实验室检查综合判断，分为疑似病例、临床诊断病例和确诊病例三个级别。确诊需要根据病原学检查结果。

1. 疑似病例　符合流行病学史且有相应临床表现。①发病前 14 天内在有寨卡病毒感染病例报告或流行地区旅行或居住，或与确诊病例或临床诊断病例有过性接触。临床上有难以用其他原因解释的发热、皮疹、关节痛或结膜炎等。②孕期感染寨卡病毒母亲所生的新生儿。③来自流行地区、已知或怀疑其胎儿存在先天性脑畸形的孕妇。

2. 临床诊断病例　疑似病例且寨卡病毒 IgM 抗体检测阳性。

3. 确诊病例　疑似病例或临床诊断病例经实验室检测符合下列情形之一者：①寨卡病毒核酸检测阳性。②分离出寨卡病毒。③恢复期血清寨卡病毒中和抗体阳转或者滴度较急性期呈 4 倍以上升高，同时排除登革病毒、基孔肯雅病毒等其他常见黄病毒感染。

4. 实验室检查　血常规检查部分病例可有白细胞和血小板减少，生化检查可见多种酶及蛋白质轻度升高。病原学检查：血清学检查发现寨卡病毒特异性抗体，采用荧光定量 RT-PCR 检测寨卡病毒核酸，采用免疫组化法检测寨卡病毒抗原，采集患者血液、尿液、唾液、精液、羊水或胎盘及病变组织标本，分离培养出寨卡病毒。

5. 影像学检查　主要用于受寨卡病毒感染的胎儿，以明确其神经发育情况。最早可在胎龄 19 ～ 30 周发现头围缩小、脑室扩张、皮质萎缩、脑回变浅或不规则、胼胝体变短变薄、小脑萎缩、小脑蚓部发育不全、脑干和脑桥变小或变薄、钙化灶等病变。

6. 鉴别诊断　美国疾病控制与预防中心于 2016 年 4 月 13 日发布消息，确认寨卡病毒是小头畸形和其他几种胎儿出生缺陷的原因。但是并非所有小头畸形均与寨卡病毒有关，小头畸形也可由梅毒螺旋体、弓形虫、风疹病毒、巨细胞病毒、疱疹病毒等多种原因引起，需要鉴别病因。参见第六章第三节病毒感染与妊娠的关系。

在成人脑炎，本病主要与登革热、基孔肯雅热、黄热病、西尼罗热、钩端螺旋体病及疟疾等进行鉴别诊断。此外，也需与微小病毒、风疹、麻疹、肠道病毒、立克次体病等相鉴别。主要依据实验室病原学检测结果进行鉴别。

对于吉兰 - 巴雷综合征，在临床上需要鉴别脊髓灰质炎、周期性瘫痪、卟啉病等，病因上需要辨明病原体种类，可引起该病的病毒除寨卡病毒外，更常见的是空肠弯曲菌，其次是巨细胞病毒、EB 病毒、肺炎支原体、亦有乙型肝炎病毒、HIV、螺旋体（Lyme 病）感染的报道。

二、弹状病毒科狂犬病毒感染

弹状病毒科（Rhabdo viridae）有 6 个属，其中狂犬病毒属（*Lyssavirus*），有 14 种病毒，狂犬病毒（rabies virus，RV）只是其中之一。狂犬病毒在野生动物（狼、狐狸、鼬鼠、蝙蝠等）及家养动物（犬、猫、牛等）与人之间传播狂犬病。人主要被病兽或带毒动物咬伤后感染。病毒通过破损的皮肤黏膜侵入人体，经神经末梢上行到中枢神经系统，引起神经系统感染性病变，称为狂犬病（rabies），实质是指狂犬病毒经狂犬咬伤人后所致的脑炎，属于急性人兽共患病，病死率高达 100%，在亚非发展中国家，每年有数万人死于狂犬病。

【生物学性状】

1. 形态结构　病毒外形呈子弹状，一端钝圆，一端平凹，大小 75 ～ 180nm。病毒外有包膜，表面分布有刺突样糖蛋白的膜粒，长 10nm；内含衣壳呈螺旋对称。核酸是不分节负链 RNA，构成核糖核蛋白（ribonucleoprotein，RNP）复合物。基因组长约 12kb，从 3′ 端到 5′ 端依次为编码 N、P、M、G、L 蛋白的 5 个基因，各个基因间还含非编码的间隔序列。①N 蛋白为核蛋白，与病毒基因组 RNA 紧密相连，使其衣壳化，是构成 RNP 复合物的主要成分之一，有保护 RNA 的功能及很强的免疫原性，可诱导机体产生体液免疫反应；②P 蛋白为磷酸化蛋白，可与 RNA 聚合酶（L 蛋白）结合形成完整的 RNA 聚合酶复合物，参与调控病毒的转录与复制；③基质蛋白（M 蛋白）构成核衣壳和包膜的基质，连接病毒核衣壳和包膜，

与核蛋白的复制、mRNA 的转录及病毒的出芽密切相关；④G 蛋白为糖蛋白，在包膜上构成病毒刺突，是主要的表面抗原，可刺激机体产生中和抗体、血凝抑制抗体和细胞免疫应答，与病毒致病性有关；⑤L 蛋白为 RNA 聚合酶，在病毒基因的转录与复制过程中具有关键的催化作用。近年研究发现，除 G 蛋白外，该病毒的 RNP 复合物在诱生保护性免疫应答上也起重要作用。

2. 病毒的复制　狂犬病毒的复制过程与其他病毒相似。首先是病毒脱壳，即病毒的刺突糖蛋白与细胞受体结合，经内吞作用进入细胞，然后病毒的包膜与内吞体的膜发生融合，再把病毒基因组释放到细胞质内。病毒核衣壳内两个相邻的 N 蛋白与 P 蛋白相互作用，引发 P 蛋白与 L 蛋白结合，并把 L 蛋白带到 N-RNA 模板上开始转录。因为狂犬病毒为线性单负链 RNA 基因组，它所转录的病毒 mRNA 必须再转录成负链 RNA 才能完成病毒的复制。这个转录与复制的过程非常复杂，需要多种病毒蛋白的参与，其细节尚待进一步阐明。病毒复制周期的最后步骤是病毒颗粒组装，然后转运到芽生位置，以出芽方式释放出成熟的病毒颗粒，然后启动新一轮感染和复制过程。

3. 遗传与变异　狂犬病毒仅一种血清型，但其毒力可发生变异。从自然感染动物体内分离的病毒株称野毒株（wild strain）或街毒株（street strain），接种动物发病的潜伏期长，致病力强，自脑外接种易侵入脑组织及唾液腺。将野毒株在家兔脑内连续传代后，家兔致病潜伏期逐渐缩短，称固定毒株（fixed strain），固定毒株对人及动物致病力弱，脑外接种不侵入脑内增殖，不引起狂犬病，巴斯德首先创用固定毒株制成减毒活疫苗，预防狂犬病。

【发病机制】

1. 传播途径　狂犬病是人兽共患性疾病，主要在野生动物及家畜中传播。犬、猫等动物为狂犬病毒的储存宿主。人狂犬病主要是被患病动物（犬、猫等）咬伤所致，或与牲畜密切接触有关，也可能通过不显性皮肤或黏膜而传播，如犬舔肛门、宰狗、切狗肉等引起感染，并有角膜移植引起感染的报道。在大量感染蝙蝠的密集区，其分泌液造成气雾，可引起呼吸道感染。

2. 致病作用　人被病犬（或病猫等）咬伤后，病犬（或病猫等）唾液中的病毒经伤口侵入人体，可能最先侵入横纹肌细胞和结缔组织细胞内复制，然后在神经肌肉接头处与乙酰胆碱受体结合，通过神经肌肉接头处进入外周神经的运动神经元末梢，沿着传入感觉神经纤维轴索上行至脊髓后角，或沿神经周围的淋巴传至背根脊神经节，然后散布到脊髓和脑的各部位

内增殖，引起神经损伤。狂犬病毒也可能经血液播散到中枢神经系统。

狂犬病毒具有嗜神经性，该病毒的 G 蛋白能与广泛分布于肌细胞和神经细胞膜上的乙酰胆碱受体、神经细胞黏附分子和神经营养因子 p75 受体等分子结合，介导狂犬病毒侵入神经细胞。病毒一旦进入神经细胞，就不易被免疫监控系统所干预，从而在神经细胞内复制增殖，引起中枢神经系统损伤。病毒随后又沿传出神经纤维扩散到涎腺及皮脂腺、毛囊、泪腺、视网膜、角膜、鼻黏膜、舌味蕾、心肌、骨骼肌、肝、肺、肾上腺等组织。当迷走神经核、舌咽神经核、舌下神经核受累时，可发生呼吸肌、吞咽肌痉挛；当迷走神经节、交感神经节和心脏神经节受累时，可发生心血管功能紊乱甚至发生猝死。

3. **免疫性** 机体感染狂犬病毒后，该病毒包膜上的糖蛋白可诱导机体产生具有中和作用的抗体，中和抗体具有治疗作用，可中和游离状态的病毒颗粒，阻断病毒侵入神经细胞；核衣壳上的核蛋白具有 T 细胞免疫表位，可诱导 CD4$^+$ 辅助性 T 细胞和 CD8$^+$ 细胞毒性 T 细胞发生细胞免疫应答，细胞毒性 T 细胞可杀死表达病毒糖蛋白的靶细胞。特异性 IgG 抗体还能提高和调节 T 细胞对狂犬病毒的抗原反应，是接触狂犬病毒后同时注射特异性抗体和疫苗的重要依据。单核细胞产生的 IFN 和 IL-2 对抑制病毒复制和抵抗病毒攻击也有重要作用。

【病理变化】

病变主要侵犯脑和脊髓的灰质，脑干、脊髓的病变最重，大脑内以海马病变最明显，小脑也常受累。此外也可见于延脑、脑桥、中脑、黑质、视丘、下丘脑等部位。肉眼下脑组织可无明显变化，或见脑和脊髓明显充血水肿。

镜下病变类似脊髓灰质炎，可见弥漫性急性脑脊髓炎变化，表现为局部脑组织充血水肿，血管周围有淋巴细胞、浆细胞浸润，形成血管套，有不同程度的神经细胞损伤，从变性到坏死及神经细胞被吞噬（噬神经细胞现象）（图 8-7-7），小胶质细胞增生及小胶质结节形成，继发性脱髓鞘病变等。

特征性的病变为神经细胞胞质内出现内氏小体（Negri body），具有诊断意义。该小体是神经细胞胞质或轴突内的包涵体，呈圆形或椭圆形，边界清楚，体积大，直径 1 ～ 7μm，呈嗜酸性着色，周围可有空晕（图 8-7-8）。内氏小体多见于大脑皮质细胞和海马的锥体细胞、小脑浦肯野细胞。每一神经细胞胞质中小体的数目从一个到数个不等。炎症病变严重的部位，内氏小体数目往往不多。内氏小体含有病毒核壳

体（核酸与蛋白质外膜组成），可用免疫组化加以显示。电镜下可看到病毒颗粒。由于 CNS 中的病毒可沿周围神经离心性播散而侵入其他组织，故用免疫组化染色法可从皮肤活检或角膜细胞中检出内氏小体。当患者疑为疯犬咬伤时，应保留该犬数天，处死后检查其脑部，寻找内氏小体以帮助确诊。

麻痹型狂犬病的病变在脊髓，表现为前角运动神经元变性，伴多少不定的炎性细胞浸润。背根神经节细胞也可发生变性及炎性细胞浸润。被咬伤处的相关周围神经纤维发生节段性脱髓鞘等病变。

【临床表现】

狂犬病的潜伏期随伤口的部位而异，一般为 2 ～ 3 个月，短者 5 ～ 10 天，长者 1 年至数年，平均 67 天。面部被咬伤者的潜伏期较下肢被咬伤者要短得多。头部受伤潜伏期在 2 周左右，足部受伤则可长达 1 年。疾病发作开始时患者有精神欠佳、发热、头痛、创口疼痛，被咬部位有刺痛或出现蚁走的异常感觉，进而

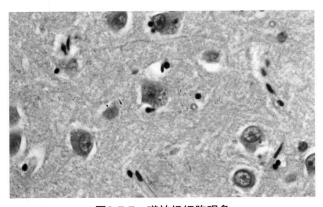

图8-7-7 噬神经细胞现象
小胶质细胞增生，贴近并吞噬神经细胞（图中心及上方），称为噬神经细胞现象
（王恩华惠赠）

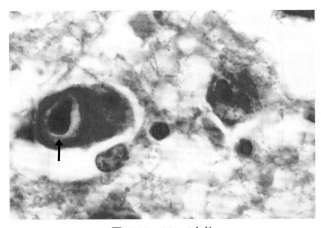

图8-7-8 Negri小体
为狂犬病的特征性病变，出现于神经细胞胞质内，呈圆形，红色，周围有空晕
（王恩华惠赠）

出现神经兴奋性增强，狂怒或不能说话，肌肉呈束状收缩、躁动，痉挛或癫痫发作，不安、脉速、出汗、流涎、多泪、瞳孔放大，怕风，咽喉痉挛，饮水或吞咽时咽喉肌肉发生痉挛，故有恐水病（hydrophobia）之称。最后转入麻痹、昏迷、呼吸及循环衰竭，3～11天内可死亡。这些表现被归类为躁狂型，约占80%。另一些患者发热、头痛、呕吐、咬伤部位疼痛，然后出现肢体瘫痪、腱反射消失，出现横断性脊髓炎或上行性麻痹等症状，称为麻痹型，最终因瘫痪死亡。

【诊断与鉴别诊断】

结合典型的病史及临床表现即可诊断。病理检查重在查找内氏小体。病因诊断可用免疫荧光显示内氏小体内狂犬病毒抗原。电镜下神经元胞质或轴突内含有病毒样颗粒。发病后2～3天做睑、颊皮肤活检，用荧光抗体染色可于毛囊周围神经纤维中找见病毒抗原，或采取患者唾液沉渣涂片，荧光抗体染色检查细胞内病毒抗原。

三、其他病毒感染与脑炎

神经系统病毒感染多达30种左右，其中主要或专性感染神经的病毒有乙型脑炎病毒、森林脑炎病毒、脊髓灰质炎病毒、狂犬病毒、JC病毒、寨卡病毒等，已如上文所述。另有些病毒嗜性广泛，不仅侵犯神经系统，也可累及其他器官，概括如下，重点介绍它们对神经系统的损伤。

（一）虫媒性脑炎病毒感染与脑炎

虫媒性病毒中引起以中枢神经系统损伤为主要表现的病毒，称为虫媒性脑炎病毒。除上述黄病毒科中的乙型脑炎病毒、森林脑炎病毒和寨卡病毒外，还有其他一些病毒，如披膜病毒科甲病毒属中的东方马脑炎病毒、西方马脑炎病毒、委内瑞拉马脑炎病毒，黄病毒科的圣路易斯脑炎病毒、墨累山谷脑炎病毒，以及布尼亚病毒科的加利福尼亚脑炎病毒等，均以鸟类为宿主，蚊子为传播媒介，好发于夏季，患者多为成年人，病程多在3周以内，部分患者可有神经后遗症（<10%）。其中东方马脑炎病毒、墨累山谷脑炎病毒致病力最强，病情较严重，多见于儿童，病死率高达40%以上。这些嗜神经病毒对军民健康危害大，有可能被恐怖分子选作生物战剂，故应引起警惕。这些虫媒病毒一般在美洲、非洲和澳大利亚流行，但其中有些病毒在我国已经发现，故而简介如下。

节肢动物媒介（蚊、蜱）吸食病毒血症期的脊椎动物血液而被终生感染。该类病毒在自然界存在节肢动物—鸟/哺乳动物—节肢动物的持久循环，病毒可在节肢动物体内增殖但不引起损伤，并可经卵传代，使节肢动物成为病毒的储存宿主和传播媒介。易感者因被带毒媒介叮咬而受染。

【病理变化】

虫媒病毒性脑炎通常局限于CNS，病毒性脑炎通常以神经元为主要的靶细胞。轻者可表现为基本正常，重者则常出现脑组织坏死。在急性期，最常见和最显著的特征是脑组织充血水肿，神经元发生肿胀变性坏死，肉眼观察很少见到脑膜炎。在慢性感染的特征为形成坏死区，在灰质比在白质更多见，坏死区域可能呈囊性，直径1～2cm。长期疾病可引起多灶性钙化，见于陈旧性坏死的附近。除东方马脑炎外，虫媒病毒脑炎的细胞病变是相似的。

严重病例的特征是出现灶性或筛状坏死区（图8-7-9），典型者以灰质病变最严重。坏死的神经元变得苍白、空泡化、碎片化，并被激活的星形细胞、杆形的小胶质细胞、格子细胞（gitter cell）等包绕；簇状的反应性增生的胶质细胞称为胶质结节，胶质结节可散在分布于灰质的受损区（图8-7-10）；坏死的神经元被反应性增生的胶质细胞包绕形成卫星现象，被巨噬细胞侵入称为噬神经细胞现象（neuronophagia）（图8-7-11）；许多血管可被慢性炎细胞袖套状包绕，主要是淋巴细胞，袖套状表现出现在脑炎的急性期，持续到晚期，血管周围的炎细胞袖套是病毒性脑炎的标志，也是脊髓灰质炎、狂犬病和亚急性全脑炎的特征（图8-7-12）。

东方马脑炎在细胞病变方面与其他虫媒病毒感染不同，东方马脑炎是急性的，炎细胞为中性粒细胞，而非淋巴细胞，脑膜炎也可强烈，类似化脓性感染，血管炎伴显著的内皮细胞肿胀和血栓形成。灶性

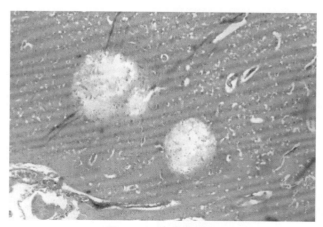

图8-7-9 病毒性脑炎
脑组织液化性坏死形成散在小灶性染色浅淡的筛状软化灶

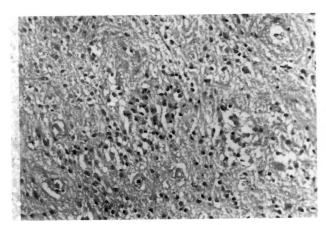

图8-7-10　病毒性脑炎
神经细胞变性坏死，小胶质细胞增生，局部相对密集，形成胶质结节

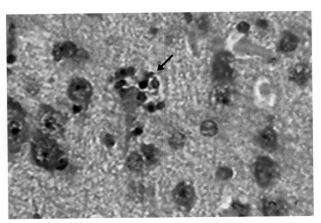

图8-7-11　病毒性脑炎
小胶质细胞增生，包绕并吞噬神经元，称为噬神经细胞现象

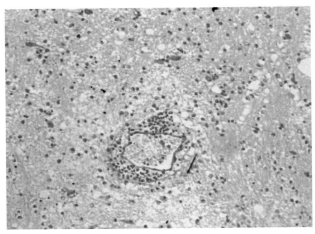

图8-7-12　病毒性脑炎
脑组织充血水肿，血管周围淋巴细胞呈围管状浸润

坏死也很多，常扩展到白质内，有些病灶含有中性粒细胞，类似微脓肿。

西尼罗病毒性脑炎主要病变为神经元变性坏死、血管周围淋巴细胞单核细胞浸润、小胶质结节形成等，多见于脑干、小脑和脊髓。在脑脊液和血清中可发现特异性 IgM，或查见病毒核酸成分。

在有的脑炎患者可见到明显脱髓鞘病变，但相关神经元和轴突却相对完好。此种病理特征代表病毒感染激发的机体免疫应答，提示"感染后"或"过敏性"脑炎的病理学特点。

【临床表现】

虫媒病毒性脑炎（arboviral encephalitis）起病急，多发生在儿童，病程大多 2～3 周。其临床表现因病变部位、范围和严重程度而有不同。不少患者可能同时兼有下述多种类型表现。

（1）弥漫性大脑病变见于大多数患儿，主要表现为发热、头痛、反复惊厥发作，不同程度的意识障碍和颅内压增高症状。惊厥大多呈全身性，但也可有局灶性发作，严重者呈惊厥持续状态。患儿可有嗜睡、昏睡、昏迷、深度昏迷，甚至不同程度的意识改变。若出现呼吸节律不规则或瞳孔不等大，要考虑颅内高压并发脑疝的可能性。部分患儿可有肢体瘫痪表现，还有以偏瘫、单瘫、四肢瘫或各种不自主运动为主要表现者。

（2）有的患儿病变主要累及额叶皮质运动区，以反复惊厥发作为主要表现，发热或不发热。多数为全身性或局灶性强直 - 阵挛或阵挛性发作，少数表现为肌阵挛或强直性发作，并可出现癫痫性发作持续状态。

（3）若脑部病变主要累及额叶底部、颞叶边缘系统，则主要表现为精神情绪异常，如躁狂、幻觉、失语，以及定向力、计算力与记忆力障碍等，伴发热或无热。多种病毒都可引起此类表现。当病变累及锥体束时出现阳性病理征。

（4）如以脑膜病变为主，表现为脑膜刺激征，如发热、头痛、恶心、呕吐、颈项强直、Kernig 征等。脑脊液中白细胞增多，通常为淋巴细胞，只有在很早期才以中性粒细胞为主。脑脊液中糖含量正常，蛋白质增加。

【诊断与鉴别诊断】

虫媒病毒引起的神经系统感染具有某些共同的临床和病理特征，但各种病毒所致者还是有所不同，临床和病变谱宽广，不易做出特征性诊断，需要结合流行病学及实验室检查。

血清学检查见相关病毒的抗体效价升高。确诊依靠病毒分离，病毒更常见于脑组织，而非 CSF 或血液。所以利用病变脑组织分离培养出病毒是可靠的诊断依据。免疫组化可检测到某些病毒抗体，协助诊断。

（二）慢病毒感染与慢发性病毒性脑炎

慢发性病毒性脑炎是普通病毒和慢病毒在特殊条件下引起的慢性进行性脑炎。普通病毒中可引起长潜伏期感染的常见病毒有麻疹病毒、JC 病毒、风疹病毒、单纯疱疹病毒、腺病毒 32 型、巨细胞病毒等；慢病毒（lentivirus）特指一类致病作用缓慢病程持久的反转录病毒，如人类免疫缺陷病毒（HIV）、猴免疫缺陷病毒（SIV）、马传染性贫血病毒（EIAV）、猫免疫缺陷病毒（FIV）等。它们的共同特点是引起持续性或慢病毒感染（slow virus infection）。

慢发性病毒感染的特征：①潜伏期漫长，在感染病毒和出现临床症状之间往往有一个数月、数年甚至十几年的无症状期或潜伏期，此时机体无症状，也分离不出病毒。②起病缓慢，呈慢性或亚急性，经隐性感染后，出现慢性、进行性疾病，病程进展缓慢，治疗效果不佳，预后不良，常导致死亡。③病理表现为亚急性和慢性进行性改变，CNS 损害广泛，呈弥漫性、多灶性。某些慢病毒在临床无症状期间可引起通常的炎症反应；另一些慢病毒则可能长期存在于细胞内而不引起可见的细胞病变。④一般不通过常见的呼吸道、消化道等途径传播。在病变的组织内虽然找不到病毒颗粒，但将患者脑组织接种于黑猩猩，经 1 年多潜伏期，黑猩猩可出现与本病相似的症状，经 1 ～ 2.5 年死亡，其脑组织病理检查与人有相似的改变。此项实验证明未知的非常见病毒可通过接种传播。此外，还可能通过角膜移植，以及消毒不彻底的手术器械、注射器等传播。⑤这些慢病毒无任何特有的或共有的特征，它们所引起的疾病的慢性化在很大程度上取决于宿主对它们的反应和适应。患者多有免疫缺陷，尤其是细胞免疫缺陷，但免疫作用尚不明确。某些慢病毒感染可出现高水平的循环抗体，而另一些则可能无明显的免疫反应。⑥大多数慢病毒感染性疾病均发生在 CNS，为慢性进行性疾病，明确发生在人类的疾病有进行性多灶性白质脑病、进行性风疹性全脑炎、亚急性硬化性全脑炎、巨细胞病毒性脑炎等，这些疾病并非特异的慢病毒引起，只是发病过程缓慢持久，称为慢发性病毒性脑炎似乎更好。也有人把艾滋病、朊病毒病（库鲁病、克 - 雅病等海绵状脑病）列入慢病毒感染，艾滋病是由慢病毒属的 HIV 感染引起的，但朊病毒并非真正的病毒，详见有关章节。近年发现还有一些病因未明的疾病，如多发性硬化症、动脉硬化症、糖尿病等，也可能与某些病毒引起的慢发性病毒感染有关。

1. 进行性多灶性白质脑病（progressive multifocal leukoencephalopathy，PML）　是由多瘤病毒中的 JC 病毒（JCV）所致的机会性 CNS 感染，见于晚期淋巴造血系统恶性肿瘤、免疫缺陷病（如艾滋病）、慢性消耗性疾病（如结核病、系统性红斑狼疮、结核病、结节病、类风湿关节炎等），或器官移植后（做免疫抑制治疗）引起的继发性免疫缺陷患者。在艾滋病晚期较多见，发生率为 1% ～ 10%，也有报告称 PML 发生于约 1/4 的艾滋病患者。PML 以多灶性神经缺陷为主要特征，病情进展迅速，多在 4 个月内死亡，平均生存期不到 1 年。临床特征主要是弥漫性不对称性大脑半球受损。从出现症状到死亡仅 1 ～ 4 个月。尸检发现脑组织多发性小灶性脱髓鞘病变，常不见炎症反应。参见本章第五节。

2. 亚急性硬化性全脑炎（subacute sclerosing panencephalitis，SSPE）　是一种麻疹病毒感染引起的渐进性脑炎，其病程符合慢发性病毒性脑炎。参见下文副黏病毒的相关部分。

3. 进行性风疹性全脑炎（progressive rubella panencephalitis，PRP）　是一种少见的大脑持续风疹病毒感染所致的慢性进行性全脑炎，多见于男孩和青少年（8 ～ 19 岁），大多数患者有先天性或后天性风疹感染病史。主要病变为神经元变性坏死缺失，白质及灰质中胶质细胞增加，尤其白质明显，但神经元内未见包涵体。血管周围淋巴细胞及浆细胞浸润。临床表现类似于 SSPE，隐匿起病，早期有行为改变，学习成绩下降，以后逐渐出现明显的痴呆、智力恶化，以及癫痫发作、小脑性共济失调、痉挛性瘫痪等运动功能障碍，但无视网膜及视神经改变。随着病情发展，逐渐出现昏迷、强直状态和脑干受累，在 2 ～ 5 年内死亡。

患者血液及脑脊液中的风疹病毒抗体的效价均升高，脑脊液中单核细胞升高、蛋白轻度升高，其中球蛋白明显增加，可占总蛋白的 50% 以上。血清内有 IgG、IgM 抗体，干扰素，循环免疫复合物。在脑及外周血白细胞中可分离出风疹病毒。脑电图呈高幅慢波。头颅 CT 示脑室扩大，第四脑室最明显，伴有明显的小脑萎缩。关于风疹病毒感染请参见本章第十节相关部分。

（三）博尔纳病病毒感染与脑炎

博尔纳病病毒（Borna disease virus，BDV）是一种高度嗜神经性病毒，与狂犬病毒同属于单负链 RNA 病毒目。BDV 是该病毒目下博尔纳病毒科博尔纳病毒属的唯一成员。病毒颗粒呈球形，直径 100 ～ 130nm。病毒内有新月形 RNA，不分节段；外有包膜，表面有 7nm 长的刺突。病毒基因组长 8910bp，有 6 个 ORF，分别编码核蛋白（N）、磷蛋白（P）、基质蛋白（M）、包膜糖蛋白（G）、RNA 聚合酶（L）和非糖基化的特殊蛋白（X）。BDV 的复制是在细胞核内进行，与大多数单股负链 RNA 病毒不同。病毒基因组中有转录单位及转录信号的重叠、转录连续和转录后的剪切等功能，使病毒能够利用重叠的 ORF 表达与调节多种蛋白的产生，表现为核内低浓度的持续性转录与复制，病毒在宿主细胞内增殖后以出芽方式释放出来，病毒产量少，为非溶细胞性感染。临床表现为持续性感染过程，可引起中枢神经系统功能障碍和精神行为异常，称为博尔纳病（Borna disease），我国多个省份均有该病的报道。

博尔纳病为人兽共患病，分布于全球，多发生在春夏季节。病毒可存在于患病动物的鼻腔分泌物和涎腺中，通过直接接触分泌物或分泌物污染的食物或饮水而传播，也可能通过血液或乳汁而传播。动物感染后，病毒先侵犯嗅觉上皮、咽部及肠黏膜的神经末梢，然后病毒通过轴突上行传送到中枢神经系统，引起脑组织病变。此后病毒还可以沿轴突下行到达外周神经，分布到不同器官中的神经组织中。主要病变是神经组织内大量淋巴细胞、浆细胞和单核细胞浸润，亦常见星形胶质细胞反应性增生。

因为博尔纳病比较少见，国内通常以不明原因的病毒性脑炎收治。其早期表现为行为改变、易激惹、步态紊乱；晚期表现为认知障碍、失忆、抑郁、癫痫、共济失调和部分麻痹等。通过对脑脊液、血清、外周血单个核细胞（PBMC）的检测，采用如 ELISA、免疫组化、免疫荧光、原位杂交、RT-PCR 或荧光定量 PCR 等技术，检测出 BDV 的特异性抗体或抗原、病毒核酸或 BDV p24 基因片段、BDV p40 基因片段等，确定其病因。在精神分裂症、帕金森病（Parkinson's disease）、慢性吉兰 - 巴雷综合征、慢性疲劳综合征等疾病患者中也可检出 BDV，提示 BDV 可引起一系列神经精神疾病，并不限于博尔纳病或病毒性脑炎，需注意鉴别。

（四）疱疹病毒感染与脑炎

疱疹病毒（herpes virus）是一群中等大小的有包膜的双股 DNA 病毒，有 100 个以上成员，根据其理化性质分为 α、β、γ 三个亚科。感染人类的 α 疱疹病毒包括单纯疱疹病毒（HSV）、水痘 - 带状疱疹病毒（VZV）；β 疱疹病毒包括巨细胞病毒（CMV）和人类疱疹病毒 6 型、7 型；γ 疱疹病毒包括 EB 病毒（EBV）和人类疱疹病毒 8 型。疱疹病毒感染的部位广泛，引起的疾病多样，并有潜伏感染的趋向，严重威胁人类健康。其中能引起脑炎的病毒有单纯疱疹病毒、巨细胞病毒、EB 病毒、水痘 - 带状疱疹病毒，以 HSV 感染最为多见，为既往感染再度活化所致。近年分离出的人类疱疹病毒 6 型（HHV-6A、HHV-6B）和 7 型（HHV-7）也对某些神经胶质细胞和成纤维细胞等有亲嗜性，也可引起神经系统病变。参见本章第二节疱疹病毒科病毒感染。

近年发现，疱疹病毒科（Herpesviridae）猪疱疹病毒属的伪狂犬病毒（pseudorabies virus，PRV）也可发生跨种属传播，引起人类脑炎。PRV 颗粒为圆形，直径 150 ~ 180nm，核衣壳直径为 105 ~ 110nm。其最外层是病毒包膜，是由宿主细胞衍生而来的脂质双层结构。包膜表面有长 8 ~ 10nm 呈放射状排列的纤突。PRV 只有一个血清型，但具有泛嗜性，能在多种组织培养细胞内增殖，其中以兔肾和猪肾细胞最为敏感，并引起明显的细胞病变，使细胞肿胀变圆，开始呈散在的灶状，随后逐渐扩展，直至全部细胞圆缩脱落，同时有大量多核巨细胞形成。细胞病变出现快，当病毒接种量大时，在 18 ~ 24 小时后即能看到典型的细胞病变。

PRV 在全世界广泛分布，可感染多种家养或野生动物，对猪危害最大，可引起妊娠母猪流产、死胎，公猪不育，新生仔猪大量死亡等。实验动物中家兔最为敏感，小鼠、大鼠、豚鼠等也能感染。关于人感染伪狂犬病毒的报道很少，2018 年关鸿志牵头的多中心脑炎协作组在世界上首次报道 4 例 PRV 导致的人类脑炎，他们采用脑脊液二代测序技术，在多例不明病因脑炎患者的脑脊液中检测到了 PRV。

PRV 脑炎主要见于与病猪（肉）密切接触的从业人员，可能经皮肤伤口感染，人接触病毒污染物后手部先出现短暂的瘙痒，以后可扩展至背部和肩部。未发现有人际传播的现象。发病机制尚不明确。

PRV 感染一般无特征性病变。肉眼观察主要见肾脏有针尖状出血点，或见不同程度的卡他性胃炎和肠炎；中枢神经系统症状明显时，脑膜明显充血，脑脊液量增多，肝、脾等实质脏器常可见灰白色坏死病灶，肺充血、水肿和坏死点。子宫内感染后可发展为溶解坏死性胎盘炎。

组织学病变主要是中枢神经系统的弥散性非化脓性脑膜脑炎及神经节炎，有明显的血管套及弥散性局灶性胶质细胞坏死。在脑神经细胞内、鼻咽黏膜、脾及淋巴结的淋巴细胞内可见核内嗜酸性包涵体和出血性炎症。有时可见肝脏小叶周边出现凝固性坏死。肺泡隔和小叶间质增宽，淋巴细胞、单核细胞浸润。

神经系统感染的临床表现为急性起病的发热、头痛、癫痫发作、意识障碍，部分患者合并视网膜炎或眼内炎。

本病可通过血清抗体检测、病毒分离等方法查明病因，目前脑脊液二代测序是主要的筛查诊断方法。

（五）副黏病毒感染与脑炎

副黏病毒科（Paramyxovirus）中的一些病毒可引起神经系统感染，常见的有腮腺炎病毒、麻疹病毒、尼帕病毒和亨德拉病毒，均可引起神经系统炎症性病变。如腮腺炎病毒感染的神经病变可表现为受累组织（如三叉神经节）变性坏死，结构破坏，伴淋巴细胞浸润；尼帕病毒感染所致脑炎中常见血管炎表现等。参见本章第三节副黏病毒科感染部分。以下重点介绍麻疹病毒的神经系统病变。

麻疹病毒（measles virus）是单链RNA病毒，通过呼吸道和眼结膜感染，主要引起急性呼吸道传染病，临床表现为发热、咳嗽、流涕、眼结膜充血、口腔黏膜有红晕的灰白小点（Koplik's spots斑），称为麻疹。麻疹病毒不仅可以累及皮肤、口腔和上呼吸道黏膜引起麻疹，也可侵入神经组织，并通过全身性迟发型超敏性细胞免疫反应，引起急、慢性麻疹病毒性脑炎和亚急性硬化性全脑炎。麻疹病毒性脑炎常见于10岁以下儿童，占麻疹患儿的1/1000，其死亡率为10%左右，存活者可有后遗症，进而发展为亚急性硬化性全脑炎。

麻疹的病理变化特征是单核细胞浸润及形成多核巨细胞，称为Warthin-Finkeldey巨细胞。多核细胞大小不一，内有数十个至百余个核，核内外均有病毒集落（嗜酸性包涵体）。在脑组织中亦可见这种特征性的多核巨细胞和包涵体。

1. 急性麻疹病毒性脑炎 麻疹病毒可直接侵犯神经细胞引起脑组织炎症反应，感染细胞内可见麻疹病毒包涵体，几乎均伴有胶质细胞增生，局灶性坏死，静脉周围髓鞘脱失，半数患者有血管周围淋巴细胞袖套状浸润，从脑脊液和脑组织可培养分离出麻疹病毒。在HIV感染者中，此病罕见，Lacyoix等报告1例女性患儿，5岁时出现癫痫大发作伴发热，继之出现缄默、失语、睡眠倒错、局限性癫痫、意识模糊、脑膜刺激征、双侧Babinski征和抓握征阳性、感觉及运动功能障碍，最后发展为癫痫持续状态。早期CT扫描正常，数周后CT及MRI证实有大脑前部皮质萎缩和坏死，尸检见额叶皮质和顶叶脑回坏死、白质尚完整，皮质中可见泡沫状巨噬细胞，附近有小血管和少量胶质细胞，伴神经元脱失现象，后顶叶皮质中见有

巨细胞。Wolcke染色显示大量的白质纤维脱髓鞘，但无炎细胞浸润。额叶皮质及基底节的坏死区与非坏死区的小胶质细胞内查见核内包涵体，两种抗麻疹病毒抗体标记均为阳性，诊断为急性坏死性麻疹病毒性脑炎。脑组织培养出HIV-1，其母亲为HIV感染者。可能患儿早期曾接种过麻疹疫苗，由于免疫功能缺陷而发生复发性感染。本例特征为难治性癫痫，但CSF正常。

2. 慢性麻疹病毒性脑炎 起病隐匿，潜伏期一般为6年，现认为是由CNS持续性麻疹病毒感染所致，是麻疹病毒性脑炎的慢性型，少数病例可能与麻疹疫苗有关。

病理变化：肉眼观察，脑灰质与白质萎缩，质地略坚硬，冠状切面见部分区域呈颗粒状，半透明，较硬，脑萎缩，脑室扩大。镜下可见，病变遍及脑白质与灰质，神经细胞被吞噬，小血管周围单核细胞、淋巴细胞、浆细胞的袖套状浸润；小胶质细胞和星形胶质细胞增生，脱髓鞘病变，神经元和少突胶质细胞的细胞核或胞质内病毒包涵体形成等；电镜下可见包涵体内有类似麻疹病毒的颗粒。

脑组织中持续存在病毒颗粒可能与宿主T细胞抑制有关，也可能由于病毒本身M蛋白的缺乏，导致病毒的装配、释放发生障碍，使感染持续存在。M蛋白缺乏的原因至今尚不明了。由于麻疹疫苗的广泛使用，因缺陷麻疹病毒引起的本病已极为少见。

3. 亚急性硬化性全脑炎（subacute sclerosing panencephalitis，SSPE） 是一种病毒感染性渐进性脑病，因为1933～1934年Dawson首先描述了这种病，故又称Dawson病，亦称为"亚急性包涵体脑炎"。本病多发于儿童和青少年（4～20岁），尤其是11岁以下的儿童，成人较少见。本病被认定为麻疹病毒性慢发性感染，依据如下：①多数SSPE患者有麻疹病史，其中半数以上麻疹是在2岁以前发生的；②自麻疹感染至SSPE的潜伏期一般为5～8年，最多为12年；③已证明SSPE患者脑组织内有麻疹抗原，并已从患者脑组织中分离出麻疹病毒，亦能复制出动物模型，即该分离出的病毒能使实验动物感染，并可再从感染动物脑组织中分离出该病毒，符合柯赫定律。本病发病机制尚不十分明确。有人认为本病的发病可能与麻疹病毒的变异与机体免疫功能的改变有关，由此导致宿主-病毒关系异常，致使麻疹病毒能持续地存活在细胞内，携带病毒的白细胞进入中枢神经系统而造成特殊的慢性感染。

SSPE起病隐匿，临床特点为进行性痴呆和智力恶化，表现为共济失调、肌阵挛、抽搐及癫痫发作，

精神和运动障碍，行为异常，智力下降，学业退步，视力下降，锥体束征和锥体外束征，皮质盲，视神经萎缩等。最后出现痴呆和去皮质强直。如患者卧床不起，则多在 6～9 个月内死于继发感染。

病变可累及大脑灰质、白质、海马、脑干、小脑、丘脑及脑桥，所以称之为全脑炎。一般认为病变由皮层灰质开始渐及皮层下灰质、白质及脑干，小脑较少受累。镜下可见软脑膜和血管周围间隙内有明显的淋巴细胞浆细胞浸润，形成血管套，其中多数是 CD4⁺ 淋巴细胞；神经细胞变性坏死，胶质细胞弥漫性增生，以小胶质细胞增生为主，偶见小胶质结节。在神经细胞和少突胶质细胞内可见核内包涵体。后期皮质神经细胞变性、白质广泛脱髓鞘、神经元数量减少。

检测血清中特异性抗体、CSF 或脑组织中麻疹病毒抗体有助于病因诊断。

（六）其他病毒相关性脑炎与脑病

1. 腺病毒性脑炎 腺病毒主要经粪 - 口传播，引起呼吸道、眼结膜、胃肠道疾患、肝炎甚至膀胱炎等。可引起脑膜脑炎的腺病毒主要为 3、5、6、7 和 12 型腺病毒。病理改变大多弥漫分布，脑膜和（或）脑实质广泛性充血、水肿，伴淋巴细胞和浆细胞浸润。可见炎症细胞在小血管周围呈袖套样分布，血管周围组织神经细胞变性、坏死和髓鞘崩解。

2. 流感相关性脑病（infuenza-associated encephalopathy，IAE） 是指在急性流感过程中伴随 CNS 功能障碍的一种临床综合征，不包括脑膜炎、脊髓炎和高热惊厥。文献报道，IAE 临床类型包括脑炎、瑞氏综合征、出血性休克脑病综合征和急性坏死性脑病。头颅 CT 或 MRI 对于几种脑病类型的鉴别有重要提示价值，脑炎和瑞氏综合征（Reye syndrome）表现为急性脑水肿，部分可逆，部分进展至脑疝；出血性休克脑病综合征表现为弥漫性脑皮质细胞毒性水肿；急性坏死性脑病的特征表现为双侧丘脑受损。

IAE 患者通常在流感症状出现后当天或数天出现神经系统异常症状，以发热、意识改变、惊厥最常见，少数患者出现局灶性神经受累症状，如轻瘫、失语、脑神经麻痹和手足徐动症。严重者急性高热后突然惊厥发作，起病 1～2 天内快速进展至昏迷状态或死亡，病情凶险，病死率约为 30%。尸检发现在小脑浦肯野细胞和脑桥核的神经元内可检测到流感病毒抗原，支持该病毒可直接侵犯神经元。

3. 瑞氏综合征 是婴儿期和儿童期的一种以急性脑病、肝脂肪变性为主要临床特征的综合征，主要发生在儿童（16 岁以下）。病因尚不明确，可能与病毒感染、药物（如阿司匹林）和毒素有关，也可能与遗传有关。研究发现，多数患儿在发病前 1～7 天常有病毒感染的表现，如呼吸道感染、消化道感染、皮肤疱疹等。通常在某些病毒感染的恢复期后突然出现呕吐、嗜睡，进而昏迷及抽搐，常由于颅内高压在数日内死亡。在瑞氏综合征患者也曾分离出流感病毒、副流感病毒、疱疹病毒、柯萨奇病毒、EB 病毒、水痘病毒等，部分细菌感染如化脓性脑膜炎、细菌性痢疾等也可并发瑞氏综合征，因而可视瑞氏综合征为一种感染相关的疾病。本病以广泛的线粒体受损为其病理基础，对肝脏和大脑危害最大。几乎所有患者都有肝大和肝功能异常。尸检主要发现为肝脏脂肪变性和脑水肿。肉眼可见脑组织肿胀，重量增加，切面见明显肿胀，白质水肿及软化，无局灶性病变，脑室受压变小，常见小脑扁桃体疝。镜下可见无特征性的脑水肿，一般无炎细胞浸润及神经细胞坏死。肝细胞脂肪变性，肾小管上皮内也可有脂滴存在。电镜下可见神经细胞结构不正常、星形细胞水肿、髓鞘空泡变性。诊断该综合征主要依据病史及临床表现，主要临床表现有发热、咳嗽和流涕、咽痛等上呼吸道感染及持续性恶心、呕吐。数天后逐渐出现意识改变、惊厥、淡漠、嗜睡、昏迷、惊厥等脑病症状，严重者可因脑水肿引起脑疝、呼吸衰竭，直接导致死亡。肝轻度增大或不增大，一般没有脾大和黄疸。神经系统检查出现病理反射、角弓反张、颅内压增高等体征。

4. 戊型肝炎病毒相关神经病变 戊型肝炎病毒（HEV）通常引起肝脏疾病，使患者发生肝功能障碍，但少数病例也可发生神经系统病变。有文献综述 130 例 HEV 相关神经疾病，包括吉兰 - 巴雷综合征（54 例）、Parsonage-Turner 综合征（35 例）、多发性单神经病（6 例）、脑膜炎和脑膜脑炎（9 例）。氨基转移酶升高和胆汁淤积分别占 88% 和 82%。诊断以 HEV IgM 血清学检查为主（98%）。

5. 急性小脑炎 这是一种罕见的疾病，大多数病例发生在儿童。van Samkar 等文献报道的 35 名患者，平均年龄 36 岁。患者多有病毒感染的证据，34% 的病例病因不明。笔者所研究的病例在血清学检查发现存在 EB 病毒和 CMV 抗体。急性小脑炎最常见的临床表现为头痛、恶心、呕吐和共济失调。6 名患者只出现头痛和恶心，随后又出现小脑症状。小脑炎合并脑积水 9 例，半数患者最终出现神经后遗症，71% 的患者随访 MRI 异常。诊断小脑炎需要脑成像（最好是 MRI）和脑脊液检查，以缩小鉴别诊断范围。

6. 伴有可逆性胼胝体压部病变的轻度脑炎 / 脑病（mild encephalitis/ encephalopathy with reversible

splenial lesion，MERS） 也称可逆性胼胝体压部病变综合征（reversible splenial lesion syndrome，RESLES），是一种罕见的临床放射学综合征，其特征是短暂的轻度脑病和胼胝体压部（splenium of corpus callosum，SCC）可逆性损害，MRI表现为卵圆形、非强化病灶，有时涉及对称的白质。根据SCC是单独受累还是同时累及其他白质区域分为Ⅰ型和Ⅱ型。

MERS确切的发病机制尚不清楚。感染、癫痫发作和抗癫痫药的使用、代谢紊乱、高原性脑水肿等因素可能与本病的发生发展有关。SCC的细胞毒性水肿（特别是兴奋性神经毒性细胞水肿）可能是本病重要的病理生理学机制。感染相关的MERS以病毒感染为主，最常见的是流感病毒，此外，轮状病毒、EB病毒、麻疹病毒、疱疹病毒-6（HHV-6）、水痘-带状疱疹病毒、巨细胞病毒（CMV）、流行性腮腺炎病毒、腺病毒等也可引发MERS。其次是细菌感染，主要为伤寒沙门菌、大肠埃希菌和肺炎军团菌。立克次体、支原体和疟原虫感染者近来也有报道。

感染引起的MERS常见于儿童和青壮年，无明显性别差异。临床上主要表现为脑炎或脑病，其症状包括发热、头痛、精神异常、轻重不等的意识状态改变和癫痫发作，可伴有局灶性神经功能缺失及视觉相关症状。大多数症状较轻。神经和影像学病变可在数天或数周内恢复或接近痊愈。成人发病的MERS相对较少，Yuan等（2017）搜集了29例成人MERS病例，主要是日本人，年龄为18～59岁，男女比例为12：17。主要临床表现为发热、头痛，6例患者出现急性尿潴留。所有患者在一个月内完全康复。

MRI是诊断MERS的首选检查方法。其特征性表现为SCC局限性的椭圆形或条状的病变，一般位于中心区域，病变可超出胼胝体压部，累及胼胝体膝部、体部，甚至胼胝体之外，如脑室旁白质、皮质下白质和基底节区，属于Ⅱ型MERS，但这些病灶基本上也是可逆的。

7. 帕金森病（Parkinson's disease，PD） 也称为震颤麻痹（paralysis agitans，shaking palsy），是中老年人常见的神经系统变性疾病，也是中老年人最常见的锥体外系疾病，呈隐匿性发病，50岁以上的患者占总患病人数的90%以上，65岁以上人群患病率为1000/10万，随年龄增高，男性稍多于女性。

PD的发病与感染、遗传、环境、衰老等有关。目前已有至少6种家族性PD相关致病基因被克隆，环境中的某些杀虫剂、除草剂也可引起多巴胺神经元变性。1918年甲型H1N1型流感大流行后暴发了脑炎后PD，人们开始关注流感病毒及其他许多病毒与PD发病的关系，陆续发现多种病毒感染与PD发病相关。流感病毒被认为是PD直接或间接的病因。目前认为与PD相关的疱疹病毒主要是单纯疱疹病毒（HSV）和EB病毒（EBV）。HSV和EBV都具有嗜神经性，能侵入CNS引起脑炎和脑炎后PD。EBV是一种嗜B细胞的DNA病毒，有报道称EBV病毒也引起嗜睡性脑炎及脑炎后PD。与PD相关的黄病毒为日本脑炎病毒、西尼罗病毒、圣路易斯脑炎病毒等。有前瞻性研究认为5%～44%的艾滋病患者有PD症状，特点为较早出现姿势步态障碍、对称的运动迟缓和强直等。与PD相关的还有柯萨奇病毒、脊髓灰质炎病毒、博尔纳病病毒、丙型肝炎病毒（HCV）、人类嗜T细胞病毒（HTLV）、麻疹病毒、冠状病毒等。

病毒进入CNS可直接损伤神经元，也可引起一系列免疫性损伤诱导或促进PD发病。宿主免疫应答的激活一方面可抑制病毒复制，但释放的炎症因子也可造成神经元不可逆的损伤。研究表明病毒及其产物可引起α-突触核蛋白聚集、氧化应激增加、异常自噬、神经元细胞凋亡等退行性病变，在PD发病中具有重要作用。

PD的主要病变是含色素神经元变性、缺失，黑质致密部多巴胺能神经元（dopaminergic neurone）病变最显著。镜下可见神经细胞减少，黑质细胞黑色素消失，黑色素颗粒游离散布于组织和巨噬细胞内，伴不同程度的神经胶质增生。正常人黑质细胞随年龄增长而减少，80岁时，黑质细胞从原有的42.5万个减至20万个，PD患者少于10万个，出现症状时多巴胺能神经元丢失50%以上，蓝斑、中缝核、迷走神经背核、苍白球、壳核、尾状核及丘脑底核等也可见轻度改变。残留神经元胞质中出现嗜酸性包涵体路易（Lewy）体是本病重要病理特点，路易体是细胞质内蛋白质组成的玻璃样团块，中央有致密核心，周围有细丝状晕圈。一个细胞有时可见多个大小不同的路易体，见于约10%的残存细胞，在黑质明显，苍白球、纹状体及蓝斑等处亦可见路易体，α-突触核蛋白和泛素是路易体的重要组分。

该病呈慢性进展性病程，首发症状依次为震颤、强直或动作缓慢、失灵巧和（或）写字障碍、步态障碍、肌肉痉挛和疼痛、精神障碍如抑郁和紧张等、语言障碍、全身乏力和肌无力、流口水和面具脸等。通常认为，从发病至诊断的时间间隔平均为2.5年。

四、其他病毒感染与脑膜炎

病毒性脑膜炎（viral meningitis）是一组由各种

病毒感染引起的软脑膜的弥漫性炎症，炎症过程主要发生在脑膜，临床主要表现为发热、头痛和脑膜刺激征。该病在 20 世纪 50 年代前后多称为无菌性脑膜炎（aseptic meningitis），这可能是由于患者有典型的脑膜刺激征而 CSF 检查采用涂片＋革兰氏染色及分离培养等方法均找不到细菌和真菌，而病理形态学改变又和病毒感染相似。两者几乎可视为同义词。

【病因及发病机制】

随着病毒学研究特别是组织细胞培养、血及 CSF 感染病原学检测技术（包括分子生物学技术）的发展，发现许多所谓无菌性脑膜炎其实是由某种细菌、病毒或真菌感染所致，其中大多数（85%～95%）为肠道病毒（柯萨奇或埃可病毒）感染所致。虫媒病毒和 HSV 也是引起本病的较常见病原体；腮腺炎病毒、淋巴细胞性脉络丛脑膜炎病毒、单纯疱疹病毒、水痘-带状疱疹病毒、麻疹病毒、风疹病毒、星状病毒、流感病毒等也可引起脑膜炎，但很少见。EBV 及 CMV 常引起传染性单核细胞增多症，偶可导致病毒性脑膜炎。HIV 感染的早期也可发生病毒性脑膜炎。据 Johnson 等分析，肠道病毒占 40%，腮腺炎病毒占 15%，淋巴细胞脉络丛脑膜炎病毒占 5%，其他病毒占 10%，仍有 30% 原因不明，其中可能包括所谓病毒感染后脑脊髓膜炎等。

病毒经肠道（如肠道病毒）或呼吸道（如腺病毒和出疹性疾病）进入淋巴系统繁殖，然后经血流（虫媒病毒直接进入血流）感染颅外某些脏器，此时患者可有发热等全身症状。在病毒血症的后期，病毒经脉络丛进入 CSF，出现脑膜炎症状。若宿主对病毒抗原发生强烈免疫反应，将进一步导致脱髓鞘、血管与血管周围脑组织损害。多数病毒引起脑脊髓病变，导致脑脊髓炎；部分病毒可同时累及脑实质和脑膜组织，引起脑膜脑炎。部分病毒滞留在脑膜组织，仅引起脑膜炎。

【基本病理改变】

脑膜病变大多为弥漫分布，但也可在某些脑叶表面比较突出，呈相对局限倾向。脑部大体观察一般均无特殊异常，可见脑表面血管充盈及脑水肿的表现。病变主要在软脑膜，可见其广泛性充血、水肿，蛛网膜内有淋巴细胞和单核细胞浸润，大脑浅层可有血管周围炎细胞浸润形成的血管套，血管周围组织神经细胞变性、坏死和髓鞘崩解。但深层脑及脊髓组织无炎性改变和神经细胞坏死的证据。侧脑室和第四脑室的脉络丛有炎症细胞浸润，伴室管膜内层局灶性破坏的血管壁纤维化，以及纤维化的基底软脑膜炎，室管膜下的星形细胞增多和增大。

【临床病理类型】

病毒性脑膜炎的主要症状与细菌性脑膜炎相似，相对来说比细菌性脑膜炎程度轻。病毒性脑膜炎多通过消化道或呼吸道传染，以夏秋季为高发季节，在热带和亚热带地区则可终年发病。本病以儿童多见，成人也可罹患，国外报道儿童病毒性脑膜炎的年发病率为（19～219）/10 万。病程大多在 1～2 周。临床上多为急性或亚急性起病，或先有上呼吸道感染或前驱传染性疾病。主要表现为病毒感染的全身中毒症状和脑膜刺激症状。全身症状包括发热、头痛、咽痛、畏光、肌痛、食欲减退、腹痛、腹泻、恶心和呕吐、软弱、嗜睡和全身乏力等。脑膜刺激征包括头痛、呕吐、轻度颈强直和克氏征（Kernig sign）阳性，但无局限性神经系统体征。儿童的病程常超过 1 周，年长儿会诉头痛，婴儿则烦躁不安，易激惹。一般很少有严重意识障碍和惊厥。成年患者的症状可能持续 2 周或更长时间。其他临床表现随宿主的年龄、免疫状态和病毒种类及亚型的不同而异。例如，幼儿患者出现发热、呕吐、皮疹等症状，而颈项强直和前囟隆起等体征轻微甚至没有。严重患者可并发昏睡、意识障碍，或呼吸节律不规则、瞳孔不等大等，要考虑颅内高压并发脑疝的可能性。在上述无菌性脑膜炎的基础上，部分病例可进入麻痹期，临床表现出特有的脊神经支配的肌群麻痹。病程大多在 1～2 周。多数患者可完全恢复，但少数遗留癫痫、肢体瘫痪、智能发育迟缓等后遗症。不同病毒所致脑膜炎在临床病理方面也有所差别。以下按病因分类进行简要介绍。

1. 肠道病毒性脑膜炎　肠道病毒是一种最小的无被膜 RNA 病毒，属于微小 RNA 病毒科，有 70 多个不同亚型。肠道病毒主要经粪—口途径传播，少数通过呼吸道分泌物传播；大部分病毒在下消化道发生最初的感染，肠道细胞上有与肠道病毒结合的特殊受体，病毒经肠道入血，产生病毒血症，再经血液进入 CNS。

肠道病毒中柯萨奇病毒（A 组 7、9 型及 B 组各型）或埃可病毒（大部分血清型）所致的病毒性脑膜炎，临床表现相似，可以散发或在不同范围内暴发，婴幼儿、儿童及成人均可患病。起病急性或亚急性，发热、头痛、恶心、呕吐、腹痛、腹泻、喉痛、全身无力，较快出现颈部强直及典型的脑膜刺激征如 Kernig 征阳性。重者可出现昏睡等神经系统损害的症状，偶可引起脑炎及急性小脑性共济失调。肠道病毒 71 型可引起手足口病，并发脑膜炎。埃可病毒所致的脑膜炎可伴发非特异性皮疹。参见本章第四节。

2. HIV 脑膜炎 部分 HIV 感染者,在 HIV 感染的早期出现头痛、脑膜刺激征及全身虚弱等,症状可自行缓解,也可无脑膜炎症状。放射学检查多无异常发现。神经学检查亦无明显异常,脑电图有时显示弥漫性表现。病理表现为蛛网膜淋巴细胞和巨噬细胞浸润,CSF 中单核细胞数目增加,并出现 HIV 特异抗体。在血清抗体转阳时,或在轻度至中度免疫缺陷时,可能发生无菌性脑膜炎,表现为急性发作的头痛、畏光、发热、脑膜刺激征等。头痛为非特异性,持续多日,或隐袭性发作,持续数月。无菌性脑膜炎一般为自限性疾病,3 周左右可以痊愈,无须特殊治疗,但也可复发或转变为慢性。随病程进展,神经精神方面的异常表现会逐渐明显,病变也逐渐明显或复杂。神经系统检查包括放射学、脑电图等,均有异常发现,可证明其中一部分由 HIV 感染直接引起,或推断与 HIV 感染直接相关。目前认为 CNS 的 HIV 感染是由受病毒感染的血源性巨噬细胞带入所致,因此 HIV 感染早期的病毒性脑膜炎为日后引起 CNS 病变创造了条件。少数患者可伴有原发性 HIV 脑炎,或伴有脑神经(尤其第 V、Ⅶ、Ⅷ 对脑神经)病变,也可伴有精神状态改变。

因为本病的临床表现及合并症均无特异性,需用排除法进行诊断,即在排除可能引起头痛、发热及脑膜刺激征的其他疾病后才可确诊,CSF 检查有一定帮助。据报道,在急慢性脑膜炎患者的 CSF 中可分离出 HIV,表明这种脑膜炎与 HIV 感染有关。在 CSF 中,常有单核细胞增多,蛋白质含量轻度升高,而葡萄糖浓度正常,表明为无菌性脑膜炎。

3. 淋巴细胞脉络丛脑膜炎(lymphocytic choriomeningitis,LCM) LCM 由淋巴细胞脉络丛脑膜炎病毒(lymphocytic choriomeningitis virus,LCMV)引起。LCMV 属沙粒病毒(arenavirus),为单股 RNA 病毒,基因组由 L 和 S 两个片段组成,主要引起脑膜和脉络膜炎症,也可引起脑炎,是由免疫病理损伤所致。动物实验结果表明本病除引起脑膜炎之外,有毒力的 LCMV 感染对肝脏有更广泛的影响。病毒介导的细胞因子产物可能导致红细胞生成和血小板功能障碍。感染有毒力的 LCMV 时,凝血连锁中基因表达的改变可能是毛细血管渗漏和血小板减少的直接原因。感染有毒力的 LCMV 和感染温和的 LCMV 基因的早期表达不同,是急性病毒性脑膜炎预后和分级的潜在标志。

LCMV 以啮齿动物、实验动物和家庭宠物等为传染源,小家鼠、仓鼠及鼷鼠是主要的储存宿主及传染源,传播途径有接触传播、垂直传播,经空气、飞沫及灰尘传播。未见人传人的证据。LCM 为散发性,冬春季多发,人群普遍易感。本病在全球广泛分布,我国福建、哈尔滨、北京曾有散发病例报道。

主要临床特点为发热、头痛、全身不适、肌痛、流涕及支气管炎等表现。分为全身感染型、脑膜炎型和脑脊髓炎型。脑膜炎几乎无后遗症,脑炎患者中 25%～30% 有后遗症。

根据接触史、临床表现及实验室检查进行诊断。主要的实验室检查有血、CSF 的检查,血清学检查,病毒分离与鉴定。分离到病毒后即可确诊本病。

4. 单纯疱疹病毒脑膜炎 单纯疱疹病毒(HSV)分为 1、2 两型,其中 2 型主要感染生殖器官。在首次发作生殖器和会阴部疱疹时,约有 36% 的女性和 11% 的男性发生脑膜炎。37% 的脑膜炎患者出现神经系统症状和体征,包括感觉障碍、感觉异常、神经痛、肌无力和轻度截瘫等,但上述症状 6 个月后均可消退。脑膜炎首次发作时,患者 CSF 中的白细胞计数平均值升高,其中 85% 为淋巴细胞,蛋白定量也升高。CSF 中 HSV-2 分离阳性率为 78%,抗原检测阳性率为 71%,仅有 11% 的患者 CSF 中检测到抗 HSV-2 型 G-2 抗原的抗体,CSF 培养可呈阳性反应。HSV 也常导致脑炎,以脑实质出血坏死为主要病变,亦可见病毒包涵体形成,详见本章第七节。

约有 20% 的患者可再次发生脑膜炎。生殖器疱疹是导致复发性淋巴细胞性脑膜炎最常见的原因,HSV-2 是最重要的病原因子。复发性 HSV-2 型脑膜炎亦可发生于无生殖器疱疹感染史和生殖器损伤的患者。在复发性病例中,CSF 中的白细胞计数增加和蛋白质水平上升的程度比初发者有所下降,渗出物中淋巴细胞占优势。抗 HSV-2 型 G-2 抗原的抗体检测阳性率高达 100%,可作为脑膜炎复发时的诊断依据。复发期病毒培养常为阴性。

偶尔 HSV-1 型也引起脑膜炎,也有复发性病例报道。1 例患者 8 年期间有 4 次发作。每次发作时,CSF 中淋巴细胞数增多,蛋白质水平轻度升高,葡萄糖正常,CSF IgG 水平升高,IgG/ 白蛋白比值增加。采集其 CSF 接种人胚肺单层细胞,发生细胞病变效应。

病因诊断除 CSF 检查外,采用间接免疫荧光抗体和 ^{14}C 标记合成多肽检测技术检测受染细胞,可检出单纯疱疹病毒特异性抗原。PCR 检测技术是检测 CSF 中单纯疱疹病毒 DNA 快速而敏感的诊断方法。此外,检测神经鞘内(鞘内是神经科临床常用的一种称谓,实际上是指脊髓腔内,如检测 IgG 鞘内合成率是指 CSF 的 IgG 合成率)的 HSV-2 型 G-2 特异性抗体也是一种敏感的方法。

5. EB 病毒性脑膜炎 EB 病毒感染后最常见的神经系统并发症是无菌性脑膜炎。绝大多数 EB 病毒性脑膜炎呈急性单次发作，但亦可能复发。因为在患者的 CSF 中很难培养出病毒，故确诊比较困难。检测患者血清抗 EB 病毒壳抗原（VCA）IgG 抗体水平呈 4 倍升高或血清抗 EB 病毒壳抗原 IgM 抗体呈阳性反应，提示有急性 EB 病毒感染。比较 CSF 和血清抗体滴度，可检测 EB 病毒特异性抗体鞘内合成情况。采用 PCR 方法检测 CSF 中 EB 病毒 DNA，有利于诊断与 EB 病毒相关的 CNS 疾病，包括急性脑膜炎。

6. 嗜人 T 细胞白血病病毒 1 型（HTLV-1）脑膜炎 曾有文献报道，复发性组织细胞性坏死性淋巴结炎（HNL）与复发性无菌性脑膜炎相关。该例患者为 HTLV-1 携带者，至少有 3 次 HNL 发作。该病为良性的淋巴结疾病，易侵犯颈部淋巴结。目前认为，HTLV-1 感染可能与 HNL 的发病有关。

7. 复发性病毒性脑膜炎 可分为两大类：一类是指每次发作均由不同病毒所致，十分少见；另一类则是由同一病毒导致的重复发作。病毒性脑膜炎患者发病次数 ≥ 2 次者不足 4%，而且绝大多数是儿童，发作间隔为 1 个月至 4 年；免疫功能缺陷者发作 3 ~ 4 次亦少见。复发性病毒性脑膜炎中以肠道病毒感染最常见，主要病毒为柯萨奇病毒、埃可病毒、脊髓灰质炎病毒及流行性腮腺炎病毒。在肠道病毒中，未见到由同一病毒导致多次脑膜炎，仅有单纯疱疹病毒和 EBV 能够导致同一患者多次发作。

【诊断与鉴别诊断】

对急性起病的中、青年患者，出现以脑膜刺激症状为主的临床表现，CSF 检查淋巴细胞轻度至中度增多，除外其他疾病后可做出本病的临床诊断。基本不需病理学检查，而进一步区分致病原因，则需进行实验室检查。

1. 常规性检查 ①周围白细胞计数正常或轻度升高。② CSF 外观无色透明，压力正常或稍高，白细胞轻度至中度升高，一般在（25 ~ 250）× 10^6/L。发病后 48 小时内以中性粒细胞为主，8 ~ 48 小时后迅速转为淋巴细胞及单核细胞占优势。淋巴细胞增多，达（100 ~ 1000）× 10^6/L。蛋白质含量正常或轻度增加，糖正常，氯化物偶可降低。涂片和培养无细菌发现。

2. 病因学检查 病毒分离和组织培养是病因诊断最可靠的方法，部分患儿 CSF 病毒培养阳性。但技术较复杂，耗时较长。血液及 CSF 特异性抗体测试阳性。恢复期血清特异性抗体滴度高于急性期 4 倍以上有诊断价值。PCR 检查病毒核酸具有稳定的高敏感度及特异度。

3. 其他辅助检查 脑部 CT 或 MRI 一般无异常。脑电图以弥漫性或局限性异常慢波背景活动为特征，少数伴有棘波、棘慢复合波。慢波背景活动只能提示异常脑功能，不能证实病毒感染性质。某些患者脑电图也可正常。

4. 鉴别诊断 脑膜炎病情轻重差异很大，取决于病变主要是在脑膜还是在脑实质。主要根据 CSF 外观、常规、生化和病原学检查，与其他脑膜炎和脑炎鉴别。一般说来，病毒性脑炎的临床经过较脑膜炎严重，重症脑炎更易发生急性期死亡或后遗症。①夏秋季发病者应和流行性乙型脑炎鉴别，后者脑 CT 或 MRI 多有基底核区病变。②少数患者出现唇周疱疹应考虑是否为疱疹性病毒所致，散发的患者在和单纯疱疹性脑炎鉴别时，除注意后者唇周常有疱疹外，脑 CT 和 MRI 常示颞叶及额叶腹侧有显著的损害。腮腺肥大者应当考虑有腮腺炎病毒感染的可能。此外，尚需和化脓性、结核性、隐球菌性、梅毒性及细菌性脑膜炎等鉴别。婴儿脑膜炎合并硬膜下积液者支持婴儿化脓性脑膜炎。发现颅外结核病灶和皮试结核菌素纯蛋白衍生物（PPD）阳性有助于诊断结核性脑膜炎。瑞氏综合征有急性脑病表现而 CSF 无明显异常，根据瑞氏综合征无黄疸而肝功能明显异常、起病后 3 ~ 5 天病情不再进展、有的患者血糖降低等特点，可与病毒性脑膜炎相鉴别。

（刘德纯；卢德宏　管俊昌）

第八节　出血热病毒感染

病毒性出血热（viral hemorrhagic fever）不是一种疾病的名称，而是一组疾病或综合征的统称。这些疾病或综合征由多种不同类型的病毒感染引起，以急性高热（hyperpyrexia）、皮肤和黏膜出现瘀点或瘀斑、不同脏器的损害和出血（hemorrhage），以及低血压（hypotension）和休克等为主要特征（简称 "3H" 症状），并有较高的死亡率。目前，在我国流行的有肾综合征出血热、克里米亚 - 刚果出血热（Crimean-Congo hemorrhagic fever，CCHF，在我国称新疆出血热）、登革出血热、基孔肯雅出血热和基萨那（Kyasanur）森林热等。本节主要介绍我国较常见的几种出血热病毒及相关疾病。

一、出血热病毒感染与病毒性出血热概述

病毒性出血热的病原体即出血热病毒。出血热病毒也不是病毒科或属的名称，而是指由节肢动物或啮齿动物携带并传播且能引起出血热"3H"症状体征的一大类病毒的总称，据称有 18 种病毒可以引起人类病毒性出血热综合征。其中，布尼亚病毒科汉坦病毒属（HTV）是引起出血热的最重要的病毒。

1. 出血热病毒类型与传播媒介　出血热病毒基本都是虫媒病毒。所谓虫媒病毒（arbovirus）是指一些由吸血的节肢动物叮咬敏感的脊椎动物而引起的自然疫源性疾病及人兽共患病的一群 RNA 病毒（表 8-8-1）。作为虫媒病毒，必须能在节肢动物体内繁殖，经过一定的外潜伏期，通过叮咬吸血又将病毒传给新的宿主。节肢动物是虫媒病毒的传播媒介，常见的节肢动物媒介有蚊、蜱、白蛉、蠓、虻、蚋、螨，其中以蚊虫和蜱最为主要，鸟类、蝙蝠、灵长类和家畜是最重要的脊椎动物宿主。患者的血液、尿液、呕吐物、脓液、精液及粪便中都带有病毒，成为传染源，对他人造成威胁。目前虫媒病毒仍然在世界范围内广泛流行。虫媒病毒引起的人类疾病主要是出血热和脑炎。

表 8-8-1　人类出血热病毒及其所致疾病

病毒科属	病毒种	主要媒介	所致疾病
披膜病毒科 甲病毒属	基孔肯雅病毒 （Chikungunya virus）*	蚊	基孔肯雅热
黄病毒科 黄病毒属	黄热病毒	蚊	黄热病
	登革病毒*	蚊	登革热，登革出血热
	基萨那（Kyasanur）森林热病毒*	蜱	基萨那（Kyasanur）森林热
	鄂木斯克（Omsk）出血热病毒	蜱	鄂木斯克（Omsk）出血热
布尼亚病毒科 白蛉病毒属	裂谷热病毒*（Rift virus）	蚊	立夫特（Rift）裂谷热（山谷热）
	发热伴血小板减少综合征布尼亚病毒*	蜱	发热伴血小板减少综合征
	淮阳山病毒*（Huaiyangshan virus）		淮阳山病毒感染
布尼亚病毒科 汉坦病毒属	汉滩病毒，汉城病毒等*	啮齿动物	肾综合征出血热
	辛诺柏病毒	啮齿动物	汉坦病毒肺综合征
布尼亚病毒科 内罗病毒属	克里米亚-刚果出血热病毒 （新疆出血热病毒）*	蜱	克里米亚-刚果出血热 （中国称新疆出血热）
沙粒病毒科 　沙粒病毒属	胡宁病毒（Junin virus）	啮齿动物	阿根廷（Argentine）出血热
	拉沙病毒（Lassa virus）	啮齿动物	拉沙（Lassa）热
	马丘波病毒（Machupo virus）	啮齿动物	玻利维亚出血热
	沙比亚病毒（Sabia virus）	啮齿动物	巴西出血热
	瓜纳瑞托病毒（Guanarito virus）	啮齿动物	委内瑞拉出血热
丝状病毒科 丝状病毒属	马尔堡病毒（Marberg virus）	猴、蚊	马尔堡（Marberg）出血热
	埃博拉病毒*（Ebola virus）	（未确定）	埃博拉（Ebola）出血热

*在我国已经发现的出血热病毒。

2. 基本病变　人体在感染出血热病毒后，皮肤、黏膜和许多脏器都将受到损害，基本病变包括以下几个方面。

（1）出血性病变：所有患者均有出血，但各种出

血热病之间，不同患者之间，出血程度、范围有所不同，严重者可死于低血压休克。有近 200 例死于朝鲜战争期间的出血热尸检病例（肾综合征出血热）显示皮肤瘀点瘀斑、结膜出血、肾出血、后腹膜出血、水

肿、心内膜下出血，这些为该病的显著特征，且常常伴有肾小管的变性。20%的尸检病例由于严重的充血出血，引起肾上腺皮质和垂体前叶坏死。肺和CNS出血很少见于肾综合征出血热，但在登革热、克里米亚出血热更加显著。上消化道出血在肾综合征出血热中不明显，常见于克里米亚、南美洲和东南亚地区。

（2）间质性肺炎：常伴透明膜形成，可见于大多数出血热，但程度不同。在肾综合征患者，出血热是由继发性细菌感染所致。

（3）肾脏病变：在肾综合征出血热中常见肾小管管型、上皮变性和肾小球血栓形成，呈广泛分布。

（4）脑炎或脑病：常见于蜱传出血热，而在基萨那（Kyasanur）森林热中和南美洲出血热中不多见。全脑炎具有胶质结节、血管周围淋巴细胞浸润等表现。

（5）肝脏病变：肝内库普弗细胞增生是很常见的特征性病变，但并不能确定诊断。在肝脏小叶中心或副中心坏死区呈灶性分布，在变性肝细胞内和游离于肝窦的嗜酸性小体内也颇常见。在库普弗细胞内也看到病毒包涵体，特别是在玻利维亚出血热和基萨那（Kyasanur）森林热病中，包涵体似在核内。Torre小体和康斯尔曼体（Councilman body，又称嗜酸性椭圆形小体）可见于黄热病。在拉沙热可见肝细胞的嗜酸性坏死，但缺乏脂肪变性和小叶中央及门管区的坏死，与黄热病的坏死不同。马尔堡病毒感染除引起广泛出血外，在许多器官还可见灶性坏死，实质细胞内还可有嗜碱性包涵体。

3. 临床表现　本组疾病以高热、出血及低血压为主要特征。①发热是该组疾病最基本的症状，不同类型的出血热，发热持续的时间和热型不完全相同。以蚊为媒介的出血热多为双峰热，各种症状随第二次发热而加剧，肾综合征出血热则多为持续热。②出血和皮疹，各种出血热均有出血、皮肤发疹现象，但出血、发疹的部位、时间和程度各不相同，轻者仅有少数出血点及皮疹，重者可发生胃肠道、呼吸道或泌尿生殖系统大出血。③低血压休克，各种出血热均可发生血压下降以致休克，但发生的频率和程度有很大的差异。肾综合征出血热休克发生最多而且严重。④肾衰竭，以肾综合征出血热的肾损害最为严重，其他出血热也可有不同程度的肾损害，但多轻微，仅表现为轻度到中度的蛋白尿。

4. 诊断方法　典型的临床表现和流行病学资料可以提供重要的诊断线索。典型的病理变化也是支持出血热的重要依据。但仅有流行病学史和临床表现，只能初步诊断为病毒性出血热。组织学改变并无特异

性，可类似于立克次体病、钩端螺旋体病等。确定病因诊断往往需要依靠实验室检查尤其是病因检查。

（1）病理学检查：活检和尸检对于确定病变性质和类型具有重要意义。病变组织也可以用来做免疫组化以检测病变中所含的病毒性抗原，或用分子病理学技术（PCR或ISH等）检测病毒核酸成分，作为确诊的依据。免疫组化技术敏感、特异、安全、快捷，可用特异性抗体检测出血病变组织中的病毒抗原，如黄热病（病毒抗原见于肝细胞、库普弗细胞的胞质内）、登革出血热、阿根廷出血热、马尔堡病、埃博拉出血热（真皮成纤维细胞内）、拉沙热（内皮细胞、单核细胞、肝细胞）等病毒抗原。

（2）血清学检查：检测特异性IgM具有早期诊断价值，根据情况可选用间接免疫荧光法和ELISA，阳性结果可以明确病因。特异性IgG抗体出现也较早，但维持时间很长，因此需检测双份血清（间隔至少1周），恢复期血清特异性IgG抗体比急性期有4倍以上增高也可确诊。此两种方法还可用于血清流行病学调查。

（3）病原学检测：出血热病毒多属于高度危险病毒，与活病毒相关的实验必须在BSL-4实验室进行。①病毒抗原检测：由于出血热病毒常有高滴度病毒血症，可采用ELISA等方法检测血清中的病毒抗原。用免疫荧光法也可从感染动物肝、脾中检测病毒抗原。②核酸检测：采用RT-PCR等核酸扩增方法，一般在发病后1周内的患者血清中可检测到病毒核酸。③病毒分离：采集发病1周内患者血清标本，用Vero细胞等进行病毒分离培养，新鲜标本组织也可以用来分离培养病毒，阳性结果亦可确诊。

（4）其他检查：血液检查早期白细胞数低或正常以后可明显增多，杆状核细胞增多，出现较多的异型淋巴细胞，血小板明显减少。各种出血热的生化检查也不一致。尿检查可见尿蛋白呈阳性，并迅速加重，伴血尿、管型尿。从患者血液白细胞或尿沉渣细胞中有时可检查到病毒抗原或病毒RNA。

二、布尼亚病毒科病毒感染

布尼亚病毒科（Bunyaviridae）是一类有包膜的负链RNA病毒，因为首先从乌干达西部的布尼亚韦拉（Bunyamwera）分离到而得名，于1975年正式命名。布尼亚病毒科是虫媒病毒中最大的一科，其成员约有350个，并不断发现新成员。该科的大多数病毒在自然界的节肢动物—脊椎动物间循环，可以使人和（或）动物致病的有60多种。由该科病毒引起的人类自然

疫源性疾病中，重要的有肾综合征出血热（HFRS）、汉坦病毒肺综合征（HPS）、裂谷热（RVF）、克里米亚-刚果出血热（CCHF）和白蛉热（sandfly fever，又名"三日热"）等。

2009年4～7月和2010年有多名淮阳山地区的农民出现不明原因的出血热样症状，研究者通过大量研究，包括全基因组测序分析，发现该病毒是布尼亚病毒科家族的新成员，命名为淮阳山病毒（huaiyangshan virus）。2010年5月，我国又在湖北、河南两省的部分地区发现了一种发热伴血小板减少的疾病。经对患者血液中分离到的病毒进行鉴定、全基因组基因序列分析、急性期和恢复期双份血清抗体中和试验等实验室检测，发现两省报告的大部分病例标本中存在一种属于布尼亚病毒科的新病毒感染，并初步认定检测发现的发热伴血小板减少病例与该新病毒感染有关。

（一）汉坦病毒感染和肾综合征出血热

汉坦病毒属是布尼亚病毒科的一个新属。根据其抗原性及基因结构特征的不同，目前至少可区分为6个型。其中汉滩病毒（HTNV）、多布拉伐病毒（DOBV）、汉城病毒（SEOV）和普马拉病毒（PUUV）为肾综合征出血热（hemorrhagic fever with renal syndrome，HFRS）的病原体，主要分布于有着几千年文明历史的欧亚大陆，国际上称为旧世界汉坦病毒（Hantavirus in old world）；而辛诺柏病毒（SNV）、安第斯病毒（ANDV）、黑港渠病毒等为汉坦病毒肺综合征（Hantavirus pulmonary syndrome，HPS）的病原，主要在仅有几百年文明史的南、北美洲流行，故称为新世界汉坦病毒（Hantavirus in new world）。两类疾病虽然在病原、主要病变部位、临床表现和诊治方法等方面有所不同，但是其病原体均属于汉坦病毒属，基因组结构和功能大多相同，基本病理改变均为小血管和毛细血管渗漏（capillary leakage），少数HFRS可以呼吸衰竭为主要表现，而少数南美洲国家的HPS病例可伴有明显的肾衰竭。

HFRS是由鼠类等传播的自然疫源性急性病毒性传染病，在亚洲的疫情最为严重。以前，此病在中国和日本被称为流行性出血热（epidemic hemorrhagic fever，EHF），在朝鲜和韩国被称为朝鲜出血热，在苏联被称为远东出血热和出血性肾炎，在斯堪的纳维亚国家被称为流行性肾病。1980年WHO将其统一命名为HFRS。本节主要介绍HFRS及相关病毒。

我国是HFRS疫情最严重的国家，自20世纪30年代首先在黑龙江省孙吴县发现此病后，疫区逐渐扩大，现已遍及全国。截至2010年末，我国累计已报告1 585 942例。近年还报告了普马拉型、沟型病毒和大别山型病毒。自20世纪80年代中期以来，年发病人数超过10万，病死率为3%～5%，有的地区高达10%。近年年发病数已降至1万左右。HFRS流行疫区分为野鼠型疫区、家鼠型疫区和混合型疫区，各有其不同的鼠类传染源和流行地区。根据鼠密度和迁徙规律，HFRS流行季节也各有不同。在我国，该病多发生在低洼、潮湿、江河沿岸等地区。冬季是发病高峰，多见于男性和青壮年。这种地区性和季节性与鼠类的分布与活动有关。

【生物学性状】

汉坦病毒（Hantavirus）首先由韩国李镐汪（Lee HW）等在1978年从该国疫区捕获的黑线姬鼠肺组织中分离出，并根据分离地点称为汉滩病毒（Hantaan virus）。此后各地相继从不同动物及患者体内分离出许多株病毒，现国际上通称为汉坦病毒。根据此病毒的形态学和分子生物学特征。目前已将其归入布尼亚病毒科，另立为一个新属，命名为汉坦病毒属（Hantavirus），包括20多个型别，统称为汉坦病毒。我国分离出的汉坦病毒有汉滩病毒、汉城病毒和普马拉病毒等。

1. 形态结构 病毒体为多形性颗粒，多呈圆形或卵圆形，直径75～210nm，平均120nm。有包膜，为典型的脂质双层膜结构，包膜上有由糖蛋白构成的突起，长约6nm。包膜下有疏松的带有粗颗粒的丝状内含物，是由病毒核衣壳蛋白、RNA聚合酶和病毒核酸组成的核衣壳。汉坦病毒的核酸为单负链RNA，分为L、M、S三个节段。其中L节段长6.3～6.5kb，编码依赖RNA的RNA聚合酶、转录酶和内切酶等非结构蛋白，在病毒复制和转录中起重要作用；M节段长3.6～3.7kb，编码一个含有Gn和Gc糖蛋白的前体大蛋白。Gn和Gc糖蛋白均可诱导机体产生中和抗体；S节段长1.6～2.0kb，编码核衣壳蛋白，构成螺旋对称型病毒衣壳，也具有抗原性。汉坦病毒为分节段的RNA病毒，容易发生变异，变异的机制包括核苷酸的点突变、缺失突变、节段内的基因重组和节段间的基因重排等，以M节段的变异最显著。汉坦病毒的成熟方式为芽生成熟，其成熟过程与细胞的高尔基体和内质网有关。成熟的汉坦病毒颗粒绝大多数位于细胞间隙，很少见于细胞内。病毒在pH 5.6～6.4时可凝集鹅红细胞。

2. 病毒型别 采用血清学方法（主要是空斑减少中和试验）、RT-PCR技术和酶切分析方法，可将汉坦病毒分为20多个血清型，其中汉滩病毒（Ⅰ型，又称野鼠型）、汉城病毒（Ⅱ型，又称家鼠型）、普马拉病毒（Ⅲ型，又称棕背鼠型）、希望山病毒（Ⅳ型，又称草原田鼠型）均经 WHO 汉坦病毒参考中心认定。从我国不同疫区、不同动物及患者分离出的 HFRS 病毒分属于Ⅰ型和Ⅱ型，两型病毒的抗原性有交叉。

【发病机制】

1. 动物宿主和传染源　汉坦病毒是引起 HFRS 的病原体。主要传染源和储存宿主为携带病毒的鼠科等啮齿动物，在我国流行的Ⅰ型（汉滩病毒）与Ⅱ型（汉城病毒）的传染源和宿主分别以黑线姬鼠（野鼠）和褐家鼠为主。

2. 传播途径　HFRS 的传播可能的途径是动物源性传播（包括通过呼吸道、消化道和伤口 3 种途径）、虫媒传播和垂直传播。其中动物源性传播是主要的传播途径，鼠类感染汉坦病毒多为隐性感染的携带病毒状态，通过其粪便、尿、唾液等及其所形成的气溶胶排出病毒污染环境，人群在野外或鼠密度高的城乡接合部及农村与鼠类的接触中，病毒主要经皮肤黏膜伤口、消化道及呼吸道由鼠传播给人，或直接接触感染动物受到传染，但人—人水平传播的概率很小。带汉坦病毒的孕鼠可将病毒传播给胎鼠，感染汉坦病毒的孕妇也有可能将病毒经胎盘垂直传给胎儿。

3. 致病作用　HFRS 的发病机制很复杂，尚未完全搞清。国内学者根据初步的研究结果提出病毒直接作用学说和Ⅰ、Ⅲ型超敏反应致病学说，此外，还有一些研究者指出汉坦病毒与血管内皮细胞和血小板的损伤有关。

（1）直接作用学说：汉坦病毒对部分实验动物和人体的感染呈泛嗜性，但是靶细胞主要为血管内皮细胞，其次为淋巴细胞、单核巨噬细胞和脑胶质细胞等，靶器官主要为肾脏。目前一般认为病毒直接作用是发病的始动环节，病毒感染后，对毛细血管内皮细胞及免疫细胞有较强的亲嗜性和侵袭力。病毒感染造成病毒血症，以及全身毛细血管和小血管内皮细胞损伤，使血管通透性增加，血管内皮细胞生长因子（VEGF）R2-SRC 通路在病毒所致的内皮细胞通透性增加的过程中也有重要作用。研究还发现汉坦病毒还可损伤血小板并引起细胞凋亡。广泛的毛细血管和小血管损伤引起的出血、血浆渗出和微循环障碍等造成低血压或休克，引起高热、寒战、乏力、全身酸痛、皮肤和黏膜出现出血点或出血斑，重者还可有腔道或各脏器出血，肾脏损害出现血尿、蛋白尿，电解质紊乱。尸检发现，死者脑、肝、肺、脾、淋巴结等许多组织中都可检出其抗原成分，主要位于小血管和毛细血管内皮细胞，也说明该病毒直接侵犯了内皮细胞。

（2）超敏反应学说：机体免疫反应既可清除病毒，也可介导对机体的免疫病理损伤。病程早期血液中 lgE 和组胺水平增高，毛细血管周围有肥大细胞和脱颗粒，提示Ⅰ型超敏反应可能通过血管活性物质的作用，使小血管扩张，渗出增加。另外，在早期患者体内出现高滴度的特异性抗体，以及病毒抗原与抗体形成的大量循环免疫复合物，在血管壁、血小板、肾小球基底膜及肾小管上有免疫复合物沉积，血清补体水平下降；血清中也可检出抗基底膜和抗心肌抗体，这些现象表明Ⅲ型和Ⅱ型超敏反应造成的免疫病理损伤也参与了 HFRS 的致病过程。

（3）体液免疫反应：人对 HFRS 病毒普遍易感。过去认为 HFRS 以显性感染为主，但近年来的监测研究表明，人群感染后仅少数人发病，大部分人呈隐性感染状态。感染后抗体出现早，发热 1～2 天即可检测出 IgM 抗体，第 7～10 天达高峰；第 2～3 天可检测出 IgG 抗体，第 14～20 天达高峰，IgG 抗体在体内可持续存在 30 余年，对同型病毒具有持久免疫力。近年来的研究结果表明，在不同的抗体成分中，对机体起免疫保护作用的主要是由 Gn 和 Gc 糖蛋白刺激产生的中和抗体和血凝抑制抗体，而由 N 蛋白刺激产生的特异性抗体在免疫保护中也起一定作用。

（4）细胞免疫反应：近年研究表明，细胞免疫在对汉坦病毒感染的免疫保护中具有重要作用。特别是当 HFRS 患者的抑制性 T 细胞功能低下时，特异性 $CD8^+$ T 细胞和 NK 细胞功能相对增强，一些细胞因子和炎症介质（如干扰素、肿瘤坏死因子、白细胞介素 2 受体、前列腺素 E2 等）的水平在 HFRS 的不同病期也有明显增高。值得指出的是，上述细胞免疫（包括一些细胞因子）与特异性抗体一样，除参与抗感染免疫，具有抵御和清除病毒的作用以外，也参与超敏反应，也可能是造成本病免疫病理损伤的原因之一。

（5）汉坦病毒与血管内皮细胞的相互作用：HFRS 的主要病理基础为血管内皮屏障功能的破坏、肾脏及肺脏等微小血管非常丰富的脏器的严重损伤、血小板失能等。近年研究证明，β1 和 β3 整合素是致病性汉坦病毒感染的主要受体，并可能参与了血管屏障功能的维持。致病性的汉坦病毒都是以 αvβ3 为受体侵入内皮细胞的。电子显微镜研究显示，感染汉坦病毒数天以后，病毒在内皮细胞表面形成覆盖层。汉坦病毒覆盖在弯曲的 αvβ3 的表面而阻断了 αvβ3 的活性，抑制了其调节内皮细胞通透性的功能。

致病性汉坦病毒还可增强内皮细胞对于 VEGF 介导的通透性的反应性。β3 整合素的胞内域与 VEGF 的受体 VEGFR2 形成功能复合体，αvβ3 通常是通过调节 VEGFR2 的作用而影响内皮细胞的通透性。致病性汉坦病毒在感染后数天可以提高内皮细胞对 VEGF 的敏感性，使其通透性增高 18～23 倍。VEGF 介导的内皮细胞通透性的改变受到内源性和外源性细胞因子的影响，如血管生成素（angiopoietin-1，Ang1）和神经 1-磷酸鞘胺醇（sphingosine-1-phosphate，S1P）都可以调节内皮细胞对于 VEGF 的反应性。S1P 通过与内皮细胞上的 Ang1 受体结合而抑制内皮细胞的渗透性。

（6）汉坦病毒与血小板的相互作用：血小板数量减少和功能缺陷是 HFRS 最常见的病理表现之一。αⅡbβ3 整合素是血小板上分布最丰富的受体。αⅡbβ3 整合素通过其 β3 亚单位与病毒相互作用介导汉坦病毒的感染。致病性汉坦病毒对于 β3 整合素功能的调节可以影响血管内皮细胞和血小板的功能，导致血管通透性增高和血小板的减少。静止期的血小板通过其表面的 β3 整合素与内皮细胞表面覆盖的病毒相连，在内皮细胞表面形成了覆盖层并且改变了与内皮细胞黏附的性质。

HFRS 病后患者可获持久免疫力，一般不发生再次感染发病，但隐性感染产生的免疫力不够持久。

【病理变化】

汉坦病毒虽然具有泛嗜性，但靶细胞主要是血管内皮细胞，靶器官主要是肾脏。本病的基本病变是全身小血管损伤引起的出血性炎症，常伴有实质细胞的灶性坏死，间质内有淋巴细胞和单核巨噬细胞浸润。血栓形成和坏死是本病的特征性病变。

HFRS 属于出血性炎，基本病理变化是全身小血管（包括小动脉、小静脉和毛细血管）内皮细胞肿胀、变性和坏死脱落，管壁肿胀、疏松甚至溶解，严重者

管壁可发生纤维素样坏死和破裂，出血或血栓形成，导致全身皮肤和各脏器广泛充血、出血和水肿，以全身多脏器广泛出血为其特征，可见皮肤黏膜面的瘀点（点状出血）和瘀斑（片状出血），消化道黏膜、浆膜和心、肺、肾、肝、脑、肾上腺、下丘脑和垂体等处广泛出血，此外出血病灶也可见于胸腹部皮肤、眼睑结膜、软腭、舌面黏膜、硬脑膜和蛛网膜下腔等处。有时浆膜腔内也可见多少不等的血性液体。

HFRS 的主要病变在肾脏，表现为肾小球内毛细血管充血出血，肾小管上皮肿胀、挤压、变性以致坏死，肾髓质高度充血、出血呈暗红色，而肾皮质贫血呈苍白色，在皮髓质交界处对比尤为显著（图 8-8-1）。肾间质水肿伴炎细胞浸润，亦可见大量红细胞及组织坏死（图 8-8-2）。

心脏病变以右心房和右心耳心内膜下大片出血为特征，具有病理诊断意义。心肌细胞之间见大量红细胞，有时伴有心肌细胞的断裂。

患者支气管黏膜、肺膜表面和肺实质亦常发生出血性病变，胸腔积液中亦可见红细胞。肺部病变更显著，可见严重肺水肿、血管内血栓形成、间质性肺炎伴不同程度的充血及炎细胞浸润（图 8-8-3）。

垂体以前叶病变为重，表现为充血、出血和坏死。肾上腺被膜下及间质内亦可出血（图 8-8-4）。

【临床表现】

HFRS 潜伏期一般为 2 周，起病急，发展快。典型病例具有三大主症，即发热、出血和肾脏损害。临床经过分为发热期、低血压休克期、少尿期、多尿期和恢复期。根据发热、中毒症状、出血、休克和肾功能损害程度分为轻型、中型、重型、危重型和非典型 5 个类型。

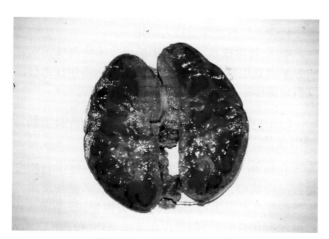

图8-8-1　肾综合征出血热

肾脏切面，肾髓质高度充血、出血呈暗红色，而肾皮质相对贫血而苍白，在皮髓质交界处对比尤为显著

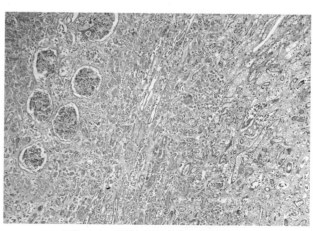

图8-8-2　肾综合征出血热累及肾脏

低倍镜下可见肾小球无明显改变，肾小管上皮变性坏死，间质显著充血出血

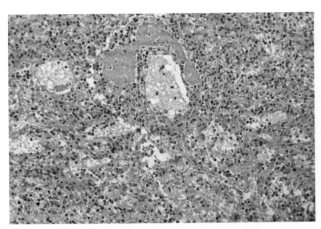

图8-8-3　肾综合征出血热累及肺部
肺组织显著充血出血

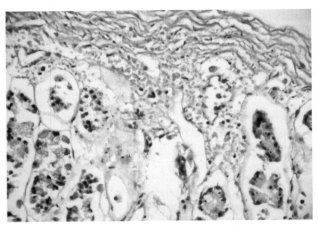

图8-8-4　肾综合征出血热累及肾上腺
肾上腺被膜下及间质内可见出血现象

1. **发热期**　患者主要表现为发热、全身中毒症状、毛细血管损伤和肾脏损害。患者畏寒、发热，常在 39～40℃，多为弛张热型，一般体温越高、热程越长，则病程越长。毛细血管损伤可致皮肤黏膜出血，面颊、颈部及上胸部充血潮红（三红）、出血，眼结膜、软腭和咽部充血出血，少数患者有鼻出血、咯血、血尿或黑便。全身中毒症状表现为全身酸痛，头痛、腰痛和眼眶痛（三痛）。多数患者还可出现胃肠道中毒症状，表现为食欲减退、恶心、呕吐或腹痛、腹泻。肾损害表现为蛋白尿和管型尿。

2. **低血压休克期**　多数患者在发热末期或热退时血压下降，进入低血压休克期，患者脸色苍白，四肢厥冷，脉搏细弱，尿量减少。当大脑供血不足时可引起烦躁、谵妄、神志恍惚等。

3. **少尿期**　进入少尿期时，24 小时尿量 < 400ml 为少尿，< 50ml 为无尿。主要表现为尿毒症、酸中毒和水电解质紊乱，严重者可出现高血容量综合征和肺水肿。一些患者出血现象更为显著，皮肤可见大片瘀斑，并可发生腔道大出血，如咯血、呕血、便血、鼻出血等。

4. **多尿期**　一般出现在病程第 9～14 天，此时肾小管重吸收功能尚未完善，加上尿素氮等潴留物质的高渗性利尿作用，使尿量明显逐渐增加，每天可多达数千毫升，氮质血症随之改善，食欲好转。由于尿量大增，需注意补充水和电解质。

5. **恢复期**　经过多尿期后，尿量逐渐恢复正常，精神、食欲也恢复正常。但需经 1～3 个月体力才能完全恢复。少数患者可遗留高血压、肾功能障碍、心肌劳损、垂体功能减退等症状。

该病多因休克、急性肾衰竭所致尿毒症、心功能不全、肺水肿、大出血等死亡。

【诊断与鉴别诊断】

HFRS 作为一种急性危重传染病，快速早期诊断对于提高 HFRS 的救治成功率无疑非常重要。一般依据临床特点和实验室检查、结合流行病学资料，在排除其他疾病的基础上进行综合性诊断，对典型病例诊断并不困难，但在非疫区、非流行季节，对非典型病例确诊较难，必须经特异性血清学诊断方法确诊。

1. **病理学检查**　对于流行季节和流行地区发热患者内脏活检或尸检组织的病理学检查，若发现广泛的充血出血性改变，以及血管壁纤维素样坏死、血栓形成等病变，应考虑汉坦病毒感染的可能，并利用病变组织进行病因学检查。

2. **病毒分离**　患者急性期血液、尸检组织或感染动物的肺、肾等组织均可用于病毒分离，阳性结果有助于确定病因。

3. **血清学检查**　包括检测特异性 IgM 抗体、IgG 抗体及血凝抑制抗体等，可选用间接免疫荧光法（IFAT）和 ELISA 等技术，近年免疫荧光法、基于胶体金的免疫层析法等也投入使用。

4. **生物学技术**　用 PCR 扩增技术检测汉坦病毒的 S 基因重组质粒，或用流式细胞术和芯片技术检测汉坦病毒核酸，亦可用于科研和病因诊断。

（二）克里米亚 - 刚果出血热病毒感染与新疆出血热

1944 年从克里米亚半岛的军人和农民中首次分离到一种病毒，1969 年证实了在克里米亚和刚果发生的病毒性出血热均与该病毒密切相关，于是将该病毒命名为克里米亚 - 刚果出血热病毒（Crimean Congo hemorrhagic fever virus, CCHFV）。克里米亚 - 刚果出血热（CCHF）是一种自然疫源性传染性人兽共患性疾病，由硬蜱传播，主要分布于有硬蜱活动的荒漠和牧场，多见于欧、亚、非三大洲。临床上以发热、头痛、出血、低血压休克等为特征，病死率很高。1965年在我国新疆塔里木地区发生了一种急性发热伴严重出血的急性传染病，在患者的血液，尸体的肝、脾、肾、淋巴结，以及在疫区捕获的硬蜱中分离到的一种与CCFHV相同的病毒，称为新疆出血热病毒，因而该病在我国称为新疆出血热（XHF），实际是克里米亚-刚果出血热在我国新疆流行的表现。

【生物学特性】

CCHFV属于布尼亚病毒科内罗病毒属（Nairovirus）的克里米亚-刚果出血热病毒组。

1. 形态结构 CCHFV颗粒呈球形，直径90～120nm，有包膜，表面有刺突。基因组为单股负链RNA，分为大（L）、中（M）、小（S）三个片段，分别编码病毒RNA多聚酶、包膜糖蛋白和核衣壳蛋白。

2. 培养特性 CCHFV最易感的动物是1～4日龄的乳鼠，可用于病毒分离和传代。接种途径一般采用脑内接种。急性期患者血液标本分离病毒阳性率为95.7%。我国学者用细胞学技术分离CCHFV已获得成功。

3. 抗原性 CCHFV的地理分布广泛，跨越欧洲、亚洲、非洲，但经用各种免疫学试验方法进行比较研究，均没有发现本病毒在抗原性上有差异。

【发病机制】

1. 传染源和传播媒介 CCHFV以牛、羊、马、骆驼等家畜及野兔、刺猬和狐狸等野生动物为储存宿主，上述动物和急性期患者都是传染源。CCHFV以吸血节肢动物硬蜱为主要媒介，病毒在蜱体内可经卵传递。

2. 传播途径 蜱主要存在于胡杨树下的树枝落叶内，通过叮咬传播给人和动物。人群普遍易感，人群的感染通常是被带毒蜱叮咬所致，病毒自硬蜱唾液腺注入人体引起疾病。与发热期患者血液及其分泌物、排泄物密切接触也可被感染。由于患者可将病毒直接传播给人，故需特别注意可能发生的家庭、病房及实验室的感染问题。此外，接触带病毒的羊血、感染动物内脏和皮毛，也可能发生感染。急性期患者的血液也可通过皮肤伤口感染人。摄入被病毒污染的食物也可感染本病。感染者以青壮年为多。

3. 致病作用 CCHFV感染的致病作用可能与以下机制有关：①直接损伤靶细胞，其靶细胞为血管内皮细胞、单核巨噬细胞和肝细胞。病毒糖蛋白可以识别易感细胞表面受体，然后病毒附着在受体上，通过细胞内吞噬作用进入细胞，在细胞质内复制。病毒侵入靶细胞并在其中增殖，可损伤靶细胞。②免疫反应，研究发现，部分死亡病例中可以观察到循环免疫复合物的存在和补体水平下降现象，免疫复合物可激活补体，导致毛细血管内皮的损伤和肾、肺功能衰竭的发生。内皮细胞损伤可致毛细血管脆变，引起特征性皮疹。③凝血机制异常，血管内和淋巴器官中淋巴细胞大量坏死，肿瘤坏死因子（TNF-α）等炎性介质的产生及凝血功能紊乱导致弥散性血管内凝血（DIC）。④血小板减少，血小板减少性贫血是CCHFV感染的共同特征。死亡病例早期常常出现血小板数量急剧降低，也加重凝血功能异常。临床病理学观察发现在死亡病例中出现血小板减少和氨基转移酶显著升高，而非死亡病例中这些变化比较轻微。

【病理变化】

本病的基本病理变化是全身毛细血管扩张、充血、通透性及脆性增加，导致皮肤、黏膜、体腔浆膜及全身各脏器组织不同程度地充血、出血，胃肠道黏膜弥漫性出血。

实质性器官肝、肾、肾上腺、脑垂体等有不同程度的变性、坏死，可能是由病毒直接导致细胞病变的结果，但坏死区没有明显炎症反应。毛细血管通透性的增加使体腔内出现蛋白性积液，在腹膜后呈胶冻样。肺组织亦可充血水肿。

【临床表现】

克里米亚-刚果出血热的发生有明显的季节性，每年4～5月为流行高峰，与蜱在自然界的消长情况及牧区活动的繁忙季节相符合。

人被带毒蜱叮咬而感染。潜伏期5～7天，起病急骤，有发热、头痛、困倦乏力、呕吐等症状。患者早期面部、颈及上胸部皮肤充血、潮红，继而在口腔黏膜及其他部位皮肤出现出血点，在胸、背、腋下、面部、颈部及四肢有瘀点和瘀斑，在腋下多呈条索状排列；出血点上身多，下身少，眼、软腭及齿龈也有瘀点，注射部位可见血肿及瘀斑，眼球结膜有水肿。严重患者有鼻出血、呕血、血尿、蛋白尿甚至休克等。患者可因DIC、严重贫血、严重脱水、长期腹泻、大量渗出性出血、肺水肿和胸腔积液、多发性器官衰竭（包括脑、肝、肾衰竭和心肺功能不全）等导致死亡。心肌梗死、血液循环紊乱和脑水肿可引发心脏停搏，造成死亡，常常发生在疾病发作后6～8天内。

病后第6天血清中可出现中和抗体，第14天达高峰，并可维持5年以上；补体结合抗体至第2周才出现，且上升缓慢，滴度也低。病后免疫力持久。

【诊断与鉴别诊断】

诊断主要依靠病理学检查、流行病学资料、临床表现和实验室检查综合判断。

1. 病理学检查 在病变组织中发现广泛的充血出血性改变，结合流行病学资料，可提供病因诊断线索。

2. 实验室检查 很多血清学试验可检测 CCHFV 特异性抗体，双份血清抗体效价递增 4 倍以上者有诊断意义。RT-PCR 和含 EB 的琼脂糖凝胶电泳与间接免疫荧光法相结合，结果会更为可靠、准确；常规检查血常规白细胞和血小板数减少，分类中淋巴细胞增多，有异常淋巴细胞。尿有蛋白，粪便隐血试验大多呈阳性，出血、凝血时间延长，血块收缩不良等，仅提示有出血性疾患。取早期患者血液可分离到病毒。

本病应与肾综合征出血热（流行性出血热）鉴别，肾综合征出血热有一定流行地区，临床上有明显的肾脏损害，血清学试验可以区别。

我国已成功研制新疆出血热的疫苗，是采用感染鼠脑精制而成，在牧区试用的初步结果表明其安全有效。

（三）新型布尼亚病毒感染与发热伴血小板减少综合征

2007 年以来，我国江苏、河南、湖北、山东、辽宁、安徽等省相继发现并报告一些以发热伴血小板减少为主要表现的感染性疾病病例，其中少数重症患者因多脏器损害，救治无效死亡。2010 年 5 月，中国疾病预防控制中心在湖北、河南两省的部分地区启动了该病的监测工作。经对患者血液中分离到的病毒进行鉴定、全基因组基因序列分析、急性期和恢复期双份血清抗体中和试验等实验室检测，发现两省报告的大部分病例标本中存在一种属于布尼亚病毒科的新病毒感染，并将该病命名为发热伴血小板减少综合征（severe fever with thrombocytopenia syndrome，SFTS），将该病病原体命名为发热伴血小板减少综合征病毒（SFTSV），俗称蜱虫病。2009 年 6 月至 2010 年 9 月间我国确诊 171 例，死亡 21 例。到 2014 年，中国已有 11 个省份报告约 2500 例 SFTS，平均病死率为 7.3%。2012 年，日本和韩国也曾报告发现该疾病。2022 年 5 ～ 6 月我国河南信阳报告有 5 例因本病死亡。SFTS 已造成严重的公共健康威胁。该病毒可通过基因突变、重组和在蜱媒介及脊椎动物宿主内进行同源性重组而快速进化。

【生物学性状】

这种新发现的病毒属于布尼亚病毒科白蛉病毒属（*Phlebovirus*），病毒颗粒呈球形，直径 80 ～ 100nm，外有脂质包膜，表面有棘突。基因组包括三个单股负链 RNA 片段（L、M 和 S），L 片段全长 6368 个核苷酸，包含单一读码框架编码 RNA 依赖的 RNA 聚合酶；M 片段全长 3378 个核苷酸，含有单一的读码框架，编码 1073 个氨基酸的糖蛋白前体；S 片段是一个双义 RNA。基因组以双向的方式编码病毒核蛋白和非结构蛋白。病毒基因组末端序列高度保守，可形成锅柄状结构。

【发病机制】

1. 易感人群与传播媒介 人群普遍易感，在丘陵、山地、森林等地区生活、生产的居民、劳动者及赴该类地区户外活动的旅游者感染风险较高。目前，已从病例发现地区的蜱中分离到该病毒。部分病例发病前有明确的蜱叮咬史。尚未发现人传人的证据。急性期患者血液有传染性，直接接触患者的尸体、血液或血性分泌物可招致感染。

2. 致病作用 目前尚未阐明。据报道，患者血清中白细胞介素 -6（IL-6）、IL-10、干扰素（IFN-γ）、纤维蛋白原、粒细胞 - 巨噬细胞集落刺激因子（GM-CSF）、磷脂酶 A2、铁调素等水平明显高于健康人群，死亡病例明显高于生存者，而且死亡病例中 IL-8、单核细胞趋化蛋白 -1（MCP-1）和巨噬细胞炎症蛋白 1β（MIP-1β）也明显升高。这些结果提示疾病过程中可能存在免疫介导的炎症反应，或者有细胞因子风暴参与。病毒载量与病情严重程度有关，但病毒的靶细胞及其作用机制亦不清楚，可能与血管内皮损伤及凝血机制障碍有关。

【病理变化】

本病主要发生出血性改变，可见皮肤瘀斑、消化道出血、肺出血等，出血与血小板减少、血管通透性增加有关。

本病为蜱叮咬所致，皮肤上可能遗留叮咬后的皮肤反应，如局部红肿、结痂等，镜检可见局灶性充血、水肿及炎细胞渗出。患者浅表淋巴结肿大，可能为病毒经淋巴管入侵所致，镜下可见淋巴结充血。少数患者可见肺水肿、出血，为间质性肺炎的表现。

实验研究发现，小鼠肝、肾、脾脏可发生显著病变。早期脾脏红髓区域淋巴细胞显著减少。然后肝脏发生散在性气球样变性和坏死，肾脏中肾小球内细胞增生。在恒河猴感染模型中，可在肝、肾、脾中检出病毒。

【临床表现】

本病多发于春、夏季，高峰在 5 ～ 7 月，不同地区略有差异。患者 97% 为农民，中老年居多（50 岁以上者占 75%），女性多于男性。潜伏期尚不十分明确。可能为 7 ～ 14 天。急性起病，主要临床表现为发热和出血。发热时体温多在 38℃ 以上，重者持续高热，可达40℃以上，部分病例热程可长达10天以上，伴乏力、恶心、呕吐、食欲下降等，部分病例有头痛、肌肉酸痛、腹泻等。体检常见颈部及腹股沟等浅表淋巴结肿大伴压痛、上腹部压痛及相对缓脉、意识障碍。出血为本病又一显著特点，体检可见皮肤瘀斑、消化道出血、肺出血等。少数病例病情危重，可因休克、呼吸衰竭、DIC等多器官功能衰竭死亡。病死率为10%～30%。个别病例可并发感染性坏死性筋膜炎。

绝大多数患者预后良好，但既往有基础疾病、老年患者、出现精神神经症状、出血倾向明显、低钠血症等提示病情重，预后较差。

【诊断与鉴别诊断】

依据流行病学史（流行季节在丘陵、林区、山地等地工作、生活或旅游史等或发病前2周内有被蜱叮咬史）、临床表现和实验室检测结果进行诊断。

1. 实验室检查 ①血常规检查。外周血白细胞计数减少，多为（1.0～3.0）×10⁹/L，重症可降至1.0×10⁹/L以下，中性粒细胞比例、淋巴细胞比例多正常；血小板计数减少，多为（30～60）×10⁹/L，重症者可低于30×10⁹/L。白蛋白与球蛋白比值下降等。②尿常规检查，半数以上病例出现蛋白尿（＋～＋＋＋），少数病例出现尿隐血或血尿。③生化检查，可出现不同程度的丙氨酸转氨酶（ALT）、天冬氨酸转氨酶（AST）、乳酸脱氢酶（LDH）、肌酸激酶（CK）等升高，常有低钠血症。④病原学检查，包括血清新型布尼亚病毒核酸检测，血清中分离新型布尼亚病毒。⑤血清学检查，疑似患者可用ELISA、IFA、中和试验等方法检测血清特异性IgG抗体。若新型布尼亚病毒IgG抗体转阳，或恢复期抗体滴度较急性期增高4倍以上，可认为是新近感染。如有条件，可做SFTS布尼亚病毒核酸检测或病毒分离。

2. 诊断标准 疑似病例：具有上述流行病学史、发热等临床表现且外周血血小板和白细胞降低者。确诊病例为疑似病例具备下列之一者：①病例标本新型布尼亚病毒核酸检测阳性；②病例标本检测新型布尼亚病毒IgG抗体阳转或恢复期滴度较急性期增高4倍以上者；③病例标本分离到新型布尼亚病毒。

本病应当与人粒细胞无形体病、肾综合征出血热、登革热、败血症、伤寒、血小板减少性紫癜等疾病相鉴别。

（四）淮阳山病毒感染与淮阳山出血热

2009年4～7月和2010年有多名淮阳山地区（桐柏山、大别山和张八岭的总称，位于河南、湖北和安徽省交界处）的农民出现不明原因出血热样症状，研究者通过大量研究，包括全基因组测序分析，发现该病毒是布尼亚病毒科家族的新成员，命名为淮阳山病毒，相关疾病称为淮阳山出血热。

【生物学性状】

淮阳山病毒为负义RNA病毒，包含11 492个核苷酸，具有布尼亚病毒科的基因结构特点，由3个独立的基因片段组成，分别为S片段（1746个核苷酸）、M片段（3378个核苷酸）和L片段（6368个核苷酸）。系统发生分析表明，病毒全L片段间有很高的同源性（核苷酸的同源性为95.95%，氨基酸的同源性为99.14%），但均不同于已知的其他布尼亚病毒。其中与乌库涅米（Uukuniemi）病毒有最高的同源性（核苷酸同源性为38.83%，氨基酸同源性为28.57%），与白蛉属其他病毒的核苷酸同源性高达32.47%，氨基酸同源性高达39.57%，用部分S和L片段核苷酸序列构建的系统发生树表明，该病毒为布尼亚病毒科一个独立的分支。用全S和M片段核苷酸序列构建的系统发生树与用全L片段核苷酸序列构建的发生树有相似的拓扑结构。

【致病作用】

1. 易感人群和传播媒介 张永振等对33例确诊患者的资料进行分析，发现患者均为居住在淮阳山区的农民，从事放牧、采茶等农业活动，可能接触到蜱（确诊病例自诉被蜱叮咬，且在入院就诊时发现蜱），而4～7月正是淮阳山地区蜱密度最高时期。发病高峰在5月下旬，其他时间无患者。患者发病前均健康，年龄37～78岁（平均55岁），无性别差异。传播媒介为牛、羊和犬的体表寄生成虫蜱，经RT-PCR检测，从上述4个地区采集的蜱体内均检测到淮阳山病毒的RNA核酸序列。病毒RNA阳性蜱均为长角血蜱。从蜱和人样本中扩增到的病毒序列高度相似，提示蜱在疾病传播中起重要作用。

2. 发病机制 所有患者均出现肝氨基转移酶升高，提示肝脏可能是病毒感染的首选靶器官。大部分患者出现乳酸脱氢酶和肌酸激酶升高，部分患者出现肾功能损害。这些结果提示病毒感染可累及全身多脏器，从大部分患者的咽、尿和粪便标本中检测到病毒RNA，也说明病毒嗜性广泛，可损伤多种组织器官。其损伤人体组织的具体机制可能是病毒的直接损伤，抑或通过免疫反应所致，有待进一步阐明。患者血小板减少是出血的病理基础，但其机制也有待探讨。

【病理变化】

淮阳山病毒感染后可出现发热、出血，以及心、肝、肾、胰腺等多脏器与神经系统损害等症状。其主要病变亦为出血性，可见于皮肤、黏膜、心、肝、肾等器官，肝脏损害可能比较严重。目前尚无系统的人体病理学资料。

【临床表现】

淮阳山病毒感染机体后主要引起高热、寒战、乏力、恶心、呕吐和腹泻等非特异性感染症状和体征。有的患者出现眼眶痛、腰痛或肾区叩击痛、肌肉痛或关节痛。虽然多数患者尿隐血阳性，但只有少数患者出现明显出血症状，如皮肤黏膜瘀点瘀斑、阴道出血、牙龈出血等。

在张永振报告的一组病例中，病死率为15%，主要死于出血和多器官功能衰竭。5例患者（年龄50～78岁，平均62岁）在入院3小时到4天后死亡，其中脑出血1例，另4例死于多器官衰竭。死前心、肝及肾功能检查均有异常，提示这些器官受损。存活患者住院治疗1～21天（平均10.5天）后预后良好。

【诊断与鉴别诊断】

在流行地区发现发热伴出血症状的患者，应进行流行病学调查（如蜱咬的证据和痕迹）和血清学检查，注意鉴别和排除其他类似疾病，力求确诊。此类病例尚未见病理检查的报告，主要参照实验室检查。检测出患者血液、咽拭子、尿液或粪便中的病毒RNA即可确诊。

实验室检查结果与其他出血热病毒感染类似，常见血白细胞计数减少、血小板计数减少、凝血时间延长、活化部分凝血酶原时间延长、乳酸脱氢酶升高、肌酸激酶升高，以及血尿素氮升高。大部分患者有肝天冬氨酸转氨酶和丙氨酸转氨酶等升高，显著升高者预后不好。尿液检查可见显著血尿和显著蛋白尿。

淮阳山出血热类似其他病毒性出血热，也与人粒细胞无形体病或埃立克体病相似，鉴别的关键是检测和鉴定病毒成分。

（五）裂谷热病毒感染与裂谷热

裂谷热（Rift valley fever，RVF 也称立夫特谷热）是由裂谷热病毒（Rift valley fever virus，RVFV，也称立夫特谷热病毒）引起的由节肢动物传播的急性传染病，人兽共患。RVFV可感染多种脊椎动物，导致牲畜死亡和流产。1931年首次在肯尼亚证实了该病的存在，并分离到病毒。该病主要流行于非洲，亚洲中东地区也有报道，目前已有30多个国家发现该病。我国2016年7月已在北京发现首例输入性裂谷热病例，为在安哥拉务工的河南人，发病后回国治疗。鉴于当今国际人员和货物流动频繁，输入性感染风险增大。为防止裂谷热输入，我国海关已加强国境卫生检疫，卫生部门也制定了相关防控措施。

【生物学性状】

RVFV 为 RNA 病毒，属于布尼亚病毒科白蛉病毒属。病毒直径为 90～110nm，球形，有包膜。基因组为分节段的单股 RNA，分为 L、M、S 三个片段，长度分别为 6.4kb、1.7kb 和 3.9kb，其中 L 和 M 片段为负链 RNA，S 片段为双义 RNA。L 片段编码 RNA 依赖的 RNA 聚合酶，M 片段可编码至少 4 种产物：糖蛋白 Gn、Gc、NSm（14kDa），以及一种 NSm 与 Gn 的融合蛋白（78kDa），S 片段编码病毒核蛋白和 NSs（31kDa）。

【致病作用】

1. 传染源和传播途径　多种家畜如绵羊、山羊、牛、水牛、骆驼等可感染裂谷热病毒，为主要传染源。人对 RVFV 普遍易感，多为隐性感染，病后可产生持续免疫力。人感染裂谷热主要是通过直接接触感染动物的组织、血液、分泌物和排泄物或食用未煮熟的肉、奶等引起；或者通过伊蚊、库蚊、按蚊和其他很多蚊种叮咬而传播，但以伊蚊为主；因气溶胶导致的实验室感染也有报道，但很少见，尚未有人—人传播的报道。

2. 易感人群　任何年龄均可感染发病，但儿童发病较少，男性多于女性。动物养殖和屠宰人员、兽医等为高危人群。本病一年四季均可流行，季节分布主要与媒介的活动有关。

3. 发病机制　尚未完全阐明。病毒进入机体后，首先在侵入的局部组织中复制，通过淋巴系统转移至局部淋巴结进一步复制；继而进入血液循环形成病毒血症，一般持续 4～7 天，出现发热等感染中毒症状，并可引起多脏器局灶性感染，以肝脏受累为著。动物实验证明，各器官病变部位和病毒复制部位一致，病毒对细胞的损伤可能为溶解效应所致。此外还可能与免疫损伤有关。

严重的病毒血症和来自肝脏等组织的广泛坏死导致促凝物质释放，终末毛细血管内皮细胞受损，纤维素沉着，纤维降解产物增加，促进血小板聚集、消耗，引起 DIC，可能加重出血。

【病理变化】

裂谷热的主要病变是广泛性出血，可见皮肤和内脏器官表面浆膜广泛出血，胃肠道黏膜出血，肝脏和脑组织也可出血。冠状静脉和深部静脉也可有血栓形成。

肝脏是主要靶器官，肝中度肿大，有广泛出血。镜下可见肝细胞灶性坏死，可相互融合，形成大片坏死。坏死多见于肝小叶中间带（中心性坏死），肝细胞亦可见嗜酸性变，核内嗜酸性包涵体；肝组织中可分离出病毒，用电镜可直接观察到，用免疫荧光技术也可检测出病毒抗原。肝脏大范围坏死可致肝功能衰竭，皮肤黏膜出血、黄疸、无尿和休克亦与肝坏死有关。

其他器官病变：①脾脏充血肿大，包膜下出血，滤泡中淋巴细胞减少；②肾皮质可见充血和点状出血，肾实质可见出血，肾小球毛细血管和近曲小管内可出现纤维素沉着，肾小管病变更显著，尿中出现红细胞、白细胞、管型、少尿甚至肾衰竭；③肾上腺肿大、皮质点状出血；④脑组织和脑膜呈灶性细胞变性与炎细胞浸润，有的患者可有脑膜炎体征和局部运动系统症状，脑组织可发生轻度脑炎；⑤可能并发视网膜黄斑，眼底可出血、渗出或发生黄斑水肿，患者可出现视物模糊或视力减退。

【临床表现】

裂谷热潜伏期为 2～6 天。人感染裂谷热病毒后多无症状，少数可有发热、头痛、视网膜炎、出血等表现。临床特点为突然发热、畏寒、乏力、头痛、肌肉关节疼痛、颈项强直、畏光、食欲缺乏和呕吐等症状，发热可持续数天，常为双相热。病程 4～7 天后体温恢复正常，症状改善，常在 2 周内完全恢复。重症病例可表现为多脏器受累。

1. **视网膜炎** 多发生在病程 1～3 周。表现为视物模糊或视力下降，有时产生盲点。严重时发生视网膜脱落。视力障碍可持续 10～12 周，当损伤发生在黄斑或有严重出血和视网膜脱落，约 50% 的患者可导致单只眼或双眼永久性失明。

2. **出血综合征** 病程 2～4 天后出现，表现为皮肤黏膜黄染、斑疹、紫癜、瘀斑和广泛的皮下出血，穿刺部位出血、咯血、鼻出血、牙龈出血、月经增加、黑便、肝脾大。重症病例往往死于出血、休克及肝、肾衰竭。

3. **脑膜脑炎** 可单独出现，也可和出血综合征同时出现。病程中突然发生脑炎症状，如剧烈头痛、记忆丧失、颈项强直、眩晕、精神异常、定向障碍、遗忘、假性脑膜炎、幻觉、多涎、舞蹈样运动、抽搐、偏瘫、昏睡、去大脑强直、昏迷甚至死亡。存活病例可有后遗症（如偏瘫）。

【诊断与鉴别诊断】

诊断本病通常需要依据流行病学资料，如生活在裂谷热流行地区或到疫区旅行，有患病动物接触史或蚊虫叮咬史。结合上述临床表现及实验室检查结果进行诊断。

1. **实验室检查** 可采用病毒分离、分子生物学技术及血清学试验进行病因诊断。下述检测结果可作为诊断依据：①病毒抗原阳性；②血清特异性 IgM 抗体阳性；③恢复期血清特异性 IgG 抗体滴度比急性期增高 4 倍以上；④从患者标本中检出 RVFV RNA；⑤从患者标本中分离到 RVFV。

2. **诊断标准** 仅有流行病学史和临床表现为疑似病例；疑似或临床诊断基础上具备诊断依据中实验室检查任一项者，可以确诊。

3. **鉴别诊断** 需要与流行性感冒、乙脑、病毒性肝炎、布鲁氏菌病、Q 热、其他各种病毒性出血热等鉴别。上述病因诊断结果为有力证据。

三、丝状病毒科病毒感染

丝状病毒科分为马尔堡病毒属和埃博拉病毒属，分别引起马尔堡出血热（MHF）和埃博拉出血热（EHF），主要见于非洲地区。这两种病毒均具有极高的传染性，由于其特有的生物学性质和致病力，这类病毒有可能作为生物战剂使用，WHO 也将其列为潜在的生物战剂之一，应该引起人们的警惕。

丝状病毒科为单股负链不分节段的 RNA 病毒，具有多形性，多为长丝状，直径约 80nm，长度一般为 300～1500nm，但也有长达 14 000nm 者。病毒含螺旋对称核衣壳，有包膜。丝状病毒具有嗜细胞性，主要是内皮细胞、成纤维细胞和间质组织细胞，尤其是肝实质细胞。病毒在全身各组织器官中分布，肝、肾、脾、肺中含量最高。病理变化因毒株不同而有很大差异。两种病毒的感染均可引起出血热，临床症状很相似，传播媒介和自然宿主尚不明确。

（一）埃博拉病毒感染与埃博拉出血热

埃博拉出血热（Ebola hemorrhagic fever，EHF）是由埃博拉病毒（Ebola virus，EBOV）引起的一种急性出血性传染病，传染性强，病死率高。人主要通过接触患者或感染动物的体液、排泄物、分泌物等而感染，临床表现主要为高热、广泛出血、全身疼痛、多脏器损害和休克。EHF 的病死率高，可达 50%～90%。本病首次发现于 1976 年，并以流行区非洲刚果民主共和国的埃博拉河命名。此病已在非洲一些国家流行，严重危害疫区人群健康。据 WHO 通报，2018 年 8 月 1 日至 2019 年 12 月 10 日，刚果民主共和国第 10 轮埃博拉出血热疫情共报告埃博拉出血热 3340 例，其中死亡 2210 例，病死率为 66.2%。近年中国已发现输入性病例，值得警惕。

【生物学性状】

EBOV 属丝状病毒科，为不分节段的单负链 RNA

病毒，基因组长约 12.7kb。病毒呈长丝状体，可呈杆状、丝状、"L"形等多种形态。病毒颗粒长度差异很大，300～1400nm，平均 1000nm，直径 70～90nm。病毒有类脂质包膜，包膜表面有呈刷状排列的突起，主要由病毒糖蛋白组成。衣壳为螺旋对称。EBOV 编码 7 个结构蛋白（核蛋白，VP35，VP40，糖蛋白 GP，VP30，VP24，L 蛋白）和 1 个非结构蛋白，其中 GP 基因对 EBOV 复制具有独特的编码和转录功能。它的复制过程需要 4 种结构蛋白（核蛋白、VP35、VP30 和 L 蛋白）的参与。EBOV 可在人、猴、豚鼠等哺乳类动物细胞中增殖，病毒接种后，6～7 小时出现细胞病变，表现为细胞圆化、皱缩，细胞质内可见纤维状或颗粒状结构的包涵体。给猕猴接种 EBOV 后可产生与人类疾病相似的症状体征并引起死亡。不同血清型的 EBOV 的致病性有很大的差异。

EBOV 包括 5 种亚型：①扎伊尔型，对人致病性最强，曾引起多次暴发流行，人感染后病死率高达88%；②苏丹型，致病性仅次于扎伊尔型，也曾引起多次暴发流行，病死率约 50%；③本迪布焦型，致病性次于苏丹型，曾引起 2 次暴发流行；④塔伊森林型，也称科特迪瓦型，对黑猩猩致病性较强，对人致病性较弱；⑤莱斯顿型，至今未见感染人类的报道。不同亚型病毒糖蛋白的基因组核苷酸构成差异较大（同源性为 34%～43%），但同一亚型的病毒基因组相对稳定，遗传特性很少发生变化。

【发病机制】

1. 传染源和传播途径　感染 EBOV 的人和非人灵长类动物均可为本病传染源，主要通过与病毒携带者的血液、体液及其污染物接触等多种途径传播。

患者自急性期至死亡前血液中均可维持很高的病毒含量，医护人员在治疗、护理患者时，或处理患者尸体过程中接触患者（包括其排泄物、血液等）可感染病毒，患者的转诊还可造成医院之间的病毒传播。医院内传播是导致 EHF 暴发流行的重要因素，需要注意防护。

该病毒也可能通过气溶胶即飞沫传播，吸入感染性的分泌物、排泄物等也可造成感染，但尚无人与人之间直接经呼吸道传播的证据。未经消毒的注射器和针头也曾是该病的重要传播途径，现已受到控制。患者精液中可检测到病毒，故存在性传播的可能性。

2. 人群易感性　人类对 EBOV 普遍易感。发病主要集中在成年人，主要是因为成年人与患者接触机会多。不同性别间未发现发病差异。

3. 发病机制　EBOV 是一种泛嗜性病毒，可侵犯各系统器官。病毒通过皮肤黏膜进入机体后，可能首先进入局部淋巴结并感染单核巨噬细胞，然后随感染的单核巨噬细胞转移到其他组织。当病毒释放到淋巴或血液中，形成病毒血症，引起肝脏、脾脏及全身固定的或移动的巨噬细胞感染。病毒主要在肝内增殖，也可在血管内皮细胞、单核巨噬细胞及肾上腺皮质细胞内增殖，导致血管内皮损伤、组织细胞溶解、器官细胞坏死。从单核巨噬细胞释放的病毒可以感染相邻的细胞，包括肝细胞、肾上腺上皮细胞和成纤维细胞等。感染的单核巨噬细胞同时被激活，释放大量的细胞因子和趋化因子，包括肿瘤坏死因子（TNF-α）等物质。这些细胞活性物质可损伤血管内皮细胞、增加血管内皮细胞的通透性、诱导表达内皮细胞表面黏附分子和促凝因子，以及组织破坏后血管壁胶原暴露、释放组织因子等，最终导致 DIC、出血、皮疹，甚至休克。在感染晚期可发生脾脏、胸腺和淋巴结等组织器官的大量淋巴细胞凋亡。

EBOV 通过胞吞作用侵入人类血管内皮细胞之后，可以抑制 MHC-I 蛋白的基因表达，抑制 IFN-γ 和 IFN 靶基因的诱导，从而导致免疫抑制。有研究发现引起该病致命性出血的因素是一种 EBOV 产生的糖蛋白，其主要攻击和毁坏血管内皮细胞，引起血管渗漏而导致出血。有效的炎症应答以能检出 IL-1、IL-6 和肿瘤坏死因子（TNF）等细胞因子为特征，无症状感染者血中出现这些细胞因子，说明内皮细胞活化是对感染应答所激发的天然免疫应答的良好标志，对保护血管内皮的完整和活化相应的免疫系统具有良好作用。恰当的相应免疫应答对清除 EBOV 感染具有重要意义，EHF 存活病例与致死患者的不同点在于存活者具有调节良好的体液与细胞免疫应答，表现为 IgM 和 IgG 特异抗体的早期出现，当从血液清除病毒抗原时，继而激活细胞毒性 T 细胞持续对病毒核蛋白应答，而死亡者则与体液应答损害、T 细胞早期活化、不能控制病毒复制，随之引起明显的血管内皮凋亡有关。在死亡病例，血清常见有 IFN-γ、IL-2、IL-10、TNF 和 IFN-α 等细胞因子增高，反之，无症状感染者血清中则从未检出 IFN-α、IL-12，以及 T 细胞衍生的 IL-2、IL-4、IL-5 或 IFN-α 等细胞因子。

4. 免疫应答　一般情况下患者发病 7～10 天后出现特异性抗体，IgM 抗体可维持 3 个月，IgG 抗体维持时间较长。GHF 的显著特点是抑制宿主的免疫反应，患者经常还没出现有效的免疫反应就已经死亡，至死也未能检出抗体。甚至在幸存者的恢复期也检测不到病毒的中和抗体，输入恢复期血清也无明显保护作用。由此可见疾病的康复可能是细胞免疫在发挥作用，体液免疫可能受到抑制。

【病理变化】

主要病理改变是皮肤、黏膜、脏器的出血，在很多器官可以见到灶性坏死，但是以肝脏、脾脏、淋巴组织最为严重。

1. 肝脏病变 肝大，极易碎裂，实质呈黄色，切开时易出血。镜下见肝细胞广泛变性，点状、灶状坏死是本病最显著的特点，亦可见嗜酸性坏死和嗜酸性小体或凋亡小体。库普弗细胞增生、肿胀，吞噬活跃，胞质内充满细胞残骸和红细胞，肝窦内充满细胞碎片。汇管区内常见单核细胞聚集。

2. 皮肤黏膜病变 重症患者在发病数日可出现不同程度的出血倾向，有咯血、鼻、口腔、结膜、胃肠道、阴道及皮肤出血或血尿，病后第10天为出血高峰，故在病理检查时常可以看到皮肤黏膜充血、出血的表现。据 Zaki 等报道，采取小块皮肤组织经福尔马林固定后，切片做免疫组化染色，可检测到 EBOV 抗原，其诊断正确率与血清学检测和 EBOV 分离的结果完全一致。光镜下观察，EHF 患者皮肤的血管内皮细胞、真皮层成纤维细胞、汗腺周围结缔组织和汗腺内可见大量 EBOV 抗原；电镜观察则能发现大量病毒颗粒，以及真皮血管内受感染巨噬细胞内存在的包涵体等 EBOV 的超微结构。

3. 其他器官病变 脾大，色泽暗红，切面滤泡减少，髓质变软呈粥糊状。镜下见脾脏充血、红髓内淋巴细胞坏死、脾小体内淋巴细胞减少，可见巨噬细胞吞噬细胞碎片现象。肺内可见局灶性出血和小动脉内膜炎。脑实质内充血水肿和出血，神经细胞可发生核固缩、核碎裂，胶质细胞增生形成胶质结节。

【临床表现】

本病潜伏期为 2～21 天，一般为 5～12 天。感染 EBOV 后可不发病或呈轻型，非重病患者发病后2周逐渐恢复。

1. 全身症状 典型病例为急性起病，临床表现为高热、畏寒、头痛、关节痛、肌痛、恶心、呕吐、结膜充血及相对缓脉，也可出现咽喉炎、皮疹、胃肠道症状，随后出现肝、肾功能障碍，迟发性眼病变等，严重者可有神经精神症状。

2. 出血症状 皮肤黏膜出血表现为皮肤瘀点和瘀斑，黏液便或血便等，重症患者在发病数日后可有咯血、鼻出血、牙龈出血、结膜出血、血尿、阴道出血等，病后第10天为出血高峰，50%以上的患者出现严重的出血，静脉穿刺处流血不止，但未曾见有因大量出血而需输血者。肉眼可见的出血表现提示预后不良。

3. 其他器官症状 ①个别患者急性期并发急性心力衰竭、急性心源性肺水肿；心包炎可致部分患者胸骨后疼痛，偶见浆液性心包积液。②某些重症病例可并发细菌性肺炎，尸检时虽在肺组织和心包均可检出 EBOV 抗原，但原发性肺 EBOV 损害并不常见。③神经症状不多见，少数病例可见原因不明反复发作的意识模糊，有的可出现抽搐或脑膜炎的症状，其他神经症状可有突然双目失明，发音困难和躯干四肢皮肤呈强烈的烧灼锥痛性感觉异常等。④皮肤表现，在病程第 5～7 天可出现麻疹样皮疹，皮疹为斑丘疹，始发于躯干两侧、腹股沟、腋窝，数天后除颜面外，可波及全身皮肤，以肩部、手心和脚掌多见，无痒感，也无感觉迟钝，但有时可转成瘀斑。数天后消退并脱屑，部分患者可较长期地留有皮肤的改变。⑤由于病毒持续存在于精液中，也可引起睾丸炎、睾丸萎缩等迟发症。⑥眼部症状，包括眼结膜炎、单眼失明、葡萄膜炎等迟发性损害；迟发性眼葡萄膜炎表现为眼痛、畏光、流泪和患眼视力减退或丧失，均为单眼受累，多同时伴有患眼结膜和睫状体充血，个别可有角膜层沉着物和虹膜晶状体粘连。⑦多有非对称性游走性关节痛，主要累及大关节。从急性期至恢复期 6 个月时，患者仍有关节痛、肌痛、腹痛、极度乏力，至 21 个月时仍持续存在关节痛或肌痛。

妊娠期妇女除有 EHF 的症状体征外，均有生殖道严重出血，部分病例因流产而结束妊娠，或发生早产、死胎，足月产可发生产道大出血、休克甚至死亡，病死率达 95.5%，高于非妊娠期 EHF 患者。新生儿亦多因宫内感染、产道感染、哺乳期感染抑或其他感染而死亡。

患者最显著的表现为低血压休克和面部水肿，还可出现 DIC、电解质和酸碱平衡紊乱等。90% 的死亡患者在发病后 12 天（7～14 天）内死亡。患者常因出血、休克、肝肾功能衰竭、心力衰竭或肺炎而死亡。病死率高达 50%～90%，是迄今发现的致死率最高的病毒之一。迄今尚无有效疗法。

【诊断与鉴别诊断】

EHF 的病理诊断应参照流行病学资料（来自疫区，或 3 周内有疫区旅行史，或有与患者、感染动物接触史），临床表现和有关病原学的实验室检测，综合分析考虑。对来自疫区且呈现本病主要临床表现的病例，考虑为 EHF 的疑似病例；特别是具有双眼结膜充血、皮疹、咽喉炎伴有明显吞咽痛，以及静脉穿刺点持续渗血，常为提示 EHF 诊断的重要线索。在疑似病例基础上具备诊断依据中实验室检查任一项检测阳性者即为确诊病例。

1. 病理学检查 皮肤活检安全简便，可在局部麻醉下用手术剪从颈背或腋窝剪取小块皮肤，创口细小，愈合后不影响美观，易为患者接受，福尔马林固定的活检皮肤组织已不存在传染性，并可检测出EBOV抗原，值得推广应用。

2. 实验室检查 包括血、尿常规和生化检查，抗原、抗体检测和核酸检测等。血清特异性IgM抗体阳性，恢复期血清特异性IgG抗体滴度比急性期有4倍以上增高，都可作为确诊依据。从患者标本中检出EBOV RNA或从患者标本中分离到EBOV，也有助于病因诊断。

3. 鉴别诊断 临床早期诊断EHF相当困难，因其症状无特殊性，需要和以下疾病进行鉴别诊断：①病毒性出血热，如马尔堡出血热、黄热病、克里米亚-刚果出血热、拉沙热和肾综合征出血热等，可以参考这些疾病的流行病学特点，主要是依据流行地区、流行季节等进行鉴别。确诊主要依靠实验室检测。②其他疾病，如恶性疟疾、病毒性肝炎、钩端螺旋体病、伤寒、斑疹伤寒、单核细胞增多症等。

（二）马尔堡病毒感染与马尔堡出血热

丝状病毒科马尔堡病毒（Marberg virus，MBV）也称绿猴病毒，可以引起马尔堡出血热（Marberg hemorrhagic fever，MHF），这是一种以急性发热伴有严重出血为主要临床表现的传染性疾病，经密切接触传播，传染性强，病情发展快而重，病死率高。据报道，人类的马尔堡病毒感染病死率在部分发达国家只有25%，但在发展中国家却可高达100%。马尔堡病毒主要在非洲流行，因此马尔堡出血热又被称为非洲出血热。我国尚未发现马尔堡病毒感染病例，但由于当今世界人员流动频繁，存在发生输入性传播的危险，对来自疫区的旅客和动物（尤其是猴）应严格检疫。

【生物学性状】

马尔堡病毒属丝状病毒科，为单股负链RNA病毒。病毒体呈多态性，有时呈分支或盘绕状，盘绕成"U"或"6"形状或环形、蚯蚓状、马蹄铁形等。在电子显微镜下，马尔堡病毒形状呈细长丝状，病毒颗粒直径平均约80nm，长度700～1400nm，也有的长达14 000nm。在20nm厚的由脂蛋白构成的包膜内有一个直径为60.6nm的内部结构，为核衣壳，其内部含有一个直径20.7nm的中心轴和一个轴距为5.3nm的螺旋。病毒的包膜表面有长约10nm的突起。病毒基因组RNA长约19kb，编码7种病毒蛋白。目前只发现一种血清型。

病毒体由7种结构蛋白组成，分别是核衣壳蛋白（NP）、VP35、VP40、糖蛋白、VP30、VP24和聚合酶L蛋白，其中NP、VP35、VP30和聚合酶L蛋白形成了马尔堡病毒的核蛋白壳复合物，围绕在病毒染色体组的周围。NP、VP35和聚合酶L蛋白参与病毒的转录/复制，VP30在病毒转录中的作用尚不清楚。NP是主要的核壳体蛋白，NP管型结构的形成可能是核壳体蛋白装配的第一步，NP和VP35互相作用，VP35又和依赖RNA的聚合酶相互作用，VP35和聚合酶L蛋白组成复合物作为辅助因子激活RNA聚合酶。

该病毒可在多种组织细胞中生长繁殖，包括绿猴肾细胞（Vero细胞）、Vero E6细胞和人宫颈癌细胞系细胞（Hela细胞）等，但大多数情况下并不一定产生细胞病变，如在Vero细胞中形成的细胞病变常不稳定，而在BHK-21细胞中则出现明显的细胞病变。

【发病机制】

1. 传染源和宿主动物 马尔堡病毒是已知的感染人的最烈性病原体。该病毒在自然界中的储存宿主可能是非洲的野生灵长类动物，近来发现非洲的一些蝙蝠（如果蝠或食虫蝙蝠）和马尔堡病毒密切相关。受病毒感染的动物是重要的传染源。许多灵长类动物都可感染马尔堡病毒，在实验室中许多鼠类也可以被感染。人类在偶然情况下被感染后可成为重要的传染源。通常先由被感染的非人灵长类动物（如绿猴）将病毒传染给人，然后再由患者传染给其他人。人不是病毒自然循环中的一部分，只是偶然被感染。马尔堡病毒的传染性极强，症状越重的患者传染性越强，高滴度的病毒血症可持续整个发热期。病毒可广泛分布于患者的各脏器、血液、尿液和一些分泌物中，并因污染环境而引起传播。有研究表明，从恢复期患者病后第80天的眼房水和精液中仍可分离出病毒。

2. 传播途径 本病主要通过密切接触患者血液和体液传播，即通过接触病死动物和患者的尸体，以及带毒动物和患者的含高密度病毒的血液、分泌物、排泄物（粪便、尿液）、唾液、精液、呕吐物等，经黏膜和破损的皮肤传播，在非洲疫区，因葬礼时接触患者尸体，曾多次引起本病暴发。通过密切接触也可以造成医院感染和实验室感染。此外，通过含本病毒的气溶胶感染实验动物也有报道。通过使用被污染的注射器等可造成医源性传播。患者在临床康复3个月内仍可在精液中检出马尔堡病毒，因此存在性传播的可能性。

3. 人群易感性 人类对马尔堡病毒普遍易感。高危人群为经常接触感染动物及患者尸体的人员，以及密切接触患者的亲属和医护人员。发病无明显季节性。曾在饲养非洲绿猴和黑猩猩的工作人员体内测出病毒抗体，但这些人员未曾发病，说明可能存在隐性感染者。

4. 致病作用　主要包括病毒感染宿主细胞导致细胞的直接损伤，以及病毒与机体免疫系统相互作用导致细胞的间接损伤。

马尔堡病毒进入人体后，首先侵犯树突状细胞和单核巨噬细胞，马尔堡病毒和细胞表面的特异性受体（或凝集素）结合，进入细胞内复制，通过病毒蛋白的毒性作用导致细胞凋亡或坏死，大量淋巴细胞的凋亡可导致免疫抑制，损伤特异性免疫应答；或者通过与机体免疫系统的相互作用间接损伤细胞。病毒体通过胞吞机制进入胞质，其中唾液酸糖蛋白受体等细胞表面受体起了很大作用。病毒在宿主细胞内的复制使病情进一步恶化，复制开始于树突状细胞和单核巨噬细胞系统，复制成熟后释放出来侵犯邻近细胞，并通过血行感染累及肝、脾和其他组织器官，引起一系列病理变化。

病毒由入侵部位扩散至各系统，可抑制机体固有免疫应答，包括树突状细胞和巨噬细胞对干扰素的应答。受感染的巨噬细胞产生各种炎症介质，加速促炎因子的释放，可以造成内皮细胞的损伤，使血管内皮的结构断裂，血管通透性增强，引发 DIC。细胞因子和趋化因子的释放还可导致血管功能失调、血液循环障碍、低血压和多器官功能衰竭等，从而加重了病情进展。

【病理变化】

除横纹肌和骨骼之外，几乎所有器官都可受损，以肝、肾、淋巴组织的损害最为严重，其次为脑、心、脾等器官。肉眼可见皮肤、黏膜和实质器官严重出血，胃肠道内充满血液，胆囊充盈，但难以发现出血源头。

1. 肝脏病变　肝大易碎，切开时有多量血液流出，切面结构不清。肝细胞广泛变性、坏死，表现为脂肪变性、嗜酸性变，康氏小体形成，点状或局灶性坏死，库普弗细胞增生、肿大并活跃吞噬，胞质内充满细胞碎片和红细胞，窦状隙充满细胞碎屑。汇管区有淋巴细胞浸润。在肝细胞坏死的同时可见肝细胞再生现象。

2. 脾脏病变　脾脏明显充血肿大，滤泡消失，髓质软，呈粥糊样，在红色脾髓中可见大量巨噬细胞增生并有吞噬现象，红髓坏死并伴淋巴组织破坏，脾小体内淋巴细胞明显减少。

3. 其他组织　肺内常见局限性出血和小动脉内膜炎。脑组织充血水肿、多灶性出血，神经胶质细胞可发生核固缩或碎裂而坏死，或增生形成胶质细胞结节，散在的血管周围淋巴细胞浸润和出血，轻重程度

不等。有些患者可并发心肌炎、睾丸炎、胰腺炎、全脑炎等。

【临床表现】

MHF 是由马尔堡病毒引起的一种自然疫源性传染病，潜伏期一般为 3～9 天，较长的可超过 2 周。临床表现为多系统损害，病程为 14～16 天，死亡患者多于发病后第 6～9 天死亡。主要死因为心、肝或肾衰竭和出血性休克。主要临床症状如下。

1. 发热及毒血症症状　起病急，发热，多于发病数小时后体温迅速上升至 40℃以上，为稽留热或弛张热，持续 3～4 天后体温下降，但有些患者可于第 12～14 天再次上升。发热时伴有畏寒、出汗、乏力、全身肌肉酸痛、关节痛、剧烈头痛及表情淡漠等毒血症症状。

2. 消化系统表现　发病后第 2～3 天即可有频繁的恶心、呕吐、腹痛、腹泻、黑便等消化道症状，严重者可因连续水样便引起脱水。症状可持续 1 周。可有肝功能异常及胰腺炎等。

3. 出血　发病后第 4～6 天开始有出血倾向，表现为鼻、牙龈、结膜和注射部位等皮肤黏膜出血，咯血、呕血、便血、血尿、阴道出血，在躯干和肩部出现紫红色的斑丘疹，甚至多脏器出血。严重者可发生 DIC 及失血性休克。严重出血是本病最主要的死因。

4. 皮疹　所有患者均可出现麻疹样皮疹，皮肤充血性皮疹是本病特异的临床表现。在发病后第 5～7 天开始出现红色丘疹，从面部和臀部扩散到四肢和躯干，1 天后由小丘疹逐渐融合成片，为融合性斑丘疹，不痒。3～4 天后，皮疹消退、脱屑。约半数患者有黏膜充血、软腭出现暗红色黏膜疹。

5. 其他表现　可有浅表淋巴结肿大、咽痛、咳嗽、胸痛、黄疸，少尿、无尿及肾衰竭；多数患者有中枢神经系统症状，如谵妄、昏迷等，或心律失常甚至心力衰竭及肝功能障碍等。少数可出现肝炎、脊髓炎等症状。后期可因病毒持续在精液、泪液和肝脏中存在，引起睾丸炎、睾丸萎缩等，并成为潜在的传染源。

【诊断与鉴别诊断】

1. 诊断依据　诊断本病主要根据流行病学、临床表现和实验室检查。前两者可以提供疑似诊断，而确定诊断则需增加实验室检查的阳性结果。

2. 实验室检查　可早期采集患者血液和（或）皮肤组织活检标本进行马尔堡病毒 N 蛋白抗原检测（ELISA、免疫荧光法、免疫组化法等）、反转录 PCR 检测病毒 RNA、病毒分离培养等，并进行血清特异性 IgM、IgG 抗体检测。以下结果可作为实验室确诊依据：①病毒抗原阳性；②血清特异性 IgM 抗体阳性；

③恢复期血清特异性 IgG 抗体滴度比急性期有 4 倍以上增高；④从患者标本中检测出马尔堡病毒 RNA；⑤从患者标本中分离到马尔堡病毒。

3. 鉴别诊断　本病在发病早期症状无特异性，因此应在发病早期进行抗原检测、病毒分离、核酸检测和血清学试验，以尽快明确诊断。要注意与埃博拉出血热、肾综合征出血热、新疆出血热、拉沙热、登革出血热等其他病毒性出血热进行鉴别。

四、黄病毒科出血热病毒感染

目前，全世界共发现 537 种虫媒病毒，其中 135 种可以引起人、畜疾病。在虫媒病毒中，黄病毒科病毒是人类病毒性脑炎、出血热和某些发热性疾病的重要病原，全球除南极洲外的其他各洲均有黄病毒科病毒分布。

黄病毒科（Flaviviridae）黄病毒属（*Flavivirus*）包括 70 余种病毒，是一类由吸血节肢动物叮咬敏感脊椎动物而传播的病毒，蚊虫和蜱类为黄病毒的主要传播媒介。在已发现的黄病毒中，与人类疾病密切相关的至少有 21 种，其中引起出血热的黄病毒主要有鄂木斯克出血热（Omsk hemorrhagic fever, OHF）病毒、基萨那森林病（Kyasanur forest disease, KFD）病毒、西尼罗（West Nile, WN）病毒、登革（dengue, DEN）病毒和黄热病（yellow fever, YF）病毒等。人群对黄病毒普遍易感。其中西尼罗、登革等病毒可通过母婴垂直传播引起流产、早产和死胎。登革病毒、西尼罗病毒和黄热病毒等是 20 世纪最后 10 年及 21 世纪重新出现并对人类造成最严重危害的病毒。本节主要介绍引起出血热的黄病毒，导致脑炎的虫媒病毒和黄病毒参见本章第七节内容。

（一）登革病毒感染与登革热

登革热（dengue fever）是由登革病毒（dengue virus）引起的急性传染病，主要通过埃及伊蚊或白纹伊蚊（花斑蚊）叮咬传播。登革热在全球热带和亚热带地区广泛流行，我国于 1978 年在广东佛山首次发现本病，以后几乎每年都有登革热病例报道，主要发生在南方各省。登革热有两种流行方式，一种是地方性流行，另一种是输入性流行。例如，在 2008 年云南省发生数十例输入性病例，还导致边境局部地区发生本病流行。2013 年广东发现 22 例输入性登革热病例，2014 年 9 月广东报告登革热病例多达 10 743 例，可能含有输入性和地方性流行因素。以上流行均被及时控制。

【生物学性状】

登革病毒是一种虫媒病毒，属于黄病毒科。病毒颗粒呈球形、棒状或哑铃状，直径 40～50nm。基因组为单正链 RNA，长约 11kb，编码 3 个结构蛋白和 7 个非结构蛋白，基因组与核心蛋白一起装配成 20 面对称体的核衣壳。病毒外层为脂蛋白构成的包膜，包膜内含有型特异性和群特异性抗原。依抗原性不同分为 4 种血清型，同一型中不同毒株也有抗原差异。4 种血清型均可感染人类，在我国均有发现，其中 2 型传播最广泛，各型病毒间抗原性有交叉，与乙脑病毒和西尼罗病毒之间也有部分交叉免疫反应。病毒在蚊体内及白纹伊蚊传代细胞（C6/36 细胞）、猴肾细胞、地鼠肾原代和传代细胞中能增殖，并产生明显的细胞病变。

【发病机制】

1. 传染源　丛林中的灵长类是维护病毒在自然界循环的动物宿主。登革热患者及隐性感染者是本病的主要传染源，患者在潜伏期末及发热期内均有传染性。

2. 传播媒介　已知 13 种伊蚊可传播本病，在我国主要由埃及伊蚊和白纹伊蚊叮咬传播，以“人—蚊—人”方式传播循环。伊蚊吸入带病毒的血液后，病毒在涎腺和神经细胞内复制，吸血 10 天后伊蚊即有传播能力，传染期可长达 174 天。

3. 易感人群　人对登革病普遍易感，但感染后仅有部分人发病，在流行区主要是儿童发病。感染登革病毒后，人体可对同型病毒产生持久免疫力，对异型病毒感染也有一年多的免疫力，如果感染黄病毒属其他病毒，如乙型脑炎病毒，机体可发生交叉免疫反应。高危人群包括糖尿病、高血压、冠心病、肝硬化、消化性溃疡、哮喘、慢性阻塞性肺疾病、慢性肾功能不全等基础疾病者，老年人或婴幼儿，肥胖或严重营养不良者，孕妇等。

4. 致病作用　伊蚊吸吮患者血液后，病毒即在蚊体内的唾液腺和神经细胞中大量繁殖，两周后就能传播疾病。伊蚊感染登革热病毒后可终生携带和传播病毒，并可经卵将病毒传播给后代，通过蚊卵携带病毒过冬，使登革热不断发生。

病毒感染人后，先在毛细血管内皮细胞及单核巨噬细胞系统中复制增殖，然后经血流扩散，引起第一次病毒血症。然后病毒侵入靶细胞，在单核巨噬细胞和淋巴组织中复制，再次进入血流，形成第二次病毒血症。其基本病理过程涉及病毒抗原抗体复合物和补体系统。病毒抗原抗体复合物激活补体系统，损伤内皮细胞，导致血管通透性增加，引起充血出血。发病的严重程度与血清中抗体浓度密切相关，这些抗体中和作用较弱，但可促进病毒与单核细胞和巨噬细胞表面的 Fc 受体结合，进而侵入单核巨噬细胞，病毒在单核巨噬细胞内不仅没有被杀灭，反而大量增殖，并通过细胞因子的作用，引起血管通透性增加，血浆蛋白从微血管渗出，使血液浓缩。凝血系统被激活可引起 DIC。病毒感染还可抑制骨髓中的白细胞和血小板系统，导致白细胞和血小板减少。血小板减少、血管通透性增加和凝血机制紊乱，均是出血的病理基础，严重出血可致休克。

【病理变化】

登革病毒（DENV）主要引起登革热、登革出血热（dengue hemorrhagic fever，DHF）和登革休克综合征（dengue-shock syndrome，DSS），也可引起心脏、肝脏、肾脏损害和脑炎。

登革热主要病变为广泛的出血，肉眼可见皮肤、黏膜出血形成瘀点瘀斑，胃肠道内有中等量出血，浆膜腔血性积液，心室壁和心内膜、心包膜上有出血点，多数为内脏浆膜下出血点。少数患者肝、肺、肾上腺内有灶性出血。脑型患者可见蛛网膜下腔和脑实质内灶性出血、脑水肿及脑软化。皮疹活检可见小血管内皮细胞肿胀、血管周围水肿、单核细胞浸润，瘀斑中见血管外有红细胞溢出。

肝大，肝细胞常有脂肪变性、嗜酸性变或空泡变性，出血和灶性坏死，主要为小叶中心性坏死，肝窦内可见游离的窦岸细胞或库普弗细胞增生、变性、坏死，可见嗜酸性小体形成。汇管区毛细血管内皮细胞肿胀、变性或坏死，管腔内常见血小板和纤维素构成的微血栓，血管周围可见水肿和出血，但炎症反应不明显。

其他器官的病变多为非特异性。肺组织、肾小球、肝窦、脾窦、淋巴结内均有巨噬细胞、淋巴细胞、浆细胞增生，骨髓中可见未成熟的巨噬细胞增多，但胸腺中则见淋巴细胞减少，胸腺小体退变，脾小体中心常发生坏死。

登革出血热的主要病变是全身毛细血管内皮损伤，血管通透性增加，导致出血和血浆蛋白渗出，微血管周围出血，水肿和淋巴细胞浸润，伴单核巨噬细胞增生。

病变组织中难以查见登革病毒，但组织液中含有大量登革病毒中和抗体。

【临床表现】

潜伏期一般为 3～15 天，多数为 5～8 天。登革病毒感染可表现为无症状（隐性）感染、登革热和登革出血热、登革休克综合征。在我国主要表现为登革热。登革热是一种全身性疾病，临床表现复杂多样。典型的登革热病程分为三期，即急性发热期、极期和恢复期。根据病情严重程度，可将登革热感染分为典型、轻型与重型三型。

1. 急性发热期　患者通常急性起病，首发症状为发热，呈双峰热型。发热时可伴寒战、头痛，全身肌肉、骨骼和关节疼痛，明显乏力，并可出现恶心、呕吐、腹痛、腹泻等胃肠道症状，部分患者出现皮疹或淋巴结肿大，或有浑身骨及关节剧烈疼痛。典型皮疹为见于四肢的针尖样出血点及"皮岛"样表现等，也可见皮下出血、注射部位瘀点瘀斑、牙龈出血、鼻出血及束臂试验阳性等。

2. 极期　部分患者高热持续不缓解，或退热后病情加重，可因毛细血管通透性增加导致明显的血浆渗漏，严重者可发生重要脏器损伤。极期通常出现在疾病的第 3～8 天，出现腹部剧痛、持续呕吐、血浆渗漏表现等重症预警指征往往提示极期的开始。血浆渗漏表现为球结膜水肿、心包积液、胸腔积液和腹水等。血细胞比容（HCT）升高的幅度常常反映血浆渗漏的严重程度。如果血浆渗漏造成血浆容量严重缺乏，患者可发生休克或登革休克综合征。长时间休克患者可发生代谢性酸中毒、多器官功能障碍和 DIC。少数患者没有明显的血浆渗漏表现，但仍可出现严重出血如皮下血肿、消化道大出血、阴道大出血、颅内出血、咯血、少尿和肉眼血尿等，以出血为主者称登革出血热。患者还可出现脑炎或脑病表现（如剧烈头痛、嗜睡、烦躁、谵妄、抽搐、昏迷、颈强直等），急性呼吸窘迫综合征、急性心肌炎、急性肝衰竭、急性肾衰竭等。部分患者可出现中毒性肝炎、肝大、心肌炎、电解质及酸碱失衡、二重感染、急性血管内溶血等并发症。

3. 恢复期　极期后的 2～3 天，患者病情好转，胃肠道症状减轻，进入恢复期。部分患者可见针尖样出血点，下肢多见，可有皮肤瘙痒。白细胞计数开始上升，血小板计数逐渐恢复。多数患者表现为普通登革热，少数患者发展为重症登革热，个别患者仅有发热期和恢复期。

重症登革热伴有严重的内出血，称为登革出血热。主要症状有高热、肝大、休克和多脏器出血现象，伴血液浓缩，血小板减少，白细胞增多。此型多见于儿童，在发热数日后病情突然加重，出现出血现象。多数患者在四肢、面部、腋下和软腭见有散在性瘀点，有时融合成瘀斑。此外，尚可发生红斑、斑丘疹及风团样皮疹，有些患者可发生鼻出血、牙龈出血、胃肠出血和血尿等。如果出血的同时发生休克，则称为

"登革休克综合征"。1985年我国海南曾发生登革出血热流行。

【诊断与鉴别诊断】

1. 登革热诊断的国家标准　根据流行病学史、临床表现及实验室检查结果，可做出登革热的诊断。在流行病学史不详的情况下，根据临床表现、辅助检查和实验室检测结果做出诊断。

（1）疑似病例：符合登革热临床表现，有流行病学史（发病前15天内到过登革热流行区，或居住地有登革热病例发生），或有白细胞和血小板减少者。

（2）临床诊断病例：符合登革热临床表现，有流行病学史，并有白细胞、血小板同时减少，单份血清登革病毒特异性IgM抗体阳性。

（3）确诊病例：疑似或临床诊断病例，急性期血清检测出登革病毒抗原或病毒核酸，或分离出登革病毒，或恢复期血清特异性IgG抗体阳转或滴度呈4倍以上升高。

重症登革热的确诊需有符合下列情况之一：①严重出血，包括皮下血肿、呕血、黑便、阴道流血、肉眼血尿、颅内出血等；②休克；③重要脏器功能障碍或衰竭，肝脏损伤［ALT和（或）AST > 1000IU/L］、ARDS、急性心力衰竭、急性肾衰竭、脑病（脑炎、脑膜脑炎）等。

2. 病原学检查　初次感染患者，发病后3～5天可检出IgM抗体，发病2周后达到高峰，可维持2～3个月；发病1周后可检出IgG抗体，IgG抗体可维持数年甚至终生。急性发热期可应用登革病毒抗原（NS1）检测，或做病毒核酸检测进行早期诊断，有条件时可进行病毒分离。在实验诊断中，利用C6/36细胞分离病毒是最敏感的方法。

3. 鉴别诊断　登革热的临床表现多样，发热伴出血者应与基孔肯雅热、肾综合征出血热、发热伴血小板减少综合征、钩端螺旋体病等鉴别；发热伴皮疹者应与麻疹、荨麻疹、猩红热、流脑、斑疹伤寒、恙虫病等鉴别；有脑病表现的病例需与其他中枢神经系统感染相鉴别；白细胞及血小板减低明显者需与血液系统疾病鉴别。

（二）黄热病毒感染与黄热病

黄热病（yellow fever）是一种由黄热病毒（yellow fever virus，YFV）引起，经蚊传播的急性传染病，属于国家规定的国境卫生检疫三大传染病（鼠疫、霍乱和黄热病）之一。黄热病可分为城市型和丛林型两种。临床主要表现为发热、黄疸、出血、蛋白尿等，在某些暴发疫情中病死率可高达20%～40%。该病主要在中南美洲和非洲的热带地区流行，在蚊和非人灵长类动物之间周期性地发生自然感染循环。该病全年均可发生，3～4月的病例较多。我国南方某些地区有类似的自然环境，可能发生本病。在过去20多年里，YFV的感染者逐年增加，发病和死亡人数是埃博拉病毒致病和致死人数的1000倍。据WHO估计，现在每年约有20万黄热病例，病死率高达20%～50%，有33个国家约4.5亿人处在YFV感染危险中。2016年安哥拉发生黄热病疫情，有11例输入我国。2019年尼日利亚暴发黄热病流行，死亡78例。随着经济贸易往来、航海业的发展和旅游人员的增加，YFV的传播加速及其疫区不断扩大，我国一直保持高度警惕。

【生物学性状】

黄热病毒属于黄病毒科（Flaviviridae）的黄病毒属（*Flavivirus*），病毒颗粒呈球形，直径37～50nm，外有脂质包膜，表面有棘突。病毒基因组为不分节段的单股正链RNA，约由11 000个核苷酸组成，分子量约为$3.8×10^6$。典型的黄热病毒由一个10 233个核苷酸的单一读码框架和较短的5′端非编码区及3′端的非编码区组成，编码3个结构蛋白和8个非结构蛋白。其中E蛋白是该病毒表面主要的包膜糖蛋白，含有病毒血凝素和中和抗原决定簇。M蛋白能导致病毒的感染性增加，并形成病毒颗粒的表面结构。

YFV仅一个血清型，根据分子流行病学调查可分为7个基因型，YFV的基因型比较稳定，平均每年只有2.2个碱基变异。将YFV的C蛋白N端的40个碱基移除后，病毒RNA仍可重装复制，将包括C端螺旋酶4在内的近27个碱基去除后，C蛋白仍保持功能，将病毒内部的疏水性序列去除后，虽然会导致变异但不会影响其重装，当亮氨酸81和缬氨酸88发生双变异时，C蛋白将失去功能。该病毒可与黄病毒科其他成员如登革病毒、西尼罗病毒、圣路易斯脑炎病毒产生交叉血清学反应。

【发病机制】

1. 传染源　感染黄热病的人和猴是该病的主要传染源。城市型黄热病的主要传染源为患者及隐性感染者，特别是发病4日以内的患者。丛林型的主要传染源为猴及其他灵长类动物，在受染动物血中可分离到病毒。黄热病的隐性感染和轻型病例远较重症患者为多，这些病例对该病的传播起着极为重要的作用。

2. 传播途径　该病通过蚊叮咬传播。城市型黄热病以埃及伊蚊为唯一传播媒介，以人—埃及伊蚊—人的方式流行。丛林型黄热病的媒介蚊种比较复杂，以猴—非洲伊蚊或趋血蚊属等—猴的方式循环。人因进入丛林中工作而受染。蚊吮吸患者或病猴血后经 9～12 天即具传染性，可终生携带病毒并可经卵传递。另有报道疫苗接种后可引起黄热病。密切接触和气溶胶也可能导致该病毒传播。

3. 易感者 人对黄热病病毒普遍易感。在城市型黄热病中，成年人大多因感染而获得免疫，故患者以儿童为多。在丛林型黄热病中，患者多数为成年男性。感染后可获得持久免疫力，未发现有再感染者。

4. 致病作用 黄热病的发病机制尚不完全清楚。黄热病病毒进入人体后首先在局部组织和淋巴结内复制，然后播散入血，引起病毒血症，随血流播散到其他器官，引起多种组织的病变。靶细胞损害可能为病毒直接作用所致。肝脏是主要靶器官，由于肝细胞受损而出现黄疸和凝血酶原时间延长等，并可能引起休克、电解质及酸碱平衡紊乱。同时可见肾脏、心脏等受累。肾脏损伤可致肾小管坏死、蛋白尿、肾功能不全，机制尚不明确，可能与病毒的复制及免疫复合物的沉积有关。肝脏和脾脏的巨噬细胞产生的 TNF 等细胞因子、氧自由基堆积、内皮细胞损伤、微血栓形成和 DIC，是多脏器损害和休克的可能原因。

【病理变化】

黄热病病毒有嗜内脏如肝、肾、心等（人和灵长类动物）和嗜神经（小鼠）的特性，可引起广泛组织病变，其中肝脏病理变化最具有诊断特异性。

1. 肝脏 轻度肿大，肝小叶中央区肝细胞脂肪变性，严重时可发生整个肝小叶坏死，坏死细胞胞质浓缩呈嗜酸性变，细胞核固缩、碎裂或溶解，其间有少量正常肝细胞与坏死区镶嵌状分布，并可见康氏小体（Couneilman body，即嗜酸性小体）（图 8-8-5，图 8-8-6），库普弗细胞增生，汇管区无明显的炎症反应和纤维组织增生，如有炎症反应，多为并发症所致。恢复期肝细胞代偿性增生，可完全恢复正常。电镜下可见病变肝细胞胞质内糖原减少以致消失，核糖体聚集，胞质空泡内可见致密的病毒颗粒。实验研究发现，在存活的肝细胞核内可见形状不规则的嗜酸性包涵体，常位于核仁周围，将染色质推挤到边缘区。

2. 肾脏 肾脏肿胀，包膜紧张，淡黄色，皮质髓质分界不清。肾小管上皮肿胀或脂肪变性，甚至发生急性坏死，肾小球也有破坏，肾球囊内可有出血。特殊染色发现基底膜 PAS 染色阳性，在肾球囊和近曲小管腔内可有蛋白样物质沉积。晚期可见肾小管上皮黄染，管腔内有胆汁管型。

3. 其他 心肌呈脂肪变性、肿胀和退行性变。脾充血，脾脏及淋巴结中淋巴细胞明显减少，代之以单核细胞和组织细胞增生。脑组织有小出血灶及水肿，小血管周围出血，无明显炎细胞浸润。如为嗜神经毒株感染，可出现典型脑炎病变。此外，尚可见皮肤、胃肠黏膜出血，胸腹腔少量积液。

【临床表现】

YFN 主要引起黄热病，临床上以发热、黄疸、出血为特征。潜伏期一般为 3～6 天。本病临床表现差异很大，病情可从轻度自限性到致死性感染。典型临床过程可分为以下 4 期。

1. 病毒血症期 急性起病，寒战、发热，可达 39～40℃，相对缓脉。剧烈头痛、背痛、全身肌肉痛，恶心、呕吐。结膜和面部充血，鼻出血。上腹不适，压痛

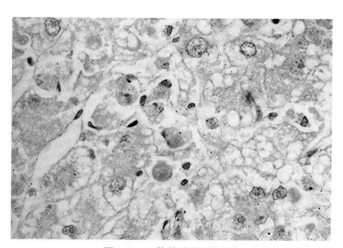

图8-8-5 黄热病累及肝脏
特征性改变为肝细胞变性坏死，嗜酸性变，细胞核内出现病毒包涵体
（丁彦青惠赠）

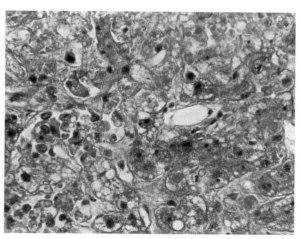

图8-8-6 黄热病累及肝脏
肝小叶中肝细胞变性，胞质内含强嗜酸性粗大凝聚物或呈空泡状，残留肝细胞呈袖套状围绕中央静脉
引自Binford CH, Connor DH. 1976. Pathology of tropical and extraordinary diseases. Washington: Armed Forces Institute of Pathology (AFIP)

明显。小便色深,可有蛋白尿。症状持续 3～5 天。

2. 缓解期 感染期发病的 3～5 天后出现 12～24 小时的缓解期,表现为体温下降,头痛消失,全身基本状况改善。此期体内病毒被清除,血中可以查到非感染性免疫复合物。轻度患者在此期可以痊愈。

3. 肝肾损伤期 此期持续 3～8 天,15%～25% 的患者自缓解期后进入此期。体温再次升高,全身症状重新出现,频繁呕吐,上腹痛等。出现黄疸并逐渐加重,出血表现如瘀点、瘀斑、鼻出血、黏膜广泛出血,甚至腔道大出血。肾功能异常,尿量减少,蛋白尿。心脏损害心电图可见 ST-T 段异常,少数可出现急性心肌扩张。可出现脑水肿,脑脊液蛋白升高但白细胞不高。高血压、心动过速、休克、顽固性呃逆提示预后不良。此期患者有 20%～50% 在发病后的 7～10 天死亡。

4. 恢复期 此期患者极度疲乏虚弱,可持续 2～4 周。也有报道患者在恢复期死亡,部分是由于心律失常。氨基转移酶升高可持续至恢复后数月。一般无后遗症。

【诊断与鉴别诊断】

1. 诊断依据 包括 3 个方面。

(1)流行病学资料:生活在流行地区或 1 周内有疫区旅行史,蚊虫叮咬史。

(2)临床表现:重症者颜面充血、相对缓脉、出血、蛋白尿、黄染均有重要参考价值。轻度患者症状不典型。

(3)实验室检查:①病毒抗原检测阳性;②血清特异性 IgM 抗体阳性;③恢复期血清特异性 IgG 抗体滴度比急性期有 4 倍以上增高;④从患者标本中检出黄热病毒 RNA;⑤从患者标本中分离到黄热病毒。

2. 诊断标准 凡来自疫区的任何人出现发热、黄疸等症状均应考虑黄热病的可能,及时进行实验室检查。

(1)疑似病例:具有流行病学史和临床表现。

(2)确诊病例:在疑似病例基础上具备诊断依据中实验室检查任一项检查阳性者。患者血清特异性 IgM 抗体阳性,恢复期血清特异性 IgG 抗体滴度比急性期有 4 倍以上增高,患者标本中病毒抗原阳性,黄热病毒 RNA 阳性,分离到黄热病毒,均可以确诊。

3. 鉴别诊断 早期或轻型病例应与流行性感冒、伤寒、斑疹伤寒和拉沙热等鉴别;发热伴有黄疸者应与各种原因引起的肝损害、钩端螺旋体病等鉴别;发热伴出血应和肾综合征出血热、登革出血热、蜱传回归热、恶性疟疾(黑尿热)及其他病毒性出血热鉴别。

(三)西尼罗病毒感染与西尼罗热

西尼罗热(West Nile fever,WNF)是由西尼罗病毒(West Nile virus,WNV)感染引起的人兽共患病。西尼罗病毒主要感染鸟类和人类、马、牛等哺乳动物。鸟类是该病毒的储存宿主和传染源,人主要通过带毒蚊虫叮咬而感染。西尼罗热是一种急性虫媒传染病。人感染西尼罗病毒后多数没有症状,约 20% 可主要表现为西尼罗热,临床特点有高热、头痛、肌肉疼痛、皮疹、淋巴结肿大等。西尼罗病毒也可侵犯中枢神经系统,产生脑膜脑炎症状。本病广泛分布于非洲、北美、欧洲、中东、西亚等地区,即在北纬 23.50°～南纬 66.50° 的温带地区,而我国大部分领土处在这一地区,并有适宜的鸟类宿主、易感动物和媒介蚊虫分布,加上国际交流的日益频繁,因此面临着西尼罗病毒输入和流行的威胁。在温带地区,本病主要在夏秋季节发病。美国 1999～2002 年的资料显示,病例出现于每年 7～12 月,多集中在 8～9 月。

【生物学性状】

1937 年,人类首次从乌干达西尼罗省的 1 名发热女子的血液标本中分离出该病毒,所以称为"西尼罗病毒"。西尼罗病毒属于黄病毒科(Flaviviriade)黄病毒属(Flavivirus),是有包膜的正链 RNA 病毒,长约 11kb。电镜下西尼罗病毒颗粒为直径 40～60nm 的球形结构,外层有宿主细胞膜来源的脂蛋白包膜,具有维持病毒体结构稳定性和保护病毒基因组的作用;包膜内有一个直径在 30nm 左右的 20 面体对称的核衣壳。西尼罗病毒有 3 种结构蛋白——核衣壳蛋白(C)、包膜蛋白(E)和膜蛋白(M),另有 7 种非结构蛋白。西尼罗病毒可分为 2 个基因型,近年研究表明,导致疾病的西尼罗病毒分离株主要为 I 型。

西尼罗病毒对宿主细胞的黏附和随后的内吞都是由病毒包膜蛋白与细胞表面受体的相互作用介导的,但相关受体分子尚未明确。病毒在受体的介导下被内吞到胞质内形成吞噬小体,在吞噬小体内的酸性环境下,病毒包膜与吞噬小体的膜融合,病毒核衣壳释放到胞质内,在宿主细胞胞质内完成蛋白质合成及病毒 RNA 的复制,子代 RNA 复制成功后在内质网内组装成新的病毒,再经胞吐作用分泌到细胞外,完成该病毒的繁殖周期。病毒 RNA 具有感染活性。

【发病机制】

1. 传染源与储存宿主 鸟类是西尼罗病毒的储存宿主和主要传染源,鸟感染后产生的病毒血症至少可维持 3 天,蚊子因叮咬感染西尼罗病毒并出现病毒血症的鸟类而感染。

2. 传播途径 病毒在蚊体内生长繁殖后进入蚊子唾液。人类主要通过被带病毒的蚊虫叮咬而感染西尼罗病毒。库蚊、伊蚊、按蚊等蚊虫是该病的主要传播媒介，以库蚊为主。近年报道输血、器官移植也可传播西尼罗病毒，哺乳及胎盘传播也是可能的传播方式。

3. 人群易感性和抵抗力 人类对该病毒普遍易感。农民、森林或园林工作者、建筑工人或去疫区旅行者是本病的高危人群。部分体弱者，特别是老年人、儿童、免疫抑制或损伤的患者感染病毒后则易发展为脑炎、脑膜炎、脑膜脑炎，具有较高的死亡率。

4. 致病作用 蚊虫叮咬人时，西尼罗病毒进入人体内复制增殖，人体的特异性和非特异性免疫功能可将病毒限制在局部并清除，临床上表现为隐性感染。当侵入的病毒量较大且人体免疫功能不足以清除病毒时，病毒入血，引起病毒血症。病毒可进入外周淋巴结和中枢神经系统。在动物模型及人感染病例的脑部和脊髓脊索多个位点可同时检测到西尼罗病毒，并发现血管内皮细胞中有病毒复制，提示病毒可经血液途径传入中枢神经系统，病毒亦可能沿轴突逆行侵犯中枢神经系统。病毒对中枢神经系统的损伤可能为病毒对神经细胞的直接侵染所致，或者由宿主细胞免疫应答造成，抑或为二者共同作用的结果。

【病理变化】

研究证明，神经细胞是病毒在中枢神经系统的主要靶细胞。病毒进入中枢神经系统，引起脑实质和脑膜炎症，病变主要集中于丘脑、中脑和脑干等部位。可因脑疝导致呼吸衰竭，病情严重者可致死亡。脊髓灰质也是西尼罗病毒感染的靶位点，脊神经呈现脱髓鞘样改变。脑部病变类似其他病毒性脑炎或脑膜炎，不再赘述。此外，极少数病例还可发生严重的胰腺炎、肝炎、心肌炎等。

【临床表现】

临床可分为隐性感染、西尼罗热、西尼罗病毒性脑炎或脑膜脑炎3种类型。

1. 隐性感染 感染西尼罗病毒后绝大多数人（约80%）表现为隐性感染，不出现任何症状，但血清中可查到抗体。

2. 西尼罗热 为西尼罗病毒感染者的典型临床表现，大约占感染者的20%。潜伏期一般为3～12天。临床表现为发热、头痛、疲倦、乏力、嗜睡、全身肌肉疼痛、恶心、呕吐，偶尔伴有躯干皮疹和淋巴结肿大等，类似感冒的症状。1/3以上的患者发热可达到38.3～40℃。在发热期间常有颜面红晕、结膜充血和全身性淋巴结肿大等体征。一半患者皮肤有斑丘疹或白色玫瑰样皮疹，尤其儿童常见。暴发流行中，一半患者有肝大，10%的患者有脾大。

3. 西尼罗病毒性脑炎 少数感染者（＜1%）发展为无菌性脑膜炎、脑炎或脑膜脑炎，一般统称为西尼罗病毒性脑炎。潜伏期为2～14天。多发生在老年人及儿童。儿童恢复迅速，年龄越大预后越差。本病起病急骤，表现为剧烈头痛、高热持续不降、颈项强直、头晕、恶心，可有喷射样呕吐，麻木、定向障碍、嗜睡、昏睡，甚至昏迷、震颤、抽搐或麻痹。体检见脑膜刺激征阳性，巴氏征及布氏征阳性。可因脑疝导致呼吸衰竭，病情严重者死亡，病死率为3%～15%。

4. 脊髓灰质炎样综合征 临床上表现为高热、头痛、倦怠，亦有寒战、盗汗、肌痛及意识混乱等，常见严重的肌无力，双侧或单侧上肢肌无力呈渐进性发展，下肢无力甚至瘫痪。体检可见深部腱反射迟缓或消失。有人可伴发吉兰-巴雷综合征。

【诊断与鉴别诊断】

1. 诊断要点 感染西尼罗病毒后绝大多数人不出现症状或仅出现发热等非特异性表现，所以诊断上非常困难，一定要注意结合上述流行病学史和临床表现来综合判断。

2. 诊断标准 血清标本中检测西尼罗病毒IgM抗体（ELISA法）阳性；双份血清或脑脊液标本中西尼罗病毒特异性IgG抗体（用ELISA或中和试验法确证）滴度有4倍以上增长；从组织、血液、脑脊液、其他体液标本中分离到西尼罗病毒或用PCR检测到西尼罗病毒核酸。

3. 鉴别诊断 诊断西尼罗热首先需与病毒性出血热或病毒性脑炎进行鉴别，特别是流行性乙型脑炎、其他病毒性脑膜脑炎、化脓性脑膜炎、结核性脑膜炎和脑型疟疾，上述疾病均有各自的流行病学、临床特征及诊断要点。

五、沙粒病毒科病毒感染

沙粒病毒科病毒为单股负链分节段的RNA病毒，根据其抗原物质和地理分布，分为旧世界沙粒病毒（old world Arenaviruses）和新世界沙粒病毒（new world Arenaviruses）两大类。旧世界沙粒病毒在全球均有分布，新世界沙粒病毒主要分布在南美洲和北美洲。

沙粒病毒科（Arenaviridae）仅有一个沙粒病毒属。沙粒病毒颗粒呈球形或多样形，直径50～300nm，具有包膜，电镜下包膜的纤突显示为若干沙粒样电子致密体，或见病毒内部有宿主细胞核糖体成分形成沙粒样电子物质，因此称为沙粒病毒。沙粒病毒基因组 RNA 分为大小两个节段：大节段 L 长 7.2～7.5kb，其 L 基因被病毒 RNA 聚合酶蛋白 L 编码，Z 基因被一种可能具有转录复制调节功能的 Z 蛋白编码；小节段 S 长 3.4～3.5kb，其 N 基因被编码病毒的核蛋白 N 编码，G 基因被糖蛋白前体 G 编码。L 和 S 节段常以 2：1 的摩尔比存在于病毒粒子中，而且 S 节段中的 S 基因相对保守。沙粒病毒有 5 种结构蛋白：核蛋白 NP、糖蛋白 GP1 与 GP2、RNA 依赖的 RNA 聚合酶 L 蛋白、锌结合蛋白 Z 蛋白。

沙粒病毒有 20 余种血清型，其中十余种可引起人类严重疾病，如拉沙病毒（Lassa virus）引起拉沙热，胡宁病毒（Junin virus）引起阿根廷出血热，马丘波病毒（Machupo virus）引起玻利维亚出血热，瓜纳瑞托病毒（Guanarito virus）引起委内瑞拉出血热，沙比亚病毒（Sabia virus）引起巴西出血热，淋巴细胞脉络丛脑膜炎病毒（LCMV）引起淋巴细胞脉络丛脑膜炎等。淋巴细胞脉络丛脑膜炎在我国有少数病例，参见神经病毒感染部分。其他病毒性出血热主要流行于南美洲及非洲，在我国尚未发现，因此仅对沙粒病毒感染做简要介绍。

（一）拉沙病毒感染与拉沙热

拉沙热（Lassa fever，LF）是由拉沙病毒（Lassa virus，LASV）感染引起，主要经啮齿动物传播的一种病毒性出血热，是急性烈性人兽共患传染病，20 世纪 50 年代首次被发现，但直到 1969 年才分离出病毒。临床表现主要为发热、寒战、乏力、咽炎、头痛、肌痛和尿液改变，以及出血倾向，可出现多系统病变，可因低血压休克而死亡。本病主要在几内亚、利比里亚、塞拉利昂和尼日利亚等西非国家流行。拉沙热全年均可发病，无明显的季节性，具有传染力强、传播迅速、发病率高的特点，病死率也很高。LASV 是沙粒病毒中对人类危害最大的病原体，传染源不易被发现，从而容易造成疫情蔓延。

【生物学性状】

LASV 属于沙粒病毒科，为负链 RNA 病毒。LASV 具有典型的沙粒病毒的形态结构，圆形或椭圆形，直径 70～150nm，表面有包膜和突起，通过芽生方式复制。在病毒内部含有若干个高电子密度颗粒，直径约 20nm，并有界限清楚的膜包绕，呈沙粒状，为其特征和鉴定依据。LASV 的基因组为 2 条单股负链 RNA（S 和 L）。基因组链狭长的末端是多聚酶的核化场所，也是其转录起始点，同时它还影响 L 和 S 基因片段包装成病毒体。小基因片段即 S 片段全长 3.5kb，

编码病毒的核壳体蛋白（NP）和包膜糖蛋白（GP1、GP2），NP 通过控制病毒对干扰素的敏感性而影响病毒的毒性，产生补体结合抗体；糖蛋白产生中和抗体，特异性强，不与其他病毒发生交叉。大基因片段即 L 片段全长 7.2kb，编码病毒 RNA 多聚酶和锌结合蛋白（Z 蛋白）。多聚酶可决定 LASV 的许多功能；Z 蛋白作为一种基质蛋白，影响着病毒体的装配和增殖。LASV 可在 Vero 等细胞中繁殖，也可以感染多种动物如小鼠、仓鼠、豚鼠、恒河猴等，并可人工生产，其气溶胶具有很强的致病力，有可能被用作生物战剂，值得高度警惕。

【发病机制】

1. 传染源和宿主动物　LASV 在自然界中的主要传染源和宿主为啮齿动物，以多乳鼠（Mastomys natalensis）为主，多乳鼠感染 LASV 并不发病，但带毒率很高，呈慢性持续无症状感染，其唾液和尿液、粪便携带并排出病毒，可污染食物和水源。拉沙热患者和隐性感染者亦为传染源，可导致医院内感染。

2. 传播途径　人可通过直接或间接接触病鼠或患者的排泄物、分泌物而感染。LASV 也可通过污染的食物传染给接触者。LASV 也可发生医院内感染（通过污染的针头）、气溶胶和实验室感染。

3. 人群易感性　人群普遍易感。任何年龄均可感染发病。感染后会产生一定的免疫力，隐性感染及轻症病例占多数。医务人员和实验室人员属高危人群。孕妇感染 LASV 后病死率明显升高，妊娠末 3 个月孕妇病死率超过 30%。儿童感染 LASV 后病死率也相当高。据统计，塞拉利昂的一家医院暴发拉沙热时，5 岁以下儿童死亡率为 30%～50%，1 岁以下为 71%，而胚胎感染的病死率为 100%。

4. 致病作用　尚未完全阐明。目前认为 LASV 可通过损伤的皮肤或黏膜侵入机体，病毒在咽部淋巴组织内增殖，引起咽炎，然后进入淋巴系统和血液循环。病毒血症发生后可导致多器官损伤，主要机制为病毒的直接损伤，以肝损伤最常见。出血主要为血小板数量减少和内皮细胞功能丧失所致。LASV 可感染人树突状细胞（DC）和巨噬细胞（MP），但不引起 DC、MP 凋亡。拉沙热患者血清中炎性介质升高，如 IL-8、干扰素诱导蛋白 -10（IP-10）、IFN-γ、IL-12、IL-6、CCL5（趋化因子配体 5）等。在致死性患者中，IL-8 水平较低或检测不到。IP-10 可通过抑制内皮细胞功能，趋化 T 细胞和 NK 细胞参与感染和休克，提示这些病理特性是由炎细胞 - 化学介质介导的。重症病例可有细胞免疫反应受到抑制的表现。

【病理变化】

本病病例尸检资料较少，现有的少数病理所见多为非特异改变。肉眼观察最常见到出血性表现，如面部、颈肩部和背部皮肤的瘀点，内脏充血，胃肠道黏膜瘀点或出血点，肠腔内大量黑色血液积聚等。水肿性病变也很常见，如软组织肿胀，肺水肿，胸腔、腹腔和心包腔积液等。

本病可引起广泛组织病变，肝脏为主要靶器官，因而肝脏病理变化最具有诊断特异性，肝大、切面苍白。肝细胞可发生水肿变性、脂肪变性或嗜酸性变、肝索和肝窦状隙可见凋亡小体。电镜下肝脏细胞内可见大量的拉沙病毒颗粒。肝细胞质致密可见嗜酸性包涵体，胞核固缩或消失。肝小叶内点状、灶状或多灶性坏死、出血，但其网状组织构架尚完好。炎症细胞较少，可见到库普弗细胞增生。但是肝细胞损害的范围及程度又不足以说明肝衰竭是死亡原因。

此外，尚可见心、肺、肾、脑等器官充血、水肿。淋巴结单核巨噬细胞增生，皮质滤泡淋巴细胞减少；肾脏充血肿胀，切面有出血或呈胶冻状；脾脏充血，脾小体生发中心萎缩或坏死；小肠黏膜充血出血，结构破坏；肺出血水肿，可发生急性间质性肺炎；血管内血小板和内皮细胞的功能均有不同程度的损害，但是不像丝状病毒科病毒引起的出血热那样引起DIC。

【临床表现】

拉沙热潜伏期 6～21 天，平均 10 天。起病缓慢，症状包括全身不适、发热、咽痛、咳嗽、乏力、头痛、恶心、呕吐、腹泻、弥漫性肌痛及胸腹部疼痛等，也常见眼部和结膜的炎症和渗出。约 80% 的人类感染表现为轻症或无症状，少数病例在病程第 2 周于面、颈、躯干和臀部出现微小的斑丘疹。胸骨后疼痛、肝区触痛明显。20% 有严重的多系统症状，少数发展至出血、成人急性呼吸窘迫综合征、脑病和低血容量性休克。

疾病在妊娠期尤为严重，超过 80% 的孕妇可发生流产。妊娠第 3 个月的妇女和胎儿病死率尤高。重症儿童病例可出现严重全身水肿、口唇起疱、腹胀和出血等，病死率较高。

病程后期可出现脑膜脑炎，表现为震颤、肌阵挛性抽搐、癫痫样发作、定向力障碍、痴呆、嗜睡、昏迷等，致死性病例表现为多脏器功能障碍、衰竭。

恢复期可出现短暂性头发脱落、步态不稳、共济失调、听觉神经损伤等。听觉神经的损伤是拉沙热的一个特征，发生在康复期，与免疫损伤有关。25% 的患者可发生第Ⅷ对脑神经性耳聋，1～3 个月后仅半数患者可恢复部分功能，部分患者有神经精神系统后遗症。

【诊断与鉴别诊断】

对可疑流行病学史，发热 38℃ 以上，对抗疟疾药物、抗生素无效的患者应高度怀疑此病。应根据流行病学调查、临床表现、实验室检查来进行诊断。

1. 诊断依据 ①流行病学资料：生活在拉沙热流行地区或 3 周内有疫区旅行史。②临床特点：发热、咽炎、胸骨后疼痛和蛋白尿可作为早期诊断线索。③实验室检查：血清中特异性病毒抗原阳性，血清特异性 IgM 抗体阳性，恢复期血清特异性 IgG 抗体滴度比急性期有 4 倍以上增高，从患者标本中检出拉沙病毒 RNA，从患者标本中分离到拉沙病毒。

2. 诊断标准 疑似病例具有流行病学史和临床表现；确诊病例是在疑似或临床诊断基础上具备上述诊断依据中实验室检查任一项者。

3. 鉴别诊断 拉沙热的临床症状很难与重症疟疾、败血病、流感、伤寒、黄热病和其他病毒性出血热疾病（如埃博拉出血热等）区别。咽喉部发炎且扁桃体上有白色的斑点是其与其他疾病区分的重要体征。

（二）沙粒病毒科其他出血热病毒感染

1. 胡宁病毒感染与阿根廷出血热 阿根廷出血热（Argentine hemorrhagic fever, AHF）是由胡宁病毒（Junin virus, JUNV）引起，经啮齿动物传播的出血热。AHF 于 20 世纪 50 年代起在阿根廷流行，其传播媒介为螨，于夏季流行。

对 AHF 患者尸检组织的超微结构及免疫化学研究发现，在受累组织的内质网壁芽生出病毒颗粒，组织化学证实存在 JUNV 抗原决定簇，最常受累的组织有肝、肾、淋巴及涎腺。病变组织不存在单核细胞浸润及其结合的同种免疫球蛋白。因此认为，JUNV 对细胞可造成直接损害。

病理变化以出血性表现为主，多数脏器均见毛细血管扩张，通透性增加，内皮细胞肿胀，可有微血栓形成，并可见血管外周渗血或出血。肺脏内常见肺泡和支气管内出血，多数病例伴有急性坏死性支气管炎、支气管肺炎或肺脓肿。肾脏肿大，髓质出血，肾包膜和肾盂出血，个别病例可见肾乳头坏死和出血，集合管上皮有急性坏死，腔内可有管型。肝脏发生出血和点状坏死，肝细胞内可见嗜酸性小体，库普弗细胞增生，吞噬功能活跃。脾脏红髓出血，常见新鲜梗死。骨髓红细胞系严重减少。脑组织可见脑膜高度充血，常见 Virchow-Robin 间隙出血，有时见小血管外周淋巴细胞浸润，小胶质细胞增生。心脏可见心包出血，间质内常有淋巴细胞浸润。胃肠道黏膜和黏膜下层出血，有时可见溃疡形成。

临床表现有发热、头痛、腰痛、齿龈及鼻出血等。诊断主要靠临床表现和实验室检查，确诊靠病毒分离。当患者特异性抗体滴度升高 4 倍以上也可诊断。

2. 马丘波病毒感染与玻利维亚出血热　玻利维亚出血热（Bolivian hemorrhagic fever，BHF）是由虫媒病毒的马丘波病毒（Machupo virus，MACV）所致，于 1959 年发现于南美洲玻利维亚，故名。

本病以旱季（5～9月）流行为主，人可因接触野鼠宿主及其排泄物而感染。其传播媒介是啮齿动物，初起有发热、头痛、关节痛和肌肉痛，部分患者皮肤感觉过敏，即使受光线照射后也能使皮肤产生疼痛，有明显结膜炎，眼眶周围水肿，可有胃肠道出血，恢复期可发生弥漫性脱发。

其病变与阿根廷出血热相似，主要表现为皮肤黏膜瘀点及各个脏器出血，常发生在消化道黏膜、肺、子宫和脑膜，出血可能由血小板减少和肝脏损伤引起。其他病变包括脾脏和淋巴结肿大、淋巴细胞减少、单核巨噬细胞增生。

测定患者血清特异性抗体、分离病毒和核酸检测亦是主要诊断依据。测定补体结合抗体用于诊断 BHF 有效而简便，但补体结合抗体通常在发病 40～60 天才出现，因此不用于早期诊断。

3. 瓜纳瑞托病毒感染与委内瑞拉出血热　委内瑞拉出血热（Venezuelan hemorrhagic fever，VHF）由瓜纳瑞托病毒（Guanarito virus，GTOV）引起，发病具有周期性，每 4～5 年有一个高峰期。1989 年 9 月首次出现于委内瑞拉 Guanarito 自治区，自然宿主为短尾蔗鼠。患者多数来自农村，年龄为 6～54 岁。主要症状有发热、头痛、关节痛、腹泻、结膜炎、咽炎、白细胞和血小板减少、出血等，病理表现与上述出血热相似。诊断亦有赖于上述病因学检查。

4. 沙比亚病毒感染与巴西出血热　巴西出血热（Brazilian hemorrhagic fever）由沙比亚病毒（Sabia virus，SABV）感染引起，其储存宿主可能为啮齿动物。1990 年首次出现在巴西，1992 年以来在巴西和美国先后出现多个严重实验室感染病例，1 例死亡。2020 年 1 月又有 1 例死亡，可惜均未见尸检报告。这种疾病的潜伏期时间较长，通常为 7～21 天，开始是发热、身体不适、食欲下降、恶心、呕吐、肌肉痛、身体红斑、面部充血发红、喉咙痛、胃痛、眼底痛、头痛、头晕，以及口腔、牙龈和鼻腔出血等。以后可出现心动过缓、低血压、尿液管型等，如影响到神经系统，可出现困倦、精神错乱、行为异常、昏迷和抽搐等。患者血中白细胞减少、巨噬细胞增多。约 30% 的患者发生严重的出血和病毒血症，并发肝功能损伤或多系统衰竭等。病死率约 30%。诊断方法同上述沙粒病毒科病毒所致出血热。

（刘德纯；郭瑞珍　管俊昌）

第九节　反转录病毒科病毒感染

反转录病毒（retrovirus）曾称逆转录病毒，是一组编码反转录酶（reverse transcriptase，RT）的 RNA 病毒。它们的遗传信息不存录于脱氧核糖核酸（DNA），而是存录在核糖核酸（RNA）上的。其最基本特征是在生命过程活动中，有一个从 RNA 到 DNA 的反转录过程，即病毒在反转录酶的作用下，以病毒 RNA 为模板，合成互补的负链 DNA 后，形成 RNA-DNA 中间体。中间体的 RNA 被 RNA 酶水解，进而在 DNA 聚合酶的作用下，由 DNA 复制成双链 DNA。在人类进化的过程中有许多反转录病毒将它们的基因插入人的基因内并成为人的基因的一部分，称为反转录病毒感染（retrovirus infection）。

反转录病毒科在生物学上分为 7 个属，根据致病作用可以将反转录病毒分为三类。

1. 肿瘤病毒　均属反转录病毒属，含有癌基因（oncogene），可以导致癌症。目前已发现 35 种致癌病毒，能在禽类与老鼠身上诱发白血病、淋巴瘤、肉瘤、乳腺癌等，在人类只有 I 型人类嗜 T 细胞病毒（human T-lymphotropic virus，HTLV-I）可经输血、性行为或哺乳传播，导致成人 T 细胞白血病 / 淋巴瘤（ATLL）。

2. 慢病毒　自成一属，可以导致慢性感染，代表种人类免疫缺陷病毒（human immunodeficiency virus，HIV）可以导致获得性免疫缺陷综合征（acquired immunodeficiency syndrome，AIDS，简称艾滋病）；在动物中能引起免疫损伤并产生类似 AIDS 表现的病毒，已发现有绵羊脱髓鞘性脑白质炎病毒、羊关节炎脑炎病毒、马传染性贫血病毒、猴免疫缺陷病毒（SIV）等，引起同名疾病。另有若干病毒引起慢发性感染，如麻疹病毒引起的慢性硬化性全脑炎，不属于慢病毒感染。

3. 泡沫病毒 该属病毒在组织培养中能形成空泡，如马、牛、猴泡沫病毒，通常不导致疾病。但猴泡沫病毒（simian foamy virus，SFV）可跨越物种，经体液传播到人类，引起肿瘤性病变。SFV本由大猩猩、猴子、山魈等动物携带，在种属跨越过程中可发生突变，致病性增强。2000年以来已有报道在喀麦隆（猎人）和加拿大（动物饲养员）等地发现感染者。

人类反转录病毒感染在人类可引起免疫缺陷、白血病等，有些病毒还可能与多发性硬化症、自身免疫性疾病、神经系统感染、精神分裂症等有关，尚待进一步研究确认。本节重点介绍对人类致病的HIV和HTLV及相关疾病。

一、人类免疫缺陷病毒感染与获得性免疫缺陷综合征

获得性免疫缺陷综合征（AIDS，简称艾滋病）是由人类免疫缺陷病毒（HIV）感染引起的一种以全身性严重细胞免疫缺陷为主要特征的致命性传染病。1983年，Montaginer等首先从1例淋巴腺病综合征患者分离到这种病毒，命名为淋巴腺病综合征相关病毒（lymph-adenopathy associated virus）。随后1984年美国的Gallo等从艾滋病患者分离到一种反转录病毒，命名为嗜人类T细胞病毒Ⅲ型（human T cell lymphotropic virus type Ⅲ，HTLV-Ⅲ），后来证明这两种病毒是一样的。1986年国际病毒分类委员会将其统一称为人类免疫缺陷病毒（HIV），习称艾滋病病毒，属于反转录病毒科（Retroviridae）慢病毒属（Lentivirinae）。科学家们证实其致病作用主要是破坏人体T细胞，削弱人体免疫功能，这也是艾滋病的病因。该病毒是目前研究最透彻的一种病毒。

艾滋病的潜伏期较长，从感染HIV到出现艾滋病症状需5年或更长的时间。而发病后的生存期只有1～2年。其主要病变为全身淋巴细胞减少，并在免疫缺陷基础上继发某些机会性感染和肿瘤。其总死亡率几乎是100%。自1981年在美国发现第一例艾滋病至今，艾滋病已迅速蔓延到全球各个国家，成为全世界面临的重大公共卫生和社会问题。据联合国艾滋病规划署（UNAIDS）资料，截至2020年底，全球HIV感染者有3370万例，2020年新发HIV感染者150万例，68万人死于艾滋病相关疾病，如今受艾滋病威胁最严重的还是撒哈拉以南的非洲国家。我国于1985年发现首例输入性艾滋病患者，现已蔓延至全国。据中国疾病预防控制中心、联合国艾滋病规划署和WHO联合评估，截至2018年底，我国估计存活HIV感染者约125万例；我国报告累计死亡病例超过26万。据中国疾病预防控制中心周报发布，截至2020年底，我国共有105.3万人感染HIV，累计死亡35.1万人。我国自发现首例AIDS以来，30多年间HIV感染和AIDS的流行与传播趋势可以概括为5个阶段，依次为① 1985～1988年，传入和散发期；② 1989～1994年，局部扩散期；③ 1995～2000年，快速增长期；④ 2001～2006年，缓慢增长期；⑤ 2007年至今，流行稳定期。我国艾滋病流行特征可归纳为4个方面：①从境外输入和静脉吸毒传播开始，逐渐转变为性传播为主，此传播途径已达90%左右，男男同性传播明显增多。②前15年总体呈上升和扩散趋势，2000年以后增长速度减慢，渐趋于稳定。③地区分布不平衡，呈整体低感染水平局部高流行态势，相对集中于云南、广东、广西、新疆、四川、河南6个省份。④人口分布不平衡，以青壮年和男性为主，女性感染者在增加，青年学生和老年人群感染率上升，危险人群多样化。

【生物学性状】

HIV属反转录病毒科慢病毒属，有HIV-1和HIV-2两型。HIV-1是引起AIDS全球流行的病原体，在欧美及中非地区，HIV-1是常见类型。在西非，HIV-2是主要类型。两型HIV所引起的病变相似，区别见表8-9-1。

表 8-9-1　HIV-1 与 HIV-2 的比较

	HIV-1	HIV-2
地区分布	全世界广泛存在（约占95%）	早期分布在非洲西部，正向全球蔓延
传播方式	性传播（包括同性和异性之间），血液传播，母婴垂直传播	性传播（异性传播较多），可经血液传播，母婴传播
与SIV的关系	不密切	较密切，抗体与SIV有交叉反应
基因组差别	有*vpu*基因	有*vpx*基因

续表

	HIV-1	HIV-2
电镜表现	表面有突起	表面通常无突起
病毒分布	常在细胞膜表面或细胞外	常见于巨噬细胞胞质液泡中
致病性	毒性较强，病程较短，进展较快	毒性较弱，潜伏期较长，病程较久

　　关于 HIV 的临床与实验研究主要以 HIV-1 为对象。下文主要介绍 HIV-1 的生物学特性与致病作用。

　　1. HIV 的形态结构　　具有反转录病毒的基本特征。病毒颗粒呈球形（球形立体对称 20 面体），直径 100～120nm。病毒由核心和包膜两部分组成，表面包绕着有糖蛋白刺突镶嵌的双层类脂质包膜，糖蛋白刺突约有 80 个，来源于宿主细胞膜的膜质结构，其中嵌有外膜糖蛋白 gp120 和跨膜糖蛋白 gp41。包膜结构之下的内膜是基质蛋白（MA，p17），形成一个病毒内壳。病毒中间的核心部分呈中空的半锥形，由两个拷贝的单股正链 RNA 基因组、反转录酶（RT，p51/p66）、蛋白酶（PR，p10）、整合酶（IN，p32）和核衣壳的结构蛋白（p24）组成。核衣壳（nucleocapsid）内有一螺旋结构的核糖核蛋白（ribonucleoprotein）。核心中含有两条相同的单正链 RNA，长 5～11kb，在 5′端通过部分碱基互补联结，构成显性二倍体（图 8-9-1）。

　　HIV 在光镜下观察不到，需用电镜才能察见。电镜下，HIV-1 呈球形颗粒，有锯齿状双层外壳，厚薄一致，表面布满由衣壳突起形成的绒毛状物，病毒外层包膜为双层脂质蛋白膜，其中嵌有 gp120 和 gp41，分别组成刺突和跨膜蛋白。囊膜内面为 p17 蛋白构成的衣壳。病毒中心有直径 60～70nm 的电子致密核心，内含病毒 RNA 分子和酶（反转录酶、整合酶、蛋

白酶），其内有核心蛋白（p24）包裹 RNA。HIV-2 亦常呈圆形，表面通常没有突起，但有些颗粒也可清楚看到突起。HIV-2 表面缺乏突起可能是由于实验室处理的结果，颗粒芽一离开细胞，突起就脱落。病毒核呈无尖端的半圆锥形，偏心，总处于水平状态。常见 HIV-2 位于感染的巨噬细胞胞质液泡中，而 HIV-1 颗粒往往在细胞外或在细胞膜表面，以出芽方式释出淋巴细胞（图 8-9-2，图 8-9-3）。

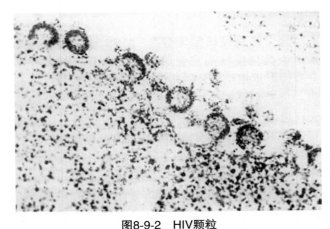

图8-9-2　HIV颗粒

透射电镜下呈球形，可见外壳和核心；病毒以出芽方式从细胞表面逐渐突起、分离、脱落，形成新的病毒颗粒
引自宋芳吉，1996. 性病图谱. 沈阳：辽宁科学技术出版社

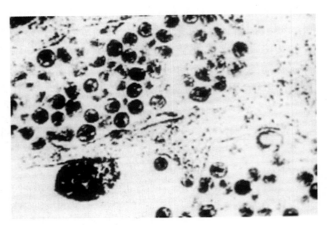

图8-9-3　HIV颗粒

淋巴细胞内的HIV颗粒位于靠近细胞膜的空泡内，部分颗粒以出芽方式释放出来，细胞间隙内有少数成熟病毒颗粒
引自宋芳吉，1996. 性病图谱. 沈阳：辽宁科学技术出版社

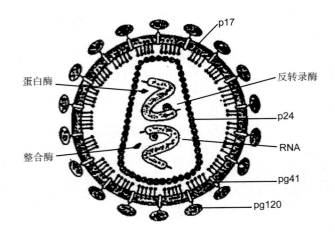

图8-9-1　HIV结构示意图

我国学者也从中国艾滋病患者血浆中分离出HIV-1（定名为 BC9101 株），并用透射电镜观察了病毒颗粒的形态，发现该株 HIV 有三大特点：①细胞核附近出现严重空泡化，空泡中存在大量病毒颗粒；②新发现 HIV 在淋巴细胞中也可产生包涵体，包涵体内充满大量成熟病毒颗粒和少量细胞成分，最大的包涵体内约有 4 万个病毒颗粒；③这株病毒产生很多双核病毒颗粒，新发现在空泡间桥上也可产生双核颗粒。

2. 病毒基因组 各个反转录病毒的基因组结构相似，均具有序列与功能相似的 3 个结构基因。HIV 基因组长 9.2 ～ 9.7kb，含有 *gag*、*pol*、*env* 3 个结构基因，以及 6 个调节基因（*tat*、*rev*、*nef*、*vpr*、*vpu* 和 *vif*），并在基因组的 5′ 端和 3′ 端各含一段相同的长末端重复序列（LTR）。5′ 端 R 与 U_5 相连，3′ 端 R 与 U_3 相连。在其 5′ 端有一帽状结构，3′ 端有多聚腺苷（poly A）尾。HIV 的主要基因结构和组合形式均是 5′ LTR，*gag*，*pol*，*env*，3′ LTR。因有较多调节基因，也称为复杂反转录酶病毒。HIV LTR 含顺式调控序列，它们控制前病毒基因的表达。HIV 颗粒的核心是两个拷贝的单股正链 RNA 基因组，两个单体在 5′ 端由氢键结合成二聚体，每个 RNA 基因组含 9749 个碱基对。HIV-1 基因编码区有很多重叠，尤其是在基因组 3′ 端，部分基因（*tat*，*rev*）是不连续的，被插入的内含子分离成两个外显子。HIV-1 的基因排列为 LTR-gag-pol-vif-vpr-tat-rev-vpu-env-nef-LTR（图 8-9-4），而 HIV-2 的基因排列略有不同，为 LTR-gag-pol-vif-vpx-vpr-tat-rev-env-nef-LTR，两者之间的核酸序列同源性只有 55% ～ 60%。

LTR 为前病毒两端形成的 U_3-R-U_5 序列，虽属基因组，但不编码蛋白质，它含有病毒基因整合入宿主细胞基因组时所必需的序列及病毒基因转录时所必需的启动子与增强子。

HIV 编码蛋白质的基因分为结构基因和调节基因两类，病毒蛋白质主要由 3 组反转录病毒所共有的结构基因编码。① *gag* 基因（核苷酸 310 ～ 1869）编码病毒的核心蛋白（衣壳蛋白），表达为分子量 55kDa 的前体蛋白（p55），然后在 HIV 蛋白酶的作用下裂解成 p17、p24 和 p15 三个蛋白，由它们构成 HIV 颗粒的内壳（p24）和内膜（p17）。p15 进一步裂解成为与病毒 RNA 结合的 p9、p7，具有包装 RNA 的作用。② *pol* 基因（核苷酸 1629 ～ 4673）编码病毒复制所需的酶类，其中 p66 蛋白为反转录酶，p32 蛋白为整合酶，p11 为蛋白酶。③ *env* 基因（核苷酸 5781 ～ 8369）先编码出 1 个 88kDa 的蛋白质，经糖基化后成为分子量 160kDa 的 HIV 包膜糖蛋白前体 gp160，该前体蛋白在蛋白酶作用下被切割成 gp120 和 gp41。前者暴露于病毒包膜之外称外膜蛋白，感染细胞时可与靶细胞的 CD4 受体蛋白相结合并与 T 细胞的免疫应答、中和抗体的产生等有密切关系。gp41 称为跨膜蛋白，是嵌入病毒包膜脂质中的部分，当 gp120 与 CD4 受体结合以后，其构象改变，与 gp41 分离，暴露出的 gp41 可插入靶细胞膜，导致膜融合使病毒核心被导入细胞。

各种基因的功能简介如下：① *gag* 基因包含组成病毒中心和结构蛋白的基因，能编码约 500 个氨基酸组成的聚合前体蛋白（p55），经蛋白酶水解形成 p17、p24 核蛋白，使 RNA 不受外界核酸酶破坏。② *pol* 基因编码聚合酶前体蛋白（p34），经切割形成蛋白酶、整合酶、反转录酶、核糖核酸酶 H，均为病毒增殖所必需。③ *env* 基因编码约 863 个氨基酸的前体蛋白并糖基化成 gp160、gp120 和 gp41。gp120 含有中和抗原决定簇，已证明 HIV 中和抗原表位，在 gp120 V3 环上，V3 环区是囊膜蛋白的重要功能区，在病毒与细胞融合中起重要作用。gp120 与跨膜蛋白 gp41 以非共价键相连。gp41 与靶细胞融合，促使病毒进入细胞内。实验表明 gp41 亦有较强的抗原性，能诱导产生抗体反应。④ *tat* 基因发挥正调节作用，即启动和促进病毒复制繁殖，*tat* 基因编码蛋白（p14）可与 LTR 结合，以增加病毒所有基因转录率，也能在转录后促进病毒 mRNA 的翻译。⑤ *rev* 起分化调节作用，使病毒适应不同环境产生结构蛋白或调节蛋白，起到开关作用，

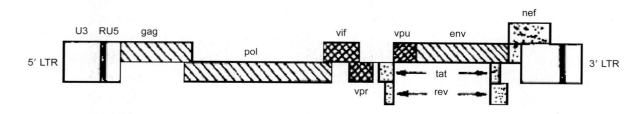

图8-9-4 HIV的基因组结构示意图

rev 基因产物是一种顺式激活因子，能对 *env* 和 *gag* 中顺式作用抑制序列（cis-acting repression sequence, Crs）起去抑制作用，增强 *gag* 和 *env* 基因的表达，以合成相应的病毒结构蛋白。⑥ *nef* 蛋白有多种生化活性。*nef* 基因编码蛋白 p27 对 HIV 基因的表达有负调控作用，该蛋白作用于 HIV cDNA 的 LTR，抑制整合的病毒转录，可能是 HIV 在体内维持持续感染所必需；*tat*、*rev* 和 *nef* 三者还可相互影响，并对自身产生反馈性作用，构成一个调节网络。⑦ *vif* 基因对 HIV 并非必不可少，但可能影响游离 HIV 感染性、病毒体的产生和体内传播，或可增强自细胞出芽释放的病毒颗粒的感染力。⑧ *vpu* 基因为 HIV-1 所特有，为 HIV 的有效复制及病毒体的装配与成熟所必需。⑨ *vpr* 基因编码蛋白是一种弱的转录激活物，在体内繁殖周期中起一定作用。HIV 不含癌基因，不直接导致癌症。

HIV-2 基因结构与 HIV-1 有差别：它不含 *vpu* 基因，但在 *vif* 和 *vpr* 之间有 *vpx* 基因，功能不明。核酸杂交法检查 HIV-1 与 HIV-2 的核苷酸序列，仅 40% 相同。*env* 基因表达产物激发机体产生的抗体无交叉反应。

3. HIV-1 的亚型　根据 HIV-1 的 *env* 基因或 *gag* 基因的碱基序列，HIV-1 至少可分为 A、B（欧美 B）、B′（泰国 B）、C、D、E、F、G、H、J 和 K 等亚型，还有不同流行重组型，目前流行的 HIV-1 主要亚型是 AE 重组型和 BC 重组型。后来从 AIDS 患者中又分离出 2 种病毒株，命名为 HIV-1 的 O 组和 N 组。HIV-2 也已发现 A ～ E 5 个亚型。

在不同地区流行的 HIV-1 亚型有所不同，在美洲和西欧主要流行 B 亚型，而非洲主要流行 A、C、D 和 E 亚型。印度的 HIV 毒株最多，已发现 HIV-1 的 A、B、C、E 亚型及 HIV-2 流行。泰国的 HIV 毒株型别相对简单，在静脉吸毒者中 HIV 感染率达 40%，主要是 B 亚型（曼谷 67% ～ 78% 的患者为 B 亚型），性传播人群中则主要为 E 亚型（占 96%）。我国发现云南的 HIV-1 毒株均为 B 亚型，主要见于静脉吸毒者。据 1996 年的报道，泰国 B 亚型已经传入我国 6 个省市（云南、四川、湖南、湖北、安徽和北京），印度 C 亚型已传入云南、四川、新疆。云南省还存在以性传播为主的 E 亚型病毒，并发现几例静脉吸毒者有 B 和 C 亚型的双重感染。后来我国还发现了 A、D 亚型和 HIV-2 病毒感染者。

4. HIV-1 的表型　有两种，即 SI 株（合胞体诱导株）及 NSI 株（非合胞体诱导株）。一般新感染 HIV 毒株多以不致细胞融合的 NSI 为主，它们与疾病进程有关。NSI 株由于病毒复制慢，反转录酶活性低，又称慢 - 低毒株，一般出现在形成 AIDS 之前（平均间期 23.1 个月），CD4 细胞计数平均为 $0.48 \times 10^9/L$。SI 株于感染的无症状期不存在。NSI 株在感染后一定阶段序列发生变异，亲嗜性扩大，转变为 SI 株。随着这种转变，病毒复制率加快，反转录酶活性增高，故又称快 - 高毒株，有致细胞病变作用，使受感染的细胞形成融合细胞，$CD4^+$ 细胞衰竭较转换前增长 2.7 倍。具有 SI 株的 AIDS 患者起病时对免疫系统的损害更重。

5. HIV-1 的变异株　HIV 是一种变异性很强的病毒，因而有较多的变异株，如欧洲及北美洲分离出来的 MN、SC、RF、ⅢB；非洲分离出来的有 JYI、EL1、MAL、Z321，还有乌干达 A、B 亚型，U31 变异株，扎伊尔 NDK 突变株等。各基因的变异程度不同，其中 *env* 基因变异率最高。HIV 发生变异的主要原因包括反转录酶无校正功能导致的随机变异，病毒在体内高频率复制，宿主的免疫选择压力，病毒 DNA 与宿主 DNA 之间的基因重组，以及药物选择压力等，其中不规范的高效抗反转录病毒治疗（HAART）及患者依从性差是导致耐药性的重要原因，并逐渐出现了一系列 HIV-1 耐药性突变株：①耐反转录酶抑制剂突变株，如耐 AZT 株，耐 DDI 株。齐多夫定（AZT）耐药株可以传播并引起感染。②耐蛋白酶抑制剂突变株，如耐 RPI 312 株，耐 Ro31 ～ 8958 株。③耐非核苷反转录酶抑制剂突变株，也有两种。耐药或抗药毒株的产生不是治疗的结果，而是选择的结果，有时还可出现交叉抗药性，即对某种药物有抗药性，对其他药物也有抗药性。因此在艾滋病的治疗中主张联合用药，以增加药物的抗病毒活性，减少或避免毒性，预防或推迟耐药性的产生，但有交叉抗药性者要避免联合使用。

6. HIV 的蛋白质和抗原性

（1）包膜糖蛋白 gp160/gp120 与 gp41：HIV 的包膜来自宿主细胞膜，包膜中的两种糖蛋白 gp120 和 gp41 则是 HIV 重要的抗原标志，均由 *env* 基因编码。gp160 分子为 env 糖蛋白前体，可裂解为 gp120 和 gp41。gp120 分子暴露于包膜外，能与 T 细胞的 CD4 抗原分子特异性地结合而识别靶细胞。CD4 分子是与 MHC-Ⅱ类抗原识别有关的细胞膜糖蛋白，包括 4 个胞外功能区（V1 ～ V4）、1 个疏水跨膜区和 1 个胞内功能区。HIV 通过 gp120 与其中一个胞外功能区结合。gp41 也由 gp160 分子裂解而来，平时镶嵌在包膜内。当 gp120 与 CD4 结合时，gp41 暴露出来，其作用是介导 HIV 与 CD4 阳性细胞的融合，使 HIV 进入细胞内。gp41 抗原量多，机体产生的相应抗体在血液中持续时间也最长，这对于 HIV 感染的诊断有重要意义。

（2）衣壳蛋白，又称核心蛋白：包括 p17（基质蛋白，即 MA）、p24（核心抗原，即 CA）、p7（核衣壳蛋白，即 NC）和 p9（核衣壳 RNA 结合蛋白），均为 *gag* 基因的表达产物。其中 p24 位于核酸以外，包膜以下，可刺激机体产生保护性免疫反应。检测 p24 抗原是诊断 HIV 感染的常用措施。

（3）病毒酶类：包括反转录酶（RT）、蛋白酶（PR）和整合酶（IN），均为 *pol* 基因表达产物，为 HIV 复制所必不可缺。①反转录酶是反转录病毒特有的多功能酶，兼有 DNA 多聚酶和核糖核酸酶 -H 的活性，有两个单体 p66 和 p51。②蛋白酶为病毒颗粒装配成熟时所必需的酶，其作用是把前体蛋白切割成若干段。③整合酶属多核苷酸转移酶类，是 *pol* 基因 3′ 端编码的 32kDa 的蛋白质（p32），具有核酸内切酶的活性，能够整合病毒的复制，即把病毒的双链 DNA 整合到宿主的 DNA 中。

HIV 抗原性较强，感染后可刺激人体产生抗病毒抗体和中和抗体，两者效价并不平行。抗病毒抗体没有保护作用，一般用于血清学检测，作为人体感染 HIV 的指标；中和抗体一般效价较低，可能具有中和病毒抗原的作用，尚待阐明。严重或晚期感染者 HIV 抗体效价降低，可能与 CD4$^+$ T 辅助细胞减少、B 细胞功能受损有关。

7. HIV 的靶细胞　为 CD4$^+$ 细胞，即细胞表面带有 CD4 分子的细胞，包括 Th 细胞、单核巨噬细胞、皮肤朗格汉斯（Langerhans）细胞、树突细胞等，以 Th 细胞为主。HIV 包膜外的 gp120 分子能特异地与 Th 细胞的 CD4 分子结合，并在 gp41 的介导下，使 HIV 与 Th 细胞融合并进入细胞内。HIV 进入 Th 细胞后，脱去外壳，在反转录酶作用下，在细胞内形成前病毒，再以双链 DNA 的形式整合到宿主细胞 DNA 链中。细胞酶系在病毒的 LTR 指导下把整合的 DNA 转录成 RNA。其中一部分 RNA 分子作为 mRNA 翻译出子代病毒的衣壳或功能蛋白，另一部分则成为子代病毒的遗传物质装入病毒体（viron）内。经过修饰与装配，成熟的子代病毒以出芽（budding）的方式从细胞内释出。HIV 感染一旦发生将会永久存在，但并不诱发肿瘤。

8. HIV 的复制　其特点是复制迅速，其复制速度要比其他病毒快上近千倍。据研究，在 HIV 感染初期，每天可新形成 10^9 ～ 10^{10} 个病毒颗粒。HIV 在人体细胞内的感染和复制过程包括以下步骤。①吸附宿主细胞：HIV-1 感染人体后，选择性地吸附或黏附在宿主靶细胞的 CD4 受体（第一受体）上。②融合与脱壳：病毒包膜与靶细胞细胞膜融合，然后在辅助受

体（如 CCR5 或 CXCR4 等）的帮助下脱壳，将其遗传物质和反转录酶注入细胞中。③反转录：靶细胞胞质中的病毒在反转录酶作用下，以其基因组中的 RNA 为模板反转录生成一条单链 DNA（DNA 负链），在 DNA 聚合酶作用下，病毒双链线性 DNA 在胞质完成合成，然后进入细胞核内。④整合与前病毒形成：在整合酶的作用下病毒双链 DNA 整合到宿主细胞的染色体 DNA 中。这种整合到宿主 DNA 后的病毒双链 DNA 称为"前病毒"。⑤转录与翻译：前病毒被活化而进行自身转录时，在靶细胞 RNA 聚合酶的催化下，病毒 DNA 转录形成 RNA，一些 RNA 经加帽加尾成为病毒的子代基因组 RNA；另一些 RNA 经拼接形成病毒 mRNA，在细胞核蛋白体上转译成病毒的结构蛋白（gag、gag-pol 和 env 前体蛋白）及各种非结构蛋白，合成的病毒蛋白在内质网核糖体进行糖化和加工，在蛋白酶作用下裂解，产生子代病毒的蛋白和酶类。⑥装配与修饰：gag 和 gag-pol 前体蛋白与病毒子代基因组 RNA 在细胞膜的内面进行装配，然后 gp120 和 gp41 转运到细胞膜的表面，与正在出芽的 gag 相结合，进一步修饰。⑦出芽并释出：病毒通过芽生方式从细胞膜上获得病毒体的包膜，形成独立的病毒颗粒。在出芽的中期或晚期，病毒颗粒中的 gag 和 gag-pol 前体蛋白在病毒自身的蛋白酶作用下裂解成更小的病毒蛋白，包括 gag 中的 p17、p24、p7、p6 及 pol 中的反转录酶、整合酶和蛋白酶。这些病毒蛋白与子代基因组 RNA 再进一步地组合，最后形成具有传染性的、成熟的病毒颗粒，从靶细胞内输出，再感染邻近细胞。HIV 感染巨噬细胞和淋巴细胞及其复制的过程见图 8-9-5。

前病毒整合到宿主细胞基因组中后，可有三种表现形式：①潜伏型，病毒在宿主细胞核内，长期静止而不被转录复制，亦不破坏宿主细胞。②稳定型，病毒利用宿主细胞的转录和复制机制，转录和复制病

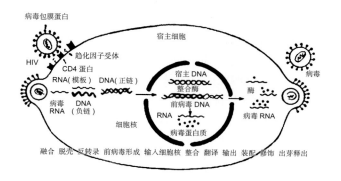

图8-9-5　HIV感染靶细胞及其复制过程

毒 RNA，产生病毒蛋白质，并装配成新的病毒颗粒，以出芽方式释放到细胞外。复制过程缓慢进行，宿主细胞虽受损耗却并不裂解死亡，如巨噬细胞在 HIV 感染后可有病毒长期潜伏或缓慢复制，而本身不被破坏，成为感染者贮存 HIV 的主要场所。③溶解型，HIV 侵犯 Th 细胞后，往往暴发式地迅速复制繁殖，产生大量新病毒颗粒。前病毒在胞质中形成后进入细胞核，在整合酶的催化作用下，整合到宿主细胞的基因组中去。细胞基因组中的前病毒利用宿主细胞中的材料和转录翻译机制，翻译合成病毒基因组 RNA 和 3 类病毒蛋白质（包膜蛋白、核心蛋白前体及酶前体），在细胞膜内侧面进行装配修饰，由 p7 和 p9 紧紧包裹 RNA。p24 包裹着 2 条 RNA 链，几个酶包围着半截圆锥状核心。病毒颗粒一面装配，一面以出芽方式从细胞表面释放出来，并破坏宿主细胞，使 CD4$^+$ T 细胞裂解死亡，继而再感染其他 CD4$^+$ T 细胞，重复上述过程，使大量 CD4$^+$ T 细胞受到破坏。

HIV 主要感染处于活化状态的靶细胞，但在正常情况下，活化的 CD4$^+$ 细胞较少。如受感染的宿主细胞一直处于非活化状态，在胞质中形成的病毒 DNA-DNA 双链复合物就无法进入细胞核中，亦不能整合到宿主细胞基因组中，若经 15 ～ 17 小时后仍没能整合到宿主 DNA 中，该复合物便会自动降解而被清除，此为不成功感染，而在活化的靶细胞内感染容易成功，其过程如上所述。

有学者将上述 HIV 感染靶细胞的过程分为三期：①传入期，即 CD4$^+$ 细胞受到 HIV 感染，最初几小时约 80% CD4$^+$ 细胞呈 HIV 包膜蛋白阳性，在感染的第 6 ～ 8 天 HIV 的表达达到高峰。②隐伏期，受染细胞不表达 HIV 抗原。虽然大多数 CD4$^+$ 细胞可受 HIV 感染，但受染细胞只在细胞分化的某一时期产生病毒。③传出期，受染细胞被免疫激活后，转录病毒 RNA、合成病毒蛋白质，并释放出病毒颗粒。新合成的病毒包膜蛋白与 CD4 分子形成复合物，饱和后 CD4 分子消失，装配完成的 HIV 颗粒经受染细胞芽生成熟，并排出到细胞外。

9. HIV 的变异　在 HIV 基因组由单链 RNA 转录为 RNA-DNA 复合物，进而反向转录为前病毒 DNA，再由前病毒 DNA 正向转录为病毒基因组 RNA 的整个过程中，均由病毒本身的 RNA 聚合酶（即反转录酶）所催化。反转录酶因为缺少核酸外切酶活性，对反转录错误无校正功能，所以转录的忠实性差，在一个复制周期的前述 3 次转录过程中均可能出现差错，累计可发生 10 ～ 20 个氨基酸错误。观察 HIV 复制的失败 / 变异率表明，在每一宿主每天约形成 1000 万个

不同的变异株。变异性是 HIV 的一个显著特征，包括在基因水平上和表达蛋白质的氨基酸序列上的变异。这种变异性是 HIV 在宿主强大免疫防御机制及抗病毒药物作用下仍能生存的重要机制。在催化 RNA 反向转录过程中发生碱基错配率为 10^{-4} ～ 10^{-3}。病毒核酸复制中的错误常导致病毒基因变异，使患者体内出现大量基因序列不同的 HIV 突变株，其生物学特性也发生相应改变，对免疫反应的敏感性也不相同。变异最大的是其外层包膜糖蛋白，其核酸序列的差异可达 30%，而 gag 和 pol 基因比较保守。病毒包膜糖蛋白 gp120 之 V3 区氨基酸系列的改变可影响病毒对细胞的亲和性、gp120 的抗原性，并与中和抗体的产生有关。病毒复制周期越多，突变也越多，结果可产生许多非活性病毒。不同突变株之间存在竞争，适者生存，那些能够逃脱机体免疫杀伤的毒株，能够隐蔽于体内某处不易被发现的毒株，能够逃避抗病毒药物作用的毒株，不断繁衍，最终成为体内优势病毒，一旦时机成熟，便迅速繁殖、蔓延扩散，使感染者免疫功能受到严重破坏而发病。而弱势病毒则可能被机体淘汰和清除。如宿主免疫细胞功能完整，每天可清除 HIV 颗粒 10^7 ～ 10^9。HIV 基因的变异可能增强其在宿主体内的适应性，或削弱病毒的复制和生存能力，也可能影响其感染性，降低对宿主细胞的破坏能力，如 gp120 序列的变异直接影响 HIV 与靶细胞 CD4 分子的结合而使其感染力下降。HIV 的基因变异对研制疫苗和药物治疗也有明显的影响。

HIV 感染人体后，往往经历很长潜伏期（3 ～ 5 年或更长至 8 年）才发病，表明 HIV 在感染机体中，以潜伏或低水平的慢性感染方式持续存在。当 HIV 潜伏细胞受到某些因素刺激，使潜伏的 HIV 激活大量增殖而致病，多数患者于 1 ～ 3 年内死亡。

10. 培养特性　将患者自身外周或骨髓中淋巴细胞经 PHA 刺激 48 ～ 72 小时做体外培养（培养液中加 IL-2）1 ～ 2 周后，病毒增殖可释放至细胞外，并使细胞融合成多核巨细胞，最后细胞破溃死亡。亦可用传代淋巴细胞系如 HT-H9、Molt-4 细胞做分离及传代。HIV 动物感染范围窄，仅感染黑猩猩和长臂猿，一般多用黑猩猩做实验。用感染 HIV 细胞或无细胞的 HIV 滤液感染黑猩猩，或将感染 HIV 黑猩猩的血液输给正常黑猩猩，都感染成功，连续 8 个月在血液和淋巴液中可持续分离到 HIV，在 3 ～ 5 周后查出 HIV 特异性抗体，并继续维持一定水平。但无论是黑猩猩还是长臂猿，感染后都不发生疾病。

11. 抵抗力　HIV 对外环境的抵抗力较弱，甚至远不如乙型肝炎病毒（HBV）的抵抗力，一般对乙型

肝炎病毒有效的消毒剂,如碘酊、过氧乙酸等,对 HIV 也都有良好的灭活作用。在室温(15～20℃)下,HIV 较稳定。经 4～7 天后可部分灭活病毒,但仍有复制能力。也有报道称,HIV 在室温下可存活 15 天以上。HIV 对热敏感,将带病毒的血清暴露于 56℃处理 30 分钟,其传染力将降低到 1%,甚至对人的 T 细胞失去感染性,但不能完全灭活血清中的 HIV;在 80℃加热 30 分钟便可杀灭病毒,60℃下 1～2 小时也可灭活病毒,在体外 100℃处理 20 分钟可将 HIV 完全灭活。HIV 对干燥、阳光亦很敏感,在干燥的材料中 3 天就测不出病毒,但 HIV 对紫外线、电离辐射、γ 射线有较强抵抗力。不加稳定剂的病毒在 -70℃冰冻即可失去活性,在 20% 胎牛血清中置于 -70℃冰箱内,HIV 感染力可保存 3 个月以上,置于 35% 山梨醇或 50% 胎牛血清中 -70℃冰冻 3 个月 HIV 仍可保持活性。

HIV 对消毒剂和去污剂亦敏感,常用的消毒剂如 0.2% 次氯酸钠、70% 乙醇、35% 异丙醇、50% 乙醚、5% 石炭酸、1% 来苏尔、0.1% 漂白粉、2% 福尔马林、0.25% 丙内酯等均能灭活病毒,也有文献称 35% 异丙醇、0.5% 甲醛、6% 双氧水、2% 戊二醛等作用 2～10 分钟即可灭活 HIV。组织标本中的 HIV 经过丙酮或甲醛固定以后也可以被灭活。HIV 不耐脂溶剂(如 50% 乙醚),不耐酸,稍耐碱,pH 降至 6 时病毒滴度即可大幅度下降,而 pH 高至 9 时病毒滴度却下降甚微。

12. 免疫性 HIV 感染后可刺激机体生产囊膜蛋白(gp120, gp41)抗体和核心蛋白(p24)抗体。在 HIV 携带者、艾滋病患者血清中测出低水平的抗病毒中和抗体,其中艾滋病患者水平最低,健康同性恋者最高,说明该抗体在体内有保护作用。但抗体不能与单核巨噬细胞内存留的病毒接触,且 HIV 囊膜蛋白易发生抗原性变异,原有抗体失去作用,使中和抗体不能发挥应有的作用。在潜伏感染阶段,HIV 前病毒整合入宿主细胞基因组中,不被免疫系统识别,逃避免疫清除。这些都与 HIV 引起持续感染有关。

【发病机制】

1983 年,法国 Montagnier 分离出世界第一株 HIV,4 年后,即 1987 年,我国曾毅(中国预防医学科学院病毒学研究所)等也分离出我国首株 HIV。病毒的成功分离与体外试验为揭示 HIV 的传播途径、致病作用与发病机制提供了大量资料。现已明确,HIV 是一种外源性(exogenous)病毒,具有特定的亲嗜性,能够进行水平传播和垂直传播,主要侵犯人体的免疫系统,包括 CD4⁺ T 细胞、单核巨噬细胞和树突状细胞等,引起生产性感染(productive infection),主要表

现为 CD4⁺ T 细胞数量不断减少,最终导致人体细胞免疫功能缺陷,引起各种机会性感染和肿瘤。

1. 传播途径 AIDS 的传播源是 AIDS 患者及 HIV 携带者。HIV 存在于传染源体内的淋巴细胞、单核巨噬细胞,以及血浆、精液、唾液、尿液、泪液、乳汁、脑脊液、阴道或阴道分泌物、胸腔积液、羊水等体液中,通过以下途径进行传播。

(1)性传播:流行病学资料提示,在世界范围内,约 70% 的 HIV 感染者是通过性交途径传播的,包括不安全的同性、异性和双性性接触,男同性恋和嫖娼卖淫是重要的危险因素。曾有报道人工授精传播 HIV。目前,我国艾滋病患者 90% 以上是经性传播获得的,半数以上为男同性恋传播。

(2)通过输血或血液制品传播:输入 HIV 感染者的血液或使用被 HIV 污染的血制品感染 HIV 的危险性最大。我国早年就有使用美国进口的污染的血液制品而感染的教训。污染的血液一次输血即可能被感染。共用注射器静脉注射毒品是我国早年 HIV 感染流行的主要因素,早年在我国的 HIV 感染者中,60%～70% 通过静脉注射吸毒而感染,特别是在我国云南边境地区。后来又发现非法采供血可导致严重的 HIV 传播,如在河南某些地区。这些途径产生的 HIV 感染近年都已经得到有效控制。注射针头或医用器械如内镜、介入性医疗操作、文身等,如消毒不彻底也可被感染者的血液污染而造成感染。

(3)母婴垂直传播:儿童 AIDS 中约 70% 是经垂直传播感染的。母婴垂直传播可能因母体内感染 HIV 的淋巴细胞或单核细胞经胎盘传给胎儿,也可发生于分娩时或产后哺乳过程中。早年感染 HIV 的孕妇中约 1/3 可将 HIV 传播给后代,我国现已将此概率下降到 5% 以下。

由此可见,HIV 感染的高风险人群主要有男男同性性行为者、静脉注射毒品者、与 HIV 感染者/AIDS 患者有性接触者、多性伴侣人群、性传播疾病群体。

2. HIV 的嗜性 David Ho 等发现,从初次感染的 HIV 感染者分离到的病毒,在体外复制试验中只能在单核细胞和巨噬细胞中复制,而不能在 T 细胞系和传代细胞中复制;病程较长的 HIV 感染者,尤其是 AIDS 患者,血中分离到的 HIV 不仅可在单核细胞和巨噬细胞中很好地复制,也可在 T 细胞中高效复制,且可长期传代。这个发现提示,HIV 感染的初期,病毒主要表现为嗜巨噬细胞性,随着病程的发展,病毒逐渐表现出嗜 T 细胞性。HIV 对 B 细胞、神经系统细胞也有一定的破坏作用。由于免疫系统在 HIV 破坏下功能降低以致丧失,患者便容易感受各种条件病原体

的侵袭而发生机会性感染或肿瘤，最终导致患者死亡。

3. HIV 侵入宿主细胞的过程与机制　HIV 侵入人体后以三种状态存在：①游离状态，HIV 游离于血液循环中，并可随血液循环播散于各种组织；②附着状态，HIV 附着于某些细胞（如血细胞）表面，或融合于细胞表面的胶样物质中；③侵入状态，HIV 侵入细胞内并同宿主细胞的 DNA 嵌合，在细胞内复制或潜伏。病毒侵入和感染靶细胞的整个过程大致可分为黏附、融合、脱壳、反转录、前病毒形成、整合、翻译（病毒蛋白质合成）、装配修饰，最后以出芽方式释出。详见前述。在黏附、融合和脱壳过程中有 2 种受体分子发挥重要作用。人们也发现有些物质可以对抗 HIV 感染。

（1）CD4 分子：HIV 侵犯宿主细胞，首先要黏附于靶细胞表面的 CD4 分子。HIV 颗粒表面的 gp120 具有 CD4 分子特异的自然配体，而易于和表达 CD4 的细胞相结合，位于细胞表面的受体分子 CD4 就是 HIV 攻击人体免疫细胞时的主要攻击点。CD4 是一种跨膜蛋白，分子量为 55kDa。当 HIV 的包膜蛋白 gp120 与 CD4 结合后，使 gp41 暴露出来。由于 gp41 的疏水性较大，它的一端便被埋入靶细胞的细胞膜中，病毒包膜进而与细胞膜融合，病毒核心则脱去包膜（脱壳）进入靶细胞内。研究发现，HIV 主要感染 T 辅助细胞（Th）和巨噬细胞，因为 T 辅助细胞和巨噬细胞的细胞表面都有这种 CD4 糖蛋白，其是 HIV 包膜糖蛋白的受体。皮肤和黏膜、淋巴结中的朗格汉斯细胞、树突细胞及单核巨噬细胞等的表面也有 CD4 的存在，也易受到 HIV 攻击。HIV 感染初期在生殖道、直肠和血液中的靶细胞可能为树突状单核巨噬细胞，然后经血液（病毒血症）播散，并累及淋巴系统，滤泡树突细胞捕获病毒颗粒并传送给 CD4$^+$ 淋巴细胞。在这个过程中，HIV 的亲嗜性亦发生转变。

（2）辅助受体：大量实验证实，仅具有 CD4 分子的免疫细胞是不可能被 HIV 感染的。HIV 可以通过 CD4 分子紧紧地附在细胞表面，但病毒不能与细胞膜相互融合或渗透，它需要一些辅助因子的帮助，才能有效地侵入人体细胞，进而破坏人体免疫系统。十多年来，科学家为寻找这种辅助因子做了大量研究，中国旅美学者冯愈博士与美国的 Berger 等对血细胞中已发现的许多蛋白质进行精确的分离，找到一种能与 CD4 一起促进病毒融合的物质即亲 T 细胞的 HIV 第二受体（又称协同受体），称为 CXCR4，或称融合素。研究表明，HIV 进入人体血液后，与 CD4$^+$T 细胞表面的 CD4 分子及辅助受体（CXCR4）结合，在 CRCX4 帮助下，病毒的外壳蛋白留在 CD4$^+$ T 细胞膜上（脱壳），与细胞膜融为一体，核心部分进入细胞，将其

遗传物质注入细胞中。CXCR4 能帮助 HIV-1 感染淋巴细胞，从而破坏人体免疫功能。比利时的 Samaon 等随后也分离出一种亲巨噬细胞的 HIV 第二受体 CCR5。研究结果表明，CCR5 和 CXCR4 都是 HIV 的辅助受体，属于趋化因子受体。HIV 首先在巨噬细胞中建立立足点而引起感染。HIV 通过它的 gp120 蛋白与巨噬细胞上的两个受体（CD4 和 CCR5）连接而进入巨噬细胞内，在其中大量复制。然后，HIV 转变为亲 T 细胞性和亲巨噬细胞性，其 gp120 蛋白能识别 T 细胞上的 CXCR4 蛋白与巨噬细胞上的 CCR5 蛋白，而分别与两种细胞结合并侵入 T 细胞和巨噬细胞。最后，HIV 转化为亲 T 细胞性，容易与 T 细胞的 CXCR4 受体结合，并破坏受感染的 T 细胞，引起细胞免疫功能的崩溃。

根据 HIV 对辅助受体利用的特性，将 HIV 分为 X4 和 R5 毒株。R5 型病毒通常只利用 CCR5 受体，而 X4 型病毒常常同时利用 CXCR4 和 CCR5 等受体。值得注意的是，在疾病的早期阶段，HIV 常利用 CCR5 作为辅助受体，而在疾病进程晚期时，病毒常利用 CXCR4 作为辅助受体。

（3）对抗 HIV 感染的物质：意大利科学家发现一种 HIV 抗体，与免疫细胞壁上的 CCR5 蛋白相连。这种抗体可改变 CCR5 蛋白的特性，堵塞 HIV 进入巨噬细胞的通道，因此对于 HIV 感染有屏障作用。据美国 O'Brien 等调查，约 3% 的非感染个体的细胞中仅带有 CCR5 的缺失突变体，而 1343 个感染者中没有一个是缺失突变体纯合的，差异有高度显著性。笔者推想，缺失突变体的纯合性对患者有保护作用，因为它们仅制造截断的 CCR5 蛋白，这种蛋白不能到达细胞表面或发生变形，故不能与 HIV 对接。美国 Landau 等也发现高危人群中未被感染者的细胞表面缺乏 CCR5 蛋白。有些长期生存的感染者带有 CCR5 杂合子，即一条 DNA 含有完整的 CCR5，另一条 DNA 却有损坏的 CCR5，从而使细胞表面的 CCR5 分子减少，HIV 的感染性降低。

后来发现 CCR2 基因也可使 HIV 感染延迟 2～4 年发生 AIDS。CCR2 的变异在美国人中占 20%～25%。推测在 HIV 感染 16 年以上没有发生 AIDS 的长期生存者中，约 25% 的人可能发生 CCR2 或 CCR5 变异。上述发现为抗 HIV 药物的研制提供了新的线索。

4. 细胞间的 HIV 传播　传统观点认为，HIV 感染过程起始于病毒颗粒对宿主细胞的黏附。近年注意到，已受感染的细胞亦可将病毒传播给正常细胞。细胞间传播的方式如下。①细胞与细胞融合，形成合胞体。受染细胞膜表面糖蛋白 gp120 与 CD4$^+$ 细胞接触，

形成合胞体而传播 HIV，此种方式近年已受怀疑。因为合胞体将被免疫系统识别为异体细胞而被清除，而且合胞体也不能分裂而终将死亡，这样感染将难以维持。②细胞与细胞黏附，其传播步骤如下：供体细胞与受体细胞黏附，供体细胞排出病毒至细胞间隙，病毒颗粒被受体细胞摄入。研究发现，感染 HIV 的树突状细胞将抗原提呈给 T 细胞，并互相黏附，使 CD4+ 细胞受到感染。感染了 HIV 的单核细胞黏附于 CD4+ 的上皮细胞后，HIV 排出到细胞间隙内，再进入上皮细胞，使上皮细胞受到感染，并进而扩散到底层上皮或其下方结缔组织中的单核细胞（mononuclear cell）。也有研究认为，HIV 能通过经典途径激活补体系统，补体活化可调理病毒使其容易进入细胞造成 HIV 感染。

5. HIV 对淋巴组织的损伤 AIDS 主要病变之一是 HIV 对淋巴组织或免疫系统的损伤。特异性细胞免疫主要由 CD4+ T 细胞免疫反应和特异性细胞毒性 T 细胞反应承担。HIV 选择性地侵犯带有 CD4 分子的免疫细胞，主要有 T 细胞、单核巨噬细胞、树突状细胞等。这些细胞表面的 CD4 分子是 HIV 的受体，HIV 通过其包膜蛋白 gp120 与细胞膜上的 CD4 结合后由 gp41 介导使病毒穿入易感细胞内，造成细胞破坏。HIV 进入人体后，在 24～48 小时即可到达局部淋巴结，5 天左右进入外周血，产生病毒血症，导致急性感染，以 CD4+ T 细胞数量短期内一过性迅速减少为特点。但大多数感染者不经特殊治疗，CD4+ T 细胞数也可自行恢复至正常水平或接近正常水平。据 David Ho 等的研究，CD4+ 淋巴细胞被 HIV 感染 36 小时后释出大量新一代病毒颗粒（估计每天超过 100 亿），以致宿主细胞发生死亡。这些新一代病毒颗粒从血浆中清除出去，其半衰期约为 6 小时，然后在易感的 CD4+ 细胞开始新一轮的感染，主要在淋巴组织内。David Ho 等估计血浆中的病毒有 99% 来自此周期。Perelson 等估计每天有 ≥ 100 亿新一代病毒颗粒产生，20 亿 CD4+ 细胞被杀伤，如果机体代偿 CD4+ 细胞的能力耗竭，CD4+ 细胞缺乏，便发生免疫功能缺陷。也有学者认为，组织中与抗体作用后的病毒仍保留感染性。T 细胞和 B 细胞均可受累，以 T 细胞受损为主。在感染的各个阶段，不仅在淋巴组织中含有 HIV，在血液中也存在游离病毒颗粒和分泌 HIV 的单核细胞。

（1）对 T 细胞的损伤：现已证实，T 细胞中有 Th（辅助 T 细胞）和 Ts（抑制 T 细胞）两种类型与 HIV 感染的关系密切。Th 细胞表面的 CD4 分子是 HIV 外壳糖蛋白 gp120 高亲和力的细胞受体，两者的结合使 Th 细胞发生内噬作用。HIV 去除外壳进入 Th 细胞，使 Th 细胞受到感染。HIV 在其中复制繁殖，最终使之破坏并引起细胞免疫功能的下降。Th 细胞表面标志为 CD4 分子，故也称 CD4 阳性 T 细胞，对细胞免疫和体液介导的免疫反应都有启动作用并能活化巨噬细胞。Th 细胞可再分为未接触过特异性抗原刺激的原始（naive）细胞和接触过抗原刺激的记忆（memory）细胞。近年研究表明，在 HIV 感染进程中，原始 Th 细胞先减少，记忆 Th 细胞减少较慢。晚期 HIV 感染者残存的 Th 细胞基本是记忆 Th 细胞，彼时原始 Th 细胞常已丢失殆尽。CD4+ T 细胞被破坏后数量减少，而 Ts 细胞数量相对增多，使 Th/Ts 的比值下降。Th 细胞的数量和 Th/Ts 比值成为衡量机体免疫状态和判断预后的重要指标。细胞毒性 T 细胞（CTL）为 CD8+ 细胞，其分泌的抗病毒因子是保护性免疫机制的主要组成部分。CD8+ T 细胞在 HIV 感染早期往往多于正常，在 HIV 感染的长期不进展者（LTNP）中可检测到以 CD8+ 细胞为主的抗 HIV 免疫力。但在患者继发机会性感染和 CD4+ T 细胞显著减少的情况下，CD8+ 也可明显减少，并伴有功能异常。

Th 细胞是调节整个免疫系统的枢纽细胞。进一步研究表明，Th 细胞分为 Th 1、Th 2 和 Th17 三个亚群，Th1 介导细胞免疫，可以协同激活 CTL，主要针对胞内菌和病毒，与迟发型超敏反应有关；Th2 介导体液免疫，主要激活 B 细胞，针对胞外菌和寄生虫，与过敏有关；Th17 主要分泌 IL-17，目前认为其介导炎症反应，可能与微生物感染有关。Th 1 细胞产生 I 型细胞因子（IL-2、IFN-γ 等），增强细胞免疫；Th 2 细胞产生 II 型细胞因子（IL-4、IL-10 等），增强体液免疫。HIV 感染的进展与此两型细胞因子分布失衡有关。在 HIV 感染的无症状期或 LTNP，以 Th 1 亚群为主，而 AIDS 晚期则以 Th 2 为主。Th 2 所分泌的 IL-4 和 IL-10 可抑制 Th 1 细胞分泌的 IL-2 而削弱 CD8+ T 细胞对 HIV 感染细胞的细胞毒性作用，也可直接对抗 CD8+ 细胞所分泌的抗病毒因子。Cleriei 等据此将细胞因子分泌模式分为 I、II 两型。I 型应答即以 I 型细胞因子为主的应答，IL-2、IL-12、IFN-γ 水平较高，细胞免疫增强；II 型应答即以 II 型细胞因子为主的应答，IL-4、IL-5、IL-6、IL-10、IL-13 升高，B 细胞活化，细胞免疫减弱。当机体内 Th 1 细胞和 I 型应答反应占优势时，机体免疫系统有保护性，病情发展缓慢或长期不进展，若 Th 2 细胞和 II 型应答占优势时，则病情进展较快。

由于机体免疫系统不能完全清除 HIV，形成慢性感染，包括无症状感染期和有症状感染期。无症状感染期持续时间变化较大（数月至数十年不等），平均约

8年，表现为 CD4$^+$ T 细胞数量持续缓慢减少（多为350～800/μl）；进入有症状期后，CD4$^+$ T 细胞再次快速地减少，多数感染者 CD4$^+$ T 细胞计数在350/μl 以下，部分晚期患者甚至降至200/μl（0.2×10^9/L）以下，并快速减少。另有研究把 HIV 感染过程中 CD4$^+$ 细胞的下降分为4个阶段：第1阶段为血清抗体阳转后12～18个月，CD4$^+$ 细胞数量突然下降，从正常平均 > 1000/μl（1×10^9/L）下降到600/μl。第2阶段 CD4$^+$ 细胞水平相对稳定，可维持数年。第3阶段 CD4$^+$ 细胞数明显下降，直到 AIDS 发病。第4阶段即 AIDS 期，CD4$^+$ 细胞持续下降，直到外周血不能测出 CD4$^+$ 细胞。由此可见病程中 CD4$^+$ T 细胞的减少具有阶段性。

HIV 导致 CD4$^+$ 细胞损伤的机制复杂，有人研究证明 HIV 的直接杀伤作用是导致 CD4$^+$ 细胞减少的主要原因。但也有研究者认为，虽然 HIV 可以直接杀伤 CD4$^+$ 细胞，但间接杀伤作用可能更为重要，其机制尚未完全阐明。概括起来，可能与以下方式有关：①由于 HIV 包膜蛋白插入细胞，或病毒出芽释放，病毒出芽时引起细胞膜完整性的改变，或导致细胞膜通透性增加，产生渗透性溶解；② HIV 感染时未整合的 DNA 积累，或对细胞蛋白的抑制，导致 HIV 产生杀伤细胞作用；③受染细胞内 CD4-gp120 复合物与细胞器（如高尔基体等）的膜融合，使之溶解，导致感染细胞迅速死亡；④ HIV 感染细胞膜病毒抗原与特异性抗体结合，通过激活补体或介导 ADCC 效应将细胞裂解，包括炎症因子的释放或免疫系统的杀伤作用；⑤ HIV 诱导自身免疫，如 gp41 与 CD4$^+$ 细胞膜上 MHC-Ⅱ类分子有一同源区，抗 gp41 抗体可与这类淋巴细胞起交叉反应，导致细胞破坏；⑥ HIV 感染细胞表达的 gp120 能与未感染细胞膜上的 CD4 结合，在 gp41 作用下融合形成多核巨细胞而溶解死亡；⑦ HIV 的 gp120 与 CD4 受体结合，直接激活受感染的 CD4$^+$ T 细胞凋亡或焦亡，感染 HIV 的 T 细胞表达的囊膜抗原也可启动正常 T 细胞，通过细胞表面 CD4 分子交联间接地引起凋亡。

HIV 感染 T 细胞后，可以使 T 细胞的数量减少，并降低 T 细胞的免疫反应功能，造成细胞免疫缺陷，结果如下：①对抗原、丝裂原、同种异体抗原刺激不起反应或增生性反应降低，迟发性皮肤过敏反应亦消失；②干扰 T 细胞的正常增殖与分化，以致 T 细胞再生能力减弱，细胞数量减少，Th/Ts 比例倒置，IL-2 等淋巴因子分泌减少；③改变 T 细胞的信号传导途径，经 TCR-CD3 的信号传导受到影响，受感染的 T 细胞对 TCR-CD3 的交联刺激不能引起增殖，以至于 CD4$^+$ 细胞丧失功能；④ Th 细胞的数量减少与功能障碍还将影响 B 细胞的功能，辅助 B 细胞产生抗体的能力下降，而原因不明的 B 细胞激活和分化可引起高丙种球蛋白血症；⑤ Th 细胞因子的分泌紊乱与减少又进而影响其他免疫细胞（如 NK 细胞）的功能，AIDS 患者 NK 细胞的功能明显减弱，在特异性抗原刺激下不能释放细胞毒性因子，NK 细胞杀伤病毒感染细胞、肿瘤细胞或异体细胞的能力下降，对机体的免疫监视功能降低，这可能是 AIDS 患者易于发生机会性感染和肿瘤的重要因素。

（2）对 B 细胞的影响：B 细胞是体液免疫的功能细胞，通过产生特异性抗体发挥免疫作用。HIV 通过破损的黏膜组织进入人体后，局部固有免疫细胞，如单核巨噬细胞、树突状细胞、NK 细胞和 γδT 细胞等进行识别、内吞并杀伤处理后将病毒抗原提呈给适应性免疫系统，2～12周后人体产生针对 HIV 蛋白的各种特异性抗体，其中（广谱）中和抗体和 Fcγ 受体介导的非中和抑制性抗体在控制病毒复制方面具有重要作用。在缺少 Th 细胞辅助时，B 细胞出现功能障碍，表现为对新抗原缺少特异性抗体反应，而非特异性免疫球蛋白、循环免疫复合物和各种自身抗体却增多，从而造成免疫反应的多重缺陷，使患者易受条件病原体的感染。

在 AIDS 患者，B 细胞异常的表现主要如下：① 80%～90% 的 AIDS 患者血清 Ig 上升，尤其是 IgG 与 IgA 升高，提示 B 细胞系统功能失调，体内多克隆 B 细胞激活。体外试验证明，患者外周血 B 细胞自发地分泌高水平 Ig。也有人认为 Ig 增高可能与 EBV、CMV 感染有关。循环免疫复合物形成反过来抑制 T 细胞、B 细胞功能，干扰抗原提呈功能。② B 细胞对美洲商陆（PWM）、金黄色葡萄球菌 A 蛋白（SPA）的增殖反应严重受损，B 细胞对新抗原刺激信号不起反应，也不能产生抗体。新感染或活动性感染（如 CMV）也不见抗体升高，反映 B 细胞已发生功能障碍。③ 25%～36% 的 AIDS 患者血中出现自身抗体，如抗核抗体、类风湿因子等，其出现与 B 细胞的多克隆激活相一致。④ AIDS 患者淋巴结的组织学异常主要在生发中心，严重者可没有生发中心。⑤ AIDS 患者常伴发恶性淋巴瘤，主要为 B 细胞性。这可能与成熟 B 细胞消耗过多，未成熟的 B 细胞代偿性增多，而幼稚的 B 细胞易于恶变有关。⑥ AIDS 患者中抗 EBV（亲 B 细胞性病毒）的抗体比抗 CMV、HSV 的抗体效价高。根据以上资料，有人认为 AIDS 实际是一种联合性免疫缺陷性疾病。对此尚有不同观点。

病程早期由于 B 细胞处于多克隆活化状态，患者血清中 Ig 水平往往增高，随着疾病的进展，B 细胞对各种抗原产生抗体的体液免疫功能也直接或间接地受到削弱。Th/Ts 比值倒置也影响 B 细胞功能。体液免疫损伤是 AIDS 患者的致命弱点。由于体液免疫功能障碍，患者对多种感染的抵抗力进一步降低，以血清抗体为感染依据的诊断也不再可靠，但对 HIV 抗体的测定是目前判断 HIV 感染和体液免疫状态的重要指标。

6. HIV 对非淋巴细胞的损伤　CD4+ 的 T 细胞是 HIV 攻击的主要靶细胞，但淋巴细胞以外的细胞，特别是表面带有 CD4 分子的细胞亦可受到 HIV 的攻击，如单核巨噬细胞、滤泡树突状细胞、皮肤黏膜的朗格汉斯细胞、睾丸间质细胞、神经胶质细胞等。也有文献提到，活化的 B 细胞、骨髓细胞、脑毛细血管内皮细胞、肠上皮细胞、肾小球细胞等也可受到 HIV 感染，但尚未见详细论述。

（1）单核巨噬细胞：具有抗原提呈作用和吞噬作用，因其表面携带 CD4 分子和辅助受体（CCR5），也可受到 HIV 的侵袭。许多研究证实，HIV 感染时 CD4+ 的单核巨噬细胞亦减少。巨噬细胞的感染方式可能如下：通过 HIV 的 gp120 与 CD4、CCR5 分子结合，或通过巨噬细胞的 Fc 受体，吞噬 HIV 而受到感染，在巨噬细胞内复制的病毒通常储存于胞质内，并不像破坏 Th 细胞那样使单核巨噬细胞溶解破坏，而是在单核巨噬细胞内潜伏下来，继续繁殖复制，并使宿主细胞的发育成熟受到障碍。电镜显示，病毒积聚于胞质的空泡内，可以芽生或不芽生。存在于这些细胞内的病毒可随单核细胞的移动而运往脑、肺等器官，造成感染的播散和多器官损伤。有人认为，AIDS 患者常见的肺孢子菌肺炎（PCP）和 HIV 脑病、慢性腹泻都与巨噬细胞携带 HIV 造成感染播散有关。如果有大量不成熟的单核巨噬细胞释放入血，即可引起急性单核细胞增多症样的临床表现。发育障碍的单核巨噬细胞对病原体的灭活能力下降，尤其是对某些细胞内寄生的病原体的杀伤能力下降，分泌单核细胞因子的能力异常，出现非特异性免疫缺陷，也是导致机会性感染的重要原因。同时巨噬细胞的抗原提呈功能也随之下降。单核巨噬细胞的功能异常也可能与缺乏干扰素等 CD4+ 细胞产生的淋巴因子的刺激有关。

HIV 感染导致单核巨噬细胞损伤的机制可能是多方面的，如① HIV 表面的 gp120 与单核巨噬细胞的 CD4 分子、CCR5 分子结合，导致细胞感染，感染细胞中积聚大量未整合的 DNA 分子，引起细胞病变；②细胞表面大量芽生病毒改变细胞膜通透性，导致细胞死亡；③ HIV 感染可能诱导受染细胞发生终末分

化，缩短其生命周期；④ CD4 分子与 HIV 包膜蛋白相互作用，促使细胞融合，形成多核巨细胞，后者常在 48 小时内溶解死亡，已感染的细胞亦可和未感染的 CD4+ 细胞融合，使更多 CD4+ 细胞受到破坏，数量减少；⑤ HIV 感染 CD4+ 前体细胞或干细胞，使细胞的成熟发生障碍；⑥ HIV 本身或受染细胞分泌某种可溶性因子，对 CD4+ 细胞有细胞毒效应；⑦自身免疫反应，机体通过识别受染细胞表面的包膜蛋白进行免疫清除，HIV 表面的 gp120 可以脱落游离于血液中，并与未感染的 CD4+ 细胞结合，CD4+ 细胞可因其表面结合游离的 HIV 包膜蛋白组分而受到自身免疫清除；⑧ CTL 对已感染 HIV 的 CD4+ 细胞有杀伤作用，使受染细胞死亡；⑨ HIV 感染可诱导 CD4+ 细胞凋亡，使其数量减少。HIV 侵入单核巨噬细胞并在其中复制，随之游走，可导致 HIV 的扩散，同时也造成单核巨噬细胞的功能缺陷，使感染者的免疫防御功能进一步削弱，因而容易引发机会性感染和某些肿瘤。

上述各种方式的损伤结果是各种 CD4+ 细胞的大量破坏，导致患者外周淋巴细胞减少，CD4/CD8 阳性 T 细胞比例倒置，对植物血凝素和某些抗原的反应消失，迟发型超敏反应下降，NK 细胞、巨噬细胞活性减弱，IL-2、γ 干扰素等细胞因子合成减少，最终造成以 CD4+ T 细胞消耗为中心的严重细胞免疫缺陷。

（2）树突状细胞：在皮肤和黏膜的上皮层内有一种树突状细胞，称为朗格汉斯细胞。许多研究发现，在女性宫颈、阴道和男性包皮鳞状上皮组织中有大量的朗格汉斯细胞，它们表达 HIV 识别的细胞表面受体 CD4、CCR5 和不同模式识别受体（PRR）。朗格汉斯细胞通过模式识别受体捕获 HIV 传递给 T 细胞。某些 HIV 感染者的表皮细胞中，唯有朗格汉斯细胞能与 HIV 核心蛋白 p17 和 p24 的单克隆抗体起反应，因而认为朗格汉斯细胞为 HIV-1 的靶细胞。超微结构研究发现，紧靠朗格汉斯细胞处有 HIV-1 样颗粒，也有人发现在朗格汉斯细胞周围的细胞外间隙、朗格汉斯细胞胞质内空泡中，或在朗格汉斯细胞表面都有 HIV-1 样颗粒的出芽样增殖。用外周血的单核巨噬细胞作为 HIV-1 分离的靶细胞，通过共同培养，在皮肤组织内亦证实有该病毒 RNA。还有研究证明朗格汉斯细胞感染 HIV 后有中度至重度损伤的表现，以上发现均表明 HIV-1 的复制与释放都累及朗格汉斯细胞，支持朗格汉斯细胞作为 HIV 贮存复制场所的概念。

扁桃体中感染的树突状细胞和合胞体细胞类似皮肤衍生的细胞，可在体外培养中维持 HIV-1 的复制。用角蛋白和 S-100 蛋白的抗体进行免疫组织化学染色，证实感染的树突状细胞位于角化表层里紧靠

其下方，用 HIV-1 特异的 p24 抗体、树突状细胞特异的 S-100 蛋白及成熟或活化的树突状细胞特异抗体做免疫组织化学染色，确证了扁桃体黏膜及紧靠其下的 HIV-1 p24（＋）细胞为树突状细胞，p24（＋）的多核合胞体亦来源于树突状细胞。

Frankel 等通过上述研究，揭示了 HIV-1 原位感染的 3 个新特征：①临床表现正常的感染者体内有大量严重感染的细胞。②有 HIV-1 感染并有病毒复制的细胞能表达树突状细胞的标志（S-100 和 p55），表皮和鼻咽部黏膜都有树突状细胞。③病毒复制主要存在于感染的鼻咽组织中的合胞体，融合细胞的形成是扁桃体黏膜感染（即使感染者无症状）的一个典型特征。

（3）神经系统细胞：HIV 可侵入神经组织。HIV 的亲神经性似与其对巨噬细胞的亲嗜性有关。在中枢神经系统中，HIV 主要累及单核巨噬细胞，而神经胶质细胞或神经元的感染很少见。HIV 感染的巨噬细胞可释放肿瘤坏死因子（TNF-α）、转化生长因子（TGF-β）、病毒蛋白（如 gp120）、神经毒素等因子，导致炎细胞浸润。HIV 对神经胶质细胞或神经元也可造成直接损害，或通过与包膜蛋白反应的抗体造成间接损害，从而造成痴呆、脑退行性病变和周围神经病。有研究认为，亚急性脑炎（AIDS 脑病、痴呆复合征）是 AIDS 中常见的神经障碍，有人从亚急性脑炎的脑组织或脑脊液中分离到 HIV，含量高于血液与其他组织。脑内小胶质细胞内所含 HIV 最多，可能由巨噬细胞运送而来。

Hanly 等证实，人类脉络膜丛中亦含有树突状细胞，有与其他部位的树突状细胞非常相似的形态学表现和免疫学表型，也能表达 MHC-Ⅱ 和 S-100 蛋白，其功能活性类似抗原提呈细胞（APC）。它们也可能被 HIV 感染，并在 AIDS 发病之前的潜伏期内起着病毒保存库的作用。

7. HIV 感染与人体的免疫反应　HIV 感染人体后所引起的病理变化取决于病毒和人体免疫系统之间的相互作用。在相当长的潜伏期内，以 CD4$^+$ 细胞的数量及其功能所代表的免疫系统和以 HIV 复制及其致病作用所代表的损伤反应保持在一个相对平衡的状态，一旦打破了这个平衡，损伤反应占优势，病程便进入 AIDS 发病阶段。

美国的何大一等对 20 名 CD4$^+$ 细胞 < 0.5×10^9/L（500/μl）的 HIV 感染者用蛋白酶抑制剂（PI，ABT-538）进行治疗（该药只能有效地阻断 HIV 的产生，而对已有的 HIV 无明显清除作用），并密切观察用药后血浆病毒 RNA 颗粒和 CD4$^+$ 细胞数量的变化。从观察结果中推算出：① HIV 的平均半衰期（$t_{1/2}$）为 2.1 ± 0.4 天。②在临床潜伏期内新 HIV 产生的量为平均（0.68 ± 0.13）×10^9 病毒颗粒 / 天。③ CD4$^+$ 细胞的平均增殖时间约为 15 天。④ CD4$^+$ 细胞的产生率平均为 35.1×10^6/ 天。因为末梢血中淋巴细胞约仅占人体淋巴细胞总数的 2%，进而估算出人体内 CD4$^+$ 细胞的产生（或清除破坏）率约为 1.8×10^9/ 天。在临床潜伏期中，CD4$^+$ 细胞数量相对稳定，意味着 CD4$^+$ 的产生率相当于其破坏率。这项由临床试验人员和理论数学家共同认定的科研成果从根本上重新分析了 HIV 的病理机制。上述成果提示，在临床潜伏阶段，HIV 在体内的复制也是异常活跃的，并非传统观念认为的病毒含量很低，处于复制相对静止状态。另有研究表明，在 HIV 感染的不同阶段，病毒株的毒性不同。美国加州大学旧金山分校报道，在同一患者病程后期所分离到的病毒株比早期者体外复制快、致病性强、侵及宿主细胞的范围广，早晚期两个病毒株的核苷酸序列有 98% 相同，提示少量基因改变就可以引起毒性改变。

另外，宿主机体的免疫系统也积极抵御 HIV 的侵袭，不但细胞毒性 T 细胞（CTL）与中和抗体均具有抗病毒作用，而且在 CD4$^+$ 细胞 < 0.5×10^9/L 的情况下，免疫系统仍在顽强地进行增殖，进行 CD4$^+$ 细胞数量的补偿。宿主细胞的活性也会影响病毒 DNA 复制，如淋巴细胞处于静止期，病毒只进行部分反转录。若细胞持续处于静止期，病毒遗传物质则会自行分解。由于正常情况下 99% 的循环 T 细胞处于静止期，在感染的 T 细胞中，HIV 只能有很少一部分进行复制，复制出的病毒绝大部分又由于感染了静止期细胞而自行分解。Chun 等观察到，某些感染 HIV 的宿主细胞处于静止状态，病毒基因被整合入宿主的 DNA，但静止细胞并不分裂释放新的病毒颗粒。在静止状态的感染细胞不能被免疫系统检出，对于抗反转录病毒的药物也无易感性。这些研究从动态的观点出发，观察漫长病程中 HIV 和人体免疫系统的相互作用，打破了静止的观点，从人体血浆中病毒水平和 CD4$^+$ 细胞数量的动态变化去分析病理进展过程，对深入探讨 HIV/AIDS 的发病机制与治疗原则都有重大意义。

HIV 感染一旦发生将会持久存在，这是因为：①由 HIV 基因组转录的 DNA 被整合到宿主细胞染色体中，不杀伤受染细胞便难以清除 HIV，多数病毒在体内呈潜伏状态，对免疫清除不敏感。HIV 具有在靶细胞染色体内长期潜伏的能力，潜伏期可长达 10 余年。②在 HIV 分离株中发现其具有非常明显的基因多样性，发生某种变异的病毒株能避开免疫识别而长期存在。③某些感染细胞处于静止状态,在静止状态中的感染细胞不能被免疫系统识别和消除,对于抗反转录病毒药物也没有易感性。④巨噬细胞可抵抗 HIV 的溶细胞作用,使 HIV 在其中长期贮存,并随其运动而播散。⑤抗 HIV 的抗体浓度不足,具有抗病毒作用的中和抗体所占比例较少,不足以杀灭 HIV。而且由于 HIV 包膜蛋白基因高度变异,其特异性抗体不能及时产生和排出。抗体只对游离的病毒有效,对于整合到宿主细胞内的 HIV 也无能为力。由于上述种种因素,HIV 可逃避人体的免疫防御机制而持续存在。

【病理变化】

HIV 感染主要损伤人体的免疫系统,造成淋巴组织的破坏。在免疫功能损伤达到一定程度后,便可引发机会性感染和某些肿瘤。因此艾滋病的基本病理变化可分为三个方面。一是 HIV 感染直接造成的病变,主要是淋巴组织的病变,也有些学者认为,HIV 感染也可将神经细胞作为靶细胞,直接造成神经系统病变。二是间接造成的病变,即在 HIV 造成免疫缺陷的基础上继发的机会性感染。三是某些继发性肿瘤,特别是卡波西肉瘤和恶性淋巴瘤。

1. 免疫功能损害的形态学表现 以淋巴结为代表,按发展过程或动态病理学的观点,可以分为早期的增生性改变、中期的混合性改变和晚期的消减性改变;或 A 型(滤泡增生型)和 B 型(滤泡增生和削减的中间型),晚期为 C 型(滤泡退化型);也有学者将淋巴结病变分为 4 期,即①滤泡增生期;②滤泡退变期;③滤泡消失期;④淋巴细胞衰竭期。笔者认为分为 3 期更容易理解和掌握。淋巴结病变早期表现为淋巴滤泡明显增生,生发中心扩大,致使淋巴结肿大,显著者形成持续性全身性淋巴结病。以后随着 HIV 的大量复制,CD4$^+$ T 细胞减少,浆细胞浸润,血管增生,淋巴结构逐渐被破坏。晚期 T 细胞和 B 细胞明显减少,而以巨噬细胞替代,最后淋巴结结构完全消失,主要的细胞成分是巨噬细胞和浆细胞。此时患者外周血中的 CD4$^+$ T 细胞明显减少,常低于 0.2×10^9/L,CD4/CD8 阳性细胞比例倒置,表明患者已进入发病阶段。其实就总体而言,上述各期或各型并无严格界限,在各组淋巴结内可见不同表现,在同一淋巴结内有时也可见各种表现同时存在,或以某种病变为主,提示该淋巴结所处的进展阶段和免疫功能状态并不是同步的。淋巴结内可以看到下述诸多不同的组织学表现,病变复杂者有时难以分型。但在尸检中通常只能看到晚期淋巴结萎缩的表现。

(1)淋巴滤泡增生:见于淋巴结病综合征(LAS)或持续性全身性淋巴结病(PGL)、慢性淋巴结病综合征(CLS),为 HIV 感染早期的主要表现。美国 CDC 提出的 PGL 诊断标准:病程至少 3 ~ 6 个月;淋巴结肿大通常达 1cm 或更大;累及 2 个或更多的腹股沟以外不相邻的淋巴结;并能排除已知能引起淋巴结病的任何现症疾病或所用药物。在 HIV 感染者中,5% ~ 70% 发生 PGL,在 20 世纪 80 年代其曾被视为 AIDS 的先兆,经随访约 1/4 发展为艾滋病。其病理表现可归纳为①淋巴滤泡增生,表现为滤泡增多增大,生发中心扩大,增生的滤泡大小不一,外形不规则,周围淋巴细胞套消失或套细胞明显减少(图 8-9-6,图 8-9-7);有时两个增生的滤泡互相靠拢,或融合呈哑铃状。滤泡中心性增生是 B 细胞增生的表现,滤泡增生显著而广泛者称为暴发性滤泡增生。②"滤泡溶解"(follicle lysis)现象,特征性表现为淋巴滤泡帽带

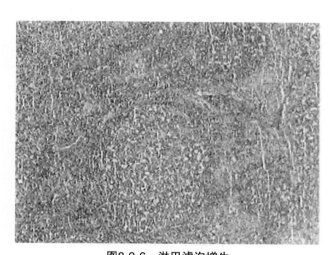

图8-9-6 淋巴滤泡增生
滤泡大小不一,形状不规则,滤泡内见星空现象。滤泡外套变薄或消失(吴华成惠赠)

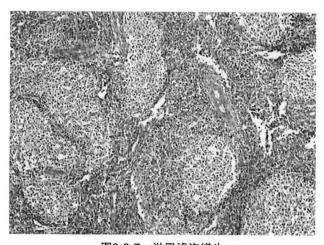

图8-9-7 淋巴滤泡增生
数量增多并靠近,生发中心扩大,形状不规则,部分小淋巴细胞侵入生发中心

淋巴细胞增生并陷入生发中心，使生发中心内有渐进性小 T 细胞增生浸润，呈虫蚀样破坏，或被成片的淋巴细胞或红细胞分割，形成不规则滤泡（图 8-9-8，图 8-9-9）。③副皮质区增生增宽，在皮质深部和滤泡间区，T 细胞增生，并可见明显血管增生，总是累及毛细血管后静脉（图 8-9-10）。④窦性组织细胞增生，在生发中心周围，特别是在接近滤泡处，可见窦性组织细胞增生，形成成堆的上皮样细胞，有时可见明显的吞噬红细胞现象（图 8-9-11）。⑤混合性淋巴细胞增生，有时淋巴结内可见弥漫性淋巴细胞增生，滤泡生发中心模糊不清，内有大量淋巴细胞浸润，成为混有淋巴细胞的免疫母细胞巢或中心母细胞巢，并可见 Warthin-Finkeldey 淋巴巨细胞，在淋巴滤泡内亦可有巨噬细胞增生，在髓质内常见成片单核样 B 细胞及浆细胞浸润（图 8-9-12，图 8-9-13）。⑥类血管免疫母细胞性淋巴结病，是指淋巴结内大量树枝状血管增生，以及血管免疫母细胞增生，酷似血管免疫母细胞性淋巴结病，可伴有皮质深部和滤泡间的免疫母细胞及浆细胞浸润、间质嗜酸性物质沉积等。该型有淋巴滤泡和淋巴窦的结构存在，可与真性血管免疫母细胞性淋巴结病相区别。此型虽不常见，但常表明病变进入快速进展期，预后不良，不久可能发展为 AIDS。⑦用免疫细胞化学和双重免疫荧光染色在生发中心的滤泡树突细胞中可检测出 HIV-1 p24 抗原。在异常的生发中心内，免疫组化标记可见 p24 抗原阳性反应。在滤泡外的组织细胞和 T 细胞中也可检出 HIV-1 p24。上述病变单独看来并无明显特异性，但结合起来看就具有特征性和诊断意义。滤泡增生性病变中 33% 最终发生 B 细胞性大细胞性淋巴瘤，提示滤泡刺激现象可导致淋巴瘤。

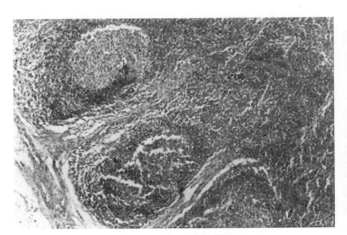

图8-9-8　淋巴滤泡增生
数量增多，上方一滤泡外套小淋巴细胞侵入生发中心，呈虫蚀样破坏

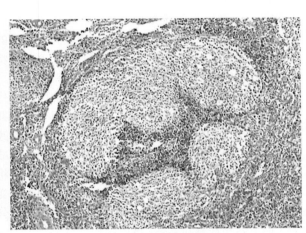

图8-9-9　淋巴滤泡增生
滤泡外套小淋巴细胞侵入生发中心，呈虫蚀样破坏，使滤泡性状不规则

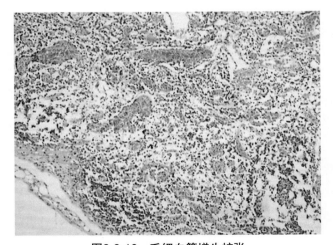

图8-9-10　毛细血管增生扩张
淋巴结皮质内淋巴滤泡尚存，副皮质区扩大，毛细血管显著增生伴扩张充血

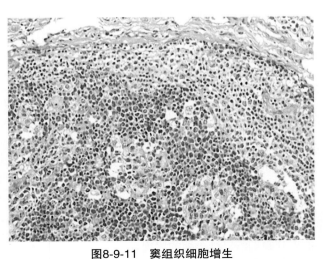

图8-9-11　窦组织细胞增生
淋巴结被膜下淋巴窦及淋巴滤泡周围，窦组织细胞增生形成上皮样细胞团

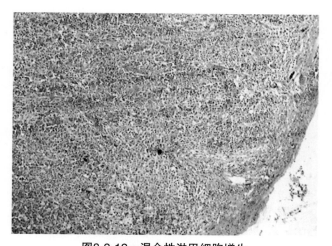

图8-9-12　混合性淋巴细胞增生
淋巴结内可见弥漫性淋巴细胞增生，滤泡生发中心模糊不清，并有小片状的较大的细胞

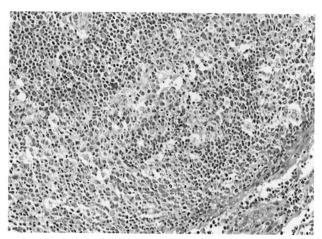

图8-9-13　混合性淋巴细胞增生
高倍镜下可见不同大小的淋巴细胞增生，其中混有免疫母细胞巢或中心母细胞巢

（2）淋巴滤泡增生和退变混合性表现：在淋巴组织增生和萎缩之间有一个过渡转化阶段，部分淋巴结增生肿大，以淋巴滤泡增生为主，部分淋巴结萎缩，淋巴滤泡变小，淋巴细胞减少。有时在同一淋巴结内亦可见淋巴滤泡增生和萎缩的混合性表现。副皮质区T细胞、巨噬细胞可发生反应性增生（图8-9-14）。

（3）淋巴滤泡退变：淋巴结内滤泡数量明显减少，体积变小，互相远离。有时可见中心有红色玻璃样变的滤泡，呈洋葱皮状外观，即所谓"熄灭的滤泡"（图8-9-15）。这是由生发中心各种免疫细胞持续消失及支持细胞形成同心圆层状结构所致。此期淋巴结皮质带往往变薄，呈萎缩状态。此期的另一特征性改变是滤泡间的小血管（毛细血管后小静脉）增生，有时增生的小血管可进入滤泡生发中心，类似Castleman病的滤泡。血管周围淋巴细胞量少而浆细胞大量围绕。

（4）淋巴细胞衰竭：晚期艾滋病患者淋巴结数目减少或体积缩小，淋巴结正常结构消失，淋巴滤泡消退，淋巴细胞明显减少，主要是CD4[+] T细胞的渐进性消失，代之以纤维组织增生，血管增生常伴血管壁纤维性增厚，间质中有组织细胞、浆细胞浸润，组织细胞增生（图8-9-16），有时可见吞噬红细胞现象，或见毛细血管增生、扩张，类似血管瘤样表现（图8-9-17）。有时可见淋巴细胞衰减伴淋巴窦扩张（图8-9-18）。严重者淋巴结广泛纤维化甚至硬化。病变常见于颈部、锁骨下、枕部和腋下淋巴结，亦可见于肠系膜和腹膜后淋巴结，以及其他原本富于淋巴细胞的组织如脾脏和肠道、扁桃体等（图8-9-19）。国内也有人观察到类似现象。淋巴细胞削减使免疫功能下降，此为发生各种机会性感染的病理学基础。淋巴结的组

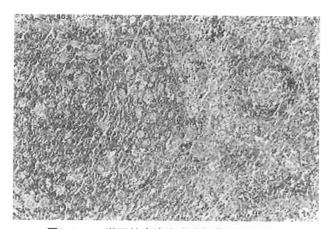

图8-9-14　淋巴结内滤泡增生与萎缩混合存在
左侧淋巴滤泡增生，套区不明显，其中有些大细胞；右上方淋巴滤泡萎缩变小（吴华成惠赠）

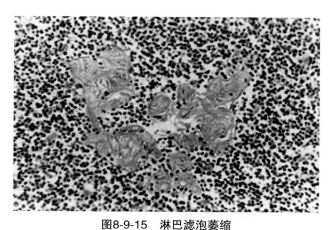

图8-9-15　淋巴滤泡萎缩
淋巴滤泡体积变小，中心见粉染的毛玻璃样团块，呈洋葱皮状外观，生发中心消失，成为"熄灭的滤泡"。周围为小淋巴细胞（吴华成惠赠）

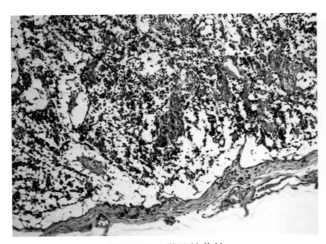

图8-9-16 淋巴结萎缩

淋巴滤泡消失，淋巴结内见散在的淋巴细胞、浆细胞、组织细胞等弥散增生，
间质血管扩张充血

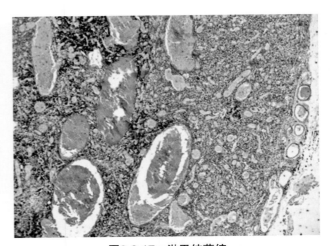

图8-9-17 淋巴结萎缩

其中淋巴滤泡消失，淋巴细胞削减，间质血管增生，部分血管显著扩张，类似
血管瘤样表现

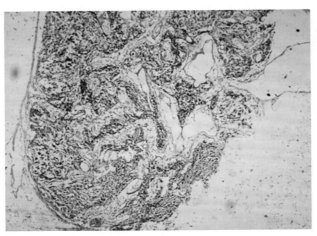

图8-9-18 艾滋病晚期

淋巴结缩小，淋巴细胞衰减，淋巴窦扩张

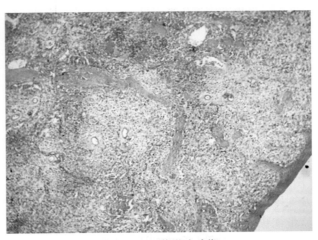

图8-9-19 艾滋病晚期

脾脏亦缩小，淋巴细胞衰减，脾小体减少以致消失

织学图像可大致反映机体免疫状态，提供重要的预后信息。

刘德纯等观察151例AIDS尸检资料的胸腹腔内淋巴结病变，其中98例病变较明显，包括65（66%）例淋巴滤泡萎缩、减少或消失，伴间质纤维化或窦性组织细胞增生，并有不同程度的浆细胞浸润，2例血管丰富，呈血管瘤样增生。病变常为弥漫性，同一组淋巴结表现相似，累及纵隔、肺门、主动脉旁、肠系膜等处淋巴结。淋巴细胞减少亦见于脾（38例）、骨髓（6例）和胸腺（5例），仅少数病例见淋巴细胞增生性表现，可能与尸检病例均处于AIDS晚期有关。

淋巴结肿大在HIV感染早期的常见和主要原因是淋巴组织的增生；晚期淋巴组织虽然萎缩，但常继发机会性感染或发生肿瘤而致淋巴结肿大，此时淋巴细胞可能完全消失，淋巴结结构完全破坏。要区别肿大的淋巴结为淋巴细胞增生抑或为感染或肿瘤所致，做淋巴结活检为最基本的手段。淋巴结连续活检可能观察到病变演变过程。

2. 神经组织的病变 与HIV感染相关的病变主要是亚急性脑炎和空泡性脊髓炎。①亚急性脑炎，见于1/4以上艾滋病尸检病例。大体表现为轻度至中度的脑萎缩，镜下表现为脑灰质和白质中神经胶质增生、小胶质结节形成、髓鞘脱失、局灶性坏死、血管周围炎细胞浸润等，特征表现为坏死区和血管周围有多核巨细胞形成，其胞质内含有大量HIV颗粒，可以用免疫组化显示出来。②空泡性脊髓炎，可见于1/5以上艾滋病尸检病例，病变位于脊髓，多见于胸段的中下部，在后柱及侧柱比较明显，髓质中的髓鞘变细，并呈空泡状。早期空泡小而散，以后可互相融合成为较多较大的空泡，病变趋向严重，可致轴突断裂。病灶内尚可见巨噬细胞和多核巨细胞。③外周神经病变，包括急性多神经根神经炎、多发性单神经炎、神经节炎、慢性炎性脱髓鞘性多神经炎等。④艾滋病患者颅内的淋巴瘤、弓形虫型脑炎及其他机会性感染则是发生在 HIV 感染所致的免疫缺陷基础上，参见本书相关部分。

3. 机会性感染　在细胞免疫缺陷的基础上，AIDS 患者对各种病原体都非常敏感，可继发多种机会性感染，其特点有：①病原体种类繁多，继发于艾滋病的机会性感染都是条件病原体。与艾滋病相关的机会性感染已发现 30 多种。②常发生混合性感染，在 AIDS 患者，同一器官中常有多种病原体混合感染，最常见于肺部，肺内混合感染的病原体有报道多达 12 种者。③常发生播散性感染，一种病原体可同时累及多个器官，形成播散性或全身性感染，如播散性弓形虫病可累及多达 12 个器官。④机会性感染多来自内源性感染，即为原有的潜伏感染在机体抵抗力低下时

再次复活所致。当然机会性感染也可能是新近的获得性感染。⑤机会性感染治疗比较困难，这是因为有些真菌、寄生虫或病毒还缺乏有效的药物，加上患者免疫力极为衰弱，往往因感染无法控制导致患者死亡。常见的有细菌(鸟-胞内分枝杆菌复合菌等)、原虫(弓形虫等)、真菌(肺孢子菌、白假丝酵母菌、新型隐球菌等)、病毒(巨细胞病毒、单纯疱疹病毒等)等，某些并非机会致病菌或病毒在艾滋病患者中感染率也明显增加，如结核分枝杆菌、乙型肝炎病毒等。侵入单核巨噬细胞中的 HIV 或其他细胞内病原体呈低度增殖，不引起病变，但损害其免疫功能，可将病原体传播全身，引起播散性感染。时常可见单种或多种机会性感染发生于同一患者(有一例艾滋病患者发生 12 种感染的报道)；或某种感染播散到多个器官(有一例机会性感染播散到 12 种组织的报道)。常见机会性感染见表 8-9-2，各种机会性感染详见相关章节。

表 8-9-2　艾滋病患者各系统常见的机会性感染

疾病		病原体
中枢神经系统		
脑	弓形虫脑炎	弓形虫
	病毒性脑炎	CMV、HSV等
	进行性多灶性白质脑病	JC病毒
脑膜	脑膜炎	隐球菌、结核分枝杆菌等
消化系统		
口腔	鹅口疮	白假丝酵母菌
	毛状白斑病	EB病毒
食管	食管炎	假丝酵母菌、CMV
大小肠	肠炎（以腹泻为主）	隐孢子虫、球孢子虫、等孢子虫、阿米巴原虫、贾第鞭毛虫、分枝杆菌、CMV、沙门菌、志贺菌
肛门直肠	直肠炎	CMV、HSV
呼吸系统		
肺	病毒性肺炎	CMV、HSV、EB病毒
	肺孢子菌肺炎	肺孢子菌
	细菌性肺炎	分枝杆菌、葡萄球菌、链球菌、肺炎杆菌等
	肺真菌病	曲霉菌、隐球菌
心血管系统		
心肌	心肌炎	隐球菌、弓形虫、CMV
心包	心包炎	鸟-胞内复合分枝杆菌、结核分枝杆菌、隐球菌、诺卡菌
心内膜	曲霉菌性心内膜炎	曲霉菌

4. 艾滋病相关肿瘤 在艾滋病患者中，有一些肿瘤发生率较高，被定义为艾滋病相关肿瘤或指征性肿瘤，包括皮肤和内脏的卡波西肉瘤，中枢神经系统的原发性淋巴瘤，是经典的艾滋病诊断指征。还有高度恶性的非霍奇金淋巴瘤、体腔渗出性淋巴瘤、浸润性子宫颈癌、肺癌等，发病率也有所上升，以上肿瘤也被列入艾滋病的诊断指征。其实，所有良恶性肿瘤都可以并发于艾滋病。在笔者所研究过的48例国内艾滋病病理资料中，除上述肿瘤外，还见到乳腺癌（图8-9-20，图8-9-21）、肾癌（图8-9-22，图8-9-23）、肺癌、纤维腺瘤、肾上腺腺瘤、平滑肌瘤、弹力纤维瘤、血管瘤等。只是这些肿瘤的发生与免疫缺陷未必有关。

艾滋病相关肿瘤的特点：①常形成多发性肿瘤，以卡波西肉瘤合并淋巴瘤比较多见；②肿瘤多发生在呼吸道、消化道和皮肤；③肿瘤常发生在艾滋病晚期；④常合并机会性感染。

（1）恶性淋巴瘤：以非霍奇金淋巴瘤（NHL）多见，与一般人群相比，艾滋病患者发生的NHL有如下特征。① NHL多见于中枢神经系统，对艾滋病具有诊断价值；②绝大多数来源于B细胞；③以未分化型较多见，恶性程度较高；④ NHL中约1/3与EB病毒感染有关；⑤淋巴结外NHL较多见，患者比较年轻。少数病例可发生霍奇金淋巴瘤。

（2）卡波西肉瘤：一般认为，卡波西肉瘤是来源于血管内皮细胞的恶性肿瘤，约1/3的艾滋病患者发生卡波西肉瘤。病变可局限于皮肤和黏膜，也可累及内脏，常呈多发性。肉眼观察，皮肤黏膜的卡波西肉瘤呈暗红色或紫红色的斑块或结节。显微镜下肿瘤主要由梭形细胞和血管样裂隙构成，亦常见红细胞漏

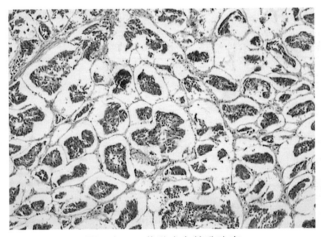

图8-9-20　艾滋病合并乳腺癌
艾滋病患者左乳房乳腺浸润性微乳头状癌，癌细胞形成小团状或簇状，形成典型微乳头状结构

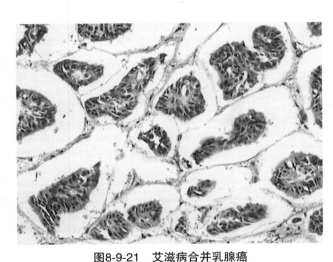

图8-9-21　艾滋病合并乳腺癌
高倍显示微乳头状结构，癌细胞有异型，无纤维脉管轴心，与周围间质有大小不等的空隙

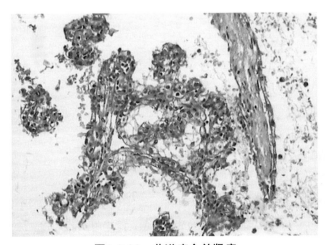

图8-9-22　艾滋病合并肾癌
艾滋病患者右肾多房性透明细胞性肾细胞癌，可见乳头状结构和透明细胞

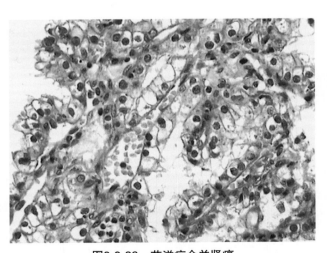

图8-9-23　艾滋病合并肾癌
与图8-9-22为同一病例，高倍显示乳头状结构和纤维脉管轴心，表面被覆透明细胞

出、含铁血黄素沉积、玻璃样小体等表现。按血管和梭形细胞的比例不同，可分为血管瘤样型、肉瘤样型和混合型等。研究发现，卡波西肉瘤与HHV-8感染相关，参见第五章中病毒感染与肿瘤部分。

【临床表现】

从HIV感染到AIDS发病至死亡，是一个较为漫长复杂的过程，与HIV相关的临床表现也是多种多样。根据感染后临床表现及症状、体征，HIV感染的全过程可分为急性感染期、无症状期和艾滋病期3个临床阶段。

1. 急性感染期 通常发生在初次感染HIV后到HIV抗体转阳之间的这段时间，一般为2～4周，个别可长达3个月。此期血清HIV抗体检测为阴性（通常用酶联免疫吸附试验检测），故也称为HIV感染的窗口期。HIV感染后在人体内迅速复制，引起病毒血症，血浆中含有高水平的HIV-1 RNA或p24抗原阳性，大多数患者临床症状轻微，持续1～3周后缓解。患者出现类似上呼吸道感染或传染性单核细胞增多症样的临床表现，以发热最为常见，可伴有咽痛、盗汗、恶心、呕吐、腹泻、皮疹、关节疼痛、淋巴结肿大及神经系统症状。HIV抗体常在感染后2周左右出现。CD4$^+$ T细胞计数一过性减少，CD4$^+$/CD8$^+$ T细胞比值亦可倒置。部分患者可有轻度白细胞和血小板减少或肝功能异常。快速进展者在此期可能出现严重感染或者中枢神经系统症状体征及疾病。

2. 无症状期 也称潜伏期，可从急性感染期进入此期，或由无明显的急性期症状而直接进入此期。在HIV感染3～6周后，急性感染症状自行缓解，血中出现抗HIV抗体，血液中HIV-1病毒载量下降并稳定到一定水平（调定点），感染者体内的免疫功能处于优势或动态平衡阶段。此期持续时间一般为6～8年或更长。其时间长短与感染病毒的数量和型别、感染途径、机体免疫状况的个体差异、营养条件及生活习惯等因素有关。在无症状期后期，HIV在感染者体内不断复制，免疫系统受损，CD4$^+$ T细胞计数逐渐下降，免疫功能逐渐降低，可出现淋巴结肿大、持续发热、乏力、消瘦、慢性腹泻等症状或体征，提示病情进展，将要发展为艾滋病，以前称为AIDS相关复合症期或艾滋病前期。

3. 艾滋病期 为感染HIV后的最终阶段。此期患者机体免疫功能极度低下，患者血中HIV抗体阳性，CD4$^+$ T细胞计数常低于200/μl（0.2×10^9/L），同时CD4/CD8阳性细胞比例倒置，HIV血浆病毒载量明显升高。HIV感染相关症状及体征主要表现为持续1个月以上的发热、盗汗、腹泻；体重减轻10%以上。

部分患者表现为神经精神症状，如记忆力减退、精神淡漠、性格改变、头痛、癫痫及痴呆等。另外，还可出现持续性全身性淋巴结肿大，其特点为①除腹股沟以外有两个或两个以上部位的淋巴结肿大；②淋巴结直径≥1cm，无压痛，无粘连；③持续3个月以上。HIV相关的各种机会性感染或恶性肿瘤也相继出现，诊断艾滋病的主要条件已经具备。

因为影响HIV感染临床转归的主要因素有病毒、宿主免疫和遗传背景等，所以在临床上可表现为典型进展、快速进展和长期缓慢进展3种转归，出现的临床表现也不同。需要注意的是，我国男性之间性行为感染HIV者病情进展较快，感染后多数在4～5年进展到艾滋病期。

李兴旺等总结分析我国6个高发地区482例艾滋病患者的流行病学与临床资料，发现我国艾滋病患者男女比例为4:1，传播途径在云南、新疆主要为静脉注射毒品，在河南为不洁献血和输血，而在北京、上海和广州主要为性传播，性传播患者的自然病程约为8年，静脉注射毒品和经血液传播者自然病程为6年左右。临床表现以发热、消瘦、腹泻、淋巴结肿大、口腔和肺部感染为主，常见的合并感染以丙型肝炎病毒感染最多见，其次为结核病、单纯疱疹病毒感染，其他感染如乙型肝炎病毒、肺孢子菌、巨细胞病毒等，均占2.5%以下。蔡卫平等分析90例艾滋病患者，发现艾滋病的并发症主要累及消化、呼吸、血液和淋巴系统，常见细菌性肺炎、口腔毛状黏膜白斑、感染性腹泻、贫血和消耗综合征等，机会性感染占所有并发症的80.6%，病原体为肺孢子菌、弓形虫、隐孢子虫、巨细胞病毒等。艾滋病合并结核病、真菌病者已屡见报道。艾滋病合并非霍奇金淋巴瘤、卡波西肉瘤者也时有报道。淋巴瘤主要是B细胞性。

现今，血液传播和母婴传播已基本得到控制，HIV传播途径转为性传播为主（占95%左右），防治效果有明显提高，但临床病理表现并无显著改变，艾滋病期合并的各种机会性感染主要累及神经系统、呼吸系统、心血管系统、消化系统和淋巴造血组织，其临床病理表现参见各种病原体感染部分。

【诊断与鉴别诊断】

1. 诊断原则 艾滋病的诊断需要实行五结合：①流行病学史或感染危险因素，包括不安全性生活史、静脉注射毒品史、输入未经HIV抗体检测的血液或血液制品、HIV抗体阳性者所生子女或职业暴露史等；②相关临床症状体征；③病因诊断主要依靠实验室检查（抗原抗体和核酸检测），在病灶原位检出病原体成分更有意义；④病理诊断主要用于艾滋病相关感染及肿瘤等指征性疾病；⑤由于病理取材的局限性，常需结合影像学检查所见，判断病变部位、范围和程度。

2. 诊断标准　不同年龄及不同病期的诊断标准有所不同。

（1）不同年龄的诊断标准：成人、青少年及18月龄以上儿童，符合下列一项者即可诊断。① HIV抗体筛查试验阳性和HIV补充试验阳性（抗体补充试验阳性或核酸定性检测阳性或核酸定量大于5000拷贝/毫升）；② HIV分离试验阳性。18月龄及以下儿童，符合下列一项者即可诊断：①为HIV感染母亲所生和HIV分离试验结果阳性；②为HIV感染母亲所生和两次HIV核酸检测均为阳性（第二次检测需在出生6周后进行）；③有医源性暴露史，HIV分离试验结果阳性或两次HIV核酸检测均为阳性。15岁以下儿童，符合下列一项者即可诊断：① HIV感染和$CD4^+$ T淋巴细胞百分比<25%（<12月龄），或<20%（12～36月龄），或<15%（37～60月龄），或$CD4^+$ T细胞计数<200/μl（5～14岁）；② HIV感染和伴有至少一种儿童艾滋病指征性疾病。

（2）不同病期的诊断标准：①急性期，患者半年内有流行病学史或急性HIV感染综合征，HIV抗体筛查试验阳性和HIV补充试验阳性。②无症状期，有流行病学史，结合HIV抗体阳性即可诊断。对无明确流行病学史但符合实验室诊断标准的即可诊断。③艾滋病期，成人及15岁（含15岁）以上青少年，HIV感染加下述各项中的任何一项诊断指征，即可诊断为艾滋病或者HIV感染，而$CD4^+$ T细胞数<200/μl，也可诊断为艾滋病。作为艾滋病诊断指征的疾病或病变：不明原因的持续不规则发热38℃以上，>1个月；腹泻（大便次数多于3次/天），>1个月；6个月之内体重下降10%以上；反复发作的口腔真菌感染；反复发作的单纯疱疹病毒感染或带状疱疹病毒感染；肺孢子菌肺炎；反复发生的细菌性肺炎；活动性结核或非结核分枝杆菌病；深部真菌感染；中枢神经系统占位性病变；中青年人出现痴呆；活动性巨细胞病毒感染；弓形虫脑病；马尔尼菲篮状菌病；反复发生的败血症；皮肤黏膜或内脏的卡波西肉瘤、淋巴瘤。

3. 病理学检查　对病变组织的病理学检查的主要作用在于：①明确疾病的类型，特别是肿瘤性疾病，如果是艾滋病诊断的指征型疾病，可以直接确诊艾滋病；②在病变组织原位检测HIV，如利用免疫组化技术检测病变细胞中所含的HIV p24抗原，或利用分子病理技术检测病变组织中含有的HIV核酸成分，对阳性结果可以判定为HIV感染；③还可以检

测到机会性感染的抗原或核酸成分，甚至可以直接观察到真菌、寄生虫或其他微生物及其所致的特征性病变，如肉芽肿、脓肿、包涵体等，协助病因诊断；④在病灶处检测CD4、CD8阳性淋巴细胞数量及比值，以了解艾滋病的免疫缺陷状况，对活检或尸检的淋巴组织进行病理检查也是非常直观的方法，值得提倡。

4. 实验室检查　①抗体检测主要有酶联免疫吸附试验（ELISA）和免疫荧光试验（IFA），为防止假阳性，可做蛋白质印迹法（Western blot，WB）进一步确证。WB法能测出针对不同结构蛋白的抗体，如抗gp120、gp41、gp120、p24抗体，特异性较高。②抗原检测用ELISA检测p24抗原，在HIV感染早期尚未出现抗体时，血中就存在该抗原。③用核酸杂交法、PCR或RT-PCR等法检测HIV基因，具有快速、高效、敏感和特异等优点，目前该法已被应用于HIV感染早期诊断及艾滋病的研究。④病毒分离鉴定，常用患者的细胞标本与经过有丝分裂原刺激的外周血单核细胞混合培养，并可进行定量检测，主要用于研究。对其他病原体也可参照上述方法进行检测。

医学界认为，确定某种感染性疾病的原因，必须有三个条件，即①从该病的病变中发现某种病原体；②以该种病原体可诱发该种疾病；③从该种疾病模型中可找回该种病原体。对艾滋病的临床及实验研究已经满足上述要求，确认了HIV及常见指征型疾病的病因。在实验室检查中对每一个具体病例或每一种病变，也应尽量明确其病因。

二、人类嗜T细胞病毒感染与白血病/淋巴瘤

人类嗜T细胞病毒（human T-cell lymphotropic virus，HTLV）是最早被证明可引起人类感染的反转录病毒。HTLV分为两型，HTLV-Ⅰ可引起一种罕见的成人T细胞白血病/淋巴瘤（ATLL），最初由Gallo和Poiesz等（1980，1981）分离鉴定。Kalyanaraman和Gallo等（1982）分离出的HTLV-Ⅱ则是与T细胞性毛细胞白血病有关的病原体。它们的基因组有65%的同源性。二者在AIDS患者中均曾被分离出来。Gallo等（1980～1983）发现HTLV-Ⅰ和HTLV-Ⅱ这两种反转录病毒都能经血液和性关系传播，都能经母亲传播给婴儿，都有较长的潜伏期，且都侵犯T细胞，提出AIDS可能由反转录病毒引起，随后果然发现了HIV这种反转录病毒。

此后在非洲绿猴、日本猕猴中发现一种与HTLV

很相似的病毒,称为猴嗜 T 细胞病毒(STLV)。HTLV 与 STLV 在实验室中都能在 T 细胞中生长并长期存活,它们的蛋白极为相似,并可发生交叉反应,即其中任一类病毒在其宿主中激发的抗体可能识别另一类病毒蛋白。它们的基因物质十分相似。STLV 的核苷酸序列有 90%～95% 与 HTLV 同源或相同,它们还具有相似的生物学特性。这就提示,人类的 HTLV 病毒可能来自灵长类动物的 STLV。非洲 STLV 在人类 HTLV 的起源和进化中可能具有更重要的作用。在日本南部、撒哈拉以南的非洲地区和中南美地区呈地区性流行,成年人感染率为 5%～27%。我国感染率很低,主要见于福建、广东和浙江省,以福建省感染率最高(0.05%)。HTLV-Ⅰ 感染可能来自日本。

【生物学性状】

HTLV 是致瘤性 RNA 病毒,归 δ 反转录病毒属,分为 HTLV-Ⅰ 型和 HTLV-Ⅱ 型。其形态与 HIV 相似,其结构基因包括衣壳(env)和核心(kag)基因,反转录酶、整合酶和蛋白酶,位于 env 基因 3′ 端大约 2kb 的一个独特区域。调节基因为 tax 和 rex。

在电镜下病毒颗粒呈球形,直径约 100nm,其内部核心由结构蛋白组成、核壳与基质围绕着病毒 RNA 及多聚酶,外层为病毒包膜糖蛋白(表面和跨膜糖蛋白,分别称为 gp46 和 gp21)镶嵌在双层脂质膜中。包膜表面有糖蛋白刺突,能与靶细胞表面的 CD4 分子结合。衣壳含有 p15、p24 和 p19 三种蛋白,均有免疫原性。病毒基因组为 30S～35S 正股单链 RNA,长度约为 9.0kb,具有反转录酶活性。基因组按照从 5′→3′ 端次序排列为 gag-pol-env 三个结构基因和 tax、rex 两个调节基因,两端为长末端重复序列(LTR)。基因组无癌基因序列。HTLV-Ⅰ 和 HTLV-Ⅱ 总序列中有 65% 核苷酸同源性。

HTLV 基因编码:① gag 基因编码产生 p19、p24、p15 蛋白,组成病毒的衣壳或核衣壳,且均具有免疫原性,在感染者的血清中可检测出相应抗体;② env 基因编码产物为糖蛋白(gp46 和 gp21),可与 CD4 分子结合,gp46 分布在细胞表面,gp21 为跨膜蛋白;③ pol 基因编码产生反转录酶(p95)、Rnase H 和整合酶。两个调节基因与 HTLV 的致病性有关。tax 基因编码的 TAX(p40)分布在感染细胞核内,可以活化病毒 LTR,反式激活前病毒 DNA 转录,促进病毒 mRNA 合成,并能诱导 NF-κB 表达,后者进一步刺激 IL-2 和 IL-2R 的表达。rex 基因编码的 p27 是磷酸化蛋白,分布于细胞核内,决定 mRNA 从细胞核到细胞质的转运。

【发病机制】

1. **传播途径** HTLV 是外源性病毒,传染源是患者和病毒携带者。其从外界向体内的传播途径可能有 4 条:①输血传播,如接受 HTLV 阳性血液者,其发生感染的概率约为 50%;②静脉吸毒或注射传播;③性接触传播,男性的精液和女性阴道分泌物中含有 HTLV;④母婴传播,HTLV-Ⅰ 阳性的母亲其乳汁中单核细胞的 HTLV-Ⅰ 阳性率高达 30%,可通过母乳喂养传给儿童;也可能存在母胎传播。上述途径中以血液传播为主,类似于 HIV。但 HTLV-Ⅰ 不能通过游离的体液传播。

2. **致病过程与机制** 含有癌基因的反转录病毒具有高度致癌性,一旦癌基因被激活并高水平表达,在体内经过很短的潜伏期就能引起肿瘤,在体外也能迅速引起细胞转化。HTLV 进入人体后通过包膜糖蛋白分子与血液及组织中 CD4⁺ T 细胞上的 CD4 分子结合而侵入细胞,其基因组在反转录酶作用下形成前病毒 DNA,并在宿主细胞染色体的许多位点整合,使受染 T 细胞增生转化,但并不杀死 T 细胞,而是引起 T 细胞无节制地增殖,最后演变为 T 细胞肿瘤。

HTLV-Ⅰ 型病毒诱发成人 T 细胞白血病 / 淋巴瘤(adult T-cell leukemia/ lymphoma,ATLL)的具体机制尚未完全明确。近年来认为与 tax 和 rex 两个基因有关。当 HTLV 侵入 CD4⁺ T 细胞后,tax 基因相应编码的 p40 作为一种反式作用因子(trans-acting factor),可活化 LTR 中的启动子和增强子及远隔的某些细胞基因等,诱导细胞产生 IL-2,并使 CD4⁺ T 细胞的细胞膜出现 IL-2 受体(IL-2R)。tax 激活 HTLV-Ⅰ 前病毒转录时也激活 IL-2 相关的基因,致使 IL-2 过量表达。IL-2 与 IL-2R 结合,使 CD4⁺ T 细胞不断分裂、增生,最后达到不可控制的程度进而发生白血病。tax 还能激活细胞原癌基因,进一步促进细胞增殖和转化。HTLV-Ⅰ 前病毒整合到细胞染色体上也可能导致细胞基因突变。

HTLV-Ⅰ 型病毒感染者血清中可出现针对各种病毒多肽的特异性抗体,如抗 p24、p21、gp46 抗体等,大部分抗体无保护性。对 env 抗原的抗体虽有一定中和作用,但保护性较弱。体外试验提示,细胞免疫可能对抗肿瘤和杀伤 HTLV-Ⅰ 有重要作用。在高发区很多人感染了 HTLV-Ⅰ,但只有少数发生 T 细胞白血病,提示宿主因素包括遗传因素可能具有一定作用。

【病理变化】

HTLV-Ⅰ 主要与 ATLL 相关,通常分为急性型、淋巴瘤型、慢性型和闷燃型 4 个亚型。

1. 急性型 病变主要是外周血 T 细胞过度增殖和异型，使血液中白细胞显著增多，体积增大（中等或更大），核多形性，可呈多叶状或花瓣状，染色质粗糙，核仁明显，在血液里瘤细胞因核分叶多而被称为"花细胞"。血液中可见少量染色质细腻的转化型母细胞，或见核膜迂曲或呈脑回状的巨细胞，少数病例的瘤细胞由核形多样的异型小淋巴细胞构成。

2. 淋巴瘤型 主要表现为淋巴结显著增大而外周血没有改变，多见于进展期。肿瘤性 T 细胞中等大小或为大细胞，细胞有显著多形性，染色质粗，核仁明显，可见 R-S 样细胞、具有迂曲核、分叶核的巨细胞，这些大细胞是 EBV$^+$、CD30$^+$、CD15$^+$ 的大 B 细胞，类似间变性大细胞性淋巴瘤，需要与霍奇金淋巴瘤鉴别（图 8-9-24，图 8-9-25）。其 EBV$^+$ 可能为免疫缺陷继发 EBV 感染所致。淋巴结中亦可见淋巴窦扩张、嗜酸性粒细胞浸润等，淋巴窦内亦见白血病细胞浸润。淋巴结中无炎性病变背景。

免疫组化：瘤细胞通常表达 T 细胞标记，如 CD2、CD3、CD4、CD5、CD25、CD30、CD45RO 等，而 CD7、CD8、ALK 和细胞毒性颗粒相关蛋白 TIA-1 及颗粒酶 B 通常为阴性。

3. 慢性型 表现为皮疹（多为剥脱性）和血液淋巴细胞增多。瘤细胞浸润表皮，形成微脓肿，类似蕈样霉菌病，需注意鉴别。

4. 闷燃型（冒烟型） 常有皮肤和肺部病变，而外周白细胞数量可正常（异常细胞小于 5%）。

此外，HTLV-I 也可引起神经系统损害，主要病变为大脑和脊髓脱髓鞘，以脊髓病变为主，血管周围主要是 CD8$^+$ 淋巴细胞浸润，称为热带痉挛性截瘫 / HTLV 相关性脊髓病。

【临床表现】
HTLV-I 型主要引起 ATLL，也可致热带痉挛性截瘫 /HTLV 相关性脊髓病（tropical spastic paraparesis/HTLV-associated myelopathy, TSP/HAM）、眼葡萄膜炎、关节炎等。

1. ATLL 本病在日本较多见，我国东南沿海地区也有少数病例。在 ATLL 高发区人群中可测出 HTLV-I 抗体，从 HTLV-I 抗体阳性的淋巴细胞培养中分离出的 HTLV 可达 95% ～ 98%，因而抗体阳性者均为 HTLV 携带者。这些携带者中少数日后可发展为 ATLL。本病潜伏期较长，多在儿童期即被感染，于感染 HTLV 后数年至数十年才出现临床症状。临床特征是成人期发作，反复出现皮疹、淋巴结肿大、肝脾大及纵隔肿块。

ATLL 在男性较多见，男女比例为（1.5 ～ 4）:1。多在 40 岁后发病，平均年龄为 52 岁。感染早期呈带病毒状态，血清 HTLV-I 阳性，外周血中无异常细胞，也查不到前病毒整合基因组，此期处在静止状态。发病后最常见的头面部症状为鼻塞，局部病变广泛受侵时，出现眼球突出、面部肿胀、硬腭穿孔、脑神经麻痹、恶臭和发热等症状和体征。肿瘤常局限于鼻腔及其邻近结构，邻近器官或结构以同侧上颌窦最常受累，其他依次为同侧筛窦、鼻咽、局部皮肤、硬腭、软腭、眼球和口咽。42% 的患者多部位侵犯，出现淋巴结肿大、肝脾大，肺部和胃肠道也可受累，约半数患者出现红斑等皮肤病症，也可出现骨骼溶蚀性病症及高钙血症等症状。患者外周血液内也可能会出现细胞核呈花瓣状的 T 细胞。患者对感染的抵抗力降低，容易罹患机会性感染。

根据临床表现，Shimoyama 将 ATLL 分为 4 个亚型。

（1）隐袭性 ATLL：其特征为异常 T 细胞占外周血中正常淋巴细胞总数的 5% 或稍多，并伴有皮肤损害，偶可累及肺部。但无高钙血症、淋巴结病或内脏

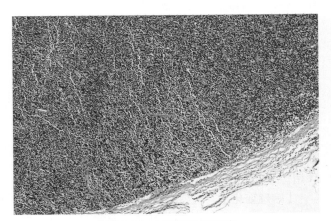

图8-9-24 T细胞性淋巴瘤
淋巴结肿大，结构破坏，瘤细胞弥漫性增生，核异型明显

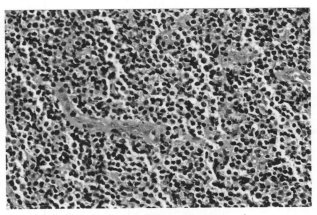

图8-9-25 T细胞性淋巴瘤
瘤细胞中等大小或为大细胞，有显著多形性

损害。血清乳酸脱氢酶（LDH）水平可有升高。此型进展较慢，常可延续数年，故也称闷燃型。

（2）慢性 ATLL：其特征为淋巴细胞绝对数增多（4×10^9/L 以上），并伴 T 细胞增多症（超过 3.5×10^9/L）。患者外周血中见 5%～20% 异型或分叶的不典型细胞，仅少数患者有淋巴结和肝脾大，极少损害皮肤。血清 LDH 升高达正常值 2 倍，无高钙血症、腹水及胸腔积液，或中枢神经系统、骨或胃肠道受损的表现。慢性型可持续多年或转变成急性 ATLL。患者平均存活时间约为 2 年。

（3）淋巴瘤性 ATLL：病变可广泛累及淋巴结，致使多个淋巴结肿大，组织病理学证实为淋巴瘤。此型平均存活约 10 个月。

（4）急性 ATLL：包括一些有白血病或伴血液中有白血病细胞的高度非霍奇金淋巴瘤表现的患者。血液出现白血病血象，常伴有高钙血症、血清 LDH 升高、溶解性骨损伤、皮肤和内脏损害。急性型起病急，发展快，病程短，预后差，也可以从隐袭性或慢性期病程中的任何阶段转变而来，血液中白细胞增多，浅表淋巴结和（或）肝脾常肿大。33.3%～49% 的患者可出现特异性和非特异性皮损。特异性皮损常全身播散，表现为丘疹、结节、肿瘤或红皮病。非特异性者常表现为鱼鳞病样、红斑、丘疹、水疱、瘀点或瘀斑等。患者常有肝大，因骨质溶解而产生的骨痛和高钙血症也较常见。67.6% 的患者外周血中白细胞增多，常大于 10×10^9/L，甚至可达 100×10^9/L，并可出现不典型细胞。这种细胞的胞核明显多形、扭曲，类似 Sézary 细胞；免疫表型 CD4、CD3 和 CD9 阳性，CD8 阴性，表现为辅助性 T 细胞表型，CD25（IL-2R）阳性。患者血清 HTLV-I 抗体阳性。本型预后差，平均存活期只有 6.2 个月。患者常有 T 细胞免疫缺陷，并伴发机会性感染，如肺孢子菌肺炎、粪类圆线虫病等，需与艾滋病鉴别。

HTLV-II 与 T 细胞毛细胞/巨粒细胞白血病相关，常见发热、贫血及脾大为其特征，同时伴有脾功能亢进、门静脉高压及腹水等，外周血及骨髓中可找到多毛细胞，并有高水平的 TNF-α 等。

2. 神经系统损害 多见于 40～50 岁，HTLV-I 感染者软脑膜病变可引起脑膜刺激症状、神智改变等；脊髓病变可引起下肢无力、趾端麻木或感觉丧失及下肢强直性瘫痪等。HTLV-I 相关脊髓病（HAM）与热带痉挛性截瘫（TSP）症状相似，合称 HAM/TSP，多见于女性，主要症状为慢性进行性步行障碍及排尿困难或尿失禁，有时伴感觉障碍。

Crawshaw 等报告 9 例 HTLV 感染引起的神经系统病变患者，其中有 8 名女性。9 例均患脑炎，临床特征包括意识减退、发热或体温过低、头痛、癫痫和局灶性神经症状。检查显示：脑脊液蛋白质升高，细胞数增多；外周血单核细胞增多，HTLV-I 前病毒载量比升高；磁共振成像显示大脑和脊髓正常或有白质改变。病理学报告 3 例显示大脑血管周围主要是 CD8$^+$ 淋巴细胞浸润，1 例为大脑脱髓鞘，其余均为脊髓脱髓鞘。其中 7 例合并嗜 T 细胞病毒相关性脊髓病（HTLV-I-associated myelopathy，HAM），病变符合脊髓病理学。临床表现为痉挛性麻痹，进展为亚急性脑炎。作者认为 HTLV 相关脑病可能是 HTLV-I 诱导的中枢神经系统疾病的一部分。

【诊断与鉴别诊断】

成年人如同时患有成熟 T 细胞淋巴瘤伴高钙血症和（或）黏膜损害，尤其是对于来自 HTLV 高危人群或地方性流行区的患者，应考虑 ATLL 的诊断。诊断依据为典型的病理变化、血清 HTLV-I 抗体阳性、血或活检组织白细胞中发现 HTLV-I 前病毒（provirus）。

1. 活组织病理检查 瘤细胞常侵犯表皮并在表皮内呈灶性聚集，形成 Pautrier 微脓肿，真皮内呈多灶性聚集。瘤细胞胞体一般较大，除在一些病例中表现为中、大不规则圆形细胞混合外，多数表现为多形性，细胞大小、形态不一，胞界不清楚，胞核常扭曲，呈佛手状或类似成串香蕉，一面光滑，一面凹凸不平。并见少数瘤巨细胞，核大，异型，有的类似 R-S 细胞。结合细胞不典型和病变的结构方式最有助于诊断。常需数次活组织检查，在后来的标本中，瘤细胞不典型性变较明显时即可确诊。在病理学上，皮肤受累时应与蕈样霉菌病鉴别，淋巴结受累时应与霍奇金淋巴瘤及其他 T 细胞淋巴瘤鉴别。骨髓受累时应鉴别小细胞性白血病/淋巴瘤。

2. 细胞学检查 外周血或骨髓细胞学检查时发现形态异常的白血病细胞，即中等大小的异常淋巴细胞，胞质较少，无颗粒，有时含空泡。急性型 ATLL 可见细胞核不规则，呈多形状改变，扭曲畸形或分叶状，称为花细胞；慢性型可见典型的核裂细胞；隐袭型也可见有特征性的细胞形态。细胞化学染色：糖原染色呈阳性，酸性磷酸酶呈弱阳性或阴性。外周血中白细胞增多和淋巴结肿大的原因很多。成人白血病患者外周血中淋巴细胞增多并有异型，淋巴结肿大伴有 T 细胞增生和异型，应考虑到 HTLV-I 感染的可能，并做进一步的病因检查。

检测血液、脑脊液中的淋巴细胞数量及形态，结合 HTLV-I 抗体的检测，两者的异常支持 HTLV-I 感染。但 HTLV-I 脊髓病患者也可以没有明显的白血病表现和 CD4$^+$ 淋巴细胞增多。血液检测 HTLV- I 抗体具有更大价值。HTLV 具有高度的细胞结合性，在血液中检测不出游离的病毒。

3. 实验室检查　是诊断 HTLV 感染的重要依据，主要有以下几方面。间接免疫荧光法和 ELISA 检测 HTLV- I 抗体是初筛试验，HTLV- I 前病毒 DNA 检测是确认试验。也可以做 DNA 或 RNA 序列检测确认其感染。

血清 HTLV- I / II 抗体检测多采用间接免疫荧光法、明胶颗粒凝集反应（GPA）、放射免疫测定（RIA）、ELISA 及 WB。抗原常用 HTLV 感染细胞系裂解物、纯化的病毒体或合成多肽或重组多肽等，其中 ELISA 是目前最常用的检测方法。

对有中枢神经系统症状患者，可取其脑脊液检查。一般蛋白质含量较高，可达 2.1g/L，丙种球蛋白水平高，有高滴度 HTLV 抗体，并有淋巴细胞和 ATLL 样细胞。

4. 鉴别诊断　瘤细胞免疫组化表型 CD25 阳性及血清中 HTLV- I 抗体阳性为诊断依据。因临床可表现为红皮病而瘤细胞多形，故需要与 Sézary 综合征及多形 T 细胞淋巴瘤鉴别。与下列疾病也需加以鉴别。

（1）脂膜炎：组织细胞吞噬性脂膜炎于 1980 年首次报告，现多认为与 ATLL 为同一疾病。良性反应性脂膜炎（包括结节性红斑、硬红斑）无不典型淋巴样细胞。

（2）淋巴瘤：①原发性 CD30$^+$ 大细胞淋巴瘤患者年龄分布呈双峰型，高峰为 20～30 岁和 60～70 岁，皮肤结节较浅，呈红色或紫色，可破溃，偶或自行消退。常累及淋巴结，细胞浸润常集中于真皮，而累及皮下组织较不明显。瘤细胞主要为大淋巴细胞，有些为多核，胞核往往排列成环状，核仁常明显，胞质丰富。②多形 T 细胞淋巴瘤的中等细胞型和大细胞型，常见于老年人，不伴噬血细胞综合征，瘤细胞主要在真皮。胞核明显不规则、深染，有不同程度明显的核仁，胞质常透明或淡染。

（3）血管中心性免疫增殖性损害：此概念由 Jaffe 于 1985 年提出，包括鼻部和鼻型自然杀伤细胞 /T 细胞淋巴瘤（NK/T 淋巴瘤）、淋巴瘤样肉芽肿病等，病变特征为血管中心性和破坏性不典型淋巴样细胞浸润，常见广泛坏死和核碎裂。NK/T 淋巴瘤与 EB 病毒相关。NK/T 淋巴瘤不典型细胞无克隆性 TCR 基因重排，CD56$^+$，而本病的瘤细胞示克隆性 TCR 基因重排，与 EB 病毒无关。

ATLL 的预后甚差，无论以何种化疗组合，其缓解期均十分短暂，且大部分患者于诊断确立后 12 个月内死亡，平均存活期不到 1 年（急性期的患者约为 5 个月，而淋巴瘤型者约为 10 个月）。

（刘德纯　孙　磊；郭瑞珍　管俊昌）

第十节　其他病毒感染

病毒是一类最为复杂的医学微生物，虽然其形体微小，结构简单，但品种繁多，嗜性广泛，传播途径多样，致病机制复杂，所致疾病谱广泛，临床病理表现也多种多样。除上述各种病毒外，还有诸多比较重要的病毒感染，一并在本节介绍。

一、腺病毒科病毒感染

腺病毒科（Adenoviridae）包括 5 个属，是一群分布十分广泛的 DNA 病毒，其中人腺病毒（human adenovirus，HAdV）属于腺病毒科哺乳动物腺病毒属，分为 A～G 7 个组，有 52 个血清型。A 组的腺病毒对啮齿动物有致癌作用，可作为研究肿瘤的模式病毒，对人未发现致癌作用。B～G 组腺病毒可通过呼吸道、胃肠道和眼结膜等途径传播，能引起人类呼吸道、胃肠道、泌尿系及眼结膜的疾病。

【生物学性状】

腺病毒颗粒呈球形，直径 60～90nm，没有包膜，核衣壳为 20 面体立体对称，衣壳由 252 个壳微粒组成，其中 240 个壳微粒位于表面，为六邻体（hexon），具有组特异性 α 抗原。位于 20 面体顶端的 12 个壳微粒是五邻体（penton）。每个五邻体由基底和伸出表面的一根末端有顶球的纤突（fiber）组成。基底具有毒素样活性，能引起细胞病变，并使细胞从生长处脱落，具有同组共有的 β 抗原。纤突与腺病毒吸附和凝集大白鼠或恒河猴红细胞的活性有关，是型特异性 γ 抗原所在。

腺病毒基因组为线状双链 DNA，大小约 36kb，含有 6 个早期转录单位、2 个延迟转录单位和 1 个晚期转录单位。早期转录单位包括 E1A、E1B、E2A、

E2B、E3 和 E4，其基因表达产物主要功能是调节基因表达和 DNA 复制，其中 E1A 和 E1B 蛋白还与感染细胞的转化有关；延迟转录单位包括 IX 和 I va2；晚期转录单位为 L1～L5。腺病毒有 11 种结构蛋白或多肽（P I～P X 和 TP），分别参与构成病毒核心、衣壳、纤突等结构。

人类腺病毒不能在鸡胚中增殖，对上皮样人细胞系 HeLa 细胞、HEp-2 和原代人胚肾细胞培养最敏感，能引起细胞肿胀、变圆、聚集成葡萄串状的典型细胞病变，常用于腺病毒的分离和鉴定。

【发病机制】

1. 传染源及传播途径 腺病毒的传播途径以消化道（粪—口途径）为主，也可通过呼吸道、眼结膜或接触污染物品传播。传染源是患者和无症状的病毒携带者。易感者为婴幼儿、儿童和免疫力低下的人群。消毒不彻底的游泳池可致腺病毒感染（咽结膜热）的暴发流行。

2. 致病作用 腺病毒侵入人体后首先在咽部、结膜，尤其是小肠上皮黏膜细胞内增殖，并导致组织损伤，引起细胞变性坏死，偶尔波及其他脏器。已经发现腺病毒的 E1A 基因能抑制干扰素产生的信号通路，E1B 基因编码产物具有抗细胞凋亡的作用。具体机制尚待进一步阐明。

腺病毒感染的发病与机体免疫力有关。在健康人，常见隐性感染，疾病一般为自限性，感染后可获得长期持续的型特异性免疫力。在免疫缺陷的感染者，腺病毒可通过血液和淋巴液播散到呼吸道、胃肠道、肝、脾、眼部、肾、脑组织和泌尿生殖道等，引起多个器官的病变。同一型别的腺病毒可以引起不同的临床病理表现，不同型别的腺病毒也可以引起相同的临床病理表现。如 1、2、5 型既可引起急性发热性咽炎，还可引起肠套叠和肝移植后儿童肝炎；4、7、14、21 型可引起急性呼吸道感染；1、2、3、4、7 型可引起肺炎；40、41、52 型可引起胃肠炎。

腺病毒感染后机体可产生相应的特异性抗体，健康成人血清中都有多种型别腺病毒的抗体，其中中和抗体具有保护作用，对同型的腺病毒有持久的免疫力。

【临床病理类型】

腺病毒所致疾病主要有以下 4 类。

1. 呼吸道疾病 腺病毒的许多血清型可引起急性发热性咽炎、咽结膜热、急性呼吸道感染或肺炎，腺病毒性肺炎占病毒性肺炎的 20%～30%，多发生在 6 个月到 2 岁的婴幼儿，幼儿急性上呼吸道感染约 5% 由腺病毒引起，成人腺病毒感染很少发生于呼吸道。

在人腺病毒各种血清型中，4、7、14、21 型常引起婴幼儿和儿童的急性呼吸道感染；1～7 型可致婴幼儿和儿童发生急性发热性咽炎；在婴幼儿和儿童还易感 1～4 型和 7 型，发生肺炎。对婴幼儿和儿童的呼吸道疾病要充分考虑腺病毒感染。

腺病毒首先侵入黏膜上皮细胞，在细胞中增殖并引起组织损伤，引起细胞变性坏死。临床主要表现为急骤发热、咳嗽、呼吸困难及发绀等，有时出现嗜睡、惊厥、结膜炎、腹泻或心力衰竭等症状。

病理学上，腺病毒肺炎以肺内多灶性及融合性实变与坏死、支气管肺炎及肺间质炎症为主要病变。大体可见，两肺各叶均可被累及，肺组织水肿和炎性渗出，使重量增加。切面上可见多灶性实变病灶伴有坏死，以两肺下叶和后背脊柱缘为著。病灶均匀致密，暗红色，其中可见散在或密集分布的灰黄色点状区域。小者如粟粒大小，其中心可见支气管结构。严重者病灶互相融合，触之坚实。融合实变区可累及一个肺段或整个肺叶，以左肺下叶最多见。从实变区可挤压出黄白色坏死物构成的管型样物，实变区以外的肺组织多有明显的代偿性肺过度充气改变。支气管内充满黏液样、纤维素样或化脓性渗出物。

组织学上，病变以支气管炎及支气管周围炎为中心，常伴有不同程度的坏死，称为坏死性支气管炎和坏死性支气管肺炎，常伴有特征性的核内包涵体。

（1）支气管和细支气管病变：炎性渗出物或均质的嗜酸性物质充满整个支气管细支气管管腔，细支气管周围的肺泡腔内也充满炎性渗出物，渗出物成分主要为淋巴细胞、单核细胞、浆液、纤维素，有时伴有红细胞、脱落的黏膜上皮碎片，中性粒细胞很少见。常见弥漫性黏膜上皮脱落，有时合并阻塞性细支气管炎，继发末端肺泡扩张。支气管周围亦可见混合型炎细胞浸润，肺实变、灶性出血、坏死及巨细胞形成。

（2）肺泡病变：病变进展可延伸至肺泡，肺泡壁常见充血、水肿或坏死，肺泡腔内充满纤维素和炎细胞等渗出物，导致肺实变。有时伴发弥漫性肺泡损伤（DAD），可见透明膜形成，肺泡上皮脱落。实变边缘区域可见支气管及肺泡上皮增生、肿胀。

（3）核内包涵体：常见于增生的气管、支气管、细支气管、肺泡，以及支气管周围的腺泡细胞等上皮细胞的核内，多位于坏死组织边缘。HE 染色显示：早期包涵体小而致密，大小近似正常红细胞，边界清晰，染色偏嗜酸性或嗜双色性，其周围有一透明晕，即所谓 Cowdry A 型核内包涵体，类似单纯疱疹病毒或巨细胞病毒包涵体；核膜清楚，在核膜内面有少量的染色质堆积。随病程进展，包涵体增大，直径可达

14μm，嗜碱性增强，几乎可充满细胞核，而整个细胞体积也增大深染，称为污点（smudge）细胞。胞质内无包涵体，也无多核巨细胞形成，在形态学上可与麻疹病毒肺炎及巨细胞病毒包涵体病区别。也有报道称腺病毒性肺炎特征为模糊不清的核，砖块样上皮细胞核内包涵体。

（4）晚期病变：在疾病晚期或恢复期，可见纤维组织增生，细支气管周围瘢痕形成，支气管闭塞或扩张等，导致肺功能持续性损害。

腺病毒肺炎在病理上并无显著特异性。以下临床病理因素提示腺病毒感染：①婴幼儿和儿童患者；②肺泡内炎性渗出导致肺实变，透明膜形成；③上皮细胞核内病毒包涵体和污点细胞。

2. 消化道疾病　大多数人腺病毒都能在肠上皮内复制，并不致病。腺病毒 F 组中，40 型主要感染 1 岁左右婴儿，41 型则感染稍大的幼儿，引起小儿急性胃肠炎和腹泻，称为肠道腺病毒（enteric adenovirus，EAd），G 组（52 型）也是胃肠炎的常见病因。EAd 形态结构、基因组成、复制特点与其他腺病毒基本一致，基因组为双链 DNA，直径平均 90～100nm，衣壳 20 面体立体对称，无包膜。EAd 通过人与人的接触传播，也可经粪—口途径及呼吸道传播。EAd 占小儿病毒性胃肠炎的 5%～15%。世界各地均有小儿腺病毒胃肠炎报道，四季均可发病，夏秋季略多，可呈暴发流行。EAd 所致肠炎有 10 天左右的潜伏期。主要症状是腹泻，每天排便次数 8～9 次，呈水样便或稀便，量多，可伴有呕吐，持续 1～2 天，很少有发热。WHO 确认腺病毒是儿童腹泻的第二位病原体。其他如 1～3、5～7、11～12、14、16、18、21、31、52 型等也可引起腹泻。非肠型腺病毒感染患者多有发热。1、2、5 型还可引起婴幼儿肠套叠。艾滋病患者的病毒性腹泻约 1/3 是由 35 型引起的。

肠道病变缺乏特异性，主要表现为黏膜固有层充血水肿，伴多少不等的炎细胞浸润、肠上皮变性坏死或脱落。

3. 眼部疾病　主要是流行性角膜结膜炎（epidemic keratoconjunctivitis，EKC）和滤泡性结膜炎。流行性角膜结膜炎可由 8、9、11、19、29、14、37 等型引起，传染性强，成人易感，呈世界性广泛流行，其临床病理特点是急性滤泡性或假膜性结膜炎，伴有角膜上皮下炎细胞浸润。滤泡性结膜炎多呈自限性。急性滤泡性结膜炎伴有上呼吸道感染和发热称为咽结膜热（pharyngo-conjunctival fever，PCF），主要由 3、7、14 型引起，学龄儿童易感，夏季流行与游泳池污染有关。临床主要表现为发热、咽炎、结膜炎三大

症状。病理表现为结膜充血水肿伴较多淋巴细胞、浆细胞、巨噬细胞浸润，可有淋巴滤泡形成。结膜刮片常见大量单核细胞，培养无细菌生长。一般根据临床表现诊断，无须活检。

4. 泌尿生殖系统疾病　在儿童，腺病毒的某些类型如 11、21 型等可引起急性出血性膀胱炎，导致尿频、尿急、尿痛和血尿。病理表现为膀胱黏膜充血水肿、单核巨噬细胞、中性粒细胞和淋巴细胞浸润，尿路上皮变性坏死甚至糜烂或溃疡形成，并可有明显出血。有时可能见到腺病毒包涵体。有些类型（如 9、10、13、15、17、20、22～30、32、33、36、38、39、42 型等）可引起子宫颈炎或尿道炎，镜下可见黏膜层充血水肿及炎细胞浸润，缺乏特异性。

除此之外，腺病毒的某些血清型还可以引起脑膜脑炎（HAdV-7、12、32 型），在免疫功能低下（艾滋病患者、器官移植受者）的感染者，可能发生播散性感染（5、11、34、35、43～51 型），1、2、5 型可能引起肝移植后儿童肝炎。

【诊断与鉴别诊断】

对上述疾病的病变类型进行诊断并不困难，更要利用病变标本进行病因诊断。

1. 病毒分离　自急性期患者咽、直肠、结膜等处采取标本，迅速接种敏感细胞，根据特征性细胞突变及抗原性鉴定病毒。

2. 血清学检查　取急性期和恢复期血清进行补体结合试验，抗体升高 4 倍或以上，可判断为近期感染。中和试验和血凝抑制试验可定型别。

3. 其他方法　对腺病毒所致腹泻者，用电镜或免疫电镜可检出粪便标本的病毒颗粒，用 PCR 和 DNA 杂交法可检测腺病毒核酸，用免疫电镜可对病毒进行分型。

本病需与其他病毒性肺炎、胃肠炎、结膜角膜炎、膀胱炎等鉴别，鉴别有赖于特异性病原学检查。

二、披膜病毒科病毒感染

披膜病毒科（Togaviridae，亦译披盖病毒科）因在病毒核壳外面披盖着一层保护其活性的脂蛋白包膜而得名。根据血清学反应，该科分为甲病毒属和风疹病毒属。风疹病毒属中只有一种风疹病毒，而甲病毒属的成员较多，传播和扩散的环节较复杂，能感染节肢动物和脊椎动物，引起人、畜患病。

披膜病毒科病毒呈球形，直径 40～70nm，是最简单的有包膜的动物病毒，病毒包膜来自宿主细胞膜的脂质双分子层，并且有病毒编码的糖蛋白钉状突

起，突起是由 E1 和 E2 两个糖蛋白组成的异源二聚体，突起嵌入包膜之中。核心为直径 25～35nm 的 20 面体核衣壳，由单一的衣壳蛋白组成，内含连续线型正链 RNA（ssRNA），分子大小 9.7～11.8kb，基因组 RNA 5′端有帽子结构（7-甲基鸟苷），3′端具 poly A。披膜病毒基因组 5′端 2/3 的区域编码合成非结构蛋白，为病毒 RNA 转录和基因组复制所必需；3′端 1/3 的区域编码合成结构蛋白。病毒编码的结构蛋白包括一个主要衣壳蛋白 C 和两个包膜糖蛋白 E1 和 E2。衣壳蛋白 C 分子量为（30～33）×10³，E1 和 E2 的分子量为（45～58）×10³，一些甲病毒可能还编码第 3 个囊膜蛋白 E3，分子量为 10×10³。脂质约占披膜病毒科病毒粒子干重的 30%，来源于宿主质膜，病毒从细胞膜上芽生。甲病毒是质膜，风疹病毒是质膜和细胞内膜。病毒脂质的组成依赖于其感染和生长的细胞。磷脂与胆固醇的分子比在甲病毒中为 2∶1，在风疹病毒中为 4∶1，因为后者在细胞内膜上成熟。在囊膜糖蛋白上既有甘露糖，也有复合的 N- 连接多糖。另外，风疹病毒 E2 蛋白含 O- 连接多糖。

披膜病毒科病毒中，非结构蛋白作为单个整体和多蛋白，为复制病毒 RNA 所必需，它可能与相关病毒蛋白发生作用。在 RNA 的复制中，负链 RNA 的合成既以基因组大小的 RNA 为模板进行复制，也以亚基因组的 26SmRNA 为模板进行复制，亚基因组对应于基因组 3′端的 1/3，编码病毒结构蛋白。mRNA 具帽子结构和 poly A，它翻译成多蛋白，产生病毒结构蛋白。该科病毒在细胞质内增殖，自细胞质膜以芽生方式释放。

（一）风疹病毒感染与相关疾病

风疹病毒（rubella virus，RV）是风疹（rubella）的病原体，这种常见急性呼吸道传染病好发于冬春季，多见于儿童和青少年。该病以发热、全身皮疹为特征，常伴有耳后、枕部淋巴结肿大。由于其一般症状轻，病程短，预后好，往往不被人们重视。但风疹病毒作为常见的 TORCH 综合征的病原之一，是一种很强的致畸因子，孕期感染风疹病毒也可引起胎儿流产、胎儿畸形、死胎和先天性风疹综合征（CRS），因而很受关注。风疹病毒所致病症首先由 De Brgen 描述（1752 年），曾一度被认为是麻疹的变型，被称为"德国麻疹"，1938 年才被证明是由风疹病毒引起的。1941 年，澳大利亚眼科医生 Gregg 观察到患先天性白内障的新生儿，其母亲多数在妊娠的最初 3 个月患了风疹，明确指出孕期感染风疹病毒与先天性畸儿的关系。风疹病毒在世界各地多次流行，1964 年美国发生风疹大流行，导致 1 万多例孕妇流产及 2 万多例先天性胎儿畸形。

【生物学性状】

风疹病毒是披膜病毒科风疹病毒属的唯一成员，由 Weller 与 Parkman 等（1962）自风疹患者的咽部洗涤液中分离到，与其他披膜病毒无血清学关系，也没有节肢动物媒介。

该病毒为单正链 RNA 病毒，是一种包膜病毒。电镜下病毒颗粒外形多呈不规则粗糙球形，直径 60～70nm，由一单正链 RNA 基因组及脂质外壳组成，内含一个电子稠密核心，由一个直径为 30nm 的核衣壳和双层脂质膜组成。基因组全长 9.7kb，含有 2 个开放阅读框（ORF）。病毒核衣壳为 20 面体等轴立体对称。病毒外有包膜，包膜上有 5～6nm 的小突起（刺突），含有血凝素。风疹病毒的结构蛋白主要为糖蛋白（E1、E2）和衣壳蛋白（C）。E1 糖蛋白以 E1-E2 二聚体的形式存在于病毒体表面，是一个 I 型膜糖蛋白，它是病毒吸附、进入细胞的主要膜蛋白。E1 含有风疹病毒大部分 T、B 细胞抗原反应表位，在病毒感染及诱导机体免疫反应中起重要作用。E2 也有风疹病毒株的特异性抗原，先天性风疹血清中针对 E2 蛋白的抗体占优势，E2 可能与毒株的致畸作用和毒力强弱有关。风疹病毒的抗原结构相当稳定，现知只有一个血清型。风疹病毒还可在胎盘或胎儿体内（以及出生后数月甚至数年）生存增殖，产生长期、多系统的慢性进行性感染。

风疹病毒亚基因组启动子是 SgRNA 起始位点上游的 50nt 序列。风疹病毒在每个 ORF 前还含有顺式作用非翻译序列，它们形成茎环结构调节 RNA 的翻译和复制。在基因组和亚基因组启动子区域的 5′端，甲病毒和风疹病毒顺式作用元件具有同源性。在风疹病毒中，这些糖蛋白在细胞内膜被发现。装配的核衣壳通过这些膜出芽增殖，获得含有双层膜内糖蛋白的脂质膜。对风疹病毒而言，糖蛋白保留于高尔基体中，它是出芽的选择位点。与甲病毒属的成员不一样，风疹病毒衣壳没有在细胞溶胶中预装配，而是在出芽过程中形成。在感染后期，风疹病毒糖蛋白也在质膜积累，出芽也在这些位点发生。

【发病机制】

1. 传染源和传播途径　人类是风疹病毒唯一的自然宿主，风疹患者是唯一的病毒传染源，包括亚临床型或隐性感染者，儿童易感。风疹常为隐性感染，感染数是发病数的 5～6 倍。在发病前 5～7 天和发病后 3～5 天，患者口、鼻、咽部分泌物，以及血液、大小便中均含有风疹病毒，特别是起病当天和前 1 天传染性最强。但出疹 2 天后就不易找到病毒。

传播途径：主要是空气飞沫传播、密切接触传播和垂直传播。一般情况下,咳嗽、谈话或喷嚏产生的飞沫通过呼吸道散播而侵入人体,也可经口及眼部的分泌物直接传播。风疹病毒易发生垂直感染,孕妇妊娠早期初次感染风疹病毒后,病毒可通过胎盘屏障传给胎儿,常可造成流产或死胎,还可导致胎儿发生各种先天性畸形,称为先天性风疹综合征。风疹病毒在体外生活力很弱,但传染性与麻疹一样强。风疹病毒能在包括人、猴、鼠和仓鼠在内的多种哺乳动物细胞系中复制,因而猴、大鼠、地鼠和家兔等在实验室也可感染。

2. 致病作用 风疹病毒感染宿主后,首先在上呼吸道黏膜和颈淋巴结生长增殖,然后进入血液循环系统引起病毒血症,病毒播散至全身淋巴组织引起淋巴结肿大,病毒直接损害血管内皮细胞发生皮疹,皮疹局部可分离出病毒;也可累及神经组织引起脑炎。一般认为,皮疹是风疹病毒引起的抗原抗体复合物造成真皮上层的毛细血管炎症所致。

孕妇感染风疹病毒后,病毒在病毒血症阶段可随血流感染胎盘并累及胎儿,抑制胎儿细胞的有丝分裂和增殖,使染色体断裂增多,阻碍胎儿器官的发育和正常分化。特别是在妊娠开始的 3 个月内,此时胎儿器官发育正处于关键时期,若感染风疹病毒,病毒可侵袭胚胎的 3 个胚层,尤其是外胚层和中胚层,抑制胚胎组织的分化和增殖,可致心、眼、耳及其他器官的发育异常和胎儿畸形,或引起早产或胎儿死亡。孕妇感染风疹病毒的时间越早,致畸的可能性越大。患儿出生时可检测到 IgM 抗体,说明胎儿期已能合成 IgM 抗体,但尚不具备合成干扰素的能力,难以抵制风疹病毒的感染,以致风疹病毒大量繁殖,阻滞细胞分裂,妨碍组织的分化,从而形成畸形。血清学研究表明,感染过风疹病毒的育龄妇女即使再被感染,妊娠后也不会对胎儿造成危害。但是约有 10% 的育龄妇女属于风疹易感者,她们在妊娠开始的 3 个月内如果是初次感染风疹病毒,胎儿致畸率高达 80% 以上。

【临床病理类型】

风疹病毒在全世界广泛分布,温带地区发病率较高,热带地区发病率较低,城市高于农村。发病时间以冬春季最高。风疹病毒感染不但引起皮肤病变,也可累及淋巴组织、神经组织等,引起广泛的损伤。风疹病毒还可以造成垂直传播,引起先天畸形或先天性风疹综合征。因此,可将风疹病毒感染所致疾病分为以下类型。

1. 皮肤风疹 抵抗力较弱的人吸入风疹病毒后,有 14 ～ 21 天的潜伏期(平均为 18 天)。前驱期 1 ～ 2 天,感染者出现低热或中度发热、全身不适、乏力、头痛、食欲减退、轻微咳嗽、喷嚏、流涕、咽痛、结膜充血发红等,偶伴呕吐、腹泻、齿龈肿胀等,部分患者软腭及咽部可见玫瑰色出血性斑疹,头颈部等处的淋巴结肿大,伴轻度压痛。发热 1 ～ 2 天后,颜面和头部可出现风疹,并顺次扩大到颈部、躯干部和四肢,24 小时内可蔓延到全身,但手掌和足底一般无疹。皮疹奇痒难耐或微痒。皮疹初为稀疏的细点状淡红色斑疹、斑丘疹或丘疹,直径 2 ～ 3mm,出疹第 2 天开始,面部、四肢远端皮疹较稀疏,躯干和背部皮疹密集,融合成片,变成针尖样红点,如猩红热样皮疹。以后面部及四肢皮疹可以融合,类似麻疹。约经 3 日之后风疹消退,不留痕迹或有较浅色素沉着。退疹后,全身症状随之消失。在出疹期体温不再上升,患儿常无疾病感觉,饮食嬉戏如常。由于皮疹来得快,去得也快,像一阵风似的,故名风疹。风疹与麻疹不同,风疹全身症状轻,无麻疹黏膜斑,伴有耳后、颈部淋巴结肿大。

风疹发病时,皮肤病变最为典型,镜下表现为真皮上层的毛细血管充血,血管周围轻度炎性水肿和少数炎细胞渗出。结膜和呼吸道、消化道可见黏膜充血肿胀,或有上皮变性坏死、黏膜糜烂及不同程度的炎细胞渗出。

皮疹发生时,常见耳后、枕部淋巴结肿大,严重者全身浅表淋巴结肿大;肿大淋巴结轻度压痛,不融合,不化脓。镜下见淋巴结反应性增生。少数患者有脾大。

以上为风疹典型表现,称为皮疹型,也有感染者表现为隐性感染、无皮疹。无皮疹性风疹患者只有发热、上呼吸道炎、淋巴结肿痛,但不出皮疹,也可以在感染风疹病毒后没有任何症状。少数患者出疹呈出血性,同时全身伴有出血倾向。风疹好发于 5 岁以下的婴幼儿,6 个月以内婴儿因有来自母体的抗体获得抵抗力,很少发病。一次得病,可终生免疫,很少再次患病。

2. 先天性风疹综合征(CRS) 孕妇在妊娠期感染风疹病毒,病毒可通过胎盘传给胎儿而致各种先天缺陷,称为先天性风疹综合征,也是 TORCH 综合征的表现之一。风疹病毒通过抑制细胞有丝分裂、细胞溶解、胎盘绒毛炎引起胎儿损伤,可造成永久性器官畸形和组织损伤,也可产生慢性或自体免疫引起的晚发疾病,这些迟发症状可在出生后 2 个月到 20 年内发生。新生儿的表现为急性症状,如新生儿血小板减少性紫癜,且伴有其他暂时性病变和长骨的骺部钙化不良、肝脾大、肝炎、溶血性贫血和前囟饱满,或有脑脊液的细胞增多,这些为先天性感染严重的表现。

出生时的其他表现还有低体重、先天性心脏病、白内障、先天性耳聋及小头畸形、兔唇、腭裂、骨发育障碍等。对于孕妇来说，感染风疹病毒后，一部分人症状较轻微，但也有一些孕妇会出现典型症状。

3. 风疹性脑炎　为后天性感染，由风疹病毒引起的脑炎相对较少。通常在 1 周之内发生，多见于冬春季，多见于 4～10 岁儿童，风疹病毒后脑炎的发生机制目前尚不十分清楚，认为可能是病毒的直接侵入和其后的免疫反应；也可能是 RV 经过血脑屏障进入神经系统，对神经细胞有亲和力，从而使病毒在脑内蔓延而引起。风疹病毒可引起脑组织水肿、非特异性血管周围浸润、神经细胞变性、轻度脑膜炎反应其至脑炎，临床有发热、头痛、呕吐、嗜睡、意识障碍等表现，病变严重者可昏迷数小时至数天，一般可完全恢复。有报道提示，所有 12 例风疹性脑炎患儿均未接种过风疹疫苗。少数患者留有后遗症或在感染数十年后由慢性持续性病变而导致慢性进行性风疹性全脑炎（progressive rubella panencephalitis, PRP）。参见本章第七节。

4. 并发症　少数 RV 感染者可并发心肌炎、肝炎、关节炎、血小板减少性紫癜和出血倾向等。风疹导致血小板减少时有出血倾向，常在出疹后 3～4 天出现皮肤黏膜瘀点、瘀斑、齿龈出血、呕血、便血等，3～7 天后自行缓解，个别患者可因大量出血而死亡；并发心肌炎可有心动过速、心律失常，以及心电图和心肌酶谱异常，一般在 4～8 周内恢复；并发肝炎时出现氨基转移酶异常，多在 10 天内恢复；并发关节炎，在发病的 2～3 天可出现膝、肘、踝、腕、指等关节炎，可有局部红肿、疼痛，同时会再次发热，于 5～10 天自行消退。

【诊断与鉴别诊断】

风疹的诊断一般是根据流行病史、临床症状和体征。有条件的地方可做风疹病毒核酸的 PCR 以供确诊。风疹病毒 IgM 抗体阳性者表示现存有感染，IgG 抗体阳性表示曾有感染。机体在接触病毒后 1～5 天即可在脑脊液或血液中检出 IgM 抗体，故认为脑脊液病毒特异性抗体 IgM 的检测是早期病原学诊断的方法之一。

风疹与麻疹、幼儿急疹、药疹有相似之处，需注意鉴别。麻疹一般发热 3～4 天出疹，疹子较风疹的疹子稍大，全身症状重。幼儿急疹仅见于婴儿，体温高，发热 3～4 天，出疹后热退或热退后出疹。

（二）甲病毒属病毒感染与脑炎关节炎

甲病毒（α 病毒, alphavirus）以往被称为 A 群虫媒病毒，是一类以蚊虫等吸血节肢动物为传播媒介的重要人兽共患病病原体，属于披膜病毒科甲病毒属，包括 40 余种病毒。甲病毒属感染动物的范围较宽，其中对人类致病的主要有基孔肯雅病毒（Chikungunya virus, CHIKV）、东方马脑炎病毒（eastern equine encephalitis virus, EEEV）、罗斯河病毒（Ross river virus）、辛德比斯病毒（Sindbis virus）、委内瑞拉马脑炎病毒（Venezuelan equine encephalitis virus, VEEV）、西方马脑炎病毒（western equine encephalitis virus, WEEV）。基孔肯雅病毒等感染可致发热、头痛、咽和结膜充血、肌肉关节痛、皮疹；马脑炎病毒则主要引起脑炎，表现为发热及中枢神经系统症状等。我国已发现少数甲病毒感染的输入性病例，并已分离出多种甲病毒，在人群和动物中也检测到多种甲病毒抗体。随着国际交往和物流交通的发展，其潜在威胁也不容忽视。

【生物学性状】

1. 形态结构及功能　甲病毒颗粒呈圆形，直径 60～70nm，有包膜，表面有突起。病毒颗粒含有一个电子密度高的核心。核衣壳呈 20 面立体对称，直径为 30～40nm，结构比较稳定。核衣壳在细胞质内形成，包裹着单股正链 RNA 基因组，RNA 占病毒粒子重量的 8.7%，分子量约 4×10^6 kDa，5′ 端有 O 型帽结构，3′ 端有 poly A 尾，平均长度 70bp。一些病毒基因组因缺少 poly A 尾而没有感染性。包膜突起中含有血凝素。

甲病毒基因组长度为 11～12kb，各成员的 RNA 组成大致相似，它们均含 29% 的腺嘌呤（A）、20%～22% 的尿嘧啶（U）、25% 的鸟嘌呤（G）和 25% 的胞嘧啶（C）。甲病毒的脂质包括磷脂和胆固醇，含量比为 2:1，排列成两层，厚约 5nm。由于脂肪酸的电子密度比蛋白质和 RNA 的低，故在电子显微镜下观察时，包膜是病毒颗粒中电子密度最低的部位。病毒颗粒中的糖主要存在于包膜的糖蛋白中，占糖蛋白的 14% 和病毒颗粒的 5%。

2. 甲病毒的复制　甲病毒基因组（49S RNA）既可作为 mRNA 翻译合成非结构蛋白，也可作为复制的模板合成负链 RNA，负链 RNA 又是新的病毒基因组和 26S 亚基因组 RNA 合成的模板。为了产生甲病毒的负链，并从负链拷贝出正链，需要基因组 RNA 5′ 和 3′ 非翻译区的顺式作用调节因子。病毒 RNA 中还有一些其他顺式作用调节因子。在甲病毒属成员中，产生 26S 亚基因组 RNA 的启动子是一个 24nt 的扩展，它跨越 SgRNA 的起点，这种小 24nt 序列因子由上游序列上调。病毒基因组 RNA 的翻译从靠近其 5′ 端的单一 AUG 起始，一直延伸到病毒基因组 2/3 处的 3 个终止密码子，3 个终止密码子恰好在亚基因组转录起始点的下游。合成的多聚蛋白经过翻译后切割，生成 4 种特定的多肽，分别称为 nsP1、nsP2、nsP3 和 nsP4。其中：① nsP1 具有甲基转移酶活性，与负链 RNA 合成有关，也可能涉及病毒 RNA 的加帽；② nsP2 作为蛋白酶加工非结构蛋白，而且是病毒 RNA 复制需要的解旋酶，其 C 端有蛋白酶活性，N 端与细菌解旋酶同源；③ nsP3 也是病毒复制所必需的物质；④ nsP4 是一种病毒聚合酶，含有许多病毒 RNA 聚合酶所共有的 GDD 基序。P123（未切割的 nsP1、nsP2 和 nsP3 前体）和 nsP4 形成复制酶复合体进行负链 RNA 的合成，而正链的有效合成需要切割 P123。在一些甲病毒中，nsP2 被转位到细胞核。甲病毒属成员在翻译过程中插入内质网的糖蛋白经高尔基体转位到质膜。甲病毒复制成功后移行至细胞膜，在那里获得包膜，最后通过细胞膜出芽释放。但某些成熟病毒颗粒可能进入细胞质的空泡，随细胞排泄而释出。

【发病机制】

1. 传染源与传播途径　自然情况下，节肢动物是甲病毒的传播媒介，主要是蚊虫。甲病毒可在蚊间水平传播，并在其体内增殖。在某些昆虫，病毒可经卵垂直传播。虱、臭虫和螨也能贮存和传播某些甲病毒。大部分甲病毒可自然感染多种脊椎动物，主要是鸟类、鼠类，也可在哺乳动物体内增殖。少数甲病毒经蚊传播到人和家畜，引起疾病流行。

2. 致病作用　甲病毒感染后，首先在皮下和脾、淋巴结等组织内增殖，然后进入血液循环，造成病毒血症，出现早期症状。所有甲病毒感染的早期症状是相似的。随后病毒侵犯不同的组织，在其中进一步增殖，引起不同的疾病。①病毒血症，可引起发热、皮疹和肌肉关节痛等症状，严重者可累及肝肾等内脏。②关节炎，基孔肯雅病毒、马雅罗病毒（Mayaro virus）、罗斯河病毒、阿尼昂尼昂病毒（O'nyong-nyong virus）、巴马森林病毒（Barmah Forest virus）和辛德比斯病毒等可侵犯关节滑膜，引起人的多发性关节炎，统称为致关节炎甲病毒（arthritogenic alphavirus）。③脑炎，少数甲病毒，如东方马脑炎病毒和西方马脑炎病毒，以及委内瑞拉马脑炎病毒等都具有嗜神经性，侵害中枢神经系统能引起人类和马等动物的脑炎。

病毒侵入细胞通常首先依赖于病毒囊膜蛋白与宿主受体的相互作用。以前研究认为，CHIKV 等多种致关节炎甲病毒囊膜表面含有 80 个三聚体形式的刺突 E 蛋白，每个三聚体由 3 个 E1-E2 二聚体组成，其中 E1 蛋白参与膜融合，E2 蛋白参与受体的结合。近来研究发现，基质重塑相关蛋白 8（matrix remodeling-associated protein 8，MXRA8）分子是 CHIKV 等多种致关节炎甲病毒的受体。MXRA8 是一种在上皮细胞、髓细胞及间充质干细胞表达的黏附分子，广泛分布于形成软骨、肌肉和骨骼的细胞表面。MXRA8 是一种新型的 Ig 样受体分子，并具有独特的拓扑结构及结构域间组装形式。MXRA8 结合到病毒表面三聚体刺突蛋白两个 E 蛋白单体间的"峡谷"中，形成非常紧密的 3∶3 结合模式。其中 E1 和 E2 均参与结合，MXRA8 的两个结构域及铰链区均与 E1 和 E2 蛋白发生相互作用。MXRA8 中长达 48 个氨基酸的茎部区为病毒入侵所必需，其足够长且具有柔性，被病毒用来作为受体入侵细胞。

【临床病理类型】

1. 甲病毒感染与脑炎　甲病毒属中的东方马脑炎病毒、西方马脑炎病毒、委内瑞拉马脑炎病毒可引起马和人类的脑炎或脑脊髓炎。①东方马脑炎的临床特征是发热和中枢神经系统症状，病死率较高（约 50%）。主要病变表现为大脑充血水肿，脑回扁平；镜下可见脑组织病变分布广泛，以脑干和基底核病变较重，神经细胞呈不同程度的变性坏死，细胞染色质溶解，胞质水样变性和空泡样变，甚至崩解液化，形成软化灶，而胶质细胞明显增生并可形成胶质细胞结节。病灶以内和邻近区域小血管周围可见袖套状淋巴细胞浸润，发病早期以中性粒细胞为主，可伴浆液渗出，或有出血，一周后转为淋巴细胞和单核细胞。小血管内常有纤维素黏附或血栓形成。②西方马脑炎的症状较轻，病死率较低，而病变类似，主要发生在丘脑、灰质、纹状体核、脑桥核、小脑浦肯野细胞、大脑皮质各层节细胞及脊髓，镜下亦可见神经细胞变性坏死、局部脑软化、胶质细胞增生及胶质结节形成、噬神经细胞现象、袖套状浸润等表现。③委内瑞拉马脑炎病毒所致脑炎临床表现为发热、结膜充血、咽痛、肌痛、嗜睡等，少数感染者（主要是儿童）出现神经系统症状。病理表现与上述相似。婴幼儿尸检可见脑组织坏死和软脑膜炎。严重感染者在心、肝、脾、肺等内脏亦可见轻度炎症反应，如肝细胞点状坏死、间质性肺炎等。参见本章第七节中虫媒病毒性脑炎部分。

2. 甲病毒感染与关节炎　甲病毒属中基孔肯雅病毒可引起基孔肯雅关节炎或基孔肯雅热（Chikungunya fever，CHIKF），我国已有报道。临床主要表现为急性或慢性的剧烈的外周关节疼痛及肿胀，屈伸不便，伴有发热、皮疹等，严重时可致人死亡。病变主要见于关节滑膜组织，因为 MXRA8 蛋白这种受体位于形成软骨、肌肉和骨骼的细胞表面上。关节中充满着这些细胞,易于遭受甲病毒中各种致关节炎病毒的侵袭,从而发生充血、水肿、炎性渗出、关节积液、滑膜破坏或增生修复等病变。实验病理提示该病毒可以侵犯关节滑膜与软骨、神经细胞、胶质细胞和单核巨噬细胞,引起炎症反应。病毒血症也可导致血管内皮细胞损伤,血管通透性升高,致使大量红细胞漏出,引起胃肠道黏膜渗血、脑出血等,将该病毒接种于断乳小鼠可引起急性脑炎。

【诊断与鉴别诊断】

甲病毒感染的病理诊断较少,主要依靠实验室检查明确病因。实验室检查包括病毒的分离培养和鉴定、血清学检查患者的抗原抗体类型与水平、分子生物学检测病毒核酸等。

甲病毒所致脑炎和关节炎病变缺乏特异性。在这两类疾病的鉴别诊断中,关键是区别病因。在脑脊液和脑组织,或关节液和关节滑膜组织,诊断炎症类型并不困难,利用这些标本检测病毒核酸或抗原抗体有助于鉴别病因。

三、细小 DNA 病毒科病毒感染

细小 DNA 病毒(parvovirus)是目前已知最小的 DNA 病毒,早年认为微小病毒仅在小的哺乳动物中引起疾病,近 30 年来才认识到其中一些病毒可感染人类而致病,因而分为两个亚科,即感染脊椎动物的细小 DNA 病毒亚科(Parvovirinae)和感染节肢动物的浓病毒亚科(Densovirinae)。感染脊椎动物的细小 DNA 病毒亚科分为 8 个属,其中可感染人类并且致病的有 3 个属,即波卡细小 DNA 病毒属(*Bocaparvovirus*)、红细小 DNA 病毒属(*Erythroparvovirus*)和四型细小 DNA 病毒属(*Tetraparvovirus*),另有依赖型细小 DNA 病毒属(*Dependoparvovirus*)不致病。本节主要介绍致病性较强的灵长类红细小 DNA 病毒 1(primate erythroparvovirus, PEPV1),即以往所称的细小 DNA 病毒 B19,简称 B19 病毒。

1975 年,Cossart 首先在编号为 B19 的无症状健康供血员血中进行乙型肝炎筛查时发现了直径为 20～25nm 的圆形病毒颗粒,按照供血者的编号命名为人类细小病毒 B19,经形态、生化、遗传学特点分析,确认其属细小 DNA 病毒科红细小 DNA 病毒。以后的研究逐步明确本病毒对人具有致病性,并与许多疾病如再生障碍性贫血(再障)危象、儿童皮肤传染性红斑、紫癜、胎儿疾病及关节疾病等有关。在 AIDS 患者、器官移植的受者、化疗的肿瘤患者中也有慢性持续性 B19 病毒感染的存在。1991 年首次证明我国也存在细胞病毒 B19 感染。国外报道,大约有 50% 的成年人有 B19 病毒 IgG 抗体,年长人中比率增至 90%,每年血清阳转率达 1.5%。

【生物学性状】

人类细小病毒 B19(human parvovirus B19)是红细小 DNA 病毒属中能感染人类的病毒之一,也是动物病毒中对人类具有致病性的最小的单链线状 DNA 病毒,与人类多种疾病密切相关。

B19 病毒在 DNA 病毒中体积最小、结构简单,具有裸露的核壳,内含单股 DNA,其大小为 5.45kb,有自主复制能力。电镜下 B19 病毒颗粒直径平均为 23nm,呈对称 20 面体,无包膜。B19 有两种结构蛋白 VP1(83kDa)和 VP2(58kDa),以及一个非结构蛋白 NS-1(77kDa),VP1 位于壳体外部,易与抗体结合。病毒的 VP1 及 VP2 均有中和位点,但 VP1 是主要抗原,其特定区域抗原是线性的,而 VP2 的中和位点具三维结构。只有 VP1 独特区或 VP1-VP2 融合后产生的蛋白才能诱发机体产生中和抗体,而单纯 VP2 不能产生有活性的中和抗体。免疫受抑制的个体不能产生中和抗体,故可导致持续感染。

B19 病毒株分为 5 种基因型,92% 为 Ⅲ、Ⅳ 型,相同基因型的 B19 病毒可导致不同的疾病,而症状相近的患者体内可检出基因型完全不同的 B19 病毒。中国西安发现的 3 株均属 Ⅴ 型。

B19 病毒的转录、复制和装配均在宿主细胞核内完成,但不能刺激静止期细胞启动 DNA 的合成,而是利用宿主细胞代谢的 S 期进行病毒复制。该病毒不能在常规细胞系和动物模型中生长,但可在新鲜人类骨髓细胞、脐带血或外周血细胞、胎儿肝细胞、红白血病细胞中增殖。B19 病毒是一种热稳定病毒,在 60℃ 孵育 16 小时仍保持其感染性。B19 病毒对甲醛敏感。

【发病机制】

1. 传染源与传播途径 B19 病毒感染在世界范围广泛分布,人群感染率达 60% 以上,并有暴发流行的报道,流行期间 20% 的儿童及成年人可无症状,感染者为传染源。B19 病毒感染一年四季均可发生,以冬春季为高峰。孕妇及儿童感染多见,孕妇易感者达 23%～45%,其他易感人群尚有医务工作者、幼师及小学教师等。儿童到 15 岁 40% 已被 B19 感染,我国再生障碍性贫血人群 B19 病毒的阳性率为 29.80%,成人约 90% 以上既往感染 B19。

呼吸道是 B19 病毒通常感染和排毒的途径,呼吸道吸入和直接密切接触是最可能的传播方式。B19

病毒也可经输血、输入血制品、器官移植或经破损皮肤（文身）等传播，最常见于接受浓缩凝血因子治疗的患者。

B19 病毒的母婴传播值得重视。正常育龄妇女阳性率 29.20%，妇女妊娠期感染 B19 病毒后在病毒血症期可经胎盘把病毒传给胎儿，感染率为 5%～33%，死胎的发生率为 6.5%，非免疫性胎儿水肿发生率为 8%～10%。自然流产和死胎的胚胎组织中 B19 病毒的阳性率为 25.80%。

2. 致病作用　对志愿者进行实验的结果提示，在鼻腔接种 B19 病毒后 5～7 天，原血中无抗体的受试者血中测到了 HPV-B19 DNA，第 8～9 天病毒量达高峰，在鼻、咽漱液中也可检出病毒 DNA。病毒血症持续 1 周左右，此时受试者出现发热、全身不适，2～3 天后出现皮疹，继之关节痛。同时血红蛋白下降，每天可减少 13～18g/L，网状红细胞计数明显减少，白细胞和血小板也有轻度下降，血常规变化 1 周后即可恢复。

（1）对骨髓造血系统的损害：B19 病毒主要侵犯骨髓造血系统中的红细胞系，原始阶段的成红细胞可能为主要的靶细胞。有人从健康供骨髓者的骨髓中检出 B19 病毒 DNA，提示骨髓有可能为 B19 病毒长期存活的地方。B19 病毒的细胞受体为红系细胞膜上的糖苷（glucoside），病毒感染后可使红细胞裂解，导致红细胞减少。这种对骨髓造血功能的抑制作用持续约 1 周，对造血功能正常者可有轻度影响，而对红细胞寿命缩短的溶血性贫血患者有引起再生障碍性贫血危象的可能。对再生障碍性贫血危象患者进行骨髓检查，发现红细胞系显著减少，也可以发现暂时性淋巴细胞减少、中性粒细胞减少和血小板计数的降低，或无明显变化。骨髓抑制与病毒血症的时期相符，一过性再生障碍性贫血是感染早期的表现。B19 病毒对红细胞系祖细胞的亲嗜性，特别是对原幼红细胞和幼红细胞的亲嗜性，可能是因其能结合 P 抗原。P 抗原并不局限于红细胞膜上，亦可见于巨核细胞、心肌细胞，这些细胞的感染可导致贫血、血小板减少、心肌炎。如红细胞缺乏 P 抗原，则不能与 B19 病毒结合凝集，从而免受 B19 病毒感染。

（2）对关节的损害：有人通过对 53 例急性 B19 病毒感染患者随访 26～85 个月证实，B19 病毒感染后慢性关节炎的发生与体内产生的抗 B19 病毒非结构蛋白 1（NS1）的抗体相关。抗原抗体结合形成的免疫复合物可能沉积于关节滑膜，通过超敏反应造成了关节的损伤。

（3）对皮肤的损伤：B19 病毒感染的皮肤表现为一种自限性传染性红斑，被公认为一种免疫复合物疾病。其依据是给慢性病毒血症患者注入免疫球蛋白可引发传染性红斑。相反，在免疫受损的宿主，疾病往往更严重。

3. 免疫反应　根据对成人志愿者的研究，在 B19 病毒接种第 10～14 天后出现了 IgM 抗体，第 2 周末及第 3 周初出现了 IgG 抗体。在急性感染症状出现后 3 日内，90% 的患者即可检出 B19-IgM 抗体，一直至病后 2～3 个月，少数患者在病后 6 个月还可检出 IgM。血 IgA 抗体对上呼吸道感染有防御作用。IgG 抗体的出现提示既往感染，且会终生存在，并有长期的免疫力，再次感染后 IgG 还会升高。IgM 和 IgG 特异性抗体的出现可引起免疫介导的病理变化，如上述对皮肤、关节的损伤，都可能与免疫复合物沉积有关。其机制有待进一步阐明。

4. 病毒的直接损伤　大量研究证明，B19 病毒较易侵犯代谢较活跃的组织或器官，如骨髓、红细胞、肝、脾、心肌等，甚至侵犯全身各种脏器和组织，已从死于 B19 病毒严重感染者的心、脑、肝、肾、肺、脾、骨髓等组织中检出了 B19 病毒 DNA；电镜看到了心肌炎死者心肌中有结晶状排列的病毒；从皮疹处取材检查发现血管内皮细胞、汗腺及导管上皮细胞中均有病毒存在，故病毒可能具有直接的致病作用。感染后宿主细胞内可出现病毒包涵体。

【临床病理类型】

在 B19 病毒感染流行期可有 20% 无症状感染者，潜伏期 1～2 周。然后患者出现咽痛、轻咳、鼻炎等上呼吸道感染症状，伴有全身不适、头痛、肌肉疼痛、发热、寒战、瘙痒等全身症状，有的患者仅持续 2～3 天即好转。此类患者多于流行区经病原学或免疫学检查才能确诊。B19 病毒引起的典型疾病是传染性红斑和急性关节病，也可能与多种造血系统异常表现如贫血、中性粒细胞减少症、血小板减少症有关。一般情况下，患者症状轻微，容易忽视，但在造血功能障碍和免疫缺陷个体，B19 病毒感染则常表现严重，病程缓慢，也可造成持续性感染。免疫功能正常者亦可长期带毒，其原因尚不清楚。

1. 传染性红斑（erythema infectiosum，EI）　是 B19 病毒感染最常见的轻型疾病，主要出现于儿童。这一疾病也被称为第 5 号病，因为在 19 世纪后期有人将其分类为儿童的 6 种发疹性疾病中的第 5 种。1889 年，Tschamer 对此病做了详细描述。在世界各地曾有多次流行，直到 1981 年才明确 B19 病毒为其病原。传染性红斑典型表现是面颊部边界清晰的红斑，多始于面部，很快融合成片并伴有轻度水肿，形成特殊表现，有一种"被拍击过的面颊"外观，即"掌拍颊"或"巴掌脸"，而口周苍白；皮疹也可在手臂和腿部迅速出现，先为斑丘疹，然后中间先褪色形成网状或花边样。躯干、手掌和足跖较少受累。皮疹偶尔表现为斑丘疹、麻疹样、疱疹样、紫癜样或有瘙痒感。出疹前1周可能有发热、轻微呼吸道症状和周身不适、咽痛、鼻流涕等症状，而出疹时常无明显症状。持续2～4天皮疹消退，遗留的色素沉着也可于数日后消退，全病程为5～9天，但也可在数周间断出现，特别是在紧张、运动、暴露于阳光、沐浴或环境湿度发生改变时。成人感染HPV-B19亦有少数表现为传染性红斑者，但很少出现"巴掌脸"，皮疹亦较少。但在病后数日至数周，80%的人出现关节痛。EI常发生在冬末春初，某个社区内暴发流行，而单个患者发病时易与麻疹或其他儿童出疹性疾病相混。大多数EI患者出现典型表现时已过了传染期，呼吸道及血中不能检出B19 DNA，不需要隔离。EI常见暴发流行，每3～4年一个周期。大多数个体在儿童期已获得免疫，但在流行期感染率仍很高，10%～60%易感学龄儿可出现EI，且有家族聚集性。

2. 关节病（arthrosis）　在儿童，关节痛和关节炎不常见，在成人和大龄儿童可见急性关节痛和关节炎，可伴有皮疹。典型的关节炎呈对称性，最常累及腕、手和膝关节。部分患者除有发热、全身不适外，只有关节痛；还有些患者关节痛为唯一的症状。本病小儿少，成人多，且女性多见。多表现为突发性四肢关节对称性疼痛，可伴有不同程度的关节滑囊肿胀。最多累及手（指关节、掌指关节）、腕、踝、膝关节，还可累及肘、肩、颈椎、腰椎等处。多数可于2周左右好转，少数患者迁延数星期不愈，有病程已长达4年的报道。曾检查一患者关节积液有白细胞$3.4 \times 10^9/L$，多核细胞42%，单核细胞58%。追踪观察无后遗症及运动障碍。诊断依据患者血清中抗HPV-B19 IgM抗体阳性，未能查出HPV-B19 DNA及抗原，故推测本病由病毒抗原抗体复合物引起。但Soderlund等报道在一些少年慢性关节炎患者滑膜组织中检出了B19病毒DNA，不能除外病毒的直接损害作用。关节炎一般在3周左右消退，不具有破坏性。然而，在少数患者，关节炎可持续数月甚至数年。

3. 造血系统疾病　包括慢性贫血（chronic anemia）、暂时性再生障碍性危象（temporary aplastic crisis，TAC）和红细胞再生障碍性贫血危象（erythrocyte aplastic crisis，EAC）等。在一些血液病和免疫损伤患者，可能是因为他们不能产生足够水平的病毒特异性IgG抗体，不能消除B19病毒而形成红细胞系统持续性感染。骨髓中红细胞系前体细胞被B19病毒破坏而导致需依赖输血的慢性贫血。这在与HIV感染相关的免疫缺陷患者、先天性免疫缺陷（Nezelof综合征）、急性淋巴细胞性白血病维持化疗时及接受骨髓移植患者中均有报道。某些特发性纯红细胞性再生障碍很可能也是由B19持续感染所致。B19诱发的慢性贫血也可能是一种尚未阐明的免疫缺陷。慢性贫血可能经免疫球蛋白治疗而治愈或得到控制。临床上贫血的周期性发作与病毒血症有关。在缓解期可通过PCR扩增或杂交技术检测到B19病毒基因。

正常宿主能够耐受7～10天的红细胞生成停止，但溶血性疾病患者则需要增加红细胞生成，患者难以耐受红细胞系祖细胞的破坏，因此通常会出现严重的TAC。几乎所有的慢性溶血性疾病，包括镰状细胞性疾病、红细胞酶缺乏症、遗传性球形细胞增多症、先天性红细胞缺陷病、地中海贫血、阵发性睡眠性血红蛋白尿症和自身免疫性溶血性贫血等，都可受B19病毒感染的损伤，发生一过性TAC，且往往与EI同时发生。B19病毒诱发的再生障碍危象还可发生于急性失血的患者。急性B19病毒感染的常见特征是骨髓中红细胞生成突然停止，网织红细胞下降，贫血恶化，暂时性红细胞生成受抑制，一般持续7～10天。其骨髓中尽管粒细胞系统正常，但已无红细胞系前体细胞。一过性TAC是自限性疾病，症状包括虚弱、嗜睡、苍白，以及严重贫血所致的呼吸困难、疲劳，甚至极度倦怠、精神错乱、充血性心力衰竭等。这种危象在镰状细胞贫血的患者可导致脑血管意外，或死于严重贫血和心力衰竭。TAC也发生在红细胞应激状态，如出血和铁剂缺乏时，以及骨髓纤维化和骨髓移植后。TAC可引起危及生命的贫血，并且需要紧急输血治疗。再生障碍性贫血危象经增强免疫功能治疗后均可缓解。

EAC为溶血性贫血患者发生B19病毒感染所致的疾病，多见于小儿。患者先有发热（多为低度到中度）、全身不适、倦怠、肌痛、头痛、轻咳等症状，2～3天后，网状红细胞数开始减少，血红蛋白下降，部分患者白细胞及血小板亦有轻度减少。血红蛋白可减少到20～50g/L，致使患者贫血症状更加明显，伴心悸、苍白、无力，严重者需输血。随着特异性抗体的产生和病毒血症的消失，骨髓造血功能受到的抑制得到缓解，患者血常规可于1周后恢复到原来的水平，而免疫功能缺损者可引起慢性骨髓功能低下而造成长期贫血。

4. 血管损伤性疾病　B19病毒感染也可累及血

管，在毛细血管炎、白细胞碎裂性脉管炎和坏死性脉管炎等发病过程中起着重要作用，与结节性多动脉炎、韦格纳肉芽肿病和川崎病，以及以下疾病也有密切关系。

（1）儿童特发性血小板减少性紫癜（idiopathic thrombocytopenic purpura, ITP）：是以皮肤和黏膜出血为特征的自身免疫性出血性疾病，与病毒等感染有关。由于患者产生自身抗血小板抗体，致使血小板受到破坏而数量减少，寿命缩短，易于出血。部分患儿发病前 1 ～ 2 周有病毒感染史，如感冒、风疹、麻疹、腮腺炎、水痘、带状疱疹、EBV 感染等，肺炎支原体和某些细菌感染、药物等也可诱发 ITP。1994 年 Murray 报道了在 35 例典型 ITP 患者中 17 例（49%）外周血或骨髓中 B19 DNA 阳性，6 例（17%）抗 B19 IgM 阳性，8 例（23%）抗 B19 IgG 阳性，而对照组无 DNA 阳性及 IgM 阳性出现。我国儿科也有过类似报告，提示 ITP 可能与 B19 病毒感染有关。ITP 主要临床病理表现为四肢皮肤小出血点、紫斑，或鼻腔、牙龈黏膜出血。

（2）血管性紫癜（vascular purpura）：是血管壁或血管周围组织缺陷引起的皮肤和黏膜出血的一类疾病，可因遗传、药物、年老及感染等许多因素致病，一般无血小板缺陷及凝血功能障碍。可见于儿童或成人，常先有发热、咽痛、流涕等，48 小时后出现皮疹。血管性紫癜一般从四肢开始，然后向躯干、颈部甚至面部扩展。紫癜持续数日即退，同时可伴有短期白细胞和血小板减少。部分患者可伴腹痛或大关节痛。组织学检查可见毛细管壁炎症或毛细血管栓塞，可有坏死性或非坏死性血管炎表现。血管性紫癜也可见于一些感染性疾病，如天花、麻疹、猩红热、伤寒、斑疹伤寒、心内膜炎、脑膜炎球菌败血症及 B19 病毒感染等。

（3）肢端瘀斑综合征（acropetechial syndrome）：特征为手套袜套样分布的瘀斑伴口咽部溃疡，也称丘疹 - 紫癜性手套袜套综合征（papular-purpuric gloves and socks syndrome）。已有研究证明为 B19 病毒感染所致。患者多为青少年。临床表现为同时或先出现轻中度发热、关节痛、肌痛、食欲不佳、全身不适等症状，然后在手背和足背出现瘀点瘀斑性皮疹，很快向掌面发展，可融合成片，在手腕和踝部有明显的界线。同时可伴发口唇水肿、口周糜烂，口周及下颌部亦可出现皮疹，咽部腭部可有黏膜瘀点，组成手足口病样的综合征。疾病多于 1 ～ 2 周恢复。患者血清中首先出现 B19 IgM 抗体，然后再出现 IgG 抗体。皮疹组织学检查可见真皮血管周围有炎细胞浸润及红细胞外渗。

（4）雷诺现象（Raynaud phenomenon）：是指双手遇冷或者是情绪激动后造成血管收缩，进而引起缺血，使双手先变为青紫、然后苍白、最后潮红的过程。而所有可以引起雷诺现象的一类疾病统称为雷诺病（Raynaud disease）。雷诺现象可见于很多疾病，如某些自身免疫性疾病、血管性疾病、神经系统疾病等，寒冷刺激、情绪激动或精神紧张是主要的激发因素。Harel 等于 2000 年报道有姐妹 2 人（分别为 13 岁、14 岁）先后患了手指、足趾变白、发凉，后变青紫的疾病，1 例伴有全身关节疼痛，血清中 B19 IgM 强阳性，未能找到其他原因，提示与 B19 病毒感染有关。

5. 先天性感染（congenital infection）　妊娠期感染 B19 病毒，病毒可经胎盘扩散至胎儿全身器官，引起广泛感染，尤其是该病毒对胎儿快速分裂的细胞（如骨髓红细胞生成系统）有很强的亲嗜力，可致胎儿贫血，缺氧，心力衰竭，心包积液、胸腔积液、腹水，或形成水肿型胎儿，发生流产或胎儿死亡。胎儿流产或死亡多发生在妊娠中期（13 ～ 38 周）。不足 10% 的 B19 病毒感染孕妇可发生胎儿死亡。由于感染了胎儿前红细胞，造成严重贫血，导致 9% 的胎儿死亡。严重胎儿水肿也可导致死亡。有报道称已从死胎的心、肝、脾、肾、肺等细胞中检测出了 HPV-B19 DNA，有的查到了病毒颗粒。国外有研究称，宫内 B19 病毒感染可导致胎儿脑组织感染，病变主要在脑白质，可出现多核巨细胞。在感染局部可检测出该病毒的 DNA 及抗原。微小病毒感染动物可致畸胎，人类是否致畸尚不能肯定，现仅有个例报道（胎儿眼晶体缺如）。

B19 病毒宫内感染引起胎儿水肿，使自然流产的危险性增加，特别是在妊娠 1 ～ 3 个月。有报道称，在 20 例 B19 病毒 DNA 阳性的死胎组织检测中，17 例胎儿有非免疫性水肿；也有报道在胎儿组织中检测到 B19 病毒，而且主要感染了幼红细胞。胎儿水肿发病机制尚不清楚。推测为：①严重贫血使体内液体聚集致充血性心力衰竭、全身水肿；②代偿贫血，肝脏造血活跃，从而减少了蛋白质的合成，引起低蛋白血症，表现为水肿；③溶血后含铁血黄素沉着，导致肝纤维化、肝功能降低，产生腹水、静脉曲张；④胚胎比成人需要较高水平的红细胞生成，且其免疫系统不成熟。对已经暴露于 B19 病毒的妊娠妇女，应进行 B19 病毒血清 IgM 抗体和甲胎蛋白水平的监测，并进行胎儿是否有水肿症的超声检查，通过宫内输注红细胞进行治疗。某些发生水肿症的胎儿能够生存下来，并且在分娩时看起来正常。偶见胎儿感染并有水肿症时引起贫血和低丙种球蛋白血症，且对免疫球蛋白治疗无反应。

6. 其他疾病　B19 病毒可侵犯全身多种脏器和组织，故可引起多种疾病。除上述较常见临床症状外，文献报道 B19 病毒感染还可引起其他临床表现或疾病。

（1）呼吸道病变：急性呼吸道炎症见于急性 B19 病毒感染初期，表现为感冒样症状。B19 病毒感染与有些婴幼儿的急性哮喘发作和急性阻塞性毛细支气管炎有关。有人观察了 21 例由于 B19 病毒感染而出现急性呼吸道疾病的患儿，其中 15 个婴儿患有支气管炎或细支气管炎，3 个幼儿患急性喉炎，3 个学龄儿童有急性哮喘发作。

（2）急性心肌炎或心肌心包炎：婴儿和儿童 B19 病毒感染偶可发生严重心肌炎，可呈急性暴发型，很快死于心力衰竭，有做心脏移植成活者；亦有表现为慢性心肌炎者，心肌间质有淋巴细胞浸润性。急性心肌炎或心包炎感染可出现心电图异常。

（3）慢性疲劳综合征（chronic fatigue syndrome）：发病机制与免疫调节功能异常、遗传因素、病毒感染等有关。病毒类型有 B19 病毒、肠道病毒、EBV、人类疱疹病毒 6 型（HHV-6）等。临床表现为低热、全身无力、关节肌肉疼痛、咽痛等。

（4）急性肝炎：肝细胞可受到不同程度的损伤。肝移植后 B19 病毒感染可引起急性重型肝炎和再生障碍性贫血危象。有人报告从部分病因不明的暴发型肝炎患儿血清中检出了 B19 DNA；这些病例年龄多在 5 岁以下，肝功能恢复较快，预后较好。

（5）肢端麻木、刺痛症：据报道，美国某儿童医院传染性红斑流行时，11 例护理人员亦受染，其中 5 例出现手指和（或）足趾麻木、刺痛症状，另 2 例无其他不适，仅有手指麻木刺痛，血中均有抗 HPV-B19 IgM 抗体。部分患者于 2 个月时康复，也有部分患者拖延至 1 年。症状明显者肌力减弱，神经传导速度减慢，提示末梢神经受损。有 1 例免疫功能正常的护士，典型症状发病后 B19 病毒血症持续了 4 年（B19 病毒 DNA 阳性），先后有 6 次发作，发病时有发热、皮疹、关节痛、四肢远端麻木、刺痛，在缓解期间肢端仍有游走性麻木。此患者显然表现为慢性迁延型 B19 病毒感染，其原因尚不清楚。

（6）脑膜炎：已有数例临床报告，表现为无菌性脑膜炎，从脑脊髓液中检出 B19 病毒 DNA。

此外，B19 病毒感染还可能与病毒相关噬血细胞综合征伴有全血细胞减少、复发性感觉异常、纤维肌痛、系统性红斑狼疮、呼吸窘迫综合征、Still 病、Henoch-Schonlein 紫癜、急性胃肠炎、淋巴结病（如肠系膜淋巴结炎）等相关，除 B19 病毒 DNA 或特异性 IgM 抗体阳性外，未找到其他病原，其因果关系尚有待证实。

【诊断与鉴别诊断】

B19 病毒感染引起或相关的疾病种类较多，在病理上多无特异性表现，主要根据临床表现与实验室检测阳性结果进行诊断。必要时可做其他辅助检查，如 X 线、B 超、心电图检查、脑 CT 检查等。

在传染性红斑流行期间，有较典型皮肤表现者诊断尚不困难，传染性红斑具有面颊潮红和口周苍白等特点，需与猩红热相鉴别。不典型的传染性红斑应注意与轻型麻疹、风疹、猩红热或其他病毒性皮疹及药物疹等鉴别。

实验室检查：B19 病毒病原学检查是确诊 B19 病毒感染的主要依据，鉴别各种病毒性皮疹、确定是否存在保护性抗体、妊娠中有无近期感染，特别是区分 B19 病毒感染或其他原因引起的红细胞生成障碍，主要检查方法有以下几种。

1. B19 病毒抗体检测　检测特异性 IgM、IgG 多采用 ELISA 法。在 B19 病毒急性感染症状出现后 3 天内，90% 的人即可检出 B19 病毒 IgM 抗体，第 2～3 周为高峰，可持续 2～4 个月。血清 B19 病毒 IgG 抗体在病后第 2 周开始检出，持续数年甚至终生，因此 IgG 阳性只说明既往感染，仅 IgM 阳性可作为早期急性感染诊断指标。免疫缺陷患者的 B19 病毒慢性持续性感染难以检出 B19 病毒抗体。胎儿 B19 病毒感染的早期诊断可检测孕妇血清特异性 IgM，在分娩后可测定脐血特异性 IgM。B19 特异性抗体可与风疹病毒抗体产生交叉反应，需注意鉴别。

2. B19 病毒 DNA 检测　在 B19 病毒感染的病毒血症期，应用分子杂交技术较容易从患者血清中检出病毒 DNA，PCR 技术的敏感度更高，可从患者血清、脑脊液、呼吸道分泌物、脐血、羊水，以及骨髓、病变组织中检测到 DNA，为确诊手段，阳性率可达 94%，但也有假阳性。PCR 法结合原位杂交在细胞或组织切片中可测到小量的病毒 DNA，也可有假阳性。

3. 病理学检查　利用病变组织（包括胎儿组织）进行组织学检查可以确定病变类型，组织切片或组织匀浆也可用作 DNA 杂交、原位 PCR 和免疫组化等检测的标本以探查病原体。原位 PCR 技术可对 B19 病毒进行组织细胞内定位分析。电镜检测可直接观察各种标本受染细胞核内的病毒包涵体和颗粒。B19 病毒可合并巨细胞病毒、单纯疱疹病毒感染及弓形虫等感染，上述技术也有助于鉴别。

此外，B19 病毒抗原检测和血常规检查对诊断也有一定帮助。

B19病毒感染可累及多种组织，引起多种疾病，但免疫功能正常者发生的传染性红斑、关节炎等疾病一般临床过程较轻，可短期内自行恢复，预后良好。在免疫功能低下和原有慢性溶血性贫血的患者则常引起严重贫血、再生障碍性贫血危象等病症。B19病毒宫内感染可导致流产或胎儿死亡。

四、痘病毒科病毒感染

痘病毒科（Poxviridae）按照宿主范围，可分为脊椎动物痘病毒亚科和昆虫痘病毒亚科。脊椎动物痘病毒亚科又分为8个属，即正痘病毒属、副痘病毒属、山羊痘病毒属、猪痘病毒属、野兔痘病毒属、禽痘病毒属、亚塔痘病毒属和软疣痘病毒属。这些病毒中引起人类天花的病毒已经被消灭，软疣痘病毒属所致的传染性软疣仍很常见，副痘病毒属、正痘病毒属、野兔痘病毒属中的某些病毒有时会传播给人类。它们感染人和动物后常引起局部或全身化脓性皮肤损害，形成"痘"或"脓疱"（pox），故名痘病毒。

痘病毒为病毒中体积最大和组成最复杂的双链DNA病毒，痘病毒呈圆角砖形或椭圆形，大小约为400nm×230nm，有核心、侧体和包膜。病毒核心又称拟核（nucleoid），含有与蛋白结合的病毒DNA。病毒核酸及蛋白酶由一层内膜包绕形成核心体。在核心体与包膜之间有2个功能不明的侧体。包膜由来源于细胞膜的脂蛋白构成。电镜观察痘病毒，有桑葚（M）型和囊膜（C）型两种颗粒，用去氧胆酸钠、二硫苏糖醇和氯化钠处理病毒核心，释放出DNA和部分蛋白质，含有多种可溶性酶类。包膜由磷脂、胆固醇和蛋白质组成，病毒外膜蛋白可使病毒逃避宿主的免疫防御系统。猴痘病毒符合以上病毒的形态和结构特点。传统负染时其核心如哑铃形，中间凹陷，两侧各有一个侧体。

病毒核酸为线型双链DNA，可编码数百种蛋白；基因组两端均有反向末端重复序列，其长度因毒株不同而异。病毒基因组中央区域约120kb为保守区，核苷酸变异较小，主要编码结构蛋白和与病毒复制相关的酶。病毒的复制包括RNA和DNA的复制均在细胞质内进行，所以病毒的DNA或其片段都不会与宿主细胞的基因组整合。病毒基因组可以复制病毒所需要的多种酶类，有其自身的基因调控系统，可不依赖宿主细胞而独立进行复制。其复制过程如下：①穿入宿主细胞，脱去包膜；②早期转录；③DNA合成；④晚期转录和装配；⑤病毒颗粒出芽释放。约有100多种mRNA在病毒核心进行早期转录，并排放到细胞质中合成早期蛋白。早期蛋白是病毒核心脱衣壳、释放病毒基因组及启动病毒DNA复制所必需的成分。然后在DNA复制位点进行病毒中期和晚期基因转录，通常在核周组装病毒颗粒，先形成具有新月形状的膜及不成熟病毒颗粒，随后不成熟病毒颗粒摄取DNA，演化成熟，移出DNA复制区，以出芽方式由微绒毛或由细胞裂解而释放。

（一）天花病毒感染与天花

天花病毒（variola virus，smallpox virus）引起的一种烈性传染病称为天花（smallpox，variola）。天花是迄今在世界范围被人类消灭的第一个传染病。感染天花病毒后的潜伏期平均约为12天（7～17天）。患者在痊愈后脸上会留有麻子，"天花"由此得名。在人类历史上，天花和黑死病、霍乱等瘟疫都留下了惊人的死亡数字。最早有纪录的天花发作是在古埃及。公元前1156年去世的埃及法老拉美西斯五世的木乃伊上就有被疑为天花皮疹的迹象。最近有纪录的天花病毒感染者是1977年的一个医院工人。1980年5月，WHO宣布人类成功消灭天花。这样，天花成为最早被彻底消灭的人类传染病，同时，人类对天花的了解也是最少的。

【生物学性状】

天花病毒外形近似长方体，其边长为400nm，在一般光学显微镜下刚刚可以分辨。天花病毒是一种非常复杂的病毒，它的DNA携带约200个基因（而艾滋病病毒只含有10个基因），分为两个变种，Variola Major及Variola Minor。其中Variola Major致死率为20%～40%，而Variola Minor则只有1%左右。其他表现参见上文。天花只有一个血清型，抗原性稳定，感染后可获得终生免疫力。

【发病机制】

天花病毒繁殖速度快，传染性强，而且是通过接触和飞沫传播，传播速度惊人。带病者在感染后1周内最具传染性，因其唾液中含有最大量的天花病毒。但是直到患者结痂剥离后，天花病毒还有可能传染给他人。

天花病毒的靶细胞是上皮细胞和皮下结缔组织细胞，病毒通过受体与宿主细胞结合，侵入细胞内，在胞质内增殖后出芽，释放到血液中，引起病毒血症。血液中的天花病毒可随血流侵犯皮肤、淋巴组织等，引起一系列病变。

【病理变化】

1. **皮肤病变** 天花的主要病变是皮疹，从早期的斑疹，过渡为丘疹、水疱和脓疱。水疱中央常有凹陷,呈脐状,为天花水疱的特点。以后发展为脓疱,脓疱中脓液干涸后脐凹消失,形成结痂。以后痂下病灶愈合,痂皮脱落形成永久的瘢痕。显微镜下,早期变化为真皮内毛细血管扩张,内皮细胞肿胀,血管周围单核细胞、淋巴细胞和中性粒细胞浸润,形成肉眼可见的斑丘疹。然后,表皮细胞空泡状变性甚至气球样变性,胞质内水肿,出现透明小泡,并逐渐融合增大形成多房性小泡,细胞结构破坏,形成肉眼可见的水疱。成熟的水疱顶层为棘细胞层、胶质透明层及角质层覆盖,并被挤压成菲薄的一层细胞;水疱基底部为基底细胞层,退化为圆形细胞,甚至消失,使水疱腔扩展到真皮层。水疱中的液体发生继发性感染可引起中性粒细胞浸润,加上组织坏死,水疱变成了脓疱,脓疱周围有一圈炎症反应区。恢复期时,脓疱中的液体被吸收,退化、坏死和脱落的上皮细胞碎屑凝集成痂皮,其底部上皮细胞再生修复,最终使痂皮脱落,常留下小瘢痕,稍凹陷,俗称麻点。有时在肿胀的表皮细胞胞质内可见天花包涵体(Guarnieri body,瓜尼埃里小体),HE染色下可见包涵体呈圆形和椭圆形,大小不等,嗜酸性或嗜碱性,均质,周围有空晕。电镜下可见包涵体由病毒的基质构成,并可见到不同繁殖期的典型痘病毒颗粒。

2. 其他组织病变 类似病变也可发生在咽喉、颊部、舌、气管、食管、胃肠道或阴道黏膜,与皮肤病变同步进行,但一般不形成水疱,却常见小灶性坏死,坏死脱落后可发展为溃疡。角膜溃疡可导致失明。在咽喉部黏膜下淋巴组织、扁桃体及器官旁淋巴组织中亦可见坏死小区。在心脏可见内膜下出血,偶见小血管周围单核细胞、淋巴细胞浸润。肺脏可发生支气管炎及支气管肺炎,多因继发性细菌感染所致。肝脏常肿大,偶见小灶性出血,镜下可见肝细胞肿胀,汇管区炎细胞浸润。脾脏充血肿胀,淋巴滤泡增生,窦组织细胞反应性增生。肾脏常发生肾小球肾炎,肾小管上皮变性肿胀。男性睾丸可发生局灶性坏死,女性卵巢可发生明显破坏。这些病变均缺乏明显的特异性。

【临床表现】

感染天花病毒后的潜伏期平均约为12天(7~17天)。感染后发生病毒血症,引起寒战、高热、疲劳、乏力、头痛及腰背部酸痛。严重者可出现昏迷、惊厥。然后会有典型的皮疹出现,明显地分布在脸部、手臂和腿部。在发疹的初期为斑疹、丘疹,以后发展为疱疹、脓疱疹,直到第2个星期开始结痂,然后慢慢剥落。因颜面部大量皮脂腺被破坏,痂皮脱落后遗留明显的凹陷性瘢痕(俗称"麻子")。

大多数的天花患者会痊愈,死亡情形常发生在发病后1周或2周内,死亡率约为30%。

(二)传染性软疣病毒感染与传染性软疣

传染性软疣(molluscum contagiosum)是由一种传染性软疣病毒(molluscum contagiosum virus,MCV)引起的自身接种性病毒性皮肤病。其特点为散在多发的半球状,蜡样光泽丘疹,中央呈脐窝状,可挤出乳酪状软疣小体。好发于儿童和青年人。俗称"水瘊子"。

【生物学性状】

MCV为痘类病毒软疣病毒属唯一成员,呈砖形,其直径为350nm,在光镜下有时亦可见到。据电镜研究,病毒本身的形成与胞质有密切关系。胞质基质先浓缩,并出现嗜酸性颗粒,这些颗粒逐渐团聚,形成与周围有明显界限的"大颗粒"——颗粒组合型病毒(初期型病毒);继而发展成细颗粒膜型病毒(中期型病毒);最后变成砖形、椭圆形或圆形,往往在其中心有哑铃状结构的成熟型病毒,整个胞质基质最后变成病毒包涵体(又称亨德森-帕特森体,Henderson-Paterson bodies或软疣小体)。此小体最初为一个卵圆形嗜伊红结构,以后体积迅速扩大,表明在早期RNA含量较多,而在晚期DNA较多。通过对所分离病毒基因的限制性核酸内切酶的分析,MCV有两种类型,即MCV-1和MCV-2,大多数患者(76%~97%)为MCV-1感染,但是病毒类型与皮损形态及皮损分布无关。

【发病机制】

MCV一般通过直接接触传染,易于通过皮肤组织的小损伤处侵入人体,特别易感湿疹或过敏性疾病患者,因为这些患者常因皮肤瘙痒而抓挠,造成皮肤损伤。传染性软疣也可发生自体接种而传播,成人也可通过性接触而传播。

病毒侵入皮肤后通常在生发层细胞中进行复制,破坏宿主细胞的结构,形成软疣小体。软疣小体随着感染进程逐渐增大,带动棘细胞向上移动,而基底层细胞增生,从而取代那些不断向上移动的棘细胞。在免疫力正常者,感染常为自限性,而在免疫缺陷者病情往往比较严重。

【病理变化】

传染性软疣是良性病毒性皮肤疾病。病变主要发生在表皮,镜下见表皮高度增生并伸入真皮,其周围真皮结缔组织受压而形成假包膜,并被分为多个梨状小叶,真皮乳头受压,而成为小叶间的异常狭窄的间隔,基底细胞大致正常,自棘层细胞起逐渐变性。在早期，感染细胞开始有卵圆形小体形成，以后细胞体积逐渐增大，胞核固缩，最后整个胞质均为嗜酸性包涵体（软疣小体）所占据（图8-10-1～图8-10-4）。在表皮中部，软疣小体已超过受累细胞原有的体积，细胞核被挤于一侧，固缩成新月形，甚至完全消失。在颗粒层水平处，软疣小体自嗜酸性变成嗜碱性，角质层内可有很多嗜碱性软疣小体。因并非所有棘细胞都有上述变性，故在细胞中间仍可见少数角化不良的细胞。在病变中央，变性细胞可脱落而形成中央腔隙并与各梨状小叶相通。真皮无变化。

【临床表现】

本病潜伏期2～3周，也可长达6个月。初起为帽针头至绿豆大小的半球状丘疹，渐增至豌豆大，称为软疣结节，为正常肤色，散在分布，单个或多发，一般十余个，多者上百个，陆续出现，但相互不融合。软疣结节直径为2～8mm，圆形或半球形，表面有蜡样光泽，顶端中心凹陷，挤之可排出白色乳酪状软疣小体。早期质地坚韧，后逐渐变软，呈灰白色或珍珠色。儿童多见于颜面、躯干四肢，成人全身各处均可发生，但好发于躯干、四肢、肩胛，也可发生于唇、舌、颊黏膜及结膜。由性传播者见于外阴、阴囊、肛门、臀部、小腹及大腿内侧。

传染性软疣为慢性病程，有自限性，持续数月可消退。多见于儿童及青年人，一般无自觉症状。常因自觉微痒，搔抓后并发感染或周围继发湿疹样损害。极少数患者的损害异常巨大称为巨型软疣，有的可角化而像小的皮角，称为角化性软疣。皮损偶然可自然消失，愈后不留瘢痕。

【诊断与鉴别诊断】

根据典型的皮肤表现即可诊断，病理表现也很有特征性。需要鉴别：①汗管瘤，好发于女性眼睑周围，为针头至米粒大小的小结节，密集，正常肤色或淡褐

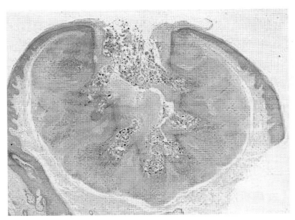

图8-10-1　传染性软疣
呈疣状突起于皮肤，病损中心角质层破溃，形成特征性的火山口状形态

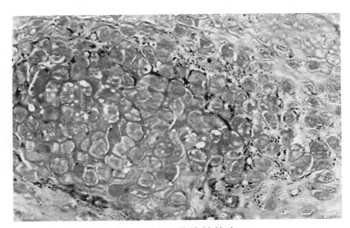

图8-10-2　传染性软疣
上皮细胞内嗜酸性物质积聚，形成软疣小体，把细胞核推向边缘

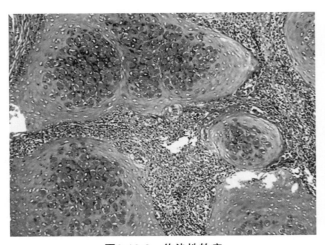

图8-10-3　传染性软疣
镜下表现病变呈分叶状结构，感染细胞内见卵圆形软疣小体

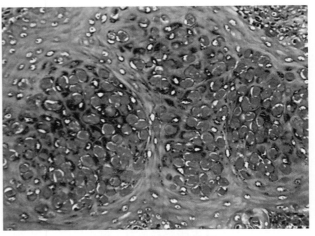

图8-10-4　传染性软疣
角质层感染细胞内见卵圆形嗜酸性软疣小体

色，质坚硬，中心无软疣小体，不传染；②丘疹性荨麻疹，为儿童常见的过敏性皮肤病，初为纺锤状水肿性红色斑丘疹，渐为坚硬小疱，顶端突起，无凹陷，无小体排出，有剧痒。

（三）其他痘病毒感染与皮疹

猴痘病毒和副痘病毒感染均可感染人类。野兔痘病毒属虽可感染人，但中国尚未见报道。禽痘病毒属、山羊痘病毒属和猪痘病毒属的病毒均不感染人。

1. 猴痘病毒感染　正痘病毒属含14个成员，多可引起全身性疹病。本属中的天花病毒是人类天花的病原体，已如上述；痘苗病毒（vaccinia virus）在抗原性上与天花病毒关系密切，可用于制备对天花预防接种的疫苗。此外，还有猴痘病毒、牛痘病毒等，也可感染人类。

猴痘病毒是猴痘的病原体，而猴痘是一种人兽共患的自然疫源性疾病，主要在非洲中部和西部流行，据尼日利亚疾病控制中心通报，2017年9月至2018年8月，尼日利亚16个州报告113例确诊病例，包括7例死亡。2022年5月起欧洲多个国家陆续发现猴痘流行，截至2022年9月底WHO已收到五大洲100多个国家报告的6万多个确诊病例。美国疾病控制与预防中心报告，到2022年9月底累计已逾2.5万例，居全球首位。我国与非洲和欧美国家交往频繁，2022年6～9月，我国台湾、香港和重庆已先后发现5例输入性猴痘。

猴痘病毒核心内基因组为线状双链DNA分子，两端形成单链发卡样结构。基因组可编码病毒复制时所需的多种酶类，故病毒可独立进行复制。在人类，猴痘病毒主要感染未接种牛痘疫苗的儿童。被感染动物抓咬或直接接触有病动物可能遭受感染，猴痘病毒也可通过飞沫或直接接触污染物品而传播。2022年的疫情则主要是在男同性恋群体中传播。感染后潜伏期一般为2周，最短只有7天。临床以发热、头痛、肌痛和背痛为主，也可有咽痛、咳嗽、虚脱，偶有腹痛，类似天花或流感。特征性表现为皮肤出疹，常于感染后3天出现，皮疹形态均一，离心性分布，多见于头面、躯干和四肢，亦可见于手足心。形态可从斑疹发展至丘疹、变白亮透明，出现水疱，然后疱液混浊，形成脓疱、脐样坏死样溃疡，结痂脱落。病程2～4周。淋巴结肿大是本病特点，常见腹股沟淋巴结肿大。

确诊猴痘病毒感染，可使用电镜、病毒细胞培养和（或）接种、DNA分析、抗体检测、PCR等技术。

2. 副痘病毒感染　本属中的传染性脓疱皮炎病毒（口疮病毒）主要感染幼龄羔羊，在唇部和周围皮肤上引起丘疱疹，也可感染牧人的手和面部，发生水疱。本病分布于世界养羊地区，在我国华北、西北地区均有发生。

（刘德纯　高顺强；郭瑞珍　管俊昌）

参 · 考 · 文 · 献

白雪帆, 王平忠, 2011. 肾综合征出血热和汉坦病毒肺综合征研究进展. 中国病毒学杂志, 1(4):241-245.

白燕琼, 徐钢, 龚自力, 等, 2006. 人感染高致病性禽流感病毒H5N1尸体解剖病理分析. 中华病理学杂志, 35(9):545-548.

蔡卫平, 张复春, 唐小平, 等, 2002. 艾滋病并发症分析. 中国性病艾滋病防治, 8(3):142-144.

车振明, 2011. 微生物学. 北京: 科学出版社.

陈海秀, 2019. 高危型人乳头瘤病毒感染与阴道微生态的相关性. 临床与病理杂志, 39(4): 759-763.

陈灏珠, 1999. 实用内科学. 北京: 人民卫生出版社.

陈红梅, 夏成青, 查宏斌, 2018. EB病毒阳性皮肤黏膜溃疡1例及文献复习. 临床与病理杂志, 38(7):1591-1594.

陈红清, 1998a. HIV感染的分子免疫发病机理. 国外医学皮肤性病学分册, 24(3):159-162.

陈红清, 1998b. 趋化因子与HIV感染. 国外医学流行病学传染病学分册, 24(4):226-229.

陈杰, 张宏图, 谢永强, 等, 2003. 严重急性呼吸综合征的病理改变. 中华病理学杂志, 32(6):516-520.

陈敬贤, 2008. 诊断病毒学. 北京: 人民卫生出版社.

陈兰兰, 倪安平, 2014. 免疫抑制患者巨细胞病毒感染的实验室检测及临床意义. 中国检验医学杂志, 37(2):155-158.

陈乐真, 2010. 妇产科诊断病理学. 第2版. 北京: 人民军医出版社.

陈琦, 夏炉明, 刘佩红, 等, 2012. 亨德拉病毒研究进展. 动物医学进展, 33(8):90-92.

陈颖, 赵晓东, 2007. 慢性活动性EB病毒感染中的病毒免疫逃逸机制. 国际儿科学杂志, 34(5):322-325.

陈咏仪, 郑坚, 王瑞琳, 等, 2003. 严重急性呼吸综合征的病理改变. 中华病理学杂志, (3):92-94.

陈智瑾, 李海聪, 方欢英, 等, 2013. H7N9禽流感患者生化指标的变化及临床意义. 检验医学, 28(9):749-754.

曹洁琼, 王晓宇, 赵烨, 2020. p16, E6/E7蛋白与宫颈癌及癌前病变相关性的研究进展. 临床与病理杂志, 40(2):443-447.

成军, 韩凤连, 1998. 人免疫缺陷病毒感染的第二受体. 国外医学流行病学传染病学分册, 25(4):153-156.

程欣, 唐孟光, 2001. 艾滋病合并肺孢子虫肺炎12例报道. 中国性病艾滋病防治, 7(2):80-81.

程玉兴, 胡云章, 2005. 病毒免疫逃逸机制研究进展. 国外医学病毒学分册, 12(5):150-154.

丛文铭, 2012. 肝脏穿刺活检诊断临床病理学要则. 临床与实验病理学杂志, 28(4): 359-361.

邓传珍, 姜岭梅, 李银鹏, 等, 2004. 双探针原位杂交法检测慢性肝病和肝细胞癌患者肝组织TTV DNA的感染状况. 实用肝脏病杂志, 7(1):16-18.

邓淑珍, 张海林, 李金梅, 等, 2008. 流行性乙型脑炎病毒在自然界的保存与扩散及传播媒介. 中华实验和临床病毒学杂志, 22(2):140-142.

邓掌, 张海林, 2009. 黄病毒及其相关疾病研究进展. 国际病毒学杂志, 16(6):161-167.

丁彦青, 卞修武, 2020a. 从SARS尸体解剖发现, 浅析冠状病毒感染疾病(COVID-19)的若干问题. 中华病理学杂志, 49(4):291-293.

丁彦青, 卞修武, 2020b. 对《新型冠状病毒肺炎诊疗方案(试行第7版)》病理变化的解读. 中华病理学杂志, 49(5):397-399.

丁彦青, 王慧君, 申洪, 等, 2003. 严重急性呼吸综合征病原体检测及临床病理学观察. 中华病理学杂志, 32(3):195-200.

董时军, 李晓松, 刘继明, 等, 2005. 三种新型肝炎病毒的流行病学及临床意义. 中华实验和临床病毒性杂志, 19(4):408-409.

杜平, 朱关福, 刘湘云, 1991. 现代临床病毒学. 北京: 人民军医出版社.

杜艳茹, 郭嫱媛, 袁培, 等, 2021. 鼻咽部EB病毒阳性大细胞神经内分泌癌一例. 中华病理学杂志, 50(5):530-532

段雪晶, 李勇, 宫恩聪, 等, 2011. 重症甲型H1N1流感八例呼吸系统病理学特征分析. 中华病理学杂志, 40(12):825-829.

范雪莉, 1998. 艾滋病病毒的生物学特征及致病机理. 中国皮肤性病学杂志, (2):48-50.

范宇, 石炳毅, 钱叶勇, 等, 2013. 尿液与血液病毒载量在肾移植受者BK病毒性肾病诊断中的应用. 中华器官移植杂志, 34(10):595-599.

冯晓燕, 赵秀萍, 张贺秋, 2013. 庚型肝炎病毒感染的研究进展. 中国输血杂志, 26(5):488-491.

冯余宽, 彭英, 朱联, 等, 2015. 四川地区HPV亚型及多重感染与宫颈癌前病变的关系初探. 四川大学学报(医学版), 46(3):422-425, 462.

冯云, 张海林, 梁国栋, 2009. 我国从节肢动物中新分离的虫媒病毒. 中国媒介生物学及控制杂志, 20(2):178-181.

冯子健, 2017. 埃博拉出血热及其防控策略. 新发传染病电子杂志, 2(1):59.

冯子健, 2018. 流感、禽流感和流感大流行: 我们准备好了吗? 中华流行病学杂志, 39(8):1017-1020.

甘孟候, 1995. 禽流感. 北京:北京农业大学出版社.

高红艳, 刘娜, 李春霞, 等, 2018. 慢性乙型肝炎病毒感染者免疫耐受期的临床特征与肝组织病理学分析. 肝脏, 23(2):136-139.

高鹏飞, 陈文弦, 肖乐义, 等, 2000. 鼻、鼻窦恶性肿瘤中EB病毒和人乳头状瘤病毒的检测. 临床耳鼻咽喉科杂志, 14(8):347-348.

耿家宝, 刘倩楠, 王敏, 等, 2016. 戊型肝炎临床研究进展. 中华传染病研究进展, 34(2): 122-125.

宫恩聪, 高子芬, 郑杰, 等, 2003. 致死的严重急性呼吸综合征的病理变化及发病机制探讨. 中华传染病杂志, 21(6):390-395.

龚晓莹, 周阳, 2010. 庚型肝炎病毒感染的研究进展. 中国医药导报, 7(19):12-13.

郭潮潭, 2016. 寨卡病毒病的复燃及其危害. 国际流行病学传染病学杂志, 43(2):73-75.

郭红梅, 朱启镕, 2004. 先天性巨细胞病毒感染研究进展. 国外医学儿科学分册, 31(5):231-233.

郭莉琼, 刘晓晓, 王苗, 等, 2020. 流行性乙型脑炎发病机制的研究进展. 临床与病理杂志, 40(2):474-479.

郭瑞珍, 2012. 传染病与寄生虫病病理学彩色图谱. 贵阳: 贵州科技出版社.

郭雁宾, 刘德恭, 汪俊韬, 等, 2001. 病毒性肝炎诊断和分型探讨. 中华实验和临床病毒学杂志, 15(3):230-233.

国家卫生和计划生育委员会, 国家中医药管理局, 2018. 流行性感冒诊疗方案(2018年版). 中国感染控制杂志, 17(2):181-184.

国家卫生健康委员会, 国家中医药管理局, 2020. 新型冠状病毒肺炎诊疗方案(试行第七版). 江苏中医药, 52(4):1-6.

国家卫生健康委员会, 国家中医药管理局, 2020. 新型冠状病毒肺炎诊疗方案(试行第八版). 中国病毒病杂志, 10(5):321-328.

何玉先, 1997. 人免疫缺陷病毒的基因结构和功能. 国外医学流行病学传染病学分册, (4):149-152.

洪健, 周雪平, 2006. ICTV第八次报告的最新病毒分类系统. 中国病毒学, 21(1):84-96.

洪楷, 丁映淑, 陈林兴, 等, 2006. 不同人群感染丙型及庚型肝炎病毒危险性分析. 中国公共卫生, 22(3):346-347.

洪文昕, 张复春, 2019.《寨卡病毒防治中国专家共识(2019年版)》解读. 新发传染病电子杂志, 4(3):190-192.

侯云德, 2019. 重大新发传染病防控策略与效果. 新发传染病电子杂志, 4(3):129-132.

胡大荣, 1996. 新发现的肝炎病毒的研究现状. 国外医学流行病学传染病学分册, 23(3): 122-126.

胡尚平, 2010. 病理学. 北京: 人民卫生出版社.

黄葵, 蓝珂, 黄维, 等, 2014. 13例AIDS合并非霍奇金淋巴瘤的临床分析. 中国艾滋病性病, 20(7):482-485.

黄文林, 2016. 分子病毒学. 第3版. 北京: 人民卫生出版社.

黄一伟, 董丽波, 李俊华, 等, 2011. 湖南省2006-2009年人感染高致病性禽流感病毒(H5N1)分子特征研究. 中华流行病学杂志, 32(7):709-715.

黄宗明, 李青, 晏培松, 等, 2000. 高危人乳头瘤病毒P16、P53蛋白在胃癌和癌前病变中的表达. 诊断病理学杂志, 7(3):201-203.

贾辅忠, 李兰娟, 2010. 感染病学. 南京: 江苏科学技术出版社.

贾继东, 2014. 慢性肝脏炎症与原发性肝细胞癌. 中华内科杂志, 53(5):347-348.

贾帅楠, 李劲涛, 赵丽娇, 等, 2018. 环境致癌物与病毒协同致癌作用的研究进展. 病毒学报, 34(4):601-609.

贾文祥, 2010. 医学微生物学. 第2版. 北京: 人民卫生出版社.

江建宁, 2005. 人狂犬病的研究进展. 国外医学流行病学传染病学分册, 32(2):113-115.

江宇, 田德英, 陈永平, 等, 2005. 226例肝病患者戊肝病毒感染情况分析. 中西医结合肝病杂志, 15(1):57-58.

蒋梦颖, 张云智, 2019. 沙粒病毒及所致人类疾病的研究进展. 中国人兽共患病学报, 35(1):70-75.

蒋雁飞, 2004. 庚型肝炎病毒感染25例分析. 浙江预防医学,

16(10):69.

焦艳梅, 吴昊, 2007. 庚型肝炎病毒及其与人类免疫缺陷病毒共感染的研究进展. 北京医学, 29(3):174-176.

景涛, 吴移谋, 2013. 病原生物学. 第3版. 北京: 人民卫生出版社.

况东, 许三鹏, 胡愉, 等, 2020. 肺癌合并新型冠状病毒感染患者手术标本病理改变. 中华病理学杂志, 49(5):471-473.

拉莱·苏祖克, 吾甫尔·尤努斯, 陈晓, 等, 2002. 阴茎癌中P53表达与HPV16、18 DNA的检测. 临床与实验病理学杂志, 18(3):304-306.

赖日权, 冯晓冬, 王卓才, 等, 2003. SARS尸检组织的病理变化和超微结构观察. 中华病理学杂志, 32(3):205-208.

郎振为, 许德军, 周育森, 等, 2000. 单纯TTV感染的临床病理. 中华肝脏病杂志, 8(4):226.

郎振为, 张立洁, 孙琳, 等, 2003. 严重急性呼吸综合征的肺组织损伤病理改变. 中华传染病杂志, 21(3):167-171.

郎振为, 张立洁, 张世杰, 等, 2003. 严重急性呼吸综合征3例尸检病理分析. 中华病理学杂志, 32(3):201-204.

李德新, 2011. 发热伴血小板减少综合征布尼亚病毒概述. 中华实验和临床病毒学杂志, 25(2):81-84.

李凡, 2010. 医学微生物学. 第7版. 北京: 人民卫生出版社.

李刚, 2009. 甲型H1N1流感病毒的分子特征. 首都医科大学学报, 30(3):267-270.

李刚, 何宏轩, 2009. 最新甲型H1N1流感防治手册. 南昌: 江西人民出版社.

李宏军, 李宁, 2011. 甲型H1N1流感影像学——基础与临床. 北京: 清华大学出版社.

李宏军, 陆普选, 刘德纯, 2021. 实用感染炎症相关肿瘤放射学. 北京: 清华大学出版社.

李宏军, 陆普选, 马迎民, 2021. 冠状病毒家族肺炎病理与影像. 北京: 清华大学出版社.

李宏军, 张玉忠, 程敬亮, 2009. 八例人类获得性免疫缺陷综合征患者实体的病理与影像表现对照分析. 中华放射学杂志, 43(11):1196-1200.

李佳, 高占成. 2009. 人感染高致病性禽流感A/H5N1研究现状. 国际呼吸杂志, (18): 1141-1145.

李健, 马军, 2013. 消化道肿瘤与微生物感染. 胃肠病学和肝病学杂志, 2(2):109-115.

李解珍, 张声, 2018. 外泌体在病毒性疾病传播中的作用研究进展. 中华病理学杂志, 47(3):229-232.

李兰娟, 任红, 2013. 传染病学. 第8版. 北京: 人民卫生出版社.

李明远, 徐志凯, 2015. 医学微生物学. 第3版. 北京: 人民卫生出版社.

李宁, 2011. 甲型H1N1流感危重症临床诊断与治疗. 北京: 人民卫生出版社.

李宁, 刘希华, 陈红兵, 等, 2003. 6例SARS病理学及病原学观察. 军医进修学院学报, 24(4): 270-272.

李宁, 祝庆余, 余琦, 等, 2008. 人感染高致病性禽流感病毒H5N1的病理学和病原学特点. 中华病理学杂志, 37(3):150-154.

李青峰, 朱帆, 邓松, 等, 2005. 病毒性肝炎患者血清庚型肝炎RNA的检测. 四川省卫生管理干部学院学报, 24(3):161-162.

李淑华, 韩一芳, 苏彤, 等, 2009. 新型甲型H1N1流感病毒非结构蛋白基因进化分析. 第二军医大学学报, 30(6):628-631.

李维华, 申明识, 2003. SARS病理学的有关问题. 诊断病理学杂志, (3):15-17, 74.

李霞, 邹冰清, 周婧, 等, 2021. 移植肺EB病毒感染相关移植后淋巴组织增殖性疾病的临床病理学分析. 中华病理学杂志, 50(5):465-469.

李祥民, 殷邦佑, 1986. 儿童EB病毒感染的研究进展. 国外医学流行病学传染病学分册, (4):154-158.

李向茸, 冯若飞, 马忠仁, 等, 2013. 甲病毒诊断方法的研究进展. 西北民族大学学报(自然科学版), 34(1):57-62.

李小波, 黄吉城, 2018. 当前传入我国风险较大的几种新发传染病. 中国人兽共患病学报, 34(2):182-187.

李兴旺, 程荷荷, 何云, 等, 2001. 艾滋病482例临床分析. 中国抗感染化疗杂志, 1(3):129-132.

李玉华, 2012. 登革病毒及登革热疫苗研究进展. 国际生物制品学杂志, 35(6):292-297.

李玉林, 2013. 病理学. 第8版. 北京: 人民卫生出版社.

梁国栋, 2007. 病毒与病毒性传染病. 公共卫生与预防医学, 18(3):110-112.

梁国栋, 2010. 我国新分离虫媒病毒及其传播媒介. 中国媒介生物学及控制杂志, 21(3):181-183.

梁国栋, 2010. 中国虫媒病毒与虫媒病毒病的监测与防控任务. 疾病检测, 25(2):85-87.

梁国桢, 1999. 淋巴瘤与瘤样增生病理学. 贵阳: 贵州科技出版社.

廖松林, 2003. 关于SARS肺病理变化的专家答疑. 诊断病理学杂志, 10(3):140.

林兆全, 李良忠, 杨文军, 等, 2001. 维吾尔族口腔鳞癌HPV感染及P53、PCNA表达及临床病理学意义. 新疆医科大学学报, 24(3):200-202.

刘晨风, 吴小红, 赵光宇, 等, 2014. 人H7N9禽流感病毒、高致病H5N1禽流感病毒及H1N1流感病毒感染小鼠特征分析. 中国实验动物学报, 22(1):8-12, 4-5.

刘德纯, 2002. 艾滋病临床病理学. 合肥: 安徽科学技术出版社.

刘德纯, 2017. 我国艾滋病流行与传播30年回顾. 新发传染病电子杂志, 2(1):50-52.

刘德纯, 李宏军, 2015. 艾滋病合并恶性肿瘤10例临床病理分析. 蚌埠医学院学报, 40(11):1488-1491.

刘德纯, 李宏军, 2019. 艾滋病与艾滋病毒感染者48例临床影像与病理分析. 新发传染病电子杂志, 4(3):152-155, 159.

刘德纯, 林清森, 1994. 获得性免疫缺陷综合征(艾滋病)(附151例尸检材料报道及文献复习). 蚌埠医学院学报, (3):168-171.

刘德纯, 林清森, 1996. 艾滋病合并播散性巨细胞病毒感染. 诊断病理学杂志, 3(2):76-78.

刘德纯, 林清森, 1996. 获得性免疫缺陷综合征患者机会性感染的临床病理学研究. 中华传染病杂志, 14(4):203-206.

刘德纯, 宋京郁, 赵卫星, 2004. 临床病理解剖学. 北京: 人民军医出版社.

刘昊, 金宁一, 段纲, 等, 2009. 乙型脑炎病毒XJ/08/01株的分离鉴定及PrM/E基因的遗传进化分析. 中国兽医科学, 39(7):565-569.

刘宏图, 2009. 人乳头瘤病毒给予我们的机遇和挑战. 中华实验和临床病毒学杂志, 23(2):81.

刘克洲, 陈智, 2010. 人类病毒性疾病. 第2版. 北京: 人民卫生出版社.

刘磊, 王佳伟, 王得新, 2011. JC病毒感染与进行性多灶性白质脑病. 中华神经科杂志, 44(3): 209-211.

刘敏, 冯瑞娥, 李倩, 等, 2020. 流感病毒H1N1、高致病性禽流感病毒H5N1和SARS-CoV、MERS-CoV及2019-nCoV所致病理改变及其致病机制的比较. 中华病理学杂志, 49(5): 511-516.

刘敏, 卢洪州, 2016. 我国针对寨卡病毒病的防控现状. 中华传染病杂志, 34(2):69-71.

刘茜, 王荣帅, 屈国强, 等, 2020. 新型冠状病毒肺炎死亡尸体系统解剖大体观察报告. 法医学杂志, 36(1):21-23.

刘庆军, 谢鹏, 2006. 博尔纳病病毒持续感染的原因和意义. 中国人兽共患病学报, (10):992-994.

刘彤华, 2003. 从SARS病理得到的启示. 中华病理学杂志, 32(3):193-194.

刘彤华, 2013. 诊断病理学. 第3版. 北京: 人民卫生出版社.

刘心, 2001. AIDS病因及病理研究进展. 中国性病艾滋病防治, 7(2):115-117.

刘欣, 2011. 甲型H1N1流感病毒性肺炎病例分析及LDH在流感病毒多脏器损伤机制中的意义. 石家庄: 河北医科大学出版社.

刘彦仿, 2005. 我国传染病病理学五十年来的发展. 中华病理学杂志, 34(8):488-490.

刘泽虎, 刘贞富, 2003. 人类乳头瘤病毒感染的免疫逃逸机制. 国外医学皮肤性病学分册, 29(1):48-50.

龙宝光, 王贤才, 2004. 埃博拉出血热研究现状. 中华传染病杂志, 22(3):214-216.

卢洪州, 2015. 艾滋病及其相关疾病临床路径. 第2版. 上海: 上海科学技术出版社.

卢联合, 赵红心, 李鑫, 等, 2006. 艾滋病合并巨细胞病毒感染11例临床分析. 中国医刊, 41(7):32-33.

陆敏, 谢志刚, 高占成, 等, 2008. 人感染高致病性禽流感病毒H5N1的病理学观察. 中华病理学杂志, 37(3):145-149.

陆明, 朱有华, 2006. 肾移植后BK病毒感染的研究进展. 国际外科学杂志, 33(3):236-240.

陆再英, 钟南山, 2009. 内科学. 第7版. 北京: 人民卫生出版社.

罗红, 聂青和, 2002. 庚型肝炎的研究进展. 医学信息, 15(8):512-514.

罗瑞德, 1995. 艾滋病发病机理的研究进展. 国外医学内科学分册, (3):93-95, 114.

罗招云, 杨立业, 林敏, 等, 2011. 潮州地区高危型HR-HPV感染与子宫颈病变的关系. 临床与实验病理学杂志, 27(9):962-965.

骆抗先, 章廉, 王姗姗, 等, 1998. 一种新型肠传性病毒性肝炎的临床流行病学及病毒学的初步研究. 中华肝脏病杂志, (3):161-163.

骆抗先, 2001. 乙型肝炎临床与活体组织病理. 北京: 科学出版社.

吕春雷, 李兆基, 周水淼, 等, 2000. 喉癌中人乳头状瘤病毒感染的检测及其临床分析. 第二军医大学学报, 21(12):1135-1136.

吕维柏, 1994. 艾滋病中西医防治学. 北京: 人民卫生出版社.

马春涛, 2011. HIV早期感染检测及其使用策略. 中国艾滋病性病, 17(3):376-378.

马蕾, 李国坚, 蒋就喜, 等, 2010. 人高致病性禽流感病毒的分子生物学研究进展. 医学综述, 16(2):176-178.

马彦, 王振海, 孔繁元, 2009a. 博尔纳病病毒感染与病毒性脑炎发病的关系. 中华流行病学杂志, 30(12):1284-1287.

马彦, 王振海, 孔繁元, 2009b. 病毒性脑炎的诊断及博尔纳病病毒p24基因片段的检测. 宁夏医科大学学报, 31(2):180-182, 185.

马亦林, 2011. 人类感染新型布尼亚病毒近况. 中华临床感染病杂志, (5):259-561.

玛依拉, 许黎黎, 鲍琳琳, 等, 2011. A(H1N1)甲型流感病毒基因多态性对病毒复制及毒力的影响研究. 医学研究杂志, 40(4):23-26.

蒙国照, 李美琼, 李运千, 等, 2011. 危重型手足口病3例尸检临床病理分析. 临床与实验病理学杂志, 27(1):48-51, 55.

孟庆华, 周育深, 刘德恭, 等, 1998. TTV在肝炎患者中的检测及临床意义探讨. 中华实验和临床病毒学杂志, 12(2):111-114.

孟胜利, 杨晓明, 2009. 登革热病原学及疫苗研究进展. 国际生物制品学杂志, 32(1):12-18.

聂青和, 1997. 己型、庚型及其它新型肝炎病毒研究概况. 国外医学流行病学传染病学分册, 24(1):19-23.

聂青和, 李梦东, 胡大荣, 1996. 己型、庚型及其他新型肝炎病毒研究概况. 国外医学流行病学传染病学分册, 24(1):19-23.

欧铜, 汤花梅, 崔香蕊, 等, 2017. JC多瘤病毒的生物学特征及其感染与肿瘤相关性的研究动态. 医学综述, 23(23):4622-4626.

欧武, 杨佩英, 1998. 庚型和己型肝炎病毒研究进展. 军事医学科学院院刊, (3):71-73.

潘发愤, 2005. TTV研究现状与进展. 温州医学院学报, 35(3):259-260.

潘发愤, 陶志华, 陈晓东, 等, 2001. 原因不明性肝炎患者血清中TTV-DNA的检出及其临床意义. 温州医学院学报, 31(6):360-361, 364.

潘海东, 刘启亮, 郑天鹏, 2018. 肠道病毒引起胰岛β细胞损伤的分子机制. 临床与病理杂志, 38(7):1562-1566.

潘晓玲, 梁国栋, 2006. 病毒性脑炎. 中华实验和临床病毒学杂志, 20(3):288-291.

裴斐, 郑杰, 高子芬, 等, 2005. 严重急性呼吸综合征患者尸解肺标本的病理改变和致病机制研究. 中华病理学杂志, 34(10):656-660.

祁贤, 汤奋扬, 李亮, 等, 2010. 新甲型H1N1(2009)流感病毒的早期分子特征. 微生物学报, 50(1):81-90.

秦川, 2014. H7N9禽流感的研究现状及对未来的思考. 中国实验动物学报, 22(1):2-7.

秦颖, 赵梦娇, 谭亚运, 等, 2018. 中国流感大流行的百年历史. 中华流行病学杂志, 39(8):1028-1031.

邱立友, 王明道, 2012. 微生物学. 北京: 化学工业出版社.

任浩, 朱分禄, 朱诗应, 等, 2002. HGV RNA转录体感染恒河猴的血清学和组织学改变. 世界华人消化杂志, 10(1):7-11.

任军, 2005. 西尼罗病毒研究进展. 生命科学, (5):73-76.

任瑞琦, 周蕾, 倪大新, 2018. 全球流感大流行概述. 中华流行病学杂志, 39(8):1021-1027.

邵惠训, 2004. 人类流感与禽流感. 国外医学病毒学分册, (2):61-66.

邵家胜, 卢洪洲, 2011. 新发传染病发病研究概述. 诊断学理论与实践, 10(3):293-296.

沈晓明, 王卫平, 2010. 儿科学. 第7版. 北京: 人民卫生出版社.

沈银忠, 2019.《中国艾滋病诊疗指南(2018版)》解读. 传染病信息, 32(1):16-20.

史锁芳, 张晓娜, 王博寒. 2021. 中医药干预新型冠状病毒肺炎恢复期后遗症的研究进展, 南京中医药大学学报, 37(3):473-476.

史延, 王爱华, 2014. 人偏肺病毒研究进展. 甘肃医药, 33(9):681-683.

斯崇文, 贾辅忠, 李家泰, 2004. 感染病学. 北京: 人民卫生出版社.

孙月庭, 谭红, 杜华, 2002. TT病毒的分子生物学特性及研究进展. 国外医学临床生物化学与检验学分册, 23(2):95-96.

谭郁彬, 张乃鑫, 2000. 外科诊断病理学. 天津: 天津科学技术出版社.

汤洁, 郑玲, 2001. 妊娠中单纯疱疹病毒感染. 国外医学妇产科分册, 28(3):159-161.

汤云霞, 杨思园, 于凤婷, 等, 2018. 人类偏肺病毒感染研究进展. 国际病毒性杂志, 25(2):132-136.

唐青, 2006. 克里米亚-刚果出血热研究状况与进展. 中华实验和临床病毒学杂志, 20(1):86-89.

陶三菊, 张海林, 杨冬荣, 等, 2003. 云南省澜沧江下游地区虫媒病毒的调查研究. 中华实验和临床病毒学杂志, 17(4):322-326.

滕光菊, 赵军, 2004. SEN病毒的传播及致病性. 传染病信息, 17(2):56-57.

田伟, 仇铮, 姜丽萍, 等, 2014. 禽流感病原学研究进展. 中国动物保健, 16(2):31-34.

涂弟纬, 李洪波. 2021. 新型冠状病毒肺纤维化的研究现状, 滨州医学院学报, 44(5):391-394.

万卓越, 2006. 病毒性疾病的诊断. 中华检验医学杂志, 29(1):87-88.

汪敏, 胡牧, 刘翠苓, 等, 2001. 中耳癌人类乳头状瘤病毒DNA表达的研究. 临床耳鼻咽喉科杂志, 15(7):293-295.

王爱霞, 王福生, 王清玥, 等, 2006. 艾滋病诊疗指南. 中华传染病杂志, 24(2):133-144.

王宝林, 潘孝彰, 1996. 艾滋病研究进展. 中华传染病学杂志, 14(4):225-227.

王臣玉, 李芹, 2007. 庚型肝炎病毒(HGV)在乙型和丙型肝炎患者中的检出状况及临床意义. 医学检验与临床, 18(2):87.

王丹, 梁雨亭, 塔娜, 等, 2019. 病毒性心肌炎与NETs的相关性. 临床与病理杂志, 39(4):874-878.

王得新, 2012. 神经病毒学—基础与临床. 第2版. 北京: 人民卫生出版社.

王栋, 苏泽轩, 李颖, 等, 2002. 肾癌与高危型人乳头状瘤病毒基因的相关性研究. 中华实验外科杂志, 19(6):524-526.

王凤田, 吕志, 王静林, 等, 2009. 中国分离巴泰病毒基因组全编码区序列测定和分析. 病毒学报, 25(2):83-87.

王焕琴, 刘卫兵, 杨冬荣, 等, 2006. 河北省虫媒病毒分离鉴定. 中华实验和临床病毒学杂志, 20(1):52-55.

王金立, 2010. 输血相关新发传染病. 临床输血与检验, 12(3):276-280.

王静林, 张海林, 周济华, 等, 2008. 云南省乙型脑炎病毒基因分型研究. 中华实验和临床病毒学杂志, 22(2):87-90.

王军, 王爱春, 何湘萍, 等, 2018. 乳头单纯疱疹病毒感染5例刮片细胞病理学分析. 临床与实验病理学杂志, 34(1):104-105.

王明丽, 张泳南, 1985. 人巨细胞病毒的感染特征. 国外医学流行病学传染病学分册, 12(2):78-81, 87.

王念黎, 1995. 认识人类免疫缺陷病毒感染的外表特征. 国外医学内科学分册, 22(3):107-110.

王凝芳, 1991. 人疱疹病毒6型感染研究进展. 国外医学流行病学传染病学分册, (1):22-25.

王夏, 丁彦青, 2020. 从病原体、受体分布、病理改变和治疗原则分析严重急性呼吸综合征与新型冠状病毒感染疾病. 中华病理学杂志, 49(6):647-652.

王小岩, 祝绍俊, 吴达聪, 等, 2006. 17例HIV感染者/AIDS病例分析. 中国艾滋病性病, 12(4):372.

王兴陇, 冯若飞, 2018. 小核糖核酸病毒科病毒细胞受体研究进展. 西北民族大学学报(自然科学版), 39(1):26-32.

王宇明, 2006. 新发感染病学. 北京: 科学技术文献出版社.

王宇明, 2008. 感染病学. 北京: 科学技术文献出版社.

王宇明, 2010. 感染病学. 第2版. 北京: 人民卫生出版社.

王宇明, 杨淑丽, 2001. 感染因子在"非感染病"中的作用. 中华试验和临床病毒学杂志, 15(4):396-398, 320.

王媛媛, 彭燕燕, 刘春鹏, 等, 2019. 高危型人乳头瘤病毒多重感染在宫颈鳞状细胞病变中的分布及意义. 临床与病理杂志, 39(12):2692-2696.

王作魑, 安淑一, 王燕, 等, 2009. 朝阳病毒: 黄病毒新种—辽宁首次发现. 中国公共卫生, 25(7):769-772.

魏来, 李晓波, 胡大一, 2011. 感染性疾病. 北京: 北京科学技术出版社.

魏来, 陶其敏, 潘修成, 等, 1998. TT病毒核酸的检测. 中华医学检验杂志, (5):275-277.

温乐英, 徐红, 蓝雨, 等, 2006. 人感染高致病性禽流感病毒H5N1核酸检测方法的建立及应用. 中华实验和临床病理学杂志, 20(2):24-26.

乌恩白乙拉, 柳忠生, 2008. 内蒙古地区庚型肝炎病毒感染分析. 现代医药卫生, 24(5):698-699.

吴宝成, 张红星, 1997. 人和动物的多瘤病毒. 广西科学, 4(1):74-79.

吴钧华, 李想, 黄博, 等, 2020. 新型冠状病毒感染疾病十例穿刺尸检肺部病理学改变. 中华病理学杂志, 49(6):568-575.

吴诗品, 2017. 防控新发传染病, 人类的永恒课题. 新发传染病电子杂志, 2(1):1-4.

吴焱, 徐克沂, 王玉光, 等, 2011. 急性期/早期HIV-1感染的临床研究进展. 中国艾滋病性病, 17(3):372-375.

吴引伟, 刘新钰, 姚启燕, 2002. HGV单独及重叠HBV、HCV感染64例临床分析. 东南大学学报医学版, 21(2):181-183.

吴震峰, 张海斌, 杨宁, 等, 2013. 慢性乙型肝炎病毒感染与肝内胆管细胞癌的发病及其预后的相关性研究进展. 中华肝胆外科杂志, 19(11):873-877.

吴尊友, 2018. 我国艾滋病经性传播新特征与防治面临的挑战. 中华流行病学杂志, 39(6):707-709.

伍建宁, 蒋燕, 晏晓梅, 等, 2005. 庚型肝炎病毒研究的进展. 国外医学(临床生物化学与检验学分册), 26(7):

452-454.

武英, 黄敦武, 刘碧坚, 等, 2003. 副流感病毒引起亚急性重型肝炎一例. 中华传染病杂志, 21(3):171.

武忠弼, 杨光华, 2002. 中华外科病理学. 北京: 人民卫生出版社.

席与萍, 刀文彬, 吴秉铨, 等, 1985. 病毒性肝炎的病理组织学分型探讨——附294例肝穿刺组织检查. 中华传染病杂志, 3(1):15-17, 插页3.

夏俊, 刘芳, 王华林, 2006. 流行性感冒病毒的检测及分型方法. 国际检验医学杂志, 27(6):534-536.

夏克栋, 陈廷, 2013. 病原生物与免疫学. 第3版. 北京: 人民卫生出版社.

肖芷垧, 张声, 2020. EB病毒在体内传播机制的研究进展. 临床与病理杂志, 40(10): 2727-2733.

辛化雷, 薛爱丽, 梁纪伟, 等, 2019. 1998-2018年全球尼帕病毒感染流行特征及危险因素分析. 疾病监测, 34(1):89-92.

邢吴敏, 韩新民, 2015. 儿童感染人偏肺病毒的研究进展. 中华中医药杂志, 30(8):2874-2876.

徐陈槐, 黄晓燕, 沃健尔, 等, 2003. HIV和HCV感染者重叠感染HGV对病毒复制的影响. 浙江大学学报医学版, 32(2):107-111.

徐晓龙, 包红梅, 陈化兰, 等, 2014. 影响禽流感病毒致病性和传播的关键氨基酸位点的研究进展. 中国预防兽医学报, 36(2):165-168.

徐小元, 王勤环, 2004. 人禽流感的流行病学与生物学. 中华医学杂志, 84(5):353-354.

徐秀玉, 张志杰, 王久莉, 等, 2000. 喉部肿瘤与人类乳头状瘤病毒相关性研究. 哈尔滨医科大学学报, 34(5):319-322.

徐英含, 戴迪, 汤德骥, 等, 1988. 我国首例艾滋病抗体阳性死亡病例的病理报告. 临床与实验病理学杂志, 17(3):244.

徐在海, 2000. 实用传染病病理学. 北京: 军事医学科学出版社.

许国章, 2001. 埃博拉出血热流行状况. 国外医学流行病学传染病学分册, 28(6):259-261.

许黎黎, 张连峰, 2011. 埃博拉出血热及埃博拉病毒的研究进展. 中国比较医学杂志, 21 (1):70-74.

许倩, 丁晓辉, 吴雄志, 等, 2004. 乙型肝炎病毒免疫逃逸机制研究. 中国综合临床, 20(9):861-863.

许三鹏, 况东, 胡愉, 等, 2020. 新型冠状病毒在病理石蜡样本中检测方法的探索. 中华病理学杂志, 49(4):354-357.

许霞, 常晓娜, 潘华雄, 等, 2020. 新型冠状病毒感染疾病十例穿刺尸检病例脾脏病理学改变. 中华病理学杂志, 49(6):576-582.

薛庆於, 于智勇, 2012. 马尔堡病毒研究进展. 科技创新导报, (2):10-11.

阎飞, 张凯军, 刘晶, 2012. 人感染新型布尼亚病毒误诊为肾综合征出血热一例. 临床误诊误治, 25(4):4-5.

闫淑媛, 陈平洋, 2005. 人巨细胞病毒感染的实验室诊断研究进展. 国外医学儿科学分册, 32(5):284-287.

杨杜鹃, 张海林, 2010. 丝状病毒及其相关疾病的研究进展. 国际流行病学传染病学杂志, 37(3):198-201.

杨杜鹃, 张海林, 2010. 与人类疾病有关的沙粒病毒研究进展. 国际病毒学杂志, 17(3):69-74.

杨和平, 汤觅知, 李永录, 2002. 一种新型病毒TTV的研究进展. 中国综合临床, 18(4):289-291.

杨洁, 郑玲, 2001. 妊娠中单纯疱疹病毒感染. 国外医学妇产科分册, 28(3):159-161.

杨纪先, 蔺春玲, 麦迪尼亚提, 2006. 艾滋病并发神经系统感染五例. 中华传染病杂志, 24(3):208-209.

杨绍基, 2013. 传染病学. 第8版. 北京: 人民卫生出版社.

杨郁, 王华, 杜鹃, 等, 2009. 感染肠道病毒71型尸检病例的分子病原学诊断. 中华病理学杂志, 38(4):258-262.

杨占秋, 刘建军, 肖红, 等, 2002. 诊断与实验病毒学. 郑州: 郑州大学出版社.

杨占秋, 余宏, 2000. 临床病毒学. 北京: 中国医药科技出版社.

姚婷新, 谷芬, 廖亦男, 等, 2018. 某原248例麻疹患儿的临床特征. 中国感染控制杂志, 17(5):432-435.

姚小红, 李廷源, 何志承, 等, 2020. 新型冠状病毒肺炎(COVID-19)三例遗体多部位穿刺组织病理学研究. 中华病理学杂志, (5):411-417.

姚展成, 陈明纯, 陈燕玲, 等, 2004. 丙型和庚型肝炎病毒混合感染母婴传播的研究. 中华妇产科杂志, 39(7):439-441.

叶兴东, 林霭, 张莉, 等, 2003. 126例生殖器疱疹患者单纯疱疹病毒型别检测. 中国艾滋病性病, 9(2):107-108.

尹德铭, 1997. HIV流行的分子流行病学. 中华流行病学杂志, (5):309-311.

游晶, 庄林, 唐宝璋, 等, 1999. 病毒性肝炎患者庚型肝炎病毒感染状况研究. 世界华人消化杂志, (8):729-730.

余新炳, 沈继龙, 2011. 现代病原生物学研究技术. 北京: 人民卫生出版社.

于慧娜, 蒋铭敏, 王磊, 2008. 亨德拉病毒感染. 预防医学情报杂志, 24(8):626-628.

袁军, 张海林, 2009. 全球基孔肯雅热流行现状及分子流行病学研究进展. 中国媒介生物学及控制杂志, 20(5):490-493.

袁艺, 宋国维, 2005. 肠道病毒呼吸道感染的诊断治疗进展. 国外医学儿科学分册, 32(5):281-284.

原雪峰, 于成明, 2019. 国际病毒分类委员会(ICTV) 2017分类系统与第九次分类报告的比较及数据分析. 植物病理学报, 49(2):145-150.

翟友刚, 王焕琴, 付士红, 等, 2007. 我国分离的盖塔病毒衣壳蛋白基因和3′非翻译区分子特征研究. 病毒学报, 23(4):270-275.

张晨光, 1997. 巨细胞病毒感染的实验室诊断和治疗现况. 国外医学流行病学传染病学分册, (1):6-11.

张复春, 何剑锋, 李兴旺, 等, 2019. 寨卡病毒防治中国专家共识(2019). 新发传染病电子杂志, 4(1):1-7.

张复春, 何剑峰, 彭劼, 等, 2018. 中国登革热临床诊断和治疗指南. 中华内科杂志, 57(9):642-648.

张国忠, 马如飞, 左敏, 等, 2010. 手足口病相关病毒感染尸检二例. 中华病理学杂志, 39(8):559-560.

张海林, 2004. 云南省虫媒病毒研究进展. 中国媒介生物学及控制杂志, 15(5):410-414.

张海林, 2011. 新发和再肆虐虫媒病毒病是当前面临的重要公共卫生问题. 中国媒介生物学及控制杂志, 22(2):101-102, 120.

张海林, 梁国栋, 2012. 中国虫媒病毒和虫媒病毒病. 中国媒介生物学及控制杂志, 23(5):377-380.

张海林, 陶三菊, 陈冬荣, 等, 2005. 云南首次分离到辛德毕斯(Sindbis)、巴泰(Batai)和Colti病毒. 中国人兽共患病杂志, (7):548-551, 557.

张建中, 2003. SARS病原学和病理学研究现状. 科学, 55(4):12-15.

张进, 侯赛, 吴家兵, 等, 2018. 安徽省首例人感染H5N6禽流感病例调查与分析. 中国人兽共患病学报, 34(2):188-190.

张景强, 2011. 病毒的电子显微学研究. 北京: 科学出版社.

张娟, 张海林, 梁国栋, 2011. 全球重要虫媒病毒流行情况. 疾病预防控制通报, 26(1):89-94.

张立洁, 郎振为, 孟忻, 等, 2003. 重症急性呼吸综合征的病理学观察. 中华内科杂志, 42(7):495-496.

张立洁, 郎振为, 孙琳, 等, 2005. 严重急性呼吸综合征肺纤维化病理学探讨. 中华传染病杂志, 23(1):46-48.

张林西, 齐凤英, 左连富, 2003. 人乳头瘤病毒与食管癌关系研究进展. 河北医科大学学报, 24(2):120-122.

张玲霞, 王永怡, 王姝, 等, 2012. 聚焦当今传染病. 传染病信息, 25(1):1-6.

张玲霞, 周先志, 2010. 现代传染病学. 北京: 人民军医出版社.

张乃红, 竺晓凡, 2005. 肝炎病毒相关疾病的研究进展. 白血病·淋巴瘤, (5):22-27.

张仁芳, 沈杨, 卢洪洲, 等, 2017. AIDS相关性淋巴瘤诊治专家共识. 中国艾滋病性病, 23(1):678-682.

张泰和, 许友才, 刘莉, 1985. 慢性病毒性肝炎组织病理学分类的探讨. 中华传染病杂志, 3(3):144-147, 插1.

张伟龙, 李增德, 浮飞翔, 等, 2014. 人感染禽流感病毒的研究进展. 武警医学, 25(2):206-210.

张文宏, 2016. 寨卡病毒病: 一种被忽略的热带病再起时的诊治对策. 中华传染病杂志, 34(2):65-68.

张兴权, 范江, 1999. 艾滋病毒感染与艾滋病. 北京: 人民卫生出版社.

张永喜, 熊艳, 桂希恩, 等, 2012. HIV阳性妇女子宫颈感染HPV状况分析. 中华妇产科杂志, 47(3):185-190.

张永信, 2009. 感染病学. 北京: 人民卫生出版社.

张永振 周敦金 熊衍文, 等, 2011. 中国淮阳山地区由新蜱传布尼亚病毒引起的出血热. 中华流行病学杂志, 32(3):209-220.

张宇一, 孙洪清, 2004. 艾滋病合并巨细胞病毒性视网膜炎1例. 中国抗感染化疗杂志, 4(6):375.

张岳灿, 于纪棉, 2012. EV71肠道病毒感染与脑型手足口病的临床病理分析. 现代实用医学, 24(5):529-531, 封4页.

张正, 岳志红, 2003. 猴痘病毒研究进展. 中华检验医学杂志, 26(8):511-514.

张忠信, 2012. ICTV第九次报告对病毒分类系统的一些修改. 病毒学报, 28(5):595-599.

张卓然, 倪语星, 尚红, 2009. 病毒性疾病诊断与治疗. 北京: 科学出版社.

章域震, 张海林, 梁国栋, 2009. 与人类疾病相关的布尼亚病毒研究进展. 中国人兽共患病学报, 25(6):589-593, 610.

赵二江, 崔丹, 梁淑英, 等, 2012. 艾滋病的流行现状与预防措施. 现代预防医学, 39(7):1597-1599.

赵景民, 王松山, 辛少杰, 等, 2001. 单纯GBV-C/HGV感染人体血清学和病理学追踪研究. 中华实验和临床病毒学杂志, 15(1):16-19.

赵景民, 周光德, 孙艳玲, 等, 2003. SARS的病理与病理生理变化. 中国危重病急救医学, 15(7):391-394.

赵景民, 周光德, 孙艳玲, 等, 2003. 1例地方非典型肺炎病例病理及病原学发现. 解放军医学杂志, 28(5):379-382.

赵晓东, 2007. 儿童呼吸道病毒感染与免疫应答. 临床儿科杂志, 25(9):797-800.

赵志晶, 刘学恩, 庄辉, 2003. 猴痘病毒感染. 中华流行病学杂志, 24(7):623-624.

赵智霞, 2009. 克里米亚-刚果出血热病毒的研究进展. 中国医师进修杂志, 32(Z2):141-142.

郑葆芬, 1996. 白血病病毒、艾滋病病毒、癌基因. 上海: 上海医科大学出版社.

中国疾病预防控制中心, 2016. 全国艾滋病检测技术规范(2015年修订版). 中国病毒病杂志, 6(6):401-427.

中华人民共和国卫生部, 2008. 黄热病诊断和治疗方案. 疑难病杂志, 7(9):530.

中华人民共和国国家卫生和计划生育委员会, 2016. 寨卡病毒病诊疗方案(2016年第1版). 中华危重病急救医学, (2):97-98.

中华人民共和国国家卫生和计划生育委员会, 2014. 埃博拉出血热防控方案(第3版). 中华临床感染病杂志, 7(5):385-386.

中华人民共和国卫生和计划生育委员会, 2014. 登革热诊疗指南(2014年第2版). 传染病信息, 27(5):262-265.

中华人民共和国卫生部, 2011. 发热伴血小板减少综合征防治指南(2011版). 中华临床感染病杂志, 4(4):193-194.

中华医学会肝病学分会, 中华医学会感染病学分会, 2015. 慢性乙型肝炎防治指南(2015年版). 中国肝脏病杂志(电子版), 7(3):1-18.

中华医学会感染病学分会艾滋病丙型肝炎学组, 中国疾病预防控制中心, 2018. 中国艾滋病诊疗指南(2018年版). 中华内科杂志, 57(12):867-884.

中华医学会感染病学分会艾滋病学组, 中华医学会热带病与寄生虫学分会艾滋病学组, 2017. HIV合并结核分枝杆菌感染诊治专家共识. 中华临床感染病杂志, 10(2):81-90.

中华医学会器官移植学分会, 中国医师协会器官移植医师分会, 2017. 中国实体器官移植受者BK病毒感染临床诊疗指南(2016版). 中华移植杂志电子版, 11(2):65-69.

钟平, 2019. HIV分子流行病学研究和实践进展. 新发传染病电子杂志, 4(3):137-144.

钟渊斌, 李小鹏, 张伦理, 等, 2016. 中国大陆首例输入性寨卡病毒病的临床分析. 中华传染病杂志, 34(2):72-74.

周伯平, 马为民, 王火生, 等, 1998. 深圳地区不同人群TTV感染情况的调查. 中华实验和临床病毒学杂志, 12(3):241-244.

周立新, 李轶男, 誉铁鸥, 等, 2010. 16例甲型H1N1流感危重病例分析——附2例病例报告. 中国危重病急救医学, 22(8):505-506, 前插1页.

周小鸽, 何乐健, 金妍, 2009. EB病毒淋巴增殖性疾病国际分类的新进展. 中华病理学杂志, 38(4):220-223.

周晓军, 张丽华, 2006. 肝脏诊断病理学, 南京: 江苏科学技术出版社.

周宇, 叶文桃, 麦海妍, 等, 2000. 结直肠癌HPV16型感染和Ag-NOR的关系及预后价值. 实用肿瘤杂志, 15(2):108-110.

朱华, 许黎黎, 鲍琳琳, 等, 2014. H7N9禽流感病毒小鼠感染动物模型的建立. 中国实验动物学报, 22(1):18-21.

朱汝南, 钱渊, 2012. 人偏肺病毒的研究进展. 中国病毒病杂志, 2(2):145-152.

Allison RD, Cathy CC, Deloris K, et al, 2012. A 25 year study of the clinical and histologic outcomes of hepatitis C virus infection and its modes of transmission in a chhort of initially asympotomatic blood donors. J Infect Dis, 206(5): 654-661.

Alsaad KO, Hajeer AH, AL Balwi M, et al, 2018. Histopathology of Middle East Respiratory Syndrome coronavirus(MERS-CoV) infection-clinico-pathological and ultra-structural study. Histopathology, 72(3):516-524.

Alves VAF, 2018. Acute viral hepatitis: beyond A, B, and C. Surg Pathol Clin, 11(2): 251-266.

Attoui H, Jaafar FM, Belhouchet M, et al, 2005. Yunnan orbivirus, a new orbivirus species isolated from culex tritaeriorhynchus mosquitoes in China. J Gen Virol, 86(Pt12):3409-3417.

Badawi A, Ryoo SG, 2016. Prevalence of comorbidities in the Middle East respiratory syndrome coronavirus (MERS-CoV): a systematic review and meta-analysis. Int J Infect Dis, 49: 129-133.

Barton LM, Duval EJ, Stroberg E, et al, 2020, COVID-19 Autopsies, Oklahoma, USA. Am J Clin Pathol, 153(6): 725-733.

Basler CF, Aguilar PV, 2008. Progress in identifying virulence determinants of the 1918 H1N1 and the Southeast Asian H5N1 influenza A viruses. Antiviral Res, 79(3):166-178.

Bate SL, Dollard SC, Cannon MJ, 2010. Cytomegalivirus seroprevalence in the United States: the national health and nutrition examination surveys, 1988-2004. Clin Infect Dis, 50(11):1439-1447.

Beasley MB, Franks TJ, Galvin JR, et al, 2002. Acute fibrinous and organizing pneumonia: a histological pattern of lung injury and possible variant of diffuse alveolar damage. Arch Pathol Lab Med, 126(9):1064-1070.

Bian XW, the COVID-19 Pathology Team, 2020. Autopsy of COVID-19 patients in China. Natl Sci Rev, 7(9): 1414-1418.

Binford CH, Connor DH, 1976. Pathology of tropical and extraordinary diseases, Washington, DC: Armed Forces Institute of Pathology.

Bjφrge T, Engeland A, Luostarinen T, et al, 2002. Human papillomavirus infection as a risk factor for anal and perianal skin cancer in a prospective study. Br J Cancer, 87(1):61-64.

Bradley BT, Bryan A, 2019. Emerging respiratory infections: the infectious disease pathology of SARS, MERS, pandemic influenza, and Legionella. Semin Diagn Pathol, 36(3):152-159.

Breslin JJ, Mφrk I, Smith MK, et al, 2003. Human coronavirus 229E: receptor binding domain and neutralization by soluble receptor at 37 degrees C. J Virol, 77(7): 4435-4438.

Calonje JE, Brenn T, Lazar A, et al, 2019. McKee's pathology of the skin. 5th ed. London: Elsevier Health Sciences.

Cannon RM, Ouseph R, Jones CM, et al, 2011. BK viral disease in renal transplantation. Curr Opin Organ Transplant, 16(6):576-579.

Cao B, 2013. What clinicians should know to fight against the novel avian-origin influenza A (H7N9) virus? Chin Med J(Engl), 126(12):2205-2206.

Cao HN, Lu HZ, Cao B, et al, 2013. Clinical findings in 111 cases of influenza A (H7N9) virus infection. New Engl J Med, 368(24):2277-2285.

Cao RB, Cao B, Hu YW, et al, 2013. Human infection with a novel avian-origin influenza A (H7N9) virus. New Engl J Med, 368(20):1888-1897.

Cao YX, Fu SH, Tian ZF, et al, 2011. Distribution of mosquitoes and mosquito-borne arboviruses in Inner Mongolia, China. Vector Borne Zoonotic Dis, 11(12): 1577-1581.

Capobianchi MR, 1996. Introduction of lymphomonocyte activation by HIV-1 glyco- protein gp120. Possible role in AIDS pathogenesis. J Biol Regul Homeost Agents, 10(4):83-91.

Carroll KC, Pfaller MA, 2021. Manual of clinical microbiology(12th ed). 王辉, 马筱玲, 钱渊, 等主译. 中华医学电子音像出版社.

Carter JJ, Madeleine MM, Shera K, et al, 2001. Human papillomavirus 16 and 18 serology compared across anogenital cancer sites. Cancer Res, 61(5):1934-1940.

Castle PE, Hillier SL, Rabe LK, et al, 2001. An association of cervical inflammation with high-grade cervical neoplasia in women infected with oncogenic human papillomavirus(HPV). Cancer Epidemiol Biomarkers Prev, 10(10):1021-1027.

Castrucci MR, Kawaoka Y, 1993. Biologic importance of neuraminidase stalk length in influenza A virus. J Virol, 67(2):759-764.

Cha RH, Yang SH, Moon KC, et al, 2016. A case report of a Middle East respiratory syndrome survivor with kidney biopsy results. J Korean Med Sci, 31(4):635-640.

Chan JF, Yuan S, Kok KH, et al, 2020. A familial cluster of pneumonia associated with the 2019 novel coronavirus indicating person-to-person transmission: a study of a family cluster. Lancet, 395(10223):514-523.

Chan JFW, Kok KH, Zhu Z, et al, 2020. Genomic characterization of the 2019 novel human-pathogenic coronavirus isolated from a patient with atypical pneumonia after visiting Wuhan. Emerg Microbes Infect, 9(1):221-236.

Chen NS, Zhou M, Dong X, et al, 2020. Epidemiological and clinical characteristics of 99 cases of 2019 novel coronavirus pneumonia in Wuhan, China: a descriptive study. Lancet, 395(10223):507-513.

Chen W, Calvo PA, Malide D, et al, 2001. A novel influenza A virus mitochondrial protein that induces cell death. Nat Med, 7(12):1306-1312.

Chen Y, Liang WF, Yang SG, et al, 2013. Human infections with the emerging avian influenza A H7N9 virus from wet market poultry: clinical analysis and characterisation of viral genome. Lancer, 381(9881):1916-1925.

Cheng YW, Chiou HL, Sheu GT, et al, 2001. The association of human papillomavirus 16/18 infection with lung cancer among nonsmoking Taiwanese women. Cancer Res, 61(7): 2799-2803.

Cheung OY, Chan JWM, Ng CK, et al, 2004. The spectrum of pathological changes in severe acute respiratory syndrome(SARS). Histopathology, 45(2):119-124.

Chien JY, Hsueh PR, Cheng WC, et al, 2006. Temporal changes in cytokine/chemokine profiles and pulmonary involvement in severe acute respiratory syndrome. Respirology, 11(6):715-722.

Childs RA, Palma AS, Wharton S, et al, 2009. Receptor-binding specificity of pandemic influenza A(H1N1) 2009 virus determined by carbohydrate microarray. Nat Biotechnol, 27(9):797-799.

Chong PY, Chui P, Ling AE, et al, 2004. Analysis of deaths during the severe acute respiratory syndrome(SARS) epidemic in Singapore. Arch Pathol Lab Med, 128(2): 195-204.

Chu H, Zhou J, Wong BH, et al, 2017. Middle East Respiratory Syndrome coronavirus and their recombination history. J Virol, 91: e01953-16.

Chu H, Zhou J, Wong BHY, et al, 2014. Productive replication of Middle East respiratory syndrome coronavirus in monocyte-derived dendritic cells modulates innate immune response. Virology, 454-455: 197-205.

Coiras MT, Aguilar JC, García ML, et al, 2004. Simultaneous detection of fourteen respiratory viruses in clinical specimens two multiplex reverse transcription nested-PCR assays. J Med Virol, 72(3):484-495.

Coleman JR, 2007. The PB1-F2 protein of influenza A virus: increasing pathogenicity by disrupting alveolar macrophages. Virology J, 4: 9.

Collins AR, 1993. HLA class I antigen serves as a receptor for human coronavirus OC43. Immunol Invest, 22(2):95-103.

Concnello G M, Zamarin D, Perrone L A, et al, 2007. A single mutation in the PB1-F2 of H5N1(HK/97) and 1918 influenza A viruses contributes to in creased virulence. PloS Pathog, 3(10):1414-1421.

Costa NR, Gil da Costa RM, Medeiros R, 2018. A viral map of gastrointestinal cancers. Life Sci, 199: 188-200.

Craig ME, Robertson P, Howard NJ, et al, 2003. Diagnosis of enterovirus infection by genus-specific PCR and enzyme-linked immunosorbent assays. J Clin Microbiol, 41(2): 841-844.

Cui J, Li F, Shi ZL, 2019. Origin and evolution of pathogenic coronaviruses. Nat Rev Microbiol, 17(3):181-192.

De Brot L, Pellegrini B, Moretti ST. et al, 2017. Infection with multiple high-risk HPV types are associated with high-grade and persistent low-grade intraepithelial lessons of the cervix. Cancer Cytopathol, 125(2):138-143.

De Haan CA, de Wit M, Kuo L, et al, 2002. Oglycosylation of the mouse hepatitis coronavirus membrane protein. Virus Res, 82(1-2):77-81.

Deng X, Terunuma H, Handema R, et al, 2000. Higher prevalence and viral load of TT virus in saliva than in the corresponding serum: another possible transmission route and replication site of TT virus. J Med Virol, 62(4): 531-537.

Dickson EL, Vogel RI, Geller MA, et al, 2014. Cervical cytology and multiple type HPV infection: a study of 8182 women age 31-65. Gynecol Oncol, 133(3):405-408.

Ding R, Medeiros M, Dadhania D, et al, 2002. Noninvasive diagnosis of BK virus nephritis by measurement of messenger RNA for BK virus VP1 in urine. Transplantation, 74(7):987-994.

Ding YQ, He L, Zhang QL, et al, 2004. Organ distribution of severe acute respiratory syndrome(SARS) associated coronavirus (SARS-CoV) in SARS patients: implications for pathogenesis and virus transmission pathways. J Pathol, 203(2):622-630.

Ding YQ, Wang HJ, Shen H, et al, 2003. The clinical pathology of severe acute respiratory syndrome(SARS): a report from China. J Pathol, 200(3):282-289.

Donelan NR, Basler CF, García-Sastre A, 2003. A recombinant influenza A virus expressing an RNA-binding-defective NS1 protein induces high levels of beta interferon and is attenuated in mice. J Virol, 77(24):13257-13266.

Dréau D, Culberson C, Wyatt S, et al, 2000. Human papilloma virus in melanoma biopsy specimens and its relation to melanoma progression. Ann Surg, 231(5):664-671.

Drew WL, 1992. Cytomegalovirus infection in patient with AIDS. Clin Infect Dis, 14(2): 608-615.

Drosten C, Günther S, Preiser W, et al, 2003. Identification of a novel coronavirus in patients with severe acute respiratory syndrome. New Engl J Med, 348(20):1967-1976.

Dryden M, Baguneid M, Eckmann C, et al, 2015. Pathophysiology and burden of infection in patients with diabetes mellitus and peripheral vascular disease: focus on skin and softtissue infections. Clin Microbiol Infect, 21suppl 2: S27-S32.

Eaton BT, Broder CC, Middleton D, et al, 2006. Hendra and Nipah virus: different and dangerous. Nat Rew Microbiol, 4(1):23-35.

Edula RG, Qureshi K, Khallafi H, 2013. Acute cytomegalovirus infection in liver transplant recipients: an independent risk for venous thromboembolism. World J Hepatol, 5(12): 692-695.

Elder DE, Massi D, Scolyer RA, et al, 2018. WHO Classification of Skin Tumours. 4th ed. Lyon: IARC Press, 55-56.

Elster C, Fourest E, Baudin F, et al, 1994. A small percentage of influenza virus M1 protein contains zinc does not influence in vitro M1-RNA interaction. J Gen Virol, 75(pt1): 37-42.

Enjuanes L, Sola I, Almazan F, et al, 2001. Coronavirus derived expression systems. J Biotechnol, 88(3):183-204.

European Association for the Study of the Liver(EASL), 2017. Clinical practice guidelines on the management of the hepatitis B virus infection. J Hepatol, 67(2):370-398.

Falcón AM, M arión RM, Zürcher T, et al, 2004. Defective

RNA replication and late gene expression in tem perature sensitive influenza viruses expressing deleted forms of the NS1 protein. J Virol, 78(8):3880-3888.

Farcas GA, Poutanen SM, Mazzulli T, et al, 2005. Fatal severe acute respiratory syndrome is associated with multiorgan involvement by coronavirus. J Infect Dis, 191(2): 193-197.

Franco EL, Duarte-Franco E, Ferenczy A, et al, 2001. Cervical cancer: epidemiology, prevention and the role of human papillomavirus infection. CMAJ, 164(7):1017-1025.

Feng Y, Fu SH, Zhang HL, et al, 2012. Distribution of mosquitoes and mosquito-borne viruses along the border of China and Myanmar in Yunnan province. Jpn J Infect Dis, 65(3):215-221.

Ferrell L, Wright T, Roberts J, et al, 1992. Pathology of hepatitis C viral infection in liver transplant recipients. Hepatology, 16: 865-876.

Fisher RA, 2009. Cytomegalovirus infection and disease in the new rear of immunosuppression following solid organ transplantation. Transpl Infect Dis, 11(3):195-202.

Franks TJ, Chong PY, Chui P, et al, 2003. Lung pathology of severe acute respiratory syndrome(SARS):a study of 8 autopsy cases from Singapore. Hum Pathol, 34(8): 743-748.

Fukayama M, Kunita A, Kaneda A, 2018. Gastritis-infection cancer sequence of Epstein- Barr virus-associated gstric cancer. Adv Exp Med Biol, 1045:437-457.

Gallagher TM, Buchmeier MJ, 2001. Coronavirus spike proteins in viral entry and pathogenesis. Virology, 279(2):371-374.

Gambotto A, Barrratt-Boyes SM, de Jong MD, et al, 2008. Human infection with highly pathogenic H5N1 influenza virus. Lancet, 371(9622):1464-1475.

Garcia JM, Marugan RB, Garcia GM, et al, 2003. TT virus infection in patients with chronic hepatitis B and response of TTV to lamivudine. World J Gastroenterol, 9(6): 1261-1264.

Geiss GK, Salvatore M, Tumpey TM, et al, 2002. Cellular transcriptional profiling in influenza A virus-infected lung epithelial cells: the role of the nonstructural NS1 protein in the evasion of the host innate defense and its potential contribution to pandemic influenza. Proc Natl Acad Sci USA, 99(16):10736-10741.

Geller SA, Petrovic LM, 2012肝脏活检病理解读. 第2版. 郑明华, 译. 北京: 人民卫生出版社.

George SL, Varmaz D, Stapleton JT, 2006. GB virus C replicates in primary T and B lymphocytes. J Infect Dis, 193(3):451-454.

Giuliano AR, Papenfuss M, Abrahamsen M, et al, 2001. Human papillomavirus infection at the United States-Mexico border: implications for cervical cancer prevention and control. Cancer Epidemiol Biomarkers Prev, 10(11): 1129-1136.

Goldsmith CS, Tatti KM, Ksiazek TG, et al, 2004. Ultrastructural characterization of SARS coronavirus. Emerg Infect Dis, 10(2):320-326.

Gong PY, Wang ZH, Geng JX, et al, 2017. Comparative study on detection and typing of human papillomavirus(HPV) infection with microarray using paraffin-embedded specimens from squamous cell carcinoma and cervical precursor lesions. J Nanosci Nanotechnol, 17(2): 990-997.

Grewal R, Irimie A, Naidoo N, et al, 2018. Hodgkin's lymphoma and its association with EBV and HIV infection. Crit Rev Clin Lab Sci, 55(2):102-114.

Gu J, Gong E, Zhang B, et al, 2005. Multiple organ infection and the pathogenesis of SARS. J Exp Med, 202(3): 415-424.

Guarner J, 2020. Three emerging coronaviruses in two decades, The story of SARS, MERS, and Now COVID-19. Am J Clin Pathol, 53(4):420-421.

Gubareva LV, 2004. Molecular mechanism of influenza virus resistance to neuraminidase inhibitors. Virus Res, 103(1-2):199-203.

Halstead SB, Scanlon JE, Umpaivit P, et al, 1969. Dengue and Chikungunya virus infection in man in Thailand, 1962-1964. IV. Epidemiologic studies in the Bankok metropolitan area. Am J Trop Med Hyg, 18(6):997-1021.

Hanly A, Petito CK, 1998. HLA-DR-positive dendritic cells of the normal human choroid plexus: a potential reservoir of HIV in the central nervous system. Hum Pathol, 29(1): 88-93.

He L, Ding Y, Zhang Q, et al, 2006. Expression of elevated levels of pro-inflammatory cytokines in SARS-CoV-infected ACE2+cells in SARS patients: relation to the acute lung injury and pathogenesis of SARS. J Pathol, 210(3):288-297.

Hirsch HH, 2002. Nephropathy: A (re-)emerging complication in renal transplantation. Am J Transplant, 2(1):25-30.

Hirsch HH, Steiger J, 2003. Polyomavirus BK. Lancet Infect Dis, 3(10):611-623.

Huang CL, Wang YM, Li XW, et al, 2020. Clinical features of patients infected with 2019 novel coronavirus in Wuhan, China. Lancet, 395(10223):497-506.

Huang KJ, Su IJ, Theron M, et al, 2005. An interferon-gamma-related cytokine storm in SARS patients. J Med Virol, 75(2):185-194.

Hui DS, I Azhar E, Madani TA, et al, 2020. The continuing 2019nCoV epidemic threat of novel coronaviruses to global health the latest 2019 novel coronavirus outbreak in Wuhan, China. Int J Infect Dis, 91: 264-266.

Hwang DM, Chamberlain DW, Poutanen SM. et al, 2005. Pulmonary pathology of severe acute respiratory syndrome in Toronto. Mod Pathol, 18(1):1-10.

Hyypiä T, Hovi T, Knowles NJ, et al, 1997. Classification of enteroviruses based on molecular and biological properties. J Gen Virol, 78(Pt1):1-11.

Jartti T, Lehtinen P, Vuorinen T, et al, 2004. Respiratory picomaviruses and respiratory syncytial virus as causative agents of acute expiratory wheezing in children. Emerg Infect Dis, 10(6):1095-1101.

Kageyama T, Fujisaki S, Takashita E, et al, 2013. Genetic

analysis of novel avian A(H7N9) influenza viruses isolated from patients in China, February to April 2013. Euro surveill, 18(15):20453.

Kida M, Min KW, 1993. Atypical cytomegalic cells are diagnostic for cytomegalovirus infection in AIDS. Am J Clin Pathol, 100(3):346.

Kim JM, Kim SJ, Joh JW, et al, 2010. The risk factors for cytomegalovirus syndrome and tissue-invasive cytomegalovirus diseases in liver transplants who have cytomegalovirus antigenemia. Transplant Prog, 42(3): 890-894.

Klapsing P, MacLean JD, Glaze S, et al, 2005. Ross river virus disease remergence, Fiji, 2003-2004. Emerg Infect Dis, 11(4):613-615.

Klatt EC, Nichols L, Noguchi TT, 1994. Evolving trands revealed by autopsies of patients with the acquired immunodificiency syndrome. Arch Pthol Lab Med, 118(9):884-890.

Knipe DM, Howley PM, 2006. Fields'Virology. Philadelphia: Lippincott Williams & Wilkins.

Kradin RL, 2010. Diagnostic pathology of infectious disease: Expert consult: online and print. Philadelphia: Saunders Elsevier.

Ksiazek TG, Erdman D, Goldsmith CS, et al, 2003. A novel coronavirus associated with severe acute respiratory syndrome. N Engl J Med, 348(20):1953-1966.

Kumarasamy V, Prthapa S, Zuridah H, et al, 2006. Re-emergence of Chikungunya virus in Malaysia. Med J Malaysia, 61(2):221-225.

Kyriazia AP, Mitra SK, 1992. Mutliple cytomegalovirus-related intestinal perforations in patients with immunodeficiency syndrome. Arch Pathol Lab Med, 116(5):495-499.

Lachance C, Arbour N, Cashman NR, et al, 1998. Involvement of aminopeptidase N(CD13) in infection of human neural cells by human coronavirus 229E. J Virol, 72(8): 6511-6519.

Lang Z, Zhang L, Zhang S, et al, 2003. Pathological study on severe acute respiratory syndrome. Chin Med J, 116(7):976-980.

Lebedeva AM, Shpektor AV, Vasilieva EY, et al, 2018. Cytomegalovirus in fenction in cardiovascular diseases. Biochemistry(Mosc), 83(12):1437-1447.

Leoung GS, Mills J, 1990. Opportunistic infections in patients with the acquired immunodeficiency syndrome. New York: Marcel Dekker Inc.

Lever AKL, 1996. The molecular biology of HIV/AIDS. Chichester: John Wiley & Sons Ltd.

Li S, Schulman J, Itamura S, et al, 1993. Glycosylation of nuraminidase determines the neurovirulence of influenzaA W/SN/33 virus. J Virol, 67(11):6667-6673.

Li T, Lu ZM, Chen KN, et al, 2001. Human papillomavirus type 16 is an important infectious factor in the high incidence of esophageal cancer in Anyang area of China. Carcinogenesis, 22(6):929-934.

Li W, Moore MJ, Vasilieva N, et al, 2003. Angiotensin-converting enzyme 2 is a functional receptor for the SARS coronavirus. Nature, 426(6965):450-454.

Li W, Shi Z, Yu M, et al, 2005. Bats are natural reservoirs of SARS-like coronaviruses. Science, 310(5748):676-679.

Li WJ, Wang JL, Li MH, et al, 2010. Mosquitoes and mosquito-borne arboviruses in the Qinghai-Tibet Plateau-focused on the Qinghai area, China. Am J Trop Med Hyg, 82(4): 705-711.

Li XD, Qiu FX, Yang H, et al, 1992. Isolation of Getah virus from mosquitos collected on Hainan Island, China and results of a serosurvey. Southeast Asian J Trop Med Pub Health, 23(4):730-734.

Li YX, Li MH, Fu SH, et al, 2011. Japanese encephalitis, Tibet, China. Emerg Infect Dis, 17(5):934-936.

Li Z, Chen H, Jiao P, et al, 2005. Molecular basis of replication of duck H5N1 influenza viruses in a mammalian mouse model. J Virol, 79(18):12058-12064.

Liu D, Shi WF, Shi Y, et al, 2013. Origin and diversity of novel avian influenza A H7N9 viruses causing human infection: phylogenetic, structural, and coalescent analyses. Lancet, 381(9881):1926-1932.

Liu H, Li MH, Zhai YG, et al, 2010. Banna virus, China, 1987-2007. Emerg Infect Dis, 16(3): 514-517.

Lu Z, Fu SH, Wang FT, et al, 2011. Circulation of diverse genotypes of Tahyna virus in Xinjiang, People's Republic of China. Am J Trop Med Hyg, 85(3):442-445.

Lu Z, Lu XJ, Fu SH, et al, 2009. Tahyna virus and human infection, China. Emerg Infect Dis, 15(2):306-309.

Luo Z, Weiss SR, 1998. Roles in cell-to-cell fusion of two conserved hydrophobic regions in the murine coronavirus spike protein. Virology, 244(2):483-494.

MacDonald DM, Scott GR, Clutterbuck D, et al, 1999. Infrequent detection of TT virus infection in intravenous drug users Prosptitutes and bomosexualmen. J Infect Dis, 179(3):686-689.

Marra CM, 2018. Other central nervous system infections: cytomegalovirus, mycobacterium tuberculosis, and treponema palliidum. Handb Clin Neurol, 152: 151-166.

Mazur I, Anhlan D, Mitzner D, et al, 2008. The proapoptotic influenza A virus protein PB1-F2 regulates viral polymcrase activity by interaction with the PB1 protein. Cell Microbiol, 10(5):1140-1152.

Mazzulli T, Farcas GA, Poutanen SM, et al, 2004. Severe acute respiratory syndrome-associated coronavirus in lung tissue. Emerg Infect Dis, 10(1):20-24.

McGee JO'D, Isaacson PG, Wright NA, 1992. Oxford Textbook of pathology. Oxford: Oxford University Press.

McHardy AC, Adams B, 2009. The role of genomics in tracking the evolution of influenza A virus. PLoS Pathog, 5(10): e1000566.

Meyerholz DK, Lambertz AM, McCray PB Jr, 2016. Dipeptidyl peptidase 4 distribution in the human respiratory tract: implications for the Middle East respiratory syndrome. Am J Pathol, 186(1):78-86.

Mills AM, Coppock JD, Willis BC, et al, 2018. HPV E6/E7 mRNA in situ hybridization in the diagnosis of cervical low-grade squamous intraepithelial lesions (LSIL). Am J

Surg Pathol, 42(2):192-200.

Miranda RN, Khoury JD, Mederios LJ, 2018. 淋巴结病理学图谱. 陈健, 董红岩, 译. 北京: 人民卫生出版社.

Mirza FS, Luther P, Chirch L, 2018. Endocrinological aspects of HIV infection. J Endocrinol Invest, 41(8):881-899.

Mondini A, Cardeal ILS, Lázaro E, et al, 2007. Saint Louis encephalitis virus, Brazil. Emerg Infect Dis, 13(1): 176-178.

Moreno V, Bosch FX, Muñoz N, et al, 2002. Effect of oral contraceptives on risk of cervical cancer in women with human papillomavirus infection: the IARC multicentric case-control study. Lancet, 359(9312):1085-1092.

Morgello S, 2018. HIV neuropathology. Handb Clin Neurol, 152:3-19.

Muñoz N, Bosch FX, de Sanjosé S, et al, 2003. Epidemiologic classification of human papillomavirus types associated with cervical cancer. N Engl J Med, 348 (6):518-527.

Muñoz N, Franceschi S, Bosetti C, et al, 2002. Role of parity and human papillomavirus in cervical cancer: the IARC multicentric case-control study. Lancet, 359(9312): 1093-1101.

Muñoz N, 2000. Human papillomavirus and cancer: the epidemiological evidence. J Clin Virol, 19(1-2):1-5.

Nath A, Bergar JR, 2003. Clinical neurovirology. New York: Marcel Dekker Inc.

Ng DL, Al Hosani F, Keating MK, et al, 2016. Clinicopathologic, immunohistochemical, and ultrastructural findings of a fatal case of Middle East respiratory syndrome coronavirus infection in the United Arab Emirates. Am J Pathol, 186(3):652-658.

Nguyen VP, Hogue BG, 1997. Protein interactions during coronavirus assembly. J Virol, 71 (12):9278-9284.

Nicholls JM, Poon LLM, Lee KC, et al, 2003. Lung pathology of fatal severe acute respiratory syndrome. Lancet, 361(9371):1773-1778.

Nickeleit V, Klimkait T, Binet IF, et al, 2000. Testing for polyomavirus type BK DNA in plasma to identify renal-allograft recipients with viral nephropathy. N Engl J Med, 342(18):1309-1315.

Nishizawa T, Okamoto H, Konishi K, et al, 1997. A novel DNA virus(TTV)associated with elevated thansaminase levels in post transfusion hepatitis of unknown etiology. Biochem Biophys Res Commun, 241(1):92-97.

Norder H, Bjerregaard L, Magnius L, et al, 2003. Sequencing of 'untypable' entero- viruses reveals two new types, EV-77 and EV-78, within human enterovirus type B and substitutions in the BC loop of the VP1 protein for known types. J Gen Virol, 84(pt4):827-836.

Nowak MA, 1995. AIDS pathogenesis: form modles to viral dymanics in patients. J Acquir Immune Defic Syndr Hum Retrovirol, 10suppl 1: S1-S5.

Obenauer JC, Denson J, Mehta PK, et al, 2006. Large-scale sequence analysis of avian influenza isolates. Sicence, 311(5767):1576-1580.

Oberste MS, Maher K , Flenuster MR, et al, 2000. parison of classic and molecular approaches for the identification of untypeable enteroviruses. J Clin Microbiol, 38(3): 1170-1174.

Okamoto H, Nishizawa T, kato N, et al, 1998. Molecular cloning and characterization of novel DNA virus(TTV) associated with post-transfusion hepatitis of unknown etiology. Hepatol Res, 10(1):1-16.

Pan XL, Liu H, Wang HY, et al, 2011. Emergence of genotype I of Japanese encephalitis virus as the dominant genotype in Asia. J Virol, 85(19):9847-9853.

Peiris JSM, Chu CM, Cheng VCC, et al, 2003. Clinical progression and viral load in a community outbreak of coronavirus-associated SARS pneumonia: a prospective study. Lancet, 361(9371):1767-1772.

Poovorawan Y, Theamboonlers A, Jantaradsamee P, et al, 1998. Hepatitis TT virus infection in high-risk groups. Infection, 26(6):355-358.

Popova R, Zhang XM, 2002. The spike but not the hemagglutinin/esterase protein of bovine coronavirus is necessary and sufficient for viral infection. Virology, 294(1):222-236.

Porter KR, Tan R, Istary Y, et al, 2004. A serological study of Chikungunya virus transmission in Yogyakarta, Indonesia: evidence for the first outbreak since 1982. Southeast Asian J Trop Med Public Health, 35(2):408-415.

Qin ED, Zhu QY, Yu M, et al, 2003. A complete Sequence and comparative analysis of a SARS-associated virus(Isolate BJ01). Chin Sci Bull, 48(10):941-948.

Rec WE, 2013. Antigenic and genetic characteristics of zoonotic influenza viruses and development of candidate vaccine viruses for pandemic preparedness. Wkly Epidemiol Rec, 88(11):117-125.

Richman DD, Wheatley RJ. Hayden FG, 2016. 临床病毒学. 第3版. 陈敬贤, 周荣, 彭涛, 等, 译. 北京: 科学出版社.

Rodríguez-Lázaro D, Hernandez M, Cook N, 2018. Hepatitis E virus: a new foodborne zoonotuc concern. Adv Food Nutr Res, 86: 55-70.

Rotterdam H, 1993. The acquired immunodeficiency syndrome and the evolution of new micro-organisms. A pathologist's view. Hum Pathol, 24(9):935-936.

Sánchez-Seco MP, Rosario D, Quiroz E, 2001. A generic nested RT-PCR followed by sequencing for detection and identification of members of the alpha virus genus. J Viro Methods, 95(1-2):153-161.

Schulze IT, 1997. Effects of glycosylation on the properties and functions of influenza virus hemagglutinin. J Infect Dis, 176 Suppl1: S24-S28.

Schwartz DA, Wilcox CM, 1992. Atypical cytomegalovirus inclusions in gastro-interestinal biopsy specimens from patients with the acquired immunodeficiency syndrome: Diagnostic role of in situ nucleic acid hybridization. Hum Pathol, 23(9):1019-1026.

Sehonada A, Choi YJ, Blum S, 1996. Changing patterns of autopsy findings among persons with acquired immunodeficiency syndrome in an inner-city population: 12-year retrospective study. Arch Pathol Lab Med, 120(5):459-464.

Seo SH, Hoffmann E, Webster RG, 2004. The NS1 gene of H5N1 influenza viruses circumvents the host anti-viral cytokine responses. Virus Res, 103(1-2):107-113.

Serth J, Panitz F, Paeslack U, et al, 1999. Increased levels of human papillomavirus type 16 DNA in a subset of prostate cancers. Cancer Res, 59(4):823-825.

Setinck U, Wondrusch E, Jellinger K, et al, 1995. Cytomegalovirus infection at the brain in AIDS: a clinicopathological study. Acta Neuropathol, 90(5): 511-515.

Seto WK, Lo YR, Pawlotsky JW, et al, 2018. Chronic hepatitis B virus infection. Lancet, 392(10161):2313-2324.

Sharma S, Holdaway I, 2015. Cytomegalovirus adrenalitis leading to adrenal insufficiency in a patient with AIDS, disguised by concomitant corticosteroid administration. Lancet, 347(9002):689-690.

Sheng M, Sala C, 2001. PDZ domains and the organization of supramolecular complexes. Ann Rev Neurosci, 24: 1-29.

Shetty N, Tang JW, Andsews J, 2011. 感染性疾病: 病因、预防及案例研究. 郑明华, 译. 北京: 人民卫生出版社.

Shi WJ, Liu H, Wu D, et al, 2017. E6/E7 proteins are potential markers for the screening and diagnosis of cervical pre-cancerous lesions and cervical cancer in a Chinese population. Oncol Lett, 14(5):6251-6258.

Shi XY, Gong E, Gao DX, et al, 2005. Severe acute respiratory syndrome associated corona-virus is detected in intestinal tissues of fatal cases. Am J Gastroenterol, 100(1):169-176.

Shi Y, Lu HZ, He TW, et al, 2011. Prevalence and clinical management of cytomegalovirus retinitis in AIDS patients in Shanghai, China. BMC Infect Dis, 11: 326.

Shieh WJ, Hsiao CH, Paddock CD, et al, 2005. Immunohistochemical, in situ hybridization, and ultrastructural localization of SARS-associated coronavirus in lung of a fatal case of severe acute respiratory syndrome in Taiwan. Hum Pathol, 36(3):303-309.

Shinya K, Ebina M, Yamada S, et al, 2006. Avian flu: influenza virus receptors in the human airway. Nature, 440(7083):435-436.

Sillman B, Woldstad C, Mcmillan J, et al, 2018. Neuropathogenesis of human immuno-deficiency virus infection. Handb Clin Neurol, 152:21-40.

Skarpaas T, Golovljova I, Vene S, et al, 2006. Tick-borne encephalitis virus, Norway and Denmark. Emerg Infect Dis, 12(7):1136-1138.

Soeiro Ade M, Hovnanian AL, Parra ER, 2008. Post-mortem histical pulmonary analysis in patients with HIV/AIDS. Clinics, 63(4):497-502.

Song Z, Xu Y, Bao L, et al, 2019. From SARS to MERS, thrusting coronaviruses into the spotlight. Viruses, 11(1):59.

Southwick FS, 2011. 感染性疾病—临床短期教程. 第2版. 郑明华, 译. 天津: 天津科技翻译出版公司.

Spinillo A, Gardella B, Iacobone AD, et al, 2016. Multiple papillomavirus infection and size of colposcopic lesions among women with cervical intraepithelial neoplasia. J Low Genit Tract Dis, 20(1):22-25.

Stapleton JT, Williams CF, Xiang J, 2004. GB virus type C: a beneficial infection? J Clin Microbiol, 42(9):3915-3919.

Stubbins RJ, Laroussi NA, Peters AC, et al, 2019. Epstein-Barr virus associated smooth muscle tumors in solid organ transplant recipients: incidence over 31 years at a singal institution anf review of the literature. Transpl Infect Dis, 21(1): e13010.

Sturman LS, Ricard CS, Holmes KV, 1990. Conformational change of the coronavirus peplomer glycoprotein at pH 8.0 and 37 degrees C correlates with virus aggregation and virus-induced cell fusion. J Virol, 64(6):3042-3050.

Sun XH, Fu SH, Gong ZD, et al, 2009. Distribution of mosquitoes and arboviruses in Northwestern Yunnan province, China. Vector Borne Zoonotic Dis, 9(6):623-630.

Syrjänen KJ, 2002. HPV infections and lung cancer. J Clin Pathol, 55(12):885-891.

Tada T, Suzuki K, Sakurai Y, et al, 2011. Emergence of avian influenza viruses with enhanced transcription activity by a single aminoacid substitution in the nuclcoprotein during replication in chicken brains. J Virol, 85(19):10354-10363.

Tan WJ, Zhao X, Ma XJ, et al, 2020. A novel coronavirus genome identified in a cluster of pneumonia cases-Wuhan, China 2019-2020. China CDC Wkly, 2(4):61-62.

Tang Q, Hang CS, Feng CH, et al, 2006. Molecular characteristics and diagnosis methods of Xinjiang hemorrhagic fever virus. J Med Res, 35(4):62-63.

Tian S, Hu W, Niu L, et al, 2020. Pulmonary pathology of early phase 2019 novel coronavirus(COVID-19) pneumonia in two patients with lung cancer. J Thorac Oncol, 15(5): 700-704.

Tillmann HL, Heiken H, Knapik-Botor A, et al, 2001. Infection with GB virus C and reduced mortality among HIV-infected patients. New Engl J Med, 345(10):715-724.

To KF, Tong JH, Chan PK, et al, 2004. Tissue and cellular tropism of the coronavirus associated with severe acute respiratory syndrome: an in situ hybridization study of fatal cases. J Pathol, 202(2):157-163.

To KK, Tsang OT, Yip CC, et al, 2020. Consistent detection of 2019 novel coronavirus in saliva. Clin Infect Dis, 71(15):841-843.

Tripathy S, Dassarma B, Roy S, et al, 2020. A review on possible modes of action of chloroquine/hydroxychloroquine:repurposing against SAR-CoV-2(COVID-19) pandemic. Int J Antimicrob Angents, 56(2):106028.

Tse GMK, To KF, Chan PKS, et al, 2004. Pulmonary pathological features in coronavirus associated severe acute respiratory syndrome (SARS). J Clin Pathol, 57(3):260-265.

Tucker TJ, Smuts HE, 2000. GBV-C/HGV Genotypes: proposed nomenclature for genotypes 1-5. J Med Virol, 62(1):82-83.

Tumpey TM, García-Sastre A, Taubenberger JK, et al, 2004. Pathogenicity and immunogenicity of influenza viruses with genes from the 1918 pandemic virus. Proc Natl Acad Sci USA, 101(9):3166-3171.

Volle R, Nourrisson C, Mirand A, et al, 2012. Quantitative real-time RT-PCR assay for research studies on enterovirus infections in the central nervous system. J Virol Methods, 185(1):142-148.

von Lichtenberg F, 1991. Pathology of infectious disease. New York: Raven Press.

Walker DH, 2016. Value of autopsy emphasized in the case report of a single patient with Middle East respiratory syndrome. Am J Pathol, 186(3):507-510.

Wang D, Hu B, Hu C, et al, 2020. Clinical characteristics of 138 hospitalized patients with 2019 novel coronavirus-infected pneumonia in Wuhan, China. JAMA, 323(11):1061-1069.

Wang HJ, Ding YQ, Li X, et al, 2003. Fatal aspergillosis in a patient with SARS who was treated with corticosteroids. N Engl J Med, 349(5):507-508.

Wang HY, Takasaki T, Fu SH, et al, 2007. Molecular epidemiological analysis of Japanese encephalitis virus in China. J Gen Virol, 88(Pt3):885-894.

Wang JJ, Zhang HL, Che YC, et al, 2008. Isolation and complete genomic sequence analysis of a new sindbis-like virus. Virol Sin, 23: 31-36.

Wang JL, Zhang HL, Fu SH, et al, 2009. Isolation of Kyasanur forest disease virus from febrile patient, Yunnan, China. Emerg Infect Dis, 15(2):326-328.

Wang JL, Zhang HL, Sun XH, et al, 2011. Distribution of mosquitoes and mosquito-borne arboviruses in Yunnan province near the China-Myanmar-Laos border. Am J Trop Med Hyg, 84(5):738-746.

Wang LH, Fu SH, Zhang HL, et al, 2010. Identification and isolation of genotype I Japanese encephalitis virus from encephalitis patients. Virol J, 7(1):1-4.

Wang W, An J, Song Y, et al, 2017. Distribution and attribution of high-risk human papillomavirus genotypes in cervical precancerous lesions in China. Tumor Biol, 39(7):1010428317707373.

Wass M, Bauer M, Pfannes R, et al, 2018. Chrinic active Epstein-Barr virus infection of T-cell type, systemic form in an African migrant: case report and review of the literature on diagnostics standards and therapeutic options. BMC Cancer, 18(1):941.

Webster RG, Bean WJ, Gorman OT, et al, 1992. Evolution and ecology of influenza A viruses. Microbiol Rev, 56(1):152-179.

Weiss SR, Leibowitz JL, 2011. Coronavirus pathogenesis. Adv Virus Res, 81:85-164.

Welker R, Rübsamen WH, Deres K, et al, 2003. Viral infection and treatment. New York: Marcel Dekker Inc.

Widagdo W, Raj VS, Schipper D, et al, 2016. Differential expression of the Middle East respiratory syndrome coronavirus receptor in the upper respiratory tracts of humans and dromedary camels. J Virol, 90(9): 4838-4842.

Wong CK, Lam CWK, Wu AKL, et al, 2004. Plasma inflammatory cytokines and chemokines in severe acute respiratory syndrome. Clin Exp Immunol, 136(1):95-103.

Wong G, Liu WJ, Liu YX, et al, 2015. MERS, SARS, and Ebola: the role of superspreaders in infectious disease. Cell Host Microbe, 18(4): 398-401.

Wu BQ, Zhong HH, Gao JP, et al, 2003. Gene detection of severe acute respiratory syndrome-related coronavirus. Chin J Pathol, 32(3):212-214.

Wu D, Wu J, Zhang QL, et al, 2012. Chikungunya outbreak in Guangdong province, China, 2010. Emerg Infect Dis, 18(3):493-495.

Wu JQH, Barabé ND, Chau D, et al, 2007. Complete protection of mice against a lethal dose challenge of western equine encephalitis virus after immunization with an adenovirus-vec-tored vaccine. Vaccine, 25(22):4368-4375.

Xi LF, Schiffman M, Koutsky LA, et al, 2012. Association of human papillomavirus type 31 variants with risk of cervical intraepithelial neoplasia grades 2-3. Int J Cancer, 131(10):2300-2307.

Xiang J, Wünschmann S, Schmidt W, et al, 2000. Full-length GB virus C(hepatitis G virus)RNA transcripts are infectious in primary CD4-positive T cells. J Virol, 74(19):9125-9133.

Xu Z, Shi L, Wang Y, et al, 2020. Pathological findings of COVID-19 associated with acute respiratory distress syndrome. Lancet Respir Med, 8(4):420-422.

Yamshchikov G, Borisevich V, Kwok CW, et al. 2005. The suit-ability of yellow fever and Japanese encephalitis vaccines for immunization against West Nile virus. Vaccine, 23(39):4785-4792.

Yazici M, Cömert MR, Mas R, et al, 2002. Transfusion-transmitted virus prevalence in subjects at high risk of sexually transmitted infection in Turkey. Clin Microbiol Infect, 8(6):363-367.

Yeager CL, Ashmun RA, Williams RK, et al, 1992. Human aminopeptidase N is a receptor for human coronavirus 229E. Nature, 357(6377):420-422.

Yeung ML, Yao YF, Jia LL, et al, 2016. MERS coronavirus induces apoptosis in kidney and lung by upregulating Smad7 and FGF2. Nat Microbiol, 1(3):16004.

Yin Y, Wunderink RG, 2018. MERS, SARS and other coronaviruses as causes of pneumonia. Respirology, 23(2):130-137.

Yu XJ, Liang MF, Zhang SY, et al, 2011. Fever with Thrombocytopenia associated with a novel Bunyavirus in China. N Engl J Med, 364(16):1523-1532.

Yzèbe D, Xueref S, Baratin D, et al, 2002. TT virus. A review of the literature. Panminerva Med, 44(3):167-177.

Zamarin D, Ortigoza MB, Palese P, 2006. Influenza A virus PB1-F2 protein contributes to viral pathogenesis in mice. J Virol, 80(16):7976-7983.

Zhai YG, Lv XJ, Sun XH, et al, 2008. Isolation and characterization of the full coding sequence of a novel densovirus from the mosquito culex pipiens palleus. J Gen Virol, 89(Pt 1):195-199.

Zhai YG, Wang HY, Sun XH, et al, 2008. Complete sequence characterization of isolates of Getah virus (genus

Alphavirus, family Togaviridae) from China. J Gen Virol, 89(Pt 6):1446-1456.

Zhang B, Zheng J, Gong EC, et al, 2003. Detection of SARS coronavirus in human tissues by in situ hybridization. Appl. Immunohistochem. Mol. Morphol, 11: 285-286.

Zhang W, Shi Y, Lu XS, et al, 2013. An airborne transmissible avian influenza H5 hemagglutinin seen at the atomic level. Science, 340(6139):1463-1467.

Zhang YC, Li J, Zhan YL, et al, 2004. Analysis of serum cytokines in patients with severe acute respiratory syndrome. Infect Immun, 72(8):4410-4415.

Zhong NS, Zheng BJ, Li YM, et al, 2003. Epidemiology and cause of severe acute respiratory syndrome(SARS) in Guangdong, People's Republic of China. Lancet, 362(9393):1353-1358.

Zhou J, Chu H, Li C, et al, 2014. Active replication of Middle East respiratory syndrome coronavirus and aberrant induction of inflammatory cytokines and chemokines in human macrophages:implications for pathogenesis. J Infect Dis, 209(9):1331-1342.

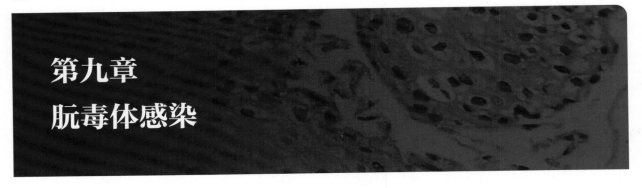

第九章 朊毒体感染

　　朊毒体病或朊粒病（prion disease）是一组由变异性朊粒蛋白或朊粒（prion）侵袭人类及多种动物所引起的中枢神经系统（CNS）疾病，曾称朊病毒病、朊蛋白病或蛋白粒子病，是人或动物的一种慢性进行性致死性疾病。该病以神经系统慢性海绵状退行性变为特征，病变区域广泛，神经元缺失和神经胶质增生，引起脑组织呈现空泡病变，使脑实质疏松呈海绵状，故又称传染性海绵状脑病或可传递性脑

病（trans-missible spongiform encephalopathy，TSE）。过去曾认为该病是慢病毒感染所致，现已认识到是由正常朊粒蛋白（PrP^c）结构改变形成的异常朊粒蛋白（PrP^{sc}）在神经元内沉积所致。朊毒体病分为散发性、遗传性和传染性三大类，以散发性朊毒体病最多见，约占90%，遗传性约占9%，传染性约占1%。朊毒体病与艾滋病已经被看作是21世纪的两大全球性顽疾。

第一节　朊毒体与朊毒体病概述

　　朊毒体是由正常宿主细胞内朊粒蛋白结构改变而形成的一种错构性蛋白质，其实质上并非外来的病原体，但可以传播、致病，故称为传染性蛋白质粒子（proteinaeous infectious particles），通常简称为朊毒体或朊粒，以朊毒体比较常用。朊毒体的基本特

征：①不含核酸成分；②有自我增殖能力；③具有传染性。朊毒体主要累及神经系统，由它导致的疾病称为朊毒体病，按其临床病理特征又称为传染性海绵状脑病（TSE）。目前公认的人和动物朊毒体病有10种（表9-1-1）。

表9-1-1　人和动物的朊毒体病

人类朊毒体病	动物朊毒体病
库鲁病（Kuru disease）	羊瘙痒病（scrapie of sheep and goat）
克-雅病（Creutzfeldt-Jakob disease，CJD）	水貂传染性脑病（transmissible mink encephalopathy，TME）
新变异型克-雅病（new variant CJD，nvCJD）	鹿慢性消瘦症（chronic wasting disease of deer，CWD）
致死性家族型失眠症（fatal familial insomnia，FFI）	猫海绵状脑病（feline spongiform encephalopathy，FSE）
格斯特曼-施特劳斯勒综合征（Gerstmann-Sträussler syndrome，GSS）	牛海绵状脑病（bovine spongiform encephalopathy，BSE）/疯牛病（mad cow disease）

朊毒体病的主要病理学改变为中枢神经系统内神经元凋亡和缺失，星形胶质细胞增生，大脑皮质疏松呈海绵状变性，有淀粉样斑块形成，极少伴有炎细胞浸润，亦无包涵体。严重者可累及灰质。病变的发生都与朊粒蛋白（PrP）的异常代谢及其在中枢神经系统的异常积聚有关。PrP 无抗原性，不能诱导机体产生特异性免疫应答。不产生干扰素也不受干扰素影响，孵育过程中不受任何免疫抑制或免疫增强的影响。

一、朊毒体的发现和命名

一般认为，朊毒体的发现起源于对疯牛病与羊瘙痒病（scrapie）的研究，疯牛病与羊瘙痒病是由同一病原体即朊毒体引起的。1732 年英国首先发现羊瘙痒病，1985 年 4 月 25 日世界上第一例疯牛病在英国肯特郡中部的艾许福镇郊的普伦顿庄园农场被发现。到 2000 年 7 月，英国已有 3.4 万个牧场的 17.6 万多头牛受染患病。到 2003 年，疯牛病已蔓延到其他 12 个欧洲国家，加拿大、美国、日本等国也有个别病例报道。该病潜伏期长，一般为 4 ～ 5 年，发病初期以体重减轻、产奶量下降、体质差为主要症状，随后出现明显的运动失调、震颤等神经系统症状。因常出现感觉过敏，恐惧，甚至狂躁，故俗称为疯牛病。

1. 朊毒体的发现　经调查发现，英国疯牛病并不是从一处扩散，而是在相差不多的时间内在多处同时发生的。在排除了各种因素后，发现其共同的传播因子，即牛饲料的原材料。20 世纪 80 年代，在传统的植物性饲料中增加了动物性饲料，这种动物性饲料是由包括羊脑脊髓及屠宰场内各种内脏废弃物加工制成的。这种饲料可携带羊瘙痒病因子，其耐高温，饲料加工过程中的加温达不到灭活程度，使其能够存活下来。首批牛在 1981 ～ 1982 年吃了这种含毒饲料后，经 3 ～ 5 年潜伏期，于 1986 年后暴发了第一批疯牛病。

美国 Gajdusek 等研究发现，将库鲁病死者的脑组织研磨后接种于猩猩脑内，13 个月后猩猩发病。患羊瘙痒病的绵羊大脑提取液的传染性因子可通过滤菌器。研究者怀疑它是一种非同寻常的慢病毒。但在绵羊的大脑组织提取液中未能检测出核酸，而且用灭活核酸的许多手段，如煮沸、紫外线或电离辐射、核酸酶、羟胺、亚硝酸或破坏核酸的制剂处理患病绵羊大脑组织提取液，均不能改变其传染性。该提取液也不含脂类，但用蛋白酶或其他可使蛋白质变性的化学试剂处理均能使其失去活性，提示其为一种蛋白质。

2. 朊毒体的命名　研究上述致病因子的学者们大多采用羊瘙痒病因子（scrapie agent）为模型。Chandler 等首先成功地将羊瘙痒病传染给小鼠，随后以美国学者 Prusiner 为首的研究人员先后成功地建立了仓鼠、豚鼠及大鼠等实验动物感染模型，采用生物化学、分子生物学及免疫组化，特别是转基因动物（鼠）等技术对这种致病因子进行了深入细致的研究，取得了突破性的进展。1982 年，Prusiner 等首先提出了传染性蛋白质的学说，指出羊瘙痒病的病原体是一种不含核酸和脂类的疏水性糖蛋白，他将这种有传染性的蛋白质命名为普里昂蛋白（prion）。prion 源于"protein infectious particle"，由"protein"的前 2 个字母和"infection"的后 3 个字母合成，译为传染性蛋白粒子或蛋白侵染颗粒，简称朊粒或朊病毒，现多译为朊毒体。朊毒体是一种正常宿主细胞基因编码的、结构异常的蛋白质，至今尚未发现任何核酸成分，不需核酸复制而能自行增殖。很多学者认为其不宜列入病毒范畴，而是一种特殊的蛋白质性感染性粒子。常规电镜看不到朊毒体，只有用特殊理化方法才能发现这种蛋白颗粒即变异的朊粒蛋白（朊毒体）。

根据 Prusiner 的学说，朊毒体是一种缺乏核酸的蛋白质，这种蛋白质具有传染性，是一大类人和动物中枢神经退行性变疾病，即传染性海绵状脑病的共同病原体。由于朊毒体的独特性质，对它进行研究不仅可有助于研究人和动物中枢神经退行性变的病因及诊治，而且也为微生物学、生物学、传染病学及流行病学等开辟了一个全新领域，从而否定了多年前 Gajdusek 所倡导的非寻常慢病毒感染学说。因此，世界著名刊物 Science 将朊毒体的发现评为 1996 年世界十大科技成就的第三位，美国科学家 Prusiner 因此获得 1997 年诺贝尔生理学或医学奖。

朊毒体的发现表明蛋白质也可以作为遗传信息的载体，进一步证明生命遗传信息载体的多样性，使克里克（Crick，1916—2004）于 20 世纪中叶提出的从 DNA 经 RNA 再传递到蛋白质的生物遗传信息中心法则得到补充和完善；同时朊毒体的发现揭示了羊瘙痒病、克 - 雅病、库鲁病和疯牛病等系列疾病的发病机制，因此具有划时代的意义。

二、朊毒体的生物学性状与构象

Prusiner 等从接种了纯化羊瘙痒病传染因子的实验地鼠脑组织细胞中获得这种对蛋白酶敏感的蛋白质，称为细胞朊粒蛋白（cellular prion protein，PrP^c），对蛋白酶有抗性，其分子量为 27 ～ 30kDa，故又称为

$PrP^{27\sim30}$，正常对照组动物缺乏 $PrP^{27\sim30}$。羊瘙痒病朊粒蛋白（scrapie prion protein，PrP^{sc}）是朊毒体的一种变异型或转化形态，可引起脑组织海绵状变性。研究者对朊毒体的生物学特性、分子构象及其致病作用进行了大量研究。

1. 朊毒体的生物学性状　通过反复验证分析 $PrP^{27\sim30}$ N 端氨基酸序列，发现 PrP 由正常宿主细胞基因编码产生。用核酸杂交方法在人、绵羊、山羊、家兔、小鼠、大鼠，以及线虫、果蝇等多种脊椎动物和无脊椎动物的基因组中均可检测到 PrP 基因。现已测定出一些朊毒体的分子结构，发现人与绵羊、牛、小鼠等多种动物朊毒体基因具有高度同源性，这提示不同动物的朊毒体可能具有共同的起源。在小鼠，PrP 基因位于第 2 号染色体，在人类则位于第 20 号染色体的短臂上。序列分析结果显示人类 PrP 由第 20 号染色体短臂上的 PRNP 基因编码，有两种异构体，分别是存在于正常细胞的 PrP^{c} 和引起动物及人类朊毒体病的 PrP^{sc}。两者的同源性高达 90%。进一步通过对 PrP 的 mRNA 研究结果显示，PrP^{sc} 与 PrP^{c} 的差别不在氨基酸序列，而是其立体构象（或蛋白空间构型）不同。

现已公认，朊毒体并非病毒，也不是类病毒，而是一种特殊的具有传染性的蛋白质。正常脑组织神经细胞表面也含朊毒体，并存在朊毒体基因。人类 PrP 基因含有 2 个外显子和 1 个内显子。外显子 1 位于 5′ 端，52～82bp，为非编码外显子，可能与 PrP 表达的起始有关；外显子 2 位于 3′ 端，含编码 PrP 的开放读码框。内含子约 10kb，位于两个外显子之间。PrP 是一种单基因编码的前体蛋白，位于正常细胞膜上，在正常神经元普遍显著表达，由 253 个氨基酸组成，分子量为 33～35kDa，在 N 端的附近由富有脯氨酸和甘氨酸的短肽 5 次反复。PrP 是水溶性蛋白，对蛋白酶敏感，蛋白酶 K 可以将其溶解。正常脑组织朊粒蛋白无致病性，其功能尚不清楚。

2. 朊毒体的构象　在人类和其他动物传染性海绵状脑病的脑组织中存在大量 PrP^{c} 的异构体，称为感染性朊毒体，也称羊瘙痒病朊毒体（PrP^{sc}），是朊毒体的一种变异型或转化形态。非致病性朊毒体 PrP^{c} 与致病性朊毒体 PrP^{sc} 的主要区别是两者的空间构象不同。在二级结构上，PrP^{sc} 与 PrP^{c} 是宿主细胞内存在的两种结构相同而分子构型不同的 PrP。研究发现，PrP^{c} 含有 42% 的 α 螺旋状结构，而 β 折叠（片层）结构仅有 3%；相反，PrP^{sc}β 折叠（片层）结构可高达 43%，而 α 螺旋结构为 30%。PrP^{sc} 数次的集结则形成直径为 10～20nm、长度为 100～200nm 的物质，这种物质可能就是早期发现的朊毒体质粒（prion liposome）或羊瘙痒病相关原纤维（scrapic-associated-fiber，SAF）。它不能被蛋白酶 K 所消化。PrP^{sc} 大量沉积于脑内能摧毁自身的神经组织，造成大脑广泛的神经细胞凋亡、脱失，形成海绵状脑病。正常动物脑中只有 PrP^{c} 而没有 PrP^{sc}，有病的动物中则可同时测到 PrP^{c} 及 PrP^{sc}。在动物大脑中，这种病原体浓度最高，最具有传染性。PrP 的两种异构体在生物学特性及致病性与传染性等方面的区别见表 9-1-2。

表 9-1-2　PrP^{c} 与 PrP^{sc} 的主要区别

鉴别内容	PrP^{c}	PrP^{sc}
性质	正常朊粒蛋白，细胞型朊粒蛋白	感染性朊粒蛋白，致病性朊粒蛋白，或羊瘙痒病朊粒蛋白
分子构型	3 个 α 螺旋结构，占42%；2 个短的β折叠结构，占3%	2个α螺旋，占30%；4个β折叠，占43%
分子量	33～35kDa	27～30kDa
对蛋白酶K的抗性	敏感	抗性
存在特点	正常及感染动物	感染动物
存在形式	单体或二聚体	形成纤维或短杆状的聚合体
致病性	无，是信号转导因子	具致病性与传染性

有学者研究发现，缺乏 PrP^{c} 的小鼠可存活且发育正常；而表达截去 N 端 PrP^{c} 的小鼠出生后神经元退化，这提示 PrP^{c} 在调节和维持神经元功能方面有重要作用。进一步用抗体介导交联探索 PrP^{c} 偶联信号转导途径，结果提示 PrP^{c} 是信号转导因子，在细胞水平上调控神经元功能。PrP^{sc} 则是人和动物 TSE 的病原体。

现已验证朊毒体有 Prusiner 所提出的两种不同的构象模式，即细胞型（正常型 PrP^{c}）和瘙痒型（致病型 PrP^{sc}）。这两种构象属于同分异构体，都是由宿主的单拷贝基因 PrP 编码产生的。致病型 PrP^{sc} 诱导正常 PrP^{c} 产生的过程还需要某些热休克蛋白的参与。通过定点突变实验，科学家发现朊毒体第 170～175 位这 6 个氨基酸组成的拉链状片段是维系朊毒体三维结构的重要部分，并与其致病性有直接关系。2007 年 12 月 4 日，*Nature Methods* 杂志报道了多种朊毒体的三维分子结构，提出弄清朊毒体不同的结构模式是疾病诊断的关键，现今已经初步建立了朊毒体的致病机制模型。

PrP^{sc} 与 PrP^{c} 的构象不同导致化学性不同。变异型朊粒蛋白不溶于水，不能被蛋白酶水解，也不能被核酸酶破坏，具有高度抗各种消毒灭活的能力，高度耐受高压消毒，具有抗高热 80～100℃ 灭菌能力及抗紫外线和其他各种射线作用的能力，福尔马林及巴氏消毒不能将其灭活。因此在病理解剖中应注意防护。

三、朊毒体的复制或增殖

关于朊毒体的复制或增殖，即 PrP^{c} 转变为 PrP^{sc} 的机制，目前有多种学说。

1. 模板学说　正常细胞产生的 PrP^{c} 分子在随机摆动过程中可发生部分构象变化，这些变化可能恢复到 PrP^{c} 状态，也可能形成 PrP^{sc}。PrP^{sc} 含量很少时不会致病，如若大量产生，在神经细胞内聚集或沉淀，则可导致神经细胞变性和脑组织海绵状变。PrP^{c} 至 PrP^{sc} 的改变可能与 PrP^{sc} 的模板作用有关。在某些条件下，PrP^{sc} 单体可与 PrP^{c} 结合形成异源性二聚体，然后以 PrP^{sc} 为模板，诱导 PrP^{c} 转化为 PrP^{sc}，形成 PrP^{sc} 同源二聚体。PrP^{sc} 同源二聚体还可以解离，产生的 PrP^{sc} 又可以作为模板与 PrP^{c} 结合，产生更多的 PrP^{sc}，如此进行其自身的增殖，而 PrP^{sc} 一旦形成则不可逆转。如羊瘙痒病蛋白 PrP^{sc} 接触 PrP^{c} 分子后，会使 PrP^{c} 发生构型转变成为致病性 PrP^{sc}。这种反应类似瀑布型，已发生转变的分子又可使其他正常分子发生转变。在携带点突变或插入突变 PrP 基因的个体，突变的 PrP^{c} 分子也有可能自发地转变成 PrP^{sc}。虽然起初随机反应可能达不到致病作用，但一旦出现此类转变之后，会发生自动催化反应，使 PrP^{sc} 呈指数形式剧增。

PrP^{c} 是一种细胞内膜结合蛋白，生物学功能不清；PrP^{sc} 不仅存在于细胞膜，在细胞外淀粉样蛋白丝和斑块中也可发现，PrP^{sc} 可促使 PrP^{c} 转化为 PrP^{sc}。人体内 PrP 增殖可能是一个 PrP^{c} 分子与一个 PrP^{sc} 分子结合，形成一个杂合二聚体或三聚体，此二聚体会转化成两个 PrP^{sc} 分子，再依次呈指数增殖。增殖过程

也是 PrP 构型转变的过程，机体对 α 螺旋向 β 折叠转变特别易感。

2. 核聚集学说或种子学说　PrP^{sc} 的聚集可能需要一个已经形成的某种成分充当其核心或"种子"，这种成分可结合到 PrP^{c} 上，刺激 PrP^{c} 转化成 PrP^{sc}。但至今还未检测到这种"种子"成分。2000 年，Tuite 用酵母朊毒体在试管内自我增殖的例子推测朊毒体构象改变后形成一个"种子"，这"种子"可诱导正常 PrP^{c} 转化成致病的 PrP^{sc}。在适当条件下，PrP^{sc} 单体可以互相聚集形成低级的聚合物充当这种"种子"，进而黏附更多 PrP^{sc}，形成更大的聚合物。这种聚合物可裂解成新的"种子"，重复上述聚集过程，产生更大的或更多的聚合物，形成显微镜下可见的淀粉样沉淀物。

此外，也有人设想，可能先由一种所谓逆转酶将 PrP^{c} 蛋白译成 DNA 再合成子代 PrP^{sc}，但迄今尚无人证明这种逆转酶的存在。

总之，关于朊毒体的增殖机制至今尚无定论，仍是目前研究的焦点。

四、朊毒体的致病作用

朊毒体是可传播性海绵状脑病病原体，是既有传染性又缺乏核酸的非病毒致病因子。该类疾病虽然罕见，但朊毒体作为一种新的致病因子已引起极大关注。

1. 侵入途径　目前认为朊毒体本身可自体外侵入或因遗传变异自发产生。朊毒体进入人体后，可在附近淋巴结中沉积并增殖，再扩散到脾脏、阑尾及回肠淋巴组织，最后通过内脏神经到达中枢神经系统。侵入脑组织的可能途径包括从感染部位直接经神经传递，或先在单核吞噬细胞系统复制然后经神经脊髓或血源性扩散。一般来说，医源性 CJD 为传递感染，使用被 PrP^{sc} 污染的组织或器械，通过脑深部电极检查、颅脑手术、硬脑膜移植，以及反复接受从垂体提取的生长激素或性激素肌内注射等，经过长达数年至数十年的复制而发病。家族性 CJD 则为 PrP 基因突变，即自体 PrP^{c} 自发地发生结构改变，从而产生大量 PrP^{sc} 导致中枢神经系统病变。而散发性 CJD 可能为体细胞突变的结果。目前欧洲的朊毒体病已经基本得到控制，主要措施是严格控制朊毒体污染的动物性食品。

2. 朊毒体构象改变的致病作用　朊毒体为小分子量的糖蛋白，是正常神经元的膜蛋白，本身并不致病。朊毒体致病的始动环节是 PrP^{sc} 转化 PrP^{c}，使 PrP^{c} 在中枢神经系统大量聚集。PrP^{c} 如发生氨基酸的变异，

不能被蛋白酶完全降解，形成 PrP^{sc}，后者形成淀粉样物质蓄积于神经元胞体内，造成神经元死亡。PrP^{sc} 感染（接种）于另一个体可起模板作用，进行大量复制，并沉积在脑组织中，引起神经细胞退行性变。随着病变扩展蔓延，形成海绵状脑病，临床主要表现为痴呆和共济失调。

Prusiner 提出了朊毒体致病的"蛋白质构象致病假说"，认为朊粒蛋白有细胞型（正常型 PrP）和瘙痒型（致病型 PrP）两种构象；致病型可胁迫正常型转化为致病型，实现自我复制，并产生病理效应；基因突变可导致细胞型中的螺旋结构不稳定，到达一定量时产生自发性转化，使 β 片层增加，最终变为致病型，并通过多米诺效应倍增致病。同时他提出朊毒体结构的三种可能性：①蛋白质外壳里仍然严密包裹着核酸；②蛋白质外壳上连有一小段核酸片段，是宿主用来编码朊毒体的；③朊毒体仅由蛋白质组成，且合成是在缺乏核酸模板的情况下进行的。他还指出人的克-雅病与羊瘙痒病同属朊毒体引起的海绵状脑病。由于蛋白质作为致病因子的观点不符合当时公认的遗传中心法则，因此未能引起人们的重视和认可。几年后朊毒体的致病机制得到验证。

PrP^c 是正常细胞成分，而 PrP^{sc} 则是致病因子。PrP 缺乏核酸，但能高度有效地折叠 PrP^c 成为致病性 PrP^{sc}，表现为较短潜伏期；如折叠的 PrP^{sc} 不太有效则潜伏期较长。即使是同一构象，也可能沉积于大脑不同的神经元群内，从而产生不同的临床表现。在感染动物的组织中，PrP^{sc} 主要存在于脑组织的神经元中，但脑组织以外的其他组织也有少量存在。在羊瘙痒病潜伏期感染者的扁桃体、眼和血液中均可检测到 PrP^{sc}。

关于 PrP 构象变化的机制尚不完全清楚。Kaneko 等认为，PrP 具有一个相对开放的构象，有相对可塑性，在合适条件下可使 PrP^c 转化成 PrP^{sc}。Requena 等提出铜的催化氧化作用可促进这种构象转化。有学者认为由宿主细胞编码的 PrP^c 或 PrP^c 前体蛋白合成后，经过一系列的翻译和未被检测到的微细化学修饰过程而转变为 PrP^{sc}，而且大量实验确定了参与形成 PrP^{sc} 中的蛋白质还有一种 X 蛋白，当 PrP^c 和 PrP^{sc} 的第 96～167 位氨基酸结合时，PrP^{sc} C 端的残基再与 X 蛋白结合，使 PrPc 转变为 PrP^{sc}。PrP^{sc} 再以其独特的方式，利用宿主的酶系统，使宿主细胞基因产生更多拷贝的 PrP^{sc}，最终因 PrP^{sc} 大量复制增殖、聚集，并蓄积于脑组织神经元中，引起神经元空泡变性、淀粉样斑块形成等病变而造成海绵状脑病。

3. 朊毒体积聚的致病作用　大量实验研究资料显示，在发生中枢神经系统病理改变之前，PrP^{sc} 已聚集蓄积于神经元内，而且只有 PrP^{sc} 蓄积的部位发生神经元变性改变，蓄积量较多的部位，其相应空泡形成量也较多。研究认为，PrP^{sc} 是 PrP^c 或其前体由 α 螺旋结构转变成 β 折叠结构而形成；同时 PrP^{sc} 还可结合 PrP^c，使之发生结构的改变，从而由于外源性 PrP^{sc} 的侵入并结合 PrP^c 及自身 PrP^c 基因突变使其自发地发生结构改变。由此可见，PrP^c 转变成 PrP^{sc}，PrP^{sc} 聚集并蓄积在神经元中是朊毒体病发生的基本条件。

许多研究表明，PrP^{sc} 诱导的神经变性并非单纯由 PrP^{sc} 在细胞内沉积引起，在没有 PrP^{sc} 沉积的条件下，PrP^c 本身亦可致病。有学者提出这样一种假说：神经的退行性变不以 PrP^{sc} 沉积为初始事件，而是由异常的 PrP^c 在胞质内积聚引起，所以 PrP^{sc} 致神经毒性作用的关键因素似为首先出现胞质形式的 PrP^c。胞质中的 PrP^c 可由突变、折叠异常、生成过多或转运障碍等代谢改变，或泛素 - 蛋白酶体系统（UPS）功能障碍引起，其中 UPS 功能障碍使 PrP^c 在胞质内持续堆积。某些情况下，外源性 PrP^{sc} 也可激发 PrP^c 在胞质内堆积，使 PrP^c 发生构象改变形成 PrP^{sc}，PrP^{sc} 在细胞大量沉积可导致神经元凋亡，诱发神经退行性变。近年来 UPS 在神经变性中的作用颇受关注，UPS 功能异常可能是朊毒体导致神经退行性变的一个胞内机制。也有研究表明，异常蛋白 PrP^{sc} 反过来也可以抑制 UPS 的功能。

4. 朊毒体的细胞毒性作用　有关研究提示，PrP^c 有神经细胞毒性，可引起神经细胞的凋亡；PrP^c 是可溶性的，转化为不可溶的 PrP^{sc} 后，于脑组织内沉积成淀粉样斑块而导致神经元损伤；PrP^c 与铜原子结合形成的复合物具有类似超氧化物歧化酶（SOD）的活性，当 PrP^c 变构成 PrP^{sc} 后导致 PrP^c 缺乏，使神经细胞 SOD 活性下降，从而对超氧化物等所造成的氧化损伤的敏感性增加，并可使神经细胞对高谷氨酸和高铜毒性的敏感增生、淀粉样斑块形成和神经细胞空泡变形，但几乎无白细胞浸润等炎症或免疫反应。病理损伤可出现在大脑皮质、豆状核、尾状核、丘脑、海马、脑干和脊髓等多个部位，这些空泡改变使得脑组织似海绵样，故而朊毒体病又称传染性海绵状脑病。在羊瘙痒病和人海绵状脑病的脑组织中存在细胞凋亡，是导致神经元死亡、产生退行性病变的主要原因。

5. 遗传因素的作用　朊毒体病中 9%～15% 的患者为遗传性，均为常染色体显性遗传，患者家族有朊粒蛋白（PrP）基因突变，在人类命名为 PRNP，遇到外部致病因子（如 PrP^{sc}）时约半数人可发病，潜伏期长短与接触致病因子的量及不同构型毒株有关。变异型朊粒蛋白沉积在脑组织中，引起神经细胞退行性改变，造成海绵状脑病。

综观文献所述，笔者认为，朊毒体病的发生更可能是多种因素的共同作用所致。其始动因素应为朊毒体构象的改变，即 PrP^c 转变成 PrP^{sc}，但少量 PrP^{sc} 尚不足以致病，重要条件是大量 PrP^{sc} 的局部积聚，使细胞毒性作用增强，神经细胞凋亡，终于发生不同类型海绵状脑病。感染或遗传因素可能在促进朊毒体构象转变形成致病性朊毒体的环节上发挥着重要作用。

五、朊毒体病的流行与传播

羊瘙痒病是最先被发现的朊毒体病。1732 年，在英国的羊群中就发现一种疾病，发病的绵羊和山羊表现为消瘦、步态不稳、脱毛、麻痹等，最终瘫痪、死亡。因病羊常在围栏和墙上摩擦挠痒，故称为羊瘙痒病。此病病理改变为神经元空泡变性、死亡、缺失，星形胶质细胞高度增生，淀粉样斑块形成等，符合典型海绵状脑病的病理特征。其病死率极高。

1. 朊毒体病在牲畜中的流行与传播　进入 20 世纪后，羊瘙痒病仍然在英国和法国的某些农场中流行蔓延。据流行病学调查，病原体来源于羊或牛脑、脊髓等内脏肉骨粉制作的饲料。20 世纪 70 年代后期，英国的羊牛内脏肉骨粉的制作过程发生了改变，未使用有机溶剂及高温、高压灭菌，这种制作方式导致羊瘙痒病病原因子的存活，该病原因子进入牛的食物链而导致感染发病，使疯牛病流行。英国普遍采用这种饲料，并曾向全世界 70 多个国家和地区出口了数十万吨该饲料，因此使全球面临疯牛病传播的危险，特别是欧洲国家受害较严重，以爱尔兰、葡萄牙、瑞士及法国的病牛较多。1988 年 6 月，英国明文规定疯牛病为传染病疫情报告的病种，并于同年 7 月立法禁止用反刍动物来源的蛋白质物质喂牛，并屠杀病牛和疑似病牛，使疯牛病的发病率逐渐下降。欧盟于 1996 年禁止英国出口任何加工饲料。

从羊瘙痒病到疯牛病，再从疯牛病感染者到密切接触者，引起人的海绵状脑病，如新变异型克 - 雅病（nvCJD）等，这是朊毒体传播的结果。这个过程反映了朊毒体病的传播过程，表明朊毒体可以由动物向人传播，通过食用含有朊毒体的动物脑脊髓组织并经消化道传染，这也说明海绵状脑病是一种人兽共患性传染病。nvCJD 病例是疯牛病在英国大流行之后的滞后期后发生的，这个滞后期与朊毒体病的潜伏期相符。

2. 朊毒体病在人类中的流行与传播　感染朊毒体病的动物和人是本病的传染源。人群对本病普遍易感，尚未发现保护性免疫的产生。对于传染性朊毒体而言，朊毒体有 3 种传播途径，即接触感染、饮食感染、医源性感染。①接触感染：朊毒体可以通过破损的皮肤、黏膜侵入机体。②饮食感染：经消化道传播，进食朊毒体感染宿主的脏器或其加工物可导致感染本病。食用污染的动物组织，朊毒体可侵入消化道黏膜上皮。库鲁病是第一个被认真关注的人类朊毒体病。本病仅发生在巴布亚新几内亚东部高原的土著部落中，该部落有食用已故亲人脏器以示怀念的习俗，因此该病在当地传播流行，显然与此习俗有关。患者多为成年妇女及儿童。巴布亚新几内亚东部高地的原始部落族人由于食用羊脑而使羊瘙痒病传给人类。而疯牛病是因使用加工不当的动物内脏作饲料而致该病在动物中传播。向人类传递的可能性虽然存在，但有待证实，这也可能是 nvCJD 的感染途径。③医源性传播：大多是由于感染物质的接种或直接植入，如注射应用尸体脑垂体提取物制备的人类促性腺激素，利用已感染的组织、器官进行硬脑膜移植、角膜移植、肝移植，接触污染的神经外科器材等，都可能感染致病型朊毒体。目前已报道全世界因医源性传染而引起的朊毒体病已达 160 多例，如角膜移植、针电极脑电图、外科手术等导致感染发病。已有 4 例由于接受人类垂体生长激素代替治疗发生 CJD 的报告。输血及血制品是否也能传播此病目前已引起人们的关注。

现已经明确感染因子在人类组织中浓度最高的是大脑、脊髓及眼，其他器官或体液包括脑脊液、淋巴网状器官，肾脏及肺也发现有感染物质存在，但在血或尿液中尚未发现有此类感染物质，从人粪便、唾液、痰、阴道分泌物或乳汁中是否能分离出朊毒体，尚未见报道。也没有证实人与人的日常接触（包括握手、拥抱、接吻、性交）可以传播 CJD。

3. 影响朊毒体病传染性的重要因素　包括病原体剂量、接触途径、基因易感性及种属屏障的可靠性。人类朊毒体感染的潜伏期大约为 4 年，最长达 40 年，平均 10～15 年。医源性 CJD 的传播率最高（100%），库鲁病次之（95%），散发性 CJD 也较高（90%），大多数家族性疾患的传播率较低（68%）。关于种属屏障问题，早期研究显示，种属屏障的基础是根据接种物的种属来源与接种宿主之间 PrP 原代结构的差别大小决定的，即当 PrP^{sc} 与 PrP^c 的原代结构相同时，其相互作用的增殖效率最强。表达人类 PrP 的转基因小鼠对 CJD 朊毒体极度易感，攻击有效率可达 100%，且潜伏期较短，符合完全缺乏种属屏障。

人类朊毒体病约有15%的患者具有遗传性，即为家族性疾病，为常染色体显性遗传，因编码PrP的基因突变所致。此外还有散发性朊毒体病例，其传播途径尚不明确。潜在的CJD患者可能作为传染源而威胁人类健康。

六、朊毒体病的基本病变

朊毒体病是一组具有共同病理特点的疾病。无论发生在人类还是动物，朊毒体病中任何一种疾病都具有同样的基本病变，特征性表现是脑海绵状变性，故又称为海绵状脑病。该病的病变主要累及大脑皮质，有时基底节、丘脑、小脑皮质等也可受累。病变以神经毡（neuropil，即神经突起构成的网状结构）的海绵状变性、神经元丢失、淀粉斑形成及星形胶质细胞增生为特征。这是因为在脑组织内致病性朊毒体（PrP^{sc}）

的沉积越积累越多，使神经元空泡变性、缺失，神经胶质增生，淀粉样蛋白质沉积。

肉眼检查：病程短者，脑组织无明显变化。几年后，脑组织逐渐萎缩，脑重量下降到850g左右，皮质萎缩明显（图9-1-1，图9-1-2）。脑膜和血管无炎性特征，脑室扩张，大脑皮质的海绵状变性一般不易被肉眼察觉。

镜下主要表现为神经毡的海绵状变性，以及神经元丢失、胶质细胞增生和淀粉样变性等，通常不见炎性渗出性改变。

1. 神经毡的海绵状变性　光镜下，神经毡和神经细胞胞质出现不同程度的空泡变性，大量小圆形或椭圆形空泡形成，可使大脑皮质疏松呈海绵状。光镜下难以区别空泡是在细胞内还是在细胞外（图9-1-3，图9-1-4）。电镜下可见空泡在神经细胞或胶质细胞的胞质内，空泡内可见含有与细胞膜碎片相似的卷曲

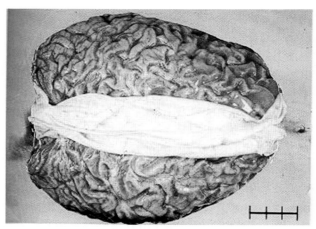

图9-1-1　克-雅病
大脑额叶和枕叶高度萎缩，脑回变小，脑沟加深（丁彦青惠赠）

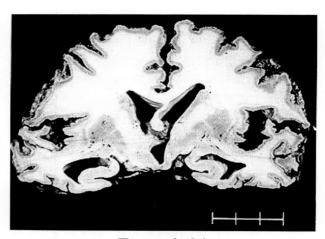

图9-1-2　克-雅病
大脑皮质变薄，白质广泛变性，基底核色素沉着呈淡淡褐色（丁彦青惠赠）

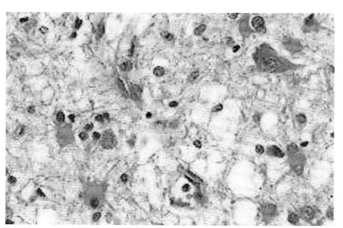

图9-1-3　大脑皮质海绵状变性
在神经毡内有许多小圆形或椭圆形空泡，伴星形胶质细胞增生（丁彦青惠赠）

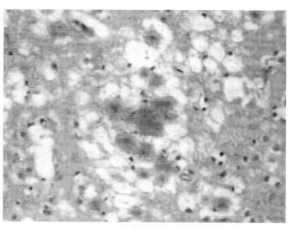

图9-1-4　大脑皮质海绵状变性
海绵状空泡附近可见深红色淀粉样沉积物（陆普选惠赠）

结构。

大脑皮质的海绵状改变有两型：①海绵状变性，开始表现在神经毡内小的圆形或椭圆形的空泡，有时呈融合性。空泡变性除发生在皮质各层外，并可扩散到丘脑、纹状体及脑干的灰质团和小脑分子层；②海绵状态，是非特异性变化，表现为在成人脑皮质外层、神经毡内和增生的胶质细胞突起内出现比海绵状变性的空泡还要大的腔隙，这是空泡破裂融合和神经毡的稀疏化（rarefaction）的结果。其实两者并无严格的界限，在同一病例的不同区域也可有不同表现（图9-1-5，图9-1-6）。此变化亦见于阿尔茨海默病和一些严重的终末轴索损伤。

2. **神经元丢失**　在急速死亡的病例或病变早期活检，神经元丢失不明显。但有区域性神经元丢失，在皮质第三层或较深层较突出。除斑状脱失外，亦见成群的神经元固缩，或位于正常神经之间的淡染的鬼影神经元（ghost neuron）。在神经元变性坏死同时，亦可见脱

髓鞘、少突胶质细胞的缺失等病变（图9-1-7，图9-1-8）。

3. **胶质细胞增生**　在海绵状变性的空泡间有肥胖性星形胶质细胞增生，这是对神经细胞丢失的反应。病程较长的病例中星形胶质细胞增生较明显，表现为胶质细胞密度增加，免疫组化标记（GFAP等）可清晰显示胶质细胞（图9-1-9，图9-1-10）。星形胶质细胞高度增生，可出现反应性胶质化。但脑组织中无淋巴细胞和炎症细胞浸润，与其他感染性疾病不同。

4. **淀粉样斑形成**　发生在库鲁病、CJD或GSS里的淀粉样斑均称库鲁斑（图9-1-11，图9-1-12）。HE染色显示为与其他组织不相关联的一种孤立性粉红色斑块，其周围有一些放射状排列的微丝，故称单中心斑。在GSS病例里除库鲁斑外，还有多中心性斑，即在一个主斑周围有较多的星状斑，所以又称帽冠花结斑（cockade plaques）或多小叶斑（multilobular plaques）；弥散分布于神经毡内者称弥漫型斑（或突

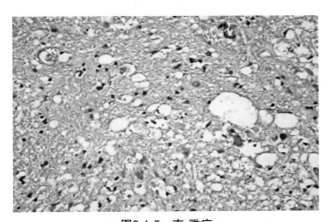

图9-1-5　克-雅病
脑组织呈海绵状变化，表现为许多空泡形成，大小不等，小者局限于细胞内，大者融合为空泡状

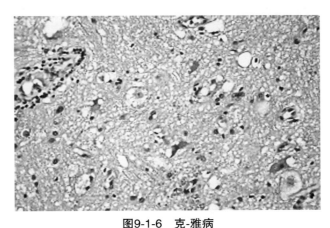

图9-1-6　克-雅病
脑组织呈海绵状变化，表现为许多空泡形成，同时可见神经元减少、神经元变性及鬼影神经元

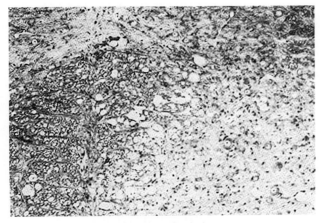

图9-1-7　克-雅病
KB染色标本，显示少突胶质细胞缺失，局部髓磷脂脱失（丁彦青惠赠）

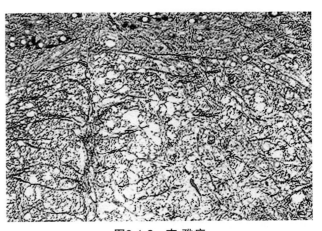

图9-1-8　克-雅病
轴索染色，示少突胶质细胞缺失，髓鞘消失，轴索残存（丁彦青惠赠）

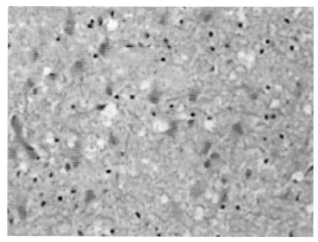

图9-1-9 海绵状脑病

后丘脑星形胶质细胞增生，数量增多（陆普选惠赠）

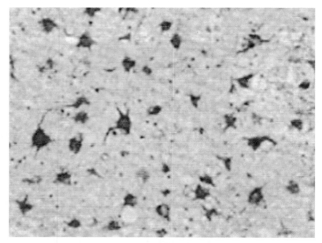

图9-1-10 海绵状脑病

免疫组化GFAP标记阳性（棕黄色），显示胶质细胞增生（陆普选惠赠）

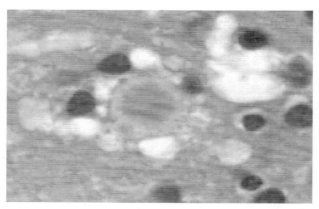

图9-1-11 克-雅病

HE染色嗜伊红无结构的淀粉样物，呈粉红色团块状（陆普选惠赠）

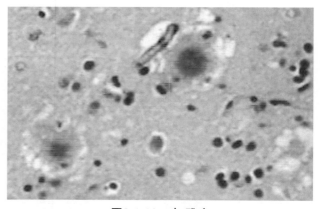

图9-1-12 克-雅病

PAS染色，小脑皮质中的淀粉样斑块呈阳性（红色）（陆普选惠赠）

触素斑）；老年患者见杂交斑（即斑的 PrP 和 A4/8 蛋白均为阳性）。

七、朊毒体病的临床表现

朊毒体病也称可传播性海绵状脑病，是由人朊粒蛋白构型改变所致的一种罕见疾病，基本特征：①患者多在中年以后发病，以老年患者为主，新变异型克-雅病除外；②潜伏期长，可达数月至数年甚至数十年，在人体可潜伏 5～20 年；③病情呈慢性、进行性发展，平均病程约 5 年，无复发缓解病程，85% 的 CJD 在 1 年内发展为去皮质强直，GSS 在 2～3 年内生活不能自理；④预后不良，CJD 多于 1 年内死亡，GSS 多于发病 5 年后死亡，FFI 平均 13.3 个月死亡，死亡率近乎 100%，远远高于癌症；⑤临床上既有神经症状，如共济失调、抽搐、震颤等，又有精神症状，如记忆困难、智力低下、痴呆等。

朊毒体病的病变常累及皮质、基底节、丘脑、小脑、脑干甚至脊髓前角等，导致精神、意识、智力障碍，多以人格改变起病，以后出现进行性智力衰退、步态异常、肌阵挛和渐进性的痴呆等，无发热。因人朊粒蛋白基因突变不同致其表型差异，故不同类型的朊毒体病也有各自的特点。如散发性 CJD 发病年龄较大，多先有痴呆后有共济失调，而 nvCJD 发病年龄较轻；库鲁病震颤显著，往往先共济失调后出现痴呆；GSS 多仅有共济失调等小脑受损表现，少见痴呆；FFI 以进行性加重的顽固失眠为特征。以小脑病变为主者常出现共济失调、步履蹒跚和步行障碍等，可同时伴有辨距障碍、构音障碍、肢体及眼球震颤等，痴呆仅在晚期出现甚至极少出现。如延髓麻痹可致进食困难、呛咳、肺部感染；脑干病变也可影响心血管功能；长期瘫痪卧床导致压疮等。

人类主要的朊毒体病及其特征见表 9-1-3。

表9-1-3　人类朊毒体病的主要特点

名称	典型表现	患病途径	分布	潜伏期
库鲁病	共济失调之后出现痴呆	可能通过进食受染	在巴布亚新几内亚高原曾经发病2万多例	3个月至1年，长者达30年
CJD	痴呆后共济失调（有时顺序可颠倒）	散发病例传播途径不明；10%～15%为遗传性，极少为医源性	散发性：世界发病率为1/100万；遗传性：已有100个家族发病；传染性：已有80例	典型者1年左右，从1个月到10年以上
GSS	共济失调之后发生痴呆	编码PrP的基因突变，有遗传性	已证明在50个家族中发病	典型者为2～6年发病
FFI	失眠，自主神经障碍，痴呆	编码PrP的基因突变，有遗传性	已证明在9个家族中发病	典型者为1年

引自聂青和，2005.人类朊毒体病的诊治及预防.临床内科杂志，22（8）：509.

八、朊毒体病的诊断

朊毒体病的诊断需要依据临床表现（神经科）及流行病学资料、病理诊断、分子生物学诊断、实验室检查、神经系统影像检查及脑电图检查等7个方面，最关键的是检查出相关的病原体。

1. 临床表现及流行病学资料　临床表现参见上文。除详细询问病史及体检（尤其是神经系统症状、体征）外，还应同时注意结合相关的流行病学资料，如有与患病牛羊的接触史，进食过疯牛病等可疑动物来源的食品，接受过来自可能感染朊毒体供体的器官移植，或做过可能被朊毒体污染的电极植入手术，使用过器官来源的人体激素及有朊毒体病家族史等，均有助于本病诊断。

2. 病理诊断方法

（1）组织学检查：朊毒体病的确诊需依赖脑组织的病理检查，生前诊断较为困难。大脑组织活检是各型CJD诊断的金标准，对临床确诊具有重要意义。神经病理学表现主要是神经元丢失，反应性胶质细胞增多，神经元的小空泡形成（海绵状改变），淀粉样斑块，但无白细胞浸润等炎症反应。虽然这些是典型的海绵状脑病改变，但需要注意鉴别其他类似的神经病变。

（2）免疫组化：是目前诊断该病的有效、简单、特异而敏感的方法。可用石蜡包埋的脑组织，或利用冰冻组织切片进行免疫染色以证明 PrP^{sc}，也可用水溶裂解或蛋白酶裂解来破坏正常的 PrP^{c}，而留下异常的 PrP^{sc} 进行免疫染色。经一系列处理，使其传染性消失并破坏 PrP^{c}，再用单克隆抗体或多克隆抗体（如用PrP抗血清）检测 PrP^{sc}。用于免疫组化检测的标本可经甲醛等固定。已经用这种技术及多种染色方法证明

CJD 患者大脑组织中 PrP 阳性染色局限在斑块中或在整个灰质弥漫性存在，或两种模式并存，也可以与突触标志局限于同一位点。海绵状变性空泡位于神经元胞质及胶质细胞的突起内；PrP 淀粉斑免疫组化标记 PrP^{c} 和（或）PrP^{sc} 蛋白阳性。组织化学染色 PrP 淀粉斑示 PAS、刚果红染色阳性。免疫组化标记也可用于鉴定病变组织中的神经细胞和胶质细胞，协助判断其消失或增生情况等。

（3）电镜检查：可发现异常脑纤维（即羊瘙痒病相关纤维）存在，神经元和胶质细胞的突起内见空泡和微细颗粒，后者可能为传染因子。亦可见淀粉样原纤维。

3. 朊毒体病的分子生物学诊断　目前，朊毒体病的诊断除了根据特有的临床症状及病理学改变外，主要是应用免疫学和分子遗传学方法检查 PrP^{sc}。提取患者 DNA 进行朊粒蛋白的分子遗传学分析，即可诊断家族性朊毒体病。

（1）蛋白质印迹法（Western blotting，WB）：WB 被英国从 2000 年 1 月起作为临床上检测可疑疯牛病和羊瘙痒病等的法定诊断方法，也是目前国际上诊断朊毒体病最常用的方法。该方法能在病理结果阴性或不能确定的情况下检出 PrP^{sc}。对尸检或活检获得的脑组织，利用对朊粒蛋白的单克隆或多克隆抗体进行免疫印迹测定，以证明有无 PrP^{sc} 的存在。

（2）基因分析法：是诊断家族性朊毒体病的有效方法。首先设计引物，从疑似患者组织中提取 PrP 基因，经 PCR 扩增，限制性酶切分析，再行等位特异性杂交或核苷酸序列分析，以确定其 PrP 基因型及其是否发生突变。最近有学者用类似 PCR 原理的技术，将 PrP^{sc} 多次循环扩增放大而检出。首先对实验感染朊毒体的大鼠脑组织的斑块进行超声波处理，以形成大量的小分子 PrP^{sc}，再通过与脑组织悬液中的

PrP^c 共孵育，超声波处理，在脑组织悬液中某些未知成分的参与下，PrP^{sc} 可将 PrP^c 转变成 PrP^{sc}。如实验中增加孵育的循环次数，对蛋白酶有抗性的 PrP^{sc} 量会明显增加。从患者外围血白细胞中提取 DNA，对 PRNP 进行 PCR 扩增及序列测定，可发现家族遗传性朊毒体病的 PRNP 性突变。最近有报道用人血浆酶原能沉淀出 CJD 患者脑组织中的 PrP^{sc}，也有助于诊断。

4. 实验室检查　CJD 的临床诊断困难，血尿常规实验室检查、生化、肝肾功能检查常无异常发现。

（1）脑脊液检查：脑脊液细胞和蛋白多数在正常范围，少数病例蛋白轻度升高。双向电泳可见异常蛋白。利用免疫方法检测脑脊液中的 14-3-3 蛋白，对 CJD 具有极高的诊断价值。血清 S-100 蛋白浓度测定，对 CJD 诊断特异度达到 81.1%，敏感度为 77.8%。利用抗大脑蛋白质 14-3-3 的单克隆抗体对患者的脑脊液进行免疫学检测并可做出初步诊断。

（2）免疫学检查：免疫组织化学、免疫印记、酶联免疫吸附试验等均可用于检测组织中的 PrP^{sc}。采用抗 PrP$^{27\sim30}$ 抗体，可在经异硫氰酸胍及加热处理或蛋白酶 K 消化溶解 PrP^c 后的病变组织检测到 PrP^{sc}。单克隆抗体 15B3 仅能结合 PrP^{sc}，因此不需经溶解 PrP^c 的处理即可识别 PrP^c 和 PrP^{sc}。取材包括脑、脊髓、扁桃体、脾、淋巴结、视网膜、眼结膜及胸腺等多种组织。应用免疫印记方法，尚可在脑脊液中检测到一种较具特征性的脑蛋白 14-3-3，该蛋白是一种能维持其他蛋白构型稳定的神经元蛋白，正常脑组织中含量丰富但并不出现于脑脊液中，当感染朊毒体时大量脑组织破坏，使脑蛋白 14-3-3 泄漏于脑脊液中。

（3）动物接种实验：将可疑组织匀浆接种于动物（常用老鼠、羊等），观察被接种动物的发病情况，发病后取其脑组织活检观察朊毒体病的特征性病理改变。此法敏感性受种属间屏障限制，且需时较久。

5. 神经系统的影像学检查　CT 及 MRI 的脑影像学检查可发现脑皮质萎缩，鉴别朊毒体病变与其他中枢神经系统疾病，除外其他疾患，但不能用于肯定 CJD 的诊断。通常在早期头颅 CT、MRI 无异常所见。病情进展至中晚期可见皮质萎缩，排除其他各种局灶性脑病有助于临床诊断。CT 扫描可能出现小脑或脑干萎缩，MRI 在有些患者的纹状体、黑质及红核可见 T$_2$ 信号下降。CT 的异常改变对诊断 CJD 并无特异性。MRI 比 CT 可能敏感一些，但也无特异性。正电子发射计算机体层显像（PET）可测定大脑各叶代谢率变化。

6. 脑电图（EEG）检查　EEG 检查具有诊断价值，是临床诊断 CJD 的重要根据。67%～95% 的患者可最终出现典型的 EEG 变化，即在缓慢波的背景基础上，普遍出现间断的周期性两侧同步的周期性尖慢复合波（PSWCs）。这些特征性的波在 0.5～2.5 秒间隔后发生，并有 100～600 秒的时限。疾病的不同时期，EEG 改变也不尽相同。这种 PSWCs 在病程早期可能不出现，在病程末期又可能消失，值得注意的是，nvCJD 患者中，病程初期，29%（4/14 例）EEG 检查均正常，其中有 3 例即使出现神经系统的明显异常，EEG 仍正常。另外，不同类型的朊毒体病 EEG 表现亦不相同，如有些家族性 CJD 病例及 GSS、FFI 及 nvCJD 也不一定能见到 PSWCs。

朊毒体病的鉴别诊断比较困难，脑活检对临床确诊具有重要意义。临床诊断时，应与阿尔茨海默病、皮质下动脉硬化性白质脑病（Binswager 病）、多灶性白质脑病、进行性核上性麻痹、橄榄体脑桥小脑萎缩、脑囊虫病、肌阵挛性癫痫等相鉴别。

（刘德纯　王宏伟；郭瑞珍　卢德宏）

第二节　人类朊毒体病（传染性海绵状脑病）

目前已知人类朊毒体病（传染性海绵状脑病）主要有克-雅病和新变异型克-雅、库鲁（Kuru）病、Gerstmann-Straussler 综合征（GSS）、致死性家族型失眠症（FFl）5 种，此外尚有所谓无特征性病理改变的朊蛋白痴呆和朊蛋白痴呆伴痉挛性截瘫等，亦被归于此类。近年我国陆续有少量朊毒体病病例研究报告，值得重视。本节重点讨论前 5 种类型。

一、克-雅病

克罗伊茨费尔特-雅各布病（Creutzfeldt-Jakob disease，CJD）简称克-雅病，按临床病理特点又称皮质-纹状体（基底核）-脊髓变性综合征，亚急性海绵状脑病或传染性痴呆病（transmissible dementia）。本病由 Creutzfeldt 和 Jakob 两位神经病理学家分别于 1920 年和 1921 年首先报道，故称为 CJD。CJD 是发生在人类的亚急性或慢性海绵状脑病，由朊毒体引起，以脑组织海绵状变性为特征。根据发病情况，CJD 分为 4 个类型：①散发型（sCJD），占 85%～95%，其传播途径不明。②家族性或遗传性（gCJD），占 10%～15%，已证明在遗传性患者家族中均有编码 PrP 基因的突变。③医源型（iCJD）或获得型，主要与外科手术特别是神经外科手术时器械消毒灭菌不彻底、角膜或硬脑膜等移植、注射从人尸体脑垂体提取制备的生长激素和促性腺激素等因素有关。经角膜移植所致医源性感染的病例已有报道。④新变异型 CJD（nvCJD），与疯牛病关系更为密切，有其相对特征，有些文献将其列为一个独立的疾病单元。

CJD 是朊毒体所致的显性遗传性、可传染的神经系统变性疾病。本病罕见，但却是人类朊毒体病中最常见的海绵状脑病，为世界性散发疾病，在世界范围内的发病率大约是每年 1/100 万。本病任何年龄均可发病，多在中年以后，好发年龄多在 50～75 岁（或 40～80 岁），平均发病年龄为 58 岁或 65 岁，英国和法国报道的 sCJD 患者则比较年轻，平均 26 岁。

【病因和发病机制】

CJD 是人朊毒体病中最多见的类型，感染因子为 PrP^{sc}，传染源为感染朊毒体的人或动物。人类对朊毒体普遍易感，尚未发现有保护性免疫。目前，相当一部分人认为 CJD 可能是人兽共患的新型传染病，人 - 人之间的传播罕见但可发生医源性传播。发病机制详见本章第一节。

【病理变化】

本病属于海绵状脑病，病理上以大脑海绵状空泡变性、神经细胞丢失、星形胶质细胞增生为主要改变。大脑、小脑、丘脑和脊髓灰质均可受累。

肉眼所见：病变早期或病程短暂者脑无明显的变化，后期脑萎缩，呈对称性。脑重量可减轻至 800～1000g。1 例病程 9 年者脑重仅 575g。病变累及大脑、小脑甚至脑干，脑皮质变薄，脑回变小，脑沟变深，脑室扩大，大脑白质可无明显改变（图 9-2-1，图 9-2-2）。

组织学改变以大脑灰质及纹状体最为严重，小脑和丘脑的病变也可出现，但不影响脑白质。镜下呈现广泛的海绵状态，神经细胞丧失和明显的胶质细胞增生，神经纤维网（即轴突、树突和胶质纤维）内出现小圆形空泡，无明显脑膜反应和炎性变化。

1. 海绵状变性 这是本病的突出特征，海绵样变广泛分布于整个脑和脊髓的灰质结构，主要累及大脑皮质（额叶、顶叶、颞叶或枕叶）、基底核、丘脑及小脑皮质，其中大脑皮质最明显。早期大脑灰质深层有多数小空泡，呈圆形、椭圆形或不规则形，直径 1～2μm；或呈大小不等的裂隙状或蜂窝状。相邻空泡可互相融合，形成较大空泡，直径达 50μm，以致脑皮质疏松呈海绵状，故称海绵状脑病（图 9-2-3～图 9-2-6）。严重者也可累及大脑灰质全层，甚至纹状体、丘脑、脑干和小脑分子层。这种小空泡多见于神经细胞和胶质细胞周围，常伴神经细胞丢失、星形胶质细胞增生。白质大多正常。电镜下可见海绵状空隙，是神经元和胶质细胞突起中的空泡形成的，空泡内含有与细胞膜碎片相似的卷曲的结构。

2. 神经细胞丢失（脱失或脱落） 大脑灰质神经细胞崩解、丢失，以第 3 层（外锥体细胞层）和第 5 层（内锥体细胞层）最明显，以额叶、颞叶、枕叶最突出，丘脑背内侧核、前核、外侧核也相当严重，也可累及基底节、小脑、脑干和脊髓的前角细胞，不同的

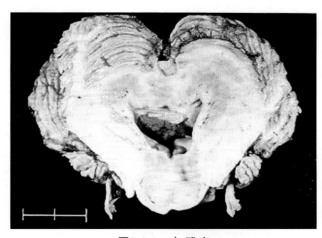

图9-2-1 克-雅病
小脑皮质萎缩变薄（丁彦青惠赠）

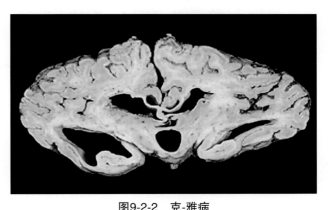

图9-2-2 克-雅病
大脑皮质萎缩
引自 Riede UN, Werner M, 2004. Color Atlas of Pathology. New York: Thieme

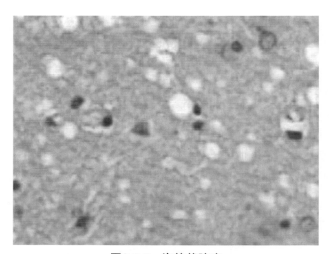

图9-2-3　海绵状脑病

脑实质内见大量空泡形成，空泡较小，使脑组织呈海绵状（陆普选惠赠）

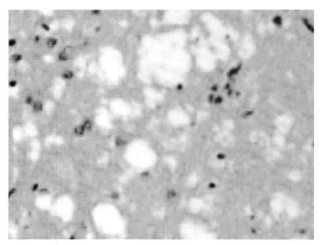

图9-2-4　海绵状脑病

脑实质内见大量空泡形成，空泡较大，使脑组织呈海绵状（陆普选惠赠）

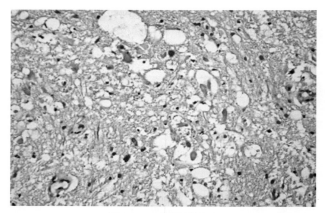

图9-2-5　海绵状脑病

脑实质内见大量空泡形成，大小不等，脑组织呈海绵状

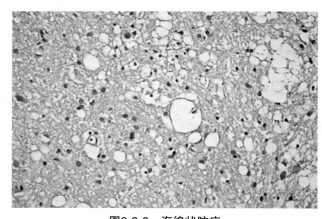

图9-2-6　海绵状脑病

脑实质内见大量微小空泡，部分融合成较大空泡

患者病变轻重不等，尾状核、壳核、带状核也可有类似的改变。多数 CJD 患者小脑也有改变，小脑的浦肯野（Purkinje）细胞和颗粒细胞脱失，颗粒层细胞脱失比浦肯野细胞脱失严重，有时浦肯野细胞的轴突肿胀弯曲、延伸，似"鱼雷状"。病程越长神经细胞脱失越严重，由反应性增生肥大的星形细胞增生替代，神经纤维网内出现空泡。神经元免疫组化标记可见其数量减少（图 9-2-7，图 9-2-8）。

3. 胶质细胞增生　以星形胶质细胞为主，可见于急性或慢性病程中，在缓慢进展的病例中更显著。其增生程度与神经细胞脱失未必平行，有时可见形体肥胖的或不规则的星形胶质细胞增生，亦可见少突胶质细胞增生（图 9-2-9，图 9-2-10），但一般不见小胶质细胞增生、胶质结节和噬神经细胞现象，亦无炎症反应。

4. 淀粉样斑块（淀粉斑，类淀粉纤维斑，Kuru 斑）

形成　是该病的一种特征性病理改变。淀粉斑为伊红色团块，中心为无结构的或颗粒状的物质，PAS 染色或刚果红染色阳性，周边有放射状的淀粉样纤维（图 9-2-11 ～图 9-2-14）。淀粉斑通常见于病程较长（15 个月以上）的散发性或家族性 CJD 患者脑内，主要分布于小脑分子层，其次是齿状核、顶叶、海马、杏仁核、三叉神经脊束核和脊髓后角等。

【临床表现】

本病潜伏期长达 1.5 ～ 22 年，一般超过 10 年，甚至长达 40 年。病程 3 ～ 12 个月。也有文献称病程从 1 个月至 4 年不等，平均 11 个月。Brown 等分析 300 例患者的研究表明，CJD 发病时平均年龄为 60 岁，早期常见表现为小脑及视觉或眼球运动异常，常在 6 个月内死亡。

我国 1999 年成立了人类朊毒体病检测监测体系，并建立了 CJD 监测体系，2000 年加入 WHO 全

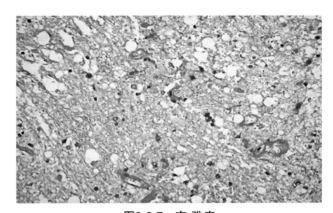

图9-2-7 克-雅病

脑组织中出现疏密不等大小不同的空泡,左上角可见较多较大的空泡,其余区域空泡较少,局部神经细胞减少

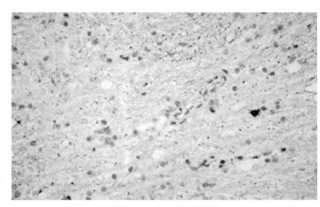

图9-2-8 克-雅病

脑组织中出现大小不同的空泡,局部神经细胞减少,免疫组化NeuN标记,可见神经细胞明显丢失,数量减少

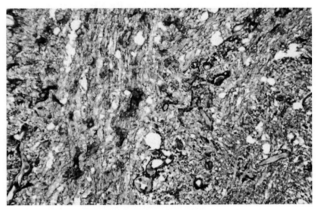

图9-2-9 克-雅病

星形胶质细胞增生,用GFAP标记可清晰显示

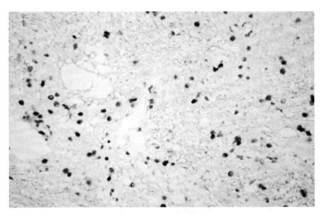

图9-2-10 克-雅病

星形胶质细胞增生,Olig-2染色显示少突胶质细胞增生

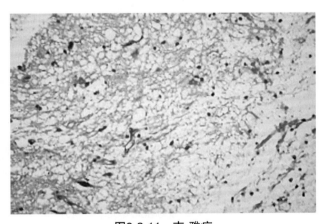

图9-2-11 克-雅病

在海绵状背景下可见小团淀粉样物质,PAS染色呈紫红色,低倍镜下需仔细查看

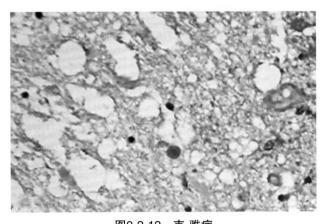

图9-2-12 克-雅病

在海绵状背景下可见小团淀粉样物质,PAS染色呈紫红色,高倍镜下更清晰

球CJD监测网络。20世纪80年代至2008年已报道80余例。2006年我国克-雅病检测网络接收到80份病例标本,平均发病年龄为61.2岁,男女之比为21∶15。

本病呈急性、亚急性发病,少数慢性发病,以迅速进展的智力和精神、神经障碍为主要特点,主要临床表现为进行性痴呆、认知功能急剧下降、肌阵挛、肌肉萎缩、锥体束或锥体外系损伤、共济失调、帕金

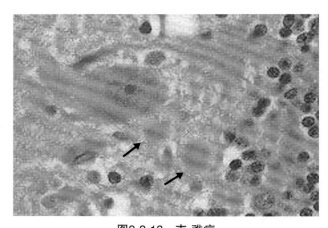

图9-2-13　克-雅病
HE染色嗜伊红无结构的淀粉样物质，为蛋白质聚集所致（丁彦青惠赠）

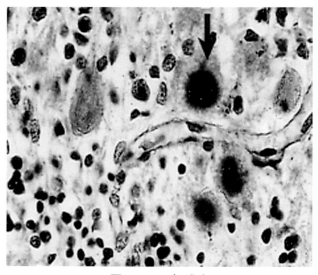

图9-2-14　克-雅病
小脑内见多个淀粉样物质形成的团块
引自Riede UN, Werner M, 2004. Color Atlas of Pathology. New York: Thieme

森样综合征等。根据CJD的病程进展与临床表现，大致可分为3个时期。

1. 初期或早期（前驱期） 持续数周或数月，主要表现为疲劳、肢体乏力、失眠、注意力分散、记忆力下降等，有时伴有头痛、眩晕、视物模糊、共济失调等，也可能有精神异常、性格改变、抑郁、精力衰退、吞咽困难和眼球偏斜等。这些表现缺乏特异性，易被误诊。

2. 中期或痴呆－肌阵挛期 突出表现为记忆障碍和肌肉阵挛（见于约2/3的患者）。患者有人格改变，甚至痴呆，可伴有失语、失认、失行、迷路等。四肢腱反射亢进，巴宾斯基（Babinski）征常为阳性，或出现癫痫、多动、轻度偏瘫、视力障碍、共济失调、肌肉强直等。

3. 晚期或后期（临终期） 随病情进展，患者智力下降，出现痴呆或行走困难、视力障碍，甚至出现僵直、"假面具面容"或舞蹈症、肌阵挛运动，无动性缄默。终末期患者呈去皮质或去大脑强直状态，出现半瘫、木僵、癫痫，甚至昏迷，尿失禁，继发压疮或肺炎，也可呈植物人状态。85%的患者在发病后1年内死亡，常死于肺部感染或压疮。

【临床病理类型】

可能由于朊毒体不同的分子类型具有不同的折叠和聚集方式，并沉积于脑组织不同部位，因而产生不同的潜伏期、临床表现。因此，CJD分为不同临床病理类型。

1. 遗传性（genetic CJD，gCJD）或家族性克－雅病（familial CJD，fCJD） 与PRNP突变有关，是一种常染色体显性遗传病，目前已发现超过40种引起PRNP基因的突变，包括P102L、P105L、D178N、A117V、E200K、F198S、V2101等点突变及PRNP基因编码区中插入0～9个附加的八肽重复序列等不同类型的突变，不同的突变类型会造成不同的病理改变及临床表现。临床表现类似sCJD，需要通过家族史调查或者基因检测，与sCJD鉴别。fCJD占人类朊毒体病总病例数的10%～15%，迄今已发现10多种朊毒体基因突变与本病有关。fCJD发病年龄平均43岁，病程较长，可长达13年。患者临床症状进展缓慢，以痴呆和行为障碍为主，直至临终前才急剧恶化。

2011年德国报道7例E196K突变所引起的gCJD，结合近期报道的4例，发现该组病例有若干特殊性。发病年龄63～80岁，平均病程6.5个月。以精神障碍起病，并贯穿整个病程，如忧郁、情绪易激惹、行为不适当等。相继出现运动症状，而共济失调不明显。脑电图呈现非特异性慢波。30%有阵发性三相波，无周期性。脑脊液14-3-3蛋白均呈阳性，90%tau蛋白增高。MRI仅30%大脑灰质或基底节呈高信号，相当一部分患者大脑白质有改变，年龄在70岁以下者更明显。病理改变颇似sCJD，部分标本可见大脑白质髓鞘脱失。该组病例家族无类似病史，若不做基因频谱分析，易误诊为sCJD。

2. 散发型克－雅病（sporadic CJD，sCJD） 85%～95%的CJD呈散发型，年龄在14～92岁，多在50～75岁，平均为65岁，地理分布无聚集性，发病率为1～2人/100万人年，在患者之间无明显传播，男女患者的比例与整个人口的性别比例基本一致，并且此病的发生与社会经济状况无关。该病病程较短，进展较快，平均病程6个月，90%的病例于1年内死亡，仅14%超过1年，5%超过2年，我国有1例

sCJD 长达 3 年。sCJD 患者的症状或者体征按发生频率大致如下：精神意识状态异常，记忆力丧失，行为异常，皮质功能不良，小脑体征，视觉及眼球运动异常，头晕，头痛，感觉异常，不随意运动，肌阵挛，以及震颤、锥体束征、锥体外征、下运动神经元综合征、癫痫抽搐、假性球麻痹等。少数病程中可出现脑电图异常。

其基本特征是快速进展性痴呆伴神经损伤症状，后者包括肌阵挛、锥体束或锥体外征，也可有忧郁、幻觉等精神症状，最终发展为无动性缄默。部分患者发病前有持续数周或数月的非特异前驱症状，如疲劳、头痛、情绪低落、体重减轻等。尽管肌阵挛是 sCJD 最常见的症状，但也见于阿尔茨海默病、皮质基底节变性及免疫介导性脑病等。脑脊液 14-3-3 蛋白阳性的诊断价值曾被一度估计过高，称其敏感度 90%～97%，特异度 87%～100%。近年发现某些神经科疾病如一氧化碳中毒、病毒性脑炎、脑梗死、副肿瘤综合征等也可出现阳性反应，若能进行 14-3-3 蛋

白定量检测可部分去掉假阳性。脑电图呈阵发性同步放电是诊断 sCJD 的主要依据，可惜仅在极期出现，晚期则消失，敏感度约 65%，特异度 80%，假阳性见于阿尔茨海默病、路易（Lewy）小体性痴呆及血管性痴呆等。磁共振弥散加权成像远较普通 MRI 能更早发现改变，sCJD 最常见的改变是颞枕叶灰质对称或不对称的高信号。即使额叶受累，中央前回往往不被涉及，这种中央前回幸免征可帮助理解为何 sCJD 无明显瘫痪。sCJD 还可有大脑灰质下白质高信号，但其表观弥散系数（ADC）图像则为低信号，此点对鉴别快速进展性痴呆的其他疾病很有意义。

Gambetti 等将 PrP^{sc} 分为 1 型和 2 型，两者的区别为经蛋白酶 K 处理后分别在 82 位和 97 位氨基酸处断裂，产生 21ku 和 19ku 的蛋白酶抗性核酸片段。根据朊毒体 129 位单倍体型（甲硫氨酸 M 或缬氨酸 V）及蛋白酶抗性片段大小，将 sCJD 分为以下 6 个亚型，各型主要表现见表 9-2-1。

表 9-2-1 sCJD 各亚型的表现与区别

主要表现	MM1	MV1	MM2	VV1	MV2	VV2
发病率	在sCJD中约占70%		约占4%	仅占1%	约占8%	约占15%
病程	近4个月		平均12.5个月		6～18个月，平均12个月	
平均年龄	67.8岁	65.5岁	60.3岁	39～47.2岁	63.6岁	66.3岁
临床表现	进展迅速的痴呆，较早出现肌阵挛，较早出现视觉障碍		进行性痴呆，可有顽固性失眠，或有锥体外系表现		较早出现共济失调，锥体外系表现比较典型，痴呆出现较晚	
脑电图	出现周期性尖锐复合波（PSW）	缺乏PSW			缺乏PSW	
脑脊液	14-3-3蛋白呈阳性		S-100，14-3-3蛋白阳性		14-3-3蛋白阳性	
主要病变	为典型表现，大脑海绵状空泡变性、神经细胞丢失、星形胶质细胞增生等		脑灰质海绵状变性，丘脑与下橄榄核明显萎缩	大脑灰质与纹状体空泡变性突出	大脑与小脑内可见淀粉样斑块（Kuru斑）	小脑灰质与白质中PrP^{sc}呈斑块样沉积

3. 获得性朊毒体病（acquired prion disease）包括 iCJD、nvCJD 和 Kuru 病。iCJD 是通过医疗过程感染的一类疾病，至 2006 年文献已报道 400 余例 iCJD，约 200 例为人体硬脑膜移植所致，其中 50% 以上发生在日本，我国尚未发现由硬脑膜移植所致的 iCJD。已确认的可以造成传播的方式有角膜移植、神经外科器械使用、深部电极植入术、输血、使用尸源性生长激素和脑垂体激素、硬脑膜移植等。林世和等研究发现，我国老年人（＞70 岁）CJD 有若干特殊性，与非老年人相比，急性起病较多，平均病程较短（约 7 个月），多以沉默寡言、问话不答开始。此组病例的共同特点是病情进展缓慢，脑电图不

呈现或晚期才呈现周期性同步放电，PrP^{sc} 呈空泡周围性沉积。一般首先出现进展性小脑综合征（进行性运动不稳定和不协调），晚期出现老年痴呆。在诊断海绵状脑病或 CJD 时要注意鉴别和排除以上两种疾病。

此外，国外有人报道经病理证实的 158 例 CJD，对其中 152 例按临床表现进行分型，以亚急型最为多见（137 例），其次为中间型（12 例），肌萎缩型最少见（3 例）。也有人根据病变部位对 CJD 进行分型，分别为额区锥体束和锥体外束受累型（Jakob 痉挛性假性硬化型），顶枕部受侵为主型（Heidenhain 型）和弥漫性脑脊髓受累型。这些分型似乎尚未获得公认，不再赘述。

4. 变异型 CJD　与食用疯牛病污染的牛肉制品相关，又名人型疯牛病，详见下文。

【诊断与鉴别诊断】

当遇到快速进展性痴呆的患者，最重要也是最困难的是应先确定是否为 CJD。如有条件可根据发病年龄、家族史、病程及相关的实验室资料再判断其类型。临床诊断主要依据三大主要症状，即快速进行的痴呆，全身性阵挛发作，脑电图显示特征性周期性同步放电（periodic synchronous discharge，PSD），但确诊需要脑活检或尸检标本的组织病理学及免疫组织化学检查。当脑组织中发现典型的海绵状变性、胶质细胞增生、神经元丧失，免疫组化检出病理性朊毒体沉积，即可确定诊断。

1. 诊断方法　包括对脑脊液的实验室检查，以及对脑组织的病理学、脑电图和影像学检查。综合各种阳性结果即可得出诊断。

（1）CSF 检查：CSF 常规及生化检查正常。少数患者蛋白质升高，一般不超过 1g/L，白细胞数均正常。神经元特异性烯醇化酶（NSE）、S-100α 蛋白对 CJD 诊断均非特异性。脑脊液 14-3-3 蛋白定量或定性检测和 tau 蛋白（包括 t-tau、p-tau、p-tau 与 t-tau 蛋白比值）可以作为诊断本病的佐证。最近我国有学者以免疫印迹分析方法检测脑脊液 14-3-3 蛋白，阳性者强烈支持 CJD 诊断。如不能做 14-3-3 蛋白检测，可做脑脊液或血清 t-tau 蛋白定量，其 CJD 增高程度往往是阿尔茨海默病的数倍，对 CJD 具有强烈诊断意义。

（2）神经病理检查：包括组织病理和免疫病理两方面，发现脑组织海绵状改变，脑组织内检出 PrP^{sc} 是诊断的金标准。电镜检查发现异常脑纤维（即羊瘙痒症纤维）存在。有条件的实验室还可做分子病理学检查。有人认为，根据我国实际情况，患者及其家属不易接受脑活体组织检查。倘若处理不当，还有医源性传播的危险，故不可过分强调。

（3）脑电图（EEG）检查：显示弥漫性异常改变，以高压、三相或多相的波峰释放为特征。早期发现有较多广泛的慢波，随病情进展，可见特征性、重复出现（周期性）高波幅尖波，在慢波背景上出现广泛双侧同步双相或三相周期性尖慢复合波（PSWCs），枕区明显，间隔为 0.5～2.5 秒，持续 200～600 毫秒，阳性率 75%～94%。结合临床表现进行性痴呆、肌阵挛等，提示本病。ECG 检查无创、廉价、方便，可重复检查，值得推广应用。对于疑似 CJD 患者，应每 2 周描记 1 次。最早期的变化是额区导联逐渐增多的慢波。

（4）影像学检查：对于诊断有一定参考价值。CJD 早期 CT 与 MRI 大多正常。临床上发生迅速进行性智力丧失而不伴显著脑萎缩则提示 CJD 可能。但脑萎缩无特异性。MRI 检查可以表现为：①双侧基底节于 T$_2$ 加权像呈对称性高信号；②大脑皮质于 T$_2$WI 呈高信号；③弥散加权成像（DWI）改变早于普通 MRI，两者可相差 9 个月；④ CJD 的 Heidenhain 型枕叶视皮质 T$_2$WI 呈高信号，对称或不对称。有研究认为，MRI 的 T$_2$WI 可作为 CJD 的常规检查，诊断率达 68.2%，而 DWI 诊断率高达 100%，即在基底节区病变检查方面高度敏感。病毒性脑炎、频繁癫痫发作及严重脑梗死也可有类似改变。

2. 诊断标准　临床上根据诊断依据的不同，分为肯定 CJD、可能 CJD、可疑 CJD。诊断依据包括典型的临床症状、影像学表现、组织病理学检查、脑组织 PrP^{sc} 检测及脑脊液中 14-3-3 蛋白等。若组织病理学呈现脑组织广泛海绵状空泡、淀粉样蛋白沉淀、神经元退行性改变、胶质细胞增生及脑组织 PrP^{sc} 检测为阳性即可确诊。

（1）肯定 CJD：只能通过尸检或脑组织活检的病理学检查来诊断。脑组织活检组织病理学检查是 CJD 的金指标，具有典型、标准的神经病理学改变和（或）免疫组织化学和（或）Western blot 的阳性结果，即存在脑海绵状改变和 PrP^{sc} 而不伴炎症反应者可以确定本病诊断。近年有人认为所谓确诊 CJD 的金标准，即神经细胞脱失、海绵状变性与星形胶质细胞增生尚不可靠，因为严重的缺氧性脑病也可有上述改变。只有发现 PrP^{sc} 沉积才是诊断 CJD 的可靠依据。因此，不论尸检还是活体组织检查一定要做免疫组织化学染色。

（2）可能 CJD：需具有进行性痴呆及典型脑电图改变，并至少有以下 4 项中的 2 项：①肌阵挛发作；②视觉或小脑功能障碍；③锥体束征或锥体外系功能障碍；④无动性缄默。

（3）可疑 CJD：有不典型脑电图改变，病程不超过 2 年，其他标准与可能 CJD 相同。

3. 鉴别诊断　现阶段 sCJD 占海绵状脑病的大多数，一般诊断首先考虑此型，并注意区分散发型和新变异型等亚型。如疑似 CJD，一定要询问家族中有无类似疾病，有无输血与献血史，有无颅脑外伤及手术史，是否接受过异体组织移植及移居国外等情况。

（1）能引起快速进展性痴呆的疾病，除神经科疾病外尚可见于肝肾功能不全、糖尿病、酒精中毒、甲状腺疾病、获得性免疫缺陷综合征、梅毒、癌瘤转移、毒品与药物不良反应等。详细询问病史、针对上述疾病进行必要的实验室检查，对除外非朊毒体病很有价值。

（2）与阿尔茨海默病鉴别，二者均以痴呆为主要表现。但阿尔茨海默病病程更长，脑电图一般无改变，无小脑体征，只有极个别出现脑脊液的 14-3-3 蛋白升高。老年患者如出现早期快速进展性痴呆和突出的神经心理改变，即使没有其他神经功能障碍，也应考虑 sCJD（MM2 亚型）。另外还应与多发性腔隙性痴呆、慢性酒精中毒、进行性核上性麻痹、橄榄体脑桥小脑萎缩、脑囊虫病、肌阵挛性癫痫、原发性颅内肿瘤等相鉴别。

二、新型变异型克 - 雅病

自从 1985 年英国发现牛海绵状脑病（俗称疯牛病）以来，经过一定的潜伏期，该病已波及人类。1996 年 3 月 20 日，由英国首先报道的一种新发现的人类传染性海绵状脑病（TSE）后来称为新型变异型克 - 雅病（nvCJD）。首先报道的 10 个病例均发生于英国，截止到 2007 年 6 月 5 日，已在英国发现了 165 例 nvCJD 患者，欧亚其他国家也陆续发现该病患者。

【病因和发病机制】

目前已从流行病学、神经病理、分子生物学及转基因动物等方面证实，疯牛病是人类 nvCJD 的传染源，nvCJD 的出现与疯牛病高度相关。首先，人的 nvCJD 与疯牛病具有高度的时空吻合性，绝大多数患者都发生于疯牛病高发区的英国，首例报道时间为英国疯牛病暴发高峰期 5 年以后。两者病理学改变亦相似，患者 PrP^{sc} 的蛋白质印迹（WB）图谱与感染疯牛病因子的牛、家猫、猪及小鼠的相同，且其 PrP^{sc} 的沉积模式也与感染疯牛病因子小鼠的沉积模式极为相似。有学者给转基因实验鼠注入感染疯牛病因子的脑组织，经过 250 天的潜伏期后，实验鼠出现了疯牛病样症状，其潜伏期时间与疯牛病相同；再将病鼠组织注入健康实验鼠，经相同潜伏期也出现类似症状。而且，将 nvCJD 患者的组织注入健康实验鼠，亦经相同潜伏期出现类似症状；其大脑受损情况与注入疯牛病组织的小鼠相同。Brown 和 Goldfarb 等在 2000 年与 2001 年的先后研究结果提示，人 PrP 基因的 129 位密码子的多态性与人类对疯牛病因子的易感性有一定关系。疯牛病可跨越种属传播，与 PrP 基因 DNA 序列有关，序列越相似，在不同种属间传播的可能性越大。与羊 PrP 基因型相比，人类的 PrP 基因型更接近牛的 PrP 基因型，提示人类 nvCJD 为何可经食用患疯牛病的牛肉而不是食用患羊瘙痒病的羊肉而患病。人群易感性比暴露接触更为重要。

大部分学者认为，新型 CJD 是患者食用疯牛病病牛的肉所致，也可能由输入感染者的血液或血液制品引起，也有学者怀疑与使用被感染性 PrP^{sc} 污染的外科手术器械有关。根据动物实验推断，人类 nvCJD 最可能是通过食用疯牛病感染因子即朊毒体污染的食物经过消化道感染。朊毒体先进入肠道淋巴组织并在其中增殖，再出现于脾脏、扁桃体，最后定位于中枢神经系统。用免疫组化技术可以显示脾脏和扁桃体中的树突状细胞及巨噬细胞 PrP^{sc} 呈阳性表达（图 9-2-15，图 9-2-16），而在各处淋巴结中则为阴性。

【病理变化】

nvCJD 的病理变化具有经典的 CJD 表现，包括大脑海绵状空泡变性、神经细胞丢失、星形胶质细胞增生、淀粉样斑块形成等（图 9-2-17，图 9-2-18）。此外，nvCJD 还有以下特征：①丘脑和基底节改变往往比大脑灰质严重；② PrP^{sc} 广泛沉积，以枕叶视皮质最严重；③以 PrP^{sc} 抗血清为第一抗体的免疫组化染色结果呈斑块型分布（图 9-2-19 ～图 9-2-22），与 CJD 突触型相反。

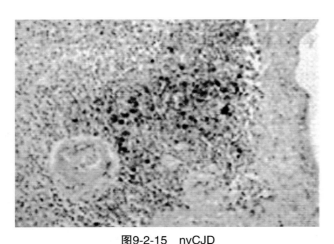

图9-2-15　nvCJD
脾脏中的树突状细胞及巨噬细胞PrP^{sc}呈阳性表达。免疫组化染色（陆普选惠赠）

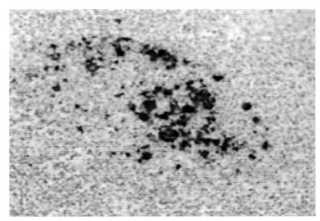

图9-2-16　nvCJD
扁桃体中的树突状细胞及巨噬细胞PrP^{sc}呈阳性表达。免疫组化染色（陆普选惠赠）

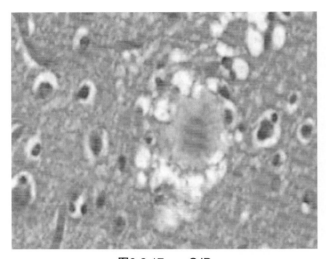

图9-2-17 nvCJD

大脑枕叶皮质中的淀粉样斑块，呈粉红色，外周可见淡染区，为放射状纤维样物质（陆普选惠赠）

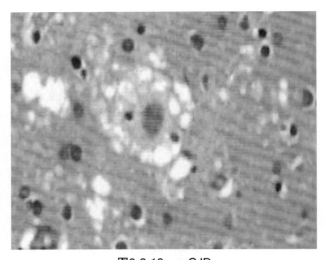

图9-2-18 nvCJD

额叶皮质中的淀粉样斑块，呈鲜红色，外周为放射状纤维样物质。淀粉样物质周围可见空泡样海绵状改变（陆普选惠赠）

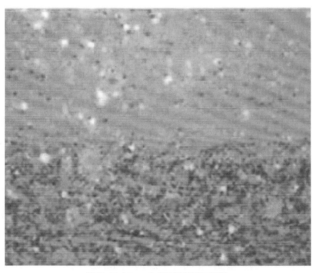

图9-2-19 小脑海绵状变性

可见许多空泡形成（陆普选惠赠）

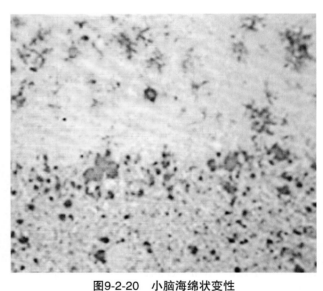

图9-2-20 小脑海绵状变性

免疫组化显示空泡处PrP呈斑块状阳性表达（陆普选惠赠）

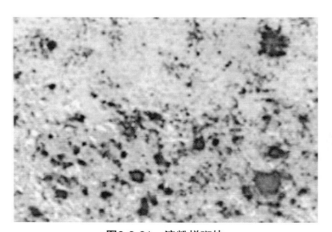

图9-2-21 淀粉样斑块

小脑皮质的淀粉样斑块PrP呈强阳性表达（棕黄色），免疫组化（陆普选惠赠）

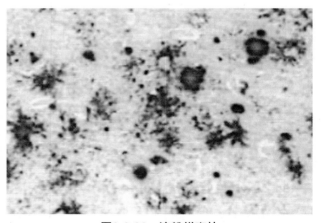

图9-2-22 淀粉样斑块

枕叶中的淀粉样斑块PrP呈强阳性表达（棕黄色），免疫组化（陆普选惠赠）

【临床表现】

该病多发生于 18～40 岁的年轻人，平均（26±7）岁；临床症状以精神异常为主，表现为焦虑、孤僻、萎靡及其他异常行为；首发症状多为精神异常及共济失调；精神异常包括焦虑、忧郁、孤僻、萎靡等；记忆障碍较突出，晚期出现痴呆、锥体束与锥体外束综合征，多有肌阵挛发作。

nvCJD 与典型 CJD 在易感年龄、临床症状与病程、脑电图与影像学及病理学改变等方面有区别，故将该病称为 CJD 的变异型。两者的区别见表 9-2-2。

表 9-2-2　sCJD 与 nvCJD 的区别

鉴别内容	sCJD	nvCJD
典型的发病年龄	55～71岁（平均60岁或65岁）或 20～95岁（平均68岁）	16～48岁（平均29岁），或12～74岁（平均28岁）
病程	平均4～5个月或5个月	6～40个月，平均14个月
精神症状	早期出现头痛，疲劳，睡眠障碍，食欲紊乱，抑郁症	精神症状较多较早，焦虑，激动，幻觉，妄想，多数先出现抑郁症
神经症状	痴呆，肌阵挛，共济失调，记忆力下降，认知障碍，视觉障碍，随意运动障碍，出现较早	行为改变，共济失调，感觉障碍，不自主运动（舞蹈症，肌张力障碍），但出现较晚，晚期有锥体束征或锥体外系损伤症状
最一致及显著的早期表现	痴呆，肌阵挛	精神异常，感染症状
小脑症状	40%的患者出现	100%的患者出现
临床经过	迅速进展、恶化	发病隐匿，进展较慢，病程较长
脑电波周期性复合物	94%的患者出现	不出现周期性同步放电
PRNP基因型（密码子29）	主要为纯合子	100%为M/M纯合子
淀粉样斑块	很少，稀疏，明显的仅占10%	大量弥漫性淀粉样斑块
PrP沉积	突触沉积，罕见斑块	斑块形成明显

【诊断与鉴别诊断】

近年有学者研究证明，在所有 nvCJD 患者的扁桃体、脾脏等组织中，PrP^{sc} 均为阳性（图 9-2-15，图 9-2-16）。如果能证明这些活检组织在诊断 nvCJD 或其他朊毒体疾患中的敏感性及特异性，其将成为一项重要的诊断手段。

nvCJD 的诊断同样需要结合病史及流行病学资料，临床表现和影像学检查。当然脑脊液和脑组织检查也是重要依据。在确认海绵状脑病的基础上，需要进一步鉴别其具体类型，区别 nvCJD 与其他类型的 CJD，详见上文。

三、致死性家族型失眠症

致死性家族型失眠症（fatal familial insomnia，FFI）是一种罕见的成年期起病的常染色体显性遗传的进展性、致死性的神经系统疾病。本病以进展性睡眠紊乱、家族型自主神经异常、运动神经功能障碍及成年后发病为临床特征，多数为 PRNP D178N/129M 基因型。1986 年，意大利人 Lugaresi 等首次对该病进行了系统描述，研究对象为一意大利家系患者，平均发病年龄 49 岁，疾病平均病程为 13 个月。睡眠紊乱是大多数病例早期出现的征象，病情可逐渐发展为严重的失眠和自主神经功能紊乱，最终导致患者各系统功能衰竭。FFI 可能是世界性分布，至 2004 年，国外大约报道 26 个家系 81 例患者。1992 年 Medori 等证实 FFI 是一种由朊毒体基因突变导致的疾病。现已明确 FFI 同家族性 CJD 均属于传染性海绵状脑病。我国已经有少数病例报道。国内 FFI 确诊病例较少，可能与对该病的认识不足、尸检率较低及基因诊断未能广泛开展有关。

【病因与发病机制】

1992 年 Medori 等阐明了 FFI 的遗传学基础，证实 FFI 患者第 20 号染色体短臂上的 PRNP 基因 178 位错义突变。PRNP 朊蛋白基因第 178 位密码子点突变导致 GAC 天门冬氨酸（D）突变为 AAC 天门冬酰胺酸（GAC-AAC），同时伴有 129 位密码子为甲硫氨酸（Met），致使 PRNP 基因编码的正常蛋白 PrP^c 结构不稳，发生构象变化，转变为异常的朊毒体 PrP^{sc}。PrP^{sc} 进入中枢神经系统后，可使神经细胞内的 PrP^c

转变为 PrP^{sc}，并发生连续反应，在中枢神经系统内尤其是丘脑内大量沉积，引起神经元变性、空泡形成和胶质细胞增生，使患者发生严重失眠。同时朊毒体基因第 129 位多态位点为 MM 型。如果多态位点为缬氨酸纯合型（VV 型），患者常表现出 CJD 的临床特征。进一步研究发现朊毒体基因第 129 位多态位点基因型影响着患者病情的严重性。MM 型的 FFI 患者病程短、进展快。病理改变以丘脑更为明显，而甲硫氨酸 / 缬氨酸杂合型（MV）的 FFI 患者病程相对较长，皮层的病理改变更加明显。

1986 年以来，已有多个国家相继报道了 FFI 的病例。也有研究发现中国大陆汉族人群朊毒体基因 129 位多态位点 97% 为 MM 型，3% 为 VV 型，未发现 MV 型。这表明中国人相对白种人可能对 FFI 更加易感。近年来国内也相继报道了一些 FFI 家系和散发病例，这对了解中国人 FFI 的临床特征及基因突变具有重要的意义。

【病理变化】

FFI 的特征病理学改变是丘脑变性，丘脑腹前核和背内侧核神经元的严重丢失。脑组织外观上无明显改变，镜下可见脑组织萎缩、小脑海绵状改变、神经元丢失、星形胶质细胞增生。下橄榄核、纹状体和小脑神经元也可以有不同程度的累及。病程较长的患者可出现大脑皮质轻度到中度的海绵状变性。病理检查是 FFI 的主要确诊手段之一。

张锦等报道了河南发现的 FFI 病例，2 例确诊病例死亡后尸检取脑组织。脑组织外观无明显病理改变。HE 染色丘脑部位有萎缩，小脑海绵样改变，神经元丢失及星状胶质细胞增生，神经元丢失及星状胶质细胞增生（图 9-2-23，图 9-2-24）。对患者脑组织的 PrP^{sc} 进行特异性 Western blot 检测，病例 1 的各部分脑组织中未发现蛋白酶耐受性 PrP^{sc}，病例 2 的脑组织

各部分可重复检测到 PrP^{sc}，尤其在丘脑部分更明显。

【临床表现】

FFI 的发病年龄为 18 ～ 72 岁，平均为 49 岁或 50 岁，病程为 7 ～ 72 个月，平均为 13 ～ 18 个月。男女之比为 1：1。本病具有家族聚集性的特点，一个家族中可有多人发病。发病率为全世界范围内每年百万分之一。病死率为 100%。

睡眠障碍即严重的难治性失眠，是本病突出的早期症状，患者总睡眠时间不断地显著减少，严重者一昼夜睡眠不超过 1 小时，使用催眠药无效。早期征象也包括头痛，幻觉、夜间梦游样发作，梦幻症、惊恐发作、激越、谵妄等精神症状，阳痿、括约肌功能障碍、发热、流泪、流涎、心动过速等自主神经紊乱症状。失眠是进展性的，且持续整个病程，常伴有人体周期节律紊乱，包括昼夜血压紊乱等，也可出现锥体束征、痴呆、共济失调、构音不良、言语不清、吞咽困难、行为异常，以及内分泌改变（如皮质醇、褪黑素、生长激素、催乳素等分泌紊乱）等，可见临床表现多变。同一家族某些患者可出现 CJD 临床表现。晚期除了上述表现持续进展外，还常常出现各种类型的呼吸困难（呼吸急促、反式呼吸、呼吸暂停）、情感淡漠、缄默症、体重下降、震颤、肌强直、肌阵挛、运动障碍、姿势古怪，甚至不能站立、行走，进展至木僵状态、昏迷，最终死于各种并发症。

【诊断与鉴别诊断】

1. FFI 的诊断标准 遵循严格的诊断程序，FFI 病例被分别定义为确诊病例、临床诊断病例、疑似病例和致病基因健康携带者。

（1）确诊病例：①具有典型的临床表现；②具有典型 / 标准的神经病理学改变和（或）免疫组织化学和（或）Western blot 确定为蛋白酶耐受性 PrP；③临床诊断病例具有本病特异的 PrP 基因突变。

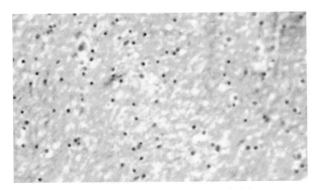

图9-2-23 河南省FFI家族中确诊病例

尸检脑脑组织检查显示小脑海绵样变性和神经元丢失

引自张锦，韩俊，史晓红，等，2009. 河南省致死性家族型失眠症家系的流行病学调查及遗传规律研究. 中华流行病学杂志，30（1）：1-5

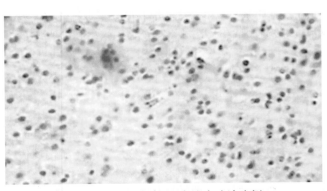

图9-2-24 河南省FFI家族中确诊病例

尸检脑组织检查显示小脑海绵样变性和神经元丢失，星状胶质细胞增生

引自张锦，韩俊，史晓红，等，2009. 河南省致死性家族型失眠症家系的流行病学调查及遗传规律研究. 中华流行病学杂志，30（1）：1-5

（2）临床诊断病例：①进行性睡眠减少，非快速眼动睡眠纺锤波和 δ、σ 波消失；②催眠药无任何帮助；③伴有交感神经兴奋性增高、内分泌改变、运动障碍；④家族中有确诊病例。

（3）疑似病例：直系亲属中有人确诊 FFI，出现和确诊病例相似的临床症状，但是无法进行病理和基因诊断。

（4）致病基因健康携带者：具有 FFI 特异的 PrP 基因突变，但没有发病。

2. 病理学检查　常规组织学检查见到上述病变，应考虑本病，或至少考虑海绵状脑病。免疫组化直接检测脑和淋巴组织中的 PrP^{sc} 具有确诊价值。

3. 分子生物学检查　Western blot 检测出 PrP^{sc} 具有诊断意义。用单克隆抗体检测组织或体液中的 PrP^{sc}，特异度和灵敏度分别达到 100% 和 97%。构象免疫分析技术是通过分析空间构象的不同来区分致病与非致病的朊毒体。基因型检查有助于诊断。PrP^{sc} 蛋白错误折叠循环扩增法（PMCA）用类似于 PCR 的原理，在体外将组织匀浆或生物体液与过量的 PrP^c 孵育，如有 PrP^{sc} 存在，便以其为模板，诱导 PrP^c 变构为 PrP^{sc} 并形成不溶性凝聚物，这种凝聚物经过超声作用后可产生多个小片段结构单位，继续作为形成新的 PrP^{sc} 的模板，最终形成大量 PrP^{sc}，因而能够检测出微量的 PrP^{sc}。

4. 实验室检查　PRNP 基因检测（PCR 扩增 PRNP 基因的编码区）具有诊断价值。脑脊液常规和生化检查无特殊意义。14-3-3 蛋白、微管相关蛋白 tau、S-100 蛋白、NSE 检测有一定诊断价值。脑脊液 14-3-3 蛋白是 CJD 临床诊断极重要的指标。如与 tau、S-100 或 NSE 联合检测，可提高敏感度。88.1% ～ 95.0% 的 sCJD 患者脑脊液 14-3-3 蛋白检测结果阳性，而在 FFI 患者脑脊液 14-3-3 蛋白的阳性率较低（约为 50%）。

5. 鉴别诊断　上述对 PrP^{sc}、PRNP、14-3-3 蛋白等的检测有助于朊毒体病（海绵状脑病）的诊断，但难以区分朊毒体病的具体类型，对于有家族史者要注意鉴别 FFI、家族性传染性海绵状脑病（GSS）和家族性克 - 雅病（fCJD）等。FFI 的显著特征是家族聚集性和睡眠障碍。

四、库鲁病

库鲁病（Kuru disease）是人类发现的第一个致死性朊毒体病，主要流行于大洋洲巴布亚新几内亚东部高原的部落中，是 Fore 族土著中流行的一种致死性疾病。1957 年，美国国立卫生研究院的盖达塞克（D.

Carleton Gajdusek）在新几内亚地区的 Fore 族土著中发现了一种怪病，即"库鲁病"，临床表现为协调功能丧失，直至痴呆死亡。研究证明，此病的发生与宗教祭祀仪式中食用死者脑组织的风俗有关。按当地风俗规定，女人必须烹食死人的脊髓、脑和内脏等。库鲁病在这类人群的发病率约为 1%，通常妇女和儿童的发病较成年男子多见，导致一些村落的男女人口比例超过 3∶1。发现这种疾病以后，当地政府于 1962 年禁止了这一原始习俗，库鲁病发病率大为下降，逐渐消失。

【病因和发病机制】

盖达塞克在库鲁病患者的脑组织标本中观察到大块失去生理功能的"淀粉样蛋白"（amyloid），但未发现任何常见致病因子。1963 年，盖达塞克研究小组在以大猩猩为模型的实验研究中，首次将库鲁病死者脑组织滤液感染并传代于实验动物灵长类的猩猩和多种猴类，经过 18 ～ 36 个月的潜伏期，被接种的动物出现与患者相似的病变和症状，动物死亡后能继代移植，认为本病是病毒因子引起的慢病毒脑炎。后来其他学者又成功建立了雪貂及小鼠等动物模型。库鲁病的病原体不具有 DNA 或 RNA 特性，可能是蛋白质，而且这种病原体能够跨越种属界限进行传播。盖达塞克的研究不仅揭示了库鲁病的传播方式，而且发现了该病病原体不同寻常的特性，同时还敏锐地认识到库鲁病、人克 - 雅、动物患的羊瘙痒症和可传播的貂脑病（transmissible mink encephalopathy，TME）的致病因子是同一种病原因子，即朊毒体。盖达塞克在库鲁病流行病学上的重大研究成果使他荣获了 1977 年诺贝尔生理学或医学奖。

本病仅发生在巴布亚新几内亚，呈地方性流行。与当地食用死人内脏有关，显然是经消化道传播。此外也可通过皮肤黏膜（鼻咽部、胃肠道及眼结膜）传染。

PRNP 基因分析显示，大多数库鲁病患者的多态性密码子 129 是杂合的，而该密码子的基因型与长潜伏期和朊毒体抵抗性有关。

【病理变化】

病变主要局限于中枢神经系统，以小脑最严重，大脑病损广泛，但较轻。大脑皮质和基底节神经细胞缺失、胞质空泡形成或空泡化、呈海绵样变性，伴广泛性胶质细胞增生和肥大。脑干各神经核也可有类似病变。小脑颗粒细胞减少，浦肯野细胞消失，散在的库鲁斑（淀粉样斑）、星形胶质细胞增生，导致小脑萎缩。

【临床表现】

库鲁病患者多为妇女和儿童，成人男子很少患病。本病潜伏期一般为数年，最长可达 30 年甚至 50

年以上。Collinge 等调查巴布亚新几内亚 11 例库鲁病患者，可估计的潜伏期为 34～41 年，男性可能长达 39～56 年，至少 7 年。

临床上以小脑受损的症状为主，呈隐袭性起病，一般无发热，或以发热、头痛、肢体疼痛、走路不稳为首发症状。以后发展为小脑性共济失调、肢体震颤等。病情呈慢性、进行性发展，有的患者出现语言障碍、肌阵挛、舞蹈症、手足徐动症、四肢瘫痪、精神障碍、痴呆、无动性缄默等，伴有智力减退。通常不发生癫痫。本病多因继发感染死亡，如压疮感染或支气管炎，病程一般为 3～6 个月，很少超过 1 年。血清学及脑脊液检查无异常发现。

诊断参见本章第一节。

五、家族性传染性海绵状脑病

家族性传染性海绵状脑病属于家族性常染色体显性遗传性疾病，又称格斯特曼 - 施特劳斯勒综合征（Gerstmann-Straeussler syndrome，GSS）。其发病率为每年（1～10）/1 亿，极为罕见。发病年龄 30～50 岁。患者行走困难、不平衡，小脑共济失调，发音困难，眼运动障碍，下肢反射低下或无反射，后期智力衰退或肌阵挛性发作。其发病可能是由人基因组的第 20 号染色体 PrP 基因的不同点突变引起的。

【病因和发病机制】

本病也是朊毒体所致，但主要是基因突变引起 PrP 的构象改变。从 GSS 或 CJD 脑组织中提取的 PrP 具有相同的抗原性，PrP 基因突变在 GSS 发病中起重要作用。目前已知的 GSS 的基因突变有 codon120（CGC-CTG）、105（CCA-CTA）、117（GCA-GTG）、198（TTC-TCC）、217（CAG-CGG）等。从动物实验的传递结果可见，GSS 与 CJD 的基因改变有所不同。

【病理变化】

病变为小脑、大脑和基底核海绵状变性，显著的淀粉样斑块沉积，合并脊髓小脑束和皮质脊髓束变性。小脑出现多中心的 PrP 阳性淀粉样斑块。镜下表现：①病变是小脑和大脑皮质内多中心淀粉斑；②伴随不同程度的海绵状变性和胶质增生及白质束的变性；③区域性神经元脱失，可累及脊髓前角神经元、齿状核、浦肯野细胞和颗粒细胞、下橄榄核、脑桥核、基底核、丘脑和大脑皮质的所有层，这些病变在不同患者甚至同一 GSS 家族内都有很大的差异。

【临床表现】

GSS 是朊毒体引起的家族性神经变性疾病，发病年龄平均 40 岁，发病及进展缓慢。病初主要表现为渐进性小脑性共济失调，患者行走困难和不平衡，发音困难，眼运动障碍，下肢反射低下或无反射，后期智力衰退或肌阵挛性发作。最终合并痴呆、缓慢进展的痉挛性截瘫，脑干受累出现橄榄脑桥小脑变性症状。病程持续 2～10 年。脑电图为弥散性慢波，无周期性改变。

诊断方法参见本章第一节。

（刘德纯　王宏伟；郭瑞珍　卢德宏）

参 · 考 · 文 · 献

崔爱勤, 徐家立, 李扬波, 等, 2008. 克罗伊茨费尔特-雅各布病1例临床与病理分析. 临床神经电生理学杂志, 17(2): 126-127.

范洋溢, 郭淮莲, 2015. 散发性克雅病4例报告并文献复习. 山东医药, (40):49-51.

方元, 2000. 朊病毒研究进展. 病毒学报, 16(4):378-382.

郭玉璞, 徐庆中, 2008. 临床神经病理学. 北京: 人民军医出版社.

李明远, 徐志凯, 2015. 医学微生物学. 第3版. 北京: 人民卫生出版社.

李盛, 黄伟达, 2001. 诺贝尔奖百年鉴一构筑生命. 上海: 上海科技教育出版社.

李洵桦, 2009. 人类传染性海绵状脑病. 新医学, 40(7): 421-423.

李忠云, 李发兴, 2005. 朊毒体与朊毒体病的研究进展. 预防医学情报杂志, 21(2):160-163.

林世和, 2009. Creutzfeldt—Jakob病的诊断进展. 中华神经科杂志, 42(5):293-295.

林世和, 张丽, 2012. Creutzfeldt-Jakob病不同类型的特点. 中华神经科杂志, 45(2):76-77.

刘锐, 翁屹, 2009. 从羊瘙痒症到疯牛病一朊病毒发现史. 中华医史杂志, 39(3):175-177.

陆普选, 周伯平, 2013. 新发传染病临床影像学诊断. 北京: 人民卫生出版社.

聂青和, 2005. 人类朊毒体病的诊治及预防. 临床内科杂志, 22(8):508-511.

石琦, 韩俊, 董小平, 2007. 人类可传播性海绵状脑病的流行及检测. 中华实验和临床病毒学杂志, 21(3):296-298.

舒明星, 2004. 朊粒及其相关感染. 中国感染控制杂志, 3(3): 193-197.

宋兴旺, 张斌, 何小诗, 等, 2010. 广东省家族性致死性失眠症一家系临床特征及基因突变分析. 中华神经医学杂志, 9(11): 1129-1131.

王刚, 刘建荣, 2009. 克雅病的诊断与鉴别诊断进展. 诊断学理论与实践, 8(4):383-386.

王锦玲, 于如山, 史雪颖, 等, 2008. 克罗伊茨费尔特-雅各布病的脑电图与临床所见8例报告. 临床神经电生理学杂志, 17(3):145-147.

王小玲, 卢洪洲, 王珍燕, 2010. 克-雅病临床研究进展. 内科理论与实践, 5(2):187-190.

王学, 田波, 1997. 朊病毒的研究进展. 中国病毒学, 12(4): 302-308.

王珍燕, 卢洪洲, 2009. 朊毒体病研究进展. 诊断学理论与实践, 8(2):208-211.

夏胜利, 许予明, 徐强, 等, 2009. 河南省一例致死性家族性失眠症病例研究. 中华实验和临床病毒学杂志, 23(2): 124-126.

张见麟, 1997. 一种新的致病因子. 中华微生物和免疫学杂志, 17(6):478-482.

张见麟, 2000. 克雅氏症监测的最新进展. 疾病监测, 5:275.

张见麟, 2005. 疯牛病, 新型克雅病与朊毒体. 中华流行病学杂志, 26(3):221-222.

张锦, 韩俊, 史晓红, 等, 2009. 河南省致死性家族性失眠症家系的流行病学调查及遗传规律研究. 中华流行病学杂志, 30(1):1-5.

张敏, 梅元武, 魏桂荣, 等, 2005. 致死性家族性失眠症一例临床及基因特征. 中华神经科杂志, 38(10):628-631.

邹海, 杨雪林, 2016. 散发型克雅病一例. 中华传染病杂志, 34(3):188.

Aguzzi A, Zhu CH, 2017. Microglia in prion diseases. J Clin Invest, 127(9):3230-3239.

Asher DM, Gregori L, 2018. Human transmissible spongiform encephalopathies: historic view. Handb Clin Neurol, 153: 1-17.

Collinge J, Whitfield J, McKintosh E, et al, 2006. Kuru in the 21st century an acquired human prion disease with very long incubation periods. Lancet, 397(9528):2068-2074.

Crozet C, Lehmann S, 2007. Prions, where do we stand 20 years after the appearance of boville spengiform encephalopathy. Med Sci(Paris), 23(12):1148-1157.

Das K, Davis R. Dutoit B, et al, 2012. Sporadic Creutzfeldt-Jakob disease: a description of two cases. Int Psychogeriatr, 24(7):1183-1185.

Harrison PM, Chan HS, Prusiner SB, et al, 2001. Confomational propagation with prion- like characteristics in a simple model of protein folding. Protein Sci, 10(4):819 -835.

Hill A F, Zeidler M, Ironside J, et al, 1997. Diagnosis of new variant Creutzfeldt- Jakob disease by tonsil biopsy. Lancet, 349(9045):99-100.

Jackson GS, Clarke AR, 2000. Mammalian prion proteins. Curr Opin in Struc Biol, 10(1):69-74.

Kell DB, Pretorius E, 2018. To what extent are the terminal stages of sepsis, septic shock, systemic inflammatory response ayndrome, and multiple organ dysfunction syndrome actually driven by a prion/amyloid form of fibrin? Semin Thromb Hemost, 44(3):224-238.

Knight R, 2017. Infectious and sporadic prion diseases. Prog Mol Biol Transl Sci, 150: 293-318.

Koeller KK, Shih RY, 2017. Viral and prion infections of the central nervous system: Radiologic-pathologic correlation: from the radiologic pathology archives. Radiographics, 37(1):199-233.

Korth C, Kaneko K, Prusiner SB, 2000. Expression of unglycosylated mutated prion protein facilitates prp(sc) formation in neuroblastoma cells infected with different prion strains. J Gen Virol, 81(pt10):2555-2563.

Lasmézas C, Gabizon R, 2018. Identifying therapeutic targets and treatments in model systems. Handb Clin Neurol, 153: 409-418.

Mabbott NA, Alibhai JD, Manson J, 2018. The role of the immune system in prion infection. Handb Clin Neurol, 153: 85-107.

Mouillet-Richard S, Ermonval M, Chebassier C, et al, 2000. Signal transduction through prion protein. Science, 289(5486):1925-1928.

Parchi P, Zon W, Wang W, et al, 2000. Genetic influence on the structural variation of the abnormal prion protein. Proc Natl Acad Sci USA, 97(18):10168-10172.

Perrier V, Wallace AC, Kaneko K, et al, 2000. Minicking dominant negative Inhibition of prion replication through structrue-basedd rugdesign. Proc Natl Acad Sci USA, 97(11):6073-6078.

Prusiner SB, 1982. Novel proteinaceous infectious particles cause scrapie. Science, 216(4542):136-144.

Prusiner SB, 1991. Molecular biology of prion diseases. Science, 252(5012):1515-1522.

Prusiner SB, 1995. The prion diseases. Sci Am, 272(1):48-51, 54-57.

Saborio GP, Permanne B, Soto C, 2001. Sensitive detection of pathological prion protein by cyclic amplification of protein misfolding. Nuture, 411(6839):810-813.

Tabemero C, Polo JM, Sevillano MD, et al, 2000. Fatal familial insomnia: clinical, neuropathological, and genetic description of a Spanish family. J Neurol Neurosurg Psychiatry, 68(6):774-777.

Yu SL, Zhang YJ, Li S, et al, 2007. Early onset fatal familial insomnia with rapid progression in a Chinese family line. J Neurol, 254(9):1300-1301.

Pathology of Infectious Diseases

感染病理学

主　审　丁彦青

主　编　刘德纯

下　卷

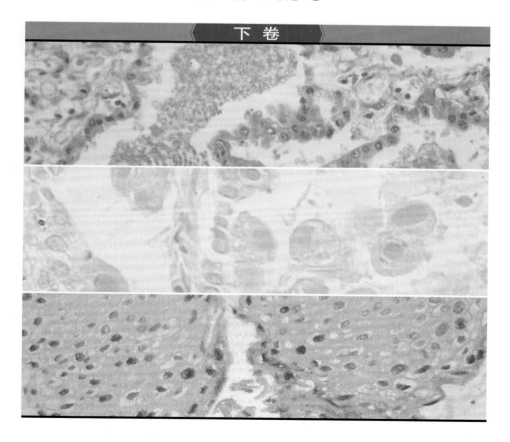

科学出版社

北京

内 容 简 介

本书分为两大部分，共16章。第一部分概括性论述感染性疾病的基础理论，包括感染性疾病相关的概念、规律、特征及基本病变，感染与免疫、肿瘤及妊娠的关系，感染性疾病的病理诊断方法、思路与经验。第二部分以病原体为主线，阐述各种感染性疾病的病因、发病机制、病理变化及相关临床表现、病理诊断与鉴别诊断。重点介绍了法定传染病、新发传染病及常见感染性疾病，兼及一些少见、特殊和可能或已经输入我国的感染性疾病，涉及病毒、细菌、真菌、寄生虫等10余类500余种病原体和1000余种感染性疾病及感染相关性疾病，含图1400余幅。

本书内容丰富，总结了国内外感染病理学领域的诊断经验和最新研究成果，可供各级医院病理医生诊断及研究炎症与感染性疾病日常工作或培训学习参考，也可供各临床科室特别是涉及感染性或传染性疾病的医生参考，还可供感染相关专业研究生、规范化培训或进修医生学习参考。

图书在版编目（CIP）数据

感染病理学：全2册 / 刘德纯主编. — 北京：科学出版社，2024.4
ISBN 978-7-03-075648-0

Ⅰ.①感… Ⅱ.①刘… Ⅲ.①感染–疾病学–病理学 Ⅳ.①R4

中国国家版本馆CIP数据核字（2023）第094923号

责任编辑：杨小玲　刘天然　张艺璇/责任校对：张小霞
责任印制：肖　兴/封面设计：黄华斌
装帧设计：北京美光设计制版有限公司

科 学 出 版 社 出版
北京东黄城根北街16号
邮政编码：100717
http://www.sciencep.com
北京中科印刷有限公司印刷
科学出版社发行　各地新华书店经销
*
2024年4月第　一　版　开本：889×1194　1/16
2024年4月第一次印刷　印张：79 3/4
字数：2 600 000

定价：690.00元（全2册）
（如有印装质量问题，我社负责调换）

上 卷

下 卷

第十章
细 菌 感 染

　　细菌（bacteria）是一类具有细胞壁的原核细胞型单细胞微生物，最早由列文虎克在一位从未刷过牙的老人牙垢中发现。"细菌"这个名词最初由德国科学家埃伦贝格在1828年提出。细菌有广义和狭义两种范畴。广义上泛指各类原核细胞型微生物，包括细菌、放线菌、支原体、衣原体、立克次体、螺旋体（所谓二菌四体）。狭义上则专指其中个体数量最大、种类最多的细菌，包括真细菌和古细菌（古细菌中未发现致病菌）。本章只介绍狭义的真细菌及其引起的感染性疾病。

　　细菌感染（bacterial infection）是指细菌侵入宿主机体内并感染宿主细胞所引起的不同程度的组织损伤与免疫应答等一系列病理过程。抗细菌感染免疫是指细菌入侵宿主机体后激发机体免疫系统产生一系列免疫应答的过程。

第一节　细菌感染概述

细菌具有形体细小、结构简单、代谢旺盛、繁殖迅速（二分裂）、容易变异的特点。细菌具有坚韧的细胞壁和原始核质，无成形细胞核，也无核仁和核膜，除核糖体外无其他细胞器。在适宜的条件下具有相对稳定的形态与结构。绝大多数细菌的直径在 0.5～5μm，一般将细菌染色后用光学显微镜观察，常用革兰氏染色法，可识别各种细菌的形态特点，而其内部的超微结构需用电子显微镜才能看到。凡是能引起宿主机体感染并发病的细菌统称为致病菌（pathogenic bacterium）或病原菌（pathogen bacteria）。致病菌属于寄生菌，主要寄生在机体皮肤黏膜表面或侵入宿主细胞内，可导致组织损伤。

一、细菌的形态学特征

细菌具有相对稳定的形态结构，可用光学显微镜和电子显微镜观察与识别。掌握其形态结构，不仅是研究其致病性和免疫性的需要，对于形态学检查与诊断也十分必要。

（一）细菌的常见形态

不同种类的细菌形态、大小不一，同一种细菌的形态受菌龄和环境因素的影响也有差异，如生长的程度、pH、培养基成分和培养时间等因素对细菌的形态影响很大。细菌一般在适宜的生长条件下培养 8～18 小时时形态比较典型，在不利环境或菌龄老时常出现不规则的多形性。因此，观察细菌的大小和形态，应选择适宜生长条件下的对数期。根据外形细菌主要可分为球菌、杆菌、螺形菌三类。

1. 球菌（coccus）　呈圆球形、近似圆球形或肾形。单个球菌的直径在 0.8～1.2μm。根据繁殖时细菌分裂方向、分裂后细菌粘连程度及排列方式不同可分为以下几种。①双球菌（Diplococcus）：在一个平面上分裂成双排列，如肺炎链球菌（又称肺炎双球菌，图 10-1-1）、脑膜炎奈瑟菌（又称脑膜炎双球菌）；②链球菌（Streptococcus）：在一个平面上分裂，呈链状排列，如溶血性链球菌；③四联球菌（Micrococcus tetragenus）：在两个相互垂直的平面上分裂，以四个球菌排成方形，如四联加夫基菌；④八叠球菌（sarcina）：在三个互相垂直的平面上分裂，八个菌体重叠呈立方体状，如藤黄八叠球菌；⑤葡萄球菌（Staphylococcus）：在几个不规则的平面上分裂，菌体多堆积在一起，而呈葡萄状排列，如金黄色葡萄球菌（图 10-1-2）。

2. 杆菌（bacillus）　各种杆菌的大小、长短、弯度、粗细差异较大，可分为球杆菌、链杆菌、分枝杆菌、棒状杆菌等。大多数杆菌中等大小，长 2～5μm，宽 0.3～1μm。大的杆菌如炭疽杆菌 [（3～5）μm×（1.0～13）μm]，小的如土拉热杆菌 [（03～0.7）μm×0.2μm]。菌体的形态多数呈直杆状，有的菌体微弯。菌体两端多呈钝圆形，少数两端平齐（如炭疽杆菌），或两端尖细（如梭杆菌）或末端膨大呈棒状（如白喉棒状杆菌）。杆菌一般分散存在，无一定排列形式，偶有成对或链状（链杆菌，图 10-1-3），个别呈特殊的排

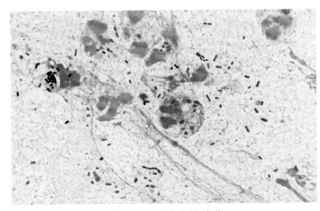

图10-1-1　肺炎链球菌

痰涂片黏液中见少量球菌，排列成短链状，革兰氏染色阳性，符合肺炎链球菌

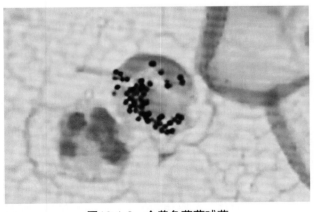

图10-1-2　金黄色葡萄球菌

皮肤水疱中的球形细菌呈簇状聚集成葡萄状。革兰氏染色阳性（杨俊文惠赠）

列,如栅栏状或字母 V、Y、L 样。结核分枝杆菌细长、略带弯曲,呈单个或分枝状排列,可聚集成团,抗酸染色阳性(图10-1-4)。

3. 螺 形 菌(spirillar bacterium, spiral-shaped bacterium) 菌体弯曲,可分为以下几种。①弧菌(vibrio):菌体只有一个弯曲,呈弧状或逗点状,如霍乱弧菌;②螺菌(spirillum):菌体有数个弯曲,如鼠咬热螺菌;③螺杆菌(helicobacter):菌体细长弯曲、呈弧形或螺旋状,如幽门螺杆菌;④弯曲菌(campylobacter):呈逗点或 S 形,如空肠弯曲菌。

细菌形态可受各种理化因素的影响,一般说来,在生长条件适宜时培养8 ~ 18小时的细菌形态较为典型;幼龄细菌形体较长;细菌衰老时或在陈旧培养物中,或环境中有不适于细菌生长的物质(如药物、抗生素、抗体、过高的盐分等)时,细菌常常出现不规则的形态和不同的排列方式,一些杆菌和球菌可呈链

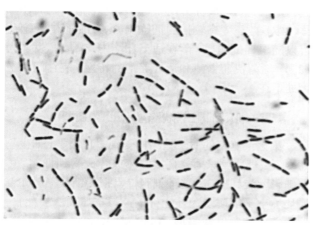

图10-1-3 革兰氏阴性链杆菌
多个短杆状细菌连接成链状,长短不等

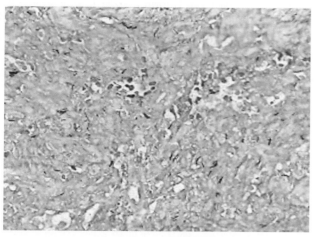

图10-1-4 分枝杆菌
短杆状细菌,散在或簇状聚集,抗酸染色呈紫红色

状排列,如链球菌和链杆菌,一些球菌可呈簇状、四联或八叠状。有些细菌表现为多形性,或呈梨形、气球状、丝状等,称为衰退型,不易识别。观察细菌形态和大小特征时,应注意来自机体或环境中各种因素所导致的细菌形态变化。

(二)细菌的基本结构

多数细菌都具有细胞壁、细胞膜、细胞质、核质、核糖体、质粒和胞质颗粒等基本结构,但缺少包裹染色体 DNA 的核膜,也没有其他具膜的细胞器。有的细菌还有荚膜、鞭毛、菌毛、芽孢等特殊结构。

1. 细胞壁(cell wall) 是位于细菌最外层、包绕着细胞膜的一层膜状结构,较为坚韧而具有弹性。其化学成分复杂,通常用革兰氏染色(Gram stain)显示细胞壁,将细菌分为革兰氏阳性(G^+)和革兰氏阴性(G^-)两大类。革兰氏阳性菌的细胞壁主要由肽聚糖和磷壁酸(teichoic acid)组成,革兰氏阴性菌的细胞壁由肽聚糖和外膜组成。

细胞壁厚度因细菌不同而异,一般为15 ~ 30nm。主要成分是肽聚糖,由 N- 乙酰葡糖胺和 N- 乙酰胞壁酸构成双糖单元,以 β-1, 4 糖苷键连接成大分子。N- 乙酰胞壁酸分子上有四肽侧链,相邻聚糖纤维之间的短肽通过肽桥(革兰氏阳性菌)或肽键(革兰氏阴性菌)桥接起来,形成了肽聚糖片层,像胶合板一样黏合成多层。

肽聚糖中的多糖链在各物种中都相同,而横向短肽链却有种间差异。革兰氏阳性菌细胞壁厚20 ~ 80nm,有 15 ~ 50 层肽聚糖片层,每层厚 1nm,含 20% ~ 40% 的磷壁酸,有的还具有少量蛋白质。革兰氏阴性菌细胞壁厚约 10nm,仅 2 ~ 3 层肽聚糖,其他成分较为复杂,由外向内依次为脂多糖、细菌外膜和脂蛋白。此外,外膜与细胞之间还有间隙。肽聚糖是革兰氏阳性菌细胞壁的主要成分,凡能破坏肽聚糖结构或抑制其合成的物质,都有抑菌或杀菌作用。

细菌细胞壁的功能:①保持细菌外形;②抑制机械和渗透损伤(革兰氏阳性菌的细胞壁能耐受 20kg/cm^2 的压力);③介导细胞间相互作用(侵入宿主);④防止大分子入侵;⑤协助细胞运动和分裂;⑥赋予细胞特定的抗原性及对抗生素和噬菌体的敏感性,菌体表面具有多种抗原表位,可以诱发机体的免疫应答;⑦物质交换作用,通过细胞壁上的许多小孔进行细菌内外的物质交换;⑧致病作用,革兰氏阳性菌的磷壁酸可黏附宿主细胞,革兰氏阴性菌的脂多糖是细菌内毒素,可引起多种病理反应。

2. 细胞膜(cell membrane) 是典型的单位膜

结构，厚 8～10nm，外侧紧贴细胞壁，围绕在细胞质外面，其主要成分为蛋白质、脂类和少量糖类。主要功能为选择性渗透与转运营养物质；胞外酶和代谢产物通过细胞膜排出到周围环境中；细胞膜上存在呼吸酶和合成酶类，菌体许多成分在细胞膜上合成。

3. 细胞质（cytoplasm）及其中的重要结构　细胞质呈凝胶状态，基本成分有水、蛋白质、核酸、脂类、无机盐及许多酶系统，是细菌进行新陈代谢的场所。同时其中还有许多重要结构，如核糖体、质粒和胞质颗粒。

（1）核糖体（ribosome）：每个细菌细胞含 5000～50 000 个核糖体，部分附着在细胞膜内侧，大部分游离于细胞质中。细菌核糖体是分散存在于细胞质中由 RNA 和蛋白质组成的亚微颗粒，沉降系数为 70S，由大亚单位（50S）与小亚单位（30S）组成，大亚单位含有 23S rRNA、5S rRNA 与 30 多种蛋白质，小亚单位含有 16S rRNA 与 20 多种蛋白质。30S 的小亚单位对四环素与链霉素很敏感，50S 的大亚单位对红霉素与氯霉素很敏感。

（2）质粒（plasmid）：指细菌核区 DNA 以外的可进行自主复制并提供少量遗传信息的裸露的环状双链 DNA 分子。质粒所含遗传信息量为 2～200 个基因，能进行自我复制，有时能整合到核 DNA 中。常见的质粒有 R 因子（耐药因子）、F 因子（决定性菌毛的产生）、Col 因子（大肠菌素因子，决定大肠埃希菌产生大肠菌素）、Ent 质粒（控制细菌肠毒素的合成，与细菌毒力有关）。质粒 DNA 在遗传工程研究中很重要，常用作基因重组与基因转移的载体。

（3）胞质颗粒（cytoplasmic granule）：是细胞质中的颗粒，起暂时贮存营养物质的作用，包括多糖、脂类、多磷酸盐等。

4. 核质（nucleoplasm）　细菌和其他原核生物一样，没有核膜，DNA 集中在细胞质中的低电子密度区，称拟核或核质（体）。细菌一般具有 1～4 个核质体，多的可达 20 余个。核质体是环状的双链 DNA 分子，所含的遗传信息量可编码 2000～3000 种蛋白质，空间构建十分精简，没有内含子。由于没有核膜，因此 DNA 的复制、RNA 的转录与蛋白质的合成可同时进行。

（三）细菌的特殊结构

1. 荚膜（capsule）　许多细菌的最外表还覆盖着一层多糖类物质，边界明显，称为荚膜，如肺炎链球菌；边界不明显的称为黏液层（slime layer），如葡萄球菌。荚膜对细菌的生存具有重要意义，细菌不仅可利用荚膜抵御不良环境，保护自身不受白细胞吞噬，而且能有选择地黏附到特定细胞的表面上，表现出对靶细胞的专一攻击能力。例如，伤寒沙门菌能专一性地侵犯肠道淋巴组织。细菌荚膜的纤丝还能把细菌分泌的消化酶贮存起来，以备攻击靶细胞之用。

2. 鞭毛（flagellum）　是某些细菌的运动器官，由一种称为鞭毛蛋白的弹性蛋白构成，结构上不同于真核生物的鞭毛。细菌可以通过调整鞭毛旋转的方向（顺时针和逆时针）改变运动状态。

3. 菌毛（pilus，fimbriae）　是在某些细菌表面存在的一种比鞭毛更细、更短而直硬的丝状物，需用电镜观察。特点是细、短、直、硬、多，菌毛与细菌运动无关，根据形态、结构和功能，可分为普通菌毛和性菌毛两类。前者与细菌吸附和侵染宿主有关，后者为中空管子，与传递遗传物质有关。

4. 芽孢（spore）　有些细菌在生长发育的后期个体缩小，细胞壁增厚，形成芽孢。芽孢由于在细菌细胞内形成，故常被称为内生孢子。芽孢是细菌的休眠体，对不良环境有较强的抵抗能力。小而轻的芽孢还可以随风四处飘散，落在适当环境中，又能萌发成为细菌。细菌快速繁殖和形成芽孢的特性，使它们几乎无处不在。

（四）细菌细胞壁缺陷型（细菌 L 型）

细菌细胞壁的肽聚糖结构受到多种因素（如生物性因素、理化因素等）直接破坏或合成受到抑制，可使细胞壁受到损伤。这种细胞壁受损的细菌一般在普通环境中不能耐受菌体内部的高渗透压而胀裂死亡，称为细菌细胞壁缺陷型。1935 年，Klieneberger-Nobel 在英国 Lister 研究所首先发现细菌细胞壁缺陷型，以该研究所第一个字母命名为 L 型（L-form）细菌，或称细菌 L 型（bacterial L form），本质上是细菌的一种变异现象（L 型变异），属于形态与结构的变异。

细菌 L 型的形态因缺失细胞壁而呈高度多形性，有球状、杆状和丝状或颗粒状，大小不一。革兰氏阳性菌 L 型在细胞壁缺失后，仅有一层细胞膜包住原生质，称为原生质体（protoplast），必须生存于高渗环境中。革兰氏阴性菌 L 型在细胞壁肽聚糖缺失后还存在外膜保护（脱壁不完全），形成球状体、巨形体或丝状体，在低渗环境中仍有一定的抵抗力。脱壁后的细菌形态呈高度多形性，大小不一，可呈球形、杆状和丝状等形态。几乎所有细菌都有 L 型存在。多种螺旋体、立克次体和真菌也有 L 型存在。凡能直接或间接地作用于细胞壁，使其产生亚致死性损害的各种因素，均可诱生出 L 型细菌。L 型细菌大多为革兰氏阴性。人工诱导或自然情况下，细菌在体内或体外均能产生 L 型。诱发 L 型细菌形成的因素去除后，部分 L 型菌如含有残存的肽聚糖作为自身合成的引物，可恢复为原菌。

二、细菌的生物学特征

细菌的生物学特征包括细菌的生长与繁殖、营养与代谢、遗传与变异等许多方面，分别与细菌的致病作用有一定程度的关联，简述如下。

（一）细菌的生长与繁殖

细菌个体一般以简单的二分裂方式进行无性繁殖。在适宜的条件下多数细菌繁殖很快，20～30 分钟即可倍增，细菌分裂数量倍增所需要的时间称为世代时间（generation time），个别菌种繁殖速度较慢，如结核分枝杆菌的世代时间长达 18～20 小时。

虽然细菌生长繁殖速度很快，但在繁殖过程中需要消耗营养物质，产生有害代谢产物。营养物质的消耗和有害代谢产物的积累，亦将影响细菌的生长繁殖速度，所以经过一段时间后细菌繁殖速度会下降甚至停滞，细菌密度减少。根据对细菌培养的研究，细菌群体的生长曲线可分为迟缓期、对数期、稳定期和衰亡期，即由缓慢增殖、快速增长进入增长与死亡相对平衡的稳定期。一些细菌的芽孢、外毒素及其他代谢产物多在稳定期产生。最后，细菌繁殖越来越慢，而死亡越来越多，细菌逐渐衰退或自溶，细菌生长进入衰亡期。这种规律性的生长繁殖只在细胞培养过程中可以分辨，而在活体内由于受到机体内环境、免疫防御机制及药物干预等影响，不可能出现上述典型的生长曲线模式。

细菌的生长繁殖需要很多必要条件，包括充足的营养物质、适宜的氢离子浓度（pH）和温度、渗透压及气体条件等。

（二）细菌的营养与代谢

细菌体积虽小，但代谢活跃，需要充足的营养物质，包括水、碳源、氮源、无机盐和生长因子等。经细菌代谢后可产生多种代谢产物，通过检测代谢产物的生化反应可以鉴别不同的细菌。

根据各种细菌的酶系统及代谢活性不同，以及对营养物质的需求差异，细菌分为自养型和异养型：①自养菌以简单的无机物为原料，利用碳源和氮源合成菌体成分；②异养菌以多种有机物为原料，合成菌体成分并获得能量。所有的病原菌都是异养菌。其中大部分寄生于活体内，从宿主的有机物中获取营养，又称为寄生菌。

细菌的新陈代谢包括分解代谢和合成代谢。其主要特征为代谢旺盛和代谢类型的多样化。代谢过程开始于胞外酶水解外环境中的营养物质，然后通过主动或被动转运机制将营养物质转运到胞质内。这些分子在一系列酶的催化作用下，经过一种或多种途径转变为共用的中间产物丙酮酸，再由丙酮酸进一步分解产生能量，或合成新的碳水化合物、氨基酸、脂类和核酸。在上述过程中，底物分解和转化为能量的过程称为分解代谢；所产生的能量用于细胞组分的合成称为合成代谢；将两者紧密结合在一起则称为中间代谢。

在细菌新陈代谢过程中，可产生许多代谢产物，它们各有其医学意义：①热原，也称致热原，大多由革兰氏阴性菌产生，为其细胞壁上的脂多糖，能引起发热反应。②内毒素和外毒素，外毒素是多数革兰氏阳性菌和少数革兰氏阴性菌在生长繁殖过程中释放到菌体外的毒性蛋白质，内毒素是革兰氏阴性菌中的脂多糖，在菌体死亡崩解后游离出来。外毒素毒性比内毒素强，详见后述。③侵袭性酶，部分细菌可产生具有侵袭性的酶，这种酶能促进细菌的侵袭和扩散，为细菌最重要的致病物质，如产气荚膜梭菌的卵磷脂酶、链球菌的透明质酸酶等。④色素，分为水溶性和脂溶性，水溶性色素能弥散到培养基或周围组织，如铜绿假单胞菌产生的色素可使培养基或感染的脓汁呈绿色，可能与致病性有关；脂溶性色素只存在于菌体，使菌落显色而培养基颜色不变，如金黄色葡萄球菌的色素。⑤抗生素，多由放线菌和真菌产生，能抑制或杀灭某些其他微生物或肿瘤细胞，细菌产生的只有多黏菌素（polymyxin）和杆菌肽（bacitracin）等。⑥细菌素（bacteriocin），是某些细菌菌株产生的具有抗菌作用的蛋白质，作用范围狭窄，仅对与产生菌有亲缘关系的细菌有杀伤作用，如大肠埃希菌产生的细菌素大肠菌素（colicin）。⑦维生素，某些细菌能产生维生素，以供自身需要，并能分泌到周围环境中，如大肠埃希菌分泌的 B 族维生素和维生素 K，也可被人体吸收利用。

细菌在生长代谢过程中，合成许多蛋白类物质，如毒素、蛋白酶、溶血素等。这些蛋白质可分布于细胞表面，或释放到外环境中，或注入宿主细胞内，参与细菌各种重要的生命活动和致病作用。细菌合成的蛋白质分泌到细胞外，需要借助细菌的分泌系统。细菌的分泌系统是一种细菌包膜的特殊结构，由多种不同的镶嵌蛋白、细胞膜蛋白、外膜蛋白和辅助蛋白等组成，目前已确认有 7 型分泌系统，完成合成蛋白质的分泌过程。

（三）细菌的遗传与变异

细菌的遗传（heredity）是指细菌保持物种遗传物质和生物学特性相对稳定、世代相传的能力。细菌的变异是指细菌子代与亲代之间生物学特性出现的差异。变异可使细菌产生变种或新种，是细菌进化并展现生物多样性的根本原因。细菌的变异分为遗传性变异和非遗传性变异。遗传性变异是指细菌遗传结构发生改变而引起的变异，这种变异可稳定地传给后代，也称基因变异（gene variation）。非遗传性变异又称表型变异（phenotypic variation），是指在外界某种环境的作用下出现的变异，遗传物质并未改变，所以不能遗传。

细菌变异现象非常常见，包括菌落变异、形态结构变异、耐药性变异和毒力变异 4 种。细菌变异的本质是遗传物质发生了改变，其机制如下。①细菌基因组重组：细菌自身基因组内部发生大片段的转移与重组，可以发生在细菌基因组与质粒、噬菌体之间，或在不同细菌之间，甚至细菌与其他高等生物之间；②细菌基因突变（gene mutation）：细菌基因内部个别碱基系列的改变，包括一对或少数几对碱基的缺失、插入或置换而导致的遗传信息变化，因其范围很小，又称点突变（point mutation）。

细菌的变异对于细菌感染的致病作用、诊断与治疗都有不同程度的影响。细菌毒力变异是指使细菌毒力增强、减弱或消失的变异。医学家努力研究使细菌毒力减弱或消失的方法，如卡介苗、减毒活疫苗的研制已为相关传染病的控制带来福音。但是，也要警惕和防范某些国家和恐怖组织利用细菌毒力变异的原理制备毒力增强的细菌作为生物武器或恐怖制剂。细菌形态的变异包括菌落形态、颜色及菌体形态与排列、荚膜、芽孢和鞭毛的变异，可能给细菌学诊断带来一些麻烦。细菌的菌体抗原、鞭毛抗原等是血清学诊断的重要依据，细菌的生化反应也是细菌感染诊断的重要指标。如果这些抗原和代谢酶类的编码基因发生变异，也将给诊断增加困难，甚至误导诊断。细菌耐药性的变异将产生耐药菌株，给治疗带来困难。

三、细菌与细菌感染的分类

根据研究和应用的角度、目的不同，可以对细菌进行不同的分类命名。这些分类和命名在临床和病理实践中会经常用到。同时，在诊治细菌感染性疾病时也常常从不同的角度和目的进行分类。因此需对此有所了解。

（一）细菌的分类

1. **传统分类**　19 世纪以来，以细菌的形态、生理特征为依据的分类奠定了传统的分类基础，它选择一些较为稳定的生物学性状，如细菌的形态结构、染色性、培养特性、生化反应、抗原性作为分类依据，根据其表型特征的相似性和系统发育的相关性原则对所有细菌进行分群归类，并根据相似性和相关性的不同水平排列成系统，然后按主次顺序逐级区分。这种方法使用方便，分类亦较为明确。细菌学中常用的是属和种，种是细菌分类的基本单位，生物学形状基本相同的细菌群体构成一个菌种（species），形状相近、关系密切的若干菌种组成一个菌属（genus）。同一菌属内的细菌在某些方面有所差别，差异较大的为亚种或变种，差异小的为型，如葡萄球菌属包括金黄色葡萄球菌、表皮葡萄球菌、腐生葡萄球菌等。

2. **表型分类和数值分类**　以细菌的形态结构、染色性、培养特性、生化反应和抗原性等形态与生理特性为标记的分类方法称为表型分类。20 世纪 60 年代，随着计算机的应用，对细菌的各种生物学性状等重要原则进行分类，一般需选用 50 项以上的生理、生化指标逐一进行比较，通过计算机分析各菌间相似度，划分细菌的属和种，并确定它们的亲缘关系，形成数值分类法。

3. **遗传学分类（基因型分类）**　是以细菌的大分子物质（核酸、蛋白质）等组成的同源程度分类，也称种系分类或自然分类。该分类法的优点：对细菌的种有一个较为一致的概念；使分类不会出现经常性或根本性的变化；可制订可靠的细菌鉴定方案；有利于了解细菌的进化和原始亲缘关系。目前较稳定的基因型细菌分类技术包括 DNA 碱基的组成、核酸同源值测定、核蛋白体 RNA 碱基序列等，揭示了细菌进化的信息，是最精确的分类方法。

4. **形态分类**　按细菌基本形态分为球菌、杆菌和螺形菌三大类。本章以此分类为主线，再参照其他特征细分为若干小节。

5. **染色分类**　按细胞壁革兰氏染色结果分为革兰氏阳性菌和革兰氏阴性菌两大类，或按抗酸染色结果分为抗酸菌和非抗酸菌两大类。

6. **分析分类**　采用电泳、色谱、质谱等方法分析细菌的组分、代谢产物组成及图谱等特征，进行细菌分类。

7. **化学分类**　主要通过对细菌细胞壁化学成分

即氨基酸和糖的分析进行分类鉴定。属的分类主要测定各种氨基酸组分，种的鉴定主要依据对糖的分析。

8. 营养来源分类 根据细菌生长繁殖所需要的营养物质来源，细菌可分为自养菌（autotroph）和异营菌（heterotroph）。自养菌依靠自身制造的营养物质生长繁殖，而异养菌依靠外界环境或宿主提供营养物质，又分为腐生菌（saprophytic bacteria）和寄生菌（parasitic bacteria）。寄生菌中寄生于人体表面及与外界相通的腔道如呼吸道、消化道、泌尿生殖道等黏膜表面，且不引起组织损伤者又称为共生菌（coexistence）或非致病菌，而寄生于机体皮肤黏膜表面或侵入宿主细胞内并可引起组织损伤的细菌称为致病菌（pathogenic bacterium），可引起感染性病变。有些细菌在正常情况下并不致病，但在特定条件下，如机体免疫力明显下降时致病，称为机会致病菌（opportunistic pathogen）或条件致病菌（conditional pathogen）。

细菌根据在人工培养过程中对氧的需求程度，可分为厌氧菌、需氧菌。致病菌绝大多数为兼性需氧菌，少数为专性厌氧菌，而需氧菌极少。

其实，上述分类都是基于不同的方法、技术和角度，对细菌的某种特性进行描述或定义，最基本的分类还是传统分类（属和种），最常用的分类仍是形态和染色分类。各种分类常结合应用，用不同的修饰词表明同一种细菌的某些特性，如金黄色葡萄球菌为革兰氏阳性化脓性细菌，革兰氏阴性结核分枝杆菌为细胞内型细菌等。

（二）细菌感染的分类

在临床和病理实践中，我们可能更关注细菌感染的传播途径、入侵和定植部位、致病作用等特点，因而衍生出一些新的分类方法和概念，并在临床和病理实践中广泛应用。

1. 按细菌与宿主的相互关系分类 分为有益菌群、机会致病菌和致病菌三种。本章主要讨论常见致病菌感染与机会致病菌感染（机会性感染）。有益菌群通常是人体的共生菌群，不引起感染。但当菌群失调时也可致病。

2. 按细菌寄生部位分类 分为胞内寄生菌和胞外寄生菌。胞内寄生菌简称胞内菌（intracellular bacteria），又分为兼性（facultative）和专性（obligate）两类。胞内菌有如下致病特点：①专性胞内菌在机体内外均必须在细胞内才能生长繁殖，如衣原体和支原体；兼性胞内菌在机体内需在细胞内生长繁殖，而在机体外可在特殊的培养基中生长繁殖，如结核分枝杆

菌、伤寒沙门菌、布鲁氏菌、嗜肺军团菌等。②胞内菌自身特有的侵袭因子能与敏感的宿主细胞表面受体特异性结合，使其进入细胞内生存和繁殖。③胞内菌毒性较弱，可在其寄生的细胞内长期生存，引起免疫应答，常发生Ⅳ型（迟发型）超敏反应，造成组织的免疫病理损伤，而非细菌毒素的直接损伤。④在病理形态学上，胞内菌常引起巨噬细胞增生和肉芽肿形成，病变较局限，但肉芽肿溃破后，可将胞内菌播散至远处组织，并形成新的肉芽肿病灶。⑤胞内菌感染常呈慢性病程，潜伏期也较长。⑥胞内菌常引起细胞免疫反应，以T淋巴细胞的免疫反应为主。

多数病原菌属于胞外菌，胞外菌主要寄生在呼吸道、消化道和泌尿生殖道的黏膜表面、细胞间隙和体液（血液、淋巴液或组织液）中，不进入细胞内，但能产生外毒素和（或）内毒素，引起组织损伤。例如，致病性球菌、大多数肠杆菌、白喉棒状杆菌、百日咳鲍特菌、破伤风梭菌和霍乱弧菌等，引起化脓性炎症的通常是胞外菌，也称为化脓菌。因而这种分类更受病理医师关注。

3. 按传播途径和媒介分类 细菌分为动物源性、水源性、土源性等。动物源性细菌主要有布鲁氏菌、鼠疫耶尔森菌、炭疽杆菌等，引起人兽共患病。寄生在污水和土壤中的细菌常经过污染饮水及食物导致感染，或通过皮肤的接触致病。细菌的传播途径：①虫媒传播；②空气飞沫传播；③粪-口传播或消化道传播；④血液传播；⑤皮肤黏膜直接接触传播；⑥垂直传播等。

4. 按细菌亲嗜性分类 各种细菌对人体组织的亲嗜性不同，有的嗜性广泛，可侵犯多种组织，如结核分枝杆菌，主要感染肺组织，但全身其他器官均可受累；有些主要累及特定的系统和靶器官（target organ），后者是病因诊断的重要线索。例如，化脓性脑膜炎通常由脑膜炎奈瑟菌引起；白喉则由白喉棒状杆菌引起；大叶性肺炎主要有肺炎链球菌引起；感染性腹泻常由肠道杆菌引起；易导致消化道感染的细菌主要有埃希菌属、沙门菌属、志贺菌属和霍乱弧菌等。

5. 按病变特点分类 在病理学上，常按临床病理表现的不同，将细菌感染分为特异性感染（specific infection）和非特异性感染两类。如果由明确病原体引发并有特征性炎症表现，称为特异性感染或特异性炎症，特异性感染可以引起较为独特的病变，其在病程演变及治疗处置等方面与一般感染不同。例如，化脓性病变、肉芽肿性病变、坏疽性病变等，都有一些特定的病原体，破伤风、结核病、气性坏疽、炭疽、梅毒等都有一些特异性病变。但更多的细菌引起非特

异性感染，病变缺乏特征性，或没有特异性的临床表现，不能明确感染源的，就称非特异性炎症，如关节炎、气管炎、阑尾炎等。

四、细菌的致病机制

引起人类疾病的细菌称为病原菌或致病菌。有一些细菌在正常情况下对人不致病，但一定条件下，如机体抵抗力下降、细菌寄生部位改变、菌群失调等可引起疾病，这些细菌称机会致病菌。病原菌和非病原菌的界限不是绝对的。

细菌引起感染性疾病的能力称致病性（pathogenicity），细菌的致病性是对特定宿主而言，有的只对人类有致病性，有的只对某些动物有，有的则对人类和动物都有，可引起人兽共患病。不同致病菌对宿主可引起不同的病理过程，如伤寒沙门菌对人类引起伤寒，而结核分枝杆菌引起结核病。因此，致病性是细菌的特征之一。致病菌的致病性强弱程度称为毒力（virulence），是量的概念。各种病原菌的毒力常不一致，并可因作用对象及环境条件的不同而改变。在同一种细菌中，亦有强毒、弱毒、无毒之分。细菌的毒力主要表现为侵袭力和产生毒素的能力，但有些致病菌的毒力物质迄今尚未探明。毒力常用半数致死量（median lethal dose，LD_{50}）或半数感染量（median infective dose，ID_{50}）表示，即在规定时间内，通过指定的感染途径，能使一定体重或年龄的某种动物半数死亡或感染需要的最小细菌数或毒素量。但由于是实验动物，且接种途径常非自然感染途径，故这类指标只能作为判断细菌毒力的参考。

致病菌的致病机制是由多种基因和基因产物决定的，取决于细菌与宿主细胞的黏附能力、对细胞或组织的入侵能力和细菌毒素的释放能力，此外，与细菌侵入宿主机体的数量，以及侵入部位是否合适等都有着密切的关系。

（一）细菌的侵袭力

细菌突破宿主皮肤、黏膜等生理屏障和机体的防御功能，进入机体并在体内定植、繁殖及扩散、蔓延的能力，称为侵袭力（invasiveness）。构成侵袭力的主要物质有细菌的表面结构和细胞外酶，包括菌毛、荚膜、黏附素、磷脂壁酸及其他物质。

1. 荚膜　细菌的荚膜具有抵抗吞噬及体液中杀菌物质的作用，如肺炎链球菌、脑膜炎奈瑟菌等的荚膜为多糖，炭疽杆菌等的荚膜为多肽，能使致病菌在宿主体内大量繁殖，产生病变。肺炎链球菌、A群和

C群乙型链球菌、炭疽杆菌、鼠疫耶尔森菌、肺炎杆菌及流感嗜血杆菌的荚膜是很重要的毒力因素。例如，将无荚膜细菌注射到易感的动物体内，细菌易被吞噬而消除；但若接种有荚膜的菌株，则细菌大量繁殖，并引起病变，小鼠常于注射后24小时内死亡。试验证明，10个带荚膜的肺炎链球菌可以使小鼠死亡，而该菌去除荚膜后要多达1万个才能使小鼠致死。

有些细菌表面有类似荚膜的物质，如A群链球菌的M蛋白、沙门杆菌的Vi抗原和数种大肠埃希菌的K抗原等，都是位于这些细菌细胞壁外层的结构，其表面黏液层甚薄（< 0.2μm），通称为微荚膜，其功能与荚膜相同，不仅能阻止吞噬细胞的吞噬作用，并且可阻止抗体和补体与菌体表面结合，抵抗体液中的杀菌物质对细菌的损伤作用，因而使细菌的致病性增强。

2. 普通菌毛　革兰氏阴性杆菌、链球菌、淋球菌及霍乱弧菌等菌体表面布满普通菌毛，可与宿主细胞表面相对应的受体结合，使其黏附、定居于肠道黏膜或泌尿生殖道黏膜表面，进而大量繁殖并引起病变，细菌与宿主细胞黏附有一定的特异性，如志贺菌定位于结肠黏膜组织，所以病变发生于结肠。

3. 细菌的胞外酶　有些细菌既无荚膜又不产生外毒素，主要靠产生各种胞外酶（exoenzyme）形成其侵袭力。胞外酶本身无毒性，但在细菌感染的过程中有一定作用。常见的有以下3类。

（1）抗吞噬及促进扩散的酶类：①金黄色葡萄球菌血浆凝固酶（coagulase），大多数致病性金黄色葡萄球菌能产生一种血浆凝固酶（游离血浆凝固酶），能加速人或兔血浆的凝固，保护病原菌不被吞噬或免受抗体等的作用。凝固酶是一种类似凝血酶原的物质，通过血浆中的激活因子变成凝血样物质后，才能使血浆中的纤维蛋白原变为固态的纤维蛋白而使血浆凝固，并可沉积于菌体表面和病灶周围，阻止吞噬细胞吞噬及抑制抗体的抑菌作用。金黄色葡萄球菌还产生第二种血浆凝固酶（凝聚因子），结合在细菌细胞上，在血浆中将球菌凝集成堆，不需血浆激活因子，而是直接作用于敏感的纤维蛋白原。在抗吞噬作用方面，凝聚因子比游离血浆凝固酶更为重要。②链激酶（streptokinase），或称链球菌纤维蛋白溶酶，大多数引起人类感染的链球菌能产生链激酶。其作用是能激活纤维蛋白溶酶原或纤溶酶原成为纤维蛋白溶酶或纤溶酶，而使纤维蛋白凝块溶解，有利于细菌扩散。链球菌感染正是因链激酶溶解感染局部的纤维蛋白屏障而促使细菌和毒素扩散。③透明质酸酶（hyaluronidase），由溶血性链球菌和产气荚膜梭菌等

产生,可分解机体结缔组织中的透明质酸,使结缔组织疏松、通透性增加,便于细菌扩散,故也称扩散因子,如化脓性链球菌具有透明质酸酶,可使细菌在组织中扩散,易造成全身性感染。④其他,产气荚膜梭菌可产生胶原酶(collagenase),这是一种蛋白分解酶,可分解结缔组织中的胶原蛋白,有利于细菌扩散,在气性坏疽中起致病作用。许多细菌有神经氨酸酶,这是一种黏液酶,能分解细胞表面的黏蛋白,使之易于感染。A群链球菌产生的脱氧核糖核酸酶,能分解脓液中的DNA,因此,该菌感染的脓液,稀薄而不黏稠。

(2)促进细菌黏附于细胞表面的酶类:①葡萄糖基转移酶(glucosyl-transferase),由变异链球菌产生,可使蔗糖转变为具有黏性的葡聚糖,有利于口腔厌氧菌黏附于牙齿表面形成牙菌斑,导致龋齿和牙周病;②淋球菌产生的淋球菌蛋白酶(gonococcal proteinase)可分解黏膜表面的IgA,有利于淋球菌黏附于泌尿生殖道黏膜的表面。

(3)损伤宿主细胞的酶类:①蛋白溶菌素(pyocyanase),由铜绿假单胞菌产生,对多种组织都有损伤作用,甚至可导致组织坏死;②卵磷脂酶(lecithinase),为产气荚膜梭菌所产生,可分解宿主细胞膜中的卵磷脂,使细胞崩溃、组织损伤、细胞坏死或溶血。

4. **黏附性物质**　包括黏附素(adhesin)和脂磷壁酸(lipoteichoic acid,LTA)等。黏附素与细菌的黏附(adherence)密切相关。细菌引起感染一般需先黏附在宿主的呼吸道、消化道或泌尿生殖道等黏膜上皮细胞(即靶细胞)上,以免被呼吸道的纤毛运动、肠蠕动、黏液分泌、尿液冲洗等活动所清除。这是细菌入侵机体的第一步。然后,细菌在局部定植、繁殖,产生毒性物质或继续侵入细胞、组织,直至形成感染。细菌黏附至宿主靶细胞由黏附素和靶细胞受体的结合所介导。黏附素是细菌细胞表面的蛋白质,一类由细菌菌毛分泌(菌毛黏附素),如革兰氏阴性菌表面纤毛或菌毛的顶部有一个小分子量的蛋白质决定细菌黏附对象的特异性;另一类非菌毛产生,而是细菌的其他表面组分(非菌毛黏附素)。大肠埃希菌的Ⅰ型菌毛、定植因子抗原Ⅰ(CFA-Ⅰ)、淋球菌菌毛产生的是菌毛黏附素。金黄色葡萄球菌的脂磷壁酸、A群链球菌的LTA-M蛋白复合物、苍白密螺旋体的P1-3蛋白、肺炎支原体的P1蛋白等属非菌毛黏附素。不同的黏附素与相配的靶细胞受体才能结合,黏附素受体一般是靶细胞表面的糖类或糖蛋白。例如,大肠埃希菌Ⅰ型菌毛黏附素与肠黏膜上皮细胞的D-甘露糖受

体结合可导致尿路感染,P1蛋白与半乳糖结合可导致肾盂肾炎,而S型蛋白与唾液酸结合可导致脑膜炎等。衣原体的表面血凝素可与靶细胞N-乙酰葡糖胺受体结合。细菌的黏附作用与其致病性密切相关。例如,从临床标本分离出的肠产毒性大肠埃希菌菌株大多具有菌毛,尿路感染的奇异变形杆菌亦如此。志愿者口服肠产毒性大肠埃希菌的无菌毛菌株,不引起腹泻。在大鼠实验性肾盂肾炎模型中,抗特异菌毛抗体有预防作用。肠产毒性大肠埃希菌菌毛疫苗已用于兽医界,对预防新生小牛、小猪由该菌引起的腹泻作用明显。

脂磷壁酸也称膜磷壁酸(membrane teichoic acid),是革兰氏阳性细菌细胞壁的糖脂结构与胞质膜脂质外层共价结合,穿过肽聚糖层并突出于细胞壁的丝状结构。在人类口腔黏膜及皮肤的上皮细胞、淋巴细胞、红细胞、白细胞和血小板等细胞表面均有LTA受体。革兰氏阳性细菌可通过LTA介导黏附于这些细胞。例如,A群链球菌通过LTA的介导可黏附于皮肤黏膜上皮细胞与淋巴细胞等,引起蜂窝织炎和淋巴结炎。

5. **侵袭性物质**　有些致病菌如志贺菌、肠侵袭性大肠埃希菌中140MDa大质粒上的inv基因,能编码侵袭素(invasin),使这些细菌能入侵上皮细胞。假结核耶尔森菌和小肠结肠炎耶尔森菌亦能产生侵袭素。福氏志贺菌的virG基因所编码的Ipa、Ipb、Ipc等侵袭性蛋白,能使该菌向邻近细胞扩散。致病性葡萄球菌凝固酶能使血浆中的液态纤维蛋白原变成固态的纤维蛋白围绕在细菌表面,犹如荚膜,可抵抗宿主吞噬细胞的吞噬作用。A群链球菌产生的透明质酸酶、链激酶和链球菌DNA酶能降解细胞间质透明质酸、溶解纤维蛋白、液化脓液等,利于细菌在组织中扩散。这些侵袭性物质,一般不具有毒性,但在感染过程中可以协助致病菌抗吞噬或向四周扩散。

(二)细菌毒素

胞外菌产生的毒素(toxin)是对机体致病的主要毒性物质,按其来源、性质和作用的不同,可分为外毒素和内毒素两大类。细菌致病主要是由其分泌的外毒素或菌体溶溃后释放的内毒素引起的。少数细菌如痢疾志贺菌、某些血清型的大肠埃希菌、鼠疫耶尔森菌和霍乱弧菌等,既可产生外毒素,又可产生内毒素。胞内菌的致病性主要为低毒性的细胞内寄生和长期共存,引起以细胞免疫为主的慢性疾病,包括肉芽肿性疾病。

1. **外毒素(exotoxin)**　是细菌在生长繁殖过程

中由细胞内产生并分泌到细胞外的毒性物质。能产生外毒素的细菌大多数是革兰氏阳性菌，主要是由破伤风梭菌、肉毒梭菌、白喉棒状杆菌、产气荚膜梭菌、A群链球菌、金黄色葡萄球菌等产生的。革兰氏阴性菌中的痢疾志贺菌、鼠疫耶尔森菌、霍乱弧菌、肠产毒性大肠埃希菌、铜绿假单胞菌等也能产生外毒素。大多数外毒素在细菌细胞内合成后分泌至细胞外；也有存在于菌体内，待细菌溶溃后才释放出来的，如痢疾志贺菌和肠产毒性大肠埃希菌的外毒素。将产生外毒素的细菌的液体培养物用滤菌器过滤除菌，即能获得外毒素。其特点如下：①化学成分是蛋白质。②不稳定，易被热、酸及酶所灭活，如白喉外毒素在58～60℃经1～2小时、破伤风外毒素在60℃经20分钟可被破坏。但葡萄球菌肠毒素是例外，能耐100℃ 30分钟。③可经甲醛（0.3%～0.4%）处理，脱去毒性，但仍保有免疫原性，为类毒素（toxoid），如白喉类毒素、破伤风类毒素等。类毒素注入机体后，可刺激机体产生具有中和外毒素作用的抗毒素抗体。类毒素和抗毒素在防治一些传染病中有实际意义，前者主要用于人工主动免疫，后者常用于治疗和紧急预防。④大多外毒素是蛋白质，具有良好的抗原性，可刺激机体产生高效价的抗毒素。⑤具亲组织性，但作用于组织有选择性。一般不引起宿主发热，但常可抑制宿主蛋白质的合成，对宿主有细胞毒性及神经毒性。例如，破伤风痉挛毒素能影响宿主脊髓前角运动神经细胞的控制功能，引起骨骼肌强直痉挛；肉毒梭菌产生的肉毒毒素能阻断胆碱能神经末梢传递介质（乙酰胆碱）的释放，麻痹运动神经末梢，出现眼、咽肌等麻痹，引起眼睑下垂、复视、斜视、吞咽困难等，严重者可因呼吸麻痹而死亡。又如，白喉毒素对外周神经末梢、心肌等有亲和性，通过抑制靶细胞蛋白质的合成而导致外周神经麻痹和心肌炎等。⑥毒性极强，极微量就可使实验动物死亡，如1mg肉毒毒素纯品能杀死2亿只小鼠。

根据其对宿主细胞的亲和性及作用机制等，外毒素可再分成神经毒素、细胞毒素和肠毒素。有的细菌可产生多种外毒素。①肠毒素（enterotoxin）是一类作用于肠道黏膜的细菌毒素，在体外产生并引起食物中毒。它们所致的疾病不是传染过程，而是由摄入含有这类毒素的食物引起的中毒过程。②细胞毒素（cytotoxin）可使细胞代谢障碍，或直接损伤靶细胞，而使细胞溶解或坏死，如白喉棒状杆菌产生的白喉毒素对心肌细胞、肾上腺及末梢神经细胞具有亲嗜性，可通过抑制细胞的蛋白质合成导致细胞变性坏死而引起心肌炎、肾上腺出血和周围神经麻痹等疾病。

③神经毒素（neurotoxin），选择性作用于中枢或周围神经，导致神经功能紊乱。例如，破伤风痉挛毒素高度亲嗜脑干细胞和脊髓前角运动神经细胞，阻断释放抑制性递质，引起全身肌肉痉挛性强直；而肉毒毒素则作用于脑神经核、周围神经肌肉接头及自主神经末梢，抑制释放乙酰胆碱，从而阻断神经冲动的传导，导致肌肉弛缓性麻痹。这些毒素有的作用于全身，如白喉棒状杆菌产生的白喉毒素、破伤风梭菌产生的破伤风痉挛毒素、乙型溶血型链球菌产生的红疹毒素；有的作用于局部，如霍乱弧菌肠毒素等。

多数外毒素的分子结构为A-B模式，即由A和B两种亚单位组成。A亚单位是外毒素活性部分，决定其毒性效应。B亚单位无毒，能与宿主靶细胞表面的特殊受体结合，介导A亚单位进入靶细胞。A或B亚单位单独对宿主无致病作用，因而外毒素分子的完整性是致病的必要条件。利用B亚单位能与靶细胞受体结合后阻止受体再与完整外毒素分子结合，且B亚单位抗原性强的特点，将B亚单位提纯制成疫苗，有可能预防相关的外毒素性疾病。

有些外毒素的分子结构不是A-B模式。①损伤细胞膜的毒素：有两种类型。一种具有磷脂酶活性，如产气荚膜梭菌的α毒素是磷脂酶C；金黄色葡萄球菌的β毒素是鞘磷脂酶；水肿梭菌的β毒素是卵磷脂酶等。这些毒素消化靶细胞膜的磷脂组分而引起细胞溶解。另一种是毒素本身嵌进细胞膜，使其形成小孔。例如，金黄色葡萄球菌α毒素通过在靶细胞上打孔而损伤细胞；产气荚膜梭菌β毒素与金黄色葡萄球菌α毒素具有同源性，是一种孔道形成毒素；链球菌溶血素O结合于靶细胞膜胆固醇的孔形成毒素，在寡聚化后形成小孔。②激素样作用的毒素：如大肠埃希菌耐热肠毒素能活化肠黏膜上的鸟苷酸环化酶，导致腹泻。

（1）具腺苷二磷酸（APP）核糖基转移酶活性的毒素：这类毒素通过转移烟酰胺腺嘌呤二核苷酸中的ADP核糖，核糖基化真核细胞中腺苷酸环化酶复合物中的鸟嘌呤核苷结合蛋白。例如，百日咳毒素和铜绿假单胞菌毒素A靶向的延伸因子-2（EF-2）是三磷酸结合蛋白；肉毒梭菌C2毒素使肌动蛋白结合至腺苷三磷酸（ATP）；肉毒梭菌C3毒素即ADP核糖基转移酶，靶向小分子鸟苷三磷酸结合蛋白Rho和Rac。这类毒素都为A-5B结构，即每一外毒素分子由1个A亚单位和5个B亚单位组成，包括霍乱肠毒素、大肠埃希菌不耐热肠毒素、百日咳毒素等。

（2）RNA糖基化酶毒素：这类毒素的分子结构式也是A-5B。例如，痢疾志贺菌产生的志贺毒素和大肠埃希菌O157：H7产生的志贺样毒素。它们的A亚单位与蓖麻毒素蛋白的 A 亚单位具有同源性。A 亚单位的 N- 糖苷酶，直接作用于靶细胞核糖体的 60S 亚单位，使 28S RNA 近 3′ 端的特殊嘌呤残基脱嘌呤。

（3）钙调节蛋白依赖性腺苷酸环化酶毒素：炭疽毒素属此类毒素。它由保护性抗原（PA）、水肿因子（EF）和致死因子（LF）三部分组成。单一组分无毒性，PA 和 EF 可引起实验动物皮肤水肿，PA 和 LF 则使动物迅速死亡。PA 和 EF 或 LF 反应产生完全的水肿毒素或致死毒素，符合 A-B 模式。水肿因子是一种钙调节蛋白依赖性腺苷酸环化酶，进入靶细胞后导致环腺苷酸（cAMP）水平增高。致死因子是炭疽致死的主要毒力因子，它可能是一种金属蛋白酶。

（4）具锌结合内肽酶活性的神经毒素：这类毒素的代表是肉毒毒素（BoNT），其结构和功能与破伤风痉挛毒素（TetX）相似。BoNT 和 TetX 产生时为单一多肽，经蛋白酶水解成由二硫键连接的双链毒素。100kDa 重链与神经元受体结合，50kDa 轻链封闭神经递质的释放。这两种毒素均为锌内肽酶，其靶分子是神经元膜内的小突触小泡蛋白（synaptobrevin），毒素可将之切割、降解而失活。锌内肽酶活性部位位于这些毒素的轻链，若锌结合基序发生突变，则其活性丧失。

（5）梭菌外毒素：艰难梭菌可产生毒素 A（肠毒素）和毒素 B（细胞毒素）。毒素 A 和 B 的靶分子是 Rho，其作用机制尚不清楚。

细菌外毒素中，有一类具有超抗原（superantigen）作用。这些超抗原性外毒素主要是葡萄球菌肠毒素 A～E、毒性休克综合征毒素 -1、链球菌致热外毒素 A～C 等。这些毒素是强力的促分裂原，能活化一大群 T 细胞。它们结合至抗原提呈细胞（antigen presenting cell，APC）上的 MHC Ⅱ 类分子，以及 T 细胞受体 β 区刺激 T 细胞，产生和释放大量白细胞介素（interleukin，IL）-1、IL-2、肿瘤坏死因子（tumor necrosis factor，TNF）-α 和 γ 干扰素（interferon-γ，IFN-γ）等细胞因子。超抗原性外毒素引起的病症有中毒性休克综合征、猩红热、食物中毒等，也可能与一些自身免疫病有关，如中毒性休克综合征患者常伴关节炎、滑膜炎等并发症。

2. 内毒素（endotoxin） 是革兰氏阴性菌细胞壁中的脂多糖（lipopolysaccharide，LPS）组分，在生活状态时不释放出来，只有当细菌死亡裂解或用人工方法破坏菌体后才释放出来。螺旋体、衣原体、支原体、立克次体亦有类似的 LPS，有内毒素活性。内毒素的分子量大于 10 万，其分子结构由特异性多糖、非特异核心多糖和脂质 A 三部分组成。其中脂质 A 是主要毒性成分，无种属特异性。特异性多糖位于细胞壁最

外层，具有种特异性。核心多糖位于两者之间，具有属特异性，但不同属的细菌间可具有交叉性抗原。内毒素耐热，加热 100℃ 经 1 小时不被破坏；需加热至 160℃ 经 2～4 小时，或用强碱、强酸或强氧化剂加温煮沸 30 分钟才灭活。内毒素不能用甲醛液脱毒成类毒素。

内毒素注射机体可产生相应抗体，中和作用较弱。但当革兰氏阴性菌进入血液循环发生败血症时，内毒素大量释出，诱生的细胞因子过量，常致患者休克甚至死亡。脂质 A 是内毒素的主要毒性组分。不同革兰氏阴性菌的脂质 A 结构虽有差异，但基本相似。因此，不同革兰氏阴性菌感染时，由内毒素引起的毒性作用类同。人体对内毒素很敏感。内毒素对组织细胞的选择性不强，不同革兰氏阴性菌的内毒素引起的病理变化和临床症状大致相同，但内毒素的数量不等则所致临床病理表现有异。

（1）发热反应：内毒素可引起发热。极微量（1～5ng/kg）内毒素就能引起人体体温上升，维持约 4 小时后恢复。其机制是内毒素作用于粒细胞、巨噬细胞和血管内皮细胞等，使之产生 IL-1、IL-6 和 TNF-α 及趋化因子等这些具有内源性致热原（endogenous pyrogen）的细胞因子。它们再作用于宿主下丘脑体温调节中枢，促使体温升高而发热。发热时的血管扩张和炎症反应等是对宿主有益的免疫保护应答。

（2）白细胞反应：注射内毒素后，血液循环中的中性粒细胞数骤减，与其移动并黏附至毛细血管壁有关。1～2 小时后，LPS 诱生的中性粒细胞释放因子（neutrophil releasing factor）刺激骨髓释放中性粒细胞进入血流，使中性粒细胞数量显著增加，且有核左移现象。但伤寒沙门菌内毒素是例外，始终使血液循环中的白细胞总数减少，机制尚不清楚。

（3）内毒素血症与内毒素休克：当血液中细菌或病灶内细菌释放大量内毒素入血时，可导致内毒素血症（endotoxemia），见于暴发型流行性脑脊髓膜炎、中毒性菌痢、重症伤寒等疾病。内毒素作用于巨噬细胞、中性粒细胞、内皮细胞、血小板、补体系统、凝血系统等并诱生 TNF-α、IL-1、IL-6、IL-8、组胺、5- 羟色胺、前列腺素、激肽等生物活性物质，使小血管舒缩功能紊乱，而造成微循环障碍，使末梢血管扩张、通透性增高，静脉回流减少，心排血量减少，导致低血压并可发生内毒素休克。组织器官毛细血管灌注不足，重要器官（肾、心、肝、肺与脑）因供血不足而缺氧，有机酸积聚而导致代谢性酸中毒。

（4）弥散性血管内凝血(disseminated intravascular coagulation，DIC）：高浓度的内毒素能活化凝血系统

的Ⅻ因子，当凝血作用开始后，使纤维蛋白原转变为纤维蛋白，造成 DIC；由于血小板与纤维蛋白原大量消耗，以及内毒素活化纤溶酶原为纤溶酶，分解纤维蛋白，进而产生出血倾向。

（5）施瓦茨曼（Schwartzman）反应：可能是由内毒素引起 DIC 的一种特殊形式。将内毒素注入动物皮内，次日再以内毒素静脉注射，数小时后第一次注射的局部皮肤出现坏死，称为局部施瓦茨曼反应。如果两次均为静脉注射内毒素，就可出现 DIC，动物两侧肾皮质坏死，最终死亡，此为全身性施瓦茨曼反应。

现认为第一次剂量的内毒素封闭了单核巨噬细胞系统，以致不能消除第二次注入的内毒素，故发生这种反应。用炭粒代替第一次内毒素剂量以阻断单核巨噬细胞系统，或以肾上腺皮质类固醇处理，也可得同样结果。

（6）其他：内毒素还能引起早期粒细胞减少血症，以后继发粒细胞增多血症；活化补体 C3，引起由补体介导的各种反应等。内毒素也可引起糖代谢紊乱，先发生高血糖，转而为低血糖，大量糖原消耗，可能与肾上腺素大量分泌有关。

内毒素和外毒素的主要区别归纳如下（表 10-1-1）。

表 10-1-1　内毒素和外毒素的主要区别

鉴别要点	内毒素	外毒素
来源	革兰氏阴性细菌	革兰氏阳性细菌和某些革兰氏阴性细菌
产生部位	细胞壁成分，在菌体裂解后释出	由细菌合成并分泌到菌体外，少数由菌体裂解后释出
化学成分	脂多糖	蛋白质
毒性作用	各种细菌的毒性作用大致相同，引起发热、内毒素性休克、DIC等	对组织器官有选择性的毒性作用，引起特殊临床表现
稳定性	稳定，耐热	不稳定，不耐热
抗原性	弱，刺激机体产生的抗体无明显中和作用	强，可刺激机体产生抗毒素
类毒素	经甲醛处理不形成类毒素	经甲醛处理可制备

（三）细菌 L 型感染的致病特点

1. 细菌 L 型感染的共同致病特点　为多种组织的间质性炎症，以慢性炎症细胞浸润为主。实验研究证实，以多种细菌的 L 型，如金黄色葡萄球菌（简称金葡菌）、链球菌、伤寒沙门菌、结核分枝杆菌（简称结核杆菌）、新型隐球菌、幽门螺杆菌和钩端螺旋体等，感染小鼠或豚鼠，处死后取组织经病理切片证实，病变与病毒等缺壁微生物引起的病变相似，为间质性炎症。细菌细胞壁中的肽聚糖对中性粒细胞有趋化作用，L 型失去细胞壁，故感染病灶中中性粒细胞常不增多。而细胞膜暴露在外，细胞膜有促分裂原的作用，能促使淋巴细胞分裂，呈现出以淋巴细胞浸润为主的间质性炎症（若细菌原菌与 L 型同时存在则例外）。在人体多种慢性炎症病变中检出细菌 L 型，也证实细菌 L 型感染与间质性炎症密切相关，病灶中以间质内淋巴细胞浸润为主，也可见浆细胞、单核巨噬细胞浸润。

2. 细菌 L 型感染可失去原菌的特征性病变　如金葡菌 L 型感染不能引起化脓性炎而引起间质性炎，结核杆菌 L 型因失去细胞壁中的大量磷脂，可在巨噬细胞内生长繁殖并长期存活，且不能刺激巨噬细胞转

变为朗汉斯巨细胞而形成典型的结核结节，但仍能引起干酪样坏死，在病理学诊断时可造成严重漏诊和误诊。有学者对 155 例慢性淋巴结炎切片做回顾性检查，经抗酸和免疫酶染色，分别有 60% 和 68% 检出结核杆菌 L 型。用伤寒沙门菌灌肠感染小鼠，经免疫酶染色证明 L 型在组织中存在时间比细菌长。由于伤寒沙门菌 L 型细胞壁"O"抗原缺失，感染后不能刺激巨噬细胞的增生和吞噬，因此不能形成特征性伤寒小结。有研究者发现细菌 L 型也可引起鳞状上皮挖空细胞样改变。

3. 各种细菌变为 L 型后致病性有所减弱　细菌 L 型的致病性一般比细菌型轻，发病缓慢，或使病程慢性化。实验证明有一些致病因子，如血浆凝固酶、耐热核酸酶等"镶嵌"在金葡菌细胞壁中。金葡菌变为 L 型，失去了细胞壁，这些致病因子也随之减弱，甚至消失。再如结核杆菌感染豚鼠 28 天即可发病，但用同量 L 型感染，110 天也未见发病；改用 50 倍量感染 2 只小鼠，分别于 60 天和 90 天发病，发病时间推迟 2～3 倍。

4. 细菌 L 型在一定条件下可以恢复为细菌型　恢复为细菌型后可使病情加重或迁延不愈。细菌变异为 L 型后，虽致病性减弱，但编码这些致病因子的基

因依然存在，如金葡菌肠毒素的基因、埃尔托型霍乱弧菌神经氨酸酶和溶血毒素基因等通过探针杂交检测仍可测出，说明 L 型仍有恢复的可能。感染后经抗生素治疗虽疾病减轻，但部分细菌转为 L 型，在条件合适的时候又可恢复为细菌型，并产生原有的致病因子，引起疾病的复发。

5. 很多微生物都可发生 L 型变异 因而受累组织也非常广泛，几乎可累及所有组织，常见于呼吸道、消化道和尿道，亦可引起败血症。有学者提出细菌 L 型败血症（SBL）的 4 个诊断标准与特点：①有感染的临床表现，两次以上从血、骨髓或其他材料中分离出 L 型，并恢复为同种细菌；②发热不规则，大多呈弛张热；③白细胞计数一般不增高（伴有细菌型者可增高），有中毒颗粒、感染骨髓象；④红细胞沉降率常加快，胸部 X 线片常见有间质性肺炎。

6. 细菌 L 型的黏附性和耐药性 由于细胞壁缺损，表面电荷改变，对宿主细胞的黏附性增强，可致被黏附的细胞变形和损伤。例如，幽门螺杆菌黏附于胃黏膜，可使黏膜上皮表面结构变形，细胞骨架改变，以适应长期生存；细菌 L 型结构变异，对某些药物的敏感性降低，或耐药性增强，或逃避机体免疫系统和药物的攻击，得以在体内长期潜伏，使相关疾病不易治愈，或转为慢性，病变持续性发展。

7. 细菌 L 型可能有致癌作用 细菌 L 型侵入人体，因为其缺壁可与体细胞融合进入宿主细胞胞质或核内，其 DNA 可能通过核孔插入、整合到宿主细胞染色体某一位点，损伤 DNA，甚至引起基因突变，促进细胞过度增生，导致细胞恶变。例如，在宫颈癌、子宫内膜癌等中，用 DNA 探针作原位杂交，可在许多癌细胞核和胞质内见到 L 型 DNA 阳性信号，说明 L 型与病毒一样可侵入人体细胞质和细胞核，有导致癌变的可能。L 型所致慢性炎症也可使机体微环境发生改变，炎症病灶内自由基、超氧化物产生增加，造成细胞过氧化损伤，也可能诱发癌变。细菌 L 型还可黏附于肿瘤细胞，在瘤细胞表面和间质内均可检出细菌 L 型。

五、细菌感染与抗感染免疫

细菌侵入宿主机体后，进行生长繁殖、释放毒性物质，引起不同程度的病理变化和临床表现，称为细菌感染（bacterial infection）。能使宿主发病的为致病菌或病原菌（pathogenic bacteria, pathogen），不能造成宿主感染的为非致病菌或非病原菌（nonpathogenic bacteria, nonpathogen）。这一概念并非绝对，有些细菌在正常情况下并不致病，但当在某些条件改变的特殊情况下可以致病，这类菌称为机会致病菌或条件致病菌。

致病菌入侵后，在建立感染的同时，能激发宿主免疫系统产生一系列免疫应答与之对抗。其结局根据致病菌和宿主两者力量强弱而定，可为感染不形成；感染形成但逐渐消退，患者康复；感染形成且迁延不愈，留下后遗症；或感染扩散，患者死亡。

（一）正常菌群与机会致病菌

1. 正常菌群 自然界中广泛存在着大量的、多种多样的微生物，它们无所不在，布满自然界、动植物和人体。人类与自然环境接触密切，因而正常人的体表和同外界相通的口腔、鼻咽腔、肠道、泌尿生殖道等腔道中都寄居着不同种类和数量的微生物。其体积虽小，需用显微镜才能发现，但数量和品种众多。一个人排出的粪便中，微生物占干粪质量的 40% 左右。人从出生后就生活在有菌环境中。当人体免疫功能正常时，这些微生物对宿主无害，有些还对人有利，为正常微生物群，通称正常菌群（normal flora）或有益菌群，但在特定条件下则可以致病。对于机体内微生物与微生物、微生物与宿主，以及微生物和宿主与外界环境相互依存、相互制约的关系，感染学家已经进行了深入的研究，并形成了一门交叉学科，称为微生态学（microecology），这是研究微观生态平衡（eubiosis）、生态失调（dysbiosis）和生态调整（ecological adjustment）的一门新兴学科。人体内菌群失调的致病作用也是微生态学的一个重要方面。

正常菌群对构成机体微生态平衡起重要作用，其生理学意义如下。

（1）生物拮抗：致病菌侵犯宿主，首先需突破皮肤和黏膜的生理屏障。其中机制之一是寄居的正常菌群通过受体和营养竞争，以及产生有害代谢产物等方式抵抗致病菌，使之不能定植（colonization）或被杀死。实验发现，以鼠伤寒沙门菌攻击小鼠，需 10 万个活菌才能使其死亡；若先给予口服链霉素杀抑正常菌群，则口饲 10 个活菌就能致死。

（2）营养作用：正常菌群参与宿主的物质代谢、营养转化和合成。例如，肠道中的大肠埃希菌能合成维生素 K 等，除供菌自需外，尚有多余为宿主吸收利用。因此，患者若选用的抗生素亦能杀伤大肠埃希菌，则患者将发生该类维生素的缺乏，应予以补充。

（3）免疫作用：正常菌群能促进宿主免疫器官的发育，亦可刺激其免疫系统发生免疫应答，产生的免疫物质对具有交叉抗原组分的致病菌有一定程度的抑制或杀灭作用。例如，无菌鸡的小肠和回盲部淋巴结较普通鸡小 4/5，小肠集合淋巴结也仅为普通鸡的 40% 大小。若将无菌鸡暴露在普通环境中饲养，使其建立正常菌群，则 2 周后免疫系统的发育和功能能提高到与普通鸡群相近。

（4）抗衰老作用：肠道正常菌群中的双歧杆菌有抗衰老作用。健康乳儿肠道中，双歧杆菌约占肠道菌群的 98%。成年后，这类菌数量大减，代之以其他菌群。进入老年后，产生 H_2S 和吲哚的芽孢杆菌增多。这些有害物质被吸收后，可加速机体的衰老过程。

此外，正常菌群也可能有一定的抑瘤作用，其机制是将某些致癌物质转化成非致癌性的，以及激活巨噬细胞的免疫功能等。

2. 机会致病菌　正常菌群与宿主间的生态平衡在某些情况下可被打破，导致微生态失调而引发疾病。这样，原来在正常时不致病的正常菌群就成为机会致病菌，造成内源性感染。这种特定的条件主要有下列几种。

（1）寄居部位的改变：例如，大肠埃希菌原非致病菌，若从原寄居的肠道进入尿道，或手术时通过切口进入腹腔、血流等，可引起尿路感染、腹膜炎等。

（2）免疫功能低下：应用大剂量皮质激素、抗肿瘤药物或放疗等，可造成全方位免疫功能降低，从而使一些正常菌群在寄居原位穿透黏膜等屏障，进入组织或血流，出现各种病态，严重的可导致败血症而死亡。

（3）菌群失调（dysbacteriosis）：是宿主某部位正常菌群中各菌间的比例发生较大幅度变化而超出正常范围的状态，由此产生的病症，称为菌群失调症或菌群交替症。菌群失调时，往往可引起二重感染或重叠感染，即在抗菌药物治疗原感染性疾病过程中，发生了另一种新致病菌引起的感染。原因是长期或大量应用广谱抗菌药物后，大多数正常菌群被杀灭或抑制，而原处于劣势的菌群或外来耐药菌趁机大量繁殖，使局部细菌构成比例大大改变，敏感菌被抑制而耐药菌株或致病菌株过度增殖和（或）释放大量毒素而致病。引起二重感染的常见菌有金黄色葡萄球菌、艰难梭菌、白念珠菌和一些革兰氏阴性杆菌。临床表现为假膜性肠炎、肺炎、鹅口疮、尿路感染或败血症等。若发生二重感染，除停用原来的抗菌药物外，对检材培养中优势菌类需进行药敏试验，以选用合适类型的药物。同时，亦可使用有关的微生态制剂，协助调整菌群类型和数量，加快恢复正常菌群的原来生态平衡。

（4）内源性或自源性细菌感染：当机体的局部免疫平衡受到损伤，如扁桃体摘除，或全身免疫功能下降（如放疗、化疗后，或长期大剂量使用免疫抑制剂或类固醇药物等）时，正常菌群中的某些细菌可导致严重疾病，如脑膜炎、肺炎等，某些真菌也可趁机致病。

（二）抗细菌免疫

机体防御病原菌感染的方式有一定的共同之处，但因不同病原菌的感染特点及致病因素各异，如胞外菌感染和胞内菌感染，机体免疫系统还必须以不同的方式发挥抗感染作用。抗细菌免疫的结局有两种：①把细菌及其代谢产物清除或杀灭，使机体康复；②形成免疫复合物沉积或发生超敏反应，造成机体组织损伤。

1. 天然免疫（innate immunity）　也称固有免疫，一般包括屏障结构、化学物质和吞噬细胞三个方面。正常菌群对致病菌的拮抗作用也被视为人体的天然防御机制。

（1）天然屏障结构：①皮肤和黏膜屏障，人体的皮肤及与外界相通腔道的黏膜层是抗感染的第一道防线，可通过下述多种方式发挥作用。皮肤由多层扁平细胞组成，完整的皮肤能阻挡病原菌的侵入；黏膜由单层柱状上皮细胞构成，屏障作用较弱，但其表面的附属结构和分泌液具有防御感染的作用；呼吸道黏膜上皮细胞的纤毛运动可将附着于分泌液表面的微生物排出等；皮肤和黏膜可分泌许多种具有抗菌作用的化学物质，如皮肤汗腺分泌的乳酸、皮脂腺分泌的脂肪酸，胃肠道黏膜分泌的溶菌酶、胃酸和蛋白酶等；正常菌群与机体之间保持动态平衡，对病原菌有抑制作用，如大肠埃希菌产生的大肠菌素能抑制志贺菌、金黄色葡萄球菌等。②血脑屏障，由软脑膜、脉络丛的脑毛细血管壁及包裹在壁外的星形胶质细胞形成的胶质膜组成。其结构致密，能阻挡病原微生物及其毒性产物进入脑组织或脑脊液，从而保护中枢神经系统。婴幼儿的血脑屏障尚未发育完善，因此易发生中枢神经系统感染。③血胎屏障，由母体子宫内膜的基蜕膜和胎儿的绒毛膜滋养层细胞组成，可防止母体的病原微生物进入胎儿体内。妊娠 3 个月内，此屏障尚未完善，若母体中的病原微生物经胎盘进入胎儿体内，则可致胎儿畸形、流产或死胎。

（2）化学物质屏障：①皮肤黏膜分泌的各种杀菌物质，如汗腺分泌的乳酸使汗液呈酸性，不利于细菌生长，皮脂腺分泌的脂肪酸可杀灭某些细菌和真菌；②胃肠道黏膜分泌的溶菌酶、蛋白酶、胃酸等物质都具有不同程度的杀菌作用；③体液中含有乙型溶素、吞噬细胞杀菌素、组蛋白、白细胞素等，具有杀菌或抑制细菌的作用。

（3）吞噬细胞（phagocyte）：分为大吞噬细胞和小吞噬细胞两种。大吞噬细胞包括血中的单核细胞和组织中的巨噬细胞，两者组成单核吞噬细胞系统（mononuclear phagocyte system）。小吞噬细胞为外周血中的中性粒细胞。当病原菌突破皮肤或黏膜屏障侵入组织中后，首先被聚集到病原菌所在部位的中性粒细胞吞噬消灭。一般只有数量多、毒力强的病原菌才有可能进一步侵入血流或其他器官，再由血液、肝、脾等处的吞噬细胞继续进行吞噬杀灭。

1）吞噬和杀菌过程：一般可分为三个连续的阶段。①识别与结合：细菌产物及细菌刺激宿主细胞产生的趋化因子（chemokine），如细菌的内毒素、多种细胞（吞噬细胞、内皮细胞、成纤维细胞等）产生的白细胞介素-8（interleukin-8，IL-8）、中性粒细胞激活蛋白-2（neutrophil activating protein-2，NAP-2）及巨噬细胞炎症蛋白（macrophage inflammatory protein，MIP）等，吸引中性粒细胞和单核吞噬细胞至感染部位。在吞噬细胞表面具有多种能直接或间接识别病原微生物的受体，可识别和结合病原微生物。直接识别受体如甘露糖受体（mannose receptor），能与细菌表面的甘露糖基结合，借此对病原微生物进行相对特异的识别。间接识别受体如吞噬细胞表面表达的 CD14 分子，可与结合革兰氏阴性菌 LPS 的血清中的脂多糖结合蛋白（lipopolysaccharide binding protein，LBP）结合，以及吞噬细胞表面的 $C3b$、$iC3b$ 和 IgG Fc 受体，可与结合病原微生物的 $C3b$、$iC3b$ 和 IgG 分子结合，此种方式更有利于吞噬细胞捕获病原微生物。②吞噬：吞噬细胞识别病原菌后，即启动吞噬过程。吞噬细胞接触病原菌部位的细胞膜内陷，伸出伪足将细菌包裹并摄入细胞质内，形成吞噬体（phagosome）。③消化：吞噬细胞内的溶酶体（lysosome）与吞噬体融合，形成吞噬溶酶体（phagolysosome）。在吞噬溶酶体中，溶酶体内的溶菌酶（lysozyme）、髓过氧化物酶（myeloperoxidase，MPO）、防御素（defensin）、活性氧中介物（reactive oxygen intermediate，ROI）和活性氮中介物（reactive nitrogen intermediate，RNI）等发挥杀菌作用，蛋白酶、多糖酶、核酸酶和脂酶等起降解作用，不能降解的残渣则被排出吞噬细胞外。

2）吞噬细胞的杀菌机制：分为依氧和非依氧两类。

A. 依氧杀菌机制：可通过三种方式发挥杀菌作用。①呼吸爆发（respiratory burst）：指吞噬细胞在吞噬病原菌后，出现有氧代谢活跃、氧耗急剧增加，通过氧的部分还原作用产生一组高反应性的杀菌物质的过程。在呼吸爆发过程中激活细胞膜上的还原型辅酶Ⅱ（NADPH），使分子氧活化，生成 ROI，ROI 包括超氧阴离子（O_2^-）、单态氧（$^1O_2$）、游离羟基（OH^-）、H_2O_2、次氯酸（HOCl）和氯胺（NH_2Cl）等。这些物质具有强氧化作用或细胞毒作用，可有效杀伤病原微生物。② H_2O_2-MPO-卤化物杀菌系统：中性粒细胞和单核细胞含有 MPO，作用于 H_2O_2 和氯化物，使菌体蛋白卤素化而死亡。但组织中的巨噬细胞无 MPO，不能通过此机制杀菌。③一氧化氮（nitric oxide，NO）系统：吞噬细胞活化后可产生诱导型一氧化氮合成酶（inducible NO synthase，iNOS）。iNOS 可催化 L-精氨酸与氧分子反应，生成瓜氨酸和 NO。NO 与 O_2^- 结合后再进一步氧化成 NO_2^- 和 NO_3^-。NO、NO_2^- 和 NO_3^- 等共同构成具有杀菌活性的 RNI。

B. 非依氧杀菌机制：是通过吞噬溶酶体内的酸性产物和吞噬细胞颗粒释出的某些杀菌物质，在无氧条件下，发挥杀菌作用。吞噬溶酶体形成后，糖酵解作用增强，当乳酸累积使 pH 降至 4.0 以下时，病原菌难以存活。从颗粒中释放出的杀菌物质主要有溶菌酶、防御素、乳铁蛋白和弹性蛋白酶等。

3）吞噬作用的后果：病原菌被吞噬细胞吞噬后的结果，因细菌种类、毒力和机体免疫力不同，有完全吞噬和不完全吞噬两种。病原菌被吞噬并被杀死、破坏，称为完全吞噬。通常化脓性球菌被吞噬后，一般于 5～10 分钟死亡，30～60 分钟被破坏。病原菌虽被吞噬，但不能被杀死，称为不完全吞噬。例如，结核分枝杆菌、布鲁氏菌、伤寒沙门菌等胞内寄生菌，在免疫力低下的机体中则出现不完全吞噬。不完全吞噬可使病原菌在吞噬细胞中受到保护，免受体液中的非特异性抗菌物质、抗体及抗菌药物的作用。有的甚至能在吞噬细胞内生长繁殖，导致吞噬细胞死亡，或可通过游走的吞噬细胞经淋巴液或血液扩散到机体其他部位，引起病变。

（4）非特异性免疫分子：在正常体液和组织中存在多种具有杀伤或抑制病原菌作用的可溶性分子，主要有以下几种。①补体（complement），是最重要的非特异性免疫分子。补体系统的 3 条激活途径均参与对病原菌的识别和攻击。一是甘露糖结合凝集素（mannan-binding lectin，MBL）途径，在病原菌感染早期诱导机体产生的 MBL 可与细菌的甘露糖残基结合，由此导致补体激活；二是旁路激活途径（alternative pathway），通过由病原菌提供的接触表面，从 C3 开始激活；三是经典途径（classical pathway），抗体与病原菌结合成复合物而激活补体。3 条补体激活途径均可形成攻膜复合物（membrane attack complex，MAC），导致细菌溶解。由于 MBL 途径和旁路途径在特异性抗体产生之前即发挥杀菌作用，因此可在感染早期发挥重要的天然免疫作用。②溶菌酶（lysozyme），主要来源于吞噬细胞，广泛存在于血清、唾液、泪液、尿液、乳汁和肠液等体液中。通过作用于革兰氏阳性菌胞壁肽聚糖而使细菌溶解。革兰氏阴性菌的肽聚糖因有脂蛋白等包绕，故对溶菌酶不敏感。③急性期蛋白（acute phase protein），是一组血清蛋白，当细菌感染后，在细菌脂多糖及巨噬细胞产生的 IL-6 的刺激下，由肝细胞迅速合成。急性期蛋白包括 LBP、MBL、C 反应蛋白（CRP，因早期发现它能与肺炎链球菌 C 多糖结合而得名）等。它们均能与细菌表面特有的多糖等物质结合，由此激活补体或辅助吞噬细胞识别入侵的病原菌。例如，CRP 可与细菌表面多糖及磷脂胆碱结合。

抗细菌感染的早期天然免疫应答是在天然免疫各因素共同参与下完成的，起到杀灭细菌、诱导炎症反应及启动特异性免疫应答的作用。炎症反应主要由巨噬细胞产生和释放的大量细胞因子（如 IL-1、IL-6、IL-8 和 TNF 等）引起。炎症反应可增强抗感染免疫能力，促进对病原菌的清除。

2. 获得性抗细菌免疫　根据病原菌与宿主细胞的关系，可将病原菌分为胞外菌（extracellular bacteria）和胞内菌（intracellular bacteria）。抗胞外菌和胞内菌的获得性免疫的作用方式有所不同，对胞外菌感染多以体液免疫为主，对胞内菌感染则主要是由细胞免疫发挥作用。

（1）抗胞外菌感染免疫：细菌感染机体后，主要寄居于宿主细胞外的血液、淋巴液和组织液中的病原菌，称为胞外菌。其致病机制主要是产生内毒素、外毒素等毒性物质和引起炎症反应。感染人类的大多数病原菌为胞外菌，如各种葡萄球菌、链球菌、脑膜炎奈瑟菌、淋球菌、志贺菌、白喉棒状杆菌、破伤风梭菌、百日咳鲍特菌、致病性大肠埃希菌和霍乱弧菌等。入侵的胞外菌主要由中性粒细胞吞噬、消灭。抗胞外菌感染的主要机制如下。

1）黏膜免疫系统的作用：黏膜免疫系统（mucosal immune system，MIS）即黏膜相关淋巴组织（mucosa-associated lymphoid tissue，MALT），是广泛分布于黏膜固有层的淋巴组织，由集合黏膜淋巴组织和弥散淋巴组织组成。MIS 是产生分泌型 IgA（sIgA）的主要淋巴组织，对黏膜感染的防御具有十分重要的作用。在肠黏膜淋巴滤泡上覆盖着一种特殊的滤泡相关上皮（follicle-associated epithelium，FAE），FAE 中有一种特殊的抗原转运细胞，称为 M 细胞（microfold cell）。M 细胞表面有少量毛刷状的微绒毛，胞质内溶酶体很少，其基底面内陷形成胞内中央袋，内有巨噬细胞和淋巴细胞游走进出。在 M 细胞表面具有特殊的糖结合物，有利于与各种病原菌的相互作用。一些共生微生物只黏附于肠道吸收细胞，而许多病原菌可黏附 M 细胞，这可能与病原菌含有特殊的结构成分有关。黏附于 M 细胞的病原菌可被 M 细胞内吞，由于胞内溶酶体少，病原菌可完整地穿越 M 细胞。这样，M 细胞可将病原菌提呈给中央袋内的抗原提呈细胞，再由抗原提呈细胞活化淋巴细胞，由此启动以产生 sIgA 为主的特异性体液免疫应答。

2）体液免疫和抗体的作用：抗胞外菌感染的主要保护性免疫机制是以特异性抗体作用为中心的防御过程。胞外菌的胞壁和荚膜等的多糖抗原属胸腺非依赖性抗原（thymus independent antigen，TI-Ag），能直接激发 B 细胞产生 IgM 抗体应答。胞外菌的大多数蛋白抗原属于胸腺依赖性抗原（thymus dependent antigen，TD-Ag），需抗原提呈细胞和 Th2 细胞的辅助，先产生 IgM，后变成以产生 IgG 为主，并产生 IgA 或 IgE。黏膜免疫系统产生的抗体主要是 sIgA。抗体通过抵抗细菌侵入、抑制细菌生长繁殖、杀灭破坏细菌及中和细菌毒素的作用，最终清除病原菌及其毒素。

3）阻止细菌黏附：病原菌要侵入机体首先需黏附于宿主细胞表面。这种黏附是细菌表面黏附素与宿主细胞膜上受体的特异性结合。黏膜免疫系统分泌的 sIgA 对阻止病原菌的黏附起着尤为重要的作用。sIgA 可与细菌菌毛等黏附素结合，从而封闭黏附素与上皮细胞上相应受体的相互作用。例如，唾液 sIgA 能阻止链球菌黏附口腔黏膜，肠道 sIgA 可阻止肠道病原菌如霍乱弧菌等的黏附。

4）调理吞噬作用：抗体单独或与补体联合均可发挥调理作用。抗体 IgG Fab 段可与细菌表面抗原结合，其 Fc 段与吞噬细胞结合；IgG、IgM 与细菌抗原结合形成免疫复合物可激活补体，复合物上形成的 C3b 可与吞噬细胞上的 C3b 受体结合。这样均可促进吞噬细胞对某些病原体的吞噬作用。

5）中和细菌外毒素：抗体与细菌外毒素结合，可使外毒素失去毒性作用。细菌外毒素多由 A 和 B 两种亚单位构成，B 亚单位有与靶细胞相应受体结合的表位，抗毒素与外毒素 B 亚单位结合后改变了毒素分子的构型，使毒性部位 A 亚单位不能发挥作用。抗毒素与外毒素形成的复合物易被吞噬细胞吞噬清除。对以外毒素为主要致病因素的病原菌如白喉棒状杆菌等的感染，机体产生抗毒素是主要的免疫保护机制。细胞免疫在某些胞外菌感染的防御中也起一定作用。对胞外菌发生免疫作用的主要是 CD4$^+$T 细胞，其通过分泌细胞因子辅助 B 细胞产生抗体、诱导局部炎症反应及激活巨噬细胞的吞噬杀菌功能。例如，IL-4、IL-5 和 IL-6 能促进 B 细胞产生抗体、TNF 和 IFN-γ，是激活巨噬细胞和诱导炎症的主要细胞因子。

（2）抗胞内菌感染免疫：感染机体后，主要寄居于细胞内的细菌称为胞内菌。根据其寄居特征，胞内菌又可分为兼性胞内菌（facultative intracellular bacteria）和专性胞内菌（obligate intracellular bacteria）。兼性胞内菌并非一定需在细胞内生存，在体外无活细胞的适宜条件下也可生长、繁殖，对人致病的主要有结核分枝杆菌、麻风分枝杆菌、伤寒沙门菌、布鲁氏菌、嗜肺军团菌和产单核细胞李斯特菌等。专性胞内菌不论在体内外，都只能在细胞内生存和繁殖，立克次体、柯克斯体、衣原体等属于专性胞内菌。胞内菌感染的特征是细胞内寄生，低毒性，呈慢性过程，往往有肉芽肿形成，并多伴有Ⅳ型超敏反应。由于抗体不能进入细胞内发挥作用及胞内菌能抵抗吞噬细胞的胞内杀菌作用，因此抗胞内菌感染的获得性免疫机制主要是靠细胞免疫。T 细胞根据 T 细胞受体（T cell receptor，TCR）类型的不同，分为 αβT 细胞和 γδT 细胞，发挥抗胞内菌感染免疫作用的主要是 αβT 细胞。

1）CD4$^+$T 细胞的作用：胞内菌主要寄居在单核吞噬细胞中，易通过 MHC Ⅱ类分子的抗原提呈途径发生免疫应答，因此在抗胞内菌感染中 CD4$^+$T 细胞起主要作用。CD4$^+$T 细胞按其分泌的细胞因子不同，分为具有不同功能的 Th1 和 Th2 细胞。前者主要分泌 IL-2、IFN-γ 和 TNF-β 等，促进细胞介导的免疫应答；后者主要分泌 IL-4、IL-5、IL-6、IL-10 和 IL-13，增强抗体介导的免疫应答。介导细胞免疫的主要是 Th1 细胞。Th1 细胞通过分泌 IFN-γ、TNF-β 等细胞因子活化巨噬细胞和细胞毒性 T 细胞（cytotoxic T lymphocyte，CTL），有助于杀伤胞内菌。IFN-γ 是巨噬细胞最强的激活剂，可使巨噬细胞的吞噬和杀伤活性明显增强。Th1 细胞分泌的细胞因子亦可引起Ⅳ型超敏反应，这也有利于对胞内菌的清除。

2）CD8$^+$T 细胞的作用：CD8$^+$T 细胞被胞内菌抗原活化需受 MHC Ⅰ类分子制约。在小鼠实验性产单核细胞李斯特菌感染中显示，病原菌进入宿主细胞后，可离开吞噬体进入细胞质，其肽段被 MHC Ⅰ类分子提呈到细胞表面，可诱导 CD8$^+$T 细胞活化。CTL

通过释放穿孔素（perforin）和颗粒酶（granzyme）杀伤与破坏胞内菌感染细胞，使细菌散出，细菌再经抗体或补体的调理作用被吞噬细胞消灭。

3）γδT 细胞的作用：γδT 细胞较少具有多态性，能识别胞内菌的某些抗原如分枝杆菌的分枝菌酸等。γδT 细胞被胞内菌活化后产生的杀伤机制与 CD8$^+$αβT 细胞相似，并能分泌多种细胞因子，如 IL-2、IFN-γ 和 TNF-α 等，促进免疫应答和炎症反应。

（三）细菌的免疫逃逸机制

在细菌感染过程中，细菌一方面在积极抵抗机体的免疫防御机制，另一方面也在设法逃避机体的免疫监视和杀灭作用。病原体的免疫逃逸机制可以归纳为 8 个方面：①病原体自身保护机制；②对机体自然屏障和天然免疫的破坏能力；③对单核巨噬细胞系统的抑制作用；④隐蔽或变异抗原成分以逃避免疫系统的抗原识别机制；⑤抑制机体的抗原捕获及提呈作用；⑥抑制机体免疫细胞活化和免疫效应细胞的作用；⑦诱导机体免疫耐受与病原体长期生存机制；⑧抑制感染细胞的凋亡等。详见第四章免疫逃逸部分。此处简述细菌免疫逃逸中比较特殊的表现。

1. 荚膜的自我保护作用 许多病原体有一层荚膜，用于抵抗吞噬，黏附与定植于宿主细胞，如某些细菌、支原体、隐球菌、组织胞浆菌等。细菌按其寄生部位分为胞内菌和胞外菌。胞外菌可通过形成胞壁外特殊结构荚膜有效逃逸免疫攻击。荚膜有抵抗吞噬的作用，故有荚膜的细菌比同种无荚膜细菌的毒力要高得多；肺炎链球菌荚膜含有的唾液酸可抑制补体替代途径，也可编码蛋白抵抗吞噬细胞作用，抑制抗感染免疫。支原体荚膜的形成与细菌荚膜一样，其化学组成亦与细菌的荚膜相似，是由葡萄糖、半乳糖、鼠李糖、甘露醇组成的多聚糖，其在支原体抵抗免疫细胞的吞噬及抑制巨噬细胞、中性粒细胞活性等方面具有重要作用，是致病支原体重要的毒力因子之一。研究认为，这些致病性支原体感染宿主后主要破坏黏膜纤毛，使之部分或全部脱落，导致其对外来异物及黏膜分泌物的排除功能部分或全部丧失，使得黏膜产生的分泌物无法向上排出而沉降到宿主内，继而发生病变。

2. 其他结构和成分的保护作用 胞外菌抵御特异性抗体攻击的方式之一是介导黏附入侵的细菌菌毛发生高频突变。淋球菌通过菌毛黏附到泌尿生殖道等黏膜表面实施感染，其菌毛极易发生高频变异，产生多达 10^6 个不同的菌毛抗原，逃避特异性抗体的攻击；菌毛抗原的不断转换还使具有高黏附力及高毒力的菌株成为优势菌株。链球菌的 M 蛋白和伤寒沙门菌的 Vi 抗原可抵抗吞噬作用；金黄色葡萄球菌分泌的凝固酶可使宿主血浆中的纤维蛋白原转变为固态纤维蛋白，包绕在菌体周围，有效抵抗吞噬。脑膜炎奈瑟菌、流感嗜血杆菌等产生 IgA 蛋白酶，可降解 sIgA；铜绿假单胞菌分泌弹性蛋白酶灭活补体 C3a 和 C5a 等。流感嗜血杆菌的糖基合成酶通过突变，使该菌的主要表面抗原的糖基发生变化，使免疫识别受阻，并逃避特异性抗体的免疫攻击。肺炎链球菌的荚膜多糖可有效遮蔽自身抗原表位，躲避吞噬。细菌抗原表位的变构可逃避抗感染免疫的攻击。肺炎链球菌有 80 种以上的血清型，多血清型的同一细菌感染同一个体，可致反复感染。结核分枝杆菌则通过不断的抗原突变，使免疫应答持续低下甚至发生免疫耐受，导致慢性肺结核。

3. 胞内菌的免疫逃逸作用 胞内菌可隐匿于胞质内呈休眠状态，逃避细胞免疫和体液免疫的攻击。结核分枝杆菌、产单核细胞李斯特菌、嗜肺军团菌等隐匿于被抑制的巨噬细胞内，可长期存活。巨噬细胞的胞质不含杀菌物质，产单核细胞李斯特菌产生李斯特菌溶素（listeriolysin），破坏吞噬体膜后逸入胞质中，逃避进入溶酶体被杀伤的结果。立克次体产生磷脂酶降解吞噬体膜而进入胞质。嗜肺军团菌通过与细胞 CR1/CR3 结合感染细胞，不会引起呼吸爆发和 ROI 的产生。有些胞内菌能产生超氧化物歧化酶（SOD）和过氧化氢酶，可分别降解 O_2 和 H_2O_2。过氧化氢酶能间接抑制 RNI 的产生。胞内菌也编码某些蛋白，阻断吞噬体和溶酶体的融合。溶酶体中含有多种杀菌和降解物质，结核分枝杆菌、伤寒沙门菌等可阻碍吞噬体与溶酶体的融合，使吞噬体中的细菌免于降解。

4. 对巨噬细胞的抑制与破坏作用 在这个方面，对结核分枝杆菌（MTB）研究较多，可以作为典型进行阐述。

（1）阻止巨噬细胞吞噬体与溶酶体融合：MTB 在感染巨噬细胞过程中能够诱导吞噬体表面胆固醇分子表达上调，局部胆固醇分子的聚集有利于阻止吞噬体与溶酶体之间的融合，被内吞后的 MTB 也可以利用这些胆固醇分子在巨噬细胞内长期存活下来，造成慢性感染。MTB 还可抑制或逃避宿主细胞吞噬体与溶酶体融合，MTB 的某些菌体蛋白如早期分泌型抗原和分泌型 ATP1/2 蛋白能阻断液泡 ATP 酶和 GTP 酶积累，降低 pH，干扰吞噬体的成熟和功能。MTB 能在巨噬细胞中存活、增殖，说明含有 MTB 的吞噬体酸化发生异常。吞噬体中的 MTB 可分泌蛋白激酶 G，也阻碍吞噬体与溶酶体的融合。此外，巨噬细胞内

MTB 还可借助空泡出芽而离开吞噬溶酶体，使液泡不能成熟，阻断吞噬体膜上液泡 ATP 依赖性质子泵的功能而逃避杀伤作用。

（2）降低巨噬细胞的杀菌效应：MTB 通过甘露糖受体（MR）途径被巨噬细胞摄取，阻断补体受体介导的钙离子信号通路，使之不能触发巨噬细胞的杀菌效应，反而促进 MTB 在吞噬溶酶体内的存活。当 MTB 被巨噬细胞吞噬后，其乙醛酸代谢途径关键酶异柠檬酸裂合酶（ICL）表达水平明显上升，MTB 可能通过乙醛酸循环支路途径的代谢逃避巨噬细胞的杀伤。MTB 胞壁上有一种贯穿胞质膜到细菌表面的不均一的高分子脂阿拉伯甘露聚糖（LAM）成分，其末端带有甘露糖残基，作为 MR 介导 MTB 内吞。LAM 被转送至巨噬细胞膜，插入糖基磷脂酰肌醇（GPI）丰富区，改变巨噬细胞的多种功能，有利于细菌的存活。LAM 及 MTB 分泌的一些糖脂具有高效氧自由基清除作用，可抑制巨噬细胞呼吸爆发对 MTB 的杀伤。MTB 不仅依赖 MTB 自身主动分泌一些分子如 SapM 和 PknG 等，还可以利用宿主细胞中的某些分子帮助其躲避巨噬细胞的免疫清除，最终才能在宿主细胞中长期存活下来。MTB 虽可避免溶酶体的杀伤，但活化的巨噬细胞可发生呼吸爆发，产生大量代谢性自由基，通过强氧化作用和细胞毒作用杀伤病原体。MTB 对巨噬细胞产生的 ROI 具有高度耐受性，而 RNI 系统中产生的瓜氨酸和一氧化氮对入侵的 MTB 有杀伤和细胞毒作用。

（3）抑制巨噬细胞凋亡：MTB 毒力株能通过某些机制抑制巨噬细胞凋亡，从而维持其在巨噬细胞内的存活。TNF-α 是介导 MTB 感染后巨噬细胞凋亡的关键分子之一。MTB 毒力株诱导产生的可溶性 TNF 受体 2（sTNF R2）参与对巨噬细胞凋亡的抑制。MTB 毒力株主要通过诱导 sTNF R2 释放，降低 Fas 表达水平，阻断诱导凋亡的通路，从而限制感染的巨噬细胞凋亡。MTB 感染早期诱导产生的大量 IFN-γ 具有重要的抗结核及调节机体抗结核免疫反应的作用，能激活巨噬细胞吞噬和杀伤能力，增强抗原提呈功能。研究发现，细胞因子信号转导抑制因子降低巨噬细胞对 IFN-γ 刺激的敏感性，导致巨噬细胞不能被充分活化。LAM 对巨噬细胞的凋亡产生影响，不仅改变 IFN-γ 受体结构，使巨噬细胞对 IFN-γ 的应答降低，还改变巨噬细胞表面标记，抑制巨噬细胞向 CD4$^+$T 细胞提呈抗原的能力，使巨噬细胞对 IFN-γ 的敏感性降低。

（4）MTB 与巨噬细胞的相互作用：MTB 存在于受感染宿主器官的肉芽肿巨噬细胞内。机体感染 MTB 以后，MTB 既可以休眠、非复制状态存在，也

可以主动复制但不被机体免疫反应所杀死的状态存在，MTB 与巨噬细胞可通过一系列机制发生复杂的相互作用，使机体的免疫反应和 MTB 处在一种动态的平衡过程中。MTB 能被多个 Toll 样受体（TLR）识别。TLR 是属于 IL-1 受体家族的一种跨膜蛋白，其中 TLR2 更重要。MTB 细胞壁上的 19kDa 脂蛋白能被 TLR2 识别，持续刺激巨噬细胞，降低 IFN-γ 水平，减少抗原提呈和 MHC Ⅱ 类分子的表达。MTB 在机体内能长期存在可能就是通过这种负调控机制抑制 IFN-γ，降低获得性免疫应答而产生逃逸。巨噬细胞可通过上述多途径杀灭 MTB，而 MTB 在进入宿主的过程中也利用各种方式逃避机体的免疫清除。倘若这种平衡被打破，将导致 MTB 的再活化和复制，并伴有组织坏死和破坏，而发生结核病。

六、细菌感染的临床病理特征

细菌感染所致临床病理变化，一方面与细菌的类型、特性、毒力、数量、感染途径和部位有关，另一方面也与机体的免疫防御机制、基础疾病等有关，机体免疫防御能力与机制已如上述。这两方面矛盾斗争的结果，体现为不同类型的临床病理表现。概括起来，大致有以下临床病理特征。

（一）细菌侵入的数量、毒力、途径与部位

1. 细菌侵入的数量 致病菌除必须具有一定的毒力物质外，还需有足够的数量。菌量的多少，一方面与致病菌毒力强弱有关，另一方面取决于宿主免疫力的高低。一般是细菌毒力越强，引起感染所需的菌量越小；反之则菌量越大。例如，毒力强大的鼠疫耶尔森菌，在无特异性免疫力的机体中，有数个菌侵入就可发生感染；而毒力弱的某些引起食物中毒的沙门菌，常需摄入数亿个菌才引起急性胃肠炎。

2. 细菌侵入的部位与途径 有了一定的毒力物质和足够数量的致病菌，但若侵入易感机体的部位和途径不适宜，仍不能引起感染。常见的感染途径和入侵部位包括经呼吸道吸入、经消化道食入、经皮肤黏膜的直接接触等。菌血症和败血症则是细菌感染和播散的重要途径。例如，伤寒沙门菌必须经口进入；脑膜炎奈瑟菌通过呼吸道吸入；破伤风梭菌的芽孢进入深部创伤，在厌氧环境中才能发芽等。也有一些致病菌的合适侵入部位不止一个，如结核分枝杆菌，在呼吸道、消化道、皮肤创伤等部位都可以造成感染。各种致病菌都有其特定的侵入部位，这与致病菌需要特定的生长繁殖的微环境有关。

（二）细菌的亲嗜性

一部分细菌主要作用于上皮细胞和巨噬细胞，造成细胞内感染。感染上皮细胞的主要是痢疾志贺菌和肠侵袭性大肠埃希菌，感染巨噬细胞的主要是结核分枝杆菌和麻风分枝杆菌，而伤寒沙门菌和李斯特菌既感染上皮细胞，又感染巨噬细胞。细胞内感染的主要机制：①细菌侵入巨噬细胞是通过巨噬细胞表面的受体识别结合在细菌表面的抗体和补体途径，许多细菌如分枝杆菌在机体免疫缺陷时可以在巨噬细胞内繁殖。抗酸染色可以在胞质内发现细菌（抗酸杆菌）。②细菌侵入上皮细胞取决于细菌表面与上皮细胞表面受体的反应，继而刺激宿主细胞的信号通路和细胞骨架的重组。许多细菌通过与整合素结合而进入细胞，如军团菌和结核分枝杆菌与补体 C3b 的受体 CR3 结合。

（三）细菌感染的过程

病原菌自传染源排出体外，污染环境，经过一定的途径，传播到宿主体内，黏附于皮肤、黏膜，在局部定植、生长和繁殖，造成局部病变，并可进一步扩散，累及内脏等器官。这一系列的感染过程涉及许多内容。

1. 传染源 包括患者、携带者或患病动物等，致病菌通过咳嗽、喷嚏、大小便等途径排出体外，污染空气、土壤、水源或食物等，这可为其扩散创造条件。

2. 传播途径 包括经消化道、呼吸道、皮肤黏膜等途径传播，每种病原体都有其特定的一个或多个传播途径，或以某种传播途径为主。例如，结核分枝杆菌主要经呼吸道传播，但有时也可经消化道或皮肤接触而传播。绝大多数病原菌是经过呼吸道、消化道、泌尿生殖道黏膜或皮肤进入机体的。有些致病菌通过昆虫叮咬传播。

3. 致病菌的吸附与侵入 病原菌侵入机体后，首先吸附于皮肤黏膜上皮表面，少数胞外菌如霍乱弧菌仅在黏膜表面生长繁殖，并产生内毒素引起腹泻，但不再扩散，不侵入深部组织。许多胞内菌和胞外菌在表面吸附后再进入组织细胞间隙，在细胞外定植，或者侵入细胞内部生长繁殖，释放毒素，引起病变。例如，伤寒沙门菌和志贺菌等，产生内毒素，引起黏膜上皮变性坏死，黏膜溃破，形成溃疡，但一般不侵入深层组织。经虫媒传播或经伤口直接接触而传播的病原体，则可直接进入组织内或血液中生长繁殖，引起疾病。

4. 感染的扩散 大多数胞内菌和胞外菌在侵入局部组织后生长繁殖，并通过以下途径扩散到靶器官

或全身播散：①直接蔓延，某些细菌，如溶血性链球菌，可产生透明质酸酶和纤溶酶，其能溶解破坏皮下结缔组织，在皮下组织中扩散，导致皮下组织的化脓性炎，称为丹毒。②血流播散，大多数病原菌在体内扩散都是经过血液循环，进入血液的细菌仅需一两分钟即可到达毛细血管，进而定位于各自的靶器官，如脑膜炎奈瑟菌可进入血脑屏障到达脑脊髓膜。血流中的细菌可分别引起菌血症、毒血症、败血症、脓毒血症或内毒素血症等。③淋巴管扩散，某些细菌进入组织液后，随淋巴流进入毛细淋巴管、淋巴管，到达引流淋巴结。

（四）细菌感染的主要病变

细菌感染的主要病变为化脓性炎（图10-1-5）、假膜（伪膜）性炎（图10-1-6）、变质性炎（图10-1-7）、肉芽肿性炎（图10-1-8）、纤维组织或淋巴组织的增生性炎等，但更多的是非特异性炎。细菌种类繁多，致病性迥异，对人体组织的亲嗜性不同，以及发病条件不同，病变差异也很大。一种细菌可以引起多种病变，如结核分枝杆菌可以引起炎性渗出、干酪样坏死及肉芽肿等多种病变；多种细菌可以引起相同的一种病变，如多种化脓性细菌都可引起化脓性炎。因此，很难对应出病原菌与病变类型的关系。各种病变的表现详见本书第三章，各种细菌所致病变详见以下各节细菌感染的病变部分。

致病菌所引起的病变类型繁多，可以涵盖炎症的各种病变。具体类型与病原体的致病作用、累及部位或组织、病程早晚，以及机体反应性等有关，相当复杂。常见细菌及其所致疾病与致病机制、临床病理特征简单概括如下（表10-1-2，表10-1-3）。

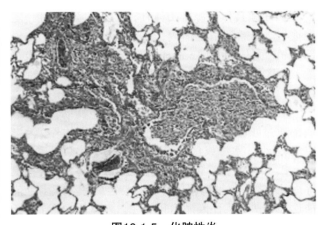

图10-1-5　化脓性炎

化脓性细菌引起的支气管肺炎，以中性粒细胞渗出为主，累及细支气管及其周围组织，形成化脓性炎

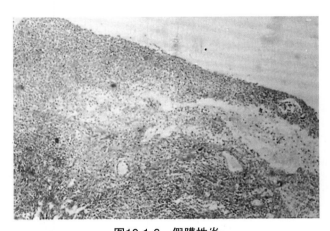

图10-1-6　假膜性炎

志贺菌引起的细菌性痢疾，肠黏膜坏死，表面渗出大量纤维素与坏死脱落的上皮细胞构成一层假膜

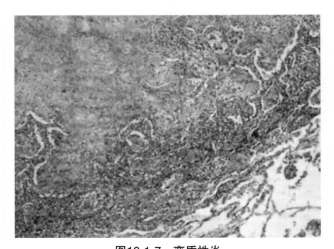

图10-1-7　变质性炎

结核分枝杆菌引起的肺结核，局部病变以干酪样坏死为主，坏死组织呈红染、无结构状态

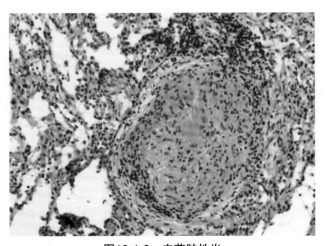

图10-1-8　肉芽肿性炎

结核分枝杆菌引起的肺结核，局部病变以巨噬细胞增生形成的肉芽肿为主，由上皮样巨噬细胞构成

表 10-1-2　常见革兰氏阳性细菌所致疾病与病变特征

革兰氏阳性细菌	致病机制	临床病理特征
金黄色葡萄球菌	多种毒素、溶血素、分解素等可损伤红细胞、白细胞及血管平滑肌，肠毒素有超抗原作用于呕吐中枢，剥脱毒素可致皮肤损伤，毒性休克综合征毒素-1可致细胞分解、发热和中性粒细胞减少	①化脓性炎，如皮肤疖痈、脓肿、心内膜炎、支气管肺炎、脓胸、中耳炎、伤口化脓、骨髓炎及关节炎、皮疹等；②中毒性疾病，如败血症、脓毒血症、食物中毒、烫伤样皮肤综合征、中毒性休克综合征等
其他葡萄球菌	致病机制同上	骨髓炎、心内膜炎、假体感染、尿路感染等化脓性炎
化脓性链球菌	产生O溶血素、红疹毒素、致死性毒素等，导致细胞分解；引起超敏反应	①皮肤化脓性炎及脑膜炎等；②中毒性疾病如链球菌毒素休克综合征；③超敏反应性疾病如风湿热、急性肾小球肾炎等
肺炎链球菌	毒力因子包括荚膜、表面蛋白黏附素、分泌型IgA蛋白酶、磷壁酸和肽聚糖等	大叶性肺炎、支气管炎等，可继发肺脓肿、脑膜炎、中耳炎、败血症等，大叶性肺炎以纤维素渗出为主
肠球菌（粪肠球菌）	机会致病菌，毒力因子有集聚因子、脂磷壁酸、黏附素、细胞溶素、信息素、明胶酶等	尿路感染、腹腔感染、盆腔感染、心内膜炎、脑膜炎、菌血症等，主要是化脓性炎
白喉棒状杆菌	产生白喉毒素、致死性毒素、皮肤坏死毒素等，抑制蛋白质合成而杀死细胞	白喉：主要侵犯咽喉气管黏膜形成假膜，毒素可致心肌损伤、肾上腺出血及周围神经病变
产单核细胞李斯特菌	主要经消化道传播和垂直传播，致病物质为菌体表面成分、李斯特菌溶素O等	成人李斯特菌病：脑炎、脑膜炎、血流感染、败血症；宫内感染可致流产、胎儿败血症及新生儿脑膜炎、脑膜脑炎等
炭疽杆菌	产生炭疽毒素，可激活腺苷酸环化酶，抑制细胞合成TNF-α，致死因子可杀死某些细胞	炭疽病：皮肤坏死、溃疡、焦痂、毒血症；坏死灶周围水肿，肺水肿
破伤风梭菌	产生痉挛毒素、致死性毒素、坏死性毒素、神经毒素等	破伤风：肌肉强直、痉挛，主要因痉挛毒素阻断神经细胞内抑制性介质的释放
结核分枝杆菌	呼吸道传播，致病物质为其脂质成分和蛋白质、多糖等	结核病，主要累及肺部，典型病变为干酪样坏死和肉芽肿形成

表 10-1-3　常见革兰氏阴性细菌所致疾病与病变特征

革兰氏阴性细菌	致病机制	所致疾病和主要病变
大肠埃希菌	产生肠毒素，激活腺苷酸环化酶、鸟苷酸环化酶等，改变细胞膜通透性；志贺样毒素导致肠上皮出血坏死	腹泻、出血性肠炎、尿路感染及医院获得性肺炎、新生儿脑膜炎、胆囊炎、创面感染、腹腔感染等化脓性炎，菌血症，败血症
肠杆菌	致病物质为 I 和 III 型鞭毛、肠毒素等	所致疾病和主要病变同上
伤寒沙门菌	产生内毒素，有侵袭力，损伤肠上皮，刺激巨噬细胞增生	肠热症（伤寒）、胃肠炎，巨噬细胞增生形成肉芽肿（伤寒小结）
志贺菌	产生志贺毒素，具有霍乱样肠毒素和细胞毒性，损伤肠黏膜	细菌性痢疾、纤维素性炎，假膜和溃疡形成
肺炎克雷伯菌	免疫力降低及菌群失调时易感，体内细菌大量繁殖，其荚膜与毒力有关	肺炎、脑膜炎、尿路感染、败血症、机会性感染
霍乱弧菌	产生霍乱肠毒素及致死性毒素等，作用于肠上皮，激活腺苷酸环化酶，使肠黏膜细胞分泌功能亢进	霍乱：严重腹泻、呕吐、米泔水样腹泻、微循环衰竭、代谢性酸中毒、急性肾衰竭等
副溶血性弧菌	产生肠毒素、溶血毒素，损伤肠黏膜	腹泻、食物中毒
铜绿假单胞菌	产生外毒素A，抑制细胞蛋白质合成而杀死细胞	烧伤创面感染、尿路感染、肺炎、中耳炎、脑膜炎等化脓性炎及败血症，肺囊性纤维化恶化

续表

革兰氏阴性细菌	致病机制	所致疾病和主要病变
嗜肺军团菌	致病物质有菌毛、微荚膜、外膜蛋白、内毒素和溶血素等，黏附肺泡上皮	军团菌肺炎（也可累及肺外器官）、渗出性炎
流感嗜血杆菌	致病物质有荚膜、菌毛、IgA1蛋白酶、脂多糖等。黏附定植于靶细胞，有抗吞噬作用	慢性支气管炎、肺炎、脓胸、脑膜炎、结膜炎、蜂窝织炎、关节炎、骨髓炎、心包炎等化脓性炎
百日咳鲍特菌	百日咳毒素附着于呼吸道黏膜表面，腺苷酸环化酶毒素抑制白细胞的抑制和杀伤作用，干扰白细胞免疫功能	百日咳、痉挛性咳嗽，多见于3岁以下儿童，迁延不愈
鲍曼不动杆菌	毒力因子有外膜蛋白A、脂多糖、荚膜多糖、磷脂酶等，黏附并侵入宿主细胞，导致宿主细胞损伤	医院获得性肺炎、呼吸机或导管相关感染、尿路感染、菌血症、脑膜炎、腹膜炎、伤口感染
布鲁氏菌	致病物质有内毒素、荚膜及侵袭性酶，细菌可通过皮肤黏膜进入宿主体内，大量繁殖，快速扩散入血	人布鲁氏菌病：菌血症、发热（波状热）、乏力、肝脾大、关节痛、骨髓炎、脑膜炎、胆囊炎等
幽门螺杆菌	致病物质为侵袭因子（鞭毛、菌毛、尿素酶）和毒素（空泡细胞毒素A和细胞毒素相关蛋白A）等。黏附于胃黏膜	慢性胃炎、胃溃疡、胃腺癌、黏膜相关淋巴瘤
淋病奈瑟菌	主要经性接触传播，通过菌毛黏附上皮细胞。致病物质有菌毛蛋白、脂寡糖、IgA1蛋白酶、铁蛋白受体等	化脓性炎：男女淋病、尿道炎、附睾炎、前列腺炎、阴道炎、子宫炎、新生儿结膜炎等
脑膜炎奈瑟菌	飞沫传播，致病物质有荚膜、菌毛、脂寡糖、IgA1蛋白酶等	败血症、流行性脑膜炎、化脓性炎、皮肤瘀斑、肾上腺出血等
鼠疫耶尔森菌	产生鼠毒素，可致血管淋巴管内皮细胞损伤，引起出血	鼠疫，表现为坏死性休克、肝肾和心肌损害
艰难梭菌	产生肠毒素，损伤肠黏膜上皮	出血性腹泻
蜡样芽孢杆菌	产生腹泻肠毒素，损伤肠黏膜，破坏cAMP系统	食物中毒、腹泻
空肠弯曲菌	产生肠毒素，激活腺苷酸环化酶	腹泻
小肠结肠炎耶尔森菌	产生耐热肠毒素，激活肠黏膜上皮的鸟苷酸环化酶等	腹泻
产气荚膜梭菌	产生α毒素、β毒素，损伤肌肉脂肪和神经，肠毒素损伤肠黏膜上皮	气性坏疽、坏死性肠炎、食物中毒、腹泻等

（五）细菌感染的临床类型

细菌侵入人体后，是否发生感染、发生何种感染及感染的结局如何，与上述细菌的毒力和侵袭作用、机体抗御感染和免疫应答的能力两个方面的相互作用有关。一般说来，感染可以有以下临床类型。

1. 隐性感染（inapparent infection）　亦称亚临床感染（subclinical infection），发生于入侵的病原菌数量少、毒力弱，或机体的抗感染免疫力强的情况下。机体被感染后仅受到轻微的损伤，不出现明显的病变及临床表现，并可获得特异性免疫。

2. 显性感染（apparent infection）　在侵入机体的病原菌数量多、毒力强，而机体的免疫防御能力低

下，甚至存在免疫缺陷时，病原菌可以引起靶器官明显的组织损伤和功能障碍，发生一系列临床症状体征，称为显性感染。

根据显性感染的严重程度不同，可将其分为轻、中、重型，以轻型感染多见，重型感染极少，在各种感染病的诊断中都有具体的评判标准值。按病情进展的缓急程度，可分为急性、亚急性和慢性感染。①急性感染，潜伏期短（几小时至几天以内），起病急，病程短（数日至数周），治愈后可完全康复，病原菌被全部清除体外，如流行性脑脊髓膜炎、霍乱、细菌性痢疾等。但如治疗不彻底，则可转为慢性。②慢性感染，潜伏期长（数周至数月），病程长（6个月至数年），起病缓慢，也可由急性转变而来。患者长期向体外排菌。

此型感染常由兼性胞内菌感染引起，如结核病、麻风病、布鲁氏菌病等。

3. 带菌状态（carrier state）　是指携带病原菌的机体没有临床症状，病原菌与机体处于相对平衡，并向外排出病原菌的状态。处于带菌状态的个体称为带菌者（carrier）。隐性或显性感染者的主要症状体征已消失，但机体仍持续或间歇地向体外排菌达 6 个月以上者，称为慢性带菌者，如伤寒和白喉患者，都可以产生慢性带菌者，其流行病学意义在于带菌者可以作为传染源而引起疾病在人群中扩散。

七、细菌感染的病原学诊断

细菌感染的病原学诊断方法大致如下：①病原体的分离培养和鉴定；②用免疫学技术对病原体抗原或相应抗体的检测；③用分子生物学方法对病原体特异性基因或核酸的检测；④用显微镜对标本或组织中病原体的形态学检查。下面主要介绍一些对病变组织中细菌的检测方法。值得注意的是，由于多种因素的影响，病原体检测的阴性结果并不能完全排除其存在的可能性，如患者活检前已经进行了抗感染治疗，或者由于检测试剂与技术条件等原因，都可能出现假阴性结果。

（一）病变特征的提示

在送检的组织中，炎症细胞容易发现，并可以提示感染线索。大量中性粒细胞浸润的化脓性病变提示化脓性细菌感染（图 10-1-5）；肉芽肿性病变则可能由细胞内菌等引起，如分枝杆菌等。干酪样坏死、上皮样细胞和肉芽肿提示结核分枝杆菌感染（图 10-1-7，图 10-1-8）。病灶中出现灰蓝色颗粒样物质也提示有大量细菌存在，如在溃疡、脓肿或心瓣膜赘生物中有时可见到这种现象（图 10-1-9）。放线菌感染可形成深蓝色菌团或硫磺样颗粒，菌团周围常伴中性粒细胞渗出（图 10-1-10）。麻风病时可见大量泡沫细胞形成，其中含有麻风分枝杆菌，抗酸染色可以显示。如此等等，我们利用这些线索可以选择进一步的细菌检查方法。

（二）特殊染色或组织化学染色

对于送检的组织和体液可以制作涂片和切片，进行组织化学染色或称特殊染色，以显示细菌的形状、排列、染色反应、鞭毛、荚膜等。常用的方法简述如下。国外有些专家强调，在显示微生物的特殊染色方法中，有必要使用已知的阳性对照切片，缺乏阳性对照的染色结果是不可相信的。

1. 单染色法　细菌体积小，半透明，必须经过特殊染色才能观察清楚。单染色法只用一种染料，如亚甲蓝（methylene blue，又称美兰），可以观察到细菌的大小、形态和排列，但鉴别细菌种类需结合其形态、部位等，如幽门螺杆菌等（图 10-1-11）。

2. 革兰氏染色法　是一种最常用的复染色法，由丹麦细菌学家 Hans Christian Gram 创建。首先将标本涂片、固定，然用碱性染料结晶紫初染，再加碘液媒染，使之生成结晶紫 - 碘复合物，这时细菌被染成深紫色。然后再用 95% 乙醇脱色，有些细菌可被脱掉颜色，有些则不被脱色。最后用稀释的复红或沙黄复染。通过结晶紫初染和碘液媒染后，在细胞壁内形成了不溶于水的结晶紫与碘的复合物。革兰氏染色将细菌分为阴、阳性两类。染成紫蓝色者为革兰氏阳性菌（图 10-1-12），染成红色者称为革兰氏阴性菌。革兰氏阳性菌（G⁺）由于细胞壁较厚、肽聚糖网层次较

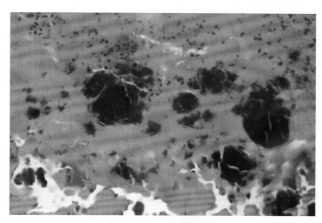

图10-1-9　皮肤溃疡
浅层坏死组织中见到成团的紫蓝色颗粒，提示有细菌感染

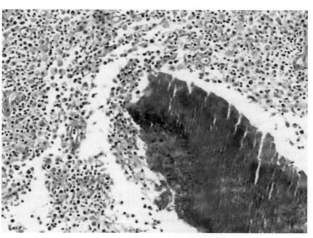

图10-1-10　咽部放线菌感染
可形成硫磺样颗粒，周围大量中性粒细胞渗出

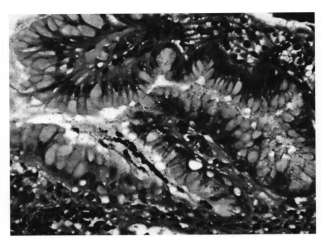

图10-1-11　幽门螺杆菌

亚甲蓝染色，细菌呈紫红色，短杆状，分布于胃黏膜表面和胃小凹内

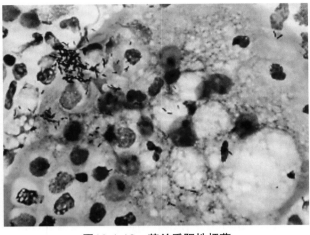

图10-1-12　革兰氏阳性杆菌

尿液中的革兰氏阳性杆菌，呈紫蓝色，散在或呈簇状，分布于巨噬细胞内外

多且交联致密，故遇乙醇或丙酮脱色处理时，因失水反而使网孔缩小，再加上它不含类脂，乙醇处理不会出现缝隙，因此能把结晶紫与碘复合物牢牢留在壁内，使其仍呈紫色；而革兰氏阴性菌（G⁻）因细胞壁薄、外膜层类脂含量高、肽聚糖层薄且交联度差，在遇脱色剂后，以类脂为主的外膜迅速溶解，薄而松散的肽聚糖网不能阻挡结晶紫与碘复合物的溶出，因此通过乙醇脱色后仍呈无色，再经沙黄等红色染料复染，就使革兰氏阴性菌呈红色（图10-1-13）。染色的差异主要是由革兰氏阴性与阳性细菌细胞壁的差异所引起的。

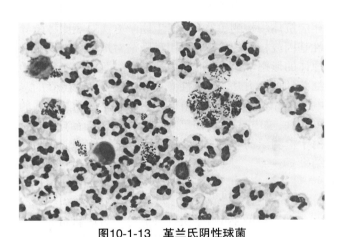

图10-1-13　革兰氏阴性球菌

尿道分泌物涂片，革兰氏染色阴性淋病奈瑟菌（淋球菌）呈红色，被中性粒细胞吞噬

　　大多数革兰氏阳性菌以外毒素致病，而革兰氏阴性菌以内毒素为主要致病物质。染色方法经过改良后也可用于石蜡包埋的组织切片，如改良 Brown-Brenn 染色法，在病变组织原位检测出来。

　　3. 抗酸染色法　也是一种最常用的复染色法，主要作用在于鉴别抗酸杆菌（主要是分枝杆菌）和非抗酸杆菌。首先将固定后的标本制片（涂片或切片），用苯酚复红加温染色，再用盐酸乙醇脱色，最后用亚甲蓝复染。结核或麻风分枝杆菌等被染成红色，称为抗酸杆菌（图10-1-14）；经脱色被复染为蓝色者为非抗酸杆菌。常用的染色方法为齐-内（Ziehl-Neelsen）染色、改良 Fite 染色法、苯酚碱性品红染色法等，抗酸杆菌均呈红色。

　　4. 其他染色方法　对不同的细菌，以及对细菌的芽孢、鞭毛、荚膜等特殊结构，均有一些染色方法，简单概括如下（表10-1-4）。有时也可用湿涂片（wet mount）直接观察活的未经染色的细菌，在暗视野显微镜下可直接观察细菌的运动，或用相差显微镜观察活细菌的微细结构。

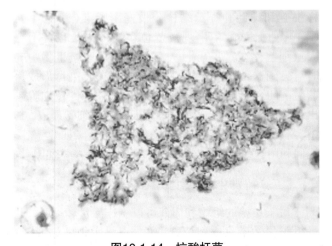

图10-1-14　抗酸杆菌

痰涂片，脱落上皮细胞和黏液，其中可见大量抗酸染色阳性分枝杆菌（抗酸杆菌）

表 10-1-4 常用的细菌染色方法

染色方法	检查对象	细菌阳性结果
PAS染色	分枝杆菌细胞壁成分（糖类）、真菌	红色
六胺银（GMS）染色	分枝杆菌细胞壁成分（糖类）、真菌	黑色
改良Fite染色法	麻风杆菌及其他抗酸杆菌、诺卡菌	红色
Gimenez染色法	幽门螺杆菌、立克次体	红色-紫红色
亚甲蓝染色法	幽门螺杆菌	深蓝色
Warthin-Starry银染色	螺旋体、幽门螺杆菌、巴尔通体	黑色或棕黑色
改良的Steiner染色法	螺旋体、巴尔通体、嗜肺军团菌、利什曼原虫（杜诺凡小体）	深棕黑色
吉姆萨染色	幽门螺杆菌	蓝色或淡紫色

（三）免疫组化与免疫荧光

利用特定的抗体，可以识别病变组织中病原体的抗原成分，发现感染原因，因而在感染性疾病中亦有重要的作用。实际上，细菌培养常需更长的时间和苛刻的生长条件，而免疫组化有时比细菌培养更加快捷、可靠。免疫组化可以检测幽门螺杆菌、梅毒螺旋体、结核分枝杆菌等。免疫组化染色结果也比特殊染色更容易判读，值得推广应用。例如，检测抗酸杆菌，抗体可以识别抗酸杆菌的碎片，而抗酸染色则要求菌体必须完整。在涂片中亦可应用免疫组化染色，如痰液、分泌物、渗出物和细针穿刺的标本，快速检测出病原体。

近年来免疫荧光技术发展较快，并且逐渐简化。通过荧光色素与病原体的某种成分结合，显示病原体的形态（图 10-1-15，图 10-1-16），提高了检测的特异性和敏感性，在荧光显微镜下可以直接观察到病原体，做出诊断。

（四）分子生物学技术

近年来分子生物学技术迅速发展，如原位杂交（ISH）技术、聚合酶链反应（PCR）技术、二代测序（NGS）技术、宏基因组（metagenome）技术等，均可用于体液、细胞或组织标本，通过原位检测病原体的核酸成分确定感染原因，文献中已有一些报道，相信会有很好的发展前景。

（五）细菌 L 型的检测

临床遇到症状明显而标本常规细菌培养阴性者，应考虑细菌 L 型感染的可能性，在细菌培养同时常规加做 L 型细菌培养，可以大大提高感染性疾病的诊断率。对于病理医师来说，在病变组织中检出细菌及其 L 型，更有实际意义。在石蜡切片和细胞涂片中进行改良的革兰氏染色（普通细菌及其 L 型）和抗酸染色（分枝杆菌及其 L 型），用高倍或油镜观察，发现上述

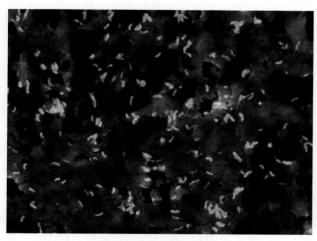

图10-1-15 分枝杆菌
免疫荧光染色可清晰显示分枝杆菌形态（吕建民惠赠）

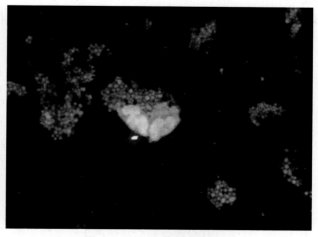

图10-1-16 金黄色葡萄球菌
免疫荧光染色显示橘黄色葡萄球状细菌（吕建民惠赠）

所谓原生质体、球状体、杆状体、丝状体等特殊形态，提示为细菌 L 型。结合间质性炎症和慢性炎症细胞的背景，大致可以提示为细菌 L 型感染。免疫组化染色能更特异地提示病原体的种类。

免疫学和分子生物学技术，如免疫荧光、斑点免疫结合试验、凝胶电泳、免疫印迹试验、PCR、基因探针原位杂交等技术在细菌及其 L 型的鉴定和鉴别中都有所应用，但目前主要用于研究工作。

（吴礼高　刘德纯；管俊昌　郭瑞珍）

第二节　球　菌　感　染

细菌按形态分为球菌、杆菌和螺形菌三大类，球菌（coccus）是其中一类。根据革兰氏染色不同，球菌可分为革兰氏阳性和革兰氏阴性两类。革兰氏阳性者有葡萄球菌、链球菌、肺炎链球菌和肠球菌等；革兰氏阴性者有脑膜炎奈瑟菌、淋球菌等。能够引起机体化脓性炎症的球菌又称为化脓性球菌（pyogenic coccus），球菌中大多数属于这一类。常见球菌及相关疾病见表 10-2-1。

表 10-2-1　常见球菌及相关疾病

球菌类型	相关疾病	病变特点	受累器官
革兰氏阳性球菌			
葡萄球菌属（金黄色葡萄球菌）	脓肿、败血症等	化脓性炎（脓肿）	皮肤
链球菌属	猩红热	化脓性炎（蜂窝织炎）	皮肤
肺炎链球菌属	大叶性肺炎	纤维素性炎	肺组织
肠球菌属	尿路感染、盆腔感染、败血症	化脓性炎	泌尿生殖道、盆腔
红球菌属（马红球菌）	肺炎、脓肿	化脓性炎	肺
革兰氏阴性球菌			
脑膜炎奈瑟菌	流行性脑脊髓膜炎	化脓，浆液纤维素渗出	脑膜
淋球菌	淋病	化脓性炎	泌尿生殖道

一、葡萄球菌属细菌感染

葡萄球菌属（*Staphylococcus*）细菌因常排列成葡萄串状而得名。葡萄球菌广泛分布于周围环境、人和动物体表及与外界相通的腔道中。按传统分类，葡萄球菌属包括 30 多个种，常见的金黄色葡萄球菌、表皮葡萄球菌、腐生葡萄球菌，分别是致病性、正常或机会致病性、非致病性葡萄球菌的代表。另外，按照是否产生凝固酶，葡萄球菌可分为凝固酶阳性菌株和凝固酶阴性菌株两大类。

（一）金黄色葡萄球菌感染与化脓性炎

葡萄球菌属细菌已被发现 32 种，寄生于人体的有 16 种，其中只有金黄色葡萄球菌产生血浆凝固酶，故又称为血浆凝固酶阳性葡萄球菌。

【生物学性状】

葡萄球菌属革兰氏阳性菌（衰老、死亡、陈旧培养物中或被吞噬的菌体常常转为革兰氏阴性），呈球形或椭圆形，直径约 1μm，常呈葡萄串状排列，有时也可见散在、成双或短链状存在。无芽孢、无鞭毛，一般不形成荚膜，少数菌株细胞壁外可见荚膜样黏液物质，在体内菌株常形成荚膜。在某些因素（如青霉素）作用下，可裂解或变成 L 型菌。培养时为需氧或兼性厌氧，营养要求不高。可产生脂溶性色素并使菌落着色。致病性葡萄球菌菌落呈金黄色，菌落周围可见完全透明的溶血环（β 溶血）。多数菌株分解糖类产酸、不产气，分解甘露醇产酸。过氧化氢酶（又称触酶）阳性。用噬菌体分型，可分为 4 群 23 型。

金黄色葡萄球菌的结构中，具有抗原性者有荚膜、葡萄球菌 A 蛋白、磷壁酸和肽聚糖。①荚膜为多糖层，分 11 个血清型，与感染有关的主要是 5 型和

7型。荚膜能抑制中性粒细胞对细菌的趋化和吞噬作用、单核巨噬细胞受促分裂原作用后的增殖反应、细菌对医用导管及其他合成材料的黏附作用。②葡萄球菌 A 蛋白（SPA）为单链多肽，是金黄色葡萄球菌细胞壁的表面抗原，具有属特异性。SPA 通过与吞噬细胞争夺 Fc 片段，降低抗体介导的调理作用；SPA 与 IgG 复合物有促进细胞分裂、引起超敏反应、损伤血小板等生物活性。③磷壁酸能与细胞壁表面的纤连蛋白（fibronectin）结合，介导葡萄球菌对黏膜表面的黏附。磷壁酸属于半抗原，如与肽聚糖结合可引起机体的免疫应答。④肽聚糖具有免疫原性，能刺激机体产生调理性抗体，促进单核细胞的吞噬功能，也能吸引中性粒细胞，促进脓肿形成。肽聚糖还具有诱导吞噬细胞产生 IL-1、活化补体、刺激致热原和抑制吞噬活性等作用。

【发病机制】

金黄色葡萄球菌是葡萄球菌中毒力最强的细菌，在宿主体内增殖、扩散和产生有害的胞外物质（酶和毒素），引起宿主疾病。常见的毒力因子如下。

1. **凝固酶** 是鉴定致病性葡萄球菌的重要指标，包括：①游离凝固酶，是分泌到细菌体外的蛋白质，可使液态的纤维蛋白原变成固态的纤维蛋白，导致血浆凝固。②结合凝固酶，是聚集在细菌表面不释放的纤维蛋白原受体。凝固酶阳性的菌株进入机体后可使周围血液或血浆中的纤维蛋白等沉积于细菌表面，阻碍吞噬细胞的吞噬或胞内消化作用；保护病菌不受血清中杀菌物质的破坏。细菌周围的纤维蛋白沉积和凝固使感染易于局限和形成血栓。凝固酶具有免疫原性，可刺激机体产生抗体，具有一定的保护作用。

2. **葡激酶** 可激活血浆中的纤维蛋白酶原形成纤维蛋白酶，导致血浆纤维蛋白的溶解，利于病菌的扩散。

3. **耐热核酸酶** 耐热，有较强的降解 DNA 和 RNA 的作用。临床上已将其作为测定葡萄球菌致病性的重要指标之一。

4. **透明质酸酶** 溶解细胞间质分子筛中的透明质酸，利于细菌的扩散。

5. **脂肪酶** 能分解机体各部位表面的脂肪，利于细菌入侵皮肤和皮下组织。

6. **葡萄球菌溶素** 包括 α、β、γ、δ 等溶素，有致病作用的主要是 α 溶素，属外毒素，抗原性好。对红细胞、白细胞、血小板、肝细胞、成纤维细胞、血管平滑肌、皮肤细胞等有损伤破坏作用。可能机制是毒素分子插入细胞膜疏水区，破坏膜的完整性，导致细胞溶解。β 溶素为神经鞘磷脂酶 C，能水解细胞膜磷脂，损伤红细胞、白细胞、巨噬细胞和纤维细胞，也与组织坏死及脓肿形成有关。γ 溶素类似杀白细胞素。δ 溶素具有广谱溶细胞作用。

7. **杀白细胞素** 只攻击中性粒细胞和巨噬细胞，与细胞膜受体结合，使细胞膜发生构型变化，膜通透性增高，细胞质内的颗粒排出，细胞死亡。死亡的细胞可形成脓栓，加重组织损伤。

8. **肠毒素** 产毒菌株污染牛奶、肉类等食物后，经过 8～10 小时即可以产生大量肠毒素。肠毒素属一组热稳定的可溶性蛋白质，可抵抗胃肠液中蛋白酶的水解作用。致病机制可能为毒素与肠道神经细胞受体结合，通过迷走神经和脊髓传导，刺激呕吐中枢，导致以呕吐为主要症状的急性胃肠炎（食物中毒）。也有研究者认为是肠毒素对胃肠道直接作用所致。近年研究发现，葡萄球菌肠毒素是超抗原，能非特异性激活 T 细胞，释放出过量的细胞因子而致病。

9. **表皮剥脱（松解）毒素** 是金黄色葡萄球菌质粒编码产生的一种蛋白质，可引起新生儿、婴儿和免疫力低下的成人表皮出现烫伤样皮肤综合征。受损皮肤呈弥漫性红斑和水疱，继而表皮上层大片剥脱，但病变部位炎症反应轻微，既无细菌，又无细胞。

10. **毒性休克综合征毒素-1** 是一种外毒素，可引起机体发热、休克和皮肤脱屑等表现，是毒性休克综合征的主要致病物质。

人类对金黄色葡萄球菌有一定的免疫力，当皮肤黏膜受到损伤或机体抵抗力下降时，容易感染。该菌主要通过接触传播，医源性感染近年颇受重视，据调查，医务人员带菌率可高达70%，且多为耐药性菌株，是医院感染的重要传染源。

【病理变化】

金黄色葡萄球菌主要引起化脓性病变，常表现为以脓肿形成为主的化脓性炎症，多发生于皮肤组织，也可发生于深部组织、器官，甚至波及全身。

1. **皮肤化脓性炎症** 如毛囊炎、疖、痈、甲沟炎、睑腺炎、伤口脓性渗出或脓肿形成等。形成的脓液金黄而黏稠，病灶界限清楚，多为局限性。镜下见局部大量中性粒细胞渗出和崩解，坏死物液化形成脓液，周围肉芽组织形成等病变，有时病灶内可见菌团（图 10-2-1，图 10-2-2）。

2. **葡萄球菌肺炎** 金黄色葡萄球菌累及肺部，可引起支气管表面化脓或脓性卡他性炎、小叶性肺炎（支气管肺炎）、肺脓肿、脓胸等。以下以肺炎为例重点介绍。按照感染途径，葡萄球菌肺炎可分为吸入性和血源性 2 类。

（1）吸入性葡萄球菌肺炎：常呈弥漫性、多灶性

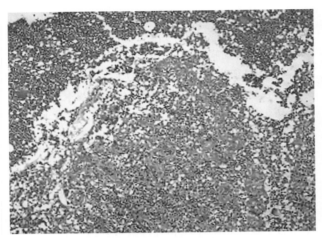

图10-2-1 皮肤脓肿

病灶内大量中性粒细胞渗出，伴液化性坏死形成脓液

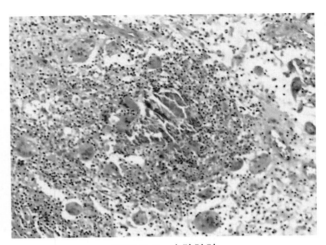

图10-2-2 皮肤脓肿

细菌团周围大量中性粒细胞渗出，伴多核巨细胞形成

的支气管肺炎，病变范围相当于一个个小叶，故也称小叶性肺炎。大体观，病变特征为肺内广泛、多发性小脓肿形成并伴出血性坏死，化脓性病灶多数直径为1cm左右，相当于小叶大小，形状不规则，色暗红或带黄色，质实；切面病灶略隆起，但较平滑而不呈颗粒状，灰黄色，质实，可融合，挤压时有脓性渗出物溢出，病灶周围肺组织充血、出血；在幼儿及年老体弱者中，病变往往较严重，常见若干病灶互相融合，形成融合性化脓性支气管肺炎，有时可累及整个肺段甚至肺大叶（图10-2-3）；肺胸膜表面有时可见覆盖着一层较厚的纤维素性脓性分泌物。肺内病灶为多发性，邻近病灶进而互相融合，以致肺炎病灶大小不等（图10-2-4）。支气管肺炎病灶可进一步发展为肺脓肿，脓肿周围亦可见支气管肺炎病灶。有时可见胸膜下小脓肿破裂，形成脓胸或脓气胸，有时小脓肿可侵蚀支气管形成支气管胸膜瘘。

镜下观，吸入性葡萄球菌肺炎典型的病变特点是病灶以细支气管为中心，其中可见化脓性细支气管炎，细支气管黏膜上皮坏死、脱落、崩解，管腔内充满浆液、中性粒细胞、脓细胞及脱落崩解的黏膜上皮细胞。细支气管管壁充血，中性粒细胞弥散性浸润（图10-2-5）；细支气管周围受累的肺泡间隔中的毛细血管扩张充血，肺泡腔内充满中性粒细胞、脓细胞及脱落的肺泡上皮细胞，有时可见细菌菌落、漏出的红细胞和纤维素，病灶内肺组织结构破坏（图10-2-6）；病灶附近的肺组织充血，肺泡扩张呈代偿性肺过度充气改变。由于各个病灶的发展阶段和病变严重程度不同，在同一切片上，各个病灶内的渗出物性状常不一致，有些呈脓性，有些呈浆液或浆液脓性，部分病灶可能仅仅停留在细支气管炎或细支气管周围炎的阶段。

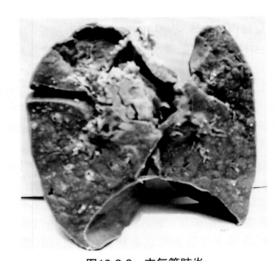

图10-2-3 支气管肺炎

双侧肺叶切面上见多个散在分布的灰黄色斑块，粟粒至绿豆大小，以下叶较多见，病灶边界不清，部分病灶相互融合（韩安家惠赠）

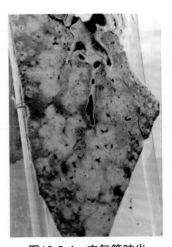

图10-2-4 支气管肺炎

累及多个小叶，有些相邻病灶互相融合，范围扩大。病变固定后呈灰白色

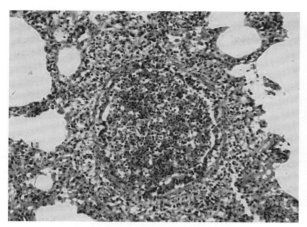

图10-2-5 支气管肺炎
细支气管内充满脓性渗出物，管壁被炎症细胞浸润、破坏，周围肺组织内亦见大量中性粒细胞浸润

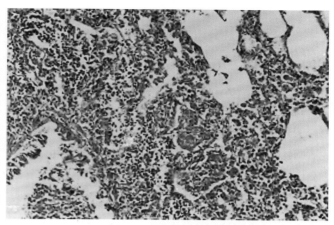

图10-2-6 支气管肺炎
化脓病灶内支气管壁和周围肺组织破坏，其中可见大量中性粒细胞浸润，形成典型的支气管肺炎病灶

（2）血源性葡萄球菌肺炎：继发于葡萄球菌菌血症或败血症，由细菌栓子经血液循环至肺并栓塞于肺细小动脉所致。病变为多发性，肺周边部位最为明显，导致两肺多发性化脓性炎症，进而组织坏死形成多发性肺小脓肿。化脓性病灶中央无发炎的细支气管，是与吸入性葡萄球菌肺炎的主要区别。肺内脓肿可以溃破而引起气胸、脓胸或脓气胸，有时还伴发化脓性心包炎、胸膜炎。少数病例则由血行播散直接引起脓胸。

3. 其他组织感染 细菌入血，引起败血症、脓毒败血症等，并可在多个脏器如肝、肾、脑等产生迁徙性小脓肿，或引起急性感染性心内膜炎及化脓性脑膜炎等。金黄色葡萄球菌也可引起化脓性中耳炎、心包炎、阑尾炎、骨髓炎等。各器官的化脓性炎症均以中性粒细胞显著渗出为主，在病理上分为局限性的脓肿、弥漫性的蜂窝织炎、浅表组织的表面化脓等。详见第三章化脓性炎部分。金黄色葡萄球菌感染也是感染后肾炎的重要病因。Powell 等于 1961 年首次描述金黄色葡萄球菌合并急性感染后肾小球肾炎（参见下文），此后又证实，金黄色葡萄球菌也是导致心内膜炎和脑室心房分流术感染患者患肾病的原因。

【临床表现】

1. 皮肤化脓性炎 金黄色葡萄球菌感染多发生于皮肤组织，形成毛囊炎、甲沟炎、睑腺炎、疖、痈等，也可有脓肿形成，局部有明显的红肿热痛。皮肤创伤也常继发金黄色葡萄球菌感染，创伤表面有脓性渗出。

2. 内脏脓肿 通常由皮肤感染病灶中的金黄色葡萄球菌侵入血流发生播散性感染引起，可在多个器官或同一器官内形成多发性脓肿，如肝、肾、脑、肺等实质器官。肺和肾脏脓肿也可能分别经呼吸道和尿路感染引起。临床上受累器官往往肿胀、疼痛，伴有

不同程度的功能障碍。

3. 支气管肺炎 发病多急骤，全身中毒症状严重，有高热、寒战、咳嗽脓痰、脓血痰、呼吸困难、发绀等，病情严重者可早期出现周围循环衰竭。体征早期有局部呼吸音减低，闻及干湿啰音；并发脓胸则叩诊呈浊音，呼吸音减低或消失；有气胸则叩诊呈鼓音，呼吸音减低或消失。医院感染，多出现在手术后监护病房及长期住院患者，起病潜隐，症状被原有基础疾病掩盖，故不典型，常被忽视，呼吸道症状较轻，低热，咳少量脓痰，但病情变化快；肺部 X 线显示肺段或呈小叶状浸润，其中有单个或多发的液气囊腔，X 线阴影的易变性，表现为一处炎性浸润，而在另一处出现新的病灶，或很小的单一病灶发展为大片阴影，此为金黄色葡萄球菌肺炎的重要 X 线征象。血源性葡萄球菌肺炎常继发于肺外感染的血行播散，全身中毒症状严重，可找到原发病灶或其他部位感染的症状和体征。

4. 中毒性疾病 由外毒素引起的中毒性病变。①食物中毒：是夏秋季常见的胃肠道疾病，是摄入产生肠毒素的金黄色葡萄球菌污染的食物后，经数小时的潜伏期，出现恶心、呕吐、腹泻等急性胃肠炎症状，一般不伴发热，1～2 天可迅速恢复，少数严重者可发生休克。在重症死亡病例中，可见胃肠道充血出血，黏膜糜烂，也可见结肠炎症反应，有脓性渗出物。②烫伤样皮肤综合征：多见于新生儿、幼儿和免疫力低下的成人，开始皮肤出现红斑，1～2 天表皮起皱，出现含清亮液体、无菌的大疱，触碰可破裂，最后表皮剥脱，不及时救治，病死率约 20%。③中毒性休克综合征：患者出现高热、呕吐、腹泻、弥漫性红疹，继而出现脱皮（尤其以手掌和足底明显）、低血压、黏膜（口腔、阴道等）病变，严重者出现心、肾衰竭，休克。

【诊断与鉴别诊断】

化脓性炎症在病理学上不难诊断，病因学诊断在确定全身性感染病因或选择有效治疗药物时具有重要价值。

1. **涂片镜检**　采取脓液、血液、脑脊液、房水、玻璃体、痰液、尿液、骨髓穿刺液、剩余食物、呕吐物、粪便等标本涂片，革兰氏染色或瑞氏（Wright）染色后镜检，一般根据细菌形态、排列和染色特性可初步判断（图 10-2-7，图 10-2-8）。

2. **分离培养和鉴定**　根据临床症状及以下几点鉴定致病性葡萄球菌：①产生金黄色色素；②溶血性；③凝固酶试验阳性；④耐热核酸酶试验阳性；⑤分解甘露醇产酸。进一步鉴定可采用细菌核糖体基因分型法、质粒指纹图谱法、荧光原位杂交和基因扩增等分型法。

3. **其他检查**　采用酶联免疫吸附试验（ELISA）法，可快速、敏感地检测微量肠毒素。采用特异的核酸杂交和 PCR 技术检测致病菌是否为产肠毒素的菌株。血浆凝固酶试验可以区分金黄色葡萄球菌及凝固酶阴性葡萄球菌。检测抗磷壁酸抗体可用于诊断细菌性心内膜炎等全身性葡萄球菌感染。用抗体致敏 SPA 阳性菌作为诊断试剂检测微生物抗原，称为协同凝集试验，已在临床应用。

（二）凝固酶阴性葡萄球菌感染

除金黄色葡萄球菌外，其余球菌均归类于凝固酶阴性葡萄球菌，是医院感染的重要病原菌，也是创伤、尿道、中枢神经系统感染和败血症的常见病原菌。

【生物学性状】

此类细菌为革兰氏阳性球菌，最常见的是表皮葡萄球菌（图 10-2-8）和腐生葡萄球菌，其次为溶血葡萄球菌、人葡萄球菌、头葡萄球菌等，其细胞结构与金黄色葡萄球菌相似。另外，在人体免疫功能或抗生素的作用下，某些凝固酶阳性的葡萄球菌可转变为凝固酶阴性或弱阳性的葡萄球菌，不产生凝固酶、α溶素等毒性物质。

【发病机制】

凝固酶阴性葡萄球菌是人体皮肤和黏膜的正常菌群，当机体免疫功能低下或细菌进入非正常寄居部位时，可引起多种感染。其在各类感染中所占的比例仅次于大肠埃希菌。

致病机制：①细胞壁外黏质（slime），如一层黏性物质，化学成分为中性糖类、糖醛酸和氨基酸。其在细菌黏附和抵抗宿主的免疫防御作用中有重要的

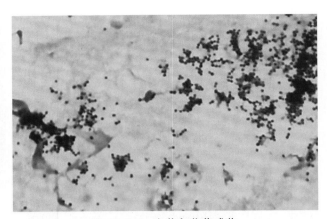

图10-2-7　金黄色葡萄球菌
房水涂片，革兰氏染色阳性，球菌聚集或散在（郭普惠赠）

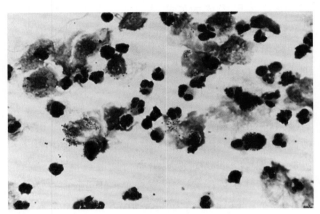

图10-2-8　表皮葡萄球菌
取自玻璃体，瑞氏染色，可见蓝色颗粒状细菌

作用，可抑制机体免疫应答，阻碍抗生素向病灶渗透，阻止粒细胞的趋化和吞噬作用。例如，表皮葡萄球菌能产生大量黏质，黏质延长表皮葡萄球菌的感染病程，干扰正常的免疫应答。②溶素：溶血葡萄球菌的溶血性与β溶素、δ溶素的致病性有关。③腐生葡萄球菌能选择性地黏附在尿道上皮细胞上，定植并引起感染。

【病理变化】

凝固酶阴性葡萄球菌感染常见病变亦为化脓性炎，参见上文。败血症时也可导致机体多发性脓肿形成。

【临床表现】

1. **泌尿系统感染**　表皮葡萄球菌、人葡萄球菌和溶血葡萄球菌是年轻妇女急性膀胱炎的主要致病菌。腐生葡萄球菌是引起青年原发性尿路感染的常见细菌。凝固酶阴性葡萄球菌引起的尿路感染发病率仅次于大肠埃希菌引起者。尿路感染的常见症状为尿急、尿频和尿痛等。

2. 败血症 主要由溶血葡萄球菌和人葡萄球菌引起，仅次于大肠埃希菌和金黄色葡萄球菌引起的败血症。败血症可引起发热、全身不适及若干器官功能异常。

3. 术后及植入医用器械引起的感染 创伤及外科手术、安装人工心脏起搏器、人工心瓣膜置换或心瓣膜修复术、长期腹膜透析、导管感染、人工关节感染、静脉滴注、脑脊液分流术等可造成凝固酶阴性葡萄球菌感染。此类细菌产生的黏质可使细菌牢固黏附于导管等植入性医疗设备，并保护细菌免受抗生素和炎症细胞的作用；黏附的细菌还可不断释放到血液，导致患者发生持续性菌血症，有的患者可发生免疫复合物介导的肾小球肾炎。医院内耐甲氧西林的表皮葡萄球菌感染已经成为瓣膜修复术和胸外科手术中的严重感染问题。凝固酶阴性葡萄球菌已经成为医源性感染常见的重要病原菌，其耐药菌株逐渐增多，造成诊治困难。

【诊断与鉴别诊断】

病理诊断同上。病因方面，直接涂片染色镜检是最快捷简便的方法。例如，尿路感染者尿道分泌物或尿液中可检查出致病菌（图 10-2-9），眼部感染者可用房水、玻璃体或结膜分泌物检查细菌（图 10-2-10）。医源性感染者可从炎症或感染部位取材进行病理学及细菌学检查。用感染处渗出物或分泌物、败血症患者的血液等进行细菌培养，可获得阳性结果。依据色素检查、凝固酶阴性、不分解甘露醇等可与金黄色葡萄球菌感染区分开，也可结合质粒图谱、耐药图谱加以鉴定。

二、链球菌属细菌感染

链球菌属（*Streptococcus*）细菌是化脓性球菌中的另一大类常见的革兰氏阳性球菌，排列成双或长短不一的链状（图 10-2-10），有 69 个种和亚种。按溶血现象可分为 3 类：①甲型溶血性链球菌，菌落周围有 1～2mm 宽的草绿色溶血环，因而又称为草绿色链球菌，但红细胞未完全溶解，称甲型溶血或 α 溶血，此类链球菌多为机会致病菌；②乙型溶血性链球菌，菌落周围形成一个 2～4mm 宽、界限分明、完全透明的无色溶血环，称为乙型溶血或 β 溶血，红细胞完全溶解，因而此类链球菌又称为溶血性链球菌，致病力强，常引起人类和动物的多种疾病；③丙型链球菌，不产生溶血素，菌落周围无溶血环，又称不溶血性链球菌，一般不致病。按链球菌细胞壁中 C 多糖抗原的不同，可分为 A～H、K～V 共 20 群。90% 左右的致病性链球菌菌株属 A 群，引起化脓性病变，称

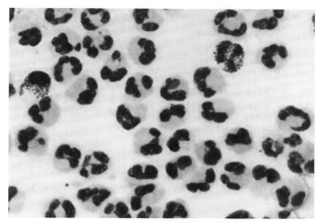

图10-2-9 尿道分泌物涂片
涂片中大量中性粒细胞，其中部分细胞内含革兰氏阳性球菌

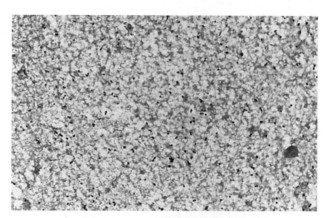

图10-2-10 玻璃体分泌物涂片
取自玻璃体，革兰氏阳性球菌，常成双成对，符合双球菌

为化脓性链球菌。致病性 A 群链球菌多数呈现乙型溶血。对一些不具有群特异性的链球菌如肺炎链球菌，还需根据生化反应、药物敏感试验和对氧的需要进行分类。需氧和兼性厌氧链球菌对人具有致病性，厌氧性链球菌属机会致病菌，特定条件下致病。链球菌细胞壁含有 M、T 等蛋白抗原，C 多糖抗原和肽聚糖。M 蛋白为 A 群链球菌的主要毒力因子，亦可见于 C 群和 G 群链球菌。T 蛋白与链球菌的毒力无关，多为共同抗原。C 多糖抗原为群特异性抗原，抗原性由氨基糖决定。M 蛋白是免疫球蛋白结合蛋白，能与 IgG、IgM 结合。肽聚糖具有致热、溶解血小板、提高血管通透性等作用。链球菌属中对人致病的主要是 A 群链球菌和肺炎链球菌，感染可直接引起人各种化脓性炎症、脑膜炎、肺炎、猩红热等，也可通过超敏反应引起风湿病、肾小球肾炎等疾病。

（一）化脓性链球菌感染

与人类疾病密切相关的 A 群链球菌主要是化脓

性链球菌（*Streptococcus pyogenes*），是常见的也是致病性最强的细菌。

【生物学性状】

化脓性链球菌属革兰氏阳性菌，呈球形或椭圆形，直径 0.6～1.0μm，呈链状排列，长短不一，无芽孢，无动力。多数菌株兼性厌氧，营养要求较高。多数菌株周围形成较宽的透明溶血环（乙型或 β 溶血）。分解葡萄糖，产酸不产气。不分解菊糖，不被胆汁溶解（利用这两个特性可鉴别甲型溶血性链球菌和肺炎链球菌）。不产生过氧化氢酶，此特性与葡萄球菌不同。

【发病机制】

链球菌感染所致疾病 90% 是由 A 群链球菌引起的，患者和带菌者为传染源。化脓性链球菌短暂或长期定居于上呼吸道，通过空气飞沫传播、皮肤伤口感染或直接接触污染物传播等。

A 群链球菌除上述胞壁成分外，还产生多种外毒素和胞外酶，所以具有较强的侵袭力。常见的毒力因子简介如下。

1. 黏附素　主要包括脂磷壁酸和纤连蛋白。脂磷壁酸与人细胞表面受体结合，增强细菌对细胞的黏附性。纤连蛋白是细菌表面的受体，能与细菌表面的脂磷壁酸、M 蛋白等黏附素结合，使细菌黏附到上皮细胞表面。因而黏附素是细菌定植在机体皮肤和呼吸道黏膜表面的主要侵袭因素。

2. M 蛋白　使链球菌具有抗吞噬和抵抗吞噬细胞内杀菌作用的能力。另外，M 蛋白与人心肌、肾小球基底膜有共同的抗原，可刺激机体产生特异抗体，引起某些超敏反应性疾病，如风湿性心脏病、肾小球肾炎等病变。

3. 致热外毒素　又称红疹毒素或猩红热毒素，是人类猩红热的主要毒性物质，能引起发热和皮疹等。致热外毒素免疫原性较强，能刺激机体产生抗毒素。

4. 链球菌溶血素　包括链球菌溶血素 O（SLO）和链球菌溶血素 S（SLS）。SLO 可溶解红细胞，对中性粒细胞、血小板、巨噬细胞、神经细胞、心肌细胞有毒性作用。SLO 抗原性强，可刺激机体产生抗体，感染后 2～3 周到病愈后数月至 1 年可检出 SLO 抗体，可作为链球菌新近感染指标之一或风湿热及其活动性的辅助诊断。SLS 可导致 β 溶血。SLS 对白细胞和多种组织细胞有破坏作用。

5. 侵袭性酶　都是扩散性因子，可通过不同的方式促进链球菌向周围组织或经过血流、淋巴扩散。其中，链激酶（SK）可使血液中的纤维蛋白酶原变成

纤维蛋白酶，溶解血块或阻止血浆凝固，利用细菌扩散。链球菌 DNA（SD）能降解脓液中具有高度黏稠性的 DNA，使黏液稀薄，促进病菌扩散。SD 和 SK 还能致敏 T 细胞，可用于皮肤试验，称为 SD-SK 皮试。临床还可将 SD、SK 制成酶制剂，用于液化脓性渗出物。透明质酸酶可分解组织间质中的透明质酸，使组织通透性增加，有利于细菌扩散。

【病理变化】

顾名思义，化脓性链球菌主要引起化脓性病变，但是化脓性链球菌中多种 M 抗原（如 M18、M3、M5 等）可在感染后形成免疫复合物沉积于心瓣膜、肾小球或关节滑膜，通过交叉性免疫反应引起风湿病、肾小球肾炎或关节炎。

1. 皮肤和皮下组织感染　包括脓皮病、丹毒、坏死性筋膜炎、淋巴管炎、蜂窝织炎、痈、脓疱疮等。共同特征是病变组织内以中性粒细胞浸润为主的化脓性炎，可以弥漫（蜂窝织炎）或局限（脓肿）（图 10-2-11，图 10-2-12）。病程后期渗出和坏死物可被中性粒细胞释放的酶溶解液化而被吸收，或被肉芽组织机化并形成瘢痕。坏死性筋膜炎（necrotizing fasciitis）是细菌通过破损的皮肤侵入深部皮下组织，引起的广泛性肌肉、脂肪坏死及化脓性炎。初期为蜂窝织炎，进而可发生大疱、坏疽，并引起全身症状。严重者可导致多脏器功能衰竭甚至死亡。

2. 风湿病　可累及全身结缔组织，特别是心脏和小动脉。基本病理变化主要是全身结缔组织的超敏反应性炎，以风湿性肉芽肿为特征。按病变部位可分为风湿性心肌炎、心内膜炎和心包炎。类似的肉芽肿也可发生在动脉和皮下组织，引起动脉炎、关节炎和

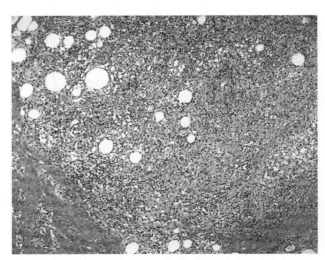

图 10-2-11　皮肤脓肿
中性粒细胞大量渗出，形成局限性化脓性病灶

皮肤环形红斑、皮下结节等病变。

（1）风湿性心肌炎：风湿病发展过程一般分为三期，在心肌间质内表现最为典型。①变质渗出期，是风湿病的早期改变，表现为非特异性炎，主要发生在心脏、浆膜、关节、皮肤、脑、肺等部位的结缔组织，引起充血、水肿、浆液或浆液纤维素性渗出，胶原纤维可发生黏液样变性，或肿胀、断裂、崩解为无结构的颗粒状物，加上免疫球蛋白、纤维蛋白沉积，共同形成纤维素样坏死物，并有淋巴细胞浸润。此期约持续1个月。急性期后，可不遗留任何病理状态，也可因组织细胞增生形成风湿性肉芽肿。②增生期（肉芽肿期），在纤维素样坏死灶周围出现组织细胞增生、聚集，并吞噬纤维素样坏死物，转变为风湿细胞或称阿绍夫细胞（Aschoff cell）。风湿细胞的形态特点是体

积大，呈圆形或多边形，胞质丰富、均质，核大、呈圆形或椭圆形，核膜清晰，染色质集中于中央、呈细丝状向核膜放散，横切面状如枭眼，故称枭眼样细胞，纵切面则状似毛虫（蜈蚣）（图10-2-13，图10-2-14）。其间有少量淋巴细胞浸润，形成圆形或梭形境界清楚的结节状病灶，称为风湿小体（rheumatic body）或风湿小结（rheumatic nodule）、阿绍夫小体（Aschoff body），即风湿性肉芽肿，此为本病具有诊断意义的特征性病变。此期持续2～3个月。③纤维化期（愈合期），病灶中的纤维素样坏死物逐渐被溶解吸收，炎症细胞逐渐减少，风湿细胞转变为成纤维细胞，随着成纤维细胞增生、胶原纤维增多而使风湿小体纤维化，最终形成梭形小瘢痕，此期持续2～3个月。心包的纤维组织增生可致纤维性粘连。

风湿性心肌炎在成人为灶性间质性心肌炎，主要特征性病变是心肌间质小血管附近形成风湿小体，多见于室间隔、左心耳和左心房、左室后壁及左室乳头肌等处，可伴间质水肿、淋巴细胞浸润。上述三期变化在心肌内均可见到，表明病变进展并非同步进行。发生于儿童者，常表现为弥漫性间质性心肌炎，渗出性病变特别明显，心肌间质明显水肿，有淋巴细胞、嗜酸性粒细胞甚至中性粒细胞浸润，心肌细胞水肿及脂肪变性，左房心肌可发生束状纤维素样坏死。患儿心脏扩大呈球形。

（2）风湿性心内膜炎：典型表现为心瓣膜（主要是二尖瓣，其次为二尖瓣和主动脉瓣同时受累）赘生物形成，引起瓣膜变形和功能障碍。病变早期受累的瓣膜肿胀增厚，失去光泽，然后病变瓣膜在血流冲击和开关摩擦作用下继续受损，特别是在瓣膜闭锁缘上

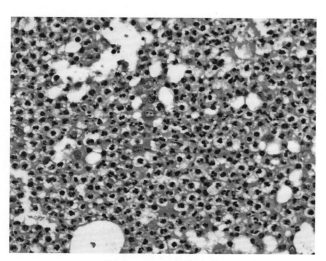

图10-2-12 皮肤脓肿
高倍显示中性粒细胞浸润，伴有少量纤维素渗出

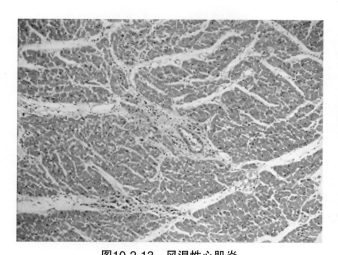

图10-2-13 风湿性心肌炎
风湿病的典型病变，心肌间质内见两个梭形肉芽肿形成，好发于小血管周围。心肌无明显改变

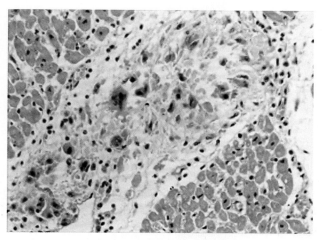

图10-2-14 风湿性肉芽肿
由风湿细胞和纤维素样物质等构成，风湿细胞由单核巨噬细胞演化而来，典型者形成枭眼样细胞

形成一条粗糙面，引起血小板在该处黏集、沉积，逐渐形成单行串珠状排列、粟粒样大小的疣状赘生物，呈灰白色，半透明，与瓣膜粘连牢固，不易脱落（图10-2-15）。镜下可见赘生物由血小板和纤维素构成，实质为白色血栓，基底部有少量炎症细胞浸润，有时可见成纤维细胞和风湿细胞，很少见到典型的风湿小体（图10-2-16）。疾病后期瓣膜赘生物机化，形成灰白色瘢痕，致使瓣膜增厚、变硬、卷曲、缩短，瓣叶之间粘连，腱索增粗并缩短，最终发生慢性心瓣膜病[瓣膜口狭窄和（或）关闭不全]，引起血流动力学改变甚至心力衰竭。

（3）风湿性心外膜炎（心包炎）：常与心肌炎和心内膜炎同时发生。如以浆液渗出为主，可形成心包积液；如以纤维素渗出为主，附着于心包膜的纤维素可随心脏的搏动和摩擦，形成无数绒毛状物质附于心脏表面，形成绒毛心（图10-2-17）。浆液和纤维素可被吸收，纤维素如不能溶解吸收则将被机化，心包脏层和壁层粘连，形成缩窄性心包炎（图10-2-18），影响心脏舒缩功能。

3．感染后肾小球肾炎（post-infectious glomerulonephritis，PIGN） 是指由不同病原微生物感染导致的一组肾小球疾病，其中最主要的是急性链球菌感染后肾小球肾炎（acute post-streptococcal glomerulonephritis，APSGN）。APSGN是与A群乙型溶血性链球菌感染相关，由免疫介导的肾小球肾炎。大量研究证明，除A群溶血性链球菌外，C群和G群

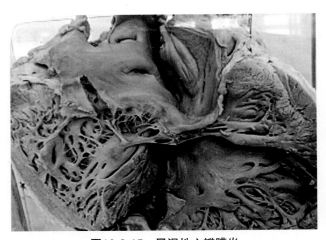

图10-2-15　风湿性心瓣膜炎

二尖瓣闭锁缘见串珠状排列的疣状赘生物，单个赘生物为粟粒样大小，实质为白色血栓，不易脱落

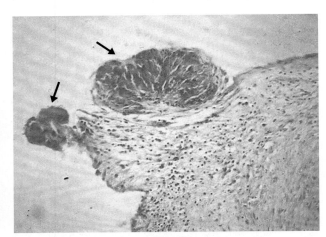

图10-2-16　风湿性心瓣膜炎

心瓣膜表面附有2个赘生物（箭头），由红染的纤维素和血小板构成
（韩安家惠赠）

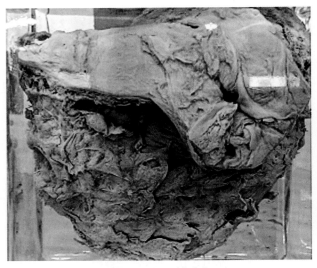

图10-2-17　绒毛心

心包脏层附着大量粗糙绒毛状物质，已发生机化粘连

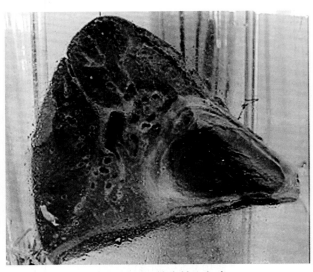

图10-2-18　缩窄性心包炎

心包脏层和壁层及周围肺组织粘连，心包腔消失

链球菌、葡萄球菌、肺炎链球菌及某些革兰氏阴性细菌、分枝杆菌、寄生虫、真菌和病毒（如腮腺炎、麻疹、水痘和乙型或丙型肝炎病毒等），也可以导致感染后肾小球肾炎或称感染相关性肾炎。链球菌感染后肾小球肾炎多由链球菌 M12、M4、M2 和 M49 等抗原引起，这些 M 蛋白与相应抗体结合后，形成中等大小的可溶性免疫复合物，沉积于肾小球基底膜，通过Ⅲ型超敏反应损伤肾小球基底膜，或某些链球菌株的抗原与肾小球基底膜具有共同抗原，通过Ⅱ型超敏反应损伤基底膜，导致肾小球肾炎（简称肾炎）。

急性感染后肾小球肾炎（APIGN）的确切发病率很难确定，大致呈下降趋势。在一些发展中国家，APIGN 仍然是儿童急性肾炎综合征最常见的病因，占 50% ~ 90%。而在欧洲和美国则常见于成人。在发达国家，1/3 ~ 1/2 的 APIGN 病例与革兰氏阴性杆菌感染有关。

感染后肾小球肾炎的临床表现主要有 4 类，即急性肾炎综合征、急进性肾炎综合征、肾病综合征和临床表现不明显的肾小球肾炎。病理组织学表现则主要有 5 种，即急性弥漫增生性肾小球肾炎、急进性/新月体性肾小球肾炎、系膜增生性肾小球肾炎、膜性增生性肾小球肾炎和 IgA 肾病，以急性弥漫增生性肾小球肾炎最为常见，其次为急进性肾小球肾炎，此处简要介绍这两个类型。这些类型原本归类于原发性肾炎，其实质为感染后肾炎或感染相关性肾炎，且晚期均可发展为慢性硬化性肾小球肾炎。有些肾小球疾病中炎症细胞渗出不明显，则称为肾小球病（glomerulopathy），简称肾病。

（1）急性弥漫增生性肾小球肾炎（acute diffuse proliferative glomerulonephritis）：又称毛细血管内增生性肾小球肾炎（endocapillary proliferative glomerulonephritis），病变以弥漫性肾小球内毛细血管内皮细胞和系膜细胞增生为主，伴中性粒细胞和单核巨噬细胞浸润。其为链球菌感染后肾炎的经典类型。

1）肉眼观察：双侧肾脏轻到中度肿大，包膜紧张，表面光滑，充血发红，称为大红肾（图 10-2-19）。有的病例肾脏表面及切面散在粟粒大小出血点，又称为蚤咬肾。切面可见皮质稍增厚。

2）光镜检查：双肾绝大多数肾小球广泛受累。肾小球体积增大，肾小球丛明显肿胀，细胞数量增多，为内皮细胞和系膜细胞增生及中性粒细胞、单核细胞浸润所致（图 10-2-20）。有时伴有脏层上皮细胞（足细胞）的增生。内皮细胞增生肿胀，导致毛细血管管腔狭窄或闭塞，致血流减少，亦可有纤维素沉积。病变严重时毛细血管壁发生节段性纤维素样坏死，血管

破裂引起出血。少数病例壁层上皮细胞明显增生形成月牙形的新月体。由于肾小球缺血，近曲小管上皮细胞发生变性肿胀，肾小管内可出现蛋白管型、红细胞或白细胞管型。肾间质充血、水肿，少量炎症细胞浸润（图 10-2-21，图 10-2-22）。

3）免疫荧光检查：急性期免疫荧光的典型表现为 IgG 和补体 C3 在肾小球基底膜及系膜区的弥漫性粗颗粒性沉积，沿肾小球毛细血管基底膜外侧沉积，有时伴系膜区沉积，呈颗粒状荧光（图 10-2-23），免疫组化技术也可显示（图 10-2-24）。然而即使是在病程早期行肾活检仍有约 30% 的 APSGN 仅有 C3 而无 IgG 的沉积。

4）电镜检查：内皮细胞和系膜细胞增生，伴散在的电子密度高的沉积物，最常见于脏层上皮细胞和基底膜之间，即在肾小球毛细血管基底膜的上皮侧（基底膜外侧）可见散在大块"驼峰状"电子致密物沉

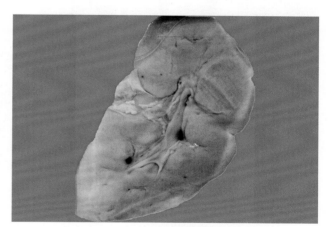

图10-2-19 急性弥漫增生性肾小球肾炎
肾脏充血肿大，皮质增厚

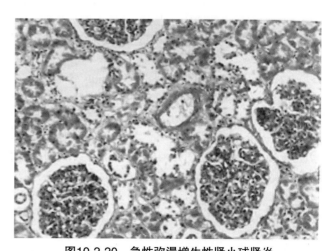

图10-2-20 急性弥漫增生性肾小球肾炎
肾小球体积增大，肾小球丛明显肿胀，细胞数量增多，为内皮细胞和系膜细胞增生及中性粒细胞、单核细胞浸润所致

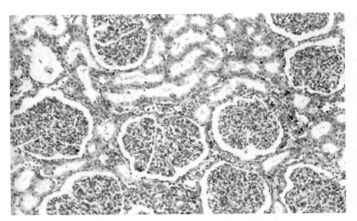

图10-2-21　急性弥漫增生性肾小球肾炎

肾小球内细胞数量增多，主要是毛细血管内皮细胞弥漫性增生，肾小球增大（王恩华惠赠）

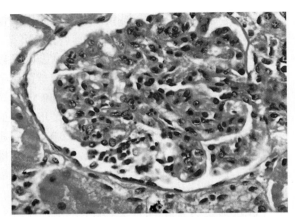

图10-2-22　急性弥漫增生性肾小球肾炎

肾小球毛细血管内皮细胞、系膜细胞增生及少数中性粒细胞浸润，致肾小球扩大（韩安家惠赠）

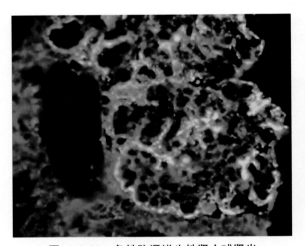

图10-2-23　急性弥漫增生性肾小球肾炎

免疫荧光标记，IgG呈粗大颗粒状沉积于上皮细胞下方，沿毛细血管壁分布（余英豪惠赠）

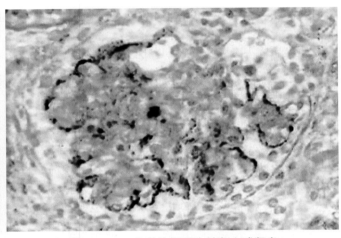

图10-2-24　急性弥漫增生性肾小球肾炎

免疫组化、ABC法显示IgG呈粗颗粒状沉积于上皮细胞下方，沿毛细血管壁分布（余英豪惠赠）

积（图10-2-25），Masson染色也可显示驼峰状沉积物（图10-2-26）。沉积物有时也可见于内皮下或基底膜内，并不能排除APSGN。沉积物常见于发病早期，通常在2个月左右被清除。后期可见电子致密物沉积于系膜区。

（2）急进性肾小球肾炎（rapidly progressive glomerulonephritis，RPGN）：或称快速进行性肾小球肾炎，为一组病情急速发展的肾小球肾炎，临床由蛋白尿、血尿等迅速发展为严重少尿和无尿，肾功能发生进行性障碍，称为急进性肾炎综合征。病理学特征为多数肾小球球囊壁层上皮细胞增生形成新月体（crescent），故又称为新月体肾小球肾炎（crescentic glomerulonephritis，CreGN）或毛细血管外增生性肾小球肾炎。这种肾炎可与其他肾小球疾病伴发，如严重的毛细血管内增生性肾小球肾炎、肺出血肾炎综合征（Goodpasture综合征）或系统性红斑狼疮、过敏性紫癜等。

在免疫复合物性RPGN，包括感染后RPGN患者中，半数以上有上呼吸道感染的前驱病史，其中少数为典型的链球菌感染，故主要是链球菌感染后性肾炎，或由APSGN发展或转化而来，其他多为病毒感染而来。

1）肉眼观察：双侧肾脏肿大，颜色苍白，表面常有点状出血（图10-2-27），切面可见皮质增厚。

2）光镜检查：肾小球毛细血管袢严重损伤，通常50%以上肾小球内有新月体形成。新月体主要由增生的壁层上皮细胞和渗出的单核细胞构成，还可有纤维素、中性粒细胞和淋巴细胞。以上成分附着在球囊壁层，呈新月状或环状分布（图10-2-28）。在新月体细胞成分间有较多纤维素。早期新月体以细胞成分为主，称细胞性新月体（图10-2-29），以后进一步发展形成细胞纤维性或纤维性新月体（图10-2-30）。形

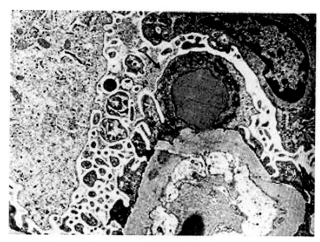

图10-2-25　急性弥漫增生性肾小球肾炎

电镜下，毛细血管腔狭窄，基底膜上内皮细胞下见高电子致密物呈驼峰状沉积

（丁彦青惠赠）

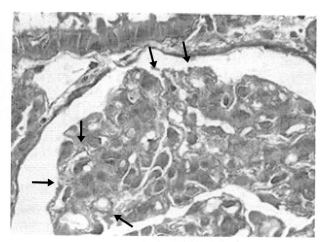

图10-2-26　急性弥漫增生性肾小球肾炎

Masson染色，基底膜和脏层上皮细胞间也可见驼峰状沉积物（箭头）

（丁彦青惠赠）

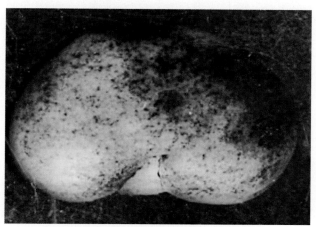

图10-2-27　急进性肾小球肾炎

肾脏体积增大，表面颜色苍白，可见许多小出血点

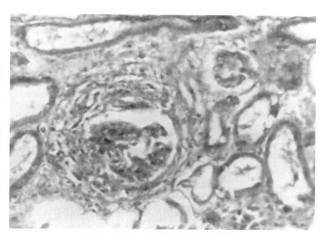

图10-2-28　急进性肾小球肾炎

典型病变为新月体形成，肾球囊一侧细胞增生，聚集成新月状

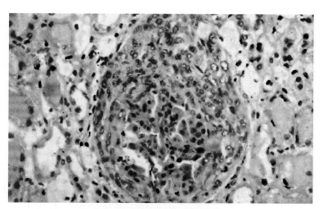

图10-2-29　急进性肾小球肾炎

肾球囊壁层细胞增生，突入肾球囊，形成细胞性新月体（余英豪惠赠）

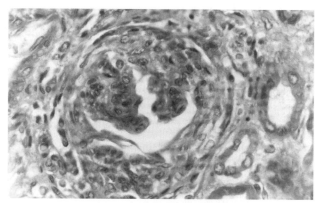

图10-2-30　急进性肾小球肾炎

肾球囊壁层细胞和成纤维细胞增生，形成细胞纤维性新月体

成的新月体超过肾小囊面积的 50% 称为大型新月体。新月体形成使肾小球球囊腔变窄或闭塞，压迫毛细血管丛，使肾小球功能丧失，银染色和 Masson 染色显示清晰（图 10-2-31）。肾小管上皮细胞可因吸收蛋白质而出现细胞内玻璃样变。肾间质水肿，炎症细胞浸润。晚期病变肾小球下属肾小管上皮细胞萎缩、消失，间质纤维增生。

3）电镜检查：可见毛细血管襻破坏，新月体形成，肾小球毛细血管基底膜不规则增厚，局灶性断裂或缺损。Ⅰ型 RPGN 伴有肺泡壁严重破坏时（肺泡壁毛细血管抗基底膜抗体形成）称 Goodpasture 综合征。Ⅱ型 RPGN 可见电子致密的沉积物。免疫荧光检查可显示免疫球蛋白 IgG、补体 C3 和纤维素等物质沉积的类型、数量与位置（图 10-2-32），并进一步分型。

4. 其他系统感染 包括扁桃体炎、咽炎、咽峡炎、鼻窦炎、产褥感染、中耳炎、乳突炎、淋巴结炎等。15 岁以下儿童感染主要表现为咽峡炎。病变均以中性粒细胞渗出和浸润为主。

【临床表现】

1. 皮肤黏膜疾病 为化脓性链球菌感染直接引起，位置浅表、容易发现，可见局部红肿热痛，伴发热、不适等，血液中中性粒细胞数量增多，是机体免疫防御反应的表现。

2. 中毒性疾病 包括猩红热、链球菌中毒性休克综合征（STSS）等。猩红热是一种急性传染病，经呼吸道传播，临床病理特征为发热、咽峡炎、全身弥漫性皮疹，皮疹消退后可见脱屑现象。STSS 是由链球菌侵入呼吸道、破损皮肤，或流产后阴道感染所致，表现为上呼吸道炎症、高热、咽痛、皮疹、肢体疼痛坏死性筋膜炎和肌炎，甚至休克、多脏器衰竭等，可危及生命。

3. 风湿病 风湿病患者常有发热、毒血症等症状。①风湿性心脏病（rheumatic heart disease）：包括风湿性心内膜炎、风湿性心肌炎和风湿性心外膜炎。病变累及心肌可出现窦性心动过速，第一心音减弱，如病变累及传导系统，心电图显示心律失常、传导阻滞、P-R 间期延长等，儿童患者则可发生急性充血性心力衰竭。因反复发作，常造成轻重不等的心瓣膜器质性损害，可带来严重后果。②风湿性关节炎（rheumatic arthritis）：多见于成年患者，儿童少见。常侵犯膝、踝关节，亦可发生于肩、腕、肘等大关节，多个关节同时被累及，各关节先后受累，反复发作；关节功能完全可以恢复，一般不遗留关节变形。③风湿性皮肤病变：可分为渗出性和增生性病变两种。渗出性病变多见于儿童，表现为躯干和四肢皮肤出现具有

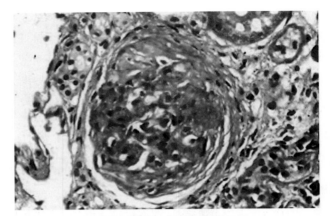

图10-2-31 纤维性新月体
Masson染色，可见蓝色的纤维成分挤占肾球囊腔（余英豪惠赠）

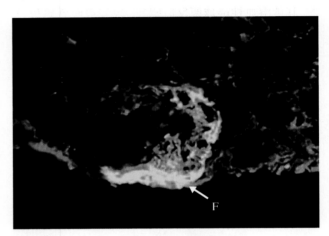

图10-2-32 急进性肾小球肾炎
免疫荧光检查可见肾球囊内一侧大量纤维素沉积（F）（余英豪惠赠）

诊断意义的环形红斑，为淡红色环状红晕，微隆起，中央皮肤色泽正常，常在 1～2 天消退，为风湿活动的表现之一；增生性病变形成皮下结节，多见于肘、腕、膝、踝关节附近伸侧面皮下，直径 0.5～2cm，呈圆形或椭圆形，质地较硬、活动，压之不痛。皮下结节具有诊断意义。④小舞蹈症（chorea minor）：多见于 5～12 岁儿童，女孩多于男孩。主要病变为风湿性脑动脉炎和皮质下脑炎，后者表现为神经细胞变性及胶质细胞增生、胶质结节形成。病变主要位于大脑皮质、基底节、丘脑及小脑皮质。患儿出现面肌及肢体不自主运动，称为小舞蹈症。

4. 急性链球菌感染后肾小球肾炎（APSGN） 可发生于任何年龄。但多见于儿童，男性发病率是女性的 2 倍。常发生在呼吸道或皮肤感染以后，主要表现为急性肾炎综合征，主要表现为肉眼血尿、水肿和高血压。儿童链球菌感染后肾小球肾炎中 95% 以上经数周或数月病变可消退，症状消失，完全恢复。成年

患者预后较差。少数患者转为慢性。极少数患者转为RPGN，临床表现为急进性肾炎综合征，起病急，进展快，出现水肿、血尿和蛋白尿等症状后，迅速发展为少尿或无尿，伴氮质血症，并发生急性肾衰竭。此型肾炎预后极差，80%以上患者在半年内死于尿毒症，预后与新月体形成的比例等因素有关。

【诊断与鉴别诊断】

诊断皮肤病变很少做病理检查。脓液等渗出物直接涂片染色，镜检发现链状排列的球菌可做初步判断。脓汁或棉拭子直接接种、培养，有β溶血需与葡萄球菌鉴别，有α溶血要与肺炎链球菌区别。可疑有败血症的血液标本增菌后再分离培养。L-吡咯酮β萘胺反应实验（PYR）可特异性检测A群链球菌氨基肽酶，其他溶血性链球菌反应阴性。风湿性心脏病和肾小球肾炎需经活检手段进行病理检查以便确定病变类型和程度。

抗链球菌溶血素O试验（ASO试验）可用于风湿热和肾小球肾炎的辅助诊断，风湿热患者血清中的抗O抗体明显升高。皮肤化脓性链球菌感染后ASO不升高，但抗DNA酶B抗体升高。如果疑为链球菌感染后肾小球肾炎但ASO水平不升高，则应做DNA酶试验。

急性弥漫增生性肾小球肾炎或APSGN需结合病史（不久前发生的链球菌等感染的症状与相关实验室检查）、尿液检查、血清学检查，但确诊还是依赖肾活检。一般来说，APSGN并不是肾活检的指征，但在临床表现不典型或因肾脏受累严重而需要排除RPGN或膜增生性肾小球肾炎（MPGN）时常行肾活检。典型的肾活检光镜表现为弥漫性内皮细胞和系膜细胞增生及肾小球内炎症细胞浸润。大部分APSGN患者没有或仅有轻度肾小管、间质及血管病变。在较严重病例，可形成少量上皮性新月体。肾活检通常需借助免疫荧光和电镜检查，这对于区分和鉴别肾炎的各种类型非常重要。

（二）肺炎链球菌感染与大叶性肺炎

肺炎链球菌（*Streptococcus pneumoniae*）习称肺炎球菌（pneumococcus），在健康人群中带菌率可达40%，其中仅少数菌株对人致病，引起细菌性肺炎，临床病理表现常为大叶性肺炎，有时也可引起脑膜炎。

【生物学性状】

肺炎链球菌为革兰氏阳性球菌，菌体呈矛头状，多成双排列，钝端相对，尖端朝外。营养要求较高，兼性厌氧。在有氧条件下培养，菌体周围有草绿色α溶血环，在厌氧条件下则产生β溶血环。肺炎链球菌分解葡萄糖、麦芽糖、乳糖、蔗糖，产酸不产气。胆汁溶菌试验是可靠的鉴别方法。该菌可形成荚膜，但无鞭毛，无芽孢。根据荚膜特异性多糖的抗原性不同，将其分为90多个血清型。

【发病机制】

肺炎链球菌通常寄居于正常人鼻咽腔。多数不致病或致病力弱，少数有致病力，在机体抵抗力下降时容易发生感染。常见毒力因子如下。

1. **荚膜** 抵抗力较强，具有抗吞噬作用，增强肺炎链球菌的抵抗力，是主要毒力因子。链球菌荚膜是可溶性多糖，游离荚膜多糖与抗体结合，可使细菌逃逸吞噬作用。当荚膜消失时，肺炎链球菌的毒力减弱或消失。

2. **肺炎链球菌溶血素** 能与细胞膜上的胆固醇结合，使细胞膜出现小孔，溶解红细胞，破坏上皮细胞和巨噬细胞。肺炎链球菌溶血素也能活化补体经典途径，产生补体C3a和C5a，吸引白细胞，释放炎症介质（IL-1、TNF-α等），引起发热、炎症和组织损伤。

3. **脂磷壁酸和肽聚糖** 可刺激肺泡，引起渗出性炎症反应，产生大量渗出液和少量炎症细胞，细菌在渗出液中生存并通过渗出液扩散到周围肺组织。肺炎链球菌也可吸引大量中性粒细胞进入肺泡，增强吞噬作用。肺炎链球菌产生的分泌型IgA蛋白酶能破坏分泌型IgA介导的黏膜免疫。

4. **其他毒力因子** 神经氨酸酶与肺炎链球菌在鼻咽部和支气管黏膜上皮上定植、繁殖和扩散有关。表面蛋白黏附素在细菌黏附到肺上皮细胞或血管内皮细胞上起重要作用。磷酸胆碱与磷酸二酯酶活化因子结合，使细菌容易进入细胞内。过氧化氢可产生活性氧，导致组织损伤。

【病理变化】

1. **肺炎链球菌肺炎**（pneumococcal pneumonia）病理特征为肺组织内急性渗出性炎症。典型者病变起始于肺泡，迅速扩展到一个肺段乃至整个大叶，主要表现为肺泡内大量纤维素、中性粒细胞渗出，充填肺泡腔，以致迅速出现肺叶实变，病变常波及整个肺叶，引起大叶性肺炎（lobar pneumonia）。肺炎常发生于单侧肺，多见于左肺下叶。在未使用抗生素治疗的情况下，病变可呈现典型的自然发展过程，一般可分为四期。

（1）充血水肿期：为开始1～2天的变化。肉眼观，病变肺叶肿胀，重量增加，呈暗红色，切面上可挤出带泡沫的血性浆液。镜下观，肺泡壁毛细血管显著扩张、充血。肺泡腔内可见较多量的浆液性渗出物，并有少量的红细胞、中性粒细胞和巨噬细胞（图10-2-33，图10-2-34）。渗出物中可检出致病菌。

（2）红色肝样变期（实变早期）：发病后3～4天进入此期。肉眼观，病变肺叶继续肿胀，呈暗红色，重量增加，质地变实如肝，故称为红色肝样变期。切面粗糙呈颗粒状，这是凝集于肺泡内纤维素渗出物凸出于切面所致，病变部位的胸膜上也可见纤维素性渗出物覆盖。

镜下观，肺泡壁毛细血管进一步扩张充血，毛细血管壁通透性增加，肺泡腔内充满大量红细胞及一定量的纤维素、中性粒细胞和少量巨噬细胞。以后肺泡腔内的纤维素逐渐增多，互相交织成网，并常穿过肺泡间孔与相邻肺泡中的纤维素网相连接，这种纤维素网的形成，既有利于限制细菌的扩散，又能加强中性粒细胞及巨噬细胞对肺炎链球菌的吞噬作用（图10-2-35）。由于大量渗出物充塞肺泡腔，肺组织实变，通气和换气功能降低，甚至丧失呼吸功能。

（3）灰色肝样变期（实变晚期）：发病后5～6天进入此期。肉眼观，病变肺叶仍肿胀，但充血减轻、消退，肺叶由红色逐渐变为灰白色，切面干燥、呈颗粒状，质实如肝，故称为灰色肝样变期（图10-2-36）。胸膜表面仍有纤维素性渗出物覆盖。

镜下观，肺泡腔内纤维素渗出进一步增多，肺泡腔内充满中性粒细胞和纤维素性渗出物，肺实变加重，相邻肺泡内的纤维素性渗出物挤压肺泡壁及毛细血管，以致毛细血管管腔狭窄或闭塞，使病变肺组织由充血状态转为贫血状态。纤维素网眼中有大量中性粒细胞及巨噬细胞，而红细胞几乎溶解消失（图10-2-37，图10-2-38）。纤维素通过肺泡间孔与相邻肺泡腔内的纤维素网相互连接的情况更为明显。有些病例在胸膜面也可见纤维素渗出，发展为纤维素性胸膜炎（图10-2-39，图10-2-40）。

（4）溶解消散期：发病后7天左右进入此期，并持续若干天。随着特异性抗体的形成和白细胞、巨噬细胞吞噬作用的增强，机体防御功能逐步加强，致使病原菌被消灭。在中性粒细胞崩解后释放出大量蛋白溶解酶的作用下，肺泡腔内的纤维素逐渐溶解，溶解的纤维素部分经支气管咳出，部分经淋巴管吸收。于是病变肺组织逐渐净化、复原，肺组织逐渐恢复正常的结构和功能。肉眼观，病变肺组织呈淡黄色并逐渐恢复正常，质地变软，切面颗粒状外观消失，加压时有脓性混浊液体流出。胸膜表面纤维素性渗出物开始被溶解吸收。镜下观，肺泡壁毛细血管由贫血状态逐渐恢复正常，肺泡腔内渗出的中性粒细胞变性坏死，并释放大量蛋白水解酶将渗出物中的纤维素

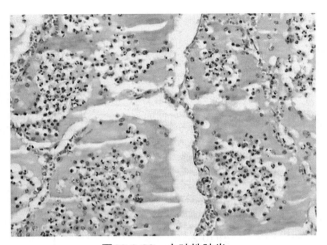

图10-2-33 大叶性肺炎
低倍，肺泡壁充血，肺泡内含有大量浆液，少量中性粒细胞

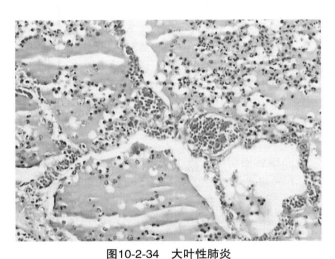

图10-2-34 大叶性肺炎
高倍，肺泡壁明显充血，肺泡内含有大量浆液和少量中性粒细胞

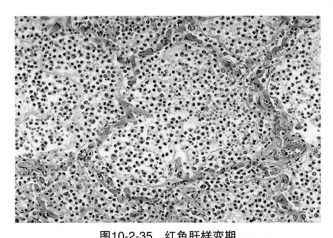

图10-2-35 红色肝样变期
肺泡壁毛细血管进一步扩张充血，毛细血管通透性增加，肺泡腔内可见红细胞、纤维素和白细胞。纤维素交织成网

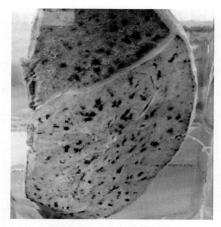

图10-2-36 大叶性肺炎

左肺下叶实变,长期固定后肺叶呈灰白色,质实如肝,重量增加,与上叶分界清楚

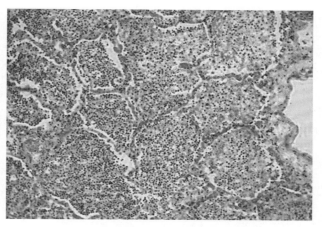

图10-2-37 大叶性肺炎

灰色肝样变期,肺泡腔内充满大量纤维素和中性粒细胞,致使肺组织实变(韩安家惠赠)

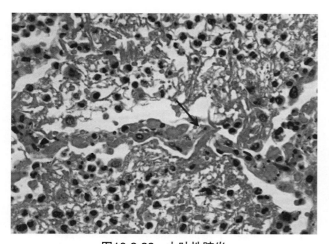

图10-2-38 大叶性肺炎

灰色肝样变期,肺泡内充满纤维素和炎症细胞,局部可见纤维素穿过肺泡隔的Cohn孔(箭头)(韩安家惠赠)

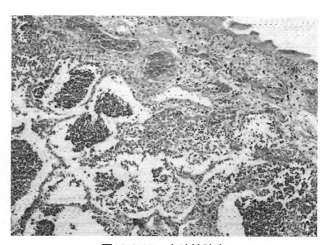

图10-2-39 大叶性肺炎

胸膜充血水肿,表面有絮状纤维素渗出,胸膜下肺泡腔内大量炎症细胞和纤维素渗出

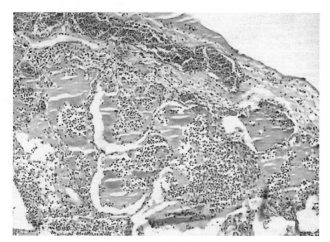

图10-2-40 大叶性肺炎

胸膜显著充血,表面有少量纤维素渗出,胸膜下肺泡腔内见液体、炎症细胞和纤维素渗出

逐渐溶解、液化,形成均匀红染的液体(图10-2-41,图 10-2-42)。溶解物一部分通过支气管咳出,一部分经肺泡壁淋巴管吸收或被巨噬细胞吞噬,最后渗出物被完全清除,肺泡壁结构未遭破坏,肺组织逐渐恢复正常结构和功能。肺组织结构和功能的完全恢复需1～3 周。

肺炎链球菌肺炎各期病变之间无绝对界限,同一肺叶不同部位可见不同病变,同时抗生素的广泛应用及肺炎链球菌的反复变异,使肺炎链球菌肺炎的病程缩短,上述的典型病变已不多见,病变的范围也大大缩小,往往只局限于肺段,临床表现也不典型。

2. 脑膜炎 为化脓性炎,类似脑膜炎奈瑟菌性脑膜炎。蛛网膜下腔大量纤维蛋白及炎症细胞渗出,在大脑顶部形成一层帽状渗出物,并可引起脑膜粘连,或包裹性积脓,甚至发生硬膜下积液或积脓。病

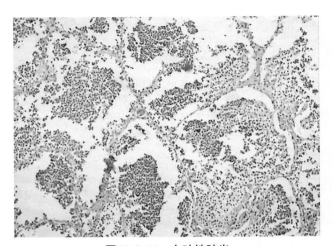

图10-2-41 大叶性肺炎

肺泡壁毛细血管逐渐恢复正常，肺泡腔内渗出的中性粒细胞变性坏死，巨噬细胞明显增多

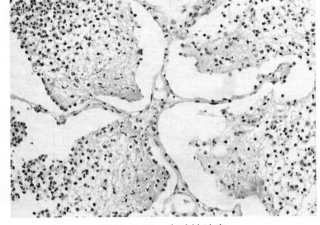

图10-2-42 大叶性肺炎

肺泡壁毛细血管逐渐复原，肺泡腔内的中性粒细胞变性坏死，纤维素逐渐消散，出现均匀红色的液体

程较长者可发生脑脊液循环障碍、脑室扩张、脑积水或积脓等。参见脑膜炎奈瑟菌性脑膜炎。

【临床表现】

肺炎链球菌肺炎以冬季与初春多见，患者常为原先健康的青壮年，或5岁以下小儿和60岁以上老人，近年来由于抗菌药物的广泛应用，临床上症状轻微或不典型病例较为多见。发展过程中病变表现不一，临床表现也不相同。

1. 早期 发病之前常有上呼吸道感染，潜伏期1～2天。起病突然，出现寒战、高热、咳嗽、咳铁锈色痰、胸部刺痛，常随咳嗽及呼吸加重。疾病早期主要病变是肺泡腔内浆液渗出，咳白色或混有血丝的泡沫状痰。听诊可闻及呼吸音减弱和湿性啰音等肺实变体征。外周血白细胞计数升高。X线检查仅见肺纹理增深，或见淡薄而均匀的阴影。但在最初数小时可表现不明显或难以发现。经过1周左右，患者体温下降，症状和体征消退，一般不遗留肺组织的永久性损害。

2. 实变期 一般出现发热，体温迅速上升至38～40.5℃，脉搏通常达100～140次/分，呼吸加快到20～45次/分。患者常有咳嗽及咳痰，常为刺激性干咳，伴有少量黏痰。重症者常伴有呕吐、腹胀、黄疸、肌痛、衰弱，少数可见血压下降及休克。其他常见症状为恶心、呕吐、周身不适和肌肉疼痛。红色肝样变期由于肺泡膜面积减少，可出现肺泡通气和血流比例失调而影响换气功能，使肺静脉血不能充分氧合，通气与血流比值 < 0.84，动脉血中氧分压下降，患者出现发绀或呼吸困难。灰色肝样变期虽然病变区肺泡内仍无气体，但因肺泡壁毛细血管受压，流经病变肺叶的血液减少，通气与血流比值接近0.84，故静脉血氧合不足的情况反而减轻，呼吸困难状况有

所改善。红色肝样变期渗出物中有大量红细胞，常为肺泡巨噬细胞吞噬，血红蛋白被分解，转变成含铁血黄素，随痰排出，故患者常咳铁锈色痰。至灰色肝样变期患者咳出的痰液由铁锈色逐渐转变为黏液脓痰。肺实变的体征是触诊语颤增强，叩诊浊音，听诊可闻及湿性啰音，肺泡呼吸音减弱或消失，出现支气管呼吸音。

由于肺膜表面纤维素性渗出，引起纤维素性胸膜炎，患者有胸痛、咳嗽，深呼吸时加重，听诊可闻及胸膜摩擦音。局部胸壁压痛。患者好卧向患侧，限制该侧胸廓运动以减轻胸痛。严重者延及膈面胸膜，则胸痛牵涉下胸、上腹或肩部。

实变局限于一叶的大叶性肺炎伴典型支气管充气征是肺炎链球菌感染的特殊表现。X线检查可见大叶性或段性分布的均匀性密度增高阴影。如见器官移位，则提示肺不张（移向患侧）或胸腔积液（移向健侧）。如见颈静脉怒张、肝大，则提示合并心力衰竭。疼痛可为放射性的，当病变在下叶时，疑为腹腔内脓毒感染，如胰腺炎。这些特点是原来健康人发生肺炎链球菌肺炎的典型表现。

外周血象：白细胞计数常增至（20～30）×10⁹/L，中性粒细胞达80%，伴核左移及中毒颗粒，老弱患者白细胞计数可不增多。

3. 病变消散期 患者体温降至正常，实变体征消失，由于渗出物溶解液化，痰量增多，听诊可闻及湿性啰音及捻发音。X线检查可见病变部位阴影密度逐渐减低，透亮度增加，呈散在不规则片状阴影，在2～3周后阴影方完全消散。抗生素治疗可缩短病程，减轻病变，合并症也大为减少。

肺炎链球菌肺炎的自然病程为1～2周。发病

5～10天，体温可自行骤降或逐渐消退；使用有效抗菌药物后可使体温在1～3天恢复正常。患者的其他症状与体征亦随之消失。

4. 并发症 抗生素应用以来，肺炎链球菌肺炎已很少出现并发症，可能的有以下几种。

（1）肺肉质变：极少数患者因中性粒细胞渗出过少，坏死崩解后释出的蛋白溶解酶少，不足以及时溶解和清除肺泡腔内纤维素等渗出物，于是由肺泡壁或细支气管壁增生的肉芽组织予以机化，在肺泡腔内形成肉芽样或息肉样团块，使病变部位肺组织变成褐色肉样纤维组织，故称肺肉质变（图10-2-43，图10-2-44）。

（2）感染性休克：肺炎链球菌感染引起严重的中毒症状和微循环衰竭时可发生休克，又称中毒性肺炎或休克性肺炎，是肺炎链球菌肺炎的严重并发症，常

见于重症患者的早期，肺部病变可不典型，病死率较高。

（3）败血症或脓毒败血症：发生在少数严重感染的患者，当机体抵抗力下降或病原菌毒力强时，肺炎链球菌侵入血流并大量繁殖形成败血症或脓毒败血症。细菌随血流到达颅内，可引起化脓性脑膜炎。

（4）肺脓肿及脓胸：当肺炎链球菌和金黄色葡萄球菌混合感染时，易引起肺脓肿及脓胸。

（5）胸膜肥厚和粘连：肺炎链球菌肺炎时，病变常累及局部胸膜，引起纤维素性胸膜炎，若胸膜及胸腔内的纤维素不能被完全溶解吸收而发生机化，则致胸膜增厚和粘连。

【诊断与鉴别诊断】

大叶性肺炎通常无须病理检查，典型的临床病理特征往往提示为肺炎链球菌感染。凡急性发热伴胸痛、呼吸困难和咳嗽都应怀疑为肺炎链球菌肺炎。但要做出确切的病因诊断，还需要结合病原学检查以确立诊断。①细菌学检查：患者血液、肺组织或经气管吸出物、痰、咽拭子培养查见致病菌，是病因诊断的确切证据。对于肺炎链球菌，可通过胆汁溶菌试验、血清学反应、葡萄糖发酵反应、奥普托欣（Optochin）试验、荚膜肿胀试验等与甲型溶血性链球菌鉴别。如痰量少或混有杂菌而分离困难，可将检材注入小白鼠腹腔，于濒死时取心血及腹腔浸出液做培养，可得纯培养。必要时可通过荚膜肿胀试验、沉淀、凝集等方法鉴定菌型；用多价肺炎链球菌抗血清显示荚膜肿胀（荚膜肿胀反应）才能明显证明这些链球菌是肺炎链球菌。②免疫学诊断：取痰、血及体液，以对流免疫电泳法检测特异性抗原，有助于诊断，即使已接受抗菌治疗，亦可测出。利用型特异抗血清确定分离菌株的型别，或用抗免疫电泳（CIE）确定分离菌株的血清型。③直接镜检：使用痰液、脓液、血液、脑脊液直接涂片做革兰氏染色，在典型情况下可见短链排列的具有荚膜的革兰氏阳性双球菌或其他细菌。

部分病例肺炎后可继发支气管炎、胸膜炎、脓胸、中耳炎、乳突炎、鼻窦炎、败血症等，亦为化脓性炎。

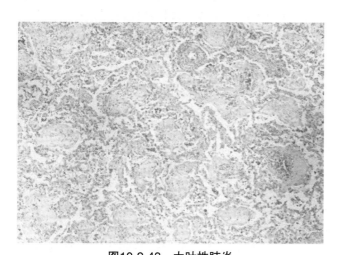

图10-2-43 大叶性肺炎
肺泡内渗出的大量纤维素被肉芽组织机化，可见成团的肉芽样或息肉样物质向腔内突出，充填肺泡腔，称为肺肉质变

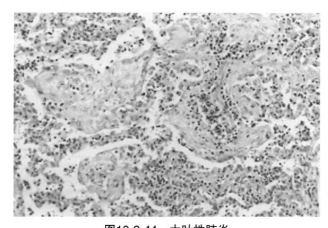

图10-2-44 大叶性肺炎
肺泡内的纤维素被肉芽组织机化，形成肉芽样或息肉样物质向腔内突出，部分肺泡内仍可见渗出的纤维素和白细胞

（三）草绿色链球菌感染与心内膜炎

草绿色链球菌（*Viridans streptococcus*）又称甲型（α型）溶血性链球菌，正常寄居于上呼吸道、口腔、消化道、女性生殖道，偶见于皮肤。这些细菌引起的病变主要是亚急性细菌性心内膜炎和龋齿等。

【生物学性状】

草绿色链球菌排列成双或短链状，特征为平板上

菌落周边呈草绿色 α 溶血环。草绿色链球菌群至少有 24 个种。致病菌种包括变异链球菌、唾液链球菌、肺炎链球菌、咽峡炎链球菌、牛链球菌、缓症链球菌等。

【发病机制】

变异链球菌属厌氧菌。有 A～H 8 个血清型，不产生外毒素和内毒素，但能产生葡糖基转移酶，分解蔗糖，产生高分子量、黏性大的不溶性葡聚糖，构成牙菌斑的基质，黏附大量细菌，形成牙菌斑，其中乳杆菌能发酵多种糖类，产生大量酸性物质，使局部 pH 降到 4.5 左右，导致牙釉质及牙质脱钙，形成龋齿。

咽峡炎链球菌具有 A、C、F、G 荚膜多糖抗原，产生小菌落，伴有窄 β 溶血环。该菌与脓肿形成有关，但不引起咽峡炎。寄居于口腔、龈隙中的细菌可自扁桃体摘除、拔牙、心脏手术等创伤，或从扁桃体炎、牙周炎、咽喉炎、骨髓炎等病灶入血，形成菌血症，再随血流侵入瓣膜，但通常很快被清除。若患者心瓣膜有基础病变，或使用人工瓣膜，该菌则可能停留于瓣膜并繁殖，引起亚急性感染性或细菌性心内膜炎。牛链球菌偶可引起心肌炎。

【病理变化】

亚急性感染性心内膜炎（subacute infective endocarditis）是由致病力相对较弱的病原微生物引起的心内膜炎，最常见的是由草绿色链球菌群中的咽峡炎链球菌所致，少数患者也可由肺炎链球菌、肠球菌、葡萄球菌及真菌、立克次体等引起。亚急性细菌性心内膜炎（subacute bacterial endocarditis，SBE）主要是指草绿色链球菌感染所致的心内膜炎，细菌常侵犯有病变的心瓣膜（如风湿性心瓣膜病），其次是先天

性心脏病（如室间隔缺损），行修补术后的瓣膜也易被感染。二尖瓣和主动脉瓣最常受累。草绿色链球菌侵入已有病损的心瓣膜或人工瓣膜，从而形成含菌的较大赘生物。少数病例也可发生在原无病变的心瓣膜。瓣膜以外的心内膜病变往往不明显。

大体：常在原有病变的心瓣膜表面形成单个或多个体积较大、息肉样或菜花样赘生物，污秽呈灰黄色，质脆、干燥、易破碎、脱落，形成瓣膜溃疡，甚至穿孔和腱索断裂，病变可扩散至邻近心内膜及腱索（图 10-2-45，图 10-2-46）。赘生物脱落可造成远距离败血性栓塞。

镜下：赘生物由血小板、纤维素、炎症细胞及少量坏死组织组成（图 10-2-47，图 10-2-48），其间可见细菌、真菌等微生物。瓣膜溃疡底部可见肉芽组织及淋巴细胞、单核细胞浸润瓣膜内有时可见钙盐沉着或原有的风湿性心内膜炎病变。晚期瓣膜机化纤维化，可引起瓣膜口狭窄或关闭不全，即慢性心瓣膜病。

感染性心内膜炎往往与瓣膜的感染性病变并存，如果病损延伸累及大血管内膜就成为血管内膜炎。

【临床表现】

亚急性感染性心内膜炎在临床上起病隐匿，中毒症状较轻，病程较长，可迁延 6 周以上，甚至 1～2 年。病程中可出现以下表现。

1. 发热　是感染性心内膜炎患者最常见的症状和体征。通常由草绿色链球菌引起的亚急性细菌性心内膜炎，发热是其最典型的症状，一般是中等程度发热或表现为弛张热。任何患者不明原因发热超过 1 周都要考虑感染性心内膜炎的可能，特别是有过拔牙、静脉输液、导管检查或妇科检查病史的患者。但是，

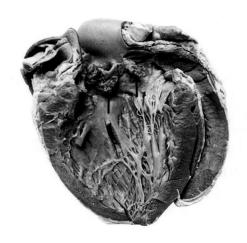

图10-2-45　亚急性细菌性心内膜炎
主动脉瓣心室面可见绿豆至黄豆大小的灰黄色赘生物（箭头），瓣膜增厚。含细菌菌落的赘生物可脱落形成栓子导致外周血管栓塞（韩安家惠赠）

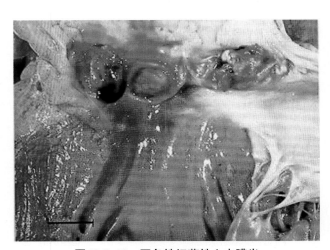

图10-2-46　亚急性细菌性心内膜炎
左心室瓣膜面见一灰黄色质脆疣赘物，体积较大，质地松脆，容易脱落造成栓塞（丁彦青惠赠）

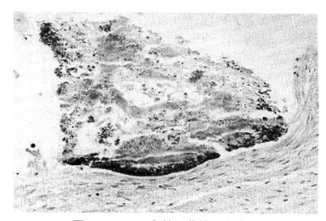

图10-2-47　亚急性细菌性心内膜炎
二尖瓣赘生物，内有大量退变的中性粒细胞，血小板、纤维素和细菌菌落混杂在一起（丁彦青惠赠）

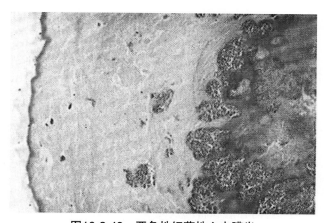

图10-2-48　亚急性细菌性心内膜炎
瓣膜上含菌落的血栓形成。菌落为深蓝色的颗粒样物质，聚集成团，与钙化物质不同（丁彦青惠赠）

一些老年人或充血性心力衰竭、严重全身衰竭、慢性肾衰竭及少数凝固酶阴性葡萄球菌引起的自体瓣膜心内膜炎患者可以无发热或者轻微发热。

2. 心脏损伤　瓣膜的损害极易造成严重的瓣膜变形和腱索增粗、缩短而形成瓣膜口狭窄或关闭不全。少数病例可由瓣膜穿孔或腱索断离导致致命性的急性瓣膜功能不全。80%～85%的自体瓣膜心内膜炎的患者可以出现心脏杂音，这是感染性心内膜炎的第二位常见症状，尤其是出现二尖瓣反流和主动脉反流的杂音，但杂音强度可随赘生物的变化而发生改变。然而，对于三尖瓣感染性心内膜炎患者，则很少能听到明显杂音。临床上很难分辨是由发热和心动过速引起的收缩期杂音，还是感染性心内膜炎引起的杂音。但是，如果观察到已知的杂音特征发生了变化，变化与心率和心排血量无关，则提示瓣膜可能发生了进一步的损害，但是这种情况在亚急性自体瓣膜心内膜炎的患者中较少见，而在急性感染性心内膜炎和人工瓣膜心内膜炎患者中较为常见。

3. 血栓栓塞征和血管炎　疣状赘生物脱落形成栓子，栓子内的细菌及其毒素作用可引起血管炎，此为第三位常见症状和体征，血栓栓塞征和血管炎是与细菌感染本身相关的重要体征。因栓子常来自疣状赘生物的浅层，不含细菌或仅有极少量细菌，一般不引起感染性梗死和脓肿形成，栓塞多见于脑，其次为肾、脾和心。脑栓塞可引起相应部位梗死。脑内小动脉壁可发生纤维素样坏死及炎症细胞浸润，颇似结节性多动脉炎。被累的小动脉可发生细菌性动脉瘤，并发血栓形成和破裂引起脑出血。约半数的病例会出现脾大。部分患者由于微栓塞发生局灶性肾小球肾炎和肾梗死；或因抗原抗体复合物的作用发生弥漫性肾小球肾炎，肾脏受累可以见到镜下血尿。

4. 皮肤体征　微小血管亦可发生微栓塞，或受到毒素或免疫复合物的损伤作用，发生漏出性出血，常见于皮肤（颈、胸部）、黏膜（如口腔、眼结膜）。尽管它是非特异性的临床表现，但是如果出现皮肤体征对于诊断是有很大帮助的。指（趾）甲近端裂开出血，形成1～2mm的紫色条纹，通常位于指（趾）甲下。四肢皮肤瘀斑常常成片出现，2～3天退去。由于小动脉炎，部分患者出现奥斯勒（Osler）小结，表现为紫红色、微隆起、直径2～15mm、有压痛的小而柔软的皮下结节，常常出现在手掌或者足底，特别是在指（趾）末端腹面，可持续数小时到数天，这是感染性心内膜炎的特征性表现之一。詹韦（Janeway）结节是手掌及足底的无触痛的紫红色斑点。蓝指（趾）综合征是由于小的赘生物碎片栓塞末梢导致四肢末端缺血而形成的表现，受累的手指或足趾起初有触痛和发绀，常常没有后遗症，但少数病例可以造成小块的组织缺失，甚至发生干性坏疽。罗特（Roth）斑是化脓性栓塞引起的眼底椭圆形出血斑，其中心呈白色。

5. 败血症　细菌和毒素的作用，导致患者长期发热，脾脏肿大，皮肤、黏膜点状出血，栓塞症状，白细胞增多、进行性贫血、红细胞沉降率加快，血培养呈阳性。部分患者会出现疲劳、出汗、寒战、恶心、盗汗、关节痛、肌痛、贫血及体重下降。血培养阳性。

【诊断与鉴别诊断】

草绿色链球菌引起的病变主要是亚急性细菌性心内膜炎和龋齿等。通常根据病史、临床表现和细菌学检查确定诊断。病理科很少接触到相关标本。涂片镜检和细菌培养是其主要诊断措施，培养出的甲型溶血性链球菌不被胆汁溶解，奥普托欣试验阴性（抑菌圈小于12mm）。

（四）猪链球菌感染

猪链球菌病是一种由猪链球菌（*Streptococcus suis*）感染引起的人畜共患的急性、发热性传染病，主要由猪链球菌血清 2 型引起，呈世界性分布，主要发生在养殖生猪和食用猪肉的国家与地区。不仅可引起猪的急性败血症、脑膜炎、关节炎及急性死亡等，还可导致人的急性出血性败血症、脑膜炎、关节炎及心内膜炎等，临床表现复杂，病情凶险，常为多器官损害。近年来，猪链球菌血清 2 型流行逐渐增多。1989 年后，我国香港和台湾及北美洲、欧洲、东南亚陆续有人感染猪链球菌病例的报道。我国大多数省份，如江苏、广东、四川等也都曾报道过猪感染猪链球菌疫情，病死率可高达 83%。猪链球菌血清 2 型已成为我国当前人兽共患病一种重要的新病原菌。

【生物学形状】

猪链球菌属链球菌科链球菌属，需氧或兼性厌氧，直径 0.5～2μm，呈球形或卵圆形，革兰氏染色阳性。猪链球菌细胞壁内含多种氨基糖，构成了其群特异性抗原，根据链球菌群特异性抗原的不同，用蓝氏（Lancefield）血清学分类，可将链球菌分为 A～V 共 20 个血清群（其中缺 I、J 群），猪链球菌归类于 C、D、F 和 L 群链球菌。依据荚膜多糖抗原的不同，猪链球菌可分为 35 个血清型（1～34 和同时含有 1 型及 2 型抗原的菌株），毒力最强的依次为 2 型、1 型、9 型和 7 型。研究发现，常见的致病血清型为猪链球菌血清 2 型，而且是从病猪和患者中分离最多的猪链球菌。

研究表明，链球菌具有复杂的生化特性和抗原特性，有的属于正常菌群，有的属于机会致病菌，有的是致病菌。荚膜多糖能产生有调理活性的抗体，并可用弗氏不完全佐剂来提高免疫原性。自病猪分离的菌株含有两种蛋白质，一种为溶菌酶释放蛋白（MRP），分子量为 136 000；另一种为细胞外因子，分子量为 110 000，这两种蛋白与猪链球菌的致病力有关，但从病猪与患者分离到的菌株中约 11% 未检出这两种蛋白，提示可能还有其他因子参与致病。此外，该菌还产生一种称为猪溶血素的外毒素，与链球菌溶血素 O、李氏杆菌溶血素 L 有较高的同源性，1998 年江苏分离株中的溶血素可能是主要的致病因子。

猪链球菌多数为圆形或椭圆形，单球或双球，少数呈短链状。在关节液、鲜血琼脂培养物中多呈单个、双球或短链状排列，在匹克增菌液及血清肉汤培养物中多呈长链状。

【发病机制】

病猪和隐性感染的猪是该病的主要传染源。病猪的鼻液、唾液、尿、血液、肌肉、内脏、肿胀的关节内均可检出病原体。人感染猪链球菌引起的疾病虽为感染性疾病，但尚未发现人传人的现象。养猪者、屠夫、猪贩、猪肉加工者等经常接触猪和猪肉制品者是高危人群。脾切除、糖尿病、酒精中毒和癌症患者亦是易感者。猪链球菌感染是人类的一种动物疫源性职业病，患者发病前均有与猪和猪肉的密切接触史。

其传播途径主要有以下两种：①经破损的皮肤和黏膜传播，一般是由于饲养、贩运、屠宰、加工人员等在接触病死猪时，通过皮肤或黏膜上显性、隐性伤口感染病猪和死猪携带的猪链球菌而感染；②经口传播，主要有两种形式，一是人食用了未煮熟的病猪肉或内脏而感染，二是厨具交叉污染。细菌加热可被灭活，进食煮熟的猪肉没有危险。猪之间可经呼吸道传播，但尚无证据表明人可通过呼吸道途径传播。苍蝇在传播中起一定作用，通风条件差，过量的污浊气体，过于拥挤等都是诱发该病的因素。

猪链球菌菌株不一定都有致病性，其毒力也有差异。现阶段对猪链球菌毒力因子的研究多是用 2 型菌来进行的，目前认为，比较确定的重要毒力因子如下：①荚膜多糖（capsular polysaccharide，CPS），荚膜具有抗吞噬作用，保护细菌不被吞噬细胞吞噬；②黏附素（adhesin），能将细菌黏附于细胞表面，是细菌感染的首要环节；③溶菌酶释放蛋白（muramidase-released protein，MRP）是细胞壁蛋白，具有黏附上皮细胞、诱导上皮细胞和巨噬细胞凋亡的作用，促进猪链球菌血清 2 型对宿主细胞的感染；④猪溶素（suilysin）是细菌生长过程中分泌的蛋白质，能破坏脉络丛上皮细胞，突破血-脑脊液屏障，引起脑膜炎。其他毒力因子如细胞外蛋白因子（extracellular protein factor，EPF）、纤连蛋白结合蛋白等也分别发挥一定的致病作用，尚待进一步阐明。

猪链球菌的致病机制还不清楚，如猪链球菌血清 2 型如何穿越黏膜屏障、如何在血流中运行、如何穿越血脑屏障进入蛛网膜下腔等，尚待深入探讨。

【病理变化】

人类与猪感染猪链球菌的病变相似。尸解可见多部位、多脏器有不同程度和范围的出血及内脏毛细血管弥散性凝血，皮肤出血性病变（瘀点、瘀斑等），化脓性脑膜炎，败血症，关节炎，心内膜炎等。病理表现参见相关部分。

【临床表现】

本病潜伏期短，常为 2～3 天，最短可数小时，最长 7 天。人体感染猪链球菌后，视细菌侵入部位而有不同的临床病理表现，主要有以下 4 种类型。

1. 普通型　起病较急, 临床表现为畏寒、发热、头痛、头晕、全身不适、乏力、腹痛、腹泻, 无休克, 无昏迷。外周血白细胞计数升高, 中性粒细胞比例升高。严重患者发病初期白细胞计数可以降低或正常。

2. 脑膜炎型　部分脑膜炎是由猪链球菌感染引起的。据香港报道 10 年间 15 ~ 86 岁化脓性脑膜炎的病原菌分布, 前四位依次是结核分枝杆菌(46%)、肺炎链球菌(11%)、猪链球菌(9%)和肺炎克雷伯菌(8%)。而在人感染猪链球菌病例中, 85% 有典型的脑膜炎表现。脑膜炎起病急, 头痛、头晕、高热、畏寒、恶心、呕吐(可能为喷射性呕吐), 全身不适、乏力。脑膜刺激征阳性, 脑脊液呈化脓性改变。一般无腹泻等胃肠道症状, 皮肤少见瘀点和瘀斑, 也可发生运动功能失调, 并发肺炎、大脑缺氧等并发症。预后较好, 病死率较低。重者可出现昏迷。

猪链球菌脑膜炎的突出特点是耳聋的发生率(54% ~ 80%)明显高于其他细菌性脑膜炎。通常出现于发病后的 24 小时内, 甚至以耳聋起病, 双侧多于单侧。有些病例可能表现为亚临床的高调听力丧失, 与第Ⅷ对脑神经功能相关的功能不良也常见, 30% ~ 50% 病例出现眩晕和共济失调。患者可出现第Ⅲ对脑神经的麻痹、单侧或双侧面瘫。Arends 等注意到猪链球菌脑膜炎病例没有鼻窦炎或中耳炎发生, 而肺炎链球菌脑膜炎时经常可以见到。

另一特征是 20% ~ 53% 的病例发生化脓性单关节炎或多关节炎(包括髋关节、肘关节、腕、骶、脊柱和拇指关节), 关节痛可能在脑膜炎前 1 ~ 2 天出现。患者还可有葡萄膜炎、眼内炎等表现。

3. 链球菌中毒性休克综合征(STSS)或败血症型 / 休克型　STSS 主要由 A 群链球菌所致, B 群、C 群也偶有报道, 少数归咎于猪链球菌感染。猪链球菌引起的 STSS 虽然很少见, 但常常表现为暴发和致死性。STSS 潜伏期短, 平均常见潜伏期 2 ~ 3 天, 最短可数小时, 最长可达 7 天。主要临床表现:①严重的毒血症状, 起病急骤, 寒战、高热(占 100%), 体温常达 40℃ 以上, 伴有头痛(占 56.25%), 全身不适、肌肉关节疼痛, 乏力及胃肠道症状(占 68.75%);②皮肤出血点、瘀点、瘀斑(占 81.25%), 可有皮疹、红色斑丘疹, 主要分布于四肢及头面部、不高出皮肤, 无溃疡等;③部分患者发生弥散性血管内凝血(DIC)、肾功能不全、肝功能不全、急性呼吸窘迫综合征、软组织坏死、筋膜炎等;④部分患者出现恶心、呕吐、腹痛、腹泻, 血压下降, 脉压缩小, 最终发生休克(占 100%), 少尿(占 81.25%)。患者在中毒性休克综合征基础上, 出现化脓性脑膜炎表现, 称为混合型。此

病预后很差, 病死率可达 81.25% ~ 100%。

4. 其他临床表现　猪链球菌感染除引起脑膜炎和中毒性休克外, 还可引起心内膜炎、败血症等。患者可以出现暴发性瘀斑和横纹肌溶解。Robertson 等检测养猪人员抗猪链球菌抗体滴度, 21% 阳性, 表明猪链球菌亚临床感染在某些职业人员中经常发生, 他们认为某些猪链球菌感染病例可仅表现为中度发热。

【诊断与鉴别诊断】

1. 诊断要点　根据病例的流行病学史、临床表现和实验室检测结果, 排除其他明确病因后即可诊断。诊断要点:①流行病学史, 当地一般有猪等家畜疫情, 病例发病前 7 天内有与病(死)猪等家畜的接触史, 如宰杀、洗切、销售等, 特别是有皮肤黏膜破损者。②临床表现, 起病急, 有发热、畏寒等急性感染性中毒症状;皮肤充血、皮疹或瘀点、瘀斑;血压下降, 少尿或无尿;可有脑膜刺激症状, 或呼吸窘迫综合征表现、多脏器功能损害 / 衰竭。

流行病学史结合急起畏寒、发热, 外周血白细胞计数升高, 中性粒细胞比例升高, 诊断为疑似病例。流行病学史结合中毒性休克综合征和(或)脑膜炎, 为临床诊断病例。确诊病例为全血或尸检标本等无菌部位的标本纯培养后, 经鉴定为猪链球菌感染。

2. 实验室检查　病原的分离和鉴定是病因诊断的金标准。①显微镜检查:可采集患者的血、腹水、脑脊液或尸检标本, 制作肝脏、脾脏压片, 或用腹水、血液、脑脊液涂片, 火焰固定后进行革兰氏染色, 油镜下观察是否有成对或短链状革兰氏阳性球菌;②接种培养:取有成对或短链状革兰氏阳性球菌的标本接种于选择性增菌培养液或直接划线接种于含特定抗生素的羊血琼脂平板培养基, 在蜡烛缸或 CO_2 培养箱中培养;③血清学检测:用兰氏分型乳胶凝集链球菌试剂盒进行分群, 用猪链球菌 1 ~ 34 型血清进行分型;④生化反应:可用 API 生化鉴定系统等技术进行鉴定, 可直接鉴定到种;⑤基因鉴定(包括使用 PCR 技术和对 PCR 产物进行序列分析):挑取分离纯化的菌落或选择平板上湿润的可疑菌落, 利用特异引物扩增猪链球菌种特异性 16S rRNA、猪链球菌荚膜多糖基因(cps2A)、溶菌酶释放相关蛋白编码基因片段(mrp)等, 也可进一步将 PCR 产物测序进行分析。此法不需进行细菌的分离培养, 即可用于猪链球菌血清 2 型的快速诊断及流行病学调查, 特异性强。

此外, 患者血尿素氮、肌酐可升高, 血乳酸脱氢酶(LDH)、丙氨酸转氨酶(ALT)、天冬氨酸转氨酶(AST)、肌酸激酶(CK)、总胆红素升高;脑脊液呈化

脓性改变。这些指标也有助于临床诊断。

在诊断时应注意与临床表现相似的猪瘟、伪狂犬病等区别，并注意综合流行病学史、临床表现和实验室检测结果，排除其他疾病如流行性脑脊髓膜炎、流行性出血热、钩端螺旋体病、败血症、中暑等。

三、肠球菌属细菌感染

肠球菌属是从 D 群链球菌属中分离出来的一个属，归肠球菌科，有 29 个种，与人类疾病有关的主要是粪肠球菌（*Enterococcus faecalis*），其次是屎肠球菌（*Enterococcus faecium*）等。肠球菌是人、动物肠道正常菌群的一部分，亦存在于外周环境中。近年研究发现肠球菌具有致病性，尤其是粪肠球菌和屎肠球菌，是医院感染的重要病原菌。中国细菌耐药监测网（CHINET）对 2005 ～ 2014 年肠球菌检测结果显示，肠球菌检出率在 8% 左右，其中粪肠球菌和屎肠球菌各占 47.3% 和 43.5%。近年肠球菌检出率呈上升趋势。谭枝微等分析 2014 ～ 2018 年检测到的 1214 株肠球菌，粪肠球菌和屎肠球菌分别占 47.2% 和 52.8%。

【生物学性状】

肠球菌为革兰氏阳性球菌，呈圆形或椭圆形，无芽孢，无鞭毛，过氧化氢酶阴性，需氧或兼性厌氧，对多种抗生素表现为固有耐药。粪肠球菌菌形圆或椭圆，可顺链的方向延长，直径 0.5 ～ 1.0μm，大多数成双或短链状排列，通常不运动。在丰富培养基上菌落大而光滑，直径 1 ～ 2mm，其营养要求低，在普通营养琼脂上也可生长。屎肠球菌对培养基要求较高，形态与粪肠球菌相同，对人体肠道菌群具有调控作用，在一定条件下也可致病。

【发病机制】

肠球菌是肠道正常菌群，通常定居于肠道和女性泌尿生殖道，在年老体弱、皮肤黏膜破损，或抗生素使用不当而使菌群失调等情况下可以引起局部感染。粪肠球菌为机会致病菌，它来源于人和温血动物的粪便，偶尔见于感染的尿道及急性心内膜炎。它能够通过污染的食品引起人类感染。人、禽感染率最高，亦见于猪、牛、马、羊等动物。

肠球菌不产生毒素或水解酶，故毒力不强。当其定植于宿主组织内并能抵抗机体的免疫防御后，可引起感染性病变。毒力因素如下。

1. 碳水化合物黏附素　受细菌生长环境影响，肠球菌通过其表面的黏附素定植于肠道、尿路上皮和心内膜细胞。

2. 集聚因子　是细菌产生的一种表面蛋白，能够聚集供体和受体菌，利于质粒转移或交换，增强其对肾小管上皮细胞的黏附。

3. 细胞溶素　属细菌素蛋白，由质粒编码产生，可抑制革兰氏阳性菌生长，诱导局部组织损伤，增加感染的严重程度。

4. 其他毒力因子　肠球菌表面蛋白、磷脂酶可与黏附素协同，促进细菌黏附、定植于靶细胞（肠上皮、泌尿生殖道黏膜上皮、心内膜细胞等）；信息素中的中性粒细胞趋化因子可吸引中性粒细胞向感染病灶内集中并发挥吞噬作用；明胶酶可水解明胶、胶原蛋白、血小板和其他小肽。

最新研究发现，耐药肠球菌可在医院内患者之间传播，这些菌株还可在医护人员身上寄居和繁殖，造成医院感染。粪肠球菌引起的感染有尿路感染、腹部化脓性感染、败血症、心内膜和腹泻等。其中败血症最常继发于生殖泌尿道感染，皮肤、胆道、肠道等感染也可成为原发病灶。

【病理变化】

肠球菌感染所致病变为渗出性或化脓性炎症，以中性粒细胞渗出为主。严重者可致黏膜上皮变性坏死、局部糜烂，或脓肿形成。感染可累及泌尿道、盆腔、腹腔、心内膜等组织，尿路感染病理表现为膀胱炎、肾盂肾炎，少数为肾周脓肿。肠球菌也可导致外科伤口感染、烧伤创面感染、皮肤软组织感染和骨关节感染等，偶尔引起呼吸道感染、肺炎和原发性蜂窝织炎。

【临床表现】

肠球菌感染可累及多种器官和组织，引起相应的临床表现，常见的是尿道感染，也可引起皮肤软组织感染、腹腔感染、脑膜炎等，甚至败血症。

1. 尿路感染　在医院内尿路感染中，第一位的致病菌是大肠埃希菌，第二位的就是肠球菌。尿路感染也是粪肠球菌所引起的最常见感染，绝大部分为医院感染，多发生于导尿管留置、尿路器械操作、尿路结构异常者，引起尿急、尿频、尿痛等症状，尿液中白细胞增多。

2. 败血症　最常见的致病菌是凝固酶阴性葡萄球菌和金黄色葡萄球菌，肠球菌居第三位，大多数为粪肠球菌，少数为屎肠球菌和坚韧肠球菌。常见于老年人、中青年女性、衰弱或肿瘤患者，多通过中心静脉导管留置、腹腔盆腔化脓性感染、泌尿生殖道感染、胆道感染和烧伤创面感染引起败血症。败血症的临床表现参见上文。

【诊断与鉴别诊断】

病理检查在上述易感部位发现化脓性炎症时应

考虑到肠球菌感染可能，并结合实验室检查。在感染部位收集脓液或尿液、穿刺液等，直接涂片染色，镜下可见单个、成对或短链状排列的革兰氏阳性球菌。采集体液标本进行分离培养和细菌鉴定是确诊病因的依据。

四、奈瑟菌属细菌感染

奈瑟菌属（Neisseria）细菌是一群革兰氏阴性球菌，常成双排列，故有双球菌之称。多数无鞭毛，无芽孢，而有荚膜和菌毛，能产生氧化酶和过氧化氢酶，能发酵多种糖类，产酸不产气。其有 23 个种和亚种。人是奈瑟菌属细菌的自然宿主，其中对人致病的有脑膜炎奈瑟菌和淋病奈瑟菌，其余均为鼻、咽喉和口腔黏膜的正常菌群，仅在抵抗力下降时偶然致病。

（一）脑膜炎奈瑟菌感染与流行性脑脊髓膜炎

脑膜炎奈瑟菌（Neisseria meningitidis）俗称脑膜炎（双）球菌（meningo-coccus），是流行性脑脊髓膜炎（简称流脑）的致病菌。

【生物学性状】

脑膜炎奈瑟菌为肾形或豆形革兰氏阴性双球菌，直径 0.6 ～ 0.8μm，排列成单个、成双或 4 个相连，两菌接触面平坦或略向内凹陷。新分离的菌株多有荚膜和菌毛。营养要求较高，专性需氧，多数菌分解葡萄糖和麦芽糖。在病灶和脑脊液中，细菌多位于中性粒细胞内，形态典型。

脑膜炎奈瑟菌根据其荚膜多糖群特异性抗原的不同分为 13 个血清群，对人类致病的多属 A、B、C 群。我国 95% 以上的病例为 A 群感染，近年亦见有 B 群和 C 群感染。根据其外膜蛋白的分子量分为 5 类（P1 ～ P5），所有菌株都有 P1、P2 和 P3 类外膜蛋白，具有血清特异性。现已确定 20 个血清型，其中 2 型、15 型与脑膜炎的流行相关。

【发病机制】

人类是脑膜炎奈瑟菌的唯一自然宿主，鼻咽部无症状携带者为 1% ～ 40%。传染源为患者和带菌者，该菌通过飞沫传播，易感者为幼儿、老人、免疫损伤和补体 C5、C6、C7、C8 缺损者。脑膜炎奈瑟菌首先侵入鼻咽部，如果机体免疫力强大，可以消灭细菌；在免疫抵抗力较弱者中细菌可侵入血流引起败血症；极少数患者可因病菌侵入脑脊髓膜而发生化脓性脑膜炎。细菌栓塞小血管可致皮肤出现瘀斑。

脑膜炎奈瑟菌的主要致病物质如下。

1. 荚膜　具有抗吞噬能力，能增强细菌的侵袭力，使细菌在体内大量繁殖。

2. 菌毛　帮助细菌黏附到鼻咽部黏膜上皮细胞的表面，利于其进一步侵入。

3. IgA1 蛋白酶　能破坏 sIgA1，帮助细菌黏附于黏膜细胞。

4. 脂寡糖（LOS）　脑膜炎奈瑟菌外膜上由糖脂组成的脂寡糖（LOS）是主要的致病物质。LOS 具有抗原性和免疫原性，在免疫学上分为 L1 ～ L12 型。在我国主要是 A 群 L10 型引起流脑流行。LOS 由细菌自溶或死亡后释放出来。LOS 作用于小血管和毛细血管，引起血管坏死性出血，导致皮肤瘀斑和微循环障碍。严重败血症时，可导致肾上腺出血、DIC 及中毒性休克。

机体对脑膜炎奈瑟菌的免疫应答主要是体液免疫，在感染 2 周后血清中出现特异性 IgA、IgG 和 IgM 抗体，并在补体存在的条件下溶解脑膜炎奈瑟菌，增强吞噬细胞的吞噬功能，sIgA 可阻止脑膜炎奈瑟菌对呼吸道上皮的侵袭和黏附。

【病理变化】

按临床经过，流脑一般分为三期，各期病变有所不同，重点是化脓性脑膜炎。

1. 上呼吸道感染期　上呼吸道黏膜充血、水肿，少量中性粒细胞浸润和分泌物增多。

2. 败血症期　细菌进入血流，栓塞血管可导致血管壁炎症细胞浸润、坏死和血栓形成，引起皮肤、心、肺、胃肠道和肾上腺出血，并常见心肌炎和肺水肿。

3. 脑膜炎期　细菌经血液侵入脑脊髓膜，特征性病变为脑脊髓膜化脓性炎。肉眼可见脑膜血管扩张充血，蛛网膜下腔充满灰黄色脓汁，脓汁沿血管分布，遮盖脑沟，使脑膜表面浑浊，脑沟脑回模糊（图10-2-49）。暴发型者可有肾上腺出血，新鲜时呈紫红色（图 10-2-50）。

镜下表现：早期软脑膜充血，少量浆液性渗出，可见局灶性小出血点。后期则有大量中性粒细胞、纤维蛋白渗出，亦可见淋巴细胞（图 10-2-51，图 10-2-52）。革兰氏染色可见中性粒细胞内外有细菌。病变可累及大脑半球表面及颅底部。颅底部发生脓性纤维素渗出，可累及视神经、展神经、动眼神经、面神经、听神经等，造成上述脑神经损伤。脑组织表层由于细菌毒素影响可发生肿胀、变性。炎性渗出物可沿着血管侵入脑组织，引起脑组织充血水肿、中性粒细胞浸润及小灶性出血。严重者脑膜血管可发生血管炎或血栓形成，或发展为脑膜脑炎，显著脑水肿可致颅内压升高甚至脑疝形成。

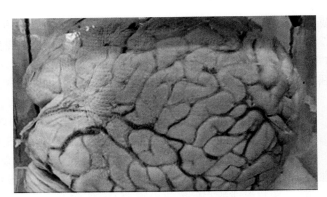

图10-2-49　流行性脑脊髓膜炎
脑膜表面可见灰黄色脓液覆盖于表面

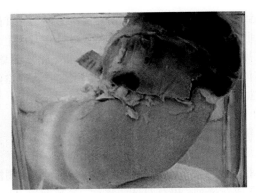

图10-2-50　暴发型流行性脑脊髓膜炎
引起肾上腺出血，长期固定后呈黑色

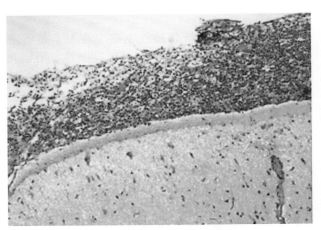

图10-2-51　化脓性脑膜炎
蛛网膜下腔内见大量脓性渗出物，覆盖于脑组织表面

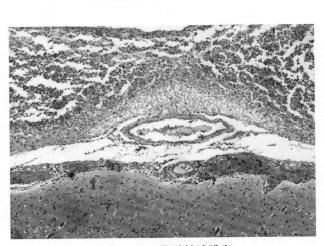

图10-2-52　化脓性脑膜炎
蛛网膜血管扩张，脑组织表面大量中性粒细胞渗出

【临床表现】

流脑冬春季流行。潜伏期 2 ～ 3 天，长的可达 10 天。细菌毒力、数量、机体免疫力不同，病变不同。根据病情进展，可分三期。

1. 上呼吸道感染期　细菌在鼻咽部黏膜繁殖，出现上呼吸道感染症状，如发热、不适、咳嗽、咽痛等。如感染者免疫力强大，可消灭细菌，免疫力较弱者，细菌可侵入血液，1 ～ 2 天后，部分患者进入败血症期。

2. 败血症期　细菌栓塞小血管和内毒素对血管壁造成损害，表现为患者的皮肤、黏膜出现瘀点和瘀斑。瘀点瘀斑处刮片可查见细菌，血培养阳性。患者还出现高热、头痛、呕吐，外周血中性粒细胞计数增高。暴发型败血症出血广泛，可见于皮肤、胃肠道和肾上腺等组织。

3. 脑膜炎期　出现典型的脑膜炎症状和体征，如头痛、喷射状呕吐、颈项强直、角弓反张等脑膜刺激征。体检可见克尼格征、尼科利斯基征阳性，以及皮肤黏膜瘀点、瘀斑等。腰椎穿刺可见脑脊液压力升高、浑浊等性状。

【诊断与鉴别诊断】

1. 病理学诊断　脑膜炎通常根据流行病学、临床表现和实验室检查进行诊断。仅在死因不明时需要病理检查，重点如下：①鉴别是脑膜炎、脑炎或其他颅内病变；②如确定是脑膜炎，需要进一步判断为结核、隐球菌还是化脓性细菌所致。

2. 病原学诊断　脑脊液、血液及瘀点、瘀斑刮出物直接涂片镜检，中性粒细胞内外查见革兰氏阴性双球菌，可初步诊断。分离、培养，生化反应和玻片凝集试验鉴定等技术可确定病原体。用对流免疫电泳、SPA 协同凝集试验、ELISA 等技术可检查血液及脑脊液中的可溶性抗原。

（二）淋病奈瑟菌感染与淋病

淋病奈瑟菌（ *Neisseria gonorrhoeae* ）又称淋球菌（ gonococcus ），是引起人淋菌性尿道炎（又称淋病，gonorrhea ）的致病菌。淋球菌直接感染尿道、宫颈、直肠肛周组织，少数病例（1% ～ 3%）经血行播散引起菌血症、淋球菌性败血症和其他部位的病变如淋菌性眼炎、关节炎、直肠炎、咽炎、脑膜炎、心包炎、心内膜炎、肝炎、盆腔炎等。在我国，淋病发病率在27/10万左右，是最常见的性传播性疾病之一，男女均可发病，多发于15～30岁，20～24岁最常见。

【生物学性状】

淋球菌为革兰氏阴性双球菌，菌体长约0.7μm，直径0.6～0.8μm，呈椭圆形或球形，常成双排列，接触面扁平或稍凹，似一对咖啡豆。病灶中细菌多位于中性粒细胞内。但慢性淋病的病灶中，细菌多位于细胞外。淋球菌无鞭毛，无芽孢，有荚膜，有菌毛。营养要求高，专性需氧。只分解葡萄糖，产酸不产气，氧化酶试验阳性。

【发病机制】

人是淋球菌的唯一宿主，患者及无症状的带菌者是本病的主要传染源，成人几乎全部通过性接触感染泌尿生殖道，肛交和口交则可分别感染直肠和口咽部。儿童可通过患者的衣、物间接传染。淋病也可通过母婴垂直传播，在分娩时由母亲产道分泌物感染新生儿结膜引起新生儿眼结膜炎。

淋球菌表层抗原至少可分为菌毛蛋白抗原、外膜蛋白抗原和脂寡糖抗原。

1. 菌毛蛋白 组成菌毛（pilus），淋球菌借助菌毛黏附到泌尿道上皮细胞表面，不易被尿液冲刷掉，在局部形成小菌落后再侵入细胞定植，并具有一定的抗吞噬作用，可在吞噬细胞内生存。菌毛C端为高变区，可通过变异而逃逸机体对感染的免疫力。

2. 外膜蛋白 有许多亚型，参与细菌与敏感细胞的黏附作用，破坏中性粒细胞膜的完整性，阻止吞噬溶酶体形成，保护细菌在细胞内生存，阻抑杀菌抗体的活性。

3. 脂寡糖（LOS） 由脂质A和核心寡糖组成，具有内毒素活性，与补体和IgM等共同作用，在局部形成炎症反应。另外还可借此逃避机体的免疫系统的识别。

4. IgA1蛋白酶 破坏黏膜表面特异性的sIgA1，有利于细菌黏附于黏膜表面。

淋球菌对柱状上皮和移行上皮具有特别的亲和力，对鳞状上皮不敏感，故主要侵犯泌尿生殖系统，首先黏附于黏膜上皮，进而侵入黏膜组织。除淋球菌壁成分与致病性有关外，淋球菌分泌的IgA蛋白酶、内毒素和抑制中性粒细胞及补体作用的某些膜蛋白也与淋球菌的毒力和致病性有关。

【病理变化】

淋球菌通过菌毛黏附泌尿生殖道黏膜上皮引起急性化脓性炎症。在皮肤的表皮及真皮或阴道、尿道黏膜的黏膜层，以中性粒细胞渗出和浸润为主，炎症细胞可呈灶状浸润形成小脓肿，或以小血管为中心性浸润（图10-2-53，图10-2-54）。小血管腔内可有血栓形成，管壁有炎症细胞浸润并伴有坏死，还可伴有局部组织的水肿、出血。脓性分泌物涂片显示大量中性粒细胞和脓细胞、多少不等的红细胞及脱落变性坏死的黏膜上皮细胞，特殊染色可显示淋球菌，常用革兰氏染色（阴性，图10-2-55），也可用亚甲蓝染色。

男性病变一般从前尿道开始，可逆行蔓延到后尿道，涉及前列腺、精囊和附睾，导致尿道炎、附睾炎和前列腺炎，但不引起生殖道溃疡。尿道炎急性期表现为尿道口充血、红肿、分泌物增多，脓性分泌物溢出（图10-2-56），分泌物为稀薄透明黏液状，或为脓性、脓血性。尿道黏膜肿胀，外翻。阴茎包皮肿胀，包皮口狭窄及龟头炎，同时伴有腹股沟淋巴结肿大。少

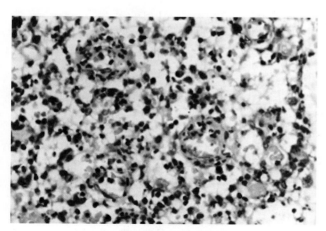

图10-2-53 淋病
病变组织间见以中性粒细胞浸润为主的化脓性炎症，毛细血管扩张充血

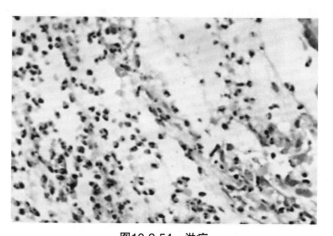

图10-2-54 淋病
脓性分泌物中可见大量脓细胞、少量红细胞及脱落变性坏死的黏膜上皮细胞

数发生淋菌性睾丸炎，阴囊皮肤发红，睾丸肿大（图10-2-57）。

女性病变主要累及外阴、阴道腺、宫颈、子宫内膜、输卵管和尿道等部位，引起前庭大腺炎（图10-2-58）、子宫内膜炎、输卵管炎、盆腔腹膜炎等。前庭大腺炎时，腺体开口处红肿、剧痛、溢脓，重者可形成脓肿。宫颈炎表现为宫颈红肿、糜烂，脓性白带。镜下，宫颈呈急性化脓性炎表现，大量中性粒细胞渗出，宫颈上皮可坏死脱落（图10-2-59）。

【临床表现】

1. 尿道、生殖道黏膜化脓性炎　经2～5天潜伏期后出现排尿时刺痛、尿频、尿急、尿道流脓，尿道口红肿发痒，宫颈或尿道口可见脓性分泌物。进一步扩展到生殖系统，男性出现前列腺炎、精囊精索炎、附睾炎，可致不育；女性出现前庭大腺炎、盆腔炎等，白带增多，可造成不孕或异位妊娠。

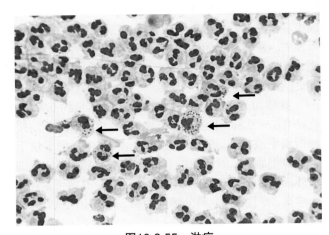

图10-2-55　淋病
尿道分泌物涂片，革兰氏染色阴性淋球菌见于中性粒细胞质内（箭头）

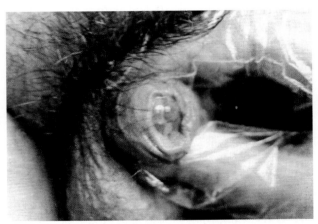

图10-2-56　淋病
尿道口黏膜红肿，有脓性分泌物

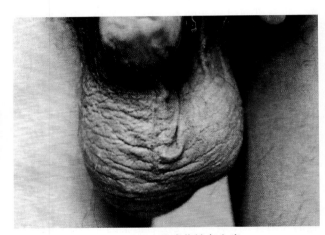

图10-2-57　淋球菌性睾丸炎
阴囊皮肤发红，右侧睾丸肿大

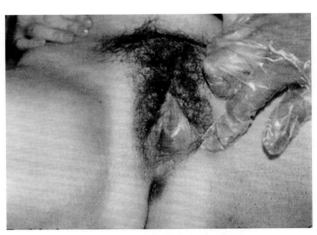

图10-2-58　淋菌性前庭大腺脓肿
左侧大阴唇局部红肿

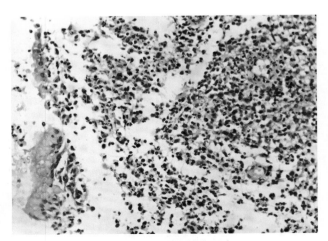

图10-2-59　淋病性宫颈炎
宫颈表面大量中性粒细胞渗出，部分宫颈上皮脱落

2. 淋球菌性结膜炎 母体患淋病性阴道炎和宫颈炎，出生婴儿感染淋球菌导致结膜炎，有大量脓性分泌物（图 10-2-60）。

【诊断与鉴别诊断】

根据不洁性交经历或明确的接触淋球菌污染物病史、典型的临床症状、尿道口脓性分泌物，即可做出初步诊断。病原学检查是确定病因诊断的关键。

尿道或阴道分泌物或脓液的涂片直接镜检，常用革兰氏染色，淋球菌为红色（图 10-2-55）。碱性亚甲蓝液染色菌体呈深蓝色。涂片检查方法简便、有效、价格低廉且有一定的敏感性和特异性。但其特异性随着取材部位的不同而有所不同。例如，从男性尿道取材特异性高，从女性宫颈取材特异性低。因女性宫颈分泌物中杂菌很多，有的在形态上很像淋球菌。因此，WHO 不推荐用涂片法来检查女性患者。

淋球菌培养是 WHO 推荐的淋病筛查的唯一方法，也是诊断的"金标准"，常用血液琼脂或巧克力琼脂培养基培养。近年用 PCR、核酸杂交或核酸扩增、免疫酶试验、直接免疫荧光等技术可直接检测标本中淋球菌的抗原或核酸成分，确定诊断。

五、红球菌属细菌感染

红球菌属（*Rhodococcus*）为人兽共患病原菌，其中马红球菌（*Rhodococcus equi*）常寄居在人及动物的鼻腔、咽喉、外耳道、眼结膜、外阴及皮肤等处，通常是马、猪和牛的致病菌，人类感染马红球菌较为少见且多发生在畜牧地区。近年来，由于艾滋病患者和免疫损伤患者的增多，马红球菌感染人呼吸道及其引发的败血症等报道增多。

马红球菌首次被发现于 1923 年并命名为马棒状杆菌，后经细胞壁结构分析发现该菌与棒状杆菌属有较大差异，因此将其归属为红球菌属，命名为马红球菌。马红球菌病原是幼龄马驹最重要的疾病之一，染病马驹一般呈慢性或亚急性支气管肺炎，猪和山羊偶有感染此菌。此菌可在疫区土壤中分离到。1970 年始从人类疾病中分离出该菌。

【生物学形状】

马红球菌是细胞内的兼性寄生菌，为革兰氏阳性多形态菌，在葡萄糖酵母膏琼脂上形成菌丝体，然后立即断裂为杆状、球形、球杆状或多形性，不产生芽孢，无气中菌丝体和分生孢子，无运动性。它在试管内的传染性被限制在单核巨噬细胞系统。其特征为生长缓慢，产生橙红、橘红色色素，菌落可呈黏液状或无黏液，过氧化氢酶反应阳性，生化反应活泼，但不

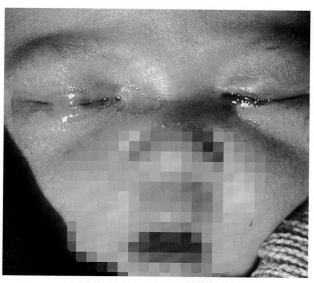

图10-2-60　淋病性眼炎
患儿双眼紧闭，眼睑皮肤红肿，并有脓性渗出物溢出

分解任何糖、醇类。该菌可与产单核细胞李斯特菌、金黄色葡萄球菌和假结核棒状杆菌之间产生协同溶血现象，是马红球菌的特征性表现。

【发病机制】

1. 易感人群与发病情况 目前认为马红球菌可致人类的机会性感染，特别是免疫功能低下如艾滋病（AIDS）、器官移植、恶性肿瘤、结核病患者等，近年国内陆续有报道。据 Torres-Tortosa 等 1998 年报道，西班牙 29 所医院总结 19 374 例艾滋病患者，发现马红球菌感染 67 例，感染率 0.35%。其中痰分离出马红球菌者为 52.5%，血培养阳性者占 50.7%，支气管镜取样检出率为 31.3%。CD4$^+$ 细胞数量下降可能是易感马红球菌的重要原因。这 67 例 HIV 感染继发马红球菌感染者，平均 CD4$^+$T 淋巴细胞 35×10^6/L，56.7% 发生在艾滋病晚期。受累器官主要有肺（95.5%）、胸膜（14.9%）、血液（菌血症，59.8%）。常表现为亚急性肺炎，有空洞和菌血症。国内也有少量病例报道。蒙志好等报道收治艾滋病患者 1908 例，其中合并马红球菌感染者 15 例（0.79%），均为男性，年龄 26 ～ 71 岁，病程 10 ～ 180 天。

2. 马红球菌可能的感染途径 该菌可经接触污染的土壤而感染，直接进入伤口或黏膜，或经过呼吸道吸入、消化道摄入，也有医院感染的报道。但主要是通过呼吸道进入人体内，可引起菌血症或者败血症，最常侵犯的器官是肺和胸膜，大部分感染仅局限于肺部，引起慢性化脓性支气管肺炎或广泛性的肺部脓肿。

3. 致病作用 目前，人类马红球菌感染的发病机制尚未阐明。初步发现，马红球菌具有持续性破坏

肺泡巨噬细胞的能力，和细胞内与溶酶体起融合作用的吞噬小体缺失有关。其致病能力可能取决于宿主和微生物两个方面。

马红球菌的毒性物质主要是一种有毒的质粒，这种质粒是从马驹肺中分离出的，包含 85 ～ 90kb 遗传编码，具有高度免疫原性，称为毒性脂蛋白（vapA）。vapA 表达于细菌的表面，其表达方式受温度控制，发生于 34℃ 和 41℃。无毒菌株的致病机制可能是通过细胞壁分枝菌酸对细菌在细胞内的存活、IL-4 的产生和肉芽肿的形成有一定影响。最近排序显示在与马红球菌的 85kb 质粒 vapA 相毗连处有 6 个其他基因，大约 40% 氨基酸和 vapA 相一致，当马红球菌在试管内培养时，这些类 vapA 基因至少有三种被转录，其中有一种基因产物从自然传染马驹的血清中分离到。大量研究表明，马红球菌的毒性与 vapA 基因密切相关。所有 vapA 基因的同时表达是维持毒力所必需的。

4. 免疫应答 动物实验表明，马红球菌在肺内的清除主要依赖于机体的体液免疫和细胞免疫，后者中 CD4+T 淋巴细胞担任重要的角色。由于患者的 CD4+T 淋巴细胞严重缺乏，对细菌的清除能力较差，肺部病灶往往久治不愈，由于患者 CD4+T 淋巴细胞极低，可合并有肺结核杆菌、马尔尼菲篮状菌、巨细胞病毒、耶氏肺孢子菌等病原体感染，使诊断和治疗难度增大。马红球菌特效抗体的免疫调理与溶酶体数量增加有关，它能明显提高巨噬细胞杀灭马红球菌的能力。相对于巨噬细胞，中性粒细胞在完全杀灭马红球菌方面比特异性调节抗体增效更为明显。

【病理变化】

马红球菌病近年才受关注，病理研究较少。据李宏军、叶东方等报道，本病的主要病变在呼吸系统，引起慢性或亚急性炎症。常见病变归纳如下。

1. 化脓性炎症 马红球菌感染最常见的病变是慢性化脓性支气管肺炎和广泛性肺部脓肿。马红球菌感染可引起肺泡壁和小叶间隔增厚，形成间质性肺炎，肺泡腔内有少量渗出物，包括浆液和巨噬细胞（图 10-2-61，图 10-2-62），巨噬细胞内含有吞噬的马红球菌，进而在支气管及其周围肺组织内出现显著中性粒细胞浸润，形成支气管肺炎。局部病变也可发生液化坏死，形成大小不一的脓腔，小者为微脓肿，其中富于中性粒细胞；脓腔较大者可达 1 ～ 2cm 或更大，腔内含脓液，或形成空洞，脓腔周围常有渗出性炎症反应，以中性粒细胞为主，也可见嗜酸性粒细胞浸润，与其他细菌引起的单个或多发性肺脓肿相似。可伴少量胸腔积液或胸膜肥厚粘连，或伴肺门纵隔淋巴结肿大。

2. 组织细胞/巨噬细胞增生浸润 密集增生的组织细胞可形成肉芽肿样病变，胞质内含有细小的颗粒，为吞噬的马红球菌（图 10-2-63，图 10-2-64）；PAS 染色可见棒状球菌呈簇状或散在分布，呈粉红或紫红色；有时可见一些同心圆排列的嗜碱性包涵体，又称为软斑病小体（Michaelis-Guttman 小体），形成软化斑，是巨噬细胞的溶酶体功能受损，不能溶解和消灭入侵的细菌所致。

3. 肺组织实变 由于患者免疫功能损伤，马红球菌在肺泡内过度增殖，引起肺泡上皮和成纤维细胞增生，加上大量炎性渗出，或伴有红细胞聚集，使部分肺组织发生实变（图 10-2-65，图 10-2-66），甚至形成结节或团块状病灶，最大直径可达 3.8cm，边缘欠光整，有学者称之为炎性假瘤。其影像学表现与肺部

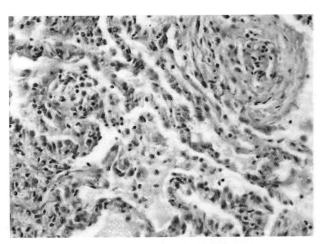

图10-2-61 马红球菌肺炎

肺泡壁和间质增宽，间质和肺泡腔内有少量渗出物（李宏军惠赠）

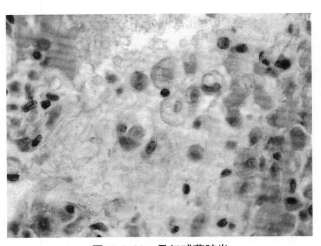

图10-2-62 马红球菌肺炎

肺泡腔内可见浆液、纤维素和巨噬细胞渗出，上方有少量红细胞（李宏军惠赠）

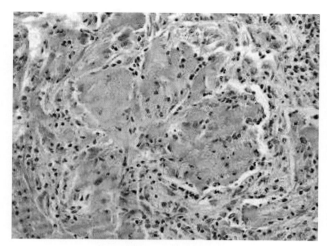

图10-2-63 马红球菌肺炎
肺泡内巨噬细胞增生，聚集成团，形成肉芽肿样病变（李宏军惠赠）

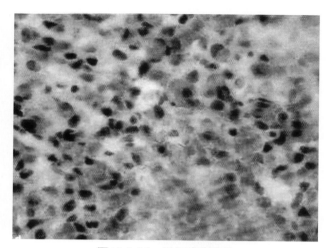

图10-2-64 马红球菌肺炎
巨噬细胞增生，胞质内吞噬红色细小颗粒，即马红球菌（李宏军惠赠）

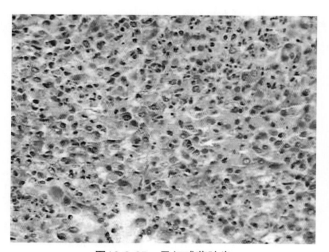

图10-2-65 马红球菌肺炎
肺组织内大量炎症细胞渗出伴巨噬细胞增生，导致局部肺实变（李宏军惠赠）

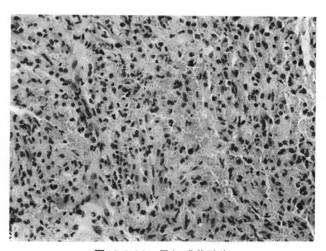

图10-2-66 马红球菌肺炎
肺组织内局灶性出血，伴炎症细胞浸润，致使局部组织实变（李宏军惠赠）

肿瘤相似，周围见片状模糊影，与肿瘤导致的远侧阻塞性肺炎有一定的鉴别意义。

【临床表现】

人感染马红球菌多呈散发性，肺部感染较常见，可引起肺炎、肺脓肿等炎症改变，以及胸膜炎和败血症。发展过程倾向于慢性化。例如，叶东方等报道11例艾滋病合并马红球菌感染，感染器官主要为肺部，引起肺炎、胸腔积液等。

马红球菌感染早期病原体在肺部扩散缓慢，临床表现可不明显，多为低热，常不引起人们的注意，导致早期临床诊断非常困难。进展到肺炎时，临床表现为发热、畏寒、疲劳、乏力、头痛、咳嗽痰少、胸痛、腹痛、食欲下降、昏睡、呼吸急促等，可伴有全身肌肉酸痛不适、全身充血性皮疹等症状，无特异性。在免疫抑制期的HIV感染者继发马红球菌机会性感染

一般表现为亚急性肺炎，常有空洞及菌血症。患者中约1/3有马红球菌引起的败血症、肺炎、扁桃体炎、前列腺炎、脑膜炎、尿道炎、肾炎、心内膜炎等，其中最多的是败血症，其次是局部的化脓性感染、肺炎，肌内注射部位脓肿等。

肺部病灶常局限于单个肺叶或肺段，亦可见多叶损害。肺部听诊呼吸音减弱，可闻及湿性啰音。影像学表现多为单侧肺门区的中心型类似球形密度增高阴影，肺浸润性病灶，伴有肺实变、肺不张、巨大肿块、薄壁或厚壁空洞。蒙志好等报道有10例表现为肺实变或肺脓肿。经使用敏感抗生素后，肺部球形病灶逐渐液化、排空，形成厚壁或薄壁空洞，但病灶吸收或者排空缓慢。有些病例可见胸腔积液和纵隔淋巴结肿大等。李宏军等将上述表现归纳为类球形肿块、肺实变、肺不张和胸腔积液4种类型，病变位于肺内侧

2/3 者为中心型，外侧 1/3 者为外周型。淋巴结肿大定义为直径大于 1cm。该组 13 例中 12 例表现为局限性肺部病变，仅 1 例为弥漫性。各例均经细菌培养证实。

【诊断与鉴别诊断】

由于艾滋病患者易感染结核分枝杆菌、寄生虫、病毒及真菌等多种病原体，并且缺乏典型的相应疾病征象，因此诊断应结合临床、影像学与实验室检查。

实验室检查主要依靠痰、支气管肺泡灌洗液或血液、脓性分泌物、胸腔积液、尿液等标本的细菌培养和分离鉴定，其中血培养阳性率较高，也有报道称痰培养阳性率较高。大部分菌落在普通琼脂上能生长，需要多次留标本或者延长培养时间才能出现阳性结果，并注意与相似菌的区别。连续 3 次痰培养阳性可排除污染的可能。分子诊断技术如 PCR 等有较高敏感性和特异性，已用于本病的诊断。

脓肿或肿块靠近胸壁者可在 CT 引导下行经皮肺穿刺取标本进行细菌培养和病理检查。根据上述病变，并在病灶中查见马红球菌亦可确诊。

由于本病少见，临床诊断思维上多局限于常见细菌感染，易造成误诊。需要鉴别的疾病包括肺结核伴空洞形成、肺囊肿合并感染、肺癌伴肺门淋巴结转移等。

（吴礼高　刘德纯　郭瑞珍；管俊昌　余英豪）

第三节　肠杆菌科细菌感染

肠杆菌科（*Enterobacteriaceae*）细菌也称肠道杆菌，是一大群生物学性状相似的革兰氏阴性杆菌，多寄居于人和动物的肠道内，亦见于外周环境中。该科细菌有 62 个属，170 多个种，但具有致病性者不到 25 个种。按照细菌的致病性，肠杆菌科细菌可分为内源性的正常菌群与外源性的病原菌。内源性的正常菌群占大多数，但在宿主免疫防御能力下降或细菌移位到肠道以外的部位如泌尿生殖道、胆道、腹腔时可成为机会致病菌，引起内源性感染。正常菌群获得位于质粒、噬菌体或毒力岛上的毒力因子可成为致病菌。机会致病菌包括大肠埃希菌、肺炎克雷伯菌、奇异变形杆菌等。外源性的病原菌如伤寒沙门菌、志贺菌、鼠疫耶尔森菌等一旦侵入机体就会引起相应的疾病。肠杆菌科细菌感染可累及身体的任何部位。传染源为动物宿主（大多数沙门菌感染、耶尔森菌感染等）、带菌者（志贺菌感染、伤寒沙门菌感染等）或细菌的内源性播散（大肠埃希菌的机会性感染）。

肠杆菌科细菌共同特点：①中等大小的革兰氏阴性杆菌，大多有菌毛、周鞭毛，少数有荚膜，均不产生芽孢；②抗原结构复杂，有菌体 O 抗原、鞭毛 H 抗原和荚膜抗原等，能产生各种毒素及其他有毒物质；③兼性厌氧或需氧，细菌培养对营养要求不高；④过氧化氢酶阳性，能还原硝酸盐为亚硝酸盐，氧化酶阴性，可借此鉴别肠道杆菌其他发酵与不发酵的革兰氏阴性杆菌；⑤乳糖发酵试验可初步鉴别志贺、沙门菌（两者均不发酵乳糖）等致病菌和其他大部分非致病肠道杆菌；⑥能产生细菌素，如大肠埃希菌产生的细菌素称为大肠菌素、沙门菌产生的黏质沙雷菌素等；⑦肠道杆菌无芽孢，对理化因素的抵抗力不强；⑧肠杆菌科细菌易发生变异，不但可自发突变，在肠道微环境内还可以在噬菌体、质粒、转座子和毒力岛等介导下，通过转导、接合、溶原性转换等基因的转移和重组方式，使受体菌发生变异，获得新的性状，最常见的是耐药性变异。

一、埃希菌属细菌感染

埃希菌属（*Escherichia*）有 6 个种，其中大肠埃希菌（*E.coli*）是临床最常见、最重要的一个菌种，习称大肠杆菌。大肠埃希菌是肠道中重要的正常菌群，能为宿主提供一些具有营养作用的合成代谢产物；部分血清型具有致病性，可导致人胃肠炎；当宿主免疫力下降或细菌侵入肠道外组织时，可成为机会致病菌，引起肠道外感染。因此本节只介绍大肠埃希菌。

【生物学形状】

大肠埃希菌是革兰氏阴性杆菌，大小为（0.4～0.7）μm×（1～3）μm，多数菌株有周身鞭毛，无芽孢。有菌毛，包括普通菌毛、性菌毛，有些菌株还有致病性菌毛。肠外菌株常有多糖包膜（微荚膜）。兼性厌氧，营养要求不高。发酵多种糖类，产酸产气，硫化氢阴性，动力学阳性，可区别沙门菌和志贺菌。典型的大肠埃希菌 IMViC 试验（吲哚、甲基红、VP、枸橼酸盐试验）结果为 ++ -- 。

大肠埃希菌抗原主要有 O、H、K 3 种，是血清学分型的基础。O 抗原有 170 多种，其中某些型别的 O 抗原与腹泻和泌尿生殖道感染有密切关系，与其他一些肠道杆菌有交叉反应。H抗原有50余种,与其他肠道杆菌基本无交叉反应。K抗原有100余种,为多糖性质。大肠埃希菌血清型的表示方式按O:K:H排列,如O157:H7等。大肠埃希菌表面第157种抗原(O157抗原)过去一直被认为对人体无害。但从1982年开始,医学家发现它所产生的志贺毒素可引起食物中毒。O157:H7通过污染食物进入人体,在肠壁上大量繁殖,产生毒素,破坏大肠黏膜表面上皮细胞,引起肠出血、腹痛、脱水性腹泻,一两天后大便中渗血,不久转为出血性腹泻,进而可破坏人体红细胞和肾组织,引起溶血性尿毒综合征,严重者也可引起脑炎,危及生命,在老年和儿童尤为严重。

【发病机制】

大肠埃希菌的致病物质主要是黏附素和外毒素。此外还有内毒素、荚膜、Ⅲ型分泌系统、载铁蛋白等,如Ⅲ型分泌系统能在细菌接触宿主细胞后向宿主细胞内输送毒性基因产物,载铁蛋白可从宿主细胞内获取铁离子,从而造成宿主细胞损伤。

1. 黏附素(adhesin) 大肠埃希菌的黏附素是重要的致病菌毛,特异性高,大肠埃希菌借此紧密黏附在肠道和泌尿道的黏膜上皮上,避免排尿时的尿液冲刷和肠道的蠕动作用而被排除。黏附素根据结构蛋白氨基酸序列分为多个家族,且各有其特定的作用,如P菌毛能与P血型抗原结合。

2. 外毒素(exotoxin) 有多种类型,包括志贺毒素、耐热肠毒素、不耐热肠毒素、溶血素A等,后者在尿路致病性大肠埃希菌的致病过程中具有重要作用。

3. 抗原成分 种类繁多,如K抗原和P菌毛在肾盂肾炎发病过程中具有重要的致病作用。尿路致病性大肠埃希菌常见的有O1、O2、O4、O6、O7、O16、O18、O75等,这些血清型能产生特别的毒力物质如P菌毛等黏附素和溶血素HlyA。O157:H7的致病作用已如上述。

多数大肠埃希菌在肠道内并不致病,在机体抵抗力下降,或细菌离开肠道侵入其他组织器官时则可引起肠道外感染,主要累及尿路,引起化脓性炎症。

【病理变化】

1. 化脓性病变 包括腹膜炎、脑膜炎、阑尾炎、手术创口感染等。病理特征是局部组织充血水肿,大量中性粒细胞浸润,引起化脓性炎(图10-3-1,图10-3-2)。在病理诊断中通常只关注化脓性的病理表现,而忽略探讨化脓性炎的致病菌。

2. 尿路感染 常由大肠埃希菌沿尿道上行感染所致,先发生化脓性尿道炎、膀胱炎、输尿管炎,可见黏膜层充血水肿和中性粒细胞浸润,后期以巨噬细胞和淋巴细胞浸润为主。典型病变为肾盂肾炎,分为急性和慢性。

(1)急性肾盂肾炎:主要由大肠埃希菌引起,约占85%,其他细菌有变形杆菌、产气杆菌、葡萄球菌等。除上行感染外,也可来自血源性感染,如败血症、菌血症等,将细菌带到肾脏,常为双侧性。尿路梗阻、压迫或手术损伤也可诱发尿道上行感染。肾脏受累可致其体积肿大、充血、变软,表面散在大小不等的黄白色脓肿,脓肿周围有紫红色的充血带。切面可见肾皮质髓质各处不规则分布的脓肿,或黄色条纹状病灶由髓质向皮质延伸,或呈楔形分布。肾盂黏膜充血水肿,表面有脓性渗出物覆盖,亦可见小出血点

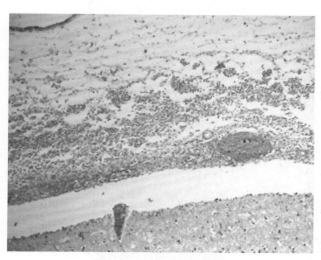

图10-3-1 化脓性脑膜炎
脑膜表面大量中性粒细胞渗出,伴充血水肿

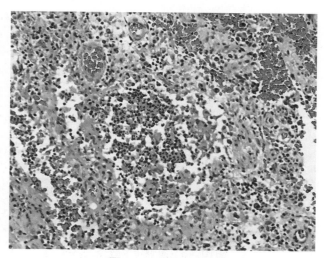

图10-3-2 创伤感染
局部充血出血,大量中性粒细胞渗出形成小脓肿

（图 10-3-3）。镜下主要表现为肾间质充血水肿，大量中性粒细胞渗出和脓肿或条索状化脓灶形成，肾小管上皮细胞肿胀、变性、坏死或崩解。如化脓性病变破坏肾小管，管腔内可见大量中性粒细胞和脓细胞（图 10-3-4 ～图 10-3-6）。肾小球一般无明显病变，如肾脓肿范围较大也可破坏肾小球。肾盂黏膜充血水肿，大量中性粒细胞渗出并浸润黏膜层。上行感染者一般肾盂病变较明显，病变从肾乳头向皮质蔓延，形成条索状化脓灶；血源性感染者主要在肾皮质形成多发性小脓肿。严重者可并发肾乳头坏死、肾盂积脓，肾组织破坏广泛者可累及肾外组织，形成肾周围脓肿。

（2）慢性肾盂肾炎：常由急性肾盂肾炎缓慢发展而来，也有起病隐匿隐性进展而成为慢性。可能部分病例是在细菌感染后通过抗肾小管成分引起的自身免疫异常所致。病变可为单侧性或双侧性，双侧性者两肾常不对称。病变肾脏体积变小，质地变硬，表面高低不平，有不规则的凹陷性瘢痕。切面可见肾被膜增厚，皮髓质分界不清，肾乳头变形，肾盂肾盏变形，肾盂黏膜增厚、粗糙（图 10-3-7）。镜下：病灶形状不规则，分布不均匀，间质大量淋巴细胞和巨噬细胞浸润，有淋巴滤泡形成；间质纤维组织增生，可有瘢痕形成，为脓肿机化所致。部分肾小管萎缩，基底膜增厚，或者坏死、消失，被纤维组织取代。部分肾小球代偿性肥大，肾小管扩张，管腔内充满红染的蛋白质管型（胶样管型），似甲状腺滤泡（图 10-3-8，图 10-3-9）。早期肾小球周围纤维化，使肾球囊增厚（图 10-3-10），与慢性肾小球肾炎的肾小球内纤维增生表现不同。晚期肾小球及相关肾小管整体消失或荒废，肾小球完全纤维化甚至玻璃样变。间质小动脉内膜增厚，管腔狭窄或闭塞。终期肾脏与慢性肾小球肾炎一样固缩，功能随之下降。

3. 肠道病变　大肠埃希菌所致肠道病变比较轻微，细菌黏附于肠黏膜表面并大量繁殖，首先破坏微绒毛和刷状缘，使微绒毛倒伏、变短、萎缩或消失，

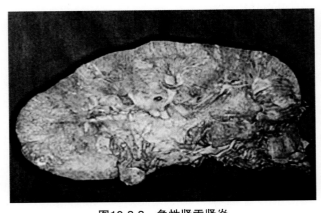

图10-3-3　急性肾盂肾炎
切面可见肾皮质和髓质内多发性脓肿形成，呈灰白色散在分布，边界尚清，肾盂黏膜粗糙，附有脓性渗出物（余英豪惠赠）

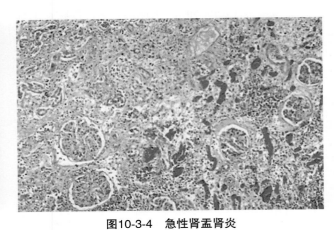

图10-3-4　急性肾盂肾炎
肾皮质区显著充血，血管扩张，左上方肾组织破坏，大量中性粒细胞浸润，形成脓肿，其中可见残留的肾小管（余英豪惠赠）

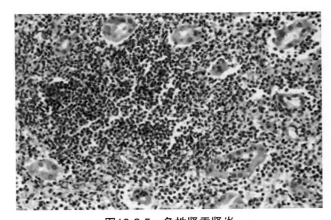

图10-3-5　急性肾盂肾炎
肾髓质内大量中性粒细胞浸润，局部中性粒细胞密集，形成小脓肿，局部肾小管被破坏（余英豪惠赠）

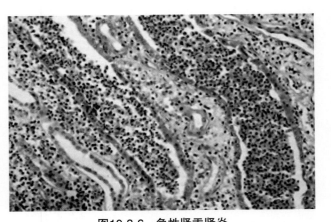

图10-3-6　急性肾盂肾炎
髓质区间质水肿，中性粒细胞浸润，集合管内见大量中性粒细胞，形成脓栓或白细胞管型（余英豪惠赠）

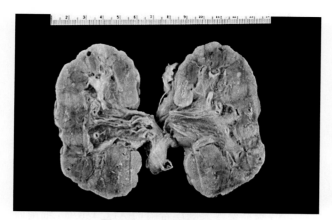

图10-3-7 慢性肾盂肾炎
肾脏固缩，质地变硬，表面凹凸不平，切面皮髓质分界不清，肾盂肾盏变形
（余英豪惠赠）

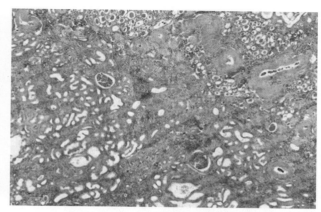

图10-3-8 慢性肾盂肾炎
肾实质萎缩，纤维组织增生伴慢性炎症细胞浸润，部分肾小管内含蛋白质，类似
甲状腺（余英豪惠赠）

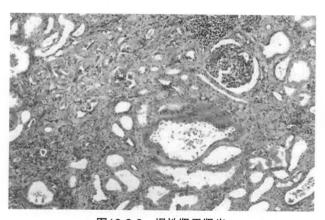

图10-3-9 慢性肾盂肾炎
图10-3-8局部放大，可见间质内纤维组织增生，慢性炎症细胞浸润，肾小管萎缩
或扩张（余英豪惠赠）

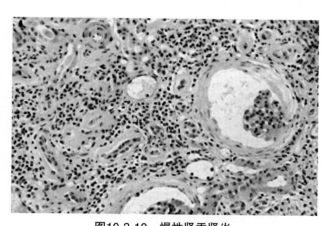

图10-3-10 慢性肾盂肾炎
肾实质萎缩，肾间质慢性炎症细胞浸润，肾小球周围纤维化，球囊壁增厚
（余英豪惠赠）

或者侵入上皮，并在其中生长繁殖，造成肠黏膜上皮变性、坏死，引起肠黏膜充血出血和炎症细胞渗出。通常病变表浅，位于黏膜层内，主要是功能损伤，导致出血、腹泻等症状。严重者可致肠壁出血坏死。其中肠出血性大肠埃希菌（EHEC）感染导致出血性结肠炎，病菌血清型主要是 O157 ： H7，出血比较严重（图 10-3-11，图 10-3-12）。

【临床表现】

1. **肠道外感染** 大肠埃希菌移至肠外组织即可致病。病变以化脓性感染和尿路感染最为常见，细菌常来源于患者肠道，属内源性感染。

（1）化脓性炎：包括腹膜炎、阑尾炎、手术创口感染等，引起发热等不适，局部疼痛、肿胀，功能障碍。

（2）败血症：从败血症患者中分离出的最常见革兰氏阴性菌是大肠埃希菌（占 45%），多由大肠埃希菌尿道和胃肠道感染进一步引起败血症，如胃穿孔导

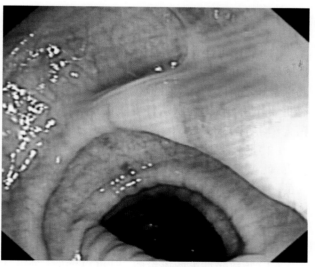

图10-3-11 出血性结肠炎
结肠镜下可见黏膜充血及多处斑片状出血灶

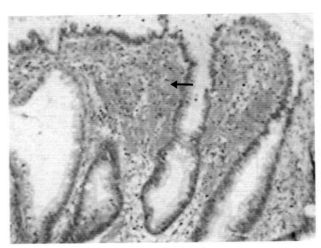

图10-3-12　出血性结肠炎
镜下可见黏膜固有层内出血（陆普选惠赠）

致腹腔内感染伴败血症。临床出现高热及皮肤黏膜瘀点、瘀斑，甚至全身中毒症状。大肠埃希菌败血症具有很高的死亡率。

（3）新生儿脑膜炎：大肠埃希菌是小于1岁婴儿中枢神经系统感染的主要病原体之一。致病菌来源于母体肠道细菌，通过产道感染。脑膜刺激症状不易发现。

（4）尿路感染：引起尿路感染最常见的是某些特殊的血清型，统称为尿路致病性大肠埃希菌。在性交、妊娠、前列腺肥大、医源性操作等诱因条件下，来自结肠的特殊血清型大肠埃希菌沿尿道上行感染，引起尿道炎、膀胱炎、肾盂肾炎等。

2. 胃肠炎　与摄入某些血清型大肠埃希菌污染的食品和饮水有关，为外源性感染。根据致病机制不同，引起不同病变，分为5种类型。

（1）肠产毒性大肠埃希菌（ETEC）感染：是5岁以下婴幼儿和旅行者腹泻的重要病原菌。致病物质是肠毒素和定植因子。污染的水源和食物在疾病传播中有重要作用，临床症状从轻度腹泻至严重霍乱样腹泻，平均病程3～4天。

（2）肠侵袭性大肠埃希菌（EIEC）感染：不产生肠毒素，其侵袭结肠黏膜上皮细胞的能力与质粒上携带的一系列侵袭性基因有关。主要累及较大儿童和成人。其表型和致病性与志贺菌密切相关。临床表现比较像细菌性痢疾，有发热、腹痛、腹泻、脓血便及里急后重等症状。

（3）肠致病性大肠埃希菌（EPEC）感染：是最早发现的引起腹泻的大肠埃希菌，是婴幼儿腹泻的主要致病菌。本菌不产生肠毒素和其他外毒素，无侵袭力。病菌先黏附于小肠上皮细胞，随后破坏刷状缘，导致

微绒毛萎缩、变平，造成严重水样腹泻。

（4）肠出血性大肠埃希菌（EHEC）感染：血清型主要为O157：H7，是出血性结肠炎和溶血性尿毒综合征的病原体，牛可能是其主要储存宿主。5岁以下儿童易感染。夏季多见，污染食品是感染的重要传染源，如未煮熟的牛排、其他肉类、水、未经消毒过的牛奶、果汁和生的蔬菜、水果。患者症状轻重不一，表现从轻度水泻到伴剧烈腹痛的血便。约1/10的10岁以下儿童可并发急性肾衰竭、血小板减少、溶血性贫血的溶血性尿毒综合征。

（5）肠集聚性大肠埃希菌（EAEC）感染：细菌通过菌毛黏附于肠上皮细胞，在细胞表面自动聚集，形成砖样排列，不侵袭细胞，但能导致微绒毛变短、单核细胞浸润和出血，引起婴儿和旅行者持续性水样腹泻，伴脱水，偶有血便。

【诊断与鉴别诊断】

肠道大肠埃希菌感染可做结肠黏膜活检，进行病理检查，可见肠黏膜上皮细胞变性坏死或脱落糜烂、黏膜出血等。免疫组化检查可见大肠埃希菌黏附于黏膜表面（图10-3-13），电镜检查或免疫荧光检查均可发现大肠埃希菌（图10-3-14）。各种体液检查重在检测病原体。直接涂片经革兰氏染色后直接镜检也可发现病菌，通常由检验科完成。

1. 肠道外感染　取尿液、血液、脓液、脑脊液、粪便分离培养，根据IMViC试验（++ --）初步鉴定，最后根据系列生化反应鉴定。

2. 肠道内感染　取粪便分离培养，初步判定可疑菌落后，分别用ELISA、核酸杂交、PCR等方法检测不同类型致胃肠炎大肠埃希菌的肠毒素、毒力因子和血清型等特征。

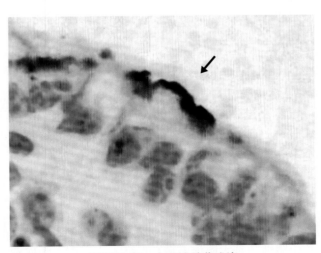

图10-3-13　大肠埃希菌感染
免疫组化显示细菌附着于肠黏膜上皮表面（陆普选惠赠）

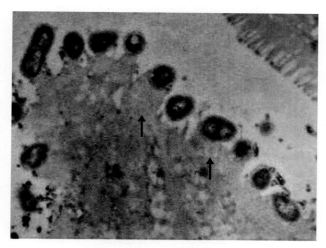

图10-3-14 大肠埃希菌感染
扫描电镜显示上皮表面的大肠埃希菌（陆普选惠赠）

二、志贺菌属细菌感染与细菌性痢疾

志贺菌属（Shigella）是人细菌性痢疾的致病菌，又称痢疾杆菌（dysentery bacterium）。我国流行的常见类型主要是福氏志贺菌和宋内志贺菌。宋内志贺菌多引起轻型感染，福氏志贺菌感染易转变为慢性。细菌性痢疾全年可发病，多见于夏秋季，好发于儿童，其次是青壮年，老年人少见。

【生物学性状】

志贺菌为革兰氏阴性的短小杆菌，无芽孢、鞭毛、荚膜，有菌毛。营养要求不高。分解葡萄糖，产酸不产气。个别菌株迟缓发酵乳糖。硫化氢阴性，动力阴性，可同沙门菌、大肠埃希菌等区别。

志贺菌属有 O 和 K 两种抗原。O 抗原是分类的依据，分群特异性抗原和型特异性抗原。志贺菌属有 4 个群和 40 余个血清型。包括 A 群（痢疾志贺菌）、B 群（福氏志贺菌）、C 群（鲍氏志贺菌）、D 群（宋内志贺菌）。除 A 群外，B、C、D 群志贺菌均能发酵甘露醇，除 D 群外，A、B、C 群均无鸟氨酸脱氢酶。

【致病作用】

痢疾患者和带菌者是传染源，可通过苍蝇为媒介，经过粪-口传播。

1. 侵袭力 志贺菌先黏附并侵入肠道位于派尔集合淋巴结（Peyer patches）的 M 细胞，细菌黏附后通过Ⅲ型分泌系统向上皮细胞和巨噬细胞分泌 4 种蛋白，这些蛋白诱导细胞膜凹陷，导致细菌的内吞，促进细菌侵入；志贺菌能溶解吞噬小泡，进入细胞内生长繁殖；细菌还可通过宿主细胞内肌动纤维的重排，推动细菌进入毗邻的细胞，实现细胞之间的传播。定植于回肠末端和结肠部位的黏膜上皮细胞内的细菌可以逃逸免疫机制的清除作用，并诱导细胞凋亡。在这过程中，IL-1β 释放，吸引中性粒细胞浸润，致使黏膜组织坏死，坏死的黏膜、死亡的白细胞和细胞碎片、渗出的纤维素等，混合成假膜，引起脓血黏液便。

2. 内毒素 所有菌株均有强烈的内毒素，其可引起发热、神智障碍，甚至中毒性休克。内毒素还可破坏肠黏膜，促进炎症、溃疡、坏死和出血。内毒素作用于肠壁自主神经，导致肠功能紊乱、肠蠕动失调和痉挛，出现腹痛、里急后重现象。

3. 外毒素 A 群志贺菌产生的志贺毒素具有肠毒素性、细胞毒性和神经毒性。细胞毒性引起上皮细胞损伤。少数可介导肾小球内皮细胞的损伤，导致溶血性尿毒综合征（HUS）。肠毒素性与疾病早期的水样腹泻有关，神经毒性可引起中枢神经系统的病变。

【病理变化】

病变主要发生于大肠，尤其是乙状结肠和直肠，严重者可波及整个结肠及回肠下段。志贺菌感染几乎只局限于肠道，一般不侵入血液和肠外组织。

1. 急性细菌性痢疾 病变经历初期的急性黏液性卡他性炎，随后形成特征性的假膜性炎伴溃疡形成，约 1 周假膜溶解脱落，形成大小不一、形状不一的表浅的"地图状"溃疡（图 10-3-15）。镜下：早期黏膜充血、水肿，点状出血，中性粒细胞和巨噬细胞浸润，黏液分泌亢进，继而出现黏膜坏死，坏死物混合渗出的纤维、炎症细胞、红细胞、细菌在黏膜皱襞顶部形成糠皮样灰白色膜状物，称为假膜（图 10-3-16～图 10-3-18）。如果出血明显则呈暗红色，被胆色素浸染则呈灰绿色。随着病变扩大，假膜融合成片。后期，坏死物和渗出物吸收或排出，健康组织再生修复，病变愈合。

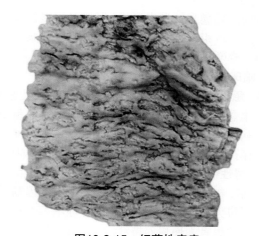

图10-3-15 细菌性痢疾
结肠黏膜表面有假膜形成，部分假膜脱落，形成不规则浅溃疡

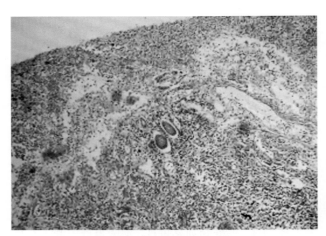

图10-3-16　细菌性痢疾
结肠黏膜变性坏死，表面有假膜形成

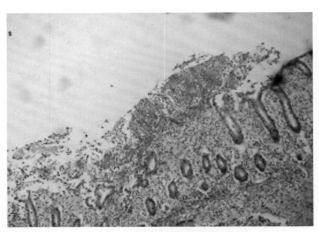

图10-3-17　细菌性痢疾
黏膜腺体变形坏死，残缺不全，表面有假膜形成

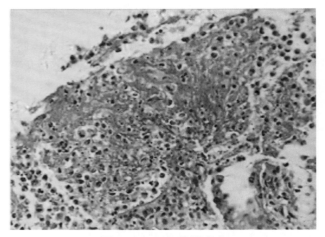

图10-3-18　细菌性痢疾
假膜由局部渗出的纤维素、白细胞及坏死脱落的上皮细胞等构成

2. **慢性细菌性痢疾**　肠道病变此起彼伏，原有溃疡尚未愈合，新的溃疡又形成，新旧病变混合存在。损伤修复反复进行，引起慢性炎性增生。溃疡边缘不规则，黏膜炎性息肉形成，肠壁各层慢性炎症细胞浸润，纤维组织增生甚至形成瘢痕，导致肠壁不规则增厚、变硬，严重者致肠腔狭窄。

【临床表现】

1. **急性细菌性痢疾**　临床表现为阵发性腹痛、腹泻、里急后重症状。大便初为黏液变，后为黏液脓血便。病程一般1～2周，适当治疗后大多痊愈。肠出血、穿孔少见。少数病例可转为慢性细菌性痢疾。

2. **慢性细菌性痢疾**　病程超过2个月。多由急性转变而来，福氏志贺菌感染居多。临床表现因肠道病变不一，可无明显症状，或可出现急性细菌性痢疾的症状。少数患者大便培养持续阳性，成为慢性带菌者和传染源。

3. **中毒性细菌性痢疾**　病原菌多为福氏志贺菌或宋内志贺菌，表现为起病急骤、严重的全身中毒症状，但肠道病变和症状轻微，可表现为卡他性炎、滤泡性肠炎等。多见于2～7岁儿童。发病后数小时可出现中毒性休克或呼吸衰竭而死亡。

【诊断与鉴别诊断】

在使用抗生素之前，采取粪便的脓血或黏液部分，及时送检，做分类培养和菌种鉴定。

1. **分离培养**　挑选可疑菌落，做生化反应和血清学试验，确定菌群（种）和菌型。

2. **快速诊断**　免疫染色法、免疫荧光菌球法、协同凝集试验、胶乳凝集试验、PCR等，可较快得到检验结果。

三、沙门菌属细菌感染与伤寒、副伤寒

沙门菌属（*Salmonella*）是一群寄生在人类和动物肠道中、生化反应和抗原结构相关的革兰氏阴性杆菌，有两个种（即肠道沙门菌和邦戈沙门菌）和2500多个血清型，其中能感染人类的沙门菌血清型有1400多种。人的致病菌主要是伤寒沙门菌、甲型副伤寒沙门菌、肖氏沙门菌和希氏沙门菌，对人有直接致病作用，引起肠热症。沙门菌宿主广泛，部分为人兽共患病的致病菌。

【生物学性状】

沙门菌为革兰氏阴性杆菌，有菌毛，有周身鞭毛（鸡沙门菌和雏鸭沙门菌等个别例外），一般无荚膜，均无芽孢。兼性厌氧，营养要求不高。发酵葡萄糖、麦芽糖和甘露糖，不发酵乳糖和蔗糖。伤寒沙门菌产酸不产气，其他沙门菌产酸产气，硫化氢阳性或阴性，

动力阳性，可与大肠埃希菌、志贺菌等区别。利用尿素酶试验可同变形杆菌区别。生化反应有助于鉴别沙门菌属各菌。

沙门菌基因组大小与大肠埃希菌相似，至少包含7个致病岛(SPI)。沙门菌的抗原主要有O和H两种。O抗原为细菌细胞壁脂多糖中特异性多糖部分，每个沙门菌属的血清型含有一种或多种O抗原。H抗原存在于鞭毛蛋白，分为第Ⅰ相和第Ⅱ相，第Ⅰ相特异性高，第Ⅱ相特异性低，可为多种沙门菌所共有。根据每组沙门菌的H抗原不同，可再分为不同菌型。少数沙门菌还有一种表面抗原，在功能上类似大肠埃希菌的K抗原，可能与其毒力相关，又称为Vi抗原，可阻止O抗原与其相应抗体的凝集反应。

【发病机制】

沙门菌以患者和带菌者为传染源，细菌经粪便、尿液排出，污染食物、水和牛奶等，以苍蝇为媒介，人类因摄入患病或带菌的肉、乳、蛋或被污染的食物而感染。经口感染的细菌是否发病取决于到达胃的细菌量。沙门菌感染必须有足够的数量进入消化道，才能克服机体的防护屏障，如肠道正常菌群的拮抗作用、胃酸的消化作用，以及肠道的局部免疫作用等，到达并定植于小肠，较大量细菌进入小肠，穿过小肠上皮细胞侵入肠壁淋巴组织，尤其是回肠末端的集合淋巴滤泡和孤立淋巴滤泡，再沿淋巴管到达肠系膜淋巴结。淋巴组织中的细菌被巨噬细胞吞噬并在细胞内生长繁殖，经过胸导管第一次入血，引起菌血症。血液中的细菌很快被全身单核巨噬细胞系统的细胞所吞噬，并大量繁殖，引起肝、脾、淋巴结肿大。潜伏期过后，大量繁殖的细菌及释放的内毒素第二次入血，造成第2次菌血症。患者出现败血症和毒血症症状。由于胆囊中大量细菌排入肠道，已经致敏的淋巴组织发生强烈的过敏反应引起肠黏膜坏死、脱落和溃疡形成。

沙门菌通过以下因素引起疾病的发生。

1. 侵袭力　有毒菌株通过胃后，在Ⅲ型分泌系统介导下侵入肠黏膜，再通过种特异性菌毛与小肠末端派尔集合淋巴结的M细胞结合并被内吞，在吞噬小泡内生长繁殖(属胞内寄生菌)，细胞死亡后，细菌扩散并进入毗邻细胞。沙门菌的耐酸应答基因可使细菌在胃和吞噬体的酸性环境下得到保护。氧化酶、超氧化物歧化酶等亦可保护细菌不被胞内杀菌因素杀伤。伤寒沙门菌和希氏沙门菌还可以在宿主体内形成Vi抗原，此抗原具有微荚膜功能，能阻挡抗体、补体、吞噬细胞的杀伤作用。

2. 内毒素　沙门菌死亡后释放内毒素，可引起

体温升高、白细胞计数下降，严重时出现中毒症状和休克。这些表现与内毒素激活补体替代途径产生C3a、C5a等及诱发免疫细胞分泌TNF-α、IL-1、IFN-γ等细胞因子有关。

3. 肠毒素　个别沙门菌如鼠伤寒沙门菌产生肠毒素，性质类似肠产毒性大肠埃希菌产生的肠毒素。

儿童及青壮年患者多见，夏秋季多见。患病后可获得较稳定的免疫力。

【病理变化】

1. 基本病变　病变特征是以巨噬细胞增生为特征的急性增生性炎。胞质内吞噬了伤寒沙门菌、红细胞、细胞碎片的巨噬细胞称为伤寒细胞，伤寒细胞聚集形成相对清楚的结节状病灶称伤寒肉芽肿或伤寒小结，具有病理诊断价值。

2. 肠道病变　好发部位为回肠末端。病变过程可分为4期。①髓样肿胀期：起病第1周，回肠末端的淋巴组织肿胀，隆起于黏膜面，表面似脑的沟回；②坏死期：起病第2周，细菌第二次入肠，侵入致密的淋巴组织，导致强烈过敏反应，病灶局部黏膜坏死。③溃疡期：起病第3周，坏死组织脱落形成溃疡，溃疡边缘隆起，底部不平，可达黏膜下层，甚至深达肌层、浆膜层以致穿孔(图10-3-19)，侵及血管，可导致出血。集合淋巴小结处的溃疡长轴与肠的长轴平行。孤立小结处的溃疡小而圆。肠壁神经丛也常见变性。④愈合期：起病第4周，溃疡处肉芽组织增生，边缘黏膜上皮再生修复。

伤寒细胞由巨噬细胞吞噬细菌、淋巴细胞、红细胞及细胞碎片等所形成。这些细胞聚集成团，形成伤寒肉芽肿，又称伤寒小结，这是伤寒的基本和特征性病变，具有诊断意义。低倍镜下，伤寒细胞体积较大，

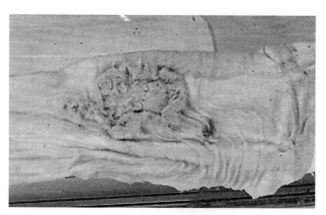

图10-3-19　肠伤寒

黏膜面见一个长椭圆形溃疡病灶，相当于集合淋巴小结大小，边缘隆起于黏膜面，边界清楚，为肠伤寒的溃疡期病变

聚集成团，边界不甚清晰，外围是淋巴细胞；高倍镜下，可见巨噬细胞内含有吞噬的白细胞或红细胞，被噬细胞周围常有一圈空晕（图10-3-20～图10-3-22）。伤寒小结常见于肠黏膜，有时在骨髓、肠系膜淋巴结、脾脏、肝脏内也可见到。

3. 肠道外病变 ①肠系膜淋巴结、肝、脾、骨髓由于充血和巨噬细胞的增生导致相应组织器官肿大，组织学检查可见伤寒肉芽肿及小灶性坏死；②心肌纤维颗粒变性甚至坏死；③脾脏中度肿大，质软，切面暗红色，脾小体不清楚，可刮下果酱样脾髓；④肝脏肿大，切面较混浊，可见粟粒样大小的黄色小病灶（伤寒小结），肝细胞可发生变性；⑤肾小管上皮细胞增生或颗粒变性；⑥皮肤真皮浅层毛细血管充血，形成红色小丘疹（玫瑰疹），皮肤知觉过敏；⑦膈肌、腹直肌和股内肌发生凝固性坏死（蜡样变性），出现肌痛；⑧胆囊一般无明显病变，或有轻度炎症，但大量细菌可随胆汁进入肠道，成为带菌者、慢性带菌者或终身带菌者；⑨有时脑内小血管发生内膜炎。

【临床表现】

1. 肠热症 包括伤寒沙门菌引起伤寒，甲型副伤寒沙门菌、肖氏沙门菌（旧称乙型副伤寒沙门菌）、希氏沙门菌引起副伤寒。伤寒、副伤寒的致病机制、临床症状基本相似，只是副伤寒的病情较轻、病程较短。

2. 胃肠炎（食物中毒） 是最常见的沙门菌感染性病变（约占70%）。多由于摄入大量被鼠伤寒沙门菌、猪霍乱沙门菌、肠炎沙门菌等污染的畜、禽肉类制品、蛋类、奶和奶制品等，属动物生前感染或加工处理过程感染所致。细菌对肠黏膜的侵袭及细菌释放的内毒素导致病变。起病急（潜伏期6～24小时），主要表现为发热、恶寒、呕吐、腹痛、水样腹泻（偶有黏液或脓性腹泻）。严重者可致脱水、休克、肾衰竭而死亡。多见于婴儿、老人机体弱者。多数2～3天自愈。

3. 败血症 多由猪霍乱沙门菌、希氏沙门菌、鼠伤寒沙门菌、肠炎沙门菌引起。多见于儿童及免疫力低的成人。经口感染，病菌早期即入血。败血症症状严重，表现为高热、寒战、食欲缺乏、贫血等，但肠道症状较少见。少数患者可出现局部化脓性病变，如脑膜炎、骨髓炎、胆囊炎、心内膜炎、关节炎等。

4. 无症状带菌者 无症状带菌可能是感染后唯一的临床表现。细菌残留在胆囊或尿道中，成为细菌的储存场所和传染源。

【诊断与鉴别诊断】

在肠热症的不同阶段，细菌出现的主要部位不同。第1周取外周血，第2周取粪便和尿液，第1～3

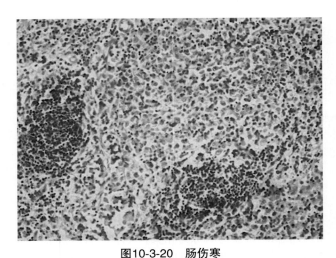

图10-3-20 肠伤寒

淋巴结内巨噬细胞增生，体积较大，聚集成片，形成伤寒肉芽肿（韩安家惠赠）

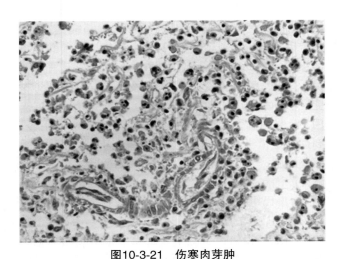

图10-3-21 伤寒肉芽肿

由巨噬细胞增生聚集而成。部分巨噬细胞（伤寒细胞）内可见吞噬的白细胞和坏死细胞碎屑

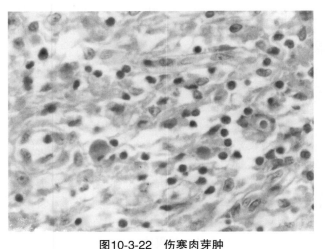

图10-3-22 伤寒肉芽肿

图示伤寒细胞和淋巴细胞，其中一个伤寒细胞内含有吞噬的红细胞，周围有空晕

周取骨髓液，进行分离培养和鉴定。副伤寒病程较短，采样时间可以提前。胃肠炎取粪便、呕吐物或可疑食物。败血症取血液。

1. 分离培养 在培养出细菌后再做生化反应鉴定，并用沙门菌多价抗血清做玻片凝集试验予以确定。

2. 血清学诊断 常用肥达试验（Widal test），即用已知伤寒沙门菌的菌体 O 抗原和鞭毛 H 抗原，或甲型副伤寒沙门菌、肖氏沙门菌、希氏沙门菌的鞭毛 H 抗原诊断菌液，与受检血清做试管或微孔板定量凝集试验，测定受检血清中有无相应抗体及其效价的试验。其检测结果需结合临床表现、病程、病史及当地流行病学情况，进行合理解释，并进行动态观察。

3. 可溶性抗原和核酸的检测 可用 SPA 协同凝集试验、对流免疫电泳、乳胶凝集试验和 ELISA 等方法，快速早期检测患者粪便、血清或尿液中的沙门菌可溶性抗原。用 PCR 等分子生物学技术检测沙门菌核酸成分，亦可快速诊断。

四、耶尔森菌属细菌感染

耶尔森菌属（*Yersinia*）细菌属于肠杆菌科，是一类革兰氏阴性小杆菌，过氧化氢酶试验阳性、氧化酶试验阴性，微量需氧或兼性厌氧。耶尔森菌属包括 13 个菌种，其中鼠疫耶尔森菌、小肠结肠炎耶尔森菌与假结核耶尔森菌 3 种肯定是人类致病菌。本属细菌通常先引起啮齿动物、家畜和鸟类等动物感染，人类通过接触啮齿动物或鸟类、被节肢动物叮咬或摄入污染食物等途径感染，因此有些教材将其归类于动物源性细菌。

（一）鼠疫耶尔森菌感染与鼠疫

鼠疫耶尔森菌（*Y. pestis*）又称鼠疫杆菌，是鼠疫的病原菌。人类鼠疫是被染疫的鼠蚤叮咬，或直接接触、剥食了染有鼠疫的动物（旱獭、绵羊等）引起。鼠疫是一种烈性传染病，在人类历史上曾有过三次世界大流行。近几十年来其发病率虽已明显下降，但仍有散发流行，我国西北等地偶有散发病例。

【生物学性状】
鼠疫耶尔森菌为革兰氏染色阴性的卵圆形短小杆菌，两端钝圆、两极浓染，偶尔成双或呈短链。有荚膜，无鞭毛，无芽孢。在不同的检材或培养基中，可出现多形态性，有球形、球杆状、棒形和哑铃状等，亦可见到着色极浅的细菌轮廓，称菌影。培养特性为兼性厌氧。

【发病机制】
鼠疫（plague）属自然疫源性传染病，啮齿类动物如野鼠、家鼠、黄鼠等是鼠疫耶尔森菌的储存宿主，鼠蚤为主要传播媒介。鼠疫一般先在鼠类间发病和流行，通过鼠蚤的叮咬而传染人类，尤其当大批病鼠死亡后，失去宿主的鼠蚤转向人群。人患鼠疫后，又可通过人蚤或呼吸道等途径在人群间流行。

菌体抗原结构复杂，至少有 18 种抗原，重要的有 F1 抗原、V-W 抗原、外膜蛋白和鼠毒素（MT）4 种。

1. F1（fraction 1）抗原 是鼠疫耶尔森菌的荚膜抗原，具有抗吞噬作用，与其毒力相关。F1 的抗原性强，其相应抗体具有免疫保护作用。但 F1 抗原是一种不耐热的糖蛋白，100℃ 15 分钟即失去抗原性。

2. V-W 抗原 系由 70～75kb 的毒力质粒编码。W 抗原位于菌体表面，是一种脂蛋白；V 抗原存在于细胞质中，为可溶性蛋白。两种抗原总是一起产生，与细菌毒力有关，使细菌具有形成肉芽肿和在细胞内存活的能力，且有抗吞噬和免疫抑制作用。

3. 外膜蛋白（outer membrane protein，OMP） 其编码基因与 V-W 基因存在于同一质粒上，在 37℃ 和含 Ca^{2+} 条件下能产生数种外膜蛋白，这些蛋白能使细菌突破宿主的防御机制、抑制吞噬细胞的游走、诱导吞噬细胞凋亡等，也可抑制血小板的聚集，在机体发病过程中具有重要作用。

4. 鼠毒素（murine toxin，MT） 为可溶性蛋白，是一种外毒素，对鼠类有剧烈毒性，但对人的损伤作用尚不清楚。另有内毒素的性质与肠道杆菌内毒素相似，可致机体发热，发生休克和 DIC 等。

【病理变化】
鼠疫主要损伤血管和淋巴管，侵犯淋巴结、肺、皮肤等组织，引起急性出血、坏死性病变。在不同器官表现有些差别。

1. 腺鼠疫 以急性淋巴结炎为主要表现。由于鼠蚤叮咬部位多在下肢，所以腹股沟淋巴结最常受累，约占 70%，其次是腋窝淋巴结，颈部淋巴结最少。受累淋巴结肿大，常与周围组织融合，形成较大的肿块，为豆粒至鹅卵大小，可与周围组织粘连或融合。切面暗红色，亦可见紫红色出血区和灰白色坏死灶。镜下可见淋巴结充血、出血、水肿和炎症细胞浸润，大量中性粒细胞和巨噬细胞浸润并大量吞噬病菌；严重者可见血管内出现血栓、血管壁坏死及广泛出血、坏死和化脓性病变，病灶中含有大量细菌，有时也可见到细菌团块。淋巴结周围发生蜂窝织炎。

2. 肺鼠疫 原发性和继发性肺鼠疫病变基本相同。典型病变为小叶性或大叶性出血坏死性肺炎，表现为肺组织充血、水肿、出血，局部坏死，肺泡和支气管腔内充满血性渗出液，亦有纤维素和白细胞渗出，渗出物中含有大量鼠疫耶尔森菌，可伴有纤维素性或出血性胸膜炎，肺门淋巴结轻度肿大，病变同上。

3. 皮肤鼠疫　病菌侵入皮肤后先引起水疱、出血、脓疱、疖痈，甚至皮肤溃疡。皮下组织亦可见出血和炎症细胞浸润。有时病变可扩展到肌肉或其他邻近组织。病灶中均含有病菌。

4. 败血症　鼠疫也可引起败血症，病菌经淋巴管、血管进入血液循环，散布到各个器官，可引起心肝肾脾等实质性器官肿大，镜下可见充血、出血，炎症细胞浸润，脂肪变性等病变；皮肤出现瘀斑，消化道黏膜出血，浆膜腔内常见血性渗出液，心腔内充满半流动血液，均与其血液凝固性降低有关。

【临床表现】

临床常见腺鼠疫、肺鼠疫和败血症型鼠疫。

1. 腺鼠疫　被吞噬细胞吞噬的细菌能在细胞内生长繁殖，并沿淋巴流到达局部淋巴结，引起严重的急性淋巴结炎。受侵犯的淋巴结多在腹股沟及腋下，引起局部淋巴结肿大、出血、化脓和坏死。

2. 肺鼠疫　吸入染菌的尘埃可引起原发性肺鼠疫，也可由腺鼠疫或败血症型鼠疫蔓延而致继发性肺鼠疫。患者高热寒战、咳嗽、胸痛、咯血、呼吸困难，全身衰竭而出现严重中毒症状，多因呼吸困难或心力衰竭于 2～4 天死亡。患者死亡后皮肤常呈黑紫色，故肺鼠疫有"黑死病"之称。

3. 败血症型鼠疫　由重症腺鼠疫或肺鼠疫患者的病原菌侵入血流所导致，患者体温升高至 39～40℃，发生休克和 DIC，皮肤黏膜见出血点及瘀斑，全身中毒症状和中枢神经系统症状明显，多迅速恶化而死亡。

鼠疫感染后能获得牢固免疫力，罕见再次感染。

【诊断与鉴别诊断】

鼠疫为法定甲类传染病，对标本的采集和诊断有严格规定。对疑似患者采取淋巴结穿刺液、痰、血液、咽喉分泌物，对人或动物尸体取肝、脾、肺、淋巴结和心血，腐败尸体取骨髓等分别送专用实验室检测。

1. 直接涂片镜检　行革兰氏染色和亚甲蓝染色，镜检观察其形态与染色性。死于鼠疫的尸体或新鲜内脏制备的印片或涂片中细菌形态典型。但在化脓性、溃疡性病灶或腐败材料中的细菌形态不典型，菌体可膨大呈球形，且着色不佳。免疫荧光试验可用于快速诊断。

2. 分离培养与鉴定　将检材接种于血琼脂平板或 0.025% 亚硫酸钠琼脂平板等，根据菌落特征，取可疑菌落行涂片镜检、生化反应、血清凝集试验等进一步鉴定。亦有采用噬菌体裂解试验、毒力因子、菌体脂肪酸成分分析等方法进行菌株分型。

3. 血清学试验　对患者或动物血清检测鼠疫抗体滴度，也可采用反向间接血凝试验、ELISA 等方法检测相关抗原的存在。

4. 核酸检测　采用快速、敏感的 PCR 技术检测鼠疫耶尔森菌核酸，用于鼠疫流行病学调查或紧急情况下检测。

（二）小肠结肠炎耶尔森菌感染与肠炎

小肠结肠炎耶尔森菌小肠结肠炎亚种是引起人类严重小肠结肠炎的病原菌，天然定植于多种动物体内，如鼠、兔、猪等，通过污染食物和水，经粪 - 口途径或接触染疫动物而感染，引起人兽共患病。

【生物学性状】

小肠结肠炎耶尔森菌为革兰氏阴性小杆菌，偶见两端浓染，无芽孢、无荚膜，很少或无鞭毛，兼性厌氧，耐低温。本菌能分解葡萄糖、蔗糖，产酸不产气，不产生硫化氢，尿素酶试验阳性。根据菌体 O 抗原分为 50 多种血清型，但仅几种血清型与致病有关，我国主要是 O9、O8、O5、O3 等血清型。有毒力菌株大多具有 V-W 抗原、外毒素蛋白等。

【发病机制】

本菌为一种肠道致病菌，具有侵袭性及产毒素性。V-W 抗原具有抗吞噬作用。O9、O8、O3 等有毒菌株产生耐热性肠毒素，与大肠埃希菌 ST 肠毒素相似。另外，某些菌株的 O 抗原与人体组织有共同抗原，可刺激机体产生自身抗体，引起自身免疫性疾病。

【病理变化】

小肠结肠炎耶尔森菌大量侵入消化道才可引起感染。细菌在肠黏膜上增殖，引起炎症和溃疡等病变。耶尔森菌可随肠壁淋巴流进入肠系膜淋巴结，引起坏死性或肉芽肿性淋巴结炎（图 10-3-23）。

【临床表现】

人类通过食用污染的食物和水感染，潜伏期 4～6 天，临床表现以小肠结肠炎多见，临床上可出现发热，腹泻为黏液或水样便，易与细菌性痢疾混淆，病程 3～4 天，常呈自限性。部分患者可发展为自身免疫并发症的肠道外感染，如关节炎、结节性红斑等。败血症者少见，可见于糖尿病、艾滋病或肿瘤患者。

据病变位置与发病机制不同，可将小肠结肠炎分为 4 型：①胃肠炎（或小肠结肠炎）型；②回肠末端炎、阑尾炎和肠系膜淋巴结炎型；③结节性红斑与关节炎

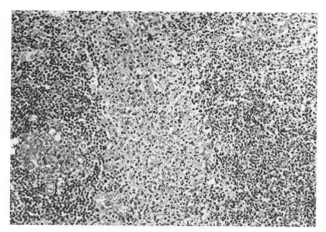

图10-3-23 耶尔森菌淋巴结炎
耶尔森菌感染引起的回盲部急性坏死性肉芽肿性淋巴结炎。肉芽肿由单核巨噬细胞、上皮样细胞及巨细胞混杂而成（丁彦青惠赠）

型（自身免疫病）；④败血症型及肺炎、脑炎型，均极为少见。

【诊断与鉴别诊断】

内镜活检组织可以确定炎症的类型和程度，但缺乏特异性，难以确定病因。

取粪便、血液、手术探查或活检材料、剩余食物等标本进行培养鉴定，主要鉴定依据为25℃培养时动力阳性、嗜冷性、尿素酶阳性、硫化氢阳性及血清学鉴定等。

（三）假结核耶尔森菌感染与肉芽肿

假结核耶尔森菌假结核亚种存在于多种动物的肠道中，人类感染较少，主要通过食用患病动物污染的食物感染。由于该菌在动物感染的脏器中形成粟粒状结核结节，在人的感染部位形成结核样肉芽肿，故称假结核耶尔森菌。

【生物学性状】

本菌为革兰氏阴性菌，具多形态性，多呈球状或短杆状。无荚膜、无芽孢，在病变组织中菌体两端浓染。需氧或兼性厌氧。生化反应与鼠疫耶尔森菌相似，引起的疾病与小肠结肠炎耶尔森菌相似。

【发病机制】

根据耐热的菌体 O 抗原将细菌分为 6 个血清型，引起人类感染的主要是 O1 血清型。毒力菌株大部分具有 V-W 抗原。

【病理变化】

患病动物的肝、脾、肺和淋巴结肿大，镜下可见多发性粟粒样结核结节。人类感染常发生胃肠道炎性病变、肠系膜淋巴结肉芽肿等。非特异性表现为胃肠黏膜充血水肿和炎症细胞浸润，特征性病变为结核

样肉芽肿形成，但并非结核分枝杆菌引起，故称为假结核。

【临床表现】

假结核耶尔森菌对豚鼠、家兔、鼠类等有很强的致病性，人类感染多为胃肠炎、肠系膜淋巴结肿大、回肠末端炎等，回肠末端炎的症状与阑尾炎相似，多发生于 5 ~ 15 岁的学龄儿童，并易发展为败血症。少数表现为高热、紫癜，并伴有肝脾大，类似肠伤寒的症状。有的病例呈结节性红斑等自身免疫病改变。

【诊断与鉴别诊断】

假结核耶尔森菌感染，可累及皮肤、肺、胃肠道、淋巴结等组织，引起非特异性炎症反应，或肉芽肿性病变，病理检查中对于上述组织的炎症性特别是肉芽肿性病变，在进行病因探讨时应考虑耶尔森菌感染的可能。特别是肠道结核样肉芽肿，不能轻易诊断为结核、克罗恩病等，抗酸染色有鉴别作用。

为确定病因，宜取粪便、血液等标本，采用肠道选择性鉴别培养基进行分离培养，根据生化反应及动力等，做出初步判断，最后用血清学试验进行鉴定。

五、克雷伯菌属细菌感染

肠杆菌科克雷伯菌属（*Klebsiella*）细菌为革兰氏阴性杆菌，共 7 个种，最常见的致病菌是肺炎克雷伯菌肺炎亚种（肺炎杆菌，*K. peneumoniae*），其次是肺炎克雷伯菌鼻炎亚种（臭鼻克雷伯菌，*K. ozaenae*）、鼻硬结克雷伯菌硬结亚种（鼻硬结克雷伯菌，*K. rhinoscleromatis*）、肉芽肿克雷伯菌等。其中肺炎克雷伯菌肺炎亚种对人致病性较强，是重要的机会致病菌和医源性感染菌之一。1986 年台湾发现有毒力增强的肺炎克雷伯菌变异株，称为高毒力肺炎克雷伯菌（hypervirulent *Klebsiella pneumoniae*，hvKP），其可引起肝脓肿，并有远处播散的能力。

（一）肺炎克雷伯菌肺炎亚种感染与肺炎

肺炎克雷伯菌肺炎亚种（肺炎杆菌）是肠杆菌科克雷伯菌属中对人致病性较强的重要机会致病菌和医源性感染菌，主要引起肺炎，严重感染者可发生败血症。在医院感染的败血症中，肺炎克雷伯菌及铜绿假单胞菌和沙雷菌等均为重要病原菌，病死率较高。

【生物学性状】

肺炎克雷伯菌肺炎亚种系 1882 年 Friedlander 首先从大叶性肺炎患者痰液中分离出来的，故也称为 Friedlander 杆菌，简称肺炎杆菌。杆菌较短粗，或呈卵圆形杆状，大小（0.5 ~ 0.8）μm×（1 ~ 2）μm，单

独、成双或呈短链状排列。无芽孢，无鞭毛，有较厚的荚膜，多数有菌毛。营养要求不高，在普通琼脂培养基上形成较大的灰白色菌落，黏液状，菌落相互融合，以接种环挑起菌落易拉成丝，这有助于与其他细菌相鉴别。在肠道杆菌选择性培养基上能发酵乳糖，呈有色菌落。

肺炎克雷伯菌具有 O 抗原与 K 抗原，K 抗原是分型的依据。利用荚膜肿胀试验，本属杆菌 K 抗原可分为 82 型。肺炎杆菌大多属 3 型和 12 型；臭鼻克雷伯菌主要属 4 型，少数为 5 型或 6 型；鼻硬结克雷伯菌一般属 3 型，但并非所有 3 型均为该菌。本属细菌于 55℃ 30 分钟可被杀死，在培养基上可存活数周至数月。

本菌产生胞外毒性复合物（extracellular toxic complex，ETC），主要成分为荚膜多糖（63%）、脂多糖（30%）和少量蛋白质（7%）。有些菌株还可产生肠毒素。荚膜也与致病力有关。

【发病机制】

肺炎杆菌是肠杆菌科克雷伯菌属中最为重要的一类菌，具有低传染性。人类是唯一确定的宿主。易感者为年老体弱者和婴幼儿，或患有糖尿病、癌症等基础疾病者，在机体免疫力下降或菌群失调时发生感染。肺炎杆菌所致疾病占克雷伯菌属感染的 95% 以上。肺炎杆菌平时定植在人体上呼吸道和胃肠道，当机体抵抗力降低时，便经呼吸道进入肺内而引起大叶性或小叶融合性实变，以上叶较为多见，致病菌多为3、12 型。致病物质有荚膜多糖、脂多糖、肠毒素等，致病作用仍在探讨中。

【病理变化】

肺炎杆菌具有荚膜，在肺泡内生长繁殖时，引起支气管炎和肺炎，表现为肺组织充血、出血、坏死、液化，伴大量黏液分泌和中性粒细胞渗出，导致肺实变，或形成单个或多发性脓肿，可呈多房性蜂窝状。病变累及胸膜、心包时，可引起脓性积液（脓胸或心包积脓）。病灶纤维组织增生活跃，脓肿可机化；纤维素性胸腔积液可早期出现粘连，日后发生胸膜肥厚。

肺炎杆菌也可直接感染泌尿生殖道或创伤伤口，导致局部化脓性炎。

【临床表现】

肺炎克雷伯菌肺炎多见于男性，起病急剧，表现为高热、畏寒、咳嗽、胸痛、发绀、气急、心悸，也可出现呼吸困难；患者常有大量黏稠脓性痰，量多、带血，呈灰绿色或红砖色，胶冻状。若混合有厌氧菌感染，则痰有臭味。咯血程度不等，从小量痰血至大量咯血，可反复发生。由于气道被黏液梗阻，肺部体征

较少；病情发展迅速，严重病例可发生呼吸衰竭、周围循环衰竭。慢性病程者表现为咳嗽、咳痰、衰弱、贫血等。肺炎克雷伯菌肺炎的预后较差，病死率高。

胸部 X 线表现常呈多样性，包括大叶性致密实变阴影和多发性蜂窝状肺脓肿等，好发于右肺上叶及双肺下叶，以上叶后段及下叶前段较多见。其边缘往往膨胀凸出，可迅速发展到邻近肺段。病变肺叶内含大量黏稠液体，致使叶间隙下坠。

【诊断与鉴别诊断】

对于急性肺炎患者，有严重中毒症状且有血性黏稠痰者，应考虑本病。确诊有赖于痰细菌学检查，并与葡萄球菌、肺炎链球菌、结核分枝杆菌等所致肺炎，以及支气管扩张症等相鉴别。

（二）高毒力肺炎克雷伯菌感染与肝脓肿

近 30 年来，一种高毒力 / 高黏液表型肺炎克雷伯菌（hypervirulent/ hypermucoviscous *K. pneumoniae*，hvKP）及其引起的肝脓肿和 hvKP 侵袭综合征逐渐受到关注，国内外此类病例的临床与基础研究也不断涌现。现在，hvKP 已逐渐成为细菌性肝脓肿的主要病原体，包括肝脓肿在内的多发性脓肿亦不少见。而所谓侵袭综合征（也称肺炎克雷伯菌肝脓肿侵袭性综合征），除肝脓肿外，还包括肺脓肿、眼内炎、中枢神经系统感染（如脑膜炎和脑脓肿）、坏死性筋膜炎等，hvKP 也可引起前列腺脓肿、多发性脓肿（如肝脓肿并发肺脓肿、前列腺脓肿）、其他症状包括脊髓受压或脊柱炎、腰椎椎间隙化脓性感染、感染性肺栓塞、肺脓肿、脾脓肿、坏死性筋膜炎、颈部脓肿、脑脓肿、化脓性脑膜炎、中耳炎、骨髓炎、关节炎、前列腺脓肿、门静脉炎、腰肌脓肿等，是 hvKP 血行播散或转移性感染的结果。

【生物学性状】

肺炎克雷伯菌为革兰氏阴性杆菌，广泛存在于人和动物的肠道、呼吸道、尿道及生殖道。其中 hvKP 常见的荚膜血清型为 K1/K2 型，具有毒力相关基因 *rmpA* 和 *aerobactin* 等。其中 *rmpA* 基因编码荚膜多糖表达的正调节因子，导致高黏液表型。aerobactin 是一个氧肟酸盐型铁载体，也是肺炎克雷伯菌的重要毒力因子。肺炎克雷伯菌不能在宿主体内直接获得铁元素，它通过分泌铁载体克服铁元素的限制。hvKP 可以导致多个转移性感染，对氨苄西林外的抗菌药物均敏感。

【发病机制】

在人体免疫力下降或有胆道疾病时，hvKP 可穿过肠道屏障，或者通过肠系膜静脉播散到肝脏，进入

肝脏引起脓肿。肺炎克雷伯菌肝脓肿在糖尿病患者中高发，且糖尿病患者更易发生胸腔积液、腹水、脓毒血症等并发症，也易发生脓肿转移，因此糖尿病成为本病预后不良的危险因素。其机制可能是 hvKP 在高糖及免疫缺陷环境下能大量繁殖，产生甲酸氢化酶，进而产酸、产气。肺炎克雷伯菌肝脓肿中脓腔积气的比例明显高于其他类型的肝脓肿，且该征象预示死亡率较高。近年研究发现 hvKP 也可引起年轻、身体健康的人群发病。

肺炎克雷伯菌可引起菌血症、败血症、肝脓肿、脑膜炎、腹膜炎、眼内炎及坏死性筋膜炎等，其机制尚不明确。肺炎克雷伯菌是定植于呼吸道及肠道的正常菌群，hvKP 可能侵犯内皮细胞，穿过肠道屏障，进入血流，当机体抵抗力下降或菌群失调、移位时才致病。hvKP 通过门静脉循环进入肝脏，引起肝脓肿，动物模型研究也证明了这一点。

邓大勇等研究中 16 例分离出血清型 K1 和 IQ，其中毒力基因 aerobactin 和 rmpA 总检出率高达 88% 和 75%，属高毒力型。hvKP 肝脓肿具有极强的侵袭性，其高毒力的物质基础普遍认为主要是 K 抗原，以 K1 和 K2 为主，此外，毒力因子还包括黏附因子及铁载体，但由此引起的详细致病过程及机制尚未明确。

【病理变化】

1. 肝脓肿　可由多种化脓性细菌引起。自 1986 年来，hvKP 已成为肝脓肿的主要病原体，相较于普通肺炎克雷伯菌（classic K.pneumoniae，cKP），其临床及细菌表型特征均表现出明确的特点：①感染者较年轻，hvKP 感染可发生在健康人群，好发于男性；②导致的感染具有迁徙、侵袭特征，可随血流播散，导致眼内炎、脑膜炎、坏死性筋膜炎等；③在琼脂板生长的菌落表现出高黏液特性；④常伴发肝外脓肿，如邓大勇等报道 16 例肝脓肿中，10 例伴肝外脓肿，主要是肺脓肿；⑤肝脓肿最常见的诱因是未控制的糖尿病，但没有典型的临床症状，仅有发热、食欲缺乏表现。

hvKP 引起的肝脓肿与其他细菌性肝脓肿一样，以单发多见，右叶多见。非 hvKP 性肝脓肿的常见病因是胆道疾病，合并胆道疾病的比例明显升高，脓肿直径更大。

2. hvKP 侵袭综合征　好发于男性，在糖尿病患者中发生率较高。眼内炎最多见，起病急，发展快，预后差，多在发病 1 周内出现视力下降，既往研究提示约 85% 以上的合并眼内炎可发生终生视力受损，如失明、视力明显下降。合并脑膜炎者治疗时间明显延长，病死率也明显增加。

【临床表现】

hvKP 侵袭综合征可引起发热、寒战、乏力、意识改变、腹泻等症状，因肝脓肿形成出现右上腹压痛、腹痛、黄疸、恶心呕吐、腹直肌紧张。实验室检查无特异性，可见白细胞计数及中性粒细胞比例升高、血小板减少、白蛋白水平降低、肝功能受损等。有研究发现早期血小板计数降低、胆红素升高的患者发生侵袭综合征的概率明显升高。

hvKP 肝脓肿在 MRI 上多表现为单发、单叶、实性或多房、薄壁、脓肿周围无强化、一过性灌注异常、脓腔积气及分隔环形强化等，强化的环壁完整、光滑、厚度均匀。存在这些表现首先考虑肺炎克雷伯菌肝脓肿的可能，且以上特征具备越多，本病的可能性越大。有学者发现，有糖尿病病史、近期使用抗生素或白细胞计数升高不明显患者环形强化不典型。

【诊断与鉴别诊断】

hvKP 感染所致肝脓肿等临床病理表现均缺乏特征性，需以病原微生物检查为确诊标准。肺炎克雷伯菌是目前除大肠埃希菌外最重要的机会致病菌，在细菌学上需要区分出 hvKP 与其他细菌。

肺炎克雷伯菌肝脓肿需与以下疾病相鉴别：①非肺炎克雷伯菌性肝脓肿，包括大肠埃希菌、链球菌等；②肝脏恶性肿瘤坏死或囊性变。必要时行穿刺活检定性。其他器官的脓肿也需进行病因鉴别。糖尿病患者出现不明原因的发热和肝、肺脓肿需高度怀疑本病。

侵袭综合征病情进展迅速，甚至以累及器官为首发临床表现，可累及多个其他脏器或系统，如肺、眼、中枢神经系统及腰椎椎间隙感染等，诊断中应把肺炎克雷伯菌纳入考虑范围。

（三）鼻硬结克雷伯菌硬结亚种感染与鼻硬结病

鼻硬结克雷伯菌硬结亚种（Klebsiella rhinoscleromatis，KR）简称鼻硬结杆菌，可引起呼吸道黏膜、口咽部、鼻和鼻旁窦感染，导致鼻硬结病（rhinoscleroma）。鼻硬结病是一种慢性进展性上呼吸道肉芽肿性感染性病变，好发于不发达地区，如中非、埃及、热带非洲、印度、东南亚、中东欧、中美等。人口拥挤、卫生环境差、营养不良是病原体传播的必要条件，贫血及缺铁者易感。女性多见，但报道比例不一，有统计男女发病比例为 1:13。好发于十几至二十几岁的年轻人，也有发生于老年人的报道。

【生物学性状】

鼻硬结杆菌呈球杆状，无鞭毛，多数菌株有菌毛,并有较厚的多糖荚膜,与细菌毒力有关。

【发病机制】

感染机制尚不明确。病变常最早发生于不同上皮间的交界处,如鼻前孔的鳞状上皮与深部柱状纤毛上皮的交界处。有学者报道血行感染与通过呼吸道传染的受累部位有一定差异。通过向大鼠静脉内注射鼻硬结杆菌观察受累器官,鼻受累者占 66.7%,喉受累者占 46.7%,肺受累者占 26.7%,肝受累者占 20%。

【病理变化】

鼻硬结杆菌可同时累及呼吸道的多个部位,鼻受累者占 95% ～ 100%,咽受累者占半数左右(18% ～ 43%),喉受累者占 15% ～ 80%,但单独喉受累者少见,其他受累部位还包括腭、咽鼓管、鼻窦、中耳、口、眼眶、气管(12%)及支气管(2% ～ 7%)。受累黏膜附近的皮肤如上唇、鼻背皮肤亦可受累,个别病例发生于背部、脑组织、腮腺等处。

病变分为 3 个阶段:渗出期、增生期及瘢痕期。3期可互相重叠。

1. 渗出期　以急性或慢性活动性炎症为特征,黏膜肿胀充血,局部有脓性分泌物及结痂。镜下可见鳞状上皮化生,黏膜内可见大量的浆细胞、淋巴细胞及中性粒细胞浸润,偶见胞质空亮的米库利兹细胞(Mikulicz cell)(图 10-3-24)。

2. 增生期　大体表现早期为质脆的炎性息肉样病变,逐渐进展为白色、质硬的肿块,也可表现为多个小的、质硬、白色溃疡性炎性肿块,遍布并破坏黏膜表面,使软组织扭曲并呈现出"犀牛角样"外观,甚至可侵犯骨组织。镜下,可见丰富的小血管,黏膜萎缩或增生,以后者更常见,主要表现为上皮增生,

上皮脚下延,甚至互相吻合形成"假上皮瘤性增生",亦可见黏膜上皮鳞状化生。黏膜内含有许多慢性炎症细胞,以密集的淋巴细胞、浆细胞浸润及拉塞尔(Russell)小体为特征。最引人注目的是成群、成簇或成片的米库利兹细胞,系由组织细胞增生并吞噬细菌所形成,直径 10 ～ 200μm,胞质丰富呈空泡状(图 10-3-25),内含病原菌,细胞核被空泡挤压至一侧(图 10-3-26,图 10-3-27)。有时还可见多个米库利兹细胞融合形成一个巨大的多核空泡细胞。此期在细胞内最易查到病原菌。

3. 瘢痕期　病变发展至晚期阶段,亦称"硬化期"或"纤维化期"。受累部位进一步变形、缩窄。镜下,受累组织广泛致密瘢痕化,残存的肉芽肿周围绕以玻璃样变的胶原纤维;米库利兹细胞罕见。

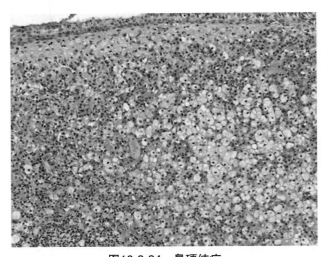

图10-3-24　鼻硬结病

Ⅱ期,米库利兹细胞肉芽肿形成,胞质呈空泡状,伴淋巴细胞、浆细胞浸润

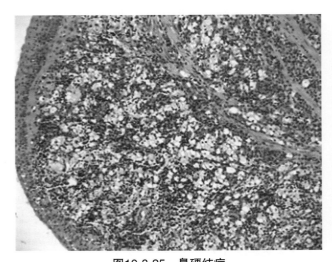

图10-3-25　鼻硬结病

Ⅱ期 病灶中大量米库利兹细胞聚集形成肉芽肿,伴淋巴细胞、浆细胞浸润

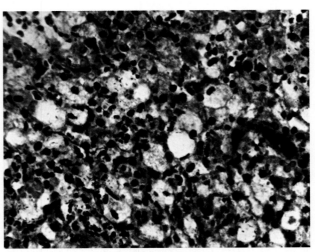

图10-3-26　鼻硬结病

米库利兹细胞内鼻硬结杆菌,WS银染色

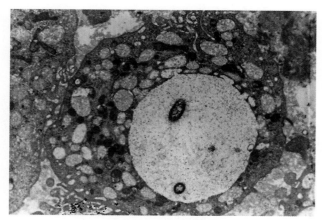

图10-3-27 鼻硬结病

米库利兹细胞胞质内吞噬泡，其内可见鼻硬结杆菌，细胞器被挤于一侧，TEM×4000

病原学检查：鼻硬结杆菌长 1～3μm，在常规 HE 染色切片中不易观察到，但在 Warthin-Starry（WS）银染色中菌体呈黑色短棒状而较明显（图10-3-26）。吉姆萨染色菌体呈红色。PAS 染色时，细菌呈空心状，不如 WS 银染色及吉姆萨染色明显。各种染色方法观察鼻硬结杆菌均需在油镜下进行。

透射电镜（TEM）观察可见米库利兹细胞胞质内含有大小不等的吞噬体，核被挤压至细胞的一侧，溶酶体不发达。鼻硬结杆菌大多位于大吞噬体内，为短棒状，无鞭毛，菌壁为双层荚膜，外层由电子密度较浅的细颗粒层和电子密度较高的粗颗粒所包围（图10-3-27）。偶可见细胞外鼻硬结杆菌，被浆细胞的细胞突起所包围。50%～60% 的患者细菌培养阳性（血培养或麦康基琼脂培养）。

【临床表现】

在疾病的不同发展阶段，临床表现也有差别。早期病变为渗出期，临床称"萎缩-卡他期"，可分泌有臭味的脓涕，有时也称为"臭鼻症"。患者有单侧或双侧鼻堵塞，黏膜可萎缩。此期的炎症表现常不具有特异性，因此较难准确诊断。

增生期发生于数月至数年之后，亦称"肉芽肿期"或"结节期"。患者常有鼻出血、鼻变形，当其他部位受累时，患者亦可出现相应症状，如喉受累时，患者会表现为声嘶；支气管受累时，患者可以表现为喘鸣，以致被误诊为支气管哮喘。

病变发展至晚期，称为瘢痕期，亦称"硬化期"或"纤维化期"。受累部位进一步变形、缩窄。

【诊断与鉴别诊断】

鼻硬结病的肉芽肿主要由米库利兹细胞、组织细胞及其他慢性炎症细胞组成，一般无类上皮细胞肉芽肿。肉芽肿期病变出现典型的米库利兹细胞，WS 银染色在其内找到鼻硬结杆菌时，即可确定诊断。当患者处于 I 期或进展至终末期时，因为病变无特异性、米库利兹细胞及克雷伯菌难以检见，或者当淋巴浆细胞浸润明显，且缺乏米库利兹细胞时，可导致诊断困难，需与下列疾病鉴别。

1. **NK/T 细胞淋巴瘤** 有时病变内可见散在的胞质空亮的组织细胞，需与鼻硬结病早期改变相鉴别。免疫组化染色 NK/T 细胞淋巴瘤标志物阳性有助于鉴别诊断。

2. **黏膜梅毒** 黏膜内可见大量浆细胞及组织细胞浸润，应考虑与鼻硬结病相鉴别。但黏膜梅毒的黏膜上皮内可见明显的中性粒细胞浸润及微脓肿，固有膜内可见小血管炎，WS 银染色在上皮细胞间及微脓肿内可见梅毒螺旋体，梅毒血清学检查阳性。

3. **肉芽肿性疾病** 结核病可见干酪样坏死性类上皮细胞肉芽肿，麻风病有明显的组织细胞及上皮样细胞团形成肉芽肿。抗酸染色均可见红色抗酸杆菌，需要进一步鉴别。结节病可见非干酪样上皮样细胞肉芽肿。韦格纳肉芽肿可见纤维素样坏死性肉芽肿性小动脉、小静脉及毛细血管炎，簇状中性粒细胞浸润及散在的小多核巨细胞。

4. **真菌和放线菌感染** 鼻腔及鼻咽部亦可见组织胞浆菌病、芽生菌病、鼻孢子菌、副球孢子菌等真菌感染，需结合临床及病理改变、真菌特殊染色及真菌培养。如在组织或脓汁内查见"硫磺样颗粒"，考虑为放线菌感染。组织胞浆菌病时巨噬细胞吞噬组织胞浆菌的孢子，需与利什曼原虫鉴别。

（四）克雷伯菌属其他细菌感染

1. **肺炎克雷伯菌鼻炎亚种感染** 肺炎克雷伯菌鼻炎亚种俗称臭鼻杆菌（*Klebsiella ozaenae*），能引起慢性萎缩性鼻炎（chronic atrophic rhinitis）和鼻黏膜的化脓性感染。细菌侵入鼻咽部，可致局部组织坏死，有恶臭。镜下可见被覆上皮鳞化、固有膜内腺体萎缩甚至消失，大量慢性炎症细胞浸润，间质纤维化，鼻甲骨质吸收。臭鼻杆菌有时也可引起尿路感染甚至败血症。

2. **肉芽肿克雷伯菌感染** 是引起生殖器和腹股沟部位肉芽肿病变的病原体之一。本菌为胞内寄生菌，吉姆萨染色或瑞氏染色可在组织细胞、中性粒细胞、浆细胞胞质中观察到（0.5～1.0μm）×1.5μm 的杆菌，有荚膜。而腹股沟肉芽肿是由革兰氏阴性肉芽肿荚膜杆菌所致，性病淋巴肉芽肿亦多见于外阴和腹股沟，是由沙眼衣原体性病淋巴肉芽肿亚型感染所致的性传播疾病。参见相关部分。

六、肠杆菌科其他细菌感染

肠杆菌科细菌有 62 个菌属，但常引起人类感染的菌种却不到 25 个。除上述埃希菌属、沙门菌属、志贺菌属、耶尔森菌属和克雷伯菌属外，以下菌属也常引起人类感染。其中变形杆菌属是尿路感染的常见病菌，仅次于大肠埃希菌。

1. 变形杆菌属细菌感染　变形杆菌属（*Proteus*）细菌是肠道的正常菌群，自然界广泛分布。革兰氏染色阴性，有明显多形性，可为球形或丝状，无荚膜，有周身鞭毛和菌毛，运动活泼。营养要求不高。有尿素酶，分解尿素，可与沙门菌区别。不发酵乳糖。变性杆菌属有 8 个种，与医学有关的是奇异变形杆菌和普通变形杆菌。

（1）奇异变形杆菌：离开肠道后引起尿路感染，是仅次于大肠埃希菌的主要病原菌。细菌分解尿素产氨，使尿液碱化，有利于细菌生长繁殖，同时可促进肾结石和膀胱结石的形成。高碱性尿液对尿道上皮也有毒性作用。有的菌株可引起脑膜炎、腹膜炎、败血症和食物中毒，也是医院感染的重要病原菌。

（2）普通变形杆菌：可引起尿路感染，也可引起脑膜炎、腹膜炎、败血症和食物中毒等。X19、X2、XK 菌株的菌体 O 抗原与斑疹伤寒立克次体和恙虫病东方体有共同抗原，可发生交叉反应，故可用 X19、X2、XK 菌株代替立克次体抗原与患者血清进行凝集反应，即为外斐反应（Weil-Felix reaction），辅助诊断立克次体病。

2. 沙雷菌属细菌感染　沙雷菌属（*Serratia*）细菌为革兰氏阴性小杆菌，有周身鞭毛，在通气好、低氮、磷的培养基上可形成荚膜，无芽孢。营养要求不高，菌落不透明，可产生色素。沙雷菌属有 13 个种，包括黏质沙雷菌黏质亚种、臭味沙雷菌、普城沙雷菌等。主要致病物质有菌毛血凝素、肠杆菌素介导的和产气菌素介导的铁摄取系统、胞外酶及志贺毒素等。

黏质沙雷菌黏质亚种可引起医院感染，如尿路感染、呼吸道感染、脑膜炎、败血症、心内膜炎、外科术后感染等；黏质沙雷菌黏质亚种是细菌中最小的，也常用于检测滤菌器的除菌效果。臭味沙雷菌与医院感染败血症有关，普城沙雷菌亦可致败血症，它们可能通过输液进入血液。

3. 枸橼酸杆菌属细菌感染　枸橼酸杆菌属（*Citrobacter*）广泛存在于自然界，是人和动物肠道的正常菌群，也是机会致病菌。枸橼酸杆菌属为革兰氏阴性杆菌，有周身鞭毛，无芽孢，能形成荚膜。营养要求不高，发酵乳糖，产生硫化氢。有 O 型抗原，与沙门菌和大肠埃希菌常有交叉。枸橼酸杆菌属有 12 个种，包括弗劳地枸橼酸杆菌、异型枸橼酸杆菌等。弗劳地枸橼酸杆菌可引起胃肠道感染，有报道菌株产生的志贺样毒素引起暴发性出血性肠炎流行，并可并发溶血性尿毒综合征（HUS）。异型枸橼酸杆菌可引起新生儿脑膜炎和脑脓肿。枸橼酸杆菌有时与产黑色素类杆菌等革兰氏阴性无芽孢厌氧菌合并感染。

4. 摩根菌属细菌感染　摩根杆菌属（*Morganella*）细菌包括摩根摩根菌摩根亚种和摩根摩根菌西伯尼亚种 2 个亚种。摩根菌形态、染色、生化反应与变形杆菌相似，但无迁徙现象。以枸橼酸盐阴性、硫化氢阴性和鸟氨酸脱羧酶阳性为特征。摩根摩根菌摩根亚种可致住院患者和免疫低下患者发生尿路感染和伤口感染，有时可引起腹泻。

5. 肠杆菌属细菌感染　肠杆菌属（*Enterobacter*）是肠杆菌科最常见的环境菌群，但不是肠道的常居菌群，有 14 个种，为革兰氏阴性粗短杆菌，周身鞭毛，无芽孢，有的菌株有荚膜。营养要求不高，可发酵乳糖，不产生硫化氢。致病物质是 I 型和 III 型菌毛，多数菌株还表达产气菌素介导的铁摄取系统、溶菌素。其中，产气肠杆菌、阴沟肠杆菌为机会致病菌，与尿道、呼吸道、伤口感染有关，偶可引起败血症和脑膜炎。杰高维肠杆菌可引起尿路感染。阪崎肠杆菌可引起新生儿脑膜炎、败血症，死亡率高达 75% 左右。

（吴礼高　刘德纯　朴颖实　张盛忠　刘红刚
刘晓阳　郭瑞珍；管俊昌　余英豪）

第四节　分枝杆菌属细菌感染

分枝杆菌属是一类细长略弯曲的杆菌，因有分枝生长的趋势而得名。本菌属的显著特点：①胞壁中含有大量脂质，达菌体干重的 40%，故生长形成粗糙的疏水性菌落，脂质与其致病性、染色性等有关；②无鞭毛，无芽孢，不产生内、外毒素；③种类很多，分枝杆菌属包括近 50 种分枝杆菌，有致病性、非致病性两大类，致病性分枝杆菌仅 10 余种，主要通过呼吸道感染；④所致疾病多为慢性感染经过，长期迁延，有破坏性的组织病变，常形成肉芽肿性病变；⑤分枝杆菌难以一般染料染色，需用助染剂并加温使之着色，着色后不易被含 3% HCl 的乙醇（盐酸酒精）脱色，故又称抗酸杆菌。

分枝杆菌属按其致病特点，分为 3 类：①结核分枝杆菌复合群，包括人型和牛型分枝杆菌等 5 个菌种；②麻风分枝杆菌，是麻风病的病原菌；③非结核分枝杆菌，指结核分枝杆菌和麻风分枝杆菌以外的其他分枝杆菌，主要感染免疫力低下的人群。引起疾病的主要是结核分枝杆菌复合群、麻风分枝杆菌，另外几种非结核分枝杆菌也可引起感染。

一、结核分枝杆菌与结核病

结核分枝杆菌（*Mycobacterium tuberculosis*）复合群（简称结核杆菌）是人结核病（tuberculosis）的病原体，主要包括人型和牛型结核杆菌。人是结核杆菌唯一的宿主。此细菌可侵犯全身各组织器官，以肺部感染最多见。

随着抗结核药物的不断发展和卫生营养状况的改善，全球结核病的发生率和死亡率曾一度大幅度下降。但随着耐药菌株尤其是多重耐药菌株的出现，加上艾滋病流行使得结核病易感人群增加，加上快速发展的人群流动性和环境污染使得结核杆菌的传播加快，结核病的发病率和死亡率不断上升。目前结核病被视为再发性传染病，每年 3 月 24 日为世界防治结核病日。结核病是全球尤其是发展中国家最为严重的慢性传染病之一。据 WHO《2019 年全球结核病报告》，全球结核潜伏感染人数约 17 亿，占全人群的 1/4 左右。2018 年，全球新发结核病患者约 1000 万，全球估算结核病死亡人数约为 124 万，死亡率为 16/10 万。全球平均结核病发病率为 130/10 万，成年男性患者占全部新发患者的 57%，成年女性占 32%，2019 年数据与此相同或接近。2019 年中国估算结核病新发患者数为 83.3 万（2017 年 88.9 万，2018 年为 86.6 万），估算结核病发病率为 58/10 万（2017 年 63/10 万，2018 年为 61/10 万）。结核病自 2007 年以来一直位居我国单一传染性疾病死因之首。2018 年中国结核病死亡人数为 3.7 万，死亡率为 2.6/10 万。据 WHO 2021 年 6 月发布的《2020 年全球结核病报告》，在全球结核病及艾滋病相关结核病和耐多药 / 利福平结核病高负担国家名单中，中国高居第一名，该名单适用于 2021 ~ 2025 年。由此可见我国结核病防治任务仍然很艰巨。

【生物学性状】

1. **形态特征**　人型结核杆菌细长略弯曲，两端钝圆，直径约 0.4μm，长 1 ~ 4μm，呈单个或分枝状排列，有菌毛和微荚膜，无荚膜、无鞭毛、无芽孢。在陈旧的病灶和培养物中形态常不典型，可呈颗粒状、串珠状、短棒状、长丝形等。在不利于细菌生存的环境下，细菌形态可以发生改变，细胞壁发生缺损，称为结核杆菌 L 型。

2. **化学组分**　结核杆菌化学组分十分复杂，虽然没有细胞壁的磷壁酸和脂多糖，却含有大量脂质（lipid），占菌体干重的 20% ~ 40%，占胞壁干重的 60% 以上。这些脂质组分大多结合有阿拉伯糖和甘露糖，组成糖脂（glycolipid），如脂阿拉伯甘露聚糖（lipoarabinomannan，LAM）、海藻糖二分枝菌酸酯（trehalose dimycolate，TDM）等。细胞壁的核心框架结构是分枝菌酸（mycolic acid）、阿拉伯糖和肽聚糖，它们通过共价结合形成的大分子结构称为分枝酰 - 阿拉伯半乳糖苷 - 肽聚糖复合物（mAGP），可能为过去所谓的蜡质 D。LAM 和分枝菌酸是其主要组分。细胞壁中还有其他糖脂成分。

结核杆菌细胞壁由于含有大量脂质而具有蜡样的疏水性质，故一般染料和抗生素难以深入细胞内，革兰氏染色也不易着色。通常用齐 - 内（Ziehl-Neelsen）抗酸染色，结核杆菌经 5% 苯酚复红加温染色后可着色，但不能被 3% 盐酸乙醇脱去，故菌体染成紫红色，细菌呈短小杆状，部分细菌略弯曲（图 10-4-1，图 10-4-2）。

3. **培养特性**　结核杆菌为专性需氧菌。营养要求高，在含有蛋黄、马铃薯、甘油、无机盐和孔雀绿等

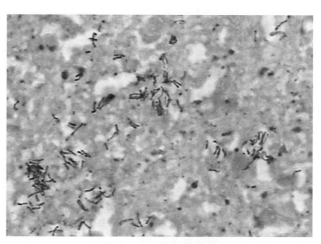

图10-4-1　淋巴结结核

抗酸染色，坏死组织中的结核杆菌（抗酸杆菌）（徐开军惠赠）

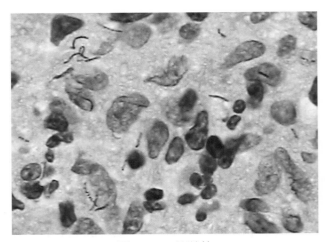

图10-4-2　肠结核
抗酸染色，高倍镜下见结核杆菌呈紫红色小杆状，可弯曲（徐开军惠赠）

的固体培养基上才能生长。最适 pH6.4 ～ 7.0，最适温度为 37℃，生长缓慢，接种后培养 3 ～ 4 周才出现肉眼可见的菌落。菌落干燥、坚硬，表面呈颗粒状，乳酪色或米黄色，形似菜花样。在液体培养内呈粗糙皱纹状菌膜生长，若在液体培养基内加入吐温 -80，可降低结核杆菌表面的疏水性，使其呈均匀分散生长，有利于做药物敏感试验等。结核杆菌不发酵糖类，可合成烟酸和还原硝酸盐，牛型结核杆菌则无此功能，可用于区分两者。结核杆菌耐热过氧化氢酶试验阴性，非结核杆菌则为阳性。

4. 抵抗力　结核杆菌对某些理化因子的抵抗力较强。在干痰中存活 6 ～ 8 个月，若黏附于尘埃上，可保持传染性 8 ～ 10 天。在 6%H_2SO_4 或 4%NaOH 溶液中能耐受 30 分钟，因而常以酸碱中和处理严重污染的检材，杀死杂菌和消化黏稠物质，提高检出率。但结核杆菌对湿热、紫外线、乙醇的抵抗力弱。在液体中加热 62 ～ 63℃ 15 分钟，或直射日光下 2 ～ 7 小时，75% 乙醇内数分钟即死亡。

牛型结核杆菌在生长特性、化学组成及致病作用等方面与人型结核杆菌极为相似。该菌是引起牛结核病的致病菌，人类由于食入未经消毒或已污染了该菌的牛乳而被感染。牛型结核杆菌一般不引起肺部感染，而主要引起髋关节、膝关节、脊椎及淋巴结感染。但如由呼吸道吸入肺内，亦可发生与人型结核杆菌完全相同的感染，难以区别，故不再单独叙述。

【发病机制】

结核病的发生和发展取决于感染的菌量及其毒力大小和机体的反应性（免疫反应或超敏反应）两个方面，后者在结核病的发病学上特别重要。结核杆菌的致病作用可能与细菌的化学成分及诱导机体产生

Ⅳ型超敏反应性损伤有关。

1. 致病物质　结核杆菌无内毒素，亦不产生外毒素和侵袭性酶类，其致病作用主要是菌体成分，特别是胞壁中所含的大量脂质。其毒力因子及致病机制如下。

（1）脂质：是结核杆菌的主要毒力因子，决定其侵袭和生存能力，这些脂质组分基本都是糖脂。主要类型及致病作用简述如下。①索状因子：是有毒菌株细胞壁的 TDM，主要成分是分枝菌酸，能破坏宿主细胞线粒体膜，毒害线粒体酶类，影响细胞呼吸，抑制白细胞游走和吞噬作用，引起肉芽肿形成；②LAM：是由多种成分组成的巨大分子，不仅可以通过巨噬细胞甘露醇受体结合使结核杆菌进入细胞内部，还可以抑制巨噬细胞成熟，阻止巨噬细胞的消化作用，诱导抗炎性细胞因子的产生；③磷脂：刺激单核细胞增生，并可抑制蛋白酶的分解作用，使病灶组织溶解不完全，形成干酪样坏死。磷脂还能使炎症灶中的巨噬细胞转变为上皮样细胞，从而形成结核结节；④蜡质 D（wax D）：为胞壁中的主要成分，将其与结核菌体蛋白一起注入动物体内，能引起强烈的超敏反应（Ⅳ型超敏反应），造成机体的损伤，并具有佐剂作用；⑤硫酸脑苷脂和硫酸多酰基化海藻糖：能抑制吞噬细胞中的吞噬体与溶酶体融合，使结核杆菌在细胞内存活，还可保护菌体不易被巨噬细胞消化。

（2）蛋白质：结核杆菌菌体内含有数种蛋白质，具有抗原性，其中重要的蛋白质是结核菌素（tuberculin）。结核菌素与蜡质 D 结合，能引起较强的Ⅳ型超敏反应，引起组织坏死和全身中毒症状，并在形成结核结节中发挥一定的作用。其他蛋白质可引起机体产生相应的抗体，但无保护作用。

（3）多糖：分布于微荚膜和细胞壁中，主要包括半乳糖、甘露醇、阿拉伯糖等，可与脂质结合存在于胞壁中，使中性粒细胞增多，引起局部病灶炎症细胞浸润，并可作为半抗原参与免疫反应。其中多糖抗原Ⅱ是阿拉伯甘露聚糖，是分枝杆菌发生凝集反应的特异性表面抗原。

（4）核酸：结核杆菌的核糖体核糖核酸（ribosome ribonucleic acid，rRNA）是本菌的免疫原之一，刺激机体产生特异性细胞免疫。

2. 免疫反应　结核杆菌的免疫原 rRNA 和变应原结核菌素可诱发机体产生由 T 细胞介导的两种免疫应答反应，即细胞免疫和Ⅳ型超敏反应。天然免疫也有重要作用。

（1）细胞免疫：人类对结核杆菌的感染率很高，但发病率却较低，这表明人体感染结核杆菌可获得一

定的抗结核免疫力。抗结核免疫力的持久性，依赖于结核杆菌在机体内的存活，一旦体内结核杆菌消亡，抗结核免疫力也随之消失，这种免疫称为有菌免疫或感染免疫（infection immunity）。

结核病的免疫反应以细胞免疫为主，包括致敏的 T 细胞和被激活的巨噬细胞，T 细胞起主要作用。它在受到结核杆菌的抗原刺激后可转化为致敏的淋巴细胞。当再次与结核杆菌相遇时，致敏的淋巴细胞可很快分裂、增殖，并释放出各种淋巴因子，如巨噬细胞趋化因子、集聚因子、移动抑制因子和激活因子等。这些因子可使巨噬细胞移向结核杆菌，并聚集于该处不再移动，这样就能把结核杆菌限制在局部不致扩散。同时还激活了巨噬细胞，使巨噬细胞体积增大，伪足形成活跃，溶酶体含量增加等。这些改变有助于使吞入的细菌更易被水解、消化和杀灭。此外，激活后的 T 细胞还可释放其他淋巴因子，加强这一免疫反应，如结核杆菌的生长抑制因子能通过巨噬细胞特异性地抑制细胞内结核杆菌的繁殖而获得免疫。被激活的巨噬细胞极大地增强了对结核杆菌吞噬消化、抑制繁殖、阻止扩散的能力，甚至具备杀灭细菌的能力，充分发挥细胞免疫的作用。巨噬细胞聚集在病灶周围形成以单核细胞为主的增生性炎症，即形成结核结节。

（2）超敏反应：在结核杆菌感染时，细胞免疫与 Ⅳ 型超敏反应同时存在，结核病时发生的超敏反应属于 Ⅳ 型超敏反应。结核菌素试验就是这种反应的表现，本质上亦为细胞免疫反应。结核病免疫反应和超敏反应常同时发生并相伴出现。近年来，实验研究证明结核杆菌细胞免疫与 Ⅳ 型超敏反应是由不同的 T 细胞亚群介导和不同的淋巴因子承担的，是独立存在的两种反应。

（3）天然免疫：结核杆菌侵入人体后首先被天然免疫系统所识别。①物理屏障作用，如纤毛运动可以排除吸入的结核杆菌；②多种模式的识别受体参与对结核杆菌的识别，包括 TLR、C 型凝集素受体等；③巨噬细胞的吞噬和抗原提呈作用；④炎症反应，如肺泡上皮释放的水解酶对结核杆菌细胞壁表面成分有一定的降解修饰作用等。

（4）巨噬细胞与结核杆菌的相互作用：结核杆菌是一种细胞内感染的细菌，巨噬细胞是其寄生场所。巨噬细胞是宿主防御系统的重要屏障，一方面，巨噬细胞活化能吞噬并限制结核杆菌的生长，甚至杀灭结核杆菌。巨噬细胞还能把结核杆菌蛋白质降解为具有免疫原性的小分子肽段，进而传递抗原信息，诱导机体产生特异性 T 细胞，促进机体对结核杆菌进行特异

性杀伤和清除。另一方面，巨噬细胞也是结核杆菌在体内滞留，造成潜伏感染的主要场所。结核杆菌可以通过调节信号传递，阻止吞噬溶酶体的融合，或抵抗巨噬细胞氧依赖性杀菌系统的作用，逃避机体的免疫杀伤作用。细菌的毒力株还能通过某些机制抑制巨噬细胞的凋亡，在其中长期生存和繁殖，在机体免疫力下降时再度复活致病。

3. 传播途径 结核病主要经呼吸道传播。肺结核（主要是空洞性肺结核）患者在谈话、咳嗽和喷嚏时，从呼吸道排出大量带菌微滴（每个微滴可含 10 ～ 20 个细菌）。吸进这些带菌的微滴即可造成感染。少数患者可因食入带菌（主要是牛型结核杆菌）的食物经消化道感染。细菌经皮肤伤口感染者极少见。

【病理变化】

人类结核病分为原发感染和继发感染。原发感染是机体首次感染结核杆菌，多见于儿童。典型表现为原发综合征。继发感染多见于成年人，特点是病灶局限，一般不累及邻近的淋巴结，主要表现为慢性肉芽肿性炎症，形成结核结节，然后发生纤维化或干酪样坏死。肺外结核主要累及淋巴结、脑膜、肝、脾、骨髓、尿道、胃肠道、生殖道等，其基本病变相似。

1. 结核病的基本病变 结核杆菌在机体内引起的病变属于特异性炎症，虽其病变具有一般炎症的渗出、坏死和增生三种基本变化，但有其特异性。由于机体的反应性、菌量及毒力和组织特性的不同，可出现以下不同的病变类型。

（1）渗出为主的变化：出现在结核性炎症的早期或机体免疫力低下，菌量多、毒力强，或超敏反应较强时，表现为浆液性或浆液纤维素性炎。早期病灶内有中性粒细胞浸润，但很快被巨噬细胞取代。在渗出液和巨噬细胞内易查见结核杆菌。此型变化好发于肺、浆膜、滑膜和脑膜等处，说明与组织结构特性亦有一定的关系。渗出性变化可完全吸收、不留痕迹，或转变为以增生为主或以坏死为主的病变。在病理活检中通常在典型结核病变周围可见渗出性病变（图 10-4-3，图 10-4-4）。

（2）坏死为主的变化：在结核杆菌数量多、毒力强，机体抵抗力低或超敏反应强烈的情况下，上述渗出性和增生性病变均可转化为干酪样坏死。坏死组织由于含脂质较多而呈淡黄色，均匀细腻，质地较实，状似奶酪，称干酪样坏死。镜下所见为红染无结构的颗粒状物（图 10-4-5，图 10-4-6）。干酪样坏死物中大多含有结核杆菌。干酪样坏死对结核病的病理诊断具有一定的意义。

干酪样坏死灶内含有大量抑制酶活性的物质，故

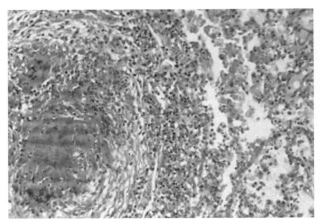

图10-4-3　肺结核

结核结节周围可见肺组织充血、水肿和浆液纤维素渗出

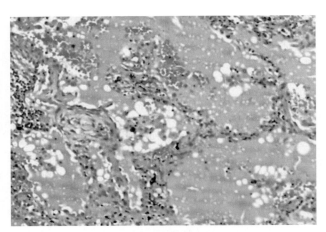

图10-4-4　肺结核

在结核结节附近的渗出性病灶，以充血、出血、水肿为主

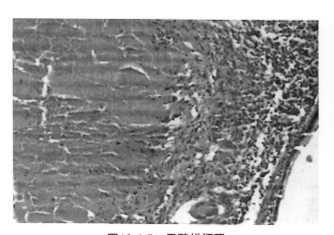

图10-4-5　干酪样坏死

支气管黏膜下见大片干酪样坏死病灶，坏死彻底，呈红染无结构状态。右侧可见
支气管黏膜上皮

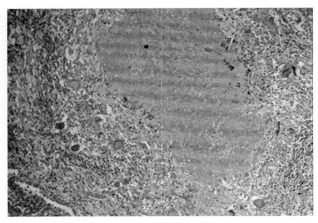

图10-4-6　结核肉芽肿

中心有大片红染无结构的干酪样坏死物，周围有上皮样细胞和少数朗汉斯巨细胞
包绕

坏死物一般不发生自溶、排出，也不易被吸收，常被纤维组织包裹甚至钙化。但有时也能发生软化和液化，形成半流体物质。在液化的坏死物中结核杆菌大量繁殖。液化虽有利于干酪样坏死物的排出，但更重要的是可成为结核杆菌在体内蔓延扩散的来源，是结核病恶化进展的原因。

（3）增生为主的变化：当菌量较少、毒力较低或人体免疫反应较强时，则发生以增生为主的变化，形成具有一定诊断特征的结核肉芽肿（tuberculous granuloma），习称结核结节（tubercle）。单个结核结节肉眼不易看见，三四个结节融合成较大结节时才能见到。其境界分明，约粟粒大小，呈灰白半透明状，有干酪样坏死时则略呈黄色，可微隆起于器官表面。

结核结节是在细胞免疫基础上形成的，由上皮样细胞（epithelioid cell，亦称类上皮细胞）、朗汉斯巨细胞加上外围集聚的淋巴细胞和成纤维细胞构成（图10-4-7，图10-4-8），称为上皮样细胞型肉芽肿。当发

生较强的超敏反应时，结核结节中可出现干酪样坏死，称为中心坏死型或干酪样坏死型肉芽肿（图10-4-6）。巨噬细胞体积增大逐渐转变为上皮样细胞，呈梭形或多角形，胞质丰富，淡伊红色，境界不清，核呈圆形或卵圆形，染色质甚少，甚至可呈空泡状，核内可有1~2个核仁。多数上皮样细胞互相融合，形成朗汉斯巨细胞，这是一种多核巨细胞，体积很大，直径可达300μm，胞质丰富，其核与上皮样细胞核的形态大致相同，数量由十几个到几十个不等，有超过百个者。核排列在胞质的周围，呈花环状、马蹄铁形或密集在胞体的一端（图10-4-7）。此为结核病的特征性病变。

2. 结核病基本病变的转化规律　以上渗出、增生和坏死三种变化往往同时存在而以某一种改变为主，而且可互相转化。例如，渗出性病变可因适当治疗或机体免疫力增强而转化为增生性病变；反之，在机体免疫力下降或处于较强的超敏反应状态时，原来的增

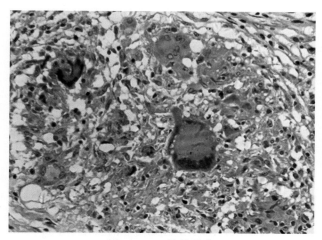

图10-4-7　结核结节
由上皮样细胞和多核巨细胞构成，可见典型的朗汉斯巨细胞

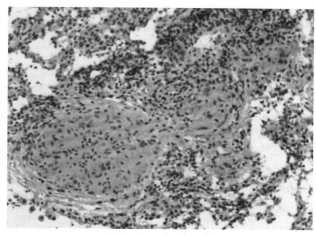

图10-4-8　结核结节
主要由上皮样细胞构成，干酪样坏死不明显

生性病变则可转变为渗出性、坏死性病变，或原来的渗出性病变转化为坏死性病变。因此，在同一器官或不同器官中的结核病变是复杂多变的。其发展和结局取决于机体抵抗力和结核杆菌致病力之间的矛盾关系。当人体抵抗力增强时，细菌逐渐被控制而消灭，结核病变转向愈复；反之则转向恶化。

（1）转向愈复：主要表现为病变的吸收消散、纤维化、纤维包裹和钙化。①吸收消散：为渗出性病变的主要愈复方式。渗出物逐渐通过淋巴道吸收，病灶缩小或完全吸收消散。较小的干酪样坏死灶和增生性病变如治疗得当也可被吸收。②纤维化、纤维包裹和钙化：增生性结核结节转向愈复时，其中的上皮样细胞逐渐萎缩，结节周围增生的成纤维细胞长入结核结节形成纤维组织，使结节纤维化。未被完全吸收的渗出性病变也可通过机化发生纤维化。小的干酪样坏死灶（1～2mm）可完全纤维化；较大者可由坏死灶周围的纤维组织增生，将干酪样坏死物质包裹起来，以后干酪样坏死逐渐干燥浓缩，并有钙质沉着而发生钙化。病灶发生纤维化后，一般已无结核杆菌存活，可谓完全病愈。在被包裹、钙化的干酪样坏死灶中仍有少量细菌存活，病变处于相对静止状态（临床痊愈），当机体抵抗力下降时病变可复燃进展。

（2）转向恶化：主要表现为病灶扩大和溶解播散。①病灶扩大：病变恶化进展时，在病灶周围出现渗出性病变（病灶周围炎），其范围不断扩大，并继而发生干酪样坏死。坏死区又随渗出性病变的扩延而增大。②溶解播散：干酪样坏死物发生溶解液化后，可经体内的自然管道（如支气管、输尿管等）排出，致局部形成空洞。空洞内液化的干酪样坏死物中含有大量结核杆菌，可通过自然管道播散到其他部位，引起新的病

灶。如肺结核性空洞通过支气管播散，可在同侧或对侧肺内形成多数新的以渗出、坏死为主的结核病灶。此外，结核杆菌还可通过淋巴管蔓延到淋巴结，经血行播散至全身，在各器官内形成多数粟粒样结核病灶（粟粒性结核病）。

（3）结核病的复发：活动性结核病患者经不同的短程化疗治愈后，有1%～9%患者将会复发，而在一些特殊人群中，复发率高达20%甚至44%。结核病复发可能是由于化疗不当，患者未彻底治愈所导致的内源性复发，也可能是由于重新感染了新的菌株即外源性再感染。阐明结核病复发的原因，即内源性复燃还是外源性再感染所导致的复发，具有重要临床意义。由于结核病发病和结核杆菌的特点，用传统的研究方法很难阐明结核病复发的原因。分子生物学技术的发展，使人们可以利用遗传标记鉴定不同结核杆菌菌株的基因型，从而为研究这一问题提供了方法。其理论基础是根据导致复发患者前后两次发病菌株基因型的异同来判断其复发的原因。菌株基因型相同，说明复发由同一菌株所致，即内源性复燃；而菌株基因型不同，说明是由不同菌株导致的复发，即外源性再感染。目前已有一些利用基因分型技术研究结核病复发原因的报道。有报道HIV阳性是影响外源性再感染的危险因子，在HIV感染阳性患者中，相当大比例的患者是由外源性感染引起的，而在HIV阴性患者中，外源性感染比例甚少。沈国妙等利用结核杆菌散在分布重复单位（mycobacterial interspersed repetitive unit，MIRU）分型法鉴定复发患者前后两次发病时结核杆菌菌株的基因型，以分析上海地区结核病患者复发的原因，发现68%的结核病患者复发是由外源性再感染引起的。随着年龄的增长，结核病复发患者中

由内源性再感染所致的可能性逐步降低，随着复发间隔时间的延长，结核病复发患者中由外源性再感染所致的可能性逐步增加。由此可见外源性再感染是上海地区结核病复发的重要原因。同时，复发患者中外源性再感染率高说明外源性感染可能也是引起新发结核病的重要原因。

【临床病理类型】

结核病以肺结核最常见。因为初次感染和再次感染结核杆菌时机体反应性不同，肺部病变的发生、发展各有特点，所以结核病可分为原发性和继发性两大类。结核杆菌还可播散到肺外许多器官，引起多个器官的结核病，以淋巴结结核、肠结核、骨关节结核、结核性脑膜炎等较多见。

1. 原发性肺结核（primary pulmonary tuberculosis）是指机体第一次感染结核杆菌所引起的肺结核病，典型表现为肺原发综合征，由肺内原发性病灶、结核性淋巴管炎和肺门淋巴结结核共同构成（图10-4-9）。肺原发综合征多见于儿童，故也称儿童型肺结核。未感染过结核杆菌的青少年和成年也可偶尔发生原发型肺结核。肠结核亦可发生原发综合征，但很少见，儿童常因饮用含有结核杆菌的牛奶而感染，形成由肠的原发性结核性溃疡、结核性淋巴管炎及肠系膜淋巴结核共同构成的肠原发综合征。其基本病变主要为上述干酪样坏死和结核肉芽肿（图10-4-10）。

2. 继发性肺结核（secondary pulmonary tuberculosis）是指机体再次感染结核杆菌所引起的肺结核病，多见于成年人，故又称成人型肺结核病。肺内的病变常开始于肺尖，称再感染灶。继发性肺结核病患者对结核杆菌已有一定的免疫力，所以继发性肺结核与原发性肺结核的病变相比有以下不同特点：

①病变多从肺尖开始，这可能与人体直立位时该处动脉压低、血液循环较差，血流带去的巨噬细胞较少，加之通气不畅，以致局部组织抵抗力较低，细菌易在该处繁殖有关。②由于超敏反应，病变发展迅速而且剧烈，易发生干酪样坏死；同时由于免疫反应较强，在坏死灶周围常有以增生为主的病变，形成中心坏死性肉芽肿（结核结节，图10-4-10）。免疫反应不仅能使病变局限化，还可抑制细菌的繁殖，防止细菌沿淋巴道和血流播散，因此肺门淋巴结一般无明显病变，由血流播散引起全身粟粒性结核病者亦极少见（图10-4-11，图10-4-12）。病变在肺内蔓延主要通过受累的支气管播散，有时可见支气管内膜结核（图10-4-13，图10-4-14）。③病程较长，随着机体免疫反应和超敏反应的消长，临床经过常呈波浪起伏状，时好时坏，病变有时以增生性变化为主，有时则以渗出、坏死变化为主，常为新旧病变交杂。主要表现为慢性肉芽肿性炎症，形成结核结节，发生纤维化或干酪样坏死。继发性肺结核的临床病理类型简述如下。

（1）局灶性肺结核：为继发性肺结核的早期病变，多见于右肺肺尖部，为非活动性病灶，单个或多个，直径1cm左右，边界清楚（图10-4-15），多以增生性病变为主，但中心可有干酪样坏死。病灶常发生纤维化、钙化而痊愈，临床常无明显自觉症状。但在患者抵抗力下降时，可发展为浸润型肺结核。

（2）浸润型肺结核：为活动性肺结核，临床最常见。此型多由局灶性肺结核发展而来，少数从一开始就是浸润性病变。病变常位于肺尖或锁骨下肺组织，病灶中部为干酪样坏死，可有薄壁空洞形成（图10-4-16），周边有渗出性病变，肺泡腔内可见浆液、单核巨噬细胞、淋巴细胞等渗出（图10-4-3，图10-4-4），

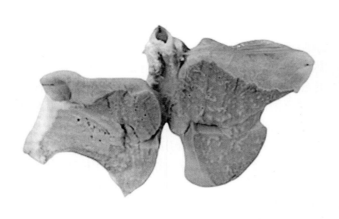

图10-4-9　肺原发综合征

左侧灰白色区域为原发病灶，气管旁淋巴结肿大，切面亦呈灰白色。淋巴管炎肉眼不可看到

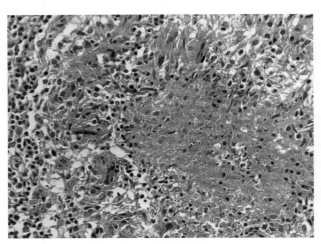

图10-4-10　肺结核

局部为红染无结构的干酪样坏死，含少量细胞碎屑，周围上皮样巨噬细胞增生，形成中心坏死性肉芽肿

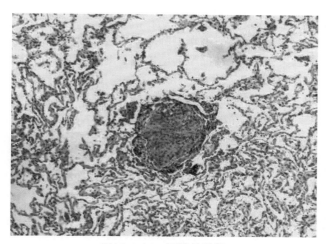

图10-4-11　粟粒性结核

肺组织内见一个孤立的上皮样细胞型结核结节，周围肺组织大致正常

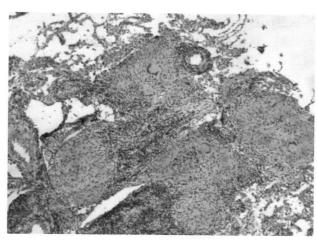

图10-4-12　多数粟粒样结节

主要由上皮样组织细胞构成，其中含朗汉斯巨细胞。相邻结节有融合趋势

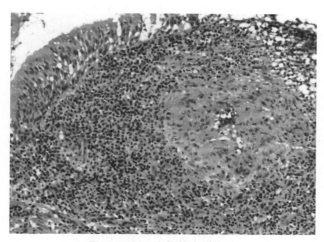

图10-4-13　支气管内膜结核

可见黏膜固有层内一个非干酪性结核结节，周围大量淋巴细胞浸润，表面上皮尚完整

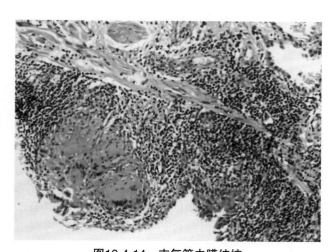

图10-4-14　支气管内膜结核

结节中心有少量干酪样坏死，周围大量淋巴细胞浸润。支气管壁结构尚存，表面黏膜上皮坏死脱落

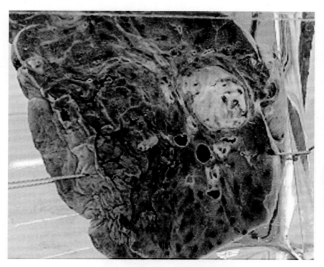

图10-4-15　局灶性肺结核

肺内见一孤立性结核病灶，中心有干酪样坏死，被纤维组织包裹，边界清楚

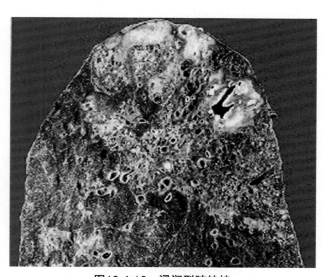

图10-4-16　浸润型肺结核

病变局限于上叶，尤其是肺尖。病灶中有干酪样坏死及空洞形成，伴有肺炎性渗出及实变，轻度肺气肿（丁彦青惠赠）

所以范围较局灶性肺结核大，边界亦不清楚。患者常有低热、盗汗、疲劳、咳嗽等症状，痰中可查见抗酸杆菌。此型肺结核如能及时发现，适当治疗，病变可吸收消散（吸收好转期）；或通过纤维化、包裹、钙化而痊愈（硬结钙化期）。如患者抵抗力低下，或未及时规范治疗，渗出性和坏死性病变可不断扩大，病情加重（浸润进展期）；坏死物可液化，经支气管排出，在局部形成急性薄壁空洞，洞壁坏死层中有大量结核杆菌，随痰排出，成为传染源，或者沿支气管播散，引起干酪样肺炎（溶解播散期）。急性薄壁空洞经适当治疗后，洞壁肉芽组织增生可使洞腔逐渐缩小而闭合，最后形成瘢痕而愈合，较大空洞也可塌陷、机化，形成条索状瘢痕；如经久不愈，则可发展为慢性纤维空洞型肺结核。

（3）粟粒性结核病：结核杆菌通过血行播散，栓塞于肺和其他器官，可导致粟粒性结核病，主要发生在肺部，严重者也可发生全身性或肺外粟粒性结核。结核杆菌一次或在短期内多次大量侵入肺静脉分支，经左心到体循环，可播散到肺、肝、脾、脑膜等处，引起全身性急性粟粒性结核病；如急性期未能得到有效控制，或结核杆菌在较长时间内少量多次反复进入血流，则引起慢性粟粒性结核病。以急性粟粒性肺结核为例，可见肺组织表面与切面均有大量粟粒样大小的结节（图10-4-17），大小较一致，圆形，灰白，境界清楚。镜下所见主要为增生性病变，即大量结核结节形成，相邻结核结节可融合（图10-4-12），以致肉眼可见。粟粒性肺结核可以是全身性粟粒性结核病的组成部分，也可能单独发生，此与结核杆菌经血流或淋巴道播散的途径有关。慢性粟粒性结核病因病程较长，病变较复杂，可见新旧不一、大小不等的结节，分布亦不均匀（图10-4-18）。

（4）慢性纤维空洞型肺结核：是成人肺结核病的常见类型，多在浸润型肺结核基础上发展而来。其病变特征是在肺内形成一个或多个厚壁空洞（图10-4-19）。空洞多位于上叶肺内，结核杆菌沿支气管并从上叶向下叶播散，形成多个新旧不等、大小不等的空洞，一般上部的空洞较陈旧，壁较厚，有的可达1cm（图10-4-20）；下部的空洞发生较晚，壁较薄。镜下空洞壁一般分为3层：①内层为干酪样坏死物；②中层为结核性肉芽组织；③外层为增生的纤维组织。空洞形状不规则，多与支气管相通，痰中带菌，成为传染源，因此本型又被称为开放性肺结核。病情迁延日久，肺内新旧病灶并存，小的空洞经治疗可机化闭合，形成瘢痕，大的空洞可有支气管上皮增生覆盖于空洞壁内层，形成开放式愈合。病情严重或恶化时，空洞壁的坏死组织侵蚀血管可致肺出血，引起咯血，患者吸入大量血液可致窒息死亡。空洞穿破胸膜可引起气胸。病变持续进展可使肺组织结构破坏，导致肺纤维化，最后肺组织体积缩小、变形、变硬，胸膜增厚或与胸壁粘连，发展为硬化型肺结核，肺功能严重受损。

（5）干酪性肺炎：一般发生在机体免疫力低下而对结核杆菌超敏反应过高的患者，可由浸润型肺结核或空洞内含菌的干酪样物质液化随支气管播散所致。按病变范围可分为大叶性或小叶性干酪性肺炎，病灶可互相融合，累及一个或多个肺叶。肉眼可见病变肺叶肿大实变，切面淡黄如干酪样（图10-4-21）。镜下所见为大片干酪样无结构坏死物，坏死周边肺组织大量浆液纤维素渗出，或可见巨噬细胞增生（图10-4-22）。临床上中毒症状明显，进展迅速，病死率较高，

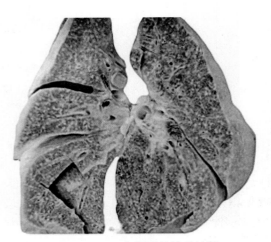

图10-4-17　急性粟粒性肺结核
切面可见大量粟粒样结节，大小较一致，分布较均匀

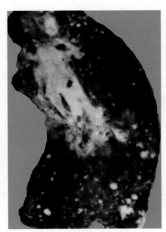

图10-4-18　慢性粟粒性肺结核
切面可见较多粟粒样结节，大小不一致，下叶较多见

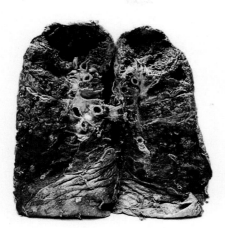

图10-4-19 慢性纤维空洞型肺结核
肺尖部可见较大的空洞，洞壁较厚，空洞壁尚见少量干酪样坏死被覆（韩安家惠赠）

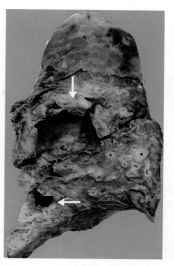

图10-4-20 慢性纤维空洞型肺结核
中下叶形成境界清楚的厚壁空洞，周围组织纤维化，支气管壁也因纤维组织增生而增厚

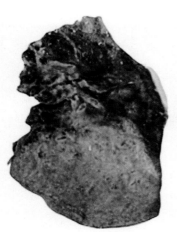

图10-4-21 干酪性肺炎
下叶肺大片干酪样坏死，呈淡黄色

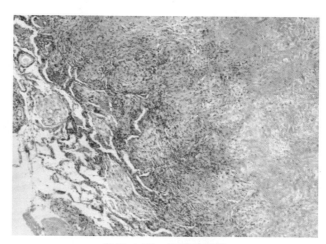

图10-4-22 干酪性肺炎
大片干酪样坏死，边缘区可见炎性渗出和巨噬细胞增生

故有"奔马痨"之称。由于抗结核药物的应用，此型现已罕见。

（6）结核球：也称结核瘤（tuberculoma），是指肺内的孤立性纤维包裹的球形干酪样坏死病灶，边界清楚，直径为2～5cm（图10-4-23）。结核球可因浸润型肺结核的较大干酪样坏死灶或多个较小坏死灶融合，然后被纤维组织增生包裹而形成，也可由空洞的引流支气管被阻塞后空洞壁纤维性增厚包裹空洞内的干酪样坏死物所致。结核球多为单个，常见于肺上叶接近胸膜处，病变有较厚纤维组织包裹，甚至发生玻璃样变性（图10-4-24），相对静止，临床上多无症状。但因为纤维包膜影响药物进入，病变长期存在，难以彻底治愈，又有恶化发展可能，在影像学上也与肿瘤难以鉴别，临床常做手术切除。

（7）结核性胸膜炎：可发生在原发性或继发性肺结核的各个阶段，并发于肺内结核病变，分为渗出性和增生性两种类型。渗出性胸膜炎较多见，主要是浆液纤维素性炎，少量渗出液可吸收而痊愈；浆液渗出过多可引起胸腔积液且可有血性液体。纤维素渗出过多可引起胸膜粘连。临床表现为胸痛、胸膜摩擦音和胸腔积液的体征。增生性胸膜炎较少见，常由胸膜下结核病灶直接蔓延侵及胸膜所致。病变多为局限性，可致局部胸膜增厚、粘连。胸腔积液或胸膜活检组织中有时可查见结核杆菌（图10-4-25，图10-4-26）。

3. 肺外器官结核病 结核病几乎可累及人体任何组织，其基本病变相似，但临床表现各异，以下仅作简要阐述。

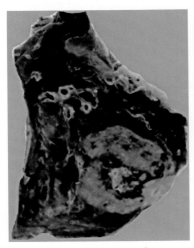

图10-4-23　结核球

病灶呈球形，边界清楚，中心有干酪样坏死和钙化，周围有纤维组织包裹

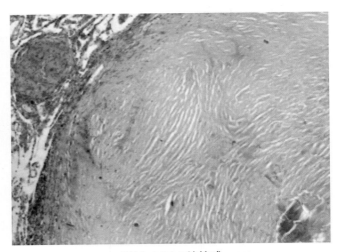

图10-4-24　结核球

边缘部分，纤维组织增生伴玻璃样变性，边界清楚，邻近尚可见一个结核结节

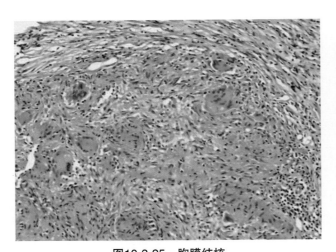

图10-2-25　胸膜结核

胸膜纤维组织增生，伴胶原化，并见结核肉芽肿及慢性炎症细胞浸润，肺泡正常结构消失，以致肺功能降低

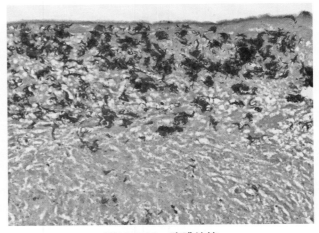

图10-2-26　胸膜结核

胸膜活检组织，纤维组织增生，其中可查见大量抗酸杆菌（郑元印惠赠）

（1）肠结核病：可分为原发性和继发性两种。原发性者少见，形成肠原发综合征，多见于儿童，绝大多数为继发性。继发性肠结核病多发生于回盲部（约85%），病变可分为溃疡型和增生型。①溃疡型，比较多见。结核杆菌侵入肠壁淋巴组织，形成结核结节，以后结核结节融合并发生干酪样坏死，导致黏膜破溃形成溃疡。因肠壁淋巴管环绕肠管行走，典型的肠结核溃疡肠呈环形，其长径与肠管长径垂直（图10-4-27，图10-4-28）。溃疡边缘参差不齐，底部较浅，含有干酪样坏死物，坏死下方为结核性肉芽组织。溃疡通过瘢痕组织愈合，纤维性瘢痕收缩可致肠腔狭窄。浆膜面可见纤维素渗出和结核结节形成，结核结节可沿淋巴管排列成串。后期浆膜面可发生纤维性粘连。临床表现为腹痛、腹泻、营养不良等。②增生型，较少见，特征为肠壁大量结核性肉芽组织形成和纤维组织增生（图10-4-29），使肠壁增厚、肠腔狭窄，黏膜面可有浅溃疡或肠息肉形成。主要临床表现为慢性不完全性肠梗阻，右下腹可触及包块，可被误诊为肿瘤而切除送检。

（2）结核性腹膜炎：多由腹腔内结核病灶直接蔓延所致，最常见原发灶是溃疡型肠结核病，其次是肠系膜淋巴结结核或结核性输卵管炎。青少年多见。根据病理变化不同，可分为干性和湿性两种类型。以混合型多见。干性结核性腹膜炎因大量纤维素渗出物机化可出现腹腔脏器粘连。湿性结核性腹膜炎以大量结核性渗出液（腹水）为特征。

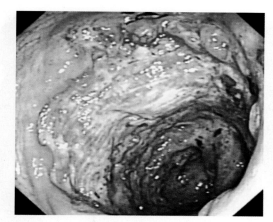

图10-4-27 肠结核

回盲瓣全周性溃疡，长约5cm，部分有白苔，溃疡周围黏膜尚光整

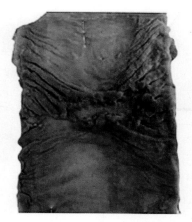

图10-4-28 肠结核

溃疡型，溃疡长径与肠管长径垂直

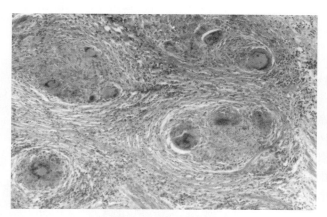

图10-4-29 肠结核

肠壁内见结核结节形成，大小不等，伴纤维组织增生

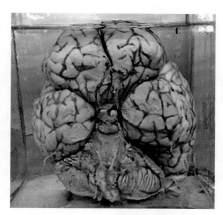

图10-4-30 结核性脑膜炎

脑底部及脑沟内积聚较多渗出物

（3）结核性脑膜炎：主要是结核杆菌经血行播散所致，多见于儿童。病变以脑底部最明显，往往是原发综合征血行播散的结果，是全身性粟粒性结核的组成部分。部分病例可能是脑内结核球液化溃破，大量结核杆菌侵入蛛网膜下腔引起的。肉眼观，在脑桥、脚间池、视交叉及大脑外侧裂等处的蛛网膜下腔内，有大量灰黄色混浊的胶冻样渗出物聚集，以脑底部最明显（图10-4-30）。在脑膜、脑室脉络膜丛和室管膜可见结核结节形成。病变严重者可累及脑皮质形成脑膜脑炎，病程较长者可发生闭塞性血管内膜炎，影响脑内血液供应而致多发性脑软化。迁延不愈者蛛网膜下腔内渗出物可机化而使蛛网膜粘连，如阻塞第四脑室正中孔和外侧孔可引起脑积水。患者临床有颅内压升高和脑膜刺激征的表现。

（4）泌尿系统结核：肾结核主要是肺结核病的血行播散所致，常见于20～40岁男性，多为单侧性。病变大多起始于肾皮、髓质交界处或肾锥体乳头。最初为局灶性病变，继而发生干酪样坏死，坏死物呈淡黄色，有时可占据大部分肾组织（图10-4-31）。坏死物破坏肾乳头进入肾盂形成结核性空洞（图10-4-32）。病变扩大蔓延可形成多个空洞，使肾功能丧失。干酪样坏死物随尿液下行，引起输尿管结核和膀胱结核。输尿管黏膜可发生干酪样坏死、结核肉芽肿、黏膜溃疡等病变，晚期纤维性增生，肌层破坏，引起输尿管管壁增厚及管腔狭窄、阻塞，导致肾盂积水或积脓；膀胱结核首先累及膀胱三角区，病变严重者可累及整个膀胱，致膀胱容积缩小、输尿管开口功能丧失，进而引起肾积水、损害肾功能。如膀胱病变累及对侧输尿管口，亦可致管口狭窄或失去正常括约肌功能，导致对侧健肾引流不畅，最终发生肾盂积水。

（5）生殖系统结核：在男性，泌尿系统的结核病变可累及前列腺、精囊腺，蔓延至输精管、附睾等处，很少累及睾丸，病变主要是形成结核结节和干酪样坏死（图10-4-33）。附睾结核是男性不育的重要原因之一。在女性，结核杆菌多经血行或淋巴道播散至生殖系统，也可由邻近器官结核病蔓延所致。以输卵管结

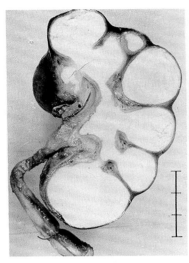

图10-4-31　肾结核

切面见大片干酪样坏死物，淡黄色、松软、易碎，破坏肾实质（丁彦青惠赠）

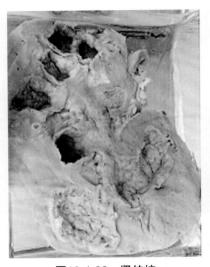

图10-4-32　肾结核

切面见干酪样坏死已液化，经肾盂肾盏及输尿管排出，形成多个空洞，空洞壁附少量干酪样坏死物

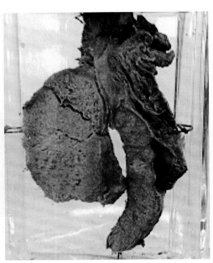

图10-4-33　睾丸附睾结核

切面见不规则干酪样坏死区域，原有结构破坏严重

核最常见，可致女性不孕，其次是子宫内膜结核和卵巢结核（图10-4-34）。

（6）骨关节结核：多由血源播散所致，儿童和青少年多见。最常侵犯脊椎骨、指骨及长骨骨骺（股骨下端和胫骨上端）（图10-4-35）。病变常由松质骨内的小结核病灶开始，发展为干酪样坏死或结核性肉芽组织增生，并可见死骨形成（图10-4-36）。坏死型者多见于第10胸椎至第2腰椎，病变起源于椎体，干酪样坏死可破坏椎间盘和邻近椎体，坏死物液化后可在脊椎两侧积聚，形成结核性"冷脓肿"（因局部无红肿热痛的表现）。病变侵蚀并穿破皮肤可形成难以愈合的窦道。椎体被破坏后因不能负重而塌陷，引起脊椎后突畸形，如压迫神经可致截瘫。

关节结核多见于髋、膝、踝、肘等关节，常继发于骨结核。病变常始于骨骺或干骺端，发生干酪样坏死。当病变进展累及关节软骨和滑膜时即为关节结核。关节腔内先有浆液纤维素渗出，以后关节内纤维组织增生，可导致关节僵硬或强直，引起功能障碍。

（7）淋巴结结核：多见于儿童和青年。多见于颈部、支气管和肠系膜淋巴结，尤其以颈部淋巴结结核最常见。致病菌可来自肺门淋巴结结核或口腔、咽喉部结核病灶。淋巴结常成群受累，形成结核结节和干酪样坏死（图10-4-37，图10-4-38）。受累淋巴结肿大，初期相邻淋巴结尚可分离，当病变扩展到淋巴结周围组织后可致相邻淋巴结粘连，形成较大的肿块。干酪样坏死液化后可侵蚀皮肤，形成经久不愈的窦道，即所谓瘰疬或老鼠疮。

（8）耳鼻咽喉结核：较为少见，北京同仁医院病

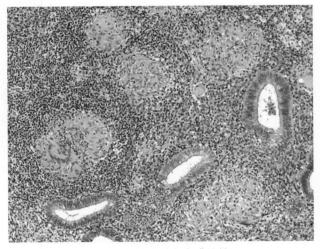

图10-4-34　子宫内膜结核

间质中多个上皮样细胞肉芽肿，并见残留内膜腺体

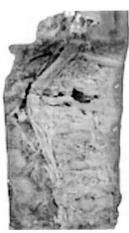

图10-4-35　脊柱结核

部分椎体因干酪样坏死而塌陷，脊柱后凸畸形

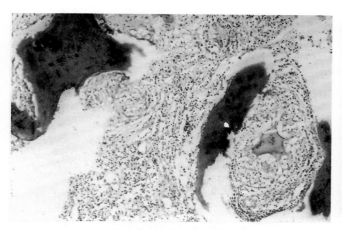

图10-4-36　骨结核

可见死骨及结核肉芽肿形成，其中可见上皮样细胞和多核巨细胞

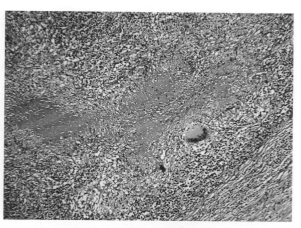

图10-4-37　淋巴结结核

局部以干酪样坏死为主，边缘见上皮样巨噬细胞增生及朗汉斯巨细胞形成

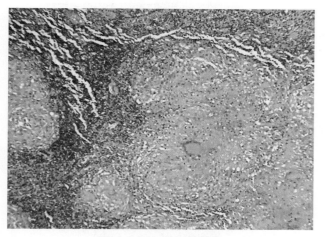

图10-4-38　淋巴结结核

局部以肉芽肿形成为主，大量上皮样巨噬细胞增生，个别朗汉斯巨细胞

理科近 20 年诊断耳鼻咽喉部位的结核 122 例，其中喉结核 68 例（56%），咽结核 28 例（23%），鼻结核 20 例（16%），耳部结核 6 例（5%）。

耳部结核主要由面部寻常狼疮蔓延至外耳部，也可由他处血行传播至此。中耳乳突结核则主要由肺、鼻、咽、喉、淋巴结结核继发引起。原发者主要为婴幼儿，由带菌牛奶污染乳突引起。表现为耳闷、耳鸣、肿胀、流脓、局部疼痛及听力障碍。

原发性鼻部结核多由吸入结核杆菌引起感染，而继发性鼻结核主要在患活动性肺结核时，通过咳嗽、喷嚏将结核杆菌播散到鼻腔。临床表现为鼻前部烧灼、发痒、鼻出血、鼻塞、嗅觉减退、头闷、头痛、分泌物增多等症状，查体鼻黏膜湿疹样小结节、不规则溃疡，甚至鼻中隔穿孔，病变多发生于鼻中隔前部、鼻底及下鼻甲，鼻窦结核则多见于上颌窦。

咽部结核以原发性多见，继发性咽部结核主要由肺结核杆菌上行引起，分为鼻咽结核、口咽结核

和扁桃体结核，鼻咽结核较多。鼻咽结核多发生于 20～30 岁人群，女性多于男性。临床表现为咽痛、咽异物感、吞咽困难。扁桃体结核常无症状和体征，手术后标本病理证实为结核者占 4%。

喉结核中 20%～25% 为肺结核继发感染所致，多发生于 30～50 岁中年男性，男女发病之比为 2:1。常累及的部位包括声带、室带、会厌、声门及后联合等。临床症状中声音嘶哑最为常见，另有喉腔干燥感、疼痛，常有刺激性咳嗽及全身结核中毒症状。如发生在杓状软骨部，可引起声门裂狭窄、声带固定。查体单侧或双侧声带黏膜溃疡形成，呈鼠咬状，黏膜表面粗糙、结节状隆起、充血水肿。

耳鼻咽喉结核易于早期发现，但由于结核病灶常常很小，镜下呈现典型结核结者不多见，切片中结核杆菌检查阳性率低。对病理学难以确诊的病例，应做改良的抗酸染色（intensified Kinyoun，IK）或免疫组化染色，以检测抗酸染色不易发现的 L 型结核杆菌。

耳鼻咽喉部位的结核可表现为增生性、渗出性和变质性改变，以增生性改变为主，表现为淋巴细胞和上皮样细胞呈中、小灶状增殖（图 10-4-39）。渗出和变质性改变不多见。耳鼻咽喉部结核病变缺乏典型结核结节干酪样坏死形态，病灶较小，有时易漏诊，应与其他可以出现肉芽肿样结构的疾病相鉴别，如真菌感染、鼻硬结病、麻风、非特异性肉芽肿性炎症等，抗酸染色等可用于鉴别（图 10-4-40）。

4. 结核病合并其他疾病　在机体免疫防御能力低下患者中，常见结核病合并其他感染、感染相关疾病或肿瘤，有时甚至发生在同一器官内。结核病合并 HIV 感染比较常见，是艾滋病的常见并发症。罕见者有肺结核合并肺癌、肺结核合并肺曲霉菌病、肺结核

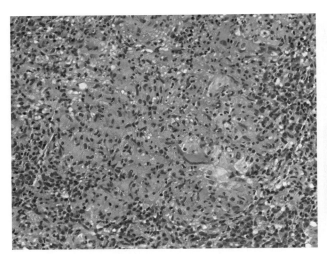

图10-4-39　喉结核
上皮样细胞肉芽肿形成，中心无坏死及化脓

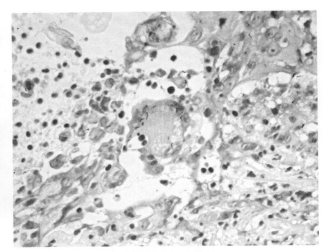

图10-4-40　喉结核
细胞内外可见结核杆菌，结核杆菌着红色

合并巨细胞病毒感染、皮肤结核合并血管瘤、肝结核合并风湿性心肌炎（图10-4-41，图10-4-42）、糖尿病患者发生播散性结核合并胃肠道毛霉菌病等，散见于文献。

【诊断与鉴别诊断】

对肺结核的病理学检查通常借助纤维支气管镜，包括支气管肺泡灌洗术（BAL）、经支气管针吸活检（TBNA）、支气管镜肺活检（TBLB），以及借助电子胸腔镜、纵隔镜、CT定位下经皮肺穿刺等手段进行活检，取材制片，观察病理变化。确定结核杆菌感染主要根据其病变特征，典型的结核结节和干酪样坏死为结核病的特有表现，常可提示结核杆菌感染。但上皮样肉芽肿可以由许多感染引起，需要仔细鉴别。为谨慎起见，常需做进一步的病原学检查，包括建议或推荐临床采取结核相关的检查，进一步确定病因。

1. 抗酸染色　病理切片或涂片抗酸染色镜检是诊断分枝杆菌病最常用的方法。将痰液、支气管肺泡灌洗液、胸腔积液、腹水、尿液、粪便、脑脊液或脓汁等通过浓缩集菌后涂片，或利用病理切片脱蜡、脱水后原位检测结核杆菌。分枝杆菌细胞壁脂质含量较高，约占干重的60%，特别是有大量分枝菌酸（mycolic acid）包围在肽聚糖层的外面，可影响染料的穿入。用齐-内（Ziehl-Neelsen）法，以5%苯酚复红加温染色，可将分枝杆菌染成红色，将其他非抗酸杆菌及细胞染成蓝色。镜下见分枝杆菌呈红色小杆状，细长略带弯曲，大小（1～4）μm×0.4μm（图10-4-43，图10-4-44），牛型结核杆菌则比较粗短。通常情况下查找结核杆菌不必使用油镜。若镜检找到抗酸杆菌，可能是结核杆菌，但通常应报告"查到抗酸杆菌"。抗酸染色特异度高但敏感度差别较大，通常阳性率较低，常需做多次检查。但要进一步区分其类型需

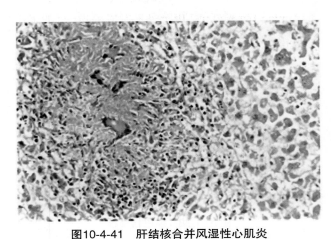

图10-4-41　肝结核合并风湿性心肌炎
患者，女性，65岁，病故后尸检，发现肝脏表面及切面粟粒样结核，镜下见典型结核性病变

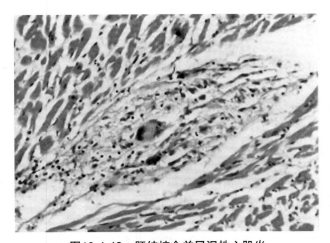

图10-4-42　肝结核合并风湿性心肌炎
同图10-4-41患者，心肌间质内见梭形结节，其中有单核和多核风湿细胞，为典型风湿性肉芽肿

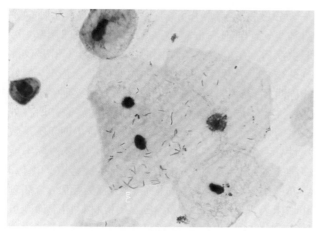

图10-4-43 抗酸染色
尿液脱落细胞内外出现抗酸杆菌，呈红色小杆状

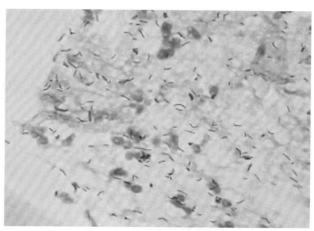

图10-4-44 抗酸染色
痰涂片见大量红色小杆状抗酸杆菌（徐开军惠赠）

特殊的技术，如免疫荧光或金胺 - 罗丹明（auramine-rhodamine）荧光染色，用荧光显微镜检查，敏感度高于传统涂片镜检。革兰氏染色、GMS 染色也可显示杆状微生物。WHO 推荐发光二极管显微镜检测荧光染色涂片，可提高镜检的敏感度，代替传统的显微镜涂片镜检。近年开发的自动细胞离心涂片抗酸染色镜检技术可以自动离心吸附细菌，自动制片、抗酸染色，显微镜阅片及多媒体分析，并打印图文报告。

痰抗酸杆菌阳性的患者，结合病史、症状、影像学等检查，临床即可确诊。但是在所有结核患者中痰菌阳性的只占 1/3 左右。对于痰抗酸杆菌阴性的患者，病因诊断则比较困难。

2. 分离培养 病原体的分离培养是确定病因诊断的主要依据，肝脾淋巴结骨髓活检的组织和痰液等均可用来培养。用标准固体分枝杆菌培养基培养分枝杆菌可作为首选的诊断措施。生长缓慢，菌落干燥，呈颗粒状、乳酪色、菜花状，菌体染色抗酸性强的细菌，多数为结核杆菌。如菌落、菌体染色都不典型，则可能为非典型分枝杆菌，应进一步做鉴别试验。在改良罗氏培养基上，菌落粗糙、凸起、致密，有表面皱褶，呈颗粒状、结节状或菜花状，乳白色或米色，无可溶性色素，不透明。在不含表面活性剂的液体培养基中结核杆菌呈菌膜状生长。但是分枝杆菌生长缓慢，培养数周（4～8周）后才见菌落生长。现在有全自动分枝杆菌培养鉴定系统采用荧光增强原理，能快速（9天）、敏感、高效地分离出分枝杆菌。

3. 动物实验 常用豚鼠或地鼠鉴别疑似结核杆菌的分离培养物，将适量培养物或浓缩集菌处理样本注射于豚鼠或地鼠腹股沟皮下，经3～4周饲养观察，如出现局部淋巴结肿大、消瘦或结核菌素试验阳性，可及时剖检；若观察6～8周后，仍未见发病者，也

要剖检。剖检时应注意观察淋巴结、肝、脾、肺等脏器有无结核病变。

4. 结核菌素皮肤试验（tuberculin skin test，TST） 是基于Ⅳ型超敏反应原理的一种传统皮肤实验。机体感染结核杆菌后会产生相应的致敏淋巴细胞，对结核杆菌有识别能力，当再次遇到少量结核杆菌或结核菌素时，致敏 T 淋巴细胞受到相同抗原再次刺激，即可释放出多种可溶性细胞因子，导致血管通透性增加，巨噬细胞在局部聚集和浸润，形成局部结节。结核菌素试验一般使用旧结核菌素（old- tuberculin，OT），OT 结核蛋白纯化后称为精制纯蛋白衍生物（purified protein derivative，PPD），包括 PPDC 和 BCGPPD 两种，按规定取 PPDC 和 BCGPPD 各 5 个单位分别注入受试者两侧前臂掌侧皮内，48～72 小时出现红肿硬节直径小于 5mm 为阴性反应，超过 5mm 为阳性，超过 15mm 为强阳性。阳性结果表明机体对结核杆菌发生了超敏反应。通过测量结核菌素注射部位的硬结大小判断对结核菌素抗原的Ⅳ型超敏反应。但受试者处于原发感染早期，超敏反应尚未发生，或正患严重的结核病，机体无反应能力，或患其他严重疾病（麻疹、结节病、恶性肿瘤等），或用过免疫抑制剂时，结核菌素试验也出现阴性反应。其结果还可受卡介苗（BCG）接种的影响。一般强阳性反应表明可能有活动性感染。

该法广泛用于结核杆菌感染、流行病学调查、结核病的辅助诊断、检测卡介苗接种是否成功等，对儿童结核病的诊断具有重要的参考价值。但该法往往难以区分（卡介苗）接种反应和结核杆菌感染。

5. 抗原抗体检测 人体感染结核杆菌后，细菌在体内生长繁殖及其产生的代谢产物刺激机体免疫系统产生特异性抗体，包括 IgA、IgE、IgM、IgG。检测患者血液中的结核杆菌抗体、抗原或抗原抗体复

合物，可以辅助结核病诊断，迄今已研制出多种抗原来检测结核杆菌抗体，如38kDa抗原、脂阿拉伯甘露聚糖（LAM）和16kDa抗原等，检测IgA、IgE、IgM、IgG等抗体。在临床上常用ELISA技术检测。斑点免疫金渗滤法对结核特异性抗体的检测比ELISA更简便快速，并适合单人份检测。近年不少专家提倡使用鸡尾酒抗原（cocktail antigen），即联合使用多种特异性抗原提高其敏感性和特异性。结核抗体测定尤其是对菌阴肺结核、儿童结核、无痰患者及肺外结核、结核性脑膜炎的诊断和鉴别诊断具有重要价值。

6. 分子生物学检查 基因诊断作为结核杆菌的非培养诊断技术，是近年来结核病快速诊断的一项重大突破，主要通过分析结核杆菌的遗传物质核酸而特异、敏感、快速地检测和鉴定结核杆菌。目前用于结核杆菌检测和鉴定的基因诊断方法有基因探针技术、核酸杂交技术、染色体指纹图谱分析技术、DNA测序技术、基因芯片技术、多种PCR技术、实时荧光定量PCR技术、高分辨溶解曲线技术、色谱技术等，可用于结核病的早期和快速诊断，对分枝杆菌的鉴定与分类都很有价值。WHO推荐实时荧光定量PCR技术作为检测结核杆菌的最佳方法。

近年，关于结核杆菌的检测技术发展迅速，新技术不断涌现，如结核杆菌及利福平耐药基因的快速分子鉴定技术、噬菌体生物扩增法、T细胞免疫应答γ干扰素释放试验（interferon-gamma release assay，IGRA）、酶联免疫斑点试验（ELISPOT）技术、T细胞亚群测定技术等，各有其优势。2017年中华医学会《中国结核病病理学诊断专家共识》指出：在具有结核病基本病理变化中至少一种病变类型的基础上，结核杆菌基因检测阳性才能明确诊断结核病，否则只能做出提示性或描述性诊断。

分枝杆菌病常合并其他机会性感染，如肺孢子菌肺炎、巨细胞病毒感染、念珠菌病、隐球菌病、弓形虫病等。在检查感染原因时，要注意：①不要仅注意分枝杆菌，患者可能有多种病原体混合感染，最好能同时用多种方法检查或同时注意观察多种病原体；②要注意不同病原体间的鉴别诊断；③病原体所在处是否有相应病变，弄清其为潜伏性（静止期）还是致病性（活动性）；④对分枝杆菌可尝试用多种标本或多种方法或多次检查，不能满足于一次检查。以上4点亦适用于其他病原体的检查。用抗酸染色结合病理和临床表现，基本可明确诊断。尸检材料用于诊断虽然充分、准确可靠，但毕竟已于治疗无补。应当提倡生前的病灶原位病因检测和病理诊断，以便及早发现和治疗，改善预后。

二、麻风分枝杆菌与麻风病

麻风分枝杆菌（*Mycobacterium leprae*）是麻风病（leprosy）的致病菌。病菌侵犯皮肤、黏膜、外周神经组织，晚期可侵入深部组织和脏器，形成肉芽肿病变，称为麻风病。麻风病是分枝杆菌病中的一个重要类型，已有2000多年的流行历史，世界各地均有发生，威胁人类身体健康，曾达到使人们谈"麻"色变的程度，迄今仍然是一个公共卫生问题。临床表现为麻木性皮肤损害、神经粗大，严重者甚至肢端残废。本病潜伏期长，发病慢，病程长，迁延不愈。麻风病在我国也是重点控制的传染病，经大力开展防治工作后，发病率显著下降，但在病理检验中有时还可以遇到。

【生物学性状】
麻风分枝杆菌形态上酷似结核分枝杆菌，也表现为明显的抗酸染色特性（图10-4-45，图10-4-46）。在

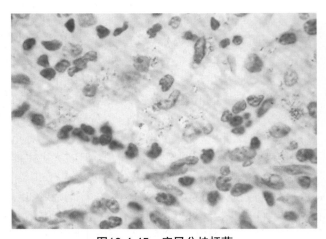

图10-4-45 麻风分枝杆菌
麻风病患者的淋巴结活检，抗酸染色，显示麻风分枝杆菌（徐开军惠赠）

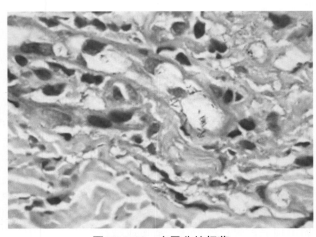

图10-4-46 麻风分枝杆菌
麻风病患者的皮肤组织活检，抗酸染色，显示麻风分枝杆菌（徐开军惠赠）

患者病变组织和破溃皮肤渗出液的细胞中常可发现呈束状排列的短杆状病菌，但较粗短。麻风分枝杆菌属典型的胞内寄生菌。感染了大量麻风分枝杆菌的细胞胞质呈泡沫状，称为泡沫细胞或麻风细胞。这是与结核分枝杆菌感染的一个主要区别。麻风分枝杆菌是唯一不能人工培育的细菌，致使该菌难以鉴定。

【发病机制】

麻风病的传染源为瘤型和界线类麻风患者，尤其是瘤型麻风患者。患者的皮肤或黏膜、淋巴结、周围神经含有大量麻风分枝杆菌，鼻腔和口腔分泌物、汗液、泪液、乳汁、精液及阴道分泌物亦含麻风分枝杆菌，通常认为主要传染方式是通过直接接触患者破损的皮肤或黏膜，或因接触患者的衣物、餐具而间接传染，或通过尘埃、飞沫经呼吸道而进入人体，以家庭内传播较多见。

麻风分枝杆菌侵入体内后，先潜伏于周围神经的鞘膜细胞或组织巨噬细胞内，受染后是否发病及发展为何种病理类型，取决于机体的免疫力。对麻风分枝杆菌的免疫反应以细胞免疫为主，其特点与结核免疫相似。患者虽亦有特异性抗体的产生，但抗体对抑制和杀灭麻风分枝杆菌似不起重要作用。在细胞免疫力强的状态下，麻风分枝杆菌将被巨噬细胞消灭而不发病，反之，麻风分枝杆菌得以繁殖，引起病变。本病的潜伏期长达2～4年，长者可达数十年，但也有在感染数月后发病者。其发病缓慢，病程漫长，常迁延不愈。用细胞免疫和体液免疫的方法测定，健康成年人对麻风分枝杆菌都有较强的免疫力，麻风病感染率要比发病率高得多。流行病学调查发现，传染源周围的人群发生麻风病的并不多，很多人以亚临床感染的方式而终止。流行区的人群多为隐性感染，幼年最为敏感。免疫力较强者，向结核样型麻风一端发展，免疫力低下或缺陷者，向瘤型一端发展。

患者血清中抗体含量高，由于机体产生的自身抗体与破损组织抗原形成的免疫复合物沉积，导致肉芽肿性病变，常在皮肤或黏膜下见有红斑或结节形成，称为麻风结节。瘤型麻风患者的T细胞免疫应答有所缺陷，表现为细胞免疫低下或免疫抑制，巨噬细胞活化功能低，故麻风分枝杆菌能在体内繁殖，超敏反应皮肤试验（麻风菌素试验）阴性，如不进行治疗，往往发展至最终死亡。

【病理变化】

麻风病的基本病变为肉芽肿形成，内含大量泡沫样组织细胞（foam cell），简称泡沫细胞。泡沫细胞中含有大量麻风分枝杆菌，以瘤型麻风最为典型。细菌常侵犯皮肤、神经、黏膜及许多脏器，形成肉芽肿病变（图10-4-47，图10-4-48）。用抗酸染色法检查，可见有大量的麻风分枝杆菌聚集，聚集成团的麻风分枝杆菌称为麻风球。病灶含菌量多，故传染性较强。

按照马德里（Madrid）分类法，麻风病分为瘤型麻风和结核样型麻风两型，不能归入这两类者又分为界线类和未定类麻风。后两类可向前两型转化。

1. 瘤型麻风（lepromatous leprosy） 约占麻风患者的20%，因皮肤病变常隆起于皮肤表面，故称瘤型，为疾病的进行性和严重临床类型，病灶内有大量的麻风分枝杆菌，传染性强。病菌主要侵犯皮肤、外周神经、淋巴结、肝脏及睾丸等，也常侵及眼、鼻黏膜、脾等，形成结节状病灶。

（1）皮肤病变：多发生于面部、四肢及背部。初起的病变为红色斑疹，早期皮肤斑疹内仅见血管周围有少数含菌的巨噬细胞浸润，以后巨噬细胞增多，成团聚集在血管、汗腺和皮脂腺周围，形成肉芽肿性结节样病变，高出皮肤，结节境界不清楚，可散在或聚

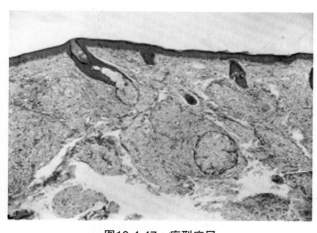

图10-4-47 瘤型麻风

真皮层内见泡沫细胞形成的肉芽肿，多围绕在皮肤附件和小血管周围

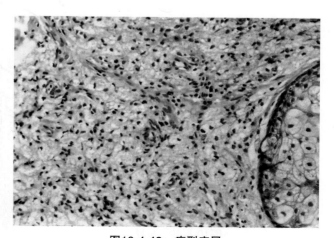

图10-4-48 瘤型麻风

图10-4-47的局部高倍，皮肤附件旁肉芽肿形成，含有大量泡沫细胞

集成团块，常溃破形成溃疡。巨噬细胞在吞噬麻风分枝杆菌后，麻风分枝杆菌的脂质聚集于巨噬细胞胞质内，在石蜡切片中细胞呈泡沫状，称为泡沫细胞，又称麻风细胞。抗酸染色可见泡沫细胞中含有较多麻风分枝杆菌，甚至聚集成堆，形成所谓麻风球（globus leprosus）。由大量泡沫细胞聚集成团组成麻风肉芽肿，类似黄色瘤，泡沫细胞间可夹杂有少量淋巴细胞。肉芽肿围绕小血管和皮肤附件，以后随病变发展而融合成片，但表皮与浸润灶之间有一薄层无细胞浸润的区域分隔，具有特征性，且表皮萎缩变薄，与结核样型麻风有所不同（图 10-4-47 ～ 图 10-4-50）。由于患者对麻风分枝杆菌的细胞免疫缺陷，病灶内不出现上皮样细胞，淋巴细胞也很少。经治疗病变消退时，麻风分枝杆菌数量减少，形态也由杆状变为颗粒状，泡沫细胞减少或融合成空泡，纤维组织增生。最后病灶消退仅留瘢痕。

（2）周围神经病变：受累的外周神经变粗。镜下，神经纤维间的神经束衣内有泡沫细胞和淋巴细胞浸润，抗酸染色可在泡沫细胞和施万细胞（schwann cell）内查见大量麻风分枝杆菌。晚期，神经纤维消失而被纤维瘢痕所代替。

（3）黏膜病变：鼻、口腔甚至喉和阴道黏膜均可受累，尤以鼻黏膜较易受累，最常发生病变，对麻风病的早期诊断很有意义。侵犯鼻部的麻风以瘤型麻风最多见，其次为结核样型。早期鼻部黏膜血管充血，呈非特异性炎症反应，而后出现成片的充满空泡状的麻风细胞，其周围往往有上皮样组织细胞和多核巨细胞反应，结核样型麻风上皮样肉芽肿形成较为突出。抗酸染色可见胞质内大量短棒状的麻风分枝杆菌。病程长者，黏膜固有腺体萎缩，纤维组织增生，瘢痕形成。

（4）内脏病变：肝、脾、淋巴结和睾丸等器官常被瘤型麻风累及，致使肝、脾和淋巴结的肿大。镜下可见泡沫细胞浸润，形成肉芽肿。睾丸的曲细精管如有泡沫细胞浸润，可使精液含有麻风菌而通过性交传染他人。

2. 结核样型麻风（tuberculoid leprosy） 约占麻风患者的 70%，常为自限性疾病，较稳定，损害可自行消退。患者体内病灶内含菌极少，不易检出麻风分枝杆菌，故传染性小。因其病变与结核肉芽肿相似，故称为结核样型麻风。

（1）皮肤病变：多发生于颜面、四肢、肩、背和臀部皮肤，呈境界清晰、形状不规则的斑疹或中央略下陷、边缘略高起的丘疹，绝少侵入内脏。镜下：早期病变为小血管周围淋巴细胞浸润，以后出现上皮样细胞和多核巨细胞浸润，也可累及神经，使受累处皮肤丧失感觉。病变侵犯真皮浅层，病灶为类似结核病的肉芽肿，有时病灶和表皮接触。肉芽肿成分主要为上皮样细胞，成团或成束聚集，但没有或很少朗汉斯巨细胞（Langhans giant cell），也无泡沫细胞，周围有淋巴细胞浸润。病灶中央极少有干酪样坏死。急性严重病例，中心可有干酪样坏死，周围有上皮样细胞聚集。在慢性结核样型麻风病灶中很难找到抗酸染色阳性的麻风分枝杆菌。病灶多围绕真皮小神经和皮肤附件，故引起局部感觉减退和闭汗。病变消退时，局部仅残留少许淋巴细胞或纤维化，最后，炎症细胞可完全消失。局部皮肤病变愈合，色素沉积，感觉减退或消失。患者常有较强的细胞免疫力，因此病变比较局限，且发展缓慢，麻风菌素试验阳性。

（2）周围神经病变：结核样型麻风的神经病变最显著，最常侵犯耳大神经、尺神经、桡神经、腓神经及胫神经，多同时伴有皮肤病变，纯神经型麻风而无皮肤病损者较少见。病变的外周神经粗硬如绳索，镜

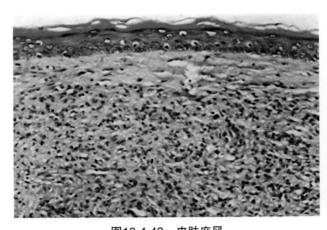

图10-4-49　皮肤麻风

肉芽肿融合成片，与表皮之间有一薄层无细胞浸润的区域，表皮萎缩变薄

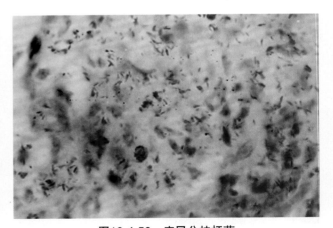

图10-4-50　麻风分枝杆菌

抗酸染色阳性，镜下可见红色杆状麻风分枝杆菌，麻风分枝杆菌聚集成团称为麻风球

下有结核样病灶、上皮样细胞及淋巴细胞浸润。和皮肤病变不同的是神经的结核样病灶往往有干酪样坏死，坏死可液化形成所谓"神经脓肿"。在慢性病变可有神经束膜和神经内膜的纤维化。病变愈复时上皮样细胞消失，病灶纤维化，神经的质地变硬。神经的病变除引起浅感觉障碍外，还伴有运动及营养障碍。严重时出现鹰爪手（尺神经病变使掌蚓状肌麻痹，使指关节过度弯曲、掌指关节过度伸直所致）、垂腕、垂足、肌肉萎缩、足底溃疡以至指（趾）萎缩或吸收、消失。在有效的防治措施下，上述肢体改变已难以见到。在慢性结核样型麻风病灶中很难找到抗酸染色阳性的麻风分枝杆菌。

3. 界线类麻风（borderline leprosy） 本类患者免疫反应介于结核样型麻风和瘤型麻风之间，因此病灶中同时有瘤型和结核样型病变的特征。在瘤型病变内有泡沫细胞和麻风分枝杆菌。由于不同患者的免疫反应强弱不同，有时病变更偏向结核型，有时更偏向瘤型。

4. 未定类麻风 是麻风病的早期改变，病变没有特异性，只在皮肤血管周围或小神经周围有灶性淋巴细胞浸润。以后多数病理转变为结核样型麻风，少数转变为瘤型麻风。抗酸染色不易找到麻风分枝杆菌。

【临床表现】

瘤型麻风主要累及皮肤，早期常见皮肤红斑或结节形成，向表面隆起；结节溃破可形成皮肤溃疡。界线类麻风临床表现为发热、神经痛及皮肤匐行性病变，边界呈红色的隆起。晚期面部结节呈对称性，耳垂、鼻、眉弓的皮肤结节可融合，使面容改观，形成狮面容（facies leontina），这是麻风病的典型病征。周围神经受累可致感觉减退、闭汗，伴有运动功能障碍，严重者发生耳大神经粗大、鹰爪手、垂腕、垂足、肌肉萎缩等（图10-4-51，图10-4-52）。干酪样坏死严重者可形成"神经脓肿"。喉麻风罕见，在采取有效的化疗之前可威胁生命。鼻部麻风临床表现为慢性鼻炎的症状，鼻毛脱落、鼻出血、分泌物增多，或鼻干、结痂，耳大神经或面神经粗大。鼻中隔穿孔亦较常见，鼻小柱破坏而使鼻尖和鼻翼塌陷，前鼻孔狭窄或闭锁。

【诊断与鉴别诊断】

麻风病的临床表现和类型众多，易与其他类似疾病相混淆，所以实验诊断有实际意义。可采取麻风患者的皮肤病变检材作涂片，抗酸染色法检查有无排列成束的抗酸杆菌存在。也可以用金胺染色、荧光显微镜检查，以提高阳性率。麻风的早期诊断和分型有赖于活体组织检查。麻风菌素试验的应用原理和结核菌素试验相同。因麻风分枝杆菌至今仍不能人工培养，麻风菌素抗原常由麻风结节病变组织制备。此试验无诊断意义，大多数正常人对其呈阳性反应，瘤型麻风患者则因有免疫抑制而呈阴性。

1. 涂片染色镜检 取鼻黏膜或于皮肤病变处取刮取物涂片，用齐-内抗酸染色法检测有无排列成束的抗酸杆菌存在。在光学显微镜下完整的麻风分枝杆菌为直棒状或稍有弯曲，长2～6μm，宽0.2～0.6μm，无鞭毛、芽孢或荚膜。非完整者可见短棒状、双球状、念珠状、颗粒状等形状。数量较多时有聚簇的特点，可形成球团状或束刷状。一般瘤型和界线类麻风患者标本中可找到抗酸染色阳性杆菌（红色）有诊断意义。也可用金胺染色荧光显微镜检查提高阳性率。病理组织检查加抗酸染色也可提高阳性率。

2. 麻风菌素试验 应用原理和结核菌素试验相似。麻风菌素抗原常由麻风结节病变组织制备，所以对诊断意义不大，可用于评价麻风患者的细胞免疫状

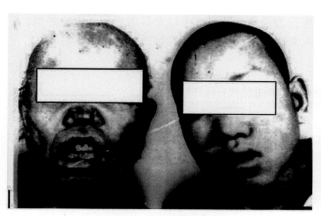

图10-4-51 麻风病累及面部
祖孙两人均患麻风病，左侧年长者形成典型的"狮面容"

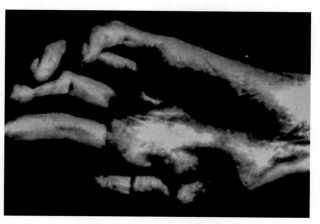

图10-4-52 麻风病累及神经
手部神经受累，致手指弯曲如鹰爪状，称"鹰爪手"

态，瘤型麻风患者因有免疫抑制而呈阴性反应。

3. 病理学检查 麻风的早期诊断和分型有赖于活体组织检查。可采取麻风患者的皮肤病变检材作涂片或切片，辅以抗酸染色，麻风分枝杆菌相对比较粗短，常呈束状排列。阳性结果结合典型病变支持麻风的诊断（图10-4-45，图10-4-46）。对病变组织也可以用金胺染色荧光显微镜检查，以提高阳性率。

4. 分子病理学检查 麻风分枝杆菌不能体外培养，使该菌表型鉴定困难。最近，用麻风分枝杆菌特异性核酸探针以斑点印迹杂交，可分析活检组织中的麻风分枝杆菌。PCR技术已被迅速应用于麻风病的诊断。

5. 以麻风分枝杆菌感染小鼠足垫或接种至犰狳，可引起动物的进行性麻风感染，为研究麻风的一种动物模型。

鉴别诊断包括结核病、非结核分枝杆菌病、鼻硬结病等。

三、其他分枝杆菌感染

除上述结核分枝杆菌复合群、麻风分枝杆菌以外的其他分枝杆菌，合称为非结核分枝杆菌（nontuberculous mycobacteria，NTM），又称非典型分枝杆菌，亦为抗酸杆菌。其中以鸟-胞内分枝杆菌（MAI）感染最为常见。

（一）非结核分枝杆菌感染概述

NTM多存在于自然环境中，亦称环境分枝杆菌。该类菌形态、染色特性酷似结核分枝杆菌，但毒力较弱，生化反应各不相同。有些菌种可致人感染，引起淋巴结、肺、皮肤等组织结核样病变，属机会致病菌，其抗酸染色反应与结核分枝杆菌、麻风分枝杆菌相同，所以抗酸杆菌并不都是结核分枝杆菌。例如，1999年上海市肺科医院报道，15年间5592名痰抗酸杆菌阳性患者中经鉴定173名为NTM（3%），感染者中有咳嗽症状者占78%，咯血者58%，发热者26%，有空洞者40%，表明NTM有一定的致病性。抗酸染色阳性者宜报告发现抗酸杆菌而不能确定是否为结核分枝杆菌。

近年来，NTM肺病的发病率逐年上升，在一些结核病低负担国家，已经超过结核病的发病率和患病率。美国一项回顾性分析显示其发病率已从1997年的20/10万上升为2007年的47/10万。在我国，培养阳性标本中NTM分离株占分枝杆菌分离株的比例从1979年的4.3%上升至2010年的22.9%。

【生物学性状】

NTM在固体培养基上发育速度不同，光线对其产生色素的影响亦不同。据此NTM被分为4组（Runyon分类法）。①需光产色分枝杆菌（光产色菌）：暗处菌落呈奶油色，在有光照情况下菌落呈黄色或橘黄色。其中堪萨斯分枝杆菌可引起人肺结核样病变；海分枝杆菌在水中可通过破损的皮肤黏膜引起鼻黏膜、手指、足趾等感染，出现结节或溃疡病变（游泳池肉芽肿）。②兼性产色分枝杆菌（暗产色菌）：暗处菌落呈橘黄色，长时间曝光呈赤橙色。致病菌如瘰疬分枝杆菌常引起儿童的颈部淋巴结结核（瘰疬）。在有光及无光环境中均产色素，如淋巴结核分枝杆菌、微黄分枝杆菌、苏尔加分枝杆菌。③不产色分枝杆菌（不产色菌）：通常在任何情况均不产色素，致病菌如鸟-胞内分枝杆菌，可引起人肺、肾的结核样病变。鸟-胞内分枝杆菌还是艾滋病的机会致病菌，易播散。溃疡分枝杆菌可产生毒素，引起人皮肤无痛性坏死溃疡。④快速生长分枝杆菌（快生长菌）：为迅速生长的分枝杆菌，分离5~7天即可产生粗糙型菌落，25~42℃均可生长。致病菌如偶然分枝杆菌、草分枝杆菌、龟分枝杆菌、脓肿分枝杆菌等，可引起人皮肤创伤后脓肿；也有不致病菌如耻垢分枝杆菌，常存在于阴部，可导致粪、尿标本中出现结核分枝杆菌检测假阳性。在伯杰细菌鉴定手册中NTM则被分为快速生长型及缓慢生长型（以7日为界限）两种类型。与人类疾病关系比较密切的NTM见表10-4-1。

表10-4-1　与人类疾病关系比较密切的非结核分枝杆菌

常见NTM	相关疾病或病变
鸟-胞内分枝杆菌复合群（MAIC）	慢性支气管肺疾病（类似结核病）、淋巴结炎、泌尿生殖系统感染、播散性感染
瘰疬分枝杆菌	淋巴结炎、肺炎
海分枝杆菌	游泳池肉芽肿及皮下脓肿
偶然分枝杆菌	局部脓肿或类似结核病（稀少）、医源性感染
胃分枝杆菌	类似结核病

续表

常见NTM	相关疾病或病变
淋巴结核分枝杆菌	儿童淋巴结炎
溃疡分枝杆菌	皮肤广泛坏死和慢性溃疡（Buruli 溃疡）
龟分枝杆菌	脓肿、肺炎、外伤或术后感染
微黄分枝杆菌	超敏反应
蟾分枝杆菌	局部脓肿肉芽肿、老年肺部慢性感染
堪萨斯分枝杆菌	慢性支气管肺疾病（类似结核病）、播散性感染
脓肿分枝杆菌	医源性（导管、注射、伤口）感染、肺部感染

NTM 的形态、染色特性与人型、牛型结核分枝杆菌酷似，但其毒力较弱，生化反应各不相同，可用于鉴别。其中有些菌种能引起结核样病变，有些菌种能引起化脓性病变。根据 NTM 的生物学相似性和致病性，1982 年 Wayne 提出 NTM 复合群的分类，包括：①鸟 - 胞内分枝杆菌复合群（ M. avium-intracellulare complex，MAIC），有鸟分枝杆菌、胞内分枝杆菌、瘰疬分枝杆菌和副结核分枝杆菌等，由于鸟分枝杆菌、胞内分枝杆菌的生物学特性与致病作用非常相似，在一般实验室内很难区分，常合称鸟 - 胞内分枝杆菌（ MAI）。MAI 属于不产色分枝杆菌，涂片染色具有抗酸性，故亦属抗酸杆菌，在非结核病例中高达 97%。②戈登分枝杆菌复合群（ M. gordonae complex），有戈登分枝杆菌、亚洲分枝杆菌等，多属暗产色菌。③堪萨斯分枝杆菌复合群（ M. kansasii complex），有堪萨斯分枝杆菌、胃分枝杆菌等。④土地分枝杆菌复合群（ M. terrae complex）。⑤偶然分枝杆菌复合群（ M. fortuitum complex）。在 NTM 中以 MAI 感染率较高。本部分亦以此为重点。

1. 细菌形态 NTM 常呈细杆状，或呈球杆状、长丝状，但海分枝杆菌形态比较多样化，可呈杆状、长丝状或链状。菌体一般长 6 ～ 8μm，而球杆状细菌长不足 2μm。

2. 培养特性 一般培养需要鸡蛋培养基，龟分枝杆菌在普通培养基上生长良好，2 ～ 3 天即可长出直径 1 ～ 2mm 的菌落。MAI 需要复杂的培养基，在 40 ～ 42℃条件下，缓慢生长，菌落较光滑，烟酸试验阴性，耐热过氧化氢酶试验阳性。溃疡分枝杆菌则常需培养 10 周以上。NTM 对现有抗结核药物大多耐药。

【发病机制】

NTM 为机会致病菌，毒力虽然较弱，但在免疫缺陷者中却是比较常见的病菌。NTM 主要继发于免疫缺陷或某些慢性基础性疾病，如支气管扩张、硅沉着病、肺结核、艾滋病等。在艾滋病患者中引起病变的主要是鸟分枝杆菌（97%），胞内分枝杆菌仅占 3%，主要在痰液中发现，粪便标本中未曾分离鉴定出来，在血液标本中仅 1.4% 分离出胞内分枝杆菌。在慢性阻塞性气道疾病患者中主要的血清型为胞内分枝杆菌，提示呼吸道是其感染途径，而相关的播散性疾病少见。从艾滋病患者分离出的 MAIC 半数以上含有质粒（ plasmid），据推测质粒中含有毒性和抗药性的基因，但尚未证实。

NTM 是一种普遍存在的环境性腐物寄生菌，存在于水、土、尘埃、飞沫中，并可在供水系统中持续生存。有学者认为，医院供水及饮水系统中使用的镀锌管道中 MAIC 可长期生存，可能成为艾滋病患者感染 NTM 的主要来源。某些 NTM 还可以污染医疗环境和器械，导致医源性感染，如导管、注射或手术切口感染，相关致病菌有脓肿分枝杆菌、偶然分枝杆菌、龟分枝杆菌等。

NTM 的致病物质及致病作用与 MTB 相似，不再赘述。

【病理变化】

NTM 主要引起肺部病变，亦可累及淋巴结、胃肠道、肝、脾、骨髓、皮肤、软组织等。NTM 是一种选择性的细胞内病原体，能够在巨噬细胞内生存和复制。NTM 所致病变与 MTB 的病变相似，能引起结核样病变，发生干酪样坏死，形成肉芽肿样结节，但不如结核结节典型。肉芽肿周围可形成脓肿，进而向皮肤表面破溃，形成溃疡，或脓肿间互相沟通，形成窦道，经久不愈。

1. NTM 性肺部病变 主要由 MAI、堪萨斯分枝杆菌、脓肿分枝杆菌、蟾蜍分枝杆菌等引起。Mitchell 等回顾性分析 23 年来在该机构行手术治疗的 236 例患者共 265 个解剖部位肺部手术情况。其中 189 例为

MAIC 肺病患者，32 例为脓肿分枝杆菌肺病患者。局部病变最常见的表现为支气管扩张（55%），其次为空洞型肺疾病（29%），而混合形式仅占 9%。病变多为双侧分布，类似结核但不如肺结核典型，病程较长导致病变多样化。一般表现：①渗出性病变，导致小叶或更大范围的肺实变，有时可见脓肿形成；②坏死性病变，类似干酪样坏死，范围不等，坏死液化排出可形成空洞，由薄壁变为厚壁或瘢痕修复；③支气管病变，表现为慢性支气管炎、支气管肺炎、支气管扩张等；④巨噬细胞增生，可形成肉芽肿样结节，常不够典型；⑤纤维组织增生，为坏死和渗出性病变机化发展而来，可致间质纤维化、瘢痕形成、肺体积缩小，亦与支气管扩张有关。上述病变与结核病难以区别，往往需要借助细菌培养鉴定和核酸检测加以鉴别。

2. 梭形细胞假瘤（spindle cell pseudotumour） 有时 NTM 感染可引起显著的梭形细胞增生，形成肿瘤样病变，直径可达 2.5cm，被 Umlas 等称为分枝杆菌梭形细胞假瘤，在淋巴结、脾脏内均有报道，亦可见于肺、脑、皮肤、鼻中隔等处。本病常见于免疫损伤或 HIV 感染者，偶见于卡介苗接种的新生儿。男性多见，所有年龄均可发生。Wolf 等总结 10 例淋巴结梭形细胞假瘤，9 例为成人（25～59 岁），9 例为 HIV 感染/艾滋病患者，见于肠系膜、颈部或腋下淋巴结，6 例培养出 MAIC。组织学表现为梭形组织细胞增生，破坏淋巴结结构。梭形细胞肿胀，胞质嗜酸性，边界不清，核卵圆形，大小一致，染色质细，核仁不明显，伴有散在的淋巴细胞、浆细胞，偶有中性粒细胞浸润。经免疫组化证实梭形细胞为组织细胞，而抗酸染色证实有抗酸杆菌。偶尔结核分枝杆菌也可引起梭形细胞假瘤。

进一步研究显示，梭形细胞为组织细胞性，常呈束状生长，无明显异型和核分裂象。免疫组化染色见梭形细胞表达 CD68 和 S-100 蛋白，梭形细胞内含有抗酸杆菌，通常是 MAI。S-100 蛋白的表达可能是一种被修饰的组织细胞。组织细胞增生呈结节状、膨胀式生长，周围可见泡沫样细胞、淋巴细胞和浆细胞浸润，有时可见中性粒细胞和嗜酸性粒细胞。通常无干酪样坏死和典型结核结节形成。本病应与淋巴结结核、炎性假瘤、组织细胞性坏死性淋巴结炎、卡波西肉瘤、炎性肌成纤维细胞瘤等鉴别。

3. NTM 性皮肤肉芽肿（dermal granuloma） 有些肉芽肿性皮炎在肉芽肿中发现抗酸杆菌，但培养为阴性，因而未能确定为何种分枝杆菌。这种肉芽肿实际上可能是由多种未能确定类型的分枝杆菌所致。国内第一例 NTM 暴发皮肤感染是李良成等报道的由龟分枝杆菌脓肿亚种引起的手术后感染，涉及病例多达 160 余例；1996 年在湖南常德市发生了由偶然分枝杆菌引起的皮肤脓肿 40 余例；1998 年在福建南平市延平区同样发现了由偶然分枝杆菌所致的皮肤感染 59 例。手部皮肤 NTM 感染的病例数从散发病例报道到小样本研究，病种数从发现至目前已有 18 种，病例数及病种数量呈上升趋势。患者发病前多有鱼、虾刺伤或螃蟹钳夹史或接触水产品史，没有明显全身结核中毒症状。海分枝杆菌所致游泳池肉芽肿按病变组织似应归类为皮肤肉芽肿。脓肿分枝杆菌、溃疡分枝杆菌、MAI、堪萨斯分枝杆菌等也可引起皮肤化脓性和肉芽肿性病变。

皮肤活检标本显示急性和慢性炎症细胞浸润，以及大量肉芽肿形成。肉芽肿由上皮样细胞和多核巨细胞构成，但常不够典型（图 10-4-53，图 10-4-54），其

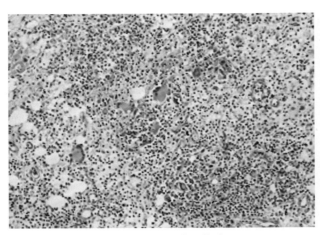

图10-4-53　皮肤肉芽肿

在炎症背景下可见巨噬细胞增生，多核巨细胞及肉芽肿形成，肉芽肿发育欠佳，边界不清

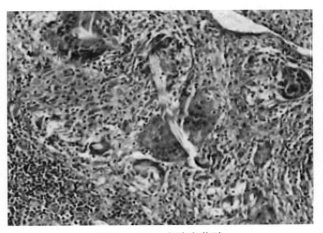

图10-4-54　皮肤肉芽肿

镜下可见慢性炎症细胞弥漫或灶性浸润，多核巨细胞反应及肉芽肿形成

中含有很多抗酸杆菌，混合性炎症细胞反应但不累及神经不支持麻风病的诊断。病灶中亦可见凝固性坏死性病变（图10-4-55）和中性粒细胞渗出明显的化脓性病变（图10-4-56）。引流区受累的淋巴结含有上皮样细胞肉芽肿，或伴有多少不等的干酪样坏死，其中含有抗酸杆菌。

遵义医科大学陈世玖、郭瑞珍教授等对手部皮肤非结核分枝杆菌感染进行过系统的研究，患者均经手术切除病灶而治愈（图10-4-57，图10-4-58）。病理检查见慢性炎症细胞弥漫或灶性浸润、多核巨细胞和上皮样细胞反应、不典型肉芽肿形成等（图10-4-53～图10-4-56）。经多重PCR和荧光定量PCR技术检测，确诊为非结核性分枝杆菌（海分枝杆菌、偶然分枝杆菌、堪萨斯分枝杆菌等）感染。

4. NTM性淋巴结炎 主要由瘰疬分枝杆菌（*M. scrofulaceum*）、胞内分枝杆菌（*M. intracellulare*）等引起，淋巴结核分枝杆菌、偶然分枝杆菌、龟分枝杆菌、堪萨斯分枝杆菌和脓肿分枝杆菌等比较少见。这些

NTM感染也以慢性肉芽肿性淋巴结炎为特征，淋巴结内可见肉芽肿形成，其中心为凝固性坏死而非干酪样坏死，坏死区呈不规则片状或长条状，坏死区域中可见中性粒细胞，周围可见上皮样细胞、单核巨噬细胞、淋巴细胞浸润，外围由成纤维细胞和纤维细胞增生包绕；肉芽肿外可见散在朗汉斯巨细胞。常见部位为颈部淋巴结。由瘰疬分枝杆菌和胞内分枝杆菌引起的肉芽肿性淋巴结炎的组织学特征与结核性淋巴结炎相同，不能区别。确定病因需要结合病史、临床表现，并做进一步检查。

【临床表现】

NTM病的临床表现可分为两个方面，即全身中毒症状和局部损害表现，与结核病相似。但在艾滋病患者，HIV感染本身或已伴发的其他机会性感染，都可引起类似的全身中毒表现。而肺内原有的慢性疾病或机会性感染，也可能掩盖NTM感染的症状。由于患者免疫功能缺陷，可能发生播散性NTM感染或败血症，引起肝炎、心内膜炎、心包炎、脑膜炎等，而使

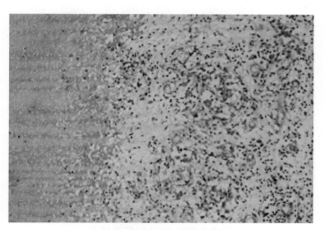

图10-4-55 皮肤肉芽肿

局部以凝固性坏死为主（左侧），呈红染颗粒状，右侧可见肉芽肿形成伴炎性水肿及炎症细胞浸润

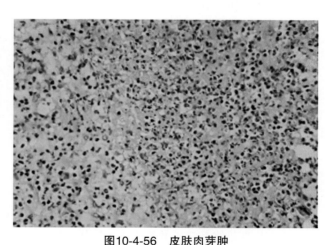

图10-4-56 皮肤肉芽肿

局部充血水肿，大量炎症细胞浸润，局部显著中性粒细胞浸润，有脓肿形成趋势

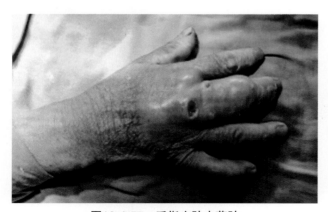

图10-4-57 手指皮肤肉芽肿

见于中指，局部皮肤肿胀隆起，局部形成溃疡（Hurst Ⅲ型）（陈世玖惠赠）

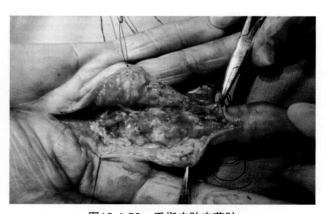

图10-4-58 手指皮肤肉芽肿

见于中指，术中见皮下结节状病变，范围较大，边界不清（陈世玖惠赠）

症状加重和复杂。

1. NTM 肺病　可由多种 NTM 感染引起，尤其在艾滋病患者或其他原因所致的免疫损伤者。MAIC 肺病和脓肿分枝杆菌肺病为两种发病率较高的 NTM 肺病。主要临床表现有低热、咳嗽、咳痰、胸痛等。肺实变可致呼吸功能下降；支气管扩张或空洞可致痰多，有时痰中带血。

影像学研究显示，NTM 肺病多具有小叶中心性结节影、树芽征、肺实变影、支气管扩张、空洞等表现。相比之下，MAIC 肺病上叶发病比例高于脓肿分枝杆菌肺病，以空洞型为主，且肺实变、空洞病变、小叶中心性结节影及树芽征等病变累及范围广，肺实变及空洞病变呈多叶分布；而脓肿分枝杆菌肺病常见双肺多发性支气管扩张和小叶中心性结节影，且各种病变未见肺叶分布优势。

2. NTM 淋巴结炎　本病为儿童疾病，患者几乎都在 2～8 岁，可能由轻微的皮肤创伤等因素引起。80% 的患者有颈部淋巴结病变，特别是颌下和耳旁淋巴结。淋巴结肿大成块状，使颈部增粗如牛颈，影响呼吸和吞咽。这些淋巴结无触痛和痛感，不伴咽炎，也无系统性疾病的症状和体征。X 线检查胸部未见病变。如不予治疗可形成慢性引流窦道。愈合时引起持久的瘢痕。手术切除可治愈淋巴结核（瘰疬）。

3. 皮肤 NTM 肉芽肿　临床表现为红斑性隆起的皮肤病变，持续数周后变为紫红色丘疹。大多数患者面部或四肢发生单个病变，病变向深部发展可累及滑膜、腱鞘甚至肌腱，形成溃疡、窦道并与深部组织相通，引起骨、关节的感染。按 Hurst 分型，Ⅰ型为皮肤病变，出现丘疹；Ⅱ型为皮下肉芽肿，伴或不伴有溃疡；Ⅲ型为深部感染包括腱鞘炎、滑膜炎及骨关节炎。几乎所有病变最终都溃破并流出少量液体，有时为淡薄的血性液体，半数以上患者局部淋巴结受累，有时产生波动感并自发流出液体，其他的则需手术切除。

另外，创伤或手术切口、注射或置入导管有时可导致医源性 NTM 感染，为医院感染的一种类型，常见 NTM 种类为海分枝杆菌、偶然分枝杆菌、龟分枝杆菌等，其症状与上述皮肤感染类似，值得注意。

4. 播散性 NTM 感染　在患者机体抵抗力非常低下或缺陷时，NTM 可发生血流播散，累及肺、肝、脾、肾等器官，也可引起脑膜炎。常见菌种为 MAI、堪萨斯分枝杆菌、龟分枝杆菌、脓肿分枝杆菌、偶然分枝杆菌等。以 MAI 比较常见，参见下文。

【诊断与鉴别诊断】

分枝杆菌病的基本病变特征为组织细胞（巨噬细胞）增生和肉芽肿形成。典型的结核结节和干酪样坏死为结核病的特有表现，但 NTM 感染时病变不够典型。因此病因诊断除根据典型的临床病理表现外，尚必须通过病灶活检、渗出液涂片、细菌培养或 PCR 等技术证实病原体的存在，组织细胞免疫组化标记的阳性表达及抗酸染色于巨噬细胞内外查见红色杆状细菌，此为诊断分枝杆菌病包括 NTM 感染的证据，并应尽可能分辨出 NTM 的类型。

1. 涂片检查　对于皮肤溃疡，可取皮肤溃疡底部的渗出物涂片，肺部病变可取痰液或肺泡灌洗液涂片，进行抗酸染色，以显示抗酸杆菌。通常，NTM 较长较粗较弯曲，与结核分枝杆菌稍有不同。

2. 组织学检查　梭形或上皮样组织细胞增生、聚集成结节状病灶及胞质呈泡沫样或空泡样，提示为 MAIC 感染，以此为病理诊断的基本区别要点。常用的辅助技术：①抗酸染色，常用齐 - 内染色法，镜下见分枝杆菌呈红色小杆状（图 10-4-59，图 10-4-60），即抗酸杆菌（AFB），多见于巨噬细胞胞质内，而溃疡

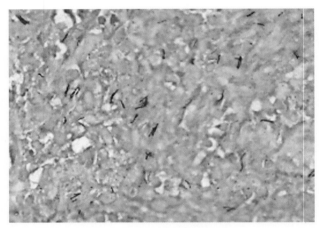

图10-4-59　海分枝杆菌感染
抗酸染色阳性（连渊娥惠赠）

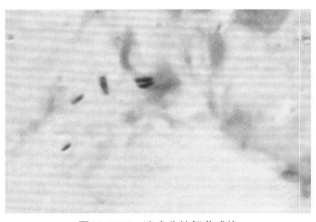

图10-4-60　溃疡分枝杆菌感染
抗酸染色阳性（谭学君惠赠）

分枝杆菌则主要见于细胞外；②金胺 - 罗丹明染色在绿色背景下可见少量杆状细菌，形态上符合分枝杆菌；③其他染色，如 GMS 染色等，也可显示杆状微生物；④免疫组化标记分枝杆菌抗体的阳性表达亦是诊断分枝杆菌病的证据。抗酸染色阳性率不高、阴性结果也不能排除分枝杆菌感染，因此在不能确定诊断时宜用多种方法尝试。

3. **皮肤试验**　各种 NTM 制备的致敏素，如 PPD-A、PPD-B、PPD-F、PPD-G 和 PPD-Y，可引起Ⅳ型超敏反应，表明患者曾感染 NTM。因为不同分枝杆菌有相同的表面抗原，可出现交叉反应，使检验结果难以解释，故已较少用于诊断。因为儿童尚未被广泛存在的 NTM 致敏，而使许多种 PPD 皮试阳性，故仍可用皮试来检测有无分枝杆菌感染。

4. **细菌培养和鉴定**　播散性 NTM 感染者中大多数有菌血症，此时血液培养可获阳性结果。NTM 的分离与培养是诊断金标准。取患者血液、骨髓、淋巴结、胸腔或腹腔液体、脑脊液、脓液、渗出液、心包液、唾液、痰液、BALF、尿液、粪便，或肝、脾、肾等病变组织作分离培养，可能获得阳性结果，并可进一步鉴定菌型。在 BACTEC 培养基内加入 ρ- 硝基 -α- 乙酰氨基 -β- 羟基苯丙酮（NAP）（5μg/ml）可鉴别 MTB 和 NTM。血液、骨髓、淋巴结或肝脏最常受累，阳性率较高，阳性结果可用于诊断，2 次血培养阳性便足以确诊。结核病患者病变中 NTM 的分离阳性率也可达到 10%，提示可能存在混合型感染。

5. **分子生物学技术**　核苷酸探针杂交技术可鉴定结核分枝杆菌复合型、MAIC、堪萨斯分枝杆菌等 NTM。PCR 技术可通过测定分枝杆菌的 DNA 序列鉴别菌种，更为准确快捷，特别在细菌培养和病理活检阴性时更加有用。DNA 检测还可明确区分分枝杆菌的具体类型，如结核分枝杆菌、牛型结核分枝杆菌或溃疡分枝杆菌等。

6. **生化和免疫学检测**　利用分枝杆菌的生化成分与特性，可以用盐酸试验、耐热过氧化氢酶试验、芳香硫酸酯酶试验、尿素酶试验等，分别检测出不同种类的分枝杆菌，主要是 NTM。检测特定 NTM 的相关抗原和（或）抗体，阳性结果也有助于诊断。

（二）鸟 - 胞内分枝杆菌复合群感染

鸟分枝杆菌及胞内分枝杆菌合称鸟 - 胞内分枝杆菌（*M. avium-intracellulare*，MAI），是 NTM 中最常见的菌种，也是鸟 - 胞内分枝杆菌复合群（MAIC）中最重要的成员，其感染可引起人兽共患性传染病，可侵害肺、骨髓、淋巴结、皮肤软组织等，或引起播散性病变，其中以 MAIC 肺病最常见。MAIC 为机会致病菌，常在免疫损伤尤其是艾滋病患者中感染发病。皮肤的 MAIC 感染多发生在 HIV 感染者。

【生物学性状】

鸟分枝杆菌和胞内分枝杆菌生物学性状相似，都属于不产色菌，亦为细长略有弯曲的抗酸杆菌，MAI 需要复杂营养的培养基。在 40～42℃条件下缓慢生长。菌落较光滑。烟酸试验阴性，耐药过氧化氢酶试验阳性。MAI 有多种血清型，但并非所有血清型都能引起播散性感染。经 RNA 探针杂交或血清分型发现，艾滋病患者中 MAI 分离株有 98% 以上是鸟分枝杆菌血清型。从美国艾滋病患者中分离的 MAI 菌株，以血清 4、8 型最常见。对限制性片段长度多态性和质粒分析表明，艾滋病患者的 MAIC 分离株毒力更强。

MAIC 也具有富含脂质的细胞壁，对外界抵抗力较强，并能在热水中长期存活，对氯化物（漂白粉）或溴化物均有抵抗性，且氯化物在＞29℃时消毒能力显著下降，因此在家庭和医院的热水系统中也能存活，并能达到较高的浓度，成为沐浴时肺部感染的潜在危险。

【发病机制】

1. **传播途径与易感人群**　MAI 广泛存在于自然界，可能由接触污染的水或飞沫而经消化道、呼吸道或接触传播。医疗器械消毒不彻底也是感染途径之一。尚未证实 MAI 在人与人之间传播。患有肺部基础疾病（如支气管扩张、慢性阻塞性肺疾病、肺尘埃沉着症、囊性纤维化等）或使用免疫抑制剂的患者，干细胞或器官移植受者，以及具有某些表型特征（如绝经期、脊柱侧弯、漏斗胸、二尖瓣脱垂和关节伸展过度等）者也可对其易感。呼吸道和胃肠道中 MAI 的寄生可能发展为播散性感染，但并非所有 MAI 寄居者都会发生播散。

2. **致病作用**　MAI 感染一般为原发性，当 MAI 经呼吸道或胃肠道黏膜等途径侵入人体后，可被免疫功能正常者黏膜下的巨噬细胞吞噬，但在上述易感者，因其免疫系统不足以防御 MAI 的侵袭，MAI 则可在巨噬细胞内繁殖并随巨噬细胞的移动而播散，激活免疫应答，通过超敏反应等机制，导致局部组织干酪样坏死。巨噬细胞增生并吞噬 MAI 也可形成上皮样细胞，聚集成结核样肉芽肿。

MAI 感染的发生与艾滋病患者 $CD4^+$ 细胞计数有关，$CD4^+$ 细胞数 ＞$0.1×10^9$/L（100/μl）者很少发生本病，并发 MAI 感染的艾滋病平均 $CD4^+$ 细胞数 ＜$0.06×10^9$/L（60/μl）。确诊 MAI 感染时 $CD4^+$ 细胞数平均值 ＜$0.02×10^9$/L（20/μl），若 $CD4^+$ 细胞计数

≤ 0.01×10⁹/L（10/μl），则 1 年中发生 MAI 菌血症的可能性为 40%。典型的播散性 MAI 感染通常发生于 CD4$^+$T 细胞计数 < 0.05×10⁹/L 的艾滋病患者。在免疫力低下时 MAI 可进入血液发生血行播散，累及骨髓、肝、脾、肾、脑和淋巴结等组织。

宿主对 MAI 的防御机制尚未阐明。MAI 进入胃肠道后，可能经分枝杆菌黏附分子附着于肠上皮细胞，然后侵入黏膜层和黏膜下层。肠黏膜内巨噬细胞通过吞噬作用消化大量 MAI 并起着分枝杆菌储存库的作用。受 HIV 感染的巨噬细胞的活性和在细胞内吞噬 MAI 的作用已受损伤。正常情况下，细胞因子如 TNF、IL-2 和粒细胞 - 巨噬细胞集落刺激因子（GM-CSF）激活巨噬细胞，然后杀灭或抑制细胞内 MAI 的复制。在 HIV 感染者，巨噬细胞的功能也因 T 细胞减少及其合成与释放细胞因子（如 TNF、IFN-γ）的功能继发性降低而受到损伤。对同时受 MAI 和 HIV-1 感染的巨噬细胞进行体外研究，发现慢性感染的巨噬细胞内，在某些细胞因子如 IL-6、IL-1B 和 TNF-α 水平增加时，MAI 的复制增加。也有证据表明，细胞内分枝杆菌的负荷与巨噬细胞对 TNF 刺激的反应呈负相关。

【病理变化】

MAI 最常累及肺和胃肠道，其次是淋巴结、脾、肺、肝等组织，偶可累及脑、视网膜或视神经、肾、肾上腺、皮肤等。通常在艾滋病患者的骨髓、淋巴结和肝活检标本中较易找到 MAI。对本病应以淋巴结及肝、脾和肺为检查重点（均见有较典型病变），并做抗酸染色加以证实。

1. **基本病变**　病理检查可见受累器官肿大，可因细菌色素沉着而呈淡黄色。MAI 感染的典型病变为泡沫状组织细胞增生，可形成不典型的肉芽肿样病变，肥胖的组织细胞中含有短小杆状分枝杆菌。按病变特征，可分为上皮样型、组织细胞型和中间型。

2. **骨髓病变**　Hussong 等在 86 例 HIV 阳性患者的骨髓活检中发现 22 例（26%）肉芽肿，其中 16 例肉芽肿中检出 MAI。镜下见梭形或上皮样组织细胞增生肥胖，胞质丰富，呈泡沫样或空泡状，称为假戈谢细胞（pseudo-Gaucher cell），聚集成结节状病灶，但不形成典型的肉芽肿，提示为 MAI 感染。抗酸染色于胞质内可查见红色短小杆状分枝杆菌。病灶中炎症细胞浸润较少。Wiley 等在 21 例艾滋病患者 37 份骨髓活检中发现 15 例上皮样肉芽肿、12 例组织细胞型、1 例中间型病变，并在各型的组织细胞中用免疫组化技术发现 MAI。

3. **淋巴结病变**　淋巴结感染以颈部多见，亦可累及胸腔（包括肺门）、腹腔及肠系膜等处淋巴结。

淋巴结常肿大或融合，亦可破溃形成窦道（图 10-4-61）。病变好转与恶化交替，逐渐纤维化、钙化而愈合。MAI 的毒力比 MTB 弱，因而机体组织反应较弱，镜下见多灶性组织细胞增生，胞质丰富、呈泡沫样或空泡状，这些细胞聚集成肉芽肿样结节（图 10-4-62），抗酸染色后见胞质内含大量红色分枝杆菌。干酪样坏死较少见。笔者在艾滋病尸检材料中所见 MAI 24 例，病变亦为肉芽肿性，但不似结核结节典型，突出表现是局灶性组织细胞增生。

4. **脾脏病变**　感染者脾大，表面和切面可见多发性结节（图 10-4-63，图 10-4-64），直径可达 2cm。镜下见大量上皮样细胞增生，密集时可形成结核样肉芽肿，但多不甚典型，有时以梭形细胞增生为主，可形成梭形细胞假瘤。经免疫组化证实上皮样细胞或梭形细胞为组织细胞，而抗酸染色证实为抗酸杆菌，与结核分枝杆菌相比其形态比较粗大。

5. **肺部病变**　多数有慢性阻塞性肺疾病、肺结核、肺尘埃沉着症、支气管扩张或肺癌等基础性疾

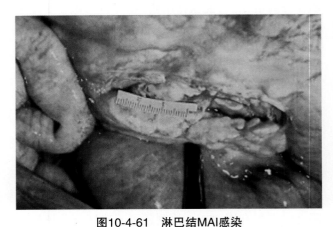

图10-4-61　淋巴结MAI感染
艾滋病患者肠系膜淋巴结肿大，并互相融合成分叶状，切面淡黄色（安毓惠赠）

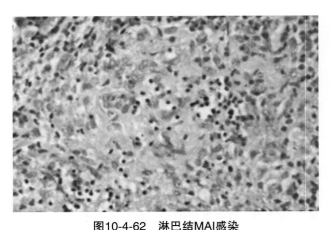

图10-4-62　淋巴结MAI感染
艾滋病患者颈部淋巴结肿大，镜下见上皮样细胞增生形成结节状病灶，边界不清

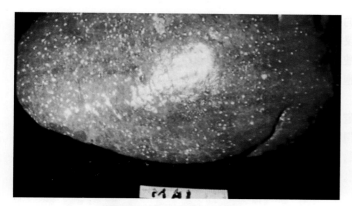

图10-4-63　脾脏MAI感染

表面见大量大小不等的淡黄色粟粒样结节状病灶，弥漫分布。其镜下表现为肉芽肿性病变（安劬惠赠）

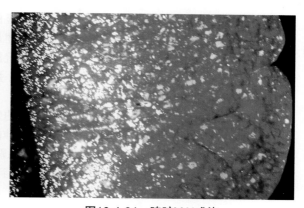

图10-4-64　脾脏MAI感染

切面见大量大小不等的粟粒样结节状病灶，呈淡黄色，弥漫分布。镜下表现为肉芽肿性病变（安劬惠赠）

病，或HIV感染等导致的机体免疫损伤。病变类似上述NTM肺病，亦可表现为不同范围的渗出性病变及肺实变、干酪样坏死，坏死液化排出后形成的空洞，巨噬细胞增生形成泡沫状细胞或梭形细胞，不典型的肉芽肿样结节（图10-4-65），纤维组织增生及瘢痕形成等。仅从组织学表现难以区别NTM、MAI或结核分枝杆菌感染，抗酸染色可提示MAI感染，因为MAI细菌较长，约20μm，较粗，更像串珠状，也更弯曲，与结核分枝杆菌有所不同。细菌培养和鉴定更为可靠。

在艾滋病患者中MAI感染可能见不到肉芽肿形成，而仅见肺泡和肺实质内大量泡沫样组织细胞浸润，或蛋白质渗出，抗酸染色可见肺泡内渗出物中含有大量胞质内的分枝杆菌。艾滋病患者肺部也可发生其他机会性感染或肿瘤，如MAI感染合并卡波西肉瘤等（图10-4-66）；在艾滋病患者的肺部，结核分枝杆菌感染也可能不形成肉芽肿，组织胞浆菌、肺孢子菌、弓形虫等也可能引起相似的病变。因而有学者提议，在艾滋病患者的肺活检中，应常规进行耶氏肺孢子菌、真菌、分枝杆菌和弓形虫的特殊染色，以明确病因。有时肺部可见分枝杆菌性梭形细胞假瘤形成，增生的组织细胞呈梭形，含有抗酸杆菌。

近年有报道称MAI可引起过敏性肺炎、肺组织充血水肿，伴嗜酸性粒细胞浸润，常同时伴有肉芽肿性病变，多为非坏死性肉芽肿，肉芽肿排列松散，非连续性，位于小叶和支气管中央，也可见少量坏死性肉芽肿。此型也可合并慢性支气管炎、间质性肺炎、迁延型肺炎或肺泡炎等。

6. 胃肠道病变　MAI可以累及胃肠道任何部分，在艾滋病患者的胃肠黏膜活检时常可遇到MAI感染。组织学特征是黏膜肿胀，固有层内大量泡沫状巨噬细胞浸润，但很少聚集形成肉芽肿。罕见干酪样坏

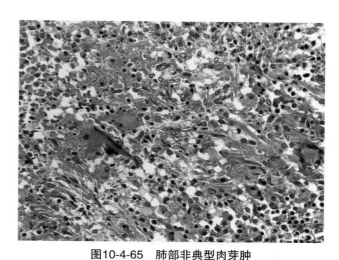

图10-4-65　肺部非典型肉芽肿

可见梭形组织细胞和少数多核巨细胞，排列松散，结节不明显，中心似有坏死，伴淋巴细胞浸润。仅从单个肉芽肿难以区别结核分枝杆菌或NTM及MAI感染

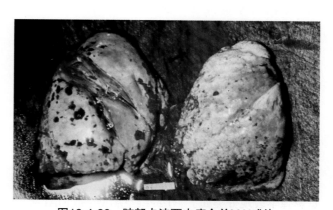

图10-4-66　肺部卡波西肉瘤合并MAI感染

肺组织肿胀饱满，左侧肺表面见多个暗红色圆形病灶，触之有结节感。镜下检查证实肺组织内有卡波西肉瘤合并MAI感染（安劬惠赠）

死，但可有溃疡形成。肠道MAI感染非常类似惠普尔（Whipple）病。主要区别在于MAI感染病变呈斑片状分布，巨噬细胞内没有脂质空泡，PAS染色MAI呈弱阳性，抗酸染色强阳性，且抗酸杆菌数量很多，易于

发现。有时 MAI 虽然侵入固有膜但并不引起明显的组织反应，巨噬细胞浸润也可能很轻微。因此有建议对于艾滋病患者的胃肠黏膜活检组织常规进行抗酸染色。局部淋巴结内亦可见泡沫状巨噬细胞浸润，胞质丰满，内含大量抗酸杆菌。

7. 播散性病变 按美国 CDC 关于艾滋病的定义，播散性 MAI 感染要至少累及肺、皮肤、颈或肺门淋巴结以外的一种组织，或多种组织器官同时受累，并在病变中找到分枝杆菌，或在粪便或体液中找到，才可诊断艾滋病。

播散性病变主要累及单核巨噬细胞系统，即肝、脾、淋巴结和骨髓。在肺、肝、脾内常表现为非干酪性肉芽肿性反应，以组织细胞增生为突出表现，形成非典型肉芽肿结节（图 10-4-67，图 10-4-68）。艾滋病合并播散性 MAI 感染的患者，也可发生局部皮肤破溃并出现干酪样坏死。对胃肠道的组织学研究表明，肠黏膜巨噬细胞吞噬 MAI，演变为泡沫样细胞，分布于黏膜固有层。病变累及派尔集合淋巴结（Peyer patches）可引起肠黏膜糜烂。肠系膜淋巴结也可受累。

【临床表现】

MAI 感染在艾滋病相关的 NTM 感染中占 90%以上。患者可有持续性发热、伴或不伴盗汗、不适、厌食、恶心、肌痛、贫血、消瘦、乏力、恶病质、淋巴结肿大、肝脾大、腹痛、慢性腹泻、体重下降等临床表现，男女均可罹病，以发热和体重下降等表现最为常见。笔者观察一组病例，MAI 感染占 15.9%，男 20例，女 4 例，平均 38 岁（23～61 岁），除病变组织中查见分枝杆菌外，2 例经血培养查见 MAIC，1 例粪便培养阳性，4 例经临床诊断为 MAI 败血症。艾滋病患者血液培养阳性是播散性 MAI 感染最有意义的证据，应争取生前确诊。在艾滋病中，MAI 感染死亡率为 2.5%。

1. MAI 肺病 临床表现无特异性，主要表现为咳嗽、咳痰、咯血、胸痛、气促，可伴有低热、盗汗、乏力、消瘦和萎靡不振等症状，与肺结核临床症状相似，但患者的病程更长，中毒症状较轻。MAI 肺病根据影像学表现分类如下。①纤维空洞型：是 MAI 感染中比较常见的类型，多见于中老年男性，有长期吸烟史或酗酒史，临床表现类似肺结核，进展比较快，未及时治疗的患者病情往往迅速发展，1～2 年造成广泛的肺部结构破坏而导致呼吸衰竭甚至死亡。主要病变位于肺上叶，又被称为"上叶空洞型"，胸部 CT 扫描表现为肺尖部的纤维空洞，有时为巨大空洞，伴有肺浸润、结节或纤维化，其胸部 CT 扫描与 X 线检查

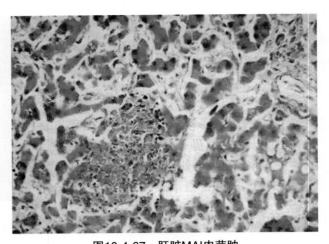

图10-4-67　肝脏MAI肉芽肿
艾滋病患者肝内结节状病灶，其中巨噬细胞增生，松散聚集，为非典型结核结节样病变，局部肝细胞坏死消失，附近肝细胞变性，肝窦扩张（李宏军惠赠）

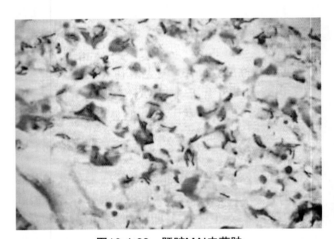

图10-4-68　肝脏MAI肉芽肿
巨噬细胞呈泡沫状，胞质内可见抗酸染色阳性的杆状细菌，稍显粗大（李宏军惠赠）

表现与继发性肺结核不易鉴别。②结节性支气管扩张型：多见于无肺部基础病变和危险因素的绝经后、体形高瘦的女性，该型病变进展常较纤维空洞型缓慢。胸部 CT 扫描表现为双肺多发的小叶中心性结节，伴有支气管扩张和引流的小支气管管壁增厚，右中叶和（或）左舌段病变多较重；也可表现为多发小结节（树芽征）伴支气管扩张，是 MAI 感染的一种重要影像类型。③孤立的肺结节：据纽约 Mount Sinai 医院1969～1979 年因肺部孤立结节手术切除的标本，在 20 例抗酸染色阳性的肺结节患者中，12 例经细菌培养发现 MAI，仅 1 例培养发现 MTB，提示 MAIC 肺病可以表现为孤立的肺结节。④MAIC 相关过敏性肺炎或过敏样肺病：患者较年轻，女性偏多，多为亚急性起病，发病前常有热水盆浴或淋浴的经历，最常见的症状是呼吸困难、咳嗽及发热，两肺有哮鸣音或湿啰音，偶可出现严重的低氧血症，胸部 CT 表现为斑

片样磨玻璃状影，小叶中心性结节和呼吸相的空气潴留，此型往往预后良好。

2. 播散性感染 MAI疾病在免疫缺陷的晚期（$CD4^+$细胞计数$<0.1\times10^9/L$），通常表现为播散性感染。患者主诉发热（39℃或更高）、盗汗、进行性体重下降（$>10\%$）。患者亦常有寒战、食欲缺乏、昏睡、虚弱，也可有肌痛和头痛。MAI感染播散可累及全身各种组织，表现为淋巴结病（$<10\%$病例）、肝脾大、局灶性肺炎（浸润性结节状病灶或空洞形成）、胃肠炎（腹痛、腹泻）。其他少见的表现包括末端回肠炎、心包炎、眼内炎、皮肤脓肿、化脓性关节炎、骨髓炎、脑炎、脑膜炎、脑脓肿、外周神经疾病等，都是播散性感染的局部表现。在播散性感染者，许多器官中可检查出MAI，如甲状腺、胰腺、肾上腺、肾脏、肌肉、大脑等。但与这些器官受累相关的表现却极罕见，可能与其炎症反应轻微有关。从体液、粪便及血液中均可培养出MAI。

【诊断与鉴别诊断】

播散性MAI感染常在艾滋病诊断后几个月才发生，且常合并其他机会性感染，临床表现又无特异性，难以与其他机会性感染区别。Havlit等通过对155例艾滋病合并MAIC感染病例的回顾性研究，认为以下症状和体征提示MAI感染：①不明原因的发热，体温>37.7℃；②贫血，血细胞比容<0.26；③消瘦，患病6个月体重下降$>10\%$；④盗汗；⑤腹泻，每日稀水样粪便3次以上；⑥肝脾大；⑦血清碱性磷酸酶（AKP）为正常值3倍以上。对符合上述条件者应尝试进行MAI的分离培养，并做出播散性MAI的假定诊断，进行经验治疗并待细菌培养证实。也有研究者认为，在$CD4^+$细胞$<0.2\times10^9/L$即应考虑MAI感染，并做分枝杆菌培养或活检以证明诊断。各系统MAI感染的表现及基本检查方法见表10-4-2。

表10-4-2　MAI感染的临床表现及实验室检查

疾病	临床表现	实验室或病理检查
无症状感染	无	大便培养（+）、痰培养（+）
局灶性肺炎	发热、咳嗽，胸部X线/CT扫描可显示肺门/纵隔淋巴结增大	痰培养反复阳性
肠病	慢性/亚急性腹泻、发热，可有或无腹痛	小肠活检、抗酸染色/培养（+） 大便培养（+），血培养常为（+）
淋巴结炎	淋巴结肿大、发热、嗜睡	肉芽肿样病变，抗酸染色阳性
播散性感染	发热、盗汗、腹泻、腹痛、恶心、体重减轻、淋巴结病［周围和（或）腹腔内］、肝大	碱性磷酸酶升高、贫血、血培养阳性、骨髓涂片+培养阳性、痰液/粪便培养阳性

细菌培养、核酸分析或DNA探针技术、聚合酶链反应（PCR）技术、色谱技术等对分枝杆菌的鉴定与分类均很有价值，但耗时耗资较多。所以一般应首选细胞学检查和抗酸染色。

1. 病理学检查 在病理学方面，可以通过细胞学和组织学检查明确病变的类型、程度，并结合特殊染色、免疫荧光、免疫组化和电镜技术等，发现抗酸杆菌，或借助核酸分析确定菌种。对于非典型肉芽肿、上皮样细胞和泡沫样细胞，可通过免疫组化识别增生的巨噬细胞和肺泡上皮（图10-4-69）；抗酸染色的痰涂片中发现抗酸杆菌，不可轻易诊断为MAI，而通常都是结核分枝杆菌，因为MAI寄生在呼吸道很少引起痰涂片抗酸染色阳性（图10-4-70）。在痰中抗酸杆菌阳性者应立即进行抗结核治疗。少数患者可能有MAI和MTB同时感染致病。

2. 细菌的分离和培养 播散性MAI通过血培养最容易诊断。通常无菌的滑囊液、脑脊液或肺、骨髓、淋巴结和肝组织培养中发现MAI具有诊断价值。而粪便、十二指肠活检、呼吸道分泌物（包括痰）中发现MAI则需结合临床表现来考虑，因为在这些部位可有MAI寄殖，却未必发生侵袭性或播散性MAIC感染。有研究表明，尸检证实的病例中98%血培养为阳性，经2次血培养足以做出诊断。Hughes等曾复习147例HIV感染者的支气管标本，用荧光金胺（fluorescent auramine）染色和培养，33例培养阳性；用Kinyoun染色发现多种分枝杆菌，认为在常规培养前先做抗酸染色检查，可能早期发现分枝杆菌。多次从痰标本分离出相同的MAI意味着感染，应予以治疗。

Hussong等比较了几种MAI感染检测方法的敏感度，指出血培养最为敏感，可100%地检出MAI感染，骨髓吸取物培养次之，而骨髓活检做抗酸染色敏感度最低。但就获得阳性结果的时间而言，血培养为

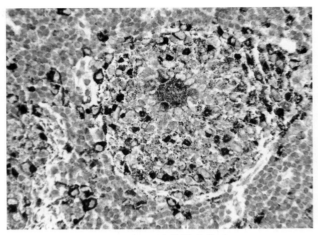

图10-4-69　结核样肉芽肿
免疫组化CD68标记阳性，显示组织细胞增生

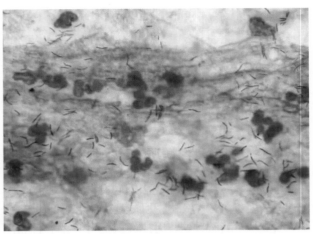

图10-4-70　抗酸染色
痰涂片阳性，通常首先考虑为结核分枝杆菌

16天，骨髓吸取物培养平均19天。骨髓活检抗酸染色最为快捷，且可发现1/3播散性MAI感染，可为早期治疗争取时间，延长生存期，故仍有很大价值。HIV感染者在因胃肠道或肺部疾病就诊时常可发现胃肠道或呼吸道有无症状性MAI寄殖。如果有肺部或胃肠道症状复发，或发生症状性播散性MAI感染，则应做血液培养。

在涂片和培养检查中，应注意排除污染菌，鉴别寄殖菌和致病菌。由于分枝杆菌广泛存在于环境中，亦可寄殖于呼吸道中，可能造成标本的污染。如水生NTM可污染液体，以致NTM涂片和培养阳性。从痰中反复检出单一菌种，也可能为呼吸道的寄殖菌。从正常无菌的血液、骨髓、脑脊液、肺活检等标本中检测到NTM，可肯定为致病菌。在活检组织中还应注意病变与病原体是否共存，根据分枝杆菌与病变的相应关系来推断其是否为致病菌。有时MAI与结核分枝杆菌同时存在，MAI多为寄殖菌，MAI与结核分枝杆菌同时致病者仅是少数。Wolf等于手术中对淋巴结标本做印片检查，空气干燥后用Diff-Quik染色，于胞质内外发现大量分枝杆菌，其中一例后来证实为分枝杆菌梭形细胞假瘤。

3. 实验室检查　如核酸分析或DNA探针技术、PCR技术、PCR限制性片段长度多态性（PCR/RFLP）分析法、DNA测序法和DNA焦磷酸测序技术、抗糖肽磷脂核心IgA抗体试验、高效液相色谱法等，均可用于MAI感染的诊断。用免疫斑点杂交法检测MAI特异性抗原，简便快捷，也有较高的阳性率。

4. 诊断思路　对于MAI感染的诊断同样需要结合患者的临床表现、影像学改变、细菌学培养和菌种鉴定结果综合诊断。例如，MAI肺病的临床诊断强调临床表现和影像学表现，多数MAI肺病患者具有典型的

纤维空洞或结节支气管扩张等影像学特点；确诊MAI肺病需同时符合MAI肺病的症状、影像学判定标准和细菌学标准，实验室诊断依赖于分枝杆菌菌种的鉴定。符合MAI肺病确定诊断的症状和影像学标准，但不符合细菌学诊断标准，则只能判为可疑MAI肺病。MAI相关过敏性肺炎的诊断应包含流行病学接触史（热水浴盆等）、细菌学检查、磨玻璃状影或广泛小叶中心结节的影像表现等。如有可能均应有组织病理学检查。

MAI为机会致病菌，广泛存在于自然界和水源中，采样不当时极易引起标本污染，所以应注意标本分离出的MAI是否与疾病有密切相关性，进行综合判断。从无菌部位分离出MAI往往意味着致病，但从非无菌部位如痰和支气管灌洗液分离出MAI，则需排除标本污染或呼吸道定植的可能。如果患者表现为非典型的影像学特点，呼吸道标本分离出MAI也应考虑呼吸道定植的可能性。

5. 鉴别诊断　在病理和临床方面，均注意将结核分枝杆菌与MAI感染相区别，Barnes等指出，结核病常发生于艾滋病诊断之前，胸部X线片常提示分枝杆菌感染，常有胸膜炎，痰菌抗酸染色阳性；而MAI感染常发生于艾滋病患者，胸部X线片一般不提示分枝杆菌病，胸膜炎少见，痰菌抗酸染色阴性。病理学上，肺部病变虽多为肉芽肿性，由上皮样细胞和淋巴细胞聚集成结节状病灶，但不如结核结节典型。

胃肠道MAI感染与惠普尔病有些相似，均表现为黏膜固有层内泡沫样细胞浸润，但惠普尔病的病变常呈弥漫性分布，镜下可见巨噬细胞内有脂质空泡，胞质内包涵物在PAS染色下呈明亮的粗颗粒状（强阳性），抗酸染色阴性；而MAI感染病变呈斑片状分布，巨噬细胞内不含脂质空泡，PAS染色下可见模糊的阳性杆菌，抗酸染色阳性。

（三）溃疡分枝杆菌感染

溃疡分枝杆菌（*Mycobacterium ulcerans*）遍及世界各地，主要分布在热带雨林地区。该菌的自然宿主和人类传播途径尚不清楚，昆虫可能是传播媒介。该菌主要引起皮肤溃疡（Buruli 溃疡），其主要发生在非洲、西太平洋、东南亚和拉丁美洲等热带和亚热带地区。在我国也曾有 Buruli 溃疡的报道。本菌是继结核病和麻风病后最常见的第三种可致皮肤皮下感染性疾病的分枝杆菌。

【生物学性状】

溃疡分枝杆菌为非产色分枝杆菌，生长缓慢。在蛋白培养基上 30～33℃培育 4 周后，形成细小、透明、圆顶状菌落，日久变为低凸面至平坦，轮廓不规则，表面粗糙，黄色。在油酸卵蛋白琼脂上，菌落呈粗糙绳状，30℃和 33℃生长。硝酸盐反应阴性，烟酸试验阳性，过氧化氢酶试验阳性，中性红试验阳性。豚鼠接种不敏感，小鼠足垫接种可获得成功。

【发病机制】

溃疡分枝杆菌可感染某些试验动物（大鼠和小鼠）和人类，主要引起皮肤出血坏死和溃疡形成，无内脏病变。感染方式可能为直接接触或皮肤外伤感染。溃疡分枝杆菌侵入皮肤后进行增殖并分泌细胞毒素，引起皮肤和皮下脂肪广泛坏死并形成溃疡。具体机制不详。

【病理变化】

溃疡分枝杆菌主要引起皮肤溃疡，又称 Buruli 溃疡（乌干达）或 Toro 溃疡（扎伊尔）等。本病多发生在前臂、足踝部、膝部、小腿、拇指、躯干等处，单发或多发。病变可分为溃疡前期（早期）、溃疡期、溃疡后期：①溃疡前期，皮肤出现坚实无痛性丘疹或小结节。②溃疡期，结节溃烂，形成坏死性溃疡，逐渐增大，边缘呈穿凿性或潜行状，表面干燥，溃疡底部可见灰黄色坏死物覆盖，形成假膜。周围皮肤增厚并隆起（图 10-4-71，图 10-4-72）。一般溃疡较表浅，个别可深及骨膜。③溃疡后期，大约溃疡形成 3 周后，病变逐渐瘢痕修复。一般皮损为单发性，但也可在周围出现卫星病灶。几个月后可自行痊愈，极个别可持续数年。病程越长，皮损越大，瘢痕越多。

镜下：早期可见表皮、真皮及皮下组织呈红染凝固性坏死，肿胀坏死的脂肪细胞核消失，呈"鬼影"状，"鬼影"细胞可持续数周。坏死部位可见纤维蛋白和细小的钙盐颗粒沉积，病灶中心有杆菌菌落，抗酸染色阳性，远离坏死处杆菌数量显著减少，在坏死部位及周围无充血及细胞浸润。皮肤坏死溃破后形成溃疡，进入溃疡期，溃疡底部为坏死组织，坏死组织周围有少量炎性肉芽组织，少量慢性炎症细胞浸润，伴有色素沉着，真皮胶原纤维变性，汗腺周围水肿，小血管周围有炎症细胞浸润（图 10-4-73，图 10-4-74）。有时可见坏死组织周围的结核结节样肉芽肿反应，部分病灶内可见到巨细胞和泡沫细胞形成，肉芽肿可能是对分枝杆菌抗原的反应，或由脂肪坏死和异物引起，特别是用于溃疡的草药粉剂所致。如合并其他感染可见大量急性炎症细胞浸润、血管炎症反应或闭塞、间质充血水肿等。溃疡也可停止发展，有的甚至处于"静止"状态。病程后期溃疡通过炎性肉芽组织修复，愈合时形成瘢痕组织，可导致肢体挛缩畸形。

【临床表现】

本病在年龄性别上无差异。疾病初期，局部皮肤

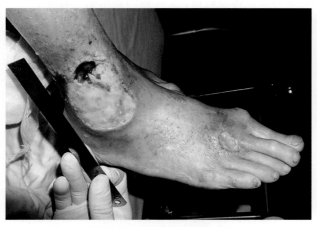

图10-4-71　踝部皮肤溃疡
边缘呈潜行性，底部有灰黄色物质覆盖，边界清楚，皮肤略增厚（谭学君惠赠）

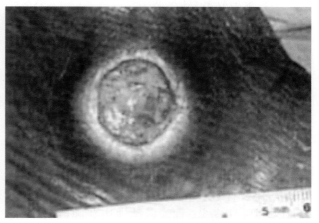

图10-4-72　踝部皮肤溃疡
圆形溃疡，溃疡面较干净，底部有灰黄色坏死物覆盖，边缘呈潜行状，周围皮肤增厚，色素沉着（谭学君惠赠）

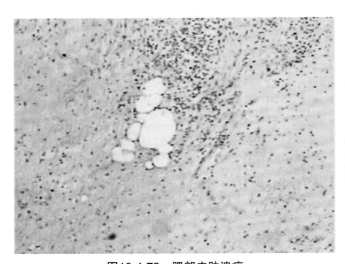

图10-4-73　踝部皮肤溃疡
皮下组织坏死，坏死的脂肪细胞呈"鬼影"状，附近少量炎症细胞浸润
（谭学君惠赠）

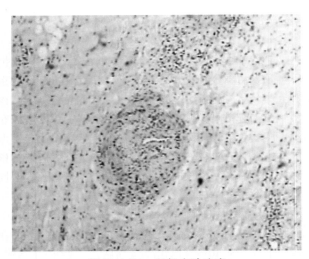

图10-4-74　踝部皮肤溃疡
溃疡底部组织，可见组织水肿、炎症细胞浸润及血管炎等表现
（谭学君惠赠）

出现无痛性丘疹或结节，以后结节溃破，形成皮肤溃疡，溃疡缓慢扩大，流出淡黄色液体，无臭味。溃疡周围有时可见新的溃疡形成。破溃后患者没有全身症状，不发热，局部淋巴结也不肿大。

【诊断与鉴别诊断】

本病病理活检可确定病变类型，病灶中心抗酸杆菌较多，可提示病因线索。对于溃疡分枝杆菌所致皮肤溃疡，取皮肤溃疡底部的渗出物涂片，抗酸染色可查到病菌；溃疡早期底部渗出液较多，细菌比较丰富，阳性率高。取溃疡底部和溃疡潜行性边缘皮下组织，切片检查可见上述病变抗酸染色，可显示细胞外抗酸杆菌。而其他分枝杆菌引起的感染，抗酸杆菌则多位于吞噬细胞内，这是鉴别诊断的要点。在后期瘢痕组织内细菌少，阳性率也低。确定病因需要取材分离培养，或做分子生物学检测。

主要鉴别对象：①皮肤结核性病变，如疣状皮肤结核、寻常狼疮等，皮肤结核形成结节状病变、肉芽肿，干酪样坏死等，抗酸杆菌多见于巨噬细胞内；而Buruli溃疡早期有结节但一般无肉芽肿形成，有坏死但非干酪样，有抗酸杆菌但常见于细胞外和坏死中心区域。②深部真菌病，亦可形成皮肤溃疡及慢性非特异性炎症，抗酸染色阴性，PAS染色和GMS染色可发现真菌菌丝或孢子，有助于鉴别。

（四）海分枝杆菌感染

海分枝杆菌（M.marinum）可引起一种局限性慢性肉芽肿性皮炎，称为游泳池肉芽肿（swimming pool granuloma）或鱼缸肉芽肿，近年报告病例有增多趋势。

【生物学性状】

海分枝杆菌属光产色缓慢生长型NTM，为需氧菌，在固体培养基上培养时菌落不见光为淡黄色，光照后变为黄色或橙色，最适宜生长温度为30～32℃，在37℃时生长受到抑制或停止生长。温度可影响其致病性，感染人体时主要累及肢端皮肤。

【发病机制】

海分枝杆菌是一种机会致病微生物，普遍存在于含水环境中，在人体内无法正常生长，其毒力小，传染性低，常由接触被细菌污染的淡水或海水，或在游泳池游泳时感染，有些患者在游泳之前或游泳之时有皮肤创伤，轻微的皮肤擦伤也可能易被感染，在肢端（手指、足趾等）形成肉芽肿，多见于水产养殖人员和游泳池救生员，以及与海水有密切接触的人员，但迄今未见人传人的报道。病变以单侧肢体为主，多发于肢端，可能与该处体温较低，又接触污染水机会较多有关。

【病理变化】

病变常发生于手部、手腕、肘部、踝部和足背，少数见于前臂或胸部，大多数发生在上肢皮肤。早期病变呈丘疹或结节状。单个或多个，也可有卫星结节样病变。游泳池肉芽肿表面常有鳞屑或结痂，也可形成溃疡，并间歇性排液，它们可自发愈合但病程较长，需数月或数年才能消退。

活检标本通常显示表面过度角化，常伴角化不全，也可有溃疡形成；真皮内含有慢性肉芽肿，伴上皮样细胞和淋巴细胞浸润，常见朗汉斯巨细胞。早期肉芽肿是弥漫的，但以后形成机化结节，有时包绕着干酪样坏死灶。有时在病灶中或病程中不能发现发育良好的上皮样细胞肉芽肿，而主要是非特异性慢性炎症细胞浸润。抗酸染色有时可见比 MTB 稍长的杆菌，通常是稀疏的，31℃培养可发现致病菌。

典型病例：男性，44 岁，海产品个体户。因海螃蟹钳伤后右手关节肿痛 1 个月就诊，体检见右手中指、小指掌指关节及近端指间关节、右手腕关节肿胀，皮肤发红、蜕皮，皮温高，压痛，右手环指近端指间关节破溃结痂，右手背可见一大小 1cm×1cm 的结节，质韧伴压痛，右手活动明显受限；MRI 示右手中指周围软组织及右手掌软组织肿胀。抗感染治疗未见明显好转，遂予清创术及脓肿切开引流术。术中探查右手背及右中、环、小指背侧多发病灶，可见黄白色脓液及组织坏死物，各脓肿腔沿肌腱间隙蔓延并相通，部分侵袭肌腱。术后标本送检细菌培养、抗酸杆菌涂片及病理检查。病理检查见真皮及皮下组织内肉芽肿形成，伴多核巨细胞形成及中性粒细胞渗出，

抗酸染色阳性。细菌培养鉴定为海分枝杆菌感染（图 10-4-75～图 10-4-78）。

【临床表现】

海分枝杆菌感染机体后，潜伏期为 2～4 周，少数可长达半年。海分枝杆菌感染进展缓慢，临床病理表现分为 4 型：Ⅰ型又称皮疹型，为早期病变，症状轻微，皮肤仅出现丘疹、结节、斑块、脓疱等表现，常被忽视；Ⅱ型为进展期表现，又称肉芽肿型，有肉芽肿形成伴有或不伴溃疡，易与其他肉芽肿或皮肤溃疡混淆；Ⅲ型又称深部感染型，出现腱鞘炎、滑膜炎、关节炎甚至骨质破坏，易与化脓性腱鞘炎、结核性或类风湿关节炎相混；Ⅳ型又称播散型，出现肺部或其他组织感染的临床表现，见于免疫损伤患者，较罕见。Ⅲ型和Ⅳ型均为晚期病变，向深部组织发展，可累及肌腱、关节、滑膜甚至骨组织，导致局部肿胀、疼痛

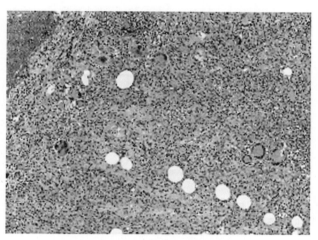

图10-4-75　手指海分枝杆菌感染
肉芽肿中多核巨细胞形成及中性粒细胞浸润，无明显坏死（连渊娥惠赠）

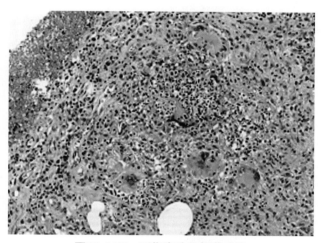

图10-4-76　手指海分枝杆菌感染
肉芽肿形成，高倍镜显示上皮样细胞、多核巨细胞及中性粒细胞浸润
（连渊娥惠赠）

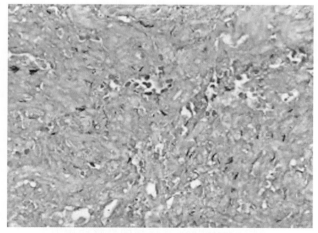

图10-4-77　手指海分枝杆菌感染
肉芽肿抗酸染色可见杆状紫红色分枝杆菌（连渊娥惠赠）

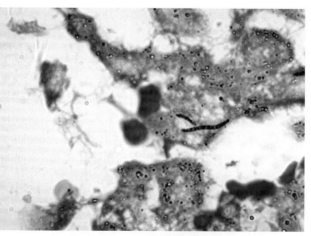

图10-4-78　手指海分枝杆菌感染
肉芽肿抗酸染色油镜所见细菌较长较粗（连渊娥惠赠）

和功能障碍，其中以腱鞘炎最为多见。

【诊断与鉴别诊断】

海分枝杆菌感染的临床病理表现缺乏特征性，诊断要结合海水或海产品接触史、游泳史等，活检组织发现肉芽肿等病变，细菌培养或抗酸染色阳性，并能排除结核杆菌和其他 NTM 感染。分子生物学技术检测海分枝杆菌特异性核酸片段有助于确定诊断。在临床及病理方面，还应注意鉴别结核及其他 NTM 感染、孢子丝菌病、坏疽性脓皮病、皮肤利什曼病、银屑病、土拉菌病、皮肤癌等。

（五）产黏液分枝杆菌感染

产黏液分枝杆菌（*Mycobacerium mucogenicum*）是一种属于快速生长类偶然分枝杆菌群的 NTM，因为在固体培养基上能产生黏液样物质而得名。该菌可引起创伤后皮肤感染和败血症，也可累及骨关节。败血症多与长时间留置静脉导管污染有关，属医院感染。确认该菌需要做细菌学或分子生物学鉴定，抗酸染色阳性率仅有 25% ～ 35%。PCR 相关技术、基因芯片技术和第二代测序技术亦可用于鉴定。

典型病例：男性，33 岁，主诉反复咳嗽咳痰、发热 1 月余，加重 1 周。CT 检查提示肺部炎症，多次痰涂片均未查见抗酸杆菌。肺活检见肺间质内泡沫状巨噬细胞、淋巴细胞、中性粒细胞及嗜酸性粒细胞浸润，倾向结核病。NGS 检出产黏液分枝杆菌，序列数 53（图 10-4-79，图 10-4-80）。

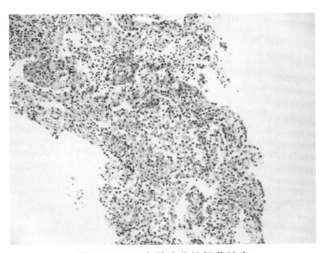

图10-4-79　产黏液分枝杆菌肺炎
肺穿刺活检，呈炎症性病变，无特异性（郑广娟、刘晗、阳宇惠赠）

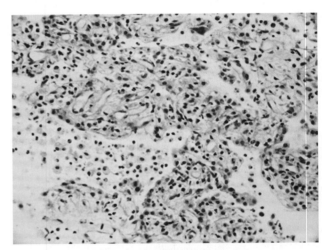

图10-4-80　产黏液分枝杆菌肺炎
高倍，泡沫样巨噬细胞和淋巴细胞浸润，无明显肉芽肿（郑广娟、刘晗、阳宇惠赠）

（刘德纯　吴礼高　刘红刚　朴颖实
张盛忠　郭瑞珍；管俊昌）

第五节　动物源性细菌感染

动物源性细菌是指以动物为传染源，能引起动物和人发生感染性疾病的致病菌。这类病菌所引起动物和人类的某些传染病，称为人兽共患病（zoonosis）。其中以动物作为传染源的称为动物源性疾病。人类直接接触动物或其污染物及媒介动物叮咬等途径感染而致病，这些病主要发生在畜牧区或自然疫源地，又称自然疫源性疾病。动物源性细菌主要有布鲁氏菌属、芽孢杆菌属、巴斯德菌属、李斯特菌属、弗朗西丝菌属，以及耶尔森菌（见肠杆菌科部分）、猪链球菌（见球菌部分）、沙门菌（见肠杆菌科部分）、巴尔通体、衣原体、立克次体、螺旋体（此四体均已另章介绍）等。本节主要介绍前 5 个菌属的细菌感染。

一、布鲁氏菌属细菌感染

布鲁氏菌属（*Brucella*）引起的人兽共患病称为布鲁氏菌病（brucellosis）。该病的易感动物为牛、羊、猪等。布鲁氏菌属有 10 个生物种、19 个生物型，因最早由美国医师 David Bruce 首先分离出而得名。本菌属使人致病的有牛布鲁氏菌（又称流产布鲁氏菌）、羊布鲁氏菌、猪布鲁氏菌和犬布鲁氏菌。在我国流行占绝对优势的是羊布鲁氏菌病，其次为牛布鲁氏菌病。人布鲁氏菌病最多的地区是羊、奶牛布鲁氏菌病严重流行的地区，一般牧区的感染率高于农区。

【生物学性状】

布鲁氏菌属细菌为革兰氏阴性短小杆菌或小球杆菌，排列不规则，长 0.6～1.5μm，宽 0.4～0.8μm。无芽孢，无鞭毛，有微荚膜。培养特性为需氧菌，营养要求较高，可形成微小、透明、无色的光滑（S）型菌落，经多次人工传代培养后可转变为粗糙（R）型菌落。两种菌落可用吖啶黄玻片凝聚试验鉴别，S 型菌落在 1:1000 的吖啶黄中呈均匀混浊状，而 R 型菌落出现凝块。布鲁氏菌在血琼脂平板上不溶血，在液体培养基中可形成轻度混浊并有沉淀。大多能分解尿素和产生硫化氢（H_2S）。过氧化氢酶和氧化酶均阳性。根据产生 H_2S 的多少和在含碱性染料培养基中的生长情况，可鉴别羊、牛、猪等三种布鲁氏菌。布鲁氏菌含有两种抗原物质，即 A 抗原（牛布鲁氏菌抗原）和 M 抗原（羊布鲁氏菌抗原），根据两种抗原量的比例不同可对菌种进行区别，用 A 与 M 因子血清进行凝集试验可鉴别三种布鲁氏菌。本菌属抵抗力较强，在土壤、毛皮、病畜的脏器和分泌物、肉和乳制品中可生存数周至数月，但在湿热 60℃、20 分钟，日光直接照射下 20 分钟可死亡；对常用消毒剂均较敏感，如 3% 甲酚皂溶液作用数分钟可杀死。牛奶中的布鲁氏菌可用巴氏消毒灭菌。布鲁氏菌对常用的广谱抗生素也较敏感。

【发病机制】

传染源主要是患病的动物，人类主要经过接触病畜或接触被污染的畜产品，经皮肤、黏膜、眼结膜、呼吸道、消化道等途径感染。一般不由人传染给人。

布鲁氏菌的主要致病物质是内毒素、荚膜与侵袭性酶（透明质酸酶、过氧化氢酶等），荚膜和侵袭性酶增强了该菌的侵袭力，使细菌能通过完整皮肤、黏膜进入宿主体内，并在内脏大量繁殖和快速扩散进入血流。机体感染布鲁氏菌后可产生细胞免疫，随着病程的延续，机体免疫力不断增强，病菌不断被消灭，最终可变为无菌免疫。

布鲁氏菌主要寄生在巨噬细胞内，其致病机制与超敏反应有关。菌体抗原成分与相应抗体形成的免疫复合物，可导致急性炎症和坏死。病灶中有大量中性粒细胞浸润，可能是一种 III 型超敏反应（Arthus 反应）。

【病理变化】

不同类型布鲁氏菌的致病性存在差异，牛布鲁氏菌引起的疾病病情温和，没有化脓性炎症，而羊布鲁氏菌可引起急性干酪样肉芽肿，病情较严重。

1. 单核巨噬细胞病变 表现为单核巨噬细胞增生和肉芽肿形成。布鲁氏菌自皮肤黏膜侵入机体后，中性粒细胞首先出现，发挥其吞噬和杀菌作用。部分牛布鲁氏菌可被消灭，而羊布鲁氏菌不易被杀灭。存活的布鲁氏菌随血流到达局部淋巴结，可能被杀灭，也可能在淋巴结中生长繁殖，引起巨噬细胞反应性增生和中性粒细胞浸润。初期或轻度者单核巨噬细胞散在性增生，不聚集成团；稍重者巨噬细胞可呈小灶性增生，十几个或几十个巨噬细胞聚集在一起，散在分布于病变组织各处；进一步发展则可见上百个巨噬细胞形成较大病灶；严重者可见弥漫性大片状巨噬细胞团块，取代正常组织结构。增生灶内可发生坏死，伴有炎症细胞浸润，或可形成小脓肿。慢性期也可出现肉芽肿，由上皮样组织细胞、多核巨细胞（朗汉斯巨细胞型或异物巨细胞型）、淋巴细胞、浆细胞等构成，偶见少量嗜酸性粒细胞。肉芽肿中心偶见坏死，上皮样细胞排列不规则，多核巨细胞体积较小。肉芽肿多见于肝、脾、淋巴结和骨髓。在羊布鲁氏菌或猪布鲁氏菌感染者中也常形成化脓性肉芽肿。病原菌数量很多时可突破淋巴结屏障，侵入血液循环，进入肝、脾和骨髓等器官，形成新的感染病灶，在肝、脾、淋巴结、骨髓内也可发生肉芽肿性病变，伴有淋巴细胞、单核巨噬细胞增生（图 10-5-1，图 10-5-2）。

2. 血管病变 布鲁氏菌进入血流，可导致毒血

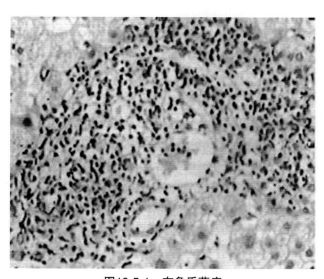

图10-5-1 布鲁氏菌病
肝活检组织，汇管区内可见大量单核巨噬细胞、淋巴细胞增生浸润
（陆普选惠赠）

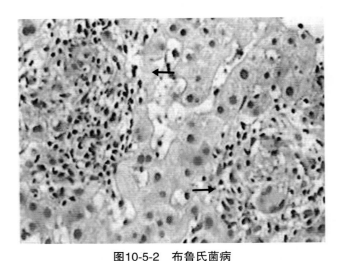

图10-5-2　布鲁氏菌病

肝组织内局部见肉芽肿形成，由巨噬细胞和淋巴细胞等构成（陆普选惠赠）

症或菌血症，同时引起血管病变，主要累及肝、脾、脑、肾等器官的小血管和毛细血管，导致血管内膜炎、血管周围炎、坏死性血管炎、血栓性脉管炎、微小梗死灶等。①血管内膜炎，以血管内皮细胞增生为主，伴血管内膜纤维组织增生，致使血管壁增厚，管腔狭窄，管壁内有炎症细胞浸润；②血管周围炎，表现为血管外膜及其周围有纤维组织增生和淋巴细胞、巨噬细胞浸润；③增生性血管炎，以成纤维细胞和血管外膜细胞增生为主；④坏死性血管炎，以血管壁纤维素样坏死为特征，可累及部分血管壁或整个血管周径；⑤血栓性脉管炎，表现为内皮细胞增生，管壁轻度坏死，血管腔内有血栓形成。血管通透性增加可致组织水肿、浆液性炎或浆膜腔积液。上述病变中以血管周围炎和坏死性血管炎比较常见。上述血管病变可能与布鲁氏菌引起的超敏反应有关。

3. 各器官病变　布鲁氏菌病是一种全身性感染性疾病，上述基本病变可发生于机体很多器官和组织。

（1）淋巴结病变：多见于颈部、纵隔、肠系膜、腋下或腹股沟淋巴结。淋巴结充血肿胀，镜下可见淋巴结正常结构破坏，被成片或灶性增生的巨噬细胞占据，淋巴滤泡和髓索萎缩，肉芽肿形成等。淋巴结穿刺或活检可培养出致病菌。

（2）脾脏病变：脾脏因充血和细胞增生而增大，可见巨噬细胞增生和肉芽肿形成，淋巴细胞增生；严重者可发生脾功能亢进，致使红细胞、血小板和白细胞减少。

（3）肝脏病变：肝充血肿大，可见小脓肿和肉芽肿形成。汇管区内淋巴细胞、单核巨噬细胞、浆细胞浸润，形成炎性结节。严重病例可发展为肝硬化，与其他原因所致的肝硬化不易区别。

（4）骨髓病变：急性期可发生骨髓炎，骨髓内单核巨噬细胞增生，伴淋巴细胞浸润，进而可发生小灶性坏死；慢性期巨噬细胞持续增生，可有肉芽肿形成，红细胞和血小板的生成受到破坏，可致贫血和出血。

（5）神经病变：脑膜、脑实质、脊髓膜和神经根等处可见淋巴细胞浸润、巨噬细胞增生及肉芽肿形成，临床可出现脑膜炎、脑膜脑炎、神经炎和神经根炎等症状。

（6）其他组织病变：布鲁氏菌还可导致关节炎、关节强直、脊椎炎、腱鞘炎和滑囊炎。肺部也可出现卡他性肺炎。肾脏可发生弥漫性肾小球肾炎或肾盂肾炎，有时可发生心肌炎、心内膜炎或心包炎。皮肤受累可充血水肿，血管周围有肉芽肿形成，或可见局部脓肿形成。有的患者发生睾丸炎、附睾炎、子宫内膜炎等。

【临床表现】

人感染布鲁氏菌后，临床表现多样，急性和亚急性者有菌血症，主要表现为体温呈波形或长期低热、盗汗、寒战、关节痛、神经痛、肝脾大等。孕妇可能流产。慢性者通常无菌血症，但感染可持续多年。自然病程为3～6个月。

1. 潜伏期　一般2～3周，此期细菌被中性粒细胞和巨噬细胞吞噬，成为胞内寄生菌，然后随淋巴液流到局部淋巴结生长繁殖并形成感染灶。

2. 急性期　细菌繁殖达一定数量时，突破淋巴结而侵入血流，出现菌血症。由于内毒素的作用致患者发热，随后细菌进入肝、脾、骨髓和淋巴结等脏器细胞，发热也渐消退。细菌在细胞内繁殖到一定程度可再度入血，又出现菌血症而致体温升高。如此反复形成的菌血症，使患者的热型呈波浪式，临床上称为波状热（undulant fever）。急性期主要症状是发热、多汗、乏力、关节炎、睾丸炎等。患者多汗，在退热时或夜间可大汗淋漓，为本病的突出症状。关节疼痛常很剧烈，可累及一个或多个关节，主要是大关节，可呈游走性，并见关节肿胀，也常伴关节周围炎、腱鞘炎、滑膜炎等。睾丸炎也是本病的特征性表现之一，多为单侧性，肿大且有压痛。

3. 慢性感染　感染易转为慢性，在全身各处引起迁徙性病变，伴随发热、头痛、关节痛和全身乏力等症状，伴有肝脾大、胃肠道症状。有些患者可发生骨髓炎、脑膜炎或胆囊炎。病程一般持续数周至数月。

【诊断与鉴别诊断】

1. 病理学检查　对肝、肾、淋巴结、骨髓等受累组织做穿刺活检，观察上述病变，包括血管病变，有助于了解病情进展，也可能发现病因线索。

2. 病原学检查 采集患者病变急性期血液或急性期、亚急性期的骨髓，进行接种培养，对于培养出的细菌还要进一步确定型别。血清学检测可检测到特异性 IgG、IgA 和 IgM 抗体，敏感性和特异性更好，常用方法有凝集试验、抗球蛋白试验（Coomb 试验）、补体结合试验和酶联免疫吸附试验等。

3. 皮肤试验 取布鲁氏菌素（brucellin）或布鲁氏菌蛋白提取物 0.1ml 皮内注射，24～48 小时后观察结果。局部红肿浸润直径 1～2cm 者为弱阳性，>2～3cm 为阳性，>3～6cm 为强阳性。红肿在 4～6 小时消退者为假阳性。皮试阳性可诊断慢性或曾患过布鲁氏菌病。

本病可能累及多个器官，临床病理表现复杂且无特异性，需要结合流行病学、临床和实验室检查，鉴别多种相似疾病。确定病因诊断关键是找到病原菌。

二、芽孢杆菌属细菌感染

芽孢杆菌属（*Bacillus*）是一群需氧、能形成芽孢的革兰氏阳性大杆菌，有 200 多个种或亚种，在自然界广泛分布，主要以芽孢形式在环境中生存，代谢缓慢，抵抗力强。本属中主要的致病菌为炭疽芽孢杆菌，是引起动物和人类炭疽病的病原菌。蜡样芽孢杆菌可产生肠毒素，引起食物中毒。枯草芽孢杆菌偶可引起眼部感染（如结膜炎、虹膜炎甚至全眼炎）。其他大多为腐生菌，一般不致病。

（一）炭疽芽孢杆菌感染与炭疽

炭疽芽孢杆菌（*B.anthracis*）是动物和人类炭疽病（anthrax）的病原菌，是人类历史上第一个被发现和鉴定的病原菌，简称炭疽杆菌。牛、羊等食草动物的发病率最高，人可通过摄食或接触患炭疽的动物及畜产品感染，发生皮肤炭疽，或肠炭疽、肺炭疽和脑膜炎炭疽等。炭疽散布于世界各地，尤以南美洲、亚洲及非洲的牧区较多见，呈地方性流行，为一种自然疫源性疾病。近年来由于世界各国的皮毛加工等集中于城镇，炭疽也暴发于城市，成为重要职业病之一。美国在 2001 年继"9·11"事件后又发生炭疽芽孢粉末邮件袭击事件，导致 22 人发病，5 人死亡。此事再次引起全世界对炭疽杆菌的关注。

【生物学性状】

炭疽杆菌是致病菌中最大的革兰氏阳性杆菌，长 5～10μm，宽 1～3μm，两端截平，无鞭毛。取自患者或病畜新鲜标本直接涂片时，本菌常呈单个或呈短链状排列，经培养后则形成长链，呈竹节样排列。芽孢在有氧条件下形成，呈椭圆形，位于菌体中央。有毒菌株在人和动物体内或含血清的培养基中可形成荚膜。培养时需氧或兼性厌氧，营养要求低。

炭疽杆菌的抗原分为两部分：①结构抗原，包括荚膜、菌体和芽孢等抗原成分；②炭疽毒素复合物。两者均有致病作用。

【发病机制】

1. 传染源 患病的牛、马、羊、骆驼等食草动物是人类炭疽的主要传染源。猪可因吞食染菌青饲料而感染，犬、狼等食肉动物可因吞食病畜肉类而得病，成为次要传染源。炭疽患者的分泌物和排泄物也具传染性。

2. 传播途径 人感染炭疽杆菌主要通过工业和农业两种方式。接触感染是本病流行的主要途径。皮肤直接接触病畜及其皮毛最易受感染，吸入带大量炭疽芽孢的尘埃、气溶胶或进食染菌肉类，可分别发生肺炭疽或肠炭疽。应用未消毒的毛刷，或被带菌的昆虫叮咬偶也可致病。

3. 易感人群 主要取决于接触病原体的程度和频率。青壮年因职业（农民、牧民、兽医、屠宰场和皮毛加工厂工人等）关系与病畜及其皮毛和排泄物、带芽孢的尘埃等的接触机会较多，其发病率也较高。

4. 致病物质 致病性炭疽芽孢杆菌主要致病物质是荚膜和炭疽毒素。控制荚膜产生的基因在质粒 DNA 上。荚膜有抗吞噬作用，有利于细菌在宿主组织内繁殖扩散。炭疽毒素是造成感染者发病和死亡的主要原因。

（1）炭疽毒素：由保护性抗原、致死因子和水肿因子三种蛋白质组成的复合物，由质粒 PXO1 的基因（*pagaA*、*cya*、*lef*）编码，注射给实验动物可出现炭疽病的典型中毒症状。但致死因子和水肿因子单独作用不会发挥生物学活性，都必须与保护性抗原组合后才能引起实验动物的水肿和死亡。炭疽毒素具有抗吞噬作用和免疫原性，毒性作用直接损伤微血管内皮细胞，增加血管通透性而形成水肿，也可抑制、麻痹呼吸中枢导致呼吸衰竭而死亡。免疫注射后使豚鼠对炭疽芽孢杆菌的感染具有一定的保护作用。

（2）荚膜多肽抗原：由多聚 D- 谷氨酸多肽所组成，由质粒 PXO2 基因（*capB*、*capC* 和 *capA*）编码，具有抗吞噬作用，与细菌毒力有关。

（3）芽孢抗原：由芽孢的外膜、皮质等组成的芽孢特异性抗原，具有免疫原性和血清学诊断价值。

（4）菌体多糖抗原：由 D- 葡萄糖胺、D- 半乳糖组成，与毒力无关。由于耐热，此抗原在病畜皮毛或腐败脏器中虽经长时间煮沸，仍可与相应抗体发生沉淀反应，称 Ascoli 热沉淀反应，对追溯炭疽芽孢杆菌病原即流行病学调查有很大作用。

【病理变化】

炭疽的主要病变是受累脏器的出血、坏死和水肿。

1. 皮肤炭疽　可分炭疽痈和恶性水肿两型。①炭疽痈，多见于面、颈、肩、手和足等裸露部位皮肤，初为丘疹或斑疹，第 2 日皮疹顶部出现水疱，内含淡黄色液体，周围组织硬而肿，第 3～4 日中心区呈现出血性及凝固性坏死，稍下陷，周围有成群小水疱，水肿区继续扩大。第 5～7 日水疱坏死破裂成浅小溃疡，血样分泌物结成黑色似炭块的干痂，痂下有肉芽组织形成。周围组织有非凹陷性水肿。真皮皮下组织呈急性浆液性出血性炎症，伴明显水肿，或者真皮浅层水肿而深层显著出血。黑痂坏死区的直径大小不等，自 1～2cm 至 5～6cm，水肿区直径可达 5～20cm，坚实、疼痛不著、溃疡不化脓等为其特点。继之水肿渐退，黑痂在 1～2 周脱落，再过 1～2 周愈合，形成瘢痕。②恶性水肿，少数病例局部无黑痂形成而呈现大块状水肿，累及部位大多为组织疏松的眼睑、颈、大腿等，患处肿胀透明而坚韧，扩展迅速，可致大片坏死。

2. 吸入性炭疽或肺炭疽　病理变化为肺泡内水肿和出血、出血性支气管炎，炎症反应不明显。有时可见小叶性肺炎、局部肺梗死等，纵隔高度胶冻样水肿，支气管和纵隔淋巴结明显肿大，可伴出血，亦可累及胸膜和心包。

3. 胃肠道炭疽　胃黏膜表面可见多发性溃疡形成，伴有黏膜下层水肿及出血，此为胃炭疽的标志性病变，在黏膜淋巴管内易查见炭疽杆菌。肠道病变主要累及小肠，肠壁呈局限性化脓性病变及弥漫性出血性浸润，病变周围肠壁高度水肿及出血，肠系膜淋巴结肿大，腹腔内可有浆液性血性渗出液，其中含有大量致病菌。

4. 脑膜炎型炭疽　病理表现为硬脑膜及软脑膜极度充血、水肿，蛛网膜下腔广泛出血，伴有大量炎症细胞浸润，含有大量致病菌。

5. 败血症型炭疽　全身许多脏器广泛出血、水肿及坏死，伴有肝脾大、肾脏浊肿等。

【临床表现】

炭疽潜伏期 1～5 日，最短仅 12 小时，最长 12 日。发病 1～2 日后出现发热、头痛、局部淋巴结肿大及脾大等。临床可分为以下 5 型。

1. 皮肤炭疽　最多见，约占 95% 以上。人因接触患病动物或受染毛皮而感染，细菌由颜面、四肢等皮肤小伤口侵入，经 1 日左右局部出现小痂，继而周围形成水疱、脓疱，最后坏死、形成溃疡及特有的黑色焦痂，故名炭疽。

2. 肺炭疽　大多为原发性，由吸入大量含有炭疽杆菌芽孢的尘埃所致，也可继发于皮肤炭疽。起病多急骤，但一般先有 2～4 日的感冒样症状，且在缓解后再突然起病，呈双相型。临床表现为寒战、高热、气急、喘鸣、发绀、呼吸困难、血样痰、胸痛等，有时在颈、胸部出现皮下水肿。肺部仅闻及散在的细湿啰音，或有脑膜炎体征，体征与病情严重程度常不成比例。患者病情大多危重，常并发败血症和感染性休克，偶也可继发脑膜炎。若不及时诊断与抢救，则常在急性症状出现后 24～48 小时因呼吸、循环衰竭而死亡。

3. 胃肠道炭疽　食入未煮熟的病畜肉类、奶或被污染食物所引起，可表现为急性胃肠炎型和急腹症型。①胃肠炎型，潜伏期 12～18 小时，同食者可同时或相继出现严重的连续性呕吐、腹痛、水样腹泻、肠麻痹及血便，多于数日内迅速康复；②急腹症型，起病急骤，有严重毒血症症状、持续性呕吐、腹泻、血水样便、腹胀、腹痛等，腹部有压痛，呈腹膜炎征象，若不及时治疗，常并发败血症和感染性休克而于起病后 3～4 日死亡。

4. 脑膜炎型炭疽　大多继发于伴有败血症的各型炭疽，原发性偶见。临床症状有剧烈头痛、呕吐、抽搐，明显脑膜刺激征。病情凶险，发展迅速，患者可于起病 2～4 日死亡。脑脊液大多呈血性。

5. 败血症型炭疽　多继发于肺炭疽或肠炭疽，由皮肤炭疽引起者较少，可伴高热、头痛、出血、呕吐、毒血症、感染性休克、弥散性血管内凝血（DIC）等。外周血白细胞总数大多增高（10～20）×10^9/L，少数可高达（60～80）×10^9/L，分类以中性粒细胞为高。

【诊断与鉴别诊断】

诊断本病需要结合流行病学资料、临床表现和实验室检查。病理科很少获得活检标本。皮肤炭疽具一定特征性，一般不难做出诊断。确诊有赖于各种分泌物、排泄物、血、脑脊液等的涂片检查和培养。

1. 接触史　农牧民患者常与牛、马、羊等有频繁接触，皮革加工厂的工人工作中常与带芽孢尘埃环境中的皮毛接触等，对本病诊断有重要参考价值。

2. 直接涂片镜检　涂片检查最简便。人类皮肤炭疽取水疱、病灶渗出物、脓疱内容物或血液；肠炭疽取粪便、呕吐物、血液及畜肉等；肺炭疽取痰液、胸腔渗出液及血液等；脑膜炎炭疽取脑脊液进行涂片，革兰氏染色或荚膜染色，镜检发现有荚膜的呈竹节状排列的革兰氏阳性大杆菌，或用特异性荧光抗体（抗菌体、抗荚膜、抗芽孢、抗噬菌体等）染色镜检，结合临床症状可做出初步诊断。

3. 病理组织检查 炭疽动物尸体严禁室外剖检，以防形成芽孢污染牧场及环境，一般在无菌条件下割取耳尖或舌尖组织送检。在皮肤、肺、支气管活检组织或胸腔积液，用抗细胞壁和荚膜抗原的单克隆抗体标记炭疽杆菌，可以清晰显示病原体。用 PCR 技术可检测病变组织中炭疽杆菌核酸成分。

4. 分离培养与动物接种 检材接种于血琼脂平板、普通琼脂平板或碳酸氢钠琼脂平板，孵育后观察菌落形态并进行鉴定。本菌需与其他需氧芽孢杆菌及各种类炭疽杆菌（枯草杆菌、蜡样杆菌、蕈状杆菌、嗜热杆菌等）鉴别。取患者的分泌物、组织液或所获得的纯培养物接种于小白鼠或豚鼠等动物的皮下组织，如注射局部处于 24 小时出现典型水肿，动物大多于 36～48 小时死亡，在动物内脏和血液中有大量具有荚膜的炭疽杆菌存在。

5. 免疫学试验 有间接血凝法，酶联免疫吸附试验法、酶标-SPA 法等，用以检测血清中的各种抗体，特别是荚膜抗体及血清抗毒性抗体，一般用于回顾性诊断和流行病学调查，也可用免疫荧光法检查患者的荚膜抗体。

6. 鉴别诊断 皮肤炭疽须与痈、蜂窝织炎、恙虫病的焦痂、兔热病的溃疡等相鉴别。肺炭疽需与各种肺炎、肺鼠疫相鉴别。肠炭疽需与急性细菌性痢疾及急腹症相鉴别。脑膜炎型炭疽和败血症型炭疽应与各种脑膜炎、蛛网膜下腔出血和败血症相鉴别。

（二）蜡样芽孢杆菌感染与食物中毒

蜡样芽孢杆菌（B. cereus）为革兰氏阳性大杆菌，生长 6 小时后即可形成椭圆形芽孢。在普通琼脂平板上生长良好，菌落较大，灰白色，表面粗糙似熔蜡状而得名。本菌广泛分布于土壤、水、尘埃及淀粉制品、乳和乳制品等食品中，是仅次于炭疽芽孢杆菌的人兽共患病病菌，可引起食源性疾病和机会性感染。

所致疾病主要是食物中毒：①呕吐型食物中毒，由耐热的肠毒素引起，于进餐 1～5 小时发病，主要是恶心、呕吐，腹痛，仅少数患者有腹泻。类似于葡萄球菌的食物中毒，病程平均不超过 24 小时。②腹泻型食物中毒，由不耐热肠毒素引起，进食后发生胃肠炎症状，主要为腹痛、腹泻和里急后重，偶有呕吐和发热。

此外，蜡样芽孢杆菌有时也是外伤后眼部感染的常见病原菌，引起角膜炎、眼内炎甚至全眼球炎。在免疫功能低下或应用免疫抑制剂的患者中还可引起心内膜炎、脑膜炎、骨髓炎、肺炎和菌血症等。

发生食物中毒时要采取可疑食物或收集粪便及呕吐物进行检查，并要做活菌计数。为排除污染，细菌达到 $10^5/g$ 食物时才有诊断意义。

三、弗朗西丝菌属细菌感染与土拉热病

弗朗西丝菌属（Francisella）是一类多形性的革兰氏阴性小杆菌，本属有土拉弗朗西丝菌和蜃楼弗朗西丝菌两个种。其中土拉弗朗西丝菌（F. tularesis）有 4 个亚种，均对人类致病，如土拉弗朗西丝菌土拉亚种是土拉热病（tularemia）的病原体。本菌引起一些野生动物的感染，特别常见于野兔中，故俗称野兔热杆菌，人类常因接触野生动物或病畜发生土拉热病，也称兔热病或野兔热（rabbit fever）。

【生物学性状】

土拉弗朗西丝菌土拉亚种习称土拉杆菌或野兔热杆菌，为革兰氏阴性球杆状小杆菌，长 0.3～0.7μm，宽 0.2～0.3μm。经人工培养后呈显著多形态性，有两极浓染现象。无芽孢、无鞭毛，在动物组织内有荚膜。专性需氧，在普通培养基上不易生长。对热敏感，但对低温有很强的耐受力。对一般化学消毒剂敏感。

【发病机制】

野兔、鼠类等多种野生动物和家畜都可感染土拉弗朗西丝菌。动物之间主要通过蜱、蚊、蚤、虱等吸血节肢动物叮咬传播，人类也易感，可通过多种途径感染，如直接接触患病的动物或被动物咬伤、节肢动物叮咬、食入污染食物，亦可经空气传播引起呼吸道感染。

土拉弗朗西丝菌的致病物质主要是荚膜和内毒素。细菌侵袭力强，能穿过完整的皮肤和黏膜。人通过皮肤或呼吸道吸入 50 个细菌即可致病。但经口感染则需大量细菌才能致病。另外，菌体多糖抗原可引起 I（速发）型超敏反应，蛋白质抗原可引起 IV（迟发）型超敏反应等，参与致病。土拉弗朗西丝菌为细胞内寄生菌，抗感染当以细胞免疫为主。病后 2～3 周出现 IgM 和 IgG 抗体，可持续存在多年，但无保护作用。

【病理变化】

本病以节肢动物叮咬处局部溃疡和淋巴结肿大为特征。病菌在淋巴结内如未被杀灭，则可从淋巴结逸出进入血流，引起菌血症，进而随血流播散到肝、

脾、深部淋巴结、骨髓等组织，并在其中繁殖，形成结核样肉芽肿，但肉芽肿无出血，这是与鼠疫性病变的重要区别。

1. 皮肤病变　病原菌通过昆虫叮咬和皮肤伤口侵入一两天后，局部皮肤即可出现丘疹，继而化脓、坏死，中心处坏死组织脱落，形成皮肤溃疡，有时覆盖以黑痂，而边缘隆起有硬结感。

2. 淋巴结病变　在皮肤溃疡的引流区，病菌循淋巴管侵入附近淋巴结，引起淋巴结炎，镜下可见星状脓肿形成，需与猫抓病相鉴别。在呼吸道、消化道受累时引流区肺门和纵隔淋巴结、颈部及颌下淋巴结、肠系膜淋巴结也每有肿大，发生增生性和化脓性病变。

3. 肺土拉菌病　表现为支气管炎和局部性肺炎或支气管肺炎，肺泡壁可发生坏死，有时也可见结核样肉芽肿。病灶呈散在斑片状分布，相邻肺炎病灶可互相融合，胸膜受累，渗出液中以单核细胞为主。

4. 眼部病变　被感染的手指或污染物接触眼结膜，可致眼睑高度充血，眼睑水肿，并有脓性渗出物，结膜上可见浅黄色小结节（肉芽肿病变）和坏死性小溃疡，角膜上可出现溃疡，以后瘢痕形成。

5. 其他病变　病菌可局限于咽部，引起咽炎、扁桃体炎，使局部组织充血水肿、炎性渗出，也可有黏膜溃疡形成，偶见灰白色假膜形成。胃肠道亦可发生类似病变。败血症时病变可累及肝、脾、肺等器官，引起肝脾大、肺炎，偶可并发脑膜炎、骨髓炎、心内膜炎、心包炎、腹膜炎等，偶有皮疹。

【临床表现】

人感染后潜伏期一般为 3～4 天，发病较急，临床表现为高热、寒战、剧烈头疼、乏力、肌肉酸痛、关节痛等，重者出现衰竭与休克。由于感染途径不同，临床类型较多。①皮肤受损处可出现丘疹、化脓、溃疡，后期结痂，而周围组织可轻度红肿，溃疡处有疼痛感。②肺土拉菌病，土拉菌经呼吸道吸入后，可被肺泡巨噬细胞吞噬消灭。但如细菌未被消灭，则可在肺泡内增殖，引起炎症反应。呼吸道相关症状有咳嗽、少痰、胸骨后钝痛等。X 线检查显示支气管肺炎，偶见肺脓肿、肺坏疽或空洞形成，肺门和纵隔淋巴结也常肿大。③病菌进入胃肠道，引起胃肠型土拉菌病，临床表现为腹痛、呕吐、腹泻等。④伤寒型土拉菌病（败血症或中毒型），由大量毒力较强的菌株侵入人体引起，起病急，出现高热、寒战、剧烈头痛、肌肉及关节剧痛。

【诊断与鉴别诊断】

活检组织检查可见结核样肉芽肿等病变，但缺乏特异性。组织标本的革兰氏染色镜检价值不大，银染色也难以显示，可用免疫荧光染色镜检，但与军团菌、布鲁氏菌等有交叉反应，应注意假阳性的出现。分离培养较困难。血清学试验是土拉热诊断最常用的方法，在病程中血管凝集效价呈 4 倍或以上增长或单份血清效价达 1：160 才有诊断意义。用小鼠单克隆抗野兔热脂多糖抗原的抗体做免疫标记，巨噬细胞中可见完整的细菌或颗粒状细菌抗原成分，亦可用于诊断。

四、李斯特菌属细菌感染

李斯特菌属（*Listeria*）有 8 个菌种，其中对人致病者是产单核细胞李斯特菌（*L. monocytogenes*），也称单核细胞增多性李斯特菌。1926 年由 Murray 首先发现，可引起兔单核性白细胞急剧增加，后来发现可引起孕妇流产、婴幼儿化脓性脑膜炎或脑膜脑炎、成人心内膜炎和败血症。

【生物学性状】

产单核细胞李斯特菌为革兰氏阳性短杆菌，直或稍弯，两端钝圆，常呈 "V" 字形排列，偶有球状、双球状，需氧及兼性厌氧、无芽孢，一般不形成荚膜，但在营养丰富的环境中可形成荚膜，在陈旧培养中的菌体可呈丝状及革兰氏阴性，该菌有 4 根周毛和 1 根端毛，但周毛易脱落。

【发病机制】

产单核细胞李斯特菌广泛分布于自然界，人主要通过食入被污染的食品致病。该菌也可通过眼及破损皮肤、黏膜进入体内而造成感染。孕妇感染后通过胎盘或产道感染胎儿或新生儿，栖居于阴道、子宫颈的该菌可引起感染，性接触也是本病传播的可能途径，且有上升趋势。易感人群为细胞免疫功能低下和使用免疫抑制剂的患者，多见于新生儿、高龄孕妇。

产单核细胞李斯特菌属细胞内致病菌，不产生内毒素，致病物质主要是李斯特菌溶素 O，与链球菌溶血素 O 和肺炎链球菌溶血素的基因具有同源性。此溶素 O 在细菌被吞噬后在细胞内生长时释放，这与细菌能在巨噬细胞和上皮细胞内生长及在细胞间传播有关。T 细胞在清除本菌中起重要作用，而体液免疫对李斯特菌感染无保护作用，因此易感染本菌。

【病理变化】

产单核细胞李斯特菌常引起局部感染和神经系统感染，主要导致化脓性病变。局部感染表现为皮肤化脓性炎、化脓性结膜炎、颈部淋巴结炎（可与结核性淋巴结炎混合存在）等，以中性粒细胞浸润为主。

神经系统病变包括脑膜炎、脑膜脑炎等，亦为化脓性。患儿蛛网膜下腔充满炎症细胞，以中性粒细胞为主，可扩展到邻近的脑血管周隙（Virchow-Robin 间隙）内。邻近的脑实质内亦见炎症细胞浸润。脑实质内可见充血水肿，大量淋巴细胞围绕血管形成血管套等表现。

新生儿经胎盘感染后多发生内脏播散性脓肿或肉芽肿，累及肝、脾、肾、脑等组织，常伴结膜炎、咽炎、躯干和肢端皮肤红丘疹等；成人败血症也可引起肺炎、肝炎和肝脓肿、心内膜炎、关节炎、胆囊炎、骨髓炎等，形成播散性小脓肿，亦可见单核巨噬细胞增生，形成粟粒样肉芽肿。

【临床表现】

1. 妊娠感染与新生儿感染 妊娠任何时期均可发生感染，感染时有畏寒、发热、背痛及类似尿路感染的症状。轻度感染具有自限性，且不影响胎儿，但严重感染者可导致早产、死胎，足月分娩可经产道感染新生儿。新生儿、孕妇感染表现为呼吸急促、呕吐、出血性皮疹、化脓性结膜炎、发热、抽搐、昏迷、自然流产、脑膜炎、败血症直至死亡。新生儿疾病有早发和晚发两型，早发型为宫内感染，常致死胎、早产、胎儿败血症，病死率极高；晚发型在出生后 2～3 天引起脑膜炎、脑膜脑炎和败血症。

2. 败血症 健康成人个体仅出现轻微类似流感症状，但在免疫力低下的成人和新生儿均可发生败血症，临床表现类似其他革兰氏阴性细菌败血症。严重者发生呼吸或循环衰竭，病死率可达 33%～100%。

3. 神经系统感染 本菌主要引起脑膜炎、脑膜脑炎、脑干脑炎。脑膜炎和脑膜脑炎在新生儿常发生于出生 3 天后，在成人绝大多数继发于恶性肿瘤、器官移植、肝硬化及免疫球蛋白低下等基础上。脑干脑炎均见于成人。患者有发热、脑膜刺激征、共济失调等症状。

【诊断与鉴别诊断】

可取血液、脑脊液，或子宫颈、阴道、鼻咽部分泌物，或新生儿脐带残端、羊水，或可疑污染食物、粪便等作为标本，根据细菌形态、培养特性及生化反应做出诊断。实验动物接种、PCR 技术等亦可用于病因诊断。

神经系统感染时应注意与新型隐球菌、肺炎链球菌、星形放线菌及弓形虫等引起的脑膜炎或脑膜脑炎等鉴别。

五、巴斯德菌属细菌感染

巴斯德菌属（*Pasteurella*）细菌为球杆状革兰氏阴性细菌，两端钝圆，中央微凸，两极浓染，无鞭毛，无芽孢、有荚膜，为需氧或兼性厌氧的动物源性细菌，营养要求较高。

巴斯德菌属可寄生在哺乳动物和鸟类的呼吸道和肠道黏膜上，对人致病的主要是多杀巴斯德菌（*P. multocida*）和新 1 号巴斯德菌，人通过接触染病的动物而感染，发生巴斯德菌病。

巴斯德菌属致病物质为荚膜和内毒素。所致病变有伤口感染、脓肿、肺部感染、脑膜炎、腹膜炎、关节炎等，也可引起出血性败血症。

病因诊断可取患者血、痰、脑脊液或脓液等直接涂片染色镜检，亦可做分离培养，根据菌落特征和形态染色结果，再进行生化反应和血清学试验鉴定。

（吴礼高　刘德纯；管俊昌）

第六节　厌氧杆菌感染

细菌根据是否存在完善的呼吸酶系统及是否依赖氧环境分为三大类。①需氧菌：具有较完善的呼吸酶系统，需分子氧作受氢体，只能在有氧条件下生长繁殖。其中仅能在有氧环境下生长的细菌称为专性需氧菌，在低氧压（5%～6%）生长最好，氧浓度大于10% 则对其有抑制作用称为微需氧菌。②厌氧菌：缺乏完善的呼吸酶系统，受氢体为有机物，只能在无氧条件下生长繁殖。③兼性厌氧菌：兼有需氧呼吸和无氧发酵两种功能，在有氧或无氧环境中都能生长。

厌氧菌（anaerobic bacteria）是一大群生长和代谢不需要氧气，利用发酵获取能量的细菌的总称。厌氧菌在低氧分压条件下才能生长，而在含 10% 二氧化碳的固体培养基表面不能生长。根据是否形成芽孢，厌氧菌可分为两大类：厌氧芽孢梭菌属（*Clostridium*）和无芽孢厌氧菌（non-spore-forming anaerobe）。厌氧芽孢梭菌属常见的有破伤风梭菌、产气荚膜梭菌、肉毒梭菌和艰难梭菌，多数导致外源性感染。无芽孢厌氧菌多数为人体的正常菌群，引起内源性感染。

需氧菌（Aerobic bacteria）需要在有氧的环境下生长，如结核分枝杆菌、霍乱弧菌、棒状杆菌属、炭疽杆菌属、李斯特菌属等，已在其他部分分别介绍。需氧菌有超氧化物歧化酶（SOD）和过氧化氢酶（catalase），前者将超氧阴离子还原为过氧化氢，后者将过氧化氢分解为水和分子氧。有的细菌不产生过氧化氢酶，而是产生过氧化物酶（peroxidase），把过氧化钠还原成无毒的水分子，供细菌生长之用。专性厌氧菌缺乏这三种酶，在有氧条件下受到有毒氧基团的影响而不能生长繁殖。

一、破伤风梭菌感染与破伤风

破伤风梭菌（C. tetani）是破伤风的病原菌，引起外源性感染。细菌经过创口进入机体，芽孢发芽，细菌分裂繁殖，释放毒素，导致机体强直性痉挛、抽搐，可因窒息或呼吸衰竭而死亡。据估计全球每年约有100万病例发生，死亡率为30%～50%，其中一半死亡病例为新生儿，可能是分娩时使用不洁器械剪断脐带或脐部消毒不严所致，所以俗称脐带风。

【生物学性状】

破伤风梭菌是一种革兰氏染色阳性、能形成芽孢的大杆菌，菌体细长，2～18μm，宽0.5～1.7μm，有周鞭毛，无荚膜。芽孢呈圆形，位于菌体顶端，直径比菌体宽大，似鼓槌状，是本菌形态上的特征。繁殖体为革兰氏阳性，带上芽孢的菌体易转为革兰氏阴性。专性厌氧。芽孢通常在100℃、1小时可被完全破坏，但在干燥的土壤或尘埃中可存活数十年。

【发病机制】

1. **致病条件**　破伤风梭菌经皮肤伤口侵入人体，在表浅伤口不能生长，在下述条件下形成的厌氧微环境中生长繁殖，释放毒素，引起破伤风：①伤口狭窄且深（如刺伤），其中有污染的泥土或异物；②大面积创伤或烧伤，坏死组织多，局部缺血缺氧；③同时伴有需氧菌或兼性厌氧菌混合感染。

2. **致病物质**　破伤风梭菌无侵袭力，仅在局部生长繁殖，完全依赖其产生的外毒素，包括破伤风溶血毒素和破伤风痉挛毒素致病。破伤风溶血毒素对氧敏感，在功能上和抗原性方面与链球菌溶血素O相似，但致病机制不清。破伤风痉挛毒素是由质粒编码的神经毒素，对脊髓前角神经细胞和脑干神经细胞有高度的亲和力，其毒性极强，是引起破伤风的主要致病物质。

3. **致病作用**　破伤风痉挛毒素释出菌体后，被细菌蛋白酶裂解为轻链（A链）和重链（B链），其分子量不同，由二硫键连接。轻链为毒性部分，重链具有结合神经细胞和转运毒素分子的作用。重链通过其C端识别神经肌肉接点处运动神经元细胞膜上的神经节苷脂受体和膜蛋白并与之结合，通过细胞的内吞，形成由细胞膜包裹毒素分子的酸性小泡，小泡从外周神经末梢沿神经轴突逆行向上，到达运动神经元，通过跨突触运动，小泡从运动神经元进入传入神经末梢，从而进入中枢神经系统，然后再通过重链N端的介导产生膜的转位，使轻链进入突触前膜的细胞质中。轻链通过裂解储存有抑制神经递质（γ-氨基丁酸、甘氨酸）的小泡上膜蛋白特异性肽键，使小泡膜蛋白发生改变，最终阻止抑制性神经介质的释放，干扰了抑制性神经元的协调作用，导致肌肉活动的兴奋与抑制失调，引起屈肌、伸肌同时发生强烈收缩，骨骼肌出现强烈痉挛。

4. **免疫性**　机体对本病以体液免疫为主，主要是抗毒素发挥中和作用。但患病后不能获得牢固的免疫力。使用破伤风类毒素进行人工免疫具有保护作用。

【病理变化】

破伤风病变缺乏特异性，一般表现为脑和脊髓充血，小灶性出血，伴脑水肿。大脑半球可见散在的血管周围脱髓鞘病变，神经胶质增多。运动神经细胞水肿，核周染色质溶解。此外，也可见肝细胞肿胀、肾间质充血、胃肠道黏膜出血、心包出血和肺炎等。

肖遥等报道一例6岁患儿因于当地医院行破伤风疫苗注射1个月后，发现左前臂斑块。皮损组织病理示表皮大致正常，真皮浅中层数个栅栏状肉芽肿形成，中央可见胶原纤维变性坏死，周围绕以组织细胞及淋巴细胞，诊断为环状肉芽肿。可见疫苗所致病变也值得注意。

实验病理发现，哺乳动物可发生肺充血、水肿、黏膜和浆膜小出血点，有时见心肌细胞变性、脊髓和脊髓膜充血及小灶性出血，脑实质内亦可见小出血点，四肢和肌间结缔组织浆液渗出，偶见肺炎等病变。

【临床表现】

破伤风梭菌主要引起破伤风病，其潜伏期一般1～2周，与原发感染部位距离中枢神经系统的远近有关。典型症状是咀嚼肌痉挛所造成的苦笑貌、牙关紧闭及持续性背部痉挛（角弓反张）抽搐。其他症状还包括漏口水、出汗、激动；因自主神经系统紊乱产生的心律不齐、血压波动和由大量出汗造成的脱水等。

【诊断与鉴别诊断】

伤口直接涂片镜检和病菌分离培养的阳性率低，一般不采用。临床根据典型症状和病史即可做出诊断。

二、产气荚膜梭菌感染与气性坏疽

产气荚膜梭菌（*C. perfringens*）是临床上气性坏疽病原菌中最多见的一种梭菌，因能分解肌肉和结缔组织中的糖，产生大量气体，导致组织严重气肿，继而影响血液供应，造成组织大面积坏死，加之细菌在体内能形成荚膜而得名。1892 年，美国病理学家 W. H. 韦尔奇等自一尸体分出该菌，因而又称韦氏梭菌。

【生物学性状】

产气荚膜梭菌为革兰氏阳性粗大杆菌，长 3～19μm，宽 0.6～2.4μm，两端钝圆，单个或成双排列，偶见链状。芽孢椭圆形，位于菌体中央或次极端，芽孢直径不大于菌体，在一般培养时不易形成芽孢，在无糖培养基中有利于形成芽孢。在机体内可产生明显的荚膜，无鞭毛，不能运动。厌氧但不十分严格。

【发病机制】

产气荚膜梭菌既能产生强烈的外毒素，又有多种侵袭性酶，并有荚膜，构成其强大的侵袭力。外毒素种类多达 12 种，具有毒性作用的酶亦多种，如卵磷脂酶、纤维蛋白酶、透明质酸酶、胶原酶和 DNA 酶等。根据细菌产生外毒素的种类差别，可将产气荚膜梭菌分成 A、B、C、D、E 五个血清型。对人致病的主要是 A 型，引起气性坏疽和食物中毒。A、C、D 型能产生肠毒素，引起坏死性肠炎。在各种毒素和酶中，以 α 毒素毒性最强、最为重要，α 毒素是一种卵磷脂酶，能分解卵磷脂，人和动物的细胞膜是磷脂和蛋白质的复合物，可被卵磷脂酶所破坏，故 α 毒素能损伤多种细胞的细胞膜，引起溶血、组织坏死，血管内皮细胞损伤使血管通透性增高，造成水肿。此外，θ 毒素有溶血和破坏白细胞的作用，胶原酶能分解肌肉和皮下的胶原组织，使组织崩解，透明质酸酶能分解细胞间质透明质酸，有利于病变扩散。本菌能引起人类多种疾病，其中最重要的是气性坏疽。

【病理变化】

气性坏疽因病菌破坏组织产生大量气体，以致组织间隙内有大量气体积聚（气肿），组织显著肿胀，同时血管通透性增加导致局部水肿，进而挤压软组织和血管，影响血液供应，加重组织坏死。

【临床表现】

产气荚膜梭菌广泛存在于土壤、人和动物的肠道中，能引起人和动物多种疾病，也是引起严重创伤感染的重要病原菌。

1. 气性坏疽 60%～80% 的病例由 A 型产气荚膜梭菌引起，其他梭菌（如败毒梭菌、溶组织梭菌、诺维梭菌等）也能引起气性坏疽。本病多见于战伤和地震灾害，也可见于遭遇大面积创伤的工伤、车祸等。

气性坏疽潜伏期短，一般仅为 8～48 小时，病菌通过产生多种毒素和侵袭性酶，破坏组织细胞，发酵肌肉和组织中的糖类，产生大量气体，造成气肿伴组织水肿；严重病例表现为组织胀痛剧烈，水气夹杂，触摸有捻发感，最后产生大量组织坏死，并有恶臭。病菌产生的毒素和组织坏死的毒性产物被吸收入血，引起毒血症、休克，死亡率高达 40%～100%。

2. 食物中毒 主要由 A 型产气荚膜梭菌引起，因食入被大量（10^8～10^9）细菌污染的食物（主要为肉类食物）较多见。潜伏期约为 10 小时，临床表现为腹痛、腹胀、水样腹泻。不发热，无恶心呕吐。1～2 天后自愈。

【诊断与鉴别诊断】

主要针对气性坏疽，因其病情凶险，需尽快做出诊断。从深部创口取材涂片，行革兰氏染色，镜检见有革兰氏阳性大杆菌，白细胞甚少且形态不典型（因毒素作用，白细胞无趋化反应），并伴有其他杂菌等三个特点即可报告初步结果，是极有价值的快速诊断方法，亦可经分离培养和动物实验确诊。

三、肉毒梭菌感染与肉毒中毒

肉毒梭菌（*C. botulinum*）是一种生长在常温、低酸和缺氧环境中的细菌，在自然界中分布广泛，土壤中常可检出。细菌在不正确加工、包装、储存的罐装食品或真空包装食品里都能生长。其产生的神经外毒素肉毒毒素是目前毒性最强的毒素之一。人体的胃肠道很适于肉毒梭菌居住。而肉毒毒素对酸的抵抗力特别强，胃酸溶液 24 小时内不能将其破坏，故可被胃肠道吸收，损害身心健康。所以食入和吸收这种毒素后，神经系统将遭到破坏，出现恶心、呕吐、头晕、呼吸困难和肌肉乏力等症状。但在整容事业上有所应用。

【生物学性状】

革兰氏阳性粗短杆菌，长 4～6μm，宽 0.9μm，芽孢呈椭圆形，直径大于菌体，位于次极端，使得细胞呈汤匙状或网球拍状。有鞭毛，无荚膜。严格厌氧。根据所产生毒素的抗原性不同，肉毒梭菌分为 A～G 七个型，能引起人类疾病的有 A、B、E、F 型，我国以 A 型最为常见。C、D 型主要引起鸟类肉毒病。

【发病机制】

被肉毒梭菌芽孢污染的食品，未彻底消毒，芽孢在厌氧环境中发芽繁殖，产生毒素，而食前又未经过加热烹饪，便可能引起食物中毒。

致病物质为肉毒毒素，其结构、功能和致病机制与破伤风外毒素相似。肉毒毒素是已知毒性最强的外毒素，但并非由生活的细菌释放，而是在细菌细胞内产生无毒的前体毒素，待细菌死亡自溶后游离出来，经肠道中的胰蛋白酶或细菌产生的蛋白酶激活后方具有毒性，且能抵抗胃酸和消化酶的破坏。肉毒毒素与破伤风毒素不同之处在于：①肉毒毒素作用于外周胆碱能神经，抑制神经肌肉接点处神经介质乙酰胆碱的释放，导致弛缓性麻痹。②肉毒毒素经内化作用进入细胞内由细胞膜形成的小泡中，不像破伤风毒素从外周神经末梢沿神经轴突上行，而是留在神经肌肉接点处。③肉毒毒素前体分子先与一些非毒性蛋白形成一种大小不等的复合物，复合物中的毒性分子可稳定存在于外环境和胃肠道。进入小肠后，在碱性情况下解离，被吸收进入血液循环。④只有 C、D 型毒素由噬菌体编码，其他型毒素均由染色体 DNA 编码产生。

【病理变化】

肉毒中毒病变尚不明确或缺乏特异性，且不一定能反映出中毒程度。严重中毒者迅速死亡，组织病变反而较轻。一般可见内脏充血、出血，或有血栓形成，肝、脾、肾等器官可见充血水肿等非特异病变，而中枢和周围神经系统及骨骼肌均未见明显异常，偶见脑神经核、脊髓前角退行性变及脑膜充血、水肿等。

【临床表现】

1. 食物中毒　肉毒毒素中毒的临床表现不同于其他食物中毒，胃肠道症状很少见，主要为神经末梢麻痹。潜伏期不定，可短至数小时，先有一般不典型的乏力、头痛等症状，接着出现复视、斜眼、眼睑下垂等眼肌麻痹症状；再是吞咽、咀嚼困难、口干、口齿不清等咽部肌肉麻痹症状，进而膈肌麻痹、呼吸困难，甚至出现呼吸停止而死亡。很少见肢体麻痹，不发热，神志清楚。存活患者恢复十分缓慢，可从几个月到几年，直到被感染的神经末梢重新长出。如及时给予支持疗法和控制呼吸道感染，病死率可从 70% 降至 10%。肠道症状可表现为便秘及腹胀，少数患者有恶心、呕吐、腹痛及频繁腹泻等。

2. 婴儿肉毒病　特指 1 岁以下尤其是 6 个月以内的婴儿肉素中毒。因婴儿肠道的特殊环境及缺乏能拮抗肉毒梭菌的正常菌群，食入被肉毒梭菌芽孢污染的食品后，芽孢发芽、繁殖，产生毒素，被吸收而致病。症状与肉毒毒素食物中毒类似，首先表现为便秘（可历时数天），继而出现不能吸吮和吞咽困难、全身明显软弱无力、哭声低微、头不能竖直或抬头不能、深部腱反射减弱等。脑神经麻痹症状有眼睑下垂、眼和面部活动减少、瞳孔对光反应迟钝等。自主神经受

损时有张口反射减弱、口腔分泌物增多等。可以突然出现呼吸停止，但死亡率不太高（1% ～ 2%）。

3. 创伤感染中毒　伤口被肉毒梭菌污染后，芽孢在局部的厌氧环境中能发芽并释放出肉毒毒素，吸收后导致机体发病。

【诊断与鉴别诊断】

采取粪便、剩余食物分离病原菌并镜下观察；或检测粪便、食物和患者血清中肉毒毒素活性。

四、艰难梭菌感染

艰难梭菌（*C. difficile*），又称难辨梭菌、难辨梭状芽孢杆菌或困难梭菌，广泛分布于自然环境中，如土壤、干草、沙、一些大型动物（牛、驴和马）的粪便，以及犬、猫、啮齿动物和人的粪便，是人类肠道正常菌群之一，也是近年来导致医院感染性腹泻的主要原因之一。近 15 年来艰难梭菌感染的发生率升高了 4 倍，复发率可达 21% ～ 25%。

【生物学性状】

艰难梭菌为革兰氏阳性粗大杆菌，长 3.0 ～ 16.9μm，宽 0.5 ～ 1.9μm，无荚膜，有鞭毛，卵圆形芽孢位于菌体次极端，直径比菌体宽。其为严格的专性厌氧菌，对氧十分敏感，很难分离培养。

【发病机制】

肠道菌群失调后，艰难梭菌大量繁殖，引起内源性感染；院内易感人群增多，亦可引起外源性感染。部分艰难梭菌产生 A、B 两种外毒素，A 为肠毒素，能趋化中性粒细胞浸润回肠肠壁，释放淋巴因子，导致液体大量分泌和出血性坏死；B 为细胞毒素，能使细胞的肌动蛋白解聚，损坏细胞骨架，导致局部肠壁细胞坏死。

患者长期使用或不规范使用某些抗生素后，肠道内菌群失调，引起耐药的艰难梭菌大量生长繁殖而致病。

【病理变化】

病变主要发生在肠道，黏膜上皮发生肿胀、变性、坏死，致使黏膜糜烂。坏死的肠黏膜及炎性渗出物附着于黏膜表面，形成一层假膜，故名假膜性肠炎。有些病例仅见肠黏膜充血水肿，或黏膜糜烂。

【临床表现】

1. 假膜性结肠炎（pseudomembranous colitis, PMC）　临床表现为腹痛、水样腹泻，并排出假膜，伴有发热、白细胞增多等全身中毒症状，症状突然开始，并伴随血压低，严重时能致死。其粪便中可检出一种或两种艰难梭菌的毒素。

2. 抗生素相关性腹泻（antibiotic-associated

diarrhea）用氨苄西林、克林霉素等抗生素治疗5～10天后导致大量的棕色或水状腹泻，持续1周左右。

3. 复发性艰难梭菌感染 是指在艰难梭菌感染首次（或前次）治愈后，再次出现相应临床症状（主要是腹泻）及粪便艰难梭菌检查阳性者。复发时间多为3～8周，定义限制在8周以内。随着适应性高、毒力强的BI/NAP1/027型艰难梭菌的流行，复发性艰难梭菌感染的发病率和病死率也明显升高。患者年龄大（65岁以上）、广谱抗生素的应用、使用质子泵抑制剂、合并基础疾病，以及机体免疫力低下等，都会增加复发的风险。

除上述疾病外，艰难梭菌尚可引起肾盂肾炎、脑膜炎、腹腔及阴道感染、菌血症和气性坏疽等。近年来该菌已成为医院感染的病原菌之一，日益被人们所重视。

【诊断与鉴别诊断】

毒素检测和培养细胞的毒素中和试验通常被认为是"金标准"。产毒素培养用于检测艰难梭菌分离菌株的毒素产生情况，并具有较高的敏感性和相当的特异性。在已确诊的艰难梭菌相关性腹泻患者中粪便标本毒素中和实验可有15%～38%检测不到毒素。

五、无芽孢厌氧菌感染

无芽孢厌氧菌（non-spore-forming anaerobe）包括一大类革兰氏阴性和革兰氏阳性厌氧菌，共有30多个属200余种球菌和杆菌，大多为人体正常菌群重要组成部分，如在肠道菌群中厌氧菌占99.9%，大肠埃希菌仅占0.1%。在皮肤、口腔、上呼吸道和泌尿生殖道的正常菌群中，80%～90%也是厌氧菌。这些厌氧菌通常对人体无害，其致病力不强，为机会致病菌。与人类疾病相关的无芽孢厌氧菌主要有10个属。在某些特定条件下，如手术、拔牙、肠穿孔等原因，使机体屏障作用受损，致细菌侵入非正常寄居部位；或长期应用抗生素治疗，使正常菌群失调。机体免疫力减退，局部组织供血不足、组织坏死或有异物及需氧菌混合感染，形成局部组织厌氧微环境等，这些情况会引起内源性机会性感染。在临床厌氧菌感染中，无芽孢厌氧菌的感染率高达90%。近年来由于科学仪器、实验方法的进展，无芽孢厌氧菌引起感染逐年增加，已引起临床广泛重视，外科清创引流是预防厌氧菌感染的一个重要措施。

【生物学性状】

常见的无芽孢厌氧菌可分为以下4类，各种细菌的生物学性状简述如下。

1. 革兰氏阴性厌氧杆菌 在临床上最常见的是类杆菌属（*Bacteroides*，也称拟杆菌属），有62个种，其中以脆弱类杆菌（*B. fragilis*）最重要。其他厌氧菌还有普雷沃菌属、卟啉单胞菌属、梭杆菌属等。

（1）类杆菌属：以脆弱类杆菌为代表，在临床上的无芽孢厌氧菌感染中占有重要的地位，占临床标本所分离的厌氧菌的25%。脆弱类杆菌两端钝圆而浓染，中间有不着色部分，直径为（0.5×1.3）～1.6μm。无芽孢、无动力，能分解糖，对胆汁耐受。本菌主要分布于结肠和口腔中，感染部位通常接近黏膜表面。脆弱类杆菌致病因素有内毒素，由脂多糖和类脂a构成。脂多糖决定其抗原性，类脂a决定其毒性。由于其内毒素的化学结构与典型内毒素不同，毒性比一般内毒素低，但有研究发现其内毒素在体外能抑制中性粒细胞的趋化性和吞噬作用。脆弱类杆菌还能产生β-内酰胺酶，破坏青霉素，故对青霉素有耐药性。本菌还产生肝素酶，这种酶有利于形成血栓性静脉炎和迁徙性脓肿。脆弱类杆菌还分泌透明质酸酶、DNA酶、神经氨酸酶等，均与其侵袭力有关。脆弱类杆菌e抗原与其致病性有关，如化脓、白细胞数先降低后升高及肝、肺、肾组织病变等。

（2）普雷沃菌属：目前有些文献将类杆菌属中中度解糖、不耐20%胆盐的类杆菌统归类为普雷沃菌属（*Prevotella*）。重要的有产黑色素普雷沃菌（*P. melaninogenica*）和二路普雷沃菌（*P. bivia*）。它们是口腔正常菌群成员，可以引起牙周疾病、上呼吸道感染、肺部和脑脓肿，亦可同其他厌氧菌一起引发混合性感染。例如，近年研究表明，产黑色素普雷沃菌和放线菌的混合感染，常可导致青少年牙周炎。

（3）卟啉单胞菌属：目前不解糖、不耐20%胆盐的菌株（如牙龈类杆菌等）已独立成一新属，称为卟啉单胞菌属（*Porphyromonas*，亦称紫单胞菌属），包括3个种，分别是牙龈卟啉菌（*P. gingvalis*）、不解糖卟啉菌（*P. asaccharolytica*）、牙髓卟啉菌（*P. endodontalis*）。卟啉单胞菌为革兰氏阴性杆菌或球杆菌，专性厌氧，无芽孢，无动力。卟啉菌与牙髓感染、牙源性脓肿和牙周炎有特殊关系。

（4）梭杆菌属（*Fusobacterium*）：由于菌体形态两端尖锐呈梭形而得名，是存在于人和动物口腔、上呼吸道、肠道、泌尿系统的正常菌群，以口腔居多。临床较常见的是核梭杆菌（*F. nucleatum*）和坏死梭杆菌（*F. necrophorum*）。细菌小或中等，为两端钝圆形的杆菌，无鞭毛，无芽孢，无荚膜。主要代谢产物是丁酸。梭杆菌可与螺旋体混合感染，引起急性溃疡性龈炎、急性坏死龈炎等。在人类严重炎症性牙周病中此二菌大为增加，而疾病减轻时则减少。故也有人将其作为牙周疾病治疗效果观察指标之一。

2. 革兰氏阳性厌氧杆菌 在临床标本中分离到的厌氧菌占22%，其中57%为丙酸杆菌，23%为真杆菌。有学者把放线菌属亦归于此类。

（1）丙酸杆菌属（*Propionibacterium*）：为多形性小杆菌，无动力、无芽孢。30～37℃生长迅速，过氧化氢酶通常阳性。代谢产物主要是大量丙酸和乙酸。丙酸杆菌是皮肤正常菌群成员。临床常见的是痤疮丙酸杆菌（*P. acnes*），可由外伤、手术引起皮肤软组织感染。

（2）双歧杆菌属（*Bifidobacterium*）：为革兰氏阳性厌氧杆菌，具分叉末端，主要寄居于肠道及龈下菌斑。其致病作用目前尚不清楚。在正常情况下，双歧杆菌无致病作用，和人保持着和谐的共生关系。据研究报道它具有一系列生理作用，如合成维生素、与其他厌氧菌在黏膜表面形成生物屏障、防止外袭菌、刺激免疫功能、激活巨噬细胞、提高宿主抗感染能力及抗肿瘤等功能。已将其研制成生物制剂应用于临床，在防治生态失调和防老防癌等方面取得了一定效果。

（3）真杆菌属：菌体细长，呈多形性，少数菌株有鞭毛，严格厌氧，生化反应活泼，生长缓慢，常需培养7天。目前发现真杆菌有53个种，是肠道的重要菌群，部分菌种与腹泻有关，但均出现在混合型感染中，最常见的是迟钝真杆菌。

（4）乳杆菌属（*Lactobacillus*）：乳杆菌属乳酸杆菌科，因发酵糖产生大量乳酸而命名。存在广泛，嗜酸性，最适 pH 为 5.5～6.0，pH3.0～4.5 仍能生存，在无芽孢杆菌中其耐酸力最强。妇女青春期阴道内乳酸杆菌可分解分泌物中的糖产酸，抑制致病菌的生长。肠道乳酸杆菌可分解糖产酸，抑制致病菌及腐败菌的繁殖，乳酶生即由活的乳酸杆菌制成，可治疗消化不良及腹泻。酸牛奶中的乳酸杆菌也有抑制肠道致病菌的作用。乳酸杆菌是否为龋齿病原，目前仍无肯定结论。

3. 革兰氏阴性厌氧球菌 常见的是韦荣球菌属（*Veillonella*）细菌。韦荣球菌属为革兰氏阴性厌氧性微小球菌，直径 0.3～0.5μm，初期培养为革兰氏阳性，过夜转为阴性。成双、短链或团块，无荚膜，无鞭毛，无芽孢。产生内毒素，因此在各种混合感染中起作用。常从软组织脓肿及血液中检出。可见于上呼吸道及肠道感染。它缺乏酵解糖类和多元醇的能力，在动物和人的自然腔道中大量存在。其是分布于口腔、咽部、呼吸道、消化道、女性阴道的正常菌群。一旦牙齿上有革兰氏阳性菌移植，韦荣球菌随之移居而使菌斑明显增多。它能消耗乳酸，故人们推测此菌可能有使龋齿减少的作用。

4. 革兰氏阳性厌氧球菌 具有临床意义的是消化链球菌属的细菌，其次是消化球菌属细菌。

（1）消化链球菌属（*Peptostreptococcus*）：菌体为革兰氏阳性，易变为革兰氏阴性菌，圆形或卵圆形，大小不等，直径 0.3～1μm，成双、短链状、无鞭毛、无芽孢，专性厌氧，为口腔、上呼吸道、肠道、女性生殖道正常菌群。本菌属中以厌氧消化链球菌（*P. anaerobic*）最常致病。消化链球菌可引起与诺非芽孢杆菌相似的急性坏疽，脓恶臭，产气较少而水肿严重。这种气性坏疽战伤多见，平时较少。口腔、上呼吸道、肺胸膜感染中可出现，微小消化链球菌寄生于口腔牙缝，直径 0.3～0.5μm，对糖和蛋白均无反应，常由于拔牙进入血液循环，引起亚急性细菌性心内膜炎，也常在头颈部、口咽、上呼吸道感染中出现。

（2）消化球菌属（*Peptococcus*）：是口腔、肠道、女性生殖道、皮肤等处的正常菌群。革兰氏阳性球菌，直径 0.5～1μm，成单个、双个、四联或小堆，无鞭毛、无芽孢，专性厌氧。本菌为机会致病菌，常和其他菌混合感染，也可单独感染。在菌血症、手指感染、乳腺脓肿、前列腺炎、肺部感染、中耳炎和各种化脓性感染时均可分离到消化球菌。在一些口腔感染性疾病时，如牙髓感染时也可分离出消化球菌。

【致病作用】

无芽孢厌氧菌的致病力一般不强，不同种类细菌的致病物质和毒力因素也不完全相同。

1. 感染条件 无芽孢厌氧菌是在人体内寄居的正常菌群，在特殊情况下可以引起内源性感染。例如：①寄居部位改变，如肠道细菌移位，可引起肠道外组织的感染；②菌群失调，长期使用抗生素，使某些细菌受到抑制，厌氧菌过度生长；③机体免疫力下降，可由多种原因引起，致使机体防御和抵抗力下降；④局部组织损伤，屏障作用破坏，如烧伤、放疗或化疗等引起的皮肤黏膜损伤，通透性增加；⑤局部组织坏死，或血供障碍，形成厌氧微环境，有利于厌氧菌生长繁殖。

2. 毒力因素 无芽孢厌氧菌的毒力主要表现在三方面：①细菌毒素、胞外酶和可溶性代谢产物，如类杆菌属的某些毒株可产生肠毒素、胶原酶、纤溶酶、溶血素、DNA 酶、透明质酸酶等，可致细胞病变；②细菌表面结构如菌毛、荚膜等，可黏附和侵入上皮细胞；③耐氧性改变，如类杆菌属中很多细菌可产生超氧化物歧化酶，使其对局部微环境的氧耐受性增强，有利于细菌过度生长。

3. 无芽孢厌氧菌与肿瘤 多年以前，研究者已注意到某些癌组织中存在无芽孢厌氧菌。张博芬等研究发现胃癌组织中存在革兰氏阳性无芽孢厌氧菌，包括优杆菌、丙酸杆菌、消化链球菌等，占检出菌株的64.86%。癌旁组织检出的主要为革兰氏阴性无芽孢厌氧菌，包括类杆菌、梭杆菌、紫单胞菌、韦荣球菌等，占检出细菌的57.14%。在胃癌组织中检测到无芽孢厌氧菌对胃癌的发生发展有何作用，尚待进一步阐明。

【病理变化】

无芽孢厌氧菌的感染多为内源性感染，呈慢性病程。病理变化往往无特定的类型，多数为化脓性炎症，表现为组织坏死和脓肿形成等，也可侵入血液引起败血症，进而可累及全身各个部位，形成化脓性炎。脓液或分泌物黏稠，呈粉红色、乳白色、血红色或棕黑色，有恶臭，有时产生气体。分泌物直接涂片可查见细菌，但常规培养阴性。

【临床表现】

1. 呼吸道和胸腔感染 厌氧菌可感染呼吸道任何部位，引起扁桃体炎、鼻窦炎、坏死性肺炎、吸入性肺炎、肺脓肿、脓胸等。从呼吸道感染标本中分离出的厌氧菌有普雷沃菌、坏死梭杆菌、消化链球菌和脆弱类杆菌等。

2. 消化道和腹腔感染 以口腔病变较为多见，引起牙周脓肿、齿槽脓肿、下颌骨髓炎、急性坏死性溃疡性齿龈炎和牙周炎等。常见致病菌为消化链球菌、产黑色素类杆菌等。与阑尾、大肠相关的感染主要是类杆菌，特别是脆弱类杆菌。在腹腔感染中脆弱类杆菌占病原菌的60%以上。腹腔感染常由胃肠道手术、创伤、穿孔等造成细菌移位所致，引起阑尾炎、腹膜炎或腹腔脓肿。

3. 女性生殖道和盆腔感染 可由手术或其他并发症引起厌氧菌感染，常见厌氧菌为消化链球菌、普雷沃菌和卟啉单胞菌等。主要病变有盆腔脓肿、输卵管和卵巢脓肿、子宫内膜炎、脓毒性流产等。

4. 中枢神经系统感染 以脑脓肿最常见，常为继发于中耳炎、乳突炎和鼻窦炎等邻近组织化脓性炎的直接播散，细菌类型与原发灶的致病菌有关，常见革兰氏阴性厌氧杆菌。

5. 败血症 在全部败血症中，无芽孢厌氧菌感染占10%～20%，其中多数为脆弱类杆菌，其次为消化链球菌。

具有下列特征之一时，应考虑无芽孢厌氧菌的感染：①发生在口腔、鼻窦、胸腔、腹腔、盆腔和肛门会阴附近的炎症、脓肿及其他深部脓肿。②分泌物为血性或黑色，有恶臭。③分泌物直接涂片镜检可见细菌，而在有氧环境中培养无菌生长。④血培养阴性的败血症、感染性心内膜炎、脓毒血栓性静脉炎。⑤使用氨基糖苷类抗生素长期治疗无效。

【诊断与鉴别诊断】

在此类感染中，往往同时存在有几种厌氧菌，还可能存在需氧或兼性厌氧菌。应结合病情和标本中出现的优势菌做出厌氧菌感染的判断。

1. 标本采集与取材 无芽孢厌氧菌多是人体正常菌群，标本应从感染灶中心采集，并注意避免正常菌群的污染。最可靠的标本是无菌切取或活检的新鲜组织，或者是从感染部位深处吸取的渗出物或脓汁，立即放入厌氧标本采集瓶中及时送检。对于活检组织中见到的脓性分泌物或松脆的坏死物，取材时不可忽视或丢弃，其中可能就存在着某种病原体。

2. 直接涂片镜检 脓汁或穿刺液可直接涂片染色镜检，根据所见到的细菌形态特征、染色性及细菌量进行初步诊断。

3. 分离培养与鉴定 对上述标本进行分离培养与鉴定，是诊断无芽孢厌氧菌的可靠标准，并可检测抗生素的敏感性。经培养数日后有细菌生长，再做耐氧试验确定为专性厌氧菌，然后再用生化反应进行鉴定。利用气相色谱、液相色谱检测该菌代谢的终末产物，利用核酸杂交 16S rRNA 序列分析等分子生物学技术检测细菌核酸成分等，也可以对无芽孢厌氧菌进行鉴定。

（吴礼高　刘德纯；管俊昌）

第七节　其他杆菌感染

细菌按其形态，可分为三大类，即球菌、杆菌和螺形菌。其中杆菌种类和数量最多。除前已述及的肠杆菌、分枝杆菌、动物源性细菌、厌氧杆菌之外，还有许多杆菌也常引起人类患病，如白喉棒状杆菌、流感嗜血杆菌、嗜肺军团菌、铜绿假单胞菌、鲍曼不动杆菌等，各有其独特的生物性特性及致病性，病理临床表现也各具特征。分别介绍如下。

一、棒状杆菌属细菌感染与白喉

棒状杆菌属因其菌体一端或两端膨大呈棒状而得名，形态多样，排列不规则，常呈栅栏状或呈 V 字状等。革兰氏染色阳性，菌体染色不均匀，出现浓染颗粒或异染颗粒。无芽孢，无荚膜，无鞭毛。需氧或兼性厌氧，营养要求特殊。胞壁多糖主要是阿拉伯糖和半乳糖。与分枝杆菌属、诺卡菌属和放线菌属相似，有交叉反应。分类学上认为本属与放线菌属关系尤为密切。棒状杆菌属种类多，与人类有关的有白喉棒状杆菌、假白喉棒状杆菌、结膜干燥棒状杆菌、溃疡棒状杆菌、化脓棒状杆菌、溶血棒状杆菌等。能引起人类传染病的主要是白喉棒状杆菌。其他的大多不产生外毒素，一般无致病性，多为机会致病菌，可引起鼻腔、咽部、眼结膜、阴道或尿道等部位炎症，痤疮棒状杆菌可引起痤疮和粉刺。本节主要介绍白喉棒状杆菌及其引起的白喉。

白喉棒状杆菌（*Corynebacterium diphtheriae*）俗称白喉杆菌，是白喉（diphtheria）的病原菌。白喉是一种常见的急性呼吸道传染病，呈散发或局部暴发流行，以患者咽喉部或气管出现灰白色的假膜为特征，曾严重威胁人群健康。本菌能产生强烈外毒素，进入血液引起全身中毒症状。白喉主要临床特征为咽、喉等处膜充血、肿胀，并有灰白色假膜形成，偶发于皮肤、眼及外生殖器。19 世纪，白喉曾在世界上广泛流行。自采用白喉类毒素预防及抗生素治疗后，发病率大大下降，发病年龄推迟，2007 年至今中国无白喉报告病例。但在非洲、亚洲和东欧国家仍然流行，学龄儿童、青少年和成人发病者仍时有发现。

【生物学性状】

白喉棒状杆菌为革兰氏阳性、无芽孢、无荚膜、无鞭毛、无动力的棒状杆菌，菌体细长略弯曲，粗细不一，常一端或两端膨大呈棒状。排列不规则，呈栅栏状、Y、V 或 L 字形等多种形态。用亚甲蓝短时间染色菌体着色不均匀，出现深染的颗粒；用阿氏染色或奈瑟（Neisser）染色后，这些颗粒与菌体着色不同，呈蓝黑色异染颗粒，有鉴定意义。这些颗粒主要为核糖核酸和多偏磷酸盐，细菌衰老时异染颗粒消失。细菌需氧或兼性厌氧。在 Loffler 培养基上生长较好，很快形成灰白色、圆形的小菌落，形态典型，有明显的异染颗粒。亚碲酸钾血琼脂培养基可抑制其他细菌生长而促进白喉棒状杆菌生长，菌落呈黑色。按菌落不同、生化特性和致病力强弱，可分为轻型、中间型及

重型。三型都能产生外毒素，有致病性，以中间型产毒株为多，重型次之，轻型较少。

白喉棒状杆菌也发生变异，当无毒株白喉棒状杆菌携带 β- 棒状杆菌噬菌体成为溶原性细菌时，便可成为产生白喉毒素的产毒株并能随细胞分裂遗传下去。

白喉棒状杆菌侵袭力不强，仅局限于在鼻腔、咽喉黏膜或皮肤有损伤处生长繁殖。其外毒素为一种不耐热的多肽，毒性非常剧烈，人的致死量为 130ng/kg，可使宿主细胞蛋白质合成受阻而致死。白喉棒状杆菌是否产生外毒素取决于其是否携带产毒基因的 β 噬菌体。此噬菌体具有毒素基因。当其溶入细菌宿主的遗传物质中时，即可使细菌具有合成单链多肽外毒素的基因。

【发病机制】

1. 传染源　为患者和带菌者。在潜伏期末即有传染性，不典型及轻症和鼻白喉者易漏诊而起重要传染源作用。传染期一般为 1～2 周，偶见恢复期后带菌 6 个月以上。单用抗毒素治疗，鼻白喉及有继发感染时带菌期持续较长：带菌者为最重要的传染源，健康带菌者一般占人口 0.5%～5%，流行时达 10%～20%，90% 为咽部带菌。

2. 传播途径　主要经飞沫直接传播，常侵犯咽喉、气管和鼻腔。其次可通过接触污染病菌的手、文具、食具、衣被等经口、鼻间接传播，侵犯眼结膜、阴道等部位黏膜，偶经破损的皮肤传染。例如，病菌大量污染牛奶等食物可导致暴发流行。

3. 人群易感性　人类普遍易感，儿童易感性最高。患病后获持久免疫力。可用锡克（Schick）试验检测易感性。人群中 70% 为锡克反应阴性，白喉流行的可能性极少。

4. 致病物质　主要是白喉毒素，其次是索状因子和 K 抗原。白喉棒状杆菌本身在局部繁殖引起炎症，其产生的外毒素尚可进入血液循环引起全身中毒症状，严重者并发心肌炎及周围神经炎。

（1）白喉毒素：一般无溶原性噬菌体（即温和噬菌体）的白喉棒状杆菌不产生毒素，但无毒的白喉棒状杆菌携带 β- 棒状杆菌噬菌体成为溶原性细菌后也可转变为产毒素型白喉棒状杆菌，产生白喉毒素。白喉毒素是一种毒性强、抗原性强的蛋白质，含 535 个氨基酸残基，由 A、B 两个肽链经二硫键连接而构成，A 肽链是毒素的毒性功能区，可影响 mRNA 和 tRNA 作用，使多肽链氨基酸序列停止增加，抑制易感细胞的蛋白质合成，导致局部黏膜细胞变性坏死和炎症反应，细胞功能发生障碍。B 肽链本身无毒性，但可通

过 C 端的受体结合区与心肌细胞、神经细胞等表面受体结合，协助 A 肽链进入易感细胞内。不产生外毒素的白喉棒状杆菌也可致病，但病情较轻。可用豚鼠接种及琼脂凝胶扩散试验、免疫沉淀素试验（埃里克试验）进行菌株毒力鉴定。

（2）索状因子：是细菌表面的一种毒性糖脂，能破坏细胞中的线粒体，影响细胞呼吸和磷酸化。

（3）K 抗原：是细胞壁外的一种不耐热的糖蛋白，具有抗吞噬和黏附作用，有利于细菌在黏膜表面的定植。

白喉棒状杆菌自上呼吸道黏膜或皮肤入侵，仅在表层上皮细胞内繁殖，一般不引起菌血症。当局部黏膜有损伤时，可增强对白喉棒状杆菌的感受性，其产生的外毒素引起局部组织坏死和炎症。外毒素经血液循环播散全身，造成全身性毒血症。白喉的免疫主要依靠抗毒素中和血液循环中的外毒素。

【病理变化】

人是白喉棒状杆菌的唯一宿主，感染后发生咽喉和气管的假膜性炎（或伪膜性炎），称为白喉。典型病理改变是假膜形成。细菌在局部繁殖并分泌外毒素，引起咽喉部组织水肿，血管充血，局部黏膜上皮细胞变性坏死和炎性渗出，由坏死组织、白喉棒状杆菌、渗出的纤维蛋白和中性粒细胞等构成的一层白色膜状物称为假膜（或伪膜）（图 10-7-1）。发生于咽喉的白喉，形成的假膜与黏膜黏着牢固，不易脱落或擦去，强剥则出血，又称为固膜性炎（图 10-7-2），与发生于小儿口腔的鹅口疮不易鉴别。气管和支气管黏膜有纤毛，发生于气管的白喉，形成的假膜粘连不紧，容易脱落，又称为浮膜性炎（图 10-7-3），假膜脱落容易导致呼吸道梗阻和窒息，甚至可从气管切口处喷出。假膜范围越广，外毒素吸收越多，病情也越重。一般咽

白喉、喉白喉的外毒素吸收量较大。

白喉棒状杆菌一般不入血，但外毒素可在局部吸收后引起毒血症，细菌随血流到达全身各脏器，造成中毒性和退行性病变，与易感的心肌细胞或外周神经、肾上腺组织等细胞结合，引起心肌炎、声嘶、软腭麻痹、吞咽困难、膈肌麻痹、肾上腺功能障碍等全身中毒症状，以心脏（心肌炎）、神经（脱髓鞘病变）及肾脏（肾小管坏死）受损最为显著。

【临床表现】

潜伏期 2～4 天（1～7 天）。根据病变部位，白喉可分为以下类型，其中以咽白喉最常见，喉白喉次之，鼻白喉较少见，其他部位更少见。患者以婴幼儿为多。

1. 咽白喉 流行时约占 80%，可分为以下 4 型：①轻型，起病慢，全身症状较轻，患者咽痛、扁桃体红肿，有点状白色假膜，很少扩展至他处，或可无假膜而咽拭培养阳性。有低热、乏力、头痛、恶心、呕

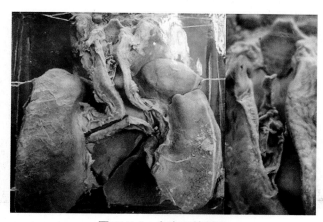

图10-7-1 白喉尸检所见

儿童肺组织，在剖开的气管和右主支气管管腔内可见假膜。右图为气管管腔内假膜局部放大所见

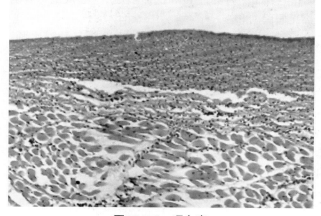

图10-7-2 咽白喉

假膜覆盖于咽喉部黏膜表面，假膜下组织为横纹肌（咽壁肌）

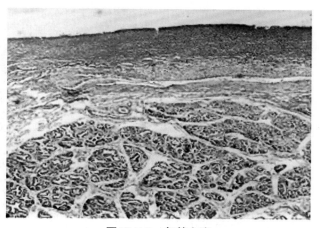

图10-7-3 气管白喉

假膜覆盖于气管黏膜表面，假膜下可见气管黏膜下混合腺

吐,数日自愈。流行时轻症较多,易漏诊、误诊。推广预防接种后大多为轻症。②普通型,即典型白喉,最多见。起病缓慢,咽痛明显,轻、中度发热,伴不适、乏力、厌食、头痛、呕吐。扁桃体、咽及腭弓充血、水肿。点状渗出物先见于扁桃体,逐渐扩大增厚,24小时后形成假膜,由乳白色转为灰绿色,边缘整齐,表面光滑,不易拭去。假膜大多局限于扁桃体,7～10天脱落而康复,常伴颌下淋巴结肿痛,血白细胞总数及中性粒细胞稍增加。③重型,假膜自扁桃体迅速扩展至悬雍垂、软腭、咽后壁,甚至喉、气管及支气管。假膜质厚,呈污灰黑色;周围组织红肿明显,伴口臭,局部淋巴结肿痛,伴周围组织水肿。全身中毒症状严重,可有高热、咽痛、头痛、全身重度乏力、厌食、恶心、呕吐、面色苍白、脉细速,可并发心肌炎及周围神经麻痹。④极重型,起病急,局部组织红肿明显,假膜迅速扩展,呈蓝绿污黑色,局部常坏死腐烂,有腐败臭味;咽部肿胀可导致吞咽、呼吸困难。颈淋巴结肿大,伴软组织严重水肿,致颈粗如牛颈。中毒症状严重,持续高热、烦躁不安、呼吸急促、面色苍白、四肢冷、脉细速,可并发中毒性休克、心肌炎、心力衰竭等。病情重危,预后差;重型、极重型近年来甚少见。

2. 喉白喉　约见于20%的患者,多系咽白喉延伸所致,常见于1～5岁小儿;因外毒素吸收量少,中毒症状不重,而以喉部症状及喉梗阻为主要表现:起病缓,干咳呈犬吠样,声音嘶哑,甚至失音。有喘鸣声及吸气性呼吸困难,呈三凹症(锁骨上窝、肋间及剑突下凹陷)。有烦躁不安、鼻翼扇动、面色苍白、口唇发绀等缺氧症状。喉梗阻持续加重,可神志昏迷、窒息而死;病变延至气管、支气管,病情更重,病死率甚高。由于喉部和气管假膜与黏膜粘连不很牢固,有时可以咳出或吸出管型假膜,则呼吸困难可以缓解。

3. 鼻白喉　常与咽白喉同时发生,原发单纯鼻白喉多见于婴幼儿。全身症状轻或无,主要表现为慢性鼻炎,单侧为多,常有流血性黏液分泌物,而引起鼻孔四周皮肤红肿糜烂、浅溃疡、结痂,持久不愈,鼻塞、张口呼吸,影响哺乳。鼻镜检查见鼻前庭及鼻中隔处有假膜,若伴咽白喉,则中毒症状加重。

4. 其他　有时眼结膜、口腔、外耳道、新生儿脐部、女婴阴道、皮肤破损等处也可发生病损,形成假膜,可为原发或继发于咽白喉,但均少见。特征为局部慢性炎症,有灰污色假膜,经久不愈,患咽白喉时吞入脱落的假膜可致肠白喉,大便中可见血性黏液及整片假膜。

5. 并发症　白喉可并发中毒性心肌炎,多发于病程第2～3周,为致死原因;或并发周围神经麻痹,以运动神经受损较多见,软腭肌麻痹最多见,表现为发音不清,进流质常从鼻孔反流,悬雍垂反射消失,其次为面肌麻痹。白喉也可并发肺炎、中耳炎、化脓性淋巴结炎、败血症,偶有中毒性肾病、脑病等。

【诊断与鉴别诊断】

1. 白喉的诊断　需要结合流行病学资料、临床表现和实验室检查。

(1)流行病学资料:当地白喉流行,1周内曾去流行区,有白喉接触史,未接种白喉类毒素。

(2)临床表现:根据局部假膜特征及中毒症状。喉白喉有犬吠样咳嗽、声音嘶哑、喉梗阻症状,鼻白喉有顽固性血性分泌物及鼻孔周围慢性炎症等。当临床疑有白喉即送分泌物做涂片及培养,并根据病情及早采用抗毒素治疗。

(3)病原学诊断:包括病原菌的分离和毒力鉴定。从咽部采集标本,涂片镜检用革兰氏、亚甲蓝或奈瑟染色,或接种于吕氏血清斜面和亚碲酸钾鉴别培养基,观察菌落形态(呈黑色菌落)。取假膜边缘处分泌物直接涂片,找到细菌可确诊,培养阳性时分离的菌株应做分型和毒力试验。细菌分离后再行毒力鉴定以区别产毒株和非产毒株。

(4)血检测白喉特异性抗体:患者双份血清特异性抗体增长4倍以上可诊断。近年用IFA检查阳性率、特异性高,有助于早期诊断。

2. 鉴别诊断

(1)咽白喉与下列疾病相鉴别。①急性扁桃体炎:急起病,有咽痛、高热,扁桃体上黄色脓性分泌物易擦去;②樊尚咽峡炎或溃疡膜性咽炎:有咽部坏死性溃疡和假膜,常伴出血性坏死性齿龈炎、口臭;③鹅口疮:在口腔黏膜附着白色凝块,易擦去;④传染性单核细胞增多症:扁桃体白色假膜消退慢,血液有异常淋巴细胞,特异性IgM抗体阳性。上述疾病患者咽部无假膜。

(2)喉白喉应与急性喉炎、血管神经性喉水肿、气管异物、手足搐搦症引起的喉痉挛相鉴别。

(3)鼻白喉需与慢性鼻炎、鼻腔异物、先天性梅毒等相鉴别。

小儿患者,重型、极重型、有喉梗阻及并发症者预后差。接受过预防接种者病情轻,预后佳。早期足量抗毒素和抗生素治疗可改善预后。

二、军团菌属细菌感染与军团菌病

军团菌属(*Legionella*)细菌是一类革兰氏阴性

杆菌,广泛分布于自然界,尤其是温暖、潮湿地带的天然水源及人工冷、热水管道系统中。已从人体分离出 50 个菌种 70 个血清型。对人致病的是嗜肺军团菌（*L. pneumophila*），引起军团菌病（军团菌肺炎）。因 1976 年美国退伍军人在费城召开军团会议时流行肺炎,并于次年分离出该菌而得名。

【生物学性状】

嗜肺军团菌为革兰氏阴性菌,菌体形态易变,可呈短杆菌、丝状、多形性。吉姆萨染色呈红色,Dieterle 镀银染色呈黑褐色,有一至数根端鞭毛或侧鞭毛和菌毛及微荚膜,无芽孢,专性需氧菌,兼性胞内寄生,寄生于单核巨噬细胞内。主要有菌体（O）抗原和鞭毛（H）抗原,根据 O 抗原可分为 1～15 个血清型,其中 1 型最常见,是军团菌肺炎的主要血清型。血清 2 型和 4 型也可引起肺炎,血清 6 型常引起庞蒂亚克热（Pontiac fever）。

【发病机制】

嗜肺军团菌主要经飞沫传播,带菌飞沫、气体溶胶被直接吸入下呼吸道,引起以肺为主的全身性感染。易感者包括老人、幼儿、免疫缺陷者、透析和器官移植患者及原有肺部疾病、糖尿病等患者。

菌毛的黏附作用、微荚膜的抗吞噬作用及内毒素的毒性作用都参与发病过程。细菌首先通过外膜蛋白、菌毛等表面结构黏附于肺泡上皮细胞、巨噬细胞和中性粒细胞等靶细胞,并诱导靶细胞的吞噬作用。致病物质主要是多种酶类、毒素和溶血素等,细菌侵入靶细胞后,通过相关毒力因子的作用,阻碍中性粒细胞的氧化代谢,干扰吞噬体的磷脂双层结构,抑制吞噬体与溶酶体的融合,使吞噬体内的细菌在吞噬细胞内生长繁殖,并通过细菌的Ⅳ型和Ⅱ型分泌系统分泌毒素和酶类,如溶血素、磷脂酶、蛋白激酶、细胞毒素等,逃逸吞噬细胞的杀伤作用,而导致宿主细胞死亡和组织损伤。

【病理变化】

军团菌肺炎引起弥漫性肺部病变及胸膜炎,大体可见肺部充血、红色、坚实,如橡皮状,可伴胸腔积液。镜下,军团菌肺炎病变显著,伴有显著的纤维素及化脓性渗出,以及单核细胞、巨噬细胞、中性粒细胞浸润,形成坏死性支气管肺炎。以后这些炎症细胞可发生变性坏死,形成中性粒细胞和组织细胞的碎片。纤维素和坏死的巨噬细胞可充满肺泡腔,伴有稀疏的中性粒细胞。这种组织学表现难以与化脓性病变区别,也可被误诊为纤维素性机化性肺炎,需要注意鉴别。通过银染色易于在这些区域发现细菌,改良的齐-内染色也可以识别。在急性肺炎的周围,可见透明膜及纤维素浆液渗出,可有小脓肿形成。病程数周后也可发生纤维性机化。

【临床表现】

军团菌病可分为 3 种感染类型:流感样型、肺炎样型和肺外感染型。

1. 流感样型 又称庞蒂亚克热,为轻度军团菌病,表现为发热、寒战、肌肉酸痛等,持续 3～5 天症状缓解,X 线检查无肺炎征象。

2. 肺炎样型 又称军团菌肺炎,起病急,以肺炎症状为主,伴有多器官损害,出现寒战高热、头痛、肌痛剧烈。开始干咳,后出现脓痰或咯血,肺部出现湿啰音或实变体征,可闻及胸膜摩擦音。X 线检查可见斑片状或非实变表现,偶有胸腔积液。上述症状进行性加重,可迅速发展至呼吸衰竭,常伴有中枢神经系统和消化道症状,不及时治疗可导致死亡（死亡率可达 15%～20%）。

3. 肺外感染型 为继发感染,引起脑、肾、肝等多脏器感染症状。

【诊断与鉴别诊断】

采集下呼吸道分泌物、胸腔积液、肺组织等标本分离、培养细菌并进行鉴定,或将标本用已知荧光标记抗体进行直接荧光试验,ELASA、RIA 及乳胶凝集试验检测标本中该菌特异性抗原,用 PCR 检测细菌 DNA,间接荧光抗体法检测血清中特异性 IgG,均可用作病因诊断。

三、鲍特菌属细菌感染与百日咳

鲍特菌属（*Bordetella*）细菌属一类革兰氏阴性杆菌,有 8 个种,其中百日咳鲍特菌（*B. pertussis*）、副百日咳鲍特菌（*B. parapertussis*）和支气管败血鲍特菌（*B. bronchiseptica*）可引起哺乳动物呼吸道感染。

百日咳（pertussis, whooping cough）是由百日咳鲍特菌引起的一种急性呼吸道传染病,临床特征为阵发型痉挛性咳嗽（痉咳）,阵咳终末有深长的鸡啼样吸气声。本病病程较长,未经治疗者咳嗽症状可迁延 2～3 个月,故名百日咳。婴幼儿及体弱者易并发肺炎、脑病等。本病呈世界性分布。全年散发,以冬春季多见。我国自普遍接种 DTP（百日咳疫苗、白喉类毒素和破伤风类毒素联合疫苗）以来,发病率大幅度下降,成人发病增多。

【生物学性状】

百日咳鲍特菌俗称百日咳杆菌,人类是其唯一宿主。革兰氏染色阴性短杆状或椭圆形,多单个分散存在,长 0.5～2.0μm,宽 0.2～0.5μm,有荚膜,无芽孢及鞭毛。培养条件不适宜时可呈丝状。用苯酚甲苯胺蓝染色，两端浓染。无鞭毛，不形成芽孢。有毒菌株有荚膜和菌毛。专性需氧。常发生菌落变异。有菌体O抗原和K抗原。抵抗力较弱。

副百日咳鲍特菌和支气管败血鲍特菌与百日咳鲍特菌同属鲍特菌属，形态很相似，但凝集反应不同，无交叉免疫，亦能引起百日咳症状。

【发病机制】

传染源为早期患者和带菌者。从发病前1～2天至病程6周内均有传染性，以病初2～3周卡他期内传染性最强。本病通过飞沫传播，儿童（包括新生儿）易感，传播范围一般在患者周围2.5m以内，很少通过玩具、衣服等间接传播。任何年龄都可发病，新生儿也不例外。近来发现6岁前接种过疫苗的成人和医院工作人员可成为轻症患者和带菌者。

本菌能产生丝状血凝素（FHA）和凝集原、腺苷酸环化酶毒素、表皮坏死毒素、百日咳毒素和气管细胞毒素等致病的生物活性物质。①百日咳毒素即淋巴细胞增多促进因子，由5个蛋白亚单位构成，是典型的A-B结构外毒素，与细菌黏附于纤毛上皮有关。外毒素能诱发机体的持续性免疫，使患儿白细胞增多，毒素还可抑制巨噬细胞的功能，削弱上皮细胞纤毛运动，刺激黏液中的感受器产生痉挛性咳嗽。②丝状血凝素是一种黏附因子，使本菌黏附在带有纤毛的呼吸道上皮细胞、单核巨噬细胞，并与细胞表面特异性受体结合，但无毒性作用。③表皮坏死毒素又称不耐热毒素，能使平滑肌强烈收缩，导致局部缺血、水肿和白细胞渗出。④气管细胞毒素对气管纤毛上皮有特殊亲和力，能抑制纤毛细胞的DNA合成，导致纤毛摆动停滞和杀伤气管上皮细胞。⑤腺苷酸环化酶毒素能抑制吞噬细胞和NK细胞的杀伤作用，破坏宿主的防御功能，并能促进呼吸道黏膜中杯状细胞分泌黏液。黏稠分泌物增多而不能及时排出，导致剧烈咳嗽。⑥转运蛋白C抗体，具有抗血清功能，还可增强细菌的致病力等。⑦百日咳黏附素，是一种外膜表面相关蛋白，可能与百日咳鲍特菌的黏附、成活及繁殖有关。细菌荚膜、菌毛也有黏附和致病作用。上述致病物质及其机制仍在探讨中。

百日咳鲍特菌随飞沫被吸入呼吸道后，借荚膜菌毛及丝状血凝素等物质的作用，黏附在呼吸道纤毛柱状上皮细胞表面，在该处繁殖，产生毒素，引起局部炎症及上皮细胞纤毛运动障碍，使气管内大量黏稠分泌物排出受阻；积聚的分泌物持续刺激呼吸道神经末梢，并传入大脑皮质及延髓咳嗽中枢，反射性地引起痉挛性咳嗽（简称痉咳）。痉咳时患儿处于呼气状态，同时声门痉挛；暂停吸气时，大量空气急速通过痉挛的声门，发出一种特殊高音调鸡啼样吸气声。长期的咳嗽刺激使咳嗽中枢形成兴奋灶，在疾病恢复期或病愈后数月内每当有呼吸道感染、尘烟、蒸气等刺激时，均可诱发痉咳。

【病理变化】

百日咳鲍特菌主要引起气管、支气管、毛细支气管、肺泡壁的上皮细胞变性坏死、脱落，间质有淋巴细胞及中性粒细胞浸润。分泌物的积聚可引起不同程度的下呼吸道梗阻，导致肺不张、肺气肿。气管和支气管旁淋巴结常肿大。重症患儿脑组织可见充血、水肿和散在性点状出血，神经细胞变性和胶质细胞增生。此时常可见到肝脏脂肪浸润等变化。

【临床表现】

百日咳潜伏期3～21天，大多为7～14天。典型临床病程3个月左右，故称百日咳，可分为三期。

1. 卡他期　1～2周，一般为7～10天，自发病期至阵咳出现。初期类似普通感冒，有低热、打喷嚏、轻度咳嗽，3～4天后上述症状逐渐消失，热退，但咳嗽日益加重，日轻夜重，并发展成阵挛性咳嗽。此期可持续1～2周，传染性强。卡他期末至痉咳早期，白细胞计数增高可达（20～50）×10^9/L，分类中淋巴细胞达0.60～0.80，甚至出现类白血病反应。

2. 痉咳期　一般为2～6周，长者可达2个月左右。此期特点为阵发性痉咳。咳嗽发作时为接连不断的痉挛性短咳，持续数十声，紧接着是急骤深长的鸡啼样吸气声。如此反复多次，一次比一次加剧，直至咳出大量黏稠痰液或将胃内容物吐出为止。常有呕吐、呼吸困难、发绀等症状。痉咳时，患儿表情痛苦，两眼圆睁，面红唇紫，张口伸舌，涕泪俱下，双手握拳，颈静脉怒张，躯体弯曲作团状，甚至大、小便失禁。阵咳昼轻夜重，每天6～7次至数十次不等，一般持续1～2周。反复剧咳使面部及眼睑水肿、眼结膜出血、鼻出血、面部出现出血点，甚至颅内出血、舌系带溃疡。

3. 恢复期　阵发性痉咳逐渐减轻直至停止，2～3周好转痊愈。完全恢复需数周至数月。病程长，故称百日咳。有肺部并发症者可迁延不愈、持续数月。新生儿及幼婴可无典型痉咳，常有阵发性屏气、发绀、窒息和惊厥，甚至心搏停止。成人或年长儿童百日咳可仅有干咳，数周不愈，大多被误诊为支气管炎或上呼吸道感染。若不及时治疗，可继发肺炎链球菌、金黄色葡萄球菌、溶血性链球菌感染，导致肺炎、中耳炎等。

本病可发生以下并发症：①肺炎，为最常见的并发症，多为继发细菌感染所致，多见于痉咳期，有呼吸困难、肺部出现细湿啰音等。②百日咳脑病，为最严重的并发症，发病率为 2% ~ 3%，主要发生于痉咳期。剧咳引起脑血管痉挛，使脑缺氧、脑出血，以及毒素作用，均可引起脑病，表现为意识障碍、惊厥、呼吸衰竭，可危及生命。存活者部分留有偏瘫、智力低下、癫痫等后遗症。③结核病恶化，百日咳可使肺结核恶化或引起播散而发生全身粟粒性结核或结核性脑膜炎。此外，尚有肺气肿、肺不张、支气管扩张、气胸、纵隔和皮下气肿、颅内出血、鼻出血、结膜出血、腹股沟疝、脱肛等。

【诊断与鉴别诊断】

根据流行病学资料及典型痉咳可做出临床诊断，无痉咳时辅以细菌学等实验室检查以助确诊。

1. 病原学检查 病初用鼻咽拭子或鼻腔洗液为标本，进行细菌培养，观察菌落并行染色镜检和生化反应鉴定。阳性率达 90%；痉咳期用咳碟法培养，阳性率低于 50%。取鼻咽分泌物涂片，用荧光标记的特异性抗体染色，在荧光显微镜下找病原体，可做早期快速诊断，但有假阳性。

2. 免疫学检查 用百日咳鲍特菌 I 相免疫血清做凝集试验进，行血清型鉴定。荧光抗体法检测标本中抗原，可用于早期快速诊断。ELISA 法检测患者血清中抗 PT、抗 FHA、IgM 及 IgA 抗体进行血清学早期诊断。以百日咳鲍特菌毒素和丝状血凝素作抗原来检测百日咳特异性抗体，可作为早期诊断，阳性率达 70%。恢复期血清阳性率增高，对细菌培养阴性者更

有意义。用酶联斑点免疫印迹法、单克隆抗体菌落印迹试验、荧光抗体法检测作为百日咳的早期诊断。

3. 鉴别诊断 百日咳综合征又称类百日咳，是由百日咳鲍特菌以外的其他病原体引起的一组症候群。病原体包括鲍特菌属中的副百日咳鲍特菌、支气管败血鲍特菌和霍姆鲍特菌，以及腺病毒（1、2、5 型等）、呼吸道合胞病毒、人副流感病毒、流感病毒、衣原体、支原体等。患儿临床表现为发作性痉挛性咳嗽、咳嗽伴高音调鸡鸣样吼声等，与百日咳症状相似。虽然症状相近，但病情进展速度、预后等有明显差别，是临床鉴别诊断的重点，可根据流行病学史及病原学检查确诊，关键区别是检测出病原菌。此外，还需与急性支气管炎、喘息性支气管炎、支气管肺炎、气管内异物、肺门淋巴结核等相鉴别。

四、嗜血杆菌属细菌感染

嗜血杆菌属（*Haemophilus*）是一类革兰氏阴性小杆菌，常呈多种形态，细菌人工培养时必须提供新鲜血液或血液成分才能生长，故名。无鞭毛，无芽孢。共有 21 个种，对人致病的有流感嗜血杆菌（*H. influenzae*）、杜克雷嗜血杆菌（*H. ducreyi*）、埃及嗜血杆菌（*H. aegyptius*），其他的如副流感嗜血杆菌（*H. parainfluenzae*）、嗜沫嗜血杆菌（*H. aphrophilus*）和溶血性嗜血杆菌（*H. paraphrophilus*）等，可引起口腔炎、咽炎、细菌性心内膜炎等，见表 10-7-1。本节主要介绍流感嗜血杆菌和杜克雷嗜血杆菌。

表 10-7-1 主要嗜血杆菌及其所致疾病

菌种	相关疾病
流感嗜血杆菌	呼吸道等部位原发性化脓性感染、继发感染
副流感嗜血杆菌	口腔、咽部、阴道正常菌群，偶可致尿道炎、心内膜炎
溶血性嗜血杆菌	鼻咽部正常菌群成员
副溶血性嗜血杆菌	口腔、咽部正常菌群成员，偶可致咽炎、化脓性口腔炎、心内膜炎
杜克雷嗜血杆菌	生殖器疼痛性溃疡、软性下疳（性传播疾病）
埃及嗜血杆菌	急性或亚急性结膜炎、儿童巴西紫癜热
嗜沫嗜血杆菌	口腔、咽部正常菌群，牙菌斑中常见细菌，偶可致心内膜炎和脑脓肿
副嗜沫嗜血杆菌	口腔、咽部、阴道正常菌群，偶致亚急性细菌性心内膜炎、脑脓肿等

（一）流感嗜血杆菌感染与化脓性炎

流感嗜血杆菌（*H. influenzae*）俗称流感杆菌，是嗜血杆菌属中对人有致病性的最常见细菌，且常继发

于流感，但并非流感的致病原因。

【生物学性状】

流感嗜血杆菌革兰氏染色阴性，呈小杆状或球杆状、长杆状和丝状等多形态。长 1.0 ~ 1.5μm，宽

0.3～0.4μm。无鞭毛，无芽孢，大多有菌毛，黏液型菌株有荚膜。需氧或兼性厌氧。培养较困难，需提供新鲜血液或血液成分中含有的"X"和"V"两种生长辅助因子。与金黄色葡萄球菌共培养时，可出现"卫星现象"，有助于流感嗜血杆菌的鉴定。存在三种抗原：①荚膜多糖抗原，可分为a～f六个血清型，其中b型（Hib）致病力最强，也是引起儿童感染的最常见菌型，f型次之；②型特异性菌体抗原；③种特异性菌体抗原。对人类主要引起继发性化脓性感染，可导致婴幼儿原发性化脓性脑膜炎。

【发病机制】

致病物质主要是荚膜、菌毛、内毒素 IgA 蛋白酶和脂多糖等。荚膜是主要毒力因子，具有抗吞噬作用。菌毛具有黏附和定植于细胞的作用。内毒素致病作用尚不清楚。IgA 蛋白酶分解 sIgA，降低局部黏膜免疫力。脂多糖缺少特异性 O 侧链，故又称为脂寡糖（LOS），能与中性粒细胞释放的防御素结合，协助细菌黏附于呼吸道柱状纤毛细胞。LOS 还可逃避人体的天然免疫作用。

流感嗜血杆菌通常寄居于正常人上呼吸道，冬季带菌率较高，发病也增加。儿童患者较多。机体对流感嗜血杆菌以体液免疫为主。荚膜多糖特异性抗体对机体有保护作用，可促进吞噬细胞的吞噬作用，激活补体发挥溶菌作用。菌体外膜蛋白抗体能促进补体介导的调理作用。

【病理变化】

流感嗜血杆菌所致病变主要是化脓性病变，可发生于呼吸道黏膜、脑膜、关节等处，致使局部组织充血水肿，大量中性粒细胞渗出。病程较长者则表现为慢性非特异性炎症，局部组织内可见中性粒细胞、巨噬细胞、淋巴细胞和浆细胞浸润。

【临床表现】

流感嗜血杆菌包括原发感染和继发感染。原发感染（外源性）多为荚膜 b 型菌株引起的急性化脓性炎，如急性呼吸道感染、化脓性脑膜炎、鼻咽炎、咽喉会厌炎、化脓性关节炎、心包炎等，严重的引起菌血症。多见于小儿。

继发感染多由在呼吸道寄居的无荚膜菌株引起，属于内源性感染，常继发于流感、麻疹、结核病、百日咳等，多见于成人。临床表现为慢性支气管炎、鼻窦炎、中耳炎等。

【诊断与鉴别诊断】

根据临床症状采集相应标本，如鼻咽部分泌物、脑脊液、痰、脓汁、关节抽吸物等，直接涂片镜检，查见革兰氏阴性小杆菌或其他形态杆菌，结合临床可做出快速的初步诊断。将标本分离培养并进行相关特性实验、b 型多糖抗原检测、PCR 检测 DNA 等可做出更精确的诊断。

（二）杜克雷嗜血杆菌与软下疳

软下疳（chancroid）是由杜克雷嗜血杆菌（*Haemophilus ducreyi*）引起的一种主要表现为生殖器疼痛性溃疡合并附近淋巴结化脓性病变的性传播疾病。临床表现为软而疼痛的丘疹、脓疱、溃疡、腹股沟化脓性淋巴结炎，直接镜检和培养检出杜克雷嗜血杆菌即可诊断。

【生物学性状】

1889 年杜克雷（Ducrey）首先分离出本病原菌，故称杜克雷嗜血杆菌，又称软下疳杆菌。其为革兰氏阴性短杆菌，菌体呈短棒状，两端钝圆，长 1.0～1.5μm，宽 0.5～0.6μm。大多寄生于细胞外，常互相连接，平行排列成链状。本菌无鞭毛，无芽孢，无荚膜，无运动力。从化脓的腹股沟淋巴结的脓液中较易分离出本菌，用 Unna-Pappenheim 染色法可见两端浓染。本菌为非抗酸性厌氧菌，氧化酶阳性，过氧化酶阴性。将纯培养物注射入家兔可引起局部溃疡性病灶。人感染后无持久免疫力。以杜克雷嗜血杆菌悬液为抗原，患者注射后 1～2 周，皮肤试验呈阳性，一旦出现可持续数年，甚至持续终生。

【发病机制】

杜克雷嗜血杆菌通过性接触传播。机体在清除软下疳病灶杜克雷嗜血杆菌时，有中性粒细胞参与，而补体激活的替代途径是否参与杀灭细菌活动，目前还不清楚。补体可能参与了杀灭血清中的杜克雷嗜血杆菌，这个过程可能主要是抗体依赖性的，补体起到增强抗体的作用。细菌对反应的敏感性由脂多糖的组成决定。在这些抗原中，抗原的种族特异性和免疫型完全相同。通过获取同一患者的连续血清筛选检测表明：①在整个感染过程中存在可识别的主要共同抗原；②在感染的某一时期存在可识别的共同抗原；③存在个体相关抗原。然而，针对杜克雷菌的免疫应答对宿主本身所起的作用仍不清楚。人类可以重复感染，因此很明显不存在完全保护性免疫。

【病理变化】

杜克雷嗜血杆菌所致的特征性病变是软下疳。病菌侵入男性阴茎或女性大小阴唇皮肤，先形成小斑疹或水疱，再隆起成丘疹，并形成皮内脓肿或脓疱。不久脓疱破溃而成不整形溃疡。溃疡开始尚浅，直径小于 1cm，但它的破坏性很强，可迅速向四周扩展，直径可达 2～3cm，底部极不平整，多为脓性坏死组织所覆盖，质地较软，故称软下疳（图 10-7-4）。而梅毒下疳质硬，故称硬下疳（hard chancre）。

软下疳中央为溃疡，溃疡边缘表皮增生，溃疡下方可见三个互相覆盖的炎症带，垂直排列，并有特殊的血管变化（图 10-7-5）。溃疡底部表面的带很宽，是凝结的蛋白样渗出物、坏死细胞碎片及崩解的红细胞和白细胞，以中性粒白细胞为主，混有纤维蛋白、红细胞及坏死组织等（图 10-7-6）。位于其下是中层肉芽组织，相当宽，有许多新生血管，组织明显水肿，内皮细胞明显增生致管腔常有闭塞及血栓形成，血管壁变性，血管壁的外周有炎症反应（图 10-7-7，图 10-7-8）。最深层带是慢性炎症的反应层，其中有成纤维细胞增生，淋巴细胞、浆细胞弥漫性浸润，血管周围明显致密（图 10-7-9，图 10-7-10）。

软下疳原发病灶内的病菌经淋巴管引流至腹股沟淋巴结，致淋巴结肿大胀痛，继而形成脓肿。脓肿常波及邻近几个淋巴结，且延及表皮而致表皮溃破，脓液由溃破处流出，这种病变称"横痃"（inguinal bubo）。局部淋巴结的血管壁内外有炎症反应，常引起血栓形成和血管壁坏死，在炎症细胞结节中心可见化脓性坏死和脓肿形成。患者经治疗或经相当时期自行愈合。愈合后病变部位有广泛的瘢痕形成。

在组织切片中，用革兰氏、吉姆萨或多色亚甲蓝染色可在溃疡底部的表面带或中层细胞间查见杜克雷嗜血杆菌，但并非能经常找到。如自溃疡边缘取浆液性分泌物涂片做上述染色，则很易查见杜克雷嗜血杆菌，其为细而短的球杆菌，革兰氏染色阴性，常排列成平行的链。

【临床表现】

本病潜伏期 1～6 天，平均 2～3 天。其皮疹好发于男性的包皮、冠状沟、龟头、阴茎、肛门等处，女性多见于大小阴唇、阴蒂、阴道口、子宫颈、尿道内、

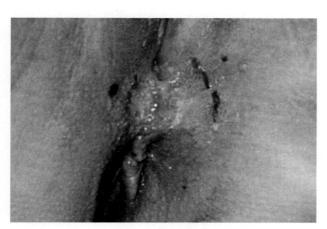

图10-7-4　软下疳

外阴右侧皮肤不规则形溃疡，溃疡基底不平，边缘不整齐，表面有出血

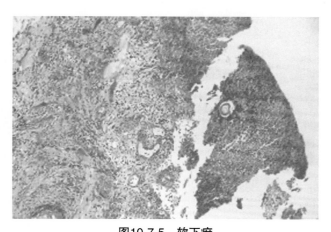

图10-7-5　软下疳

低倍镜观察溃疡三个带，左侧渗出坏死带以出血坏死为主，中部血管增生带血管丰富，组织水肿，右侧慢性炎症带组织较致密

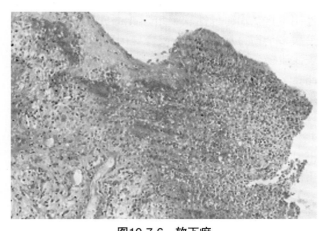

图10-7-6　软下疳

右侧溃疡表面渗出坏死带，炎性坏死物被覆其上，出血明显。左下方为血管增生带

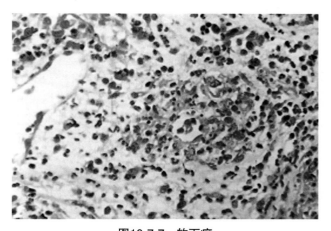

图10-7-7　软下疳

血管增生带，增生血管周围有急慢性炎症细胞浸润，伴组织水肿

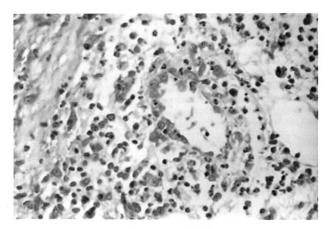

图10-7-8 软下疳

血管增生带，高倍显示增生血管周围有急慢性炎症细胞浸润，组织水肿

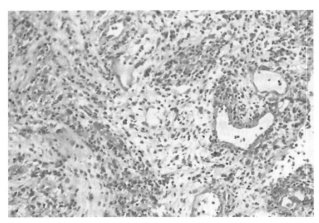

图10-7-9 软下疳

左侧显示慢性炎症带，右侧显示血管增生带

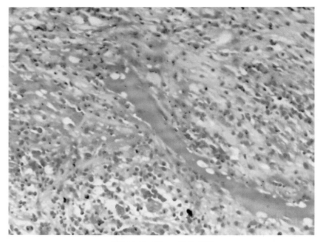

图10-7-10 软下疳

慢性炎症带，显示慢性炎症细胞浸润和纤维组织增生

会阴等处，亦可见于手、乳房、股、腹、口唇、口腔内、眼睑等非生殖器部位。

1. 软下疳 初期为外生殖器的炎性红色斑疹或丘疹，24～48小时后，迅速变成脓疱，3～5天后脓疱破溃形成溃疡，呈圆形或椭圆形，边缘不整齐，潜行性穿凿，疼痛明显，周围皮肤潮红。溃疡基底部覆有灰黄色脓液，见颗粒状肉芽组织，易出血，质软，有明显压痛。溃疡大小不一，单个溃疡直径3～20mm，通常仅1～2个，因可自体接种而形成多发的卫星状溃疡，曾有多达10个的报道。恒为多发性，并伴有淋巴管炎及单侧淋巴结炎。值得注意的是软下疳溃疡基底柔软，可明显区别于硬下疳。但是，患者可同时发生梅毒，其下疳溃疡基底不软而硬。晚期溃疡基底部有肉芽组织增生，形成不规则的瘢痕，可自愈，但可复发或再生。

2. 软下疳横痃 约50%的病例发生急性疼痛性

腹股沟单侧淋巴结炎，常于发病1周左右出现，多为单侧性，无疼痛，多有触痛。红肿的淋巴结以后软化波动，化脓、破溃而形成溃疡，其创口外翻成唇状，中医称为"鱼口"。不发生全身性播散。但可发生需氧菌或厌氧菌继发感染，病程2～3个月。

3. 异型软下疳 ①一过性软下疳（transient chancroid），损害范围小，4～6天消失，但在2周左右后发生腹股沟淋巴结病，易误诊为性病淋巴肉芽肿或生殖器疱疹。②丘疹性软下疳（papular chancroid），为隆起性软下疳，很像二期梅毒的扁平湿疣。③矮小软下疳（dwarf chancroid），是非常小的损害，很像生殖器疱疹所致的糜烂，但有不规则的基底和刀切样出血性边缘。④崩蚀性软下疳（phagedenic chancroid），溃疡发展迅速，引起大片组织坏死，致外阴部破坏，可波及大腿和腹部，病灶处可分离出梭菌螺旋体（fusospirochete）。⑤毛囊性软下疳（follicular chancroid），原发于毛囊，为毛囊性丘疹，类似毛囊炎，不久形成毛囊深部小溃疡，多见于男性外阴和女性阴毛区。⑥匐行性软下疳（serpiginous chancroid），是由多个损害互相融合，或自身接种，形成长而窄的表浅溃疡，愈后形成不规则瘢痕。⑦巨大软下疳（giant chancroid），由溃疡向外扩展增大所致。⑧混合性软下疳（mixed chancroid），初为软下疳，后感染梅毒螺旋体而发生硬下疳，兼有两者病原体和临床特征，还可并发包皮炎和嵌顿包茎、尿道瘘和尿道狭窄、阴茎干淋巴管炎及阴囊、阴唇象皮病等。此外，约10%软下疳患者合并梅毒螺旋体及生殖器疱疹病毒感染。

4. 软下疳与HIV感染 美国及其他国家已经发现在软下疳患者中HIV的感染率增高。软下疳多见于发展中国家，主要是非洲国家。非洲异性恋人群中HIV的感染要比欧洲和美国更为流行。生殖器溃疡患者中 HIV 血清转阳性危险率也显著增加，软下疳比无生殖器溃疡者更易感染 HIV，危险性大 2 ～ 5 倍。临床表现不典型，常见广泛的生殖器溃疡，不发生腹股沟横痃。

【诊断与鉴别诊断】

诊断根据不洁性交史、典型临床病理表现，特别是会阴部皮肤丘疹、脓疱、溃疡，腹股沟化脓性淋巴结炎，以及直接镜检和培养检出杜克雷嗜血杆菌即可诊断。

现有技术能够使杜克雷嗜血杆菌得到纯培养与快速分离，以后再进行生化试验鉴定。用杜克雷嗜血杆菌抗原免疫印迹吸附试验可检测到血清 IgG、IgM 抗体增多。血清抗体试验表明存在特异性抗原决定簇。用杜克雷嗜血杆菌做兔皮内感染实验可以引起很强的抗体反应。

五、假单胞菌属细菌感染与化脓性炎

假单胞菌属（*Pseudomonas*）是一类革兰氏阴性小杆菌，广泛分布于土壤、水和空气中。有荚膜、鞭毛、菌毛，无芽孢，需氧。种类繁多，与人类密切相关的有铜绿假单胞菌（*P. aeruginosa*）、荧光假单胞菌（*P. fluorescens*，污染血液或血液制品可引起败血症和休克）、恶臭假单胞菌、施氏假单胞菌、曼多辛假单胞菌、产碱假单胞菌和类产碱假单胞菌等。在人类非发酵菌感染中，假单胞菌占 70% ～ 80%，其中主要是铜绿假单胞菌。过去还有所谓类鼻疽假单胞菌（*P. pseudomallei*，引起类鼻疽病）和鼻疽假单胞菌等，现已归类于伯克霍尔德菌属，本节只介绍铜绿假单胞菌。

铜绿假单胞菌是机会致病菌，也是医院感染的主要病原之一。一般为继发感染，如大面积烧伤的创面感染、中耳炎、泌尿系统感染甚至败血症。

【生物学性状】

铜绿假单胞菌俗称绿脓杆菌，广泛分布于自然界和人、动物的体表、肠道中，是一种常见的机会致病菌。在生长过程中可产生绿色水溶性色素，感染创口时可形成绿色脓液，故得名。铜绿假单胞菌为革兰氏阴性微弯小杆菌，大小为（0.5 ～ 1.0）μm ×（1.5 ～ 3.0）μm，无芽孢，有荚膜，单端有 1 ～ 3 根鞭毛，临床分离菌株常有菌毛。专性需氧，在普通培养基上生长良好。该菌存在菌体（O）抗原和鞭毛（H）抗原。O 抗原包括内毒素脂多糖和原内毒素蛋白（OEP）。OEP 是一种免疫原性较强的高分子抗原，其抗体对同一血清型的细菌有特异性保护作用，对不同血清型的细菌也有共同保护作用。OEP 广泛存在于一些革兰氏阴性

细菌中，包括其他种类的假单胞菌、大肠埃希菌、肺炎克雷伯菌和霍乱弧菌等，具有重要的生物学活性。

【发病机制】

铜绿假单胞菌为机会致病菌，对于机体免疫力低下或缺陷者，细菌可通过各种途径感染人体，主要通过污染医疗器具及带菌医务人员引起医源性感染，该菌感染占医院感染的 10% ～ 30%。

铜绿假单胞菌主要致病物质是内毒素，其次是菌毛、荚膜、鞭毛、胞外酶和外毒素等，共有 10 余种致病物质。菌毛对宿主细胞具有黏附性，鞭毛可介导细菌的游动性和趋化性，并可附着于黏液的主要成分黏蛋白上，荚膜多糖有抗吞噬作用，脂多糖可致发热、休克、DIC 等。细菌通过密度感应系统信号分子调控各种毒力因子的表达，其信号分子本身也是一种毒性因子，可影响宿主的免疫功能。Ⅲ型分泌系统可将外毒素直接注射到宿主细胞，而外毒素 A 可抑制蛋白合成，引起组织坏死。蛋白分解酶可分解蛋白质，损伤多种细胞和组织；弹性蛋白酶则降解弹性蛋白，引起肺实质出血和损伤；碱性蛋白酶也可损伤组织，抗补体、灭活 IgG，抑制中性粒细胞的功能；磷脂酶 C 可分解脂质和卵磷脂；胞外酶 S 可抑制蛋白合成；鼠李糖脂可杀死中性粒细胞，并促进生物膜形成。铜绿假单胞菌耗能附着于固体表面形成生物膜，帮助细菌抵抗机体免疫系统，增强细菌对抗生素的耐受性。绿脓素可催化超氧化物和过氧化氢产生有毒氧基团，引起组织损伤。

【病理变化】

铜绿假单胞菌感染可累及各种皮肤创伤、呼吸道和尿道，组织学表现为局部组织坏死及化脓性炎，病灶中大量中性粒细胞、单核巨噬细胞渗出。在肺部原有疾病的基础上可发生化脓性肺炎；在原有心脏病基础上或心脏手术基础上可发生细菌性心内膜炎，多见于三尖瓣，可形成赘生物；铜绿假单胞菌脑膜炎或脑脓肿常继发于颅脑外伤或头颈部手术等。铜绿假单胞菌可引起败血症，以及皮肤、软组织、消化道、尿道或骨关节等处化脓性感染。

【临床表现】

铜绿假单胞菌在患者免疫功能下降时，可在皮肤、黏膜受损部位引起皮肤感染、烧伤感染、创伤或手术切口感染、呼吸道感染和尿路感染，也可引起中耳炎、角膜炎、胃肠炎、心内膜炎、脓胸等，偶见菌血症、败血症、婴儿严重的流行性腹泻等报道。

囊性纤维化、弥漫性泛细支气管炎、慢性阻塞性肺疾病等患者发生的慢性呼吸道感染，主要病原菌是铜绿假单胞菌，感染能明显加快气道和肺组织的破坏

过程，导致预后不良。

在医院感染中，铜绿假单胞菌感染率为 10% ～ 30%。其常见病原菌中最常见的革兰氏阳性菌是金黄色葡萄球菌，最常见的革兰氏阴性菌则为铜绿假单胞菌和鲍曼不动杆菌。其中铜绿假单胞菌在创面感染中最多见。

【诊断与鉴别诊断】

采集患者的炎性分泌物、脓液、血液、脑脊液等标本直接接种、培养，根据菌落特性、色素和生化反应等进行鉴定，可确定诊断。对铜绿假单胞菌的流行病学、医院感染的追踪调查可用血清学、绿脓素和噬菌体分型等技术。

六、伯克霍尔德菌属细菌感染

伯克霍尔德菌属（*Burkholderia*）简称伯克菌属，是伯克霍尔德菌科的一个属。伯克霍尔德菌是一种广泛存在于水、土壤、植物和人体中的革兰氏阴性细菌。1949 年美国的植物病理学家 Burkholder 首次发现它可以引起洋葱茎腐烂，称为洋葱假单胞菌，1992 年 Yabuuchi 等正式将该菌及其他 6 个属于 rRNA 群的假单胞菌归为一个新属，即伯克霍尔德菌属，该属已确认的有 25 个种。这个属下最为人熟知的有鼻疽伯克霍尔德菌（*B. mallei*），是一种会在马或其他相关动物身上引起马鼻疽的病菌，其次是引起类鼻疽的类鼻疽伯克霍尔德菌（*B. pseudomallei*）及引起人类肺部囊性纤维化感染的洋葱伯克霍尔德菌（*B. cepacia*）。属内其他细菌还有椰毒伯克霍尔德菌（*B. cocovenenans*）、石竹伯克霍尔德菌（*B. caryophylli*）、唐菖蒲伯克霍尔德菌（*B. gladioli*）、皮氏伯克霍尔德菌（*B. picketti*）及茄伯克霍尔德菌（*B. solanacearum*）等菌种。与人密切相关是鼻疽伯克霍尔德菌（*B. mallei*）和类鼻疽伯克霍尔德菌（*B. pseudomallei*）。

（一）鼻疽伯克霍尔德菌感染与鼻疽

鼻疽伯克霍尔德菌（*Burkholderia mallei*）又名鼻疽杆菌、鼻疽假单胞菌，1993 年，国际上根据新发现本菌的生物学特性，将其列入伯克霍尔德菌属，但国内仍广泛使用鼻疽杆菌这一简称。鼻疽杆菌是马和人鼻疽的病原体，可经口、呼吸道或伤口感染。

【生物学性状】

鼻疽伯克霍尔德菌为革兰氏染色阴性微弯棒状杆菌，大小不一，长 2 ～ 5μm，宽 0.5 ～ 1.0μm，多孤立，有时可成对排列，无鞭毛不能运动，无荚膜，不产生芽孢。在脓汁中大部分游离于细胞外，有时在细胞内见到。需氧生长，生长较缓慢，一般需 48 小时。正常菌落为光滑型（S），变异后的菌落可出现粗糙型（R）、皱襞型（C）、矮小型（D）、黏液型（M）或假膜型（P）等。鼻疽伯克霍尔德菌能产生两种抗原，即特异性多糖抗原和共同抗原（蛋白质成分），后者与类鼻疽伯克霍尔德菌在凝集试验和皮肤试验均有交叉。

【发病机制】

人的鼻疽常由与开放性的鼻疽患畜直接接触而引起，或在实验室因操作不慎而感染。病菌经破损的皮肤和黏膜侵入人体，也通过呼吸道、消化道感染而发病。本菌不产生外毒素，其菌体内毒素的蛋白质部分即鼻疽菌素（mallein）能使感染动物产生超敏反应，可做皮试抗原用于诊断。

【病理变化】

鼻疽伯克霍尔德菌所致病变为化脓性炎，常可累及皮肤。感染部位皮肤、肌肉发生急性蜂窝织炎、局部肿胀，形成硬结，在急性期结节由中性粒细胞组成，周围被充血带包绕，形成脓肿。脓肿内形成小灶性着色深的组织碎片。以后组织坏死及溃破，形成边缘不整、创底灰白的溃疡，并覆有灰黄色的渗出物。附近淋巴结肿大，沿着淋巴管可出现多处肌肉及皮下结节性脓肿，脓肿溃破后排出红色或灰白色脓液，难以愈合，可形成瘘管。

致病菌由上呼吸道侵入，可使鼻部出现蜂窝织炎，鼻腔、口腔黏膜溃疡及坏死，鼻中隔穿孔，腭部和咽部亦有溃疡形成，常先排出血性分泌物，继而流出脓性分泌物。上呼吸道病变主要为大小不等的灰色小结节，黏膜肿胀。结节破溃可形成溃疡，表面被覆脓液和坏死组织，基底部为新生肉芽组织。致病菌亦可侵犯下呼吸道，引起支气管炎和鼻疽肺炎。鼻疽肺炎呈小叶性肺炎改变，肉眼可见呈棕红色实变区，实变区以后可软化形成干酪样坏死，病灶内大量中性粒细胞浸润，中心部分核崩解，外周可见巨细胞。有时形成脓肿和空洞，病灶也可机化变硬，或形成瘢痕。

鼻疽伯克霍尔德菌可侵入血流，导致菌血症和败血症，出现脓肿血栓和脓毒性栓塞，引起肝脾大、内脏多发性脓肿、多发性关节炎，颜面、颈部、躯干及四肢均可出现脓肿。

慢性鼻疽时，可见皮肤或软组织内多发性脓肿，附近淋巴结肿大，有时脓肿溃破流出多量脓液，脓液中含有大量鼻疽杆菌，亦可形成经久不愈的瘘管。关节、骨髓、肝、脾、肺、眼和脑均可受累，形成慢性化脓性炎。如果病菌毒力低，机体抵抗力较强，脓肿外壁则形成慢性肉芽肿，有的可见上皮样细胞包绕坏死组织，甚至出现多核巨细胞，类似结核结节。

【临床表现】

鼻疽病是由鼻疽伯克霍尔德菌所致的传染病,原系马、骡及驴等单蹄兽类较为多发的一种传染病。人因接触病畜,或病菌通过损伤的皮肤、黏膜,或染有致病菌的物品经消化道和含菌气溶胶经呼吸道而受感染。潜伏期一般为 1 ~ 14 天,亦有长达数周至数年者。临床表现分为急性和慢性两种类型。

1. 急性鼻疽 潜伏期短,通常 1 周内。起病急,表现为高热、寒战、头痛、恶心、呕吐及全身疼痛。感染局部皮肤先形成炎性硬结。接着出现皮肤疱疹,进而软化发生脓肿、破溃、溃疡形成。细菌沿淋巴管和淋巴结播散,使淋巴结肿大、脓肿形成。细菌由呼吸道入侵,鼻腔、口腔及喉头黏膜先有血性分泌物,然后出现脓性渗出物,伴全身不适症状。细菌入血可引起全身性脓毒血症,在多脏器如肝、脾、肺、肌肉内形成脓肿并伴功能性障碍,如黄疸、水肿、肾损伤等。重症者并发脑膜炎、骨髓炎和多发性关节炎,全身内脏、皮下散在结节、脓肿、溃疡。急性感染者可因脓毒血症或循环衰竭而死亡(病死率约 80%)。

2. 慢性鼻疽 较少见,潜伏期 10 天以上,多由局部感染发展形成。开始全身症状可不明显,仅有低热或长期不规则发热、出汗及四肢、关节酸痛。皮肤感染后,局部皮下和肌肉内发生鼻疽结节和脓肿,病变可蔓延到邻近淋巴结、肌肉和骨骼。鼻黏膜受感染,鼻中隔软骨常发生穿孔引起鼻畸形。慢性感染反复发作,时好时发,或持续感染达数月或数年,常因逐渐衰竭或突然恶化而死亡,亦有自行痊愈的病例。约半数患者死于慢性鼻疽。

【诊断与鉴别诊断】

1. 脓液或分泌物涂片检查 涂片后可做亚甲蓝、吉姆萨、瑞特等染色,查见两极浓染的杆菌,但不易与类鼻疽伯克霍尔德菌相鉴别。近来用荧光抗体染色,有很高的特异性。

2. 细菌培养 血液、脓液或分泌物培养可获得阳性结果,但阳性率不高。

3. 免疫学检查 血清可做血凝及补体结合试验,前者敏感性较高,效价在 1:640 以上才有诊断价值,后者特异性较强,但操作麻烦,效价 >1:20 才有参考意义。固相补体结合试验,对照孔与试验孔溶血环直径差在 6mm 以上者,判为阳性。

4. 鼻疽菌素皮内试验 将鼻疽菌素作 1:1000 稀释后,取 0.1ml 注入前臂皮内,经 24 ~ 48 小时,局部出现红肿现象为阳性反应,常在病程 4 周内呈阳性反应,可持续数年。

临床上应与类鼻疽、孢子丝菌病、链球菌蜂窝织炎、葡萄球菌感染及播散性结核病等相鉴别。

(二)类鼻疽伯克霍尔德菌感染与类鼻疽

类鼻疽(melioidosis)是由类鼻疽伯克霍尔德菌(*B. pseudomallei*,BP,又称类鼻疽杆菌、惠特莫尔假单胞菌)所致的地方性人兽共患传染病,主要流行于东南亚和澳大利亚北部。我国海南地区随机人群中类鼻疽血清阳性者占全国的 36.5%,在广东、广西及台湾等地也有报道。本菌常寄居于水和土壤中,人主要通过接触含有致病菌的水和土壤,或经破损的皮肤而受感染。本病临床表现复杂,急性败血症者常伴多处化脓性损害,慢性者有类似空洞性肺结核表现。病情一般较为严重,如不及时治疗,病死率甚高。

【生物学性状】

类鼻疽伯克霍尔德菌为短而直的中等大革兰氏阴性需氧杆菌,多单个存在,偶成对或丛集,不形成荚膜及芽孢。一端有三根以上鞭毛。普通染色常见两极浓染,用感染脏器样品制备的压印片染色时,可见菌体周围有不着色的白圈,即所谓假荚膜。本菌为需氧菌。常见于土壤及泥水中,主要存在于热带地区。本菌耐酸,在缺乏营养的条件下仍可在水中长期存活。其含有两种主要抗原,一种为特异性耐热多糖抗原,另一种为与鼻疽杆菌相同的不耐热蛋白质共同抗原。另外还有鞭毛抗原。

【发病机制】

危险因素包括糖尿病、酗酒、免疫抑制、慢性肾脏病等,其中糖尿病是最常见的基础疾病。

类鼻疽伯克霍尔德菌寄生在湿润的土壤和稻田、池塘的水中,通过吸入、接种、摄入等途径感染,人与人间罕见传播。本菌进入宿主机体后,可引起局部感染,或通过血液传播至远处部位。直接接种到皮肤可造成皮下脓肿以后可能蔓延到更深的组织,引起骨髓炎、窦道形成。吸入性感染可导致肺炎。类鼻疽伯克霍尔德菌血行播散可到达肝、脾、脑等组织,引起多发性脓肿。

类鼻疽伯克霍尔德菌的毒力因子:①不耐热的外毒素,包括坏死性毒素与致死性毒素;②耐热的内毒素;③几种组织溶解酶。这些毒力因子在发病中的真正作用尚不明。

【病理变化】

类鼻疽的主要病变为化脓性炎,脓肿可遍及全身,所有器官均可受累,但病变更多见于肺、肝、脾、骨髓和淋巴结,偶见于胃肠道和脑组织。不管发生在何处,通常都是小脓肿,直径 0.5 ~ 3cm,质地坚实,橡皮状,淡黄色,与周围组织分界清楚,边缘常有一个狭窄的出血带。数天后，病变可能融合形成大的脓肿，特别是在原先患有肺病的肺部。

显微镜下，脓肿具有分带状结构。脓肿的中心显示严重的组织坏死、中性粒细胞渗出、数量不等的纤维素。在病变扩大和融合时，纤维素会变得越来越丰富。在较为新鲜的病变中，纤细的纤维素筛网可以出现在脓肿的中心部分。但在较陈旧的病变中，则可见大片的或成簇的纤维素。在肺部，簇状纤维素可充满脓肿周围的肺泡腔。脓肿的边界形成一个狭窄但清楚的坏死带，其中含有数量不等的组织细胞。即使是在很早期的病变中出现坏死也是其显著特征。相邻的脓肿可以互相融合，形成较大的病灶。在脓肿中常见细菌，通常是大量的，但在周围正常组织中则很少发现。吉姆萨染色和一些改良的革兰氏染色可清晰显示病原菌，常见双极性表现，但 Brown-Brenn 革兰氏染色不能显示。

在肺部，显微镜下的小病变常被狭窄的出血带包绕，在某些病变中弥漫性出血也可成为特征，在较大的融合性病变中最为显著。肺部一般可有轻度支气管炎，没有血管炎，小脓肿可融合成较大的脓肿，特别是在肺部病变超过 4 天或 5 天时。在实体性器官如肝和脾脏，病变可为非出血性。

在慢性类鼻疽病中，病变通常局限于单个器官，最常累及肺、淋巴结和骨组织。病变表现为坏死和肉芽肿的结合。肉芽肿反应由上皮样细胞和异物巨细胞或朗汉斯巨细胞构成，常被纤维化带包绕。坏死的中心区域常含有脓性渗出，但也可有干酪样表现，类似结核病。在淋巴结，中心化脓性病变周围可有卫星脓肿形成，类似性病淋巴肉芽肿、土拉菌病或猫抓病。与急性化脓性病变相比，在慢性病变的组织切片中很少见到细菌。陈旧性病灶周围可见纤维化，却不形成肉芽肿样改变。

【临床表现】

类鼻疽伯克霍尔德菌感染潜伏期一般为 3～5 天，但也有感染后数月、数年，甚至长达 20 年后发病，即所谓"潜伏型类鼻疽"，此类病例常由外伤或其他疾病诱发。病情缓解后细菌也可潜伏达数年或几十年，在机体抵抗力下降时复发。

类鼻疽根据病变特点不同分为急性败血型、亚急性型、慢性型及亚临床型四种。

1. 急性败血型　为最严重类型，约占 60%。类鼻疽伯克霍尔德菌经皮肤、黏膜、呼吸道、消化道进入机体后，经淋巴管侵入附近淋巴结引起炎症反应。细菌入血引起菌血症或败血症。本型起病较急，表现为寒战高热、头痛、肌肉酸痛、食欲缺乏等，并有气急、肌痛等，同时出现肺、肝、脾及淋巴结炎症与脓肿形成的症状和体征。细菌大量繁殖可导致多器官脓肿及多种临床表现，影像学检查可见单发或多发性小脓肿，相邻脓肿可互相融合。特别以肺脓肿最为多见，其好发于肺上叶并可累及胸膜。急性期肺部症状有咳嗽、胸痛、脓痰及咯血等。胸部可闻及干、湿性啰音及胸膜摩擦音，并有肺实变及胸膜腔积液（脓胸）的体征。肺部病变可融合成空洞，类似结核。皮肤、黏膜可发生丘疹、疱疹、脓疱、溃疡、蜂窝织炎等。如病情发展猛烈，可迅速发生关节炎、骨髓炎、脑膜炎症状，亦见严重恶心、呕吐、腹泻及虚脱，患者因衰竭而死亡。其他尚有腹痛、腹泻、黄疸、肝脾大等表现。经抗生素治疗后，可痊愈或转为慢性。

2. 亚急性型　病程数周至数月。多数是在急性感染消退形成多处化脓性病灶的症状与体征。

3. 慢性型　病程达数年。常由于脓肿溃破后造成瘘管，长期不愈。典型病例以肺上叶空洞性病变（肺化脓症）为主，常被临床误诊为肺结核病。曾有报道一例骨类鼻疽脓肿患者病程长达 18 年。此型患者在漫长的病程中，常有间歇性发热、咳嗽、咯血性或脓性痰，体质逐渐消瘦、营养不良及器官衰竭等。颅类鼻疽罕见但病死率高，表现为头皮脓肿、骨髓炎、脑膜炎、硬脊膜下积脓、脑炎、静脉窦血栓、脑脓肿等，有时颅类鼻疽可从头皮累及颅内各层组织，病变类似结核分枝杆菌或真菌感染。

4. 亚临床型　流行区中有相当数量的人群，受类鼻疽伯克霍尔德菌感染后而临床症状不明显，血清中可测出特异性抗体。亚临床型患者一般不会发展为显性类鼻疽，但当有糖尿病等诱因存在时，仍有机会发病。

【诊断与鉴别诊断】

对于来自疫区，有酗酒或糖尿病、慢性肾脏病、肺结核等慢性消耗性基础疾病者，出现不规则高热伴多器官感染症状，应考虑到本病。类鼻疽以化脓性病变为主，有时可类似结核或真菌病，需注意鉴别其他化脓性和肉芽肿性病变。确诊需要依靠细菌培养。

取患者的血液、痰、脑脊液、尿、粪便、局部病灶及脓性渗出物做细菌培养或动物接种，可以分离出类鼻疽伯克霍尔德菌。血清学检查如间接血凝试验、补体结合试验、ELISA 等，或 PCR 检测细菌 DNA，都对本病的诊断有较大价值。

七、不动杆菌属细菌感染与化脓性炎

不动杆菌属（*Acinetobacter*）是一类专性需氧的

革兰氏阴性球杆菌，有 16 个菌种，广泛分布于自然界和健康人体表和体内，属机会致病菌。其中鲍曼不动杆菌（*A. baumanii*）较多见，也是导致医院感染的常见菌之一，其临床检出率仅次于铜绿假单胞菌。

【生物学性状】

鲍曼不动杆菌呈球杆状或球形，常成双排列，黏液型菌株有荚膜，不形成芽孢，无鞭毛。专性需氧，营养要求一般。其生命力顽强，可在多种环境下存活。

【发病机制】

鲍曼不动杆菌的致病物质包括外膜蛋白 A、脂多糖、荚膜多糖、磷脂酶等。外膜蛋白 A 可协助鲍曼不动杆菌黏附，形成生物膜，以避免被清除，并增强其生存能力。磷脂酶可通过裂解宿主细胞膜上的磷脂促进细菌侵入宿主细胞，导致宿主细胞裂解。

鲍曼不动杆菌黏附力极强，容易黏附于各类医用材料上。患者可以自身感染（内源性感染），也可是不动杆菌感染者或带菌者（尤其是双手带菌的医务人员）通过接触或空气传播（外源性感染）所致。故污染的医疗器械和医护人员的手是重要的传播媒介。

鲍曼不动杆菌主要通过直接接触和空气等进行传播，易感人群为年老体弱者，早产儿和新生儿，广谱抗生素或免疫抑制剂使用者，严重创伤、烧伤、气管切开或插管者，使用静脉导管和腹膜透析者等。中性粒细胞的吞噬作用和体液免疫在鲍曼不动杆菌的感染中具有重要作用。

【病理变化】

鲍曼不动杆菌主要引起皮肤、黏膜和内脏器官的局限性化脓性病变，形成脓肿；细菌也可侵入血液引起菌血症，播散到其他器官，引起化脓性炎。

化脓性炎是一种以中性粒细胞为主的急性渗出性病变。病变早期，局部血管扩张，血管通透性增加，中性粒细胞渗出，在局部组织聚集。然后局部组织在中性粒细胞释放的某些酶的作用下溶解液化形成脓肿。脓肿初期边界不清，以后制脓膜形成，限制病变扩散。小脓肿内脓性渗出物可以被吸收，病灶消散；较大脓肿则可能被机化、包裹，最后形成瘢痕，使病灶愈合。前述几种细菌所致化脓性病变与此类似。脓液涂片或培养可能会发现致病菌。

【临床表现】

肺部感染者临床常有发热、咳嗽、胸痛、气急及血性痰等表现。肺部可有细湿啰音。肺部影像常呈支气管肺炎的特点，亦可为大叶性或片状浸润阴影，偶有肺脓肿及渗出性胸膜炎表现。

手术切口、烧伤及创伤的伤口，均易继发不动杆菌皮肤感染，或与其他细菌一起造成混合感染。临床特点与其他细菌所致感染并无明显不同。多无发热；偶可表现为蜂窝织炎。

不动杆菌可引起肾盂肾炎、膀胱炎、尿道炎、阴道炎等，亦可呈无症状菌尿症，但临床上无法将其与其他细菌所致感染相区别，其诱因多为留置导尿、膀胱造瘘等。

脑膜炎多发于颅脑手术后。有发热、头痛、呕吐、颈强直、凯尔尼格征阳性等化脓性脑膜炎表现。

不动杆菌感染中最严重的临床类型为菌血症，病死率达 30% 以上。多为继发于其他部位感染或静脉导管术后，少数原发于输液，包括输注抗生素、皮质类固醇、抗肿瘤药物等之后。临床表现有发热、全身中毒症状、皮肤瘀点或瘀斑及肝脾大等，重者有感染性休克。少数可与其他细菌形成复合性菌血症。

【诊断与鉴别诊断】

在病理学上，化脓性病变易于识别和诊断，有时在病灶内可见深蓝色菌团。在病理切片和涂片上可做革兰氏染色大致区分革兰氏阳性或阴性球菌或杆菌。进一步的细菌鉴定则需依靠实验室检查。

肺部病变经防污染采样技术获得的痰标本，诊断价值较大。痰涂片发现革兰氏阴性球杆菌可成为诊断的重要线索。痰液、尿液、血液或感染伤口的脓液可做细菌培养和鉴定，以明确病因诊断。

八、加德纳菌属细菌感染与细菌性阴道病

加德纳菌属细菌于 1953 年由 Leopold 首先分离，并于 1984 年被收录在《伯杰系统细菌学手册》兼性厌氧菌部分，定为加德纳菌属（*Gardnerella*）阴道加德纳菌（*G. vaginalis*，Gv），为一属一菌。

【生物学形状】

阴道加德纳菌为革兰氏阴性或阳性的短杆菌，有时呈丝状和多形状，新鲜标本革兰氏染色阳性，保存菌革兰氏染色阴性。常见两极染色，无鞭毛、无芽孢、无荚膜，兼性厌氧，嗜血，难培养，是引起女性细菌性阴道病的主要细菌之一。其可经性接触传播，引起性传播疾病。

【发病机制】

阴道加德纳菌的致病机制目前还不清楚，可能与其他细菌合并感染有关，导致阴道乳酸杆菌减少，引起胺浓度升高而乳酸浓度降低这一细菌性阴道病（bacterial vaginosis）所特有的 pH 升高改变，这种 pH 改变对阴道没有保护作用。阴道加德纳菌可分泌唾液酸酶，降解黏液，增加细菌对阴道黏膜上皮的黏附。另外，唾液酸酶还可分解针对阴道加德纳菌溶血素

的 IgA，使其溶血素可以破坏白细胞，使细菌性阴道病成为一种无明显炎症表现的疾病。如果炎症反应明显，则称为细菌性阴道炎。

【病理变化】

阴道加德纳菌主要引起细菌性阴道病，此时阴道黏膜并无明显病变，或仅有轻度充血红肿，分泌增加。严重者发展为细菌性阴道炎，通常以较多中性粒细胞渗出为主，形成化脓性炎；病程较长者以子宫颈和阴道慢性化脓性或非特异性炎症为主。

阴道加德纳菌感染还可引起输卵管慢性输卵管炎和子宫内膜炎，进而导致异位妊娠、胎膜早破、新生儿早产等。亦有报道阴道加德纳菌可引起脑炎、肾盂肾炎、肾周脓肿、肝脓肿、肺脓肿、尿路感染、膀胱炎甚至败血症等。

【临床表现】

细菌性阴道病是因正常菌群失调，由多种细菌引起的综合征。主要致病菌是加德纳菌。临床表现为阴道分泌物增多，白带灰色而稀薄，有腥臭味，伴有轻度外阴瘙痒，但也有半数没有症状。

细菌性阴道炎也是多种细菌感染所致，主要是加德纳菌，多见于性活跃妇女。急性期白带增多，有鱼腥或氨的臭味，外阴潮湿不适，常伴有阴道灼热感、性交痛及外阴瘙痒。检查见部分患者外阴红肿，阴道黏膜充血、呈灰红色，轻度红肿，分泌物多呈均质性、稀薄、灰白色，有时为乳黄色或类绿色，腥臭味。阴道 pH 常为 5～5.5。有时白带量少，仅有薄薄一层，如膜样覆盖在充血的阴道壁上。少数患者阴道壁有红斑或瘀点，妊娠患者可发生流产或产后子宫内膜炎。

【诊断与鉴别诊断】

在外阴、阴道和子宫颈的慢性炎症活检标本中常发现慢性炎症，有时见组织充血水肿、中性粒细胞浸润，不易发现细菌。但在阴道涂片中则较常发现细菌，以及被细菌黏附的鳞状细胞，称为线索细胞（clue cell）（图 10-7-11，图 10-7-12），是诊断细菌性阴道病的细胞学证据。可采用棉拭子采集子宫颈、阴道、尿道分泌物涂片，并染色镜检线索细胞。线索细胞是指脱落上皮细胞内黏附大量细小杆菌或球杆菌，使上皮细胞表面模糊，有斑点和细小颗粒，边缘呈锯齿状而不清晰，细胞核也可被遮掩而不清晰。此外，许多小的革兰氏阳性或阴性球杆菌也可黏附在一起形成特征性的颗粒状蓝色背景，细胞学上称为球形细胞。荧光抗体技术或 PCR 等技术亦被用来检测病原体成分。细菌培养可进一步明确细菌的类型。

九、惠普尔杆菌感染与惠普尔病

惠普尔病（Whipple disease）又称肠源性脂肪代谢障碍（intestinal lipodystrophy），是一种罕见的以腹泻和吸收障碍等多种胃肠道症状为特征的慢性感染性疾病，部分患者仅表现为关节、心脏或神经系统症状。本病于 1907 年首先由惠普尔报道，被后人命名为惠普尔病，好发于中老年男性白种人，但女性和所有种族均易感。现认为本病与感染惠普尔杆菌有关，但仍未得到明确鉴定，亦未制成动物模型。随着 PCR 技术在临床的广泛应用，发现本病并不罕见。

【生物学性状】

1949 年 Black-Schaffer 用 PAS 染色发现，在患者小肠黏膜巨噬细胞中有 PAS 阳性物质。1960 年 Cohen 等先后经电镜研究，认为巨噬细胞中的镰状颗粒由细菌组成。1992 年正式将其命名为惠普尔养障体

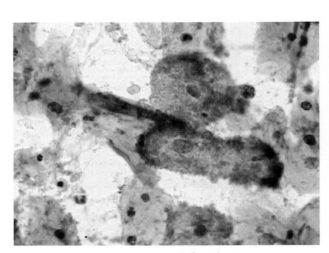

图10-7-11　线索细胞
子宫颈涂片，图示脱落上皮细胞上黏附大量细小杆菌或球杆菌，使细胞轮廓模糊

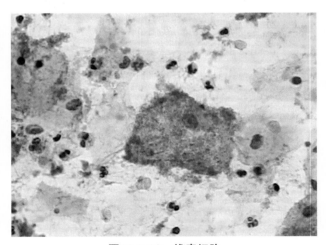

图10-7-12　线索细胞
脱落上皮细胞上黏附大量细小杆菌或球杆菌，使细胞轮廓模糊。细胞外可见黏附在一起的细菌小团

（*Tropheryma whipplei*）。2003 年完成其基因组测序工作。病原体为杆状，宽 0.2μm，长 1.5～2.5μm，称为惠普尔杆菌。电镜下可见到巨噬细胞内有杆状菌，其有 3 层膜，（1～2）μm×0.12μm 大小，即惠普尔杆菌。该病原菌难以培养。

【发病机制】

病原菌经口侵入，可侵犯全身各器官，但发病机制尚未阐明，可能与宿主的细胞免疫功能障碍有关。有研究发现，本病患者小肠黏膜固有层内 IgA 浆细胞减少，巨噬细胞增多，治疗后 IgA 浆细胞数量恢复正常而泡沫状巨噬细胞减少，提示感染期间 IgA 浆细胞移位或受到抑制，可能细胞介导的免疫反应在本病发病过程中具有重要作用。另外，有研究发现，患者淋巴细胞相对减少，单核细胞吞噬能力降低，降解细菌的能力下降，CD116 阳性细胞减少，CD4/CD8 值增加，单核细胞产生 IFN-γ、IL-12 减少，提示有单核细胞和 T 淋巴细胞功能障碍。但对于惠普尔杆菌如何致病少有论述。在长期抗生素治疗后，患者可获痊愈，本菌亦逐渐消失，但 PAS 阳性的巨噬细胞可存在多年。

【病理变化】

惠普尔病主要引起十二指肠、近端小肠及肠系膜和腹腔淋巴结病变，病程发展还可累及心、肺、关节、大脑、眼、脾、胰腺、食管、胃等几乎全身各组织器官。病变特征为受累组织内大量泡沫状巨噬细胞形成，胞质内含 PAS 阳性杆菌。

内镜检查可见胃、十二指肠及空肠黏膜充血、白斑、溃疡及出血。受累小肠扩张，肠壁肥厚僵硬，上部小肠明显炎性浸润，小肠黏膜粗糙灰暗，绒毛粗大变硬，散在黄色斑块。肠系膜及腹腔动脉周围淋巴结肿大，切面呈筛状。腹膜粗糙无光泽。小肠镜下可见小肠黏膜肿胀、苍白或散在黄色斑块及糜烂灶。小肠钡餐检查可见肠壁增厚、呈结节状，肠腔扩张及肠黏膜水肿征象。

光镜下可见小肠绒毛呈杵状，近段小肠黏膜内脂质沉积，巨噬细胞增多及黏膜下淋巴管扩张。小肠浆膜面也可有脂质沉着。肠壁及淋巴管有致密的饱和糖蛋白、巨噬细胞浸润。巨噬细胞中可见镰状颗粒，PAS 染色阳性。黏膜固有层因大量泡沫样巨噬细胞浸润，小肠绒毛增粗变形（图 10-7-13）。电镜下见巨噬细胞内 PAS 阳性物质由杆状细菌组成。除巨噬细胞外，杆状细菌尚可广泛存在于小肠上皮细胞、淋巴细胞、毛细血管内皮细胞、平滑肌细胞、中性粒细胞、浆细胞及肥大细胞内。少数病例在病程早期病理检查亦可为阴性结果，可能与活检取材未取到病变部位和早期进行抗生素治疗有关，故为明确诊断必须多处取材。

尸检发现，70% 的患者有肠外病变。除小肠黏膜外，心、肺、脾、胰、食管、胃、后腹膜及全身淋巴结均可受到侵犯，发生肺部结节、胸膜增厚、全心炎、瓣膜赘生物、心包炎及中枢神经系统病变等。肠系膜淋巴结较常受累，早期可见边缘窦内充满含有脂质的空泡，后期可见肉芽肿形成（图 10-7-14）。脑组织病变包括皮质萎缩、脑室扩张、脑梗死、海绵体变性、脱髓鞘等。PAS 阳性巨噬细胞和细菌也常在肠外出现，几乎可见于所有病变部位。在周围淋巴结、胃肠黏膜下及肝、脾、胰、中枢神经系统、心脏和滑膜等组织内均可见杆菌样小体。皮肤损害为广泛的黑变病、小腿结节和紫癜。

PAS 阳性巨噬细胞并非惠普尔病所特有，必须仔细将惠普尔病的活检与艾滋病患者感染细胞内鸟 - 胞内分枝杆菌（MAI）的活检区分开来。两种病均是固有膜 PAS 阳性巨噬细胞浸润。然而，MAI 是一种抗酸杆菌，而惠普尔杆菌则不是。也可用电镜区别这两种病菌。

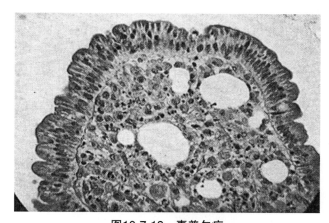

图10-7-13 惠普尔病

空肠绒毛间质充满大量含有毛玻璃样胞质的巨噬细胞及少数弥散分布的中性粒细胞，空腔为乳糜管腔（丁彦青惠赠）

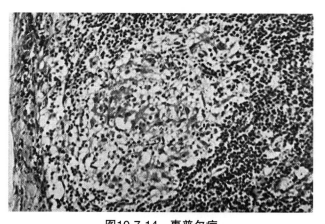

图10-7-14 惠普尔病

常累及肠系膜淋巴结，淋巴结内可见典型的肉芽肿，中心空泡周围为巨噬细胞群（丁彦青惠赠）

【临床表现】

目前认为，惠普尔病虽然主要累犯消化道，但其临床表现不限于消化道，其他许多器官也可受累，可以将其视为一种全身性疾病。多数患者表现为以脂肪泻为特征的消化道症状，伴长期低热、关节疼痛、消瘦等，也常见长期的多发性反复发作性关节炎或关节痛。但部分患者仅表现为关节、心脏或神经系统症状，或有全身淋巴结肿大或脾大等，常可掩盖消化道症状，呈现出临床表现复杂多样、隐匿起病等特点。

1. **肠道症状**　大部分患者存在腹痛、脂肪泻症状，以及由此而出现的体重下降、营养不良、贫血及严重的吸收不良等并发症。在关节炎出现前，有的患者已有腹泻，逐渐出现脂肪泻，有典型小肠吸收不良症状。患者可发生显著的或隐匿性胃肠道出血，这点不同于其他大多数吸收不良疾病。由淋巴结病变引起淋巴管引流受阻，还可发生蛋白丢失性肠病（引起低蛋白血症和水肿）。有的患者腹部可触及柔软无定形肿块，临床常疑为恶性肿瘤而行腹腔内或周围淋巴结检查。长期吸收不良者表现为面色苍白、消瘦乏力、营养不良性水肿、外周淋巴结肿大，可伴有发热，一般红细胞沉降率增快、贫血。个别病例可无腹泻，而仅有腹痛与低热。消化道症状的出现往往较其他系统的症状早数月甚至数年。

2. **关节症状**　约半数患者有关节痛，通常为游走性、多发性、反复发作性，可累及大多数关节，但以对称性踝、膝、肩和腕关节最常见，其他少见的关节依次为掌指、腕、肩、肘及跖趾关节。关节肿胀但罕见关节畸形，可伴肌肉无力等。严重者可掩盖胃肠道症状。关节痛常是首发症状，可比其他症状早出现10年以上，有些病例关节痛、关节炎可绵延数年后才出现胃肠道症状，腹痛、脂肪痢等。关节炎仅持续1～3周，消退后不遗留后遗症。骶髂关节炎和脊柱炎的发生率约占20%。

3. **心脏症状**　心脏受累可出现感染性心内膜炎、心包炎、心肌炎或全心炎及动脉（包括冠状动脉）炎，还可出现心脏杂音、心肌梗死和心律失常，偶有胸膜和心包摩擦音等。惠普尔杆菌感染所致的感染性心内膜炎常无明显肠道症状和关节炎症状，亦无明显发热，既往无瓣膜病史，且血培养阴性。心包炎多无症状，常常由超声诊断，但可引起缩窄性心包炎。心肌受累可导致充血性心力衰竭。

4. **神经系统症状**　中枢神经系统受累可导致头痛、嗜睡、记忆力减退、痴呆、癫痫、步态不稳和肌无力等，可单独出现或合并周围神经系统病变如神经炎等。①缓慢进行性痴呆、核上性眼肌麻痹、肌阵挛

的发生率较高，常伴有头痛，以上三联征的存在提示患惠普尔病的可能性极大。眼肌麻痹以核上性多见，核间性眼肌麻痹也可见，单纯的动眼神经麻痹罕见。②小脑损害，可致小脑性共济失调、不随意运动、意向性震颤、眼震及构音障碍等小脑综合征。③眼-咀嚼肌节律性运动（OMM）是惠普尔病中枢神经系统受累的特征性体征，表现为不间断、不自主节律性眼球会聚样运动，频率约为1次/秒，伴舌和咀嚼肌的刺激性收缩。④下丘脑垂体损害，可产生多尿、烦渴、易饥饿、性欲减退及失眠等症状。⑤惠普尔病表现为脑卒中综合征的患者如能早期诊断和抗生素正规治疗，可能呈现良性的病程，不至于造成后遗症。⑥脊髓病，表现为脊髓半切综合征或横贯性损害，神经系统惠普尔病所致的脊髓病比较罕见。⑦其他，如癫痫、精神障碍、无菌性脑膜炎、局灶性神经体征及周围神经损害等。

5. **其他症状**　眼部受累可表现为葡萄膜炎、玻璃体炎、虹膜炎、视网膜炎、球后视神经炎、视盘水肿，可导致视物模糊或失明。眼征通常伴发于惠普尔病伴胃肠症状或中枢神经系统受累的患者，单纯的眼征比较罕见。部分惠普尔病患者尚可发生浆膜炎、支气管炎及全身淋巴结肿大等症状和体征，少数患者可出现脾大、皮肤色素沉着和皮疹、甲状腺功能减退，或肺炎合并脾淋巴瘤等。

广东省中医院郑广娟等报道一例49岁男性患者，咳嗽咳痰3个月。CT检查发现双肺多发性感染，右上肺占位。行支气管肺泡灌洗液检查，NGS检出惠普尔杆菌，序列数83。结肠黏膜活检PAS染色阳性（图10-7-15）。患者入院后发现左上腹疼痛，脾切除后发现脾脏弥漫大B细胞淋巴瘤（图10-7-16，图10-7-17）。

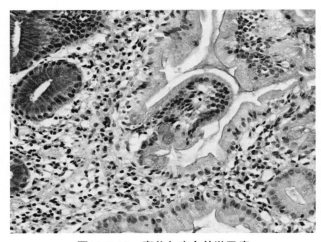

图10-7-15　惠普尔病合并淋巴瘤
结肠黏膜活检PAS染色，上皮细胞内及间质内可见少量杆状细菌
（郑广娟、刘晗、阳宇惠赠）

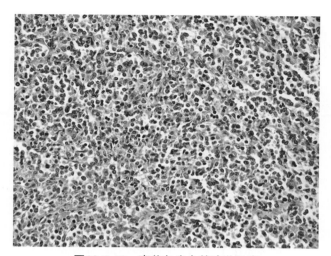

图10-7-16 惠普尔病合并脾淋巴瘤
患者入院后发现左上腹疼痛，脾切除后发现脾脏弥漫大B细胞淋巴瘤
（郑广娟、刘晗、阳宇惠赠）

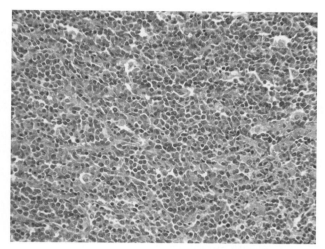

图10-7-17 惠普尔病合并脾淋巴瘤
肺部感染合并脾弥漫大B细胞淋巴瘤（郑广娟、刘晗、阳宇惠赠）

【诊断与鉴别诊断】

患者长期有关节痛伴有腹泻，或同时有全身淋巴结肿大，应考虑本病可能。

1. 病原学检查 腹部超声、小肠钡剂造影均可显示一些病变部位，还可指导活检取材。空肠是最常见的取材部位。小肠黏膜活组织检查有 PAS 阳性物质，电镜证实有镰状颗粒则可做出诊断。必须仔细将惠普尔病的活检与艾滋病患者感染细胞内 MAI 的活检区分开来。两种病均有 PAS 阳性巨噬细胞的浸润。然而，MAI 是一种抗酸杆菌，而惠普尔杆菌则不是。也可用电镜区别这两种疾病，或取血液、脑脊液、粪便及病变组织进行培养，以确定病因。

2. PCR 技术 对脑脊液（CSF）、粪便及其他活组织中的惠普尔杆菌检测的阳性率达 100%，与其他方法相比更具特异性和敏感性，是中枢神经系统病变者确诊的金标准。对本病的诊断具有高度的敏感性和特异性。

3. 其他检查 磁共振波谱学显示 N- 乙酰天冬氨酸和肌酸减少、胆碱增加。脑 CT、MRI 检查显示脑萎缩、广泛脑损害、局灶性异常及脑水肿，但均无特异性。部分惠普尔病患者红细胞沉降率轻度增快。部分患者还可见血小板增多，木糖试验有吸收功能降低。用兔多克隆抗体检测敏感、特异、快速。

4. 鉴别诊断 大部分患者有腹泻或吸收不良的其他胃肠道症状，但一些人仅表现为关节或神经系统症状。肠道外的症状包括关节炎、发热、咳嗽、痴呆、头痛和肌肉无力等表现，可掩盖胃肠道症状。惠普尔病患者多存在脂肪泻、腹痛及急剧消瘦等肠道脂肪代谢障碍症状，也可发生显著的或隐匿性胃肠道出血，

与其他大多数吸收不良疾病不同，后者多不合并隐匿性或显著胃肠道出血。由于淋巴结引起淋巴管引流受阻，可发生蛋白丢失性肠病，引起低蛋白血症和水肿。凡长期腹泻伴反复关节痛和（或）同时有全身淋巴结肿大，应高度怀疑本病可能。

当胃肠症状明显时，诊断依赖于对临床综合征的认识、吸收不良的证据和小肠活组织检查。如果患者出现关节炎、发热或神经系统症状的表现而无肠道的症状，须与其他骨关节疾病（尤其是合并多器官损害的类风湿关节炎和强直性脊柱炎）等相鉴别。

十、肉芽肿荚膜杆菌感染与腹股沟肉芽肿

腹股沟肉芽肿（granuloma inguinale）是一种慢性肉芽肿性性传播疾病，由肉芽肿荚膜杆菌（*Calymmatobacterium granulomatis*）引起，其在感染组织中的单核细胞内表现为卵圆形小体，称为杜诺凡小体（Donovan body），故本病又称杜诺凡病（donovanosis）。本病以炎性肉芽肿、局部组织坏死、出血、溃疡形成为主要病变，临床特点为在腹股沟、耻骨联合、外生殖器及肛门处发生渐进性、无痛性、匐行性溃疡，并可发生自身接种。

【生物学性状】

1882 年 Mcleod 在印度首次报道本病，1905 年 Donovan 报道了一种细胞内小体，且认为是本病病因，用鸡胚卵黄囊或卵黄 - 琼脂培养基接种，可自病变部位和腹股沟肉芽肿的淋巴结中发现一种类似杜诺凡小体的有荚膜细菌，即肉芽肿荚膜杆菌，其长 1.5μm，宽 0.7μm。它是多形的、不活动的革兰氏染色

阴性球杆菌。其在肉芽肿损害中的单核细胞内,为一卵圆形小体即杜诺凡小体,不产生芽孢。

【发病机制】

肉芽肿荚膜杆菌主要经性接触传播,主要出现在性活跃年龄的人群中。病原菌进入人体后多数于接触后30天左右发病。孕妇容易发生血行播散,分娩可使子宫颈病变向上蔓延至宫内。本病常合并其他性传播疾病,如一期梅毒、性病淋巴肉芽肿、淋病和HIV感染,腹股沟肉芽肿也能促进HIV的传播,增加HIV感染的危险性,因为HIV易从生殖器溃疡进入人体内。

肉芽肿荚膜杆菌的荚膜物质是不含氮的多糖物质,含有左旋葡萄糖、岩藻糖及糖醛酸等组分,且具有 O 及 K 抗原。

肉芽肿荚膜杆菌被单核细胞吞噬之后不被杀死,能在其内存活和繁殖。细菌不能被杀死的吞噬作用称为不完全吞噬。不完全吞噬可使细菌在吞噬细胞内受到保护,免受体液中特异性抗体、非特异性抗菌物质或抗菌药物的作用;有时细菌甚至能在吞噬细胞内生长繁殖,导致吞噬细胞的死亡,或随游走的吞噬细胞经淋巴液或血液播散到人体其他部位。

肉芽肿荚膜杆菌侵入机体后大部分时间停留在宿主细胞内,称为胞内寄生菌。细菌可抵抗吞噬细胞的杀菌作用,体液免疫对其作用也不大,机体对其防御功能主要靠细胞免疫。细胞免疫主要包括两方面的效应,即 T_D 细胞(即迟发反应性 T 细胞,delayed reaction T cell)释放出淋巴因子,通过巨噬细胞间接发挥效应,以及 T_C 细胞(即细胞毒性 T 细胞,CTL)对靶细胞的直接杀伤作用。T_D 细胞受抗原刺激后,迅即活化、增殖、分化,成为致敏 T_D 细胞,进入感染部位。当其与相应抗原结合后,可释放多种淋巴因子,如巨噬细胞趋化因子(MCF),能吸引游走的巨噬细胞进入病原菌侵入部位,巨噬细胞移动抑制因子(MIF)能使巨噬细胞定位于病灶,巨噬细胞活化因子(MAF)能增强巨噬细胞的吞噬和杀灭功能,转移因子(TF)可将对病原菌的特异性细胞免疫应答能力转移给未致敏的 T 细胞,使之变成致敏的 T 细胞,能与抗原反应,起到扩增免疫效应的作用。因此,当细胞免疫建立之后,可增强吞噬细胞对胞内寄生菌的杀灭和清除作用。T_C 细胞抗细菌感染的作用如何,尚无定论。由于一般在抗细菌感染中细胞免疫的作用不如体液免疫有效,故胞内寄生菌感染常呈慢性过程。

【病理变化】

腹股沟肉芽肿早期损害在外阴部,主要发生在生殖器部位,如男性包皮、冠状沟、龟头、阴茎体、阴茎系带等处。女性病损自阴唇系带起,沿外阴向前呈"V"形直接蔓延发展,累及大小阴唇等处。10%～15%患者可累及肛门(尤其是同性恋者)及腹股沟。约6%患者可经血行或淋巴途径播散至其他非生殖器部分及内脏,如颈、鼻、口腔、咽、面颊、胸、腹、臀、肠、肝、肾、骨髓及四肢关节等处。溃疡部表皮缺失,边缘部棘层肥厚,甚至假上皮瘤样增生。真皮内有以组织细胞与浆细胞为主的密集浸润,其中散在由中性粒细胞组成的小脓肿,小脓肿常在增生的上皮脚之间(图10-7-18)。

本病常见组织细胞增生,形成肉芽肿,但常不甚典型(图10-7-19)。组织细胞直径为25～90μm或更大,胞质丰富,胞质内有单个或多个空泡,内含杜诺凡小体,即胞质内包涵体,呈圆形、卵圆形或短棒状,

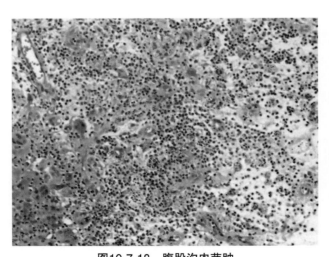

图10-7-18 腹股沟肉芽肿

患者,女性,20岁,腹股沟肿块活检,局部充血水肿,大量中性粒细胞浸润,形成脓肿

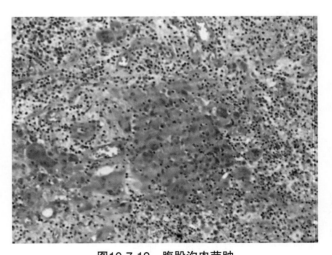

图10-7-19 腹股沟肉芽肿

同图10-7-18病例,局部肉芽肿形成,伴多核巨细胞形成,周围呈化脓性改变

直径 1 ~ 2μm（图 10-7-20，图 10-7-21）。在组织切片中，镀银染色（如 Warthin-Starry 银染色等）可找到杜诺凡小体，吉姆萨染色也可查见。

在微小脓肿灶中的单核巨噬细胞内也常见杜诺凡小体。在病变边缘部穿刺活检做组织涂片，或行深部切开取一小块组织，用两块玻片将标本压碎，自然干燥，用甲醇固定，用瑞氏或吉姆萨染色镜检也可找到杜诺凡小体。将准备作电镜用的树脂包埋的组织块做成厚 0.5 ~ 1μm 的半薄切片，以甲苯胺蓝染色，可见杜诺凡小体呈暗的卵圆形结构，周围有宽而透明的空泡或荚膜，有时在一个空泡内可有数个杜诺凡小体。当然，压碎的新鲜活标本涂片，要比常规固定的组织切片更易查见杜诺凡小体。

【临床表现】

腹股沟肉芽肿常呈慢性，平均病期为 2 年半，但若能早期诊断治疗，平均病期可缩短至半年。

皮损开始为坚硬的丘疹或结节，破溃后形成境界清楚的溃疡、脓液恶臭。由于自体接种，溃疡周围常有卫星状新的溃疡发生，自觉症状不显著。病期久后，肉芽组织增生如乳头瘤状，或形成多数瘘管及瘢痕，常致外生殖器淋巴水肿，偶可继发鳞状上皮癌。主要皮损形态：①溃疡肉芽肿性损害，即初为单个或多个暗红色丘疹或多个皮下结节，之后侵蚀皮肤，产生肉芽肿性、牛肉红色溃疡。其界限清楚、深大，不痛，易出血，边缘不规则并下垂呈卷边状，因自身接种而可有卫星状损害。②隆起肉芽肿性损害，即溃疡基底部肉芽组织增生隆起，疣状肥厚呈乳头瘤状。③坏死性损害，即继发感染可致生殖器广泛坏死，并出现疼痛及恶臭的渗出物。④硬化或瘢痕性损害，多见于女性，病变区纤维组织过度增生而呈瘢痕疙瘩样，易致外生殖器畸形。⑤假性横痃（pseudobubo），病变扩散到腹股沟区而引起弥漫性皮下和皮内肿胀或化脓，但因其下淋巴结很少受累而称假性横痃。其往往发展成一个肉芽肿性溃疡，数年不愈。⑥癌肿样损害，系由于慢性瘢痕损害、包茎、淋巴水肿及上皮过度增生可形成似癌肿外观样损害。最后可因淋巴管堵塞发生外生殖器如阴唇、阴蒂、阴茎、阴囊等的肿胀，呈假性象皮病；亦可由瘢痕及粘连引起尿道、阴道、肛门等处狭窄，还可癌变和引起外生殖器残毁。

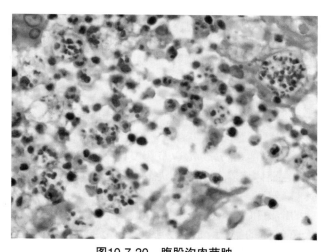

图10-7-20 腹股沟肉芽肿
同图10-7-18病例，局部巨噬细胞增生，胞质内可见细小圆形包涵体，符合杜诺凡小体

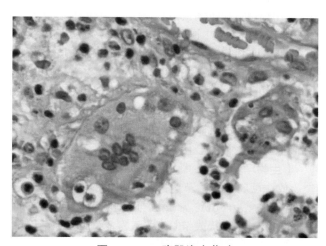

图10-7-21 腹股沟肉芽肿
同图10-7-18病例，多核巨细胞形成，胞质空泡内见少数圆形深蓝色物体，符合杜诺凡小体

【诊断与鉴别诊断】

根据性接触史、临床表现（如初发生的外生殖器结节、特异的边缘隆起、牛肉红色无痛性肉芽肿性溃疡）及病理活检确诊。早期生殖器溃疡与肛门病变应与软下疳及梅毒的硬下疳和扁平湿疣相鉴别。慢性溃疡或瘢痕性病变应与性病淋巴肉芽肿相鉴别。

（吴礼高　刘德纯　郭瑞珍　郑广娟；管俊昌）

第八节　放线菌属和诺卡菌属细菌感染

放线菌属与诺卡菌属同属放线菌目，前者不含分枝菌酸，无抗酸性，主要引起内源性感染；后者含分枝菌酸，有弱嗜酸性，为外源性感染。此两个菌属为原核细胞型微生物，均为裂殖增殖，且大多为非致病菌，仅少数为机会致病菌，其在致病性方面也有很多相似之处。临床病理均可表现为慢性化脓性肉芽肿性炎，并有特征性的硫磺样颗粒（sulfur granule）。因此将其在此一并介绍。

一、放线菌属细菌感染与放线菌病

放线菌（actinomycete）因其菌丝呈放射状而得名，在固体培养基上生长状态和真菌相似，以前曾将其归类于真菌中。根据近代生物学的研究结果，放线菌的结构和化学成分与细菌相同，属于一类具有分枝状菌丝体的细菌。放线菌属（Actinomyces）有35个种，在自然界中广泛分布，正常寄生在人和动物口腔、上呼吸道、胃肠道和泌尿生殖道。对人致病的放线菌属主要有衣氏放线菌、牛型放线菌、内氏放线菌、黏液放线菌和龋齿放线菌等，当机体免疫力降低、口腔卫生不良、拔牙或受外伤时，可引起放线菌内源性感染并累及任何器官和组织，称为放线菌病（actinomycosis）。本病好发于面颊部、颈部、胸腹部、口腔、扁桃体及子宫内膜等部位，形成渐进性、化脓性、肉芽肿性病变，并可有窦道形成，排出硫磺样颗粒，一般不经血行播散。口腔疾病牙周炎、牙周脓肿及牙根龋等往往混合感染放线菌。

【生物学性状】

放线菌属细菌为革兰氏阳性非抗酸性丝状菌，菌丝直径 0.5 ～ 0.8μm，常形成分枝状无隔菌丝，有时菌丝断裂成链球状或链杆状，无芽孢，无荚膜，无鞭毛。厌氧或微需氧，培养困难。脓液中出现的硫磺样颗粒为放线菌在组织中的菌落形式，压片镜下见菌丝呈放射状排列，菌丝末端膨大呈棒状，形似菊花状；切片中可见菌团周围细丝呈放射状或棉絮状。

【发病机制】

放线菌通过对口腔表面尤其是牙斑的黏附寄生于口腔内，为人体内正常菌群。细菌通过牙感染、操作或抽吸牙感染碎屑造成的黏膜破损，进入组织而致病。胃肠道放线菌还可通过下消化道穿孔进入腹腔，妇女则可在生殖道发生上行感染。皮肤感染通常与局部创伤和局部缺血有关，放线菌直接侵入皮肤损伤处引起病变。

【病理变化】

放线菌通过内源性感染引起，是一种软组织的化脓性炎，若无继发感染，则多为慢性肉芽肿，常伴发多发性瘘管或窦道形成，脓汁中可找到特征性的硫磺样颗粒。组织学改变：早期局部有白细胞浸润，形成小脓肿，然后穿破皮肤形成窦道，各窦道可互通，体内筋膜、胸膜、横膈、骨骼等均不能阻止其发展。化脓区附近可有慢性肉芽组织增生，可有淋巴细胞、浆细胞、组织细胞及成纤维细胞等浸润，病程较长者局部组织还可发生玻璃样变性，质地变硬。脓肿或窦道内可见硫磺样颗粒，直径 100 ～ 300μm，可呈分叶状、棉花团状等形态。HE 染色显示其中央呈均质性，紫蓝色，边缘呈放射状，可有栅栏状短棒样细胞。硫磺样颗粒周围常见轻到中度中性粒细胞渗出（图 10-8-1）。

放线菌感染有时也可引起肉芽肿性改变，由单核巨噬细胞、上皮样细胞、多核巨细胞构成，伴化脓性表现，其中可见放线菌菌落（硫磺样颗粒），呈菊花样结构，其中菌丝呈放射状排列（图 10-8-1，图 10-8-2）。病变周围可发生纤维化。

【临床表现】

根据感染途径和涉及的器官不同，临床可分为面颈部、胸肺部、腹部、中枢神经系统和皮肤型放线菌病等。

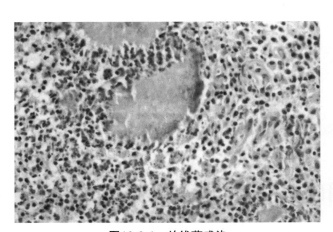

图10-8-1　放线菌感染
脓液中的硫磺样颗粒，边缘菌丝呈放射状排列，周围大量炎症细胞渗出，以中性粒细胞为主

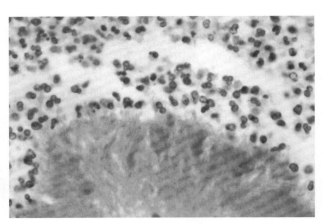

图10-8-2　放线菌感染
高倍显示边缘菌丝呈放射状排列，似棉絮状，周围大量中性粒细胞、淋巴细胞渗出

1. 颈面部放线菌病 最常见，约占患者的60%。病菌在口腔内寄生，可由龋齿或牙周脓肿、扁桃体病灶等处入侵，或有口腔炎、拔牙史或下颌骨骨折史。病变好发于面颈交界部，表现为颈面部肿胀，表面皮色暗红或棕红，以后形成脓肿，局部板样坚硬，脓肿穿破成许多排脓窦道，脓肿内或排出的脓液中常见硫磺样颗粒（图10-8-3），病变可扩展至颅、颈、肩和胸等处，波及咀嚼肌时可致牙关紧闭，后期可致其下方骨膜炎及骨髓炎。病原体可沿着导管进入唾液腺和泪腺，或直接蔓延至眼眶和其他部位。累及颅骨可致中枢神经系统放线菌病。扁桃体隐窝内也常见放线菌，伴有炎症反应（图10-8-4），如无炎症反应则可能处于寄生状态。

2. 胸肺部放线菌病 病原菌经呼吸道进入肺可致肺部放线菌病（原发），亦可由相邻部放线菌病直接波及（继发），常累及肺门、下叶或肺底，形成肺脓肿。临床呈急性或慢性感染表现，如不规则发热、胸痛、咳嗽、咳痰带血、盗汗、消瘦等，症状和体征类似肺结核。波及胸膜可致胸膜炎、脓胸，可在体表形成多发性瘘管，排出脓液，脓中有硫磺样颗粒，脓肿周围可见肉芽组织和纤维组织增生、机化和包裹脓肿。X线检查显示肺叶实变，其中可有透亮区，可伴胸膜粘连和胸腔积液，亦可波及心脏致心包炎和心肌炎。

3. 腹部放线菌病 病原菌可由口腔吞食侵入肠黏膜而致腹部放线菌病，也可由胸部病变直接波及。好发于回盲部，引起急性、亚急性或慢性阑尾炎，常致腹壁粘连，可触及腹部包块，出现便血和排便困难，疑似肠癌。病变可穿破腹壁形成瘘管，脓中可见硫磺样颗粒。患者可伴发热、盗汗、乏力、消瘦等全身症状。病变也可波及腹部其他脏器如胃、肝、肾等，或波及椎骨、卵巢及膀胱、胸腔，或经血行播散侵及中枢神经系统。盆腔感染多继发于腹部感染，也可由子宫内放置不合适或不洁避孕器具所致。

4. 中枢神经系统放线菌病 包括局限型和弥漫型。局限型脑型放线菌病包括厚壁脓肿及肉芽肿等，多见于大脑，亦可累及第三脑室、颅后窝等处，引起颅内压升高，脑神经受累可致头痛、恶心、呕吐、复视、视盘及出血等，脑血管造影及CT检查可见占位性病变，尚可见压迫颈内动脉，大脑中、前动脉近端变窄。弥漫型脑型放线菌病呈单纯脑膜炎或脑脓肿，也可呈硬膜外脓肿、颅骨骨髓炎等。

5. 皮肤型放线菌病 由皮肤直接接触病原菌致病，可位于躯体各部位，初起为皮下结节，软化后破溃成窦道，可向四周扩展形成卫星状皮下结节，破溃后形成瘘管，脓中有硫磺样颗粒。放线菌亦可侵入深部组织，局部组织因纤维化、瘢痕形成而变硬。

【诊断与鉴别诊断】

放线菌病的主要病变是化脓性炎，在诊断脓肿、窦道或瘘管等病变时要注意病灶中有无硫磺样颗粒，形态如上所述，其周围常见大量中性粒细胞。笔者认同：放线菌菌落周围有炎症反应者视为感染；没有炎症反应者视为寄生状态，只做客观描述。可疑放线菌感染时应多取材、多切片，并注意鉴别其他化脓性细菌或诺卡菌感染。

在脓液、痰液、引流液中寻找硫磺样颗粒，颗粒压片革兰氏染色，直接镜检，可见蓝色放射状排列的菊花状菌丝。抗酸染色阴性。必要时进行分离、培养和鉴定，也可通过抗酸染色区分放线菌和诺卡菌，放线菌抗酸染色阴性。细菌培养可形成硫磺颗粒样粗糙菌落，其中含革兰氏阳性的丝状杆菌，菌丝体有分

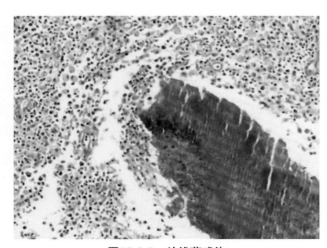

图10-8-3 放线菌感染
慢性脓肿，其中见真菌菌落（硫磺样颗粒），周围大量中性粒细胞渗出，外周毛细血管丰富，有肉芽组织形成趋势

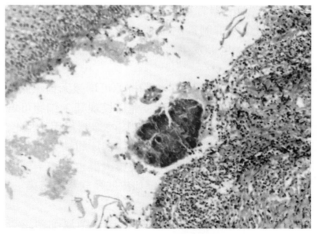

图10-8-4 放线菌感染
扁桃体隐窝内的硫磺样颗粒，为染色深蓝的放线菌团（硫磺样颗粒），局部可见黏膜糜烂和炎症细胞浸润

枝、无分隔，呈特征性 V 形或 Y 形。

二、诺卡菌属细菌感染与诺卡菌病

诺卡菌属（*Nocardia*，也译为奴卡菌）有 51 个种，广泛分布于土壤，非人体正常菌群，属机会致病菌，也属人兽共患的病原体。对人致病的诺卡菌属主要是外源性感染的星形诺卡菌，致病力最强，也最常见。其次是巴西诺卡菌（*N. brasiliensis*）和鼻疽诺卡菌（*N. farcinica*）。星形诺卡菌主要经呼吸道或伤口感染人体，可引起肺部化脓性炎症及坏死，症状与肺结核相似，或皮下慢性化脓性肉芽肿，尤其在艾滋病、肿瘤及其他免疫力低下患者，易通过血行播散引起脑膜炎、脑脓肿等严重并发症，是晚期艾滋病患者的一种机会性感染。

【生物学性状】

诺卡菌为革兰氏阳性杆菌，形态与放线菌相似，有细长的菌丝，可断裂成杆菌或球菌状，有时杆状与球形同时存在，但菌丝末端不膨大（图 10-8-5，图 10-8-6）。在培养的早期菌体裂解为较多的球菌或杆菌状，分枝状菌丝较少。专性需氧，营养要求不高。部分诺卡菌属具有弱抗酸性。用 1% 盐酸乙醇延长脱色时间即可变为抗酸阴性，据此可与放线菌、结核分枝杆菌相鉴别。在感染的组织内及脓汁内也有硫磺样颗粒，呈淡黄色、红色或黑色，称色素颗粒。色素小颗粒压碎染色镜检，可见颗粒呈菊花状。

【致病作用】

诺卡菌属多由呼吸道吸入，或经外伤感染引起，局部外伤、手术、静脉置管术、动物抓伤或昆虫叮咬是皮肤诺卡菌感染的常见途径。细胞介导的免疫反应是机体抵御诺卡菌感染的主要方式，而免疫缺陷患者，如艾滋病、器官移植、淋巴系统恶性肿瘤患者及长期使用免疫抑制剂的患者则易发生感染。感染导致化脓性炎，也可发生血行播散，引起腹膜炎、脑脓肿等。

研究证明，特异性 T 细胞抗原可增强无胸腺裸鼠对诺卡菌感染的致敏性，免疫兔后发现其 T 细胞可增强巨噬细胞对诺卡菌吞噬及生长的抑制作用。因此，在细胞免疫缺陷患者中，IL-12、IFN-γ 的缺失使感染率增加，尤其是系统性感染。健康人群也有诺卡菌感染的报道，主要是局部感染，如皮肤及软组织感染。

【病理变化】

诺卡菌病（nocardiosis）是由诺卡菌属细菌感染引起的一种急性或慢性化脓性或肉芽肿性炎，基本病变同放线菌病。星形诺卡菌可经过血行播散，受累脏器有大小不等的脓肿形成，如肺脓肿、脑脓肿等（图 10-8-7，图 10-8-8），或引起肺炎、腹膜炎等。慢性感染病变类似真菌病。皮肤创伤感染可形成脓肿及多发性瘘管。巴西诺卡菌可经过创口侵入皮下组织，引起慢性化脓性肉芽肿，使局部组织肿胀、化脓或瘘管形成。

在病变组织或脓液中可查见黄、红或黑色的色素颗粒，类似放线菌的硫磺样颗粒，为诺卡菌的菌落，称色素颗粒。

【临床表现】

诺卡菌感染常累及肺部，亦可发生于脑、皮肤、软组织，患者常有基础性疾病，尤其使用糖皮质激素及免疫抑制剂患者易于感染，并可发生播散性感染。

1. 肺诺卡菌病 星形诺卡菌主要通过呼吸道进入人体引起原发性、化脓性肺部感染即肺诺卡菌病，呈急性或亚急性起病。表现为小叶性或大叶性肺炎，以后趋向于慢性病程，可类似肺结核病或肺真菌病表现。患者咳嗽，开始为干咳、无痰，继而产生黏脓性

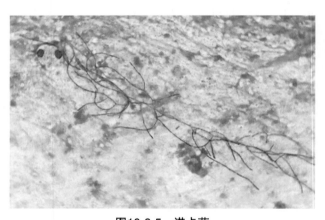

图10-8-5 诺卡菌
肺部感染者痰涂片，诺卡菌呈紫蓝色，有细长的菌丝。革兰氏染色阳性
（郭普惠赠）

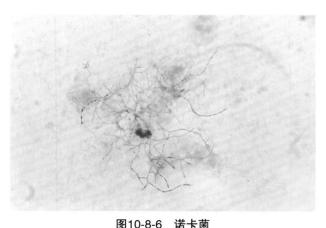

图10-8-6 诺卡菌
肺部感染者痰涂片，弱抗酸染色下呈红色，菌丝细长，末端不膨大（郭普惠赠）

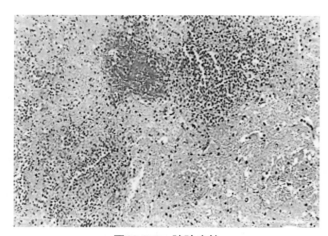

图10-8-7 脓肿病灶
脑组织中多发性脓肿，其中一个含有成团的诺卡菌，形成硫磺样颗粒

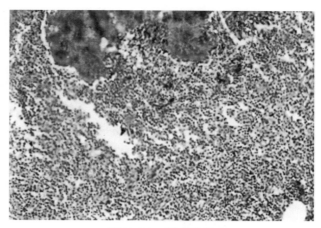

图10-8-8 脓肿病灶
高倍可见大量中性粒细胞渗出，上部见诺卡菌菌落

痰，也可表现为痰中带血；若有空洞形成，可有大量咯血。常伴有发热、盗汗、胸痛、消瘦、全身不适。累及胸膜可发生胸膜增厚、胸腔积液或脓胸，窦道可以穿透胸壁，也可以伸展到整个腹腔内脏，继而引起血行播散。胸部X线表现多种多样，无特异性，如肺段或肺叶浸润性病变、厚壁空洞、坏死性肺炎、大叶性肺炎、单发或多发性肺脓肿、孤立性或多发性结节、胸腔积液、支气管胸膜瘘等，亦可表现为肺内粟粒性阴影，但较为少见。

2. 脑诺卡菌病 部分病例中枢神经系统受侵袭，即脑诺卡菌病，多由肺部病灶迁徙而来，少数亦可为原发性。侵袭脑膜引起脑膜炎，侵袭脑实质形成多发性脓肿，亦可以相互融合成大的脓肿（图10-8-7，图10-8-8）。临床表现为脑膜刺激症状或脑占位性病变，可有头痛、头晕、恶心、呕吐、不规则发热、乏力、抽搐、麻木、偏瘫、颈项强直、视力障碍、神志不清、视盘水肿、瘀血、外周血白细胞计数增高等。

3. 皮肤诺卡菌病 常由植物损伤皮肤后引起病原菌侵入而发病，常见于臀部，亦可由肺部病变扩展而来，形成链状排列的皮下结节群，也可表现为脓肿、慢性瘘管或疣状损害，类似皮肤结核；部分患者可发生广泛的水疱性皮疹；部分患者可发生坏疽性皮肤诺卡菌病，其表现开始为皮下疼痛性结节，表面皮肤潮红，以后迅速扩展并溃破，溃疡边缘不规则，并向内陷入，溃疡表面有黏稠的黄白色脓液。巴西诺卡菌可因侵入皮下组织，引起慢性化脓性肉芽肿，表现为肿胀、脓肿及多发性瘘管，好发于小腿和足部，称为足菌肿或足分枝菌病。

4. 播散性诺卡菌病 常由肺部病变开始血行播散到全身，以脑部最常见，其次是肾脏，同时可发生心内膜炎、心肌炎和心包炎。肝、脾、肾上腺、胃肠、淋巴结及肋骨、股骨、椎骨、骨盆和关节亦可受累。而累及胰腺、甲状腺、眼、耳、脊髓、垂体、膀胱者较为少见。

【诊断与鉴别诊断】

诺卡菌病的病理变化类似放线菌病，区别在于病因学检查。用脓液、痰液、支气管肺泡灌洗液、病灶渗出物等标本涂片或压片镜检，查找黄色或黑色颗粒状的诺卡菌属菌落，可见革兰氏阳性和部分弱抗酸性分枝菌丝（图10-8-9，图10-8-10）。涂片瑞氏染色、荧光染色亦有较好显示效果（图10-8-11，图10-8-12），压片用氢氧化钾（KOH）处理亦可观察到菌丝。必要时可分离、培养、鉴定，或做分子生物学检测。诺卡菌培养后可形成革兰氏阳性的杆菌，菌丝体细长，有气生菌丝，然后进行菌种鉴定。在活检组织中查见上述色素颗粒也可做出直接诊断。

对于皮肤化脓性肉芽肿性病变中出现的硫磺样颗粒，首先要区别是放线菌还是诺卡菌；如无硫磺样颗粒，还需与其他一些感染性皮肤肉芽肿性疾病相鉴别。①孢子丝菌病（sporotrichosis）是由申克孢子丝菌引起的皮肤、皮下组织及其附近淋巴管的慢性感染，呈化脓、破溃及渗出性病变。临床表现结合真菌培养和组织病理学检查可确诊。②着色芽生菌病（chromoblastomycosis）是由暗色孢科真菌引起的皮肤及皮下组织感染，最常见于小腿、足部和前臂等身体暴露部位，表现为疣状或乳头瘤样增生斑块，压之有脓液溢出。根据临床表现，真菌学检查和组织病理学中见到硬核体及培养出现暗色孢科真菌生长可确诊。③皮肤结核是由结核分枝杆菌直接侵犯皮肤或由其他结核灶内的结核分枝杆菌经血行或淋巴系统播散至皮肤组织所致的皮肤损害，其中疣状皮肤结核及寻常狼疮亦表现为慢性肉芽肿性改变，呈斑块状伴有破

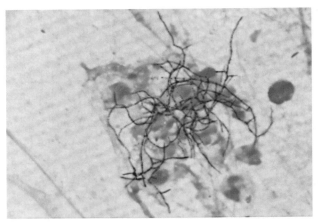

图10-8-9 痰涂片诺卡菌
革兰氏染色阳性，菌丝细长，呈紫蓝色，有少数分枝。×2000（钟文惠赠）

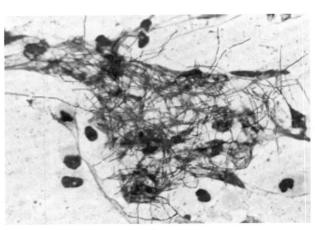

图10-8-10 痰涂片诺卡菌
弱抗酸染色，菌丝细长，呈红色，聚集成团。×2000（钟文惠赠）

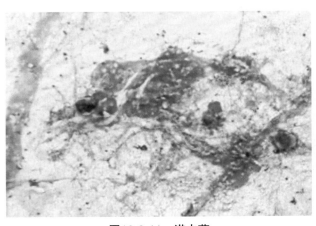

图10-8-11 诺卡菌
瑞氏染色，可见灰蓝色细长菌丝。×2000（钟文惠赠）

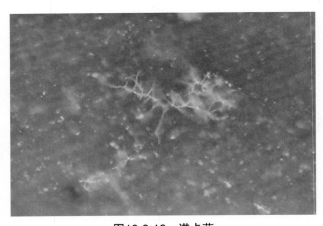

图10-8-12 诺卡菌
荧光染色，可见淡蓝色荧光，菌丝细长有分枝。×800（钟文惠赠）

溃、流脓。通过皮肤组织病理学检查、组织或脓液结核分枝杆菌培养、结核菌素试验、结核分枝杆菌DNA的PCR检测等可做出诊断。若临床表现为慢性炎性肉芽肿病变，而结核分枝杆菌及真菌学检查均阴性，需注意是否为放线菌或诺卡菌感染。

（吴礼高　刘德纯　郭瑞珍　刘红刚　朴颖实
张盛忠；管俊昌）

第九节　螺形菌感染

细菌按形态分为球菌、杆菌和螺形菌三大类。常见球菌和杆菌已如前述，本节主要讨论螺形菌感染问题。螺形菌是一类菌体弯曲的革兰氏阴性细菌，包括弧菌属、螺菌属、螺杆菌属和弯曲菌属。①弧菌只有一个弯曲，呈弧形或逗点形，如霍乱弧菌；②螺菌有多个弯曲（不超过3～5个），如鼠咬热螺菌；③螺杆菌细长弯曲，呈弧形或螺旋形，如幽门螺杆菌；④弯曲菌形态细长，呈弧形、螺旋形或S形，如空肠弯曲菌。本节介绍几种常见的螺形菌。

一、弧菌属细菌感染

弧菌属（*Vibrio*）细菌是一类菌体短小、弯曲成弧形的革兰氏阴性菌，广泛分布于自然界。弧菌属有几十个种，其中至少 12 个种与人类感染有关，主要是霍乱弧菌（*Vibrio cholerae*）和副溶血性弧菌（*V. parahemolyticus*）。

（一）霍乱弧菌感染与霍乱

霍乱（cholera）是烈性的肠道传染病，自 1817 年以来，有过 7 次世界性大流行。Koch 在 1883 年从患者粪便中首先发现其病原体——霍乱弧菌（*V. cholerae*）。本病发病急、传染性强、病死率高，属于国际检疫传染病。其特征主要是由霍乱肠毒素引起的分泌性腹泻。本病在全球广泛分布，时有发生。据 WHO 报道，2017 年 4～8 月，就有 50 余万人感染霍乱，并有 1975 例死亡，每天约有 5000 例水源性传播病例。我国将霍乱列为甲类传染病，必须高度重视。

【生物学性状】

霍乱弧菌菌体为革兰氏阴性菌，宽 0.5～0.8μm，长 1.5～3.8μm。新分离出的霍乱弧菌比较典型，菌体弯曲呈弧形或逗点状，有菌毛，无芽孢，部分菌株（包括 O139）有荚膜。菌体一端有单根鞭毛和菌毛。取霍乱患者米泔水样粪便作活菌悬滴观察，可见细菌运动极为活泼，呈流星状穿梭运动。粪便直接涂片染色镜检，可见细菌排列成"鱼群"状。细菌兼性厌氧，营养要求不高。经人工培养后，易失去弧形而呈杆状。

霍乱弧菌有耐热的 O 抗原和不耐热的 H 抗原。根据 O 抗原不同，可分 155 个血清群。其中 O1 群、O139 群引起霍乱，其余血清群可引起人类肠胃炎等疾病。其中 O1 群又分为 2 个生物型即古典生物型（classical biotype）和埃尔托（El Tor biotype）生物型。霍乱弧菌古典生物型曾引起前 6 次大流行，霍乱弧菌埃尔托生物型引起第 7 次大流行。这两种生物型除个别生物学性状稍有不同外，形态和免疫性基本相同，在临床病例及流行病学特征上没有本质的差别。O1 群霍乱弧菌根据菌体抗原不同的抗原因子（A、B、C）分为 3 个血清型：含 AC 者为原型（又称稻叶型），含 AB 者为异型（又称小川型），A、B、C 均有者称中间型（彦岛型）。O139 群和 O1 群抗原性方面无交叉，为 O 抗原基因变异所致。H 抗原无特异性，为霍乱弧菌的共同抗原。

WHO 腹泻控制中心根据霍乱弧菌的抗原特异性、致病性等不同，将霍乱弧菌分为 3 群。其中仅 O1 群与非 O1 群的 O139 血清型可引起霍乱流行。① O1 群霍乱弧菌是霍乱的主要致病菌；②不典型 O1 群霍乱弧菌可被多价 O1 群血清所凝集，但在体内、体外均不产生肠毒素，无致病性；③非 O1 群霍乱弧菌，以往认为非 O1 群霍乱弧菌仅引起散发的胃肠炎性腹泻，不引起暴发流行，但 1992 年在印度和孟加拉国等地发生霍乱暴发流行，后经证实它是非 O1 群霍乱弧菌的一种新的血清型，被 Shimada 等命名为 O139 血清型霍乱弧菌，能引起流行性腹泻。对于 O139 霍乱弧菌的起源至今还没有明确的答案，目前有 3 种观点：①认为它是由埃尔托霍乱弧菌突变而来，国内外学者运用 PCR、DNA 序列分析等方法得出 O139 霍乱弧菌与埃尔托霍乱弧菌的遗传特征极其相似；②认为它是由非 O1 群霍乱弧菌获得埃尔托霍乱弧菌的毒力基因后突变而来；③认为 O139 霍乱弧菌本来就存在于环境中。抗 O1 群的抗血清对 O139 菌株无保护性免疫。O139 菌株在水中存活时间较 O1 群霍乱弧菌长，因而有可能成为引起世界性霍乱流行的新菌株。

【发病机制】

1. **致病物质** 包括霍乱肠毒素、鞭毛、菌毛及其他毒力因子。①霍乱肠毒素，是目前已知的致腹泻毒素中最强烈的毒素，是肠毒素的典型代表。霍乱肠毒素由一个 A 亚单位和 5 个相同的 B 亚单位构成，B 亚单位可与小肠黏膜上皮细胞 GM1 神经节苷脂受体结合，插入细胞膜并形成亲水性穿膜通道，介导 A 亚单位进入细胞内，A 亚单位被蛋白酶裂解为 A1 和 A2 两条多肽。A1 作为腺苷二磷酸核糖基转移酶可使辅酶 I（NAD）上的腺苷二磷酸核糖转移到 G 蛋白上，所形成的复合物称为 Gs。Gs 的活化可使细胞内的 ATP 转化为 cAMP，使 cAMP 水平升高，主动分泌 Na^+、K^+、HCO_3^- 和水，导致严重的腹泻和呕吐。另外，细菌产生的紧密连接毒素可松解小肠黏膜细胞的紧密连接，增加黏膜的渗透性；细菌产生的副霍乱肠毒素增加肠液的分泌，使得缺少霍乱肠毒素的 O1 群霍乱弧菌感染仍能使患者出现腹泻症状。②鞭毛和菌毛，细菌借助鞭毛运动，有利于穿过肠黏膜表面黏液层而接近肠壁上皮细胞；菌毛是细菌定居于小肠所必需的因子。③ O139 群还存在多糖荚膜和特殊 LPS 毒性决定簇，可抵抗血清中杀菌物质并能黏附到小肠黏膜上。

2. **致病作用** 霍乱弧菌致病的关键环节是霍乱弧菌经口腔随被污染的食物进入胃及小肠，最终定植在小肠并释放毒力因子，从而引起腹泻型霍乱。正常胃酸可杀灭霍乱弧菌，当胃酸分泌缺乏或低下，或入侵的霍乱弧菌数量较多时，未被杀灭的弧菌就进入小肠大量繁殖并产生毒素而致病。

霍乱弧菌肠道定植动力学相关机制如下：①在霍乱弧菌定植初始阶段，其对宿主胃酸具有应激反应能力，且可通过形成生物膜促进其在胃液中的存活；②霍乱弧菌通过对宿主上皮细胞的趋向性运动，接触并穿过黏液层；③霍乱弧菌通过感知特定的宿主信号发挥可逆与不可逆黏附作用，从而调控其在肠道中的定植；④在定植的最后阶段，霍乱弧菌通过在宿主体内形成微菌落，从而对霍乱弧菌致病能力进行调控。

3. 传染源 患者和带菌者是霍乱的主要传染源。患者在发病期间，可连续排菌，时间一般为5天，亦有长达2周者。尤其是中、重型患者，排菌量较大，每毫升粪便含有弧菌$10^7 \sim 10^9$，污染面广泛，是重要的传染源。轻型患者易被忽视，常得不到及时隔离和治疗，健康带菌者多不易检出，所以两者在传播疾病上也起着重要的传染源作用。

4. 传播途径 霍乱是胃肠道传染病。患者及带菌者的粪便或排泄物污染水源或食物后引起传播，其中水的作用最为突出。日常生活接触和苍蝇也起着传播作用。近年来发现，埃尔托生物型或O139霍乱弧菌，均能通过污染的鱼、虾等水产品引起传播。

5. 人群易感性 人群对霍乱弧菌普遍易感。由于胃酸具有强大的杀弧菌作用，只有大量进水、饮食或胃酸缺乏，并进入足够量的霍乱弧菌才致病。病后可获一定程度的免疫力，能产生抗菌抗体和抗毒素抗体两种，但持续时间短，患者可再次感染。

【病理变化】

霍乱弧菌可以适应人体的自然屏障，如肠道动力、肠腔黏液、酶和胆盐等，通过鞭毛活动、黏附蛋白溶解酶、黏附素及细菌的化学趋化作用，成功地黏附于肠黏膜上皮，但不侵入上皮细胞，而是通过肠毒素发挥致病作用，刺激肠黏膜增强分泌，减少回收，导致大量肠液积聚在肠腔内形成特征性的剧烈的水样腹泻。剧烈的呕吐和腹泻可致水和电解质大量丢失，患者严重脱水，进而出现微循环衰竭、代谢性酸中毒等一系列病理生理改变，而形态学变化相对轻微。

在形态学上，小肠活检可见肠黏膜轻度炎症，表现为小肠上皮微绒毛变形，大伪足样胞质突起，自尖端细胞表面伸入肠腔，隐窝细胞也有伪足样突起伸入隐窝腔内。电镜下发现上皮细胞线粒体肿胀及嵴消失，高尔基体囊泡增多，内质网扩张及囊泡形成。尸检病例可见皮肤干冷发绀，皮下组织和肌肉干瘪，内脏浆膜面无光泽，肠腔内充满米泔水样液体，胆囊内充满黏稠胆汁，心、肝、肾等脏器缩小等。由于微循环衰竭可发生肾脏缺血，肾小管上皮细胞浊肿、变性甚至坏死，肾小球及间质毛细血管扩张。其他脏器也可发生出血、变性等病变。

【临床表现】

霍乱弧菌引起的霍乱为烈性肠道传染病，属甲类法定传染病。临床表现轻重不一，一般以轻症多见。典型的临床表现：急性起病，剧烈的腹泻、呕吐及由此引起的脱水、电解质及酸碱失衡、循环衰竭。

典型病例一般在吞食细菌后2～3天突然出现剧烈腹泻和呕吐，少数有前驱症状，如乏力、头晕、轻泻或腹胀。古典生物型与O139型霍乱弧菌引起的霍乱症状较重。最严重时每小时失水量可高达1L，排出如米泔水样腹泻物。由于大量水分和电解质丢失导致严重失水、代谢性酸中毒、低碱血症和低容量性休克及心律不齐、肾衰竭，如不及时治疗，死亡率可高达60%，如及时补充液体和电解质，死亡率可小于1%。古典生物型所致病变较埃尔托生物型严重，埃尔托生物型所致者常为轻型，隐性感染较多。O139群霍乱弧菌感染比O1群严重，O1群霍乱弧菌流行高峰期，儿童病例约占60%。病愈患者可短期带菌，个别可长期带菌达数年，病菌主要存在于胆囊中。

典型霍乱病程可分3期：①泻吐期，持续数小时或1～2天，先泻后吐，一般无发热（O139血清型除外）；②脱水虚脱期，频繁的泻吐使患者迅速出现失水、代谢性酸中毒和电解质紊乱，严重者出现循环衰竭，此期一般为数小时至3天；③恢复及反应期，脱水纠正后，症状逐渐消失，体温、脉搏、血压恢复正常。

【诊断与鉴别诊断】

本病通常无须病理诊断，流行病学、临床表现和实验室检查为重要的诊断依据，特别是病原学检查，包括粪便直接镜检和动力试验、粪便培养、血清学检查和分子生物学检查等，以确认霍乱弧菌感染。

确定诊断需符合以下三项中一项：①有泻吐症状，粪培养有霍乱弧菌生长者；②流行区人群，有典型症状，但粪培养无霍乱弧菌生长者，经血清凝集抗体测定效价呈4倍或4倍以上增长；③虽无症状但粪培养阳性，且在粪检前后5天内曾有腹泻表现，并有密切接触史者。有典型症状，但病原学检查未明确者只能进行疑似诊断。

（二）副溶血性弧菌感染与食物中毒

副溶血性弧菌（*V. parahemolyticus*）存在于近海的海水、海底沉积物和鱼类、贝壳等海产品中，于1950年在日本首先被分离发现。根据菌体O抗原的不同，现有13个血清群。其致病作用主要是引起食物中毒（也称嗜盐菌食物中毒），在我国台湾及大陆沿海地区比较多见。

【生物学性状】

副溶血弧菌是革兰氏阴性无芽孢、多形态杆菌或稍弯曲弧菌。本菌需氧或兼性厌氧，嗜盐畏酸，在无盐培养基上不能生长，在培养基中以含 35g/L NaCl 最为适宜，在盐浓度不适宜的培养基中，细菌呈长杆状或球杆状等多种形态。

【发病机制】

副溶血性弧菌污染的海产品或盐腌制品经烹饪不当引起食物中毒。因食物容器或砧板生熟不分污染该细菌也可发生食物中毒。传染源为患者，青壮年患者较多。

副溶血性弧菌有两种致病因子，即耐热直接溶血素（TDH）和耐热相关溶血素（TRH）。耐热直接溶血素具有细胞毒和心脏毒作用，由 tdh 基因调控。耐热直接溶血素首先与红细胞膜结合，然后在红细胞膜表面成孔，最终导致红细胞胶样渗透溶解。耐热相关溶血素的生物学功能与耐热直接溶血素相似，其调控基因与 tdh 存在 68% 的同源性。另外，黏附素和黏液素酶可能也参与致病。

【病理变化】

本病主要病变为空肠和回肠黏膜肿胀，上皮变性、坏死，以致黏膜糜烂，肠腔内肠液潴留；胃黏膜也可有类似病变伴炎症细胞渗出；肝、脾、肺等内脏可有轻度淤血，有时可见心肌损伤。

【临床表现】

本病潜伏期短（5 ～ 72 小时，平均 24 小时），起病急骤，常引起集体中毒。病变可从自限性腹泻到中度霍乱样病症，有腹痛、腹泻、呕吐和低热，粪便多为水样，少数为血水样。发热和腹痛一般均较其他肠道传染病重，失水多见。大部分患者发病后 2 ～ 3 天恢复正常，少数严重患者由于休克、昏迷而死亡。

【诊断与鉴别诊断】

流行季节，进食可疑食品（尤其海产品）、集体发病，结合上述临床表现，应考虑本病。取患者粪便、肛拭或剩余食物直接分离培养，进一步做嗜盐性试验或生化反应试验，最后用诊断血清进行鉴定，或运用基因探针杂交和 PCR 技术直接从标本中检测耐热毒素基因进行诊断。

本病应与肠产毒性大肠埃希菌类食物中毒、葡萄球菌性食物中毒、沙门菌食物中毒、急性细菌性痢疾和霍乱等相鉴别。

二、螺杆菌属细菌感染与胃病

螺杆菌属（Helicobacter）是从弯曲菌属中划分出来的新菌属，有 20 余种，分为胃螺杆菌和肠肝螺杆菌两大类，代表菌种是幽门螺杆菌（Helicobacter pylori, Hp）。Hp 于 1983 年被从人胃黏膜组织中分离出来，1989 年正式归类于螺杆菌属。其发现者澳大利亚学者巴里·马歇尔（Barry Marshall）和罗宾·沃伦（Robin Warren）因此获得 2005 年度诺贝尔生理学或医学奖。除 Hp 外，现在已经从人和其他动物的胃内鉴定出 10 多种螺杆菌。在人和其他哺乳动物及鸟类的肝、肠内也鉴定出 20 多种螺杆菌，称为肠肝螺杆菌，与人类和某些动物的胃肠炎、肝炎及肝癌的发生相关。本节重点介绍 Hp。

Hp 是全球最常见的致病菌之一，全世界人群感染率高达 50% 左右。我国是 Hp 高感染率国家，Hp 感染率为 40% ～ 70%，20 ～ 40 岁为 45.4% ～ 63.6%，70 岁以上高达 78.9%，其感染率随年龄增长而升高。北方地区的感染率高于南方地区，在西北甘肃、陕西等胃癌高发区高达 70% 及以上，在广东胃癌低发区为 45% 左右。也有报道指出，Hp 的感染有明显的季节性，以 7 ～ 8 月为高峰。Hp 与慢性胃炎、胃十二指肠溃疡、胃腺癌和胃黏膜相关淋巴瘤密切相关。近年也有些报道称 Hp 感染与大肠息肉、缺铁性贫血、糖尿病、特发性血小板减少性紫癜、过敏性哮喘等疾病相关。2014 年 1 月在日本京都召开了一次全球 Hp 胃炎共识研讨会，会议认为，Hp 胃炎应被视为一种传染病。在胃黏膜活检标本中，Hp 及其所致的病变也是病理医师重点观察的对象之一。

【生物学性状】

Hp 是一种革兰氏阴性螺旋状或弧形弯曲状细菌，长 2.5 ～ 4.0μm，宽 0.5 ～ 1.0μm，一端有 2 ～ 6 根带鞘鞭毛，运动活泼，菌体一端的鞭毛可以使细菌方便地穿过胃黏膜而定居至胃上皮细胞，常在黏膜上皮表面排列成 S 形或海鸥状。Hp 含有尿素酶，可迅速分解尿素释放氨，在菌体周围形成一股碱性的"氨云"，可以抵抗胃中的酸性环境，以免被胃酸杀死，是目前所知能够在人胃中生存的唯一微生物种类，而人是 Hp 的唯一自然宿主。在运用抗生素治疗或胃黏膜发生病变时 Hp 可由螺杆状变为圆球形。Hp 微需氧，营养要求较高，生长缓慢。胃镜活检是鉴定本菌的主要依据之一，在胃黏膜表面和胃小凹内可查见 Hp（图 10-9-1，图 10-9-2）。人胃活检标本分离的 Hp 菌株有多样性基因表型，产生外毒素，至少可分为两大类型：Ⅰ 型为有细胞毒素相关基因 A（cytotoxin associated gene A，CagA），表达 CagA 蛋白及空泡细胞毒素（vacuolating cytotoxin A，VacA）；Ⅱ 型无 CagA，也不表达 CagA 蛋白和 VacA。细菌对外环境的抵抗力不强，对干燥及热均很敏感，多种常用消毒剂很容易将其杀灭。幽门螺杆菌 L 型（Helicobacter

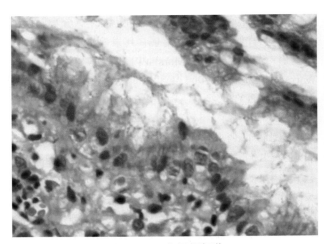

图10-9-1　幽门螺杆菌
见于胃小凹内和黏膜上皮表面，因切面不同而呈短杆状或颗粒状

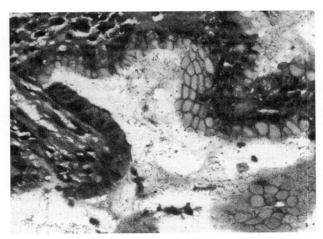

图10-9-2　幽门螺杆菌
见于胃小凹内和黏膜上皮表面，亚甲蓝染色清晰显示其位置、形态与数量

pylori L-form，Hp-L）是 Hp 的细胞壁缺陷型。

【发病机制】

1. 传播方式　人是 Hp 的唯一自然宿主，主要传染源是感染者和被污染的水与食物。人群感染率很高，约在 50% 以上。主要通过口 - 口途径传播，因为 Hp 广泛存在于人的唾液和牙菌斑中，一般通过接触患者的唾液、亲吻及食用不洁食物后经口传染，在家庭内有明显的聚集现象。粪 - 口途径是指粪便中存活的 Hp 污染了水源或食物，而使饮用者或食用者感染 Hp。胃 - 口途径是指 Hp 经感染者的呕吐物污染传给健康者。污染的胃镜也可造成医源性传播。

2. 致病物质和致病机制　目前认为，Hp 的致病作用与细菌的鞭毛、黏附素、尿素酶、蛋白酶、VacA 及 CagA 协同作用密切相关。①细菌的鞭毛运动有助于细菌穿过胃黏膜表面黏液层而吸附到上皮细胞表面生长繁殖，也可蔓延到胃腺体；②细菌能产生一种酸抑制蛋白，可封闭胃酸的产生；③细菌产生的尿素酶可分解食物中的尿素产生氨，在菌体表面形成"氨云"，包绕细菌，隔绝胃液，并中和胃酸，缓解局部胃酸的杀菌作用；④ Hp 产生 VacA 和 CagA 蛋白，可导致黏膜细胞损伤，产生空泡样病变，诱发消化性溃疡；⑤细菌脂多糖与上述毒素可共同刺激胃黏膜产生炎症反应。另外，细菌感染可刺激机体产生 IL-8、血小板活化因子，导致胃酸的大量分泌，并可造成胃黏膜上皮细胞的凋亡。

3. 免疫应答　Hp 感染后，宿主会产生强烈的炎症反应和免疫应答，表现为胃黏膜内中性粒细胞、淋巴细胞、单核巨噬细胞大量浸润等。其中，T 淋巴细胞对清除 Hp 感染最为重要。Hp 也可通过抗原提呈细胞上的 Toll 样受体 2（TLR2）反应激活天然免疫，释放炎症介质如 IL-8，并通过 Hp 产生的中性粒细胞活化蛋白增强中性粒细胞和单核巨噬细胞在胃黏膜中聚集，来消灭 Hp。宿主主要通过细胞免疫应答特别是 Th1 型细胞免疫应答抵御 Hp 感染。体液免疫的作用并不明显。但是，Hp 也会采取多种措施来对抗和逃避宿主的免疫防御机制。Hp 在宿主体内持续定植和致病作用可能与 VacA 和脂多糖（LPS）有关。① VacA 是 Hp 的主要致病因子，主要引起胃黏膜上皮的空泡变性，VacA 还可能干扰 T 淋巴细胞活化和增殖，抑制 T 淋巴细胞的免疫功能，或可能通过 MHC Ⅱ 分子感染抗原提呈细胞，破坏宿主获得性免疫。② LPS 能调节宿主免疫应答，形成一种适于 Hp 持续定植的局部环境。LPS 免疫活性很低，可减轻局部轻度炎症反应，也有利于 Hp 的长期生存。LPS 等还有分子模拟作用，利用自身与宿主细胞具有相似结构抗原的特点逃避宿主的免疫反应。此外，Hp 的表面抗原隐蔽，可逃避免疫效应分子发挥作用；消化道的各种酶可使 Hp 的抗原构象发生改变，使抗原提呈细胞难以识别，影响抗原提呈；某些分泌型蛋白也可在 Hp 感染过程中结合 LPS，通过某种机制参与 T 细胞抑制作用，进一步逃避免疫和炎症反应的杀伤作用。这些机制仍在探索中，有待进一步阐明。

4. Hp 相关疾病的发生机制　Hp 感染后，如机体难以及时清除，则将形成终生感染，Hp 通过其独特的螺旋形带鞭毛的形态结构，以及其产生的适应性酶和蛋白，可以在胃腔酸性环境中定植和生存，然后产生多种毒素和有毒性的酶，破坏胃十二指肠的黏膜屏障，引起机体的慢性炎症反应，进一步损伤黏膜组织，引起一系列疾病。所有 Hp 感染都会发展为胃炎，小部分发展为慢性溃疡，极少数发展为胃癌或淋巴瘤。也有研究提示，Hp 感染与心脏病、胆囊的结石形成等有关。

（1）Hp 与胃炎及消化性溃疡：Hp 主要寄居在胃内，以胃窦部密度最大，胃体部、胃底次之。Hp 位于胃黏液的底层，胃黏膜上皮表面，以胃小凹、上皮皱褶的内折及腺腔为多。这就为其创造了微需氧环境，并免遭到酸性胃液的伤害。同时，Hp 能产生尿素酶，分解尿素而中和胃酸，保护自身免受胃酸破坏。与 Hp 有关的活动性慢性胃炎患者中，95% 感染 Hp。随年龄增长，浅表性胃炎可发展至慢性萎缩性胃炎，进而发展为胃癌。一般 Hp 感染先于胃癌形成 6 ~ 14 年。

发病机制有两种学说。①"漏屋学说"：Hp 的主要毒力因子 VacA 使胃黏膜上皮细胞发生空泡样变，尿素酶分解尿素产生的氨可加重空泡样变，另一毒力因子 CagA 则激活巨噬细胞释放的 IL-8 及抗原抗体复合物趋化中性粒细胞，引起炎症反应，导致胃黏膜屏障的破坏，进而发生黏膜溃疡；②"胃泌素联系学说"：Hp 的尿素酶分解尿素产生的氨，可导致局部微环境 pH 改变，阻断了胃液 pH 对胃窦 G 细胞胃泌素释放的反馈抑制机制，增强了胃泌素的释放，刺激胃酸胃蛋白酶的分泌，导致胃黏膜损伤。根除 Hp 可使高胃泌素血症、高胃酸和高胃蛋白酶原血症恢复正常，也支持这一学说。另外，Hp 感染也可刺激局部的免疫细胞释放多种细胞因子，如 Th1 型细胞产生 IFN-γ、IL-2 和 IL-12 等，与抗感染免疫有关；Th2 型细胞产生 IL-4、IL-5 和 IL-10 等，意味着感染的进展。这些细胞因子与炎症进展和溃疡形成也有密切关系。

（2）Hp 与癌症：WHO 在 1994 年就将 Hp 列入 I 类致癌因子。我国大规模的流行病学调查发现，Hp 感染率与胃癌死亡率的相关率为 40%。年轻胃癌患者 Hp 感染率高于高龄的胃癌患者。以血清检测为主的流行病学调查结果也表明，Hp 感染与胃癌有明确联系。Hp 可致胃黏膜损伤，胃酸分泌减少，胃内 pH 升高，这样有利于细菌繁殖并促进致癌物质 N- 亚硝基化合物的合成。Hp 感染胃黏膜上皮细胞也激活了炎症反应中的多种细胞因子、自由基和一氧化氮释放，刺激中性粒细胞向炎症部位集中，ROS 爆发时释放大量 ROS、自由基、一氧化氮，可作用于 DNA，使 DNA 分子断裂、突变，促进细胞恶性转化。Hp 的 CagA 通过细菌Ⅳ型分泌系统转运到胃黏膜上皮细胞内，激活相关信号转导系统，导致胃黏膜上皮异常增殖，诱导细胞癌变。日本有研究发现，在 Hp 的 DNA 中克隆出一种新基因，可编码幽门螺杆菌膜蛋白 1（Hp-MP1），Hp-MP1 是分子质量为 16 000Da 的蛋白质。在 Hp 感染者的血清中可以检测出其抗体。这种蛋白质和 Hp 的尿素酶均可诱导单核细胞释放多种细胞因子，如 TNF-α 等。TNF-α 是重要的肿瘤促进剂。对裸鼠的试验研究已证明 Hp-MP1 具有致癌性。有研究提示，Hp 的 VacA 和尿素酶 A 蛋白也是致癌因素。病理学检查中还发现一些胃黏膜相关淋巴瘤内存在 Hp 成分（抗原或核酸），证明其有相关性，有关机制仍在探讨中。

（3）Hp 感染与心脏病：1995 年以来，已有数十份研究提示 Hp 感染与心脏病有关。Hp 抗体阳性与冠心病、心肌梗死具有显著相关性。据研究，Hp 感染后，机体产生 Hp 抗体，伴有 C 反应蛋白、纤维蛋白原、白细胞介素、热休克蛋白等水平升高，可能诱发自身免疫反应，启动动脉粥样硬化的形成。Hp 相关胃炎可致维生素 B_6、维生素 B_{12} 和叶酸等吸收不良，促使同型半胱氨酸在杂合子患者中积聚，此物质可损伤动脉，导致动脉粥样硬化和冠心病的发生。

（4）Hp 感染与大肠息肉：近年一些研究发现 Hp 感染与大肠息肉等疾病相关，如潘程宇等检查 127 例，其中 Hp 阳性 75 例，阳性率 59.1%，显著高于对照组，且多发性息肉组 Hp 阳性率也高于单发性息肉组，提示 Hp 感染可增加罹患大肠息肉的风险，并更易发生多发性息肉。研究者分析，可能 Hp 在胃黏膜定植后，其菌体、鞭毛、尿素酶及分泌的细菌毒素等成分具有抗原性，可诱发抗原抗体反应，导致大肠黏膜损伤、上皮细胞异常增生，形成息肉，Hp 也可能诱导某种基因突变，或胃泌素分泌增加等，引起大肠黏膜息肉形成。Wang 等荟萃分析认为，Hp 感染可能促进大肠黏膜增生—腺瘤性息肉—腺癌形成的过程。

【病理变化】

Hp 感染在人群中普遍存在，细菌一旦定植，其引起的炎症可持续数年或数十年，甚至一生。研究发现，Hp 感染主要发生于胃、十二指肠，引起所谓 Hp 病，Hp 感染是慢性胃炎、消化性溃疡和胃癌等的主要病因，也是胃黏膜相关淋巴组织（MALT）淋巴瘤（MALToma）的主要致病因素。幽门螺杆菌 L 型与胃癌的关系近年也受到关注。

1. 慢性胃炎　几乎所有 Hp 感染者均发生慢性活动性胃炎，也称为 Hp 性胃炎，是 Hp 感染的基础病变。Hp 性胃炎的特点：①表面上皮变性坏死；②中性粒细胞浸润；③淋巴细胞浆细胞浸润；④胃黏膜腺体萎缩；⑤肠上皮化生。在此基础上部分患者可发生消化性溃疡、胃癌及 MALToma 等疾病。慢性胃炎分为慢性浅表性胃炎和慢性萎缩性胃炎。慢性浅表性胃炎也称非萎缩性胃炎或间质性胃炎，根据淋巴细胞、浆细胞在胃黏膜固有层内浸润的深度，分为轻度、中度、重度改变（图 10-9-3）。Hp 胃炎可发展为不同程度的慢性萎缩性胃炎，而无 Hp 感染者中 27% 的胃黏膜无炎症表现，也未发展为萎缩性胃炎。慢性萎缩性胃炎表现为胃黏膜固有层腺体减少、肠上皮化生、黏膜肌增生等（图 10-9-4，图 10-9-5），其中约 65% 可检出 Hp。慢性胃炎出现中性粒细胞浸润（图 10-9-6），提示为活动性胃炎；胃黏膜肠上皮化生和非典型增生（图 10-9-7）提示有潜在癌变可能；显著淋巴组织增生可能发展为淋巴瘤（图 10-9-8）。这些表现都是需要观察和报告的内容。有研究发现 Hp 感染与拉塞尔小体性胃炎有关，此型胃炎的典型表现为胃黏膜间质内有显著浆细胞浸润及 PAS 染色阳性的拉塞尔小体。有些学者认为，将 Hp 胃炎定义为一种感染性疾病，其实是一种迟到的共识，哈里森内科学早就在其感染性疾病栏目中加入了 Hp 感染的内容。

常规内镜检查无法准确诊断胃黏膜萎缩和化生，必须进行活组织检查。按照慢性胃炎新悉尼系统要求，胃黏膜活检部位与块数：胃窦大小弯各 1 块，胃角 1 块，胃体大小弯各 1 块。病理诊断应对炎症、活动性、萎缩、化生和 Hp 的严重程度进行分级（0、1、2、3 级）。我国慢性胃炎共识意见也采纳了这些规定。对于萎缩和肠化，要求每块活检标本要观察 10 个腺体，根据观察腺体中萎缩或肠化的腺体个数，计算萎缩（包括化生，肠化也属于萎缩）或肠化生的区域，并进行分期（0、1、2、3 级）。

2. 慢性溃疡　幽门螺杆菌引起的消化性溃疡包括胃溃疡和十二指肠溃疡。胃溃疡多发生在胃小弯近幽门处，尤其在胃窦部，直径一般小于 2cm；十二指肠溃疡多发生在球部的前壁或后壁，直径一般小于 1cm。胃、十二指肠均有溃疡时称为复合性溃疡。典型的溃疡为圆形或椭圆形黏膜缺损，边缘整齐，底部平

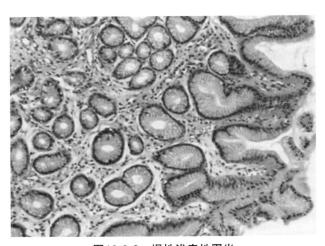

图10-9-3　慢性浅表性胃炎
轻度，胃黏膜固有层浅层内可见少量淋巴细胞浸润。黏膜腺体无明显改变

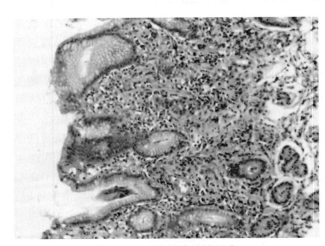

图10-9-4　慢性萎缩性胃炎
重度，黏膜腺体明显减少，不足正常黏膜腺体的1/3，间质纤维组织增生伴慢性炎症细胞浸润

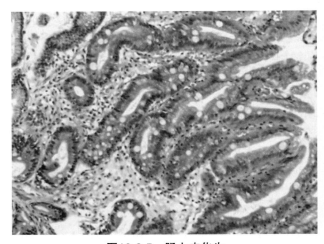

图10-9-5　肠上皮化生
胃黏膜腺体中出现部分杯状细胞，称为肠上皮化生，间质内较多慢性炎症细胞浸润

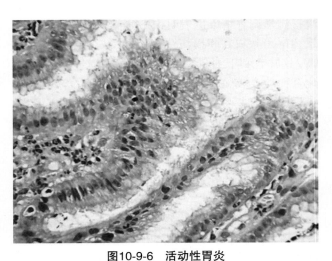

图10-9-6　活动性胃炎
间质显著中性粒细胞浸润，部分粒细胞浸润至腺上皮之间；胃小凹内见幽门螺杆菌

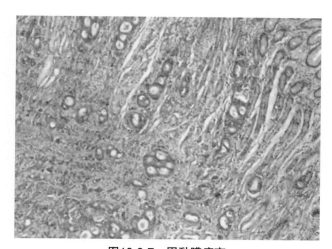

图10-9-7 胃黏膜癌变

可见正常腺体（右侧）、不典型增生腺体及癌变腺体（左下方），有移行表现，提示癌变过程

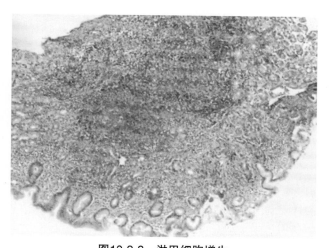

图10-9-8 淋巴细胞增生

黏膜上皮萎缩，固有膜内有大量淋巴细胞增生，并有淋巴滤泡和生发中心形成

坦，深浅不一，多达黏膜下层，深者可达肌层甚至浆膜层。切面可见溃疡边缘呈潜掘状或坡状，溃疡表面可见灰白或灰黄膜状物，溃疡周围黏膜皱襞呈放射状向溃疡处集中（图10-9-9，图10-9-10）。

镜下典型改变从溃疡表面至深部依次如下：①渗出层，由多少不等的纤维素性渗出物和炎症细胞构成；②坏死层，由坏死的细胞、组织碎片及纤维蛋白样物质构成；③肉芽组织层，由炎性肉芽组织构成，炎症细胞和毛细血管较丰富；④瘢痕组织层，由成熟老化的肉芽组织构成，毛细血管和炎症细胞逐渐减少，而被纤维组织取代（图10-9-11，图10-9-12）。各层之间有移行过渡，在疾病的不同阶段厚薄不等。晚期瘢痕内可见中小动脉管壁增厚，管腔狭窄或有血栓形成，神经节细胞和神经纤维增生或变性，有时可见创伤性神经瘤形成。溃疡边缘可见黏膜肌层和肌层粘连或融合。

3. 淋巴组织增生 Hp 感染所致的慢性浅表性胃炎、慢性萎缩性胃炎病变中，胃黏膜固有层内常见大量淋巴细胞弥漫浸润，甚至伴淋巴滤泡形成（图10-9-13），为淋巴瘤的形成提供了组织学基础。Hp 感染对局部淋巴组织的持续性刺激作用增强了淋巴细胞恶性转化的可能性。初期淋巴细胞分化较成熟，伴淋巴上皮病变出现，以后逐渐进展为 MALToma 甚至弥漫大 B 细胞淋巴瘤（图10-9-14）。MALToma在 Hp 感染高发区发病率较高，针对 Hp 的治疗可使淋巴瘤得到缓解，根除 Hp 感染可治愈早期的低度恶性的 MALToma，这些研究结果，提示 Hp 感染与MALToma 密切关联。

4. 胃腺癌 胃癌的发生是一个多步骤的复杂过程。伴 Hp 感染的胃黏膜往往发生炎症性病变，伴有

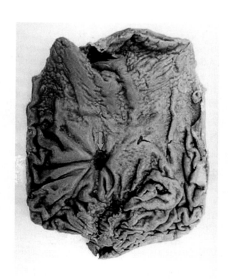

图10-9-9 胃溃疡

胃黏膜面见一椭圆形缺损，直径约1cm，边缘整齐，周围黏膜皱襞呈放射状排列（韩安家惠赠）

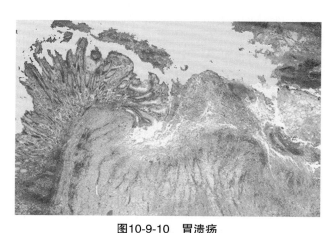

图10-9-10 胃溃疡

可见溃疡边缘呈潜掘状，边缘黏膜尚存，溃疡底部深达黏膜下层，溃疡底部有炎性渗出物和炎性肉芽组织

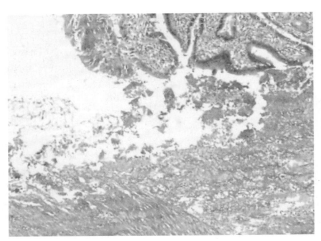

图10-9-11 十二指肠溃疡
边缘呈潜掘状，表面可见部分肠黏膜。底部为坏死和炎性渗出物

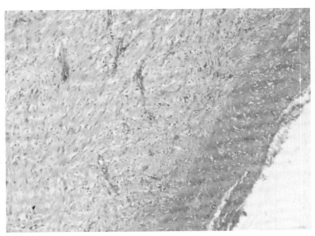

图10-9-12 十二指肠溃疡
底部依次可见炎性渗出物、坏死组织、肉芽组织及瘢痕组织

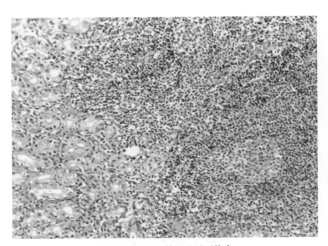

图10-9-13 淋巴组织增生
黏膜固有层内片状淋巴细胞增生，并见淋巴滤泡和生发中心形成

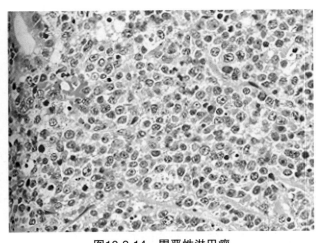

图10-9-14 胃恶性淋巴瘤
大淋巴细胞弥漫增生（丁彦青惠赠）

肠上皮化生，甚至形成慢性溃疡。胃溃疡周边的腺体可出现不典型增生、肠上皮化生，进而发生癌变（图10-9-15，图10-9-16）。有研究者认为胃底部 Hp 感染是贲门腺癌的重要危险因素，特别是和肠型胃癌关系密切。

【临床表现】

Hp 是世界各地最常见的感染性疾病病原体之一，许多研究表明，Hp 感染后能导致慢性胃炎和消化性溃疡的发生，此外，也增加了胃癌和胃淋巴瘤发生的风险。流行病学资料显示，Hp 在全球自然人群中的感染率大于 50%；成年 Hp 患者中 50% 以上是在儿童期感染的，人的一生中感染 Hp 的最主要年龄阶段是在儿童期，因此对儿童 Hp 感染早期诊断早期治疗是非常必要的。感染 Hp 后大多数患者表现隐匿，无细菌感染的全身症状，也常无胃炎的急性期症状，且胃镜显示胃黏膜正常。临床上有症状的

患者往往以慢性胃炎或活动期、消化性溃疡等表现就诊。

1. 慢性胃炎 Hp 感染的主要症状如下。①腹痛：儿童中，有半数左右表现突出的腹痛症状，特点为反复发作性痛，严重者可影响睡眠，以上腹及脐周或脐右痛为主，少数可有胸骨后痛，疼痛多无规律，多与饮食、应激反应无关。②呕吐：半数患者有反复呕吐，呕吐可为唯一明显表现。呕吐时常伴厌食、头痛或嗜睡症状。一般急性 Hp 感染常表现为无腹泻的急性呕吐。③呕血：Hp 感染出现胃部黏膜糜烂或溃疡时，可引起呕血。④贫血：部分患儿可出现贫血，多为缺铁性贫血。反复腹痛患儿中，90%Hp 感染儿童存在慢性胃炎，而未感染者慢性胃炎发生率仅 32%。另外，慢性胃炎一旦急性发作，具有家族史，需注意除外 Hp 感染。

Hp 胃炎通常通过胃镜和病理检查诊断。胃镜下

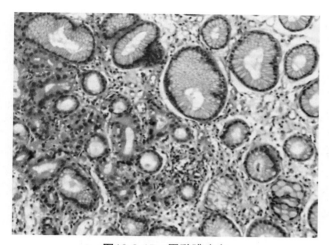

图10-9-15 胃黏膜癌变
活检组织，可见正常腺体、肠化腺体、不典型增生腺体和癌变腺体，有移行过渡

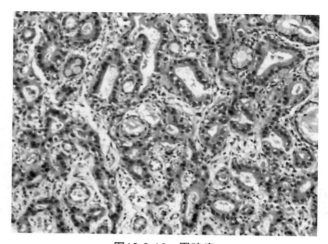

图10-9-16 胃腺癌
同图10-9-15标本，图示高分化腺癌组织，癌细胞浸润间质，并可见少数正常腺体和肠上皮化生

常见表现：①胃窦充血，表面出现异常纹理；②胃窦黏膜糜烂（图10-9-17）；③胃体表面乳头状突起，对于 Hp 相关胃炎的诊断预测值可高达 70%；④胃窦结节形成，通过放大胃镜观察，半数以上未发生胃溃疡的 Hp 感染者中有胃窦结节。

2. 胃十二指肠消化性溃疡 Hp 感染儿童胃十二指肠溃疡较少见，症状不如成人典型，嗳气、反酸少见，幼小者常急性起病，引起呕吐，便血和贫血。10岁以后症状逐渐与成人相似。虽然 Hp 有较高的感染率，但临床上只有 15%～20% 的 Hp 携带者出现溃疡症状，主要表现如下。①反酸：Hp 会诱发胃泌素大量分泌，导致胃酸过多，表现为反酸和胃烧灼。②腹痛：因胃和十二指肠黏膜损伤，有些患者还可出现反复发作性剧烈腹痛、上消化道少量出血等症状。③口臭：幽门螺杆菌在牙菌斑中生存，在口腔内发生感染，可能导致口气重，严重者往往还有一种特殊口腔异味，无论如何清洁，都无法去除。Hp 是引起口腔异味的最直接病菌之一。④食后上腹部饱胀、不适或疼痛，常伴有其他不良症状，如嗳气、腹胀、反酸和食欲减退等。胃镜检查可以发现早期较小的溃疡（图10-9-18）。一般不对感染人群筛查并治疗，仅对有 Hp 感染的溃疡患者推荐抗 Hp 治疗。

3. 消化不良 部分患者可发生消化不良。消化不良主要是指上腹部疼痛或不适，后者包括餐后饱胀、早饱、上腹烧灼感、上腹胀气、嗳气、恶心和呕吐，是一组临床上很常见的症候群。消化不良在普通人群中占 10%～20%，在普通内科门诊就诊者约占 10%，而在消化科门诊就诊者约占 50%。消化不良可分为器质性和功能性两类，以功能性者为多，而在器质性消化不良的病因中，包括 Hp 相关慢性活动性胃炎，或所

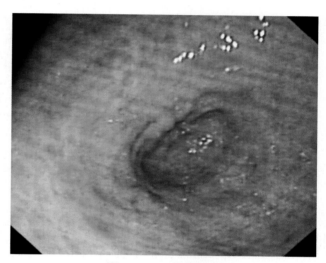

图10-9-17 慢性胃炎
胃窦黏膜充血水肿，散在小片状糜烂

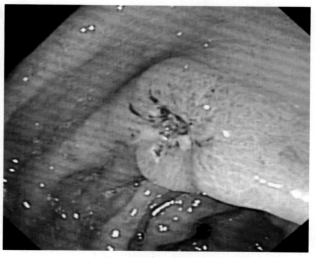

图10-9-18 胃溃疡
见于小弯侧偏后壁，直径1.0cm，溃疡底部苔污秽，质较硬

谓感染后消化不良、Hp 相关消化不良，已获大量临床研究证实，并被建议作为一种独特的疾病实体。因消化不良行胃镜检查者中最常见的诊断是慢性胃炎、消化性溃疡和反流性食管炎。有研究者对消化不良症状者进行长达 7～19 年随访，发现 73% 的有 Hp 感染，且全部表现为 Hp 性胃炎。慢性腹泻或营养不良的患儿可发生蛋白丢失性肠病，其中有部分患儿的病理组织及细菌培养均证实 Hp 感染伴急性胃炎，表现为体重减轻、生长迟缓，或抵抗力降低。经抗菌治疗后，Hp 清除病愈，患儿康复。

4. 肝性脑病　肝硬化晚期可并发肝性脑病。肝性脑病的发病机制之一是氨中毒学说。Hp 含有大量尿素酶，能够迅速分解尿素并产生氨。在现有已知的细菌中，Hp 产生尿素酶的量最大。如果患者胃内感染了大量 Hp，其产生的氨足以影响血氨浓度，促进或导致肝性脑病的发生。

5. 其他　Hp 相关胃内肿瘤可引起胃部不适、疼痛、出血、消化不良等；Hp 感染还可能引起胃食管反流病、缺铁性贫血、特发性血小板减少性紫癜、动脉粥样硬化性血管疾病等。可能的机制涉及 Hp 感染所导致的交叉性免疫反应、引发的炎症因子激活与释放等，均有待进一步阐明。

6. 幽门螺杆菌根除后的复发　包括复燃和再感染两种情况。Hp 根除后 1 年内的复发多为复燃。一般在 1 年以内复燃的细菌可再次被检测到。抗菌治疗后 Hp 被大量杀灭，如果残存的细菌量减少到不足以被目前的检测方法检测出，则在早期复查时可能出现假阴性的结果。Hp 根除后 1 年以上的复发多为真正的再感染。

【诊断与鉴别诊断】

Hp 的检测方法可分为侵入性和非侵入性两大类，包括 10 余种方法。前者需借助胃镜采取胃黏膜标本，后者通过采取胃液、血清、唾液或粪便进行检测。

1. 侵入性检查　常通过胃黏膜活检获得标本，用快速尿素酶试验和病理组织检查，以及细菌培养、PCR 或基因检测等。

（1）病理学检查：活检标本在常规石蜡切片 HE 染色下需要用高倍镜仔细观察才能发现 Hp。通常需借助特殊染色，常用银染色（WS 银染色），在显微镜下可清晰地观察到 Hp 的形态，呈棕黑色（图 10-9-19）。在人体内，幽门螺杆菌主要分布在胃黏膜的黏液下层，在光镜下呈 S 形、U 形或弧形等。其准确率和可靠性得到广泛肯定。但是，活检标本小而少，或取材部位不当、制片质量欠佳及诊断经验不足等亦可影响检查结果的准确性。多部位取材（胃窦、胃角及胃体）辅以 WS 银染色等特殊染色，可以提高 Hp 检出率。Centa 银染色或 HE 染色、改良吉姆萨染色、甲苯胺蓝（生物电荷法）染色（图 10-9-20）及荧光素染色、荧光显微镜下观察也可发现病原体（图 10-9-21）。使用 Hp 抗体进行免疫组化染色也可清晰显示 Hp（图 10-9-22）。

胃活检直接黏膜涂片：将活检黏膜面直接涂抹于清洁玻片上，自然干燥后进行革兰氏染色或复红染色，油镜观察，也可检出革兰氏阴性的弯曲状或 S 形的 Hp。这种方法阳性率较低，应用较少。

（2）分离培养：从胃黏膜组织中分离培养出 Hp 是诊断 Hp 感染的金标准，但技术要求较高，难以普

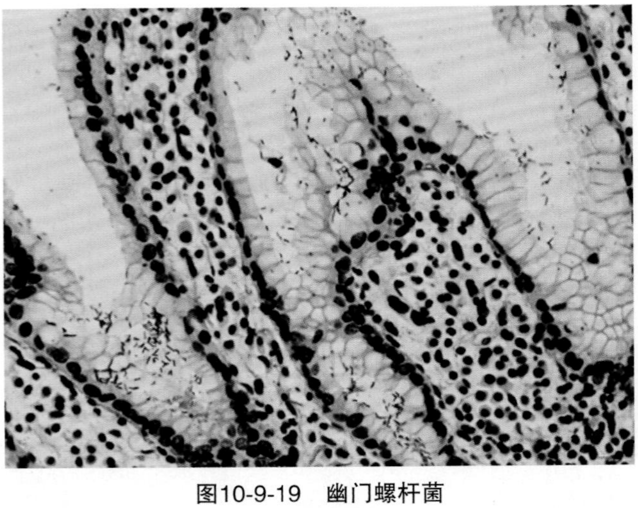

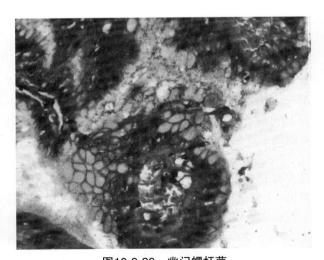

图10-9-19　幽门螺杆菌

银染色（Steiner II 染色），可见棕黑色细小杆状细菌，位于胃黏膜隐窝内
（于永娟惠赠）

图10-9-20　幽门螺杆菌

甲苯胺蓝（生物电荷法）染色，胃小凹内可见紫蓝色短杆状或颗粒样物质，
为幽门螺杆菌

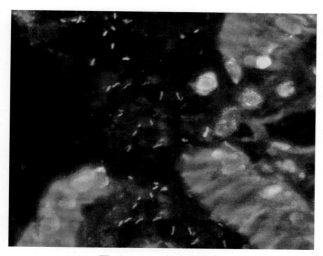

图10-9-21 幽门螺杆菌
荧光素染色，可见淡黄色短杆状细菌，分布于胃黏膜表面和胃小凹内
（吕建民惠赠）

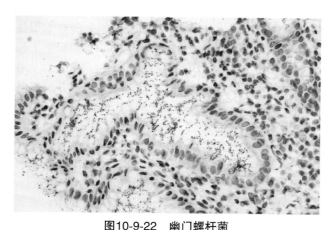

图10-9-22 幽门螺杆菌
免疫组化标记，棕色的小杆状幽门螺杆菌见于胃黏膜表面和胃小凹内
（杨清海惠赠）

及。将活体组织直接或研磨后接种于特定的培养基上，经过2～7天培养后再进行鉴定，基本不存在假阳性问题，特异度100%，敏感度70%～92%，至少依据涂片染色镜检、尿素酶、过氧化氢酶及氧化酶鉴定。

（3）快速尿素酶试验：Hp具高度尿素酶活性，能分解尿素产生氨（NH_4^+），通过测NH_4^+存在与否可间接判断是否存在Hp感染。具体方法包括pH指示剂法、分析化学法和同位素标记尿素试验等方法，最为直观。将胃镜活检组织放入以酚红为指示剂的尿素培养基中，如培养基由黄变红则为阳性，说明胃黏膜活检中含有活的Hp，此即快速尿素酶法。其原理是基于Hp能产生极强的尿素酶活性，分解尿素产生NH_3和CO_2，NH_3的产生可使pH升高，加入pH指示剂后通过颜色的改变来判断有无Hp存在，无须显微镜检查，比较简捷快速。但Hp的灶性分布特征、胃内环境的

变化及pH的高低，都会影响检测结果；已知有20余种细菌可以产生尿素酶，故亦可产生假阳性。

（4）分子病理学检查：PCR技术敏感、快速、特异，对胃黏膜标本要求较低，可检测胃液、胃黏膜、唾液中Hp的DNA，阳性率高于尿素酶法。即使标本中Hp含量很少也能检测出来，并可对Hp进行分型鉴定。应用*CagA*基因进行的PCR诊断技术，对儿童Hp相关性胃炎诊断具有实际意义。但PCR操作过程容易受到污染，使用实时荧光PCR可有效控制实验室污染。此外，也可用特异性单克隆抗体进行免疫组化检测、行原位鉴定，或用Hp特异探针或引物进行原位杂交检测。

2. 非侵入性检查 包括尿素呼气试验、尿氨排除试验、胃液分析、血清和分泌物中Hp相关抗体检测、粪便Hp抗原检测、尿液抗Hp抗体检测等。

（1）血清学检查：应用酶联免疫吸附试验（ELISA）检测血清或唾液、尿液中的抗Hp IgG或抗Hp IgA，特点是只需取血2ml，不限空腹，无太大痛苦，价格较低，其敏感度为88%～99%，特异度为86%～99%。复查时间不宜太短，一般半年以上。血清Hp抗体阳性不能判定现症感染或既往感染，主要用于流行病学调查。

根据碳-13尿素呼气试验与血清学检查的对照研究；90%以上两项结果相符合，说明在抗Hp抗体阳性率与存在Hp感染间有着很好的相关性。国外认为，血清学可用于对根除Hp治疗效果的观察，血清学方法具有简单、经济实用等优点，在人群普查、内镜检查前血清学筛查、大规模的流行病学调查及临床指导用药中，有很好的应用价值。

（2）碳-13或碳-14尿素呼气试验（urea breath test, UBT）是非侵入性的"金标准"，给患者口服碳-13或碳-14标记的尿素后，如果胃中有Hp感染，就可将碳-13或碳-14标记的尿素分解为碳-13或碳-14标记的CO_2，用质谱仪来探测呼气中的碳-13或碳-14标记CO_2的量，若20分钟后患者呼出的气体中含有碳-13或碳-14标记的CO_2，即可诊断Hp感染。无Hp感染则无碳-13或碳-14标记的CO_2呼出。此试验安全、准确，重复性好，敏感度和特异度都在95%以上。

此外，用胃黏膜血色素浓度相关指数测定来间接评价Hp感染引起的胃炎，或用放大胃镜检查、内镜窄带成像（NBI）技术来观察胃部病变和评价Hp感染的方法，都在探索中。

常用幽门螺杆菌检测方法及其特点与应用见表10-9-1。

表 10-9-1　常用幽门螺杆菌检测方法及其特点与应用

检测方法	特点	应用价值
侵入性检查方法（首选快速尿素酶试验）		
*快速尿素酶试验	简便、快捷、准确	用于现症感染的诊断
*病理学检查	直接观察到Hp和相关病变	用于现症感染的诊断
*细菌培养	准确，但对培养条件要求较高	用于现症感染的诊断和科研
基因检测	检测核酸成分，准确但易污染	主要用于科研
非侵入性检查方法（首选尿素呼气实验）		
*尿素呼气试验	简便、快捷、准确	用于现症感染的诊断、根除治疗的复查
*粪便中Hp抗原检测	简便、快速、准确	用于现症感染的诊断、根除治疗的复查
血清Hp抗体检测	简便、准确	主要用于流行病学调查
基因芯片和蛋白芯片	检测核酸成分	主要用于科研

*该检测结果阳性可作为现症感染的诊断指标，血清Hp抗体阳性提示曾经感染，未曾治疗者可视为现症感染。

三、螺菌感染与鼠咬热

螺形菌（spirillar bacterium）中菌体有多个弯曲者（不超过 3 ～ 5 个）称为螺菌，如鼠咬热螺菌，属螺菌科，其所致疾病为鼠咬热（rat bite fever），是一种由家鼠或其他啮齿动物咬伤所致的急性传染病。

【生物学性状】

鼠咬热的病原体分别是小螺菌及念珠状链杆菌，临床上也按病原体分类将鼠咬热分成两型。①小螺菌型，也称螺菌热。小螺菌形态短粗，两端尖，长 3 ～ 6μm，菌体两端有一根或多根鞭毛，革兰氏染色阴性。小螺菌在暗视野下活动迅速，可循其长轴旋转、弯曲，亦可借助其鞭毛向多个方向快速穿行。需要接种于实验动物腹腔内才能分离出来。②念珠状链杆菌型，病原体为念珠状链杆菌，属弧菌科，长 2 ～ 4μm，宽 0.3 ～ 0.7μm，形态多样，呈圆形、短杆状、卵圆形或梭形等，常排列成长链状，菌体中有念珠状隆起。链珠状链杆菌革兰氏染色阴性，无动力，不耐酸，兼性厌氧，普通培养基上不能生长，营养要求较高。其所致疾病也称为链杆菌热。除由啮齿类动物传染外，还可由污染的牛奶和食物传染，传染源是野生或实验室饲养的鼠类等啮齿动物。人被病鼠咬伤或食入被病原菌污染的食物而发病。中国至今无此型鼠咬热的报道。

【发病机制】

小螺菌鼠咬热分布于世界各地，以亚洲为多。中国有散在病例报道，多在长江以南。鼠类是传染源，主要是家鼠。咬过病鼠的猫、猪及其他食肉动物也具有感染性。人被这些动物咬伤后得病，人群对本型普遍易感，以居住地卫生情况差的婴幼儿及实验室工作人员感染机会为多。病菌从皮肤破损处侵入人体，沿淋巴系统侵入局部淋巴结，在其中生长繁殖并引起淋巴结炎。小螺菌从初期的病灶内反复侵入血液循环，引起菌血症和毒血症。机体内各种抗体、溶菌物质、凝集素可消灭病菌。

念珠状链杆菌鼠咬热的主要传染源为野鼠，其次是实验室所用的大小白鼠等。被病鼠咬伤，常被感染，有时因进食污染的乳制品而感染，病菌可经消化道黏膜侵入人体。

【病理变化】

小螺菌所致病变较广泛，但缺乏特异性且程度较轻。局部皮肤可见表皮细胞变性坏死，真皮及皮下脂肪组织充血水肿，单核细胞浸润。皮疹内血管扩张，内皮细胞肿胀。肝小叶中心充血出血，肝细胞坏死。心肌和肾小管上皮细胞水肿、变性。脾脏和淋巴结肿大，伴淋巴细胞增生。胃肠黏膜有卡他性炎症。脑膜偶可轻度充血、水肿，神经细胞轻度变性。在局部病灶或淋巴结中偶可查见小螺菌。

念珠状链杆菌所致的病变为脏器充血水肿，单核细胞浸润，局部组织和血液中可检出此菌。

【临床表现】

发热、皮疹和全身症状是两型鼠咬热的共同表现。

1. 小螺菌鼠咬热　小螺菌感染通过大鼠或偶尔通过小鼠咬伤侵入人体，伤口常见于手指和腕部，如无继发感染通常很快愈合。但经过 4 ～ 28 天（通常 > 10 天）的潜伏期后，突然发生高热、寒战，高热时常伴头痛、乏力、出汗、肌肉和关节疼痛等全身中毒症状，严重者可有恶心、呕吐、腹泻、便血、肝脾大甚至神经系统症状。热退后全身症状消失，过几日（间歇期）再次发热，重复出现毒血症表现。如此发热、退热会出现 6～8 次。被咬部位发紫、肿胀、疼痛、坏死，甚至形成溃疡，表面有黑痂覆盖，脱痂后称为硬下疳样溃疡。部分患者可出现玫瑰疹和荨麻疹样皮疹。皮损初期为红斑，多见于腹部，数量不多，可融合成片，呈紫红色，形成发硬的斑块。但不及链杆菌性皮疹明显。皮肤病变附近可发生淋巴管炎和区域性淋巴结炎。患者外周血中白细胞计数增多达（15～30）×10^9/L，嗜酸性粒细胞数量也可增多。

2. 念珠状链杆菌鼠咬热 潜伏期短，多在 7 日以内。初期出现发热、寒战、头痛、背痛、关节痛等毒血症症状，2～4 日后出现泛发性麻疹样皮疹或斑丘疹，呈离心性分布，可累及掌跖，也可呈瘀斑。关节红肿疼痛为本病特征，多见于大关节，非游走性，常见多个关节同时或先后受累，关节内可有纤维素性浆液性渗出，治愈后可恢复正常，极少后遗症。部分患者可发生胸腔积液、心内膜炎、心肌炎、支气管肺炎和败血性梗死。

【诊断与鉴别诊断】

根据啮齿类动物咬伤史、发热、皮疹和全身症状及相关检查可确诊。

细菌学检查 对小螺菌所致病例，须从患者的血液、关节液或局部脓液寻找病原体，经吉姆萨染色或在暗视野显微镜下检出小螺菌，或将涂片染色后检查。在病变组织或淋巴结标本中发现小螺菌也可确诊，如将血液接种于小白鼠、豚鼠或兔的腹膜内，1 周后检查血液及腹水，易于发现此病的小螺菌。因为动物本身可带这类病原体，在接种前须先检查血液，以肯定未被感染，然后再接种。对念珠状链杆菌感染的病例，也可以用上述方法检查病原体。血清抗体检测有一定的帮助。

本病很易与疟疾、脑膜炎奈瑟菌菌血症或回归热螺旋体感染混淆，这些疾病均表现为反复发热。经抗生素治疗，预后较好。未经治疗者死亡率达 10%。

四、弯曲菌属细菌感染与空肠弯曲菌肠炎

弯曲菌属（*Campylobacter*）是 1973 年由 Veron 等建议确定的一个与人类疾病有关的新菌属，归于螺菌科。弯曲菌属有 21 个菌种，广泛分布于动物界，包括胎儿弯曲菌（*C. fetus*）、空肠弯曲菌（*C. jejuni*）、结肠弯曲菌（*C. colic*）、幽门弯曲菌（*C. pybridis*）、唾液弯曲菌（*C. sputorum*）及海鸥弯曲菌（*C. laridis*）等。对人类致病的绝大多数是空肠弯曲菌及胎儿弯曲菌胎儿亚种，其次是结肠弯曲菌。空肠弯曲菌是引起散发性细菌性肠炎，导致人类腹泻最常见的病原菌之一，本部分主要介绍空肠弯曲菌及空肠弯曲菌肠炎。结肠弯曲菌和胎儿弯曲菌在免疫功能低下时可引起肠道外感染如脑膜炎、败血症等。

空肠弯曲菌肠炎（campylobacter jejuni enteritis）是由空肠弯曲菌引起的急性肠道传染病。临床以发热、腹痛、血性便、粪便中有较多中性粒细胞和红细胞为特征。在腹泻患者粪便中可分离到弯曲菌，证明了该菌与疾病的关系。本病全年均有发病，以夏季为多。平时可以散发，也可由于食物、牛奶及水被污染造成暴发流行。自然因素和社会因素都可影响本病的发生和流行。

【生物学性状】

空肠弯曲菌（*Campylobacter jejuni*）系弯曲菌属的一个种，革兰氏染色阴性，微需氧，不分解糖类、氧化酶阳性。菌体长 1.5～5μm，宽 0.2～0.8μm[（0.5～8）μm×（0.2～0.5）μm]；呈细长弧形、螺旋形、S 形或海鸥展翅状，或轻度弯曲似逗点状，无芽孢、无荚膜，3～5 个呈串或单个排列；菌体两端尖，一端或两端具有单根无鞘鞭毛（极鞭毛），长度为菌体的 2～3 倍。运动活泼，能做快速直线或螺旋体状运动。空肠弯曲菌抵抗力较弱，在空气中不能生长。最初分离时菌落很小，为 0.5～1mm，呈圆形，白色或奶油色，表面光滑或粗糙，转种后光滑型变成黏液型，有的呈玻璃断面样的折光。在陈旧培养物可呈球形或长丝状。

空肠弯曲菌抗原构造与肠道杆菌一样具有 O、H 和 K 抗原，主要是 O 抗原（胞壁的类脂多糖）及 H 抗原（鞭毛抗原）。根据 O 抗原，可将空肠弯曲菌分成 45 个以上血清型，以第 11、12 和 18 血清型最为常见。感染后肠道产生局部免疫，血中也产生抗 O 的 IgG、IgM、IgA 抗体，有一定保护力。

【发病机制】

1. 传染源 主要是动物。弯曲菌属广泛分布在各种动物体内，其中以家禽、野禽和家畜带菌最多，在啮齿类动物也可分离出弯曲菌。病菌随动物粪便排出体外，污染环境。当人与这些动物密切接触或食用被污染的食品时，病原体就进入人体。由于动物多是无症状的带菌者，且带菌率高，是重要的传染源和储存宿主。患者也可作为传染源，尤其儿童患者往往因粪便处理不当，污染环境机会多，传染性大。这些无症状的带菌者不断排菌，排菌期长达 6～7 周，甚至 15

个月，也可成为传染源。

2. 传播途径 粪－口是主要的传播途径。市售家禽家畜的肉、奶、蛋类多被弯曲菌污染，如进食未加工或加工不适当等，均可引起感染。水源传播也很重要，有报道弯曲菌引起的腹泻患者有 60% 在发病前 1 周有饮生水史，而对照组只有 25%。另外，除人与人间密切接触发生水平传播，患病的母亲也可垂直传给胎儿或婴儿。本病夏秋季多见，苍蝇亦起重要的媒介作用。

3. 易感性 人普遍易感。发展中国家 5 岁以下的儿童发病率最高，尤其是 1 岁以内者。发病率随年龄增长而下降。发达国家空肠弯曲菌分离率以 10 ～ 29 岁人群最高，说明成人对本病的免疫力并不比儿童强。

4. 致病力与致病机制 空肠弯曲菌是引起人类细菌性腹泻的主要原因。其致病因素包括黏附、侵袭、产生内毒素及外毒素和分子模拟机制等四个方面。①黏附与定植，空肠弯曲菌从口进入消化道，空腹时胃酸对其有一定杀灭作用，已证明 pH ≤ 3.6 的溶液可杀灭该菌，所以饱餐或碱性食物利于细菌突破胃屏障。进入小肠的细菌借鞭毛侵袭运动到达并黏附于肠黏膜上皮细胞表面，经菌毛定植于细胞。②进入肠腔的细菌在上部小肠腔内繁殖，并借其侵袭力侵入黏膜上皮细胞。③细菌繁殖释放的外毒素和裂解释放出的内毒素引起炎症反应，空肠弯曲菌可以通过产生细胞紧张性肠毒素、细胞毒素和细胞致死性膨胀毒素而致病。外毒素类似霍乱肠毒素，外毒素激活上皮细胞内腺苷酸环化酶，使 cAMP 增加，能量增加，促使黏膜细胞分泌旺盛，导致腹泻。这一作用可被霍乱抗毒素所阻断。④通过分子模拟机制可以引起吉兰 - 巴雷综合征。病菌的生长繁殖及毒素还造成局部黏膜充血、渗出水肿、溃疡、出血。如果免疫力低下，则细菌可随血流扩散，造成菌血症甚至败血症，进而引起脑、心、肺、肝、尿路、关节等的损害。

【病理变化】

病变多位于空肠、回肠，也可蔓延到结肠。肠黏膜病理检查为急性非特异性肠炎，肠黏膜充血出血，固有层中性粒细胞、单核细胞和嗜酸性粒细胞浸润，肠腺退变、萎缩、黏液丧失，腺窝脓肿，黏膜上皮细胞变性坏死，形成溃疡，类似溃疡性结肠炎和克罗恩病的改变。也有部分病例黏膜病变类似沙门菌和志贺菌感染。

【临床表现】

本病在发展中国家多见于婴幼儿，而发达国家则以青年为主，且常有不洁食物史、饮生水及旅游史。潜伏期 1 ～ 10 天，平均 3 ～ 5 天。食物中毒型潜伏期可仅 20 小时。

起病急，初期有头痛、发热、肌肉酸痛等前驱症状，随后出现腹泻、恶心呕吐。发热占 56.3% ～ 60%，一般为低到中度发热，体温 38℃ 左右，个别可高热达 40℃，伴有全身不适。儿童高热可伴有惊厥。

腹痛腹泻为最常见症状，占 90% 以上。轻者腹泻呈水样稀便，呈间歇性，每日 3 ～ 4 次，间有血便。24 小时即可痊愈，不易和病毒性胃肠炎区别。重者可有持续高热，整个腹部或右下腹痉挛性绞痛，似急腹症，但罕见反跳痛。腹泻次数多为 6 ～ 10 次，也可多达 20 余次。病变累及直肠、乙状结肠者，可有里急后重、黏液或脓血黏液便，有的为明显血便，或呈毒性巨结肠炎、假膜性结肠炎及下消化道大出血的表现。纤维结肠镜检和钡灌肠检查提示全结肠炎。病程中可并发肠系膜淋巴结炎、阑尾炎、胆囊炎或败血症。机体感染空肠弯曲菌后可产生特异性抗体，故本病一般具有自限性，病程 5 ～ 8 天，但可排菌数月。约 20% 的患者病情迁延，间歇腹泻持续 2 ～ 3 周，或愈后复发。

婴儿弯曲菌肠炎多不典型，表现如下：①全身症状轻微，精神和外表貌似无病；②多数无发热和腹痛；③仅有间断性轻度腹泻，间有血便，持续较久；④少数因腹泻而发育停滞。

空肠弯曲菌有时可通过肠黏膜进入血流，引起败血症和肠道外其他脏器感染，如发热、咽痛、脑膜炎、关节炎、肾盂肾炎、荨麻疹、颈淋巴结肿大或肝脾大、黄疸、血栓性静脉炎、心内膜炎、心包炎、肺炎、脓胸、肺脓肿、腹膜炎、肝脓肿、胆囊炎、尿路感染、吉兰 - 巴雷综合征等。肠道外感染多见于 35 ～ 70 岁的患者或免疫功能低下者，统称为弯曲菌病。从吉兰 - 巴雷综合征患者体内分离到的弯曲菌大多具有特殊的血清型 O ∶ 19，可与人体的神经组织发生交叉免疫反应而致病。少数还可发生脑血管意外、蛛网膜下腔出血、脑膜脑炎、脑脓肿，脑脊液呈化脓性改变。孕妇感染本菌可导致流产、早产、死胎或新生儿败血症及新生儿脑膜炎。

【诊断与鉴别诊断】

本病确诊有赖实验室检查，很少有病理活检标本。

1. 粪便检查 大便常规外观为黏液便或稀水便。镜检有较多白细胞，或有较多红细胞。直接涂片检查病菌方法是在玻片上涂一薄层粪便，并慢慢地加热固定。然后把涂片浸于 1% 碱性品红液中 10 ～ 20 分钟，继之用水彻底漂洗。镜检涂片上显示细小、单个或成串，海鸥展翅形、S 形、C 形或螺旋形两端尖的杆菌为阳性。悬滴法观察到呈鱼群样运动或螺旋式运动的弯曲菌,可做出初步诊断。

2. 细菌学检查 可取患者大便、肠拭子或发热患者的血液、穿刺液等为检材,用选择培养基在厌氧环境下培养,分离病菌。若具有典型的菌落形态及特殊的生化特性即可确诊。生化鉴定方法为经典方法。

3. 血清学检查 发病1周后,血清内可出现抗体,主要为IgM,可用间接血凝试验及间接免疫荧光试验等检测特异性抗体效价,正常人或带菌者血清效价可达1∶2~1∶8,急性期患者抗体效价可达1∶32~1∶8,恢复期可达1∶320~1∶80以上。由于血清抗体效价不高,取早期及恢复期双份血清做间接血凝试验,抗体效价呈4倍或以上增长可作为诊断依据。

4. 分子生物学检测 如PCR法检查弯曲菌特异性DNA,具有敏感性高、特异性强、检测快速等优点。通过对空肠弯曲菌及结肠弯曲菌16s rRNA基因相同保守序列的扩增,可检测样品中空肠弯曲菌及结肠弯曲菌。

5. 鉴别诊断 ①细菌性痢疾,典型者有高热、左下腹痛、腹泻、里急后重、黏液脓血便。粪检有较多脓细胞、吞噬细胞。②其他细菌所致腹泻,如鼠伤寒沙门菌、致病性大肠埃希菌、耶尔森菌及其他厌氧菌等,单从临床有时很难鉴别。有怀疑时应依靠病原学、血清学或分子生物检查来确定病菌。

(刘德纯 吴礼高 刘晓阳;管俊昌 张香梅)

参·考·文·献

艾晓辉, 李小荣, 雷庆良, 等, 2015. 原发性胃淋巴瘤中幽门螺旋杆菌感染与腺瘤性结肠息肉病基因表达的关系. 中国医师杂志, 17(12):1810-1812.

蔡妙甜, 梁连春, 李佀曾, 等, 2018. 破伤风的临床特点及预后影响因素分析. 北京医学, 40(4):318-322.

蔡永艳, 阎志新, 伊文霞, 等, 2018. 百日咳与百日咳综合征的鉴别与治疗. 现代仪器与医疗, 24(1):125-127.

车振明, 2011. 微生物学. 北京: 科学出版社.

陈灏珠, 1999. 实用内科学. 第10版. 北京: 人民卫生出版社.

陈杰, 周桥, 2015. 病理学(8年制教材). 第3版. 北京: 人民卫生出版社.

陈士恩, 马省强, 2001. 马红球菌感染的致病机理与预防. 西北民族学院学报(自然科学版), 22(3):44-48.

陈小冰, 2014. 小儿嗜肺军团菌肺炎合并肺炎支原体感染的临床特征分析. 海南医学, 25(12):1756-1758.

陈晓红, 郑文伟, 李海同, 等, 2018. 扁桃体放线菌病误诊10例. 中国眼耳鼻喉科杂志, 18(2):119-121.

陈燕清, 陈志明, 姜海琴, 等, 2016. 结核感染T细胞检测在结核感染相关性皮肤病的应用价值. 国际皮肤病学杂志, 42(6):472-474.

陈羽婷, 马慧敏, 熊号峰, 等, 2018. 48例成人破伤风患者的临床特点及救治分析. 北京医学, 40(7):683-686.

陈昱希, 黄健, 李晓婷, 等, 2018. 霍乱弧菌肠道定植动力学研究进展. 医学综述, 24(15):2926-2931.

程振娜, 李刚, 师志云, 等, 2017. 诺卡菌感染的临床特点分析. 宁夏医科大学学报, 39(5):537-540.

邓万俊, 2004. HIV感染者继发马红球菌感染的预后及临床评价. 国外医学抗生素分册, 25(3):143-144.

丁伟, 王德田, 2014. 简明病理学技术. 杭州: 浙江科学技术出版社.

董林, 2018. 新生儿肺炎的常见病原菌调查及耐药情况分析. 山西医药杂志, 47(17):2021-2023.

高蕊, 槐永军, 王娜, 2017. 军团菌肺炎早期临床诊断方法简述. 社区医学杂志, 15(17):82-83.

高志勇, 庄辉, 2005. 人—猪链球菌病研究进展. 中华流行病学杂志, 26(9):645-648.

何思然, 丁峥嵘, 2017. 中国白喉的预防控制效果与免疫策略综述. 中国疫苗和免疫, 23(6):711-715.

何媛, 2014. 军团菌肺炎. 内蒙古中医药, 33(26):68-69.

胡伏莲, 2013. 幽门螺杆菌感染诊疗指南. 第2版. 北京: 人民卫生出版社.

胡鲜花, 陈桂士, 安京媛, 1998. 阴道念珠菌感染合并加德纳菌感染病理细胞学观察. 山西医科大学学报, (2):100.

胡晓抒, 朱凤才, 汪华, 等, 2000. 人-猪链球菌感染综合征研究. 转化预防医学杂志, 34(3):150-152.

胡越凯, 卢洪洲, 翁心华, 2003. 马红球菌感染的研究进展. 国外医学微生物分册, 26(2):15-17.

黄谷良, 林特夫, 郭秉兰, 等, 1991. 细菌L型与疾病. 北京: 学苑出版社.

黄元平, 赵艳飞, 林杉, 等, 2016. 肺诺卡菌病合并皮肤诺卡菌病1例并文献复习. 吉林医学, 37(6):1566-1567.

江南, 杨兴祥, 唐荣珍, 等, 2006. 四川省确诊人猪链球菌病48例临床特征. 中华传染病杂志, 24(3):179-182.

蒋潼凤, 1989. 妇产科无芽孢厌氧菌感染. 实用妇产科杂志, 5(3):132-133.

金江, 贾军, 丁晓岚, 等, 2015. 散发性皮肤非结核分枝杆菌感染37例回顾研究. 北京大学学报(医学版), 47(6):939-944.

李凡, 徐志凯, 2013. 医学微生物学. 第8版. 北京: 人民卫生出版社.

李宏军, 蒙志浩, 黄葵, 等, 2009. 艾滋病合并马红球菌肺部感染的影像表现与病理对照. 放射学实践, 24(9):943-947.

李娟, 王开金, 2018. 肺放线菌感染伴炎性假瘤1例. 中国感染与化疗杂志, 18(4):426-427.

李兰娟, 2005. 霍乱的研究进展. 新医学, 36(3):182-184.

李兰娟, 2011. 传染病学高级教程. 北京: 人民军医出版社.

李兰娟, 任红, 2013. 传染病学. 第8版. 北京: 人民卫生出版社.

李兰娟, 王宇明, 2015. 感染病学. 第3版. 北京: 人民卫生出版社.

李明远, 徐志凯, 2015. 医学微生物学. 第3版. 北京: 人民卫生出版社.

李萍, 李义勤, 2014. 阴道加德纳氏菌感染38例报告. 世界最新医学信息文摘(电子版), 14(25):102.

李田, 2014. 军团菌肺炎最严重的非典型肺炎. 江苏卫生保健, (3):5.

李玉林, 2013. 病理学. 第8版. 北京: 人民卫生出版社.

李玥, 钱家鸣, 2018. 炎症性肠病合并艰难梭菌感染的研究进展. 临床荟萃, 33(5):394-397.

李忠源, 葛勤利, 蔡雅明, 等, 2016. 7例外科术后合并铜绿假单胞菌感染临床分析. 甘肃科技纵横, 45(9):91-92, 47.

李子华, 2011. 过去病因未明现已日渐明朗的若干疾病. 海峡预防医学杂志, 17(1):24-26.

连渊娥, 杨映红, 杨焕星, 等, 2017. 海分枝杆菌感染一例. 中华病理学杂志, 46(12):866-867.

梁飞立, 余丰, 方鹏, 等, 2012. 鼠咬热12例临床分析. 广西医学, 34(5):649, 653.

廖远泉, 廖晖, 2011. 阴道加德纳菌感染与细菌性阴道病研究进展. 热带病与寄生虫学, 9(2):118-120.

林容, 谢灿茂, 陈海, 等, 2011. 类鼻疽病122例临床特征及耐药性分析. 广东医学, 32(17):2303-2304.

林三仁, 2016. 消化内科学高级教程. 北京: 中华医学电子音像出版社.

林特夫, 黄谷良, 2006. 细菌L型感染的意义和研究进展(一). 蚌埠医学院学报, 31(2):111-115.

林特夫, 黄谷良, 2008. 细菌L型感染的意义和研究进展(四)细菌L型的检验和鉴定. 蚌埠医学院学报, 33(2):127-131.

刘德纯, 宋京郁, 赵卫星, 2004. 临床病理解剖学. 北京: 人民军医出版社.

刘德纯, 2002. 艾滋病临床病理学. 合肥: 安徽科学技术出版社.

刘瑞娟, 张玉娥, 毛庆波, 等, 1998. 感染性疾病与细菌L型相关性研究. 济宁医学院学报, 21(3):39-40.

刘彤华, 2013. 诊断病理学. 第3版. 北京: 人民卫生出版社.

刘文新, 张博芬, 李舒茵, 等, 1999. 无芽孢厌氧菌相关性胃癌患者胃液中微量元素分析. 微生物学杂志, 19(4):47-48.

刘文忠, 2015. "幽门螺杆菌胃炎京都全球共识"解读. 胃肠病学, 20(8):449-456.

刘又宁, 2015. 首例大陆中国人艾滋病患者引起的风波. 中华结核和呼吸杂志, 38(3):161.

卢洪洲, 石尧忠, 2004. 鼠咬热. 世界感染杂志, 4(5):439-441.

芦烨, 陈愉, 赵立, 2014. 军团菌肺炎诊断方法的研究进展. 国际呼吸杂志, 34(24):1862-1865.

吕农华, 2016. 幽门螺杆菌感染及其相关疾病防治. 北京: 人民卫生出版社.

吕志发, 占强, 2017. 幽门螺杆菌与胃癌. 现代医药卫生, 33(7):969-973, 976.

马伽, 朱卫民, 2016. 鸟分枝杆菌复合群肺病的诊治进展. 国际流行病学传染病学杂志, 43(2):125-128.

马英, 吴湜, 黄海辉, 等, 2015. 放线菌与诺卡菌所致感染性皮肤肉芽肿的鉴别诊断及治疗. 微生物与感染, 10(2):92-97.

蒙志好, 李勇, 黄葵, 等, 2010. 艾滋病患者马红球菌肺部感染的临床特点与治疗观察. 中华医学杂志, 90(9):593-596.

蒙志好, 苏凌松, 2009. 马红球菌病研究进展. 内科, 4(3):418-420.

孟泽武, 陈燕凌, 2006. 细菌L型与肿瘤. 检验医学与临床, 3(8):374-376.

苗青, 申阿东, 2010. 结核分枝杆菌与宿主巨噬细胞相互作用机制的研究进展. 山西医科大学学报, 41(10):920-924.

宁桂军, 高源, 夏伟, 等, 2018. 中国2010—2017年新生儿破伤风流行病学特征. 中国疫苗和免疫, 24(4):379-382.

宁永忠, 李明, 严岩, 2013. 感染性疾病的微生物学. 北京: 化学工业出版社.

潘程宇, 滑永志, 2020. 幽门螺杆菌感染与大肠息肉的相关性. 临床与病理杂志, 40(3):616-619.

潘冬妮, 解道敏, 2018. 新生儿李斯特菌感染15例临床探讨. 中外医疗, 37(3):84-85, 88.

庞钧译, 吴焕文, 周良锐, 等, 2016. 幽门螺旋杆菌检测: 快速尿素酶法(RUT)和银染法(W-S)的比较. 临床与病理杂志, 36(5):661-664.

戚润鹏, 2006. 马红球菌引起的急性心内膜炎1例. 临床检验学杂志, 5(10):1481.

钱海蓉, 戚晓昆, 2011. 中枢神经系统Whipple病. 中国神经免疫学和神经病学杂志, 18(2):132-136.

邱立友, 王明道, 2012. 微生物学. 北京: 化学工业出版社.

沈国妙, 薛桢, 沈鑫, 等, 2006. 利用结核分枝杆菌基因型分型技术研究外源性再感染在结核病复发中的作用. 中华结核和呼吸杂志, 29(2):79-82.

石云, 吴超, 邹全明, 2005. 幽门螺杆菌感染免疫逃逸机制的研究. 国外医学微生物学分册, 28(6):17-19, 36.

斯崇文, 贾辅忠, 李家泰, 2004. 感染病学. 北京: 人民卫生出版社.

宋诗铎, 2004. 临床感染病学. 天津: 天津科学技术出版社.

宋爽, 张彦亮, 陶臻, 2016. 复发性艰难梭菌感染的研究进展. 传染病杂志, 34(6):379-381.

苏国新, 王建军, 李永谦, 2009. 铜绿假单胞菌感染135例临床分析. 中国药物与临床, 9(9):883-885.

粟伟栋, 谭红, 黄环, 等, 2018. 36例成人破伤风的临床特点分析. 临床医学研究与实践, 3(11):43-44.

孙亚薇, 徐鹏, 平政, 等, 2016. 单核细胞增生李斯特菌感染所致炎症反应性疾病的研究进展. 生物技术通讯, 27(6):884-887.

谭学君, 周学鲁, 叶伟洪, 2007. 溃疡分枝杆菌皮肤溃疡的临床病理学观察. 中华病理学杂志, 36(11):770-771.

田庚善, 贾辅忠, 1998. 临床感染病学. 南京: 江苏科学技术出版社.

王国品, 2001. Whipple病及其进展. 临床荟萃, 16(4):190-191.

王华雨, 董德平, 谢群, 等, 2005. 人-猪链球菌感染性综合征临床分析. 江苏医药, 31(6):419-420.

王杰, 黄金伟, 任建敏, 等, 2015. 全身播散性马红球菌感染一例. 中华全科医师杂志, 14(6):474-475.

王静娴, 杨春, 2010. 结核分枝杆菌与巨噬细胞相互作用的研究进展. 微生物与感染, 5(3):181-185.

王丽丽, 杨宇琴, 柯尊晖, 等, 2018. 艰难梭菌感染的实验室检测与防治进展. 甘肃科技, 34(10):104-107, 92.

王亮, 康翼鹏, 侯征, 2013. 金葡菌对中性粒细胞的免疫逃逸. 国际免疫学杂志, 36(1):15-19.

王宇明, 胡仕琦, 2006. 新发感染病学. 北京: 科学技术文献出版社.

王宇明, 2010. 感染病学. 第2版. 北京: 人民卫生出版社.

王治国, 屈亚虹, 2013. 老年肺结核继发铜绿假单胞菌感染36

例临床分析. 临床肺科杂志, 18(4):756-757.

王宗润, 米荣, 2018. 百日咳研究现状. 当代医学, 24(6): 174-177.

韦小瑜, 李世军, 游旅, 等, 2014. 贵州省8例空肠弯曲菌病例的病原学诊断与分析. 中国人兽共患病学报, 30(10):1079-1081.

卫蔷, 张力, 刘兴会, 等, 2018. 妊娠期单核细胞增多性李斯特菌感染并文献复习. 中华妇幼临床医学杂志(电子版), 14(2):218-223.

魏来, 李太生, 2016. 内科学感染科分册. 北京: 人民卫生出版社.

魏来, 李晓波, 胡大一, 2011. 感染性疾病. 北京: 北京科学技术出版社.

魏玉娟, 姜笃银, 董征学, 2018. 单核细胞增生性李斯特菌致颅内感染1例. 感染、炎症、修复, 19(1):8, 18.

翁心华, 张婴元, 2003. 传染病学. 第3版. 上海: 上海复旦大学出版社.

吴春香, 王少扬, 张小进, 2018. 放线菌性肝脓肿误诊为肝癌1例报告并文献复习. 临床肝胆病杂志, 34(8):1756-1757.

吴冬燕, 贾树红, 张麟伟, 等, 2016. 重症中枢神经系统李斯特菌感染2例(附文献复习). 中日友好医院学报, 30(4):203-206, 200.

吴强, 蔡运昌, 2005. Whipple病. 贵州医药, 29(9):861-862.

吴烨华, 关莹, 战跃福, 2016. 海南地区十例颅类鼻疽病患者临床特点. 中华传染病杂志, 34(8):503-505.

伍国伟, 黄葵, 孙华平, 等, 2015. 114例HIV并胸部马红球菌病的动态观察分析. 临床肺科杂志, 20(3):441-443.

夏克栋, 陈廷, 2013. 病原微生物与免疫学. 第3版. 北京: 人民卫生出版社.

肖玲, 邹丽颖, 2018. 妊娠期单核细胞增多性李斯特菌感染及对母儿的影响. 中国医药导报, 15(15):30-33.

肖艳艳, 张智洁, 秦晓松, 2018. 艰难梭菌研究现状. 微生物学杂志, 38(2):105-113.

肖遥, 刘宏杰, 李薇, 2018. 破伤风疫苗注射后环状肉芽肿1例. 中国皮肤性病学杂志, 32(7):810-812.

谢川, 吕农华, 2011. 幽门螺杆菌与胃肠外疾病的关系. 中华消化杂志, 31(12):843-845.

谢甜, 王旭明, 王敏, 等, 2018. 海南地区120例类鼻疽病临床分型及特点. 中国感染与化疗杂志, 18(4):360-364.

谢祎, 侯雪新, 徐帅, 等, 2015. 53例诺卡菌感染病例临床特征分析. 疾病监测, 30(1):14-18.

谢永强, 钟华敏, 虢艳, 等, 2016. 广州地区儿童空肠弯曲菌感染的检测与分析. 国际检验医学杂志, 37(17):2448-2450.

谢志满, 黄绍标, 欧汝志, 等, 2009. 艾滋病合并马红球菌感染5例分析. 中国艾滋病性病, 15(4):428-429.

徐建国, 2016. 未来传染病. 首都公共卫生, 10(1):5-6.

徐良, 王纾宜, 2019. 鼻硬结病的临床特点及病理诊断研究. 医学信息, 32(5):167-169.

徐小元, 李文刚, 2005. 人-猪链球菌病. 中华医学杂志, 85(33):2307-2308.

徐艳, 2014. 长期导管隧道铜绿假单胞菌感染复发1例. 临床合理用药杂志, (35):39.

徐在海, 2000. 实用传染病病理学. 北京: 军事医学科学出版社.

徐志凯, 郭晓奎, 2014. 医学微生物学. 北京: 人民卫生出版社.

许白兰, 刘江福, 2018. 获得性免疫缺陷综合征并播散性结核1例. 临床合理用药杂志, 11(20):179-181.

颜英俊, 喻华, 周忠华, 等, 2008. 5·12汶川大地震实验室确诊的产气荚膜梭菌致气性坏疽一例. 中华检验医学杂志, (8):950-951.

杨爱青, 2018. 儿童百日咳112例临床特征分析. 中国社区医师, 34(23):49-50.

杨东亮, 唐红, 2016. 感染性疾病. 北京: 人民卫生出版社.

杨靖, 赵建宏, 2018. 艰难梭菌感染实验室诊断的研究进展. 临床荟萃, 33(5):373-376.

杨绍基, 2013. 传染病学. 第8版. 北京: 人民卫生出版社.

杨兴祥, 江南, 吴佳玉, 等, 2007. 人感染猪链球菌75例临床分析. 中华内科杂志, 46(9):764-765.

姚开虎, 杨永弘, 2006. 人感染猪链球菌病. 中华传染病杂志, 24(1):64-66.

姚敏, 于东红, 1994. 病理标本中细菌L型的染色方法及意义. 蚌埠医学院学报, 8(2):142-143.

叶东方, 梁桂忠, 2008. 艾滋病并发胸部马红球菌病11例的临床. 广西医学, 30(9):1412-1413, 1468.

叶东方, 伍国伟, 2008. 艾滋病患者并发肺部马红球菌病九例临床分析. 中华临床感染病学杂志, 1(4):235-236.

殷香宇, 杨珊珊, 申龙健, 等, 2015. 吉兰-巴雷综合征与空肠弯曲菌感染. 现代生物医学进展, 15(9):1788-1790.

张博芬, 王宇, 刘文新, 等, 2005. 胃癌及癌旁组织中无芽孢厌氧菌相关性的研究. 微生物学杂志, 25(1):57-59.

张国丽, 苏慧勇, 尹光芝, 等, 2006. 艾滋病合并结核病58例临床分析. 中国艾滋病性病, 12(3):261, 278.

张淑香, 钱玉婷, 2017. 诺卡菌感染9例临床分析. 中国感染与化疗杂志, 17(4):356-360.

张玲霞, 周先志, 2010. 现代传染病学. 第2版. 北京: 人民军医出版社.

张永信, 2009. 感染病学. 北京: 人民卫生出版社.

张子敬, 高志清, 谢波, 等, 2018. 腹部放线菌病1例. 中国感染与化疗杂志, 18(3):309-311.

赵喆, 余文, 2014. 嗜肺军团菌感染小儿肺炎的调查分析. 吉林医学, 35(20):4488-4489.

中国疾病预防控制中心性病控制中心, 中华医学会皮肤性病学分会性病学组, 中国医师协会皮肤科医师分会性病亚专业委员会, 2020. 梅毒、淋病和生殖道沙眼衣原体感染诊疗指南(2020年). 中华皮肤科杂志, 53(3):168-179.

中华医学会热带病与寄生虫学分会艾滋病学组, 2019. 人类免疫缺陷病毒/艾滋病患者合并非结核分枝杆菌感染诊治专家共识. 传染病信息, 32(6):481-489.

中华医学会消化病学分会幽门螺杆菌学组, 2016. 幽门螺杆菌胃炎京都全球共识研讨会纪要. 中华消化杂志, 36(1):53-57.

周敏, 肖波, 王思萌, 等, 2018. 自贡市2017年1起O139霍乱确诊病例的流行病学调查. 中国热带医学, 18(8):860-862.

周翔, 2018. 50例鲍曼不动杆菌下呼吸道感染患者的检验结果观察. 临床医药文献杂志(电子版), 5(51):36-37.

周晓, 2014. 社区获得性重症军团菌肺炎1例并文献复习. 山东医药, 54(40):96-98.

周学鲁, 2001. 溃疡分杆菌皮肤感染(Buruli溃疡)10例分析. 中华皮肤科杂志, 34(5):391.

周妍, 姚玉峰, 郭晓奎, 2007. 幽门螺杆菌逃避宿主免疫应答的机制. 胃肠病学, 12(10):628-630.

周珍文, 2014. 分枝杆菌的实验室诊断. 中华检验医学杂志, 37(3):239-240.

周治中, 王丽梅, 2011. 幽门螺杆菌临床诊断新进展. 中国热带医学, 11(8):1031-1033.

朱万孚, 庄辉, 2007. 医学微生物学. 北京: 北京大学医学出版社.

祝小平, 祖荣强, 陈志海, 等, 2005. 四川省人感染猪链球菌病死亡病例特征分析. 中华流行病学杂志, 26(9):633-635.

邹文茂, 李景辉, 邓超, 等, 2018. 35例类鼻疽病例临床特点分析. 中国感染控制杂志, 17(2):146-150.

Abdolhoseinpour H, Abolghasemi S, Jangholi E, et al, 2018. Isolated oculomotor and abducens nerve palsies as initial presentation of cavernous sinus tuberculoma: case report and literature review. World Neurosurg, 117: 413-418.

Amarnani R, Rapose A, 2017. Colon cancer and enterococcus bacteremia co-affection: a dangerous alliance. J Infect Public Health, 10(5):681-684.

Antinori S, Esposito R, Cernuschi M, et al, 1992. Disseminated *Rhodococcus equi* infection initially presenting as footmycetoma in an positive patient. AIDS, 6(7):740-742.

Arena ET, Tinevez JY, Nigro G, et al, 2017. The infectious hypoxia: occurrence and causes during *Shigella* infection. Microbes Infect, 19(3):157-165.

Arenas R, Fernandez Martinez RF, Torres-Guerrero E, et al, 2017. Actinomycetoma: an update on diagnosis and treatment. Cutis, 99(2):E11-E15.

Armstrong MR, McCarthy KL, Horvath RL, 2018. A contemporary 16-year review of *Coxiella burnetii* infective endocarditis in atertiary cardiac center in Queensland, Australia. Infect Dis (Lond）, 50(7):531-538.

Azimi T, Nasiri MJ, Chirani AS, et al, 2018. The role of bacteria in the inflammatory bowel disease development: a narrative review. APMIS, 126(4):275-283.

Ažuka-Ebela D, Giupponi B, Franceschi F, 2018. *Helicobacter pylori* and extragastric diseases. Helicobacter, 23 Suppl 1: e12520.

Babafemi EO, Cherian BP, Banting L, et al, 2017. Effectiveness of real-time polymerase chain reaction assay for the detection of *Mycobacterium tuberculosis* in pathological samples: a systematic review andmeta-analysis. Syst Rev, 6(1):215.

Bagheri N, Salimzadeh L, Shirzad H, 2018. The role of T helper 1-cell response in *Helicobacter pylori*-infection. Microb Pathog, 123:1-8.

Bagheri V, Memar B, Momtazi AA, et al, 2018. Cytokine networks and their association with *Helicobacter pylori* infection in gastric carcinoma. J Cell Physiol, 233(4): 2791-2803.

Bancroft JD, Gamble M, 2010. 组织学技术的理论与实践. 第6版. 周小鸽, 刘勇, 译. 北京: 北京大学医学出版社.

Barbouch S, Hajji M, Helal I, et al, 2017. Tuberculosis after renal transplant. Exp Clin Transplant, 15(Suppl 1): 200-203.

Barrios-Payán J, Saqui-Salces M, Jeyanathan M, et al, 2012. Extrapulmonary locations of mycobacterium tuberculosis DNA during latent infection. JID, 206(8):1194-1205.

Beatrous SV, Grisoli SB, Riahi RR, et al, 2017. Cutaneous manifestations of disseminated gonococcemia. Dermatol Online J, 23(1):13030/qt33b24006.

Binford CH, Connor DH, 1976. Pathology of tropical and extraordinary diseases. An atlas. Washington: Armed Forces Institute of Pathology.

Blosse A, Lehours P, Wilson KT, et al, 2018. Helicobacter: inflammation, immunology, and vaccines. Helicobacter, 23 Suppl 1(Suppl 1):e12517.

Bravo D, Hoare A, Soto C, et al, 2018. *Helicobacter pylori* in human health and disease: mechanisms for local gastric andsystemic effects. World J Gastroenterol, 24(28): 3071-3089.

Breland EJ, Eberly AR, Hadjifrangiskou M, 2017. An overview of two-component signal transduction systems implicated in extra-intestinal pathogenic *E. coli* infections. Front Cell Infect Microbiol, 7:162.

Burkitt MD, Duckworth CA, Williams JM, et al, 2017. *Helicobacter pylori*-induced gastric pathology: insights from *in vivo* and *ex vivo* models. Dis Model Mech, 10(2):89-104.

Bush LM, Vazquez-Pertejo MT, 2018. Tick borne illness–Lyme disease. Dis Mon, 64(5):195-212.

Calle E, González LA, Muñoz CH, et al, 2018. Tuberculous sacroiliitis in a patient with systemic lupus erythematosus: a casereport and literature review. Lupus, 27(8): 1378-1382.

Carroll DE, Marr I, Huang GKL, et al, 2017. *Staphylococcus aureus* prostatic abscess: a clinical case report and a review of the literature. BMC Infect Dis, 17(1):509.

Carroll KC, Pfaller MA, 2021. 临床微生物学手册. 第12版. 王辉, 马筱玲, 钱渊, 等, 译. 北京: 中华医学电子音像出版社.

Cha PI, Gurland B, Forrester JD, 2019. First reported case of intussusception caused by *Escherichia coli* O157:H7 in an adult: literature review and case report. Surg Infect (Larchmt), 20(1):95-99.

Chandrasekaran R, Lacy DB, 2017. The role of toxins in clostridium difficile infection. FEMS Microbiol Rev, 41(6):723-750.

Chang CW, Wu PW, Yeh CH, et al, 2018. Congenital tuberculosis: case report and review of the literature. Paediatr Int Child Health, 38(3):216-219.

Chaudhry R, Sreenath K, Agrawal SK, et al, 2018. *Legionella* and Legionnaires' disease: time to explore in India. Indian J Med Microbiol, 36(3):324-333.

Chitasombat MN, Ratchatanawin N, Visessiri Y, 2018. Disseminated extrapulmonary *Legionella pneumophila* infection presenting withpanniculitis: case report and literature review. BMC Infect Dis, 18(1):467.

Chotirmall SH, Martin-Gomez MT, 2018. Aspergillus species in bronchiectasis: challenges in the cystic fibrosis and non-cystic fibrosis airways. Mycopathologia, 183(1):45-59.

Cowman SA, Loebinger MR, 2018. Diagnosis of nontuberculous mycobacteria lung disease. Semin Respir Crit Care Med, 39(3):343-350.

Cuvelier P, Bouteiller A, Fortpied P, et al, 2018. Pyogenic

streptococcal omphalitis and foot's cellulitis in an 11 day old infant. Rev Med Brux, 39(3):169-171.

D'Aoust J, Battat R, Bessissow T, 2017. Management of inflammatory bowel disease with *Clostridium difficile* infection. World J Gastroenterol, 23(27):4986-5003.

Deigendesch N, Stenzel W, 2017. Acute and chronic bacterial infections and sarcoidosis. Handb Clin Neurol, 145: 217-226.

Deuble M, Aquilina C, Norton R, 2013. Neurologic melioidosis. Am J Trop Med Hyg, 89(3):535-539.

Dolmans RA, Boel CH, Lacle MM, et al, 2017. Clinical manifestations, treatment, and diagnosis of *Tropheryma whipplei* infections. Clin Microbiol Rev, 30(2):529-555.

Donskey CJ, 2017. *Clostridium difficile* in older adults. Infect Dis Clin North Am, 31(4):743-756.

Doulberis M, Kotronis G, Thomann R, et al, 2018. Review: impact of *Helicobacter pylori* on Alzheimer's disease: what do we know so far? Helicobacter, 23(1):e12454.

Durand ML, 2017. Bacterial and Fungal endophthalmitis. Clin Microbiol Rev, 30(3):597-613.

Dutta A, Flores AR, Revell PA, et al, 2018. Neonatal bacteremia and cutaneous lesions caused by *Photorhabdus luminescens*. A rare Gram-negative bioluminescent bacterium. J Pediatric Infect Dis Soc, 7(3):e182-e184.

El-Zimaity H, Choi WT, Lauwers GY, et al, 2018. The differential diagnosis of *Helicobacter pylori* negative gastritis. Virchows Arch, 473(5):533-550.

Eschapasse E, Hussenet C, Bergeron A, et al, 2017. Respiratory infections caused by slow-growing bacteria: *Nocardia*, *Actinomyces*, *Rhodococcus*. Rev Mal Respir, 34(6): 661-671.

Espeschit IF, Schwarz DGG, Faria ACS, et al, 2017. Paratuberculosis in Latin America: a systematic review. Trop Anim Health Prod, 49(8):1557-1576.

Fang R, Blanton LS, Walker DH, 2017. Rickettsiae as emerging infectious agents. Clin Lab Med, 37(2):383-400.

Figueiredo C, Camargo MC, Leite M, et al, 2017. Pathogenesis of gastric cancer: genetics and molecular classification. Curr Top Microbiol Immunol, 400: 277-304.

Freiberg JA, Saharia KK, Morales MK, 2019. An unusual case of *Nocardia cyriacigeorgica* presenting with spinal abscesses in arenal transplant recipient and a review of the literature. Transpl Infect Dis, 21(1):e13025.

Gobert AP, Wilson KT, 2017. Human and *Helicobacter pylori* interactions determine the outcome of gastric diseases. Curr Top Microbiol Immunol, 400:27-52.

Guarner J, 2018. Buruli ulcer:review of a neglected skin mycobacterial disease. J Clin Microbiol, 56(4):e01507-e01517.

Guyssens V, Vandekerckhove L, Colle I, et al, 2010. Invasive infection with *Rhodococcus equi*: two case reports and review of literature. Acta Clin Belg, 65(4):271-275.

Hashish E, Merwad A, Elgaml S, et al, 2018. *Mycobacterium marinum* infection in fish and man: epidemiology, pathophysiology and management; a review. Vet Q, 38(1):35-46.

Hatakeyama M, 2017. Structure and function of *Helicobacter pylori* CagA, the first-identified bacterial protein involved in human cancer. Proc Jpn Acad Ser B Phys Biol Sci, 93(4):196-219.

Hathroubi S, Servetas SL, Windham I, et al, 2018. *Helicobacter pylori* biofilm formation and its potential role in pathogenesis. Microbiol Mol Biol Rev, 82(2):e00001-e00018.

Holt MR, Chan ED, 2018. Chronic cavitary infections other than tuberculosis: clinical aspects. J Thorac Imaging, 33(5):322-333.

Hou R, Nayak R, Pincus SM, et al, 2019. Esophageal *Mycobacterium avium-intracellulare* infection in a bone marrow transplant patient: case report and literature review. Transpl Infect Dis, 21(1):e13019.

Huang FC, 2017. The role of sphingolipids on innate immunity to intestinal *Salmonella* infection. Int J Mol Sci, 18(8): 1720.

Huang YJ, Erb-Downward JR, Dickson RP, et al, 2017. Understanding the role of the microbiome in chronic obstructive pulmonary disease: principles, challenges, and future directions. Transl Res, 179:71-83.

Im JG, Itoh H, 2018. Tree-in-Bud pattern of pulmonary tuberculosis on thin-section CT: pathological implications. Korean J Radiol, 19(5):859-865.

Jafarzadeh A, Larussa T, Nemati M, et al, 2018. T cell subsets play an important role in the determination of the clinical outcome of *Helicobacter pylori* infection. Microb Pathog, 116:227-236.

Jain D, Ghosh S, Teixeira L, et al, 2017. Pathology of pulmonary tuberculosis and non-tuberculous mycobacterial lung disease: facts, misconceptions, and practical tips for pathologists. Semin Diagn Pathol, 34(6):518-529.

Johnson PA, 2019. Novel understandings of host cell mechanisms involved in chronic lung infection: *Pseudomonas aeruginosa* in the cystic fibrotic lung. J Infect Public Health, 12(2):242-246.

Jonaitis L, Pellicano R, Kupcinskas L, 2018. *Helicobacter pylori* and nonmalignant upper gastrointestinal diseases. Helicobacter, 23 Suppl 1:e12522.

Karesh JW, Mazzoli RA, Heintz SK, 2018. Ocular manifestations of mosquito-transmitted diseases. Mil Med, 183(suppl 1):450-458.

Karim S, Souho T, Benlemlih M, et al, 2018. Cervical cancer induction enhancement potential of *Chlamydia trachomatis*: a systematic review. Curr Microbiol, 75(12): 1667-1674.

Kedia S, Das P, Madhusudhan KS, et al, 2019. Differentiating Crohn's disease from intestinal tuberculosis. World J Gastroenterol, 25(4):418-432.

Kollef MH, Burnham CD. 2017. Ventilator-associated pneumonia: the role of emerging diagnostic technologies. Semin Respir Crit Care Med, 38(3):253-263.

Kradin RL, 2010. Diagnostic pathology of infectious diseases. Expert consult: online and print. Philadelphia:Saunders Elsevier.

Kumaraswamy M, Do C, Sakoulas G, et al, 2018. *Listeria monocytogenes* endocarditis: case report, review of the literature, and laboratory evaluation of potential novel antibiotic synergies. Int J Antimicrob Agents, 51(3): 468-478.

Laal S, 2012. How does *Mycobacterium tuberculosis* establish infection? J Infect Dis, 206(8):1157-1159.

Lagana P, Soraci L, Gambuzza ME, et al, 2017. Innate immune surveillance in the central nervous system following *Legionella pneumophila* infection. CNS Neurol Disord Drug Targets, 16(10):1080-1089.

Li HJ, Cheng JL, 2011. Imaging and pathological findings of AIDS complicated by pulmonary *Rhodococcus equi* infection. Chin Med J, 124(7):968-972.

Li Y, Xia R, Zhang B, et al, 2018. Chronic atrophic gastritis: a review. J Environ Pathol Toxicol Oncol, 37(3):241-259.

Liesman RM, Pritt BS, Maleszewski JJ, et al, 2017. Laboratory diagnosis of infective endocarditis. J Clin Microbiol, 55(9):2599-2608.

Limsrivilai J, Shreiner AB, Pongpaibul A, et al, 2017. Meta-analytic bayesian model for differentiating intestinal tuberculosis from Crohn's disease. Am J Gastroenterol, 112(3):415-427.

Lubomski M, Dalgliesh J, Lee K, et al, 2018. *Actinomyces cavernous* sinus infection: a case and systematic literature review. Pract Neurol, 18(5):373-377.

Mackern-Oberti JP, Motrich RD, Damiani MT, et al, 2017. Male genital tract immune response against *Chlamydia trachomatis* infection. Reproduction, 154(4):R99-R110.

Maeda M, Moro H, Ushijima T, 2017. Mechanisms for the induction of gastric cancer by *Helicobacter pylori* infection: aberrant DNA methylation pathway. Gastric Cancer, 20 (Suppl 1):8-15.

Mahmood M, Ajmal S, Abu Saleh OM, et al, 2018. *Mycobacterium genavense* infections in non-HIV immunocompromised hosts:a systematic review. Infect Dis (Lond), 50(5):329-339.

Marin L, Rowan R, Mantilla A, et al, 2017. Lower-extremity infections caused by *Serratia marcescens*. A report of three cases and a literature review. J Am Podiatr Med Assoc, 107(3):231-239.

Martinot AJ, 2018. Microbial offense vs host defense: who controls the TB granuloma? Vet Pathol, 55(1):14-26.

Mattock E, Blocker AJ, 2017. How do the virulence factors of shigella work together to cause disease? Front Cell Infect Microbiol, 7: 64.

McGee JO'D, Isaacson PG, Wright NA, 1992. Oxford textbook of pathology. Oxford: Oxford University Press.

Miftahussurur M, Yamaoka Y, Graham DY, 2017. *Helicobacter pylori* as an oncogenic pathogen, revisited. Expert Rev Mol Med, 19: e4.

Miranda RN, Khoury JD, Mederios LJ, 2018. 淋巴结病理学. 陈健, 董红岩, 译. 北京: 人民卫生出版社.

Mladenova I, Durazzo M, 2018. Transmission of *Helicobacter pylori*. Minerva Gastroenterol Dietol, 64(3):251-254.

Mommersteeg MC, Yu J, Peppelenbosch MP, et al, 2018. Genetic host factors in *Helicobacter pylori*-induced carcinogenesis: emerging new paradigms. Biochim Biophys Acta Rev Cancer, 1869(1):42-52.

Mortaz E, Adcock IM, Abedini A, et al, 2017. The role of pattern recognition receptors in lung sarcoidosis. Eur J Pharmacol, 808: 44-48.

Nanayakkara D, Nanda N, 2017. *Clostridium difficile* infection in solid organ transplant recipients. Curr Opin Organ Transplant, 22(4):314-319.

Negus D, Ahn C, Huang W, 2018. An update on the pathogenesis of hidradenitis suppurativa: implications for therapy. Expert Rev Clin Immunol, 14(4):275-283.

Newell DG, La Ragione RM, 2018. Enterohaemorrhagic and other Shiga toxin-producing *Escherichia coli* (STEC):Where are we now regarding diagnostics and control strategies? Transbound Emerg Dis, 65 Suppl 1: 49-71.

Okushin K, Tsutsumi T, Ikeuchi K, et al, 2018. *Helicobacter pylori* infection and liver diseases: epidemiology and insights into pathogenesis. World J Gastroenterol, 24(32):3617-3625.

Okuzono S, Ishimura M, Kanno S, et al, 2018. *Streptococcus pyogenes*-purpura fulminans as an invasive form of group A streptococcal infection. Ann Clin Microbiol Antimicrob, 17(1):31.

Oltolini C, Ripa M, Andolina A, et al, 2019. Invasive pulmonary aspergillosis complicated by carbapenem-resistant *Pseudomonas aeruginosa* infection during pembrolizumab immunotherapy for metastatic lung adenocarcinoma: case report and review of the literature. Mycopathologia, 184(1):181-185.

Peled C, Kraus M, Kaplan D, 2018. Diagnosis and treatment of necrotising otitis externa and diabetic footosteomyelitis-similarities and differences. J Laryngol Otol, 132(9): 775-779.

Pena T, Klesney-Tait J, 2017. Mycobacterial infections in solid organ and hematopoietic stem cell transplantation. Clin Chest Med, 38(4):761-770.

Peng Z, Ling L, Stratton CW, et al, 2018. Advances in the diagnosis and treatment of *Clostridium difficile* infections. Emerg Microbes Infect, 7(1):15.

Perez-Velez CM, Roya-Pabon CL, Marais BJ, 2017. A systematic approach to diagnosing intra-thoracic tuberculosis in children. J Infect, 74 Suppl 1: S74-S83.

Ponzoni M, Ferreri AJ, 2017. Bacteria associated with marginal zone lymphomas. Best Pract Res Clin Haematol, 30(1-2):32-40.

Porter AJ, Lee GA, Jun AS, 2018. Infectious crystalline keratopathy. Surv Ophthalmol, 63(4): 480-499.

Procop GW, Pritt BS, 2015. Pathology of infectious diseases. Philadelphia: Saunders Elsevier.

Proia AD, 2018. Periocular necrotizing fasciitis in an infant. Surv Ophthalmol, 63(2): 251-256.

Rai V, Agrawal DK, 2017. The role of damage-and pathogen-associated molecular patterns in inflammation-mediated vulnerability of atherosclerotic plaques. Can J Physiol

Pharmacol, 95(10):1245-1253.

Ravnholt C, Kolpen M, Skov M, et al, 2018. The importance of early diagnosis of *Mycobacterium abscessus* complex in patients with cystic fibrosis. APMIS, 126(12):885-891.

Rodrigues GA, Qualio NP, de Macedo LD, et al, 2017. The oral cavity in leprosy: what clinicians need to know. Oral Dis, 23(6):749-756.

Sahli H, Roueched L, Sbai MA, et al, 2017. The epidemiology of tuberculous dactylitis: a case report and review of literature. Int J Mycobacteriol, 6(4):333-335.

Saini C, Tarique M, Rai R, et al, 2017. T helper cells in leprosy: an update. Immunol Lett, 184: 61-66.

Sander MA, Isaac-Renton JL, Tyrrell GJ, 2018. Cutaneous nontuberculous mycobacterial infections in Alberta, Canada: an epidemiologic study and review. J Cutan Med Surg, 22(5):479-483.

Santosham R, Deslauriers J, 2018. Tuberculosis and other granulomatous diseases of the airway. Thorac Surg Clin, 28(2):155-161.

Savoca E, Mehra S, Waldman EH, 2019. A case of pediatric cervicofacial actinomyces masquerading as malignancy: case report and review of the literature. Int J Pediatr Otorhinolaryngol, 116: 204-208.

Schopper HK, Hatch JL, Meyer TA, 2018. Propionibacterium acnes as an emerging pathogen in skull base osteomyelitis: a case series. Laryngoscope, 128(2):332-335.

Seki M, Kim CK, Hayakawa S, et al, 2018. Recent advances in tuberculosis diagnostics in resource-limited settings. Eur J Clin Microbiol Infect Dis, 37(8):1405-1410.

Seyyed Mousavi MN, Mehramuz B, Sadeghi J, et al, 2017. The pathogenesis of *Staphylococcus aureus* in autoimmune diseases. Microb Pathog, 111:503-507.

Sfeir MM, Schuetz A, Van Besien K, et al, 2018. Mycobacterial spindle cell pseudotumour: epidemiology and clinical outcomes. J Clin Pathol, 71(7):626-630.

Sharma L, Losier A, Tolbert T, et al, 2017. Atypical pneumonia: updates on *Legionella*, *Chlamydophila*, and *Mycoplasma* pneumonia. Clin Chest Med, 38(1):45-58.

Shaw JA, Irusen EM, Diacon AH, et al, 2018. Pleural tuberculosis:a concise clinical review. Clin Respir J, 12(5):1779-1786.

Shimizu T, Chiba T, Marusawa H, 2017. *Helicobacter pylori*-mediated genetic instability and gastric carcinogenesis. Curr Top Microbiol Immunol, 400: 305-323.

Smolka AJ, Schubert ML, 2017. *Helicobacter pylori*-induced changes in gastric acid secretion and upper gastrointestinal disease. Curr Top Microbiol Immunol, 400:227-252.

Sood G, Parrish N, 2017. Outbreaks of nontuberculous mycobacteria. Curr Opin Infect Dis, 30(4):404-409.

Squeglia F, Ruggiero A, De Simone A, et al, 2018. A structural overview of mycobacterial adhesins: key biomarkers for diagnosticsand therapeutics. Protein Sci, 27(2):369-380.

Sriram KB, Cox AJ, Clancy RL, et al, 2018. Nontypeable haemophilus influenzae and chronic obstructive pulmonary disease: a review for clinicians. Crit Rev Microbiol, 44(2): 125-142.

Sriskandarajah P, Dearden CE, 2017. Epidemiology and environmental aspects of marginal zone lymphomas. Best Pract Res Clin Haematol, 30(1-2):84-91.

Srivastava I, Aldape MJ, Bryant AE, et al, 2017. Spontaneous *C. septicum* gas gangrene: a literature review. Anaerobe, 48: 165-171.

Stasi A, Intini A, Divella C, et al, 2017. Emerging role of lipopolysaccharide binding protein in sepsis-induced acute kidney injury. Nephrol Dial Transplant, 32(1):24-31.

Strangmann E, FrÖleke H, Kohse KP, 2002. Septic shock caused by *Streptococcus suis*: case report and investigation of a risk group. Int J Hyg Environ Health, 205(5):385-392.

Suankratay C, Intalapaporn P, Nunthapisud P, et al, 2004. *Streptococcus suis* meningitis in Thailand. Southeast Asian J Trop Med Public Health, 35(4):868-876.

Tabaja H, Hajar Z, Kanj SS, 2017. A review of eleven cases of tuberculosis presenting as sternal wound abscess after open heart surgery. Infect Dis(Lond), 49(10):721-727.

Tan J, Shen J, Fang Y, et al, 2018. A suppurative thyroiditis and perineal subcutaneous abscess related with aspergillus fumigatus: a case report and literature review. BMC Infect Dis, 18(1):702.

Tomasello G, Giordano F, Mazzola M, et al, 2017. *Helicobacter pylori* and Barretts esophagus: a protective factor or a real cause? J Biol Regul Homeost Agents, 31(1):9-15.

Torres-Tortesa M, Arrizabalaga J, Villanueva JL, et al, 2003. Prognosis and clinical evaluation of infection caused by *Rhodococcus equi* in HIV-infected patients: a multicenter study of 67 cases. Chest, 123(6):1970-1976.

Tsai HF, Hsu PN, 2017. Modulation of tumor necrosis factor-related apoptosis-inducing ligand (TRAIL)-mediated apoptosis by *Helicobacter pylori* in immune pathogenesis of gastric mucosal damage. J Microbiol Immunol Infect, 50(1):4-9.

Turvey SL, Tyrrell GJ, Hernandez C, et al, 2017. *Mycobacterium branderi* infection: case report and literature review of an unusualand difficult-to-treat non-tuberculous mycobacterium. Int J Infect Dis, 58: 65-67.

Twigg HL 3rd, Weinstock GM, Knox KS, 2017. Lung microbiome in human immunodeficiency virus infection. Transl Res, 179: 97-107.

Vashakidze S, Despuig A, Gogishvili S, et al, 2017. Retrospective study of clinical and lesion characteristics of patients undergoing surgical treatment for pulmonary tuberculosis in Georgia. Int J Infect Dis, 56: 200-207.

Vázquez-Boland JA, Krypotou E, Scortti M, 2017. *Listeria* placental infection. mBio, 8(3): e00949-e00917.

Violeta Filip P, Cuciureanu D, Sorina Diaconu L, et al, 2018. MALT lymphoma: epidemiology, clinical diagnosis and treatment. J Med Life, 11(3):187-193.

Vu A, Calzadilla A, Gidfar S, et al, 2017. Toll-like receptors in mycobacterial infection. Eur J Pharmacol, 808: 1-7.

Wang F, Sun MY, Shi SL, et al, 2014. *Helicobacter pylori* infection and normal colorectal mucosa-adenomatous polyp-adenocarcinoma sequence: a meta-analysis of 27 case-control studies. Colorectal Dis, 16(4):246-252.

Waskito LA, Salama NR, Yamaoka Y, 2018. Pathogenesis of *Helicobacter pylori* infection. Helicobacter, 23 Suppl 1: e12516.

Wiersinga WJ, Currie BJ, Peacock SJ, 2012. Melioidosis. N Engl J Med, 367(11):1035-1044.

Wong YP, Tan GC, Wong KK, et al, 2018. *Gardnerella vaginalis* in perinatology: an overview of the clinicopathological correlation. Malays J Pathol, 40(3):267-286.

Yau B, Hunt NH, Mitchell AJ, et al, 2018. Blood-brain barrier pathology and CNS outcomes in *Streptococcus pneumoniae* meningitis. Int J Mol Sci, 19(11):E3555.

Yin Y, Zhou D, 2018. Organoid and enteroid modeling of *Salmonella* infection. Front Cell Infect Microbiol, 8:102.

You Y, Chen W, Zhong B, et al, 2018. Disseminated nocardiosis caused by *Nocardia elegans*: a case report and review of the literature. Infection, 46(5):705-710.

Zaidi SJ, Husayni T, Collins MA, 2018. *Gemella bergeri* infective endocarditis: a case report and brief review of literature. Cardiol Young, 28(5):762-764.

Zhong G, 2017. Chlamydial plasmid-dependent pathogenicity. Trends Microbiol, 25(2):141-152.

Zia-Ul-Hussnain HM, Farrell M, Looby S, et al, 2018. Pituitary tuberculoma: a rare cause of sellar mass. Ir J Med Sci, 187(2):461-464.

Zimmermann P, Curtis N, Tebruegge M, 2017. Nontuberculous mycobacterial disease in childhood-update on diagnostic approaches and treatment. J Infect, J 74 Suppl 1: S136-S142.

Zingue D, Bouam A, Tian RBD, et al, 2017. Buruli ulcer, a prototype for ecosystem-related infection, caused by *Mycobacterium ulcerans*. Clin Microbiol Rev, 31(1):e00045-e00117.

第十一章
立克次体与巴尔通体感染

立克次体（*Richettsia*）是一类严格细胞内寄生，并以节肢动物为传播媒介的原核细胞型微生物。立克次体目分3个科，即立克次体科、无形体科和全胞菌科。对人类致病的有立克次体科的立克次体属（*Rickettsia*）、东方体属（*Orientia*），以及无形体科的无形属（*Anaplasma*）、埃立克体属（*Ehrlichia*）、新立克次体属（*Neorickettsia*）等，引起斑疹伤寒、斑点热、恙虫病等传染病。贝纳柯克斯体（*Coxiella burnetii*）和巴尔通体（*Bartonella*，亦译为巴通体）现在已被划出立克次体目，分别归入军团菌目和根瘤菌目，但许多专著和教材仍习惯将它们放在一起。本书沿用习惯分类并考虑篇章结构的均衡，将立克次体、柯克斯体与巴尔通体放在本章一并介绍。

第一节　立克次体感染概述

　　立克次体是1909年美国病理学家霍华德·泰勒立克次（Howard Taylor Ricketts，1871～1910）在研究斑疹伤寒时首先发现的。次年他不幸因感染斑疹伤寒而为科学献身。1913年，捷克科学家冯·普若瓦帅克（Von Prowazek）从患者中性粒细胞中也找到了这种病原体。此二人都在研究斑疹伤寒中病逝。1916年罗恰·利马首先从斑疹伤寒患者的体虱中找到病原体，并建议将其命名为普氏立克次体（*Rickettsia prowazekii*），以纪念从事斑疹伤寒研究而牺牲的立克次和普若瓦帅克。1934年，我国科学工作者谢少文首先应用鸡胚培养立

克次体成功，为人类认识立克次体做出了重大的贡献。
　　由立克次体引起的疾病统称立克次体病（rickettsiosis），是一类严重威胁人类健康的自然疫源性人兽共患病。目前我国至少存在10余种立克次体病，包括流行性斑疹伤寒、地方性斑疹伤寒、恙虫病、北亚蜱传斑点热、黑龙江蜱传斑点热、内蒙古蜱传斑点热、Q热、人单核细胞埃立克体病、人粒细胞埃立克体病、人粒细胞无形体病等。其中以斑疹伤寒、Q热、恙虫病分布较广，几乎遍及全国。近年散发性和不典型病例有所增加，恙虫病、斑疹伤寒、人粒细胞

无形体病等在我国部分地区发病呈上升趋势。患者中男性偏多，以农民、牧民为主。由此可见我国立克次体病防治亦值得重视。

一、立克次体的分类

立克次体目是个庞大的家族，常见致病性立克次体分为上述 3 个科 5 个属。立克次体主要寄生于节肢动物。人类通过节肢动物人虱、鼠蚤、蜱或螨的叮咬感染立克次体。为方便临床应用，立克次体属被分为 2 个生物群，即斑疹伤寒群（包括普氏立克次体和莫氏立克次体）与斑点热群（包括立氏立克次体、西伯利亚立克次体、黑龙江立克次体等 7 种）。常见立克次体及其所致疾病见表 11-1-1。

表 11-1-1　常见立克次体、柯克斯体、巴通体及所致疾病

属	种	所致疾病
立克次体属斑疹伤寒群	普氏立克次体	流行性斑疹伤寒（虱传斑疹伤寒）
	莫氏立克次体	地方性斑疹伤寒（蚤传斑疹伤寒、鼠型斑疹伤寒）
立克次体属斑点热群	立氏立克次体	落基山斑点热
	西伯利亚立克次体	北亚蜱传斑点热（北亚热）
	黑龙江立克次体	远东斑点热（黑龙江蜱传斑点热、黑龙江斑点热）
	内蒙古立克次体	内蒙古蜱传斑点热（内蒙古斑点热）
	康氏立克次体	肯尼亚和印度蜱传斑点热、纽扣热
	澳大利亚立克次体	昆士兰热
	小蛛立克次体	立克次体痘
东方体属	恙虫病东方体	恙虫病（丛林斑疹伤寒）
无形体属	嗜吞噬细胞无形体	人粒细胞无形体病
埃立克体属	查菲埃立克体	人单核细胞埃立克体病
新立克次体属	腺热新立克次体	腺热埃立克体病（腺热病）
柯克斯体属	贝纳柯克斯体	Q热
巴尔通体属	五日热巴尔通体	战壕热（五日热）、杆菌性血管瘤病
	汉赛巴尔通体	猫抓病
	杆菌状巴尔通体	卡里翁病（奥罗亚热和秘鲁疣）

二、立克次体的生物学性状

立克次体（*Rickettsia*）的共同特点：①专性细胞内寄生的生物；②形态多样，主要呈球杆状；③含有 DNA 和 RNA 两类核酸；④以二分裂方式繁殖；⑤主要寄生于吸血节肢动物，通过蚤、虱、蜱、螨传入人体；⑥多引起人兽共患病；⑦在人类主要临床表现为发热、头痛、皮疹；⑧病理变化以血管炎和血管周围炎为主，累及皮肤和内脏；⑨对广谱抗生素敏感。

1. 形态结构　立克次体是一类专性寄生于真核细胞内的原核生物。菌体形态多样，一般呈球杆状或杆状，或短链状排列。大小介于细菌与病毒之间，为 $(0.3 \sim 0.6)\mu m \times (0.8 \sim 2.0)\mu m$，无鞭毛，更接近于细菌或小于绝大多数细菌。但许多特征和病毒一样，如不能在培养基上培养，只能在动物细胞内寄生繁殖等。立克次体有细胞形态（除恙虫病立克次体外），与革兰氏阴性菌相似，最外层是由多糖组成的黏液层，在黏液层和细胞壁之间有脂多糖或多糖组成的微荚膜。内层是细胞壁、细胞膜，包裹细胞质和核质。立克次体属于适应了寄生生活的 α- 变形菌。革兰氏染色阴性但不易着色。常用 Gimenez 染色，把立克次体染成红色，背景呈绿色，效果较好；或吉姆萨染色，把立克次体染成紫红色，背景呈蓝色；麦氏（Macchiavello）染色，把立克次体染成红色，背景呈蓝色。

电镜下观察，立克次体最外层是较厚的黏液层，

在黏液层内和细胞壁外有一层很薄的微荚膜，其内侧为细胞壁及细胞浆膜组成的细胞包膜。立克次体的细胞壁由肽聚糖、脂多糖、脂蛋白和外膜构成。细胞浆膜即细胞包膜的内膜。胞内结构主要为核糖体，在胞质内呈分散游离状态。核质集中在中央，为一条连续的或环状的双股 DNA，沿立克次体细胞纵轴深入核糖体区再折回核质区。许多立克次体胞质内有内含体或空泡，有的立克次体内有多个内含体。

2. 主要性状　大多数立克次体需要寄宿于活体有核细胞，繁殖方式为二分裂，6～10 小时繁殖一代。同时有 DNA 和 RNA 两种核酸，但没有核仁及核膜，基因组很小，如普氏立克次氏体的基因组为 1.1Mb，含 834 个基因。

不同的立克次体在宿主细胞内的分布亦有所不同，如普氏立克次体为分散分布，恙虫病立克次体则聚集在细胞核外表面附近，五日热巴尔通体可黏附在细胞外表面，也可在无细胞的培养基中生长。在 pH=8 时生长稳定，因此可算作嗜碱性细菌。在节肢动物体内主要寄生在肠壁上皮细胞内，在温血动物体内主要在微血管内皮细胞中繁殖，在实验室内多采用鸡胚胎细胞或小鼠细胞培育。

立克次体产能代谢途径不完整，大多只能利用谷氨酸和谷氨酰胺产能而不能利用葡萄糖或有机酸产能。大多数不能用人工培养基培养，须用鸡胚、敏感动物及动物组织细胞来培养立克次氏体。适宜在 32～35℃时生存，也可耐低温与干旱。对热、光照、干燥及化学药剂抵抗力差，56℃ 30 分钟即可杀死，100℃很快死亡，对一般消毒剂、磺胺及四环素、氯霉素、红霉素、青霉素等抗生素敏感。

三、立克次体的致病作用

许多种立克次体都可引起人类和动物的严重疾病，如斑疹伤寒、斑点热、恙虫病、无形体病等。其致病作用表现如下。

1. 感染途径　许多立克次体都以啮齿动物为储存宿主，以吸血节肢动物虱、蚤、蜱、螨为传播媒介。当这些节肢动物叮咬人类或动物时，就会引起疾病，Q 热在少数情况下甚至能通过空气传播。

2. 致病物质　立克次体的致病物质主要是内毒素和磷脂酶 A。立克次体内毒素与细菌内毒素生物学活性相似，如致热原性、损伤内皮细胞、引起微循环障碍和中毒性休克等。磷脂酶 A 能溶解宿主细胞膜或细胞内吞噬体膜，帮助吞噬泡内立克次体释入胞质中。立克次体表面的黏液层和微荚膜有利于黏附到宿主细胞表面，也有抗吞噬作用。

3. 致病机制　立克次体在进入体内后，先与宿主细胞上的受体结合，进入宿主细胞内，主要侵犯内皮细胞。立克次体在局部小血管内皮细胞中增殖，引起内皮细胞肿胀、增生、坏死，炎症细胞浸润，微循环障碍和血栓形成。局部繁殖的立克次体进入血流引起初次菌血症。然后经由淋巴液和血液扩散至全身血管系统内，在血管内皮细胞中增殖，再次释放入血引起第二次菌血症，血管壁细胞破损后，血管通透性增强，血液渗出，在皮肤上表现为皮疹。菌血症还可导致发热及内脏功能紊乱等临床表现。有些立克次体在侵入宿主时，会释放出可溶解磷脂的磷脂酶 A，大量聚集后会导致细胞破裂。立克次体还会释放脂多糖，导致内皮细胞损伤，出现中毒性休克等症状。虽然不同的立克次体症状不同，但主要病变都是血管病变，有时还会出现血栓形成。立克次体还会引起神经、呼吸、循环系统的并发症。严重者可因心力衰竭、肾衰竭死亡。

四、立克次体感染的基本病理变化

关于立克次体感染的人体病理研究很少，仅有国外少许尸检病例。立克次体进入皮肤或呼吸道后，就侵入血管，引起小血管炎，是本病的基本病变。动物实验也证实，立克次体的靶细胞为血管内皮细胞。孟艳芬等通过黑龙江立克次体感染体外培养人脐静脉内皮细胞（human umbilical vein endothelial cell，HUVEC）探讨其在内皮细胞内的生长规律。通过间接免疫荧光和扫描电镜检测与观察不同时相黑龙江立克次体在内皮细胞内的生长状况，发现立克次体黏附并侵入内皮细胞，在感染后第 6 小时及第 24 小时分别为感染高峰；感染 5 天后细胞内立克次体逐渐增殖，第 8～9 天细胞内立克次体急剧增殖，并见细胞核内有少量立克次体，细胞出现病变，第 12 天细胞内充满立克次体，大部分细胞皱缩脱落。研究表明黑龙江立克次体能够感染血管内皮细胞，在血管内皮细胞内不断增殖而使细胞死亡。立克次体感染内皮细胞后，可引起血管炎和肉芽肿等继发性病变。

综合有限的尸检和实验研究，立克次体感染的病变大致可归纳为以下两点。

1. 血管病变　立克次体侵入机体后，在血管内皮细胞中寄生繁殖，引起广泛血管损伤，主要是小静脉、毛细血管和小动脉，引起小血管的血管炎，特别是在脑、肺、皮肤、肌肉和心脏的血管，大部分血管床正常结构尚存。毛细血管内皮细胞肿胀、增生或退行性变，常伴纤维素性血栓，使血管腔阻塞。小动脉的肌层细胞也可发生肿胀和纤维素样坏死，血管外膜有单核巨噬细胞、淋巴细胞和浆细胞浸润，形成血管周围炎。如广泛迅速累及毛细血管可引起休克。1%～2%的患者可偶尔发现大血管被纤维素性血栓栓塞和皮肤坏死，有些血管壁发生纤维素样坏死。在合适的固定和染色条件下，可在毛细血管内找到立克次体，最容易在皮肤斑疹出现不久的切除标本中发现。流行性及地方性斑疹伤寒与恙虫病中较少见血栓，也罕见累及肌肉。

2. 内脏病变 血管病变广泛而严重者，可导致内脏的相应病变，但大体上很少发现异常，有时可见脾脏肿大，偶见坏死灶。镜下：不同器官内小血管周有呈结节状排列的单核细胞聚集和淋巴细胞、浆细胞浸润，形成所谓的斑疹伤寒结节。脑组织和心肌中可见微小梗死灶，脑内有时可见神经胶质结节。立克次体病患者心肌间质中有时可见炎症细胞浸润（间质性心肌炎），也可出现致死性心力衰竭，但心肌纤维坏死轻微。多数立克次体病可伴发肺炎，表现为支气管肺炎或间质性肺炎，在Q热中为特征性病变。尸检中常发现大脑疾病，以脑膜炎为主。死于肾衰竭者中肾小球损伤和灶性间质性肾炎比较严重。

五、立克次体感染的诊断与鉴别诊断

人立克次体病特征是潜伏期短，发病急，多数缺乏典型的临床表现，目前尚缺乏特异、敏感、快捷、简便的实验室诊断方法，需要结合流行病史、临床表现、病理学和实验室检查进行诊断。在流行期，如遇发热、皮疹和肌肉痛的患者，可考虑立克次体病。在立克次体病地方性流行区，虱子、跳蚤或蜱的叮咬等病史有助于诊断。常规实验室检测无法诊断，也不能区分立克次体的具体类型。立克次体病的确诊须经血清学、病原学检测证实。

1. 病理学检查 立克次体的主要病变在皮肤，皮肤活检结合临床和流行病学资料可以提示诊断的线索，在病理切片中偶可发现立克次体，采用免疫荧光技术可识别病变组织中的立克次体。用Gimenez或吉姆萨染色也可显示立克次体。免疫组化和原位杂交技术也可以证实单核巨噬细胞胞质内存在的立克次体，起到病原学检查的作用。通过荧光染色从皮肤或其他组织中找到病原体有助于确定诊断。免疫荧光技术已用于从鸡胚组织、豚鼠和蜱中检测立氏立克次体和普氏立克次体。落基山斑疹热（RMSF）患者发病后4～10天可从皮损中检测到立克次体。免疫荧光技术

也可从福尔马林固定组织中检测到立克次体。外周血白细胞涂片，检测单核细胞和粒细胞胞质中的包涵体（桑葚体）可早期筛选人单核细胞埃立克体病（HME）和人粒细胞无形体病（HGA）。

2. 血清学检查 需取3份血清标本，即在发病第1、第2和第4～6周采血。立克次体特异抗体主要是IgM和IgG。IgM一般要在发病5～10天方可检测到。单份血清特异抗体IgM明显高于当地正常人群血清滴度，或恢复期血清IgG抗体较急性期有4倍或以上升高则可明确诊断。外斐（Weil-Felix）反应（非特异性凝集素反应）是基于变形杆菌菌体抗原与立克次体有交叉抗原而用于立克次体的检测，如OX2与斑点热群、OX19与斑疹伤寒群、OXK与恙虫病东方体。但该实验缺乏特异性，阳性率为70%～80%，也可出现假阳性。血清学试验方法很多：补体结合试验可用于常规诊断；显微镜凝集试验、间接免疫荧光抗体（IFA）和血凝反应可用于鉴定并开始标准化检测。IFA和补体结合试验有助于证实战壕热。康氏立克次体、西伯利亚立克次体和澳大利亚立克次体与立氏立克次体和小蛛立克次体有共同的抗原，但可通过补体结合试验、鼠毒素中和试验和豚鼠体内交叉免疫试验加以区别。

3. 分离和鉴定 除了流行病学研究，很少进行病原体分离。如需分离，对斑点热或斑疹伤寒患者，应在抗生素使用前采集血液。分离培养技术包括鸡胚卵黄囊培养法、动物接种法和细胞培养等，但需要特定设备和技术储备及生物安全3级实验室。

4. 分子生物学检测 以PCR扩增及测序为主要手段的分子生物学技术目前已取代病原分离作为直接诊断依据。检测核酸多采取巢式PCR和实时荧光定量PCR。标本灭活、病原DNA标本提取及病原体分离操作应在生物安全2级实验室进行，非感染性材料的检测可在生物安全1级实验室进行。

5. 鉴别诊断 立克次体病早期症状多样，无特异性，并发症多，常被临床医师误诊为上呼吸道感染、病毒性肝炎、伤寒、流行性出血热、细菌性肺炎、败血症、麻疹及钩端螺旋体病等。为做到早期诊断正确诊断，临床医师须提高对立克次体病的认识，在接诊发热伴头痛、全身肌肉及关节疼痛、中枢神经系统症状者时，应想到立克次体病。注意询问流行病学史，仔细查体，全面分析临床资料，对出现皮疹者应注意皮疹和发热的时间关系，同时注意与其他发热出疹性疾病相鉴别。对外斐反应应有正确认识，发病早期阴性时若仍怀疑本组疾病应复查，有条件者应开展特异性病原检查。

在病理学上，如发现以血管病变为主的疾病，应结合流行病学资料和临床表现、外斐反应结果，考虑立克次体感染，并努力发现和鉴别立克次体。各种立克次体在人体细胞内的分布位置及形态不同，染色反应不同，可提供诊断和鉴别的线索。参见表 11-1-2。

表 11-1-2　常见立克次体的鉴别诊断

病原体种类	生长分布位置	形态特征	染色表现	外斐反应
普氏立克次体	分散在细胞质内，呈单个或短链状	多形态性，以短杆状为主	Gimenez染色呈红色，吉姆萨染色呈紫红色	OX19+++，OX2+，OXK–
莫氏立克次体	分散在细胞内外	多形态性，以短杆状为主	吉姆萨染色呈紫红色，两极浓染	OX19+++，OX2+，OXK–
立氏立克次体	细胞质和核质区	多形态性，以短杆状为主	Gimenez染色呈红色，吉姆萨染色呈紫红色	OX19++，OX2+，OXK–
恙虫病东方体	单核细胞胞质内或近核处，成对排列	多形性，以短杆状或球杆状为主	Gimenez染色呈红色，吉姆萨染色呈紫红色	OX19–，OX2–，OXK+++
贝纳柯克斯体	吞噬溶酶体内，常成对排列	多形性，以短杆状或球杆状为主	麦氏染色或Gimenez染色呈红或紫红色	OX19–，OX2–，OXK–
无形体	在粒细胞或单核细胞内	形成胞质内包涵体	Gimenez染色呈红色，吉姆萨染色呈紫红色	

（张　帆　刘德纯；郭瑞珍　管俊昌）

第二节　斑疹伤寒群立克次体感染

斑疹伤寒是由斑疹伤寒群立克次体引起的一种急性传染病。临床分为流行性斑疹伤寒和地方性斑疹伤寒，分别由普氏立克次体和莫氏立克次体引起。两者已被纳入我国传染病防治法中乙类传染病管理。美国已把流行性斑疹伤寒、落基山斑点热和 Q 热列入反对生物恐怖主义（bioterrorism）的生物战剂名录。

一、普氏立克次体感染与流行性斑疹伤寒

流行性斑疹伤寒（epidemic typhus），又称为"典型斑疹伤寒"（typical typhus）或虱传斑疹伤寒（louse-borne typhus），是普氏立克次体（Rickettsia prowazekii）通过体虱传播的急性传染病。其临床特点为持续高热、头痛、瘀点样皮疹（或斑丘疹）和中枢神经系统症状，自然病程为 2～3 周。流行性斑疹伤寒在人口密集和昆虫繁盛的环境内比较严重。当流行时，患者平均死亡率20%，严重时可达70%。病原体借人虱在人群中传染，故又称虱传斑疹伤寒。所以灭虱是预防流行性斑疹伤寒的重要措施。患流行性斑疹伤寒后数月至数年，可能出现复发，称为复发性斑疹伤寒，又称布里尔 - 津瑟（Brill-Zinsser）病。

【生物学性状】

普氏立克次体（R. prowazekii）是流行性斑疹伤寒病原体。寄生于人和动物血管内皮细胞胞质内及人虱肠壁上皮细胞内，在立克次体血症时也附着于红细胞和血小板上。其形态多样，基本为短杆状，大小为（0.3～0.8）μm×（0.6～2）μm，也可长达 4μm，单个存在或沿长轴排列成短链状。但在虱肠中发育阶段可呈球状、短杆状、杆状或长线状。革兰氏染色阴性。Gimenez 染色呈红色，单个或短链状，散在分布于感染细胞的胞质内或细胞外。

病原体的化学组成及代谢产物有蛋白质、糖、脂肪、磷脂、DNA、RNA、多种酶类、维生素及内毒素样物质。其胞壁的脂多糖层有内毒素样作用。斑疹伤寒立克次体与变形杆菌 OX19 和 OX2 抗原成分有交叉，故患者血清能与变形杆菌 OX19、OX2 发生凝集反应，即外斐反应。普氏立克次体既含有本组所共有的可溶性耐热性的组特异性抗原，又含有型特异的不耐热的颗粒性抗原，可通过血清学检查与莫氏立克次体感染相鉴别。血清型蛋白抗原（serotype protein antigen）是

普氏立克次体的重要保护性抗原。病原体可在组织培养中生长，在鸡胚卵黄囊中生长旺盛。动物接种仅能用豚鼠，接种后引起发热及血管病变。毒素样物质在试管中可使人、猴、兔等温血动物的红细胞溶解，注入大、小鼠静脉后可引起呼吸困难、抽搐、血容量减少等，动物多在 6～24 小时死亡。

【发病机制】

立克次体是严格细胞内寄生的微生物，以患者为唯一的传染源，以体虱为主要传播媒介。传播方式为患者→体虱→人，虱叮咬患者后，立克次体进入虱肠上皮内繁殖。当受感染的虱再次叮咬健康人时，立克次体随粪便排泄到人皮肤上，再从破损处侵入人体。含有立克次体的干虱粪也可随气溶胶进入人呼吸道或眼结膜，引起感染。

本病主要由病原体导致的血管炎、毒素导致的毒血症及抗原物质导致的超敏反应共同作用引起。病原体侵入人体后首先在小血管和毛细血管内皮细胞内繁殖，引起小血管炎，并进入血流引起立克次体血症。立克次体在血液循环中繁殖并释放内毒素样物质，因其胞壁的脂多糖层有内毒素样作用。通过上述内毒素样和抗原性物质引起发热及全身毒血症表现。病程第 2 周出现的超敏反应更加重病情。病原体引起血管的炎症改变及内皮细胞病变也是内脏病变的重要致病因素。如广泛迅速累及毛细血管可引起休克。

本病以细胞免疫为主、体液免疫为辅。机体感染后产生的细胞毒性 T 细胞（CTL）可杀伤立克次体感染的细胞，其产生的细胞因子可激活并增强巨噬细胞的吞噬作用以杀灭立克次体，其产生的特异性抗体可调理巨噬细胞的吞噬作用和中和病原体的毒性。患者病后可获得较强的免疫力。

【病理变化】

立克次体的基本病变是全身性小血管炎和斑疹伤寒结节形成。①小血管炎表现为血栓形成、血管壁坏死、血管周炎症细胞浸润，又称为血栓坏死性血管炎，特别是在脑、皮肤和心脏的毛细血管内形成纤维素性血栓。②不同器官内小血管周围有呈结节状排列的单核细胞聚集，伴淋巴细胞、浆细胞浸润，形成所谓的斑疹伤寒结节（typhus nodule），或称立克次体肉芽肿，吉姆萨染色在内皮细胞中可查见普氏立克次体。在上述病变基础上，实质器官内主要发生间质性炎症，如间质性肾炎、肺炎、心肌炎等，即在间质中出现渗出、增生、出血、变性或坏死等病变。上述病变可累及全身，在皮肤、心、肺、脑及脑膜、肾或肾上腺、睾丸、骨骼肌等部位比较明显。

1. 肺部病变 常表现为间质性肺炎、支气管肺炎，甚至形成肺实变病灶。镜下见肺泡壁充血水肿，间质内有单核细胞及淋巴细胞浸润，使肺泡隔增厚。肺泡腔内可见水肿液、纤维蛋白和炎症细胞。肺内小血管内可有血栓形成和血管周围炎。有的病例可继发细菌感染，形成小叶性肺炎。

2. 心脏病变 可发生弥漫性或局灶性心肌炎，表现为心肌细胞水肿，间质内有淋巴细胞、浆细胞和巨噬细胞浸润；心肌纤维可发生肿胀、变性或缺血性萎缩，但心肌纤维坏死轻微。血管呈坏死性改变，沿血管走向可见斑疹伤寒结节形成。小动脉和动脉周围的胶原纤维可发生纤维素样坏死。心内膜、心外膜和传导系统很少受累。

3. 肾脏病变 可发生间质性肾炎，炎症细胞浸润在皮质和髓质交界处较显著，与小血管的分布有关。间质小血管周围有灶性炎症细胞浸润，血管呈内膜炎或坏死性变化。严重病例可损伤肾小球，肾小球增大，内皮细胞肿胀、增生，可有透明血栓形成，或发生肾小球肾炎。肾小球病变可引起一定程度的肾缺血。肾小管特别是近曲小管上皮细胞可发生水肿、空泡变性或嗜酸性变。肾实质一般无明显病变。肾上腺也可发生出血、水肿，实质细胞退行性变。

4. 淋巴组织病变 约90%患者脾脏充血肿胀，体积增大、质地柔软，偶见坏死灶。镜下见脾窦扩张，单核巨噬细胞增生，白髓淋巴细胞较少，红髓细胞成分增多；全身淋巴结反应性增生，淋巴细胞浆细胞增多，淋巴窦内组织细胞增生。

5. 神经系统病变 典型病变为非化脓性脑膜炎，脑膜和脑实质充血水肿，小血管周围淋巴细胞、浆细胞、巨噬细胞浸润。病变可累及大脑皮质、交感神经节和脊髓，以大脑皮质、延髓和基底核的损伤最重。斑疹伤寒结节常见于大脑皮质内，结节大小为 120～180μm，一般认为其与血管炎相关。结节中可见神经胶质细胞显著增生伴有少量巨噬细胞、淋巴细胞、浆细胞浸润，其实际为胶质细胞结节。毛细血管内皮细胞肿胀、增生、坏死，或有微血栓形成。广泛的病变可引起严重的神经精神症状。

6. 肝脏病变 肝脏充血肿大，包膜下可见少数出血点。镜下，肝细胞胞质疏松，水样变或脂肪变性，少数病例可见点状坏死，库普弗细胞肿胀，汇管区可见炎症细胞浸润，小血管也可发生炎症性改变，偶见斑疹伤寒结节形成。

7. 皮肤病变 表现为出血性皮疹，为本病的重要体征，由局部血管炎引起的炎性渗出所致。镜下可见血管充血，管壁内和血管周围有少数白细胞浸润,炎症细胞多围绕血管或偏于一侧,主要是单核细胞、淋巴细胞和浆细胞,偶见多核巨细胞。有时可见斑疹伤寒结节形成。血管内皮细胞肿胀增生,内含立克次体。血管腔内可见小血栓形成,管壁有时见坏死出血,外膜增生。1%～2%的患者可见大血管被纤维素性血栓栓塞和皮肤坏死。有些血管壁可见纤维素样坏死。

长期研究发现,在合适的固定和染色条件下,可在毛细血管内找到立克次体。最容易在皮肤斑疹出现不久的切除标本中发现。

【临床表现】

流行性斑疹伤寒多见于成年和老年人,以发热、皮疹、神经系统和心血管系统症状为主,亦可累及肝脾等器官。部分患者可复发。

1. 前驱症状 潜伏期5～21日,平均为10～12日。少数患者有2～3日的前驱症状,如疲乏、头痛、头晕、畏寒、低热等。大多起病急骤,伴寒战、高热,剧烈持久头痛、全身肌肉疼痛、眼结膜及脸部充血等。4～7日后出现皮疹,严重者为出血性皮疹,可伴有神经系统、心血管系统和其他实质器官损害的症状。

2. 典型症状

(1)发热:体温于第2～4日即达高峰(39℃以上),第1周呈稽留型,第2周起有弛张趋势。热程通常为14～18日,热度于2～4日迅速退至正常。近年来报道的病例中,其热型多为弛张或不规则,可能与抗生素的应用有关。

(2)皮疹:为重要体征,见于90%以上的病例,于病程第4～6日出现,初见于胸、背、腋窝、上臂两侧等处,一日内迅速发展至全身。面部通常无疹,下肢皮疹也较少。疹呈圆形或卵圆形,直径2～4mm,初为鲜红色斑丘疹,按之退色,继转为暗红色或瘀点样出血性皮疹。皮疹于5～7日消退,瘀点样疹可持续1～2周,遗留棕黄色斑或有脱屑。

(3)神经系统症状:出现很早而且明显,表现为惊恐、兴奋、剧烈头痛,发病时可伴神志迟钝、谵妄,偶有脑膜刺激征、肌肉和舌震颤、昏迷、大小便失禁、吞咽困难、听力减退等。

(4)心血管系症状:心率增速与体温升高一般成正比,有中毒性心肌炎时可出现奔马律、心律失常、休克或低血压、微循环障碍、心血管及肾上腺功能减退等综合征。

(5)肝脾大:90%的患者出现轻度脾脏肿大,少数患者肝脏轻度增大。

(6)其他症状:尚有咳嗽、胸痛、呼吸急促、恶心、呕吐、食欲减退、便秘、腹胀等,偶有黄疸、发绀、肾功能减退。

病程2～3周,外周血白细胞多数正常,而中性粒细胞计数升高。体温下降后除严重患者的神经症状外,各种症状均逐渐好转,头痛减轻、食欲恢复。

3. 轻型病例 轻型病例较多见,可能与人群免疫水平有关,其特点:①热程较短(8～9日)、热度较低(39℃左右);②毒血症状较轻,但仍有明显周身疼痛;③皮疹呈充血性斑丘疹,见于胸、腹部,无皮疹者也占一定比例;④神经系症状轻,持续时间短,主要表现为头痛、兴奋等;⑤肝脾大不多见。

4. 并发症 支气管肺炎是流行性斑疹伤寒的常见并发症,其他尚有中耳炎、腮腺炎、心内膜炎、脑膜脑炎等,偶见趾、指、阴囊、耳垂、鼻尖等坏死或坏疽,以及走马疳、胃肠道出血、胸膜炎、流产、急性肾炎等。轻型病例和复发性斑疹伤寒很少有并发症。

5. 复发性斑疹伤寒 也称布里尔-津瑟病(Brill-Zinsser disease,BZD),是指初次感染流行性斑疹伤寒后由复发所引起的疾病。患者或者在早年患过流行性斑疹伤寒,或者生活在地方性流行区。普氏立克次体在人体淋巴结中可生存多年,不引起临床症状。当宿主抵抗力明显下降时,残留在身体中的活的病原体被激活,引起复发性斑疹伤寒。患者身上的虱子可获得感染并传播病原体。通过动物接种,从血液中也可分离到普氏立克次体。本病为散发性,可发生在任何季节且可无受染虱的存在。症状和体征较轻,循环紊乱同流行性斑疹伤寒,此外还会累及肝脏、肾和中枢神经系统。发热可持续7～10日;出疹常短暂或无皮疹。致死率只有1%～4%。

【诊断与鉴别诊断】

1. 流行病学资料 当地流行情况、好发季节、疫区旅居史与带虱者接触史及被虱叮咬的可能性等,对诊断有重要参考价值。

2. 临床表现 发热及热程特点、发疹日期、皮疹特征及明显的中枢神经系统症状等有助于诊断。

3. 病理学检查 本病很少进行活检,而且上述病变并无特异性,如血管炎明显,结合临床和实验室检查结果也可以诊断。如果查见斑疹伤寒结节(立克次体肉芽肿),特别是在毛细血管内找到立克次体,更有确诊意义。

4. 实验室检查 血象特异性不强,外斐反应(Weil-Felix reaction)阳性,尤其是恢复期血清效价较早期有4倍以上增长有诊断价值,但不能分型。有条件可做普氏立克次体凝集反应、补体结合试验及免疫荧光间接染色法检测特异性抗体,进行型别的鉴定。

动物接种的阳性结果尤有诊断意义。用 DNA 探针或多种 PCR 方法检测普氏立克次体特异性 DNA，具有快速、特异、敏感等优点。有脑膜刺激征者，应做脑脊液检查，其外观大多澄清，白细胞及蛋白质稍增多，糖含量一般正常。

5. 鉴别诊断 本病在临床上应与伤寒、回归热、钩端螺旋体病、地方性斑疹伤寒、恙虫病、流行性出血热等疾病相鉴别，需要结合流行病学、临床和实验室检查才能确诊。

二、莫氏立克次体感染与地方性斑疹伤寒

地方性斑疹伤寒（endemic typhus）为莫氏立克次体（*Rickettsia mooseri*）通过鼠蚤传播而引起的急性传染病，又称鼠型斑疹伤寒（murine typhus）。我国学者 1932 年在鼠蚤的肠上皮细胞内发现该病原体，并证实我国存在鼠型斑疹伤寒。其临床特征与流行性斑疹伤寒近似，但病情较轻，病程较短，病死率较低。近年流行性斑疹伤寒的发病率已明显下降，但一些地区地方性斑疹伤寒仍时有发生。本病常年散发，以晚夏及秋季多发为特点，农村多于城镇。

【生物学性状】

莫氏立克次体是地方性斑疹伤寒的病原体，又称斑疹伤寒立克次体。其生物学性状与普氏立克次体相似，但多形性不明显，多呈短丝状。吉姆萨染色呈紫红色，可见两极浓染现象。血涂片经吉姆萨染色后可在中性粒细胞内见到特征性的细小球状体（桑葚体），提示其为细胞内感染的病原体。

【发病机制】

莫氏立克次体以家鼠为自然宿主和主要传染源，通过鼠蚤在鼠间传播，鼠蚤叮咬时将病原体输入人体，因而其侵入人体的途径为病鼠→鼠蚤→人，其致病物质与普氏立克次体相似。病原体侵入人体内死亡后其毒素作用于人体，引起皮疹、发热、头痛、腹痛、肌痛等一系列症状。病原体还可经呼吸道侵入人体，使人受感染而发生咽痛、咽部充血、咳嗽，易被误诊为上呼吸道感染或气管炎、肺炎。

其发病机制为立克次体在血管内皮细胞内增生，引起血管病变，可遍布全身血管，引起相应症状。病后可获得牢固的免疫力，与普氏立克次体感染有交叉免疫力。

【病理变化】

莫氏立克次体与普氏立克次体所致病变相似，主要引起血管病变，包括血管壁节段性坏死，局灶性或广泛性血管炎和血管周围炎，有时见闭塞性血管炎、血管周围浆细胞、淋巴细胞浸润，可形成肉芽肿、心脏等实质器官的间质性炎等。但血管病变较轻，小血管内也很少形成血栓，很少出现出血性皮疹，也很少累及中枢神经系统和心肌等。

【临床表现】

地方性斑疹伤寒也称鼠型斑疹伤寒，多见于鼠类繁殖区域，属自然疫源性疾病。本病潜伏期 6～16 天，多为 12 天。症状与流行性斑疹伤寒相似，但病情轻，病程短，少数有 1～2 天的前驱症状如疲乏、食欲缺乏、头痛等。

1. 发热 体温 39℃左右，为稽留热或弛张热，于 1 周左右达高峰，伴明显头痛、乏力、全身酸痛，以腿痛、腓肠肌痛明显，结膜充血，热程 9～14 天，大多渐退。

2. 皮疹 50%～86% 患者出现皮疹，多见于第 4～7 病日，皮疹初见于胸腹部，24 小时内遍及背、肩、四肢等。而面、颈、手掌和足心一般无疹。开始为粉红色斑丘疹，以后变成暗红色丘疹，持续 7～10 天。近年来国内报道出现皮疹者不足 10%。

3. 其他 神经系统症状较轻，大多仅有头晕、头痛、失眠，极少发生意识障碍，也很少发生脑膜刺激征、谵妄、昏迷等。心肌很少受累，偶可出现心动过缓。半数病例可伴有不同程度的呼吸道感染，引起咳嗽、咽红、咽痛、扁桃体肥大，有时两肺纹理增强，肺底偶闻啰音，部分患者诉胸痛。

4. 并发症 地方性斑疹伤寒可累及全身各系统而出现并发症，以支气管炎最多见，支气管肺炎、血栓及栓塞性静脉炎、病毒性脑炎、病毒性肝炎、肾衰竭和呼吸衰竭比较少见。部分病例以并发症为突出表现，很易误诊而影响治疗。

【诊断与鉴别诊断】

凡居住环境有鼠或有本病发生，临床上有不明原因发热、头痛伴全身肌肉酸痛、皮疹、白细胞总数正常或轻度减少者，应注意斑疹伤寒的可能，并要动态复查外斐反应，以及时确诊。

1. 血清学检查 ①变形杆菌 OX19 凝集反应的诊断意义同流行性斑疹伤寒，即只有群的特异性而无型的特异性。病程早期外斐反应 OX19 凝集试验阳性率较低，阳性率高峰为病程第 2～3 周。查肥达＋外斐反应滴度＞1∶160 才确诊为此病。②抗体检测，采用莫氏立克次体抗原，以 IFA 乳胶凝集试验、补体结合试验等检测其抗体，具有较高敏感性和特异性。

2. 病原体分离 将患者早期血液接种于雄性豚鼠腹腔，豚鼠除发热外，阴囊高度水肿，睾丸明显肿

胀，鞘膜渗出液检查可见肿胀细胞的胞质内有大量立克次体。

3. **鉴别诊断**　本病常需与流行性斑疹伤寒、伤寒、副伤寒、钩端螺旋体病、出血热、某些病毒感染和药疹等相鉴别。需做病原体分离才能将两种斑疹伤寒区分开来。①伤寒与斑疹伤寒临床表现相似，但伤寒患者头痛不明显，皮疹出现较迟，数量少，肥达反应阳性，培养有伤寒沙门菌。②钩端螺旋体病常无皮疹，但腓肠肌压痛及淋巴结肿大明显，应用血清学试验及钩端螺旋体的检查鉴别并不难。③药疹有用药史，皮疹有痒感，血清学试验阴性。几种伤寒的鉴别见表 11-2-1。

表 11-2-1　几种伤寒的鉴别比较

	流行性斑疹伤寒	地方性斑疹伤寒	肠伤寒	副伤寒
病原体	普氏立克次体	莫氏立克次体	伤寒沙门菌	甲型副伤寒沙门菌、肖氏沙门菌、希氏沙门菌
感染途径	体虱叮咬人体	鼠蚤叮咬人体	消化道	消化道
病理变化	全身性小血管炎、立克次体肉芽肿、皮疹、内脏间质性炎	血管病变较轻，血栓较少，很少累及脑和心肌	肠壁淋巴组织增生、伤寒肉芽肿形成、肠壁出血坏死、溃疡形成	与肠伤寒病变相似，较轻微
临床特征	皮肤斑丘疹、瘀点瘀斑、内脏症状	斑丘疹，较稀少	两次菌血症、发热、玫瑰疹、肝脾大	病情较轻，病程较短
血清学检查	外斐反应强阳性（1∶5120～1∶320）	外斐反应弱阳性（1∶640～1∶160）	肥达反应，O 凝集效价≥80，H 凝集效价≥160	肥达反应，H 凝集效价≥80

（张　帆　刘德纯；郭瑞珍　管俊昌）

第三节　斑点热群立克次体感染

斑点热（spotted fever，SF）是由斑点热群立克次体（spotted fever group rickettsiae，SFGR）引起的一组经蜱、螨或蚤叮咬传播的疾病的总称。SFGR 是一组专性细胞内寄生物，目前已发现 30 余种，对人类致病的有 10 余种。我国至少有 6 种，包括北亚热 [西伯利亚立克次体（*R. sibirica*）]、纽扣热 [康氏立克次体（*R. conorii*）]、日本蜱传斑点热（日本立克次体）、立克次体痘 [小蛛立克次体（*R. akari*）]、黑龙江斑点热（黑龙江立克次体）、内蒙古斑点热（西伯利亚立克次体内蒙古亚种），最后两种斑点热是由我国发现的，现已获得国际公认。我国黑龙江、内蒙古和新疆等地存在斑点热疫源地。立克次体侵入机体后，主要在小血管内皮细胞中繁殖，引起血管炎、血管周围炎及器官病变，临床表现为发热、虫咬溃疡焦痂（eschar）、局部淋巴结肿大、皮疹及头痛等症状和体征。

在野生动物、节肢动物与 SFGR 三者的生态循环中，蜱、螨既是重要的传播媒介，又是该群立克次体的保菌宿主，可经卵形成垂直传播，感染的蜱叮咬动物引起动物感染，健康的节肢动物叮咬感染动物则引起蜱新的感染，形成水平传播。由此两者之间维持着持久的 SFGR 感染循环。人类只是偶然接触到这一个自然界的生态环节才感染或发病。

由于斑点热死亡率低，且多发生在农村及边远地区，所以长期以来，人们对其一直未给予足够的重视，在很多流行斑点热的地区，人们并不认识它。一直到 1958 年我国学者在内蒙古首次发现 SFGR 感染的血清学线索，1962 年从黑龙江虎饶地区东方田鼠中首次分离出西伯利亚立克次体（北亚蜱传立克次体），我国才对该群立克次体及其感染开始了调查和研究工作。据调查，SFGR 在我国北方的覆盖面为北纬 40°～50°、东经 80°～135° 的地区。在这一区域里从患者、啮齿动物、蜱及蜱卵中分离出了 SFGR。在我国南方的分布为北纬 17°～28°、东经 95°～120° 附近的地区，以人群、鼠类抗 SFGR 的血清抗体及蜱中分离出 SFGR 为依据。人群普遍对斑点热有易感性。

一、立氏立克次体感染与落基山斑点热

落基山斑点热主要发生在美国，最初发现于美国的落基山（Rocky mountain）地区蒙培拉州的山谷，故称落基山（也译为落矶山或洛矶山）斑点热或落基山斑疹伤寒，在其他国家亦被称为"壁虱斑疹伤寒"、"托比亚热"（哥伦比亚）及"圣保罗热"或"斑疹热"（巴西）。落基山斑点热由蜱叮咬传播。多见于妇女、儿童。好发在晚春和早夏蜱活动期。初发症状包括突然发热、头痛及肌痛，接着会发生皮疹。这种病症在初期很难诊断，但若没有即时及适当的治疗，则可以致命。疾病流行时，患者的死亡率高达90%。随着旅游和人口的频繁流动，本病有扩散趋势。

【生物学性状】

立氏立克次体（Rickettsia rickettsii）是落基山斑点热的病原体。其形态以球杆状为主，大小为（0.3～0.6）μm×（1.2～2.0）μm，革兰氏染色阴性，吉姆萨染色呈紫红色，Gimenez染色和麦氏染色呈紫红色。对热和消毒剂敏感，耐低温，在受感染细胞内置 −70℃以下可长期存活。动物接种能使家兔、小白鼠、豚鼠和猴子发病。可用鸡胚和Vero细胞来分离立氏立克次体。

【发病机制】

立氏立克次体在自然界中寄生于蜱和蜱所寄居的动物体内。被立氏立克次体感染的兔、松鼠、鹿和熊等动物及硬蜱为传染源。硬蜱既能作为储存宿主，又能作为传播媒介。立氏立克次体在某些蜱类和动物中维持循环，当人进入本病流行区时，经蜱叮咬而发生感染。另外，当碾碎蜱或接触蜱粪便时，立氏立克次体可通过破损的皮肤和眼结膜进入人体，也可通过误输被污染的血液或在实验室内吸入被污染的气溶胶而受感染。人群普遍易感，感染后可产生保护性免疫。

立氏立克次体在进入体内后，首先与宿主细胞上的受体结合，进入宿主细胞内，接下来会在局部淋巴组织或血管内皮细胞内繁殖。然后经由淋巴液和血液扩散至全身血管系统内，立氏立克次体主要侵犯动静脉内皮细胞，造成血管炎症和通透性增加，导致大量细胞破损、出血。严重时凝血系统和激肽系统被激活，引起血栓性阻塞、血管肌层坏死及中枢神经系统的微栓塞，损害心脏、肺脏、肾脏和中枢神经系统等主要器官的结构与功能。

立氏立克次体有两种表面蛋白，分子量分别为 $1.2×10^5$ 和 $1.55×10^5$，与致病力有关。其病变程度比恙虫病和斑疹伤寒严重。有些立克次体在侵入宿主时，会释放出可溶解磷脂的磷脂酶A，大量聚集后会导致细胞破裂。立克次体还会释放脂多糖，导致内皮细胞损伤，出现中毒性休克等症状。

【病理变化】

落基山斑点热的病理改变与地方性斑疹伤寒相似，侵入人体后主要侵犯血管内皮细胞，引起血管炎、血管周围炎，偶尔可侵犯小血管平滑肌。血管炎是立克次体病的基本病变，在此基础上发生其他器官病变。

1. **血管炎** 立克次体侵入人体后常在血管内皮细胞内寄生，引起广泛的血管损伤，特别是小动脉小静脉和毛细血管。因为立克次体先在小血管平滑肌及毛细血管内皮细胞中繁殖，使内皮细胞肿胀、增生，可形成细胞团块，突入或脱落到血管腔内，称为疣状血管内膜炎，阻碍血流，诱发附壁血栓形成，或导致血管阻塞、通透性增加、血液成分渗出、血小板计数降低。病变沿血管走行，可扩展至较大血管，使血管中层平滑肌细胞破坏，内皮细胞和外皮细胞增生，可形成鞘膜样结构，与周围的炎症细胞共同形成特殊的肉芽肿样结构，类似斑疹伤寒结节。血管周围炎症细胞浸润可形成袖套样结构，在脑内血管周围更突出。严重者可使血管结构模糊不清或破坏消失。血管壁的坏死常从小血管内膜开始，向外膜发展，或向较大血管延伸，可累及较大的肌型动脉。坏死与渗出性病变常波及血管周围组织，引起炎症细胞浸润。血管内膜的破坏性病变常引起多发性血栓形成，包括附壁血栓、疣状血栓，或使管腔闭塞，但弥散性血管内凝血较少见。多发性血栓可导致一些器官局部缺血坏死。

2. **中枢神经系统病变** 大体上，白质中可有瘀点、瘀斑，显微镜下见微小梗死灶和环形出血，脑皮质小血管内皮细胞可见立克次体。在一些病例中，典型的斑疹伤寒结节（胶质结节）可以很明显，为本病的一个特征性病变，其大小为 60～180μm，常出现在毛细血管前的较大血管，多见于脑白质。此外尚常见坏死性小动脉炎，血管周围炎以单核巨噬细胞为主。如伴有血栓形成，则易引起梗死，梗死区有少量胶质细胞松散或簇状增生。此为本病又一病理特点。神经细胞变性不明显，但常可见神经纤维脱髓鞘现象。脑膜内炎症细胞浸润较轻。

3. **皮肤病变** 亦为血管炎，表现为小血管内皮细胞肿胀、变性、坏死，血管壁局灶性纤维素样坏死，小动脉血栓形成，炎症细胞浸润。在此基础上，发生皮肤斑点状出血性皮疹，由肢端（腕踝掌跖）迅速扩展到躯干及全身皮肤。严重者皮疹呈深红或紫红色，

甚至融合成紫斑，有时可致皮肤、皮下组织出现小梗死灶甚至坏疽皮肤大片出血、坏死、剥脱。在斑疹早期，皮损活检做冷冻切片并进行荧光抗体技术检测，可找到立克次体。应注意在血管内皮细胞中查找病原体以确定诊断。

4. 肺部病变　表现为肺组织充血水肿，灶性出血，重量增加。镜下，肺泡隔增厚，内见充血水肿和炎症细胞浸润，部分肺泡腔内见少量单核巨噬细胞、红细胞及纤维蛋白。间质内可见血管炎和血管周围炎，小血管内可见内皮细胞疣状或鞋钉样增生，或有血栓形成，致使小血管管腔狭窄或闭塞，影响血液循环，容易继发肺部感染，加重病情。

5. 肝脏病变　可见肝脏充血肿胀，汇管区水肿，伴单核巨噬细胞、中性粒细胞浸润。肝窦扩张，窦壁内皮细胞肿胀，库普弗细胞增生，肝细胞脂肪变性或坏死，肝细胞索可断离。

6. 其他器官　心脏病变较轻微，肉眼下偶见出血点，无其他异常。镜下见轻度间质性心肌炎，间质小血管内皮细胞肿胀，可见增生或破坏性改变，但很少发生心肌坏死和心内膜炎。肾脏皮质区可见坏死性血栓性血管炎和小梗死灶，但肾小球内皮细胞没有明显增生和损伤。严重者可见肾小球毛细血管内形成透明血栓，肾小管上皮细胞发生缺血性坏死，肾上腺可发生灶性出血坏死。脾脏和淋巴结充血肿大，可见小灶性出血坏死。睾丸和附睾中常发生明显的血管炎，小血管坏死或有血栓形成，间质水肿伴炎症细胞浸润，阴囊也常有出血坏死。

【临床表现】

约70%病例可有蜱叮咬史。潜伏期2～14天，平均7天。立氏立克次体感染量越大，潜伏期越短，病情也越严重。潜伏期后，部分患者可有1～3天的前驱期，表现为食欲减退、疲倦、四肢无力和畏寒等症状。

发病期表现为畏寒、寒战、发热，剧烈头痛，腹痛、关节痛、背部和小腿肌肉疼痛明显，可有严重干咳。发热持续15～20天，最高可达40℃以上。通常在发热第3～4天出现皮疹，先在腕、前臂、踝及掌跖部位出现。皮疹开始为2～6mm的粉红色斑疹，6～12小时后皮疹向心性扩展到腋下、臀部、躯干、颈、面部，2～3天后皮疹融合成暗红、紫红色，之后变成出血性红斑，俗称"黑麻疹"，严重者有紫癜或瘀斑，或融合成大片出血区，四肢末端可发生坏死性溃疡。消退后结痂，遗留棕色色素沉着和糠皮样脱皮。感染扩散使较大血管受累，可导致局部缺血、坏疽，容易发生在鼻尖、耳垂、阴囊、指（趾）等处皮肤。严

重病例可并发肺炎、脑炎、葡萄球菌败血症、中耳炎、腮腺炎等，引流区淋巴结肿大。严重者还可发生休克、肾衰竭、心肌炎、肝脾大等。10%～15%的病例不发生皮疹，这些患者延误诊断和致死的危险性最大。如果大动脉血栓形成，可发生肢体坏死和偏瘫，也可出现下肢局部麻痹、坏疽，导致切除手指、足趾、手臂或足。

立氏立克次体感染身体的血管壁细胞，可造成血管壁细胞的坏死，进而发生血管阻塞。严重的会影响呼吸系统、中枢神经系统、消化系统或肾脏。神经系统症状包括头痛、烦躁、失眠、谵妄和昏迷及脑炎症状，或出现运动及语言障碍。心血管系统症状有血压下降、心肌炎和循环衰竭等，暴发型病例可因心搏突然停止而死亡。此外还可发生肝大、肺炎等。重型患者常因肾功能不全、休克、心肌炎和肺水肿等而死亡。

【诊断与鉴别诊断】

典型症状结合流行病学资料、病理与实验室检查为正确诊断的必要条件。患者急性发热、剧烈头痛、畏光、眼球后痛及手腕和踝部有粉红色皮疹，应高度怀疑本病。患者近期到过蜱媒存在的乡镇或农村，与携带硬蜱的动物有接触史或被硬蜱叮咬史均是重要的流行病学信息。

早期皮疹活检找到该病原体可确定诊断。血液学异常包括血小板减少、低钠血症或氨基转移酶水平升高等。在病程的第2～3周，患者血清对变形杆菌OX2及OX19抗原的外斐反应和特殊补体结合试验呈阳性。特异性免疫荧光抗体阳性和动物病原体分离阳性也有确诊意义。

本病的主要鉴别诊断为麻疹，可借助麻疹口腔黏膜科氏斑（Koplik spot）的特征进行鉴别。有中枢神经系统症状的患者应与流行性脑脊髓膜炎败血症型相鉴别，后者临床表现为发热、头痛、呕吐等，皮肤黏膜瘀点、瘀斑出现早，有颈项强直等脑膜刺激征。脑脊液呈化脓性改变。

二、西伯利亚立克次体感染与内蒙古斑点热

东方蜱传立克次体病包括北亚蜱传立克次体病、昆士兰蜱传斑疹伤寒、非洲蜱传斑疹伤寒和地中海斑点热（纽扣热），病原体属斑点热群立克次体。北亚蜱传立克次体病又称北亚蜱传斑点热或北亚热，由斑点热群西伯利亚立克次体（*R. sibirica*）引起，见于东北亚、中亚、蒙古国等和我国内蒙古地区。在我国内蒙

古地区流行的北亚蜱传立克次体病由斑点热群西伯利亚立克次体内蒙古亚种引起，又称内蒙古斑点热，在我国北方和南方有广泛的分布。在法国和南非亦发现内蒙古立克次体感染的病例。

【生物学性状】

西伯利亚立克次体内蒙古亚种（*Rickettsia siberica mongolotimonae*）引起内蒙古蜱传斑点热（Inner Mongolia tick-borne spotted fever）。该立克次体系内蒙古自治区防疫站于1991年在该区阿拉善盟的亚东璃眼蜱（*Hyalomma asiaticumin kozlovi*）分离出的立克次体，称Ha-91株，经权威机构的技术鉴定，认为Ha-91株立克次体在分类学上属于新种。

【发病机制】

病原体经蜱咬伤处皮肤进入人体，经血液循环和淋巴管扩散，侵入靶细胞，主要为巨噬细胞和单核细胞，偶可为淋巴细胞。在外周血、骨髓、肝窦、淋巴结、脾索和脑脊液的巨噬细胞内，以及肾和心包脏层内均发现了立克次体形成的桑葚体。

【病理变化】

常见病理改变为骨髓增生和巨噬细胞增生。小部分患者可无改变或出现红系增生低下、全细胞增生低下和浆细胞增多。其他病理改变有局灶性肝细胞坏死、胆汁淤积、脾与淋巴结坏死、弥漫性网状内皮细胞增生。肾、心脏、肝、脑、脑膜和肺血管周围可见淋巴细胞浸润，偶可发生暴发性血管炎。

【临床表现】

内蒙古斑点热的症状和体征与其他立克次体病相似。经5～7天潜伏期后，出现发热、疲乏、皮疹、肌痛、头痛和结膜感染。发热可达39℃，持续约2周。发热时出现多个斑丘疹，散布于躯干、四肢或腹股沟等处，其周围有炎性红晕，以后形成一种纽扣样溃疡或焦痂（eschar），其直径2～5mm，中心覆盖着黑色或深褐色痂皮。常伴淋巴管炎，局部淋巴结肿大，直径可达3cm。发热第4天左右，在前臂出现一种红色斑丘疹，并可扩展到全身，包括手掌和足底。本病并发症和死亡很少见。

【诊断与鉴别诊断】

文献中报道的病例，主要用以下方法获得确诊。①立克次体培养：取患者皮肤活检标本用细胞分离培养立克次体，或将焦痂活体组织接种于人胚肺成纤维细胞组织培养，然后取其细胞用甲醇固定，Gimenez染色，镜检立克次体。②基因分析：取患者焦痂提取DNA，用PCR/RFLP分析和rOmpA基因序列检测，或用16S rRNA基因PCR扩增与Gen Bank资料比较分析其序列。③血清学检查：取双份血清即发热期和发病第13天血清，用微量免疫荧光（m-IF）检测抗体。

本病在病理上缺乏特异性，应结合流行病学和临床表现，与各种斑点热相鉴别。

三、黑龙江立克次体感染与黑龙江蜱传斑点热

娄丹等（1985）报道发现的黑龙江立克次体（*Rickettsia heilongjiangii*），是1982年在黑龙江省绥芬河地区从森林革蜱（*Dermacentor silvarum*）中分离出来的，称为立克次体HLJ-054株，经血清学鉴定，认为该立克次体株可能是斑点热群的新成员。随后又有一系列研究，确定了其分类学地位。HLJ-054株立克次体已被美国菌种保藏中心接受（ATCC VR-1524）。由其引起的疾病称为黑龙江蜱传斑点热（Heilongjiang tick-borne spotted fever）。

另外，张健之等（1993）在黑龙江省虎林县虎头山、虎林口岸岛等地从嗜群血蜱中分离出1株立克次体HL-93株，转种Vero-E6细胞培养生长良好，经综合分子生物鉴定属于斑点热群立克次体新种。虎林立克次体HL-93株虽对实验动物有致病性，但在当地未见引起人的感染病例。张健之等（2000）通过对HLJ-054株与HLJ-93株（虎林嗜群血蜱株）的16S rDNA、gltA及rOmpA基因序列检测，其树状图显示这两株立克次体与其他国际标准株及国内分离株亲缘关系较远，而与日本立克次体亲缘关系十分密切。

1983年以来我国学者对黑龙江省、吉林省疫区人群血清的流行病学调查发现当地立克次体平均阳性率为16.3%～29.9%，并证实黑龙江立克次体对人具有致病性。森林革蜱5月中旬密度较高，5月下旬为高峰期，此期间为黑龙江蜱传斑点热的流行季节，人群感染率的高低取决于与媒介蜱接触的机会。其传播途径主要如下：①蜱叮咬人时，将唾液腺中的立克次体输入人体内；②含有病原性立克次体的粪便经眼、鼻、口等处的黏膜，或被捏碎的蜱组织经皮肤微小伤口带入人体内。

黑龙江蜱传斑点热患者多有蜱咬史或蜱接触史，或曾在疫区居住。潜伏期为2～7天。患者突然发热，体温升至38～39℃，呈弛张热型，持续2～6天，患者头痛明显，有的较剧烈，持续3～7天。患者有斑疹但较轻。蜱咬原发病灶呈坏死焦痂，大小为7～20mm，呈硬结状，表面有溃疡，有的有黑心，周围有红晕，为渗出炎症区。焦痂多发生在腰背部、臀部、腹股沟、腹部和耳后、颈部等处。可惜难以查见病理学研究文献，推测应与其他立克次体感染的病变相

似。少数患者淋巴结肿大。部分患者 ALT 和 AST 升高，持续 3～4 周。患者急性期及恢复期血清 IgM 与 IgG 抗体相差≥4 倍，即有4倍以上的增长。多西环素、红霉素、四环素、土霉素等有明显疗效。

四、小蛛立克次体感染与立克次体痘

立克次体痘是一种急性发热性疾病，病原体为小蛛立克次体，传播媒介为一种小的无色螨、血异皮螨，分布广泛。它感染家鼠和某些种类的野鼠，并可由卵传播小蛛立克次体。人被螨幼虫或成虫叮咬而被感染。

发病机制与其他立克次体病基本相同。病理观察，形成水疱的上皮细胞有空泡改变，少数细胞分裂、核碎裂。真皮有中性粒细胞浸润。

潜伏期 7～14 天，起初在螨叮咬处出现一小的坚实丘疹，5～15mm 大小，后扩大为圆形或椭圆形的水疱，后干燥结痂。伴有局部淋巴结肿大。数天后出现一些流感样症状，包括发热、寒战、出汗、头痛和背痛等，一般持续 4～5 天。在发生全身症状的同时，皮疹也泛发全身，包括口腔，但掌跖不累及。基本损害为丘疹或丘疱疹，四周绕以小水疱，皮损的外观类似水痘。一般病情较轻，呈自限性，多在 2 周内痊愈。个别病例可出现全身淋巴结肿大和脾大。

由于自然资源的过度开发，人们接触自然疫源地机会增多，最易受到斑点热病原体的感染。新的病原体和斑点热病种也不断被发现。截至 2005 年，世界上已发现 10 余种新的斑点热，包括由我国发现的内蒙古斑点热和黑龙江斑点热。我国已相继建立了一系列分子生物学和免疫学技术，可用于检测和诊断立克次体感染。

（张 帆 刘德纯；郭瑞珍 管俊昌）

第四节 其他立克次体病

立克次体属感染所致斑疹伤寒和斑点热已如上述。本节简介国内尚属少见或未见的东方体属、埃立克体属、无形体属及其相关疾病。原先归类于立克次体目的贝纳柯克斯体（*Coxiella burnetii*）现已归入军团菌目，但许多专著中仍习惯将其放在立克次体病中叙述，本节也暂遵旧俗，将贝纳柯克斯体及其导致的 Q 热纳入。

一、贝纳柯克斯体感染与 Q 热

贝纳柯克斯体（*Coxiella burnetii*）（又称 Q 热柯克斯体）引起的急性传染病称为 Q 热（Q-fever）。1935 年 Derrick 在澳大利亚的昆士兰（Queensland）发现并首先描述了一种发热性疾病，因当时原因不明，故称该病为 Q 热 [Q 代表不明原因（Query）或昆士兰（Queensland）]。1937 年 Burn 等证明其病原体为贝纳柯克斯体。1951 年我国发现首例患者并获得血清学证实，嗣后开始了大量研究，发现 Q 热在我国也有广泛分布。

【生物学性状】

柯克斯体属（*Coxiella*）既往归类于立克次体目，现改为军团菌目柯克斯体科，其下只有一个种，为贝纳柯克斯体（*C.burnetii*），是 Q 热的病原体，故又称 Q 热立克次体，基本特征与其他立克次体相同。其形态为短杆状或球状，常成对排列。其体积小，为（0.2～0.4）μm×（0.4～1.0）μm。在细胞吞噬溶酶体中繁殖，属专性细胞内寄生，能在多种原代或传代细胞内繁殖。革兰氏染色阴性，有时也可呈阳性。常用染色 Gimenez 法染色呈紫红色，吉姆萨法染色呈紫色或蓝色，麦氏染色呈红色。透射电镜下可见 Q 热立克次体主要位于巨噬细胞溶酶体内，呈多形性表现，多数为圆形和杆状，大小不等。其超微结构分为 3 层：外表层、核糖体区和核质区。

贝纳柯克斯体有如下特点：①具有滤过性；②多在宿主细胞空泡内繁殖；③不含有与变形杆菌 X 株起交叉反应的 X 凝集原；④对实验室动物一般不显急性中毒反应；⑤对理化因素抵抗力强。贝纳柯克斯体抗原相之间存在着可逆性变异，即含有大量脂多糖、毒力强的 I 相和含脂多糖少、毒力低的 II 相之间可相互转换。传代适应后 I 相可变异为 II 相弱毒株，用 II 相贝纳柯克斯体感染动物又可变异为 I 相。在 I 相感染的早期机体产生 II 相抗体，晚期出现 I 相抗体。但稳定的 II 相菌株免疫只能诱导机体产生 II 相抗体。具有完整脂多糖的 I 相强毒株能够抵抗吞噬细胞的杀伤作用并能在吞噬细胞内生长繁殖。

【发病机制】

主要致病物质是脂多糖，与典型细菌内毒素毒性相似。贝纳柯克斯体某些抗原与相应抗体形成免疫复合物在组织表面沉积，从而引起Ⅲ型超敏反应，可能是Q热的发病机制之一。

李金凤等对Q热立克次体感染小鼠进行实验研究，发现滴鼻感染的小鼠主要表现为间质性肺炎，而腹腔注射感染的小鼠则以肝脾肉芽肿为主要病变。在感染小鼠的肝、脾、肺和外周血管内皮细胞及单核巨噬细胞内可查见立克次体。病变程度与感染剂量、时间呈正相关。第7天病变最典型，第14天起开始出现修复性变化。

贝纳柯克斯体在蜱体内可长期存活，经卵传代。被蜱叮咬的野生啮齿动物和家畜成为传染源，通过乳、尿、粪便排泄病原体，散布于空气中，主要经气溶胶呼吸道感染传播，亦可经皮肤黏膜、消化道、蜱叮咬等途径感染人。

病原体侵入人体后，在局部单核巨噬细胞或内皮细胞中繁殖，与其他立克次体不同的是它不能主动进入宿主细胞，须通过宿主细胞的吞噬作用进入宿主细胞，再侵入血液循环形成立克次体血症，并在其内繁殖，释出的毒素样物质及诱发的机体免疫反应，致人体发病。立克次体的增殖可引起血管炎甚至血管闭塞。急性Q热时皮疹罕见，慢性Q热可因免疫复合物引起的血管炎而出现紫癜。病后可获得一定的免疫力，以细胞免疫为主。

【病理变化】

贝纳柯克斯体由呼吸道黏膜进入人体，先在局部单核巨噬细胞内生长繁殖，然后入血形成立克次体血症，波及全身各组织、器官，主要引起小血管和毛细血管损害，累及肺、心、肝、肾及神经系统等。主要病变多见于肺部，但死于Q热进行尸检者很少。

1. 血管病变　主要有内皮细胞肿胀，可有血栓形成。病原体也可寄生于血管内皮细胞中，引起增生性或闭塞性血管炎。

2. 肺部病变　死于本病者常见肺部病变，分别表现为大叶性肺炎、小叶性肺炎或间质性肺炎，或兼而有之。

间质性肺炎最多见（30%～80%），与病毒性或支原体肺炎相似。肺泡隔及细支气管周围明显充血水肿，伴单核巨噬细胞增生，中性粒细胞和淋巴细胞浸润，小支气管和肺泡中有纤维蛋白、淋巴细胞及大单核细胞组成的渗出液，间质小血管可呈增生和渗出性病变，偶见斑疹伤寒结节样肉芽肿形成。

小叶性肺炎表现为局灶性不同程度的肺小叶肺实变，肺泡和细支气管腔内有中性粒细胞、淋巴细胞、浆细胞等渗出和凝集，肺泡间隔因充血水肿和炎症细胞浸润而增厚，有时可见小坏死灶。

严重者类似大叶性肺炎，病变呈弥漫性大叶分布。在红色肝样变部位，血管明显充血，肺泡内充满红细胞，凝集成块，伴有少量中性粒细胞、巨噬细胞和淋巴细胞浸润。在灰色肝样变区域，肺泡壁内由于巨噬细胞、淋巴细胞和中性粒细胞浸润而增厚，小支气管、肺泡中有纤维蛋白、淋巴细胞和单核细胞等渗出物，肺泡间隔可破溃或坏死。细支气管上皮细胞可肿胀、变性、坏死。

Q热病程迁延不愈者，肺内炎性渗出物吸收不全，可发生机化，肉芽组织长入肺泡、肺泡隔、小支气管及肺间质，形成肺肉质变。后来可发展为肺纤维化甚至透明变性。国外有Q热立克次体引起肺炎性假瘤的报道。

3. 肝脏病变　亦不少见，主要表现为间质性肝炎和肉芽肿形成。①局灶性间质性肝炎较常见，汇管区和肝小叶内有单核巨噬细胞、中性粒细胞、淋巴细胞、浆细胞浸润，有时可见巨细胞形成。肝细胞可有轻度至中度脂肪变性，点状、局灶或广泛性坏死，以后在肝内形成瘢痕组织。②肝实质内由上皮样巨噬细胞聚集形成的肉芽肿，具有特征性，也称肉芽肿性肝炎。此肉芽肿呈圆圈煎饼样，即中心有一透明环，周围有多种炎症细胞包绕。肉芽肿可孤立散在，也可融合成较大病灶，其中可见由单核巨噬细胞融合而成的多核巨细胞，较大肉芽肿中心可发生坏死。但这种肉芽肿并非Q热所必有和特有，必须用连续切片仔细查找这种中心有透明环的肉芽肿。在巨细胞病毒（CMV）感染、葡萄球菌感染、霍奇金淋巴瘤等疾病中有时也可见类似的肉芽肿，需注意鉴别。

4. 心脏病变　可发生心肌炎、心内膜炎及心包炎，并能侵犯瓣膜形成赘生物，赘生物中可见Q热立克次体集落。严重者可导致主动脉窦破裂或瓣膜穿孔。心内膜及心肌间质小血管周围常见组织细胞、淋巴细胞灶性浸润，或局灶性纤维素样坏死。心脏的小血管周围也可见炎症细胞浸润。患者如果原先就有心瓣膜病变，则可发生感染性心内膜炎。病变部位可检出病原体。

5. 其他病变　肾脏病变轻微，仅见局灶性间质性肾炎，肾小管上皮轻度变性。在脾、淋巴结、睾丸内可见肉芽肿形成。在脾和睾丸的巨噬细胞、脑神经胶质细胞及肾小管上皮细胞中，偶可查到Q热立克次体。病原体可在人体内长期潜伏达十余年。

【临床表现】

Q热的潜伏期一般为14～28天，平均20天。临床上分为急性和慢性两种类型。

1. 急性Q热　①多数起病急，高热，多为弛张热，发热在2～4天升至39～40℃，伴寒战、严重头痛及全身肌肉酸痛，头痛多见于前额、眼眶后和枕部。少数患者尚可出现咽痛、恶心、呕吐、食欲减退、腹泻、腹痛及精神错乱等表现。②30%～80%的患者有肺部病变，于病程第5～6天开始干咳、胸痛，少数有黏液痰或血性痰，体征不明显，有时可闻及细小湿啰音，X线检查常发现肺下叶周围呈节段性或大叶性模糊阴影，肺部或支气管周围可呈现纹理增粗及浸润现象，类似支气管肺炎，肺病变于第10～14病日最显著，2～4周消失，偶可并发胸膜炎、胸腔积液。③肝脏较常受累，患者有食欲减退、恶心、呕吐、右上腹痛等症状，肝脏肿大程度不一，少数可达肋缘下10cm，压痛不显著，肝功检查胆红素及氨基转移酶常增高。④患者外周血细胞计数正常，中性粒细胞轻度核左移，血小板计数可减少，红细胞沉降率中等程度增快。

2. 慢性Q热　指急性Q热后病程持续半年以上，血清学检查Ⅰ相抗体持续性升高者。患者可出现心包炎、心内膜炎、心肌炎、心肌梗死、脑膜脑炎、脊髓炎、间质性肾炎、关节炎、骨髓炎等多系统疾病，心内膜炎是慢性Q热的主要临床表现，表现为长期不规则发热、疲乏、贫血、杵状指、心脏杂音、呼吸困难等，继发的瓣膜病变多见于主动脉瓣，二尖瓣也可发生，与原有风湿病相关。

【诊断与鉴别诊断】

1. 病理学检查　利用病变组织观察到血管炎及相关病变，并利用病变组织原位检测病原体，可以明确病变类型与程度。

2. 实验室检查　主要用来检测病原体及其抗原抗体或其核酸成分。例如：①补体结合试验，急性Q热Ⅱ相抗体增高，Ⅰ相抗体呈低水平，若单份血清Ⅱ相抗体效价在1∶64以上有诊断价值，病后2～4周，双份血清效价升高4倍，可以确诊，慢性Q热Ⅰ相抗体相当或超过Ⅱ相抗体水平。②微量凝集试验，Ⅰ相抗原经三氯乙酸处理转为Ⅱ相抗原，用苏木素染色后在塑料盘上与患者血清发生凝集，此法较补体结合试验敏感，阳性率第一周50%，第2周90%，也可采用毛细管凝集试验，但特异性不如补体结合试验。外斐反应阴性。③免疫荧光及ELISA检测Q热特异性IgM（抗Ⅱ相抗原），可用于早期诊断。④用PCR或核酸探针检测贝纳柯克斯体DNA。

3. 病原体分离　采取未用抗生素治疗的患者外周血及其血清标本，或痰、尿、脑脊液等材料，接种于豚鼠腹腔，在2～5周测定其血清补体结合抗体，可见效价上升；动物有发热及肝脾大时，剖检取肝、脾组织及脾表面渗液涂片，进行吉姆萨染色，或直接免疫荧光法鉴定病原体；也可用鸡胚卵黄囊或组织培养方法分离立克次体，但须在有条件实验室进行，以免引起实验室内感染。

二、恙虫病东方体感染与恙虫病

恙虫病（scrub disease 或 tsutsugamushi disease）又名丛林斑疹伤寒（scrub typhus），是由恙虫病东方体 [Orientia tsutsugamushi，OT；也称恙虫病立克次体（Rickettsia tsutsugamushi，RT）] 感染引起的急性自然疫源性疾病。本病首先在日本发现，在日本患者的死亡率约有60%。我国东南沿海地区和台湾也有病例报告，现已遍及全国大部分省份。

本病最早的记录可以追溯到公元313年的中国。晋朝葛洪在1700多年前已经描述过本病，当时称为沙蚤热。直到1927年日本学者分离出病原体，才把恙虫病与蚤传斑疹伤寒和鼠型斑疹伤寒清晰区别开来。1931年确认其病原体为恙虫病立克次体，近年研究发现它在系统发育树中远离其他立克次体属成员，现已更名为恙虫病东方体。1948年，我国广东省报告了首例恙虫病。后来发现我国东南、西南及西北十余个省区都有本病流行。恙虫病的发病具有明显的季节性，主要分为夏季型（长江以北）、秋季型和冬季型（长江以南）。

【生物学性状】

恙虫病东方体呈球杆状或短杆状，多成对排列，大小不等，为（0.2～0.6）μm×（0.5～1.5）μm，专性寄生于细胞质内，多分布在单核细胞胞质内近核旁。吉姆萨染色呈紫红色。恙虫病东方体无黏液层，无微荚膜，无肽聚糖和脂多糖，细胞外层明显厚于细胞内层，但有耐热多糖抗原和特异性抗原，与普通变性杆菌OXK株有共同的多糖抗原。

【发病机制】

野鼠和家鼠是恙虫病的传染源，恙螨是恙虫病东方体的储存宿主和传播媒介。野鼠和家鼠感染恙虫病东方体但不发病，但病原体可以在其体内长期生存，并借恙螨幼虫的叮咬在鼠间传播。恙虫病东方体通过恙螨幼虫的叮咬侵入人体，先在局部组织细胞中繁殖，然后经淋巴系统或直接侵入血液循环，形成东方体血症，随血液扩散，东方体主要在血管内皮细胞中生长繁殖，以出芽方式释放，一般不破坏细胞。感染后被叮咬处出现皮肤损害，出现红色丘疹、溃疡和焦痂。溃疡周围有红晕，溃疡上盖有黑色焦痂。病原体可直接或经过淋巴管进入血液循环，病原体在血管内皮细胞及单核巨噬细胞内繁殖，并释放毒素，引起立克次体血症或毒血症，造成神经系统、循环系统及肝、肺、脾等损害，引起相应症状。

目前恙虫病东方体的致病机制尚不清楚。其致病物质可能是菌体死亡后释放的内毒素样物质。这种物质可引起毒血症症状，以及各器官的炎症性病变。

恙虫病东方体感染后可产生细胞免疫和体液免疫，体液免疫产生的特异性抗体可增强巨噬细胞的吞噬作用和杀灭作用。病后获得的免疫力对同株的再感染可持续数年，而对其他株的感染只能维持数月。

【病理变化】

恙虫病的特征性病变为全身小血管炎、血管周围炎及单核巨噬细胞增生，血管炎可为局部或散播型，是内皮细胞损伤和血管周围白细胞浸润的结果，可引起皮肤和内脏的相应病变。特殊表现为皮肤焦痂较显著，间质性心肌炎较严重，患者多死于心功能不全。病变亦可波及多个脏器，内脏普遍充血，伴不同程度的炎症细胞浸润。

1. 皮肤和淋巴结病变　大约50%的患者在恙虫叮咬附着处局部皮肤发生真皮内小血管炎及血管周围炎。恙螨叮咬后，1周后局部开始出现斑疹或丘疹，大小为0.1～0.5cm，可伴出血或瘀点，继而形成水疱，然后水疱中央可出现坏死和出血，形成圆形或椭圆形黑色痂皮，称为焦痂，痂皮脱落可形成溃疡。这是本病较为特异的表现，镜下表现为单纯性组织坏死及炎症细胞浸润、血管充血或血流淤滞，与地方性斑疹伤寒与斑点热不同。多数患者皮损只有一处且常见于身体隐蔽或潮湿处，不易被发现。焦痂引流区淋巴结肿大较为严重和普遍。淋巴结内有充血、出血及坏死，内皮细胞增生，可伴淋巴结周围炎。全身淋巴结亦可肿大但很少有坏死。

在发热4～8天后，其他部位皮肤可出现暗红色斑丘疹，从躯干开始，向上臂及大腿蔓延，面部和手足皮肤病变较轻。皮疹大小为0.1～0.5cm，多为出血性，镜下见小血管扩张，内皮细胞肿胀，或增生肥大，血管周围常见出血及炎症细胞浸润。

2. 肺部病变　肺组织早期充血水肿，以后发展为间质性肺炎，间质中较多淋巴细胞浸润，可伴胸腔积液、胸膜点状出血。若继发细菌感染可发生化脓性小叶性肺炎。

3. 间质性心肌炎　比较严重，心脏间质内可见充血水肿、灶性出血、局灶性或弥漫性炎性浸润，主要是淋巴细胞、浆细胞，亦可见少量中性粒细胞，可引起心肌纤维束分离。此外尚可见右心室扩张，心外

膜弥漫性出血，约半数患者有轻度心包积液。

4. 中枢神经系统病变　淋巴细胞性脑膜炎表现为脑膜血管充血，在蛛网膜下腔或血管周围有淋巴细胞、巨噬细胞和少数中性粒细胞浸润，可见小出血灶。脑实质内可见血管周围淋巴细胞袖套状浸润、胶质细胞增生、胶质结节（丛林伤寒结节）形成，脑干处可见小出血点。

5. 脾脏病变　脾脏因充血及单核巨噬细胞增生而明显肿大，可达正常者数倍，因而包膜紧张。镜下可见单核巨噬细胞增生，吞噬活跃，炎症细胞浸润，脾小体变小，可伴局灶性坏死。

6. 胃肠道病变　尤其是回肠下端常有广泛充血及小出血点，上消化道黏膜亦可见浅表充血、多发糜烂和溃疡。

7. 其他器官病变　肾脏可发生间质性肾炎，有时可见局灶性或广泛的急性炎症性改变。睾丸间质和肝汇管区亦可见充血水肿、炎症细胞浸润。肝肾实质细胞可发生水肿或脂肪变性。本病由于可有小血管周围单核细胞、淋巴细胞及浆细胞浸润，故亦可见斑疹伤寒结节样表现。循环障碍、心肌炎和肺炎可能是致死原因。

【临床表现】

恙虫病是人类在被携带恙虫病东方体的中间宿主（恙螨）叮咬后感染所引起的急性发热性疾病。临床表现的严重程度取决于感染毒株的毒力大小和患者的敏感性。潜伏期为4～20天，一般为10～14天。常见临床表现为突然起病、发热、叮咬处有焦痂或溃疡、皮疹、淋巴结肿大等，也可累及其他器官和系统。

1. 毒血症症状　患者常有高热、头痛、疲乏无力、全身酸痛等中毒症状。起病急骤，先有畏寒或寒战，继而发热，体温迅速上升，1～2天可达39～41℃，呈稽留型、弛张型或不规则型，伴有表情淡漠、相对缓脉、头痛、全身酸痛、疲乏思睡、食欲缺乏、颜面潮红、结合膜充血。个别患者有眼眶后痛。严重者出现谵语、烦躁、肌颤、听力下降或重听、脑膜刺激征、血压下降。发热多持续1～3周。

2. 焦痂及溃疡　为本病特征，见于67.1%～98%的患者。发病初期于被恙螨幼虫叮咬处出现红色丘疹，一般不痛不痒，不久形成水疱，破裂后呈新鲜红色小溃疡，边缘突起，周围红晕，1～2天后中央坏死，成为褐色或黑色焦痂，呈圆形或椭圆形，直径为0.5～1cm，痂皮脱落后形成溃疡，其底面为淡红色肉芽组织，干燥或有血清样渗出物，偶有继发化脓现象。多数患者只有1个焦痂或溃疡，少数2～3个，个别多达10个以上，常见于腋窝、腹股沟、外阴、

肛周、腰带压迫处等，也可见于颈、背、胸、足趾等部位。

3. 淋巴结肿大 焦痂引流区淋巴结病较为严重和普遍。全身表浅淋巴结常肿大，近焦痂的局部淋巴结肿大尤为显著。一般大小如蚕豆至鸽蛋大、可移动，有疼痛及压痛，淋巴结内可见坏死区，无化脓倾向，消散较慢，在恢复期仍可扪及。

4. 皮疹 35%～100%的患者在4～6病日出现暗红色斑丘疹。无痒感，大小不一，直径为0.2～0.5cm，先见于躯干，后蔓延至四肢。轻症者无皮疹，重症者皮疹密集，伴有瘀点、出血或融合，这与地方性斑疹伤寒或斑点热不同。皮疹持续3～10天消退，无脱屑，可留有色素沉着。有时在第7～8病日发现软硬腭及颊黏膜上有黏膜疹。

5. 呼吸系统症状 20%～72%的病例有呼吸系统的症状，包括咳嗽、呼吸困难等。肺部的表现轻重不一，从气管炎、肺间质炎症到急性呼吸窘迫综合征（acute respiratory distress syndrome，ARDS）都有记载。患者发生ARDS的比例占报告病例的11%～15%，低蛋白血症、前凝血酶时间延长、延误开始使用正确抗生素治疗的时间等都可能导致ARDS的发生。发生ARDS后患者的死亡率高达22%～45%。

6. 消化系统症状 恙虫病例中胃肠道症状（如呕吐、腹痛、腹泻等）和脾大相对比较常见。有报道称超过1/3的恙虫病病例都表现有胃肠道症状，血管炎导致的胃肠道黏膜损伤可表现为消化道瘀点、表层出血、糜烂及出血或无出血性溃疡，或消化道出血。因此上消化道内镜检查对恙虫病早期诊断和严重消化性溃疡病例的后续治疗都能起到很好的指导作用。此外，50%患者有脾大，10%～20%患者肝大。大多数患者血清氨基转移酶和碱性磷酸酶升高，但显著的氨基转移酶升高（＞1000）和重型高胆红素血症并不多见。研究发现氨基转移酶显著升高和高胆红素血症多继发于感染性休克和多器官衰竭。肝脏损伤可能是由于病原体对肝窦内皮细胞的偏好而导致的肝窦状腺浸润、肝细胞胆汁淤积、胆管周围炎和肝门血管周围损伤。

7. 中枢神经系统症状 神经损害在恙虫病中比较常见，如躁动或木僵、昏迷、脑膜刺激征、癫痫、局部神经缺陷、视盘水肿等，无菌性脑膜炎和脑膜脑炎也频繁报告于恙虫病病例中。神经学上的后遗症病理发病机制是血管内皮、血管壁和血管周围组织炎症导致神经组织的梗死和贫血。其他神经系统表现有多发性神经病、吉兰-巴雷综合征、臂神经丛病变、急性播散性脑脊髓炎、颅内出血和运动障碍等。

8. 其他 部分患者可见眼底静脉曲张、视盘水肿或眼底出血。心肌炎亦较常见。少数患者可并发睾丸炎、阴囊肿大、肾炎、全身感觉过敏、微循环障碍等。急性肾损伤症状在恙虫病中不常见，一般见于危重病例。引起肾衰竭的原因包括全身性血管炎、休克引发的肾脏低灌注、微血管病变，以及肾小管细胞直接被感染引发的急性肾小管坏死等。

患者可因呼吸衰竭或循环障碍等而死亡。

【诊断与鉴别诊断】

根据典型的病史和皮肤焦痂，可以做出初步诊断。病因诊断需要依靠病理检查和实验室检查。患者血象中白细胞总数多减少，最低可达$2×10^9$/L，亦可正常或增高；分类常有核左移。

1. 病理学检查 重点观察血管炎的表现。在焦痂部位活检，经吉姆萨染色，可在焦痂处小血管内皮细胞中发现紫红色恙虫病东方体。身体其他部位的毛细血管、小动脉和小静脉内皮细胞中也可发现该病原体。

2. 血清学检查 ①外斐反应，患者单份血清对变形杆菌OXK凝集效价在1∶160以上或早晚期双份血清效价呈4倍增长者有诊断意义。最早第4天出现阳性，3～4周达高峰，5周后下降。②补体结合试验，应用当地代表株或多价抗原，特异性高，抗体持续时间长，可达5年左右。效价1∶10为阳性。③间接免疫荧光试验，测定血清抗体，于起病第1周末出现抗体，第2周末达高峰，阳性率高于外斐反应，抗体可持续10年，对流行病学调查意义较大。

3. 病原体分离 必要时取发热期患者血液接种于小白鼠腹腔，小白鼠于1～3周死亡，剖检取腹膜或脾脏做涂片，经吉姆萨染色或荧光抗体染色镜检，于单核细胞内可见立克次体，也可做鸡胚接种、细胞培养分离病原体。

4. 分子生物学诊断 近年来分子生物学检查的进展较为迅速，如用PCR的方法检测恙虫病立克次体的58kDa特异性蛋白的基因，是诊断恙虫病早期感染的特异性方法。

恙虫病的诊断同时需注意流行病学资料和临床特征，如发病前4～21天是否去过流行区、是否曾在草地上坐卧或行走等。若临床上发现有特征性的焦痂或溃疡，则有助于诊断。早期诊断可以显著降低该病的发病率、死亡率和疾病负担。

三、查菲埃立克体感染与人单核细胞埃立克体病

既往所谓人类埃立克体病（human ehrlichiosis，

HE）是由立克次体科埃立克体属埃立克体（*Ehrlichia*）经蜱传播所致的一种自然疫源性疾病，为人兽共患传染病，包括腺热埃立克体引起的腺热埃立克体病（Sennetsu 热）、查菲埃立克体引起的人单核细胞埃立克体病（human monocytic ehrlichiosis，HME）和人粒细胞埃立克体引起的人粒细胞埃立克病（human granulocytic ehrlichiosis，HGE）。后来的研究发现，这种分类并不科学，需要重新界定。新的分类（《伯杰系统细菌学手册》第二版）把埃立克体科的部分品种分别归作埃立克体属（如查菲埃立克体）、无形体属（如嗜吞噬细胞无形体）和新立克次体属（如腺热新立克次体）下，归属于无形体科。无形体科是一类主要感染白细胞的专性细胞内寄生革兰氏阴性小球杆菌，包含了所有感染外周血细胞的蜱传疾病的病原体。其中对人致病的病原体主要包括无形体属（*Anaplasma*）的嗜吞噬细胞无形体、埃立克体属（*Ehrlichia*）的查菲埃立克体（*E. chaffeensis*，EC）和埃文氏埃立克体（*E. ewingii*）、新立克次体属（*Neorickettsia*）的腺热新立克次体（*N. sennetsu*），分别引起人粒细胞无形体病（human granulocytic anaplasmosis，HGA）、人单核胞埃立克体病、埃文氏埃立克体感染、腺热新立克次体病。此处简要介绍查菲埃立克体及其引起的人单核细胞埃立克体病。其临床特征为发热、血小板和白细胞减少。

美国自从 1987 年确认第一例 EC 感染，嗣后已积累了大量病例。EC 感染患者分布于美国 30 个州，大多数患者集中在东南和中南各州。我国 1993 年在云南发现了抗查菲埃立克体抗体阳性犬及人群，随后一系列的相关研究报道了在一些媒介蜱中检出查菲埃立克体基因。1999 年以来已有十余个省市陆续报道发现埃立克体病。

【生物学性状】

查菲埃立克体革兰氏染色阴性，专性细胞内寄生，主要寄生在单核细胞内，亦可见于粒细胞及血小板内。体外培养要求非常特异的生长条件。电镜观察，其常表现为多形性、球形或椭圆形，大小0.2～0.8μm，存在于胞质空泡中。包涵体由薄薄的空泡膜包裹，每个空泡内含有数个到 40 个菌体，多个菌体可聚集成团形成桑葚状包涵体。菌体内部有许多电子密度增高的微粒和透明区。微粒结构为核糖体，透明区是 DNA 铰链所在。

【发病机制】

查菲埃立克体以蜱为传播媒介，经蜱叮咬进入人体，通过血液循环和淋巴管扩散，侵入单核巨噬细胞系统和淋巴细胞，使肾、脑膜、脾等实质器官的血管周围形成由炎症细胞组成的血管套，从而引起全身器官病变。本病可能是一种免疫病理性疾病，实验观察到犬的淋巴结受侵袭后，释放一种细胞表面活性因子，可攻击自身单核细胞；病犬血清可以在体外抑制血小板游走，因此血小板减少也与单核细胞毒性作用有关。

【病理变化】

查菲埃立克体主要侵犯白细胞和血小板。在淋巴细胞和单核细胞或中性粒细胞中可见桑葚状包涵体。埃立克体感染的特征性病变是小血管周围炎，即在血管周围有明显的炎症细胞浸润，包括单核细胞、淋巴细胞和浆细胞等，典型者形成血管套。这种病变可见于受累的多种器官，同时伴有肝、肺、肾、脾等实质器官的充血肿胀、细胞变性坏死等非特异性病变。病变广泛且严重者可影响器官功能。皮肤和胃肠道黏膜可发生小灶性或点状出血。骨骼肌也可发生变性、肿胀及炎症细胞渗出。炎症病灶内血管周围炎症细胞中可能查到病原体。

【临床表现】

人单核细胞埃立克体病是一种急性发热性疾病，多为散在发生，但亦有暴发流行的报道。据国内病例资料分析，患者中约 2/3 为男性，可能与其暴露于蜱的危险性比女性大有关。平均年龄＞45 岁，发病率随年龄增长而上升。大部分患者在 5～7 月发病，67.9%～85% 以上的患者在发病前 2～5 周有蜱叮咬或蜱暴露史。

临床症状有持续性高热、头痛、肌肉疼痛，或首先表现为不适、疲劳和低热，并在 1～2 天加重。肌痛常见而且较严重，呈弥漫性，但有时可能局限于腰、背等部位。少数病例可有消化系统、呼吸系统、中枢神经系统和骨关节系统症状，部分病例有皮疹。胃肠道症状如恶心、呕吐、腹痛、腹泻常见，但通常是一过性，厌食较普遍，且持续时间较长，常导致体重减轻。其他表现有咳嗽、局部淋巴结肿大、肝脾大、意识不清等。4% 的患者胸透显示有肺浸润。皮疹较少见，多被描述为瘀斑或瘀点，常见于躯干四肢，在发病后数天出现。严重并发症有中毒性休克样综合征、脑膜脑炎、急性呼吸窘迫综合征及急性肾衰竭等，重症多见于免疫功能低下的患者，病死率为 2%～3%。

实验室检查：多数患者外周血白细胞（淋巴细胞和中性粒细胞）和血小板减少、淋巴细胞绝对数降低，AST 等升高。

【诊断与鉴别诊断】

本病临床表现没有特异性，在急性期诊断人单核细胞埃立克体病比较困难。在流行区对发病前 3 周内有蜱暴露史的所有发热患者都要考虑感染埃立克体的可能性。其他重要诊断线索包括白细胞减少、血小板减少和氨基转移酶升高。血清学诊断标准是双份血清间接免疫荧光检查抗体滴度变化4倍以上，最高滴度≥1∶64。用PCR法检测标本中的埃立克体DNA，是目前最为快速、敏感及特异性高的实验室检查方法，适于急性患者的早期诊断。

四、嗜吞噬细胞无形体感染与人粒细胞无形体病

人粒细胞无形体病（human granulocytic anaplasmosis，HGA），简称无形体病，是一类新发人兽共患自然疫源性疾病，由嗜吞噬细胞无形体（anaplasma phagocytophilum，AP）引起，经蜱传播，主要表现为虫咬焦痂、发热、头痛、肌痛、皮疹及白细胞、血小板减少，被认为是病死率很高的蜱源立克次体病之一。1996年在美国首先发现，此后每年都有数百例报告，美国流行地区血清流行率为15%～36%。近年来国外发病例数逐年增多。我国曾在黑龙江、内蒙古和新疆等地的全沟硬蜱中检测到嗜吞噬细胞无形体。2006年10月安徽芜湖首次发现HGA疫情，收治了10例临床诊断的HGA患者，并且发生一起人HGA医院感染暴发流行。据调查，我国浙江、山东、河南及湖北等省份均有阳性病例。江苏、安徽已发现死亡病例。大兴安岭为HGA的疫源地。2009年对山东沂源的调查结果显示，26例发热患者中，8例明确诊断为HGA，6例为可疑病例；当地正常人群人粒细胞无形体IgG抗体阳性率为26.7%，福建、山西林区人员也高达20%。

【生物学性状】

嗜吞噬细胞无形体为无形体科、无形体属中的一新种，曾被命名为"人粒细胞埃立克体"。嗜吞噬细胞无形体是一种专性细胞内寄生的革兰氏阴性菌，菌体呈球形、卵圆形或梭镖形，平均长度为0.2～1.0μm。

结构上无菌毛和荚膜，缺乏脂多糖和肽聚糖，推测无形体可能通过受体介导的内吞途径进入细胞内。嗜吞噬细胞无形体主要感染中性粒细胞，寄生在粒细胞的胞质空泡内，以膜包裹的包涵体形式在细胞内生存繁殖。用吉姆萨染色，可见胞质内呈紫色桑葚状包涵体。每个包涵体内含数个至数十个菌体。在无形体病早期的血涂片中较为多见。

嗜吞噬细胞无形体缺乏经典糖代谢途径，依赖宿主酶系统进行代谢及生长繁殖。体外分离培养使用人粒细胞白血病细胞系（HL-60），嗜吞噬细胞无形体主要存在于HL-60细胞内与膜结构相连的空泡内，生长繁殖迅速。其感染的空泡内无查菲埃立克体感染所形成的纤维样结构。嗜吞噬细胞无形体早期的形态多为圆形、密度较大的网状体，后期菌体变小且密度增大。嗜吞噬细胞无形体的外膜比查菲埃立克体外膜有更多的皱褶。

【发病机制】

HGA是由嗜吞噬细胞无形体感染人末梢血中性粒细胞所引起的一种蜱媒传染病。传播媒介以硬蜱为主，蜱中存在AP的自然感染。本病的发生与蜱的活动季节密切相关，多发生在蜱活动频繁的月份（5～10月）。主要传播途径是被携带病原体的蜱叮咬，少数患者可以通过接触患者的血液、分泌物、含病原体的气溶胶等途径感染。围生期母婴传播等方式较为少见。人粒细胞无形体病还可能通过直接接触危重患者或带菌动物血液等体液传播，但具体机制仍有待证实。因此，接触蜱等传播媒介的人群为该疾病的高危人群，包括疫源地居民、劳动者和旅游者等。与HGA患者密切接触、直接接触患者血液等体液的医务人员或陪护者也有可能被感染。

蜱叮咬携带病原体的宿主动物后再叮咬人，病原体可随之进入人体。人感染后嗜吞噬细胞无形体主要在中性粒细胞中大量繁殖，并影响粒细胞功能，使其黏附能力、循环移动能力、脱颗粒及吞噬功能明显下降，进而影响宿主细胞基因转录、细胞凋亡，使细胞因子产生紊乱，吞噬功能缺陷，直至引起细胞的裂解，造成免疫病理损伤。

嗜吞噬细胞无形体感染后可诱导机体的免疫应答，产生抗无形体抗体，与无形体感染的宿主细胞表面的无形体抗原结合，介导免疫活性细胞攻击受感染的宿主细胞。但无形体是细胞内寄生菌，当细胞免疫活性细胞，特别是CD4$^+$T细胞在清除病原体时，也会损伤宿主细胞，造成组织病变。

【病理变化】

HGA由嗜吞噬细胞无形体引起，其靶细胞是成熟的粒细胞。用特异性抗体做免疫组化检测可以发现血液、肝、脾、肺等器官内的中性粒细胞内存在嗜吞噬细胞无形体。用吉姆萨染色亦可见胞质内紫色桑葚状包涵体。无形体随粒细胞经淋巴管和血管进入内脏，可引起全身性多器官淋巴细胞浸润，肝、脾、淋巴结内单核巨噬细胞增生，坏死性肝炎及间质性肺炎等。皮肤黏膜可发生出血性病变，表现为瘀点、瘀斑。有时可见脑内出血点。仔细检查外周血涂片，或可观察到中性粒细胞中的桑葚体。

由于中性粒细胞的破坏，机体抵抗力下降，患者可继发机会性感染，如结核病、真菌或病毒感染。

【临床表现】

HGA 的潜伏期一般为 7～14 天（平均 9 天）。大多急性起病，主要症状为畏寒、发热（可达 40℃以上）、全身不适、乏力、头痛、肌肉酸痛，以及恶心、呕吐、厌食、腹泻等。少数患者还有关节痛、咳嗽、急性呼吸窘迫综合征或中枢神经系统症状，<11% 的患者有皮疹，也可累及心肌导致充血性心力衰竭。根据北美和欧洲的 HGA 临床研究，在 685 例患者中，最常见的症状是不适（94%）、发热（92%）、肌痛（77%）、头痛（75%）、肝脏和神经系统的症状等，6% 的患者有皮疹。我国报道的病例亦有类似表现，依次为发热、头痛、乏力、皮疹或焦痂、眩晕、淋巴结肿大及消化道症状等。外周血检查可见白细胞（淋巴细胞）和血小板减少，部分有贫血、肝功能异常、AST 升高。老年患者及免疫缺陷患者感染后病情多较危重。5%～7% 重症患者表现为中毒性休克、弥散性血管内凝血、急性呼吸窘迫综合征和多器官功能衰竭等。

【诊断与鉴别诊断】

HGA 因缺少特异性临床表现，常被误诊，需要与病毒性感冒、肾综合征出血热、发热伴血小板减少综合征（新型布尼亚病毒感染所致），以及其他蜱传立克次体病等相鉴别。

在各种立克次体病中，皮疹和焦痂比较常见且易于发现，可以提供诊断线索，观察病变过程，如焦痂，主要见于恙虫病、黑龙江斑点热、内蒙古斑点热及 HGA 等。皮疹表现多样，有些皮疹也可结痂，需要鉴别焦痂。

外周血白细胞涂片查找单核细胞和粒细胞、淋巴细胞胞质中的桑葚状包涵体，吉姆萨染色呈紫色可以早期筛查 HME 和 HGA。确诊须经血清学、病原学检测证实。从血液、脑脊液中可分离出病原体，因外周血中中性粒细胞数量多，故分离培养阳性率较高。血清学检查可用间接免疫荧光试验、ELISA、补体结合试验，检测到特异性抗体可确诊。用 PCR 法检测标本中的特异性无形体 DNA 片段，敏感性及特异性很高，适用于急性患者的早期诊断。

（张　帆　刘德纯；郭瑞珍　管俊昌）

第五节　巴尔通体感染

在经典的《伯杰系统细菌学手册》第一版中，立克次体目分为立克次体科、巴尔通体科和无形体科。2005 年修订版把巴尔通体科归入根瘤菌目。按传统习惯，本书仍把巴尔通体病与立克次体感染一并介绍。由巴尔通体（Bartonellae，也称巴通体）感染所致的疾病称为巴尔通体病（bartonellosis），包括由汉赛巴尔通体引起的猫抓病、杆菌状巴尔通体引起的卡里翁病（Carrion disease）、五日热巴尔通体引起的战壕热，以及它们引起的杆菌性血管瘤病和杆菌性紫癜等。在 1997 年第 1 届巴尔通体国际会议上，巴尔通体被正式确认为人类新发现致病菌。

一、巴尔通体与巴尔通体病概述

巴尔通体科巴尔通体属（*Bartonella*）是一组多形性杆状微生物，与立克次体、埃立克体、布鲁氏菌等同属变形菌纲的 α- 亚群。巴尔通体属含有 11 个种，致病性巴尔通体有杆菌状巴尔通体、五日热巴尔通体、汉赛巴尔通体、克氏巴尔通体、伊丽莎白巴尔通体等 9 种，可引起人类卡里翁病、秘鲁疣、战壕热、猫抓病、心内膜炎、菌血症和 HIV 感染者的杆菌性血管瘤病等疾病，有的也能引起视网膜炎、脑炎、肾小球肾炎、肺炎等，见表 11-5-1。

表 11-5-1　巴尔通体属常见种及其所致人的疾病

巴尔通体种	首次报告年份	自然宿主	巴尔通体引起的主要疾病
杆菌状巴尔通体（*B. bacilliformis*）	1907	人	卡里翁病（急性奥罗亚热和慢性秘鲁疣）
五日热巴尔通体（*B. quintana*）	1917	人	战壕热（五日热）、慢性菌血症、杆菌性血管瘤病、心内膜炎、猫抓病
汉赛巴尔通体（*B. henselae*）	1992	猫	猫抓病、杆菌性血管瘤病、菌血症、心内膜炎、肝病性紫癜、视网膜炎、脑病

续表

巴尔通体种	首次报告年份	自然宿主	巴尔通体引起的主要疾病
伊丽莎白巴尔通体（*B. elizabethae*）	1993	大鼠	心内膜炎
格拉汉姆巴尔通体（*B. grahamii*）	1995	小鼠、田鼠	视网膜炎
文氏巴尔通体伯氏亚种（*B.vinsonii-berkhoffii*）	1996	犬	心内膜炎
克氏巴尔通体（*B. clarridgeiae*）	1996	猫	猫抓病

1. 病原学特点 巴尔通体（*Bartonellae*）是一类兼性细胞内寄生的革兰氏阴性小杆菌或小球杆菌，大小为（0.2～0.5）μm×（1～2）μm，能运动，形态多样，主要为杆状，亦可表现为球形、环形、卵圆形或颗粒状，有1～10根单端鞭毛，长3～10μm。在急性早期患者体内的病原体，形态更具球形，常在红细胞及内皮细胞的胞质内。吉姆萨染色呈紫红色或紫蓝色，瑞氏染色呈紫红色，镀银染色呈棕黄色。巴尔通体广泛寄生在人和脊椎动物的红细胞或血管内皮细胞中。巴尔通体要求在高营养的培养基（含动物或人血的琼脂），最佳温度为28℃，5%二氧化碳环境条件下缓慢生长，42℃不生长，生化反应极不活泼，不产生溶血素，对多种抗生素敏感。从新鲜标本分离出来的有菌毛，传代后可消失。在非细胞培养基中也可生长繁殖。

除杆菌状巴尔通体、五日热巴尔通体的宿主是人类外，其余均为自然界中的动物，包括猫、犬、牛等，主要传播媒介是跳蚤、白蛉、体虱等吸血节肢动物。传染源主要是猫和犬，尤其是幼猫，其口腔和咽部的病原体污染自身皮毛和爪，通过咬、抓或接触传播给人，患者大多有被猫犬咬伤、抓伤或密切接触史。人类可能因为与寄生巴尔通体的猫、犬等动物亲近或偶然接触自然环境中的啮齿类等野生动物而感染巴尔通体或致病。

2. 临床病理表现 巴尔通体病是一组包括诸多疾病的感染性疾病，其病变涉及皮肤、淋巴结和内脏许多器官，各有不同的临床表现。严重者可引起脑炎、溶血性贫血、肝脾大、肾小球肾炎、肺炎或关节炎的表现。

（1）皮肤病变：杆菌状巴尔通体引发皮肤病变，形成秘鲁疣。战壕热患者可出现皮疹。猫抓病患者初期常见伤口部位形成丘疹或脓疱。杆菌性血管瘤病早期皮肤表面出现单个或多个丘疹并可发展为皮肤溃疡。深部皮肤损害表现为皮下出现可活动或固定于皮下组织的肉色结节。

（2）淋巴结病变：以猫抓病性淋巴结炎最为典型，一般为单侧，往往仅有一个淋巴结肿大。淋巴结炎可以持续2～3个月，约10%病例出现淋巴结化脓。详见猫抓病性淋巴结炎。淋巴结也可发生杆菌性血管瘤病，几乎均由汉赛巴尔通体引起。

（3）血管病变：主要见于杆菌性血管瘤病和杆菌性紫癜，主要由汉赛巴尔通体、五日热巴尔通体引起。秘鲁疣实际也以血管增生为主要病变，由杆菌状巴尔通体引起。

（4）心内膜炎：巴尔通体心内膜炎与贝氏柯克斯体心内膜炎一样，约占所有感染性心内膜炎病例的3%。大多数巴尔通体心内膜炎由五日热巴尔通体和汉赛巴尔通体感染所引起，伊丽莎白巴尔通体和文氏巴尔通体引起的心内膜炎亦有报道。巴尔通体心内膜炎有一般细菌性心内膜炎的心瓣膜损伤的临床表现，心脏听诊可闻收缩期及舒张期杂音和奔马率，超声心动图显示二尖瓣或主动脉瓣上出现赘生物和心脏血流障碍。患者有发热、盗汗、杵状指、下肢水肿，皮肤出血点和紫癜。但患者的血标本的常规细菌培养结果为阴性。巴尔通体心内膜炎的临床诊断主要依据心内膜炎的临床特征和流行病学资料。巴尔通体心内膜炎最常发生在中年男性流浪汉。患者身上的虱或蚤和与猫、犬的接触史，以及慢性猫抓病、杆菌性内脏紫癜、杆菌性血管瘤病等病史均有助于明确诊断。

（5）慢性巴尔通体血症：五日热巴尔通体和汉赛巴尔通体感染如不及时彻底治疗，巴尔通体在体内长期存在，可引起慢性巴尔通体血症。慢性巴尔通体血症可以从急性巴尔通体感染后的2周开始一直持续几年。慢性杆菌性巴尔通体血症可以合并秘鲁疣，猫抓病患者的持续发热可与慢性汉赛巴尔通体血症同时存在。但许多慢性巴尔通体血症者可以无任何临床症状。Brouqui等检查法国某城市的71位流浪者，其中10人（14%）的五日热巴尔通体血培养为阳性，这10人中8人无任何症状。慢性巴尔通体血症患者是巴尔通体感染的重要传染源，它们身上寄生的虱、蚤是巴尔通体感染的重要传播媒介。

3. 诊断方法

（1）病理学诊断：感染组织的病理学检查是诊断

杆菌性血管瘤病、秘鲁疣及猫抓病的有效方法。汉赛巴尔通体和五日热巴尔通体引起的杆菌性血管瘤病的诊断可采用皮肤活检样本做组织病理学检查。血管小叶增生是杆菌性血管瘤病的主要病理特征，而肉芽肿少见。HE 染色可发现病变组织中的中性粒细胞浸润，但难以确认中性粒细胞胞质内被吞噬的细菌颗粒。用 Warthin-Starry 银染色可观察到病变组织中的巴尔通体。瑞氏染色和吉姆萨染色可以显示血涂片中红细胞和病变组织中血管内皮细胞内的巴尔通体。

采用巴尔通体种特异性抗体对活检样本做免疫组化可确认巴尔通体病原。卡波西肉瘤的大体病变与杆菌性血管瘤病相似，其组织中没有杆菌样病原体的存在，但可检出 HHV-8 抗原。组织切片的 Warthin-Starry 银染色和免疫组化检查可将它与巴尔通体感染明确鉴别。

（2）血清学诊断：目前最常用的血清学诊断方法是用巴尔通体菌体抗原进行间接免疫荧光试验检测患者血清中的巴尔通体抗体。单份血清巴尔通体 IgG 抗体效价达 150，或恢复期的巴尔通体抗体效价比急性期增长至少 4 倍，可做现症巴尔通体感染的诊断。该方法简便易行且重复性好，敏感度可达 67% ～ 97%，特异度也可高达 96% ～ 97%。汉赛巴尔通体 IgG 抗体效价 150 可做急性猫抓病诊断。心内膜炎患者的五日热巴尔通体或汉赛巴尔通体 IgG 抗体效价 1800 可做巴尔通体性心内膜炎诊断。用已知巴尔通体菌体抗原与患者血清做免疫印迹也是一种有效的巴尔通体感染的血清学诊断方法。虽然巴尔通体种之间的血清学交叉明显，但通过用不同种的巴尔通体对患者血清进行吸附处理后做免疫印迹可在种的水平上鉴定巴尔通体病原体。

（3）基因诊断：依据巴尔通体属或种特异性的基因序列设计引物对血样本或组织样本的 DNA 进行特异性的 PCR 扩增，可以快速有效地确认巴尔通体感染的病原体。目前用于巴尔通体感染诊断的 PCR 方法有套式 PCR 和荧光定量 PCR。采用 PCR 法检测巴尔通体 DNA 的基因诊断特异性强、敏感性高，简便快速，是确定巴尔通体感染的重要手段。

（4）巴尔通体病原分离与鉴定：尽可能在感染的早期收集患者的血、淋巴结组织（或淋巴结穿刺液）、皮肤或有关脏器的活检样本进行巴尔通体培养。显微镜下观察到巴尔通体为小球杆状或杆状菌。最后确认需依据巴尔通体基因的序列分析，确认感染样本中的巴尔通体或分离的巴尔通体的种或亚种。巴尔通体病原分离与鉴定虽然耗时和费用高，但是分离到巴尔通体病原体是确诊巴尔通体感染的最可靠指标，而且分离到的巴尔通体更有利于巴尔通体感染的进一步研究。

二、汉赛巴尔通体感染与猫抓病

猫抓病（cat scratch disease，CSD）的病原体是汉赛巴尔通体（B.henselae），但目前已发现克氏巴尔通体和五日热巴尔通体也可引起猫抓病。本病多发生在儿童，患者多有被猫抓咬的病史。在猫抓咬后 1 周左右，在伤口部位形成丘疹或脓疱，随后出现局部淋巴结炎，一般为单侧，往往仅有一个淋巴结肿大。淋巴结炎可以持续 2 ～ 3 个月，约 10% 病例出现淋巴结化脓。猫抓病的病情一般较轻，为亚急性和自限性感染，患者的发热多为低热。患者还可出现头痛、全身不适、咽炎等症状。5% ～ 25% 猫抓病患者出现非典型的临床表现，包括帕里诺眼淋巴结综合征（Parinaud oculoglandular syndrome）、脑炎、心内膜炎、溶血性贫血、肝脾大、肾小球肾炎、肺炎或关节炎的表现。

【生物学性状】

汉赛巴尔通体主要呈细小弯曲杆菌状，大小约 0.5μm × 1μm，革兰氏染色阴性。吉姆萨染色呈紫蓝色。兼性细胞内寄生，可在无生命含动物血的营养丰富培养基生长繁殖，但生长缓慢。对糖不发酵，缺乏氧化酶和过氧化酶。

【发病机制】

传染源是猫或犬，主要是幼猫。猫口腔内或咽部的病原体或被病原体污染的毛皮、脚爪上的巴尔通体可经被猫抓伤或其他原因导致的皮损或伤口感染到人体，患者中 75% 有被猫或犬抓伤或咬伤的历史。学龄前儿童和青少年多见。

汉赛巴尔通体是一种细胞内病原体，对血管内皮细胞有亲嗜性，因此坏死灶可见于小血管壁及其附近。

汉赛巴尔通体所致猫抓病是一种自限性疾病，病原体从皮肤破损处进入人体内 3 ～ 10 天后，感染者开始出现皮损、发热、厌食、肌痛、脾脏肿大等表现，常并发眼结膜炎和耳前淋巴结肿大，称为帕里诺眼淋巴结综合征，这是猫抓病的主要特征之一。少数病例可累及肝、脾、肺、骨髓和脑组织。在艾滋病患者和免疫功能低下人群，汉赛巴尔通体则常引起杆菌性血管瘤病。

【病理变化】

猫抓病的典型病变为淋巴结炎，称为猫抓病性淋巴结炎或淋巴结猫抓病。患者淋巴结呈不同程度肿大，多为 0.5 ～ 2.2cm，最大可达 4cm。其病理组织学改变可分为早、中、晚期。早期的改变是非特异性不典型淋巴组织增生、组织细胞和淋巴滤泡增生，伴显著的单核细胞样 B 细胞（monocytoid B cell）增生，生发中心扩大，轻微的淋巴结结构破坏。中期淋巴结内发生坏死，形成星状脓肿，坏死灶中有少量中性粒细胞、稀疏的纤维素、细胞碎片，坏死灶周围增生的组织细胞逐渐演变为上皮样细胞，并集聚成团，形成肉芽肿结构。在疾病晚期则形成特征性的中心坏死性（星状脓肿）肉芽肿，在肉芽肿外围常见较多淋巴细胞、浆细胞、免疫母细胞及成纤维细胞，并可见淋巴滤泡增生及小血管增生。

星状脓肿为圆形或星芒状、大小不等的坏死灶，含有中性粒细胞、纤维素、细胞碎片，边缘围绕栅栏状排列的梭形细胞（有些呈上皮样）和少量多核巨细胞（图11-5-1，图11-5-2），构成中心坏死性肉芽肿。免疫组化可以证实坏死周边的上皮样细胞为组织细胞（图11-5-3）。如坏死灶扩大，可向淋巴结深处扩展，

邻近或侵入滤泡中心，或邻近皮质下淋巴窦。淋巴窦内可见免疫母细胞、中性粒细胞和组织细胞混合存在。淋巴结结构破坏，常出现被膜断裂。淋巴结被膜下亦可见坏死灶和肉芽肿。晚期肉芽肿中央可出现干酪样坏死和液化性坏死。肿大的淋巴结一般在2～4个月消退，少数可延迟到24个月。淋巴结的化脓性改变偶尔可穿破皮肤，形成瘘管或窦道。

汉赛巴尔通体细小，在组织切片 HE 染色难以看到，但用银染色如 Warthin-Starry 银染色、Steiner 染色或网状纤维染色，巴尔通体表面被黑色的反应产物包裹，使其显得较大并易于发现，细菌呈黑色的颗粒状或杆状。巴尔通体呈单个、链状或簇状，沿着血管壁分布，或在坏死区周围的巨噬细胞内，或与坏死区的碎片混合在一起（图11-5-4）。在炎症的早期阶段可

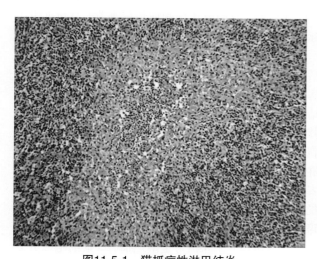

图11-5-1　猫抓病性淋巴结炎
可见淋巴结内有灶性坏死，内含中性粒细胞和坏死细胞碎片，形成小脓肿，周围有上皮样组织细胞包绕，形成肉芽肿。外周为淋巴组织

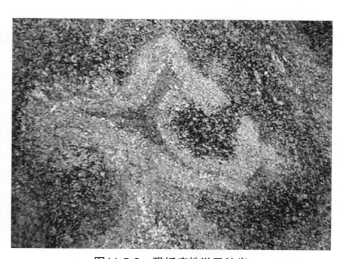

图11-5-2　猫抓病性淋巴结炎
可见淋巴结内有星状脓肿形成，内含中性粒细胞、少量纤维素和坏死细胞碎片，周围有上皮样组织细胞包绕，形成肉芽肿

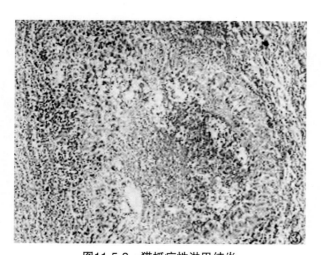

图11-5-3　猫抓病性淋巴结炎
免疫组化标记，微脓肿周围的上皮样细胞CD68染色阳性，证实为组织细胞增生，包绕脓肿灶

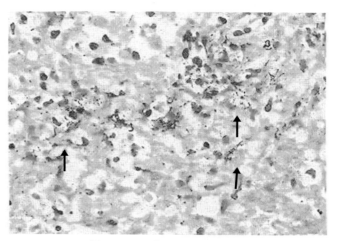

图11-5-4　猫抓病性淋巴结炎
银染色，细菌被黑色的反应产物所包裹，体积变大，呈颗粒状或短杆状
（丁彦青惠赠）

见大量巴通体聚集在成群的单核细胞样 B 细胞内。形成典型星状脓肿以后，病原体就难以检查到。采用微波辐射 Warthin-Starry 银染色技术可缩短染色时间，减少背景非特异沉淀和假阳性。

除淋巴结外，极少数病例并发肉芽肿性结膜炎、脑炎或脑膜脑炎、乳腺炎、肝炎、骨髓炎、关节病、腮腺肿大、脾脏肿大、血小板减少性紫癜等。在肝、脾、乳腺、骨髓等处亦可见类似的坏死性肉芽肿形成（图11-5-5，图 11-5-6）。

在免疫损伤的患者，汉赛巴尔通体感染一般不能形成局限性肉芽肿性淋巴结炎，但可发生播散性猫抓病伴肉芽肿性炎、杆菌性血管瘤病等。淋巴结发生的杆菌性血管瘤病几乎都是由汉赛巴尔通体引起的。

【临床表现】

猫抓病临床表现很多，除病理医师熟知的淋巴结病变以外，尚有发热（＞38.3℃）、胃肠道反应、体重减轻、乏力、疲劳、头痛、脾脏肿大、咽喉痛、结膜炎等全身反应。结膜炎伴耳前淋巴结肿大（帕里诺眼淋巴结综合征）是猫抓病的主要特征，有助于诊断。局部表现主要是原发性皮损和淋巴结肿大。

1. 皮肤病变　多见于手、足、前臂、小腿或颜面部。在被猫抓、咬后 3～10 天，局部出现一或多个红斑性丘疹，部分丘疹可转变为水疱或脓疱，偶可溃破形成小溃疡。最后结痂愈合。患者可有低热，疼痛不明显，症状较轻者未引起关注，待到引流区淋巴结肿大后才被关注。皮肤病变为真皮炎性坏死，周围上皮样细胞与多核巨细胞及淋巴细胞浸润，偶见嗜酸性粒细胞浸润。1～3 周后愈合，留下短暂的色素沉着或结痂。

2. 淋巴结病变　或称猫抓病性淋巴结炎（cat-scratch lymphadenitis，CSL），淋巴结猫抓病是猫抓破皮肤带入巴尔通体感染导致引流区淋巴结肉芽肿性病变。在被猫抓伤后 1～2 周（也可长达 7 周），大部分病例（90% 以上）出现引流区淋巴结肿大，其直径为 1～8cm，质地较坚实，轻微触痛。常见于头颈部、腋窝、腹股沟淋巴结。

【诊断与鉴别诊断】

当临床通过病史和临床表现怀疑本病时，可通过皮肤、淋巴结活检，进行组织病理学检查以支持诊断。用 Warthin-Starry 银染色可以检测到病原体。虽然皮试阳性可以证实诊断，但其抗体必须经由患者淋巴结制备。血清学研究和 PCR 检测能协助确诊。使用汉赛巴尔通体特异性抗体也有助于鉴定病原体。

对汉赛巴尔通体也可用羊血琼脂或巧克力色琼脂等培养基，或用原代细胞或传代细胞，对新鲜组织标本进行培养和鉴定。

淋巴结病变应与其他肉芽肿性病变相鉴别，包括淋巴结结核、性病淋巴肉芽肿、结节病和布鲁氏菌病等，也应与兔热病、霉菌病和结核相鉴别。①淋巴结结核为上皮样细胞肉芽肿，常有干酪样坏死，肉芽肿内无中性粒细胞浸润，无星状脓肿，有朗汉斯巨细胞。抗酸染色有助于鉴别诊断。②组织细胞坏死性淋巴结炎（Kikuchi 病）多见于青年女性，双颈部浅表淋巴结肿大，伴发热及局部疼痛。镜下见淋巴结内凝固性坏死从皮质区开始，可扩展至髓质，有细胞碎屑，不形成脓肿，坏死区中性粒细胞少见，增生的淋巴滤泡也少见。③霍奇金淋巴瘤，背景细胞成分复杂，但可查见霍奇金细胞或 R-S 细胞，常需借助免疫

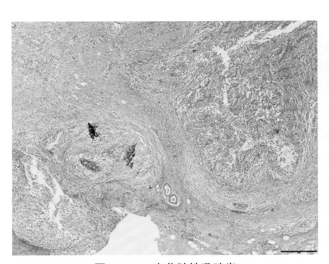

图11-5-5　肉芽肿性乳腺炎

乳腺中见多个肉芽肿形成，病变中心可见微脓肿，周围有上皮样组织细胞呈栅栏样排列（尹书怡惠赠）

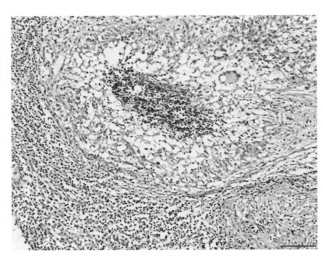

图11-5-6　肉芽肿性乳腺炎

类似猫抓病的表现，病变中心可见微脓肿，周围有上皮样组织细胞呈栅栏样排列，并可见巨细胞（尹书怡惠赠）

组化加以鉴别。④淋巴结感染性肉芽肿，病因多样，形态各异，需要注意检查病原体成分，病史询问也很重要。

三、杆菌状巴尔通体感染与卡里翁病

卡里翁病（Carrion disease）是杆菌状巴尔通体（*Bartonella bacilliformis*）引起的一种地方病，因1855年秘鲁医学家 Daniel Carrion 首先报道此病而命名。本病的传播媒介为秘鲁的一种白蛉。临床表现有两个明显不同的阶段，即以急性发热与溶血性贫血为主的奥罗亚热（Oroya fever, Oraya 为秘鲁地名）以及以皮肤病变为主的秘鲁疣。潜伏期约3周或更长些，起病前常有前驱症状，如低热、骨关节及肌肉酸痛等，此后疾病可发展成本病两种类型中的某一型。

【生物学性状】

1905年秘鲁医生 Alberto Barton 首先在奥罗亚热患者红细胞内发现存活的杆菌状微生物，并被多数学者所证实，后将其命名为杆菌状巴尔通体。1920年培养出此病原体，并感染猴子成功。杆菌状巴尔通体为一种细小的革兰氏阴性球杆菌，大小为（0.2～0.5）μm×（1～2）μm，能运动，多形性，可表现为球形、环形、卵圆形或颗粒状，有1～10根单端鞭毛，长3～10μm。在急性早期患者体内的病原体，形态更具球形，常在红细胞及内皮细胞的胞质内。吉姆萨染色呈紫红色。杆菌状巴尔通体要求在高营养的培养基（含动物或人血的琼脂），最佳温度为28℃，5%二氧化碳环境条件下缓慢生长，42℃不生长，生化反应极不活跃，不产生溶血素，对多种抗生素敏感。

【发病机制】

卡里翁病以白蛉为传播的媒介，人为唯一的自然宿主。当杆菌状巴尔通体进入人体血流后，首先在血管内皮细胞中增生，随后侵入红细胞内繁殖。严重患者几乎所有外周血液中的红细胞均被感染，一个红细胞可有多达20个病原体，致使大量红细胞破坏，导致严重溶血性贫血。鞭毛为杆菌状巴尔通体侵入宿主细胞的重要毒力因子，有研究者观察到运动的巴尔通体如钻孔器，同时结合其他因素而使红细胞膜改变，导致巴尔通体侵入红细胞内。为了补偿红细胞的不足，红细胞系活跃增生，导致外周血液出现有核红细胞、巨红细胞及大量网织红细胞（可达50%），白细胞变化不大，而血小板常有减少，并可见肝、脾和淋巴结的巨噬细胞大量吞噬病原体、红细胞及含铁血黄素。由于毛细血管内皮细胞损害和肿胀，管腔阻塞和组织缺血坏死。脑脊液检查可有细胞数增加并可找到病原体。

【病理变化】

卡里翁病包括奥罗亚热和秘鲁疣。急性杆菌状巴尔通体感染引起的全身感染称为奥罗亚热。杆菌状巴尔通体感染发展到慢性阶段，引起的皮肤或皮下的血管瘤称为秘鲁疣（Verruga peruana）。奥罗亚热阶段病变不明显，病理变化主要发生在秘鲁疣阶段。肉眼可见皮肤表面出现许多疣状、粟粒状或结节状隆起，广基或无蒂，其大小从2～10mm至3～4cm。镜下表现类似杆菌性血管瘤病，可见毛细血管丰富，内皮细胞增生肥胖，胞质丰富，胞核显著。内皮细胞排列紧密并可突入腔内。间质中含有中性粒细胞、淋巴细胞和组织细胞浸润。吉姆萨染色可发现细胞内杆菌。患者肝脏肿大，有时可见小叶中心性细胞坏死；脾亦肿大，并伴有感染，巨噬细胞内可查见病原体。

【临床表现】

本病潜伏期约3周或更长，起病前常有前驱症状，如低热、骨关节及肌肉酸痛等，此后疾病可发展为血流感染的奥罗亚热或皮肤损害为主的秘鲁疣。

1. **奥罗亚热** 患者突然出现寒战、高热、大汗、极度乏力、脸色苍白，并有严重肌肉、关节疼痛和头痛，严重者可出现谵妄、昏迷及周围循环衰竭等表现；杆菌状巴尔通体感染红细胞，可导致红细胞裂解，患者可出现溶血和黄疸。溶血可引起急性贫血和免疫抑制。此阶段可成为奥罗亚热死亡的主要原因，多发生于起病后10天至4周内。经过抗菌药物治疗者，发热消退，血液中细菌减少乃至消失，体力逐渐获得恢复，有些较轻病例也可自行恢复，但比较缓慢，常需数月至半年。如不接受及时的抗生素治疗，或合并其他感染，死亡率可高达40%～88%。

2. **秘鲁疣** 当奥罗亚热消退后，杆菌状巴尔通体感染发展到慢性阶段，可引发皮肤血管增生性病变，患者的皮肤表面或皮下组织出现秘鲁疣。主要表现为皮肤损害，其特点是在贫血后或无前驱症状时，皮肤出现许多疣状皮疹，可呈粟粒状、结节状或大块腐肉状，其大小从2～10mm至3～4cm。这三种疣状皮损可在同一患者身上见到，以四肢两侧及颜面部较多，其次为生殖器、头皮和口咽部黏膜，疣状皮疹色泽各异，由红色至紫色。秘鲁疣可以持续数月甚至数年。

【诊断与鉴别诊断】

1. **血液学检查** 可见红细胞数急速减少，常在4～5天由正常降至$1.0×10^{12}$/L，为正常色素巨细胞型贫血，并可见有核红细胞、豪-乔小体（Howell-Jolly body）、卡波环（Cabot ring）和嗜碱性点彩。豪-乔小体为染色质小体，为紫红色圆形小体，位于成熟红细胞胞质中，可 1 个或多个。卡波环为红细胞的细胞质中出现的紫红色细线圈结构，呈环状或 8 字形。卡波环经常和豪 - 乔小体一起出现，多见于嗜多色性、碱性点彩红细胞胞质中，可见于白血病、溶血性贫血、巨幼红细胞性贫血等疾病，亦可见于卡里翁病。白细胞可有轻度增加并伴核左移，血液中含有大量病原体，涂片染色可显示 90% 红细胞被侵犯。

2. 病原体培养 带菌者应进行血液培养才能明确，培养基应加 5% 脱纤维蛋白人血或 10% 新鲜兔血清和 0.5% 兔血红蛋白，最适温度为 28℃，培养 7～10 天后可见小菌落加以鉴定。

3. 病理学检查 对秘鲁疣可取组织标本进行显微镜观察，可见血管组织增生，类似杆菌性血管瘤病。Warthin-Starry 银染色或吉姆萨染色发现病原体即可诊断。

4. 其他检查 近来采用血清免疫学检查，如荧光抗体、间接血凝及酶联免疫吸附试验等对流行病学调查及诊断也有帮助。

四、五日热巴尔通体感染与战壕热

战壕热（trench fever）是由五日热巴尔通体（*Bartonella quintana*）引起、经体虱传播的急性传染病，又称五日热，因曾在第一次世界大战欧洲战场战壕的士兵中发生广泛流行而得名。近年证实在欧洲、非洲、中南美洲等地人群中亦有其特异抗体分布。本病的流行与个人和群体的恶劣卫生条件密切有关，主要发生在无家可归的流浪人群中。

【生物学性状】

五日热巴尔通体呈短杆状，大小为（1.0～1.6）μm×（0.2～0.5）μm。电镜下可见其细胞壁和胞质膜各分为 3 层，无鞭毛，无荚膜，但表面可见沟回。增殖方式为二分裂。革兰氏染色阴性，吉姆萨染色为紫红色，Gimenez 染色为红色。此种病原体对外界抵抗力较强。60℃湿热条件下 30 分钟仍可存活，即使在干燥环境下，病原体在虱粪中数月也有传染性。五日热巴尔通体可在没有活细胞的人工培养基上和人虱肠道细胞外环境生长增殖，不能使常用实验动物感染。

【发病机制】

人是本病原体的唯一已知储存宿主，人虱是在人群中传播本病的主要媒介，但病原体不能经虱卵垂直传播。传播途径是含病原体的虱粪经由虱叮咬造成的皮肤抓痕或破损处，或经眼结合膜侵入而致人体感染。

【病理变化】

根据有限的皮肤活检资料，发现皮疹的主要病变为小血管周围炎，以淋巴细胞浸润为主，但不波及血管壁，血管壁和内膜结构仍然正常，也无血管栓塞现象。免疫功能低下者，可出现肺炎、肾炎和心内膜炎等损害。

五日热巴尔通体也可引起血管增生性或血管扩张性疾病，如所谓的杆菌性血管瘤病和杆菌性紫癜。

【临床表现】

战壕热冬春两季发病较多，潜伏期一般为 15～20 天（9～30 天），起病急骤，发病早期患者有发热、寒战、全身不适、眼球痛、剧烈头痛、眩晕、脾大等，随后有背痛、腿痛、颈部痛甚至全身性肌肉疼痛，尤其是胫骨痛很特殊。其腹痛似阑尾炎，颈痛如脑膜炎，疼痛可持续 2～3 天。战壕热分为阵发型和类伤寒型。①阵发型先有 4～5 天的发热，于第 5～7 天恢复正常，随后有 4～8 天的无热期，然后再次发热，可如此反复发作多次，有的可达 3～8 次。②类伤寒型为不间断发热，持续 2～6 周，患者可出现脾大和皮疹。大多数患者可在第 2～3 天出现稀疏的淡红色充血性斑丘疹，多发部位在胸、背和腹部，数日后消退。但本病白细胞增多而不是下降。白细胞计数波动大，可为 4000～27 000/mm³。尚未发现本病死亡病例。

【诊断与鉴别诊断】

根据当地有本病流行及典型临床表现可以诊断，但确诊须进行补体结合反应和分离病原体。本病起病后一般数周即可出现抗体，有时抗体持续达数年之久。利用被动血凝试验、ELISA 等血清学方法检测特异抗体亦有助于诊断。本病应注意与流感、回归热、登革热及斑疹伤寒等发热伴发疹性疾病相鉴别。

五、巴尔通体感染相关血管性疾病

所谓杆菌性血管瘤病（bacillary angiomatosis）和杆菌性紫癜（bacillary peliosis）都是由巴尔通体感染引起的血管增生性疾病，但并非杆菌状巴尔通体所致，亦非杆菌引起，容易引起误解。其病原体主要有五日热巴尔通体和汉赛巴尔通体，所以建议改为巴尔通体性血管瘤病和巴尔通体性紫癜，最好冠以已确诊的巴尔通体名称，如汉赛巴尔通体血管瘤病等。多发生于艾滋病、恶性肿瘤或接受器官移植等有免疫损伤或免疫缺陷的患者或老年人。患者有发热、盗汗、头痛、不适、厌食等一般性感染的非特异性表现。特征性表现主要为皮肤血管增生性病变和内脏紫癜。两者可分别或同时存在。

（一）杆菌性血管瘤病

杆菌性血管瘤病是指皮肤、淋巴结和其他部位由巴尔通体感染引起的血管增生性疾病，又称杆菌性上皮样血管瘤病（bacillary epithelioid angiomatosis，BEA）、杆菌性多发性血管瘤病、上皮样血管瘤病、艾滋病相关性血管瘤病。1983年Stoler等首先报道了艾滋病患者伴发多发性皮下血管结节，其内有小杆菌。经Warthin-Starry银染色，能清楚显示细菌，所以定名为杆菌性上皮样血管瘤病。1992年被确定为与HIV感染相关的细菌性传染病。这些病例中可见大量的微生物，其实是巴尔通体，需要及时进行抗感染治疗。本病对抗生素敏感。

【生物学性状】

淋巴结杆菌性血管瘤病几乎均由汉赛巴尔通体引起，而皮下组织和骨的杆菌性血管瘤病由五日热巴尔通体感染所致。在血涂片上用瑞氏或吉姆萨染色可清晰显示红细胞内的杆状病原体。

【发病机制】

汉赛巴尔通体是一种细胞内病原体，易侵犯血管内皮细胞。在免疫功能健全者中主要引起猫抓病。而杆菌性血管瘤病主要发生在HIV阳性患者，也见于器官移植受者。在免疫抑制或缺陷情况下，汉赛巴尔通体可促进内皮细胞增生，使血管出芽、数量增多，以致形成血管瘤病。

五日热巴尔通体通过皮肤抓痕或破损处侵入皮肤，引起五日热（战壕热），也可引起皮下组织和骨的杆菌性血管瘤病，提示其亦对内皮细胞有亲嗜性，可以刺激血管增生。

【病理变化】

杆菌性血管瘤病可发生在皮肤、淋巴结，以及任何实质性器官，包括肺、心、脑、骨、阴道、子宫。以皮肤病变为主，病灶常为多发性。其本质是旺炽性血管增生，而非真性肿瘤。增生的血管呈分叶状结构，常伴致密的中性粒细胞浸润，类似分叶状毛细血管瘤（所谓化脓性肉芽肿）。间质中可见不规则的嗜碱性细菌团块，可用银染法显示。

1. 皮肤病变　早期皮肤表面出现单个或多个丘疹，丘疹逐渐增大，直径可达数厘米，并可发展为皮肤溃疡。深部皮肤损害表现为皮下可活动性或固定于皮下组织的肉色结节。显微镜下，组织学特征：①病变可发生于皮肤各层，浅表的病变位于真皮乳头层和

网状层上半部，成串的小圆形血管被纤维组织分割成分叶状结构，类似所谓的化脓性肉芽肿；表面鳞状上皮可呈假上皮瘤样增生，也可导致溃疡形成、真皮水肿、组织疏松；深部病变累及网状层下半部和皮下组织，细胞成分丰富而致密；深浅层可同时受累。②病变由增生的血管构成，内皮细胞增生肥胖，排列紧密并突入腔内。由大内皮细胞（上皮样细胞）排列成的小血管呈小叶状增生，有时可见内皮细胞的异性型、有丝分裂或坏死。免疫组化可证实内皮细胞增生，排除组织细胞。③血管丰富，伴外皮细胞和肌成纤维细胞增生，间质中含有中性粒细胞、淋巴细胞和组织细胞，但有密集的中性粒细胞及其碎屑，类似化脓性炎或炎性肉芽组织。④病灶中可见成堆的双染性或嗜酸性颗粒状物质，其中含有小杆菌，1～2μm长，革兰氏染色阴性，而用Warthin-Starry银染色呈阳性。电镜下证实这种微生物有三层细胞壁。

2. 淋巴结病变　淋巴结杆菌性血管瘤病表现为淋巴结结构破坏，出现大小不等的血管结构增生，内衬肥胖的内皮细胞，有时没有可见的管腔。有时出现许多中性粒细胞、外渗的红细胞和细胞碎片，与皮肤病变类似。

3. 其他组织　杆菌性血管瘤病亦可发生于任何实质性器官，包括心、肝、脾、脑、骨、阴道、子宫、口腔、结膜、胃或肛门的黏膜、肺和胸膜。骨损害时X线下可见边界清楚的骨质溶解乃至界限不清的骨皮质破坏，可伴有骨膜反应，多见于肢体远端。

【临床表现】

杆菌性血管瘤病皮肤损害的临床表现可分为皮肤型和皮下型。①皮肤型皮损，约60%患者可出现皮肤病变，早期为无症状性丘疹，呈血红或暗红色，针尖大小，病灶1个至数百个。皮疹逐渐增大，形成红斑丘疹、斑疹、裙边样或线形皮损，可高出皮肤，形成乳头状瘤样或息肉样病灶；有的位置较深、呈结节状，可以形成溃疡或没有溃疡，表面可有或无结痂。病变呈单发，也可多发，可见于全身任何部位皮肤，以上身及面部较多见。病变可对称分布，或散在分布，也可呈带状疱疹样分布。丘疹可增多或扩大，直径可达数厘米。病变质脆或硬如橡皮状，可破损出血，皮损基底周围可出现领圈状脱屑。病变愈合后留有轻度色素沉着或硬结，较大面积的病变愈合后可有局部皮肤萎缩。②皮下型皮损，发生率约50%，病变呈结节状或斑块状，数厘米大小，圆形，呈皮肤色或暗红色，常有触痛。结节可见于身体各处，位于四肢时可有明显的疼痛。皮肤病变也可引起引流区淋巴结肿大。

Webster 将其临床表现归纳为三方面：①化脓性肉芽肿，病灶 1cm 至数厘米，暗红色，表面常有鳞屑，基底部有蒂；②皮下小结节，结节固定，质地较柔软，严重者可损害其下方骨组织；③色素性硬结，呈椭圆形，表面粗糙，皮损近黑色，中心表皮角化。

播散性者可有发热、寒战、夜汗、体重下降等全身症状，个别严重者可发生菌血症或败血症样表现。

【诊断与鉴别诊断】

诊断杆菌性血管瘤病主要依据病理表现和病原体检测（推荐 Warthin- Starry 银染色，病菌难以培养），并应注意与下述疾病鉴别。

1. 卡波西肉瘤（Kaposi sarcoma，KS） 本病发病背景及组织学图像与 KS 相似，在免疫损伤患者发现旺盛的血管增生可能是 KS，应注意鉴别。本病与 KS 不同之处：杆菌性血管瘤病初期出现丘疹或结节，不形成斑块和肿瘤，杆菌性血管瘤病标本中无显著增生伴异型的成束状梭形细胞，无裂隙样血管，可查到杆菌，该病菌也可累及肝脏，形成杆菌性肝性紫癜。经抗生素治疗后杆菌性血管瘤病可消退。但 KS 典型地缺乏中性粒细胞和细胞碎片，肿瘤细胞阳性表达 HHV-8，除非是某些重叠感染型的患者，应不能查到细菌。

2. 分叶状毛细血管瘤 即所谓化脓性肉芽肿，多见于皮肤黏膜，特别是口腔黏膜，按发生部位和形态可分为息肉型、真皮型、皮下型、静脉内型等。镜下特征为毛细血管和小静脉增生，并被纤维组织分割成小叶状结构。特征性病变为息肉状突出，有蒂或无蒂，基底部可见一条或多条滋养血管，间质内有急性和慢性炎症细胞浸润，类似炎性肉芽组织（但并无肉芽肿形成），表面皮肤或黏膜可发生溃疡，继发感染。感染时间质水肿，毛细血管间距增大，炎症细胞增多，小叶结构不明显。蒂颈处表皮呈衣领样增生。病变过程可分为 3 期：①早期以内皮细胞增生为主，内皮细胞丰富，小叶排列紧密，而血管腔不明显，又称为细胞期；②中期又称毛细血管期，小叶内真性血管明显增多，腔内有大量红细胞，小叶中央有一个或多个小静脉，其管腔较大，肌层较厚；③晚期或消退期，小叶内和小叶间纤维化，小血管静脉分化明显。上述病变无明显中性粒细胞和细胞碎片，亦不见颗粒状细菌聚集，Warthin-Starry 银染色阴性，为鉴别要点。免疫损伤的背景也是值得重视的鉴别因素。

3. 血管瘤 特别是与上皮样血管瘤（又称假化脓性肉芽肿，伴嗜酸性粒细胞增多的血管淋巴样增生）、卡波西型血管内皮瘤（兼有毛细血管瘤和 KS 样形态）

等血管丰富的疾病相区别。

4. 猫抓病 半数患者有猫抓或鸟抓的病史，但猫抓病主要累及皮肤和淋巴结。猫抓病的皮肤病变尚无充分描述，淋巴结病变特征为星状脓肿和肉芽肿形成，其中心有微脓肿形成。

（二）杆菌性紫癜

杆菌性紫癜（bacillary peliosis）是由毛细血管扩张形成的血管瘤样病变，主要发生在肝脏和脾脏。病因和发病机制已如上述，且有待深入探讨。

【病理变化】

杆菌性紫癜表现为肝内灶性充盈血液的血腔，大部分有内皮细胞覆盖，并与肝窦相连。在 HIV 感染者中也发现肝脏内有充满血液的囊腔。这种组织学异常类似于紫癜性肝炎。本病偶见于癌症、结核或用合成类固醇治疗者，后来研究证明本病与革兰氏阴性杆菌有关，而称为杆菌性紫癜性肝炎（BPH）或杆菌性紫癜，现已证明以前所谓杆菌实为汉赛巴尔通体或五日热巴尔通体。本病可见于免疫健全者、HIV 感染者及药物介导的免疫抑制患者。艾滋病相关的杆菌性血管瘤病患者肝脏内出现紫癜或充满血液的囊肿，伴有炎症性黏液样基质，紫癜周围含有成堆的巴尔通体，而与 HIV 感染无关的肝紫癜标本中则无巴尔通体存在。Trojan 等设想，肝紫癜可能是 HIV 感染的一个特征性病变。其发生原因可能与齐多夫定（zidovudine）的扩张肝窦作用有关。电镜下巴尔通体的形态与皮肤杆菌性血管瘤病病变中的病原体相同。研究者推测，两者由相同的巴尔通体所引起，分别发生在皮肤和内脏。

【临床表现】

最常见的临床表现为长期发热、寒战、恶心、呕吐、腹胀（或腹痛）、体重下降，大部分患者肝脏肿大，肝功能异常，常有碱性磷酸酶升高。脾脏与腹腔淋巴结也可肿大。杆菌性紫癜性肝炎可单独发生，不与皮肤病变共同出现。影像学检查常见肝脏增大但无局灶性异常，偶有多发性环状增强的病变。

【诊断与鉴别诊断】

对杆菌性紫癜的诊断主要根据肝、脾和皮肤的组织学检查。用特殊技术可于血液中培养出病原体。在常规切片染色情况下，可见典型的充满血液的扩张血窦。但杆菌状巴尔通体簇伴紫癜性病变，用 Warthin-Starry 染色显示效果最好，而组织学表现可能仅见纤维间质中有小范围的毛细血管扩张。

（张　帆　刘德纯　吴礼高；郭瑞珍　管俊昌）

参·考·文·献

安志英, 刘新立, 王秋英, 等, 1995. 3772例鼠型斑疹伤寒的流行病学调查分析. 中华流行病学杂志, 7(4):245.

白瑛, Kosoy MY, Maupin GO, 等, 2002. 首次证实巴尔通体在我国云南鼠群中流行. 中国人兽共患病杂志, 18(3):5-9.

宝福凯, 柳爱华, 2009. 查菲埃立克体和人单核细胞埃立克体病研究进展. 中国病原生物学杂志, 4(12):935-938, 942.

鲍莺莺, 2005. 人巴通体感染. 中国人兽共患病杂志, 21(5):429-432.

毕晶, 秦律娜, 2008. 小儿地方性斑疹伤寒235例分析. 河北医药, 30(6):871.

曹欣, 吴跃, 洪文昕, 2013. 84例恙虫病临床特点分析. 传染病信息, 26(1):50-52.

程成, 鞠文东, 王艳梅, 等, 2019. 黑龙江口岸蜱携带斑点热群立克次体及嗜吞噬细胞无形体复合感染调查. 口岸卫生控制, 24(2):53-59.

邓晶, 司马国旗, 盛成, 等, 2015. 以颈部肿块为首要症状的猫抓病诊断. 中国耳鼻咽喉头颈外科, 22(9) 474-475.

邓卓霖, 陆海霞, 韦义萍, 2007. 猫抓病八例病理特点分析. 中华传染病杂志, 25(6):358-360.

丁宏基, 2004. 猫抓病研究进展. 中华病理学杂志, 33(5):475-477.

范明远, 2004. 内蒙古斑点热的发现. 实用预防医学, 11(6):1310-1312.

范明远, 2005. 世界新发现的斑点热. 预防医学论坛, 11(1):119-128.

方美玉, 林立辉, 刘建伟, 2005. 虫媒传染病. 北京: 军事医学科学出版社.

冯帅, 吴含, 张力文, 等, 2013. 河北省西部山区蜱传斑点热群立克次体分子流行病学研究. 中国媒介生物学及控制杂志, 24(4):308-312.

浮飞翔, 国文, 张瑛, 等, 2012. 我国主要蜱媒传染病的流行特征及研究进展. 国际流行病学传染病学杂志, 39(4):285-288.

葛霞, 谢群, 承泽农, 等, 2001. 猫抓病性淋巴结炎的临床病理分析. 临床与实验病理学杂志, 17(2):120-122.

郝永建, 陈晨, 廖远祥, 等, 2015. 斑点热流行病学研究进展. 医学动物防制, 31(9):975-977.

赫兢, 张丽娟, 周越塑, 等, 2012. 无形体病11例. 中华传染病杂志, 30(4):250-252.

胡林华, 1995. 杆菌性血管瘤病. 国外医学流行病学传染病学分册, 22(1):38-39, 22.

黄娟, 代琳, 雷松, 等, 2010. Warthin-Starry特殊染色、免疫组织化学和透射电镜在猫抓病病理诊断中的作用. 中华病理学杂志, 39(4):225-229.

黄埔, 朱奕奕, 胡家瑜, 2012. 恙虫病流行病学研究进展. 中国地方病防治杂志, 28(1):25-29.

蒋荣猛, 李兴旺, 2010. 临床医师应提高对立克次体病的认识. 传染病信息, 23(1):11-13.

李朝品, 2005. 医学蜱螨学. 北京: 人民军医出版社.

李金凤, 吴小红, 李豫川, 等, 2003. 感染小鼠组织中Q热立克次体的分子病理学检测. 生物技术通讯, 14(6):549-550.

李兰娟, 任红, 2013. 传染病学. 第8版. 北京: 人民卫生出版社.

李梦东, 2005. 实用传染病学. 第3版. 北京: 人民卫生出版社.

李明远, 徐志凯, 2015. 医学微生物学. 第3版. 北京: 人民卫生出版社.

刘金荣, 徐保平, 栗绍刚, 等, 2013. 以周期性发热、肺炎等为主要临床表现的地方性斑疹伤寒四例及文献复习. 中华儿科杂志, 51(10):775-778.

娄丹, 吴益民, 王冰, 等, 1989. 黑龙江立克次体所致斑点热的病例证实. 中华流行病学杂志, 10(Z3):128-132.

孟艳芬, 段长松, 王锡乐, 等, 2011. 黑龙江立克次体感染血管内皮细胞的初步研究. 中国人兽共患病学报, 27(6):470-474.

秦绍明, 余绍珍, 1994. 实用传染病手册. 北京: 人民军医出版社.

斯崇文, 贾辅忠, 李家泰, 2004. 感染病学. 北京: 人民卫生出版社.

宋贺超, 齐文杰, 2014. 立克次体病的诊治方法进展. 临床与实验医学杂志, 13(20):1738-1740.

宋雯, 何佳南, 刘阳, 2013. 鼠型斑疹伤寒研究. 医学动物防制, 29(6):637-638.

苏鸣, 张绪鹏, 苏赤, 2006. 猫抓病淋巴结病理特点及临床分析. 中国医师进修杂志, 29(12):13-14.

孙良, 宋秀萍, 万俊峰, 等, 2012. 安徽省阜阳市2008-2010年恙虫病疫情流行病学分析. 中华疾病控制杂志, 16(2):152-154.

唐家琪, 2005. 自然疫源性疾病. 北京: 科学出版社.

田进, 贺永文, 魏屏, 等, 2010. 21例人埃里希病临床诊断的回顾性分析. 中华传染病杂志, 28(5):278-281.

田丽丽, 王小梅, 任海林, 等, 2012. 2005—2010年北京市立克次体病流行病学特征分析. 中华预防医学杂志, 46(1):82-83.

王宇明, 2010. 感染病学. 第2版. 北京: 人民卫生出版社.

王振, 刘孝刚, 罗义, 等, 2015. 辽西地区蜱斑点热立克次体的携带情况. 畜牧与兽医, 47(3):143-144.

吴军, 2009. 地方性斑疹伤寒83例临床分析. 中国热带医学杂志, 9(2):281.

吴雪, 顾时平, 黄艺, 等, 2017. 安吉县5例斑点热病例报告. 预防医学, 29(1):88-90.

吴益民, 张志强, 冯立, 2005. 黑龙江立克次体与黑龙江蜱传斑点热研究概况. 微生物学杂志, 25(6):95-97.

夏克栋, 陈廷, 2013. 病原生物与免疫学. 第3版. 北京: 人民卫生出版社.

徐在海, 2000. 实用传染病病理学. 北京: 军事医学科学出版社.

许彦芬, 范俊彦, 2006. 地方性斑疹伤寒儿童40例诊治分析. 中国实用乡村医生杂志, 13(2):38-39.

俞树荣, 1995. 猫抓病和杆菌性血管瘤病-杆菌性紫癜. 中国人兽共患病杂志, 11(1):43-45.

俞树荣, 陈香蕊, 1999. 立克次体与立克次体病. 北京: 军事医学科学出版社.

喻艳林, 杨进孙, 芮景, 2007. 人粒细胞无形体病的诊治进展. 中国临床药理学与治疗学, 12(9):980-983.

张宏泽, 尹家祥, 2018. 中国人粒细胞无形体病流行现状及其影响因素. 中国人兽共患病学报, 34(5):478-481.

张丽娟, 付秀萍, 范明远, 2005. 我国立克次体研究与立克次体病的流行现状. 热带病与寄生虫学, 3(1):37-42.

张丽娟, 贺金荣, 海荣, 等, 2005. 巴尔通体感染性心内膜炎的研究进展. 中华流行病学杂志, 26(10):815-816.

张瑞林, 梁炽, 曹爱莲, 1999. 中国首例埃立克体病病例报告. 新医学, 30(7):411.

张树君, 刘沛, 2014. 人粒细胞无形体病的诊断与治疗. 中国实用乡村医生杂志, 21(5):11-13.

张文丽, 陈志海, 2014. 我国人单核细胞埃立克体病流行特点及其防治. 中华流行病学杂志, 35(8):970-973.

赵大伟, 李宏军, 2009. AIDS并发杆菌性血管瘤病的临床及影像学表现. 放射学实践, 24(10):1072-1074.

周国苹, 2011. 小儿恙虫病30例临床分析. 医学理论与实践, 24(2):172-173.

周俊才, 李孟徽, 2013. 猫抓病性淋巴结炎的临床病理观察并文献复习. 吉林医学, 34(22):4452-4453.

周磊, 汤芳, 栾进, 等, 2017. 内蒙古奇乾地区蜱携带斑点热立克次体的调查. 中国国境卫生检疫杂志, 40(2):96-99.

周明行, 楼方楼, 1989. 斑点热类立克次体病研究现况. 国外医学流行病学传染病学分册, (1):29-33.

朱云鸿, 陈亚玲, 魏洪霞, 2018. 54例恙虫病患者的临床分析. 国际流行病学传染病学杂志, 45(1):71-72.

Amsbaugh S, Huiras E, Wanag NS, et al, 2006. Bacllary angiomatosis associated with pseudo-epitheliomatous hyperplasia. Am J Dermatopathol. 28(1):32-35.

Anderson BE, Neuman MA, 1997. *Bartonella* spp. as emerging human pathogens. Clin Microbiol Rew, 10(2):203-219.

Binford CH, Connor DH, 1976. Pathology of topic and extraordunary diseases. Washington: Armed Forces Institute of Pathology(AFIP).

Blanco JR, Jado I, Marín M, et al, 2008. Microbiological diagnosis of emerging bacterial pathogens: *Anaplasma*, *Bartonella*, *Rickettsia*, and *Tropheryma whipplei*. Emer Infect Microbiol Clin, 26(9):573-580.

Blanton LS, Walker DH, 2017. Flea-borne rickettsioses and rickettsiae. Am J Trop Med Hyg, 96(1):53-56.

Bleck TP, 1999. Central nervous system involvement in rickettsial diseases. Neurol Clin, 17(4):801-812.

Chapman AS, Bakken JS, Folk SM, et al, 2006. Diagnosis and management of tickborne rickettsial diseases. MMWR Recomm Rep, 55(RR-4):1-27.

Chou SW, Hwang JI, Oh TH, 2010. Gastrointestinal: scrub typhus induced acute gastric ulceration. J Gastroenterol Hepatol, 25(7):1331.

DumIer JS, Choi KS, Garcia-Gareia JC, et al, 2005. Human granulocytic anaplasmosis and anaplasma phagocytophilum. Emerg Infect Dis, 11(12):1828-1834.

Dumler JS, Madigan JE, Pusterla N, et al, 2007. Ehrlichioses in humans: epidemiology, clinical presentation, diagnosis, and treatment. Clin Infect Dis, 45Suppl 1: S45-S51.

Evrard S, Caprasse P, Gavage P, et al, 2018. Disseminated histoplasmosis: case report and review of the literature. Acta Clin Belg, 73(5):356-363.

Fang R, Blanton LS, Walker DH, 2017. Rickettsiae as emerging infectious agents. Clin Lab Med, 37(2):383-400.

Haddad V Jr, Haddad MR, Santos M, et al, 2018. Skin manifestations of tick bites in humans. An Bras Dermatol,

93(2):251-255.

Hozáková L, Rožnovský L, Janout V, 2017. Cat scratch disease-a neglected zoonosis. Epidemiol Mikrobiol Imunol, 66(2):99-104.

Jensen BB, Ocias LF, Andersen NS, et al, 2017. Tick-borne infections in Denmark. Ugeskr Laeger, 179(20):V01170027.

Jeong YJ, Kim S, Wook YD, et al, 2007. Scrub typhus: clinical, pathologic, and imaging findings. Radiographics, 27(1):161-172.

Jorgensen JH, Pfaller MA, 2017. 临床微生物学手册. 第11版. 王辉, 马筱玲, 钱渊, 等, 译. 北京: 中华医学电子音像出版社.

Kim DM, Kang DW, Kim JO, et al, 2008. Acute renal failure due to acute tubular necrosis caused by direct invasion of *Orientia tsutsugamushi*. J Clin Microbiol, 46(4):1548-1550.

McClure EE, Chávez ASO, Shaw DK, et al, 2017. Engineering of obligate intracellular bacteria: progress, challenges and paradigms. Nat Rev Microbiol, 15(9):544-558.

McGee JO'D, Isaacson PG, Wright NA, 1992. Oxford textbook of pathology. Oxford: Oxford University Press.

Nelson CA, Moore AR, Perea AE, et al, 2018. Cat scratch disease: U. S. clinicans' experience and knowledge. Zoonoses Public Health, 65(1):67-73.

Okaro U, Addisu A, Casanas B, et al, 2017. *Bartonella* species, an emerging cause of blood-culture-negative endocarditis. Clin Microbiol Rev, 30(3):709-746.

Reese RE, Betts RF, 1991. Approach to infectious diseases. 3rd ed. Boston: Little Brown and Company.

Saini R, Pui JC, Burgin S, 2004. Rickettsial pox: report of three cases and a review. J Am Acad Dermatol, 51(5 Suppl):S137-S142.

Sarikloglou E, Goula A, Sidiropoulos C, et al, 2018. Murine typhus with marked thrombocytopenia in a child in northern greece and literature review. Jpn J Infect Dis, 71(5):368-369.

Silpapojakul K, Ukkachoke C, Krisanapan S, et al, 1991. Rickettsial meningitis and encephalitis. Arch Intern Med, 151(9):1753-1757.

Sternnberg SS, 2003. 诊断外科病理学. 第3版. 回允中, 译. 北京: 北京大学医学出版社.

Subedi S, Jennings Z, Chen SCA, 2017. Laboratory approach to the diagnosis of culture-negative infective endocarditis. Heart Lung Circ, 26(8):763-771.

Valbuena G, Walker DH, 2006. The endothelium as a target for infections. Annu Rev Pathol, 1: 171-198.

Walker DH, 2007. Rickettsiae and rickettsial infections: the current state of knowledge. Clin Infect Dis, 45 Suppl 1: S39-S44.

Walker DH, Ismali N, 2008. Emerging and re-emerging rickettsioses: endothelial cell infection and early disease events. Nat Rev Microbiol, 6(5):375-386.

Wen B, Cao W, Pan H, 2003. Ehrlichiae and ehrlichial diseases in China. Ann N Y Acad Sci, 990:45-53.

Zeaiter Z, Fournier PE, Greub G, et al, 2003. Diagnosis of *Bartonella* endicarditis by a real-time nested PCR assay using serum. J Clin Microbiol, 41(3):919-925.

第十二章
衣原体和支原体感染

衣原体和支原体相对于细菌来说，在形态结构与生物学特性方面都不够典型，被称为非典型病原体，属于广义的细菌学范畴。因此将此两种病原体合并在本章内叙述。其基本特征及相关疾病概括如表 12-0-1 所示。

表 12-0-1　常见支原体和衣原体基本特征与疾病

种类	生物学特性	致病物质	靶细胞	相关疾病
肺炎嗜衣原体	梨形，只有一个血清型（TWAR株）	内毒素样物质，属特异性抗原，种特异性抗原	呼吸道上皮、动脉内膜、关节滑膜等	支气管炎、肺炎、喉炎、鼻窦炎
鹦鹉热嗜衣原体	圆形或椭圆形，血清型不明	内毒素样物质	呼吸道上皮	鹦鹉热、肺炎、呼吸道感染
沙眼衣原体	圆形或椭圆形，有包涵体糖原，特殊发育周期，有原体和始体，18个血清型	内毒素样物质、主要外膜蛋白、热休克蛋白，属、种和型特异性抗原	眼结膜、直肠和泌尿生殖道上皮，附睾、前列腺上皮，婴幼儿呼吸道上皮	沙眼、结膜炎、泌尿生殖道感染、婴幼儿肺炎、性病淋巴肉芽肿
肺炎支原体	无细胞壁，仅有细胞膜，不易着色	黏附素、毒性代谢产物、超抗原	呼吸道上皮、红细胞等	间质性肺炎、急性支气管炎
溶脲脲原体	无细胞壁，多形性，细胞膜含较多胆固醇，14个血清型	磷脂酶、尿素酶、IgA蛋白酶、神经氨酸酶样物质、荚膜样物质	泌尿生殖道上皮	非淋菌性尿道炎、生殖道炎症、不孕不育、异位妊娠、流产等
人型支原体	无细胞壁和前体，细胞器极少	不明确，可引起机会性感染	泌尿生殖道上皮	泌尿生殖道感染

第一节　衣原体感染

衣原体（*Chlamydiae*）是一类在光学显微镜下可见的细胞内微生物，广义上也属于细菌范畴。其中一部分仅引起人类感染，一部分引起人兽共患病。近年来衣原体性疾病有增多趋势。衣原体的共同特征：①严格细胞内寄生，能通过细胞滤器的原核细胞型微生物；②形状为圆形或椭圆形，大小为 0.2～0.5μm；③革兰氏染色阴性，具有类似革兰氏阴性菌的细胞壁，无肽聚糖；④有独特的发育周期，在活细胞内以二分裂方式繁殖;⑤同时含有 DNA 和 RNA 两类核酸;⑥有核糖体和较复杂的酶类,能独立进行一些代谢活动,但需要宿主细胞提供能量;⑦对多种抗生素敏感。

一、衣原体感染概述

衣原体是介于立克次体和病毒之间的一种原核微生物,属于立克次体纲衣原体科。根据衣原体抗原结构、DNA 同源性、胞质中所含的糖原和包涵体的不同等,衣原体科分为衣原体属(*Chlamydia*)和嗜衣原体属(*Chlamydophila*)。衣原体属包括沙眼衣原体、鼠衣原体等 3 个种,嗜衣原体属包括肺炎嗜衣原体、鹦鹉热嗜衣原体和兽类嗜衣原体等 6 个种。引起人类感染的衣原体主要有沙眼衣原体(*C. trachomatis*, CT)、肺炎嗜衣原体(*C. pneumoniae*)和鹦鹉热嗜衣原体(*C. psittaci*)等。中国除沙眼衣原体引起的沙眼较普遍外,其他衣原体的感染较少见。衣原体可分别引起人类、鸟类及哺乳类动物(如家畜、啮齿类动物)的眼、泌尿生殖道、呼吸道、神经系统、关节、胎盘和全身感染。

【生物学性状】

衣原体比病毒大、比细菌小,不能在人工培养基上生长,只能在寄主细胞内生长,从真核细胞获取能量。衣原体是能通过细胞滤器的微生物,因而长期以来被认为是病毒。但它又有细胞壁结构,以二分裂方式繁殖,含 DNA 和 RNA 两种核酸,胞质内有核糖体,对磺胺和多种抗生素敏感,这些特性又类似细菌。衣原体与支原体、病毒和细菌的区别见表 12-1-1。

表 12-1-1 衣原体、支原体与病毒、细菌的比较

项目	病毒	衣原体	支原体	细菌
大小(nm)	15～350	200～400	300～500	300～3000
形状	球形、丝状、弹状等	球形	多形性	有固定形态
寄生	细胞内	细胞内	细胞外	细胞内外
核酸	DNA或RNA	DNA+RNA	DNA+RNA	DNA+RNA
细胞壁	无	有	无	有
繁殖方式	复制	周期性二分裂	二分裂	二分裂
核糖体	无	有	有	有
形成包涵体	有	有	无	无
特殊染色	麦氏染色或荧光桃红-酒石黄染色可显示包涵体	吉姆萨染色紫色,革兰氏染色阴性	吉姆萨染色淡紫色,革兰氏染色阴性	革兰氏染色、抗酸染色等阳性或阴性

1. 发育周期与形态染色 衣原体有感染和繁殖两个不同的生物相,感染相又称原体(elementary body, EB),繁殖相又称始体(initial body, IB)。①原体呈小球形,直径只有 0.2 ~ 0.4μm,有细胞壁,无运动能力。吉姆萨染色呈紫色,麦氏染色呈红色。电镜下中央有致密的核质和少量核糖体。原体在细胞外比较稳定,有高度的传染性。在易感的细胞质内形成包涵体。②始体又称网状体,大球形,直径 0.5 ~ 1.2μm,无细胞壁,电镜下无致密核质,但有纤细的网状结构,外周围绕着一层致密的颗粒样物质,并有两层囊膜包裹。吉姆萨和麦氏染色均呈紫色。嗜碱性染料及革兰氏染色阴性。始体无传染性,是衣原体在生活周期中的繁殖型,存在于细胞内,代谢活跃,以二分裂方式形成子代原体。

2. 抗原成分 衣原体有属、种和型三种不同的抗原,属特异性抗原为所有衣原体共有,为衣原体细胞壁的脂多糖,衣原体只有一个属特异性抗原表位,可用补体结合试验和免疫荧光法检测出来。种特异性抗原为主要外膜蛋白(major outer membrane protein, MOMP),占外膜总蛋白的 60% 以上,被认为是诱导病理性免疫反应的主要抗原,可用补体结合试验和中和试验检测。型特异性抗原反映了 MOMP 氨基酸序列不同而导致的抗原性差异。

【发病机制】

衣原体主要通过性接触、手 - 眼接触及母婴垂直传播。

衣原体原体吸附易感上皮细胞后通过吞噬、吞饮或受体介导的内吞三种方式侵入人体细胞,其中受体介导的内吞被认为是最主要的侵入细胞的方式。衣原体感染人体后,能产生类似革兰氏阴性菌的内毒素样

物质（endotoxin-like substance，ELS），具有致病性。ELS 可抑制被感染细胞的代谢，溶解破坏细胞并导致溶解酶释放，造成感染细胞死亡；用该毒素静脉注射小白鼠，能迅速使动物死亡。体外试验提示，衣原体表面脂多糖和蛋白促进其吸附于易感细胞，促进易感细胞对衣原体的内吞作用。衣原体首先侵入柱状上皮细胞并在细胞内生长繁殖，然后进入单核巨噬细胞系统的细胞内增殖。由于衣原体在细胞内繁殖，能阻止吞噬体和溶酶体的融合，且可逃避宿主免疫防御功能，得到间歇性保护。

衣原体感染引起的宿主病理性应答反应也是衣原体致病的重要机制。目前认为 MOMP 是诱导病理性免疫反应的主要抗原。机体感染衣原体后，能诱导产生型特异性细胞免疫和体液免疫。50% 以上成年人体内含有衣原体抗体。一生中可感染 2～3 次。但通常免疫力不强，且为时短暂，因而常造成持续性感染、隐性感染和反复感染。此外，代谢产物的细胞毒作用，也可引起超敏反应和自身免疫，造成免疫病理损伤，如性病淋巴肉芽肿等，可能由 IV 型超敏反应引起。

【病理变化】

衣原体感染主要引起呼吸道炎症反应，主要是间质性炎症，包括淋巴细胞、浆细胞浸润，巨噬细胞增生和浸润，也可引起一些宿主细胞的增殖反应，且细胞增殖参与病理过程。衣原体感染时炎症反应和细胞增殖并存。病变缺乏特异性。另外有些非感染性疾病，如动脉粥样硬化、心肌梗死、强直性脊柱炎等，也可能有肺炎嗜衣原体感染的参与，而关节炎 / 赖特综合征（Reiter sydrome）则可能与沙眼衣原体有关。

1. 呼吸道感染　沙眼衣原体、肺炎嗜衣原体、鹦鹉热嗜衣原体均能引起呼吸道感染，兽类嗜衣原体也主要引起呼吸道感染。肺炎嗜衣原体引起急性呼吸道感染，以肺炎多见，也可致气管炎、咽炎等。鹦鹉热为野生鸟类及家畜自然感染，也可经呼吸道传染给人类，发生呼吸道感染和肺炎。

2. 心血管病变　近年发现，衣原体感染与心血管疾病有密切关系。衣原体中的外膜蛋白抗原是一种与人类心肌完全相同的共有抗原。实验研究证明，将衣原体相关的肽注射给小鼠，可引起小鼠心脏血管周围的炎症反应、纤维组织增生和血管阻塞，并继发淋巴细胞的免疫反应。当小鼠感染衣原体后，机体免疫系统在攻击的同时，错误地把自己的心肌当作入侵者进行攻击，导致小鼠自身免疫性心肌炎。肺炎嗜衣原体与冠状动脉硬化（AS）和高血压的关系也受到广泛关注。

3. 神经系统病变　有些研究者用多种方法（基因分析、免疫组化等）在老年性痴呆死者脑组织中发现了肺炎嗜衣原体感染的证据（17/19），而非老年性痴呆患者脑组织中则很少见（1/18）。这一研究表明老年性痴呆患者脑组织有肺炎嗜衣原体存在。另一研究发现，肺炎嗜衣原体可穿过血脑屏障，侵袭脑组织中的胶质细胞，被感染的胶质细胞可能产生一些细胞因子，进而杀伤相邻的神经细胞。

4. 泌尿生殖系统感染　主要由沙眼衣原体引起，表现为非淋菌性尿道炎、膀胱炎、宫颈炎或子宫内膜炎、输卵管炎甚至盆腔炎，以及性病淋巴肉芽肿等。生殖道衣原体感染可导致不孕不育。孕期感染可导致垂直传播，影响胎儿发育，甚至引起新生儿的相关疾病。

5. 眼部感染　沙眼衣原体为眼部感染常见原因，衣原体性结膜炎包括沙眼、包涵体性结膜炎、性病淋巴肉芽肿性结膜炎等，详见沙眼衣原体感染。

此外，衣原体感染严重时也可能累及消化道、肝脏、脾脏、淋巴结等组织。

【临床表现】

衣原体所致疾病包括上述肺炎、鹦鹉热、结膜炎及泌尿生殖系统疾病，临床表现缺乏特异性和规律性，详见下述各种衣原体感染部分。

【诊断与鉴别诊断】

生殖道衣原体感染的诊断需要依靠性接触史、临床表现和实验室检查结果。当有典型的间质性肺炎、尿道炎、宫颈炎等症状时，临床诊断不难。但如要明确病因，实验室检查就显得十分重要。实验室检查方法包括标本涂片染色显微镜检查、衣原体培养、衣原体抗原检测、DNA 检测等。诊断时应参考血常规检查，周围血白细胞计数一般正常，嗜酸性粒细胞增多。

1. 直接涂片镜检　涂片检查是一种简便、价廉的诊断方法，采取新生儿眼结膜作刮片，或咽分泌物、宫颈分泌物、痰、呼吸道分泌物或其他部位标本做涂片，进行吉姆萨染色，原体被染成红色，始体被染成深蓝色。沙眼衣原体包涵体因含有糖原，PAS 染色阳性。在液基细胞涂片中，可以见到胞质内包涵体，呈空泡状，将细胞核挤向一侧，乍看像印戒细胞，空泡内隐约可见颗粒状物质。但它对于生殖道沙眼衣原体感染的诊断，敏感性和特异性均较低。

2. 快速抗原检测　多采用单克隆抗体直接免疫荧光法检测标本中的衣原体，还可应用 ELISA 加入抗衣原体抗体、酶标抗体 IgG 及底物进行比色定量检测。这两种方法简便敏感。

3. 衣原体分离培养　衣原体在无活细胞培养基

上不能增殖，可用鸡胚卵黄囊接种法培养。一般取气管或鼻咽吸取物作为临床标本，及时接种。衣原体鉴定多采用 Hela 细胞或 Hep-2 细胞培养后通过特异性单克隆荧光抗体法（MFA）进行鉴定。该技术敏感性高，特异性强，如能早期采集标本，可在 48 小时内获得阳性结果。哺乳类动物的原代和传代细胞常用于衣原体的分离和培养。

4. 血清学检测 采用补体结合试验，恢复期血清抗体效价比急性期血清效价增高 4 倍或 4 倍以上，即有诊断意义，但无早期诊断意义。微量免疫荧光法适用于沙眼衣原体。直接免疫荧光法和斑点免疫结合法也有较好效果。

5. 分子生物学技术 普通 PCR 技术检测肺炎嗜衣原体特异性 DNA，具有快速、简便、特异的优点，敏感性高于细胞分离技术，但在检测咽拭子标本中效果不够理想。用套式 PCR（nPCR）检测可显著提高其敏感性。DNA 杂交技术也已用于衣原体核酸检测。原位杂交在宫颈刮片和直肠活检标本的检测结果与培养相似。

二、肺炎嗜衣原体感染与心肺疾病

1965 年我国台湾从一名小学生眼结膜标本中分离到一株衣原体，命名为 TW-183（Taiwan-183）。1983 年从美国西雅图一名急性呼吸道感染的大学生咽部标本中分离出一株衣原体，命名为 AR-39（acute respiratory-39）。后来发现这两株衣原体为同一衣原体新种同一血清型的两个不同分离株，1986 年合并名称，简称 TWAR，肺炎嗜衣原体（*Chlamydia pneumoniae*，CP）只有 TWAR 这一个血清型。1986 年 Grayeton 等在学生急性呼吸道感染中，发现一种衣原体，以后于成人呼吸道疾病中亦发现同样的病原体，当时命名为鹦鹉热嗜衣原体 TWAR-TW 株，后经研究证明这些衣原体均为肺炎嗜衣原体。其在细胞内寄生，主要引起呼吸道和肺部感染，吸入打喷嚏时的飞沫即可感染。

【生物学性状】

肺炎嗜衣原体 TWAR 株原体呈典型的梨形，且可呈多形态，平均直径 0.38μm。核质四周具有很阔的空隙，在细胞中还有数个电子致密的圆形小体存在。TWAR 株的网织体（RB）和生活周期，则与其他两种衣原体相同。在感染细胞中形成的包涵体不含糖原。

肺炎嗜衣原体具有严格的细胞内寄生特点。其染色体为环状 DNA，只有 TWAR 一个血清型。TWAR 不同分离株基因组序列同源性均在 94% 以上。其外膜蛋白为种特异性抗原，不同菌株的外膜蛋白序列完全相同。

【发病机制】

肺炎嗜衣原体的致病物质主要是内毒素样物质（ELS），其他致病物质不明。目前认为人类是肺炎嗜衣原体的唯一宿主，肺炎嗜衣原体在人与人之间经飞沫或呼吸道分泌物传播，主要引起儿童和青少年的急性呼吸道感染。

1. 呼吸道疾病 TWAR 相关的疾病大多为肺炎和支气管炎，肺炎以老年人最多，其次为 20 岁以下者。多数研究表明，TWAR 在肺炎的常见病因中居第 3 或第 4 位。支气管炎通常呈亚急性过程，症状持续数日或数周。TWAR 还可引起咽炎或鼻窦炎，咽炎可伴有发热，鼻窦炎可同时有中耳炎。扁桃体炎和鼻窦炎也常伴发于 TWAR 肺炎或支气管炎。

2. 心血管疾病 TWAR 抗体与慢性冠心病和急性心肌梗死（MI）密切相关。①动脉粥样硬化（athrosclerosis，AS）：近年来在冠状动脉和主动脉的硬化斑中，用 PCR 法检测 TWAR DNA 证实病灶中存在肺炎嗜衣原体核酸成分，病理切片中用肺炎嗜衣原体特异性单克隆抗体免疫组化检测到相应的抗原，病变局部还存在肺炎嗜衣原体相关抗原抗体复合物，而在正常动脉组织中则为阴性。用电镜、PCR 和分离培养等技术，在不同部位的 AS 中都有很高的肺炎嗜衣原体检出率。冠状动脉和主动脉的粥样硬化斑块中泡沫细胞内有较高的衣原体检出率。同时，硬化的冠状动脉壁在电镜下还观察到大小和形态均与肺炎嗜衣原体相似的梨形结构。一些发生 AS 的靶细胞如血管内皮细胞、血管平滑肌细胞和巨噬细胞，都能被肺炎嗜衣原体感染。动物实验表明，用肺炎嗜衣原体感染家兔、小鼠能够复制出人工的 AS 模型，符合科赫法则关于病原体认定的定律。临床试验证明，用治疗肺炎嗜衣原体常用的阿奇霉素治疗冠心病可取得很好效果。肺炎嗜衣原体感染在冠状动脉硬化发病上的具体作用尚待深入研究。②心肌梗死（myocardial infarction，MI）：Arcari 及其同事研究了 30～50 岁 300 对病例对照配对现役军人肺炎嗜衣原体抗体滴度和心肌梗死之间的联系。在调整了人口统计学和心血管风险因素之后，肺炎嗜衣原体 IgA 滴度增高，急性心肌梗死风险增加 78%；IgG 滴度增高，风险增加 74%（与滴度极低或无抗体相比）。急性心肌梗死风险最大的患者（高 2.1 倍）是急性心肌梗死发作前 1～5 年肺炎嗜衣原体 IgA 滴度高的患者。肺炎嗜衣原体 IgG 滴度高的时间和心肌梗死风险增大无显著关系。年龄较大者（40～50 岁）急性心肌梗死的相对风险大于年龄较轻者（30～39.9岁）。这些研究清楚地表明TWAR与心肌梗死相关，但没有说明这些患者的冠状动脉情况。③高血压：也可能与肺炎嗜衣原体感染有关。因为在35%的高血压患者中具有肺炎嗜衣原体抗体，提示其既往有肺炎嗜衣原体的感染。推测肺炎嗜衣原体感染血管内皮细胞后可刺激血管内膜纤维组织增生，使血管阻力升高，从而引起高血压。

3. 强直性脊柱炎　冯修高等研究发现，强直性脊柱炎的发作和复发与肺炎嗜衣原体有关，他们在患者的关节内检测出肺炎嗜衣原体抗原和核酸，认为肺炎嗜衣原体感染人体后，可以突破呼吸道的黏膜屏障进入血液，寄生在单核巨噬细胞和淋巴细胞内，并随血流进入关节腔。在关节腔内，这些病原体很快被消灭，存活下来的衣原体可以引起关节的炎症反应，被杀灭的衣原体抗原成分也可以引起炎症。它们沉积在关节滑膜上，刺激关节滑膜引起炎症。当人体受到肺炎嗜衣原体反复感染时，衣原体成分在滑膜上不断沉积，最终导致强直性脊柱炎。强直性脊柱炎之所以反复发作或难以控制，与肺炎嗜衣原体反复或持续感染有关。

此外，有些报道称肺炎嗜衣原体还可以引起心肌炎、心包炎和心内膜炎，皮肤红斑结节，甲状腺炎，吉兰-巴雷综合征等，但尚无定论。

肺炎嗜衣原体的抗感染免疫以细胞免疫为主，病后有相对牢固的特异性免疫力。

【病理变化】

肺炎嗜衣原体进入呼吸道后再经血侵入肝脏、脾脏内单核巨噬细胞。在单核巨噬细胞内繁殖后，经血行播散到肺和其他器官。在肺内引起小叶性或间质性肺炎、细支气管炎和支气管上皮细胞脱屑和坏死。病变部位可产生实变和少量出血，肺间质有淋巴细胞和单核细胞浸润；肺门淋巴结可肿大。下呼吸道气管、支气管、毛细支气管壁充血、水肿，单核细胞和浆细胞浸润；分泌物及脱屑堵塞气道为其特点。脾脏常肿大，其内出现中性粒细胞和巨噬细胞浸润；肝脏可见到肝细胞坏死。此外，心血管、肾、神经系统、消化系统等均可受累。

透射电镜观察患肺炎嗜衣原体肺炎急性期小鼠的肺组织超微病理改变，第3天在肺间质、支气管腔和肺泡腔可见明显中性粒细胞浸润；病原体感染肺泡上皮细胞形成各种发育阶段的肺炎嗜衣原体包涵体。7天后在支气管及肺泡间质中单核细胞浸润呈上升趋势；肺泡隔中间Ⅱ型上皮细胞、成纤维细胞增生，但未再见到肺炎嗜衣原体的包涵体。

【临床表现】

1. 肺炎嗜衣原体肺炎　临床表现无特异性，与支原体肺炎相似。起病缓慢，发病初期可有全身不适、乏力、头痛、低热或中度发热，热程1～2周。以刺激性干咳为突出表现，初为干咳，后转为顽固性剧咳，有时似百日咳样咳嗽，咳黏液稠痰，甚至带血丝，常伴咽喉炎及鼻窦炎。上呼吸道感染症状消退后，出现干湿啰音等支气管炎、肺炎表现。咳嗽症状可持续3～4周，常伴有胸痛。婴幼儿以喘憋症状较突出，有时不易与呼吸道合胞病毒肺炎区别。肺部体征较轻，一般可在肺局部听到少许干湿啰音，呼吸音减弱。有1/3左右病例在整个病程中无任何阳性体征。部分病例可并发胸膜炎，胸腔积液多为浆液性，偶为血性。

衣原体肺炎胸部X线片无特异性，多为单侧下叶浸润，表现为节段性肺炎，严重者呈广泛双侧肺炎。主要有以下4种改变：①较突出的表现为肺门阴影增浓；②支气管肺炎改变，以右肺中下野为多；③间质性肺炎改变，呈网状或条索状由肺门向中外带放射，周围有小片薄影或粟粒状阴影；④部分病例出现大片阴影，密度不均匀，呈节段状分布。少数为大叶性阴影，多在下叶。往往一处旧病灶吸收，另处新病灶又出现。

2. 心血管疾病　主要与冠状动脉粥样硬化、急性心肌梗死或高血压等非感染性疾病相关。临床表现为胸闷、胸痛、头晕等症状。

3. 强直性脊柱炎　近年研究发现，肺炎嗜衣原体可以引起强直性脊柱炎。强直性脊柱炎是一种慢性炎症性致残性关节疾病，其发病率在我国为0.26%，全国约有200多万名患者。本病好发于10～40岁，发病高峰年龄为20～30岁。主要病变为脊柱强直和髋关节破坏，引起活动不便和疼痛。

【诊断与鉴别诊断】

肺炎嗜衣原体感染者白细胞计数正常或偏高，中性粒细胞增多。红细胞沉降率增快。血清冷凝集试验阳性对诊断有帮助。肺炎患者胸部X线片无特异性，多为单侧下叶浸润，常表现为节段性肺炎，严重者呈广泛双侧肺炎。

实验室检查主要任务是确定病原体，主要方法：①分离培养，用气管或鼻咽吸取物、咽拭子或支气管肺泡灌洗液标本做细胞培养，用ELISA或用荧光结合的肺炎嗜衣原体特异性单克隆抗体对培养物进行鉴定，肺炎嗜衣原体阳性可确定诊断。②核酸探针杂交或PCR检测肺炎嗜衣原体DNA较培养更敏感。③血清学检测肺炎嗜衣原体特异性抗体。微量免疫荧光（MIF）试验检测肺炎嗜衣原体仍最敏感。特异性

IgM 抗体≥1：16 或 IgM 抗体≥1：512，对近期感染有诊断价值。ELISA 检测阳性率较低，应用较少。

三、鹦鹉热嗜衣原体感染与鹦鹉热

鹦鹉热（psittacosis）又称鸟疫（ornithosis），由鹦鹉热嗜衣原体（C. psittaci）所引起。这种衣原体主要在多种鸟类之间传播和感染，已从 130 种鸟类体内分离出鹦鹉热嗜衣原体，主要引起禽鸟腹泻或持续性隐性感染，偶然由带菌动物传染给人。最初发现本病多见于玩赏鹦鹉者，故命名为鹦鹉热。以后发现许多鸟类均可罹患本病进而感染人类，故认为称鸟疫更为合适，属于人兽共患病，通常表现为高热、恶寒、头痛、肌痛、咳嗽和肺部浸润性病变等特征。

【生物学性状】

鹦鹉热嗜衣原体隶属于衣原体目衣原体科嗜衣原体属，比细菌小而比一般病毒大，呈圆形或椭圆形，直径 0.3～0.4μm。具有由黏质酸形成的细胞壁，细胞质中具备 DNA 及 RNA。鹦鹉热嗜衣原体在形态上也有两种独特形态，即原体和始体。原体是一种小的、致密的球形体，直径为 0.2～0.4μm，吉姆萨染色呈赤紫色，麦氏染色呈红色。原体不运动，无鞭毛和纤毛。始体是细胞内的代谢旺盛形态，通过二分裂方式增殖，无感染性。始体比原体大，直径为 0.6～1.5μm，吉姆萨及麦氏染色呈浅紫色，渗透性差。特征是在宿主细胞体内增殖时形成疏松的多房性包涵体，体积较大，裂解时分布于细胞核周围，不含糖原，碘染色阴性。

鹦鹉热嗜衣原体只有一个血清型，在鹦鹉热嗜衣原体细胞壁上分布有属和种特异的两类不同抗原结构。它能产生一种红细胞凝集素，其为卵磷脂和蛋白复合物，能凝集小鼠和鸡的红细胞。而特异性抗体和钙离子可抑制该红细胞的凝集作用。鹦鹉热嗜衣原体能在多种细胞培养系统中生长，小鼠为易感动物，在宿主细胞增殖时形成疏松的包涵体。

【发病机制】

鹦鹉热为人兽共患病。鹦鹉热嗜衣原体传染源是鹦鹉、鸭子、火鸡等，病原体自其分泌物及排泄物排出，鸟类通过粪便和呼吸道分泌物传染给人类或其他哺乳动物，人与人之间的传播尚未确定。在哺乳动物中可引起猪、羊等动物腹泻或流产，在人类主要通过呼吸道传播，引起呼吸道感染。近年有报道该衣原体可引起心内膜炎。

鹦鹉热嗜衣原体能产生一种红细胞凝集素，其为卵磷脂核蛋白复合物，能凝集小鼠和鸡的红细胞。特异性抗体和钙离子能抑制该红细胞凝集作用。

现已明确，内毒素样物质（ELS）和主要外膜蛋白（MOMP）是衣原体的主要毒力因子，衣原体 MOMP 也有类似阻止溶酶体融合的作用，使衣原体能够在囊泡内生长繁殖。

【病理变化】

病原体从呼吸道等途径进入体内后，即被吞噬细胞吞入。衣原体在吞噬细胞内增殖并释放，再经血流播散至肺及全身组织，并在这些组织内增殖，各种鸟禽类衣原体病的病理变化大同小异。

人类鹦鹉热主要病理特征是肺部炎症改变，常迁延不愈。开始累及肺小叶，进而蔓延至整个肺叶，相继出现肺水肿、红色和灰色肝样变。组织学上，早期肺泡渗出物中见纤维素、红细胞、多核巨细胞和上皮细胞；此时无间质性炎症。接下来，肺泡内含有大单核细胞和上皮细胞，间质中见较多的淋巴细胞和单核细胞浸润，可围绕血管。肺门淋巴结肿大。Finford 在 2 例死于鹦鹉热流行期的护士尸检中，观察到肺部均有广泛的、境界清楚的、粉红色的肺实变区。镜下显著的特征是肺间质炎症细胞浸润、肺泡上皮增生和含大量单核细胞的肺泡渗出物。肺泡上皮胞质内可见嗜碱性的包涵体。

肝脏肿大，可见肝细胞空泡化，库普弗（Kupffer）细胞增生，吞噬活性增加，常见灶性肝细胞坏死，常有个别或多数针头至粟粒大小的坏死灶或增生灶，可出现黄疸。

其他病变包括体腔浆膜纤维素性炎、脾大、纤维素性心包炎、肠道炎症，内容物中含有血液，通常伴有腹膜炎。

【临床表现】

鹦鹉热嗜衣原体肺炎潜伏期 6～14 天，长者可达 45 天。鹦鹉热临床表现有多样性。鹦鹉热可骤然发病，表现为寒战发热、咳嗽胸痛，可伴有菌血症。也可缓慢起病，早期呈感冒样症状，患者常有 38～40.5℃的发热，体温在 3～4 天或更长时间内逐渐升高，但多为急性起病，有高热、寒战，伴相对缓脉、胸痛、食欲缺乏，偶有恶心、呕吐、腹泻、全身不适、疲惫无力。发病初期轻者体征很少，仅咽部充血及肺部局限性细小湿啰音。约 1 周出现咳嗽，先是干咳，以后咳黏液或血性痰。病情严重者可出现肺实变体征，有呼吸困难、发绀、烦躁、谵妄、木僵、昏迷等。患者常诉剧烈的头痛和全身肌肉疼痛，四肢和躯干肌痛可使患者不能站立，背部和颈部肌肉的痉挛和僵直可误诊为脑膜炎。部分病例有鼻出血或斑疹。多数患者于 1～3

周体温逐渐恢复正常。随后呼吸系统症状逐渐减轻至消失。恢复期可发生血栓性静脉炎，有时发生晚期并发症肺梗死，可造成患者死亡。

胸部 X 线检查显示从肺门向周边，特别向下肺野可见毛玻璃样阴影，中间有点状影。血常规检查：白细胞计数正常或轻度升高，在患病早期红细胞沉降率稍加快。肺泡渗出液的吞噬细胞内可查见衣原体包涵体。

除上述鹦鹉热之外，还可能发生心内膜炎、心肌炎、心包炎、黄疸型肝炎、化脓性中耳炎、脑膜炎、脑炎等并发症，重者可有肝、脾和浅表淋巴结肿大，但均不多见。若出现黄疸，则为累及肝脏的不良结果，预后较差。病后免疫力减弱，可复发，有报道复发率达 21%，再感染率 10% 左右。

【诊断与鉴别诊断】

患者如有高热、相对缓脉、激烈头痛、肌痛、肺炎等表现，以及与禽类密切接触史，应考虑本病，并进行病原学检查，确定病因。

1. 涂片检查　急性期痰、支气管分泌物、咽拭子涂片可检查到包涵体细胞。

2. 病原分离　病初 2～3 周血液及痰中可分离出鹦鹉热嗜衣原体，但需有一定的设备与技术条件。

3. 血清学检查　①微量荧光免疫法检查特异性 IgM，阳性可用于早期诊断，双份血清 IgG 4 倍升高亦有诊断价值。②补体结合试验，抗体滴度 >1：32 虽有助于诊断，但与其他衣原体有交叉反应。双份血清补体结合试验抗体效价 4 倍或以上增加者可确诊。Q 热、布鲁氏菌病及军团病亦可出现假阳性，应注意鉴别。

在疾病早期尚无肺炎症状时，应与流行性感冒、伤寒、粟粒性肺结核、传染性单核细胞增多症、钩端螺旋体病等相鉴别。当肺炎症状明显时，应与支原体肺炎、各种细菌性肺炎、病毒性肺炎、肺结核等相鉴别。有剧烈头痛、意识障碍等症状者应与脑膜炎相鉴别。

四、沙眼衣原体感染及相关疾病

沙眼衣原体（*Chlamydia trachomatis*，CT）感染为眼科最常见的感染性疾病，因为可引起广泛传播并致盲的沙眼，受到微生物学界及眼科学界的高度重视，但沙眼衣原体也是非淋菌性尿道炎（non-gonococcal urethritis，NGU）最主要的病原体，亦可导致肺炎及性病淋巴肉芽肿（venereal lymphogranuloma，VLG）等。据世界卫生组织（WHO）统计，每年有 9200 万新的

沙眼衣原体感染病例发生。估计全球有 10%～20% 的人口感染沙眼衣原体。沙眼衣原体在女性生殖道的感染率很高，在宫颈糜烂、未婚而有性生活、性伴侣多、不孕症等高危人群中感染率更高。妊娠期间感染沙眼衣原体可垂直传播，引起胎儿和新生儿感染。沙眼衣原体感染是部分孕妇胎膜早破、早产、流产、死胎的主要原因，可导致宫内生长受限、低体重儿或极低体重儿，以及新生儿感染（结膜炎、肺炎）等。沙眼衣原体也可感染子宫颈、子宫体和附件，导致不孕症或宫外孕，参见感染与妊娠结局的相关部分。

【生物学性状】

沙眼衣原体归衣原体目衣原体科衣原体属，是专一寄生于细胞内的原核细胞型微生物。沙眼衣原体分为 3 个亚种，其中沙眼生物亚种主要引起沙眼，性病淋巴肉芽肿亚种主要引起性病淋巴肉芽肿，而鼠亚种不引起人类疾病。

不同发育阶段的沙眼衣原体形态、大小及染色表现不一致。其原体呈圆球形或椭圆形，体积小，直径约 0.3μm，有致密核质，吉姆萨染色呈紫红色。具有由黏肽组成的细胞壁，其结构和组成类似革兰氏阴性菌，有坚韧的细胞壁，适应于细胞外生存，但缺少胞壁酸或只含微量，无肽聚糖。始体较大，大小为 0.5～1.0μm，无细胞壁，形态不规则，吉姆萨染色呈蓝色。在宿主细胞形成的包涵体吉姆萨染色呈深紫色。因含丰富的糖原而碘染色阳性（棕褐色）。革兰氏染色阴性。

沙眼衣原体含 DNA 和 RNA 两种核酸及核糖体，有较复杂的、能进行一定代谢活动的酶系统，但不能合成带高能键的化合物，也不能合成 ATP 及氨基酸，需利用宿主细胞的三磷酸盐和中间代谢产物作为能量来源，因而必须在活细胞内生存。沙眼衣原体具有独特的发育周期，并以二分裂方式繁殖，在寄主细胞质内形成致密型包涵体，较坚硬，占据了细胞核的位置。沙眼衣原体对许多抗生素敏感，对热较敏感但可耐低温。

沙眼衣原体细胞壁含有 3 种抗原物质：①属特异性抗原，为细胞壁中脂质成分，是衣原体属的共同抗原；②种特异性抗原，即主要外膜蛋白（MOMP），其抗原表位易发生变异；③型特异性抗原，根据不同沙眼衣原体亚种的 MOMP 分子中抗原表位和空间构型的差异及多糖抗原不同，用单克隆抗体微量免疫荧光法可把沙眼衣原体分出 18 个血清型。其中沙眼生物亚型有 A、B、Ba、C～K 等 14 个血清型，主要引起沙眼、包涵体性结膜炎、泌尿生殖系统感染如非淋菌性尿道炎、宫颈炎、内膜炎等，以及新生儿感染；性

病淋巴肉芽肿亚型有 L1、L2、L2a 和 L3 共 4 个血清型，可引起直肠炎、结肠炎、性病淋巴肉芽肿。衣原体有时也能引起肺炎，或肝脏汇管区周围炎（Fitz-Hugh-Curtis 综合征），关节炎/赖特综合征等。

【发病机制】

沙眼衣原体专性细胞内寄生，是全球细菌性性传播疾病的首位病原菌。沙眼衣原体的唯一天然宿主是人，故传染源为患者和携带者。人类对沙眼衣原体普遍易感。传播途径：①接触传播，即接触患者的眼部分泌物而传播，包括眼—眼或眼—手—眼的途径传播；②性传播，在某些国家和地区已成为主要传播途径；③产道传播，孕妇感染沙眼衣原体后所生新生儿中 49%～50% 可培养出沙眼衣原体；④自身感染，无症状携带者体内的衣原体扩散造成其他部位的感染。

沙眼衣原体有感染和繁殖两个完全不同的生物相。感染相称原体（EB），具有较强的感染性；繁殖相称始体或网状体（RB），有较强的繁殖力而无感染力。当 EB 吸附在易感细胞表面后，宿主细胞通过吞噬作用将其摄入胞质、包裹，形成空泡，转化为 RB。RB 以二分裂的方式形成子代的 RB，随着宿主细胞的破裂而被释放，再次感染新的宿主细胞。

沙眼衣原体的致病物质：① ELS，可抑制宿主细胞代谢，直接损伤宿主细胞；② MOMP，能阻止原体囊泡与溶酶体结合，并使衣原体在囊泡中生长繁殖。MOMP 的变异可使衣原体逃避机体的免疫清除作用，也可使机体已经建立的免疫力丧失保护作用而发生再次感染；③热休克蛋白（HSP），可诱导 IV 型超敏反应。

沙眼衣原体感染后能诱导机体产生细胞免疫和体液免疫，但这些免疫应答的保护性不强，作用时间短暂，因此衣原体的感染常表现为持续感染、反复感染或隐性感染。有些衣原体抗原注入皮内可造成免疫病理损伤，可能与 MOMP 有关。

【病理变化】

沙眼衣原体感染的靶细胞是眼结膜、直肠和泌尿道上皮细胞，女性子宫颈及宫颈管上皮细胞，男性附睾、前列腺上皮细胞，以及新生儿呼吸道上皮细胞。主要引起眼部疾病和非淋菌性泌尿生殖器炎及并发症。主要病理改变是上皮细胞变性坏死，急慢性炎症细胞（包括淋巴细胞、浆细胞、巨噬细胞和嗜酸性粒细胞）浸润，中性粒细胞积聚到感染部位形成化脓性病变，肉芽组织和肉芽肿形成，纤维化及瘢痕形成。急性炎症消退时，黏膜下淋巴细胞和巨噬细胞增生，淋巴滤泡形成。沙眼衣原体是一种细胞内寄生的病原

体，可在上皮细胞、巨噬细胞胞质内形成空泡状包涵体，含有糖原，具有一定的特征，可作为沙眼衣原体感染的诊断线索。

1. 衣原体性角膜结膜炎（chlamydial keratoconjunctivitis） 包括沙眼、包涵体性结膜炎、性病淋巴肉芽肿性结膜炎等，以沙眼最多见。沙眼可累及一侧或双侧上下眼睑，或角膜的上和（或）下 1/2。当沙眼衣原体感染眼结膜上皮细胞后，在其中增殖并在胞质内形成散在型、帽形、桑葚形或填塞型包涵体。本病发病缓慢，病变早期出现眼睑结膜急性或亚急性炎症，明显的特征是充血肿胀、黏液脓性分泌物、上皮增生伴有变性和胞质内包涵体、淋巴细胞浸润和间质内小淋巴滤泡形成。在裂隙灯下可见角膜上半部有点状上皮糜烂，为沙眼上皮性角膜炎。随着病变的进展，以上病变更加明显，且迅速出现间质反应，导致深部腺体囊肿形成和乳头肥大。累犯角膜也出现相似的经过，最终侵犯血管，角膜缘处可见血管开始伸入透明角膜，伴成纤维细胞增生形成"血管翳"。于血管翳末端或毛细血管之间有淋巴滤泡形成，滤泡破溃后形成溃疡，称为沙眼血管翳溃疡。在淋巴滤泡内可出现坏死。坏死与炎症的吸收导致较大的瘢痕。角膜缘滤泡的吸收，可引起角膜缘的凹陷或"酒窝征"，又称 Herbert 小凹，是沙眼常见的特征。

2. 性病淋巴肉芽肿（venereal lymphogranuloma, VLG） 由沙眼衣原体的 VLG 生物亚种引起，通过性接触传播，主要侵犯淋巴组织。病程经过和病理表现大致如下。①皮肤病变：初期为非特异性炎症改变，皮肤无痛性水疱、丘疹、疱疹或溃疡是其原发病变，溃疡内坏死物向表面引流，形成火山口状，常见于外阴后部，以后很快消失。镜下，溃疡的特征是皮肤局限性坏死和溃烂，里面充满和覆盖着化脓性渗出物，然后形成肉芽组织及纤维化，伴显著的慢性炎症细胞浸润，可见中性粒细胞浸润，偶尔见较多的嗜酸性粒细胞浸润，少量巨细胞形成，也可见非坏死性（非特异性）肉芽肿性反应，由上皮样细胞和少量巨噬细胞构成，周围有淋巴细胞、浆细胞浸润。邻近皮肤有假上皮瘤样增生。②淋巴结星状脓肿：几周后腹股沟淋巴结开始肿大，淋巴滤泡增生，伴有化脓性病变。特征性损害是出现星状脓肿，脓肿多为三角形或四边形，各个角向外伸得长形成星状，有诊断参考意义。脓肿中央有中性粒细胞聚集和坏死的细胞碎片，并有一些巨噬细胞浸润，其周围围绕着栅栏状排列的上皮样细胞、巨噬细胞，偶尔见多核巨细胞，且有淋巴细胞、浆细胞浸润和增生的成纤维细胞围绕，外

围是宽带状浸润的淋巴细胞和浆细胞，浆细胞浸润常很显著。脓肿逐渐增大，相邻的化脓性病灶互相融合，可失去星状形态。晚期脓肿形成并可融合扩大，中心仍然可见坏死，脓肿壁已纤维化透明变性，局部淋巴结结构已消失。此虽非本病的特异性损害，但应高度疑为本病。③淋巴肉芽肿形成：淋巴结星状微脓肿周围可形成肉芽肿。早期表现为小而散在的上皮样细胞岛，其中常混有少许巨细胞。上皮样细胞岛逐渐增大，周围绕以上皮样细胞，呈栅栏状排列，可见大量浆细胞。④继发性病变：淋巴细胞增生显著时可致淋巴结结构弥漫性改变，淋巴滤泡增多，生发中心形成。纤维组织增生可导致淋巴结结构消失，后期进展为广泛纤维化，可致瘢痕形成，伴有外阴、尿道、阴道和直肠的窦道或瘘管形成，局部区域瘢痕挛缩可致肛门直肠管腔狭窄。直肠壁和周围组织呈显著的纤维性增厚。黏膜面可见溃疡形成、黏膜下层纤维组织增生、炎症细胞浸润，通过肌层扩展到周围脂肪组织。淋巴管扭曲和阻塞可致慢性淋巴水肿甚至下肢象皮病。性病淋巴肉芽肿也可见于眼结膜及泌尿生殖道。

3. 泌尿生殖道感染　沙眼衣原体常累及泌尿生殖道，多见于女性，引起宫颈炎、子宫内膜炎、输卵管炎或盆腔炎，均非特异性炎症。宫颈炎表现为局部充血、水肿，子宫颈活检管内含有大量脓性分泌物，其分泌物中可见较多中性粒细胞。宫颈活检组织中可见急性或慢性炎症细胞浸润，淋巴细胞显著增生可形成淋巴滤泡，并可见生发中心，称为滤泡性宫颈炎，宫颈上皮可发生不同程度的糜烂，以后出现修复性或不典型增生。滤泡性宫颈炎的沙眼衣原体培养阳性率较高，提示其衣原体感染可能性更大，应在诊断报告中有所提示。在宫颈黏膜上皮或修复性上皮中常可辨认出沙眼衣原体，表现为胞质中的小空泡。这种小空泡在成熟的鳞状上皮中很少见。通过免疫组化等方法可以检出沙眼衣原体抗原。宫颈沙眼衣原体感染可上行性传播，引起子宫内感染，导致子宫内膜炎。在妊娠妇女沙眼衣原体也可导致绒毛膜羊膜炎，在实验研究中发现胎盘、羊膜和卵黄囊组织中存在沙眼衣原体。

在妇科细胞学检查，特别是液基细胞学检查时，则可能发现一种特征性的上皮样细胞，体积较大，胞质内有染色浅淡的空泡状包涵体，空泡内可有或无衣原体颗粒。空泡可将细胞核推挤于一侧，形成印戒状细胞。背景中可见少数中性粒细胞、大量淋巴细胞，鳞状上皮腺上皮均可显示破碎的胞质边缘。许多专家认为，细胞质内包涵体可作为一个可靠的衣原体感染指标。

【临床表现】

沙眼衣原体感染所致疾病谱比较广泛，主要包括以下临床病理类型。

1. 沙眼（trachoma）　是由沙眼衣原体中 A、B、Ba 和 C 血清型感染所引起的一种慢性传染性结膜角膜炎，因在睑结膜表面形成粗糙不平的外观，形似沙粒而得名。潜伏期 5～14 天，双眼患病，多发生于儿童或少年期。据报道，母亲流行性衣原体感染率为 2%～20%，这些母亲的新生儿有 30%～40% 发生结膜炎。沙眼按病程分为以下几种：①急性沙眼，出现急性滤泡结膜炎症状，眼睑红肿，结膜高度充血，因乳头或滤泡增生睑结膜粗糙不平，上下穹隆部结膜充满滤泡，合并有弥漫性角膜上皮炎及耳前淋巴结肿大，患眼有异物感、畏光、流泪、黏液脓性分泌物、烧灼和干燥感等症状与体征。数周后可转为慢性期。②慢性沙眼，因反复感染，病程迁延多年至十余年，充血程度减轻，但乳头增生及滤泡形成明显，滤泡大小不等，病变以上穹隆及睑板上缘的结膜显著，同样病变亦见于下睑结膜及下穹隆结膜，严重者甚至可侵及半月皱襞。晚期由于受累的睑结膜发生瘢痕，以致眼睑内翻畸形、上睑下垂、沙眼性眼干燥症、倒睫、角膜溃疡或角膜血管翳形成、眼球干燥、泪道阻塞及慢性泪囊炎、睑球粘连和角膜混浊等后遗症或并发症，加重角膜的损害，出现明显的刺激症状，可严重影响视力甚至造成失明，是迄今致盲的首位病因。

2. 包涵体性结膜炎　是沙眼衣原体 B～K 型中的一些血清型感染所致的结膜炎，主要以性接触及产道途径传播，潜伏期 1～3 周，多双眼受累，无全身症状，主要临床表现为急性或亚急性滤泡性结膜炎，分为 2 个类型：①成人包涵体性角结膜炎（adult inclusion keratoconjunctivitis），多见于年轻人，又名游泳结膜炎，因为许多患者都有在污染的游泳池游泳史，或泌尿系统感染后污染的手、毛巾或水等传染到眼，或以其他方式接触感染的生殖器分泌物。接触病原体后 1～2 周后，双眼先后发病，表现为轻、中度结膜充血，眼部刺激和黏脓性分泌物。眼睑肿胀，结膜充血显著，睑结膜和穹隆部结膜滤泡形成（急性滤泡性结膜炎），并伴有不同程度的乳头增生反应，多位于下睑结膜，结膜因细胞浸润而肥厚。结膜囊有很多脓性分泌物，内含大量中性粒细胞。结膜刮片可见包涵体。角膜有弥漫性点状上皮炎，角膜浅实质层可出现炎性浸润，角膜周边部有浅层微血管翳（<1～2mm），无前房炎症反应。常伴耳前淋巴结肿大。3～4 个月后，急性炎症逐渐减轻消退，可有结膜瘢痕但无角膜瘢痕，不出现血管翳，从不引起虹

膜睫状体炎。结膜肥厚和滤泡持续存在 3～6 个月之久，方可恢复正常。②新生儿包涵体性角膜结膜炎（neonate inclusion keratoconjunctivitis），又称新生儿包涵体性脓漏眼。新生儿出生时，在患衣原体性宫颈炎的产道中受感染，发病率为 20%～40%。潜伏期为出生后 5～14 天，有胎膜早破时可在生后第 1 天即出现体征。多为双侧。开始有水样或少许黏液样分泌物，随病程进展，分泌物明显增多并呈脓性，出现急性双眼化脓性结膜炎，可见患儿眼睑红肿、睑结膜充血、肥厚、乳头肥大，主要见于下穹隆及下睑结膜，应与新生儿淋菌性结膜炎相鉴别。结膜炎持续 2～3 个月后，出现显著的乳白色光泽滤泡，较病毒性结膜炎的滤泡更大。严重病例有假膜形成、结膜瘢痕化。大多数患儿是轻微自限的，3 个月至 1 年内自行消退，不留瘢痕，亦无角膜血管翳，但可能有角膜瘢痕和新生血管出现。沙眼性溃疡还可见于角膜中央部，无任何刺激症状，仅由于视力消失而被发现。

3. 沙眼衣原体肺炎　由沙眼生物亚种 D～K 血清型中一些血清型引起，多见于婴儿，常继发于包涵体脓性卡他性炎之后。本病多由受感染的母亲传染给患儿的眼部，再经鼻泪管传入呼吸道。症状多在出生后 2～12 周出现，起病缓慢，可先有上呼吸道感染表现，多数不发热或偶有低热，然后出现咳嗽和气促、鼻塞流涕，咳嗽呈断续性，吸气时常有细湿啰音或捻发音，少有呼气性喘鸣。发病缓慢，约经 1 周缓解。胸部体检常无异常发现。X 线检查可见两肺间质和肺泡的广泛或斑状浸润，可持续 1 个月以上。过度充气征比较常见，偶见大叶实变。周围血白细胞计数一般正常，嗜酸性粒细胞增多（≥ 300/mm^3），IgM 和 IgG 水平增高。

4. 女性生殖系统感染　沙眼衣原体中 D～K 抗原型衣原体可引起宫颈炎及尿道炎。沙眼衣原体常与淋球菌、厌氧菌、兼性革兰氏阴性杆菌及支原体共同导致妇女盆腔炎。生殖道慢性沙眼衣原体感染时，潜伏在细胞内的病原体可逃避机体的免疫防御机制而长时间存在。

（1）宫颈炎：子宫颈是沙眼衣原体最常见的感染部位。它只侵及宫颈管柱状上皮细胞，可长期存在于子宫颈内而无症状，或者自觉症状轻微而忽视诊治。如未得到及时治疗，其炎症向上蔓延，可引起子宫内膜炎、输卵管炎、附件炎和盆腔炎。患者亦可有急性前庭大腺炎、阴道炎与尿路感染症候群。

（2）子宫内膜炎：子宫颈沙眼衣原体感染时，约有半数患者伴发子宫内膜炎。其临床表现有下腹痛、腰部酸痛、发热、月经过多、阴道不规则出血等。检查

宫颈口可见大量脓性分泌物，有子宫压痛。

（3）急性输卵管炎和盆腔炎：急性输卵管炎是女性生殖道沙眼衣原体感染最严重的并发症。沙眼衣原体侵入输卵管后，引起一过性输卵管黏膜纤毛细胞及分泌细胞的破坏，机体可自行修复。此时，患者可以无发热、腹痛、白带增多等症状。机体如果再次感染沙眼衣原体或潜存的沙眼衣原体复活感染周围细胞，则输卵管黏膜纤毛细胞及分泌细胞会再次遭到破坏。沙眼衣原体侵入腹腔，会引起内脏炎症反应、周围粘连。此时，患者会自觉下腹痛，有的患者无明显疼痛，仅在内诊和性交时才感到疼痛。

（4）慢性输卵管炎症：沙眼衣原体感染下生殖道往往缺乏明显的临床症状。如果治疗不及时，衣原体可以上行感染至输卵管及卵巢并引起炎症性的损害，常不可逆并可永久存在。由于沙眼衣原体感染在女性体内持续存在，或由于性伴侣带有沙眼衣原体通过性生活反复感染女性，其输卵管黏膜细胞会发生慢性炎症反应，输卵管也会与周围脏器发生粘连，使输卵管蠕动发生障碍。临床及实验研究发现有许多因素参与了衣原体所致的输卵管损伤，包括衣原体的免疫病理学损伤、先天及后天免疫应答、衣原体热休克蛋白 cHSP60 及 cHSP10、炎性细胞因子、基质金属蛋白酶、活化素、诱导型一氧化氮合酶等。最近有研究者认为多个正反馈环路可能也参与了沙眼衣原体所致的输卵管损伤。这种病变达到一定程度，可影响受精卵的运送，发生异位妊娠；严重者输卵管的管腔闭塞，导致输卵管性不孕。

（5）孕期感染：孕期沙眼衣原体感染主要分 4 个阶段。①孕早期感染，潜在沙眼衣原体感染使子宫内膜产生炎症反应、诱导细胞因子产生，细胞因子可干扰胚胎植入或干扰母体免疫系统保护胚胎的调节机制而引起流产。②孕中晚期感染，相对较少见，但与早产、胎膜早破及低出生体重儿发生存在一定的关系。③母婴间感染，主要经产道引起新生儿感染。孕妇发生沙眼衣原体感染后，50%～60% 的新生儿会受到感染，其中 25%～50% 的新生儿在出生后 2 周出现结膜炎，10%～20% 的新生儿在出生后 3～4 个月出现沙眼衣原体性肺炎。④产褥期感染，孕妇患有沙眼衣原体感染时，产褥期沙眼衣原体性子宫内膜炎发生率为 28.6%。对于产后子宫内膜炎患者，经一般抗炎无效时，应考虑有沙眼衣原体感染的存在。产褥期尿路感染，对常规尿培养阴性者，应检查沙眼衣原体。新生儿感染沙眼衣原体可发生包涵体结膜炎、新生儿肺炎、中耳炎、鼻炎、女婴阴道炎等。

5. 泌尿道感染　沙眼衣原体感染患者可通过性

接触导致性伴侣尿路感染，其由沙眼生物变种 D～K 血清型引起。男性多表现为尿道炎，不经治疗可缓解，但多数转变成慢性，周期性加重，并可合并附睾炎、精囊炎、直肠炎等，或导致不育。女性能引起尿道炎、膀胱炎等。

6. 性病淋巴肉芽肿（lymphogranuloma venereum，LGV）　由沙眼衣原体中性病淋巴肉芽肿亚种的各种血清型引起，通过两性接触传播，是一种性病。男性侵犯阴茎、腹股沟淋巴结，引起化脓性淋巴结炎和慢性淋巴肉芽肿，常形成瘘管。女性可侵犯会阴、肛门、直肠，出现会阴 - 肛门 - 直肠组织狭窄或梗阻，也可形成皮肤 - 直肠瘘管或外阴象皮病。严重者出现全身感染症状和急性炎症反应，会阴区大面积损伤，形成慢性生殖器溃疡。

【诊断与鉴别诊断】

虽然各个部位沙眼衣原体感染的临床与病理表现不同，如沙眼、淋巴肉芽肿等，各有其特定的临床病理表现。但病因诊断的基本方法或技术是一致的，关键是查获沙眼衣原体成分。临床病史和流行病学资料有重要的参考价值。

1. 病理学检查　在上述病变中，特别是在性淋巴肉芽肿或腹股沟化脓性淋巴结炎中，如发现空泡状巨噬细胞往往提示衣原体感染。空泡位于胞质内，形成包涵体。病原体革兰氏染色阴性，HE 染色为淡蓝色，Warthin-Starry 银染色呈黑色。电镜、免疫组化均已用于诊断和研究。性病淋巴肉芽肿应该和猫抓病相鉴别，通常结合患者年龄、病史、淋巴结累犯的数量和皮肤抗原检测进行鉴别。

2. 分离培养　沙眼衣原体可以从炎性渗出物或分泌物中分离培养出来，将标本接种于鸡胚卵黄囊或传代细胞 35℃培养 48～72 小时后，用染色镜检法、直接免疫荧光法或 ELISA 法进行检查，如眼睑 Meibom 腺的渗出物等常含有沙眼衣原体。但分离培养要求一定的设备技术条件。

3. 直接涂片镜检　取结膜刮片、咽分泌物、痰、呼吸道黏膜或其他部位标本做涂片，进行吉姆萨染色，原体被染成红色，始体被染成深蓝色。沙眼衣原体包涵体因含有糖原，PAS 染色阳性。宫颈炎组织切片用上述染色液可以发现衣原体。液基细胞学制片可以直接观察到衣原体包涵体。结膜刮片查见沙眼包涵体是沙眼的重要诊断条件。碘液染色和荧光抗体染色也可使用。阳性结果只能作为可疑诊断的指标。

4. 快速抗原检测　多采用单克隆抗体直接免疫荧光法检测标本中的衣原体，还可应用 ELISA 法加入抗衣原体抗体、酶标抗体 IgG 及底物进行比色定量检测。这两种方法简便敏感。用直接荧光抗体试验（DFA）、酶免疫试验检测鼻咽标本沙眼衣原体抗原。

5. 血清学检测　采用补体结合试验，若恢复期血清抗体效价比急性期血清效价增高 4 倍或以上，即有诊断意义，但无早期诊断意义。衣原体特异性抗体 IgM ＞1∶32，IgG ＞1∶512 也有诊断价值。微量免疫荧光法适用于检测沙眼衣原体。但沙眼衣原体感染多呈慢性病程，特异性中和抗体效价一般不高，也无明显的抗体动态变化，故而在临床诊断中意义不大。

6. 分子生物学技术　原位杂交法可用于检测子宫颈或直肠活检标本中沙眼衣原体 DNA。用衣原体 16S 核糖体 DNA 为引物的 PCR 技术检测沙眼衣原体特异性 DNA，具有快速、简便、敏感、特异的优点，敏感性高于细胞分离技术，既可用于鉴定其种及血清型，亦可用于诊断、疗效判断及流行病学调研。用套式 PCR（nPCR）检测可显著提高敏感性。但在检测咽拭子标本中效果不够理想。

（张　帆　刘德纯；郭瑞珍　李凤云）

第二节　支原体感染

支原体（mycoplasma）是一类缺乏细胞壁、具有高度多形性、可通过滤菌器并能在无生命培养基上生长繁殖、独立生活的最小的原核细胞型微生物，因在生长过程中能形成有分枝的长丝而得名。在生物学分类系统，支原体属于柔膜体纲支原体目支原体科，支原体科含支原体（Mycoplasma）和脲原体（Ureaplasma）两个属。它们广泛分布于自然界，包括人体、家禽和实验动物体内。支原体属有 150 余种，脲原体属有 6 个种。对人类致病的主要有肺炎支原体（*M. pneumoniae*）、人型支原体（*M. hominis*）、生殖器支原体（*M. genitalium*）和溶脲脲原体（*Ureaplasma urealyticum*，又称解脲脲原体）等。支原体常寄居于人、畜和禽类的呼吸道和泌尿生殖道。其中溶脲脲原体（简称脲原体）、人型支原体和生殖器支原体主要引起泌尿生殖道感染，以非淋菌性尿道炎最为常见，也是多种妇产科疾病潜在致病因素，如阴道炎、宫颈炎、盆腔炎等。妇女孕期感染支原体可上行感染到宫腔，引起异常妊娠结局；人型支原体与早产、子宫内膜炎、产褥热也有关系，而溶脲脲原体与羊水感染、绒毛膜羊膜炎、婴儿低出生体重及早产相关。肺炎支原体为间质性肺炎和支气管炎的常见病原体。近年发现，附红细胞体亦可导致人体感染。发酵支原体、穿透支原体和梨形支原体具有协同 HIV 致病的作用，唾液支原体和口腔支原体本属正常菌群，偶可导致机会性感染。

一、支原体感染概述

支原体是已知的可以独立生活的最小生物，也是最小的原核细胞。支原体的主要特点：①体积微小（比病毒大、比细菌小），可以通过滤菌器；②有细胞膜但无细胞壁，因而细胞柔软、形态多变，具有高度多形性；③主要以二分裂方式繁殖；④人工培养能在无生命培养基中生长繁殖，在固体培养基上形成油煎蛋样菌落。支原体广泛分布于自然界中，如土壤、污水、植物、昆虫、脊椎动物及人体和实验动物体内，是人类感染的常见病原体之一。

支原体感染主要经性接触进行传播。支原体可存在于健康携带者，而在性乱者、同性恋、性工作者、淋病患者中检出率较高。性伴数越多，性活跃指数越大，感染率越高。据调查，男性支原体感染率为33.7%，女性支原体感染率为74.4%，经统计学检验 $P < 0.05$，可见支原体感染在性别上有显著性差异，女性高于男性。人型支原体感染可能与男女生殖系统的结构差别有关。由于男性的外生殖道与尿道重合，细胞外寄生菌容易被尿液冲掉，而女性的生殖道与尿道为单独的生理结构，缺乏"尿冲力的保护"，故女性较男性易受感染。

【生物学性状】

1. 形态结构　支原体结构比较简单，没有细胞壁，不能维持固定的形态而呈现高度多形性，如球形、双球形、丝状、短杆形、分枝状等，大小为 $0.2 \sim 0.3\mu m$，可通过直径 $0.45\mu m$ 孔径的滤膜，在挤压下可通过 $0.22\mu m$ 滤膜，常给细胞培养带来污染，$10\% \sim 87\%$ 的细胞培养物存在支原体污染。电镜下可见支原体细胞有三层结构的细胞膜，内外层主要是蛋白质及糖类，外层蛋白是型特异性抗原，对支原体鉴定有重要价值。中间为脂质，脂质中胆固醇约占 $1/3$，对抵抗渗透压、保持细胞膜的完整性具有重要作

用。细胞膜含甾醇，比其他原核生物的膜更坚韧。有的支原体胞膜外有多糖组成的荚膜或微荚膜，与其毒力或致病性有关。有些支原体膜蛋白可与红细胞表面的神经氨酸酶结合，产生红细胞吸附现象。细胞质含有大量核糖体，有 DNA 和 RNA 两种核酸，基因组为双链环状 DNA。肺炎支原体的一端有一种特殊的末端结构（terminal structure），能使支原体黏附于呼吸道黏膜上皮细胞表面，与致病性有关。支原体对渗透压敏感，对抑制细胞壁合成的抗生素不敏感。因有 70S 核糖体，对干扰细菌蛋白质合成的抗生素敏感。凡能作用于胆固醇的物质均可引起支原体膜的破坏而使支原体死亡。

支原体革兰氏染色阴性，不易被革兰氏染料着色，常用吉姆萨染色，并需染 3 小时以上，菌体呈蓝紫色。

2. 培养特性　支原体培养对营养要求比一般细菌高，且生长缓慢，$3 \sim 4$ 小时甚至 18 小时才能繁殖一代，以二分裂方式为主，也可见出芽、分支、丝状体断裂等方式，其由缺乏细胞壁造成分裂时两个子细胞大小不均所致。菌落小（直径 $0.1 \sim 1.0mm$），在固体培养基表面呈特有的"油煎蛋"状，直径 $10 \sim 16\mu m$，中心厚而隆起，边缘薄而扁平。最适 pH 为 $7.8 \sim 8.0$，低于 7.0 则死亡，但溶脲脲原体最适 pH 为 6.0。大多数支原体微需氧或兼性厌氧，有些菌株在初分离时加入 $5\% \sim 10\%$ CO_2 生长更好。

3. 生化和抗原特性　一般能分解葡萄糖的支原体不能利用精氨酸，能利用精氨酸的则不能分解葡萄糖，据此可将支原体分为两类。溶脲脲原体不能利用葡萄糖或精氨酸，但可利用尿素作能源。

各种支原体都有特异的表面抗原结构，由外层蛋白和糖脂组成，外层蛋白主要引起体液免疫，糖脂主要诱导细胞免疫。外层蛋白是具有型特异性的抗原，常作为 ELISA 检测的抗原，用于支原体分类鉴定，很少有交叉反应。应用生长抑制试验（growth inhibition test，GIT）、代谢抑制试验（metabolic inhibition test，MIT）等可鉴定支原体抗原，进行分型。

4. 支原体与 L 型细菌的区别　广义上讲，L 型细菌是细菌自发突变或在抗生素、溶菌酶等作用下变成的一种细胞壁缺陷型菌株，其许多特性与支原体相似，并均可引起间质性肺炎、泌尿生殖道感染。严格地讲，L 型细菌应专指那些实验室或宿主体内通过自发突变形成的遗传性状稳定的细胞壁缺损菌株，而经人工方法去壁后形成的缺壁细胞分别称为原生质体（彻底除尽）和球状体（部分去除）。两者的区别见表 12-2-1。

表 12-2-1 支原体与 L 型细菌的区别

生物学形状	支原体	细菌L型
分布	在自然界中广泛存在	自然界中很少存在
病原体形态与大小	多种形态，$0.2\sim0.3\mu m$	多种形态，$0.6\sim1.0\mu m$
与细菌的关系	在遗传上与细菌无关，不可能变为细菌	在遗传上与原菌相关，可在诱导因素去除后恢复为原菌
细胞膜	含高浓度胆固醇	细胞膜不含胆固醇
细胞壁	没有细胞壁	没有或残留部分细胞壁
液体培养	浑浊度很低	有一定的浑浊度
菌落形态与大小	油煎蛋状，较小，$0.1\sim0.3mm$	油煎蛋状，稍大，$0.5\sim1.0mm$

【发病机制】

人和动物体内寄居的支原体大多为非致病菌或机会致病菌，常常黏附在腔道的黏膜上皮表面。支原体主要通过性接触传播，还可通过手、眼、毛巾、衣物、浴器、便具和游泳池等传播。

1. 支原体感染损伤细胞 支原体感染人体后，一般不侵入血液，而首先侵入呼吸道或泌尿生殖道上皮细胞，黏附并定居、生长繁殖，导致感染细胞死亡，同时尚能逃避宿主免疫防御功能，得到间歇性保护。其引起细胞损伤的机制如下。①黏附作用：致病性支原体都具有特殊的尖形或球形的顶端结构，由支原体的黏附蛋白组成。支原体通过顶端结构黏附到宿主细胞胞膜受体是其感染致病的先决条件，同时获取细胞膜上的脂质与胆固醇作为自己的营养，而造成膜的损伤。支原体还可黏附于红细胞、巨噬细胞和精子表面。②毒素作用：支原体代谢产生的有毒物质，如溶神经支原体能产生神经毒素，引起细胞膜损伤；溶脲脲原体含有尿素酶，可以水解尿素产生大量氨，对细胞有毒害作用。磷脂酶 C 和超氧离子也可引起宿主细胞的病理性损伤。③代谢产物：支原体抑制被感染细胞的代谢，摄取宿主细胞营养，溶解破坏细胞并导致溶解酶释放，代谢产物的细胞毒作用引起超敏反应和自身免疫。④细胞因子：支原体可产生具有免疫调节活性的蛋白质性超抗原，能在感染部位刺激炎症细胞，分泌大量细胞因子，诱导病理性免疫反应，引起组织损伤。⑤支原体荚膜和微荚膜具有抗吞噬作用。

2. 支原体感染诱发免疫反应 支原体的抗原成分是主要外膜蛋白（MOMP）和糖脂，前者引起体液免疫，后者主要诱导细胞免疫。①体液免疫方面，在支原体感染后，抗膜蛋白的抗体包括 IgM、IgG，具有增强吞噬细胞的吞噬作用和杀灭支原体的作用。呼吸道黏膜产生的 sIgA 抗体有阻止支原体吸附和抵御再次支原体感染的作用。在血清和局部分泌物中出现的中和抗体可以阻止支原体对宿主细胞的吸附，也能通过调理作用增强吞噬细胞的摄入。②细胞免疫方面，对已治愈的支原体患者，给予相应的抗原皮内注射时，常引起Ⅳ型超敏反应。这种超敏反应可经淋巴细胞被动转移。此种免疫性由 T 细胞所介导。有些支原体具有和宿主细胞相同或相似的抗原，有利于逃避宿主的免疫监视，也可能通过交叉反应引起免疫损伤。当人体感染支原体后，虽可产生特异性的免疫，但是这种免疫力的保护作用较弱，持续时间短暂，支原体在细胞内的存留可逃避宿主免疫系统和抗生素的攻击，使感染长期慢性存在，造成持续或反复感染及隐性感染。在动物实验发现，小鼠腹腔巨噬细胞可以杀灭支原体，而中性粒细胞的作用不大。在体外，IgG1 和 IgG2 抗体有调理作用，可加强巨噬细胞对支原体的杀伤作用。在儿童中，致敏淋巴细胞可增强机体对肺炎支原体的抵抗力。

3. 支原体感染与肿瘤 近年研究结果表明，支原体感染与肿瘤的发生可能密切相关。据报道，在胃癌、大肠癌等组织中存在较高的支原体感染率。免疫组化和 PCR 等技术检测发现，在胃癌病例中支原体的阳性率为 48%～56%，卵巢癌中为 59.3%，食管癌为 50.9%，肺癌为 52.6%，乳腺癌为 39.7%，结肠癌为 55.1%。大量实验研究提示，支原体感染可造成细胞恶性转化。支原体对细胞可能产生两方面的影响：①通过与膜受体作用，活化一个抗凋亡的放大信号，抑制细胞凋亡；②通过持续存在的活的有机物引起细胞正常信号传递不准确，最终导致细胞转化。从理论上讲，支原体同宿主细胞的长期共生关系及与细胞表面的密切接触有可能触发由细胞膜至核的某些信号通路而引起细胞功能及基因表达的改变，同时支原体还可通过诱导多种细胞因子的产生而影响细胞的增殖和分化。上述因素均有引起肿瘤发生的潜在可能性。支原体与其他致病因子协同作用是肿瘤发生的基本和必要条件。支原体具有诱导各种不同起源的肿瘤的能力，或只是某些肿瘤发生发展的伴随物，尚有待深入探讨。

4. 支原体感染与不孕不育　在男性支原体（主要是溶脲脲原体）感染累及精道、精囊和睾丸，可影响精子和精液的质量，通过下述环节引起不育症。①干扰精子运动：精子运动是健康精子的一项重要功能，是衡量精子能否受孕的重要指标，而且精子的运动必须有一定速度和频率。支原体除可以黏附于上皮细胞、巨噬细胞表面外，还可以黏附于精子表面，常常附着在精子的头部和尾部，使整个精子挂满大小不等的附着物，致使精子泳动无力、互相缠绕，破坏精子的活力，影响精子正常运动，影响精子与卵子的正常结合，患者难以正常受精，导致不育。②引起精子畸形：支原体感染导致精子畸形率增加是造成不育的另一因素，据临床观察，在这类不育患者中，精子畸形率有时可高达 80%。③支原体侵入和破坏生精细胞：睾丸的曲细精管中有大量生精细胞，这些生精细胞经过发育繁殖形成精子。当支原体从尿道、前列腺等部位进入睾丸曲细精管后，会破坏生精细胞，使精子质量、数量下降，进而导致不育。④溶脲脲原体与精子存在共同抗原，对精子可造成免疫损伤而引起免疫性不育。⑤干扰精卵识别融合：其产生的神经氨酸酶样物质干扰精子和卵子的结合而致不育。⑥支原体感染输精管、精囊和睾丸，影响精子和精液的质量，导致生精细胞凋亡，同时可能阻塞或扭曲输精管道，引起不育。

在女性，溶脲脲原体感染造成的女性生殖器官病理性改变，是造成不孕的重要原因。国内外资料提示，不孕症夫妇的宫颈黏液、精液中溶脲脲原体培养阳性率高达 50% 以上，由此可见，溶脲脲原体感染与不孕症的发生相关。

5. 支原体感染对妊娠的影响　包括流产、死胎、胎儿发育异常等，近年研究较多，大致有以下观点。①炎症反应，支原体上行感染累及子宫内膜，可产生有害的炎症反应，以巨噬细胞为主的炎症细胞浸润子宫内膜。有研究证明支原体感染可诱导产生具有中性粒细胞趋化作用的细胞因子，导致中性粒细胞浸润。炎症的微环境不适合胚胎发育和成长，导致发育障碍或流产。支原体阳性胎盘样本经病理学检查，可见以淋巴细胞浸润为主的底蜕膜慢性炎、绒毛膜羊膜炎等病变。②炎症介质的作用，支原体磷脂酶 A2 可使胎膜中的花生四烯酸转化为前列腺素，促发炎症和启动产程；巨噬细胞分泌产生大量 TNF-α、白细胞介素（IL-6、IL-8 等）和前列腺素等；IL-8、TNF-α 可能参

与支原体感染炎症过程。对孕妇血清检测发现，支原体阳性的异常妊娠组 IL-8、TNF-α 水平均明显高于正常妊娠组。TNF-α 还可对内皮细胞产生毒性作用，促进血管内皮细胞损伤和血液凝固，进而损害生长中的胚胎或干扰胚胎的植入。③内分泌水平的改变，妊娠时由于孕妇体内内分泌水平发生改变，降低了机体防御病原体的能力，潜伏性感染可因妊娠而改变为活动性感染，如果感染上行到达子宫内膜可损害发育中的胚胎，引起流产、早产，导致胚胎发育停止。④干扰母体免疫系统保护胚胎的调节机制，导致胚胎发育停止，或刺激子宫收缩导致早期流产。

【病理变化】

支原体主要感染呼吸系统和泌尿生殖系统。病变局限于黏膜层和间质内。显微镜下可见上皮细胞变性坏死，间质组织内有以单核细胞为主的炎症细胞浸润，亦可见中性粒细胞、淋巴细胞、浆细胞和纤维素等渗出，偶可见充血、出血。

【临床病理类型】

支原体可引起的人类疾病主要有肺炎、肾盂肾炎、尿道炎、关节炎、产后热、盆腔感染、流产、男性不育等，甚至可作为一个协同因子参与 HIV 感染和肿瘤的发生发展。

1. 支原体肺炎　肺炎支原体主要经飞沫传播，首先引起上呼吸道感染，然后下行引起气管炎、支气管炎、毛细支气管炎和肺炎。感染后症状轻重不等，主要表现为头痛、咳嗽、发热、咽痛等。肺炎 X 线检查可见肺部有明显浸润，有时并发支气管肺炎。个别患者可发生肺外器官病变，如皮疹、心血管和神经系统症状。

2. 尿路感染　人类泌尿生殖道感染源主要是溶脲脲原体，其次是人型支原体和生殖器支原体。泌尿道感染支原体后，引起的疾病在男性为非淋菌性尿道炎，表现为尿道刺痒、烧灼感和排尿困难，少数有尿频。尿道口轻度红肿，分泌物稀薄，部分患者无症状。女性主要为非淋菌性尿道炎，表现为白带增多、尿道灼热等，严重者可累及生殖道，引起盆腔炎。

3. 男性生殖系统感染　支原体经尿道感染后患者可出现尿道炎症状，并可继发慢性前列腺炎。在检查前列腺液时，可见活泼泳动的微生物群体。支原体感染也可累及输精管、精囊和睾丸，引起炎症反应和不育症。

4. 女性生殖系统感染　溶脲脲原体在女性生殖道最常见的侵犯部位是子宫颈，由此向上蔓延可引起子宫内膜炎、输卵管炎、盆腔炎，尤其输卵管炎多见。子宫颈感染后可出现宫颈糜烂、宫颈黏膜水肿、白带

增多（呈脓性）、接触性出血等；输卵管感染可引起下腹痛、腰痛和不育。一般来说，这些症状均无特异性。

5. 对妊娠的影响　溶脲脲原体感染可直接影响妊娠结局：①流产，有研究者从流产的组织中检查出溶脲脲原体的阳性率高达 40% 以上。因此，对不明原因的流产，尤其是多次流产者，应考虑有溶脲脲原体感染的可能。②异位妊娠，溶脲脲原体感染造成输卵管炎性粘连，可使管腔狭窄、通而不畅或不完全梗阻，是发生异位妊娠的重要原因。

6. 对胎儿的影响　妇女妊娠后，由于孕激素的增加，抑制了细胞免疫，机体抵抗力下降，更易受到溶脲脲原体的感染。支原体可以经胎盘垂直传播或由孕妇下生殖道感染上行扩散，引起宫内感染，除了导致不育不孕、流产、异位妊娠以外，对幸存的胎儿也可造成早产、胎儿宫内发育迟缓、低体重儿和胎儿畸形、胎膜早破，甚至造成胎死宫内等一系列不良后果。感染时机如果是在孕早期，对胎儿发育的影响最大，孕中晚期胎儿的各器官已发育得较好时则影响不大。在分娩过程中，胎儿经产道娩出时也易被感染。常见的有新生儿眼炎，其次为新生儿呼吸道感染或肺炎，其他还有中耳炎、咽喉炎等。溶脲脲原体引起的围生期感染已是现代产科面临的新问题，对新生儿尸检时也应注意支原体等先天性感染问题。

【**诊断与鉴别诊断**】

支原体感染所致炎症性病变缺乏特异性，病因诊断需要参考临床资料及实验室检查，包括分离培养、血清学检查及核酸检测等。在病变组织中，可在细胞胞质中检测到支原体，有条件时应进一步分辨其类型。

二、肺炎支原体感染与支原体肺炎

肺炎支原体（*M. Pneumonia*）是人类支原体肺炎的病原体。支原体肺炎的病理改变以间质性肺炎为主，有时并发支气管肺炎。其主要经飞沫传播，潜伏期 2～3 周，发病率以青少年最高。临床症状较轻，甚至根本无症状，若有也只是头痛、咽痛、发热、咳嗽等一般的呼吸道症状，但也有个别死亡病例报道。一年四季均可发生，但多在秋冬时节。婴儿有间质性肺炎时应考虑支原体肺炎的可能性。

【**生物学性状**】

肺炎支原体不同于普通的细菌和病毒，它比细菌小，却比病毒大，是能独立生活的最小微生物。它无细胞壁结构，兼性厌氧。肺炎支原体呈细丝状，长 2～5μm，有时可见球形或双球形菌体。主要以二分裂方式繁殖，以滑行方式运动。吉姆萨染色呈蓝色或淡紫色。

肺炎支原体由细胞膜和细胞质构成，含有 DNA、RNA 和核糖体。主要抗原是胞膜中的蛋白和糖脂，糖脂抗原的免疫原性很强，但与多种其他支原体、细菌或宿主细胞有共同的抗原表位，特异性较差。所有肺炎支原体菌株都有 170kDa 的 P1 膜蛋白和 43kDa 的菌体蛋白，特异性强，能刺激机体产生持久的高效价的抗体。部分菌株有多糖荚膜，也有一定的免疫原性。

【**发病机制**】

支原体经口、鼻的分泌物在空气中传播，健康人吸入患者咳嗽、打喷嚏时喷出的分泌物而感染，主要引起支原体肺炎，约占各种原因引起的肺炎的 10%，非细菌性肺炎的 50%。其传染源为患者或带菌者。

病原体通常存在于呼吸道纤毛上皮之间，通过细胞膜上的神经氨酸受体位点，吸附于宿主呼吸道上皮细胞表面，抑制纤毛活动并破坏上皮细胞。肺炎支原体通过其顶端结构黏附在宿主细胞表面，并伸出微管插入胞内吸取营养、损伤细胞膜，继而释放出核酸酶、过氧化氢等代谢产物引起细胞的溶解、上皮细胞的肿胀与坏死。诱发机体产生的抗体也可能参与了上述病理损伤。

肺炎支原体的致病物质主要是 P1 膜蛋白、糖脂抗原、荚膜多糖和毒性代谢产物等。① P1 膜蛋白，位于球状顶端结构表面，是肺炎支原体最重要的毒力因子，具有黏附作用，其受体是呼吸道黏膜上皮细胞和红细胞等细胞膜表面的神经氨酸酶。P1 膜蛋白能使肺炎支原体黏附于宿主细胞并定植，避免微纤毛运动将它清除。②糖脂抗原：是膜抗原，与多种宿主细胞成分有共同的抗原表位，可引起超敏反应和免疫损伤。③荚膜：由多糖组成，具有抗吞噬作用和细胞毒性。④毒性代谢产物：核酸酶、过氧化氢和超氧阴离子等也可穿透支气管黏膜，造成支气管上皮细胞肿胀变性、坏死、脱落，微纤毛结构变形、运动减弱或停止摆动，继而引起淋巴细胞、浆细胞、单核细胞浸润。⑤ P30 蛋白：位于顶端结构表面，有辅助黏附作用。

肺炎支原体进入呼吸道后，借滑行运动穿过黏膜上皮细胞纤毛屏障进入细胞间隙，通过 P1 膜蛋白和 P30 蛋白黏附于上皮细胞膜表面受体，不侵入肺实质。实验发现，支原体的特殊结构与宿主细胞间的紧密接触是致病的首要条件。支原体的核酸酶借支原体特殊结构（即神经氨酸受体位点）中的微管，注入宿主细胞内，再将酶分解的核苷酸等物质吸回支原体，以供利用，并影响宿主细胞的糖代谢及大分子合成。肺炎支原体产生 H_2O_2 及 O_2^- 引起局部组织损伤。近年来有证据表明肺炎支原体能减弱靶细胞过氧化氢酶的活性，因而使宿主细胞更易遭受 H_2O_2 的损伤。加入特异性抗血清，阻止肺炎支原体的吸附，或先用神经氨酸酶处理宿主细胞，破坏其表面的神经氨酸酶受体，则病变不发生。肺炎支原体诱发机体产生的抗体可能参与了上述病理损伤。呼吸道分泌的 sIgA 对再感染有一定防御作用，但防御不够牢固。

肺炎支原体还可通过超敏反应引起肺外器官的病变。因为肺炎支原体与人心、肺、肾和脑组织及血小板、红细胞等有共同抗原，肺炎支原体的某些抗原与 IgG 结合，可形成免疫复合物，因而可引起 II 型和 III 型超敏反应性疾病，如心肌炎、肾炎、脑膜炎、吉兰-巴雷综合征、溶血性贫血和血小板减少性紫癜等。

肺炎支原体引起的神经系统疾病近年发生率呈明显升高趋势，并成为其感染中最严重、最常见的并发症，大部分表现为脑炎及脑膜炎，发病机制尚不十分明确，可能包括：①支原体的直接侵袭作用；②自身免疫反应（引起细胞膜抗原结构改变产生自身抗体，支原体膜与宿主组织有共同抗原引起交叉反应；抗原抗体免疫复合物引起 III 型超敏反应性血管炎）；③神经毒素作用。肺炎支原体所致神经损害大多数并发于支原体肺炎，一部分患儿脑部与呼吸道症状同时出现。

【病理变化】

支原体肺炎主要病变是肺的急性间质性炎症，也可发展为片状或融合性支气管肺炎，或伴急性支气管炎。肉眼观：病变常累及一叶肺组织，以下叶多见。病变呈节段性或局灶性分布，充血呈暗红色，病灶实变不明显，气管和支气管腔内可见黏液性渗出物。镜下：病变区域小叶间隔和肺泡壁明显增宽，充血、水肿，有大量的淋巴细胞、单核细胞浸润，有时可见中性粒细胞。肺泡腔内无渗出物，或仅有少量浆液及巨噬细胞，重症患者也可发生灶性肺不张、肺实变和肺气肿。小支气管、细支气管及其周围组织充血、水肿和炎症细胞浸润。支气管黏膜细胞可有坏死和脱落，并有中性粒细胞浸润。胸膜可有纤维蛋白渗出和少量渗液。

【临床表现】

肺炎支原体感染主要导致肺炎，也可累及肺外器官，表现为咽炎、气管支气管炎，少数可发生脑炎症状。

1. 肺炎支原体肺炎 也称原发性非典型性肺炎，好发于儿童或青少年，占肺炎总数的 15%～30%，流行年份可高达 40%～60%，夏末秋初多发。起病多较缓慢，经过 2～3 周的潜伏期，开始发病。

发病初患者常有发热（体温常达 39℃ 左右）、全身不适、乏力、头痛、咽痛、耳痛、肌肉酸痛等。但突出表现为咳嗽，一般于病后 2～3 天开始，初为干咳，后转为顽固性剧咳或阵发性刺激性咳嗽，以夜间为重，常有黏稠痰液或黏液脓性痰，有时痰中带血，少数病例可类似百日咳样阵咳。咳嗽可持续 1～4 周，也可有呼吸困难、胸痛，可伴食欲减退、恶心、呕吐等症状，持续 1～3 周。胸部体检异常体征一般不明显，少数可听到干、湿啰音，但很快消失，故体征与剧咳及发热等临床表现不一致，为本病特点之一。胸透显示肺部一般呈节段性分布的多种形态的浸润影，可见肺纹理增多，肺实质呈斑点状、斑片状或均匀模糊阴影，但变化很大，病变可很轻微或很广泛。末梢血白细胞总数正常或稍增多，淋巴细胞和单核细胞增多，痰、鼻分泌物及咽拭可培养出肺炎支原体。本病预后较好，一般约需 2 周，患者可痊愈，死亡率在 0.1%～1%。但在婴幼儿，起病较急，病程较长，病情较重，表现为呼吸困难、喘憋、喘鸣音较为突出，肺部啰音也比年长儿多。

2. 肺外疾病 除肺炎的表现外，支原体肺炎可伴发多系统、多器官损害。鼻部轻度鼻塞、流涕，咽中度充血。耳鼓膜常有充血，约 15% 有鼓膜炎。颈淋巴结可肿大。10%～15% 病例发生少量胸腔积液。皮肤损害可表现为斑丘疹、结节性红斑、水疱疹等。胃肠道系统可见呕吐、腹泻和肝功能损害。血液系统损害较常见溶血性贫血。心血管系统病变偶有心肌炎及心包炎。中枢神经系统损害可见多发性神经根炎、脑膜炎、脑膜脑炎及小脑损伤、脑梗死、吉兰-巴雷综合征等。

【诊断与鉴别诊断】

支原体肺炎的临床病理表现和胸部 X 线检查并不具特征性，单凭临床表现和胸部 X 线检查无法做出病因诊断。需综合临床症状、X 线表现及进行病原体的检测。目前，国内支原体肺炎的病因诊断主要依靠分离培养和血清学试验。

人体感染肺炎支原体后，能产生特异性 IgM 和 IgG 类抗体。IgM 类抗体出现早，一般在感染后 1 周出现，3～4 周达高峰，以后逐渐降低。由于肺炎支原体感染的潜伏期为 2～3 周，当患者出现症状而就诊时，IgM 抗体已达到相当高的水平，因此 IgM 抗体阳性可作为急性期感染的诊断指标。如 IgM 抗体阴性，亦不能否定肺炎支原体感染，需检测 IgG 抗体。IgG 较 IgM 出现晚，需动态观察，如显著升高提示近期感染，显著降低说明处于感染后期。支原体特异性血清学检测方法中，最常用的是补体结合试验，另有间接免疫荧光染色检查法、生长抑制试验、代谢抑制试验、间接血凝试验、酶免疫法和酶联免疫吸附试验（ELISA）等。非特异血清学方法有肺炎支原体冷凝集试验与 MG 链球菌凝集试验，对支原体肺炎能起辅助诊断的作用。PCR 技术检测可用于早期诊断溶脲脲原体感染。将 PCR 的敏感性和特异性核酸探针杂交的特异性结合起来，是目前公认的准确性和重复性最好的检测。采集新鲜标本（精液、前列腺液、阴道分泌物、尿液等）并做接种培养也是主要的病因诊断方法。

本病应与细菌性肺炎、病毒性肺炎、军团菌肺炎等相鉴别。外周血嗜酸性粒细胞数正常，可与嗜酸性粒细胞增多性肺浸润相鉴别。

三、溶脲脲原体感染与泌尿生殖系统疾病

溶脲脲原体（U. urealyticum, Uu）又称解脲脲原体，为支原体科脲原体属中常见的病原体，与许多泌尿生殖道感染、围生期感染和不育症等都有关系，是性传播疾病的病原体之一，因能利用自身的尿素酶，分解尿素后以提供代谢的能源和生长需要而得名。溶脲脲原体在自然界中分布很广。除人以外，许多动物如猫、牛、鸡、犬、鸭、羊、马、鼠、猴、猪、鸽等及昆虫、植物都能够携带并储存这种病原体。脲原体是人体泌尿生殖道常见的寄生菌之一，主要通过性行为传播，初期患者大多无明显症状，后期可引起生殖系统炎症，并导致女性不孕不育。

【生物学性状】

溶脲脲原体是一类原核细胞微生物，体积介于细菌与病毒之间，是目前发现的最小、最简单的具有自我繁殖能力的细胞，直径仅有 50～300μm，可通过滤菌器，需在低倍显微镜下观察。无细胞壁，不能维持固定的形态而呈现多形性，常单个或成对排列。革兰氏染色不易着色，故常用吉姆萨染色法将其染成淡紫色。细胞膜中胆固醇含量较多，约占 36%，对保持细胞膜的完整性具有一定作用。凡能作用于胆固醇的物质（如两性霉素 B 等）均可引起溶脲脲原体膜的破坏而使溶脲脲原体死亡。溶脲脲原体基因组也是原核生物中最小的，为一环状双链 DNA，分子量小，可编码 646 种蛋白。

培养的营养要求比一般细菌高，微需氧。最适 pH 为 6.0。生长缓慢，菌落微小，直径为 15～60nm。繁殖方式多样，主要为二分裂繁殖，还有断裂、分枝、出芽等方式，同时，支原体分裂和其 DNA 复制不同步，可形成多核长丝体。其生长需要胆固醇和尿素，能分解尿素，提供自身代谢所需的能源，此为其代谢特征。由于分解尿素产生氨，使培养基 pH 上升，培养基中的酚红变红。

溶脲脲原体的膜蛋白中有主要表面抗原 MB，其是宿主细胞识别溶脲脲原体的主要靶分子。溶脲脲原体有 14 个血清型，其中血清 4 型的致病性较强。

【发病机制】

溶脲脲原体主要通过性行为传播，多见于年轻性旺盛时期，尤多见于不洁性交后。当泌尿生殖道发生炎症，黏膜表面受损时溶脲脲原体易从破损口侵入，引起泌尿生殖道感染。人体泌尿生殖道中可以分离出 7 种支原体，以溶脲脲原体和人型支原体最多见。

致病机制尚不十分清楚，目前认为可能与侵袭性酶和毒性产物有关。①磷脂酶，可分解所黏附的宿主细胞膜中的卵磷脂，损伤宿主细胞；②尿素酶，可分解尿素产生大量对细胞有毒性的氨类物质；③ IgA 蛋白酶，可降解 sIgA，降低泌尿生殖道黏膜局部抗感染免疫力；④神经氨酸酶样物质，可干扰精子和卵子的结合能力，与不育症有关；⑤荚膜样物质，具有刺激单核巨噬细胞分泌 TNF-α 等炎症因子的作用。溶脲脲原体在泌尿生殖道上皮细胞黏附并定居后，通过不同机制引起细胞损伤，如获取细胞膜上的脂质与胆固醇造成膜的损伤，释放上述酶类物质等损伤宿主细胞等。另一方面，巨噬细胞、IgG 及 IgM 对溶脲脲原体则有一定的杀伤作用。

溶脲脲原体的主要表面抗原 MB 位于溶脲脲原体膜的表面，是溶脲脲原体感染时被识别的主要外膜抗原，具有种特异性，包含血清特异的和交叉反应的抗原决定簇。不同菌株中 MB 抗原的 N 端长短不同，编码 MB 抗原的基因长 1200 多个碱基，N 端 1/3 为保守区，包含群特异的抗原决定簇，可以作为其分群分型的基础。N 端固定于膜上使 C 端重复区暴露于微生物周围的微环境。C 端 2/3 是由重复序列组成的可变区，包含型特异的抗原决定簇，C 端最可能首先与宿主的防御系统相遇而引起主要的抗体反应。对该抗原的研究对于研究疾病的发病机制和免疫机制起重要作用，还有待进一步探讨。

【病理变化】

溶脲脲原体是泌尿生殖道感染的常见病原体之一，一般引起局部组织的浅表感染，大多不侵入机体深部组织与血液。病理变化通常为急性化脓性或慢性非特异性炎症。

溶脲脲原体主要侵犯泌尿生殖道，导致非淋球菌尿道炎。在女性可引起宫颈炎与前庭大腺炎；上行感染时，可引起子宫内膜炎、盆腔炎、输卵管炎等，进而影响生育功能，导致不育不孕，也可引起产后热、

羊膜炎，以及反复的自发性流产或死胎。在男性可引起前列腺炎、附睾炎等。

【临床表现】

1. 非淋菌性尿道炎（NGU） 多见于青年。衣原体或支原体引起的尿道炎均称非淋菌性尿道炎。在 NGU 中的病因中，溶脲脲原体占第 2 位，也有报道称占 NGU 病因的 60%。30% ~ 40% 的男性尿道炎是由溶脲脲原体感染所致。其潜伏期为 1 ~ 3 周，典型的急性期症状表现为尿道刺痛，不同程度的尿急及尿频、排尿刺痛，或排尿困难，特别是当尿液较为浓缩时明显。尿道口轻度红肿，分泌物稀薄，量少，为浆液性或脓性，多需用力挤压尿道才见分泌物溢出，常于晨起尿道口有少量黏液性分泌物或仅有痂膜封口，或裤裆见污秽，与淋病相似，比淋病轻，但不能从临床症状上做出鉴别，而需依赖实验室检查。

亚急性期常合并前列腺感染，患者常出现会阴部胀痛、腰酸、双股内侧不适或在做提肛动作时有自会阴向股内侧发散的刺痛感，患者小便常带有臊腥味。

2. 男性生殖系统炎症 溶脲脲原体多寄生在男性尿道、阴茎包皮，若上行感染，可引起男性前列腺炎或附睾炎等，多为急性发病。急性附睾炎表现为附睾部突然疼痛、增大，疼痛向同侧腹股沟或下腹部放射，常因尿路感染而反复发作，可转为慢性过程，阴囊坠感明显，附睾阵痛。前列腺炎典型症状是尿末滴白，尿后余沥不尽，尿道外口被分泌物黏合。在检查前列腺液时，可见活泼、泳动的微生物群体。

3. 男性不育 其和溶脲脲原体的关系日益引起人们的重视，曾有学者调查不育男性溶脲脲原体培养 921 例，阳性 511 例，占 55.48%，而正常生育组 132 例，阳性 25 例，仅占 18.93%。另一研究对不育夫妇进行溶脲脲原体培养共 2181 例，有 1203 例感染，占 55.16%。其中男性 511 例，占 42.48%；女性 692 例，占 57.52%。可见该病原体在我国不育夫妇中感染的普遍性。

4. 女性生殖系统炎症 有关资料显示，在女性常见的生殖道炎症中，溶脲脲原体占非淋球菌性阴道炎的 67.6%，在宫颈炎和阴道炎病例中，溶脲脲原体检出率为 67%。这说明，溶脲脲原体与妇科疾病的炎症有着密切的关系。女性患者多以宫颈炎为中心，多数无明显自觉症状，少数重症患者有阴道坠感，当感染扩及尿道时，尿频、尿急是引起患者注意的主要症状。感染局限在子宫颈，表现为白带增多、混浊，子宫颈水肿、充血或表面糜烂。感染扩及尿道表现为尿道口潮红、充血、挤压尿道可有少量分泌物外溢，但很少有压痛出现。上行感染可导致子宫内膜炎、输卵管炎及盆腔炎等。如在孕期感染，孕期增多的激素可使其毒性增加，进而损害发育中的胚胎。

5. 女性不孕和异位妊娠 溶脲脲原体与女性不孕症、自然流产、死胎、胎膜早破等有密切关系。据有关资料性，在不育夫妇中，大约有 90% 的妇女感染了溶脲脲原体，而正常女性仅 22% 可以检测出溶脲脲原体。国内外资料提示，不孕症夫妇的宫颈黏液、精液中溶脲脲原体培养阳性率高达 50% 以上，由此可见，溶脲脲原体感染与不孕症的发生有相关性。也有报道，在不孕症中，溶脲脲原体感染率为 55.2% ~ 80%；在孕妇中溶脲脲原体感染者也较多，国外有高达 80% 的报道，我国有的报道为 55.12%。溶脲脲原体感染常常导致生殖道炎症，致使黏膜细胞坏死、输卵管中的纤毛失去运动功能，受精卵运动受到抑制；男性泌尿生殖系统内的溶脲脲原体也可随精子"搭车"进入女方生殖道，引起子宫内膜炎、输卵管炎、卵巢炎、自发性流产和宫内死胎等，使生育力受到影响。溶脲脲原体感染造成的不完全梗阻的输卵管炎性粘连，可使管腔狭窄，通而不畅，这是发生异位妊娠的重要原因。

6. 对胎儿和婴幼儿的影响 溶脲脲原体感染亦可危害胎儿生存和发育。妇女妊娠后，由于孕激素的增加，抑制了细胞免疫，机体抵抗力下降，更易受到溶脲脲原体的感染。溶脲脲原体可引起绒毛膜羊膜炎，最终导致胚胎停止发育，造成稽留流产。稽留流产是自然流产的一种特殊形式，指胚胎或胎儿已死亡而滞留宫腔内尚未排出者，即胚胎停止发育。据报道，在稽留流产的孕妇中，支原体感染率为 39.25% ~ 51.3%。溶脲脲原体可以经胎盘垂直传播或由孕妇下生殖道感染上行扩散，引起宫内感染。两者均可导致流产、早产、胎儿宫内发育迟缓、死胎、低体重儿、胎膜早破，甚至造成胎死宫内等一系列不良后果。有研究者从流产的组织中检查出溶脲脲原体的阳性率高达 40% 以上。因此对不明原因的流产，尤其是多次流产者，应考虑有溶脲脲原体感染的可能。胎盘支原体感染可导致早产、胎膜早破及胎儿宫内窘迫等异常妊娠结局。

溶脲脲原体还可经阴道分娩过程而由母亲传给婴儿。由于 80% 孕妇的生殖道内带有溶脲脲原体，在分娩过程中，胎儿经产道娩出时也易被感染，引起新生儿呼吸道感染、中枢神经系统感染、新生儿眼炎、中耳炎、咽喉炎等。1 岁以前婴儿生殖道中溶脲脲原体男婴分离率为 6%，女婴为 38%。随着年龄的增长，生殖道中的溶脲脲原体会迅速减少。

【诊断与鉴别诊断】

溶脲脲原体感染后，患者大多无明显症状，因此很难被患者觉察，也易被医生漏诊。在病变组织中表现为非特异性炎症，也难以发现病原体。对有泌尿生殖道感染症状者，主要通过实验室检查确定病因，包括抗体检测、核酸检测等。

四、人型支原体感染与泌尿生殖系统疾病

人型支原体（*Mycoplasma hominis*，MH）是支原体的一种，存在于泌尿生殖器官中，可以引起尿路感染和生殖器炎症，常见者有肾盂肾炎、盆腔炎、流产后发热和产后热，少见者有非淋球菌性尿道炎、尿道前列腺炎等。发热性流产患者中，80%有人型支原体血症。在感染性流产患者中，50%有人型支原体血清学的证据，而无发热流产中，只有17%有人型支原体的证据。人型支原体也与产褥热相关，Platt等在对一组患者进行随访时，发现28例有产褥热的患者中14例（50%）伴有抗人型支原体抗体滴度升高，因此，生殖道查到人型支原体及产前抗人型支原体抗体阳性，预示可能发生产褥热。

【生物学性状】

人型支原体无细胞壁及前体，细胞器极少。DNA的G+C含量低，菌体内具有非常小的染色体组，其分子量约为45×10^8，人型支原体比细菌小，比病毒大，大小为$0.2 \sim 0.3\mu m$，很少超过$1.0\mu m$。由三层蛋白质和脂质组成的膜样结构及一层类似毛发结构组成。支原体由二分裂繁殖，形态多样。支原体用普通染色法不易着色，用吉姆萨染色很浅，革兰氏染色为阴性。

人型支原体可在鸡胚绒毛尿囊膜上或细胞培养中生长。用培养基培养，营养要求比细菌高。人型支原体菌落较大，直径在$300 \sim 1000\mu m$，典型的菌落具有"油煎蛋"状的外观。在培养基中置入尿素并以硫酸锰作指示剂，极易与其他支原体相鉴别。

【发病机制】

人体内并不是一个绝对无菌的环境，仅在男性尿道、女性阴道内就有20多种微生物生存。这些微生物相互制约，构成一个平衡状态。人型支原体就是其中一类微生物，不论是婴儿还是老人，生殖道中均可能有人型支原体的寄居，在成年男女生殖道中的检出率非常高。调查表明，34%的正常男性尿道中可检出支原体，60.9%的女性宫颈中可检出支原体，而这些人没有任何症状。这说明这种"支原体阳性"是正常情况，不需要任何治疗。阴道的弱酸性环境能保持阴道的自洁功能，正常人为$3.7 \sim 4.5$。可见支原体可存

在于健康携带者，成人主要通过性接触传播，在性乱者、同性恋、性工作者、淋病患者中检出率较高，我国报道7个地区健康人携带率为人型支原体占5.34%，性乱者为19.57%。调查表明，性伴数越多，性活跃指数越大，人型支原体感染率越高。

【病理变化】

成人男性的感染部位在尿道黏膜，女性感染部位在子宫颈。新生儿则由母亲生殖道分娩时感染，主要引起结膜炎和肺炎。急性病变为化脓性炎症，慢性病变为非特异性炎症，类似溶脲脲原体所致病变。

【临床表现】

潜伏期为$1 \sim 3$周，典型的急性期症状与其他非淋病性生殖泌尿系统感染相似。在非淋菌性尿道炎中，约30%由人型支原体所致。尿道炎表现为尿道刺痛，不同程度的尿急及尿频、排尿刺痛，尿液发黄，尿不尽，或有烧灼感，特别是当尿液较为浓缩时明显。尿道口充血，轻度红肿或潮红，分泌物稀薄，量少，为浆液性或脓性，多需用力挤压尿道才见分泌物溢出，常于晨起尿道口有少量黏液性分泌物或仅有痂膜封口，或裤裆见污秽。约有1/3的患者可无任何自觉症状。只是在例行检查时才被发现。50%患者初诊被忽略或误诊，有10%～20%的患者同时有淋球菌双重感染。

亚急性期常合并前列腺感染，患者常出现会阴部胀痛、腰酸、双股内侧不适感，或在做提肛动作时有自会阴向股内侧发散的刺痛感。肛诊时前列腺纵沟不明显或表面类似核桃壳凹凸不平，少数病例B超诊断可证实不同程度的增大。合并附睾炎者不多见。

女性患者多见以子宫颈为中心的生殖系炎症。多数无明显自觉症状，少数重症患者有阴道坠感。感染局限在子宫颈时，表现为白带增多、混浊、子宫颈水肿、充血或表面糜烂。当感染扩散累及尿道时，则出现尿道炎症状。常见的合并症为输卵管炎，少数患者可出现子宫内膜炎及盆腔炎。长期的或反复的支原体感染会破坏子宫颈和输卵管内的内膜层，造成不孕。流产后发热的患者中10%可以分离出人型支原体，产后发热者也有10%可分离出人型支原体。

人型支原体还可以引起慢性肾盂肾炎的急性发作。在免疫缺陷者中可引起人型支原体败血症及腹膜炎。新生儿脑膜炎、脑脓肿患者脑脊液中可培养出人型支原体，病原体大多来自产道。

【诊断与鉴别诊断】

本病临床与病理变化缺乏特异性，诊断需结合病史及临床表现。病理检查可提供支原体感染线索，但确定病因需依靠实验室检查，参见第一节。

五、附红细胞体感染与附红细胞体病

附红细胞体（eperythrozoon）简称附红体，既有原虫特点，又有立克次体的特征，长期以来其分类地位不能确定。虽然早在 1928 年，Schilling 等就已从啮齿类动物中发现附红体，但直至 1997 年 Neimark 等采用 DNA 测序、PCR 扩增和 16S rRNA 序列分析，才确定其应属于柔膜体科的支原体属。1986 年 Puntaric 等才正式描述了由其引起的附红细胞体病（eperythrozoonosis），简称附红体病，迄今已有 30 多个国家报道人畜被其感染。我国于 1980 年首次在家兔中发现附红体，然后又在牛、羊、猪等家畜中查到此病原体，以后在人群中也证实了附红体病的存在。我国不仅相继在家兔、牛、羊、猪等中查到此病原体，又曾对 9 省区 16 个地区的人群调查，表明附红体在人群中平均感染率为 53%，并发现在孕妇和患有慢性病者感染率明显高于健康人群。附红体进入人体后，多呈潜伏状态或亚临床感染。只有在机体免疫功能下降（HIV 感染等）或某些应激状态时才发病。

【生物学形状】

附红细胞体简称附红体，也称血虫体，是寄生于人、畜红细胞表面、血浆和骨髓中的一群微生物。在一般涂片标本中观察，其形态为多形性，如球形、环形、盘形、哑铃形、球拍形及逗号形等，大小波动较大。寄生在人、牛、绵羊及啮齿类中的附红体较小，直径为 0.3 ～ 0.8μm。而寄生在猪体中的附红体较大，直径为 0.8 ～ 1.5μm，最大可达 2.5μm。到目前为止已发现附红体属有 14 个种，其中主要为五个种。①球状附红体（E. coccoides）：寄生于鼠类及兔类等啮齿类动物中；②绵羊附红体（E. ovis）：寄生于绵羊、山羊及鹿类中；③猪附红体（E. suis）：寄生于猪中；④温氏附红体（E. wenyonii）：寄生于牛中；⑤短小附红体（E. parvum）：是家猪非致病性的寄生菌。附红体的抵抗力不强，在 60℃水浴中 1 分钟后即停止运动，100℃水浴中 1 分钟全部灭活。对常用消毒药物一般很敏感，可被迅速杀灭，但在低温冷冻条件下可存活数年之久。

【发病机制】

附红体在各种脊椎动物中寄生相当广泛，包括一些啮齿类、鸟类、禽类、反刍动物、猪等，也可在人体中寄生。附红体进入人体后，多数情况下呈潜伏状态，只在某些情况下如机体免疫力下降或某些应激状态时，才表现出发病过程。这说明附红体毒力较低，致病性不强。

通过电镜观察，附红体主要寄生在成熟红细胞表面，不进入细胞内，少量游离在血浆中。其寄生机制尚不清，但发现大型的附红体上有纤丝，借助此纤丝与红细胞相接触、结合，然后扒嵌在红细胞膜上，红细胞膜上可能存在与纤丝相结合的受体。从电镜下见到附红体寄生的红细胞表面出现皱褶、突起，个别可见膜表面形成洞。由于红细胞膜发生改变，其上的凹陷与洞易致血浆成分进入红细胞内，使红细胞肿胀、破裂，发生溶血。从活体标本中观察到被寄生的红细胞，其可塑性、变形性功能消失，在通过单核吞噬细胞系统时也易被破坏而溶血。上述两点主要机制说明本病溶血性贫血的发生既存在血管内溶血，又存在血管外溶血。还有研究者认为溶血可能与红细胞膜结构改变，或隐蔽性抗原的暴露等诱导产生 IgM 自身抗体，与 II 型超敏反应有关。

【病理变化】

目前尚无人体病理资料。据动物病理学研究，主要病理变化为贫血及黄疸。皮肤及黏膜苍白，血液稀薄、色淡、不易凝固，全身性黄疸，皮下组织水肿，多数有胸腔积液和腹水。心包积水，心外膜有出血点，心肌松弛、熟肉样，质地脆弱。肝脏肿大变性、呈黄棕色，表面有黄色条纹状或灰白色坏死灶。胆囊膨胀，内部充满浓稠明胶样胆汁。脾脏肿大变软、呈暗黑色，有的脾脏有针头大至米粒大灰白（黄）色坏死结节。肾脏肿大，有微细出血点或黄色斑点，有时淋巴结水肿。

可能是附红体破坏血液中的红细胞，使红细胞变形，表面内陷溶血，使其携氧功能丧失而引起抵抗力下降，易并发感染其他疾病。也有研究者认为变形的红细胞经过脾脏时溶血，也可能导致全身免疫性溶血，使血凝系统发生改变。

【临床表现】

附红体病潜伏期 2 ～ 45 天。多数患者在感染附红体后呈潜伏状态，不会出现临床症状，只有受感染的红细胞比例达到一定水平时才表现为附红体病。因此，人附红体病轻重不一，临床表现多样。其轻重程度主要取决于感染者的免疫功能强弱和受到附红体感染的红细胞比例的多少。如果免疫力较强，只能感染较少的红细胞（小于 30%），这时病原体潜伏在体内，不发病，经过一段时间后自行消除。但在免疫功能低下、某些应激状态、有慢性基础性疾病者，或在儿童体内，附红体有可能会感染较多的红细胞（30% ～ 60%），这时才会引起临床症状。如果体内有 60% 以上的红细胞受到附红体的感染，就会出现较严重的临床症状甚至死亡。主要临床表现如下。①发热：

体温一般在 37.5 ～ 40℃，并伴有多汗、关节酸痛等。②贫血：为本病最常见的表现，严重者可出现巩膜及皮肤黄染，并有全身乏力、嗜睡及精神萎靡等症状。③淋巴结肿大：有些患者出现浅表淋巴结肿大，常见于颈部。④皮肤瘙痒：皮肤有时可并有出疹、抓痕、血痂、苔藓样变及色素沉着。⑤肝脾大：多表现为以肝或脾受累为主，超声检查可见肝、脾异常。⑥严重患者（有 60% 以上红细胞被寄生）可出现黄疸，血清中胆红素升高致使皮肤、黏膜和巩膜发黄，此时血液的胆红素浓度通常高于 2 ～ 3mg/dl。

血液学检查，可见红细胞计数及血红蛋白量降低，网织红细胞比例及绝对值均升高；红细胞脆性试验及糖水试验均阳性。白细胞计数大多正常，少数可升高，分类正常；部分患者血小板计数减少，可出现异常淋巴细胞。血液生化检查示总胆红素增高，以间接胆红素为主。血糖及血镁均较低，常有肝功能异常。

【诊断与鉴别诊断】

通常根据流行病学和临床表现及实验室检查做出诊断。本病多发生于夏秋季雨后湿度大时，患者多有与病畜接触史。患者有发热、乏力、出汗、嗜睡、关节痛等症状。畜牧业地区出现原发疾病不能解释的发热、肝脾大、黄疸、贫血、皮肤瘙痒、脱发及淋巴结肿大等症状，应考虑本病。微生物学检验是确诊本病主要依据，常用实验室检查：①鲜血压片法；②涂片染色法；③动物接种；④血清学诊断；⑤ DNA 杂交和 PCR 技术等。前两种方法主要观察血液中有无附红体存在，100 个红细胞中有 30 个以下红细胞被寄生者定为轻度感染；有 30 ～ 60 个红细胞被寄生者定为中度感染；有 60 个以上红细胞被寄生者定为重度感染。如有条件可做电镜检查，主要用于研究附红体的形态、结构、繁殖与红细胞的关系及对红细胞造成的破坏、影响等，也可用扫描及透射电镜进行确诊。

本病应与疟疾、黑热病、巴尔通体病等疾病相鉴别。通过血片检查，附红体与疟原虫一般较易鉴别。而附红体与巴尔通体两者很难区分，只能凭两者血片中形态及在血浆中与红细胞上存在比例加以鉴别，前者常呈环状，在血浆及红细胞上均有分布；后者罕见环状，寄生在血浆中，极少附在红细胞上。黑热病由利什曼原虫感染所致，病原体寄生在巨噬细胞胞质内。它们的临床表现也各有不同。

六、其他支原体感染

生殖器支原体主要通过性接触传播，引起泌尿生殖道感染，如非淋菌性尿道炎、前列腺炎、肾盂肾炎、输卵管炎、盆腔炎等。

正常人呼吸道黏膜表面长期寄生着多种支原体，如人型支原体、唾液支原体和口腔支原体等，本属正常菌群成员，但在免疫低下条件下也可引起机会性感染，病程较长但临床症状不明显。

1986 年以来，在艾滋病患者的标本中先后分离出发酵支原体、穿透支原体和梨形支原体等，并发现它们具有协同 HIV 感染的致病作用，是 HIV 感染的协同因子。发酵支原体、穿透支原体和梨形支原体感染都能吸附 $CD4^+T$ 细胞和巨噬细胞，能促进无症状 HIV 感染者发展为艾滋病，但其作用机制尚待进一步研究。

（张　帆　刘德纯；李凤云　郭瑞珍）

参·考·文·献

陈灏珠, 1997. 实用内科学(上册). 第10版. 北京: 人民卫生出版社.

侯淑萍, 李东宁, 2016. 沙眼衣原体对输卵管致病性的研究进展. 中国医学文摘·皮肤科学, 33(3):286-290.

黄霁, 吴成亮, 邓秀娟, 2012. 未足月胎膜早破与生殖道感染关系的临床分析. 中国现代医生, 50(33):118-119.

黄金印, 罗衬银, 2012. 3764例女性泌尿生殖道支原体培养及药敏结果的分析. 中国医药指南, 10(31):14-15.

黄瑞萍, 孙达成, 张雅英, 2005. 胎盘支原体感染与不良妊娠结局的关系. 陕西医学杂志, 34(12):1515-1517.

黄艳萍, 刘玉娟, 李卫东, 等, 2009. 稽留流产与支原体、衣原体感染及其相关因素的关系探讨(附107例病例分析). 中国妇幼保健, 24(30):4267-4270.

李健茹, 陈世豪, 邱仲柳, 2011. 小儿肺支原体的分离培养及其药敏实验分析. 微生物学免疫学进展, 39(1):37-38.

李明远, 徐志凯, 2015. 医学微生物学. 第3版. 北京: 人民卫生出版社.

刘毅, 吴小莉, 2019. 淋球菌、衣原体感染与盆腔炎的相关性. 临床与病理杂志, 39(2):319-323.

陆金春, 卫红英, 尹兴昌, 2003. 沙眼衣原体与沙眼的研究进展. 临床眼科杂志, 11(6): 569-571.

马华崇, 马泓, 黄甦, 等, 2002. 支原体感染与肿瘤的发生. 中国肿瘤, 11(2):101-103.

曲宏, 蒋文丽, 李海波, 2004. 致病性支原体感染实验室诊断技术研究进展. 国外医学儿科学分册, 31(2):112, 封3页.

尚慧锋, 武艳飞, 2012. 实时荧光定量PCR法在检测3种泌尿生殖道病原微生物中的应用. 中国医药指南, 10(31): 450-451.

汤进, 2012. 人体泌尿生殖道支原体感染的临床观察与药敏分析. 中国医药指南, (30):125-126.

王洁, 余平, 2005. 衣原体免疫逃逸机制的研究进展. 中南大学学报(医学版), 30(6):723-725.

夏克栋, 陈廷, 2013. 病原生物与免疫学. 第3版. 北京: 人民卫生出版社.

肖金红, 朱翠明, 2011. 支原体对宿主细胞的免疫逃逸机制研究进展. 国际免疫学杂志, 34(5):245-248.

徐君佩, 李子华, 1984. 衣原体——某些传染病的病原. 中华传染病杂志, 2(3):202-206.

徐在海, 2000. 实用传染病病理学. 北京: 军事医学科学出版社.

晏峰, 丁友法, 2011. 支原体感染患儿血清腺苷脱氨酶及C反应蛋白分析. 检验医学, 26(3):172-174.

印洁, 施毅, 周晓军, 等, 2002. 肺炎衣原体肺部感染的超微病理研究. 医学研究生学报, 15(6):496-499.

张大庆, 赵水平, 2002. 肺炎衣原体与冠心病的关系. 中国动脉硬化杂志, 10(3):274-276.

张卫华, 2012. 泌尿生殖道支原体感染及不同抗生素体外敏感情况分析. 吉林医学, 33(32):7056-7057.

张玉峰, 刘春峰, 2006. 肺炎支原体感染致中枢神经系统损害15例临床分析. 中国小儿急救医学, 13(2):168-169.

中国疾病预防控制中心性病控制中心, 中华医学会皮肤性病学分会性病学组, 中国医师协会皮肤科医师分会性病亚专业委员会, 2020. 梅毒、淋病和生殖道沙眼衣原体感染诊疗指南(2020年). 中华皮肤科杂志, 53(3):168-179.

Ashton R, Wong KW, Weinstein M, 2018. Pediatric lip adhesion following bullous erythema multiforme and review of similar oral complications. J Cutan Med Surg, 22(4):427-430.

Fernández-López C, Morales-Angulo C, 2017. Otorhinolaryngology manifestations secondary to oral sex. Acta Otorrinolaringol Esp, 68(3):169-180.

Gormsen AB, Diernæs JEF, Hoffmann S, et al, 2018. Chlamydia in denmark. Ugeskr Laeger, 180(20):V01180040.

Karim S, Souho T, Benlemlih M, et al, 2018. Cervical cancer induction enhancement potential of *Chlamydia trachomatis*: a systematic review. Curr Microbiol, 75(12):1667-1674.

Lerch M, Mainetti C, Terziroli Beretta-Piccoli B, et al, 2018. Current perspectives on erythema multiforme. Clin Rev Allergy Immunol, 54(1):177-184.

Mackern-Oberti JP, Motrich RD, Damiani MT, et al, 2017. Male genital tract immune response against *Chlamydia trachomatis* infection. Reproduction, 154(4):R99- R110.

Sharma L, Losier A, Tolbert T, et al, 2017. Atypical pneumonia: updates on *Legionella*, *Chlamydophila*, and *Mycoplasma* pneumonia. Clin Chest Med, 38(1):45-58.

Waites KB, Xiao L, Liu Y, et al, 2017. *Mycoplasma pneumoniae* from the respiratory tract and beyond. Clin Microbiol Rev, 30(3):747-809.

Waterer GW, 2017. Diagnosing viral and atypical pathogens in the setting of community-acquired pneumonia. Clin Chest Med, 38(1):21-28.

第十三章
螺旋体感染

　　螺旋体（spirochete）作为一种较为古老的致病菌，广泛地分布在自然界和动物体内。其新陈代谢类型为好氧、兼性厌氧或厌氧，有自由生活、共栖或寄生等多种生活方式，可引起人类多种疾病，如钩端螺旋体病、梅毒、回归热、莱姆病等，前二者为重点防治的传染病。中华人民共和国成立以来，随着疾病预防工作的深入开展，一些螺旋体病的发病率有所下降。但20世纪80年代以后，交通的便利和生活方式的改变，使得螺旋体病，特别是梅毒等性传播性疾病的发病率有所上升。提高对此类疾病病原体的认识，加深对其所致疾病的临床表现、实验室检查及病理组织学改变等的了解，已成为一项重要的课题。

第一节　螺旋体感染概述

　　螺旋体在生物学上的位置介于细菌与原虫之间。它与细菌的相似之处是，具有与细菌相似的细胞壁，内含脂多糖和胞壁酸，以二分裂方式繁殖，无定形核（属原核型细胞），对多种抗生素敏感；与原虫的相似之处有体态柔软，胞壁与胞膜之间绕有弹性轴丝，借助它的屈曲和收缩能活泼运动，易被胆汁或胆盐溶解。螺旋体与螺旋菌的区别是螺旋菌较坚挺，螺旋数目较少，一般为1～6周，而螺旋体较柔软，螺旋数目较多。

一、螺旋体的形态与分类

　　螺旋体是一种细长、柔软、弯曲呈螺旋状、运动活泼的原核细胞型微生物。全长5～250μm，具有细菌细胞的所有内部结构。由核区和细胞质构成柱形原生质体，柱形体外缠绕着一根或多根轴丝。轴丝的一端附着在柱形原生质体近末端的盘状物上，柱形原生质体和轴丝都有外包被。轴丝相互交叠并向非固着端伸展，超过柱形原生质体，类似外部的鞭毛，也具外包被。螺旋体的拟核形态不固定，核酸兼有DNA和RNA，以横二等分裂法繁殖。用暗视野显微镜观察含活菌的新鲜标本，可看到运动活泼的螺旋体。其运动有三种类型：绕螺旋体的长轴迅速转动、细胞屈曲运动及沿着螺旋形或盘旋的线路移动。在某些条件下，可形成L型螺旋体。

　　螺旋体广泛分布在自然界和动物体内，分7个属：疏螺旋体属（又名包柔螺旋体属，*Borrelia*）、密螺旋体属（*Treponema*）、钩端螺旋体属（*Leptospira*）、脊螺旋体属（*Cristispira*）、螺旋体属（*Spirochaeta*）、蛇形螺旋体属（*Serpulina*）和细丝体属（*Leptonema*）。前三属为致病菌，后四属不致病。

　　1. 疏螺旋体属　有3～10个稀疏而不规则的螺旋，呈波纹状。其中对人致病的有伯氏疏螺旋体（引起莱姆病）、回归热螺旋体（引起流行性回归热）、赫姆螺旋体（引起地方性回归热）及樊尚疏螺旋体（常与梭形杆菌共生，共同引起咽峡炎、溃疡性口腔炎等）。

2. 密螺旋体属　有 8 ～ 14 个较细密而规则的螺旋，两端尖细。对人致病的主要是苍白密螺旋体苍白亚种（梅毒螺旋体）、苍白密螺旋体地方亚种、苍白密螺旋体极细亚种（雅司螺旋体）、品他螺旋体，后二者亦通过接触传播但不是性病。

3. 钩端螺旋体属　螺旋数目较多，螺旋比密螺旋体更细密而规则，菌体一端或两端弯曲呈钩状，本属中有一部分能引起人及动物的钩端螺旋体病。

螺旋体为革兰氏阴性细菌，染色较难。吉姆萨（Giemsa）染色呈粉红至紫红色，Fontana 镀银染色呈棕褐色（背景呈淡黄色），瑞氏（Wright）染色呈棕红色，用相差显微镜和暗视野显微镜观察螺旋体效果良好，可以同时观察到螺旋体形态和运动方式。免疫荧光染色亦有很好效果。

二、传播途径与致病作用

螺旋体广泛分布在自然界和动物体内，啮齿动物及哺乳动物是其传染源，人群普遍易感，不同的螺旋体传播途径与致病作用不同，基本特征如下。

1. 传播途径

（1）接触疫水：螺旋体可在野生动物体内长期存在。它可以传染给家畜，通过家畜再传染给人，也可通过家畜传染给野生动物再传染给人，如此长期循环不止。鼠和猪的带菌尿液污染外环境（水和土壤等），如土壤偏碱，气温 22℃以上，钩端螺旋体容易生长。人群经常接触疫水和土壤，钩端螺旋体经破损皮肤侵入机体。与疫水等接触时间越长、次数越多，获得感染的机会更多。

（2）经黏膜传播：鼻腔或呼吸道、消化道和生殖系统的黏膜，都是密螺旋体容易侵入的途径。当大量饮水后胃液被稀释，食用被鼠和猪的带菌尿液污染的食品或未经加热处理的食物后，螺旋体容易经消化道黏膜入侵体内。梅毒螺旋体则主要经生殖道黏膜传播。

（3）其他：从羊水、胎盘、脐血、乳汁及流产儿的肝肾组织中都能分离出梅毒螺旋体，说明梅毒可通过乳汁和胎盘感染而发病。吸血节肢动物如蜱、螨、虱等通过吸血可传播莱姆病或回归热。

2. 致病作用　螺旋体可感染大部分哺乳动物和人，其致病作用各有不同：①螺旋体通过自身的特殊结构和黏附素等物质，黏附和侵入靶细胞；②螺旋体产生毒力因子，主要有溶血素、荚膜样物质、内毒素样物质等，可以损伤靶细胞；③免疫反应，螺旋体内含有某些抗原成分或代谢产物，可诱发机体的细胞免疫和体液免疫反应，促进超敏反应；④螺旋体中某些成分包括代谢产物，可诱导宿主细胞产生细胞因子，如肿瘤坏死因子（TNF）和白细胞介素等，促进炎症反应，损伤组织；⑤螺旋体在人体内迅速增殖，可损伤血管内皮细胞，阻碍血液循环，引起出血或阻塞血管，发生继发性损伤。各种螺旋体的具体致病作用参见相关部分。

三、基本病变与诊断

螺旋体引起的病变主要是实质细胞变性坏死、肉芽肿形成、炎症细胞浸润、出血及血管病变等，病理检查既可明确病变类型和程度，又可提供重要的病因线索。详见以下各种螺旋体病变。

诊断各种螺旋体病，一般采用病理学与病因学检查，结合流行病学、临床表现与实验室检查，综合考虑。实验室检查病原体成分是病因诊断的可靠依据。常用的方法如下。

1. 直接镜检　①暗视野活菌检查：如在暗视野中见有螺旋体的典型形态与运动方式，即可确认。②染色镜检：多用镀银法和吉姆萨染色或瑞氏染色，前者使螺旋体呈黄褐或棕褐色，后者使螺旋体呈粉红至紫红或棕红色。免疫荧光染色效果很好，但对设备要求较高。

2. 分离培养　用于螺旋体的培养基很多，常用的有柯氏培养基、弗氏培养基等。但除钩端螺旋体外，多数不能或难以培养。

3. 动物接种试验　体重 150 ～ 200g 的幼龄豚鼠或 50 ～ 60g 金黄仓鼠，常用于病灶内钩端螺旋体的分离及菌株毒力测定。一般在接种后 1 ～ 2 周动物出现体温升高和体重减轻，此时即可剖检，取其肾和肝进行镜检和分离培养。主要病变为内脏出血和皮下出血、黄染。

4. 血清学检查　螺旋体病的血清学检测方法较多，常用的有以下几种：①显微凝集试验有高度型特异性，既是诊断螺旋体病最常用的方法之一，又是螺旋体分型的主要方法；②酶联免疫吸附试验（ELISA）敏感性高于显微凝集溶解试验，多用于螺旋体病的早期诊断，具有特异、敏感、快速的优点；③补体结合试验、间接血凝试验等也可用于螺旋体菌株鉴定、分型、抗原变异等的研究。

5. 分子生物学技术　核酸探针、PCR 等技术近年发展迅速，可用于检测螺旋体核酸成分，协助诊断。

（刘德纯　张　帆；赵卫星　管俊昌）

第二节　密螺旋体属感染

密螺旋体属（*Treponema*）螺旋体分为致病性和非致病性两类。致病性密螺旋体主要有苍白密螺旋体（*T. pallidum*）和品他螺旋体（*T. carateum*）两个种。苍白密螺旋体有三个亚种，苍白亚种（subsp. *pallidum*）引起梅毒，地方亚种（subsp. *endemicum*）引起非性传播梅毒（又称地方性梅毒），极细亚种（subsp. *pertenue*）又称细弱密螺旋体，引起雅司病。本节重点讨论苍白密螺旋体与梅毒。

一、苍白密螺旋体苍白亚种与梅毒

苍白密螺旋体苍白亚种是人类梅毒的病原体，常简称为梅毒螺旋体。梅毒（syphilis）是一种全球分布的性传播疾病，几乎可以侵犯全身各个器官，严重危害患者的身心健康，被我国列入乙类传染病进行检测和防治。梅毒作为一种"舶来品"，中华人民共和国成立前曾一度在我国蔓延流行。中华人民共和国成立后我国政府加大力度对梅毒进行防治，至1964年除个别边远地区外，梅毒在我国基本绝迹。自1979年重庆市报告首例梅毒病例后，报告病例数逐年增多，迅速蔓延。2005年卫生部公布的甲、乙类法定报告传染病中，梅毒发病人数已从2002年的第7位跃居第5位。2019年全国（不含港澳台）共报告梅毒535 819例，死亡42例，发病率为38.3677/10万。梅毒多年来稳居乙类传染病发病率第3位，在某些地区更是高达77.64/10万。梅毒的防治已成为十分迫切的医学和社会问题。

【生物学性状】

梅毒螺旋体外形细长，大小为（0.1～0.2）μm×（6～15）μm，形似细密的弹簧，螺旋弯曲规则，平均8～14个，两端尖直。电镜下显示其结构复杂，从外向内包括：①外膜，有3层，主要由蛋白质、糖及类脂组成；②轴丝，有3～4根内鞭毛，主要由蛋白质组成；③圆柱形原生质体，包括细胞膜及胞质内容物（图13-2-1）。内鞭毛能使螺旋体以移行、屈伸或滚动等方式运动。

梅毒螺旋体革兰氏染色阴性，不易着色。Fontana镀银染色呈棕色，Warthin- Starry银染色呈黑色（图13-2-2）。常用暗视野显微镜直接观察悬滴标本中的梅毒螺旋体。免疫荧光染色显示更清晰，优于镀银染色。

生活发育周期分为颗粒期、球形体期及螺旋体期，平均约30小时增殖一代，发育周期与所致疾病周期、隐伏发作及慢性病程有关。

梅毒螺旋体的抗原为外膜蛋白和鞭毛蛋白，外膜蛋白中以47kDa外膜蛋白（TpN47）表达量最高，免疫原性较强；鞭毛蛋白中以37kDa鞘膜蛋白亚单位含量最高且免疫原性强。

【发病机制】

梅毒患者是唯一传染源。依据感染的途径不同，将梅毒分为先天性梅毒和后天性梅毒。①先天性梅毒又称胎传梅毒，病原体在母体内通过胎盘途径感染胎儿，可引起流产、死产、早产，胎儿后期发育缺陷。②后天性梅毒又称获得性梅毒，是出生后感染的，95%由性交直接感染，非婚性接触占80%以上，说明

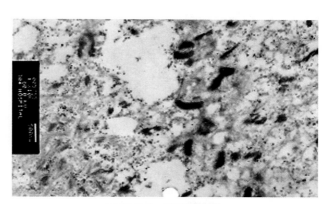

图13-2-1　梅毒螺旋体
电镜下显示梅毒螺旋体菌体呈圆柱形

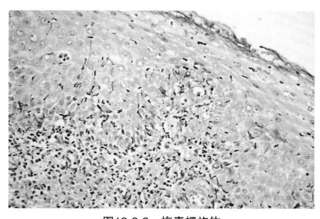

图13-2-2　梅毒螺旋体
Warthin-Starry银染法，螺旋体染为黑色，细长弯曲

了多性伴或商业性活动在梅毒的传播中所发挥的重大作用,其次是夫妻间传播。少数通过输血等间接途径感染。血液传播有缓慢增加的趋势。

梅毒螺旋体具有很强的侵袭力,但尚未证实有外毒素和内毒素。梅毒螺旋体侵入人体后,首先被中性粒细胞和单核巨噬细胞吞噬,但不一定被杀灭。只有在特异性抗体和补体的协助下,才可杀灭螺旋体。其致病作用与其侵袭力、机体免疫应答等因素有关。

梅毒螺旋体所含下列物质与侵袭力有关:①荚膜样物质,是菌体表面的黏多糖和唾液酸,可阻止抗体与菌体的结合,抑制补体的激活及溶菌作用,干扰单核巨噬细胞的吞噬作用,有利于梅毒螺旋体在宿主体内的生存与扩散;②黏附因子,一些梅毒螺旋体的外膜蛋白具有黏附作用,可以黏附于宿主细胞,其受体主要是细胞外基质中的纤维连接蛋白和层粘连蛋白;③透明质酸酶,能分解细胞外基质、血管基底膜中的透明质酸,促进梅毒螺旋体的侵袭和播散。

梅毒螺旋体缺乏脂多糖,但可表达多种脂蛋白。这些脂蛋白与梅毒螺旋体的组织黏附和播散有关,并可诱发机体的免疫应答,包括天然免疫、体液免疫和细胞免疫,均参与了免疫应答。

1. 细胞免疫 研究发现患者的细胞免疫状态在梅毒的发病中起着重要的作用。Th1 型细胞介导的 IV 型超敏反应可活化巨噬细胞,促进其吞噬和清除梅毒螺旋体,促进下疳愈合。但部分梅毒螺旋体可抵抗巨噬细胞的吞噬作用,甚至随之播散到其他部位,引起二期梅毒。随着病情进展,细胞免疫可发生从 Th1 到 Th2 的漂移。在二期梅毒时,细胞免疫转化为 Th2 细胞为主。细胞免疫的异常可能是梅毒螺旋体长期慢性感染的原因。细胞免疫功能低下不仅可增加感染梅毒螺旋体的机会,而且影响病情的发展和转归。

2. 体液免疫 梅毒螺旋体感染机体后,可引起一系列血清免疫反应,产生多种抗体。梅毒螺旋体抗原分为三类。①螺旋体表面特异性抗原:刺激机体产生特异性抗梅毒螺旋体抗体(包含 IgM、IgG 和 IgA),其保护作用很有限,但对吞噬细胞具有调理作用,在补体介导下,巨噬细胞通过 IgG、IgM 的调理,吞噬、杀灭或溶解感染部位的梅毒螺旋体。②螺旋体内类属抗原:可产生补体结合抗体,与非病原性螺旋体有交叉反应。③螺旋体与宿主组织磷脂形成的复合抗原:当螺旋体侵入组织后,组织中的磷脂可黏附在螺旋体上,形成复合抗原,此种复合抗原可刺激机体产生抗磷脂的自身免疫抗体,称为抗心磷脂抗体,也称磷脂反应素(reagin),这种抗体无保护作用,但可与牛心肌或其他正常动物心肌提取的类脂质抗原起

沉淀反应(库姆斯试验)或补体结合反应(瓦色曼试验),用于血清学诊断。

此外,梅毒患者体内可发现多种自身抗体,如抗淋巴细胞抗体、类风湿因子等,提示发病过程中可能存在自身免疫反应。

3. 天然免疫 实验研究发现,天然免疫在梅毒螺旋体感染中也发挥一定作用。例如,NK 细胞、巨噬细胞和树突状细胞等抗原提呈细胞的活化,多种炎症因子(如 IL-1β、IL-6、IL-16、TNF-α)的产生等,均可限制梅毒螺旋体感染,并促进获得性免疫应答。

梅毒的免疫是有菌性免疫或传染性免疫,即感染者对梅毒螺旋体的再感染有抵抗力,如果梅毒螺旋体被清除,免疫力也随着消失。

【病理变化】

梅毒螺旋体只感染人类引起梅毒,分为先天性和后天性(获得性)两类。临床病理表现有所不同,分述如下。

1. 先天性梅毒 由母婴垂直传播(宫内或生产时感染)所致,又称胎传梅毒。除皮肤损害外,肝脾是受累最严重的器官。

(1)胎儿期表现:先天性梅毒在胎儿期可表现为肝脏肿大、胎盘增厚、胎儿水肿、宫内生长迟缓、非免疫性溶血等,常引起流产、早产、死胎等。

(2)出生后表现:早期(<2 岁)先天性梅毒多在出生半年内出现症状,可表现为发育不良、肝脾大、皮疹(脓疱疹、脱皮、斑丘疹)、梅毒性鼻炎、黄疸、脑膜炎、肠梗阻或出血、间质性肺炎、肺脓肿、白内障、脑积水、骨髓炎、低蛋白血症或贫血等。晚期先天性梅毒表现为间质性角膜炎、马鞍鼻、锯齿形牙(哈钦森牙)、军刀状胫(胫骨前凸)、智力发育迟缓、先天性耳聋等,甚至死亡。

2. 后天性梅毒 后天获得性梅毒表现较为复杂,基本病变主要如下:①闭塞性小动脉内膜炎,内皮细胞肿胀与增生。②血管(动脉)周围炎,血管周围有大量淋巴细胞与浆细胞浸润。浆细胞的围管型浸润是梅毒病变的特征(图 13-2-3),提示可能为梅毒,需要注意。③肉芽肿(树胶肿)形成,有上皮样巨噬细胞增生,伴炎症细胞浸润,有时中心有坏死,类似结核结节,又称为树胶肿(图 13-2-4)。但其坏死不彻底,可见残留弹力纤维和血管壁阴影,上皮样细胞和多核巨细胞也较稀少。后天性梅毒进展的不同阶段有不同的病理和临床表现。

(1)初期或一期梅毒与硬下疳(hard chancre):梅毒螺旋体侵入皮肤黏膜 2~10 周后,在侵入局部出现无痛性硬结、侵蚀性丘疹、疱疹及溃疡,溃疡边

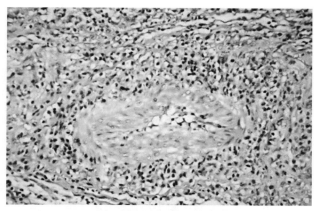

图13-2-3　血管（动脉）周围炎
血管周围有大量淋巴细胞与浆细胞浸润

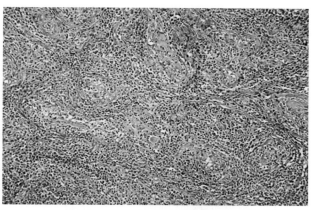

图13-2-4　肉芽肿（树胶肿）形成
有上皮样巨噬细胞增生，伴炎症细胞浸润

缘隆起，底部光滑质硬，故称硬下疳，是一期梅毒的特征性病变，可由丘疹扩展所致。硬下疳多发生于外生殖器，也可发生在肛门、直肠或口唇（图13-2-5，图13-2-6）。其溃疡渗出物中含有大量梅毒螺旋体，传染性极强。硬下疳持续1～2个月，常可自然愈合。进入血液中的梅毒螺旋体也可在其体内潜伏，经2～3个月的无症状期进入第二期。

硬下疳为血管周围浸润性病变，局部组织镜检可见溃疡底部水肿、显著淋巴细胞（包括 CD8$^+$ 和 CD4$^+$ 淋巴细胞）、浆细胞和组织细胞浸润，浆细胞常比较突出，多围绕小血管；病灶中毛细血管增生、扩张，内皮细胞肿胀或增生，随后出现小血管闭塞，形成闭塞性小动脉内膜炎和血管周围炎，常见于溃疡底部（图13-2-7，图13-2-8）。损害边缘表皮呈棘层肥厚，近中央处表皮逐渐变薄，出现水肿及炎症细胞浸润。用暗视野显微镜或抗螺旋体抗体进行免疫荧光检查，在渗出物涂片中可见特征性螺旋体。在石蜡切片中，用 Warthin-Starry 银染色或 Levaditi 染色，或用免疫过氧化物酶的抗血清技术也可以查见这种病原体。梅毒螺旋体见于硬下疳中的上皮细胞间隙中、毛细血管和淋巴管周围，以及局部淋巴结中。用镀银染色方法在真皮血管周围可见梅毒螺旋体。

（2）二期梅毒与梅毒疹（syphilid）：此期的特征性表现为全身皮肤黏膜出现梅毒疹和扁平湿疣，见于面部、手掌、足掌和躯干等处，亦可累及全身各处，有时形成脓疱样（图13-2-9，图13-2-10）。常伴全身淋巴结肿大，有时亦累及骨、关节、眼、脑及其他器官。①梅毒疹也称结节性斑丘疹，呈脱屑性、环形病灶，界限清楚。镜下特征是表皮增厚，钉突增宽，角化过度，有中性粒细胞浸入真皮乳头。损害处真皮血管扩张，血管壁增厚，内皮细胞肿胀。真皮深层血管周围有单核细胞、浆细胞和淋巴细胞浸润，浆细胞浸润

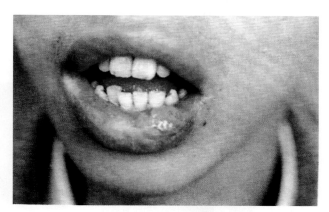

图13-2-5　一期梅毒
显示下唇硬下疳

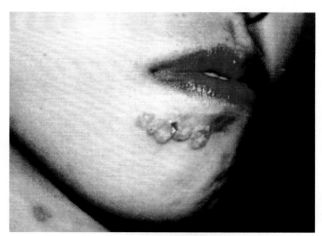

图13-2-6　一期梅毒
口唇下方皮肤脓疱疹

比较显著（图13-2-11，图13-2-12）。浸润灶内弹力纤维被破坏。此时，约1/3的病例镀银染色可见梅毒螺旋体。在淋巴结中也有大量梅毒螺旋体。②扁平湿疣是一种玫瑰色到灰白色的斑丘疹或斑块，顶端扁平。扁平湿疣多见于肛周或会阴，早期为表皮疣状增生，

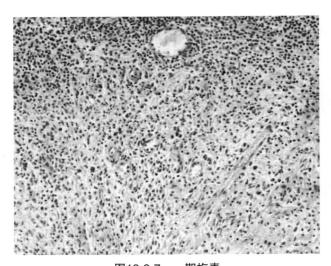

图13-2-7　一期梅毒

硬下疳形成，镜下见真皮层小血管明显扩张，血管壁增厚，内皮细胞肿胀，在扩张的小血管周围见大量炎症细胞浸润

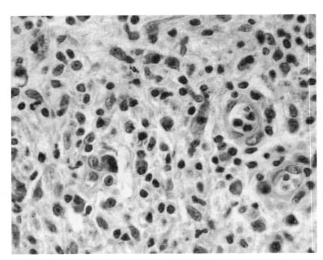

图13-2-8　一期梅毒

高倍镜下可见小血管明显扩张，内皮细胞肿胀，在扩张的血管周围见淋巴细胞、组织细胞和浆细胞浸润

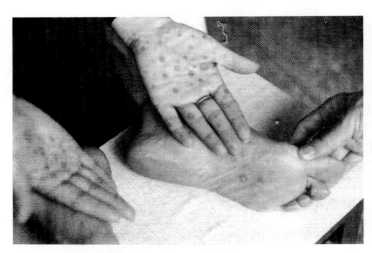

图13-2-9　二期梅毒

显示手、足掌部皮肤斑丘疹，呈散在红色斑块状

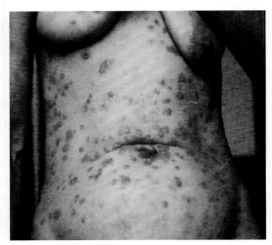

图13-2-10　二期梅毒

显示躯干皮肤斑丘疹，呈散在红色斑块状

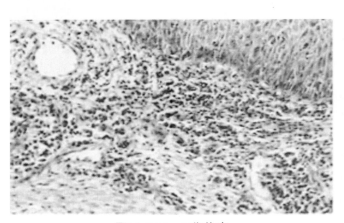

图13-2-11　二期梅毒

梅毒疹形成，镜下见表皮肥厚，真皮内见白细胞渗出，小血管扩张，周围有明显的炎症细胞浸润

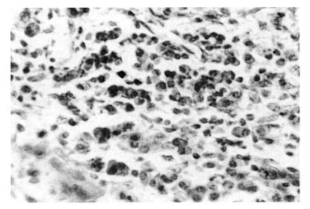

图13-2-12　二期梅毒

图13-2-11的高倍，显示真皮内局部大量的慢性炎症细胞浸润，以浆细胞为主，是梅毒的一个诊断线索

扁平隆起，分叶状，晚期中央组织坏死，周边鳞状上皮乳头延长甚至呈假上皮瘤样增生，真皮内有炎性浸润，包括中性粒细胞，并可浸润表皮。毛细血管增生，血管周围有明显的浆细胞浸润，呈袖套状（cuff）排列，伴表皮细胞增生、角化不全和细胞水肿（图13-2-13，图13-2-14）。用银染色法在扁平湿疣约1/3病例中找到梅毒螺旋体，主要位于表皮内，少数位于血管周围。③其他：有时因表皮增生及炎症反应，可形成银屑病样或海绵状脓疱病变。炎症细胞浸润以淋巴细胞和浆细胞为主，使真皮和表皮的界面模糊。二期梅毒不经治疗症状一般可在3周至3个月后自然消退而痊愈；部分病例经隐伏3～12个月后可再发作。二期梅毒因治疗不当，经过5年或更久的反复发作，进入第三期。

（3）三期梅毒与树胶肿：多发生在初次感染2年后，主要表现为皮肤黏膜的溃疡性损害或内脏器官的慢性肉芽肿样病变（又称树胶肿或称梅毒瘤）、血管炎及弥漫性间质炎症，可能与螺旋体对宿主细胞的直接损害及Ⅲ、Ⅳ型超敏反应有关。此期的病灶中螺旋体很少，不易检出。①树胶肿为上皮样细胞及巨噬细胞组成的肉芽肿，中间可有干酪样坏死，但不广泛，坏死灶内可见残留弹力纤维和血管壁轮廓，坏死周围为上皮样细胞，亦可见多核巨细胞形成（图13-2-15，图13-2-16）。②血管周围大量的淋巴细胞与浆细胞浸润，形成血管周围炎，并有一些成纤维细胞和组织细胞增生（图13-2-17）；血管内皮细胞常有增生肿胀，甚至管腔堵塞，形成闭塞性小动脉内膜炎或血管炎（图13-2-18），动脉内膜炎可导致局部组织缺血坏死。结节性梅毒疹与树胶肿的区别在于病变的广泛程度与位置的深浅。结节性梅毒疹局限于真皮内，干酪样坏死轻微或缺如，大血管不受累；树胶肿的病变广泛，可累及皮下，有大量上皮样细胞和巨细胞，皮损中央干酪样坏死明显，大血管亦常受累。晚期，树胶肿可发生纤维化，干酪样坏死消退，上皮样细胞减少，纤维组织增生，形成瘢痕样病变，三色染色可见蓝色瘢痕组织（图13-2-19）。③间质内呈慢性炎症改

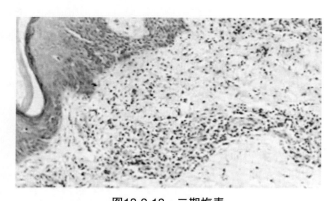

图13-2-13　二期梅毒

扁平湿疣形成，镜下见表皮肥厚，棘细胞水肿，上皮脚增宽，真皮内白细胞渗出，小血管周围有明显的炎症细胞浸润

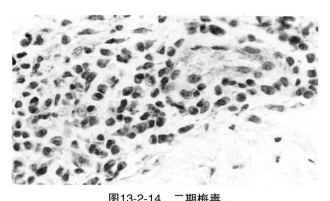

图13-2-14　二期梅毒

图13-2-13的高倍，显示小血管内皮细胞肿胀，扩张的血管周围可见大量淋巴细胞和浆细胞浸润，呈袖套状

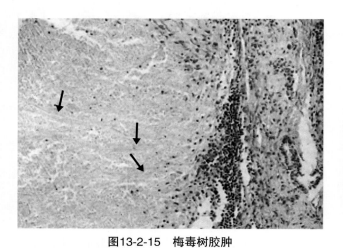

图13-2-15　梅毒树胶肿

病灶中央为凝固性坏死，类似干酪样坏死。坏死灶周围主要为淋巴细胞和浆细胞，而上皮样细胞和朗汉斯巨细胞少见（李甘地惠赠）

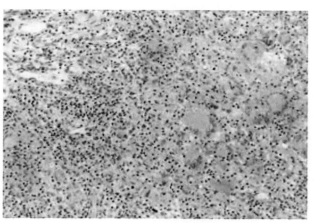

图13-2-16　梅毒树胶肿

真皮内肉芽肿和多核巨细胞形成，巨细胞周围炎症细胞浸润明显，主要是淋巴细胞、浆细胞和上皮样组织细胞，并可见小血管扩张，内皮细胞肿胀

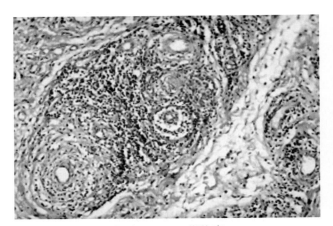

图13-2-17　三期梅毒
血管周围炎，血管周围淋巴细胞、单核细胞、浆细胞浸润

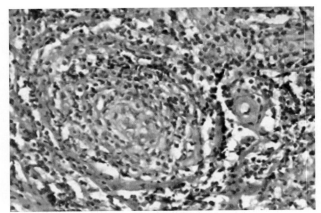

图13-2-18　三期梅毒
小动脉内膜炎，小动脉内皮细胞和纤维细胞增生，血管壁增厚，管腔闭塞

变，各种炎症细胞混合浸润，以浆细胞浸润比较突出（图 13-2-12，图 13-2-14，图 13-2-20）。④在树胶肿中，Warthin-Starry 银染色可以检查到梅毒螺旋体（图 13-2-20）。

【临床病理类型】

以硬下疳和梅毒疹为特征的一、二期梅毒又统称为早期梅毒，此期传染性强而破坏性小。三期梅毒又称为晚期梅毒，该期传染性小，病程长而破坏性大。梅毒螺旋体感染早期较易治愈，约 30% 未治愈的患者最终引起心血管、神经和其他器官的晚期梅毒，而有 10%～12% 梅毒患者经过 10～15 年后引起心血管及中枢神经系统损害，导致动脉瘤、脊髓痨及全身麻痹等，有 10%～25% 心血管梅毒与神经梅毒共存。患者如同时有 HIV 感染，Ⅱ期梅毒可以很快发展为神经梅毒。晚期梅毒常引起复杂的临床病理表现，兹按系统分述如下。

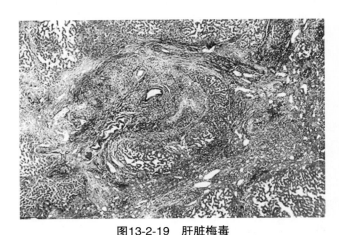

图13-2-19　肝脏梅毒
三色染色，显示树胶肿形成并发生纤维化，呈蓝色瘢痕，破坏肝组织，见于晚期梅毒（李甘地惠赠）

1. 梅毒性心血管病（syphilitic cardiovascular disease，SCD） 是指由梅毒螺旋体侵入人体后，于晚期（第三期）累及心血管系统引起的心血管病变，包括梅毒性主动脉炎、梅毒性主动脉瓣关闭不全、梅毒性主动脉瘤、冠状动脉口狭窄和心肌树胶肿等。其绝大部分是后天性的，而先天性梅毒罕见。本病进展缓慢，从初次感染梅毒后 10～25 年（快者 5 年，慢者达 40 年）发病，患者年龄多在 35～50 岁，男女比例为 5∶1～4∶1。

在感染早期，螺旋体进入血流后，部分经肺门淋巴管引流至主动脉壁的营养血管，但极少侵入心肌或心内膜。在梅毒后期常发生主动脉炎，并有瘢痕形成。梅毒可以侵犯任何部位的动脉，但升主动脉因富有淋巴组织，有利于梅毒螺旋体的侵入而最常受累。主动脉中层肌肉和弹性组织被梅毒螺旋体侵入破坏、产生

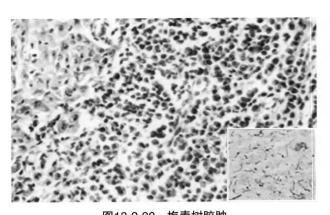

图13-2-20　梅毒树胶肿
图示大量上皮样细胞增生伴淋巴细胞、浆细胞浸润。右下角示苍白螺旋体（王恩华惠赠）

炎症，发生阻塞性血管内膜炎，伴有血管周围浆细胞和淋巴细胞浸润，有时可引起纤维组织过度增生，主动脉中层的正常组织被纤维组织代替。在有病变的主动脉中也可发现巨细胞和小的梅毒树胶肿。炎症性病变使主动脉壁逐渐松弛，并可有钙化，也可导致动脉

瘤的发生。血管内膜出现皱褶，上面覆盖珍珠状闪亮的大斑块。主动脉内出现"树皮"样改变是梅毒性主动脉炎的特征，但不能以此作为梅毒性主动脉炎确诊的证据。梅毒感染可以从升主动脉蔓延到主动脉根部，引起主动脉环的扩大和主动脉瓣联合处的分离，从而产生主动脉瓣关闭不全。主动脉瓣支持组织受到破坏和主动脉瓣卷曲，长度缩短，因此，发生严重的主动脉瓣反流。

2. 骨和关节梅毒 是全身性梅毒感染在骨与关节的表现，由于感染时间和途径的不同，也分为先天性和后天性两种，其病理改变有所不同。梅毒螺旋体随血液循环至骨组织，滞留于干骺端，产生非化脓性炎性病变。若机体抵抗力强，则病原体可被消灭，炎症消退，否则可进一步破坏组织，形成树胶肿。骨质破坏并刺激骨膜增生可产生新骨。病变也可穿破软组织，形成瘘管及继发感染。关节受累可出现无痛性、对称性关节炎或树胶肿性关节炎表现。

（1）先天性早期梅毒：先天性梅毒婴儿中70% ～ 80% 可有骨软骨炎病变，围绕着骨骺的附近，所以称病变为骨骺炎更为恰当。常见的病变部位为股骨、肱骨、尺骨、桡骨等长骨，多为对称性。病变常见于长骨干骺端，骨骺附近有大量的炎症细胞浸润及肉芽组织形成，致骨化过程受阻，骨骺变宽，骨骺线不齐。软骨多为不成熟性细胞的增殖，细胞间质虽可钙化，但骨母细胞无活力，则钙化组织不能形成骨小梁。病变再发展，间质被纤维组织及肉芽组织、梅毒性肉芽肿所代替。临床症状早者出现在出生后2～3周，晚者出现在出生后6～7个月。X线检查可见干骺端增宽，其远侧有一带状密度增高区，为钙化软骨区。其下则有一不规则的骨质疏松区，由肉芽组织、纤维组织及骨样组织组成。远端骨骺线由于软骨细胞不能同步骨化，则形成不规则的锯齿状。严重者可见骨骺分离。干骺端周围可见片状骨膜增生，呈骨膜炎表现。颅骨、髂骨或跟骨等亦可受累。

（2）先天性晚期梅毒：可发生于任何年龄，但以5～15岁多见。主要表现为骨膜炎、骨炎、骨髓炎、滑膜炎。病理改变与后天性梅毒的第三期相似。主要特征为胫骨、股骨及颅骨明显的成骨改变。例如，胫骨前侧骨膜的显著增生改变，外观形如军刀状，称为"军刀胫"或"马刀胫"。病变局部有肿胀、压痛，有时自觉痛感明显，呈钻刺样骨痛，全身无发热，白细胞计数正常。严重的骨膜下感染可以侵犯骨皮质，但树胶肿性骨髓炎较少见。患儿可伴发马鞍鼻、神经性耳聋、梅毒性指炎，指骨及腕骨肿大。X线表现为指骨呈梭形密度增高，表面有树胶肿样破坏。较大的儿童（8岁以上）可以有双侧膝关节无痛性积液，轻度影响活动，可自行缓解。反复发作也不损坏关节，关节液内有大量的单核细胞渗出，炎症不明显，X线上无阳性表现，称为 Clutton 关节。先天性骨关节炎的梅毒患儿及其母亲的 Wasserman 反应呈阳性。

（3）后天性梅毒：在梅毒的第二、三期可发生骨关节的病理改变，好发于胫骨、尺骨、桡骨、腓骨、股骨、肱骨等。第二期可累及骨膜、骨皮质、松质骨和滑膜，如关节囊、滑囊和腱鞘等。其中以骨膜炎多见，约占2/3，常伴发梅毒疹。早期X线片上无变化，晚期显示骨皮质梭形增生。骨面有时光滑，有时有虫蚀样缺损，骨髓腔内发炎者较为少见。第三期以骨炎及骨髓炎多见。成人在梅毒感染后3～7年发病。骨皮质病变以增生为主，也可伴有虫蚀样骨破坏，为树胶肿性病变的表现。病变常可累及整个骨质及骨髓，并可穿破软组织形成瘘管，死骨很少见。当骨与关节受累之后，临床表现主要是疼痛，轻重不一，有时疼痛轻微，但重时则剧烈如钻刺，常为间歇性，活动后减轻，休息及夜间加重，影响睡眠。病变局部皮肤有肿胀、压痛，常出现溃疡及瘘管。关节病变表现为关节痛及反应性积液，有的为树胶肿性关节炎。晚期脊髓痨患者可发生神经源性关节炎，称为夏科关节（Charcot 关节），临床表现为关节肿大，不稳定，半脱位或脱位，活动范围加大，特点是没有疼痛。X线片上见骨端硬化、破坏、脱位、骨赘增生及大小不等的游离体。

当颅骨受累时，颅骨上可触及多个不规则的韧性硬结，有时可穿破皮肤形成溃疡。若向深部发展也可侵犯颅骨内板，并向内穿破致梅毒性脑膜炎。

晚期梅毒患者可发生梅毒瘤性关节炎，多侵犯四肢大关节。多发生于膝关节。疼痛轻微，运动受限，少数梅毒瘤可破溃形成瘘管。X线表现为关节软组织肿大，骨质有增生及破坏。

3. 梅毒性淋巴结炎 多表现为浅表淋巴结无痛性肿大，常见于腹股沟淋巴结，而颈部淋巴结较少见。淋巴结直径1.5～3.8cm，平均2.5cm。主要病变如下：①淋巴结结构基本存在，淋巴结被膜及被膜外成纤维细胞增生，伴慢性炎症细胞浸润，以浆细胞为主，使被膜增厚（图13-2-21，图13-2-22）。二期梅毒可有全身淋巴结肿大，但可缺乏淋巴结被膜炎；②闭塞性血管内膜炎及小血管周围炎，内皮细胞增生、肿胀，小血管周围见浆细胞、淋巴细胞围管性浸润，也可有中性粒细胞浸润，形成有诊断意义的闭塞性血管内膜炎改变（图13-2-23，图13-2-24），以上两点具有相对特征性；③淋巴滤泡反应性增生，滤泡大小不一，生发中心明显扩大，以大滤泡为主，弥漫分布于淋巴

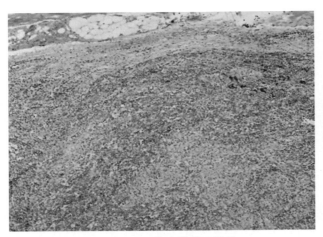

图13-2-21　梅毒性淋巴结炎

被膜增厚，纤维化明显，伴淋巴细胞浆细胞浸润，淋巴结内淋巴组织增生
（许相范惠赠）

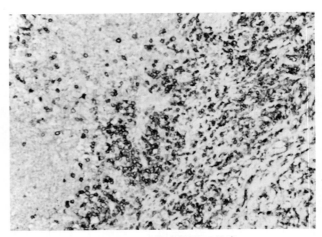

图13-2-22　梅毒性淋巴结炎

免疫组化标记，淋巴结被膜内及被膜下浆细胞丰富，免疫组化标记CD38阳性
（许相范惠赠）

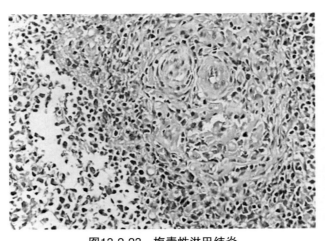

图13-2-23　梅毒性淋巴结炎

闭塞性血管内膜炎，内皮细胞增生、肿胀，血管闭塞；周围见慢性炎症细胞浸润
（许相范惠赠）

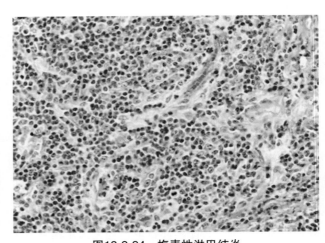

图13-2-24　梅毒性淋巴结炎

小血管周围炎，血管腔狭窄或闭塞；周围见浆细胞、淋巴细胞围管性浸润
（许相范惠赠）

结皮质及髓质，有时可见巨滤泡形成（图13-2-25）；④滤泡内及滤泡间见淋巴细胞、免疫母细胞、浆细胞及组织细胞等多种炎症细胞混合性浸润，以浆细胞最为明显（图13-2-26）；⑤上皮样组织细胞增生形成小肉芽肿，类似结核结节，有时可见多核巨细胞（图13-2-27）；⑥淋巴结边缘窦内单核样B细胞增生；⑦淋巴滤泡内、外小灶性碎屑样或凝固性坏死；⑧ Warthin-Starry银染色在淋巴结内较少发现梅毒螺旋体。因此上述组织学改变必须结合病史和梅毒血清学检查才能做出明确诊断。生殖器硬下疳的病史可作为重要的诊断线索。

4. 耳鼻咽喉部梅毒　梅毒螺旋体亦可侵及耳鼻咽喉部，其中咽部是较为常见的发生部位，好发于扁桃体、软腭、舌腭弓、悬雍垂等处，鼻腔及喉部损害少见。口咽部梅毒并不少见，口腔与生殖器的直接接触是其主要发病原因。

一期梅毒好发于扁桃体，称为扁桃体硬下疳，占生殖器外硬下疳的7.5%，在感染后2～4周发生，扁桃体肥大、硬，表面有白膜或溃疡，一侧多见。镜下病灶内可见淋巴细胞、巨噬细胞浸润。在感染的第6天即有淋巴细胞浸润，第13天达高峰，随之巨噬细胞出现，发生阻塞性动脉内膜炎者可出现黏膜糜烂和溃疡。二期梅毒者约有36.3%发生咽梅毒，黏膜病损以黏膜白斑为主，梅毒斑开始为潮红斑，边界渐清楚而形成弧状为其特征。扁桃体常双侧受损，表现为肿胀、充血、潮红、溃疡，常有白膜。喉梅毒少见，黏膜充血，多在声带、杓间隙及会厌发生息肉样黏膜斑，半数以上有咽喉疼痛、声音嘶哑。鼻腔损害罕见，表现为鼻前庭暗红色斑丘疹和扁平湿疣。

镜下可见：①鳞状上皮内弥漫性中性粒细胞浸

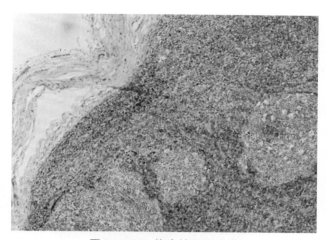

图13-2-25　梅毒性淋巴结炎

淋巴结被膜增厚，淋巴滤泡反应性增生，滤泡大小不一，生发中心明显扩大，以大滤泡为主（许相范惠赠）

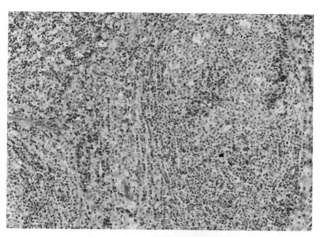

图13-2-26　梅毒性淋巴结炎

淋巴滤泡反应性增生，生发中心扩大，滤泡内及滤泡间见多种炎症细胞混合性浸润，以浆细胞最为明显（许相范惠赠）

润，有微脓肿形成（图13-2-28，图13-2-29）；②固有膜浅层、血管周围大量密集的浆细胞、淋巴细胞及组织细胞浸润，血管周围浆细胞呈袖口状浸润（图13-2-30，图13-2-31），免疫组化浆细胞标记如CD38、CD138、CD79α等阳性；③血管内皮细胞肿胀，小血管炎，有时小血管闭塞，造成组织坏死、溃疡形成。此期黏膜梅毒斑中梅毒螺旋体最多，用Warthin-Starry银染色能较好地显示组织内及渗出物涂片中的梅毒螺旋体（图13-2-32）。

三期梅毒主要发生在口腔、舌、咽、喉、鼻腔，发生于鼻腔可导致"开天窗"（鼻腔与口腔在腭部穿通）、鞍鼻等畸形；发生于咽部可引起硬腭穿孔、咽部狭窄；发生于喉部则发生喉黏膜溃疡、软骨膜炎，愈后可致喉狭窄及声带固定。镜下主要表现为肉芽肿性损害，血管变化较二期轻微，为上皮样细胞及巨噬细胞组成的肉芽肿，中间可有干酪样坏死，周围大量的淋巴细胞与浆细胞浸润，并有一些成纤维细胞和组织细胞，血管内皮细胞常有增生肿胀，甚至管腔堵塞。

5. 胃梅毒　Andral 于 1834 年首先报道 2 例有胃部症状的晚期梅毒患者。国外学者估计胃梅毒仅占晚期梅毒的0.1%，国内也有少量个案报道。胃梅毒为二、三期梅毒，患者男性较多，大多数发病于 30 ～ 50 岁。病变始于胃黏膜下层，早期梅毒即可使胃壁受累，但多数为一过性。第二期梅毒胃黏膜病理变化没有特异性，通常可见黏膜充血水肿，固有膜内显著浆细胞浸润，或有轻度纤维化。胃部病变主要见于三期梅毒，病变处表面黏膜光滑，色泽较暗，也可在胃壁形成典型的树胶肿、浅表结节、慢性溃疡、瘢痕形成或穿破胃壁。瘢痕形成而致胃壁纤维化、胃变形呈砂钟状。镜下表现为炎性浸润及树胶肿形成，单发或多发，炎

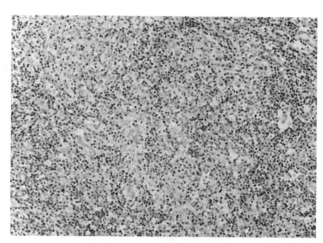

图13-2-27　梅毒性淋巴结炎

淋巴结内可见上皮样组织细胞增生形成小肉芽肿，伴有组织细胞、单核样B细胞或免疫母细胞等增生（许相范惠赠）

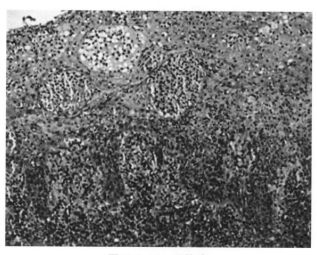

图13-2-28　咽梅毒

咽梅毒二期，黏膜上皮层大量中性粒细胞浸润，上皮内微脓肿形成，伴鳞状上皮假上皮瘤样增生，真皮内大量炎症细胞浸润

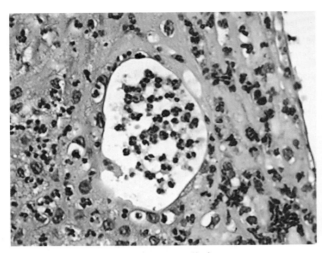

图13-2-29　咽梅毒

二期，黏膜上皮层大量中性粒细胞浸润，上皮内微脓肿形成

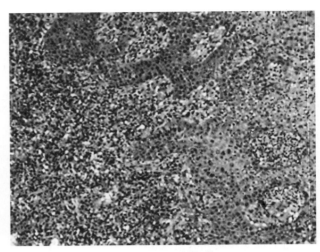

图13-2-30　咽梅毒

黏膜上皮假上皮瘤样增生，固有膜内密集的浆细胞浸润

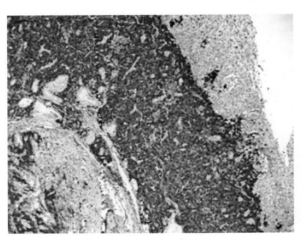

图13-2-31　咽梅毒

固有膜内密集的浆细胞浸润，免疫组化标记浆细胞CD38阳性

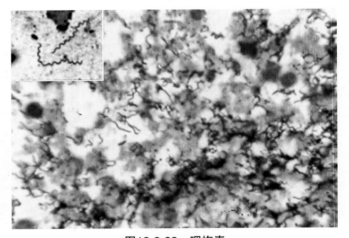

图13-2-32　咽梅毒

二期，黏膜表层渗出物涂片内梅毒螺旋体（Warthin-Starry银染色）

性浸润以黏膜下层为主，肌层可增厚，也可见广泛的动脉内膜炎。树胶肿为上皮样细胞、成纤维细胞及巨细胞围绕的中心性坏死病变。在暗视野下嗜银染色或荧光素标记抗体染色可看到病原体。

6. 肝脏梅毒　极为罕见，早期梅毒一般不累及肝脏。二期梅毒时由于梅毒螺旋体广泛播散，临床上可有肝炎的表现。经常有肝细胞的灶性坏死，或细小的粟粒状坏死灶，伴汇管区炎症和胆管周围的炎症细胞浸润，富含中性粒细胞，有时伴有肉芽肿。当坏死明显时，浸银染色可以显示出大量螺旋体。汇管区血管可显示为血管炎。三期梅毒时肝脏中可出现体积较大的树胶肿，或有大片干酪样坏死，可以被临床误诊为肿瘤，树胶肿中央有坏死，周围有上皮样细胞增生，类似于结核，但坏死区细胞的轮廓尚存，坏死区周围有明显的小血管增生和淋巴细胞、浆细胞浸润，

浆细胞浸润十分明显，汇管区小动脉有明显的内皮细胞增生和血管周围炎，可伴有闭塞性动脉内膜炎。石蜡切片镀银染色，于坏死组织中可见被染成黑色的螺旋体。纤维性修复可致进展性窦周纤维化伴肝板萎缩，甚至瘢痕形成（图 13-2-19），使得肝脏扭曲成大小不等的结节样分隔（分叶肝），可导致门静脉高压症。

在病理形态上鉴别梅毒树胶肿与结核性干酪样坏死有一定难度。在典型病例，两者主要区别：大体检查树胶肿有一定弹性或韧性；镜下，两者都是粉色细颗粒状无结构物质，但梅毒坏死不彻底，用特殊染色可以显示其中残留的弹力纤维，而结核时则无残留。树胶肿周围的炎症反应较突出，总有浆细胞浸润，还可见到闭塞性小动脉内膜炎和血管周围炎。树胶肿易发生纤维化，常有广泛瘢痕形成，极少钙化，而结核性坏死常发生钙化，周围浆细胞少见，血管炎亦不

明显。用镀银染色和抗酸染色查找病原体是最可靠的鉴别手段。

7. 神经梅毒（neurosyphilis） 是由梅毒螺旋体侵害神经系统所造成的疾病。梅毒螺旋体进入血液后，历时1～3个月即可进入脑脊液并侵及中枢神经系统。临床常见的神经梅毒分为无症状性神经梅毒、脑膜神经梅毒、血管神经梅毒、脊髓痨、麻痹性痴呆、先天性神经梅毒。各型可合并存在。神经梅毒也可与其他系统梅毒并发，如心血管梅毒等。神经梅毒可发生在梅毒螺旋体感染后各个时期，在梅毒早期有的患者脑脊液已不正常，但多数发生在感染梅毒后的几年或几十年后。诊断除根据症状、体征、血清学试验等外，还要做脑脊髓液检查。

（1）无症状性神经梅毒（asymptomatic neurosyphilis）：脑部病理改变不详。由于本病患者不易获得尸解，亦无须活检，推测多数主要累及脑膜，另有少数可同时累及脑皮质和血管。

（2）脑膜神经梅毒（meningeal neurosyphilis）：本病虽属脑膜炎症，但常伴有皮质的轻度损害。肉眼可见软脑膜弥漫性炎症反应、增厚或变混浊。脑膜内主要有淋巴细胞浸润，也可查见少量浆细胞，在脑血管间隙（Virchow-Robin 间隙）周围也有淋巴及浆细胞浸润。在严重感染或增厚的脑膜上有时可见粟粒性树胶肿（gumma），酷似粟粒性结核。镜下可见其中含有成纤维细胞、多核巨细胞、浆细胞，中心可有坏死组织，需注意与结核结节相鉴别。在脑底部的脑膜炎常使脑神经受损，可见动眼神经、滑车神经及面神经等呈现间质性炎性损害。脑底的渗出物堆积可堵塞脑脊液的循环通路，甚至堵塞第四脑室的正中孔或旁孔而导致脑积水。脑室壁的室管膜层呈沙粒状或颗粒状，系由室管膜下星形细胞增生所致。如果树胶肿的直径大至数厘米，可压迫邻近的神经组织。在软脑膜处，有时可见脑皮质中纤维性星形细胞增生而伸入蛛网膜下腔隙。脑膜和脑的血管中常见血管内膜炎及血管周围炎，有时导致脑软化。

（3）血管神经梅毒（vascular neurosyphilis）：主要累及脑部及脊髓的中、小动脉，发生梅毒性动脉内膜炎及相应区域脑及脊髓组织软化。经常受累的动脉有大脑前动脉的分支回返动脉，其次是大脑中动脉及其分支，内囊后肢的背侧部及苍白球等处椎基底动脉及脊髓前动脉亦可被累及。病变可局限于一个动脉或某个动脉的一段。受损动脉的外膜增厚，有淋巴细胞及浆细胞浸润，中层变薄，肌层及弹力纤维破坏，但有时弹力纤维仍可保持完好。内膜下纤维增生变厚使血管腔变窄，受累的动脉内有血栓形成，并可机化及

再通。有的动脉形成闭塞性动脉内膜炎。较小的动脉仅有内膜增生，使管腔狭窄而无炎症反应者称 Nissl-Alzheimer 动脉炎。沿大血管壁的滋养血管周围可有炎症细胞浸润。由于梅毒性动脉炎发生的血管不同，引起受损的神经组织位置不同，软化灶大小不一，有时在脑内出现多数小梗死。

上述血管病变也可见于其他类型的神经梅毒，如脑膜血管梅毒和麻痹性痴呆等。如果梅毒性动脉炎侵犯脊髓前动脉或脊髓后动脉，可引起一个或几个脊髓节段有不同程度的软化，并和脊髓的侧支循环是否良好有关。软化区域均呈典型的梗死性病变。在极少数的病例中发生动脉瘤。

（4）脊髓痨（tabes dorsalis）：病理变化为选择性的神经纤维束退行性变，且以腰、骶段及下胸段脊髓后根及后索为主。大体可见脊软膜尤其背侧者变厚、混浊，脊髓下段的神经后根变薄且扁平。背侧脊髓受累显著者后索变窄小且皱缩，扪之较正常者为硬。视神经若受累，可致其颅内段及视交叉变薄，并与其周围的软脑膜粘连。显微镜检查所示疾病初期脊软膜首先有炎性改变并且增厚，主要为淋巴细胞及浆细胞浸润，并多局限在后根的软膜及后根袖内，在后根内有间质性神经炎性改变，根内的神经纤维变性，纤维间可有炎症细胞浸润，脊髓后索脱髓鞘，以薄束尤为显著，有时可见髓鞘崩解、神经纤维萎缩。晚期神经纤维消失，而有星形胶质细胞增生，其中也含部分结缔组织增生，但无坏死及炎症反应。这些病变特别易于累及下胸段及腰骶段，有时也可侵及交感神经传入纤维及前角细胞引起变性。脊髓内其他传导束均不受累。

脑神经瘫痪者，其脑神经改变和脊髓后根者相同。一般以第 III、IV、VIII 脑神经较易受累。有视神经炎者，在视神经和视交叉的神经纤维髓鞘脱失，炎性浸润主要在其外周部位。蛛网膜和视神经紧密粘连呈视交叉蛛网膜炎的改变。极少数病例以累及颈段脊髓及其后根为主，称颈脊髓痨。其选择性累及脊髓后根及后索变性的发病机制也未阐明，一般认为是一种中毒变性病变同时伴以反应性炎性改变。

（5）麻痹性痴呆（dementia paralytica）：病理改变以大脑皮质为主。大体观察可见脑膜混浊、增厚，可与其下方的脑皮质及其外方的颅骨相粘连，使脑体积缩小、脑回变窄、脑沟加宽。脑沟中有较多的液体，在前额叶最为显著，其次为颞叶。大脑切面可见两侧脑室扩大，脑室系统室管膜壁上常呈颗粒状反应，系由颗粒性室管膜炎所致。镜下可见额叶前部及颞叶，沿 Virchow-Robin 间隙的血管周围及脑膜血管周围有炎症细胞浸润，主要为淋巴细胞、浆细胞和巨噬细胞。

炎症程度与疾病的时期和感染程度相关。在皮质中的血管外膜有淋巴细胞和浆细胞浸润，内膜有成纤维细胞增生，有时可找到梅毒螺旋体。脑皮质中的神经细胞弥散性变性及脱失，并有反应性星形细胞，尤其是小胶质细胞增生。在星形胶质细胞增生处可形成胶质结节。在脑皮质内小血管周围常见铁质沉着。

治疗后的病例炎症反应减少甚至找不到炎性改变，脑膜也无增生，只能见到脑皮质中神经细胞脱失和反应性胶质增生。

（6）先天性神经梅毒：是一种严重影响婴幼儿身心健康的疾病，妊娠梅毒对胎儿的有害风险较正常孕妇高 2.5 倍，妊娠合并梅毒者围生儿病死率高达 50%。妊娠早期感染者可导致脑积水及脑发育畸形而难以生存，故多死产。出生后早期可有脑膜血管感染。青少年慢性发展者可呈麻痹性痴呆及脊髓痨型病变，其病理改变和成人者基本一致。

8. 泌尿生殖系统梅毒　梅毒螺旋体常导致皮肤黏膜病变，尤其在外阴、阴道、阴茎与肛周等处，甚至睾丸、前列腺等。病变包括前述梅毒疹、硬下疳，甚至皮肤黏膜溃疡、瘘管形成，有时可见脓疱疹或扁平湿疣形成（图 13-2-33，图 13-2-34）。病变轻重不等，轻者仅见血管周围少量慢性炎症细胞浸润（血管周围炎），重者病变累及表皮及真皮。皮肤黏膜病变为鳞状上皮棘细胞增生，棘层增厚，海绵变性，基底细胞空泡变性，界面模糊等。真皮内可有显著淋巴细胞浆细胞浸润，以浆细胞为主。炎症细胞可呈苔藓样浸润，或围绕于表浅或深部血管周围，或弥漫分布。巨噬细胞可增生转化为上皮样细胞，形成肉芽肿，但多见于晚期（图 13-2-35，图 13-2-36）。无论何种皮肤病变，只要有显著的浆细胞出现，就需要考虑二期梅毒的可能。但是有时二期梅毒也可以没有或仅有稀疏的浆细胞，需要结合其他病变特征。晚期受累组织可发生纤维化，或大量慢性炎症细胞浸润，实质细胞萎缩或消失，如肝脏或睾丸结构的破坏等（图 13-2-37，图 13-2-38）。

【诊断与鉴别诊断】

根据血管内膜炎、血管周围炎及肉芽肿形成等典

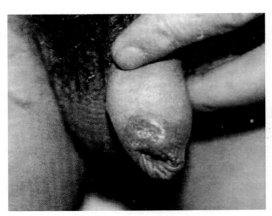

图13-2-33　二期梅毒
见于阴茎前部，局部皮肤溃破，周围红肿

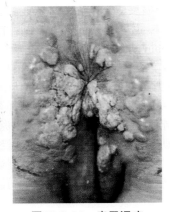

图13-2-34　扁平湿疣
外阴皮肤丘疹融合扩大而形成的疣状损害

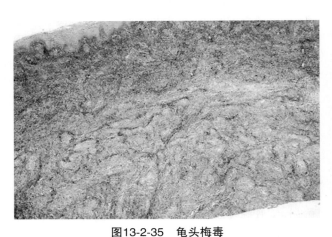

图13-2-35　龟头梅毒
患者，62岁。龟头触及质硬结节，镜下见表皮增厚，钉突增宽延长，真皮内大量浆细胞、淋巴细胞细胞浸润，伴闭塞性血管炎及肉芽肿形成

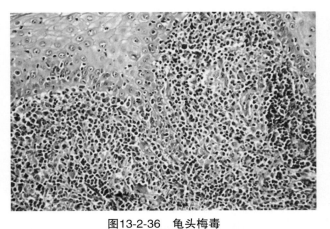

图13-2-36　龟头梅毒
同图13-2-35病例，鳞状上皮增生，钉突延伸，真皮内大量炎症细胞浸润，侵入表皮，局部内皮细胞肿胀，血管周围有单核细胞、浆细胞和淋巴细胞浸润

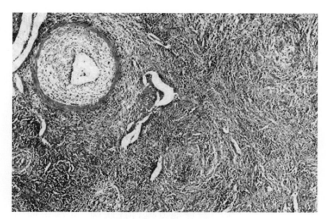

图13-2-37　睾丸梅毒

血管炎，间质弥漫纤维化，伴慢性炎症细胞浸润，曲细精管萎缩消失（丁彦青惠赠）

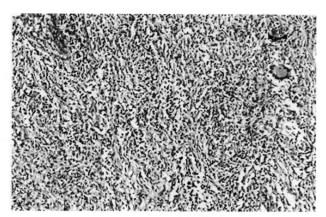

图13-2-38　睾丸梅毒

曲细精管萎缩消失，间质大量慢性炎症细胞浸润，多核巨细胞形成（丁彦青惠赠）

型病变，结合病史、流行病学、临床表现及实验室检测，特别是在病灶中原位检测到病原体，确诊梅毒应不困难。梅毒血清学检测阳性，也支持梅毒的诊断。

1. **病原体检查**　直接观察病变组织、渗出物或分泌物中的梅毒螺旋体是最准确的诊断方法，多用于起病初期。有暗视野显微镜检查和活体组织检查两种方法。取胎盘、羊水、皮肤或黏膜破损的分泌物直接涂片，用暗视野显微镜检查梅毒螺旋体，操作简单、经济、快速。但受外在因素、操作技术水平的影响和昂贵设备等限制，且敏感性较低。活组织或渗出物检查常用镀银染色法（Warthin-Starry 银染色，WS 银染色），较为直观而行之有效。染色后背景为黄色，梅毒螺旋体细长，螺旋弯曲规则，两端尖直，被染成棕褐色或褐黑色，反差明显，形态清晰可辨（图 13-2-2，图 13-2-32，图 13-2-39），但与类似梅毒螺旋体的其他物质易混淆，故阳性结果需谨慎解释。改良的 WS 银染色是将传统的方法简化，可根据 1% 硝酸银溶液中银离子的消耗程度掌握浸银的时间，以保证有足够的银离子沉积于螺旋体的荚膜上，此方法简便、经济实用且易于掌握。采取梅毒疹的渗出物等，用暗视野或墨汁显影，如查见有运动活泼的密螺旋体可诊断。

免疫组织化学方法有一定的特异性，但与伯氏疏螺旋体有交叉反应。WS 银染色及免疫组化染色查找螺旋体也需在油镜下进行，在鳞状上皮细胞之间易于找到。以患者阳性血清作抗体，用免疫组化法可清楚显示上皮细胞间的梅毒螺旋体。血清学快速血浆反应素环状卡片试验（RPR 试验）或梅毒螺旋体血凝试验（TPHA）阳性可明确诊断。

对病变组织进行电镜观察，也可发现螺旋体呈圆柱状，散布于组织中（图 13-2-1，图 13-2-40）。

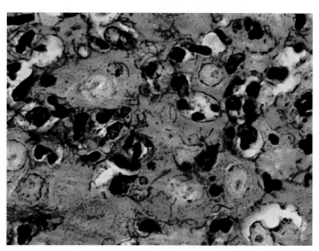

图13-2-39　咽部梅毒

Warthin-Starry银染色下在鳞状上皮中发现梅毒螺旋体，菌体纤细弯曲，呈黑色

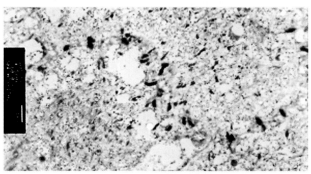

图13-2-40　阴茎头部梅毒

透射电镜检查，在肉芽肿中发现梅毒螺旋体，菌体呈黑色圆柱形

2. **抗体测定**　人体感染梅毒螺旋体4～10周后，血清中可产生一定数量的抗磷脂抗原的非特异性反应素抗体和抗梅毒螺旋体抗原的特异性抗体（主要是IgG 和 IgM）。血清学试验分为非特异性和特异性试验两大类。

（1）非特异性试验：①性病研究实验室试验；②不加热血清反应素试验；③快速血浆反应素环状卡片试验；④甲苯胺红不加热血清试验。这几种试验的基本抗原相同。仅是方法上有所改良。目前常用的是快速血浆反应素环状卡片试验。性病研究实验室试验检测患者血清中的抗体可用于大规模筛查。

（2）特异性试验，即采用活的或死的梅毒螺旋体或抗原，检测血清中抗梅毒螺旋体抗体。目前国内外常用的方法有以下多种：①荧光梅毒螺旋体抗体吸收试验，敏感性和特异性强，一般在感染早期即可阳性，假阳性率低，常用于确诊，缺点是抗梅毒治疗后阳性仍可保持10年之久，不能作为疗效判断指标；②梅毒螺旋体血凝试验，为梅毒确诊试验，但不能用于判断再感染和复发；③梅毒螺旋体IgM型抗体的测定，感染2周后血清中即可测得IgM抗梅毒螺旋体抗体，对诊断先天性梅毒有较大价值，先天性梅毒治疗后可转阴，再感染时又可变阳性，可作为疗效判断和再感染的诊断指标；④梅毒螺旋体血球凝集试验，对大样本进行批量检测时比荧光梅毒螺旋体抗体吸收试验易操作且稳定性好，其敏感性（除早期梅毒外）与荧光梅毒螺旋体抗体吸收试验相似，是大部分实验室选用的确证试验；⑤梅毒螺旋体明胶凝集试验，原理及敏感性均等同于梅毒螺旋体血球凝集试验，但不能用来判断抗梅毒治疗效果；⑥19S-IgM梅毒螺旋体明胶凝集试验，因为IgM抗体分子较大，其母体IgM抗体不能通过胎盘，如果19S-IgM阳性则表示婴儿已被感染，故在先天性梅毒的确诊中有特殊意义。近年国内外研究开发了一些新的梅毒检测方法，如酶联免疫吸附试验、快速梅毒血清学试验方法及PCR等。

3. 其他辅助检查　B超、CT和X线摄片等检查，对于检查梅毒相关病变的部位和范围很有帮助，主要用于定位诊断。

4. 鉴别诊断　梅毒病变是一种特异性炎症，而非特异性感染引起的炎症通常无血管炎及血管周围浆细胞袖口样浸润。镜下表现以浆细胞为主时需与浆细胞瘤相鉴别，免疫组化可协助诊断，浆细胞单克隆性增殖支持浆细胞瘤。鼻硬结病的渗出期及增生期需要与梅毒相鉴别，但无血管炎及梅毒特征性的血管周围浆细胞袖口样浸润，WS银染色米库利兹细胞胞质内可见到短棒状鼻硬结杆菌，而梅毒可查见螺旋体。韦格纳肉芽肿可见纤维素样坏死性肉芽肿性小动脉、小静脉及毛细血管炎，簇状中性粒细胞浸润及散在的小多核巨细胞。血清学检查抗中性粒细胞胞质抗体（ANCA）阳性而梅毒血清学检查阴性。最关键的是病原体相关检测，以查到梅毒螺旋体为确诊依据。

二、苍白密螺旋体地方亚种与地方性梅毒

地方性梅毒（endemic syphilis）又称非性病性梅毒（nonvenereal syphilis）、贝吉病（Bejel disease）（在叙利亚）、Njovera（在津巴布韦）、Skerljevo（在波斯尼亚和黑塞哥维那）等，是由苍白密螺旋体（*Treponema pallidum*）地方亚种（subsp. *endemicum*），亦称地方性梅毒螺旋体引起的一种地方流行性疾病，非性传播引起，亦不存在妊娠期妇女的血流感染。本病主要流行于非洲北部、亚洲西部及地中海东部一些干旱贫瘠、经济落后地区的游牧或半游牧人群中，我国尚未见报道。

人与人间的传播主要通过黏膜接触被病原体污染的餐具、饮料杯或毡制品等被传染。所有患者的初期感染都发生在儿童期。地方性螺旋体在体内繁殖，原发皮损罕见，一期口腔黏膜病灶不易被察觉。最常见的是二期口腔黏膜斑。二期损害亦可表现为口角开裂性丘疹、湿疣、骨膜炎和局部淋巴结肿大等，皮肤出现紫红色皮疹甚至溃疡，手掌及足底部常有角化过度。不经治疗的二期地方性梅毒可在6～9个月自愈。三期损害为皮肤、鼻咽和骨的树胶肿性损害。这种破坏性损害称为毁形性鼻咽炎，心血管和神经系统很少受累，单剂量苄星青霉素治疗非性病性梅毒及其接触者是有效的。心血管和神经系统很少被累及，但喂养感染性婴儿的母亲可能发生乳房树胶肿。

对生活在流行区的有慢性皮肤及骨损害的患者应怀疑地方性梅毒的可能。诊断依据皮肤或黏膜标本直接暗视野显微镜下见螺旋体阳性，以及血清学检测有相应抗体的存在。由于苍白密螺旋体三种亚种在形态、抗原结构，甚至DNA同源性方面基本相同，必须结合临床表现及流行病学资料加以诊断。晚期患者需与梅毒、雅司病、品他病相鉴别。

三、细弱密螺旋体与雅司病

雅司病（Yaws）又称热带梅疮及接触性感染全身肉芽肿等，是一种接触性传染病，主要流行于一些热带的农村地区，多发生于儿童与青少年。中国的广东、福建、广西、台湾等地曾偶有散发病例。自1941年日军侵入江苏后，从南洋将此病带入，以致雅司病在江苏北部淮阴一带流行，并波及江苏其他地区和上海、浙江等地。1949年以后，经过积极防治，不久即被消

灭，20 世纪 60 年代中期此病在我国已经消失。目前，中非、南美、东南亚及大洋洲赤道线上的一些农村地区仍有雅司病存在。

【生物学性状】

雅司病的病原体是细弱密螺旋体，又称雅司螺旋体，与梅毒螺旋体和品他螺旋体同属密螺旋科，长 8～16μm，直径约 0.2μm，有 8～16 个规则的密螺旋。从形态、运动、不易着色和不能在体外培养等生物特性来看，这三种螺旋体是相同的，血清学反应也相似，但各自的临床表现不同，流行病学也有差异，实验动物接种后的病理改变也有区别。

【发病机制】

雅司病的传染源主要是雅司病患者。人体皮肤破损并接触病原体是雅司病传播的 2 个必要条件。健康人通过破损的皮肤接触到含有雅司螺旋体的渗出液被感染。螺旋体进入血液循环后引起骨骼、淋巴结及远处皮肤的损害。此外，有报道蝇类也可传播此病。此病以皮肤受累为主要特征，并不累及心脏和中枢神经系统，亦未见胎传感染。

【病理变化】

雅司病的病理学改变与各型梅毒非常相似。实际上，这几种感染性疾病不能通过显微镜鉴别。雅司病的主要病理特征是皮肤受累，早期为表皮增厚，表面糜烂或溃疡形成。皮肤溃疡面覆盖炎性渗出物，表皮层可出现灶性角化不全及角化过度，较深层出现明显棘层增厚和棘层水肿。在增宽的上皮钉脚网中见上皮内水疱和微脓肿形成。色素通常不明显或缺如。真皮细胞浸润，增生水肿，慢性炎症细胞（大量浆细胞）浸润真皮乳头，血管内皮肿胀。在皮肤早期病变中可查见雅司螺旋体。雅司螺旋体感染 3 个月后，可累及骨膜、骨骼，形成局限性或弥漫性骨膜炎，以及骨膜下新生骨沉着、钙化。晚期主要为溃疡性肉芽肿结节，以及皮肤和骨骼树胶肿。

本病临床分为三期，各期病变有所不同。一期（母雅司期）和二期雅司疹都是炎性肉芽肿病变，表皮嵴及乳头体变宽下伸，棘层肥厚，大量中性粒细胞侵入表皮层形成微脓肿。真皮内有淋巴细胞和浆细胞浸润。血管扩张但血管壁少见变化。螺旋体主要存在于表皮棘层，也可见于乳头层，即在真皮乳头顶端邻近上皮的基底层和颗粒层见大量螺旋体。三期雅司皮疹在真皮内有混合型炎症细胞浸润，包括上皮样细胞、淋巴细胞及大量浆细胞，晚期可见坏死，常呈干酪样坏死，往往出现巨细胞，但血管壁变化较少。螺旋体缺乏或经仔细寻找才能找到。此外，在母雅司出现 2 周左右后，非特异性梅毒血清反应呈阳性。

【临床表现】

本病的潜伏期为 3～4 周。临床表现可分为三期。

1. 一期 又称母雅司期或原发损害期。感染后经过潜伏期在感染部位发生单个皮疹，为扁平或半球状隆起的丘疹，逐渐增大突起，直径可达 2～5cm，潮湿，有触痛，伴低热、乏力等。丘疹表面覆以黄褐色薄痂或污黄褐色厚痂，除掉痂皮可见皮损呈淡红色肉芽，凹凸不平似杨梅状，其中含有大量的细弱密螺旋体，此即雅司病的原发疹，称为母雅司。母雅司的脓汁附着于周围可发生一些较小的同样皮疹，围绕母雅司呈卫星状。母雅司好发于四肢及面部，但患有雅司病的婴儿可将病损传播于母亲的乳房及躯干。患者自觉痒感，局部淋巴结肿大，无压痛。母雅司经过数月后自然消退，留有轻度萎缩和色素脱失。

2. 二期 又称雅司疹期。母雅司发生后数周至数月即进入二期。此期皮损与母雅司相似，但较小，数目较多，好发于颜面及四肢。四肢皮肤出现多发性对称性结节，如黄豆或杨梅大小，高出皮肤。皮疹最初表面平滑，以后分泌物增加，可有脓血渗出，形成黄褐色痂皮，痂皮增厚可呈蛎壳状。二期皮疹也可群集，中央的皮疹消退后留有色素沉着，周围皮疹排列成环形，称为钱癣样雅司。位于肘窝、肛周、腹股沟部位的皮疹痂皮脱落后露出淡红色杨梅状肉芽面，有大量分泌物，形似扁平湿疣样损害。在足背常见疣状损害，眼睑皮疹为结痂性。粟粒状皮疹好发于肩部，类似腺性苔藓，称为梅疮性苔藓。二期雅司疹内含有大量细弱密螺旋体。全身感染中毒症状加重，局部浅表淋巴结肿大，但不化脓。二期雅司疹经数周或数月后可自然消失，不留痕迹或留有色素沉着。少数因未彻底治愈而多次复发，常达 2～4 年。

3. 三期 又称溃疡结节性雅司期。多数雅司病患者病程终止于二期，但有部分患者在感染 5～10 年后进入三期。三期雅司皮疹类似梅毒树胶肿，发生无痛性溃疡，溃疡深浅不等，边缘峻削或呈边缘下穿掘状，并向四周扩张。病变也可融合成轮廓状或蛇行状，长期不愈。在其分泌物中查不到螺旋体。溃疡愈合后留有色素脱失的萎缩性瘢痕。此外，三期雅司可在掌跖部发生角化过度，呈弥漫性或点状，有皲裂或凹陷，形成典型的斑驳状，以跖部多见。三期雅司的预后较梅毒良好，但痊愈后往往造成畸形与毁容。

一期雅司不累及骨骼，二期雅司有 20% 侵及骨骼，严重者甚至可以侵及颜面、鼻骨、硬腭骨，但很少累及躯干骨，部分雅司病以骨膜、骨质增生为主。三期雅司可见骨质增生同时伴骨质破坏。三期雅司常在胫骨和其他长骨的骨膜发生树胶肿样损害，骨损害不仅有骨膜炎、刀胫等，而且常引起骨质疏松甚至空隙形成。偶见鼻骨破坏及上腭穿孔。在肘、膝、髋关节附近可发生近关节结节，单个或多个。中晚期雅司病骨关节 X 线表现有下述特点：①四肢骨骼多发性损伤，呈局限性或弥漫性骨膜炎表现。②病变主要发生在长骨骨干，干骺端及骨骺很少受累。③局限性骨膜及骨质增生、融合，骨皮质明显增厚，骨髓腔模糊或消失。④弥漫性长骨硬化，骨皮质见穿凿样骨质破坏缺损，松质骨虫蚀样骨破坏。⑤病变骨极少有死骨形成。

【诊断与鉴别诊断】

根据本病的流行区、感染史、典型的皮疹及渗出液暗视野显微镜下查到细弱密螺旋体即可诊断。

1. **病原学检查** 在一期、二期损害中，暗视野显微镜检查雅司螺旋体阳性。

2. **血清学检查** 发病 1～2 个月后血清性病研究实验室（VDRL）试验或不加热血清反应素玻片试验（USR 试验）呈阳性反应。

3. **神经-肌电图检查** 是本病的常规物理检查，运动神经元的单次发放冲动可引起其轴突所支配的全部肌纤维的同步收缩，所记录到的电位即运动单位电位（MUP）。神经-肌电图对周围神经损伤具有重要的诊断价值，可使损害定位更为明显。

4. **病理学检查** 在皮肤病灶中，可见真皮内慢性炎症细胞浸润，主要是浆细胞浸润，可以检测出其产生的 IgG，也有 IgA 和 IgM，很少见到 T 细胞或 B 细胞，这与梅毒病变明显不同。一期梅毒和二期梅毒的真皮内主要是淋巴细胞和浆细胞浸润，在大多数病例中，T 细胞比 B 细胞多。在病灶内用银染色或免疫荧光原位检测雅司螺旋体，可见病原体主要分布于真皮内，而梅毒螺旋体主要位于真皮-表皮的交界处或整个真皮层。

本病与梅毒的鉴别，除上述病理上的不同外，还要结合临床。梅毒主要通过性传播，发病年龄偏大，常有外生殖器的丘疹溃疡，以及明显的神经系统和内脏损害等。雅司病为非性传播疾病；梅毒一期主要表现为硬下疳，二期主要皮损是梅毒疹；早期雅司皮疹不侵犯黏膜，有痒感，无脱发及眼部损害。三期雅司无神经系统及内脏损害，全身症状也较轻，均与梅毒不同。此外，雅司病需与孢子丝菌病、芽生菌病、麻风、皮肤利什曼病等相鉴别。如累及骨组织，则应与骨梅毒、化脓性骨髓炎等相鉴别。梅毒性骨炎或树胶肿蔓延至骨端，有关节软骨侵蚀现象，X 线上出现夏科关节病特征，脊椎、颅骨均有骨质破坏或硬化。化脓性骨髓炎主要发生在干骺端，兼有骨质破坏与增生，大量骨膜新生骨产生，包绕于原骨干之外呈"骨包壳"征象，同时可见大块死骨和脓肿瘘管形成。

四、品他密螺旋体与品他病

品他病（pinta）是由品他密螺旋体（*Treponema carateum*）所致的慢性皮肤感染，也称螺旋体性皮肤病，是三种非性病性密螺旋体病之一。临床上只侵犯皮肤，以皮肤鳞状丘疹、可变性色素沉着及角化过度为特征。本病呈地方性流行，主要流行于中美洲及南美北部，我国尚未见病例报道。几乎全部都是在儿童期开始发病，小儿及青少年为多发人群。青霉素治疗有效。

【生物学性状】

品他密螺旋体生物学性状上与梅毒螺旋体及雅司螺旋体相似。品他密螺旋体直径 0.13～0.15μm，长为 10～13μm，运动方式多样，对苯胺染剂不易着染，也不能在无生命的培养基上生长，但可感染人及黑猩猩。

【发病机制】

品他病是由皮肤的密切接触传染的。有报道某些蝇类叮咬偶可传播此病。品他密螺旋体从皮肤破损处进入体内，在局部繁殖后随淋巴液或血液播散至全身，引起皮肤病变及淋巴结肿大。品他螺旋体侵入皮肤后，局部出现原发性皮疹，以后螺旋体进入血液循环产生泛发性二期皮疹及三期皮疹。

【病理变化】

品他病患者表皮早期有轻度棘层肥厚，晚期可有萎缩，色素失禁或减退，以致在皮肤表面可见低色素和高色素性病变交错存在，呈深浅不同的斑点状。镜下可见基底细胞液化变性，黑色素细胞减少以至缺乏，真皮上部有大量噬色素细胞，另外可见淋巴细胞、浆细胞及少许组织细胞浸润，镀银染色可见螺旋体。

【临床表现】

1. **一期（初疹）** 品他螺旋体侵入皮肤后经过 1～3 周，局部出现红色丘疹，即为初疹。初疹逐渐增大，2～3 个月形成红斑鳞屑斑块，直径 1～3cm，以后皮疹周围可出现卫星状斑疹或丘疹，常融合成环状或类似银屑病样皮疹。初疹好发于暴露部位的皮肤，可有轻微的痒感。暗视野显微镜检查可见螺旋体。

2. **二期（泛发性皮疹）** 二期皮疹也称为品他疹，发生于感染后 5 个月至 1 年或更久，当时初疹仍存在或已消退。临床表现为色素减退、色素沉着及红斑鳞屑疹。皮疹为杂以斑点的色素沉着，红斑鳞屑疹类似银屑病、体癣、湿疹、梅毒疹或麻风。皮疹好发于四肢及面部，呈对称性分布。从皮疹中可查到螺旋体。多数患者梅毒血清反应阳性。

3. 三期（晚期） 多在感染后 2～5 年出现，主要表现为色素沉着、色素减退、过度角化、皮肤萎缩、淋巴结增大等。此外，偶可发生近关节结节。三期品他病无全身症状，也不侵犯心血管及中枢神经系统。在活动性皮疹中可查到螺旋体。梅毒血清学反应呈阳性。

本病呈缓慢的进行性经过，皮疹发展很广泛，但患者全身状况良好。一期、二期甚至早三期的色素变化可以消退，但晚三期的皮损如色素脱失或萎缩可以持久存在。血常规检查可发现嗜酸性粒细胞增加，提示机体出现炎症或者过敏性病变。

【诊断与鉴别诊断】

根据色素障碍形成色素减退和色素增加相混合的斑点状表现，结合流行地区可以诊断。对居住在中、南美洲黑种人中，发现手、腿等处皮肤患有鳞屑性丘疹或色素异常的皮损，应疑及本病，经实验室检查予以确诊。

病原体检查：一期、二期病变时，通过皮损处刮出物在暗视野显微镜检查可找到螺旋体，皮肤检出率高。血清学检查：血清做 VDRL 试验，有 60%～75% 阳性，可用作临床筛选，并可进行定量，用于疗效观察。三期品他病梅毒血清反应阳性。必须与银屑病、花斑癣、湿疹、白癜风及梅毒等疾病相鉴别。

（张　帆　郭瑞珍　王宏伟　刘红刚　朴颖实
张盛忠；赵卫星　管俊昌）

第三节　其他螺旋体属感染

疏螺旋体属（*Borrelia*）又名包柔螺旋体属（*Borrelia*），因有 3～10 个稀疏且不规则的螺旋而得名。本属中对人体致病的主要是伯氏疏螺旋体（*Borrelia burgdorferi*）和回归热螺旋体（*B. recurrentis*）等，分别引起莱姆病和回归热。樊尚疏螺旋体主要引起口腔感染。钩端螺旋体属（*Leptospira*）分为以问号钩端螺旋体（*L. interrogans*）为代表的致病性螺旋体和以双曲钩端螺旋体（*L. biflexa*）为代表的非致病性钩端螺旋体两大类，问号钩端螺旋体感染可致钩端螺旋体病（leptospirosis）。

一、伯氏疏螺旋体与莱姆病

莱姆病（Lyme disease）是由伯氏疏螺旋体所致的自然疫源性疾病，又称莱姆疏螺旋体病（Lyme borreliosis）。莱姆病以硬蜱（扁虱）（tick）为主要传播媒介，以慢性炎症为特征，临床表现主要为发热伴皮肤、心脏、神经和关节等多系统、多脏器损害，亦可表现为疲劳、头痛和皮疹（慢性游走性红斑）。如不能快速使用抗生素治疗，这种疾病还可累及心脏和神经系统，导致闪痛、麻木和认知障碍等。1975 年，本病成批地集中发生在美国康涅狄格州莱姆镇的儿童中，因而得名。莱姆病几乎在世界各地都存在，其中以美国病例最多。欧洲各国及日本、埃及、南非等国也有病例报道。我国于 1985 年首次在黑龙江省林区发现本病病例，此后在福建等十余个省市区亦屡见报道。

莱姆病的发病时间有一定的季节性，每年有两个感染高峰期，即 6 月与 10 月，其中以 6 月最明显。中国东北林区为 4～8 月，福建林区为 5～9 月。其季节性发病高峰与当地蜱类的数量及活动高峰相一致。本病可发生于任何年龄，以青壮年居多，男性略多于女性。发病与职业密切相关，以野外工作者、林业工人感染率较高。据报道疫区室外工作人员劳动一天后有 40% 曾有被蜱叮咬史，可从其皮肤、衣服等处找到蜱。室外消遣活动如狩猎、垂钓和旅游等均可增加感染莱姆病的危险性。

【生物学性状】

1982 年 Burgdorferi 和 Barbour 等首先证实莱姆病的病原体是一种新种疏螺旋体，称为伯氏包柔螺旋体（*B. Burgdorferi*），简称伯氏疏螺旋体。伯氏疏螺旋体是一种单细胞疏松盘绕的左旋螺旋体，长 10～40μm，直径 0.2～0.3μm，有 3～7 个疏松和不规则的螺旋，两端稍尖，是包柔螺旋体属中菌体最长而直径最窄的一种。运动活泼，可有扭转、翻滚、抖动等多种方式。革兰氏染色阴性，吉姆萨或瑞氏染色呈淡红的蓝色，伊红 - 噻嗪（Eosin-Thiazin）染色呈青紫色到浅紫色，镀银染色能使螺旋体呈黑色。电镜下可见外膜和鞭毛（7～12 根），鞭毛位于外膜与原生质之间，故又称内鞭毛（endoflagellum），与运动功能有关。

长期以来研究者认为莱姆病的病原体只有伯氏疏螺旋体一个种。近来依据 5～23S rRNA 基因间隔区 MseI 限制性片段，结合 DNA-DNA 杂交同源性分析了世界各地分离的莱姆病菌株，发现至少有 10 个基因种（genospecies），其中可以引起莱姆病的至少有三个基因种：①狭义伯氏疏螺旋体（*B. burgdorferi sensu stricto*），以美国、欧洲为主；②伽氏疏螺旋体（*B. garinii*），以欧洲和日本为主；③阿弗西尼疏螺旋体（*B. afzelii*），亦从欧洲和日本分离出。我国分离的菌株以伽氏疏螺旋体和阿弗西尼疏螺旋体占优势。

【发病机制】

伯氏疏螺旋体有鞭毛与外膜两种抗原性蛋白：①鞭毛蛋白（flagellin），分子量为 41×10^3，编码基因位于染色体上，具有很强的抗原性和免疫原性，最早致机体产生特异性 IgM 抗体，其高峰滴度常在感染后 6～8 周，以后下降；②外膜由脂蛋白微粒组成，具有抗原性的外膜表面蛋白有 OspA（outer surface protein A），分子量为 31 000～32 000，OspB（分子量为 34 000～36 000）及 OspC（体外培养不表达，分子量为 21×10^3），外膜表面蛋白 OspA、OspB、OspC 具有重要的致病力和侵袭力，可使机体产生特异性 IgG 和 IgA 抗体，从感染后 2～3 个月开始，滴度逐渐增加，并可保持多年。外膜表面蛋白在疾病过程中可发生抗原性变异。

伯氏疏螺旋体主要存在于蜱的中肠憩室部位，当蜱叮咬人时，蜱中肠所含的螺旋体通过肠内容物反流侵入宿主皮肤，然后侵入人体皮肤的微血管和淋巴管，经血流或淋巴流播散至全身各器官组织。然而该病原体引发菌血症期较短，血液中螺旋体量也不多，但可引起如此多器官及多系统的损害，其致病机制可能是多因素综合的结果。①在发病过程中可能始终存在活的螺旋体，该螺旋体有两种黏附素（adhesin），即 DbpA（decorin binding protein A）和 DbpB，通过黏附素使螺旋体结合到皮肤和其他器官组织细胞胶原蛋白相关的细胞外基质蛋白多糖上，使细胞发生病变，造成持续性组织损伤。②在患者关节液体内有螺旋体积聚和抗原抗体及补体结合而成的免疫复合物，吸引中性粒细胞释放出多种酶，这些酶攻击免疫复合物、骨和软骨组织，引起炎症反应。③伯氏疏螺旋体细胞壁中有脂多糖（lipopolysaccharide，LPS）组分，具有类似内毒素的生物学活性，脂多糖刺激巨噬细胞增生并产生 IL-1 等，参与炎症反应。螺旋体也可诱导宿主细胞释放其他细胞因子，加重病变组织的炎症。

【病理变化】

本病以慢性炎症为特征。螺旋体进入皮肤约数日后，即引起第一期的局部皮肤原发性损害，第二期以中枢神经系统和心脏受损为主，第三期以关节、皮肤病变及晚期神经损害为主。

1. **皮肤病变**　①慢性游走性红斑（erythema chronicum migrans，ECM），见于第一期，红斑好发于大腿、躯干、腋窝、腹股沟等部位。受损皮肤轻度水肿，表皮完整，无变性坏死，镜下可见表皮层水肿，轻度角化，真皮层增厚，浅层及深层血管周围有巨噬细胞、浆细胞和淋巴细胞浸润，表皮及真皮内可查见螺旋体，但无化脓性及肉芽肿性反应。螺旋体的脂多糖成分会使患者出现全身症状及肝脾大等。②慢性萎缩性肢端皮炎（acrodermatitis chronica atrophicans，ACA），见于第三期，表现为表皮角化、萎缩、脱色，真皮血管扩张，大量巨噬细胞、淋巴细胞、浆细胞、肥大细胞浸润，炎症细胞可蔓延到皮下脂肪层的血管，但无化脓性或肉芽肿性病变；真皮内亦可见胶原纤维组织束增粗，排列紧密，形成纤维结节，内含胶原、浆细胞巨噬细胞等，可查见螺旋体，多见于上肢、膝关节、肘关节周围。有报道称这种纤维结节和慢性萎缩性肢皮炎并存是莱姆病的特征。③淋巴瘤样增生，有时可见皮肤乳头层内淋巴细胞增生，形成淋巴滤泡，具有生发中心，多见于耳垂、肩背、胸部或腿部皮肤。

2. **脑部病变**　当螺旋体经血液循环感染各组织器官后，进入第二期（播散病变期），以中枢神经系统损伤为主。在大脑皮质血管周围有散在单核细胞等浸润。胶质细胞增生形成散在小结节。脑实质内可见海绵样坏死区，但无大面积坏死。软脑膜中可见淋巴细胞、浆细胞浸润，偶见螺旋体。脑神经尤其面神经、动眼神经、展神经，以及脊神经根亦可受累，局部可见淋巴细胞和浆细胞直接浸润神经节及其支配的神经，神经周围的血管壁可增厚并伴炎症细胞浸润。晚期主要为进行性脑脊髓炎和轴索性脱髓鞘病变，血管周围有淋巴细胞浸润，神经鞘周围血管壁增厚，管腔消失，导致其供血区缺血性损伤。

3. **心脏病变**　在第二期，螺旋体感染也可累及心脏，心内膜和心外膜均有淋巴细胞和浆细胞浸润，心肌间质内血管周围亦见淋巴细胞及浆细胞浸润，并可查见螺旋体，但心肌纤维本身无明显改变。

4. **骨关节病变**　发病持续数月以上，则进入第三期（持续感染期），以关节、皮肤病变及晚期神经损害为主。关节呈增生性侵蚀性滑膜炎，滑膜水肿，绒毛肥大，间皮细胞增生；纤维蛋白沉积于滑膜表面或滑膜组织，使滑膜增厚，腔隙变小；滑膜内单核细胞、浆细胞和肥大细胞浸润，淋巴细胞增生可形成淋巴滤泡和生发中心；血管增生，管壁增厚，严重者管壁闭塞或消失；骨与软骨也有不同程度的侵蚀性破坏。

5. 肝脏病变　通常不明显，急性期可以见到汇管区轻度炎症。在复发性疾病中，肝炎更加明显，肝细胞气球样变，伴有核分裂及微泡型脂肪变性和库普弗细胞增生，以及明显的窦内淋巴细胞和中性粒细胞浸润。

【临床表现】

莱姆病是一种地区性、全身性、慢性炎症性蜱媒螺旋体病，潜伏期 3 ～ 32 天，平均 7 天，而后产生明显症状和体征。临床症状可分三期。

第一期：主要表现为皮肤的慢性游走性红斑，是莱姆病的临床特征性表现，见于大多数病例，常为首发症状，初起为红色斑疹或丘疹，逐渐扩大。病初常伴有乏力、畏寒发热、头痛、恶心、呕吐、关节和肌肉疼痛等症状，亦可出现脑膜刺激征。局部和全身淋巴结可肿大。偶有肝脾大、肝炎、淋巴结炎、咽炎、结膜炎、虹膜炎或睾丸肿胀。

第二期：发病后数周或数月，少量患者分别出现明显的神经系统症状和心脏受累的征象。神经系统病变约见于 15% 的患者，与皮疹同时出现或在消退后 1 ～ 6 周出现，表现为脑膜炎、脑炎、脑神经炎、小脑共济失调、运动和感觉神经炎等，出现脑膜刺激征、昏迷、面瘫、舞蹈症或三叉神经痛等。心脏病变见于 8% 左右的患者，常于皮损出现 3 周后发生房室传导阻滞、心肌炎、心包炎或全心炎等。

第三期：感染后数周至 2 年内，60% ～ 80% 的患者出现程度不等的关节疼痛、关节炎或慢性侵袭性滑膜炎，以膝、肘、髋等大关节多发，小关节周围组织亦可受累。主要症状为关节疼痛及肿胀，膝关节可有少量积液。常反复发作。10% 的患者可转变为慢性关节炎。X 线检查可见受累关节周围软组织肿胀影，少数患者有侵袭软骨和骨的表现。

外周血象基本正常，中性粒细胞可稍增多。红细胞沉降率轻度增快，类风湿因子阴性。循环免疫复合阳性。血清中冷沉淀免疫球蛋白可阳性，氨基转移酶可升高。

【诊断与鉴别诊断】

皮肤或内脏活检可见上述病变，虽然特异性不强，但可能发现螺旋体，结合临床和流行病学资料，特别是病原体检测，可以确诊。病因诊断主要从血、脑脊液及病变皮肤等标本中检出螺旋体，采用免疫荧光、免疫印迹等方法可在患者血中测出特异性抗体。抗伯氏疏螺旋体抗体滴度 ≥ 1∶256。病原体分离及特异性抗体检测有确诊意义。

二、回归热螺旋体与回归热

回归热（relapsing fever）是由回归热螺旋体（*Borrelia recurrentis*）经虫媒传播引起的急性传染病。临床特点为周期性高热伴全身疼痛、肝脾大和出血倾向，重症可有黄疸。根据传播媒介不同，可分为虱传回归热和蜱传回归热两种类型。虱传回归热又称流行性回归热，病原体为回归热螺旋体，我国北方曾有虱传回归热流行。蜱传回归热也称地方性回归热，因病蜱的分布有严格的地区性，其所致的回归热亦有严格的地区性，病原体为杜通疏螺旋体、波斯疏螺旋体、赫姆斯疏螺旋体等。我国新疆已发现的两种螺旋体分别与波斯疏螺旋体及杜通疏螺旋体相符。

【生物学性状】

回归热螺旋体属于疏螺旋体属，长 10 ～ 30μm，直径 0.3 ～ 0.5μm，有 3 ～ 10 个不规则的浅粗螺旋，两端尖锐。在外周血涂片中易于发现。在暗视野下可见螺旋体活动灵活，体表有一层薄膜，体内有轴丝，沿纵轴贯穿整个螺旋体，能使螺旋体弯曲、伸缩及旋转。革兰氏染色阴性，吉姆萨（Giemsa）染色呈紫红色。瑞氏（Wright）染色呈棕红色。螺旋体以横断分裂进行繁殖。

此类螺旋体含有特异性抗原和非特异性抗原，与其他微生物有部分共同抗原，故受染动物血清可有特异性补体结合反应，亦可与变形杆菌 OXK 株起阳性凝集反应，但效价较低。机体感染后可产生特异性抗体，抗体在补体协同作用下可裂解回归热螺旋体。但螺旋体抗原易产生变异，如不同菌株的抗原性不尽相同，在同一患者不同发热期中，所分离出的菌株抗原性也有差异。当突变株繁殖到一定数量时可引起第二次发热，如此反复多次，故名回归热。

【发病机制】

回归热的发作和间歇与螺旋体的增殖、抗原变异及机体的免疫反应有关。回归热螺旋体侵入人体后在血液和内脏大量繁殖并产生多种代谢产物，引起发热和中毒症状。与此同时，机体逐渐产生特异性 IgM 和 IgG 抗体，可激活补体及吞噬细胞将螺旋体大量溶解杀灭，临床进入间歇期。但在肝、脾、脑、骨髓中残留的螺旋体，通过抗原性变异成为对抗体有抵抗力的变异株，这些螺旋体繁殖到一定数量后再度入血引起第二次发热。如此反复多次，直至机体产生足够免疫力，螺旋体被全部杀灭，疾病才能痊愈。螺旋体产生的毒素及代谢产物，可破坏红细胞引起溶血及贫血；并可损害毛细血管内皮细胞、血小板及诱发 DIC 而导致出血性皮疹和全身出血倾向。

【病理变化】

回归热的主要病理变化以肝、脾最为显著，其次为肾、心肌、骨髓及中枢神经系统与视网膜等。患者的胸膜、腹膜、肺和皮肤、胃肠黏膜、子宫也常受累，均可见多数小出血点。消化道内可见多少不等的血液。

1. 脾脏病变　具有特征性，表现为脾脏肿大，质地柔软，通常重量在300～400g。肉眼可见粟粒状"脓肿"，"脓肿"经常与淋巴滤泡相关联，但有时彼此并无联系，仅仅是相互邻近。所谓的"脓肿"实际是由大的组织细胞和散在的浆细胞聚集而成，周围有大量疏螺旋体聚集。浸润的炎症细胞以巨噬细胞和浆细胞为主，任何情况下，中性粒细胞相对很少。脾内有散在的梗死或坏死灶，常见小梗死灶，或有多处出血性梗死，偶尔可散在分布于整个红髓，呈地图样的轮廓，伴有严重的充血，淋巴滤泡中心呈坏死现象，周围有单核细胞浸润及小脓肿形成，"脓肿"周围有浅蓝色无结构的物质带。仔细观察银染的切片，在此带中包含着紧密缠绕的疏螺旋体团，周边相对光整，在其中央有嗜银染的组织碎屑，推测可能是坏死微生物的颗粒。病变周围的红髓内常有出血。髓窦内充满血液、组织细胞，有含铁血黄素、细胞碎片。

2. 肝脏病变　肝脏也肿大并有肝细胞肿胀及退行性变，可见散在的出血和坏死灶，在肝脏的中央带或小叶中央区中可见灶区细胞坏死和库普弗细胞（Kupffer cell）增生和噬红细胞现象。在单核巨噬细胞和内皮细胞中可找到螺旋体。

3. 其他器官病变　①肾脏可增大、苍白，肾小管上皮细胞肿胀，肾小管扩张，内有蛋白管型；②心肌显示退行性变，心肌呈弥漫性心肌炎改变，伴有明显的淋巴细胞浸润；③肺脏可出现充血和水肿，偶尔出现片状支气管肺炎；④脑组织肿胀，在大脑皮质常有水肿和灶性或大片状出血灶，周围缺乏显著的细胞反应，偶见出血性脑脊髓膜炎，脑皮质组织中可找到螺旋体；⑤骨髓显著充血，白细胞呈高度活跃状态。

【临床表现】

1. 虱传型回归热　潜伏期2～14天，平均7～8天，大多起病急骤，出现畏寒、寒战和剧烈头痛，继之高热，体温1～2天达40℃以上，多呈稽留热，少数为弛张热或间歇热。头痛剧烈，四肢关节和全身肌肉酸痛。部分患者有恶心、呕吐、腹痛、腹泻等症状，也可有眼痛、畏光、咳嗽、鼻出血等症状。面部及眼结膜充血，四肢及躯干可见点状出血性皮疹，腓肠肌压痛明显。呼吸、脉搏增速，肺底可闻细湿啰音。半数以上病例肝脾大，重者可出现黄疸。高热期可有精神神经症状如神志不清、谵妄、抽搐及脑膜刺激征。持续6～7天后，体温骤降，伴以大汗，甚至可发生虚脱。间歇期患者自觉虚弱无力，而其他症状、肝脾大及黄疸均消失或消退，经7～9天后，又复发高热，症状重现，此即所谓"回归热"。回归热发作多数症状较轻，热程较短，经过数天后又退热进入第二个间歇期。一个周期平均约2周。以后再发作的发热期渐短，而间歇期渐长，最后趋于自愈。虱传回归热患者发热期血白细胞计数升高，在（10～20）×10⁹/L，间歇期则恢复正常，分类变化不大。

2. 蜱传型回归热　潜伏期4～9天，临床表现与虱传型相似，但较轻，热型不规则，复发次数较多，可达5～6次。蜱咬部位多呈紫红色隆起的炎症反应，局部淋巴结肿大。肝脾大、黄疸、神经症状均较虱传型少，但皮疹较多。蜱传者白细胞计数多正常；血小板可减少，发作次数多者贫血明显，但出凝血时间正常；有黄疸者，血胆红素升高。尿中可见少量蛋白、细胞及管型。

【诊断与鉴别诊断】

根据发病季节与地区、个人卫生情况及有体虱滋生等流行病学资料，发热与间歇交替出现的典型热型，剧烈头痛、全身肌肉疼痛、肝脾大等临床症状，结合实验室检查从末梢血中检出螺旋体，本病即可确诊。

1. 病理学检查　上述病变多为非特异性改变，不能形成回归热的诊断。在Warthin-Starry银染色和其他银染切片中找见疏螺旋体而从病原学上加以证实，疏螺旋体在血管壁上最常见。

2. 病原体检查　回归热螺旋体在患者发热期的外周血液内，一般容易查到。薄的血涂片中，革兰氏染色为阴性；瑞氏或吉姆萨染色呈红色或紫色，比红细胞长数倍；于暗视野显微镜下可见其以旋转和移行的方式灵活前进或后退，并向两侧摇摆；骨髓涂片也可找到螺旋体；培养基需含血液、腹水或肾组织，在微氧条件下可以增生，但易衰退，不易传代保存。神经受累患者脑脊液压力及蛋白水平均可升高，细胞数可增加，也可查到螺旋体，有时尿沉淀螺旋体也可阳性。

3. 血清免疫学检查　可采用免疫荧光抗体试验和蛋白质印迹等方法检测特异性抗体，如果第二次效价升高4倍，则有助于诊断。

三、樊尚疏螺旋体与口腔感染

樊尚疏螺旋体（*B. vincentii*）的形态与回归热疏

螺旋体类似。正常情况下，与梭杆菌（*Fusobacterium fusiforme*）共同寄居于人类口腔牙龈部，是人口腔中的正常菌群。当机体免疫功能下降时，这两种微生物大量繁殖，协同引起樊尚咽峡炎、牙龈炎、口腔坏疽等。口腔检查可见口腔黏膜和扁桃体上有溃疡形成，覆以假膜，假膜为溃疡的坏死物所形成，易于拭去，拭去后溃疡面上有小出血点。周围组织充血水肿；病情严重者，病变可蔓延到整个咽部或口腔。本病患侧下颌淋巴结早期即可出现肿大，并有压痛。采取局部病变材料直接涂片，革兰氏染色镜检，可观察到螺旋体和梭杆菌并存，两者均呈革兰氏阴性反应。

近年人们注意到，口面部肉芽肿病（orofacial granulomatosis，OFG）的发生可能与螺旋体感染有关。口面部肉芽肿病是口腔颌面部一类病因、病理学和病变本质并不相同的肉芽肿性病变的统称，包括肉芽肿性唇炎（cheilitis granulomatosa，CG，特征为唇部持续性和反复性肿胀）、梅-罗综合征（Melkersson-Rosenthal syndrome，MRS，特征为复发性口面部肉芽肿、复发性面瘫和舌裂三联征）、口面部结节病（sarcoidosis）及口腔克罗恩病（Crohn disease，CD）等。临床共同特点为唇、面和眼等处肿胀。病理共同特点：①上皮样细胞肉芽肿形成，伴慢性炎症细胞浸润，结节中也可见多核巨细胞呈结节状聚集，结节中可见毛细血管，一般无干酪样坏死；②间质血管周围炎，即间质血管增生，血管周围淋巴细胞浆细胞灶性浸润，伴结缔组织水肿。通常以前者为诊断依据，而后者特异性不强。其病因尚不明确，可能与遗传、免疫和感染等因素有关。一些学者发现，这些疾病的病理表现符合螺旋体感染。螺旋体病的共同病变倾向为广泛性间质性炎症，多数病例均有轻重不等的血管病变，以淋巴细胞或浆细胞浸润为主，肉芽肿形成伴管壁明显增厚，与螺旋体病的病变特点一致。而且有学者通过暗视野显微镜观察，发现肉芽肿性唇炎和结节病的病灶中有活跃运动的螺旋体。有些研究者在 MRS 唇部病变组织匀浆内发现螺旋体，患者血清抗伯氏疏螺旋体（*Borrelia burgdorferi*，BB）抗体测定阳性。在结节病、克罗恩病患者（均可累及口腔）也发现 BB 抗体阳性（也可能与其他螺旋体发生交叉反应），在实验研究中也获得某些线索，提示螺旋体感染（包括伯氏疏螺旋体和樊尚疏螺旋体）与口面部肉芽肿有关，但目前尚未定论。也有研究者提出分枝杆菌、真菌感染与此病有关。多数患者合并有牙周炎、牙龈炎、牙髓炎等病变，去除这些感染病灶后唇肿减轻或痊愈，可见本病与口腔感染关系密切。

四、钩端螺旋体与钩端螺旋体病

钩端螺旋体属中致病性问号钩端螺旋体（简称钩体）所引起的一种急性全身性感染性疾病，称为钩端螺旋体病，简称钩体病，属自然疫源性疾病和人兽共患病。钩体病几乎遍及世界各地，尤以热带和亚热带为多。在我国已有 28 个省、自治区、直辖市发现本病，除西北地区（新疆、甘肃、宁夏、青海）外，在长江以南各省比较常见，以 8～9 月为发病高峰，青壮年农民发病率较高。本病死亡率较高（约 5%），其中黄疸出血型可高达 30%。患者通常死于肾衰竭，或因大量出血窒息而死亡。我国将钩体病列为重点监控的法定传染病之一。2019 年全国报告 214 例，死亡 2 人。

【生物学性状】

问号钩端螺旋体（*L.interrogans*）呈细长丝状，一端或两端弯曲成钩，使菌体呈问号状或 C 形、S 形。螺旋盘绕细致，有 12～18 个螺旋，规则而紧密，如未拉开的弹簧表带样。菌体长度不等，一般为 4～20μm，平均 6～12μm，直径平均为 0.1～0.2μm。钩体是以整个圆柱形菌体缠绕中轴而成，运动活泼，可屈曲、前后移动或围绕长轴做快速旋转运动，菌体中央部分较僵直，两端柔软，有较强的穿透力。透射电镜下观察，钩体为圆柱状结构，最外层是外膜，由脂多糖和蛋白质组成，中间为细胞壁，胞壁成分与革兰氏阴性杆菌相似，内层为内鞭毛，由 6 种不同的蛋白质聚合而成，分别在菌体两端各伸出一根内鞭毛。中心为柱形原生质体（柱形菌体）。扫描电镜下可见有规则的螺旋结构。

钩体革兰氏染色阴性，但不易着色。镀银染色效果较好，菌体呈棕色或褐色。但因银粒堆积，其螺旋不能显示出来。菌体有折光性，在暗视野显微镜下较易见到发亮的微细珠粒状螺旋体。

钩体的抗原构造主要有属特异性抗原、群特异性抗原和型特异性抗原。属特异性抗原可能是脂蛋白，群特异性抗原可能是脂多糖复合物，型特异性抗原可能是菌体表面多糖与蛋白复合物。通过显微镜凝集试验和凝集吸收试验，全世界已发现的钩体至少有 25 个血清群，273 个血清型。我国已知至少有 19 个血清群、75 个血清型，是世界上发现血清型最多的国家。钩体抗原的型别不同，对人的毒力、致病力也不同。在钩体属中，被鉴定为致病性的有 9 个血清型。某些致病菌型在人体内外，特别在体内可产生钩体代谢产物如内毒素样物质、细胞毒性因子、细胞致病作用物质及溶血素等。对钩体的全基因组序列检测表明，钩体的生物学分类介于细菌和原虫之间，迄今已公布了8种钩体的全基因组序列。钩体有两条环状染色体。钩体无典型外毒素基因，但有完善的脂多糖（LPS）合成与装配系统、二元信号转导系统，以及溶血素、鞭毛等，并有众多Ⅱ型和Ⅲ型分泌系统相关蛋白基因，缺乏己糖磷酸激酶基因。

【发病机制】

钩体自皮肤破损处或各种黏膜如口腔、鼻、肠道、眼结膜等侵入人体内，经淋巴管或小血管至血液循环和全身各脏器（包括脑脊液和眼部），迅速繁殖引起菌血症，也可产生毒素，引起患者全身毒血症状群，称为钩体败血症。其对机体的损伤多系钩体致病作用与器官组织间相互作用的结果，亦可能有多种细胞因子参与其发病的过程，但迄今尚未充分阐明。

1. 穿透能力　钩体具特殊的螺旋状运动，且分泌透明质酸酶，因而穿透能力极强，可广泛侵入人体几乎所有的组织器官，尤其是肝、肾、肺、脑等实质器官及肌肉组织。钩体可在起病1周内引起严重的感染中毒症状。

2. 内毒素　钩体不产生典型的外毒素，主要由内毒素致病。其临床病理表现类似于革兰氏阴性菌内毒素反应，但其内毒素脂质A的结构与肠道杆菌内毒素有所不同，毒性较弱。

3. 黏附素与侵袭素　钩体能够产生一些黏附素（adhesin），以细胞外基质中的层粘连蛋白、纤维连接蛋白为受体，用菌体的一段或两端黏附于人体细胞。钩体外膜的侵袭素（invasin）可与靶细胞膜上的整合素结合，介导钩体侵入靶细胞。

4. 溶血素和胶原酶　一些致病性钩体血清群能产生溶血素，在体外可溶解人体红细胞，注入人体可引起贫血、出血、肝大、黄疸和血尿。一些溶血素还可诱导单核巨噬细胞产生TNF-α、IL-6、IL-1β等细胞因子。钩体产生的胶原酶能水解胶原纤维，有助于钩体的侵袭。

5. 免疫反应　致病性钩体的抗原组成比较复杂，与分型有关的抗原主要有表面抗原和内部抗原；前者存在于螺旋体的表面，为蛋白多糖的复合物，具有型特异性，是钩体分型的依据；而后者存在于螺旋体的内部，是类脂多糖复合物，具有属特异性，为钩体分群的依据。在发病后1周左右，开始出现特异性抗体，IgM首先出现，继之IgG，于病程1个月左右其效价可达高峰。特异性抗体可调理、凝集、溶解钩体，并增强单核巨噬细胞的吞噬作用，以清除体内的钩体。抗体出现后钩体血症逐渐消失。肾脏中的钩体不受血液中特异性抗体的影响，能在肾脏中长期生存繁殖并常随尿液排出。当免疫反应出现而病原体从体内减少或消失时，部分患者可出现发热、眼和神经系统后症等，可能与超敏反应有关，也可能与钩体残存感染有关。

6. 传染源与传播途径　钩体在家畜和野生啮齿类动物（如黑线姬鼠）体内寄生，一般不致病。钩体在动物肾小管中长期生长繁殖，随尿排出后污染水源、稻田、沟渠、坑道等周围环境。当人的破损皮肤接触污染的水和其他物品时即有被感染的可能。污染的水和食物也可经消化道黏膜引起感染。钩体还可经胎盘感染胎儿。人群对钩体普遍易感。非疫区居民进入疫区，尤易受感染。

【病理变化】

钩体所致病理损害的基本特点为毛细血管损伤所致的严重功能紊乱。病理解剖的突出特点是机体器官功能障碍的严重程度和组织形态变化轻微的不一致性。临床表现极为严重的病例，其组织病变仍相对较轻，故亦较易逆转恢复。

钩体病的病变属于急性全身性中毒性损害，主要累及全身毛细血管，造成不同程度的毛细血管损伤、循环障碍和出血，以及广泛的实质细胞的变性坏死而导致功能障碍。人体对钩体的入侵首先表现为血液中的中性粒细胞增多，但无明显的白细胞浸润，也不化脓，仅出现轻微的炎症反应。单核巨噬细胞增生明显，有明显的吞噬能力。各脏器损害的严重程度因钩体菌型、数量、毒力及人体的反应不同而不同。

1. 肺部病变　肺部的主要病变为出血，外观呈紫黑色。切面呈暗红色，严重者肺呈肝样实变。切开时流出暗红色或泡沫状血性液体，气管或支气管几乎均被血液充满，或见大片出血区中有残留含气区。肺比正常重1~2倍。原发部位是毛细血管，最初是点状出血，以后不断扩大、融合成片或团块，最后形成全肺弥漫性出血，是人体对毒力强、数量多的钩体所引起的全身性强烈反应，有时类似超敏反应。组织学检查可见肺组织毛细血管完整，但极度充血、淤血。支气管腔和肺泡内充满红细胞，部分肺泡内含有气体，偶见少量浆液渗出，肺水肿极少见。炎症现象也不明显。肺出血呈弥漫性分布，胸膜下多见。电镜检查发现大部分肺泡壁毛细血管微结构清晰，可见少量内皮细胞质向管腔内突起，有的线粒体普遍肿胀、变空及嵴突减少或消失。在变性的内皮细胞内有时可见变性的钩体；毛细血管内皮连结处可出现缺口，红细胞即由此溢入肺泡。当肺内淤积大量血液时，使血管壁持久缺氧，如果再合并心肺功能障碍，更促进肺弥漫性出血发展。肺出血是近年来无黄疸型钩体病的常见死亡原因。

2. 肾脏病变　肾脏经常肿大、柔软、苍白，被膜下皮质和髓质内有出血。主要病变是间质性肾炎和肾小管改变。多数肾组织内可找到钩体。①间质性肾小球肾炎是钩体病的基本病变。在肾脏间质可见充血水肿，单核细胞、淋巴细胞、浆细胞浸润，少数嗜酸性粒细胞和中性粒细胞浸润，个别病例有小出血灶，Warthin-Starry 银染色可证实肾间质内有螺旋体存在。②肾小管病变：肾小管上皮细胞变性坏死，部分肾小管基底膜破裂，肾小管管腔扩大，管腔内可充满血细胞或透明管型和胆红素管型，可使管腔阻塞。肾小管上皮或管腔内有大量钩体。严重者可出现缺血性肾小管坏死。③肾小球病变一般不严重，有时可见球囊内出血，上皮细胞浊肿。电镜下肾小球内皮细胞无改变，可见免疫复合物和补体沉积在肾小球基底膜上。上述病变严重者引起急性肾衰竭。

3. 肝脏病变　肝组织损伤轻重不一，主要病变是肝细胞水肿和脂肪变性、小灶状坏死、汇管区炎症细胞浸润和小胆管淤胆。肝脏结构没有明显破坏，肝板也未解体。病程越长，损害越大。病变轻者外观无明显异常，显微镜下可见轻度间质水肿和血管充血，以及散在的灶性坏死。严重病例由于肝细胞受损、胆汁排泄障碍和凝血因子合成障碍，可发生重度黄疸和广泛皮肤黏膜出血，甚至发生急性肝功能不全或肝肾综合征。镜下呈现严重的胆汁淤积，常累犯中央区，主要位于小叶 3 区和 2 区，也可累及整个肝小叶，有时可见毛细胆管内有胆汁栓子形成。肝细胞再生性反应是其特征，常见多核细胞，核分裂活跃，细胞大小与核仁明显不规则；亦可见肝细胞退行性变、脂肪变、凋亡、坏死，严重的肝细胞排列紊乱，可发生气球样变。有时见嗜酸性小体，肝细胞含有颗粒样和嗜酸性胞质，这预示着线粒体数量增多和细胞体积增大。电镜下可见肝窦或微细胆小管的微绒毛肿胀，管腔闭塞。肝细胞线粒体肿胀，嵴突消失。肝细胞呈分离现象，在分离的间隔中可找到钩体。肝窦常扩张，常有库普弗细胞增生。库普弗细胞内含有吞噬的胆汁和红细胞。汇管区可见混合性炎症细胞浸润，包括淋巴细胞、浆细胞和单核巨噬细胞，亦可见中性粒细胞。在 20% ～ 30% 病例中用 Warthin-Starry 银染色可发现螺旋体。大的胆管没有变化，但可见 Vater 乳头水肿和黏膜出血。

4. 心脏病变　心肌损害常常是钩体病的重要病变。主要表现为心肌细胞变性、灶状坏死和间质的非特异性炎。心外膜和心内膜面可见少数出血点、灶性坏死。心肌纤维普遍肿胀，部分病例有局灶性心肌坏死及肌纤维溶解。间质出血水肿，伴炎症细胞浸润。电镜下心肌线粒体肿胀、变空，嵴突消失，肌丝纤维模糊、断裂，闰盘消失。尿毒症引起的纤维素性心包炎也较常见。

5. 骨骼肌病变　骨骼肌的特征性病变包括孤立性肌纤维坏死，或小部分肌纤维坏死，可见胞质空泡化，横纹消失、透明变性。腓肠肌病变特别明显，可见肌纤维节段性肿胀、变性、横纹消失、出血，并有肌质空泡、融合，以致肌质仅残留细小颗粒或肌质及肌原纤维溶解消失，而仅存肌膜轮廓，此为溶解性坏死改变。在肌肉间质中可见到组织细胞、中性粒细胞和浆细胞浸润及出血。电镜下肌微丝结构清晰、线粒体肿胀。肌纤维可转变成大团透明物质，有时可见贴边肌纤维膜的细胞核（sarcolemmic nuclei）增生或完全被血液中纤维素样物质替代。肌肉内可能发现螺旋体。

6. 神经系统病变　脑膜及脑实质可出现血管损害和炎性浸润。肉眼可见硬膜下或蛛网膜下出血、脑动脉炎、脑梗死及脑萎缩等。镜下：主要是脑膜及脑实质充血、水肿、出血、炎症细胞浸润和神经细胞变性，脑及脊髓的白质内可见淋巴细胞浸润。脑底多发性动脉炎及其导致的脑实质病变可引起偏瘫失语等症状。

7. 肾上腺病变　除出血外，多数病例有皮质类脂质减少或消失。皮质、髓质有灶性或弥散性炎性浸润。

【临床表现】

钩体病潜伏期 2 ～ 20 天，一般 7 ～ 12 天。随后因钩体繁殖和释放毒素而发病。因受感染者免疫状态的差别及受染菌株的类型与数量的不同，而有多种临床表现。一般将钩体病分为三期，临床以早期钩体败血症、中期的各器官损害和功能障碍，以及后期的各种超敏反应后发症为特点。

1. 早期（钩体血症期或败血症期）　起病 1 ～ 3 天，钩体大量繁殖并产生毒素，引起败血症。此期主要表现急性感染症状，而无明显的组织损伤。主要表现为中毒性微血管功能改变，临床表现为畏寒、发热、头痛、乏力、肌肉疼痛、浅表淋巴结肿大、皮疹、鼻出血、结膜充血等，肌肉疼痛尤其是腓肠肌压痛是钩体病的特征。患者可伴有不同程度的肺、肝、肾、心和神经系统的功能障碍，或同时出现消化系统症状如恶心、呕吐、厌食、腹泻，呼吸系统症状如咽痛、咳嗽、咽部充血、扁桃体肥大等。心功能障碍可引起心动过速、心律失常和心肌炎等表现。此期患者血液中能查见大量钩体，有助于诊断。

2. 中期（败血症伴器官损伤期）　在起病后 3 ～

14天，此期患者败血症继续发展，并加重了内脏的损害，出现器官损伤表现，如咯血、肺弥漫性出血、黄疸、皮肤黏膜广泛出血、蛋白尿、血尿、管型尿和肾功能不全、脑膜脑炎等。各个器官的病变程度轻重不等，临床表现不同，因而分为诸多临床类型。无明显内脏损害者，临床表现较轻，称为流感伤寒型，最常见；内脏损害严重者则分别表现为肺弥漫出血型、黄疸出血型、脑膜脑炎型、肾衰竭型，各型之间可有重叠，其中黄疸出血型最严重。

3. 晚期（恢复期）或后发症期 起病7～10天后病变进入恢复期。此期体内产生 IgM、IgG 等特异性抗体，且抗体水平不断升高，而血液和组织中的钩体则逐渐被吞噬消灭，病变逐渐消退，患者体温下降，症状减轻，逐渐恢复健康。少数患者在退热后数日至6个月或更长时间再次发热，并出现眼部后发症如虹膜睫状体炎、脉络膜炎、视网膜炎或全葡萄膜炎，或神经系统后发症如反应性脑膜炎、闭塞性脑动脉炎（烟雾病）等引起头痛、头晕、瘫痪等。这些后发症可能与残存感染或Ⅳ型超敏反应有关。

【诊断与鉴别诊断】

1. 病理学检查 本病很少做病理活检，但为了鉴别某些实质性器官的病变性质和程度，进行穿刺活检还是必要的。病变组织印片或切片经镀银染色后，直接查找钩体。病变组织漂洗液离心浓缩后用扫描电镜也可发现钩体。

2. 病原学检查 取血、脑脊液、尿等检材离心后取沉淀涂片，做暗视野显微镜检查，或做 Fontana 镀银染色或甲苯胺蓝染色后镜检，可查见典型钩体，但阳性率较低。免疫荧光抗体检查特异性与敏感性均较高。也可将上述检材接种于适当的培养基内，2周后用上述方法检查螺旋体，阳性率为30%～50%。有杂菌污染的标本可接种于幼龄豚鼠、金黄地鼠腹腔内，实验动物于1周内发病或2周内死亡，取心血及腹腔液培养，阳性率70%以上。对发病死亡的动物，解剖可见皮下、肺部等处有出血斑点，肝、脾、肺等组织内含有大量钩体，可进行特殊染色显示出来。

3. 免疫学检查 发病1周后，血液中出现特异性抗体，可在发病7～10天及发病3～4周时两次采血，应用血清学试验测定血清抗体变化。常用方法为显微镜凝集试验、酶联免疫吸附试验、间接凝集试验、玻片凝集试验等。以上各种方法都是应用特异性抗原来检测患者体内的特异性抗体。近年应用特异性抗体来测定体内抗原作为疾病的早期快速诊断的方法已有较大进展，特别是单克隆制备技术的应用使诊断早期钩体血症中数量不多的钩体成为可能。

随着分子生物学的技术发展和应用，钩体 DNA 探针已制备成功，并成功引入了 PCR 方法早期诊断钩体病。

本病临床表现非常复杂，因而早期诊断较困难，容易漏诊、误诊。临床确诊需要有阳性的病原学或血清学检查结果，而这些特异性检查往往又需时日。所以为了做好诊断，必须结合流行病学特点、临床特点及实验室检查等三方面进行综合分析，并与其他发热性疾病、黄疸、出血性疾病、肌肉关节疾病、肾炎、脑膜脑炎等类似疾病相鉴别。

（张 帆 刘德纯；赵卫星 管俊昌）

参·考·文·献

车振明, 2011. 微生物学. 北京: 科学出版社.

陈亚玲, 胡志亮, 陈伟, 等, 2018. 59例早期胎传梅毒的临床特征分析. 临床与病理杂志, 38(9):1909-1912.

程玉萍, 2007. 梅毒研究近况. 医学综述, 13(19):1470-1472.

樊尚荣, 梁丽芬, 2015. 2015年美国疾病控制中心性传播疾病诊断和治疗指南（续）——梅毒的诊断和治疗指南. 中国全科医学, 18(27):3260-3264.

葛素梅, 邢宝玲, 欧阳俊, 等, 2013. 胎婴儿先天性梅毒5例尸检分析. 诊断病理学杂志, 20(9):553-556.

郭瑞珍, 2012. 传染病与寄生虫病病理学彩色图谱. 贵阳: 贵州科技出版社.

黄启明, 安京媛, 1996. 口面部肉芽肿与螺旋体感染关系的探讨. 现代口腔医学杂志, 10(4):233-234.

贾文祥, 2005. 医学微生物学. 北京: 人民卫生出版社.

李静, 宝福凯, 柳爱华, 2013. 神经莱姆病的研究进展. 中国病原生物学杂志, 8(2):178-180.

李兰娟, 任红, 2013. 传染病学. 第8版. 北京: 人民卫生出版社.

李兰娟, 王宇明, 2015. 感染病学. 第3版. 北京: 人民卫生出版社.

李明远, 徐志凯, 2015. 医学微生物学. 第3版. 北京: 人民卫生出版社.

李霞, 户中丹, 张源潮, 2013. 莱姆病研究进展. 慢性病学杂志, 14(9):675-678.

梁成华, 林国红, 杨茂栋, 1995. 肝梅毒树胶肿1例. 诊断病理学杂志, (1):40.

林春玲, 牛云彤, 2013. 以结节性梅毒疹和树胶肿为主要表现的三期梅毒. 临床误诊误治, 26(7):48-49.

林上奇, 2006. 骨雅司病的临床及X线诊断. 中华放射学杂志, 40(4):414-416.

刘波, 丁凡, 蒋秀高, 等, 2012. 2006—2010年中国钩端螺旋体病流行病学分析. 疾病监测, 27(1):46-50.

刘德纯, 2002. 艾滋病临床病理学. 合肥: 安徽科学技术出版社.

刘红刚, 化冰, 戴炜, 等, 1993. 肉芽肿性唇炎和结节病与螺旋体感染的关系. 中华医学杂志, 73(3):142-144.

刘宏业, 韩燕, 尹跃平, 2016. 梅毒免疫和梅毒螺旋体的研究进展. 国际皮肤性病学杂志, 42(6):490-493.

刘彤华, 2013. 诊断病理学. 北京: 人民卫生出版社.

刘志艳, 周庚寅, 张庆慧, 等, 2006. 梅毒性淋巴结炎临床病理学诊断. 临床与实验病理学杂, 22(3):277-280.

石麒麟, 张晓岚, 夏慧, 2009. 梅毒性淋巴结炎临床病理诊断. 中国艾滋病性病, 15(6):640-641.

斯崇文, 贾辅忠, 李家泰, 2004. 感染病学. 北京: 人民卫生出版社.

孙希香, 张珺, 2003. 二期梅毒疹合并其它性病误诊误治8例分析. 中国艾滋病性病, 9(2):124.

汤兰桂, 江晗, 张晓红, 等, 2020. 梅毒螺旋体慢性持续性感染相关机制研究进展. 中国现代医药杂志, 22(6):100-103.

汪玉娇, 史立敏, 宝福凯, 等, 2013. 莱姆病诊断技术研究进展. 科技通报, 29(5):37-46, 96.

王宇明, 2010. 感染病学. 第2版. 北京: 人民卫生出版社.

魏来, 李晓波, 胡大一, 2011. 感染性疾病. 北京: 北京科学技术出版社.

吴建成, 2009. 获得性骨关节梅毒3例. 临床皮肤科杂志, 38(9):603-604.

夏克栋, 陈廷, 2013. 病原微生物与免疫学. 北京: 人民卫生出版社.

徐静, 郭晓奎, 姜叙诚, 2006. 钩端螺旋体致病机制的研究进展. 国际流行病学传染病学杂志, 33(3):167-170.

徐在海, 2000. 传染病理学. 北京: 军事医学科学出版社.

薛大奇, 2012. 我国梅毒防治面临的挑战及对策. 中国性科学, 21(1):15-16.

严杰, 戴保民, 于恩庶, 2006. 钩端螺旋体病学. 第3版. 北京: 人民卫生出版社.

杨会棉, 蒋秀高, 2011. 钩端螺旋体的分子分型方法. 中国人兽共患病学报, 27(11):1024-1027.

余新炳, 沈继龙, 2011. 现代病原生物学研究技术. 北京: 人民卫生出版社.

张力斌, 许相范, 陈刚, 2015. 梅毒性淋巴结炎5例病理诊断要点分析. 福建医药杂志, 37(2): 96-98.

张盛忠, 刘红刚, 李明, 等, 2006. 鼻、咽喉黏膜早期梅毒的病理诊断与鉴别诊断. 中华病理学杂志, 35(7):403-406.

中国疾病预防控制中心性病控制中心, 中华医学会皮肤性病学分会性病学组, 中国医师协会皮肤科医师分会性病亚专业委员会, 2020. 梅毒、淋病和生殖道沙眼衣原体感染诊疗指南(2020年). 中华皮肤科杂志, 53(3):168-179.

中华医学会, 2009. 临床诊疗指南病理学分册. 北京: 人民卫生出版社.

周婧, 李南云, 周晓军, 等, 2016. 神经梅毒的临床病理观察. 临床与实验病理学杂志, 32(12):1404-1407.

周映, 孙悦鑫, 包军, 2016. 雅司样梅毒疹. 临床皮肤科杂志, 45(6):447-449.

朱志阳, 2010. 梅毒性淋巴结炎8例临床病理分析. 河北医科大学学报, 31(7):811-813.

邹小静, 皮定芳, 田德英, 2008. 钩端螺旋体病的研究进展. 国际流行病学传染病学杂志, 35(2):132-134, 144.

Breitenfeld D, Kust D, Breitenfeld T, et al, 2017. Neurosyphilis in Anglo-American composers and jazz musicians. Acta Clin Croat, 56(3):505-511.

Bush LM, Vazquez-Pertejo MT, 2018. Tick borne illness-Lyme disease. Dis Mon, 64(5):195-212.

De Brito T, Silva AMGD, Abreu PAE, 2018. Pathology and pathogenesis of human leptospirosis: a commented review. Rev Inst Med Trop Sao Paulo, 60: e23.

Faropoulos K, Zolota V, Gatzounis G, 2017. Occipital lobe gumma: a case report and review of the literature. Acta Neurochir (Wien), 159(2):199-203.

Jedidi H, Laverdeur C, Depierreux-Lahaye F, et al, 2018. A brief history of syphilis. The disease through the art and the artist. Rev Med Liege, 73 (7-8):363-369.

Kannangara DW, Patel P, 2018. Report of non-Lyme, erythema migrans rashes from New Jersey with a review of possible role of tick salivary toxins. Vector Borne Zoonotic Dis, 18(12):641-652.

Li F, Wang T, Wang L, 2017. Secondary syphilis primarily presenting with multiple nodules on the scalp: case report and published work review. J Dermatol, 44(12):1401-1403.

Maraspin V, Mrvič T, Ružić-Sabljić E, et al, 2019. Acrodermatitis chronica atrophicans in children: report on two cases and review of the literature. Ticks Tick Borne Dis, 10(1):180-185.

Marra CM, 2018. Other central nervous system infections: cytomegalovirus, mycobacterium tuberculosis, and treponema pallidum. Handb Clin Neurol, 152: 151-166.

Ocias LF, Jensen BB, Knudtzen FC, et al, 2017. Clinical manifestations, diagnosis and treatment of Lyme borreliosis. Ugeskr Laeger, 179(18):V01170026.

Płusa T, 2017. Clinical pictures of borreliosis. Pol Merkur Lekarski, 43(257):195-198.

Picardeau M, 2017. Virulence of the zoonotic agent of leptospirosis: still terra incognita? Nat Rev Microbiol, 15(5):297-307.

Salado-Rasmussen K, Katzenstein TL, Larsen HK, 2018. Syphilis. Ugeskr Laeger, 180(20):V01180026.

Thakrar P, Aclimandos W, Goldmeier D, et al, 2018. Oral ulcers as a presentation of secondary syphilis. Clin Exp Dermatol, 43(8):868-875.

Vk C, Ty L, Wf L, et al, 2018. Leptospirosis in human: biomarkers in host immune responses. Microbiol Res, 207: 108-115.

Wormser GP, Strle F, Shapiro ED, et al, 2017. A critical appraisal of the mild axonal peripheral neuropathy of late neurologic Lyme disease. Diagn Microbiol Infect Dis, 87(2):163-167.

Yin RF, Wang LP, Zhang TL, et al, 2017. Syphilis of the lumbar spine: a case report and review of the literature. Medicine(Baltimore), 96(50):e9098.

第十四章
真 菌 感 染

真菌（fungus）在生物学分类上属于真菌界的真核细胞型微生物，与动物界和植物界并列。真菌通常为丝状、分支的体细胞结构，一般具有细胞壁，有真正的细胞核和细胞器，能产生孢子，不含叶绿素，能吸收营养，通过有性和无性两种方式进行繁殖。真菌在自然界分布广泛，种类繁多，估计有150万种以上，但被人类发现和描述过的仅有10万种左右，绝大多数对人类有利，如酿酒、制酱、发酵饲料、农田增肥、制造抗生素、培植蘑菇、食品加工及提供中草药药源（如灵芝、茯苓、冬虫夏草等）。但与医学有关的真菌不足500种，对人类致病的真菌不过300多种，常见的不到100种。

第一节　真菌感染概述

致病真菌分属4个亚门：①接合菌亚门，包括毛霉属、根霉属、犁头霉属等；②子囊菌亚门，包括芽生菌属、组织胞浆菌属、小孢子菌属、毛癣菌属和酵母菌属等；③担子菌亚门，包括隐球菌属等；④半知菌亚门，包括球孢子菌属、假丝酵母属、曲霉属及镰刀菌属等。最新的真菌分类把真菌界分为接合菌门、担子菌门、子囊菌门和壶菌门，原属于半知菌亚门中的一些真菌被分别划到前三个门中。

按感染和致病部位致病真菌大致可分为浅部真菌和深部真菌，前者侵犯皮肤、毛发、指甲，为慢性病程，对治疗有顽固性，但对身体影响较小；后者可侵犯全身多个内脏，严重者可引起死亡。此外，有些真菌寄生于粮食、饲料、食品中，能产生毒素引起中毒性或过敏性真菌病，甚至导致癌症，如黄曲霉毒素与肝癌。现在发现越来越多的真菌可引起机会性感染。

一、真菌的生物学性状

真菌有比较完整的细胞结构，包括由几丁质或纤维素构成的细胞壁和真正的细胞核，多呈丝状结构，能产生多种形态的孢子，行有性生殖和无性生殖。真菌与病毒和细菌相比，不但体积大，而且有比较完整的细胞结构，细胞核中遗传基因也更多，但是真菌还不能运动，不属于动物品种。真菌没有叶绿素，也不能算是完善的植物品种。真菌不能独自制造养分，只能寄生于各种动植物，或在水分和有机质丰富的土壤中，靠分解和吸收营养物质生存。真菌虽不能运动，但可随风飘散或顺水漂移而散播开，也可以污染各种动物，使之带菌而传播。

（一）真菌的形态与分类

真菌按细胞多少分单细胞性和多细胞性两类，部分真菌可在不同环境下分别表现为酵母菌或丝状菌，称为二（双）相型真菌（dimorphic fungus）。

1. 单细胞真菌 主要为酵母菌（yeast）和类酵母菌（如隐球菌、假丝酵母菌等）。隐球菌通常呈圆形或椭圆形，形态较简单（图14-1-1）。酵母型真菌长5～30μm，宽3～6μm，由母细胞以出芽（budding）方式繁殖，产生芽生孢子（芽孢），不产生菌丝；类酵母型真菌也以芽生方式繁殖，其延长的芽体可伸进培养基内，似有间隔，形成假菌丝（pseudohypha），如假丝酵母菌（图14-1-2）。

2. 多细胞真菌（丝状菌，filamentous fungus）由菌丝（hypha）和孢子（spore）构成，形态较复杂，如曲霉菌、毛霉菌等。这类真菌一般称为霉菌（mold）。各种丝状菌长出的菌丝和孢子形态不同，是鉴别真菌的重要标志。过去曾将以上两类真菌泛称霉菌，其实并不妥当。

（1）菌丝：由成熟的孢子在基质中生出的嫩芽称为芽管，芽管延长则称为菌丝。菌丝为细微的丝状或管状结构，横径5～6μm，粗细不等。菌丝可长出许多分支，交织成团，称为菌丝体（mycelium），有的菌丝则无分支。显微镜下可见菌丝有多种形态，如结节状、螺旋状、球拍状、鹿角状、破梳状等，可作为鉴别真菌的形态学标志。

菌丝按结构可分为有隔菌丝和无隔菌丝。①有隔菌丝，菌丝在一定间距形成横隔，称为隔膜，把菌丝分为多个细胞，每个细胞含有一个至数个细胞核，隔膜中有小孔，可使细胞质与细胞核在细胞间流动。绝大多数的丝状真菌为有隔菌丝，如皮肤癣菌、曲霉菌等（图14-1-3）；②无隔菌丝，即菌丝中无横隔，但其中有多个细胞核，整个菌丝就是一个多核单细胞，如毛霉和根霉。放线菌和诺卡菌仅见菌丝，习惯放在真菌范围内，但实际不是真菌，本书已单独介绍。

（2）孢子：是真菌的繁殖结构，病原性真菌大多以出芽、分支和断裂等无性生殖方式进行繁殖。孢子形态多样，可分为有性孢子和无性孢子两类。病原性真菌大多形成无性孢子，即不经过两性细胞的接合而产生的孢子。无性孢子是病原性真菌传播和延续后代的主要方式，根据形态分为分生孢子、叶状孢子和孢子囊孢子。①分生孢子（conidia），是由生殖菌丝末端及其分支的细胞分裂或浓缩而形成的单个、成簇或链

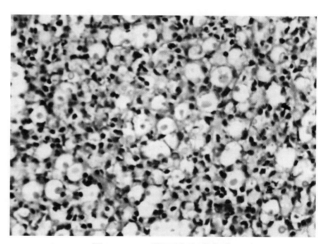

图14-1-1 淋巴结隐球菌病
淋巴结结构破坏，淋巴细胞减少，镜下可见大量圆形隐球菌孢子，周围有空晕

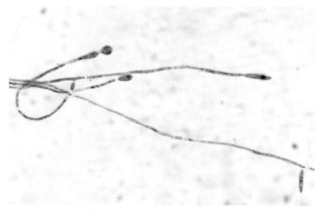

图14-1-2 肺假丝酵母菌病
痰涂片，图示假菌丝和孢子。菌丝细长，菌丝末端有顶端芽孢

状的孢子，是真菌常见的一种无性孢子，又分为大分生孢子（macroconidia）和小分生孢子（microconidia），大多数多细胞真菌都能产生小分生孢子；②叶状孢子，是在生殖菌丝内直接形成的孢子，分为芽生孢子（blastospore）、厚垣孢子（chlamydospore）和关节孢子（arthrospore）。大多数真菌在不利条件下都能形成厚垣孢子，使真菌处于休眠状态，在条件适宜时厚垣孢子可再次发芽繁殖；③孢子囊孢子（sporangiospore），是由菌丝末端形成的一种囊状结构，内有许多孢子。孢子成熟后破囊而出，散布于组织中，如毛霉菌、根霉菌、鼻孢子菌等，均能形成孢子囊孢子（图14-1-4）。

不同真菌产生不同形态的孢子，以及真菌孢子的发生方式、色素、大小、分隔等特性都是真菌鉴定的依据。

近年发现不少致病性真菌除无性生殖外，还有有性生殖阶段，如孢子丝菌、皮炎芽生菌、组织胞浆菌等。有性孢子是由同一菌体或不同菌体的两个细胞或性器官融合，经减数分裂后所形成的孢子，有接合孢子（zygospore）、子囊孢子（ascospore）、担孢子（basidiospoe）及卵孢子（oospore）4种。有性孢子绝大多数为非致病性真菌所具有，不再赘述。常见真菌的基本特征及病变特征简单归纳如表14-1-1所示。

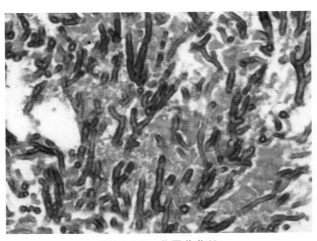

图14-1-3　曲霉菌菌丝
图示有隔菌丝，菌丝较细且一致，并可见横隔及锐角分支

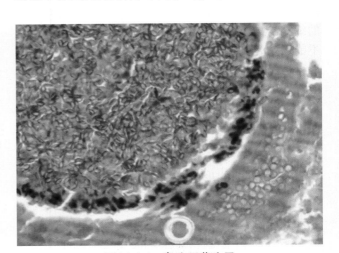

图14-1-4　鼻孢子菌孢子
图示孢子囊和孢子，孢子囊大小不等，内外有圆形孢子

表14-1-1　常见真菌的分类及基本特征

分类	真菌举例	形态特征	常见部位	病变特征
酵母菌 （单细胞性）	新型隐球菌	孢子圆形，有假荚膜，可多点出芽	脑膜、肺	多核巨细胞，肉芽肿
	假丝酵母菌	卵圆形孢子，出芽形成假菌丝，无分支	消化道、呼吸道	炎性渗出，假膜，黏膜坏死，可侵犯血管
霉菌 （多细胞性）	曲霉菌	圆形孢子，细长菌丝，锐角分支，一致，有隔	肺	出血坏死，炎细胞浸润，侵犯血管，曲菌球
	毛霉菌	粗菌丝，粗细不一，直角分支，无隔	皮肤（烧伤多见）	坏死，炎性渗出，侵犯血管，血栓形成
	着色芽生菌	有孢子，黄褐色，三五成群	皮肤	假上皮瘤样增生，微脓肿，炎细胞浸润
	组织胞浆菌	孢子，寄生在组织细胞内，小颗粒状	肝、脾、淋巴结等	急慢性炎，组织细胞增生，含病原体
	孢子丝菌	孢子，菌丝	皮肤（真皮皮下）	化脓性炎，微脓肿中有孢子，嗜酸性杆状体
	鼻孢子菌	大型孢子，分滋养体期和孢子期	鼻腔	慢性炎细胞浸润，上皮鳞化
	肺孢子菌	孢子呈小囊泡状	肺泡	肺泡泡沫状渗出物

3. 双相型真菌 此类真菌在自然环境中生长或在适宜的培养基和适当的温度（20～30℃）条件下生长得比较茂盛，常呈菌丝形，而且菌丝常相互交织形成集落；而在不适当的温度条件下（37℃以上）或在哺乳类动物体内，比较艰难地生长所出现的另一种形态，常呈孢子型且有较厚的孢壁或荚膜。双相型真菌有组织胞浆菌（图14-1-5）、球孢子菌、副球孢子菌、皮炎芽生菌、马尔尼菲篮状菌（图14-1-6）、申克孢子丝菌等，是人类主要的致病性真菌。

经常在病变组织中见到孢子的真菌有新型隐球菌（图14-1-1）、皮炎芽生菌、着色芽生菌、球孢子菌、组织胞浆菌（图14-1-5）、马尔尼菲篮状菌（图14-1-6）等；常见菌丝的真菌有曲霉菌（图14-1-3）、毛霉菌、镰刀菌和暗色丝孢菌等，白假丝酵母菌可形成假菌丝（图14-1-2）。

（二）真菌的结构

真菌的细胞结构比细菌复杂，具有典型的真核细胞结构，包括细胞壁、细胞膜、细胞质和细胞核，也有结构特殊的隔膜等，各有其特定的功能及致病机制。

1. 细胞壁外成分 部分真菌在细胞壁外有一层低电子密度的黏液，其成分及功能与细胞壁完全不同。如新型隐球菌的荚膜，由甘露醇、木糖和尿苷酸构成，电镜下表现为微细纤维呈放射状伸出细胞壁，与其致病性有关，而光镜下为一圈透明空晕，有助于识别（图14-1-1）。

2. 细胞壁 位于细胞膜外层，主要化学成分为多糖（占细胞壁干重的80%～90%），而缺乏构成细菌胞壁的肽聚糖。其坚韧性主要依赖于多聚 N- 乙酰基葡萄糖构成的几丁质（chitin，也称甲壳质），并含葡聚糖（glucan）、甘露聚糖及蛋白质，某些酵母菌还含有类脂体。细胞壁是真菌从外界摄取营养、进行细胞内外物质交换的重要结构，也是维持细胞形态、保护真菌免受外界渗透压影响的屏障。其结构一般分为4层，最外层是不定形的葡聚糖层，第二层是糖蛋白构成的粗糙网，第三层是蛋白质层，最内层是几丁质微纤维层。

3. 细胞膜 位于细胞壁内侧，其中含有大量的固醇，主要是麦角固醇，是抗真菌药物的作用靶位（人类细胞膜的主要成分是胆固醇）。

4. 隔膜 位于菌丝或细胞之间，形态各异。低等真菌的隔膜是完整的，但随着真菌的进化，隔膜内出现大小不等的小孔，可以调节两侧细胞质的流动（图14-1-7）。

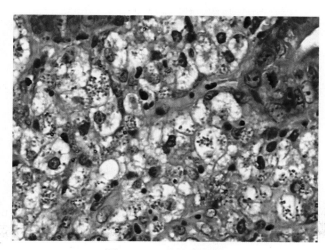

图14-1-5 组织胞浆菌
巨噬细胞中含有许多颗粒状物质，为组织胞浆菌的孢子

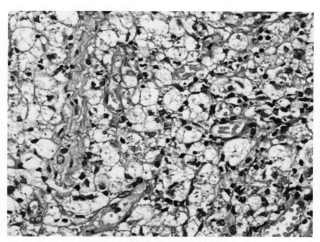

图14-1-6 马尔尼菲篮状菌
巨噬细胞内见大量颗粒样物质，经特殊染色证实

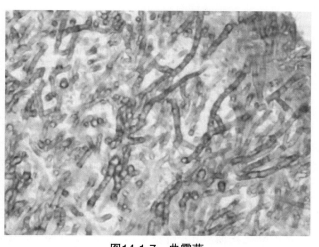

图14-1-7 曲霉菌
有隔菌丝，菌丝内可见横隔形成，使菌丝呈竹节状。部分菌丝可见分支形成

5. **细胞质**   真菌细胞质内有多种细胞器，如核糖体、线粒体、粗面内质网、空泡、泡囊等，很少见高尔基体。胞质中有微丝构成的细胞骨架，主要由肌动蛋白构成，还有含微管蛋白的微管。

6. **细胞核**   真菌有较为典型的核结构，一般呈圆形，直径仅 1～5nm（图 14-1-8）。核仁和核膜在细胞分裂期仍然存在。核膜上有核孔，核中有核小体和线性染色体。一个细胞或菌丝节段可有 1～2 个细胞核，无隔菌丝内可有多个细胞核，多者可达 20 个以上，如毛霉菌，即多核而无隔。

真菌与细菌的区别见表 14-1-2。

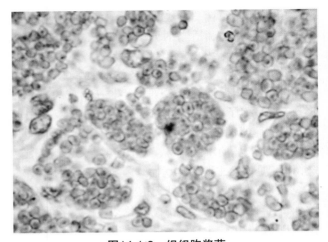

图14-1-8   组织胞浆菌
六胺银染色，巨噬细胞内外有大量真菌孢子，油镜下可见其细胞壁和细胞核

表 14-1-2   真菌与细菌的区别

项目	真菌	细菌
细胞大小	酵母3～5μm，霉菌大小不定	1～5μm
细胞壁	几丁质，葡聚糖，甘露聚糖	肽聚糖，磷壁酸（G⁺），蛋白质及脂质（G⁻）
细胞膜	甾醇（麦角固醇）	脂质双层，无固醇类结构
细胞质	有线粒体和内质网，80S核糖体	无线粒体和内质网，70S核糖体
细胞核	真核细胞，有核膜、核仁	原核细胞，无核膜、核仁
染色体	一至数条，与RNA和组蛋白结合	一条，不与RNA和组蛋白结合
代谢	异养性，需氧，无光合作用	异养性，厌氧和（或）需氧
双相性	部分真菌为双相性	无双相性
芽孢	真菌芽孢较大，多个，可在细胞内、外产生，是真菌的主要繁殖方式	细菌芽孢小，一个细胞只产生一个芽孢，是细菌的休眠状态，少数由G⁻细菌产生

注：G革兰氏染色。

（三）培养特性与菌落形态

真菌能分泌酶使有机物降解成可溶性营养成分，吸收至细胞内进行新陈代谢。大多数真菌营养要求不高，在沙氏琼脂培养基（Sabouraud's agarmedium）中22～28℃生长良好，大多于 1～2 周出现典型菌落。菌落（colony）是真菌生长繁殖后形成的真菌集团，其性质、大小、颜色和纹饰等特性是划分真菌类型的依据。真菌菌落一般有 4 种类型。

1. **酵母型菌落（yeast type colony）**   为单细胞真菌的菌落，形态与一般细菌菌落相似，以出芽形式繁殖，菌落柔软、致密、光滑、湿润，如隐球菌菌落，光镜下可见单细胞性的芽孢，无菌丝。

2. **类酵母型菌落（yeast-like type colony）**   因外观似酵母菌落，也称酵母样菌落，但可见伸入培养基中的假菌丝，它是由伸长的芽生孢子形成，如白假丝酵母菌菌落。

3. **丝状型菌落（filamentous type colony）**   为多细胞真菌的菌落，由许多菌丝体组成。菌丝多数有隔，分成多个细胞，称有隔菌丝；有的菌丝无隔，称无隔菌丝；部分菌丝伸入培养基中吸收营养和水分，称营养菌丝；另有部分菌丝向空间生长，称气中菌丝；能产生孢子的气中菌丝称生殖菌丝。有些真菌的气中菌丝形状特殊，呈球拍状、螺旋状、鹿角状等，是各种皮肤丝状菌鉴别的依据之一。丝状菌落呈棉絮状、绒毛状、粉末状或石膏粉样，在其下面和背面可显示不同色素。大多数丝状真菌均形成此型菌落。菌丝形态多样，可分支或不分支，有色或无色，有隔或无隔，有助于区分真菌的类型。

4. **双相型菌落**   有些真菌在不同寄生环境和培养条件下出现两种形态，称双相型真菌，即在机体内或含血培养中 37℃孵育，呈现酵母型或类酵母型菌落,而在沙氏琼脂培养基上室温孵育,则形成丝状菌落,如荚膜组织胞浆菌、皮炎芽生菌等。

(四)真菌的变异和抵抗力

真菌易发生变异,在人工培养基中多次传代或孵育过久,可出现形态结构、菌落性状、色素及毒力等改变,用不同的培养基或不同温度培养真菌,其性状都有改变。

真菌对干燥、阳光、紫外线及一般化学消毒剂有耐受力,但对热敏感,一般60℃ 1小时可杀死真菌菌丝和孢子。充分暴露于阳光、紫外线及干燥情况下大多数真菌可被杀死。真菌对2.5%碘酒、10%福尔马林都敏感,一般可用福尔马林熏蒸被真菌污染的物品以消除真菌。

二、真菌的致病作用

真菌广泛分布于自然界,其中某些真菌可以感染人体而致病,称为真菌病(mycosis)。致病真菌可分为两大类:①原发病原菌或致病性真菌,其本身具有致病性,如皮肤癣菌、组织胞浆菌、新型隐球菌、芽生菌等;②条件性(机会性)致病菌,如假丝酵母菌、曲霉菌、毛霉菌等。条件性致病真菌致病性低,通常不感染正常人,但正常人大量接触后或免疫功能低下者易感染。在世界上形形色色的真菌中,能侵入人体的不超过200种,因为人体有多种屏障可以防卫真菌的入侵。在机体抵抗力下降时,真菌可以通过其自身的黏附与侵袭能力、抗原性物质和毒素等,分别引起感染性、超敏反应性(过敏症)及中毒性疾病(毒性反应)。按照侵犯部位分为浅部真菌病(superficial mycosis)和深部真菌病(deep-seated mycosis)。

(一)真菌感染的来源与类型

侵袭性真菌感染的来源大致可分为内源性和外源性两类。

1. **内源性感染** 某些真菌常寄生于健康人体内,在条件适合时可引起感染,即所谓内源性感染。常见病原菌为白假丝酵母菌、新型隐球菌。假丝酵母菌病在癌症和免疫损伤患者中是最常见的真菌感染。一般认为假丝酵母菌病是内源性感染,由皮肤或胃肠道内类酵母菌的增殖所致。化疗、插管或侵入性检查如内镜或手术造成局部组织损伤,这些类酵母菌随之侵入深部组织,随后真菌也可经血流播散。

2. **外源性感染** 外源性感染是指致病菌经呼吸道、胃肠道或有损伤的皮肤侵入人体使人发病。大多真菌感染是外源性的,来自被真菌污染的空气和环境,尤其是免疫损伤患者或骨髓移植者,严重的环境污染便成为决定性的危险因素。如曲霉菌孢子经常污染胡椒并经消化道感染。有些假丝酵母菌病也是外源性感染所致,在医护过程中也可能造成真菌传播。

(二)真菌感染的易感人群或易感因素

近年真菌病发病率升高,与易感人群或易感因素的增多有密切关系。主要易感因素有以下几个方面:①大量、长期或多联使用广谱和高效抗生素,敏感的细菌被抑制,消除了正常菌群中与真菌相拮抗的细菌,使真菌得以大量繁殖。有些抗生素可促进某些真菌的生长,如金霉素可促进假丝酵母菌生长,这些药物还可损伤正常组织和细胞,引起消化道黏膜坏死、出血,为真菌侵入创造条件。②使用糖皮质激素、肾上腺皮质激素可抑制炎症反应和纤维细胞增生,并可稳定细胞内溶酶体的膜,阻止其中酶的释放,影响中性粒细胞和巨噬细胞溶解、杀灭微生物的作用。肾上腺皮质激素还能破坏淋巴细胞,使抗体形成减少。③严重的基础疾病或慢性消耗性疾病,如艾滋病、肺结核、支气管扩张、糖尿病、白血病、淋巴瘤、肺癌和肝癌等恶性肿瘤、慢性肾炎、尿毒症、慢性阻塞性肺疾病、天疱疮、脑出血、大面积烧伤、大手术、严重营养不良如铁或锌缺乏等,可使机体免疫功能和抵抗力降低,使机体内菌群失调或抑制机体的免疫反应而诱发真菌感染。这些患者常发生侵袭性或深部真菌感染。内分泌疾病患者易于发生假丝酵母菌病、皮肤癣菌病、花斑癣及接合菌病等。④器官移植和免疫抑制剂治疗,大剂量X线照射(放疗)、抗肿瘤药物(化疗)和免疫抑制剂都能抑制骨髓,使机体的免疫功能和抵抗力降低。中性粒细胞和巨噬细胞减少,中性粒细胞减少可引起假丝酵母菌、曲霉菌、毛霉菌等感染。⑤气管插管和导尿管等各种导管介入治疗,长时间静脉插管、留置导尿管和大手术,这些均可引起局部损伤,成为真菌侵入的门户,在机体抵抗力低下时真菌在体内繁殖致病,常继发条件性致病真菌感染,表皮损伤易于引起假丝酵母菌病和皮肤癣菌病。⑥老年人机体免疫防御能力减退,又常合并一些慢性疾患,婴幼儿免疫及抵抗力低下,孕妇妊娠时抵抗力下降,都容易继发真菌感染。

侵袭性真菌感染(invasive fungal infection, IFI)也称侵袭性真菌病(invasive fungal disease, IFD),是重症监护室(ICU)患者中常见的疾病和重要的死因。据《重症患者侵袭性真菌感染诊断与治疗指南》总结:在ICU中,IFI的高危因素包括:①ICU患者病情危重且复杂；②侵入性监测与治疗手段的广泛应用；③应用广谱抗菌药物；④常合并糖尿病、慢性阻塞性肺疾病、肿瘤等基础疾病；⑤糖皮质激素与免疫抑制剂在临床上的广泛应用；⑥器官移植的广泛开展；⑦肿瘤化疗/放疗、HIV感染等导致患者免疫功能低下；⑧随着ICU诊治水平的不断提高，重症患者生存时间与住ICU的时间延长。

（三）感染途径

真菌病按病变部位分为浅表性感染和深部感染。浅表性感染主要经皮肤黏膜接触感染，深部感染主要来自呼吸道、消化道或源于血流播散。

1. 经皮肤黏膜接触感染 通过皮肤创伤、烧伤、擦伤等直接植入损伤部位，如着色孢子菌、足分枝菌等。普遍存在于人类环境中的真菌，也可通过皮肤黏膜的接触而感染。

2. 经呼吸道吸入性感染 散布于空气中的真菌可通过呼吸道进入气管和肺部，如隐球菌、曲霉菌、毛霉菌等，常引起肺炎。多见于免疫力低下的宿主。

3. 经消化道食入性感染 如假丝酵母菌引起的口腔黏膜病变（鹅口疮），假丝酵母菌可随吞咽活动进入消化道。其他真菌污染食物也可经消化道传播。

4. 血流播散 曲霉菌、毛霉菌等也可侵犯血管，引起血管炎、血管壁坏死、血栓形成和栓塞，导致局部出血、坏死。有时真菌侵入血管，形成真菌血症，经血流播散，累及远处其他器官。

（四）真菌的致病能力

真菌致病大致的方式或过程：①真菌黏附（adherence）于皮肤角质层或黏膜表面；②真菌侵犯或穿过人体组织（tissue invasion）进入靶器官或体液；③生长繁殖（multiplication）并适应宿主的物理化学状态；④逃逸（escape）或回避宿主的免疫防疫机制；⑤侵入和损伤宿主组织（tissue damage），引起炎症反应。真菌是否能损伤宿主的组织，是判断真菌是否具有致病性的标准。只有前述4条，一般认为属寄生或共栖状态。而真菌侵袭和破坏宿主组织，主要在于其侵袭力。只有真菌侵袭和破坏了局部宿主组织，并能抵御机体的防御机制，在机体内环境中存活，才能成为致病性真菌。真菌的致病因子或毒力因子主要有以下4个方面，但其具体机制尚未完全阐明。

1. 黏附能力 真菌黏附到机体皮肤黏膜表面是其腐生定植的首要环节，也是真菌侵袭或穿透组织的前提。例如，皮肤癣菌关节孢子黏附于皮肤角质形成细胞、根霉孢子囊孢子嵌入鼻黏膜表面、烟曲霉孢子黏附和嵌入呼吸道黏膜上皮等，都表明其具有黏附能力。白假丝酵母菌通过发芽的孢子可以黏附到皮肤角质形成细胞，口腔、阴道、尿道、肠道的黏膜上皮细胞，甚至可以黏附到血管内皮细胞。

2. 侵袭能力 致病真菌在侵犯人体组织时常发生形态转换，特别是双相型真菌，常由菌丝状转变为酵母样孢子，如粗球孢子菌、马尔尼菲篮状菌、荚膜组织胞浆菌等，由孢子致病。但有些真菌在组织内产生芽管、假菌丝或真菌丝，如假丝酵母菌等，由菌丝致病，侵袭组织。

3. 增殖能力 致病真菌在黏附和侵入机体组织后，抵御或逃逸了宿主的特异性与非特异性免疫防御机制，便可在机体内增殖。在其生存和繁殖过程中，真菌耐受了机体的内环境，利用宿主的营养成分，竞争其他微生物的食物，甚至利用其产生的酶类物质来消化宿主来源的特异性底物，不断增多，形成局部侵袭灶。

4. 损伤能力 真菌的损伤首先是在机体局部黏附、侵袭和增殖过程中造成机械性损伤，其次是真菌产生的酶类或其他物质导致的化学性损伤，更重要的是在损伤过程中引起局部炎症反应，在深部组织形成化脓性、坏死性或肉芽肿性病变，而浅部真菌感染通常仅有轻微的炎症反应。晚期常引起纤维组织增生和修复性改变。某些真菌感染的组织损伤具有特殊性，如毛霉菌和曲霉菌可以侵犯和破坏血管，引起血栓形成或栓塞，进而引起血管炎、局部梗死和急性炎症反应等；着色芽生菌常引起化脓性炎、肉芽肿和纤维组织增生等；孢子丝菌和球孢子菌等感染不仅可引起化脓性、肉芽肿性病变，还可引起干酪样坏死。这些特殊的病变可为病因诊断提供线索。

很多因素可以影响真菌的致病能力和组织损伤表现，如真菌体积的大小，感染部位的深浅，真菌内毒素和抗原成分的类型，机体对于真菌感染的过敏或免疫反应等。

（五）真菌的侵袭作用

1. 对上皮组织的侵袭 真菌能够侵入人体并在人体组织中长期存活，必定有其致病性。表浅真菌（癣菌）主要累及表皮组织，假丝酵母菌主要侵犯鳞状上皮构成的口腔和食管黏膜，甚至阴道鳞状上皮。真菌一般不产生外毒素，其致病作用可能包括：①真菌迅速繁殖，机械性损伤上皮组织；②产生酶类和酸性代谢产物，酸性代谢产物有抗原性，可引起超敏反应，损害组织；③有些真菌可逃脱细胞屏障和体液屏障而存活。例如，白假丝酵母菌能分泌天冬氨酸蛋白酶,此酶可助长白假丝酵母菌首先黏附于表面上皮细胞,当其芽管形成后其黏附能力还有所加强;白假丝酵母菌、皮肤和角质癣菌有嗜角质性,其中部分癣菌可产生酯酶和角蛋白酶,降解皮肤角蛋白和脂质,并定居于上皮表面引起损害。若人体发生免疫缺陷,则借机侵入深部组织甚至经血流引起全身播散。

2. 对结缔组织的侵袭 真菌侵袭到皮肤黏膜以下的结缔组织或深部组织,可造成多种病变,如组织变性坏死、化脓、肉芽肿形成、炎细胞浸润及纤维组织增生等,少数也可能不发生反应。病变形态与真菌的侵袭力和宿主的免疫力有关。

3. 对血管的侵袭 在血管侵袭性真菌中,最常见于人类的是曲霉菌。烟曲霉和黄曲霉是最常见的病原体。其他真菌如尖端足分枝霉菌、镰刀菌和接合菌,在免疫抑制患者中的感染有增多趋势。所有这些真菌有共有的特性,即可侵入血管壁,导致组织梗死和坏死,并广泛播散。镰刀菌在经肺或经皮肤(如单纯性甲沟炎)进入体内后通过血源播散,疼痛的结节性皮损常伴随血源播散发生。

接合菌属亦具有血管侵袭性,其中最常见的是根霉菌和毛霉菌。这些真菌形成宽大的无隔菌丝并以直角分支。接合菌在糖尿病、白血病和接受器官或干细胞移植的患者中最常见。大部分血管侵袭性真菌的分生孢子是被吸入至上或下呼吸道并从该处侵入的。因此,血管侵袭性真菌感染最常见的临床表现是肺炎和鼻窦炎。鼻窦炎可以是局限性的,但更常见的是并发眼眶、主要颅内血管或脑部的侵犯,也常见广泛的血源播散。在病变组织中可以见到血管炎、血管壁内真菌浸润等典型表现。

高分辨胸部CT扫描对高危患者血管侵袭性真菌感染的诊断有越来越重要的作用。当胸部平片未能发现异常时,CT扫描常能发现多个结节状病变。结节周围环绕磨玻璃样改变,即所谓晕征的存在,是血管侵袭性霉菌感染早期发现的征象。侵袭性肺部感染的常见影像和病理学表现为肺部结节、肺叶浸润、楔形梗死和空洞形成。空洞形成是感染的晚期征象,无助于早期诊断。鼻窦的CT扫描和脑部磁共振扫描可明确眼眶和脑的侵犯程度。

(六)真菌毒素的致病作用

真菌毒素被人或动物食入后可引起真菌中毒症(mycotoxicosis),有些毒素还有致癌、致畸和致突变作用,严重危害人类健康。现已发现200多种真菌毒素,按靶器官分为肝脏毒、肾脏毒、神经毒、造血器官毒及超敏性皮炎毒等,代表性毒素有黄曲霉毒素、赭曲毒素、展青霉素及桔青霉素等。研究发现,某些真菌毒素具有致癌或促癌性。例如,黄曲霉产生的黄曲霉毒素可诱发肝癌,赭曲霉产生的赭曲毒素与泌尿系统肿瘤有关,也可诱发肝脏肿瘤;镰刀菌产生的单端孢霉烯族毒素(T-2毒素)可使试验大鼠发生胃癌、胰腺癌、垂体瘤和脑肿瘤;青霉菌产生的灰黄霉素可诱发试验小鼠肝脏和甲状腺发生肿瘤,展青霉素可引起肉瘤等。其中,对黄曲霉及其毒素研究得最深入。参见真菌中毒症部分。

(七)真菌感染的免疫防御反应

机体对真菌的免疫防御功能包括非特异性(固有)免疫和适应性(获得性)免疫。一般说来,固有免疫对防止真菌病的发生起一定作用。例如,吞噬细胞可吞噬和杀灭真菌,并可提呈抗原信息,激活免疫反应;而获得性免疫中的细胞免疫对真菌病的控制有一定作用。通常在真菌感染后机体不能获得牢固和持久的免疫力。在机体免疫防御能力下降甚至缺如的条件下,非条件性致病真菌也可引起严重疾病,如荚膜组织胞浆菌、皮炎芽生菌、粗球孢子菌等,在泥土等环境中呈丝状菌,有孢子和菌丝;当感染免疫力低下个体后变为酵母型而致病。而条件性致病真菌如假丝酵母菌、曲霉菌、新型隐球菌等,对于健康个体通常不致病,而AIDS患者、糖尿病及放化疗患者由于免疫力低下容易导致条件性致病真菌感染。在正常机体,真菌感染通常引起化脓性病变,继而发生肉芽肿性炎;而对于免疫损伤患者,机会性真菌感染常引起坏死性和化脓性病变。

1. 固有免疫 人体自然屏障是非特异性免疫防御功能的重要成分,包括体表屏障、细胞屏障和体液屏障等,真菌必须突破上述一至多种屏障才能定植于人体组织中,并进行繁殖和引起病损而成为致病菌。真菌感染广泛而发病者不多,说明感染者屏障力大于其侵袭力。一般真菌病只发生于老弱病残者,特别是免疫力减弱的患者,人体屏障力下降,真菌乘虚而入,因此对这些易感者要特别注意真菌感染的诊治。局部防御主要有以下机制:

(1)机体内正常菌群如白假丝酵母菌,平时生存于口腔、肠道和阴道,与其他菌群形成拮抗关系,但长期使用抗生素导致菌群失调,可诱发假丝酵母菌病。

(2)巨噬细胞对真菌的吞噬能力也是固有免疫的重要组成部分,但被吞噬的真菌有可能未被杀灭反而在其中增殖,刺激巨噬细胞增生,形成肉芽肿,甚至还可能被巨噬细胞携带到深部组织器官,引起深部真菌病。巨噬细胞的作用参见下述。

（3）完整光滑的皮肤可以阻挡真菌的黏附，也可分泌具有抗真菌作用的饱和脂肪酸，但表皮破损或潮湿则易遭受真菌侵犯。

（4）黏膜通过表面上皮的剥离、其他微生物与真菌（如假丝酵母菌）竞争营养与空间等方式，抵抗真菌的黏附和侵袭。黏膜表面高浓度的 IgA 调节常驻菌群的活性，并可阻止假丝酵母菌等致病真菌的附着。

（5）局部炎症反应包括炎细胞的渗出与吞噬活动，非细胞性因素如炎症介质、调理素、补体系统等，使局部微环境发生改变，并促进吞噬细胞的吞噬作用，趋化和补充炎细胞，以限制真菌的繁殖与扩散。

2. 适应性免疫 真菌感染后可诱发机体产生细胞免疫和体液免疫。

（1）细胞免疫：对真菌感染具有重要作用。细胞免疫功能低下者易于发生真菌感染，真菌抗原刺激特异性 $CD4^+$ T 细胞（Th1 细胞）可使其释放多种细胞因子，如 TNF-γ 和 IL-2 等，它们能激活淋巴细胞、巨噬细胞和 NK 细胞等，参与杀伤真菌。某些真菌感染可引起皮肤迟发型超敏反应，如临床常见的癣菌疹。对真菌感染进行皮肤试验，也是利用迟发型超敏反应的原理。细胞免疫不依赖抗体，有些功能由免疫细胞直接执行，有些功能由其产物执行。细胞免疫可以使巨噬细胞活化而增强吞噬效能，也可活化 NK 细胞，NK 细胞可在无抗体的情况下杀伤真菌细胞。

（2）体液免疫：对部分真菌感染有一定保护作用，多数真菌能刺激机体产生特异性抗体，以抵抗真菌侵袭。抗体分子有一个恒定区可以结合免疫效应细胞，还有一个可变区以结合抗原。抗体通过增强真菌对中性粒细胞的亲和力以及固定巨噬细胞，使特异性和非特异性免疫协同作用，发挥宿主对真菌感染的抵御作用。特异性抗体可阻止真菌转为菌丝相以提高吞噬细胞的吞噬率，但抗体需在具有良好的细胞免疫基础的机体内才发生保护作用。因为真菌胞壁较厚，即使抗体和补体与其作用，也不能将其完全杀灭。一般认为抗真菌感染主要靠细胞免疫的作用。抗真菌特异性抗体对于抗真菌作用不大。

（3）补体的作用：抗原抗体结合，导致补体的激活，也是清除病原菌的一个重要免疫效应机制。补体的激活有经典型和替代型等多种途径，补体激活后可促进趋化因子（如 C3a 和 C3b 等）的释放，进而吸引中性粒细胞和巨噬细胞移动到感染部位，发挥吞噬作用。补体系统还有溶细胞作用和调理素作用，有些补体也是重要的炎症介质。活化的补体成分（特别是 C3a 和 C5a）能扩增局部体液反应并从血循环中及时补充吞噬细胞，协同体液因子清除致病性真菌。

（4）调理素的作用：调理素是联系体液免疫与非特异性炎症反应、特异性免疫之间的桥梁，通过在侵袭性真菌表面包裹能够被吞噬细胞识别的蛋白来发挥调理作用。具有调理作用的物质，即调理素，包括补体系统、抗体，以及 C 反应蛋白、白蛋白、转铁蛋白、纤维蛋白原等，在抵御真菌感染过程中发挥协同作用。

3. 真菌感染灶的炎细胞成分及其作用 在真菌感染导致的局限性炎性反应病灶中，常见各种炎细胞浸润和增生。常见的炎细胞有单核巨噬细胞、中性粒细胞、嗜酸性粒细胞、嗜碱性粒细胞、T 细胞和 B 细胞、NK 细胞和浆细胞等。

（1）吞噬细胞：单核巨噬细胞、中性粒细胞、嗜酸性粒细胞等都属于吞噬细胞，均来源于骨髓，通过血液循环，运行到病变组织中可发挥吞噬真菌作用和抗原提呈作用，致敏特异性 T 淋巴细胞。巨噬细胞可以被许多因素激活，活化的巨噬细胞吞噬能力增强，如被感染激活的巨噬细胞可以在细胞外杀伤隐球菌。单核巨噬细胞也可以通过过氧化或非过氧化机制发挥杀伤作用。活化的巨噬细胞也可以不依赖于毒性氧而通过分泌某种蛋白质来介导杀伤隐球菌。在病灶内往往可见被巨噬细胞吞噬的真菌孢子，如组织胞浆菌等。巨噬细胞亦参与肉芽肿的形成，可为病理诊断提供线索。

（2）T 淋巴细胞：是细胞免疫的主要成分。当其受到特异性抗原刺激后，可分化并增殖，产生与病原体具有相同特异性抗原结合位点的 T 细胞群，其中 $CD4^+$ T 淋巴细胞具有辅助或调解作用，$CD8^+$ T 淋巴细胞具有抑制效应。它们可产生多种细胞因子，如上述 TNF-γ 和 IL-2、IL-4、IL-5 等，促进吞噬细胞直接吞噬致病真菌或产生特异性淋巴因子，单独或与抗原一起结合在巨噬细胞的表面，并将抗原提呈给 B 淋巴细胞表面的受体，从而激活 B 细胞刺激免疫球蛋白的产生。

（3）B 淋巴细胞：主要负责生产特异性抗体，包括 IgG、IgA、IgM、IgD 和 IgE 五种抗体，不但具有抗真菌作用，也可以作为检测真菌感染的指标。

（4）中性粒细胞：可以识别、消化并破坏侵袭于组织中的真菌，也可以穿过血管壁向真菌感染灶内移动，吞噬和杀伤真菌，如假丝酵母菌、新型隐球菌、荚膜组织胞浆菌、皮炎芽生菌等，但对粗球孢子菌的关节孢子没有杀伤作用。降低中性粒细胞功能的任何因素都将增加真菌侵袭机体的易感性。

4. 真菌的免疫逃逸 真菌某些成分可以使其逃

逸机体的免疫机制，获得生存和致病的机会。如白假丝酵母菌可产生一种蛋白酶降解人免疫球蛋白（Ig）；粗球孢子菌胞外糖蛋白层可阻碍中性粒细胞的接触；假丝酵母菌的甘露聚糖有抑制中性粒细胞髓过氧化物酶的作用；马拉色菌的细胞壁内可能存在一种成分，能抑制巨噬细胞产生并释放促炎性细胞因子，马拉色菌的脂质外层可避免酵母诱导的炎症反应。

三、真菌感染的病理改变

真菌病（mycotic disease）多数流行于热带地区，其病理表现见于多部热带病病理学专著。真菌病的基本病变包括无反应性、坏死性、化脓性炎或慢性脓肿，肉芽肿性病变，非特异性慢性炎细胞浸润，纤维组织增生等。病变类型与真菌种类、感染时相、机体反应及病程等有关。

（一）真菌病的基本病变

浅部真菌（癣菌）所致病变通常比较轻微，而深部真菌引起的组织反应根据菌种、组织和病程的不同而异。一般来说大多数真菌感染的早期呈化脓性反应，而晚期多为肉芽肿性反应，其中化脓性肉芽肿常为真菌感染的特征性表现。以下主要介绍深部真菌病的组织反应。

1. 无反应性病变　如果宿主极度衰弱，可出现无反应性状态。病灶内仅有真菌生长而无或甚少有炎细胞浸润。如浅表真菌病几乎无或仅有轻微病变，一般不需病理检查。隐球菌脑部感染可以仅见轻微渗出性反应或无明显反应。

2. 坏死性病变　真菌毒力强大、超敏反应剧烈或宿主衰竭，可发生坏死性反应，病灶中心发生崩解坏死，多为凝固性坏死，坏死灶内含大量真菌，周围有

不同程度的炎性渗出，可见于曲霉菌、假丝酵母菌、组织胞浆菌、毛霉菌、隐球菌等感染（图14-1-9，图14-1-10），血管栓塞也可导致组织坏死（梗死）。如发生在皮肤黏膜表面，坏死组织脱落可致糜烂或溃疡形成。

3. 化脓性病变　在病变早期或宿主机体反应强烈时，病变以中性粒细胞渗出为主，形成化脓性病变，有的可形成大小不等的脓肿，在脓肿内可查见真菌成分（图14-1-11）。有时可见肉芽组织形成，单核巨噬细胞浸润。常见于假丝酵母菌、曲霉菌、毛霉菌、球孢子菌、皮炎芽生菌、孢子丝菌等感染。有时可伴黏液样物质形成。马尔尼菲篮状菌感染则常呈化脓性或化脓性肉芽肿性反应。化脓的典型病变为脓肿形成，大小不等，大者肉眼可见，直径可达数厘米，分界较清楚，小者仅在显微镜下可见，称为微脓肿。镜下可见脓肿内有大量脓细胞，也可见菌丝和（或）孢子。脓肿壁为非特异性肉芽组织或见肉芽肿形成，以后机化形成纤维性包膜，周围可见淋巴细胞、浆细胞浸润。较小脓肿可完全机化，形成瘢痕。

4. 肉芽肿性病变　在真菌与宿主势均力敌时，较常见的组织反应为肉芽肿形成，炎症局部主要是由巨噬细胞增生而形成的境界清楚的肉芽肿结节。这是因为真菌含有脂溶性而难溶于水的麦角固醇和β链多糖，不易被清除，而且真菌还会继续繁殖增多；由于真菌长期存在或抗原抗体复合物不能被清除，长期刺激巨噬细胞增生并固定于该局部转变成上皮样细胞，形成肉芽肿。肉芽肿内形成的胶原纤维长期包围刺激物使之与正常组织隔离，最终纤维化。深部真菌病如组织胞浆菌、粗球孢子菌感染等，病菌可在巨噬细胞内繁殖，抑制机体的免疫反应，所以在肉芽肿内可以查到病原体。肉芽肿中心可有坏死及真菌菌丝或孢子存在，周边有上皮样组织细胞、单核巨噬细胞或多核巨细胞，包绕坏死灶（图14-1-12）。真菌性肉芽

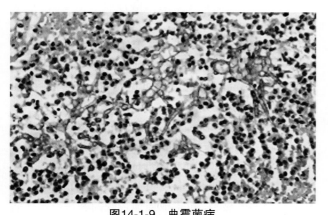

图14-1-9　曲霉菌病
坏死灶内见曲霉菌菌丝，菌丝有分支和间隔，伴大量炎细胞浸润

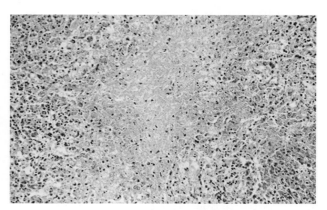

图14-1-10　组织胞浆菌病
病变组织中见灶状坏死区，类似干酪样坏死

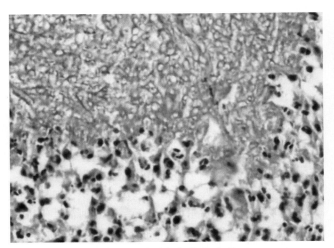

图14-1-11　鼻窦曲霉菌病
曲霉菌菌丝聚集成团，形成曲霉菌球，周围有大量中性粒细胞渗出

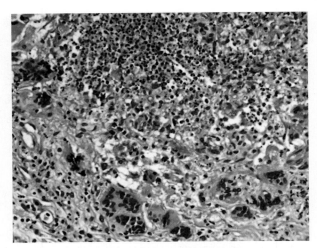

图14-1-12　肉芽肿性鼻窦炎
图示一肉芽肿性病灶，可见上皮样细胞和多核巨细胞

肿常见于肺部或肝脏等器官，形态上可分为结核样、巨噬细胞性、中心化脓性或结节病样肉芽肿。

（1）结核样肉芽肿（tuberculoid granuloma）：真菌肉芽肿与结核病的肉芽肿很相像，甚至可以形成典型的结核样肉芽肿，中央为干酪样坏死，中层为放射状排列的上皮样细胞，还可有朗汉斯（Langhans）巨细胞，外围有胶原纤维环绕，其中有多少不等的T淋巴细胞。随时间的推移，中央的干酪样坏死逐渐因钙盐沉着而钙化，上皮样细胞演变为纤维细胞而外层纤维增厚，结节变得越加坚硬。结核样肉芽肿形态上与结核结节很相像，有人说甚至比结核还要结核。所谓结核结节是结核分枝杆菌在组织中引起的肉芽肿反应，因为结核肉芽肿中不容易找到结核杆菌而真菌肉芽肿中较易找到真菌，而且常见的肺结核中，结核结节可扩大穿通支气管，干酪性坏死被咳出形成空洞而去结核化，而真菌形成的肉芽肿历经长时间，钙化和纤维化更明显而变得更坚固，较少有空洞形成，所以变得比结核更结核。确诊要靠真菌染色与抗酸染色寻找病原，找不到病原难于确诊。

（2）巨噬细胞性肉芽肿（macrophages granuloma）：主要由巨噬细胞聚集而成，真菌都被巨噬细胞吞噬于胞质中，而与中性粒细胞和抗体隔离，不引起中性粒细胞反应，也不引起抗原抗体反应而产生坏死改变。巨噬细胞可衍化为上皮样细胞、异物巨细胞或多核巨细胞，而被称为上皮样细胞肉芽肿、异物样肉芽肿（foreign-body-like granuloma）等。

（3）中心化脓性肉芽肿（pyogenic granuloma）：在肉芽肿中比较常见，且比较具有真菌特征性。这种肉芽肿的中央是由中性粒细胞构成的微脓肿，被放射状排列的上皮样细胞环绕构成中间层，常伴多核巨细胞形成。外层是逐渐增多的纤维细胞和淋巴细胞包绕，形成境界清楚的结节。到了病变的后期阶段，这种肉芽肿可互相融合形成体积更大的所谓三带肉芽肿（three zones granuloma），也比较有诊断价值。其特点为中央由中性粒细胞构成化脓带，中间为由上皮细胞和朗汉斯巨细胞组成的结核样带，外面为梅毒样带，其中有成纤维细胞、浆细胞和淋巴细胞，还有小血管组成。以上都是三层结构的肉芽肿。有时只见化脓性炎伴多核巨细胞反应而无明显肉芽肿，如着色真菌病、曲霉菌病、副球孢子菌病等。

（4）其他形式的肉芽肿：有些真菌感染形成的肉芽肿只有两层结构，如纤维干酪性肉芽肿（fibrocaseous granuloma）仅见纤维组织包裹干酪性坏死，而不见上皮样细胞。肉样瘤或结节病样肉芽肿（sarcoid-like granulomas）主要由上皮样细胞或巨噬细胞构成，外围可见一些淋巴细胞而没有中性粒细胞或干酪样坏死。有时可见显著嗜酸性粒细胞浸润，形成嗜酸性肉芽肿。

5. 血管炎　有些真菌易于侵蚀血管，引起血管壁坏死、血管炎或血栓形成，血管壁及其周围有较多中性粒细胞浸润，血管壁中可见真菌（如毛霉菌、曲霉菌等）的菌丝成分。

6. 纤维组织增生　是一种修复性反应。在慢性炎症后期，常见不同程度的纤维组织增生，伴慢性炎细胞浸润。如有坏死和脓肿形成，纤维组织可将其包绕甚至完全将其机化，肉芽肿也可机化形成瘢痕。如纤维组织增生显著，可形成质地较硬的肿块或瘤样病变，需手术切除送病理检查才能区别。

7. 炎细胞浸润　各种真菌感染通常为慢性炎症，病灶中以慢性炎细胞浸润为主，有时也可见明显中性粒细胞浸润（图14-1-13，图14-1-14）。除有脓肿和肉芽肿形成外，常伴有弥漫性炎细胞浸润，主要是淋巴细胞和浆细胞，也可有组织细胞或单核细胞、嗜酸性粒细胞浸润。有时嗜酸性粒细胞比较显著，形成嗜酸性脓肿，类似寄生虫感染，需要注意鉴别。

8. 播散性病变　常见于AIDS患者，真菌可循血流（真菌血症）进入多种组织，引起肺、脑、心、肝、肾等器官渗出性、坏死性、化脓性或肉芽肿性病变，以肺部最常受累。参见各器官的真菌病。

（二）组织中真菌的形态

病理组织学诊断真菌病主要是靠显微镜检查在组织切片中发现真菌病原体，但常规HE染色病原真菌常不显色或不明显，隐身于组织中而漏诊。真菌特殊染色的发明，可使真菌原形毕露，检查者可结合真菌的染色反应、形态特征和组织反应做出诊断。例如，隐球菌可用黏液卡红（mucicarmine）染色、墨汁染色和六胺银染色等方法显示。

1. 孢子型真菌　组织中的孢子型真菌不论在自然界中呈何种表型，在组织中存活和繁殖都呈酵母型或球形。各种孢子之间有特定的大小及形态，有荚膜或无荚膜，菌壁单层或双层，厚薄各不相同，其繁殖方式亦各有特征，如分裂繁殖或发芽繁殖、单芽孢或多芽孢繁殖、内孢子繁殖等。虽然自然界的真菌大小差别很大，但太大的真菌不易进入体内，也不便通过血管、淋巴管播散。例如，通过呼吸道入肺的颗粒中体积超过5μm者常被阻留于上呼吸道，由黏膜上皮纤毛运动排出，所以致病的真菌多小于5μm。

孢子型真菌有或无荚膜，如新型隐球菌具有真正荚膜，荚膜中含黏液物质，有别于其他真菌（图14-1-1）。组织胞浆菌和马尔尼菲篮状菌都具有假荚膜，是由于制片过程中脱水使菌体收缩与菌壁分离留下一环形间隙，可被误认为荚膜，但其中没有黏液。这两种真菌因大小形态相似而易于误诊，但其繁殖方式不同：组织胞浆菌在组织中呈单芽孢繁殖，主要见于巨噬细胞内（图14-1-15）；马尔尼菲篮状菌呈分裂繁殖，可见腊肠状细胞及横壁。孢子型真菌形态多样，显微镜下识别菌种有一定难度，但实际工作中则比较简单，因为每一属的酵母型菌只有一种能致病。例如，隐球菌属有17个种，其中只有新型隐球菌致病，不需鉴别各种隐球菌。

2. 菌丝型真菌　在自然界中分布广泛，几乎无处不在，在培养基中生长繁茂，菌丝有各种形态，粗细、分隔、分枝各不相同，曲霉菌和镰刀菌是透明的霉菌，在组织中它们的菌丝是无色有分隔的，并以锐角分支（图14-1-16）。有时还可见有分生孢子梗、孢子头、孢子或子囊（图14-1-17，图14-1-18），菌落可有不同形态和颜色。要区分这些病原体比较困难，需要借助特殊染色。

3. 霉菌球（mycelial ball）　这是由许多菌丝型真菌聚集形成的群体结构，其中心为紧密聚集的菌丝体。常见者是由大量曲霉菌菌丝纠缠在一起形成的曲霉菌球（aspergilloma），是由坏死空洞、鼻腔或鼻窦中的曲霉菌生长繁殖发展而成。曲霉菌球中可见菌丝纠结缠绕、菌丝分层状结构、菌丝退变模糊、菌丝钙化等表现（图14-1-19，图14-1-20）。在菌丝稀疏之处尚可分辨出菌丝的特征性形态，如较细且均匀，有分隔和锐角分支等。

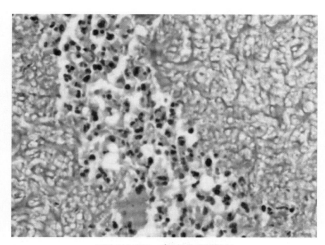

图14-1-13　鼻窦曲霉菌病
菌丝团的裂隙内可见较多中性粒细胞浸润

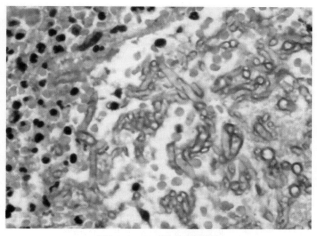

图14-1-14　肺曲霉菌病
菌丝附近可见较多淋巴细胞及浆细胞浸润

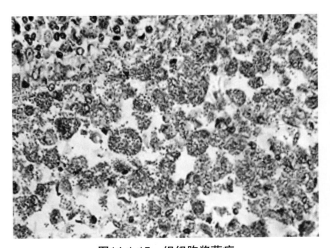

图14-1-15　组织胞浆菌病

在增生的组织细胞内和细胞外均可见密布的组织胞浆菌

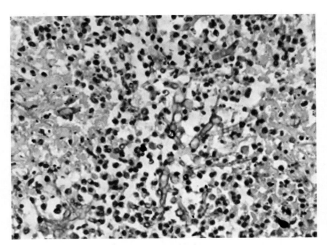

图14-1-16　曲霉菌病

坏死灶内见曲霉菌菌丝。有隔，有锐角分支，伴炎细胞浸润

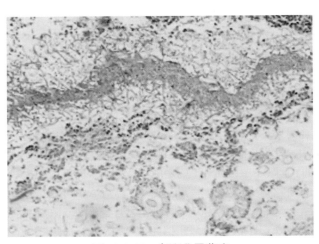

图14-1-17　鼻窦曲霉菌病

图上方可见大量菌丝，疏密不等，呈分层状结构，下方可见两个分生孢子头，右侧一个带有孢子梗

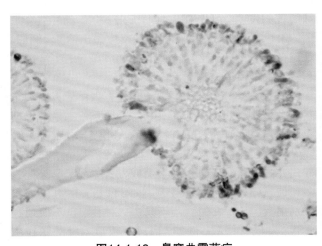

图14-1-18　鼻窦曲霉菌病

同上病例，高倍显示曲霉菌分生孢子头及孢子梗。孢子从孢子头部散落，周围可见少许孢子

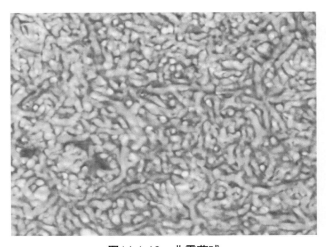

图14-1-19　曲霉菌球

菌丝紧密缠绕在一起，仍可辨认出粗细均匀、有分隔和分支的菌丝

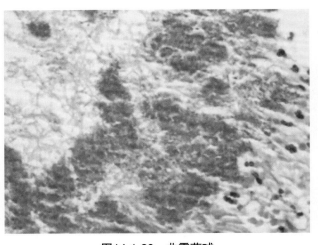

图14-1-20　曲霉菌球

部分区域钙盐沉积，掩盖菌丝，邻近菌丝退变，染色浅淡，结构模糊，依稀可见

四、真菌病的临床病理诊断

诊断真菌病包括5个方面，分为5个水平，包括流行病学资料、临床表现和影像学检查（宿主水平），病理学检查（细胞水平），真菌学检查（分离培养，细胞水平）、免疫学检查（血清学方法，蛋白质水平）和分子生物学检测（基因或核酸水平）。后三种可归并为实验室诊断。在重症患者侵袭性真菌感染（IFI）的诊断中也强调四大诊断要素，即宿主因素、临床特征、微生物学检查和组织病理学检查，并把组织病理学作为诊断金标准。对真菌感染性疾病可参照以下流程图进行诊断（图14-1-21）。

（一）临床表现与临床诊断

临床诊断真菌病主要根据临床表现，包括宿主因素、流行病学资料及临床症状体征，是诊断真菌病的重要基础和线索。

1. 宿主因素　对于前述具有真菌感染的危险因素或危险人群，如接受大剂量糖皮质激素治疗的发热患者，给予广谱抗生素治疗仍然发热，要高度怀疑深部真菌感染；对于中性粒细胞减少或缺乏的高危患者，一旦出现发热，抗生素治疗无效也要警惕真菌感染。慢性消耗性疾病患者、恶性肿瘤患者、AIDS患者或HIV感染者出现难以解释和控制的感染表现时，也要考虑机会性真菌感染的可能，并做进一步检查，进一步寻找真菌感染的证据。

2. 流行病学资料　对于具有各种基础性疾病或免疫损伤的患者，还要注意其是否居住在或来自某种真菌流行的区域，有无接触某种真菌的历史或可能。结合宿主因素，可能发现真菌感染的线索。

3. 临床表现　浅部真菌病容易发现，而在所有机会性感染中，侵袭性真菌病常是最难诊断和治疗的，不仅因为许多病例血培养依然阴性，而且这些感染者常因病情严重或血小板减少而不能做侵入性诊断，常不得不主要依靠临床表现做出诊断，如皮肤异常、不能解释的肝功能改变、内脏超声或CT扫描的局灶性病变等。对于有干咳，肺部X线或CT检查发

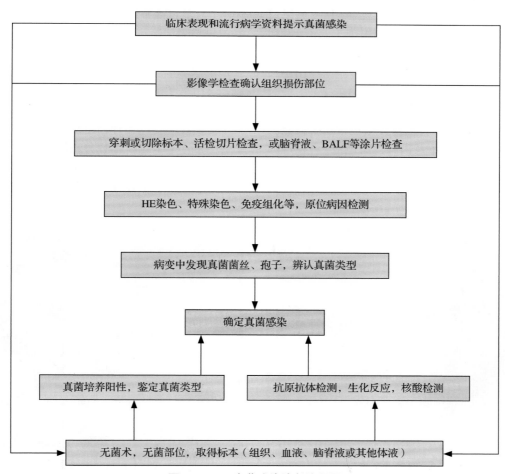

图14-1-21　真菌感染诊断流程图

现不典型的肺部阴影，临床不支持结核和非典型病原体感染时，也要考虑深部真菌感染。对于发热的患者，如果出现视力异常，经眼科检查拟诊为眼内炎时，要考虑有深部真菌感染。文献表明，眼内炎占假丝酵母菌血症的 9% ～ 15%。慢性脑膜炎正规抗结核治疗失败者应警惕隐球菌性脑膜炎的可能，需做墨汁涂片染色查找隐球菌及进行抗原检测。

（二）真菌学检查

目前深部真菌感染的实验室诊断有直接镜检、真菌培养、微生物学菌种鉴别、特异性抗原抗体检测、真菌代谢产物的检测和受累组织的真菌核酸检测。浅部真菌感染可采取病变部位的鳞屑、毛发或甲屑，深部真菌感染可采集患者的痰液、粪便、分泌物、胸腔积液、血液、脑脊液、脓液、排泄物等进行涂片、培养等检查，找到真菌孢子和（或）菌丝，是诊断真菌感染的证据。但标本要充足、新鲜，并避免污染。

1. 直接镜检　是最简单而重要的方法，把浅部感染真菌的病变标本如毛发、皮屑、甲屑置玻片上，滴加 10% KOH，覆盖玻片微热熔化角质层，再将玻片压紧，染色或不染色，在显微镜下观察，见皮屑甲屑中有菌丝，或毛发内部或外部有成串孢子或菌丝，即可初步诊断为癣菌感染，但不能确定菌种。深部感染真菌标本如痰液、脑脊液、尿液等亦可做涂片用革兰氏染色、亚甲蓝染色、棉蓝染色、吉姆萨染色、瑞氏染色等，查找真菌，观察真菌形态特征，做出诊断（图14-1-22，图 14-1-23）。脑脊液墨汁染色常用于检查隐球菌；白假丝酵母菌在革兰氏染色后镜检，可发现卵圆形、大小不等、着色不匀，有芽生孢子或假菌丝。利用免疫荧光技术也有助于观察上述标本中的真菌菌丝和孢子。

2. 培养检查　皮肤鳞屑、毛发或疱膜、痰液或支气管肺泡灌洗液、分泌物和渗出物及病变组织等均可用来培养真菌，通常用沙氏培养基，培养真菌最适宜的酸碱度是 pH 4.0 ～ 6.0，即酸性环境。一些特殊的菌种要运用不同的培养基，如孢子丝菌可用胱氨酸血液葡萄糖琼脂，必要时运用鉴别培养基和生化反应、同化试验等进行鉴定。真菌培养法可直接观察到病原菌生长，明确致病菌种，弥补直接镜检的不足，并可同时做药敏试验，指导临床合理用药。但传统的培养方法耗时长，需要数天时间，且敏感性较低。

一些真菌在自然环境中普遍存在，因此从痰液或支气管肺泡灌洗液中培养出的真菌可能仅仅反映了标本被污染或定植。在免疫力明显受抑制的宿主，痰液或支气管肺泡灌洗液培养阳性则高度提示侵袭性感染，并为开始治疗提供有力证据。真菌分离培养不仅要注意是否分离出真菌，还要能够分辨出真菌的特定菌种。真菌培养的形态学鉴定方法包括：①菌落形态肉眼观察，在沙氏琼脂培养基上，不同真菌可形成 3 种不同类型的菌落，即酵母型、类酵母型和丝状型菌落，对酵母菌常用形态学结合生理学的方法，对丝状菌以形态学鉴定为主。观察要点有菌落的大小、形状、颜色、质地，以及菌落产生的色素、生长速度、菌丝形成状态等。②显微镜观察真菌形态结构的微观表现，或用电子显微镜观察真菌的表面、断面、横隔、细胞壁、细胞器等，根据真菌的表型特征进行分类鉴定。③必要时辅以各种染色法、免疫荧光技术、自动成像分析、电子颗粒体积分析等。此外，也可运用生理学和生物化学方法进行真菌鉴定，如检测其次级代谢产物、泛醌（辅酶 Q）、脂肪酸组成、蛋白质组成、

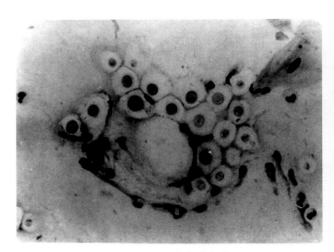

图14-1-22　肺隐球菌病
图示痰涂片中所见新型隐球菌孢子

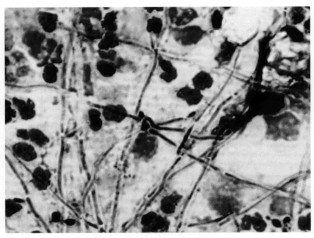

图14-1-23　尿路真菌感染
尿液沉渣涂片中查见菌丝和孢子，瑞-吉染色

细胞壁组成等,辅助真菌特性的鉴定。

(三)免疫学检查

近年来有许多免疫学或血清学方法用于检测深部感染真菌的抗原和(或)抗体,辅助诊断真菌感染。如荚膜组织胞浆菌、皮炎芽生菌、球孢子菌、副球孢子菌、青霉菌、假丝酵母菌、曲霉菌等,其相应抗体检测有较高的敏感性和特异性。但系统性感染患者常因免疫功能降低而不能产生足够的抗体,而且许多真菌间抗原性有交叉反应,特异性较差,也不能区分是体内定植或是感染。有的产生抗体后维持时间较长,正常人群中有一定比例的阳性率,故必须结合临床情况分析结果才能做出恰当的诊断。血清标本真菌抗体测定作为疾病动态监测指标有一定的临床意义,但不能用于早期诊断。

由于上述检测抗体受到许多因素的限制,而且深部真菌感染时,早期培养阳性率甚低,晚期则多已失去治疗时机,因此用免疫学方法从血清或其他部位检测真菌抗原,对早期诊断更有意义。用夹心酶联免疫吸附法(ELISA)检测曲霉菌和青霉菌细胞壁中的半乳甘露聚糖,有较高的敏感性和特异性(分别达 77% 和 81%),并可在侵袭性曲霉菌感染者未出现临床表现时就可以检测出阳性结果。ELISA 也可用于检测支气管肺泡灌洗液、脑脊液、腹水、心包积液等体液中的半乳甘露聚糖抗原,诊断侵袭性曲霉感染。1, 3-β-D- 葡聚糖是大多数真菌共有的细胞壁成分,尤其是假丝酵母菌、曲霉菌和镰刀菌属感染,血中 β- 葡聚糖含量较高,而接合菌和隐球菌患者血中含量甚微或无。联合检测半乳甘露聚糖(GM 试验)和(1,3)-β-D- 葡聚糖(G 试验)可以分辨出每一次假阳性反应,使检测敏感性达到 100%。GM 试验和 G 试验连续 2 次阳性更加可靠。此外,乳胶凝集试验检测新型隐球菌病患者的荚膜多糖抗原,ELISA 法检测白假丝酵母菌感染者的甘露聚糖抗原及免疫荧光法检测孢子丝菌病患者的可溶性抗原等,均为早期、快速、特异的诊断方法。上述 ELISA 和放射免疫等检测方法也可以用来检测真菌毒素,协助诊断。

(四)病理学检查

诊断真菌病的关键是在病变中查到真菌。在病变组织中真菌主要以孢子和菌丝的形式存在。在病灶的切片或涂片中疑有真菌时,可用特殊染色进一步证实。在组织坏死或钙化比较明显,或真菌数量甚微时,常规 HE 染色很难发现,更需要借助特殊染色。真菌所致的病变可见炎细胞浸润及肉芽肿形成,在组织学

上并无特异性,但可能为真菌感染提供线索,必须在病变组织中找到真菌,否则不能诊断为真菌病。

1. 组织学检查 对病变组织进行活检,常规制片,仔细观察 HE 染色的病理切片,既可观察病变的炎症类型,也可发现真菌菌丝和孢子。寻找真菌时应当注意:①菌丝的形态,菌丝是孢子生长延长的表现,分有隔菌丝和无隔菌丝两种,菌丝可分支,顶端可产生芽孢。有些真菌在切片中只见菌丝而不易查见孢子,如曲霉菌、毛霉菌等,要注意菌丝的粗细、有无分支及其角度、有无分隔、有无出芽,以及菌丝的色泽等,一般 HE 染色不影响其色泽,着色真菌会显示棕褐色。无色较细且有分支分隔的菌丝可能是白假丝酵母菌(图 14-1-24)、曲霉菌;菌丝较粗、无分隔,分支少常呈直角者为毛霉菌;菌丝呈棕色者为暗色丝孢霉菌。②酵母菌和双相型真菌在组织中均表现为孢子,孢子是真菌生长繁殖的一种方式,一般从菌丝顶端生长出来。孢子形态多样,要注意孢子的大小、色泽、孢子壁状况、有无出芽和分隔等。如有出芽,要注意其芽颈的粗细,芽孢的数目、排列方式,有无内孢子等。仅见孢子的真菌有新型隐球菌(图 14-1-25)、皮炎芽生菌、着色芽生菌、球孢子菌(形成内孢子)和组织胞浆菌等。在肉芽肿的巨噬细胞内较易发现真菌孢子。③球囊是一种特殊的孢子,又称孢子囊或内孢囊,为较大的圆球状或囊状,含有内孢子(endospore),如球孢子菌和鼻孢子菌。具有菌丝和孢子的真菌有假丝酵母菌、曲霉菌等,组织胞浆菌和球孢子菌偶见菌丝。

在病理切片中,看到下列病变,特别是化脓性炎和肉芽肿背景下,伴有以下病变,需要考虑真菌感染的可能性。这些诊断线索有:①伴有异物型多核巨细

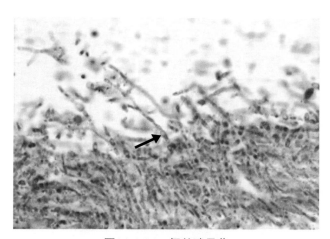

图14-1-24 假丝酵母菌
白假丝酵母菌孢子呈圆形或卵圆形,以芽生方式繁殖,形成芽生孢子及假菌丝,假菌丝可呈串珠状(箭头)(王恩华惠赠)

胞反应而难以用异物样肉芽肿解释或查不到异物者；②伴有坏死性血管炎，有明显的化脓性血栓形成；③慢性化脓性炎经久不愈，有慢性脓肿形成，化脓菌培养阴性者；④化脓性肉芽肿性炎；⑤伴有凝固性坏死或梗死；⑥非特异性炎，含有胞质丰富的组织细胞/巨噬细胞。要注意在化脓性炎性病灶中的巨细胞内、血管壁、肉芽肿内检查有无菌丝、孢子，并借助特殊染色加以辨认。在病理切片上常见的深部真菌有：①单细胞真菌，菌体呈圆形或椭圆形，如组织胞浆菌、新型隐球菌等，常见于巨噬细胞内（图14-1-15，图14-1-25）；②多细胞真菌，菌体呈丝状，并分支交织成团，称为丝状菌，其结构分为菌丝和孢子，如曲霉菌、假丝酵母菌等。孢子或菌丝横径 > 1μm者才是真菌。例如，新型隐球菌为双壁细胞，外包有一层透明的荚膜，非致病的隐球菌则无荚膜。白假丝酵母菌的芽生孢子伸长成假菌丝和厚垣孢子也有助于鉴定（图14-1-24）。

值得注意的是，有些皮肤活检并非因为临床考虑真菌病而活检，特别是一些形成肿块的病灶，若非真性肿瘤，则需要考虑真菌感染可能，不要满足于病变形态学描述和诊断，要注意检查炎症的原因，包括有无真菌等病原体。如查见真菌，即可确定诊断。

真菌病的组织病理学检查与直接镜检、真菌培养具有同样的诊断价值。组织病理学检查不仅可以确定感染的存在及其类型，排除真菌检查的污染现象，辅以PAS染色、嗜银染色、黏液卡红染色或阿尔辛蓝染色等更有助于原位检测病变组织中的真菌感染。经验表明，通过组织病理学能基本确定种名的真菌有组织胞浆菌、副球孢子菌、皮炎芽生菌、粗球孢子菌、新型隐球菌和鼻孢子菌等；能确定属而不能确定种的真菌有假丝酵母菌、曲霉菌等；形态上无法区别的真菌

有着色芽生菌、暗色丝孢菌、毛霉菌、皮肤癣菌等。因此，病理学检查还必须和真菌学的检测结合起来，才能使病因诊断更加精准。

2. 细胞学检查　涂片及细胞学检查也可发现真菌，如肺部真菌病常用痰涂片或支气管肺泡灌洗液（BALF）涂片，直接镜检或辅以特殊染色，可能发现病原体，如曲霉菌、镰刀菌、链格孢霉（图14-1-26）、接合菌、隐球菌（图14-1-22）、肺孢子菌（图14-1-27）等，必要时结合真菌培养；尿液涂片镜检也可能发现假丝酵母菌等真菌（图14-1-23）。

对于浅部真菌病，可选取皮损边缘的鳞屑或病发几根或皮损处脓性分泌物，置于玻片上，加入氢氧化钾（KOH）溶液一滴，加盖玻片。然后，放在酒精灯上加热片刻，以促进角质溶解。最后进行直接镜检，发现有真菌孢子或菌丝，即可诊断。

3. 特殊染色　在活检标本中，真菌感染不少见，如能根据其形态结构，辅以特殊染色，也不难诊

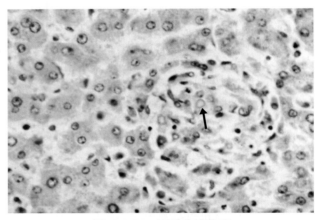

图14-1-25　肝脏隐球菌病
肉芽肿内可见隐球菌孢子（安昀惠赠）

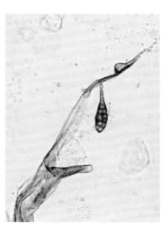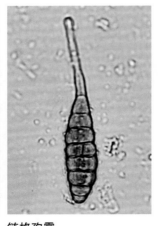

图14-1-26　链格孢霉
皮肤刮片，亚甲蓝染色，查见链格孢霉孢子。右图为另一链格孢霉孢子放大图

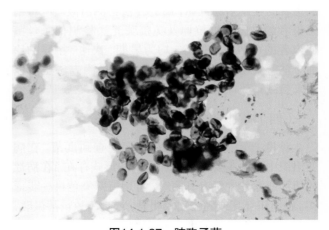

图14-1-27　肺孢子菌
BALF涂片，银染色显示肺孢子菌小滋养体，大致呈球形，有核（胡龙华惠赠）

断。总的来说，大多数真菌感染可以在苏木精 - 伊红（hematoxylin and eosin，HE）染色下获得初步诊断。HE 染色不掩盖真菌本身的颜色，但真菌胞质呈粉红色，与周围组织相似，没有反差，不易察觉，也不能清晰辨认真菌的形态。为避免漏诊，常结合其他特殊染色，一般用六胺银（Gomori/Grocott methenamine silver，GMS）染色和 PAS 染色（Periodic Acid-Schiff's stain，也称高碘酸无色品红法），即可识别大部分真菌。真菌在组织切片中也会因某些因素的影响而表现不典型，需要注意鉴别。真菌特殊染色的应用，使真菌的发现率大大增加，不过确定诊断最好再加上真菌培养。常见深部真菌的染色方法和病理学检查见表 14-1-3。

表 14-1-3　常见深部真菌的染色方法和病理学检查

真菌	类型	大小	染色方法	镜下表现
假丝酵母菌	酵母样，假菌丝	3～4μm	PAS染色、GMS染色、Gridley染色	假菌丝、细、粗细一致、有分隔，不规则芽生孢子，常成簇状
隐球菌	酵母样	1～4μm	黏液卡红染色、阿尔辛蓝染色、PAS染色、GMS染色、墨汁染色	窄颈芽孢，厚壁，胶样荚膜；阿尔辛蓝将荚膜染成蓝色，黏液卡红将荚膜染成红色
曲霉菌	菌丝	3～4μm	HE染色、PAS染色、GMS染色、Gridley染色	真菌丝、较粗、粗细较一致，放射状，45°角分支、有分隔，少有孢子
毛霉菌	菌丝	10～15μm	HE染色、GMS染色	真菌丝较粗、粗细不一致，直角分支
组织胞浆菌	酵母样	2～5μm	PAS染色、GMS染色、Gridley染色	窄颈芽孢、孢子圆形或卵圆形，周围有空隙，多见于巨噬细胞内
球孢子菌	酵母样	3～5μm	HE染色、PAS染色、GMS染色、Gridley染色	窄颈芽孢、孢子囊壁具双折光性，内含多数内孢子

（1）六胺银（GMS）染色法：主要用于真菌染色，效果良好，可将真菌成分（包括灭活的）菌丝和孢子染成棕黑色或灰黑色，轮廓清晰易见（图 14-1-28）。若用亮绿、核固红或橙黄 G 等复染，对比度更好，组织中的真菌一览无遗，照相时效果亦好。其缺点是只突出真菌，不显示组织结构。若用 HE 复染，虽能显示其组织结构，却使对比度受影响，不能清晰凸显其中包含的真菌。具体染色方法请参阅有关技术专著。

（2）PAS 染色法：此法简单易行，是病理实验室常用的染色方法。真菌菌丝和孢子含有较多多糖成分，PAS 染色效果为真菌壁着深红色呈紫红色（灭活的真菌不着色），胞质浅红，细胞核蓝色，可清楚地显示真菌的各种结构（图 14-1-29）。缺点是不能长期保存，久后褪色。需要注意的是，PAS 是将含糖的物质染成红色，真菌壁含 β 链多糖能与高碘酸起红色反应。人体有些细胞或组织如肝组织内含丰富的糖原颗粒，为避免与真菌混淆，染色前最好用淀粉酶将切片中的其他糖原颗粒消化掉再进行真菌染色，真菌的 β 链多糖能耐淀粉酶消化。注意鉴别红细胞，其与孢子的大小、染色相似，但红细胞多位于血管内，大小较一致，形态较圆整，着色较均匀，一般不见于巨噬细胞内。PAS 染色对组织胞浆菌、皮炎芽生菌、球孢子菌、孢子丝菌效果较好。

（3）Gridley 真菌染色法：也称无色品红醛品红法，此法用 4% 铬酸（代替高碘酸）、乙醛 - 复红等染色，真菌特别是假丝酵母菌、曲霉菌、组织胞浆菌、

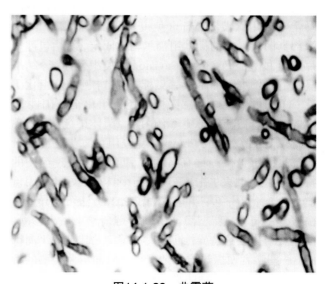

图14-1-28　曲霉菌
六胺银染色，菌丝呈黑色

皮炎芽生菌、球孢子菌、孢子丝菌等，染色效果较好，真菌呈深玫瑰红至紫红色，背景为黄色，对比鲜明，国外文献中常见使用。但弹力组织及黏液也可呈深红或紫红色，但形状与真菌不同，不难区别。

4. 常见真菌的染色方法与效果 ①组织胞浆菌，采用 PAS 法，在苏木精浅染核后即可观察鉴定。如用六胺银法，配以橙黄 G 复染底色则很清晰。②马尔尼菲篮状菌，可用 PAS 法，但较理想的是用六胺银法，配以橙黄 G 复染，此法染色的关键是银液浸染时间要恰当。③新型隐球菌，因菌体外周有一含黏多糖的荚膜，需选用黏液胭脂红法或阿尔辛蓝法，前者把荚膜染成玫瑰红色，后者把荚膜染成深蓝色（图 14-1-30），只要有一个比较典型的真菌被黏液胭脂红或阿尔辛蓝着染，就可作为诊断依据；Fontana-Masson 染色可把隐球菌染成黑色或棕黑色；当然 GMS 和 PAS 法也是基本方法。④曲霉菌和毛霉菌，用六胺银法都能把菌丝染得很清晰（图 14-1-28）。曲霉菌染色也可选用 PAS 法或无色品红醛品红法（图 14-1-29），但此两法对毛霉菌则染色不佳。⑤白假丝酵母菌，首选是无色品红醛品红法，PAS 法和六胺银法也很理想（图 14-1-31）。必要时可做革兰氏染色、黏液卡红染色、吉姆萨染色等，进一步鉴别细菌与真菌。

5. 免疫组织化学（免疫组化）技术 免疫组化特异抗体染色可对临床常见条件致病菌做出特异性诊断。免疫组化染色方法是应用各种真菌的特异抗体做免疫组化或荧光抗体染色，具有更好的特异性和敏感性，以特异地识别各种真菌。据报道，目前可用于免疫组化标记的真菌抗体有 10 余种，如皮炎芽生菌、新型隐球菌、组织胞浆菌、肺孢子菌、球孢子菌、孢子丝菌、副球孢子菌、假丝酵母菌、曲霉菌和毛霉菌等。马蕾等采用微波 Envision 免疫组化二步法，对 34 例深部真菌病患者的标本用福尔马林固定，石蜡包埋切片进行 PAS 染色，微波 Envision 免疫组化标记。结果显示：16 例可疑曲霉菌感染标本中 14 例免疫组化阳性；11 例可疑隐球菌感染标本免疫组化全部阳性；7 例假丝酵母菌感染标本 6 例阳性。菌体染色清晰，几无背景。因此，微波 Envision 免疫组化二步法应用于深部真菌感染检测具有高敏感、低背景、快速简便的特点，在真菌病的临床病理诊断中具有很好的应用价值。有学者指出免疫组化方法较 PAS 方法可特异地对白假丝酵母菌、新型隐球菌和曲霉菌感染做出诊断。但免疫组化法的特异性仍不尽人意，尤其是对于曲霉菌。一些学者便探讨原位杂交技术对曲霉菌检测的特异性，该方法对可疑曲霉菌感染检出率高，但仍不能彻底解决与黄曲霉的交叉问题。

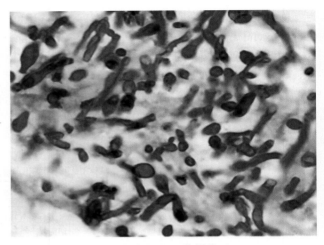

图14-1-29 曲霉菌
PAS染色，菌丝呈紫红色

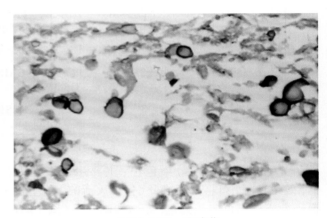

图14-1-30 隐球菌
阿尔辛蓝染色，新型隐球菌荚膜呈蓝绿色

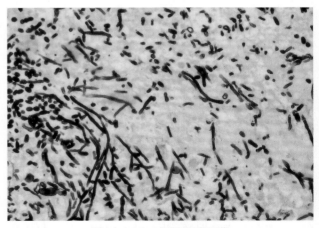

图14-1-31 白假丝酵母菌
六胺银染色，芽生孢子及假菌丝为黑色（徐开军惠赠）

6. 免疫荧光染色技术　也可用于石蜡包埋组织和细胞学标本，能清晰显示菌丝和孢子等形态（图14-1-32，图14-1-33），阳性率在 80% 左右，优于 PAS 染色（约 60%）。

（五）真菌感染的分子生物学检测技术

扩增临床标本中真菌的基因序列，在理论上是一种敏感、快速的真菌感染诊断方法。但其检测技术比较复杂，需要对适当的标本进行核酸提取、选择靶基因并设计引物，然后进行基因扩增和产物鉴定。目前，分子生物学技术已经应用到真菌研究与诊断的各个领域，是目前真菌感染诊断中最活跃的一种方法，有助于真菌感染的早期诊断、病原菌的分类和疗效观察。其原则是首先采用真菌通用引物对待检标本进行扩增，然后采用属或种特异性引物对扩增产物进行二次扩增。目的片段包括单拷贝和多拷贝线粒体基因 DNA 和 RNA。一般来说，多拷贝基因的检测阈值比单拷贝低。具体技术有聚合酶链反应（PCR）技术、DNA 指纹技术、分子杂交技术（常用原位杂交）、基因序列分析技术、二代测序技术（NGS）、PCR-ELISA 技术、实时定量 PCR 检测技术、基因芯片技术、DNA 印迹（Southern 印迹）技术、脉冲场凝胶电泳等，分别用于检测核糖体 DNA（rDNA）序列、真菌 DNA 碱基组成、限制性片段长度多态性等。DNA 序列测定是致病真菌分类鉴别的重要手段，目前应用较多的是 rDNA 系列、几丁质合成酶及多种细胞色素相关的基因序列，是对常规鉴定方法的重要补充，在早期快速诊断侵袭性假丝酵母菌病、曲霉菌病和隐球菌病等疾病中显示出较高的应用价值。血液标本各种真菌 PCR 测定方法，包括二步法、巢式和实时 PCR 技术，虽然灵敏度高，但容易污染，其临床诊断价值有待进一步研究。利用分子探针进行原位杂交，在病理界目前已应用于隐球菌、皮炎芽生菌、组织胞浆菌、肺孢子菌、球孢子菌、孢子丝菌、假丝酵母菌、毛霉菌、曲霉菌等十余种真菌感染的诊断和研究。

（六）深部真菌病的分级诊断

侵袭性真菌病（IFD）包括曲霉菌属、镰刀菌属、接合菌属和新型隐球菌、假丝酵母菌等真菌感染。近年医学界对继发于烧伤、恶性肿瘤、危重患者、血液病、器官移植等情况的侵袭性真菌病或深部真菌病相当关注，先后发布多种诊治标准、指南或共识，基本都采用了分级诊断模式，即结合宿主因素、临床特征、微生物学和组织病理学检查结果，分为拟诊（possible）、临床诊断（probable）和确诊

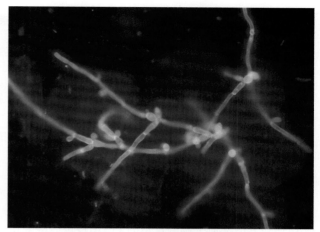

图14-1-32　免疫荧光染色
显示真菌菌丝，呈淡蓝色荧光（任振辉惠赠）

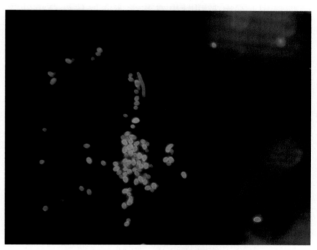

图14-1-33　免疫荧光染色
显示真菌孢子，呈淡蓝色荧光（任振辉惠赠）

（proven）三个级别，有的标准或共识中仍然保留未确定（undefined）的诊断分层。具体参见表 14-1-4。

诊断依据由宿主（危险）因素、临床证据、真菌学证据和组织病理学证据 4 个部分组成。①确诊 IFD 不依赖患者宿主因素、临床和影像学表现评估而主要依据微生物学标准，即组织活检或无菌部位真菌培养阳性。病理检查是其中的主要因素，缺乏组织病理学检查只能达到临床诊断级别。病理学检查详见上述。②临床诊断需要至少符合 1 项宿主因素、1 项微生物学标准和 1 项临床标准。③拟诊则需要至少符合 1 项宿主因素、1 项临床标准而缺乏微生物学标准。④未确定 IFD 者为仅有 1 项宿主因素，而临床标准及微生物学标准均不符合以上 3 种诊断者。国内对 IFD 的标准已经修订 5 次，其内容也间接反映了 IFD 的危险因素、临床和病理表现，兹不赘述。

表 14-1-4　诊断侵袭性真菌病的三个级别

	宿主因素	临床特征	微生物学	组织病理学
确诊	+	+	+	+
临床诊断	+	+	+	−
拟诊	+	+	−	−

注：宿主因素参见前述易感人群，原发性者可无宿主因素。临床特征参见各种真菌病的临床表现。微生物学检查包括肺组织、胸腔积液、血液真菌培养（除外肺孢子菌）。

1. 宿主因素　包括：①近期发生中性粒细胞缺乏（中性粒细胞数 < 0.5×10^9/L），并持续 10 天以上；②接受异基因造血干细胞移植；③应用糖皮质激素超过 3 周，变应性支气管肺曲霉病除外；④ 90 天内应用过 T 细胞免疫抑制剂或核苷类似物；⑤有侵袭性真菌感染史；⑥患者同时患有艾滋病或遗传性免疫缺陷（如慢性肉芽肿或联合免疫缺陷）。既往版本中还有体温高于 38℃或低于 36℃、存在移植物抗宿主病的症状和体征等。

2. 临床标准　既往的临床标准分为主要标准和次要标准两部分，自第 4 版起取消了缺乏特异性的次要临床标准，主要强调患者要有真菌感染累及下呼吸道、鼻窦、中枢神经系统和播散性假丝酵母菌病的临床 / 影像学表现。①胸部 CT 特异性表现有致密、边界清楚的病灶，伴或不伴晕症；空气新月征和空洞形成，取消了咳嗽、胸痛、咯血和呼吸困难等非特异性的次要临床标准。②支气管镜检发现气管支气管溃疡、结节、伪膜或结痂。③鼻窦感染至少符合以下 1 项：局部出现急性疼痛，鼻部溃疡伴黑痂，从鼻窦侵蚀骨质，包括扩散到颅内。④中枢神经系统感染也强调了影像学依据，至少要发现局灶性病变，或 MRI/CT 检查提示脑膜强化，取消了次要的临床标准如精神改变、脑脊液生化和细胞计数等。⑤此前 2 周内出现假丝酵母菌血症，并伴有以下至少 1 项：肝 / 脾牛眼征，眼科检查提示进展性视网膜渗出。第 5 版还取消了持续发热超过 96 小时、广谱抗生素治疗无效等次要标准。

3. 微生物学检查　包括直接镜检和真菌培养。①痰液或支气管肺泡灌洗液 / 支气管刷取物、窦吸取物中发现霉菌成分或培养提示霉菌。②痰液或支气管肺泡灌洗液经培养新型隐球菌阳性，或经直接镜检或细胞学检查，发现隐球菌。血培养呈酵母菌阳性。③无菌体液中，经直接镜检或细胞学检查发现除隐球菌外的其他真菌。④鼻窦抽取液直接镜检或细胞学检查，或培养呈真菌阳性。⑤未留置尿管的情况下，连续 2 份尿样培养均呈酵母菌阳性，或尿检见假丝酵母菌管型。

在微生物学检查中，检出真菌的意义为：①检出真性致病菌（如组织胞浆菌、球孢子菌或新型隐球菌）有诊断价值。②检出白假丝酵母菌及其他假丝酵母菌对无菌性标本（血液、胸腔积液、活检标本）有意义；痰涂片见到大量菌丝或高危患者连续 3 次半定量培养均达感染菌的标准且为同一菌种时，尤其同时在身体其他部位检出真菌，应认为是有意义的。口、咽喉、皮肤、尿（刚插入导尿管导出的新鲜尿液除外）镜检见到大量菌丝应视为有意义。③检出烟曲霉菌可能有意义。④高危患者同时在两个部位、两次以上找到真菌时应考虑可能有系统性真菌感染。

检测抗原或细胞壁成分：①曲霉菌血浆、血清、支气管肺泡灌洗液、脑脊液 GM 试验阳性；②侵袭性真菌病（隐球菌病、接合菌病除外）血浆 G 试验阳性；③隐球菌荚膜多糖抗原阳性。上述 GM 试验为半乳甘露聚糖试验，G 试验为 1,3-β-D- 葡聚糖试验。先前的版本还包括支气管肺泡灌洗液、脑脊液或 2 份以上的血液样本呈曲霉菌抗原阳性。

4. 影像学检查　第 5 版血液病 / 恶性肿瘤患者侵袭性真菌病的诊断标准中加入了影像学表现作为临床诊断的重要手段和参照标准。例如，曲霉菌肺部感染侵袭血管可出现伴或不伴晕症的结节状病灶（> 1cm），结节或实变病灶中出现新月征和空洞形成；侵袭气道累及肺泡和细支气管可呈现非特征性改变，如支气管周围实变影、支气管扩张症、小叶中心性微小结节影、树芽征和磨玻璃样改变等。

这种分级诊断模式在许多传染病的卫生行业标准中都在应用，也值得病理诊断感染性疾病时参考。换句话说，病理诊断感染性疾病时，根据对病原体发现和识别的程度，也可以分出病因不明、提示病因和明确病因三个级别，参见表 14-1-5。

表14-1-5 病理诊断炎症性疾病的三个级别

诊断分级	诊断依据
明确病因	经形态学观察，辅以特殊染色、免疫组化或电镜、分子病理学检查可以确定致病因素，或实验室检查结果可以佐证
提示病因	发现致病线索，可以提示病因，但缺乏相应条件检测，或需实验室检查协助
病因不明	具有炎症性病变，只进行炎症分类分型，不能提示致病因素

注：本表所谓病因包括但不限于各种病原体，如各种异物性、中毒性或自身免疫性病变等。重视炎症性疾病的病因甚至比肿瘤性疾病的基因变化更重要。

（邓卓霖 刘德纯 郭瑞珍 刘红刚；
管俊昌 赵卫星）

第二节 真菌病的临床病理类型

真菌病（mycosis）是由真菌感染所引起的疾病，其分类比较困难，也有些混乱。因为多种真菌可以引起同一种疾病，如皮癣（ringworm）；一种真菌，如假丝酵母菌，也可以引起不同的临床和病理表现；有些真菌广泛分布于自然界，如毛霉菌和曲霉菌，可能只对某些人致病。有些真菌平常寄居于人体皮肤黏膜，只在适当条件下致病。人们通常按感染部位将真菌病分为浅表真菌病（superficial mycosis）、皮肤真菌病（dermatophytosis）、皮下组织真菌病（subcutaneous mycosis）和系统性真菌病（systemic mycosis）。习惯上又把浅表真菌病、皮肤真菌病归类为浅部真菌病，皮下组织真菌病和系统性真菌病合称为深部真菌病。近年真菌病发病率不断上升，其中深部真菌病虽然相对比较少见，但可以呈现侵袭性和播散性病变，比浅部真菌病的危害性更大。真菌病各种分类简单归纳见表14-2-1。

表14-2-1 真菌病的分类与特征

真菌病分类	病变组织器官	常见致病真菌	疾病/病变名称
浅部真菌病	表皮浅层（角质层、毛发、甲）	多种皮肤癣菌、角质癣菌、其他真菌	浅表真菌病、皮癣（体癣、头癣等）
	表皮、真皮及皮肤附件		皮肤真菌病
深部真菌病（侵袭性真菌病、播散性真菌病、系统性真菌病）	皮下组织	着色芽生菌、暗色丝孢菌、孢子丝菌、毛霉菌等	与真菌同名疾病
	呼吸、消化、泌尿、生殖道黏膜	假丝酵母菌、毛霉菌、曲霉菌、组织胞浆菌等	与真菌同名疾病
	内脏（肺、肝、肾、心、脑等）	假丝酵母菌、隐球菌、球孢子菌、组织胞浆菌、曲霉菌、毛霉菌等	化脓性炎、脓肿、肉芽肿性炎等

从真菌及其代谢产物的致病机制，可以将真菌病分为3种形式：①致病性和条件性真菌感染，真菌可通过黏附和侵犯宿主组织并在机体内繁殖引起感染性疾病，这类疾病最常见，危害也最大；②由真菌的活性抗原引起的机体的超敏反应，也称真菌过敏症（allergenicity），如过敏性支气管肺曲霉病；③真菌的二级代谢产物，如黄曲霉毒素等引起的机体中毒症或毒性反应（toxigenicity）。

根据真菌侵犯人体的机制不同，真菌感染又分为原发性和继发性两类。原发性真菌感染是指发生于健康或正常人体的真菌感染，如皮炎芽生菌病、组织胞浆菌病、球孢子菌病、副球孢子菌病等；继发性（机会性）真菌感染则发生于免疫功能受损或缺陷的机体，如假丝酵母菌病、隐球菌病、曲霉病、暗色丝孢霉病、镰刀菌病等，常发生播散性或系统性感染。本节重点概述真菌感染的各种临床病理类型。

一、浅部组织真菌感染

皮肤的广义概念包括表皮及其表面的角质层、真皮、皮下组织和皮肤附件。某些真菌感染主要累及人体浅表皮肤组织,有些真菌也可累及表皮、真皮及皮肤附件,故统称为真菌性皮肤病或皮肤真菌病,属于浅部真菌感染,是皮肤科的常见病、多发病,如各种皮癣,病变轻微,一般对人体危害较小。

1. 浅部真菌病的概念　包括浅表真菌病和皮肤真菌病。浅表真菌病是指侵及皮肤角质层以上者,又称皮肤癣菌病(dermatophytosis),简称癣(tinea)。皮肤真菌病是指真菌感染累及皮肤角质层、毛发、甲板和皮肤附属器。

现代医学中"癣",通常系指浅部真菌病。但在祖国医学中"癣"泛指多种皮肤病,并非都是浅部真菌病。浅部真菌主要有皮肤癣菌和角质癣菌两类,假丝酵母菌也可引起浅部真菌病。皮下组织为纤维脂肪组织,在组织结构上与真皮有密切联系,也可受到浅部真菌感染的影响。感染皮下组织的真菌主要有着色芽生菌、暗色丝孢菌、孢子丝菌、毛霉菌等,一般经外伤进入皮下组织,感染也限于局部,有时也可扩散至周围组织。有些专著也将皮下组织的真菌感染归类于深部真菌感染。

2. 浅部真菌感染发病情况　浅部真菌病流行广泛,遍布世界各地区,在我国也是常见病、多发病。易感者为机体免疫和抵抗力下降的个体,主要经直接接触感染。据上海几家医院报告,浅部真菌病占皮肤科门诊患者总数的第2位或第3位,有的甚至居首位,检出率16%～60%,可见浅部真菌或癣菌感染相当常见,但通常由皮肤专科医师诊治,病理医师很少能接触到此类标本。但有时在皮肤活检标本中也能碰到癣菌感染,病理医师需要有所了解。

3. 浅部真菌的类型　浅部真菌病主要由皮肤癣菌、角质癣菌和假丝酵母菌感染引起。皮肤癣菌病是由寄生在皮肤角蛋白组织的致病真菌如表皮癣菌属、毛癣菌属、小孢子菌属癣菌(ringworm)侵犯表皮角质层、毛发和甲板所引起,通常不需活检和病理诊断,故在病理实践中很少见送检标本。这些皮肤癣菌具有嗜表皮角质蛋白的特性,故其侵犯部位只限于角化的表皮、毛发和指/趾甲。常见疾病有头癣、体癣、股癣、手足癣、甲癣等,约占90%。有的可累及毛囊和皮脂腺。

据曾敬思等调查,武汉地区1960～2006年从浅部真菌感染中分离所得致病菌以假丝酵母菌和皮肤癣菌为主,红色毛癣菌数量最多。前3位病原菌依次为红色毛癣菌、白假丝酵母菌和非白假丝酵母菌。昆明地区浅部真菌病以足癣、甲真菌病、股癣、体癣、花斑癣较多见,致病真菌以红色毛癣菌和马拉色菌、须毛癣菌为主。国内其他地区处于第1位的均为红色毛癣菌,其次为须毛癣菌、假丝酵母菌、犬小孢子菌、马拉色菌等。

国外的有关研究大多也反映出皮肤癣菌中优势菌种为红色毛癣菌,其次为须毛癣菌、犬小孢子菌或断发毛癣菌,但也有以絮状表皮癣菌、须毛癣菌、犬小孢子菌等排序占第1位的情况。皮肤癣菌、红色毛癣菌或(和)须毛癣菌主要分离自掌跖、指趾间以外光滑皮肤损害,与曾敬思等研究结果一致。

4. 易感因素　浅部真菌病的发生与菌种类别、个体抵抗力等因素有关,易感因素包括:①真菌生活力极强,在自然界中几乎无处不在,所以真菌感染人类的机会自然也随之增加;②带菌者是造成浅部真菌病流行传播的主要原因,与带菌者密切接触,或使用患者的衣物,易于招致感染;③机体自身抵抗力下降、皮肤损伤,以及不讲究个人卫生者,也容易罹患癣菌感染;④患有全身性疾病,如糖尿病、恶性肿瘤等,长期使用皮质激素、免疫抑制剂及抗生素等,将促进癣病的发生发展;⑤真菌喜在潮湿环境中生长繁殖,在湿热地区和炎热夏季易于发病或加重。

5. 感染途径　癣菌主要由孢子散播传染,传播方式多为直接接触传染,常因接触患癣的人或动物(狗、猫、牛、马等)及染菌物体而感染。间接接触也可能传染,如经常使用癣病患者用过的衣物等就可能发生癣。癣菌顽强繁殖,发生机械刺激损害,同时产生酶及酸等代谢产物,刺激皮肤,引起炎症反应和细胞病变。在临床上同一种癣症可由数种不同癣菌引起,而同一种癣菌因侵害部位不同,又可引起不同的癣症(表14-2-2)。

表14-2-2　癣菌与癣病的关系

癣病	癣菌
发癣	铁锈色小孢子菌,紫色毛癣菌,断发毛癣菌,石膏样毛癣菌,奥杜盎小孢子菌
须癣	红色毛癣菌,紫色毛癣菌,石膏样毛癣菌,犬小孢子癣菌

癣病	癣菌
体癣	絮状表皮癣菌，红色毛癣菌，铁锈色小孢子菌，紫色毛癣菌
股癣	絮状表皮癣菌，红色毛癣菌，石膏样毛癣菌，犬小孢子癣菌
脚癣	絮状表皮癣菌，红色毛癣菌，石膏样毛癣菌
黄癣	许兰毛癣菌，紫色毛癣菌，石膏样小孢子菌
甲癣	絮状表皮癣菌，红色毛癣菌
叠癣	同心性毛癣菌
花斑癣	糠秕马拉色菌

6. 临床病理表现　皮肤癣菌具有侵犯皮肤角质层及头发、指（趾）甲的能力。在接触到含有感染性癣菌的脱屑或头发后，癣菌成分黏附到表皮角质层，然后发芽增殖，侵入角质细胞，一般局限于皮肤鳞状上皮颗粒层。皮肤癣菌感染人体后可引起皮肤红斑丘疹、水疱、鳞屑、断发、脱发和甲板改变等。组织病理学上并无显著的或特征性的改变，有些皮癣可见表皮轻微改变如局灶性细胞间水肿，角质层内有中性粒细胞浸润，在颗粒层和毛干内或其周围可见真菌孢子和菌丝。真皮内有多少不等的炎细胞浸润。有的癣菌可累及毛囊、皮脂腺等皮肤附件，毛囊附近的癣菌成分可被巨噬细胞包绕吞噬，毛囊周围也可见中性粒细胞浸润，真皮上层血管周围可见淋巴细胞和组织细胞浸润。皮下组织真菌感染可见化脓性、肉芽肿性及非特异性炎症，引起多种形式的皮损，甚至斑块、结节、肿块、溃疡等形成，与其感染的真菌类型、毒力及机体的抵抗力有关。常见皮肤和皮下组织真菌感染详见第三节。

7. 诊断与鉴别诊断　对于皮肤真菌病，皮肤科医师通常根据临床表现，结合对病灶处皮屑或分泌物进行显微镜检查即可诊断，必要时进行真菌培养。镜检结合培养法的阳性率显著高于单一镜检或培养法。还可以借助滤过紫外线灯［又名伍德（Wood）灯］，于暗室内观察某些真菌在滤过紫外线灯照射下产生的带色彩的荧光，可对浅部真菌病的诊断提供重要参考。

在病理医师方面，除了依靠病史、临床症状特征外，组织病理和真菌检查对皮肤真菌病确诊具有重要的意义。常用方法参见第一节相关部分。

从病变角度，皮肤真菌病须同众多皮肤病鉴别，简介如下。

（1）头部皮肤疾病中，头癣需与银屑病、脂溢性皮炎及斑秃等进行鉴别。①银屑病以成人多见，儿童发病较少。一般冬季加重，夏天缓解。除头部有病变外，也常累及躯干、四肢伸侧。皮损呈斑块状，表面附有厚层银白色鳞屑。病损处头发为毛笔状，但未见断发、脱发以及发干、弯曲等。②脂溢性皮炎以成人居多，好发于头部眉部、鼻唇沟、胡须部、腋下、躯干中央及阴阜处。皮疹为红斑、丘疹，表面有油脂状鳞屑，无断发，有奇痒。③斑秃，俗称"鬼剃头"。发病前多有精神障碍，病变处呈类圆形脱发，境界分明，脱发区内既无炎症反应，亦无鳞屑。主观无痒感。

（2）躯体皮肤疾病中，体癣好发于光滑皮肤，需与玫瑰糠疹及银屑病进行鉴别。①玫瑰糠疹好发于躯干和四肢近端，皮疹泛发且对称分布，主要表现为红斑，病损长轴与皮纹或肋骨相平行，表面附糠状鳞屑。②银屑病，参见上述。

（3）手足癣要与湿疹及汗疱疹鉴别。湿疹往往累及手足背面和指趾伸侧，常对称分布。急性皮疹为多形性损害，慢性者往往有明显浸润，可呈苔藓样变，色泽暗红，界限一般清楚。汗疱疹好发于手指侧及掌之边缘，常伴发多汗症。

（4）皮下组织真菌病，见有明显肉芽肿形成者，应与疣状皮肤结核、梅毒等鉴别；有显著鳞状上皮增生（包括非典型增生与假上皮瘤样增生）者，应注意鉴别鳞癌；有明显化脓性病变或脓肿形成者，应注意区别化脓性细菌感染或真菌感染，或者两者并存。

（5）皮肤真菌病也可继发于皮肤炎症或肿瘤性疾病，如蕈样霉菌病并非霉菌感染，而是一种皮肤淋巴瘤，有时真皮内可见非典型细胞，可能被误诊为真菌孢子，也可能合并真正的真菌感染，需要仔细辨别。

二、深部组织真菌感染

深部真菌病（deep mycosis）是指真菌侵犯人体深部组织和内脏如肺、脑、肝、肾、消化道、泌尿生殖道等器官引起的炎症性疾病，危害性较大。常见的病原体有假丝酵母菌（也可引起浅部真菌病）、孢子丝菌、着色真菌、新型隐球菌、组织胞浆菌、马尔尼菲篮状菌、皮炎芽生菌、曲霉菌、毛霉菌、球孢子菌、副球孢子菌等，多为外源性感染和机会性感染。假丝酵母菌属占主要致病菌的80%以上，其中主要为白假丝酵母菌。但近年来，非白假丝酵母菌逐渐增多（如热带假丝酵母菌、光滑假丝酵母菌等）。一般经呼吸道或消化道感染，在免疫功能低下或免疫缺陷患者可经血流播散到其他器官。大多为患者有较严重的基础疾患或免疫抑制，严重者可危及生命。其易感因素及感染途径见第一节真菌的致病作用。

真菌一般不产生外毒素，其致病作用可能与真菌在体内繁殖引起的机械性损伤以及所产生的酶类、酸性代谢产物或毒素有关。真菌类型与感染部位有一定关系，如假丝酵母菌主要侵犯黏膜，进一步扩散至血液，从而引起播散性感染；隐球菌引发脑膜炎、脑膜脑炎（具有嗜神经性）；曲霉菌的感染一般初期多为肺部感染，以后播散至中枢神经系统以至全身；毛霉菌主要侵犯血管，可造成组织坏死（表14-2-3）。

表14-2-3　侵害人体深部真菌的种类及侵害部位

菌类	菌属	菌种名称	侵害人体部位
类酵母菌	假丝酵母菌属	白假丝酵母菌	肺、肠、心、脑膜、口鼻黏膜、阴道、皮肤、指甲
酵母菌类	隐球菌属	新型隐球菌	肺、脑膜、淋巴结、骨、皮肤
	球孢子菌属	厌酷球孢子菌	肺、骨、脑膜、皮肤
	组织胞浆菌属	荚膜组织胞浆菌	肺、肝、脾、肠、心、淋巴结、骨、口鼻黏膜、阴道、皮肤
霉菌类	毛霉菌属	丛生毛霉菌	脑膜、口鼻黏膜
	篮状菌属	马尔尼菲篮状菌	肺、皮肤、肝、淋巴结、骨髓等
二相真菌	孢子丝菌属	申克孢子丝菌	皮下组织
	芽生菌属	皮炎芽生菌	肺、肝、脑膜、淋巴结、肠、骨、皮肤
	地丝菌属	白色地丝菌	肺、肠、口鼻黏膜
	曲霉菌属	烟色曲霉菌	肺、脑膜、骨、口鼻黏膜、皮肤

深部真菌感染一般表现为发热，体温呈稽留热或不规则热，有的高达40℃，也有的因同时使用激素及免疫抑制剂而体温不高。发热时可伴有精神状态改变，如昏睡、淡漠或谵语、一过性意识障碍等。各器官感染另有其特殊表现。此处简述各系统真菌感染的临床病理表现，各种常见深部真菌感染详见以下各节。

（一）呼吸系统真菌感染

呼吸系统真菌病是由真菌感染引起一类疾病，在所有内脏真菌病中以肺真菌病最为多见，一般发生在机体免疫防御功能损伤的基础上，其发病率与死亡率近年都有所增加。在AIDS患者中，肺真菌病是一类常见的机会性感染。

1. 致病真菌　笔者曾观察AIDS患者的肺部病变，在151例尸检材料中，发现134例有明显的肺部病变，其中肺孢子菌肺炎（PCP）83例，假丝酵母菌病9例，隐球菌病7例，曲霉菌病6例，组织胞浆菌病2例。综合文献所述，肺部感染中常见的真菌有肺孢子菌、隐球菌、假丝酵母菌、曲霉菌等，有时亦可见荚膜组织胞浆菌、毛霉菌、马尔尼菲篮状菌、球孢子菌等感染。由此可大致了解AIDS患者中肺真菌病的发病情况。

2. 感染途径　包括：①吸入性感染，真菌孢子飞扬在空气中，可被吸入肺部（外源性呼吸道感染），如曲霉菌、球孢子菌、新型隐球菌、荚膜组织胞浆菌等。②消化道感染，有些真菌为口腔寄生菌，如假丝酵母菌通常寄生在口腔、皮肤及肠道等处，当机体免疫力下降（如糖尿病）时可引起肺部感染。③血道或淋巴道播散，体内其他部位真菌感染，如颈部、膈下病灶中的曲霉菌、隐球菌等，还可经淋巴或血液循环播散到肺部，导致继发性肺部真菌病。静脉高价营养疗法的中央静脉插管如保留时间长，高浓度葡萄糖虽不适合细菌生长，但白假丝酵母菌能生长，可引起假丝酵母菌败血症。在AIDS患者，肺部真菌病可能由潜在感染的复活所致。

3. 病理变化　各种真菌都可侵入肺部，引起渗出性、坏死性或肉芽肿性病变，甚至有空洞和霉菌球形成（图14-2-1，图14-2-2）。病变常呈小灶性，散在分布,亦可融合成片。有时肉芽肿性或渗出性病变可阻塞细支气管,引起阻塞性支气管肺炎,或继发细菌等感染。但不同真菌所致病变也各有不同,以肺孢子菌、肺曲霉菌(图14-2-1,图14-2-2)和隐球菌感染(图14-2-3,图14-2-4)比较常见。详见下述各种真菌感染部分。

4. 临床表现　侵袭性肺真菌病一般表现为咳嗽、咳痰、低热、胸痛、乏力等。痰液可呈脓性或胶冻样,黏稠,可抽出长丝。晚期呼吸浅快、困难,肺部可有啰音。有的表现为哮喘样发作,肺曲霉菌病咯血常见,占50%~85%。X线检查有助于确定病变范围与类型。主要特征:①侵袭性曲霉菌感染的胸部X线和CT影像学特征为早期出现胸膜下密度增高的结节实变影,数天后病灶周围可出现晕轮征,10~15天后肺实变区液化、坏死,出现空腔阴影或新月形空气征;

②肺孢子菌肺炎的胸部CT影像学特征为两肺出现磨玻璃样肺间质病变征象,伴有低氧血症。次要特征:①肺部感染的症状和体征;②影像学出现新的肺部浸润影;③持续发热96小时,经积极的广谱抗生素治疗无效。

5. 诊断与鉴别诊断　诊断肺真菌病的关键在于识别各种菌丝和孢子。肺炎病灶、渗出物、胸腔积液、痰液、支气管肺泡灌洗液(BALF)等标本做涂片或组织学检查、真菌培养、动物接种,找到真菌孢子和(或)菌丝,可以确诊。必要时可利用特殊染色如六胺银染色、PAS染色等,帮助识别菌丝与孢子。用真菌抗原做皮肤试验,或做血清检查也有助于诊断。

确定肺部真菌感染可参照以下要求:①霉菌:肺组织标本用组织化学或细胞化学方法检出菌丝或球形体(非酵母菌的丝状真菌),并发现伴有相应的肺组

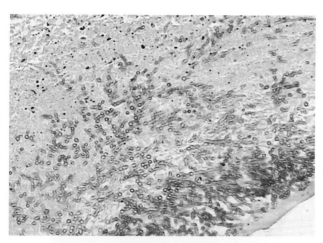

图14-2-1　艾滋病患者肺部曲霉菌感染
图左上部分以坏死为主,右下部分可见大量菌丝,有些菌丝横断面似孢子

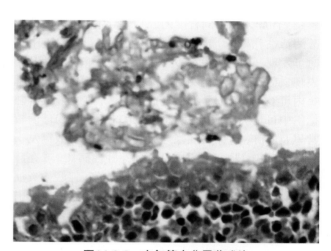

图14-2-2　支气管内曲霉菌感染
支气管内曲霉菌球形成(图中只显示部分菌丝),下方为支气管黏膜上皮

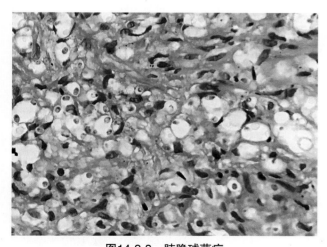

图14-2-3　肺隐球菌病
图示炎细胞浸润背景中散在的隐球菌孢子,孢子周围有明显的空晕,提示隐球菌感染

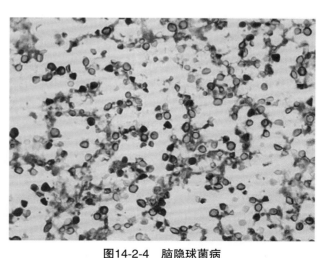

图14-2-4　脑隐球菌病
病灶中大量隐球菌孢子,呈圆形或卵圆形,厚壁,有折光的胶质样荚膜,阿尔辛蓝染色呈蓝色,可见出芽现象(经韩安家同意引用)

织损害。肺组织标本、胸腔积液或血液霉菌培养阳性，但血液中的曲霉属和青霉属（除外马尔尼菲篮状菌）真菌培养阳性时需结合临床，要排除标本污染。②酵母菌：肺组织标本用组织化学或细胞化学方法检出酵母菌细胞和（或）假菌丝。肺组织标本、胸腔积液或血液酵母菌培养阳性，或经镜检发现隐球菌。③肺孢子菌：肺组织标本染色、支气管肺泡灌洗液或痰液中发现肺孢子菌包囊、滋养体或囊内小体。

（二）消化系统真菌感染

消化系统真菌感染主要来自内源性和血源性，分别引起肝脏和消化道疾病。

1. 肝真菌感染　在 AIDS 患者中，播散性真菌感染亦可累及肝脏。据文献报道，隐球菌、组织胞浆菌、假丝酵母菌、曲霉菌和球孢子菌等真菌感染均可累及肝脏（图 14-2-5，图 14-2-6）。临床通常表现为全身性感染，伴肝大和不同程度的肝功能异常，血清碱性磷酸酶活性升高，肝转氨酶轻度升高。在影像检查中有时可发现肝内占位性病变。肝活检可见非特异性肝炎表现，或有不典型肉芽肿、脓肿样病灶等，病灶或肝窦内可查见病原体。如来自血流播散，在血液或骨髓标本中可培养出病原菌。患有 AIDS 时新型隐球菌较常累及肝脏，但原发性隐球菌感染很少，多数继发于播散性感染。肝穿刺活检可见肉芽肿性病灶，或在肝窦内查见个别散在或簇状聚集的隐球菌，伴轻微炎症反应。据报道，组织胞浆菌和假丝酵母菌感染也可引起肉芽肿性肝炎或肝脏肉芽肿。假丝酵母菌伴肝内微脓肿亦偶有报道。

2. 消化道真菌感染　①口腔感染多由假丝酵母菌引起，表现为口腔溃疡、白色假膜、黑毛舌、口臭、口腔疼痛等，影响进食，引起恶心、食欲减退等。坏死物和炎症背景下可查见假丝酵母菌的菌丝和孢子，可借助特殊染色进一步确认（图 14-2-7，图 14-2-8）。②胃肠道感染或真菌性肠炎多系肠道菌群失调所致，正常肠道内本来存在许多共生菌，如白假丝酵母菌、组织胞浆菌、毛霉菌、曲霉菌等。在机体抵抗力下降时，这些真菌就可能致病，表现为腹泻，水样便或黏液样便，呈蛋花样改变，应尽早送大便培养。③白假丝酵母菌常侵犯食管和胃，小肠病变少见。累及结肠时，约有 85% 的患者出现腹胀、泡沫样腹泻，或与便秘交替出现。早期为黏液样稀便，偶有便血或带血丝，黏稠似蛋清附于大便上，或全部黏液便。后期为脓性或脓血样稀便，或无明显的脓血便。出血多时为暗红色糊状黏液便。腹痛及压痛不明显。粪便培养可发现致病菌。镜下可见黏膜糜烂、溃疡，黏膜表面常见灰白色假膜覆盖，伴较多中性粒细胞浸润。严重者溃疡可深达肌层，甚至引起穿孔。病灶内找到假丝酵母菌的菌丝和孢子是确诊的依据。④毛霉菌也可引起类似的病变，初期黏膜糜烂，可发展为溃疡，溃疡底部为坏死组织，周围有大量中性粒细胞渗出，伴多核巨细胞形成。黏膜下及浆膜下血管内可见菌丝侵犯、血栓形成等。病灶内可见粗大的菌丝，菌丝有直角或不规则分支，一般无横隔，容易辨认。⑤曲霉菌感染罕见于小肠，其病变类似上述假丝酵母菌和毛霉菌感染，但菌丝较细，有分隔，菌丝分枝呈 45°。⑥组织胞浆菌罕见于肠道感染，如有，则常为播散性感染的组成部分，多见于成年男性，常累及回肠。病变肠段可见隆起型或斑块状病灶，进而发展为溃疡，严重者可发生穿孔。组织学检查可见黏膜固有层内有大量空泡状巨噬细胞积聚，致使局部绒毛粗大。巨噬细胞内可见 PAS 阳性的圆形小囊泡，直径约 3μm；GMS 染色可见细胞内单个出芽的孢子。病灶中还可见不同程度的炎细胞浸润、巨细胞反应、肉芽肿形成。病程晚期可发生纤维化。

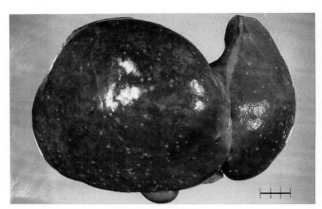

图14-2-5　肝真菌感染
肝脏表面可见大量灰白色界限清楚的病灶（丁彦青惠赠）

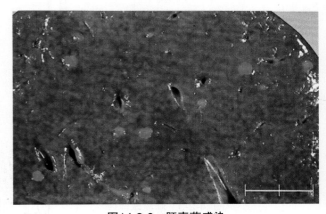

图14-2-6　肝真菌感染
肝脏切面可见大量灰白色界限清楚的病灶（丁彦青惠赠）

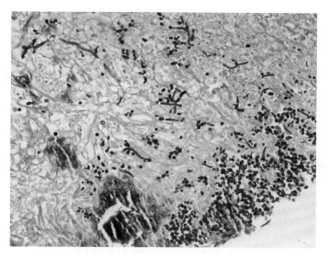

图14-2-7 假丝酵母菌感染
可见菌丝和孢子，孢子多位于黏膜坏死组织浅层，假菌丝位于深层，菌丝细而长。PAS染色

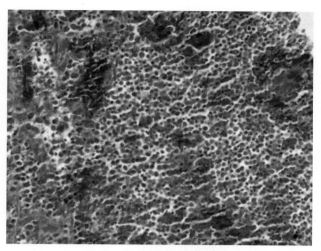

图14-2-8 假丝酵母菌感染
图示大量酵母菌孢子，呈圆形，大小类似红细胞，不易识别。PAS染色有助于鉴别

（三）神经系统真菌感染

随着易感人群的增多和诊断技术的进步，近年神经系统真菌感染发病率有升高趋势。常见真菌有新型隐球菌、曲霉菌、毛霉菌、假丝酵母菌、组织胞浆菌、着色芽生菌等。感染为弥漫性或局限性，如隐球菌性脑膜炎、曲霉菌性脑炎、毛霉菌性脑炎等。影像学检查可发现从副鼻窦、耳部或椎突蔓延而至的脑膜炎、颅内脓肿或梗死灶等。临床检查可见精神改变、脑膜刺激征、局灶性神经症状及体征（包括偏瘫、脑神经麻痹、局灶性癫痫等），以及持续发热，广谱抗生素治疗无效且脑脊液镜检及培养未发现其他病原体及恶性细胞，应考虑真菌感染。

（四）泌尿道真菌感染

泌尿系统真菌病中以肾真菌病多见，病原体主要是假丝酵母菌，而曲霉菌等少见。患者因卧床、活动少，尿液中固体有机物易沉淀于膀胱底部，利于各种微生物（包括真菌）的生长繁殖，引起真菌性膀胱炎，多见于抵抗力低下的易感者，多见于女性。病变多由白假丝酵母菌由尿道上行感染或血源性播散所致，少数由曲霉菌或其他真菌引起。患者尿液浑浊，呈"啤酒样"，多泡沫，存放后尿表面有膜状物。

（五）心血管真菌感染

某些真菌易于侵犯血管，引起血管炎、血栓形成，导致相关组织缺血、出血和梗死；或侵入血管，形成真菌血症，随血流播散到心脏等器官。在心脏主要引起心内膜炎和心肌炎等。

1. 心肌炎 真菌性心肌炎一般指真菌性败血症所致全身播散性感染的局部表现，常见于免疫抵抗力低下的易感人群，主要致病菌为假丝酵母菌、曲霉菌和毛霉菌。真菌性心肌炎主要病变为：①出血坏死，而炎症反应较轻，与真菌侵犯血管有关；②急性化脓性炎，以中性粒细胞渗出为主，可有脓肿形成；③巨噬细胞增生及肉芽肿形成，多见于慢性病变，可有多核巨细胞形成，有时形成结核样结节，但无干酪样坏死；④脓肿或坏死灶、肉芽肿中可找到真菌菌丝，为确定真菌感染的依据。

2. 心内膜炎 亦常见于真菌血源性播散和免疫力低下的易感人群，以及心瓣膜置换术后，病原菌多为曲霉菌。病理特征为心瓣膜上形成黄白色赘生物，其体积巨大，长径可达6cm，内含大量纤维素和菌丝，少量血小板。菌丝和孢子多位于赘生物表面，边缘部和基底部有组织细胞、中性粒细胞及淋巴细胞浸润。赘生物可累及二尖瓣，造成二尖瓣狭窄；如累及肺动脉瓣，可阻塞肺动脉瓣，并延伸到肺动脉圆锥内，赘生物脱落后可导致肺内真菌性梗死和肺脓肿。在瓣膜置换等手术后形成的赘生物可在瓣膜的缝线或切口处形成附壁血栓，引起瓣膜口关闭不全、血流路径障碍等。

（六）头面部真菌感染

头面部眼、耳、鼻、咽、喉也常发生真菌感染性及真菌相关的超敏反应疾病，常见头面部真菌感染简述如下，其中大部分为曲霉菌感染，约占80%以上。

1. 鼻腔和鼻窦真菌感染 常见病原体有曲霉菌、接合菌、鼻孢子菌、假丝酵母菌、肌球孢子菌等。影像学检查可见鼻窦壁侵蚀现象，或见感染突入到邻近部位、颅底骨质破坏等表现。临床可见流涕、出血、鼻塞等上呼吸道症状,上颌窦压痛,持续发热。局部检查可见鼻黏膜溃疡、结痂,硬腭黑色坏死性溃疡或穿孔,眶周肿胀等。广谱抗生素治疗无效者应考虑真菌感染,并做进一步检查。

(1)鼻腔和鼻窦的曲霉病(aspergillosis):主要是由烟曲霉菌引起,女性患者多见,平均年龄48.3岁。病变一般分为两类:①非侵袭型:约占76%,一般包括无症状性真菌定植、真菌球和变应性曲霉菌病。多继发于其他疾病,鼻腔、筛窦、蝶窦及上颌窦均可受累。鼻窦内常有曲菌菌团形成,称为曲菌球,内含层状结构,密集的有分支、有隔的菌丝充满鼻窦(图14-2-9,图14-2-10)。菌团可发生退化、钙化,周围有中性粒细胞等炎性渗出物和脱落的细胞。鼻窦黏膜呈急、慢性炎症反应,但没有菌丝浸润。菌团有时可向外排出。变应性曲霉菌病则表现为间质黏液样水肿,有明显的

嗜酸性粒细胞浸润。②侵袭型:分为急性、慢性和肉芽肿性,以慢性炎症反应、化脓性肉芽肿、上皮样组织细胞和纤维组织增生为主要表现,病变组织中可见曲霉菌菌丝浸润,慢性者可见肉芽肿和多核巨细胞形成,有时可见菌丝侵犯血管壁甚至进入血管。菌丝可形成细小栓子,随血流进入脑、肺等器官。菌丝也可侵蚀破坏局部骨组织,累及眼眶、颅底、翼颚窝,甚至经颅骨孔道侵入颅内,引起脑炎。

(2)鼻接合菌病(zygomycosis):是由接合菌属(Zygomycetes)中的毛霉菌、无根霉菌和米曲根霉菌等引起的一种接合菌病,曾称为鼻藻菌病。主要病变为慢性化脓性肉芽肿,可伴出血坏死、纤维组织增生。菌丝有直角或不规则分支,一般无分隔(图14-2-11)。菌丝常见于嗜酸性物质内,形成Splendore-Hoeppli现象。菌丝可侵犯血管,发生播散,加快病情发展。

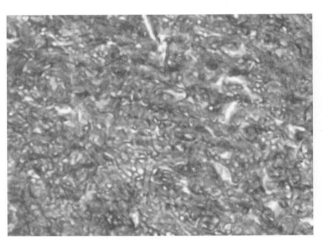

图14-2-9 鼻窦曲菌球
菌丝密集缠绕成团,仍然可见菌丝结构

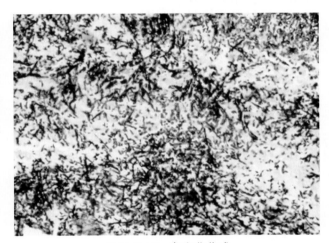

图14-2-10 鼻窦曲菌球
局部菌丝疏密不等,可见分支状菌丝。六胺银染色

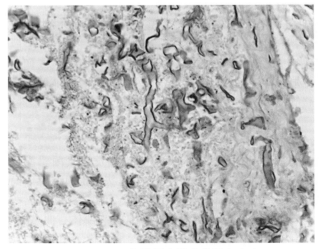

图14-2-11 急性暴发性真菌性鼻窦炎
黏膜大片坏死,坏死组织内的毛霉菌菌丝较粗,直角分支,无分隔,背景为坏死组织

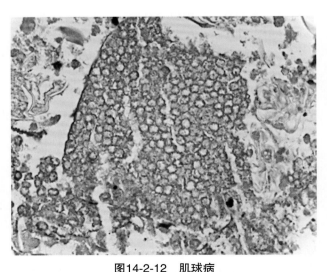

图14-2-12 肌球病
图示假包囊,囊内可见退变聚集的红细胞,而非内生孢子

（3）肌球病（myospherulosis）：是由肌球孢子菌感染引起的一种少见的鼻炎或副鼻窦炎，也有人认为是医源性异物反应性疾病，由于术中填塞医源性油脂、羊毛脂，油脂与红细胞、创伤后的脂肪组织相互作用引起。肌球病主要发生在上颌窦、筛窦、蝶窦和额窦，形成纤维性肿块，质地硬韧，伴有脓性渗出。临床可表现为持续性鼻窦炎、面部疼痛和肿胀，也可引起头痛。镜下可见急性或慢性黏膜炎症，伴纤维组织增生。在致密的纤维结缔组织中有许多腔隙和孔洞，内含许多囊状结构，即所谓母体（parent bodies），壁厚约 1μm，与球孢子菌和鼻孢子菌的双层双折光的囊壁不同。其中有大量圆形或椭圆形球状内胞体，也称球体（spherules）（图 14-2-12），有人认为是畸形的红细胞。球体是空的，无特殊物质，也无炎性渗出物包囊，周围显著纤维化。本病反复发作，可形成鼻息肉。影像学可见占位性改变及骨质破坏。

（4）假丝酵母菌病（candidosis）：常由白假丝酵母菌引起，其他假丝酵母菌较少见。主要病变为鼻黏膜内化脓性肉芽肿形成，并可查见假菌丝和酵母样孢子（图 14-2-7，图 14-2-8）。

2. 咽喉部真菌感染　咽喉部真菌感染主要由假丝酵母菌引起，暗色丝孢菌、曲霉菌、孢子丝菌、组织胞浆菌等均很少见。

（1）曲霉菌病：多见于副鼻窦，很少见于咽喉部，多由烟曲霉引起，可导致咽部黏膜糜烂或溃疡，表面有深绿色或淡红色纤维素性假膜覆盖。假膜下可见炎性肉芽组织及肉芽肿，其中含有隔和分支的菌丝。

（2）假丝酵母菌病：特别是白假丝酵母菌，常侵犯口腔、咽喉，也可累及鼻腔鼻窦，导致这些部位的黏膜充血水肿、斑点状浸润、黏膜糜烂，表面形成白色假膜，故称鹅口疮。假膜较易脱落。镜下可见假膜由纤维素性渗出物、真菌菌丝和芽孢、坏死脱落的上皮细胞和炎细胞构成。假膜下黏膜呈急慢性炎症反应、糜烂或浅表溃疡形成，也可有肉芽肿形成（图 14-2-13，图 14-2-14）。病变可向气管或食管蔓延，真菌也可侵入血管，引起败血症。本病在机体免疫力薄弱的高危人群中发生率较高。

（3）暗色丝孢霉病（phaeohyphomycosis）：在咽部感染时可引起黏膜慢性炎、上皮样肉芽肿，伴朗汉斯巨细胞，类似结核性肉芽肿但无干酪样坏死。病变内有真菌菌丝，PAS 染色呈红色，六胺银染色呈黑褐色。外瓶霉感染严重者可播散到全身，累及皮肤、黏膜、眼部、消化道、肺、脑和关节等组织。

3. 耳部真菌感染　很少见，约占耳部感染的10%。感染多发生在局部创伤及机体免疫防御能力下

降时，多发生于外耳皮肤。而中耳感染可能由外耳侵入，或由鼻咽部真菌感染经由咽鼓管侵入中耳。在浅表皮肤多为发癣菌、白假丝酵母菌、曲霉感染；深部真菌感染为芽生菌、新型隐球菌、毛霉菌等所致。病变主要为肉芽肿性或慢性化脓性肉芽肿。有时病变可溃破形成皮肤瘘管，晚期有明显纤维组织增生。耳部肉芽肿还可有结核性、胆固醇性、异物性、毛发性、痛风性，或可见韦格纳肉芽肿等，需要注意甄别。真菌性肉芽肿内查见菌丝和（或）孢子为确诊依据。

4. 眼部真菌感染　可引起角膜炎或角膜溃疡、玻璃体炎、结膜炎等。

（1）角膜炎及角膜溃疡：文献报道至少有40种真菌能感染角膜，常见的有假丝酵母菌、曲霉菌、镰刀菌等。平常在结膜囊内就有少量真菌存在，高温潮湿环境或局部滥用抗生素或类固醇皮质激素等，可诱

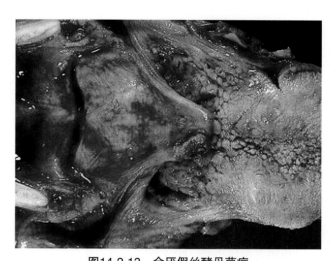

图14-2-13　会厌假丝酵母菌病
会厌黏膜明显充血，表面见脓性渗出物和假膜形成。经南方医科大学丁彦青教授同意引用

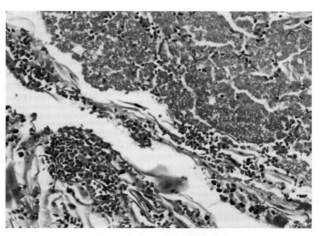

图14-2-14　假丝酵母菌
假膜中大量假丝酵母菌的酵母样孢子及少量假菌丝。PAS 染色

发结膜囊内真菌生长。在角膜受到植物性微小擦刮（如叶子或木片刮伤）导致角膜上皮损伤的基础上，致病真菌在受伤处种植和生长，引起角膜炎症或溃疡形成。真菌在结膜内繁殖产生的一些酶和毒素（如蛋白酶、磷脂酶等）可导致组织坏死、角膜基质细胞减少和胶原纤维板层断裂。裂隙灯下可以观察到角膜损伤情况。早期角膜溃疡表面粗糙，灰白色，稍隆起。以后可发展扩大，形成黄白色"牙膏"样隆起，溃疡边缘不整齐，与邻近角膜分界尚清晰。如溃疡周围的角膜发生弥漫性水肿，提示溃疡仍在发展。溃疡周围可发生树根状浸润及卫星病灶。

组织学检查，角膜真菌感染可表现为角膜周边环形脓肿、肉芽肿性炎和溃疡形成。①真菌性角膜炎的特征性病变是角膜周边环形脓肿形成，镜下见大量中性粒细胞、浆细胞、嗜酸性粒细胞围绕真菌孢子，积聚在角膜周边部，形成环形脓肿；②角膜真菌感染也可引起肉芽肿形成，由上皮样巨噬细胞、多核巨细胞构成，伴淋巴细胞浸润；③角膜溃疡，早期病变为局灶性角膜上皮、前弹力层破坏以致消失，浅层实质胶原纤维水肿、变性坏死，伴有中性粒细胞浸润，并见坏死细胞碎片，深层实质可见灶性中性粒细胞浸润和微脓肿形成。角膜周边亦可见微脓肿形成。随病情发展，上述病灶可融合扩展，组织坏死脱落，形成溃疡。病变也可向深层发展，真菌穿过角膜基质及后弹力层，并在邻近后弹力层内积聚，使后弹力层水肿、变形或断裂，严重者深部角膜基质破坏，后弹力层膨出，角膜穿孔，虹膜后粘连或嵌顿于穿孔处，进一步发展可引起前房化脓性炎。

角膜真菌感染时，真菌菌丝和孢子通常存在于邻近溃疡的周围基质内，有时菌丝在病灶表面堆积、隆起，少量菌丝需借助特殊染色（如 GMS 和 PAS 染色）才能发现。刮除坏死的周围组织做涂片，滴上适量10% ～ 20% 氢氧化钾，也可发现真菌，明确病因，鉴别或排除细菌性、病毒性角膜炎。

（2）真菌性玻璃体炎：可由眼球外伤、眼内手术诱发，也可能由真菌性角膜炎蔓延至眼内引起。常见致病真菌为曲霉菌、镰刀菌、新型隐球菌和白假丝酵母菌等。真菌性玻璃体炎发展较慢，临床表现出现较晚，可达数周至数月，这与感染真菌的数量及部位有关。如感染发生在玻璃体中央，则早期不易发现，在脓肿较大，甚至侵及视网膜、睫状体或虹膜时，才会发生疼痛、怕光、眼部充血等症状。玻璃体多灶性感染可形成多发性微小脓肿，并可扩大融合成较大脓肿。临床做玻璃体切割或穿刺活检，镜检可见菌丝孢子，亦可做真菌培养，以确定诊断。

（3）真菌性结膜炎：结膜真菌感染所导致的炎症性病变，多由镰刀菌、曲霉菌、假丝酵母菌等引起。病变特征是结膜血管充血、水肿，炎性渗出物增多。炎症可为单眼或双眼同时或先后发病。结膜血管充血是越接近穹隆部充血越明显，血管呈网状分布，颜色鲜红，可伸入角膜周边形成角膜血管翳，滴用肾上腺素之后可很快消失。结膜血管扩张、液体渗出导致组织水肿，因球结膜及穹隆结膜组织松弛，水肿时隆起明显，伴有较多炎症细胞渗出时可形成水样或脓性分泌物。真菌性结膜炎可合并细菌感染，致使病变更复杂，有时可见乳头形成，淋巴滤泡增生，假膜形成，持续感染可致纤维组织增生或瘢痕形成。临床表现为眼痛、畏光、流泪、异物感等。诊断结膜炎可用结膜刮片、分泌物培养等手段，结膜刮片简捷方便，革兰氏染色和吉姆萨染色或免疫荧光染色有助于发现致病真菌或其他病原体，明确病因。

三、真菌超敏反应性疾病

真菌超敏反应性疾病是指由吸入或食入某些真菌的菌丝或孢子而引起的超敏反应，也称过敏性真菌病或真菌过敏症。临床上各种过敏性或超敏反性疾病中，由真菌性致敏原（如孢子抗原）引起者并不少见。超敏反应的发生，一方面在于患者个体的过敏体质，患者多为过敏体质者（如患有哮喘、过敏性鼻炎、遗传性过敏性皮炎等），长期接触或暴露于含有大量特殊过敏原环境的正常人也可产生超敏反应。另一方面，许多真菌都可使人体致敏，常见的真菌有着色真菌、曲霉菌、青霉菌、镰刀菌、毛霉菌、根霉菌等。这些真菌体积较大、细胞壁富于多糖体，有较复杂的代谢过程、酶系统和潜在的抗原性，特别是变应原较强的曲霉菌、链格孢霉等，而且孢子的抗原性比菌丝强，容易引起超敏反应。

大多数超敏反应是由于真菌菌丝和孢子污染空气而被吸入人体，导致超敏反应，故超敏反应以呼吸道病变较多见，如哮喘、过敏性鼻炎、农民肺、过敏性上颌窦炎、过敏性肺泡炎等。超敏反应也常发生在皮肤，如荨麻疹、癣菌疹、湿疹、过敏性皮炎、接触性皮炎等。胃肠道和脑组织（如周期性偏头痛）也可发生超敏反应，有时超敏反应也可伴发真菌感染。

1. **过敏性支气管肺曲霉病（ABPA）** 又称变应性支气管肺曲霉病或真菌过敏性气道疾病（AFAD），是过敏性支气管真菌病中最常见和最具特征性的一种疾病，1952 年在英国首先报道。其致病曲霉菌以烟曲霉最常见，黄曲霉、稻曲霉、土曲霉亦可见到。急性期主要症状有喘息、咯血、脓痰、发热、胸痛和咳出棕色痰栓，以反复发作的哮喘、血液中嗜酸性粒细胞增多为主要特征。近年有增多趋势。

2. 过敏性 / 变应性鼻窦炎 常由真菌引起，是由真菌抗原成分引起的过敏反应。镜下表现为鼻窦黏膜充血水肿，显著的嗜酸性粒细胞浸润，黏液分泌增多（图 14-2-15，图 14-2-16），其中可见细胞碎片、夏科 - 莱登结晶（Charcot-Leyden crystal）以及菌丝等。

3. 过敏性鼻炎 过敏原较多，包括真菌成分。发病时可见鼻黏膜充血水肿，表面上皮增生，基底膜均质增厚，间质内嗜酸性粒细胞、淋巴细胞、浆细胞、肥大细胞浸润。嗜酸性粒细胞可以很显著，弥漫分布。在黏膜深部可见较多肥大细胞。黏膜腺体中黏液腺增多，或杯状细胞增多，所以黏液分泌增加。

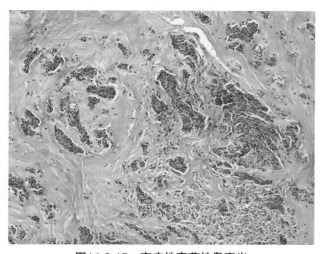

图 14-2-15 变应性真菌性鼻窦炎
淡蓝色黏液样背景下见簇状或散在炎细胞渗出，其中含大量嗜酸性粒细胞

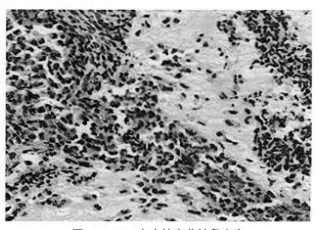

图 14-2-16 变应性真菌性鼻窦炎
镜下可见成片的变应性黏蛋白，呈淡蓝色稀薄黏液，伴较多嗜酸性粒细胞渗出

4. 癣菌疹（dermatophytides） 是指真菌或其产物从原发病灶（如足癣抓破时）癣菌成分入血，经血循环在人体其他部位发生的皮疹，属于一种超敏反应病变，在皮肤上呈现丘疹水疱，但在病损处找不到癣菌，故称癣菌疹，又称疹形反应。

癣菌疹可分为全身泛发型和局限型两种。全身泛发型皮疹呈苔藓样疹，即全身出现对称性、播散性的丘疹，与毛囊相一致，约针头至粟粒大；局限型多表现为汗疱样发疹，好发于双侧指侧、掌面及指腹部或足底，偶见四肢或躯干，发生散在或群聚深在性水疱，大小不等，疱壁不易破溃，少数可演变成较大水疱，如黄豆大以上。皮疹呈多形性，分别称为汗疱疹型、苔藓样丘疹型、丹毒样型、湿疹样型、脂溢性皮炎样、玫瑰糠疹样等，以汗疱疹型最多见，罕见多形红斑样、结节性红斑样等皮疹。患者自觉瘙痒，有时局部奇痒难忍。

诊断本病必须具备下列条件：①有一个活动性的原发性真菌病灶；②在癣菌疹的病变处查不到真菌；③癣菌疹的病情随原发病灶的控制而改善，直至消退；④癣菌素试验 [如用毛癣菌素（trichphytin）做皮肤试验] 必定阳性，如阴性也可排除癣菌疹的诊断。

四、真菌毒素中毒症

真菌在自然界大量存在，广泛分布，除致病性和条件性真菌外，还有一些真菌菌株能产生有毒代谢产物，即真菌毒素（mycotoxin），引起人或家畜的急性或慢性中毒症状，称为真菌中毒症（mycotoxicosis）或真菌毒素性疾病。现已发现真菌毒素 300 多种，它们可侵害肝、肾、中枢神经系统及造血组织，有些毒素具有致炎、致畸和致癌作用。

早年人们就发现霉变的大米、小麦、玉米、花生、甘蔗等植物中含有真菌，真菌在其生长过程中可以产生毒素，引起中毒反应，但并未引起充分重视。直到 1960 年英国进口南美洲的花生引起约 10 万只火鸡中毒死亡，发现是霉变花生中的黄曲霉毒素所致，还证明黄曲霉毒素有强烈的致癌作用，震惊世界，从而引起了人们对霉菌毒素的重视。

现已查明具有产毒能力的真菌有曲霉属、青霉属及镰刀霉属等。产毒菌株与其所产生的毒素缺乏严格的专一性，即一种真菌可以产生几种毒素，几种不同的真菌也可产生同一种毒素。真菌毒素的产生取决于三个条件：①产毒真菌的存在；②适于真菌生长的基质；③适于真菌生长的环境。三个条件都能满足时才能产生毒素。所以，我国长江以南地区，气温高，湿度大（环境条件），粮食或其他食物（基质），尤其是饲料较易受真菌毒素污染。

真菌毒素按其产生菌可分为曲霉菌毒素类、青霉菌毒素类和镰刀菌毒素类等，最具代表性的是黄曲霉毒素。

1. 黄曲霉毒素（aflatoxin，AF） 是黄曲霉的代谢产物，现已分析出 20 余种，如 B_1、B_2、G_1、G_2、M_1、M_2 等。根据紫外线照射发荧光的颜色判断，发蓝紫色荧光的是 AFB_1 和 AFB_2 毒素，发黄绿色荧光的是 AFG_1 和 AFG_2 毒素，以 AFB_1 的毒性及致癌作用最强，所以在检验食物或饲料中黄曲霉毒素含量和进行卫生学评价时，通常以 AFB_1 作为主要监测指标。AF 又是各种霉菌毒素中最稳定的一种，加热不易破坏，可耐 200℃ 高温不分解，通常烹调加热不破坏，需 280℃ 才开始分解。AF 主要是一种肝脏毒，可引起肝细胞变性坏死和纤维化，导致肝硬化和肝癌。黄曲霉毒素是已发现的毒素中的最强致癌物，实验证明，用含 0.045pmm 黄曲霉毒素饲料连续喂养小白鼠、豚鼠、家兔等可诱生肝癌。AFB_1 诱生肝癌为亚硝胺的 75 倍，其毒性相当于氰化钾的 10 倍，砒霜的 68 倍。广西南部的扶绥县是全国的肝癌高发区，研究发现当地农民以玉米为主食，而玉米和花生中检出 AFB_1 含量超标，过去肝癌年发病率约 52/10 万，1974～1994 年间发生肝癌 3906 例，死亡 3869 例。后来当地将种植玉米花生的土地改种甘蔗用来榨糖，进口大米食用，现肝癌发病率已下降。黄曲霉在食物中的残留问题受到广泛关注。

黄曲霉是产生黄曲霉毒素的主要菌种，其次是寄生曲霉，其他曲霉、毛霉、青霉、镰刀菌等亦可产生黄曲霉毒素。黄曲霉的菌丝和孢子均可产生毒素，一般菌丝产毒较多。孢子和菌丝都可从口腔和鼻腔进入人体。黄曲霉毒素除有极强的致肝癌作用外，由于给毒途径不同，还可引起肾、胃、支气管和皮肤癌症。

黄曲霉毒素的中毒症状无特异表现，主要是进食发霉食物后，出现腹泻，肝大，肝出血，肝坏死，全身肌肉、黏膜和皮下均有出血点、出血斑，严重黄疸，重症患者肝细胞坏死，肝功能被破坏，出现肝昏迷并致人死亡，幸存者发展为肝硬化和肝癌。即使人们通常食入黄曲霉毒素含量少的食物，时间稍长仍可引起慢性中毒，表现为食欲缺乏、体重下降，逐渐发生肝

细胞变性坏死而发展为肝硬化、肝癌。

2. 镰刀菌毒素 种类很多，其中脱氧雪腐镰刀菌烯醇（deoxynivalenol，DON）是最常见的一种污染粮食、饲料和食品的毒素，主要由禾谷镰刀菌和粉红镰刀菌产生，其污染水平居镰刀菌毒素之首，对人类和动物的危害仅次于黄曲霉毒素。DON 具有很强的细胞毒，人畜摄入后，会导致厌食、呕吐、腹泻、发热、反应迟钝等急性中毒症。由于可引起猪的强烈呕吐，也称为呕吐毒（vomitoxin）。严重者损害造血系统，可引起白细胞缺乏症。白细胞缺乏与毒素所致骨髓损伤有关。DON 还可影响免疫细胞的增生与凋亡，所以既是一种免疫抑制剂，又是一种免疫促进剂，其作用与剂量有关，可抑制对病原体的免疫应答，同时又可诱发自身免疫反应。镰刀菌产生的单端孢霉烯族毒素（T-2 毒素）可使试验大鼠发生胃癌、胰腺癌、垂体瘤和脑肿瘤。某些镰刀菌产生的毒素可致"食物中毒性白细胞缺乏症"（ATA），白细胞缺乏与毒素所致骨髓损伤有关。

3. 其他真菌毒素 桔青霉素可损害肾小管和肾小球，引起急性或慢性肾病。黄绿青霉素引起中枢神经损害，包括神经组织变性、出血或功能障碍等。某些镰刀菌素和黑葡萄穗素主要引起造血系统损害，发生造血组织坏死或造血机能障碍，引起白细胞减少症。杂色曲霉和构巢曲霉产生的杂色曲霉毒素可引起大鼠肝脏损伤，诱发肝癌。赭曲霉产生的赭曲毒素是一种肾脏毒，与泌尿系统肿瘤有关，也可诱发肝脏肿瘤。岛青霉菌产生的黄米毒素可致大鼠肝癌。青霉菌产生的灰黄霉素可诱发试验小鼠的肝脏和甲状腺肿瘤。展青霉素可引起肉瘤等。

对于有明显病变，但检查不到病原体的病例，应注意了解患者是否有过敏病史，中毒症状，与真菌（包括与霉变谷物、食品等）有无接触史或食用等资料，考虑真菌毒素中毒或过敏的可能性。

五、播散性/侵袭性真菌感染

侵袭性真菌感染（invasive fungal infections，IFI）是指不包括真菌寄生和过敏所致的深部真菌病。如同时累及多个系统或器官，则称为播散性真菌感染（disseminated fungal infections，DFI）或系统性真菌病（systemic mycosis），系统性真菌病有时也可累及皮肤。近年有学者建议改称侵袭性真菌病（invasive fungal disease，IFD），强调真菌侵入人体，在深部组

织、器官或血液中生长繁殖，并导致组织损伤和炎症反应的感染性疾病，更能准确反映这种疾病状态，特别是与真菌感染相关的临床症状、体征及影像学表现。

侵袭性真菌感染，又再分为原发性和继发性两类。①原发性真菌感染是指发生于健康和正常机体的真菌感染，如皮炎芽生菌病、组织胞浆菌病、球孢子菌病、副球孢子菌病等，这些疾病多见于美洲，主要是外源性感染，具有地方流行性，马尔尼菲篮状菌病则常见于东南亚。这些病菌均为双相型真菌。②继发性真菌感染主要是机会性真菌感染，是指发生在固有免疫和（或）适应性免疫机制受到损伤或免疫缺陷机体的真菌感染，如肺孢子菌病、假丝酵母菌病、隐球菌病、曲霉菌病、毛霉菌病、镰刀菌病等，既有内源性感染（如假丝酵母菌病），亦有外源性感染（如曲霉菌病等）。近年随着易感人群的扩大，机会性真菌感染越来越多。侵袭性真菌感染实质是深部真菌感染，只是由于其发病率增高，危害严重。

近年医学界对侵袭性真菌病（IFD）或深部真菌病相当关注，把侵袭性真菌病的诊断体系分为3个级别（确诊、临床诊断和拟诊），诊断依据分为4个部分（宿主因素、临床证据、微生物学证据和组织病理学证据），详见上一节真菌病的诊断部分。

六、艾滋病相关性真菌感染

艾滋病病毒（HIV）感染者/艾滋病（AIDS）患者由于细胞免疫功能低下而极易合并各种机会性感染，并可能因此导致死亡。真菌感染是HIV/AIDS患者常见的机会性感染之一，其真菌种类几乎包含了所有已发现的致病性和条件性致病真菌，而且主要为深部感染真菌，常发生侵袭性或播散性感染。病变通常为慢性，并比较复杂，需要病理检查协助确诊。

在AIDS患者中，真菌性机会性感染在尸检中的发现率为8%～40%。AIDS相关的真菌主要为深部感染真菌。据笔者观察，在151例艾滋病尸检材料中，有肺孢子菌感染83例，主要引起肺部炎症；白假丝酵母菌感染38例，多累及口腔（25例）和食管（12例），引起鹅口疮和胸骨后疼痛或吞咽不适，其次为肺（9例）和脑膜、肾脏（各2例）等；新型隐球菌感染17例，其中12例引起脑膜炎，其次是肺和淋巴结（各7例）、脾（6例）、肾（4例）和肝（3例）等。此外，尚见曲霉菌病6例，组织胞浆菌病2例，毛霉菌病2例，球孢子菌病2例，多引起肺炎、脑膜炎，且常为播散性，导致局部炎性渗出和变性坏死。据报道，HIV感染者一旦发生上述真菌感染，则预示病程将要或已进入典型AIDS阶段。另外，真菌感染可激活已感染HIV的CD4$^+$淋巴细胞，并且真菌本身对宿主亦有免疫抑制作用。故可认为，真菌感染也是AIDS发生发展的辅助因子。

回顾性研究表明，在美国和非洲，在HIV感染的艾滋病相关综合征（ARC）期和艾滋病期，至少有58%～81%的患者发生真菌感染，并有10%～20%的患者直接死于真菌感染。真菌感染可以长期处于亚临床状态，也可被同时发生的其他机会性感染（如弓形虫、CMV感染等）所掩盖而不易被发现。鉴于AIDS患者的机会性感染具有多样性与混合性的特点，临床应注意真菌感染与其他感染共存的可能性。常见于HIV/AIDS的真菌有假丝酵母菌、隐球菌、曲霉菌、组织胞浆菌等；文献中偶见艾滋病合并芽生菌病、青霉菌病、毛霉菌病、球孢子菌病的报道，这些真菌感染在我国都很罕见，参见表14-2-4。

表14-2-4　AIDS相关的深部真菌感染

真菌类型	主要侵犯部位	主要疾病及临床表现
假丝酵母菌	口腔、食管、肺、阴道等	鹅口疮、食管炎、肺炎、脑膜炎等
隐球菌	脑膜、肺、淋巴结、皮肤等	脑膜炎、肺炎、胸膜炎、播散性隐球菌病
曲霉菌	呼吸道、食管	肺炎、食管炎、侵袭性曲霉菌病
毛霉菌	肺、鼻窦、中枢神经系统（CNS）	肺炎、鼻窦炎
肺孢子菌	肺	肺炎
组织胞浆菌	呼吸道、食管、淋巴结、皮肤等	播散型组织胞浆菌病
马尔尼菲篮状菌	呼吸道、消化道	皮肤肉芽肿、肺炎等
球孢子菌	皮下	播散性球孢子菌病

目前，尽管高效抗反转录病毒疗法（HAART）已在 HIV/AIDS 患者中广泛应用，深部真菌感染仍是 HIV/AIDS 患者最常见的死亡原因。一方面，HIV/AIDS 患者合并深部真菌感染往往病情复杂，临床表现缺乏特异性，早期诊断较困难；另一方面，随着抗真菌药物在临床的广泛使用，真菌的耐药性也日趋复杂，导致真菌感染难以控制。因此，应加强预防深部真菌感染，对深部真菌感染加强早期诊治。

（刘德纯　邓卓霖　刘红刚　朴颖实　张盛忠
李　彬　张　旭　孙　磊　郑广娟　高顺强
赵卫星　焦云娟　张　林　刘晓阳；
赵卫星　管俊昌）

第三节　皮肤及皮下组织真菌感染

真菌所致皮肤及皮下组织感染按病变部位大致分为四类：①浅表真菌病（superficial mycosis），是指侵及皮肤角质层以上者，又称皮肤癣菌病（dermatophytosis），简称癣（tinea）。②皮肤真菌病（cutaneous mycoses），真菌感染累及皮肤角质层、毛发、甲板和皮肤附属器。两者合称浅部真菌病。③皮下组织真菌病（subcutaneous mycoses），感染累及真皮及皮下组织。有些学者将其归类于深部真菌病。④系统性真菌病（systemic mycoses）或深部真菌病，是指可以累及皮下组织和内脏器官的真菌病，皮肤病变是其组成部分。本节主要讨论前 3 种皮肤及皮下组织常见的真菌感染。

一、皮肤癣菌和角质癣菌感染

浅表真菌病主要由皮肤癣菌和角质癣菌感染引起。皮肤癣菌（dermatophyte）是一类亲角质（keratinophilic）的真菌，常感染人类的皮肤、毛发和甲，引起皮肤癣菌病。角质癣菌是指腐生于皮肤角质层及毛干表面的浅部真菌，主要引起表皮角质层和毛发的改变，最常见的是糠秕马拉色菌。

（一）皮肤癣菌感染

从生态学角度，皮肤癣菌可分为亲土壤性、亲动物性和亲人性三类。亲土壤性皮肤癣菌生存在土壤中，靠分解动物脱落在土壤中的毛发或皮屑的角质生存，多数无致病性，少数可感染人和动物；亲动物性皮肤癣菌寄生在动物体表，可以通过密切接触传染到人类；亲人性皮肤癣菌只感染人类，并可在人际互相传播，是主要的致病性皮肤癣菌。按皮肤癣菌侵犯组织和培养特点可再划分为以下三属，共 40 余种，其中比较常见的有 10 余种，以红色毛癣菌、石膏样毛癣菌（须毛癣菌）最常见，占 80%～90%。

【生物学性状】

1. 表皮癣菌属（ Epidermophyton ）　本属中只有絮状表皮癣菌（ E. floccosum ）1 种，可侵犯人体表皮和甲板，但不侵犯毛发。在沙氏琼脂培养基上菌落呈黄绿色，丝絮状或粉粒状，形成的菌丝较细，光滑，呈棒状或球拍状，顶端钝圆，中间有隔。其侧壁及顶端形成杵状或梨形大分生孢子，壁薄，由 3～5 个细胞构成。在成熟菌落中形成大量厚壁孢子，无小分生孢子。

2. 毛癣菌属（ Trichophyton ）　本属 20 余种，其中有 13 种对人类致病，如石膏样毛癣菌（ T. gypseum，又称须毛癣菌）、红色毛癣菌（ T. rubrum）、紫色毛癣菌（ T. violaceum ）等，可侵犯皮肤、毛发和指（趾）甲。在沙氏培养基上，菌落呈丝絮状或粉粒状，可有多种色彩。大分生孢子为多细胞性，呈圆柱状、薄壁、棒状或香烟形，两端钝圆，壁光滑。小分生孢子为单细胞性，侧生，呈圆形、棒状或梨形，散在或呈葡萄状群生。有时可见关节孢子和厚壁孢子。菌丝透明，有分隔，呈螺旋状、球拍状、结节状或鹿角状。

3. 小孢子菌属（ Microsporum ）　本属有 15 个种，已报道有 8 种能引起人类发病，主要侵犯皮肤和毛发。主要致病菌有铁锈色小孢子菌（ M. ferrugineum ）、石膏样小孢子菌（ M. gypseum ）、奥杜盎小孢子菌（ M. audouinii ）等。培养特征是形成灰白、橘红或棕黄色菌落，呈石膏样、丝絮状或粉粒状。大分生孢子为多细胞性，呈梭形或纺锤状，孤立，壁厚或薄，有棘状突起，含 2～25 个细胞。小分生孢子少见，为单细胞性，孤立，棒状到卵圆形。菌丝呈结节状、梳状或球拍状，有分隔，常见厚垣孢子。患处标本直接镜检可见孢子及菌丝。

【发病机制】

皮肤癣菌寄生在人体的表面，侵犯皮肤角质层以及含有角蛋白的皮肤附属器，包括甲和毛发，引起浅部真菌感染。其致病作用与下列因素有关：①皮肤癣菌可以分泌角蛋白酶（keratinase），以分解角蛋白，在酸性环境下活性较强。通常皮肤癣菌并不侵犯皮肤角质层以下（即没有角蛋白的组织），但可累及含有角蛋白的毛囊，并可引起毛囊炎和毛囊周围炎。②皮肤癣菌含有 2 种抗原，其中糖肽的蛋白成分可引起细胞免疫反应，多糖成分主要引起体液免疫反应。宿主感染皮肤癣菌后可产生多种抗体，但这些抗体却无防御功能。对抗皮肤癣菌感染主要是细胞免疫应答。③皮肤癣菌的类型也影响病程进展，如红色毛癣菌，其细胞壁中含有甘露聚糖，可以抑制细胞免疫应答，感染者发生的炎症反应轻微，但多为慢性，80%～90% 的慢性皮肤癣菌感染是由红色毛癣菌所致。

机体免疫状态与皮肤癣菌病的发生发展也有密切关系：①迟发型超敏反应引发的炎症过程可以刺激表皮细胞增殖、加速表皮脱落，以清除真菌成分；②细胞介导的剧烈炎症反应可以帮助机体清除真菌感染，同时表现出毛霉菌素皮肤试验阳性反应；③在过敏体质者（如伴有哮喘和过敏性鼻炎者）常表现为速发型超敏反应，毛癣菌素试验阴性或弱阳性；④在免疫损伤或低下的感染者，皮肤癣菌可侵犯到皮下组织，引起炎性肉芽肿形成。

上述各种皮肤癣菌感染可以引起体癣、头癣、股癣、甲癣、手癣、足癣等浅表真菌病。体癣（tinea corporis）是指在人体的光滑皮肤（glabrous skin）上（除手、足、毛发、指/趾甲及腹股沟、会阴部以外的皮肤）发生的皮肤癣菌感染，在我国主要由絮状表皮癣菌、红色毛癣菌、须毛癣菌、许兰毛癣菌、紫色毛癣菌、铁锈色小孢子菌、石膏样小孢子菌等引起，多由患者直接接触或间接接触患者污染的物品所致，或与生癣动物（狗、猫、兔等）密切接触而传染，也可由患者原有的手足癣、股癣等蔓延而来。以下以常见的体癣为例简介皮肤癣菌感染的临床病理变化。

【病理变化】

各种浅表真菌病通常病变轻微，肉眼可见皮肤出现红斑、丘疹、鳞屑、水疱、糜烂等表现。累及毛囊者可见断发，累及指（趾）甲者可见其变形，累及头皮者常见脱屑等。体癣最常见的病理特征为慢性皮炎、亚急性皮炎、急性水疱性皮炎等，类似接触性皮炎、钱币状湿疹等疾病。

皮疹初始为红斑或丘疹或小水疱，小水疱融合成边缘隆起、界限清楚的环形皮损，随后损害渐渐向四周扩展，病灶中央有自愈倾向，日久成为环形，类似古铜钱，故名圆癣或金钱癣。环的边缘比邻近正常皮肤稍为隆起，该处炎症表现较明显，其上方有小丘疹、水疱或鳞屑附着。有时，环形中央又可发生新的皮疹，新的皮损也渐渐扩大成环形，如此陆续发生而形成多层同心环状或重叠花环状，境界分明。边缘不断外展的同时皮损中央趋于消退，有鳞屑或色素沉着。本病皮损为单发或多发，大小不等，数目不定，以 1～2 个或数个居多，全身泛发者较少见，且病灶分布也不对称。

显微镜下，皮损的边缘可见角化过度、角化不全，表皮灶性海绵水肿，棘层轻度肥厚，在角化不全的痂皮中可见中性粒细胞，真皮浅层血管有炎细胞浸润。角质层内可见孢子或菌丝（图 14-3-1），真菌菌丝在 PAS 染色后更明显（图 14-3-2），炎症明显时可形成脓疱。

【临床表现】

上述三属的皮肤癣菌，感染人体后视部位及表现不同，分别称为体癣、头癣、股癣、甲癣、手癣、足

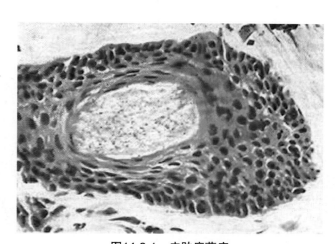

图14-3-1 皮肤癣菌病
表皮角蛋白被破坏，并可见真菌菌丝团（丁彦青惠赠）

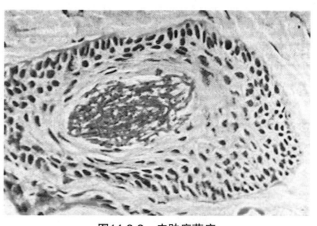

图14-3-2 皮肤癣菌病
真菌菌丝团 PAS 染色，真菌菌丝染成品红色（丁彦青惠赠）

癣等，常见临床表现有红斑、丘疹、鳞屑、荨麻疹样病变、紫癜、环形浸润斑、结节、水疱、脓疱、毛囊脓疱、表皮脱落、糜烂、毛囊结节、断发、脱发和甲板改变等。

体癣多见于儿童，其次是青壮年，好发面部、躯干、四肢。夏季发作或加重，冬季减轻。临床表现与致病真菌种类及个体反应有关。由于致病真菌种类多，而且患者的体质与抵抗力又不相同，加上卫生习惯的差别等因素，体癣的临床症状多种多样。常见的典型损害往往表现为皮肤淡红色丘疹或斑点，逐渐向外扩展而呈圆形、卵圆形或不规则形，有轻度炎症及细薄鳞屑，边缘的炎症较重，鳞屑多，比附近皮肤及损害中央略隆起而呈环状，大小不定，边界清楚。

有时体癣有较重的炎症，边缘有水疱及脓疱排列成弧形或环形，疱膜破裂后有渗液而结痂，新水疱可在外围陆续出现，此型体癣常为嗜动物真菌引起，直径一般不超过 2cm，易自愈。

脓癣型体癣是炎症显著的脓癣状暗红色斑块，常有脓液渗出及鳞屑痂，通常由疣状毛癣菌或须癣性毛癣菌引起，愈后留有瘢痕。

体癣的另一表现是环形皮损向四周扩展时，中央又出现皮损而渐扩张呈同心环状，陆续发生形成数层同心排列的环状鳞屑性损害。

有些体癣可被误诊成其他皮肤病，患者自作主张，于病变处采用皮质激素霜剂外涂，使原来体癣病灶的典型症状被破坏，炎症反应较剧烈，引起体癣发生湿疹样变化，损害中央消退不明显，皮损发红脱屑并浸润，边界不清，病损范围迅速扩大，形态也欠规则，边界又不清楚，成为不好辨认的体癣，称为难辨认癣或所谓"不典型体癣"，在临床上常可见到，缺乏经验的医生常难以正确诊断。

如果患者有免疫缺陷病或长期使用皮质激素和免疫抑制剂时，皮疹有可能播散分布于全身。皮疹伴有不同程度的瘙痒，搔抓可引起局部细菌感染或皮肤增厚粗糙。

【诊断与鉴别诊断】

凡是见到表皮呈银屑病样增生，角质层内有中性粒细胞浸润的皮损，一定要仔细检查角质层内有无孢子和菌丝，必要时做特殊染色，以确定是否皮肤癣菌病，并应注意与湿疹、银屑病、玫瑰糠疹、脂溢性皮炎等鉴别。

皮肤科常用直接镜检法进行诊断。一般刮取少量皮屑、指（趾）甲或病发，置于载玻片上，加 10%～20% 的氢氧化钾（KOH）水溶液，稍微加热消化后放在显微镜下观察，镜下见到细长、粗细一致、透明、有分隔、有折光性的菌丝，即可确定为皮肤癣菌。此法病理科也可使用。如需进行菌种鉴定或进一步分类，则将标本接种到沙氏琼脂培养基上进行培养，根据菌落特征、菌丝和孢子形态进行鉴定。真菌分离培养与鉴定通常由检验科或皮肤科施行。

（二）角质癣菌感染

角质癣菌是指腐生于皮肤角质层及毛干表面的浅部真菌，又分为角层型和毛发型，分别引起皮肤角质和毛发病变。致病菌主要有糠秕马拉色菌（*Malassezia furfur*）、何德毛结节菌（*Piedraia hortae*）等。糠秕马拉色菌可引起皮肤花斑癣，故又称花斑癣菌，比较常见；何德毛结节菌可使毛干上出现沙粒样结节。其他角质癣菌还有白吉利毛孢子菌、红癣微细棒状杆菌、曼逊癣菌及威尼克癣菌、腋毛癣菌等。由于角质癣菌寄生于人体组织的表面，一般不引起组织的炎症反应，即使有也极轻微。

【生物学性状】

糠秕马拉色菌具有菌丝和孢子两种形态。菌丝短粗，分枝状，有分隔；孢子为球形或卵圆形。培养时需加入橄榄油或菜籽油，37℃培养 1～3 周，形成扁平的酵母型菌落，表面有细小的突起。其他角质癣菌也有类似的形态。

【发病机制】

糠秕马拉色菌具有嗜脂性特点，故易于感染皮脂腺分泌旺盛的部位，其致病条件有：①外因：高温、高湿，衣服封闭，用棕榈油或其他脂类物质涂擦身体。这种环境有利于糠秕马拉色菌的生长繁殖。②内因：阳性家族史、免疫功能低下等，机体易感性增加。患者之间一般无传染性。糠秕马拉色菌在皮脂丰富的皮肤生长繁殖过程中，侵蚀和破坏角质层，以致表皮过度角化，鳞屑增加。

【病理变化】

糠秕马拉色菌感染仅有轻微的组织学改变，表现为轻度的角化过度，棘层肥厚，伴局灶性角化不全，真皮浅层血管周围可见以淋巴细胞为主的稀疏炎细胞浸润。鳞屑或角质层内可见到菌丝和孢子，混合在一起类似"意大利面条和肉丸"。菌丝多数粗短微弯如香蕉或腊肠样、短棒状，有分隔和分支，菌丝深入角化组织内生成营养菌丝体，纵横交织成网状；孢子为成簇、圆形、厚壁、芽颈较宽的酵母样细胞，可排列成链状或零散分布，在病发上可见孢子在毛干外排成厚鞘（毛外型感染）或毛干内排列成串（毛内型感染）。

【临床表现】

糠秕马拉色菌所致皮肤花斑癣多发生于夏秋季

节，好发于颈、胸、腹、背和上臂等汗腺丰富的部位，在皮肤表面形成黄褐色薄糠状鳞屑状的病变，形似汗渍斑点，故又称汗斑，影响皮肤美观，但对健康无碍。

【诊断与鉴别诊断】

患处标本直接镜检可见短粗、分支状有隔菌丝以及丛状的酵母样细胞。PAS 染色或乌洛托品 - 银染色可以清晰显示菌丝。在色素增加的皮损中数量较多；淡白色的皮损往往无鳞屑，不易找到菌丝或孢子。取鳞屑接种在有橄榄油的培养基中可长出乳酪色酵母样菌落。在沙氏琼脂培养基上孵育可生成各种孢子和菌丝。根据菌落形态与色泽、菌丝的构造与形态、大分生孢子的形态和小分生孢子的有无及排列形式等，可以鉴别不同的种属。

二、孢子丝菌感染

孢子丝菌病（sporotrichosis）是由孢子丝菌复合体（*Sporothrix schenckii* complex，简称为孢子丝菌）感染所致的慢性深部真菌病。孢子丝菌复合体包括申克孢子丝菌（*Sporothrix schenckii*）、球形孢子丝菌（*Sporothrix globosa*）、巴西孢子丝菌（*Sporothrix brasiliensis*）、墨西哥孢子丝菌（*Sporothrix mexicana*）、苍白孢子丝菌（*Sporothrix pallida*）、卢艾里孢子丝菌（*Sporothrix luriei*）和智利孢子丝菌（*Sporothrix chilensis*）7 个菌种。孢子丝菌感染主要侵犯皮肤、皮下组织及附近淋巴管，偶可累及黏膜和内脏等器官，甚至形成播散性病变。孢子丝菌病在全世界广泛分布，最常见于温带、亚热带及热带地区，非洲、澳大利亚及拉丁美洲发病率最高，在我国东北地区比较常见的是前面两种，巴西孢子丝菌等感染也有报道。

【生物学性状】

孢子丝菌为腐生性真菌，其中主要致病菌种是申克孢子丝菌，通常存在于土壤、木材及植物中。孢子丝菌培养呈温度双相性，在沙氏琼脂培养基上可长成灰褐色皱膜状菌落，镜下可见细长有隔菌丝，直径 2μm，顶端有成群梨形小分生孢子排列成梅花形。在含胱氨酸的血平板培养基上则以出芽方式形成酵母型菌落。在人体外呈菌丝型，在人体内则为酵母型，在患者的脓液、痰液、血液或病变组织中，则仅见梭形或圆形孢子形成。

【发病机制】

1. 传播途径　人体通过皮肤创伤接触被孢子丝菌污染的土壤或植物如芦苇和稻秆等遭受感染，易累及裸露在外的皮肤，更多的感染是由于外伤后伤口接种，也可因与带菌动物（如猫等）密切接触而感染。孢子丝菌偶可因吸入分生孢子导致肺部感染，也可经淋巴道播散，使淋巴管出现链状硬结，称为孢子丝菌性下疳（sporotrichotic chancre）。孢子丝菌也可经血道扩散到其他器官。在部分患者中孢子丝菌感染可以为自限性疾病。某些儿童也可能因蚊虫叮咬而感染。巴西孢子丝菌病主要由猫传播。

易感人群主要是经常与土壤、植物接触的人员如农民、园艺工人等，在 HIV 感染或其他原因导致免疫损伤的人群中特别是艾滋病患者中有较多孢子丝菌病的报道。

2. 致病作用　研究表明：孢子丝菌复合体中巴西孢子丝菌毒力最强，其次是申克孢子丝菌和球形孢子丝菌，可作为孢子丝菌毒力因子的分子或机制有糖蛋白、真菌的双相性、细胞外囊泡、黑色素、黏附性等。①糖蛋白对于真菌毒力、细胞壁完整性和宿主免疫识别是必不可少的，细胞壁多糖合成酶和（或）水解酶可能参与 β- 葡聚糖合成和水解过程。②双相性：真菌中蛋白质组氨酸激酶 1（DRK1）可能是双相菌丝主要的调节因子，参与菌丝相到酵母相的转化，还参与调节毒力基因的表达并致病。孢子丝菌的细胞壁是抗环境刺激及免疫反应中的必要结构，含有致病毒力的大分子。酵母相细胞壁含有黑色素颗粒和参与黏附的蛋白质，有助于真菌毒力的发挥。③黏附力是病原体有效侵入宿主组织的先决条件。细胞壁表面甘露糖、肽聚糖都参与了黏附过程。研究证明：申克孢子丝菌具有整合素或黏附素样凝集素样分子，可识别分子上的人纤连蛋白。纤连蛋白黏附素位于酵母细胞表面，其表达与真菌毒力有关。真菌细胞壁的肽 - 鼠李糖甘露聚糖（peptido-rhamnomannan，PRM）可抑制免疫反应，也可作为毒力因子。④黑色素分布于细胞壁内部和表面，形成致密的保护层，可以保护真菌细胞，具有抗氧化、抗恶劣环境、增强真菌细胞黏附性等作用，可诱导宿主防御真菌逃逸，也可能与病原菌播散相关，黑色素在真菌侵袭宿主和抵御外界恶劣环境方面起重要作用，也可作为某些菌种的重要致病因子。⑤孢子丝菌中存在囊泡相关蛋白，细胞外细胞壁葡聚糖酶是一种由囊泡运输的蛋白质，因其表面的重塑，可通过诱导巨噬细胞和其他宿主细胞溶解，发挥毒力作用。⑥超氧化物歧化酶（superoxide dismutase，SOD）在氧化应激条件下可促进孢子丝菌的生长及存活，蛋白酶 I 与病原菌入侵皮肤的能力有关，在真菌与宿主细胞的相互作用中起重要作用。

3. 免疫反应　在宿主抗孢子丝菌感染过程中，关键是固有或天然免疫系统。中性粒细胞和巨噬细胞的吞噬作用以及氧化分子的产生具有重要的中和及清除致病菌作用。宿主细胞中表达的模式识别受体（pattern recognition receptor，PRR）识别存在于真菌细胞表面的病原体相关分子模式（pathogen associated molecular pattern，PAMP）。巨噬细胞可以通过 Toll 样受体（Toll-like receptor，TLR）被真菌细胞表面的可溶性和脂质性抗原激活，通过吞噬作用消除病原体、调节炎症反应和提呈抗原，在固有免疫反应中发挥重要作用。甘露糖受体在分生孢子识别过程中参与进一步 Th1 应答反应，并在酵母相识别过程中作为补体受体参与反应。孢子丝菌具有在宿主免疫应答的逃避或调节中起作用的分子。例如，生物体可以将麦角甾醇过氧化物转化为麦角固醇，麦角固醇是一种在吞噬过程中对活性氧（reactive oxygen species，ROS）有中和作用的分子。此外，麦角甾醇过氧化物能诱导细胞毒性作用。脂质成分可通过 TLR 控制巨噬细胞活化，诱导活性氮物质（reactive nitrogen species，RNS）的合成，如一氧化氮（nitric oxide，NO），完全抑制酵母相细胞的吞噬作用。孢子丝菌感染早期细胞因子水平下降，NO 产生增加，通过免疫细胞的凋亡促进感染的建立，加重炎症反应，使病情恶化。孢子丝菌酵母相细胞能激活补体的经典途径和替代途径，且后者与抗体的存在无关。

细胞介导免疫应答是宿主对病原真菌反应的基本机制，而体液免疫也有一定的保护作用。针对抗孢子丝菌外源性抗原的 IgG、IgM 和 IgA 型抗体可通过凝集真菌细胞、调理和增强吞噬作用、抑制真菌细胞的黏附、激活补体和介导细胞溶解、中和免疫调节分子，释放 Fc 受体介导的细胞因子和抗体依赖性细胞介导的细胞毒作用（ADCC）等环节，参与宿主防御真菌感染过程。在固定型和淋巴管型皮肤损害中，检测的 IgM 和 IgA 光密度（OD）值较低，而在播散型和系统型损害的患者中未见此差异。其中，IgM 参与激活补体经典途径，黏膜受累主要有 IgA 参与。

【病理变化】

1. 基本病变　孢子丝菌病的主要组织病理学表现为化脓性和肉芽肿性炎症，同时伴有淋巴细胞及浆细胞等炎症细胞浸润。人体和实验病理学观察发现，孢子丝菌感染初期病变的特征是脓肿形成、巨噬细胞和淋巴细胞渗出，病灶中含大量真菌。典型病损为中性粒细胞聚集形成微脓肿，周围有上皮样细胞和散在多核巨细胞，最外层为增生纤维细胞和淋巴细胞，构成典型的化脓性肉芽肿，偶见单纯的脓肿或肉芽肿。巨噬细胞被激活后真菌数量将会减少，随之脓肿、中性粒细胞也减少，而淋巴细胞及浆细胞增多（图 14-3-3）。表皮改变表现为溃疡、角化过度、角化不全、棘

层不规则肥厚或假上皮瘤样增生，并伴表皮内微脓肿和白细胞渗出。成熟皮损的基本病变为炎性肉芽肿形成，常累及真皮及皮下组织，伴纤维化及小血管的扩张、充血。有学者将 119 例人孢子丝菌病皮损病变分为：①非特异性炎症浸润，由淋巴细胞、浆细胞、中性粒细胞及组织细胞组成，无肉芽肿组成；②形成不良的肉芽肿，即巨噬细胞或黏附性差的上皮样巨噬细胞的聚集，貌似肉芽肿但边界不清；③形成良好的肉芽肿，黏附性上皮样细胞形成良好的聚集体，边界清楚。上述病变中形成不良的肉芽肿占优势。

2. 肉芽肿　可分为六类：①异物样肉芽肿，由活化的巨噬细胞、上皮样细胞和多核巨细胞组成的肉芽肿。②结核样肉芽肿，由上皮样细胞、朗汉斯巨细胞、周围的淋巴细胞形成形态良好的肉芽肿伴中央干酪样坏死。③肉样瘤（结节病）样肉芽肿，由上皮样细胞、朗汉斯巨细胞组成小圆形的肉芽肿，无淋巴细胞浸润。④栅栏状肉芽肿，中央为变性、坏死的胶原区，周围由组织细胞、上皮样细胞和多核巨细胞围绕坏死胶原区呈放射状或栅栏状排列，最外围淋巴细胞浸润，这与我国定义的孢子丝菌病典型病理特征"三带结构"表述相同。较早期的炎症性结节可见到较为典型的"三带结构"，少数病例在中央化脓区可以见到坏死及核尘，病程久、范围较大的损害往往在真皮内形成广泛的炎症带的痕迹，有的是多个不典型的三带结构。⑤化脓性肉芽肿，中性粒细胞浸润在肉芽肿组织中，在急性炎症浸润中可见散在或片状分布的浆细胞，多见于溃疡性或囊肿性损害。⑥非特指性（NOS）上皮样肉芽肿，肉芽肿形成不良，无坏死或化脓。需要指出的是，同一样本中可以观察到多种类型的肉芽肿，化脓性肉芽肿占优势，其次是结核样、NOS 上皮

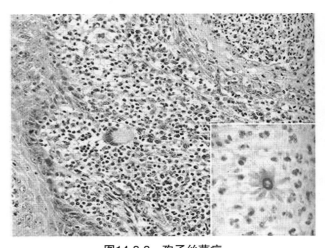

图14-3-3　孢子丝菌病

病变呈结节状，真皮内大量炎细胞浸润，巨细胞内可见菌丝。右下角插图PAS染色可见星状体（Splendose-Hoeppli现象）（丁彦青惠赠）

样肉芽肿,其他类型少见。

3. 病原体及其特征性结构 病理切片内可见到细胞内或细胞外孢子、雪茄样小体,偶见菌丝、星状体(经 HE 染色,表现为孢子周围嗜伊红物质星芒状分布,也称 Splendose-Hoeppli 现象)。星状体现象的存在可以考虑孢子丝菌病的诊断(图 14-3-3),阳性率为 20% ~ 66%。星状体辐射冠的尖峰物质来自宿主的 IgG 和 IgM。酵母细胞在星状体内仍保持活力,即使在存在特异性抗体的情况下,也可在适当条件下增殖。但星状体并不是孢子丝菌病的特异性诊断,它也可能发生在其他感染性或肉芽肿性疾病中,如血吸虫病等。HE 染色下孢子丝菌检出率较低,PAS、GMS 染色可提高其阳性率,18% ~ 80% 的病例可检出孢子丝菌病原菌。在微脓肿和脓性渗出物中均可查见申克孢子丝菌的星状体和孢子,比在肉芽肿中更为多见。

【临床表现】

孢子丝菌病的临床病理表现与宿主的免疫状态、真菌含量、致病力、病菌接种的位置与侵犯组织的深度、菌株的致病性及基因型有关。孢子丝菌进入人体后可在种植部位引起局部炎症反应,当机体抵抗力较强或病菌毒力较弱时,损害局限于种植部位;当机体抵抗力较弱或病原菌毒力较强时,病原菌可沿淋巴或血液播散至全身,由此形成各种不同的临床病理类型。

本病国内报道主要所见为皮肤孢子丝菌病。皮肤外孢子丝菌病则最常见于伴有基础性疾病或易感素质的个体,如糖尿病患者、艾滋病患者、长期激素治疗者及免疫功能低下患者。最常累及的部位是皮肤、肺、关节和骨,偶有眼内炎和脑膜炎的患者报道。在艾滋病患者常发生皮肤、肺、肝、脾、脑、骨骼等多脏器播散性病变,常在短期内死亡。

1. 皮肤孢子丝菌病 有学者将皮肤孢子丝菌病分为 4 种类型:①局限性皮肤型(固定型);②皮肤淋巴管型;③皮肤播散型;④皮肤外型(系统性)。其中,最常见的是固定型与淋巴管型,播散型少见,皮肤外型偶见。

(1)淋巴管型:患者绝大多数是体力劳动者,患病前常有外伤史。病变好发于直接同外界相接触的暴露部位,如手、腕、前臂、足背及小腿外侧,而且以活动较频繁的右上肢为最多。此外,头面部、颈部也可被波及,常累及皮肤、皮下组织和局部淋巴管。病原菌从外伤处侵入机体后须经数周乃至半年的潜伏期才发病。初期皮损是在原外伤部位出现一个坚实、圆形且有弹性的结节,临床称之为初疮,这种原发结节无压痛,但可移动。其表面皮肤初始为淡红色,进而转变成紫红色乃至发黑坏死。随后结节逐渐增大,可与表面皮肤粘连,最终破溃而形成溃疡,从中流出少量脓液。在初疮发生之后一至数周,又有新结节出现,称为继发性损害。该结节常沿淋巴管作向心性扩散,呈带状分布,多局限于单侧肢体。病变时间较长者,结节还可沿淋巴管支线分布。继发性结节数目不定,自数个至几十个,如花生米或蚕豆大小。这些结节也可缓慢发展转变为脓肿或溃疡。连接结节间的淋巴管可呈束状变硬增粗,呈硬索状延伸到局部淋巴结,但罕见局部淋巴结肿大。初疮发生于头部或颜面者,由于该部淋巴管不呈带状分布,继发性结节也不形成带状排列。

(2)固定型:该型仅次于皮肤淋巴管型,临床较多见。好发于面部,也可侵犯手背等其他暴露部位。皮损往往固定于始发部位,而不沿淋巴管播散。皮损具有多形性,可表现为稍有弹性的坚实结节、无压痛,以后也可化脓破溃而形成溃疡,伴有少许脓液。少数病例可经数年后再沿淋巴管蔓延扩散。临床上最易误诊为皮肤结核、肿瘤、肉芽肿、溃疡、非真菌性感染等。李福秋教授等细分固定型孢子丝菌病,包括:①溃疡型;②丘疹小结节型(红色结节,周围围绕数个红色的丘疹);③鳞屑斑片型;④疣状型,易误诊为皮肤结核;⑤肉芽肿型。

(3)特殊类型。对于临床上难以确定为以上类型者,可考虑以下特殊类型:①玫瑰痤疮样;②痤疮样;③带状疱疹样,似带状疱疹,沿神经分布,临床表现为带状簇集分布的红色丘疹、结节。另有少数患者表现为多形性红斑、结节性红斑和由于对真菌的免疫反应加剧而导致的 Sweet 综合征及反应性关节炎,称为过敏反应型或免疫反应型。

2. 肺孢子丝菌病 是一种少见的慢性感染,主要由呼吸道吸入所致,通常在吸入孢子丝菌后,发生支气管炎和支气管肺炎,有时伴淋巴结肿大,也可继发于来自其他接种部位的血源性感染。肺部病变有三种类型:①急性支气管肺炎型;②慢性空洞型,多数由肺炎型病变迁延所致,肺内肉芽肿病灶融合、软化、坏死,坏死物质咳出形成空洞;③淋巴结肿大型,主要累及肺门或纵隔淋巴结。多数患者发病隐匿,在 X 线检查时偶然发现,最常见的放射学表现是肺上叶空洞。临床表现为咳痰、发热、体重减轻、食欲下降、气喘和咯血,可发生致命的大咯血。

3. 骨与关节感染 关节感染常来自邻近的皮下组织感染蔓延,或因病菌直接接种于关节,或来自于血源性播散,呈慢性、进行性感染,常侵犯膝和其他较大的负重关节,最常见的表现为关节僵硬、疼痛和肿胀。骨病变是由邻近皮下组织或关节感染的播散所致，也可由血源性播散引起，为一种慢性、无痛性的感染并倾向于侵犯长骨，局部疼痛、压痛和轻微肿胀。最常见的影像学表现为溶骨性损害，伴有骨膜反应的，也多伴关节炎。

4. 播散型及系统性孢子丝菌病　极为罕见，患者常伴有其他全身性疾病或免疫功能障碍，且多数已有原发性皮肤淋巴管型孢子丝菌病，经过一定的时期后，原发于皮肤或肺部的感染可通过淋巴管或经血流播散到任何部位的皮肤，以致皮疹再现，可形成多数的丘疹或多个不痛的坚硬的结节、脓肿和溃疡。几乎同时散布于全身各处皮下组织，以后成为结痂的慢性溃疡。偶见无原发性皮肤淋巴管型损害，一开始即出现全身性的皮下结节者。患者呈急性病容，预后不良，经几个月后常因恶病质而死亡。

系统性孢子丝菌病经血源播散，也可累及鼻、口、咽等处黏膜，发生鼻炎、口炎、舌炎、咽峡炎、喉炎等疾病，表现为口腔、咽喉、鼻黏膜的红斑、溃疡、肉芽肿性或乳头瘤样损害，最常见的是眼结膜的损害。有的甚至引起肾炎、睾丸炎、附睾炎、乳腺炎，偶可波及骨骼、肌肉、肝、肾、脾、胰、脑、甲状腺及心肌，引起相应的临床表现。此型常发生于糖尿病、艾滋病、结节病及长期应用类固醇皮质激素治疗的患者，以及其他全身性疾病或免疫功能障碍者。

【诊断与鉴别诊断】

根据临床特征，结合真菌和病理检查诊断一般不困难。临床方面，根据外伤史和接触腐木、土壤、植物如玫瑰或仙人掌刺伤等而出现典型皮损，可提示孢子丝菌感染。病理方面，在化脓或肉芽肿性病变中，或在巨噬细胞内，查见孢子丝菌的圆形、雪茄状或梭形孢子，长 4～8μm；星状体（asteroid body）也清晰可见，一般为 4～6μm 的圆或卵圆形小体，周围有嗜伊红物质呈星芒状分布，其本质被认为是一种抗原抗体反应，称为 Splendose-Hoeppli 现象，PAS 染色呈紫红色，可用于诊断真菌感染。病理切片很少见到菌丝。结合 PAS 等特殊染色、真菌培养、血清学检查、孢子丝菌素皮肤试验等，可使病因诊断更为精准。

以申克孢子丝菌制备的抗原与患者血清做凝集试验，效价 ≥ 1∶320 有诊断意义。用孢子丝菌素（sporotrichin）做皮肤试验，如果 24～48 小时内皮试局部出现结节，也可辅助临床诊断。

孢子丝菌病是皮肤科常见的真菌感染性疾病，其临床表现易与皮肤结核、肿瘤、肉芽肿等疾病相混淆，其组织病理依病期的变化而不同，熟悉掌握该病的临床表现与病变谱可大大提高其诊断的准确率。

三、着色芽生菌感染

致病性暗色真菌（pathogenic dematiaceous fungi）是指一组菌丝和（或）孢子的壁具有黑色素的真菌。其种类繁多，目前已发现百余种，但均属于有丝分裂孢子真菌，属丝孢纲丛梗孢目暗色孢科。它们在分类上相近，临床表现相似，共同特点是其细胞多呈淡褐色至深褐色，菌落呈黑色或褐色。致病性暗色真菌在人类常引起皮肤、皮下组织和内脏感染，称为着色真菌病（chromomycosis），一般分为着色芽生菌病（chromoblastomycosis）和暗色丝孢霉病（phaeohyphomycosis）。也有专著将真菌性足菌肿（eumycetic mycetoma）和脑着色真菌病（cerebral chromomycosis）归于此类。足菌肿好发于手足，病灶中可见菌丝和孢子型真菌，足菌肿也可由放线菌或某些细菌引起，特征是有颗粒状物质形成或排出。脑着色真菌病也称分枝孢子菌病，是由另一种暗色真菌毛状分枝孢子菌所致（参见第六节）。此处主要介绍着色芽生菌病。

着色芽生菌病是着色真菌病的一个类型，是由一组不同种类的着色真菌（暗色孢科真菌）侵入皮肤和皮下组织引起的慢性感染性疾病，有时亦可累及内脏，形成肉芽肿和化脓性感染。因为病原菌只显示栗色或棕色，实际并不出芽，而是靠分裂繁殖，故有学者指出着色芽生菌及着色芽生菌病的名称不妥，提倡按临床特征更名为疣状皮炎（verrucous dermatitis）或称皮肤着色真菌病。本节仍沿用习惯使用的着色芽生菌和着色芽生菌病。

本病在世界各地均有发生，但以热带及亚热带潮湿炎热地区多见。我国在 1951 年于山东省首次发现，随后吉林、辽宁、河北、河南、陕西、安徽、江苏、江西、广东、广西、北京及上海等省（区、市）皆有病例报道。山东章丘及河南荥阳为主要流行地区，发病率较高。着色真菌病以成人男性居多，患者年龄范围很广，从不足 1 岁到 85 岁均有报道。但在我国山东章丘的患者所见则以手腕部为最多，患者常有外伤史。这是一种慢性传染病，常历时数年、十几年或几十年不愈，最后可累及整个肢体，有时会出现卫星病灶，造成肢体残废，丧失劳动力，重症患者可危及生命，故对着色真菌病的诊治应予以重视。

【生物学性状】

着色芽生菌病的常见致病菌依次为疣状瓶霉（*Phialophora verrucosa*）、裴氏丰萨卡菌（*Fonsecaea pedrosoi*）、紧密丰萨卡菌（*Fonsecaea compacta*）和

卡氏枝孢霉（*Cladosporium carrionii*）、皮炎瓶霉菌（*P. dermatitidis*）、甄氏外瓶霉（*Exophiala jeanselmei*）、链格孢霉（*Alternaria alternata*）和播水喙枝孢霉（*Rhinocladiella aquaspersa*）等。在我国北方地区最多见的是卡氏枝孢霉，而南方地区尤其是两广和福建则以裴氏丰萨卡菌（裴氏着色霉）为主，以裴氏丰萨卡菌引起者最常见，形成地方流行趋势。

着色芽生菌是一种外源性暗色双相真菌，在体外呈菌丝相，在体内为酵母相，酵母相（孢子）为致病形态。分生孢子呈特征性棕色或栗色，圆形或椭圆形，厚壁。幼龄和老龄孢子有所不同。幼龄孢子小而厚壁，着色浅，胞质丰富，嗜碱性，孢壁光滑，有横隔形成，主体结构为环绕赤道收缩而成的环形沟，中央为实体隔膜，可由此处分裂成2个细胞。老龄孢子孢壁变性、破裂，残壁翘起薄屑，细胞器消失，空泡变性。这种退化性表现，有助于孢子从表皮排出。

【发病机制】

1. 传播途径与易感人群 着色芽生菌为自然界腐生菌，好腐生于潮湿地带，广泛存在于土壤、树木和其他腐败植物中。该病的发生与机体外伤密切相关，致病菌主要是在皮肤损伤时从伤口处侵入并接种于皮肤而发生感染。细微损伤，棘刺、木屑的扎伤或创伤常足以造成致病微生物的侵入，也可发生自体接种或血行播散。一般人与人之间不直接传染。该病病情进展缓慢，以致就医时已想不起何时受伤。

本病好发于青壮年工人、农民、泥瓦工、林业和采矿工人，即户外活动的人群及赤足者，男性多见。以皮肤显露部位最常发病，主要侵犯颜面、躯干、四肢、臀部，上肢多于下肢，尤其足背及小腿多见，偶或侵犯骨骼、脑组织及其他脏器。

2. 致病作用 着色芽生菌主要感染皮肤和皮下组织，可在局部皮肤形成境界分明的暗红色或黑色区域，故称为着色真菌病。动物实验表明，通过接种可以建立人工感染，对免疫力低下的宿主致病性更强。致病菌可以刺激机体产生抗体并促进中性粒细胞的趋化，细胞免疫缺陷的动物对暗色真菌的易感性明显提高。临床观察也发现有类似现象。

在机体免疫力正常时，侵入的病原菌可被排出体外；当机体免疫功能降低时，不能杀灭病原菌，则在局部发生炎症排斥反应，真菌跨过表皮排出的过程中可导致表皮细胞假上皮瘤样增生，严重病例可引发血行播散而累及内脏，发生系统性着色真菌病。全身免疫力低下时还可引起脑内感染。本病的发生过程也与局部组织免疫有关，因皮损发生后，有时不经医治，部分病变也可逐渐自然痊愈。

【病理变化】

皮肤病变开始为小丘疹，继而缓慢发展成暗红色疣状斑块乃至乳头状瘤样增生性损害。皮损呈污秽色，常有溃疡，并结褐色痂，压之有少量脓液流出。皮损表面呈黑点（经皮排出现象），此为特征性皮损。许多损害互相融合，或缓慢扩大而形成大片皮损，表面粗糙，质硬。有的继发感染，形成溃疡和结痂，也有的病灶中心愈合而向四周扩展。原发灶可经淋巴管扩散，引起卫星状损害，偶或经血管或淋巴管扩散至脑及其他脏器。

着色芽生菌主要侵犯表皮角质层和真皮浅层，有时也可累及皮下组织，少数可累及深部组织和内脏。特征性病变为化脓与肉芽肿的混合性病变或化脓性肉芽肿。镜下表现包括：①化脓性炎，常见中性粒细胞浸润、慢性化脓性炎或化脓性肉芽肿，伴大小不等的脓肿形成，常伴表皮内微脓肿，真皮内也可见脓肿形成，脓肿内可见着色芽生菌（图14-3-4，图14-3-5）。假上皮瘤样增生由下向上包绕小脓肿，有将小脓肿推向表面的趋势，小脓肿顶部则形成痂皮或溃疡。②肉芽肿形成，常见于真皮内，肉芽肿含有上皮样细胞和多核巨细胞，多核巨细胞内有时可见吞噬的着色真菌，周围有淋巴细胞、浆细胞等炎细胞浸润，有时类似结核但中央无干酪样坏死。化脓性炎症显著时，肉芽肿反而不够清楚。真皮深层则见灶性多种炎细胞浸润。③增生性病变，表皮内有坏死和化脓、溃疡形成，导致肉芽组织增生、机化和纤维化，表面常有结痂。后期表皮增生明显，可见皮肤过度角化及假上皮瘤样增生，以后有可能发生鳞状细胞癌。④发现病原体，在早期的溃疡或脓肿内晚期的巨噬细胞、多核巨细胞或肉芽肿内均可见到单个或三五成群的棕

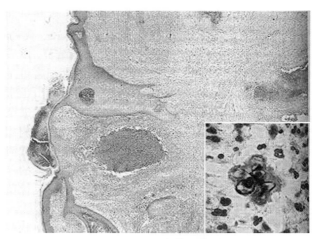

图14-3-4 着色芽生菌病
脚背皮肤慢性溃疡，皮下组织内有脓肿形成，内见成群特征性棕黑色的卵圆形真菌孢子（右下角插图）（丁彦青惠赠）

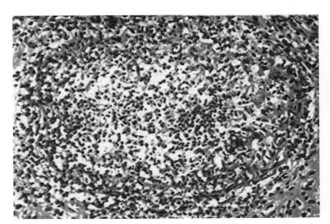

图14-3-5 着色芽生菌病
皮下脓肿灶，中性粒细胞聚集，内含真菌，HE染色呈暗褐色，特殊染色巨细胞内可见菌丝（丁彦青惠赠）

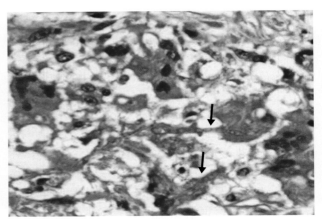

图14-3-6 着色芽生菌病
病灶中可见多核巨细胞和有隔菌丝
引自Challa S, Sistla R, 2022. Histopathology Diagnosis of Filamentous Fungi. Current Fungal Infection Reports, 16:17-32

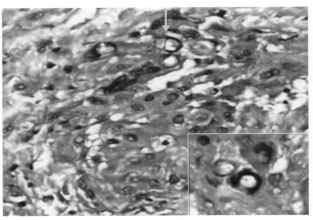

图14-3-7 着色芽生菌病
病灶中可见棕色或栗色，圆形、卵圆形、厚壁的孢子，境界清楚，倾向于集聚成对，又称硬壳小体（sclerotic bodies），有的可见分隔
引自Challa S, Sistla R, 2022. Histopathology Diagnosis of Filamentous Fungi. Current Fungal Infection Reports, 16:17-32

色或栗色，圆形、卵圆形或半月形，厚壁的孢子，境界清楚，倾向于集聚成对，又称硬壳小体（sclerotic bodies），直径5～12μm，有分支和分隔。在角质层、皮损处或痂中直接镜检也可找到成群天然棕色的厚壁孢子或棕色粗短菌丝，这是诊断的主要依据（图14-3-6，图14-3-7）。这些真菌在组织中的共同特点是含有色素、深棕色、厚壁、有分隔和硬壳。其病理组织学改变相似，难以区分具体类型。但皮下脂肪层只见散在的炎细胞和纤维化，不见真菌。

皮下型着色真菌病表皮变化轻微，主要病变位于深层，为慢性化脓性肉芽肿结构，外有增厚的纤维层围绕。脑内如有病变，为多数小脓肿，内含孢子、菌丝，周围绕以由上皮样细胞、多核巨细胞组成的肉芽肿结构。

【临床表现】

着色真菌病主要累及皮肤，临床表现多种多样，可归纳为8种临床表现，即小脓肿型、斑块型、瘤型、瘢痕型、疣型、假泡型、湿疹型和混合型。皮肤早期表现为水疱或丘疹样病变，丘疹通常为单发、孤立，表面光滑，接着逐渐演变成浸润性斑块或结节，以后发展为皮肤疣状增生，表面可有结痂。晚期损害可呈颗粒状、结节状、菜花状或乳头瘤样，明显高出正常皮肤。其周围常有散在性损害存在，且其中多数夹杂有瘢痕组织，此点易与皮肤结核、梅毒及芽生菌病相鉴别。这些损害常在外伤或继发感染时破溃而形成溃疡。皮损之间可见少许脓性分泌物，常发出难闻的臭味。若取该分泌物直接涂片镜检，往往可以查见棕黄圆形厚壁的真菌孢子。皮肤损害多呈密集成群，大小不等，彼此可相互融合呈片状，有些皮疹呈卫星状分布。皮损色泽为暗红色或紫色。患侧肢体由于淋巴管阻塞，可形成慢性淋巴水肿或象皮病。另外，该病发展缓慢，有时还可观察到部分病变组织自然痊愈而遗留下瘢痕和色素沉着。

文献报道裴氏丰萨卡菌感染较多。裴氏丰萨卡菌生长缓慢，皮损一般无症状或仅有轻微瘙痒，病程较长者可合并其他系统或器官损害，如合并胫骨骨髓炎、角膜炎等。病原菌也可经血行播散至脑，往往见于体质衰弱或长期应用类固醇皮质激素的患者，此类患者预后不佳。皮肤疣状或乳头状增生者可能演进为鳞癌。

本病呈慢性经过，可历经数年或数十年而不愈，但一般健康尚可，如不积极坚持医治，最终可使患者肢体残废，丧失劳动力。某些患者可累及内脏而出现相应症状。囊肿皮下型多在人体暴露部位出现结节，该结节以后中央发生坏死并形成坚实的皮下囊肿，其直径约2cm。

【诊断与鉴别诊断】

除依靠病史、临床症状特征以外，组织病理和真菌检查对本病确诊具有重要的意义。在活检标本中，有时会遇到着色芽生菌病，需要留心。

1. **组织病理学检查** 在活检切片中，HE染色下即可在脓肿、多核巨细胞或真皮组织中发现棕色或栗色、厚壁的圆形并常有分隔的真菌孢子，即硬壳小体，直径 5～12μm。有时也可见棕色粗短菌丝。结合组织学表现，应能诊断出着色芽生菌病，其他特殊染色并不必要。在未染色的切片上也可看到棕栗色的孢子。

2. **直接镜检** 取皮肤痂屑、渗出物、脓性分泌物或脓液，或进行 KOH 涂片镜检可以发现单个、成对或成簇的棕色、厚壁、有分隔的硬壳小体，硬壳小体对诊断着色芽生菌病有重要意义。

3. **接种培养** 是最特异性的真菌鉴定方法，多在 1～2 周即可形成肉眼可见的暗色菌落。我国报道芽生菌病例中真菌培养阳性率达 77.5%，主要是卡氏枝孢霉（占 64.7%），其次是裴氏丰萨卡菌（24.6%）和疣状瓶霉（2.4%）。近年报道其皮损或活动性瘢痕上可见有针头或较之更大的墨黑色斑点，其中极易找到病原菌。

本病在早期未出现典型症状前易与疣状皮肤结核、梅毒或皮炎芽生菌病、副球孢子菌病、球孢子菌病和孢子丝菌病相混淆，鳞状上皮显著增生时应注意排除鳞癌，经病理和真菌检查即可确诊。本病在没有有效的化学治疗之前，死亡率高达 90% 以上。自从应用两性毒素 B、咪唑类药物后，死亡率已明显下降。

需要指出，着色芽生菌病与皮炎芽生菌病是两个不同的概念。皮炎芽生菌病是由皮炎芽生菌（*Blastomyces dermatitidis*）引起的皮肤病变，分为北美芽生菌和南美芽生菌等。皮炎芽生菌呈球形，为酵母型真菌，以小分生孢子为主。皮肤病变为缓慢增大的疣状肿块，伴有多发性小脓肿形成。镜下可见显著的假上皮瘤样增生，肉芽肿形成，中性粒细胞浸润。病原菌多见于巨细胞内。这种皮肤病变常继发于肺部感染，而肺部病变常为亚临床型感染。因此，在发现皮肤病变后应注意随访肺部病变。皮肤病变类似着色芽生菌病，主要区别是其孢子无棕色的色素，参见第四节四、皮炎芽生菌感染。

四、暗色丝孢霉感染

暗色丝孢霉病（phaeohyphomycosis，PHM）又称暗色孢子丝菌病（phaeosporotrichosis），是指由多种条件性致病暗色丝孢菌（棕色菌丝型真菌）引起的皮下和深部组织感染或系统性感染，病变部位开始于皮下组织，也可引起系统性感染。因此，暗色丝孢霉病可分为浅表型暗色丝孢霉病、暗色真菌性角膜炎、皮肤及皮下组织暗色丝孢霉病、甲暗色丝孢霉病、系统性暗色丝孢霉病等类型。

暗色丝孢霉病在世界各地都有散在病例报道，但多见于热带。在我国山东、浙江、江苏、广东等沿海省份较多见，内陆地区较少见。各种年龄、性别均可发病，其中以青年男性最多。近 30 年来，中国大陆地区共发现并报道了 116 例暗色丝孢霉病患者。近 10 余年来，病例数呈明显增加趋势，40 岁以下青壮年为主要发病人群，占总发病人群的一半以上。大部分患者来自农村。

【生物学性状】

暗色孢科真菌为条件致病菌，目前已发现 70 多个属中的 150 多种真菌与暗色丝孢霉病有关，较重要的致病真菌包括外瓶霉属（*Exophiala*）、瓶霉属（*Phialophora*）、枝孢霉属（*Cladophialophora*）、链格孢属（*Alternaria*）、离蠕孢属（*Bipolaris*）、弯孢霉属（*Curvularia*）和明脐霉属（*Exserohilum*）等，亦可见茎点霉属、毛盘孢属、凸脐孢属和单孢霉属等真菌感染。其中，最常见的致病菌种是甄氏外瓶霉和皮炎外瓶霉等。这些真菌的特征性表现为真菌呈棕色或黑色，在组织中形成棕色有隔菌丝，在培养物中或多数患者的组织中生长的真菌细胞壁中有色素形成。多数菌可从土壤或腐烂植物中分离出来。

甄氏外瓶霉是一种分泌黑色素的外瓶霉属真菌，其菌丝宽大，壁薄，有分支和分隔。沙保弱培养基 27℃培养一周可生长出棕黑色酵母样、绒毛状菌落。棉蓝染色镜下形态：菌丝有分隔和分支，淡棕色，分生孢子呈球形至圆筒形。皮炎外瓶霉的性状与其相似。皮炎外瓶霉为酵母样菌落，有蜡样光泽，室温培养 14 天菌落直径可达 5mm。常规培养基上常有铁锈色色素弥散于培养基。

【发病机制】

1. **感染途径与易感人群** 主要是外源性感染和条件致病性感染。当机体免疫力下降并受伤时，空气中的孢子和菌丝可能经皮肤破损处植入或机体吸入真菌孢子导致感染，并可经血液循环播散至全身。外伤使各种真菌有机会侵入患者机体，免疫力低下使机体难以抵抗外来真菌的侵袭。如发生血行播散，最常累及肺、骨骼、心内膜及脑，肝、脾、肾等也常受累，出现化脓性肉芽肿样反应伴脓肿形成，多预后不良，一般在发病 1 年内死亡。患者多见于户外工作和常与此类腐物接触者。并发恶性肿瘤、结核病、糖尿病、系统性红斑狼疮、寻常型天疱疮、类天疱疮、银屑病、类风湿关节炎、慢性移植肾病、长期慢性感染及其他慢性消耗性基础疾病，或长期服用糖皮质激素或使用免疫抑制剂也可诱发本病。

2. 致病性暗色真菌的毒力因子　致病性暗色真菌的毒力因子包括黑色素和胡萝卜素，真菌的特性如细胞壁厚、酵母相、耐热性、耐渗透性、附着性和疏水性等。目前研究相对最多的毒力因子为黑色素和胡萝卜素。黑色素包括多巴黑色素、儿茶酚黑色素、谷氨酰-4-羟基苯黑色素和1，8-二羟萘（DHN）黑色素等多种类型。黑色素作为一种毒力因子，可逃避宿主防御，穿越血脑屏障，与水解酶结合。黑色素通过阻断水解酶对细胞壁的水解作用和清除吞噬细胞释放的自由基，逃避宿主的免疫应答，黑色素还能抑制受体介导的吞噬作用，干扰一氧化氮的产生。胡萝卜素毒力作用机制可能是屏蔽敏感的分子或细胞器而非中和有害的氧化剂。某些类型暗色真菌的嗜热特性、亲神经性也可能与其致病性相关。如皮炎外瓶霉、甄氏外瓶霉是暗色丝孢霉病的主要致病菌之一，都具有亲神经性，主要侵犯中枢神经系统。麦氏喙枝孢霉等也有亲神经性。

3. 宿主防御功能下降　宿主防御功能包括固有免疫和适应性免疫。宿主防御功能损伤必将降低宿主对致病真菌的防御力，进而发生疾病。研究发现，胱天蛋白酶募集域蛋白9（caspase recruitment domain-containing protein 9，CARD9）基因的突变为宿主感染真菌的易感因素，CARD9是细胞C型凝集素受体（C-type lectin receptor，CLR）下游的关键连接蛋白，为连接固有免疫与适应性免疫的重要分子。CARD9缺失导致患者对真菌易感，已经成为公认的常染色体隐性遗传病，但在常规检查时无法检测到这种免疫缺陷。*CARD9* 基因突变具有多样性，在暗色真菌的发病中具有重要作用。

【病理变化】

主要表现为化脓性和肉芽肿性病变。在皮下和肌肉、脑、肝、脾、肾等组织内可形成脓肿，或形成化脓性肉芽肿。在皮下也可形成囊肿，活检时可见皮下组织有稀薄脓液，囊肿内有渗出液，若囊肿壁切除不全可遗留窦道。当感染累及脑实质时可引起血管炎、肉芽肿形成、脑脓肿，或导致脑水肿、脑梗死。皮炎外瓶霉可沿血管周围间隙繁殖、积聚并侵犯脑深部组织，使血管周围间隙增宽。感染后期，也可继发脑膜粘连、增厚，引发脑室系统梗阻。

HE染色可在病灶中查到多数暗棕色、有分隔的菌丝，直径为1.5～3μm，偶见分支或酵母样芽生孢子。菌丝周围有炎性细胞或多核巨细胞浸润，无厚壁孢子（壁砖状体）（图14-3-8～图14-3-11）。

【临床表现】

暗色丝孢霉病好发于老年人，其中大部分为农民，年龄范围宽，主要是中年人。大部分暗色丝孢菌主要侵犯皮肤，部分暗色丝孢菌也可侵犯内脏，如外瓶霉等感染引起的肺部暗色丝孢霉病，皮炎外瓶霉等引起的原发性中枢神经系统性暗色丝孢霉病等，肺、肝、胆囊及淋巴结亦可受累。因而可分为多种临床病理类型。

1. 皮下组织暗色丝孢霉病　肢体常因外伤种植引起感染，形成暗色浸润性斑块、皮下结节、红斑和丘疹，皮疹形状不规则，以棕褐色为主，大小差异较大，可以从米粒大小丘疹到鸡蛋大小肿块；以后可形

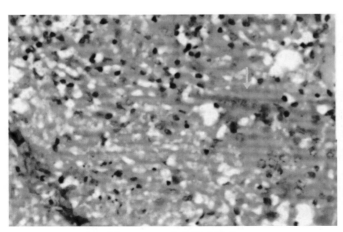

图14-3-8　暗色丝孢霉病

化脓性肉芽肿，由枝孢霉感染引起，病灶中可见菌丝不规则肿胀，有横隔，无明显色素，酵母型孢子遮蔽了色素

引自Challa S，Sistla R，2022. Histopathology Diagnosis of Filamentous Fungi. Current Fungal Infection Reports 16：17-32

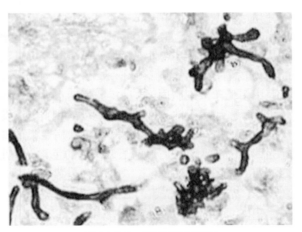

图14-3-9　暗色丝孢霉病

病灶中可见菌丝有横隔和分支，GMS染色呈黑色

引自Challa S，Sistla R，2022. Histopathology Diagnosis of Filamentous Fungi. Current Fungal Infection Reports 16：17-32

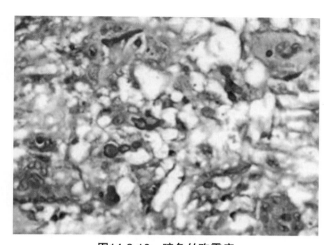

图14-3-10 暗色丝孢霉病
病灶中可见菌丝有横隔和分支，PAS染色呈红色
引自Challa S, Sistla R, 2022. Histopathology Diagnosis of Filamentous Fungi. Current Fungal Infection Reports 16：17-32

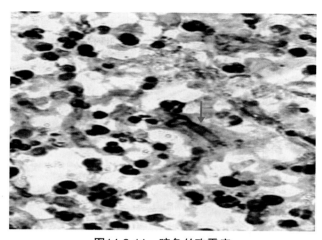

图14-3-11 暗色丝孢霉病
病灶中可见菌丝有横隔（箭头），Masson Fontana（MF）染色呈黑色
引自Challa S, Sistla R, 2022. Histopathology Diagnosis of Filamentous Fungi. Current Fungal Infection Reports 16：17-32

成糜烂、结痂、鳞屑、瘀斑、褐黑色斑或疣状增生，严重者可形成溃疡或窦道。皮损可呈杏核大或数厘米大，甚至整个胸部大片斑块。自觉瘙痒或轻度胀痛、触痛，有的可无自觉症状。皮下组织型暗色丝孢霉病常形成孤立、深在的皮下或肌肉的脓肿或皮下囊肿，后者称为暗色真菌囊肿（phaeomycotic cyst），皮下真菌囊肿为局限性皮下无症状的结节，大小平均约2.5cm，其中有酵母细胞、假菌丝或棕色菌丝。囊肿可用外科切除治疗。较少见的原发性皮疹为肿块和紫癜。

2. 鼻咽部的暗色丝孢霉病 发病逐渐增多，可见于免疫力正常或免疫抑制的患者，是一种进展缓慢的破坏性疾病，可限于鼻窦、鼻咽或播散至眼眶与脑部。其临床表现与曲霉性鼻窦炎相似，通常患者的主诉为长期有过敏性鼻炎、鼻息肉的症状，表现为发热、鼻塞、流黏黄涕、咽痛、进食困难，后期会出现头面部疼痛、视力下降、突眼症、眼睑下垂等颅内神经受损的表现。鼻窦中充满稠厚、黑色黏液。CT检查可确定感染的范围。据报道有些暗色真菌可引起白血病或AIDS患者鼻黏膜的黑色坏死性损害。

3. 中枢神经系统暗色丝孢霉病 少见，发病较急，常可致命，可继发于肺部感染的血行播散，亦可由鼻窦感染灶直接波及。脑脓肿可发生于免疫力正常的人群而无明显易感性，男性患者常多于女性。脑部暗色丝孢霉病起病隐匿，脑的前叶是最常见的发病部位。早期临床症状不典型，常见表现为发热、呕吐、持续性头痛，还可有局灶性神经系统体征、偏侧麻痹和癫痫发作；颅内压增高可引起头痛、呕吐。脑脓肿多为单个，但多发脓肿亦不少见，多个脑脓肿一般为疾病晚期，预后较差。CT扫描有助于对病灶定位，常显示出一边界清晰、反差显著的损害；脑脊液（CSF）检查的变化有压力增高、蛋白浓度可增加、葡萄糖浓度可减少，并出现淋巴细胞增多，很少能发现真菌；在病灶被切除之前罕有能确诊的患者。暗色真菌引起的脑脓肿等病例相对少见，有文献报道斑替枝孢瓶霉所致脑脓肿、皮炎外瓶霉所致急性脑暗色丝孢霉病等。常杏芝等认为如果颅内多发病灶伴随血液或脑脊液嗜酸性粒细胞明显增多，应考虑皮炎外瓶霉导致中枢神经系统感染的可能。后期疾病加重，神经系统受损症状逐渐加重，可导致死亡。

4. 眼部暗色丝孢霉病 角膜感染后患者可出现刺激疼痛、异物感、畏光、流泪、视物模糊等，自觉症状较重，主要病变为感染部位的炎性渗出，角膜有菌苔或溃疡，后期将出现角膜灰白色浅溃疡、前房积脓、玻璃体混浊、瞳孔变形等，体征严重者可致失明。泪腺感染时表现为泪道阻塞、溢脓，局部有肉芽肿损害。

5. 系统性暗色丝孢霉病 常见于免疫缺陷者，可由皮肤或皮下组织暗色丝孢霉由原发感染灶经血管或淋巴管播散至淋巴结、肺、骨骼、心内膜、脑及胆囊等所致，肝、脾、肾等也常受累，出现化脓性肉芽肿样反应伴脓肿形成，亦可无皮肤损害。有的患者在初发时即有淋巴或血流播散。血流播散还可引起心瓣膜置换者的心内膜炎、持续性腹膜透析者的腹膜炎、创伤后的骨髓炎和关节炎等。肺型感染的患者主要表现为发热、咳嗽、气促等呼吸系统感染中毒症状。

外瓶霉感染可涉及多个系统，最常见的为皮肤感染，也可见颅脑、肺、肝脏、胆囊及淋巴结感染。在欧洲，皮炎外瓶霉为囊性肺纤维化患者常见的肺部感染源之一，但大多数为定植菌，非侵袭性感染，患者的死亡原因大多为合并严重的基础性疾病；在亚洲，皮炎外瓶霉引起皮肤及皮下组织感染较多，中枢神经系统感染并导致死亡的病例几乎均发生在亚洲人中。我国报道的外瓶霉感染中枢神经系统的病例均死亡，严重基础疾病尤其免疫功能低下或免疫缺陷合并外瓶霉感染可能是死亡的主要因素。文献报道25%的侵入性病例是致命的。

【诊断与鉴别诊断】

暗色丝孢霉病主要靠真菌学检查和组织病理检查诊断，浅表、角膜和甲暗色丝孢霉病的诊断需要结合患者的临床表现。

1. 真菌学检查　直接镜检简洁方便，在病变的分泌物、脓液以10%KOH溶液处理后，涂片中可见有规则或串珠状棕色和黑褐色菌丝、发芽或不发芽的酵母细胞。真菌培养是金标准。将标本接种于琼脂斜面上在25～30℃条件下培养，大多数致病菌1～2周即可形成暗色（褐色或黑色）绒毛状或酵母样菌落。在马铃薯琼脂或玉米琼脂培养基上生长良好，产孢丰富，主要是外瓶霉和离蠕孢等属暗色真菌。根据产孢结构特点可对其进行鉴定。

2. 病理学检查　在活检组织中发现棕色分隔菌丝和（或）酵母样细胞及相关病变，可以诊断此类疾病，但不能区分真菌的具体类型。如病理学检查未发现棕色分隔菌丝和孢子，需要一次以上无菌部位真菌

培养为同一种暗色真菌才能明确诊断。必要时结合真菌基因检测进一步分型。

3. 基因检测　*CARD9* 基因突变有助于本病的遗传学诊断，而对于形态上难以区分的类型，可通过基因测序等方法进行表型鉴定来区分。真菌的分子测序和鉴定技术近年发展较快，菌种的鉴定也变得日趋准确，并缩短了诊断时间。分子学鉴定方法现已相对成熟，目前已有多基因的数据库，大量的分类学样本，严格的分析方法作为准则。

4. 鉴别诊断　病因学方面注意鉴别其他真菌、细菌感染，均可通过真菌培养进行鉴别。不同的真菌、细菌在显微镜下形态不同，细菌无法在真菌培养皿上生存。在病理学上则需鉴别真菌与细菌感染，如各种类型的皮肤病变、肺炎、脑脓肿等。

五、皮下其他真菌感染

除上述皮肤癣菌、孢子丝菌、着色芽生菌、暗色丝孢菌外，其他真菌如马杜拉菌、假丝酵母菌、接合菌、曲霉菌、隐球菌、组织胞浆菌、马尔尼菲篮状菌、肺孢子菌等也可引起皮下组织感染，引起不同的临床病理表现，通常是系统性真菌感染的组成部分。详见以下各节。

（高顺强　刘德纯　邓卓霖；管俊昌　赵卫星）

第四节　地方流行性深部真菌感染

按照真菌的致病部位和临床病理特点，真菌病可分为浅表真菌病、皮肤真菌病、皮下组织真菌病及深部真菌病。前三种真菌病已如上述。深部真菌病主要是指内脏器官的感染（有些专著也包括了皮下组织感染）。深部真菌感染的病原体亦可再分为两类，即地方流行性真菌和机会致病性真菌。

地方流行性真菌感染具有以下特点：①首先是流行具有地方性，即在某个地区比较流行，如荚膜组织胞浆菌主要流行于美国密西西比河流域，但在人流和物流非常顺畅的今天，由于交通发达和旅行者众多，组织胞浆菌病已广泛分布于全世界各地。其他许多地方性流行的真菌也已经散发于世界各地。②有组织和器官特异性，但在机体抵抗力衰弱情况下，亦可发生播散性感染，累及全身多个器官。③地方流行性真菌均属双相型真菌，对环境和温度较敏感，在人体内或

37℃培养时呈酵母型，在25℃人工培养时变为菌丝型，故在病灶中所见为孢子形态。④感染性症状多不明显，常有自愈倾向，但在免疫损伤患者症状可很严重，可发生播散，甚至导致死亡。

常见的地方流行性真菌有组织胞浆菌、粗球孢子菌、副球孢子菌、皮炎芽生菌、马尔尼菲篮状菌等，分述如下。

一、组织胞浆菌感染

组织胞浆菌病（histoplasmosis，HP）有美洲型和非洲型两种，通常所说荚膜组织胞浆菌病一般是指美洲型，主要流行于美国俄亥俄（Ohio）州的密西西比河（Mississippi River）中下游流域及南美洲，即热带和亚热带地区，其他各洲也有少量病例，我国1955年

后也陆续发现组织胞浆菌病，患者多为美国归来的华侨。非洲型组织胞浆菌病流行于赤道非洲，国内尚未见报道。本节重点介绍美洲型组织胞浆菌病。

（一）美洲型组织胞浆菌病

美洲型组织胞浆菌病简称组织胞浆菌病，由荚膜组织胞浆菌（*Histoplasia capsulatum*）引起，常为全身性播散感染的组成部分。随着 AIDS 的流行，组织胞浆菌病发病率也有所上升。组织胞浆菌病以呼吸道传播为主，主要侵犯肺组织，亦可累及皮肤、口腔、骨髓、脾、淋巴结、肝、肾上腺、眼、脑膜、胃肠道等，主要侵犯单核巨噬细胞系统。组织胞浆菌病仍以在美洲流行为主，在流行区发病率可达 5%。皮肤组织胞浆菌素（histoplasmin）敏感性试验是对该菌进行流行病学研究的主要手段。据文献报道，组织胞浆菌素敏感性试验阳性率在美国中部为 90%，在南美洲为 30%～40%，在非洲为 5%～15%，在东南亚平均为 10%～30%，在印度为 2%～10%，在我国广西为 0.18%。国内近年发现和报道的病例也有所增加。在 AIDS 患者中，组织胞浆菌病往往为播散性疾病，特别是在流行区域。在美国流行区，未接受高效抗反转录病毒治疗（HAART）的 HIV/AIDS 患者中发病率为 2%～5%。

【生物学性状】

组织胞浆菌具有温度双相性生长特性，在室温条件下生长呈菌丝相，形成白色菌丝集落，而在组织内和 37℃ 条件下生长呈酵母相。在人体 37℃ 环境中组织胞浆菌为小的圆形或卵圆形细胞，横径 2～4μm，窄颈单芽孢繁殖，故称为小孢子型组织胞浆菌（图 14-4-1）。

致病菌虽称为荚膜组织胞浆菌，实际上并没有荚膜，而是染色过程中脱水菌体收缩使菌体与硬胞壁之间人为地形成一透明间隙，过去以为是不染色的荚膜，但其中并无黏多糖物质，而是假荚膜（图 14-4-2）。所以，后来有人就称之为"组织胞浆菌"而除去了"荚膜"二字。

【发病机制】

组织胞浆菌的自然栖息地为土壤，由于鸡、鸟或蝙蝠的粪中含有大量组织胞浆菌，鸟或蝙蝠多的地方，其排泄物可污染土壤，故土壤中组织胞浆菌亦多，所以曾称为洞穴病（cave disease）。正常宿主体内并不存在组织胞浆菌，但组织胞浆菌可经呼吸道侵入人体，常引起自愈性疾病，但在免疫缺陷条件下则可能导致严重病变。儿童也可经消化道感染，极少经皮肤接触感染。动物与动物或动物与人之间的直接传播尚未获得证实。

机体细胞免疫状态与本病的发生发展有密切关系。在细胞免疫缺陷者，单核巨噬细胞系统不能控制感染，组织胞浆菌便广泛播散于富含巨噬细胞的组织中，尤其是肝、脾、淋巴组织和骨髓，在其中生长繁殖，并可沿血道扩散，形成播散性疾病，经肺播散到纵隔淋巴结、骨髓、肝、脾、肾、肾上腺、中枢神经系统、胃肠道或皮肤等，引起淋巴结肿大和其他器官的损伤。播散型组织胞浆菌病通常发生于 CD4$^+$ T 淋巴细胞计数 < 150/μl 的患者。在免疫损伤较轻者尚可见组织细胞增生及结核样肉芽肿，而重度免疫缺陷者则难有肉芽肿形成。

组织胞浆菌能存活于巨噬细胞中的原因尚未阐明，有报道称巨噬细胞的吞噬泡中缺乏维生素而组织胞浆菌能合成维生素 B$_1$、维生素 B$_2$ 和泛酸盐，满足

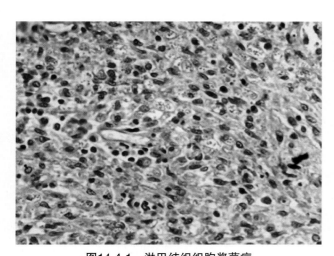

图14-4-1 淋巴结组织胞浆菌病
巨噬细胞胞质内外大量细小均匀的颗粒，为组织胞浆菌的孢子

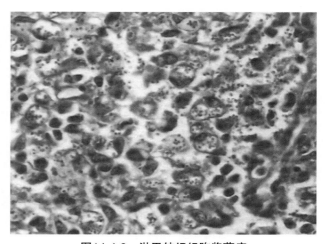

图14-4-2 淋巴结组织胞浆菌病
巨噬细胞胞质内外大量组织胞浆菌的孢子，周围有空晕。PAS染色

其需要,因而能生存下来。

【病理变化】

组织胞浆菌病的基本特征是侵犯单核巨噬细胞,在单核巨噬细胞内增殖并促进其增生,形成肉芽肿。富于单核巨噬细胞的器官或组织常受累及,如肝、脾、淋巴结、骨髓、肾上腺、口腔和胃肠道黏膜。

组织胞浆菌病的基本病变倾向于由渗出性炎向肉芽肿性炎症转变,因此可见渗出性和肉芽肿性病变。主要表现为以下方面。

1. 弥漫性炎性浸润 可造成肝脾肿大、间质性肺炎、肺门或纵隔淋巴结肿大、胃或咽喉部黏膜下肿胀伴出血或溃疡等。在炎症病灶中可查见到酵母样组织胞浆菌。

2. 肉芽肿形成 组织胞浆菌在单核巨噬细胞内生长繁殖,导致单核巨噬细胞增生及吞噬反应,形成上皮样细胞肉芽肿(图 14-4-3),典型者可见由上皮样细胞、朗汉斯巨细胞组成的结核样肉芽肿。如在肝脏,则主要累及库普弗(Kupffer)细胞,在肺部主要累及肺巨噬细胞,在淋巴结主要累及窦组织细胞。仅在极端严重的患者中能见酵母型球菌在巨噬细胞内自由繁殖而无肉芽肿形成。肉芽肿由上皮样细胞构成,有时可见朗汉斯巨细胞,巨噬细胞内含真菌,外周有纤维组织包绕。肉芽肿性病变可有或无坏死,大小由粟粒体到大片坏死。无坏死时似结节病,有坏死时可似结核病,需注意鉴别。

3. 凝固性或干酪样坏死 常见于肺部,局部组织坏死呈凝固性或干酪样(图 14-4-4),如累及支气管则可经支气管咳出形成空洞,肺组织胞浆菌病形成慢性肺空洞并不少见,空洞往往发生在肺的上部,X 线下类似肺结核空洞。以后坏死组织也可溶解吸收,或

发生纤维化钙化而愈合,肺内可有多个钙化灶。

4. 晚期或陈旧性病灶 可发生纤维化和钙化,病变局部也可发生干酪样坏死和脓肿形成,甚至出现弥漫性或粟粒样病灶。

5. 组织胞浆菌形态 在 HE 染色的切片中,高倍及油镜下在单核巨噬细胞、中性粒细胞或朗汉斯巨细胞胞质内可见十几至几十个酵母样组织胞浆菌,呈细小颗粒状,圆形或卵圆形,大小较一致,直径 1~5μm,平均 3μm,细胞壁清楚,菲薄,内有一个小核(图 14-4-5)。病菌为出芽生殖,四周有不着色的荚膜样物质,看似空晕,实乃细胞壁经固定处理所致。PAS 染色时细胞外空隙(相当于荚膜处)不着色,说明此空隙并非荚膜,而菌体稍大,外周有一层红染的细胞壁包绕(图 14-4-6)。革兰氏染色可见病菌中心着色浓厚,有诊断价值。淋巴结、骨髓等组织中可见局部结构破坏,巨噬细胞增生,巨噬细胞中也可见致病菌(图 14-4-1,图 14-4-2),巨噬细胞可用免疫组化证实(图 14-4-7)。在心瓣膜赘生物(血栓)和坏死组织中也可见菌丝,长 15~20μm,有的菌丝可见分支。在陈旧病变中,该菌退化,只有用 GMS 染色才能看清组织胞浆菌(图 14-4-8)。

【临床病理类型】

组织胞浆菌病在免疫功能健全者或轻症感染者中可无明显临床症状,呈所谓零表现或隐性感染,有 3/4 的人皮肤试验组织胞浆菌素呈阳性反应,却完全无临床症状,或放射学检查无原发性感染的证据,但却在若干年后的尸检中发现有残余的肉芽肿或钙化灶,主要见于肺。大多数有症状的急性感染,表现为发热、不适、咳嗽、体重减轻、淋巴结肿大、肝大和皮肤损害等。多数患者可以自愈而无残留病变或仅是小

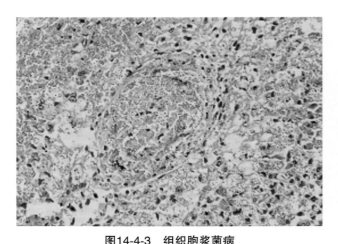

图14-4-3 组织胞浆菌病
病变组织中见肉芽肿性病灶,其中心有坏死,周边为组织细胞增生,胞质内含组织胞浆菌

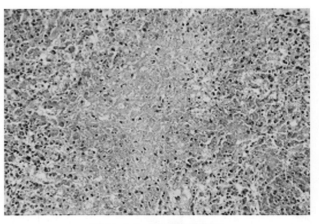

图14-4-4 组织胞浆菌病
病变组织中灶状凝固性坏死区,似干酪样坏死,周围可见组织细胞增生及炎细胞浸润

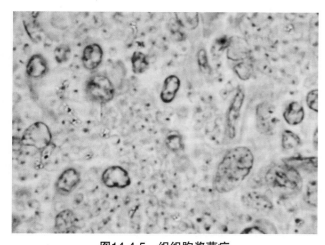

图14-4-5 组织胞浆菌病
巨噬细胞内见多量组织胞浆菌孢子，PAS染色呈紫红色颗粒，油镜下可见组织胞
浆菌细小的细胞核

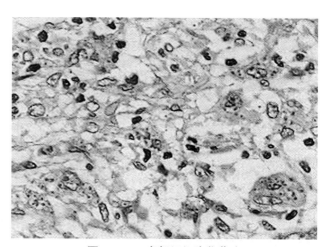

图14-4-6 喉部组织胞浆菌病
巨噬细胞内见多量组织胞浆菌孢子，PAS染色呈紫红色（丁彦青惠赠）

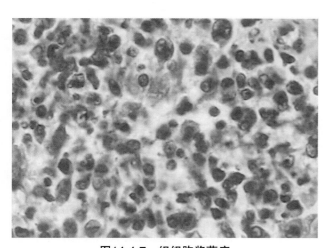

图14-4-7 组织胞浆菌病
免疫组化证实组织细胞增生，CD68阳性。胞质内的组织胞浆菌孢子被掩盖

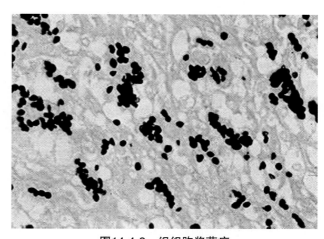

图14-4-8 组织胞浆菌病
GMS染色，组织胞浆菌孢子呈黑色，圆形，散在或簇状积聚于巨噬细胞内外
（丁彦青惠赠）

的钙化阴影。而在免疫损伤和严重感染者却可有复杂的临床表现。一般分为以下类型：

1. 肺病型组织胞浆菌病 视机体免疫抵抗力及吸入病菌数量不同，可出现多种表现。原发性肺感染可能是急性、短暂的，有自愈倾向，也可发展成慢性进行性或播散性病变。

（1）原发性急性肺组织胞浆菌病（急性型）：若一次吸收大量孢子，则可引起急性感染表现。原发性感染大多累及肺部，引起发热、畏寒、寒战、头痛、咳嗽、不适、气促、胸膜或胸骨下疼痛、肌肉酸痛、全身不适等表现，可在数日内消退，或持续数周。胸部X线片常见双下肺有局灶性或斑点状炎性浸润、结节状病灶，形成斑片状阴影，似急性支气管肺炎的表现。或者肺内弥漫性粟粒样结节，直径1～3cm，边界清楚或模糊，类似于粟粒性结核。亦可见弥漫性线状阴影或斑片状实变阴影，肺内小叶间隔增厚。严重者可见粟粒样不透明区，偶伴胸腔积液或咯血。1～3个月内可以吸收，或遗留结节状病灶，最终发生钙化。

在病理上，急性型可呈现一过性中性粒细胞渗出，尔后以单核细胞浸润为主，在肺内形成单个或多个局限性浸润性或结节性病灶，多见于肺上叶，伴肺门或支气管旁淋巴结肿大，直径可达10cm，颇似肺结核的原发综合征。淋巴结内也可出现相同的肉芽肿病变。肺部病灶可以为单发和单侧性的，也可为多灶性或双侧性的。病灶内大量巨噬细胞增生，吞噬组织胞浆菌，形成上皮样细胞，甚至朗汉斯巨细胞样多核巨细胞，聚集成肉芽肿，相邻肉芽肿可融合。有的病灶中部可发生干酪样坏死，边缘发生纤维化。组织胞浆菌如破坏和侵入支气管或血管，可引起肺内或全身性播散。肺病变一般进展很慢，很少发生渗出性胸膜炎。

免疫力低下者可有弥漫性浸润、组织坏死、急性薄壁空洞形成。

（2）慢性进行性肺组织胞浆菌病（慢性型）：重复感染或潜在感染复活可引起慢性病变，多见于中年人及原有慢性阻塞性疾病者。表现为发热、盗汗、咳嗽、胸痛、咯血、进行性呼吸困难等，伴消瘦、乏力、全身不适。胸部 X 线片示间质浸润性病变，以肺尖及上叶后段最多见。早期呈肺炎样改变，可检出灰白色实变区，以后肺内出现结节状病灶、间质性肺炎和薄壁空洞或慢性厚壁空洞等。慢性空洞是肺部原发性病变持续发展的结果，病灶周围可纤维化和钙化。X 线表现类似空洞性肺结核。晚期可有肺纤维化表现，肺内可形成一或多个慢性、境界清楚的中心钙化灶，周围一层层纤维环绕，称为钱币型病灶（coin lesion）。病灶可自行消散，遗留少量纤维组织，也容易复发。约 20% 的患者肺内出现空洞，其中可含组织胞浆菌。上述病变较难与结核病区别，但也确有 10% ～ 15% 与结核并存。晚期也可并发胸膜肥厚、支气管扩张等。

急性或慢性肺组织胞浆菌病均可伴或不伴肺门及纵隔淋巴结肿大。肺门淋巴结肿大钙化可压迫支气管或环绕气管和食管，也可能腐蚀支气管壁进入管腔引发支气管结石（broncholithiasis），咳嗽时可咳出小结石。纵隔淋巴结肿大在组织胞浆菌病急性进展期为肉芽肿性病变，而在长期慢性瘢痕化阶段可发展为进行性纵隔硬化，纤维组织增生压迫气管和食管引起呼吸和吞咽困难，压迫纵隔静脉引起循环障碍。

2. 播散型组织胞浆菌病　正常人群中主要见于婴幼儿或老弱病残者，也就是人类年龄老少的两个极端易患播散型组织胞浆菌病。但该类型更常见于免疫缺陷宿主，尤其是 AIDS 患者。在 AIDS 患者或细胞免疫缺陷情况下，组织胞浆菌可发生血源性播散，出现类似败血症样症状，累及多个器官，在肺、消化道、肝、脾、淋巴结、骨髓、胃肠黏膜、皮肤、纵隔、脑膜、肾上腺等单核巨噬细胞比较丰富的器官，可引起组织细胞增生和肉芽肿性反应，在巨噬细胞胞质内充满病原体（图 14-4-9 ～图 14-4-12），伴全身淋巴结肿大、肝脾肿大、脑膜炎、心包炎或心内膜炎、消化道孤立性或多发性溃疡的相应表现，以及发热、贫血、白细胞减少、体重下降等全身性症状，也有人出现低血压、凝血障碍、低氧血症、肾功能不全。有报道 7 例 AIDS 合并播散型组织胞浆菌病者，发生肾衰竭、肝脾肿大及弥散性血管内凝血者各有 3 例。肝脏病变导致肝大和肝功能障碍；肾上腺因含有类固醇而适合组织胞浆菌生长，这常使其明显肿大，并发生大片坏死，引起肾上腺功能降低，出现 Addison 病的症状。其中，以进行性播散型组织胞浆菌病作为 AIDS 首发症状者约占 3/4。皮肤病变少见，仅见于 6% 的播散型组织胞浆菌病。口腔黏膜病变则较常见于慢性播散型病例，常为溃疡形成，亦可表现为结节、丘疹或脓肿。

播散型组织胞浆菌病可呈急性、亚急性或慢性经过。急性型病程开始即出现高热、贫血、淋巴结肿大和肝脾肿大。慢性播散型则主要是突出局灶性病变如口腔溃疡、双侧肾上腺坏死，表现为 Addison 症候群，少数情况下出现组织胞浆菌性心内膜炎，可进展至充血性心力衰竭或脑膜炎。婴幼儿患者累及的脏器更广泛，最终常致残或致死，而成年患者病变比较局限于淋巴结肿大、肝脾肿大、间质性肺炎或亚急性心内膜炎、脑膜炎、纵隔炎等。Burns 报道 12 例全身性组织胞浆菌病，仅 2 例累及脑组织。病理表现为大脑和脑干的广泛性坏死性病变，伴有大量细胞内或细胞外酵

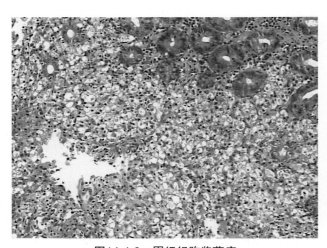

图14-4-9　胃组织胞浆菌病
黏膜固有层内巨噬细胞增生，高倍镜下可见胞质内细小颗粒状组织胞浆菌孢子

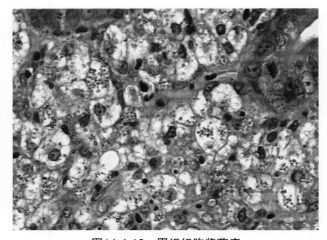

图14-4-10　胃组织胞浆菌病
黏膜固有层内巨噬细胞增生，油镜下清晰可见胞质内外组织胞浆菌孢子

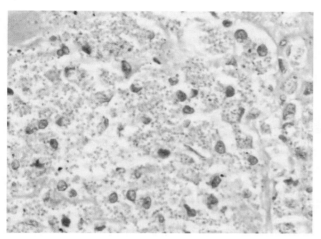

图14-4-11 皮肤组织胞浆菌病

皮下组织内局部巨噬细胞增生,胞质内外可见颗粒样组织胞浆菌孢子,大小均匀一致

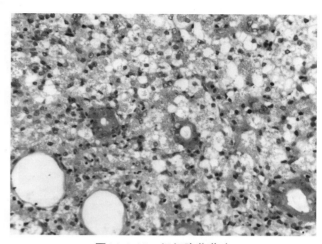

图14-4-12 组织胞浆菌病

局部组织细胞增生,胞质内可见细小均匀的颗粒状物质,为组织胞浆菌孢子

母型真菌和显著的组织细胞炎性反应,脑膜也见有多灶性病变。轻者仅有单个微小坏死性病灶伴散在的酵母菌。另一组4例AIDS合并播散型组织胞浆菌病者,均累及中枢神经系统,表现为脑膜炎、脑脓肿或占位性病变。纵隔纤维化与眼部组织胞浆菌病虽不多见,但此并发症具有特征性,有诊断意义。严重的肠道病变亦不多见,偶可引起肠梗阻。

【诊断与鉴别诊断】

组织胞浆菌病的诊断:可取痰液、血液或被感染器官的病理组织样本切片进行显微镜检查,确切的组织胞浆菌病诊断只能靠直接真菌培养证实,但培养时间太长,要6周才能得结论。诊断最好建立在尿抗原试验的基础上,以便治疗处理。

1. 组织学检查 在人体内,组织胞浆菌的生存与繁殖离不开巨噬细胞,因为组织胞浆菌寄居于巨噬细胞中可逃避体液抗体和白细胞的攻击。

确诊组织胞浆菌病主要靠证实病原菌,巨噬细胞中的病菌为细小的酵母型孢子,有薄的胞壁,有强的嗜银性染色,无真实荚膜,窄颈单芽孢繁殖(图14-4-13)。经PAS染色或GMS染色,在油镜下观察,可见组织胞浆菌位于单核细胞或中性粒细胞中,呈圆形或卵圆形的酵母型细胞,直径1～5μm,四周有不着色的荚膜样物质(图14-4-14)。骨髓活检尚可见成熟的组织细胞吞噬血细胞现象。经病理学确认的细胞内孢子有诊断意义,使用组织胞浆菌抗体做免疫组化染色可清晰显示巨噬细胞胞质内的病原体。吞噬血细胞现象提示病情凶险。支气管镜活检也可获阳性结果。

2. 细胞学检查 采外周血做成血片,再做瑞氏、吉姆萨或六胺银染色,可见单个核与多形核白细胞

内外,有圆形或卵圆形酵母样出芽菌体,即可明确诊断。在高达35%的病例中,可能在血涂片中查见真菌,在血液和骨髓中有91%的阳性诊断率。在肺泡灌洗

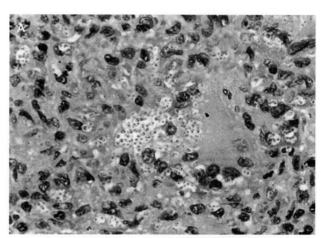

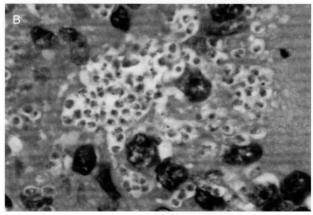

图14-4-13 鼻旁组织组织胞浆菌病

A. 部分巨噬细胞内外可见圆形真菌孢子,孢子周围有空晕,伴多核巨细胞形成;
B. 高倍显示巨噬细胞内外的真菌孢子,孢子周围有空晕,呈簇状聚集

(赵林惠赠)

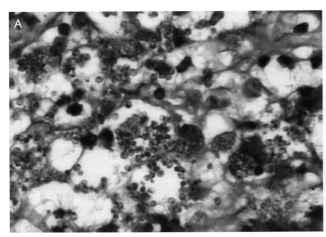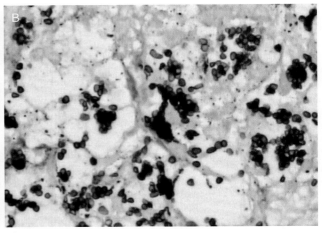

图14-4-14　胃组织胞浆菌病

A. PAS染色，油镜下可见组织胞浆菌孢子分布于巨噬细胞内外，呈紫红色；B. GMS染色，油镜下可见组织胞浆菌孢子分布于巨噬细胞内外，呈黑色

液中也可能查到该病原体。血涂片或组织切片加特殊染色有助于快速诊断，但敏感性较低。

3. 免疫学检查　免疫学诊断方法有补体结合试验（CFT）、放射免疫测定（RIA）及酶联免疫吸附测定（ELISA）、蛋白质印迹法（WB）等。因均以宿主免疫应答能力为基础，对 AIDS 患者来说，可能出现阴性结果，诊断价值受一定影响。近年用分子克隆与重组抗原技术检测循环抗原，具有很高的特异性和敏感性。检测其在血、尿、CSF 中的抗原成分组织胞浆菌荚膜多糖抗原（HPA），亦有助于诊断。使用 Wheat 抗原试验的诊断率是 97%。补体结合试验结果 ≥ 1∶32 具有诊断意义，敏感性较高，放射免疫测定更加敏感，但特异性较差。血清学检测对于急性病人的诊断价值不大。取血或尿样品用 ELISA 或 PCR 查抗原，但抗原与杜波西组织胞浆菌和酵母菌等起交叉反应，还可检查血中的抗组织胞浆菌抗体。组织胞浆菌素皮试只能反映该人是否曾被感染，但不代表患有组织胞浆菌病。

血或尿中检测组织胞浆菌抗原是诊断播散型组织胞浆菌病的一种快速而敏感的方法，但对肺部组织胞浆菌病的诊断不敏感。95% 播散型组织胞浆菌病患者尿液中，85% 患者的血液中，可检测到相关抗原。对于肺或脑膜受累的患者，支气管肺泡灌洗液或脑脊液中也可能检测到相关抗原。

4. 真菌培养　在血液、骨髓、呼吸道分泌物、淋巴结、肝、皮肤黏膜等病变处取材作真菌培养，可获得阳性结果。在沙氏琼脂培养基上，室温下生长缓慢，形成白色棉絮状菌落，以后变为黄色至褐色。镜下见菌丝细长有分隔，菌丝侧面或孢子柄上长着特殊的圆形大分生孢子，直径 8～15μm，厚壁，四周有棘突呈

齿轮状排列，有诊断价值。由于培养阳性率和时间的限制，应同时作相关的免疫学检查。脑脊液培养阳性率 < 50%，70% 的病例可在脑脊液中检测到相关抗原或抗体。对于不明原因的中枢神经系统感染症状，应怀疑组织胞浆菌病的存在。

5. 鉴别诊断　在 AIDS 患者中，还可以发生毛霉菌病、马尼尔菲篮状菌病、球孢子菌病、新型隐球菌病、粗球孢子菌病等真菌感染，以及弓形虫病、利什曼病（黑热病）等原虫感染，在诊断中应注意鉴别。

（1）与马尔尼菲篮状菌病鉴别：因这两种真菌有许多相似之处，它们同属细胞内真菌，常位于巨噬细胞胞质中，累及单核巨噬细胞系统各器官，大小形态亦相似。用真菌培养与免疫组化标记是区别组织胞浆菌与马尔尼菲篮状菌的可靠手段。在临床上，马尔尼菲篮状菌比组织胞浆菌更倾向于产生化脓性改变，但却极少侵犯肾上腺。在组织学上，马尔尼菲篮状菌有少数腊肠状细胞，并呈分裂繁殖，在菌壁内有横壁形成；而组织胞浆菌绝无腊肠状细胞，呈发芽繁殖，可见窄颈芽孢。

（2）与利什曼病（黑热病）鉴别：21 世纪初，李杰等在湖北省复查过去诊断为黑热病的 12 例患者，重新检查骨髓涂片，只有 1 例发现巨噬细胞内有利杜体，并可见动基体，结合利什曼抗原皮试、抗体检查结果及流行病学资料、锑剂治疗痊愈结果确诊为黑热病患者，其余 11 例经显微镜检查、真菌培养、动物接种、组织胞浆菌素皮试及两性霉素 B 治疗等均证明为组织胞浆菌病。其临床诊断的金标准是真菌培养及动物接种。在形态学上，利什曼原虫体积较大，圆形或椭圆形，油镜下可见病原体内含线状动基体，对霉菌染色不着色。

（3）与肉芽肿鉴别：在组织胞浆菌感染所致上皮样细胞肉芽肿比较显著且无坏死的情况下，可与结节病（sarcoidosis）相似。而坏死比较明显伴肉芽肿形成时可类似结核病。关键是在巨噬细胞内查见病原体。

（4）与其他病原体鉴别：弓形虫也是细胞内寄生的原虫，可在细胞内寄生，形成包囊，也可游离于细胞外坏死组织中。利什曼原虫也可见于巨噬细胞内或游离于细胞外。可以结合原虫与真菌染色、免疫学检查加以鉴别。细胞内小型皮炎芽生菌可有几个核，而组织胞浆菌只有一个核，两者鉴别困难，需要综合考虑。

AIDS 患者出现消耗性发热性疾病，伴或不伴呼吸道症状，体重下降、肝脾肿大及皮肤黏膜病变时，应考虑本病。对拟诊结核而抗痨治疗效果不佳者也应考虑本病。在 AIDS 患者，本病经过治疗，死亡率仍接近 50%。抗真菌治疗结果表明，在 AIDS 中本病不能治愈，需要长期治疗。

（二）非洲型组织胞浆菌病

非洲型组织胞浆菌病为杜波西组织胞浆菌（*H. duboisii*）感染所致，主要流行于中部非洲，未见于世界其他地方。杜波西组织胞浆菌的特点是体积比较大，直径 7～15μm，比美洲型大 4～5 倍，又称大孢子型组织胞浆菌，亦属双相型真菌，在人体组织中生长时主要位于巨噬细胞的胞质中。

杜波西组织胞浆菌经带菌的土壤污染皮肤而感染人体，也可能经呼吸道发生血源性播散。主要病变在皮肤表皮下形成巨大的异物型多核巨细胞性肉芽肿结节，或形成小脓肿、化脓性肉芽肿，病灶中可见中性粒细胞浸润，巨细胞形成。在巨细胞内可见直径 10～15μm 大小的厚壁孢子，芽生，粗颈，类似皮炎芽生菌，在 HE 染色切片中即可发现。

临床表现一般分为局限型和播散型。局限型者主要累及皮肤、皮下组织，亦常侵犯骨与淋巴结，而不侵犯肺组织（组织胞浆菌主要引起肺部病变）。病灶常为单个，无全身症状，有时可自愈。脊柱病变可引起下肢瘫痪（截瘫）甚至死亡。播散型病例较少见，主要累及单核巨噬细胞系统，好发于皮肤和骨骼，伴全身症状，预后较差。免疫学检查不适用于诊断非洲型组织胞浆菌病，活检组织中查见上述病原体可以确诊。

二、皮炎芽生菌感染

皮炎芽生菌病（blastomycosis dermatitidis）又称北美芽生菌病（North American blastomycosis），是由皮炎芽生菌（*Blastomyces dermatitidis*）或称北美芽生菌（*Blastomyces North American*）感染引起的一种以肺、皮肤和骨骼为主的慢性化脓性、肉芽肿性病变。本病主要流行于北美洲（美国和加拿大），以后在非洲、波兰、中东地区、英国和墨西哥等地也有发现，但患者以往都有居住在美国或接触过本菌污染物的历史，患者多为伐木工人和农民。在我国已有数例报道，患者多曾旅居北美。本病任何年龄均可发病，患者男性多于女性，好发于 20～50 岁。

【生物学性状】

皮炎芽生菌属丛梗孢科，亦为双相型真菌，在组织内为酵母型，在温室培养下为菌丝型，初期为酵母样假膜，后期为乳白色菌丝覆盖。皮炎芽生菌存在于腐败的有机物和树木上，一部分生长孢子也可散布于土壤中。

在人体组织中，皮炎芽生菌呈圆形的单芽生孢子，以小分生孢子为主，亦可形成厚壁孢子，直径 8～15μm，广基芽生。在固定良好的组织中，HE 染色下即可见厚壁多核孢子细胞。PAS 染色和 Gridley 染色可以清晰显示芽生菌的厚壁孢子结构和出芽状态。

【发病机制】

皮炎芽生菌常经呼吸道传入，吸入孢子后即可发生感染，也可能通过皮肤接触而感染。如从皮肤损伤处感染，病变常为局限性，范围小，可自限。如经呼吸道感染，则先引起肺原发性感染，如未及时治愈，可经血流播散至全身。

细胞介导的免疫功能在本病的发生发展中具有一定作用，体液免疫的作用较小。具体机制仍在研究中。

【病理变化】

孢子进入肺泡后被巨噬细胞吞噬，引起炎症反应如中性粒细胞浸润，形成化脓性炎或上皮样细胞样肉芽肿性病变。特征性病变是化脓性和上皮样细胞肉芽肿，伴有巨细胞形成。病变可侵犯身体的任何部位，主要累及皮肤、肺和骨骼等。感染可能原发于肺部，但原发病变可能不明显，而继发性病变可发生于皮肤、骨、泌尿生殖道等处。有的病例可能并无明显的肉芽肿，而有广泛的干酪样坏死，或类似结核病，容易导致误诊。按病变部位，一般分为以下 3 型。

1. 肺芽生菌病 为局限性或弥漫性病变，活动期病例主要表现为慢性肉芽肿性炎，肉芽肿中心为化脓性病变，可有微小脓肿形成。肉芽肿主要由上皮样巨噬细胞构成，以后可被纤维化。巨噬细胞内可见皮炎芽生菌孢子。支气管周围淋巴结也可发生化脓性炎或形成肉芽肿。胸膜受累可发生化脓性炎。

2. 皮肤芽生菌病　早期为丘疹或皮下结节，以后皮肤可破溃形成溃疡，在溃疡边缘再发生丘疹、结节或化脓，不断向外扩展，中心部分逐渐愈合，留下萎缩性瘢痕；而边缘逐渐隆起，可高出皮肤 1～3mm，颜色暗红，按压时可有少量脓液流出。晚期常形成疣状肿块，类似疣状皮肤结核。镜下表现类似着色芽生菌病。在表皮和真皮内可见许多小脓肿形成，小脓肿周围有上皮样组织细胞增生及多核巨细胞形成，亦可见肉芽肿形成。病变区周围有明显的急性和慢性炎细胞浸润。鳞状上皮可发生棘层增厚、乳头状增生或假上皮瘤样增生，拟似癌变而手术切除送检。

3. 播散型　本病可通过血行播散至全身，多数源自肺部感染，也可源自其他部位感染的血行播散，常累及皮肤、骨骼、脑或其他部位，引起化脓性和肉芽肿性病变，如骨髓炎、骨膜炎，形态如上所述。有时可发生化脓性关节炎、脑膜炎、脑脓肿、肝脾化脓性肉芽肿、前列腺炎等，但消化道很少受累。

在病变组织中，主要是在肉芽肿、多核巨细胞或小脓肿中，可以找到特征性的皮炎芽生菌。皮炎芽生菌孢子在组织中为单个圆形菌体，大小为 8～15μm，有时可达 29～30μm，也有的小于 2～5μm。皮炎芽生菌以生芽方式繁殖，子细胞以广基附在母细胞上。病菌为厚壁双层孢子，胞质易于着色，常因固定而收缩，与细胞壁分离，留出一圈透亮的空隙。仔细观察可见每个病菌细胞内有几个小核。这与单细胞的荚膜组织胞浆菌、新型隐球菌、巴西副球孢子菌均不相同。少数皮炎芽生菌细胞黏液卡红染色微弱阳性，与隐球菌的强阳性不同。在切片中很难看到菌丝。在播散性病例中较易发现病菌，而在慢性病例中，特别是皮肤病变中常难以找到病菌。此时可做六胺银染色（细胞壁呈黑色）、PAS 染色（细胞壁呈红色）、阿尔辛蓝染色（细胞壁呈蓝色），协助检测病原体。

【临床病理类型】

根据传播途径、发病部位、临床表现及病程转归，皮炎芽生菌病可分为肺皮炎芽生菌病、皮肤皮炎芽生菌病、骨关节皮炎芽生菌病及系统性（播散性）皮炎芽生菌病和接种性皮炎芽生菌病，最常见的是肺外感染。

1. 原发性肺皮炎芽生菌病　半数以上患者吸入空气中的皮炎芽生菌孢子后可无任何临床症状，只有在波及其他脏器后仔细检查时，才会发现肺部的病灶。真菌孢子由呼吸道吸入后可引起肺泡炎，巨噬细胞浸润，伴有中性粒细胞浸润，引起脓肿及肉芽肿

性损害，有如原发性肺结核或组织胞浆菌病，可有发热、畏寒、干咳、胸痛、呼吸障碍等，也可出现关节痛、肌痛、胸痛等似流感的症状。化脓后可引起脓痰或痰中带血，伴发热、气急、乏力、盗汗。日久病情渐重，常可波及两肺，可有不规则形或大量粟粒样病灶，但甚少有空洞形成。X 线可见肺节段性或肺叶实变，最常累及的部位为肺下叶，或见肺门、纵隔淋巴结肿大或原发性肺结核样改变，后期则可似肿瘤或其他深部真菌感染。多数病例 2～21 周后痊愈，少数则可转变为亚急性、慢性甚至播散性芽生菌病。临床特征为广泛的双肺浸润，脑膜播散发生率高。T 细胞功能障碍者，感染常十分严重，难以治愈。需要注意鉴别肺结核或组织胞浆菌病。

2. 皮肤皮炎芽生菌病　通过损伤的皮肤感染病菌者可在接种病菌处发生丘疹或结节，以后转变为化脓性病变，附近淋巴结肿大。由血行播散所致的皮肤损害好发于面、颈、上肢和头皮等处，形成边缘不规则隆起的无痛性溃疡或疣状损害。部分源自皮下骨骼感染的直接蔓延。

慢性皮肤芽生菌病的皮损常在身体的暴露部位，如手、足、头、腕、面等处，下肢或皮肤黏膜交界区，如口、咽、舌等处，也可位于非暴露部位，而头皮、掌跖很少受累。初期为丘疹或脓疱，逐渐向四周扩大而成一暗红色疣状斑片或皮下结节，边缘高起 1～3cm，界限清楚，其内为很多小脓肿，压之有脓液排出，中央有黑色或紫色结痂，可发展为溃疡，可被误诊为基底细胞癌。皮损愈合后局部纤维化，留下萎缩性瘢痕，但在瘢痕上又可出现新的皮损。溃疡中央活检常查不到病菌而在溃疡边缘区才可查到。此外，咽喉部等黏膜也可受累及，但附近淋巴结常不肿大，无自觉症状，或有低热，本型预后较佳。

3. 骨关节皮炎芽生菌病　25%～50% 的患者可伴有骨芽生菌病，多由肺部感染的血行播散或感染的骨对其周围组织的直接蔓延所致。少数播散性皮炎芽生菌病患者播散至骨而引起骨髓炎，以阻塞性骨溶解或单关节炎为主，表现为骨髓炎、骨膜炎，甚至化脓性关节炎，常伴发渗出性窦道形成。好发部位为脊柱、长骨（胫骨和股骨）、颅骨和肋骨等处，其中肋骨及脊椎病变最为多见。其骨骺端有局灶性或弥漫性骨髓炎，有如结核性肉芽肿。X 线检查见骨质破坏及增生。脊柱病变扩展可导致椎间盘的破坏，侵袭周围软组织可形成脓肿和窦道，累及关节则出现关节炎。临床表现为受累关节肿胀、疼痛和运动受限，化脓，有时可出现一个窦道，以肘、腕、踝等关节最常累及。

4. 系统性皮炎芽生菌病　常由肺或皮肤、骨骼

的原发病灶经血液循环播散到骨、肺、皮肤、脑等部位，其中骨受累最常见，消化道很少被累及，95%的患者有肺门淋巴结肿大，并向周围扩散。皮损则以躯干为主，常为多发性脓肿，其他如肝、脾、肾、肾上腺、眼等均可被感染，内脏受累表现为多发性脓肿。血行播散到脑出现脑膜炎、脊髓和大脑脓肿，易致死。全身淋巴结肿大，可有发热、消瘦、乏力等症状。有报道称芽生菌感染男性播散感染者中有15%～35%累及前列腺、附睾，出现前列腺肿大、附睾炎、阴囊肿胀等。

5. 接种性皮炎芽生菌病　当手指接触患者尸体后，可发生接种性感染，出现如下疳样的顽固性溃疡，伴有淋巴管炎及局部淋巴结肿大。此型可自愈而不扩散。

【诊断与鉴别诊断】

对来自流行区的患者尤其是抗结核治疗无效者，就要结合真菌检查和肺部检查等帮助确诊。对肺外型患者，尤其是慢性皮肤肉芽肿患者，可结合病理及真菌检查帮助确诊。

1. 诊断方法　包括病理学、血清学和病原学等，分子生物学技术也在探索中。

（1）直接镜检：取血液、胸腔积液、痰、脓液、骨髓、脑脊液、尿、活检或尸体组织标本进行直接检查，是最简便而快捷的诊断方法，可发现特征性的宽基出芽酵母型菌体，圆形或卵圆形，8～15μm大小，单芽孢子，芽颈较粗，胞质内有少数颗粒，无荚膜。

（2）真菌培养：在沙氏琼脂培养基上培养，25℃可观察到特征性的菌落形态，为白色的短绒毛状菌丝，边缘整齐，背面为棕黄色。镜检可见分隔菌丝、小分生孢子。血琼脂37℃培养可观察到出芽状态。但生长缓慢，常规的培养需数周。

（3）组织病理检查：可见上皮细胞样肉芽肿或慢性化脓性坏死及纤维化，可见具有特征性的宽基出芽、厚壁、双折光的原型酵母型菌体，PAS染色、六胺银染色阳性。

（4）血清学试验：有补体结合试验、免疫扩散和酶免疫测定等方法，特异性高而敏感性较差。

2. 鉴别诊断　在病理学上，应注意鉴别：①孢子丝菌病：可见典型的"三带结构"，可有干酪样坏死，无硬核体，菌体可为星状体、游离孢子、吞噬孢子、雪茄型孢子。②球孢子菌病：可见大的厚壁孢子，其中含内孢子，直径2～5μm。③副球孢子菌病：多芽孢子，如海轮驾驶盘，直径30μm。在临床上，还应注意鉴别疣状皮肤结核、孢子丝菌病、梅毒、组织胞浆菌病、结节病、放线菌病、诺卡菌病等。

特别说明的是：皮炎芽生菌病与着色芽生菌病（chromoblastomycosis）是两个不同的概念和病种。着色芽生菌病是着色真菌病的一个类型，是由一组暗色真菌侵入皮肤和皮下组织引起的疾病，形成肉芽肿和化脓性感染，病灶中可见双层厚壁芽生孢子，单芽、粗颈，直径10μm，主要侵犯四肢，形成疣状皮炎或典型着色真菌病。病变多局限于皮肤及皮下组织，不侵犯骨骼。损害起于外伤部位，呈小而高起的红斑样丘疹、小结节，无痒感。也可呈寻常疣状或脓疱性损害。后期病损扩大，多融合成肿瘤样或斑块状，如皮肤结核、梅毒。国外报道多见于下肢，但在我国山东章丘所见者则以手、腕部为多见。随病程迁延而病变不断扩大，中央愈合，边缘扩展，其上增厚呈暗红或灰黑色，可发生脱屑或呈菜花状。有时可因外伤而破溃，并继发感染而发生淋巴管炎。详见第三节皮肤皮下组织真菌感染部分。

三、球孢子菌感染

球孢子菌病（coccidioidomycosis）是由粗球孢子菌（*Coccidioides immites*）和波萨达斯球孢子菌（*Coccidioides posadasii*）引起的真菌病，这两种真菌虽在基因水平上不同，但菌种的形态、表型及感染后临床表现类似，流行区域相互重叠，故临床上统称为球孢子菌。肺是球孢子菌的侵入门户，也是最常受累的器官。临床分为原发性和进行性。原发性为急性、自限性呼吸道感染；进行性表现为慢性，常为致死性全身感染。患者通过吸入含真菌孢子的尘埃获得感染，原发病变在呼吸器官，偶尔播散至皮肤或内脏器官形成局灶性病变，特征是肉芽肿形成，故有时又称球孢子菌肉芽肿。球孢子菌病为美国西南部和南美洲的地方性流行病，在中美洲和阿根廷部分地区也有流行，多发生在山谷地区，西方也称其为山谷热。在HIV感染人群中，球孢子菌病发病率正在增加。截至2019年我国已有33例报道，其中男21例，女12例，平均年龄（43.4±17.7）岁，7例（21.2%）发病前到过球孢子菌病的流行区域，6例（18.2%）发病时处于免疫抑制状态。28例经病理检查，在病变组织中检出球孢子菌包囊，3例于脓液、渗出物或胸腔积液涂片中检出球孢子菌包囊，4例于痰、脓液及组织培养后见球孢子菌菌丝及孢子，仅有2例经血清学检查确诊。

【生物学性状】

粗球孢子菌是一种双相型真菌，寄生在人体组织内时呈双壁球形，形成小球体，也称为孢子囊。孢子囊成熟时含有圆形或不规则形内生孢子，数目可由数个到数百个，从周边向内排列。孢子囊成熟后释放出内生孢子，如此循环往复地生长繁殖。孢子排出体外，在腐物上或培养基上生长发芽，延长分支成为菌丝体，分隔明显，称为关节孢子。培养时生长迅速，很快由白色菌落转变为黄色棉絮状菌落。菌丝和孢子在一定条件下可以互相转化。

粗球孢子菌被人体吸入后，在体内转变成侵袭性厚壁球形孢子，直径 30～60μm，内含直径 2～3μm 的内生孢子，球体增大破裂释出无数内生孢子，可形成新的厚壁球体（孢子囊）。

【发病机制】

粗球孢子菌病常存在于土壤中，在雨季可生长为有隔菌丝，成熟的菌丝可转化为关节孢子。当环境湿度降低时，破裂的关节孢子随灰尘播散出来，可污染空气，经呼吸道传播。易感者通过吸入含真菌孢子的尘埃获得感染，有时也可经皮肤伤口直接接触被关节孢子污染的物体而感染。当粗球孢子菌孢子被吸入人体后，可直接进入终末细支气管，并逐渐发育成内含大量内生孢子的侵袭性厚壁包囊。随着球体增大破裂，释放出无数的内生性小孢子，形成新的小球体。在 AIDS 患者中，球孢子菌可引起菌血症，经血道或淋巴系统播散至呼吸系统之外，在皮肤、皮下组织、呼吸道、淋巴结、骨髓、肝、脾、肾、肾上腺、心脏、脑膜、大脑、肌肉等组织（器官）形成局灶性病变。

在流行区域，经常接触土壤的农民、建筑工人和野外工作者患病率较高。男性多于女性，青壮年居多。长期服用免疫抑制剂及 HIV 感染等免疫抑制患者亦是球孢子菌病的易感人群，且这部分患者病情较重。国内报道的 33 例患者中，仅 6 例处于免疫抑制状态，可见非免疫抑制患者亦可感染。

【病理变化】

病理学表现为急性、亚急性或慢性化脓性、肉芽肿反应，伴有不同程度的纤维化。在孢子侵入人体组织或内生孢子释放时，受累组织显示急性化脓性病变，局部可见大量中性粒细胞浸润，或形成脓肿，或见干酪样坏死。脓肿内可找到大小不等的圆形、厚壁、不出芽的孢子。在孢子发育和形成内生孢子的过程中，化脓性反应转化为肉芽肿形成，上皮样组织细胞增生，多核巨细胞或异物样巨细胞形成，伴淋巴细胞、浆细胞、单核巨噬细胞浸润。在巨细胞内常见有孢子存在。对于真菌感染来说，这些表现缺乏特异性，关键是在病灶原位检测到球孢子菌。

1. 原发性球孢子菌病　常见于肺部，病变主要为慢性肉芽肿，含有中性粒细胞、嗜酸性粒细胞、淋巴细胞及浆细胞，偶有巨细胞浸润，有时可见小脓肿

形成。受感染肺内也可见空洞或钱币样肉芽肿病变。肺门淋巴结肿大，可见明显的肉芽肿性改变，其中有上皮样细胞及巨细胞，亦可形成脓肿。若为皮下脓肿，其组织学表现类似瘰疬性皮肤结核，中心坏死，周围绕以淋巴细胞、浆细胞、上皮样细胞浸润。慢性病程可见假上皮瘤样增生，形成疣状结节，其组织病理改变似皮炎芽生菌病。

2. 进行性播散性球孢子菌病　球孢子菌经血流播散，可累及几乎任何组织，引起化脓性和肉芽肿性病变。若有脓肿形成，可见到干酪样坏死。

在脓肿、肉芽肿和巨噬细胞或巨细胞内可查到含有内生孢子的球体，数量可较多。完整的球孢子菌是一种多核的圆形或球形的细胞，有双重轮廓的厚壁，胞质内含大量颗粒状内生孢子，染色不规则，大小亦悬殊，直径 30～60μm，平均 40μm，显然大于其他真菌孢子，容易发现。其繁殖方式非芽生性，而是细胞壁向原浆中生长出分裂沟，将其分成多核的小体，称为原生孢子。原生孢子再长出分裂沟，释放出孢子囊孢子或称内孢子。内孢子直径仅有 2～5μm，一般为单核。当孢子成熟后，其囊壁再度破裂，释出内孢子，如此循环往复，不断增殖。在 HE 染色的切片中，常见存在于肉芽肿的多核巨细胞内的内孢子，或游离于病变组织中的成熟孢子囊。其周围通常被淋巴细胞包围，伴有浆细胞、上皮样细胞及巨细胞浸润，但中性粒细胞和嗜酸性粒细胞常见于小球体的破裂处。在陈旧性或静止性病变中，如仅见不含内孢子的空孢子囊，则较难诊断。在含气的组织中，如肺组织或空洞中，也常可见到菌丝，可有侧支，侧支菌丝里可形成分节状的关节孢子。肺部病灶内可见发育孢囊孢子（内生孢子）邻近孢子囊壁的内表面。在脾脏可见成熟的孢子囊释放出孢囊孢子，周围见化脓性反应。

【临床病理类型】

球孢子菌病的临床表现因吸入或接触病菌的数量及机体的免疫状态不同而有较大差异。球孢子菌感染者中约半数表现为无症状的或自限性的原发性感染，仅在球孢子菌皮试检查时发现。在发病人群中，以呼吸系统病变最为常见，播散性患者全身各个系统均可受累。国内报道的 33 例患者中，有 24 例（72.7%）呼吸系统受累，主要表现为发热、咳嗽、咳痰、咯血、气短等；6 例（18.2%）皮肤受累，其中 2 例为单纯皮肤受累，表现为皮肤结节及皮损；3 例骨骼受累，表现为局部疼痛，X 线检查均提示溶骨性破坏；2 例中枢神经系统受累，1 例脑脓肿后出现猝死，1 例表现为头晕、头痛、行走不稳；角膜及胃受累各 1 例。上述

患者中，近 1/4（24.2%）的患者为多系统受累，其中 3 例死亡。

1. 原发性球孢子菌病 球孢子菌主要侵犯肺、皮肤、皮下组织、淋巴结、骨关节、内脏及脑。根据病菌侵入途径、发病部位及转归，临床上分为两型：

（1）原发性肺球孢子菌病：受染后约经 2 周（或 10～16 天）的潜伏期，出现上呼吸道感染的症状，有咳嗽、低热、盗汗、胸痛、头痛，可伴肌肉或关节疼痛，脓痰中伴有少量血丝，但胸部体征常阴性。有时伴有肺门淋巴结肿大、多发性浆膜炎（胸膜炎、心包炎、关节炎）或大量胸腔积液。病程多呈自限性，6～8 周症状可消退。极少残留肺部异常，常见的为肺球孢子菌结节及空洞。

粟粒样肺球孢子菌病为原发性肺球孢子菌病的严重合并症，病原菌经血行播散至全肺野及肺外其他脏器。常在原发性肺孢子菌病早期出现，亦可为慢性进行性的晚期并发症，临床表现和 X 线表现均酷似粟粒性肺结核。在免疫抑制者和有严重基础病者或易感种族，可迅速发展为呼吸衰竭。血源播散可累及皮肤、关节、淋巴结、脑膜和肝脾等脏器。

慢性进行性球孢子菌肺炎是指在原发感染 8 周以后，肺部病灶持续存在，迁延不愈，且病变逐渐恶化。2%～8% 有症状的原发性感染会残留肺部空洞，可有胸腔积液而出现液平面，或表现为肺结核球样损害，或伴有支气管扩张、脓胸、气胸。病情发展可引起多发性结节性空洞，伴有持续性发热、乏力、厌食、食欲减退、消瘦、贫血、咳嗽、呼吸困难和发绀、脓性黏痰等症状，部分患者有咯血。痰中含有许多菌体小团块，可用于诊断。病程缓慢而长，可达数月至数年。

X 线检查，80% 的患者肺部可查到病变，如结节状、团块状、肺炎样、结核球样、肺段或肺叶的斑片状或大片浸润性或实变病灶，纵隔及肺门淋巴结肿大，胸膜反应和胸腔积液等表现，偶可见多发性空洞和纤维结节病灶。多数空洞为 2～4cm，少数为大空洞（>6cm），典型的为薄壁，周围无明显炎症浸润，以两上肺多见。空洞可继发细菌或其他真菌感染、破裂或大出血，值得重视。球孢子菌性结节通常无钙化。

（2）原发性皮肤球孢子菌病：罕见。皮肤外伤并接触本菌 1～3 周后发生丘疹和结节，表面糜烂如梅毒下疳样。常见的原发损害不一定有皮肤外伤史，常为无痛结节或斑块，红到暗红色，表面糜烂形成溃疡，日久形成疣状病变。沿淋巴管扩散可继发散在结节，引流区发生淋巴管炎和淋巴结肿大。少数人对球孢子菌素过敏，皮肤出现结节性红斑或多形性红斑、荨麻疹、猩红热或麻疹样皮疹，范围比较广泛，除四肢外，面颈部亦可发生。皮肤球孢子菌病多数可自愈，亦可播散全身，侵犯各内脏器官，或形成瘢痕而自愈。

2. 播散性或继发性球孢子菌病 球孢子菌病可在原发性病变基础上继续蔓延和扩大，常局限于肺，引起肺内空洞形成和慢性肉芽肿。粗球孢子菌也可侵入血管，发生真菌血症，病菌扩散进而累及全身各脏器。血行播散可引起皮肤、皮下组织、脑和脑膜、淋巴结、骨骼、关节和许多内脏的病变，但一般不累及消化道和横纹肌组织。如侵犯脑实质和脑膜，可致死亡。Burns 等报道 1 例患者，表现为单灶性脑皮质坏死，伴有特殊的小球体和内生孢子，以及显著的中性粒细胞反应。鼻、颊和头皮等处继发性球孢子菌病，表现为多发性无痛性结节，中央部破溃，或呈疣状增生。20% 的患者有疱疹性结膜炎。

【诊断与鉴别诊断】

1. 诊断方法 对于地方流行性真菌病，应当关注患者是否曾在流行地区居住或停留过。有此流行背景者发生明显呼吸道感染，应考虑到本病并做进一步检查。对于球孢子菌的检查，可采用标本直接镜检、真菌培养、组织病理、血清学检测及球孢子菌素皮试等方法进行检测，关键在于从标本中发现典型的分节孢子。

（1）病理学检查：受累组织主要表现为肉芽肿性病变，慢性病灶中可见纤维化和干酪样物质，病灶内可见 PAS 染色及六胺银染色阳性的粗大球状孢子囊，直径 20～80μm，有大量内生孢子。

（2）真菌培养：临床标本中培养出球孢子菌是确诊的依据，痰培养阳性率为 40%～60%，纤支镜标本阳性率较高，但血培养阳性率不高。

（3）直接镜检：痰、穿刺液、纤支镜标本、胸膜活检标本，经氢氧化钾处理，涂片镜检，可见圆形厚壁孢子（厚壁球体），直径 10～80μm，内含直径 2～5μm 大小的内生孢子。对肺部感染者胸腔积液检查可以看到粗大的厚壁球形体，为球孢子菌的成熟包囊，无出芽，含有内生孢子。

（4）球孢子菌素皮肤试验：皮肤红肿范围 ≥ 5mm 为阳性，可持续 24～48 小时。90%～95% 的患者原发感染 4 周后皮试反应即呈阳性，提示有球孢子菌感染，但不能区分是现症感染还是既往感染。在症状出现 3 天至 3 周后，皮试呈阳性或由阴性转为阳性，亦有诊断意义；既往感染者亦可持续阳性。血源播散患者可阴性。

（5）血清学检查：特异性 IgM 抗体在感染后 4 周内即可出现，可提示现症感染。IgG 抗体在感染的后期，即 4～12 周时出现，其滴度的高低可以反映感染的严重程度，HIV/AIDS 患者或免疫抑制者合并球孢子菌病亦有诊断价值，但血清学检查会出现假阴性。乳胶凝集试验敏感性达 90%，常用于初筛。试管沉淀试验检测 IgM 抗体，感染后第 1 周有 50% 的患者阳性，适用于早期诊断，3 个月时阳性率可达 90%，4 个月后降至 10%。

（6）其他检查：原发性肺球孢子菌病外周血白细胞可增高，常有血嗜酸细胞明显增高，发病后第 2～3 周最明显。血沉持续加快。球孢子菌性脑膜炎患者脑脊液的补体结合试验常为阳性。特异性基因探针已应用于肺球孢子菌病的快速诊断，48 小时可获结果。临床标本或培养悬液于小鼠腹腔或豚鼠睾丸内接种，7～10 天内于腹膜、肝、脾和肺等病灶内可见不同发展阶段的球体。豚鼠于接种后 1 周内，睾丸肿胀，亦可找到菌体。

2. 鉴别诊断　本病应与支气管炎、肺炎、肺结核、肺肿瘤等鉴别，也应和其他深部真菌病如芽生菌病、隐球菌病、孢子丝菌病、组织胞浆菌病、足菌肿及放线菌病等相鉴别。

四、副球孢子菌感染

副球孢子菌病（paracoccidioidomycosis）原称巴西或南美芽生菌病（South American blastomycosis）或副球孢子肉芽肿、Lutz-Splendore-Almeida 病，是由巴西副球孢子菌感染引起的一种慢性化脓性肉芽肿性疾病，常侵犯黏膜、皮肤、肺和淋巴系统。本病是中美洲和南美洲最为常见的地方性真菌病，流行于巴西、哥伦比亚、墨西哥、阿根廷、秘鲁和委内瑞拉等地，患者多为农民，年龄多在 20～50 岁，男性多于女性，男女比例约 19∶1。有时也发生于包括艾滋病患者在内的免疫受损患者。由于当今人员流动幅度很大，亚洲已有发现来自流行区的病例。

【生物学性状】

副球孢子菌又名巴西副球孢子菌（*Paracoccidioides brasiliensis*）或巴西芽生菌，为双相型，在 37℃ 培养为酵母样菌落，在温室培养则为丝球状菌落，实验室中可使菌型相互转化。近来认为本菌的多发芽生孢子很像球孢子菌破裂后的内生孢子，故一般均称为副球孢子菌。真菌学分类为有丝孢菌。

副球孢子菌在宿主体内为圆形的多芽生孢子，镜下所见为小分生孢子和厚垣孢子。培养基中菌落初期呈膜状，有皱褶，以后形成绒毛状白色或棕色的气生菌丝。

【发病机制】

副球孢子菌一般存在于酸性土壤内，可能由呼吸道（鼻腔）、消化道（口腔）黏膜及皮肤损伤处进入人体，实验室工作者也可经皮肤接触获得感染，但人与人之间不直接传播。病原菌引起皮肤黏膜、淋巴结和内脏器官的进行性真菌病。孢子在肺内 37℃ 时转变成侵袭型酵母菌。

病原菌经口、皮肤及黏膜损伤处侵入人体是副球孢子菌病的诱发因素，当身体抵抗力减弱而又有病原菌入侵时，口腔和颊部黏膜是常见的最先被感染的部位，其次是经呼吸道传播，累及肺部。本病不但局部发生病变，且可很快侵入淋巴和血液循环，经血流及淋巴向其他部位播散，引起内脏器官的病变，邻近淋巴结可肿大。

【病理变化】

副球孢子菌病以慢性化脓性炎及上皮样细胞肉芽肿性炎为主，两者混合存在，嗜好侵犯黏膜、皮肤、肺和淋巴系统。病灶内有中性粒细胞浸润，并有肉芽肿形成。

皮肤黏膜病变区域呈肉芽肿性浸润，有上皮样细胞及朗汉斯巨细胞或异物样巨细胞，伴急性炎性浸润及脓肿形成。表面可有炎性渗出物覆盖，以后局部皮肤黏膜可向表面破溃，形成溃疡或穿孔。溃疡经肉芽组织增生而修复，愈后遗留瘢痕造成畸形。溃疡周围可见中性粒细胞、淋巴细胞、浆细胞浸润，伴成纤维细胞增生。淋巴结和内脏病变亦表现为化脓性肉芽肿形成，受累器官肿大。

在组织中，这种真菌生长成大的、圆形或卵圆形细胞，直径 5～10μm，单芽或多芽生殖，生芽细胞的直径可达 20μm 或更大。偶尔这种大细胞可显示外周出芽，即从一个薄壁的大而圆的母细胞周围生出许多小芽，多芽孢子横切面如"舵轮"（ship's wheel），直径可达 60μm，无芽或单芽孢子的直径仅 5～20μm。子细胞初次出现时直径 < 2μm，以后可增大到 4～5μm。母细胞染色浅淡，仅显示微量的胞内物质。在微脓肿、脓液和巨噬细胞中也可见孢子，多呈单芽性芽生孢子。在巨细胞内外可见无芽、单芽、甚至多芽的真菌孢子。不出芽的巴西副球孢子菌可类似于皮炎芽生菌，但其大小及形态变化较大，有较薄的壁，没有多核，也非芽生。小者可被误认为组织胞浆菌，大者可被误认为球孢子菌。

【临床病理类型】

副球孢子菌病多发生于中年人，男性多于女性。

早期症状不明显，以后逐渐加重，扩散至黏膜、淋巴结、皮肤和内脏。根据临床症状的不同将其分为皮肤黏膜型和内脏型。内脏型中以肺型副球孢子菌病最为多见。

1. 皮肤黏膜副球孢子菌病

（1）皮肤副球孢子菌病：多发生于面部，常见于口腔和口周，病原菌常由口腔黏膜直接蔓延累及皮肤，皮肤损害多由黏膜损害蔓延而来，或是来源于内脏血行播散，或由表浅淋巴结溃破引起皮肤穿破，形成溃疡、结痂，并不断扩大范围。

（2）黏膜副球孢子菌病：本病常首先累及口腔或鼻黏膜，病损开始时多在齿龈、口腔、上颚、咽喉、鼻腔、口唇和舌部。鼻腔、眼结膜及肛周也可被累及。黏膜的初始损害是丘疹或水疱，继而破溃形成溃疡，表面覆盖白色渗出物，基底部有出血点。溃疡扩大或加深，可引起出血坏死，溃疡底部可见出血点。当病变侵入深部时，可破坏会厌、腭垂、软腭而引起穿孔，产生疼痛。口咽部受累可致吞咽困难。口唇受累可致局部发生硬性水肿。牙龈受累可破坏组织而引起牙齿脱落。病变初期附近淋巴结即可肿大，尤其是颈部淋巴结，质地变硬但不疼痛，继而局部可发生坏死、化脓、破溃后穿破皮肤而形成瘘管。

2. 内脏副球孢子菌病　原发感染经血行播散，常累及肺、肝、脾、肠道、淋巴结，也可累及肾上腺、心脏、中枢神经系统、泌尿生殖系统，以及肌肉、骨骼、软骨等，故又称播散型副球孢子菌病。患者可有高热等全身感染症状。

（1）肺型副球孢子菌病：原发性肺部感染多由吸入孢子引起。大部分患者无症状或亚临床症状，可自愈。少部分出现倦怠、乏力、发热、咳嗽、痰中带血丝、胸痛和呼吸困难。如果是继发于其他病灶和血行播散，其肺部临床症状可很轻。胸部 X 线示肺部的损害常为双侧性结节状，常见于肺下野病变，多为双侧，病变可呈结节状、浸润性或条纹状。结节可分散，也可融合。浸润可局限，也可弥散，也常有广泛的纤维化和肺气肿，约 1/3 的病例可形成空洞。一般肺部病变未见有钙化现象，胸膜也很少受累。

（2）肠道副球孢子菌病：多由消化道传播而来，病变多在回盲部，可形成广泛的黏膜溃疡，伴有腹痛、恶心、呕吐、肝脾肿大、腹水，腹腔内淋巴结可肿大，易被误认为结核或肿瘤。病变进一步扩散可累及胃、胰、肛门等处。

（3）淋巴结炎：颈部淋巴结最先受累，表现为淋巴结肿大，如与表面皮肤粘连，淋巴结溃破流脓，可致局部皮肤溃破，形成瘘管。内脏淋巴结也可肿大，

被误认为肿瘤。

本病可合并南美锥虫病、蠕虫病、营养不良、血吸虫病和结核病等。

【诊断与鉴别诊断】

副球孢子菌病为地方真菌病，患者常有流行区的居留史。肺部感染者，或者口腔黏膜溃疡、皮肤溃疡经久不愈者，伴淋巴结肿大或多系统受累时需考虑本病的可能。病理学和真菌学检查，发现特征性病原菌可确定诊断。

1. 真菌学检查　①直接镜检：取溃疡处渗出液、脓液、痰、分泌物或黏膜刮取物、淋巴结抽取物可以作直接镜检，镜下可见直径 10 ～ 60μm 的单芽或多芽性圆形厚壁孢子。典型者为多芽生性，芽孢大小不等。②真菌培养：在沙氏琼脂培养基上 25℃培养，呈菌丝型缓慢生长，菌落小，呈褐色扁平状，有皱褶，表面覆短绒毛状气生菌丝。镜下见菌丝两侧有不典型的小分生孢子，呈圆形或卵圆形，直径 3 ～ 6μm，侧生小分生孢子。如在血琼脂或脑心葡萄糖琼脂上 37℃培养，则呈酵母型生长。③免疫学检查：有免疫扩散法和补体结合法等，可检测其抗体和抗原，但阳性率不高。副球孢子菌素皮试阳性也有助于诊断。④分子生物学方法检测副球孢子菌核酸成分，进行基因诊断。

2. 病理学检查　皮肤黏膜病变有时会被活检送病理检查。病灶中见到上述病变，要注意探寻病因。副球孢子菌体积较大，形态特殊，并不难发现。

3. 鉴别诊断　皮肤黏膜副球孢子菌病应与皮肤结核、雅司病、皮肤肿瘤、皮肤利什曼病鉴别；播散型应与结核病、肿瘤等鉴别。另外，还应与其他深部真菌病如皮炎芽生菌病、组织胞浆菌病、球孢子菌病、放线菌病、芽生菌病、隐球菌病、孢子丝菌病等鉴别。内脏型副球孢子菌病则应与黑热病、结核病等相鉴别。

五、马尔尼菲篮状菌感染

马尔尼菲篮状菌（*Talaromyces marneffei*，TM）旧称马尔尼菲青霉（*Penicillium marneffei*，PM），是一种地方性致病真菌。TM 是在越南巴斯德研究所工作的法国人 Capponi 等 1956 年从一只病死的中华竹鼠（*Rhizomys sinensis*）的肝中分离出来的，当时称为青霉菌，用所长的名字 Marneffei 命名，并通过接种大、小白鼠证明对了动物有致病力；还有一名工作人员接种时不慎损伤手指引起皮肤感染和淋巴结炎，证明 TM 对人类也有致病力。1973 年 Disalvo 报道了首例

人类自然感染马尔尼菲篮状菌病。

我国学者邓卓霖1964年首先在广西南宁市经尸检发现一例当地农民患马尔尼菲篮状菌病（当时称为马尔尼菲青霉病）。1980年他又到美国美军病理研究所（Armed Forces Institute of Pathology，AFIP）进行深入研究，阐明了马尔尼菲篮状菌和荚膜组织胞浆菌这两种真菌的病理组织学鉴别重点，文章发表于《美国临床病理杂志》[Am J Clin Pathol，1985，84（3）：323-327]，证实TM能导致系统性真菌感染。该研究获得AFIP的青霉病杰出研究成果证书（Certificate of out-standing accomplishment for research on Penicilliosis），也为我国马尔尼菲篮状菌病理研究奠定了基础。

马尔尼菲篮状菌病（talaromycosis mareffei）由TM感染引起，在东南亚很常见，主要分布于泰国、印度尼西亚、越南、缅甸和马来西亚等东南亚国家，以及我国南方地区。随着近年AIDS发病率的上升，在东南亚地区，马尔尼菲篮状菌病呈现地方性流行，为当地最常见的机会性感染之一。在东南亚地区TM是AIDS患者感染的第三大致病菌，仅次于结核和新型隐球菌。我国南方地区由于气候温暖潮湿，特别适合TM生长，也是TM的主要流行地区之一。我国于1984年报道了首例马尔尼菲篮状菌病。据1984～2009年我国文献报道的668例马尔尼菲篮状菌病（当时称为青霉菌）资料分析，该病99.4%来自南方，其中广西286例，广东271例，共占83.4%，大多数为HIV感染患者（87.7%），经抗真菌治疗死亡率为24.3%。截止到2009年底的回顾性分析显示，广东地区艾滋病患者并发TM感染率高达10.3%～21.4%。云南、贵州、北京、山西、香港和台湾等地区也相继发现该病，发病地区呈现由南向北扩展的趋势，估计多数为南方输入性病例。我国报道的马尔尼菲篮状菌病病例，多是与AIDS相关的机会性感染，非艾滋病患者和免疫功能正常者感染马尔尼菲篮状菌的报道也在不断增多。WHO、美国CDC及我国《艾滋病诊疗指南》都已经把马尔尼菲篮状菌病作为诊断AIDS的指征性疾病。

【生物学性状】

马尔尼菲篮状菌与青霉菌有诸多不同，现归类为篮状菌属（Talaromyces），与青霉属并列。狭义的青霉属具有菌核样的子囊果，子囊果为壁厚、等径的细胞，常需几个月才能成熟，多数不形成子囊孢子；而篮状菌属的子囊果细胞壁较软，其中含有多层交织的菌丝，可在数周内成熟。

TM是温度依赖性双相真菌，以霉菌和酵母菌两种形式存在，即在25℃和37℃培养下表现为菌丝型和酵母型两种不同的形态。①在沙氏培养基上，25℃培养3天长出丝绒状菌丝相菌落，可形成放射状皱褶，并有篮状菌所特有的帚状枝及孢子链，10天后菌落达18mm，有葡萄酒红色色素产生，从菌落底部逐渐弥散至整个培养基中，使菌丝变成淡红色绒毛状，培养基也染成玫瑰红色（图14-4-15），具有明显特征。在高倍镜及电镜下，可见菌丝相和帚状枝，帚状枝多数为两轮生，少数单轮生，对称或不对称。分生孢子梗光滑，梗基上有3～6个瓶梗，分生孢子圆形或卵圆形，直径2～3μm，有明显的孢子间连体（图14-4-16，图14-4-17）。②37℃培养生长较慢，呈酵母型生长，培养约48小时后形成圆形小孢子，似蟑螂卵状。菌落直径1～2mm，呈灰白色，表面光滑。72小时后菌落明显增大，扁平，有脑回状皱褶。2～3周后才长

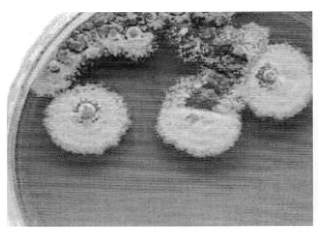

图14-4-15 马尔尼菲篮状菌培养

25℃培养呈菌丝相，菌落初期呈浅灰色膜状或淡黄色、白色绒状，直径约0.5cm。5～7天菌落周围基质出现玫瑰红色环（陆普选惠赠）

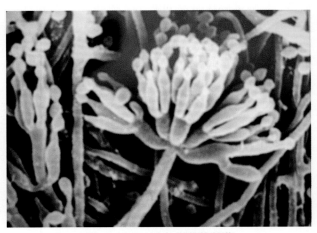

图14-4-16 马尔尼菲篮状菌

扫描电镜图像，25℃培养10天，可见两轮生帚状枝和菌丝相

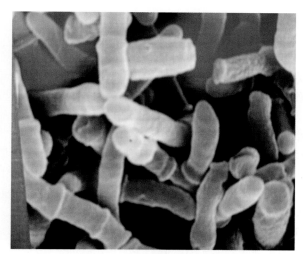

图14-4-17　马尔尼菲篮状菌
电镜下可见分生孢子梗，有明显的孢子间连体

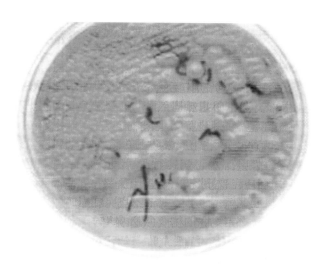

图14-4-18　马尔尼菲篮状菌培养
37℃培养呈酵母相，菌落生长缓慢，成熟菌落呈浅灰色或奶酪色膜状，直径
1~2cm，有脑回状皱褶或放射状沟纹，无色素（陆普选惠赠）

出白色有皱褶的菌落，无色素产生（图14-4-18）。培养基上可见大片状棕褐色色素。感染人或动物时以酵母相存在于宿主体内。菌体为圆形、椭圆形，呈腊肠状、杆状、弧形等多种形态，大小不一，直径约3μm，细胞中间常可见横隔。荧光显微镜观察上述形态更清晰。透射电镜观察可见细胞壁完整，菌体囊泡高度扩张，菌体内可见大量电子致密颗粒，这些致密颗粒大小、形态基本一致，约100nm，电镜下亦可见横壁（图14-4-19，图14-4-20）。

【发病机制】

　　1. **传染源与传播途径**　邓卓霖等研究发现，广西成年银星竹鼠（*Rhizomys pruinosus*）100%携带TM，竹鼠的粪便可以分离培养出TM。在中国、印度、泰国及越南境内的4种竹鼠（银星竹鼠、中华竹鼠、大竹鼠和小竹鼠）体内及其粪便和居住洞穴的土壤中都已分离出TM，并证实这些动物的地域分布与马尔尼菲篮状菌病的分布密切相关，是马尔尼菲篮状菌病的自然宿主和主要传染源。TM可经过竹鼠分泌排泄物经水流污染土壤，人通过皮肤外伤破损处、消化道和呼吸道而感染该菌，并在免疫功能低下时发病。一般认为本病主要通过吸入空气中的分生孢子而感染，首先引起肺部病变，然后经血液循环扩散到皮肤、内脏。但许多未接触过竹鼠及竹鼠生活环境的人也发生TM感染，提示还可能有其他传播途径。

　　2. **易感因素**　研究资料揭示，TM是一种机会性病原体，其致病与机体免疫功能有密切关系，主要感染免疫缺陷的患者，包括恶性肿瘤患者、艾滋病患者。近年报道的病例基本都是继发于艾滋病的机会性感染，也有部分移植术后、长期使用免疫抑制剂或糖

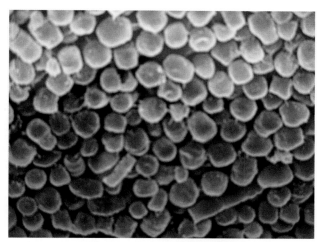

图14-4-19　马尔尼菲篮状菌
扫描电镜见真菌孢子，37℃培养14天

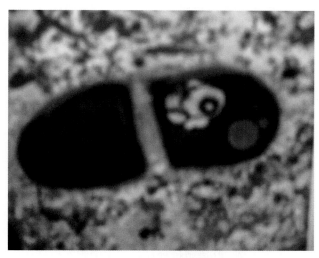

图14-4-20　马尔尼菲篮状菌
透射电镜见马尔尼菲篮状菌内横壁

皮质激素的患者，在免疫缺陷患者往往可引起严重的播散性感染。2000 年邓卓霖等报道我国首例艾滋病患者感染马尔尼菲篮状菌病，但不是广西患者，而是广东深圳红十字会医院的住院患者。广西早年出现的免疫缺陷主要见于恶性肿瘤患者和慢性病患者，幼儿则见于胸腺发育不良和重症地中海贫血患者。2012 年 1 月至 2015 年 6 月广州市第八人民医院曾收治 184 例艾滋病合并 TM 感染患者，经病原学检查 TM 阳性。北京协和医院王澎曾报道 9 例非 HIV 感染患者合并马尔尼菲篮状菌病，认为激素或免疫抑制剂的使用是非艾滋病患者感染 TM 的主要原因。

3. 致病作用 TM 的致病性与最初吸入的孢子数量、TM 自身毒力因子、致病基因及宿主免疫等有关。

（1）识别机制：在固有免疫与适应性免疫间模式识别受体起着重要的连接作用。TM 作为一种细胞内病原体，感染宿主的首要条件是被巨噬细胞识别，也是宿主启动抗感染免疫的前提。巨噬细胞识别病原体的主要机制是通过其表面的模式识别受体如清道夫受体、甘露糖受体、补体受体（CR）及 Toll 样受体（TLR）等识别病原体高度保守的特定分子结构，这些分子结构统称为病原体相关分子模式，进而启动激活信号转导途径，并诱导某些免疫分子的表达。在这些膜表面受体中，以 CR3 最为重要。巨噬细胞对 TM 的识别、吞噬及杀菌作用可能是通过 TLR-2、TLR-4 和 Dectin-1 这三个模式识别受体共同完成的，并且这些受体反应所产生的细胞因子可调节 Th0 细胞向 Th1 细胞分化，从而加强细胞免疫过程，杀伤致病真菌。

（2）黏附机制：病原菌黏附于宿主细胞是发生感染的重要步骤。TM 感染最常累及肺部，与吸入空气中的 TM 分生孢子密切有关。TM 分生孢子的体积很小，可直达肺泡，其表面存在细胞外基质蛋白的结合位点，在唾液酸特异性植物凝集素介导下可与层粘连蛋白及纤连蛋白结合。支气管上皮细胞与 TM 分生孢子产生黏附作用的物质主要是一种位于肺部基底膜的糖蛋白（层粘连蛋白），肺部组织损伤后糖蛋白被暴露出来与 TM 黏附。TM 的分生孢子表面存在一种凝集素，此凝集素糖链上唾液酸残基末端与肺泡基底膜上的糖蛋白连接并黏附，最终导致 TM 的分生孢子与肺组织紧密结合，而不易被支气管黏液纤毛系统清除。研究发现，N- 乙酰神经氨酸（NANA）含有唾液酸残基末端，可以和 TM 的分生孢子竞争，阻断 TM 的分生孢子与肺组织糖蛋白的黏附或连接。

（3）损伤机制：TM 以裂殖方式繁殖，形成不均衡分生孢子菌。其增殖过程可对宿主细胞产生破坏作用。TM 与巨噬细胞亲和力较高，它从呼吸道进入人体后主要位于巨噬细胞中，主要侵犯免疫损伤患者的单核巨噬细胞系统，并经血液循环侵犯皮肤、心脏、肝脏和脾脏等器官。TM 还有侵犯血管的潜能，并能在人体温度条件下生长繁殖，使得 TM 的凶险程度及病死率明显高于其他真菌感染。

（4）免疫机制：对侵袭性真菌的杀伤作用主要通过细胞免疫完成。T 细胞介导的 Th1 型反应模式对宿主抵御真菌感染起重要作用。T 细胞在组织中的出现有助于杀灭真菌并使病变局限。因此，当艾滋病患者及其他免疫力低下者发生 T 细胞免疫缺陷时，特别是在 CD4$^+$T 淋巴细胞计数 < 50/μl 时，极容易发生播散性 TM 感染，但也有少数发生在免疫功能正常个体，机制尚不清楚。

【病理变化】

1. 基本病变 TM 感染人体后主要引起肉芽肿性和化脓性两种病理改变，但在免疫缺陷患者也常引起无反应性炎症，病灶中无炎细胞浸润。病变可为局限性或播散性，疾病的严重程度往往取决于宿主的免疫状态。已报道的病例几乎均为免疫功能低下者，且常为播散性。

（1）肉芽肿性病变：TM 主要见于单核巨噬细胞系统，它所产生的阳性趋化性物质，引发中性粒细胞和巨噬细胞浸润，可形成脓肿和巨噬细胞肉芽肿。TM 侵入人体后先在巨噬细胞内增殖，巨噬细胞的聚集形成肉芽肿性病灶。肉芽肿由巨噬细胞、多核巨细胞和淋巴细胞、浆细胞构成，常见于单核巨噬细胞丰富的器官，类似于结核性肉芽肿，巨噬细胞内可查见酵母型 TM。

单核巨噬细胞是主要的免疫细胞之一，比中性粒细胞大，吞噬能力强，对于小于 0.1μm 的分子通过吞饮作用吸收，对于大于 0.1μm 的分子则行吞噬作用。单核巨噬细胞要经 T 淋巴细胞素激活才能杀菌，否则只有吞噬能力而无杀菌力。TM 体积较大（3μm 以上），所以进入体内主要靠单核巨噬细胞吞噬，吞噬后若不能杀死 TM 那必定是因免疫缺陷，单核巨噬细胞未能激活。

（2）化脓性病变：TM 感染也常在许多部位形成大小不等的脓肿，如肺、皮下或深部软组织（如腰肌）脓肿。机体抵抗力较强时肉芽肿中心可发生坏死，引起中性粒细胞浸润，形成脓肿。或在肉芽肿的基础上，免疫力下降，胞内真菌大量繁殖，胀破细胞膜而出。新生的 TM 更具趋化性，引起中性粒细胞聚集形成脓肿，脓液中有大量 TM。

2. 病灶中 TM 的形态 病灶中 TM 多见于巨噬细胞内外，常紧密挤压在一起，但不因挤压而变形。

组织中的 TM 为圆形酵母相，直径大约 3μm，有桑葚状体、腊肠状细胞、细胞内横壁等三大特征具有诊断意义。常规 HE 染色效果不佳，当病原体较多时，可见巨噬细胞胞质内有淡蓝色颗粒。由于细胞壁和胞质不上色，呈半透明似荚膜，实际上是假荚膜，形似组织胞浆菌，故需与组织胞浆菌相区别。PAS 法染色呈红色，显示清晰（图 14-4-21～图 14-4-23）。六胺银染色呈黑色（图 14-4-24，图 14-4-25）。瑞氏染色呈蓝色。

（1）桑葚状体：主要见于免疫缺陷患者的急性播散性病例，TM 大多数位于单核和巨噬细胞内，无肉芽肿形成，桑葚状体是由于真菌在巨噬细胞内大量繁殖，受巨噬细胞的限制黏集而成，每个桑葚状体中有数十至百余酵母型真菌（图 14-4-21～图 14-4-23）。电镜观察可见肿胀的巨噬细胞的细胞膜，真菌特殊染色不见细胞膜，只能见桑葚状体。只有组织胞浆菌和

TM 能形成桑葚状体，其他可见于巨噬细胞内的真菌如隐球菌和副球孢子菌不形成桑葚状体，可能是因为组织胞浆菌和 TM 能在巨噬细胞内大量繁殖，特殊染色可见巨噬细胞内的 TM 有横壁和分裂繁殖现象，单靠吞噬作用不可能形成桑葚状体。

（2）腊肠状细胞：细胞为长条形，两端钝圆，粗细均匀，直径 2～5μm，长 8～13μm，也可达 20μm，横径与长径之比为 1:（3～5），有时略为弯曲，形如腊肠（图 14-4-23～图 14-4-25），易见于化脓灶和坏死组织周围。

（3）细胞内横壁：是 TM 进行分裂繁殖的现象，横壁是细胞分裂前在细胞中间形成的细胞壁，实际上是尚未分开的两个细胞的细胞壁，所以比外壁显得更厚，染色更深，但它不同于两个细胞贴在一起，若是粘在一起两侧稍凹陷，横壁无凹陷（图 14-4-24，图 14-4-25）。

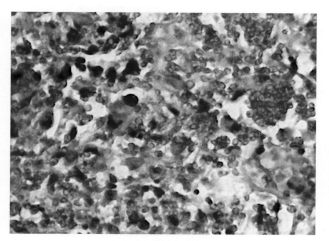

图14-4-21　马尔尼菲篮状菌
PAS染色，孢子呈红色，部分孢子聚集成团，称为桑葚状体

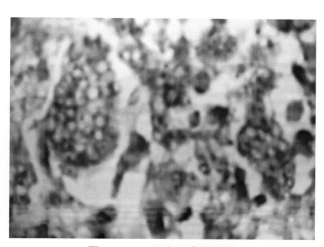

图14-4-22　马尔尼菲篮状菌
桑葚状体系TM在巨噬细胞内大量繁殖，受巨噬细胞的限制黏集而成，每个桑葚状体中有数十至百余酵母型真菌。PAS染色

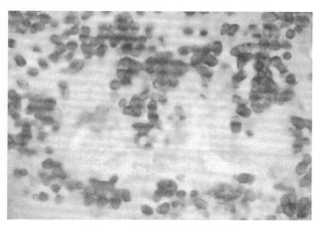

图14-4-23　马尔尼菲篮状菌
TM呈椭圆形或腊肠状，部分TM聚集呈桑葚状体，PAS染色（陆普选惠赠）

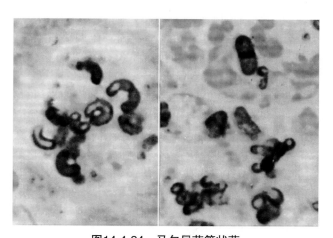

图14-4-24　马尔尼菲篮状菌
两端钝圆且粗细均匀，如腊肠状，有时可见横隔。GMS染色呈黑色（王恩华惠赠）

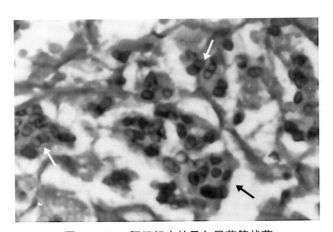

图14-4-25 肝组织中的马尔尼菲篮状菌

主要见于库普弗细胞内（黑色箭头），油镜下见病菌呈两端钝圆且粗细均匀的腊肠状，有时可见横隔（白色箭头）。六胺银染色呈黑色

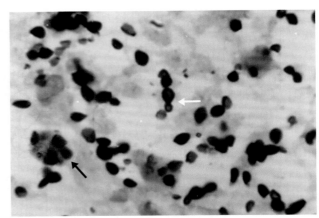

图14-4-26 肺组织中的组织胞浆菌

油镜下可见组织胞浆菌呈圆形或椭圆形，直径约3μm，常位于巨噬细胞中（黑色箭头），并见窄颈芽孢（白色箭头）。六胺银染色呈黑色

根据以上三大特征诊断 TM 较可靠，并可与荚膜组织胞浆菌区别，荚膜组织胞浆菌虽有桑葚状体形成及假荚膜，但无腊肠状细胞及横壁，它是通过窄颈芽孢繁殖（图 14-4-26）。

值得注意的是，组织切片中病菌的数量和繁殖快慢能反映患者的免疫能力。体外实验在巨噬细胞培养系统中加入 TM 孢子，经 2 小时培养孢子被巨噬细胞吞噬，并在未被激活的细胞内繁殖，细胞胀大，充满孢子，可见腊肠状细胞和横壁，后胀破巨噬细胞而游离出来。当巨噬细胞受 γ 干扰素和脂多糖激活后一氧化氮生成并显示出杀菌活力，真菌逐渐减少和丧失繁殖力。若用 N- 单甲基 -L- 精氨酸抑制一氧化氮的生成，则 TM 在细胞内又恢复生长活力。由此可见，巨噬细胞的杀菌力依赖于免疫激活并通过一氧化氮生成途径而起作用，因而观察者可以从切片中判断患者的免疫力。若真菌形成许多桑葚小体，且可见腊肠状细胞和横壁，则表示患者免疫力缺乏。

3. 播散性病变 TM 可发生播散，累及消化道（图 14-4-27，图 14-4-28）、皮肤、肺、肝、淋巴结、血管、骨髓等多种组织（器官）。在同一免疫缺陷患者，坏死性和化脓性反应常同时存在，也可见肉芽肿形成。在不同组织中病变有所差异，分述如下。

（1）血管炎：TM 具有亲血管性，而且吞噬了 TM 的单核巨噬细胞可以自由进出血管，因而在血管周围比较常见，这也可能是其易于经血流播散的原因。在此过程中，病理切片检查常见小血管炎的改变，整个血管壁的内中外层均有真菌孢子浸润，这是 TM 感染的一个特征。酵母型真菌中只有 TM 能侵犯血管壁，常见于肺、肝、脾等，有或无血栓形成，通过血管侵犯发生血行播散。因此应注意血管周围的病变，在血管周围查找 TM。

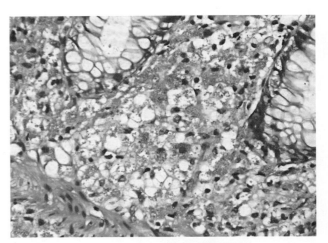

图14-4-27 结肠马尔尼菲篮状菌病

HIV感染者，结肠黏膜活检，黏膜固有层及黏膜下层巨噬细胞内可见细小颗粒状微生物，经培养证实为马尔尼菲篮状菌（陈国群惠赠）

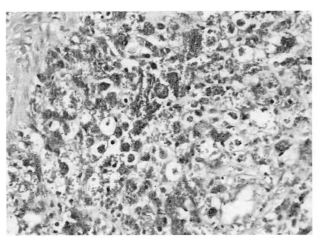

图14-4-28 结肠马尔尼菲篮状菌病

同上病例，因反复腹泻而就医，黏膜下层巨噬细胞内可见圆形颗粒状微生物，为马尔尼菲篮状菌。PAS染色（陈国群惠赠）

（2）骨髓炎：由于骨髓中有巨噬细胞，可吞噬和携带马尔尼菲篮状菌，所以骨组织也可发生马尔尼菲篮状菌感染，引起骨髓炎，骨髓中巨噬细胞内外可见病菌（图14-4-29）。但患者无临床症状，少数可发生溶骨性病变和关节炎，疼痛难忍，主要见于中青年非AIDS患者。

（3）皮肤病变：在胸腺发育不良的婴幼儿和AIDS患者中，常见无反应性与坏死性病变，常见于单核巨噬细胞系统、肺及皮肤。典型的皮肤表现为多发性丘疹，中央呈脐状下陷或破溃形成溃疡，也可有脓肿形成。显微镜下见组织坏死，无炎性细胞反应；或见一些巨噬细胞胀大，胞质内充满TM，有些在巨噬细胞中还正在分裂繁殖，腊肠状细胞和横壁清晰可见。细胞内横隔实际上是尚未分开的两个细胞的胞壁，比外壁显得更厚，染色更深（图14-4-30）。

（4）淋巴结炎：淋巴结结构破坏，局部坏死，坏死周边可见组织细胞和上皮样细胞增生，形成不典型结核样肉芽肿。坏死周边和上皮样细胞间可见散在分布或簇状聚集的圆形酵母状真菌菌体及孢子，胞质染色浅淡，孢子两端钝圆，呈腊肠状。PAS染色下可见横隔呈红色，六胺银染色则呈黑色（图14-4-31，图14-4-32）。

（5）肺炎：TM通过吸入空气中的孢子而感染，肺部最容易受累，尤其在艾滋病患者（图14-4-33，图14-4-34）、器官移植患者（图14-4-35～图14-4-38）中多见。肺炎呈慢性进行性过程，TM在组织细胞中增生，使其膨胀，胞质中含有TM。病变中心可发生坏死，病菌从细胞中释放出来，引起中性粒细胞浸润，脓肿形成，或形成肉芽肿样病变，TM感染所形成的肉芽肿多无干酪样坏死和钙化，需仔细检查巨噬细胞

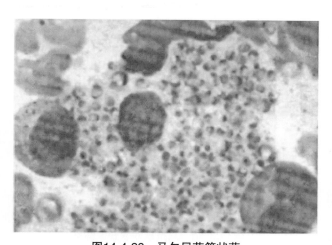

图14-4-29 马尔尼菲篮状菌
骨髓涂片，巨噬细胞内外均可见圆形和椭圆形的孢子，其末端轻度弯曲，呈腊肠状（李宏军惠赠）

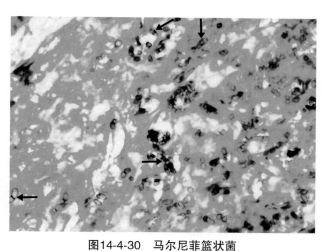

图14-4-30 马尔尼菲篮状菌
银染色可见清晰的孢子呈腊肠状或胶囊状，中间有横隔（箭头），细胞内横隔比外壁显得更厚，染色更深（张继平惠赠）

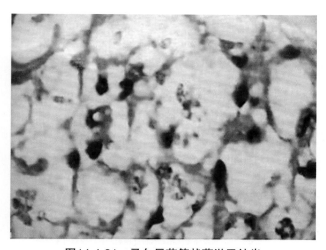

图14-4-31 马尔尼菲篮状菌淋巴结炎
马尔尼菲篮状菌以酵母形式存在，呈椭圆形或腊肠状，散在或簇状分布（李宏军惠赠）

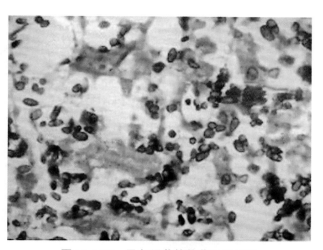

图14-4-32 马尔尼菲篮状菌淋巴结炎
马尔尼菲篮状菌多呈两端钝圆的腊肠状，亦可见明显的横隔。六胺银染色（李宏军惠赠）

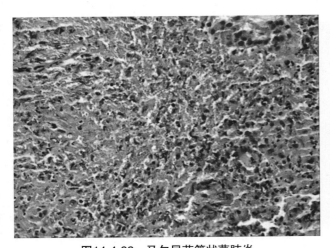

图14-4-33　马尔尼菲篮状菌肺炎

艾滋病患者，肺部发生灶性坏死及渗出性病变，经PAS、六胺银染色和免疫荧光
染色证实为马尔尼菲篮状菌感染

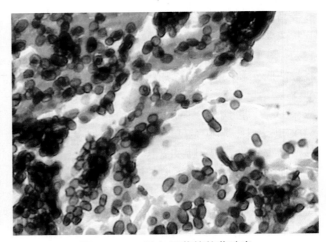

图14-4-34　马尔尼菲篮状菌肺炎

同一艾滋病病例，六胺银染色发现马尔尼菲篮状菌感染，病菌呈圆形、椭圆形和
腊肠状，少数病菌有横隔，部分病菌聚集成桑葚状

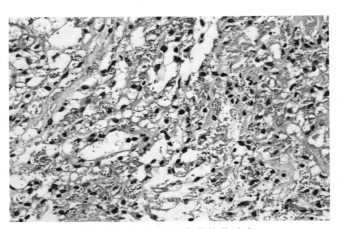

图14-4-35　马尔尼菲篮状菌肺炎

患者，女性，27岁，肾移植术后一年余，因"咳嗽、咳痰2周，伴左侧胸痛4天"行
左肺上叶纤维支气管镜活检。镜下于支气管黏膜间质可见大量胞质空亮的巨噬细胞

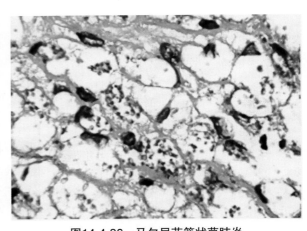

图14-4-36　马尔尼菲篮状菌肺炎

同一病例，巨噬细胞内含大量圆形或卵圆形的酵母样菌体，其中也可见具有
诊断意义的粗细均匀、两头钝圆的杆状或腊肠状菌体。有的菌体可见横隔

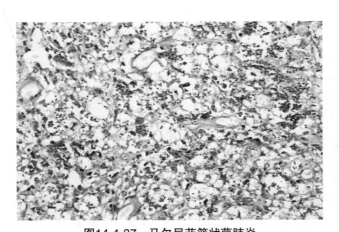

图14-4-37　马尔尼菲篮状菌肺炎

同一病例，PAS染色，肺间质巨噬细胞内病原体呈紫红色短杆状或腊肠状，形态
符合马尔尼菲篮状菌

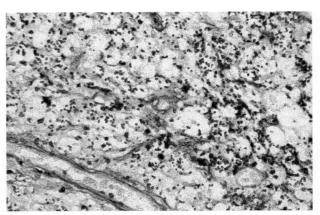

图14-4-38　马尔尼菲篮状菌肺炎

同一病例，六胺银染色，病原体呈黑褐色短杆状或腊肠状，少数可见横隔。经宏
基因组二代测序证实

内或组织间隙中有无酵母样真菌,并需与结核鉴别。

【临床病理类型】

马尔尼菲篮状菌病发病常较为隐匿,临床表现复杂,治疗困难,病死率高达 91.3%。根据疾病的累及部位,可分为局限型及播散型。艾滋病患者感染 TM 常表现为急性进行性,受累脏器较多,而且常出现皮肤和黏膜病损。

1. 局限型　TM 是一种条件致病菌,在免疫功能正常者往往表现为局限性感染。TM 由呼吸道或消化道入侵,无明显症状,仅偶然发现局限性感染病灶。局限型多表现为局限性的皮下结节、皮下脓肿或淋巴结肿大。

2. 播散型　偶尔见于婴幼儿或老弱病残者,而绝大多数见于免疫缺陷患者,尤其艾滋病患者常见,受累器官广泛,可能是在真菌入侵部位首先发病,如肺、皮肤和消化道,然后发生播散性病变。

(1)全身症状:典型临床表现是不明原因或不规则发热(起病时可有寒战、高热)或间歇型发热,伴有食欲减退和腹泻、咳嗽、咳痰、进行性消瘦、贫血、体重下降、乏力等全身症状。

(2)皮肤损伤:是播散型马尔尼菲篮状菌病的特征之一,发生率较高,泰国报道的病例中 68% ~ 87% 有皮肤损害。皮损常见于面部(图 14-4-39,图 14-4-40)、躯干上部及上肢。皮损呈多样性,表现为丘疹、斑丘疹、丘疱疹、脓疱疮、坏死性丘疹或结节,皮损可破溃形成溃疡、流脓(脓肿),表面可有结痂,或有痤疮样损害等,具有一定的诊断意义。其中绝大多数为中央坏死性的多发性皮肤丘疹(坏死性丘疹),中央坏死软化凹陷呈脐状,具有诊断价值,需与传染性软疣鉴别。皮肤病变常是引起临床医生注意的体征,也可以说是播散型马尔尼菲篮状菌病的临床特征,其中真菌较多容易检查出 TM,有助于确诊。

(3)马尔尼菲篮状菌肺炎:主要见于艾滋病患者,因为酵母相的 TM 有极强的疏水性,能促进霉菌相分生孢子和酵母相细胞黏附于肺泡巨噬细胞表面,导致肺部病变,引起发热、咳嗽、咳痰、咳血、胸痛、乏力等症状,听诊可闻及湿啰音。病菌可侵及肺泡、胸膜、小叶间隔、气管壁、血管束,以及纵隔肺门淋巴结,导致中心坏死性肉芽肿,伴中性粒细胞浸润等。影像学检查可见肺内网格状间质性改变、肺泡融合的实变影、磨玻璃密度影、粟粒样病变、肺囊肿、支气管增厚、胸膜增厚等炎症性病变,肺门或纵隔淋巴结增大、胸腔积液。也有报道发现肺内有单发或多发的光滑或不规则的厚壁空洞。痰涂片和真菌培养有助于确诊。

(4)其他疾病:少数患者表现为骨关节炎或骨溶解(溶骨性病变),常累及肋骨、长骨、颅骨、腰椎、肩胛骨以及外周大关节和指间小关节,溶骨性破坏常见于 HIV 阴性患者。消化道是另一常见入侵门户,常出现腹痛、腹泻或脓血便,多见于儿童,尤其是患有艾滋病的儿童。TM 主要累及富含单核巨噬细胞的组织,如肝(图 14-4-25)、脾、淋巴结(图 14-4-31,图 14-4-32)、扁桃体、骨髓(图 14-4-29)等,引起肝脾肿大和全身浅表淋巴结肿大(淋巴结炎),部分患者可出现腹腔淋巴结肿大。血液系统受累主要表现为贫血。大部分患者有肝功能损害,尤其在免疫功能特别低下的患者,以天冬氨酸转氨酶升高为特点。

【诊断与鉴别诊断】

目前临床诊断马尔尼菲篮状菌病仍以获得病原学结果为金标准,通过真菌培养或病灶活检可做出诊断,通常依靠显微镜和菌落的双相特征来确定。但组织学改变也十分重要,因根据组织反应可提供 TM 感染的可能性,病理变化常是提示做真菌染色及培养的第一手线索,而且病变状态能反映机体的免疫能力和疾病的严重程度,所以诊断真菌病必要重视查找真菌并结合组织反应,两者缺一不可。

1. 病理学检查　活检组织包括骨髓、淋巴结、胃

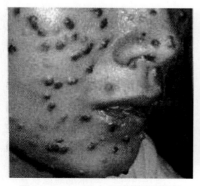

图14-4-39　马尔尼菲篮状菌病
患者皮肤脓肿,发生于头面部(陆普选惠赠)

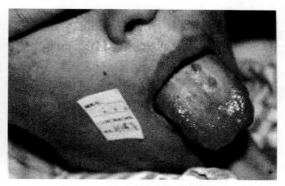

图14-4-40　马尔尼菲篮状菌病
马尔尼菲篮状菌病,病变见于舌部黏膜(陆普选惠赠)

肠黏膜、皮损组织、肝组织、肾脏组织、心包等，可见肉芽肿样变、坏死和中性粒细胞浸润，仔细观察上述病变可以提示 TM 感染，查见典型 TM 即可确诊。在人体组织中，TM 大部分被巨噬细胞吞噬，在真菌数量少时，常规 HE 染色无法鉴定病原体。当真菌数量多时，HE 染色可见巨噬细胞胞质内有淡蓝色颗粒（实际上是真菌的核）。最好辅以特殊染色加以证实，并应特别注意和组织胞浆菌的鉴别。

（1）特殊染色：①过碘酸 - 希夫（PAS）染色：马尔尼菲篮状菌菌体边缘（细胞壁）呈粉红色（阳性），使菌体形态更清晰，显示出大小不等的桑葚状或葡萄状聚集，在血管壁周围可能更明显。胞质着色浅或不着色，部分呈腊肠状，粗细均匀，两端钝圆，可见清晰的横隔，横径与纵径之比为 1:（3～4）（图 14-4-21，图 14-4-23）。②六胺银染色：细胞壁和腊肠状细胞的横隔染成黑色，显示清晰（图 14-4-30，图 14-4-38，图 14-4-41）。瑞氏和吉姆萨染色、黏液卡红染色、阿尔辛蓝染色效果欠佳。

（2）涂片镜检：播散型患者骨髓涂片经吉姆萨及瑞氏染色可见骨髓单核细胞增生极度活跃，造血成分相对减少。圆形、卵圆形酵母样菌体在单核细胞内大量堆积形成桑葚状体，细胞外真菌多数为圆形，直径 2～3μm，有些处于分裂前状态的真菌呈粗短的腊肠状（长 3～4μm），菌体中部有横隔。PAS 染色能将菌壁染成红色，六胺银染色将菌壁染成黑色。痰涂片和 BALF 涂片经 PAS 染色、吉姆萨染色或瑞氏染色查见圆形、卵圆形、腊肠状的酵母样菌体，直径约 2μm，有助于诊断（图 14-4-42）。

（3）免疫组化：Kaufman 等于 1995 年制备的荧光素标记特异性抗体可用于鉴定 TM 酵母样细胞。粗制抗体是诊断培养滤过抗原，这种抗体与荚膜组织胞浆菌荚膜变种有交叉反应。但经荚膜组织胞浆菌荚膜变种的酵母吸收后，则对 TM 显示特异性，且与其他双相性真菌及曲霉无交叉反应。通过基因工程所生产的 TM 抗体可以显示真菌的胞壁，较一般组织化学染色更敏感和特异。

（4）免疫荧光：近年使用免疫荧光技术显示真菌，效果很好。镜下 TM 呈淡蓝色荧光，可见上述孢子形态，有时横隔更为清晰，易于鉴别组织胞浆菌（图 14-4-43，图 14-4-44）。

邓卓霖教授强调，确定一种真菌病原，病理组织学检查和真菌培养缺一不可。光靠培养也不行，特别是青霉品种繁多，无处不有，极易污染培养基，难以确定其是否致病。所以一定要看到它引起的病理组织反应才行。

2. 真菌培养 确诊 TM 主要依靠临床样本真菌培养，从体内分离培养出 TM 是诊断马尔尼菲篮状菌病的金标准。致病菌可在血、尿、粪便、痰、皮肤、骨髓、肝脏、脾脏和淋巴结等受累部位培养出来，并在不同温度下呈现双相形态改变，是确诊的可靠依据。

3. 免疫学检查 真菌培养一直被视为证实各种真菌最可靠的方法，TM 也不例外，但这种双相型真菌需要分离其菌丝相，证明其分生孢子的特征和产生红色素，还要培养转变为酵母相，较费时费力。所以许多研究者都开展免疫试验研究证明 TM。免疫学诊断方法有很多种。检测血清半乳甘露聚糖（galactomannan，GM）抗原，对于诊断马尔尼菲篮状菌病具有快速、简便的优点，但因其与曲霉菌感染具有交叉反应，特异度较低。甘露聚糖蛋白 Mp1p 是 TM 细胞壁特异性多糖抗原，应用于 TM 感染诊断方

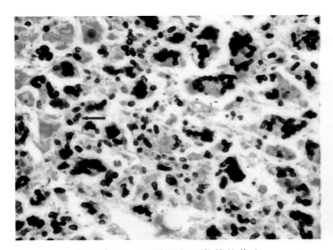

图14-4-41　肝脏马尔尼菲篮状菌病
银染色可清晰显示孢子形态，呈腊肠状或胶囊状，中间有横隔。部分孢子簇状聚集成桑葚状（韩安家惠赠）

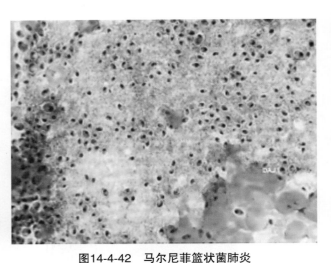

图14-4-42　马尔尼菲篮状菌肺炎
BALF涂片，镜下见大量孢子散在或簇状分布，部分呈腊肠状，或稍有弯曲。瑞氏染色

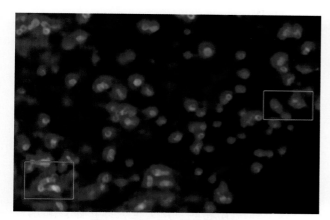

图14-4-43　马尔尼菲篮状菌

免疫荧光染色,可见腊肠状孢子,少数孢子可见横隔(方框内)

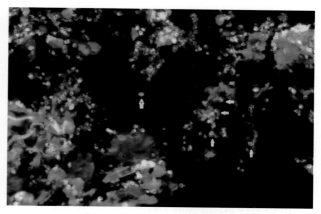

图14-4-44　马尔尼菲篮状菌

免疫荧光染色,可见腊肠状孢子,少数孢子可见横隔(荧光增强,箭头)
(吕建民惠赠)

面具有良好前景。常用技术有间接荧光抗体试验、免疫印迹试验、酶联免疫吸附试验(ELISA)等。

4. 分子生物学诊断方法　以 PCR 为代表的分子生物学技术检测真菌相当灵敏有效,还可用于菌株的鉴定、亲缘关系的研究等,是除真菌形态学、组织病理学以外诊断 TM 感染的一种新手段,具有早期诊断的优势。以 TM 的 5.8S 和 18S rRNA 基因设计的特异性寡核苷酸引物已被证实具有高度特异性和敏感性,但要应用于临床最终实现马尔尼菲篮状菌病的早期诊断,还有待进一步研究。

TM 基因序列型变异不大,但具有微卫星多态性。微卫星是 2～10bp 的双链重复散布于所有真核基因组,通过微卫星可识别不同的 TM 遗传型。通过线粒体 DNA 测序发现 TM 的线粒体基因组序列与菌丝相真菌而非酵母相真菌相类似,尤其是与构巢曲霉相似,两者 DNA 编码的蛋白也很相似,所以在做免

疫学诊断时抗 TM 抗体常与曲霉菌起交叉反应。

5. 真菌的鉴别　在病原学、病理学及临床等方面,TM 都应与新型隐球菌、组织胞浆菌、结核病等鉴别,马尔尼菲篮状菌病的诊断只有直接或间接找到病原体才能确定。

(1)与新型隐球菌的鉴别:对隐球菌用黏液卡红、阿尔辛蓝染色效果较好,显示孢子有较厚的荚膜,胞体较大。新型隐球菌多累及脑膜及脑实质,而 TM 极少见于脑组织中。

(2)与组织胞浆菌的鉴别:研究表明,在艾滋病患者,这两种真菌机会性感染临床表现都有发热、体重下降、咳嗽、贫血和肝脾与淋巴结肿大,皮肤病损也无差别,实验室检查也基本相同,胸部 X 线检查两者均为肺间质性浸润,只能靠病原真菌作鉴别。在病变组织中,巨噬细胞和组织细胞内外均可见大量圆形、椭圆形的酵母样孢子。两者的主要区别参见表 14-4-1。

表14-4-1　马尔尼菲篮状菌与组织胞浆菌鉴别

	马尔尼菲篮状菌	组织胞浆菌
病菌分布	在巨噬细胞胞质内外	在巨噬细胞胞质内
形态特征	两端钝圆的长条形细胞,即腊肠状细胞,细胞中具有横壁,双层细胞壁,有桑葚状体	大小较一致,呈椭圆形,无横隔
繁殖方式	从两层横壁间断开进行分裂繁殖,分裂前菌体变长,两端钝圆,如腊肠状,在菌体内部形成横隔后分裂成两个菌体	窄颈单芽孢繁殖,产生芽生孢子,窄颈,出芽繁殖,芽孢与母体在分裂前胞壁不将两者隔开
25℃培养	3天后长出丝绒状菌丝相并有帚状枝,10天后菌落产生红色色素,弥散至整个培养基中,使菌丝变成淡红色绒毛状,培养基也染成玫瑰红色。帚状枝多数为两轮生,分生孢子梗光滑,分生孢子圆形或卵圆形	培养2周后才由细长有分隔的菌丝中长出具有诊断特征的舵轮状大孢子和类圆形小孢子,无色素及帚状枝形成。舵轮状大孢子圆形,直径8～15μm,壁厚有棘刺环绕,大孢子位于菌丝两侧或孢子柄顶端
37℃培养	生长较慢,呈酵母型生长,约48小时后形成圆形小孢子,菌落灰白色,表面光滑。2～3周后才长出膜样白色有皱褶的菌落,无色素,有圆形或卵圆形酵母样细胞,有横壁	长出酵母型菌落,孢子直径虽与马尔尼菲篮状菌大小相似,但可见有芽生孢子

（3）与结核病的鉴别：艾滋病合并马尔尼菲篮状菌病常缺乏典型的临床表现，需要与结核病等鉴别，结核病也可合并 TM 感染。莫让辉等调查 41 例合并播散型马尔尼菲篮状菌病的艾滋病患者，发现其中 8 例被误诊为肺结核而行抗结核治疗，时间最长达 2 个多月，还有 1 例因颈部肿块、纵隔增大、肺部阴影误诊为胸部肿瘤，后经抗真菌治疗 2 个月后所有体征全部消失，胸部 X 线片恢复正常。在泰国和我国，艾滋病合并马尔尼菲篮状菌病时，CD4+ 细胞计数常持续低于 50 个 /μl。因此，对 CD4+ 细胞计数持续低于 50 个 /μl 的 HIV/AIDS 患者，若出现上述症状体征，需

高度怀疑是否合并马尔尼菲篮状菌病，应尽早进行真菌培养和（或）病理组织检查，鉴别结核病、肺炎或肺癌。

（4）皮肤病变的鉴别：马尔尼菲篮状菌病患者的皮疹表现多样化，要注意与艾滋病合并其他疾病出现的皮疹相鉴别，如组织胞浆菌病、隐球菌病、传染性软疣、痤疮等。特别是 TM 所致坏死性丘疹，中央坏死软化凹陷呈脐状，需鉴别传染性软疣。

（邓卓霖　刘德纯　刘红刚　朴颖实　张盛忠　张　林　肖冠英　卢义生　郑广娟；郭瑞珍　赵卫星　管俊昌）

第五节　机会致病性深部真菌感染

机会致病性真菌是指在患者机体抵抗力低下时才能够引起疾病的真菌，简称机会性真菌。常见的机会性真菌包括肺孢子菌、假丝酵母菌、新型隐球菌、曲霉菌、接合菌（毛霉菌）、镰刀菌等。机会性真菌感染有以下特点：①近年感染率和发病率升高，与易感人群增多有关；②大多数机会性真菌广泛分布于自然界，人类通过密切接触、吸入或食入等方式，获得外源性感染；③少数机会性真菌为内源性感染，如假丝酵母菌平常即可寄生于人体，还有些真菌在体内处于潜伏状态，在机体免疫力下降的条件下发病；④机会性真菌可侵入或破坏血管，引起血管炎、血栓形成、菌血症或败血症，甚至随血流播散，造成系统性感染；⑤受累器官广泛，可引起脑及脑膜、心内膜和心肌、消化道和肝脏、泌尿道和生殖道等组织炎症反应；⑥基本病变为实质细胞变性坏死、化脓性炎、肉芽肿形成和纤维组织增生等，在不同部位和不同时期的病理表现有差异。本节重点介绍以下 7 种机会致病性真菌感染及相关疾病。

一、肺孢子菌感染

肺孢子菌肺炎（Pneumocystis pneumonia, PCP）过去称为卡氏肺囊虫（或肺孢子虫）性肺炎（Pneumocystis carinii pneumonia, PCP），认为是由卡氏肺囊虫（Pneumocystis carinii, Pc，也译为卡氏肺孢子虫）引起的一种肺炎。1909 年 Chagas 首先在豚鼠肺组织印片中发现 Pc，1910 年 Carinii 在大鼠肺中发现同样虫体，1912 年由 Delanoe 命名为卡氏肺囊虫，并且一直被归类于原虫。1999 年，Frenkel 根据大

量研究结果，将其定名为耶氏（或译为伊氏）肺孢子虫（Pneumocystis jiroveci, Pj），而卡氏肺孢子虫专指在大鼠中发现的肺孢子虫。为避免医学文献中疾病名称的混乱，学术界仍沿用肺囊虫肺炎（Pneumocystis carinii pneumonia, PCP），英文缩写不变。近年分子生物学研究显示肺孢子虫与真菌有 60% 的相似性，与原虫只有 20% 的相似性。根据对其核糖体 RNA 的分子分析表明，Pj 与真菌的关系比原虫更密切，其分裂方式和涂片染色亦符合真菌，因此将其归类于真菌，并改称为肺孢子菌，相应的疾病也改称为肺孢子菌肺炎（Pneumocystis pneumonia），仍缩写为 PCP。肺孢子菌虽然在基因学上属于真菌，但其形态和行为还是更似原虫，而且抗原虫治疗有良好的效果。

PCP 是一种病死率颇高的人兽共患病，在 AIDS 流行的早期，60% 的 AIDS 患者在发病时患有 PCP，80% 的 AIDS 患者在病程中将发生 PCP。在 20 世纪 90 年代，由于广泛使用有效的预防性治疗，PCP 发病率和病死率均有所下降。PCP 在 AIDS 流行早期是最常见的死亡原因，PCP 患者存活期中位数为 10 个月，死亡率达 90% ～ 100%，近年 PCP 总病死率降为 26% ～ 28%。AIDS 并发 PCP 者，多因缺氧、呼吸衰竭引起死亡。我国近年报告的确诊的 PCP 病例有所增多，可能与诊断技术改进及易感人群扩大有关。该病的发生常提示患者有比较明显的细胞免疫缺陷。

【生物学性状】

耶氏肺孢子菌（Pneumocystis jeroveci, Pj）属孢子纲简孢子目，对肺组织有高度亲和力，十分适合在人类肺部生存。肺孢子菌为单细胞性，兼有原虫及酵母菌的特点，在肺内的发育过程主要有滋养体和孢子

囊（包囊）2 个阶段或 2 种形态。

1. 孢子囊 习称包囊，其囊前期呈类圆形或椭圆形，囊壁较薄。成熟孢子囊呈球形或卵圆形，直径 5～10μm，壁较厚、较硬，0.1～0.3μm。每个包囊内含 8 个孢子（以前称囊内小体或子孢子），大小为 1μm×（2～3）μm，呈半月形，每个孢子均有双层膜包裹，内有均质的核样团块和胞质。孢子在包膜内继续增大至 7～8μm。包膜逐渐增厚，开始形成囊壁，进入囊前期，随后进行核分裂，分裂后形成孢子，最终形成一个厚壁的孢子囊，内含 8 个孢子（图 14-5-1）。如此循环往复，不断繁殖。包囊能抵抗恶劣的环境，是在宿主间传播的主要形式。

2. 滋养体 由孢子囊内孢子脱囊后发育而成，孢子释出后发育成小滋养体，小滋养体逐渐长大形成阿米巴状大滋养体，位于黏液包膜（5～12μm）之中，以二分裂方式或出芽方式进行繁殖，黏液包膜亦随之一分为二。小滋养体为单核细胞，有菲薄的细胞膜，直径 0.5～4.0μm，内有一个核；大滋养体直径 2.0～8.0μm，形状不规则，亦有一个核（图 14-5-2）。大滋养体包在两层薄膜内，表面有管状伸展或丝状伪足向外突出，形态多样，能进行阿米巴样运动，有利于互相附着。滋养体胞质内含有线粒体、粗面内质网、糖原和脂质样空泡。滋养体附着于 I 型肺泡上皮细胞，有抑制吞噬作用，并影响气体交换而致患者发生低氧血症。对体外培养模型的研究提示，其滋养体附着于肺泡上皮细胞，然后形成孢子囊，在孢子囊内形成孢子，释出后再开始滋养体期。

Pj 滋养体具有单倍基因组，通过二分裂法进行无性生殖，在一定条件下两个滋养体结合，形成双倍基因组的有性繁殖状态，再通过有丝分裂、减数分裂、再有丝分裂，形成具有 8 个子代孢子的厚壁包囊。包囊在体外生存时间不确定。包囊进入宿主肺部后释放出子孢子，子孢子进入滋养体期。

电子显微镜下，Pj 滋养体多见于泡沫状物质中，靠近肺泡壁上皮细胞，少数见于 I 型肺泡上皮内。滋养体正面呈圆形或卵圆形，侧面呈镰刀状或新月形，或似压扁的乒乓球，表膜菲薄，有指状或舌状突起。Pj 包囊壁厚，分三层，外层与内层电子密度较高，中层较低，囊内小体具有质膜及细胞核，包囊内尚可见退化的细胞器及许多电子密度较高的颗粒。有些滋养体与肺泡上皮紧密相连。被滋养体黏附的肺泡上皮细胞线粒体肿胀，嵴变短或消失，粗面内质网扩张增宽，并可见同心圆状髓鞘样结构。

对 Pj 全基因组的研究显示，Pj 的 rRNA 基因拷贝数明显减少，感染人类的 Pj 只有 368 个基因重叠序列（感染大鼠的 Pc 有 4278 个），转运蛋白、转录因子和许多代谢途径缺失，表面蛋白复杂，形成表面糖蛋白超家族，缺少真菌细胞壁关键成分几丁质和 N-甘露聚糖。这些发现提示，Pj 在人类宿主中具有特殊的适应机制。

【发病机制】

1. 易感人群 肺孢子菌是一种无处不在的微生物，对人类致病的主要是耶氏肺孢子菌（Pj），通常感染那些免疫抑制严重的患者，主要引起肺炎。医学界对 Pj 致病性的认识较晚，直到 1942 年，才由 Vander Meer 首次报道人类的 PCP。我国 1959 年始有儿童 PCP 的报道。该病过去多发生于早产儿、营养不良或体质虚弱的婴儿、大剂量应用激素治疗者、免疫功能受到抑制或损伤的儿童或成人，如先天性免疫缺陷、器官移植及接受免疫抑制治疗者，亦可见于血液病、重症肝炎、肾病综合征患者。患者因恶性肿瘤如白血病、淋巴瘤等接受化疗或放射治疗后，也可能发生本

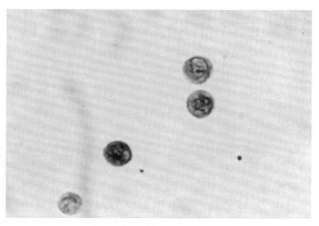

图14-5-1 肺孢子菌包囊
包囊呈球形，其中可见多个囊内小体

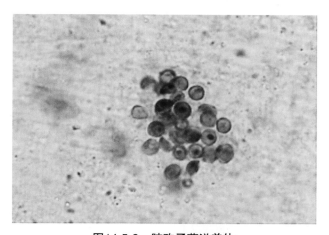

图14-5-2 肺孢子菌滋养体
呈圆形或卵圆形，中心可见细胞核。六胺银染色（郭普惠赠）

病。近年非 HIV 感染者的 PCP 发病率有上升趋势，尤其在肾移植受者中曾出现暴发流行，而 HIV 感染并发 PCP 的发病率相对下降。

自 20 世纪 80 年代早期发现艾滋病以来，PCP 的发病率明显上升，成为艾滋病患者中最常见、最严重的威胁生命的机会性感染和主要的死亡原因。其实，最初发现的艾滋病病例，便是因普遍并发 PCP 才引起重视的，PCP 因而成为艾滋病定义中重要的指征性疾病，即 HIV 感染者一旦发生 PCP，便可诊断为艾滋病。在艾滋病伴发的肺部感染中，PCP 可高达 85%，占机会性感染的 65% ～ 80%，在儿童艾滋病患者 PCP 常是首发临床表现。在 HIV 感染的过程中，PCP 常是较晚发生的疾病，发病时 CD4 计数通常低于 250/μl（0.25×10^9/L），说明 PCP 的发病与免疫功能下降有关。另据美国的研究资料，在艾滋病患者中 CD4$^+$ 细胞计数 < 0.2×10^9/L 者，6 个月内发生 PCP 者占 8.4%，1 年内发生 PCP 者占 18.4%；而 CD4$^+$ 细胞 < 0.1×10^9/L 者，6 个月内发生 PCP 者占 22.2%，1 年内发生 PCP 者占 44.4%。晚期患者 Pj 过度增殖，使肺组织发生实变，引起严重低氧血症和呼吸困难，死亡率近 100%。

在慢性肺部疾病患者中，常有耶氏肺孢子菌（Pj）定植（colonization），我国学者 Wang 等用环介导等温扩增（LAMP）技术和 PCR 技术检测 98 例非 HIV 感染的慢性肺部患者 Pj 定植情况，检出率分别为 63.3% 和 22.45%；西班牙学者 Vidal 等用巢式 PCR 技术检测间质性肺病的 80 例支气管肺泡灌洗标本，发现 33.8% 的患者有 Pj 定植。这些肺内有 Pj 定植的患者一旦免疫力下降，亦可发生 PCP。

2. 传播途径　Pj 是广泛存在于多种哺乳动物肺内的条件性病原体，与人类接触较多的动物如猫、狗、猪、马、羊、猴、鼠的肺内都可有 Pj 寄生，因此 PCP 可能为动物疫源性疾病。Pj 也可寄生于健康人体内，形成隐性感染，但尚未发现人与人之间的传播。Pj 可能以携带者为传染源，通过飞沫进入空气中经呼吸道传播，在正常人群中隐性感染率为 1% ～ 10%。4 岁以内小儿 Pj 抗体阳性率高达 75%，提示 Pj 也可能在妊娠或分娩期垂直传播至胎儿。

3. 致病作用　尚未充分阐明，可能与病菌附着于 I 型肺泡上皮细胞并侵入肺泡上皮内发育所造成的损伤有关。人类肺组织非常适合 Pj 生存发育，Pj 依靠肺部环境获取气体和营养物质，并具有逃避宿主固有免疫和适应性免疫的能力。包囊期是 Pj 有性繁殖和对外传播的阶段，机体吸入空气中的 Pj 包囊而获得感染。成熟包囊进入肺泡后破裂，释放出囊内小体即孢子，孢子进而发育成滋养体。滋养体细胞壁菲薄，

具有变形能力和胞吞功能，并与 I 型肺泡上皮黏附。Pj 寄生于肺泡腔内，黏附 I 型肺泡上皮，可能有利于其从毛细血管中摄取营养物质，肺泡微环境也有利于 Pj 的增殖。虫体抗原可诱导宿主细胞产生细胞免疫和体液免疫，CD4$^+$ T 淋巴细胞可激活肺泡巨噬细胞并增强其对 Pj 的吞噬和杀伤功能。在免疫缺陷条件下，CD4$^+$ T 细胞减少，巨噬细胞功能降低，肺孢子菌能逃避巨噬细胞的吞噬而不断繁殖，使潜伏性感染转变为活动性感染。寄生于肺泡内的肺孢子菌大量繁殖，引起肺泡内炎性渗出与肺泡上皮损伤，肺泡间质增厚，阻塞肺泡和细小支气管，造成血气交换功能障碍。肺孢子菌一般仅累及肺部，偶可播散至淋巴结、胸腺、脑、肝、脾脏等组织（器官）。

生物化学分析显示，肺泡渗出物中含有黏糖蛋白、表面活性蛋白、表面活性磷脂、血清白蛋白等。黏糖蛋白的增加既有利于 Pj 的生存，又能促进肺泡巨噬细胞对 Pj 的捕捉作用；表面活性蛋白增加，能与肺泡巨噬细胞及 Pj 结合；表面活性磷脂成分亦可影响肺泡巨噬细胞的功能。

【病理变化】

Pj 所致病变主要累及肺脏，在 AIDS 尸检病例中多达 54% ～ 85%。PCP 的典型病变为间质性肺炎和肺泡性肺炎。

1. 肉眼观察　病理检查可见两肺粉红及紫红色，肺组织内充满泡沫状液体；经福尔马林固定后，肺切面呈粗海绵状。严重者弥漫性实变，含气显著减少。受累的肺肿大，重量增加，质地充实如肝脏，开胸后不萎缩，切割时阻力增加，置于水中可下沉（浮沉试验阳性），有时可见支气管周围纤维组织增生（图 14-5-3，图 14-5-4）。

2. 光镜观察　早期改变为肺泡壁毛细血管基底膜通透性增加，肺泡上皮也可有变性、退行性变，部分肺泡上皮细胞脱落，基底膜也可剥脱。肺泡上皮的破坏，导致进行性血气交换障碍。肺间质充血水肿，伴有巨噬细胞和淋巴细胞、浆细胞浸润，致使间质增厚。液体渗漏到肺泡腔内，肺泡腔扩大，适于 Pj 大量增殖与黏附，引起炎性渗出。病变特征为在扩张的细支气管末端及肺泡腔内充满粉红色（嗜酸性）泡沫状无细胞性渗出液，亦称为蜂窝状渗出液或蜂窝状物质（图 14-5-5），渗出物内含聚集成堆的滋养体及其崩解物、脱落的肺泡上皮细胞、淋巴细胞、浆细胞、嗜酸性粒细胞、组织细胞或肺泡巨噬细胞，PAS 阳性物质渗出物，严重者肺组织发生实变。有的病例可见中性粒细胞渗出到肺泡腔或气道内，提示可能伴有其他感染，预后较差。在婴幼儿中炎细胞以浆细胞为主，故

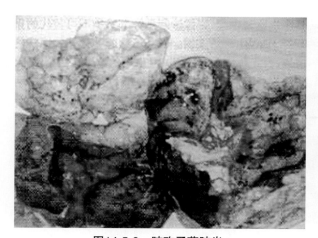

图14-5-3　肺孢子菌肺炎

大体表现，肺切面呈粉红及紫红色，肺组织内充满泡沫状液体，部分区域充血出血（李宏军惠赠）

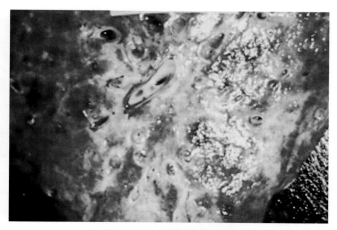

图14-5-4　肺孢子菌肺炎

肺切面呈紫红色，质地充实，部分区域纤维组织增生，呈灰白色，以支气管周围较明显（安劬惠赠）

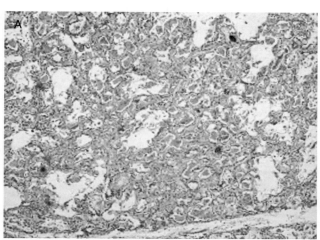

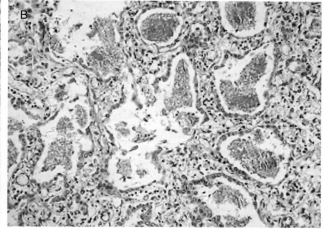

图14-5-5　肺孢子菌肺炎

A.艾滋病合并PCP尸检病例，低倍镜下可见肺泡内充满粉染泡沫状渗出物，病变具有特征性，炎细胞渗出不明显；B.中倍镜下可见肺泡内充满大量泡沫状渗出物，其中含肺孢子菌包囊及滋养体，间质淋巴细胞渗出

又称浆细胞肺炎。在儿童与成人则以淋巴细胞为主，并可见巨噬细胞、嗜酸性粒细胞浸润。

有些PCP表现不够典型，如肺泡腔内可有大量巨噬细胞浸润，如多核巨细胞局灶性聚集或上皮性肉芽肿形成，又称肉芽肿性PCP。肺泡腔内亦可能缺乏典型的泡沫状渗出物。根据吴德明的实验研究，在早期的PCP常为非典型病变。随病情加剧，肺部病变转为典型，肺组织发生突变，肺泡腔内充满泡沫样渗出物，六胺银染色后见渗出物中有大量包囊，此时印片中亦能查见较多包囊和滋养体。

病变严重者可有肺泡壁坏死，广泛肺水肿，灶性多核巨细胞浸润，肉芽肿形成，或肺泡壁上皮细胞增生肥大，呈立方状；间质增宽，伴有淋巴细胞、浆细胞、单核巨噬细胞浸润，呈散在或簇状分布（图14-5-6A，B）；或有灶性出血坏死，或形成小叶性肺炎。病

程长久者可致肺组织破坏、灶性代偿性肺气肿或肺间质纤维化。肺气肿性囊腔可进行性破坏肺间质，有时也可见PCP结节中有气球样薄壁空洞形成。这些气球样的空腔在肺尖部胸膜下比较显著，一旦破裂可导致气胸。在PCP的消退期，肺间质可发生广泛纤维化，肺泡腔内渗出物也可发生机化。部分病例可合并CMV、分枝杆菌或真菌感染，使病变更为复杂。

电镜观察，可见Pj黏附于Ⅰ型肺泡上皮，具有特征性，并可见Ⅰ型肺泡上皮的退行性变化，上皮下大疱形成，基底膜剥脱；Ⅱ型肺泡上皮增生肥大，为肺泡损伤后的修复性反应。肺泡壁毛细血管扩张，通透性增加，没有特异性。

3. 病变中Pj形态　对肺组织尸检或活检切片应在病灶内仔细检查是否有Pj包囊，在肺组织内确认Pj包囊或滋养体，具有诊断意义。Pj包囊呈圆形

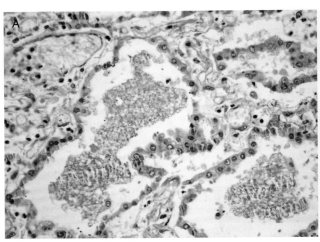
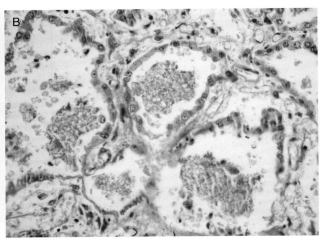

图14-5-6 肺孢子菌肺炎

A.肺泡腔内有泡沫状渗出物，肺泡上皮增生肥大呈立方状；间质水肿；B.肺泡内泡沫状渗出物，伴肺泡间质增宽，少量慢性炎细胞浸润，呈散在或簇状分布

或卵圆形，厚壁，内含8个囊内小体，均呈半月形，1μm×（2～3）μm。六胺银或荧光增白剂染色法、甲苯胺蓝染色、快速吉姆萨染色、革兰氏染色等，可以清楚显示肺孢子虫包囊和滋养体，4μm×6μm大小的卵圆形的Pj包囊，呈特征性括号状结构。银染色和甲苯胺蓝染色具有囊壁特异性，六胺银染色下囊壁呈棕黑色（图14-5-7），而吉姆萨染色可鉴定出滋养体及包囊。PAS染色下泡沫状渗出物呈粉红色，囊壁呈紫红色，比HE染色容易辨认。肺印片的革兰氏染色可在Pj包囊内找到2～8个子孢子。肺泡灌洗液涂片银染色中也可查见肺孢子菌（图14-5-8）。各种检查的阳性率常受标本采取、菌体浓度、染色技术、观察经验等因素的影响。

【临床表现】

PCP的临床表现与患者的免疫状态有关。在发现AIDS之前，PCP只是一种少见病，临床关注甚少。在非AIDS患者，PCP起病较急；免疫功能低下的患者吸入Pj后，经4～6周的潜伏期发病，起病较缓慢。在AIDS患者，由于免疫功能损伤，起病隐匿或呈亚急性发作，症状较隐伏，常有数周至数月前驱症状，然后出现肺炎症状。严重者发生呼吸窘迫，但肺部阳性体征少，体征与疾病症状的严重程度往往不成比例，自觉症状严重而体征较少，为PCP的临床特征。通常病程2～10周。

1.PCP的肺部表现 常见表现为干咳、发热、呼吸困难三大典型症状。①患者常有逐渐发生的干咳、气急，可伴胸痛或胸部紧缩感，晚期合并细菌感染时才有痰液咳出；②发热一般为中等度发热或高热，可伴心动过速，常有盗汗，但罕有寒战；③严重者可有

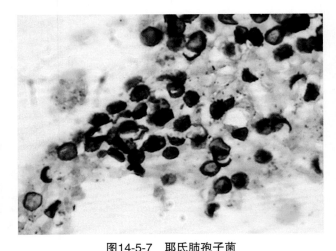

图14-5-7 耶氏肺孢子菌

肺组织六胺银染色，肺泡内的渗出物中含有肺孢子菌，呈黑褐色

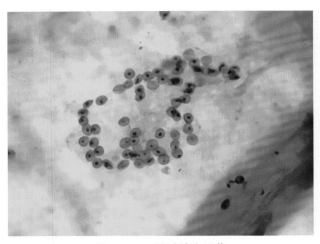

图14-5-8 耶氏肺孢子菌

BALF涂片，六胺银染色，显示肺孢子菌小滋养体，呈黑褐色，多为圆形

（胡龙华惠赠）

胸痛、缺氧、紫绀。患者气急、呼吸困难呈进行性加重，开始仅在活动时发生，以后在平静时也感呼吸困难。在 AIDS 患者，常伴消瘦、乏力、贫血、体重下降、全身不适、淋巴结肿大等。凡 HIV/AIDS 患者出现发热，伴干咳、呼吸困难、$CD4^+$ T 细胞减少（通常低于 $0.2 \times 10^9/L$）者，特别是患者肺部体征与病情不相称、发生低氧血症，或胸部 X 线片示双肺弥漫性间质浸润时，首先应考虑到 PCP。多数听诊无明显异常，部分患者可有少量散在的干、湿啰音，个别叩诊有浊音，缺氧严重者可有紫绀。有的病例可发生肺气肿、自发性气胸等。合并胸膜炎时可出现呼吸性疼痛。重症患者均有呼吸衰竭，多数表现为重度呼吸困难，三凹征，呼吸急促，鼻翼扇动，并常因呼吸衰竭而死亡。约有 5% ～ 10% 的患者可无呼吸系统症状。

患者肺活量降低，肺顺应性下降，气体弥散功能障碍，通气 / 血流比例失调，血气分析显示低氧血症，低氧血症和呼吸困难与肺泡间隔增厚或肺组织实变有关。持续性氧分压（PO_2）偏低是 AIDS 并发 PCP 的典型表现。

PCP 者有如下影像学特征：①磨玻璃型阴影：是 PCP 最常见也是最有特征性的表现，代表肺泡炎性浸润的早期，病变以肺门为中心呈斑片状或地图状分布，显示双肺均匀弥漫的透亮度下降，肺密度增高，其间可见支气管血管束，倾向于向心性分布，胸膜下常见新月形或弓形的肺野清晰区，称为"月弓征"。病变区与正常区交错存在，有融合倾向，有时磨玻璃密度也可表现为补丁状。磨玻璃影一般不呈小叶分布，但在严重病例可见融合的实变影。②肺气囊型：约占 10% ～ 34%，表现为肺泡炎、肺间质炎症和不同程度的纤维化，致使肺部结构重建而形成囊状或蜂窝状改变，可在感染的任何阶段发生，薄壁气囊常多发，也可互相融合，多呈圆形，也可见三角形、蚕豆形等，周边可伴不同程度的磨玻璃影及片状浸润影，部分肺膜下气囊破裂可引起气胸。③斑片型：较少见，表现为斑片状肺泡实变浸润影，多在肺段或亚段发生，常表现为双侧性不均匀性斑片。④间质型：亦较少见，表现为双肺间质纹理增多，初期为线状或网状的二级小叶间隔增厚、胸膜下弧线影等，后期表现为间质纤维化。⑤混合型：表现为上述多种阴影的合并存在。此外，部分患者可见肺门及纵隔淋巴结肿大、少量胸腔积液等。约 25% 的患者可合并肺结核、细菌性肺炎、真菌性肺炎或卡波西肉瘤等，其影像学表现也相应改变，需要注意分辨。

从动态的角度观察，病变一般从肺门周围、下叶后基底段向上蔓延，从小灶性渗出、磨玻璃样改变向

双肺弥漫性实变过渡，肺气囊向小结节或小片状阴影转变，晚期表现为以一种影像学表现为主、多种影像并存的弥漫性全肺浸润，最后常发展为全肺弥漫性实变、肺间质纤维化等改变。

2. 肺外肺孢子菌感染　比较罕见，其症状亦无特异性。除发热、不适外，局部症状与受累器官有关。近年也有报道肝、脾、淋巴结、肾上腺和眼等的全身性肺孢子菌病。如累及视网膜，可引起视力障碍，视网膜白色絮状渗出物不累及视网膜血管，亦不伴出血，可与 CMV 视网膜炎相区别。如累及胃肠道，患者可发生腹泻。肝脏受累，则可致肝大。Pj 偶尔亦可累及脑、脑膜或胸腺等组织，炎性病变中查见 Pj 可资诊断。肺外肺囊虫感染常与 PCP 并存，如肺门淋巴结常被破坏，其中可见肺孢子菌形成的嗜酸性沉积物。肺外肺孢子病也可独立发生，大多发生于有 PCP 病史而未接受抗 Pj 治疗者。对有 PCP 病史的肺外病变，也要考虑 Pj 感染的可能性。

3. 伴发或继发感染　PCP 患者因免疫缺陷亦可伴有其他真菌、细菌或病毒等机会性感染，尤其是口腔假丝酵母菌感染（鹅口疮）。约半数患者可伴舌黏膜毛状白斑（EBV 感染）、颈部或腋下淋巴结肿大等。PCP 常伴多种病原体的混合感染，如 CMV、MAC、弓形虫感染，也可合并卡波西肉瘤，使 AIDS 病情更加复杂。

【诊断与鉴别诊断】

凡 HIV/AIDS 患者出现发热，伴干咳、呼吸困难、$CD4^+$ T 细胞减少（通常低于 $0.2 \times 10^9/L$）者，特别是患者肺部体征与病情不相称并发生低氧血症时，或胸部 X 线片示双肺弥漫性间质浸润时，首先应考虑到 PCP。由于本病临床症状常不明显、不典型，故常以胸部 X 线检查和病原学检查作为临床诊断的主要手段。在诊断条件有限时，可根据以下标准（美国 CDC 标准）做出假定诊断：①近 3 个月内有劳累时呼吸困难或无痰性干咳的病史；②胸部 X 线检查证明双侧弥漫性间质浸润，或镓扫描证明有双肺弥漫性疾病；③动脉血气分析显示动脉氧分压 < 70mmHg（9.3kPa）或低的呼吸弥散能力（< 80%），或肺泡动脉氧分压梯度变化曲线增加；④无细菌性肺炎的证据。

1. 病原学检查　对 PCP 患者可用高渗（2.7%）盐水超声雾化吸入刺激支气管黏膜分泌，取连续 3 天的痰液做涂片检查，或纤维支气管镜检查及活组织检查、支气管肺泡灌洗液（BALF）涂片、死后尸体剖验等。痰液、BALF、活检或尸检组织均可用来做病原学检查，对肺组织印片或切片、BALF 涂片，辅以特殊染色，较易发现 Pj。Pj 的体外培养迄今仍无满意结果。

对 Pj 感染常用直接检查法进行诊断。

（1）痰或支气管分泌物涂片：痰涂片有时也能查见 Pj，采用吉姆萨染色、六胺银染色或甲苯胺蓝染色，可见囊内小体（孢子），易与真菌鉴别，但对比差，易漏检且检出率低，因为 Pj 常隐藏在肺泡巨噬细胞团中，不易释入气管分泌物与痰中。用超声雾化导痰可以收集到较多痰液以提高检出率。六胺银染色包囊壁着色深，易观察，但囊内小体难认识，易漏检且检出率低，也与真菌不易鉴别。使用多种染色方法可减少漏诊。因为此种方法简便又无损伤，患者易于接受，可作为首选方案。

（2）BALF 涂片：BALF 离心沉淀涂片染色镜检，辅以特殊染色，检出率为 69%～85%，如配合活检刷检可达 91%。沉淀物可用于做多种染色，也可能检出多种病原体，但易被鼻咽部微生物污染，难以确定何者为致病原。

（3）肺活检：大多数 PCP 患者是靠支气管镜活检确诊的。病情许可时，可用支气管镜活检标本做刷片、涂片或切片。涂片干燥后用 95% 乙醇固定，六胺银染色，根据虫体形态与簇集趋势进行诊断，阳性率为 64%～80%，瑞氏染色阳性率为 100%。活检组织做病理学检查更有利于确定诊断。活检可能引起出血或气胸，需予以注意。一般在非侵入性检查不能确诊

时才考虑做肺活检。经皮穿刺吸取法简便易行，快速节省。在荧光屏监视下，无菌操作，用脊椎穿刺针经胸壁穿入肺内病灶，吸取检材涂片，95% 乙醇固定，六胺银或巴氏染色镜检，阳性率 91%。此法无污染，可代表肺内感染，但易造成气胸、咯血，宜用较细穿刺针，靠近肺脏周围取样，可减少气胸发生。对有出血倾向者和血小板减少者，不宜此法。必要时考虑开胸活检，此法可直接观察肺部病变情况，选择活检部位，提高诊断率，但有一定风险。据 Berkowitz 等统计，纤维支气管镜活检阳性率为 93%，印片法阳性率为 95%，BALF 涂片阳性率为 80%，支气管拭子涂片阳性率为 38%，气管分泌物吸引物和痰液检查阳性率为 50%。也有报道称纤维支气管镜活检、BALF 涂片与刷片检查三者结合，可使阳性率提高至 90% 以上。

2. 病理组织学检查　支气管镜活检或经皮肺穿刺活检，甚至开胸活检，做病理检查，可查明肺部病变及其原因。在肺组织印片或切片中，既要注意上述 PCP 的特征性病变，又要注意检查病原体。

在上述切片、印片或涂片中，Pj 常见于肺泡腔内或肺泡壁内，做特殊染色较易发现 Pj，阳性率可达 95%。但常受标本采取、虫体浓度、染色技术、观察经验等因素的影响。常用 Pj 的特殊染色方法与表现见表 14-5-1，Pj 的形态特征参见上文。

表 14-5-1　肺孢子菌的染色方法比较

染色方法	染色反应	评价
吉姆萨染色	囊内小体（孢子）清楚，包囊淡蓝色，囊壁阴性	对比度差，易漏检
六胺银染色	囊内小体不着色，包囊黑色，泡沫样物质蓝色	含虫体崩解产物
甲苯胺蓝染色	囊壁紫蓝色，囊内小体不着色	对囊内小体识别力差
瑞氏染色	滋养体核鲜红色，渗出物基质淡蓝色	对比度较好
PAS染色	囊壁红色，囊内小体不着色，泡沫样物质粉红色	不易与真菌鉴别

在组织学检查中，抗酸染色、革兰氏染色、免疫荧光染色等对发现与鉴别 PC 也很有帮助。新鲜组织压片、革兰氏染色也可发现病原体。肺泡内的渗出物呈革兰氏阴性凝块，凝块中埋藏着簇集的 Pj 包囊和滋养体。包囊外围有狭窄不着色的透明晕，囊内含 2～8 个革兰氏阴性的孢子，易与肺内其他结构识别。六胺银染色被称为诊断 PCP 的金标试验，银染下 Pj 包囊棕黑色，圆形，呈新月形和杯状，并有特征性括号状结构，内含孢子，此法敏感性为 50%～79%。滋养体（孢子）基本为圆形，银染下亦呈黑色，可见细胞核（图 14-5-2，图 14-5-10）；甲胺蓝染色包囊囊壁呈紫蓝色，囊壁可见特征性括弧样结构，囊内孢子

不着色。荧光素染色后用荧光显微镜观察，包囊壁呈明亮蓝绿色光环，囊壁上括弧样结构也清晰可辨。免疫组织化学标记对发现和鉴别 Pj 也很有帮助。通过上述特殊染色有时还可能查到其他病原体（有时多达 8～10 种），称混合性感染。涂片或切片中中性粒细胞增多，Pj 密度增加，反映病情严重，有预后意义。

3. 实验室检查　一般检查可见白细胞下降，淋巴细胞减少，但对 PCP 无特异性，如 CD4+ 细胞减少（多数低于 0.1×10^9/L），有预后意义。血清中乳酸脱氢酶升高及蛋白降低也可作为诊断参考。但确诊需行病原体检查和免疫学检查。

免疫学检查可用对流免疫电泳（CIE）、间接荧光抗体法（IFA）、补体结合试验及 ELISA 检测 Pj 单克隆抗体或抗原，特异性强，敏感性好，近年已得到广泛应用。实验室近年以原位杂交技术、PCR 为基础的基因诊断方法及二代测序（NGS）克服了直接检查方法的不足，大大提高了敏感性，在肺活检组织、痰液、BALF，甚至血液中微量的 Pj 也可检测出来，敏感且特异，具有很大的优势和应用前景（图 14-5-9，图 14-5-10）。PCR 可以检测出 10 个拷贝的靶 DNA，相当于 10～18g 肺孢子菌的 DNA，且对常见的呼吸道病原体无假阳性反应。

典型病例：女，51 岁。肾移植术后 2 月余，咳嗽 1 天。影像学检查提示右肺中叶、左肺上叶舌段及双下肺炎症。实验室检查甲、乙型流感病毒均阴性，CMV 抗体阳性，NGS 检出耶氏肺孢子菌，序列数 3。结合组织学表现、PAS 和银染色确诊为 PCP（图 14-5-9，图 14-5-10，郑广娟、刘晗、阳宇惠赠）。

4. 鉴别诊断 由于 PCP 的临床、实验室检查及影像学表现特异性不强，鉴别诊断非常必要。在一些医疗中心，上述方法已成功地用来诊断 PCP。

（1）与细菌性肺炎鉴别：细菌性肺炎病灶中细支气管和肺泡内大量中性粒细胞渗出，形成化脓性炎，革兰氏染色可发现细菌，病变呈小叶范围。病灶局限性多于扩散性，单侧、节段性或肺叶性分布。约 25%～30% 的病例伴有胸腔积液。

（2）与肺结核鉴别：常见的肺结核以浸润型（多合并空洞）、血行播散型最为常见，肺外结核的并发率也很高。常有典型的结核症状，痰涂片或培养可找到结核杆菌，结核菌素试验及抗体均为强阳性，一般不难鉴别。但是有多达 25% 的 AIDS 患者伴有 PCP 与肺结核。这种多重感染可加速患者的病程，导致病情恶化并死亡。

（3）与肺部其他真菌感染的鉴别：在 AIDS 患者，除 Pj 外以肺隐球菌病最常见，胸部 X 线片表现为弥漫性结节或肺泡浸润，有淋巴结增大。关键是肺病变中查见隐球菌。

（4）其他肺部疾病：如急、慢性肺水肿，常有心、肾或其他相关病史，心影增大，常合并有少量胸腔积液。严重急性呼吸综合征（SARS）常有流行病学背景，病情发展迅速而严重，结合临床及病原学检查不难鉴别。

二、假丝酵母菌感染

假丝酵母菌习称念珠菌（Candida），广泛存在于自然界及正常人的皮肤及黏膜表面，与机体共生，因女性阴道黏膜有假丝酵母菌寄生，所以有些人自出世就带来，但不一定致病。假丝酵母菌是一种条件致病菌，只有条件适宜时才能致病。假丝酵母菌病（candidiasis, moniliasis）是各种致病性假丝酵母菌引起的局部或全身感染性疾病，近年发病率有升高趋势。假丝酵母菌有 81 个种，其中 10 个种可以引起人类的感染，如白假丝酵母菌、热带假丝酵母菌、近平滑假丝酵母菌、光滑假丝酵母菌、克柔假丝酵母菌等。其中，以白假丝酵母菌最为常见，约占全部假丝酵母菌的 50%～80%。本节以白假丝酵母菌为重点进行讨论。

【生物学性状】

1. 假丝酵母菌的致病类型 假丝酵母菌品种繁多，是人体正常菌群之一，致病力不强，主要致病菌种为白假丝酵母菌（*Candida albicans* 或 *Monilia*

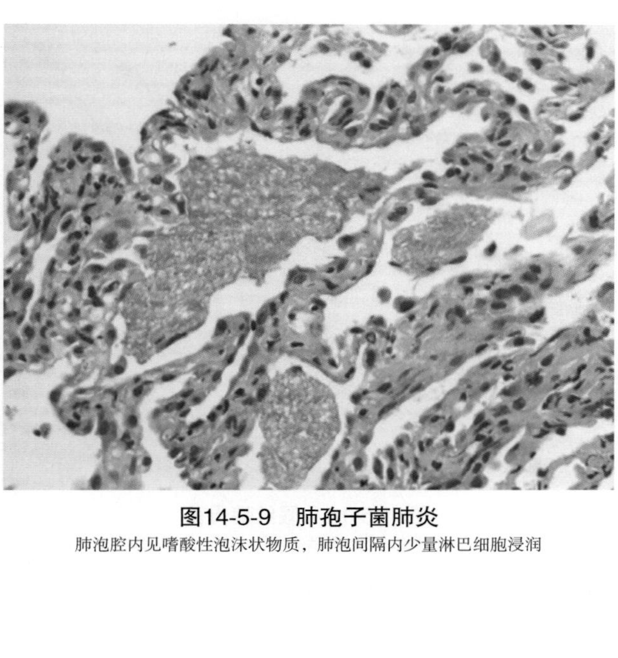

图14-5-9　肺孢子菌肺炎
肺泡腔内见嗜酸性泡沫状物质，肺泡间隔内少量淋巴细胞浸润

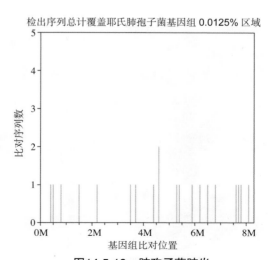

检出序列总计覆盖耶氏肺孢子菌基因组 0.0125% 区域

图14-5-10　肺孢子菌肺炎
NGS检出耶氏肺孢子菌，序列数3，与组织学观察一致

albicans）。白假丝酵母菌是所有假丝酵母菌中致病性最强的一种假丝酵母菌，据报道，正常人群白假丝酵母菌带菌率可高达 40%。白假丝酵母菌主要寄生于口腔、皮肤、消化道、泌尿生殖道、龟头等处的皮肤黏膜，以消化道的假丝酵母菌检出率最高，占正常人群的 30% ～ 50%；其次为阴道，占健康妇女的 20% ～ 30%，但阴道感染 80% ～ 90% 是由白假丝酵母菌引起。健康小儿带菌率达 5% ～ 30%。在皮肤黏膜损伤和机体抵抗力下降时，则可引起疾病。白假丝酵母菌株的分子分型已用于临床检验单个菌株的指纹图谱，目前鉴定的白假丝酵母菌菌株已达 200 余种，且对一些菌株的嗜性有新的发现，如嗜阴道寄居（vaginotropic）或引起阴道炎（vaginopathic）的菌株。

2. 假丝酵母菌的形态　假丝酵母菌为单细胞酵母菌，在组织中常形成芽生孢子和假菌丝。①芽生孢子呈圆形或卵圆形，直径 2 ～ 5μm，壁薄，发芽繁殖，芽生孢子多集中在假菌丝的顶端部位，称为顶端芽孢（图 14-5-11，图 14-5-12），可发展为厚垣孢子。孢子是口腔标本直接涂片中常见的形态。②假菌丝（习称菌丝）为白假丝酵母菌的感染型，是由芽生孢子及细胞发芽伸长而形成，假菌丝与孢子相连成链状，像念经用的佛珠。假菌丝长短不一，并不分支，假菌丝收缩断裂又成为芽生孢子（图 14-5-13，图 14-5-14）。在对菌体不利的条件下，白假丝酵母菌也可发生形态变异，演变为厚垣孢子（即菌丝内胞质浓缩，胞壁增厚，直径 7 ～ 17μm）、真菌丝、酵母样细胞或芽生酵母细胞等，可侵犯人体黏膜组织引起炎症反应。

假丝酵母菌对生存条件要求不高。如白假丝酵母菌在血琼脂或沙氏琼脂培养基上，利用葡萄糖、半乳糖或蔗糖，较低浓度的铵离子就可满足其生长需要，37℃培养 2 ～ 3 日后，生成白色奶油样酵母样菌落，

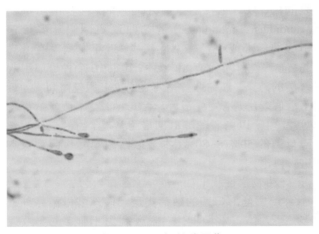

图14-5-11　假丝酵母菌
假菌丝细长，其顶端可见芽生孢子，称为顶端芽孢

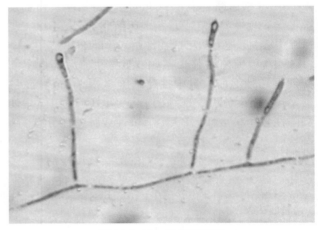

图14-5-12　假丝酵母菌
芽管、孢子和假菌丝，假菌丝细长，可见顶端芽孢

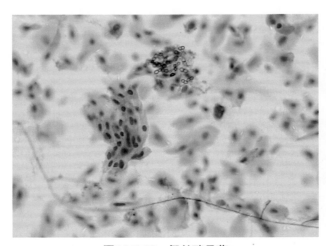

图14-5-13　假丝酵母菌
子宫颈涂片中查见假丝酵母菌假菌丝和孢子。巴氏染色

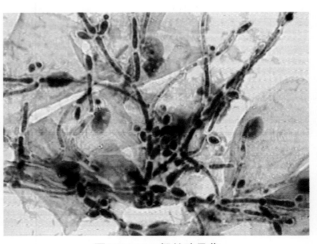

图14-5-14　假丝酵母菌
子宫颈涂片中查见假丝酵母菌假菌丝和孢子。巴氏染色

表面光滑。延长培养时间菌落可变黄或出现皱褶。涂片镜检，可看到表层为卵圆形芽生孢子，底层有较多假菌丝。若接种于玉米吐温琼脂上，室温孵育 2 ～ 3 日，大部分假丝酵母菌可产生假菌丝、芽生孢子或厚垣孢子。

【发病机制】

1. 易感人群与发病条件 假丝酵母菌是人体的正常菌群，通常生存于人体皮肤、口腔、上呼吸道、阴道和肠黏膜。但在下述条件和人群中可转变为致病菌，引起假丝酵母菌病，因此也属于机会转致病菌。

（1）机体免疫屏障损伤：这是最常见的原因。例如：①细胞免疫缺陷，在受到假丝酵母菌抗原刺激后，淋巴细胞转化和巨噬细胞移动抑制，免疫球蛋白的合成减少或缺乏，免疫力降低，对假丝酵母菌抗原皮试也缺乏反应。慢性黏膜皮肤假丝酵母菌病主要发生于有遗传缺陷的儿童，即与患儿的细胞免疫缺陷有关。②吞噬细胞减少、趋化作用降低或丧失，巨噬细胞吞噬和杀菌能力下降，有利于病原菌的生长和侵袭。③金属离子异常：血清铁代谢异常，低度不饱和的转铁蛋白或高浓度的血清铁，均易于招致假丝酵母菌感染。锌离子缺乏也有利于菌丝形成并促成感染。④血清抑制因子缺乏，如聚集因子本是一种存在于正常人血清中的非抗体型调理素，能使假丝酵母菌聚集，并易被巨噬细胞吞噬和杀灭。如其缺乏，则有利于病菌入侵和生长。⑤烧伤或外伤损伤皮肤，长期静脉插管、中心静脉置管、肠外营养、外科手术、内置支架或导管等，导致局部屏障机构破坏，假丝酵母菌就可能乘虚而入，引起感染。⑥血液及唾液中葡萄糖浓度升高，可促进假丝酵母菌生长。

（2）基础性疾病：某些基础性疾病或慢性疾病是发生假丝酵母菌感染的重要条件。在艾滋病流行之前，严重假丝酵母菌感染的主要危险人群是中性粒细胞减少、白细胞减少症或白血病、糖尿病、癌症及免疫功能低下者。婴幼儿、慢性腹泻、营养不良、T 细胞功能异常或免疫功能低下者，也易感染假丝酵母菌病。假丝酵母菌病多见于儿童，有的自婴儿感染后长期潜伏至成人时再发病。

（3）医源性感染：接受移植以及接受免疫抑制治疗的患者，或长期接受皮质激素治疗或细胞毒性药物治疗（实体瘤的化疗）的患者，长期接受广谱抗生素治疗的患者，长期透析的患者等，因为机体免疫防御能力下降，容易发生机会性感染，包括假丝酵母菌感染，而且多为内源性感染，由浅入深引起各种病损。严重假丝酵母菌感染更常见于 ICU 患者。在 ICU 患者，假丝酵母菌感染是导致医源性血流感染的第三位最常见的原因。

（4）菌群失调：上述某些慢性病和激素、抗生素治疗等，可造成机体菌群失调，假丝酵母菌过度繁殖。正常菌群相互制约作用失调，则本菌大量繁殖并改变生长形式（芽生菌丝相）侵入细胞引起疾病。真菌生长繁殖条件适宜时首先由真菌存在的局部开始浸润，引起表浅性假丝酵母菌病，常见为儿童口腔鹅口疮和青年女性阴道假丝酵母菌病。糖尿病患者或内分泌失调患者或 T 细胞功能失调者，原发病迁延不愈并扩展到新的黏膜部位，最常见是扩展到食管下端与胃黏膜交界处出现疱疹与假膜性食管炎。

（5）艾滋病：假丝酵母菌感染是艾滋病患者中最常见的真菌感染，发生率为 80% ～ 90%。在 HIV 感染者，当 CD4$^+$ T 淋巴细胞计数低于 0.3×10^9/L（300/μl）时，宿主对假丝酵母菌的免疫防御功能降低，常可导致假丝酵母菌病的发生，而假丝酵母菌本身也能抑制 T 淋巴细胞，加重已有的免疫缺陷。病变主要发生于口腔、咽喉、食管及肺部，也可累及中枢神经系统，或发生播散型假丝酵母菌病。虽然黏膜病变可为广泛性，但血源性播散并不常见，仅在有附加的易感因素，如中性粒细胞减少，静脉内插入导管，或使用多种抗生素等情况下较易发生。黏膜假丝酵母菌病发病率较高而死亡率较低，但播散型有较高的死亡率。在 HIV 感染者中，约 85% 经历一次假丝酵母菌病。尽管高效抗反转录病毒治疗（HAART）使 HIV/AIDS 患者深部真菌感染发生率有所下降，但假丝酵母菌病仍是 HIV/AIDS 患者最常见的真菌病。

2. 感染源与感染途径 正常情况下，寄生于健康人体的假丝酵母菌呈酵母细胞型，一般不致病，但可成为潜在的感染源；假丝酵母菌病患者、带菌者，以及被假丝酵母菌污染的食物、水都可以成为传染源。传播途径有两条：①内源性感染：存在于人体体内的正常菌群，在一定条件下大量繁殖、感染，原发灶常在口腔，感染自口腔、咽部向下蔓延而引起食管、胃肠病变，多感染消化道或肺部。②外源性感染：通过直接接触传播（性传播、母婴垂直传播），或医疗活动间接传播，还可通过饮水、进食等方式传播，可有（或无）诱发因素，侵入组织的真菌可产生假菌丝，当机体抵抗力降低时假菌丝进一步穿透弥散，导致血行播散。

3. 致病作用 在于假丝酵母菌的特性，包括形态、黏附能力、毒素和侵袭能力等。

（1）假丝酵母菌的形态：酵母相一般不致病，发育成菌丝相时则有致病作用。假丝酵母菌的出芽可增强寄居及组织入侵力，菌丝相有利于穿过上皮表面侵犯组织，增加或助长出芽的因素可促发症状性阴道炎，抑制出芽的措施可能会阻止无症状携带者急性阴道炎的发作。

（2）黏附能力：白假丝酵母菌的芽生孢子伸长成假菌丝在黏膜上有黏附力，才能侵入宿主细胞。白假丝酵母菌可与许多宿主细胞黏附，其黏附能力是由类整合素蛋白、纤维结合素、层黏素结合蛋白的相互作用所决定的。黏附力与毒力成正比，白假丝酵母菌黏附能力比其他假丝酵母菌都强，发芽的白假丝酵母菌又比酵母样细胞黏附能力强。假丝酵母菌在黏膜上寄居，首先必须黏附于上皮细胞，黏膜上皮细胞对假丝酵母菌的接受力也存在明显的个体差异，然而，复发性外阴阴道假丝酵母菌病（VVC）者阴道细胞对假丝酵母菌菌株的亲和力并无增强。Douglas 证明，岩藻糖 - 二糖功能是假丝酵母菌配位的受体，酵母菌的黏附可能与表面甘露蛋白的存在有关。白假丝酵母菌的黏附机制不十分明确，研究表明：①上皮细胞膜表面上有白假丝酵母菌的黏附受体，即岩藻糖和 N- 乙酰葡萄胺；②白假丝酵母菌胞壁上有多种黏附介导体，其中较为重要的有甘露聚糖 - 蛋白质复合物（M-P）和几丁质，几丁质是（1-3,1-6）β- 葡聚糖与 N- 乙酰 -D- 葡萄糖胺聚合而成的立体空间多聚体；③白假丝酵母菌胞壁具有纤维蛋白原、纤连蛋白等成分的黏着受体，这些成分广泛分布于血管壁、炎症和创伤愈合等部位，有极强的黏着性，与白假丝酵母菌黏附后能桥连白假丝酵母菌与宿主细胞间的黏附，使白假丝酵母菌更易黏附和侵袭宿主；④白假丝酵母菌细胞表面的疏水性（hydrophobicity）可以影响该细胞与上皮细胞的黏附，芽管形成时细胞表面疏水性增强，细胞壁的甘露聚糖不仅可以影响细胞表面的疏水性，也可抑制免疫反应。

（3）细胞外酶：假丝酵母菌的蛋白水解酶不仅能水解蛋白质，还能水解角蛋白及胶原，促进白假丝酵母菌的黏附功能。在症状性阴道炎患者的阴道分泌物中已发现一种由白假丝酵母菌产生的天冬氨酸蛋白酶（SAP）。假丝酵母菌还可产生磷脂酶等，非特异地水解宿主组织，破坏机体防御功能，造成组织损伤。

（4）菌落形态的高频转换力：实验发现假丝酵母菌菌落形态在一定条件下可发生高频转换，这种自发形成菌丝的能力和黏附增强与蛋白酶的产生有关。其高频转换能力有可能解释在体内由无症状的寄居自发转换为症状性阴道炎。无症状携带者假丝酵母菌主要以非菌丝形式存在且菌数相对较少，平时假丝酵母菌和居留的保护菌群及其他一些局部抑制机制处于微妙的平衡状态，当假丝酵母菌毒力、数目增加或局部防御功能降低时，则发展为症状性阴道炎。假丝酵母菌诱发炎症的确切机制可能包括：①白假丝酵母菌菌丝直接侵入上皮组织，引起细胞破坏，导致炎症反应；②聚集在菌丝顶端的蛋白酶和其他水解酶可能会促进细胞渗透；③组织入侵诱发的黏膜炎症导致黏膜水肿、红斑和上皮细胞的剥脱；④对假丝酵母菌的超敏或过敏反应也会诱发炎症反应的产生，尤其是特发性 VVC 患者。VVC 的复发也可能与菌群数目的增加和菌落高频转换而自发形成的毒性菌株有关。

（5）中性粒细胞：中性粒细胞可以释放杀伤假丝酵母菌的物质，阻止假丝酵母菌向真皮内穿透并杀伤病菌。动物实验发现，急性皮肤假丝酵母菌病可形成表皮多发性微脓肿，其中含大量中性粒细胞。假丝酵母菌在侵袭过程中可能通过接触血清中的补体而产生趋化因子，这些趋化因子可促进中性粒细胞向表皮内移动、聚集，形成微脓肿，进而杀灭假丝酵母菌。白假丝酵母菌感染常形成假膜，假膜下也有大量中性粒细胞浸润，可阻止白假丝酵母菌向深部组织进一步侵袭，防止其进入血流。对于感染状态下的假菌丝，中性粒细胞可以紧密结合在其表面，不依赖补体亦可杀伤假菌丝，但不能完全将其消化。TNF-α 可以通过促进中性粒细胞释放过氧化物，增强中性粒细胞对假丝酵母菌的抗真菌活性。

（6）其他物质：假丝酵母菌可以产生多种毒素，如内毒素、高分子量毒素和低分子量毒素，均对人体组织有一定损伤作用。近年发现有一种血清淀粉样 P 成分（serum amyloid P component, SAP），出现在侵犯肠黏膜的假丝酵母菌表面，与病菌细胞壁结合，真菌侵袭处缺乏中性粒细胞反应，而患者不仅有白细胞缺少者，也有白细胞正常或增多者。研究证实 SAP 来源于真菌细胞壁，与病菌的黏附作用有关。这种蛋白质的复合物也可能抑制中性粒细胞的反应性。

4. 感染类型　在假丝酵母菌病中，大部分（85% ～ 90%）为白假丝酵母菌所致，这是人类最常见的病原体，少数为非白假丝酵母菌和球拟酵母。近年球拟酵母感染所致病例有增多趋势。非白假丝酵母菌毒力较低，感染率依次为光滑假丝酵母菌、热带假丝酵母菌和近平滑假丝酵母菌；但非白假丝酵母病引起的阴道炎对常规治疗的抵抗也不容忽视。深部假丝酵母菌感染也主要是白假丝酵母菌，但近年来随着新一代抗真菌药的临床应用，白假丝酵母菌和热带假丝酵母菌感染减少，而光滑假丝酵母菌、近平滑假丝酵母菌与克柔假丝酵母菌感染的病例增多，且出现耐药。近年在许多医院中，光滑假丝酵母菌造成的严重假丝酵母菌感染有增加的趋势。光滑假丝酵母菌在年龄超过 60 岁的成人及白血病或接受干细胞移植患者的医疗中心更为常见，并与氟康唑使用量的增加相关。

一般情况下，芽生孢子为传播形式，与无症状性阴道寄居有关；产生假菌丝的出芽酵母通常为组织入侵形式，常在有症状患者中被检出。但如果某些因素（如糖尿病、妊娠、口服避孕药、抗生素及皮质激素的使用等）使机体免疫功能下降或局部环境发生改变时，就可引起假丝酵母菌大量繁殖而发展为菌丝型，侵犯组织而产生病变。如在涂片或切片中见到假丝酵母菌的孢子假菌丝，则表明该病变与其直接有关。

【病理变化】

假丝酵母菌病大致有5种基本病理变化，即坏死、化脓、假膜形成、肉芽肿形成和侵袭性病变，多种病变可单独存在，也可同时发生。在感染组织中查见假菌丝、芽孢具有诊断意义。①化脓性改变，以中性粒细胞浸润为主，混有淋巴细胞和单核细胞，可有脓肿形成，常伴局部组织充血水肿。②坏死性改变，炎细胞较少，组织坏死为主，黏膜坏死可形成糜烂或溃疡。在化脓性或坏死性病灶中常可找到假丝酵母菌的假菌丝和孢子。③假膜形成，在黏膜浅层坏死基础上，坏死物、炎性渗出物和假菌丝与孢子混合在一起，呈薄膜状覆盖在表面，称为假膜，以鹅口疮表现最为典型（图14-5-15，图14-5-16）。④肉芽肿性反应，由上皮样细胞和多巨核细胞形成肉芽肿结节，可伴有异物巨细胞形成。在Gridley真菌染色下，可见许多多形性真菌细胞。⑤侵袭性病变，假丝酵母菌具有一定侵袭性，有时可见其侵袭血管或支气管，引起炎症反应（图14-5-17）。上述5种变化可同时或分别存在，有一定的特异性。

在病变组织中，假丝酵母菌以芽生孢子和假菌丝形态存在，HE染色下需仔细观察才能发现。革兰氏染色阳性，但着色不均匀。PAS染色或六胺银染色可清楚显示菌丝。一定要在病变组织中检出假丝酵母菌芽生孢子和假菌丝才能确诊（图14-5-18～图14-5-20）。

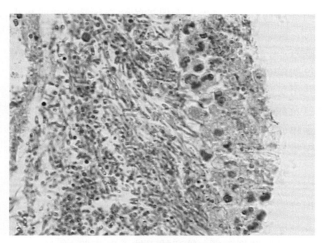

图14-5-15 艾滋病合并假丝酵母菌病
图示大量假菌丝和孢子，伴中性粒细胞渗出

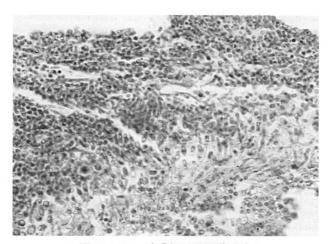

图14-5-16 黏膜假丝酵母菌感染
大量孢子和少量假菌丝在黏膜表面形成假膜

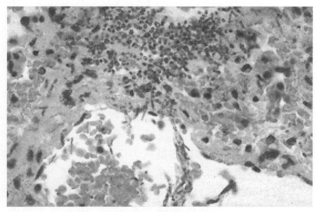

图14-5-17 假丝酵母菌
肺部感染，局部侵犯血管壁，伴充血出血

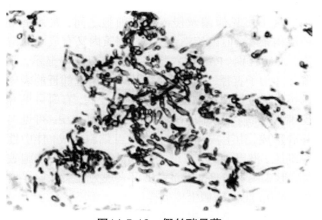

图14-5-18 假丝酵母菌
银染色，可见芽生孢子和假菌丝（王恩华惠赠）

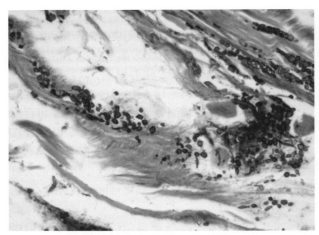

图14-5-19 糖尿病足继发假丝酵母菌感染
PAS染色，以芽生孢子为主（徐开军惠赠）

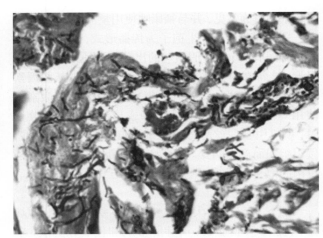

图14-5-20 糖尿病足继发假丝酵母菌感染
PAS染色，以假菌丝为主（徐开军惠赠）

【临床病理类型】

假丝酵母菌病可累及人体几乎所有组织器官，较常见的有消化道、阴道、肺、肾、脑等，但临床及病理表现各有不同，据此可以区分为若干临床病理类型。

1. 皮肤假丝酵母菌病 或称浅表型假丝酵母菌病、假丝酵母菌性皮炎，主要分布于躯干及四肢远端，好发于皮肤皱褶处（腋窝，腹股沟，乳房下，肛门周围及甲沟，指间），亦可见于面部、颈前及下颌，在婴幼儿肛门、臀部、外阴及腹股沟等尿布包裹区最易受损。成人可累及龟头、外阴等处。

（1）假丝酵母菌性皮炎（candidal dermatitis）：皮损表现为丘疹型、指（趾）间浸渍型、皱襞擦烂型、甲床炎型或肉芽肿型病变，或出现假丝酵母菌疹。特征性皮损为多个或单个丘疹或结节，红色或紫红色，直径0.5～1cm，其中央部颜色常较淡。病变皮肤潮红、湿润、发亮，有时糜烂，覆盖一层白色脱屑，病变周围有散在的红色丘疹、小水疱及脓疱。播散型可见全身性皮肤粟粒疹。

镜下可见假菌丝侵入表皮细胞之间，尤其是角质层内最多，但菌丝染色浅淡，胞质内又有成串的空泡，不易区别。PAS或六胺银染色可以清晰显示，假菌丝和孢子直径一般在3～4μm。假菌丝邻近的表皮内可见局灶性或散在的中性粒细胞浸润，有时可见淋巴细胞浸润。如果假菌丝和孢子侵入真皮层，可见肉芽肿形成，由上皮样细胞和多核巨细胞构成，伴中性粒细胞、淋巴细胞、浆细胞浸润。严重者上皮细胞破坏，形成浅表溃疡。相邻表皮可表现为乳头状瘤样增生、角化过度，或假上皮瘤样增生。

（2）假丝酵母菌性龟头炎（candidal balanitis）：或称龟头假丝酵母菌病，可视为播散性病变的组成部分或为独立病变。假丝酵母菌性龟头炎易发生于包皮过长而又清洁卫生不良者。外阴阴道假丝酵母菌病患者的男性伴侣较常表现为一过性皮疹、红斑、瘙痒或阴茎烧灼感，常发生在无保护的性交后数分钟或数小时，偶可引起广泛的龟头包皮炎。肉眼可见包皮龟头潮红、干燥光滑，包皮内板和（或）冠状沟处可有白色奶酪样斑片，散在性小丘疹，刺痒明显。阴囊及阴茎可见瘙痒性鳞屑性红斑，累及尿道时可有尿频、尿急及尿道灼痒感。急性原发性小疱（水疱或脓疱）位于角质层内，类似传染性脓疱疮。有时脓疱呈海绵状，很难与脓疱性银屑病和海绵状脓疱相区别。

龟头皮肤损害类似其他部位皮肤假丝酵母菌病变，可表现为角化过度、角化不全与真皮浅层的慢性炎症浸润。浸润细胞包括淋巴细胞、浆细胞，偶尔有多核巨细胞。角质层内存在少量病原菌，以菌丝为主，也可见卵圆形孢子，且有的正处于出芽期。菌丝有隔、分支，宽2～4μm，孢子大小不等，直径3～5μm。PAS、六胺银染色或革兰氏染色均着色良好，可在增生的角质层内见有假丝酵母菌菌丝，有时见芽生孢子或厚垣孢子，很少向真皮和毛干侵袭。急性病变表现为良性自限性经过。

（3）外阴阴道假丝酵母菌病（vulvovaginal candidiasis，VVC）、生殖器假丝酵母菌病（genital candidiasis，GC）：主要是由白假丝酵母菌（*Candida albicans*，CA）感染引起。白假丝酵母菌既是致病菌，也是共生菌，在机体局部抵抗力下降时发生外阴皮肤病变，在男性已如上述，在女性常累及阴道，常统称为VVC，其发病率近年来呈明显上升趋势。

VVC的发生与性接触关系密切，病原菌主要由外阴和肛周部进入阴道，也可由插入物体和性交传入。据国外报道，与患 VVC 的妇女有性接触的男性，其生殖器感染率达 69.4%，而有 VVC 患者的妇女，其配偶阴茎上假丝酵母菌检出率是对照组的 4 倍多；与假丝酵母菌阳性男性接触的妇女中，其假丝酵母菌感染发生率是 80%，相反，阴性者其感染发生率仅为 32%。VVC 也可因接触污染的浴巾、浴盆、衣物、器械等感染。生殖器假丝酵母菌病可与其他性病共存。据估计 75% 的妇女在妊娠期间至少经历一次 VVC 的发作，40%～50% 的 VVC 患者有再度发作的经历，可能不到 5% 的成年女性患有反复发作的顽固性假丝酵母菌性外阴阴道炎（RVVC）。阴道假丝酵母菌培养阳性者中 25%～40% 为无症状携带者，假丝酵母菌菌株的无症状寄居可能与下列因素有关：妊娠（30%～40%），含高雌激素口服避孕药应用，未控制的糖尿病和常去性病门诊的妇女，以及广谱抗生素的应用。青春期前及绝经期后女性患病率低，提示了该病对激素有依赖性。

VVC 的发病、复发因素及发病机制可能包括：① VVC 的危险性随着性交频率的增加而增加；②抗真菌药物的治疗使阴道内假丝酵母菌数目明显减少，临床症状减轻，但残留的少数阴道菌株则形成了一种持续带菌状态，当宿主抵抗力下降时，寄居的病原菌数目增加，菌丝形成，导致再次的临床发作；③ VVC 的复发可能与菌群数目的增加和菌落高频转换而自发形成的毒性菌株有关；④宿主正常阴道保护菌群质和量的缺陷及暂时获得的 T 淋巴细胞功能缺陷，可能与假丝酵母菌的增殖和出芽有关，对假丝酵母菌菌株抗原的获得性急性超敏反应可能与严重的阴道症状发生相关；⑤免疫损伤，随着女性 AIDS 患者的增多，阴道假丝酵母菌病也有所增加，通常在 CD4$^+$ T 细胞计数严重减少之前就已发生。HIV 感染的妇女发生 VVC 比非 HIV 感染者更为严重。

青年女性 VVC 表现为病损部位覆盖一层松软的白膜，白膜为坏死的表皮加上渗出的白细胞和纤维素及假丝酵母菌，称为假膜。黏膜损害表现为上皮浅层水肿，有中性粒细胞浸润，有时亦可见上皮肥厚和角化不全。皮肤病变为鳞状上皮乳头瘤样增生和角化过度，真皮内有致密的炎症细胞浸润，由淋巴样细胞、中性粒细胞、浆细胞和多核巨细胞组成。炎症浸润可向下扩展到皮下组织。PAS 染色可见菌丝和孢子，间或侵入棘细胞层。扫描电镜可见假菌丝通过角化细胞的孔隙侵入上皮。假丝酵母菌可见于角质层、棘细胞层、毛囊和真皮内。如真皮显示慢性炎症或炎性肉芽组织，而假丝酵母菌仅见于增生的角质层内，则可视为慢性皮肤黏膜假丝酵母菌的角质增殖型。

VVC 最突出且常见的表现是外阴瘙痒及阴道白带分泌物增多，但二者均非 VVC 所特有。自觉外阴阴道瘙痒，有时十分剧烈难忍，因搔抓可致外阴位抓痕、表皮剥脱，外阴阴唇弥漫性肿胀、潮红伴烧灼感、红斑、水肿，散在脓疱丘疹性皮疹。阴道黏膜红斑水肿伴黏着的白色分泌物，且可有白色薄膜，去除膜可见糜烂面，易出血，严重时有性交困难、排尿疼痛或困难。反复发作可致外阴皮肤粗糙肥厚、色素沉着，呈苔藓样外观。阴道分泌物并不总是增多，典型为奶酪样，亦可从水样至黏稠状或脓性，其中有白色凝乳样物或豆腐渣样物，略有臭气。症状在月经来潮前一周加重，月经来潮后减轻。

生殖器假丝酵母菌病根据病史、典型的临床表现一般可诊断。但由于 VVC 缺乏相对特异性的症状和体征，临床表现不典型或需确诊者，应做实验室检查确诊，并注意鉴别非特异性阴道炎、滴虫性阴道炎和细菌性（常为加特纳菌）阴道炎。

2. 黏膜的假丝酵母菌病　主要累及呼吸道、消化道黏膜，亦可累及泌尿生殖道黏膜。一般表现为局部黏膜充血肿胀以至坏死和假膜、溃疡形成。病变为表层上皮坏死和中性粒细胞浸润，在黏膜表面，盖有凝乳大小不等的白色薄膜，由坏死组织、纤维素及大量菌丝和芽孢构成，假膜脱落或剥除后，形成灶性糜烂和出血，基底部潮红，可产生裂隙及浅表溃疡。真菌染色可见假丝酵母菌芽生孢子和细长假菌丝。此处主要介绍消化道的假丝酵母菌病，阴道黏膜的假丝酵母菌病参见上述 VVC 部分。

（1）口腔假丝酵母菌病：白假丝酵母菌通常寄生于人的体表与腔道中，在免疫缺陷或菌群失调时可以致病。酸性的口腔环境，口腔黏膜的损伤也有利于假丝酵母菌的侵入、增殖和致病，因此口腔假丝酵母菌病比较常见，表现为鹅口疮、口角糜烂等。鹅口疮常见于免疫力薄弱的新生儿和老年人，在免疫功能正常者很少发生口腔真菌感染，而一旦发生则提示患者有某种程度的免疫功能损伤。在 HIV 感染者，因大量 CD4$^+$ 细胞被破坏，假丝酵母菌病是最常见的黏膜机会性感染。口腔假丝酵母菌病可为免疫抑制的早期体征，出现于其他症状之前。口腔假丝酵母菌病的持续存在或原因不明，预示其将要发展为 AIDS。好发部位为舌、软腭、口腔和口咽部黏膜。在口腔真菌感染中，虽然也可有隐球菌、组织胞浆菌、曲霉菌等作祟，但以白假丝酵母菌感染最为常见和重要。据 Klein 等研究，在同样有免疫缺陷和淋巴结肿大的患者中，有口腔假丝酵母菌病的 22 例中有 13 例在 3 个月内发生了全身性机会性感染和卡波西肉瘤而诊断为 AIDS，另 20 例没有口腔假丝酵母菌病者在随访 22 个月内也没有发生艾滋病。

关于 HIV 感染者中口腔假丝酵母菌病的发病率，各地报道差别很大。据 21 宗病例报道，其发病率多在 43% ～ 78%（中位数 53%）。有报道称，AIDS 患者中 15% ～ 45% 有口腔和食管假丝酵母菌病，但很少发生全身播散；也有报道称 80% 以上 AIDS 患者在病程中发生过鹅口疮；美国 CDC 报道的 6545 例（1983 ～ 1989 年）AIDS 患者中 45% 患有口腔假丝酵母菌病，病例数最多。我国也有 AIDS 合并口腔假丝酵母菌病的病例报道。由于患者免疫状态破坏，本病变得很常见。致病菌几乎均为白假丝酵母菌。抗真菌治疗有效，但停药数周后可复发。AIDS 患者中，复发性白假丝酵母菌是最常见的机会性真菌感染。HIV 感染者发生口腔白假丝酵母菌病指示疾病已进入艾滋病期。

口腔的白假丝酵母菌病可分为以下类型：①假膜型（鹅口疮，thrush），口腔黏膜表面有一层可擦去的乳白色或灰白色薄苔或膜状物，浅表，稍隆起，或形成白色或浅黄色斑块，似凝乳易剥离，故称为假膜。用压舌板可以刮掉白斑，擦掉假膜后露出鲜红湿润基底，提示黏膜充血出血和水肿，也可有糜烂或溃疡形成。严重时可形成厚厚的黑棕色覆盖物，由炎性渗出物（白细胞和纤维素）、坏死脱落的上皮细胞构成。刮下的假膜中可查到白假丝酵母菌（图 14-5-21，图 14-5-22）。鹅口疮可累及上下颚部、颊侧、齿龈、舌背、咽喉及口唇。鹅口疮也可无症状，或有疼痛、烧灼感或干燥感，味觉丧失和咽部吞咽困难。②红斑型，白假丝酵母菌病常见于上腭和舌背，形成红色斑点或斑块，其颜色从淡粉红色到鲜艳的火红色，故名红斑型。红斑发生于舌背时可伴丝状乳头消失，在颊部常见多处红色斑点或斑块，此型多无明显症状，常被忽视。③慢性增生型，黏膜表面为一层白色角化区，擦不掉，因该病变乃由上皮细胞增生和角化所致。④萎缩型，在腭与舌根可见红色损伤区，也可见于口唇口角，黏膜上皮处于萎缩状态。⑤溃疡型，病变初期可为局灶性，但常播散以至覆盖大部分口腔黏膜，表面衬覆假膜，假膜脱落可引起黏膜糜烂或溃疡。病变多弥漫分布于口腔黏膜，少数仅限于颊黏膜。假膜中含有大量假菌丝和孢子，可用于诊断。

免疫功能低下时，黏膜病变由舌、颊黏膜蔓延至咽喉、气管和食管。因此，鹅口疮可以是消化道、呼吸道假丝酵母菌病的局部表现，也可以是播散型假丝酵母菌的早期征象。白假丝酵母菌也可引起口角炎。表现为从口角向外形成放射状的条纹，有时可伴有小白斑形成，口角炎也可由葡萄球菌引起。口腔假丝酵母菌病也是食管假丝酵母菌病的一个先兆。男性同性恋者伴有鹅口疮常提示艾滋病。口腔假丝酵母菌病的诊断依据是口腔病灶的特点、组织活检和真菌培养。

（2）食管假丝酵母菌病/假丝酵母菌性食管炎（candidal esophagitis）：口腔假丝酵母菌病在艾滋病晚期可向食管播散，侵入食管黏膜，引起食管假丝酵母菌病或假丝酵母菌性食管炎，是艾滋病常见的消化道并发症，发生率在 10% 以上。假丝酵母菌性食管炎也可继发于食管癌有溃疡形成时，或致命性疾病的末期，在尸检病例中可见到病变区黏膜表面脱落的上皮细胞团中有大量假丝酵母菌孢子和假菌丝，病变可向深层发展，伴中等量的淋巴细胞和一些中性粒细胞浸润。如表面有溃疡，则可有炎性肉芽组织形成。

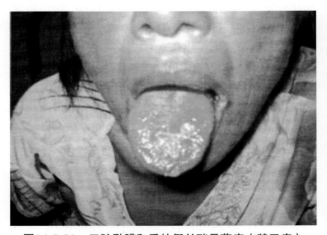

图14-5-21　口腔黏膜和舌的假丝酵母菌病（鹅口疮）
颊部及舌黏膜表面可见灰白色假膜形成（李宏军惠赠）

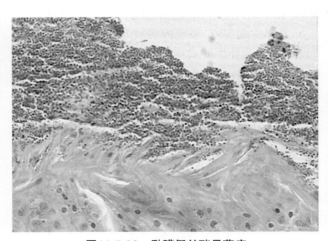

图14-5-22　黏膜假丝酵母菌病
黏膜表面的假膜主要由假丝酵母菌构成，混合少量炎性渗出物。其下方黏膜上皮受到损伤，发生变性、坏死

食管假丝酵母菌病常发生于口腔鹅口疮之后，为艾滋病的诊断指征之一，在艾滋病早期即可出现，可能是 HIV/AIDS 患者的首发临床表现及最常见的机会性感染。在美国的艾滋病患者中 14% 患有假丝酵母菌性食管炎，其表现为咽下困难、吞咽疼痛、胸骨后疼痛或烧灼感，或有恶心呕吐，此可能为其初发症状。少数可有咽部异物感、上消化道出血，或有拒食、流涎等。多数患者伴有鹅口疮，患者多伴有消瘦、低热等全身症状。但据报道 20% 以上食管假丝酵母菌病是无症状的。有些食管假丝酵母菌病可不伴口腔表现，应予注意。口腔和食管假丝酵母菌感染可能为播散性的病灶，因此应给予积极治疗。在症状消失后仍要用内镜检查病灶是否消退。食管假丝酵母菌病很少向下蔓延，一般不致胃肠道出血、穿孔或播散型假丝酵母菌病。偶尔假丝酵母菌也可引起肠道溃疡、腹泻或腹膜感染。

食管的病变主要在食管下段。内腔镜检查可见食管扩张，黏膜充血肿胀，异常的自主性收缩，并见"酸干酪"样渗出物，黏膜表面形成黄白色斑块，为黏膜面上的渗出物与坏死脱落的上皮细胞及假丝酵母菌混合而成的一层灰白色膜状物（图 14-5-23），使食管黏膜增厚，与 X 线下所见"鹅卵石征"相吻合。假膜脱落后形成黏膜糜烂或表浅溃疡。据何卫平综述，假丝酵母菌性食管炎在内镜下可分为四级：一级可见散在直径小于 2mm 的白斑，没有溃疡；二级可见多发的直径小于 2mm 的白斑，没有溃疡；三级为融合、线性和结节性白斑，浅表性溃疡；三级表现加食管狭窄即为四级。

食管白假丝酵母菌的影像学表现为弥散性线形、斑块或散在不规则缺损，缺损边缘一般不甚整齐，表明食管黏膜有溃疡形成。重症患者食管造影仅能显示

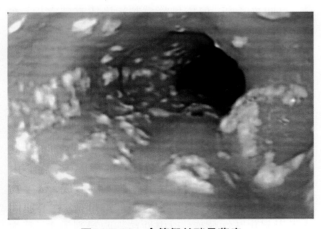

图14-5-23 食管假丝酵母菌病
食管黏膜粗糙，蠕动正常，表面见大量白色片状分泌物，符合假丝酵母菌感染

极度紊乱的不规则状充盈缺损，呈"杂草丛生"状表现。受累段食管尚有轮廓粗乱等表现。X 线钡剂造影也可见到食管糜烂、憩室和瘘管，食管狭窄、蠕动改变等，但均非特异性。食管 X 线双对比造影是检查食管病变的常用方法。检查发现，食管假丝酵母菌病有如下特点：①食管受累范围较广，以中下段较多见，甚至整个食管弥漫性受累；②食管动力异常，主要表现为张力降低或消失，管壁松弛，食管收缩不良或仅有短暂收缩，各段运动不协调，蠕动强度减弱，钡剂排空延迟；③食管轮廓异常，由于黏膜充血水肿，食管内边缘模糊粗糙，较有特征性；④食管假膜斑，见于增粗的食管黏膜表面，可向黏膜表面突出，呈小鹅卵石状（鹅卵石征），伴有杂乱的不规则状充盈缺损，倾向于纵向走行，其间可有正常黏膜。严重者假膜斑范围可扩大并互相融合，甚至蔓延至全段食管。在艾滋病患者此表现高度提示为假丝酵母菌性食管炎。

根据典型的临床表现，本病不难诊断，必要时可做内腔镜检查并取材活检，做病理学和病因学检查。活检标本见黏膜层和黏膜下层内有大量假菌丝体和芽生孢子，侵犯局部组织，引起急、慢性炎症反应；食管黏膜表面刮取物可查见或培养出白假丝酵母菌。结合食管双重对比造影及常规食管造影，有助于提高影像学诊断的敏感性和精确度。

有时，在口腔和食管病变中亦可合并 CMV 感染，查见巨细胞与核内包涵体。本病如与 HSV-1 或 CMV 联合感染，则病变比较复杂。偶尔口腔与食管也可发生单纯疱疹病毒、组织胞浆菌、隐孢子虫、隐球菌、分枝杆菌或其他细菌感染，均可在口腔或食管内形成慢性溃疡。

食管假丝酵母菌病应进行内镜检查以排除其他原因引起的食管炎。有人认为 HIV 也可直接造成食管损伤，特发性食管溃疡可能和 HIV 感染有关。HIV 感染者使用齐多夫定（叠氮胸苷）引起食管炎者也有报道，故应注意鉴别。

（3）胃肠道假丝酵母菌病：假丝酵母菌病可累及消化道的任何部位，以食管最常受累。糖尿病患者或内分泌失调患者或 T 细胞功能失调者，食管原发病迁延不愈并扩展到新的黏膜部位，常扩展到食管下端与胃黏膜交界处，出现疱疹与假膜性食管炎。胃酸缺乏患者在胃部发生疱疹与溃疡性胃黏膜假丝酵母菌病（图 14-5-24）。肠道亦常发生假膜性坏死性肠炎或多发性溃疡，肠管充血、出血，继而形成附有假膜的形状不规则的表浅溃疡。显微镜观察肠管病变类似于食管病变，表层黏膜组织坏死，形成灰色假膜，其中可见圆形芽生孢子和假菌丝，芽生孢子直径 2～5μm，

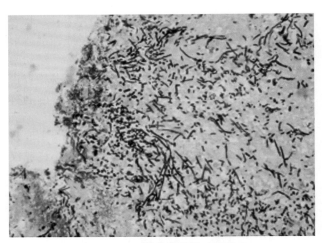

图14-5-24　胃黏膜假丝酵母菌病

局部黏膜坏死，银染色下见大量黑色假菌丝和芽生孢子，伴有炎性坏死及渗出物
（徐开军惠赠）

壁薄，假菌丝细长，六胺银染色、PAS 染色或革兰氏染色均可清晰显示孢子和假菌丝。坏死组织周围有多量中性粒细胞以及少量巨噬细胞和淋巴细胞浸润。有的病变波及黏膜下层，甚至肌层。但因缺乏特异性临床表现，主要依靠病理诊断。

肠道假丝酵母菌病或假丝酵母菌肠炎常伴低热，发生在腹泻病基础上，大便为稀便、水样便或豆腐渣样便，多泡沫，有发酵气味，每日 3 至 10 余次，严重者形成肠黏膜溃疡而出现便血。从口腔到肛门消化道黏膜假膜性炎和多发性溃疡是假丝酵母菌病的特征，诊断要点是找到大量假菌丝和串珠状圆形或椭圆形孢子。

3. 深部假丝酵母菌病或内脏假丝酵母菌病　有时，假丝酵母菌可累及某些实质性内脏器官，引起假丝酵母菌性肺炎、肾炎、心肌炎或心内膜炎、脑膜炎、脑炎、骨髓炎等，称为某器官假丝酵母菌病。内脏假丝酵母菌病可由黏膜皮肤等处带菌直接侵袭引起，或由假丝酵母菌血源播散所致。内脏病变多呈化脓性和肉芽肿改变，病灶显示灰白色的微小脓肿。病灶内可找到孢子及假菌丝，外围有中性粒细胞及组织细胞浸润。血管受累呈急、慢性血管炎改变，易破裂出血，亦可见微血管内血栓形成。严重免疫抑制者炎症反应较轻，仅见假丝酵母菌及坏死组织形成的脓肿。

（1）支气管肺假丝酵母菌病：由于呼吸道柱状上皮细胞具有对真菌侵袭的自然抵抗力，原发假丝酵母菌性肺炎罕见，大多继发于婴幼儿细菌性肺炎、肺结核及血液病。支气管和肺假丝酵母菌感染可由口腔假丝酵母菌病直接顺气管蔓延而来，或血行播散所致，主要由致病力最强的白假丝酵母菌引起，许多病例是继发于长期应用抗生素或抗肺结核治疗的患者。假丝酵母菌顺支气管下行播散者病变比较局限，主要集中于某一支气管范围，而血行播散的病例病变均匀分布于所有肺叶，病灶常围绕血管分支，病情发展快，进行性恶化。假丝酵母菌侵入组织内转变为菌丝型并大量生长繁殖，菌丝型假丝酵母菌毒性较大，并具有对抗吞噬作用的能力。

病理改变主要是化脓性支气管肺炎，可融合成斑片状实变病灶。镜下可见假丝酵母菌引起的化脓性病灶，以中性粒细胞渗出为主，有时形成多发性小脓肿。病灶中可见假丝酵母菌的假菌丝和孢子（图14-5-25）。有时可见假丝酵母菌侵蚀支气管壁并引起支气管炎。病程长久者可有纤维组织增生和肉芽肿形成。在致命性疾病的尸检标本中可见黏膜上皮完全破坏，并见大量假丝酵母菌孢子，有时可合并曲霉菌感染。

假丝酵母菌在支气管和肺内可引起急性炎症反应，因而可分为支气管炎型和肺炎型。①支气管炎型假丝酵母菌病症状较轻，主要表现为频繁地咳嗽，痰液呈白色黏液胶冻状或脓性，一般不发热或有低热；②肺炎型假丝酵母菌病患者常见的临床表现为支气管肺炎的症状体征，有咳嗽、咳痰，可闻及中小湿啰音，当病灶融合时可出现相应肺实变体征。严重者可伴畏寒、发热，痰液白色黏稠或呈胶冻状，可带有血丝。黏稠痰液和假丝酵母菌菌丝、脱落的细胞碎片可凝成胶样小块状物质。胸部体检可闻及两肺有较粗呼吸音，或干、湿啰音，病变常累及中、下肺，X 线下可见两下肺纹理加深，或有斑点状、小片状或大片实变阴影，呈支气管肺炎表现。严重者病灶扩大融合可累及整个大叶。CT 主要表现为肺结节，少数有肺磨玻璃样改变。

对 AIDS 患者的呼吸道病变，往往首选痰涂片检查以筛查病因，如痰涂片中查见菌丝和芽生孢子（图14-5-26），或多次（连续 3 次）培养出同一种假丝酵母菌，可明确诊断，但应排除口腔污染或真菌寄生。在痰液涂片或培养中找到的假丝酵母菌未必都是致病菌，最好在清洁口腔后，通过纤维支气管镜从气管深部或支气管取材检查，比较可靠。肺或支气管活检组织中查见假丝酵母菌菌丝和炎细胞浸润，可以确定诊断。

（2）心脏假丝酵母菌病：在播散性假丝酵母菌病患者，有时可累及心脏，引起心内膜炎和心肌炎。假丝酵母菌心内膜炎好发生在右心的瓣膜上，在心内膜/心瓣膜上可有赘生物（含菌血栓）形成，赘生物较大且易发生栓塞，其中含有假丝酵母菌。在心肌间质可引起化脓性病变，以中性粒细胞浸润为主，其中也可发现假丝酵母菌，并以此为诊断依据。

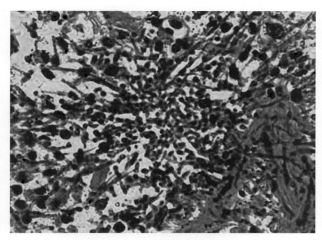

图14-5-25　肺部假丝酵母菌病
局部可见大量假丝酵母菌孢子和假菌丝，伴炎细胞浸润（韩安家惠赠）

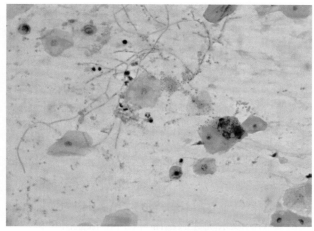

图14-5-26　肺部假丝酵母菌病
痰涂片中可见假丝酵母菌的细长假菌丝和芽生孢子，假菌丝无分支

（3）肾脏假丝酵母菌病：病原体来自长期导尿等上行感染或血行播散，肾脏是播散性假丝酵母菌病最容易感染的器官，多为白假丝酵母菌经血行播散所致，可能是因为肾脏主要由血管及上皮细胞构成。肾小球是毛细血管，肾小管是一层上皮细胞，而假丝酵母菌嗜侵犯血管和上皮，所以肾皮质和髓质均易受侵犯，呈化脓性表现，肾皮质和髓质均可见小脓肿，肾切面见许多黄色条纹和小结节。镜下可见假丝酵母菌孢子和假菌丝出现于肾小球和肾小管中，并引起周围肾实质坏死（图14-5-27）。轻者临床症状不明显，重者出现尿频、尿急、尿痛及肾功能改变。

（4）脑部假丝酵母菌病：假丝酵母菌如经血行播散至中枢神经系统，则可引起脑膜炎、脑膜脑炎或脑脓肿，病死率较高。假丝酵母菌脑膜炎患儿脑膜刺激征阳性，但视神经乳头水肿和颅内压升高可不明显，脑脊液中淋巴细胞增多，蛋白质增高，糖降低，易发现假丝酵母菌。

（5）骨关节假丝酵母菌病：报道很少，常因白假丝酵母菌败血症的血流播散所致，方佩佩等曾报道一例白假丝酵母菌败血症患者，先发生尿路感染、肾脓肿，脓液、血液和尿液培养均发现白假丝酵母菌。半年之后因后背疼痛不断加重再次入院，拟诊结核性胸椎炎。但胸椎活检及脓液培养均发现白假丝酵母菌。活检组织中可见第9胸椎内有变性骨小梁及软骨组织、纤维素样渗出物、炎细胞浸润、纤维组织增生等病变。PAS染色查见真菌孢子和假菌丝。抗真菌治疗后病灶吸收好转。Gamaletsou等曾报道207例儿童和成人假丝酵母菌性脊椎炎。本病除血源性播散所致者外，也可以因开放性骨折或骨科手术后继发感染引起，或由骨周围软组织的感染直接蔓延扩散累及骨与

骨髓。本病和结核性脊椎炎、化脓性脊椎炎在影像学上表现相似，确诊依靠在病灶中发现典型病变及病原体。

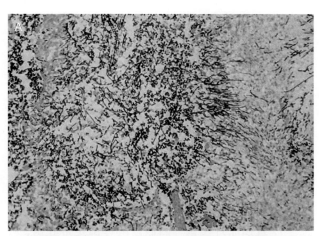

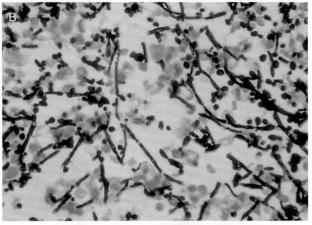

图14-5-27　肾脏假丝酵母菌病
A.肾组织内可见大量假丝酵母菌的芽生孢子和假菌丝，六胺银染色呈棕黑色；
B.高倍显示芽生孢子和假菌丝，假菌丝细长，粗细均匀，有少量分支，
或呈串珠状（韩安家惠赠）

4. 假丝酵母菌血症与播散性假丝酵母菌病　当机体发生免疫缺陷或罹患某些基础性疾病时，可发生播散性假丝酵母菌病，大多为艾滋病、结核病、恶性肿瘤（尤其是白血病）等慢性消耗性疾病的继发感染，或继发于心血管外科手术、长期使用血管内塑料导管、器官移植后使用糖皮质激素及免疫抑制剂、致命性疾病晚期等。发热、丘疹性皮损与弥漫性肌肉触痛三联征可作为诊断本病的指征。假丝酵母菌可通过破坏黏膜屏障从原发病灶处侵入血流，或直接通过注射（静脉吸毒时的污染）进入血液，形成假丝酵母菌血症或败血症，如播散到多个内脏器官，则称为播散性假丝酵母菌病或系统性假丝酵母菌病。假丝酵母菌性败血症可致许多器官和组织中假丝酵母菌迅速增生，因而病变更复杂而严重。假丝酵母菌血症的死亡率约为40%。尽管假丝酵母菌血症是侵袭性假丝酵母菌病的最常见表现，假丝酵母菌广泛侵犯内脏也可在血培养持续阴性的情况下发生。事实上几乎所有器官都可累及，引起假丝酵母菌性脑炎和脑膜炎、淋巴结炎、肺炎、支气管炎、心肌炎、心内膜炎、心包炎、肾盂肾炎和肾脓肿、膀胱炎、骨髓炎、眼炎、肝炎、脾炎等，以眼、肾、心、肺、肝、脾和脑及淋巴结最常受累。临床主要表现为长期发热、原发病（白血病、恶性肿瘤等）症状加重，全身状况恶化。对原因不明者应仔细寻找侵袭性假丝酵母菌病的体征，包括脉络膜视网膜炎或眼内炎和无痛无痒脓疱性皮损。假丝酵母菌在受累的器官内形成多发性脓肿，以中性粒细胞渗出为主，或引起慢性炎症反应，镜下可见中性粒细胞浸润，或散发性小脓肿，脓液中假丝酵母菌数量较多。肺、心、肾等器官假丝酵母菌感染参见上文。

【诊断与鉴别诊断】

1. 直接涂片检查　因假丝酵母菌是常驻菌，从皮损鳞屑、黏膜、脑脊液、血液、痰、尿、粪等标本中查到孢子不能肯定其为致病菌（用氢氧化钾或生理盐水制片）。必须在镜下见到出芽的酵母菌与假菌丝，结合临床表现才能确定假丝酵母菌病的诊断。用活检物直接涂片革兰氏染色后镜检，同时看到出芽的酵母菌与假菌丝，可证明白假丝酵母菌感染。病灶组织或假膜、分泌物或渗出液等标本镜检，可见成群的卵圆形厚垣孢子及假菌丝的存在，尤其是找到较多假菌丝时，说明假丝酵母菌处于致病阶段，多次镜检阳性有诊断意义（图14-5-28A，B和图14-5-29）。涂片阴性者可做真菌培养以便得到可靠的诊断。

在子宫颈细胞学检查中有时亦可见到假丝酵母菌，并被Bethesda报告系统（TBS）列入观察和报告项目。其形态特征为假菌丝细长，常"串起"一片片鳞状细胞，呈缗钱状或烤肉串状，有时附有白细胞碎片，通常为白假丝酵母菌。巴氏染色下假菌丝呈嗜伊红色或棕灰色（图14-5-30）。如仅见大小一致的小圆形出芽性酵母菌，周围有空晕围绕，则可能是光滑假丝酵母菌。

2. 组织学检查　从病变处取材做病理切片，观察到局部慢性炎症改变伴有假丝酵母菌假菌丝和芽生孢子也可确定诊断。白假丝酵母菌呈现出单个或簇集的酵母样孢子或芽生孢子（直径3～6μm，呈圆形或卵圆形）与假菌丝（由串状的孢子构成），簇集的假菌丝和孢子可分布在白细胞碎裂性血管炎区、微脓肿或仅有轻微炎症的区域内，或集中于真皮内与血管损伤部位，在常规HE染色下即可发现。在PAS染色下，假丝酵母菌假菌丝与芽生孢子呈红色（图14-5-19，图14-5-20），而在六胺银染色下呈黑色，更加清晰可见（图14-5-24，图14-5-27）。用革兰氏染色法（图14-5-28B，图14-5-29）、刚果红染色法镜检，其阳性率比直

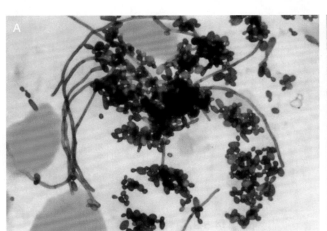
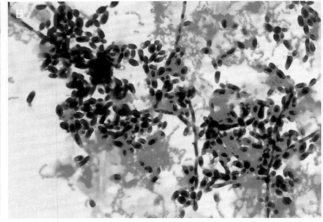

图14-5-28　假丝酵母菌病
A. 咳出物涂片，显示假丝酵母菌假菌丝和孢子。六胺银染色；B. 尿液沉渣涂片镜检，查见假丝酵母菌假菌丝。革兰氏染色（钟文惠赠）

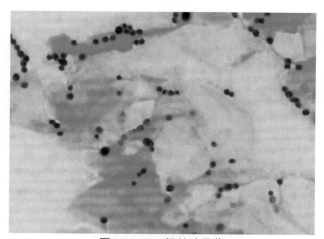

图14-5-29　假丝酵母菌

革兰氏染色，涂片中见多少不等的深蓝色假丝酵母菌孢子呈串珠状排列
（郭普惠赠）

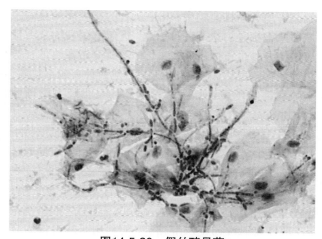

图14-5-30　假丝酵母菌

液基细胞学检查，可见细长假菌丝及孢子，菌丝黏附少数鳞状细胞。巴氏染色

接镜检法高。假丝酵母菌簇集较小，因而需要连续切片才能找到。

3. 血清学检查　可用检测真菌细胞壁成分 β_2-D-2 葡聚糖的 G 试验对系统性假丝酵母菌病进行筛查；也可通过检测假丝酵母菌表面甘露聚糖抗原、胞浆蛋白抗原烯醇化酶和热不稳定抗原的方法进行快速诊断和早期诊断；D_2 阿拉伯糖醇的检测也可用于假丝酵母菌病的诊断。抗体滴度升高，其中抗体凝集试验和沉淀反应比补体结合试验更有价值。酵母甘露聚糖的多克隆抗体能和多种假丝酵母菌菌株反应，具有中度敏感性。

4. 分离培养　假丝酵母菌平常存在于正常人皮肤、口腔、上呼吸道、肠道和阴道黏膜，可从皮肤、黏膜分泌物、大小便或痰液中培养出来。假丝酵母菌血症的诊断最常用沙氏琼脂培养基（SDA）。一旦证实真菌血症的存在，应做视网膜检查、腹部 CT 或超声检查、骨骼扫描，以判断眼、肝脏、肾脏、骨骼等有无受累。标本真菌培养 1 周内出现乳白色光滑菌落，菌落数大于 50%，有诊断意义。接种沙氏琼脂培养基可长出类酵母型菌落。玉米或米粉培养基上可产生厚垣孢子，在动物血清或人血清中 37℃ 1～3 小时形成芽管。静脉接种家兔或小白鼠可致死，在肾皮质上形成许多小脓肿。但只有 25% 的患者血液标本中可培养出假丝酵母菌，阳性结果也只仅能反映寄居，不能作为唯一依据。诊断应力求临床表现、镜检和真菌培养的一致性。

5. 分子生物学检查　近年来应用 PCR 技术对深部假丝酵母菌病的快速诊断已在普及。此外，还可应用 DNA 分子探针、限制性酶切片段长度多态性分析、DNA 指纹图谱、随机扩增 DNA 多态性等进行深部假丝酵母菌感染的病原诊断研究。

6. 临床检查　用白假丝酵母菌抗原做皮肤试验呈阳性反应。眼底检查假丝酵母菌菌血症患者视网膜和脉络膜上可见白色云雾状态和棉球样病灶。

三、新型隐球菌感染

隐球菌病（cryptococcosis）是由新型隐球菌（*Cryptococcus neoformans*，也译为新生隐球菌）感染引起的一种深部真菌病。病程为急性、亚急性或慢性，常侵及肺、脑膜及皮肤等组织（器官）。

本病最早由 Hansemann（1905）报道。我国于 1946 年始有报道。新型隐球菌感染遍布全世界，未发现有大流行的情况，也不在人与人之间互相传染。本病无明显的年龄、性别或职业的倾向性，但发病率有随年龄增长的趋势。

在艾滋病的直接死因中，真菌感染有显著上升趋势，其中隐球菌占第 1 位。隐球菌性脑膜炎已被美国疾病控制与预防中心（CDC）列入艾滋病的指征性疾病。在美国，隐球菌病是艾滋病患者中第 3 位或第 4 位已知的最常见的危及生命的感染，仅次于 CMV、肺孢子菌和非结核分枝杆菌。HIV 感染者中的隐球菌病在干燥地区相对少见，但在多雨的地带如美国东部和南部较常见。

【生物学性状】

病原体形态：隐球菌属中大约有 17 个种和 8 个变种，其中最常见的致病菌是新型隐球菌。新型隐球菌有两个变种，即新生变种（*Cryptococcus neoformans* var. *neoformans*）和格特变种（*Cryptococcus neoformans* var. *gattii*）。新生变种广泛分布于世界各地，常存在于鸽粪等鸟类的排泄物中，几乎所有的艾滋病相关的隐球菌感染都是由这一变种引起。近年美国和加拿大报道格特变种也可以致病，该变种主要分布在热带和亚热带地区，近年国内亦有报道。其他菌种一般不致病。本节所述隐球菌未加特殊说明者均是指新型隐球菌的新生变种。

新型隐球菌以芽生繁殖。在沙氏琼脂及血琼脂培养基上，于25℃及37℃以下生长良好。数天后形成酵母样菌落，初期为乳白色细小菌落，以后逐渐增大，表面光滑黏稠，并转变为橘黄色，最后变为棕褐色。致病性隐球菌在麦芽汁琼脂或米粉吐温琼脂无假菌丝生长，能同化肌醇而不发酵糖类，能利用肌酸酐作为胺源，产生黑色素和尿素酶。培养时间延长后菌落变成黏液状，湿润黏稠，流向试管底部或侧面。

显微镜下，新型隐球菌为圆形或卵圆形，直径4～12μm，菌体周围有一厚层多糖荚膜（capsule），厚3～5μm。荚膜折光性强，一般染料不易着色，难以发现，故称隐球菌。阿尔辛蓝染色下荚膜呈蓝色（图14-5-31）；用黏液卡红染色可见菌体呈深红色，窄颈芽孢，荚膜厚，有时可见钝锯齿状，此系固定所致（图14-5-32）；用墨汁染色法镜检，可见到黑色背景下有圆形菌体及透明的荚膜（图14-5-33）；PAS等染色可显示荚膜（图14-5-34）。特殊染色下有时可见菌细胞出芽现象（图14-5-33）。本菌尿素酶试验阳性，以此可与酵母菌和假丝酵母菌鉴别。

新型隐球菌根据其荚膜的抗原特异性，按血清型分类可分为A、B、C、D共4个血清型，我国以A型最多见，欧洲以D型为主。

【发病机制】

1. 易感人群　正常人可感染致病，免疫抑制者感染则病变更严重，尤其是白血病、恶性淋巴瘤、结核病、糖尿病、系统性红斑狼疮、慢性肝炎、慢性肾脏疾病、器官移植或艾滋病患者常致全身播散性隐球菌病，致死率高。长期大量应用广谱抗生素、免疫抑制剂、抗癌药物、接受器官移植术者也是该病的主要易感人群。当机体免疫功能低下时，隐球菌在脑内繁殖，并产生大量抵抗宿主防御反应的毒性因子，引起隐球菌性脑膜炎或脑膜脑炎。

自20世纪80年代发现艾滋病以来，隐球菌病发病率也随之增加，在真菌病中仅次于假丝酵母菌病。据报道，在美国1980年仅诊断隐球菌病300例，约一半患者无免疫抑制症状。到1990年则增加到5000例，几乎平均为艾滋病患者。在法国85%的隐球菌病人是HIV感染者。在非洲隐球菌病很常见，有高达30%的HIV感染者发病，在东南亚也同样常见。在艾滋病的直接死因中，真菌感染有显著上升趋势，其中隐球菌占第1位，艾滋病为其最重要的易感因素。艾滋病患者机体CD4$^+$ T细胞免疫缺陷，而细胞免疫正是组织隐球菌感染的主要免疫屏障。在欧洲国家由于广泛使用抗真菌药物，隐球菌性脑膜炎已在减少，在HIV感染者中不到10%，一般发生在CD4$^+$细胞计数 $< 0.15 \times 10^9/L$（150/μl）者。患者以男性多见，艾滋病患儿中发生率较低。

在健康人体中，隐球菌可被中性粒细胞和单核巨噬细胞消灭。在机体免疫功能低下者，隐球菌吸入肺部后，不但可引起肺部炎症病变，亦可经血行播散至全身各个器官，中枢神经系统对其有易感性，常引起脑膜炎，但较少侵及脑实质。在艾滋病患者中也可导致播散性感染。

2. 传播媒介与传播途径　隐球菌广泛分布于自

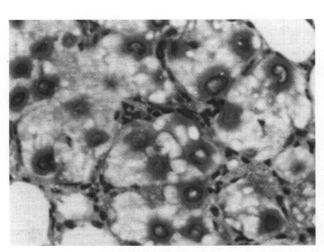

图14-5-31　新型隐球菌
阿尔辛蓝染色，隐球菌荚膜呈蓝色，中心为菌体（王恩华惠赠）

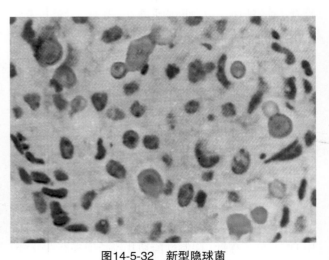

图14-5-32　新型隐球菌
黏液卡红染色，菌体呈深红色，窄颈芽孢繁殖不生菌丝，荚膜厚（王恩华惠赠）

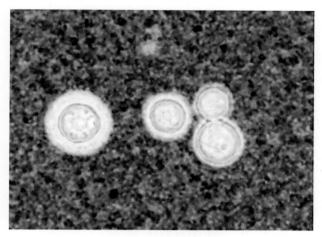

图14-5-33 新型隐球菌
脑脊液墨汁染色，隐球菌呈圆形，外周有透明的荚膜，右侧一个隐球菌孢子出芽

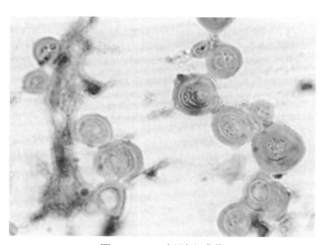

图14-5-34 新型隐球菌
肺组织中的新型隐球菌呈圆形，PAS染色呈粉红色，油镜下可见较厚的双层荚膜

然界，是土壤、鸽类、牛乳、水果等的腐生菌，也可存在人口腔中，可侵犯人和动物，一般为外源性感染，但也可能为内源性感染。对人类而言，它通常是条件致病菌。隐球菌多存在于白鸽或其他鸟类粪便与土壤中，由鸽子传播，鸽子的粪便含大量隐球菌孢子，有报道我国52%～75%的鸽粪中可检出新型隐球菌，隐球菌孢子随空气散布，人类主要通过吸入空气中的新型隐球菌孢子而感染。所以鸽子不仅仅是和平的象征，鸽粪有危害性，暗藏杀机，必须有防范意识。

隐球菌孢子经呼吸道感染，首先感染肺部，在肺部引起轻度炎症或隐性感染，偶尔经消化道、破损皮肤入侵。在HIV/AIDS及免疫力低下的患者中，隐球菌吸入肺部后，不但可引起严重的肺部病变，亦可被肺泡巨噬细胞吞噬，再随巨噬细胞经血行播散至全身各个器官，主要侵犯中枢神经系统，发生脑膜炎、脑炎、脑肉芽肿等，此外可侵入骨骼、肌肉、淋巴结、皮肤黏膜引起慢性炎症和脓肿。

3. 致病作用 新型隐球菌可产生一种胞外磷脂酶B破坏肺泡中的表面活性物质进而改变肺组织的物理特性，使菌体较易在肺内形成病灶，数月内经血行播散至脑或脑膜，引起炎症反应。隐球菌一般染料染色只见荚膜，菌体不着色，隐身于病变组织及渗出液中；隐球菌感染组织反应常很轻，甚至没有明显改变，如隐球菌引起的脑膜脑炎，病情缓慢隐蔽进行，故称隐球菌。

抗隐球菌抗体和补体不能直接杀伤隐球菌，主要通过调理巨噬细胞的吞噬作用来消灭病菌。脑脊液中缺乏上述抗体和补体，难以防御隐球菌感染；而且脑脊液中的多巴胺有利于隐球菌的生长，故对其有易感性或亲和性，易于引起脑膜炎，但较少侵及脑实质。

隐球菌性脑膜炎常呈进行性加重，并可导致死亡。

隐球菌的不同菌株具有不同程度的毒性，据研究，其荚膜大小、生长率均与毒性无关，但高毒株在脑内生长迅速，抗药性也与其毒性有关。

对隐球菌本身的致病力研究得比较多，据陈裕充报道，多糖荚膜是构成荚膜毒性的最主要成分，主要通过介导对吞噬细胞的抑制，减少诱发特发性T淋巴细胞反应，抑制机体的免疫反应，抑制白细胞移动与吞噬作用。研究发现，荚膜厚度与其抗吞噬能力呈正相关，且主要与荚膜多糖的高分子量片段有关。此外，多糖荚膜还通过激活补体、抑制吞噬细胞释放细胞因子IL-6和IL-1β等抑制机体免疫反应使菌体逃避宿主防御系统的清除而致病。

隐球菌产生的黑色素是另一重要致病因子，黑色素对其毒力的影响已得到广泛证实，它的产生与细胞壁的膜结合酚氧化酶有关。大脑中丰富的儿茶酚胺可作为其重要的作用底物，推测可能是隐球菌对中枢神经系统有高度亲和力的原因之一。黑色素的毒性作用主要是抗自由基。国外研究发现，一个隐球菌细胞产生的黑色素足以清除大量由激活的巨噬细胞产生的细胞氧化剂。在体内，它通过清除超氧化物和其他氧化物保护其酵母细胞免受宿主细胞产生的氧化物的破坏。此外，黑色素还有抵抗紫外线的抗真菌反应、降低两性霉素B的敏感性等作用，可能是导致隐球菌在体内持续蔓延，难以治愈的原因之一。

肺泡巨噬细胞可以产生细胞因子，促进中性粒细胞和单核巨噬细胞的渗出和吞噬作用，单核细胞可以作为抗原提呈细胞活化T或B淋巴细胞，启动免疫应答，主要是细胞免疫，在抵御隐球菌感染方面具有重要作用，而体液免疫的保护作用较弱。

【病理变化】

1. 基本病变 隐球菌引起的组织反应和强度因人不同，随宿主的身体条件和病变的阶段而改变。主要病变包括渗出性和肉芽肿性反应。

（1）无反应状态：隐球菌是在真菌中活动性最弱者之一，可以长期寄生在人体组织中不引起组织反应，或仅引起轻微病变。有时荚膜样物质产生过多，病变呈胶冻样而无炎性反应。

（2）渗出性反应：为隐球菌所致主要病变。肉眼可见病变处呈黄白色胶冻样外观，在脑膜炎时表现最为典型。镜下见病灶中有巨噬细胞、淋巴细胞、浆细胞和多核巨细胞浸润，但很少形成化脓性病变，PAS等特殊染色可发现隐球菌。

（3）肉芽肿形成：少见，由巨噬细胞增生所致，常不典型，病变常为多灶性或粟粒样分布，在脑膜和肺部病变比较显著，也可呈播散性感染。巨噬细胞可融合成多核巨细胞，聚集成肉芽肿，吞噬隐球菌，限制病变发展。巨噬细胞中含有隐球菌，可用特殊染色显示。

（4）陈旧性病变：表现为慢性肉芽肿，纤维组织增生，可伴广泛纤维化，晚期可形成纤维瘢痕。

（5）病变组织中的病原体形态：隐球菌孢子呈圆形，有时可见出芽现象，一个小孢子附着于母孢子上，形成窄颈芽孢。其周围荚膜淡染或无色，似有一圈空晕。在HE染色的切片中仔细观察也能发现。特殊染色和免疫组化可以更清晰地显示出隐球菌的形状、数量和分布情况。隐球菌形态及染色反应参见图14-5-31～图14-5-34。

2. 各器官的病变 隐球菌病可累及人体多种组织。健康成人中发病较少，在AIDS病例中，隐球菌感染的常见类型为脑膜炎、灶性肺炎和播散性感染。Klatt等总结565例AIDS尸检资料，其中78例（13.8%）合并隐球菌感染，累及脑脊髓膜（65例，83.3%）、肺（48例，61.5%）、淋巴结（43例，55.1%）、脾（31例）、肝胆（25例）、肾（23例）、肾上腺（20例）等22种组织。笔者曾在151例AIDS尸检材料中发现17例隐球菌感染，均经病理学确诊。患者以男性（15例）为主，平均43.6岁。12例（70.6%）发生脑膜炎，7例发生肺炎。另见淋巴结（7例）、脾（6例）、肾（5例）等器官感染隐球菌，9例为播散性感染，肝、肾上腺、甲状腺、心、胰腺、骨髓等亦见受累，共11种组织罹病，其中7例累及3个以上器官，最多者达10个器官。感染尚可累及皮肤、前列腺等，引起慢性或亚急性组织损伤。也有报道称，隐球菌病中脑膜炎多达90%。在真菌性脑膜炎中亦以隐球菌最为常见。在AIDS患者的直接死因中，真菌感染呈显著上升趋势，其中隐球菌病占第一位。

由于隐球菌病的临床表现常缺乏特异性，诊断有赖于病理组织学和病因学检查。现将各个器官组织的主要病变概述如下。

（1）肺部病变：在笔者观察的7例隐球菌性肺炎中，6例为双侧性，肺组织肿胀、暗红，切面见病变呈多灶性分布，靠近胸膜、肺门或肺叶中部，病灶中心有坏死，并见个别空洞形成，偶见局部肺实变，4例伴肺门淋巴结感染。镜下可见肺内小灶性浸润，也可在肺内形成肉芽肿性结节，其大小不等，直径1～8cm，单个或多个小结节。镜下见结节内含隐球菌和巨噬细胞，有时巨噬细胞包绕在病灶周围，拟似结核结节。有些病例合并胸膜炎。

据手术切除及尸检标本观察，正常个体仅偶然发现肺内单个病灶，境界清楚而且较为稳定。在免疫损伤或免疫缺陷患者，肺隐球菌病病变往往比较明显，呈急性或亚急性渗出性炎，累及双侧肺组织，单侧或单叶者较少见。肉眼可见肺组织肿胀，暗红色，切面上实变病灶均质，灰黄、灰白或棕黄色，单发或呈多灶性分布在肺叶中部，或靠近胸膜、肺门，见黄白色或粉红色胶状半透明物质，或形成脓肿，有时为多发性脓肿。晚期则形成大小不等的肉芽肿，病灶中心可有坏死和空洞形成，周围无明显包膜。偶见局灶性肺实变。部分病例可累及肺门淋巴结。

显微镜下，常见渗出性或肉芽肿性反应，可见肺泡腔内充满炎性渗出物，主要为单核巨噬细胞、淋巴细胞和浆细胞，亦可见巨噬细胞、纤维素和浆液，较重区域可见出血坏死。由于荚膜对中性粒细胞有抑制作用，故少见有中性粒细胞，也很少形成化脓性病变，但有时也可见肺脓肿形成。巨噬细胞增生可形成肉芽肿。在炎症组织、渗出物、坏死组织、肉芽肿和巨噬细胞内可查见隐球菌的荚膜厚壁孢子聚集成堆，孢子周围有空晕，并见出芽繁殖现象，有时见胶冻样物质形成。在胶冻样物质和渗出物、肉芽肿中较易发现隐球菌。

尸检与活检标本中均可见肉芽肿形成，有时形成肿块，因拟似肿瘤而被切除送检。肉芽肿常见于肺膜下，形成孤立性结节，直径1.5cm左右，由巨噬细胞、上皮样细胞和淋巴细胞等构成，含少量多核巨细胞和嗜酸性粒细胞。在组织细胞和多核巨细胞内，或细胞外的组织间隙中，可含多少不等的隐球菌孢子。六胺银、PAS或黏液卡红染色可清晰显示隐球菌（图14-5-35，图14-5-36）。在结节边缘部分，有时可见结核样肉芽肿，主要由上皮样细胞构成，其中不易发现隐球菌。如在肺穿刺标本中见到如此上皮样结节，需要注意鉴别隐球菌或结核分枝杆菌等感染。慢性肉芽肿倾

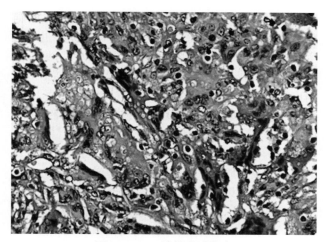

图14-5-35　肺部隐球菌病

可见肺组织坏死及炎性渗出，肉芽肿形成，巨噬细胞内外可见散在圆形隐球菌孢子，周围有空晕（袁静萍惠赠）

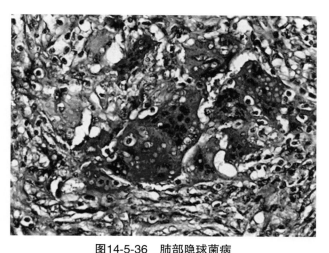

图14-5-36　肺部隐球菌病

巨噬细胞内外可见圆形隐球菌孢子，周围有空晕。PAS染色可更清晰显示隐球菌（袁静萍惠赠）

向于纤维性瘢痕化。

肺是隐球菌进入机体的主要门户。可能因潜在性感染，肺炎处于潜伏状态或临床表现缺乏特异性而被忽视，诊断率很低。痰涂片或支气管肺泡灌洗液沉淀涂片镜检，也可能发现隐球菌孢子，协助明确诊断（图14-1-22）。AIDS的肺部感染常为混合性，肺隐球菌病也可合并PCP、CMV等感染而使病变复杂，诊断困难，也应予以注意。

（2）脑部病变：隐球菌对中枢神经系统有亲和性。在活检和尸检病例中发现，隐球菌在中枢神经系统主要累及脑膜组织，引起脑脊髓膜炎、脑实质肉芽肿性炎，但以脑膜炎最多见。尸检可全面观察到病变情况。笔者曾观察12例隐球菌性脑膜炎，病变累及软脑膜脉络膜丛、脑皮质浅层，2例严重者发展为弥漫性脑膜炎，1例累及脊髓膜。5例伴发脑炎，累及纹状体、苍白球、膝状体等处。其中，1例发生多灶性出血梗死，可能系动脉血栓形成所致，2例于脑实质内见隐球菌瘤形成。

肉眼观察：可见不同程度的脑组织肿胀，脑膜血管充血，脑沟变浅，脑回增宽，软脑膜混浊不清，半透明状，脑沟内有淡黄色胶冻样物质积聚，以颅底软脑膜病变较明显，也可累及脉络膜丛、脑皮质浅层，偶累及脊髓膜。大脑基底部、外侧裂、小脑背部脑膜呈胶冻样增厚，脑膜表面因有胶冻样物质而光滑黏腻，这种表现在其他脑膜炎中是罕见的（图14-5-37）。切面见脑膜病变沿脑沟和血管向脑内伸展，可达到基底节。蛛网膜下腔有少量黏胶样物质，呈肥皂泡样，有时可见粟粒样小结节，部分区域脑膜可有粘连，肉芽肿样病变可掩盖Willis动脉环，导致动脉血栓形成和多灶性皮质梗死或出血，偶尔可融合扩大或

形成多发性局限性结节，富含隐球菌者称为隐球菌瘤（cryptococcoma），直径2cm左右，引起占位性病变。脑内亦偶见小结节或小囊肿样病灶，边界清楚，内有透明胶样物质，囊壁内面可有珍珠样透明光滑物质，囊外无包膜。

在重症免疫抑制宿主，脑膜呈胶冻样，切面脑膜增厚，特别是基底部更厚。在这种缺乏反应力的宿主的基底神经节形成肥皂泡样病变，是由于有荚膜的酵母型隐球菌在脑的小动脉分支的血管周围间隙（Virchow-Robin spaces，VRS）中大量增生产生黏液变，将间隙扩张呈小囊腔，眼观像肥皂泡，其中缺乏炎症细胞反应，但内含隐球菌。少数严重者走向另一极端，发生强力的肉芽肿性炎症包围Willis环，引起动脉血栓形成，并发多处脑皮质梗死病变。而多数未经治疗的患者介于这两种极端病变之间，主要发生于脑基底部隐球菌脑脊髓膜炎，并逐渐向上发展累及脑实质。

显微镜下可见蛛网膜下腔有较多渗出物积聚，内含单核巨噬细胞、淋巴细胞和大量隐球菌孢子，单个或成团散布（图14-5-38），亦可见巨噬细胞增生、小灶性肉芽肿形成等病变，多核巨细胞吞噬有隐球菌。典型表现为肉芽肿性脑膜炎，脑膜和脑内可见肉芽肿性病变，由大量巨噬细胞、上皮样细胞、淋巴细胞、浆细胞构成。病灶中很少有中性粒细胞渗出，与隐球菌内含有抑制白细胞趋向性的物质有关。少数病例完全缺乏炎细胞浸润，称为零反应（null reaction）。有时可发展为慢性脑膜炎，主要累犯基底部软脑膜，该处由于结缔组织反应性增生而增厚，并阻塞CSF流通，引起脑积水。

脑膜炎伴脑实质病变者，称脑膜脑炎。脑炎可累及纹状体、苍白球、膝状体等处，形成占位性病变。隐

球菌在吞噬细胞内不断繁殖可形成肉芽肿或坏死灶、纤维性结节，主要为巨噬细胞和淋巴细胞浸润，脑实质内的肉芽肿性炎，可单独发生，或与脑膜炎并存。肉芽肿主要见于大脑灰质，由组织细胞增生构成结节

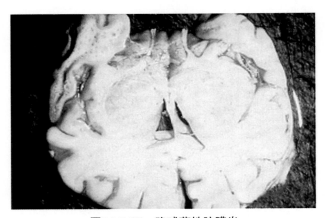

图14-5-37　隐球菌性脑膜炎
脑膜表面有胶冻样物质，这种表现罕见于其他脑膜炎（安劬惠赠）

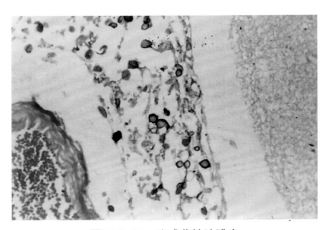

图14-5-38　隐球菌性脑膜炎
蛛网膜下腔稠厚的胶冻样物质中见隐球菌，阿尔辛蓝染色荚膜呈蓝色

状病灶，内含少数多核巨细胞。肉芽肿性病变常与脑膜病变相连接。脑膜病变也可沿血管周围间隙进入脑实质，甚至延伸到灰质中。血管周围间隙内可见类似脑膜炎的表现。脑实质内亦可发生栓塞性病变，多在脑皮质下形成单个或多个囊肿，大者直径可达1cm。有时可见小胶质细胞灶性增生，或仅有少数炎细胞反应。脑内坏死或肉芽肿病灶也可查见隐球菌。

（3）淋巴结病变：淋巴结隐球菌感染好发于儿童、老年人以及长期、大量使用免疫抑制剂或广谱抗生素的人群，通常发生于机体其他病原体的感染之后，作为全身感染的一部分。播散性隐球菌病也常累及淋巴结，受累淋巴结轻度肿大，与周围组织无粘连。切面灰白细腻，有黏滑感。镜下淋巴结结构破坏，组织细胞、多核巨细胞形成肉芽肿样结构，吞噬细胞胞质内吞噬有大量有厚荚膜的圆形隐球菌芽孢。淋巴结皮质区髓质区等处亦可见单个或成团的隐球菌孢子，荚膜处呈空晕状或空泡状，可作为隐球菌感染的诊断线索。黏液卡红等染色显示更为清晰（图14-5-39，图14-5-40）。

（4）播散性隐球菌病：多见于艾滋病患者。隐球菌侵入血管，可导致广泛播散，累及机体各种组织器官，如肝、淋巴结、脑膜、皮肤、骨骼、前列腺等，严重者可导致死亡。①肾脏受累很常见，约占1/3，肾表面可见泡状突起，肾小球可见隐球菌，肾小管囊性扩张，囊内许多隐球菌，此时隐球菌为荚膜厚的酵母型，单芽孢繁殖，炎症反应轻微，仅见数量不多的单核细胞，或无炎症反应；②肝脏隐球菌病，在肝脏汇管区可见不典型上皮细胞样肉芽肿形成，边界不清，巨噬细胞内含隐球菌（图14-1-25）；③隐球菌性脑膜炎，病变如上所述（图14-5-41）；④皮肤隐球菌感染，可见胶样病

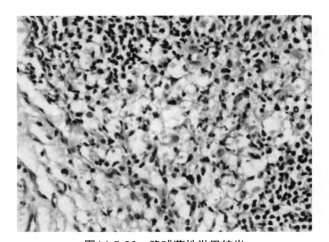

图14-5-39　隐球菌性淋巴结炎
淋巴组织内可见少量隐球菌孢子，散在分布于空晕状的荚膜内，呈淡蓝色，需要仔细辨认，圆形空晕状结构是一个诊断线索

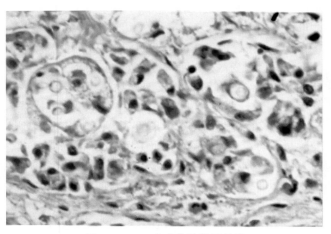

图14-5-40　隐球菌性淋巴结炎
淋巴结内可见多个圆形半透明状菌体，周围有荚膜形成的空晕，边界清楚。黏液卡红染色（安劬惠赠）

变和肉芽肿性病变。在表皮下真皮内有大量隐球菌孢子，聚集成团，受侵组织亦呈黏液样变性，称为胶样病变。肉芽肿由组织细胞、多核巨细胞、淋巴细胞等聚集而成，伴成纤维细胞增生，其中隐球菌少见于胶样病变，多见于巨噬细胞内，或游离于病变组织中。受累皮肤表面形成丘疹或结节，表面可结痂（图 14-5-42）。抗真菌治疗后，隐球菌数量减少，病灶趋于愈合。

此外，隐球菌尚可累及脾、肾上腺、心肌、小肠、胰腺等组织，少数（约 6%）可发生隐球菌性脉络膜视网膜炎，偶见心包炎病变。受累器官中可见少数肉芽肿样病灶。部分区域查见隐球菌但可无明显炎症反应。若见较多出芽的孢子，提示其生长活跃。

【临床病理类型】

隐球菌病可分为三种类型：①脑膜脑炎型隐球菌病；②局灶性肺炎型隐球菌病；③急性播散性隐球菌病。在艾滋病病例中，隐球菌病常见临床病理类型为脑膜炎、肺炎、淋巴结炎和播散性感染。隐球菌感染是艾滋病常见的并发症，发生率为 10% ～ 25%，病死率为 35%。

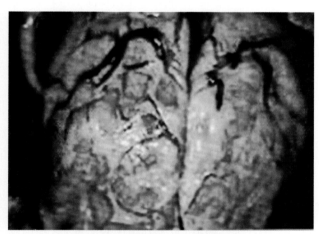

图14-5-41 艾滋病合并隐球菌性脑膜炎
软脑膜浑浊，血管扩张，大量渗出物覆盖脑组织（李宏军惠赠）

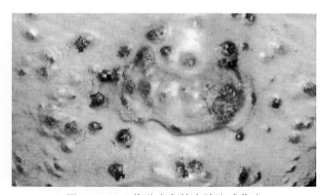

图14-5-42 艾滋病合并皮肤隐球菌病
形成大小不等丘疹或结节，表面有结痂（李宏军惠赠）

1. 隐球菌性脑膜炎（cryptococcal meningitis）
隐球菌感染常累及脑膜，隐球菌性脑膜炎作为艾滋病患者中机会性真菌病的主要原因，已被美国 CDC 列入艾滋病的指征性疾病。在美国，隐球菌病是艾滋病患者中第 3 位或第 4 位已知的最常见的危及生命的感染，仅次于 CMV、肺孢子菌和非结核性分枝杆菌病。隐球菌性脑膜炎好发于 20 ～ 40 岁，男性多见。在成年 AIDS 患者中隐球菌性脑膜脑炎发现率为 6% ～ 10%，在艾滋病尸检病例中为 11.3% ～ 13.8%，仅次于假丝酵母菌病。隐球菌所致的脑膜炎死亡率最高，确诊后平均生存期仅 8 个月。艾滋病合并隐球菌性脑炎治愈率极低，30% 的患者在治疗中死亡，1 年内病死率可达 60%。

（1）症状体征：隐球菌性脑膜炎或脑膜脑炎系血流播散所致，大多呈亚急性或慢性过程。发病缓慢，临床症状和体征常为隐袭性，以发热、疲劳不适、头痛为主要表现，脑膜刺激征不常见，70% 的患者无颈项强直。头痛与颅内压力升高有关，常呈进行性加重，由间歇性转为持续性并逐渐加重，伴低热或间歇性高热，意识模糊，轻偏瘫，谵妄或嗜睡，严重者可有意识障碍或昏迷，少数患者可有精神异常、癫痫发作、恶心呕吐、畏光、局灶性神经体征及行为改变。脑底部蛛网膜下腔内渗出物较多时可影响到脑神经，有时可见脑神经麻痹，以视神经最常受累，引起视力减退乃至失明。动眼神经、展神经、听神经或面神经也可受累。体检有时可见脑膜刺激征，包括颈项强直、角弓反张、克氏征呈阳性反应，但有些患者临床检查可无异常表现。个别患者视物模糊，眼底检查见视乳头水肿。隐球菌性脑膜炎可伴皮肤病变，其发生率为 26.7%，可在脑膜炎发作之前出现皮肤症状。脑实质内占位性病变可引起相应神经症状，脑梗死可引起脑卒中表现。

（2）影像学表现：AIDS 患者的脑膜炎与非 AIDS 者表现相似，CT 扫描对诊断有一定帮助，但轻症患者在 CT 或 MRI 检查时一般无特异性表现。脑膜病变主要表现为：①脑膜强化，注射造影剂后可见脑膜增强反应，常见脑底部增强。如室管膜受累，可见脑室内壁增强。脑基底池常有较明显改变。CT 平扫表现为基底池模糊、变形或不对称，增强扫描可见基底池明显强化，脑室扩张。MRI 表现为基底池信号有所增强，在钆喷替酸葡甲胺（Gd-DTPA）增强的 MRI 扫描中，则基底池明显强化，与低信号的脑组织形成良好的对比。②脑积水，常为交通性脑积水，由急性脑膜炎的渗出及感染造成的脑膜粘连，或蛛网膜绒毛功能损伤等因素所致，可引起脑室扩张及轻度脑萎缩。

脑实质内病灶好发于两侧基底节区、颞叶、中脑及大脑皮质下等处。影像学主要表现有：①血管周围间隙扩大，提示大量隐球菌酵母细胞聚集于血管周围间隙内并可阻塞脑脊液循环，此时做腰椎穿刺检查脑脊液镜检或培养可见隐球菌。②胶样假囊，在 MRI 上呈多发性边界清楚的椭圆形囊肿，多位于基底节或丘脑，可聚集成簇状囊肿，呈肥皂泡状，具有特征性，也强烈提示隐球菌感染。③结节状肉芽肿和隐球菌瘤，在颅内可形成占位性病变，特别是在基底神经节，其边界清楚，平扫呈等密度或高密度阴影，周围伴低密度脑水肿影像，增强后显示大小不一的多发性结节，边界清楚明显强化，或不均匀增强、环状增强，周围可有或无水肿，在 CT 扫描时需与脑膜瘤鉴别。④局限性脑水肿，发生于脑实质内，可单独存在或在占位性病灶周围。CT 表现为典型的白质低密度信号或典型的"指状"低密度信号，提示含水量增加；MRI 扫描非常敏感，表现为长 T_1 和长 T_2 信号，占位周围的水肿区在 T_2 加权图像上为高信号。经抗真菌治疗后病灶可逐渐消退，连续观察也有助于诊断。⑤脑萎缩，可能与 HIV 感染、脑组织的变性坏死、交通性脑积水等有关，表现为脑体积变小，脑回变窄，脑沟加深等。相比之下，MRI 检查对上述病灶的检出率明显高于 CT 检查，并能提供更多的信息，应作为首选检查技术。

（3）实验室检查：腰椎穿刺是诊断隐球菌性脑膜炎的主要手段，可见脑脊液（CSF）压力升高，大于 $3.4 \sim 3.9$ kPa，白细胞计数（$0.1 \sim 0.2$）$\times 10^9$/L，以单个核细胞为主，少数可超过 0.5×10^9/L，蛋白质含量轻至中度升高，糖正常或稍低，氯化物正常，CSF 离心涂片的印度墨汁染色可查见圆形厚壁并围以厚荚膜的酵母样隐球菌（图 14-5-33）。CSF 隐球菌抗原乳凝反应阳性率为 90% ～ 95%。几乎所有 HIV/AIDS 合并隐球菌性脑膜炎或脑膜脑炎患者的脑脊液中，均可检测到较高滴度的隐球菌抗原，75% 的 HIV/AIDS 合并隐球菌性脑膜炎患者的血培养阳性。

2. 肺隐球菌病（pulmonary cryptococcosis） 为艾滋病的主要并发症之一。在美国的艾滋病患者中，肺隐球菌病的发生率为 4% ～ 10%，但在尸检病例中发现率为 11.3% ～ 13.8%。在全身性机会性感染中，肺隐球菌感染的发生率仅次于肺孢子菌、巨细胞病毒和分枝杆菌，而在肺部真菌病中，肺隐球菌病发病率总排在前三位内。欧洲、北美和澳大利亚的艾滋病患者肺隐球菌病的发生率为 5% ～ 10%，在非洲可高达 15% ～ 30%。

（1）症状和体征：肺隐球菌病是通过吸入空气中的新型隐球菌孢子而感染的亚急性或慢性肺部真菌病。在艾滋病并发肺隐球菌病患者，多数有低热、咳嗽、咳痰，痰量少，呈黏液性，偶尔可带血丝，伴有胸痛、乏力、体重下降等症状，严重时可有呼吸困难，甚至并发成人急性呼吸窘迫综合征（ARDS）。体检可见病灶处叩诊浊音，可闻及湿啰音或胸膜摩擦音，少数病例有胸膜腔积液体征。严重病例可发生隐球菌性败血症。若合并脑脊髓膜炎，可产生一系列神经系统症状和体征。

（2）影像学表现：肺隐球菌病可发生于肺内任何部位，但多见于下叶，常为双侧性、多灶性，位于肺门、肺叶中部或靠近胸膜。其常见表现有肺纹理增加，孤立性或多发性结节，后者可融合成肿块样阴影，通常 10% ～ 16% 出现薄壁空洞。以散在性肉芽肿为主要表现者可呈粟粒样阴影。隐球菌瘤则呈境界清楚的圆形不透明区，称钱币病变（coin lesion）或硬币样表现。病灶较大者呈次大叶性不透明区。胡华成等将肺隐球菌病的 X 线表现归纳为：①孤立性块影，此型多见于原发性隐球菌病（可占 81%），直径 2 ～ 7cm；②单发或多发性结节影；③单发或多发性斑片状浸润影（常为继发性肺隐球菌病）；④弥漫性粟粒影；⑤急性间质性肺炎型表现（较少见）。上述病变常可合并空洞，有时还可见肺磨玻璃样改变或合并胸腔积液、肺门或纵隔淋巴结肿大等。有时显示胸膜凹陷征，病灶内血管和支气管聚集现象，应与肺癌、肺结核、转移性肿瘤和韦格纳（Wegener）肉芽肿病等相鉴别。Schofield 等则将肺部病变分为：①原发综合征，由胸膜下病变及受累淋巴结构成，此型可发生播散使脑膜受累；②肉芽肿型，较大的肉芽肿可形成隐球菌瘤（cryptococcoma），为较大的实体性肉芽肿，占据肺叶大部分，隐球菌瘤界限清楚，内含大量酵母菌，多无活力，周围有肉芽肿包绕，内有许多巨噬细胞，以后可演变为纤维性瘢痕，此型在美国较多见；③肺内粟粒病变，病灶呈粟粒样大小，弥漫分布，肺内有时见大片出血水肿，类似大叶性肺炎的红色肝样变期，此型中也含有大量隐球菌；④空洞形成，有时见病灶中心坏死，空洞形成，肺门淋巴结可受累。笔者曾见 4 例肺部隐球菌病变伴肺门淋巴结感染，当属所谓原发综合征，此型中也含大量隐球菌。

3. 急性播散性隐球菌病 是继发于脑或肺感染，或由于宿主原患有严重全身疾病如终末期淋巴瘤、肝硬化、艾滋病，再继发感染隐球菌，无异于雪上加霜，隐球菌大量繁殖并血行急性播散到全身各器官。隐球菌经血流播散可累及肝、肾、淋巴结和脾脏，少数（6%）可发生隐球菌性脉络膜视网膜炎，偶见心包炎病变或皮肤隐球菌病。皮肤损害在艾滋病患者的播散性隐球菌病中并不少见，多见于面部、头皮、颈部，少见于躯干、四肢。初为淡红色丘疹，以后可出现疱疹样或结节样皮肤损害，或有低色素丘疹、溃疡、结痂等表现。

【诊断与鉴别诊断】

隐球菌病临床表现不够典型，确诊隐球菌病要靠病理组织中查到隐球菌和检出隐球菌荚膜多糖抗原。除活检病变组织做病理学检查外，脑脊液、胸腔积液、尿、痰和骨髓、支气管肺泡灌洗液、支气管分泌物等都可以用来做涂片镜检或隐球菌培养，血清学检查也很有帮助。应争取在感染播散或症状明显之前获得早期诊断。

1. 病理学检查 隐球菌性脑膜炎比较有特征性，但除非尸检不易见到，其他组织器官的病变缺乏特异性，较为隐匿。肺的钱币病变中隐球菌已灭活或死去，

涂片或培养难获阳性，只能靠病理检查诊断。确诊关键在于确认隐球菌。

隐球菌绝大多数为新型隐球菌。隐球菌荚膜厚壁孢子分布于炎性病灶、胶冻样物质、肉芽肿或巨噬细胞内。在 HE 染色下，隐球菌常聚集成堆，少数散在于组织内，呈淡红色。隐球菌有较厚的胶样荚膜（黏多糖荚膜，厚 3～5μm），经固定和包埋后菌体收缩，细胞壁凹陷，正面为圆形或球形，侧面呈新月形，偶呈逗点形。孢子直径 4～12μm，其周围空淡如晕或半透明状，系菌体荚膜所含黏多糖不着色所致。有时可见窄颈芽孢，无菌丝。血管周围肥皂泡样物质中亦含有大量隐球菌，伴或不伴炎症反应。特殊染色对于发现和识别隐球菌很有帮助（图 14-5-43～图 14-5-51），常用的各种染色方法及其表现归纳见表 14-5-2。

表 14-5-2 隐球菌的特殊染色表现

染色方法	隐球菌表现
PAS染色	隐球菌菌体与荚膜均呈红色或紫红色，轮廓清楚，周围有透明空晕
六胺银（GMS）染色	隐球菌黑色，透明空晕清晰
黏液卡红染色	真菌荚膜呈鲜红色，在透明晕处可见很多嗜胭脂红的细突起，自真菌壁向四周放射
阿尔辛蓝染色	巨噬细胞和多核巨细胞内，隐球菌荚膜呈蓝色
印度墨汁染色	用于脑脊液、痰液等涂片，黑色背景下可见圆形或椭圆形的双层厚壁孢子，外有一层宽阔的透明荚膜，边缘完整清晰

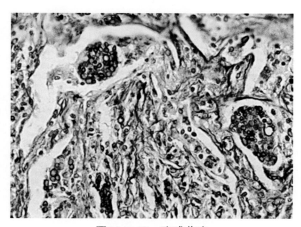

图14-5-43 隐球菌病
六胺银染色，隐球菌孢子散在或聚集，呈黑色，周围有空晕

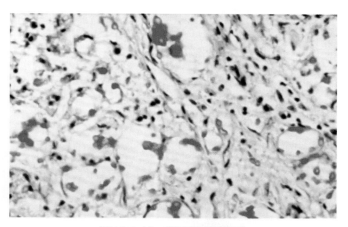

图14-5-44 淋巴结隐球菌病
黏液卡红染色，隐球菌孢子散在分布于淋巴结内，呈紫红色，周围有荚膜形成的空晕，边界清楚

此外，瑞氏染色、结晶紫染色、巴氏（Papanicolaou）染色、改良 Hale 胶体铁染色、亚甲蓝染色、革兰氏染色、刘氏染色等也可用于隐球菌染色。Hsu 等对巴氏染色、刘氏染色和 PAS 染色三种染色方法进行比较，认为巴氏染色时间较长，不利于快速诊断，而且痰中黏液及隐球菌胞质均无色透明，背景一致，不利于折

光菌体的发现。刘氏染色仅需 2 分钟，可快速诊断，黏液和隐球菌胞质不透明，而隐球菌呈折光的小泡状，便于识别；但其他无定形物质也被染色，涂片背景较"杂"，对诊断有一定影响。PAS 染色因其黏液和隐球菌胞质均染成粉红色，背景相对"纯净"，PAS 染色阳性的隐球菌为紫红色圆形菌体，双重折光，便于

寻找。PAS 染色还有助于鉴别其他真菌及花粉、色素颗粒或油滴等污物,因此应用较多。丁桂龄等对肺组织中的隐球菌进行六种染色,并比较染色效果,他们

发现:HE 染色中隐球菌孢子着色不佳,轮廓不清晰,较难辨认;PAS 法检测的隐球菌细胞壁呈紫红色,胞质呈浅红色;六胺银法检测的隐球菌呈黑褐色,菌壁

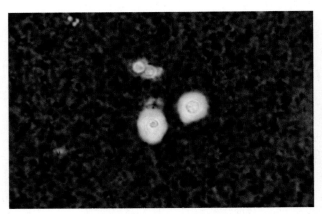

图14-5-45 新型隐球菌
墨汁染色显示隐球菌孢子,芽生孢子及荚膜清晰可见(钟文惠赠)

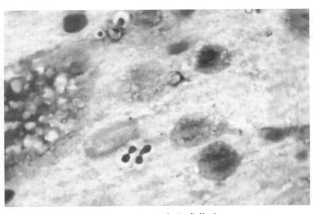

图14-5-46 肺隐球菌病
BALF涂片,PAS染色,可见数个红色隐球菌,周围有空晕(荚膜)(钟文惠赠)

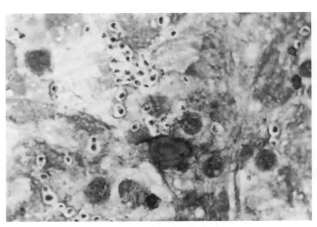

图14-5-47 肺隐球菌病
BALF涂片,瑞氏染色,可见数个深蓝色隐球菌,周围有空晕(荚膜)(钟文惠赠)

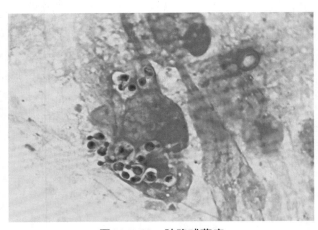

图14-5-48 肺隐球菌病
BALF涂片,革兰氏染色,可见数个蓝色隐球菌,周围有空晕(荚膜)(钟文惠赠)

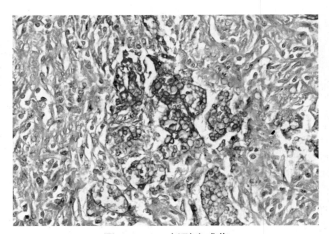

图14-5-49 新型隐球菌
改良Hale胶体铁组合染色,隐球菌呈深蓝色,圆形或卵圆形,轮廓清晰,胶原纤维呈紫红色

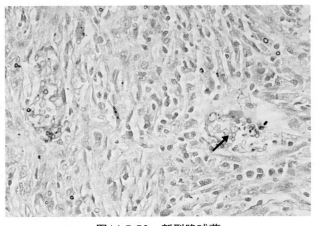

图14-5-50 新型隐球菌
阿尔辛蓝染色,隐球菌荚膜呈蓝色,背景浅白色,细胞核呈红色

四周深黑，菌体中间空白；阿尔辛蓝法检测的隐球菌荚膜呈蓝色，细胞核呈红色；亚甲蓝法检测的隐球菌呈蓝色，菌壁四周浅蓝色，菌体中间透亮，对比和背景较差；改良 Hale 胶体铁组合染色法检测的隐球菌在肺泡腔、肺间质的结缔组织中成堆或散在分布，呈深蓝色，圆形或卵圆形，轮廓清晰，单核细胞及多核巨细胞中亦可见较多吞噬的隐球菌，细胞核呈红褐色，胶原纤维呈紫红色，背景淡黄色，镜下极易辨认。他们认为：改良 Hale 胶体铁组合染色法是检测隐球菌效果最佳的染色方法。

免疫荧光技术亦可用来显示福尔马林固定组织中的隐球菌（图 14-5-52）。支气管分泌物可在感染播散或症状明显之前提供早期诊断。皮肤病变如丘疹、溃疡和水疱等在 AIDS 患者的播散性隐球菌病中并不少见，显微镜检查和培养有助于诊断。

2. 分离培养　病原体的分离培养是病因诊断的

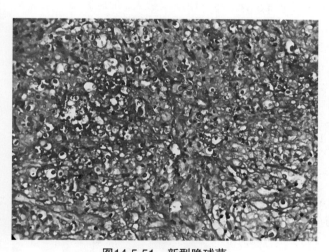

图14-5-51　新型隐球菌

PAS染色，隐球菌孢子呈紫红色，清晰可见，并可见出芽现象

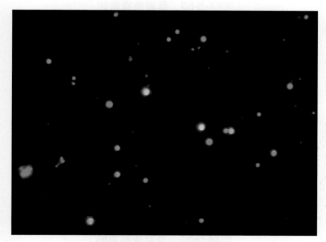

图14-5-52　新型隐球菌

BALF涂片荧光染色，显示隐球菌孢子，其中可见芽生孢子（钟文惠赠）

重要方法，除病变组织外，血、尿、痰、脑脊液、胸腔积液、支气管肺泡灌洗液、支气管分泌物等和活检组织均可用作隐球菌培养，但耗时较多，约需一周才见隐球菌生长。分解离心法（lysis centrifugation）是一种血液培养方法，被推荐用于 AIDS 患者，对重新查获真菌和真菌血症非常有效。

3. 免疫学检查　新型隐球菌荚膜多糖抗原在隐球菌的免疫学诊断中有较高特异性，隐球菌性脑膜炎和播散性感染患者用脑脊液或血清检测隐球菌多糖抗原可提高确诊率，尤其是脑脊液测定敏感性和特异性高。即使隐球菌很少或经治疗后隐球菌已消失，脑脊液仍可维持一段时间的阳性反应。常用的检测方法有酶联免疫吸附试验（ELISA）和乳胶凝集试验（LAT）等。

检测脑脊液或其他体液标本中的新型隐球菌荚膜多糖抗原，可以简便快捷地诊断隐球菌感染。对HIV 感染者可以早期发现血清中隐球菌荚膜的循环多糖抗原，较早诊断出中枢神经系统感染，是隐球菌病最快速和最有诊断价值的诊断方法。通常 CSF 抗原水平随治疗而下降，而血循环中抗原滴度常持续不变或升高。对于已确诊的隐球菌脑膜炎患者，94% 的CSF 和 70% 的血清标本中可检出该菌抗原。但由于该抗原和抗隐球菌抗体所组成的可溶性免疫复合物可干扰乳胶凝集试验的结果，故其敏感性不高（单纯肺隐球菌病常为阴性）。若采用 Eiken 试验，即利用蛋白酶对血清预处理，可明显地提高检测的敏感性。

除血清、脑脊液外，还可检测痰液、胸腔积液、支气管肺泡灌洗液（BALF）中抗原滴度。通常滴度 ≥ 1 : 8 为阳性。由于与其他真菌和免疫球蛋白（尤其是类风湿因子）发生交叉反应可致假阳性，在 90% 患者的血清或 CSF 中也可检测到隐球菌抗体。在受累组织的单核巨噬细胞中也可发现该抗原。因为该抗原在抗真菌治疗后仍可存在相当时间，故须结合临床反应加以解释。

4. 鉴别诊断　隐球菌病也常合并其他机会性感染，如 CMV、肺孢子菌、弓形虫、单纯疱疹病毒（HSV）、分枝杆菌、假丝酵母菌等，诊断中应注意鉴别。

艾滋病患者伴发的脑膜炎多呈慢性过程，其病原体除隐球菌外，尚可有弓形虫、组织胞浆菌、结核分枝杆菌等，甚至 HIV 本身也可引起无菌性脑膜炎，而非化脓性脑膜炎在艾滋病患者中约占 13%。据陈梅根等对 92 例隐球菌性脑膜炎的分析报道，40% 的病例曾误诊。在临床诊断中应注意鉴别这些脑膜炎，寻找真正的病因。

隐球菌肺炎的临床症状、体征和 X 线表现等亦无明显特异性，诊断较为困难，有时会误诊为结核或肺癌，确诊需要依靠病理学、病因学或血清学方法。取肺部组织做病理切片，不但可以直接观察到病变的具体表现，还可以检查到病原体。采取患者的痰液、胸腔积液或支气管肺泡灌洗液，涂片染色镜检或做真菌培养，或经支气管镜做肺刷检、活检，经皮针吸活检或开胸肺活检，采取病变的肺组织，若能在其中找到隐球菌或培养中有隐球菌生长，即可诊断为肺隐球菌病。

由于诊断技术的进步和抗真菌药物的更新，隐球菌病治愈率有所提高，即使是在免疫抑制宿主，病死率也在下降。隐球菌脑膜炎患者也大都可治疗，但多数有脑神经损害后遗症。有免疫活性的患者预后一般比较好，愈后不复发，而免疫抑制者要注意其隐球菌复发的可能性。

四、曲霉菌感染

曲霉菌（*Aspergillus*）曾称为弗状菌，由 Micheli 于 1727 年首先描述和命名，它是一种广泛存在于自然界的腐生菌及正常人体皮肤黏膜的常驻真菌，对人类是一种条件致病菌，主要对免疫损伤的宿主具有致病性，引起超敏反应性疾病、腐物寄生性（saprophytic）疾病、浅表感染和侵袭性感染如肺曲霉菌病等，其中以后者最常见，但也有许多侵袭性曲霉菌病例并非免疫缺陷患者。在癌症患者的尸检研究中发现，所有真菌感染中 30% 系由曲霉菌引起。Denning（1996）报道在 10 000 余例尸检（1978 ～ 1992 年）中，发现这一时期内系统性真菌病（mycosis）发病率从 1.5% 上升到 6%，作为死亡原因的曲霉菌病（aspergillosis）从 17% 上升到 60%，但在 AIDS 患者中并不多见。在免疫缺陷者中，侵袭性感染比较多见，现已成为机会性真菌感染不断增加的常见原因。在西方世界侵袭性曲霉菌病的发病率迅速增加，而肺曲霉球（aspergilloma）在减少。据报道，侵袭性曲霉菌病在免疫缺陷者中发病率为 0.6% ～ 19%，其中肺部受累占 90%。

【生物学性状】

1. 致病曲霉菌的类型　曲霉菌品种繁多，有 800 余种，是一类腐物寄生菌，广泛存在于自然界的植物、动物，以至于人类的皮肤或黏膜表面。无论农村或城市，室内或室外的尘埃都有曲霉菌的孢子随空气飞扬，无处不在。曲霉菌大多为非致病性，致病者只有 10 余种，最常见的是烟曲霉菌（*A. fumigatus*）（占 85% ～ 90%），黑曲霉菌（*A. niger*）、黄曲霉菌（*A. flavus*）、构巢曲霉、土曲霉和黑曲霉都较少见，其他少见菌种尚未见致病的报道。不同菌种或同一菌种在

不同部位可引起不同的曲霉菌病。黑曲霉菌可引起肠炎，黄曲霉菌可产生毒素。虽然各种曲霉菌形态有所不同，但在病理切片中难以明确分类。

2. 曲霉菌的形态特征　曲霉菌为营养菌丝体，由具有横隔的菌丝构成，形成丝状菌落，开始为白色，随孢子的产生呈绿色或暗红色。镜检见分生孢子柄顶端有顶囊和分生孢子。在病变组织中以菌丝型繁殖，常可找到无色有隔菌丝，呈杆状，长短不一但粗细均匀，宽 3 ～ 6μm，有分支，杂乱分布或向同一方向生长，成锐角分支（约 45°），有时从中心向周围呈放射状生长，并有圆形小孢子散在或堆积成团（图 14-5-53，图 14-5-54）。

曲霉菌生长迅速，在适宜条件中生长和在培养基中进行繁殖，形成绒毛状或絮状丝状菌落。不同种类的曲霉菌落颜色不同。接触培养基的菌丝部分可分化出厚壁而膨大的足细胞，足细胞向上生长形成直立的分生孢子梗，孢子梗顶端膨大，形成半球形或椭圆形的顶囊，顶囊上长出一到两层杆状小梗，小梗顶端再形成链状排列的分生孢子，分生孢子梗及其顶端的分生孢子形成洒水壶状或开花的蒲公英状的分生孢

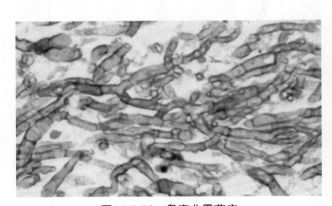

图14-5-53　鼻窦曲霉菌病
鼻窦内大量曲霉菌菌丝，粗细较一致，有锐角分支，部分菌丝可见横隔

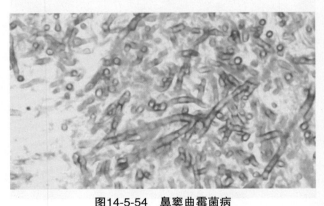

图14-5-54　鼻窦曲霉菌病
可见细长菌丝杂乱分布，有锐角分支及横隔。部分菌丝的横断面呈圆形孢子样结构

子头。曲霉菌在人体组织中主要进行无性繁殖形成菌丝型，但是在通气的部位，如鼻窦、支气管或空洞中，也可形成分生孢子梗和分生孢子头，周围有散落的分生孢子（图14-5-55，图14-5-56）。

【发病机制】

1. 易感因素　曲霉菌病在重症感染者、恶性肿瘤患者、免疫抑制者和艾滋病患者中发生率较高，因为这些患者中具有很多易感或危险因素，包括：①中性粒细胞减少，患者中性粒细胞计数 $< 1 \times 10^9$/L；②中性粒细胞功能缺陷，常伴巨噬细胞或细胞免疫功能障碍，如慢性肉芽肿性疾病等；③大剂量皮质类固醇激素治疗或抗生素治疗；④器官移植及免疫抑制治疗；⑤糖尿病、酗酒、流感、慢性呼吸系统疾病等。这些患者发生侵袭性曲霉菌病的危险性较大。并发曲霉菌病的 HIV/AIDS 患者病死率高，预后差。

Ao 等（2014）通过基因鉴定发现住院患者和医院环境内都有曲霉菌，提示临床感染可能来自医院环境。人类不可能避开曲霉菌，只能产生免疫力防卫曲霉菌，正常人都具有抗曲霉菌能力。只有当免疫功能下降时才有可能发病，原发部位几乎全在呼吸道。因食入者病菌被胃酸杀灭，只有吸入者病菌可存活致病。

2. 传播途径　曲霉菌病为外源性感染。曲霉菌孢子是链状的，成熟后可以脱落，直径 2 ~ 5μm，悬浮在空气中，可以被易感者吸入而经呼吸道感染。鼻窦和肺部最先受到累及，故鼻窦、支气管和肺曲霉菌病多见。原发性曲霉菌病常局限于鼻窦与肺部，也可累及耳、眼睛，继发者常见于肿瘤、结核病人等。成年男性多见，特别是在灰尘环境中的工作者及家禽饲养员等。在有慢性肺部疾病者，如支气管扩张、肺结核空

洞、慢性脓肿及肺癌等，可继发肺曲霉菌病，临床表现以反复迁延咯血为主要症状，也有呈过敏性支气管炎者。曲霉菌还可以通过外伤植入损伤部位，如角膜感染或接种性心内膜炎等。曲霉菌也可由胃溃疡侵入血道，迁徙至肺或其他器官，引起播散性感染。

3. 致病作用　曲霉菌致病的前提是黏附宿主组织细胞。研究发现，纤维蛋白、层连蛋白和血浆纤维蛋白原都能作为烟曲霉分生孢子与宿主组织细胞黏附的中介。据认为这种黏附力与曲霉菌的侵袭力有关。另有人鉴定出具有细胞毒性的烟曲霉抗原片段 18 kDa 蛋白，通过超敏反应及细菌毒性起到致病作用。

宿主方面，对曲霉菌感染具有抵御作用的细胞有单核细胞、肺泡巨噬细胞、淋巴细胞及中性粒细胞。单核细胞和肺泡巨噬细胞能杀伤侵入呼吸道内的静止期分生孢子，淋巴细胞能杀死膨胀的孢子及菌丝，中性粒细胞也可破坏菌丝。在肺部病灶中常可见单核细胞及中性粒细胞浸润。动物实验研究发现 TNF-α、IL-1 等细胞因子亦参与抗菌过程，它们能激活巨噬细胞和中性粒细胞的抗菌作用。

根据宿主的免疫状态，曲霉菌感染后可形成多种临床类型。在免疫正常的个体，曲霉菌可作为过敏原引起过敏性反应，或鼻窦或肺的局限性感染。在免疫损伤者，曲霉菌大量生长，引起显著的炎性病变，并可播散到其他器官。

【病理变化】

曲霉菌主要引起急性化脓性和坏死性炎症，慢性感染也可见肉芽肿形成，后期可发生纤维化。感染常累及肺部，偶可侵犯鼻腔、鼻窦、眼眶、皮肤等。

1. 坏死性病变　曲霉菌有一定侵袭性，主要侵犯支气管动脉发生血栓栓塞，导致局部出血或缺血坏

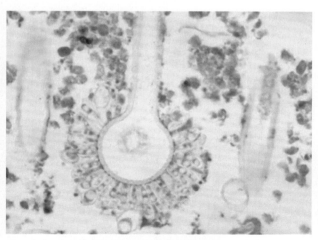

图14-5-55　鼻窦曲霉菌病
形成分生孢子梗和分生孢子头，周围有散落的孢子

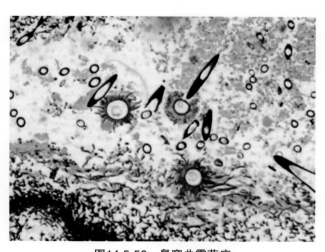

图14-5-56　鼻窦曲霉菌病
六胺银染色，可见多个分生孢子梗和分生孢子头，附近有菌丝

死（肺梗死），并发生坏死性肺炎。典型病变中部为出血性或凝固性坏死，坏死区可见菌丝向周围呈放射状或平行伸展（图14-5-57，图14-5-58）。周围肺组织充血，可有或无炎症渗出。此型病变起病急骤，偶可呈暴发性。在组织坏死后形成较大的空洞时因通气较好，可形成分生孢子头，对诊断曲霉菌感染具有特征性（图14-5-59，图14-5-60）。

2. 化脓性病变　曲霉菌感染可引起显著中性粒细胞和纤维蛋白渗出，形成化脓性病变（图14-5-61，图14-5-62），或形成脓肿。尤其在局部坏死的基础上中性粒细胞渗出可分解液化坏死组织形成脓肿。肺内或脑内病变常形成单发或多发性脓肿，脓肿内含有菌丝。坏死组织溶解液化沿支气管排出，或较大脓肿脓液排出，则可形成空洞。若空洞侵蚀胸膜则可致气胸。有时肺内可见显著嗜酸性细胞浸润，则应考虑过敏性反应。

3. 肉芽肿形成　常见于慢性病变。在肺部病变最为复杂，呈局限性浸润性损害，形成肉芽肿性反应，如化脓性肉芽肿、结核样肉芽肿、巨噬细胞肉芽肿等，但都没有特异性，也不够典型。此外，皮肤、外耳道、鼻窦、眼眶及骨和脑膜等处也可发生炎性肉芽肿，伴有组织坏死与脓肿。肉芽肿中较难辨认曲霉菌成分，常需借助特殊染色。

4. 肺曲霉球　在较大的腔隙如鼻窦和肺部空洞或扩张的支气管腔内可有肺曲霉球（aspergilloma）或真菌球（fungus ball）形成。肺曲霉球的镜下表现为：①大量曲霉菌互相缠绕成团，菌丝结构不清晰；②形成分层状结构，菌丝分布疏密不等，稀疏处依然可见分支菌丝特征；③菌丝可以退变，染色模糊；④肺曲霉球内、边缘或裂隙中可见炎细胞浸润；⑤肺曲霉球内也可以发生钙盐沉积（图14-5-63～图14-5-68）。

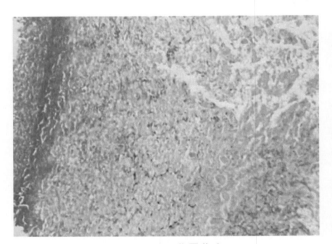

图14-5-57　曲霉菌病
坏死灶呈凝固性，坏死区组织结构显示，低倍镜下隐约可见曲霉菌丝

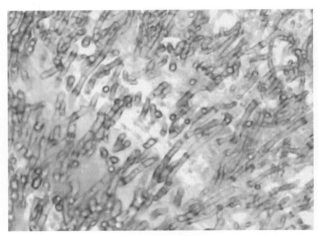

图14-5-58　曲霉菌病
坏死灶周边菌丝向周围呈放射状或平行伸展，菌丝较细，可见分支和横隔

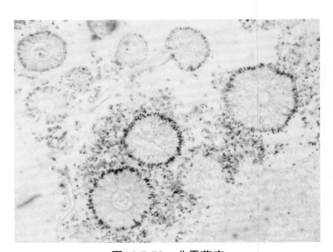

图14-5-59　曲霉菌病
分生孢子头，HE染色下呈浅棕色。上中部一个孢子头有分生孢子梗

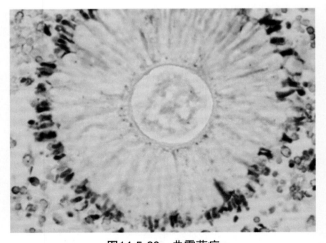

图14-5-60　曲霉菌病
曲霉菌分生孢子头，为图14-5-59局部放大，可见花瓣样结构。周围有散在的孢子

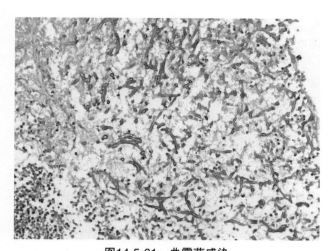

图14-5-61　曲霉菌感染

曲霉菌菌丝伴浆液和炎细胞渗出，左下角大量中性粒细胞浸润，形成化脓性病变
（袁静萍惠赠）

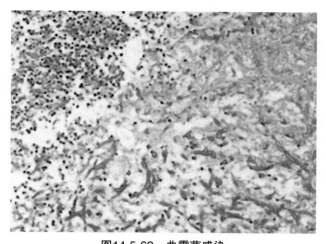

图14-5-62　曲霉菌感染

局部组织坏死，坏死灶一侧可见曲霉菌菌丝，另一侧大量急慢性炎细胞浸润，以
中性粒细胞为主（袁静萍惠赠）

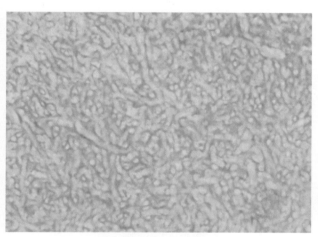

图14-5-63　肺曲霉球

大量曲霉菌互相缠绕成团，菌丝结构不清晰。菌丝可以退变，染色模糊

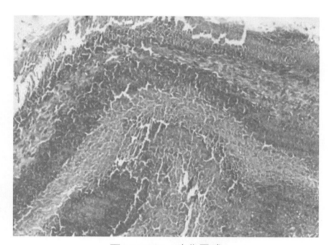

图14-5-64　肺曲霉球

形成分层状结构，菌丝分布疏密不等。稀疏处高倍镜下可见分支菌丝特征

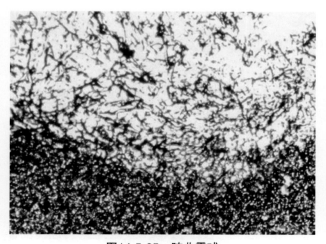

图14-5-65　肺曲霉球

分层状结构，菌丝致密处难辨菌丝，稀疏处菌丝清晰可见。六胺银染色

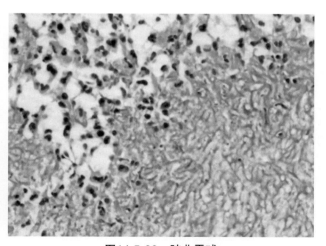

图14-5-66　肺曲霉球

肺曲霉球内部由菌丝缠结而成，菌丝结构不清，边缘可见炎细胞浸润

5. **侵袭和播散性病变**　曲霉菌具有侵袭性，不仅可侵犯支气管壁和胃壁的平滑肌，也可侵入血管壁，引起血栓性血管炎，诱发血栓形成，进而导致肺梗死或胃穿孔，特殊染色可以清晰显示血管壁内侵袭的曲霉菌。菌丝侵入血管后可随血流播散，累及心脏、脑、肝、肾等器官，引起多发性病变。曲霉菌性心内膜炎可在心瓣膜和（或）心内膜上形成赘生物，赘生物可脱落造成栓塞，病菌也随之播散。

6. **慢性纤维化反应**　有时曲霉菌可侵入鼻腔、副鼻窦或眼眶，引起纤维组织增生，或经肉芽肿转化为纤维组织，慢性脓肿等病变也可形成肉芽组织而机化，形成瘢痕样病变。在胶原化纤维组织中可见异物型多核巨细胞或者残留的肉芽肿。在巨噬细胞内的菌丝不易辨认，只好借助特殊染色，可见形状怪异的菌丝，大小形状不一，可呈囊状或球状扩张，类似孢子，菌丝分支可呈流产型，即无均一的二叉分支现象。

7. **曲霉菌在病灶中的表现**　感染早期，曲霉菌常形成大小不等的菌丝群，在苏木素伊红（HE）染色下菌丝呈淡蓝色半透明状，直径 3～4μm，纵切面见有横隔和分支，分支为二叉型，分支间有锐角（45°左右），部分区域菌丝向同一方向反复分支，呈放射状排列或珊瑚状、菊花样结构，向周围扩展，横断面呈空泡状。菌丝较细，粗细较一致，直径 5～7μm（比假丝酵母菌粗，比毛霉菌细）（图14-5-68）。常见菌丝侵袭肺泡壁、血管壁或支气管壁，甚至累及软骨或平滑肌。菌丝周围有中性粒细胞渗出，也可见单核细胞、淋巴细胞浸润。有时在病灶中可以看到典型的分生孢子头，亦为曲霉菌的特征性表现（图14-5-69，图14-5-70）。

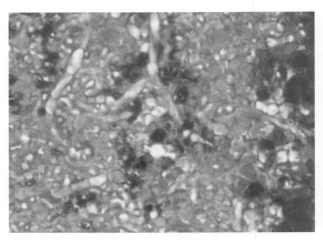

图14-5-67　肺曲霉球

曲霉菌球内也可以发生钙盐沉积，呈紫蓝色斑块状或颗粒状

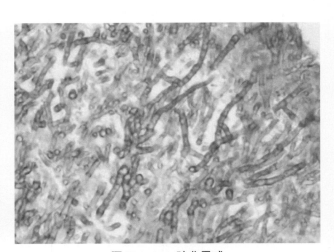

图14-5-68　肺曲霉球

菌丝典型形态：较细且均匀，锐角分支，有横隔，结构清晰

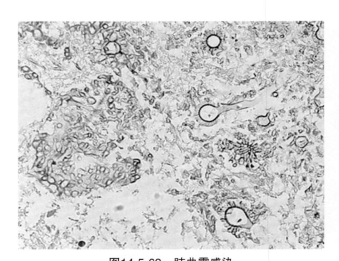

图14-5-69　肺曲霉感染

病灶中可见分生孢子头、孢子梗及菌丝，菌丝横断面呈囊泡状似孢子。分生孢子头及梗略呈棕黄色

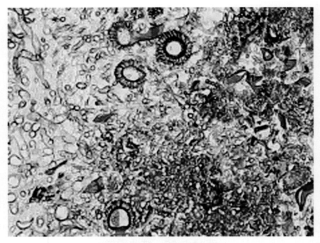

图14-5-70　肺曲霉感染

六胺银染色，病灶中可见分生孢子头、孢子梗及菌丝，部分菌丝肿胀，横断面呈大小不等的囊泡状

特殊染色有助于识别曲霉菌，曲霉菌在 PAS、六胺银及 Gridley 染色后显示更清晰。PAS 染色下菌丝呈紫红色（图 14-5-71），六胺银染色呈黑色（图 14-5-72）。

【临床病理类型】

曲霉菌（*Aspergillus*）是一种条件致病菌，在人体免疫力降低时可引起肺曲霉菌病，甚至侵袭性或播散性曲霉菌病。肺是曲霉菌最常侵犯的部位，在肺部霉菌感染中，曲霉菌病居第一或第二位。

1. 侵袭性或播散性曲霉菌病　主要见于免疫损伤或免疫缺陷者，由于淋巴细胞削减和（或）中性粒细胞减少，机体抵抗力降低，曲霉菌由呼吸道吸入后便侵犯支气管壁和肺实质，甚至侵犯血管，引起渗出性和坏死性病变。菌丝若穿透肺组织，侵入较大血管，

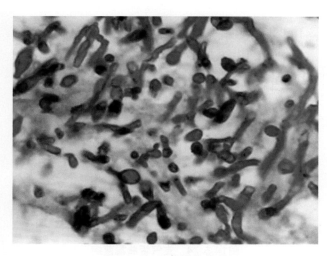

图14-5-71　曲霉菌菌丝
粗细较一致，有隔，锐角分支。PAS染色呈紫红色

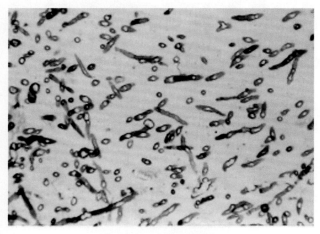

图14-5-72　曲霉菌菌丝
六胺银染色，可见菌丝呈黑色，有隔，锐角分支

可致局部血管栓塞或诱发血栓形成，引起局灶性坏死或梗死。曲霉菌亦可随血流播散至心、脑、肾、垂体、食管、胃肠、眼球、椎管等器官，引起不同程度的坏死性炎症和黏膜溃疡，坏死灶内可查见曲霉菌丝，即称为播散性或败血症性曲霉菌病。这一系列病变皆由曲霉菌的侵袭性所致，艾滋病患者表现尤为典型。艾滋病患者所发生的曲霉菌病，基本上都属于此型。由于医疗技术的发展，如长期应用皮质激素治疗，组织移植和骨髓移植，加上艾滋病患者的增多等，侵袭性曲霉菌病已愈加增多和严重。肺、心、脑等器官的曲霉菌病参见下文。

2. 肺曲霉菌病　常继发于严重感染或传染性疾病、恶性肿瘤或艾滋病等。原发疾病症状显著时可掩盖肺曲霉菌病的临床表现。由于曲霉菌的类型不同、侵犯部位不同和机体反应不同，肺曲霉菌病的表现多种多样，因而被命名为不同类型，如无（零）反应性、过敏性、坏死性、化脓性、结核样、肉芽肿性、空洞性、腐物寄生性（saprophytic）、侵袭性（invasive）、局限性、播散性及肺曲霉球等。如 Pendleton 报道 5 例慢性肺曲霉菌病患者在多发性肺空洞中含有真菌球，患者年龄在 19～55 岁，肺实质中有薄壁空洞 3～11 个，其中有 4 例哮喘症和 1 例囊性纤维化，3 例有过敏性支气管肺曲霉菌病。所有 5 例都接受过皮质类固醇治疗，3 例抗真菌治疗，病变部位缺乏炎症反应。笔者亦曾在 151 例艾滋病尸检材料中发现 6 例肺曲霉菌病，占 3.97%。其中，2 例发生闭塞性支气管炎，2 例引起肺组织内散在灶性坏死，3 例形成多发性脓肿，2 例播散至肺外器官。据笔者观察，在艾滋病患者中，肺曲霉菌病有以下相对特征：①曲霉菌侵袭现象明显，常见曲霉菌侵入肺泡壁、支气管壁或血管壁；②病变常为双侧性，累及支气管至肺实质，引起管腔阻塞及肺内化脓性和坏死性病变；③病变类型多样，可以重叠发生；④肺内常合并其他机会性感染，如 CMV、PCP 等。笔者综述相关文献报道，将肺曲霉菌病概括为以下 6 型。

（1）支气管曲霉菌病（bronchopulmonary aspergillosis）：病变主要发生在支气管，常由曲霉菌直接侵袭或过敏反应引起。曲霉菌在小支气管内生存，可引起过敏性支气管炎，通常真菌很少，显微镜检查不易见，只见嗜酸性粒细胞浸润，久之形成慢性活动性支气管炎。曲霉菌菌丝及孢子可侵袭支气管壁，并在其中生长，严重者可形成以支气管为中心的肉芽肿，局部以成纤维细胞和巨噬细胞增生为主，亦可致管腔狭窄。烟曲霉菌感染也以支气管病变为主。曲霉菌在支气管内，特别是扩张的管腔或空洞内大量

繁殖，可形成较大菌落或曲菌球（图14-5-73，图14-5-74）。分支枝状菌丝向周围定向生长，不断增大，在密集的菌丝间可见散在的孢子和炎细胞。所谓农夫肺（farmer's lung）是由翻晒发霉干草时吸入大量黄曲霉所致真菌性支气管肺炎，慢性病变会形成慢性阻塞性肺病伴发支气管扩张症和肺间质纤维化。菌丝如侵及支气管黏膜，可致黏膜上皮变性坏死，伴发明显炎症反应，引起溃疡性和斑块样气管支气管炎，并侵及黏膜下层以至软骨，有时可见黏膜柱状上皮增生或鳞状化生。若有支气管狭窄或阻塞则可加重呼吸困难。

（2）超敏反应性或过敏性肺曲霉菌病（allergic aspergillosis）：由于患者对曲霉菌释放的霉菌蛋白过敏，可发生超敏反应，轻者产生大量黏液，内含大量嗜酸性粒细胞和菌丝（图14-5-75，图14-5-76），并可

浓缩成管型，堵塞支气管，可致局部肺萎陷。较严重者气管支气管黏膜上皮变性坏死，表面有纤维蛋白及炎细胞渗出，和菌丝、组织碎片混合形成假膜，阻塞管腔。若假膜脱落，可致黏膜糜烂或溃疡形成。有时机体对曲霉菌产物慢性过敏性反应也可引起肺泡单核巨噬细胞增生而形成上皮样细胞肉芽肿。超敏反应性肺曲霉菌病可引起哮喘、呼吸困难，可有大量黏稠痰液，痰中有曲霉菌，伴短暂的嗜酸性粒细胞浸润。

（3）寄生性肺曲霉菌病与曲菌球：囊状扩张的支气管腔内或肺结核空洞内，大量曲霉菌寄生繁殖，发育成菌丛，与纤维蛋白、黏液、炎细胞和细胞碎片等凝集，可形成球形游离体，称肺曲霉菌肿（aspergilloma）或真菌球，多由烟曲菌及黑曲菌引起，

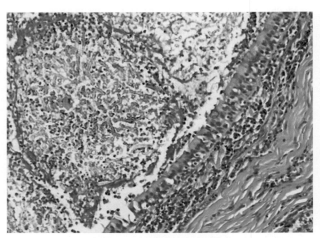

图14-5-73　支气管曲霉菌病
管壁慢性炎，管腔内有炎性渗出物和菌丝（袁静萍惠赠）

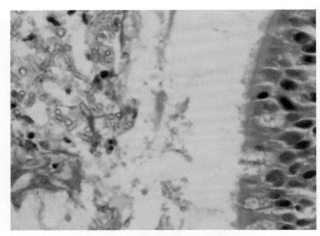

图14-5-74　支气管曲霉菌病
局部黏膜上皮尚完好，管腔内可见黏液和菌丝，以及少量炎细胞

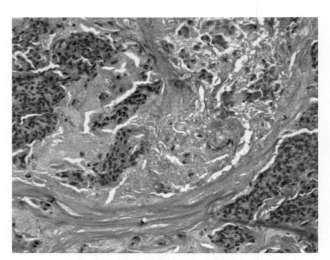

图14-5-75　变态反应性肺曲霉菌病
形成大量黏液伴显著嗜酸性粒细胞渗出，HE染色下曲霉菌菌丝不明显

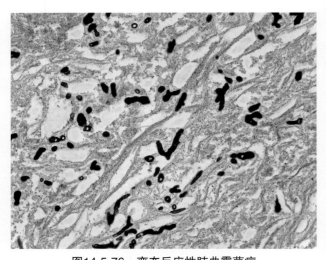

图14-5-76　变态反应性肺曲霉菌病
GMS染色，在大量黏液伴显著嗜酸性粒细胞渗出物中可见稀疏的黑色菌丝片段

见于肺上叶，单发或多发，直径 1～5cm，切面棕黄或灰褐色，易碎或坚韧，非浸润性，很少累及腔壁。在结核空洞中较多见。Pai 等报道 11 例肿瘤患者合并侵袭性空洞性肺曲霉菌病中，4 例慢性空洞中有霉菌球（mycoloma）形成。本型实际是寄生性曲霉菌病的特殊表现，易误诊为结核球或肿瘤（图 14-5-63 ～图 14-5-68）。

（4）化脓性肺炎及肺脓肿：曲霉感染可引起中性粒细胞渗出为主的化脓性炎，在肺内形成肉眼可见的脓肿，或仅在显微镜下可见的微脓肿。有些脓肿可能继发于坏死性病变。脓肿内可见散在的曲霉菌菌丝及孢子（图 14-5-61，图 14-5-62）。脓肿壁为炎性肉芽组织，并可见多核巨细胞及慢性炎细胞浸润。脓液和坏死物排出后可致空洞形成。常见症状为发热、胸痛、咳嗽、咳痰等。若有脓肿或液化性坏死，则痰量增加，并可有咯血。

（5）急性坏死性肺炎或出血坏死性肺炎：肺组织内可见大小不等的坏死区，亦可伴出血，一般认为与血管受累有关。镜下可见肺泡腔内充满中性粒细胞等炎性渗出物，常伴广泛坏死（图 14-5-57，图 14-5-77）。坏死为凝固性，坏死区内可找见曲霉菌菌丝和孢子，周围肺泡内亦可见菌丝和孢子。菌丝呈分支状定向生长，平行或放射状（图 14-5-78），有时可见菌丝侵犯血管现象，侵犯血管常引起反复咯血，痰中常找不到真菌。咯血为肺曲霉菌病较严重的症状，有时可成为死亡原因。

（6）肉芽肿性肺曲霉菌病：曲霉菌侵犯气管支气管、细支气管壁，引起管壁黏膜上皮变性坏死、炎细胞渗出，侵入肺组织内可引起组织细胞和成纤维细胞增生，巨噬细胞反应及淋巴细胞浸润，形成肉芽肿性病变。支气管中心性肉芽肿向管腔内突出，菌丝生长使管腔闭塞，引起闭塞性支气管炎。慢性空洞的洞壁内面亦可有肉芽组织及肉芽肿形成，并可累及邻近肺实质，中心可有坏死，易与结核结节混淆，故有所谓结核样型之称。

在严重免疫损伤患者，特别是中性粒细胞减少者，如考虑患有肺侵袭性曲霉菌病，CT 扫描比 X 线检查更为敏感。X 线检查可见肺部磨玻璃影、浸润性或实变病灶、空洞性病灶、晕轮征、结节、肿块、反向晕症或环状征、空气新月征等，以肺曲霉球最具特征性。肺侵袭性曲霉菌病的菌丝侵犯血管导致肺出血、梗死，中心形成坏死结节，坏死组织收缩、液化吸收，形成薄壁空洞，空洞中有肺曲霉球形成，表现为圆形阴影，边界清楚，可随体位改变而移动，如支气管腔受阻塞，腔中可有液体而出现液面，球的上方有较大的半月形空气透明区，称为空气新月征（air-crescent），可与肿瘤相区别，最好用 CT 断层摄影诊断。虽然肺曲霉球常位于结核空洞中，但结核菌已不存在，两种菌不宜共生，有人认为曲霉菌产物能杀灭结核菌。但肺曲霉球要与结核球、肺癌等鉴别。曲霉菌侵犯血管形成血栓后，可引起出血性梗死。侵袭性曲霉菌病的典型影像学征象包括"空晕征"或晕轮症（halo sign），即在实变浸润灶周围有磨玻璃状低密度区域，或有新月状病变（crescent lesion），出血性梗死灶周围的晕轮为出血区。但晕轮征并非浸润性肺曲霉菌病的特殊表现，在某些癌症、血管炎或其他感染中也可见到。反向晕症或环状征，在放射学上表现为中心区域呈磨玻璃样浑浊而周围为致密的实变区包绕，亦非曲霉菌肺

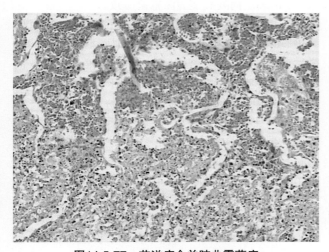

图14-5-77 艾滋病合并肺曲霉菌病

肺组织发生大片出血坏死，坏死灶边缘可查见曲霉菌菌丝。本例同时合并肺CMV感染

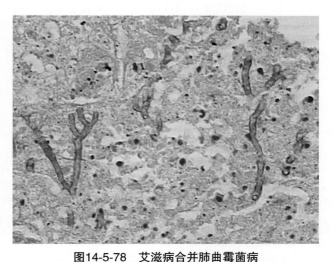

图14-5-78 艾滋病合并肺曲霉菌病

同一病例，坏死灶边缘可查见曲霉菌菌丝，菌丝分支为锐角，菌丝间为坏死物

炎的特征性病变，亦可见于其他肺炎、肺梗死后肉芽肿等。此外，尚可见片状、结节状或球形的密度减弱阴影，或节段性肺实变，以胸膜为基底的锐角或三角形病变，或胸膜为基底的病变伴气胸。气胸虽不常见，但如伴有肺实变或空洞，常提示曲霉菌病。偶尔毛霉菌也可引起气胸。

3. 曲霉菌性心内膜炎 真菌性心内膜炎可由细菌、假丝酵母菌或曲霉菌等感染引起。曲霉菌性心内膜炎在 AIDS 患者中比较特殊，曲霉菌也可引起心肌炎和心包炎，心内膜上的曲霉菌可脱落造成脑栓塞，使患者突然偏瘫失语。大多数伴有心内膜炎的 HIV 感染者为静脉吸毒者，可能在静脉注射毒品过程中病原体随之进入血流引起心内膜炎，此类患者预后很差。感染性心内膜炎常引起发热、厌食、不适、胸痛、体重下降等症状，如有赘生物形成则可有心脏杂音。

4. 曲霉菌性脑炎 侵袭性曲霉菌病也常侵犯大脑，引起严重的曲菌脑病，多继发于肺曲霉菌病之后。Spapen 等报道重症监护病房 563 例肺曲霉菌病患者中证实有 10 例脑曲霉菌病，认为成年重症患者（非中性粒细胞减少或免疫抑制）脑曲霉菌病不常见，但预后不良，死亡率达 90%。Bokhari 等报道 5 例患免疫活性脑曲霉菌病，经治疗死亡率为 20%，比免疫缺陷者预后好。对脑内病变做针吸活检通常可培养出曲霉菌，或在组织学检查中查到菌丝。许多脑曲霉菌病通常于患者死后尸检才获得证实。病理检查可见脑组织呈不同程度的坏死，坏死灶内可见大量菌丝和芽孢，菌丝呈分枝状，有一定方向性，六胺银染色可见黑色散在或灶性分布，伴不同程度的炎症反应。

5. 鼻窦曲霉菌病 常发生于白血病、骨髓移植患者，亦见于非免疫损伤者。通常分为侵袭性和非侵袭性两类。侵袭性鼻窦曲霉菌病真菌浸润于鼻窦黏膜组织，引起坏死和炎症反应；非侵袭性鼻窦曲霉菌病典型表现为肺曲霉球形成，可伴有炎细胞浸润。曲霉菌球表现参见上述。少数病例为超敏反应所致，表现为黏液样物质增多伴显著嗜酸性粒细胞渗出。诊断侵袭性曲霉菌性鼻窦炎也需要做活检，镜下可见多核巨细胞及肉芽肿形成，伴大量慢性炎细胞浸润，鼻腔也可受累，参见图 14-5-53 ~ 图 14-5-56。

【诊断与鉴别诊断】

曲霉菌病的确诊需要结合相应的临床和影像学表现，并经组织病理学检查和真菌培养证实曲霉菌的存在。由于曲霉病病变复杂，而临床症状和 X 线表现又较少具特征性，常易误诊为脑炎或肺炎、脓肿、结核甚至恶性肿瘤，或被原发疾病掩盖而延误治疗，以至病灶切除或尸检后才能确诊。

1. 病理学检查 病理学检查是确定曲霉菌感染的重要手段。疑有肺曲霉菌病时可做纤维支气管镜检查或穿刺活检，支气管镜检查伴支气管活检及培养是在生前诊断曲霉菌性气道疾病和弥漫性侵袭性肺曲霉菌的唯一手段。在病变组织中查见曲霉菌菌丝最有诊断意义。菌丝用 HE 染色呈蓝色略带红色（图 14-5-77，图 14-4-78），PAS 染色呈红色（图 14-5-71，图 14-5-79），六胺银染色呈黑色（图 14-5-65，图 14-5-70，图 14-5-72），但需注意与其他一些相似的菌丝相鉴别。免疫组化和原位杂交也已用于诊断曲霉感染（图 14-5-80）。近年免疫荧光染色也用于曲霉菌的诊断，曲霉菌呈蓝色荧光，易于辨认（图 14-5-81，图 14-5-82）。气管腔内疏松物质、斑块或溃疡的活检可发现受菌丝侵犯的坏死性软骨。肺周边部病变经支气管镜检查不易接近且检查结果常为阴性，可经皮肤做细针穿刺活检，标本用来做培养和细胞学或组织学检查。Denning 等用此法诊断了 5 例艾滋病患者的侵袭性曲霉菌病，而其支气管肺泡灌洗检查为阴性。当诊断困难需要与恶性肿瘤、PCP 等区别时，可考虑使用开放性肺活检以确定侵袭性肺曲霉菌病。

脑脊液、痰液、支气管肺泡灌洗液（BALF）或支气管冲洗液或鼻窦的冲洗液涂片，KOH 湿片可见无色透明、有分隔、45° 二分支的菌丝，宽度均匀（3 ~ 6μm）。如果标本采自空气流通、供氧充足的脓腔或空洞内渗出物，有时可见典型的分生孢子头（图 14-5-59，图 14-5-60，图 14-5-69，图 14-5-70）。BALF 对诊断艾滋病患者的侵袭性曲霉菌病的作用差异很大，阳性率 0 ~ 100%，但确诊需结合培养结果。由于免疫损伤或免疫缺陷患者常合并巨细胞病毒等多种机会性感染，诊断中需注意病原体与病变之间的对应关系，以确定何处病变为曲霉菌所致。

2. 病原学检查 是确诊肺曲霉菌病的可靠依据。痰液、BALF，在超声波引导下对周围型浸润性病变做穿刺活检，或经支气管镜钳取活检，必要时开放活检，采取标本做霉菌培养，均有助于发现病原体。在免疫损伤患者，痰培养阳性很有诊断意义。在艾滋病患者中约 4% 发生侵袭性曲霉菌病。在这种患者的呼吸道发现曲霉菌常反映出曲霉菌寄生，阳性培养结果结合异常的胸部放射学检查是必要的诊断条件。咽拭子培养也有一定诊断价值。由于空气中常有曲霉菌存在，呼吸道也常有曲霉菌暂居，故对培养的结果要慎重解释，排除污染的可能。对可疑标本需反复做真菌镜检和培养，查出同一菌种才有诊断价值。正常的血液、脑脊液或心包积液内无任何真菌存在，只要有一次培养阳性，也具有诊断意义。培养基阳性者可见菌

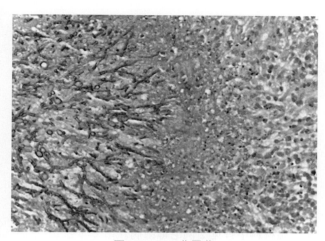

图14-5-79 曲霉菌
PAS染色，菌丝紫红色，有分支和分隔，呈放射状分布，周围可见组织坏死和炎细胞浸润

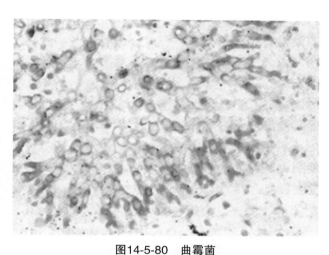

图14-5-80 曲霉菌
特异性脂多糖原位杂交，显示曲霉菌丝和孢子，可见菌丝锐角分支及横隔

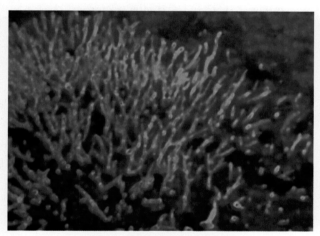

图14-5-81 肺曲霉菌病
免疫荧光染色，显示菌丝细而均匀，长短不等，呈放射状分支（任振辉惠赠）

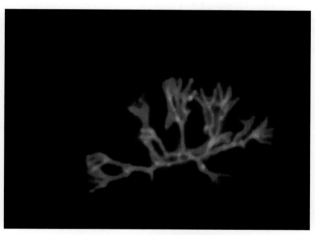

图14-5-82 肺曲霉菌病
痰涂片免疫荧光染色，显示少量菌丝，有放射状锐角分支（任振辉惠赠）

丝、分生孢子头及分生孢子梗，分生孢子头顶囊呈烧瓶状，孢子梗光滑透明。乳酸棉酚蓝染色呈深浅不等的蓝色（图14-5-83，图14-5-84）。

3. **血清学检查** 抗体检测有助于肺曲霉球、过敏性支气管肺曲霉菌病的诊断。在超敏反应性支气管肺曲霉菌病和曲霉菌球，曲霉菌感染的抗体反应很有特征性。95%以上曲霉菌球患者可查出 IgG 抗体，有些患者也有 IgM 抗体。血清曲霉菌属沉淀素（precipitin）测定阳性，外周血和痰液中嗜酸性粒细胞增多，皮肤曲霉菌抗原敏感性试验阳性，是过敏性肺曲霉菌病的诊断线索。酶联免疫吸附试验（ELISA）检测曲霉菌半乳甘露聚糖抗原，是目前国际上公认的一项侵袭性曲霉菌病的诊断方法，但某些食物或药物影响可致结果假阳性。曲霉菌球成功切除后曲霉菌抗

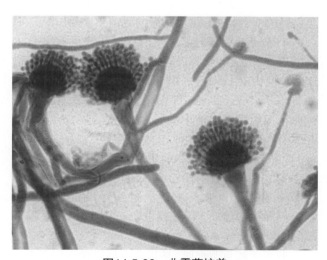

图14-5-83 曲霉菌培养
乳酸棉酚蓝染色，可见分生孢子头及分生孢子梗（郭普惠赠）

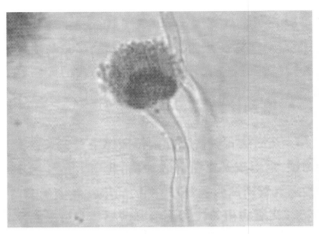

图14-5-84　曲霉菌培养

艾滋病合并肺曲霉菌病，痰培养见烟曲霉生长，分生孢子头顶囊呈烧瓶状，孢子梗光滑透明。乳酸棉酚蓝染色（李宏军惠赠）

体便随之降低以至不能测出。对于中性粒细胞减少的患者，诊断侵袭性曲霉菌病时偶可测出曲霉菌抗体，但在实质性器官移植术后的患者，其抗体可为阳性，这取决于所用的检测方法。在慢性肉芽肿性疾病或艾滋病患者中，其阳性率尚不清楚。对免疫损伤患者测定其体液中的曲霉菌抗原才是诊断曲霉病的可靠方法。可供检测的抗原很多，如半乳甘露聚糖1，3-β-D 葡聚糖抗原检测方法已经商品化。检测方法包括乳胶凝集试验（LA）、放射免疫法和 ELISA 法等，目前认为酶免疫测定（EIA）法最为敏感。

检测曲霉菌特异性抗原的血清学方法近年发展较快，对烟曲霉特异性抗原的研究较多，已有多种抗原及检测方法问世，其敏感性及特异性与抗体测定相似。近年开发的检测曲霉菌细胞壁多糖（GM）和葡聚糖（BDG），以及曲霉菌生长过程中分泌的细胞外糖蛋白等物质的技术，也可用于曲霉菌感染的诊断。

4. **分子生物学技术**　核酸探针技术及 PCR 技术诊断准确、敏感、快捷，是曲霉病早期诊断的主要措施。近年 PCR 技术已试用于曲霉菌感染的早期诊断。如日本学者 Yamakami 等用巢式 PCR 方法检测侵袭性曲霉菌病患者血清中特异性 DNA 片段，两套寡核苷酸引物来自烟曲霉 18S rRNA 基因可变区 V7 ～ V9 序列，特异性检测表明 5 株曲霉菌全部阳性，而其他微生物均阴性，敏感性检测表明可检出 50fg 的烟曲霉 DNA。实时 PCR 可用于检测血清、血浆、BLAF、脑脊液和活检组织。荧光原位杂交（FISH）也在推广应用中。

曲霉菌属与镰孢属、博氏假孢属真菌在形态上难以区分，需要通过真菌培养来进一步鉴定。

五、毛霉菌感染

接合菌亚门（Zygomycetina）包括毛霉属（Mucorales）、根霉属（Rhizomucor）和犁头霉属（Absidia）等。由它们引起的疾病统称接合菌病（zygomycosis）。毛霉属是接合菌门中最大的一个属，由毛霉属真菌感染引起的疾病称为毛霉菌病（mucormycosis），毛霉菌病是接合菌病中最常见的一种类型，曾称为藻菌病（phycomycosis）。自艾滋病流行以来，毛霉菌病亦有所增加。笔者曾在 151 例艾滋病尸检材料中查见 2 例毛霉菌病。

除了曲霉菌病和假丝酵母菌病，毛霉菌病是位列第 3 的侵袭性真菌感染疾病。近年毛霉菌病的发病率有上升的趋势。有研究者认为，毛霉菌感染可能与季节变化有关，认为 8 ～ 9 月份是高发季节。在地中海一带 5 ～ 10 月为毛霉菌病的高发季节。

【生物学性状】

毛霉属真菌全部有大型孢子囊，无囊托，无匍匐菌丝和假根，有菌丝及孢子，菌丝粗大，壁厚，直径多在 10 ～ 15μm，不分或极少分隔，分支较少而不规则，常呈钝角或直角分支。毛霉菌菌丝可被苏木素深染，故 HE 染色着色清晰，比 PAS 染色和银染色效果更佳。病变组织内一般只见菌丝而无孢子。毛霉菌在培养基上形成丝状菌落，从菌丝上生成长短不等的孢子囊梗，孢子囊梗上生长出球形孢子囊，孢子囊内含大量孢子囊孢子，孢子囊孢子成熟后破囊而出。自然界中的毛霉菌生长迅速，可产生大量孢子，进而传播到环境中；而在从患者组织中取得的标本中则很难生长，其原因尚不明确。

【发病机制】

1. **病原菌和感染途径**　毛霉菌广泛存在于自然界中，常引起食物霉变。毛霉菌可以通过多种途径侵入人体。①经呼吸道感染，在空气中飞扬的孢子主要通过呼吸道进入鼻腔和肺部，吸入的毛霉菌孢子受鼻毛的阻挡而沉积于鼻腔，既可以腐物寄生形式存在，又可发芽形成菌丝体侵入人体组织，向上侵袭到眼眶至颅脑，向下侵入气管至肺部，因此鼻窦和肺是最常见的感染部位，鼻脑型和肺毛霉菌病最为常见。②经皮肤接触感染，病菌随破损的皮肤或黏膜、手术插管等进入机体，当免疫功能低下时致病。因各种原因导致的皮肤黏膜破损也可导致真菌直接种植而感染。③经消化道感染，消化道毛霉菌病可能因摄入被毛霉菌孢子污染的食物而发生胃肠型毛霉菌病。④医源性感染，包括静脉输液、肌内注射、使用被污染的导管及敷料等，通过压舌板也可传播。有文献报道，蚊虫叮咬也可引起皮肤毛霉菌病。

2. 致病作用 毛霉菌侵袭血管的能力很强，可能与其孢子更易黏附血管内皮下基质蛋白，损伤内皮细胞有关。毛霉菌菌丝侵犯血管壁形成栓塞可引起远端的组织缺血、缺氧和酸中毒，导致局部组织的缺血性坏死。因此，损伤或穿透血管内皮细胞是毛霉菌致病的重要环节。血管浸润、血栓形成和组织坏死是毛霉菌病的重要特征。血源性播散也可累及肺部，导致肺毛霉菌病。

3. 危险因素和易感人群 毛霉菌是一种条件致病菌，多发生于免疫损伤或免疫缺陷患者。①未控制的糖尿病患者，尤其是合并酮症酸中毒的患者易发生鼻脑毛霉菌病。慢性消耗性疾病患者抵抗力低下，也是易感人群。②免疫抑制宿主：在免疫功能正常的宿主，毛霉菌可以被中性粒细胞、吞噬细胞吞噬和清除。在免疫力下降时，毛霉菌可经血液、淋巴液，从鼻孔、鼻窦向延髓后区及脑部播散，导致鼻脑毛霉菌病。中性粒细胞缺乏或吞噬细胞功能受损是毛霉菌感染的高危因素，因为正常宿主抵抗毛霉菌的主要防御机制是通过巨噬细胞吞噬作用和氧化杀伤机制杀死真菌孢子。③骨髓移植后的患者发生的移植物抗宿主病，免疫抑制剂的应用、器官移植及抗排斥治疗、骨髓及外周血干细胞移植，也可诱发该病。有报道指出，与其他器官移植受体相比，肝移植术后感染毛霉菌的发生率更高。④皮肤黏膜屏障受损的患者，如严重烧伤、创伤、胃十二指肠溃疡，接受机械通气、血液透析及各种创伤性治疗的患者等。⑤其他因素，如静脉吸毒、继发性细菌感染、早产儿、儿童营养不良及静脉用药等，也是发生本病的危险因素。严重的胃肠功能紊乱、儿童营养不良或阿米巴结肠炎、肠伤寒等肠道疾病也可能是易感因素。一般来说，毛霉菌的发病是多种因素共同作用的结果，原发性感染少见。最近发现，在印度的 COVID-19 患者中合并毛霉菌感染者较多，可能与使用类固醇药物治疗使患者免疫力下降有关。

高糖、酸性环境及坏死组织均有利于毛霉菌活跃生长。毛霉菌生长需要铁，血清铁在其生长中具有重要的作用，血清中游离铁负荷增加，利于毛霉菌生长；转铁蛋白结合铁的能力下降，削弱了宿主对真菌生长的抑制作用，也有利于毛霉菌生长。

【病理变化】

毛霉菌病的基本病变为：①化脓性和肉芽肿性病变；②侵犯血管及血管病变等；③病灶中找到病原菌是确诊的依据。

1. 侵犯血管与栓塞、梗死 毛霉菌在人体中最明显的特征是侵犯血管，尤其是动脉血管，损伤血管内皮细胞，侵犯血管壁平滑肌，并在局部繁殖，形成菌丝栓或血栓，导致血管栓塞，阻塞血流，引起组织缺血坏死（贫血性梗死）或出血坏死，坏死组织为毛霉菌生长的适宜环境（图14-5-85）。坏死组织中没有血管，巨噬细胞不能到达，而巨噬细胞能阻止毛霉菌孢子出芽。在坏死组织中毛霉菌繁殖快，病变发展迅速。血管中的毛霉菌又可随血流播散至其他器官，引发系统性毛霉菌病，病情险恶，如经血流进入颅内引起脑膜炎，或侵袭血管引起血栓性血管炎和梗死等。毛霉菌也可引起副鼻窦（图14-5-86）、眼眶、支气管、肺、心肌、胃肠道等组织感染性疾病。

2. 化脓性肉芽肿性病变 急性病变主要为化脓性炎，也可形成化脓性肉芽肿。慢性病变为肉芽肿性，内有多少不等的中性粒细胞和嗜酸性粒细胞浸润，亦

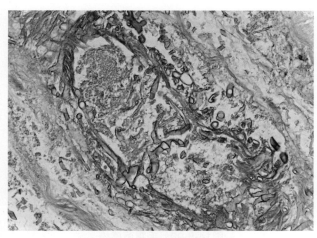

图14-5-85 毛霉菌侵犯血管

在血管壁和血管腔内可见粗大的毛霉菌菌丝，呈直角分支

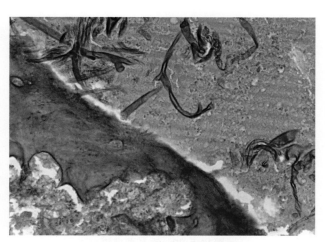

图14-5-86 毛霉菌侵犯鼻窦

毛霉菌破坏鼻窦骨质，伴有组织坏死

可见上皮样细胞及异物型巨细胞。肉芽肿中心可有坏死的嗜酸性物质碎片。在化脓性病灶、坏死组织、肉芽肿及多核巨细胞内，均可见退变的薄壁宽大的菌丝，染色不佳而不够清晰。肉芽肿周围亦可见嗜酸性粒细胞、中性粒细胞及淋巴细胞浸润，并见成纤维细胞增生和厚壁血管。

3. 病灶内毛霉菌形态　毛霉菌菌丝较粗，粗细不均匀，壁较厚但两侧不完全平行，厚度和性状不如曲霉菌菌丝规则，直径多在 $10 \sim 20\mu m$，长度可达 $200\mu m$；分支较少且不规则，常呈直角分支，有时为钝角，很少见横隔。HE 染色效果较好，菌丝呈粉红或淡蓝色，直的部分呈管状，其余部可局部膨大、扭曲或塌陷菌丝常为空心状，可含有原浆，固定后原浆收缩，被苏木素深染，看似枯枝状。较粗大的菌丝横断面可呈囊状，或似孢子。但真正的孢子很少见。在银染色下呈黑色，清晰易辨（图 14-5-87 ～图 14-5-90）

PAS 染色和 Gridley 真菌染色菌丝呈红色，效果较差。

【临床病理类型】

毛霉菌病是人类最常见的接合菌病，病情较重，主要发生在免疫抑制宿主。临床表现随其侵入部位不同而表现各异，以肺部最易受累，其次为脑、鼻腔、鼻窦、胃肠道，亦可见于大脑、眼眶、皮肤和皮下组织，移植的肾脏也可受累。患者可有低热、鼻腔分泌物增多、眼球突出、眼肌麻痹、头痛等症状。若累及中枢神经系统，则引起相应的症状体征，病情进展更快。按照部位和临床病理表现大致分可为 6 种类型：

1. 鼻脑型毛霉菌病（Rhino-orbital-cerebral muormycosis）　是毛霉菌病中最为常见的类型，约占所有病例的 1/3 ～ 1/2。本型常侵犯未控制的糖尿病患者，尤其是合并酮症酸中毒者，Chakrabati 等发现鼻脑毛霉菌病病例中有一半的患者患有糖尿病。在易感人群中，特别是糖尿病患者血糖控制不好或酮症

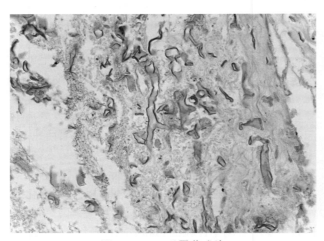

图14-5-87　毛霉菌感染
感染组织中见毛霉菌菌丝，菌丝粗大，粗细不匀，呈空心状，无分隔，常呈直角分支

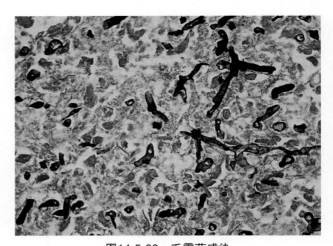

图14-5-88　毛霉菌感染
毛霉菌菌丝粗细不匀，有直角分支。此例为艾滋病患者（李宏军惠赠）

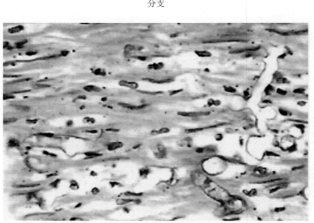

图14-5-89　毛霉菌感染
病变组织中的毛霉菌菌丝，菌丝较粗大，无隔，分支少且不规则，菌丝呈空心状

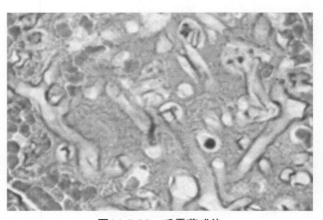

图14-5-90　毛霉菌感染
病变组织中的毛霉菌菌丝，菌丝粗大，空心状，无隔，分支少，呈直角
（王恩华惠赠）

酸中毒者出现发热、眼部和眶周疼痛及上睑下垂等症状时，要警惕本病的可能。

早期感染组织的鼻外观正常，继之面部肿胀、疼痛、麻木、红斑，病变部位逐渐变成紫色和黑色坏死性焦痂。毛霉菌通过鼻腔逐渐侵入鼻窦和上颚，最初症状为一侧头痛，鼻内疼痛和发热。检查可见鼻内有褐色、血性微黏稠的分泌物。感染波及腭，可见患侧腭部有黑色焦痂。部分患者出现鼻中隔穿孔和上颚坏死，或硬腭穿孔；病变向外可侵及面部引起蜂窝织炎，感染从筛窦向眼眶和眶内软组织扩散，可导致眶部肿胀、疼痛、结膜充血、视力下降或丧失、眼外肌麻痹和突眼，或眼睑下垂、瞳孔固定等，也可引起眶周或鼻周持续性肿胀，同侧上颌窦或筛窦积液合并眶蜂窝织炎、眶尖综合征。

病变向颅底扩散可引起脑神经受损，致使面部疼痛、头痛、发热、嗜睡等，或有脑膜炎症状。病变侵及第 2、第 4、第 6 对脑神经时，可出现瞳孔散大、固定、凸眼或上睑下垂，甚至失明。真菌侵及大血管时，可在颅内引起脑血管栓塞和坏死，伴脑软化、脑脓肿，最终累及中枢神经系统，出现嗜睡、半昏迷或昏迷状态、抽搐，进展迅速，短期内可死亡，病死率近 90%。

Talmi 等根据患者的生存率、病变的范围将鼻脑型毛霉菌病分成 4 期：Ⅰ期局限于鼻腔；Ⅱ期局限于鼻腔、同侧鼻窦和眼眶；Ⅲ期累及颅内，没有或只有局限性的认知障碍；Ⅳ期累及双侧鼻窦和眼眶及颅内，意识丧失或偏瘫。

仅累及颅脑者又称颅内型或脑型毛霉菌病，系毛霉菌从鼻腔、副鼻窦沿小血管到达脑部，引发血栓及坏死。文献中该病个案报道较多，其临床易感因素为糖尿病酸中毒，糖尿病患者血清缺乏抑制因子，毛霉菌特别容易生长。空气中毛霉菌的孢子比较粗大，可能难进入肺，易被气管纤毛排出而接种在鼻黏膜，引起黏膜炎症和鼻窦炎，然后直接扩展或顺血管播散到眼眶，甚至引发脑膜脑炎。Thustell 等报道 16 年间共收集 4 家医院诊断的 14 例该病患者，每年不足一例，绝大多数患者都有糖尿病或免疫缺陷，中枢神经受侵犯者没有一例能存活下来。早期症状表现为头痛、带血鼻涕、嗜睡、视力丧失、眼肌麻痹和眼肿胀。脑部病变常继发于额窦炎，其次是脑膜脑炎。所以，糖尿病患者若出现顽固性副鼻窦炎，要注意检查毛霉菌。国内 2005 年也有一例报道是一名 19 岁女大学生患脑型毛霉菌病，当时全世界仅见 34 例。

2. 肺毛霉菌病（pulmonary mucormycosis） 发病率仅次于鼻脑型毛霉菌病，主要见于接受化疗和造血干细胞移植的患者。Tedder 等对 255 例肺毛霉菌病患者进行分析后发现，其中有恶性血液病患者为 37%，糖尿病患者为 32%，其次是慢性肾衰竭、器官移植者等。反而患有实体瘤的患者很少继发肺毛霉菌病。主要通过吸入毛霉菌孢子至肺或继发于鼻脑型感染，也可通过血流或淋巴播散所致。一般急性或亚急性起病，临床表现为非特异性肺炎，病情通常比较严重。临床表现有持续性高热（> 38℃）、咳嗽、咳痰、咯血、胸痛和呼吸困难等。

毛霉菌肺部感染者比较多见，是一种进行性坏死性和出血性肺炎，主要病变为出血性梗死或支气管肺炎或大叶性肺炎，常以中性粒细胞浸润为主，而坏死较轻，亦可发生上呼吸道黏膜溃疡，肺内炎性坏死病变区内可见散在分布的毛霉菌菌丝。毛霉菌从肺组织中向血管侵袭，并可与血管内炎细胞、红细胞、菌丝等混合在一起，阻塞管腔，引起血栓性血管炎，同时肺内动脉和静脉受毛霉菌侵袭也可发生纤维素性血栓形成，引起多发性出血性肺梗死，病灶较大，形状不规则。肺部病变引起高热、咳嗽、咳痰、气促、胸闷、胸痛、咯血（肺动脉受累），甚至呼吸困难等症状。两肺可闻及湿啰音，如累及胸膜可闻及胸膜摩擦音。

最为常见的影像学表现为进行性、均质性肺叶或肺段的实变，可见大片炎症病灶，空洞形成或肺梗死，也可表现为单个或多发性浸润影或结节影，偶尔出现小结节状阴影。有时病变呈楔形改变，部分患者出现间质性改变，亦可见晕轮征、新月征、空洞和胸腔积液，与肺曲霉菌病不易鉴别。肺上叶病变多见，其次为下叶。超过 40% 的病例出现空洞，空气半月征较曲霉菌肺炎少见，一旦出现提示患者有可能出现大咯血，但预后却相对良好。毛霉菌具有极强的组织穿透能力，常侵蚀肺小动脉，形成肺动脉栓塞、肺梗死、肺动脉瘤及假性血管瘤，并可侵及气道，形成黏液性、脓性或凝胶状分泌物，导致气道狭窄梗阻、黏膜红肿溃疡等。本病常发生于重症患者的晚期，尤其白血病和淋巴瘤患者最易直接感染，如无有效治疗，大多数患者可数日内死亡，多死于大咯血。如患者伴发糖尿病，常于 2 至 10 天内死亡。

3. 皮肤型毛霉菌病（cutaneous mucormycosis） 是毛霉菌病中最轻的一种类型，死亡率低，预后较好。临床相对少见，多与烧伤、创伤和手术有关，也可来源于其他部位的播散。往往是皮肤烧伤或钝器伤后继发感染所致，与其他型相比较少伴有基础疾病，主要表现为皮肤急性炎症及组织肿胀，表现为进行性增大的硬结或斑块、化脓、中心坏死，常形成焦痂。重度烧伤患者在创面深达皮下、肌肉时，易合并毛霉菌感染，病灶中出现毛霉菌菌丝，并可见肌肉坏死，急性炎细胞浸润。坏死组织可脱落形成大的溃疡。病变也可累及皮下组织、脂肪、肌肉及筋膜等。按病变程度可分为浅表型和坏疽型两种。浅表型原发于皮肤和黏膜，逐渐形成斑块和结节，缓慢向周围扩展，持续数年不播散，无系统损害；而坏疽型进展快，可形成坏死及焦痂，并进行性扩展，常累及皮下脂肪、肌肉和血管，临床表现和组织病理类似于坏疽性脓皮病。感染向深部结构侵犯时可发生坏死性筋膜炎、骨髓炎，甚至播散。肉眼所见皮损常为特征性的黑色焦痂。

4. 胃肠型毛霉菌病（gastrointestinal mucormycosis） 临床极其少见，多发生于早产、严重营养不良的婴儿或儿童患者，结核病患者，慢性消耗性胃溃疡，特别是胃部巨大溃疡或合并穿孔者，易发生霉菌感染，包括毛霉菌和曲霉菌，可能是通过食入被毛霉菌污染的食物而感染，使用污染的面罩、鼻胃管喂养等也是可能的致病因素。胃、十二指肠溃疡合并毛霉菌感染者近年来亦逐渐增多。本型可发生在消化系统的任何部位，最常见的病变部位是胃，其次是大肠。原发感染以婴幼儿、儿童多见，在不足一岁的幼儿患者中，累及胃者为59%，累及结肠和小肠者分别为53%及24%。而在2～18岁的患者中，累及胃、食管、小肠、结肠的比例分别为85%、38%、31%和31%。

临床主要表现为发热、腹痛、腹泻、胃肠道出血（呕血、黑便）及消化性溃疡等。国内统计1586例行胃镜检查的胃十二指肠溃疡患者，毛霉菌病的发病率约为5.8%，远高于国外，但原因不明。消化性溃疡的存在是继发毛霉菌感染的病理基础，溃疡的特征为一大、二深、三不整。溃疡底部肉芽组织中见有毛霉菌菌丝，周围有急性炎细胞浸润。也有文献称消化道感染主要累及回肠末端、盲肠和结肠，引起腹痛和便血，食管及胃较少见，严重时可引起胃肠坏死、穿孔。

5. 播散型毛霉菌病（disseminated mucormycosis） 指累及两个或两个以上不相连器官的毛霉菌感染，是最严重的类型，多为血行播散所致。上述4种毛霉菌病均可能发展为播散性感染，可广泛播散至脑、肺、胃肠道、心、肾及其他器官，最常见的部位是肺部。常见于严重的免疫缺陷宿主、中性粒细胞减少症或淋巴瘤患者，其次为血液恶性肿瘤或接受器官移植的患者，长期使用抗生素及免疫抑制剂的患者，化疗、糖皮质激素及去铁敏、去铁胺治疗的患者。较多患者常合并细菌、病毒或其他病原体感染。临床上如出现持续发热，并伴有呼吸道、消化道及神经等症状时应考虑播散型毛霉菌病的可能。

毛霉菌菌丝具有很强的侵袭血管的能力，侵入血管的菌丝可随血流向全身各器官播散，致播散型毛霉

菌病。所到之处表现为化脓性炎，被感染组织发生严重坏死和化脓性炎，其中可见毛霉菌菌丝存在，这是诊断毛霉菌的主要依据。常在血管内可查见菌丝。原发部位常在肺，由肺动脉中的毛霉菌开始向全身播散，中性粒细胞减少者易发生播散型毛霉菌病，播散部位以脑部最多见，其他内脏如心、肝、眼球、胃肠、皮肤等均可见，还可播散至骨、腹主动脉及隐静脉。本型生前诊断率仅有9%，病死率高达96%。

6. 其他型毛霉菌病（miscellaneous mucormycosis） 现有文献多为个例报道，可发生于肝、肾、心、脑、骨、膀胱、耳、纵隔和腹膜等，也可出现多脏器受累。李建宏等报道3例原发于肾的毛霉菌病，均无免疫功能低下的原发疾病，起病即以肾脏局部病变为唯一表现，病程中也未广泛播散或影响对侧肾脏。也有文献报道单发的膀胱毛霉菌感染。

移植肾毛霉菌病偶见报道，可能与肾移植后的免疫抑制有关。病变肾脏出现化脓性炎，肾小管管腔扩张，腔内充满脓细胞，间质内亦可见微脓肿形成，脓肿可见菌丝。血管侵犯也是毛霉菌病的特征，血管壁及其在组织周围可见大量菌丝伴中性粒细胞浸润，血管腔内亦可见大量菌丝，形成霉菌性血管炎。

【诊断与鉴别诊断】

毛霉菌病临床表现虽有一定的特征性，但大多数并无特异性，毛霉菌病的早期临床症状、体征与其他侵袭性真菌病相似，无特异性。胸部X线及常规细菌学检查无诊断意义，常规培养阳性率极低。诊断主要依靠患者特殊的基础性疾病（如糖尿病、严重烧伤、免疫损伤等）、临床表现、使用抗生素无效、病变部位标本真菌镜检及培养、纤维支气管镜检查、经皮肺活检发现特征性菌丝和病理改变等来确诊。

1. 病理学检查 确诊毛霉菌病需要组织学依据，受累组织的病理学检查是毛霉菌病诊断的金标准。经纤维支气管镜肺活组织检查、开胸探查、经胸壁针吸肺活组织检查有助于及时准确地诊断。病变组织严重坏死，其中可见大量巨噬细胞、中性粒细胞、嗜酸性粒细胞浸润，间质纤维组织增生侵袭血管，毛细血管壁增厚，出现血栓和组织坏死等，并可见大量特征性菌丝等，是其主要改变，可用以区别于其他丝状真菌感染。

痰液或支气管肺泡灌洗液涂片、刮取病灶组织（不用拭子）直接镜检发现毛霉菌菌丝，具有诊断意义。有学者提出支气管肺泡灌洗液直接镜检，对血小板减少症及不宜进行肺活检的患者不失为一种安全而有效的诊断方法，但灌洗液检查阴性不能除外肺毛霉菌病。

2. 毛霉菌和曲霉菌的区别 两者同属于最常见的菌丝型致病真菌，都是条件致病菌，主要通过呼吸

道入侵人体组织器官，都有侵犯血管的习性。毛霉菌与曲霉菌在病理检查上虽有许多相似之处，但也有其特点可资鉴别。曲霉菌可长期寄生于正常皮肤或黏膜表面而不引起损害，毛霉菌总是侵犯组织引起病变；取病变组织直接镜检，与曲霉菌比较，毛霉菌菌丝较粗大，无分隔或极少分隔，菌丝壁较厚，分支少，侧支与母支的分支呈直角。在常规 HE 染色下毛霉菌菌丝呈淡蓝色，PAS 染色呈淡红色，嗜银染色呈黑色；标本接种于沙氏琼脂培养基上的毛霉菌菌落，开始为白色，以后渐变灰黑色，菌丝体可长出孢子柄，末端生有孢子囊孢子，偶可看到接合孢子。两者区别见表 14-5-3。

表 14-5-3　曲霉菌与毛霉菌组织病理形态对比

曲霉菌	毛霉菌
菌丝较细长，粗细较一致，直径5～7μm，向同一方向生长	菌丝较粗大，粗细不等，不规则，比曲霉粗2～3倍，菌丝生长杂乱，无方向性
菌丝有横隔，略弯曲	菌丝无横隔，较直，中空，横切面可呈囊状
菌壁较薄，呈45°锐角分支，二叉分支	菌壁较厚，分支少，约呈90°直角分支
有许多小圆形孢子，有时形成分生孢子柄	孢子少见或缺如
在组织中生长紧密群集，侵袭血管较少见	在组织中松散生长，易侵犯血管，形成血栓
HE染色呈嗜酸性，红色	嗜碱性或双染性，浅黄色

3. 免疫学检查　近年开展的真菌抗原检测如 G 试验（1，3-β-D- 葡聚糖抗原检测）、GM 试验（半乳甘露聚糖抗原检测）等在毛霉菌感染时均为阴性，而曲霉菌感染时均为阳性。因此，对于有高危因素的患者应重视其早期表现，尽早对受累组织活检以确诊。

4. 分子生物学检查　应用 PCR 技术来辅助诊断，Schwarz 等通过对内部转录间隔区（ITS）的研究认为这是一种可靠的鉴别不同接合菌的方法。也有学者尝试通过多重 PCR 技术对临床标本进行致病菌的检测。但分子生物学诊断技术在临床应用中仍在完善。

六、镰刀菌感染

镰刀菌（*Fusarium*）是土壤中常见的腐生菌，为条件致病菌，由镰刀菌属真菌感染引起的疾病称为镰刀菌病（Fusaridiosis），也称镰孢霉病。在免疫力正常宿主中可引起皮肤、软组织、角膜、指甲等局限性感染，而播散性或系统性镰刀菌病几乎仅发生于免疫受损患者，如白血病、淋巴瘤、骨髓移植、实体器官移植、化疗、严重烧伤患者等，近年发病率有升高趋势，因而受到关注。临床常见的致病镰刀菌主要有茄病镰刀菌（*F. solani*）、串珠镰刀菌（*F. moniliforme*）、尖孢镰刀菌（*F. oxysporum*）等。

【生物学性状】
镰刀菌属于无色丝孢霉菌，在自然界分布极广，极易侵犯田间的谷物和仓库贮存的各种粮食。在沙氏琼脂培养基上培养时，生长迅速，可产生浅紫色或玫瑰红色色素等。经小琼脂块培养，镜下可见大分生孢子、小分生孢子、分生孢子梗、透明分隔的菌丝、厚壁孢子等。①大分生孢子，为多细胞性孢子，是镰刀菌属的特征性结构，孢子两头尖，中央弯曲，形似镰刀或豌豆荚、纺锤、橘瓣，或呈柱状、腊肠样等，有多个（一般 3～10 个）分隔，明显或不明显，产生于分生孢子座上的孢子形态比气生菌丝上的典型和稳定。②小分生孢子，多为单细胞性，是镰刀菌分类的主要特征，其形态多样，多呈卵圆形、纺锤形、肾形或棒状，小孢子形成于气生菌丝上，呈单生，串生或假头状增生。③厚壁孢子，孢子形成于菌丝和分生孢子中，也是镰刀菌分类的主要特征，通常为圆形或卵圆形，壁光滑或有突起，绝大多数无色，少数为褐色或肉桂色，多生于菌丝的顶端或中间。④产孢细胞，是鉴定镰刀菌的一个重要依据。Booth（1971）提出镰刀菌的 4 种产孢细胞，即简单瓶梗、多出瓶梗、多芽产孢细胞和层出瓶梗，在培养初期菌丝较稀疏，容易发现产孢细胞。⑤分生孢子座和黏分生孢子团，是产生分生孢子的形态和物质基础。

【发病机制】
1. 易感人群　具有以下危险因素者，如白血病或其他恶性肿瘤并接受放射治疗和（或）化学药物治疗，骨髓或器官移植，曾接受或正在接受免疫抑制剂治疗，有移植物抗宿主病的症状和体征，外伤或手术后长期住 ICU，长期使用机械通气，体内留置导管，外周血中性粒细胞减少，有慢性基础疾病，有侵袭性真菌感染病史，全胃肠外营养和长期应用广谱抗生素治疗，持续应用类固醇激素 3 周以上等，均为镰刀菌感染的易感者。

2. 传播途径 ①直接接触传播，四肢或躯干机械性损伤处接触到被镰刀菌污染的物体可导致皮肤、软组织或黏膜的感染，引起浅部真菌病，如带菌的麦穗划破角膜可致角膜炎；②呼吸道传播，在农作物收获季节，空气烟尘中含有镰刀菌及其毒素，这些毒物通过易感者的鼻窦、呼吸道吸入后会引发支气管哮喘、鼻炎、肺泡炎；③医院内镰刀菌感染，与其在医院供水系统中的定植有关。

3. 致病作用 镰刀菌是一种条件致病菌，该菌及其代谢产物均可引起疾病。实验研究发现，镰刀菌产生的镰刀菌毒素可干扰鞘脂代谢、叶酸转运，并影响胚胎培养过程中神经管的发育，提示在食用被镰刀菌毒素污染的玉米的人群中，镰刀菌毒素可能导致人类神经管发育异常；在南非发现玉米中富含镰刀菌毒素的地区食管癌的发病率很高，提示镰刀菌毒素还可能与食管癌的发病有关；有些镰刀菌产生 A 型和 B 型单端孢霉烯族毒素，A 型单端孢霉烯族毒素类包括 T-2、HT-2 等多种，其中 T-2 是该组中最重要的毒素，因为其抑制真核生物蛋白合成并且对白细胞毒性很大，常导致免疫抑制，T-2 毒素进入人体后沉积下来，可抑制软骨组织生长，随之造成人体骨骼停止生长，骨关节还会慢慢发生病变，最终导致缺血性股骨头坏死，T-2 毒素亦可导致骨髓造血组织的坏死和内脏器官的出血；B 型单端孢霉烯族毒素可削弱实验动物的免疫系统，致使该动物对多种微生物易感。拟枝孢镰刀菌和梨孢镰刀菌侵犯谷物后，在田间越冬而产生强烈的毒素，可引起一种食物中毒性白细胞缺乏病。

在免疫力低下的患者，镰刀菌还可引起系统性疾病或播散性感染，侵犯尿道、膀胱、脑、肾、肝、脾、肺、心、骨、胰腺等。播散性感染多见于中性粒细胞减少及骨髓移植者。由于应用细胞毒性药物治疗白血病以及器官移植增多，侵袭性和播散性镰刀菌感染病例近 20 年内逐年增多。在某些研究中心，白血病患者、实体器官移植受者和异体骨髓移植或干细胞移植受者等高危人群中，镰刀菌是仅次于曲霉菌感染的第二大最常见的病原菌。播散性镰刀菌病是一种可危及生命的疾病，免疫抑制的严重程度和持续时间是决定镰刀菌病预后的最主要因素。

镰刀菌所致真菌性肺炎的发生率在近年上升较快，免疫损伤者在吸入镰刀菌孢子后常发生肺部感染。白血病是迄今最易合并镰刀菌肺炎的疾病，其中茄病镰刀菌最常见，其次为尖孢镰刀菌、轮生镰刀菌。茄病镰刀菌的临床分离株可产生环孢毒素，环孢毒素是一种免疫抑制复合物，对该菌种的致病性有一定作用。

器官移植患者镰刀菌感染逐渐增多，这可能是巨细胞病毒或假丝酵母菌感染得到了较好的控制，因而镰刀菌感染的比例相对升高。在一篇造血干细胞移植合并镰刀菌病的回顾性综述中，发现在该人群中有 3 个易感时期，即移植物移入之前、移植后 62～100 天和移植 1 年后，其中移植后 100 天内发病率最高，可能是移植后 62～100 天中性粒细胞数量尚未恢复正常，而移植 1 年后是长期服用免疫抑制药物抑制排异反应造成的。实体器官移植（SOT）受者发生的镰刀菌感染通常是局限的，在移植较长时间后发生，并且预后较好。

【病理变化】

镰刀菌是引起真菌性角膜炎最常见的病原菌，其次为曲霉菌和假丝酵母菌。有研究表明，茄病镰刀菌是镰刀菌性角膜炎最主要的致病菌，其次为单隔镰刀菌、尖孢镰刀菌。病理表现为角膜溃疡、炎细胞浸润、结膜充血、分泌物增多、虹膜纹理不清，甚至前房积脓、眼内炎等。镰刀菌如从呼吸道和皮肤侵入机体，可导致肺、肝、脾、肾等器官深部真菌病。主要病变为慢性肉芽肿，有时肉芽肿可破溃，愈合后无明显瘢痕。镰刀菌也可侵犯血管，引起周围组织的坏死，或导致关节炎、鼻窦炎、甲真菌病和足菌肿等。病灶中可见到有分支、分隔的菌丝，分支呈锐角，无色素，类似于曲霉菌。六胺银和 PAS 染色可清晰地显示菌丝结构，偶见透明的菌丝壁呈球状（图 14-5-91，图 14-5-92）。

【临床表现】

镰刀菌可通过皮肤黏膜、呼吸道等部位引起皮肤、角膜、内脏或系统性感染。75% 的镰刀菌病可有播散性表现和皮肤损伤的表现。镰刀菌感染局部的表现包括角膜结膜炎、甲真菌病、甲沟炎、蜂窝组织炎、足菌肿等。皮肤病变早期表现为红斑、丘疹、结节，以紫色结节伴中心坏死最常见，皮损可有痒痛。眼部感染表现为角膜炎以致角膜溃疡，还可引起眼内炎。播散性感染可有真菌血症并导致肺炎、肝炎、骨髓炎、关节炎、鼻窦炎、甲真菌病和足菌肿等。在烧伤皮肤上，镰刀菌可在痂和组织碎屑上大量繁殖，但一般不侵犯周围组织，偶可引起播散性感染。

由镰刀菌毒素引起的中毒症状为明显的乏力、头痛、头晕、呕吐、腹泻和中枢神经系统功能的严重紊乱。患者可有持续性发热但积极的抗菌治疗无效。

北京同仁医院眼科研究所报道的 775 例真菌性角膜炎，镰刀菌感染占 58.7%，以茄病镰刀菌最多见，

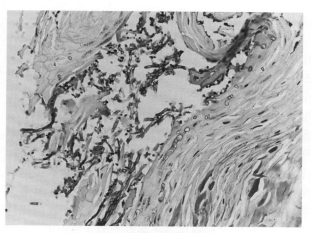

图14-5-91 镰刀菌病

病灶中可见到有分支和分隔的菌丝，分支呈锐角，无色素，类似于曲霉菌，PAS染色，菌丝呈紫红色，排列松散不规则，附近有孢子（徐和平惠赠）

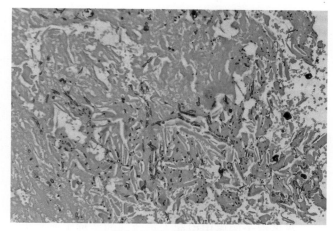

图14-5-92 镰刀菌病

GMS染色，可见病灶中黑色菌丝，有分支和分隔，锐角分支，有孢子，无色素，需与曲霉菌鉴别（徐和平惠赠）

其次为串珠镰刀菌，曲霉菌占16.8%。镰刀菌性角膜炎很难治疗，尤其是茄病镰刀菌引起的角膜炎较之其他真菌性角膜炎预后更差，并且导致迅速的角膜脱落和严重的视力损害，甚至失明。

【诊断与鉴别诊断】

镰刀菌病的诊断应考虑宿主因素、临床表现、微生物学检查和组织病理学4个方面。患者如有上述免疫损伤等易感因素和相关临床表现，应取皮屑、脓液、甲屑、角膜溃疡刮取物、活体组织等，显微镜下可查见有分支和分隔的菌丝，类似曲霉菌的镜下表现。在活检组织中见到上述病变，以及有分隔和分支的菌丝也可诊断，但应与毛霉菌、曲霉菌等真菌鉴别，菌种的鉴定主要依靠真菌培养。镰刀菌的血培养阳性率比曲霉菌高，在沙氏培养基上，气生菌丝丰富，镜下可见大、小分生孢子，形态多样，可资诊断（图14-5-93）。角膜刮片也可发现致病菌（图14-5-94）。

微生物学检查方面，有学者提出以下诊断标准：①合格痰液经直接镜检发现菌丝，真菌培养2次阳性；②支气管肺泡灌洗液经直接镜检发现菌丝，真菌培养阳性；③血液标本检测1,3-β-D-葡聚糖（G试验）连续2次阳性，或血培养阳性。40%～75%的镰刀菌感染病例可以在血标本中培养出镰刀菌。此外，血液标本真菌抗体测定作为疾病动态监测指标有临床意义，但不能用于早期诊断。血液标本各种真菌PCR测定方法虽然灵敏度高，但易受污染，有待进一步完善。

七、赛多孢子菌感染

赛多孢子菌病（scedosporiosis）是由赛多孢子菌属（*Scedosporium* spp.）感染引起的一类疾病。赛多

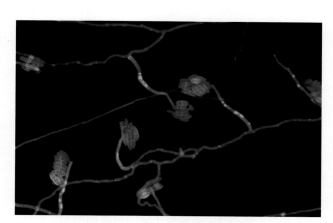

图14-5-93 茄病镰刀菌

小琼脂块培养，免疫荧光，可见大分生孢子，两头尖，中央弯曲，呈镰刀状，有多个分隔，为多细胞性

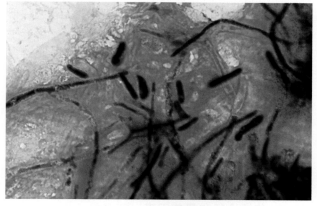

图14-5-94 茄病镰刀菌

镰刀菌可导致角膜炎，角膜刮片，革兰氏染色，可见深蓝色镰刀菌菌丝和孢子

孢子菌在土壤、污水、腐物等受污染的环境中广泛存在，主要分布于温带，热带相对少见。此类真菌为条件致病菌，可定植于受损的支气管肺泡，也可引起皮

肤软组织感染形成足菌肿或其他器官的感染，如化脓性关节炎、骨髓炎、肺炎、脑脓肿、腮腺炎、鼻窦炎、角膜炎等。在免疫缺陷患者中还可引起播散性感染。目前该菌属引起的感染广泛分布于世界各地，20世纪80年代以前，主要是引起免疫正常患者皮肤及皮下组织感染的报道。1982年人们发现首例由溺水引起的赛多孢子菌感染，并发现该菌具有亲神经性。近年，该菌引起的感染越来越多地发生于免疫缺陷患者，引起各种组织器官的受累。近年我国关于该菌属引起系统及播散性感染的报道也日渐增多。

【生物学性状】

赛多孢子菌属中引起人类致病的菌种主要是尖端赛多孢子菌（Scedosporium apiospermum）、波氏假性阿利什霉（Pseudalles cherium boydii）和多育赛多孢子菌（S. prolificans），近年亦有其他菌种引起感染的报道。波氏假性阿利什霉是尖端赛多孢子菌的有性期，在沙氏、脑心浸液和血琼脂培养基等普通培养基上即可产生特征性的闭囊壳，而尖端赛多孢子菌仅在玉米培养基或马铃薯琼脂培养基等特殊培养基上才产生闭囊壳。波氏假性阿利什霉既有有性期，也有无性期，在单菌落培养中亦可产生闭囊壳。而多育赛多孢子菌缺乏有性期。

临床样本中分离的菌株很少产生有性期结构，通常需要培养 2～3 周才能见到闭囊壳形成。闭囊壳成熟后，囊壁破裂释放出子囊，通常为球形或近球形，内含 8 个子囊孢子。子囊孢子呈卵圆或椭圆形，光滑，淡黄褐色，常内含油滴，且底部没有缩窄，这是有性期子囊孢子和无性期产生的分生孢子的主要区别。波氏假性阿利什霉的无性期形态可表现为赛多孢子菌型和黏束孢子菌型。赛多孢子菌型为有隔无色圆柱形菌丝，其上形成产孢细胞。产孢细胞有环痕，可产生卵圆形、棕色分生孢子。单生的环痕分生孢子是赛多孢子菌型的特征性表现。黏束孢子菌型则表现为僵直、橄榄棕色的菌丝束，末端形成刷状细长的产孢细胞，产孢细胞的形态与前者相似，但相对更小，分生孢子更细长且颜色更淡。无性期以赛多孢子菌型的形态最为多见，但同一菌株可能同时表现出赛多孢子菌型和黏束孢子菌型两种形态。

【发病机制】

1. 传播途径和易感因素　赛多孢子菌可通过损伤的皮肤黏膜感染，也可因吸入被赛多孢子菌污染的水而发病。各种原因导致的免疫损伤或缺陷是本病的易感因素。免疫缺陷人群中可发生赛多孢子菌的侵袭性或播散性感染。与隐球菌病和组织胞浆菌病不同的是，该病很少发生于 HIV 感染的早期。在免疫功能正常者中赛多孢子菌感染相对罕见。

2. 致病作用　目前关于赛多孢子菌感染的致病作用尚未阐明。体外研究显示，巨噬细胞对多育赛多孢子菌的分生孢子具有较强的吞噬作用，多育赛多孢子菌可诱导人单核细胞释放 TNF 和 IL-6，可能与其细胞壁的特殊成分有关。IL-15 可有效增强中性粒细胞对多育赛多孢子菌菌丝的破坏作用，但对尖端赛多孢子菌没有作用，提示后者可能对人类的毒力更强。体内相关研究发现，多育赛多孢子菌比尖端赛多孢子菌的毒力更强。回顾性病例分析表明，多育赛多孢子菌感染的死亡率显著高于尖端赛多孢子菌，真菌黑色素可能是影响多育赛多孢子菌毒力的主要因素。尖端赛多孢子菌可分泌与烟曲霉类似的胞外蛋白酶，从而发挥其毒力作用。波氏假性阿利什霉细胞壁中的 β-葡聚糖可抑制巨噬细胞对分生孢子的吞噬和消化，也可通过 Toll 样受体 -2、CD14 和 MyD88 诱导固有免疫系统相关的细胞因子的释放。β-葡聚糖主要通过巨噬细胞的 Dectin-1 诱导 TNF-α、IL-1、IL-6 和其他炎症前因子的释放引起炎症反应。尖端赛多孢子菌和多育赛多孢子菌均具有嗜铁活性，可能与此类孢子菌具有亲神经性有关。

【病理变化】

赛多孢子菌感染以肺部和皮肤软组织较多见，但在免疫损伤人群，可发生播散性感染，累及脑、眼甚至人体各种组织。足菌肿也是赛多孢子菌感染常见的病变，详见第六节。

赛多孢子菌所致病变包括：①局部组织变性坏死，坏死组织可液化并侵蚀周围组织，以致溃疡或空洞、窦道、瘘管形成；②炎性渗出，急性期以中性粒细胞为主，形成化脓性病变或小脓肿，慢性期则见混合型慢性炎细胞浸润，导致受累器官的急性或慢性化脓性炎症；③组织细胞增生和肉芽肿形成，主要见于足菌肿；④在病变组织中出现丝状真菌和孢子，是确定感染原因的重要依据。

在细胞涂片和组织切片中，赛多孢子菌菌丝通常是薄壁的、具隔膜的透明菌丝，直径约 2.5～5μm。赛多孢子菌分支不甚规则，常为锐角分支或二叉分支，常见典型结构是菌丝末端或侧缘的球形厚壁孢子，直径可长达 20μm 以上，有时易被误认为酵母菌。赛多孢子菌、曲霉菌、镰刀菌都能产生透明分隔菌丝、锐角分支，需要仔细鉴别。赛多孢子菌菌丝比曲霉菌的菌丝更短，排列更不规则；曲霉在组织病理切片中表现为规则 45°角二叉分支。镰刀菌感染病灶中菌丝较分散、稀少，并有较多孢子。必要时可在病变组织中对菌丝进行特殊染色，如 PAS 染色、GMS 染色或免疫荧光染色（图 14-5-95 ～图 14-5-98），或开展原位杂交或核酸检测，以区分组织标本中的赛多孢子菌、曲霉菌和镰刀菌。

【临床表现】

冯小艺等检索 2000 年 1 月至 2020 年 9 月相关文献，共检索到 1000 余例赛多孢子菌病，除国外 1 篇对上百例尖端赛多孢子菌病病例进行回顾性研究外，大部分为散发报道或仅有数十个病例的集中报道，其中尖端赛多孢子菌致肺部感染报道 400 余例，多发生于肺囊性纤维化患者及肺移植患者，发生于免疫正常宿主者相对罕见，仅 40 余例。另一项对 107 例赛多孢子菌病的研究显示，最易受累的部位为肺（24%）、中枢神经系统（20%）和骨（18%），大约 21% 的患者发生播散性感染。赛多孢子菌具有侵袭力强、感染部位广、对多种抗真菌药物耐药、预后差等特点。因其侵

袭力强，在免疫功能严重受损的患者中，极易发生播散性感染，可引起休克及多器官衰竭。也有文献称播散性感染可达 44.4%，肺真菌病达 29%，骨及关节感染达 10.4%。国内文献近 20 年报道的免疫正常宿主发生尖端赛多孢子菌感染中，外伤后关节及眼部感染 5 例，肺部感染 4 例，脑脓肿 2 例。

1. 足菌肿　足菌肿是由放线菌、真菌等病原体感染引起的一种特殊疾病，真菌性足菌肿约占 10% ～ 33%，可由波氏假性阿利什霉或尖端赛多孢子菌和多育赛多孢子菌引起，主要由波氏假性阿利什霉引起，在男性中更为多见，男女比例大约为 3 : 1 ～ 5 : 1，20 ～ 45 岁人群最常见。波氏假性阿利什霉足菌肿主要见于温带。发病前常有外伤史，如异物刺伤、擦伤、农具割伤等。足和下肢最易受累，偶可累及上肢和头面部。在外伤部位首先出现界限清楚无痛性皮

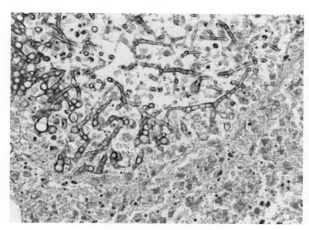

图14-5-95　赛多孢子菌
菌丝有分支，有横隔，与曲霉菌相似，但菌丝一般比曲霉菌更细更短，排列也更不规则，菌落的外围常有膨大的分生孢子，周围组织有坏死（徐和平惠赠）

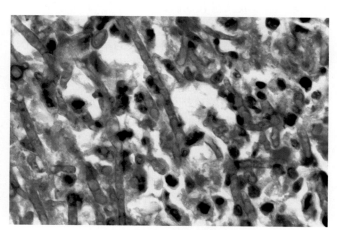

图14-5-96　赛多孢子菌
菌丝较细半透明，有横隔和分支，菌丝间有炎细胞渗出。PAS染色（徐和平惠赠）

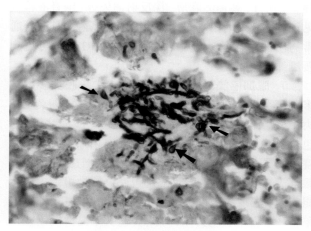

图14-5-97　赛多孢子菌
菌丝有分支，有横隔，与曲霉菌相似，但菌丝比曲霉菌更细更短，排列也更不规则，菌落的外围常有分生孢子（箭头）。GMS染色（徐和平惠赠）

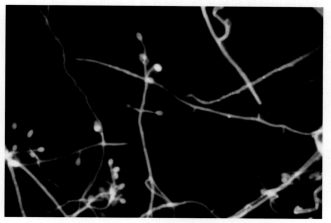

图14-5-98　赛多孢子菌
免疫荧光染色，显示尖端赛多孢子菌菌丝和孢子（任振辉惠赠）

损，缓慢扩大，经久不愈，其上可有硬结节，周边围绕波动性、囊肿样改变。多发性结节可自行破溃流脓，脓液内可见质软的白色或黄白色颗粒。皮损早期少有窦道形成，通常在感染 1 年左右出现。脓液排出后窦道可自行闭合，但可再形成新的窦道，并与原有窦道相通。随病情发展，病变可累及皮损周围的韧带、关节软骨和骨骼。骨骼受累的特征性改变是溶骨性损害和骨重建，可引起各种畸形和残疾。该病通常无自觉症状，当继发感染时可能出现疼痛等症状。赛多孢子菌引起的足菌肿与放线菌足菌肿相比，病程更长，皮损相对更干燥，渗出较少。该病在临床上应注意与放线菌病、皮肤癣菌肉芽肿、慢性骨髓炎、着色芽生菌病、疣状孢子丝菌病、皮肤结核、分枝杆菌病、丝虫病、淋巴瘤和皮肤肿瘤等鉴别，参见第六章足菌肿部分。

2. 呼吸道定植 赛多孢子菌最常累及肺和上呼吸道，主要表现为一过性局部定植、肺支气管腐物寄生、真菌球形成及侵袭性假性阿利什霉病（假性阿利什霉性肺炎）等几种形式。呼吸道定植通常发生于原有呼吸系统疾病造成气道空洞形成的基础上，如支气管扩张、慢性阻塞性肺气肿、肺结核、肺囊性纤维化等。尖端赛多孢子菌肺部定植并腐生导致的典型改变是在已经存在的空腔或扩张的支气管中形成真菌球，在影像学上与更为常见的曲霉球无法区分。

真菌球多见于肺和鼻窦，但亦可见于其他器官，其组织学特征的变化与其受累器官有关。肺真菌球有清晰的分层，中央为菌丝、分生孢子梗和分生孢子，外围则主要由菌丝体形成。在宿主坏死组织基础上形成的真菌球，中央通常为血管血栓形成和真菌侵袭形成的结节性梗塞，患者可表现为咳嗽、咯血。肺真菌球通常持续存在，在免疫缺陷时可能引发播散性感染。副鼻窦真菌球临床可表现为急性、亚急性鼻窦炎，伴头面部疼痛和暗灰色黏稠分泌物流出。

过敏性肺支气管假性阿利什霉病（ABPM）通常由波氏假性阿利什霉感染引起。临床表现为哮喘、紫绀、呼气相延长、喘鸣、持续咳嗽伴黏痰、肺部炎症、系统或肺嗜酸性粒细胞增多症以及血 IgE 和 IgG1 水平持续性增高，晚期可出现肺纤维化。在 128 例肺囊性纤维化患者气道分离出的丝状霉菌中，尖端赛多孢子菌位列第二，仅次于曲霉。肺囊性纤维化患者呼吸道的定植通常是无症状的。尖端赛多孢子菌感染经常发生在短暂的曲霉菌感染或曲霉菌感染治愈后。

3. 肺部感染 当有呼吸道定植且机体免疫状态低下时，赛多孢子菌的分生孢子可出芽，菌丝黏附入侵，出现坏死性肺炎，也可因真菌致敏出现喘息情况，或在原有气道空洞中寄生形成真菌球，三种状态

可相互转换。溺水的免疫正常患者也可出现肺部的侵袭性感染。常见的临床表现有发热、咳嗽、咯血、肺部啰音、呼吸困难和胸膜炎性胸痛。胸部影像学检查变化较大，可表现为单侧局灶性或双侧弥漫性浸润，也可表现为支气管肺炎。赛多孢子菌和曲霉菌的肺部感染的临床和影像学表现很相似，需注意鉴别。侵袭肺组织可出现晕征、新月形空洞、局部肺实变，部分患者可有坏死性肺炎的影像学表现。

4. 皮肤和皮下感染 赛多孢子菌引起的皮肤感染与曲霉菌相似，均可表现为瘀斑、坏死性丘疹、出血性大疱，亦可出现孤立性溃疡、浸润性红斑结节、皮下脓肿、毛囊炎或孢子丝菌病样的化脓性结节、溃疡等改变。肺部感染如果没有及时控制，也可累及皮肤，表现为斑丘疹、坏死性结节等损害，还可出现肌痛、中枢神经系统局灶性受累的表现，提示可能有肺部感染的血行播散。

5. 骨骼、肌肉、关节感染 深部组织的局限性感染可引起骨髓炎、化脓性关节炎等表现，真菌的血行播散也可累及骨关节。临床表现为水肿、红斑、疼痛、皮温增高、活动受限等急性化脓性关节炎的特征。感染早期影像学检查大多正常，MRI 检查可见到关节渗液、滑膜炎以及早期骨髓炎征象。

6. 中枢神经系统感染 主要表现为脑脓肿为主的占位性症状体征，如头痛、发热和局灶性神经缺损（focal neurologic deficits）等。免疫正常患者多继发于脊髓麻醉术后或中枢神经系统的外伤，免疫缺陷患者多因免疫抑制治疗后真菌的血行播散所致。溺水患者的波氏假性阿利什霉或尖端赛多孢子菌感染通常在溺水后数天到数周出现。脑膜炎可与脑梗死或脑脓肿伴发，多为急性、亚急性改变，极少表现为慢性经过。临床表现为头痛及下腰痛，体格检查可见到视神经水肿、颈强直、展神经麻痹、深反射消失等。脑脊液检查见细胞增多，蛋白水平增高，糖水平下降，但培养通常为阴性。CT 检查通常正常。脊柱 MRI 检查可见到腰骶部蛛网膜炎。

7. 眼部感染 在免疫正常宿主中角膜炎多由赛多孢子菌感染引起，临床表现为局部疼痛、畏光、视力下降、流泪，可能伴有小面积糜烂、浅溃疡形成，也可引起角膜永久性损害。翼状胬肉切除术后可引起赛多孢子菌感染性巩膜炎，表现为眼部疼痛、流泪、眼部流脓和结膜水肿。远隔部位感染播散可致内源性眼内炎，表现为眼部的多发性微脓肿，多见于免疫缺陷宿主。临床表现为眼部疼痛、畏光、视物模糊或视野缺损。检查脉络膜和视网膜可见单个或多个乳白色、局灶性损害，常伴有玻璃体腔的炎症浸润和前房

积脓。通常血培养阳性。外源性眼内炎多见于免疫正常患者，通常发生于人工晶状体植入或角膜移植等眼科手术后。

8. 播散性感染　通常见于免疫缺陷患者，偶可见于免疫正常患者。临床出现脑、甲状腺、肾脏及眼等器官的栓塞，血培养可分离出赛多孢子菌。播散性赛多孢子菌感染的患者大约2/3伴有真菌血症。而复杂多样的皮肤损害通常提示真菌血行播散的可能。该型的预后很差，尤其是持续性粒细胞减少的患者，播散性感染的死亡率相当高。真菌血症时血培养的阳性率较高。

9. 其他　赛多孢子菌感染还可引起真菌性心内膜炎、动脉瘤或瓣膜疣状赘生物，亦可形成微小赘生物并引起中小血管的栓塞。赛多孢子菌亦可引起慢性前列腺炎、腹膜炎、食管炎、肾脏感染、肝脓肿等。西班牙的一项研究发现，甲真菌病中大约有3%由赛多孢子菌属感染引起。

【诊断与鉴别诊断】

赛多孢子菌感染的诊断主要依据微生物学、组织病理学、影像学、血清学及分子生物学检查。各种诊断技术在不同的感染类型诊断中的意义亦各不相同。组织病理学表现是一种有效的诊断措施，详见上述病理变化部分。

1. 临床资料　赛多孢子菌、曲霉菌、镰刀菌以及其他透明真菌的临床表现十分相似。临床见到局部肿胀、多发性窦道和颗粒排出等典型的三联征表现，则应考虑到足菌肿的可能。慢性呼吸道感染、皮肤创伤、污水淹溺（可能吸入被波氏假性阿利什霉污染的污水）等病史有提示作用。宿主的免疫损伤或缺陷状态也是赛多孢子菌感染的易感条件。尖端赛多孢子菌是溺水后引起的侵袭性感染最常见的真菌，免疫正常宿主的中枢神经系统感染最易受累（91%），平均确诊时间为感染后1个月，死亡率高达70%。

2. 直接镜检　除了常规10%KOH镜检，还可采用20%KOH结合荧光显微镜技术，有助于提高直接镜检的检出率。普通真菌染色不能区分赛多孢子菌、曲霉菌和镰刀菌。利用多克隆荧光抗体可鉴定尖端赛多孢子菌菌种。足菌肿排出的颗粒形状、构造和颜色有助于对其进行属水平的鉴定，赛多孢子菌的颗粒通常为白色，并常有鲜明的嗜伊红边缘包绕。颗粒直径1～2mm，质地软、不规则分叶，表面开裂，外周有明显的嗜酸性粒细胞带，具有特征性，在其他病原菌所致足菌肿患者的白色颗粒中是看不到的。

3. 实验室检查　获得好的、深在部位的活检标本有助于组织学和微生物学的准确诊断。对颗粒和分离自呼吸道的样本和活检标本进行接种培养前，应小心处理，尽可能避免污染。从脑脊液、脑组织及脑膜等无菌部位分离的赛多孢子菌更有临床意义；赛多孢子菌的感染可采用对流免疫电泳进行抗原检测，但抗原检测可能与曲霉菌等其他真菌存在交叉反应。尖端赛多孢子菌血清学检查可表现为真菌G试验阳性，GM试验阳性，但血清学检查存在一定假阴性和假阳性结果，需要结合其他检查技术。对病变组织也可用PCR相关技术检测赛多孢子菌感染，DNA测序技术也已用于尖端赛多孢子菌角膜感染的诊断，具有快速、敏感、准确的特点。肺泡灌洗液或局部组织的病原学二代基因测序技术（NGS）在诊断侵袭性赛多孢子菌感染中也有较好的应用前景。

4. 影像学检查　CT和MRI检查有助于判断疾病的严重程度和范围，对肺与脑感染的影像学检查可见到单发或多发结节影、局灶性浸润、肺叶浸润或双侧弥漫性浸润，偶有空洞形成，与其他真菌的感染相似，但很少见到空气半月征（air crescent）。在诊断真菌性足菌肿时，常规的X线检查可显示骨膜反应、继发性骨髓炎及溶骨性损害。足菌肿部位的CT和MRI检查有助于对疾病范围和软组织损伤程度进行准确评价。

（邓卓霖　刘德纯　郭瑞珍　肖冠英　刘红刚　朴颖实　张盛忠　鹿秀海　卢义生　丁桂龄；赵卫星　管俊昌　张香梅）

第六节　其他真菌感染

近年发现，除上述机会致病性真菌外，还有一些机会性真菌，在免疫力低下的易感人群和慢性病患者中，如糖尿病、艾滋病、白血病患者，可引起机会性感染。如木霉属（*Trichoderma*）、白僵菌属（*Beauveria*）、拟青霉属（*Paecilomyces*）、赛多孢霉属（*Scedosprium*）及帚霉属（*Scopulariopsis*）等，可污染空气，经呼吸道传播，引起皮肤、肺、脑、心等组织病变，甚至发生播散性感染。这些真菌感染发病率低，临床表现不典型，早期诊断困难，加上病原菌耐药性较高，治疗困难，死亡率也较高。因此，有免疫损伤或抑制背景的患者，如发生持续性发热，皮肤及内脏疾病症状，广谱抗生素及抗真菌治疗无效，或伴有真菌血症、指（趾）蜂窝织炎、多发性皮肤或皮下病变时，应高度考虑播散性机会性真菌感染的可能，并做进一步相关检查，明确病因，以便进行有效治疗。对于难治性感染，也要注意检查其免疫状态，包括HIV等多种病原体的检测，以便正确评估和修正诊治方案。

一、鼻孢子菌病

鼻孢子菌病（rhinosporidiosis）是西伯鼻孢子菌（*Rhinosporidium seeber*）感染引起的一种慢性真菌病，主要侵犯鼻黏膜，其特征是在鼻腔、鼻咽部等处形成息肉样病变。本病好发于热带及亚热带，80%以上的病例发生于印度和斯里兰卡，其次是南美洲的巴西和阿根廷，我国也有少数病例报道。

【生物学性状】

鼻孢子菌形成球形囊泡，称为孢子囊（sporangium），直径10～300μm，囊壁可厚达5μm，是人体组织中最大的真菌形式。不同发育阶段的孢子囊大小不等。成熟的孢子囊体积较大，内含成千上万的内孢子，可多达16 000个。靠近囊壁的孢子通常不够成熟，发育成熟的内孢子多向孢子囊中部靠拢。然后孢子囊某处（囊孔）变薄、破裂，释出成熟的内孢子。内孢子释出时直径只有6μm，然后继续发育，在长到8～12μm时，即可看到囊泡的壁，嗜碱性的核小体。以后囊泡继续长大，核不断分裂，形成大量发育中的内孢子，从周边到中心不断发育成熟，然后从孢子囊再次释出，如此循环往复，使孢子囊越来越多。

电镜下观察，孢子囊大小不等，小孢子囊内仅有颗粒状物质，中等孢子囊内可见缺乏细胞器的早期内孢子，大孢子囊内可见成熟内孢子，含有细胞核、线粒体、内质网等细胞器。

【发病机制】

鼻孢子菌通常存在于尘土、衣物和死水中，人体通过吸入或直接接触而感染，多因接触受本菌污染的水或土壤而引起，部分患者有用死水池塘的水洗脸或游泳史。部分动物如马和牛是本菌的储存宿主，可传染至人。

鼻孢子菌主要侵犯鼻腔、鼻窦和颜面部组织。人体接触（种植）或吸入鼻孢子菌后，鼻孢子菌即在黏膜或皮肤组织中生长发育，释出内孢子，引起炎症反应。当内孢子脱离孢子囊进入组织后，可引起周围组织中性粒细胞渗出，并有组织坏死而形成脓肿，亦可见浆细胞和淋巴细胞浸润，在空的孢子囊周围有巨细胞和肉芽组织及瘢痕形成。鼻孢子菌偶可通过血源播散至肾脏等器官。

【病理变化】

本病主要见于面部，好发于鼻腔和鼻咽部，也可见于上颌窦、副鼻窦、嘴唇、软腭、结膜、泪囊、喉、气管、支气管等处，偶可累及耳道、会阴、阴茎、阴道、尿道、直肠和皮肤。

典型病变最常见于鼻部，初期为乳头状或息肉状，息肉基底有蒂，表面皱缩如疣状，渐增大，因而被手术摘除送检。病变组织松脆而碎，标本常不完整，表面常有许多小白点（即孢子囊），血管丰富。瘤内如有黏液状物积聚，则如黏液囊肿。当发生在耳道时，有如耳部息肉；当发生在阴茎、肛门和阴道时，有如尖锐湿疣；发生于直肠时，有如肠息肉。

鼻孢子菌侵犯鼻黏膜常引起慢性炎症和化脓性肉芽肿。黏膜增生可形成息肉样病变，表面被覆上皮可发生假上皮瘤样增生及鳞状化生（图14-6-1，图14-6-2）。特征性表现是在表皮、黏膜上皮内和间质中查见不同发育阶段的孢子囊，使病变组织呈瑞士干酪样表现。成熟孢子囊（sporangia）为球形囊泡，界限清楚，直径可达300～500μm，圆形或卵圆形，厚壁，可含成千上万个内孢子；在囊壁破裂后排出的内孢子为圆形，厚壁，直径一般7～9μm，不出芽，继续发育为孢子囊（图14-6-1～图14-6-4）。孢子囊成熟后破裂，释出的孢子大小形态与孢子囊内的孢子相似（图14-6-5～图14-6-8）。内孢子进入间质可致炎症反应和组织坏死。息肉间质较致密，其中见淋巴细胞及浆

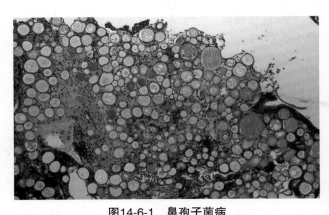

图14-6-1　鼻孢子菌病
病变组织内见许多大小不等的包囊，包囊内含多少不等的西伯鼻孢子菌孢子，伴慢性炎细胞浸润及纤维组织增生

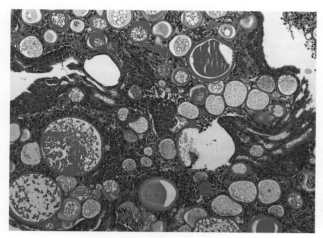

图14-6-2　鼻孢子菌病

病变组织内见许多大小不等的包囊，包囊内见含不同发育阶段的西伯鼻孢子菌孢子，伴慢性炎细胞浸润，表面上皮轻度增生

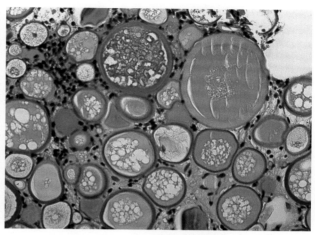

图14-6-3　鼻孢子菌病

高倍显示含有孢子的球状体，包囊大小不等，有的变形或排空，周围有炎细胞浸润

细胞浸润，中性粒细胞渗出和巨噬细胞增生（图14-6-1，图14-6-2），多核巨细胞形成，巨细胞内有时可见吞噬的内孢子，有时可见肉芽肿形成。中性粒细胞较多时可形成微脓肿，但嗜酸性粒细胞比较少见。炎细胞也可浸润到孢子囊内，破坏鼻孢子菌发育。在病变组织中看到大小不等的孢子囊及其释出的成熟内孢子是诊断鼻孢子菌病的主要依据。有的孢子囊释出内孢子后呈空心状，边缘可见少量残留的内孢子（图14-6-3～图14-6-5）。有时可见变形和塌陷、皱缩的孢子囊（图14-6-5～图14-6-7），可能为内孢子释出后受周围组织挤压所致，其周围可见散在或簇状分布的内孢子。取鼻涕或损害表面的小"脓点"直接镜检也可见鼻孢子菌孢子囊和内孢子。孢子囊及内孢子在HE染色下略呈棕色，PAS染色、六胺银染色或黏液卡红染色可显示内孢子和孢子囊（图14-6-4，图14-6-8）。

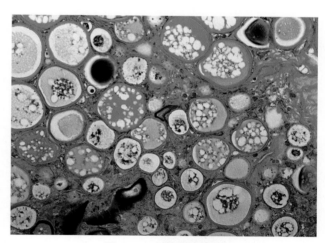

图14-6-4　鼻孢子菌病

病变组织内见许多大小不等的包囊，有些包囊内尚见多少不等的西伯鼻孢子菌孢子，GMS染色

【临床表现】

本病多可见于各年龄组，多见于儿童及青年，男多于女，鼻部最常发病，约占所有患者的72%。侵犯鼻部者多数开始为丘疹，位于近鼻孔处的鼻黏膜，逐渐增大形成乳头瘤样或带蒂的息肉样损害。表面皱缩，基底有蒂。基底多位于鼻中隔，下鼻甲前或鼻前庭。瘤内如有黏液状物积聚可似黏液囊肿，如继发感染可引起疼痛。较大息肉可以阻塞整个鼻腔，或向前露出于鼻孔外，或向后突入鼻咽部。表面光滑，细看有许多针尖或粟粒样小"脓点"，颜色鲜红或暗红，质脆软易出血。局部有痒感，因鼻腔堵塞而通气不畅，但无全身症状。有时初起损害在鼻咽部或上腭，损害向咽喉蔓延，可有异物和堵塞感。病变增大可阻塞呼吸道和咽部引起呼吸和吞咽困难。位于咽喉者也可引起呼吸困难、咽下困难。

约15%的病例侵犯眼结膜，多见于睑结膜，其次为球结膜，有时累及泪囊。一般为单侧，损害较小，患者可有眼部肿胀，眼内异物感。如损害增大可引起眼睑外翻、畏光流泪。

皮肤损害很少见，通常开始时为瘙痒性丘疹，后来发展为无痛性红斑。皮肤病变可分为3种类型：①卫星病变，通常邻近鼻部原发病灶；②全身性病变，可伴有或不伴鼻部病变，由血源性播散引起；③原发性皮肤病变，由病原菌直接接种到皮肤引起。任何一种类型的皮肤表现均可为松脆的乳头状瘤、疣状丘疹、疣状斑块、肿块或皮下结节、红斑状病变、脓肿样病变或疖样病变。皮肤病变发展缓慢，消退后亦可再长。

【诊断与鉴别诊断】

本病特征性表现为鼻孢子菌的孢子囊和内孢子，

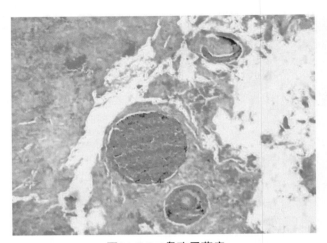

图14-6-5 鼻孢子菌病

图示大小不等的球状体（孢子囊），内含大量内孢子。部分孢子囊可能因内孢子排出而空虚或被挤压变形

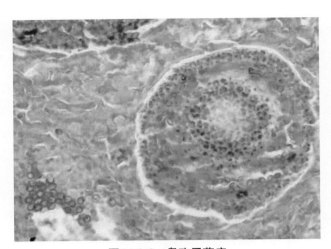

图14-6-6 鼻孢子菌病

红染无结构物质中见有球形孢子囊，其中充满内孢子，附近可见簇状和散在的内孢子逸出

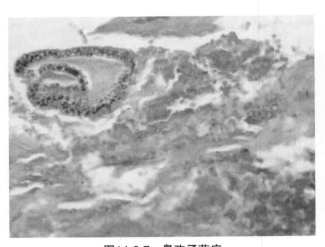

图14-6-7 鼻孢子菌病

图示中空和变形的孢子囊，囊壁内侧尚存部分内孢子，周围有簇状分布的内孢子，略呈棕色，易于辨认

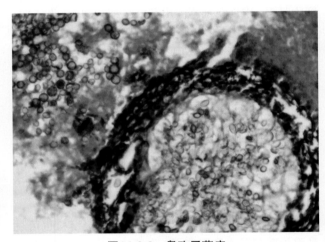

图14-6-8 鼻孢子菌病

孢子囊中部为发育成熟的内孢子，排列较疏松，囊外周有簇状分布的内孢子，与囊内的孢子相似，GMS染色

可以作为确诊依据。

鼻孢子菌与球孢子菌的区别是两者大小不等。球孢子菌的孢子囊体积较小，最大只有 50 ～ 80μm，成熟的内孢子直径亦较小，只 2 ～ 5μm 大小。黏液卡红染色能使鼻孢子菌壁染红，球孢子菌则阴性。球孢子菌在肺部多见，鼻孢子菌主要累及鼻部。球孢子菌易于人工培养，而鼻孢子菌至今未能培养成功。

鼻孢子菌感染常形成息肉状病变，应与一般鼻息肉、纤维血管瘤、鼻硬结病、鳞状细胞乳头瘤、肉芽肿性炎等相鉴别，关键是发现鼻孢子菌。

二、真菌性足菌肿

足菌肿（mycetoma）通常是由外伤感染引起的一种皮肤和皮下组织的慢性化脓性肉芽肿性疾病，常由真菌或放线菌、诺卡菌等引起。由真菌所致者称为真菌性足菌肿（eumycetic mycetoma, eumycetoma），又称马杜拉足（Madula foot）或马杜拉足菌肿（maduromycetoma），好发于足部，病原体由皮肤破损入侵，引发丘疹、脓疱或结节，常形成瘘管，流出脓血性分泌物和黑色、质硬的硫磺样颗粒。旧病灶愈合结疤，旁边又形成新的结节和化脓灶，新老交替形成肿块，故名足菌肿。本病好发于热带、潮湿和多雨的地区和季节，亚洲的印度、非洲的苏丹及中美洲的墨西哥最为多见，我国亦有少量足菌肿病例报道。此处重点介绍真菌性足菌肿。

【病因与发病机制】

引起足菌肿的真菌主要是足菌肿马杜拉分枝菌（*Madurella mycetomatis*），其他还有赛多孢子菌、甄氏外瓶霉、灰马杜拉菌、支丁真孢属、皮肤癣菌、塞内加尔小球腔菌、塞内加尔钩端菌等。星形诺卡菌、巴西诺卡菌、放线菌、链丝菌等细菌也可引起足菌肿。

上述真菌和诺卡菌、放线菌在自然界广泛存在，通常存在于木本植物和土壤中，外伤是主要诱因，局部创伤是病菌进入皮肤和皮下组织的主要途径。易感者可能通过皮肤损伤接种到致病菌，引起感染。其致病作用尚未见论述。

【病理变化】

足菌肿主要发生于足部和小腿，但类似病变也可发生于臀部、手部、前臂、胸壁、下颌、颈部、腹壁等处，亦称为足菌肿。病变主要累及皮肤，可以深达皮下组织、筋膜，甚至破坏下方的骨组织。

病变早期为化脓性炎，后期以纤维组织修复性增生为主。感染组织表现为脓肿形成、化脓性肉芽肿，常见化脓性和肉芽肿性的混合反应，常有瘘管形成。病变组织或脓肿中可见所谓硫磺样颗粒。硫磺样颗粒是由被嗜酸性物质包围的生物集群组成。颗粒周围有中性粒细胞、淋巴细胞、异物巨细胞和浆细胞浸润，颗粒内可见真菌菌丝或放线菌（图14-6-9，图14-6-10）。直接镜检和病理检查见颗粒由棕色孢子和菌丝交织而成，菌丝宽而有分隔，呈藕节状，直径2～5μm。真菌性颗粒PAS染色阳性，有时可见Splendore-Hoeppli现象。经久不愈可见肉芽组织纤维化形成瘢痕，也常形成窦道或瘘管，病菌或硫磺样颗粒可从瘘管中排出，直径0.5～2.0mm大小。有时窦道或瘘管会自发闭合，留下增厚的瘢痕，而新的窦道会发展。周围的鳞状上皮可发生假上皮瘤样增生。少数病例还可表现退行性肌炎、淋巴管炎、骨膜炎、骨质溶解和骨纤维变性等。

【临床表现】

本病好发于热带、潮湿和多雨的地区和季节。患者男多于女，中年最多，赤足劳动者最易感染。一般患者都有外伤史。本病多发于四肢，尤其手、足等暴露部位。病程呈慢性经过，一般损害局限，不累及全身，但有些病原菌可经淋巴和血行播散，累及内脏。

真菌性足菌肿临床表现有3个典型特征，即局部组织肿胀、窦道形成和排出硫磺样颗粒。感染早期局部皮肤肿胀，出现暗红色丘疹，患者自觉症状轻微。以后病变发展为结节、脓疱，逐渐融合成肿块和多发性脓肿，与皮肤粘连，表面暗红色，患者感觉皮肤瘙痒、疼痛。脓肿破溃后形成皮肤溃疡，或窦道、瘘管，瘘管引流液呈脓性及血性，皮下组织破坏时有脂状液体流出。引流物中混有颗粒，颗粒根据病原菌不同，可呈黄、白、黑等不同颜色，大小约数毫米。形成白色颗粒的是波氏假性阿利什霉或者尖端赛多孢子菌、支丁真孢属、皮肤癣菌；形成黑色颗粒的是塞内加尔小球腔菌、足菌肿马杜拉菌、灰马杜拉菌。部分陈旧皮损形成瘢痕，新结节又不断出现，以致结节、肿块、瘘管及瘢痕同时存在，布满受累肢体。病菌可侵入深部组织，如肌肉、肌腱、筋膜、骨骼，引起骨膜炎、骨髓炎和骨坏死，严重者可致骨质损害，导致严重的畸形和残疾。骨组织破坏较广泛，可累及多处骨组织，但少见死骨。影像学检查，骨受累时X线可显示骨质增生和破坏。肺部感染时可表现为广泛的浸润性阴影。

【诊断与鉴别诊断】

根据典型临床病理表现，在脓液或组织中查到硫黄样颗粒即可做出诊断。如需确定病原菌种，需要做病原学检查。①组织或脓液培养，见真菌或放线菌，

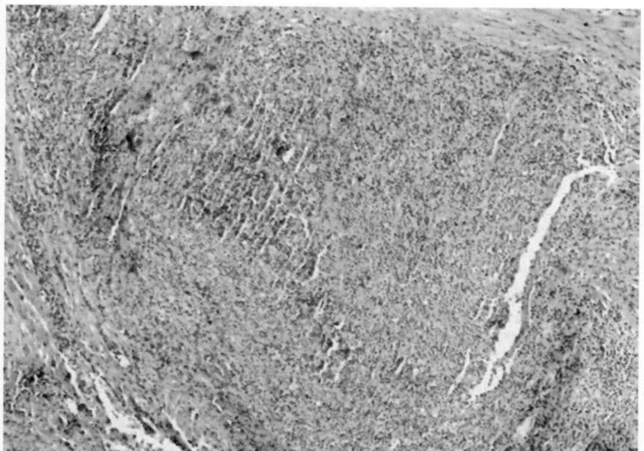

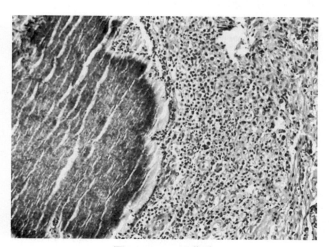

图14-6-9 足菌肿
踝部病变，图示肉芽肿形成伴中性粒细胞渗出，肉芽肿周围纤维细胞增生及炎细胞浸润

图14-6-10 足菌肿
同一病例，病灶中检出多个深蓝色放线菌团，边缘呈絮状，周围可见中性粒细胞及其他炎细胞浸润

并鉴定出其种类；②直接镜检和革兰氏染色，脓液及病变组织中可见颗粒。颗粒为圆形或不规则形团块。将颗粒状物质用生理盐水冲洗后，放于载玻片上，加20%氢氧化钠1滴，镜下可见团块由菌丝和孢子交织而成。将颗粒压碎后进行革兰氏染色，真菌性颗粒的菌丝宽而有分隔，直径2～7μm，菌丝末端和颗粒的周边有许多肿胀细胞，有的颗粒中可见厚壁孢子。

足菌肿可由多种病原菌引起，病原菌不同，其所形成的颗粒大小、质地和颜色等也有所差别，需要直接镜检或分离培养以鉴别病菌种类，指导治疗。

巴西诺卡菌可经创面伤口侵入皮下组织，引起慢性化脓性肉芽肿，表现为局部肿胀、脓肿形成和多发性瘘管。感染好发于腿和足部，故称足菌肿（mycetoma）。诺卡菌呈细丝状，弱抗酸染色阳性。放线菌性足菌肿（actinomycetoma）颗粒革兰氏染色阳性，可见纤细光滑的菌丝，直径约1μm。

三、脑着色真菌病

脑着色真菌病（cerebral chromomycosis）又称脑分枝孢子菌病（cladosporiosis），是由毛发状枝孢霉（Cladosporium trichoides，分枝孢子菌）引起的一种罕见病，我国仅有个别病例报道。脑分枝孢子菌具有嗜神经特性，主要引起脑脓肿，也可引起化脓性脑膜炎。有时可见肺部原发性病变，偶见皮肤受累，形成溃疡。本病病例报道甚少但地理分布甚广。

毛发状枝孢霉属于着色真菌，具有较长的分生孢子梗，末端分叉长出分生孢子。在人工培养基中生长迅速，形成棕色的有隔菌丝，菌丝顶端形成分生孢子梗，梗上产生圆形、椭圆形的分生孢子，呈树枝状。这种真菌可引起肺部原发性病变，提示可能通过呼吸道吸入而感染。在实验性小鼠此枝孢霉也可引起脑部病变，可能为血流播散所致。

脑部感染常表现为颅内占位性病变。手术中可发现单发或多发性脑脓肿，厚壁脓肿可被完整切除。外科切除的标本中，可见圆形或椭圆形的肿块，包膜明显，直径一般为3～4cm。切面可见肿块外周较厚、质硬，中心为灰褐色质软的脓性物质，形成脑脓肿。

镜下可见两层结构：外层为反应性胶质细胞增生带，厚5～7mm，由显著增生的胶质细胞构成，可含有微脓肿，伴急、慢性炎细胞浸润，多核巨细胞形成，毛细血管和成纤维细胞增生，但非纤维性包膜。中心有脓肿形成，常见多个微脓肿，或可融合，内含脓性渗出物和异物巨细胞。有时可伴发化脓性脑膜脑炎。少数病例病变可局限于脑膜，脑脊液中可分离出病原

菌，但多见于脑室液中，罕见于腰穿液体中。

在异物巨细胞和脓性渗出物中，可见许多棕色的菌丝和圆形的孢子。①酵母样孢子为圆形，直径8～10μm，有的出芽生长，呈管状伸长，形成菌丝。在非坏死组织中孢子壁呈棕褐色，而在脓肿和坏死组织中，其颜色较浅淡。②菌丝反复出芽，形成链状长形细胞，一般长10～12μm，直径4～5μm。菌丝分节，有清楚的横隔。尽管其名为枝孢霉或分枝孢子菌，但罕见有分枝。在孢子和菌丝中心均为无色素物质，但可被苏木素深染。在许多细胞内，可能由于固定液的使用，这种深染的原浆物质可与细胞壁分离，形成一个透亮带。因为有棕色的色素，在未经染色的脱蜡切片和HE染色切片中即可见到。真菌染色如六胺银染色可以显示更清晰。真菌培养也是必要的诊断措施。

四、无绿藻病（原藻病）

无绿藻（prototheca）是一类不含叶绿素的单细胞微生物，由其感染引起的疾病称为无绿藻病或原藻病（protothecosis）。无绿藻广泛存在于土壤、溪流、蔬菜、牛奶、污水、黏液、动物粪便、食物和腐烂的植物中，在人体可寄居于指甲、皮肤、呼吸及消化道，但在正常情况下不引起疾病，只有在创伤或机体免疫功能下降时，无绿藻可引起人与动物的感染。近年无绿藻病发病率有升高趋势。皮肤、中枢神经及全身淋巴结感染等均已有报道。全球至2012年已有160例无绿藻病报道，大多数为皮肤及皮下组织感染（93例，58.12%），部分为系统性感染（13例，8.12%），或为滑膜及软组织感染（鹰嘴滑囊型12例，7.50%）。我国2013年前已报道16例。

【生物学性状】

绿藻科中无绿藻属（Prototheca）不含细菌特有的胞壁酸及真菌特有的葡糖胺，又因缺乏叶绿素和细胞壁为两层（藻类为三层）而区别于藻类，生活周期又类似于绿藻，依靠内孢子进行无性繁殖。无绿藻属有6个种，引起人类感染的主要是小型无绿藻（Prototheca wickerhamii，威克无绿藻菌）和中型无绿藻（Prototheca zopfii，祖菲无绿藻菌），且小型无绿藻更为常见。

无绿藻在营养条件合适的情况下每5～6小时增殖一代。小型无绿藻的孢子囊直径约3～10μm，中型无绿藻为7～30μm，小型无绿藻的孢子囊为桑葚状，有多分隔的结构，内孢子常对称排列，而其他无绿藻不形成这些结构。

无绿藻生活周期与含有叶绿素的绿藻相似，有相

同的内孢子繁殖方式，能产生无色的孢子或孢子囊。孢子在成熟过程中，胞质不断裂解，形成2～20甚至更多的内孢子，演变为孢子囊。最后孢子囊囊壁破裂，释放出成熟的内孢子，释出后称为孢子。孢子重新开始新的生活周期，因而在病变组织中可以见到孢子和孢子囊。孢子呈圆形或球形，在不同的发育阶段大小不同。虽然许多学者认为无绿藻应当属于藻类，但电镜下其细胞壁为两层结构而非三层，与藻类不同。习惯上仍将其视为一种条件致病菌，把无绿藻病视为真菌病。

【发病机制】

无绿藻在自然界广泛分布，也可寄居在人体，但通常不会传播和感染。只有在受到创伤或机体免疫力下降时，无绿藻才可入侵人体而致病，也有报道通过昆虫叮咬被感染者。此外，在外科手术时创口接触含致病菌的器械或溶液，或在皮肤创伤后接触污染的水也可致感染。本病的潜伏期尚不确定，综合文献报道约为10天至4个月。创伤后感染一般在2周左右。原发性感染通常是创伤性的，病菌常在外伤后植入皮下，有时也可经呼吸道进入体内。农民、渔民、海产品处理工及水族馆的养护工可能因接触无绿藻机会多，皮肤损伤多而更易感染，但通常不会在人与人之间传播。

无绿藻的致病作用尚不明确。据研究，中性粒细胞的质与量在抗无绿藻的感染中具有重要的作用，中性粒细胞具有吞噬和杀灭无绿藻的功能，超微结构实验研究证实在有特异性IgG抗体及热稳定血清调理素存在的情况下，病原菌在中性粒细胞吞噬后60分钟被杀灭。使用糖皮质激素可以抑制淋巴细胞的活性，减弱中性粒细胞及巨噬细胞的吞噬作用。

【病理变化】

病理形态学上，一般表现为真皮和皮下的肉芽肿反应，包括淋巴细胞、浆细胞、中性粒细胞、嗜酸性粒细胞、巨噬细胞和巨细胞的混合性浸润，亦常见淋巴组织增生（图14-6-11，图14-6-12），但在某些情况下几无炎症反应。皮肤病变主要发生在汗腺上方的真皮浅层。皮肤表现为假性上皮瘤样增生，伴局灶性角化不全和溃疡形成，大量慢性炎性细胞浸润，在真皮乳头层中部或其他感染组织可见孢子囊。病变晚期可见纤维组织增生、鳞状细胞假上皮瘤样增生等病变。虽然在表皮的角质层中也能发现微生物，但未发现出芽和假菌丝。

在炎症病灶中，无绿藻的孢子囊形态比较醒目，容易察觉。巨细胞内外均可以发现含有多达50个内孢子的孢子囊（prototheca sporangia），呈桑葚（morula）样、草莓样或车轮状排列，这是小型无绿藻感染的特征，而中型无绿藻无此特点。孢子囊呈圆形或椭圆形，有折光，大小为3～30μm；内含多个厚壁内孢子，不出芽。内孢子也称子囊孢子，子囊内有密集的细胞核，每个核都被细胞质包围，分隔割裂成小团块，并逐渐形成孢子壁，最终形成子囊孢子。内孢子大小为6～11μm，常在孢子囊破裂前形成桑葚胚，使孢子囊变得更大，最后致孢子囊破裂，内孢子散出形成单个孢子。小的、单个的孢子位于巨噬细胞内或游离于组织中，许多孢子因含有内孢子而体积更大。无绿藻在HE染色的切片中，菌体染色浅淡或不着色，可用PAS、GMS和Gridley真菌染色显示（图14-6-13，图14-6-14），但通常不用阿尔辛蓝染色，黏蛋白卡红（Mucicarmine）染色可能呈阴性。

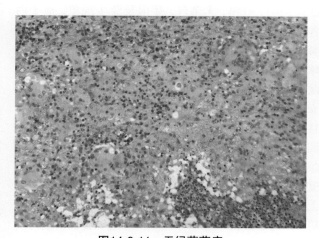

图14-6-11　无绿藻菌病

左手背部受伤后感染，镜下可见上皮样巨噬细胞增生和肉芽肿及小脓肿形成

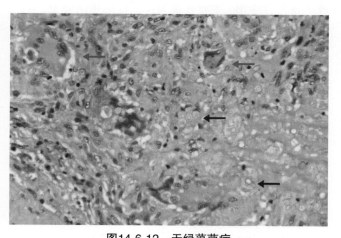

图14-6-12　无绿藻菌病

同一病例，图示炎细胞浸润背景中散在的病菌孢子，图左侧可见多核巨细胞形成

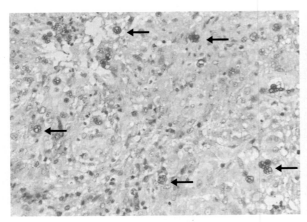

图14-6-13　无绿藻菌病
同一病例，PAS染色，肉芽肿背景下见无绿藻菌孢子，呈桑葚状（箭头）

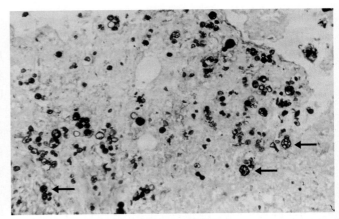

图14-6-14　无绿藻菌病
同一病例，炎症病灶中散在的无绿藻菌孢子，六胺银染色呈黑色，可见特征性的桑葚状结构

【临床表现】

根据文献报道，无绿藻病可分为3种类型：

1. 皮肤病变　皮肤型感染临床表现具有多样性，特征为在皮肤和皮下组织中发生单个或多发性病变，表现为红斑、丘疹、结节、有结痂和脓性分泌物的斑块、浅表溃疡、化脓，或广泛的肉芽肿性皮疹。其他表现为弥漫性红斑、低色素沉着区、脓肿、疣状增生、疱疹样损害，甚至萎缩性病变。病变多发生于暴露部位，最常见的感染部位是面部和四肢，为局灶性。有些患者发病前有外伤或外科手术史，患病多与创伤后病原菌侵入有关。皮肤病变大多呈局限性缓慢发展，无自愈倾向，多数患者患病前都有创伤史和污水接触史。

2. 关节滑膜病变　在已报道的病例中约20%～50%的病变累及鹰嘴滑囊，鹰嘴滑囊型感染多在发病前数周有贯穿或非贯穿性肘部创伤，特别是肘部连续损伤。病情发展呈渐变性，可从轻度硬化性变到出现严重血性渗出。主要表现为持续性鹰嘴滑囊炎，伴局部组织肿胀，疼痛。滑膜损害通常发生于非开放性的损伤后或者肘部擦伤，数周后逐渐在局部呈现轻度红、肿、热、痛，多发生于免疫系统正常的人群。

3. 系统性感染　在糖尿病、慢性肾功能衰竭、器官移植、长期应用糖皮质激素、艾滋病、恶性肿瘤等细胞免疫低下或缺陷的患者，无绿藻菌可发生系统性或播散性感染，但在非免疫低下或缺陷的人群发病也有报道。早期病变主要是皮肤损害，可呈溃疡性丘疹、脓疱、结节等损害。以后播散到脑、肺、肠道、腹膜、脾脏、淋巴结、胆囊及肝等组织。

【诊断与鉴别诊断】

无绿藻病的临床病理学表现均无特异性，其诊断主要依靠真菌学检查，即在病灶中找到病原菌。标本直接镜检、真菌培养及组织病理检查是主要手段。含特征性的内孢子是无绿藻属鉴定的一个重要特征，分子生物学的鉴定方法可将菌株鉴定至亚种或变种。对无绿藻菌种的鉴定除了菌落形态、镜下结构外，糖类、醇类的同化利用，温度试验都有助于菌种的鉴定。

1. 病理学检查　组织病理学检查中，组织反应特征为炎性肉芽肿，伴坏死、多核巨细胞形成、混合性炎细胞浸润；角化过度及假上皮瘤样增生、局灶性角化不全、淋巴样组织增生，在真皮乳头层中部或其他感染组织可见孢子囊。PAS染色、Gridley真菌染色（Gridley fungus stain）或GMS染色可清晰分辨病原菌的形态与结构。荧光原位杂交和免疫组化技术也已用于无绿藻病的病因诊断，有助于辨别无绿藻及其种类。

病变组织经10%氢氧化钾（KOH）溶液处理后制片镜检，可见大量圆形、卵圆形孢子，大小不等，菌体透明，壁厚，无菌丝、芽孢及芽生现象，孢子内含特征性的内孢子，成桑葚状或草莓状，可供诊断参考。无绿藻须与罗伯罗伯菌（*Lacazia loboi*）、粗球孢子菌（*Coccidioides immitis*）、非洲型组织胞浆菌（*Histoplasma duboisii*）、皮炎芽生菌（*Blastomycos dermatitidis*）等鉴别。罗伯罗伯菌可见多芽生繁殖，且芽生孢子与母细胞以窄颈连接，不能人工培养。非洲型组织胞浆菌及皮炎芽生菌均为多芽生，但前者芽颈较细，而后者的芽颈呈现宽基底。粗球孢子菌的厚壁球体直径为20～200μm，不出芽，其含内孢子比无绿藻多而小，但其孢子囊却比无绿藻大10～100倍。鼻孢子菌属（*Rhynosporidium*）孢子囊较大但内生孢子较小。

2. 微生物学检查　在常规培养条件下，中型无绿藻菌菌落形态为灰白乳酪样,表面平坦,中央呈纽扣状,边缘有皱褶;小型无绿藻菌菌落为半球形,边缘光滑。培养后对菌体进行染色,无绿藻菌孢子囊呈圆形或椭圆形,壁厚、无菌丝及芽孢,内含特征性的内孢子,酷似桑葚状或草莓状,这是一个重要特征。无绿藻菌因其细胞壁较厚而有较强的折光性。

荧光抗体技术可以检验出无绿藻属的感染,但不能确定到种。但近年来发展的分子生物学的鉴定方法可将菌株鉴定至亚种或变种。荧光染色也可用于诊断和鉴别无绿藻菌。无绿藻菌细胞壁不含几丁质,不能激发荧光,故荧光染色阴性,与含有几丁质的真菌不同。

(刘德纯　张　林　刘红刚　张盛忠　朴颖实;
管俊昌　赵卫星)

参·考·文·献

白洁, 刘玥, 张宁宁, 等, 2020. 皮炎外瓶霉致中枢神经系统暗色丝孢霉病2例. 中国临床医学影像杂志, 31(6):450-451.

白希清, 1987. 病理学. 第2版. 北京: 科学出版社.

鲍玲, 李素梅, 宋昌湘, 1998. 鼻腔与鼻窦曲霉菌病27例报告. 临床耳鼻咽喉科杂志, 12(9):418.

蔡晴, 刘维达, 2011. 免疫功能正常宿主深部假丝酵母菌感染. 中华临床感染病杂志, 4(2):125-128.

曹育春, 陈兴平, 曾学思, 等, 2007. 厚壁孢子根毛霉引起深部真菌病一例. 中华皮肤科杂志, 40(11):659-662.

常杏芝, 李建国, 李若瑜, 等, 2006. 中枢神经系统暗色丝孢霉病1例及文献复习. 实用儿科临床杂志, 21(10):619-621.

陈灏珠, 1997. 实用内科学. 第10版. 北京: 人民卫生出版社.

陈腊梅, 李春阳, 2007. 毛霉菌病研究进展. 中国真菌学杂志, 2(4):243-246.

陈璐, 闻平, 2008. 白色念珠菌的形态转换在免疫逃逸中的作用. 世界感染杂志, 8(3):233-236.

陈先进, 刘维达, 2006. 曲霉的诊断进展. 国际皮肤性病学杂志, 32(2):76-78.

陈欣玥, 刘玲, 张鞾, 2009. 星形奴卡菌性足菌肿1例. 中国皮肤性病学杂志, 23(8):509-510.

陈裕充, 2008. 孢子丝菌病. 中国真菌学杂志, 3(4):233-241.

程艳慧, 王保健, 李丽娟, 等, 2018. 急性髓系白血病M2型合并甄氏外瓶霉肺部感染一例. 中华结核和呼吸杂志, 41(8):660-661.

褚岚, 金正江, 顾剑, 2004. 病理学标本中检出61例真菌感染病理的调查研究. 中华医院感染学杂志, 14(9):1006-1007.

邓卓霖, 1984. 进行性播散性马尔尼菲青霉病. 广西医学院学报, 1(1):1-3.

邓卓霖, 2000. 巨噬细胞内真菌的诊断问题. 临床与实验病理学杂志, 16(3):249-250.

邓卓霖, 刘新民, 2000. 艾滋病合并马尔尼菲青霉菌感染一例. 中华内科杂志, 39(5):348.

邓卓霖, 马韵, 1999. 酷似组织胞浆菌病的马尔尼菲青霉病. 中华病理学杂志, 28(5):384.

邓卓霖, 马韵, 1999. 马尔尼菲青霉穿通血管壁特性的研究. 临床与实验病理学杂志, 15(1): 30-31, 插页6页.

邓卓霖, 莫志纯, 邬质彬, 等, 1985. 广西组织胞浆菌素敏感性调查报告, 广西医学院学报, 2(2):72-74.

狄梅, 涂平, 李若瑜, 等, 2000. 深部真菌感染组织病理学方法研究进展. 国际皮肤性病学杂志, (5):293-297.

丁桂龄, 何妙侠, 白辰光, 等, 2019. 六种不同染色方法在检测肺组织中新型隐球菌的应用比较. 临床与实验病理学杂志, 35(1):100-102.

董郡, 1996. 病理学. 第2版. 北京: 人民卫生出版社.

方佩佩, 金玲湘, 林秀珍, 等, 2016. 白念珠菌性胸椎炎一例. 中华传染病杂志, 34(8):506-508.

冯国红, 胡亚玲, 姜伟丽, 等, 2012. 鼻腔鼻窦曲菌病18例临床病理分析. 包头医学, 36(1):19.

冯小艺, 欧雪梅. 2021. 尖端赛多孢子菌致免疫正常者肺部感染一例并文献复习. 中国呼吸与危重监护杂志, 20(4):266-269.

符美华, 陈辉, 宋琳毅, 等, 2006. 面部毛霉病一例. 国际皮肤性病学杂志, 32(2):67-69.

葛改, 梁官钊, 史冬梅, 等, 2018. 国内外203例中枢神经系统暗色丝孢霉病回顾分析. 中国真菌学杂志, 13(3):158-163.

耿莉, 李玉明, 2009. 接合菌病的临床研究进展. 首都医药, 5(10):27-28.

宫恩聪, 吴秉铨, 1994. 感染因子的基因诊断. 中华病理学杂志, 23(1):56-57.

桂希恩, 管立人, 2007. 内脏利什曼病、播散型组织胞浆菌病及马内菲青霉菌病的诊断和鉴别. 中国寄生虫学与寄生虫病杂志, 25(1):69-72.

郭仁勇, 陈瑜, 2009. 真菌感染的分子生物学诊断技术进展. 国际流行病学传染病学杂志, 36(4):265-268.

郭亚南, 俞梦微, 2019. 孢子丝菌病原学的研究进展. 临床与病理杂志, 39(5):1074-1079.

贺新生, 2009. 《菌物字典》第10版菌物分类新系统简介. 中国食用菌, 28(6):59-61.

胡碧清, 2009. 着色芽生菌病的研究进展. 医学综述, 15(6):851-853.

胡碧清, 2011. 皮肤着色芽生菌病临床病理观察. 右江民族医学院学报, 33(4):499-500.

胡冰, 李绍英, 胡惠丽, 等, 2014. 皮炎外瓶霉所致中枢神经系统感染一例并文献复习. 中华儿科杂志, 52(8):620-624.

胡坚, 杨荣, 1998. 组织胞浆菌病. 国外医学儿科学分册, 25(5):245-248.

胡迥, 2013. 血液病/恶性肿瘤患者侵袭性真菌病的诊断标准与治疗原则(第四次修订版)解读. 中华内科杂志, 52(8):710-711.

黄琨, 郑岳臣. 2007. 尖端赛多孢子菌真菌学及实验室研究进展, 中华真菌学杂志, 2(4):247-249.

黄志俊, 1999. 非侵袭型鼻腔和鼻窦曲菌病19例报告. 苏州医学院学报, 19(12):1352-1353.

贾文祥, 2005. 医学微生物学. 北京: 人民卫生出版社.

江凌, 欧启水, 2010. 新生隐球菌毒力因子研究进展. 国际检验医学杂志, 31(1):60-62.

姜愚, 魏于全, 2005. 肿瘤患者继发真菌感染的研究进展. 国外医学肿瘤学分册, 32(3):237-240.

康俞莉, 赵颖, 章强强. 2014. 荧光原位杂交法观察小鼠皮肤组织切片中型无绿藻感染的研究. 中华皮肤科杂志, 47(9):646-649.

雷佳银, 王文芳, 夏雅静, 等, 2019. 点阵激光联合抗真菌药物治疗着色芽生菌病1例. 皮肤科学通报, 36(1):145-148.

黎成芳, 姚晋, 黄佳佳, 等, 2020. 原发性肺隐球菌病8例并文献复习. 临床与病理杂志, 40(2): 494-499.

李成龙, 贾太和, 武丽, 等, 1993. 新种多变根毛霉致原发性皮肤毛霉病. 中华皮肤科杂志, 26(6):352-353.

李春阳, 李颖, 胡志敏, 2004. 多变根毛霉引起原发皮肤毛霉病一例. 临床皮肤科杂志, 33(3):158-159.

李春元, 1995. HIV感染者机会性感染的预防研究进展. 国外医学(流行病学传染病学分册), (1):26-31.

李宏军, 张玉忠, 2009. 艾滋病合并马尔尼菲青霉菌脑炎的CT表现. 放射学实践, 24(9):952-954.

李建宏, 王明和, 李福玉, 等, 2003. 小儿肾毛霉菌病(附三例报告). 中华泌尿外科杂志, 24(7): 437-438.

李雷, 刘卫平, 崔旭, 等, 2004. 艾滋病合并马尔尼非青霉菌感染二例. 中华病理学杂志, 33(2):185-186.

李凌华, 唐小平, 蔡卫平, 2007. 艾滋病合并马尔尼菲青霉菌病的研究进展. 国际流行病学传染病学杂志, 34(5):321-323, 326.

李明远, 徐志凯, 2015. 医学微生物. 第3版. 北京: 人民卫生出版社.

李若瑜, 2005. 侵袭性真菌感染实验室诊断的现状及展望. 中华医学杂志, 85(21):1449-1450.

李小梦, 蒋露晰, 邵方淳, 等. 2019. 尖端赛多孢子菌引起的肺部感染一例. 中华临床感染病杂志, 12(4):288-290.

李筱芳, 陈辉, 崔凡, 等, 2005. 聚合酶链反应快速诊断浅部真菌病. 中华皮肤科杂志, 38(12):722-724.

梁洁, 杨慧兰, 刘仲荣, 等, 2006. 星形诺卡菌性足菌肿. 临床皮肤科杂志, 35(10):650-651.

廖万清, 吴绍熙, 1998. 真菌病研究进展. 上海: 第二军医大学出版社.

廖万清, 吴绍熙, 王高松, 1989. 真菌病学. 北京: 人民卫生出版社.

廖小梅, 冉玉平, 陈卉娇, 等, 2002. 艾滋病合并播散性马尔尼菲青霉菌感染一例. 中华医学杂志, 82(5):325-329.

凌启波, 梁英杰, 2003. 常见真菌的形态学特征和常用染色方法. 临床与实验病理学杂志, 19(5):554-557.

刘德纯, 1995. 肺曲霉菌病临床病理学研究进展. 临床内科杂志, 12(5):13-14.

刘德纯, 1996. 艾滋病患者的常见机会性感染. 淮海医药, 14(4):42-44.

刘德纯, 2002. 艾滋病临床病理学. 合肥: 安徽科学技术出版社.

刘德纯, 林清森, 1994. 获得性免疫缺陷综合征(艾滋病)(附151例尸检材料报道及文献复习). 蚌埠医学院学报, 19(3):168-171.

刘德纯, 林清森, 1996. 艾滋病合并肺曲霉菌病的病理学研究. 临床与实验病理学杂志, 12(3): 232-235, 280.

刘德纯, 林清森, 1996. 获得性免疫缺陷综合征患者机会性感染的临床病理学研究. 中华传染病杂志, 14(4):203-206.

刘芳, 冯姣, 孔庆涛, 等, 2012. 裴氏着色霉致着色芽生菌病1例并文献复习. 中国真菌学杂志, 7(6):356-358, 364.

刘铭, 刘华超, 韩德民, 2000. 鼻及鼻窦的霉菌性疾病. 耳鼻咽喉头颈外科, 7(4):252-256.

刘盛秀, 杨森, 林达, 等, 2004. 中毒性表皮坏死松解症继发面部毛霉菌感染一例. 中国皮肤性病学杂志, 18(10): 617-618.

刘雯, 邵丽芳, 赵庆利, 2018. 皮肤播散型孢子丝菌病1例并文献复习. 中国真菌学杂志, 13(1): 30-33.

刘新民, 倪南生, 马经野, 等, 2000. 艾滋病并发马尔尼菲青霉病. 罕少疾病杂志, 7(2):1-2.

娄永新, 王金良, 1993. 实用临床细菌性检验与临床. 天津: 天津科技翻译出版公司.

卢朝辉, 刘鸿瑞, 谢秀丽, 等, 2004. 马尔尼菲青霉菌感染. 中华病理学杂志, 33(6):536-540.

陆普选, 邓莹莹, 刘水腾, 等, 2009. 艾滋病合并肺孢子菌肺炎的影像学表现特征与分型. 放射学实践, 24(9):948-951.

吕雪莲, 刘泽虎, 张晓利, 等. 2009. 赛多孢子菌病. 中华皮肤科杂志, 42 (3):218-222.

马军, 2005. 侵袭性真菌感染的流行病学. 中华医学杂志, 85(21):1443-1444.

马蕾, 李挺, 李若瑜, 2002. Envision免疫组织化学二步法在诊断深部真菌感染上的应用. 临床皮肤科杂志, 31(8):501-503.

马莉, 2014. 16例鼻腔鼻窦曲菌病临床特点及治疗. 医药前沿, (35):133-134.

马沛卿, 郎振为, 沈冰, 等, 2006. 艾滋病合并马尔尼菲青霉菌感染二例的病理特点. 中华传染病杂志, 24(5):338-341.

马欣雨, 于世寰, 2020. 侵袭性肺曲霉菌病检测方法进展. 临床与病理杂志, 40(6):1584-1589.

莫友, 王建琴, 2008. 侵袭性真菌感染的血清学及分子生物学诊断进展. 国际皮肤性病学杂志, 34(2):128-130.

牟向东, 2011. 接合菌病的诊断和治疗现状. 实用皮肤病学杂志, 4(4):193-196.

牟向东, 王广发, 刁小莉, 等, 2007. 肺毛霉菌病三例临床分析. 中华结核和呼吸杂志, 30(11):835-838.

潘搏, 陈敏, 潘炜华, 等, 2012. 隐球菌形态学变化及其致病机制. 微生物与感染, 7(2):121-125.

潘永林, 黄文祥, 2004. 深部真菌感染的诊断进展. 国外医学流行病学传染病学分册, 31(4):253-256.

钱炳圭, 1991. 组织胞浆菌病的研究进展. 国外医学流行病学传染病学分册, 18(4):158-160.

秦琴, 晏文, 鲁东平, 等, 2017. Nsecaea monophora所致着色芽生菌病. 临床皮肤科杂志, 46(12):864-867.

邱成, 叶剑锋, 戴帅, 等, 2020. 肾移植受者肺孢子菌肺炎流行病学特点分析. 中国医学前沿杂志(电子版), 12(7):138-141.

桑红, 2013. 真菌病的诊治概况. 医学研究生学报, 26(8):785-788.

桑岭, 周静, 陈强, 等. 2020. 肺移植术后赛多孢子菌感染一例并文献复习. 中国呼吸与危重监护杂志, 19(1):22-27.

尚盼盼, 张福仁, 2017. 着色芽生菌病的治疗进展. 中国麻风皮肤病杂志, 33(2):125-128.

沈银忠, 卢洪洲, 张永信, 2006. HIV/AIDS合并深部真菌感染. 中国艾滋病性病, 12(4):379-381.

施毅, 2007. 肺部真菌感染的诊治进展. 中国实用内科杂志, 27(1):8-11.

施裕新, 张志勇, 万红燕, 等, 2009. 艾滋病合并新型隐球菌脑膜脑炎的影像学表现. 放射学实践, 24(9):935-938.

石晓虹, 郎振为, 沈冰, 等, 2005. 北京地区艾滋病合并播散型马尔尼菲青霉菌感染病一例. 中华内科杂志, (10):70-71.

史俊艳, 徐英春, 2009. 镰刀菌感染的流行病学及其诊治进展. 中国真菌学杂志, 4(2):124-128.

宋琳毅, 曾学思, 2003. 组织病理学方法在皮肤深部真菌病诊断中的应用. 国外医学皮肤性病学分册, 29(5):321-324.

孙培培, 童朝晖, 2012. 肺孢子菌肺炎的诊断和治疗进展. 中华结核和呼吸杂志, 35(10):775-776.

孙研, 2014. 真菌球性鼻窦炎的临床和病理特征观察. 中国伤残医学, 22(5):147-148.

滕元姬, 易雪丽, 罗斌, 等, 2017. 皮炎外瓶霉导致的真菌性腹膜炎1例. 中国真菌学杂志, 12(6):368-370.

王爱霞, 王福生, 王清玥, 等, 2006. 艾滋病诊疗指南. 中华传染病杂志, (2):133-144.

王端礼, 2005. 医学真菌学实验室检验指南. 北京: 人民卫生出版社.

王红, 1998. 曲霉菌病研究的某些新进展. 国外医学皮肤性病学分册, 24(3):150-153.

王辉, 马筱玲, 宁永忠, 等, 2017. 细菌与真菌涂片镜检和培养结果报告规范专家共识. 中华检验医学杂志, 40(1):17-30.

王辉, 宋正己, 王欣平, 2002. AIDS并马尔尼菲青霉病一例. 中华传染病杂志, (4):43.

王玲, 刘涵, 吕雪莲, 2016. 少见致病性暗色真菌的相关研究. 实用皮肤病学杂志, 9(1):48-52.

王露霞, 徐德兴, 刘海英, 等, 2001. 艾滋病患者感染马尔尼菲青霉菌一例报告. 第一军医大学学报, 21(5):371.

王莹, 邓卓霖, 马韵, 2007. 马尔尼菲青霉病的临床诊断进展. 中国真菌学杂志, 2(5):312-314.

王影, 刘锦燕, 史册, 等. 2015. 无绿藻病研究新进展. 上海交通大学学报(医学版), 35(5):765-768.

温海, 2006. 中国医学真菌学的发展. 第二军医大学学报, 27(2):117-119.

温海, 李若瑜, 2012. 医学真菌学. 北京: 人民卫生出版社.

武忠弼, 1996. 病理学. 第4版. 北京: 人民卫生出版社.

武忠弼, 杨光华, 2002. 中华外科病理学. 北京: 人民卫生出版社.

夏开屏, 1964. 肺毛霉菌病一例报告. 中华病理杂志, 10(2):112-114.

谢俊, 梁先春, 王伟, 等, 2009. 侵袭性真菌感染诊断和治疗的研究进展. 海南医学院学报, 15(11):1472-1474.

谢晚秋, 郑世军, 董碧麟, 等, 2019. 裴氏着色芽生菌病1例. 中国皮肤性病学杂志, 33(2):188-190.

徐利芬, 陈佳, 刘晓丽, 等, 2011. 组织胞质菌病2例. 临床与实验病理学杂志, 27(10):1145-1146.

闫洁, 邓军, 郝飞, 等, 2007. 马杜拉分支菌引起下颌部真菌性足菌肿一例. 中华皮肤科杂志, 40(8):461-463.

杨慈元, 刘宗, 肖海波, 1999. 胃及十二指肠溃疡伴毛霉菌感染92例临床病理分析. 诊断病理学杂志, (4):223-224.

杨根东, 陆普选, 秦晶, 等, 2009. 艾滋病合并念珠菌性食管炎的X线表现及与胃镜对比分析. 放射学实践, 24(9):939-942.

杨继洲, 2010. 鼻及鼻窦曲霉菌病57例临床病理分析. 医学信息, 5(3):525-526.

杨建伯, 2002. 真菌毒素与人类疾病. 中国地方病学杂志, 21(4):314-317.

杨柳柳, 詹少锋, 王勇, 等, 2020. 肾综合征并发肺孢子菌肺炎与巨细胞病毒性肺炎1例报道及文献复习. 吉林大学学报(医学版), 46(3):620-624.

杨湘越, 王栋, 1998. 卡氏肺囊虫基因诊断方法的应用研究进展. 国外医学流行病学传染病学分册, (5):224-226.

杨旭, 雷科, 2011. 98例真菌球型鼻窦炎的临床特点和鼻声反射分析. 临床耳鼻咽喉头颈外科杂志, 25(17):783-785.

杨雅骊, 潘炜华, 温海, 2010. 着色芽生菌病的临床研究进展. 世界临床药物, 31(12):721-724.

叶枫, 吴璐璐, 苏丹虹, 等, 2014. 肺部暗色丝孢霉病1例并文献复习. 中国感染与化疗杂志, 14(3):229-234.

曾敬思, 郑岳臣, 祝兆如, 等, 2012. 1960-2006年实验室皮肤黏膜浅部真菌病分离菌种统计分析. 中华皮肤科杂志, 45(8):541-544.

张静, 何礼贤, 2011. 侵袭性肺真菌病诊治指南解读. 中国药物应用与监测, 8(5):261-265.

张丽娟, 郭爽, 任翊, 2018. 耶氏肺孢子菌基因组信息研究进展. 医学综述, 24(9):1670-1675.

张美德, 陈峥嵘, 2004. 儿童艾滋病合并马尔尼菲青霉病1例报道. 诊断病理学杂志, 11(5):355.

张明, 郑文爱, 李源, 等, 2018. 足菌肿1例. 中国皮肤性病学杂志, 32(5):562-564.

张泽丽, 陈宝元, 2009. 国内20年肺曲霉菌病临床资料汇总分析. 国际呼吸杂志, 29(4):193-196.

赵蓓蕾, 施毅, 桑红, 2004. 现代肺部真菌病学. 北京: 人民军医出版社.

赵晓红, 杨建勋, 2020. 孢子丝菌病的临床表现与组织病理学的研究进展. 临床与病理杂志, 40(5):1311-1314.

中国侵袭性真菌感染工作组, 2017. 血液病/恶性肿瘤患者侵袭性真菌病的诊断标准与治疗原则(第5次修订版). 中华内科杂志, 56(6):453-459.

中国烧伤杂志编辑委员会, 2012. 烧伤侵袭性真菌感染诊断与防治指南(2012版). 中华烧伤杂志, 28(2):81-86.

中华医学会, 2004. 临床技术操作规范-病理学分册. 北京: 人民军医出版社, 141-145.

中华医学会器官移植学分会, 中国医师协会器官移植医师分会, 2016. 中国实体器官移植受者侵袭性真菌病临床诊治指南(2016年版). 中华器官移植杂志, 37(5):300-305.

中华医学会重症医学分会, 2007. 重症患者侵袭性真菌感染诊断与治疗指南(2007). 中华内科杂志, 46(11):960-966.

朱海军, 朱敬先, 林元珠, 2007. 系统性真菌感染的实验室诊断. 国际皮肤性病学杂志, 33(6):375-377.

朱万孚, 庄辉, 2007. 医学微生物学. 北京: 北京大学医学出版社.

朱娅男, 刘德纯, 2020. 鼻腔鼻窦曲霉菌病103例病理学观察. 新发传染病杂志, 5(4):249-252.

Abastabar M, Haghani I, Ahangarkani F, et al, 2019. *Candida auris* of mycosis in Iran and review of recent literature. Mycoses, 62(2):101-105.

Abdel-Naser MB, Yousef N, El-Fakar NZ, et al, 2005. Invasive zygomycosis with a fatal outcome. Arch Dermatol, 141(10):1211-1213.

Agarwal R, Bansal S, Chakrabarti A, 2017. Are allergic fungal rhinosinusitis and allergic bronchopulmonary aspergillosis lifelong conditions?. Med Mycol, 55(1):87-95.

Alajmi S, Koratum RM, Khan Z, et al, 2019. Allergic fungal sinusitis caused by exserohilum rostratum and literature review. Mycopathologia, 184(1):89-96.

Al-Hatmi AMS, Bonifaz A, Tirado-Sánchez A, et al, 2017. Fusarium species causing eumycetoma: report of two cases and comprehensive review of the literature. Mycoses, 60(3):204-212.

Alobaid K, Faty M, El-Nahas A, et al, 2018. Renal fungus ball in a patient with retroperitoneal fibrosis: unique complication in a rare disease. Mycoses, 61(6):410-416.

Alter SJ, McDonald MB, Schloemer J, et al, 2018. Common child and adolescent cutaneous infestations and fungal infections. Curr Probl Pediatr Adolesc Health Care, 48(1):3-25.

Araújo JF, Oliveira AEF, de Carvalho HLCC, et al, 2018. Most common oral manifestations in pediatric patients HIV positive and the effect of highly active antiretroviral therapy. Cien Saude Colet, 23(1):115-122.

Asz-Sigall D, Tosti A, Arenas R, 2017. Tinea unguium: diagnosis and treatment in practice. Mycopathologia, 182(1-2):95-100.

Azar MM, Hage CA, 2017. Clinical perspectives in the diagnosis and management of histoplasmosis. Clin Chest Me, 38(3):403-415.

Azar MM, Hage CA, 2017. Laboratory diagnostics for histoplasmosis. J Clin Microbiol, 55(6):1612-1620.

Bancroft JD, Gamble M, 2010. 组织学技术的理论与实践. 周小鸽, 刘勇, 译. 北京: 北京大学医学出版社.

Bao Z, Chen H, Zhou M, et al, 2017. Invasive pulmonary aspergillosis in patients with chronic obstructive pulmonary disease: a case report and review of the literature. Oncotarget, 8(23):38069-38074.

Barac A, Vukicevic TA, Ilic AD, et al, 2017. Complications of chronic necrotizing pulmonary aspergillosis: review of published case reports. Rev Inst Med Trop Sao Paulo, 59: e19.

Berger AP, Ford BA, Brown-Joel Z, et al, 2019. Angioinvasive fungal infections impacting the skin: diagnosis, management, and complications. J Am Acad Dermatol, 80(4):883-898. ez.

Bicannic T, Harrison TS, 2005. Cryptococcal meningitis. Br Med Bull, 72(2):99-118.

Bigby TD, Serota ML, Tierney LM Jr, et al, 1986. Clinical spectrum of pulmonary mucormycosis. Chest, 89(3): 435-439.

Binford CH, Connor DH, 1976. Pathology of tropical and extraordinary diseases. Washington: Armed Forces Institute of Pathology.

Bongomin F, Batac CR, Richardson MD, et al, 2018. A review of onychomycosis due to *Aspergillus* species. Mycopathologia, 183(3):485-493.

Buchanan IA, Ravina K, Strickland B, et al, 2019. Multiple intracranial aneurysms from coccidioidal meningitis: case report featuring aneurysm formation and spontaneous thrombosis with literature review. World Neurosur, 121: 117-123.

Cano MV, Hajjeh RA, 2001. The epidemiology of histoplasmosis: a review. Semin Respir Infect, 16(2): 109-118.

Carroll KC, Pfaller MA, 2021. 临床微生物学手册. 第12版. 王辉, 马筱玲, 钱渊, 等, 译. 北京: 中华医学电子音像出版社.

Challa S, Sistla R, 2022. Histopathology diagnosis of filamentous fungi. Current Fungal Infection Reports, 16: 17-32.

Chander J, Singla N, Kundu R, et al, 2017. Phaeohyphomycosis caused by rhytidhysteron rufulum and review of literature. Mycopathologia, 182(3-4):403-407.

Chang YM, Chang YH, Chien KH, et al, 2018. Orbital apex syndrome secondary to aspergilloma masquerading as a paranasal sinus tumor: a case report and literature review. Medicine (Baltimore）, 97(30):e11650.

Chavez JA, Brat DJ, Hunter SB, et al, 2018. Practical diagnostic approach to the presence of hyphae in neuropathology specimens with three illustrative cases. Am J Clin Pathol, 149(2):98-104.

Chayakulkeeree M, Ghannoum MA, Perfect JR, 2006. Zygomycosis: the re-emerging fungal infection. Eur J Microbiol Infect Dis, 25(4):215-229.

Chen Z, Martinez DA, Gujja S, et a1, 2014. Comparative genomic and transcriptomic analysis of wangiella dermatitidis, a major cause of phaeohyphomycosis and a model black yeast human pathogen. G3(Betheda）, 4(4):561-578.

Choi EK, Lamps LW, 2018. Granulomas in the liver, with a focus on infectious causes. Surg Pathol Clin, 11(2): 231-250.

Chong YB, Tan LP, Robinson S, et al, 2012. Penicilliosis in lupus patients presenting with unresolved fever: a report of 2 cases and literature review. Trop Biomed, 29(2):270-276.

Chotirmall SH, Martin-Gomez MT, 2018. *Aspergillus* species in bronchiectasis: challenges in the cystic fibrosis and non-cystic fibrosis airways. Mycopathologia, 183(1):45-59.

Clebak KT, Malone MA, 2018. Skin infections. Prim Care, 45(3):433-454.

Cobo F, Rodríguez-Granger J, López EM, et al, 2017. Candida-induced prosthetic joint infection. A literature review including 72 cases and a case report. Infect Dis (Lond), 49(2):81-94.

Colombo AL, de Almeida Júnior JN, Slavin MA, et al, 2017. Candida and invasive mould diseases in non-neutropenic critically ill patients and patients with haematological cancer. Lancet Infect Dis, 17(11):e344-e356.

Dadar M, Tiwari R, Karthik K, et al, 2018. Candida albicans-biology, molecular characterization, pathogenicity, and advances in diagnosis and control-An update. Microb Pathog, 117: 128-138.

Dai C, Snyder SL, Scannon MA, et al, 2018. Primary cutaneous non-pigmented mycotic cyst contained in an epidermal inclusion cyst: case report and review of the literature. J Cutan Pathol, 45(12):954-957.

Daniel Da Rosa W, Gezuele E, Calegari L, et al, 2008. Asteroid body in sporotrichosis yeast viability and biological significance within the host immune response. Med Mycol, 46(5):443-448.

de Arruda JAA, Schuch LF, Abreu LG, et al, 2018. A multicentre study of oral paracoccidioidomycosis: analysis of 320 cases and literature review. Oral Dis, 24(8): 1492-1502.

de Brito AC, de Jesus Semblano Bittencourt M, 2018. Chromoblastomycosis: an etiological, epidemiol-ogical, clinical, diagnostic, and treatment update. An Bras Dermatol, 93(4): 495-506.

de Chauvin MF, 2018. Examen mycologique en dermatologie. Ann Dermatol Venereol, 145(10):623-632.

de Macedo PM, Almeida-Paes R, Freitas DFS, et al, 2017. Hepatic disease with portal hypertension and acute juvenile paracoccidioidomycosis: a report of two cases and literature review. Mycopathologia, 182(9-10):915-919.

de Miranda LHM, Quintella LP, dos Santos IB, et al, 2009. Histopathology of canine sporotrichosis: a morphological study of 86 cases from Rio de Janeiro (2001-2007). Mycopathologia, 168(2):79-87.

Deigendesch N, Costa Nunez J, Stenzel W, 2017. Parasitic and fungal infections. Handb Clin Neurol, 145: 245-262.

Deng Z, Ribas JL, Gibson DW, et al, 1998. Infections caused by *Penicillium marneffei* in China and Southeast Asia: review of eighteen published cases and report of our more Chinese cases. Rrv Infect Dis, 10(3):640-652.

Denning DW, 1996. Aspergillosis. diagnosis and treatment. Int J Antimicrobioal Agents, 6(3):161-168.

Desakorn V, Simpson AJ H , Wuthiekanun V, et al, 2002. Development and evaluation of rapid urinary antigen detection tests for diagnosis of *Penicilliosis Marneffei*. J Clin Microbiol, 40(9):3179-3183.

Di Franco G, Tagliaferri E, Pieroni E, et al, 2018. Multiple small bowel perforations due to invasive aspergillosis in a patient with acute myeloid leukemia: case report and a systematic review of the literature. Infection, 46(3):317-324.

Doung TA, 1996. Infection due to *Penicillium marneffei*, an emerging pathogen: review of 155 reported cases. Clin Infect Dis, 23(1):125-130.

Durand ML, 2017. Bacterial and fungal endophthalmitis. Clin Microbiol Rev, 30(3):597-613.

Evrard S, Caprasse P, Gavage P, et al, 2018. Disseminated histoplasmosis: case report and review of the literature. Acta Clin Belg, 73(5):356-363.

Fernandez-Flores A, Saeb-Lima M, Arenas-Guzman R, 2014. Morphological findings of deep cutaneous fungal infections. Am J Dermatopathol, 36(7):531-553, quiz 554-556.

Flori P, Bellete B, Durand F, et al, 2004. Comparison between real-time PCR, conventional PCR and different staining techniques for diagnosis *Pneumocystis jiroveci* pneumonia from bronchoalveolar lavage specimens. J Med Microbiol,

53(pt 7): 603-607.

Flowers A, Gu X, Herrera GA, et al, 2018. A case of HIV associated cryptococcal nephritis: ultrastructural findings and literature review. Ultrastruct Pathol, 42(2):193-197.

Foster CE, Edwards MS, Brackett J, et al, 2018. Trichosporonosis in pediatric patients with a hematologic disorder. J Pediatric Infect Dis Soc, 7(3):199-204.

Gabe LM, Malo J, Knox KS, 2017. Diagnosis and management of coccidioidomycosis. Clin Chest Med, 38(3):417-433.

Gamaletsou MN, Kontoyiannis DP, Sipsas NV, et al, 2012. Candida osteomyelitis: analysis of 207 pediatric and adult cases(1970-2011). Clin Infect Dis, 55(10):1338-1351.

Gao L, Li SC, Yin ZH, et al, 2017. Diagnosis and therapy strategy of acute invasive fungal rhino-sinisitis. Lin Chuang Er Bi YanHou TouJing WaiKe ZaZhi, 31(1):82-84.

Gkegkes ID, Kotrogiannis I, Konstantara F, et al, 2019. Cutaneous Mucormycosis by *Saksenaea vasiformis*: an unusual case report and review of literature. Mycopathologia, 184(1):159-167.

Glichrist KB, Garcia MC, Sobonya R, et al, 2012. New features if invasive candidiasis in humans: amyloid formation by fungi and deposition of serum amyloid P component by the host. J Infect Dis, 206(9):1473-1478.

Glöckner A, Vehreschild JJ, Cornely OA, 2007. Zygomycosis-current epidemiological aspects. Mycoses, 50 Suppl 14: 50-55.

Guarana M, Nucci M, 2018. Acute disseminated candidiasis with skin lesions: a systematic review. Clin Microbiol Infect, 24(3):246-250.

Guarner J, Brandt ME, 2011. Histopathologic diagnosis of fungal infections in the 21 century. Clin Microbiol Rev, 24(2):247-280.

Han JQ, Wang S, Kwong TNY, et al, 2018. Dermatomyositis as an extrahepatic manifestation of hepatitis B virus-related hepatocellular carcinoma: a case report and literature review. Medicine (Baltimore), 97(33):e11586.

Han XJ, Su DH, Yi JY, et al, 2019. A literature review of blood-disseminated *P. marneffei* infection and a case study of this infection in an HIV-negative child with comorbid eosinophilia. Mycopathologia, 184(1):129-139.

Hardin JS, Sutton DA, Wiederhold NP, et al, 2017. Fungal keratitis secondary to trametes betulina: a case report and review of literature. Mycopathologia, 182(7-8): 755-759.

Hassan MIA, Voigt K, 2019. Pathogenicity patterns of mucormycosis: epidemiology, interaction with immune cells and virulence factors. Med Mycol, 57(Supplement 2):S245-S256.

Hazama A, Galgano M, Fullmer J, et al, 2017. Affinity of mucormycosis for basal ganglia in intravenous drug users: case illustration and review of literature. World Neurosurg, 98: 872. e1-872. e3.

He Y, Ma C, Fung M, et al, 2017. Disseminated cutaneous sporotrichosis presenting as a necrotic facial mass: case and review. Dermatol Online J, 23(7):13030/ qt5zd47238.

Hernández-Chávez MJ, Pérez-García L A, Niño-Vega GA, et al, 2017. Fungal strategies to evade the host immune recognition. J Fungi (Basel), 3(4):51.

Hess J, Fondell A, Fustino N, et al, 2017. Presentation and treatment of histoplasmosis in pediatric oncology patients: case series and review of the literature. J Pediatr Hematol Oncol, 39(2):137-140.

Higashi Y, Nakamura S, Ashizawa N, et al, 2017. Pulmonary actinomycosis mimicking pulmonary aspergilloma and a brief review of the literature. Intern Med, 56(4):449-453.

Holding KJ , Dworkin MS , Wan PC, et al, 2000. Aspergillosis among people infected with human immunodeficiency virus: incidence and survival. Clin Infect Dis, 31(5): 1253-1257.

Holt MR, Chan ED, 2018. Chronic cavitary infections other than tuberculosis: clinical aspects. J Thorac Imaging, 33(5):322-333.

Homa M, Manikandan P, Saravanan V, et al, 2018. Exophiala dermatitidis endophthalmitis: case report and literature review. Mycopathologia, 183(3):603-609.

Hoving JC, Kolls JK, 2017. New advances in understanding the host immune response to *Pneumocystis*. Curr Opin Microbiol, 40:65-71.

Jevalikar G, Sudhanshu S, Mahendru S, et al, 2018. Cutaneous mucormycosis as a presenting feature of type 1 diabetes in a boy-case report and review of the literature. J Pediatr Endocrinol Metab, 31(6):689-692.

Kano R, Sobukawa H, Suzuki M, et al, 2014. Immunohistopathology of *Prototheca wickerhamii* in cutaneous lesions of protothecosis. Med Mycol, 55E: E29-E32.

Kaufmann I, Briegel J, van der Heide V, et al, 2012. Chronic granulomatous disease in an adult recognized by invasive aspergillosis. Am J Med Sci, 343(2):174-176.

Kaur H, Ghosh A, Rudramurthy SM et al, 2018. Gastrointestinal mucormycosis in apparently immunocompetent hosts-A review. Mycoses, 61(12):898-908.

Kawamoto K, Miyoshi H, Suzuki T, et al, 2017. Clinicopathological features of cryptococcal lymphadenitis and a review of literature. J Clin Exp Hematop, 57(1): 26-30.

Kazanjian PH, Fisk D, Armstrong W, et al, 2004. Increase prevalence of *Pneumocystis carinii* mutations in patients with AIDS and *P. carinii* pneumonia in the United States and China. J Infect Dis, 189(9):1684-1687.

Kerezoudis P, Watts CR, Bydon M, et al, 2018. Diagnosis and treatment of isolated cerebral Mucormycosis: patient-level data meta-analysis and mayo clinic experience. World Neurosurg, 123: 425-434. e5.

Kgomo MK, Elnagar AA, Mashoshoe K , et al, 2018. Gastric mucormycosis: a case report. World J Clin Infect Dis, 8(1):1-3.

Khoo S, Denning DM, 1994. *Aspergillus* infection in the acquired immunodeficiency syndrome. Clin Infect Dis, 19(suppl1): 541-548.

Khor BS, Lee MH, Leu HS, et al, 2003. Rhinocerebral mucormycosis in Taiwan. J Mierabiol Immunol Infect, 36(4):266-269.

Khosravi AR, Mansouri P, Saffarian Z, et al, 2018. Chronic mucocutaneous candidiasis, a case study and literature review. J Mycol Med, 28(1):206-210.

Kimura M, 2017. Histopathological diagnosis of fungal sinusitis and variety of its etiologic fungus. Med Mycol J, 58(4):J127-J132.

Klasinc R, Riesenhuber M, Bacher A, et al, 2019. Invasive fungal infection caused by exophiala dermatitidis in a patient after lung transplantation: case report and literature review. Mycopathologia, 184(1):107-113.

Klatt EC, Nichols L, Noguchi TT, 1994. Evolving trands revealed by autopsies of patients with the acquired immunodificiency syndrome. Arch Pathol Lab Med, 118(9):884-890.

Koutserimpas C, Samonis G, Velivassakis E, et al, 2018. Candida glabrata prosthetic joint infection, successfully treated with anidulafungin: a case report and review of the literature. Mycoses, 61(4):266-269.

Lass-Flörl C, 2019. How to make a fast diagnosis in invasive aspergillosis. Med Mycol, 57(Supplement 2):S155-S160.

Le T, Huu Chi N, Kim Guc NT, et al, 2010. AIDS-associated *Penicillium marneffei* infection of the central nervous system. Clin Infect Dis, 51(12):1458-1462.

Leoung G, Mills J, 1990. Opportunistic infection in patients with the acquired immunodeficiency syndrome. New York: Marcel Dekker Inc.

Li DM, Li RY, de Hoog GS, et al, 2011. Fatal exophiala infections in China, with a report of seven cases. Mycoses, 54(4):e136-e142.

Lin SJ , Schranz J, Tentsch SM, 2001. Aspergillosis case-fatality rate: systematic review of the literature. Clin Infect Dis, 32(3):358-366.

Loudon KW, Coke AP, Burnie JP, 1995. "Pseudoclusters" and typing by random amplification of polymorphic DNA of *Aspergillus fumingatus*. J Clin Pathol, 48(2):183-184.

Lu L, Zhao YY, Yang HB, et al, 2019. Cushing's disease with pulmonary cryptococcus neoformans infection in a singlecenter in Beijing, China: a retrospective study and literature review. J Formos Med Assoc, 118(1 Pt 2):285-290.

Madigan T, Fatemi Y, Theel ES, et al, 2017. Central nervous system blastomycosis in children: a case report and review of the literature. Pediatr Infect Dis J, 36(7):679-684.

Mallis A, Mastronikolis SN, Naxakis SS, et al, 2010. Rhinocerebral mucormycosis: an update. Eur Rev Med Pharmacol Sci, 14(11):987-992.

Martinez-Rossi NM, Peres NT, Rossi A, 2017. Pathogenesis of dermatophytosis: sensing the host tissue. Mycopathologia. 182(1-2):215-227.

McBride JA, Gauthier GM, Klein BS, 2017. Clinical manifestations and treatment of blastomycosis. Clin Chest Med, 38(3):435-449.

McDermott AJ, Klein BS, 2018. Helper T-cell responses and pulmonary fungal infections. Immunology, 155(2):155-163.

Mellinghoff SC, Panse J, Alakel N, et al, 2018. Primary prophylaxis of invasive fungal infections in patients with haematological malignancies: 2017 update of the recommendations of the Infectious Diseases Working Party (AGIHO) of the German Society for Haematology and Medical Oncology (DGHO). Ann Hematol, 97(2): 197-207.

Midgleg GH, 2001. 医学真菌学诊断彩色图谱. 车雅敏, 王惠平, 译. 天津: 天津科技翻译出版公司.

Miranda LHM, Conceição-Silva F, Quintella LP, et al, 2013. Feline sporotrichosis: histopathological profile of cutaneous lesions and their correlation with clinical presentation. Comp Immunol Microbiol Infect Dis, 36(4):425-432.

Mocroft A, Oancea C, Van Lunzen J, et al, 2005. Decline in esophageal candidiasis and use of anti-mycotics in Europea patients with HIV. Am J Astroenterol, 100(7): 1446-1454.

Montone KT, 2016. Pathology of fungal rhinosinusitis: a review. Head Neck Pathol, 10(1):40-46.

Montone KT, Litzky LA, 1995. Rapid method for detection of *Aspergillus*. 55 ribosomal RNA using a Genus-specific oligonucleotide probe. Am J Clin Pathol, 103(1): 48-51.

Montone KT, Livolsi VA, Feldman MD, et al, 2012. Fungal rhinosinusitis: a retrospective microbiologic and pathologic review of 400 patients at a single university medical center. Int J Otolaryngol, 2012: 684835.

Moreno A, Perez-Elías M, Casado J, et al, 2000. Role of antiretroviral therapy in long-term survival of patients with AIDS-related pulmonary aspergillosis. Eur J Clin Microbiol Infect Dis, 19(9):688-693.

Moura S, Cerqueira L, Almeida A, 2018. Invasive pulmonary aspergillosis: current diagnostic methodologies and a new molecular approach. Eur J Clin Microbiol Infect Dis, 37(8):1393-1403.

Mu XD, Wang GF, 2011. Bronchopulmonary zygomycosis. Respiration, 82(4):386-387.

Mukherjee B, Kundu D, 2018. Necrotizing fungal infection due to *Saksenaea erythrospora*: a case report and review of literature. Indian J Ophthalmol, 66(10):1513-1516.

Muldoon EG, Strek ME, Patterson KC, 2017. Allergic and noninvasive infectious pulmonary aspergillosis syndromes. Clin Chest Med, 38(3):521-534.

Nyamande K, Lalloo UG, York D, et al, 2005. Low sensitivity of a nested polymerase chain reaction using in oropharygeal washings for the diagnosis of *Pneumocystis pneumonia* in HIV 2 infected patients. Chest, 128(1): 167-171.

Oberlin KE, Nichols AJ, Rosa R, et al, 2017. Phaeohyphomycosis due to *Exophiala* infection in sold organ transplant recipients: case report and literature review. Transpl Infect Dis, 19(4):e12723

Oladele RO, Ayanlowo OO, Richardson MD, et al, 2018. Histoplasmosis in Africa: an emerging or a neglected disease?. PLoS Negl Trop Dis, 12(1):e0006046.

Oltolini C, Ripa M, Andolina A, et al, 2019. Invasive pulmonary aspergillosis complicated by carbapenem-resistant pseudomonas aeruginosa infection during pembrolizumab immunotherapy for metastatic lung adenocarcinoma: case report and review of the literature.

Mycopathologia, 184(1):181-185.

Pappas PG, Rex J H , Sobel JD, et al, 2004. Guidelines for treatment of candidiasis. Clin Infect Dis, 38(2):161-189.

Patassi AA, Saka B, Landoh DE, et al, 2013. First observation in a non-endemic country (Togo) of *Penicillium marneffei* infection in a human immunodeficiency virus-infected patient: a case report. BMC Res Notes, 6(1):506.

Pedrosa AF, Lisboa C, Rodrigues AG, 2018. Malassezia infections with systemic involvement: figures and facts. J Dermatol, 45(11):1278-1282.

Peng J, Chen ZY, Cai RM, et al, 2017. Recovery from *Talaromyces marneffei* involving the kidney in a renal transplant recipient: a case report and literature review. Transpl Infect Dis, 19(4):e12710.

Pepys MB, 2012. Invasive candidiasis: new insights presaging new therapeutic approaches?. J Infect Dis, 206(9): 1339-1341.

Phoompoung P, Chayakulkeeree M, Ngamskulrungroj P, et al, 2019. Asymptomatic histoplasma pylephlebitis in an orthotopic liver transplant recipient: a case report and literature review. Mycopathologia, 184(1):177-180.

Piehl MR, Kaplan RI, Haber MH, 1988. Disseminated pencilliosis in a patient with acquired immunodeficiency syndrome. Arch Patrol Lab Med, 112(12):1262-1264.

Piliponsky AM, Romani L, 2018. The contribution of mast cells to bacterial and fungal infection immunity. Immunol Rev, 282(1):188-197.

Prabhu RM, Patel R, 2004. Mucormycosis and entomophthoramycosis: a review of the clinical manifestations, diagnosis and treatment. Clin Microbiol Infect, 10 (Suppl 1):31-47.

Prabhu S, Alqahtani M, Al Shehabi M, 2018. A fatal case of rhinocerebral mucormycosis of the jaw after dental extractions and review of literature. J Infect Public Health, 11(3):301-303.

Qu JY, Wang XH, Liu YB, et al. 2017. Rapidly progressive pulmonary cryptococcosis with cavitation in an immunocompetent women: a case report and literature review. Southeast Asian J Trop Med Public Health, 48(1):179-183.

Queiroz-Telles F, de Hoog S, Santos DW, et al, 2017. Chromoblastomycosis. Clin Microbiol Rev, 30(1):233-276.

Quintella LP, Passos SRL, do Vale ACF, et al, 2011. Histopathology of cutaneous sporotrichosis in Rio de Janeiro: a series of 119 consecutive cases. J Cutan Pathol, 38(1):25-32.

Ramanan P, Wengenack NL, Theel ES, 2017. Laboratory diagnostics for fungal infections: a review of current and future diagnostic assays. Clin Chest Med, 38(3):535-554.

Rasamoelina T, Raharolahy O, Rakotozandrindrainy N, et al, 2017. Chromoblastomycosis and sporotrichosis, two endemic but neglected fungal infections in Madagascar. J Mycol Med, 27(3):312-324.

Reese RE, Betts RF, 1991. A practical approach to infectious diseases. 3rd ed. Brown: Little, Brown and Company.

Ribes JA, Vanover-Sams CL, Baker DJ, 2000. Zygomycetes in

human disease. Clin Microbiol Rev, 13(2):236-301.

Richardson MD, Warnock DW, 1999. Fungal infection diagnosis and management. 2nd ed. Oxford: Blackwell Science, 131-148.

Rinaldi MG, 1989. Zygomycosis. Infect Dis Clin North Am, 3(1):19-41.

Rinaldi MG, 1996. Epidemiology of mycosis in the HIV-infected patients: clinical aspects. Int J Antimicrobial Agents, 6(3):131-134.

Roden AC, Schuetz AN, 2017. Histopathology of fungal diseases of the lung. Semin Diagn Pathol, 34(6):530-549.

Rodríguez-Lobato E, Ramírez-Hobak L, Aquino-Matus JE, et al, 2017. Primary cutaneous mucormycosis caused by rhizopus oryzae: a case report and review of literature. Mycopathologia, 182(3-4):387-392.

Rotterdam H, 1993. The acquired immunodeficiency syndrome and the evolution of new micro-organisms: a pathologist's view. Hum Pathol, 24(9):935-936.

Russell DH, Ager E, Wohltman W, 2017. Cutaneous coccidiomycosis masquerading as an epidermoid cyst: case report and review of the literature. Mil Med, 182(1):e1665-e1668.

Rynga D, Capoor MR, Varshney S, et al, 2017. Scedosporium apiospermum, an emerging pathogen in India: case series and review of literature. Indian J Pathol Microbiol, 60(4):550-555.

Sakurai A, Yanai H, Ishida T, et al, 2017. Possible relationship between organizing pneumonia and chronic pulmonary aspergillosis: a case report and literature review. Respir Investig, 55(1):74-78.

Santosham R, Deslauriers J, 2018. Tuberculosis and other granulomatous diseases of the airway. Thorac Surg Clin, 28(2):155-161.

Sass G, Nazik H, Penner J, et al, 2019. *Aspergillus-Pseudomonas* interaction, relevant to competition in airways. Med Mycol, 57(Suppl 2):S228-S232.

Scheffold A, Schwarz C, Bacher P, 2018. Fungus-specific CD4 T cells as specific sensors for identification of pulmonary fungal infections. Mycopathologia, 183(1):213-226.

Schulte T, Welcker K, Schatz J, et al, 2005. Surgical treatment of pulmonary aspergilloma. Mycoses, 48 suppl 1: 46-50.

Schulze AB, Heptner B, Kessler T, et al, 2017. Progressive histoplasmosis with hemophagocytic lymphohistiocytosis and epithelioid cell granulomatosis: a case report and review of the literature. Eur J Haematol, 99(1):91-100.

Sehonada A, Choi YJ, Blum S, 1996. Changing patterns of autopsy findings among persons with acquired immunodeficiency syndrome in an inner-city population: 12-year retrospective study. Arch Pathol Lab Med, 120(5):459-464.

Shah AA, Hazen KC, 2013. Diagnostic accuracy of histopathologic and cytopathologic examination of *Aspergillus* species. Am J Clin Pathol, 139(1):55-61.

Shahab R, Amra NK, Rabah R, et al, 2017. Recurrence of cutaneous coccidioidomycosis 6 years after valley fever: a case presentation and literature review. Diagn Microbiol Infect Dis, 89(3):218-221.

Shields BE, Rosenbach M, Brown-Joel Z, et al, 2019. Angioinvasive fungal infections impacting the skin: background, epidemiology, and clinical presentation. J Am Acad Dermatol, 80(4):869-880. e5.

Shinozaki M, Tochigi N, Sadamoto S, et al, 2017. Technical aspects and applications for developing in situ hybridization procedures for formalin-fixed and paraffin-embedded(FFPE) tissues for diagnosis of fungal infections. Med Mycol J, 58(1): E33-E37.

Si ZX, Qiao JJ, 2017. *Talaromyces marneffei* infection. N Eng J Med, 377(26):2580.

Skolnik K, Huston S, Mody CH, 2017. Cryptococcal lung infections. Clin Chest Med, 38(3):451-464.

Spagnolo P, Rossi G, Trisolini R, et al, 2018. Pulmonary sarcoidosis. Lancet Respir Med, 6(5):389-402.

Sternberg SS, 2003. 诊断外科病理学. 第3版. 回允中, 译. 北京: 北京大学医学出版社.

Suarez-Zamora DA, Rodriguez-Urrego PA, Solano-Mariño J, et al, 2018. Esophageal pyogenic granuloma: a case report and review of the literature. Int J Surg Pathol, 26(8): 735-738.

Taborda CP, Buccheri R, Benard G, et al, 2018. *Paracoccidioides* spp. and histoplasma capsulatum: current and new perspectives for diagnosis and treatment. Curr Top Med Chem, 18(15):1333-1348.

Taj-Aldeen SJ, Gamaletsou MN, Rammaert B, et al, 2017. Bone and joint infections caused by mucormycetes: a challenging osteoarticular mycosis of the twenty-first century. Med Mycol, 55(7):691-704.

Takazono T, Sheppard DC, 2017. *Aspergillus* in chronic lung disease: modeling what goes on in the airways. Med Mycol, 55(1):39-47.

Tan JY, Shen J, Fang Y, et al, 2018. A suppurative thyroiditis and perineal subcutaneous abscess related with *Aspergillus fumigatus*: a case report and literature review. BMC Infect Dis, 18(1):702.

Tanabe MB, Patel SA, 2018. Blastoschizomyces capitatus pulmonary infections in immunocompetent patients: case report, case series and literature review. Epidemiol Infect, 146(1):58-64.

Thompson GR, Patterson TF, 2012. Fungal disease of nose and paranasal sinuses. J Allergy Ckin Immunol, 129(2): 321-326.

Todokoro D, Hoshino J, Yo A, et al, 2018. Scedosporium apiospermum infectious scleritis following posterior subtenon triamcinolone acetonide injection: a case report and literature review. BMC Ophthalmol, 18(1):40.

Travis WD, Pittaluga S, Lipschik GY, et al, 1990. Atypical pathologic manifestations of *Pneumocystis carinii* pneumonia in the acquired immune deficiency syndrome. Review of 123 lung biopsies from 76 patients with emphasis on cysts, vascular invasion, vasculitis, and granulomas. Am J Surg Pathol, 14(7):616-625.

Vahid B, Nguyen C, 2007. Disseminated zygomycosis. Intern Med J, 37(2):137-138.

van de Veerdonk FL, Gresnigt MS, Romani L, et al, 2017. *Aspergillus fumigatus* morphology and dynamic host interactions. Nat Rev Microbiol, 15(11):661-674.

Vargas SL, Ponce C, Bustamante R, et al, 2017. Importance of tissue sampling, laboratory methods, and patient characteristics for detection of *Pneumocystis* in autopsied lungs of non-immunosuppressed individuals. Eur J Clin Microbiol Infect Dis, 36(10):1711-1716.

Vidal S, dela Horra C, Martín J, et al, 2006. *Pneumocystis jirovecii* colonization in patients with interstitial lung disease. Clin Microbiol Infect, 12(3):231-235.

Vilela R, Mendoza L, 2018. Human pathogenic entomophthorales. Clin Microbiol Rev, 31(4): e00014-e00018.

Wanat KA, Dominguez AR, Carter Z, et al, 2017. Bedside diagnostics in dermatology: viral, bacterial, and fungal infections. J Am Acad Dermatol, 77(2):197-218.

Wang DD, Zheng MQ, Zhang N, et al, 2015. Investigation of *Pneumocystis jirovecii* colonization in patients with chronic pulmonary diseases in the People's Republic of China. Int J Chron Obstruct Pulmon Dis, 10: 2079-2085.

Wheat L J, 2003. Current diagnosis of histoplasmosis. Tread Microbiol, 11(10):488-491.

Wickes BL, Wiederhold NP, 2018. Molecular diagnostics in medical mycology. Nat Commun, 9(1):5135.

Wolkow N, Jakobiec FA, Stagner AM, et al, 2017. Chronic orbital and calvarial fungal infection with apophysomyces variabilis in an immunocompetent patient. Surv Ophthalmol, 62(1):70-82.

Wollina U, Hansel G, Uhrlaβ S, et al, 2018. Deep facial mycosis due to *Trichophyton verrucosum*-molecular genetic identification of the dermatophyte in paraffin-embedded tissue-case report and review of the literature. Mycoses, 61(3): 152-158.

Wong AYW, Fric J, Zelante T, 2019. Learning to control tissue damage while fighting *Aspergillus*. Med Mycol, 57(Suppl 2):S189-S195.

Yang H, Cai Q, Gao ZQ, et al, 2018. Subcutaneous phaeohyphomycosis caused by exophiala oligosperma in an immunocompetent host: case report and literature review. Mycopathologia, 183(5):815-820.

You ZM, Yang XX, Yu JB, et al, 2019. Chromoblastomycosis caused by fonsecaea nubica: first report in Northern China and literature review. Mycopathologia, 184(1):97-105.

Zekavat OR, Abdolkarimi B, Pouladfar G, et al, 2017. Colonic basidiobolomycosis with liver involvement masquerading as gastrointestinal lymphoma: a case report and literature review. Rev Soc Bras Med Trop, 50(5):712-714.

Zhang YQ, Xu XG, Zhang M, et al, 2011. Sporotrichosis: clinical and histopathological manifestations. Am J Dermatopathol, 33(3):296-302.

第十五章
原虫性寄生虫病

第一节　原虫感染概述

　　人体寄生虫学（human parasitology）或医学寄生虫学（medical parasitology）是研究与人体健康有关的寄生虫的形态结构、生活活动和生存繁殖规律，阐明寄生虫与人体及外界因素的相互关系、寄生虫致病作用与寄生虫病防治的科学。它是预防医学和临床医学的一门基础学科，包括医学原虫学（medical protozoology）、医学蠕虫学（medical helminthology）和医学节肢动物学（medical arthropodology）三部分。本章主要阐述原虫感染及相关的疾病，蠕虫感染与蠕虫病将在下一章讨论。

　　寄生虫病（parasitosis）是一大类临床常见的感染性疾病，不但涉及寄生虫学和临床许多学科，与病理学也有密切关系。寄生虫（parasite）可以引起许多比较特异性的病理变化，如嗜酸性粒细胞浸润、结核样肉芽肿等，并可能发现各种形态的寄生虫成分，因此，病理检查对于寄生虫病的诊断也很有帮助。本节着重从病理诊断的角度，以原虫为例，复习寄生虫感染的基本理论、概念，归纳寄生虫病的病变规律与特征，讨论寄生虫病的诊断途径与方法。

一、寄生虫与寄生虫病的概念与分类

　　按照寄生虫学的理论，寄生虫是指寄居在别的生物（即宿主，本书指人体）体内或体外的一类生物，包括原虫、蠕虫和节肢动物。它们通过多种媒介或途径感染宿主后，利用宿主作为获取食物的来源以及生长发育和繁殖的场所，并能使宿主患病（寄生虫病），给宿主带来危害甚至导致宿主死亡。寄生虫病即寄生虫寄生在人和动物的体内和（或）体表所造成的损伤和引起的疾病。寄生虫病在世界上分布广、种类多、病变复杂、危害严重，并涉及很多学科，值得临床和病理医师高度关注。

　　1. 寄生虫的生物分类　根据动物分类系统，人体寄生虫分为原虫、蠕虫和节肢动物三大类，分别隶属动物界（Kingdom Animal）的无脊椎动物中的扁形动物门（Phylum Platyhelminthes）、线形动物门（Phylum Nemathelminthes）、棘头动物门（Phylum Acanthocephala）与节肢动物门（Phylum Arthropoda），以及单细胞的原生动物亚界（Subkingdom Protozoa）中的肉足鞭毛虫门（Phylum Sarcomastigophora）、顶复门（Phylum Apicomplexa）和纤毛门（Phylum Ciliophora）。寄生虫的学名按动物的命名，采用二名制，即属名＋种名（亚种名）之后加命名者的姓与命名年份（论文正式发表的年份）。学名用拉丁文或拉丁化的文字，如溶组织内阿米巴（*Entamoeba histolytica* Schaudinn，1903）。这种分类有助于我们认识寄生虫种类并反映各种寄生虫之间的亲缘关系，追溯各种寄生虫演化的线索，比较全面而准确地认识各个虫种和类群，并了解寄生虫和人类之间的相互关系。本章为简洁起见省去命名者的姓氏与命名年份。

原虫的生物学分类隶属于原生生物界（Kingdom Protista）原生动物亚界（Subkingdom Protozoa）之下的三个门，即肉足鞭毛虫门（Phylum Sarcomastigophora）动鞭纲、叶足纲；顶复门（Phylum Apicomplexa）孢子纲；纤毛门（Phylum Ciliophora）动基裂纲。

2. 寄生虫与宿主的关系分类　在漫长的生物演化过程中，生物之间的关系非常复杂。凡是两种生物在一起生活的现象，统称共生（symbiosis）。在共生现象中根据两种生物之间的利害关系再分为共栖、互利共生、寄生等。①互利共生（mutualism）：两种生物在一起生活，在营养上互相依赖，长期共生，双方有利，双方均受益。例如，牛、马胃内有以植物纤维为食物的纤毛虫定居，纤毛虫能分泌消化酶类，以分解植物纤维，获得营养物质，有利于牛、马消化植物，其自身的迅速繁殖和死亡可为牛、马提供蛋白质；而牛、马的胃为纤毛虫提供了生存、繁殖所需的环境条件。②共栖（commensalism）：两种生物在一起生活，其中一方受益，对另一方无益无害，称为共栖。例如，鲫鱼（*Echeneis naucrates*）用其背鳍演化成的吸盘吸附在大型鱼类的体表被带到各处，觅食时暂时离开。这对鲫鱼有利，对大鱼无利也无害。③寄生（parasitism）：两种生物在一起生活，其中一方受益，另一方受害，受害者给寄生者提供营养物质和居住场所，这种生活关系称为寄生。受益的一方称为寄生物，受损害的一方称为宿主（host）。例如，病毒、立克次体、细菌、寄生虫等永久或长期或暂时地寄生于植物、动物及人的体表和（或）体内以获取营养，赖以生存，并损害对方，这类过寄生生活的生物统称为寄生物；而过寄生生活的多细胞的无脊椎动物和单细胞的原生生物则称寄生虫，属寄生关系的两种生物中受益的一方。人类作为宿主，则是寄生虫感染的受害者。寄生虫由于长期过寄生生活，丧失了独立生活的能力，因而必须选择性地寄生于宿主，这种现象称为寄生虫的宿主特

异性。

根据寄生虫与宿主的关系，可将宿主分为中间宿主、终宿主、储存宿主和转续宿主（详见蠕虫概述）；将寄生虫分为专性寄生虫、兼性寄生虫等。

（1）专性寄生虫（obligatory parasite）：有的寄生虫生活史整个过程或各个阶段都营寄生生活，如丝虫、猪带绦虫、疟原虫；或生活史某个阶段必须营寄生生活，如钩虫，其幼虫在土壤中营自生生活，但发育至丝状蚴后，必须侵入宿主体内营寄生生活，才能继续发育至成虫。

（2）兼性寄生虫（facultative parasite）：既可营自生生活，又能营寄生生活，如粪类圆线虫（成虫）既可寄生于宿主肠道内，也可以在土壤中营自生生活。

（3）偶然寄生虫（accidental parasite）：因偶然机会进入非正常宿主体内寄生的寄生虫，如某些蝇蛆进入人肠内而偶然寄生。

（4）长期性寄生虫（permanent parasite）和暂时性寄生虫（temporary parasite）：前者如蛔虫，其成虫期必须长期过寄生生活；后者如蚊、蚤、蜱等，吸血时暂时侵袭宿主。

（5）体内寄生虫（endoparasite）和体外寄生虫（ectoparasite）：前者如寄生于肠道、组织内或细胞内的蠕虫或原虫；后者如蚊、白蛉、蚤、虱、蜱等，吸血时与宿主体表接触，多数饱食后即离开人体。

（6）机会致病寄生虫（opportunistic parasite）：如弓形虫、隐孢子虫等，在宿主体内通常处于隐性感染状态，但当宿主免疫功能受累时，如在艾滋病患者中，可出现异常增殖且致病力增强，甚至形成播散性感染。

3. 按致病性分类　对于寄生虫和寄生虫病，除最常用的生物学分类外，还可以从寄生的组织或部位、感染或传播途径等角度进行分类，这样更有利于临床和病理诊断应用。按虫体寄生的组织和发病部位可以分为：①寄生于组织中的寄生虫，如杜氏利什曼原虫、锥虫、孢子虫（肉孢子虫、等孢子虫、微孢子虫）、旋毛虫、弓形虫等，引起组织内寄生虫病；②寄生于腔道（消化道和阴道等）的寄生虫，如阴道毛滴虫等，引起腔道寄生虫病；③寄生于皮肤并主要引起皮肤寄生虫病，如皮肤利什曼病；④血液及淋巴系统内寄生虫病，如疟疾、丝虫病等。

根据发病的急缓又可分为急性和慢性寄生虫病，但大多属于慢性。

4. 原虫及原虫病的分类　根据有无运动细胞器及其类型，原虫分为鞭毛虫、阿米巴、纤毛虫和孢子虫四大类，常见的原虫和原虫病见表15-1-1。

表 15-1-1　常见原虫和原虫病及其分类

原虫种类	寄生部位	相关疾病
利什曼原虫	皮肤、内脏、单核巨噬细胞	内脏利什曼病（黑热病）
锥虫	血液	美洲锥虫病和非洲锥虫病
阴道毛滴虫	泌尿生殖道	阴道滴虫病
口腔毛滴虫	口腔	口腔感染
人毛滴虫	肠道	毛滴虫病
蓝氏贾第鞭毛虫	肠道	贾第鞭毛虫病
溶组织内阿米巴	肠道、肝脏、肺、皮肤	阿米巴痢疾、阿米巴性肝/肺脓肿
齿龈内阿米巴	口腔	口腔感染
棘阿米巴	脑、眼	棘阿米巴角膜炎、脑炎
福氏耐格里阿米巴	脑	阿米巴性脑膜炎、脑脓肿
疟原虫	红细胞，肝细胞	疟疾（脑型疟疾）
刚地弓形虫	有核细胞	脑、肺、心、淋巴结等弓形虫病
肉孢子虫	肌肉等组织	肉孢子虫病
等孢子虫	肠道	等孢子虫病
隐孢子虫	肠道	隐孢子虫病
巴贝虫	红细胞	巴贝虫病
微孢子虫	肠道、脑、眼等组织	微孢子虫病
结肠小袋纤毛虫	结肠	结肠小袋纤毛虫病

注：肺孢子菌过去归类于原虫，称为卡氏肺囊虫，近十几年的研究结果表明，它实际是一种微生物，更名为肺孢子菌，为真菌类病原体，详见第十四章真菌感染。

5. **人兽共患寄生虫**　许多寄生虫病属于动物源性疾病，即人类和脊椎动物间自然传播的疾病，由共同的病原体引起，故称为人兽共患病，以前称为自然疫源性疾病。在众多人兽共患传染病中，67% 的病原体是寄生虫。根据传播情况又可分为三类：①以人类间互相传播为主，也可传给其他动物，称为人源性人兽共患病；②以动物中互相传播为主，但可经常传给人的称为兽源性人兽共患病，包括从脊椎动物直接获得感染的疾病，如通过节肢动物或软体动物中间宿主传播的寄生虫病等；③以在野生动物中传播为主，偶可传染给人的疾病，称为野生动物源（或森林源）性人兽共患病。人兽共患的原虫病有阿米巴病、弓形虫病、杜氏利什曼虫病、隐孢子虫病、微孢子虫病、锥虫病、贾第鞭毛虫病等。

二、原虫的生物学特性

原虫为单细胞真核动物，体积微小而能独立完成生命活动的全部生理功能。原虫在自然界分布广泛，种类繁多，迄今已发现 65 000 余种，多数营自生或腐生生活，分布在海洋、土壤、水体或腐败物内，少数营共生或寄生生活。近万种寄生性原虫生活在动物体内或体表。医学原虫是寄生在人体管腔、体液、组织或细胞内的致病及非致病性原虫，在人体内营共生或寄生生活，至少有 25 属 45 种，其中有 20 属 32 种寄生于肠道内，因此肠道寄生虫病多见。

（一）原虫的形态学

原虫的结构符合单个动物细胞的基本构造，由细胞膜、细胞质和细胞核组成，具有摄食、代谢、呼吸、排泄、运动和生殖等全套生理功能。

1. **细胞膜**　包裹虫体，也称表膜或质膜。电镜下可见胞膜为一层或一层以上的单位膜结构，其外层的类脂和蛋白分子结合多糖分子形成糖萼（glycocalyx）。表膜内层可有紧贴的微管和微丝支撑，使虫体保持一定形状。研究表明，原虫的表膜作为与宿主和外环境直接接触的界面，对保持虫体的自身稳定和参与宿主的相互作用起着重要的作用。已有研究证明某些寄生原虫的表膜带有多种受体、抗原、酶类，甚至毒素；表膜还具有不断更新的特点，一些种类的表膜抗原还可不断变异；在不利条件下，有些种类还可在表膜之外形成坚韧的保护性壁。因此，原虫表膜的功能除具有分隔与沟通作用外，还可凭借其动态结构参与营养、排泄、运动、感觉、侵袭、隐匿等多种生理活动。对原虫表膜的深入研究已成为揭示宿主与寄生虫相互作用机制的重要方面。

2. **细胞质**　主要由基质、细胞器和内含物组成。基质均匀透明，含有肌动蛋白组成的微丝和微管蛋白组成的微管，用以支持原虫的形状并与运动有关。许多原虫有内质、外质之分，外质较透明，呈凝胶状，具有运动、摄食、营养、排泄、呼吸、感觉及保护等功能；内质呈溶胶状，含各种细胞器和内含物，也是胞核所在之处，为细胞代谢和营养储存的主要场所。

原虫的细胞器按功能分为三类。①膜质细胞器：主要由胞膜分化而成，包括线粒体、高尔基复合体、内质网、溶酶体等，大多参与合成代谢。某些细胞器可因虫种的代谢特点而有所缺如或独有，如营厌氧代谢的种类一般缺乏线粒体。②运动细胞器：为原虫分类的重要标志，按性状分为无定形的伪足（pseudopodium）、细长的鞭毛（flagellum）、短而密的纤毛（cilia）三种。具相应运动细胞器的原虫分别称为阿米巴（amoeba）、鞭毛虫（flagellate）和纤毛虫（ciliate）。鞭毛虫和纤毛虫大多还有特殊的运动器，如波动膜（undulating membrane）、吸盘（sucking disc），以及为鞭毛、纤毛提供动能的神经运动装置（neuro-motor apparatus）。有些鞭毛虫的动基体（kinetoplast）即是一种含 DNA 的特殊细胞器，其功能近似一个巨大的线粒体，含有与之相似的酶。动基体 DNA 的质和量均与胞核 DNA 不同，一些种类已被深入研究用于分子克隆，制备抗原。③营养细胞器：部分原虫拥有胞口、胞咽、胞肛等帮助取食、排废。寄生性纤毛虫大多有伸缩泡，能调节虫体内的渗透压。此外，鞭毛虫的胞质可有硬蛋白组成的轴柱（axone），为支撑细胞器，使虫体构成特定的形态。

原虫胞质内有时可见多种内含物，包括各种食物泡、营养储存小体（淀粉泡、拟染色体等）、代谢产物（色素等）和共生物（病毒颗粒）等。特殊的内含物也可作为虫种的鉴别标志。

3. **细胞核**　为原虫得以生存、繁衍的主要构造，由核膜、核质、核仁和染色质组成。核膜为两层单位膜，具微孔沟通核内外。染色质和核仁分别富含 DNA

和 RNA，能被深染。在光镜下，原虫胞核需经染色才能辨认，并各具特征。寄生于人体的原虫多数为泡状核型（vesicular nucleus），特点是染色质少而呈粒状，分布于核质或核膜内缘，只含一个粒状核仁。多数纤毛虫为实质核型（compact nucleus），特点为核大而不规则，染色质丰富，常具一个以上的核仁，故核深染而不易辨认内部。原虫的营养期大多只含一个核，少数可有两个或更多。一般仅在核分裂期核染色质才浓集为染色体，展示染色体核型的形态学特征。经染色后的细胞核形态特征是医学原虫病原学诊断的重要依据。

（二）原虫的生理学

1. **运动**　多数原虫借运动细胞器进行移位、摄食、防卫等活动。运动方式有伪足运动、鞭毛运动和纤毛运动。没有细胞器的原虫也可借助体表构造进行滑动和小范围扭转。具有运动、摄食能力和生殖的原虫生活史期统称为滋养体（trophozoite）期，是多数寄生原虫的基本生活型。许多原虫的滋养体在不良条件下分泌外壁，形成不活动的包囊（cyst），用以抵抗不良环境，实现宿主转换，成为传播上的重要环节。

2. **营养**　寄生原虫生活在富有营养的宿主内环境，一般可通过表膜以渗透和多种扩散机制吸收小分子养料。多数原虫还需用细胞器摄食大分子物质，主要有伪足摄食和胞口摄食两种形式。前者有吞噬（phagocytosis）和吞饮（pinocytosis），分别指摄取固态和液态食物，统称为内吞作用（endocytosis）。近代超微研究发现在孢子虫和鞭毛虫均有微胞口（micropore）或管胞口（tubular cytostome）等摄食细胞器。摄入的食物在胞质中形成食物泡，溶酶体与食物泡结合，参与消化、分解。残渣和代谢最终产物各以特定的方式，从胞肛或从体表，或通过增殖过程的母体裂解而排放于寄生部位。

寄生虫的营养物质种类可因虫种及生活史各期的营养方式与来源而不同。体内寄生虫由于寄生在宿主的不同器官与组织，其营养物质有宿主的组织、细胞和非细胞性物质，如血浆、淋巴、体液，以及宿主消化道内未消化、半消化或已消化的物质。这些物质由水、无机盐、碳水化合物、脂肪与维生素组成。有的原虫，如结肠小袋纤毛虫有胞口（cytostome）与胞咽（cytopharynx），阿米巴有伪足（pseudopod），都可吞食营养物质，形成食物泡（food vacuole），因此原虫也可有体内的消化与吸收。许多原虫未见有食物泡的形成，则可通过表膜吸收营养。营养物质的吸收，在寄生虫的任何部位都是通过质膜进行的，质膜可看作是一种对溶质有选择性的"栅栏"。

寄生虫对氧的吸收，在原虫主要经细胞膜吸收，有的原虫还可借助血红蛋白、铁卟啉化合物等作载体，把氧扩散到虫体的各部分。摄入虫体内的氧用来对营养物质进行氧化分解，释放能量。许多体内寄生虫生活史的某时期处在低氧分压或甚至缺氧的环境中，在适应低氧分压环境条件的能力上有不同程度的加强，如寄生虫体内氧运输效率提高，通过各种形式更经济地利用氧，克服氧供应不足造成的困难等。

3. 代谢　寄生虫的代谢可分为能量代谢和合成代谢。原虫的能量代谢和合成代谢的具体途径和最终产物则因寄生环境和代谢酶系遗传性状的不同而有显著差异。对于只存在于个别种类中的特殊代谢系统已成为探索合理抗虫化疗方法的研究靶标。已有研究证明原虫酶谱的种群间差异与宿主特异性有一定因果关系，酶谱型的分析可能有助于区别某些种类的致病与非致病种群。由于快速增殖，寄生原虫对蛋白质和多种氨基酸的需求量较多。构成原虫蛋白质的氨基酸种类大多从宿主提供的周围环境摄入，少数需自身合成。蛋白质的合成在核蛋白体内进行，且极为旺盛，而在通常情况下，蛋白质的分解代谢不占优势。有些原虫的发育增殖往往还需要一些特殊的生长因子或辅助因子，如溶组织内阿米巴及阴道毛滴虫需要胆固醇，疟原虫要求对氨基苯甲酸（P-aminobenzoic acid，PABA）等。

原虫能量来源主要为糖。糖代谢分为同型乳酸发酵（homolactic fermentation）和二氧化碳固定（carbon dioxide fixation）两种类型。前者见于血液及组织寄生虫，后者见于肠道寄生虫。寄生虫在无氧糖酵解过程中不断产生能量，其典型终产物是乳酸。但许多寄生虫在得不到糖类营养物质时可能从蛋白质代谢中获得能量。体内寄生原虫的快速繁殖及蠕虫产卵或幼虫成长需要大量蛋白质，其合成代谢是旺盛的。合成蛋白质所需的氨基酸来自分解食物中的蛋白质或游离氨基；脂类主要来源于寄生环境，自身可能合成一部分，如诺氏疟原虫（*Plasmodium knowlesi*）可依靠糖酵解而自身合成磷脂。

4. 生殖　寄生原虫以无性或有性或两者兼有的生殖方式增殖，同时以一定的方式排离和转换宿主以维持种群世代的延续。无性生殖方式有：①二分裂：为原虫最常见的增殖方式，分裂时胞核先分裂，随后纵向或横向分裂为两个子体。②多分裂：胞核多次分裂后胞质包绕每个核周围，一次分裂为多个子代，如疟原虫的裂体增殖（schizogony）、孢子增殖

（sporogony）和某些阿米巴、鞭毛虫的囊后增殖等都是多分裂形式。③出芽生殖：为大小不等的分裂，如弓形虫滋养体的内二芽殖（endodyogeny）。有性生殖则可分为：①接合生殖（conjugation）：两个形态相同的原虫接合在一起，交换核质后分开各自分裂，多见于纤毛虫。②配子生殖（gametogony）：先分化为雌、雄配子（gamete），而后结合为合子（zygote），再进行无性增殖。配子生殖常为寄生原虫有性世代的主要阶段，本身并无个体增加，却为无性孢子生殖的先导，如疟原虫在蚊体内的发育期。

（三）原虫的生活史

寄生虫的生活史（life cycle）是指寄生虫完成一代的生长、发育和繁殖的整个过程，包括寄生虫的感染阶段侵入宿主的方式和途径、在宿主体内移行或达到寄生部位的途径、正常的寄生部位、离开宿主机体的方式，以及所需要的终宿主（及保虫宿主）、中间宿主或传播媒介的种类等。因此，掌握寄生虫生活的规律，是了解寄生虫的致病性及寄生虫病诊治的基础。按生活史，原虫一般分为包囊期和滋养体期，滋养体期为致病期。各种原虫的生活史详见相关原虫部分。

原虫的增殖本质上是一种生存适应，其生活史是从宿主到宿主的传播过程，形式多样，按传播特点可将其生活史类型大致分为以下三型：

1. 人际传播型　生活史简单，只需要一种宿主，凭借接触或中间媒介而在人群中直接传播。可分两类：①生活史只有滋养体（trophozoite）阶段，滋养体具有摄食、运动、繁殖功能和致病作用；人体直接或间接接触滋养体而传播，如阴道毛滴虫、口腔毛滴虫和齿龈阿米巴等，即属于此类。②生活史有滋养体和包囊两个阶段，前者以二分裂增殖，包囊可有或无核分裂，为有效的排离和传播阶段。多数肠道寄生阿米巴、鞭毛虫和纤毛虫属于此类。

2. 循环传播型　这类原虫在完成生活史和传播过程中，需一种以上的脊椎动物作为终宿主或中间宿主，分别进行有性和无性生殖形成世代交替现象，如刚地弓形虫以猫为终宿主，以人、鼠或猪等为中间宿主。

3. 虫媒传播型　此型原虫需在吸血昆虫体内以无性或有性繁殖方式发育至感染阶段，然后再通过虫媒叮咬、吸血，将其接种到人体或其他动物，如疟原虫和利什曼原虫的生活史。

许多原虫生活史中仅有无性生殖，如阿米巴原虫、阴道毛滴虫、蓝氏贾第鞭毛虫、利什曼原虫等。有

些原虫则兼有有性和无性两种生殖方式才完成一代的发育，如疟原虫、弓形虫等。

三、原虫的致病作用

原虫对人体的致病作用及其危害程度因虫种、株系、寄生部位以及宿主生理状态与宿主应答水平的不同而有很大差别。原虫感染的致病作用包括机械性、化学性和生物性损伤等多个方面。原虫侵入人体，主要通过以下方式引起人体组织的病变，并产生相应症状体征。

1. 增殖作用　致病原虫入侵宿主后必须战胜机体的防御功能，增殖到相当数量后才表现为明显的损害或临床症状。原虫寄生于血液或血细胞内称为"虫血症"（parasitemia），原虫在单位容积内的虫体密度可借助于计数法测量，以提示病情。原虫在寄生部位大量繁殖，破坏宿主细胞和组织，并引起功能障碍。不同种类的原虫增殖结果往往产生不同的致病表现，能够为临床诊断提供可靠的信息。例如：大量疟原虫的定期裂体增殖使被寄生红细胞发生周期性裂解，可导致寒热节律典型的疟疾症状；寄生在上消化道大量增殖的贾第鞭毛虫附着于肠黏膜，严重影响脂肪的消化吸收，可引起颇为特殊的脂肪泻。由于原虫的增殖作用以及在宿主体内并无成虫或幼虫、童虫等世代之分，被激发的免疫力与蠕虫引起的伴随免疫有所不同，主要表现为把原虫抑制在低密度水平的非消除性带虫状态，而出现迁延、反复和隐性的疾病过程。

2. 播散能力　寄生原虫的微小个体和快速增殖的特点，使其获得某种播散潜能。多数致病原虫在建立原发病灶后都有向近邻或远方组织侵蚀和播散的倾向，从而累及多个器官。研究发现，致病原虫具有多种利于扩散的因子和生态特点。例如：原虫在血细胞内寄生，血细胞不仅成为逃避宿主免疫攻击的一种有效屏障，还为血源播散提供了运载工具；利什曼原虫和弓形虫被巨噬细胞吞噬后能在宿主细胞内增殖，并被带至全身各处，引起累及全身的播散性感染。近年来在不少致病原虫与宿主细胞之间发现了表面受体作用，这是揭示虫体对亲和细胞或组织进行识别、黏附，进而入侵或噬蚀的物质基础；溶组织内阿米巴滋养体具有多种膜结合的蛋白水解酶，具有接触溶解宿主组织、细胞的侵袭特性，为其入侵肠壁深层组织，进行播散，诱发肠外阿米巴病创造了基本条件。由此可见，致病原虫的播散能力在致病和传播上都具有重要

作用。

3. 致病能力　原虫的致病能力及对人体的危害与其种类、寄生部位、虫株毒力等有关，也受人体免疫防御状态的影响。原虫既可通过代谢产物或崩解产物对人体产生毒性作用或致敏作用，也可通过吸附、侵入活动破坏局部组织。在肠道寄生的原虫中以溶组织内阿米巴的致病力最强。阿米巴原虫寄生于回盲部和结肠，滋养体可侵入肠壁，引起组织溶解液化、坏死脱落，形成黏膜溃疡，排出果酱样粪便，产生痢疾症状。贾第鞭毛虫的滋养体吸附在十二指肠和空肠上段的肠黏膜上，可阻碍肠道吸收营养成分，引起脂肪痢、腹泻、营养不良。隐孢子虫、人芽囊原虫可以引起健康人的自限性腹泻，但在免疫损伤或免疫缺陷者可产生严重的迁延型腹泻。结肠小袋纤毛虫可侵入肠黏膜和黏膜下层，等孢球虫可侵入肠上皮细胞，它们都可以造成肠壁损伤，引起各种肠道症状。寄生于血液和细胞内的原虫对人体的危害更大，详见下节。

4. 机会致病　临床发现在一些极度营养不良，晚期肿瘤，长期应用激素制剂及免疫缺陷、免疫功能低下或获得性免疫缺陷综合征（艾滋病）患者等人群中常并发致死的原虫感染。此种因疾病、治疗等人为或自然因素，招致机体免疫机制削弱而激活某种感染的个体称为免疫功能受累宿主（immune compromised host）。在寄生原虫中，有些种群被称为机会性或条件性致病原虫（opportunistic protozoa）。常见的有弓形虫、贾第鞭毛虫、隐孢子虫等，常见于晚期艾滋病患者，甚至成为患者的直接死因；再如隐性感染的弓形虫病常在艾滋病、白血病及其他恶性肿瘤的治疗过程中急性复燃。条件性致病原虫也可导致原虫对异常部位的侵袭，曾有报道一例网织细胞肉瘤患者并发罕见的原发性胃黏膜阿米巴病。

四、原虫感染与免疫

人体对寄生虫感染具有不同程度和不同形式的抵抗能力，表现为一系列的免疫反应。所谓免疫就是机体排除异己，包括病原体和非病原体的异体物质，或改变了性质的自身组织，以维持机体的正常生理平衡。一般将免疫分为非特异性免疫（先天免疫）和特异性免疫（获得性免疫）。非特异性免疫的作用不是针对某一抗原性异物，往往是先天性的；特异性免疫具有针对性，包括体液免疫和细胞免疫。这些免疫反

应必须在抗原物质进入机体，刺激免疫系统后才能形成。详见第四章感染与免疫。

（一）先天免疫

先天免疫又称固有免疫，是人类在长期的进化过程中逐渐建立起来的天然防御能力，它受遗传因素控制，具有相对稳定性；对各种寄生虫感染均具有一定程度的抵抗作用，但没有特异性，一般也不十分强烈。先天免疫包括：①皮肤、黏膜和胎盘的屏障作用。②吞噬细胞的吞噬作用，如中性粒细胞和单核吞噬细胞，后者包括血液中的大单核细胞和各组织中的吞噬细胞。这些细胞的作用，一方面表现为对寄生虫的吞噬、消化、杀伤作用，另一方面在处理和提呈寄生虫抗原过程中参与特异性免疫的致敏阶段。③体液因素对寄生虫的杀伤作用。例如，补体系统因某种原因被活化后，可参与机体的防御功能，人体血清中的高密度脂蛋白（HDL）对寄生虫有毒性作用。

（二）获得性免疫

寄生虫侵入宿主后，抗原物质刺激宿主免疫系统，常出现免疫应答（immune response），对寄生虫可发挥清除或杀伤效应，对同种寄生虫的再感染也具有一定抵抗力，称为获得性免疫或适应性免疫。

1. 寄生虫抗原的特点 ①复杂性、多源性：大多数寄生虫是一个多细胞结构的个体，并且都有一个复杂的生活史，因此寄生虫抗原比较复杂，种类繁多。其化学成分可以是蛋白质或多肽、糖蛋白、糖脂或多糖。这些抗原可来自虫体、虫体表膜、虫体的排泄物、分泌物或虫体蜕皮液、囊液等，分为菌体抗原（somatic antigen）和代谢抗原（metabolic antigen）。菌体抗原包括来自表膜的表面抗原（surface antigen）；代谢抗原有腺体分泌物、消化道排泄物、幼虫蜕皮液等。虫体体表、体内的排泄物及分泌物内或虫体寄生的细胞表面表达的抗原均可与宿主免疫系统直接接触，属于免疫学上重要的抗原。②具有属、种、株、期的特异性：寄生虫生活史中不同发育阶段既具有共同抗原，又具有各发育阶段的特异性抗原，即期特异性抗原。共同抗原还可见于不同科、属、种或株的寄生虫，这种特点反映在免疫诊断方面，是经常产生交叉反应。一般认为特异性抗原比较重要，它的分离、提纯和鉴定有助于提高免疫诊断的特异性并有利于免疫病理、寄生虫疫苗等的研究和开发。近年来单克隆抗体及DNA重组技术的应用，推动了寄生虫抗原的研究。

2. 寄生虫的循环抗原 寄生虫循环抗原（circulating antigen, CAg）系指生活虫体排放到宿主体液内的大分子微粒，主要是排泄物及分泌物或脱落物中具有抗原特性，并且能被血清免疫学试验所证明（检出）的物质。早在20世纪50年代末期，已有人证实锥虫病CAg的存在，直到20世纪70年代才引起人们注意。由于循环抗体在患者治疗后仍能长期存在，故不能区别现症感染和既往感染，不宜作疗效考核之用。而CAg能提示有活虫存在，可用于判断现症患者及评价疗效等，因此CAg成为一种诊断靶抗原。对CAg的研究内容现已扩展到对其消长、转归等规律性的探索，对其在免疫病理和免疫调节机制中作用的认识，以及对检测技术的研究开发。

（三）免疫应答

寄生虫抗原致敏免疫系统，诱发免疫应答，这是一个由多种免疫活性细胞和免疫分子（补体、细胞因子、免疫球蛋白等）参与的复杂过程。免疫应答的发生过程包括抗原的处理与提呈、T细胞的激活和淋巴因子的产生、免疫效应。

1. 抗原的处理和提呈 在致敏宿主免疫系统之前，寄生虫抗原需先经过抗原提呈细胞（antigen presenting cell, APC）识别和处理。APC分布很广，包括巨噬细胞、树突状细胞等。巨噬细胞对抗原摄取、加工处理，然后有效地将抗原提呈给淋巴细胞，引起免疫应答的最大效应。经巨噬细胞处理的抗原其免疫原性较强，巨噬细胞尚有调节及贮存抗原的作用，以便较长期地将抗原信息传递给淋巴细胞。所以，抗原提呈是诱发获得性免疫的重要环节。

2. T细胞的激活和淋巴因子产生 根据T细胞表面CD抗原的不同，将T细胞分为两个主要亚群：$CD4^+$ T细胞和$CD8^+$ T细胞。辅助性T细胞（Th）和迟发型超敏反应性T细胞（Td）属于$CD4^+$ T细胞；细胞毒性T细胞（CTL）和抑制性T细胞（Ts）属于$CD8^+$ T细胞。基于细胞因子分泌类型的不同又将$CD4^+$ T细胞分为两个亚型：$CD4^+$ Th1和$CD4^+$ Th2细胞，前者分泌IFN-γ和IL-2，后者分泌IL-4和IL-5等。$CD4^+$ T细胞对抗体生成提供协助，介导迟发型超敏应答和识别主要组织相容性复合物（MHC）Ⅱ类分子抗原；$CD8^+$ T细胞伴有细胞毒性和抑制功能，并识别MHC的Ⅰ类分子抗原。

巨噬细胞表面的寄生虫抗原和MHCⅡ分子抗原被T细胞表面的受体分别识别，同时巨噬细胞分泌IL-1，两种细胞相互接触，在IL-1作用下，使静止的T细胞被激活。激活的辅助性T细胞（Th1及Th2）产生多种淋巴因子（lymphokine, LK），促进淋巴细胞和造血细胞的增殖、分化和成熟。同时可诱导B细胞转化为浆细胞，分泌不同类型免疫球蛋白，共同参与免疫应答。

实验证明，宿主在受到寄生虫侵袭时，可能 CD4$^+$ 细胞首先被激活而释放细胞因子如 IL-2 等，这些细胞因子再刺激 CD8$^+$ 细胞，CD8$^+$ 细胞活化后，通过直接细胞毒作用或分泌细胞因子而发挥效应，使 CD4$^+$ 细胞的作用得以放大。T 细胞亚群和细胞因子在寄生虫感染的免疫中起着重要的作用，它们的作用不是孤立的，而是相互联系、相互作用又相互制约。

3. 免疫效应　大致可分为抗体依赖性和非抗体依赖性两类，前者又称体液免疫，是抗体直接作用或介导其他免疫分子作用于寄生虫；后者又称细胞免疫，在效应细胞或其产物介导下杀伤寄生虫。

（1）体液免疫：是抗体介导的免疫效应。抗体属免疫球蛋白，包括 IgA、IgD、IgE、IgG 和 IgM。寄生虫感染早期，血中 IgM 水平上升，随着时间的延长，IgG 上升。蠕虫感染时，一般 IgE 水平升高，而肠道寄生虫感染时则分泌 IgA 水平上升。抗体可单独作用于寄生虫，使其丧失侵入细胞的能力。例如，疟原虫子孢子单克隆抗体的 Fab 部分与疟原虫子孢子表面抗原的决定簇结合，使子孢子失去附着和侵入肝细胞的能力；有的抗体结合寄生虫相应抗原，在补体参与下，通过经典途径激活补体系统，使寄生虫溶解。例如，非洲锥虫病患者血清中的 IgM、IgG 在补体参与下，可溶解血内的锥虫；抗体还可结合寄生虫表面抗原，其 Fc 部分与效应细胞（如巨噬细胞、嗜酸性粒细胞等）上的 Fc 受体结合，使效应细胞能吞噬寄生虫。例如，血中疟原虫和裂殖子或感染疟原虫的红细胞与抗体结合以后，可被巨噬细胞或单核细胞吞噬。

（2）细胞免疫：是淋巴细胞和巨噬细胞或其他炎细胞介导的免疫效应。当致敏 T 细胞再次接触相应抗原后，释放多种淋巴因子，如巨噬细胞趋化因子（MCF），可使巨噬细胞移动到局部，聚集于病原体周围；巨噬细胞活化因子（MAF）可激活巨噬细胞，增强吞噬能力和杀伤作用。例如，激活的巨噬细胞可杀伤在其胞内寄生的利什曼原虫。

（3）体液免疫和细胞免疫协同作用：在寄生虫感染中，常见的有抗体依赖性细胞介导的细胞毒作用（antibody dependent cellmediated cytotoxicity，ADCC）产生的免疫效应。ADCC 对寄生虫的作用需要特异性抗体如 IgG 或 IgE，结合于虫体，然后效应细胞（巨噬细胞、嗜酸性粒细胞或中性粒细胞）通过 Fc 受体附着于抗体，通过协同作用发挥对虫体的杀伤作用。

（四）免疫类型

宿主感染寄生虫后产生获得性免疫即特异性免疫应答，由于宿主和寄生虫的种类以及宿主与寄生虫之间相互关系的不同，特异性免疫应答大致可分为以下两型：

1. 消除性免疫（sterilizing immunity）　宿主能消除体内寄生虫，并对再感染产生完全的抵抗力。例如，热带利什曼原虫引起的东方疖，宿主获得免疫力后，体内原虫完全被清除，临床症状消失，而且对再感染具有长期的、特异的抵抗力。这是寄生虫感染中少见的一种免疫状态。

2. 非消除性免疫（non-sterilizing immunity）　这是寄生虫感染中常见的一种免疫状态。大多数寄生虫感染可引起宿主对再感染产生一定程度的免疫力，但是，宿主体内原有的寄生虫不能完全被清除，维持在一个低水平，临床表现为不完全免疫。一旦用药物清除体内的残余寄生虫后，宿主已获得的免疫力便逐渐消失。例如，人体感染疟原虫后，体内疟原虫未被清除，维持低虫血症，但宿主对同种感染具有一定的抵抗力，称为带虫免疫（premunition）。非消除性免疫与寄生虫的免疫逃逸和免疫调节有关。

（五）免疫逃逸

在与宿主长期相互适应的过程中，有些寄生虫能逃避宿主的免疫效应，这种现象称为免疫逃逸（immune evasion）。细胞内寄生的原虫如疟原虫、利什曼原虫，可以逃避宿主抗体的杀伤。寄生虫能在有免疫力的宿主体内增殖，长期存活，有多种复杂的机制，包括寄生虫表面抗原性的改变如抗原变异、抗原伪装，也可以通过多种破坏机制改变宿主的免疫应答等。但是，目前寄生虫的存活机制均未能完全阐明。

1. 抗原性的改变　寄生虫表面抗原性的改变是其逃避免疫效应的基本机制。有些寄生虫在宿主体内寄生时，其表面抗原性发生变异，直接影响免疫识别。例如，非洲锥虫在宿主血液内能有顺序地更换其表面糖蛋白，产生新的抗原变异体，而宿主体内每次产生的抗体，对下一次出现的新变异体无作用，因此寄生虫可以逃避特异性抗体的作用，使已产生的特异性免疫失败。这种抗原变异（antigenic variation）现象也见于恶性疟原虫寄生的红细胞表面。

2. 抗原伪装　是寄生虫体表结合有宿主的抗原，或者被宿主的抗原包被，妨碍了宿主免疫系统的识别。这类抗原来自宿主组织，而不是由寄生虫合成的，因此宿主抗体不能与这种抗原结合，为逃避宿主的免疫攻击创造了条件。

3. 抑制或直接破坏宿主的免疫应答 寄生在宿主体内的寄生虫释放出可溶性抗原，大量存在时可以干扰宿主的免疫反应，有利于寄生虫存活下来。表现为抗原与抗体结合，形成抗原抗体复合物，抑制宿主的免疫应答，也可表现为直接破坏特异的免疫效应分子。例如，枯氏锥虫的锥鞭毛体的蛋白酶能分解附着于虫体上的抗体，使虫体上仅有 Fab 部分，而无 Fc 部分，因而不能激活补体以导致虫体的溶解。

4. 解剖位置的隔离 许多寄生虫在宿主特定的组织和细胞内寄生，如疟原虫寄生在红细胞内，通过特定的解剖与生理屏障与免疫系统隔离。利什曼原虫和弓形虫寄生在巨噬细胞内形成纳虫空泡，以逃避宿主细胞溶酶体酶的杀伤作用。

另外，在几种寄生虫感染中发现有免疫抑制因子。这种因子来自寄生虫本身，或存在于宿主血液中。例如，感染枯氏锥虫的小鼠血清中就有一种物质能在体内或体外经激活抑制细胞而抑制抗体反应。这种物质是分子量为 200 000 的蛋白质。越来越多的证据表明，寄生虫感染中或在感染的某些阶段，寄生虫可引起宿主的全身性或局部免疫抑制。有些原虫可以诱发对宿主 B 细胞的多克隆刺激，或抑制宿主的细胞免疫功能，使宿主的特异性免疫能力降低。

（六）寄生虫性超敏反应

宿主感染寄生虫以后所产生的免疫反应，一方面可以表现为对再感染的抵抗力，另一方面也可以发生对宿主有害的超敏反应（hypersensitivity），又称变态反应（allergy reaction）。超敏反应是处于免疫状态的机体，当再次接触相应抗原或变应原时出现的异常反应，常导致宿主组织损伤和免疫病理变化。按 Gell 和 Coombs 关于超敏反应的分类，寄生虫感染的超敏反应也可分为四型。

Ⅰ型也称速发型或过敏反应型，原虫和蠕虫感染均可引起，常见于肠道寄生虫病。变应原刺激机体产生特异性 IgE 抗体，IgE 有亲细胞性，吸附在肥大细胞和嗜碱性粒细胞表面，当过敏原再次进入机体后，与 IgE 抗体结合，使肥大细胞、嗜碱性粒细胞产生脱颗粒变化，从颗粒中释放出许多活性介质如组胺、5-羟色胺、肝素、类胰蛋白酶等。各种介质随血流散布全身，作用于皮肤、黏膜、呼吸道等效应器官，引起血管扩张、毛细血管通透性增加、平滑肌收缩、腺体分泌增多等，分别导致荨麻疹、血管神经性水肿、支气管哮喘等临床症状。重者可因全身小血管扩张而引起过敏性休克。

Ⅱ型也称细胞毒型，这型超敏反应是抗体（IgM、IgG）直接作用于相应的细胞膜上的抗原，在补体、巨噬细胞作用下造成的损伤反应。细胞毒型的作用方式有：①补体依赖性细胞毒作用；②抗体依赖性细胞介导的细胞毒作用（ADCC）；③促进巨噬细胞的吞噬作用等。在黑热病、锥虫病、疟疾患者，寄生虫抗原吸附于红血细胞表面，特异性抗体（IgG 或 IgM）与之结合，激活补体，导致红细胞溶解，出现溶血和贫血。

Ⅲ型也称免疫复合物型，是抗原与抗体特异性结合，形成免疫复合物，在组织中沉着引起的炎症反应。免疫复合物在血管壁或组织内沉着，激活补体，产生趋化因子，将中性粒细胞吸引至局部，中性粒细胞吞噬免疫复合物过程中脱颗粒，释放出一系列溶酶体酶类，造成血管壁及其周围组织损伤。例如，疟疾和血吸虫病患者常常出现肾小球肾炎，是由免疫复合物在肾小球内沉着所引起的。

Ⅳ型也称迟发型或细胞免疫型，此型超敏反应是由 T 细胞介导引起的免疫损伤。致敏的 T 细胞再次接触同种抗原时，可进行分化、增殖，并释放出多种淋巴因子，吸引、集聚并形成以单核细胞浸润为主的炎症反应，甚至引起组织坏死和肉芽肿形成，如利什曼素的皮试即是利用了这种反应。

在寄生虫感染中，有的寄生虫病可同时存在几型超敏反应，甚为复杂多变。例如，血吸虫病可有速发型、免疫复合物型及迟发型超敏反应同时存在。

五、原虫感染的一般特点

寄生虫是单细胞或多细胞动物，能够侵入宿主，并在宿主体内寄生、发育而建立感染。在其生活史中，只有达到感染阶段，才能感染人体，引起疾病。寄生虫感染对人体的危害，依据寄生虫和宿主之间相互关系的平衡程度不同而异。一般说来，寄生虫寄生的时间越久，和宿主的关系就越趋平衡，对宿主的危害就越小，产生的症状、病理变化就越轻；反之，寄生时间越短，对宿主危害越重，产生的症状和病理变化越严重，据此可以将寄生虫感染分为不同的状态。同时，原虫病作为一种感染病，其传播与流行也具备感染的基本环节，分述如下。

（一）原虫感染和流行的基本环节

寄生虫病能在一个地区流行，该地区必须具备完成寄生虫发育所需的各种条件，即存在寄生虫病的传染源、传播途径和易感人群三个基本环节。此外，寄生虫病的流行尚受生物因素、自然因素和社会因素的影响。当这三方面因素有利于寄生虫病传播时，在此地区才可有相当数量的人获得感染，从而引起寄生虫病的流行。

1. 传染源 人体寄生虫病的传染源是指有寄生虫寄生的人和动物，包括病人、带虫（囊）者、储存宿主（家畜、家养动物及野生动物）和转续寄主。传染源体内存在并可排出寄生虫生活史中的某个发育阶段的产物，能在外界或另一宿主体内继续发育。例如，溶组织内阿米巴带虫者（带囊者）可排出包囊，包囊在排出时即有感染性，或在适宜的外界环境中发育到感染阶段（感染期）。感染阶段是指寄生虫侵入宿主体内能继续发育或繁殖的发育阶段。黑热病患者可作为该病的传染源，家犬可作为黑热病的储存宿主。

2. 传播媒介与感染途径 人体寄生虫病常见的传播媒介有水（水源性寄生虫病）、食物（食源性寄生虫病）和节肢动物（虫媒性寄生虫病）。对于人类来说，原虫的传播或感染方式可以分为以下几种：

（1）经口和消化道感染：引起食源性寄生虫病。多种寄生虫可通过淡水达到人体，水中可含有感染期的阿米巴与贾第鞭毛虫包囊等。多种寄生虫在感染期可以通过食物、饮水、污染的手指、玩具或其他媒介经口进入人体，这是最常见的感染方式。食入含有弓形虫的肉类可直接获得感染，食入被阿米巴包囊污染的水或食物后可感染阿米巴病，贾第鞭毛虫等也可通过粪 - 口途径间接传播。

食源性寄生虫病（food-borne parasitiosis），是通过饮食传播的人体寄生虫病，通过食品传播的寄生虫病分为动物性食品（如鱼、蛙、蛇、禽、畜等）和植物性食品（如粮食、蔬菜、瓜果等）。动物性食品可能本身含有感染期寄生虫，或在加工过程中寄生虫未被杀灭，进食后均可导致人体感染。植物性食品本身并不含寄生虫，但在生产、运输、加工过程中被寄生虫卵、卵囊、包囊等污染，进食前未洗净或杀死寄生虫，进食后也可造成感染。文献报道的经食物和饮水感染的寄生虫病有 100 余种，流行和危害比较严重的有十余种，主要是原虫。

（2）经皮肤黏膜感染：有的寄生虫是在感染期主动地经皮肤侵入人体，有的寄生虫通过吸血的节肢动物媒介叮咬人体皮肤进入人体而导致感染，即虫媒性寄生虫病，如蚊传播疟原虫、丝虫，白蛉传播利什曼原虫。人与人的皮肤黏膜直接接触包括性接触传播（如阴道毛滴虫可以通过性接触直接传播），也可以通过污染的毛巾、浴盆等间接传播。

虫媒性寄生虫病：有些原虫完成生活史需经吸血昆虫体内的无性或有性繁殖，再感染人体或其他动物，如利什曼原虫和疟原虫等。很多医学节肢动物可作为寄生虫的传播媒介。例如，蚊为疟原虫、丝虫等的传播媒介，被感染疟原虫的按蚊叮咬后可患疟疾。蜱媒传播的寄生虫有 32 种原虫和 2 种线虫。此处，利什曼原虫通过白蛉传播、布氏锥虫通过舌蝇传播等，这些原虫需要在昆虫体内发育并进行无性或有性繁殖。

（3）经血液传播：如疟原虫、弓形虫等可经输血等途径进入人体，巴贝虫、锥虫也可通过输血传播，偶尔利什曼原虫也可经输血传播。因此，寄生虫输血安全问题也应受到关注。从某种意义上说，经节肢动物蚊虫叮咬传播的疟疾等也可视为经血液传播。

（4）经呼吸道感染：如原发性阿米巴脑膜脑炎可在野外游泳时水中阿米巴原虫经鼻腔黏膜感染。蠊缨滴虫可能经呼吸道感染而引起肺部症状。

（5）经胎盘感染：有些寄生虫可以随母血，通过胎盘而使胎儿感染，如弓形虫（先天性弓形虫病）、疟原虫（先天性疟疾）等。

3. 易感人群 易感者是指对寄生虫缺乏免疫力而易于罹患感染的人。身体健康、免疫功能健全的人即使感染了少量寄生虫，也不易发病，或成为带虫者，或者轻微发病。人体感染寄生虫后，通常可产生获得性免疫，但多属于带虫免疫，当寄生虫从人体消失以后，机体免疫力即逐渐下降、消退。所以，当有感染机会时即易于感染该种寄生虫。例如，疟疾非流行区或在当地已根除疟疾的地区的人进入疟区后，由于缺乏特异性免疫力而成为易感者。当大量移民自非流行区迁入疟疾流行区时，往往会出现疟疾的暴发流行。

易感性还与年龄有关，儿童的免疫力一般低于成人。免疫力较低的儿童均易感染当地流行的寄生虫病。由寄生虫引起的机会性感染主要发生于婴幼儿、癌症患者、器官移植受者、接受免疫抑制治疗者和免疫损伤人群或艾滋病患者。

在艾滋病患者中，原虫感染常为播散性。如弓形虫感染主要累及大脑，亦可播散至心、肺、眼等器官。隐孢子虫、等孢子虫、微孢子虫、溶组织内阿米巴、贾第鞭毛虫等亦时有报道，主要累及胃肠道，引起慢性腹泻。艾滋病伴发的寄生虫病多见于男性和成人。王磊报道 62 例欧洲艾滋病患者的寄生虫病，男性 58 人，女性 3 人，另有 1 例做变性手术者，年龄为 23 ～ 61 岁，其中 30 ～ 39 岁者 26 例，病种多为弓形虫病（23 例，37%）。艾滋病相关的寄生虫病主要是原虫，见表 15-1-2。

表 15-1-2　艾滋病相关的原虫病

寄生虫	好发部位	主要疾病或症状
弓形虫	脑、肺、心、淋巴结	淋巴结炎、脑炎、肺炎、心肌炎、播散性感染
隐孢子虫	结肠	胃肠炎、慢性腹泻、胆囊炎、吸收不良
等孢球虫	结肠	慢性腹泻、吸收不良
贾第鞭毛虫	结肠、胆道	慢性腹泻
溶组织内阿米巴	结肠、肝	结肠炎、慢性腹泻、肝脓肿
微孢子虫	结肠	结肠炎、慢性腹泻
粪类圆线虫	肠道、肺等	发热、疲劳、厌食、体重下降
人芽囊原虫	肠道	慢性腹泻、腹痛、腹胀等
杜氏利什曼原虫	脾、肝、淋巴结	肝、脾、淋巴结肿大，全血细胞减少，发热，消瘦

一些社会因素如经济、生活条件、风俗习惯等也可影响某一流行环节。当存在以上三个环节时，即可发生寄生虫病的传播或流行。所以，如切断某一环节，就可控制寄生虫病的流行。

（二）原虫感染的基本状态

人体感染寄生虫后，根据机体免疫防御能力、营养状况与寄生虫类型、数量和毒力双方相互作用的结果，可以呈现不同的状态。

1. 带虫者和隐性感染　①人体感染寄生虫后，如果宿主与寄生虫相互适应，可以不出现明显的临床症状和体征，但可传播病原体，这种感染者称为带虫者（carrier）。带虫者可以作为潜在的传染源，在流行病学方面有重要意义，如阿米巴原虫感染者中大部分为无症状的带虫者。②隐性感染是一种寄生现象，人体感染寄生虫后，既没有临床表现，又不易用常规方法检获病原体。例如，弓形虫、隐孢子虫等感染，当机体抵抗力下降或者免疫功能不全时，这些寄生虫的增殖力和致病力大大增强，出现明显的临床症状和体征，严重者可致死亡。因此，这类寄生虫也可称为机会致病性寄生虫（opportunistic parasite）。

2. 急性感染　部分原虫感染后经过短暂的潜伏期，出现急性期症状，如发热、出汗、酸痛、不适等全身症状，局部红肿或结节形成等，参见七、原虫感染的临床表现部分。

3. 慢性感染　如果人体感染寄生虫比较轻微，或者少量多次感染，在临床上出现一些症状后，不经治疗可逐渐转入慢性感染，寄生虫可在人体内生存很长一个时期。这是寄生虫感染的特点之一，与宿主对寄生虫感染不能产生完全免疫有关，所以发病较慢、病程较长、免疫反应不明显。

4. 多寄生现象　人体内同时有两种或两种以上的寄生虫感染，称为多寄生现象或多重感染（multiparasitism），比较常见。同时存在的不同种类的寄生虫之间可相互影响，常出现相互制约或促进，增加或减少它们的致病作用，并影响到临床表现。例如，蛔虫与钩虫或鞭虫同时存在时，对蓝氏贾第鞭毛虫起抑制作用；而短膜壳绦虫寄生时则有利于蓝氏贾第鞭毛虫的生存。溶组织内阿米巴带虫者同时感染日本血吸虫时可诱发阿米巴病。这是因为血吸虫病导致的肠壁损伤改变了肠道微环境，有利于阿米巴滋养体繁殖而致病。研究证明，两种寄生虫在宿主体内同时寄生，一种寄生虫可以降低宿主对另一种寄生虫的免疫力，即出现免疫抑制。例如，疟原虫感染使宿主对鼠鞭虫、旋毛虫等都能引起免疫抑制，使后者在宿主体内生存时间延长，生殖能力增强。

5. 幼虫移行症　幼虫对人体的危害主要包括3个方面，即在皮肤引起匍行疹、皮下结节或斑块，在内脏引起机械性与免疫性病理损害，或者兼有皮肤和内脏的损害。这些都是幼虫在皮肤或内脏移行时造成的，称为幼虫移行症（larva migrans），主要见于蠕虫感染，详见第十六章第七节。

6. 播散性感染　在损伤或免疫缺陷者中，有些寄生虫感染可播散至许多器官或组织。笔者研究的艾滋病尸检病例中，曾见弓形虫感染累及12种组织。

六、原虫感染的基本病变

我国病理学前辈杨述祖等对寄生虫病的病理变化曾有开拓性研究。此后的病理学观察发现，寄生虫感染的损伤主要包括虫体对宿主组织的机械性损伤引起的损害，虫体分泌的毒素或酶引起的化学性损伤，以及宿主免疫反应导致的免疫损伤。宿主的炎症反应包括嗜酸性粒细胞和其他炎性细胞的浸润，甚至形成嗜酸粒细胞性脓肿和对幼虫或虫卵产生的嗜酸粒细胞性肉芽肿、巨噬细胞增生形成的肉芽肿性改变等。

1. 局部组织变性、坏死　许多寄生虫感染都可以引起局部组织或细胞的变性、坏死，有的是直接破坏宿主细胞，尤其是细胞内寄生的原虫。例如，疟原虫可以破坏红细胞。弓形虫可破坏宿主细胞，引起大脑、胰腺等组织（器官）的变性坏死，坏死灶中可发现囊型弓形虫（图15-1-1，图15-1-2）。阿米巴原虫可分泌一种酶，使感染部位的组织发生液化性坏死，在肠黏膜面坏死物由液化的黏膜及红细胞构成，呈果酱状，坏死物排出后形成潜行性或烧瓶状溃疡，坏死组织周围可能查到阿米巴滋养体。这些改变都具有特征性：在实质脏器内坏死物不能排出，则形成阿米巴肝

脓肿、肺脓肿、脑脓肿，在坏死灶边缘较易发现阿米巴滋养体（图15-1-3，图15-1-4）。此外，还有些寄生虫通过阻塞和压迫血管造成组织损伤，如利什曼原虫可以压迫小动脉导致脾梗死；挤压肝细胞可以使肝细胞变性、坏死或萎缩。

2. 肉芽肿形成　单核巨噬细胞的局限性增生是形成肉芽肿的基础。在寄生虫感染中常形成特征性的类似结核结节的肉芽肿，称为结核样肉芽肿，如疟原虫、弓形虫、阿米巴原虫、利什曼原虫等均可引起肉芽肿形成。肉芽肿多在虫体周围形成，也可在虫体引起的慢性炎症基础上形成，如弓形虫性淋巴结炎可见上皮样肉芽肿形成，利什曼原虫可引起肝脏的巨噬细胞、库普弗细胞增生，散在或呈结节状，形成上皮细胞样小肉芽肿（图15-1-5），可阻塞肝窦。巨噬细胞内可见颗粒状物质，为利什曼原虫的无鞭毛体（利杜体Leishman-Donovan body）（图15-1-6）。

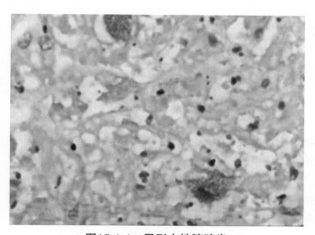

图15-1-1　弓形虫性胰腺炎
艾滋病合并胰腺组织变性坏死，病灶中除坏死组织外，尚可见两簇弓形虫速殖子被包裹形成假囊

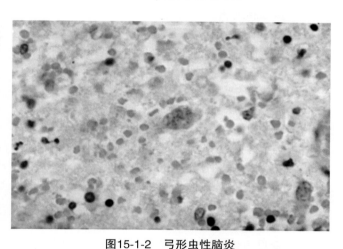

图15-1-2　弓形虫性脑炎
艾滋病患者，脑组织出血坏死，图中心可见一簇弓形虫速殖子，被包裹形成弓形虫假囊（囊型弓形虫）

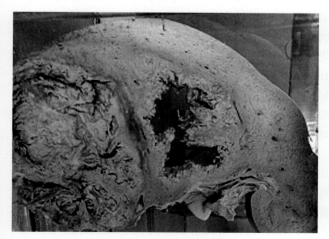

图15-1-3　阿米巴肝脓肿
肝脏肿大，有2个脓肿样病灶，坏死物已流失，脓肿壁呈破棉絮状

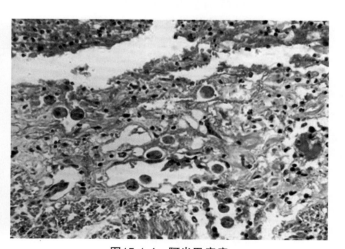

图15-1-4　阿米巴痢疾
溶组织内阿米巴可致组织发生液化性坏死，坏死组织中可见多个类似巨噬细胞大小的阿米巴滋养体

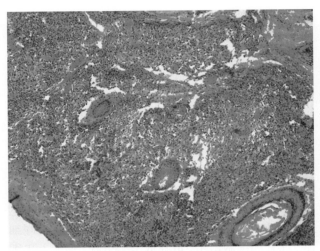

图15-1-5 皮肤利什曼病

真皮内可见多个肉芽肿形成,富于上皮样组织细胞,高倍镜下可在胞质内查见利杜体

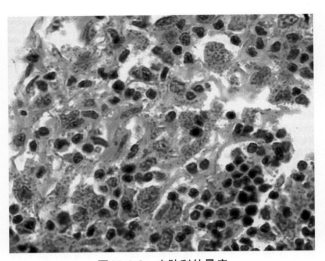

图15-1-6 皮肤利什曼病

同一病例,高倍镜下可见组织细胞胞质内含大量利什曼原虫利杜体,呈颗粒状

3. 炎细胞浸润 寄生虫病通常会引起炎症反应,包括中性粒细胞、淋巴细胞、浆细胞、单核巨噬细胞和嗜酸性粒细胞,其中以嗜酸性粒细胞和巨噬细胞较有特征性(图15-1-4,图15-1-5)。嗜酸性粒细胞是寄生虫感染中较常见的炎细胞,严重时嗜酸性粒细胞聚集,形成嗜酸性脓肿。巨噬细胞增生并吞噬病原体和色素、坏死细胞碎片等,都是重要的诊断线索,如疟疾时可见巨噬细胞吞噬疟色素和红细胞;巨噬细胞也可以吞噬弓形虫、利什曼原虫等细胞内寄生的病原体(图15-1-1,图15-1-2,图15-1-6)。仔细观察炎细胞的种类,尤其是嗜酸性粒细胞聚集、巨噬细胞及其吞噬物等,有助于病因诊断。

4. 查见虫体成分 这是病因诊断的重要依据,如弓形虫的滋养体和包囊、利什曼原虫的利杜小体等,均可见于巨噬细胞内(图15-1-1,图15-1-2,图15-1-6);阿米巴滋养体常见于坏死灶边缘(图15-1-4),熟悉寄生虫的形态及其寄生部位,对病因诊断很有帮助。

5. 器官肿大变形 寄生虫感染常导致其累及的器官肿大变形,一些原虫可使淋巴结肿大,如弓形虫等,肝脾肿大则常见于一些慢性感染,如疟疾、利什曼原虫等,晚期可出现肝硬化和巨脾。阿米巴肝脓肿也可使肝脏肿大,其中有大小不等的脓肿(图15-1-3),甚至穿破膈肌侵入肺组织。

七、原虫感染的临床表现

寄生虫进入人体、移行、发育、繁殖和定居的过程中,均可引起局部或(和)全身的不同程度的损害,其症状和体征则依寄生虫的虫种、侵犯的部位及其致病特征而定。如患者血色素减少,去过疟疾流行区,间断性发冷、发热,有时体温高达39℃左右,持续一周以上者,可能患有疟疾。

(一)局部受损的临床表现

主要为寄生虫侵入和定居的组织器官产生病理损害和功能失调而表现的相应症状和体征,亦可成为诊断的线索。

1. 腹痛腹泻 常由寄生虫直接损伤肠壁或间接作用于消化道而引起,如蓝氏贾第鞭毛虫吸盘陷窝紧密接触肠黏膜、溶组织内阿米巴分泌毒素和酶直接溶解肠黏膜组织等。腹泻的类型因虫种而异,蓝氏贾第鞭毛虫患者出现恶臭水样泻;溶组织内阿米巴痢疾患者粪中带有脓血,且出现里急后重;隐孢子虫病患者出现水样泻且往往较顽固。如腹痛、腹泻每日达5次左右,带有腥臭味,且有暗红色黏液血便者,可能患有阿米巴病。慢性腹泻伴体重减轻,患者体重减轻10%以上,且持续腹泻(每日3~5次)1个月以上,如感染了HIV,应考虑艾滋病。其病原体常为隐孢子虫、球孢子虫、贾第鞭毛虫、阿米巴原虫、贝氏等孢球虫、微孢子虫等。

2. 肝脾肿大(hepatosplenomegaly) 有些寄生虫病患者出现肝脾肿大,主要是由寄生虫直接寄生引起的,如疟原虫、杜氏利什曼原虫寄生于血细胞,大量的红细胞、巨噬细胞遭破坏引起肝脏充血、脾功能亢进、组织增生,导致肝脾肿大;又如阿米巴肝脓肿、胆道蛔虫症继发胆道细菌感染、胆道结石、肝硬化等也可引起肝或脾大。

3. 占位性病变（space-occupying lesions） 弓形虫、溶组织内阿米巴等寄生于脑部可出现占位效应，引起感觉、意识和运动障碍。

（二）全身反应性的临床表现

1. 发热（fever） 较常见，其中高热是寄生虫感染引起的急性症状之一，低热是某些寄生虫慢性感染的表现。但在免疫低下或虫荷较小时，寄生虫感染引起的发热往往不明显。导致发热的主要原因是寄生虫进入人体后，其分泌物、排泄物、虫体死亡后崩解产物及人体受损组织器官坏死释放出致热原，影响了体温调节中枢，使调定点上移，体温升高。发热程度、持续时间、间歇时间因虫种、虫荷、宿主免疫情况不同而有差异。例如：疟疾发热可高达 40～41℃，持续 2～6 小时，且规律性发作；黑热病常出现长期不规则发热。寄生虫感染在发热的同时常伴有其他症状。

2. 营养不良（malnutrition） 原因有 4 个方面：①寄生虫在人体内生长、发育、繁殖所需营养均来源于宿主，包括糖、蛋白质、脂肪、维生素、无机物及微量元素等，这些营养也是人体所需；②寄生虫分泌的毒素也会影响人体的消化和吸收功能；③某些肠道寄生虫虫体对人体肠黏膜的阻挡或覆盖，影响到人体对营养的消化和吸收，如蓝氏贾第鞭毛虫等；④慢性腹泻造成的营养和水分的大量丢失。在虫数较多或人体营养缺乏时所表现出的营养不良尤为突出，而严重营养不良可降低人体免疫力，使病原体更容易侵入并大量繁殖，加重营养不良。

3. 贫血（anemia） 很多寄生虫侵入后会导致患者贫血。寄生虫引起贫血的机制和原因有：①虫体大量吞噬红细胞，导致红细胞减少；②被寄生的红细胞大量破坏，如疟原虫；③虫体毒素可引起 II 型超敏反应，导致红细胞溶解；④有些寄生虫还可引起脾大，出现脾功能亢进，加强了对红细胞的破坏，如杜氏利什曼原虫、疟原虫等；⑤宿主营养不良，人体因缺乏某些营养而引起贫血。有些寄生虫性贫血可兼有多种机制或原因，贫血的类型及程度因感染的虫种、虫荷而异。

4. 嗜酸性粒细胞增多（eosinophilia） 是许多寄生虫感染引起的一种常见血液改变，尤其在蠕虫感染时更明显。原虫感染时，嗜酸性粒细胞增多不典型或减少。嗜酸性粒细胞虽属非特异性免疫成分，但常作为一种效应细胞与特异性抗体和其他非特异性成分一起，对侵入的寄生虫起杀伤、损害作用，并参与肉芽肿的形成以局限来自寄生虫的毒性物质。

5. IgE 水平升高（increased IgE levels） IgE 在寄生虫感染引起的免疫反应中起着一定的调节作用。嗜酸性粒细胞增加与 IgE 水平升高对宿主有双重作用，既有杀伤或辅助攻击寄生虫、调节免疫的作用，又有使宿主组织损伤与引起超敏反应的作用。

八、原虫感染的诊断

诊断原虫感染，同其他寄生虫感染一样，需要参考当时当地的流行病学资料、患者的临床表现、实验室检查、影像学检查和病理学检查的结果（五结合），进行综合性分析判断。

（一）原虫感染的诊断思路

诊断寄生虫感染可以遵循如下思路或程序，这里以原虫为例加以说明。

1. 了解临床资料中有无寄生虫感染的信息 在病理申请单中，如果临床提示有寄生虫感染的可能，或当地、当时有某些寄生虫病流行，甚至有输入性感染的病例，取材时就应当特别注意检查有无虫体或寄生虫引起的隧道、瘘管或窦道等。原虫体积微小，肉眼不能发现，读片时应有警觉。对于免疫损伤或免疫缺陷患者，特别要注意原虫感染，如弓形虫、隐孢子虫等。对于在肠道内寄生的原虫，如阿米巴原虫、隐孢子虫、贾第鞭毛虫等，要避免冲洗黏膜，以免把虫体冲掉。

2. 注意标本切片中有无寄生虫感染的线索 原虫可分为腔道内寄生、血液内寄生及组织内寄生三类，腔道内寄生者常附着于黏膜上皮表面或侵入黏膜上皮，上皮表面或上皮内的异常物体有可能是某种原虫。有些原虫侵入宿主细胞内，如弓形虫、利什曼原虫等，引起细胞肿大，胞质内有异常颗粒；疟原虫则常见于红细胞中；阿米巴原虫体积稍大，类似巨噬细胞，常见于坏死物中；阴道毛滴虫则见于分泌物涂片中。在上述腔道或细胞中所见异常物体，常提示原虫感染。

3. 熟悉各种组织中常见的寄生虫感染类型 溶组织内阿米巴原虫常见于结肠黏膜的坏死物中，亦可见于肝或肺的"脓肿"边缘；蓝氏贾第鞭毛虫常见于肠黏膜表面，某些孢子虫则见于黏膜上皮内；刚地弓形虫包囊可见于各种有核细胞，其滋养体则可游离于细胞外。熟悉各种组织中可能出现的寄生虫，可以缩小鉴别诊断范围，提高诊断效率。

4. 熟悉各种寄生虫的形态特征 寄生虫的形态

学特征是病理诊断的重要依据,必须熟悉鉴别。例如,原虫的大小,同样是寄生在细胞内,等孢子虫直径可达 25μm,圆孢子虫直径约 8μm,隐孢子虫直径约 5μm,而微孢子虫最小,仅 1.5μm,可作为鉴别参考。当然显微镜配备有显微刻度最好。形态方面,阿米巴原虫、弓形虫和鞭毛虫大多具有包囊和滋养体,但弓形虫滋养体呈新月形,贾第鞭毛虫有鞭毛,各有其形态特征,可作为诊断和鉴别参考。

5. 结合实验室检查结果 在我国,病理科和检验科通常是两个独立的科室,检验科在病原学诊断方面有一定的优势,如体液、排泄物和分泌物的形态学检查,体液中抗原、抗体和核酸的检测,病原体的分离培养和鉴定等,可以支持和验证病理学诊断。病理科要注意和检验科沟通,参考相关的检验结果,印证或修正病原学诊断。

6. 利用病理组织和辅助技术原位检测病原体成分 病理科的优势在于可以获取病变组织,直接观察病变类型和程度。当考虑到原虫或其他寄生虫感染而又没有直接的形态学证据时,可以借助特殊染色、免疫组化、电镜或分子病理学技术进行核酸检测、基因测序等,确定病原体的种类。

(二)诊断技术和方法

原虫感染的关键是病原学检查,确认病原体。在患者的粪便、血液、痰液、脑脊液、骨髓、泌尿生殖道分泌物及病变组织活检标本中查到病原体是病因诊断最可靠的依据。确定病因主要依靠以下检查:

1. 病原学检查 根据寄生虫生活史的特点,从患者的血液、组织液、排泄物、分泌物或活体组织中检查寄生虫某一发育期的形态,是最可靠的诊断方法,广泛用于各寄生虫病的诊断。最常用、最基本的方法是粪便检查,对慢性腹泻者应列为常规,在粪便涂片中检查肠道原虫滋养体、包囊等(图 15-1-7)。除直接涂片检查外,WHO 还建议使用永久性染色的粪便涂片来鉴定肠道寄生虫,涂片可从新鲜粪便或保存在聚乙烯醇(PVA)或醋酸钠-醋酸-甲醛(SAF)溶液中的粪便物质制备。永久性染色常用三色染色、铁苏木素染色,而抗酸染色主要用来显示隐孢子虫。此外,在体液或分泌物中查找虫体(图 15-1-8)、末梢血涂片查找疟原虫等,常能提示诊断线索或直接发现病原体。

艾滋病患者常有持续性或复发性腹泻,轻者一日数次稀便,重者可有大量水泻,每日可达 15L。在患艾滋病的同性恋者中,肠道感染可能更加复杂,其病原体包括溶组织内阿米巴原虫、蓝氏贾第鞭毛虫、隐孢子虫、微孢子虫、贝氏等孢球虫等,亦可见真菌、分枝杆菌、病毒等感染肠道,志贺痢疾杆菌、沙门菌、弯曲菌等亦可在粪便中检出。

2. 病理学检查 寄生于组织内的寄生虫则可通过活体组织检查或穿刺检查而确诊。从病理学诊断的角度来说,要想发现和辨别寄生虫感染的线索和依据,必须熟悉寄生虫各个发育阶段的表现、寄生虫感染的各种表现,除上述寄生虫感染的一般表现外,某些寄生虫还有其独特的表现。因此,熟悉各种寄生虫的大体和镜下形态更为重要。值得说明的是,在病理切片中,由于病变组织经过一系列处理,虫体和虫卵可以缩小或变形,加上切面的关系,寄生虫的形态与寄生虫学教科书或专著中提供的图像大不相同(图 15-1-9,图 15-1-10)。有时切面特殊,形态怪异,难以辨认和诊断。

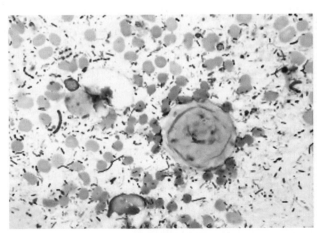

图15-1-7 人芽囊原虫
粪便涂片检查,瑞-吉染色,显示人芽囊原虫

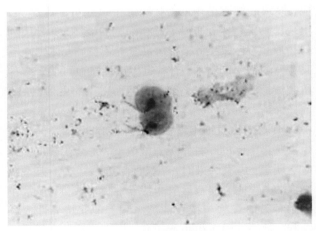

图15-1-8 阴道毛滴虫
阴道分泌物涂片,瑞-吉染色,显示阴道毛滴虫

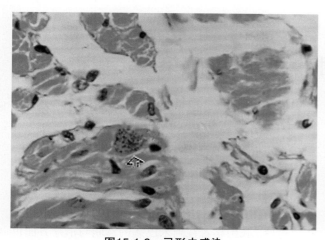

图15-1-9　弓形虫感染
累及眼部肌肉，肌纤维中见一弓形虫包囊，囊内弓形虫滋养体呈小颗粒状，属于寄生状态，周围无炎症反应

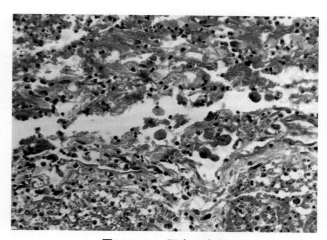

图15-1-10　阿米巴痢疾
肠黏膜坏死，坏死物中可见多个卵圆形阿米巴滋养体，周围有空隙

肠黏膜活检是检测肠道病原体的重要手段。Michiels 等研究 50 例 HIV 感染的慢性腹泻患者，通过内镜活检、特殊染色、光镜和电镜等手段发现微孢子虫、隐孢子虫等 4 种病原体，证明内镜活检标本的病理检查行之有效。隐孢子虫和贝氏等孢子虫是 HIV 感染者严重腹泻的两个主要原因。两者偶可播散于呼吸道、肠道或胆囊上皮细胞，在受累组织中观察到病原体的特征性形态结构可资诊断。

3. 免疫学检查　寄生虫侵入人体，刺激机体引起免疫反应，利用免疫反应的原理进行抗原或抗体的检测，达到诊断目的，称为免疫学诊断。免疫学检查包括皮内试验和血清学诊断。对于在组织中或器官内寄生而不易取得材料的寄生虫，如异位寄生，其检出效果不理想，则须应用免疫组化技术、单克隆抗体技术（McAb）、免疫印迹技术等。

（1）皮内试验：这是利用超敏反应的原理进行的检查，操作简单，并且可在短时内观察结果，一般认为其阳性检出率可达 90% 以上，但特异性较低，寄生虫病之间有明显的交叉反应；患者治疗若干年后皮内试验仍呈阳性反应。皮内试验又可分为即刻反应和迟缓反应。即刻反应可作为临床过筛或流行病学调查。迟缓反应如利什曼素皮试等只在疾病恢复期出现阳性反应，仅能用作流行病学调查，了解该病过去在该地的流行情况。

（2）血清学诊断：即用已知抗原检测未知抗体，或用已知抗体检测未知抗原，已有多种技术应用于检查特异性抗原或抗体。目前常用的血清免疫学试验有间接红细胞凝集试验（IHA）、间接荧光抗体技术（IFT）及酶联免疫吸附试验（ELISA）等，前者灵敏度较高，后两者灵敏度及特异性均较高。这些方法主要用于检测宿主的特异性抗体。目前也已建立检测虫体

循环抗原或排泄抗原的方法，以作为早期诊断及疗效的考核。特异性抗原阳性表示有现存感染，而特异性抗体阳性表明患者过去或现在的感染，因而可作为诊断或辅助诊断。血清学诊断不仅方法多样，而且具有很高的敏感性和特异性，可用以检测感染宿主体内的循环抗体或循环抗原，鉴别不同的病期、新感染活动期或进行治疗效果的评价，弥补病原学诊断的不足。目前常用的方法包括：①循环抗体（CAb）检测：动物实验和病人的检测结果表明，寄生虫感染者血清抗体水平的动态变化，用现有的血清学诊断方法均可有效地反映出来，特异性抗体阳性可表明患者过去或现在的感染。②循环抗原（CAg）检测：宿主体内 CAg 比 CAb 出现得早，主要是由于虫体释放的排泄分泌物质，故与虫体的生活力有关，其释放量与感染度或虫血症水平大体上一致，因此检测 CAg 有可能作为早期诊断、活动感染、感染负荷、治疗效果等依据。迄今 CAg 的检测研究已扩大到多种寄生虫感染，对于病原诊断比较困难的寄生虫病几乎都提出了 CAg 检测的要求，包括弓形虫病、利什曼病，阿米巴病、锥虫病等原虫病，以及旋毛虫病、丝虫病、血吸虫病、并殖吸虫病、包虫病等蠕虫感染。

4. 分子生物学技术　如原位杂交、PCR、DNA 探针和基因扩增等技术，可用于检测原虫的核酸成分，具有更高的敏感性和特异性，也有很高的应用价值。常用方法和技术详见各种原虫感染的诊断。

此外，影像学检查如超声、CT、MRI 等，对于确定病灶的范围和部位很有帮助。有些寄生虫感染有其特有的影像学表现。

（刘德纯　郭瑞珍　段爱军；

孙　新　陶志勇）

第二节 寄生于腔道的原虫感染

原虫按其寄生与发病部位，分为腔道（消化道、泌尿生殖道）寄生原虫和血液与组织内寄生原虫。本节主要论述寄生于腔道的原虫及其致病作用、病理与临床表现，包括各种阿米巴原虫（结肠）、贾第鞭毛虫（小肠上部）、等孢子虫（小肠）、圆孢子虫（小肠）、隐孢子虫（小肠）、人芽囊原虫（回盲部）和结肠小袋纤毛虫（结肠）等感染。寄生于腔道的原虫还有人毛滴虫、口腔毛滴虫，脆弱双核阿米巴等，多达30余种。

据2013～2014年全国人体重点寄生虫病现状调查，我国寄生于人体且致病的肠道原虫常见的有溶组织内阿米巴（*Entamoeba histolytica*）、蓝氏贾第鞭毛虫（*Giardia lamblia*）和人芽囊原虫（*Blastocystis hominis*）等，是引起人体腹泻、腹痛的主要病原体。在免疫功能正常者，有些原虫感染并不引起严重病变和症状，而在艾滋病患者，肠道感染常导致慢性腹泻，呈持续性或复发性，轻者一日数次稀粪，重者可有大量水泻，伴体重减轻。按美国CDC的规定，HIV感染者体重减轻10%以上，且持续腹泻（每日3～5次）1个月以上，为艾滋病的诊断指征。其病原体常为隐孢子虫、蓝氏贾第鞭毛虫、等孢子虫、人芽囊原虫、微孢子虫等。溶组织内阿米巴不仅引起痢疾，还可引起肝脓肿等病变。

一、阿米巴原虫感染与阿米巴病

阿米巴原虫属于肉足鞭毛虫门（Phylum Sarcomastigophora）的叶足纲（Class Lobosea），以具有宽大叶状伪足的细胞运动器为基本特征，故又称叶足虫，包括溶组织内阿米巴、致病性自生生活阿米巴，其他消化道（腔道）阿米巴如结肠内阿米巴、迪斯帕内阿米巴、哈门内阿米巴、微小内蜒阿米巴、布氏嗜碘阿米巴、齿龈内阿米巴、脆弱双核阿米巴等。阿米巴原虫多数种的生活型含一个形态各异的泡状核，营无性繁殖，一般有滋养体和包囊两个生活史期，个别种缺包囊期。寄生于人体的常见种类多为消化道腔道型原虫，计有3属7种，均归属于内阿米巴科（Family Entamoebidae），其中仅溶组织内阿米巴一个种对人致病，可引起侵袭型阿米巴病（invasive amoebiasis）。少数自生生活类型的非内阿米巴科的种类亦可偶然侵入人体引起严重疾病。本节重点介绍溶组织内阿米巴原虫所引起的疾病。

（一）溶组织内阿米巴原虫感染与阿米巴病

人类对阿米巴病早有认识，中外古代医学文献中屡见记载。对于溶组织内阿米巴的生物学、种群毒力及其致病作用和机制的研究已历经100多年，取得了重要进展。我国学者在阿米巴病的诊断与治疗方面也卓有成效。

阿米巴病（amoebiasis）是由溶组织内阿米巴虫（以下简称阿米巴）感染人体所致的疾病，可以累及许多组织和脏器。本病分布遍及全球，但以热带和亚热带地区多见。据统计，在全球超过5亿的阿米巴感染者中，侵袭型的年发病率高达4000万例以上，至今每年死于阿米巴病的人数不少于4万，当前在医学上的重要性已被认为仅次于疟疾与血吸虫病。在我国南方及夏季时的北方也可发现本病。在农村、男性和成人中比较多见。由于我国卫生状况的不断改善，近年来本病的流行和急性病例已明显减少。

阿米巴主要寄生于结肠，引起结肠黏膜坏死，导致腹痛腹泻，称为阿米巴痢疾。少数病例可经血液或直接侵袭的方式累及肝、肺、脑等处，引起局部组织液化坏死，形成脓肿样病灶，偶尔蔓延到肛周皮肤及泌尿、生殖器官等。因此，阿米巴病属于变质性炎症。

【生物学性状】

在人体结肠内寄生的阿米巴原虫有两种：一种是致病性的溶组织内阿米巴，一种是在肠腔内共栖的迪斯帕内阿米巴（*Entamoeba dispar*）。本节主要介绍致病性溶组织内阿米巴。

溶组织内阿米巴也称痢疾阿米巴，为致病性阿米巴病的病原体。溶组织内阿米巴有致病的滋养体期和有感染性的包囊期两个时期，形态学上有滋养体与包囊两种形态。整个生活史过程仅需一种哺乳类宿主，人是主要的适宜宿主。

1. **包囊** 是该原虫的传染阶段，见于慢性阿米巴病患者或包囊携带者的成形大便中。成熟包囊呈圆形，直径10～20μm，电镜下可见囊壁为双层。包囊初期只具一个胞核，随后经两次分裂为4核，偶见8核，粪便中可查到成熟度不同的1核、2核或成熟的4核包囊，核的结构同滋养体期，在1核或2核包囊内可见糖原泡和棍状的拟染色体。4核包囊具感染性，在传播上起重要作用（图15-2-1）。碘染时包囊呈淡棕色或黄色，糖原泡为棕红色。铁苏木素染色的包囊为深蓝色，糖原泡被溶解成空泡，拟染色体色深更清晰。

包囊能耐受胃酸的作用而进入小肠，在肠下段经碱性消化液作用后，囊壁变薄，虫体活跃，随即脱囊而出形成含4个胞核的囊后滋养体。此期历时甚短，脱囊后胞核很快各分裂一次，继之胞体分为8个个体较小的滋养体，在回盲部定居于结肠黏膜皱褶或肠腺窝间，以宿主肠内细菌及已消化食物为营养，发育至一定大小后不断以二分裂增殖。

2. **滋养体**　是阿米巴的基本生活型和致病阶段，无传染性。滋养体的大小和形态类似单核巨噬细胞，直径为10～40μm，个体大小随种系而有差异，有的可在60μm以上。在光镜下观察活体，可见类似巨噬细胞大小的折光性活动小体，在适宜温度下运动活泼，常伸出单一伪足做定向阿米巴运动，并能活跃地吞噬红细胞和组织碎片，故也称组织型滋养体。经铁苏木素染色后，在高倍放大的光镜下可辨认出较透明的外质和颗粒状内质，胞质中可含有糖原、被吞噬的食物泡及红细胞和细胞碎片，内质含一典型泡状核（图15-2-2），直径4～7μm，在不着色的纤薄核膜内缘有排列整齐的单层染色质粒，有一个位于正中或稍偏位的粒状核仁，核仁与核膜之间隐约可见网状核纤丝。

阿米巴滋养体期通常在结肠腔内通过二分裂繁殖。在肠腔内增殖的滋养体可随肠内容物下移，随着肠内环境的变化，如水分逐渐被吸收等，停止活动，固缩，排出未消化食物，形成囊前期。此期胞质内有时可出现一种特殊的营养储存结构——拟染色体（chromatoid body），系由90%以上的核糖核蛋白体聚合而成，能被深染，呈现独特的短棒状，为虫种鉴别

的形态学特点。囊前期形成后，胞质分泌囊壁包裹于质膜之外，形成圆形的包囊期。

【发病机制】

人类是阿米巴的适宜宿主。阿米巴主要经粪-口途径传播，阿米巴包囊污染食物、瓜果蔬菜和水，被人摄入而造成感染，其次是被污染的手指或用具；慢性阿米巴患者、恢复期患者及无症状包囊携带者粪便中持续排出包囊，是本病的主要传染源。据估计，一个带虫者每天排出的包囊可逾5000个。居民点的水源被污染常酿成该地区的暴发流行。阿米巴滋养体在体外极易死亡，无传播作用。

人群普遍易感，婴幼儿与儿童发病机会相对较少，免疫功能低下者发病机会较多，病情较重，说明阿米巴病的发病与宿主细胞的免疫状态有关。对阿米巴病患者的若干细胞免疫指标测定亦表明存在细胞免疫功能的低下。艾滋病患者阿米巴病发生率的增加也与患者细胞免疫功能缺陷有关。由于缺乏有效的获得性免疫，患过阿米巴病的人仍是易感者。易感性与性别、年龄无相关性，流行统计中的男性高发现象，多与生活习惯和职业等因素有关。在同性恋者及HIV/AIDS患者中发病率较高，可能由口-肛门性交时直接咽下阿米巴包囊所引起。在美国艾滋病患者中阿米巴患者占1%～40%。

阿米巴的感染阶段为4核包囊，寄生部位为结肠黏膜皱褶或肠腺窝，可移行于肝、肺与脑等。阿米巴的致病阶段为滋养体，而诊断阶段为滋养体与包囊。

溶组织内阿米巴的致病机制尚未完全阐明，可能是由伪足运动、黏附、酶溶解、细胞毒和吞噬等构成的综合机制，造成了协同损伤，包括：①接触性溶细胞作用（contact lysis）或接触性杀伤机制：溶组织内阿米巴对宿主组织的侵袭力特异地表现为一种对靶

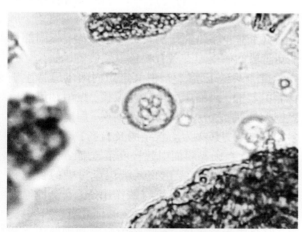

图15-2-1　溶组织内阿米巴4核包囊
粪便涂片，碘液染色，包囊呈淡棕色

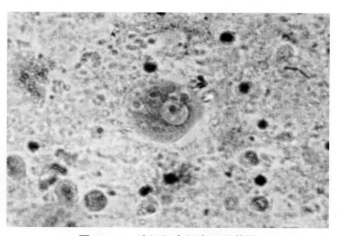

图15-2-2　溶组织内阿米巴滋养体
粪便涂片，铁苏木素染色，阿米巴滋养体呈灰蓝色

标的接触性杀伤功能。这种"触杀"机制，是一个包括对靶细胞和组织的黏附、杀伤、溶噬的连锁生理过程。滋养体表膜具有两种具植物凝血素（lectin）活性的黏附因子（adhesin），能与靶细胞糖萼中的乙酰氨基葡萄糖（GLcNAc）和乙酰氨基半乳糖胺（GalNAc）发生受体性结合，可转化成一种细胞溶解物溶血性卵磷脂。大滋养体溶酶体可释放胰蛋白酶、透明质酸酶、胶原酶等，这些物质均具有溶组织作用。也有研究发现，滋养体表面有具溶酶体活性的膜结合酶（membrane bound enzyme）或成孔蛋白（pore-forming protein），通过膜电位变化打开离子通路，使细胞因离子流失而死亡。②细胞毒素作用：溶组织内阿米巴纯培养可分离出一种细胞毒素——肠毒素（enterotoxin），这种不耐热的蛋白质能损伤肠黏膜，引起腹泻。超微结构研究认为，滋养体表面的丝状伪足可能具有吞噬宿主细胞或胞饮宿主物质，附着并钻入组织，释放细胞毒素及接触溶解宿主细胞等一系列作用。③伪足运动和吞噬功能：滋养体的伪足运动能破坏周围组织，并吞噬和降解已被破坏的细胞。阿米巴原虫在完成对宿主细胞的黏附、胞溶以后即发生胞噬作用，而吞噬的活力亦与虫株的毒力和胞溶力一致。实验也证明阿米巴原虫对宿主中性粒细胞有化学趋附性。中性粒细胞被滋养体触溶后释出有毒氧化物而加剧组织破坏，说明溶组织内阿米巴的侵袭并存着宿主细胞的协同作用。④免疫抑制与逃避作用：阿米巴抗原中含激发机体免疫抑制的决定簇，滋养体对补体介导的溶解作用有抵抗力，使其具有独特的逃避宿主免疫攻击的能力。

溶组织内阿米巴具有共栖特点和潜在致病力，其致病作用取决于虫体和宿主的相互作用，并受多种因素的影响。人被感染后可呈从无疾病带虫状态到急性痢疾或脓肿的各种临床类型，病理和病程复杂多变。影响阿米巴病的发生发展的因素很多，如：①阿米巴原虫的毒力，虫株的毒力和侵袭力强者则病变比较严重。②溶组织内阿米巴滋养体与肠道某些细菌的共生作用在致病上具有协同作用，共生菌群不仅作为阿米巴的营养来源，为其提供食物，亦为它们提供适宜的生长、繁殖的微环境和促进阿米巴的代谢，增强其致病力并削弱宿主抵抗力，直接损伤肠黏膜；细菌也可能直接损害宿主的肠黏膜，有利于阿米巴的侵入。志愿者实验和动物实验也都证明了共生菌群的协同致病作用。③宿主因素，如中性粒细胞被趋附→触杀→释放出有毒氧化物→破坏宿主机体状态，可与阿米巴致病发挥协同作用。宿主局部肠功能紊乱、黏膜损伤或全身营养不良、免疫功能低下时，滋养体便侵袭组织，产生致病作用。

对阿米巴致病的免疫机制目前了解得不多。已知阿米巴感染可诱导人和实验动物的体液免疫及细胞免疫应答。应用各种免疫学方法如 IHA 和 ELISA 等，均可测到阿米巴病患者血中的特异抗体，除各 IgG 亚类外，也有 IgM、IgA 和 IgE。IgE 抗体在治愈一年内滴度虽明显下降，但仍维持高于正常值数倍达 10 年以上，而 IgM 和 IgE 则多数于治愈 90 天内回复至原有水平。若病后 3 个月 IgM 和 IgE 才出现或重新出现，则提示预后不良。除血清抗体以外，在约 80% 的阿米巴病患者中还可测到以 IgA 为主体的粪抗体（copro-antibodies）。实验研究表明，抗阿米巴抗体不具有保护和防止再感染的作用。阿米巴原虫感染所激发的细胞免疫在抗虫机制中具有重要作用，已证明侵袭型阿米巴的虫体可溶性抗原可以活化从阿米巴病患者中分离的淋巴细胞，分泌 γ 干扰素等细胞因子，进而活化巨噬细胞和中性粒细胞，增强其吞噬力，产生超氧化物，杀伤滋养体，在体外还可抑制阿米巴蛋白质及DNA 的合成。但是，阿米巴病的早期，细胞免疫多呈抑制状态，到后期才转化为有免疫保护性。此外，生活的溶组织内阿米巴具有独特的逃避宿主免疫攻击的机制，例如：致病型阿米巴滋养体对补体介导的溶解作用具抵抗力；滋养体还可利用质膜能运动的特点使结合于虫体表面的抗体，不断地通过一种"帽化"（capping）机制（即把复合物集中并向后移动），周期性地由体表脱落而得到清除。

【病理变化】

溶组织内阿米巴经口进入消化道，主要累及结肠，首先引起结肠阿米巴病（阿米巴痢疾），以后可直接蔓延至邻近组织，或经血道、淋巴道播散到肝、肺、脑等器官，引起脓肿样病变。偶尔结肠阿米巴病还可累及肛周皮肤。

阿米巴病的基本病变是由其分泌的酶所导致的溶解性坏死，局部组织溶解液化，常与血液混合，形成果酱样液体。坏死灶周围炎症反应较轻。不同部位和不同阶段的病变形态各有特色。

1. 结肠阿米巴病　是由溶组织内阿米巴寄生于结肠而引起的，因临床上常出现腹痛、腹泻和里急后重等痢疾症状，故常称为阿米巴痢疾。病变主要位于盲肠和升结肠，其次为乙状结肠及直肠，严重者可累及回肠下段，在肠黏膜面引起轻度至重度结肠炎。

结肠阿米巴病主要由食入被包囊污染的食物和水而引起。包囊囊壁具有抗胃酸作用，能安全地通过胃而到达结肠的回盲部，在肠液的消化作用下脱囊而出，发育成为滋养体，吞噬肠内容物和细菌作为营养，不能吞噬红细胞。在结肠功能正常时，横结肠以下的肠段内，因水分吸收、营养物减少和粪便增加，滋养体停止活动，遂进入包囊前期，继而产生囊壁形成包囊，最后随粪便排出，故滋养体也称为肠腔内型或共栖型滋养体。滋养体黏附于结肠上皮，凭借其伪足的机械运动及其酶的溶解性破坏作用侵入肠壁并大量增殖，造成局部肠黏膜溶解坏死和溃疡形成。滋养体可随坏死组织进入肠腔，排出体外后死亡，或在肠腔中转变为包囊。基本病变表现为组织液化性坏死为主的变质型炎症，分为急性和慢性两期。

（1）急性期病变：溶组织内阿米巴滋养体侵入肠黏膜后，在肠腺隐窝内繁殖。轻型病例原发灶仅限于黏膜层，肠镜观察可见稍隆起的充血小灶，中央常有针尖状溃破口。进而可见多数隆起的灰黄色帽针头大小的点状坏死或浅在溃疡。病变进展时，坏死灶增大，呈圆形纽扣状，周围有出血带包绕。无细菌伴发感染时周围无明显炎症反应。在重型病例，黏膜层内不断增殖的滋养体能突破黏膜肌层，破坏黏膜层和黏膜下层，在疏松的黏膜下层繁殖扩展，向四周蔓延，引起液化性坏死灶，形成口小底大的烧瓶样溃疡，边缘呈潜行性（undermined），具有诊断意义（图15-2-3）。溃疡边缘不规则，周围黏膜肿胀，但溃疡之间的黏膜组织比较正常，甚至与机体的修复机制并存，这与菌痢引起的弥漫性病灶迥然不同。当病变进一步扩展，可深达肌层，可致大片黏膜脱落，或黏膜下层的坏死相互贯通，形成隧道样病变。严重者可造成肠穿孔，引起局限性腹膜炎。

镜下见黏膜层和黏膜下层的液化性坏死，为大片无结构淡红染的物质，形成烧瓶状溃疡，深达黏膜下层；溃疡口周围的黏膜悬覆于溃疡面上。在溃疡边缘与正常组织交界处和肠壁小静脉内可见阿米巴滋养体。溃疡边缘和附近的组织炎症反应轻微，仅见充血、出血及少量淋巴细胞、浆细胞和巨噬细胞浸润（图15-2-4，图15-2-5）。如见到中性粒细胞浸润，提示伴有细菌感染。溃疡间黏膜正常或仅表现轻度卡他性炎症。在严重的病例中，邻近溃疡可在黏膜下层形成隧道样互相沟通，其表面黏膜可大块坏死脱落，形成边缘潜行的巨大溃疡，其直径可达8～12cm。

在组织切片上，滋养体一般呈圆形，直径20μm左右，有侵袭性者体积稍大，核小而圆，隐约可见；胞质略呈嗜碱性，其中可见糖原泡、红细胞、淋巴细胞和组织碎片等。在滋养体周围常有一空隙，可能因组织被溶解所致（图15-1-4，10；图15-2-6）。有时可见滋养体内的细胞核（图15-2-7，图15-2-8）。在肠壁小静脉内有时也能看到阿米巴滋养体（图15-2-9）。

急性期多数可治愈。少数情况下，因溃疡过深，

可引起肠穿孔。但因本病病变发展较缓，在穿孔前溃疡底的浆膜层常与邻近组织粘连，故穿孔时仅形成局限性脓肿，很少引起弥漫性腹膜炎。肠壁的小血管破裂引起出血者比较常见，但大血管被破坏导致大出血者则很少见。少数因治疗不够及时彻底而转入慢性期。

（2）慢性期病变：甚为复杂，表现为肠黏膜坏死、溃疡形成、肉芽组织增生和瘢痕形成等，病变反复发生，新旧病变同时存在，一些溃疡已愈合，而另一些溃疡可继续存在并扩大，甚至已愈合的溃疡又再发生坏死。坏死、溃疡、肉芽组织增生和瘢痕形成同时并存，黏膜可增生形成息肉，最终可使肠黏膜及肠壁组织逐渐失去正常的组织结构。肠壁可因纤维组织增生而增厚变硬，甚至引起肠腔狭窄。有时可因肉芽组织增生过多而形成局限性包块，称为阿米巴肿（amoeboma），多见于盲肠，可引起肠梗阻，临床上易误诊为结肠癌。

2. 阿米巴肝脓肿　肠外阿米巴病（extraintestinal amoebiasis）可见于许多器官，主要累及肝、肺和脑，也可累及脑膜、脾、皮肤或泌尿生殖系统等。其中，以阿米巴肝脓肿最多见，系血行播散，好发于肝右叶，

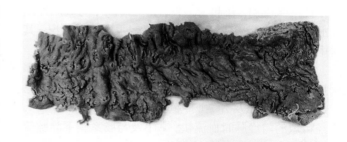

图15-2-3　结肠阿米巴病

肠黏膜表面可见多数圆形纽扣状的点状坏死或浅在溃疡，溃疡之间黏膜大致正常（韩安家惠赠）

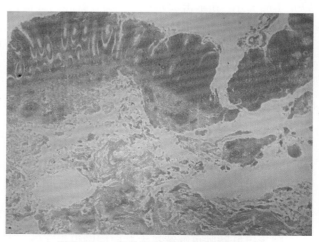

图15-2-4　急性阿米巴痢疾的结肠溃疡

表面部分黏膜坏死脱落，黏膜下层组织坏死液化形成烧瓶状溃疡（韩安家惠赠）

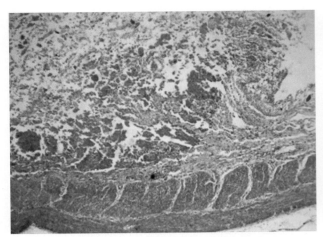

图15-2-5 急性阿米巴痢疾的结肠溃疡
溃疡深达黏膜下层，坏死物为疏密不等的无结构物质，其中含有阿米巴滋养体

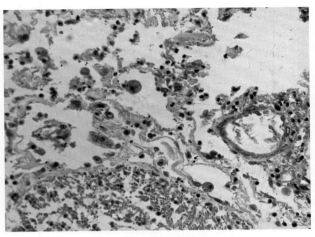

图15-2-6 结肠阿米巴病
溃疡底部坏死组织中可见多个圆形或椭圆形滋养体

常伴肠阿米巴病史。国内临床资料统计，阿米巴痢疾合并阿米巴肝脓肿者占 1.8% ～ 10%，而尸检统计则为 36.6% ～ 60%。肝脓肿大多在肠阿米巴病发生后 1 ～ 3 个月发病，但也可发生于痢疾症状消失数年之后。

肠阿米巴病时，在肠黏膜下层或肌层的阿米巴滋养体侵入肠壁小静脉，经肠系膜静脉、门静脉而随血流播散至肝脏，也可直接由肠壁波及肝脏，引起肝继发性阿米巴病。初起为多发性坏死小灶，与病灶外围的白细胞浸润构成肝炎期。根据宿主的机体状况，其中的一个或偶尔多个小灶融合而发展为肝脓肿。

阿米巴肝脓肿可为单个或多个，但以单个者为多见，且多位于肝右叶（80%）。其原因可能是肠阿米巴病多位于盲肠及升结肠，其血液流入肠系膜上静脉，经粗短的门静脉时血流快，来不及与肠系膜下静脉流入的血液相混合而大部分进入肝右叶。此外，肝右叶体积远比左叶为大，故受侵犯的机会也较多。

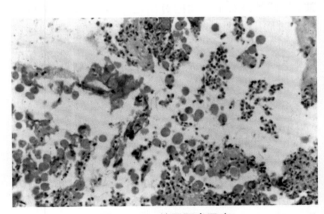

图15-2-7 结肠阿米巴病
溃疡底部组织坏死水肿，可见多个滋养体，伴炎细胞渗出

肉眼观察，脓肿大小不等，大的肝脓肿可发展至婴儿头颅大小，几乎占据整个肝右叶。脓肿内含棕褐色果酱样坏死物质而非一般脓液，为阿米巴溶解组织所致的液化性坏死物质和陈旧性血液混合而成的果酱样物质（图 15-2-10）。炎症反应不甚显著，缺乏中性粒细胞浸润，故其本质不是化脓性炎，与化脓性细菌引起的脓肿不同。脓肿壁上可见残留的尚未彻底液化坏死的汇管区纤维结缔组织，形成破棉絮样的外观，具有一定的特征性。镜下，见脓肿壁有不等量尚未彻底液化坏死的组织，有少许炎性细胞浸润，在坏死组织边缘，炎症病灶外围与正常组织交界部位的活组织中可查见阿米巴滋养体（图 15-2-11）。慢性脓肿周围可有肉芽组织及纤维组织包绕。

阿米巴肝脓肿可继续扩大并向周围组织穿破。肝右叶脓肿向上穿破时，可在肝和横膈之间形成膈下脓

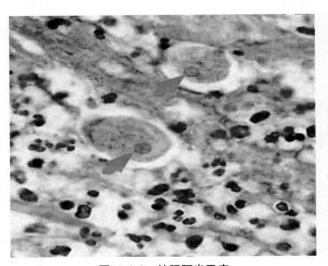

图15-2-8 结肠阿米巴病
切片上可见大量阿米巴滋养体和炎细胞，两个滋养体内可见细胞核

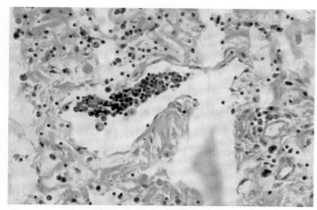

图15-2-9　结肠阿米巴病
在肠壁小静脉腔内可见阿米巴滋养体

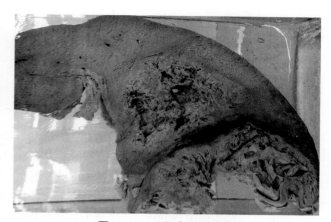

图15-2-10　阿米巴肝脓肿
肝右叶两个相邻的巨大脓肿，固定后仅见破絮状脓肿壁，果酱样脓液已流失

肿。如果肝和膈肌先有粘连，则肝脓肿常破入胸腔、肺，形成脓胸或肺脓肿。肝左叶脓肿如向上穿破，可破入纵隔，穿入左胸腔和心包。肝脓肿向下穿破时，可穿入腹腔及腹腔器官，如胃、肠及胆囊等，引起相应部位的阿米巴性炎症。慢性阿米巴性脓肿常继发细菌感染而与一般细菌引起的脓肿相似，其脓液呈黄色或黄绿色，病情也相应恶化。

3. 阿米巴肺脓肿　阿米巴肺脓肿较少见，有肝源性和肠源性。前者多由阿米巴肝脓肿侵蚀和穿破膈肌直接蔓延所致，脓肿多见于右肺下叶，常在膈肌下与肝脓肿相通。后者系经血流传播，病灶不限于右下叶。

肉眼观察，肺脓肿常位于右肺下叶，表现为破絮状外观的脓肿样病灶，常为单发性。横膈被穿破所致者，肺脓肿常与肝脓肿互相连通。脓肿腔内容物呈咖啡色或褐色果酱样坏死液化物质，坏死物随痰咳出，呈棕褐色脓样痰，痰内含有阿米巴滋养体。肺脓肿可溃破进入支气管，坏死物从支气管排出后可形成空洞。阿米巴肺脓肿如穿破支气管，可造成肝 - 支气管瘘或胸膜 - 支气管瘘。

4. 阿米巴性脑脓肿　极少见，往往是肠、肝或肺脓肿内的阿米巴滋养体经血道进入脑而引起。常在大脑半球引起神经组织液化性坏死，形成脓肿样病灶。

5. 其他部位　肠道阿米巴也可进入肛周、阴道、尿道等引起相应部位的脓肿或炎症。肝脓肿腹壁穿孔部位，手术切口或会阴附近的皮肤也可被侵袭而发生阿米巴皮肤溃疡；如累及生殖器官则可引起阿米巴性阴道炎或前列腺炎等。偶尔直肠的阿米巴病变可直接蔓延至肛周和会阴皮肤，引起边缘也为潜行性的溃疡。阴道、宫颈、精囊腺、前列腺、尿道等器官亦偶可被侵犯。

【临床表现】

阿米巴病的临床表现变化多端，急性期临床病例

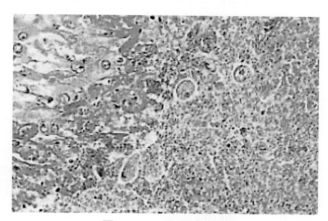

图15-2-11　肝阿米巴病
肝组织液化坏死，仅见残留少量肝细胞，边缘有3个阿米巴滋养体

表现明显，但常有迁延不愈，症状隐显无常。按 WHO 建议的临床分型可分为无症状的带虫感染和有症状的侵袭性感染。前者占90%以上，后者主要寄生于人体结肠，引起阿米巴肠炎或痢疾、阿米巴肿、阿米巴性阑尾炎等，少数病例结肠壁中的阿米巴也可随血流运行或偶以直接侵袭的方式，引起肠外阿米巴病（包括阿米巴性肝、肺、脑脓肿及皮肤阿米巴病等），偶可累及宫颈、阴道等部位。

临床上，急性期主要为肠道症状，表现为右下腹腹痛、腹泻，患者腹泻次数增多，大便量也增多，因含黏液和大量血液及坏死溶解的肠壁组织而呈紫红或暗红色的糊状或果酱样，伴腥臭。内镜检查可见结肠黏膜局灶性或弥漫性出血和溃疡。粪检时易找到阿米巴滋养体。由于本病的直肠及肛门病变较轻，故里急后重症状不如细菌性痢疾明显，全身中毒表现也很轻微。典型的阿米巴痢疾常伴有腹部绞痛及里急后重、腹泻含脓血黏液便，但现已不多见，大多表现为亚急性或慢性迁延性肠炎，可伴有腹胀、消瘦、贫血等。

阿米巴肝脓肿大多起病缓慢，常表现为长期发

热，伴有右上腹痛及肝肿大和压痛、黄疸、全身消耗、贫血和进行性消瘦等症状。超声等影像学检查可以准确判断肝脓肿的部位和范围。阿米巴肺脓肿常引起咳嗽咳痰的症状，类似肺结核，但以棕褐色脓样痰较有特征性，其中可含有阿米巴滋养体。阿米巴性脑脓肿常引起发热、头痛、昏迷等表现。

【诊断与鉴别诊断】

1. 病理学检查 借助乙状结肠镜或纤维结肠镜直接观察黏膜溃疡并做活检，从黏膜溃疡边缘、脓肿壁取材或刮拭物涂片，检出率最高，约85%的阿米巴痢疾患者可用此法检出滋养体。活体标本必须取材于溃疡边缘，脓腔穿刺亦应取材于壁部，并注意脓液性状特征。脓液呈棕色或咖啡色，很臭。在坏死组织内及其边缘可查见阿米巴滋养体，为确诊的依据。除形态学观察外，PAS与六胺银染色有助于观察病原体，并将其与组织细胞相区别。

2. 病原学检查 确诊肠阿米巴病的方法，常用粪便检查及人工培养。要特别注意盛器洁净及患者服药和治疗措施的影响。某些抗生素、杀虫药物、泻剂、收敛剂、肠液及自身尿液污染均可使滋养体致死而影响病原体的检出率。

3. 免疫学检查 由于阿米巴病的病原查诊容易漏检与误诊，免疫学诊断有很大的实用价值。近年多应用酶联免疫吸附试验（ELISA）的各种改良法，特别适用于急性患者和阿米巴肝脓肿患者。特异循环抗体在肝脓肿患者中的检出率可高达95%～100%，侵袭型肠病患者中为85%～95%，而无症状带虫者中仅为10%～40%；抗体滴度与病情有关，肝脓肿者多为高滴度。因此，血清学诊断仅对急性发病患者有较大的辅助诊断价值。单克隆抗体（McAb）和PCR检测技术的应用为检测宿主血液和排泄物中的病原物质提供了特异、灵敏的示踪工具，也有报道用单克隆抗体检测粪便、脓液内虫源抗原，以及用PCR技术鉴定粪内阿米巴虫种。

4. 鉴别诊断 肠道阿米巴病常形成急性或慢性溃疡，需与其他可致肠道溃疡的疾病相鉴别。阿米巴肝脓肿需与细菌性肝脓肿相鉴别。在坏死灶边缘找到阿米巴滋养体是诊断与鉴别的关键。肠道溃疡的鉴别诊断见表15-2-1。

表 15-2-1　肠道溃疡性疾病的病理鉴别诊断

	肠阿米巴病	细菌性痢疾	肠伤寒	肠结核
病原体	溶组织内阿米巴	痢疾杆菌	沙门伤寒杆菌	结核分枝杆菌
好发部位	盲肠、升结肠	乙状结肠、直肠	回肠下段	回盲部
病变性质	局限性坏死性炎	弥漫性假膜性炎	增生性炎	增生型、溃疡型
溃疡深度	一般较深	浅表，不规则	黏膜下层或更深	较浅，边缘不齐
溃疡特征	潜行性、烧瓶状	不规则，地图状	与肠长轴平行	与肠长轴垂直
溃疡边缘	潜行性、挖掘状	不呈挖掘状	稍隆起	不规则
溃疡间黏膜	大致正常	炎症、假膜	大致正常	大致正常

（二）致病性自生生活阿米巴感染

自生生活阿米巴（free-living amebas）种类繁多，广泛分布于水体和土壤内。现已证明福氏耐格里阿米巴（*Naegleria fowleri*）、棘阿米巴（*Acanthamoeba* spp.）、狒狒巴拉姆希阿米巴（*Balamuthia mandrillaris*）可侵入人体致病。致病性自生生活阿米巴能突破人体的防卫机能而侵入人体，并在人体内寄生、繁殖和致病。三者均可引起病程不一的阿米巴性脑膜脑炎。虽然迄今报道的病例不多，却遍及各大洲许多国家，我国也有报道。

阿米巴原虫均有滋养体和包囊期，胞核都为泡状，核仁大，居中。虫体营需氧代谢，虫株的毒力与其分泌的蛋白酶、过氧化物酶和超氧化物歧化酶有关，故这些酶类是虫体致病性和毒力的生物化学标志。

1. 耐格里阿米巴感染 对人致病的主要是福氏耐格里阿米巴（*Naegleria fowleri*）和澳大利亚耐格里阿米巴（*N. australiensis*）2种。福氏耐格里阿米巴多孳生于淡水中，往往存在于氧浓度低于1mm/ml的温水游泳池中，可以在健康人、无症状的儿童等鼻黏膜中分离到。活动的滋养体呈长阿米巴形，平均大小为7μm×20μm，常向一端伸出宽大奔放的伪足，另一端较细小，为伪尾区，在不良环境中可形成有2根鞭毛的滋养体，此型不分裂，也不直接形成包囊；包囊圆形，直径 9μm，单核，囊壁光滑有孔，包囊多在外环境形成，组织内不成囊。滋养体在 35℃ 条件下加速增殖，含氯 10ppm 不能杀死虫体。

感染方式主要是接触污染的水体或在游泳池内游泳，生活于水中的阿米巴滋养体或包囊可侵入人的鼻腔黏膜，在鼻腔增殖后穿过鼻黏膜和筛板，经嗅神经上行，穿过筛板进入颅内增殖，引起脑组织损伤，导致原发性阿米巴性脑膜炎。由于儿童筛板上的孔多于成人，故该病多见于儿童与青壮年，有在淡水湖、河流、池塘、游泳池或温泉池中游泳、戏水等既往史，在艾滋病患者中亦有报道。

不同的阿米巴虫株其毒力也不同。潜伏期 1～7 天，病程 1～6 天。福氏耐格里阿米巴常引起暴发性脑膜脑炎。感染后起病急，发展快，病程短，预后差，死亡率高。临床可见严重的头痛，伴恶心、呕吐，38.5～41℃ 的高热，1～2 天后出现脑水肿征象或昏迷症状，迅速转入谵妄、瘫痪、昏迷等，患者常在 1 周内死亡，多死于呼吸及心力衰竭。此时脑脊液内含有阿米巴，中性粒细胞显著升高。病理变化以急性脑膜炎和浅层坏死出血性脑炎或脑膜脑炎为特征，严重者可伴广泛的组织坏死，其中含有阿米巴滋养体。滋养体周围常有大量炎细胞浸润，以中性粒细胞为主，少数为嗜酸性粒细胞、单核细胞或淋巴细胞，甚至有小脓肿形成，病变组织中仅见滋养体而无包囊。

2. 棘阿米巴感染　棘阿米巴（*Acanthamoeba* sp.）多见于污染的土壤和水体中，以活动的滋养体和潜伏的包囊两种形式存在。滋养体呈长椭圆形，直径为 10～40μm，活动迟缓，体表有多个棘状突起，称为棘状伪足（acanthopodia），无鞭毛型；包囊呈类圆形，双层囊壁，外壁常皱缩，内层光滑呈多边形。现已分离到 8 个致病种，其中以卡氏棘阿米巴（*A. castellanii*）为多见。棘阿米巴入侵途径尚不完全清楚，已知可从皮肤伤口、穿透性角膜外伤、损伤的眼结膜或经呼吸道、生殖道等进入人体。多数寄生于脑、眼、皮肤等部位，引起棘阿米巴性脑膜脑炎、棘阿米巴性角膜炎及阿米巴性皮肤损伤。

（1）棘阿米巴性脑膜脑炎：又称肉芽肿性阿米巴脑炎（granulomatous amoebic encephalitis，GAE）。滋养体包囊经破损的皮肤、损伤的角膜、眼结膜、呼吸道及泌尿生殖道等部位侵入人体，可经血行播散至颅脑内，表现为亚急性或慢性肉芽肿型大脑炎和脑膜炎。潜伏期常在 10 天以上，病程为 1～2 个月，也可达数月至 3 年。临床多呈占位性表现。脑脊液中以淋巴细胞为主。病理表现以肉芽组织和胶质细胞增生为特点，故称肉芽肿性阿米巴脑炎，病变多位于深部脑实质，脑膜病变不重。病灶中滋养体和包囊可同时存在。肉芽肿病变不仅见于中枢神经系统，还可累及肾上腺、肾、肺、肝等器官，导致坏死或出血。本病多见于老年体弱及免疫功能低下者，如明确诊断及早治疗，预后尚可。严重者可引起致死性脑膜脑炎，并发于艾滋病者偶有报道。耐格里阿米巴也可引起脑膜脑炎，两者的鉴别要点见表 15-2-2。

表 15-2-2　耐格里阿米巴与棘阿米巴脑膜脑炎的鉴别要点

项目	耐格里阿米巴性脑膜脑炎	棘阿米巴性脑膜脑炎
发病年龄与性别	小儿或青年，男:女为3:2	任何年龄，男多于女
患者既往健康状况	良好	常见于有免疫抑制者，如艾滋病患者等
流行病学史	近期有淡水密切接触史	未明
侵入部位	鼻腔黏膜	可从皮肤、前列腺、子宫、眼、肺、耳及鼻腔黏膜等部位侵入
到达中枢神经系统的途径	沿嗅神经	通常为血行性，偶沿嗅神经
潜伏期	5～7日	未明，慢性或亚急性者常多于20日
临床表现	原发性阿米巴脑膜脑炎，早期类似急性化脓性脑膜炎	类似脑脓肿或占位性表现
病理	出血性坏死，以前叶与颞叶为主，中性粒细胞浸润，仅能找到滋养体	出血性坏死，慢性炎症细胞浸润，修复性神经胶质增生和肉芽肿病变，可查见滋养体与包囊
诊断	类似细菌性脑膜炎，可从脑脊液中镜下找到原虫，也可分离到鞭毛期原虫	类似脑脓肿或占位性表现，脑脊液镜下难以找到原虫，偶可分离出原虫
病程与预后	多迅速死亡（2～3日）	多死亡，但常呈亚急性或慢性经过

（2）棘阿米巴性角膜炎（acanthamoeba keratitis，AK）：棘阿米巴生活史中的滋养体和包囊均可引起角膜炎，以卡氏棘阿米巴最常见，常与角膜外伤或佩戴隐形眼镜（角膜接触镜）有关。潜伏期不易确定，可能数周至数月。临床表现为慢性（或亚急性）进行性角膜炎症和溃疡，时轻时重，可反复发作。患者眼部有异物感、视物模糊、流泪、羞明、畏光等，剧烈眼痛为最常见症状，严重病例可导致失明。眼痛与炎症的程度不成正比。感染初期病变为浅表性角膜炎，呈慢性或亚急性进行性病变，病变可深入至角膜基质层，破坏基质层，上皮浑浊，出现微囊样水肿，上皮可完整，并可伴有以中性粒细胞和巨噬细胞为主的炎性浸润。少数患者可出现放射状角膜神经炎。典型者角膜中央形成盘状病变，基质水肿增厚，并有斑点或片状浑浊，病变周围出现环状浸润，可伴上皮缺损（图15-2-12）。晚期由于组织中蛋白酶和胶原酶的释放，导致基质溶解，形成脓肿、角膜溃疡形成甚至穿孔。溃疡周围的基质层常见坏死和炎细胞浸润。虽然角膜病变明显，但缺少新生血管，而结膜充血十分明显。临床常误诊为单纯疱疹性角膜炎、真菌或细菌性角膜炎。如不及时治疗，可致角膜穿孔，并发青光眼、失明等。一般而言，单眼感染多见，并不会发展为脑膜炎。从角膜病灶中取材涂片或角膜刮片检查，寻找棘阿米巴原虫是确诊的重要依据。

（3）阿米巴性皮肤损伤：在艾滋病患者中多见，75%的艾滋病患者有此并发症，主要表现为慢性溃疡，少数与中枢神经系统损害并存。

病因诊断依靠病原学检查，结合病史和临床病理表现，一般以脑脊液或病灶（皮肤、角膜）涂片染色或接种到琼脂培养基（45℃，3～5天）后检查出棘阿米巴原虫为诊断依据。活检或尸体解剖可作脑病理切片确诊阿米巴性脑膜炎或肉芽肿性脑炎。可用革兰氏染色、吉姆萨染色或PAS染色显示棘阿米巴。免疫荧光染色等也有助于发现棘阿米巴（图15-2-13）。

3. 狒狒巴拉姆希阿米巴感染　狒狒巴拉姆希阿米巴首先发现于美国一野生动物园内患脑炎的狒狒脑内（1986年），后来发现人体也可感染此原虫。原虫有滋养体和包囊两种形态。滋养体直径12～60μm，含有一个较大的空泡状核，核仁居中，有指状伪足；成熟的包囊常呈圆形，直径6～30μm，亦有泡状核和核仁。电镜下可见包囊壁有三层结构，光镜下仅见不规则外壁和圆形的内壁。狒狒巴拉姆希阿米巴存在于自然环境中，人类可以通过皮肤伤口或吸入含有此原虫的尘埃而感染。狒狒巴拉姆希阿米巴侵入呼吸道或皮肤后可进一步侵入血液循环，到达中枢神经系

统，引起坏死性或肉芽肿性脑炎或脑膜脑炎，亦可引起皮肤病变或播散性疾病。截至2020年全球约有200例报道，中国也发现多个病例。患者多为营养不良、器官移植术后，或为免疫损伤或艾滋病患者，因而被视为一种机会性感染，但非免疫缺陷儿童、成人也可患病。

狒狒巴拉姆希阿米巴脑炎临床表现为发热、头痛、精神状态异常、性格改变、颈项强直、颅神经麻痹、幻觉、畏光、偏瘫、语言障碍、共济失调、惊厥、癫痫等，脑脊液中蛋白质含量增加。影像学检查可见脑内多灶性、多形性、大小不等的环形强化病变，或占位效应，缺乏特征性。病变重点在脑内，亦可累及皮肤、肾和肾上腺、肺、胰腺等组织。脑部病变主要表现为单发或多发灶性出血坏死、脑脓肿或肉芽肿形成，病灶中可查见狒狒巴拉姆希阿米巴包囊，有时形成脑疝，导致死亡。Archinto等报道1例36岁静脉吸毒者，因发热、头痛颈项强直、轻度偏瘫入院，颅脑CT示低密度病变，病理学检查示HIV性脑脊髓炎和

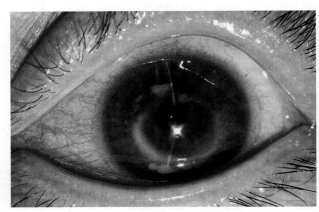

图15-2-12　棘阿米巴性角膜炎
角膜中央形成盘状病变，病变周围出现环状浸润，结膜充血

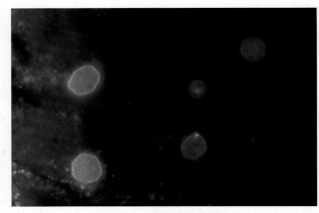

图15-2-13　棘阿米巴性角膜炎
角膜组织免疫荧光染色，角膜中可见棘阿米巴呈蓝色荧光

多灶性脑膜脑炎，并查见阿米巴滋养体与包囊（亦见于肾及肾上腺），形态学与免疫学检查证明为一种罕见的细胶丝属阿米巴原虫（*Leptomyxid amoebas*）引起的脑膜脑炎，这种阿米巴目前已归于狒狒巴拉姆希属。

本病在临床和病理上特征性不强，易于和结核性、化脓性、真菌性等脑炎混淆，需要鉴别。即使查见阿米巴滋养体，也难以确定其具体类型。阿米巴培养和基因检测可以进一步分类，所以也是重要的诊断措施。实时 PCR（real-time PCR, rtPCR）、rRNA 测序或宏基因组二代测序（metagenomic next-generation sequencing, mNGS）被认为是原虫和其他生物分类中更为准确的评估方法，对于阿米巴脑炎更具诊断意义。本病可呈急性或亚急性病程。病程缓慢者可持续 2 年，机体有时间产生相应抗体，以间接荧光分析法可检查其抗体，且与其他阿米巴无交叉反应，亦可用以诊断。本病病死率高达 90% 以上，早期明确病因可望提高治愈率。

（三）寄生于腔道的其他阿米巴感染

寄生于人体消化道的阿米巴除溶组织内阿米巴的复合种群外，其余均为腔道共栖原虫，有些仅偶然寄生于人体，一般不侵入人体组织，但在重度感染或宿主防御功能减弱时亦可产生不同程度的黏膜浅表炎症，或伴随细菌感染而引起腹泻或其他肠功能紊乱。动物学分类多数归于内阿米巴属，其中的常见种类有哈门内阿米巴、结肠内阿米巴、微小内蜒阿米巴、布氏嗜碘阿米巴、齿龈内阿米巴、迪斯帕内阿米巴和脆弱双核阿米巴。对这些非致病或机会致病的肠道寄生原虫，必须与致病的溶组织内阿米巴鉴别，但通常不需治疗，对药物的敏感性也常有不同。

1. 哈门内阿米巴（*Entamoeba hartmanni*） 其生活史及形态与溶组织内阿米巴极其相似而体积较小。滋养体直径 3 ~ 12μm，包囊 4 ~ 10μm。流行病学调查中，常以包囊小于 10μm 为界线而与溶组织内阿米巴相区别。滋养体与包囊的细胞结构和胞核等特征，除大小外，酷似非侵袭型的溶组织内阿米巴，糖原泡不明显，拟染色体细小，亦呈棒状小体，成熟包囊也有 4 个核。本虫不致病，传播及分布与溶组织内阿米巴相似，常并存感染，仅感染率较低，对硝基咪唑类药物也不甚敏感。病原检查时识别该虫的单纯感染具有缩小防治范围的实际意义。经常可以在粪便中检出。大小在界线交叉范围者鉴别十分困难，可应用血清学或 DNA 扩增分析作为辅助诊断。

2. 结肠内阿米巴（*Entamoeba coli*） 是人体肠道最常见的共栖原虫，不致病。常与溶组织内阿米巴共存，且其形态与溶组织内阿米巴相似，滋养体直径 10 ~ 50μm，略大于溶组织内阿米巴。核内含大而偏位的核仁和大小不一、排列不齐的核周染色质粒，胞质呈颗粒状，内外质不分明，活动迟缓。内质含大量细菌、酵母菌及淀粉粒等食物泡，但不含红细胞。经铁苏木素染色后可见核周染粒粗细不匀，排列不齐，核仁稍大，常偏位。包囊球形，直径 10 ~ 30μm 或更大，明显大于溶组织内阿米巴包囊。核 1 ~ 8 个，成熟包囊偶有超过 8 个者。核亦能在未染色的活体中见到。未成熟包囊常有较大的糖原泡和草束状的拟染色体。拟染色体常不清晰，似碎片状，两端尖细不整。生活史与流行情况与溶组织内阿米巴相似，成熟包囊经口感染宿主，除人外，鼠、猪、犬等动物肠内亦发现有寄生。本虫呈世界性分布，在我国与溶组织内阿米巴平行分布，感染率高于后者。发现结肠内阿米巴时有必要继续寻找痢疾阿米巴。结肠内阿米巴在结肠寄生，不侵入组织，亦无临床症状。粪便检查发现包囊或滋养体即可诊断，但应与溶组织内阿米巴相鉴别。

3. 微小内蜒阿米巴（*Endolimax nana*） 为寄生于人、猿、猴和猪等结肠腔的小型阿米巴。滋养体平均直径约 10μm，外形、大小很像哈门内阿米巴，但核型特殊。染色后的核可见粗大而不规则的核仁，占核直径的 1/3 ~ 1/2，常偏于一侧。由于缺乏核周染粒，核膜显得极薄，与核仁之间有清晰的空隙和相连的核丝。胞质少，食物泡内含细菌。滋养体以其短小、钝性而透明的伪足而做迟缓运动。包囊在大肠中形成，椭圆或类圆形，直径 5 ~ 10μm，浅灰色，不易着染而易于辨认。成熟包囊也有 4 个核，缺拟染色体，偶见形状不一的糖原泡。一般认为该虫为非致病性，严重感染或特殊情况下偶可引起急性或慢性腹泻。微小内蜒阿米巴的诊断以粪检为主，但需与哈门内阿米巴和布氏嗜碘阿米巴相鉴别。该虫体积比哈门内阿米巴小，且含粗大核仁。核与布氏嗜碘阿米巴相似，但包囊较小。本虫呈世界性分布，但少于结肠内阿米巴，在我国的平均感染率为 1.58%（1992）。由于虫体较小，故粪检不易检出。该虫对甲硝咪唑类药物敏感。

4. 布氏嗜碘阿米巴（*Iodamoeba butschlii*） 以包囊期具有特殊的糖原泡而得属名。该虫寄生于结肠，虫体稍大于微小内蜒阿米巴，滋养体 6 ~ 25μm（平均在 12μm 上下），伪足宽大，不吞噬红细胞，可见 1 ~ 2 个糖原泡。经铁苏木素染色后核明显，其特征为中央有粗大的明显的核仁，外围为一层染色较浅的微粒所包绕。核染色质粒纤细，常在核膜与核仁之间围成一圈。包囊呈不规则的卵圆形,直径 6～16μm (平均约 10μm),但多变异。突出的特点是含有圆形或卵圆形边缘清晰的糖原泡,常把核推向一边。核一般仅一个,核内染色质粒常聚集于核仁一侧呈新月状。无核周染色质粒,胞质内含粗大的颗粒和空泡。碘染色标本中糖原泡呈棕色团块,而在未染色或铁苏木素染色标本中则为泡状空隙。布氏嗜碘阿米巴无致病性,特殊的糖原泡和核结构是鉴定本虫的主要依据。

5. 齿龈内阿米巴(Entamoeba gingivalis)　为人及许多哺乳类如犬、猫等口腔齿龈部的共栖型阿米巴,在不注意口腔卫生的人群中感染率很高,常与齿龈部的化脓性感染并存,偶在支气管黏液中繁殖而出现于痰液中。生活史中仅有滋养体期。滋养体直径 10～20μm,与溶组织内阿米巴相似,内外质分明,活动频繁,食物泡常含细菌、白细胞等,偶有红细胞。核仁居中或略偏位,有核周染色质粒,以二分裂方式繁殖,不形成包囊。滋养体主要借飞沫或接触传播。在口腔疾病患者或正常人口腔中均可检获,以前者检出率较高。在牙周病、牙周炎的患者口腔中检出率达 50% 以上,但在病理切片中不曾发现虫体侵入组织。近年有报道在子宫置避孕器的妇女阴道及宫颈涂片中查见齿龈内阿米巴。齿龈内阿米巴还可引起肺部感染、胸腔感染等,提示该虫具有潜在致病能力。迄今尚未能肯定该虫与牙周病的确切关系,曾有报道 113 例牙科患者中 59% 可查到齿龈内阿米巴;96 例口腔卫生良好的对照者中亦有 32% 为阳性。齿龈内阿米巴呈世界性分布。据 1992 年报道,我国平均感染率为 47.25%,其中健康人平均感染率为 38.88%,口腔门诊患者平均感染率为 56.90%,牙龈炎患者中 95% 以上有该原虫寄生。

6. 迪斯帕内阿米巴(Entamoeba dispar)　与溶组织内阿米巴形态相同,生活史相似。全世界约有 5 亿人感染内阿米巴,其中很大一部分为迪斯帕内阿米巴。迪斯帕内阿米巴与溶组织内阿米巴可通过同工酶分析、ELISA 和 PCR 分析进行鉴别。

7. 脆弱双核阿米巴(Dientamoeba fragilis)　为一种阿米巴型鞭毛虫而非真正的阿米巴原虫。该虫无包囊期,仅有滋养体期,其直径为 7～12μm。典型的核结构为缺乏核膜,无核周染色质粒,核中央可见由 4～8 个相互分开且对称排列的染色质粒组成的大团块。在胞质空泡内可见被吞噬的细菌。伪足宽而透明,叶状,边缘呈锯齿状,向前运动。本虫寄居于盲肠和结肠黏膜陷窝内,不吞噬红细胞,也不侵犯组织。临床表现主要有腹泻、腹痛、粪内带血或黏液、恶心、

呕吐等。传播途径和致病机制目前尚不十分清楚。

二、孢子虫感染与慢性腹泻

在顶复门孢子纲真球虫目中,疟原虫科、弓形虫科和肉孢子科原虫在血液和组织中寄生,详见第三节。艾美虫科和隐孢子虫科的原虫则寄生于肠道,常引起慢性腹泻。其实,可能导致腹泻的寄生虫多达 30 余种。此处主要介绍隐孢子虫科的隐孢子虫和艾美虫科的等孢子虫感染,它们是 HIV 感染者严重腹泻的两个主要原因。

(一)隐孢子虫感染与隐孢子虫病

隐孢子虫(Cryptosporidium)广泛存在于动物中,可感染人和多种哺乳动物、鸟类和爬行动物,累及肠道,引起隐孢子虫病(cryptosporidiosis),为全世界腹泻病 6 种最常见的原因之一。隐孢子虫于 1907 年被鉴定出来,1970 年才被认识为动物腹泻的主要原因。1976 年首次报道人类隐孢子虫病,1983 年后被列入艾滋病的指征性疾病,1986 年我国开始有隐孢子虫病的报道。近年认为它是人类和家养动物水样腹泻的散发性和流行性发病的病原体。1993 年春天,由于市政用水纯化不够充分,结果在美国威斯康星州的 Milwaukee 大规模暴发一次隐孢子虫病,40 多万人患病,引起全世界的震惊。本病也是旅游者腹泻的常见病原体。在免疫功能正常的人群中引起的腹泻通常是自限性的。但在艾滋病患者中,隐孢子虫病是肠道寄生虫病中最常见的机会性感染。据美国 CDC 报道,美国有 3%～4%(也有报道为 10%～15%)艾滋病患者有隐孢子虫病,而在海地与非洲,则多达 50%。艾滋病患者罹患本病可发生致死性腹泻。

【生物学性状】

隐孢子虫是一种人兽共患性寄生虫,宿主广泛,包括人和 240 多种其他动物。隐孢子虫有 20 多种,感染人类的虫种和同种不同基因型的虫株有人隐孢子虫(C. hominis)、微小隐孢子虫(C. parvum)、猫隐孢子虫(C. felis)、犬隐孢子虫(C. canis)等 16 种,统称隐孢子虫。此处主要介绍寄生于人体的主要隐孢子虫种——微小隐孢子虫,它是隐孢子虫属中受关注度最高、研究最广泛的一个种,除人外,尚有 150 多种哺乳动物都能感染这种寄生虫。微小隐孢子虫主要寄生于宿主小肠或结肠的肠上皮细胞,以胃肠炎为主要表现。本病四季均可发生,夏秋季为发病高峰。

1. 形态学　隐孢子虫为体积微小的球虫类寄生虫,专性细胞内生长。发育过程分为 5 个阶段,即滋

养体、裂殖体、配子体、合子和卵囊。①滋养体呈球形，直径为 2 ～ 4μm，以发育良好的顶复合器（简称顶器）为特征。②卵囊为本虫的唯一感染阶段，直径 4 ～ 6μm，呈圆形或椭圆形，卵囊壁光滑。卵囊有薄壁与厚壁两种，薄壁卵囊约占 20%，仅有一层单位膜，对外界环境的抵抗力较弱，其子孢子逸出后直接侵入新的宿主细胞继续进行裂殖生殖，造成宿主体内的重复感染，也可从粪便排出。厚壁卵囊约占 80%，在宿主体内细胞和肠腔内孢子化（形成子孢子），囊壁为双层，对外界环境抵抗力强，经粪便排出体外即具有感染性。成熟的卵囊内含 4 个裸露的香蕉形或新月形子孢子和 1 个由颗粒物组成的残留体。人、牛和其他易感动物通过饮食和饮水吞入成熟卵囊后，子孢子在消化液的作用下从卵囊壁的裂隙中逸出，附着于宿主肠黏膜上皮细胞的微绒毛刷状缘，再进入细胞，在胞膜下胞质外形成纳虫空泡，虫体即在泡内进行无性繁殖，先发育成为含 8 个小核的滋养体，经三次核分裂后发育为有 8 个裂殖子的 I 型裂殖体。③裂殖体成熟破裂，裂殖子被释放出后侵入其他肠上皮细胞，继续进行 I 型裂殖生殖或者发育成为第二代滋养体；第二代滋养体经两次核分裂发育为 II 型裂殖体。④成熟的 II 型裂殖体包含 4 个裂殖子，这种裂殖子释放出后则分别发育成为雌配子体（大）或雄配子体（小），然后进入有性生殖阶段。雌配子体进一步发育成为雌配子，雄配子体产生 16 个雄配子，雌、雄配子结合形成合子，即进入孢子生殖阶段。合子发育为卵囊。未经染色的卵囊很难识别。经改良抗酸法染色后，虫体被染成玫瑰色（图 15-2-14，图 15-2-15）。由于卵囊在标本中所处的位置不同，镜下可见囊内子孢子呈多态性，排列不规则。残留体为呈暗黑色或棕色的颗粒状物质。

2. 生活史　隐孢子虫不需转换宿主就可以完成生活史全过程。其繁殖过程包括裂殖生殖、配子生殖和孢子生殖三个阶段，合称为内生阶段，发育各期均在同一宿主小肠上皮细胞胞质间形成的纳虫空泡内进行。裂殖生殖属无性生殖，是在滋养体生长至一定大小时，细胞核经分裂多次而成为一多核的裂殖体。所产生的后代称为裂殖子，可重复无性生殖，亦可进行有性生殖，即配子生殖，产生大配子或小配子，由大、小配子结合而成为合子。合子进一步发育，形成卵囊，内含子孢子。含有成熟子孢子的卵囊称为感染性卵囊。整个生活史需 5 ～ 11 天完成。

【发病机制】

隐孢子虫主要寄生在人和动物的肠道，尤其小肠上皮的微绒毛处，亦可累及胆管、呼吸道、大脑等。隐孢子虫子孢子侵犯宿主黏膜上皮细胞，穿过细胞膜但不进一步侵入胞质。

1. 易感人群　人群对隐孢子虫普遍易感。隐孢子虫病多发生在 2 岁或 5 岁以下的婴幼儿，我国 7 岁以下儿童隐孢子虫检出率在 3% 左右，男女间无明显差异。某些职业性接触者（家畜饲养者、兽医等）也常感染隐孢子虫，艾滋病、器官移植患者等免疫缺陷或免疫抑制患者的发病率显著高于正常人群。我国大陆地区人群的血清学阳性率为 42%，腹泻患者卵囊检出率为 1% ～ 12.3%，而在长期使用泼尼松者检出率可高达 30%。隐孢子虫感染与宿主的免疫状况有关。在大多数健康人，感染是自限性的。正常人食入卵囊后约 5 天发生腹泻，严重时为水样便，持续 4 天至 2 周即可自愈，但在 HIV 感染者则可发生严重症状。免疫抑制患者将终身受到腹泻的威胁，特别是在患者的 $CD4^+$ T 淋巴细胞计数 < 200/μl 时，在免疫抑制患者中至少已发现 7 种隐孢子虫感染。2 ～ 3 种隐孢子虫

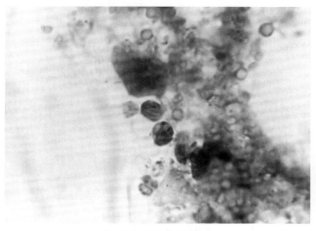

图15-2-14　隐孢子虫
粪便涂片中的隐孢子虫，呈玫瑰红色。改良抗酸染色

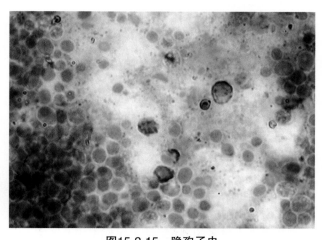

图15-2-15　隐孢子虫
粪便涂片，改良抗酸染色，隐孢子虫呈红橙色圆形，易于识别（乐晓华惠赠）

混合感染亦不少见。

2. 传染源与传播途径　隐孢子虫为肠上皮细胞内寄生的原虫，随粪便排出的隐孢子虫卵囊污染水源或食物后，主要经消化道传播。隐孢子虫病现症患者、无临床症状的卵囊携带者，都可从粪便内排出大量具有感染力的卵囊，是主要的传染源。动物传染源主要是感染本虫的家畜，如羊、猫、犬和兔等动物，它们排出的卵囊对人也有感染力。人际传播可发生于直接或间接与粪便接触。人主要通过被卵囊污染的手、饮用水和食物而感染。水源污染是造成隐孢子虫病在人群中暴发流行的主要原因。医务人员、实验室工作者及与牲畜密切接触的人员和兽医均有较多的感染机会。同性恋者之间的肛交也可导致本虫的间接传播。动物源性传播在农村或畜牧地区可能是较重要的传播途径。该病偶可经呼吸道传播，因为在某些患者的上呼吸道中曾检出隐孢子虫。

3. 致病作用　隐孢子虫的确切致病作用尚不十分清楚，可能是多因素的。多数认为可能是肠黏膜上皮细胞广泛受损及绒毛萎缩而导致吸收不良的结果。由于虫体的寄生，肠黏膜受损，黏膜表面积缩小，局部营养吸收障碍，对食物的耐受性降低，分泌性颗粒增加，从而引起腹泻。病原体侵入肠上皮细胞，破坏肠黏膜并引起炎症，也可促进发生腹泻。有人发现感染微小隐孢子虫的牛犊粪便上清液具有肠毒素样活性，推测微小隐孢子虫可能产生肠毒素。病程中大量水与电解质的丢失是小肠黏膜受损和肠功能失调所致。肠道内双糖酶和其他黏膜酶的丢失与减少，也可引起腹泻。有人发现来源于感染微小隐孢子虫的肠上皮细胞的前列腺素 E_2 具有刺激 Cl^- 主动分泌和抑制中性 NaCl 吸收、促进水分反渗向小肠肠腔等作用。感染本虫后血中均可检出特异抗体，但因该虫寄生于肠黏膜表面，体液中的抗体可能不起保护作用，但能降低再感染的严重性。因此，免疫系统缺陷患者感染本虫后症状非常严重。

【病理变化】

隐孢子虫感染的病变主要见于小肠和结肠，在空肠最为严重。纤维肠镜可见肠黏膜显示白色肉芽颗粒。严重者胃也可被累及，甚至可扩散到整个消化道。偶可累及气管支气管黏膜、咽部、扁桃体、胰管，甚至肝脏、胆道系统等器官也发现有虫体寄生，病变呈斑片状分布。

隐孢子虫主要寄生或黏附在于肠上皮细胞的刷状缘或由宿主细胞形成的纳虫空泡内，空肠近端是胃肠道感染该虫最多的部位。活组织标本用苏木素-伊红染色（HE 染色），可见隐孢子虫黏附于整个小肠和结肠的绒毛和隐窝上皮表面，呈浓密的卵圆形或圆球形嗜碱性小体，大小约 3μm，黏附在小肠或深部结肠肠腺上皮细胞的腔缘，类似细胞碎片或黏液，仔细检查可找到内生阶段的各种形态即滋养体、裂殖体和孢子体等，但不易区分。病原体大部分排列在肠道上皮细胞的游离缘，附着于微绒毛的刷状缘及隐窝中（图 15-2-16，图 15-2-17）。吉姆萨、六胺银和 PAS 染色呈阳性反应。吉姆萨染色能够突出它的形态，可见卵囊呈淡蓝色，内含红色或紫色小颗粒。其包囊圆形，囊内可见孢子形成的小凸点。活检标本中病原体不具有抗酸性。隐孢子虫内生阶段直径 2～6μm，高倍电镜观察可发现病原体表面与肠上皮细胞表面融合，从而使寄生虫得以从宿主细胞转换营养。

隐孢子虫附着部位肠黏膜充血，小肠绒毛表面

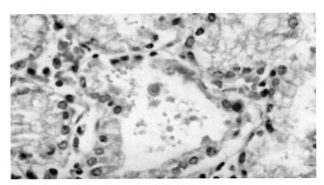

图15-2-16　隐孢子虫感染

小肠黏膜隐窝加深，微绒毛萎缩，隐窝内可见颗粒状或小球状物质，有的附着于黏膜上皮游离缘，即为隐孢子虫（安劬惠赠）

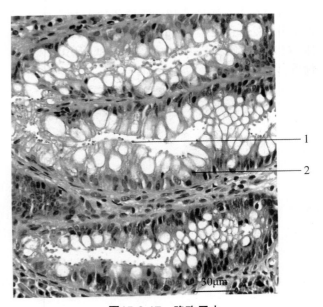

图15-2-17　隐孢子虫

寄生于结肠黏膜表面的人隐孢子虫，呈细小颗粒状。1.隐孢子虫卵囊，2.肠黏膜
引自周怀瑜，刘登宇，彭鸿娟. 2017. 人体寄生虫学彩色图谱. 西安交通大学出版社

出现凹陷，隐窝明显加深，或呈现火山口状。微绒毛呈中度至重度萎缩、变短变粗，或融合、移位和脱落，甚至消失。上皮细胞出现老化和脱落速度加快现象。隐窝上皮细胞也可增生呈矮柱状，胞核排列不规则，绒毛上皮层及固有层均可见轻度至中度单核细胞、淋巴细胞、浆细胞及中性粒细胞浸润，在少数情况下见有嗜酸性粒细胞浸润。邻近组织无明显病理变化。结肠黏膜的病理变化与小肠相仿。患者痊愈后上述病变可以消退。感染轻者肠黏膜的变化不明显。活组织检查随访发现上述病变呈可逆性。但长期或严重感染者，即使病原体消除后，黏膜损害仍然存在。

感染累及胆囊时，可引起急性和坏死性胆囊炎，胆囊壁增厚变硬，黏膜面变平并可出现溃疡，镜下可见胆囊壁坏死并伴有多核细胞浸润。在肺部隐孢子虫感染患者的肺组织活检标本中可见到活动性支气管炎及局灶性间质性肺炎等病变。

【临床表现】

感染隐孢子卵囊后，约有 80% 的人发病并出现症状。临床表现和严重程度取决于宿主的免疫功能与营养状况。部分感染者为隐性感染，症状不明显，仅自粪便内排出卵囊。结合免疫状态，临床表现大致可分为以下类型：

1. 急性胃肠炎型或自限性腹泻 潜伏期一般在 4 ~ 15 天，平均 10 天。本病最常累及肠道，在免疫功能正常的人群中多表现为急性胃肠炎，腹泻通常为自限性。大部分患者的病征持续 6 ~ 10 天，症状便逐渐减轻或消退，但亦有可能会持续数周。由于微绒毛丧失，损伤了细胞顶杆（apical pole）的运输作用，常引起发热、头痛、乏力、恶心、呕吐、厌食、反胃、腹痛、腹泻等，以急性腹泻为突出症状，每日 4 ~ 10 次，粪便呈水样或糊状，量大，可含黏液或泡沫，但极少有红、白细胞，可有恶臭。可伴腹部痉挛性疼痛、恶心、呕吐、厌食、流感样头痛、发热和全身不适等症状。发热一般在 37.5 ~ 39℃，40℃者少见。部分患者伴有消化吸收不良、脂肪泻、D- 木糖和维生素 B_{12} 吸收不良，以及粪中 α_1- 抗胰蛋白酶清除率增加等。Goodgame 等对伴有隐孢子虫病的艾滋病患者的研究发现，维生素 B_{12} 和 D- 木糖吸收障碍与感染密度有相关关系；尿中乳糖 / 甘露醇与感染密度也有相关关系。严重者伴随体重减轻。病程在 1 个月或以上者比较少见。临床症状平稳后，患者粪便内卵囊的排出仍可持续数周。部分感染者可不表现出腹泻症状，只有腹痛、食欲缺乏等，这类带虫者一般只在粪检或内脏手术时才被发现。

2. 慢性顽固性腹泻 在艾滋病患者、低丙球蛋白血症患者、白血病及其他恶性肿瘤患者，或因器官移植而接受免疫抑制剂治疗的免疫功能抑制者，均对隐孢子虫易感。临床表现为慢性顽固性腹泻或霍乱样水状腹泻，每日 6 ~ 25 次，典型表现常为大量水样便，可间歇性发作，禁食后仍继续腹泻。有时可带黏液或出血，有恶臭。调查显示，隐孢子虫所致腹泻占艾滋病患者腹泻原因的 15% 以上。患者常伴有低热、上腹疼痛、厌食、腹胀、全身不适、疲劳、消瘦、体重减轻，也可伴恶心呕吐、肌肉疼痛等。患者可出现喷射状水样腹泻，体液丢失严重，每天数升（3 ~ 6 升 / 天），严重者可达 17 升，引起脱水和电解质紊乱，甚至死亡。病死率可达 50%，死亡原因多为脱水、电解质紊乱及营养不良。慢性腹泻可持续 3 ~ 5 个月，可间歇性发作。有资料表明，艾滋病患者中隐孢子虫病的症状依次为水泻（100%）、腹痛（84%）、食欲减退（73%）、疲劳（72%）、恶心（59%）、肌肉关节疼痛（50%）和发热（36%）。本病通常起病隐匿，随免疫功能降低而症状加剧。患者外周血中白细胞不增多，粪便中通常亦无白细胞。X 线胃肠造影仅见中度黏膜皱襞粗糙。如果患者的免疫缺陷状况得不到纠正，腹泻可长期甚至终生持续下去，导致营养吸收障碍，脱水、酸中毒和低钾血症，维生素缺乏及体重下降，恶病质，甚至出现肠道外组织器官感染。国外早已把检查隐孢子虫列为艾滋病患者的一项常规检查项目。

3. 呼吸道感染 免疫缺陷患者中隐孢子虫感染可不局限于胃肠道，或同时并发呼吸道感染，或伴肺孢子菌肺炎、巨细胞病毒感染，患者可伴有咳嗽甚至呼吸窘迫，随腹泻好转呼吸道症状可消失。Clavel 等曾报道 5 例艾滋病合并隐孢子虫感染的患者，隐孢子虫均寄生于肺部，且为支气管内唯一的致病微生物。这些患者均首先出现肺部症状。经抗酸染色在肺组织和痰液中发现隐孢子虫。检出隐孢子虫后 1 个月出现腹泻等胃肠道症状。Clavel 等检索了 1980 ~ 1997 年报道的 57 例呼吸道隐孢子虫感染病例，其中 17 例呼吸道仅有隐孢子虫感染。所有病例均表现为腹泻（77%）、咳嗽（77%）、呼吸困难（58%）、痰阻（54%）、发热（45%）及胸痛（33%）。Brady 发现隐孢子虫引起艾滋病患者的肺部感染，表现为肺间质性病变，患者肺泡炎性渗出物和胃肠道中检出大量隐孢子虫滋养体，经多种治疗而无效。X 线检查显示肺纹理增深、间质性肺炎等。

4. 其他组织感染 胆囊感染见于 10% 的艾滋病伴隐孢子病患者，表现为急性胆囊炎、坏死性胆管炎或硬化性胆管炎，在胆汁中可查到隐孢子虫，但患者不一定有腹泻。本病伴胰腺炎、肝炎者亦有报道，从胆汁、胰液或肝活检胆管上皮细胞找到隐孢子虫即可确诊。播散型隐孢子虫病往往于尸检时发现。

偶尔隐孢子虫可合并其他病原体感染。曾慧慧等曾报道一例 6 岁男孩，因慢性腹泻和低蛋白血症就诊，入院后第 12 天粪便涂片检查同时发现隐孢子虫和环孢子虫。后来检查发现患儿父亲亦感染了环孢子虫。在艾滋病患者中也有同时感染隐孢子虫与环孢子虫的报道，主要症状亦为慢性腹泻，粪便涂片抗酸染色检查发现这两种病原体。

【诊断与鉴别诊断】

确诊本病主要依靠小肠和直肠黏膜活检与粪便检查，在病变组织中或粪便中查见隐孢子虫可以确诊，免疫学和分子生物学检查有辅助作用。

1. **病理检查** 病理变化没有显著特异性，主要表现为小肠上皮微绒毛的改变和黏膜固有层内炎细胞浸润，诊断关键在于认识隐孢子虫。必要时可做肠黏膜活检，小肠活检切片中查见隐孢子虫可以确诊，活检部位通常是小肠，偶尔也取直肠。但因隐孢子虫很小，常需用电镜来鉴定。活检取材部位有限，需要快速检查以避免标本发生自溶或虫体自表面脱落。Michiels 等研究 50 例 HIV 阳性的慢性腹泻患者，通过内腔镜活检、特殊染色、光镜和电镜等手段发现微孢子虫、隐孢子虫等 4 种病原体，证明内腔镜活检标本的病理检查行之有效。

2. **粪便检查** 简捷方便，对腹泻患者应作为常规检查。用蔗糖浮集法可在粪便中查到直径 2～6μm 的隐孢子虫卵囊，粪便中的隐孢子虫卵囊耐酸。通过辨认粪便标本中抗酸染色阳性卵囊易于诊断本病，应用 Sheather 糖漂浮法或硫酸锌等浓缩技术可以增强对卵囊的识别。由于未染色的卵囊无色透明，且易与标本中的非特异性颗粒相混淆，故需采用染色方法进

行确诊。WHO 建议使用永久性染色的粪便涂片来鉴定肠道寄生虫，涂片可从新鲜粪便或保存在聚乙烯醇（PVA）或醋酸钠 - 醋酸 - 甲醛（SAF）溶液中的粪便物质制备。永久性染色常用三色染色、铁苏木素染色，而抗酸染色主要用来显示隐孢子虫。①抗酸染色：将中等量粪便放入 10% 福尔马林，离心后取沉淀物涂片，做齐 - 尼（Ziehl-Neelsen）染色或金永抗酸染色，可检出被石炭酸复红着色的卵囊以明确诊断。用改良抗酸染色法可使卵囊内部结构更为清晰，其中有孢子形成，效果更好。标本的背景呈蓝绿色，卵囊为玫瑰红色，隐约可见内部结构（图 15-2-18）。本法的缺点为经染色后，标本中存在的非特异性抗酸颗粒易与卵囊相混淆，难以鉴别。②金胺 / 石炭酸品红（复红）染色或吉姆萨染色等方法，可查见隐孢子虫，并可克服上述染色法的缺点。本法先用金胺酚染色，再改用改良抗酸染色法复染。用光学显微镜观察，卵囊同抗酸染色所见，但非特异性颗粒被染成蓝黑色，两者颜色截然不同，极易鉴别，使检出率和准确性大大提高。用荧光染料金胺染色亦颇为简便，卵囊呈半月形或环形，易于识别，而其他肠道寄生虫均不被金胺着色。③用荧光素标记的 IgG 单克隆抗体检测隐孢子虫卵囊，特异性及灵敏性都很高。荧光显微镜下卵囊荧光明亮，而酵母菌则无荧光反应（图 15-2-19）。

3. **其他检查** 人体感染隐孢子虫后可产生特异性抗体，用免疫荧光试验、酶联免疫吸附试验或单克隆抗体检验、免疫印迹试验等技术检测隐孢子虫抗体，有助于诊断。但艾滋病患者免疫功能障碍，抗体产生能力下降，因而对抗体的效价要有客观评价。PCR 技术灵敏性高，特异性强，通过基因扩增可检出微量隐孢子虫。动物实验与细胞培养技术则多用于研究目的。

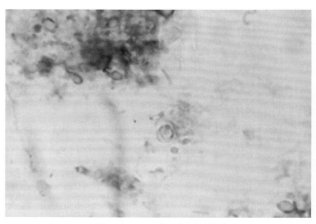

图15-2-18　隐孢子虫卵囊

粪便涂片改良抗酸染色，卵囊呈粉红色，结构隐约可见

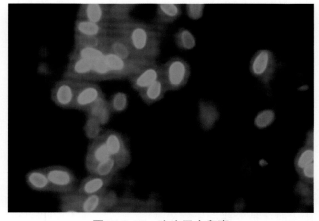

图15-2-19　隐孢子虫卵囊

免疫荧光染色，卵囊呈淡蓝色

4.诊断鉴别 本病临床表现缺乏特异性。有感染动物接触史（特别是受染的牛）、护理腹泻患者史以及去过流行地区者，发生腹泻时应警惕本病的可能性，需做必要的检查。从腹泻患者粪便中查得本虫卵囊即可确诊，应注意和其他常见的肠道腹泻病原体相鉴别，包括其他原虫、痢疾杆菌、致病性沙门杆菌、弯曲杆菌等。

（二）等孢子虫感染与慢性腹泻

等孢子虫病（isosporiasis）比较少见，主要是由贝氏等孢子虫（*Isospora belli*）寄生于人肠黏膜上皮，造成肠道黏膜损伤的一种寄生性原虫病。人体由于食入被卵囊污染的水或食物而被感染。该病比较少见，但呈世界性分布，主要见于热带和亚热带地区。该病可见于免疫功能正常和免疫缺陷者，在艾滋病患者中屡见报道。在美国的艾滋病患者中发生率为 0.2%，而在海地高达 15%。临床表现与隐孢子虫病不易区别，偶可见播散性病例。我国仅见 10 余例报道。

【生物学性状】

等孢子虫也称等孢球虫，属于真球虫目（Order Eucoccidiorida）的艾美虫科（Family Eimeriidae），广泛寄生于哺乳类、鸟类和爬行类动物的肠道，导致人类腹泻的主要为贝氏等孢子虫（*I. belli*）和纳塔尔等孢子虫（*I. natalensis*）。贝氏等孢子虫只寄生于人体。等孢子虫成熟卵囊被人误食后，卵囊内的子孢子在人体小肠上段逸出，侵入肠上皮细胞发育成为滋养体，再经裂体增殖发育为裂殖体，裂殖体发育成熟后释放出的裂殖子可侵入附近的上皮细胞内继续进行裂体增殖，或形成雌、雄配子体，继而发育成雌、雄配子。雌、雄配子结合形成合子，然后发育为卵囊。卵囊落入肠腔随宿主粪便排出。宿主排出的卵囊在外界适当的环境下发育为成熟卵囊。上述生活史中，从子孢子侵入到新的卵囊形成，均在人体小肠上皮细胞内进行。

贝氏等孢子虫卵囊呈长椭圆形，长 20～33μm，宽 10～19μm，壁薄、光滑、无色。成熟卵囊内含有 2 个椭圆形孢子囊，每个孢子囊含有 4 个半月形的子孢子和一个残留体。纳塔尔等孢子虫的卵囊形态特点同贝氏等孢子虫卵囊，但稍大。

【发病机制】

贝氏等孢子虫通过粪 - 口途径传播。人因食入被成熟卵囊污染的食物而感染。卵囊随粪便排泄，污染食物与饮水后，再被食入，在人体内发育繁殖。宿主感染等孢子虫后，可引起小肠绒毛萎缩和隐窝增生，固有层中有大量炎细胞浸润。其发病与宿主免疫状态有关。

【病理变化】

等孢子虫感染主要累及小肠，寄生于十二指肠末端和近端空肠黏膜上皮内，一般不累及结肠。小肠黏膜呈慢性炎症表现，绒毛缩短，间质内较多慢性炎细胞，包括嗜酸性粒细胞浸润。肠黏膜柱状上皮内可见等孢球虫的裂殖体和裂殖子，有时也可见到等孢子虫的大小配子体、配子及卵囊。在艾滋病合并等孢子虫病患者肠道淋巴结中可见到包囊期虫体。少数病例可累及肠外组织，如呼吸道、肠道或胆囊上皮等。Michiels 等报道 1 例女性艾滋病病例，尸检见广泛寄生虫感染，贝氏等孢子虫播散至肠系膜淋巴结、纵隔淋巴结及肝、脾等组织，作者自称为肝脾等孢子虫的首次报道。

【临床表现】

临床表现主要是腹泻。在免疫功能健全者一般无明显症状，也可发生急性、自限性腹泻，但在艾滋病患者或其他免疫功能障碍者则可致慢性水样腹泻或脂肪性腹泻等，伴体重下降、营养不良、腹胀、上腹疼痛、厌食、全身不适、发热、外周血嗜酸性粒细胞增多，也可有恶心、呕吐和肌痛，进食可使腹痛和腹泻加重，体检仅见脱水征。X 线检查见肠黏膜褶凸起、肠壁增厚、运动失调等非特异性异常。严重时等孢球虫病所引起的腹泻与霍乱类似，常引起严重脱水，与隐孢子虫病不易区别。偶可见播散性病例。

【诊断与鉴别诊断】

病原体检查可采用粪便直接涂片或硫酸锌浮聚法检查，在粪便中检出等孢子虫卵囊或其他各个发育期虫体是确诊的主要依据。球虫卵囊有抗酸性，可用抗酸染色显示，其大小为（20～33）μm×（10～19）μm，其中无孢子形成。

粪便检查阴性时，可通过十二指肠引流或肠道活检来确诊。十二指肠活组织检查关键是观察肠上皮细胞内有无异常。上皮细胞内可见滋养体、裂殖体、裂殖子、配子体等不同发育状态的表现，黏膜固有层内较多慢性炎细胞（包括嗜酸性粒细胞）浸润。在受累组织中查见病原体的特异性形态结构亦为诊断依据。

隐孢子虫和贝氏等孢子虫是 HIV 感染者严重腹泻的两个主要原因。两者偶可播散于呼吸道、肠道或胆囊上皮细胞，在受累组织及粪便检查中观察到病原体的特征性形态结构可资诊断。

（三）肠微孢子虫感染与慢性腹泻

微孢子虫病（microsporidiosis）是由微孢子虫（microsporidia）感染引起的一种机会性感染。微孢子虫是一种直径仅 1～2μm 的营专性细胞内寄生生活的原虫,已知有 150 多属 1300 多种。近年有些研究者建议将微孢子虫划入真菌类生物。

1857 年微孢子虫首次在家蚕中发现。过去一直认为其主要危害渔业和养蚕业。Desportes(1985 年)首次在艾滋病患者中发现微孢子虫并命名为比氏肠微孢子虫(Enterocytozoon bieneusi),随后全球有关艾滋病患者合并感染微孢子虫的报道逐渐增多。目前发现有 8 个属 14 种微孢子虫能感染人类,其中可与艾滋病发生合并感染的有 2 属 4 种,包括:肠(上皮细胞)微孢子虫属的比氏肠微孢子虫(E. bieneusi)和脑炎微孢子虫属的兔脑炎微孢子虫(E. cuniculi)、赫勒姆(海伦)脑炎微孢子虫(E. hellem)及肠脑炎微孢子虫(E. intestinalis)。其中,最常见的是比氏肠微孢子虫和肠脑炎微孢子虫,可引起艾滋病患者的慢性腹泻,以及健康人群的急性自限性腹泻,肠微孢子虫属也可引起吸收不良及胆管炎。此处主要介绍比氏肠微孢子虫感染,其他以侵犯脑组织为主的微孢子虫感染参见第三节。

【生物学性状】

比氏肠微孢子虫是一种引起艾滋病患者慢性腹泻和体重减轻的机会致病原虫。伴有慢性腹泻症状的艾滋病患者中有 7% ～ 50% 可检测到该原虫。比氏肠微孢子虫主要寄生于小肠上皮细胞、肝胆管上皮细胞质内,亦有在胰腺导管、气管支气管、肺、鼻腔等的上皮细胞中寄生的报道,一个细胞内可见不同发育阶段的虫体。该原虫主要感染艾滋病患者,接受器官移植者和老年人也易感该原虫。艾滋病患者的慢性腹泻约有 30% 是由微孢子虫引起的,而其中多数病例是由肠微孢子虫所致。

1. 形态学　比氏肠微孢子虫的孢子为椭圆形,大小为(1.1 ～ 1.6)μm ×(0.7 ～ 1.0)μm。可感染人的微孢子虫直径为 1.0 ～ 4.0μm,具折光性,革兰氏染色阳性,吉姆萨或 HE 染色着色均较淡,孢子壁光滑;改良三色染色法染色,可染成粉红色。电镜下,可见孢子壁由 3 层结构组成,由外向内依次为:①外孢子层,即电子致密层,由蛋白质构成;②内孢子层,即电子透明层,由几丁质构成;③质膜层,包绕孢子质(sporoplasm),具有感染性,内壁里面有一极薄的胞膜。细胞核位于中后部,围绕细胞核有一螺旋形的极管(polar tube)(或称极丝),是微孢子虫侵入宿主细胞的利器。孢子的前端有一固定盘(anchoring disc)与极管相连,形成一突起,后端有一空泡。裂殖体呈圆形或椭圆形,平均大小为 7μm × 6μm,成熟裂殖体含 8 个胞核,常含有电子疏松包涵体。孢子母细胞(sporoblast)呈椭圆形,平均大小为 8μm × 7μm,电子致密度大于裂殖体。

2. 生活史　比氏肠微孢子虫整个生活史在人体内完成,包括感染阶段、裂体增殖和孢子增殖阶段。成熟孢子被宿主吞食后,在小肠中伸出极管,将具有感染性的孢子质注入宿主细胞,以二分裂或多分裂方式进行裂体增殖,并发育成为孢子体而进入孢子增殖阶段。孢子体进一步发育形成孢子母细胞,最后释放成熟孢子并感染其他细胞。整个过程不需中间宿主和传播媒介。

【发病机制】

微孢子虫为机会性致病原虫,主要经口传播,也可能经鼻吸入,或经性传播、母婴垂直传播。成熟孢子被宿主吞食后在细胞内发育繁殖,引起寄生部位疾患。微孢子虫致病与虫株毒力和宿主免疫状态相关,亦与 CD4⁺ 淋巴细胞减少有关。

微孢子虫可以侵犯人体消化系统、泌尿生殖系统、神经系统、内分泌系统、呼吸系统和角膜、结膜、肌肉等组织,导致人体微孢子虫病。其中,比氏肠微孢子虫主要侵犯小肠,孢子伸出极管侵入宿主肠上皮细胞,将其孢子质注入并感染宿主细胞。在肠上皮细胞内,微孢子虫反复进行裂体增殖,发育成熟的孢子聚集在宿主细胞内,最终导致宿主细胞破裂,成熟孢子随粪便排出宿主体外。微孢子虫也可经血液循环播散到肝、肾、脑、肌肉等组织细胞。

【病理变化】

微孢子虫在空肠最多见,病变为小肠轻至中度炎细胞浸润,包括中性粒细胞、巨噬细胞和淋巴细胞等。受感染的肠细胞呈片状分布。微孢子虫一般寄生在宿主细胞胞质中纳虫空泡内生长繁殖,也可直接在胞质中生长(图 15-2-20)。成熟孢子卵圆形,HE 染色和吉姆萨等染色可以观察到病原体。电镜下可见小肠黏膜上皮内含有一簇泪滴样孢子,其中含有螺旋形的极管。

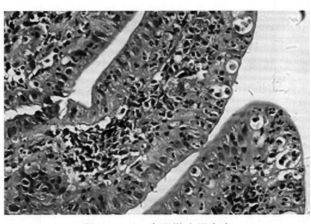

图15-2-20　空肠微孢子虫病
局部小肠绒毛上皮胞质中可见卵圆形微孢子虫

微孢子虫亦可累及肝脏、肾脏、眼、肌肉等部位及生殖系统、内分泌系统、神经系统等，引起相应病变，如局灶性肉芽肿、脉管炎、脑炎、肝炎、腹膜炎、鼻窦炎、肌炎甚至播散性感染，参见第三节微孢子虫感染与脑炎。

【临床表现】

比氏肠微孢子虫感染的最主要症状是慢性腹泻，常持续数月。腹泻多为进行性水样便，粪便无黏液脓血，每日 3 ～ 10 余次，量多。常合并渐进性体重减轻或消瘦，木糖和脂肪吸收障碍，伴有腹痛、腹胀、恶心、食欲减退和发热等。此时 $CD4^+$ T 淋巴细胞数常少于 $100/\mu l$。$CD4^+$ T 淋巴细胞数高于 $100 \sim 200/\mu l$ 时则可表现为自限性腹泻。Weber 报道一例患者同时出现肠道和肺部症状，肺部表现为慢性咳嗽、呼吸困难，胸部 X 线片示局部浸润和渗出。Rabaud 等报道了一例播散性比氏肠微孢子虫感染病例，用透射电镜证实在粪便、十二指肠活检组织、鼻腔分泌物和痰液中检出了比氏肠微孢子虫。Kotler 研究了 141 例艾滋病患者，发现 30% 的腹泻是由微孢子虫感染所致，其发病亦与 $CD4^+$ 淋巴细胞减少有关，典型症状为慢性水样腹泻而非血样便，可伴轻度腹痛。微孢子虫感染也可见于免疫功能正常人群，但感染后仅有少数人出现症状和体征。

【诊断与鉴别诊断】

1. 病原学检查　病原学检测方法是目前诊断比氏肠微孢子虫的主要手段。采用直接涂片加特殊染色（如吉姆萨染色、亚甲蓝染色、革兰氏染色等）检查粪便、尿液、十二指肠液、胆汁、支气管肺泡灌洗液、痰液、鼻分泌液等体液中的孢子，阳性结果可资诊断。对于胃肠道微孢子虫病使用韦伯改良三色染色法（Weber's chromotrope-based staining）染色和化学发光染色可以检测到红色椭圆形或卵圆形的孢子，可以区别染成绿色的细菌和粪渣等，进行 3 次粪便检测一般可确诊。荧光染料 Uvtex 2B 和 Calcofluor 对微孢子虫孢子壁中的几丁质有高度的亲和性，荧光染色相对比较容易，染色过程也较快，敏感性较高，但细菌和真菌也易被染上颜色，干扰判断。

2. 病理学检查　如果粪便检查阴性而又怀疑微孢子虫病，可进行小肠活检。对于活检标本，可通过用 HE 染色、吉姆萨染色、抗酸染色、Warthin-Starry 银染或韦伯改良三色染色等方法加以检测。然而由于该虫体小，又无特异形态学特征，光学显微镜难以识别，电镜检查是诊断微孢子虫病和鉴别虫种的金标准。小肠活检加电镜检查发现小肠上皮细胞内有微孢子虫的超微结构为确诊依据。透射电镜可以观察其超微结构，但制备样品和检查过程都比较耗时，尤其对体液或粪便样品，不易做大量研究。

3. 免疫学检查　检测方法有 ELISA、间接荧光抗体试验（IFAT）及 Western 印迹等，而种特异性单克隆抗体的应用更加可靠。

4. 分子生物学检查　针对比氏肠微孢子虫的 PCR 扩增技术，特异性和敏感性均达 93% ～ 100%。

（四）环孢子虫感染与慢性腹泻

环孢子虫病（cyclosporiasis）也称圆孢子虫病，是一种新出现的经食物或水传播的人兽共患寄生性原虫病，主要引起宿主的胃肠炎和慢性腹泻。其病原体卡耶塔环孢子虫（Cyclospora cayetanensis）是人们在改良隐孢子虫等肠道寄生虫检测方法时发现并逐步认识的。环孢子虫首先由 Elimer 在 1870 年从鼹鼠的肠道中分离出来。1977 年 Ashford 在巴布亚 - 新几内亚首次诊断了该虫的人类感染病例。1993 年 Ortega 将其归类于环孢子球虫属。环孢子虫也可引起旅游者腹泻。1996 ～ 1999 年美国和加拿大相继暴发了大规模的食源性环孢子虫病，引起了发达国家公共卫生机构的重视。自 1997 年起，美国已将经实验室确诊的环孢子虫病病例列为食源性疾病主动监测网的监测对象。环孢子虫成为继隐孢子虫、等孢子虫后的又一种重要的人体孢子虫。1995 年苏庆平等报道了我国首例环孢子虫感染病例，此后我国又陆续报道了数十例圆孢子虫或环孢子虫感染的病例。

【生物学性状】

目前一般认为环孢子虫属于顶复亚门（Apicomplexa）孢子虫纲（Sporozoa）球虫亚纲（Coccidiasina）真球虫目（Eucoccida）艾美球虫科（Eimeriidae）环孢子虫属（Cyclospora）。已报道的环孢子虫大约有 19 种，可寄生于爬行类、啮齿类、灵长类动物和人类。

环孢子虫是一种由单细胞构成的寄生虫。光学显微镜下，可以从感染环孢子虫的患者腹泻物中或经固定的粪便中观察到该虫的卵囊，新鲜粪便中的卵囊大多数仍未孢子化。卵囊为圆形，直径 8 ～ 10μm，膜内含成团的可反光的小球体，桑葚状体为其识别特征。经抗酸染色的卵囊多呈深红色，卵囊囊壁由内外两层组成，厚约 113nm，外壁厚约 63nm，较粗糙，内壁厚约 50nm，较平滑。卵囊可产生自体荧光，用紫外显微镜观察，在 365nm 的双色激发滤光片下呈蓝色，在 450 ～ 490nm 双色激发滤光片下呈绿色。孢子化的卵囊有两个孢子囊，孢子囊呈卵圆形，大小为（3.3 ～ 4.4）μm ×（5.5 ～ 7.1）μm，平均 4.0μm × 6.3μm，囊壁厚约 62μm。每个孢子囊有两个子孢子，子孢子呈新月形，大小为（1.06～1.34）μm×（8.0～10.0）μm，平均 1.2μm×9μm。孢子囊残体为数个大型的小球体。

电镜观察环孢子虫患者的十二指肠活检组织，在肠上皮细胞的细胞质内，可见到细长的子孢子，卵圆形的滋养体（2μm×4μm）、裂殖子（1μm×2μm）及裂殖体。不成熟的裂殖体含有 2～4 个核，成熟者则含有 10～16 个裂殖子。环孢子虫的细胞中含有细胞核、微线体（microneme）和棒状体（rhoptry），还有粗面内质网，其顶端复合体包含有极环（polar ring）、类锥体（conoid）和小管状细胞器，进一步证实环孢子虫分类上属于顶复门孢子虫纲。

环孢子虫的生活史是一种典型的球虫生活史，不需转换宿主就可以完成。人随食物或饮水吞食了成熟的卵囊后，孢子化卵囊进入体内，孢子在消化液的作用下自囊内逸出，进入肠上皮细胞。经过 2 次裂体生殖（无性裂体增殖和孢子增殖，或 I 型和 II 型），I 型裂殖体产生 8～12 个裂殖子，裂殖子能感染邻近的上皮细胞，II 型裂殖体产生的裂殖子也能感染邻近的上皮细胞。大部分裂殖子形成大配子，其余裂殖子则经过多次分裂形成带有鞭毛的小配子。一旦形成合子，它将会形成具有抵抗外环境能力的外壁。当被感染的细胞死亡后，卵囊即从细胞内释出，进入肠腔，随粪便排出体外，在适宜的环境中发育成熟并重新进入食物链。未孢子化的卵囊不具有感染力，但可在适当环境下进行孢子化，然后再发育成具有感染性的成熟卵囊。

【发病机制】

环孢子虫主要经消化道传播。食（饮）用了被成熟的环孢子虫卵囊污染的食物或水均可获得感染。与环孢子虫病传播相关的食物有木莓、草莓、莴苣等。环孢子虫需在宿主体外成熟后才具有传染性。未产生免疫的各年龄组的人群对环孢子虫均易感。

环孢子虫的致病机制尚未明确，虫体寄生导致肠道内菌群失调，虫体产生内毒素样物质等均可能是导致腹泻的原因。一般认为，环孢子虫为肠道寄生虫，感染宿主后寄生于小肠黏膜内，在此增殖引起炎症和上皮损伤并表现出迁延性腹泻等临床症状。Gliullo 等报道了首例环孢子虫呼吸道感染病例，并从其痰中检出了环孢子虫卵囊。

【病理变化】

环孢子虫主要寄生在宿主小肠上皮细胞。研究发现，环孢子虫病患者的十二指肠末端有明显的红斑，且从患者的十二指肠活检组织中发现有轻度到中度的慢性炎症表现，还伴有小肠黏膜绒毛萎缩和隐窝增生以及绒毛结构异常。通过电镜观察发现，在患者空肠的上皮细胞质中可发现环孢子虫卵囊，肠上皮绒毛变短变粗，并有融合，黏膜固有层有白细胞浸润等肠道炎症改变。

【临床表现】

环孢子虫寄生于小肠黏膜，平均潜伏期 7 天。起病突然，患者常发生典型的水样腹泻，平均每天腹泻 6～7 次，一般持续 3 天以上，伴有低热、食欲下降、腹胀、腹痛、恶心、呕吐、乏力、肌痛、消瘦、体重下降等。未经治疗的病例可持续数日到 1 个月或更长时间，并可出现反复，目前尚未见死亡病例的报道。对长期腹泻的患者，应考虑环孢子虫感染。免疫功能受累宿主感染本虫后果更严重。

【诊断与鉴别诊断】

人的环孢子虫病可根据患者出现的临床症状，结合当地流行病学资料进行初步诊断。确诊有赖于实验室诊断。最常用的方法是用光学显微镜检查粪便标本中的环孢子虫卵囊。多采用新鲜粪便直接涂片镜检。通常需要间隔 2～3 天留 3 个以上标本进行检验，仅 1 次粪检阴性不能排除诊断。操作要点是先以沉淀法将粪便标本进行浓聚，取沉渣涂片镜检或染色后镜检。以目镜标尺测卵囊直径，在湿固定的未经防腐处理的粪便中，可见直径 8～10μm 的卵囊，内含一直径 6～7μm 的浅绿色球形物，该物由具有折射性的空泡组成，含有类脂样物质。在防腐处理的粪便中，卵囊内容物表现为形状不规则、大小不等的颗粒形式。为清晰显示病原体，目前最常用效果较好的是改良抗酸染色法，经该方法染色后，卵囊多呈深红色，带有斑点，根据染色程度的不同，卵囊颜色从亮粉红色到深紫红色不等。蔗糖梯度离心法等也可用以检查粪便中的原虫感染。孢子化试验比较可靠，但环孢子虫的孢子化过程往往需要一段时间才有结果。

环孢子虫的外形和大小与隐孢子虫相似，需要鉴别。①大小不同，环孢子虫直径 8～10μm，隐孢子虫为 4～6μm。②在紫外荧光显微镜下，环孢子虫卵囊能产生自体荧光，呈蓝色或绿色荧光环，隐孢子虫卵囊不出现荧光。③抗酸染色，环孢子虫着色不一，在同一区域可以是无色或从淡粉色到深红色，未着色的卵囊表面有皱褶、扭曲或变形；而隐孢子虫卵囊染色后着色恒定，多为玫瑰红色或深红色，也无皱褶、扭曲等形态学变化。④新鲜粪便中的环孢子虫未孢子化，内部结构不易观察；隐孢子虫在新鲜粪便中已孢子化，镜下卵囊内部结构清晰。⑤从孢子化的卵囊结构看，隐孢子虫每个卵囊含有 4 个裸露的新月形子孢子，而环孢子虫每个卵囊内只有 2 个孢子囊，且每个孢子囊内有 2 个子孢子。⑥以改良的碱性品红（盐基品红）染色并将其用微波加热，环孢子虫卵囊呈鲜艳的橘红色。卵囊的免疫荧光染色和 PCR 检测环孢子虫 DNA 也有助于诊断。

三、蓝氏贾第鞭毛虫感染与贾第虫病

蓝氏贾第鞭毛虫（*Giardia lamblia*）属于肉足鞭毛虫门动鞭纲双滴虫目六鞭毛科贾第虫属，简称贾第虫，以滋养体和包囊两种形式寄生于人体小肠（主要在十二指肠）中，可引起腹痛、腹泻和吸收不良等症状，也可引起胆囊炎、胆管炎及肝脏损害，称为蓝氏贾第鞭毛虫病，简称为贾第虫病（giardiasis）。本病呈世界性分布，尤以温带与热带地区多见。由于在旅游者中发病率较高，故又称旅游者腹泻。在美国，贾第虫是寄生虫性腹泻的主要原因之一。在我国分布也很广泛，各地感染率在 0.48% ～ 10%，儿童高于成人，夏秋季节发病率较高。据安徽省 2014 年寄生虫病调查，肠道原虫感染率为 0.46%，贾第虫居第一位（占 63.16%）。艾滋病患者常可合并本虫感染，据 Angarano 等（1997）报道，在 720 例伴有腹泻症状的艾滋病患者中，25 例合并贾第虫感染，先后共死亡 22 例。

【生物学性状】

1. 形态学 蓝氏贾第鞭毛虫有滋养体和包囊两种形态。包囊为椭圆形，长 8 ～ 12μm，宽 7 ～ 10μm。囊壁与虫体间有不均匀的空隙（图 15-2-21）。未成熟包囊有 2 个核，成熟包囊有 4 个核。成熟的 4 核包囊是感染期，包囊随污染的食物和饮水进入人体，在十二指肠内脱囊形成 2 个滋养体。囊内虫体除没有游

离的自由鞭毛外，结构与滋养体相同。扫描电镜观察包囊壁表面呈橘皮样，凹凸不平，有细纹理。囊壁为十余层膜结构组成。

滋养体前端圆钝，后端尖细，背面呈半圆形隆起，腹面扁平，长 9 ～ 21μm，宽 5 ～ 15μm，厚 2 ～ 4μm。腹部前半部内陷形成吸盘，虫体即借吸盘吸附在肠黏膜表面。虫体左右对称，有 4 对鞭毛。2 对侧鞭毛分别位于虫体两侧，1 对腹鞭毛位于虫体腹面，1 对尾鞭毛向虫体后方伸展。鞭毛摆动可使虫体作迅速的翻转运动或左右摆动。染色后滋养体细胞质呈颗粒状，虫体前部中线两侧有 2 个细胞核，靠近吸盘，核内有 1 个大的核仁（图 15-2-22）。虫体有 4 对基体，分别与轴柱和前侧鞭毛相连，轴柱向后延伸，连接一对尾鞭毛。在轴柱中部有一对半月形的中体，与中线在 1/2 处相交。扫描电镜观察滋养体背面隆起，表面呈橘皮样。腹面的吸盘为一不对称螺旋形结构，由单层微管组成。虫体周缘具有突出的伪足样周翼。透射电镜发现鞭毛源自基体，基体先发出裸露的细胞质组成的轴丝，轴丝延长体外则形成鞭毛。鞭毛横断面结构由 9 对周围微管和 2 根中央微管外包鞘膜组成。整个虫体由微管支持。中体（median body）位于两核的后端，为一对微管状结构，无膜包绕，旧称副基体。虫体背面有一层扁平的囊泡。虫体细胞质中充满游离核糖体和多聚核蛋白体，但无线粒体、滑面内质网、高尔基体及溶酶体等细胞器。

2. 生活史 贾第鞭毛虫生活史简单。滋养体主要寄生在人的十二指肠内，人经口摄入贾第鞭毛虫包囊后，包囊经胃进入十二指肠，包囊内四核虫体脱囊而出，胞质分裂成两个滋养体。有时也可在小肠、胆囊、肝脏、胰腺内发现。滋养体借吸盘吸附肠黏膜上皮细

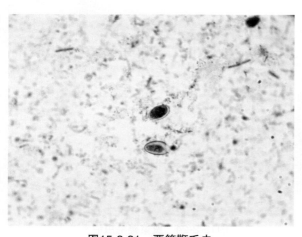

图15-2-21 贾第鞭毛虫

包囊为椭圆形，囊壁与虫体间有不均匀的空隙，包囊内有4个核，为感染期包囊

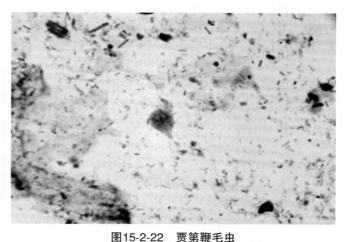

图15-2-22 贾第鞭毛虫

滋养体前端圆钝，后端尖细，左右对称，虫体前部中线两侧有2个细胞核，可见侧鞭毛和尾鞭毛

胞上,以渗透方式获取营养,以纵二分裂方式繁殖。如果滋养体从肠壁脱落,落入肠腔而随食物到达回肠下段或结肠腔后,就形成包囊,随粪便排出。一般在急性期腹泻便中为滋养体,慢性期成形便中则以包囊为主。在硬度正常粪便中只能找到包囊,滋养体则可在腹泻者粪便中发现。人粪便中包囊数量较大,一昼夜排包囊量可达数亿甚至百亿个。包囊在外界抵抗力较强,为传播阶段。蓝氏贾第鞭毛虫可以在人工培养基中生存。

【发病机制】

本病传染源主要为患者与无症状包囊携带者,后者由于粪便中排出包囊数量很大,是更重要的传染源。贾第鞭毛虫经水源、食物污染而从消化道(粪-口途径)传播,人-人传播也在增加,人际传播常见于男同性恋者中,即通过肛交方式导致包囊的粪-口传播。包囊在苍蝇及蟑螂消化道内可存活数日,是重要的传播媒介。

贾第鞭毛虫包囊被吞入后在小肠上部变为活动性的滋养体,寄居于小肠内,以十二指肠最多见,其次为空肠,偶可寄生于胆囊和胆管。贾第鞭毛虫可引起腹泻等症状。致病机制尚不完全清楚,可能与虫株毒力、机体反应和共生内环境等多种因素有关。

滋养体以吸盘吸附在肠黏膜表面,造成机械性刺激与损伤,可导致黏膜炎症。虫体大量繁殖时,可大片覆盖肠黏膜,影响脂肪及脂溶性维生素等物质的吸收,虫体还与宿主竞争肠腔内营养。肠内菌群的改变也有协同作用,在不同程度上可使肠功能失常。虫体可引起小肠微绒毛病变,导致乳糖酶与木糖酶等缺乏,产生腹胀及乳糖耐受性差等症状。

人体免疫因素是贾第鞭毛虫病主要的发病因素。研究表明,滋养体表面抗原成分能诱导机体产生保护性免疫反应,激活免疫细胞,抑制或杀伤虫体。其中,82kDa/88kDa 抗原存在于滋养体细胞表面和鞭毛上,56kDa/57kDa 抗原也存在于虫体细胞表面,这些抗原在自然感染过程中可刺激机体产生保护性 IgA 和 IgG 抗体。30kDa 的抗原则是肠内特异性 IgA 的靶抗原,可能抑制滋养体和肠上皮细胞接触,有利于从肠道清除滋养体。分子量为 31kDa 的抗原与抗血清结合能力最强,可能是诱发血清特异性抗体的优势抗原。免疫功能正常者感染后,大多数产生特异性 IgM、IgG、IgA 抗体,并通过直接细胞毒作用、补体介导的溶解作用和调理作用,使虫体被杀伤、溶解或吞噬。另外,肠黏膜可查到分泌型 IgA 抗体,通过凝集影响虫体活动,或参与吸附虫体表面成分,阻断虫体吸附于肠黏膜,抑制虫体的集聚。此外,辅助性 T 细胞和单核巨噬细胞对虫体的清除亦有重要作用。当人体免疫功能低下时,对贾第鞭毛虫易感,虫体可大量繁殖并出现症状,且容易发生严重感染或转为慢性。

【病理变化】

蓝氏贾第鞭毛虫寄生于人体小肠,主要在十二指肠及空肠上段,引起小肠炎。小肠黏膜充血、水肿,炎症细胞浸润,也可形成浅表性溃疡。肠微绒毛水肿、变性及空泡形成,在微绒毛之间、隐窝、上皮细胞内、固有层、黏膜下层及肌层均可发现滋养体(图 15-2-23,图 15-2-24)。重度感染时微绒毛增厚、萎缩,黏膜下层和固有层有大量中性粒细胞、嗜酸性粒细胞浸润。严重者可累及胆囊、胆管,甚至小肠末端、阑尾、结肠、胰管、肝管等,引起胆囊炎、胆管炎、阑尾炎、

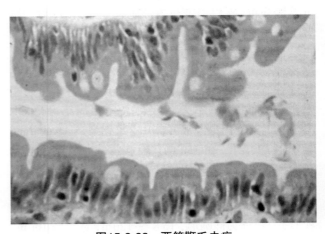

图15-2-23　贾第鞭毛虫病

小肠肠腔内可见少数游离的贾第虫滋养体,如落叶状
引自McGee JO'D, Isaacson PG, Wright NA, 1992. Oxford Textbook of Pathology. Oxford: Oxford University Press

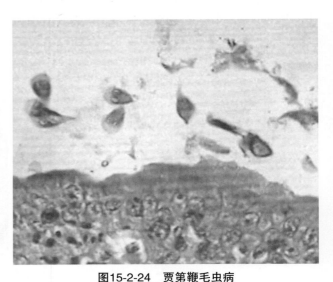

图15-2-24　贾第鞭毛虫病

肠腔内游离的滋养体前端钝圆,有2个核,尾部尖细,似有鞭毛
引自McGee JO'D, Isaacson PG, Wright NA, 1992. Oxford Textbook of Pathology. Oxford: Oxford University Press

结肠炎等。

【临床表现】

据报道，在发达国家，贾第鞭毛虫是最常见的肠道感染原虫，大多感染者是无症状的包囊携带者，但也可引起散发或流行。贾第虫病的潜伏期一般为1～3周，平均9～15天。临床表现以胃肠道症状为主，分为急性期和慢性期。

1. **急性期**　典型症状为暴发性腹泻，水样大便并有恶臭，可有少量黏液，但多无脓血。患者常见腹痛，多在中上腹部，有绞痛和压痛。部分患者有低热、发冷、头痛、乏力、恶心、呕吐、腹胀、嗳气、食欲减退等全身症状，也有只排出包囊而无症状者。急性腹泻发生于摄入贾第鞭毛虫包囊9～14天后，持续数天。如治疗不及时，即可能转为亚急性感染，主要表现为间歇性腹泻、腹痛、食欲减退等，可持续数月，或发展为慢性。

2. **慢性期**　主要表现为反复发作或持续稀便，多为周期性短时间腹泻，大便稀薄不成形，表面漂浮黄色泡沫，甚臭，多在10次/天以下，可伴有腹胀、嗳气、厌食、恶心等症状，但腹部绞痛少见。病程可长达数年。儿童患者和严重感染者因长期腹泻、吸收不良可导致水、电解质紊乱，贫血，消瘦，营养不良，腹胀腹痛，体重减轻，小儿发育障碍或生长滞缓等，也可导致继发性乳糖不耐受症及维生素缺乏症。

当虫体寄生在胆道系统时，可能引起胆囊炎或胆管炎，表现为右上腹或剑突下疼痛、恶心呕吐、发热、胆囊区压痛等。病变累及肝脏，则以肝区疼痛、肝大伴压痛及肝功能损害为主要表现。此外，部分患者可表现为胃炎、阑尾炎等。在艾滋病患者，本病可与巨细胞病毒（CMV）、鸟-胞内复合型分枝杆菌（MAC）等形成混合性感染，应注意识别。

【诊断与鉴别诊断】

可致腹泻的病原体很多，而肠道病变并无特异性，诊断关键是查找病原体。根据患者有腹泻、腹胀、上腹部疼痛或不适感，粪便恶臭，并在粪便标本或十二指肠液、胆汁中鉴定出蓝氏贾第鞭毛虫包囊或滋养体，即可确定诊断。

1. **病原学检查**　①粪便检查，在水样稀薄的新鲜腹泻便中可发现滋养体，糊状便和成形便中多为包囊。用生理盐水涂片法检查滋养体，经碘液染色涂片可使包囊易于识别，也可用甲醛-乙醚沉淀法或硫酸锌浓集法检查，可提高包囊检出率。由于包囊形成有间歇的特点，故检查时以隔天粪检并连续3次以上为宜，三检阳性率可提高到97%。在粪便中查见其包囊或滋养体可确诊（图15-2-25，图15-2-26），但不够敏感简便，且阳性率不够高（＜40%）。②肠检胶囊法，让受检者吞下装有尼龙线的胶囊，线的游离端留于口外，胶囊溶解后，尼龙线松开伸展，3～4小时后到达十二指肠和空肠，滋养体黏附于尼龙线上，然后慢慢地拉出尼龙线，刮取附着物镜检。

2. **病理学检查**　十二指肠液或胆汁检查、粪便检查多次阴性者可用此法，以提高阳性检出率。引流的十二指肠液、小肠黏液或肠黏膜活检可有效地发现蓝氏贾第鞭毛虫虫体，敏感性和特异性都很高（图15-2-23，图15-2-24）。

3. **免疫学检查**　可分为检测血清内抗体和粪抗原两类。①抗体检测，自从贾第鞭毛虫纯培养成功后，高纯度抗原大大提高了免疫诊断的灵敏性与特异性。酶联免疫吸附试验（ELISA）和间接荧光抗体试验（IFA）检查患者血清抗体，阳性率前者可达

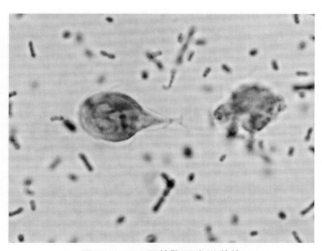

图15-2-25　贾第鞭毛虫滋养体
粪便中的贾第鞭毛虫滋养体，碘染色

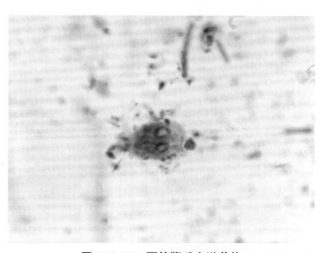

图15-2-26　贾第鞭毛虫滋养体
粪便中的贾第鞭毛虫滋养体，铁苏木素染色

75%～81%，后者可达66.6%～90%。对无症状携带者可用IFA或ELISA检查特异性抗体辅助诊断。②抗原检测，可用酶联免疫试验（双夹心法）、斑点酶联免疫吸附试验（dot-ELISA）、对流免疫电泳（CIE）等检测粪稀释液中的抗原。双夹心法ELISA阳性率高达92%，dot-ELISA也可达91.7%，CIE则可达94%。检测粪抗原不但可用于诊断，也可以考核疗效。

4. 分子生物学诊断　近年有研究用PCR检测蓝氏贾第鞭毛虫核糖体RNA（rRNA）基因产物，可检测出相当于一个滋养体基因组DNA量的扩增拷贝，也可用放射性标记的染色体DNA探针检测滋养体和包囊。分子生物学方法具有较高的特异性及灵敏性，因而有广阔的应用前景。

5. 鉴别诊断　应考虑阿米巴痢疾、细菌性痢疾或其他原因引起的胃肠炎。上腹部疼痛、肝大压痛、肝功能受损者则考虑病毒性肝炎、胆囊炎或胆道感染。反复查找蓝氏贾第鞭毛虫是鉴别的重要步骤。

四、肠道其他原虫病

肠道内寄生的病原体很多，除上述溶组织内阿米巴、隐孢子虫、贝氏等孢子虫、微孢子虫、环孢子虫、蓝氏贾第鞭毛虫外，寄生于肠道的原虫还有结肠小袋纤毛虫、人芽囊原虫等，现分述如下。

（一）结肠小袋纤毛虫感染与腹泻

结肠小袋纤毛虫（*Balantidium coli*）是人体最大的寄生原虫，寄生在盲肠和结肠，可侵犯宿主的肠壁组织，引起结肠小袋纤毛虫痢疾（balantidial dysentery），也称结肠小袋纤毛虫病（balantidiasis coli）。临床表现为腹痛、腹泻、脓血便、里急后重、发热等，慢性迁延性患者则表现为便秘与腹泻交替或周期性腹泻。本病呈世界性分布，主要流行于热带和亚热带地区，目前我国已有22个省、自治区、直辖市证实有本病存在。

【生物学性状】

本虫属纤毛虫门动基裂纲小袋纤毛虫科。Malmsten于1857年在两名痢疾患者的粪便中发现了这种纤毛虫，定名为*Paramecium coli*。Stein于1862年将该种归于小袋属（*Balantidium*），更名为结肠小袋纤毛虫。

生活史包括滋养体和包囊两个时期。滋养体呈长圆形或椭圆形，无色透明，或淡灰略带绿色，大小为（30～150）μm×（20～120）μm。全身披有纤毛，活的滋养体可借纤毛的摆动呈迅速旋转式运动。虫体极易变形，前端略小，向体表凹陷形成漏斗状胞口和胞咽。后端较圆，有一小的胞肛。滋养体在结肠内以淀粉颗粒、细菌及肠壁脱落的细胞为食。在胞口处的纤毛较长，纤毛摆动时颗粒状食物沿口沟进入胞口和胞咽，在底部形成圆形食物泡，食物在其中消化，不能消化的废物从胞肛排出体外。在虫体中、后部各有一伸缩泡（contractile vacuole），具有调节渗透压的功能。结肠小袋纤毛虫有两个细胞核，苏木素染色后可见一个肾形的大核和一个圆形的小核，大核位于虫体的中央，小核位于大核的凹陷处。

包囊呈圆形或卵圆形，直径40～60μm，囊壁厚而透明，分两层。滋养体在人肠道内较少形成包囊，而在猪肠内可形成大量包囊。包囊随污染的食物和饮水经口感染宿主，在胃肠道脱囊逸出滋养体并下移至结肠内寄生。滋养体生长迅速，经二分裂繁殖，有时也行接合生殖。在繁殖过程中部分滋养体变圆，并分泌囊壁形成包囊，包囊随粪便排出体外。包囊在外界无囊内增殖。结肠小袋纤毛虫的滋养体若随粪便排出，也有可能在外界形成包囊。

【发病机制】

结肠小袋纤毛虫是猪体内的常见寄生虫，猪是本病的重要传染源，不少病例有与猪接触的病史。人体感染主要是吞食被包囊污染的食物或饮水所致。

发病与虫体的致病力、数量及宿主机体的内在因素有关。一般认为人体的结肠环境不甚适合结肠小袋纤毛虫，因此人体的感染较少。但人体患有慢性疾病、营养不良、肠道功能失调时，如在肠腔有充足的淀粉颗粒、碱性环境、大量碳水化合物和菌群等条件下，则适合其生存，虫体即可侵入肠道并大量繁殖。虫体侵入人体后需要一段时间以适应肠道内共生菌群，如克雷伯菌、金黄色葡萄球菌、肠杆菌以及某些寄生虫等，一旦适应后即能大量迅速繁殖，并借自身的机械运动及分泌的透明质酸酶侵入结肠黏膜甚至黏膜下层，引起黏膜充血水肿等炎症反应，最终形成类似溶组织内阿米巴感染所致的溃疡，严重时可形成脓肿。

【病理变化】

本病主要累及结肠，偶可侵入回肠末端。病理变化类似阿米巴痢疾。轻者黏膜充血水肿，上皮细胞变性坏死，黏膜糜烂，严重病例可出现结肠黏膜的大面积破坏和脱落，形成口小底大的溃疡。

该虫滋养体偶可经淋巴管侵袭肠以外的组织，如肝、肺或泌尿生殖器官等，曾有报道从1例慢性鼻炎患者的鼻分泌物中查见滋养体。

【临床表现】

结肠小袋纤毛虫感染后，多数人并无症状，少数以急性发病，轻者不治自愈或转为慢性后呈周期发作。营养不良或体弱者症状严重，甚至死亡。临床大致分为以下类型。

1. **无症状型**　部分患者从排出的粪便中可找到本虫，而临床上无症状。

2. **急性型**　发病突然，腹痛、腹泻，腹泻明显，每天数次或十余次，严重者可达数十次。大便有血、黏液或脓血，但多无阿米巴痢疾的腥臭味。腹痛常见并伴有里急后重感，脐周或下腹有压痛。患者多有不规则发热、恶心、呕吐、乏力及食欲减退。严重者可导致脱水、营养不良及消瘦，偶可导致肠穿孔。本型病程较短，往往不治自愈。

3. **慢性型**　最常见，起病隐匿，以反复发作的腹泻为主要表现，此期患者症状较轻，轻度腹泻并呈周期性发作，大便每天数次，粪便呈糊状、粥样或水样，粪便带黏液而无脓血。上腹部有阵发性疼痛，回盲部及乙状结肠部有压痛，体重轻度下降。病程可长达数月至数年。常因劳累、受凉、饮酒或进食脂肪性食物而诱发。少数患者腹泻与便秘交替出现。患者多伴有腹胀、阵发性腹痛、肠鸣音活跃、双下腹压痛等。病程长者可有消瘦、贫血、体重下降、易激动、失眠等。

大多数患者血象正常。急性期患者合并细菌感染时，白细胞计数轻至中度增高；慢性期患者可有不同程度的红细胞计数及血红蛋白降低，嗜酸性粒细胞可增多。

【诊断与鉴别诊断】

对急慢性腹泻病因不明，按细菌性痢疾治疗无效者，应考虑原虫性腹泻的可能性，若患者与猪有密切接触，则应高度警惕本病存在。粪便或肠黏膜组织活检，发现本虫滋养体或包囊即可确诊。

1. **粪便检查**　粪便排出后 6 小时内，滋养体仍可保持活动，时间过长则活动消失，影响观察。确诊本病可用患者新鲜粪便直接涂片法或生理盐水涂片法检查滋养体和包囊。由于虫体呈间歇性排出，故需反复检查以提高检出率。对虫体鉴定有疑问时，可用苏木素染色，以助鉴别。

2. **病理检查**　在乙状结肠镜帮助下取病变组织切片镜检。镜下可见虫体呈椭圆形，前端略小，后端钝圆，有一个大核和一个小核。

3. **培养检查**　结肠小袋纤毛虫可在多种溶组织内阿米巴培养基中生长，必要时可取新鲜粪便进行培养，以帮助诊断。

本病在诊断上需与阿米巴痢疾、细菌性痢疾及肠炎鉴别，关键在于在粪便或组织中查找病原体。

（二）人芽囊原虫感染与人芽囊原虫病

人芽囊原虫（*Blastocystis hominis*）属芽囊原虫纲（Blastocystidea），广泛分布于世界各地。曾经长期被认为是一种对人体无害的酵母，近年来大量证据表明，该虫是寄生在高等灵长类和人类肠道内可致病的原虫，人群普遍易感，在发展中国家感染率为 30%～50%，在发达国家为 10%～15%。本病多见于热带和亚热带地区。国内人群感染率多在 10% 以下，而南宁市对 1185 例慢性腹泻患者的粪便检查，人芽囊原虫的感染率为 12.24%，其中有黏液脓血便的感染率明显高于其他类型腹泻者。

全国人体重点寄生虫病现状调查（2015）认为：寄生于人体且致病的肠道原虫常见的有溶组织内阿米巴、蓝氏贾第鞭毛虫和人芽囊原虫等，是引起人体腹泻、腹痛的主要病原体。该虫广泛寄生于人和其他灵长类和脊椎动物，主要寄生在回盲部。人芽囊原虫可侵入肠黏膜上皮。临床表现轻重不一，带虫者可高达 44.12%。感染重者可有消化道症状，如腹泻、腹胀、厌食、恶心、呕吐，甚至出现发热、寒战等。免疫功能正常的患者多数为自限性。

【生物学性状】

人芽囊原虫大小差异较大，直径 4～63μm，多数为 6～15μm，形态结构复杂，体外培养有空泡型、颗粒型、阿米巴型、包囊型和复分裂型 5 种类型虫体，粪便中常见者为空泡型。①空泡型：虫体呈圆形，折光性强，虫体透明，大小差异悬殊，直径 4～15μm。中央见透亮的大液泡，为无构造和类似细胞液泡样的均匀物质，核呈月牙状或块状，多在 3 个以上，活体时不见细胞核。②颗粒型：虫体直径 15～25μm，虫体中心部位充满颗粒状物质，颗粒分为代谢颗粒、脂肪颗粒和繁殖颗粒 3 种（图 15-2-27）。③阿米巴型：

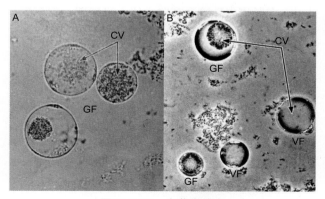

图15-2-27　人芽囊原虫
普通光镜（A）与相差显微镜（B）观察：培养的虫体在中央均有液泡（CV）。
具有圆形小颗粒者为颗粒型（GF）；无颗粒者为空泡型（VF）

最显著特点为形态不规则，有伪足和伪足运动，活体观察其形态类似溶组织内阿米巴原虫，直径平均15μm。形态多变，但运动相当缓慢。阿米巴型是致病型虫体，多见于急性腹泻患者。④包囊型：呈圆形或卵圆形，直径3～8μm，囊壁较厚，有1～4个核。虫体形态及显示方法参见诊断部分。⑤复分裂型：虫体较少见，一个虫体分裂成3～4个或更多虫体。

人芽囊原虫生活史尚不完全清楚。近年研究认为，人芽囊原虫可通过以下3种方式进行发育与繁殖：①分裂方式；②原浆分割方式；③裂体生殖方式。对此有不同解说，尚需证实。从宿主粪便培养中看到，包囊型分化成空泡型与颗粒型。具有感染性质的包囊型是在人体的盲肠和大肠内形成与寄居。只有包囊随着粪便排出外界后，经口食入感染，在人体肠腔内脱囊，才能形成空泡型与颗粒型人芽囊原虫，而后再进行分裂、繁殖和增生，完成生活史。因此，包囊型发育成为空泡型与颗粒型只有在宿主肠道内才可以看到，体外人工培养不可能完成包囊型人芽囊原虫。人芽囊原虫包囊具有感染性。

【发病机制】

凡粪便中排出人芽囊原虫的患者、带虫者或保虫宿主都可成为传染源。由于常在患者粪便中同时发现人芽囊原虫与溶组织内阿米巴的现象，提示这两种原虫具有相同的宿主，共同的传染源和类似的感染途径。人芽囊原虫通过水源、食物及用具而传播，经口食入感染。据报道在患者中与猪或禽类密切接触者约半数以上（57.6%～75.0%），故应考虑有接触感染的可能。有研究提示蟑螂是重要的传播媒介。人群普遍易感，性别、年龄、种族等在感染率上无显著差异。

人芽囊原虫发病机制尚未明确。对实验感染动物的病理检查显示，人芽囊原虫主要寄生于人体结肠及回盲部，以肠腔内容物为营养来源，并可侵入肠黏膜上皮，在肠道内环境适宜时虫体大量繁殖，使肠道功能发生紊乱，主要引起回肠末端及盲肠充血、水肿、胀气。死亡患者和动物尸检中也观察到虫体侵入黏膜，肠道中含大量虫体。

有研究表明人芽囊原虫为机会致病性肠道原虫，人的健康状况与人芽囊原虫在人体内的生长繁殖密切相关。56%的感染者与免疫功能低下有关。因恶性肿瘤而化疗的人群较易感，且消化道肿瘤患者更易感染人芽囊原虫。当机体免疫力降低或肠道正常菌群失调时，虫体可大量繁殖，导致患者黏膜损伤和肠道功能紊乱。对该原虫的DNA进行研究，发现其可以分成7种以上核型，但核型与症状的关系至今尚未明确。

金群馨等发现人芽囊原虫感染组肠黏膜组织匀浆中IL-8、IL-18和GM-CSF水平均显著高于正常对照组，其水平随感染度加重而逐渐升高。IL-8、IL-18和GM-CSF在人芽囊原虫感染后引发的促炎反应，既可增强宿主的抗虫能力，又可导致肠黏膜的损伤。也有研究发现，86.90%的人芽囊原虫感染者CD3$^+$、CD4$^+$表达水平降低，CD4$^+$/CD8$^+$值下降，提示本病与免疫功能有关。

【病理变化】

人芽囊原虫主要侵犯结肠，亦可累及回肠末段及盲肠。虫体可寄生于微绒毛边缘或侵入上皮细胞内。据金群馨等报道，经电子肠镜检查30例人芽囊原虫病患者，病变部位主要在左半结肠（直肠、乙状结肠、降结肠），占56.67%（17/30），在全大肠者占23.33%（7/30），右半结肠占10%（3/30），回肠末段占10%（3/30）。而国内外报道病变主要出现在回肠末端及盲肠。

结肠黏膜病变主要为不同程度的黏膜慢性炎症，表现为黏膜充血、水肿、糜烂以至溃疡形成。据金群馨等描述，肠镜检查发现黏膜呈不同程度的慢性炎症。作者将肠黏膜病变分为三度：轻度病变14例，占46.67%，表现为散在充血、水肿和糜烂改变；中度病变10例，占33.33%，表现为大片充血、水肿、糜烂，或伴少量散在浅小溃疡；重度病变6例，占20.30%，表现为大片充血、水肿，伴较多溃疡。除肠黏膜面形成深浅不一、大小不等的糜烂或溃疡外，尚可见淋巴组织增生、嗜酸性粒细胞浸润等病变。该组患者粪便检查均查见人芽囊原虫（粪便标本碘液染色）。该研究发现肠黏膜病理改变与感染程度呈正相关。

【临床表现】

人芽囊原虫感染临床表现缺乏特异性，轻重不一，分为症状型和非症状型，带虫者可高达44.12%。免疫功能正常的患者多数为自限性，病程1～3天。感染重者可有消化道症状，如腹泻、腹胀、腹痛、便秘、厌食、恶心、呕吐等，甚至出现发热寒战、关节痛、乏力、全身不适等。腹泻症状与虫体数量有关，粪便性状以水样便为多，也常出现血便及黏液便，易误诊为细菌性肠炎。在个别重症患者中可导致严重腹泻、低蛋白血症、全身水肿等，甚至危及生命。一般症状持续或反复出现，可持续数日至数月，甚至几年，间歇时间为数天或数月。慢性迁延性病程多于急性病程。

胡缨等报道，对683例恶性肿瘤住院患者进行人芽囊原虫的病原学检查，受感染者112例（16.40%），其中黏液脓血便组感染率显著高于其他类型粪便组。在不同治疗组中，化疗组的感染率最高，为26.40%；在不同肿瘤类别的组中，消化系统组的感染率最高，为28.51%，低白蛋白组感染率显著高于白蛋白正常组，免疫功能低下组感染率显著高于免疫功能正常组。脓血便的原因可能是红细胞能为人芽囊原虫提供营养物质，故而人芽囊原虫感染更易存在于黏液脓血便中；再者，慢性腹泻治疗不当易引起肠黏膜损伤和肠道功能紊乱，甚至出现黏液脓血便，这种情况下人芽囊原虫更容易侵入机体。

艾滋病患者容易感染人芽囊原虫，而且症状严重，治疗十分困难。近年发现，在恶性肿瘤患者中，人芽囊原虫感染亦不少见，有报道为16.40%（112/683），在化疗组高达26.4%，在消化系统癌症患者中高达28.51%。

【诊断与鉴别诊断】

其症状无特殊表现，易与肠道一般感染相混淆。一旦粪便检出人芽囊原虫即可确诊。对于部分慢性腹泻而病因不明的患者，应注意该虫感染的可能。病理变化缺乏特异性，从粪便中检获虫体可确诊，对慢性腹泻患者应反复多次检查以提高检出率。血清学诊断几乎无意义。

1. 显微镜观察　采用生理盐水直接粪便涂片低倍显微镜观察，人芽囊原虫为无色或浅黄色，圆形或卵圆形，大小不一，多的时候视野可呈现"满天星"状态的点状，内含一个巨大的透明体，其周围围绕以极少的细胞质，在胞质内可见到少数的折光小体（颗粒），遇到普通水或蒸馏水可以迅速破裂而消失。高倍镜下，可见空泡型、颗粒型和阿米巴型人芽囊原虫，无运动现象，核及其他结构不易辨认，不易与其他肠

道较小的原虫如哈门内阿米巴、脆弱双核阿米巴等区别。如排出粪便后立即涂片，在新鲜粪便标本中可以观察到直径为5～50μm的空泡型和颗粒型的虫体，也可检出直径3～5μm的包囊型虫体，一般小型的虫体光镜观察比较困难。发现虫体后应当计数，以反映感染的程度。

电子显微镜下，根据包囊有无纤维外衣将其分为纤维包囊型和包囊型两种。纤维包囊型能够吸附细菌和其他包囊，导致异体宿主感染。两种包囊型内部结构大体相同。人芽囊原虫胞质内含有粗面和滑面内质网、高尔基体、溶酶体、糖原颗粒等，细胞核内有异染色体，线粒体差异变化大，细胞膜有微吞饮功能，细胞外可能包被纤维外衣。在培养中发现，人芽囊原虫包囊形成过程中蛋白代谢增强，细胞核周围及粗面内质网区域管沟样结构增加。

2. 染色方法　对人芽囊原虫的检查方法与检出率密切相关，不同的染色方法有不同的形态特征，常用染色方法有碘液染色、铁苏木素染色、三色染色法、吉姆萨或瑞氏染色、改良抗酸染色等。现分别简介如下：①碘液染色：是鉴定粪便阿米巴包囊经常采用的方法，取一滴碘液在载物片上，用牙签采取粪便少许，涂成薄片，加盖盖玻片镜检，低倍镜下可以看到人芽囊原虫呈耀眼的亮点，高倍镜下可以看到人芽囊原虫当中的空泡，亦可用革兰氏染色显示（图15-2-28）。②吉姆萨染色：能够清楚地看到多核的虫体，两个核的端极，都以对角线的形式存在，形成"双眼"状态（图15-2-29）。③Cone染色：优点是直接检查与固定标本同时进行。将粪便标本涂成薄片，在涂片标本处于半干状态时滴加染色液，染色30分钟，用蒸馏水轻轻冲洗，加盖片镜检。人芽囊原虫呈深蓝色或是

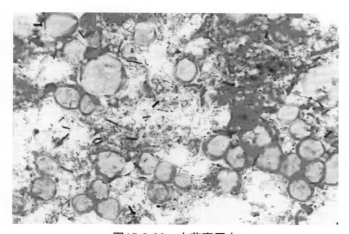

图15-2-28　人芽囊原虫
粪便标本革兰氏染色：人芽囊原虫多呈圆形，大小不等

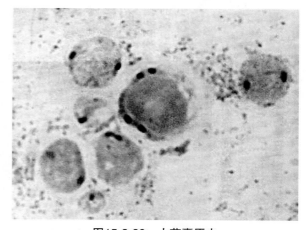

图15-2-29　人芽囊原虫
培养的虫体，吉姆萨染色，能够清楚地看到多核的虫体，两个核的端极，都以对角线的形式存在，形成"双眼"状态

黑色，这是染色液的特异性结果。镜检发现染色不理想时，仍然可以重新再染一次。如果想永久保存标本，可以采取蒸馏水冲洗后干燥，或是用乙醇梯度脱水，用二甲苯透明后，用光学树脂封片。在此染色片中，油镜下可以看到虫体周围有一圈空白区，这是因为人芽囊原虫周围有一层纤维状结构，不被染色而形成的空白区，这一点可用于其他原虫进行鉴别（图 15-2-30）。④ MIF（merthiolate-iodine-formalin）固定染色：适用于粪便中原虫及蠕虫虫卵的固定与染色和保存标本，原虫与虫卵标本可以长期保存，在使用甲醛固定的标本，就不能保持原来的圆形形态，空泡型与颗粒型就形成多种多样的形态（图 15-2-31）。⑤铁苏木素染色：油镜下观察，人芽囊原虫形态多样，可见空泡型、颗粒型、阿米巴型及二分裂型，以空泡型多见，虫体显示出明显的囊壁，中央有一清楚和染色较深的区域将核推向虫体边缘，核染成深蓝色，多在 3 个以上（图 15-2-32）。此外，瑞氏或瑞-吉染色、亚甲蓝（美蓝）染色也能较好地显示人芽囊原虫（图 15-2-33，图 15-2-34）。

曹兴午等在协和医院寄生虫室对粪便寄生虫的常规检查中，均采用粪便直接涂片、碘液染色、硫酸锌漂浮法显微镜检查，凡是遇到原虫，即便是可疑

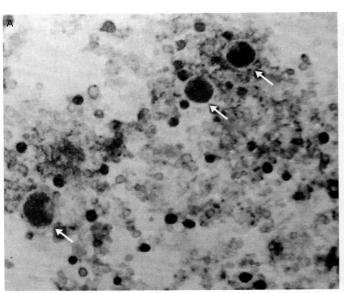
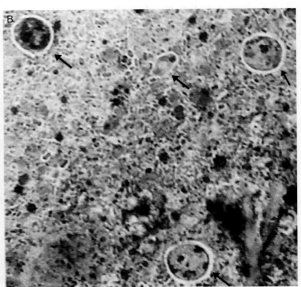

图15-2-30 人芽囊原虫

A. 患者粪便标本Cone染色，人芽囊原虫（箭头）浓染时呈深蓝色以至黑色，但看不到内部构造；B. Cone染色，浅染时可见中央的空泡和颗粒状的细胞质，在虫体周围呈现一个轮廓的空"圈"（箭头），可为鉴别特征

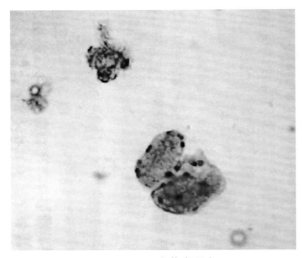

图15-2-31 人芽囊原虫

粪便标本MIF固定染色：人芽囊原虫形态不固定，中央空泡染色不均匀，在周围细胞质内有线粒体样结构和核，此点为鉴定特征

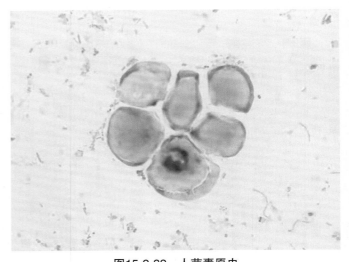

图15-2-32 人芽囊原虫

铁苏木素染色，人芽囊原虫显示出明显的囊壁，胞核被推向虫体边缘，核染成深蓝色并边缘化

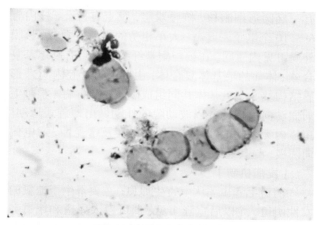

图15-2-33 人芽囊原虫
瑞-吉染色

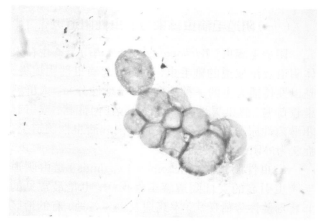

图15-2-34 人芽囊原虫
美蓝染色

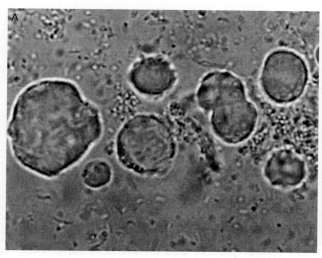

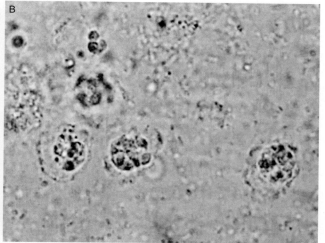

图15-2-35 人芽囊原虫

A. 培养中的虫体，呈变化的多态性，在盖玻片周围的虫体，由于接触空气（氧气）导致虫体裂解，呈现形态空化、溶解；B. 培养中的虫体，呈变化的多态性，延时后虫体可完全变性，细胞膜呈纤维状，其中央呈现颗粒聚焦现象，完全溶解

时，均必须进行铁苏木素染色方法制作标本，经油镜检查与鉴定，完成了 115 834 例寄生虫感染的检查与统计，其中人芽囊原虫检出率为45%。可见所用检查方法与检出率的高低有关。虫体很少，或者粪便标本排出时间过长，或是标本保存不好，则难以检出。

3. 粪便培养 简便高效，检出率高，既可用于原虫鉴定，也可以进行遗传学检查，特别适用于 DNA 测定，很有实用价值。培养基有多种，但是以液体培养基最为简单方便。培养繁殖的虫体（活体形态）呈圆形，大小不等，也可以观察到多形态的阿米巴型虫体。培养中的虫体可有形态变化，在盖玻片周围的虫体，由于接触空气（氧气）导致虫体裂解，呈现形态空化、溶解。再延时后，可以完全变性，细胞膜呈纤维状，其中央呈现颗粒聚焦现象，完全溶解（图15-2-35），因此需要及时观察。

寄生于人体并可致腹泻的肠道原虫很多，除上述外，还应注意与溶组织内阿米巴、哈门内阿米巴、微小内蜓阿米巴的包囊，隐孢子虫的卵囊，甚至白细胞、真菌等相鉴别。

五、毛滴虫感染与滴虫病

原生动物门动鞭毛纲毛滴虫目（Trichomonadida）的一些原虫通称毛滴虫，均为寄生生活。见于人体的毛滴虫有 3 种：阴道毛滴虫（*T. vaginalis*），主要寄生于阴道和泌尿道；人毛滴虫（*T. hominis*），主要寄生于肠道；口腔毛滴虫（*T. tenax*），主要寄生于口腔内。三种滴虫在形态上很相似，但寄生部位有一定特异性，分别引起滴虫性阴道炎、尿道炎、肠炎（腹泻）、肺炎或口腔感染等，统称为滴虫病。

（一）阴道毛滴虫感染与滴虫性阴道炎

阴道毛滴虫（*Trichomonas vaginalis*）是寄生在人体阴道及泌尿道的鞭毛虫，主要引起滴虫性阴道炎，是以性传播为主的一种传染病，全球性分布，人群感染较普遍。感染男性时，常不引起任何症状，或引起非淋菌性尿道炎。感染女性时则引起滴虫性阴道炎，症状为外阴瘙痒与白带增多。

滴虫性阴道炎（trichomonal vaginitis）是由阴道毛滴虫引起的女性阴道感染性疾病，也是最常见的非病毒性传播疾病。本病遍及世界各地，有的地区感染率高达30%。据估计，美国每年妇女感染人数为300万，全世界为1.8亿，国外资料表明：滴虫感染率与性接触次数有关，成年处女感染率为零。我国20世纪50年代滴虫的感染率已婚妇女为20%左右。近年来由于受性解放的思想影响，阴道滴虫病发病又有上升，以性功能旺盛期为易感年龄。

【生物学性状】

阴道毛滴虫的生活史仅有滋养体期，无包囊期。滋养体呈梨形或圆形、椭圆形，长30μm，宽10～15μm，约为中性粒细胞的2～3倍，无色，透明，具有折光性，体态多变，活动力强。前端有5颗排成环状的毛基体复合体，自此发出4根前鞭毛和1根后鞭毛，同时发出波动膜和基染色杆，波动膜的外缘与向后延伸的后鞭毛相连。胞核在虫体前1/3处，为椭圆形的泡状核，核附近有副基体和副基纤维，轴柱一根，纵贯虫体自后端伸出体外（图15-2-36，图15-2-37）。胞质内有深染的颗粒，为该虫特有的氢化酶体（hydrogenosome）。

透射电镜观察：虫体由双层质膜包围，体前1/3

有一椭圆形细胞核，核膜双层，膜上有核孔，核内有6～10个电子密度高、大小相仿的染色质颗粒；核膜外周可见内质网，在核与副基纤维的背侧有高尔基复合体；体前的毛基体复合体，由鞭毛管管腔内"C"形盾结构及5个毛基体共同组成。滴虫借前端4根鞭毛的摆动向前运动并以波动膜的扑动做出螺旋式运动。虫体内无完整的线粒体，无厌光性及嗜光性，通电偏向阴极，与其他原虫有所不同。

【发病机制】

阴道毛滴虫属厌氧寄生原虫，主要寄生于缺氧的女性阴道，尤以后穹隆多见，偶可侵入尿道和尿道旁腺、前列腺，甚至于上行至输尿管及肾盂，也可侵及睾丸、附睾及包皮下组织。虫体以纵二分裂法繁殖。滋养体既是繁殖阶段，也是感染和致病阶段。

阴道毛滴虫主要经性接触直接传播，故被列入性传播性疾病之中，但也可通过坐式马桶、公共浴室、游泳池、公用的游泳衣裤和浴具等间接传播，青年女性性活跃者患病率较高。传染源是滴虫患者和带虫者。

阴道毛滴虫的致病力随着虫株及宿主生理状况、免疫功能、内分泌以及阴道内细菌或真菌感染等状况而改变，尤其是妇女在妊娠及泌尿生殖系统生理失调时更易出现炎症。感染初期，毛滴虫对阴道上皮细胞黏附，并产生细胞外毒性因子。黏附过程除涉及到至少4种黏附蛋白的参与外，还与毛滴虫的阿米巴样变形有关，已报道毛滴虫分泌的毒性因子包括细胞分离因子、两种半胱氨酸蛋白酶（30kDa和6kDa）以及一种溶血毒素。溶血作用可能是滴虫与红细胞直接作用的结果。健康妇女阴道因乳酸杆菌作用，pH维持在3.8～4.4，可抑制其他细菌生长，不利于滴虫生长，

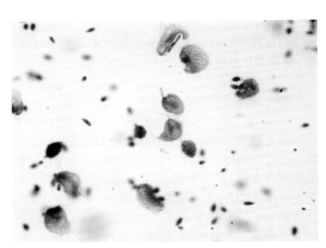

图15-2-36　阴道毛滴虫滋养体

呈梨形或椭圆形，前端有5颗排成环状的毛基体复合体。自此发出4根前鞭毛和1根后鞭毛。吉姆萨染色

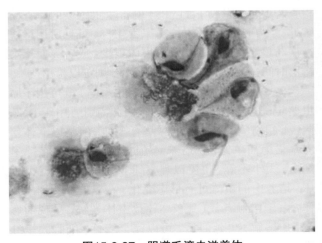

图15-2-37　阴道毛滴虫滋养体

胞核在虫体前1/3处，为椭圆形，一根轴柱纵贯虫体自后端伸出体外。瑞-吉染色

称为阴道的自净作用。然而滴虫在阴道中消耗糖原，妨碍乳酸杆菌的酵解作用，影响阴道内的乳酸浓度，从而使阴道 pH 转为中性或碱性，破坏阴道内的防御功能，容易继发细菌感染。妊娠及月经后，由于阴道内的乳酸杆菌较少，使 pH 接近中性，这些都有利于滴虫繁殖，因而感染率和复发率较高。

【病理变化】

阴道毛滴虫主要累及阴道黏膜和宫颈组织。感染数天后，阴道内镜检查可见阴道黏膜充血、红肿，有散在小出血点，分泌物增多，上皮细胞变性脱落，白细胞渗出；子宫颈轻度充血、水肿及点状出血，甚至广泛糜烂、瘀点，子宫颈潮红，呈特征性的草莓样外观，称为草莓状子宫颈。

阴道壁或子宫颈活检组织显示非特异性炎症，表现为黏膜充血、水肿，急慢性炎细胞浸润，表面鳞状上皮可坏死、糜烂（图 15-2-38）。泌尿生殖道感染亦表现为非特异性炎症。关键是在分泌物和渗出物中查见阴道毛滴虫（图 15-2-39）。

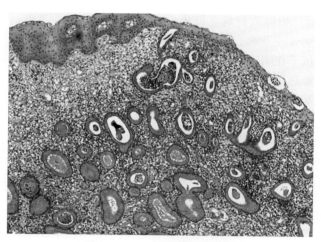

图15-2-38　子宫颈慢性炎症
黏膜充血水肿，右侧局部黏膜糜烂，间质内大量急慢性炎细胞浸润

【临床表现】

滴虫病主要发生于生殖道和泌尿道，引起感染部位的临床病理改变。

1. 滴虫性阴道炎　妇女感染潜伏期通常为 4～7 天。起病可急可缓。有些妇女阴道内虽然有阴道毛滴虫寄生，但是可以完全没有临床症状，当身体的抵抗力减低，阴道内 pH 因各种原因变成碱性时，阴道毛滴虫可大量繁殖而出现临床症状。滴虫性阴道炎主要表现为阴道分泌物（白带）增多，白带可呈白色、赤色、黄绿色，泡沫状、脓状或水状，味酸臭，可伴有排尿困难，外阴瘙痒或烧灼感。后穹隆常充满稀薄灰黄色有泡沫的白带，具有特征性。阴道黏膜出血可引起赤带，有化脓性细菌同时存在可呈脓带。阴道液 pH 值明显增高，通常 > 5.0。急性期持续 1 周或数月，病情轻重常有波动，性交疼痛。随后白带减少，症状减轻，亦可完全消失，但患者成为带虫者。阴道毛滴虫能吞噬精子，可致不孕。有人报道，阴道毛滴虫还能引起细胞发育异常及细胞核异常，因此，癌症的发生率显著高于无滴虫妇女。本病症状常随月经周期而波动，一般在月经期后症状加重。部分患者可出现尿痛，提示合并泌尿道滴虫感染。

2. 泌尿道滴虫感染　男性滴虫病常累及前列腺和尿道，引起非淋菌性尿道炎，多数（70%～85%）无症状呈带虫状态，但常导致性伴侣的连续重复感染。如毛滴虫仅仅侵犯前尿道，患者多无症状，因此常被漏诊，无治疗的感染可持续数月至数年。滴虫性尿道炎明显时可有尿痛、尿频等症状。如毛滴虫侵犯

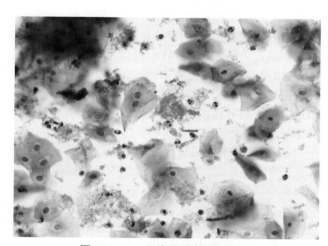

图15-2-39　子宫颈液基细胞制片
阴道分泌物涂片中可见一个阴道毛滴虫（箭头）(陈丽惠赠)

后尿道或前列腺时，可发生尿道炎、附睾炎或前列腺炎，表现为排尿痛、尿道口有痒感或烧灼感、龟头瘙痒，伴尿频、尿急、尿痛与终末血尿，或晨起时可见尿道口有少量分泌物附着。检查可见尿道口红肿，并有少量无色透明的稀薄或乳状分泌物。多数男性的滴虫性尿道炎为自限性，可能系男性前列腺液中的抗滴虫成分所致。

3. 其他　毛滴虫感染会导致患者出现产前并发症，如孕期中的羊膜早破、早产和低体重儿。偶见引起慢性支气管炎的报道。毛滴虫病可合并 HIV 感染，并能延长人乳头瘤病毒感染时间，引起宫颈癌。

【诊断与鉴别诊断】

诊断泌尿生殖器滴虫病最实用和可靠的检查是在女性的阴道和男性的尿道取分泌物中直接找毛滴虫。近年 PCR 技术也开始用于阴道毛滴虫的检测。

1. 悬滴法　是检查阴道毛滴虫最简便的方

法，但需取材后立即检查（10分钟内），阳性率可达80%～90%，敏感度仅60%～70%。一般用消毒棉拭子在阴道或尿道拭取分泌物，置于含有1～2ml的温热生理盐水试管中，用来涂成悬滴薄片，用100～200倍镜检，可见原虫鞭毛波动膜活动。在生理盐水中加5%的中性红，滴虫不能死亡，并不着色，而周围形成粉红色，使白色的原虫易于认出，或用1600倍吖啶橙液1滴滴入新鲜标本上，用荧光显微镜观察，可见虫体带有淡黄绿色的荧光，特别好看，直接镜检法检出率极高。

2. 涂片法　取新鲜阴道或尿道分泌物或尿液、前列腺液，加盐水涂片镜检，可发现活动的毛滴虫。留取标本前，应清洗会阴部、尿道口周围。采集标本时，试管宜紧贴于尿道口。涂片染色法是把分泌物涂在玻片上，待自然干燥后可用不同染液染色，如革兰氏染色、瑞氏染色、吉姆萨染色或瑞-吉染色（图15-2-40）、刘氏染色（图15-2-41）、铁苏木素染色、巴氏染色、PAS染色及免疫荧光染色（图15-2-42）等。这些方法不仅可看到滴虫的形状和结构，而且能同时看到阴道内存在的其他微生物。在宫颈涂片（传统涂片和液基制片）中也可发现阴道毛滴虫（图15-2-43）。

3. 膀胱尿道镜检查　可观察到后尿道、膀胱颈部、三角区有充血，红色小乳头状或息肉样隆起，并黏附有一层菲薄的絮状物。

4. 培养法　对于临床可疑而悬滴法阴性者，可进行滴虫培养。将阴道分泌物或尿道分泌物加入培养基内，置37℃温箱中培养48小时，取培养混匀液1滴涂片，染色镜检，其特异度几达100%，但敏感度较低（75%～96%）。

5. 免疫学方法　检测阴道毛滴虫特定抗原的常用免疫学方法有荧光抗体检查法、ELISA法、胶乳凝集法等，其阳性率较涂片法高，但临床一般不采用免疫学方法检查。

（二）人毛滴虫感染

人毛滴虫（*Trichomonas hominis*）为寄生肠道的鞭毛虫，多见于盲肠、结肠。该虫为世界性分布，以热带和亚热带较为常见。感染率各地不同，我国为0.2%～9.4%，以儿童较为常见。

【生物学性状】

生活史只有滋养体期，具有感染性。虫体呈梨形，大小约为7.7μm×5.3μm，形如阴道毛滴虫，具有4根前鞭毛和1根后鞭毛。后鞭毛连接的波动膜较长，与波动膜外缘相连，游离于尾端。基染色杆的长度与虫体长度相同。核为单个，位于虫体前端，靠近前鞭毛的起始处。核内有散在的染色质粒，分布不均匀。胞质内含有食物泡和细菌。一根纤细的轴柱由前向后贯穿整个虫体。虫体以纵二分裂方式繁殖，靠鞭毛和波动膜运动，虫体活跃，具有一定的抵抗力。

【发病机制】

近代研究表明该虫对幼儿及儿童可单独致病，而在成人多与病原菌协同致病或机体抵抗力降低时致病。人感染是由于污染的食物和水经口而入，即粪-口传播，误食被滋养体污染的饮水和食物均可感染，也可经蝇类机械传播。

人毛滴虫活动迅速，它的鞭毛、波动膜和轴柱等运动细胞器，对肠黏膜的机械性刺激可能引起液体分泌亢进。虫体内具有较多的溶酶体，可使肠黏膜上皮细胞变性、坏死而出现腹泻。当使用对毛滴虫具特效的甲硝唑（灭滴灵）后，虫体转阴，腹泻症状消失。结合动物模型观察结果，说明人毛滴虫是引起肠炎的一种病原体。免疫功能低下的人感染毛滴虫后容易出现

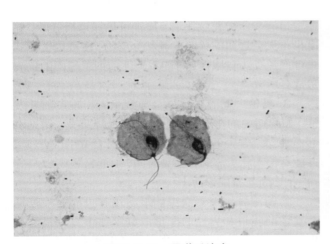

图15-2-40　阴道毛滴虫
阴道分泌物涂片，瑞-吉染色

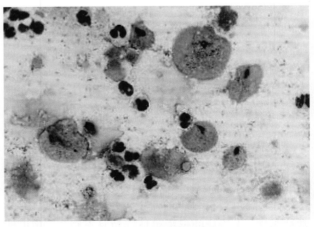

图15-2-41　阴道毛滴虫
阴道分泌物涂片，刘氏染色

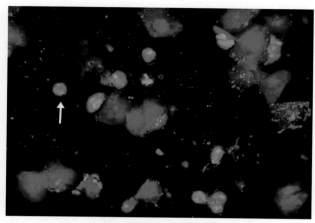

图15-2-42　阴道毛滴虫
免疫荧光染色，毛滴虫呈橙黄色，其中小黄点可能为细胞核

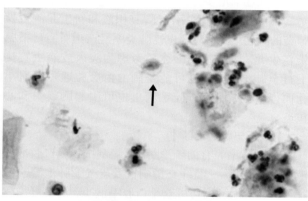

图15-2-43　阴道毛滴虫
液基细胞制片，在脱落细胞间见一个阴道毛滴虫（箭头）

明显腹泻等肠炎症状，提示宿主免疫功能降低是人毛滴虫致病的重要条件。

【病理变化】

实验研究发现，感染人毛滴虫的小鼠如感染虫数较多，肠黏膜可出现充血、水肿与炎症反应，也可发现黏膜上皮细胞坏死、脱落、淋巴滤泡和小脓肿形成等。而轻微感染则不出现明显肠黏膜损害，仅呈带虫状态。当宿主免疫功能降低时，即使仅感染少量虫体，在人体内亦可有人毛滴虫大量增殖，在共生菌存在时肠黏膜可发生明显损伤。

【临床表现】

人毛滴虫感染后一般情况下无症状，重度感染主要引起慢性腹泻。偶有引起肝脓肿、肺脓肿、胆道感染的报道。

【诊断与鉴别诊断】

诊断可采用粪便涂片镜检滋养体，或用人工培养基分离虫体。据报道，从腹泻患者的粪便、胆道患者的十二指肠引流液、肝脓肿的穿刺液中都可检出人毛滴虫。

（三）口腔毛滴虫感染

口腔毛滴虫（*Trichomonas tenax*）属肉足鞭毛门动鞭纲毛滴虫目毛滴虫科毛滴虫属，寄生于人体口腔，定居于齿龈脓溢袋和扁桃体隐窝内，或牙垢及龋齿的蛀穴，常与齿槽化脓同时存在，为口腔共栖原虫，在下呼吸道中寄生者比较少见。1988～1992年全国寄生虫感染调查资料显示，我国10个省（区）的6684人中，口腔毛滴虫感染人数为1163人，平均感染率为17.4%，其中口腔门诊患者平均感染率为26.33%。

【生物学性状】

口腔毛滴虫呈梨形或椭圆形，生活史仅有滋养体期，平均长度6～10μm，前鞭毛4根，后鞭毛无游离末端，侧缘具有节奏性的波动膜，稍长于阴道毛滴虫。有1个卵圆形或椭圆形的细胞核，位于体前中央部，核内染色质粒丰富、深染。虫体呈摇摆或翻转的运动方式，1根纤细的轴柱，自前向后沿虫体末段伸出体外。本虫在口腔内以食物残渣、上皮细胞和细菌为食，以纵二分裂方式繁殖。滋养体对外环境有较强抵抗力，在室温下可生存3～6天。接吻是本虫的直接传播方式，也可借飞沫或污染的食物、餐具间接传播。本虫一旦感染即难以消除，故保持口腔卫生是预防本虫感染最有效的方法。

【发病机制】

在口腔疾病中以牙结石、口腔卫生不良和冠周炎等疾病口腔毛滴虫阳性率最高，其次为牙龈炎、牙周炎和龋齿，而口腔溃疡、牙磨损、釉质发育不全等阳性率明显偏低，说明口腔毛滴虫与口腔科疾病密切相关。关于其致病作用，文献认为，口腔毛滴虫在口腔卫生不良及龋齿和牙周炎症部位更容易黏着、聚集。在滴虫寄生部位常伴有大量梭形杆菌和螺旋菌，而后者在牙周袋及菌斑的细菌分类中占有相当高的比例，所以滴虫可能与螺旋菌及梭形杆菌的致病起协同作用，直接影响口腔内环境而致病。也有人认为致病菌的繁殖为齿龈内阿米巴、口腔毛滴虫等口腔原虫提供生存条件，原虫酵解宿主上皮细胞的糖原获得能量，降低了口腔的酸度，又为口腔致病菌提供了合适的生长环境。还有人认为口腔毛滴虫的存在可能会损伤牙周组织，导致微生物及其他原虫（如齿龈内阿米巴）的繁殖，或微生物与原虫协同作用破坏牙周组织而致口腔疾病。口腔毛滴虫病常与化脓性牙龈炎同时存在。

口腔毛滴虫也可由口腔咽部侵犯呼吸道而蔓延到肺，文献中曾有吸入口腔毛滴虫后引起支气管炎和肺炎的临床病例报道，主要症状为咳嗽、咳痰。这些病例常同时患有癌症、慢性肺病、免疫抑制病等基础疾病，提示机体抵抗力也是发病的相关因素。据认为它们是从被污染的口咽吸入到呼吸道内的，也有报道称可在呼吸道感染处及扁桃体陷窝内查见本虫。

【病理变化】

口腔病变表现为牙龈炎、牙周炎、单纯龋齿、冠周炎等，于牙垢及龋齿的蛀穴，甚至扁桃体陷窝内可查见口腔毛滴虫。

肺部感染口腔毛滴虫达到一定数量时，则气管、支气管可能发生黏膜充血、水肿等炎症反应。当机体免疫功能降低时，即使感染少量虫体也引起繁殖。在合并细菌感染时，可使气管、肺部、胸膜损害严重，临床上可出现咳嗽、胸痛、高热、呼吸困难等呼吸道症状及体征。

【临床表现】

1. 口腔毛滴虫感染　毛滴虫寄生于口腔内，为口腔共栖原虫，与口腔疾病有关。临床可见患者口腔卫生较差，可见龋齿、蛀穴、牙周炎及齿槽溢脓等表现，口腔毛滴虫见于上述病灶内和坏死组织中。

2. 肺毛滴虫感染　常由吸入口腔毛滴虫所致，是一种机会感染，其临床及X线表现与细菌性肺炎很相似，极易误诊。临床多表现为起病急骤，进展迅速，但也有起病缓慢的病例。多数有畏寒、发热，常有咳嗽、咳痰、胸闷、气喘、痰中带血或咯血，或咳大量脓痰。肺部体征有相应部位的叩诊浊音至实音、呼吸音粗糙或减弱、管状呼吸音及肺部干湿啰音，少数可无异常。原有基础疾病较严重者，并发滴虫感染后，进一步加重了肺功能损害，可发生低氧血症或呼吸衰竭。基础疾病包括慢性化脓性或坏死性肺病、肺癌、肺脓肿及支气管扩张症，或脑卒中后遗症、糖尿病、长期使用广谱抗菌药物、免疫功能低下、气管切开等，如肺部炎症抗菌治疗无效，在排除其他因素的同时，还应及早想到继发呼吸道滴虫感染可能。多数病例白细胞总数及中性粒细胞比例增高，血沉增快。

影像学兼有基础疾病表现及滴虫感染引起的炎症表现，多为两下肺的斑点、斑片状或团片状病灶，进展迅速者病灶可在1～3周内明显增多，也有肺部类圆形薄壁空洞的肺滴虫感染的报道，其特点为境界清晰，内缘光滑，密度较均匀，空洞周围见少许斑片状模糊阴影，与肺曲霉菌病大致相仿，不同之处就是空腔内块影CT显示边缘不规则，浅分叶状，改变体位时腔内块影位置无改变。进展缓慢者经数月到1年左右病灶逐渐增多。

偶见口腔毛滴虫引起胸腔积液和新生儿滴虫性肺炎的报道。新生儿滴虫性肺炎系经产道垂直传播感染新生儿。胸肺感染的途径考虑为吸入或滴虫直接下行至肺部引起，也可能是滴虫由腹腔通过膈肌小孔而侵入的。偶尔口腔毛滴虫也可引起胸膜炎和心包炎。

【诊断与鉴别诊断】

病原学培养有助于诊断。牙龈刮拭物或口腔冲洗液涂片、痰涂片、经纤支镜刷检及支气管肺泡灌洗液（BALF）涂片镜检均可查见口腔毛滴虫。镜下可见有鞭毛和波动膜摆动，活跃运动的滋养体。亦有在胸腔积液中检出大量出虫体的报道。本虫易于培养，检出率也高，优于微生物学检查。

（刘德纯　胡尚平　郭瑞珍　郜红艺　霍雷军
曹兴午　郭凤英　段爱军　鹿秀海　胡守锋；
孙　新　陶志勇）

第三节　寄生于血液和组织的原虫感染

一部分原虫寄生于人体的血液和组织中，并侵入宿主细胞生长繁殖，破坏宿主细胞，危害更为严重。如疟原虫可大量破坏所寄生的红细胞，引起寒战、高热、出汗等症状的周期性发作，导致贫血、脾大等严重后果。弓形虫在正常人体常为隐性感染，寄生于有核细胞内，在免疫缺陷患者可导致致命的弓形虫性脑炎，发生脑组织坏死液化，形成脓肿样病灶，亦可发生播散性感染，累及心肺等重要器官。杜氏利什曼原虫寄生于巨噬细胞，导致单核巨噬细胞大量增生，引起长期发热、肝大、白细胞减少等症状。布氏锥虫在血液内寄生，产生变异抗原，和抗体结合，形成可溶性免疫复合物，沉积于组织内，产生炎症反应，引起发热、头痛、关节痛和肢体疼痛、淋巴结肿大等早期症状和嗜睡、昏睡及其他中枢神经系统损伤等晚期症状。本节着重介绍这些寄生于血液和组织内的原虫感染（表15-3-1）。

表 15-3-1 各种组织好发的原虫病

器官和组织	好发原虫病
肝脏	阿米巴肝脓肿，利什曼病，弓形虫病
血液和淋巴	疟疾，锥虫病，巴贝虫病，弓形虫病
脑	原发性阿米巴性脑膜炎，阿米巴性脑脓肿，锥虫病，脑型疟疾，弓形虫脑炎
皮肤	皮肤阿米巴病，皮肤利什曼病
肌肉	肉孢子虫病，美洲锥虫病（心肌），弓形虫性心肌炎
肺	阿米巴肺脓肿，弓形虫性肺炎
眼	弓形虫病，微孢子虫病，棘阿米巴角膜炎

一、刚地弓形虫感染与弓形虫病

弓形虫病（toxoplasmosis）亦译弓形体病，是一种由刚地弓形虫（*Toxoplasma gondii*）引起的一种人兽共患性疾病，多见于免疫缺陷的成人和先天性感染的婴幼儿，亦可见于器官移植等免疫抑制患者，并被视为细胞免疫缺陷的指征。本病已发现百余年，我国发现和研究人体弓形虫病也有 50 余年历史。在 AIDS 患者中，弓形虫病尤其是弓形虫性脑炎比较常见，且是 AIDS 的主要死因。心、肺、肝、肾及骨髓移植后发生弓形虫感染者也屡见报道。弓形虫亦可侵犯心脏、肺、淋巴结等组织，以弓形虫性脑炎最为严重。WHO 和美国 CDC 均将其列入 AIDS 诊断的指征性疾病。

【生物学性状】

弓形虫（toxoplasma）亦译作弓形体、弓浆虫，是一种专性细胞内寄生的原虫，又是一种人兽共患病原体，有 140 余种哺乳动物体内可有弓形虫寄生。

1. 形态学 弓形虫有 5 种形态，即滋养体、包囊、裂殖体、配子体和卵囊。滋养体是速殖子（tachyzoite）和缓殖子（bradyzoite）的总称，是指在中间宿主体内进行分裂繁殖的虫体。滋养体为弓形虫的致病阶段。速殖子和缓殖子的形态相同，呈新月形或香蕉形，一端较尖，一端钝圆；一侧较扁平，一侧较弯曲。虫体长 4～7μm，宽 2～4μm，核居中或偏于钝圆侧。瑞氏染色胞质呈蓝色，核呈紫红色，染色质清楚。速殖子可侵犯任何有核细胞，主要见于急性期，可分散在血液及腹腔渗出液中，也可在宿主细胞内迅速分裂，形成数个至数十个速殖子的集合体，占据整个细胞质，宿主细胞的细胞膜变成速殖子集合体的膜时，称假包囊（pseudocyst）。速殖子及其形成的假包囊是其致病形式，多见于坏死灶或其周围组织内。缓殖子在虫体分泌物所形成的囊壁内缓慢增殖，许多缓殖子被囊壁包裹在一起，称为包囊（cyst），见于慢性或隐性感染者的淋巴结、脑、心、眼、肺、肝等组织细胞内，包囊内含数个至数千个缓殖子，囊外有一层囊壁。包囊和假包囊在显微镜下不易区分，常合称为囊型弓形虫（图 15-3-1，图 15-3-2）。

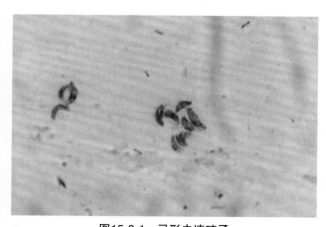

图15-3-1 弓形虫速殖子
支气管肺泡灌洗液涂片，吉姆萨染色，显示弓形虫速殖子如弓形或新月形，单个或簇状集聚

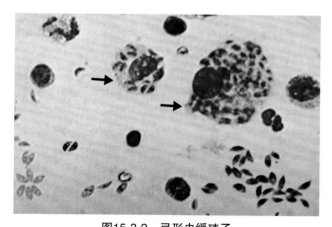

图15-3-2 弓形虫缓殖子
弓形虫包囊，充满多量缓殖子，包囊外亦见游离的速殖子，呈弓形或半月形。吉姆萨染色

2. 生活史 包括5个发育阶段，即速殖子、包囊、裂殖体、配子体和卵囊。速殖子和包囊的形态已如上述。

弓形虫的中间宿主极其广泛，包括哺乳类、两栖类、爬行类、鸟类、鱼类和人等，猫是弓形虫的终宿主兼中间宿主，最重要的是家猫。弓形虫对中间宿主的选择性极不严格，对宿主组织也无选择性。

弓形虫生活史包括有性生殖和无性生殖阶段。有性生殖在终宿主的小肠上皮细胞内进行，称肠内期发育。无性生殖在中间宿主体内除红细胞以外的各种有核细胞内均可进行，称肠外期发育。

终宿主体内5种形态俱存，其中卵囊（oocyst）见于终宿主猫粪中，卵囊呈圆形或椭圆形，有2层囊壁，囊内含2个孢子囊，每个孢子囊含4个子孢子，子孢子形态与滋养体相同。

当猫粪中的成熟卵囊或动物肉中的假包囊或包囊被终宿主误食后，在肠内分别逸出子孢子、速殖子或缓殖子，主要侵入小肠绒毛上皮细胞进行裂体增殖，成熟裂殖体胀破上皮细胞释出裂殖子，裂殖子又侵入新的小肠上皮细胞，反复进行裂体增殖。经过几个裂体增殖周期后，部分裂殖子发育成雌、雄配子体，再发育成雌、雄配子，雌、雄配子结合生成合子，再发育为卵囊（也称囊合子）。卵囊从肠壁脱落随粪便排出体外。部分逸出的子孢子、速殖子或缓殖子也可穿入肠壁小血管或淋巴管，扩散到肠外其他组织中，入侵各种有核细胞内，迅速繁殖生成速殖子。在急性患者中，速殖子于细胞内形成假包囊，随着宿主细胞的破裂，释出的速殖子又侵入新的细胞，不断繁殖；如果急性患者是孕妇，速殖子可以经胎盘传给胎儿。在慢性患者中，由于宿主产生了一定的免疫力，速殖子侵入细胞后繁殖减慢，转变成缓殖子，形成包囊。包囊偶可破裂，释出的缓殖子又侵入附近细胞，形成新的包囊。

【发病机制】

1. 感染源与感染途径 弓形虫以猫、猪、牛、羊等动物为传染源，其中猫是本病最重要的传染源。传播和播散途径有：①母婴垂直传播，即弓形虫在母体经胎盘垂直传播给胎儿，孕期弓形虫感染可导致流产、早产、死胎、死产、宫内发育迟缓和先天性弓形虫病等；②经消化道传播，被卵囊污染的食物，或含有包囊或速殖子的肉类等被摄入消化道后，可侵入小肠黏膜上皮细胞；③医源性传播和播散，如输入含有弓形虫的血液或移植器官中含有弓形虫，也可导致弓形虫病；④血源性传播和播散，弓形虫可在胃肠道内侵犯血管淋巴管，引起虫血症，给输血带来潜在风险，或随血流进入脑、心、肺等器官，发生播散性感染，或经淋巴流进入局部淋巴结。后3种为后天性传播，医源性传播也可归入血源性传播。

2. 致病条件 人类对弓形虫普遍易感，但弓形虫病的发生与机体的细胞免疫缺陷有密切关系，免疫功能健全者感染弓形虫后一般并无明显症状，或仅引起一过性或自限性疾病，但弓形虫可在体内长期潜伏。在免疫功能损伤或受到抑制时，易于发生急性感染，发生局部或全身性弓形虫病。艾滋病患者，由于细胞免疫缺陷，对弓形虫的易感性增加，潜伏的感染可以复活甚至可以发生播散，常累及中枢神经系统，引起弓形虫性脑炎。尤其在 $CD4^+$ 细胞 $< 0.1 \times 10^9/L$（100/μl）时，弓形虫病发病率明显升高。胎儿、婴幼儿及免疫功能低下者也易被感染。

3. 致病作用 弓形虫的致病作用与虫体结构、虫株毒力有关。弓形虫侵入人体后可寄生于各种有核细胞内。弓形虫的速殖子和假包囊是其主要致病形式。电子显微镜下见虫体尖端有类锥体和棒状体，而核及其他细胞器位于体内中后部。弓形虫借其尖端的类锥体接触宿主细胞膜，使细胞出现凹陷，并在棒状体分泌的"穿透增强因子"的作用下以旋转运动穿入细胞膜，虫体后部随后以阿米巴运动的方式进入胞质内。速殖子在宿主细胞内迅速分裂增殖，破坏宿主细胞，引起局部炎症反应。弓形虫释放出的可溶性抗原也可引起周围组织的炎症反应。

在急性患者中，速殖子于宿主细胞内形成假包囊，随着宿主细胞的破裂，释出的速殖子又侵入新的细胞，同样迅速分裂、增殖，破坏细胞，如此反复侵犯、繁殖、破坏，更为加重了局部炎症反应。包囊内缓殖子是引起慢性感染的主要形式，包囊体积增大，可挤压细胞，导致局部组织功能障碍。包囊破裂释放出缓殖子，其中未被宿主免疫系统所破坏的一部分缓殖子可侵入新的细胞形成假包囊或包囊继续致病。缓殖子的死亡，可引起相应组织强烈的迟发型超敏反应，导致局部组织损害和功能障碍。

弓形虫与宿主细胞的黏附是其侵犯宿主细胞的重要环节。速殖子表面带有层黏素，可与靶细胞的多层黏素受体结合而黏附于宿主细胞，但可被相关的抗体阻断。层黏素受体普遍存在，因而弓形虫可以侵犯几乎所有的有核细胞。

【病理变化】

弓形虫是一种细胞内寄生的原虫，主要侵犯人体有核细胞，常累及淋巴结，在免疫缺陷患者中也常累及脑、心、肺等器官，眼、肝、甲状腺等器官也有受累的报道。按弓形虫侵犯范围，可分为孤立性（即单一器官受累）和播散性（全身多个器官受累）。孤立性者即单独见于脑、心、肺或淋巴结的弓形虫病。播散性者常见于免疫功能障碍者，为艾滋病常见的机会性感染，以脑、心、肺最易受累，常发生弓形虫性脑炎，可合并弓形虫肺炎、心肌炎等，严重者可导致死亡。同时受累器官可多达 5 个以至 16 个。

1. **基本病变**　可分为四种类型：①弓形虫寄生或静止状态，在宿主细胞内形成包囊，不引起组织反应（图 15-3-3）；②组织变性坏死，常为多发性、小灶性、液化性坏死，常见于脑、心、肺等器官，亦可见于胰腺等组织（图 15-3-4）；③炎症反应，包括血管充血、浆液纤维蛋白渗出及炎细胞浸润，主要是淋巴细胞和巨噬细胞，嗜酸性粒细胞少见。具有组织坏死和炎性渗出等活动性病变者，常称为弓形虫性炎症，如心肌炎、脑炎等（图 15-3-5，图 15-3-6）；④修复或增生性

反应，常见于治疗后状态和病程较长者，表现为成纤维细胞、巨噬细胞或小胶质细胞增生。

2. **弓形虫形态**　由于病变缺乏特异性，应当强调在病变组织内检查弓形虫，发现弓形虫具有确定病因诊断的作用。因此，正确辨认弓形虫更为重要，或辅以血清弓形虫抗体测定。弓形虫在人体中有三种形式，即速殖子、包囊和假包囊。因光学显微镜下不易区分包囊和假包囊，病理学家将其统称为囊型（cystic, encysted）弓形虫或细胞内型（intracellular）弓形虫，而将速殖子（tachyzoite）称为细胞外型（extracellular）或游离型弓形虫。速殖子和假包囊是弓形虫致病形式，多寄生在巨噬细胞、内皮细胞、上皮细胞或心肌细胞等有核细胞内，或游离在病变组织中。

（1）游离型弓形虫：即速殖子，为致病形态，在胸腔积液或腹水、支气管肺泡灌洗液或痰液的涂片中

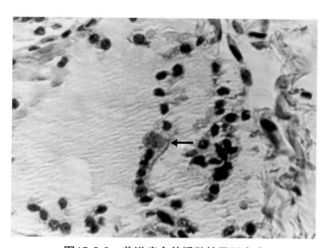

图15-3-3　艾滋病合并播散性弓形虫病
甲状腺组织，个别滤泡上皮肿大，胞质内含有弓形虫缓殖子，周围并无炎症反应

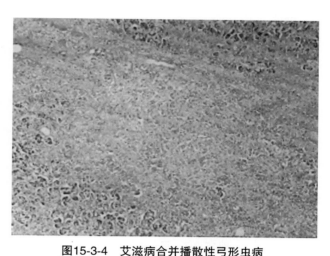

图15-3-4　艾滋病合并播散性弓形虫病
部分胰腺组织发生凝固性坏死，边缘残留少量胰腺组织。该例在坏死组织中查见弓形虫

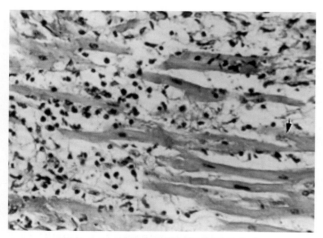

图15-3-5　艾滋病合并播散性弓形虫病
心肌细胞变性坏死，间质内大量炎细胞浸润，在心肌细胞内可查见弓形虫（箭头）

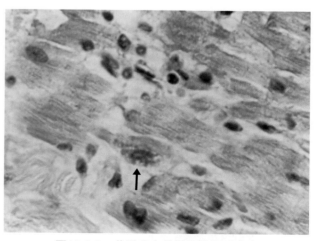

图15-3-6　艾滋病合并播散性弓形虫病
心肌细胞内查见囊型弓形虫，附近间质内有少量炎细胞浸润

常可见到形态完整和典型的游离型弓形虫速殖子（图15-3-7）。其增殖活跃，侵袭力强，造成宿主细胞的变性坏死，故常见于坏死灶和炎症灶内或其边缘。因切面关系，可呈新月形或香蕉形、椭圆形或圆形，一端较尖，一端钝圆，一边较扁平，一端较弯曲。其大小为长4～7μm，最宽处2～4μm，胞质嗜酸性或两染性，核嗜碱性。单个或小簇聚集时，常难与坏死组织碎片区别，最好附近有囊型弓形虫作参照，可以互相印证（图15-3-8，图15-3-9）。

（2）囊型弓形虫：包括包囊和假包囊，为圆形、椭圆形或带状，直径2～7μm，大小不等，位于宿主细胞胞质内，或有单独的界膜（包囊），或以宿主细胞膜包裹（假包囊）。囊内包含众多弓形虫，其核为蓝色颗粒状，分布均匀，大小一致，以伊红色胞质为背景。在病灶附近者一般为假包囊，周围无炎性反应者一般为包囊（图15-3-9，图15-3-10）。确认弓形虫是病理诊断的关键。

值得注意的是，在病理切片制作过程中，由于组织经固定、脱水等处理，细胞及弓形虫均发生收缩，虫体缩小变形，不易确认，加上切面的不同，弓形虫虫体与寄生虫研究者所见的完整虫体有所不同。在组织切片中，弓形虫速殖子呈弓形或香蕉形时，核位于虫体中部或稍偏位，与虫体两侧相连接；呈月牙形或瓜子形时，可能看不到虫体的核；如呈圆形或椭圆形，可见3个以上虫体成单列或双列长队形排列，均位于宿主细胞内。如多个虫体在宿主细胞内聚集成簇状、环状、花瓣状等图案，考虑为弓形虫包囊。组织印片或体液涂片能较好地保存其形态，且显色较好，易于识别，可看到完整虫体，保存较好，亦较易辨认。

3. 先天性弓形虫病 弓形虫病传统上分为先天

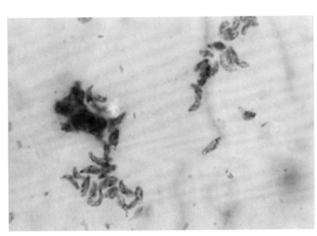

图15-3-7 弓形虫速殖子

游离的弓形虫速殖子，呈弓形、新月形或香蕉形，吉姆萨染色

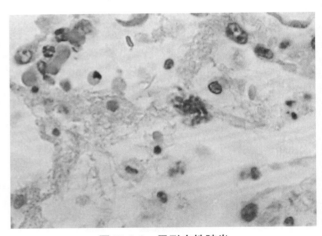

图15-3-8 弓形虫性肺炎

肺泡腔内见一簇弓形虫速殖子，与左图形态相似

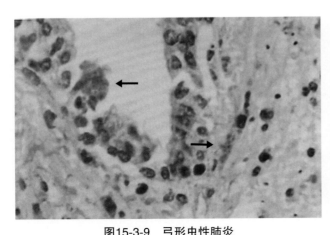

图15-3-9 弓形虫性肺炎

支气管上皮及管壁内各有一个囊型弓形虫（箭头），囊内的弓形虫呈细小颗粒状，高倍镜下即可察觉

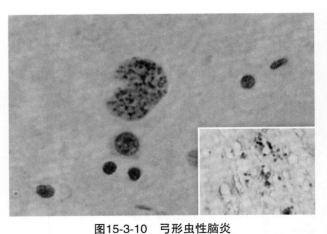

图15-3-10 弓形虫性脑炎

脑组织中可见一个弓形虫包囊，内含许多弓形虫缓殖子。右下角插图显示游离的弓形虫速殖子

性与获得性两大类。先天性弓形虫病可累及胎儿或婴儿的各个器官及胎盘,以脑、心、肺、眼、脾、肝、肾比较多见,亦可累及胰腺、胃肠道、淋巴结、内分泌腺、骨髓、胸腺、皮肤或肌肉等组织。先天性弓形虫病的基本病变与获得性弓形虫病有所不同,表现为:①炎性渗出,渗出性病变多见于脑、心、肺、肝等器官,常见淋巴细胞、单核细胞浸润,亦可见中性粒细胞、浆细胞、嗜酸性粒细胞,多出现在坏死灶周围。在脑膜、肺部等处可见浆液和纤维蛋白渗出。②组织坏死,坏死性病变在脑内为液化性,可能由虫体引起闭塞性血管炎,造成局部缺血所致,坏死灶周围有炎细胞渗出,可有或无弓形虫。③钙盐沉着,在脑内可见钙盐沉着,散布于大脑半球,呈不规则白垩样颗粒或微细的钙尘颗粒,粗大的钙化灶在 CT 扫描和 X 线检查中可被发现,钙化亦可见于心、肺、胎盘等器官。④虫体寄生,在坏死和渗出性病变中仔细观察,有时可发现囊型或游离型弓形虫。

4. 获得性或后天性弓形虫病 按机体免疫状态或发病背景,可分为三类:①免疫正常型或原发性,患者无明显免疫损伤背景,容易治愈;②免疫受损型,常继发于慢性贫血,胶原性疾病,恶性肿瘤(尤其淋巴瘤和白血病),放疗、化疗、皮质类固醇治疗,器官移植及免疫抑制治疗等,患者免疫功能削弱,但亦可治愈;③免疫缺陷型,即 HIV 感染者和艾滋病患者,严重感染特别是脑内感染,常导致死亡,弓形虫病常为播散性,并常合并其他机会性感染。这一分类提醒临床和病理医师要了解弓形虫病的易感人群,注意检查患者的免疫状态和发病基础,并有预后意义。

弓形虫病按侵犯范围,可分为孤立性(即单一器官受累)和播散性(全身多个器官受累)。后者常见于免疫功能障碍者。作者搜集文献中 60 例播散性弓形虫病的报道,发现脑(88.3%)、心(85.0%)、肺(58.3%)最易受累,与 Yermakov 等的统计相似(脑86.5%、心 86.5%、肺 72.9%,共 36 例)。此外,病变还可累及甲状腺、前列腺、胃肠道、胰腺和眼部等。受累器官多达 5 个以上器官者占 36.6%,最多者累及 16个器官。不同器官发生的弓形虫病,在病变形态上有所不同。

(1)弓形虫性脑炎(脑弓形虫病):在弓形虫病中,中枢神经系统最常受到侵犯。笔者收集了1940 ～ 1991 年间 60 例播散性弓形虫病尸检材料,39例非艾滋病患者中中枢神经系统病变占 82%,而 21例艾滋病患者中弓形虫性脑炎病例占 100%,实际上文献中尚有许多单纯弓形虫性脑炎病例报道,几乎均为艾滋病患者。甘绍伯总结了国内 314 例获得性弓形

虫病患者(非艾滋病患者),病变累及中枢神经系统者占 25.8%,居第一位。因此,应提高对弓形虫性脑炎的警惕。

弓形虫性脑炎的病理特征为形成多发性"脓肿"样病灶,最常累及大脑皮质中接近灰白质交界处和深部灰质核(gray nuclei),较少侵犯小脑、脑干,偶尔累及脊髓。作者曾观察 18 例艾滋病合并弓形虫性脑炎的尸检资料,均见脑部病变,以大脑最多见(17例),分别累及各叶及基底节、纹状体、尾状核、丘脑等,其次为小脑(4 例)、脊髓(3 例)等同时受累。有1 例仅见室管膜炎,伴中央导水管阻塞及中度脑积水。2 例合并脑原发性恶性淋巴瘤,3 例有脑疝形成,9例尚累及脑外器官,如心、肺、胰腺、甲状腺、前列腺等。肉眼观察,患者大脑肿胀,表面常充血,可有部分区域软化。切面见散在坏死灶,直径自数毫米至数厘米不等,大者似脓肿灶,圆形或略不规则(图 15-3-

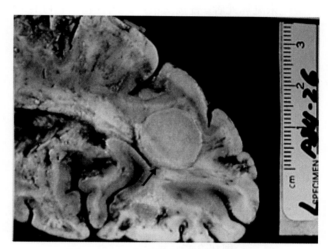

图15-3-11 艾滋病合并弓形虫性脑炎
冠状切面显示边界清楚的球形坏死病灶(箭头)

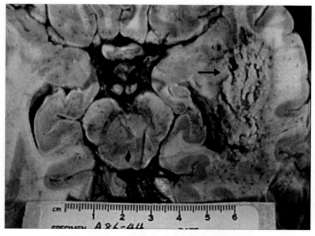

图15-3-12 艾滋病合并弓形虫性脑炎
冠状切面显示脓肿样病灶。边界尚清晰(箭头)

11，图 15-3-12）。

镜下表现：早期病变为小动脉或小静脉炎，其周围脑实质内见灶状单核细胞、中性粒细胞或少许嗜酸性粒细胞浸润，或有少许坏死组织。以后形成多灶性坏死，病灶中心神经细胞变性坏死消失，周围血管充血，伴淋巴细胞浸润和小胶质细胞增生，边缘区较易查见弓形虫假包囊和游离的速殖子（滋养体）。周围正常脑组织内偶可查到弓形虫包囊。包囊和假包囊在镜下不易区分，常统称为囊型弓形虫（cystic toxoplasma），多见于神经细胞和血管内皮细胞内，直径可达 200μm（图 15-3-10，图 15-3-13～图 15-3-16）。假包囊乃巨噬细胞吞噬数个至数十个裂殖子体而构成，真包囊是弓形虫自身形成的包囊。后期亦可见由成团的淋巴细胞、浆细胞、上皮样细胞、嗜酸性细胞及混杂增生的胶质细胞形成的肉芽肿。患者多有上述典型改变，亦有仅见包囊而无炎症反应，或虽有炎症反应但未见坏死者。曾接受治疗或病程较长者可有胶质细胞增生现象，偶见室管膜炎表现。病灶内或其周围查见弓形虫即可确诊。有时病灶扩大波及蛛网膜下腔，进一步机化、粘连，可导致脑积水。

根据对尸检病例的观察，Navia 等把脑部病变分为三型，即坏死性、机化性和慢性。确切地说，这是对脓肿样病灶演变过程的分期。Burns 等按病变进展阶段描述尸检所见，与上述相仿。笔者认为，将弓形虫性脑炎分为急性、亚急性和慢性较好，便于病理和临床理解。①急性者病程在一个月内，病变以坏死、渗出为主，进展迅速，往往只有短暂治疗或未及治疗；②慢性者病程在半年以上，脑部病变经历了组织坏死、炎性渗出和增生机化后可以消退或迁延不愈，晚期以增生性病变为主，可见成纤维细胞、毛细血管、胶质细胞增生，病变亦可能复发；③亚急性病程和病变介于二者之间者。作者所见 18 例艾滋病相关的弓形虫性脑炎患者中，7 例为急性，6 例为慢性，5 例符合亚急性。

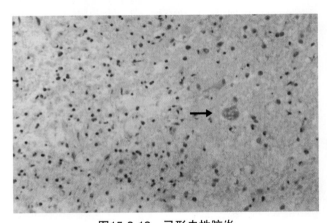

图15-3-13　弓形虫性脑炎

脑组织液化性坏死，内有少量炎细胞浸润，小胶质细胞增生，坏死灶边缘见一囊型弓形虫

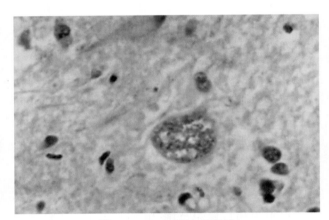

图15-3-14　弓形虫性脑炎

图15-3-13高倍，图中心显示囊型弓形虫，菲薄的包膜内包裹大量弓形虫缓殖子，呈细小均匀的颗粒状

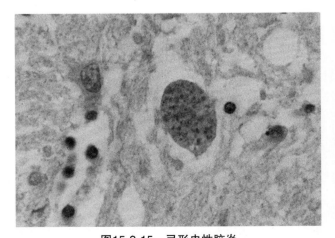

图15-3-15　弓形虫性脑炎

脑组织切片，图中心显示囊型弓形虫，周围脑组织出血坏死（安劬惠赠）

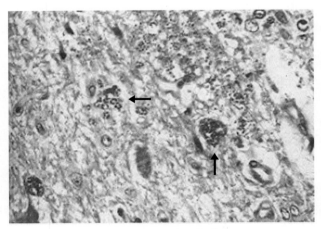

图15-3-16　弓形虫性脑炎

图示囊型弓形虫，并见部分弓形虫包囊破裂，速殖子散在或簇状分布（丁彦青惠赠）

急性期或坏死期，病变以组织坏死为主，形成所谓脓肿样病灶，坏死的中心区可有大小不等的斑块状出血，坏死灶周围有中性粒细胞、淋巴细胞、巨噬细胞浸润，血管增生，游离型和囊型弓形虫。诊断急性弓形虫感染要求在组织中查见游离速殖子。弓形虫也可侵犯病灶附近的血管，引起显著的血管内膜增生，甚至明显的血管炎伴纤维蛋白样坏死和血栓形成。

亚急性或机化期，病变由较大的边界清楚的凝固性坏死区所构成，周围有载脂巨噬细胞（lipid-laden macrophage）包绕，邻近区域尚可见囊型和游离型弓形虫。但若经过有效治疗，则其数目明显减少。

慢性病变由含有少量载脂巨噬细胞和含有含铁血黄素的巨噬细胞的小囊样腔隙构成，周围有胶质细胞增生，病变附近可能难以发现病原体。

Weiss等将弓形虫的脑部病变分为三种类型：脑膜脑炎、局限性脑炎和肉芽肿。肉芽肿比较多见，内含弓形虫假包囊，周围组织水肿、坏死。肉芽肿大者直径可达2～3cm甚至4cm，小者在显微镜下才能发现。病变多见于大脑、基底节、脑干，少见于脊髓。镜下，肉芽肿呈粟粒样病灶，由上皮样细胞、淋巴细胞和单核细胞构成，内有小血管分布伴内皮细胞增生，并可查见弓形虫。但据笔者经验，肉芽肿并不多见，而局限性脑炎比较常见。有时也可见弥漫性脑炎型，其特征为广泛分布的小胶质结节而非灶性坏死性"脓肿"。

先天性弓形虫病亦主要累及中枢神经系统，一是引起患儿脑组织发育障碍或畸形，如无脑儿、小头畸形、小眼畸形等，导致癫痫、瘫痪、舞蹈症等。还有大脑皮质发育结构不良，如神经元分布不均或幼稚神经元，或皮质六层结构不分明。患儿可在1～2年内死亡，死亡率3%～12%，幸存者中亦常有精神障碍、视力障碍、脑性瘫痪、癫痫发作者，活到成人或痊愈者甚少。二是引起炎症反应，如脑炎（类似上述）或室管膜炎。尸检可见大脑的脑室系统扩大，系因室管膜下缺乏抗体，弓形虫在室管膜内繁殖，引起室管膜炎，脑室周围组织坏死，神经胶质细胞增生、炎细胞浸润。室管膜表面的炎性渗出物与增生的肉芽组织阻塞大脑导水管或第四脑室中孔，从而引起脑室积水、脑室扩大，脑实质发生压迫性萎缩。脑组织内亦可见变性坏死、钙化等表现。

弓形虫性脑炎也可合并其他感染，据Haverkos等报道，在61例艾滋病合并弓形虫性脑炎的治疗期间合并感染的病原体有CMV（18例）、结核分枝杆菌（6例）、MAC（6例）、HSV（5例）、新型隐球菌（3例）等，多达13种。

（2）弓形虫性肺炎：弓形虫可以引起急性或慢性呼吸道感染，导致支气管肺炎、肺泡性肺炎或间质性肺炎。肉眼观察，病变肺组织充血肿胀，颜色暗红，重量增加，其范围与大小不等。病变显著者于胸膜面及切面均可见灰红或灰白色实变病灶，周围充血而暗红（图15-3-17）。有时可见点状出血、纤维性条索、肉芽肿结节或较大的实变病灶。

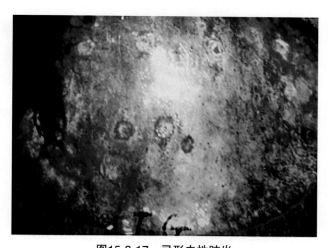

图15-3-17　弓形虫性肺炎
大体表现，肺组织明显充血肿胀，表面见多个灰白色结节，周围有充血带，为肺炎病灶

早年Ludlam等将肺弓形虫病笼统称为不典型肺炎，Catterall等将病变归纳为坏死、炎性浸润及弓形虫侵犯三种类型。随着病例增多，人们对本病的临床病理表现的认识亦渐深入，兹归纳如下：

1）亚临床型或隐匿性感染：肺内弓形虫感染呈潜伏或静止状态，弓形虫包囊寄生于肺泡壁内或上皮细胞中，无明显炎症反应或伴轻度充血，亦无明显临床症状。这里有3种情况：①播散性弓形虫病，其他器官（特别是脑）病变的症状明显，掩盖了肺部轻微病变，仅在尸检时证实；②无反应性弓形虫感染，如Artigas等报道1例，累及脑、心、肺等8个器官，肺内查见弓形虫，但无炎症反应；③肺弓形虫病合并其他感染，如巨细胞病毒、假丝酵母菌、肺孢子菌、分枝杆菌等，而弓形虫处于静止状态。

2）间质性或不典型肺炎：文献报道称此型为弓形虫性肺炎的常见或主要表现，亦有人认为此为本病的早期表现。肺泡壁及细支气管壁周围结缔组织充血水肿，肺泡膜增厚、透明膜形成，单核细胞浸润，上皮细胞和巨噬细胞内外较多弓形虫或有血管栓塞，肺间质增宽。肺间质和肺泡腔内有少量浆液纤维蛋白渗出和单核巨噬细胞及淋巴细胞浸润，肺间质和巨噬细胞、肺泡上皮内可能查见弓形虫包囊和速殖子（图15-3-8，图15-3-9，图15-3-18），有时可见血管炎和巨

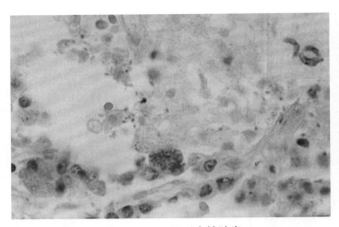

图15-3-18 弓形虫性肺炎
肺泡腔内见浆液纤维素渗出，肺泡上皮内见一囊型弓形虫。右上角插图示单个的速殖子呈弓形

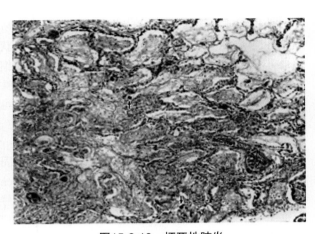

图15-3-19 坏死性肺炎
引起多灶性坏死和渗出性病变。左下方为坏死区，右侧为渗出区。渗出区可见多个囊型弓形虫（箭头）

细胞形成，或有弥漫性肺泡损伤（DAD）。

3）坏死性肺炎：病变往往呈多灶性散在或广泛分布，或似小叶性肺炎样表现。病灶中心可有嗜酸性或凝固性坏死，周围有渗出性病变（图15-3-19）。肺组织结构破坏，坏死灶内及其周围可有典型弓形虫，数量较多（图15-3-20），这种病变亦称为坏死性结节，最有特征性。Nash等描述2例坏死性肺炎，呈大片凝固性坏死，伴肺泡壁破坏，肺泡腔内充满纤维素性渗出物、影细胞（ghost cell，指细胞坏死，仍可见其轮廓）、核碎片、中性粒细胞、巨噬细胞或嗜酸性粒细胞。周围可有间质性肺炎、DAD、透明膜形成，或Ⅱ型肺泡上皮增生，有时病变可累及胸膜下肺组织。推想此型为间质性肺炎进一步发展恶化的结果。

4）大叶性肺炎：偶尔病变可累及大叶范围，肺泡腔内有炎细胞和纤维素渗出。Garcia等报道1例，急性肺部感染症状突出，尸检见肺全叶实变，酷似大叶性肺炎。

5）肉芽肿性肺炎：在慢性病例中，组织细胞或巨噬细胞增生、吞噬弓形虫，形成肉芽肿样病变，典型者称为弓形虫瘤（toxoplasmoma）。Monso等报道1例以阻塞性肺炎为突出表现，其右上叶的一个肺段支气管旁有一肿块，内含大量巨噬细胞，胞质内含有弓形虫，形成弓形虫瘤。随病程迁延，成纤维细胞增生和巨噬细胞转化，肺内可出现纤维瘢痕。X线检查有时见多发性结节状密度增强，应注意可能为弓形虫所致坏死性或肉芽肿性病变。

（3）心脏弓形虫病：是全身性或播散性弓形虫病的组成部分。播散性弓形虫病常累及心肌。但亦有少数以心脏病变为突出或唯一表现者，称孤立性弓形虫性心肌炎。Roldan等报道6例弓形虫性心肌炎中1例死于孤立性心肌炎。Tschirhart等报道14例艾滋病

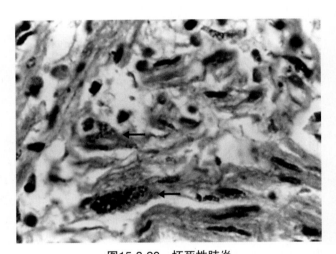

图15-3-20 坏死性肺炎
肺间质细胞内见多个囊型弓形虫（箭头），内含颗粒样物质，为弓形虫缓殖子，周围无明显炎症反应

伴弓形虫病者，仅1例为孤立性心肌炎并造成死亡。Adair等报道1例艾滋病伴孤立性弓形虫性心肌炎，死于致死性心脏压塞。看来孤立性弓形虫性心肌炎似更凶险，值得警惕。

心脏弓形虫病常有心脏重量增加，平均340克，严重者可达850克。有时可见心脏肥大扩张，心内膜下斑片状出血，心肌层内淡黄色斑点或斑片状病灶，或有白色瘢痕，心外膜有增厚粘连，偶有大量心包积液。

镜下表现可分为三种类型：①静止性或隐匿性感染，即仅见弓形虫包囊寄生于心肌纤维，不伴坏死和炎症反应（图15-3-21）。②活动性感染，或称弓形虫性心肌炎，心肌内有弓形虫假包囊和速殖子，局部有心肌变性坏死和（或）淋巴细胞浸润（图15-3-5，图15-3-6，图15-3-22），病变往往为多灶性。在Hooper报道的16例心脏弓形虫病中，12例有心肌灶性坏死

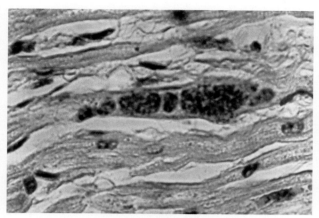

图15-3-21　弓形虫性心肌炎
局部静止性或隐匿性感染，心肌纤维内可见多个弓形虫包囊寄生，周围无明显坏死和炎症反应

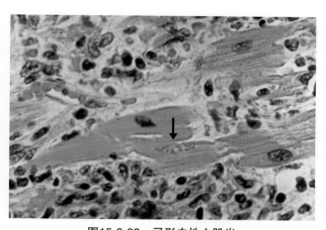

图15-3-22　弓形虫性心肌炎
心肌纤维内可见弓形虫包囊寄生（箭头），周围心肌变性坏死，伴淋巴细胞和单核巨噬细胞浸润

和淋巴细胞浸润，4例无炎症反应。③慢性感染，病变长久者心肌间有纤维性瘢痕或趋于瘢痕化的肉芽组织，有时可见心肌广泛纤维化，累及两心室及室间隔。三种病变可同时存在。

偶有报道弓形虫性心包炎，心包腔中有浆液纤维蛋白渗出，可引起心包积液，其中可有弓形虫。

（4）弓形虫性淋巴结炎：可见于普通人群和免疫缺陷者。前者通常表现为三联征：①淋巴滤泡增生，生发中心扩大，分裂活性强；②滤泡间和滤泡内上皮样组织细胞簇（小肉芽肿）分布于皮质，并可侵入生发中心；③显著的滤泡旁单核细胞样B细胞（monocytoid B cell）。这种特征可见于85%～90%的病例。此外，边缘窦和皮质窦也可扩张，淋巴窦内也常含有密集成团的单核细胞样B细胞团。在滤泡周围也可见上皮样细胞增生，呈小巢状，中心无坏死，境界不很清楚，亦属肉芽肿。每个细胞巢内的上皮样细胞一般不超过20个，可见吞噬核碎片现象，一般不见多核巨细胞。上皮样细胞也可见于边缘窦。髓索中可见免疫母细胞和浆细胞。上述三种改变的结合强烈提示弓形虫性淋巴结炎（图15-3-23）。Curran等将其描述为：①淋巴滤泡增生；②上皮样细胞簇；③不成熟的窦性组织细胞增生，并指出后者亦见于其他疾病，但在弓形虫病中特别常见，现已证明其实际为B淋巴细胞。偶尔在淋巴结上皮样巨噬细胞内能发现弓形虫。在艾滋病患者中上述病变表现得并不典型，尤其在尸检病例中，由于淋巴结结构破坏，三联征不明显，常见纤维化和淋巴细胞削减现象，找到弓形虫包囊为有力诊断证据（图15-3-24）。

【临床表现】

1. 一般表现　弓形虫感染者，多数无明显症状，或仅有轻度发热，疲劳乏力，淋巴结肿大。当急性感

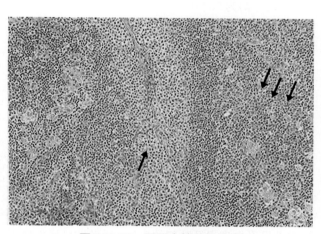

图15-3-23　弓形虫性淋巴结炎
淋巴结副皮质区见散在的上皮样细胞团（箭头）（丁彦青惠赠）

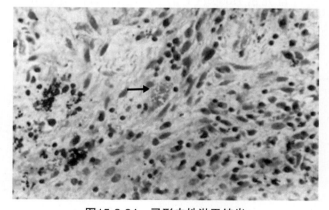

图15-3-24　弓形虫性淋巴结炎
艾滋病患者，淋巴结内淋巴细胞衰减，纤维细胞增生，其中心可见一囊型弓形虫（箭头）

染导致弓形虫血症时，可有明显的发热、淋巴结肿大、肝脾肿大、咽喉痛、皮肤斑丘疹等。

2. **弓形虫病累及神经系统**　主要表现为神经精神症状，如头痛、眩晕、精神错乱、性格改变、癫痫、

记忆力丧失、昏迷等弥漫性脑病症状，肢体软弱、麻木、疼痛、抽搐、偏瘫、偏身感觉障碍、大小便失禁、共济失调等局限性症状，以及颈项强直、角弓反张等脑膜刺激症状。由于病变部位和程度不同而有不同表现。Navia 等将这些表现分为局部性和弥漫性两类，在其报道的 27 例中：局部异常者 24 例，包括轻度偏瘫、失语、共济失调等；弥漫性脑病 17 例，包括头痛、神经错乱、昏睡、昏迷、精神运动迟缓等；两者兼有者 15 例。笔者观察的 18 例患者中 12 例有较明显的局部性表现，14 例有弥漫性脑病表现，另有 3 例出现脑膜刺激征，可作为第三类神经症状。患者可兼有 2～3 组症状。

Haverkos 等收集 61 例艾滋病伴弓形虫性脑炎患者，平均年龄为 36 岁（20～58 岁），男 54 例，女 7 例，男同性恋者 38 例，静脉药瘾者 10 例，两者兼有者 2 例。常见症状为头痛（27 例）、定向力障碍（23 例）、偏瘫（19 例）、发热（6 例）。头颅 CT 扫描 58 例有异常，53 例由脑活检证实，脑脓肿引流证实者 1 例，7 例经尸检证实，出现中枢神经系统症状至 CT 检查的中位时间为 8 天，至脑活检的中位时间为 16 天。研究结束前死亡的 49 例中 36 例作了尸检，其中 24 例在脑组织内发现弓形虫，24 例死于弓形虫性脑炎。

3. 弓形虫性肺炎　弓形虫性肺炎是由专性细胞内寄生的弓形虫感染所致。自 20 世纪 80 年代以来，随着艾滋病的流行，弓形虫性肺炎病例增多，但多为播散性弓形虫病累及肺部的病例。播散性弓形虫病累及肺部者最早由 Pinkerton 等（1940）报道，大宗病例复习首先由 Hooper（1957）报道。Ludlam 等（1963）首次提出肺弓形虫病的概念，认为弓形虫可引起不典型肺炎，在其报道的 9 例肺部感染伴弓形虫抗体效价升高者中，6 例确定为弓形虫性。此后，弓形虫性肺炎或播散性弓形虫病累及肺部的病例时有报道。

弓形虫性肺炎的临床表现为轻度发热、咽痛、咳嗽、咳痰、气短、肺部啰音等，严重者可引起呼吸困难、紫绀等，有时可有咯血、胸痛、哮喘，而急性发作者可有发热及毒血症表现。慢性者可出现长期低热、咳嗽、体重减轻，有些患者可伴有脑炎、眼视网膜炎、肝炎、心肌炎、多发性肌炎、肝脾大、淋巴结肿大等表现。

X 线检查可见肺部呈支气管肺炎、间质性肺炎或胸膜炎表现：①支气管肺炎肺部表现为纹理增强，散在斑片状阴影，边缘模糊，有时可融合成较大片块；②间质性肺炎典型表现为网结节状阴影，间质病变使细支气管及肺泡壁的间质部分增宽，有时肺泡内有少量渗出，出现絮状阴影或磨玻璃样病变；③胸膜炎很

少见。胸腔有少量积液时可使肋膈角变钝，显示积液阴影，可伴膈肌运动受限。大量积液可压迫肺组织，显示弥漫性均匀致密阴影，下浓上淡，遮盖肺纹理及肋骨阴影，严重者可致气管、心脏向健侧偏移。上述 X 线表现并无特异性，需结合病因学检查才能确诊。如合并有其他病原体感染则可能出现结节状病变，或有肺实变、空洞，肺门纵隔淋巴结肿大等不同征象，掩盖本病。

4. 心脏弓形虫病或弓形虫性心肌炎　在健康人群中罕见，但在艾滋病患者中往往是播散性弓形虫病的重要组成部分，累及心脏者占 22%～76.2%，仅次于脑（>80%），居第 2 位。作者曾观察 8 例心脏弓形虫病尸检材料，除 1 例继发于霍奇金淋巴瘤外，其余均为艾滋病患者。各例均以在心肌内查见弓形虫包囊或假包囊（合称囊型弓形虫）为诊断依据。该组病例中包括男性 6 人，女性 2 人，年龄 31～52 岁，平均 40.8 岁，患者生前均做常规心电图检查，仅发现 2 例窦性心动过速，1 例右束支不全阻滞伴左心室扩大，胸部 X 线检查均未见心脏异常，5 例做血清弓形虫抗体检查者均阳性。尸检见心脏增大，重量增加，镜下表现为弓形虫性心肌炎和隐匿性弓形虫感染（各 4 例）。在艾滋病合并多种机会性感染或播散性弓形虫病时，心脏弓形虫病的症状可被掩盖或忽视。

5. 弓形虫性淋巴结炎　以发热和淋巴结肿大为主要症状，常见于儿童和青年，有报道在年轻女性中多见。病变累及 1 个或多个淋巴结。临床表现为淋巴结肿大，一般小于 2.5cm，常见于颈部淋巴结，亦可见于耳后、枕部、腋下、腹股沟等处，不痛或有轻度压痛。感染者可有轻度发热，全身不适，也可无任何自觉症状。播散性弓形虫病常见于免疫缺陷患者，纵隔、主动脉旁、肺门、肠系膜淋巴结也可受累。血清学检查可见弓形虫抗体效价升高。在艾滋病患者中，弓形虫性淋巴结炎有时是播散性弓形虫病的组成部分，笔者收集文献中 60 例播散性弓形虫病尸检材料，有 14 例累及淋巴结，占 23.3%。

【诊断与鉴别诊断】

根据国家卫生行业标准《弓形虫病的诊断》（WS/T 486—2015），在诊断过程中，必须严格区分弓形虫感染和弓形虫病。①弓形虫感染（toxoplasma infection）是弓形虫经人体消化道黏膜、损伤的皮肤、胎盘等途径随血液或淋巴液扩散到全身有核细胞内，形成包囊后可长期寄生于中枢神经系统或横纹肌内，免疫功能正常情况下可不出现明显临床症状和体征，仅弓形虫病原学阳性，有先天性和获得性两种感染途径。②弓形虫病（toxoplasmosis）是弓形虫寄生于人体

并侵犯脑或眼、肝、心、肺等器官，破坏有核细胞引起相应临床症状和体征。免疫功能低下或缺陷时易发病，为机会性人兽共患寄生虫病。

1. 诊断标准　弓形虫病的诊断依据包括流行病学史、临床表现和实验室检查 3 个方面。

（1）流行病学史：有猫、犬等宠物饲养或接触史，或有生食或半生食猪、羊、牛、犬等动物肉类及其制品史，或有皮肤黏膜损伤、器官移植输血史，或有免疫功能低下或缺陷史，或妇女妊娠期有上述暴露史等。

（2）临床表现：免疫功能正常者获得性感染弓形虫后，多数不出现明显临床症状和体征，为隐性感染。当免疫功能低下或缺陷时，弓形虫可侵犯人体各器官而引起相应严重的临床表现，如弓形虫脑炎、弓形虫眼炎、弓形虫肝炎、弓形虫心肌心包炎、弓形虫肺炎等。妇女在妊娠期感染弓形虫后多数可造成胎儿先天性感染，一般婴幼儿期常不出现明显临床症状和体征。当各种原因造成免疫功能低下时，儿童期可呈现中枢神经系统损害表现，成人期可出现视网膜脉络膜炎等。妇女妊娠初期感染弓形虫后少数可出现流产、早产、死产或畸形，妊娠中晚期感染弓形虫可造成胎儿出生后有脑、眼、肝、心、肺等部位的病变或畸形。

（3）实验室检查：主要是病原学检查。包括：①弓形虫抗体（IgG、IgM）阳性；②弓形虫循环抗原（CAg）阳性；③弓形虫核酸阳性；④血液、体液或穿刺液涂片或病理切片染色镜检发现弓形虫；⑤血液、体液或穿刺液经动物接种分离发现弓形虫。

弓形虫感染是指无明显临床症状和体征，但有流行病学史并同时符合实验室检查中前 3 条中任一条者。只有上述流行病学史和临床表现者为疑似病例，

同时符合实验室检查中前 3 条中任一条者为临床诊断病例。临床诊断病例并同时符合实验室检查中后 2 条中任一条者为确诊病例。

上述诊断标准中实际也包含诊断的方法，如用细胞学、病理学、免疫学、分子生物学等方法，对血清、脑脊液、胸腔积液、支气管灌洗液、骨髓、活检组织等进行检测。笔者曾经在一例艾滋病患者的肺泡灌洗液沉淀涂片中查见弓形虫。以下着重介绍病理学检查问题。

2. 病理学检查　包括：①识别与弓形虫感染的相关病变；②识别弓形虫。由于弓形虫病的病变缺乏特征性，正确辨认弓形虫更为重要，具有确定病因诊断的作用。弓形虫病的病理诊断，国外多用尸检或活检材料，按常规病理技术处理。骨髓、淋巴结、肺、皮肤、肌肉甚至大脑，均可用活检（开放活检或细针抽吸活检）取得诊断材料。一般认为活检是安全可靠的。血液、体液、支气管肺泡灌洗液和分泌物等亦可用来检测弓形虫（图 15-3-25）。病理组织连续切片可提高弓形虫检出率，印片、涂片和冰冻切片能较好地保存虫体形态，但阳性率较低。上述标本亦可用来进行细胞培养、动物接种、电镜检查、聚合酶链反应（PCR）、免疫荧光、免疫印迹（immunoblotting）检测，以提高标本利用率和诊断准确性。

弓形虫可侵犯各种有核细胞，在细胞内生存，形成囊型弓形虫（包括真假包囊）。在炎性渗出或坏死灶内均可见囊型弓形虫与游离的弓形虫。在肺内，常见于支气管黏膜上皮（图 15-3-9）和肺泡上皮（图 15-3-8），有时在间质细胞（如成纤维细胞）内亦可发现（图 15-3-9）。在 HE 染色切片下仔细检查容易发现囊型弓形虫（图 15-3-20，图 15-3-21）。如其周围有散在的小颗粒，很可能为从囊内游离出来的速殖子，但需注意

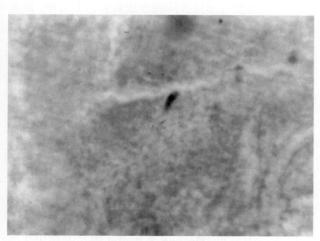

图15-3-25　弓形虫性肺炎
痰涂片，吉姆萨染色，查见弓形虫滋养体

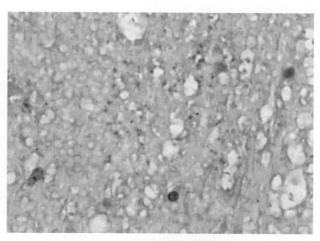

图15-3-26　弓形虫性脑炎
坏死组织中查见散在的弓形虫滋养体，呈小颗粒状

与核碎屑鉴别（图 15-3-16，图 15-3-26）。

在常规 HE 染色下较易识别囊型弓形虫，有困难时应用油镜观察，结合邻近区域可见的囊型弓形虫可判定游离性弓形虫（图 15-3-27）。必要时可借助于组织化学技术、免疫组织化学或免疫荧光标记技术。在涂片和印片中常用吉姆萨染色（图 15-3-25）、瑞氏染色、巴氏（Papanicolaou）染色或 PAS（Periodic-acid Schiff）染色，或联合应用。活检组织病理切片后经吉姆萨染色等染色处理，光镜下如检测到弓形虫包囊或速殖子则判为病原学阳性。如 Israelski 等用瑞-吉（Wright-Giemsa）染色在腹水离心涂片中查见大量典型速殖子。Wasylenko 等在宫颈涂片中用巴氏染色发现细胞内型弓形虫，并用电镜证实。Banker 等指出，上述特殊染色可使弓形虫轮廓清楚，明显易见。

在病变组织中用免疫组化技术效果较好，抗弓形虫 P30 单克隆抗体作为第一抗体，用 ABC 法或 PAP 法进行标记，可清楚显示弓形虫所在部位、形态与数量，具有准确、快捷、敏感等优点（图 15-3-28）。这种抗体已经商品化。免疫组化标记在大脑、肺、结肠等组织中效果较好。背景染色较重时需注意鉴别。Frances 等用 PAP 法在 3 例中枢神经系统弓形虫病人脑组织中的常规石蜡切片中查到弓形虫速殖子、假包囊和包囊。Nash 等用免疫组化技术检查 4 例经 HE 染色证实的肺弓形虫病，发现单克隆抗血清仅在新近的病例中阳性，而档案中陈旧蜡块用多克隆抗血清标记阳性，提示不同类型血清其敏感性不同。国内卢慎等亦曾用 SPA 免疫酶标记技术检测到弓形虫。

3. 血清学检查　测定血清中弓形虫循环抗原（CAg）及特异性抗体最为常用和简便，其方法很多。一般认为，血清中 CAg（+）、IgM（+）或 IgA（+），表示急性或活动性感染，IgG（+）表示既往或慢性感染。IgG 复查如效价增加 4 倍以上，表示感染复发。但在免疫抑制者中血清学检查的作用不大可靠。

人体感染弓形虫后，可产生特异性抗体。弓形虫特异性 IgM 抗体约在感染 2 周后出现，1 个月内达到高峰，以后逐渐消失；若 IgM 效价阳性和（或）IgA 阳性，血循环中弓形虫抗原（CAg）阳性，提示为近期感染、急性或活动性感染。IgG 出现较晚，在感染 1～2 个月后达到高峰，但可能持续数年。IgG 抗体阳性表示患者既往曾有弓形虫感染，若抗体效价比以前增加 4 倍以上，表示既往感染的复发。脑脊液中弓形虫抗体阳性具有同样的诊断价值，脑脊液检查可正常或显示淋巴细胞增多、蛋白质增多，然而弓形虫抗体阳性率较低，效价也低。在 Navia 测定的 13 例脑脊液样本中，仅有 9 例阳性（效价 1 : 1 或 1 : 2）。据报道，弓

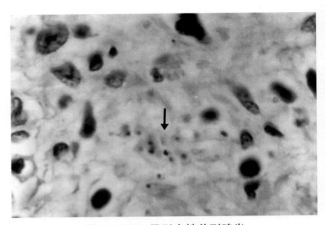

图15-3-27　弓形虫性前列腺炎
间质细胞内可见多个游离的弓形虫滋养体，邻近组织内亦发现囊型弓形虫，可以互相印证

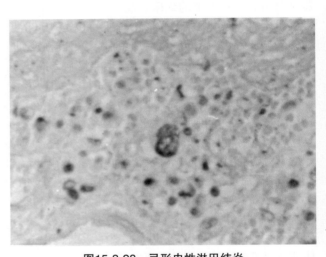

图15-3-28　弓形虫性淋巴结炎
艾滋病患者，淋巴结内查见弓形虫，图中心可见囊型及游离弓形虫，免疫组化标记呈棕黄色

形虫抗体效价升高同时脑 CT 检查有对比度增强的表现者，则脑弓形虫病的可能性达 81%。

检测血清弓形虫抗体的方法有多达十余种，以乳胶凝集试验（LAT）、免疫吸附凝集试验（ISAGA）、酶联免疫吸附试验（ELISA）等较为常用。Holliman 等指出，ISAGA 比夹心 ELISA 更敏感，但两者特异性相似。Decoster 等报道，检测 P30（弓形虫的一种主要表面蛋白）的 IgA 抗体比检测抗 P30 IgM 更为敏感。

4. 病原学检查　利用支气管肺泡灌洗液（BALF）涂片直接镜检见弓形虫者报道较多，其诊断价值已得到肯定。Bottone 和 Jacobs 等分别报道 2 例及 3 例肺弓形虫病，均通过（BALF）沉淀涂片、吉姆萨染色而确诊。涂片中弓形虫速殖子呈新月形或卵圆形，稀疏分布于不同视野，位于肺泡上皮附近或细胞内，或正向胞质内侵犯。Derouin 等报道 4 例艾滋病中 3 例用 BALF 涂片法确诊，1 例用肺活检印片和间接免疫

荧光法证实。BALF 涂片并用吉姆萨染色可常规应用于机会性感染以检查病原体。BALF 离心后做石蜡包埋的切片中也可查见弓形虫。BALF 也可用来做细胞培养和小鼠接种，以分离弓形虫，但需数日至数周。Oksenhendler 等报道 13 例 HIV 感染伴弓形虫肺炎者，10 例经 BALF 涂片确诊，2 例做细胞培养也获得阳性结果。Gandolf 等报道在原发性肺弓形虫病 BALF 中发现弓形虫 2 周后才有血清转阳，提示其具有早期诊断意义。据尸检所见，患者肺泡腔和细支气管腔内均可有弓形虫存在，它们可随分泌物排除出，因而可在痰涂片中检出，但尚未见报道。

取外周血或脑脊液、视网膜下渗液、房水、胸腔积液、腹水、BALF、羊水等待检血液或体液做无菌接种，如接种 2～3 周后发现小鼠发病，则立即剖杀，取小鼠腹腔液以及肝、脾、脑等组织，经研磨、过滤、离心、涂片，吉姆萨染色后镜检，如查到弓形虫速殖子或包囊则判为病原学阳性。对阴性小鼠可无菌取其脑、肝、心、肺、淋巴结等组织研磨成匀浆，配制成 10%～20% 的组织悬浮液，再次接种，盲传至少 3 代，每 2 周 1 次，如查到弓形虫则判为病原学阳性。但分离培养操作复杂且耗时很久，较少使用。

5. 分子病理学检查 PCR 技术亦已用于弓形虫病的诊断。Brug 等在 1984 年首先用 PCR 技术检测弓形虫获得成功。石群立等曾用 PCR 技术对 30 例畸形儿脑组织中弓形虫 DNA 基因片段进行检测，发现 13 例（43.3%）阳性。Roth 等用 BALF 做 PCR 检测 47 例免疫损伤者，发现 3 例阳性（6.4%），认为 PCR 在发现不典型肺炎的病原体方面具有潜在价值。Bretagne 等在 42 例艾滋病患者中用 PCR 检查弓形虫 DNA，发现 6 例阳性（14%），其中 5 例肺外也有弓形虫感染。PCR 技术具有特异、敏感、快速的优点，而且可以测出微量病原体、重复性好、操作容易自动化，并可用于长期保存的石蜡包埋组织，因而有良好的应用前景。

重视病原体的检测是病理学诊断一大进步。随着诊断技术的发展和诊断经验的积累，弓形虫病的病理学诊断与研究将有更大进步。

二、杜氏利什曼原虫感染与利什曼病

WHO 的热带病研究和培训（Tropical Disease Research and Training）特别规划中包括 6 种疾病，即利什曼病（leishmaniasis）、疟疾（malaria）、锥虫病（trypanosomiasis）、血吸虫病（schistosomiasis）、丝虫病（filariasis）和麻风病（leprosy）。其中，前 3 种原虫病累及血液和组织，将在本章论述。

内脏利什曼病（visceral leishmaniasis，VL）或称黑热病（Kala-azar），是由利什曼原虫引起的人兽共患病，在节肢动物及哺乳动物之间传播。该病发生于 80 多个国家，估计感染人数超过 1500 万，每年新发病例为 40 多万。对于 HIV 感染者来说，利什曼原虫可能是条件致病的寄生虫。由于艾滋病的广泛传播，内脏利什曼病与艾滋病混合感染也迅速增加，热带国家比较多见。在南欧，25%～70% 的成人 VL 病例与 HIV 感染有关，其中 70% 的混合感染者是静脉注射毒品者。1995 年地中海地区出现了 1000 多例 VL 与 HIV 混合感染病例，南美、欧洲和亚洲也有类似报道。

利什曼病也是中国重要的原虫病之一，我国长江以北曾有过流行，主要在黄河流域。1904 年 Marchand 与 Ledingham 报道的由青岛回国的德国籍患者为在中国发现的第一例患者，随后许多学者相继在多地发现了利什曼病患者，从而初步肯定了当时中国 18 个省份有利什曼病流行。关于利什曼病的传播问题，中国学者根据一系列调查研究，证明中华白蛉为中国利什曼病的主要传播媒介。

【生物学性状】

利什曼病是由利什曼原虫感染引起的人兽共患病，利什曼原虫是细胞内寄生原虫，属于锥虫科动基体目。利什曼原虫完成一代生活史需要 2 个宿主。犬类为其重要的保虫宿主，以白蛉为其传播媒介。

1. 形态学 利什曼原虫有 2 种不同形态，即无鞭毛体和前鞭毛体，均以二分裂法繁殖。无鞭毛体即利杜体，多在脊椎动物宿主细胞中，含有动基体。前鞭毛体多存在于白蛉肠道及培养基。前鞭毛体呈梭形，大小为（14.3～20）μm×（1.5～1.8）μm，前端有一根鞭毛，核位于虫体中部，动基体位于前部，动基体之前有基体发出一根鞭毛游离于虫体之外（图 15-3-29，图 15-3-30）。前鞭毛体寄生在白蛉的胃肠道和涎腺，最常由感染的雌性白蛉在叮咬时注入宿主体内，被单核巨噬细胞所吞噬，然后在单核细胞内转变成较圆的无鞭毛体即利杜体，寄生于吞噬溶酶体内。利杜体呈卵圆形，大小为（2.9～5.7）μm×（1.8～4.0）μm，圆形者直径 2.4～5.2μm（图 15-3-31，图 15-3-32）。利杜体在巨噬细胞内以二分裂法繁殖，破坏巨噬细胞。释出的利杜体又被其他巨噬细胞吞噬并在其中繁殖，如此反复进行，导致巨噬细胞大量增生。局限性或系统性疾病的发作取决于所感染的种或亚种，受感染的巨噬细胞的分布，特别是宿主的免疫反应。当 Th 细胞产生的淋巴因子激活巨噬细胞后，巨噬细胞才显示出清除利什曼原虫的功能。在艾滋病患者因

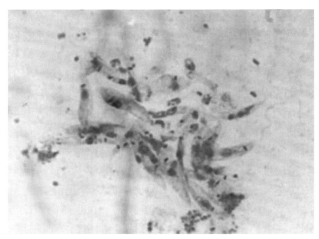

图15-3-29　利什曼原虫

图示前鞭毛体，多呈梭形，簇状聚集，可见细长的鞭毛

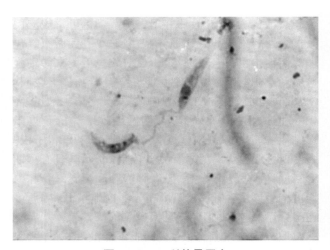

图15-3-30　利什曼原虫

图示前鞭毛体，呈梭形或弯曲，其前端有一细长的鞭毛

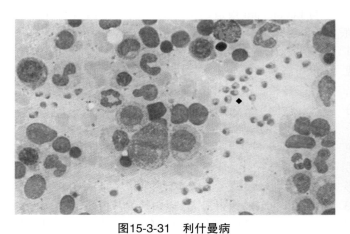

图15-3-31　利什曼病

骨髓涂片，可见大量杜氏利什曼原虫的无鞭毛体（利杜体）（◆），见于人体巨噬细胞内外

引自Klatt EC, 2009. Robbins and Cotran Atlas of Pathology. 2nd ed. St. Louis: Elsevier

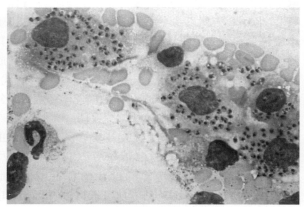

图15-3-32　利什曼病

骨髓涂片，在巨噬细胞内外可见大量杜氏利什曼原虫的无鞭毛体（利杜体）

引自McGee JO'D, Isaacson PG, Wright NA, 1992. Oxford Textbook of Pathology. Oxford: Oxford University Press

Th 细胞大量破坏，巨噬细胞激活因子减少，故易发生利什曼病。

2. 生活史　白蛉叮咬已感染的脊椎动物，无鞭毛体进入白蛉体内，从无鞭毛体转变为前鞭毛体，这个过程需要 24～48 小时。利什曼原虫多寄生在白蛉肠道内。在肠内繁殖后，前鞭毛体迁移至白蛉的食道和咽内。白蛉再次叮咬后，前鞭毛体进入脊椎动物体内。它们停留于细胞外环境，并激活补体导致中性粒细胞及巨噬细胞聚集。多数前鞭毛体被中性粒细胞吞噬破坏，部分前鞭毛体被吞噬细胞吞噬后，脱去鞭毛，在细胞内形成无鞭毛体以二分裂增殖，导致巨噬细胞破裂。

白蛉在夜间活动，通过叮咬哺乳动物吸血生存。只有雌性白蛉吸血，利于产卵。白蛉在温暖的季节较为常见。在适宜的条件下，它的生命周期为 41～58 天。雌虫可产卵 100 个左右，需 1～2 周孵出。幼虫

发育需要适宜的温度，以及有机物。

【发病机制】

白蛉是公认的利什曼原虫传染的媒介。杜氏利什曼原虫前鞭毛体随白蛉叮咬侵入人体皮下组织，被巨噬细胞吞噬后转变为无鞭毛体（利杜体）并在其中分裂繁殖，然后随血流播散至许多脏器，并引起单核巨噬细胞大量增生，导致肝、脾、淋巴结肿大。

宿主对利什曼原虫的易感性取决于 T 淋巴细胞及巨噬细胞的反应，Th 细胞发挥决定性作用。在有抵抗力的宿主中，Th1 的增多及其产生的 IL-2 及 γ 干扰素可使感染趋于消退；而在敏感宿主中，Th2 的增多及其产生的 IL-4 可促使感染扩散。

自 20 世纪 80 年代中期以来，HIV 感染者中的利什曼病例急剧增加。前鞭毛体可促进肿瘤坏死因子 α（TNF-α）的合成，而后者可促进 HIV 的复制。南欧 3%～7% 的 HIV 感染者患内脏利什曼病。在这些地

区，80% 的成人内脏利什曼病与 HIV 感染有关。HIV 感染者不仅易患利什曼病，而且即使感染亲皮肤的利什曼原虫，也易发展为内脏利什曼病。这说明机体免疫状态会在很大程度上影响原虫的趋向性。HIV 血清阳性向艾滋病进展及内脏利什曼病的发生过程中，Th1 反应向 Th2 反应转变。这也可解释为什么无症状的 HIV 血清阳性者也可能发生亲皮肤的利什曼原虫向内脏播散。

【病理变化】

利什曼原虫的无鞭毛体可寄生于巨噬细胞及其他吞噬细胞，如单核巨噬细胞、中性粒细胞等。所以，其基本病变为单核巨噬细胞增生，并吞噬利什曼原虫形成利杜体（图 15-3-33），主要累及脾、肝、骨髓、淋巴结。典型病变为形成上皮样肉芽肿，提示存在有效的细胞免疫（图 15-3-34）。

1. 脾脏病变　患者脾内小血管因细胞增生而致

回流受阻，淤血肿胀，脾大，发病半年即可平脐，中等硬度，半年后脾脏可达盆腔，质硬光滑但无压痛，晚期可重达 4～5kg，脾被膜增厚。镜下可见脾内巨噬细胞增生，内含大量利杜体，伴浆细胞增生（图 15-3-35）。晚期脾脏功能亢进，破坏大量血细胞，致使血细胞减少，患者出现贫血和出血倾向。

2. 肝脏病变　肝脏轻至中度肿大，被膜增厚，肝窦扩张，库普弗细胞增生，内含大量利杜体（图 15-3-36）。汇管区纤维组织亦增生，伴淋巴细胞、浆细胞及巨噬细胞浸润。肝细胞可发生萎缩或脂肪变性，严重者可有肝功能异常，偶有腹水或黄疸。

3. 骨髓病变　髓内巨噬细胞大量增生，亦含利杜体（图 15-3-31，图 15-3-32），浆细胞也有增生，但红细胞、中性粒细胞和嗜酸性粒细胞显著减少，幼稚粒细胞增多，巨核细胞和血小板减少。脂肪组织也明显减少，使骨髓呈暗红色。

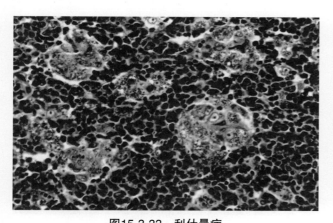

图15-3-33　利什曼病

巨噬细胞簇状增生，在巨噬细胞内可见丰富的利杜体。吉姆萨染色（李甘地惠赠）

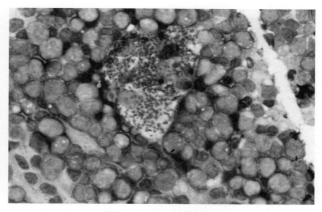

图15-3-34　利什曼病

高倍图示巨噬细胞增生，胞质内含大量利杜体。吉姆萨染色（李甘地惠赠）

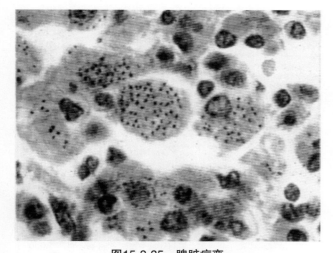

图15-3-35　脾脏病变

镜下可见脾内巨噬细胞增生，内含大量利杜体，伴浆细胞增生
引自内蒙古医学院病理解剖学教研组，1976. 彩色组织病理学图谱. 呼和浩特: 内蒙古人民出版社

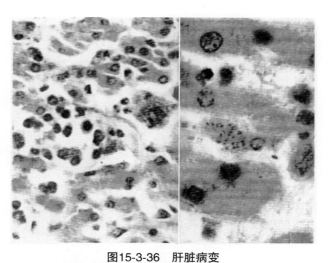

图15-3-36　肝脏病变

镜下可见肝窦扩张，库普弗细胞增生，内含大量利杜体。右侧图高倍显示利杜体
引自内蒙古医学院病理解剖学教研组，1976. 彩色组织病理学图谱. 呼和浩特: 内蒙古人民出版社

4. 淋巴结病变　淋巴结常肿大,多累及腹股沟,亦可见于颈部、颌下、腋下等处,并可融合成块。淋巴结内巨噬细胞或窦组织细胞增生并含利杜体(图15-3-37,图15-3-38),髓质内浆细胞明显增多,为血清球蛋白升高的原因,其中多为非特异性抗体,无保护作用。

5. 皮肤病变　皮肤利什曼病也称东方利什曼病,由热带利什曼原虫或墨西哥利什曼原虫引起,是中东、中亚、印度、北非,以及地中海沿岸欧洲国家的地方病,偶见于我国的新疆地区。皮损特点为红斑、结节、溃疡,分布于面部及四肢暴露部位。组织病理检查:①送检组织涂片,瑞氏染色,光镜下发现大量成熟浆细胞、组织细胞及上皮样细胞,并偶见多核巨细胞。在多数组织细胞胞质内或细胞外均可见到大量利什曼原虫:虫体呈卵圆形小体,2～4μm大小,细胞质呈淡灰蓝色,境界清;核大而圆,深紫红色,偏于一端。此外,尚有一小的杆状副核,染色较深。整个原虫给人以"一头明一头暗"的印象。②组织学观察可见表皮萎缩,真皮浅层及皮下组织内大量炎细胞弥漫浸润,以浆细胞和淋巴细胞为主,并有多量组织细胞、上皮样细胞及少量中性粒细胞,偶见多核巨细胞,形成感染性肉芽肿(图15-3-39)。在真皮浅层的组织细胞胞质内或细胞间,可查见大量利什曼原虫利杜体(图15-3-40)。

6. 其他组织　如鼻黏膜、肾脏、扁桃体、胰腺、睾丸等常见巨噬细胞增生,也可查见利什曼原虫。利什曼原虫也可能引起免疫复合物性肾病,肾小球基底膜中有免疫复合物沉积。

【临床表现】

利什曼病潜伏期平均3～6个月,起病缓慢。感染利什曼原虫后可以无临床症状,也可以表现为一系列临床表现,以发热为主要症状,长期发热可伴畏寒、盗汗、食欲下降,晚期则有不规则发热、心悸、消

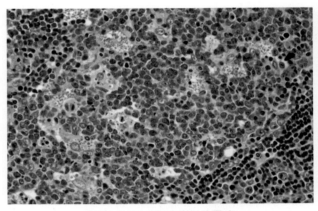

图15-3-37　淋巴结利什曼病
巨噬细胞增生,巨噬细胞内见大量利杜体,低倍镜下呈细小颗粒状(李甘地惠赠)

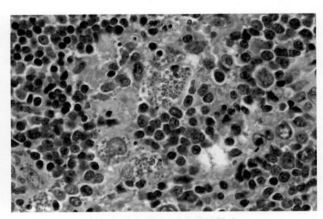

图15-3-38　淋巴结利什曼病
高倍显示巨噬细胞内见大量利杜体(李甘地惠赠)

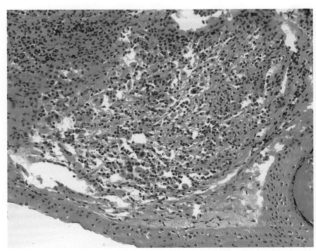

图15-3-39　皮肤利什曼病
在真皮内形成肉芽肿结节,由增生的组织细胞组成

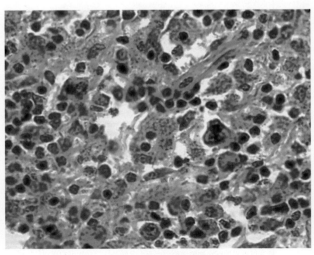

图15-3-40　皮肤利什曼病
真皮肉芽肿内大量组织细胞,胞质内含颗粒状利杜体

瘦、咳嗽、气短、贫血等表现。严重者可发生心脏扩大及心力衰竭，另见不同器官病变所致的相应的症状。发病状况与患者的免疫状态、遗传因素、营养状况以及寄生虫的数量和致病力有关。

根据临床表现，人类利什曼病可分为：①皮肤型；②黏膜皮肤型；③弥漫皮肤型；④淋巴结型；⑤内脏型。内脏型利什曼病又称黑热病（Kala-azar），因有皮肤色素沉着黑暗伴发热而得名，可与皮肤型或淋巴结型同时存在。皮肤利什曼病分为局限性和弥漫性，主要表现为单发的丘疹、结节，一般不形成溃疡。黏膜利什曼病少见，多在皮肤局限性病变后出现，为鼻咽黏膜部位的结节。

内脏利什曼病多见于儿童和青少年，可涉及多个系统。其临床特征为长期不规则发热、消瘦、进行性肝脾肿大、全血细胞减少和血浆球蛋白增高，并有出血倾向，侵犯单核巨噬细胞系统，表现为肝脾肿大。胃肠道受累表现为腹泻、呕吐、恶病质、胃溃疡等。HIV 感染者累及呼吸系统时可产生胸腔积液。此外，还可能表现为腹部膨隆、肾小球肾炎等。

偶尔内脏利什曼病也可合并其他机会性感染，如疟原虫、结核分枝杆菌等。Wang 等报道 1 例 33 岁艾滋病患者，主诉腹痛和慢性腹泻，在小肠和骨髓活检标本的同一病变中查见分枝杆菌和利什曼原虫共同感染，并经电镜检查证实。

【诊断与鉴别诊断】

诊断利什曼病，要根据流行病学资料、临床表现、病理检查及实验室检查等多方面资料。

1. 流行病学方面　要了解本病发生在疫区，主要由白蛉传播，患者在白蛉活动季节（5～9月）在流行区居住过。这些都是主要的诊断线索。

2. 临床方面　患者长期发热，脾脏进行性肿大，贫血，肝脏轻或中度肿大。实验室检查可见全血细胞减少，主要是粒细胞减少、贫血、血小板减少伴出血倾向、血浆球蛋白增高、白 / 球蛋白比例倒置、肝酶升高等，这种贫血主要是由长期炎症造成的。综合临床表现和上述流行病学资料，可诊断为疑似病例。

3. 免疫学检查　包括利什曼原虫抗体的测定及细胞免疫的测定。细胞免疫的测定包括周围血淋巴细胞针对利什曼原虫抗原的细胞因子产生或增殖反应情况等。利什曼原虫抗体测定有多种方法，如间接免疫荧光抗体试验、酶联免疫吸附试验等。这些方法均较敏感，但与锥虫属、巴贝虫属之间存在交叉反应。免疫学检查也适宜用于流行病学调查。结合流行病学、临床表现加上免疫学检查，血清中特异性抗原或抗体阳性，可做出临床诊断。

4. 确诊病例　需要病因学检查阳性，因此病理学和病原学检查对于确诊更有意义。一般根据细胞学或组织病理学见到无鞭毛体（利杜体）而做出确定诊断。做骨髓、淋巴结穿刺，必要时做脾脏穿刺，涂片检查利杜体。瑞氏染色下，利杜体胞质呈淡蓝色或深蓝色，内有圆形核，体积较大，呈红或淡紫色，核旁有动基体，染色较深，动基体有基体，有时可见有根丝。组织吸取物涂片后做吉姆萨染色可见到无鞭毛体。将穿刺物做培养检查前鞭毛体，也可确定诊断。

5. 病理检查　对皮肤或淋巴结病变可做活检制片，进行组织学观察。巨噬细胞增生并含有利杜体，伴浆细胞浸润，具有诊断意义。以免疫过氧化物酶染色来鉴定感染组织中无鞭毛体最为敏感。PCR 技术可以从多种标本中鉴别利什曼原虫，敏感性更高。

三、疟原虫感染与疟疾

疟疾（malaria）是疟原虫（*Plasmodium* spp.）寄生在人体血液和肝细胞内引起的传染病，俗称"打摆子""发疟子"，由疟原虫经蚊虫（按蚊）叮咬传播，在我国被列为乙类法定报告传染病，主要症状有寒战、发热、出汗、全身酸痛、脾大、贫血等，有时伴有呕吐、腹泻、咳嗽等症状，严重者会出现昏迷、休克、肝肾衰竭。恶性疟疾潜伏期一般为 12 天，如果患者发病后没有得到及时救治，则可能导致死亡。早在 3000 多年前，我国医学家就已经记载了疟疾的症状。直到 1880 年法国人 Laveran 才在疟疾病人血液中发现疟原虫并认为是疟疾的病原体。我国科学家屠呦呦等研制的青蒿素在治疗疟疾方面疗效突出，她因此而获得 2015 年诺贝尔生理学或医学奖。此前，Laveran 和 Ross 因对疟原虫的研究成就也曾获得诺贝尔奖。

疟疾的流行具有地方性、流行性和季节性，是危害我国人民健康最严重的寄生虫病之一。经过大力防治，尤其是 2010 年启动疟疾消除计划以来，我国本地疟疾发病率逐年趋向于零，并于 2021 年通过了 WHO 疟疾消除认证。目前我国的疟疾病例均为国外输入，死亡病例仍有发生，由于本地媒介的持续存在，我国疟疾防治工作仍然需要持续关注。

【生物学性状】

疟原虫属于顶复门真球虫目血孢子虫亚目疟原虫科，有严格的宿主特异性，寄生于人及多种哺乳动物，少数寄生于鸟类和爬行类动物。在目前已知的 130 余种疟原虫中，寄生于人体的共有 5 种，即间日疟原虫（*Plasmodium vivax*）、三日疟原虫（*P. malariae*）、恶性疟原虫（*P. falciparum*）、卵形疟原虫（*P. ovale*）

和诺氏疟原虫（*P. knowlesi*）。在我国历史上主要是间日疟原虫和恶性疟原虫感染，近年亦见输入性三日疟原虫和卵形疟原虫感染病例。

1. 形态学　疟原虫的基本结构包括细胞核、细胞质和细胞膜，在红细胞内的生长发育过程中形成滋养体、裂殖体和配子体。5 种人体疟原虫的基本结构相同，但各期的形态却各有特点，可作为区分的依据。

（1）滋养体（trophozoite）：是疟原虫在红细胞内摄取营养和生长发育的阶段。当裂殖子侵入红细胞后，虫体胞质较少，中间出现大空泡，胞质呈环状，细胞核位于虫体一侧，颇似戒指的宝石。因此，早期滋养体（early trophozoites）又称为环状体（ring form）（图 15-3-41），环状体继续发育长大。间日疟原虫和卵形疟原虫经 8～10 小时，恶性疟原虫约经 10 小时，三日疟原虫约经 24 小时，虫体增大，胞质增多，有时伸出伪足，为运动细胞器，同时胞质中出现少量疟色素（malarial pigment）；随着虫体继续发育，疟色素增多，伪足活动增加，出现多种形态，虫体有 1～3 个空泡，因而晚期滋养体（late trophozoites）又称为大滋养体（图 15-3-42）。受染的红细胞体积胀大变形，可达原来红细胞的 1 倍，颜色变淡，并出现能染成淡红色的小点，呈点彩（marked stippling）状，称薛氏点（Schüffner's dots）。被恶性疟原虫寄生的红细胞大小正常，可见粗大的紫褐色茂氏点（Maurer's dots）。

（2）裂殖体（schizont）：间日疟原虫晚期滋养体发育成熟，虫体变圆，胞质内空泡消失，核开始分裂而胞质未分裂，称未成熟裂殖体（immature schizont）。之后核继续分裂，胞质随之分裂，疟色素渐趋集中成团。最后，分裂的每一小部分胞质包绕一个胞核，形成裂殖子。这时含有裂殖子（merozoite）的虫体称为成

熟裂殖体（mature schizont）。间日疟原虫的成熟裂殖体常充满于被寄生的红细胞，最后形成 12～24 个裂殖子。裂殖子长约 1.5μm，宽约 1μm。在红细胞受染后 48 小时左右，形成成熟裂殖体。此时红细胞出现泡状隆起，胀大而失去其双凹面形状。由于裂殖子的运动，红细胞破裂，裂殖子逸出进入血浆（图 15-3-43）。从红细胞释出裂殖子，一部分被吞噬细胞吞噬，一部分侵入健康的红细胞，重复裂体增殖（无性增殖）过程。

（3）配子体（gametocyte）：疟原虫在红细胞内经过几次裂体增殖，部分裂殖子不再进行裂体增殖，胞质增多但不形成伪足，而发育为圆形、卵圆形或新月形的配子体，这是疟原虫有性生殖的开始。雌性配子体（female gametocyte，即大配子体，macrogametocyte）虫体较大，占满胀大的红细胞；胞质致密，深蓝色；核稍小，深红色，多偏于虫体一侧

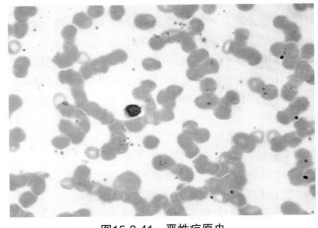

图15-3-41　恶性疟原虫
薄层血涂片，显示早期滋养体（环状体），见于红细胞内，胞质呈环状，核位于虫体一侧。吉姆萨染色

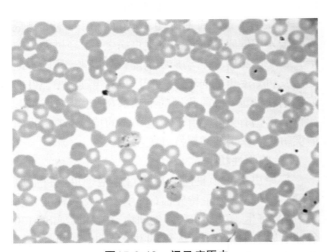

图15-3-42　间日疟原虫
薄层血涂片，显示晚期滋养体，受感染的红细胞增大，可见显著的点彩。吉姆萨染色

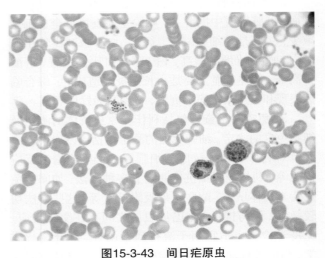

图15-3-43　间日疟原虫
成熟裂殖体，薄层血涂片，显示成熟的裂殖子释放入血，呈游离状态。吉姆萨染色

（恶性疟原虫的核居中），疟色素多且粗大，均匀分布在虫体内。雄性配子体（male gametocyte，即小配子体，microgametocyte），胞质稀薄，染色浅蓝而略带红色；核较大而疏松，淡红色，多位于虫体的中央，疟色素颗粒少且细小。间日疟原虫配子体呈圆形或椭圆形，疟色素均匀分布于虫体内，核1个（图15-3-44）。成熟的雌雄配子体被适宜的按蚊随同血液吸入蚊胃后，即可继续发育。否则经一定时间后即变性，而被吞噬细胞吞噬。

各种疟原虫的超微结构相似，现仅简要介绍疟原虫红细胞内期的裂殖子及其入侵红细胞的过程。

疟原虫裂殖子通常呈圆形或梨形。虫体前端突出，形似截圆锥体，称为顶突（apical prominence），虫体外被表膜复合膜，体内具一个胞核及一些细胞器。①表膜复合膜（pellicular complex）：由外膜、内膜和微管（microtubule）组成。外膜即质膜，菲薄。内膜较厚，呈网状结构。虫体除顶突和细胞口外，均为内膜所覆盖。内膜的内面紧贴着一层微管，系发自顶突基部的极环，放射状向虫体后方延伸，有些微管止于虫体中部，有些则达虫体后端。内膜和微管的功能，可能是支持虫体，并使虫体有一定形状；微管可能与虫体运动有关。裂殖子的体表尚有一层细胞被或称表被（surface coat），是由"T"形或"Y"形微毛按一定的间隔垂直地排列在虫体外膜上面而成，是外膜的一部分，具有抗原性。②细胞器：包括顶突及极环（polar ring）、顶凹（apical pit）、棒状体（rhoptry）、微线体（microneme）、线粒体（mitochondrion）、微球体（microspheres）、球形体（spherical body）、核糖体（ribosome）、内质网（endoplasmic reticulum）、高尔基体（Golgi body）和多膜体（multilamellate body）及细胞口（cytostome）等。极环为外膜皱折增厚而成，有2～3环，可能有助于保持顶突的形状。顶凹由顶突的顶端中央内褶形成，可能在裂殖子入侵时起吸附红细胞的作用。棒状体一对，其前端尖细，似有小孔与顶凹相通，微线体有小管通向前端，当裂殖子侵入红细胞后两者消失，因此认为它们在裂殖子入侵红细胞中起重要作用。在有些疟原虫，如恶性疟原虫的棒状体和微线体中发现大量富含组氨酸的蛋白质，这种物质能使红细胞凝集并增加红细胞渗透性，使红细胞膜内陷，有利于裂殖子进入红细胞。微球体在裂殖子入侵的后期，对含虫空泡（parasitophorous vacuole）起扩展作用。球形体与线粒体的关系密切，可能是能量储藏器。细胞口在裂殖子并无作用，但在滋养体期则为虫体的摄食器官。③胞核：裂殖子的核位于虫体后半部，呈圆形，核膜由双层膜组成，其上有核孔。未见到

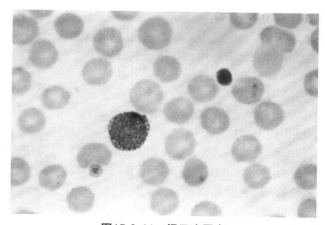

图15-3-44　间日疟原虫

雌配子体，见于受累的红细胞内，呈圆形或椭圆形，疟色素均匀分布于虫体内，核偏于虫体一侧

核仁。

裂殖子入侵红细胞的过程按以下顺序进行。①裂殖子黏附红细胞表面：这种黏附是红细胞表面受体与裂殖子表面配体的特异性结合，如间日疟原虫的受体为红细胞膜上的Duffy抗原（糖蛋白）。但裂殖子黏附红细胞表面后，须重新定位，使其顶突前端与红细胞表面接触，才能入侵红细胞。②红细胞变形：裂殖子顶端与红细胞膜接触，红细胞的形状迅速发生变化，10秒钟后其形状复原，推测可能是由于棒状体和微线体释放富含组氨酸蛋白质，作用于胞膜而使之发生凹陷。③侵入红细胞：裂殖子侵入红细胞是在受体介导下完成的。随着裂殖子的推进，红细胞凹陷加深并扩大，虫体逐渐为含虫空泡包裹。最后裂殖子完全进入含虫空泡内且不与红细胞的胞质直接接触。裂殖子整个入侵过程约需20秒。④封口：当裂殖子进入含虫空泡后，红细胞又发生变形，10～15分钟后，裂殖子静止，红细胞逐渐将入口封闭，恢复正常状态。在入侵过程中，裂殖子体表的细胞表膜脱落于红细胞外。

疟原虫可通过表膜的胞饮或吞噬方式摄取营养；营养物质也可经胞口进入原虫体内。红细胞内寄生的疟原虫，其营养代谢主要是从宿主红细胞血红蛋白和血浆中利用的营养物质获得。

2. 生活史　5种疟原虫的生活史基本相同，都需要人和雌性按蚊做宿主，并经历了无性生殖和有性生殖两个世代的交替。现以间日疟原虫生活史为例叙述如下。

（1）在人体内发育：疟原虫在人体内先后在肝细胞和红细胞内发育。在肝细胞内为裂体增殖，称红细胞外期（红外期）；在红细胞内发育包括红细胞内裂体增殖期（红内期）和配子体形成的有性期。

1）红细胞外期（exoerythrocytic stage）：蚊唾腺内含有疟原虫子孢子的雌性按蚊刺吸人血时，子孢子随蚊的唾液进入人体，约30分钟子孢子侵入肝细胞。子孢子入侵肝细胞是由于子孢子表面有一种蛋白（环子孢子蛋白）能与肝细胞表面的疟原虫受体相结合，使两者接触。然后，子孢子释放棒状体内储存的分泌物，作用于接触的肝细胞膜而主动侵入肝细胞。在肝细胞内，虫体中部呈球状突出，前后端收缩，呈圆形，转变为滋养体。以后，核开始分裂，进行裂体增殖，形成裂殖体。裂殖体逐渐长大，反复进行核分裂，至一定程度胞质也分裂，分别包绕核，形成许多裂殖子，即为成熟裂殖体。感染第7天的间日疟原虫的成熟裂殖体，直径约42μm，胞质内有空泡，内含裂殖子约12 000个。裂殖子圆形或椭圆形，大小为0.3～0.7μm，由核和少量的胞质组成。当裂殖体发育成熟后，被寄生的肝细胞破裂，裂殖子散出，进入血窦，一部分裂殖子被吞噬细胞吞噬而消失，一部分则侵入红细胞内发育。

Lysenko等援引Moshkovsky的学说提出，间日疟原虫的子孢子在进入肝细胞后，在发育繁殖的速度上可能是多态的（polymorphism），即有发育快的，称速发型子孢子（tachysporozoites，TS）；发育慢的，称为迟发型子孢子（bradysporozoites，BS）。Krotoski等通过对食蟹猴疟原虫（*P. cynomolgi bastianellii*）的实验，发现其子孢子接种猴后3～5天，在肝细胞内原虫直径为4μm，第7天达5μm，但此后直至感染后105天其大小仍无改变。提出该种疟原虫子孢子有两种类型：其中一型是进入肝细胞后迅速发育繁殖，产生许多裂殖子，在感染后7～8天侵入血流，进行红细胞内发育；另一型进入肝细胞后发育慢，经不同时间的休眠期，然后被激活，发育为裂殖体并继续分裂为裂殖子，再进入血流。该学者将休眠期的疟原虫称为休眠子（hypnozoite）。以后进一步证实间日疟原虫也有休眠期，并认为休眠子与疟疾复发有关。

2）红细胞内期（erythrocytic stage）：由肝细胞释放出的红细胞外期裂殖子侵入红细胞内进行裂体增殖，称为红细胞内期（红内期），包括滋养体和裂殖体两个阶段。各种疟原虫寄生的红细胞时期不同。间日疟原虫和卵形疟原虫主要寄生于网织红细胞，三日疟原虫多寄生于较衰老的红细胞，而恶性疟原虫可寄生于各时期的红细胞。配子体在人体末梢血液中开始出现的时间也有差别。间日疟原虫在裂体增殖期出现2～3天后可在末梢血液中查见到配子体，而恶性疟原虫则在7～10天之后才能查见。

（2）在蚊体内发育：疟原虫在蚊体内发育包括在蚊胃腔内进行的有性生殖即配子生殖（gametogony）和在蚊胃壁进行的无性生殖即孢子增殖（sporogony）两个阶段。①配子生殖：当按蚊刺吸疟疾患者血液时，疟原虫随血液进入蚊胃后，仅雌、雄配子体能存活并继续进行配子生殖，而红细胞内期的各无性发育阶段的疟原虫均被消化。雌配子体逸出红细胞外，发育为不活动的圆形或椭圆形的雌配子（female gamete）或称大配子（macrogamete）；与此同时，雄配子体也在几分钟内开始核分裂为4～8块，胞质亦向外伸出成4～8条细丝，然后核分别进入细丝内，称为出丝现象，亦即雄配子形成（exflagellation），不久细丝脱离母体，在蚊胃腔中游动，即雄配子（male gamete）或称小配子（microgamete）。约在1～2小时，雌、雄配子受精，形成圆球形的合子（zygote）。合子最早在数小时后即开始变为长形的香蕉状的能活动的动合子（okinete）。约在12～24小时，成熟动合子可从蚊胃壁上皮细胞或穿过上皮细胞，停留在蚊胃弹性纤维膜（基底膜）下，在此处虫体变圆并进入囊壁形成球形的卵囊（ocyst）。②孢子增殖：卵囊形成后即进入孢子增殖阶段，卵囊逐渐长大并向蚊胃壁外突出，在卵囊形成第2～3天，其核开始分裂。核反复分裂，随后胞质也分裂，部分胞质与部分分裂的核形成孢子母细胞（sporoblast），成孢子细胞表面长出子孢子芽，经8～10天，脱离成孢子细胞体，形成子孢子（sporozoite），并游离于卵囊内。此时为成熟卵囊，其直径50～60μm。一个卵囊内可含有1000～10 000个子孢子。子孢子呈梭形，长10～15μm，宽约1μm。子孢子可能主动地从卵囊壁钻出或因卵囊破裂后散出而进入蚊血腔。子孢子可随蚊血淋巴钻入蚊体各组织。到达蚊唾腺内的子孢子才具有传染性。在子孢子进入蚊唾腺管后，当雌蚊再度刺吸人血时，便可随唾液进入人体。

疟原虫在蚊体内发育受多种因素的影响，如配子体的数量和活性，外界的温度、湿度，以及人体的免疫反应对配子体的作用等。此外，蚊媒的易感性也有密切关系，如我国中华按蚊对间日疟原虫的易感性比恶性疟原虫高。

【发病机制】

凡周围血液中存在成熟配子体的现症患者和带虫者都是传染源。血中带红细胞内期疟原虫者可经输血传播。传播媒介为按蚊，我国61种按蚊，能起传播作用的有8种，其中分布广泛的是中华按蚊、嗜人按蚊和微小按蚊。人群中除由遗传基因决定对某些疟原虫具有先天免疫力，以及高疟区婴儿可从母体获得一定的抵抗力外，对疟原虫普遍易感。在流行区，成人反复感染的机会多，可呈带虫状态，而易感者主要是儿童。孕妇生理功能特殊，免疫力低，易感疟疾。此外，非疟区的无免疫力人群进入疟区，也为易感者，且可引起疟疾暴发流行。

人类疟疾是疟原虫在红细胞内裂体增殖的结果。疟原虫裂体增殖使红细胞破裂释放裂殖子侵犯其他红细胞，在裂殖子表面可能存在一种特异标志可与红细胞特异受体结合而容易侵犯红细胞。红细胞内期的疟原虫每繁殖一代，红细胞被破坏一次。当足量的裂殖子、原虫代谢产物和红细胞碎片进入血液时，体温调节中枢就受到刺激，引起异性蛋白反应，即发生临床症状。当全部裂殖子进入新的红细胞或被吞噬细胞吞噬，血液内异性蛋白消失后，疟疾发作即行停止。当裂殖子再次成熟破坏红细胞时，疟疾发作再次出现。不同种类疟原虫裂体增殖成熟时间不同，各种疟疾的发作周期随之不同。如血液中有同种疟原虫重复感染或不同种疟原虫混合感染时，发作时间及规律将有所改变。经过多次发作，机体免疫力提高，发作停止，形成自然痊愈或带虫状态。间日疟的复发机制尚未完全阐明，目前主要认为是肝内潜伏的休眠子激活向血液释放而致复发。

疟原虫生活史中致病阶段是红细胞内期裂体增殖期。红细胞外期的疟原虫对肝细胞虽有损害，但人体常无明显临床症状。红细胞内的裂体增殖可引起周期性寒热发作，称疟疾发作。若干次发作后，可出现贫血及脾大；有时严重者还可引起凶险型疟疾，主要表现为脑型疟疾、超高热型疟疾等严重合并症，常见于恶性疟。从疟疾全过程来看，子孢子侵入人体后到临床发作前，都经过一段潜伏期，继之为疟疾发作期。若未彻底治疗又可出现再燃。间日疟原虫可出现疟疾复发。

凶险型疟疾主要由恶性疟原虫引起，因为成熟阶段恶性疟原虫感染的红细胞对血管内皮细胞有很强的黏附能力，并导致感染红细胞在血管内的进一步聚集，微循环内发生广泛的纤维蛋白沉积，血小板聚集，形成播散性血管内凝血（微血栓），引起一系列病变。血管内感染红细胞的黏附、聚集，进一步阻塞微小动脉，致使组织缺氧、变性、坏死等；同时，内皮细胞的激活、炎性细胞因子的释放，这些物质可引起非特异性炎症，从而引起小血管通透性发生改变，蛋白质外溢，引起受累器官炎性充血及渗出，诱发严重的功能障碍。

3. 免疫应答　人体对疟原虫感染可产生获得性免疫。但疟疾的获得性免疫不仅有种、株的特异性，还存在同株各发育阶段的特异性。

（1）疟原虫抗原：疟原虫的保护性抗原主要在虫体表面，统称表面抗原。在疟原虫生活史的发育各期，既有共同抗原，又有期特异性抗原，已证明成熟子孢子体外附着的环子孢子蛋白（circumsporozoite protein, CSP）具有明显的抗原性。红细胞内期疟原虫的不同发育阶段，其抗原的质和量均有变化，并可在被寄生的红细胞膜上表露出来。裂殖子和子孢子均属游离的疟原虫，因此诱导的宿主免疫均较明显。已知有许多疟原虫抗体可作用于裂殖子，使裂殖子凝集，阻止裂殖体释放裂殖子。裂殖子表面抗原与其侵入红细胞有关。近年发现恶性疟原虫和间日疟原虫的配子表面有保护性抗原。

（2）体液免疫：当疟原虫血症出现后，血清中IgG、IgM和IgA抗体水平明显增高，但有特异作用者仅占5%左右，而且主要是IgM。抗体在疟疾免疫中起重要作用，例如：①中和抗体，对CSP的单克隆抗体能中和相应子孢子而阻止其侵入肝细胞，对裂殖子的中和作用可能促使裂殖子凝集，并干扰裂殖子和红细胞表膜上的相应受体结合；②调理素抗体，可增强巨噬细胞或中性粒细胞吞噬受染红细胞的作用；③阻断传播抗体，如抗配子的抗体，能抑制疟原虫在蚊体内发育。

（3）细胞免疫：产生免疫效应的细胞主要是激活的巨噬细胞、中性粒细胞。在有免疫力宿主，巨噬细胞对于受染红细胞及血中裂殖子的吞噬能力明显增强；同时，巨噬细胞产生的肿瘤坏死因子、白细胞介素和活性氧（$\cdot OH$、H_2O_2、O_2^-）等，可通过破坏红细胞使其中的疟原虫变性死亡。疟原虫所引起的抗体反应，大部分都是依赖T细胞的，因此，辅助性T细胞的激活是产生特异性抗体的先决条件。肝内期疟原虫的一些抗原，可在肝细胞表面表达，激活杀伤性T细胞，特异性地杀伤被寄生的肝细胞。细胞免疫在红细胞外期感染中起主要保护作用。

（4）带虫免疫及免疫逃逸：多数疟疾患者经过连续急性发作停止之后，虽然血液或组织中仍存在少量原虫，但宿主却显示健康状态，形成低度疟原虫感染带虫免疫，这种现象说明机体有特异性抗体抑制疟原虫红细胞内期发育的免疫效应。疟原虫的带虫免疫显示疟原虫具有有效的免疫原性。同时，部分疟原虫又具有逃避宿主免疫效应的能力，与宿主保护性抗体共存，这种现象称为免疫逃逸，如慢性感染诺氏疟原虫的猕猴，每次再燃都由一种与它前身抗原性质稍有改变的变异体引起。

【病理变化】

病理学变化主要见于单核巨噬细胞系统。基本病变表现为红细胞因疟原虫在其中寄生和增殖而被破坏，未被破坏的红细胞内可含有疟原虫，单核巨噬细胞增生并吞噬疟色素。

1. 肝 急性期轻度肿大，切面充血，呈深灰色或暗棕色。镜下见肝细胞水样变和脂肪变性，常伴有肝细胞灶性坏死，胆汁滞留，库普弗细胞大量增生并吞噬红细胞和疟色素（图15-3-45）。慢性患者肝脏肿大明显，深灰色，质地变硬，肝包膜增厚，肝窦内淋巴细胞增生及疟色素沉积，汇管区纤维组织增生和淋巴细胞浆细胞浸润。在热带巨脾综合征（tropical splenomegaly syndrome，TSS）患者可见肝窦内淋巴细胞增生（图15-3-46）。

2. 脑 多见于恶性疟疾。脑组织充血、水肿，白质中有散在灶性或广泛出血点。这是疟疾的特征性改变，但并非见于所有病例。镜下见脑毛细血管扩张、

充血，内有含疟原虫的红细胞和疟色素堵塞管腔（图15-3-47，图15-3-48），导致微血管阻塞和缺氧，形成脑组织灶性坏死，环状出血和疟原虫性肉芽肿形成，以及坏死灶周围神经胶质细胞代偿性增生。

3. 肾 三日疟可引起肾小球丛毛细血管炎及节段性硬化，导致肾小球坏死，肾小管萎缩和间质纤维化（图15-3-49）。恶性疟疾时可发生肾小球肾炎，肾体积增大，肾小球内有疟色素，皮质毛细血管内有大量含有疟原虫的红细胞，肾小球内疟色素沉积，肾小管亦可坏死，管腔内积有蛋白和色素管型，间质内亦有淋巴细胞和单核细胞浸润。

4. 脾 脾大是疟疾最常见、最早发生的病变，与疟原虫种类和病程密切相关。恶性疟引起的脾大最为明显。急性期脾大为正常的 3～5 倍，重量可达1000g 以上，质软暗红，切面脾髓如泥浆状。镜下脾窦

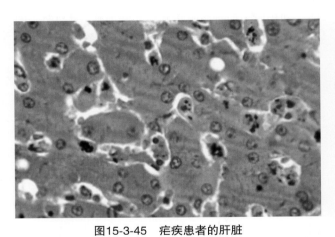

图15-3-45 疟疾患者的肝脏

库普弗细胞内含有疟色素

引自McGee JO'D, Isaacson PG, Wright NA, 1992. Oxford Textbook of Pathology. Oxford: Oxford University Press

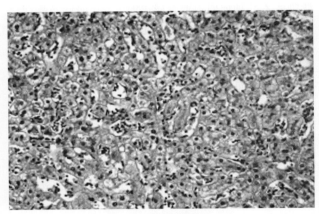

图15-3-46 热带巨脾综合征

患者的肝脏，肝窦内淋巴细胞增生

引自McGee JO'D, Isaacson PG, Wright NA, 1992. Oxford Textbook of Pathology. Oxford: Oxford University Press

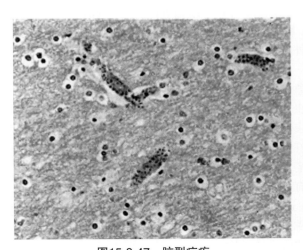

图15-3-47 脑型疟疾

小血管被疟原虫寄生的红细胞阻塞

引自Binford CH, Connor DH. 1976. Pathology of Tropical and extraordinary diseases, Washington: Armed Forces Institute of Pathology (AFIP)

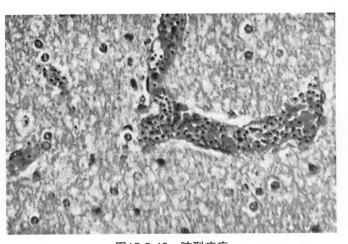

图15-3-48 脑型疟疾

毛细血管充血，多数红细胞内含疟原虫，少突胶质细胞周围可见特征性空晕
（丁彦青惠赠）

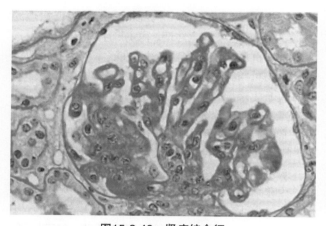

图15-3-49 肾病综合征

三日疟患者的肾小球，呈现节段性硬化表现。PAS染色
引自McGee JO'D, Isaacson PG, Wright NA, 1992. Oxford Textbook of Pathology.
Oxford: Oxford University Press

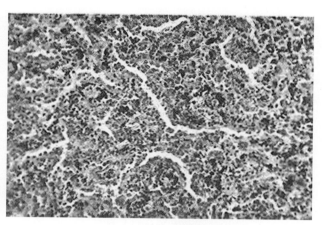

图15-3-50 疟疾脾

脾索纤维化，脾索及脾窦内皮细胞内可见疟色素沉积（丁彦青惠赠）

高度扩张、充血、脾小体缩小，在脾髓内存在大量含有疟原虫的红细胞和疟色素，巨噬细胞增生，活跃吞噬疟色素。慢性期脾大更为突出，称为巨脾症或热带巨脾综合征。脾重量可达 5～6kg，质地坚实，包膜增厚，切面实变，因疟色素沉积而呈灰黑色，脾小梁增粗，脾小体减少，常有梗死形成。镜下见脾包膜和脾小梁结缔组织增生，髓索广泛纤维化，大量疟色素呈弥漫性或团块状沉积，巨噬细胞增生并吞噬大量疟色素（图 15-3-50）。脾内也常见含铁血黄素沉积。由于纤维组织增生，在病愈后脾大多不能缩小，但疟色素可逐渐消失。

5. 其他器官 骨髓呈深红色，在吞噬细胞内可见疟色素、疟原虫。胃肠、肺、心、肾上腺、胎盘等亦见不同程度的吞噬细胞增生和疟色素沉积。严重的恶性疟疾常可死于脑水肿，脑出血，心功能不全和肝、肾衰竭等。

【临床表现】

1. 潜伏期 自疟原虫侵入人体到出现疟疾发作称为潜伏期，为子孢子侵入肝细胞，经疟原虫红细胞外期发育成熟所需时间，加上疟原虫经数代红细胞内期裂体增殖达一定数量所需时间的总和。如为输血感染疾病，则只需后一段时间。潜伏期的长短主要取决于疟原虫的种、株的生物学特性，但与感染疟原虫的数量与方式、机体免疫力以及服用抗疟药等有关。一般间日疟潜伏期短者为 11～25 天，长者为 6～12 个月，个别可长达 625 天。近年我国河南、云南、广西、湖南等省（区）进行了多次志愿者接受间日疟原虫子孢子接种实验，证明各地均兼有间日疟长、短潜伏期两种类型，但两者出现比例有由北向南，短潜伏期比例逐渐增多，长潜伏期比例逐渐减少的趋势。恶性疟潜伏期为 7～27 天，三日疟为 18～35 天。但侵入人体疟原虫数量多，或经输血输入大量无性体，或机体免疫力降低时，潜伏期常较短；服抗疟药者潜伏期可能延长。

2. 疟疾发作 血中疟原虫需达一定数量才能引起发作。引起发作的血中疟原虫数量的最低值称为发热阈值（threshold）。此数值因疟原虫种株的不同、宿主免疫力和耐受力的差别有高低差异。如间日疟原虫为每微升血液中 10～500 个，恶性疟原虫为 500～1300 个。发作的原因主要是红细胞内期疟原虫裂殖子胀破红细胞，裂殖子和疟原虫的代谢产物、残余和变性的血红蛋白以及红细胞碎片等一并进入血流；其中相当一部分可被中性粒细胞及单核吞噬细胞系统的细胞吞噬，刺激这些细胞产生内源性致热原（热原质），与疟原虫代谢产物共同作用于下丘脑的体温调节中枢引起发热。

典型的疟疾发作表现为周期性的寒战（冷）、发热（热）和出汗退热（汗）三个连续阶段。这种周期性特点与疟原虫红细胞内期裂体增殖周期一致，即和裂殖子从所寄生的红细胞释出的时间一致。间日疟和卵形疟为隔日发作一次；三日疟为隔两天发作一次；恶性疟起初为隔日发作一次，以后则出现每天发作或间歇期不规则。但初发的间日疟在早期往往每日发作一次，三日疟隔日或每日发作。这种现象可能是因为疟原虫在肝细胞内发育不同步，在不同时间不同数量裂殖子侵入红细胞所致。但经过几次发作之后，机体免疫力增强，原虫数量较少的一批被淘汰，数量多的一批占优势，因而出现典型的有规律的周期发作。如混合感染 2 种或 3 种疟原虫，则发作的时间间隔无规则。此外，儿童和进入疟区的初患病例，发作多不典型。

疟疾发作初期，机体外周血管收缩以防止散热，此时全身颤抖，皮肤呈鸡皮样，面色苍白，口唇与指甲发紫，为寒战期，如在盛夏，虽盖棉被数层也感不暖。经 1～2 小时后体温上升，可达 39～40℃，外周血管扩张，颜面绯红，皮肤灼热，进入发热期。发热高低与疟原虫种株特性、原虫密度及机体免疫力有关。发热期患者可伴有剧烈头痛，全身酸痛。小儿或病重成人有时可发生惊厥、谵妄或昏迷。经 4～6 小时或更长时间后，进入多汗期，体温急剧下降，大汗淋漓，患者感四肢乏力。发作的次数主要取决于治疗适当与否以及人体免疫力增长的速度。无免疫力的初发患者未经治疗，可连续发作数次或十余次。若无重复感染，随着发作次数的增多，人体对疟原虫产生了免疫力，大部分原虫被消灭，发作可自行停止。

3. 再燃与复发 急性疟疾患者在疟疾发作停止后，如体内仍有少量残存的红内期疟原虫，在一定条件下又大量增殖，经过数周或数月，在无再感染的情况下，又可出现疟疾发作临床症状，称为再燃（recrudescence）。疟疾初发后，红细胞内期疟原虫已被消灭，未经蚊媒传播感染，但经过一段时间的潜隐期（latent period），又出现疟疾发作，称为复发（relapse）。不论再燃或复发，都和不同种、株疟原虫的遗传特性有关。例如，恶性疟原虫和三日疟原虫都不引起复发，只有再燃；而间日疟和卵形疟则既有再燃，又有复发。间日疟原虫的不同地理株，在复发表现型上有很大差别。一般在初发后 2～3 个月内出现复发称为近期复发，经 3 个月以上复发称为远期复发。我国某些地区间日疟也出现近期和远期复发类型。实验研究证明，疟原虫发生抗原变异及宿主的免疫力下降，是引起疟疾再燃的原因。至于复发机制，迄今尚有争论，子孢子休眠学说虽能较好地解释疟疾的复发，但什么因素引起休眠子的复苏尚不清楚。

4. 贫血 疟疾发作几次后，可出现贫血症状。发作次数越多，病程越长，贫血越重。红细胞内期疟原虫直接破坏红细胞，是疟疾患者发生贫血的原因之一。但是疟疾患者贫血的程度往往超过被疟原虫直接破坏红细胞所造成的后果。这种情况与以下诸因素有关：①脾巨噬细胞吞噬红细胞的功能亢进：这些巨噬细胞不仅吞噬受疟原虫感染的红细胞，还大量吞噬正常的红细胞。这种吞噬作用与抗疟原虫的调理素抗体和 T 细胞分泌的淋巴因子有关。由于红细胞被吞噬后，含铁血红素沉着于单核吞噬细胞系统中，铁不能被重复利用于血红蛋白的合成，这也加重了贫血的程度。②骨髓中红细胞的生成障碍：体外培养实验证明，恶性疟患者有红细胞成熟功能的严重缺陷。骨髓造血功能受抑制，也可能与疟疾贫血有关。③免疫病理的因素：在疟疾感染的急性期，宿主产生特异性抗体后，容易形成抗原抗体复合物。附着在正常红细胞上的免疫复合物可与补体结合，使红细胞膜发生显著改变而具有自身免疫原性，并可引起红细胞溶解或被巨噬细胞吞噬。此外，有的疟疾患者可检测到血凝集，可能是疟原虫寄生于红细胞后，使隐蔽的红细胞抗原暴露，刺激机体产生自身抗体（IgM），导致红细胞破坏。

5. 脾大 主要原因是脾充血与单核吞噬细胞增生。吞噬细胞因含有大量疟色素，脾切面颜色变深。脾大可达脐下，其重量由正常人的 150g 增至 500g，甚至 1000g 以上。慢性患者因脾高度纤维化，包膜增厚，故质地坚硬，虽经抗疟药根治，也不能缩小到正常体积。在非洲和亚洲某些热带疟疾流行区，有一种病变称为热带巨脾综合征，多见于由非疟区迁入的居民，疟疾反复发作后，表现脾巨大，伴有肝大，以及与脾肿程度成正比的贫血、白细胞及血小板减少，红细胞寿命缩短等。经服抗疟药后巨脾可逐渐缩小。

疟疾致自发性脾破裂非常少见，发生自发性脾破裂考虑是疟原虫在红细胞内大量繁殖，引起红细胞破裂，释放出大量的虫体、疟色素及红细胞碎片，刺激单核巨噬细胞系统，引起了强烈的吞噬反应，使全身单核巨噬细胞系统增生，从而导致肝脾肿大及骨髓增生。病情加重时，脾脏高度肿胀，甚至发生包膜破裂。自发性脾破裂由于缺乏外伤史，发病突然，较易误诊。患者临床特征通常是发热超过 2 周、腹痛、低血压和血红蛋白低。CT 有特征性表现，并能提示疾病的严重性，脾脏可轻度至重度增大，增强后各期脾脏强化程度均小于肝脏，动脉期条纹状强化消失，腹腔积血，早期发现脾破裂可以避免不必要的脾切除。

6. 凶险型疟疾 常发生在恶性疟高度地方性流行区的儿童、少年，以及疟区无免疫力的人群（包括成人），由误诊、延迟治疗或治疗不当而致。所谓凶险型疟疾是指血液中查见疟原虫又排除了其他疾病的可能性而表现典型临床症状者，如脑型疟、肾衰竭、重症贫血、水电解质失衡、黄疸、高热等。

7. 脑型疟疾 是凶险型疟疾中常见的类型。其临床表现为剧烈头痛、谵妄、急性神经紊乱、高热、昏睡或昏迷、惊厥。因为含有成熟红内期疟原虫的红细胞多在深部血管中聚集，且以脑部为主，所以患者常有昏迷症状。昏迷并发感染或呕吐和惊厥是常见的死因。儿童脑型疟的死亡率为 5%～6%。脑型疟疾的发病机制尚停留在各种学说阶段，主要有机械阻塞学说、炎症学说、弥散性血管内凝血学说等。大多数学者支持机械阻塞学说。此学说认为脑型疟是由于脑部微血管被疟原虫感染的红细胞（PRBC）阻塞，PRBC的表膜上有很多疣突（Knob protrusion），其中含有虫源性抗原。PRBC在脑微血管中的聚集是PRBC膜与血管内皮细胞特异性粘连的结果。PRBC与正常红细胞的粘连加速了微血管的阻塞。对脑型疟昏迷患者的脑代谢研究，发现其脑脊液中乳酸浓度明显升高，可能是点状循环阻塞，导致脑缺氧，而大量疟原虫的糖酵解产物乳酸聚集，脑细胞可因细胞内酸中毒而死亡。近年有人推断，细胞因子，尤其是肿瘤坏死因子，参与了人脑型疟的发病，而且认为肿瘤坏死因子可能是通过NO发挥致病作用，影响中枢神经系统的功能。

8. 疟疾性肾病 多见于三日疟长期未愈者，以非洲儿童患者居多。主要表现为全身性水肿、腹水、蛋白尿和高血压，最后可导致肾衰竭。超声检查能探测到恶性疟疾患者肾脏的早期改变，肾脏体积增大，肾动脉主干血流量减低。此综合征是由Ⅲ型超敏反应引起的免疫病理性改变，多发生在有高效价疟疾抗体和高水平IgM者。重症恶性疟患者有的也发生此症状，但临床表现较轻，药物治疗疗效很好，但发展成为慢性后，抗疟药治疗也无效。

9. 其他类型疟疾 如先天性疟疾、婴幼儿疟疾、输血疟疾等。先天性疟疾系胎盘受损或在分娩过程中母体血污染胎儿伤口所致的产道感染引起。胎儿出生后即见贫血、脾大，血中发现疟原虫。婴幼儿疟疾缓慢起病，表现为精神迟钝或不安，厌食、呕吐、腹痛伴气胀或腹泻，热型不规则；仅畏寒而无寒战；热退后有半数不出汗；高热时可有惊厥或抽搐；贫血发展快；伴有咳嗽；病死率远较成人高。输血疟疾是由输血引起的疟疾，临床表现与蚊传疟疾相似。其潜伏期长短与输血的原虫数、注射途径和受血者的易感性有关。库血储存时间短于6天者最危险，7～12天较安全。当前输血较为普遍，血源复杂，对输血疟疾应予以重视。

【诊断与鉴别诊断】

按疟疾诊断原则，要根据流行病学史、临床表现和实验室检测结果等，一般不需病理学检查。但在内脏病变检查时，如临床提示疟疾，则应注意肝、脾、脑等组织（器官）及血管内有无疟疾相关病变。诊断中应注意区分无症状感染者、典型疟疾、重症疟疾，结合临床和实验室检查判断间日疟、恶性疟、三日疟和卵形疟等类型。临床诊断病例结合病原学检查阳性则可确诊。

1. 病史和流行病学史 具有典型的周期性发作史、在流行区或流行季节在疟区夜间留住史、近2周内有输血史等，可提供重要的诊断线索。

2. 病原学检查 从患者周围血血涂片中检出疟原虫，是疟疾确诊的依据。一般从受检者耳垂或指尖采血做薄血膜和厚血膜涂片，吉姆萨（Giemsa）染色或瑞氏（Wright）染色后镜检疟原虫，应在发作开始（恶性疟）或发作后数小时至10小时（间日疟、三日疟）内采血。恶性疟初发时只能查到环状体，而配子体在周围血液中的出现时间则在查到环状体之后10天左右。除重症患者外，一般在周围血液中难查到恶性疟的滋养体和裂殖体。薄血膜涂片经染色后原虫形态结构完整、清晰，可辨认原虫的种类和各发育阶段的形态特征，适用于临床诊断，但虫数较少容易漏检。厚血膜涂片在处理过程中原虫皱缩、变形，而且红细胞已经溶解，鉴别有困难，但原虫较集中，易被发现，熟识其形态特征后可提高检出率，因此常用于流行病学调查。疟原虫经吉姆萨染色或瑞氏染色，光学显微镜观察，核为紫红色或红色，胞质为蓝色，疟色素不着色，仍呈棕褐色。

3. 病理学检查 疟疾的基本病变为单核巨噬细胞增生并活跃地吞噬疟色素，以及红细胞内疟原虫寄生。虽然一般不会因疟疾进行病理检查，但病理检查确有可能发现疟疾相关的病变。如发现上述病变，或临床提示疟疾，应注意观察红细胞，检查红细胞内有无异常形态的物质，观察巨噬细胞有无吞噬疟色素现象，注意间质中有无疟色素，阳性发现可提示慢性疟疾。但应注意鉴别疟色素及含铁血黄素等色素，以免误诊。疟色素是血红蛋白在疟原虫体内代谢后的产物，呈黑褐色，普鲁士（Perls）蓝染色阴性，而含铁血黄素阳性（蓝色），可资鉴别。

4. 其他诊断方法 应用间接免疫荧光法检测特异性疟原虫抗体，已在流行病学调查中使用，也适用于多次寒热发作又未查明原因者。原虫血症后1周可查出抗体，故无早期诊断价值。近年来发展的新方法有许多，如用单克隆抗体制备快速诊断试剂，检测患者血中的疟原虫抗原，可诊断现症患者和带虫者。血中有疟原虫时才能查出其抗原，一旦治愈，抗原在短期内即行消失。分子生物学检测疟原虫的核酸，如巢式PCR法，不但能检出低密度感染的疟原虫，而且可以进行虫种鉴定。

四、锥虫感染与锥虫病

锥虫病（trypanosomiasis）是由锥虫（*Trypanosoma*）感染所致的原虫感染性疾病。锥虫病有两种，即非洲锥虫病（African trypanosomiasis）和美洲锥虫病（American trypanosomiasis），均属热带病。寄生于人的锥虫依其感染途径可分为两大类，即通过唾液传播的涎源性锥虫（布氏锥虫）与通过粪便传播的粪源性锥虫（枯氏锥虫）。非洲锥虫在寄生于人体的过程中主要引起神经系统损害，而心肌的损害是美洲锥虫病的主要临床表现。该病在我国罕见，但已有输入性病例报道。由于当今人口流动频繁，输入性传播值得引起关注。

寄生于人体的锥虫有两大类型：一种是属于布氏锥虫复合体（*Trypanosoma brucei* complex）的 3 个亚种，即布氏冈比亚锥虫（*T. brucei gambiense*）、布氏罗得西亚锥虫（*T. brucei rhodesiense*）和布氏布氏锥虫（*T. brucei brucei*），它们是非洲锥虫病的病原体；另一种枯氏锥虫（*Trypanosoma cruzi*，亦译为克氏锥虫）是美洲锥虫病的病原体。

（一）非洲锥虫病

非洲锥虫病又称非洲昏睡病（sleeping sickness），是流行于非洲的严重寄生虫病。本病病因主要是布氏冈比亚锥虫和布氏罗得西亚锥虫，两者的形态、生活史、致病作用及临床病理表现相似，以神经系统病变为主。布氏冈比亚锥虫病发生在非洲西部和中部，羚羊和其他动物是该虫的天然宿主。这一类型占所报道的锥虫病病例的 90% 以上，可造成慢性感染。人体可以受染数月甚至数年而不出现症状。当出现症状时，表明患者已处于晚期，主要是中枢神经系统受到侵袭。布氏罗得西亚锥虫病发生在非洲东部和南部，人是该虫主要的天然宿主。这种类型所占报道病例的比例不到 10%。该病发展迅速，并侵袭中枢神经系统。两者合称非洲锥虫病。前者的症状较后者为轻。动物和人均为传染源，传播媒介为吸血昆虫舌蝇（俗称采采蝇，Tsetse fly）。

【生物学性状】

布氏冈比亚锥虫和罗得西亚锥虫属于涎源性锥虫，为单型性虫体，长 15 ～ 34μm，宽 1 ～ 2μm，平均大小为 24μm×2μm，呈卷曲的柳叶状，前端尖锐，后端稍钝。虫体中央有一个椭圆形的核，后端有一点状动基体（或称运动体），动基体由两部分组成，前方的小体叫生毛体，后方的小体叫副基体，鞭毛由生毛体生出，并沿虫体表面螺旋式地向前延伸为游离鞭毛，鞭毛与虫体之间有薄膜相联，虫体运动时鞭毛旋转，此膜也随着波动，所以称为波动膜。虫体的胞质内可见到空泡和染色质颗粒。在吉姆萨染色的血片中，虫体的细胞核和动基体呈深红色，鞭毛呈红色，波动膜呈粉红色，原生质呈淡蓝色（图 15-3-51，图 15-3-52）。

电镜观察，锥虫体表面有一层厚 15μm、由糖蛋

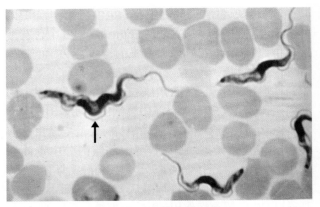

图15-3-51　锥虫鞭毛体
外周血薄片中的锥虫鞭毛体，呈卷曲的柳叶状，前端尖锐，后端稍钝，虫体中央有一个椭圆形的核。吉姆萨染色
引自Binford CH, Connor DH. 1976. Pathology of Tropical and extraordinary diseases, Washington: Armed Forces Institute of Pathology (AFIP)

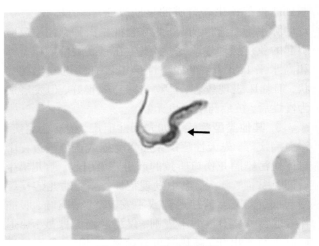

图15-3-52　锥虫鞭毛体
见于外周血薄片，瑞氏-吉姆萨染色
引自孙懿，黄韦华，牛紫光，等，2016. 1例输入性非洲锥虫病的病原学鉴定. 中国寄生虫学与寄生虫病杂志, 34(4): 350-354

白构成的表膜包住整个虫体和鞭毛。鞭毛深入细胞质的部分称为动基体，呈筒形的构造，这种构造十分类似中心粒，在细胞分裂时也起中心粒的作用。此外，细胞质内尚有高尔基体、内质网、溶酶体、胞质体、脂肪空泡及分泌囊等结构。

【发病机制】

1. 传播媒介与途径　锥虫有广泛的宿主群，很多种野生动物对此虫有易感性，国内曾有牛、马、羊、虎和鹿等感染的报道。本病的传染来源是带虫动物，包括隐性感染和临床治愈的病畜，在动物之间主要由虻类和吸血蝇类机械性传播。在人类主要通过舌蝇叮咬而传播，也有由于采食带虫动物的生肉而感染的报道。在疫区给家畜采血或注射时，如不注意消毒也可传播本病。锥虫的发病季节和流行地区与吸血昆虫的出现时间和活动范围相一致。主要流行于热带和亚热

带地区。人群对锥虫普遍易感。

舌蝇（采采蝇）叮咬动物，吸入含有锥鞭毛体的血液，锥虫在舌蝇中肠内繁殖，约 10 天后经胃反流到咽部，然后混入唾液腺。在唾液腺内，锥鞭毛体附着于细胞壁上，并转变为后膜型鞭毛体的锥虫，大小约为 15μm×2.5μm，无鞭毛，对人有致病性。采采蝇在叮咬人体时分泌唾液防止宿主血液凝固，同时将锥虫注入宿主皮下。锥虫在叮咬部位通过二分体分裂繁殖，在发病初期转化为细长型。这种形式可以在血液或淋巴液中生存并转运至脑脊液，引起神经系统的病变。

2. **致病作用**　主要是锥虫毒素对机体的毒害作用。锥虫通过舌蝇叮咬传播到人体，虫体侵入机体后，经淋巴和毛细血管进入血液和造血器官发育繁殖，虫体增多，同时产生大量有毒的代谢产物；而锥虫自身又相继死亡释放出毒素，这些毒素作用于中枢神经系统，引起功能障碍，如体温升高和运动障碍，进而侵害骨髓，使红细胞溶解和再生障碍，导致红细胞减少，出现贫血。随着红细胞溶解，不断游离出来的血红蛋白大部分积滞在肝脏中，转变为胆红素进入血流，引起黏膜和皮下组织黄染。心肌受到侵害，引起心功能障碍；毛细血管壁被侵害，通透性增强，导致水肿。由于肝功能受损，不能储存肝糖，所以疾病后期出现低血糖和酸中毒。中枢神经系统受侵害可引起精神沉郁甚至昏迷等症状。

锥虫表面的可变表面蛋白（variable surface protein，VSP）具有极强的抗原变异性。虫体在血液中增殖的同时，宿主的抗体也相应产生，在虫体被消灭时，却有一部分 VSP 发生变异的虫体逃避了抗体的作用，重新增殖，从而出现新的虫血症高潮，如此反复，使疾病出现周期性高潮。

【病理变化】

非洲锥虫病以神经系统病变为主，亦可累及心脏。

1. **脑组织病变**　肉眼观察脑组织大致正常，但脑膜轻度增厚，有时可见脑皮质充血水肿、灶性出血。病程长久者可见脑室扩张，引起皮质下白质萎缩。镜下，软脑膜因充血水肿，淋巴细胞、浆细胞和组织细胞浸润而增厚。浆细胞内可见免疫球蛋白小体（拉塞尔小体，Russell body）。炎细胞浸润亦可累及血管周围间隙（Virchow-Robin space，VRS），血管周围可见炎细胞呈鞘状围绕血管形成血管套（图 15-3-53，图 15-3-54）。脑组织中也可见神经元变性、胶质细胞增生，偶尔可见到锥虫。淋巴细胞吞噬作用（lymphophagocytosis）和桑葚细胞（morula cell）提示为非洲锥虫病，但并非见于所有病例。桑葚细胞在非洲锥虫病中是一个特征性表现。桑葚细胞是一种变异的浆细胞，直径可达 20μm，胞质内充满蛋白性小滴，每个大小约 3μm（图 15-3-55）。

除脑膜血管炎症外，最显著的特征是胶质增生和髓鞘反应。小胶质细胞及星形细胞增生显著，特别是在浅层皮质区、基底节和脑干。相比之下，脱髓鞘病变较轻，见于血管周围。神经元丢失很少见，胶质结节也不常见。脉络膜层可水肿，并含有淋巴细胞、浆细胞浸润。由于炎性渗出和纤维化，脑神经和脊神经的神经节和神经根可以增厚。

2. **心脏病变**　非洲锥虫病较少引起心脏病变，包括心室扩张、心肌肥大、心包炎伴有炎性渗出，也可见灶性心内膜增厚。镜下检查可见心内膜、心肌和心包膜内炎细胞浸润，主要是淋巴细胞、浆细胞和组织细胞（图 15-3-56），以后可发生心肌间质纤维化。胸膜

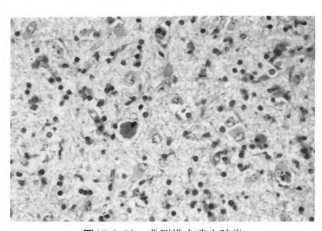

图15-3-53　非洲锥虫病之脑炎

可见胶质细胞增生，脑水肿，浆细胞浸润伴胞质内免疫球蛋白小球

引自McGee JO'D, Isaacson PG, Wright NA, 1992. Oxford Textbook of Pathology. Oxford: Oxford University Press

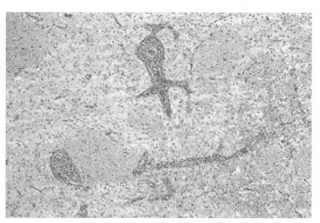

图15-3-54　非洲锥虫病之脑炎

血管周围炎细胞浸润，伴脑水肿

引自McGee JO'D, Isaacson PG, Wright NA, 1992. Oxford Textbook of Pathology. Oxford: Oxford University Press

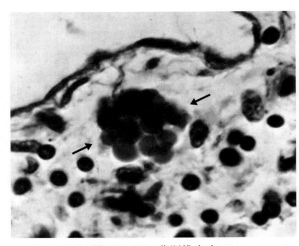

图15-3-55　非洲锥虫病

脑膜组织，高倍镜下显示淋巴细胞、浆细胞浸润，并可见桑葚细胞（箭头）
引自Binford CH, Connor DH. 1976. Pathology of Tropical and extraordinary diseases, Washington: Armed Forces Institute of Pathology (AFIP)

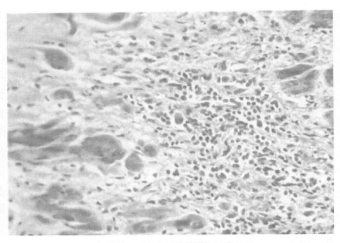

图15-3-56　非洲锥虫病

心肌炎，心肌纤维变性、坏死伴慢性炎细胞浸润
引自McGee JO'D, Isaacson PG, Wright NA, 1992. Oxford Textbook of Pathology. Oxford: Oxford University Press

和心包渗出液中可含有锥虫、淋巴细胞、间皮细胞。

3. 淋巴组织病变　脾脏可肿大，含有灶性组织细胞增生。淋巴结也可增大，镜下见生发中心显著，组织细胞和淋巴细胞、浆细胞增生，浆细胞显著，偶见 Russell 小体。

【临床表现】

全身症状包括发热、明显的乏力、消瘦、淋巴结肿大、头痛和关节痛等。病变过程可分为 3 期，也有学者将下述前两期合并为第一阶段。

1. 初发反应期　特征为出现锥虫"下疳"（trypanosomal chancre），即在舌蝇叮咬 1 周后局部皮肤肿胀，柔软，略带紫色，中心出现红点。"下疳"处皮下组织内可见淋巴细胞、组织细胞和少量嗜酸性粒细胞浸润，有时可见锥虫。该病变为自限性，持续 3 周左右可消退。锥虫下疳可见于 84% 的罗得西亚锥虫感染和 47% 的冈比亚锥虫感染。

2. 血淋巴期　锥虫进入血液或淋巴液后，可长期生存于血液和淋巴系统，引起锥虫血症，锥虫血症高峰期持续 2～3 天，伴间歇性发热、头痛、关节痛等症状，发热持续数日后自行消退，过几天再次发热，间歇时间 2～19 天。此期常见淋巴结肿大，以颌下、颈后、腹股沟等处最显著，亦可累及全身淋巴结。在第一次发热后可出现锥虫性皮疹，直径 3～10cm，斑点状或不规则红斑，无瘙痒。大部分斑疹围绕肤色正常的中心区域，使皮疹呈环状或锯齿状分布。皮疹可在某个部位很快消退，几周后再出现于另一部位。颈后三角区淋巴结肿大是冈比亚锥虫病的特征，也可见于颈部甚至全身性分布。淋巴结直径 1～2cm，质软，活动，无压痛。冈比亚锥虫感染者淋巴结病变比

罗得西亚锥虫感染多见。此期也可发生心肌炎、心包炎或心包积液。肝脾也可发生肿大，在移民和旅行者中较多见。

3. 脑膜脑炎期　以中枢神经系统受累为特征，常发生在锥虫感染数月至数年后。锥虫在脑脊液中增殖，加上锥虫死亡释放出的毒素作用，可引起惊厥、行为改变、顽固性头痛、嗜睡、精神抑郁甚至昏迷等症状，故称为昏睡病。昏睡病表现为白天嗜睡、夜间失眠，嗜睡呈发作性，最后出现无法控制的睡眠冲动。心脏受累可致心肌炎，表现为心动过速或心律不齐等。

实验室检查常见血浆白蛋白降低、球蛋白增高，IgM 总量明显增高（起病后 2 周即可有 10 倍左右的增高）。血红蛋白降低，血沉显著增快；白细胞分类计数中性粒细胞相对减少，而淋巴细胞和单核细胞相对增加，嗜酸性粒细胞增多并不明显。骨髓穿刺检查可见骨髓有核细胞增生活跃或极度活跃，这是非洲人体锥虫病的特点之一，尤其红细胞系统增生更活跃。患者脑脊液压力增高，细胞数增加（主要是单核细胞和淋巴细胞），蛋白含量增高，IgM 明显增高。

【诊断与鉴别诊断】

根据流行病学（来自该病疫区，有被舌蝇叮咬史）、临床症状和体征，结合实验室检查，非洲人体锥虫病不难诊断。凡外周血、骨髓、淋巴结穿刺液涂片和脑脊液涂片检查任何一项找到非洲锥虫者均可作为确诊的条件。WHO 推荐在脑脊液中找到锥虫即可诊断。病原体的培养和血清免疫学检查也有一定诊断价值。

1. 病原学检查　从血液、脑脊液、淋巴结穿刺

液、"下疳"液或骨髓穿刺液中查找锥虫；脑脊液离心后可能找到锥虫；对血片检查阴性的患者进行颈后、枕下三角等处肿大淋巴结穿刺，涂片检查，亦可获得阳性结果。一般锥虫感染后2周即可从肿大的淋巴结查到锥虫。偶可见锥虫和丝虫同时存在或锥虫和疟原虫同时存在。取患者的血清或脑脊液，用间接免疫荧光、酶联免疫吸附试验等方法检测锥虫IgG或IgM抗体亦有助于诊断。

2. 诊断标准 分为确诊病例和疑似病例。确诊病例应具有流行病学史、该病主要的临床表现，病原学检查阳性；具有流行病学史、该病主要的临床表现，虽未取得病原学诊断依据但免疫学试验阳性，且其他实验室检查结果亦支持诊断者也可确诊。疑似病例为具有流行病学史、该病主要临床表现，虽未取得病原学和免疫学诊断依据，但其他实验室检查结果支持诊断，且排除了需与之鉴别的其他疾病时，诊断为疑似病例。

3. 鉴别诊断 锥虫性"下疳"应与其他昆虫叮咬、局部感染性病变等相鉴别。虫血症期应与疟疾、伤寒、回归热等发热性疾病相鉴别；发热伴淋巴结肿大应与淋巴结核、淋巴瘤、传染性单核细胞增多症等相鉴别；有心肌损害和相应表现者应与其他病因引起的心肌炎相鉴别。

（二）美洲锥虫病

美洲锥虫病是由枯氏锥虫（*Trypanosoma cruzi*，或译为克氏锥虫）引起的一种热带寄生虫病，主要流行于中美洲和南美洲18个国家。因于1908年由恰加斯（Chagas）医生发现，故又称恰加斯病或查加斯病（Chagas disease）。有研究证明，该病早在4000多年前的南美洲已有流行（木乃伊尸检、组织学、电镜、免

疫组化及PCR扩增证实）。该病传播媒介为锥蝽属昆虫，流行于南美洲一些热带国家，多见于儿童。临床上可引起心脏、消化道及外周神经系统改变，病死率较高。急性期以发热、全身性淋巴结肿大及心脏扩大为主要特征。慢性期则以心肌炎、心脏扩大、食管或结肠扩张为主要特征。

免疫低下者如艾滋病患者，易于感染枯氏锥虫，或使体内原有美洲锥虫病再活化，如果发生急性脑炎，在脑与脑脊液内可找到锥虫。因枯氏锥虫与人类免疫缺陷病毒（HIV）在早期传播模式、漫长的潜伏期和难以治愈等方面极其相似，有专家将恰加斯病称为"美洲的新艾滋病"。

【生物学性状】

1. 形态学 枯氏锥虫属肉足鞭毛虫门（Sarcomastigophora）鞭毛亚门（Mastigophora）动鞭毛纲（Zoomastigophora）动基体目（Kinetoplastida）锥虫属（*Trypanosoma*），为人体粪源性锥虫，在不同的寄生环境下有3种不同形态，即无鞭毛体、上鞭毛体和锥鞭毛体。无鞭毛体和上鞭毛体以二分裂增殖，锥鞭毛体不增殖。①无鞭毛体（amastigote），存在于宿主细胞内或媒介昆虫前肠内，呈圆形或椭圆形，大小为2.4～6.5μm，有细胞核和动基体，无鞭毛或有很短的鞭毛，可形成假囊；②上鞭毛体（epimastigote），存在于锥蝽的消化道内，呈纺锤形，长20～40μm，动基体在细胞核的前方，游离鞭毛自核的前方发出；③锥鞭毛体（trypomastigotes），存在于血液或锥蝽的后肠内（循环后期锥鞭毛体），长11.7～30.4μm，宽0.7～5.9μm。游离鞭毛自核的后方发出。在血液内，外形弯曲如新月状（图15-3-57）。

枯氏锥虫含有特化的管状动基体，动基体DNA（kDNA）占DNA总量的20%～25%。kDNA是由许

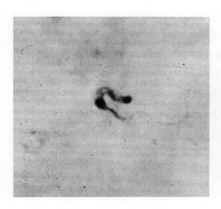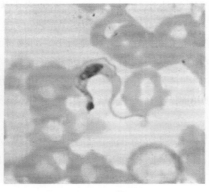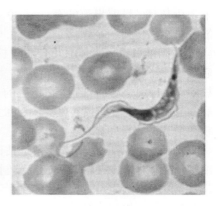

图15-3-57 锥鞭毛体

左图示枯氏锥虫的锥鞭毛体，见于厚血片，锥鞭毛体呈C形，其末端（尾部）可见大的动基体；中图为薄血片，可见枯氏锥虫的锥鞭毛体，显示鞭毛、核和末端动基体；右图为薄血片，显示锥鞭毛体的鞭毛、核和较小的动基体（与后端有短距离）

引自Binford CH, Connor DH. 1976. Pathology of Tropical and extraordinary diseases, Washington: Armed Forces Institute of Pathology (AFIP)

多微环和少量大环组成的网状结构，参与编码虫体所必需的蛋白质和酶。

2. 生活史 传播媒介为锥蝽（triatomine），其成虫、幼虫都能吸血，多在夜间吸血。当锥蝽自本病患者或储存宿主吸入含有锥鞭毛体的血液数小时后，锥鞭毛体在锥蝽前肠内失去游离鞭毛，在 14～20 小时后，转变为无鞭毛体，在细胞内以二分裂大量增殖。以后再转变为球鞭毛体（spheromastigote）进入中肠，发育为上鞭毛体。上鞭毛体以二分裂增殖，发育为大型上鞭毛体。约在吸血后第 3 或第 4 天，上鞭毛体出现于直肠，并附着于上皮细胞。第 5 天后，上鞭毛体变圆，发育为循环后期锥鞭毛体。当受感染的锥蝽再次吸血时，循环后期的锥鞭毛体随锥蝽粪便经皮肤或黏膜伤口进入人体。宿主也可能通过被锥蝽污染的食物、输血、器官移植、母乳或胎盘等途径获得感染，或经手指携带至眼、口、鼻部侵入黏膜。

血液内的锥鞭毛体侵入人体细胞内转变为无鞭毛体进行增殖，形成假囊（即充满无鞭毛体的细胞），约 5 天后一部分无鞭毛体经上鞭毛体转变为锥鞭毛体，假囊破裂后锥鞭毛体进入血液，再侵入新的组织和细胞。

【发病机制】

吸血蝽虫在吮吸含有锥虫的动物或人的血液时受到感染，被吸入的锥虫在蝽虫肠道内增殖，并随粪便排出体外。当虫咬伤口或皮肤黏膜破损处被感染性虫粪污染时，锥虫即可传播到宿主体内。经皮肤进入人体所引起的皮肤病损称为 Chagas 结节。此外，本病也可通过输血传播或先天性获得，但这两种途径均少见。

本病的传播有两种途径：一种是通过患者或储存宿主→锥蝽→人的方式传播；另一种是通过输血传播、母婴垂直传播或在器官移植及实验室意外等情况下发生传播。目前报道的至少有 40 余种吸血锥蝽可能造成本病传播。

枯氏锥虫侵入人体后可侵犯单核巨噬细胞系统、心脏、骨骼肌、平滑肌、神经细胞，可定植于任何有核细胞，特别是心肌细胞，在寄生的过程中引起心肌病和心肌炎，且心肌损害是美洲锥虫病的主要临床表现和最常见的合并症。

本病急性期症状多被认为是枯氏锥虫损伤宿主细胞所致。对于慢性期相关发病机制，目前有两种理论：一种理论认为是枯氏锥虫持续存在，导致慢性炎症所致，另一种理论则认为是自身免疫损伤所致，可能的机制包括抗原交叉反应、直接细胞介导的细胞毒作用及抗原提呈改变等。自体免疫机制学说认为在感染锥虫后，体内可产生自身反应性细胞毒性 T 细胞，后者可溶解宿主的正常细胞。此外，针对心肌细胞肌质网、层粘连蛋白（laminin）及其他细胞成分的各种抗体也可能与 Chagas 心肌炎的发生有关。心脏副交感神经的去神经支配作用被认为可能是慢性 Chagas 病的原因。

枯氏锥虫感染过程漫长。感染多年后可累及心脏引发心肌炎，累及肝、脾造成肝、脾肿大等损害，也可因累及食管及结肠等脏器，使食管、结肠等器官的肠肌丛神经节细胞（Auerbach's plexus）发生去神经支配，使自主神经功能紊乱，引起消化道运动功能紊乱及管腔扩张。Chagas 病侵犯食管造成食管运动功能紊乱及管腔扩张谓之 Chagas 食管病。在 10%～24% 的慢性 Chagas 病患者中发现有食管异常。

Sterin-Borda 等的研究表明，Chagas 病患者体循环中存在一系列神经递质受体（neurotransmitter receptor）的自身抗体（autoantibody），这些抗体主要通过阻断 β_2 肾上腺素受体和 M_2 胆碱能受体而影响细胞内的信号转导，引起机体靶器官（主要为心脏和消化道肠肌丛的交感和副交感神经丛）的损害。Ny 等（1999）则指出肠道微环境中一氧化氮系统的改变在 Chagas 病患者胃肠道发病过程中起到重要作用。

近年来，研究发现枯氏锥虫的病变具有自身免疫性质。PCR 检测发现，枯氏锥虫与宿主的心肌组织具有共同的抗原特性，可激发机体产生自身抗体，引起心肌损伤。还证明患者血液中存在与外周神经的神经鞘（sheath of Schwann）发生反应的抗体。此外，体外培养证明 Chagas 病患者的 T 细胞能损伤心肌细胞。

有趣的是，莫斯科国立大学生物系的研究人员发现，枯氏锥虫对恶性肿瘤细胞具有一种"以毒攻毒"的遏制作用，即如果体内有正常细胞恶性变，枯氏锥虫会首先对其进行攻击，而对正常细胞则"不予理睬"。在枯氏锥虫作用下，癌瘤的生长速度会降低，癌瘤会缩小，甚至消失。动物实验表明，在枯氏锥虫的攻击下，动物体内的移植瘤在各个生长阶段，其体积仅为对照组的 1/2～2/3。他们推测，枯氏锥虫体表的多种分子可帮助其识别、攻击恶性肿瘤细胞，另外一些分子可脱离该原虫而激发机体免疫系统攻击癌细胞。枯氏锥虫毕竟是一种病原体，因此在临床上不宜直接以该原虫攻击癌细胞作为恶性肿瘤治疗的手段来应用。但从反面可以推论，Chagas 病患者恶性肿瘤的发病率应相对较低。

【病理变化】

病原体感染第 3 周即可发生寄生虫血症。枯氏锥虫在多种器官和组织细胞内繁殖并播散，可随血流寄生于许多器官的实质细胞内，特别是单核巨噬细胞、肌细胞（包括心肌细胞）和神经节细胞，也可累及食管和结肠，在细胞内转变为无鞭毛体（利什曼型）。无鞭毛体最常见于心肌纤维内，在脑内较少见，先天性感染例外。在其他组织内偶可见到少量无鞭毛体。无鞭毛体大小为 3 ~ 5μm，位于细胞质内，凭借动基体可以识别，苏木素染色呈深蓝色。辨认出无鞭毛体是确定病因诊断的关键。

急性期病理改变：锥虫在入侵部位的细胞内迅速繁殖形成假囊。假囊破裂后释放抗原及毒性物质，在该处引起严重炎症反应，呈中性粒细胞、单核巨噬细胞、淋巴细胞浸润以及明显的间质水肿，形成硬结，即美洲锥虫肿（chagoma）。邻近淋巴结反应性增生，淋巴结活检可见淋巴细胞增生，组织细胞中可见吞噬的无鞭毛体，也可有假囊形成及炎症反应。如由眼结膜入侵，则单侧眼睑及眼周水肿、充血及附属淋巴结肿大，即 Romana 征，其病变以淋巴细胞浸润和肉芽肿为特点。急性期死亡病例通常见心肌炎表现伴心脏增大。脑和脑膜也可受累，发生炎症反应并见无鞭毛体。

1. 心脏病变　多为全心炎，亦可为节段性心肌损害，其基本病变与非洲锥虫病相似，并有心室功能障碍。急性心肌炎时可见心肌间质充血水肿，伴巨噬细胞、淋巴细胞和浆细胞浸润，缺乏特异性。有时见较多中性粒细胞浸润，形成微脓肿。心肌纤维和传导组织可见坏死。早期心肌坏死与虫体寄生有关。随病程发展，炎症弥漫，间质水肿，致使无虫寄生的心肌

也可见有坏死。最重要的是在心肌纤维内充满细小颗粒状的锥虫无鞭毛体（图 15-3-58，图 15-3-59），需要注意与弓形虫、组织胞浆菌、利什曼原虫及其他细胞内微生物相鉴别。利什曼原虫体积小于枯氏锥虫，且集中于皮肤、口腔、鼻腔或喉部的单核巨噬细胞内。

心脏是慢性感染损害最常见的器官。慢性心肌炎或心肌病可致心脏肥大，心室扩张，心肌肥厚，心脏质量增加，可达 400 ~ 800g。右心室流出道明显增大。心瓣膜病变不明显，但瓣膜环可扩张，心房壁扩张和纤维化。室间隔偏向右侧，有时不同程度地固定在邻近的三尖瓣叶。心尖部变薄，纤维化，而心肌纤维显著减少。有时见左心室壁及室间隔肥厚，半数以上有左心室（偶尔为右心室）心尖部变薄并膨出，状如室壁瘤或动脉瘤（aneurysm），此为 Chagas 病心脏的特征性改变。也可见室间隔和心室壁变薄，接近乳头肌和心室壁附着处的肉柱结构变得复杂，或见左心室乳头肌扭曲，心室远端肉柱（trabeculae carneae）数量增加。心腔内可有附壁血栓形成，常见血栓填满心尖部，右心房内也常有血栓。部分患者可见外周器官栓塞。

显微镜下，最明显的是心肌细胞大量破坏、弥漫性纤维化，心室壁内心肌瘢痕形成条索状和带状，伴慢性炎细胞浸润，最常见于远端部分。慢性心肌炎的灶性区域含有淋巴细胞、浆细胞浸润，在肥大的心肌纤维间可见线条状或斑片状间质纤维化。局部心肌纤维萎缩消失，被瘢痕组织取代。心尖部病变恒定表现为节段性无细胞性纤维化，可见心外膜的血管和脂肪组织。随着心肌炎的发展，可出现心内膜和心包膜的

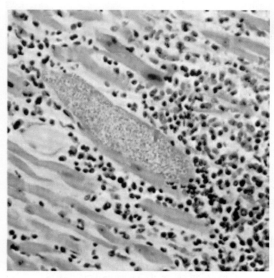

图15-3-58　急性Chagas心肌炎
心肌纤维内充满无鞭毛体，间质内大量炎细胞浸润
引自Binford CH, Connor DH. 1976. Pathology of Tropical and extraordinary diseases, Washington: Armed Forces Institute of Pathology (AFIP)

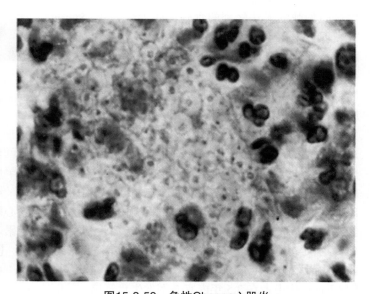

图15-3-59　急性Chagas心肌炎
细胞外及被吞噬于细胞内的枯氏锥虫无鞭毛体
引自Binford CH, Connor DH. 1976. Pathology of Tropical and extraordinary diseases, Washington: Armed Forces Institute of Pathology (AFIP)

病变。冠状动脉通常是正常的，但毛细血管和小静脉可不规则地扩张。有时在心尖薄弱处，肉柱之间或心耳处可见机化的血栓。在 10%～20% 的慢性 Chagas 心肌病患者的心肌细胞中可观察到无鞭毛体，但多做切片可提高检出率。

慢性 Chagas 病患者多存在心脏副交感神经的去神经支配。窦房结和房室结、希氏束右支和左前支也常有炎症累及。传导系统也可见瘢痕形成，在窦房结（S-A node）或主要传导束中可见纤维化，炎细胞浸润，传导束萎缩，局部被脂肪组织取代。这些病变可导致传导阻滞和心律失常，甚至慢性期患者的猝死。

大量证据（如免疫组化和 PCR）显示，慢性感染时心脏损害不是因为自身免疫机制而是因为寄生虫的长期潴留和伴随的慢性炎症。心脏的去神经支配（主要是副交感神经系统）和冠状微血管异常是慢性病变的主要致病机制。

2. 脑炎　病变类似于非洲锥虫病，脑组织内见散在炎症病灶，多见于基底节。病灶中可见淋巴细胞浸润，胶质细胞增生（图 15-3-60）。在胶质细胞内也可见无鞭毛体，呈小颗粒状（图 15-3-61）。

3. 消化道病变　Chagas 病的消化道病理改变主要为锥虫感染使壁间神经丛遭受破坏，自主神经节常有异常改变，形成巨食管或巨结肠。慢性期胃肠道扩张肥大、局部炎性病灶并伴有淋巴细胞浸润、肠系膜神经丛神经细胞显著减少。巨结肠时肠肌层神经节细胞减少较显著，十二指肠、输尿管和胆道系统也可见类似改变。免疫组化可见交感及副交感神经末梢儿茶酚胺类减少和乙酰胆碱酶活性降低，以致形成与原发性贲门失弛症无法区别的食管无张力性扩张。Sterin 等发现 Chagas 病患者的血液内存在一种抗体，与心肌的 β 类肾上腺素能及毒蕈碱胆碱能受体结合以后，可诱发细胞内信号传导，使靶器官的生理功能发生变异，以致正常细胞变为病理活性细胞。上述抗体与心肌的 β 类肾上腺素能及胆碱能受体结合后，可以诱发生理性、形态性、酶性及分子性等一系列改变，最终造成组织损伤。此种抗体的存在可以部分解释 Chagas 病患者的失弛症和心脏神经肌肉功能障碍。此类患者的交感和副交感神经系统均受到影响，其发展后果为出现进行性神经传导受体封闭和交感、副交感的去神经支配，此种现象在 Chagas 病患者的疾病过程中表现为心肌神经病（cardioneuropathy）及食管失弛症。此症患者的食管癌发病率高。Camara-Lopes 报道 90 例 Chagas 病患者在 3.5 年内有 7 例发生食管癌，因此一旦确诊为 Chagas 病，最好做预防性食管切除术。不同株的枯氏锥虫引起本病的病理表现存在地域差异，

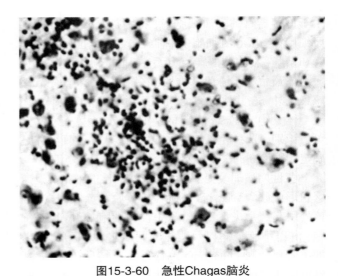

图15-3-60　急性Chagas脑炎
炎症病灶内可见淋巴细胞和胶质细胞浸润于基底节
引自Binford CH, Connor DH. 1976. Pathology of Tropical and extraordinary diseases, Washington: Armed Forces Institute of Pathology (AFIP)

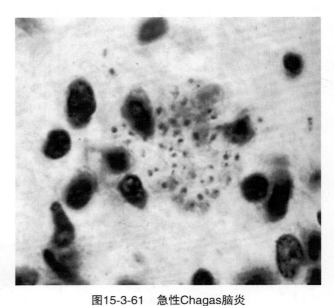

图15-3-61　急性Chagas脑炎
在基底节的胶质细胞内可见无鞭毛体
引自Binford CH, Connor DH. 1976. Pathology of Tropical and extraordinary diseases, Washington: Armed Forces Institute of Pathology (AFIP)

如巨食管和巨结肠在巴西很常见，在巴西以外的患者则罕见。

4. 其他器官病变　Chagas 病的病变为全身性，除心脏、食管、结肠外，腮腺、睾丸及其他器官也可受累。

【临床表现】

Chagas 病的潜伏期在被锥蝽叮咬受染者为 6～10 天，由输血受染者为 10～20 天（或 20～40 天）。此期无鞭毛体在细胞内繁殖，所产生的锥鞭毛体在细胞之间传播，并存在于血液中。Chagas 病可按

其自然病程分为急性期、隐匿期（或称未定期）和慢性期 3 个阶段。按受累器官可分为心脏病和消化道扩张病等。枯氏锥虫也可通过胎盘传播，导致先天性 Chagas 病。

1. 急性期或急性 Chagas 病　很少见。锥虫进入人体后开始繁殖，并在体内广泛播散，感染后 2 ～ 3 周发生锥虫血症，可持续数日，但感染者中仅不足 10% 可发生急性锥虫病，以幼童最常发生，且症状比成人严重，出现症状者多为 15 岁以下儿童，尤以 1 ～ 5 岁多见，且多因锥蝽咬伤引起。被锥虫感染的锥蝽叮咬后，25% 局部无反应，50% 局部病变出现于面部，25% 出现于躯干。

锥虫叮咬后首先在锥虫入侵部位皮肤和皮下组织出现炎症反应，呈一过性荨麻疹；1 ～ 2 周后在皮肤叮咬处出现红斑和结节，称为恰加斯结节或美洲锥虫肿，一般可持续存在数周。如侵入眼结膜，可致眼眶周围水肿或单侧眼睑肿胀、睑结膜炎和耳前淋巴结炎，称为罗曼尼亚征（Romana sign）或眼黏膜综合征，是本病早期的特征性表现，在这些病变中可能查到锥虫。眼睑肿胀系组织中黏液样物沉积所致，故为非凹陷性。这两种体征的病变都是以淋巴细胞浸润和肉芽肿为特点。虫血症期间或以后锥虫进入组织，可引起心肌炎与心内膜炎、窦性心动过速、心动过缓、二尖瓣收缩期杂音、心脏肥大。症状多于 4 ～ 12 周后消失。此期因早期心肌炎引起心力衰竭或心室纤颤和脑膜脑炎，常可招致死亡。其他急性症状还包括发热（稽留或间歇）、出汗、皮疹、肌肉关节痛、头痛、疲倦、嗜睡、腹泻、水肿、全身淋巴结肿大、肝脾肿大、呼吸紊乱、发绀、昏迷等，也可出现呕吐、腹泻或脑膜炎及脑膜脑炎症状。

急性期一般持续 4 ～ 5 周，多数患者临床症状可于数月后缓解，严重者多见于新生儿、幼儿、老人及免疫抑制者。部分患者转为慢性期，或进入隐匿期。病死率约 10%。

2. 隐匿期或隐匿性 Chagas 病　为低虫血症期，几乎无症状，但可持续多年，逐渐走向有症状的慢性期。体检正常，但常可出现心电图变化。目前认为心电图异常是最终发生心肌病以及晚期病死率增高的重要指标。隐匿期是慢性期的开始期。此期无任何临床症状和体征，显微镜检查外周血涂片亦难以发现枯氏锥虫，但体内存在特异性抗体。50% ～ 70% 的患者停留于此期（在巴西约占感染者的 40%，在阿根廷和智利占 20%），此型可迁延 20 ～ 30 年，甚至持续终身，不再发病。在免疫抑制者如艾滋病患者的外周血中可找到枯氏锥虫。

3. 慢性期或慢性 Chagas 病　在锥虫感染后 10 ～ 20 年，约 30%（或 20% ～ 40%）的感染者可出现慢性锥虫病的临床表现。枯氏锥虫主要寄生在心脏和消化道的肌肉中，在血液和组织中很难找到锥虫。在慢性期，30% 的患者会出现心脏功能障碍，10% 出现消化道症状（食管或结肠扩大）、神经系统症状或混合病变，典型症状为器官衰竭，通常发生于心脏或消化系统。Chagas 心脏病、巨食管、巨结肠可见于同一患者。在那些免疫抑制者如艾滋病患者，寄生于体内的锥虫可复活而致病，引起严重的心脏病或脑膜脑炎。慢性期感染治愈率低，预后较差。

（1）Chagas 心脏病：慢性期最常见的受累器官为心脏，可引起心脏增大、心肌炎、心力衰竭、心律失常、血栓栓塞、不典型胸痛、二尖瓣或三尖瓣功能性关闭不全、右束支传导阻滞等，表现为心悸、眩晕、心前区不适，甚至晕厥等。①心律失常，本病极易发生室性心律失常，查体可见脉搏不规则，心音遥远，偶可闻及奔马律，是导致猝死最常见的原因。频发室性期前收缩可为本病唯一的临床表现，与其他心肌病相比，本病的室性期前收缩更为频发，每天可达数万次，且在一段时间里持续频发。持续性室性心动过速、心室颤动等亦不少见，室性心律失常出现的可能性及其严重程度与心肌病变的范围和严重程度有关。②心力衰竭，患者心脏增大、心肌损伤广泛，同时心脏结构发生异常，加之长期的心律失常或室壁瘤的存在，在疾病的晚期可出现充血性心力衰竭，是广泛而不可逆性心肌损伤和心脏结构异常的结果，大多发生于 40 岁以后，常晚于房室传导阻滞或室壁瘤出现。常见双心室充血性衰竭，伴有外周水肿、肝大、肺充血和呼吸困难。部分患者可能最先出现左心衰竭症状。③心尖动脉瘤或室壁瘤，少数出现心尖动脉瘤或室壁瘤，有左心室室壁瘤或心功能障碍，或两者兼有的患者，室性心律失常更为常见。ST 段抬高和 T 波异常通常提示存在室壁瘤。在室壁瘤患者的心肌内可见心肌纤维化、心脏肥大、房室腔扩张，心尖部偶呈动脉瘤样突出与血栓形成。心尖部和心房内脱落的血栓可引起脑或肾、肺栓塞，严重者发生猝死。④心脏传导阻滞，心脏传导系统受累的发生率可达 80%，常表现为右束支传导阻滞，或左前分支传导阻滞，或双束支传导阻滞。研究发现，传导阻滞似呈进行性加重，从不完全性右束支传导阻滞转为完全性右束支传导阻滞，由左前分支传导阻滞发展至完全性房室传导阻滞，后者常见于晚期有心力衰竭的患者。传导阻滞是本病典型的心电图表现，心电图上出现病理性 Q 波常提示预后不良。

（2）消化道扩张：Chagas病可引起消化道壁内神经元破坏，管道逐渐扩张，并引起消化道运动功能障碍。患者常并发多器官扩张，形成巨大内脏（megaviscera），特别是食管与结肠的肥大和扩张或延长，发展成巨食管（megaesophagus）和巨结肠（megacolon），其中尤以巨食管多见，为慢性Chagas病的特征性表现。在巴西和智利的部分地区，常见巨食管和巨结肠；而在中美洲如哥伦比亚、委内瑞拉，则常见慢性Chagas心脏病。①美洲锥虫病侵犯食管造成食管运动功能紊乱及管腔扩张，谓之Chagas食管病、巨食管或食管肥大，尸检报告其发现率为2.6%～18%。从最初感染发展到有Chagas巨食管征象常需经历10～20年的潜伏期。其症状包括进食时咽下困难（100%）、吞咽时胸骨后疼痛、胃食管反流、胸部疼痛和体重下降。巨食管患者可有继发性肺炎、唾液腺肥大和食管癌等。研究发现，此病的食管运动异常表现为食管清除力降低，食管蠕动减弱或消失，食管下括约肌压力减低，食管排空障碍。5%～10%的患者由食管内潴留物的刺激造成食管黏膜经久不愈、反复损伤，食管黏膜增生、间变，最后发生食管癌，其病变大都位于食管下1/3。偶见与Chagas食管病有关的食管平滑肌肉瘤的病例报道。②巨结肠或结肠肥大症状，包括便秘、排便困难，持续数日至数月。腹部非对称性膨胀，并发症包括肠扭转、肠梗阻、溃疡、肠穿孔和腹膜炎。这些症状亦与结肠自主神经损害、运动功能障碍有关。③其他病变，有时可见巨胃、巨十二指肠、巨支气管、巨输尿管、胆囊肥大、胆石症、小肠扩张等，但报道很少。胃与小肠同样可发生运动功能障碍，Chagas病胃运动异常还表现为胃近端容纳舒张功能减退，胃液体排空加快、固体排空减慢。Chagas病远端小肠转运减退，口—盲肠通过时间延长。很多患者因腮腺去神经支配而有唾液过多症状，其腮腺常有肥大。

4. 先天性Chagas病 孕妇感染枯氏锥虫会产出感染婴儿。枯氏锥虫的先天性感染常导致流产、死胎，活产者相对较少。本病多见于巴西、智利，中美洲很少。有虫血症的孕妇，不论其有无症状均可引起流产、早产、宫内生长迟延或死胎。有时婴儿虽能足月出生，但生后多于数日或数周死于脑炎。有报道胎盘内寄生的锥虫，大量无鞭毛体和锥鞭体可引起急性坏死性脑炎。仅呈血清阳性孕妇的新生儿轻度患病者较多。先天感染的婴儿最常见症状为肝脾肿大、脑膜脑炎、视网膜异常、急性心肌炎或心肌功能不全。急性Chagas病的所有病变在先天性Chagas病中均可出现。

【诊断与鉴别诊断】

Chagas病临床症状无特异性，因此单从临床上较难诊断。通常根据流行病学资料、血清学检查及临床表现综合考虑进行诊断，主要标准如下（在非流行地区，应更加严格地执行该标准）：①曾在Chagas病流行地区居住；②枯氏锥虫的血清学试验阳性；③心脏临床表现符合Chagas心脏病；④各种心脏表现虽可归因于其他心脏病，但并无这些心脏病的证据。因而，确诊的关键是病原体检查。在流行区，或从流行区来的患者，结合临床特征可考虑本病，但必须找到病原虫或检出其抗原、抗体才能确诊。

1. 流行病学资料 有枯氏锥虫接触史的人群包括：疫区居民或在疫区居留过的非流行区人员、在疫区使用血液制品或器官及接受来自疫区人群血液制品或器官的人群、从事相关科学实验的研究人员等。

2. 临床症状 特异性症状包括局部出现炎症性结节（即美洲锥虫肿），心肌肥大，巨食管，巨结肠。非特异性症状包括发热、厌食、淋巴结炎、轻度肝脾肿大、心肌炎、消瘦等。急性期出现美洲锥虫肿或罗曼尼亚征者须怀疑本病。

3. 实验室检查 诊断依据为血涂片或体液中找到枯氏锥虫。

（1）体液检查：在急性期，血中锥鞭毛体多，可抽取患者末梢血做厚涂片或薄涂片，吉姆萨染色后镜检，但在薄涂片上寄生虫形态更清晰，血液浓缩可增加检出率。锥鞭毛体在血液中形态多样，或短而宽，或长而细，染色后变成C形。细胞内无鞭毛体呈圆形或椭圆形，直径1.5～4μm。或将血液离心后检查浮于血凝块的上清液，查找锥虫鞭毛体。对脑膜脑炎患者可通过腰椎穿刺进行脑脊髓液检查，显微镜下也能查到锥虫，得到确诊。在隐匿期或慢性期，血中锥虫少，不易查到锥虫。心包液、新生儿脐带血或外周血也可用作寄生虫检测。

（2）病理学检查：组织切片经吉姆萨染色或瑞氏染色，可在显微镜下观察枯氏锥虫。可穿刺或切取局部肿大的淋巴结或美洲锥虫肿病灶，查找无鞭毛锥虫体。枯氏锥虫还发现于心脏、骨骼肌、平滑肌及神经胶质细胞，有时可发现于免疫低下的患者。克氏锥虫还可发现于骨髓、脑、皮肤和淋巴结。

（3）接种或培养：是确诊的"金标准"。慢性期可用虫媒接种法，即用人工饲养的锥蝽叮咬患者，10～30天（或4～6周）后检查该虫肠道内有无锥虫的上鞭毛体，或在2～4周后，检查其粪便或磨碎虫体检查锥虫。此法特异性、敏感性均很高，只要外周血存在极少量的锥虫即可确诊。也可用实验室饲养

3～10天的小鼠或大鼠进行动物接种,将患者血1ml接种2只小白鼠后,每周查其尾血,持续1个月。急性和慢性期均可采用NNN培养基进行血液培养。

(4)免疫学检查:是目前临床上主要的诊断方法,特别是在隐匿期和慢性期,可发现感染者体内存在的抗枯氏锥虫抗原的IgG抗体。此种抗体在感染后4～6周出现,并终身存在。尽管此法在诊断上有较高价值,但其滴度与疾病的严重程度并无关系,亦无证据表明抗体对疾病的病程有何影响。常用的方法有补体结合试验、间接血凝试验、免疫层析试纸条法、间接免疫荧光抗体测定及酶联免疫吸附试验等。急性早期检测IgM抗体,慢性期检测IgG抗体,若为阳性,即有诊断意义。本法广泛应用于筛选检测,特别是用于供血者。由于部分检测可能存在交叉反应,需两种免疫学方法检测均为阳性方可确诊。

(5)分子生物学检查:通过基因诊断技术,可以提高检测的敏感性和特异性。用PCR技术检测慢性锥虫感染者血液或组织内的枯氏锥虫核酸或传播媒介体内的枯氏锥虫核酸,对于检测虫数极低的血标本,有很高的检出率,10ml血液中有1个锥虫就能发现。该方法的特异度高达100%,敏感性也很高,甚至可以替代动物接种,但对晚期、慢性Chagas病患者的敏感性尚不理想。

4. 放射学检查 可显示巨食管及巨结肠等,或心脏肥大,显示特殊的心尖部动脉瘤,用于辅助诊断。

5. 鉴别诊断 Chagas心脏病需与急性心肌炎、风湿热、心力衰竭、冠心病、特发性扩张型心肌病、酒精性心肌病、心瓣膜病等相鉴别。心电图和超声心动图及检查枯氏锥虫特异性抗体有助于鉴别;慢性期出现的巨食管需与食管癌相鉴别;巨结肠需与先天性巨结肠相鉴别。Wanderley等提示如出现单侧或双侧眼睑水肿、心力衰竭、心肌炎、心包炎、全身水肿、肾病综合征或非典型肾炎的迹象,应考虑美洲锥虫病的诊断。

(1)Chagas心脏病:心脏的枯氏锥虫感染可由心脏组织的病理学检查或动物接种来证实,但病理学诊断阳性率很低,动物接种不能广泛应用,且对于晚期患者亦不敏感。①冠心病:与锥虫性心肌炎一样可累及心肌,造成心脏扩大,均可有心律不齐、心力衰竭等表现。但冠心病多见于45岁以上的男性和绝经期后的女性,年龄大者更为多见。冠心病往往有多种患病因素,如高脂血症、高血压、糖尿病、肥胖少动、家族史等。而锥虫性心肌病多有枯氏锥虫流行地区居住史,枯氏锥虫的血清学试验阳性,往往有Chagas心脏病的临床表现等,可与该病进行鉴别。②扩张型心肌病:可有家族史,病程长,进展缓慢,心脏常明显扩

大,可有动脉栓塞现象,心电图常有各种心律失常,有时可见病理性Q波。晚期可出现心脏扩大和心力衰竭的症状。锥虫性心肌炎有枯氏锥虫流行地区居住史,枯氏锥虫的抗体阳性,典型的临床症状和体征,可资鉴别。③酒精性心肌病:患者有大量饮酒、长期饮酒史(多持续10年以上,每天纯乙醇量125ml);可出现心脏扩大、心律失常、胸痛、血压偏高等改变,晚期可出现充血性心力衰竭。虽与本病的部分症状、体征相近似,但要从流行病史、枯氏锥虫抗体阳性及常并发多器官扩张等表现进行鉴别。症状较轻或晚期的病例可采用右心室心内膜心肌活检,以了解心肌损害程度,但通常不会发现锥虫。

对心脏Chagas病常辅以心电图检查协助诊断。急性期心电图可发现室性多源性期前收缩、QRS综合波低电压、Ⅰ度房室传导阻滞,特别是右束支传导阻滞及心律失调。隐匿期与慢性期可用回声心动描记法、心电向量描记法、放射性同位素研究及病理组织学等技术进行检查;心脏型心电图示传导损伤、心律失调及心脏肥大,回声心动描记法显示全心或心尖部运动减弱,并且在心内膜面常见有血栓形成,可引起脑或其他器官发生栓子。美洲锥虫病心肌损伤生物标志物有心肌蛋白(肌球蛋白轻链2和肌球蛋白重链2)、纽蛋白和纤维蛋白溶酶原等。

(2)Chagas食管病:临床表现、X线及食管测压检查,甚至药物的治疗反应等很多方面均与特发性失弛缓症相似。Chagas食管病的钡剂造影表现为食管的高度扩张和远端食管变细形成特征性的"鸟嘴样征"。Rezende(1973)根据食管扩张的长度把Chagas食管病分为4级:Ⅰ级,食管扩张的长度在3cm以内;Ⅱ级,食管扩张的长度在3～7cm;Ⅲ级,食管扩张的长度超过7cm;Ⅳ级,食管扩张的长度超过7cm,同时食管的长轴发生偏移。食管测压检查结果能反映获得性去神经节症(acquired aganglionosis)基本的病理过程。通过测压可发现Chagas食管病患者食管蠕动停止和食管下段括约肌的不完全松弛等两个典型的特征。本病需要与以下病症相鉴别:①贲门失弛缓症,两者均可形成特征性的"鸟嘴样征",也有类似的食管测压检查结果。但Chagas食管病可能伴有巨十二指肠或巨结肠,Chagas食管病的食管下段括约肌压力相对较低。贲门失弛缓症的食管兴奋性胆碱能神经仅为轻微损害,其食管下段括约肌对促胃液素(gastrin)的敏感性高,而Chagas食管病的食管兴奋性胆碱能神经严重损害,其食管下段括约肌对促胃液素敏感性降低。贲门失弛缓症的食管下段括约肌张力较高,收缩持续时间较长,有效收缩次数较多,而Chagas食管病

食管下段括约肌无效收缩时，食管内压在进食后没有任何变化。②特发性失弛缓症，与 Chagas 食管病的临床表现、X 线及食管测压检查，甚至药物的治疗反应等很多方面均很相似，但前者缺乏 Chagas 食管病流行病学特征。对于巨食管患者，Chagas 食管病的诊断应依据确实可靠的流行病学史和病原学检查。

五、侵犯组织的其他原虫感染

在原虫顶复门孢子纲中，除疟原虫和弓形虫外，还有许多称为孢子虫的原虫。寄生于肠道并引起腹泻等疾病的微孢子虫、隐孢子虫、等孢子球虫、环孢子虫等已在上节论述，现将侵犯人体组织的其他孢子虫分别简介如下。

（一）肉孢子虫感染与肉孢子虫病

肉孢子虫（Sarcocystis sp.）属真球虫目肉孢子虫科，最早于 1843 年在家畜肌肉中发现，1882 年在猪肉中发现，到 20 世纪初才被确认为一种常见于食草动物（如牛、羊、马和猪等）的寄生虫，迄今已发现肉孢子虫 120 余种。该虫所致肉孢子虫病（sarcocystosis）为一种人畜共患病，呈世界性分布，主要对畜牧业造成一定危害，偶尔寄生于人体。肉孢子虫虫种的鉴别与分类比较混乱，一般认为寄生于人体小肠并以人为终宿主的肉孢子虫有 2 种，即猪人肉孢子虫（S. suihominis），中间宿主为猪；人肉孢子虫（S. hominis），中间宿主为牛。上述两种均寄生于人的小肠，故又统称人肠肉孢子虫。此外，还有人肌肉肉孢子虫，也称林氏肉孢子虫（S. lindemanni），以人为中间宿主，在人的肌肉组织内形成肉孢子虫囊，其终宿主尚不清楚。这 3 种肉孢子虫在我国均有人体病例报道，以广西等西南地区报道较多。

【生物学性状】

1. 形态学 肉孢子虫主要有包囊和卵囊两种形态。

肉孢子虫包囊亦称肉孢子囊（sarcocyst），存在于中间宿主的肌肉组织中。根据虫种不同，包囊大小差异较大，有的长达 1cm，肉眼可见，而有的则需在显微镜下观察。典型包囊为圆柱形、卵圆形或纺锤形，白色或灰白色。囊壁结构因虫种和不同发育期而异，囊壁内有许多间隔把囊内缓殖子分隔成簇。

卵囊在宿主肠道中形成，成熟卵囊为长椭圆形，约 9～16μm，内含 2 个孢子囊（sporocyst）。因卵囊壁薄而脆弱常在肠内自行破裂，孢子囊即脱出，故孢子囊常在粪便中游离存在。孢子囊呈椭圆形或卵

圆形，壁双层而透明，大小为（13.6～16.4）μm×（8.3～10.6）μm，内含 4 个子孢子。人肉孢子虫的孢子囊比猪人肉孢子虫的孢子囊稍大。

2. 生活史 牛、猪分别为人肉孢子虫和猪人肉孢子虫的中间宿主，人类和猕猴、猩猩等为其终宿主。人肌肉肉孢子虫的中间宿主为人，其终宿主可能是食肉类哺乳动物、猛禽或爬行类动物。终宿主粪便中的孢子囊或卵囊被中间宿主（食草类动物）食入后，子孢子在其小肠内逸出，穿过肠壁进入血液，在多数器官的血管内皮细胞中形成裂殖体，进行几代裂体增殖后，裂殖子进入肌肉组织中发育为肉孢子囊，多见于横纹肌及心肌。肉孢子囊内的滋养母细胞或称母细胞（metrocyte）增殖生成缓殖子（bradyzoite），缓殖子对终宿主有感染性。中间宿主肌肉中的肉孢子囊被终宿主吞食后，缓殖子释出并侵入小肠固有层，无须经过裂体增殖就直接形成配子，雌、雄配子结合形成合子，最后发育成为卵囊，卵囊在小肠固有层逐渐发育成熟后随宿主粪便排出。

【发病机制】

人肠肉孢子虫为人类肉孢子虫病的主要病原体，猪、牛、羊肉中都可能含有肉孢子虫。人感染肉孢子虫与食入牛肉、猪肉等中间宿主肌肉中的肉孢子囊相关，肉孢子囊破裂后释放出来的毒素可引起肠细胞变性和炎症反应。肉孢子虫病的严重程度与宿主感染肉孢子囊的数量和宿主的免疫状态相关。

肌肉中的肉孢子囊可释放出毒性强烈的肉孢子毒素（sarcocystin）作用于神经系统、心、肾上腺、肝和小肠等，可引起病变，严重时导致死亡。

【病理变化】

在人肌肉中寄生的肉孢子虫可破坏肌细胞，并压迫邻近细胞，导致肌肉萎缩，在肌肉组织中可发现肉孢子虫包囊（图 15-3-62，图 15-3-63）。肉孢子虫寄生在心脏，则可引起心肌出血、坏死、嗜酸性粒细胞浸润等表现。肉孢子虫也可引起血管炎，累及小动脉、小静脉和毛细血管。在确认炎症性病变的同时，应注意检查病灶中及其附近有无肉孢子虫存在。

向绍蓉等报道 1 例脑人肉孢子虫病，为 6 岁男童，以颅内压升高为主要表现，术前临床和 CT 检查均未怀疑本病，靠术后活检发现人肉孢子虫包囊才明确诊断，可惜缺乏对病变的描述。

【临床表现】

人肌肉孢子虫病的临床表现与孢子囊的寄生部位有关。大多数人感染后并无明显临床症状，少数人可出现间歇性上腹部或脐周隐痛、腹泻、恶心、腹胀、头晕、乏力、呼吸困难、心悸等症状，腹痛时可伴有

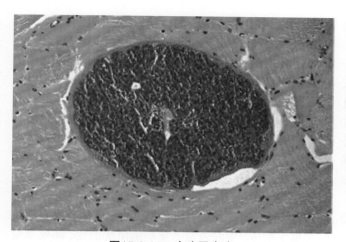

图15-3-62 肉孢子虫病
显示肌肉内包囊，含有大量缓殖子，周围无炎症反应
引自McGee JO'D, Isaacson PG, Wright NA, 1992. Oxford Textbook of Pathology. Oxford: Oxford University Press

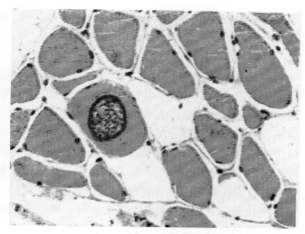

图15-3-63 肉孢子虫病
显示肌肉内包囊，含有大量缓殖子，周围无炎症反应
引自Binford CH, Connor DH. 1976. Pathology of Tropical and extraordinary diseases, Washington: Armed Forces Institute of Pathology (AFIP)

腹泻。累及心脏者可出现心肌炎症状。严重者可发生贫血、坏死性肠炎等。

【诊断与鉴别诊断】

人肉孢子虫病的常规诊断主要依靠临床表现，结合流行病学史。确诊需要病原体检查，可采用粪便直接涂片、硫酸锌浮聚法查找卵囊和孢子囊。由于肉孢子虫感染后常需10余天才开始排出卵囊，故需多次采样检查才能确诊。

肌肉常规活检应注意查找肉孢子囊，但由于活检组织有限，检出率较低。目前该病还没有可靠的免疫学检查方法。分子生物学检测方法尚在研究探索阶段。

（二）微孢子虫感染与脑炎

微孢子虫（Microsporidium）为机会性人兽共患病原体，属微孢子门微孢子目，包括匹里虫属（Pleistophora）、小孢子虫属（Nosema）、脑炎微孢子虫属（Encephalitozoon）、肠上皮细胞微孢子虫属（Enterocytozoon）和微孢子虫属（Microsporidium）等，免疫功能损伤和缺陷者易于获得感染。1927年和1959年已有人体微孢子虫病的报道，但直到20世纪80年代人们才逐渐认识到它具有感染人的能力，可引起微孢子虫病。目前已发现8个属14种微孢子虫能感染人类，可侵犯人体消化系统、神经系统、泌尿系统、呼吸系统和角膜、结膜、肌肉等组织并引起一些相关疾病。其中，引起肠道病变及腹泻者已在前面述及，此处主要介绍以侵犯脑组织为主的脑炎微孢子虫感染。兔脑炎微孢子虫主要引起肝炎、脑炎及播散性感染；肠脑炎微孢子虫主要引起腹泻、播散性感染及角膜结膜炎；赫勒姆（海伦）脑炎微孢子虫主要引

起角膜结膜炎、鼻窦炎、呼吸道疾病、前列腺脓肿及播散性感染；其他微孢子虫也可以引起角膜炎、肌炎、脑炎甚至播散性感染。本病在全世界广泛分布，主要见于艾滋病患者，我国也有少量病例报道。

【生物学性状】

1. **形态学** 脑炎微孢子虫属的兔脑炎微孢子虫（E. cuniculi）、肠脑炎微孢子虫（E. intestinalis）、赫勒姆（海伦）脑炎微孢子虫（E. hellem）的形态与生活史相似，均在小肠上皮细胞胞质中的纳虫泡内生长发育和繁殖。成熟孢子（spore）为卵圆形。不同种属微孢子虫大小不同，为（0.8～1.0）μm×（1.2～1.6）μm，可感染人的微孢子虫直径为1.0～4.0μm，有折光性，革兰氏染色呈阳性，吉姆萨或HE染色着色均较淡，改良三色染色法染色可染成粉红色。孢子壁光滑。电镜下可见孢子壁由内、外两层构成，内壁较厚，里面有一极薄的膜，细胞核位于中后部，围绕细胞核有一螺旋形极管（或称极丝），是微孢子虫侵入宿主细胞的利器。孢子的前端有一固定盘（anchoring disc）与极管相连，形成一突起，后端有一空泡。孢子母细胞呈香蕉形，一端较尖，一段钝圆，大小为（3～5）μm×（4～8）μm；细胞核位于虫体中部，呈深紫红色，核与外膜之间有管状物，着色较淡。

2. **生活史** 不同微孢子虫的发育周期虽有不同，但都包括裂殖生殖和孢子生殖两个阶段，由裂体增殖开始并扩散到其他细胞，然后是孢子增殖，且都在同一宿主体内进行。一般3～5天为一个周期，无有性生殖期。有些微孢子虫是在宿主细胞胞质中的纳虫空泡内生长繁殖，有的则直接在宿主细胞胞质中生长。兔脑炎微孢子虫和赫勒姆脑炎微孢子虫以二分裂方

式增殖并保留空泡膜，裂殖体和孢子体只有双核，而肠脑炎微孢子虫有单核、双核和四核。

【发病机制】

微孢子虫为机会性致病原虫，专性细胞内寄生，常见于节肢动物和鱼类，但也可感染人类和其他哺乳动物。感染微孢子虫的人和动物可能是传染源，通过粪便、尿液和呼吸道分泌物将孢子排出。本病主要经口传播，也可能经鼻、眼或经性传播（一些患者为同性恋者和 HIV 感染者）、母婴垂直传播。成熟孢子被宿主吞食后在细胞内发育繁殖，引起寄生部位病变。

消化道微孢子虫感染是由成熟孢子被吞入后侵入肠壁细胞所致。成熟孢子经口进入消化道，孢子伸出极管侵入宿主肠上皮细胞，将其有感染性的孢子质（sporoplasm）注入并感染宿主细胞，在靠近宿主细胞核的空泡内发育为分裂体（meront），并以二分裂或多分裂的方式进行增殖。在肠上皮细胞内，微孢子虫反复进行裂体增殖，发育成熟的孢子聚集在宿主细胞内，最终导致宿主细胞破裂，成熟孢子随粪便排出宿主体外。微孢子虫也可经血液循环播散到肝、肾、脑、肌肉等组织细胞。

微孢子虫致病与虫株毒力和宿主免疫状态相关。感染多发生于免疫功能受损者或具有免疫豁免（immuno privileged）的部位（如角膜）。HIV 感染者中微孢子虫感染率可高达 50%。在 HIV 感染者中当 CD4$^+$ T 淋巴细胞低于 100 个 /μl 时可发生播散性感染，导致角膜结膜炎、气管炎和肺炎、鼻窦炎、肾炎、尿道炎、前列腺炎、肝炎、胆管炎、腹膜炎、肠炎等。

【病理变化】

该虫所致典型特异性病变为局灶性肉芽肿、脉管炎及脉管周围炎，均非化脓性。有人认为所有的病变很可能都起源于血管。

1. 神经病理表现　脑灰质大量软化灶，坏死区充满散在的孢子和被微孢子虫感染的星形胶质细胞。Mertens 报道一例兔脑炎微孢子虫感染，经尸体解剖发现在脑、心、肾、脾脏、淋巴结、肾上腺和气管均检查到微孢子虫，经免疫组化和 PCR 检测证实为播散性感染。刘淑萍等报道国内首例微孢子虫性脑炎，患者免疫功能低下但非 HIV 感染者。作者在左额叶脑活检组织中观察到：脑膜血管扩张充血，血管周围大量淋巴细胞和单核巨噬细胞浸润。脑皮质区神经元变性、固缩、尼氏小体消失，脑皮质区广泛多灶性泡沫细胞，并可见格子细胞样细胞形成。小血管扩张充血，并有红细胞渗出。血管周围以淋巴细胞为主伴有单核巨噬细胞浸润，形成血管袖套现象。

2. 消化道病变　微孢子虫感染好发部位为空肠，其次为十二指肠远端。内镜检查多无特殊异常，无溃疡或大块病灶。肠黏膜活检仅见轻度非特异性病变，绒毛轻度低平、变钝，受染细胞多位于绒毛顶端。艾滋病患者的慢性腹泻约有 30% 是由微孢子虫引起，而其中多数病例是由 *E. bieneusi* 引起。

3. 微孢子虫角膜结膜炎　患者的角膜组织活检示角膜上皮细胞有不规则水肿，前界层（鲍曼膜）未受损，角膜病变中心基质坏死，周围的基质中有炎性细胞浸润并有多数血管伸入。在基质深部角膜后弹性层上方有大量 1.5 ～ 4.5μm 大小的折光的卵形小体。也有报道发现其表层角膜上皮细胞内有大空泡及大量生物体，同时表层上皮细胞出现退变、坏死及脱落，而第 2、3 层上皮细胞中生物体则较少，且多处于发育早期。

4. 其他病变　微孢子虫所致肌炎在肌肉组织活检示肌纤维变性及瘢痕形成，在萎缩退变的肌纤维间于包膜内可见成串的孢子。微孢子虫肝炎患者的肝组织活检可见肝窦充血及肉芽肿，门脉区有革兰氏阳性球菌样生物体，电镜检查可见少数孢子、成孢子细胞及孢子体。

【临床表现】

人微孢子虫病起病缓慢，潜伏期为 4 ～ 7 个月。症状因感染部位不同而异。

1. 肠道微孢子虫病　慢性腹泻和消瘦是肠微孢子虫病最常见的临床表现。腹泻 4 ～ 8 次 / 天，多为进行性水样便，粪便无黏液脓血。病例常有腹痛、食欲下降、恶心、呕吐和腹胀症状。

2. 脑炎　患者有头痛、嗜睡、神志不清，呕吐、躯体强直及四肢痉挛性抽搐等症状。

3. 角膜结膜炎　患者有畏光、流泪、异物感、眼球发干、视物模糊等症状。

4. 肌炎　患者出现进行性全身肌肉乏力与挛缩，体重减轻，低热及全身淋巴结肿大。

5. 肝炎　患者早期有乏力、消瘦，后出现黄疸、腹泻加重，可伴发热并迅速出现肝细胞坏死。该病患者多无特异性症状和体征，但多数可能有艾滋病或 HIV 抗体阳性，或有同性恋史或其他原因的免疫功能受损情况。

免疫功能正常人群也可感染，但感染后仅有少数人出现体征和症状，如局灶性肉芽肿、脉管炎等。

【诊断与鉴别诊断】

患者多无特异的症状和体征，但多数患者可能有艾滋病或 HIV 抗体阳性，或有同性恋史或其他原因引起的免疫功能受损情况。诊断微孢子虫脑炎，关键是确定病因，可以采用脑组织活检或尸检的病理学检查、脑脊液检查等方法。

1. 脑组织检查 病变已如上述,特异性不明显,关键是寻找病原体。革兰氏染色和抗酸染色未见异常,K-B 染色(Klüver-Barrera stain,一种髓磷脂染色方法)可见髓鞘结构完整,K-B-PAS 染色可见神经元胞质内有紫红色颗粒样病原体。

2. 脑脊液检查 可见淋巴细胞增多,暗视野下可见活动的多角形或棘球状细胞及游移的小圆点状病原体。脑脊液扫描电镜观察发现,受到病原体侵袭的白细胞表面有小球状病原体附着,充满大量病原体的白细胞体积增大,形态不规则,内含多个圆球状病原体。脑脊液涂片 Weber-Chromotrope 染色可见带有极管的微孢子虫虫体。Weber-Chromotrope 是一种用于微孢子虫的染色方法,孢子染成红色,有折光,细菌和粪渣等染成绿色。脑脊液注射大鼠腹腔 2 周后,在实验大鼠心肌小血管周围发现成群病原体,腹腔灌洗液内也可查见大量微孢子虫。

3. 其他检查 将染色的活组织印片、涂片或切片光镜检查,也具有诊断价值,且易于推广。采用直接涂片加特殊染色(如吉姆萨染色、改良三色染色、革兰氏染色等)检查粪便、尿液、十二指肠液、胆汁等体液中的孢子,阳性结果可资诊断。粪便直接涂片后用改良三色液染色,孢子壁呈鲜樱红色。电镜检查是诊断微孢子虫病和鉴别虫种的金标准,可以根据孢子的大小、核的数目、各发育期与宿主细胞的关系以及极管缠绕的圈数等确定其种属,故最可靠。鸡胚或小鼠腹腔接种或免疫荧光试验、ELISA 和 PCR 等亦有助于诊断。

(三)巴贝虫感染与巴贝虫病

巴贝虫病(babesiosis, piroplasmosis)是一种由巴贝虫寄生于哺乳类及鸟类等脊椎动物所引起的寄生虫病。巴贝虫(Babesia)属梨形虫目(Piroplasmorida)巴贝虫科(Babesiidae)巴贝虫属(Babesia),主要由蜱媒进行传播,虫体可侵入人体的红细胞进行无性增殖,引起人兽共患的巴贝虫病。1888 年,匈牙利的病理学家及微生物学家 Victor Babes 最早发现此虫。1893 年,Smith 和 Kilborne 提出巴贝虫是吸血的蜱类进行传播的。1957 年欧洲报道了世界上第一例人体巴贝虫病确诊病例,患者为来自南斯拉夫的 33 岁无脾脏农夫。巴贝虫病呈全球性分布,主要集中在欧洲和美国。我国家畜中巴贝虫感染也很广泛,据调查在全国 12 个省(区、市)均有发现。因而在适当的条件下,通过蜱的叮咬而将巴贝虫病传播给人的可能性随时存在。1982 年我国最早于云南省发现本病,近些年来,我国云南、内蒙古和台湾等地均出现了人体血清学试验阳性的病例报告。

【生物学性状】

巴贝虫有 100 多种,寄生于动物血液系统,对人类致病的主要有田鼠巴贝虫(Babesia microti)、分歧巴贝虫(B. divergens)和邓肯巴贝虫(B. duncani),偶有马巴贝虫及牛巴贝虫。

1. 形态学 巴贝虫在人体中只寄生于红细胞内,一个红细胞内可有多个虫体寄生,多为 1～4 个,并可表现为不同的发育阶段。不同种类的巴贝虫大小悬殊,如田鼠巴贝虫与邓肯巴贝虫长 1.0～2.0μm,分歧巴贝虫长 3.0～4.0μm。红细胞中的虫体可呈环形、戒指状、卵圆形、梨形、阿米巴形或逗点状、雪茄烟形等多种形态,偶有伪足,以梨形最为典型。细胞质较致密,可有空泡,有些虫体空泡较模糊;核呈圆形或卵圆形,染色质也可形成几个团块。经吉姆萨或瑞氏染色后,虫体胞质呈蓝色,核呈红色。巴贝虫在活细胞内单个或成对排列,常排列成特征性的角度,尖削端相对,最有特征的是形成双梨状(尖端相互靠近,钝端互成角度)与四联形[分成 4 个,排列成十字形小体,也称马耳他十字(Maltese-cross)形](图 15-3-64,图 15-3-65)。四联形是巴贝虫的特征性形态,常被用于鉴别恶性疟原虫。

2. 生活史 巴贝虫的生活史需要脊椎动物和蜱两个宿主。巴贝虫由感染巴贝虫的蜱叮咬哺乳类脊椎动物后,子孢子侵入宿主红细胞,进行裂殖体增殖,发育成为裂殖子。部分裂殖子形成配子体,开始有性生殖,在蜱体内完成配子生殖,继而进行孢子增殖,形成子孢子。当唾液中含有成熟子孢子的感染性蜱叮咬宿主时,子孢子随唾液进入宿主血液并侵入红细胞,在红细胞内发育成滋养体。滋养体通过无性的二分裂法生殖与出芽生殖,形成子体。巴贝虫在红细胞内的增殖发育将导致红细胞破裂,虫体逸出,再侵入新的红细胞,不断循环增殖。

在宿主红细胞内,某些巴贝虫的滋养体分化为雌性和雄性配子体,当蜱叮咬宿主后,配子体随血液进入蜱的肠腔内,发育成为雌、雄配子,雌雄结合后为合子,再发育为动合子,然后穿过蜱肠道,再随血流进入蜱的多个器官。动合子如侵入唾液腺,可经过孢子增殖发育成为子孢子。在蜱叮咬时,子孢子进入宿主的红细胞内,重复上述生活循环。裂殖子亦可经雌蜱的卵细胞传递给子代。

【发病机制】

在自然界中巴贝虫多在蜱与脊椎动物之间传播。各个年龄组人群均对本病易感,但年长者、HIV 感染

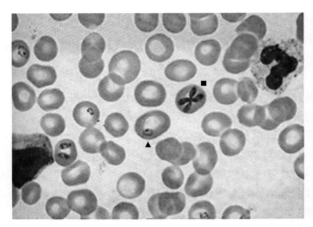

图15-3-64　巴贝虫形态

血涂片，红细胞中可见特征性的四联体（■）和环形结构（▲）。吉姆萨染色
引自Klatt C E, 2011. Robbins和Cotran病理学图谱. 2版. 唐涛, 曹雅静, 主译. 天
津: 天津科技翻译出版公司

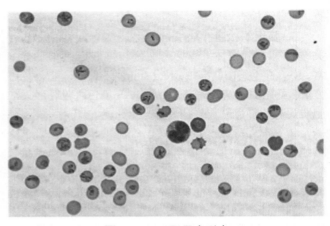

图15-3-65　巴贝虫形态

分歧巴贝虫感染者血涂片，红细胞中含有四联体和环形结构。吉姆萨染色
引自McGee JO'D, Isaacson PG, Wright NA, 1992. Oxford Textbook of Pathology.
Oxford: Oxford University Press

者、恶性肿瘤及免疫抑制患者更为易感，脾切除者更易受感染且发病后病情严重。易感性与当地家畜感染的频率、程度和与家畜接触的密切程度、当地蜱生长密度和是否易被蜱叮咬有关。

　　人类主要通过被蜱叮咬感染巴贝虫。蜱不仅可以通过叮咬吸血传播，也可以通过蜱卵传给幼虫，因而蜱不仅是传播媒介，又是储存宿主。输血和肝、肾移植后发生巴贝虫病者均见报道，提示输血、器官移植也可能导致医源性传播。偶尔巴贝虫也可发生胎盘传播，如果母体感染巴贝虫，通过积极治疗可防止胎儿受到感染。通常感染田鼠巴贝虫者病情较轻。

　　在感染性的蜱叮咬人体后，巴贝虫主要破坏红细胞，进而累及微循环系统。因此，其致病作用有些类似于疟原虫。有研究指出，分歧巴贝虫与恶性疟原虫都是依赖同样的唾液酸机制，通过共同的血型糖蛋白受体 A 和 B 侵入红细胞的。大量含有巴贝虫的红细胞可聚集在小血管和毛细血管壁上，引起血液淤积和毛细血管堵塞，使受累组织局部缺血甚至发生坏死。不同的是巴贝虫致病与虫体在人体红细胞内的无性增殖相关。巴贝虫感染性子孢子侵入人体后并不进入肝细胞，无"红外期"，而是直接侵入红细胞，以出芽的方式无性增殖为裂殖子，并破坏红细胞膜，导致溶血，裂殖子逸出后继续感染其他红细胞。

　　机体对巴贝虫的免疫属于带虫免疫，带虫现象消失，其免疫作用也随之消退。急性病例可见血清 IgG、IgM 等水平显著升高，却不能清除巴贝虫。但也有研究表明，在一些体液免疫功能低下的患者中巴贝虫血症持续存在，在抗巴贝虫抗体产生后巴贝虫血症可转为阴性。细胞免疫的作用主要是通过致敏的 CD4$^+$ T 细胞趋化和激活巨噬细胞来破坏巴贝虫。一些细胞免

疫功能低下的个体在感染巴贝虫后容易发生持续性感染。

　　【**病理变化**】

　　重症巴贝虫病患者的突出表现是肺部病变。据文献描述，巴贝虫病的肺部病变主要包括弥漫性肺泡损伤，受染红细胞黏附在内皮细胞并触发补体活化，随后释放 TNF、IL-1 和内毒素等炎性细胞因子，这些介质可导致血管内皮细胞损伤、通透性增加，透明膜形成和肺泡出血等，并可引起急性呼吸衰竭。

　　其他较严重的病变还有急性肾衰竭和充血性心力衰竭，分别见于 5% 和 10% 的重症巴贝虫病患者。肝脏病变以肝酶升高为主，未见肝衰竭的报道。

　　另外，有些报道称，巴贝虫病可引起感染性休克、脾梗死、自发性脾破裂等。

　　【**临床表现**】

　　本病的潜伏期一般为 1～4 周，有时可长达 6 周。临床表现轻重不一，可由隐性感染至暴发性感染而死亡。病情轻重与是否做过脾切除及不同巴贝虫的感染有关。

　　1. 轻型　免疫功能正常者感染巴贝虫后多无明显临床症状，或表现为轻度流感样症状，病程多为自限性，也可能仅有低热或体温正常，略有疲惫和不适感、轻微头痛、虚弱乏力及食欲缺乏等。通常在蜱叮咬 1～4 周后，患者逐渐出现发热（稽留热或间歇热）、疲劳、食欲减退、肌肉疼痛、恶心、出汗、寒战、头痛、腹痛、肌痛、肌肉关节疼痛、腰腹痛、抑郁、轻度肝大和尿色变深等非特异性临床表现。肝硬变以及其他慢性病患者，极易感染巴贝虫而出现症状。当红细胞感染率超过 10% 时，可出现溶血性贫血和黄疸。

　　2. 中型　起病急骤，高热达 39～40℃，恶寒战

栗，大汗不止。头痛剧烈，肌痛，甚至周身关节疼痛。有时畏光，精神抑郁或烦躁不安，神志恍惚。可能出现恶心、呕吐，但无脑膜刺激症状。脾脏有轻度至中度肿大，淋巴结无异常。皮肤无发疹现象。

3. **重症**　严重感染常发生在免疫功能受累宿主、脾切除者、老年人，或合并莱姆病等其他感染者。重症患者可在蜱叮咬后 1～3 周突发不规则高热、寒战、头痛、昏睡等类似于疟疾的症状。有脾脏摘除史的患者临床表现常较严重。极少数危重患者表现为血小板减少、溶血性贫血、进行性黄疸、呼吸短促、血红蛋白尿、血尿甚至肾衰竭等。常见并发症为急性呼吸衰竭，在住院患者中可达 20%。有的患者可发生肺水肿、急性呼吸窘迫综合征、低血压、尿毒症或肝、肾衰竭。重型多于起病后 5～8 天内死亡，死亡率高达 50%。

HIV 感染者和免疫缺陷者可因高原虫血症，持续发热超过 4 周，伴有贫血、疲乏、虚弱等表现。原虫血症持续数月至数年者为慢性患者，发生黄疸、血红蛋白尿、神经系统症状或循环、呼吸系统功能障碍。

【诊断与鉴别诊断】

凡是有脾切除史、近期到过疟疾流行区、有近期输血史和血涂片检查发现有独特的细胞学特征（梨状寄生虫，无寄生虫色素）者，应考虑罹患巴贝虫病的可能。对有蜱咬史或脾大，以及轻度黄疸、脾切除者也应疑为本病。巴贝虫病在病理上缺乏特征性，诊断主要依靠实验室检查病原体。

1. **显微镜检查**　取外周血制作厚、薄血膜，显微镜观察，辨别正常红细胞和已被巴贝虫感染的红细胞。薄或厚的血涂片用瑞氏或吉姆萨染色。显微镜下，在红细胞内，可见点状、环状、圆形、梨形、卵圆形、杆状和四联体等形态的虫体，以双梨形或四联体最有特征，颇似恶性疟原虫，但无色素颗粒。吉姆萨染色表现为红细胞内环形或梨形包含物和亮蓝色细胞质。巴贝虫常排列成十字形四联小体，大环状体中央呈白色空泡，受染红细胞不肿大，在大的滋养体里有时可见到中心苍白区，受染红细胞不膨大，红细胞内无裂

殖体、配子体，在宿主红细胞内消化血红蛋白后不会产生色素或其他的残留体，可与疟原虫鉴别。其中，田鼠巴贝虫和杜氏巴贝虫的镜下特征性形状是马耳他十字形，镜下很难区分两者。通常在血涂片中发现巴贝虫而确诊。发现四联体或大量的红细胞外原虫具有诊断价值。巴贝虫滋养体在红细胞内会形成四连形排列，可资鉴别。疟疾通常可以看到寄生虫色素（疟原虫色素），但是感染早期可能缺乏色素，有时不排除同时感染两种病原体。在感染的初期和免疫功能低下的宿主必须进行反复的外周血涂片检查才能找到相关证据。

2. **免疫学检查**　当血液中寄生的巴贝虫数不足以被检测到时，可以检测巴贝虫抗体，即通过结合抗体的荧光标记产物检测抗免疫球蛋白（抗体）。血清学试验可应用间接免疫荧光抗体试验（IFA）、间接血凝试验或酶联免疫吸附试验（ELISA），抗体滴度等于或大于 1：64 有诊断意义，4 倍或以上滴度增高是最好的诊断标准。IFA 和 ELISA 最常用，其敏感性高，特异性强，重复性好。

3. **动物腹腔接种**　将患者的 1ml 血液接种于仓鼠、沙鼠或金黄地鼠的腹腔，然后观察接种鼠的原虫血症，也可作为诊断手段。一般在接种后 12～14 天可产生原虫寄生血症，1 个月后采尾血，可见巴贝虫。其敏感性可达 300 个虫体 /ml。

4. **分子生物学方法**　检测核酸分子的方法敏感性和特异性都很高，DNA 探针检测巴贝虫是分子生物学检测的经典方法。PCR 技术的敏感性可达 30 个虫体 /ml，特异性亦很高，并可在数小时内快速判定巴贝虫 DNA。如用上述 PCR 产物做 Southern 印迹，并用特异性探针杂交，敏感性可提高到 3 个虫体 /ml。

寄生于红细胞的原虫，除疟原虫以外，近年来对巴贝虫及附红细胞体的研究亦引起重视。由于这几种病原体所致的临床表现均有发热、贫血，外周血红细胞内均可见到病原体，容易互相混淆，需要注意鉴别。

（胡尚平　郭凤英　刘德纯　胡守锋；
孙　新　陶志勇）

参·考·文·献

艾凌云, 郭晨, 柯江维, 等, 2013. 口腔毛滴虫感染致心包炎及肺炎 1 例报告. 南昌大学学报 (医学版), 53(9):106.

白海鹏, 孙维敏, 任仟, 等, 2014. 我国巴贝虫病研究进展. 哈尔滨师范大学自然科学学报, 30(5):100-103.

曹俊, 刘耀宝, 曹园园, 等, 2018. 中国消除疟疾的持续挑战: 输入性疟疾. 中国寄生虫学与寄生虫病杂志, 36(2):93-96.

陈海婴, 马红梅, 刘明斌, 等, 2011. 新发和重现虫媒病流行现状及应对策略. 国际医学寄生虫病杂志, 38(1):39-44.

陈家旭, 2009. 食源性寄生虫病. 北京: 人民卫生出版社.

陈剑平, 2006. 人体寄生虫学. 成都: 四川大学出版社.

陈金富, 陈文列, 1992. 人毛滴虫的致病性研究. 中国人兽共患病杂志, 8(1):13-15.

陈军, 卢洪洲, 2008. 美洲锥虫病的研究进展. 热带医学杂志,

8(12):1294-1296.

陈龙邦, 李方和, 郝连杰, 1987. 艾滋病与胃肠道感染. 国外医学流行病传染病分册, 14(1):17-19.

陈念, 金柯, 徐晶晶, 等, 2016. 输入性非洲锥虫病一例. 中华传染病杂志, 34(5):309-311.

陈善龙, 张愉快, 李建军, 等, 1994. 人体等孢球虫病一例. 衡阳医学院学报, 22(2):216.

陈锡唐, 刘季和, 邱丙森, 1994. 实用皮肤组织病理学. 广州: 广东科技出版社.

陈小光, 李学荣, 吴忠道, 2012. 巴贝虫和巴贝虫病的研究进展. 国际医学寄生虫病杂志, 39(1):45-49.

陈兴保, 吴观陵, 孙新, 等, 2002. 现代寄生虫病学. 北京: 人民军医出版社.

陈秀春, 刘锦华, 1998. 一种新的致腹泻原虫-圆孢子虫 (Cyclospora cayetanensis). 泰山医学院学报, 19(3): 279-281.

陈颖丹, 周长海, 朱慧慧, 等, 2015全国人体重点寄生虫病现状调查分析. 中国寄生虫学与寄生虫病杂志, 2020, 38(1):5-16.

褚欣平, 苏川, 2013. 人体寄生虫学. 第9版. 北京: 人民卫生出版社.

段义农, 王中全, 方强, 等, 2015. 现代寄生虫病学. 第2版. 北京: 人民军医出版社.

甘绍伯, 2009. 非洲锥虫病. 中国热带医学, 9(6):983-984.

高世同, 李晓恒, 谢旭, 等, 2016. 输血感染恶性疟一例. 中华传染病杂志, 34(6), 366-367.

高莹, 陈声利, 孙建方, 2006. 皮肤利什曼病二例. 中华皮肤科杂志, 39(11):673

高正琴, 贺争鸣, 岳秉飞, 2015. 蓝氏贾第鞭毛虫诊断. 中国比较医学杂志, 25(1):76-79.

龚震宇, 龚训良, 2016. 2015年全球疟疾防控概况. 疾病监测, 31(2):174-176.

管立人, 高春花, 2018. 利什曼病及其防治. 中国寄生虫学与寄生虫病杂志, 36(4):418-424, 428.

桂希恩, 管立人, 2007. 内脏利什曼病、播散型组织胞浆菌病及马内菲青霉菌病的诊断和鉴别. 中国寄生虫学与寄生虫病杂志, 25(1):69-72

郭瑞珍, 2012. 传染病与寄生虫病病理学彩色图谱. 贵阳: 贵州科技出版社.

韩呈武, 曹兴午, 2016. 人芽囊原虫形态学的研究进展. 国际检验医学杂志, 37(22):3168-3172.

韩怀忠, 于晓华, 张丽菊, 2001. 圆孢子虫病一种新发现的食源性疾病. 中国食品卫生杂志, 13(1):40-42.

韩辉, 2000. 器官移植术后的弓形虫感染. 中华器官移植杂志, 2(3):62-63.

何登明, 王宇明, 2012. 人巴贝虫病研究进展. 中华传染病杂志, 30(10):638-640.

胡俊杰, 孟余, 陈新文, 等, 2010. 人肉孢子虫病的研究进展. 中国寄生虫学与寄生虫病杂志, 28(6):460-465.

胡缨, 黎学铭, 张鸿满, 等, 2013. 南宁市城区人群人芽囊原虫感染情况调查. 中国病原生物学杂志, 8(6):481-483.

胡缨, 宋向群, 李艳文, 等, 2015. 恶性肿瘤患者人芽囊原虫感染情况研究. 中国卫生检验杂志, 25(12):1962-1964.

黄敏君, 黄松如, 2010. 眼部微孢子虫病研究进展. 传染病信息, 23(5):314-318.

黄松如, 黄敏君, 1994. 微孢子虫及微孢子虫病. 中华内科杂

志, 23(7):493-396.

蒋明, 张仪, 2014. 人巴贝虫病研究进展. 国际医学寄生虫病杂志, 41(2):94-98, 104.

金群馨, 唐国都, 俞开敏, 2005. 人芽囊原虫病患者肠黏膜损伤及其黏膜细胞因子的测定. 中国寄生虫学防治杂志, 18(5):352-354.

金伟, 郭见多, 刘道华, 等, 2017. 安徽省人体重点寄生虫病现状调查报告. 热带病与寄生虫学, 15(1):14-18, 6.

李宏军, 吴慧凤, 孙捷, 等, 2009. 艾滋病合并颈髓弓形虫感染的MRI表现(附3例报道). 放射学实践, 24(9):931-934.

李家诚, 张龙现, 何国声, 2008. 微小隐孢子虫研究进展. 国际医学寄生虫病杂志, 35(2):100-105.

李锦辉, 覃业新, 杜进发, 等, 2008. 猪人肉孢子虫病71例临床分析. 应用预防医学, 14(4):240-241.

李兰娟, 任红, 2013. 传染病学. 第8版. 北京: 人民卫生出版社.

李瑞利, 李宏军, 2012. 第十一部分 感染及传染病影像学. 放射学实践, 27(4):364-368.

李世荣, 王红, 齐文杰, 2015. 人巴贝西虫病研究进展. 临床和实验医学杂志, (23):2014-2017.

李影林, 1996. 中华医学检验全书. 北京: 人民卫生出版社.

梁艳辉, 木兰, 2016. 人感染巴贝虫病的诊断与治疗进展. 内蒙古医学杂志, 48(10):1192-1195.

林芳, 1999. 弓形虫对妊娠的影响. 放射免疫学杂志, 12(4):252-253.

林金祥, 李友松, 周宪民, 等, 2009. 食源性寄生虫病图释. 北京: 人民卫生出版社.

林丽君, 严晓岚, 2007. 隐孢子虫病诊断与治疗研究进展. 国际流行病学传染病学杂志, 34(5):357-359, 封3页.

刘德纯, 1994. 肺弓形虫病. 中国人兽共患病杂志, 10(2A):185-186.

刘德纯, 1995. 恶性肿瘤与弓形虫感染. 国外医学肿瘤学分册, 增刊:259-261.

刘德纯, 1995. 人体弓形虫病的病理学表现与病理学诊断. 中国人兽共患病杂志, 11(6):82-85.

刘德纯, 1995. 先天性弓形虫病的病理学研究. 蚌埠医学院学报, (4):265-267.

刘德纯, 1995. 先天性弓形虫感染研究进展. 中国实用儿科杂志, 增刊:164-166.

刘德纯, 1995. 心脏弓形虫病. 中国人兽共患病杂志, 11(6):72-74.

刘德纯, 1996. 弓形虫性淋巴结炎的病理学表现. 诊断病理学杂志, 3(1):45-46.

刘德纯, 2002. 艾滋病合并弓形虫性肺炎1例. 淮海医药, 20(6):536.

刘德纯, 2002. 艾滋病临床病理学. 合肥: 安徽科学技术出版社.

刘德纯, 林清森, 1994. 获得性免疫缺陷综合征(AIDS)合并播散性弓形虫病尸检的病理学研究. 中华病理学杂志, 23(3):166-169.

刘德纯, 林清森, 1994. 脑弓形体病18例临床与病理学研究. 中华神经精神科杂志, 27(5):277-279.

刘德纯, 林清森, 1995. 获得性弓型虫病18例尸检材料的临床病理学研究. 中国寄生虫学与寄生虫病杂志, 13(1):70-73.

刘德纯, 林清森, 2001. 艾滋病合并弓形虫感染. 中国人兽共

患病杂志, 17(6):64-67.

刘德纯, 周彩存, 1996. 弓形虫性肺炎. 国外医学: 呼吸系统分册, (1):38-41.

刘排, 宋琳毅, 姜祎群, 等, 2012. 皮肤利什曼病六例临床病理分析. 中华皮肤科杂志, 45(8): 586-587.

刘淑萍, 李大年, 麻琳, 等, 2008. 微孢子虫脑炎一例临床和病理表现. 中华神经外科杂志, 41(1):44-48.

刘炜, 栾燕, 刘显智, 2011. 巴贝虫病及其经输血传播研究进展. 中国输血杂志, 24(4):355-358.

刘晓泉, 陆作洁, 张瑞琳, 等, 2015. 阴道毛滴虫实用教学染色标本制作. 热带医学杂志, 15 (9):1285-1286.

马亦林, 2006. 原虫病研究中若干相关新问题. 临床内科杂志, 23(5):296-298.

莫碧莹, 包佳玲, 周泽扬, 2021. 人类微孢子虫检测方法研究进展. 微生物学报, 61(5):1031-1043.

倪语星, 洪秀华, 姜昌斌, 1999. 现代病原学检验与临床实践. 上海: 上海科学技术文献出版社.

欧阳振波, 尹倩, 全松, 等, 2016. 中、美、加滴虫阴道炎诊治指南解读. 现代妇产科进展, 25(2):143-144.

沈一平, 2007. 寄生虫与临床. 第3版. 北京: 人民卫生出版社.

沈银忠, 卢洪洲, 2008. 艾滋病合并常见原虫感染的诊断治疗. 中国寄生虫学与寄生虫病杂志, 26(2):146-148, 151.

沈玉娟, 陈勤, 曹建平, 2009. 我国隐孢子虫病的现状和防治对策. 国际医学寄生虫病杂志, 36(5):294-298.

孙晓东, 张再兴, 王学忠, 等, 2006. 播散型组织胞浆菌病误诊内脏利什曼病1例. 中国寄生虫学与寄生虫病杂志, 24(5):400.

孙懿, 黄韦华, 牛紫光, 等, 2016. 1例输入性非洲锥虫病的病原学鉴定. 中国寄生虫学与寄生虫病杂志, 34(4):350-354.

唐洁, 沈策, 2009. 肺部毛滴虫感染. 临床肺科杂志, 14(8):1061.

唐清, 王琳琳, 刘登宇, 等, 2009. 人芽囊原虫病37例. 实用儿科临床杂志, 24(19):1510-1511.

汪俊云, 高春花, 2009. 内脏利什曼病诊断方法研究进展. 国际医学寄生虫病杂志, 36(5):348-354.

王红斌, 2003. 人类环孢子虫病的研究进展. 中国寄生虫病防治杂志, 16(2):60-62.

王建中, 2012. 临床检验诊断学图谱. 北京: 人民卫生出版社.

王磊, 王非, 齐志群, 等, 2016. 62例输入性疟疾病原学特点分析. 传染病信息, 29(3):170-172.

王萍, 钟建民, 虞雄鹰, 等, 2020. 狒狒巴拉姆拉希阿米巴脑炎1例并文献复习. 南昌大学学报(医学版), 60(1):104-107.

王盛书, 尹红, 王善雨, 等, 2013. 美洲锥虫研究进展. 解放军预防医学杂志, 31(6):556-558.

王宇明, 2010. 感染病学. 第2版. 北京: 人民卫生出版社.

卫生部卫生监督中心卫生标准处, 2003. 传染病诊断标准及相关法规汇编. 北京: 中国标准出版社.

吴芬, 陈韶红, 吴秀萍, 等, 2015. 巴贝虫感染的免疫应答. 国际医学寄生虫病杂志, 42(6):363-367.

吴世华, 1986. 锥虫病——附苏丹南方非洲人体锥虫病77例报告. 中国人兽共患病杂志, 2(2):9-12.

吴志道, 褚欣平, 2015. 人体寄生虫学. 第3版. 北京: 人民卫生出版社.

吴中兴, 郑葵阳, 2003. 实用寄生虫病学. 南京: 江苏科学技术出版社.

吴哲幼, 周立群, 柳建发, 2005. 口腔毛滴虫病研究进展. 地方病通报, 20(2):78-80.

夏克栋, 陈廷, 2013. 病原生物学与免疫学. 北京: 人民卫生出版社.

夏艳勋, 李国清, 2004. 环孢子虫病的研究进展. 中国人兽共患病杂志, 20(11):1001-1003.

向绍蓉, 游文忠, 2013. 脑人肉孢子虫病1例. 湖北民族学院学报医学版, 30(3):88.

谢醒民, 杨树森, 1999. 临床寄生虫病学. 天津: 天津科学技术出版社.

徐前明, 李国清, 2008. 环孢子虫的研究进展. 寄生虫与医学昆虫学报, 15(1):55-60.

徐在海, 2000. 实用传染病病理学. 北京: 军事医学科学出版社.

许隆祺, 2016. 图说寄生虫学与寄生虫病. 北京: 北京科学技术出版社.

杨彦, 刘晓泉, 唐莉莉, 等, 2011. 广西南部沿海地区居民人芽囊原虫感染情况调查. 中国病原生物学杂志, 6(2):142-143, 103.

岳彩玲, 李国清, 2009. 环孢子虫病诊断技术研究进展. 国际医学寄生虫病杂志, 36(1):55-58.

曾慧慧, 黄敏君, 孟繁英, 等, 2005. 隐孢子虫及圆孢子虫感染至慢性腹泻与低蛋白血症一例. 中华儿科杂志, 43(10):797-798.

詹彦平, 韩庆伟, 叶尔布拉提, 2003. 皮肤利什曼病1例报告. 中国皮肤性病学杂志, 17(4): 272-273.

张峰, 崔巍, 2015. 京协和医院寄生虫彩色图谱. 北京: 中国医药科技出版社.

张红卫, 苏云普, 许汴利, 2006. 艾滋病合并感染微孢子虫. 国际医学寄生虫病杂志, 33(1):41-44.

张进顺, 高兴政, 2009. 临床寄生虫检验学. 北京: 人民卫生出版社.

张丽, 丰俊, 张少森, 等, 2018. 2017年全国消除疟疾进展及疫情特征分析. 中国寄生虫学与寄生虫病杂志, 36(3):201-209.

张丽菊, 于晓华, 韩怀忠, 2000. 圆孢子虫病的研究现状. 中国寄生虫病防治杂志, 13(3):227-228.

张旭, 郝志全, 尹继刚, 等, 2010. 微孢子虫病研究现状. 国际医学寄生虫病杂志, 37(2):114-119.

张耀亭, 江先海, 2002. 肺毛滴虫病10例报告. 临床肺科杂志, 7(3):74-75.

中国预防医学科学院标准处, 1998. 传染病诊断国家标准汇编. 北京: 中国标准出版社.

中华人民共和国卫生部, 2006. 中华人民共和国卫生行业标准: 疟疾诊断标准: WS259-2006. 北京: 人民卫生出版社.

中华医学会, 2009. 临床诊疗指南病理学分册. 北京: 人民卫生出版社.

朱慧慧, 周长海, 陈颖丹, 等, 2015. 全国人体重点寄生虫病现状调查SWOT分析. 中国寄生虫学与寄生虫病杂志, 33(5):377-381.

朱来华, 王宁宁, 王树峰, 等, 2013. 美洲锥虫病——美洲新型艾滋病. 动物医学进展, 34(5):115-121.

朱艳红, 牛安欧, 2004. 微孢子虫病研究进展. 国外医学寄生虫病分册, 31(1):24-28.

Bacher CJ, 2008. 儿科感染性疾病图谱. 方峰, 译. 北京: 人民卫生出版社.

Binford CH, Connor DH, 1976. Pathology of tropical and extraordinary diseases. Washington: Armed Forces Institute of Pathology (AFIP).

Borges AF, Gomes RS, Ribeiro-Dias F, 2018. Leishmania (Viannia) guyanensis in tegumentary leishmaniasis. Pathog Dis, 76(4). doi. 10. 1093/femspd/fty025.

Burdmann EA, Jha V, 2017. Acute kidney injury due to tropical infectious diseases and animal venoms: a tale of 2 continents. Kidney Int, 91(5):1033-1046.

Campos TM, Costa R, Passos S, et al, 2017. Cytotoxic activity in cutaneous leishmaniasis. Mem Inst Oswaldo Cruz, 112(11):733-740.

Chakrabarti P, Samantaray JC, Malik S, 2004. Mixed infection with three intestinal coccidian parasites in an AIDS patient. J Assoc Physicians India, 52:975.

Chang O H, Liu F, Knopp E, et al, 2016. Centrofacial balamuthiasis: case report of a rare cutaneous amebic infection. J Cutan Pathol, 43(10):892-897.

Coelho CH, Durigan M, Leal DAG, et al, 2017. Giardiasis as a neglected disease in Brazil: systematic review of 20 years of publications. PLoS Negl Trop Dis, 11(10):e0006005.

Dufurrena Q, Amjad FM, Scherer PE, et al, 2017. Alterations in pancreatic β cell function and trypanosoma cruzi infection: evidence from human and animal studies. Parasitol Res, 116(3):827-838.

Dumic I, Patel J, Hart M, et al, 2018. Splenic rupture as the first manifestation of babesia microti infection: report of a case and review of literature. Am J Case Rep, 19: 335-341.

Fink MY, Singer SM, 2017. The intersection of immune responses, microbiota, and pathogenesis in giardiasis. Trends Parasitol, 33(11):901-913.

Garcia LS, 2010. 诊断医学寄生虫学. 第5版. 张进顺, 李薇, 孙新, 等, 主译. 北京: 人民卫生出版社.

Goje O, Munoz JL, 2017. Vulvovaginitis: find the cause to treat it. Cleve Clin J Med, 84(3):215-224.

Groger M, Fischer HS, Veletzky L, et al, 2017. A systematic review of the clinical presentation, treatment and relapsecharacteristics of human plasmodium ovale malaria. Malar J, 16(1):112.

Gutierrez Y, 1990. Diagnostic pathology of parasitic infections with clinical correlations. Philadelphia: Lea & Febiger.

Haddad V Jr, Haddad MR, Santos M, et al, 2018. Skin manifestations of tick bites in humans. An Bras Dermatol, 93(2):251-255.

Hermance ME, Thangamani S, 2017. Powassan virus: an emerging arbovirus of public health concern in North America. Vector Borne Zoonotic Dis, 17(7):453-462.

Hidron A, Vogenthaler N, Santos-Preciado JI, et al, 2010. Cardiac involvement with parasitic infections. Clin Microbiol Rev, 23(2):324-349.

Jeffers V, Tampaki Z, Kim K, et al, 2018. A latent ability to persist: differentiation in Toxoplasma gondii. Cell Mol Life Sci, 75(13):2355-2373.

Jensen BB, Ocias LF, Andersen NS, et al, 2017. Tick-borne infections in Denmark. Ugeskr Laeger, 179(20):V01170027.

Karesh JW, Mazzoli RA, Heintz SK, 2018. Ocular manifestations of mosquito-transmitted diseases. Mil Med, 183(suppl_1):450-458.

Kazimírová M, Thangamani S, Bartíková P, et al, 2017. Tick-borne viruses and biological processes at the tick-host-virus interface. Front Cell Infect Microbiol, 7: 339.

Khan R, Ali A, 2018. Non-traumatic splenic rupture in a patient with human granulocytic anaplasmosis and focused review of the literature. Ticks Tick Borne Dis, 9(3):735-737.

Lee MSJ, Coban C, 2018. Unforeseen pathologies caused by malaria. Int Immunol, 30(3):121-129.

Leoung G, Mills J, 1989. Opportunistic infections in patients with the acquired immunodeficiency syndrome. New York: Marcel Dekker.

Marcial-Rojas RA, 1971. Pathology of protozoal and helminthic diseases with clinical correlation. Baltimore: The Williams and Wilkins Company.

Marin-Netto JA, Cunha-Neto E, Maciel BC, et al, 2007. Pathogenesis of chronic chagas heart disease. Circulation, 115(9):1109-1123.

Martínez DY, Verdonck K, Kaye PM, et al, 2018. Tegumentary leishmaniasis and coinfections other than HIV. PLoS Negl Trop Dis, 12(3):e0006125.

Matin A, Siddiqui R, Jayasekera S, et al, 2008. Increasing importance of balamuthia mandrillaris. Clin Microbiol Rev, 21(3):435-448.

McGee JO'D, Isaacson PG, Wright NA, 1992. Oxford textbook of pathology. Oxford: Oxford University Press.

Meireles CB, Maia LC, Soares GC, et al, 2017. Atypical presentations of cutaneous leishmaniasis: a systematic review. Acta Trop, 172: 240-254.

Mercer F, Johnson PJ, 2018. Trichomonas vaginalis: pathogenesis, symbiont interactions, and host cell immune responses. Trends Parasitol, 34(8):683-693.

Micheletti RG, Dominguez AR, Wanat KA, 2017. Bedside diagnostics in dermatology: parasitic and noninfectious diseases. J Am Acad Dermatol, 77(2):221-230.

Milner DA Jr, 2018. Malaria pathogenesis. Cold Spring Harb Perspect Med, 8(1):a025569.

Mittal SO, Alsinaidi O, 2017. Teaching neuroimages. Balamuthia mandrillaris amebic encephalitis: clinical-radiologic-pathologic correlation. Neurology, 88(18):e 183.

Mogk S, Boßelmann CM, Mudogo CN, et al, 2017. African trypanosomes and brain infection—the unsolved question. Biol Rev Camb Philos Soc, 92(3):1675-1687.

Neelam S, Niederkorn JY, 2017. Pathobiology and immunobiology of Acanthamoeba keratitis: insights from animal models. Yale J Biol Med, 90(2):261-268.

Oksenhendler E, Cadranel J, Sarfati C, et al, 1990. Toxoplasma gondii pneumonia in patients with the acquired immunodeficiency syndrome. Am J Med, 88(5N): 18N-21N.

Ong TYY, Khan NA, Siddiqui R, 2017. Brain-eating amoebae: predilection sites in the brain and disease outcome. J Clin Microbiol, 55(7):1989-1997.

Palomo J, Quesniaux VFJ, Togbe D, et al, 2018. Unravelling the roles of innate lymphoid cells in cerebral malaria pathogenesis. Parasite Immunol, 40(2):e12502.

Paniz-Mondolfi AE, Talhari C, García Bustos MF, et al, 2017. American cutaneous leishmaniasis in infancy and childhood. Int J Dermatol, 56(12):1328-1341.

Piper K J, Foster H, Susanto D, et al, 2018. Fatal balamuthia mandrillaris brain infection associated with improper nasal lavage. Int J Infect Dis, 77: 18-22.

Procop GW, Pritt BS, 2015. Pathology of infectious diseases. Philadelphia: Saunders.

Rajapakse S, Weeratunga P, Rodrigo C, et al, 2017. Prophylaxis of human toxoplasmosis: a systematic review. Pathog Glob Health, 111(7):333-342.

Ripoll JG, Rizvi MS, King RL, et al, 2018. Severe *Babesia microti* infection presenting as multiorgan failure in an immunocompetent host. BMJ Case Rep, 2018: bcr2018224647.

Robert-Gangneux F, Derdé ML, 2012. Epidemiology of and diagnostic strategies for toxoplasmosis. Clin Microbiol Rev, 25(2)264-296.

Saeij JP, Frickel EM, 2017. Exposing *Toxoplasma gondii* hiding inside the vacuole: a role for GBPs, autophagy and host cell death. Curr Opin Microbiol, 40:72-80.

Savino W, 2017. Endocrine immunology of chagas disease. Front Horm Res, 48:160-175.

Scorza BM, Carvalho EM, Wilson ME, 2017. Cutaneous manifestations of human and murine leishmaniasis. Int J Mol Sci, 18(6):1296.

Shankar EM, Vignesh R, Dash AP, 2018. Recent advances on T-cell exhaustion in malaria infection. Med Microbiol Immunol, 207(3-4):167-174.

Shehab KW, Aboul-Nasr K, Elliott SP, 2018. Balamuthia mandrillaris granulomatous amebic encephalitis with renal dissemination in a previously healthy child: case report and review of the pediatric literature. J Pediatric Infect Dis Soc, 7(3):e163-e168.

Silvas JA, Aguilar PV, 2017. The emergence of severe fever with thrombocytopenia syndrome virus. Am J Trop Med Hyg, 97(4):992-996.

Sunter J, Gull K, 2017. Shape, form, function and Leishmania pathogenicity: from textbook descriptions to biological understanding. Open Biol, 7(9). pii: 170165.

Szabo EK, Finney CAM, 2017. *Toxoplasma gondii*: one organism, multiple models. Trends Parasitol, 33(2): 113-127.

Takei K, Toyoshima M, Nakamura M, et al, 2018. An acute case of granulomatous amoebic encephalitis-*Balamuthia mandrillaris* infection. Intern Med, 57(9): 1313-1316.

Tang C, Scaramangas-Plumley D, Nast CC, et al, 2017. A case of Henoch-Schonlein purpura associated with rotavirus infection in an elderly Asian male and review of the literature. Am J Case Rep, 18:136-142.

Teixeira ARL, Nascimento RJ, Sturm NR, 2006. Evolution and pathology in Chagas disease-a review. Mem Inst Oswaldo Cruz, 101(5):463-491.

Thakur L, Singh KK, Shanker V, et al, 2018. Atypical leishmaniasis: a global perspective with emphasis on the Indian subcontinent. PLoS Negl Trop Dis, 12(9):e0006659.

Trachtenberg BH, Hare JM, 2017. Inflammatory cardiomyopathic syndromes. Circ Res, 121(7):803-818.

Tschirhart D, Klatt EC, 1988. Disseminated toxoplasmosis in the acquired immuno deficiency syndrome. Arch Pathol Lab Med, 112(12):1237-1241.

Tubman VN, Makani J, 2017. Turf wars: exploring splenomegaly in sickle cell disease in malaria-endemic regions. Br J Haematol, 177(6):938-946.

Visvesvara G S, Martinez A J, Schuster F L, et al, 1990. Leptomyxid ameba, a new agent of amebic meningoencephalitis in humans and animals. J Clin Microbiol, 28(12):2750-2756.

Von Lichtenberg F, 1991. Pathology of infectious diseases. New York: Raven Press.

Wassmer SC, Grau GER, 2017. Severe malaria: what's new on the pathogenesis front?. Int J Parasitol, 47(2-3):145-152.

Willenbring RC, Johnson AJ, 2017. Finding a balance between protection and pathology: the dual role of perforin in human disease. Int J Mol Sci, 18(8):1608.

Wohlfert EA, Blader IJ, Wilson EH, 2017. Brains and brawn: toxoplasma infections of the central nervous system and skeletal muscle. Trends Parasitol, 33(7):519-531.

Zhang JB, Liu XM, Fu K, et al, 2017. Diagnostic value and safety of stereotactic biopsy in acquired immune deficiency syndrome patients with intracranial lesions: systematic review and meta-analysis. World Neurosurg, 98:790-799. e13.

Zhao L, Yang Y, Zhang Y, 2018. Type Ⅱ enteropathy-associated T-cell lymphoma: a case report and literature review. Niger J Clin Pract, 21(6):812-815.

Zingales B, 2018. *Trypanosoma cruzi* genetic diversity: something new for something known about biological understanding. Open Biol, 7(9). pii:170165.

Zorec R, županc TA, Verkhratsky A, 2019. Astrogliopathology in the infectious insults of the brain. Neurosci Lett, 689: 56-62.

第十六章
蠕虫性寄生虫病

通常，寄生虫可分为原虫、蠕虫和节肢动物三大类，蠕虫（helminth）是一类能借助其身体肌肉的收缩和舒张而进行蠕形运动的多细胞无脊椎动物，与人类疾病有关的蠕虫种类主要有线形动物门、扁形动物门和棘头动物门。本章主要讨论这些蠕虫感染与蠕虫病的临床病理学问题。

第一节　蠕虫感染概述

蠕虫中寄生于人体的线形动物包括尾感器纲的似蚓蛔线虫（蛔虫）、蠕形住肠线虫（蛲虫）、钩口线虫（钩虫）和丝虫等和无尾感器纲的毛首鞭形线虫（鞭虫）、旋毛形线虫（旋毛虫）。寄生于人体的扁形动物主要有吸虫纲和绦虫纲，前者有华支睾吸虫（肝吸虫）、布氏姜片吸虫（肠吸虫）、卫氏并殖吸虫（肺吸虫）和日本裂体吸虫（血吸虫）等；后者主要有链状带绦虫（猪带绦虫）、肥胖带绦虫（牛带绦虫）和细粒棘球绦虫（包虫）等。寄生于人体的棘头动物主要属于后棘头虫纲，如猪巨吻棘头虫。由蠕虫感染引起的疾病统称为蠕虫病。

按照感染途径和媒介，寄生虫病分为食源性、土源性、血源性、水源性、动物源性等。许多蠕虫病是人兽共患寄生虫病。我国常见感染人体的蠕虫见表 16-1-1。

表 16-1-1　我国常见感染人体的蠕虫

门	纲	虫名
扁形动物门	吸虫纲	华支睾吸虫（肝吸虫）及肝片吸虫、布氏姜片吸虫（肠吸虫）、卫氏并殖吸虫（肺吸虫）及斯氏并殖吸虫、日本血吸虫（血吸虫）
	绦虫纲	曼氏迭宫绦虫、阔节裂头绦虫、链状带绦虫（猪带绦虫）、肥胖带绦虫（牛带绦虫）、细粒棘球绦虫（包虫）、多房棘球绦虫、微小膜壳绦虫、缩小膜壳绦虫、犬复孔绦虫
线形动物门	尾感器纲	钩口线虫（钩虫）、粪类圆线虫、似蚓蛔线虫（蛔虫）、蠕形住肠线虫（蛲虫）、棘颚口线虫、犬弓首线虫、美丽筒线虫、广州管圆线虫、丝虫
	无尾感器纲	旋毛形线虫（旋毛虫）、毛首鞭形线虫（鞭虫）
棘头动物门	后棘头虫纲	猪巨吻棘头虫

据 2013 年的报道，全国寄生虫病调查在 31 个省开展，共检查 35 万人，结果查出 24 种蠕虫感染，蠕虫感染率为 20%。其中土源性线虫（包括钩虫、蛔虫、鞭虫、蛲虫）感染率为 18%，带绦虫感染率约为 0.15%，华支睾吸虫感染率约为 0.45%，12 岁以下的儿童蛲虫感染率约为 9%。调查专家推算，全国感染土源性线虫的约有 2.6 亿人，感染带绦虫的约为 0.195 亿人，感染华支睾吸虫的约为 0.585 亿人。该调查结果与 2001 年调查结果相比，土源性线虫感染率明显下降，下降了 65% 左右，感染人数也显著减少。这次调查在福建发现东方次睾吸虫及埃及棘口吸虫，在广西发现扇棘单睾吸虫，均为国内外人体感染首次报告。

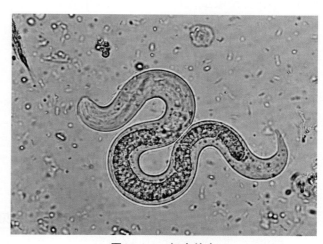

图16-1-1　蛔虫幼虫
刚从卵壳内逸出的幼虫，未染色，头端钝圆，尾部较尖

一、蠕虫的生物学特性

蠕虫在自然界分布甚广，多数营自由生活，仅少数在动、植物体内或体表营寄生生活。熟悉蠕虫的生活史及其各个阶段的形态结构特点，有助于临床病理诊断；了解蠕虫的营养代谢与生理活动，有助于理解其致病作用。

1. 蠕虫的形态　蠕虫成虫左右对称，形态大小与其种类和发育阶段相关。蠕虫成虫体壁由上皮层和肌肉层组成，体内含有已分化的内部器官（包括生殖系统、消化系统、排泄系统和神经系统等），无体腔或仅有假体腔。完整的虫体比较容易辨认，而虫体的切片虽然可以显示虫体的内部结构，但熟悉寄生虫组织学结构者很少，往往不易确定（图 16-1-1，图 16-1-2）。蠕虫虫卵多为卵圆形，有厚薄不等的外壳，其

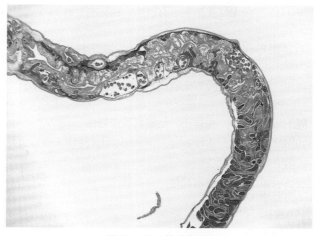

图16-1-2　钩虫切面
取自十二指肠黏膜面，可见内部结构，如消化道、生殖道及虫卵等

内部结构常不清晰,钙化后只能根据外形来推断(图16-1-3,图16-1-4)。蠕虫形态多样,难以概括,详见各种蠕虫的形态描述。表16-1-2列举了部分常见蠕虫的形态特征。

2. 蠕虫的生活史 蠕虫一般分为成虫、虫卵和幼虫三个阶段,各阶段致病性不同,但丝虫和旋毛虫不产卵,直接产出幼虫。

蠕虫的种类繁多,生活史也多种多样,大致分为两种类型:①直接发育型,完成生活史只需一个宿主,不需要中间宿主,虫卵或幼虫在外界发育到感染期后经口或皮肤黏膜直接感染人。例如,人体肠道寄生的蛔虫、蛲虫、鞭虫、钩虫等。②间接发育型,完成生活史需要中间宿主,有些寄生虫的幼虫必须在中间宿主体内发育到感染期后才能感染人。例如,寄生于血液和组织中的丝虫、旋毛虫、血吸虫、华支睾吸虫、猪带绦虫等。有的需要两个或两个以上宿主,如华支睾吸虫、卫氏并殖吸虫,这类寄生虫完成生活史需要转换宿主,称为宿主转换。在流行病学上,常将直接发育型的蠕虫称为土源性蠕虫,将间接发育型的蠕虫称为生物源性蠕虫。

蠕虫生活史中可有无性生殖,有些蠕虫则仅有有性生殖,有些寄生虫则兼有以上两种生殖方式完成一代的发育,即无性生殖世代与有性生殖世代交替进行,称为世代交替(alternation of generations),如吸虫类蠕虫。

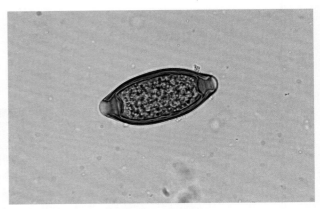

图16-1-3 鞭虫卵

碘液染色,虫卵呈腰鼓形,卵壳较厚,两端有卵盖

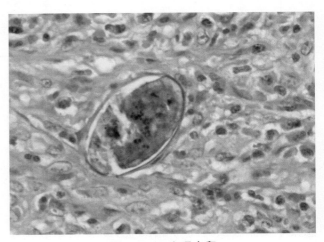

图16-1-4 血吸虫卵

见于结肠黏膜下层,可见卵壳及内部结构

表16-1-2 常见蠕虫的形态特征

蠕虫	虫体形态	虫卵形态	分布
似蚓蛔线虫(蛔虫)	虫体很大,体壁上有肌肉,两侧有对称的侧索	表面黄褐色凹凸不平,在组织内无色	肠道(小肠)
蠕形住肠线虫(蛲虫)	虫体壁上有肌肉,两侧有对称的侧鳍	壳较厚,不对称	肠道(盲肠)
毛首鞭形线虫(鞭虫)	虫体呈马鞭状,头端纤细,体壁有肌肉,表面光滑	虫卵似腰鼓	肠道(盲肠,直肠)
丝虫	虫体无肌肉,有时在体内可见微丝蚴	不产卵	淋巴结、淋巴管、精索、外周血(夜间)
旋毛形线虫	虫体小,呈旋涡状或卷曲	不产卵	横纹肌(幼虫),小肠
钩口线虫(钩虫)	虫体细长,半透明,肉红色	长椭圆形,薄而透明	皮肤,小肠
裂体吸虫(血吸虫)	雌雄异体,合抱状	卵圆形,无卵盖,有一侧刺	虫体见于门静脉系统,虫卵见于胃肠道、肝、胰
并殖吸虫(肺吸虫)	有口腹吸盘,大小相似,生殖系统并列	不规则,卵盖明显	肺、肝、脾、淋巴结,皮下

续表

蠕虫	虫体形态	虫卵形态	分布
链状带绦虫（猪带绦虫）	扁平带状，虫体分节，前细后宽，表面呈波浪状	近圆球形，内含六钩蚴	成虫寄生于小肠，囊尾蚴寄生于组织肌肉
肥胖带绦虫（牛带绦虫）	扁平带状，虫体分节，体节大而肥厚	类似猪带绦虫卵，不易分辨，统称带绦虫卵	成虫寄生于小肠，囊尾蚴不寄生于人体
多房棘球绦虫	泡球蚴呈小泡状，多个囊泡连接，子囊为外生性	与带绦虫卵相似	泡球蚴主要寄生于肝脏，亦可侵入其他器官
细粒棘球绦虫	棘球蚴呈球形，囊状，单房，子囊为内生性	与带绦虫卵相似	棘球蚴可寄生于任何部位，多见于肝、肺
布氏姜片虫	虫体较大，肥厚，姜片状，长椭圆形，前窄后宽	长椭圆形，淡黄色，卵壳薄，卵盖不明显	小肠黏膜
粪类圆线虫	成虫为线状，半透明，体表有细横纹；可见杆状蚴和丝状蚴	壳薄而透明，部分虫卵内含一条胚蚴	侵袭期累及皮肤，移行期累及肺部，幼虫及成虫侵入小肠
曼氏迭宫绦虫	成虫及裂头蚴均为带状，乳白色；裂头蚴体表有皱褶，虫体不分节	椭圆形，两端稍尖，浅灰褐色，有卵盖	裂头蚴移行，累及皮下组织、眼部、口腔颌面部、脑或内脏组织等
华支睾吸虫	体型狭长，背腹扁平，半透明，前端稍窄，后端钝圆，似葵花籽，雌雄同体	虫卵很小，黄褐色，一段较窄，有盖，卵盖周围卵壳增厚（肩峰）	肝内次级胆管
肝片吸虫	形态大小及颜色类似姜片虫，虫体前端有头锥，体表密布细小棘刺	类似姜片虫卵，但纵径略长，卵盖略大，卵壳与卵盖交界呈"肩峰"状	肝内胆管

3. 蠕虫的营养和代谢　蠕虫的生长发育需要很多营养物质，如碳水化合物、蛋白质、维生素、脂肪、水分、无机盐和某些微量元素等。有消化道的吸虫、线虫主要经消化道吸收营养物质；没有消化道的绦虫对营养物质的吸收主要通过皮层（tegument）。氧溶解在寄生虫皮层、消化道内壁或其他与氧接触的部位进入虫体，从而寄生虫完成对氧的吸收。寄生虫的细胞质膜不仅可保持细胞的完整性，而且可对所有营养物质进行有选择性的吸收。蠕虫的代谢分为能量代谢和物质代谢。许多寄生虫在得不到糖类营养物质时可能从蛋白质代谢途径获得能量，线虫能氧化储存在其肠细胞内的脂肪酸，作为能量来源。

二、蠕虫与宿主的互相影响

寄生虫由于长期过寄生生活，丧失了独立生活的能力，因而必须选择可供其寄生的宿主，并与宿主建立密切的关系，寄生虫依赖于宿主，并与宿主相互制约。此处以蠕虫为例讨论寄生虫与宿主（人体）之间的互相影响。以下概念将在后文中被反复使用。

1. 宿主的概念和类型　寄生虫进入人体或动物体内能够继续发育到下一生活史阶段，该人或动物称

为适宜宿主。在寄生虫的生活史中，有的只需要一个宿主，有的需要两个及以上宿主。寄生虫不同发育阶段所寄生的宿主如下。

（1）中间宿主（intermediate host）：指寄生虫的幼虫或无性生殖阶段所寄生的宿主。若有两个及以上中间宿主，可按寄生先后分为第一中间宿主、第二中间宿主等，如某些种类的淡水螺和淡水鱼分别是华支睾吸虫的第一中间宿主和第二中间宿主。

（2）终宿主（definitive host）：寄生虫的成虫或有性生殖阶段寄生的宿主。例如，人是血吸虫的终宿主。

（3）储存宿主（reservoir host）：也称保虫宿主、贮存宿主。一些蠕虫的成虫和原虫某一发育阶段既可寄生于人体也可寄生于某些脊椎动物，在一定条件下可传播给人，这些动物被称为储存宿主。如血吸虫、人和牛的关系，血吸虫成虫可寄生于人和牛，牛即是血吸虫的储存宿主。

（4）转续宿主（paratenic host or transport host）：某些寄生虫的幼虫侵入非适宜宿主，不能发育为成虫，长期保持幼虫状态。当此幼虫有机会再进入正常终宿主体内后，才可继续发育为成虫，这种非适宜宿主称为转续宿主。例如，卫氏并殖吸虫的童虫，进入非适宜宿主野猪体内，不能发育为成虫，可长期保持

童虫状态,若犬吞食含有此童虫的野猪肉,则童虫可在犬体内发育为成虫。野猪就是该虫的转续宿主。

从寄生虫学的角度,则可将寄生虫分为专性寄生虫和兼性寄生虫,偶然寄生虫和长期寄生虫,体内寄生虫和体外寄生虫等类型。

2. 寄生生活对寄生虫的影响 从自生生活演化为寄生生活,寄生虫经历了漫长的适应宿主环境的过程。寄生生活使寄生虫对寄生环境的适应性及寄生虫的形态结构和生理功能发生了变化。

(1)对环境适应性的改变:在演化过程中,寄生虫长期适应寄生环境,在不同程度上丧失了独立生活的能力,对于营养和空间依赖性越大的寄生虫,其自生生活的能力就越弱;寄生生活的历史越长,适应能力越强,依赖性越大。因此与共栖和互利共生的生物相比,寄生虫更不能适应外界环境的变化,只能选择性地寄生于某种或某类宿主。寄生虫对宿主的这种选择性称为宿主特异性(host specificity),实际是寄生虫对所寄生的内环境适应力增强的表现。

(2)形态结构的改变:寄生虫可因寄生环境的影响而发生形态结构的变化。①体型改变,如寄生于肠道的蠕虫多为窄长形,以适应狭长的肠腔;②某些器官退化或消失,如寄生历史漫长的肠内绦虫,依靠其体壁吸收营养,其消化器官已退化无遗;③某些器官发达,如体内寄生线虫的生殖器官极为发达,几乎占原体腔全部,以增强产卵能力;④新器官的产生,如吸虫和绦虫,由于定居和附着需要,演化产生了吸盘作为固着器官。

(3)生理功能的改变:肠道寄生的蛔虫,其体壁和原体腔液内存在对胰蛋白酶和糜蛋白酶有抑制作用的物质,在虫体角皮内的这些酶抑制物,能保护虫体免受宿主小肠内蛋白酶的作用。许多消化道内的寄生虫能在低氧环境中以酵解的方式获取能量。雌蛔虫日产卵约24万个;牛带绦虫成虫可由2000个节片组成,每一个妊娠节片可含8万~20万个卵;日本血吸虫每个虫卵孵出的毛蚴进入钉螺体内,经无性的蚴体增殖可产生数万条尾蚴。寄生虫繁殖能力增强,是保持虫种生存,对自然选择适应的表现。

3. 寄生虫对宿主的损害 感染寄生虫后是否发病主要取决于侵入体内的寄生虫数量(虫荷)和毒力,以及寄主的免疫防御能力。侵入的虫体数量越多、毒力越强,发病的机会就越多,病情也越重。宿主的抵抗力越强,感染后发病的机会就越小,即使发病,病情也较轻;寄生虫病发病的过程就是宿主与虫体相互斗争的结果。

寄生虫在宿主的细胞、组织或腔道内寄生,引起一系列的损伤,这不仅见于原虫、蠕虫的成虫,而且也见于移行中的幼虫,其对宿主的作用主要有5个方面:①夺取宿主的营养;②机械性损伤;③毒性作用;④抗原物质的作用;⑤免疫损伤作用。详见其致病作用。

4. 宿主对寄生虫的影响 寄生虫及其产物对于宿主来说均为异物,能引起宿主的一系列免疫防御反应。防御作用表现为识别和消除寄生虫,如宿主的胃酸可杀灭某些进入胃内的寄生虫,或者将组织内的虫体局限、包围以至于消灭。免疫反应是宿主对寄生虫作用的主要表现,包括①非特异性免疫(先天性免疫);②特异性免疫(获得性免疫);③消除性免疫;④非消除性免疫;⑤带虫免疫(premunition);⑥伴随免疫(concomitant immunity),如血吸虫感染后,活的成虫可使宿主产生获得性免疫力,这种免疫力对体内原有的成虫不产生杀伤作用,但对再感染时侵入的童虫有一定的抵抗力。

近年研究发现,某些寄生虫感染可以促进人体免疫系统的自然发育,促进免疫耐受,甚至可以防治某些自身免疫性疾病。随着寄生虫病患者的减少,自身免疫性疾病、哮喘和过敏患者相应增多,提示这两者之间可能有某种关联。毛首鞭形线虫与多发性硬化很少同时发生,且感染该虫的多发性硬化患者相对于未感染者病情更轻,感染该虫还可防止多发性硬化的复发。美国还有用毛首鞭形线虫虫卵治疗溃疡性结肠炎取得疗效的案例,结肠镜检查发现在该寄生虫存在处很少或没有炎症反应。通过食用猪鞭虫卵人工建立的鞭虫感染,可使溃疡性结肠炎和克罗恩病的病情缓解;多发性硬化患者每周食用2500个猪鞭虫卵可使多发性硬化病灶减少。此类现象提示寄生虫感染还对人体有利的一面,其机制有待进一步探讨。详见寄生虫感染与免疫。

5. 寄生虫与宿主的相互作用 寄生虫与宿主之间的相互作用非常复杂,常常是综合地作用于对方。寄生虫进入宿主体内,对宿主产生不同的损害;同时宿主对寄生虫发生免疫防御反应,设法将其清除。宿主与寄生虫之间相互作用的结果,一般可归为三类:①宿主清除了体内的寄生虫,并可防御再次感染。②宿主清除了大部分寄生虫或者未能清除体内寄生虫,但对再感染具有相应的抵抗力。这样宿主与寄生虫之间可维持相当长时间的寄生关系,见于大多数寄生虫感染者或带虫者。③寄生虫可能发生形态与功能的改变,宿主不能控制寄生虫的生长或繁殖,表现出明显的临床症状和病理变化,从而引起寄生虫病,如不及时治疗,严重者可以死亡。

三、蠕虫的传播与致病作用

蠕虫依据其传播特征分为土源性和生物源性两大类。土源性蠕虫在发育中不需要中间宿主，虫卵或幼虫在土壤中发育至感染阶段，人接触污染的土壤经皮肤或口感染。绝大多数线虫如蛔虫、钩虫、蛲虫等属此类蠕虫。生物源性蠕虫在发育中需要中间宿主。幼虫在中间宿主体内发育至感染期，人由捕食含感染期幼虫的中间宿主或经媒介昆虫叮咬而感染。所有吸虫、棘头虫、大部分绦虫和少数线虫属生物源性蠕虫。

1. 传播媒介与感染途径　寄生虫从传染源传播到易感宿主的过程中，常见的传播媒介和感染途径分为下列几方面。

（1）土壤（土源性寄生虫病）：感染期肠道寄生虫存活于地面的土壤中。如蛔虫卵、鞭虫卵在粪便污染的土壤中发育为感染性卵；钩虫和粪类圆线虫的虫卵在土壤中发育为感染期幼虫。部分农村用新鲜粪便施肥，常使蔬菜成为寄生虫传播的主要媒介。如感染性蛔虫卵、鞭虫卵、猪带绦虫卵和钩虫的感染期幼虫以及原虫的包囊等，皆可由食用未洗净或未煮熟的蔬菜而传播。除粪 - 口途径传播外，部分感染也与接触土壤有关，如土壤中的钩虫丝状蚴可直接钻入宿主皮肤而使之感染。

（2）水（水源性寄生虫病）：多种寄生虫可通过淡水而到达人体。水中可含有感染期的猪带绦虫卵、某些感染性线虫卵、血吸虫尾蚴和布氏姜片吸虫囊蚴等。某些淡水鱼类可传播华支睾吸虫等。有的寄生虫是在感染期主动地经皮肤侵入人体，如水中的血吸虫尾蚴等直接侵入皮肤。

（3）食物（食源性寄生虫病）：主要是被污染的蔬菜与鱼肉等食品经口和消化道感染引起食源性寄生虫病。旋毛虫、猪带绦虫可通过吃生的或未煮熟的猪肉而传播。某些淡水鱼、虾、蟹和螺可传播华支睾吸虫、广州管圆线虫等。文献报道的经食物和饮水感染的寄生虫病有 100 余种，流行和危害比较严重的有十余种。常见食源性寄生虫病有华支睾吸虫病、并殖吸虫病、猪带绦虫病、牛带绦虫病、曼氏迭宫绦虫病、旋毛形线虫病、异尖线虫病、棘颚口线虫病、广州管圆线虫病、肝片吸虫病和姜片虫病等。

（4）节肢动物（虫媒性寄生虫病）：很多医学节肢动物可作为寄生虫病的传播媒介。如蚊为疟原虫、丝虫等的传播媒介，被感染疟原虫的按蚊叮咬后可患疟疾；白蛉为利什曼原虫的传播媒介；蚤为膜壳绦虫的传播媒介。蜱媒传播的寄生虫有 32 种原虫和 2 种线虫。这些寄生虫通过吸血的节肢动物刺叮经皮肤进入人体，引起虫媒性寄生虫病。

（5）自身感染：有的寄生虫可以在宿主体内引起自体重复感染，如短膜壳绦虫的虫卵可在小肠内孵出六钩蚴，幼虫可在小肠内发育为成虫；在小肠内寄生的猪带绦虫，其脱落的妊娠节片由于呕吐而反流至胃内被消化，虫卵由胃到达小肠后，孵出六钩蚴，其钻入肠壁随血液循环到达身体各部位，引起囊尾蚴的自身感染。蛲虫雌虫在人体肛周产卵，虫卵可在肛门附近孵化，幼虫经肛门进入肠内寄生部位发育至成虫，造成逆行感染。

寄生虫病需要具备一定的条件，才能发生流行。例如，①传播媒介或中间宿主的存在，有的寄生虫需在 2 个或 2 个以上中间宿主体内发育后才能感染人，如华支睾吸虫需在淡水螺体内发育成尾蚴后才能感染某些淡水鱼，在鱼体内发育为囊蚴才能感染人。因此这些寄生虫病的流行区受传播媒介及中间宿主分布范围的影响。②适宜的发育环境，如蛔虫卵需要在土壤中，在适宜的温度、湿度和有氧条件下才能发育成感染性虫卵。③不良的卫生和饮食习惯，如有些地区有生食（如食生鱼粥、醉蟹）的习惯而易感染华支睾吸虫病，广州管圆线虫病的传播也与食用螺类有关。

2. 致病作用　蠕虫在寄生过程中可以摄取人体营养，挤压或破坏周围组织，释放有毒物质，刺激免疫反应，诱导免疫损伤等，引起一系列病变或疾病。

（1）夺取宿主的营养：寄生虫在宿主体内生长、发育和繁殖所需的物质主要来源于宿主，体内寄生的虫数量越多，被夺取的营养也就越多。如蛔虫和绦虫在肠道内寄生，夺取大量的养料，并影响肠道吸收功能，引起宿主营养不良；又如钩虫附于肠壁上吸取大量血液，可引起宿主贫血。

（2）机械性损伤：寄生虫对所寄生的部位及其附近组织和器官可产生损伤或压迫作用。尤其在寄生虫个体较大，数量较多时，危害更加严重。如蛔虫很多时可扭曲成团引起肠梗阻。棘球蚴寄生在肝内，起初没有明显症状，以后逐渐长大，可压迫肝组织及腹腔内其他器官，产生明显的压迫症状。另外，幼虫在宿主体内移行也可造成严重的损害，称为幼虫移行症或蠕虫蚴移行症，可累及皮肤和内脏，详见本章第七节。

（3）毒性作用：寄生虫的排泄物、分泌物和死亡虫体的分解物对宿主均有毒性作用，这是寄生虫最重要的危害宿主的方式。如阔节裂头绦虫的分泌物、排泄物可能影响宿主的造血功能而引起贫血。

（4）抗原物质的作用：寄生虫的代谢产物和死亡虫体的分解物又都具有抗原性，可使宿主致敏，引起局部或全身超敏反应。如血吸虫卵内毛蚴分泌物引起周围组织发生免疫病理变化，形成虫卵肉芽肿，这是血吸虫病最基本的病变；棘球蚴囊壁破裂，囊液进入腹腔，可以引起宿主发生过敏性休克，甚至死亡。

（5）免疫损伤作用：研究发现，宿主感染蠕虫或原虫可降低对异种抗原的免疫反应，这属于继发性免疫缺陷（secondary immunodeficiency）。其机制可能是多方面的，不少寄生虫抗原对 B 细胞具有类似有丝分裂因子的作用，促进多克隆 B 细胞激活增生，这种现象持续存在可导致 B 细胞功能缺陷，或对抗原起反应的 B 细胞耗竭，从而抑制机体对其他病原体或抗原的免疫应答。动物实验观察到旋毛虫等感染能降低动物的抗体反应和细胞反应，可能与 T 抑制细胞的活力增强、巨噬细胞的功能缺陷以及寄生虫释放具有抑制免疫功能的物质等因素有关。感染血吸虫或蛔虫可以使机体接种伤寒和副伤寒疫苗后产生的抗体水平降低，这可能与抗原竞争有关。在人体，寄生虫感染出现免疫缺陷可能会影响疫苗预防接种的效果，降低宿主对寄生虫感染的抵抗力，或较易于感染其他病原体。

（6）异位寄生（ectopic parasitism）：即某些寄生虫在常见寄生部位以外的组织或器官内寄生，可引起异位的损害，出现不同的症状和体征，常给临床病理诊断带来困惑。如卫氏并殖吸虫正常寄生在肺，但也可寄生于脑等部位。再如血吸虫虫卵主要沉积在肝、肠，但也可出现在肺、脑、皮肤等处。这些都可归为异位寄生。了解寄生虫幼虫移行和异位寄生现象，对于疾病的诊断和鉴别诊断也很有意义。

四、蠕虫感染的病理变化

蠕虫感染的病理变化与原虫感染相似，详见原虫感染概述。不同之处如下。

1. 炎细胞浸润　嗜酸性粒细胞在蠕虫感染中比较常见也比较显著，如血吸虫、丝虫、旋毛虫感染等，可见嗜酸性粒细胞聚集，形成嗜酸性脓肿（图 16-1-5，图 16-1-6），其对血吸虫等感染具有诊断意义。血吸虫病时还可见巨噬细胞吞噬血吸虫色素等。如为肠道病变，要注意排除嗜酸性肠炎。

2. 肉芽肿形成　肉芽肿可由虫卵（如血吸虫卵、蛔虫卵、肝毛细线虫卵等）、幼虫（如异尖线虫、犬弓首线虫等）或虫体（如丝虫、旋毛虫、华支睾吸虫、蛲虫等）引起。肉芽肿多在活虫或死虫周围形成，也可在虫体引起的慢性炎症基础上形成。血吸虫病时可在结肠、肝脏、大脑等器官形成结核样肉芽肿。血吸虫引起的急性虫卵肉芽肿中心常有嗜酸性坏死（图 16-1-7，图 16-1-8）。丝虫肉芽肿也有较多嗜酸性粒细胞浸润。蛔虫幼虫和蛔虫卵也可以引起肉芽肿形成。血吸虫或旋毛虫等虫体死亡、坏死或钙化可引起异物反应，形成类似异物肉芽肿的表现。肉芽肿周围常有淋巴细胞、浆细胞浸润。感染晚期，肉芽肿可逐渐纤维化和钙化。

3. 局部组织变性坏死　某些蠕虫感染可造成局部组织坏死液化，并随着虫体的蠕动或移行形成"隧道样"腔隙。如肺吸虫感染可在皮下形成游走性结节，但很难发现虫体；在肺、肝等内脏则造成组织坏死，形成不规则腔隙、窦道、肉芽肿带或炎细胞浸润带，也可以发生脓肿样改变或嗜酸性脓肿（图 16-1-9，图

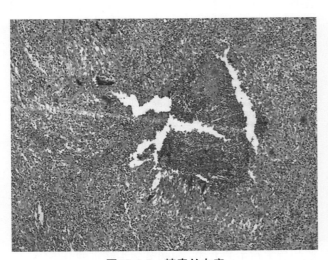

图16-1-5　精索丝虫病
局部形成嗜酸性脓肿，中心坏死，周围有显著嗜酸性粒细胞浸润

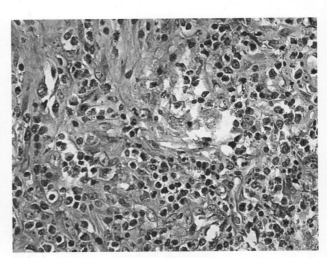

图16-1-6　蠕虫感染
常见嗜酸性粒细胞浸润，在嗜酸性脓肿周围尤为显著

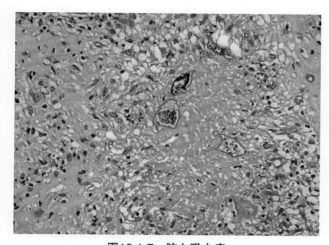

图16-1-7　脑血吸虫病
可见肉芽肿形成，中心坏死物呈嗜酸性染色，含钙化虫卵，边缘有上皮样细胞包绕

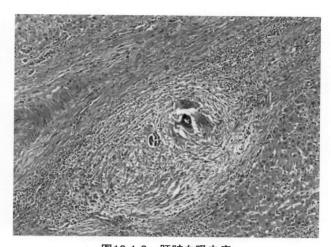

图16-1-8　肝脏血吸虫病
肝内可见肉芽肿形成，肉芽肿中可见钙化虫卵、单核巨噬细胞和多核巨细胞，周围纤维化

16-1-10）。血吸虫感染也可导致凝固性坏死和嗜酸性脓肿形成。

4. 阻塞和压迫　体积较大的蠕虫可以挤压和阻塞腔道，造成一些继发性改变。如华支睾吸虫阻塞胆管，可引起胆管上皮增生、胆管阻塞、胆汁淤积，甚至发生胆汁性肝硬化（图 16-1-11）。血吸虫成虫也可阻塞于肝内胆管，引起胆汁排泄障碍（图 16-1-12）。大量蛔虫在肠管内积聚或缠绕，可以造成肠梗阻，蛔虫的钻行还可以诱发胆囊炎、胆管炎或阑尾炎。

5. 查见虫体成分　蠕虫体积较大，在肉眼下可见完整的虫体，如猪带绦虫的囊尾蚴、蛔虫、丝虫、包虫（细粒棘球蚴）、泡状棘球蚴等；或虫体的断面。显微镜下可以查见虫体的不同断面，位于管腔内或组织内（图 16-1-9，图 16-1-11，图 16-1-12）。旋毛虫的幼虫可在横纹肌内形成包囊，包囊内含一条或多条卷曲的幼虫（图 16-1-13）；华支睾吸虫则见于胆管（图 16-1-11）。血吸虫病患者的肠壁、阑尾和肝脏等组织内还可以见到虫卵，伴有钙化而无明显炎细胞浸润（图 16-1-14）。人体各处均可发生寄生虫性病变，但各种寄生虫病都有其特定或好发的部位，可为病因诊断提供线索。在病变组织中查见虫体或虫卵可以确诊。

6. 血管炎和血管周围炎　一些寄生虫可以阻塞或破坏血管，引起血管炎和血管周围炎，使小静脉栓塞，如血吸虫、旋毛虫等。丝虫寄生在淋巴管内，引起淋巴管扩张、阻塞（图 16-1-15），晚期造成淋巴水肿，如腿象皮肿。

7. 纤维组织增生，器官硬化　一些寄生虫病的晚期，以纤维组织增生为主，炎细胞减少以至于消失。纤维组织增生往往从坏死组织的机化开始，逐渐延伸，如肝脏血吸虫病、华支睾吸虫病等，肝内纤维组

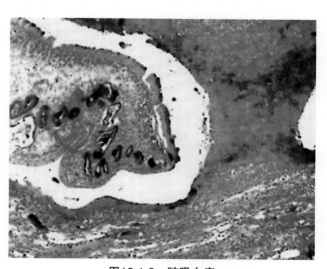

图16-1-9　肺吸虫病
在肺组织中移行，导致局部组织坏死和窦道形成，窦道内可见部分虫体成分

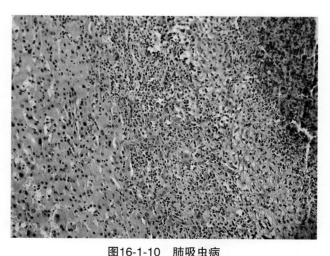

图16-1-10　肺吸虫病
累及肝组织，镜下可见右侧为坏死区，呈嗜酸性脓肿，左侧为肝组织，两者之间为炎细胞浸润带

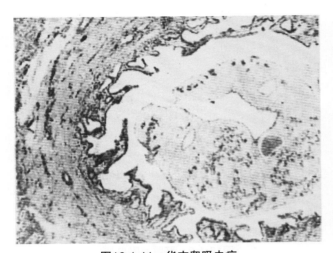

图16-1-11　华支睾吸虫病
华支睾吸虫虫体阻塞于胆管内
引自内蒙古医学院病理解剖学教研组, 1976. 彩色病理组织学图谱. 呼和浩特: 内蒙古人民出版社

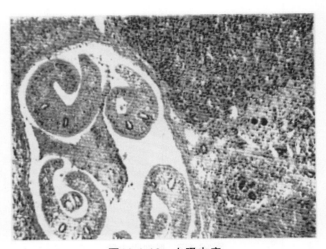

图16-1-12　血吸虫病
血吸虫虫体阻塞于肝内胆管
引自内蒙古医学院病理解剖学教研组, 1976. 彩色病理组织学图谱. 呼和浩特: 内蒙古人民出版社

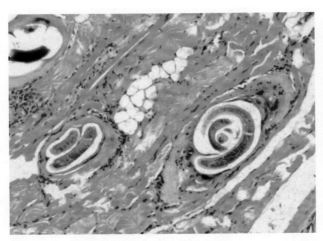

图16-1-13　旋毛虫
幼虫可在横纹肌内形成包囊, 包囊内含一条或多条卷曲的幼虫

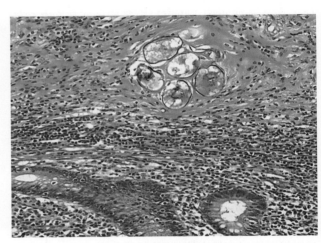

图16-1-14　血吸虫卵
阑尾壁内可见血吸虫卵沉积, 可能与慢性炎症相关

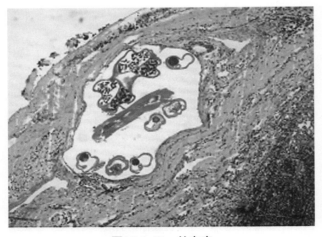

图16-1-15　丝虫病
腹股沟淋巴结输入淋巴管内见丝虫虫体的断面

织增生伸入到小叶内, 分割肝小叶, 晚期发展为肝硬化 (图 16-1-16)。肺吸虫病晚期可出现肺纤维化。

8. 器官肿大变形　一些寄生虫感染常导致其累及的器官肿大变形, 如丝虫可使相关淋巴结肿大, 肝脾大则常见于一些慢性感染, 如血吸虫病、华支睾吸虫病等晚期可出现肝硬化和巨脾。例如, 在血吸虫病流行区, 大部分慢性期血吸虫病患者, 成虫在体内存活时间较长, 并且宿主体内出现修复性病变。

9. S-H 现象 (Splendore-Hoeppli phenomenon) 也称为何博礼现象或火焰现象, 1932 年何博礼 (Hoeppli) 报道, 他发现在血吸虫卵周围有线状或日光放射状嗜酸性结构, 他设想这种嗜酸性物质是虫卵所含的毛蚴侧旁腺体的分泌物, 与以前 Splendore (1908 年) 所报道的星状结构相似。后来的学者在描述这种放射状或火焰状嗜酸性物质沉积时就称为 S-H

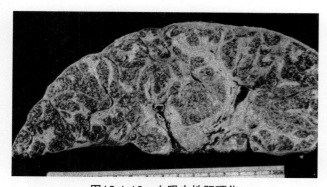

图16-1-16　血吸虫性肝硬化

血吸虫病晚期肝内纤维组织增生，沿门静脉分支分布，导致肝硬化
引自梁伯强，1961. 病理解剖学各论插图. 北京: 人民卫生出版社

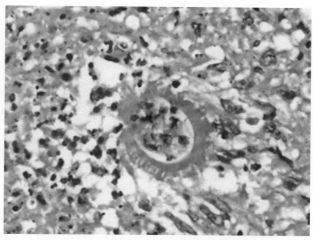

图16-1-17　血吸虫感染引起的S-H现象

虫卵周围有日光放射状嗜酸性结构，周围可见巨噬细胞和嗜酸性粒细胞浸润

现象。也有学者认为这种嗜酸性物质是免疫球蛋白或抗原 - 抗体复合物，PAS 染色阳性。有时，沉积物不呈放射状，而表现为厚度一致的环形结构。S-H 现象可见于许多蠕虫虫卵及成虫周围，以血吸虫感染时最常见和典型（图 16-1-17，图 16-1-18）。在某些真菌或细菌感染时，如放线菌病（actinomycosis）、足菌肿病（mycetoma）、球孢子菌病（coccidioidomycosis）、孢子丝菌病（sporotrichosis）等疾病中也可见到类似现象。

　　10. 夏科 - 莱登结晶（Charcot-Leyden crystal）对寄生虫感染的诊断也有一定特异性，尤其肺吸虫引起的坏死及肉芽肿中常可以找到夏科 - 莱登结晶。夏科 - 莱登结晶在 HE 染色下为大小不等，菱形、竹叶状或梭形，透明或粉染，双折光性的物质（图 16-1-19，图 16-1-20）。卜宪敏等发现抗酸染色可以清晰地显示出夏科 - 莱登结晶，夏科 - 莱登结晶呈鲜红色。他们采用改良碱性复红法，用此法既可显示结核杆菌，又可显示夏科 - 莱登结晶；两者在形态学上容易区分。并且此法染色步骤简单易行，很适合在常规病理诊断中使用。在痰液和粪便中有时也可查见夏科 - 莱登结晶，提示寄生虫感染。

　　11. 上皮增生和癌变　在寄生虫感染与癌症关系的研究中，人们注意到蠕虫与组织增生及癌变的关系更为密切，如华支睾吸虫与胆管细胞癌、日本血吸虫与肝细胞癌和结直肠癌等（图 16-1-21）。在感染造成的组织损伤进行修复时，局部可见上皮细胞与肉芽组织的增生，增生的细胞在慢性炎症的微环境下和致炎因子的持续刺激下，可能发生异常改变，出现基因突变等。详见第 5 章第 4 节。

　　12. 无反应性状态　有时寄生虫感染处于潜伏或带虫状态，可以不出现或仅引起轻微的炎症反应，如血吸虫虫卵沉积处常无炎细胞浸润（图 16-1-22）；有些炎症晚期，以纤维组织增生为主，可以伴显著的胶原化或玻璃样变性，而无炎细胞浸润。

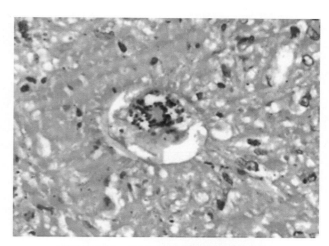

图16-1-18　血吸虫感染引起的S-H现象

即血吸虫卵周围有日光放射状嗜酸性结构，周围为嗜酸性坏死物质

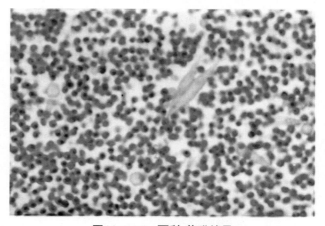

图16-1-19　夏科-莱登结晶

肺吸虫病，窦道内嗜酸性坏死物中见夏科-莱登结晶，呈竹叶形或多边形

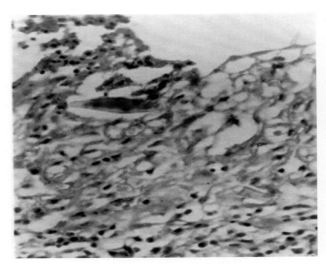

图16-1-20　夏科-莱登结晶

肺吸虫病，在修复、机化的窦道壁上仍可见竹叶状夏科-莱登结晶

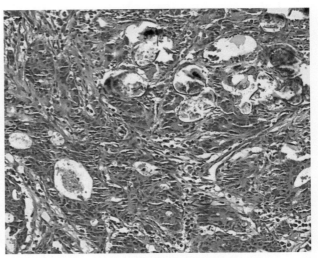

图16-1-21　直肠癌合并血吸虫虫卵沉积

腺癌组织（左下）与钙化的血吸虫虫卵（右上）并存

五、蠕虫感染的临床表现

寄生虫侵入人体、移行、发育、繁殖和定居的过程中，均可引起局部和（或）全身的不同程度损害，许多症状和体征可以提供病因诊断线索，可供临床病理诊断参考。

1. 局部受损的临床表现　寄生虫侵入人体的常见部位为消化道、肝、肺、脑等，其主要临床表现如下。

（1）腹痛腹泻：经消化道感染和（或）寄生于消化系统的虫体可致腹泻、腹痛或腹部不适及消化不良等症状，常由寄生虫直接损伤肠壁或间接作用于消化道而引起。直接损伤肠壁的因素如人吞食并殖吸虫囊蚴后的脱囊蚴虫穿过肠壁、蠕虫体表结构（顶突、小钩、口齿、吸盘等）可直接引起肠壁机械性损伤，产生炎症反应，甚至发生溃疡；某些寄生虫的分泌代谢产物通过诱导宿主产生超敏反应，如日本血吸虫卵可溶性抗原诱导形成的虫卵肉芽肿，可使肠壁发生溃疡。间接作用于消化道引起腹泻的因素：肝胆管内寄生虫或有肝胆损伤的寄生虫病患者，可因影响胆汁分泌及胆汁流入肠道，从而导致出现消化不良性腹泻。腹泻的类型因虫种而异，日本血吸虫病患者出现间歇性或持续性腹泻；并殖吸虫、蛔虫等在移行过程中穿过肠壁引起的腹泻较轻且次数也少。患者腹痛、腹泻并有生食荸荠、菱角、藕等水生植物史者，可能患姜片虫病。阵发性脐周疼痛、消化不良、消瘦、发育缓慢、记忆力减退，可能患有蛔虫病、鞭虫病。

（2）肝脾大（hepatosplenomegaly）：细粒棘球蚴、曼氏裂头蚴、并殖吸虫等寄生虫病患者可出现肝脾大，可能由这些寄生虫直接寄生所致，而日本血吸虫

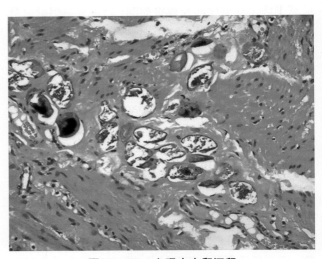

图16-1-22　血吸虫虫卵沉积

胃壁肌层内见多个血吸虫虫卵，部分虫卵已钙化，周围无明显炎症反应

卵沉积于肝内门静脉系统中，形成虫卵肉芽肿，继而发生纤维化，门静脉血流动力学改变而引起继发性肝脾大、肝功能损伤与肝炎。胆道蛔虫病、华支睾吸虫感染继发胆道细菌感染、胆道结石、肝硬化等也可引起肝或脾大。

（3）占位性病变（space-occupying lesions）：寄生虫寄生于人体内某些重要脏器，如脑、肺、肝、眼等，可致这些器官局部充血、水肿，发生炎症反应，形成脓肿或占位性病变，引起相应的症状与体征，如细粒棘球蚴、曼氏裂头蚴、并殖吸虫等寄生于脑部可出现意识、感觉、运动障碍等中枢神经系统失调症状。寄生虫的占位性病变与肿瘤的症状相似，可通过CT、磁共振、B超等检查方法并结合免疫学检测进行鉴别。

（4）其他症状：经皮肤感染或寄生于皮下肌肉

的虫体可致皮炎，或形成肿块、结节。蛲虫病患者经常感觉肛门周围及会阴部奇痒，以夜间为甚，睡眠不安、多梦。肺损害可出现咳嗽、血痰、咯血或胸痛等呼吸系统症状；寄生于眼部可致视力障碍，甚至失明；侵入胸腹腔的虫体可致炎性渗出、积液形成及粘连性病变。

2. 全身反应性的临床表现 全身表现有发热、营养不良、贫血、过敏、精神异常等，参见原虫感染的临床表现。

3. 血液学改变 寄生虫感染常引起外周血中嗜酸性粒细胞增多，局部组织内嗜酸性粒细胞也相应增多，以组织、血液内的寄生蠕虫，如血吸虫、肺吸虫、丝虫、旋毛虫及引起内脏幼虫移行症的寄生虫感染较为明显。蠕虫感染引起嗜酸性粒细胞增多，主要由寄生虫长期与宿主组织接触，能不断释放出抗原物质引起肥大细胞、T淋巴细胞发生补体反应，以及产生嗜酸性粒细胞趋化因子所致，常伴有IgE水平升高。

六、蠕虫感染的诊断与鉴别诊断

寄生虫感染的确诊一般应依靠病因诊断。病因诊断方法包括直接观察、抗原抗体检测、核酸检测等，适用技术有很多种。

1. 形态学诊断

（1）直接观察：蠕虫由于其体积较大，一般肉眼即可发现其成虫，少数可查见幼虫甚至虫卵。有些蠕虫感染形成占位性病变，常需手术切除。剖开送检标本即可看到蠕虫感染所形成的包囊或虫体，如猪囊虫病、肝包虫病、华支睾吸虫病等（图16-1-23）。有些蠕虫寄生和附着于肠道，在内镜下可以直接观察到虫体

形态，如钩虫、蛔虫等，蛔虫可从肛门中随粪便排出（图16-1-24），在胆道、阑尾或肠道手术中也可能发现。如熟悉这些蠕虫的形态，可以立即做出诊断。在取材时，对于腔道内或肿块内的不明物体不要随意抛弃或清除，并应仔细辨认，取材制片。

（2）组织学检查：对于许多蠕虫感染，需要进行病理检查。如在显微镜下发现成虫或虫卵即可明确诊断（图16-1-11 ～图16-1-15）。病灶中大量嗜酸性粒细胞浸润甚至嗜酸性脓肿形成，也可提示蠕虫感染（图16-1-5，图16-1-6）。对于肉芽肿性病变，因其成因甚多，需要仔细辨别（图16-1-7，图16-1-8）。上述病变与S-H现象（图16-1-17，图16-1-18）及夏科-莱登结晶（图16-1-19，图16-1-20）等都是病因诊断的重要线索。

（3）涂片检查：通过粪便检查发现蠕虫虫体或虫卵，也是重要的病因诊断途径。钩虫、蛔虫、蛲虫等肠道寄生虫常可因此获得诊断（图16-1-25）。痰液等涂片也可能发现病原体。饱和盐水集卵可提高检出率。钩虫、蛔虫虫卵培养后可见卵壳内幼虫脱壳逸出及幼虫（图16-1-26）。

（4）诊断与鉴别要点：在上述形态学诊断过程中，熟悉各种蠕虫的大体形态和组织结构，是做好诊断的重要基础。以线虫为例，有长短粗细之分（图16-1-27），虫卵也有大小形状之别（图16-1-28），这可以作为鉴别的重要参考。寄生虫的常见寄生或侵犯部位也可提示诊断对象，缩小鉴别范围，如各种吸虫，嗜好侵犯肝脏者有华支睾吸虫、肝片吸虫和日本血吸虫，嗜好侵犯肺部者为斯氏并殖吸虫和卫氏并殖吸虫，侵犯胃肠道者主要是日本血吸虫和姜片吸虫等。常见蠕虫的成虫及虫卵的主要特征及寄生部位见表16-1-2。

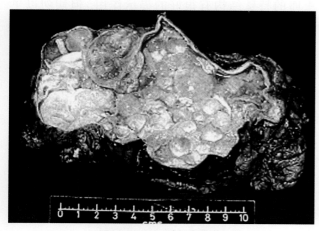

图16-1-23 肝包虫包囊

包囊内含大量半透明的子囊，包囊周围与网膜粘连

引自福布斯, 2006.临床胃肠病学图谱. 3版. 孙刚，译. 北京：北京大学医学出版社

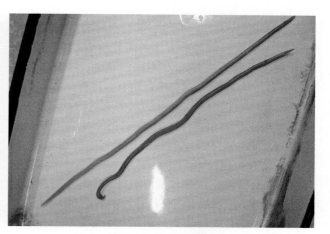

图16-1-24 蛔虫成虫

虫体呈长圆柱形，头尾两端逐渐变细，雄虫较短小，尾端向腹面弯曲，雌虫较长，尾端尖直

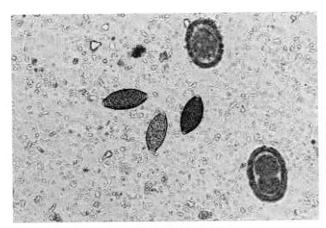

图16-1-25　寄生虫虫卵

蛔虫卵（较大）和鞭虫卵（较小），碘液染色

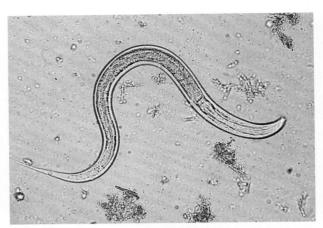

图16-1-26　钩虫幼虫

杆状蚴体壁透明，前端钝圆，口腔细长，尾部尖细

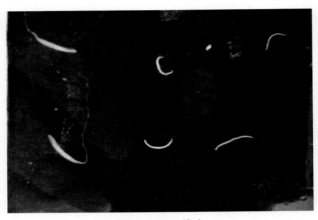

图16-1-27　线虫

线虫大小与形态的比较：从左到右依次为鞭虫、十二指肠钩虫和美洲钩虫（各两条）

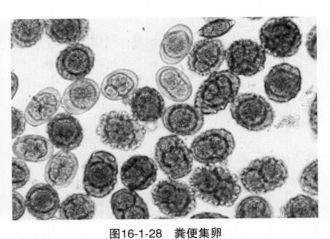

图16-1-28　粪便集卵

碘染色，可见不同状态的蛔虫卵，包括未受精蛔虫卵、感染期蛔虫卵和受精蛔虫卵，右上方有一个鞭虫卵

值得注意的是在某些腔道内容物中可能见到动植物片段或植物种子，因为不熟悉其特征而可能误认为寄生虫（图16-1-29，图16-1-30）。有些花粉颗粒也似虫卵，值得注意鉴别。

镜下观察和判断寄生虫的组织结构比较困难，主要是因为病理人员对这方面的研究很少，缺乏经验；再者虫体经固定收缩后及不同的切面，形态差异很大，有时寄生虫学专家也难以辨认。只有少数有特征性结构者较易识别，如蛲虫的两侧有对称的侧翼，且常见于阑尾腔内（图16-1-31）；有的寄生虫有特定的部位和形态，如华支睾吸虫，主要见于肝内胆管内，其结构也有一定特征（图16-1-32）。把已知寄生虫如钩虫等，予以包埋切片和镜下观察，有助于熟悉其形态结构（图16-1-33，图16-1-34）。在难以确定其具体种类时，可结合粪便检查或血清学、免疫学及分子病理学技术进一步诊断，至少要能区分出特征性的蠕虫，如血吸虫、丝虫、蛲虫、华支睾吸虫、旋毛虫、细

粒棘球蚴等。

观察虫卵一般根据其大小、形状、颜色、卵壳及附属物和内含物等5个主要方面来判断鉴别，虫卵的特殊结构有很好的提示作用，但切勿以单一的特征下结论。①虫卵的大小，较小的华支睾吸虫卵长27～35μm，最大的布氏姜片吸虫卵长130～140μm，相差约4.5倍。一般以受精的蛔虫卵作为参照，大小为（45～75）μm×（35～50）μm，平均长约60μm，称作中等大小。②虫卵的形状，虫卵大多是左右对称的，只有少数虫卵是不对称的或者呈特殊形状，如蛲虫卵呈半椭圆形，不对称，一侧扁平，一侧稍突，呈柿核形；而肺吸虫卵呈椭圆形，不对称，卵壳厚薄不均，卵盖大，略倾斜。但是在组织切片中，立体的虫卵可被切成不同的形状而与典型虫卵不同。③虫卵的颜色，一般呈无色透明或黄褐色，但影响因素很多，如卵壳厚薄、寄生部位及其发育时期不同，都可能影响颜色，从淡黄色至暗黄褐色不等。④卵壳

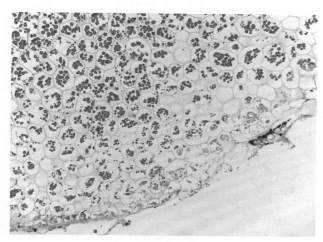

图16-1-29 胃内的异物

组织结构符合植物片段

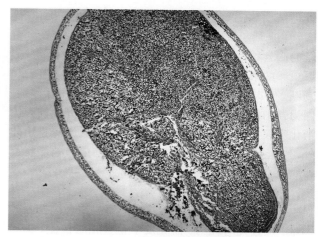

图16-1-30 肠腔内的异物

组织结构符合某种植物种子

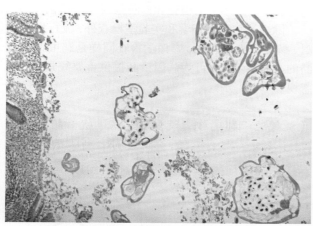

图16-1-31 阑尾腔内的蛲虫

呈现不同的切面和形状，共同特征是虫体两侧有对称的尖刺样侧翼

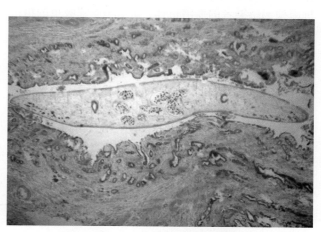

图16-1-32 肝内胆管内的华支睾吸虫

可见虫体内有对称的消化管道和囊状的卵巢（含有虫卵）（韩安家惠赠）

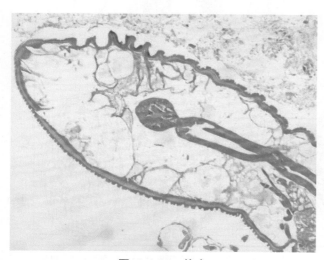

图16-1-33 钩虫

纵切面片段，图示虫体前段，可见体壁、咽管球及食管样结构

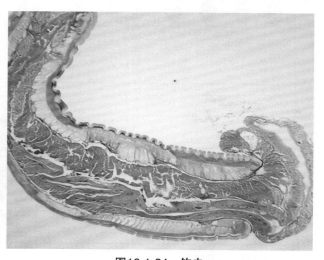

图16-1-34 钩虫

纵切面片段，图示虫体后段，可见体壁、生殖道以及交合伞样结构

及特殊结构，如卵盖、小棘和塞状物，卵壳的厚度和纹理结构等，这些结构与特征都是鉴别的重点。⑤内含物，是判断虫卵胚胎发育阶段的根据，每个发育阶段的内含物都有所不同，发育是一个动态过程，一般以虫卵的来源判断内含物所处的阶段，有利于鉴别和判断。有时花粉也与某些虫卵相似，也需注意鉴别。因为食用的花粉或花粉制品，并不是都能完全被人体消化吸收，未消化分解的花粉颗粒随食物残渣排出体外，可能与虫卵相似，引起误诊。各种虫卵的形状及相对大小见图16-1-35。

2. 实验室诊断

（1）免疫学检查：有些病变的寄生虫病因诊断较困难，检查耗时耗力，而免疫学检查相对快捷。①利用特异性抗体与未知寄生虫抗原的特异性结合，检测血清循环抗原成分，来诊断寄生虫感染。②用寄生虫抗原检测感染者的血清抗体，如用华支睾吸虫的粗抗原、纯化抗原和基因工程抗原来检测血清抗体。抗体检测常用方法有间接血凝试验、间接荧光抗体试验、ELISA、斑点免疫金银染色法等，此类方法敏感性和特异性较好，但通常只能作为辅助诊断手段。因为抗体的产生有一个窗口期，感染早期抗体尚未产生，不能检测出来；治疗后抗体仍长期存在于宿主血清中，难以区别现症感染与既往感染。近年定量检测技术和

快速诊断技术，无损伤性检测如尿液、唾液、粪便中的抗原或抗体检测技术，以及自动化、标准化技术等快速发展，有助于提高诊断效率和获取客观结果。

（2）皮内试验：这也是一种免疫学检查方法，即用寄生虫抗原成分进行皮试，阳性结果提示相应的病原体感染。近年来已被各种体外免疫诊断方法替代。

（3）分子生物学检测：各类PCR技术已经相当成熟和稳定，新的具有诊断价值的基因靶序列也不断地被鉴定和利用，新型的核酸检测技术也陆续开发出来。DNA芯片、宏基因组二代测序等技术也逐渐应用于寄生虫病的诊断与发现。如荧光原位杂交（FISH）已经应用到血吸虫的诊断与研究中。

除直接诊断感染因子是否为寄生虫外，检测患者的免疫状态及治疗反应等技术方法也在不断开发和完善，如细胞因子测定技术、细胞凋亡检测技术等，这拓展了蠕虫感染的检查和诊断范围。

除上述病理形态学和实验室检查外，流行病学资料、病史和临床表现、影像学检查同样是蠕虫感染诊断的必要参考，并可为病因诊断提供重要线索，不可忽视。

（刘德纯　郭瑞珍　段爱军　张　帆　胡守锋；

孙　新　陶志勇）

单位：μm

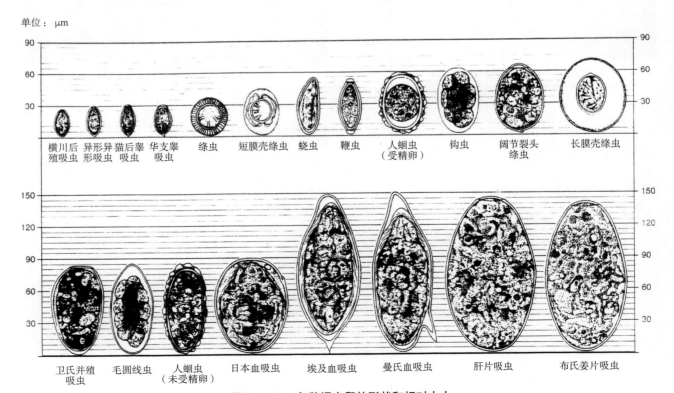

图16-1-35　各种蠕虫卵的形状和相对大小

引自世界卫生组织，1998.肠道寄生虫鉴别指南.北京：人民卫生出版社

第二节 吸 虫 感 染

寄生于人体的吸虫有 30 多种，多数寄生于消化系统，少数吸虫寄生于血液和组织内。我国常见的吸虫有华支睾吸虫、日本血吸虫、布氏姜片吸虫（肠吸虫）、肝片吸虫、卫氏并殖吸虫、斯氏并殖吸虫等，此外，棘口吸虫、阔盘吸虫、双腔吸虫、猫后睾吸虫、麝猫后睾吸虫、异形吸虫、新繁睾吸虫及日本杯尾吸虫感染都很少见。本节着重介绍我国常见吸虫病的临床与病变特点。

一、吸虫感染概述

吸虫（Trematoda，fluke）属扁形动物门（Platyhelminthes）的吸虫纲（Class Trematoda），分为单殖目（Monogenea）、盾腹目（Aspidogastrea）和复殖目（Digenea），在全世界广泛分布。吸虫纲的寄生虫多数营内寄生生活，少数营外寄生。在人体中寄生的吸虫均隶属于复殖目，称为复殖吸虫（digenetic trematode），其基本结构及发育过程大致相同。这类寄生虫寄生在肠内的一般称为肠吸虫，如布氏姜片虫；寄生在肝脏、胆管内的称为肝吸虫，如华支睾吸虫和肝片吸虫；寄生在肺部的称为肺吸虫，如卫氏并殖吸虫；寄生在血液中的则称为血吸虫。

（一）形态结构

由于吸虫类适应寄生生活，其形态结构和生理相应地发生了一系列变化。寄生生活的特点是环境相对稳定局限，营养丰富。为适应这类环境，其运动功能退化，体表无运动纤毛、无杆状体，也无一般的上皮细胞，而大部分种类发展出具小刺的皮层；神经、感觉器官也趋于退化，除了外寄生种类有些尚有眼点外，内寄生种类眼点感觉器官消失；同时发展了吸附器，如肌肉发达的吸盘和小钩等，用以附着并固定于宿主的组织上。大多数复殖吸虫成虫外观呈叶片状、长舌状、长椭圆形或线形，虫体柔软，左右对称，背腹扁平，不分节。附着器官有角质的钩、棘刺及口吸盘（oral sucker）、腹吸盘（acetabulum），大多数雌雄同体。虫体由体壁和内部的实质组织（parenchymal tissue）构成，其消化、生殖、神经系统和排泄器官均埋藏于体内，但无体腔。体后部无复杂的固着器。

1. 体壁结构 体壁由体被（tegument）与肌肉层构成。吸虫成虫体表有皱褶、凸起、陷窝、体棘、感觉乳突等，其形态、数量、分布等因不同虫种、不同部位而异。体被是由具有代谢活力的合胞体（syncytium）构成的。从外到内由外质膜（external plasma membrane）、远端胞质区（distal cytoplasm）、基质膜（basal plasma membrane）组成。① 表面外膜（surface coat）与外质膜联合在一起，也称糖萼（glycocalyx），由糖蛋白与糖脂上的糖残基构成。血吸虫这一层脱落更新很快。② 远端胞质区内布满基质，其中有感觉器，感觉纤毛伸出体表，另一端有神经突（neurite）与神经系统相通，在远端胞质区中还有线粒体（mitochondrion）及分泌颗粒（secretory granule）。③ 基质膜之上有体棘，基质膜之下为基层（basement layer）及肌肉层。肌肉层由外环肌（circular muscle）与内纵肌（longitudinal muscle）组成。肌肉层之下为近端胞质区（proximal cytoplasm），即细胞体区（cyton region），内有细胞核、内质网（endoplasmic reticulum）、高尔基复合体（Golgi apparatus）、线粒体、分泌颗粒及各种小泡（vesicles）。在此合成修复和维持远端区的物质并通过窄小的胞质连接部输送到远端胞质区。各种吸虫及不同发育阶段的体被结构虽不尽相同，但其功能都是保护虫体、吸收营养、排泄代谢产物及感觉外周环境。

2. 消化系统 复殖吸虫的消化道相对比较简单，包括由肌性口吸盘围绕的口、前咽（prepharynx）、咽（pharynx）、食管（esophagus）及肠管。口位于口吸盘前端中央，口、咽、食管构成前肠（foregut）。前肠最里层类似体被结构，即其合胞体细胞由近端区及远端区构成。肠管通常有互相对称的两个肠支，末端封闭成盲管。肠支内壁为单层细胞层，其胞质伸出具浆膜的绒毛样褶以扩大吸收面积。前肠及肠支虽具有吸收及消化动能，但主要是在前肠及肠管前部进行。吸虫的消化是一种典型细胞外消化，即细胞分泌酶将食物消化，然后由细胞吸收。消化后的残余物质经口排出。

3. 排泄系统 复殖吸虫的排泄系统是对称的管状结构，由焰细胞（flame cell）、毛细管（capillary tubule）、集合管（collecting tubule）与排泄囊（excretory bladder）组成，经排泄孔通往体外。焰细胞与毛细管构成原肾单位（protonephron）。焰细胞有细胞核、线粒体、内质网等。胞质内有一束纤毛，每一纤毛有两根中央纤丝（fibril）与 9 根外周纤丝组成。活体显微镜观察时，纤毛颤动像跳动的火焰，因而得名。纤毛颤动使液体流动并形成较高的过滤压，促使含有氨、尿素、尿酸等废物的排泄物通过毛细管输入集合管，再汇入排泄囊到达虫体末端的排泄孔排出体外。

4. 神经系统 由神经节、神经纤维及围绕食管的神经环组成，并有神经支对称分布于虫体各部。神经系统咽的两侧各有一神经节（ganglion），与食管背索（esophageal commissure）相连。每个神经节分别向前、后各发出背、腹、侧 3 条神经干（nerve trunk）分布于虫体的背面、腹面、侧面。向后的神经干之间在不同水平有横索（transverse commissure）相连，使整个神经系统呈"梯子形（ladder）"。由神经干发出的神经末梢到达口吸盘、咽、腹吸盘、生殖系统等器官及体壁外层感觉器，有一些特化为感觉单位。幼虫期的体壁也存在感觉单位。神经系统有乙酰胆碱酯酶与丁酰胆碱酯酶的活动，神经节中有神经分泌细胞的存在，说明神经系统功能相当活跃。

5. 生殖系统 复殖吸虫生殖功能发达，结构复杂，除裂体吸虫（血吸虫）外，皆为雌雄同体（hermaphrodite）。雄性生殖系统包括睾丸（testis）、输出管（vas efferens）、输精管（vas deferens）、储精囊（seminal vesicle）、前列腺（prostate gland）、射精管（ejaculatory duct）或阴茎（cirrus）、阴茎袋（cirrus pouch）等。在某些虫种，一些结构（如前列腺、阴茎袋、阴茎等）可能会缺失。雌性生殖系统由卵巢（ovary）、输卵管（oviduct）、卵模（ootype）、梅氏腺（Mehlis' gland）、受精囊（seminal receptacle）、劳氏管（Laurer's canal）、卵黄腺（vitelline gland）、卵黄管（vitelline duct）、总卵黄管（common vitelline duct）、卵黄囊（vitelline reservoir）、子宫（uterus）、子宫末段（metraterm）等组成。雌性卵巢通向输卵管，输卵管后端连接受精囊、卵黄腺，三者汇合后膨大形成卵模腔，卵模腔周有梅氏腺围绕。卵模腔后为一盘旋的管状子宫，子宫末端开口在生殖腔或直接开口于体外，生殖腔有肌肉包围，肌肉的收缩使卵易于排出。卵由卵巢排出后，经输卵管到卵模腔或在进入卵模腔之前与从受精囊出来的精子相遇而使卵受精。许多吸虫输卵管在进入卵模腔之前有一短管，称为劳氏管，可能是退化的阴道，可储存过多的精子。雄性复殖吸虫精巢多为 2 个、输精管 2 个，后端联合形成储精囊，储精囊的后端形成射精管及阴茎，射精管的周围还有前列腺包围，阴茎的末端以雄性生殖孔开口在生殖腔中或单独开口在体外或由生殖腔中外伸出来。雌雄生殖系统的远端均开口于生殖窦（genital sinus）。生殖窦一般位于腹吸盘附近。吸虫在通常情况下行异体受精，有时也发生自体受精。交配时，阴茎插入子宫末段，雄性的前列腺分泌黏液，以保护精子的存活。交配后精子经雌性子宫上游，最后进入受精囊并储存在其中。卵的受精一般在输卵管进行，卵黄细胞颗粒在梅氏腺分泌物的作用下，卵壳前体鞣化为较硬卵壳，变成更有弹性的卵壳。也有人认为梅氏腺能对卵壳的形成起模板作用或刺激卵黄细胞释放卵黄物质以及活化精子，它的分泌物有滑润作用，以利于卵通过子宫。最后受精卵进入子宫再经生殖孔排出。复殖吸虫的生殖系统最为发达，具有巨大的产卵量，所需营养物质也最多，合成代谢与能量代谢也最旺盛。各种进入虫体的物质都在生殖系统进行代谢与消耗。血吸虫为雌雄异体，但在生理状态下自童虫期即一直处于合抱状态。

6. 呼吸系统 吸虫类没有专门的呼吸器官。外寄生的吸虫类以及内寄生种类的营自由生活的幼虫阶段都是行有氧呼吸（aerobic respiration），即通过体表进行气体交换。而内寄生的种类，由于周围环境中特别是宿主的消化道内很少有游离的氧，故都是行无氧呼吸（anaerobic respiration）。无氧呼吸就是利用储存在体内的营养物质——糖原（glycogen）在无氧条件下进行发酵以产生能量的过程。这个过程也称为糖酵解作用（glycolysis）。在酵解过程中一分子的葡萄糖借助于酶的作用氧化成两分子的丙酮酸盐，同时释放出两个高能磷酸键，然后再被还原成二分子的乳酸盐。在有氧条件下，一分子的葡萄糖也被氧化成二分子的丙酮酸盐，但不被还原成乳酸盐，而是经过三羧酸循环将丙酮酸盐进一步氧化成二氧化碳和水，在整个过程中释放出 38 个高能磷酸键。对比这两种异化过程，无氧呼吸是一种不完全的异化过程，它所释放出的能量仅为有氧呼吸的 1/19，其代谢的终产物是乳酸盐（lactate）、乙酸盐（acetate）及丙酸盐（propionate）等中间产物，这是一种低效能的呼吸；而有氧呼吸是葡萄糖的完全氧化，其终产物为二氧化碳及水，并同时释放出更多的能量，比起无氧呼吸效能更高。某些内寄生的吸虫在有氧情况下也可以进行部分的三羧酸循环，但不能完成全过程。

（二）生活史

复殖吸虫是各类脊椎动物的体内寄生虫，其生活史较复杂，需要经历有性世代（有性生殖，sexual generation）和无性世代（无性生殖，asexual generation）的交替及宿主的轮换。复殖吸虫需要 2 个或多个宿主，幼虫期所寄生的宿主为中间宿主，成虫寄生的宿主称终宿主。复殖吸虫生活史虽较复杂，但基本包括卵（ovum）、毛蚴（miracidium）、胞蚴（sporocyst）、雷蚴（redia）、尾蚴（cercaria）、囊蚴（metacercaria）、后尾蚴（从囊中脱出的幼虫，encysted metacercaria）与成虫（adult）这些阶段。

吸虫进行交配或自体受精后产卵。卵从成虫所寄生的器官排进宿主腔道并随排泄物排出体外，虫卵在水中或被宿主吞食后孵化出的幼虫体表披有纤毛，称为毛蚴。毛蚴侵入螺蛳淋巴系统或其他器官发育为胞蚴。胞蚴体内胚团分裂发育成多个雷蚴。雷蚴中的胚团再分裂发育为多个子雷蚴。雷蚴与胞蚴的形态不同，雷蚴前端已具有口、肌性的咽及短的肠支，而胞蚴无口。胞蚴与雷蚴均靠体表吸取其周围组织中的营养。雷蚴与子雷蚴中的胚团分裂发育为尾蚴。一个受精卵或一个毛蚴进入螺体内可发育出成千上万个尾蚴。无性生殖世代中的胞蚴、雷蚴及尾蚴寄生于水生或陆生的腹足类或瓣鳃类软体动物。幼虫期（胞蚴、雷蚴）能进行无性的幼体繁殖，产生大量的后代，有利于几次更换宿主，这些都是适应于寄生生活的结果。在不利环境，如寒冷季节，有些吸虫的雷蚴不产生尾蚴而只产生子雷蚴，并可连续产生数代。血吸虫的子胞蚴需产生数代后才生成尾蚴。这种变换生殖现象称为多胚繁殖（polyembryonic proliferation）。有些吸虫缺乏雷蚴期或囊蚴期，而另一些吸虫却具有两代以上的胞蚴期或雷蚴期。

吸虫的感染期是尾蚴或囊蚴。囊蚴被宿主吞食后，后尾蚴脱囊而出，部分吸虫后尾蚴及以尾蚴为感染期的吸虫需移行才能到达适宜发育的定居部位。部分感染期尾蚴能穿过宿主皮肤进入宿主体内。不同器官组织为虫体提供不同发育期所需的营养物质和理化环境，虫体能识别不断改变的连续刺激，大部分虫体能按一定移行途径到达定居部位。不适宜宿主不能提供必需的营养物质及生理信号，因而出现异常的个体发育移行（ontogenetic migration），导致异位寄生或虫体发育迟缓甚至死亡。

（三）致病作用与病理变化

吸虫的虫卵、幼虫及成虫均可致病，致病作用及病理变化主要体现在以下几个方面。

1. 机械性损伤和阻塞 如华支睾吸虫侵入胆管系统，即可引起胆汁排泄不畅甚至胆管阻塞，造成肝内胆管淤积，也可引起胆管黏膜上皮变性坏死、脱落，胆管上皮再生和胆管炎症反应，胆管周围炎细胞浸润和纤维组织增生，致使胆管壁增厚，胆管进一步狭窄，加重胆汁淤积，引起阻塞性黄疸。布氏姜片吸虫有发达的吸盘，可吸附在肠壁上，造成局部黏膜的机械性损伤，被吸附的黏膜及其附近的组织可出现充血水肿、点状出血、变性坏死、炎细胞浸润甚至溃疡形成。卫氏并殖吸虫童虫或成虫的移行、寄居也可造成组织坏死、出血，形成隧道状病灶或形成脓肿。

2. 化学性刺激 吸虫的代谢产物、分泌物或排泄物也可刺激局部组织发生炎症反应，甚至发生超敏反应，病变部位出现中性粒细胞、淋巴细胞、浆细胞和嗜酸性粒细胞浸润，如血吸虫、布氏姜片吸虫等感染。

3. 免疫性损伤 一般认为，许多吸虫的组织成分或代谢产物具有抗原性，可刺激机体产生免疫病理反应。如血吸虫感染引起的尾蚴性皮炎，既有速发型超敏反应也有迟发型超敏反应。血吸虫成虫的分泌物、代谢物或排泄物作为循环抗原不断进入血液，与相应抗体结合，可引起免疫复合物型超敏反应。

4. 继发感染 吸虫感染常继发细菌感染，如伴随华支睾吸虫从肠道进入胆管系统的细菌，可引起化脓性胆管炎、胆囊炎甚至肝脓肿。慢性感染也常继发纤维组织增生，引起肝硬化。

5. 继发癌变 华支睾吸虫和血吸虫与肝癌（肝细胞癌和胆管细胞癌）的关系已经得到确认。埃及血吸虫和膀胱癌的关系也受到关注。一般认为在长期感染基础上，在局部细胞增生修复过程中，在慢性炎症环境和虫体产物的刺激下出现异常增生而逐渐发生癌变。吸虫感染也可能是重要的致癌协同因子。

上述机制所致的炎症病变，包括局部充血出血、急慢性炎细胞浸润、化脓性病变、肉芽肿形成、上皮细胞增生甚至癌变、间质纤维组织增生等，参见上节。关键是在某些病灶中可以发现虫体片段或虫卵，这是病因诊断的重要依据。如血吸虫虫卵常引起肉芽肿性病变，但有时也仅见虫卵而无炎症反应，虫卵钙化也不少见。

（四）临床表现

吸虫感染的临床表现与其感染的部位或器官、虫体的数量、时间长短、机体免疫状态、有无继发感染等很多因素有关。

1. 一般表现 轻度吸虫感染一般症状不明显，中度感染可引起发热、乏力、身体不适、食欲下降、消化吸收不良等，重度感染者定位症状显著，可有高热、腹痛，重要脏器受累者常发生功能障碍。血常规检查可见中性粒细胞和嗜酸性粒细胞增多。

2. 胃肠道症状 许多吸虫寄生在肠道，如布氏姜片吸虫有发达的吸盘，吸附在肠壁上，摄取人体营养，同时也覆盖部分肠黏膜，引起肠黏膜损伤，影响正常的消化吸收功能，患者可有腹痛、腹胀、恶心、呕吐、食欲缺乏、腹泻、乏力、营养不良、贫血等症状。卫氏并殖吸虫移行穿过肠壁还可引起肠壁出血。严重感染者可出现消瘦、贫血、腹水、发育障碍等。

3. 肝胆症状 如华支睾吸虫累及肝脏，可致肝硬化和门静脉高压症等。血吸虫主要累及结肠与肝脏，也可导致肝硬化和门静脉高压症。卫氏并殖吸虫童虫从肝脏表面或从肝组织内穿过，也可引起肝脏局部出血坏死，导致腹痛、肝区不适等。

4. 肺部症状 肺吸虫感染导致肺组织内局部坏死，形成脓肿或虫囊肿，患者发热、咳嗽、咳痰、呼吸困难。X线检查可见边界不清的浸润性或占位性病变。血吸虫通常在体内移行时累及肺部，引起肺组织炎症与出血，患者出现咳嗽、咯血等症状。

5. 皮肤表现 血吸虫等尾蚴穿过皮肤时可引起尾蚴性皮炎或匐行疹，表现为局部皮肤瘙痒和丘疹形成。

我国常见的人体复殖吸虫分类及其寄生部位、相关疾病见表16-2-1。

表 16-2-1 我国常见的人体复殖吸虫分类及其寄生部位与相关疾病

科	属	种	寄生部位	相关疾病
后睾科	支睾属	华支睾吸虫	肝胆管	肝炎、肝硬化、胆管癌
异形科	异形属	异形吸虫	肠管	肠炎
片形科	姜片属	布氏姜片吸虫	小肠	肠炎
	片形属	肝片吸虫	肝胆管	肝炎
并殖科	并殖属	卫氏并殖吸虫	肺或脑等	肺炎、脑炎
	狸殖属	斯氏并殖（狸殖）吸虫	皮下或肺、肝等	幼虫移行症、肺炎
裂体科	裂体属	日本裂体吸虫	结肠、门静脉系统	血吸虫病
棘口科	棘隙属	日本棘隙吸虫	小肠	肠炎

（五）诊断与鉴别诊断

1. 病原学检查 吸虫感染的诊断主要是病原学诊断，即对病原体的观察和辨认。常用粪便、十二指肠引流液、胆汁等，用直接涂片或醛醚沉淀等方法制片，显微镜下观察虫卵。姜片虫虫卵较大容易辨认，但有些虫卵较小，如肝吸虫，有时需做多次检查并仔细观察才能发现。肺吸虫虫卵可见于痰液和粪便中，痰涂片检出率较高。

2. 病理学检查 对病变组织进行形态学观察，可以确认病变部位、范围、类型、程度等，并可能发现病原体线索，如虫体断面或虫卵等。

3. 免疫学检查 包括皮内试验（如用布氏姜片吸虫的纯化成虫抗原或排泄分泌物抗原作皮内试验等）、间接血凝试验、ELISA、间接荧光抗体试验、循环抗原检测等，以ELISA应用较多，既能检测抗体，又能检测循环抗原，不但简便快捷，而且有较高的敏感性和特异性。

4. 影像学检查和内镜检查 影像学检查对于发现肝、肺病变并随访其演进情况有重要参考价值。内镜检查对于胃肠道寄生虫感染也有很大帮助，特别是在内镜下发现黏膜面附着的寄生虫或虫卵，具有诊断意义。最好能取出虫体进行鉴定，可经多人会诊以提高准确性。

二、肝吸虫感染与肝胆疾病

肝吸虫泛指寄生于脊椎动物肝胆管的复殖吸虫。现已发现至少有13种肝吸虫可以感染人类，分别属于后睾科、片形科和双腔科。人群中最常见的3种肝吸虫是后睾科的华支睾吸虫（*Clonorchis sinensis*）、麝猫后睾吸虫（*Opisthorchis viverrini*）和片形科的肝片吸虫（*Fasciola hepatica*）。肝吸虫的感染与一些肝胆管的疾病有关，包括胆管炎、阻塞性黄疸、肝大、胆囊炎和胆石症。此外，一些流行病学、组织病理学及实验研究的证据表明，人和实验动物感染肝吸虫与胆管上皮细胞的恶性转化有关。本节重点叙述华支睾吸虫病和肝片吸虫病。

（一）华支睾吸虫感染与华支睾吸虫病

华支睾吸虫因最早发现于华人的肝胆系统而得名。华支睾吸虫在人体肝内胆道系统寄生，虫体的长期刺激可引起胆管上皮细胞增生，并可导致胆管炎、胆囊炎和胆石形成，称为华支睾吸虫病（clonorchiasis sinensis），也称为肝吸虫病。华支睾吸虫感染与胆管细胞癌也有密切关系。根据 1975 年发现的湖北省江陵西汉古尸及 1994 年发现的湖北省荆门市战国古尸研究，在死者肠内容物内均发现本虫虫卵，说明本病在我国战国和西汉时期就有流行，迄今至少已有 2300 多年历史。

华支睾吸虫病是一种常见的食源性人兽共患寄生虫病，主要分布于东亚和东南亚地区。WHO 估计全球将近 3500 万人感染该病，仅我国的感染人数就高达 1500 万人，成为华支睾吸虫病危害最为严重的少数几个国家之一（其他有日本、朝鲜、越南、泰国等）。我国广东及台湾和香港地区为本病主要流行区，但北方各省也有流行或散发的报告，至少有 24 个省市自治区发现有局部流行，其发病率在我国局部地区明显上升，流行区华支睾吸虫的感染率高达 2.40%（虫卵检查法），推算仅流行区华支睾吸虫感染人数就达 1249 万。吉林省华支睾吸虫人群感染率为 4.83%，是全国流行区的两倍。

【生物学性状】

1. 形态学　华支睾吸虫是扁平细长的吸虫，如葵花籽状，虫体柔软，前端尖细，后端钝圆。活虫体透明呈浅粉红色或黄褐色。成虫雌雄同体，寄生于肝脏的胆道系统，有时也可寄生于胰腺导管内。虫体大小与虫龄长短、宿主种类、寄生部位有关。成虫长 10 ～ 25mm，宽 3 ～ 5mm，厚约 1mm，外皮光滑，前端尖细，后端钝圆（图 16-2-1）。前端变细有一个口吸盘，比腹吸盘稍大。腹吸盘位于虫体腹面前五分之一处。食管分叉成 2 个肠支延伸到虫体的后末端但不汇合，末端为盲端。排泄囊在虫体的后半部分，排泄孔位于虫体后末端。两个大的分支的睾丸一前一后位于虫体后端三分之一处。小的、纤细的分叶的卵巢和受精囊、梅氏腺相邻，均位于睾丸和子宫之间。子宫内可见虫卵，卵黄腺位于虫体的侧面。成虫体壁薄，通常是 15 ～ 30μm 厚，外皮常小于 5μm。外皮下有 2 至多层平滑肌。外皮细胞位于实质下平滑肌层，大小不等、间隔不规则。实质是由松散的基质组成的充满液体的空间和薄壁细胞组成的。

华支睾吸虫的虫卵是卵圆形或瓶形的，如"芝麻粒"状，大小（27 ～ 35）μm ×（12 ～ 20）μm。卵壳是黄棕色的。一端较窄且有卵盖，卵盖的边缘增厚形成肩峰，卵盖的对侧端有一逗点状突起的细小的棘。华支睾吸虫虫卵内容物为一幼虫胚胎。虫卵排出时其中多有一成熟毛蚴（图 16-2-2）。

2. 生活史　华支睾吸虫的第一中间宿主为淡水螺，第二中间宿主为鱼虾，人类为其终末宿主。当人食入未经煮熟的含有华支睾吸虫活囊蚴的食品后，囊蚴进入体内，经过胃肠道消化酶和胆汁的作用，在十二指肠内发育成童虫，然后沿胆汁流动方向逆流而上，经过总胆管到达肝内胆管，并发育为成虫，在胆管内寄生、产卵，虫卵经消化道随粪便排出。虫卵随粪便进入河水，被第一中间宿主淡水螺吞入，在淡水螺消化道内孵化，虫卵内的毛蚴顶开卵盖脱壳而出，然后穿过肠壁，在肠道周围软组织内发育成尾蚴，以后尾蚴从螺体内逸出，浮游在水中。如遇到第二中间宿主淡水鱼虾，便钻入其体内尤其是肌肉内发育为囊蚴。囊蚴随生的或未经煮熟的鱼虾被人食入，其囊壁被胃酸和胰蛋白酶消化后，在十二指肠内脱囊而发育

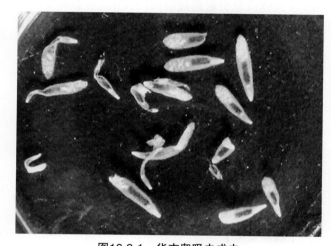

图16-2-1　华支睾吸虫成虫

葵花籽状，扁平，前端尖细，后端钝圆，虫体前中部颜色较深处为子宫所在，内含较多虫卵

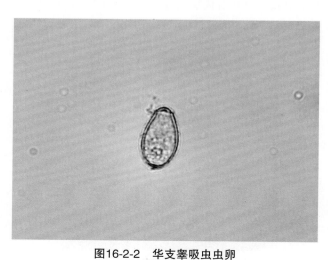

图16-2-2　华支睾吸虫虫卵

粪便图片，碘染色，可见卵圆形虫卵，前端窄，有卵盖和肩峰，后端钝圆，有一疣状突起，卵内有一毛蚴

成童虫。童虫沿胆汁流动方向逆流而上，经总胆管至肝内胆管寄生，约1个月后发育为成虫。童虫也可以通过血管或穿过肠壁到达肝脏。人类是华支睾吸虫的终末宿主，从食入囊蚴至粪便中出现虫卵约需1个月。成虫在人体内一般可存活10～15年。

【发病机制】

华支睾吸虫病的传染源为患者和自然界的储存宿主，如猫、狗、猪、鼠等。如其粪便中含有虫卵并污染水源，就可能造成疾病传播。人类因食入含有囊蚴的鱼虾而感染。

华支睾吸虫主要寄生在肝内胆管系统，重度感染者亦可累及肝外胆管、胆囊和胰腺胆管等。胆管内可见数量不等的虫体，多者可达上万条，最多的已超过2万条。数量越多则病情越严重。虫体的长期存在，可通过①机械性阻塞作用；②崩解产物的化学刺激作用；③虫体抗原引起的过敏反应，引起肝胆病变。华支睾吸虫可以直接破坏胆管上皮细胞，使其脱落、坏死、增生，引起胆管炎症反应，导致胆管壁狭窄、增厚。大量成虫和虫卵拥挤在胆小管内可造成胆小管阻塞和胆汁淤积。有时近端胆管可扩张成圆柱状或囊状，压迫周围肝组织，使肝细胞变性坏死。死亡的虫体、虫卵和脱落的胆管上皮可成为胆石的核心，胆汁中β-葡萄糖醛酸苷酶和糖蛋白分泌增多，也有利于胆石的形成。胆管黏膜在长期的机械性、化学性和炎症性刺激下，上皮细胞可持续性增生，并可能发生癌变。胆汁淤积容易继发胆道细菌感染，加重胆道系统炎症。

【病理变化】

1. 华支睾吸虫感染的基本病变

（1）慢性炎细胞浸润：华支睾吸虫可寄生在胆管内，引起胆囊和肝内胆管系统及其周围炎症反应（图

16-2-3），胆管和胆囊壁内多少不等的淋巴细胞和嗜酸性粒细胞浸润，继发细菌感染可引起急性胆囊炎或胆管炎，此时可见较多中性粒细胞浸润。

（2）胆管上皮病变：胆管和胆囊壁内柱状上皮细胞可发生变性、坏死、脱落，致黏膜糜烂；修复过程中则见黏膜上皮增生，黏膜下腺体活跃增生，黏液腺增生、罗-阿窦（Rokitansky-Aschoff sinus）形成，部分胆管上皮可发生杯状细胞化生和不典型增生，13%的病例中出现鳞状化生。严重者可见胆管上皮呈乳头状或腺瘤样增生（图16-2-4），少数病例（＜1%）可发生胆管细胞癌。

（3）纤维组织增生：在长期慢性炎症刺激下，胆管周围常发生程度不等的纤维组织增生，围绕胆管系统，并可向肝内延伸（图16-2-5）。反复和长期感染者胆管周围纤维组织广泛增生可能导致肝硬化。

（4）华支睾吸虫寄生：在胆管系统内可能查见数量不等的成虫，轻者十余条至数十条，重度感染可达成千上万条，充满肝内、外胆管，在胆总管、胆囊及胰导管内也可见到。如虫体较多，挤压肝脏时可见葵花籽样的半透明的成虫从胆管内鱼贯而出。华支睾吸虫前端较细，后端钝圆，柔软而半透明。在送检组织切片中则可见不同断面的虫体及其内部结构（图16-2-5，图16-2-6）。肉眼及镜下所见华支睾吸虫均可作为确诊依据。

2. 肝脏病变　肉眼观察：感染早期或轻度感染，肝脏可无明显异常。慢性感染或重度感染者，肝脏体积可增大，尤以左叶为著，器官可能增大2～3倍。肝脏的外表面可见苍白的囊性区，为囊状扩张的胆管，或为占位性病变（图16-2-7）。严重时在左叶被膜下即可见到因成虫机械阻塞而扩张的胆管分支，可能因左叶胆管较平直，易被童虫侵入之故。切面示胆管扩张

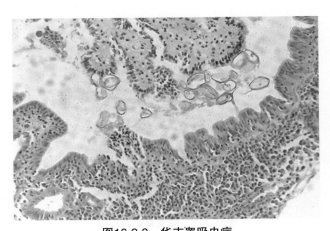

图16-2-3　华支睾吸虫病

胆管内可见虫卵，胆管黏膜上皮乳头状增生，胆管外大量慢性炎细胞浸润

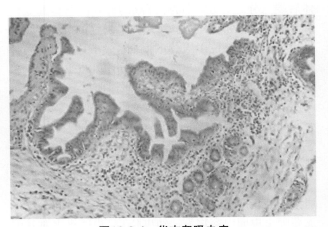

图16-2-4　华支睾吸虫病

胆管黏膜上皮乳头状增生，伴胆管壁慢性炎细胞浸润和小胆管增生

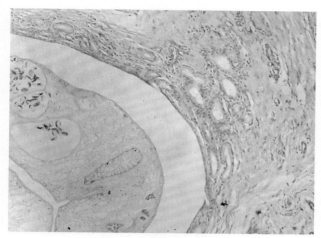

图16-2-5　华支睾吸虫病
胆管内可见部分虫体，胆管外纤维组织增生伴小胆管增生

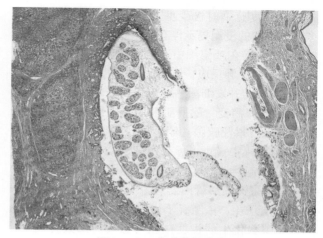

图16-2-6　华支睾吸虫病
肝胆管内可见完整虫体切面及内部结构（韩安家惠赠）

并增厚，可达 0.5～3mm，管腔扩张，直径可达 3～6mm，管壁纤维组织增生形成线状白色条纹，最终发展为肝硬化（图16-2-8）。胆管腔内充满胆汁，并含有数目不等的成虫，轻者无明显肉眼可见的改变；被成虫寄生的肝内胆管，其病变程度因感染轻重而异。

　　镜下观察：胆管上皮细胞和黏膜下腺体活跃增生，严重者可见胆管上皮呈乳头状或腺瘤样增生（图16-2-3，图16-2-4），部分胆管上皮可发生杯状细胞化生，胞质内含有黏液。胆管和胆囊均见慢性炎症表现，如胆管和胆囊壁内淋巴细胞和嗜酸性粒细胞浸润，胆管和门静脉周围纤维组织增生、小胆管增生等（图16-2-4，图16-2-5）。扩张的胆管附近肝细胞可有压迫性萎缩、脂肪变性等表现。

　　3. 胆管系统病变　华支睾吸虫病可引起慢性胆囊炎、胆管炎，并可伴结石形成，有的引起急性胆道阻塞。继发细菌感染可引起急性胆囊炎或胆管炎。胆管管壁增厚，管腔扩张，胆管和门静脉周围纤维组织增生，小胆管增生等；胆管和胆囊内常可发现结石形成，有时可引起急性胆道阻塞。

　　最初，即使虫体通过口吸盘和腹吸盘接触胆管，胆管上皮仅表现为水肿但没有被破坏。在黏膜可见轻度的炎细胞浸润，嗜酸性粒细胞少见。胆管上皮可化生为杯状细胞导致黏液增加，胆管上皮也可发生腺瘤样增生。这些变化只发生在胆管的腔面，偶尔胆管扩张形成囊状。在门静脉入口可见静脉根部的扩张。尸检发现，约10%的患者胆囊内可见死的虫体。在胆总管及胰导管内也可见到华支睾吸虫，成虫也可在胆囊内寄生（约占9%）。镜下可见胆囊壁有嗜酸性粒细胞及淋巴细胞浸润，有时见泡沫细胞形成，而上皮细胞

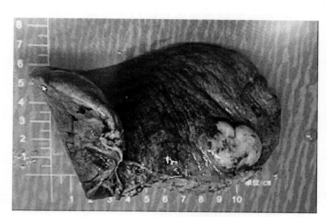

图16-2-7　肝华支睾吸虫病
部分肝组织切除，肉眼可见一灰白结节状病灶

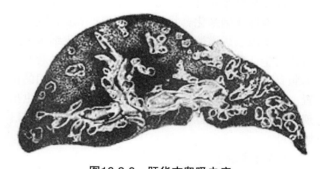

图16-2-8　肝华支睾吸虫病
切面见胆管扩张，管壁增厚呈灰白条索状，引起肝组织硬化
引自梁伯强，1961. 病理解剖学各论插图. 北京：人民卫生出版社

增生多不明显。成虫在肝内胆管寄生，使胆管内胆汁淤积，容易发生继发感染。死亡的虫体、虫卵和脱落的胆管上皮还可以成为胆石的核心，促进胆石形成。

　　当感染转为慢性，管周胶原纤维和弹性纤维增加时管壁增厚更加明显。显著纤维化常常与感染患者发热有关。

在轻度感染时极少见炎细胞浸润胆管壁,大量多核巨细胞的浸润提示伴有细菌感染,常常是肠道细菌。在胆管腔内或组织中通常看不到虫卵。在胆囊卵不引起肉芽肿反应。有报道本病患者可发生肝胆管瘘,这可能是并发细菌感染的结果。

4. 胰腺病变　除肝脏及胆道系统外,华支睾吸虫感染也可累及胰腺。肉眼观,胰腺导管扩张、管壁明显增厚增宽。成虫也可在胰腺导管内寄生(占 6% ~ 37.5%)引起病变,可能是成虫随胆汁进入胰管,也可能是童虫进入胰管内发育为成虫所致。镜下,可见胰管上皮增生,并伴有不同程度的鳞状化生(可达 95%)。鳞状化生的程度往往与感染的虫数有关。胰腺实质一般无明显改变,但有报告称其可诱发急性胰腺炎。

5. 华支睾吸虫感染与胆管细胞癌　华支睾吸虫与胆管细胞癌的因果关系已被广泛认可。2009 年 WHO 与国际癌症研究署确定其为胆管癌的 I 类致癌因素。少数病例(< 1%)可发生胆管细胞癌,表现为胆管上皮的腺瘤样或乳头状增生,细胞异型性,可伴黏液腺化生、坏死和退行性变化。我国病理学者侯宝璋、秦光煜等曾分别对人体或自然感染的动物(家猫及家犬)进行了观察研究,证实在华支睾吸虫感染所致的胆管上皮腺瘤样增生的基础上,组织可以发生癌变,在人工感染的家猫实验中也得到证实。致癌机制可能与以下因素有关:华支睾吸虫在胆管内蠕动的机械性刺激,虫体代谢产物和胆汁成分、排泄物的化学刺激,局部慢性炎症的刺激,胆管上皮的过度增生,内源性致癌物质的生成增多,致癌物代谢酶的活化,以及致癌性亚硝基化合物和一氧化氮产物的增加,胆管细胞基因表达谱的改变等,导致胆管上皮细胞呈腺瘤样增生、不典型增生以至于上皮恶性变,以后发展为胆管细胞癌,通常发生在肝内次级胆管近肝门的位置。被肿瘤组织包围的胆管内则常有华支睾吸虫出现。肝内和外周型胆管细胞癌较为常见,并多发于肝脏右叶。

【临床表现】

大量临床病例分析发现,华支睾吸虫病主要临床表现在肝胆系统。杨六成等对 650 例华支睾吸虫感染者的临床资料进行了分析,其中 324 例(49.85%)合并肝胆胰外科疾病,胆道疾病 289 例,占合并症的 89.2%,肝脏疾病 19 例(5.87%),胰腺疾病 16 例(4.94%)。单病种以胆石症 184 例(56.8%)为最多。其他报道中尚见阻塞性黄疸、胆管狭窄、胆管癌等,患者常伴有嗜酸性粒细胞增多症。

胆源性吸虫感染的症状和体征似乎取决于虫体的负荷。轻微的感染不引起临床体征和症状,即使产卵是长期持续的,有时长达 20 年,临床表现也可不明显。华支睾吸虫的感染常合并急慢性胆管炎或胆囊炎的发生,发病初期多表现为腹痛、恶心呕吐、发热和黄疸等肝胆管系统炎症症状。有症状的患者可能有厌食、腹泻和间歇性的右上腹不适,活动时加重。肝大和局部柔软。实验室检测有血清胆红素的轻度增高,但肝功能是正常的,偶尔出现轻度黄疸。嗜酸性粒细胞常常低于 20% 以下。这些损伤产生的后果可能是由虫体团块阻塞胆管和胰管以及机械性刺激而引起的。细菌的重复感染可加重损伤。

虽然,胆道系统寄生虫感染常常是良性过程,但严重慢性感染可能导致各种严重的并发症,包括肝外胆管阻塞引起的黄疸、化脓性胆管炎导致的肝囊肿、肝潴留性囊肿、胰腺炎、肝支气管瘘和肝胆管型肝癌。

【诊断与鉴别诊断】

检测排泄物或胆管引流物中的寄生虫虫卵是诊断华支睾吸虫病的主要依据。为了确诊有必要进行多次粪便检测,因为排卵是间歇性的。如果多次检测排泄物样本,可能会查见虫体。约 5% 严重感染的患者含有成虫。放射学研究可用于评估患者的胆道感染。T 形管胆管造影可能显示扩张的肝外胆管阴影,表示有肝吸虫寄生。

1. 病理学检查　诊断华支睾吸虫感染,主要依据肉眼或镜下检查发现典型的华支睾吸虫虫体。镜下可见虫体的不同断面结构,子宫内可见大量虫卵(图 16-2-5,图 16-2-6)。胆管的慢性炎症和胆管上皮增生是主要的诊断线索(图 16-2-3,图 16-2-4)。有时术中也可在胆管内发现华支睾吸虫成虫(图 16-2-9,图 16-2-10)及虫卵。有报道称某中年女性感染 6446 条华支睾吸虫,某男性感染 406 条华支睾吸虫。

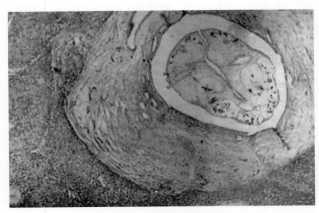

图16-2-9　肝华支睾吸虫

图示肝脏小胆管扩张,管腔内见一虫体。可见虫体两侧有互相对应的两条消化管道,中央可见排泄孔

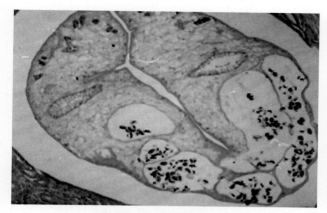

图16-2-10　肝华支睾吸虫

高倍显示虫体横断面，两侧有消化管道，中央可见排泄孔。右下方可见子宫，呈囊状，内含虫卵

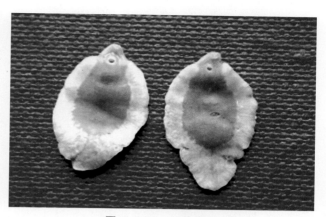

图16-2-11　肝片吸虫

虫体取自患者胆管内，呈叶片状，头锥明显，有口吸盘腹吸盘各1个

2. 病原学检查　采取患者粪便直接涂片镜检可以发现华支睾吸虫虫卵（图16-2-2），但阳性率低，浓集法可以提高阳性率。醛醚离心沉淀法阳性率更高，也可使用十二指肠引流胆汁检查虫卵。虫卵阴性时需多次重复检查。

3. 免疫学检查　以成虫为抗原（稀释1：1000）做皮肤试验可作为初筛普查，与虫卵检查阳性符合率达94%左右，但与其他蠕虫或吸虫有交叉反应，需要注意鉴别。用间接血凝试验、酶联免疫吸附试验等检测华支睾吸虫抗体，或用双抗体夹心酶联免疫吸附试验检测华支睾吸虫循环抗原，阳性率也在90%以上，可以辅助诊断。

华支睾吸虫病的临床表现因感染度、病程及机体的免疫状况不同而复杂多样，有急、慢性之分，病变涉及肝胆系统，患者有全身症状和体征，而绝大部分症状和体征是非特异性的，容易引起误诊、漏诊。在缺乏流行病学资料的情况下，尤其是在非流行区，临床上很容易将其与肝胆系统疾病相混淆而误诊为急或慢性胆管炎、胆囊炎、胆结石、胆囊息肉，或胃炎、肠炎、病毒性肝炎、肝硬化、阻塞性黄疸，或日本血吸虫病、阿米巴痢疾等感染性疾病而延误治疗，误诊率可达50%～83.33%，故而值得重视。

（二）肝片吸虫感染与肝片吸虫病

肝片吸虫是属片形科（Fasciolidae）的一种大型吸虫。肝片吸虫是牛、羊及其他哺乳动物胆道内的常见寄生虫，人体亦可感染。由肝片吸虫（*Fasciola hepatica*）寄生于肝胆管内引起的寄生虫病，称为肝片吸虫病（fascioliasis hepatica）。肝片吸虫为世界性散在分布，遍及非洲、美洲、亚洲、欧洲和大洋洲。

【生物学性状】

1. 形态学　肝片吸虫成虫呈深红褐色、背腹扁平、叶状，虫体大小为（20～40）mm×（8～13）mm；虫体前端有一明显的头锥，顶部后腹面有一口吸盘，直径约1mm；腹吸盘稍大，位于头锥基部，直径约1.6mm（图16-2-11）。消化系统有咽、食管和两肠支，肠支呈分支状。生殖器有2个高度分支（分支很多）的睾丸，前后排列在虫体的中部，一个卵巢，位于睾丸之前，腹吸盘右后方。子宫较短，盘曲在卵巢和腹吸盘之间（图16-2-12，图16-2-13）。

虫卵呈椭圆形、淡黄褐色、大小为（130～150）μm×（63～90）μm，卵壳薄，虫卵的一端有一不明显的小盖，虫卵内充满卵黄细胞和1个卵细胞（图16-2-14）。

2. 生活史　肝片吸虫成虫寄生在牛、羊及其他哺乳动物胆道内。中间宿主为椎实螺类，在我国以截口土蜗（galba truncatula）为最重要。寄居在终宿主的肝胆管内的成虫产生虫卵，每日可产卵2万个左右。虫卵随宿主胆汁流入到肠腔而随粪便排出体外。虫卵在适宜的条件下，在水中发育成熟为毛蚴，毛蚴逸出后侵入中间宿主椎实螺体内，经胞蚴、雷蚴增殖发育，产生大量尾蚴；成熟尾蚴逸出螺体，附着在水生植物表面或在水面上形成囊蚴。囊蚴被终宿主羊、牛、猪、马、驴、兔、猴等吞入，在终宿主的十二指肠内尾蚴脱囊成为童虫，童虫穿过肠壁进入腹腔，迁移到肝脏，数周后进入胆管内寄生；后尾蚴也可经肠系膜静脉或淋巴管进入胆道，最后在胆管内发育为成虫。完成整个生活史约需11周时间。人被感染是由食入囊蚴附着的野生莴苣、菱角等或喝生水、食入未煮熟的含有肝片吸虫童虫的羊肝、牛肝等。成虫在绵羊体内可存活11年，在牛体内存活期短，为9～12个月，

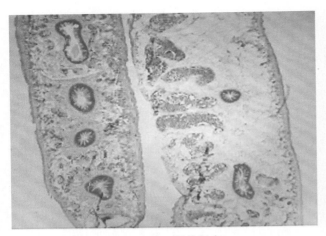

图16-2-12　肝片吸虫

虫体断面组织结构，虫体体壁薄，体内可见丰富的消化道、排泄系统和生殖腺

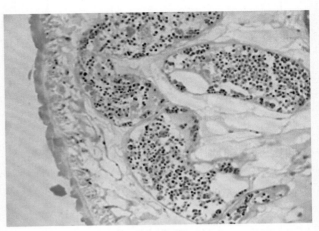

图16-2-13　肝片吸虫

高倍显示虫体体壁结构，体壁内侧为生殖腺

在人体内的寿命可长达 12 年。

【发病机制】

肝片吸虫经口进入人体，多发生在有生食牛、羊的肝、肠习惯的地区。其在胆道系统内寄居，成虫主要通过机械性损伤引起肝胆病变。

病理变化的程度主要与穿过小肠壁和侵入肝胆管的虫数有关。童虫在体内移行可引起组织损伤和炎症性改变，在肝一般表现为损坏性肝炎；进入胆管后由于虫体长期的机械性和化学性刺激，可引起慢性胆管炎和胆管上皮增生的病变以及慢性肝炎和贫血等。本虫代谢产物中的脯氨酸为致病的化学因素。感染后 25 天测定胆汁中脯氨酸浓度可增高 4 倍，成虫寄生时甚至可增高万倍以上。

【病理变化】

肝片吸虫对人体的损伤主要是童虫在肝脏中迁移时的机械性损伤，可能出现肝脏明显充血，其间布满乳白花纹（硬结部分）。镜下，病灶处可见肝细胞碎片，嗜酸性粒细胞、中性粒细胞、淋巴细胞和巨噬细胞浸润。肝组织表面偶有小脓肿，脓肿内充满嗜酸性粒细胞及大量的夏科 - 莱登结晶。

成虫引起的主要病变是胆管炎症及上皮增生。成虫寄居在胆管内，可引起胆管明显扩张、黏膜上皮增生及炎症反应，嗜酸性粒细胞比较多见（图 16-2-15，图 16-2-16）。晚期可致胆管管腔变窄，管壁增厚，胆管周围亦有纤维组织增生。严重者可见较大的胆管也有慢性阻塞及胆汁淤积，进而发生胆汁性肝硬化。有时招致继发性感染而引起细菌性胆管炎或肝脓肿。

【临床表现】

肝片吸虫病的临床表现分为三期。

1. 急性期　发生在肝片吸虫童虫感染后的 2～12 周，患者主要表现为突发性高热、腹痛，并伴

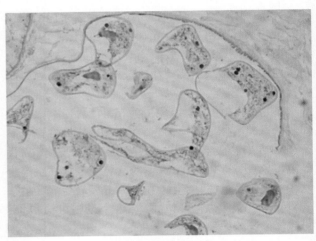

图16-2-14　肝片吸虫

虫体局部放大，显示虫体内虫卵结构

有乏力、食欲缺乏、胀气、呕吐、腹泻和便秘等，以及贫血、肝脾大、腹水，外周血嗜酸性粒细胞增多等全身症状，一般持续 2～4 周。

2. 隐匿期　通常在感染后 4 个月左右，此时多数虫体已进入胆道，急性期表现减退或消失，临床症状不明显或无症状，或偶有胃肠不适。

3. 慢性期　虫体进入胆管后病变逐渐转为慢性，主要病变为胆管炎和胆管上皮增生。临床症状主要为右上腹或上腹部疼痛、间歇性胆绞痛、恶心、贫血、肝大等。严重感染者出现胆道出血。此时主要表现有血浆蛋白改变，出现低白蛋白血症与高免疫球蛋白血症。晚期血红蛋白减少，出现贫血。此外，成虫可能引起阻塞性黄疸。

肝片吸虫有时可引起异位损害，称为肝外肝吸虫病。童虫在腹腔内移行，可穿入肺、胃、脑、眼眶、皮下组织、腹壁肌肉、腹膜、膀胱等，以皮下组织

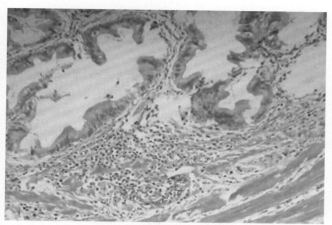

图16-2-15　肝片吸虫胆囊炎
患者胆囊黏膜炎症，黏膜下见多量嗜酸性粒细胞浸润

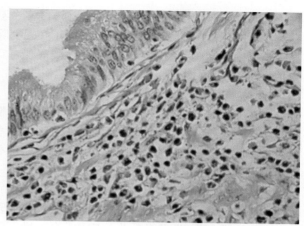

图16-2-16　肝片吸虫胆管炎
高倍显示黏膜下层内多量嗜酸性粒细胞浸润

较多，形成移动性包块，常需手术切除才能确诊。在某些有生食牛肝、羊肝习惯的地区，虫体可寄生在咽部，形成咽部肝片吸虫病，局部组织充血水肿伴炎症反应，可引起进食和呼吸困难、耳聋甚至窒息。

【诊断与鉴别诊断】

对于肝内胆道系统的炎症性病变应首先考虑各种肝吸虫感染，注意查找有关的诊断线索。粪便和十二指肠引流液沉渣中检查出虫卵并结合临床表现即可确诊，粪检虫卵应与姜片虫卵、棘口吸虫卵相鉴别。经外科剖腹探查或进行胆管手术查到虫体也可确诊。急性期或异位寄生病例免疫学方法有一定参考价值，近年多倡用 ELISA 等方法，可用于流行病学研究。斑点 ELISA 诊断快速、特异、敏感，简便易行。

（三）其他肝吸虫感染

猫后睾吸虫（*Opisthorchis felineus*）与麝猫后睾吸虫感染在人和动物体内引起的病理变化相似。早期的病理学变化包括次级胆管和肝门结缔组织，特别是大静脉的急性炎症反应；肝小叶病灶的凝固性坏死，胆管上皮细胞和肝细胞死亡。麝猫后睾吸虫发育为成虫后，虫体可诱导胆管上皮细胞异常增生和腺瘤形成。成虫和虫卵也会引起肉芽肿反应，肉芽肿的消退会引起胆管周和肝门周的瘢痕化。胆道小管增生，并伴有门静脉周围纤维化，经纤维束与门管区相连导致多数肝小叶中出现萎缩性硬化。麝猫后睾吸虫患者肝脏被膜下的胆管通常扩张，并有囊壁的纤维化。镜下可见肝脏的病理变化仅仅局限于胆道系统，尤其是常有肝吸虫寄生的大型胆管和中等胆管内。小叶间胆管病理变化轻微。此外，胆管腔内大量虫体造成的胆管梗阻也较多见。这种梗阻可造成脓肿，当脓肿破裂时可引起化脓性胆管炎，进而形成胆管炎性肝炎。麝猫后睾吸虫感染者也可发生肝内胆管癌。

三、裂体吸虫感染与血吸虫病

裂体吸虫（Schistosome）属于吸虫纲复殖目裂体科裂体属。因成虫寄生在人体和哺乳动物的静脉血管内，故又称血吸虫（blood flukes）。寄生于人体的血吸虫主要有 6 种，常见的有日本血吸虫（*Schistosoma japonicum katsurada*）、埃及血吸虫（*S.haematobium*）和曼氏血吸虫（*S.mansoni*），流行范围较广，危害也较严重。由它们引起的寄生虫病通称为血吸虫病（schistosomiasis）。而间插血吸虫、湄公血吸虫和马来血吸虫均很少见。

血吸虫病是一种具有社会性、传染性、地方性和自然疫源性的寄生虫病，也是一种典型的经水源传播的人兽共患寄生虫病，钉螺是日本血吸虫的中间宿主。在全球人类寄生虫病中，血吸虫病是仅次于疟疾的第二重要的热带寄生虫病。血吸虫病流行于 74 个国家和地区，2008 年估计有 6.52 亿人口受威胁，有 1.93 亿感染者，有症状病例约 1.2 亿，其中 2000 万为严重病例。我国是日本血吸虫病的主要流行区之一。在 1972 年湖南省长沙市马王堆一号墓出土的西汉女尸及 1975 年湖北省江陵出土的西汉男尸内皆发现有大量典型血吸虫卵，证明在 2100 多年前我国已有日本血吸虫病的流行。

（一）日本血吸虫感染

日本血吸虫病在我国主要流行于长江流域及其以南的 12 个地区，故国内通常简称血吸虫病。过去本病流行猖獗，对广大劳动人民的健康危害极大。中华人民共和国成立后，积极开展了防治工作，广东、广西、福建、江苏、浙江和上海等地和全国343多个县已达到传播阻断标准，我国计划在2030年实现消除血吸虫病的目标。近年疫情出现反复，主要表现在钉螺扩散，新疫区增加，需要继续加强防治工作。

【生物学性状】

血吸虫因寄生在宿主血管系统并能吞食红细胞而得名，其拉丁学名为裂体吸虫。流行于亚洲的日本血吸虫因由日本人桂田富士郎首先发现而命名。日本血吸虫以引起肠和肝病变为主。

1. 生活史 包括虫卵、毛蚴、母胞蚴、子胞蚴、尾蚴、童虫、成虫数个阶段。成虫以人体或其他哺乳动物如狗、猫、猪、牛及马等为终宿主，自毛蚴至尾蚴的发育繁殖阶段以钉螺为中间宿主。成虫寄生在宿主门静脉系统，主要在直肠上端至降结肠这一段的末梢肠系膜静脉中，雌雄异体。在宿主体内，雌雄虫体呈合抱状态，外观呈圆筒状以适应血管内的生活。血吸虫可逆血流而行，到达肠黏膜下层的静脉末梢，雌雄合抱的成虫在这里交配并产卵。24天虫龄的雌虫开始排卵，每条雌虫每天可产生3000～3500个虫卵。部分虫卵（约23%）在较大的静脉中随血流进入肝脏，部分虫卵（约50%）则沉积在肠壁黏膜和黏膜下层的微血管，少量虫卵（约16%）随破溃的黏膜组织进入肠腔，随粪便排出体外。成虫虫体逐渐老化，排卵减少，最后虫体死亡，伴随免疫也消失。

血吸虫虫卵随同患者或患畜的粪便排入水中，虫卵经过10天左右发育为成熟虫卵，内含毛蚴。卵内的毛蚴在卵壳内不断转动，然后从卵壳的垂直裂缝中破壳而出，这种现象称为孵化。毛蚴凭借其纤毛在水中直线游动，依靠其钻器及头腺分泌物的作用主动侵入钉螺外露的软体部。毛蚴只有在钉螺体内经过母胞蚴及子胞蚴阶段后，才能发育成具有侵袭力的尾蚴。钉螺一次感染后可以陆续逸出10万条尾蚴，并且钉螺分布广泛，繁殖力强。尾蚴离开钉螺再次入水，并游动于水中，污染水源，人或动物接触含有尾蚴的疫水后，尾蚴借其头腺分泌的溶组织酶作用和其肌肉收缩的机械运动，迅速黏附并钻入宿主皮肤，引起尾蚴性皮炎。如饮用含有尾蚴的水，尾蚴也能从口腔黏膜感染人体。尾蚴钻入皮肤黏膜时，脱掉尾部发育为童虫。童虫在宿主体内移行，经小静脉或淋巴管进入血液循环，再经右心而到达肺，以后由肺的毛细血管经肺静脉而入体循环向全身散布。只有进入肠系膜静脉的童虫，才能继续发育为成虫，其余多在中途死亡。通常在感染尾蚴3～4周后其即可发育为成虫，雌雄成虫交配后即可产卵，重演其生活周期。虫卵在组织内的寿命为21天左右。雌雄合抱的成虫在人体内的寿命

一般为3～5年，平均4.5年。

2. 形态结构 血吸虫成虫、虫卵、毛蚴、尾蚴、童虫的形态不同。

（1）成虫：雌雄异体但呈合抱状态（图16-2-17）。雄虫乳白色，长12～20mm，宽0.5～0.55mm，虫体扁平，前端有发达的口吸盘和腹吸盘，腹吸盘以下虫体向两侧延展，并略向腹面卷曲，形成抱雌沟，故外观呈圆筒状。雌虫前细后粗，体长12～28mm，宽0.1～0.3mm。腹吸盘大于口吸盘，呈黑褐色，常居留于抱雌沟内，与雄虫合抱。雌虫必须有雄虫的存在和合抱才能发育成熟，促进雌虫生长发育的物质可能是来自雄虫的一种性信息素（pheromone），通过合抱，从雄虫体壁传递给雌虫，另外雄虫和雌虫的营养性联系也是促使它们发育的主要因素之一。一般认为，单性雌虫不能发育至性成熟；而单性雄虫虽然能产生活动的精子，可发育成熟，但所需时间较长，体形也较小。①消化系统有口、食管、肠管，肠管在腹吸盘前背侧分为两支，向后延伸到虫体后端1/3处汇合成盲管。成虫摄食血液，肠管内充满被消化的血红蛋白（复合卟啉）而呈黑色。肠内容物可经口排放到宿主的血液循环内。②生殖系统在雄虫由睾丸、储精囊、生殖孔组成。睾丸为椭圆形，一般为7个，呈单行排列，位于腹吸盘背侧。生殖孔开口于腹吸盘下方。雌虫生殖系统由卵巢、卵腺、卵模、梅氏腺、子宫等组成。卵巢位于虫体中部，长椭圆形。输卵管出自卵巢后端，绕过卵巢而向前。虫体后端几乎为卵黄腺所充满，卵黄管向前延长，与输卵管汇合成卵模，并为梅氏腺所围绕。卵模与子宫相接，子宫开口于腹吸盘的下方，内含虫卵50～300个。

（2）虫卵：成熟虫卵大小平均（89×67）μm，椭圆形，淡黄色，卵壳厚薄均匀，无卵盖，卵壳一侧有

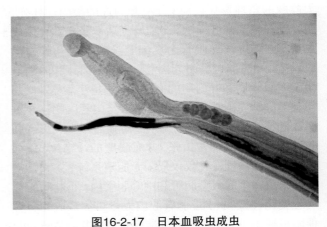

图16-2-17　日本血吸虫成虫

雌雄异体但呈合抱状态，上方为雄虫，可见7个睾丸，下方为雌虫，其肠管呈黑色。哈瑞氏苏木素染色

一小刺（侧棘），表面常附有宿主组织残留物，卵壳下面有薄的胚膜。成熟虫卵内含有一毛蚴，毛蚴与卵壳之间常有大小不等圆形或长圆形油滴状的头腺分泌物（图 16-2-18）。电镜观察，卵壳表面呈网状纤维基质及细颗粒状微棘；卵壳切面可见囊样微管道，贯通卵内外，毛蚴分泌的可溶性抗原可经卵壳的囊状微管道释出卵外。在粪便内，大多数虫卵含有毛蚴即为成熟卵，而未成熟和萎缩性虫卵占少数。

（3）毛蚴：呈梨形或长椭圆形，左右对称，平均大小为 99μm×35μm，周身被有纤毛，纤毛是其运动器官。钻器位于体前端呈嘴状突起，或称为顶突；体内前部中央有一个顶腺，呈袋状；两个侧腺（或称头腺）位于顶腺稍后的两侧，呈长梨形，它们均开口于钻器或顶突。毛蚴利用其头腺分泌物的溶组织作用、纤毛的摆动和虫体的伸缩钻入钉螺体内，再经过母胞蚴、子胞蚴的无性增殖阶段发育成尾蚴（图 16-2-19）。一个毛蚴钻入钉螺后可产生成千上万条尾蚴。

（4）尾蚴：血吸虫尾蚴属叉尾型，由体部及尾部组成，尾部又分尾干和尾叉（图 16-2-20）。体长 280～360μm。全身体表被有小棘并具有许多单根纤毛的乳突状感觉器。体部前端为特化的头器，在头器中央有一个大的单细胞腺体，称为头腺。口位于体前端正腹面，腹吸盘位于体部后 1/3 处，由发达的肌肉构成，具有较强的吸附能力。在尾蚴体内中后部有 5 对单细胞钻腺，左右对称排列，其中 2 对位于腹吸盘前，称前钻腺，为嗜酸性，内含粗颗粒；3 对位于腹吸盘后，称后钻腺，为嗜碱性，内含细颗粒。前后 5 对钻腺分别由 5 对腺管向体前端分左右两束伸入头器，并开口于头器顶端。

（5）童虫：尾蚴钻入宿主皮肤时脱去尾部进入血流，在体内移行，直至达到寄生部位，在发育为成虫之前均被称为童虫。

【发病机制】

血吸虫发育阶段中的尾蚴、童虫、成虫、虫卵等均可引起病变，但以虫卵引起的病变最严重，危害也最大。

血吸虫的不同发育阶段对人体组织的损伤不一样，其机制包括物理性、化学性和免疫性 3 个方面，基本病变为渗出性和增生性的。尾蚴、童虫和成虫所引起的损伤比较轻微，或为一过性，而虫卵沉积于肠、肝等组织所诱发的肉芽肿和纤维增生则较严重。另外，血吸虫的抗原成分，如膜相关抗原、可溶性卵抗原及虫体代谢与死亡产物，则可引起超敏反应性损伤。

1. 尾蚴的致病作用　尾蚴自疫水钻入人体皮肤

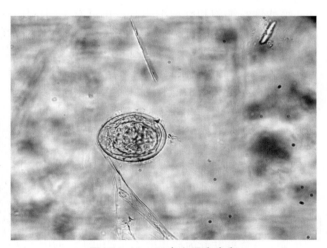

图16-2-18　日本血吸虫虫卵

椭圆形，卵壳呈半透明状，一侧有1个小棘（侧棘），虫卵内有1个毛蚴

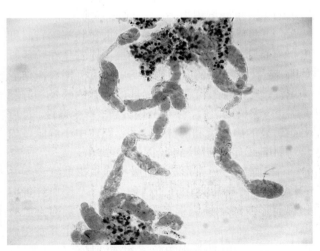

图16-2-19　日本血吸虫胞蚴

包括母胞蚴和子胞蚴，在钉螺内发育成尾蚴。卡红染色

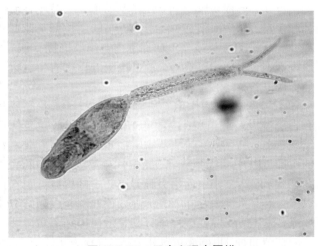

图16-2-20　日本血吸虫尾蚴

体部较粗大，前端为头器，尾干较细，其中有排泄管，末端为尾叉

后，由其头腺分泌的毒素和溶组织酶等，引起毛细血管扩张充血、组织水肿、出血，嗜酸性粒细胞和巨噬细胞浸润，称为尾蚴性皮炎。局部表现为红色丘疹或荨麻疹样皮疹，伴有奇痒。持续数日后即消退。其发病机制主要与迟发性超敏反应有关。动物实验证明，转移感染小鼠的淋巴细胞给正常小鼠，再接种尾蚴，经1～2天，局部童虫周围有单核细胞浸润。在反应早期可能有抗体介导的免疫反应参与。

2. 童虫的致病作用　童虫所引起的各器官点状出血除与童虫的机械作用有关外，还与其代谢产物或虫体死亡后蛋白分解产物所致人体组织的超敏反应有关。童虫在血管内移行，顺血流到达肺部，然后引起相应部位的组织充血、水肿、出血及嗜酸性粒细胞和巨噬细胞浸润、血管炎或血管周围炎。临床表现为发热、一过性咳嗽、痰中带血。幼龄童虫表面有特殊抗原表达，在抗体依赖性细胞介导的细胞毒性反应下，嗜酸性粒细胞和巨噬细胞对童虫具有杀伤作用。宿主再次感染尾蚴时有一定的免疫力。

3. 成虫的致病作用　血吸虫在门静脉系统内发育成熟。成虫寄生在静脉内，对机体的损害较轻。其代谢产物可引起局部的静脉内膜炎和静脉周围炎、轻度贫血、肝脾大、嗜酸性粒细胞增多等，死亡的虫体也可能堵塞血管。成虫的表膜内含有宿主的抗原，被宿主认为是"自我"组织而逃避了免疫攻击。死亡虫体周围组织局灶性坏死，大量嗜酸性粒细胞浸润，形成嗜酸性脓肿，与丝虫成虫死亡后引起的变化相似。

急性血吸虫病的发病机制尚不清楚，目前认为可能其是一种免疫复合物病或血清病。在血吸虫感染的早期，当童虫发育为成虫并大量产卵时，卵内毛蚴向宿主血液内释放大量可溶性抗原，刺激宿主产生抗体，引起宿主特异性抗体水平急剧上升，在抗原过剩的情况下，形成可溶性抗原-抗体复合物，引起Ⅲ型超敏反应，导致血清病样综合征。当新的抗体迅速形成并超过抗原含量或当虫卵周围肉芽组织形成，将抗原隔离时，则病情可终止。童虫代谢产物也有一定致病作用。

4. 虫卵的致病作用　虫卵主要沉积于乙状结肠和直肠壁以及肝组织，也常见于回肠末段、阑尾及升结肠等处。肺、脑等其他器官有时也可见到。未成熟的虫卵因其中毛蚴不成熟，无毒性分泌物，引起的病变轻微。成熟虫卵中毛蚴头腺分泌物中的抗原可引起以增生和坏死为特征的超敏反应，往往引起虫卵结节形成，按其病变发展过程可分为急性虫卵结节和慢性虫卵结节两种。虫卵亦可钙化，周围并无炎症反应。

目前认为，急性虫卵结节的形成可能和成熟虫卵毛蚴释放的可溶性卵抗原（soluble egg antigen, SEA）及其诱导的淋巴因子释放所致的Ⅳ型超敏反应有关。SEA是一种含蛋白质、糖蛋白、多糖和酶的异质性混合物，其糖蛋白中的某些成分是引起虫卵肉芽肿的主要抗原。活毛蚴分泌的抗原透过卵壳上的微孔，持续稳定地释出，使机体致敏。经巨噬细胞吞噬、加工的抗原，传递给辅助性T细胞（T_H），致敏的T_H产生多种淋巴因子，T淋巴细胞和巨噬细胞产生的IL-1、IL-2、γ-干扰素等介导的迟发性超敏反应可能也参与了结节的形成。巨噬细胞激活因子（MAF）、嗜酸性粒细胞趋化因子（ECF）等，引起巨噬细胞和嗜酸性粒细胞等聚集于虫卵周围而形成虫卵肉芽肿。实验证明淋巴细胞或抗巨噬细胞的血清、细胞免疫抑制药物等均能抑制致敏小鼠虫卵肉芽肿的形成。新生期摘除胸腺的小鼠和先天性无胸腺裸鼠体内形成的虫卵肉芽肿均较对照组小。致敏小鼠和感染小鼠的淋巴细胞可将致敏作用被动地转移给受体小鼠，这些都说明T细胞在虫卵肉芽形成过程中起重要作用。除细胞免疫外，在急性虫卵结节形成过程中，毛蚴分泌的SEA刺激宿主产生抗体，在虫卵周围形成免疫复合物，Ⅲ型超敏反应亦可能参与虫卵结节的形成。

5. 致癌作用　血吸虫与结肠癌和肝癌之间的关系近年颇受关注，参见第5章感染与肿瘤中的相关部分。

【病理变化】

血吸虫所引起的病变主要发生在直肠、乙状结肠和降结肠，亦可累及肝、脾和肺部。病变和临床表现与血吸虫的发育阶段有关。

1. 血吸虫感染的基本病变　早期或急性病变以浆液性炎、出血性炎、嗜酸性脓肿、急性虫卵结节形成为主，心、肝、肾的实质细胞变性和血管炎改变有时也很显著。晚期或慢性病变以虫卵结节形成、纤维组织增生及虫卵沉积为主。

（1）静脉炎和静脉周围炎：童虫在肺部移行时即可引起血管炎或血管周围炎。成虫主要寄生在门静脉系统，包括结肠和肠系膜静脉等，其可机械性损伤静脉血管，其代谢产物可引起局部的静脉内膜炎和静脉周围炎；成虫死亡后，多在肝内分解，产生毒性，也可引起明显的静脉炎和静脉周围炎，即在中小静脉壁内及其周围见有炎细胞浸润（图16-2-21）。

（2）血吸虫色素形成：血吸虫成虫摄取红细胞并降解红细胞，在虫体内珠蛋白酶作用下，使血红蛋白分解而形成的一种黑褐色的血红蛋白色素称为血吸虫色素。肝脾内单核巨噬细胞系统细胞增生并吞噬血吸虫色素，则可见黑褐色色素沉着，具有双折光性。同样的色素也见于成虫的肠道内。

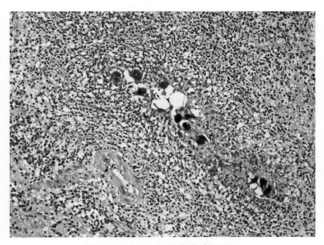

图16-2-21　血吸虫虫卵沉积

引起肉芽肿形成和小血管炎，肉芽肿旁小血管周围可见淋巴细胞和嗜酸性粒细胞浸润

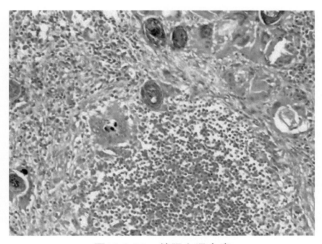

图16-2-22　结肠血吸虫病

黏膜下层内见多个虫卵，伴嗜酸性粒细胞浸润及多核巨细胞形成，局部有嗜酸性脓肿形成趋势

（3）嗜酸性粒细胞渗出：血吸虫感染的显著病变是嗜酸性粒细胞浸润，虫卵或死虫周围可形成嗜酸性脓肿或见散在性嗜酸性粒细胞浸润（图16-2-21，图16-2-22）。

（4）虫卵结节：是宿主对虫卵的一种免疫应答，使虫卵变性、破坏、被吞噬和清除，还可以隔离及中和虫卵释放的抗原及毒性物质，起局部免疫屏障作用。另外在早期肉芽肿内即可测出纤维连接蛋白，体外培养的肉芽肿能分泌成纤维细胞生长因子，说明虫卵结节能破坏宿主正常组织并导致器官纤维化。

1）急性虫卵结节：肉眼所见为灰黄色粟粒至黄豆大小（0.5～4mm）的小结节。镜下见结节中央有一至数个成熟虫卵，偶可多达20个以上。这些成熟虫卵的卵壳薄，淡黄色，有折光性。有些虫卵周围围绕一层嗜酸性物质，或卵壳上附有放射状嗜酸性物质，称为何博礼现象或S-H现象，用免疫荧光法证实其实质是抗原-抗体复合物。卵内有梨状毛蚴。虫卵周围是一片无结构的颗粒状坏死区和大量嗜酸性粒细胞聚集，因其病变类似脓肿，故也称为嗜酸性脓肿（图16-2-23，图16-2-24）。在坏死组织中可混杂多数菱形或多面形折光性强的蛋白质晶体，即夏科-莱登结晶，系嗜酸性粒细胞的嗜酸性颗粒互相融合而成。随后虫卵周围产生肉芽组织层，其中有以嗜酸性粒细胞为主的炎细胞浸润，还有单核巨噬细胞、淋巴细胞、浆细胞及少量中性粒细胞。随着病程的发展，肉芽组织层逐渐向虫卵结节中央生长，并出现围绕结节呈放射状排列的上皮样细胞层。上皮样细胞层逐渐加宽，嗜酸性粒细胞显著减少，构成晚期急性虫卵结节，这是向慢性虫卵结节发展的过渡阶段。

2）慢性虫卵结节：急性虫卵结节形成10～15

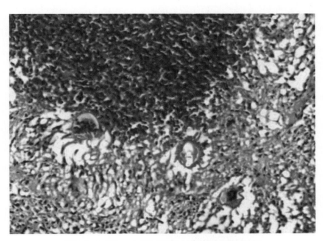

图16-2-23　血吸虫病之急性虫卵结节

结节中心为嗜酸性脓肿，脓肿边缘可见几个虫卵，卵壳表面可见放射状物质，周围上皮样细胞增生

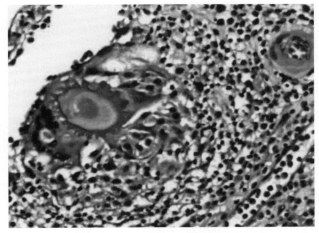

图16-2-24　血吸虫病之急性虫卵结节

结节中有一成熟虫卵，卵壳表面可见放射状物质，形成何博礼现象，周围有嗜酸性粒细胞和巨噬细胞浸润

天后，其中的毛蚴死亡，虫卵及坏死物质被消除、吸收，虫卵破裂或钙化。虫卵周围可有弥漫性炎细胞浸润，主要是嗜酸性粒细胞和中性粒细胞，并可见浆细胞、淋巴细胞、单核巨噬细胞浸润。病灶内的巨噬细胞演变为上皮样细胞和多核巨细胞，在虫卵周围形成类似结核结节的肉芽肿，称为假结核结节（图16-2-25，图16-2-26），其免疫学机制尚不明确。这种结节最后可发生纤维化和玻璃样变性，但卵壳碎片或钙化的虫卵会长期存在。少数虫卵结节一开始即为假结核结节，而不经过急性虫卵结节阶段。最后，假结核结节中的上皮样细胞为成纤维细胞代替，并产生胶原纤

维，使结节纤维化。其中央的卵壳碎片及钙化的死卵可长期存在。日本血吸虫的虫卵发生钙化，并由其周围透明变性的瘢痕组织包绕。这些区域的瘢痕化和愈合也可形成环状肉芽肿（granuloma annulare）和小的局灶性纤维化。许多不成熟的虫卵和死虫卵不引起或仅引起轻微的反应。

（5）纤维组织增生：慢性或晚期血吸虫感染，可引起纤维组织增生，包绕虫卵结节或嗜酸性脓肿病灶，严重者可引起肝硬化、肠壁纤维化等。

现将血吸虫病的临床病理表现概括如下表（表16-2-2）。

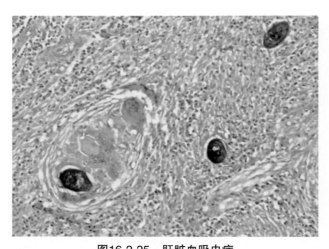

图16-2-25　肝脏血吸虫病
肝组织局部破坏，形成慢性虫卵结节，由上皮样细胞、多核巨细胞和淋巴细胞构成，因有虫卵的存在，可以与结核结节鉴别

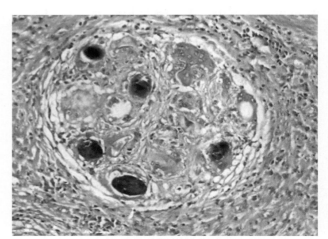

图16-2-26　肝脏血吸虫病
慢性虫卵结节，结节中央有钙化的虫卵、上皮样细胞和多核巨细胞，形成假结核结节，外围有纤维组织增生伴慢性炎细胞浸润

表16-2-2　日本血吸虫病的临床病理表现

分类	主要病变	临床表现	致病机制
尾蚴	尾蚴性皮炎，初期为中性粒细胞和嗜酸性粒细胞浸润，后期以单核细胞浸润为主	局部瘙痒的小丘疹	Ⅰ型及Ⅳ型超敏反应
童虫	童虫在体内移行引起血管炎和血管周围炎。以肺组织受损最明显，肺充血水肿	咳嗽、痰中带血	机械性损伤；代谢产物引起的超敏反应
成虫	大量吞噬有黑褐色血吸虫色素的巨噬细胞出现。死亡虫体周围可见组织坏死，嗜酸性粒细胞堆积在血吸虫周围，形成嗜酸性脓肿，静脉内膜炎，静脉周围炎，肝、脾的巨噬细胞增生	对机体损害较轻，有贫血、嗜酸性粒细胞增多、脾大等相应的临床表现	血吸虫色素被珠蛋白酶分解，成虫表面含有宿主的抗原，逃避了宿主的免疫攻击
虫卵	急性虫卵结节 慢性虫卵结节	较早出现腹水、巨脾和食管下段静脉曲张等体征	宿主对虫卵的免疫反应

2. 主要脏器的病理变化　血吸虫感染可以累及皮肤和内脏，主要是肝和结肠，但肺、脑、脾等器官也可受累。

（1）尾蚴性皮炎：尾蚴侵入皮肤后，可引起皮肤的炎症反应，称为尾蚴性皮炎（cercarial dermatitis）。

多发生于重复感染的患者，一般在尾蚴钻入皮肤后数小时至2～3日内发生，局部表现为红色小丘疹，或荨麻疹样皮疹，伴有奇痒，经数日后可自然消退。镜下见真皮充血、出血及水肿，起初有中性粒细胞及嗜酸性粒细胞浸润，以后主要为密集的单核细胞浸润。

（2）内脏移行症：童虫移行到肺时，部分童虫可穿破肺泡壁毛细血管，游出到肺组织中，引起相应部位的充血、水肿、点状出血及嗜酸性粒细胞和巨噬细胞浸润、血管炎或血管周围炎，但病变一般轻微而短暂（在感染后 1～2 天）。童虫经体循环移行到其他器官时也可引起与肺类似的改变。

（3）肠道病变（血吸虫性结肠炎）：病变常累及全部结肠，但主要累及直肠、乙状结肠和降结肠。这是因为日本血吸虫成虫多寄生于肠系膜下静脉和痔上静脉。虫卵在肠壁黏膜下层和固有层内沉积，使局部隆起，黏膜充血、水肿，严重者局部组织坏死脱落形成溃疡。慢性期因为虫卵反复沉积，黏膜反复发生溃疡和修复，致使肠壁增厚变硬，患者可出现肠腔狭窄与梗阻。有的慢性病例黏膜上皮增生修复，可形成息肉、腺瘤甚至恶变。

肉眼观，早期肠黏膜红肿，呈急性卡他性炎，隐约可见褐色或灰黄色细颗粒状扁平隆起的病灶（虫卵堆积所致），直径 0.5～1cm。病灶中央可发生坏死脱落形成浅表溃疡，其边缘常有充血。虫卵可随坏死组织脱落入肠腔，在粪便中可查见虫卵。

镜下可见黏膜及黏膜下层有成堆虫卵堆积，形成急性虫卵结节，尤以黏膜下层为明显，以后进展为慢性虫卵结节（假结核结节），最后发生纤维化，虫卵也逐渐死亡及钙化，也常见虫卵钙化而无明显炎症反应（图 16-2-27，图 16-2-28）。黏膜坏死可形成溃疡，一般较小且表浅，深达黏膜肌层或黏膜下层，如邻近的小溃疡互相融合，可形成较大溃疡。以后由于虫卵的反复沉着，引起肠黏膜反复发生溃疡和肠壁纤维化，最终导致肠壁增厚变硬，甚至肠腔狭窄和肠梗阻。肠黏膜粗糙不平，萎缩，皱襞消失，除见小溃疡外，还

可见多发性小息肉（图 16-2-29）。由于肠壁结缔组织增生，以后到达肠壁的虫卵难于排入肠腔，故晚期患者粪便中不易查见虫卵，一般需做直肠黏膜压片、活检或皮内试验等来确诊本病。

结肠慢性血吸虫感染与结肠癌等肿瘤有密切关系，并在癌组织中可发现血吸虫卵或其他相关病变。这是因果关系还是伴随关系，尚待进一步探讨。据观察，这类结肠癌的特点：①发病年龄较小，平均年龄约比一般结肠癌小 8 岁；②发生癌变的部位和肠道血吸虫病一致，多见于乙状结肠及直肠，该肠段常有严重慢性血吸虫病的改变；③在慢性血吸虫病肠黏膜增生性息肉的基础上有逐渐演变为癌的过渡形态，偶见数个息肉同时发生癌变。编者在结肠癌、胃癌、肝癌等组织中均曾发现血吸虫卵沉积（图 16-2-30）。

（4）肝脏病变：虫卵随门静脉流入肝脏，可引起肝脏病变。早期可有轻度肝大，表面及切面可见多个大小不等的灰白或灰黄色、粟粒或绿豆大小的小结节（图 16-2-31）。镜下可见血吸虫成虫（图 16-2-32）或虫卵，并可见急性虫卵结节形成，主要分布在汇管区附近，伴有肝窦充血，肝细胞水肿变性，小灶性坏死，肝细胞可因而受压萎缩。门静脉分支可有静脉内膜炎改变。Kupffer 细胞内含有吞噬的黑褐色血吸虫色素。

慢性病例可见虫卵沉积及钙化、慢性虫卵结节和纤维组织增生（图 16-2-33，图 16-2-34）。虫卵结节主要位于汇管区，肝小叶并未遭受严重破坏，故不形成假小叶，与门脉性肝硬化不同。在长期重度感染的病例，肝因严重纤维化而变硬、变小，导致血吸虫性肝硬化。肝表面不平，有浅沟纹构成微隆起的分区，严重者可形成粗大突起的结节。因为肝小叶本身损坏不明显，而汇管区的纤维化特别显著，切面上可见门静

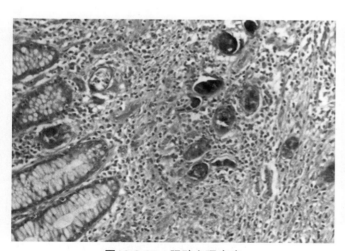

图16-2-27　肠壁血吸虫病

黏膜层可见慢性虫卵结节伴炎细胞浸润，部分虫卵已钙化

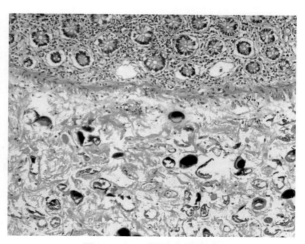

图16-2-28　肠壁血吸虫病

黏膜下层可见虫卵沉积伴钙化，周围没有炎症反应

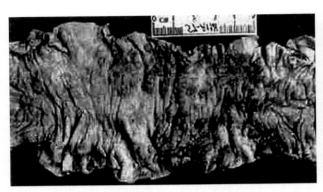

图16-2-29　慢性血吸虫病患者的结肠

肠壁增厚，黏膜粗糙不平，多处黏膜呈息肉样增生
引自武忠弼，1979. 病理学. 北京: 人民卫生出版社

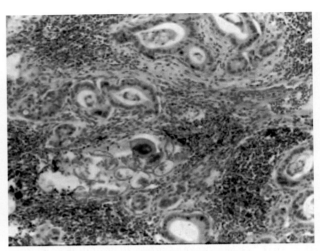

图16-2-30　直肠腺癌合并血吸虫病

癌组织间可见钙化虫卵沉积，伴淋巴细胞增生

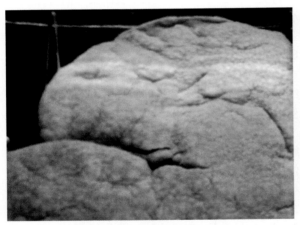

图16-2-31　肝急性血吸虫病

肝表面上可见多数灰白色虫卵结节

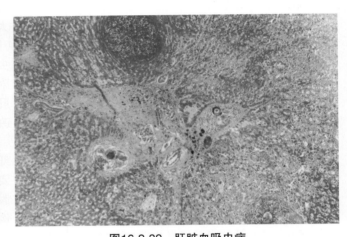

图16-2-32　肝脏血吸虫病

肝组织内见嗜酸性脓肿（图上方）及慢性肉芽肿形成（中部，汇管区内），并可见多
个虫卵沉积

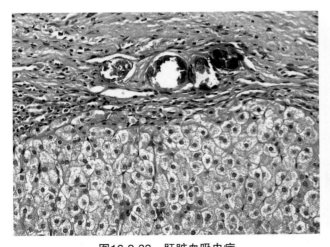

图16-2-33　肝脏血吸虫病

肝小叶外见虫卵沉积并钙化，伴淋巴细胞浸润，纤维组织增生，相邻肝小叶内肝
细胞肿胀变性

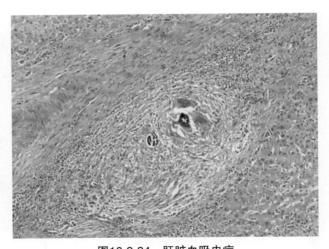

图16-2-34　肝脏血吸虫病

肝组织内见肉芽肿形成，其中含有多个虫卵、多核巨细胞，伴纤维组织增生及炎
细胞浸润

脉分支周围纤维组织增生呈树枝状分布，故又称干线型或管道型肝硬化（pipe stem cirrhosis）或肝纤维化（图 16-2-35，图 16-2-36），与华支睾吸虫的肝纤维化沿胆管分支分布显然不同。较大门静脉分支内可有虫卵栓塞、静脉内膜炎、血栓形成（血栓性静脉炎）和机化，以及门静脉周围纤维组织增生，使肝内门静脉分支阻塞和受压，从而造成窦前性门静脉高压，较门脉性肝硬化时更为显著。临床上出现腹水、脾大和食管下段静脉曲张等体征。影像学检查发现肝脏形态异常、肝实质密度增高、肝内组织及包膜钙化。

（5）脾脏病变：脾早期体积增大不明显，主要由成虫的代谢产物引起单核巨噬细胞增生所致。晚期由门静脉高压引起脾淤血，可伴结缔组织增生，此时脾体积显著增大，可形成巨脾，重量可达 1000g，甚至 4000g 以上。肉眼观，脾质地坚韧，包膜增厚。切面呈暗红色，脾小梁增粗，脾小体多不明显，可萎缩以至于消失，并可见由陈旧性出血、纤维化，以及钙盐和铁盐沉积于胶原纤维所构成的棕黄色含铁小结（siderotic nodule）又称烟草斑。有时还可见多数梗死灶。镜下，脾窦扩张充血，窦内皮细胞及网状细胞增生，窦壁纤维组织增生而变宽。脾小体萎缩减少，单核巨噬细胞内可见血吸虫色素沉着。脾内偶见虫卵结节。

（6）肺部病变（肺血吸虫病）：在部分急性病例，大量虫卵在肺内沉积，可形成多数急性虫卵结节，其周围肺泡出现炎性渗出物。通常肺的变化甚轻微，一般不导致严重后果。关于肺内虫卵，近年来认为并非成虫寄生在肺内产卵，而主要是通过门静脉、腔静脉之间的交通支而来。在肝内门静脉分支严重阻塞并发门静脉高压的患者，更易发生门静脉、腔静脉之间交通支的开放。临床可出现咳嗽、气促、哮喘等症状，一般不产生严重后果。大量虫卵经侧支循环进入肺部也可引起肺动脉炎甚至肺源性心脏病。

X 线检查，与支气管肺炎或粟粒性肺结核改变相似。早期可见肺部片状阴影，密度较淡，边缘不清，或呈粟粒样，以中下肺野为多。早期改变多在 3 个月内消退。迁延日久则可见新旧不等、密度不一或密度较高、边界清晰的不规则片状阴影。晚期可以出现肺间质纤维化，此时常常伴有肺动脉高压症的形成。

（7）神经系统病变（脑血吸虫病）：血吸虫病也可累及神经系统，引起脑和脊髓的病变和症状。脑的血吸虫病主要见于大脑顶叶，也可累及额叶及枕叶，表现为不同时期的虫卵结节形成，伴慢性炎细胞浸润和胶质细胞增生（图 16-2-37，图 16-2-38）。虫卵进入脑的途径可能是肺部虫卵经肺静脉到左心，而后由动脉

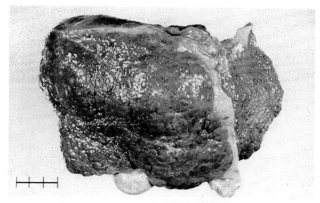

图16-2-35　肝脏血吸虫病

肝萎缩，表面轻度凹凸不平，可见不规则结节样外观（丁彦青惠赠）

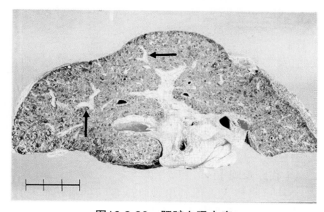

图16-2-36　肝脏血吸虫病

切面可见门静脉分支周围结缔组织增生明显，呈白色条索状（丁彦青惠赠）

血流被带入脑内。临床上出现脑炎、癫痫发作和疑似脑内肿瘤的占位性症状。

脑血吸虫病 CT 表现可分 4 型：①脑炎型，急性期，虫卵分泌毒素引起脑膜脑炎，CT 平扫呈边缘清楚的低密度区，增强后一般无强化；②脑梗死型，虫卵栓塞脑血管引起供血区的脑梗死，主要位于大脑皮质下，小脑也可见，呈扇形低密度影，基底附于颅骨内板下方，增强后见脑回状强化；③肉芽肿型，虫卵沉积于脑内形成肉芽肿伴脑水肿，在皮质及皮质下区呈现大小不等、数目不一的等密度或略高密度结节影，增强后明显强化；④脑萎缩型，有效治疗后，结节可发生纤维化和玻璃样变，呈现不规则无强化低密度灶，局限性脑室扩大、脑沟裂增宽。MRI 显示 T_1W_1 呈低信号、T_2 高信号，可伴出血，周围有程度不同水肿区，部分病灶 MRI 信号可不均匀，增强后呈斑点状、沙粒样及结节状的明显强化。

（8）其他组织病变：近年发现血吸虫感染可引起肾小球肾炎，肾小球内发现有 IgG 及补体 C3 的沉积，属于Ⅲ型超敏反应引起的免疫复合物肾炎。

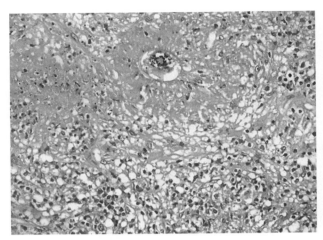

图16-2-37　脑血吸虫病
可见急性虫卵结节形成，嗜酸性凝固性坏死及何博礼现象等典型表现

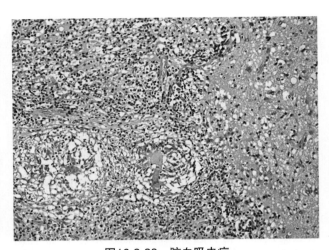

图16-2-38　脑血吸虫病
图示慢性虫卵结节和肉芽肿形成，伴慢性炎细胞浸润，图右侧可见少量脑组织

在严重感染的病例中，胰腺、胆囊、心脏、肾脏、胃壁、淋巴结、阑尾、乳腺、卵巢及子宫等器官内也可见虫卵沉积和钙化（图16-2-39，图16-2-40），但数量较少，组织反应一般不甚明显，有时是偶然发现虫卵沉积，大多数虫卵被破坏，有一些虫卵由纤维结缔组织包绕。

【临床表现】

从尾蚴侵入人体到出现临床症状的潜伏期长短不等，与感染轻重有关，平均45天（30～60天），感染较轻者潜伏期则较长。血吸虫感染临床表现各异，我国通常分为以下四型。

1. **急性血吸虫病**　多发生于夏秋季节（7～9月），儿童及青壮年居多，常有明确的接触疫水史。多为初次重度感染，即在初次感染大量尾蚴后1～2个月内，成虫开始大量排卵，临床表现：①发病急骤，全身中毒反应显著，常有发热、多汗等症状，热型以间歇热、弛张热多见。②肝、脾大，肝区触痛，左叶增大较明显，质地较软，表面光滑，重症感染者可伴有脾大。③患者食欲下降，恶心呕吐，腹痛腹泻，常见黏液血便或脓血便等痢疾样症状。④肺部症状常在感染后2周内出现，表现为咳嗽、哮喘、气促、胸痛，或有胸闷等，偶尔痰中带血。X线检查可见肺内有点状、雨雾状或雪花状浸润性阴影，常发生于发热后一月余，持续2～3个月消失。⑤皮肤可出现尾蚴性皮炎，亦可有皮疹、荨麻疹、神经血管性水肿或出血性紫癜等，提示为过敏性表现。⑥血中嗜酸性粒细胞及免疫球蛋白增高。⑦病情严重者，可发生精神反应迟钝、黄疸、腹水、贫血、消瘦等症状，甚至引起死亡。

急性血吸虫病病程一般在6个月内，经杀虫治疗后可迅速痊愈。如未经治疗则可发展为慢性或晚期血

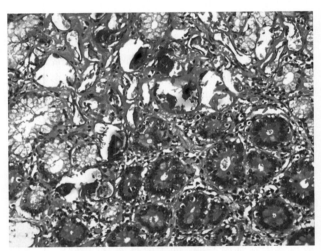

图16-2-39　胃血吸虫病
胃壁内血吸虫虫卵沉积，虫卵见于黏膜层，也可见于肌层内

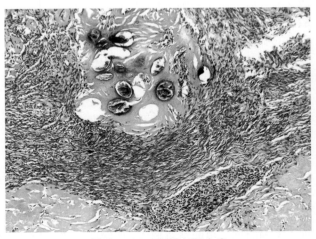

图16-2-40　卵巢血吸虫病
卵巢内沉积的血吸虫虫卵，呈椭圆形，卵壳清晰

吸虫病。

2. 慢性血吸虫病 病程在半年以上，甚至长达10年、20年以上，临床表现以隐匿性间质性肝炎和慢性血吸虫性结肠炎为主。一般分为无症状型（隐匿型）和有症状型。①无症状型，见于急性期症状消退但未经抗血吸虫治疗者，或经过反复轻度感染而获得免疫力者，大多数慢性血吸虫病患者没有临床症状，或仅有轻度肝脾大，B超检查呈网络样改变，但肝功能正常（隐匿性间质性肝炎）。粪便检查可查见虫卵。②有症状型，患者表现为慢性腹泻或痢疾，间歇性出现症状，时轻时重，时发时愈合，称为慢性血吸虫性结肠炎。病情进展可出现肠壁纤维化、肠粘连，下腹部可触及大小不等的肿块，为肠系膜大网膜及肿大的淋巴结粘连缠结所致。常见肝大，表面光滑，质地稍硬，镜下可见血吸虫肉芽肿形成，而肝功能大致正常，仅丙种球蛋白升高。随病程延长可进展为肝硬化，表现为肝脏变硬，表面不平，有结节形成。脾脏轻度增大。患者中枢神经系统轻度感染引起的局灶性损伤可引起患者瘫痪甚至危及生命。

3. 晚期血吸虫病 血吸虫病患者出现肝纤维化及门静脉高压综合征、严重生长发育障碍或结肠肉芽肿性增生时，表明疾病进入晚期。一般按主要表现分为4型：①巨脾型，由于反复或大量感染，肝内形成虫卵肉芽肿伴纤维组织增生，发展为干线型肝纤维化，进而引起脾大，向下超过脐平线或向右超过腹中线，伴有脾功能亢进、门静脉高压或上消化道出血；②腹水型，血吸虫病晚期由于门静脉高压和肝功能代谢失调，出现大量腹水，引起腹胀、呼吸困难、下肢水肿、腹壁静脉曲张，甚至脐疝、股疝等，也可出现黄疸；③结肠增殖型或肉芽肿型，以结肠病变为主，由于肠壁大量虫卵肉芽肿形成及纤维组织增生，肠壁变厚变硬，引起腹痛、腹泻、便秘或腹泻与便秘交替出现，严重者可并发不全性肠梗阻，也可能并发结肠癌；④侏儒型，儿童时期反复感染血吸虫，可影响内分泌功能，以脑下垂体前叶和性腺功能不全最为显著，导致患者身材矮小，面容苍老，无第二性征。晚期血吸虫病可合并上消化道出血和肝性脑病，并可导致死亡。我国血吸虫病患者也常并发乙型肝炎，可能与晚期血吸虫病患者免疫力下降有关，肝活检发现HBsAg阳性率达到60%以上，HBV感染可促进和加重肝硬化的发生和发展。

4. 异位血吸虫病 在重度感染时，部分童虫可寄生在门静脉以外的其他组织并发育为成虫，称为异位寄生。异位寄生的成虫所产虫卵沉积于门静脉系统以外的组织和器官，也可引起虫卵肉芽肿形成，常见于肺和脑，已如上述。虫卵还可沉积于皮肤、甲状腺、肾脏、肾上腺、腰肌、脊髓、生殖器等。异位寄生的病损常发生在大量尾蚴感染的急性期，亦可发生于慢性期或晚期患者。在肝纤维化所致门静脉、腔静脉的吻合支扩张时肠系膜静脉内的虫卵也可以随血流进入肺、脑或其他组织，引起异位血吸虫病。

【诊断与鉴别诊断】

血吸虫病的诊断关键是在病变组织和排泄物中查找血吸虫卵。血吸虫病可累及多种器官组织，病史、临床表现和流行病学资料当然也不可忽视。

1. 病理学检查 乙状结肠或直肠活检可见肠黏膜充血水肿，黏膜腺体增生，黏膜下层呈慢性炎表现，可见虫卵，有报道检出率为50%。肠黏膜活检中可见不同类型的虫卵，查见活卵表明体内有活虫存在，晚期则多为变性和钙化虫卵。肝脏活检亦可见虫卵结节或肉芽肿形成，伴嗜酸性粒细胞浸润。

有轻度和不活动性感染的患者，直肠活检是非常有效的检测虫卵的方法。不固定的活检更易发现虫卵，活检组织直接压片，光镜观察有无虫卵。这种检测比组织学检测更敏感，可以更准确地评价虫卵的类属，所见虫卵多是远期变性虫卵。以距离肛门8～10cm背侧黏膜处取材阳性率最高。这种技术也可用于外科和尸检不固定标本的虫卵标本鉴定。对活检新鲜组织也可用4%氢氧化钾水解，在37℃温箱孵育18小时可发现虫卵。

2. 病原学检查 粪便涂片检查查见虫卵和孵出毛蚴是确诊依据，在急性期检出率较高，晚期则多数找不到虫卵或毛蚴。常用加藤厚涂片法或虫卵透明法检查虫卵。感染5周后连续3次粪便沉淀和孵化检查虫卵和毛蚴阳性率可接近100%。

3. 免疫学检查 急性期可见血清IgG、IgM和IgE升高，循环免疫复合物多呈阳性，血清循环抗原阳性率达90%～100%。环卵沉淀试验在感染1个月几乎100%为阳性。血清间接血凝试验与酶联免疫试验检测其抗体阳性率也接近100%。

4. 分子生物学检查 用聚合酶链反应（PCR）、实时PCR（real-time PCR）和环介导的核酸等温扩增等技术检测血吸虫的核酸成分也有助于病因诊断。

5. 鉴别诊断 急性血吸虫病可能与急性痢疾、伤寒、阿米巴病、粟粒性结核病等混淆，血清抗体和嗜酸性粒细胞有鉴别价值。慢性血吸虫病的肝大应与无黄疸型病毒性肝炎等鉴别，肝脏活检和临床表现、血清抗体检测可作为鉴别手段。结肠炎症则应与慢性阿米巴病痢、慢性菌痢、溃疡性结肠炎等区别，关键是寻找虫卵结节，显著的嗜酸性粒细胞浸润也是重要的线索,粪便检查也是重要的鉴别手段。晚期血吸虫病导致的肝硬化与门静脉性肝硬化有很多不同,病理学所见分别为干线型肝硬化和结节性肝硬化,关键是镜下可见虫卵结节形成,需要仔细寻找。

(二)曼氏血吸虫感染

曼氏血吸虫病流行于非洲、拉丁美洲和亚洲西部,但在我国援外工作人员中已发现不少人因接触疫水而感染。本病由曼氏血吸虫(*Schistosoma mansoni*)寄生于人体门静脉系统引起,其肝脏与肠道病变及临床表现类似日本血吸虫病但较轻。曼氏血吸虫成虫寄生于肠系膜小静脉和痔静脉丛,雌虫产卵主要分布在肠壁和肝脏的小血管内,主要病变亦为虫卵肉芽肿形成。患者表现为乏力、发热、腹泻、腹痛、黏液血便、肝脾大、血液嗜酸性粒细胞增多等。粪便检查可发现虫卵或孵出毛蚴。严重感染者可发生类似急性血吸虫病的临床表现。以肝脾病变为主者也可伴发免疫复合物性肾小球肾炎,临床表现为肾病综合征。

(三)埃及血吸虫感染

埃及血吸虫病流行于非洲地区,患者主要是儿童和青壮年。在我国赴当地务工人员中也有所发现。埃及血吸虫主要累及泌尿生殖系统,引起以下疾病:①免疫复合物性肾小球肾炎,临床表现为肾病综合征,患者出现水肿、低蛋白血症。②膀胱病变,患者有不同程度的尿频、尿急、尿痛、血尿、排尿不畅或排尿困难等,为由埃及血吸虫累及膀胱所致的炎症与出血、虫卵沉积等产生的膀胱刺激症状(图16-2-41)。埃及血吸虫与膀胱癌关系密切,约1/4病例可见膀胱癌合并埃及血吸虫病(图16-2-42)。埃及血吸虫感染严重者可累及输尿管和尿道,并可导致肾盂积水,或继发细菌感染。③男性生殖器官感染,包括睾丸鞘膜、睾丸、附睾、阴囊、精索等,引起肉芽肿和慢性炎症反应,虫卵侵袭阴茎包皮可致生殖器象皮肿。④女性生殖系统,卵巢和子宫偶尔也可受累。

三种常见血吸虫的形态特征列表如下,加以比较(表16-2-3)。

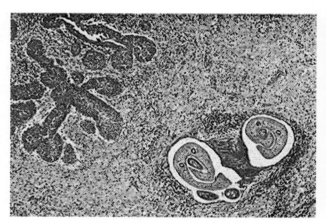

图16-2-41 膀胱血吸虫病
尿路上皮呈指突样增生,黏膜下见成虫及虫卵,伴嗜酸性粒细胞浸润
(丁彦青惠赠)

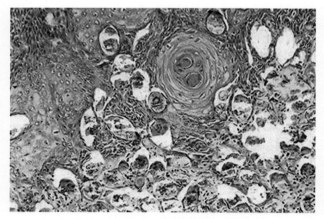

图16-2-42 膀胱鳞状细胞癌伴血吸虫病
鳞癌组织中可见椭圆形血吸虫卵沉积(丁彦青惠赠)

表16-2-3 日本血吸虫、曼氏血吸虫与埃及血吸虫的比较

		日本血吸虫	曼氏血吸虫	埃及血吸虫
成虫				
大小 (mm)	♂	(10~20)×(0.5~0.55)	(6~14)×(0.8~1.1)	(10~15)×(0.75~1.0)
	♀	(12~28)×0.3	(7~17)×0.25	(20~26)×0.25
表皮	♂	有细尖体棘,无结节	结节明显,上有束状细毛	结节细小
	♀	有小体棘	有小结节	末端有小结节
肠支		在后半部汇合,盲管短	在前半部汇合,盲管长	在中部后方汇合,盲管短

续表

	日本血吸虫	曼氏血吸虫	埃及血吸虫
睾丸	6～8个	2～14个	4～5个
卵巢	在虫体中部	在体中线之前	在体中线之后
寄生部位	肠系膜下静脉，门静脉系统	肠系膜小静脉，痔静脉丛	膀胱静脉丛，骨盆静脉丛，直肠小静脉
平均寿命	4.5年	3.5年	3.8年
虫卵			
虫卵形态	卵圆或圆形，侧棘短小	长卵圆形，侧棘长而大	纺锤形，一端有小棘
虫卵分布	肠壁，肝	肠壁，肝	膀胱及生殖器官
排出途径	粪便	粪便，偶尔尿	尿，偶尔粪便

四、并殖吸虫感染与肺吸虫病

并殖吸虫（Paragonimus）有50多种亚种和变种，分布在亚洲者多达31种。我国发现28种，其中9种有致病性，主要的致病种是卫氏并殖吸虫（*Paragonimus westermani*）和斯氏并殖吸虫（*Paragonimus skrjabini*，也称斯氏狸殖吸虫、四川并殖吸虫），以卫氏并殖吸虫更常见，但斯氏并殖吸虫危害较严重。并殖吸虫的终末宿主为人和各种哺乳动物，中间宿主是淡水螺和虾蟹。成虫主要寄生在终宿主的肺部，引起肺并殖吸虫病（pulmonary paragonimiasis），也称肺吸虫病（lung fluke disease）。病变特点为在器官或组织内形成互相沟通的多房性小囊肿或窦道。并殖吸虫也可寄生于肝脏、泌尿系统甚至脑组织。我国东北、华东、华中及西南地区有十余个省份都有本病流行，以吉林、重庆、湖北和江西地区最为严重，估计全国感染人数有近2亿人。

（一）卫氏并殖吸虫感染

卫氏并殖吸虫是人体并殖吸虫病的主要病原体，人体感染病例最早发现于我国台湾和福建。成虫主要寄生在肺部，引起人体卫氏并殖吸虫病。该虫有两种类型，大多数为二倍体型，少数为三倍体型。二倍体型在人肺内不能发育成熟，三倍体型则可在人肺内发育成熟。但分子生物学研究表明这两型的基因序列并无明显差异。感染人体引起肺部典型表现的主要是三倍体型。

【生物学性状】

1. 形态结构　卫氏并殖吸虫成虫虫体肥厚，背侧略隆起，腹面扁平，具有较强的收缩运动能力。活体呈红褐色，不透明。虫体大小约为（9×5×3）mm，

呈扁平卵圆形，具有较强的收缩运动能力。固定标本呈椭圆形，体长7.5～12mm，宽4～6mm，厚3.5～5.0mm，宽长之比约1:2（图16-2-43）。除口吸盘、腹吸盘、生殖孔、排泄孔及其附近的体壁外，全身满布体棘。口、腹吸盘大小相似，腹吸盘位于体中横线之前。卵巢与子宫并列于腹吸盘之后，卵巢分5～6叶。睾丸分支，形如指状，左右并列，约在虫体后端1/3处。卵黄腺分布于虫体两侧，由许多密集的卵黄滤泡所组成。肠管弯曲，有分支；排泄孔位于虫体后端腹面。

虫卵呈金黄色，椭圆形，大小为（80～118）μm×（48～60）μm，最宽处多近卵盖一端。卵盖大，常略倾斜，但也有缺盖者。卵内含10多个卵黄细胞。卵细胞常位于正中央，从虫体排出时，卵细胞尚未分裂（图16-2-44）。

2. 生活史　包括虫卵、毛蚴、胞蚴、母雷蚴、子雷蚴、尾蚴、囊蚴（脱囊后称后尾蚴）、童虫及成虫等

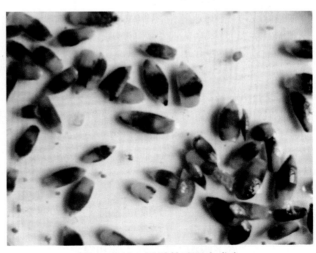

图16-2-43　卫氏并殖吸虫成虫
固定之后虫体肥厚，呈卵圆形，背侧略隆起，腹面扁平

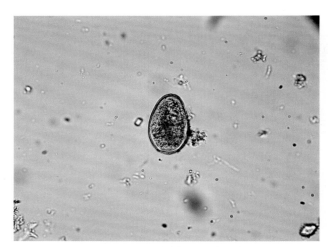

图16-2-44　卫氏并殖吸虫虫卵
呈椭圆形，卵内含1个卵细胞和10多个卵黄细胞

阶段。卫氏并殖吸虫成虫寄生在人和其他肉食动物如猫、狗、猪、虎、豹等的肺内和肺外组织内，所形成的虫囊往往与支气管相通，虫卵经气管随痰咳出或吞入后经胃肠道随粪便排出。虫卵入水后，在适宜条件下经3周左右发育成熟并孵化成毛蚴。毛蚴在水中活动，如遇第一宿主淡水螺（川卷螺），则侵入并发育，经过胞蚴、母雷蚴、子雷蚴的发育和无性增殖阶段，最后形成许多具有小球形尾的短尾蚴。成熟的尾蚴从螺体逸出后，侵入第二宿主淡水石蟹或蝲蛄，在蟹和蝲蛄肌肉、内脏或鳃上形成球形或近球形的囊蚴。囊蚴直径约300～400μm，有两层囊壁。人和肉食哺乳动物如犬、猫等为终宿主。人吃了含有囊蚴的生的或未煮熟的淡水石蟹或蝲蛄后，囊蚴随之进入消化道，囊蚴经消化液作用，在小肠内幼虫脱囊而出成为童虫。

童虫靠前端腺分泌液即酶的作用及强有力的活动，穿过肠壁到腹腔浆膜表面匍匐游行，进入腹腔，徘徊于各器官之间或邻近组织及腹壁。经过1～3周窜扰后，先从腹腔钻入腹背部肌肉，再穿过横膈进入胸腔，多数童虫沿肝表面向上移行，直接贯穿膈肌而达胸腔，进而侵入肺内并发育为成虫。少数童虫停留于腹腔内，继续发育，并穿入肝脏浅层或大网膜成为成虫。偶尔可沿纵隔内大血管根部及颈内动脉周围软组织向上移行，经破裂孔而侵入颅中凹，再经颞叶、枕叶的底部侵入脑组织。在移行过程中，虫体逐渐长大，最后在肺中形成虫囊。囊中一般含有两条虫，有时也可见一个虫囊内有3条或更多。有些童虫亦可侵入其他器官，有的在发育为成虫之前死亡。少数成虫先停留在腹腔内发育，再穿行于肝脏浅层、肾脏、大网膜、纵隔、皮下组织，甚至到达脑和脊髓组织。自囊蚴进入终宿主到达肺部成熟产卵，需2～3个月。但成虫在体内可存活5～6年以上。

【发病机制】

肺吸虫病，主要由虫体（童虫及成虫）引起。成虫定居、幼虫游走和虫卵沉积均可造成机械性损伤，虫体代谢产物等抗原性物质可导致机体的免疫病理反应。

1. 机械性损伤　卫氏并殖吸虫童虫和成虫虫体在人体内穿行和定居过程中可对局部组织造成机械性损伤。童虫的活动能力很强，加上所分泌的酶的作用，可穿过肠壁到腹腔浆膜表面，部分童虫停留于腹腔内，并穿入肝脏浅层或大网膜成为成虫；部分童虫则贯穿横膈而达胸腔，进而侵入肺内并发育为成虫。偶尔可经破裂孔侵入脑组织。虫体在寄生和移行过程中引起的病变，也称内脏蠕虫蚴移行症。

2. 免疫反应　虫体代谢产物、虫体或虫卵死亡后分解的异种蛋白，作为抗原物质，可以引起全身免疫病理反应。

3. 异物反应　由于卫氏并殖吸虫卵在人体内不能发育成毛蚴，不分泌可溶性抗原，因此与血吸虫卵所致的病变不同，虫卵和死亡虫体可以诱发异物肉芽肿性病变。

【病理变化】

1. 基本病变　卫氏并殖吸虫在人体内穿行，可累及许多组织，其基本病变概括如下。

（1）出血坏死：卫氏并殖吸虫在肠壁、肝、肺、横膈等处穿行时，可损伤血管，引起点状或片状出血和局部组织坏死，伴有炎性渗出，形成脓肿，病灶周围有炎性肉芽组织形成的薄膜状脓肿壁（图16-2-45，图16-2-46）。

（2）肉芽肿形成：卫氏并殖吸虫感染可导致局部组织内巨噬细胞增生，形成肉芽肿性病变，肉芽肿内可有嗜酸性染色的坏死物质和虫卵，更有特征性的上皮样细胞和多核巨细胞（图16-2-47，图16-2-48）。

（3）虫囊肿形成：虫体在内脏定居，可引起局部组织的坏死和炎症反应，形成大小不等的虫囊肿。虫囊肿内有坏死物质，崩解液化后形成棕色黏稠液体；囊肿内也可找到虫体、虫卵、夏科-莱登结晶及炎性渗出物等。囊肿常为多房性，囊肿周围常继发性细菌感染，囊肿之间可有窦道互相沟通。参见肺部病变。

（4）浆膜炎：虫体在体腔内移行和寄生时，在早期引起纤维素性或浆液纤维素性腹膜炎或胸膜炎，渗出液内可找到虫卵，具有临床诊断价值。日久后纤维素可以机化、纤维化引起腹腔内器官间粘连、胸膜粘连甚至胸腔闭锁。

（5）虫体成分：在组织切片中有时可见虫体成分，

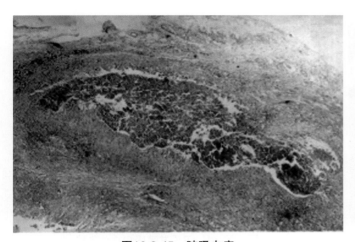

图16-2-45　肺吸虫病

虫体穿行皮下组织，引起组织坏死，呈嗜酸性染色，周围有炎性肉芽组织包绕，形成脓肿样病灶

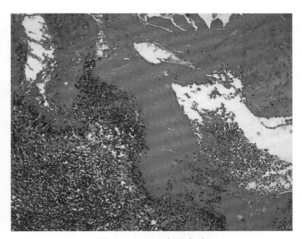

图16-2-46　肺吸虫病

皮下结节，中心为大片坏死物质，边缘可见炎性肉芽组织及大量炎细胞浸润

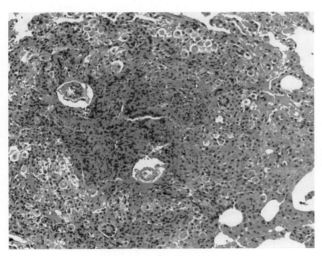

图16-2-47　肺吸虫病

局部组织坏死并可见虫卵，被增生的巨噬细胞包绕，形成结节状病灶，伴炎细胞浸润

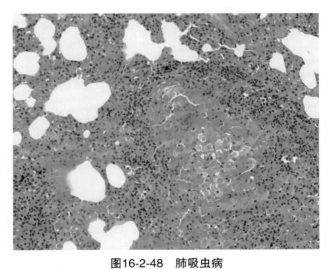

图16-2-48　肺吸虫病

肉芽肿形成，其中可见上皮样细胞、多核巨细胞，周围有炎细胞浸润

以不同的断面出现，如可见体壁和内脏（消化道、生殖道等）（图16-2-49～图16-2-51）。尤其在其引起的窦道中较易发现，为确诊依据。虫卵和死亡虫体还可以诱发异物肉芽肿性病变。

（6）窦道形成：虫体在组织中穿行时引起坏死及出血，沿穿行路线分布，形成迂回的窟穴状病灶或窦道（图16-2-52），窦道壁可被增生的纤维组织机化，以后发展为纤维性瘢痕（图16-2-53）。其中有时可见虫卵，窦道周围有多少不等的嗜酸性粒细胞及淋巴细胞浸润，有时可见夏科-莱登结晶形成，呈梭形或竹叶状（图16-2-54）。

（7）纤维组织增生：疾病晚期以纤维组织增生为主。坏死灶或窦道可由肉芽组织增生机化形成瘢痕。虫囊肿内虫体死亡或游走后，囊肿边缘肉芽组织增生，使囊肿机化，以后演变为纤维性瘢痕结节。浆膜

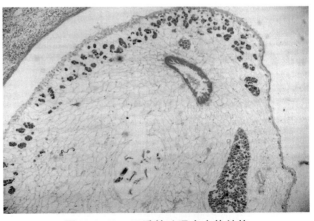

图16-2-49　卫氏并殖吸虫虫体结构

虫体断面清晰可见体壁，体壁下散在卵黄腺，见虫体内消化道、子宫、卵巢及呈网状结构的排泄系统

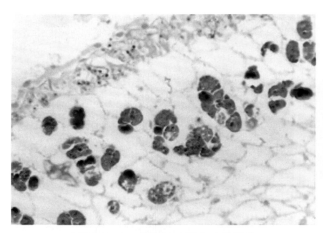

图16-2-50 卫氏并殖吸虫虫体结构
显示虫体体壁结构和散在分布的卵黄腺，网状结构为虫体的排泄系统

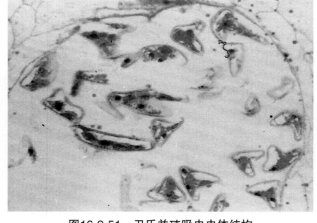

图16-2-51 卫氏并殖吸虫虫体结构
图示虫体子宫，子宫腔内见虫卵，壳较厚，虫卵内含有卵细胞

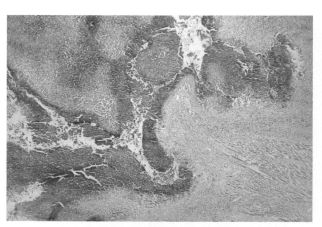

图16-2-52 肺吸虫病的窦道
坏死组织的腔穴互相连接，形成迂曲的窦道

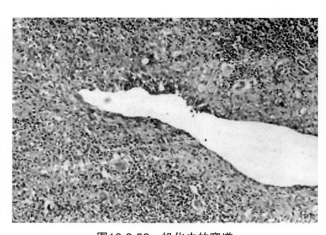

图16-2-53 机化中的窦道
窦道壁见大量增生的组织细胞和多核巨细胞，窦道内坏死物质已被完全吞噬、吸收

面的纤维素性渗出物也可被机化，引起纤维性粘连。

2. 各脏器病变 卫氏并殖吸虫主要累及肺、胸膜、脑、脊髓、肝、皮肤等，上述各种基本病变在各个受累的器官和组织内均可见到，其中以发现虫卵、虫囊肿具有诊断意义。临床根据卫氏并殖吸虫寄生部位将该病分为胸肺型、肝型、脑型、皮肤型等，但常见同一患者有多种类型并存的状况。

（1）肺部病变（胸肺型）：肺部虫囊肿常与支气管相通，使支气管、细支气管局限性扩张呈囊状，且常伴有细菌感染。扩张的细支气管柱状上皮可发生鳞状化生，管周呈慢性炎症表现。相邻的胸膜也可受到累及，发生炎症反应及纤维组织增生，引起胸膜粘连、增厚，在增厚的胸膜和肺组织内有新旧不一、大小不等、散在或群集的嗜酸性脓肿和肉芽肿形成，或称虫囊肿，囊肿内可找到虫体和虫卵（图16-2-55，图16-2-56）。虫囊肿常侵犯支气管壁，使两者相通。囊肿及其周围肺组织可继发细菌感染，有时可并发气胸、

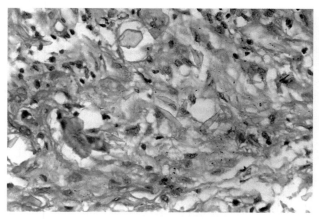

图16-2-54 夏科-莱登结晶
呈梭形或竹叶状，淡粉色半透明，横断面呈多边形，周围有少数炎细胞

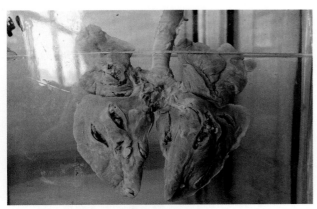

图16-2-55 肺吸虫病
胸膜下可见多个虫囊肿，囊肿内可找到虫体

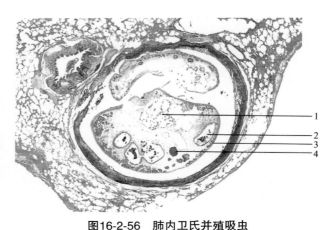

图16-2-56 肺内卫氏并殖吸虫
卫氏并殖吸虫寄生在肺内，图示吸虫结构：1.子宫；2.肠支；3.卵黄腺；4.卵巢
引自周怀瑜，刘登宇，彭鸿娟，2017.人体寄生虫学彩色图谱.西安：西安交通大学出版社

脓胸甚至血胸。卫氏并殖吸虫也可在肺内形成粟粒样结节状肉芽肿病变，结节中可见嗜酸性凝固性坏死、虫卵沉积、上皮样细胞增生，伴肺泡和间质炎症反应（图16-2-57，图16-2-58）。慢性病例有明显的肺纤维化。

（2）神经系统病变（脑型）：在儿童和青少年，常见神经系统受累，多见于右侧。好发部位为大脑颞叶、枕叶、顶叶、额叶、侧脑室及对侧大脑，也可累及基底节、内囊、丘脑和第10胸椎段脊髓等，侵犯小脑者少见。由于脑组织柔软，虫体易于移行，故可累及多个部位，破坏脑组织，引起出血、坏死和炎细胞浸润。虫体穿过脑室时，常可在脑脊液内查见虫卵。脑的卫氏并殖吸虫病病变与肺部所见大致相同，虫囊肿周围组织可有出血、软化及胶质细胞增生。囊肿内可查见大量虫卵，亦可见虫体。囊性占位可引起脑室通路阻塞，脑室萎陷或扩大，视神经受压等。虫体进入椎管可形成硬膜内囊肿，多见于第10胸椎平面以下。

（3）肝组织病变（肝型）：卫氏并殖吸虫所引起的肝脏损害往往呈慢性过程，肝脏损害的程度相对较轻，在发病机制上又与超敏反应有关，因而合并腹部损害较少见。病理表现为肝大，质地偏硬，脏器表面和切面可见童虫移行穿过的窦道。镜下可见局部肝组织破坏，局限性嗜酸性粒细胞浸润及嗜酸性脓肿形成，片状或带状的出血坏死，分散或成群的虫囊肿，其中可见虫卵和夏科-莱登结晶等（图16-2-59，图16-2-60）。汇管区可见慢性炎细胞浸润及纤维组织增生，严重者可发生卫氏并殖吸虫性肝硬化。

（4）皮肤病变（皮肤型）：虫体在迁徙过程中可在胸、腹、腰、背、臀、阴囊、大腿内侧等处皮下软组织内形成由虫囊肿构成的窦道或皮下结节，比较少见，约见于10%的病例。皮下结节可呈游走性（由虫体移行所致），大小为1.5～2.5cm，可成群、成串出现，可

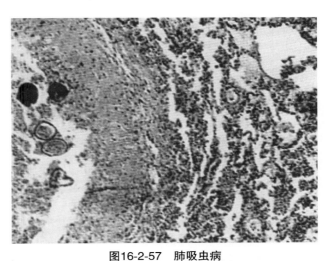

图16-2-57 肺吸虫病
虫囊肿内可见多个虫卵，囊壁外大量炎细胞浸润
引自内蒙古医学院病理解剖学教研组，1976.彩色病理组织学图谱.呼和浩特：内蒙古人民出版社

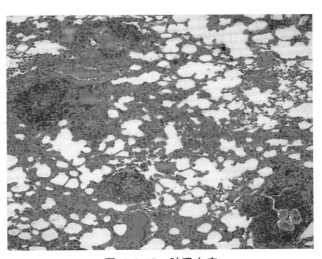

图16-2-58 肺吸虫病
肺内可见嗜酸性脓肿和肉芽肿形成，可见多发性粟粒样结节

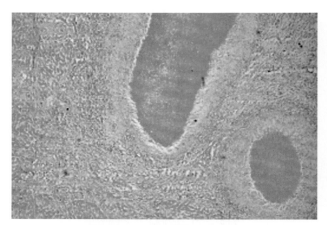

图16-2-59 肝脏并殖吸虫病
虫体穿行肝脏留下的窦道，窦道内充满嗜酸性坏死物

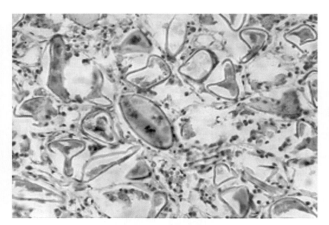

图16-2-60 并殖吸虫卵
高倍镜下可见病变组织中见大量虫卵及炎性坏死物

有窦道相连。虫体穿行皮下组织留下的窦道内充满嗜酸性坏死物。皮下结节中心为坏死物质，边缘可见炎性肉芽组织，多核巨细胞及大量炎细胞浸润（图16-2-45，图16-2-46，图16-2-61）。虫体如穿通皮肤可形成溃疡，并可见虫体掉出。偶尔卫氏并殖吸虫亦可侵及淋巴结（图16-2-62）。

【临床表现】

本病起病较缓慢，潜伏期多为3～6个月，也有长达数年者。临床表现与感染程度和受累的器官相关。按病程分为急性和慢性。

1. 急性并殖吸虫病 见于大量感染卫氏并殖吸虫者，起病急骤，全身症状明显。初期表现为腹痛、腹泻、大便稀薄或有黏液脓血等消化道症状。部分患者有发热（弛张热）、畏寒、反复出现荨麻疹。稍后才出现胸痛、胸闷、气短、咳嗽等呼吸道症状。患者血白细胞数增高，嗜酸性粒细胞可占20%～40%。

2. 慢性并殖吸虫病 早期常无明确症状，发现时已进入慢性期。主要表现为咳嗽、胸痛、咯血等呼吸道症状，如侵犯脑脊髓、肝脏和皮肤等则可出现相应症状，并按受累器官分为胸肺型、腹型、皮肤型、脑脊髓型和其他类型。

（1）胸肺型：最常见。患者常有胸痛、气短、咳嗽、咳痰、痰中带血，呈铁锈色或烂桃样血痰。痰中可查见虫卵、嗜酸性粒细胞和夏科 - 莱登结晶。严重病例可发生脓胸、血胸、气胸或肺纤维化。

（2）腹型：多见于感染早期，表现为腹痛、腹泻、恶心、呕吐等症状，腹痛可以右下腹为主，或全腹隐痛。腹泻为黄色或淡黄色稀便，每日2～4次。偶可扪及腹部结节或肿块。

（3）肝型：邵向云等提出"肝型并殖吸虫病"的临床特征，即小儿多见，多数呈慢性起病，临床表现

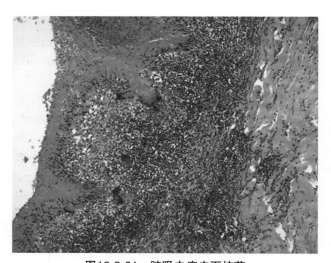

图16-2-61 肺吸虫病皮下结节
中心为坏死物质，边缘可见炎性肉芽组织，多核巨细胞及大量炎细胞浸润

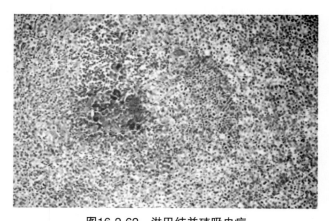

图16-2-62 淋巴结并殖吸虫病
淋巴组织中见局灶性嗜酸性坏死物及钙化小体，周围有巨噬细胞增生和嗜酸性粒细胞浸润

以全身非特异性症状（乏力、食欲缺乏、发热）为主，少数可伴有腹部症状（腹胀、腹痛、腹泻）等，呼吸道症状不显著或轻微；肝大，质地中等或偏硬，肝区疼痛与压痛不显著或轻度，少数可伴轻度脾大；外周血嗜酸性粒细胞与白细胞总数明显增多，红细胞沉降率大多增快；肝功能检查球蛋白增高，常呈白/球蛋白比例倒置，尤以γ球蛋白增高更为突出，丙氨酸转氨酶（ALT）大多正常或轻度增高。

（4）脑脊髓型：多见于儿童，脑组织受累可引起颅内压升高，伴颅内占位表现，引起运动、感觉或意识障碍，也可发生癫痫、失语、偏盲或瘫痪。脊髓受累可有下肢刺痛或麻木感，或肢体瘫痪、大小便失禁等症状。

（5）皮肤型：主要为皮下结节或包块，较少见，一般不游走。结节或包块多发生于腹部、胸部、腰背部及四肢的皮下深层肌肉组织内，直径 1～6cm，表面皮肤正常。活检可查见童虫或虫卵。有时阴囊内可出现肿块，鸡蛋或拳头大小，局部轻微疼痛。肿块活检可发现虫卵或成虫。

【诊断与鉴别诊断】

在病理学检查中以发现虫卵或成虫、虫囊肿具有诊断意义。虫体在体腔内移行和寄生时，在移行途径的病灶和渗出液内找到虫卵，也有诊断价值。

1. 病理学检查　皮下包块或结节手术摘除标本中可能发现卫氏并殖吸虫虫卵、童虫或成虫，以及上述典型的病理变化。嗜酸性脓肿或肉芽肿、夏科 - 莱登结晶也是重要的诊断线索。

2. 病原学检查　痰或粪便虫卵检查查获卫氏并殖吸虫虫卵可确诊。清晨痰涂片镜检可见虫卵及夏科 - 莱登结晶。15%～40% 患者粪便中可查见并殖吸虫虫卵。脑脊液等体液中有时也可查见虫卵和夏科 - 莱登结晶，其中嗜酸性粒细胞亦增多。

3. 免疫学检查　皮内试验常用于普查，阳性符合率可高达95% 以上，但常有假阳性和假阴性。酶联免疫吸附试验（ELISA）敏感性高，阳性率可达90%～100%。应用酶联免疫吸附抗原斑点试验（AST-ELISA）直接检测血清中循环抗原，阳性率在98% 以上，且可进行疗效评价。此外，补体结合试验、后尾蚴膜试验、纸片固相放射免疫吸附试验、免疫电泳和琼脂双向扩散、间接血凝试验、间接炭粒凝集试验都曾用于卫氏并殖吸虫病的诊断。近年，单克隆抗体及快速免疫诊断等技术也开始应用于检测卫氏并殖吸虫的成分，辅助诊断。

（二）斯氏并殖吸虫感染

斯氏并殖吸虫也称斯氏狸殖吸虫或四川并殖吸虫，是人兽共患以兽为主的致病虫种。在人体内一般不能发育为成虫，主要引起蠕虫蚴移行症。

斯氏并殖吸虫流行在印度、越南，以及我国在四川、云南、贵州、湖南等地。与卫氏并殖吸虫不同，人体不是斯氏并殖吸虫的适宜宿主，虫体侵入人体后不易发育为成虫和产卵，故组织中所见多为童虫。斯氏并殖吸虫引起的全身和肝、脑、皮肤的局部过敏反应比卫氏并殖吸虫感染者更为强烈。血中嗜酸性粒细胞明显增高，局部组织炎症反应中亦以嗜酸性粒细胞为主，而中性粒细胞较少。肺部损害较轻，而以多发性、游走性皮下结节为多见。主要分布于胸、腹部及大腿内侧。皮下结节内没有虫卵，也很难查见虫体，偶可见到童虫。由于虫体进入肝的数目较多，并且在肝内寄居的时间较长，可引起明显的甚至严重的肝损害。脑内出血并伴蛛网膜下腔出血者也较多见。其他如眼眶、心包、胸膜等亦可受累。

【生物学性状】

成虫虫体狭长，前宽后窄，两端较尖，大致呈梭形，大小为（11.0～18.5）mm×（3.5～6.0）mm。虫体前段有口吸盘，前1/3 处有腹吸盘，腹吸盘略大于口吸盘。生殖系统为雌雄同体。雌性卵巢分支多且细，呈珊瑚状。子宫庞大、盘曲，掩盖部分卵巢。雄性有2个睾丸，呈分支状，左右并列于虫体后1/3 处。虫卵呈椭圆形，稍不对称，平均大小为 71～48μm。卵壳厚薄不均，在卵盖的对侧较厚。卵内含一个卵细胞和9～12 个卵黄细胞。

斯氏并殖吸虫生活史与卫氏并殖吸虫相似。第一中间宿主为圆口螺科和苔守螺科的一些小型及微型螺类，第二中间宿主为溪蟹（石蟹），终宿主为狸、猫、犬等动物。终宿主吞食了含有囊蚴的淡水蟹后，后尾蚴在十二指肠逸出发育为童虫。童虫穿过肠壁进入腹腔，在各个脏器之间游走，约 28 天后开始进入胸腔，侵入肺组织，形成虫囊肿，发育为成虫并开始产卵，约 50 天后可在终宿主粪便中查到虫卵。

人是斯氏并殖吸虫的非适宜宿主，如果生食或半生食含有囊蚴的淡水蟹，后尾蚴发育为童虫，并在人体各种组织器官中游走，仅有极少数在肺内发育成熟并产卵，而绝大多数处于童虫阶段，故其病变也主要由童虫在人体内移行、窜扰所引起的，称为蠕虫蚴移行症。

【病理变化】

斯氏并殖吸虫童虫在人体移行造成的损害比卫氏并殖吸虫严重，表现为皮肤和内脏的蠕虫蚴移行症，并常在寄生部位形成嗜酸性肉芽肿。

1. 皮肤型　最常见，病例中 50%～80% 表现为皮肤型，特征为皮下游走性结节或包块，多发生在腹部、胸部或腰背部，亦可见于四肢、腹股沟、头颈部、大腿内侧、阴囊或腋窝等处。通常直径 1 ～ 3cm。一般单个出现，偶尔多个结节连接成串，呈长条状，或融合成鸡蛋大小的球形肿块，边界不清。表面皮肤正常。活检切片中可见组织坏死，形成隧道状虫穴，伴显著嗜酸性粒细胞浸润，也可见夏科 - 莱登结晶及童虫等。因童虫移行或死亡崩解，也可能查不到虫体。

2. **内脏型** 斯氏并殖吸虫可侵犯多个内脏，引起不同病理临床表现。侵犯胸肺可引起肺炎和胸膜炎，较多见渗出性胸膜炎和胸腔积液。胸腔积液较多，含大量嗜酸性粒细胞；幼虫极少进入肺部形成囊肿，肺内也很难找到虫卵，痰中也不易找到虫卵。斯氏并殖吸虫对肝脏的损害相对较重也更普遍。肝脏损害大多发生在病程早期，呈急性过程，肝浅表部位可见急性嗜酸性脓肿，亦可在肝脏内形成囊肿。脑、脊髓、心包、眼等器官也可受累，产生相应病理临床表现，类似卫氏并殖吸虫感染者。

【临床表现】

斯氏并殖吸虫感染以游走性皮下结节为主要临床表现，如累及肝脏、心脏、眼、脊髓等也可引起相应症状，参见卫氏并殖吸虫病。如累及肝脏，可引起肝区疼痛或压痛，ALT 升高显著，但因常与腹部损害同时出现，所以肝脏损害的临床表现不够突出。胸肺受累常表现为胸痛、咳嗽、痰中偶有血丝。腹部受侵可引起腹痛、腹泻、便血和腹部肿块等。在内脏受累时常有低热、乏力、食欲下降，血液中嗜酸性粒细胞增多（可高达 80%）等。

多个器官受累者临床表现更为复杂，需与肺结核病、结核性胸膜炎、肺炎、肝炎等鉴别。

卫氏并殖吸虫病与斯氏并殖吸虫病两者的临床病理特点比较如表 16-2-4。

表 16-2-4 卫氏并殖吸虫病与斯氏并殖吸虫病的临床病理特点比较

项目	卫氏并殖吸虫病	斯氏并殖吸虫病
感染途径和方式	消化道，生食或半生食淡水蟹或蝲蛄	消化道，生食或半生食淡水蟹（溪蟹）
全身症状	轻度	明显
皮肤症状	皮下结节及荨麻疹均少见，一般不游走，结节内可见虫卵	常见皮下结节包块和荨麻疹，包块有游走性，其中可查见童虫
呼吸道症状	明显的咳嗽、咯血，痰中带血，常呈铁锈色痰；胸片示纹理增粗，有结节性或多房性阴影，少见胸腔积液	轻度咳嗽，偶有血丝痰；胸片正常或轻微改变；常见胸腔积液
神经系统症状	常见脑脓肿	常见蛛网膜下腔出血
肝脏症状	少见肝脏受累	较常见肝脏受累
实验室检查	白细胞数轻度升高，嗜酸性粒细胞轻度增多，无贫血	白细胞数中—重度升高，嗜酸性粒细胞显著增多，轻—中度贫血

【诊断与鉴别诊断】

皮下包块或结节活检是最可靠的病原学诊断方法。痰液、粪便及其他体液均不能查到虫卵。免疫学检测也是常用的辅助诊断方法，参见卫氏并殖吸虫的诊断。

五、布氏姜片吸虫感染与姜片虫病

布氏姜片吸虫（*Fasciolopsis buski*）简称姜片虫或肠吸虫，由其感染引起的肠道寄生虫病称为姜片虫病（fasciolopsiasis）。因为此病主要流行于亚洲，此虫又被称为亚洲大型肠吸虫（giant Asian intestinal fluke）。早在 1600 多年前，我国东晋时期已有该虫的记载，第一个确诊的临床病例也是在我国广东发现的（1873

年）。我国除东北至西北地区外其余地区均有流行。

成虫生活在小肠，人和猪是它的保虫宿主。布氏姜片虫是感染人的最大的寄生吸虫，一些成虫长可达 7cm。成虫定居在十二指肠和空肠，大多数感染是慢性的，宿主能够耐受。严重感染可能引起急性症状甚至死亡。

姜片虫病主要流行在东亚、太平洋西南地区，发生率最高的地区在中国东部。在泰国、越南和孟加拉国流行范围较小，总的发生率明显低于中国。

【生物学性状】

1. **形态特点** 布氏姜片吸虫是体形肥胖的卵圆形吸虫，长 20 ～ 75mm，宽 8 ～ 20mm，厚 0.5 ～ 3mm。没有头锥，前窄后宽，背腹扁平，形似姜片，外皮被覆小的棘状突起（图 16-2-63）。口吸盘较小，位于亚前段，大约是腹吸盘直径的四分之一。腹吸盘紧靠口吸盘后方，肌肉发达，呈漏斗状。咽和食管短，肠支呈波浪状弯曲，延伸到虫体的后末端。两个分支的睾丸呈珊瑚状，占据虫体的后半部。分支的卵巢在虫体的中部，睾丸之前。子宫盘曲在卵巢和腹吸盘之间。卵黄腺较发达，位于腹吸盘的两侧，向后延伸到虫体的后末端。

布氏姜片吸虫虫卵大小为（130～140）μm×（80～85）μm，椭圆形，淡黄色，卵壳薄，一端有一个小盖。卵内含1个卵细胞和20～40个卵黄细胞（图16-2-64）。

2. 生活史 成虫寄生在终宿主小肠上段，严重感染时可累及胃和大肠。受精卵随宿主粪便排出，必须到达平静的淡水中完成它们的发育。虫卵在26～32℃的温度下，孵育3～7周，发育为含有毛蚴的虫卵，孵化并释放毛蚴。毛蚴侵入适当的软体动物宿主，通常为扁卷螺，在螺体内发育成胞蚴。胞蚴

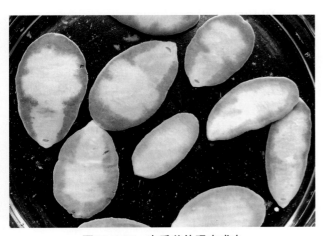

图16-2-63 布氏姜片吸虫成虫
体形肥胖，卵圆形，没有头锥，前窄后宽，背腹扁平，形似姜片

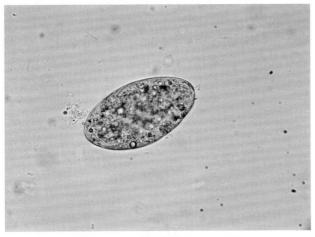

图16-2-64 布氏姜片吸虫卵
椭圆形，淡黄色，卵壳薄，有卵盖，内含卵细胞和卵黄细胞

经1～2个月发育成为母雷蚴、子雷蚴和尾蚴。尾蚴从螺体排出，接触水生植物，如菱角、茭白、浮萍、荸荠等。尾蚴依附于水生植物，水生植物分泌成囊性物质将尾蚴包裹，成为后期囊蚴。囊蚴呈扁圆形，大小为216μm×187μm，囊壁分两层，囊内含幼虫。人吃了含有囊蚴的水生植物而被感染。囊蚴在人十二指肠内，在消化液和胆汁作用下逸出后尾蚴，吸附在肠黏膜上，摄取小肠内的营养物质，经1～3个月时间发育为成虫。成虫寄生在人或猪的小肠，多见于十二指肠，一般几条到几十条，偶有成百上千条者，表明感染非常严重。

【发病机制】

姜片虫成虫可通过机械性损伤和代谢产物的化学作用引起病变。姜片虫虫体硕大，腹吸盘发达，吸附力强，引起被吸附的肠黏膜及其附近组织发生充血、出血和水肿，以及炎症反应，黏膜上皮分泌黏液增多，血中嗜酸性粒细胞增多。机体吸收有毒的或过敏性代谢物可引起广泛水肿，在面部比较显著。

【病理变化】

轻度感染时，布氏姜片吸虫居住在十二指肠和空肠，可引起局部肠黏膜充血水肿，黏膜坏死脱落可形成溃疡，附着处肠黏膜分泌亢进。严重感染时寄生虫也可扩展到胃、回肠和结肠，引起出血、肠梗阻和黏膜内脓肿等。病变处可见中性粒细胞、淋巴细胞和嗜酸性粒细胞浸润。据Sadun和Maiphoom报道，致命性病例患者呕吐物中出现虫体，粪便中排出虫体，每毫升粪便中有88 000个虫卵。在尸检病例中，其小肠中发现466条成虫。

【临床表现】

姜片虫病的临床表现与感染程度及机体状况有关。轻度感染者可无明显症状和体征。感染虫体较多者，因虫体争夺宿主的营养，并损害肠黏膜的吸收消化功能，可致消化不良和消化功能紊乱。虫体数量多时可引起肠梗阻。患者常有上腹部和右季肋下隐痛、肠鸣音亢进、腹泻、精神萎靡、疲倦、乏力等表现。血中白细胞计数增多，嗜酸性粒细胞显著增多，有时也有中性粒细胞增多。布氏姜片吸虫偶可寄生在胆道，引起右上腹隐痛，伴低热、腹胀等，类似胆囊炎。

【诊断与鉴别诊断】

在流行区，临床特征可以提示诊断，在粪便涂片中查见虫卵可证实诊断。虫卵较大，易于发现，但与肝片吸虫、部分棘口类吸虫的虫卵很难区分，应注意鉴别。粪便浓集法可提高检测阳性率。反复多次粪便检查和虫卵定量计数可以判断感染程度。免疫学检查有助于辅助诊断和人群普查。

六、其他吸虫感染

除姜片虫病外，异形吸虫病、棘口吸虫病、阔盘吸虫病、双腔吸虫病、日本杯尾吸虫病都很少见，简述如下。诊断关键在于在病灶中发现和识别相应寄生虫。

（一）异形吸虫感染与异形吸虫病

异形吸虫（*Heterophyid trematodes*）是属于异形科（Heterophyidae）的小型吸虫，在我国常见的异形吸虫有 10 多种，可引起人兽共患的异形吸虫病。本病在我国主要流行于长江以南的省份，以广东省报道较多。

【生物学性状】

1. 形态　异形吸虫的成虫呈椭圆形，体积微小，体长为 0.3～0.5mm，最长不超过 2～3mm，前半略扁，后半较肥大，体表有鳞棘。口吸盘较腹吸盘小，生殖吸盘位于腹吸盘的左下方，或与腹吸盘相连。睾丸 1～2 个，位于肠支末端的内侧。储精囊弯曲，卵巢在睾丸之前紧接卵模，卵黄腺在虫体后部两侧各有 14 个。子宫很长，曲折盘旋，向前通入生殖吸盘。虫卵形态类似华支睾吸虫虫卵，大小为（28～30）μm×（15～18）μm，如芝麻粒状，棕黄色，有卵盖，内含毛蚴。

2. 生活史　异形吸虫成虫寄生在鸟类与哺乳动物的小肠。在我国第一中间宿主为淡水螺，种类很多；第二中间宿主为淡水鱼，偶然也可在蛙类寄生。生活史包括毛蚴、胞蚴、雷蚴（1～2 代）、尾蚴与囊蚴等阶段。

【临床病理表现】

异形吸虫成虫很小，在小肠肠管寄生时可钻入肠壁，导致局部组织坏死脱落，可引起腹泻、消化功能紊乱等症状。侵入黏膜下层的成虫或虫卵有时可侵入肠壁血管，因此虫体和虫卵有可能通过血液到达其他器官，引起炎症反应。有报道曾在心肌发现成虫，脑、脊髓、肝、脾、肺与心肌有异形吸虫卵沉着，并可能造成严重后果。虫卵沉积在脑脊髓，可有血栓形成、神经细胞退化等病变，甚至血管破裂致死。虫卵沉积在心肌或心瓣膜，可致心力衰竭。重度的消化道感染可出现消瘦和消化道症状。

【诊断与鉴别诊断】

粪便直接涂片或沉渣镜检，检测出虫卵可以确诊。但因各种异形吸虫卵形态相似，且与华支睾吸虫卵形态近似，难于鉴别，主要以成虫鉴定虫种，故发现成虫较易诊断。了解患者当地吸虫流行的种类也有助于诊断。

（二）棘口吸虫感染与棘口吸虫病

棘口吸虫（*Echinostome*）属于棘口科（Echinostomatidae），种类繁多，全世界已报告 600 多种，主要寄生于鸟类，其次是哺乳类、爬行类，少数见于鱼类。在人体寄生的棘口吸虫可引起棘口吸虫病（echinostomiasis），多数病例见于亚洲，我国已报告有 16 种，主要分布在长江以南的省份，在黑龙江、辽宁也有人感染的病例报告。

【生物学性状】

1. 形态　棘口吸虫呈长形，前端较窄，略呈瓶状，体表有棘。口吸盘接近腹吸盘，具头冠与头棘。腹吸盘发达，位于虫体的前部或中部的腹面。有 2 个睾丸，前后排列在虫体后半部；卵巢呈球形，位于睾丸前方，虫卵为椭圆形，大小为（74～85）μm×（45～56）μm，卵壳薄，有卵盖，卵内含未分化的卵细胞和若干个卵黄细胞。囊蚴呈椭圆形，大小为（70～80）μm×（52～67）μm。

2. 生活史　包括成虫、虫卵、毛蚴、胞蚴、雷蚴、尾蚴及童虫阶段。成虫寄生于终宿主的小肠，偶尔寄生于胆管。产生的虫卵随粪便排出。虫卵在水中发育孵出毛蚴。中间宿主为淡水螺类，毛蚴侵入后经胞蚴、母雷蚴、子雷蚴等期发育为尾蚴。尾蚴逸出后侵入第二中间宿主（软体动物，蝌蚪或鱼类）形成囊蚴，也可不逸出就在原宿主体内形成囊蚴。麦穗鱼的感染率最高（80.70%），感染度也最高，最多者达 3752 个囊蚴／条鱼。人主要是吃未煮熟的淡水鱼、蛙或螺肉而获得感染，吞食生的蝌蚪、生饮含囊蚴的水等也可能感染。

【临床病理表现】

成虫多寄生在小肠上段，其头部插入肠黏膜，引起局部炎症反应。动物实验显示，病理变化主要是肠卡他性炎症和浅表黏膜上皮脱落、充血与炎症细胞浸润。人体轻度感染常无明显症状，临床表现有乏力、头昏、头痛、食欲缺乏、腹痛、肠鸣音亢进、腹泻、大便带血和黏液等胃肠症状。严重感染者可有厌食、下肢水肿、贫血、消瘦、发育不良，甚至合并其他疾病而死亡。

【诊断与鉴别诊断】

主要采用粪便检查，用直接涂片法、水洗沉淀法等检查虫卵。各种棘口吸虫虫卵的形态相似，鉴别困难，获得成虫有助于确定虫种。

（胡尚平　郭凤英　张　帆　郭瑞珍　刘德纯
胡守锋；孙　新　陶志勇）

第三节　寄生于组织中的绦虫感染

绦虫（cestode）全部营寄生生活，属扁形动物门绦虫纲（Class Cestoda）。寄生于人体者属于多节绦虫亚纲的圆叶目（Cyclophyllidea）和假叶目（Pseudophyllidea），所致疾病称为绦虫病。寄生在人体内的绦虫有 30 多种，在我国常见的绦虫有 10 余种，主要有链状带绦虫（猪带绦虫）、肥胖带绦虫（牛带绦虫）、多房棘球绦虫、细粒棘球绦虫（包生绦虫）、膜壳绦虫等，其他绦虫如曼氏迭宫绦虫、阔节裂头绦虫、犬复孔绦虫、亚洲牛带绦虫等则很少见。常见人体绦虫病的分类及若干特征见表 16-3-1。多房棘球绦虫和细粒棘球绦虫主要寄生于人体组织，其他绦虫主要寄生于消化道。本节主要介绍寄生于组织中的细粒棘球绦虫和多房棘球绦虫，寄生于消化道的绦虫详见下节。

表 16-3-1　常见人体绦虫病的分类及若干特征

属	种	感染途径	累及组织	相关疾病
迭宫属	曼氏迭宫绦虫	皮肤和黏膜接触裂头蚴、原尾蚴；误饮疫水	消化道、眼、皮下组织、口腔颌面、脑、内脏	曼氏裂头蚴病 曼氏迭宫绦虫病
裂头属	阔节裂头绦虫	误食含裂头蚴的鱼类	小肠	阔节裂头绦虫病
带属	链状带绦虫	误食含猪带绦虫卵或囊尾蚴的猪肉	皮下、肌肉、脑部、消化道、眼部	猪囊虫病 猪带绦虫病
	肥胖带绦虫	误食含牛带绦虫囊尾蚴的牛肉	消化道	牛带绦虫病
	亚洲带绦虫	误食含其囊尾蚴的猪肝等	消化道	亚洲带绦虫病
棘球属	细粒棘球绦虫	误食含其虫卵的食物	肝脏、肺、脾脏等	棘球蚴病（包虫病）
	多房棘球绦虫	误食被虫卵污染的食物及水	肝脏、肺、脑	泡球蚴病（泡型包虫病）
膜壳属	微小膜壳绦虫	误食被感染的中间宿主昆虫	消化道	微小膜壳绦虫病
	缩小膜壳绦虫	误食感染性昆虫（粮食害虫）	消化道	缩小膜壳绦虫
假裸头属	克氏假裸头绦虫	误食含有其幼虫的赤拟谷盗等昆虫	消化道	克氏假裸头绦虫病
复孔属	犬复孔绦虫	误食被感染的蚤类	消化道	犬复孔绦虫病
瑞列属	西里伯瑞列绦虫	误食感染似囊尾蚴的蚂蚁	消化道	西里伯瑞列绦虫病

一、绦虫感染概述

寄生于人体的绦虫有 30 多种，成虫主要寄生于脊椎动物的消化道内，幼虫则寄生于组织中。其形态特殊，生活史复杂，需要 1～2 个中间宿主，人类是某些绦虫的终末宿主或中间宿主。

【形态结构】

1. 成虫　绦虫成虫扁长如带状，背腹扁平，白色或乳白色，左右对称，体长因虫种不同可从数毫米至数米，多分节，包括头节（scolex）、颈部（neck）和链体（strobilus）三部分。虫体无口和消化道，缺体腔；除极少数外，均是雌雄同体。

（1）头节：位于虫体前端，细小，呈球形、方形或梭形，含有固着器官，如吸盘、吸槽或吸沟，有的还有 1～2 圈圆棘状或矛状的小钩和能伸缩的顶突，绦虫即靠头节上的固着器官吸附在宿主肠壁上。圆叶目绦虫头节多呈球形，固着器官常为 4 个圆形的吸盘，分列于头节四周；头节顶部有能伸缩的顶突（rostellum），顶突周围常有 1～2 圈棘状或矛状的小钩。吸盘具有吸附固着的作用，并能协助虫体移动。假叶目绦虫头节呈梭形，其固着器官是头节的背、腹侧向内凹入而形成的两条沟槽（bothrium），有移动功能。

（2）颈部：头节之后是短而纤细的颈部，不分节，内含生发细胞（germinal cell），具有生发功能，可不断向后出芽，长出新的节片（proglottid）形成链体（strobila）。

（3）链体：由颈节生成的长链状结构就是链体，由 3～4 个节片（proglottid）至数千个节片组成，是虫体最显著的部分。靠近颈部的节片较细小，其内的生殖器官尚未发育成熟，称为幼节；往后至链体中部节片较大，其内的生殖器官已发育成熟，称为成熟节片或成节；链体后部的节片最大，节片中除了储满虫卵的子宫外，其他生殖器官均已退化，称为孕节。虫体末端的孕节可逐节或逐段从链体上脱落，新的节片又不断从颈部长出，这样就使绦虫得以始终保持一定的长度。脱落的节片呈灰白片状，中医称为"寸白虫"。

（4）体壁结构：绦虫的体壁可分为两层，即皮层（tegument）和皮下层。皮层是具有高度代谢活性的组织，其外表面具有无数微小的指状胞质突起，称微毛（microthrix），微毛结构与肠绒毛很相似，只是它的末端呈尖棘状。微毛遍被整个虫体，包括吸盘表面。微毛下是较厚的具有大量空泡的胞质区或称基质区，胞质区下界有明显的基膜（basal membrane）与皮下层截然分开，在接近基膜的胞质区内线粒体密集。整个皮层均无胞核。

皮下层在基膜下，主要由表层肌（superficial muscle）组成，有环肌、纵肌及少量斜肌，均为平滑肌。此肌层下的实质组织中有大量的电子致密细胞或称核周体（perikaryon），核周体通过若干连接小管穿过表层肌和基膜与皮层相连。核周体具有大的双层膜的胞核和复杂的内质网，以及线粒体、蛋白类晶体和脂或糖原小滴等，所以皮层实际上是一种合胞体结构，它靠核周体的分泌而更新。

表层肌中的纵肌较强，它作为体壁内层包绕着虫体实质和各器官并贯穿整个链体；但在节片成熟后，节片间的肌纤维会逐渐退化，因而孕节能自链体脱落。

绦虫实质组织中散布着许多钙和镁的碳酸盐微粒，外面被以胞膜而呈椭圆形，称为石灰小体（calcareous body）或钙颗粒（calcareous corpuscle），可能有缓冲平衡酸碱度的作用，或作为离子和二氧化碳的补给库。

（5）神经系统：包括头节中的神经节和由它发出的 6 根纵行的神经干，左右侧各有一根主干和 2 根辅干，均贯穿整个链体，在头节和每个节片中还有横向的连接支。感觉末梢分布于皮层，与触觉和化学感受器相连。

（6）排泄系统：由若干焰细胞和与其相连的 4 根纵行的排泄管组成。排泄管贯穿链体，每侧 2 根，以近腹面的一根较粗大，并在每一节片的后部有横支左右相通。在头节排泄管更为发达，往往形成排泄管丛。虫体最后一个节片的排泄管与外界相通。排泄系统既有排出代谢产物的作用，亦有调节体液平衡的功能。排泄管内衬微绒毛，有助于输送排泄物。

（7）生殖系统：绦虫雌雄同体，其生殖系统发达而复杂。链体的每个节片内均有雌雄生殖器官各一套。

雄性生殖器官一般都比雌性先成熟。雄性生殖系统具有几个到几百个睾丸。睾丸圆形，位于节片上、中部的实质中，通常靠近虫体的一面，习惯上称此面为背面。每个睾丸发出一条输出管，然后汇合成输精管，输精管通常盘曲延伸入阴茎囊，在阴茎囊内或囊外输精管可膨大成储精囊。输精管在阴茎囊中接纳前列腺后延伸为射精管，前列腺可位于阴茎囊内或囊外。射精管的末端是阴茎，其上具小刺或小钩，并能从阴茎囊伸出，为交接的器官。

雌性生殖系统有一个卵巢，大多分成左右两叶，位于节片中轴的腹面、睾丸之后。卵黄腺在有的绦虫中是数量众多的滤泡状体，均匀分散于节片中；有的绦虫中则聚集成单一的致密实体，位于卵巢后方。由卵黄腺发出的卵黄小管汇集成卵黄总管，常膨大成卵黄囊，并与输卵管连接。输卵管自卵巢发出后，依次与阴道、卵黄总管连接，然后膨大成卵模，再与子宫相通。子宫呈管状或囊状，管状的子宫盘曲于节片中部，开口于腹面的子宫孔；囊状的子宫无子宫孔，随着其内虫卵的增多和发育而膨大，或向两侧分支，几乎占满整个节片。阴道为略弯曲的小管，多数与输精管平行，其远端开口于生殖孔，近端常膨大成受精囊。

假叶目绦虫的子宫为管状，盘曲在叶片的中部，子宫孔开口于腹面，通向体外，成节和孕节结构相似；卵黄腺呈滤泡状散布在节片的表层中，卵巢之前。圆叶目绦虫子宫呈囊状，位于叶片中部，无子宫孔，孕节和成节结构差异较大，孕节中的子宫随虫卵的增多和发育而膨大，可占据几乎整个叶片；卵黄腺聚集成一块，位于卵巢之后。

绦虫的交配及受精可以在同一节片或同一虫体的不同节片间完成，也可在两条虫体间进行。除成虫营有性生殖外，中绦期幼虫可有无性生殖和芽生生殖，如棘球蚴可从囊壁生发层长出许多原头蚴和生发囊。曼氏裂头蚴在宿主免疫功能受抑制或受到病毒感染时，也可能发生异常的芽生增殖，引起严重的增殖型裂头蚴病。裂头蚴具有一定的再生能力，在部分虫体被切除后，可以重新长成一完整的虫体。

2. 虫卵　两个目绦虫的虫卵也有明显不同，假叶目绦虫卵为椭圆形，卵壳较薄，一端有小盖，卵内含一个卵细胞和若干个卵黄细胞。圆叶目绦虫卵多呈圆球形，外面的卵壳很薄，易于脱落，内层的胚膜很厚，卵内是已发育的幼虫，具有3对小钩，称为六钩蚴（oncosphere）。

【生活史】

绦虫的成虫大多数寄生于脊椎动物的消化道中，生活史需1～2个中间宿主，在中间宿主体内发育的时期称为中绦期（metacestode），各种绦虫的中绦期结构和名称不同。虫卵自子宫孔排出或随孕节脱落而排出，以后的发育在假叶目和圆叶目中有很大不同。

1. 假叶目绦虫　完成生活史需要2个中间宿主。虫卵排出后必须进入水中才能继续发育，孵出的幼虫体内亦有3对小钩，体外被有一层纤毛，能在水中游动，称为钩球蚴（coracidium）。第一中间宿主是淡水桡足类动物剑水蚤，钩球蚴在其体内发育成中绦期幼虫原尾蚴（procercoid），已初具绦虫雏形，呈实体状，无头节。在进入第二中间宿主鱼或蛙体内后，原尾蚴继续发育为裂头蚴（plerocercoid），失去小尾和小钩，具成虫形，白色，带状，并分化出头节，开始形成附着器，有不规则的横皱褶，前端略凹入，伸缩活动能力很强。裂头蚴必须进入终宿主肠道后才能发育为成虫。

2. 圆叶目绦虫　完成生活史只需1个中间宿主，个别种类甚至可以不需中间宿主。虫卵在子宫中即已发育，内含一个无纤毛的六钩蚴。由于这一目绦虫无子宫孔，虫卵须待孕节自链体脱落排出体外后，由于孕节的活动挤压或破裂才得以散出。虫卵被中间宿主吞食后，在其小肠中的六钩蚴才能孵出，然后钻入宿主肠壁，随血流到达组织内，发育成各种中绦期幼虫，常见有以下类型。

（1）**囊尾蚴**（cysticercus）：俗称囊虫（bladder worm），是半透明的小囊，其中充满囊液，囊壁上有一个向内翻转的头节，悬在囊液中。另一种囊尾蚴型幼虫，囊内有多个从生发层生长出来的头节，称多头蚴（coenurus）。

（2）**棘球蚴**（hydatid cyst）：是棘球绦虫的中绦期，囊较大，囊内充满液体，有无数头节，称原头蚴或原头节（protoscolex），附于囊壁或悬浮于囊液中，称为棘球蚴砂或囊砂（hydatid sand）。此外，还有许多小的生发囊（brood capsule），生发囊依附于囊壁或悬浮在囊液中，其内又可有许多头节或更小的囊，以致一个棘球蚴中可含成千上万个头节。

（3）**泡球蚴**（alveolar hydatid cyst）或称多房棘球蚴（multilocular hydatid cyst）：亦属棘球蚴型，囊较小，但可不断向囊内和囊外芽生若干小囊，囊内充满的不是囊液而是胶状物，其中头节较少。

（4）**似囊尾蚴**（cysticercoid）：体型较小，前端有很小的囊腔和相比之下较大的头节，后部则是实心的带小钩的尾状结构。

各种中绦期幼虫名又可作为属的名称，表示该种绦虫的这一期幼虫，如曼氏裂头蚴（*Sparganum mansoni*）即表示曼氏迭宫绦虫（*Spirometra mansoni*）的裂头蚴，猪囊尾蚴（*Cysticercus cellulosae*）指猪带绦虫（*Taenia solium*）的囊尾蚴。

中绦期幼虫被终宿主吞食后，在肠道内受胆汁的激活才能脱囊或翻出头节，逐渐发育为成虫。成虫在终宿主体内存活的时间随种类而不同，有的仅能存活几天到几周，而有的可长达几十年。

【发病机制】

1. 掠夺宿主营养　绦虫成虫寄生于宿主肠道，但没有口和消化道，靠体壁吸收营养。成虫生活在宿主的肠道里，节片直接浸浴在宿主半消化的食物中。皮层通过扩散、易化扩散的主动运输等方式吸收各种营养物质，同时也具有分泌和抵抗宿主消化液破坏的作用。带有尖棘的体表微毛既有固着作用，以免虫体从消化道排出，又能擦伤宿主肠上皮细胞，使富含营养的高浓度细胞质渗出到虫体周围，便于虫体吸收，遍布虫体的微毛又增加了吸收面积，这样就大大提高了营养吸收效能。皮层胞质区的大量空泡具有对营养物质的胞饮作用和运输作用。有的绦虫头节上的顶突可能穿入宿主的肠腺，经胞饮作用摄取黏液和细胞碎片以及其他营养微粒。绦虫从宿主肠内吸收的营养物质有氨基酸、糖类、脂肪酸、甘油、维生素、核苷，以及嘌呤和嘧啶等。绦虫主要通过糖代谢获得能量。成虫主要靠糖酵解，少数也可通过三羧酸循环和电子传递系统获得能量，如细粒棘球绦虫的原头蚴（protoscolex）就具有完全的三羧酸循环功能。阔节裂头绦虫可大量摄取维生素 B_{12}，导致宿主贫血。

2. 机械性损伤　虫体固着器官吸盘和小钩及微毛对宿主肠道的机械刺激和损伤，以及虫体释出的代谢产物的刺激，是引起症状的主要原因，但通常并不严重，仅有腹部不适、饥饿感、消化不良，腹泻或交替的腹泻与便秘等，个别种类如阔节裂头绦虫因为大量吸收宿主的维生素 B_{12}，可引起宿主贫血。

3. 移行性损伤　绦虫幼虫在人体寄生造成的危害远较成虫为大，裂头蚴和囊尾蚴可在皮下和肌肉内引起结节状和游走性包块；如侵入眼、脑、肝、肺等重要器官，则可引起占位性病变，造成严重危害。

4. 免疫性损伤　绦虫的囊液一旦进入宿主组织，可诱发超敏反应而致休克，甚至死亡。

【病理变化与诊断】

绦虫感染的病理变化主要表现为受累器官和组织的慢性炎症，特征性表现为：①病原体以不同形式存在，如棘球蚴或包虫囊形成；②周围组织的压迫性萎缩和变性坏死；③炎症反应，包括显著的嗜酸性粒细胞浸润；④肉芽肿形成，可含有坏死、上皮样细胞或多核巨细胞；⑤纤维组织增生，形成纤维性包裹，或小病灶的机化与瘢痕形成。因此，发现和识别病原体是确诊的关键。绦虫体积较大，仔细检查时肉眼即可发现。血清学检查其抗原与抗体，粪便检查其虫卵，亦有诊断价值，详见下述绦虫病。

二、细粒棘球绦虫感染与包虫病

寄生于人体组织中的绦虫主要是棘球绦虫，包括4个虫种，即细粒棘球绦虫（*Echinococcus granulosus*）、多房棘球绦虫（*E. multilocularis*）、少节棘球绦虫（*E. oligarthrus*）和福氏棘球绦虫（*E. vogeli*），在我国主要是前两种。幼虫寄生于人体组织，分别引起细粒棘球蚴病和泡型棘球蚴病，统称棘球蚴病（echinococcosis），其中多数是由细粒棘球蚴引起的。棘球蚴病为人兽共患寄生虫病，也是绦虫中主要侵犯人体组织的类型。本病遍布全世界，在我国西部畜牧地区比较常见，我国新疆、青海、西藏、宁夏、内蒙古、甘肃及四川等省区多见报道。2016年12月新闻报道称在高发区四川石渠县普查的82 300人中有6477名包虫病患者。当地包虫病患者占四川省包虫病患者的45%以上。据不完全统计，我国（2008年）有棘球蚴病患者38万，受该病威胁的人群达5000万。在人类绦虫病中本病的危害最为严重，是我国重点防治的寄生虫病之一。后两种主要见于美洲中部和南部，此处不作介绍。

细粒棘球绦虫又称包生绦虫，比较常见。其成虫寄生在终末宿主犬科食肉动物的小肠，幼虫即棘球蚴，主要寄生在食草动物和人体的内脏（肝和肺）。人食入被虫卵污染的食物而感染，发生细粒棘球蚴病，也称囊型棘球蚴病（cystic hydatidosis），习称包虫病（hydatidosis, hydatid disease）。

【生物学性状】

1. 形态　细粒棘球绦虫是绦虫类最细小的一种，其成虫主要寄生在狗的小肠内，狗是最重要的终宿主和传染源，亦寄生于狼等其他肉食动物。

（1）成虫：细粒棘球绦虫的虫体长2～7mm（平均3.6mm），雌雄同体，由头节、颈节和3个体节（即幼节、成节和孕节）组成。头节上有放射状排列的两圈小钩（总数28～48个），并有4个肌肉性吸盘。顶突顶端有一群由梭形细胞构成的顶突腺。颈节内含有生发细胞，再生力很强。幼节为未成熟节。成节内含有雌雄两套生殖器官，相汇成为生殖孔，开口于节片侧缘，多位于中部偏后。雄性成节内有45～65个睾丸，分布在生殖孔的前、后方；孕节最大，子宫有不规则的分支和侧囊，内含感染性的虫卵200～800个（图16-3-1）。

（2）幼虫：即棘球蚴，呈球形囊状体，白色，直径大小悬殊，从不足1厘米到数十厘米，其大小与寄生的部位、时间和宿主种类有关。棘球蚴为单房性囊肿，也称单房棘球蚴（unilocular hydatid），由囊壁和内含物构成。囊壁分为内、外两层：①囊壁的外层为角皮层，呈白色半透明状，如粉皮，厚约1mm，无细胞结构，较脆弱，易破裂，镜下为红染平行的板层状结构。角皮层具有吸收营养物质及保护生发层的作用。②内层为生发层，又称胚层，厚约20μm，由单层或多层的生发细胞构成，细胞核清楚，具有强大的繁殖能力。生发层细胞向内芽生，可在囊内壁形成无数小突起，渐变成单层小囊泡，即生发囊（育囊）。生发囊脱落，变为子囊，其内壁又可生出5～30个原头蚴（原头节）。原头节呈卵圆形，横径约100μm，含有吸盘和数十个小钩和钙质体（图16-3-2）。子囊结构与母囊相同，还可再产生生发囊或孙囊。在较陈旧的包虫囊内，子囊可多达数百个。生发层偶尔也向外芽生形成外生囊。③内含物包括棘球蚴液、原头蚴、生发囊、子囊和孙囊。棘球蚴液为无色透明或微黄色液体，液量由数百到数千毫升，甚至可多达2万毫升。囊液中所含的蛋白质和酶具有抗原性。囊壁破裂后可引起周围组织发生局部过敏性反应，严重者可发生过敏性休克。如果子囊破裂，从囊壁脱落的原头蚴、生发囊和小的子

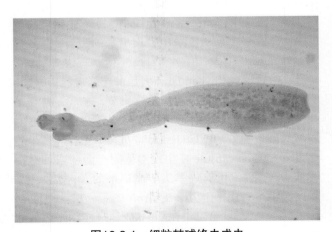

图16-3-1　细粒棘球绦虫成虫

从左至右依次是头节、颈节、幼节、成节和孕节。头节可见吸盘，孕节最大，内含子宫和虫卵。卡红染色

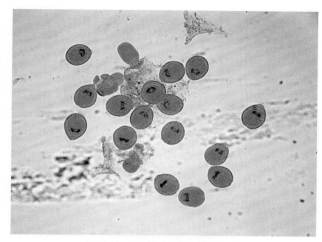

图16-3-2 细粒棘球绦虫原头蚴

由棘球蚴生发层发育而来，呈卵圆形，横径约100μm，含有吸盘、数十个小钩和钙质体。HE染色

囊悬浮在棘球蚴液中即形成棘球蚴砂（hydatid sand）。棘球蚴可生存达40年之久甚至更长，但可因损伤、感染而退化死亡，此时母囊及子囊发生钙化，囊内液化被吸收浓缩变为胶泥样物，其中仍可见原头蚴。

（3）虫卵：呈圆球形或近似圆球形，卵壳由外向内依次为较薄的无色透明卵黄膜、较厚的棕黄色胚膜和六钩蚴膜。虫卵从孕节散出后卵黄膜多已脱落，成为不完整虫卵。胚膜由许多棱柱体构成，在光镜下可见放射状的条纹。新鲜虫卵内可见有3对小钩的六钩蚴，在光镜下与各种带绦虫的虫卵无法区别。

2. 生活史 细粒棘球绦虫终宿主是犬、豺、狼等犬科食肉动物，主要是犬。中间宿主是羊、牛、骆驼等食草类动物和人，但羊是最常见的。其生活史包括成虫－虫卵－幼虫。其成虫寄生于终宿主的小肠内，在终宿主体内发育为成虫。棘球蚴在宿主小肠内发育为成虫大约需7周。其产出的虫卵随宿主粪便排出，虫卵被中间宿主吞食，在小肠内经消化液作用，孵出六钩蚴。六钩蚴钻入中间宿主肠壁，经血液循环到达肝、肺等器官，发育成棘球蚴而致病。故棘球蚴是细粒棘球绦虫的致病阶段。犬等终宿主感染2个月后，即可在粪便中检查到虫卵或孕节。

【发病机制】

传染源主要为感染细粒棘球绦虫的犬，人群普遍易感，儿童和青壮年发病多见，49岁以下占80%。细粒棘球绦虫对人体的危害以机械性损害为主，损害严重程度取决于棘球蚴的体积、数量、寄生的时间和部位。

传播途径主要是消化道，人与犬的密切接触也可能有关。细粒棘球绦虫的孕节或虫卵随污染的食物和水被食入后，先在胃或十二指肠内孵化，经消化液消

化脱壳，孵化发育成六钩蚴，先附着于小肠黏膜，再钻入肠壁血管，随门静脉血流进入肝脏。大多数六钩蚴在肝内停留，进一步发育成细粒棘球绦虫，少数六钩蚴可通过肝经右心随血流到达肺部、脑或其他远处器官。六钩蚴也可从肠壁侵入淋巴管，经胸导管直接进入血流而至全身各处。

细粒棘球蚴仅在幼虫期即棘球蚴期感染人。细粒棘球绦虫对人体的危害主要是机械性压迫和过敏反应所致。细粒棘球绦虫呈缓慢的膨胀性增长，随着其包囊的不断增长，对邻近组织的压迫越来越重，可导致周围肝组织萎缩、坏死和功能障碍。包虫囊液如渗出到囊肿外面，可引起过敏反应；如大量进入血循环，可引起过敏性休克甚至猝死。

【病理变化】

细粒棘球蚴病主要引起肝病变（占70%～80%），且多数在右叶，其次为肺（占20%～30%），偶可累及肌肉、心、脾、肾、脑、骨、眼眶等（约占10%），几乎可发生于机体所有部位。近年来，肌肉感染有增多趋势（1.4%～5.4%）。其基本病变可归纳如下：①棘球蚴或包虫囊形成；②周围组织的压迫性萎缩和变性坏死；③炎症反应，包括显著的嗜酸性粒细胞浸润；④肉芽肿形成；⑤纤维组织增生，形成纤维性包裹。这些病变以肝脏棘球蚴病（肝包虫病）最为常见和典型。

1. 肝包虫病 为包虫病中最常见者，多见于右叶，形成肝包虫囊肿。囊肿多为单个，位于膈面，向腹腔突出，也可为多个。

大体：包虫囊大都累及肝脏，引起肝区肿大。肝内棘球蚴呈囊性生长，肉眼即可看到肝内囊肿形成，由外向内依次为呈灰白色、粉皮样的棘球蚴囊壁，囊内含液体及数量不等的棘球蚴（图16-3-3，图16-3-4）。囊肿破裂时，角皮层旋卷收缩使里面向外翻出，致角皮层与外囊分离，囊内棘球蚴也脱离母体散落于周围组织间。在棘球蚴囊壁之外的纤维包膜，称为棘球蚴外囊，外囊与周围组织不易分开。外囊的厚薄与囊肿形成的时间有关，一般为3～5mm，也可达1cm左右。待囊肿退化变性后，则囊肿随之变小。包虫囊生长极为缓慢，感染5个月后直径仅达1cm左右，经5～20年可达到巨大程度，最大者可达50cm，故又称囊型棘球蚴病。

镜下：主要观察棘球蚴及其相关病变。

（1）棘球蚴的形态：棘球蚴形成大小不等的囊肿、囊泡或结节，囊泡壁含有生发层和角皮层，内含不透明的稀薄液体或胶冻状物质。①角皮层为淡红至紫红色呈平行排列的板层结构（图16-3-4，图16-3-5）。角

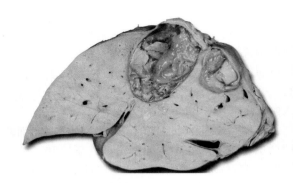

图16-3-3　肝内棘球蚴

肝脏切面，其中见2个肝棘球蚴囊肿，边界清楚。囊壁半透明状，似凉粉皮
引自周怀瑜，刘登宇，彭鸿娟，2017. 人体寄生虫学彩色图谱. 西安: 西安交通大学出版社

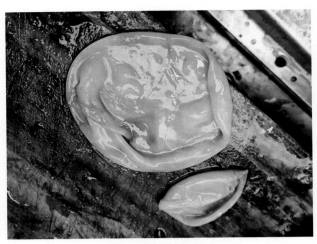

图16-3-4　肝包虫病

患者，男，40岁。因右腰部疼痛3日余入院，影像学检查发现肝右叶囊实性病变。曾在新疆工作。送检标本为灰白膜状物，凉粉皮样，有光泽，由角皮层构成。图示角皮层（两侧）和生发层。角皮层为淡红色，呈平行排列的板层结构
（张琼惠赠）

皮层可以发生基质溶解，表现为板状层纹理不清，条纹损坏或断裂；也可发生泡状变性，显示为单个或多个大小不等的空泡，呈散在分布或聚集在一起，不着色，轮廓清晰，相邻空泡贯通则呈哑铃状；颗粒变性表现为无数微小颗粒，直径约1μm，呈棕褐色，有折光性。角皮层也可排列紊乱，其纹理呈条索状横行排列。角皮层之板状层纹理清晰，条纹弯曲，是为增生性改变。②生发层，由单层或多层生发细胞构成，并有生发囊形成，其内可见多个原头蚴。生发层可发生退化变性，表现为生发膜变薄或部分脱落，或仅见少数基质细胞甚至看不到细胞核。原头节退化变性则结构模糊不清。③囊腔内含原头蚴、子囊、孙囊，数量不等，其中原头蚴呈椭圆形或圆形，其蚴体内可见数十个小钩（图16-3-5，图16-3-6）。④棘球蚴外囊纤维组织增生，形成一层纤维性外囊，伴慢性炎细胞浸润，囊内可见原头蚴。囊肿破裂时原头蚴也可散落在周围组织中（图16-3-7）。外囊厚薄不一，炎细胞多少不等，与囊肿形成的时间有关，厚度一般为3～5mm，也可达1cm左右（图16-3-8）。

（2）挤压性改变：肝包虫囊肿生长缓慢，逐渐增大可挤压周围肝细胞，造成压迫性萎缩或变性，肝内小胆管及血管也常因受压而移位或扭曲，或被包入囊壁内。肝内小胆管及血管也常因受压而移位，或被包入囊壁内。

（3）炎症反应：六钩蚴侵入组织后，可引起周围组织巨噬细胞和嗜酸性粒细胞浸润。包虫囊周围有上皮样细胞、异物巨细胞、嗜酸性粒细胞浸润及成纤维细胞增生，可形成肉芽肿。

（4）继发性改变：肝包虫囊肿常见的并发症为继发感染和囊肿破裂。继发感染主要由被包入外囊中的小胆管破入包虫囊肿腔内引起，也可因外伤、穿刺及血道感染引起。感染后引起的病理变化似肝脓肿，但

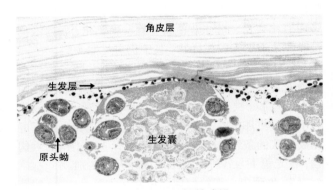

图16-3-5　细粒棘球蚴

细粒棘球蚴囊壁结构，从上向下依次为角皮层、生发层、生发囊和原头蚴
引自周怀瑜，刘登宇，彭鸿娟，2017. 人体寄生虫学彩色图谱. 西安: 西安交通大学出版社

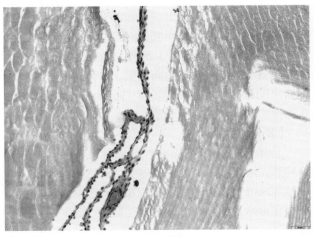

图16-3-6　肝包虫病

生发囊内可见2个原头蚴（张琼惠赠）

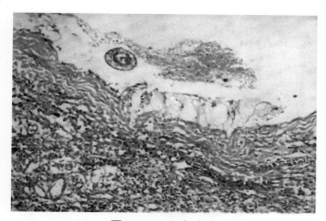

图16-3-7 肝包虫病
囊壁结构，由增生的纤维组织组成伴慢性炎症反应。棘球蚴囊腔面见一个散落的原头蚴

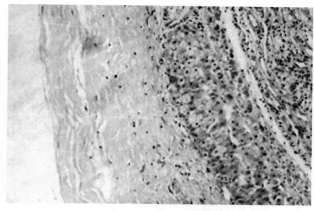

图16-3-8 肝包虫病
外囊由增生的纤维组织组成的纤维包膜，可见纤维组织增生伴慢性炎细胞浸润

症状较轻。肝包虫囊肿破裂为严重的并发症，多由继发感染、外伤或穿刺引起，以破入腹腔的后果最为严重，此时可导致过敏性休克而致患者死亡，还产生腹腔内继发性包虫囊肿。如子囊破入胆管或肝静脉内，可造成胆道阻塞及肺动脉栓塞。

2. **肺包虫病** 肺包虫囊肿多见于右肺和下叶，通常为单个，多发者少见。囊肿多位于肺的周边区。由于肺组织疏松和血循环丰富及胸腔负压吸引等影响，肺包虫囊肿生长较快，可压迫周围肺组织，引起肺萎陷和纤维化。棘球蚴的结构与在肝内所见者相同，亦可见角皮层、生发层及原头蚴（图16-3-9）。肺包虫囊肿的纤维外膜及包虫囊的角皮层较薄，故易破裂，可进入到支气管腔内（图16-3-10）或肺组织内（图16-3-11，图16-3-12）。如破入支气管，则囊壁和囊内容物可被咳出而自行痊愈；大量囊液破入支气管时可引起窒息。少数病例可破入胸腔，引起包虫性胸膜炎。

原发性感染一般为单个囊肿，多发性者也不少见，约占10%～20%。继发性者则常为多发性，可同时累及多个脏器，系因细粒棘球绦虫破裂引起腹腔种植扩散所致。棘球蚴在骨髓内生长缓慢，常呈侵蚀性生长，而在肺、脾内生长较快。

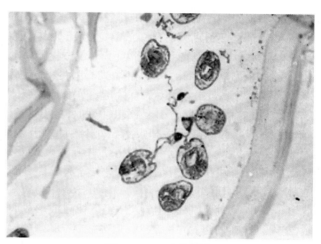

图16-3-9 肺包虫病
显示棘球蚴囊壁的角皮层和生发层以及囊腔内原头蚴

【**临床表现**】
棘球蚴病潜伏期1～30年，通常在感染后5～20年才出现症状。症状常来自大囊的机械性损伤，随着囊肿的增大，囊肿逐渐挤压周围组织，引起细胞萎缩、坏死；棘球蚴囊液中的毒素或过敏原的吸收也可引起中毒和超敏反应。因此，其临床表现基本可归纳为：①局部压迫和刺激症状；②中毒和过敏反应；③继发性症状。

1. **肝包虫病** 约60%的细粒棘球绦虫在肝脏中发育成包虫囊。在肝脏中多数包虫囊是无临床症状

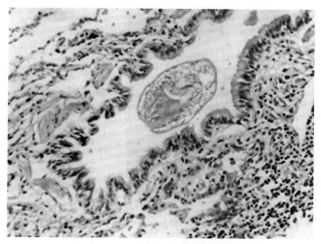

图16-3-10 肺包虫病
支气管腔内见一个散落的原头蚴

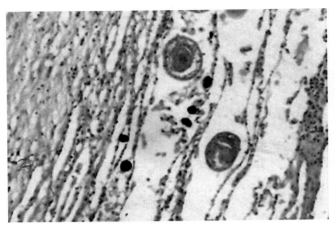

图16-3-11 肺包虫病

肺组织内见2个散落的原头蚴，蚴体内可见小钩

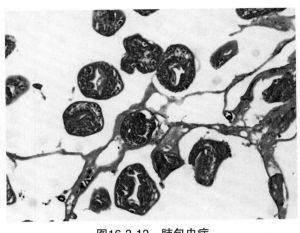

图16-3-12 肺包虫病

肺组织内见多个散落的原头蚴，蚴体内可见小钩

的，或有轻微疼痛和坠胀感。在肝脏中包虫囊1个月可增大1mm，直到直径达到10cm，才会出现临床症状，表现为肝大、上腹饱满、食欲下降。包虫囊不易触及，直到直径达到20cm，才可触及到有弹性的包块，多位于肝右叶靠近肝表面，表面隆起。叩诊时有液体震颤感。大囊可压迫胆道引起梗阻性黄疸，挤压肝门静脉可引起门静脉高压症和腹水。如肝棘球蚴破裂，棘球蚴进入腹腔，可引起继发性急性弥漫性腹膜炎；散出的棘球蚴砂在宿主腹腔内继续发育形成许多新的棘球蚴，则引起继发性棘球蚴病。如肝棘球蚴破入胆道，可引起急性化脓性胆管炎/胆道梗阻或形成胆瘘，出现胆绞痛、寒战、高热、黄疸等症状。肝棘球蚴还可穿破膈肌破入肺内、破入血管、穿破下腔静脉，也可以向心包、肠道、肾盂输尿管内穿破，甚至可以穿破皮肤溃出体表。

X线下可见肝脏病变，在腹平片上呈肝区弧形钙化影。B超可见囊型包虫呈肝内类圆形液性暗区、"双壁征"等。破裂的包虫囊可能影响胸部或腹部结构。

2. 肺包虫病 寄生于肺内的包虫囊多见于右肺下叶，可以引起咳嗽、咳血、呼吸困难和胸闷、胸痛。当棘球蚴囊破入支气管后，可引起患者剧烈咳嗽，可咳出小的子囊、生发囊和粉皮样的囊壁碎片。慢性化脓性病变可在肺内持续数月，破入胸膜可引起气胸、积脓症等。

胸部X线片上可见多数密度均匀、边缘整齐的球形阴影。CT显示液体密度，当囊肿合并感染时，则边缘模糊，密度增高，类似肺脓肿。外力挤压或打击等原因，可致棘球蚴或囊肿破裂，形成支气管瘘，咳出部分囊液；如有空气进入囊内，可出现气液面。若外囊有细小裂口而内囊未破，可有少量气体进入内外囊之间，呈现新月形或镰刀状气体影。空气进入外囊

内，而内囊塌陷并漂浮于液面上，称为水上浮莲征。增强扫描囊壁呈环状强化。肺包虫囊肿破裂后塌陷、变形，囊壁增厚，失去锐利的边缘，显示模糊不规则或有粗大的毛刺样改变，密度不均，难以诊断。

3. 脑包虫病 多见于儿童，好发于顶叶，脑包虫病有其特殊的病理学基础以及发生发展过程，常伴有肝或肺棘球蚴病。在脑组织中虫囊早期就可以引起颅内压增高的症状，表现为头痛、恶心、呕吐，视神经盘水肿，抽搐，甚至癫痫发作。脑包虫病多为继发性，典型影像学表现呈囊肿样改变，囊壁光整，囊液均匀呈脑脊液密度，腔内出现多发子囊时则可在大囊腔内见到大小不等、数量不等的多发小囊腔。子囊较少时，呈圆形或类圆形，沿母囊生发层分布；子囊较多时，互相挤压则呈多边形聚集分布，CT显示"蜂房征"。内囊分离时则表现为"飘带征""水蛇征""双边征"等，囊壁少有强化，多可见弧形或环形钙化，周围水肿不明显。MRI也可作为检查包虫病的补充手段。

4. 肾包虫病 罕见，多由细粒棘球蚴经血流进入肾脏，也可由肾下行进入膀胱、前列腺和附睾。肾包虫囊多为单房，少数为多房，位于肾皮质，直径由数毫米至十几厘米。包虫囊菲薄、透明，切开后可见包虫子囊和囊壁。包虫囊压迫肾实质引起肾组织萎缩、坏死，导致血尿和蛋白尿。由于肾实质长期受压而萎缩变薄，肾功能减退或消失，静脉尿路造影常显影不佳。对完整的包虫囊逆行肾盂造影可显示肾盂、肾盏被挤压向内侧移位，肾盏伸长变细，盏间呈弧形分离，但无破坏现象，与其他良性肿瘤不易鉴别。腹部平片上包虫囊长到相当大时才可见增大的肾脏及弧形钙化，但显示率不高。CT表现：单纯性肾包虫囊呈肾内边缘光滑的类圆形囊形低密度灶，不强化。部分病灶见内外缘光滑的双壁。多子囊型肾包虫在母囊

内可见数量不等、大小不一的子囊，子囊密度总是低于母囊液的密度。MRI 不能分辨单纯性包虫囊肿的内外囊壁。B 超检查可识别单纯性包虫、含子囊型包虫和囊中囊等形态变化。

5. 其他器官和组织　细粒棘球绦虫囊还可累及肌肉、脾脏、软组织和骨组织及其他组织。在脾脏中虫囊可引起疼痛，破裂则引起腹膜炎。累及骨组织极少见，最常见于部位较低的椎骨、骨盆和长骨干骺端，破坏骨质，易于骨折，或出现脊髓压迫和截瘫。

6. 中毒和过敏反应　由棘球蚴囊液渗出或溢出引起。在过敏的患者，破裂的虫囊可引起皮肤瘙痒、风疹或荨麻疹、血管神经性水肿、呼吸困难、哮喘、消化不良、腹泻、绞痛、消瘦、发育不良等。棘球蚴囊液大量渗出或囊肿破裂，囊液溢出，可引起过敏性休克，甚至死亡。

【诊断与鉴别诊断】

1. 形态学观察　对于手术切除的标本，肉眼观察到粉皮样囊壁，囊液中含有棘球蚴砂，即可做出初步诊断。组织学检查发现角皮层、生发层和原头蚴具有诊断意义。细粒棘球蚴的囊壁常有纤维组织增生包裹，而多房棘球蚴通常不形成纤维性包膜，可作为鉴别参考。在部分患者的痰液、胸腔积液或腹水中也可能检出棘球蚴碎片或原头蚴。

2. 免疫学检查　可以作为辅助诊断手段。常用检查方法有：①卡松尼（Kasoni）皮内试验，简便易行，15 分钟即可得出结果，阳性率高达 78% 以上，但可出现假阳性；②酶联免疫吸附试验等免疫学技术检测棘球蚴特异性抗体 IgG，或血清循环抗原，或循环免疫复合物等，均有较高的敏感性和特异性；③间接血凝试验，检测棘球蚴特异性抗体，阳性率可达 80% 以上，但敏感性较低。

3. 影像学检查　包括超声、CT、MRI 及 X 线检查，不仅可检测出包虫寄生部位、类型、大小及性状，也能显示各种并发症病理形态改变的典型影像，有助于诊断。

4. 结合流行病学资料　包括本病的地理分布（在我国主要分布在西部和东北的农牧区），与牛羊或犬的密切接触情况、食用被污染的食品等，可提供诊断线索。

三、多房棘球绦虫感染与泡球蚴病

多房棘球绦虫（*Echinococcus multilocularis*）感染比较少见，主要流行于我国新疆、青海、四川、甘肃、内蒙古等地。多房棘球绦虫幼虫在宿主内脏发育成泡球蚴（alveolar hydatid），主要寄生于野生啮齿类或食虫类动物，也可寄生于人类，侵犯肝脏等器官。由于肝内有大量囊泡形成，故称泡型棘球蚴病（alveolar hydatid disease），简称泡球蚴病（alveococcosis），亦称泡型包虫病或称多房性包虫病（multilocular hydatid disease）。

【生物学性状】

多房棘球绦虫的形态和生活史与细粒棘球绦虫相似。其成虫与细粒棘球绦虫相比，主要区别是：①虫体较小，长 1.2～3.7mm，有 4～5 个节片，偶为 6 节，头节有 4 个吸盘，顶突有 13～34 个小钩；②成节生殖孔居体节中线偏前，睾丸 26～36 个，一部分位于生殖孔后方；③孕节子宫呈囊状，没有侧囊，内含虫卵 187～404 个；④泡球蚴不形成大囊泡，而呈海绵状；⑤囊泡生长较快，子囊为外生性，原头蚴数少。

泡状棘球绦虫的成虫主要寄生于狐狸，其次为狗、狼、猫等。中间宿主主要为鼠类，人类并非多房棘球蚴适宜的中间宿主，但也因误食被虫卵污染的食物而感染，在人体内发育为泡球蚴。

【发病机制】

多房棘球绦虫的传播方式与细粒棘球绦虫相似。多房棘球绦虫的虫卵被人或家畜吞食后，经消化液消化脱壳，孵化发育成六钩蚴，钻进小肠壁，随门静脉血流进入肝脏、肺部、脑或其他远处器官。

多房棘球绦虫呈浸润性生长，向周围组织扩展，侵犯邻近组织。泡球蚴增殖物可以部分脱落，侵入血管和淋巴管，可导致血行扩散或淋巴道转移，累及肺或脑组织。泡球蚴病变的中心常发生无菌性坏死，形成假腔，也可破裂，或并发混合型感染，使病变复杂化。

【病理变化】

绝大多数泡状棘球囊肿见于肝脏，一般呈单个巨块型，有时为结节型，或两者兼有（混合型），以巨块型居多，占 2/3。

1. 肝脏泡球蚴病　泡球蚴在肝内弥漫性浸润性生长，生长方式主要为外生性出芽生殖，不断产生新的囊泡，侵犯周围组织，逐渐破坏和取代肝组织，形成一个大块或多个坚实的小块。肝表面可见多数散在灰白色大小不等的结节。少数泡球蚴向内芽生形成隔膜，分离出新的小囊泡，与细粒棘球蚴不同。囊泡状团块呈淡黄色或灰白色，由许多囊泡相互连接聚集而成，呈串珠状。每个囊泡大小相似，直径 0.1～5mm，圆形或椭圆形，泡球蚴囊泡内含稀薄、透明囊液或胶状物质、豆腐渣样蚴体碎屑和许多原头蚴。有的囊泡只有胶状物而无原头蚴。囊泡外壁角皮层很薄，常不够完整。无数小囊泡聚集成囊泡群，可呈海绵状。整个囊泡与周围组织无纤维组织包膜分隔，与周围组织分界不清，亦与细粒棘球蚴不同。陈旧病灶的中央因营养不佳常发生缺血坏死，或溶解呈胶冻状液体，也可钙化。崩解坏死后形成假囊肿，囊腔壁不规则，内含豆渣样或干酪样物质。如继发感染，可酷似脓肿。泡状囊肿外周无纤维包膜，向外芽生性子囊可以像癌肿一样向周围组织浸润，被多房棘球绦虫寄生的器官就会被泡球蚴囊泡占据，形成巨大肿块（巨块型），因此肉眼上易误诊为肝癌（图16-3-13）。囊泡群可呈葡萄状向器官表面蔓延，甚至达到体腔内，也可侵入血管或淋巴管，转移到肺、脑、脾、肾、肾上腺及心脏等处，甚至偶然可见于肝门淋巴结内。

镜下，在肝组织中散在大小不等的泡状蚴小囊泡，囊泡壁亦由生发层和角质层构成，原头节较少见。一般仅见角皮层，特征是纹理分层排列（图16-3-14，图16-3-15）。偶尔有单细胞性生发层，偶见原头蚴。囊泡周围有嗜酸性粒细胞浸润，伴有结核样肉芽肿形成及纤维组织增生。囊泡间的肝组织常发生凝固性坏死，坏死组织可发生钙化（图16-3-16，图16-3-17），或见夏科-莱登结晶形成（图16-3-18）。囊泡之间或病变周围肝组织常有肝细胞萎缩、变性或坏死、淤胆现象及炎细胞浸润（图16-3-15，图16-3-16）。最后可导致肝硬变、黄疸、门静脉高压和肝功能衰竭及恶病质。

2. 肺泡球蚴病　少见，多数由肝经血流迁徙而来，或由肝直接蔓延而来。泡球蚴穿出血管后，先在

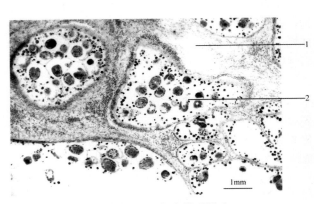

图16-3-13　多房棘球蚴病

病变组织中见多个小囊泡，内含原头蚴。1. 宿主组织；2. 多房棘球蚴

引自周怀瑜，刘登宇，彭鸿娟，2017. 人体寄生虫学彩色图谱. 西安: 西安交通大学出版社

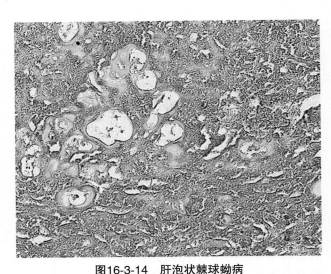

图16-3-14　肝泡状棘球蚴病

可见多数大小不等的小囊泡，仅见角皮层而不见生发层，囊泡间大量炎细胞浸润

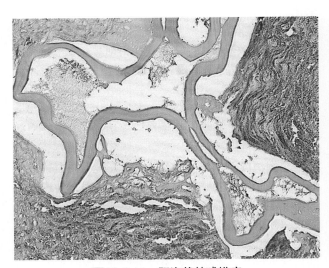

图16-3-15　肝泡状棘球蚴病

高倍显示角皮层，呈粉红色分层状，周围肝组织萎缩

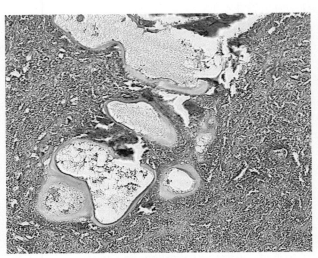

图16-3-16　肝泡状棘球蚴病

可见多数大小不等的小囊泡，囊泡间可见坏死、钙化

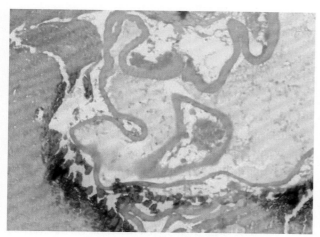

图16-3-17　肝泡状棘球蚴囊泡
囊泡内含淡红色液体，囊壁间见组织坏死和钙化

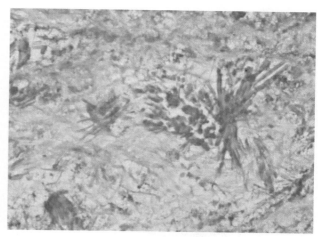

图16-3-18　肝泡状棘球蚴
囊泡间组织坏死及夏科-莱登结晶形成

细支气管内寄生，引起增生性炎及血管内膜炎。病变也可增大呈肿块状，类似肿瘤或肺大疱（图16-3-19）。镜下可见形状不规则的串珠状小囊泡，囊泡见及周围组织有肉芽组织增生，挤压和破坏周围肺组织（图16-3-20）。临床常以良性肿瘤而手术切除。

【临床表现】

患者主要是青壮年，潜伏期较长，达10年以上。病情较严重，病程可长达1～5年，病死率较高。

1. 肝泡球蚴病　泡球蚴几乎100%原发于肝脏，临床分为单纯肝肿大型、梗阻性黄疸型和巨大结节型。单纯肝肿大型患者右上腹胀痛、隐痛和肝脏肿大，多呈结节状。患者均有不同程度的肝功能障碍，并可出现肝区压迫感、坠胀感，食欲下降，消化不良。有些患者以梗阻性黄疸为主要表现，可伴腹水、脾大和门静脉高压症、肝性脑病等表现。巨大结节型或称巨块型患者肝脏左右两叶都明显肿大，表面有大小不等的结节，质硬，类似巨块型肝癌（类肝癌型），可因肝功能衰竭而死亡。

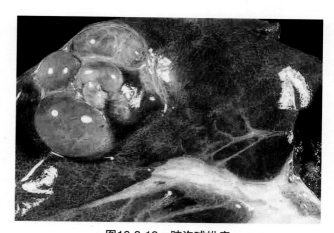

图16-3-19　肺泡球蚴病
肺表面可见泡状肿块向外突出，类似肿瘤或肺大疱。其边界清楚，半透明状
引自卢朝晖病理课件

2. 肺泡球蚴病　可由血循环播散或肝右叶病变侵蚀横膈后直接蔓延所致。临床表现为咳嗽、咯血甚至气胸，也可并发胸腔积液。X线平片可见双肺内大小不等的结节状病灶。

3. 脑泡球蚴病　泡球蚴可随血流进入脑组织，形成颅内占位性病变，常引起头痛、局限性癫痫或偏瘫。影像学显示为实性肿块，外周密度稍高于中央密度，其中可见"小泡征"，斑点状钙化较为常见，周边强化明显，周围可见明显水肿。患者常伴有肝或肺泡球蚴病。

【诊断与鉴别诊断】

1. 病理学检查　肝组织内见到上述典型病变可

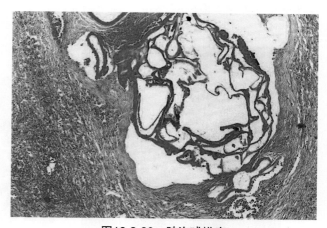

图16-3-20　肺泡球蚴病
镜下可见肺组织内形成囊泡状结构，挤压周围肺组织
引自卢朝晖病理课件

以确诊。层状的囊壁碎片（薄片状，嗜双色性），小的节片等是主要的诊断线索。问题在于区分细粒棘球蚴和泡型棘球蚴。细粒棘球蚴通常呈囊肿性，内有囊液和子囊等，外有纤维性外囊；泡型棘球蚴呈实体性或囊泡状，囊泡内少见原头蚴、透明囊液或胶状物，病变中心坏死后形成假囊肿，周围无纤维组织被膜分隔。

2. **免疫学检查**　皮内试验操作简单，敏感度可高达90%以上，但特异性较低，常与猪囊尾蚴病或腹腔结核发生交叉反应。血清学检查常用间接血凝试验（HIA）和ELISA，阳性率虽然低于皮肤试验，但特异性很高，亦可与猪囊尾蚴患者发生交叉反应。检测血液中循环抗原（CAg）和循环免疫复合物（CIC）可以早期诊断包虫病，也可以作为手术后或化疗后的疗效依据。从血清中聚乙二醇（PEG）沉淀的解离物中检测包虫抗原，也可以测定特异性CIC。

3. **体液检查**　检测体液（胸腔积液、腹水、尿液等）中的包虫碎屑和原头蚴，必要时可以做病理切片进一步证实。

4. **影像学检查**　可见受累器官内有边缘不规则、结构非均质的占位性病变，中心坏死时可见液性暗区。X线检查尚可见无定形的点状或环状钙化阴影。

四、多头绦虫感染与多头蚴病

多头蚴病（coenurosis）是由感染多头绦虫幼虫引起的寄生虫病。三种多头蚴绦虫可能感染人，即布氏多头绦虫（*Taenia brauni*）、多头属多头绦虫（*Taenia multiceps*）和连续多头绦虫（*Taenia serialis*）。多头属多头绦虫又称多头带绦虫、脑多头绦虫蚴等。

【**生物学性状**】

多头绦虫的幼虫称为多头蚴，又称共尾幼虫，呈白色或灰色，球形或卵圆形，单房囊。囊的直径从几毫米到2cm。囊壁薄，周围常有纤维组织围绕，囊内含有灰色或白色胶冻状液体和很多头节。多头蚴（共尾幼虫）通常有50～100头节，也发现有一个单囊中有700个头节。头节在囊壁的生发层中发育，有与成虫一样的小钩。每个头节被狗或其他终宿主摄入后都会发育为成虫。偶尔头节可能翻转。外皮升起规则的突起，外皮厚约5mm，最外层被覆微绒毛，平滑肌纤维位于外皮下和实质的中间。成排的皮肤细胞位于肌纤维下。实质与囊尾蚴的实质相似，含有充满液体的空间、钙质体、间质纤维和平滑肌，无器官或器官样结构。

多头绦虫成虫长40～60cm，梨形头节和22～32成对排列的顶突，节片（8～10）mm×（3～4）mm大小。虫卵直径31～36mm，胚膜有放射状的条纹。

狗和狼是其终宿主。虫卵经粪便排出，中间宿主草食性哺乳动物羊、山羊、牛、马、兔子和各种羚羊摄入污染的食物，虫卵在中间宿主的小肠内孵化，释放六钩蚴进入血流，到达合适的组织器官如脑、眼和皮下组织发育成多头蚴。

【**病理变化**】

多头蚴可寄生于深筋膜下和肌组织内，常在皮肤或皮下组织形成孤立的、无痛性结节。结节直径一般小于6cm。剖开后可见菲薄的囊壁内包裹着数十个头节，镜下见多头蚴囊壁菲薄，内含大量从生发层发育而来的头节（图16-3-21，图16-3-22），其周围可见薄层纤维结缔组织。但退变的多头蚴可引起炎症反应、纤维化，甚至钙化。多头蚴在脑组织可引起不同程度

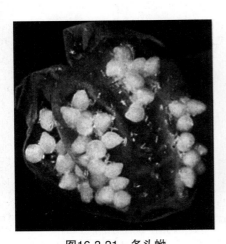

图16-3-21　多头蚴

剖开的多头蚴，内含约40个白色头节，附着于生发层
引自Binford CH，Connor DH，1976. Pathology of tropical and extraordinary diseases.Washington DC：AFIP

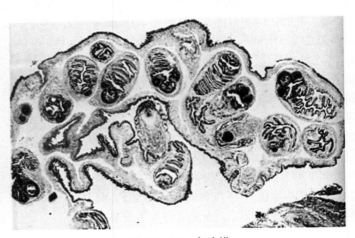

图16-3-22　多头蚴

切片显示其囊壁菲薄，内有大量头节，从生发层发育而来
引自Binford CH，Connor DH，1976. Pathology of tropical and extraordinary diseases.
Washington DC：AFIP

的软脑膜炎，最严重的是脑膜组织纤维化玻璃样变，及其囊壁外周的异物巨细胞反应。

【临床表现】

多头蚴结节多见于躯干部，但也可见于颈部、头部和四肢。结节可能是纤细柔软的，常被误认为是脂肪瘤、腱鞘囊肿或神经纤维瘤。在脑组织，多头蚴定位于蛛网膜下腔，引起基底蛛网膜炎，常见的症状是头痛（主要是枕骨下）和由蛛网膜炎引起的颅内压增高导致的呕吐。一些患者可能出现颅神经麻痹，最常见的是第六对颅神经或锥体束损伤的表现。早期也可能出现癫痫症状。

患者眼睛感染可能出现视觉损伤，多头蚴常位于视网膜、脉络膜，进一步进犯玻璃体。在视网膜下，多头蚴与赘生物或肉芽肿相似。

【诊断与鉴别诊断】

诊断主要依靠识别多头蚴。它的外形结构与囊尾蚴一样，只是具有多个头节，而囊尾蚴只有一个头节，可资区别。除了手术切除寄生虫，目前没有特效的和满意的药物治疗。眼科手术能成功地从眼球中移除活的多头蚴。

（郭瑞珍　胡尚平　刘德纯　郭凤英　张　林
胡守锋；孙　新　陶志勇）

第四节　寄生于消化道的绦虫感染

寄生于人体的绦虫有30多种，我国常见的绦虫有10余种，本节主要介绍寄生于消化道的绦虫，统称肠绦虫病（intestinal cestodiasis），主要由链状带绦虫（猪带绦虫病）、肥胖带绦虫（牛带绦虫病）引起，而微小膜壳绦虫病、缩小膜壳绦虫病、克氏假裸头绦虫病、阔节裂头绦虫病、曼氏迭宫绦虫病、犬复孔绦虫病、亚洲带绦虫病等较少见。部分绦虫的幼虫阶段也可在消化道外组织内寄生，引起囊虫病或裂头蚴病。

一、链状带绦虫感染与猪囊虫病

链状带绦虫（*Taenia solium*）也称猪肉绦虫、猪带绦虫（the pork tapeworm）或有钩绦虫，是我国主要的人体寄生绦虫。由链状带绦虫的幼虫（囊尾蚴）感染引起的寄生虫病称为猪囊虫病（囊尾蚴病，cysticercosis），而成虫感染所致者称为猪带绦虫病。

猪带绦虫病呈世界性分布，特别是在有吃生猪肉习惯的地区或民族中流行。我国发病率较高也较广泛，主要分布在云南、黑龙江、吉林、山东、河北、河南等省，有的地方有局限性流行。人群普遍易感，以20～40岁青壮年为主，男性多于女性，农村多于城市。

【生物学性状】

1. 形态学　链状带绦虫在形态上分为囊尾蚴、成虫和虫卵三种。

（1）幼虫：又称猪囊尾蚴（cysticercus cellulosae），也称猪囊虫（bladder worm），是球形或椭圆形乳白色的半透明的囊状物，完全发育者，直径约1cm，如黄豆大小（图16-4-1）。囊壁分两层，外为皮层，内为间质层，间质层有一处向囊内增厚形成向内翻卷收缩的头节。囊内充满透明的液体和单个收进鞘内的头节。其形态结构和成虫一样，头节有4个大的吸盘、一个顶突和排列成两圈的22～32个小钩。小钩是抗酸的，具有双折射性。外皮的下方有大量的平滑肌纤维并延伸到实质。成排的外皮细胞位于肌纤维下。实质由疏松间质、含流体的间隙、钙质体、间质纤维和平滑肌构成。囊壁的头节区域有10～20μm厚的外皮，2层平滑肌和成排的外皮细胞。

（2）成虫：猪带绦虫成虫寄居在小肠，通常仅有一条成虫。成虫乳白色，扁长如带，较薄，略透明，长2～4m，前端较细，向后渐扁阔（图16-4-2）。头节近似球形，直径0.6～1mm，不含色素，除有4个吸盘外，顶端还具顶突，其上有小钩25～50个，排列成内外两圈，内圈的钩较大，外圈的稍小（图16-4-3）。颈部纤细，直径仅约头节之半。链体上的节片数700～1000片，近颈部的幼节，节片短而宽；中部的成节近方形，末端的孕节则为长方形（图16-4-4）。每一节片的侧面有一生殖孔，规则地分布于链体两侧。每一成节具雌雄生殖器官各一套。睾丸150～200个，输精管向一侧横走，在纵排泄管外侧经阴茎囊开口于生殖腔。阴道在输精管的后方。卵巢在节片后1/3的中央，分为3叶，除左右两叶外，在子宫与阴道之间有中央小叶，卵黄腺位于卵巢之后。孕节中充满虫卵的子宫向两侧分支，每侧7～13支，每一支又继续分支，呈不规则的树枝状。每一孕节中含3万～5万个虫卵。

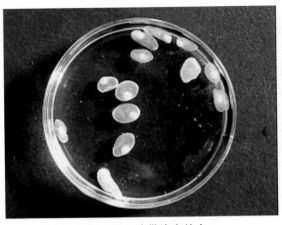

图16-4-1 猪带绦虫幼虫

又称猪囊尾蚴,是球形或椭圆形乳白色的半透明囊状物,囊内充满透明的液体和单个收进鞘内的头节

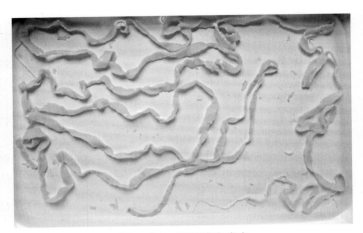

图16-4-2 猪带绦虫成虫

成虫呈乳白色,扁长如带,较薄,略透明,长2~4m,前端较细,向后渐扁阔

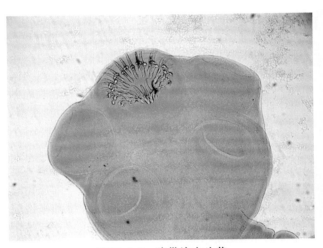

图16-4-3 猪带绦虫头节

近似球形,有4个吸盘,顶端有顶突,其上有小钩排列成内外两圈,内圈的钩较大,外圈的稍小。卡红染色

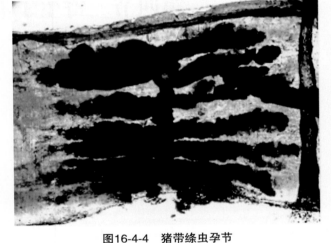

图16-4-4 猪带绦虫孕节

节片为长方形,中间有子宫,侧面有垂直的生殖孔和纵行的排泄管。墨汁注射法染色

(3)虫卵:链状带绦虫虫卵近似圆形或球形,直径 31 ~ 43μm。卵壳很薄,无色透明,易于破碎。粪便内的虫卵自孕节散出后,实际上卵壳已脱落,称不完整卵。外层为较厚的胚膜,棕黄色,由许多棱柱体组成,在光镜下呈放射状的条纹。新鲜虫卵内隐约可见胚膜内的六钩蚴,直径 14 ~ 20μm,有 3 对小钩。

2. 生活史 猪带绦虫的生活史分为成虫 - 虫卵 - 幼虫(六钩蚴 - 囊尾蚴),成虫致病性不强,猪囊尾蚴是猪带绦虫的中绦期,是致病的主要阶段。囊尾蚴寄生于人体某处后,即在该处长期寄生而不游走。致病严重程度因囊尾蚴的数量、寄生部位及局部组织反应不同而异。囊尾蚴在机体内存活时间为 10 ~ 20 年。

人是猪带绦虫的终宿主,也可作为其中间宿主;猪和野猪是主要的中间宿主。成虫寄生于人的小肠上段,以头节固着肠壁。孕节常单独或 5 ~ 6 节相连地从链体脱落,随粪便排出。脱离虫体的孕节,仍具有

一定的活动力,妊娠节片含有大量虫卵,可因受挤压破裂而使虫卵从节片逸出,污染土地。当含有虫卵或孕节的污染物被猪或野猪等中间宿主吞食,虫卵在小肠内经消化液作用 24 ~ 72 小时后,虫卵胚膜破裂,释放出六钩蚴,六钩蚴借其小钩和分泌物的作用,钻入小肠壁,经血循环或淋巴系统而到达宿主身体各处,在肌组织和其他组织内寄生,虫体逐渐长大,中间细胞溶解形成空腔,充满液体,约经 10 周后,猪囊尾蚴发育成熟。猪囊尾蚴在猪体内寄生的部位为运动较多的肌肉,以股内侧肌多见,依次为深腰肌、肩胛肌、膈肌、心肌、舌肌等,还可以寄生于脑、眼等处。囊尾蚴在猪体内可存活数年。被囊尾蚴寄生的猪肉俗称为"米猪肉"或"豆猪肉"。如宿主未被屠宰,以后囊尾蚴即死亡并可钙化。

当人吃下生的或不适当烹调的含有囊尾蚴的猪肉后,囊尾蚴在小肠受胆汁刺激而翻出头节,附着于

肠壁,经 2 ～ 3 个月发育为成虫并排出孕节和虫卵,一个生活周期完成。猪带绦虫的成虫寄居于人的小肠,引起轻微的伤害;当人吞下虫卵或节片,释放六钩蚴进入小肠,六钩蚴侵入黏膜组织进入淋巴管和血管到达器官组织,发育为囊尾蚴,但不能继续发育为成虫。成虫在人体内寿命可达 20 ～ 25 年。

【发病机制】

本病为常见的人畜共患性疾病,传染源是感染猪带绦虫的猪,或排出的粪便中含有孕节或虫卵的感染者。前者的传播途径为人误食生的或未煮熟的含有囊尾蚴的猪肉,囊尾蚴在小肠发育为成虫并排出孕节和虫卵。后者的传播途径为人误食虫卵或孕节,或被其污染的食物或饮用水等,虫卵或孕节可在人体内发育成囊尾蚴。

1. 成虫的致病作用 人如误食含有活囊尾蚴的猪肉(图 16-4-5,图 16-4-6),囊尾蚴可在人体小肠内发育为成虫,引起猪带绦虫病。寄生在人体小肠内的成虫一般为 1 条,在某地方性流行区患者平均感染的成虫可多达 2.3 ～ 3.8 条,有报道一例感染 19 条。国内有报道(1989)大腿皮下及甲状腺组织内成虫(虫体分别为 15cm×0.3cm 和 8cm×0.2cm)异位寄生的病例。成虫寄生时其吸盘、小钩对肠黏膜的机械性刺激和虫体毒素与代谢产物的化学作用,可引起肠黏膜的炎症反应,偶尔引起肠梗阻、肠穿孔和腹膜炎。

2. 囊尾蚴的致病作用 囊尾蚴能在人的任何器官中发育,最常见于皮下、肌肉、脑和眼等组织(器官),故其危害远超过成虫。其致病物质为囊液渗出物及死亡后的崩解产物,可造成局部炎性反应。囊尾蚴死后的崩解产物可引起急性或慢性炎症,比活囊尾蚴的刺激更剧烈。

人如误食猪带绦虫虫卵,则虫卵内的六钩蚴可在人体内发育为囊尾蚴,引起猪囊虫病。人体感染虫卵的方式有三种:①自体内重复感染,体内有猪带绦虫寄生时,在患者反胃、呕吐时,肠道逆蠕动将孕节或虫卵返入胃中引起感染;②自体外重复感染,患者误食自己排出的虫卵而引起再感染;③异体(外来)感染,由误食入他人排出的虫卵引起。许多猪囊虫病患者以异体感染为主。据报道约有 16% ～ 25% 的猪带绦虫病(成虫所致)患者伴有囊尾蚴病(囊尾蚴所致),而囊尾蚴病患者中约 55.6% 伴有猪带绦虫寄生,两者可同时存在。

【病理变化】

囊尾蚴的危害大于成虫,是因为其寄生部位很广。囊尾蚴依次好发于人体的皮下组织、肌肉、脑和眼,其次为心、舌、口、肝、肺、腹膜、上唇、乳房、子宫、神经鞘、骨等。人体寄生的囊尾蚴可为 1 个至成千个;寄生于不同部位的囊尾蚴,其大小和形态也有所不同,但其病变大致相同。由于囊液渗出及虫体死亡后崩解产物等刺激,局部常发生炎症反应,表现为中性粒细胞、嗜酸性粒细胞、淋巴细胞、巨噬细胞等浸润。囊尾蚴可在人体内生存数年至数十年,其死亡后的崩解产物所诱发的急性或慢性炎症反应比活囊尾蚴的反应更显著。在疏松的结缔组织与脑室中的囊尾蚴多呈圆形,大小为 5 ～ 8mm;在肌肉中略伸长;在脑底部的囊尾蚴可呈分枝状或葡萄样突起,称为葡萄状囊尾蚴(cysticercus racemosus)。

大体:囊尾蚴寄生处常形成囊性结节,囊内一般为一条幼虫,故囊性结节的多少取决于体内寄生幼虫的数量。切除的囊肿一般为 0.2 ～ 1cm 大小。囊壁为纤维结缔组织,灰白色,较光滑,囊内含澄清液体和寄

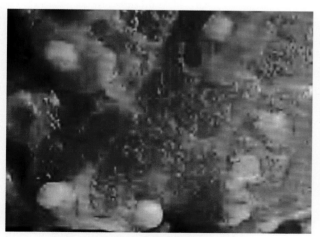

图16-4-5 猪囊尾蚴寄生的猪肉
切面可见多个半透明的囊尾蚴
引自陈建平等,2004.人体寄生虫学彩色图谱.成都:四川大学出版社

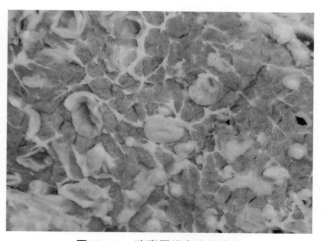

图16-4-6 猪囊尾蚴寄生的猪肉
固定后仍可见多个囊泡状囊尾蚴,呈灰白色半透明状

生的囊尾蚴，囊尾蚴呈半透明、薄膜状，其上可见一乳白色的颗粒，该颗粒即为囊尾蚴的头节（图16-4-7，图16-4-8）。

　　镜下：虫体寄生部位一般能查见囊尾蚴形成的囊性结节，囊壁分内、外两层，内层为很薄的玻璃样组织，外层为增生的结缔组织，可伴有炎细胞浸润，囊尾蚴位于囊中（图16-4-9，图16-4-10）。虫体表皮层扭曲不平，如剪纸花样（图16-4-11，图16-4-12），高

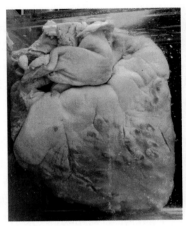

图16-4-7　心脏猪囊虫病
肌层和浆膜下见多个囊尾蚴结节

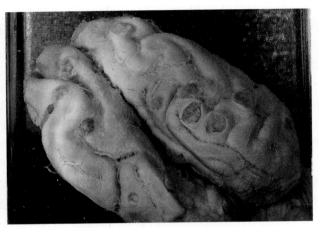

图16-4-8　脑猪囊虫病
脑实质内脑膜面见多个囊尾蚴结节

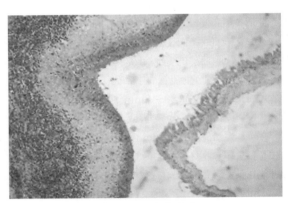

图16-4-9　猪囊虫病
囊尾蚴形成囊性结节，图示囊壁外层，为增生的纤维组织伴炎细胞浸润

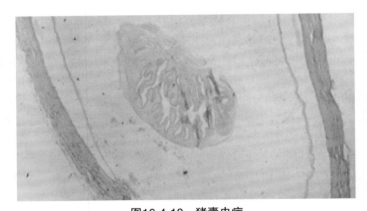

图16-4-10　猪囊虫病
囊尾蚴形成囊性结节，囊壁分内、外两层，内层为很薄的玻璃样组织，外层为增生的结缔组织，囊尾蚴位于囊中

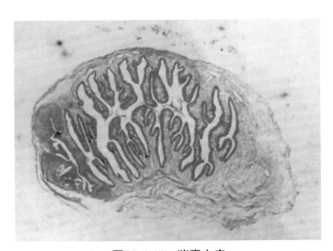

图16-4-11　猪囊虫病
猪囊虫囊尾蚴断面，虫体表皮层扭曲不平，如剪纸花样，囊虫头节位于虫体左侧

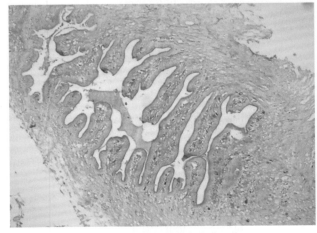

图16-4-12　猪囊虫病
猪囊虫囊尾蚴断面，虫体表皮层扭曲不平，如剪纸花样

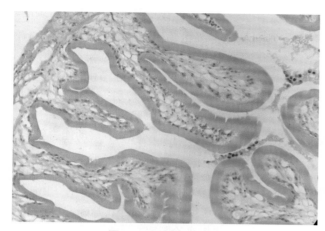

图16-4-13　猪囊虫病

高倍显示猪囊虫虫体表皮层扭曲不平，如剪纸花样

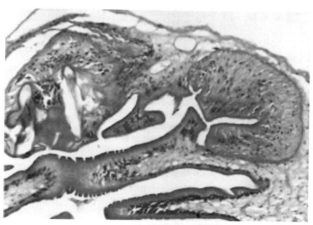

图16-4-14　猪囊虫头节

吸盘为长圆形或C形，由密集的放射状肌肉组成

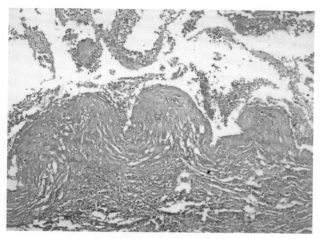

图16-4-15　囊尾蚴

囊壁外层纤维组织增生伴炎细胞浸润，囊内有坏死物及炎细胞渗出

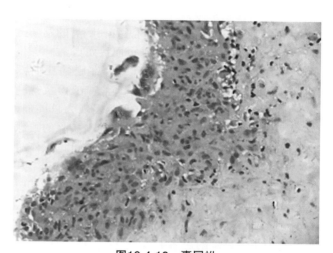

图16-4-16　囊尾蚴

囊壁外层，上皮样巨噬细胞增生，多核巨细胞形成

倍显示其表面为一层红染物质，并有锯齿状外观（图16-4-13，图16-4-14）。虫体一侧为头节，头节上有吸盘或顶突，吸盘为长圆形或C形，由密集的放射状肌肉组成，着色比头节其余部分要深（图16-4-14）。

活的囊尾蚴可能挤压周围组织，但几乎不引起炎症反应。但当囊尾蚴发生退变或死亡后，虫体可被液化吸收或钙化，虫体周围往往有明显的组织反应，引起中性粒细胞、组织细胞和嗜酸性粒细胞浸润，也可发生由组织细胞、上皮样细胞和巨噬细胞（多核巨细胞）构成的肉芽肿反应，或为一层纤维组织包膜将虫体包围，最终病灶纤维化钙化而留下瘢痕（图16-4-15，图16-4-16）。

【临床表现】

成虫寄生所致的猪带绦虫病临床症状一般轻微。少数患者有上腹或全腹隐痛、消化不良、腹泻、体重减轻等症状。患者常因粪便中发现节片而求医。偶有因头节固着肠壁而致局部损伤者，少数穿破肠壁或引起肠梗阻。因寄生部位不同，可引起不同的临床表现。人体囊尾蚴病依其主要寄生部位可分为以下三类：

1. 皮下及肌肉囊虫病　最常见。囊尾蚴位于皮下或黏膜下，肌肉中，形成单个或多发的无痛性丘疹或结节，并逐渐增大。数目可为1个至数千个。以躯干和头部较多，四肢较少。结节在皮下呈圆形或椭圆形，大小为0.5～2cm，硬度近似软骨，手可触及，与皮下组织无粘连，无压痛。常分批出现，并可自行逐渐消失。感染轻时可无症状。寄生数量多时，可自觉肌肉酸痛无力，发胀、麻木或呈假性肌肥大等。

2. 脑囊虫病　由于囊尾蚴在脑内寄生部位与感

染程度不同，以及宿主的反应不同，脑囊尾蚴病的临床症状极为复杂，可全无症状，也可引起猝死。通常病程缓慢，囊尾蚴病发病时间以 1 个月至 1 年为最多，最长可达 30 年。脑囊尾蚴病的三大主要症状是癫痫发作、颅内压增高和精神症状，以癫痫发作最多见。据资料记载，1590 例脑囊虫病患者中，有癫痫发作的占 61%。囊尾蚴寄生于脑实质、蛛网膜下腔和脑室均可使颅内压增高；对 315 例脑囊尾蚴病患者进行腰穿检查，发现 38.4% 的患者颅内压增高。神经疾患和脑血流障碍症状有记忆力减退、视力下降、头痛头晕、呕吐、神志不清、失语、肢麻、局部抽搐、听力障碍、精神障碍、痴呆、偏瘫和失明等。也有报道发生脑膜炎、脑积水、化脓性脑膜炎者。国内学者提出了脑囊尾蚴病的临床分型：①癫痫型；②脑实质型；③蛛网膜下腔型；④脑室型；⑤混合型；⑥亚临床型。其中，以癫痫型为最多见。脑囊尾蚴病患者在脑炎的发病上起诱导作用，并可使脑炎病变加重而致死亡。

3. 眼囊尾蚴病　囊尾蚴可寄生在眼的任何部位，但绝大多数在眼球深部，玻璃体（51.6%）及视网膜下（37.1%）寄生，通常累及单眼，表现为眶周痛、闪光、异常视觉和视力模糊或丧失。在未摘除的眼球玻璃体内，可能查见非固定的囊尾蚴，或可见虫体蠕动。有人对 452 例眼囊尾蚴病患者进行眼底检查，其中 39.16% 的患者出现了不同程度的眼底异常，其中视神经乳头水肿者占 25%，有 5% 的患者视神经萎缩，有 41 例表现为视神经水肿合并出血。在眼部症状发生之前，约有 11% 的患者有发热史，29% 的患者发生头痛，眼内囊尾蚴的寿命为 1 ~ 2 年。眼内囊尾蚴存活时，一般患者尚能忍受。但囊尾蚴一旦死亡，虫体的分解物可产生强烈刺激，造成眼内组织变化，玻璃体混浊、视网膜脱离、视神经萎缩，并发白内障，继发青光眼等终致眼球萎缩而失明。

其他器官（组织）如心脏、骨骼肌、肺、肝和肾等也常被感染，但常无症状，但也可发生严重的感染。

【诊断与鉴别诊断】

1. 病理学检查　外科治疗囊尾蚴病常用的方法是手术摘除皮肤或深部组织中的囊尾蚴。眼囊尾蚴病用检眼镜检查易于发现，眼科亦可采用手术从眼球中移除活的囊尾蚴。因此，病理科有时可能收到该病的标本。病理检查可见单个或多个囊尾蚴结节。病理诊断主要依据识别囊尾蚴，并应结合临床和实验室检查。

2. 临床病史和流行病学资料　猪带绦虫病是吃了生的或未煮熟的"米猪肉"所致，故询问上述吃肉习惯对发现病例有一定的诊断意义。

3. 粪便检查　对可疑患者应连续数天行粪便检查，必要时还可试验性驱虫。收集患者的全部粪便，用水淘洗后检查头节和孕节可以确定虫种和明确疗效。将检获的头节或孕节夹在两载玻片之间轻压后，观察头节上的吸盘和顶突小钩或孕节的子宫分支情况及数目（7 ~ 13 支）即可确诊，并与牛带绦虫相鉴别。猪带绦虫与牛带绦虫的虫卵相似，难以区分，故重点是观察孕节形态。由于该虫孕节蠕动能力较弱，检获孕节的机会较少。

4. 影像学检查　对于脑和深部组织的囊尾蚴可用 X 线、B 超、CT 等影像仪器检查，并可结合其他临床症状如癫痫、颅压增高和精神症状等确定。采用磁共振检查可进一步提高诊断率。

5. 免疫学检查　具有辅助诊断价值，尤其是对无明显临床体征的脑型患者，或无法获得病原体证据者，更具重要参考意义。免疫学检查方法有：①间接红细胞凝集试验（IHA），阳性检出率为 73% ~ 88%，在临床上常规应用；②酶联免疫吸附试验（ELISA），敏感性和特异性均好，阳性检出率为 88.4%；③斑点酶联免疫吸附试验（dot-ELISA），特异性和敏感性更好，且简便易行，适于基层使用，阳性检出率为 95% 以上。其他还有酶标记抗原对流免疫电泳和单克隆抗体检测循环抗原等，经实验证明有效。粪便抗原检测比血清抗体的检测更显重要，其特异性高达 99%（双抗体夹心 ELISA 法），是显微镜检查虫卵的 2.5 倍。

二、肥胖带绦虫感染与牛带绦虫病

肥胖带绦虫（*Taenia Saginata*）又称牛带绦虫、牛肉绦虫（beef tapeworm）或无钩绦虫，它与猪带绦虫同属于带科、带属。两者形态和发育过程相似。成虫寄生在人体小肠内，引起牛带绦虫病（saginatus taeniasis）；幼虫寄生在牛的皮下、肌肉、眼或脑内，引起牛囊尾蚴病。牛带绦虫呈世界性分布，我国 30 个省份都有散在分布的牛带绦虫病人，但在若干少数民族农牧区有地方性流行，感染率可高达 70% 以上，患者多为青壮年人，男性稍多于女性。

【生物学性状】

1. 形态特征　成虫外形与猪带绦虫很相似，呈乳白色，分节，体长 4 ~ 8m，体节大而肥厚，含 1000 ~ 2000 个体节（图 16-4-17）。两者的主要区别见表 16-4-1。但两种带绦虫的虫卵均呈球形，卵壳半透明，常因外力而脱失，胚膜较厚，有放射状横纹，卵内可见小钩。猪带绦虫卵和牛带绦虫卵在形态上难以区别，统称带绦虫卵（图 16-4-18）。

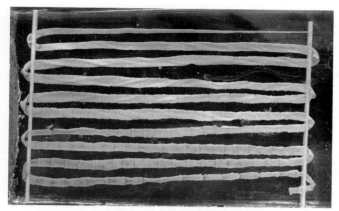

图16-4-17　牛带绦虫成虫

成虫呈乳白色，体节大而肥厚

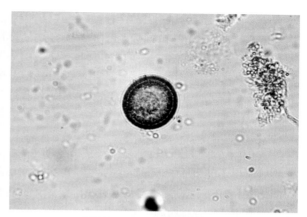

图16-4-18　牛带绦虫虫卵

虫卵呈球形，胚膜较厚，有放射状横纹

表16-4-1　人体两种带绦虫的形态区别

区别点	猪带绦虫	牛带绦虫
虫体长	2～4m	4～8m
节片	700～1000节，较薄、略透明	1000～2000节，较厚、不透明
头节	球形、直径约1mm，具有顶突和2圈小钩，25～50个	略呈方形、直径1.5～2.0mm，无顶突及小钩
成节	卵巢分为左右两叶和中央小叶	卵巢只分2叶，子宫前端常可见短小分支
孕节	子宫分支不整齐、每侧为7～13支	子宫分支较整齐，每侧15～30支，末端多有分叉
囊尾蚴	头节有顶突和小钩；可寄生人体引起囊尾蚴病	头节没有顶突和小钩；不寄生于人体，寿命可达3年

2. 生活史　牛带绦虫的唯一终宿主是人。成虫寄生在人的小肠上段，头节常固着在十二指肠空肠曲下40～50cm处，孕节多逐节或数节脱离链体，随宿主粪便排出（图16-4-19，图16-4-20）。通常每天排出6～12节，最多40节。每一孕节含虫卵8万～10万个，但虫卵需到外界发育2周才成熟并具有感染性。从链体脱下的孕节仍具有显著的活力，有的可自动地从肛门逸出。当孕节沿地面蠕动时可将虫卵从子宫前端排出，或由于孕节的破裂，虫卵得以散播。当中间宿主牛吞食到虫卵或孕节后，虫卵内的六钩蚴即在其小肠内孵出，然后钻入肠壁，随血循环到周身各处，尤其是到运动较多的股、肩、心、舌和颈部等处肌肉内，

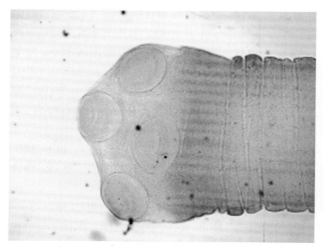

图16-4-19　牛带绦虫头节

关节中可见4个吸盘，但无顶突和小钩

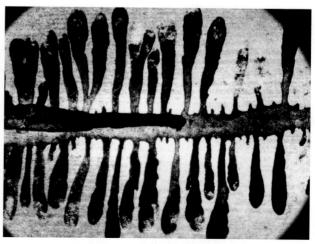

图16-4-20　牛带绦虫孕节

子宫有较多分支。墨汁注射法染色

经 60 ～ 70 天发育为牛囊尾蚴（cysticercus bovis）。除牛之外，羊、美洲驼、长颈鹿、羚羊等也可被牛囊尾蚴寄生。人若吃到生的或未煮熟的含有囊尾蚴的牛羊肉，经肠消化液的作用，囊尾蚴的头节即可翻出并吸附于肠壁，经 8 ～ 10 周发育为成虫。成虫寿命可达 20 年甚至更长。

【发病机制】

人类感染牛带绦虫的主要途径是消化道，在食入生的或半生不熟的含囊尾蚴的牛肉后，囊尾蚴在小肠的消化液作用下，其头节翻出，附着于肠壁上，逐渐发育为成虫，并引起局部病变。

寄生于人体的牛带绦虫成虫多为 1 条，严重者可多于 10 条；在流行地区如贵州的从江县，患者平均感染成虫 2.7 ～ 8 条，最多的一例竟达 31 条。成虫有致病性，由其寄生时的机械性刺激、虫体代谢或分泌产物的化学性刺激引起炎症反应。牛带绦虫通过其体表吸取宿主肠道中的营养物质，可引起饥饿感和消瘦。但人体几乎没有牛囊尾蚴寄生，至今全世界仅有几例较可靠的人体感染记录，表明人对牛带绦虫的六钩蚴具有自然免疫力。

【病理变化】

牛带绦虫仅以吸盘吸附于小肠黏膜，吸盘可压迫和损伤肠黏膜，主要引起局部的炎症反应，可见黏膜充血水肿、变性坏死及炎细胞浸润等非特异性改变。更重要的是在肠道内发现牛带绦虫的成虫。

【临床表现】

患者一般无明显症状，仅时有腹部不适、肌痛、消化不良、腹泻或体重减轻等症状。但由于牛带绦虫孕节活动力较强，几乎所有患者都能发现自己排出节片，多数并有孕节自动从肛门逸出（占 77.8%，其中 91.48% 在昼间逸出）和肛门瘙痒的症状。脱落的孕节在肠内移动受回盲瓣阻挡时，可加强活动而引起回盲部剧痛。大量虫体寄生可引起肠梗阻。偶然还可引致阑尾炎、肠腔阻塞等并发症。另外，曾有在子宫腔、耳咽管等部位寄生的报道。

【诊断与鉴别诊断】

询问病史对发现牛带绦虫病患者更有价值，这是因为牛带绦虫孕节活动力强，并常自动逸出肛门，更易引起患者重视。常有患者自带着排出的孕节前来求诊。观察孕节的方法与猪带绦虫相同，根据子宫分支的数目特征可将两者区别。若节片已干硬，可用生理盐水浸软，或以乳酸酚浸泡透明后再观察。

通过粪检可查到虫卵甚至孕节，但采用肛周透明胶带粘取法、肛门拭子法查到虫卵的机会更多，也可用饱和盐水浮聚法寻找虫卵，但不能确定虫种。采用粪便淘洗法寻找孕节和头节，可判定虫种和明确疗效。

三、曼氏迭宫绦虫感染与裂头蚴病

曼氏迭宫绦虫（Spirometra mansoni）又称孟氏裂头绦虫。成虫主要寄生在猫科动物的小肠内，偶然寄生人体小肠，引起曼氏迭宫绦虫病；但中绦期裂头蚴可在人体多种组织内寄生，导致曼氏裂头蚴病（sparganosis mansoni），其危害远较成虫为大。

曼氏迭宫绦虫分布很广，多见于东亚和东南亚各国，欧洲、美洲、非洲和澳大利亚也有记录。在我国，曼氏裂头蚴病分布在广东、福建、浙江、上海、台湾、广西、贵州、四川等 20 多个等省（区、市）。我国已报道约 500 例，感染者年龄分布广泛，以 10 ～ 30 岁感染率最高，男女比例为 2∶1。

【生物学性状】

1. 形态　成虫长 60 ～ 100cm，宽 0.5 ～ 0.6cm。头节细小，长 1 ～ 1.5mm，宽 0.4 ～ 0.8mm，呈指状，其背、腹面各有一条纵行的吸槽。颈部细长，链体有节片约 1000 个，节片一般宽度均大于长度，但远端的节片长宽几近相等。成节和孕节的结构基本相似，均具有发育成熟的雌雄性生殖器官各一套。肉眼即可见到每个节片中部凸起的子宫。睾丸呈小泡形，有 320 ～ 540 个，散布在节片靠中部的实质中，由睾丸发生的输出管在节片中央汇合成输精管，然后弯曲向前并膨大成储精囊和阴茎，再通入节片前部中央腹面的圆形雄生殖孔。卵巢分两叶，位于节片后部，自卵巢中央伸出短的输卵管，其末端膨大为卵模后连接子宫。卵模外有梅氏腺包绕。阴道为纵行的小管，其月牙形的外口位于雄性生殖孔之后，另端膨大为受精囊再连接输卵管。卵黄腺散布在实质的表层，包绕着其他器官，子宫位于节片中部，作 3 ～ 4 或多至 7 ～ 8 个螺旋状盘曲，紧密重叠，基部宽而顶端窄小，略呈发髻状，子宫孔开口于阴道口之后。

虫卵呈椭圆形，两端稍尖，长 52 ～ 76μm，宽 31 ～ 44μm，呈浅灰褐色，卵壳较薄，一端有卵盖，内有一个卵细胞和若干个卵黄细胞。

原尾蚴为长椭圆形，大小为 260μm×（44 ～ 100）μm，一端略凹，后端有圆形或椭圆形的小微球，内含 6 个小钩。

裂头蚴呈长带形，白色，大小为（100 ～ 360）mm×0.7mm，头端膨大，中央有一明显凹陷，与成虫头节略相似，体不分节（图 16-4-21）。虫体体表披覆一层较厚的伊红色物质，这些物质呈不规则的横皱褶

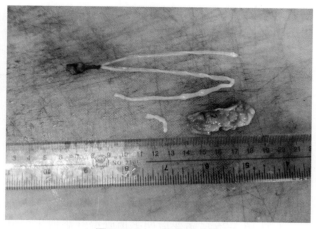

图16-4-21　曼氏裂头蚴
位于软组织包块内，呈长带形，白色，头端膨大，体不分节

或凹陷，形成所谓的横纹。体内较多纵行散在的肌肉组织，肌肉组织之间见多量均匀分布的圆形的石灰小体（图16-4-22）。后端多呈钝圆形，活时伸缩能力很强。

2. 生活史　曼氏迭宫绦虫的生活过程经历虫卵–幼虫（钩球蚴–原尾蚴–裂头蚴）–成虫三个阶段，完成生活史需要3个宿主。终宿主主要是猫和狗，此外还有虎、豹、狐和豹猫等食肉动物。第一中间宿主是剑水蚤，第二中间宿主主要是蛙。蛇、鸟类和猪等多种脊椎动物，可作其转续宿主。人可成为第二中间宿主、转续宿主，甚至终宿主。

成虫寄生在猫、狗等终宿主的小肠内。虫卵自虫体子宫孔中产出，随宿主粪便排出体外，在水中适宜的温度下，经过3～5周发育，即孵出椭圆形或近圆形，周身被有纤毛的钩球蚴。钩球蚴直径80～90μm，借助周身的纤毛在水中作无定向螺旋式游动，当其遇到第一中间宿主剑水蚤时即被后者吞食，随后脱去纤毛，穿过肠壁入血腔，经3～11天的发育，长成原尾蚴。一个剑水蚤血腔里的原尾蚴数可达20～25个。带有原尾蚴的剑水蚤被蝌蚪吞食后，失去小尾球，随着蝌蚪逐渐发育成蛙，原尾蚴也发育成为裂头蚴。裂头蚴具有很强的收缩和移动能力，常迁移到蛙的肌肉，特别是在大腿或小腿的肌肉中寄居，多卷曲穴居在肌肉间隙的一小囊内，或游离于皮下。当受染的蛙被蛇、鸟或猪等非正常宿主吞食后，裂头蚴不能在其肠中发育为成虫，而是穿出肠壁，移居到腹腔、肌肉或皮下等处继续生存，蛇、鸟、猪等即成为其转续宿主。猫、狗等终宿主吞食了带有裂头蚴的第二中间宿主蛙或转续宿主后，裂头蚴逐渐在其肠内发育为成虫。一般在感染约3周后，终宿主粪便中开始出现虫卵。成虫在猫体内可存活3年半。

【发病机制】

1. 感染途径　对人体感染和致病的阶段主要是原尾蚴和裂头蚴，后者也是其主要致病阶段。①经皮肤或黏膜感染，裂头蚴原寄生于蛙的肌肉间隙内，由于蛙经常被蛇类等捕食，因而也可寄生在蛇体内。局部敷贴生蛙肉或蛇肉治疗疖痈为主要感染方式，约占患者半数以上。若蛙肉、蛇肉中有裂头蚴，即可经伤口或正常皮肤、黏膜侵入人体。②经食物感染，吞食生的或未煮熟的蝌蚪、蛙、蛇、鸡或猪肉，其中所含裂头蚴即穿过肠壁入腹腔，然后移行到其他部位。③经水感染，生饮含有原尾蚴的井水、溪水或湖水等，也可使受感染的剑水蚤有机会进入人体。疫水中的原尾蚴或裂头蚴也可直接经皮侵入，或经眼结膜、尿道、阴道、肛门的黏膜侵入人体。此外，有报道认为感染原尾蚴的孕妇可经胎盘将原尾蚴传给胎儿。

2. 致病作用　曼氏迭宫绦虫成虫较少寄生人体，对人的致病力也不大，可能因虫体机械和化学刺激引起中上腹不适、微痛、恶心、呕吐等轻微症状。裂头蚴的危害远较成虫大。其严重程度因裂头蚴移行和寄居部位不同而异。在经消化道感染后，裂头蚴的头节吸槽吸附于肠壁，亦可穿过肠壁移行到腹腔、腹壁或皮下软组织，在这些部位可形成嗜酸性肉芽肿，致使局部肿胀，甚至发生脓肿、囊包，或形成包块。

【病理变化】

裂头蚴在人体的寄生部位依次是眼睑、四肢和躯体的皮下、口腔颌面部、脑和肺等处，也可寄生于颈部及腹壁的软组织，或寄生于乳房、阴囊、尿道等处，偶可累及淋巴结。肉眼可见受裂头蚴侵袭的组织呈炎性肿胀状态，并有小囊包或包块形成，常大如拇指，有压痛。若在眼眶内，可使眼球外突；若在眼睑部，可使眼睑明显肿胀以致不能睁眼。疾病早期局部肿胀，病程长久者可形成局限性包块，类似软组织肿瘤而被切除送检。送检的标本多为灰褐或灰红色的软组织肿块，无包膜，与周围分界不清。肿块常为囊性，囊包直径1～6cm，有囊腔，伴有少量浑浊脓样液体。切面可见白色带状的裂头蚴虫体，或可蠕动，可从1条至10余条不等，虫体长1～3cm，亦可长达42cm，粗0.1～0.15cm，有头节，有横纹，头部膨大，尾端钝圆。裂头蚴常卷曲成团，形态如前述，但若为死虫或虫体不完整则不典型。切面如见不规则裂隙，呈灰黄色，提示为裂头蚴寄生之处，要进一步查找寄生虫，有时要作多个切面才能发现（图16-4-21）。对不完整或不典型虫体可将其置于显微镜下观察其组织结构（参见下述）。

镜下：裂头蚴在人体内移行和寄生过程中可造

成局部组织坏死，形成不规则的窦道或裂隙，其中常有裂头蚴，周围有不同程度的炎症反应。完整裂头蚴呈长条状，大小不等。虫体头端横断面中央向内凹陷，为头部的纵行吸槽；虫体中部的横断面内无器官腔道和体腔。体壁皱褶为一层较厚的伊红色物质（角皮层），这些物质呈不规则的凹陷，形成所谓的横纹；体内见较多纵行散在的平滑肌组织；平滑肌之间见多量均匀分布，近似于钙化物的圆形或不规则形半透明的盘状小体（石灰小体），具有特征性；在虫体尾部上述的横纹、肌肉和石灰物渐少或不明显，其体内疏松组织间可见一些小囊腔。在活虫周围常可见一厚层纤维素样坏死组织包绕，外侧有大量炎细胞浸润，包括嗜酸性粒细胞、中性粒细胞、单核巨噬细胞和淋巴细胞、浆细胞等。死后的幼虫则为长条状红染物质，周围有异物巨细胞包绕。退变钙化的裂头蚴体壁薄且不连续，实质组织疏松，所含的石灰小体及纵向肌纤维稀少或缺如。不完整或不典型的虫体表面有不规则横

皱褶，实质组织呈网状，富于石灰小体（图16-4-22～图16-4-26）。

裂头蚴寄生部位常形成不规则的窦道或裂隙（或称虫窦），内含大量坏死组织，周围组织充血、出血，大量嗜酸性粒细胞、淋巴细胞、浆细胞浸润，有时也可见虫体断面（图16-4-25）或夏科-莱登结晶。有些切面不见虫体，但可见肉芽组织和肉芽肿样改变，特征为多层上皮样细胞围绕虫窦，呈栅栏状排列，与窦道或瘘管垂直。偶见多核异物巨细胞，上皮样细胞和多核巨细胞可形成结核样肉芽肿，但结节中央无干酪样坏死。病灶最外层为增生的纤维组织，形成纤维性包裹（图16-4-26）。病变后期窦道管壁纤维增生更显著，坏死组织被吸收或排除，炎细胞浸润减轻。但是，不同病例或同一病例的不同区域，病变表现并不一致，一些病变较活跃，坏死组织较多，嗜酸性粒细胞浸润也较多；而另一些病变则较陈旧，纤维化较明显，炎症细胞浸润也较轻。这可能反映出幼虫在组织内寄

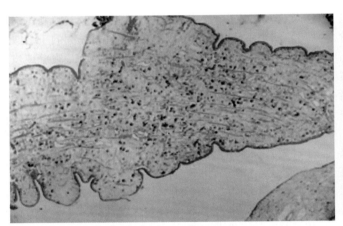

图16-4-22　曼氏裂头蚴虫体
显示虫体结构，包括体表的横纹，体内的肌肉组织和石灰小体

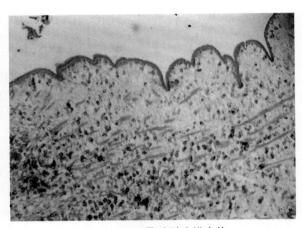

图16-4-23　曼氏裂头蚴虫体
图示虫体体表的伊红色物质和不规则的凹陷（横纹），体内的肌肉组织和石灰小体

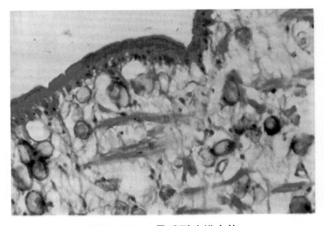

图16-4-24　曼氏裂头蚴虫体
高倍显示虫体体表的伊红色物质，体内散在的肌肉组织和石灰小体

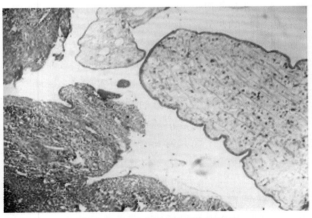

图16-4-25　皮肤曼氏裂头蚴病
感染部位形成窦道，窦道内可见部分虫体结构，窦道壁呈明显的炎症反应

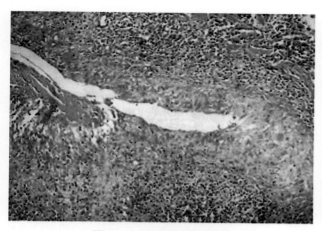

图16-4-26 皮肤裂头蚴病

虫窦内坏死物质被吸收或排除，窦壁纤维组织增生伴上皮样组织细胞增生，外周较多炎细胞浸润

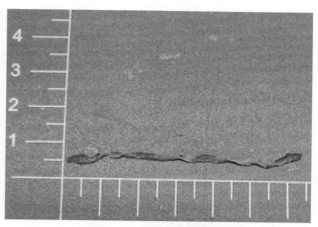

图16-4-27 曼氏裂头蚴

女，53岁，右大腿皮下包块3年，渐增大，有痛感，切除送检。取材时见脂肪组织内有一小囊腔，内含一段虫体，呈白色带状，长约8cm（吴仙惠赠）

生时间较长，病变有所反复，以致新旧病变并存。

在皮下包块（有时是肿大的淋巴结）有时也可见上述病变（图16-4-27～图16-4-30）。

【临床表现】

通过对我国文献报道的513例患者的临床表现进行分析，可将裂头蚴病归纳为以下5型。

1. 眼裂头蚴病 最常见，约占45.6%。常因用蛙肉、蛇肉敷贴眼部引起，多累及单侧眼睑或眼球，如发生在眼眶内可使眼球突出；如发生在眼睑则使眼睑明显红肿、结膜充血，畏光、流泪、微疼、奇痒或有虫爬感等；有时患者可伴有恶心、呕吐及发热等症状。在红肿的眼睑和结膜下，可摸到条索状肿块，可有游动性，硬度不等，直径1cm左右。偶尔破溃，裂头蚴自动逸出而自愈。若裂头蚴侵入眼球内，可发生眼球突出，眼球运动障碍；严重者出现角膜溃疡，甚至并发白内障而失明。眼裂头蚴病在临床上常误诊为睑腺炎、急性葡萄膜炎、眼眶蜂窝织炎、肿瘤等，往往在手术后才被确诊。

2. 皮下裂头蚴病 占患者总数的30%左右，常累及躯干表浅部如胸壁、腹壁、腹股沟、肛周、外生殖器及四肢皮下，表现为游走性皮下结节或形成狭长的窦道，可呈圆形、柱形或不规则条索状，大小不一，长0.5～5cm，局部可有瘙痒，有虫爬感等，若有炎症时可出现间歇性或持续性疼痛或触痛，或有荨麻疹。临床上可误诊为皮肤软组织肿块或窦道而手术切除送检，病理检查可见窦道壁以大量嗜酸性粒细胞浸润为主的炎症反应，窦道腔内残留少许坏死物，窦道壁见大量增生的组织细胞、多核巨细胞，外围大量慢性炎细胞浸润，伴有纤维组织增生（图16-4-25，图16-4-26），乳房皮下也可发生裂头蚴病（图16-4-31，图

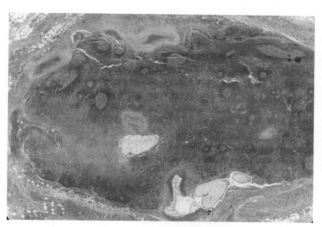

图16-4-28 曼氏裂头蚴

男，33岁，发现右侧胸壁皮下包块半年，送检组织内见裂头蚴侵及淋巴结，淋巴结边缘可见多处坏死灶并有窦道形成，部分坏死灶内可见裂头蚴的断面（吴仙惠赠）

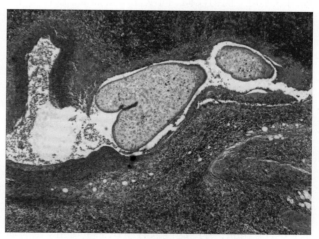

图16-4-29 淋巴结曼氏裂头蚴病

可见窦道内裂头蚴断面和坏死物，窦道壁呈明显的炎症反应（吴仙惠赠）

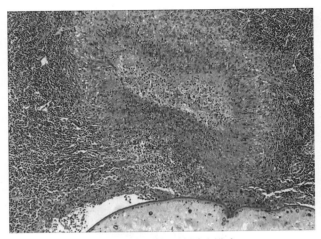

图16-4-30　淋巴结裂头蚴病

虫窦边缘上皮样组织细胞增生，呈栅栏状围绕在出血坏死物周围，形成中心坏死性肉芽肿（吴仙惠赠）

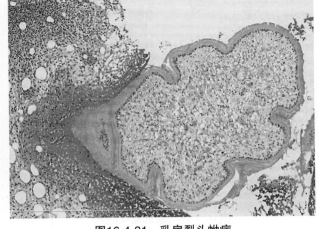

图16-4-31　乳房裂头蚴病

女，72岁，右乳肿物。可见虫体表面有抗原抗体复合物沉积，虫内含有多量石灰小体，外周大量炎细胞浸润（韩安家惠赠）

16-4-32）。应注意与肺吸虫或猪囊虫引起的皮下结节鉴别。

3. 口腔颌面部裂头蚴病　占20.1%，患者多有用蛙肉、蛙皮、蛇肉敷贴患处治疗腮腺炎、牙疼的病史。常在口腔黏膜或颊部皮下出现硬结或条索状肿物，也可发生于颌下、唇、舌或颜面部。直径0.5～3cm大小，患处红肿，发痒或有虫爬感，并多有小白虫（裂头蚴）逸出史。

4. 脑裂头蚴病　占2.3%，见于脑、脊髓或椎管内，以大脑额叶、顶叶较多见。脑内裂头蚴可达70mm×（2～5）mm大小。虫体排泄的有毒物质以及虫体蠕动的刺激均可导致脑组织的炎症反应和胶质细胞增生，形成占位性病变。临床表现酷似脑瘤，常有阵发性头痛史，也可引起癫痫，严重时昏迷或伴喷射状呕吐、视物模糊、间歇性口角抽搐、肢体麻木、抽搐，甚至瘫痪等，极易误诊。

5. 内脏裂头蚴病　仅占1%，裂头蚴可寄生于多种脏器，如腹腔内脏器、肠系膜、阑尾、肠壁，甚至穿破膈肌侵入胸腔，累及肺和胸膜。临床表现因裂头蚴移行位置而定，有的可经消化道侵入腹膜，引起炎症反应，有的可经呼吸道咳出，还有见于脊髓、椎管、尿道和膀胱等处，引起较严重后果。

另外，国内外文献报道了数例所谓"增殖型"裂头蚴病（"proliferative type" sparganosis），认为可能是由曼氏裂头蚴病患者免疫功能受抑或并发病毒感染后，裂头蚴分化不全所引起。虫体较小而不规则，最长不超过2mm，可广泛侵入各组织芽生增殖。也有研究认为系由另一种较少见的增殖裂头蚴（*Sparganum proliferum*）引起。虫体是多态形，具不规则的芽和分支，大小约10mm×1mm，最长者24mm，亦可移行到

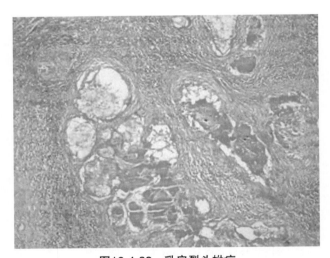

图16-4-32　乳房裂头蚴病

死亡的虫体为长条状红染物质，可见裂头蚴轮廓，周边有大量炎细胞浸润伴异物巨细胞形成（韩安家惠赠）

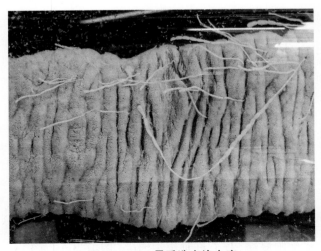

图16-4-33　曼氏迭宫绦虫病

曼氏迭宫绦虫成虫吸附在肠黏膜上，成虫呈乳白色带状

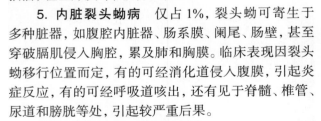

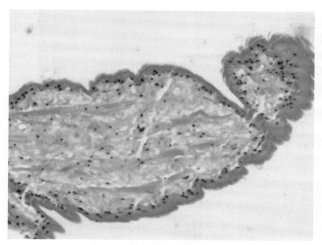

图16-4-34　裂头蚴虫体局部

镜下可见虫体表面角皮层、横纹、虫体内肌束及石灰小体

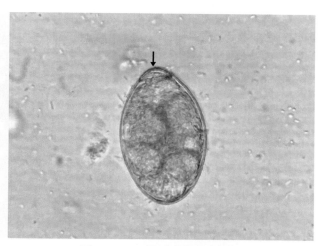

图16-4-35　曼氏迭宫绦虫虫卵

粪便涂片，图中见一椭圆形虫卵，卵壳较薄，一端有卵盖（箭头）

人体各部位组织中进行芽生增殖，预后很差。但有关其发病机制，仍有待进一步研究。

【诊断与鉴别诊断】

曼氏迭宫绦虫病很少见，典型表现为在肠壁上发现其成虫（图16-4-33），而曼氏裂头蚴病主要靠从局部检出裂头蚴做出诊断（图16-4-34）。

曼氏迭宫绦虫成虫在人体肠道寄生，也可以用粪检虫卵或节片以确诊（图16-4-35）。

此外，询问病史也有一定的参考价值，必要时还可以进行动物感染实验。综合采用CT等放射影像技术可提高脑裂头蚴病确诊率，亦可用裂头蚴抗原进行各种免疫辅助诊断。用PCR扩增技术检测曼氏裂头蚴的部分基因序列也已开发应用。

四、阔节裂头绦虫感染与阔节裂头绦虫病

阔节裂头绦虫（*Diphyllobothrium latum*）简称阔节绦虫（broad tapeworm）或鱼绦虫（fish tapeworm），是人体内寄生的最大的带绦虫，在人体小肠内寄生，引起阔节裂头绦虫病。阔节裂头绦虫主要分布在欧洲、美洲和亚洲的亚寒带和温带地区，以俄罗斯最多，约占全世界该病人数的一半以上。据统计，在人群中感染率最高的是北加拿大的因纽特人（83%），其次是苏联（27%）和芬兰（20%～25%）。我国仅在黑龙江、福建和台湾有十几例报道，均与生食鱼肉有关。

【生物学性状】

1. 形态　成虫外形和结构均与曼氏迭宫绦虫相似，但虫体较大，可长达10m甚至25m，最宽处20mm，具有3000～4000个节片。头节细长，呈匙形

或棒状，长2～3mm，宽0.7～1.0mm，其背、腹侧各有一条较窄而深凹的吸槽；颈部细长，5～10mm。成节的宽度显著大于长度，为宽扁的矩形。睾丸数较多，为750～800个，为卵圆形或球形，雄生殖孔和阴道外口共同开口于节片前部腹面的生殖腔。子宫盘曲呈玫瑰花状，开口于生殖腔之后。孕节长2～4mm，宽10～12mm，最宽20mm，但末端孕节长宽相近。孕节的结构与成节基本相同。虫卵每隔3～30天从孕节的子宫孔中周期性逸出，随宿主粪便排出体外。虫卵近卵圆形，长55～76μm，宽41～56μm，呈浅灰褐色，卵壳较厚，一端有明显的卵盖，另一端有一小棘；虫卵排出时，卵内胚胎已开始发育（图16-4-36）。

2. 生活史　阔节裂头绦虫的生活史与曼氏迭宫绦虫大致相同。不同点在于其第二中间宿主是鱼类，人是终宿主。成虫寄生在人，以及犬、猫、熊、狐、猪等食肉动物的小肠内。虫卵随宿主粪便排出后，在15～25℃的水中，经过7～15天的发育，孵出钩球蚴。钩球蚴能在水中生存数日，并能耐受一定低温。当钩球蚴被剑水蚤吞食后，即在其血腔内经过2～3周的发育成为原尾蚴。当受感染的剑水蚤被小鱼或幼鱼吞食后，原尾蚴即可在鱼的肌肉、性腺、卵及肝等内脏中发育为裂头蚴，裂头蚴寄生于各种鱼类，并可随着鱼卵排出。当大的肉食鱼类吞食小鱼或鱼卵后，裂头蚴可侵入大鱼的肌肉和组织内继续生存。直到终宿主食入带裂头蚴的鱼时，裂头蚴方能在其肠内经5～6周发育，长为成虫。成虫在终宿主体内估计可活10～15年。

【发病机制】

人体感染都是由误食了生的或未熟的含裂头蚴

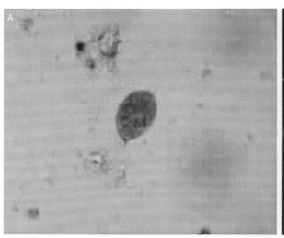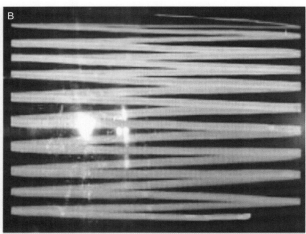

图16-4-36 阔节裂头绦虫

A. 阔节裂头绦虫虫卵；B. 阔节裂头绦虫
引自李懿宏，文景山，舒晶，等，2009.黑龙江省本地感染阔节裂头绦虫1例.
中国寄生虫学与寄生虫病杂志，27（4）：296，302

的鱼所致。喜吃生鱼及鱼片，或食用少量盐腌、烟熏的鱼肉或鱼卵等都极易受感染。流行地区人类或动物粪便污染河、湖等水源也是一个重要原因。

阔节裂头绦虫成虫寄生在人体小肠，有时虫体可扭结成团，导致肠道、胆总管、胆道口阻塞，甚至引起肠穿孔、肠-膀胱瘘管等。节片移行也可导致胆囊炎或胆管炎。虫体在肠道寄生时吸取肠道中的维生素 B_{12}，或绦虫代谢产物损害了宿主的造血功能，导致宿主维生素 B_{12} 缺乏，可引起恶性贫血。阔节裂头蚴偶可寄生于肺部或腹膜外。

【病理变化】

阔节裂头蚴一般不引起特殊病理变化，常表现为非特异性炎症，如肠炎、胆囊炎或胆管炎等。内镜检查有时可发现寄生在小肠内的绦虫。

【临床表现】

阔节裂头绦虫寄生于人体的小肠，多数感染者并无明显症状，偶有疲倦、乏力、四肢麻木、腹泻或便秘，以及饥饿感、嗜食盐等较轻微症状。个别人肺部和腹膜外有阔节裂头蚴寄生，则引起局部症状。

约有 2% 的阔节裂头绦虫患者并发绦虫性贫血，患者除有一般恶性贫血的表现外，常出现感觉异常、运动失调、深部感觉缺失等神经紊乱现象，严重者甚至失去工作能力。与一般恶性贫血不同之处还在于患者胃分泌液中含有内因子和游离酸，而且一旦驱虫后贫血即很快好转。

【诊断与鉴别诊断】

诊断在于从患者粪便中检获虫卵或节片。粪检查可见大量虫卵，椭圆形，灰黄色，大小约 60μm×50μm，有卵盖。虫体检查可见完整的虫体长达数米，

宽约 1cm，头节细长，呈匙状，有深沟槽，成节的宽度显著大于长度。节片中部有盘曲的玫瑰花状子宫。阔节裂头绦虫成虫外形和结构与曼氏迭宫绦虫相似，但较之虫体长、体节宽，且节片中子宫盘曲为玫瑰花状，可资鉴别。虫种的鉴别也可使用 PCR 等分子生物学技术。

五、微小膜壳绦虫感染与微小膜壳绦虫病

微小膜壳绦虫（*Hymenolepis nana*）也称为短膜壳绦虫（dwarf tapeworm），属膜壳科膜壳属，主要寄生于鼠类小肠，亦可寄生于人体小肠，引起微小膜壳绦虫病（hymenolepiasis nana 或 rodentolepiasis）。微小膜壳绦虫呈世界性分布，在温带和热带地区较多见。国内各地的感染率一般低于 1%，唯新疆的乌鲁木齐、伊宁和喀什三市稍高，分别为 8.78%、11.38% 和6.14%。各年龄段都有受感染记录，但以 10 岁以下儿童感染率较高。

【生物学性状】

1. 形态 成虫为小型绦虫，体长很少超过 40mm（平均 20mm），宽 0.5～1mm。头节呈球形，直径0.13～0.4mm，具有 4 个吸盘和 1 个短而圆可自由伸缩的顶突。顶突上有 20～30 个小钩，排成一圈。颈部细长。链体由 100～200 个节片组成，最多时可达 2250 个节片（图 16-4-37）。所有节片均宽大于长并由前向后逐渐增大，孕节达（0.15～0.30）mm×（0.8～1.0）mm，各节片的生殖孔都位于虫体同侧。成节有 3 个较大的圆球形睾丸，横列在节片中部，储精囊较发达。卵巢呈分叶状，位于节片中央。卵黄腺

呈球形,在卵巢后方的腹面。孕节子宫呈袋状,其中充满虫卵并占据整个节片。

虫卵为卵圆形或近圆形,大小为(48～60)μm×(36～48)μm,无色透明。卵壳很薄,其中有较厚的胚膜,胚膜两端略凸起,并由该处各发出4～8根丝状物,称为极丝,蜿蜒在卵壳和胚膜之间,胚膜内含有一个六钩蚴(图16-4-38)。

2. 生活史 微小膜壳绦虫,既可以不经过中间宿主而完成生活史,也可以经过某些节肢动物中间宿主而发育和传播。

(1)直接感染和发育:成虫寄生在鼠类或人的小肠里,脱落的孕节或虫卵随宿主粪便排出体外,若被另一宿主吞食,则虫卵在其小肠内孵出六钩蚴,然后钻入肠绒毛,约经4天发育为似囊尾蚴(cysticercoid),6天后似囊尾蚴又穿破肠绒毛回到肠腔,以头节上的吸盘和小钩固着在肠壁上,逐渐发育为成虫。虫卵在人体内从被吞食到发育至成虫产卵共需时2～4周。成虫寿命仅4～6周。

此外,当孕节在所寄生的宿主肠中被消化而释出虫卵时,亦可孵出六钩蚴,然后钻入肠绒毛发育成似囊尾蚴,再回到肠腔发育为成虫,即在同一宿主肠道内完成其整个生活史,称自体感染(auto-infection),并且可在该宿主肠道内不断繁殖,造成自体内重复感染。我国曾有1例患者连续3次驱虫共排出完整成虫37 982条,这显然是自体重复感染所致。

(2)经中间宿主发育:实验证明,印鼠客蚤、犬蚤、猫蚤和致痒蚤等多种蚤类幼虫、面粉甲虫和拟谷盗等均可作为微小膜壳绦虫的中间宿主。当这些昆虫吞食该绦虫卵后,卵内的六钩蚴可在昆虫血腔内发育为似囊尾蚴,鼠和人若吞食到这些带有似囊尾蚴的中间宿主昆虫,亦可受感染。

【发病机制】

微小膜壳绦虫的虫卵可直接感染人体,主要通过直接接触粪便或通过厕所、便盆的污染再经手到口而进入人体,特别是在儿童聚集的场所更易互相传播。误食带有似囊尾蚴的中间宿主昆虫也可能导致感染。另外,由于自体重复感染造成顽固性寄生,具有一定的流行病学意义。鼠类在本病的流行上起着一定的储存和传播病原体的作用。

微小膜壳绦虫的致病作用主要是由于成虫头节小钩和体表微毛对宿主肠壁的机械损伤,以及虫体的毒性分泌物的刺激,导致相应的病理临床表现。虫卵自孕节散出后便具有感染性。

人体感染微小膜壳绦虫后,可出现血内嗜酸性粒

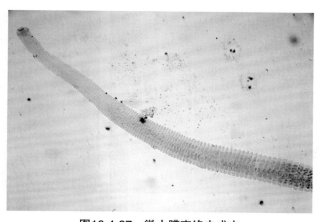

图16-4-37 微小膜壳绦虫成虫
头节呈球形,具有4个吸盘和1个顶突。颈部细长。链体由100～200个节片组成

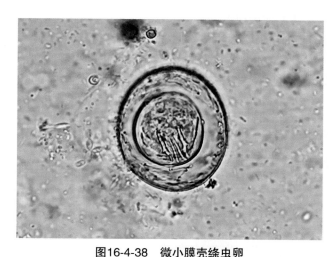

图16-4-38 微小膜壳绦虫卵
虫卵呈卵圆形,无色透明,卵壳很薄,其中有较厚的胚膜,胚膜内含有一个六钩蚴

细胞增多,血黏稠度增加,同时也产生特异的IgM和IgG等。研究证明,这些免疫球蛋白能损伤和破坏新入侵的六钩蚴;同时,体内致敏的T细胞对虫体的生长也有显著的抑制作用。故宿主的免疫状态对该虫的感染和发育过程影响很大。近年发现,使用类固醇激素治疗所造成的免疫抑制,可引起体内似囊尾蚴的异常增生和播散,加重宿主的感染程度。所以,在临床进行免疫抑制治疗前应先驱除该虫。

【病理变化】

微小膜壳绦虫在小肠内寄生。在虫体附着部位,肠黏膜发生充血水肿甚至坏死,有的可形成深达肌层的溃疡,伴有淋巴细胞和中性粒细胞浸润。六钩蚴和似囊尾蚴侵入和穿出肠黏膜的绒毛,也可引起炎症反应。偶可在肠绒毛内发现似囊尾蚴或六钩蚴。内镜检查有可能发现病原体及其引起的病变(图16-4-39)。微小膜壳绦虫还可侵犯其他组织,曾报道在一妇女胸部的肿块中检获其成虫。

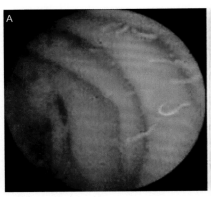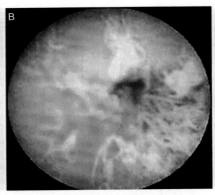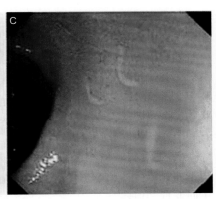

图16-4-39   微小膜壳绦虫病

胶囊内镜下检查可见：A.空肠内黏膜面有条状物附着；B.局部聚集成簇的絮状物；C.结肠镜下可见白色条状物
引自盛剑秋，王海红，李爱琴，等，2008.胶囊内镜诊断小肠微小膜壳绦虫感染一例.中华消化内镜杂志，25(3): 164

【临床表现】

人体轻度感染时一般无明显症状；感染严重者特别是儿童，可出现胃肠道不适如恶心、呕吐、食欲缺乏、腹痛、腹泻，以及头痛、头晕、烦躁和失眠，甚至惊厥等神经症状。有的患者还可出现皮肤瘙痒和荨麻疹等过敏症状。

【诊断与鉴别诊断】

诊断关键在于从患者粪便中查到虫卵或孕节。采用水洗沉淀法或浮聚浓集法均可增加检出虫卵的机会。病理学检查偶可发现肠腔内的成虫，或在绒毛中发现似囊尾蚴或六钩蚴。

六、缩小膜壳绦虫感染与缩小膜壳绦虫病

缩小膜壳绦虫（*Hymenolepis diminuta*）又称长膜壳绦虫，亦属膜壳科膜壳属，是鼠类和其他啮齿动物常见的寄生虫，偶然寄生于人体，引起缩小膜壳绦虫病（hymenolepiasis diminuta）。人体感染比较少见，1819 年 Rudolphi 首次提出人体感染的报告。自 1929 年 Faust 报道北京首例缩小膜壳绦虫病患者以来，国内人体病例报告已逾 200 例，分布在 26 个省、区、市。多数为散发的儿童病例。患者无自体内重复感染的情况，故寄生的虫数一般较少，最多的曾驱出 40 条成虫。也有一家几口人同时感染的报道。

【生物学性状】

1. 形态特点　与微小膜壳绦虫基本相同但虫体较大，为（200～600）mm×（3.5～4.0）mm，属中型绦虫。两者形态的区别见表 16-4-2。

2. 生活史　与微小膜壳绦虫的生活史相似，但发育必须经过昆虫中间宿主。中间宿主包括蚤类、甲虫、蟑螂、倍足类和鳞翅目昆虫等 60 余种，以大黄粉虫、谷蛾多见。成虫寄生在终宿主小肠中，脱落的

表16-4-2　两种膜壳绦虫形态的区别

区别点	微小膜壳绦虫	缩小膜壳绦虫
大小	小型绦虫	中型绦虫
长度	长5～80mm，平均20mm	长200～600mm
节片数	100～200节，节片宽度大于长度	800～1000节，节片宽度大于长度
头节	球形，顶突发育良好，可自由伸缩，有小钩20～30个，吸盘4个	球形，顶突发育不良，藏在头顶凹中，不易伸出，无小钩，吸盘4个，较小
成节	有3个球形睾丸	一般有3个睾丸，偶可多达4～5个
孕节	子宫袋状，充满虫卵，生殖孔位于节片同侧	子宫袋状，但四周向内凹陷呈瓣状，充满虫卵，生殖孔开口于链体一侧边缘的中央
虫卵	较小，圆形或近圆形，（48～60）μm×（36～48）μm，无色透明，卵壳较薄，胚膜两端有4～8根丝状物	稍大，类圆形，（60～79）μm×（72～86）μm，黄褐色，卵壳较厚，胚膜两端无极丝，卵壳与胚膜间有透明胶状物，卵内1个六钩蚴

孕节和虫卵随粪便排出体外。虫卵被中间宿主吞食后，在其肠中孵出六钩蚴，然后穿过肠壁至血腔内经7～10天发育成似囊尾蚴，鼠类或人吞食了带有似囊尾蚴的昆虫后，似囊尾蚴在肠腔内经12～13天发育为成虫。

【发病机制】

人体感染主要是因误食了混杂在粮食和食品中的含有似囊尾蚴的昆虫而引起，儿童因不良卫生习惯则更易误食昆虫，故感染率较高。缩小膜壳绦虫的中间宿主种类较多，分布广泛，其最适宜的中间宿主大黄粉虫和谷蛾等都是常见的仓库害虫，生活在仓库、商店和家庭的粮食中。这些地方又有多种家鼠栖息活动，这样不仅易造成鼠类的高度感染，亦形成了人体感染的重要条件。

致病作用类似于微小膜壳绦虫，主要是成虫对宿主肠壁的机械损伤，以及虫体的毒性分泌物的刺激所致。

【病理变化】

病变类似微小膜壳绦虫所致者。缩小膜壳绦虫在小肠内寄生部位可引起肠黏膜充血水肿，肠上皮细胞变性坏死，甚至可形成黏膜糜烂或溃疡，伴中性粒细胞、嗜酸性粒细胞和淋巴细胞浸润。

【临床表现】

据曹永凤等对国内184例缩小膜壳绦虫病的分析，患者分布于全国19个省市，包括男58例，女65例，记载不详61例。有年龄记载的139例中8个月至12岁者90例，占64.75%；13～18岁者12例，19～25岁者6例，26岁以上者31例，年龄最大为70岁。本病有临床症状者139例，其中症状明显者90例，亦占64.75%，症状轻微者49例。

感染者一般无明显的临床症状，或仅有轻微的神经和胃肠症状，如头痛、失眠、磨牙、恶心、腹胀和腹痛等。严重者可出现眩晕、精神痴呆或恶病质。少数患者发生顽固性结肠炎，腹痛腹泻，大便带有黏液和血液。

【诊断与鉴别诊断】

诊断方法同微小膜壳绦虫。用定量透明法检出率较高且可定量。上述184例粪检均查见缩小膜壳绦虫卵，其中10例大便内发现虫体节片。

七、肠道寄生的其他绦虫感染

除前述绦虫外，还有一些绦虫寄生在人体肠道，但均很少见，肠道病变也较轻。一般表现为炎性充血水肿，少量炎症细胞浸润；较重者可见肠黏膜局部糜烂，或有轻微出血、浅表溃疡等，简述如下。

（一）亚洲带绦虫感染

亚洲带绦虫（*Taenia asiatica*）又称亚洲牛带绦虫（*Taenia saginata asiatica*），成虫形态与牛带绦虫相似，长4～8m。头节呈方形，有4个吸盘，无小钩，似有发育不良的顶突，稍凸起或凹陷。链体分幼节、成节和孕节，由260～1016个节片构成。卵巢分两节。子宫有11～32个侧支。囊尾蚴较小，头节有顶突和2圈发育不良的小钩，类似猪带绦虫的囊尾蚴。虫卵和牛带绦虫卵难以鉴别。

研究证实，亚洲带绦虫的自然中间宿主是猪和其他一些野生动物，终末宿主是人。囊尾蚴寄生在家猪等动物的肝脏及其他内脏内，幼虫具有嗜肝性。人食入未经煮熟的猪肝或其他被污染的食物即可被感染。亚洲带绦虫广泛分布在亚太地区，我国云南、贵州和台湾等地也有该虫感染。其临床和病理表现与牛带绦虫病相似。诊断关键在于识别其形态特征，并与猪带绦虫和牛带绦虫相区别。

（二）西里伯瑞列绦虫感染

瑞列属绦虫是哺乳动物和鸟类的常见寄生虫，有两个独立的种，即西里伯瑞列绦虫（*Raillietina celebensis*）和德墨拉瑞列绦虫（*Raillietina demerariensis*）。在我国人体发现的仅西里伯瑞列绦虫一种，见于台湾、福建、广东、广西、浙江和江苏等地。成虫寄生于人体小肠，引起西里伯瑞列绦虫病。感染者多为7岁以下的儿童，以2～5岁为最多，最小的仅18个月。西里伯瑞列绦虫主要终宿主有黑家鼠、褐家鼠及小板齿鼠等。

西里伯瑞列绦虫成虫大小约为32cm×0.2cm，有185个节片。头节钝圆，横径为0.46mm，4个吸盘上均缀有细小的刺，顶突常缩在顶部微凸的浅窝内，其上具有两排长短相间的斧形小钩，约72个。成节略呈方形，生殖孔都开口在虫体同侧，睾丸48～67个，输精管长而弯曲，阴茎囊呈瓜瓢形。卵巢分两叶，位于节片中央，呈蝶翅状，卵黄腺位于卵巢后方，略呈三角形。孕节略呈椭圆形，各节连续似念珠状，孕节内充满圆形或椭圆形的储卵囊，有300～400个，每个储卵囊中含虫卵1～4个。虫卵呈船形或橄榄形，大小约45μm×27μm，具有内外两层薄的壳，内含圆形的六钩蚴，直径为7.2～9μm。

成虫主要寄生于鼠类的肠道，孕节脱落随宿主粪便排出体外。虫卵能在脑踝蚁属（*Cardiocondyla*）蚂蚁体内发育为似囊尾蚴，该属蚂蚁为其中间宿主和传播媒介。鼠因吞食带似囊尾蚴的蚂蚁而受染。人体感染也可能因误食这种蚂蚁而致。

感染者一般无明显的临床症状,仅偶见腹痛、腹泻、肛门瘙痒,以及夜间磨牙、流涎、食欲缺乏或消瘦等,有的患者发生贫血、白细胞增多,嗜酸性粒细胞可达 10% ～ 18%。多数患者大便中常有白色、能伸缩活动的米粒大小的孕节排出。故诊断主要靠粪检虫卵和孕节。

(三)克氏假裸头绦虫感染

克氏假裸头绦虫(*Pseudanoplocephala crawfordi*)属膜壳科假裸头属,分布于日本、印度等国,1980 年在我国陕西户县首次发现 10 例本虫的人体感染,辽宁营口也发现 4 例,并发现该虫在上海、福建、广东等十多省、市的猪和野猪中流行。人体感染者年龄为 4 ～ 48 岁,感染虫数为 1 ～ 12 条。

克氏假裸头绦虫成虫为乳白色链体,外形与缩小膜壳绦虫很相似;但虫体较大,长 97 ～ 167cm,宽 0.31 ～ 1.01cm,有 2000 多个节片。头节近圆形,具有 4 个吸盘,顶突无小钩。全部节片都为宽扁的矩形,生殖孔大多开口在虫体的同一侧,偶尔开口于对侧。成节中央是呈菜花形的卵巢,其后下方是形状不规则的卵黄腺。睾丸有 21 ～ 43 个,呈圆形或椭圆形,不均匀地分布在卵巢和卵黄腺的两侧,靠近生殖孔的一侧数目较少。孕节中呈袋形的子宫内充满虫卵,2000 ～ 5000 个,并占据整个节片。虫卵近圆形,棕黄色,与缩小膜壳绦虫卵较相似,但较大,直径为 84 ～ 108μm,卵壳较厚而脆弱,表面有颗粒状突起,易破裂,内层为胚膜,胚膜与卵壳之间充满胶质体;胚膜内含一个六钩蚴,六钩蚴与胚膜之间有明显的空隙。

克氏假裸头绦虫终宿主是猪和野猪,主要寄生在猪、野猪和褐家鼠的小肠内,虫卵或孕节随猪粪排出后,被中间宿主(昆虫)赤拟谷盗(*Tribolium castaneum* Herbst)吞食,在后者的血腔内经 27 ～ 31 天发育为似囊尾蚴,但 50 天才具感染性。当猪食入带有似囊尾蚴的中间宿主后,经 10 天即可在小肠内发育为成虫,30 天后成虫子宫中的虫卵开始成熟。人体感染是因为偶然误食赤拟谷盗所致。当赤拟谷盗吃到猪粪中的虫卵后,可能窜入粮仓、住室和厨房污染食物、餐具等,人不慎误食赤拟谷盗即引起感染。

轻度感染的病例常无明显症状。感染虫数较多时可有腹痛、腹泻、恶心、呕吐、食欲缺乏、乏力、消瘦、失眠和情绪不安等症状。腹痛多为阵发性隐痛,以脐周围较明显。腹泻一般每日 3 ～ 4 次,大便中可见黏液。

诊断主要依靠从粪便中检获虫卵或孕节,该虫节片与虫卵都与缩小膜壳绦虫相近,但可根据其虫体和虫卵体积都偏大、成节中睾丸数较多,虫卵的卵壳表面布满大小均匀的球状突起,外缘有波浪状花纹等特征作出鉴别。

(四)犬复孔绦虫感染

犬复孔绦虫(*Dipylidium caninum*)属囊宫科复孔属,是犬和猫的常见寄生虫。该虫偶可感染人体,寄生在小肠内,引起犬复孔绦虫病(dipylidiasis)。犬复孔绦虫广泛分布于全世界各地。犬和猫的感染率很高,狐和狼等也有感染;但人体复孔绦虫病比较少见。全世界至今报道仅 200 例左右。患者多为 6 个月至 3.5 岁婴儿,并有一家人同时受感染的报道。我国仅有少数病例报道,散在北京、辽宁、广东、四川、山西、山东和福建等地,除山东的一例为 44 岁成人外,其余均为 9 个月至 2 岁的婴幼儿,这是因为儿童与犬、猫接触机会较多。

犬复孔绦虫成虫为小型绦虫,长 10 ～ 15cm,宽 0.3 ～ 0.4cm,约有 200 个节片。头节近似菱形,横径 0.3 ～ 0.4mm,具有 4 个吸盘和 1 个顶突,顶突呈棒状的且可伸缩,顶突上有约 60 个(30 ～ 150 个)刺状的小钩,常排成 4 圈(1 ～ 7 圈),小钩数和圈数可因虫龄和顶突受损伤程度不同而异。颈部细而短,近颈部的幼节较小,外形短而宽,往后节片渐大并接近方形,成节和孕节为长方形。每个节片都具有雌雄生殖器官各两套。两个生殖腔孔对称地分布于节片近中部的侧缘。成节有睾丸 100 ～ 200 个,各经输出管、输精管通入左右两个储精囊,开口于生殖腔。卵巢 2 个,位于两侧生殖腔后内侧,靠近排泄管,每个卵巢后方各有一个呈分叶状的卵黄腺。孕节子宫呈网状,内含若干个储卵囊,每个储卵囊含虫卵 8 ～ 13 个。虫卵圆球形,直径 35 ～ 50μm,具两层薄的卵壳,内含一个六钩蚴。

成虫寄生于犬、猫的小肠内,其孕节单独或数节相连地从链体脱落,常自动逸出宿主肛门或随粪便排出体外,并可沿地面蠕动。节片破裂后虫卵散出,如被中间宿主蚤类的幼虫食入,则六钩蚴在其肠内孵出,并穿过肠壁,进入血腔发育。约在感染后 30 天,当蚤幼虫经蛹羽化为成虫时发育成似囊尾蚴,随着成虫到终宿主犬、猫体表活动并进一步成熟。一个蚤体内的似囊尾蚴可多达 56 个,受染的蚤活动迟缓,甚至很快死亡。当终宿主犬、猫舔毛时吞食到病蚤,似囊尾蚴得以进入,然后在其小肠内释出,经 2 ～ 3 周,发育为成虫。人体感染常因与猫、犬接触时误食病蚤引起。犬栉首蚤、猫栉首蚤和致痒蚤是重要的中间宿主。

人体感染后临床表现主要与感染的数量有关。一般可无明显症状，感染严重者尤其是儿童可有食欲缺乏、消化不良、腹部不适等，偶有腹痛、腹泻，甚至因有孕节自动从肛门逸出引起肛门瘙痒和烦躁不安等。

诊断主要依靠粪便检查，发现虫卵或孕节即可确诊。

（胡尚平　刘德纯　郭瑞珍　郭凤英　胡守锋　刘晓阳　卢义生　叶伟标；孙　新　焦玉娟）

第五节　寄生于消化道的线虫感染

线虫（nematode）是一类两侧对称的有原体腔的无脊椎动物，广泛分布于土壤和水中。对人体危害比较严重的寄生线虫有十余种，一部分寄生于消化道，如钩虫（十二指肠钩口线虫、美洲板口线虫）、毛首鞭形线虫（鞭虫）、似蚓蛔线虫（蛔虫）、蠕形住肠线虫（蛲虫）和粪类圆线虫等。一部分寄生于血液和组织中，如丝虫、旋毛形线虫（旋毛虫）、广州管圆线虫、毛圆线虫等。本节主要介绍寄生于消化道的常见线虫。

一、线虫感染概述

在人体寄生的线虫属于线虫门（Phylun Nematoda）的分肠纲（Class Secernentea）和有腺纲（Class Adenophorea），已有超过 28 000 个已被记录的物种，尚有大量物种尚未命名。线虫寄生于动植物，或自由生活于土壤、淡水和海水环境中，随处可见，绝大多数营自生生活。可寄生于人体并致病的线虫有 60 多种，在中国已发现有 35 种线虫流行。营动物寄生者几乎见于宿主所有器官，最常寄生于消化、循环与呼吸系统，以丝虫、钩虫、蛔虫、蛲虫、粪类圆线虫、旋毛虫、鞭虫等俗称为人所熟知和常见。

【形态结构】

1. 成虫　线虫成虫的虫体一般呈线柱状或圆柱状，体表光滑，不分节，两侧对称。通常呈乳白、淡黄或棕红色。大小差别很大，小的不足 1mm，如粪类圆线虫；大的长达 1m 有余，如麦地那龙线虫。但多数在 1～15cm，在肉眼检查时就可以辨认出来，但体积微小者可能被忽略。成虫无明显的头部，但身体有前、后端，背、腹面和两侧之分。前端较钝圆，后端逐渐变细，有的虫体后端呈翼状或伞状等。成虫的外层为体壁，体壁与消化道之间的腔隙无上皮细胞，称为原体腔，腔内充满液体，呈封闭状态，是物质交换的主要介质，内部器官悬浮在其中。线虫有消化系统、生殖系统、神经系统和排泄系统，但无呼吸器官，自由生活种类经体表呼吸，寄生种类为厌氧呼吸。

（1）体壁：由外向内由角皮层、皮下层和纵肌层组成。①角皮层：由皮下层分泌物构成，无细胞结构，具有弹性，覆盖在虫体表面，是虫体的保护层，有抵御宿主消化酶的作用。体表光滑无纤毛，并在虫体前后两端衍生出唇瓣、乳突、翼、棘、嵴、环纹、交合伞等特殊结构，分别与其感觉、运动、附着、交配等生理活动有关，也是鉴别虫种的重要证据。②皮下层：由合胞体组成，无细胞界限，主要功能是分泌形成角皮层。在虫体的背面、腹面和两侧面的中央，皮下层向内增厚、突出，形成四条皮下纵索，分别称为背索、腹索和侧索。四条纵索将虫体的原体腔分为四个索间区。腹索有神经干通过，侧索有排泄管通过。③纵肌层：在皮下层内侧，由单一纵行排列的肌细胞构成，依索间区肌细胞多少，分别称为多肌型（如蛔虫）、少肌型（钩虫）和细肌型（如鞭虫）。在病理切片中如看到虫体的横断面可以鉴别三种肌型。肌细胞内含有肌球蛋白和肌动蛋白，以及细胞核和多种细胞器，与虫体的运动功能有关。

（2）消化系统：包括消化管和腺体。线虫的消化道完整，从头到尾依次为口孔、口腔、咽管、食管、中肠、直肠和肛门。咽管与肠管交接处有一个三叶形活瓣，称为咽管-肠管阀，可以控制食物的流向。有些线虫有食管，呈圆柱状或球状。肠管为一直形管道，无肌细胞，肠壁由单层柱状上皮构成，内缘有微绒毛，肠细胞内含丰富的线粒体、糖原颗粒、内质网和核蛋白体等，负责吸收和输送营养物质。腺体细胞可分泌淀粉酶、蛋白酶等帮助消化。肠腔排空较快，如人蛔虫在实验条件下每 3 分钟就可排空一次。雄虫的直肠通入泄殖腔，开口于体外，雌虫的肛门一般见于虫体末端的腹面。

（3）生殖系统：线虫多数为雌雄异体，形状有别，雌性较大。雄虫的生殖系统为单管型，由睾丸、输精管、储精囊、射精管和交配附器组成，射精管通入泄殖腔。雌虫的生殖系统多为双管型，包括卵巢、输卵管、子宫、排卵管、阴道和阴门等，阴门开口于虫体腹面肛门之前。雄虫尾部呈螺旋状旋曲,往往有一或两根等长的交合刺,有或无肋状物支撑。

(4)神经系统:线虫的神经系统包括咽部神经环和由此向前、向后各发出的6条神经索,其中主要的两条为分别位于背索、腹索中的背、腹神经,分别控制虫体的感觉和运动。线虫的感觉器官主要是位于头部和尾部的乳突、头感器和尾感器,可感受物理或化学刺激,并调节腺体分泌功能。

(5)排泄系统:线虫的排泄系统分为腺型和管型。①腺型,见于有腺纲(无尾感器纲)的虫种,只有一个大的排泄细胞,位于肠管前端,开口在咽部神经环附近的腹面;②管型,见于有尾感器的虫种,基本结构是一对长排泄管,由一个短横管相连,构成H形、U形或倒U形,在横管中央腹面有一小管经排泄管通向体外。

2. 虫卵 一般为卵圆形,无卵盖,卵壳多呈淡黄色、棕黄色或无色。卵壳有三层结构,外层较薄,称受精膜或卵黄膜,来源于受精卵母细胞所形成的卵膜;中层为壳质层,较厚,有一定硬度,能抵抗外界的机械压力;内层较薄,含脂蛋白和蛔甙,称为脂层或蛔甙层,有调节渗透作用的功能,可防止虫卵内水分的丢失。壳质层是卵壳的主要结构,其他两层在光镜下都不易见到。因此,观察线虫卵主要是看其壳质层,有助于诊断。

有的线虫卵在排出体外时含有一个尚未分裂的卵细胞,如蛔虫卵;有的卵细胞正在分裂中,如钩虫卵;有的已经发育成蝌蚪期胚胎,如蛲虫卵;有的线虫在产出之前已形成幼虫,如卵胎生的丝虫和旋毛虫。

【生活史】

线虫的生活史有两种方式,即自生方式和寄生方式。寄生性的线虫常有十分复杂的生命周期,基本发育过程包括虫卵、幼虫和成虫3个阶段。虫卵排出体外,在适当条件下发育成为感染期或孵出幼虫后发育为感染期,通过不同方式感染人类。根据其生活史是否需要中间宿主,分为土源性线虫和生物源性线虫。

1. 土源性线虫(soil-transmitted nematode) 发育过程中不需要中间宿主,称为直接发育型。感染性幼虫或虫卵可直接进入人体发育,肠道线虫如蛔虫、钩虫、鞭虫、蛲虫、粪类圆线虫等多属于此型。蛲虫卵产出后不久即具有感染力,而蛔虫卵、鞭虫卵则需在外界发育一段时间才能成为感染性虫卵。钩虫和东方毛圆线虫的虫卵则在外界发育成感染性幼虫,才能感染人体。土壤的湿度、温度及氧含量都影响线虫卵和幼虫的发育。

2. 生物源性线虫(vector-bore nematode) 发育过程中需要中间宿主,称为间接发育型。血液和组织内的寄生线虫如丝虫、旋毛虫、广州管圆线虫等属于此类。这些线虫的幼虫需先在中间宿主体内发育为感染期幼虫后,再经过皮肤或口腔感染人体。如丝虫的微丝蚴在蚊体内发育至感染期后,再通过蚊虫叮咬人体皮肤感染人体。

大多数线虫有非常固定的生活史,在发育过程中经过虫卵孵化(hatch)与幼虫蜕皮(ecdysis)两个生理过程和形态变化。有些虫卵能在外界环境中发育成熟并孵化,孵化过程中由于幼虫的运动及其所分泌的酶的作用,卵壳脂层破坏,失去防水能力,导致水分渗入,卵壳破裂,幼虫逸出。有的虫卵在外界发育至含有幼虫的阶段,形成感染期虫卵,被人食入后在肠道内孵化出幼虫。蛔虫、钩虫、粪类圆线虫等线虫的幼虫均在人体组织内移行和发育,蛲虫和鞭虫则无组织内移行,直接在肠腔中完成。

幼虫发育过程中角皮也相应出现周期性的脱落,称蜕皮,即在旧角皮下逐渐形成一层新角皮,旧角皮在幼虫分泌的蜕皮液(exsheathing fluid)的侵蚀下,逐层溶解、破裂而被蜕去。在自生生活的线虫中,发育的过程通常会需要经过四次蜕皮的阶段。有的线虫在第二次蜕皮后发育成感染期幼虫,第四次蜕皮后体型增大发育为成虫。线虫释放的蜕皮液可能是一种重要的变应原,可诱发宿主产生超敏反应,如蛔虫性哮喘等。

【发病机制】

1. 感染途径 线虫感染多由感染期的幼虫(丝状蚴)或虫卵引起,多数经口感染,如食用未煮熟而被虫卵污染的蔬菜、瓜果,或经口吞入手指上感染期卵,食用含有虫卵或幼虫的肉,生食螺类、淡水鱼、昆虫、蛙等。其次是昆虫叮咬,由吸血动物传播。钩口线虫则经皮肤钻入,进入皮下组织。少数可经由未经保护的伤口进入等。

2. 致病作用 线虫感染会造成宿主身体基因改变,生理改变,组织液的改变,神经系统受损,皮肤黏膜代谢发生异常,以及消化道阻塞,机体代谢和免疫力受损,严重者可导致死亡。其损害程度与线虫的种类、数量(虫荷)、发育阶段、寄生部位虫体的机械性和化学性刺激,以及宿主的营养、免疫、防御状态等因素有关。

【病理变化】

线虫虫卵、幼虫和成虫均有致病作用,其病变大致表现为局部组织充血水肿,炎症细胞浸润,以嗜酸性粒细胞浸润具有特征性,有时可见肉芽肿形成。

1. 幼虫移行 幼虫侵入宿主体内并在宿主体内移行可造成相应部位的组织损伤,如钩虫的感染期幼虫在侵入皮肤时可引起皮炎,蛔虫或钩虫的幼虫在移行到肺部时可引起肺组织损伤，发生哮喘。有些寄生于猫、狗等食肉动物的线虫幼虫如侵入人体，可引起皮肤或内脏的幼虫移行症（larva migrans）。

2. 局部损伤 线虫到达其适宜寄生部位后，特别是组织内寄生的线虫，可引起局部损伤。例如：旋毛虫幼虫在肌肉内寄生可引起局部肌肉组织炎症，如侵犯心肌可导致心肌炎、心包积液，严重者可引起心力衰竭甚至死亡；广州管圆线虫第3期幼虫侵犯人脑可引起嗜酸性粒细胞增多性脑膜脑炎或脑膜炎；粪类圆线虫可以在局部组织中形成肉芽肿。组织内寄生的线虫通常比肠道内线虫对人体的危害更严重。

3. 机械性损害 蛔虫虫体过多可阻塞肠道引起肠梗阻，有时蛔虫钻入胆道系统阻塞胆管，可引起胆绞痛和黄疸。此外，肠道内线虫还可导致肠道慢性炎症、局部充血或出血，慢性失血可致贫血。某些线虫以血液为食，或掠夺肠道半消化物可致感染者营养不良、消瘦。

4. 化学性刺激 虫体的排泄物或分泌物等刺激局部组织，可引起化学性损伤或超敏反应，如蛔虫性肺炎、哮喘、嗜酸性粒细胞增多症等。

【临床表现】

人体感染线虫幼虫或虫卵后，经过潜伏期身体才会有症状，不敏感的人也可无症状。常见症状有发热、腹部不适、消化不良、出血、贫血、皮疹等。严重者可导致寄主机体受损，组织结构改变，基因改变，皮肤黏膜、肌肉纹理改变等，甚至身体多脏器受损，导致各种并发症，危害生命。线虫感染还常引起人体血液和病灶组织中嗜酸性粒细胞增多。

各种线虫感染所造成的组织损伤与相应症状差别较大，参见表16-5-1。

表16-5-1 人体常见线虫种类及致病特点

属或种	感染期	感染途径	寄生部位	所致疾病
似蚓蛔线虫	感染期虫卵	粪-口途径	小肠	蛔虫病，哮喘
十二指肠钩口线虫	丝状蚴	皮肤钻入	小肠，皮下组织	钩虫病，皮炎，贫血
美洲板口线虫	丝状蚴	皮肤钻入	小肠	钩虫病，皮炎，贫血
粪类圆线虫	丝状蚴	皮肤钻入	小肠，肺	粪类圆线虫病
广州管圆线虫	感染期幼虫	生食螺类	神经系统	脑膜炎，脑炎
艾氏小杆线虫	感染性幼虫	经口或泌尿道	消化道泌尿道	艾氏小杆线虫病
东方毛圆线虫	丝状蚴	经口	小肠，皮下组织	东方毛圆线虫病
喉兽比翼线虫	感染期虫卵	经口	呼吸系统	喉兽比翼线虫病
弓首线虫属	感染期虫卵	经口	肝、肺、脑、眼等组织	弓首线虫病
异尖线虫	感染期幼虫	经口	胃肠道壁	异尖线虫病
蠕形住肠线虫	感染期虫卵	经口	盲肠结肠	蛲虫病
棘颚口线虫	感染期幼虫	生食淡水鱼	胃	棘颚口线虫病
美丽筒线虫	感染期幼虫	生食昆虫	口腔，食管黏膜	美丽筒线虫病
结膜吸吮线虫	感染期幼虫	果蝇舔舐眼分泌物	眼结膜囊	结膜炎
麦地那龙线虫	感染期幼虫	误食剑水蚤	皮下组织	麦地那龙线虫病
班氏吴策线虫	丝状蚴	蚊媒叮咬	淋巴系统	淋巴水肿，象皮病
马来布鲁线虫	丝状蚴	蚊媒叮咬	淋巴系统	淋巴水肿，象皮病
罗阿罗阿线虫	丝状蚴	斑虻叮咬	皮下组织	罗阿罗阿线虫病
旋盘尾丝虫	丝状蚴	蚋叮咬	皮下组织，眼部	旋盘尾丝虫病
毛首鞭形线虫	感染期虫卵	粪-口途径	盲肠	鞭虫病
旋毛形线虫	幼虫（囊包）	经口	肌肉组织	肌炎，心肌炎，心包炎
肝毛细线虫	感染期虫卵	经口	肝组织	肝毛细线虫病
肾膨结线虫	感染期幼虫	生食鱼、蛙	泌尿系统	肾膨结线虫病

【病因与病理诊断】

线虫感染的诊断与其他寄生虫病的诊断一样，同样需要实行"五结合"，即流行病学、临床表现、影像学检查、实验室检查和病理学检查五个方面结合起来，关键是病原学检查。发现并确认寄生虫虫体、幼虫或虫卵是确诊的依据。病理学检查是病因诊断的重要措施，流行病学信息可提供重要的诊断线索，影像学检查可提示病变部位和范围。免疫学检查（血清抗体和循环抗原）、分子生物学检查（寄生虫核酸成分）也有重要的诊断参考价值。

1. **肉眼观察**　较大的线虫肉眼观察即可发现，如在内镜检查时可以发现肠道的寄生线虫。有些线虫可以随粪便排出，被患者发现。

2. **显微镜观察**　体积微小的线虫可以用粪便、痰液等涂片检查幼虫与虫卵。为提高检出率，可采用直接涂片法、沉淀集卵法、饱和盐水浮聚法等方法。对于丝虫则通过血液涂片在显微镜下寻找。

3. **活组织检查**　对于侵犯人体组织内的线虫，除观察其引起的局部病变外，还要注意病灶中有无线虫寄生。例如，旋毛虫可在肌肉组织中寄生，引起炎症反应。粪类圆线虫可在间叶组织中形成肉芽肿性病变等。由于在制片过程中虫体的收缩较明显，加上不同切面的差异，通常不容易辨认。熟悉上述线虫的形态特点有助于病理诊断。

二、似蚓蛔线虫感染与蛔虫病

似蚓蛔线虫（*Ascaris lumbricoides*）简称蛔虫，是人体内最常见的寄生虫之一。由寄生在人体小肠的似蚓蛔线虫引起的寄生虫病称蛔虫病（ascariasis）。似蚓蛔线虫主要分布在温暖、潮湿和卫生条件差的热带和亚热带地区，呈世界性分布，在我国主要集中农村地区，感染率可达 70% 以上，儿童多于成人。

【生物学性状】

1. **形态特征**　蛔虫为寄生在人体肠道线虫中体型最大者，虫体呈长圆柱形，淡红色或微黄色，死后为灰白色；头端尖细，形似蚯蚓（图 16-5-1），体表可见纤细的横纹，两侧有明显的侧索，镜下可见体壁上的肉柱结构，具有特征性。头顶端有呈"品"字形排列的唇瓣，形成口孔。背唇瓣一个，较大，亚腹唇瓣两个，略小。唇瓣内缘有一列细齿，外缘有一对感觉乳突。直肠短，雌虫消化道末端开口于肛门，雄虫则通入泄殖腔（图 16-5-2）。雌性成虫长 20 ~ 35cm，个别虫体可达 49cm，直径 0.3 ~ 0.6cm，尾端尖直；生殖器为双管型，盘绕在虫体后 2/3 部分的原体腔内，子宫呈粗管状，阴门开口于虫体腹面的中、前 1/3 交界处。雄性成虫长 15 ~ 31cm，直径 0.2 ~ 0.4cm，尾部向腹面弯曲；生殖器为单管型，盘绕在虫体后半部的原体腔内，尾部有一对交合刺，呈镰刀状或象牙状，射精管开口于泄殖腔。

自人体排出的蛔虫卵分为受精卵和未受精卵。受精卵呈宽椭圆形，大小为（45 ~ 75）μm×（35 ~ 50）μm，卵壳较厚，表面有一层波浪状凹凸不平的蛋白质膜，在肠道被胆汁染成棕黄色，是蛔虫卵与其他线虫卵的主要区别点之一。卵壳自外向内分为三层：受精膜、壳质层和蛔甙层。壳质层较厚，另两层极薄，在普通显微镜下难以分清。卵壳内有一个大而圆的卵细胞，于卵壳间常见有新月形空隙（图 16-5-3）。未受精卵多呈长椭圆形，大小为（88 ~ 94）μm×（39 ~ 44）μm，卵壳无色透明，壳质层与蛋白质膜均较受精蛔虫卵薄，无

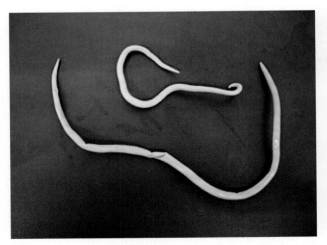

图16-5-1　蛔虫

虫体呈长圆柱形，形似蚯蚓，雌性成虫较长，尾端尖直，雄性成虫较短，尾部向腹面弯曲

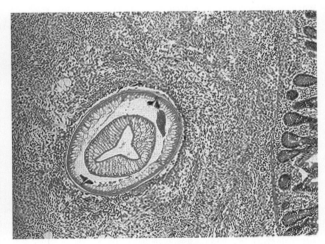

图16-5-2　小肠蛔虫

虫体横断面，显示虫体体壁及消化道等结构和虫体周围组织反应（丁彦青惠赠）

蛔甙层，卵壳内含许多大小不等的折光性颗粒（图16-5-4）。若蛔虫卵的蛋白质膜脱落，卵壳则呈无色透明，表面光滑，应注意与其他线虫卵鉴别（图16-5-5）。

2. 生活史 蛔虫的发育过程属直接发育型，包括虫卵在外界土壤中的发育和虫体在人体内发育的两个阶段。生活史不需要中间宿主。

（1）在土壤中的发育：雌雄交配后雌虫产卵，虫卵从病人粪便排出后，散布于土壤中的受精蛔虫卵，在潮湿、荫蔽、氧充足和适宜温度（21～30℃）的条件下，约需2周即可完成卵内的胚胎发育，内含一条卷曲的幼虫；再经过1周，幼虫进行第一次蜕皮后变为二期幼虫。卵内含有二期幼虫的蛔虫卵，称为感染期卵（图16-5-6）。经孵化后幼虫可破壳而出（图16-5-7）。

（2）在人体内的发育：似蚓蛔虫寄居在人体小肠。人体经口误食含有感染期虫卵的食物后，虫卵在小肠环境条件（温度、pH、低氧等）的综合影响下，幼虫分泌含有酯酶、壳质酶及蛋白酶的孵化液，分别作用于

卵壳各层。同时，卵内幼虫的活动性增大，最后冲破卵壳孵出（图16-5-7）。孵出的幼虫侵入小肠黏膜和黏膜下层，并钻入肠壁小静脉或淋巴管，经门静脉系统到肝，随血流到达右心，再到达肺脏，幼虫穿过肺毛细血管进入肺泡。在此，在幼虫经过第二次及第三次蜕皮（约在感染后10天内），发育为第四期幼虫，然后沿支气管、气管移行到咽，被吞咽入食管，经胃到小肠。在小肠内，幼虫进行第四次蜕皮后，经数周逐渐发育为成虫。整个体内移行过程为：口→小肠→门静脉→肝脏→右心→肺脏→气管→咽→食管→胃→小肠。自人体感染到雌虫产卵约需60～75天。一条雌虫每天排卵可多达24个，成虫在人体内存活时间通常为一年左右。

蛔虫通过其肠上皮细胞微绒毛吸收葡萄糖、氨基酸及脂肪酸。成虫主要是通过厌氧糖酵解过程而获得能量。由于成虫的丙酮酸激酶的活性低，因此只能将糖分解到磷酸烯醇式丙酮酸，再经过多种酶的作用，

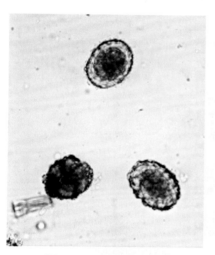

图16-5-3 蛔虫受精卵

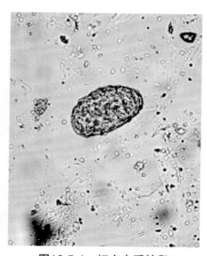

图16-5-4 蛔虫未受精卵

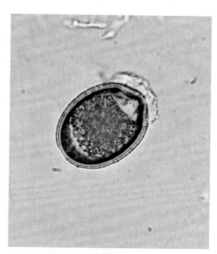

图16-5-5 脱蛋白膜壳蛔虫卵

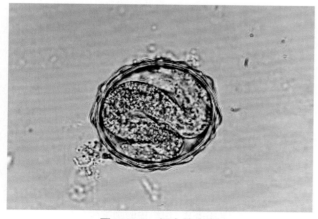

图16-5-6 蛔虫幼虫卵

虫卵受精后发育成幼虫卵，卵内含有一条幼虫，具有感染性

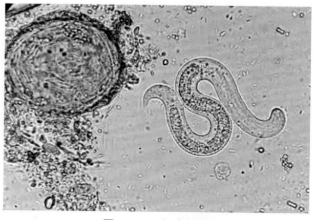

图16-5-7 蛔虫幼虫

卵内幼虫脱离卵壳，其头部圆钝，后端尖细。左侧为其空卵壳

最后生成苹果酸。在线粒体内，一部分苹果酸经延胡索酸还原为琥珀酸。在这个反应中，多产生 1 分子的 ATP。而虫卵内幼虫的能量来源于糖类和脂类，代谢过程是需氧性的。

【发病机制】

蛔虫通过污染食物、饮水，经手 - 口途径感染。致病阶段为成虫和幼虫，成虫寄生在小肠。诊断阶段为成虫、虫卵（粪检）。蛔虫幼虫和成虫对人体均有致病作用，主要表现为掠夺营养、机械性损伤、超敏反应及肠功能障碍等。

1. 幼虫的致病作用　在人体内，自二期幼虫侵入肠壁开始，到经肝、肺移行，直至最后在小肠内寄生等，均可引起组织损伤和炎症反应，以肺蛔虫症比较突出。当重度感染时，幼虫也可引起肝脏的炎症，或侵入甲状腺、脾、脑、肾等器官，引起异位损害。若通过胎盘，也可到胎儿体内寄生。

2. 成虫的致病作用　蛔虫对人体的致病作用主要由成虫引起。①蛔虫以人体肠腔内半消化物为食，掠夺人体营养，并影响机体对蛋白质、脂肪、糖类，以及维生素 A、维生素 B_2 和维生素 C 的吸收，导致营养不良；②虫体代谢产物或崩解产物的毒性刺激也可影响消化吸收，甚至引起超敏反应；③蛔虫有钻孔习性，寄生环境发生改变或不适当的驱虫治疗，常可刺激虫体活动力增强，容易钻入开口于肠壁上的各种管道，如胆道、胰管、阑尾等，分别引起胆道蛔虫病、蛔虫性胰腺炎，阑尾炎或蛔虫性肉芽肿等并发症。

3. 超敏反应　蛔虫的幼虫和成虫均可引起超敏反应。幼虫蜕皮及代谢产物可引起全身性超敏反应，表现为发热、荨麻疹、血管神经性水肿等。成虫的代谢产物和虫体死亡后的崩解产物都是强变应原，被机体吸收后可引起 IgE 介导的 I 型超敏反应，患者出现荨麻疹、皮肤瘙痒、血管神经性水肿及结膜炎等症状，严重者可发生蛔虫中毒性脑病等症状。

【病理变化】

蛔虫所致病变，大致可分为以下几个方面：

1. 非特异性病变　蛔虫在肠道所致病变主要为局部黏膜的轻度炎症反应。移行到肺部可出现肺出血、肺水肿、支气管扩张及黏液分泌增加等。如从肠道侵入胆道系统，可引起炎症性破坏、局部出血，甚至穿孔。蛔虫从胆管进入肝组织，在肝内引起蛔虫性脓肿，脓肿壁可见蛔虫卵，常被多核巨细胞包围或形成蛔虫卵结节。在组织切片中，蛔虫卵呈卵圆形，具折光性，虫卵内含有一个未分裂的卵细胞，呈圆形或卵圆形，卵壳与卵细胞之间为空白区，可能为卵壳成分或人为假象，使之易于辨认（图 16-5-8，图 16-5-

9）。病程长久者蛔虫卵可发生退变，虫卵浓缩变小，但周围仍见空晕，并常见慢性炎细胞浸润及多核巨细胞形成（图 16-5-10，图 16-5-11）。蛔虫还可从胆道进入胰管，引起胰管蛔虫病。蛔虫也可在胰管内产卵，引起急性或慢性胰腺炎。化脓性炎症可能与蛔虫移动时携带的细菌感染所致。

2. 肉芽肿形成　在肝、肺、胰腺等处有蛔虫幼虫或虫卵存在的部位，虫卵和幼虫周围可有嗜酸性粒细胞和中性粒细胞浸润，组织细胞（上皮样细胞与多核巨细胞）围绕退变的虫卵或死亡的幼虫形成的异物肉芽肿或假结核结节（图 16-5-12，图 16-5-13）。肉芽肿外周为嗜酸性粒细胞带，肉芽肿内死的幼虫可发生囊性变，囊壁上有厚薄不等的嗜酸性物质沉积，后期肉芽肿内不见幼虫或仅在嗜酸性物质中查见死亡幼虫的残骸。

3. 异位寄生　蛔虫主要在肠道内寄生，但有时也可侵入阑尾、胆道系统、胰管、肺或肝脏等组织（图 16-5-14，图 16-5-15）。蛔虫也可从肝脓肿处穿过

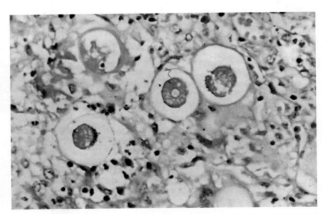

图16-5-8　组织中的蛔虫卵
呈卵圆形，有折光性，虫卵内含有未分裂的卵细胞，虫卵周围有空白区（空晕）

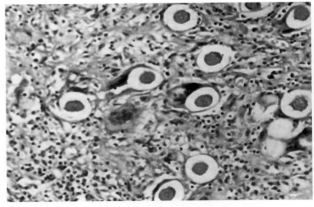

图16-5-9　组织中的蛔虫卵
病变组织中见多个蛔虫卵，呈不同程度的退变，虫卵周围常有空晕，虫卵之间见慢性炎细胞浸润

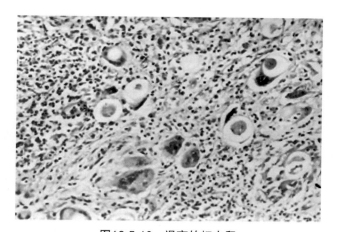

图16-5-10 退变的蛔虫卵

虫卵周围常有空晕，虫卵之间可见淋巴细胞、嗜酸性粒细胞和多核巨细胞浸润，
有肉芽肿形成趋势

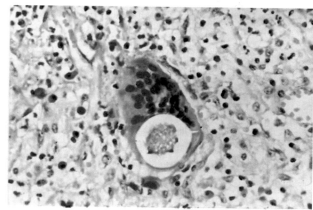

图16-5-11 退变的蛔虫卵

周围有空晕，被多核巨细胞吞噬包绕，周围有淋巴细胞、嗜酸性粒细胞浸润

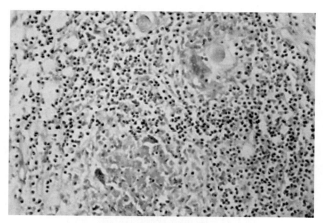

图16-5-12 腹腔蛔虫卵性肉芽肿

由虫卵、大量嗜酸性粒细胞组成的急性嗜酸性肉芽肿改变，局部组织坏死。此例
病变组织中只见少量虫卵

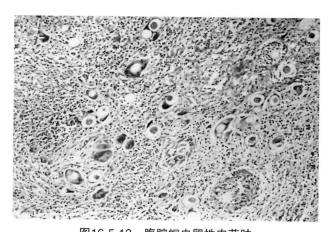

图16-5-13 腹腔蛔虫卵性肉芽肿

病变组织中可见较多蛔虫卵、多核巨细胞、淋巴细胞、嗜酸性粒细胞等组成的肉
芽肿。有的病灶呈明显的结节状

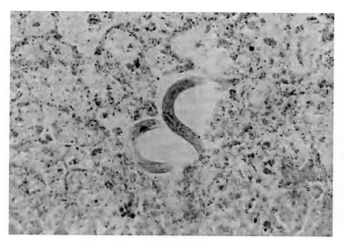

图16-5-14 肺组织内的蛔虫幼虫

引自陈建平等，2004. 人体寄生虫学彩色图谱. 成都：四川大学出版社

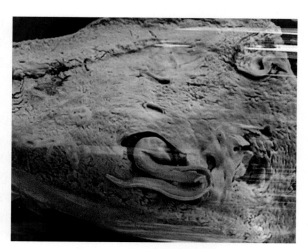

图16-5-15 肝内胆管中的蛔虫

蛔虫成虫常钻入胆道系统，甚至进入肝内胆管

膈肌到达胸腔，引起胸腔化脓；蛔虫还可从肝脓肿、坏死组织处进入静脉到达心脏、肺动脉、脾静脉、上腔静脉，引起异位寄生。在这些部位可以检查到蛔虫成虫、幼虫或虫卵，以及相关的病变。

【临床表现】

多数患者无明显临床症状，临床症状的有无及轻重与患者的体质和虫荷有关，幼虫可引起局部出血、炎症反应；严重者可引起全身超敏反应，表现为发热、荨麻疹和血管神经性水肿等，已如上述。成虫的损害主要有夺取营养、机械损伤和毒副作用。主要表现可分为以下几类：

1. 营养不良　主要是蛔虫寄生引起的蛋白质、脂肪、糖类，以及维生素 A、维生素 B$_2$ 和维生素 C 等吸收异常所致，除蛔虫外，钩虫、丝虫、绦虫、姜片虫等寄生亦可引起营养不良。患者常有食欲缺乏、恶心、呕吐，以及间歇性脐周疼痛等表现。严重感染的儿童，可出现发育障碍和智力迟钝。

2. 肺蛔虫症　吕弗勒综合征（Löeffler syndrome）表现为单纯的肺部炎性细胞浸润及嗜酸性粒细胞增多，是由大量的幼虫在肺部移行所致，除蛔虫外，钩虫、丝虫、绦虫、姜片虫等亦可引起。患者可出现发热、咳嗽、哮喘、血痰及外周血嗜酸性粒细胞增多等，胸部 X 线常在上肺野表现为一过性密度增高阴影，点状、絮状或片状阴影，为浸润性病变，病灶常有游走现象，并多在 1 ～ 2 周自行消散。

3. 胆道蛔虫病　是临床较为常见的合并症。成虫侵入胆道，使胆总管阻塞，患者出现突发性剑突下或右上腹阵发性绞痛，疼痛呈间歇性加剧，并可向右肩、背部及下腹部放射，常伴有恶心、呕吐等。如诊治不及时，由于虫体带入胆管的细菌造成继发感染，可导致化脓性胆管炎、胆囊炎，甚至发生胆管坏死、穿孔，引起胆汁性腹膜炎等。有时蛔虫也可逆行进入肝内胆管系统，引起肝区疼痛、胆汁排泄障碍等。

4. 蛔虫性肠梗阻　也是常见的并发症之一，多见于 6 ～ 8 岁的儿童，是由大量蛔虫扭结成团，阻塞肠管，造成寄生部位肠蠕动障碍引起，阻塞部位多在回肠下段，患者常出现脐周或右下腹突发性阵发性绞痛，持续数分钟，短暂间歇后再发作，并伴有恶心、呕吐、腹胀和便秘等。在患者腹部可触及条索状移动团块。有的可伴发肠扭转、肠套叠，甚至肠穿孔，引起局限性或弥漫性腹膜炎。国外曾报道一例 2 岁女孩因大量感染蛔虫而死亡，尸检发现回肠内有蛔虫团块，导致肠扭转和肠坏死，检获 908 条虫体。台湾一例男孩（11 岁），经手术取出蛔虫 1806 条，虫重达 4 公斤。

5. 蛔虫性阑尾炎　患者可出现阵发性上腹或脐周疼痛，继而转移至右下腹痛。临床可因阑尾炎而手术切除阑尾送检。

与人蛔虫相似的犬弓首线虫（犬蛔虫）、猫弓首线虫（猫蛔虫）和小兔唇蛔线虫等分别是犬、猫和兔常见的肠道寄生虫。由于人类与犬、猫的密切接触，犬蛔虫或猫蛔虫的幼虫偶尔也可侵入人体，引起内脏幼虫移行症，以犬蛔虫感染最为严重，值得注意。

【诊断与鉴别诊断】

1. 粪检查虫卵　自患者粪便中检查出虫卵（包括受精卵和未受精卵），即可确诊。生理盐水直接涂片法即可满足诊断要求，也可采用沉淀法和浮聚法提高检出率（图 16-5-3 ～图 16-5-6）。由于蛔虫产卵量大，采用直接涂片法，查一张涂片的检出率为 80% 左右，查 3 张涂片可达 95%。对直接涂片阴性者，也可采用沉淀集卵法或饱和盐水浮聚法，检出效果更好。患者有时在大便中排出成虫，更易诊断。对粪便中查不到虫卵或成虫而临床表现疑似蛔虫病者，可用驱虫治疗性诊断，根据患者排出虫体的形态进行鉴别。

2. 痰中查蛔虫幼虫　疑为蛔虫幼虫引起的过敏性肺炎的患者，检查痰中有无蛔虫幼虫可协助确诊。

3. 免疫学方法　如 ELISA、间接血凝试验（IHA）等应用较少，因为不如虫卵检查简便易行。

4. 影像学检查及纤维内镜检查　也可用于辅助诊断，如胆道蛔虫病，超声检查可以发现异常回声。

三、钩口线虫感染与钩虫病

钩虫（hookworm）是钩口科线虫的统称，至少有 17 个属和 100 个种。寄生于人体的钩虫主要有十二指肠钩口线虫（*Ancylostoma duodenale*），简称十二指肠钩虫；美洲板口线虫（*Necator americanus*），简称美洲钩虫。另外，锡兰钩口线虫（*Ancylostoma ceylanicum*）和犬钩口线虫（*Ancylostoma caninum*）偶尔也可寄生于人体，其危害性与前两种钩虫相似。巴西钩口线虫（*Ancylostoma braziliense*）的感染期幼虫也可侵入人体，引起皮肤幼虫移行症（cutaneous larva migrans，CLM），但不能发育为成虫。因幼虫移行蜿蜒弯曲，引起皮疹呈匐行线状，故又称匐形疹（creeping eruption）。本节主要介绍十二指肠钩虫和美洲钩虫。我国北方以十二指肠钩虫感染为主，南方则以美洲钩虫为主。两种钩虫混合感染亦较普遍。由钩虫感染引起的寄生虫病称为钩虫病（hookworm disease）。钩虫病仍是我国严重危害人民健康的五大寄生虫病之一。

【生物学性状】

1. 钩虫形态　分为成虫、幼虫和虫卵三个阶段

（图 16-5-16）。成虫体长约 1cm，肉红色，半透明（图 16-5-17），死后呈灰白色。虫体前端较细，顶端有一发达的角质口囊，由坚韧的角质构成，是其形态学的特征。因虫体前端向背面仰曲，口囊的上缘为腹面，下缘为背面。十二指肠钩虫的口囊呈扁卵圆形，其腹侧缘有钩齿 2 对，外齿一般较内齿略大，背侧中央有一半圆形深凹，两侧微呈突起。美洲钩虫口囊呈椭圆形。其腹侧缘有 1 对板齿，背侧缘则有 1 个呈圆锥状的尖齿。口囊两侧有 1 对头感器和 1 对头腺相连，开口于口囊的齿部。钩虫的咽管长度约为体长的 1/6，其后端略膨大，咽管壁肌肉发达。肠管壁薄，由单层上皮细胞构成，内壁有微细绒毛，利于氧及营养物质的吸收和扩散。

钩虫体内有三种单细胞腺体：①头腺 1 对，位于虫体两侧，前端与头感器相连，开口于口囊两侧的头感器孔，后端可达虫体中横线前后。头腺主要分泌抗凝素及乙酰胆碱酯酶，抗凝素是一种耐热的非酶性多肽，具有抗凝血酶原作用，可阻止宿主肠壁伤口的血液凝固，有利于钩虫的吸血，头腺的分泌活动受神经控制。②咽腺 3 个，位于咽管壁内，其主要分泌物为乙酰胆碱酯酶、蛋白酶及胶原酶。乙酰胆碱酯酶可破坏乙酰胆碱而影响神经介质的传递作用，降低宿主肠壁的蠕动，有利于虫体的附着。经细胞酶化学定量分析，美洲钩虫乙酰胆碱酯酶含量比十二指肠钩虫高。③排泄腺 1 对，呈囊状，游离于原体腔的亚腹侧，长可达虫体后 1/3 处，腺体与排泄横管相连，分泌物主要为蛋白酶，能抑制宿主的血液凝固。

钩虫雄性成虫长 8～11cm，生殖系统为单管型，雄虫末端膨大，即为角皮延伸形成的膜质交合伞。交合伞由 2 个侧叶和 1 个背叶组成，其内有肌性指状辐肋，依其部位分别称为背辐肋、侧辐肋和腹辐肋。背辐肋的分支特点是鉴定虫种的重要依据之一。雄虫有一对交合刺从泄殖腔孔伸出。雌虫成虫长 10～13cm，末端尖直呈圆锥型，有的虫种具有尾刺，生殖系统为双管型，阴门位于虫体腹面中部或其前后。

幼虫通称钩蚴，分杆状蚴和丝状蚴两个阶段。①杆状蚴：体壁透明，前端钝圆，后端尖细（图 16-5-18）。口腔细长，有口孔，咽管前段较粗，中段细，后段则膨大呈球状。杆状蚴有两期，第一期杆状蚴大小约为（0.23～0.4）mm×0.017mm，第二期杆状蚴大小约为 0.4mm×0.029mm。②丝状蚴：大小约为（0.5～0.7）mm×0.025mm，口腔封闭，咽管细长，约为虫体长的 1/5。在与咽管连接处的腔壁背面和腹面各有 1 个角质矛状结构，称为口矛或咽管矛。口矛既有助于虫体的穿刺作用，其形状也有助于丝状蚴虫种的鉴定。整条丝状蚴体表覆盖鞘膜，为第 2 期杆状蚴蜕皮时残留的旧角皮，对虫体有保护作用。丝状蚴具有感染能力，故又称为感染期蚴。当丝状蚴侵入人体皮肤时，其表面覆盖的鞘膜即脱落。

虫卵呈椭圆形，大小为（56～76）μm×（36～40）μm，卵壳薄，无色透明（图 16-5-19）。从人体随粪便排出时，卵内有 2～4 个细胞，卵壳与细胞间有明显的空隙。若患者便秘或粪便放置过久，卵内细胞可继续分裂为多细胞期。十二指肠钩虫卵与美洲钩虫卵极为相似，不易区别。

十二指肠钩虫与美洲钩虫的主要区别见表 16-5-2。

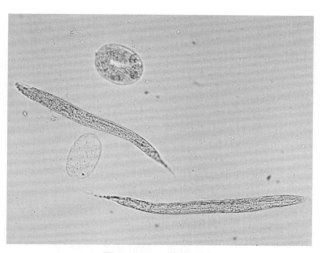

图16-5-16 钩虫形态

钩虫卵、卵壳及钩虫幼虫（杆状蚴），上方一卵内含有幼虫

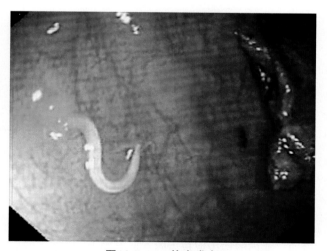

图16-5-17 钩虫成虫

成虫体长约1cm，半透明，弯曲，黏附于黏膜面

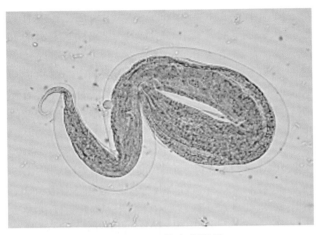

图16-5-18　钩虫杆状蚴

体壁透明，前端钝圆，后端尖细。碘染色

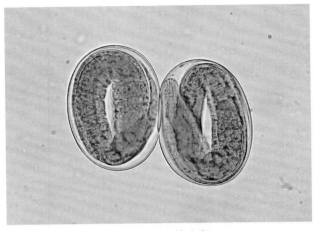

图16-5-19　钩虫卵

呈椭圆形，卵壳薄，无色透明，内有幼虫。碘染色

表16-5-2　两种钩虫的形态鉴别

鉴别要点	十二指肠钩虫	美洲钩虫
成虫		
体形	成虫前端与后端均向背面弯曲，体呈"C"形	成虫前端向背面仰曲，后端向腹面弯曲，体呈"S"形
大小（mm）	♀：（10～13）×0.6 ♂：（8～11）×（0.4～0.5）	（9～11）×0.4 （7～9）×0.3
口囊	腹侧前缘有两对钩齿	腹侧前缘有一对板齿
背辐肋	远端分两支，每支又分三小支	近端基部先分两支，远端每支再分两小支
交合伞	撑开时略呈圆形	撑开时略呈扁圆形
交合刺	口囊两刺呈长鬃状，末端分开；一刺末端呈钩状	常包套于另一刺的凹槽内
阴门	位于体中部略后	位于体中部略前
尾刺	有	无
每日产卵	10 000～30 000个	5000～10 000个
最长寿命	7年	15年
幼虫		
外形	丝状蚴呈圆柱形，虫体细长，头端略扁平，尾端较钝	丝状蚴呈长纺锤形，虫体较短粗，头端略圆，尾端较尖
鞘横纹	不显著	显著
口矛	透明丝状，背矛较粗，两矛间距宽，黑色杆状	前端稍分叉，两矛粗细相等，两矛间距窄
肠管	管腔较窄，为体宽的1/2，肠细胞颗粒丰富	管腔较宽，为体宽的3/5，肠细胞颗粒少

　　2. 生活史　十二指肠钩虫与美洲钩虫的生活史基本相同。从感染幼虫到成虫产卵时间为4～7周或更长。在人体内移行的途径为：皮肤→血循环→右心→肺→气管→咽→小肠。钩虫成虫寄生于小肠上段，借助口囊内的钩齿或板齿附在肠黏膜上，以宿主的血液、淋巴液、肠黏膜和脱落的肠黏膜上皮细胞为食。两性虫体成熟后即交配产卵；虫卵随粪便排出体外，在适宜的条件下，经24小时孵化出第1期杆状蚴；杆状蚴以土壤中的细菌和有机物为食，生长很快，48小时后蜕皮发育为第2期杆状蚴；此后，虫体继续增长，并可将摄取的食物贮存于肠细胞内。再经过5～6天，虫体口腔封闭，停止摄食，咽管变长，进行第二次蜕皮，发育为丝状蚴，即感染期蚴。丝状蚴生活在距地面1～2cm深的表层土壤中，并常呈聚集性活动，在

污染较重的一小块土中,有时常可检获数千条幼虫。当其与人体皮肤接触后,受人体温度的刺激,立即表现出活跃的钻刺活动,丝状蚴经皮肤的毛囊、汗腺的开口或皮肤的破损处主动钻入人体,时间约需30分钟至1小时,感染期蚴侵入皮肤,除主要依靠虫体活跃的穿刺能力外,可能也与咽管腺分泌的胶原酶活性有关。在皮下组织中迁移,数小时后进入毛细血管或淋巴管,随血流到达右心至肺,大多数幼虫穿透肺微血管进入肺泡。幼虫沿肺泡并借助小支气管、支气管、气管上皮细胞纤毛摆动向上移行至会厌,随宿主的吞咽活动,被宿主吞下,经食管、胃到达小肠。寄居在小肠内的幼虫在小肠内迅速发育,并在感染后的第3～4天进行第三次蜕皮,形成口囊、吸附肠壁,摄取营养,再经10天左右,进行第四次蜕皮后逐渐发育为成虫。自感染期蚴钻入皮肤至成虫交配产卵,一般需时5～7周。成虫在人体内一般可存活3年左右。在生活史中的诊断阶段为虫卵、丝状蚴;感染阶段为丝状蚴;致病阶段为成虫、丝状蚴。

【发病机制】

1. 感染方式和途径 钩虫病患者和带虫者为传染源。钩虫主要通过皮肤感染人体,如用未处理的人粪施肥,赤足下地种植旱地作物时极易经皮肤感染。生食转续宿主的肉类或被污染的食物也可能经口直接吞入丝状蚴,以十二指肠钩虫多见。被吞食而未被胃酸杀死的感染期蚴有可能直接在小肠内发育为成虫。自口腔或食管黏膜侵入血管的丝状蚴,仍需循皮肤感染的途径移行。婴儿感染钩虫则主要是因为使用了被钩蚴污染的尿布、沙袋等方式。此外,国内已有多例出生10～12天的新生儿发病的报道,可能是由母体内的钩蚴经胎盘侵入胎儿体内所致。有学者曾从产妇乳汁中检获美洲钩虫丝状蚴,说明通过母乳也有可能受到感染。导致婴儿严重感染的多是十二指肠钩虫。

2. 致病作用 两种钩虫的致病作用相似,其成虫和幼虫均可致病。致病作用主要为虫体移行的机械性损伤作用及钩虫寄生对人体血液和营养的掠夺作用。十二指肠钩蚴引起皮炎者较多,成虫导致的贫血亦较严重,同时也是婴儿钩虫病的主要虫种,因此,十二指肠钩虫较美洲钩虫对人体的危害更大。国内外学者研究发现,人体经皮肤感染十二指肠钩虫后,部分幼虫在进入小肠之前,可潜留于某些组织中很长时间(有报道为253天)。此时,虫体发育缓慢或暂停发育,在受到某些刺激后,才陆续到达小肠发育成熟,这种现象被称为钩蚴的迁延移行,在移行过程中造成钩蚴性皮炎和肺组织病变。

钩虫寄生时摄取人体血液和营养,可引起患者慢性失血以至贫血。其原因包括:①虫体自身的吸血及血液迅速经其消化道排出造成宿主的失血;②钩虫吸血时,自咬附部位黏膜伤口渗出的血液,其渗血量与虫体吸血量大致相当;③虫体更换咬附部位后,原伤口在凝血前仍可继续渗出少量血液;④虫体活动造成组织、血管的损伤,也可引起血液的流失。应用放射性同位素 ^{51}C 等标记红细胞或蛋白质,测得每条钩虫每天所致的失血量,美洲钩虫为 0.02～0.10ml。十二指肠钩虫可能因虫体较大、排卵量较多等原因,其所致失血量较美洲钩虫可高达 6～7 倍。

研究证明,人体感染钩虫后可产生一定的免疫力。用血清学方法测得钩虫病患者体内 IgE、IgG 及 α_2 球蛋白水平较健康无感染者明显增高,对宿主产生一定的保护力。钩虫代谢分泌抗原如钩虫分泌抗原 Ⅰ、Ⅱ(ASP-1、ASP-2)及金属蛋白酶、透明质酸酶、乙酰胆碱酯酶等均可刺激宿主产生保护性免疫反应。

【病理变化】

1. 钩蚴性皮炎 丝状蚴侵入皮肤可引起局部血管扩张、出血、血清渗出。在真皮内有中性粒细胞、嗜酸性粒细胞和单核细胞浸润,在结缔组织、淋巴管和血管内有时可见到幼虫。

2. 肺部病变 钩蚴在肺内移行时穿破微血管进入肺泡,可致肺组织点状出血,中性粒细胞、嗜酸性粒细胞、单核细胞浸润。若有大量钩蚴移行,则可引起肺组织广泛炎症反应,甚至可形成肺小叶实变。

3. 小肠病变 在内镜下可见钩虫吸附于黏膜表面。钩虫成虫以口囊吸附在小肠黏膜上,造成多数出血点及小溃疡(图 16-5-20)。在组织切片上偶可见钩虫以其头部(口囊)侵入肠黏膜,钩虫体尾部游离于肠黏膜外,并见虫体不同断面及不同结构(图 16-5-21)。钩虫入侵可引起黏膜出血坏死或溃疡形成,溃疡周围黏膜层、固有层及黏膜下层常有水肿及中性粒细胞、嗜酸性粒细胞和淋巴细胞浸润(图 16-5-22,图 16-5-23)。有时也可形成片状出血性瘀斑。病变深可累及黏膜下层甚至肌层。

【临床表现】

钩虫的丝状蚴和成虫均可致病。人体感染钩虫后是否出现临床症状,不但与钩蚴侵入皮肤的数量及成虫在小肠寄生的数量有关,也与宿主的健康状况、营养条件及免疫力有密切关系。在粪便中检获虫卵但无任何临床症状者,称为钩虫感染(hookworm infection)。钩虫感染者如表现出不同程度的临床症状和体征,则称为钩虫病(hookworm disease)。在寄生人体消化道的线虫中,钩虫的危害性最严重,钩虫

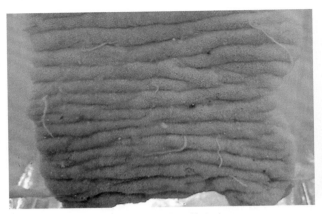

图16-5-20 小肠钩虫病

肠黏膜面有多条钩虫附着于肠黏膜，虫体细长弯曲

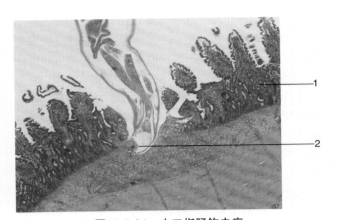

图16-5-21 十二指肠钩虫病

钩虫纵切面，可见钩虫咬附在小肠黏膜面。1.小肠黏膜，2.钩虫口囊
引自周怀瑜，刘登宇，彭鸿娟，2017. 人体寄生虫学彩色图谱. 西安：西安交通大学出版社

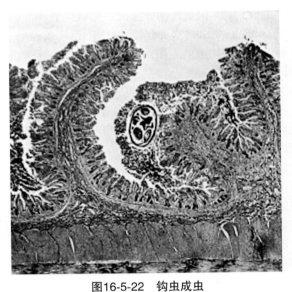

图16-5-22 钩虫成虫

寄生于小肠黏膜，周围可见黏膜损伤及炎细胞渗出
引自Binford CH, Connor DH, 1976. Pathology of tropical and extraordinary diseases. Washington DC: AFIP

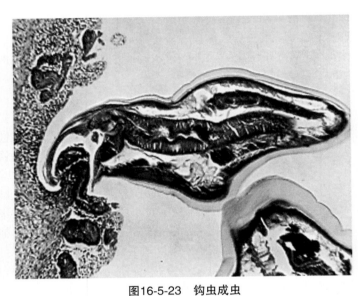

图16-5-23 钩虫成虫

头部附着于空肠黏膜，体部游离，可见其组织结构
引自Binford CH, Connor DH, 1976. Pathology of tropical and extraordinary diseases. Washington DC: AFIP

引起的疾病一般分为三期，即幼虫引起的皮肤侵袭期（钩蚴性皮炎）和肺部移行期（呼吸道症状），以及成虫的肠道寄生期，其表现详见下述。其中，肠道寄生期危害最为严重。

1. 钩蚴性皮炎 幼虫对患者的损害主要是钩蚴性皮炎和肺部损害。感染期钩蚴钻入皮肤后，数十分钟内患者局部皮肤即可有针刺感、灼烧感、奇痒难忍，进而出现充血斑点或丘疹，1～2日内出现红肿及水疱，搔破后可有浅黄色液体流出。若有继发性细菌感染则形成脓疱，最后经结痂、脱皮而愈合，此过程俗称为"粪毒"。皮炎部位多见于与泥土接触的足趾、手指间等皮肤较薄处，也可见于手、足的背部，3～4天结痂自愈。继发感染者病程可迁延1～2个月。

2. 呼吸道症状 感染后1周左右患者出现咽喉发痒、阵发性咳嗽、痰中带血、畏寒、低热等全身症状。重者可表现为持续性干咳和哮喘。若一次性大量感染钩蚴，则有引起暴发性钩虫性哮喘的可能，X线示肺纹理增粗，外周血和肺组织内嗜酸性粒细胞增多，亦称Löffler综合征。

3. 消化道症状 由成虫寄生引起。初期主要表现为上腹部不适及隐痛，继而可出现恶心、呕吐、腹泻、大便隐血等症状，腹泻常呈黏液样或水样，患者食欲显著增加而体重却逐渐减轻。有少数患者出现喜食生米、生豆，甚至泥土、煤渣、纸屑、破布等异常表现，称为"异嗜症"。发生原因似与患者体内铁的耗损有关。大多数患者经服铁剂后，此现象可自行消失。钩虫病还常引起消化道出血，以黑便、柏油样便、血便和血水便较常见。曾有一农民患者消化道大出血，输血10 400ml，经3次服药驱出钩虫14 907条后治愈。

4. 贫血 钩虫对人体的危害主要是由于成虫的吸血活动，患者长期处于慢性失血状态，铁和蛋白质不断耗损而导致贫血。消化道迁延不断的出血也可引起严重贫血。由于缺铁，血红蛋白的合成速度比细胞新生速度慢，则使红细胞体积变小、着色变浅，故而呈小细胞低色素性贫血。患者皮肤蜡黄、黏膜苍白、眩晕、气短、乏力，严重者做轻微活动都会引起心慌气促。部分患者有面部及全身水肿，尤以下肢为甚，以及胸腔积液、心包积液等贫血性心脏病的表现。严重贫血者肌肉松弛，反应迟钝，最后可完全丧失劳动能力。

5. 婴儿钩虫病 最常见的症状有食欲缺乏、急性便血性腹泻、柏油样黑便等。体征有皮肤、黏膜苍白，心尖区可有收缩期杂音，肺偶可闻及啰音，肝、脾均有肿大等。婴儿钩虫病贫血严重，80%病例的红细胞计数在200万/μl以下，血红蛋白含量低于50g/L，嗜酸性粒细胞的比例及直接计数值均有明显增高；患儿发育极差，生长迟缓，合并症多（如支气管肺炎、肠出血等）。患儿病死率较高，国外有报道钩虫引起的严重贫血及急性肠出血是造成1～5岁婴幼儿最常见的死亡原因。1岁以内的婴儿死亡率为4%，1～5岁幼儿死亡率可达7%，应高度重视。

6. 嗜酸性粒细胞增多症 急性钩虫病患者外周血中嗜酸性粒细胞常多达15%以上，最高者达86%，从而也导致白细胞总数升高。非急性期血中白细胞总数大致正常，嗜酸性粒细胞轻至中度升高。在病程后期，贫血显著而嗜酸性粒细胞逐渐减少。

【诊断与鉴别诊断】

1. 粪便检查 检出钩虫卵或孵化出钩蚴是确诊的依据，但需注意鉴别蛲虫和鞭虫等线虫，以及小型肠道绦虫如微小膜壳绦虫、缩小膜壳绦虫等。常用的方法有：①直接涂片法：简便易行，但轻度感染者容易漏诊，反复检查可提高阳性率。②饱和盐水浮聚法：钩虫卵比重约为1.06，在饱和盐水（比重为1.20）中，容易漂浮起来。此法检出率明显高于直接涂片法。③钩蚴培养法：检出率与盐水浮聚法相似，此法可用于鉴定虫种，但需培养5～6天才能得出结果。此外，饱和盐水浮聚法、钩蚴培养法，亦可进行定量检查。

2. 痰中查钩蚴 在流行区出现咳嗽、哮喘等，宜做痰检及血液检查，如痰中有钩蚴伴有低色素小细胞性贫血可确诊为钩虫病。

3. 免疫诊断方法 有皮内试验、间接荧光抗体试验等，但均因特异性较低而较少应用。

四、蠕形住肠线虫感染与蛲虫病

蠕形住肠线虫（*Enterobius vermicularis*）又称蛲虫，主要感染儿童，由蛲虫感染引起的寄生虫病称为蛲虫病（enterobiasis）。蛲虫病呈世界性分布，估计全球有4亿多人感染蛲虫。我国各地均有感染，城市多于农村，儿童多于成人，我国儿童蛲虫感染率约为20%，以集体生活中的儿童感染率最高。

【生物学性状】

1. 形态 成虫细小，线头状，乳白色。虫体角皮具有细小的横纹，头端角皮膨大，形成头翼。体部两侧的角皮突出如峰，形成侧翼。口囊不明显，口孔周围有三片唇瓣。咽管末端膨大呈球形，称咽管球。雌虫大小为（8～13）×（0.3～0.5）mm，虫体中部膨大，头尾尖细，尾端尖细部分约为虫体长的1/3。生殖系统为双管型，前后2个子宫汇合通入阴道，阴门位于体腹面前、中1/3交界处正中线上，肛门位于体腹面中、后1/3交界处。雄虫微小，大小为（2～5）mm×（0.1～0.2）mm，体后端尾部向腹面卷曲，具有尾翼及数对乳突，生殖系统为单管型，射精管与直肠末端共同构成泄殖腔，开口于虫体尾端，有1根交合刺（图16-5-24，图16-5-25）。

虫卵大小为（50～60）μm×（20～30）μm，卵壳无色透明，有两层壳质，外层蛋白质膜光滑，向内是壳质层和脂层。光学显微镜下观察，卵壳一侧较平，一侧稍凸，两端不等宽，虫卵的立体构型呈近似椭圆形的不等面三角体（图16-5-26）。虫卵自虫体排出时，

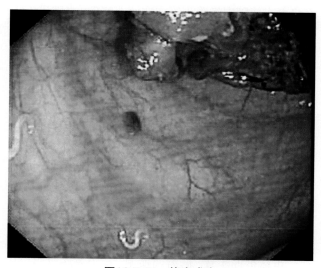

图16-5-24 蛲虫成虫
肠镜下可见黏膜面附2条蛲虫，头部钻入肠黏膜，尾端卷曲

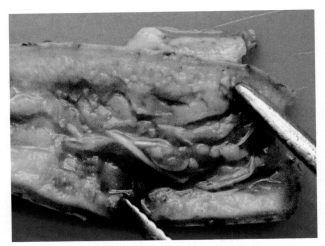

图16-5-25 阑尾蛲虫病
阑尾腔内见多条灰白色蛲虫,附着于黏膜面

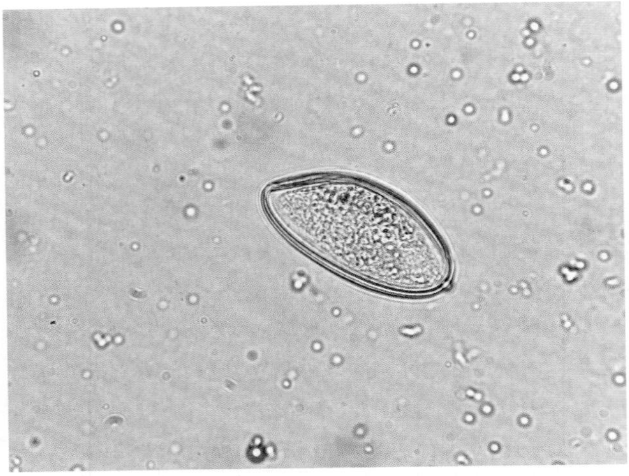

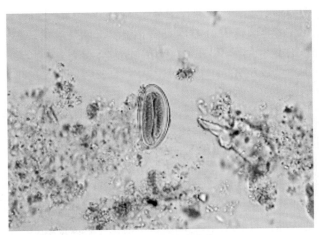

图16-5-26 蛲虫虫卵
卵壳无色透明,卵壳一侧较平,一侧稍凸,两端不等宽

卵壳内细胞多已发育至蝌蚪期胚(图 16-5-27)。

2. 生活史 蛲虫成虫寄居在人体的盲肠、结肠、直肠、回肠下段及阑尾等处,主要为大肠。重度感染时,也可在小肠上段甚至胃及食管等部位寄生。成虫以肠腔内容物、组织液和血液为食;雌雄虫交配后,雄虫即死亡;雌虫脱离肠壁,向下移行。当宿主睡眠时,肛门括约肌松弛,雌虫顺着肠道蠕动出肛门外,受温度、湿度改变和氧气的刺激,开始大量产卵。一条雌虫可产卵 4600 ~ 16 000 个。多数雌虫产卵后干枯死亡,少数返回进入肛门,移行到肠腔或进入尿道、阴道,引起异位损害,并可发育为成虫,有人称此种感染方式为逆行感染。虫卵在肛门附近,在适宜的条件下,经 6 小时左右发育为感染期虫卵。当患者用手抓肛门附近皮肤后,虫卵可污染手指,再经口自身感染。感染期虫卵也可通过污染的食物、用具等,经口食入或随空气吸入等方式使人感染。虫卵进入小肠孵出幼虫,随小肠下移途中蜕皮 2 次,到达结肠再蜕皮 1 次,发育为成虫。自感染期虫卵进入人体至虫体发育成熟并产卵需要 2 ~ 6 周。雌虫寿命为 2 ~ 4 周,一般不超过 2 个月。

【发病机制】

蛲虫是土源性线虫,患者和带虫者是传染源,主要感染方式为肛门—手—口直接感染。此外,也可能发生接触感染、吸入感染或逆行感染。雌虫的产卵活动引起肛周皮肤发痒,当患儿用手搔抓时,虫卵污染手指,再经口食入形成自身感染。感染期卵也可散落在衣裤、被褥或玩具、食物上,经吞食或随空气吸入等方式使人受染。

虫体借助头翼、唇瓣的作用,咬附着肠黏膜,引起轻度机械性损伤,诱发慢性炎症反应,导致消化功

图16-5-27 蛲虫虫卵
卵壳内细胞已发育成蝌蚪期胚

能紊乱。成虫也可在肠腔内呈游离状态,以肠内容物、组织或血液为食,摄取人体营养。雌虫子宫内充满虫卵,并向肠腔下段移行,在肛周皮肤产卵,虫卵被黏附在肛周皮肤上,可刺激肛周和会阴皮肤瘙痒,搔抓后可能继发感染。若在产卵后进入阴道、子宫、输卵管、尿道或腹腔、盆腔等部位,可导致异位寄生。

【病理变化】

蛲虫成虫常寄生于人体回肠下段、盲肠、结肠,引起肠道病变。蛲虫还可寄生于泌尿生殖道,引起盆腔炎,偶可穿破肠壁引起腹膜炎。

1. 肠道和阑尾病变 肠道内可见多少不等的蛲虫,少者十几或几十条,多者可成千上万。蛲虫灰白色,短而细,附着于黏膜面,头尾部似被包埋在黏膜内或分泌物内,局部黏膜肿胀,或有点状出血。蛲虫在肠内发育的不同阶段,刺激肠壁及神经末梢引起胃肠神经功能失调。成虫附着于肠黏膜可引起局部炎

症,雌虫穿入深层肠黏膜则引起黏膜糜烂、溃疡、出血、黏膜下脓肿等。蛲虫也常从盲肠钻入阑尾,引起阑尾炎,在阑尾炎切除标本中有时可见蛲虫(图16-5-28,图16-5-29)。

典型病例:男,7岁。因右下腹痛入院,切除阑尾送检(图16-5-30～图16-5-33,郑原印惠赠)。

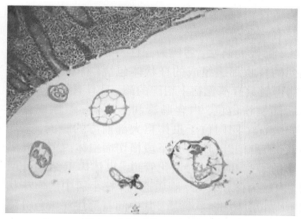

图16-5-28　蛲虫性阑尾炎
阑尾腔内见多个蛲虫横断面,均有两侧对称的突出的侧翼

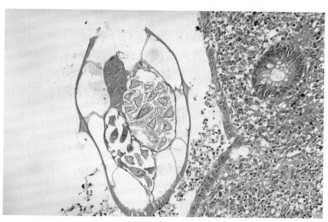

图16-5-29　蛲虫性阑尾炎
蛲虫附着于肠黏膜,引起局部黏膜充血出血和炎性渗出

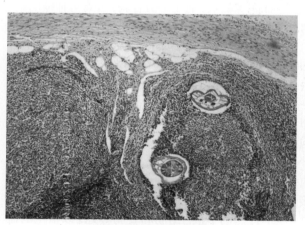

图16-5-30　蛲虫性阑尾炎
蛲虫侵入阑尾黏膜下淋巴组织中,清晰可见2个虫体断面

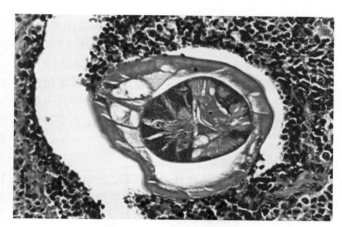

图16-5-31　蛲虫性阑尾炎
图16-5-30局部放大,显示蛲虫结构特点,如角皮、侧翼及肠道

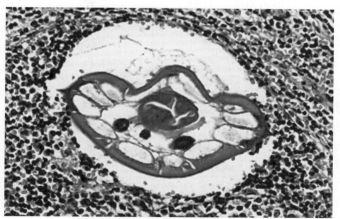

图16-5-32　阑尾腔内蛲虫
横断面,体表有角皮,两侧有对称的突出的侧翼,中间为肠管

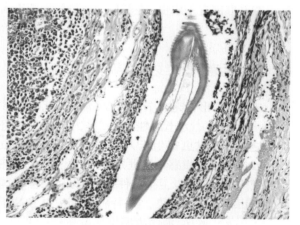

图16-5-33　阑尾腔内蛲虫
纵切面,见于同一阑尾,显示体表角皮层

2. 蛲虫肉芽肿　在少数情况下蛲虫也可侵入肠壁及肠外组织，如在腹腔、腹膜、盆腔、输卵管等部位寄生，引起以虫体（或虫卵）为中心的肉芽肿性病变。肉眼为白色中心微黄色的小结节。镜下，外层为胶原纤维被膜，内层为肉芽组织包绕，中心为坏死组织，坏死组织内可见虫体或虫卵。

3. 异位损伤　蛲虫的异位损害侵袭部位非常广泛，可引起相应部位的炎症性病变。较为常见的是雌虫侵入阴道后而引起的阴道炎、子宫内膜炎、输卵管炎和盆腔炎等。此外，在肝、肺、膀胱、输尿管、前列腺等处，也曾有异位性损害的报道。

【临床表现】

虫体附着局部肠黏膜可致消化功能紊乱或慢性炎症，症状一般不明显。雌虫的产卵活动所引起的肛门及会阴部皮肤瘙痒及继发性炎症，是蛲虫病的主要症状。患者常有烦躁不安、失眠、食欲减退、消瘦、夜间磨牙和夜惊等表现，有些患者也可表现为明显的消化道症状，如腹痛、腹泻、恶心、呕吐等。长期反复感染，会影响儿童的健康成长。

蛲虫的异位寄生，可引起一些特殊的临床表现。①蛲虫性阑尾炎，在阑尾切除标本中，发现6.3%～26.6%有蛲虫寄生，为阑尾炎的病因。其临床表现为疼痛部位不固定，多呈慢性炎症表现。②泌尿生殖道慢性炎症，如阴道炎、尿道炎、子宫颈炎、子宫内膜炎及输卵管炎等。③腹腔和盆腔损害常形成肉芽肿或肿块。

【诊断与鉴别诊断】

因蛲虫一般不在人体肠道内产卵，所以粪便检查虫卵的阳性率极低，故诊断蛲虫病常采用透明胶纸法或棉签拭子法，于清晨解便前或洗澡前检查肛周。此法操作简便，检出率高。若首次检查阴性，可连续检查2～3天。此外，如发现患儿睡后用手抓挠肛门时，即可查看肛周有无成虫，在粪便中或肛门周围查出虫体也可确诊。

五、毛首鞭形线虫感染与鞭虫病

毛首鞭形线虫（*Trichuris trichiura*），简称鞭虫（whipworm），为土源性线虫，是人体常见的寄生线虫之一。其成虫寄生于人体盲肠，可引起鞭虫病（trichuriasis）。鞭虫感染呈世界性分布，主要见于热带至温带广阔地区，以卫生条件差的地区为主，我国大部分省市都有鞭虫感染，农村高于城市，儿童高于成人，南方高于北方，海南省感染率最高（66.70%）。本病历史悠久，考古发现，我国2300多年前西汉女尸的肠道内就有鞭虫虫卵寄生。

【生物学性状】

1. 形态特征　毛首鞭形线虫成虫外形似马鞭，寄生于人体盲肠内。其前端细长，约占虫体全长的3/5，后端2/5明显粗大（图16-5-34）。鞭虫头端有口腔和咽管，口腔极小，具有2个半月形唇瓣。在两唇瓣间有一尖刀状口矛，活动时可自口腔伸出。咽管细长，前段为肌性，后段为腺性。咽管外由呈串珠状排列的杆状细胞组成的杆状体包绕，杆状细胞的分泌物可能具有消化宿主组织的酶，且具有抗原性。虫体后部呈粉白色，内含肠管和生殖器；雌性成虫长3.5～5cm，阴门位于虫体粗大部前方的腹面，末端钝圆，有肛门开口。鞭虫下段横切面虫体内可见充满虫卵的子宫和迂曲的消化管道。虫体体壁结构分两层，内层为体积较大、胞质透明、核小居中的泡沫状细胞，外层为均质状物质，其中间有薄层深紫色分隔带将均质状物质又分成内外两层。子宫内充满虫卵，虫卵呈纺锤状，卵壳较厚。雄虫长3～4.5cm，末端向腹面弯曲呈螺旋状，有1个交合刺，外有可伸缩的鞘，鞘表面有小刺。两性成虫的生殖系统均为单管型。

虫卵呈纺锤形或腰鼓形，较蛔虫卵小，大小为（50～54）μm×（22～23）μm，黄褐色，卵壳较厚，由外向内依次是蛋白质膜、壳质层和脂层。两端各具一个透明的盖塞（opercular plug），也称盖栓，内含一卵细胞（图16-5-35）。虫卵自人体排出时，卵壳内细胞尚未分裂。

2. 生活史　鞭虫的生活史包括成虫－虫卵－幼虫三个时期。鞭虫的生长发育不需要中间宿主，属直接发育型，成虫寄生在人体盲肠内，重度感染时也可见于阑尾、回肠下段、结肠和直肠等处，以宿主的血液和肠上皮细胞为食。雌虫子宫内含虫卵约60 000

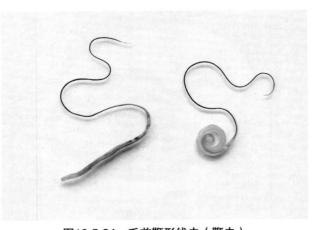

图16-5-34　毛首鞭形线虫（鞭虫）

成虫外形似马鞭，其前端细长，后端粗大

个，每日产卵 3000 ～ 20 000 个，虫卵随粪便排出体外，在泥土中温度、湿度适宜的条件下，经 3 ～ 5 周即可发育为感染性虫卵，这种虫卵随被污染的食物、饮水、蔬菜等经口进入人体。当人吞食含有感染性虫卵污染的食物时，虫卵被带到小肠，在小肠内，在十二指肠液的作用下，卵内幼虫活动加剧，并分泌壳质酶降解和破坏盖塞，幼虫自卵壳一端的盖塞处逸出，并多从肠腺隐窝处侵入局部肠黏膜，摄取营养，进行发育。经 8 ～ 10 天的发育，幼虫重新回到肠腔，再移行至盲肠，以其纤细的前端钻入肠壁黏膜至黏膜

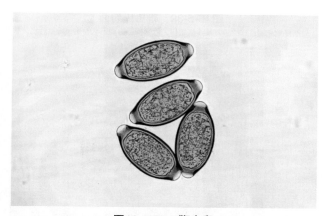

图16-5-35　鞭虫卵

虫卵呈腰鼓形，卵壳较厚，两端各有一个透明盖塞，内含一卵细胞

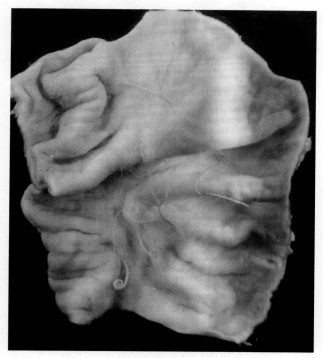

图16-5-36　鞭虫

细长的鞭虫贴附于黏膜面

引自周怀瑜，刘登宇，彭鸿娟，2017. 人体寄生虫学彩色图谱. 西安: 西安交通大学出版社

下层组织，摄取营养，后端则裸露在肠腔内寄生并发育为成虫。自误食感染期虫卵至成虫发育成熟产卵，约需时 2 个月。鞭虫在人体内一般可存活 1 ～ 3 年。

【发病机制】

患者是唯一传染源，经粪 - 口途径传播，家蝇可作为传播媒介。鞭虫的生活史中，粪便内新鲜虫卵没有感染性，需要在泥土中发育 3 ～ 5 周才形成感染性虫卵。虫卵污染食物、水、蔬菜等经口进入消化道而获得感染。

成虫为致病期，用其细长的前段插入肠黏膜，可深达肌层，造成机械性损伤。虫体的分泌物和代谢产物也可刺激机体，引起肠黏膜充血、水肿或点状出血，以及炎症反应。鞭虫以吸取人体组织液和血液为食，摄取人体营养。鞭虫对人体的损伤取决于鞭虫的量，大量鞭虫的寄生会造成血管损伤、渗血、出血而引起便血、腹痛、消瘦、慢性贫血等。

【病理变化】

成虫寄生于盲肠或阑尾的黏膜面，常贴附在黏膜上，黏膜面可见贴附的白色细长的虫体，虫体间黏膜可见有出血点（图 16-5-36 ）。严重感染时亦可见于结肠、直肠，甚至回肠下段。成虫可侵入黏膜、黏膜下层，甚至肌层，破坏组织，使肠壁局部组织出现炎症、充血及水肿或出血坏死，严重者可发生黏膜糜烂或溃疡（图 16-5-37 ）。少数患者可见局部肠壁增厚，形成肉芽肿性病变。

镜下可见肠黏膜内有慢性炎细胞浸润或有出血灶，肠腔内可见不同断面的虫体结构。如若是鞭虫后部横断面，则可见鞭虫的生殖器和肠管，充满虫卵的为子宫。在肠黏膜浅层，有时可见鞭虫的鞭鞘钻入肠黏膜浅层，高倍镜观察鞭鞘表面有小刺（图 16-5-38 ～图 16-5-41 ）。少数患者可有细胞增生，肠壁组织明显增厚，以及在炎症基础上形成肉芽肿等病变。

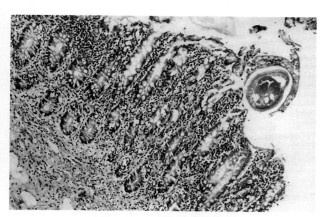

图16-5-37　阑尾鞭虫病

阑尾黏膜浅表层见钻入的鞭鞘

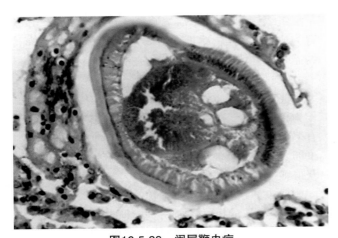

图16-5-38　阑尾鞭虫病

鞭鞘的一侧结构与鞭虫体壁结构相似，一侧表面具有放射状排列的小刺样结构（图16-5-37局部高倍）

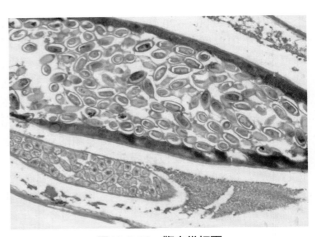

图16-5-39　鞭虫纵切面

局部可见充满虫卵的子宫及体壁结构，体壁外层为均质状物质，内层为泡沫状细胞

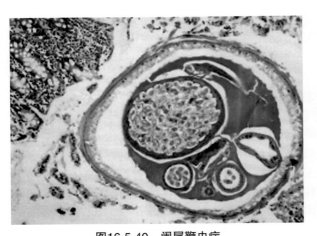

图16-5-40　阑尾鞭虫病

阑尾腔内可见鞭虫断面，虫体内可见充满虫卵的子宫和迂曲的消化管道，符合鞭虫下段横切面结构

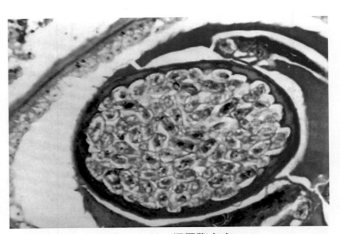

图16-5-41　阑尾鞭虫病

高倍显示子宫内充满纺锤状虫卵。虫体体壁结构分两层，内层为泡沫状细胞，外层为均质状物质

【临床表现】

　　轻度感染多无明显症状，唯在进行常规粪检时，才发现有鞭虫寄生。严重感染者可出现头晕、腹痛、慢性腹泻和大便带血、消瘦及贫血等。儿童重度感染，可导致直肠脱垂（脱肛），多见于营养不良或并发肠道细菌感染的病例。少数患者可出现发热、荨麻疹、嗜酸性粒细胞增多、四肢水肿等全身反应，诱发或加重其他疾病，如阿米巴痢疾、阑尾炎等。本病也常与蛔虫感染并存。

【诊断与鉴别诊断】

　　诊断的主要依据是发现鞭虫。有时在肠镜检查时能发现肠黏膜上附着的鞭虫；肠黏膜活检或尸检组织中也可发现上述病变，得以确诊。

　　在粪便中查到虫卵是临床诊断的主要方法。可采用粪便直接涂片法、沉淀集卵法及饱和盐水浮聚法等。因鞭虫卵较小，容易漏检，需反复检查，一般应连续粪检3次以上，以提高检出率。

六、粪类圆线虫感染与粪类圆线虫病

　　粪类圆线虫病（strongyloidiasis）是由感染粪类圆线虫（*Strongyloides stercoralis*）引起的寄生虫病，主要发生于热带和亚热带地区及温带地区，感染率为45%（中非）至85%（巴西）。我国26个省、区、市发现有粪类圆线虫感染，平均感染率为0.12%，南方较高，广西为4.9%～8.6%。大多数感染是无症状性的，或表现为肠道病变。随着艾滋病的流行，粪类圆线虫病作为一种机会性感染，发病率有所增加。

【生物学性状】

　　粪类圆线虫是一种肠道线虫，属于兼性寄生虫，主要寄生于人体小肠。其生活史包括在土壤中的自生世代与在宿主体内的寄生世代。自生世代的粪类圆线虫的丝状蚴经皮肤或黏膜侵入人体后即开始寄生世代的生活。

1. 形态特征　自生世代的雌虫大小约为 1.0mm×（0.05～0.075）mm，尾端尖细，生殖系统为双管型。成熟虫体子宫内有呈单行排列的各发育期虫卵，阴门位于体腹面中部略后；雄虫大小约为 0.9mm×（0.04～0.05）mm，尾端向腹面卷曲，有 2 根交合刺，无尾翼。寄生世代在宿主体内有 4 个不同的发育阶段：①成虫，主要是雌虫，呈线状，半透明，体表有细横纹，大小约为 2.0mm×0.04mm，口腔短，咽管细长，约为虫体长的 1/3，尾部尖细，肛门位于近末端处腹面，子宫前后排列，其内各含 8～12 个虫卵，阴门位于距尾端 1/3 处的腹面。典型的横切面上，在虫体的后部可见肠和 2 个分支的生殖器穿过。寄生世代人体内有无雄虫尚无定论，发现者称其与自生世代的雄虫形态相似。②虫卵，与钩虫卵形态相似，大小为（50～58）μm×（30～34）μm，卵圆形，薄壁，透明，雌虫排出的卵含一条胚蚴（图 16-5-42）。在粪便中发现很少粪类圆线虫卵。③杆状蚴，头端钝圆，口囊较短，尾部尖细，长 300～380μm，有双球型咽管，体内可见明显的生殖原基（图 16-5-43）。④丝状蚴，与钩虫、东方毛圆线虫的幼虫非常相似，为感染期幼虫，虫体细长，咽管呈柱状，长 490～630μm，咽管约为体长的 1/2，尾端较尖，分叉或为平端。

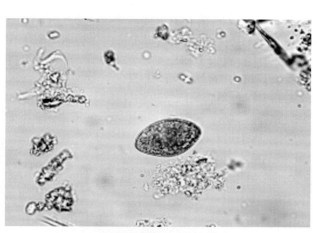

图16-5-42　粪类圆线虫虫卵
虫卵呈卵圆形，薄壁，内含一条胚蚴

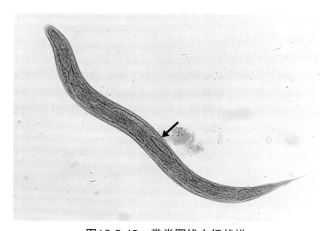

图16-5-43　粪类圆线虫杆状蚴
头部钝圆，口囊较短，尾端尖细。体内可见明显的生殖原基（箭头）

2. 生活史　类圆线虫有 2 种生活史。①自生世代：成虫在土壤中产卵，数小时后孵化出杆状蚴，在适宜的条件下经 4 次蜕皮发育为成虫，这个过程称为间接发育；如环境不利于虫体发育，杆状蚴蜕皮 2 次发育为丝状蚴，这个过程称为直接发育。丝状蚴具有感染性，可侵入皮肤感染人。②寄生世代：由丝状蚴开始，丝状蚴侵入皮肤后，引起皮疹，经小静脉或淋巴管，随血液回流至右心，再经肺动脉到达肺部，穿破肺泡壁毛细血管进入肺泡和细支气管内寄生，在其中生长发育，引起支气管炎、肺炎。幼虫亦可在细支气管中潴留的黏液中发育生存。大部分虫体沿支气管、气管逆行至咽部，然后被吞咽到消化道，进入小肠，主要在十二指肠和空肠定居，蜕皮 2 次后发育为成虫。寄生在小肠的雌虫头端钻入肠黏膜内产卵。虫卵滞留于肠黏膜内或进入肠腔，数小时后孵化成杆状蚴，从肠黏膜内逸出，进入肠腔，随粪便排出体外。偶尔虫卵也可进入肠腔随粪便排出。

【发病机制】

1. 感染途径　本病以虫体携带者和患者为传染源。人体接触土壤中的丝状蚴是主要途径，也可能通过饮用污染的水而感染。有时在宿主肠内或肛周皮肤，杆状蚴变成丝状蚴，可经过手造成自体传染。

2. 致病作用　丝状蚴侵入皮肤后，再经小血管或淋巴管，随血液回流至右心，进入肺部。在其移行过程中造成机械性损伤，可引起支气管炎、肺炎，也可能系虫体的直接刺激所致，或与其代谢产物、死亡崩解产物有关。虫体移行时造成血管内膜损伤或血栓形成血管栓塞，也可能导致局部组织出血坏死。

幼虫在人体内移行可将肠道细菌带入血流引起败血症或超敏反应，少数虫体也可侵入胆管或胰管，并造成多器官损害。

粪类圆线虫感染的发病与机体免疫防御功能密切相关。在免疫损伤或免疫缺陷患者，原有的潜在感染可以复活，造成自身重复感染。其丝状蚴可播散至许多器官，发生重度或播散性感染，并可引起死亡。

【病理变化】

1. 基本病变　粪类圆线虫感染主要累及肠道和肺组织，少数可见于皮肤、神经等组织。在艾滋病患者中，可能发生播散性病变。基本病变表现如下：

（1）炎症反应：丝状蚴可能侵入任何组织器官，如肠道、肝、肺和心脏等。在组织内的幼虫可不引起反应或引起混合型炎细胞浸润，局部组织充血、水肿、出血及炎细胞渗出，包括淋巴细胞、巨噬细胞、浆细胞、嗜酸性粒细胞和多核巨细胞等，没有特异性。

（2）肉芽肿性病变：本病病灶主要分布于纤维组织中，常在纤维组织内形成肉芽肿性病变，即在虫体周围有巨噬细胞增生形成的结节状病灶，伴少量淋巴细胞浸润。肉芽肿乃虫体侵袭引起的巨噬细胞反应所致。肉芽肿体积微小，如在纤维间质中见多个上皮样细胞和多核巨细胞聚集成肉芽肿样病灶，其中有节段性带状结构，内含深蓝色细小均匀颗粒呈簇状聚集并有半透明物质包裹，应考虑为粪类圆线虫的断面。退变的幼虫常位于肉芽肿的中央（图16-5-44，图16-5-45）。

在其他组织中，常在间质内形成肉芽肿性病变，即在虫体周围有巨噬细胞增生形成的结节状病灶。肉芽肿体积微小，有时见多核巨细胞及幼虫断面。后者

为深蓝色颗粒，呈簇状聚集并有半透明物质包裹。粪类圆线虫所致坏死多为小灶性、散在分布。炎细胞多为单核巨噬细胞和淋巴细胞，有时亦不见炎症反应。

（3）小灶性坏死：粪类圆线虫有时可引起小灶性组织坏死，呈散在分布。在肠黏膜可形成小溃疡，在脑内可形成微梗死灶，甚至脑梗死。梗死与血管内虫体阻塞有关。

（4）虫体成分：丝状蚴多见于支气管和肺泡腔内，亦可见于门静脉、肝窦、脑、肾小球、脾脏或皮肤的小血管内；虫体细长弯曲，HE 染色呈红色或紫红色，似有菲薄透明外壳，体内含蓝色均匀颗粒状物质，可多达几十粒，偏于一端，另一端为深蓝色带状物质。在细支气管腔的黏液中虫体较完整，易于辨认（图16-5-46，图16-5-47）。在组织中常由于切面不同形成分离的节段，部分节段中见深蓝色咽管，部分节段含淡蓝色颗粒，虫体边界清楚。支气管分泌物、灌洗液或痰液中检查到粪类圆线虫的杆状蚴、丝状蚴，有助于明确病因诊断。粪类圆线虫在肠道内寄生，虫体可

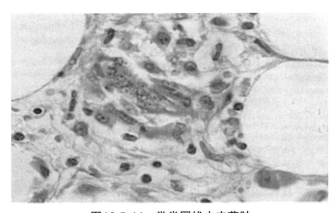

图16-5-44　粪类圆线虫肉芽肿
肉芽肿体积微小，由巨噬细胞构成，边界尚清，内见虫体断面轮廓

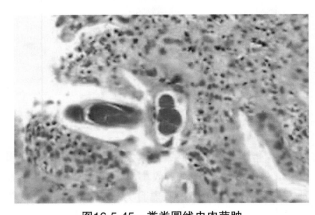

图16-5-45　粪类圆线虫肉芽肿
胃黏膜活检，可见2个虫体断面，附近肉芽肿体积微小，边界不清，肉芽肿由巨噬细胞构成（封慕茵惠赠）

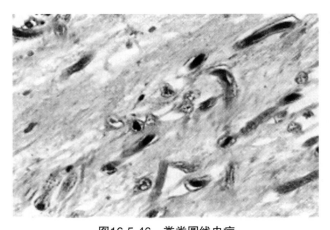

图16-5-46　粪类圆线虫病
患者支气管腔内黏液性分泌物中见多条粪类圆线虫蚴虫，切片显示不同的断面

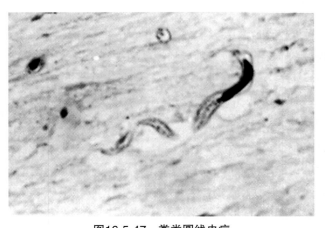

图16-5-47　粪类圆线虫病
支气管腔内黏液性分泌物中的一条粪类圆线虫蚴虫，虫体弯曲呈波浪状，基本为纵切面

侵犯至肠壁各层。小肠或大肠肠壁各层内均可能发现虫体，尤其多见于肠隐窝内。粪便检查有时可查见粪类圆线虫的杆状蚴。

2. 各器官病变　在不同临床类型或不同组织器官中，有不同的病理变化。在急性重型或暴发性感染者中，该虫侵入人体后经血道播散，可累及几乎所有器官。

（1）肺部病变：肉眼检查时两肺常无明显异常发现，镜下表现为肺泡壁充血水肿，肺泡腔出血、炎症细胞渗出，肉芽肿形成，导致支气管肺炎、肺梗死和胸腔积液。患者肺组织内或支气管腔内黏液性分泌物中可查见粪类圆线虫蚴虫（图16-5-46～图16-5-49）。Makris等报道1例26岁男性艾滋病患者，有胃肠道粪类圆线虫病史。以后发生了呼吸困难，日益加重，伴呕吐、腹痛、食欲下降，X线检查见肺有弥漫性间质性病变，全肺布满直径2～5mm大小非空洞性网状结节状阴影，以左肺底最严重。粪便检查及BALF检查

发现杆状蚴，痰中亦发现其幼虫，后用噻苯达唑治愈。

（2）胃肠道病变：雌虫成虫寄生在小肠的隐窝，在此处产卵孵育，释放幼虫进入肠管，可造成不同程度的病变。在肠道轻者表现为卡他性肠炎，黏膜充血水肿，伴小出血点及小溃疡形成，黏液分泌亢进，并见少数炎症细胞浸润，小肠腺凹内可查见粪类圆线虫幼虫或成虫。病变进一步发展为水肿性肠炎，肠壁显著充血水肿，黏膜层增厚，皱襞减少，绒毛扩大，虫体可侵犯至肠壁各层。重者可形成溃疡性肠炎，肠黏膜面可见多灶性小溃疡，直径多在2cm以内，周围黏膜可有水肿。重度感染长期存在则可能导致肠壁纤维化，通常在十二指肠、空肠和回肠近端，在结肠可能导致纤维组织增生，肠壁因而增厚变硬，肌层可萎缩。肠壁各层内均可能发现虫体，尤其多见于肠隐窝内。偶尔粪类圆线虫也可累及胃黏膜，在胃小凹或黏膜腺体内可见线虫的不同切面（图16-5-50，图16-5-51）。

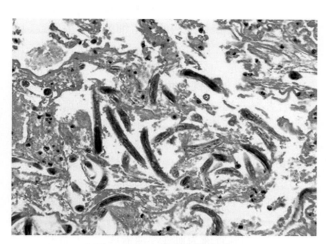

图16-5-48　粪类圆线虫病

肺组织内可见粪类圆线虫，伴肺组织充血出血（顾莹莹惠赠）

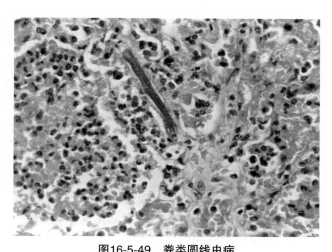

图16-5-49　粪类圆线虫病

图示肺组织出血，其中见一虫体断面

引自McGee JO'D, Isaacson PG, Wright NA, 1992. Oxford Textbook of Pathology. Oxford: Oxford University Press

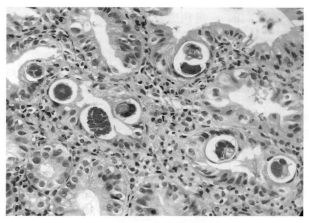

图16-5-50　粪类圆线虫病

糖尿病患者，胃窦部多发性溃疡，胃黏膜活检，在胃小凹内或腺腔中见多个粪类圆线虫横断面，呈圆形或椭圆形（封慕茵惠赠）

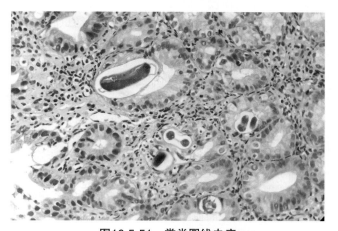

图16-5-51　粪类圆线虫病

同一病例，胃黏膜层内见多个粪类圆线虫断面，存在于胃小凹内或腺腔中，因断面不同而呈不同形态（封慕茵惠赠）

（3）神经组织病变：多因幼虫及其携带到中枢神经系统内的肠道细菌或真菌所致。侵犯中枢神经系统可引起急性化脓性脑膜炎、多灶性脓肿、脊髓炎、室管膜炎，炎症细胞多为单核巨噬细胞和中性白细胞，嗜酸性粒细胞不多见。脑内有时可见幼虫，有或无炎症反应。诊断以发现粪类圆线虫幼虫为依据。

（4）播散性病变：在艾滋病患者粪类圆线虫病常为播散性。尸检可见虫体广泛分布，除呼吸道消化道外，尚可累及心脏、肝脏、脾脏、胰腺、胆囊、大脑、脑膜、膈肌、卵巢、肠系膜、淋巴结、肾上腺、甲状腺、肠壁、下腔静脉、胰腺周围及被膜下组织、阑尾、神经束、骨骼肌等组织，曾有 1 例多达 11 个器官受累的报道。笔者曾观察 2 例艾滋病合并播散性粪类圆线虫病的尸检材料，感染累及大脑、心脏、肺、淋巴结、食管、大肠、小肠、下腔静脉、肠系膜神经、胰腺周围及被膜下组织、阑尾。患者尚分别合并巨细胞病毒（CMV）和白假丝酵母菌感染。

播散性或多脏器受累型粪类圆线虫病多为急性重型或暴发性感染。该虫侵入人体后经血道播散，可累及几乎所有器官。肉眼检查可无特殊发现。病变以肉芽肿形成为特征，镜下可见蚴虫和成虫，伴坏死、炎症细胞浸润、肉芽肿形成，或伴出血，详见上述，以查见丝状蚴及成虫为确诊依据。

【临床表现】

粪类圆线虫病有 3 个临床期：皮肤期、肺期和肠期，参见下述。严重感染的患者常有吸收不良、低蛋白血症引起的全身水肿；很少出现泌尿系统、心脏或中枢神经系统症状。

1. 皮肤粪类圆线虫病 本病多因皮肤或黏膜接触污染的土壤而获得，丝状蚴首先引起皮肤瘙痒。24小时后，出现红斑、水肿、丘疹和皮肤出血点，伴有疼痛或痒感，虫体侵入血管移行时可引起线状或带状荨麻疹。临床表现主要取决于侵入皮肤的幼虫的数量和患者是否为过敏体质，2 天左右皮肤期的症状减弱。上述病变亦可见于肛周、腹股沟、臀部等处。据认为，此为丝状蚴随粪便排出，又由肛周皮肤侵入，即所谓体外自身感染所致。在艾滋病患者，可能多由潜在感染的复活及自身感染引起，仔细询问病史可能获得皮肤感染的信息。

2. 肺粪类圆线虫病 皮肤感染 1 周后，幼虫通过肺、细支气管、气管进入肺内。此期常见症状有发热、咳嗽、咳痰、气急和哮喘等，痰中有时带有血丝。有时伴皮肤荨麻疹、外周血嗜酸性粒细胞增加等。X 线检查，肺粪类圆线虫病患者肺部可出现小点状、小片状阴影，亦可伴肺门阴影加深及纹理增粗。据 Mitchell

报道，双侧间质性或肺泡浸润占 62%，双肺结节样浸润占 15%，单侧浸润占 9%，肺门或纵隔淋巴结肿大占 26%，胸腔积液占 42%，出现间隔线占 25%，纵隔淋巴结病变或胸腔积液可作为诊断线索。

3. 肠道粪类圆线虫病 感染 3 周后进入肠道，在肠道内寄生，幼虫寄居在肠隐窝，可能引起腹痛、腹胀、痉挛和恶心、呕吐、腹泻，腹泻常被周期性的便秘所中断。通过对 343 名患者的研究证实所有这些症状都是轻微的，约 2/3 的患者可无症状。严重的感染者一般出现乏力和剧烈的肠胃症状，包括恶心、呕吐、腹泻和便秘，甚至麻痹性肠梗阻。腹泻严重者可引起脱水、电解质紊乱等。侵入肠壁的幼虫可能会引起细菌继发感染，甚至导致败血症。

4. 脑粪类圆线虫病 粪类圆线虫累及中枢神经系统，可引起急性化脓性脑膜炎、脊髓炎、肉芽肿性室管膜炎，甚至脑梗死。梗死与血管内虫体阻塞有关。脑实质内多灶性脓肿或急性化脓性脑膜炎，则因其蚴虫携带至中枢神经系统内的肠道细菌或真菌所致。脑实质和软脑膜内、脑脊液内，有时可查到其幼虫。周围可无炎症反应，或有肉芽肿形成。

5. 播散性粪类圆线虫病 免疫缺陷或严重损伤患者合并播散性粪类圆线虫病，多见有肠道感染。一般表现为发热、疲劳、恶心、呕吐、厌食、体重下降等。如累及其他器官，如肺、脑等，则可产生相应症状。Morgello 等报道 2 例伴发于艾滋病的粪类圆线虫病，均累及中枢神经系统。1 例临床表现为晕厥发作，苏醒后神经检查无异常，X 线检查见间质肺纹理增加，后出现一过性失语，轻度左侧偏瘫，神经检查及 CT 扫描阴性，而脑脊液为血性混浊液体，含大量红细胞。另 1 例仅表现为腹胀及胸膜摩擦音，神经检查无明显异常。Ferrira 等报道的病例中主要表现为发热（72%）、腹泻（60%）、咳嗽（52%），5 例尸检见病变主要累及胃肠道与肺脏。艾滋病患者由于免疫功能缺陷，病情常较严重，常发展为重型或播散性粪类圆线虫病，以肺、肠最易受累，常在间质内引起肉芽肿性病变。

【诊断与鉴别诊断】

粪类圆线虫病的临床表现并无特征，诊断主要依靠病因学和病理学检查。死亡病例的系统解剖对发现播散性粪类圆线虫很有意义。患者外周血白细胞总数和嗜酸性粒细胞轻至中度增多，有提示寄生虫感染的作用。

1. 病原学检查 ①由于粪类圆线虫主要寄生于肠道，故如疑及线虫病，应注意检查粪便，有时可查见粪类圆线虫的杆状蚴。在 24 小时的粪便中如能同时检出杆状蚴和丝状蚴，提示该患者存在自身感染。由于患者有间歇排虫现象，故应反复多次检查。②肺部也常受累，在支气管肺泡冲洗液或灌洗液、支气管分泌物或在痰涂片中也可发现粪类圆线虫的丝状蚴，痰涂片巴氏染色可见清晰的丝状蚴，有助于明确病因诊断。③其他体液，如在尿液、脑脊液、胃液或胃灌洗液及十二指肠引流液中也有检出粪类圆线虫幼虫或成虫的报道。在各种液体沉淀物涂片中，较易发现完整的虫体。确认虫体是诊断本病的关键，但要注意与其他线虫（如钩虫蚴等）相区别。在观察虫体时滴加卢戈（Lugol）碘液可使幼虫呈棕黄色，虫体结构更清晰，有助于鉴别。

2. **活组织检查**　丝状蚴多见于支气管和肺泡腔，亦可见于门静脉、肝窦、脑、肾小球、脾脏或皮肤的小血管内，故活组织检查对诊断也有帮助。十二指肠、支气管活检等组织中，有时可能发现粪类圆线虫。由于线虫主要寄生于肠道，成虫多见于肠隐窝内，读片时应予注意。如侵犯脑组织，在脑实质内和软脑膜内、脑脊液内，有时可查到其幼虫。

3. **免疫学方法**　用粪类圆线虫脱脂抗原做ELISA检测血清特异性抗体，阳性率可达94%以上。检测患者血清循环抗原对本病的诊断亦有一定帮助。

七、寄生于消化道的其他线虫感染

成虫寄生于人体消化道的线虫主要有蛔虫、蛲虫、钩虫、鞭虫和粪类圆线虫等，其他线虫如东方毛圆线虫、美丽筒线虫、异尖线虫等比较少见，简介如下。

（一）东方毛圆线虫感染与毛圆线虫病

毛圆线虫是一类小型线虫，主要寄生于脊椎动物的消化道，其中有些种类可寄生于人类。已知可在人体寄生的毛圆线虫主要有东方毛圆线虫、蛇形毛圆线虫、艾氏毛圆线虫等，在我国主要是东方毛圆线虫，在农村和牧区比较多见。1997年调查结果表明，我国有18个省份发现本虫感染，四川个别地区（潼南县）感染率高达50%。

【生物学性状】

东方毛圆线虫（*Trichostrongylus orientalis*）成虫体纤细，无色透明，角皮横纹不明显，口囊不显著，咽管短小，呈圆柱状。雄虫大小为（4.3～5.5）mm×（0.072～0.079）mm。尾端具交合伞，由左右两叶组成，有一对短粗交合刺，末端有小钩。雌虫大小为（5.5～6.5）mm×0.07mm，尾端呈锥形，子宫内含虫卵5～16个，阴门位于虫体后1/6处。虫卵呈长圆形，无色透明，大小为（80～100）μm×（40～47）μm，比钩虫卵稍长，长径一般为横径的2倍以上，卵壳很

薄，卵膜密接于卵壳内面，但在两端可见空隙，尤以尖细端明显。新鲜粪便中的虫卵可见卵细胞已分裂为10～20个胚细胞。

成虫寄生于绵羊、骆驼、马、牛及驴等食草动物的胃及小肠内，也可寄生于人体小肠。虫卵随宿主粪便排出后，在温暖潮湿的土壤中发育，孵化出杆状蚴，经2次蜕皮发育为丝状蚴，即感染期幼虫，人常因食入被污染的蔬菜和水而经口感染。丝状蚴在宿主肠腔内经第3次蜕皮后，钻入小肠黏膜，约经数日自黏膜逸出，进行第4次蜕皮，然后以头端插入肠黏膜，发育为成虫。丝状蚴也可经皮肤感染人体，在人体内移行，移行途径类似钩虫。从感染期幼虫侵入人体到雌虫发育成熟并产卵，经口感染者需16～36天，经皮肤感染者需26～36天。

【临床病理表现】

本虫致病作用在于虫体在黏膜吸附、钻入和逸出肠黏膜所造成的机械性损伤以及由虫体代谢产物所引起的毒性反应。病理改变不甚明显，主要表现为肠黏膜炎症反应。临床症状有腹痛、腹泻、食欲下降、乏力失眠、头痛头昏等，嗜酸性粒细胞轻度增多，一般在10%以下，严重患者也可出现贫血。本虫常与钩虫感染混合存在，故难以确定哪些症状是由本虫或钩虫所致。

病因诊断以在粪便中查见虫卵为准，常用饱和盐水浮聚法，也可用培养法检查丝状蚴。但需注意与钩虫、粪类圆线虫的虫卵或丝状蚴鉴别。

（二）美丽筒线虫感染与美丽筒线虫病

筒线虫是寄生于鸟类和哺乳动物的消化道的一类线虫，有34个种，其中美丽筒线虫（*Gongylonema pulchrum*）偶可寄生在人体内，引起美丽筒线虫病（gongylonemiasis）。我国1955年在河南省发现首例，迄今已有19个省市发现本病，以山东省报告最多。

【生物学性状】

美丽筒线虫主要寄生于哺乳动物（特别是反刍动物）的口腔与食管黏膜和黏膜下组织，故又称食道蠕虫（gullet worm）。成虫细长如线状，乳白色。在人体寄生的虫体较小，国内记载雄虫长21.00～30.68mm，宽0.16～0.23mm；雌虫长32～68.8mm，宽0.2～0.37mm。体表具纤细横纹。前端正中有口，呈漏斗形，口小，周围有分叶状的唇，唇外有一领环，在领环之外左右各有一头感器。虫体前段具有成行排列、大小不等、数目不同的花缘状表层突，在前端排成4行，向后延伸至接近侧翼处增为8行。近头端两侧各有颈乳突1个，其后有呈分节状的侧翼，一直伸展至后端表皮突终止处。雄虫尾部有明显的尾翼，两侧不对称，

尾部肛门前后有成对的乳突，一般为肛前 5 对，肛后 4 对，尾部末端 4 对。交合刺 2 根，左刺细长，右刺甚短。雌虫尾端不对称，钝锥状，略向腹面弯曲，阴门位于肛门的稍前方。子宫粗大，内含大量虫卵。虫卵呈椭圆形，大小为（50 ～ 70）μm×（25 ～ 42）μm，壳厚而透明，内含幼虫。

美丽筒线虫的终宿主有牛、羊、马、猪、骆驼等。牛、羊、猪为其专性宿主，人偶可为其终宿主。鞘翅目的金龟子科和天牛科的多种甲虫及蜚蠊目的蜚蠊（蟑螂）可为其中间宿主。成虫寄生于终宿主的口腔、食管黏膜或黏膜下层，雌虫所产生的含蚴虫卵可由黏膜的破损处进入消化道并随粪便排出体外。如被中间宿主吞食，卵内幼虫在消化道内孵出并穿过消化道而钻入昆虫的血腔，蜕皮 2 次，发育为囊状的感染期幼虫。终宿主误食含有此期幼虫的昆虫后，幼虫破囊而出，侵入胃或十二指肠黏膜，再潜行向上至食管、咽或口腔等黏膜内寄生。约经 2 个月发育为成虫。在人体寄生的虫数大多为 1 ～ 10 条，一般不产卵。成虫在人体内寄生时间通常为 1 年左右，也可长达 5 年以上。

【临床病理表现】

本虫在人体主要寄生于口腔（如上唇、下唇、颊部、舌下、舌下系带、牙龈、硬腭、软腭、扁桃体等）、咽喉或食管黏膜下层，亦可出现于鼻腔内或鼻唇沟等处。曾有人从一患者鼻涕中检获 1 条成虫，故本虫亦有可能寄生于鼻黏膜下。本虫可在黏膜及黏膜下层自由移动，有时移动较快，故寄生部位常不固定。在寄生部位的黏膜上可出现小疱及白色的线形隆起。虫体移动的刺激，可引起口腔内异物感、蠕动感、麻木感或瘙痒感，甚至影响说话和进食，导致声音嘶哑或吞咽困难等。检查可见局部肿胀、疼痛、黏膜水疱、血疱等。寄生于食管时可造成黏膜溃疡、出血。血中嗜酸性粒细胞增多，有时可高达白细胞总数的 20%。取出虫体后症状即可自行消失。

诊断可根据病史和口腔症状，如以针挑破有虫体寄生移行处的黏膜，取出虫体镜检，鉴定虫种方可确诊。在受染者的唾液及粪便中一般找不到虫卵。

（三）异尖线虫感染与异尖线虫病

异尖线虫（anisakis）属蛔目（Ascaridida）异尖线虫科（Anisakidae），分为 7 个属。其成虫寄生于海洋哺乳类动物（海豚、鲸类）或鳍足类动物（海狮、海豹）以及一些食鱼鸟类（鸬鹚、鹈鹕）的消化道中，主要中间宿主为深海鱼类及海洋软体动物如乌贼、鱿鱼等。通过生食海鱼或将鱼的内脏喂养畜禽等，可导致人或其他动物感染异尖线虫。人感染后主要出现急性腹痛等症状，称为异尖线虫病（anisakiasis）。目前人兽共患异尖线虫主要有 6 种，以简单异尖线虫（Anisakis simplex）最为常见。目前该病病例已见于全球 27 个国家，以日本、西班牙、韩国和法国多见。我国人感染异尖线虫的病例报告很少，但由于其在海鱼中有很高的感染率（55% ～ 100%），以及人们饮食习惯的改变（生食或半生食海鲜），发生异尖线虫感染的风险很大，值得注意。

【生物学性状】

异尖线虫一生分为 6 个阶段，即卵期、第 1 期幼虫（L1）、第 2 期幼虫（L2）、第 3 期幼虫（L3）、第 4 期幼虫（L4）和成虫期。在人体内寄生的虫体均为第 3 期幼虫（L3），L3 又分为感染性和非感染性两个阶段。幼虫呈长纺锤形，白色微透明，体长 13.5 ～ 30mm。虫体两端较细，头部更尖细，有唇块。腹侧有一明显的钻齿，其后部可见排泄管开口。表皮三层，无侧翼。体壁肌层较厚，食管与肠管间有一胃室。肠管发达且较肥厚，由圆柱状上皮组成。食管、胃、盲肠和肠 4 个器官在体腔内呈"Y"字形分布。异尖线虫成虫在不同种间的差异较大，雄虫一般长 31 ～ 90mm，雌虫长 63 ～ 100mm，宽 1.5 ～ 4.5mm。成虫寄生于海洋哺乳类动物或鳍足类动物消化道中，受精后，雌虫便排卵于海水中，在 5 ～ 7℃的温度下，虫卵孵化并发育成自由生活的 L1，被磷虾等第一中间宿主吞入后，在其体内发育为 L3 非感染性幼虫，待第二中间宿主海鱼及某些软体动物如乌贼鱼食入带虫的第一中间宿主，这些非感染性幼虫即在宿主体腔脏器或鱼肉中转化为感染性幼虫。人不是其适宜宿主，在误食含有异尖线虫幼虫的海鲜后，异尖线虫幼虫在其胃肠黏膜上逐渐发育成 L4 和成虫，诱发异尖线虫病。

【发病机制】

异尖线虫存活时的排泄物 / 分泌物（ES）以及死后整个虫体成分具有致病作用，研究表明，ES 中有一种物质可以抑制刀豆球蛋白 A 诱导的淋巴细胞增殖。虫体进入人体后分泌的酸性趋化因子（ECF-P）是一种非渗透性的、对热不稳定的物质，也可引起局部组织嗜酸性粒细胞渗出。虫体的分泌代谢产物也是一种强烈的过敏原，可引发严重的超敏反应。疾病的发生发展也与宿主对异尖线虫的免疫应答有密切的关系。除细胞免疫外，异尖线虫感染还会诱发明显的体液免疫。实验研究发现，特异性的 IgE 抗体水平在感染 14 天后开始明显升高，30 天后达到峰值，60 天后逐渐回落，这有助于血清学诊断。

【病理变化】

人体生食或半生食含有感染性幼虫的海鲜后，幼

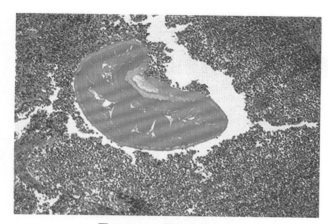

图16-5-52　胃异尖线虫病

异尖线虫幼虫侵入胃壁，引起异物反应，组织坏死伴嗜酸细胞浸润
（丁彦青惠赠）

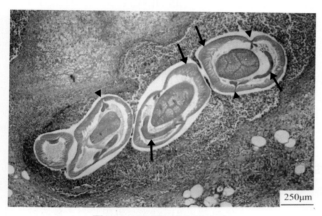

图16-5-53　胃异尖线虫病

异尖线虫幼虫见于肠黏膜下层，周围有显著炎症反应。虫体断面可见体壁（三角形）、消化管道（箭头）等结构

引自周怀瑜，刘登宇，彭鸿娟，2017. 人体寄生虫学彩色图谱. 西安: 西安交通大学出版社

虫进入胃肠道，侵犯黏膜组织，也可侵入肠外组织。病变特征是形成以嗜酸性粒细胞为主的肉芽肿或出血性脓肿，也可形成瘤样肿块，肿块内可见幼虫及其肠管或角皮等物。虫体死亡崩解的内毒素释放后致使各种炎症细胞向病灶部位集中，在幼虫寄生部位形成肉芽肿，如胃、小肠、大肠等，其中胃肠道病变较为常见（图 16-5-52，图 16-5-53）。

胃肠道病理学改变主要表现为 5 种形态：①感染初期，表现为嗜酸性粒细胞和巨噬细胞的浸润、增殖，有时伴有水肿、出血甚至血管破裂，在感染 1 周后，血液中的嗜酸性粒细胞开始明显升高；②在急性肠内感染的 1 周内，肠黏膜及黏膜下层大量嗜酸性粒细胞、淋巴细胞、单核细胞和浆细胞的浸润及浆液渗出，致使黏膜下层水肿增厚，病变类似蜂窝织炎；③对于胃肠道的慢性感染，嗜酸性粒细胞的浸润、出血及坏死可致不同程度的脓肿形成；④胃部感染持续

6 个月以上者，嗜酸性粒细胞的浸润会明显减少，代之以明显的淋巴细胞浸润，各种巨噬细胞向病灶部位集中形成肉芽肿；⑤持续感染 6 个月至 1 年时间内，可出现局部过敏性坏死反应，因为虫体的分泌代谢产物是一种强烈的过敏原。

除胃肠道异尖线虫病外，有时虫体也可在食管、腹腔、皮下、泌尿道等处引起局限性病变，如肉芽肿、脓肿、蜂窝织炎等。

【临床表现】

临床表现与人体感染幼虫的数量、侵犯部位及宿主的反应性相关。①轻度感染仅有胃肠道不适，急性感染可类似急腹症；②急性胃异尖线虫病常发生在食入感染的海鲜后 4 ~ 6 个小时，出现上腹部突发性剧痛，伴恶心呕吐；③急性肠异尖线虫病发病较晚，常在食入鱼类后 1 ~ 5 天出现下腹部剧痛，伴恶心呕吐，并持续数周；④胃肠道外的异尖线虫病也称异位异尖线虫病，在入侵和寄生部位引起相应的症状；⑤异尖线虫过敏症常表现为荨麻疹，血清 IgE 抗体水平升高或发生急性肺水肿、多关节炎等。

【诊断与鉴别诊断】

异尖线虫病的诊断方法主要有内镜检查法、影像学检查法、寄生虫学判定法、病理学检查法、分子鉴定法及免疫学诊断法等，应辅以临床症状和有无吃生鱼的习惯等综合判断。异尖线虫病最有效的检查方法是纤维内镜检查，可以观察到虫体及寄生部位胃肠黏膜水肿、出血、糜烂或溃疡形成。另外，影像学方法也可以用于异尖线虫病的临床诊断，胃异尖线虫的 X 线特征主要是呈纵向胃壁皱褶肿胀（81%），有时也可见线形的幼虫阴影（48%）；肠异尖线虫病钡餐后的 X 线特征为患处锯齿状或短棒状阴影或者肠系膜肿块状阴影，滞留的钡剂呈颗粒状阴影。免疫学诊断是用体外培养的幼虫分泌排泄物作抗原检测患者血清中的特异性抗体，主要方法有皮试、补体结合试验、免疫荧光抗体试验、放射变应原吸附试验、琼脂扩散试验、免疫电泳分析和 ELISA 等。免疫学诊断一般主要用于慢性病例。分子生物学技术应用于异尖线虫分类还处于初始阶段，分类方法较少且技术不成熟，分子生物学诊断方法也在探索之中。

异尖线虫病不具有典型的临床症状，因此常被误诊。日本学者研究 92 例异尖线虫病患者的临床病理表现，发现其中超过 60% 的患者被误诊为阑尾炎、急腹症及各种癌症等。

（胡尚平　郭瑞珍　刘德纯　郭凤英　段爱军
刘晓阳　胡守锋；孙　新　焦玉娟）

第六节　寄生于血液和组织中的线虫感染

线虫（nematoda）中有一部分寄生于血液和组织中，如多种丝虫（班氏吴策线虫和马来布鲁线虫等）、广州管圆线虫、结膜吸吮线虫等。旋毛形线虫（旋毛虫）成虫虽在人体消化道寄生，但主要是幼虫致病，累及肌肉组织。本节主要介绍这一类线虫。

一、丝虫感染与丝虫病

丝虫（Filaria）是一类由吸血节肢动物传播的寄生线虫，属于丝虫目，包括 3 个科 97 个属 537 个种。已知寄生在人体内的丝虫有 5 个属 8 个种。人体丝虫病（filariasis）通常是指丝虫寄生于人体淋巴系统、皮下组织、心血管和体腔等组织内所引起的疾病，以蚊子等吸血昆虫为传播媒介，早期以淋巴管炎和淋巴结炎为主，晚期以淋巴回流障碍为主，出现淋巴管扩张及象皮肿。本病在世界各地广为流行，但多见于热带和亚热带地区，在我国也有广泛流行，以华东、华中和华南各省市多见。丝虫病是我国重点防治的五大寄生虫病之一。在我国仅有班氏吴策线虫（*Wuchereria bancrofti*）和马来布鲁线虫（*Brugia malayi*），分别简称为班氏丝虫和马来丝虫，引起淋巴丝虫病。按照寄生部位及病变，这 8 种丝虫分别引起淋巴丝虫病、组织丝虫病和皮肤丝虫病，见表 16-6-1。本节重点介绍班氏线虫和马来丝虫引起的淋巴丝虫病。但在对外开放年代，国际交往频繁，我国援外人员和出国留学、旅游人员不断增多，外国来我国留学、旅行或工作的人员也在不断增加。在这些人员中已发现其他丝虫（如旋盘尾线虫、罗阿罗阿线虫）的输入性感染所致皮肤丝虫病病例，因此也需要对此有所了解，并注意防范。

表 16-6-1　人体常见丝虫形态特征及相关疾病

虫种	寄生部位	媒介	微丝蚴形态特征	相关疾病
班氏吴策线虫	淋巴系统	蚊子	有鞘膜，头间隙长宽相等，体核分布均匀，无尾核	淋巴结炎，淋巴管炎，象皮肿，鞘膜积液，乳糜尿
马来布鲁线虫	淋巴系统	蚊子	有鞘膜，头间隙长:宽=2:1，体核分布不均匀，有尾核	淋巴结炎，淋巴管炎，象皮肿
帝汶布鲁线虫	淋巴系统	蚊子	有鞘膜，头间隙长:宽=3:1，有尾核	淋巴结炎，淋巴管炎，象皮肿
常现曼森线虫	胸腔、腹腔	库蠓	无鞘膜，头间隙长宽相等，体核分布至尾端，尾端平钝	棘唇虫病
奥氏曼森线虫	腹腔	库蠓	无鞘膜，头间隙长略大于宽，尾端弯曲，无尾核	无明显致病性
旋盘尾线虫	皮下组织	蚋	无鞘膜，头间隙长宽相等，尾端尖细，无尾核	可致皮肤结节、失明（河盲症）
罗阿罗阿线虫	皮下组织	斑虻	有鞘膜，头间隙长宽相等，体核分布至尾端，尾尖有核	皮肤肿块，也可累及内脏
链尾曼森线虫	皮下组织	库蠓	无鞘膜，头间隙长，尾部弯曲，体核较少，有尾核	链尾线虫病

（一）班氏吴策线虫感染与淋巴丝虫病

班氏吴策线虫简称班氏丝虫，是人体最常感染的一种丝虫。我国厦门最先发现蚊媒传播班氏丝虫病（1877 年），后来发现本病呈世界性分布。我国虽已消除丝虫病，但个别流行区仍存在慢性或晚期丝虫病患者，丝虫病再发的危险也依然存在。

【生物学性状】

1. **形态**　成虫虫体细长如丝线，乳白色，表面光滑。体表从头到尾都有环形横纹。头端膨大如球形或椭圆形，顶部正中为圆形的口孔，其外周有内外两圈各 4 个乳突。肛孔位于尾端的腹面。雄虫大小为（28.2～42）mm×（0.1～0.15）mm，尾端向腹面卷曲可达 2～6 圈。生殖器为单管型，睾丸位于虫体前部，有 2 根交合刺。雌虫大小为（58.5～105）mm×（0.2～0.3）mm，尾部钝圆，略向腹面弯曲、生殖器为双管型，阴门近头端稍后的腹面。卵巢位于虫体的后部，子宫粗大，呈管状，几乎占据整个腹腔。在病理切片上往往只能看到虫体的部分断面，有时可辨认出内部结构，但难以分辨为何种丝虫（图 16-6-1，图 16-6-2），通常也不再进一步分类。丝虫为卵胎生，子宫起

始端内的卵细胞逐步发育，在靠近阴门处分裂增殖形成胚胎至幼虫，其外的卵壳形成鞘膜，包裹于虫体之外。此期的幼虫称为微丝蚴（microfilaria）。

微丝蚴虫体细长，头端钝圆，尾端尖细（图 16-6-3）。染色后可发现虫体外有鞘膜包裹，虫体内有许多圆形或椭圆形的体核。头端无体核区称为头间隙或头隙。虫体的前段还有一个环带状无核区，称为神经环。虫体尾部逐渐变细，肛孔靠近尾端腹面，没有尾核。马来布鲁线虫微丝蚴与其相似，体积稍小，在病理上不易辨别（图 16-6-4）。

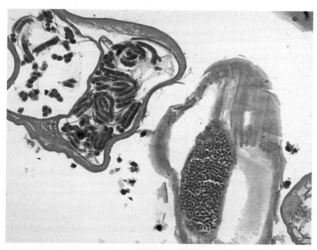

图16-6-1　腹股沟淋巴结丝虫病
镜下见两个成虫子宫断面，左侧子宫内见细长的微丝蚴，右侧子宫内见圆形颗粒状的卵细胞

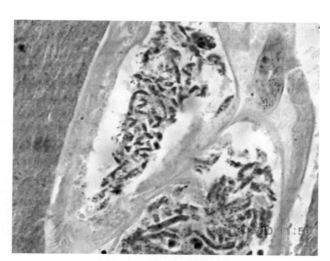

图16-6-2　淋巴结丝虫病
扩张的淋巴管内见丝虫的不同断面，图示子宫的断面，内含微丝蚴

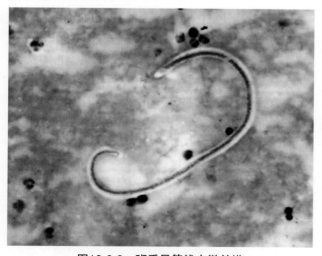

图16-6-3　班氏吴策线虫微丝蚴
血涂片。微丝蚴呈细杆状，头端钝圆，尾端尖细，染色后可发现虫体外有鞘膜包裹

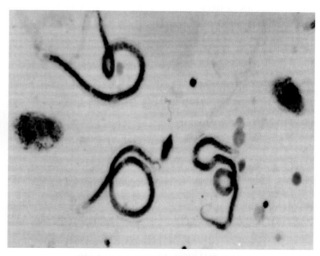

图16-6-4　马来布鲁线虫微丝蚴
血涂片。与班氏吴策线虫微丝蚴形态相似，相对较小，难以鉴别

2. 生活史　班氏丝虫需要经过两个发育阶段，幼虫在中间宿主蚊体内发育。成虫寄生于终宿主人体淋巴管及淋巴结。

（1）在人体内的发育：人是班氏丝虫的唯一终宿主。成虫寄生在淋巴管和淋巴结内，以淋巴液为其营养来源，在这里发育成熟并交配，雌虫产生微丝蚴。感染期幼虫从侵入人体到发育成熟并产生微丝蚴需要 6～12 个月。雌虫可持续产微丝蚴 19 年之久。微丝蚴可停留在附近的淋巴系统内，但多数随淋巴液经胸导管进入血液循环，并寄生于此。微丝蚴亦可异位寄生于乳糜尿、血痰、乳糜性胸腔积液或心包积液，甚至骨髓、阴囊、精索、睾丸、附睾、腹股沟、肾盂、眼前房、脾、肺、乳腺、下肢等处，寿命一般为 2～3 个月。微丝蚴在肺血管和外周血管中的出现有一定的周期性，称为夜现周期型。班氏微丝蚴通常在晚上 10 点到翌日凌晨 2 点达到高峰，因此检查微丝蚴通常安排在深夜采血检查。

（2）在蚊体内的发育：至少 80 多种蚊子是其中间宿主，如库蚊、伊蚊和按蚊等。当微丝蚴血症者被这些雌蚊叮咬后，微丝蚴脱下其鞘膜，穿入胃壁，24 小时内迁移到蚊子胸部肌肉组织。在胸壁肌肉内虫体经过 2 次蜕皮发育为感染期幼虫，这些幼虫迁入蚊子的头部，到达喙部。当阳性雌蚊再次叮咬人时，感染性幼虫趁机进入人的皮肤，迁移到适当的位置发育为成虫。

【发病机制】

丝虫的成虫、微丝蚴和感染性幼虫三个时期对人体都有致病作用，其中成虫是最主要的致病阶段。其致病作用包括丝虫对淋巴管的直接损伤、其共生菌的协同作用、诱发免疫应答作用和继发细菌感染等。

1. 丝虫对淋巴管的直接损伤　活虫及死虫都可导致淋巴管部分或完全阻塞，使淋巴回流障碍，淋巴管内压力升高，导致淋巴管扩张，通透性增加，接着出现皮下组织淋巴水肿。丝虫还可诱导淋巴管出现嗜酸性粒细胞浸润，发生淋巴管炎、丝虫性肉芽肿，造成淋巴管阻塞。

2. 脂多糖的作用　丝虫在生长发育过程中需要一种共生菌，称为沃尔巴克体（*Wolbachia*）。沃尔巴克体所含的脂多糖（lipopolysaccharide，LPS）是一种促炎因子，LPS 的大量释放，不仅可引起宿主急性炎症反应，发生淋巴结炎、淋巴管炎和发热（丝虫热），还可刺激宿主产生 IL-4、IL-10、IL-13、TGF-β 等抗炎介质，以控制过度的炎症反应并防止发生内毒素所致的休克。反复的丝虫感染可持续释放 LPS，诱导机体发生免疫耐受，降低患者抵抗再感染的能力。

3. 宿主的免疫应答　抗丝虫免疫为细胞免疫，有 Th1 和 Th2 细胞参与，其产生与发展可能与宿主接触抗原的时间长短、强度高低，以及宿主的先天免疫功能有关。有关机制仍在研究之中。

4. 继发细菌感染　在淋巴水肿的状态下，局部抵抗力下降，可继发细菌感染，细菌感染既可加重淋巴液的淤积，又能促进更严重的细菌感染。在发生淋巴水肿或象皮腿时，由于细菌感染和重力作用，淋巴液容易淤积在下肢组织中，不断加重病变。

【病理变化】

成虫寄居于淋巴管，最常见的部位是淋巴结、睾丸、附睾和精索，引起这些部位淋巴管炎和肉芽肿形成。首先，虫体引起淋巴管扩张，淋巴管内皮细胞增生，管壁纤维组织增生伴慢性炎细胞浸润，致使淋巴管壁增厚，浸润的炎细胞主要有淋巴细胞、组织细胞、浆细胞和嗜酸性粒细胞（图 16-6-5）。嗜酸性粒细胞聚集可形成嗜酸性脓肿（图 16-6-6）。其次是肉

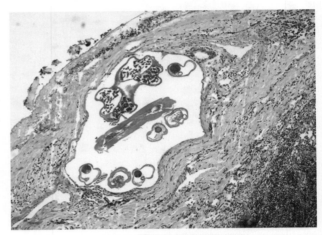

图16-6-5　腹股沟淋巴结丝虫病
淋巴管扩张，内含丝虫，管壁纤维性增厚伴慢性炎细胞浸润

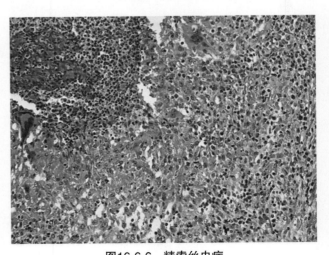

图16-6-6　精索丝虫病
嗜酸性脓肿形成，脓肿周围巨噬细胞增生并有多核巨细胞形成。其他部位见丝虫残骸

芽肿反应,成虫在淋巴结和在病灶内引起坏死,坏死组织周围环绕多核巨细胞和上皮样组织细胞,形成肉芽肿,肉芽肿内或邻近组织中可见虫体片段或残骸(图16-6-7,图16-6-8)。退变的虫体可崩解、坏死、钙化,破坏淋巴管壁,并引起炎症反应(图16-6-9,图16-6-10)。

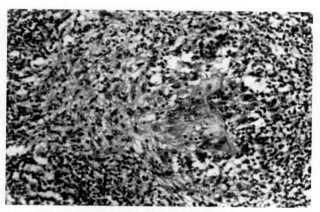

图16-6-7 丝虫性肉芽肿
巨噬细胞增生吞噬虫体碎片,伴多核巨细胞形成

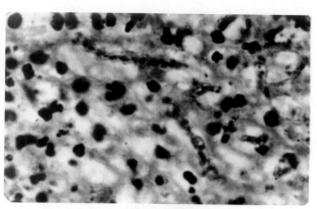

图16-6-8 丝虫性肉芽肿
发生于淋巴结,其中可见微丝蚴纵断面结构呈串珠状

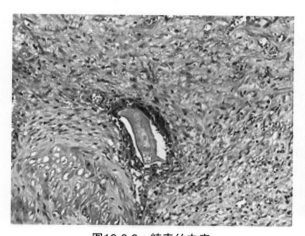

图16-6-9 精索丝虫病
图中心可见丝虫残骸,淋巴管结构破坏,周围纤维组织增生伴炎细胞浸润

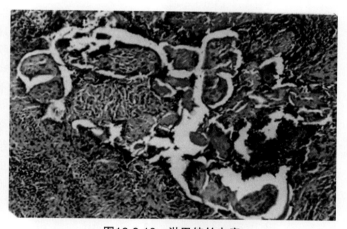

图16-6-10 淋巴结丝虫病
淋巴管壁破坏,内见大量变性坏死和崩解的虫体,部分已钙化,周围见炎细胞浸润

　　活体和尸体解剖检查的样本中,任何器官的血管和淋巴管内均可见微丝蚴。活的微丝蚴不引起损伤,但退变的微丝蚴可引起炎症反应,表现为充血、水肿和弥漫性或局灶性的炎细胞浸润,浸润的炎细胞主要有淋巴细胞、浆细胞和嗜酸性粒细胞。单个退变的微丝蚴可能形成孤立的微脓疡,而大量微丝蚴聚集引起所在区域的坏死,其周围为肉芽肿反应。微丝蚴侵入血管壁,引起局灶性的脉管炎,可导致血栓形成和闭塞。患者肺组织活检可见热带肺嗜酸性粒细胞浸润症,即在肺内见弥漫性嗜酸性粒细胞浸润,并可形成嗜酸性微脓肿和肉芽肿,微脓肿中心可见变性的微丝蚴。偶尔虫体在肺血管内被包裹可使血管闭塞,死亡

的虫体最终钙化,被纤维结缔组织包绕。

【临床表现】

　　班氏丝虫感染的主要临床表现为无症状性微丝蚴血症,急性淋巴丝虫病,慢性淋巴丝虫病及超敏性淋巴丝虫病。大多数感染者可终身无症状。

　　急性淋巴丝虫病的特征是发热、淋巴管炎、淋巴结炎、睾丸炎、附睾炎和精索炎。患者可表现为头痛、背痛、肌痛、失眠、厌食、恶心和疲劳,也可能出现荨麻疹。急性期常有嗜酸性粒细胞增多和微丝蚴血症。

　　慢性淋巴丝虫病的临床特点是淋巴结肿大、淋巴水肿(lymphedema)、鞘膜积液(hydrocele)和象皮肿(elephantiasis)。反复发作的淋巴管炎是由死的或垂死

的虫体阻塞淋巴管引起的。膀胱淋巴管的阻塞可引起乳糜尿(chyluria)或淋巴尿(lymphuria),而阻塞腹膜

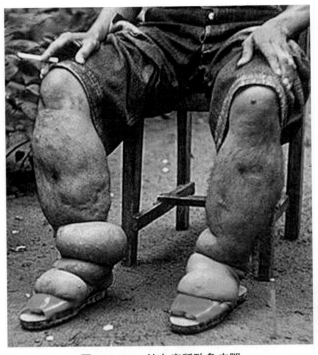

图16-6-11　丝虫病所致象皮腿
双下肢高度肿胀,不对称
引自McGee JO'D, Isaacson PG, Wright NA, 1992. Oxford Textbook of Pathology.
Oxford: Oxford University Press

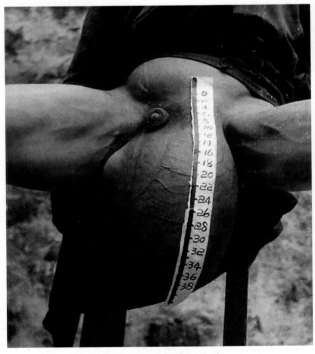

图16-6-12　阴囊丝虫病
丝虫阻塞淋巴管,导致大量鞘膜积液,使阴囊肿大

的淋巴管可引起腹水。肢体的淋巴管静脉曲张是常见并发症。淋巴水肿的组织易患细菌感染。少数患者因淋巴液蓄积和纤维组织增生而发生象皮肿,大约95%的象皮肿患者会影响下肢末端和生殖器(图16-6-11,图16-6-12),其次是女性患者上肢和乳腺。伴有象皮肿的患者皮肤可变硬,形成淋巴细胞性疣状隆起。伴有象皮肿的患者循环血液中检测不到或有极少量微丝蚴。

多数患者患有嗜酸性肺炎或热带肺嗜酸性粒细胞浸润症(tropical eosinophilic pulmonary infiltration 或称 Weingarten 综合征),是由丝虫微丝蚴进入血循环引起的肺部过敏反应。主要表现是咳嗽、哮喘、外周血嗜酸性粒细胞增多。班氏丝虫感染的患者也可出现疼痛及皮下红斑结节,内含死的或垂死的成虫。

【诊断与鉴别诊断】

诊断主要依据在外周血中查找微丝蚴。晚上10点至次日凌晨2点采集外周血,用厚血膜法或新鲜血滴法镜检,在新鲜血液的涂片上可直接粗略观察微丝蚴的大小和移动,吉姆萨染色血涂片可以证实(图16-6-3,图16-6-4)。用离心沉淀物涂片法可检测出鞘膜积液、淋巴液、腹水、胸腔积液或乳糜尿中的微丝蚴。在出现淋巴水肿和象皮肿的晚期患者中,通常见不到微丝蚴。

有时,在活检组织中会遇到丝虫感染所致的病变,常见丝虫性淋巴结炎或浅表组织的结节,在病变组织中可能见到淋巴管扩张,管腔内微丝蚴或成虫虫体的断面,可供确诊;周围伴有炎症反应,如炎细胞浸润、嗜酸性脓肿和肉芽肿形成等,提示丝虫感染(图16-6-13,图16-6-14)。

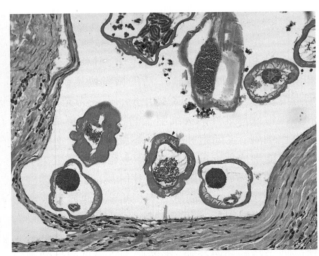

图16-6-13　腹股沟淋巴结丝虫病
淋巴结被膜下淋巴窦扩张,其中可见丝虫不同断面

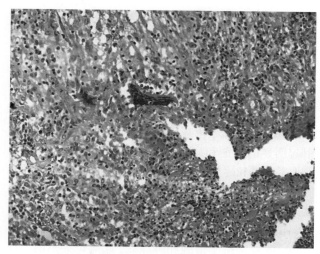

图16-6-14 精索丝虫病
局部形成嗜酸性脓肿，伴巨噬细胞增生、多核巨细胞形成，大量嗜酸性粒细胞和淋巴浸润

免疫学和分子生物学技术近年也用于丝虫病的辅助诊断。检测丝虫特异性 IgG$_4$ 抗体水平既可用于诊断，也可用于判定现症感染。把 PCR 扩增技术与 ELISA 结合的 PCR-ELISA 方法对于丝虫检测也是一种特异、敏感、快捷的方法。

（二）马来布鲁线虫感染与淋巴丝虫病

马来丝虫病（filariasis brugia）是由寄居在淋巴管内的马来布鲁线虫（简称马来丝虫）感染引起的疾病，仅流行于亚洲，我国也曾有马来丝虫病流行，临床上很难与班氏吴策线虫区别。

【生物学性状】

马来丝虫是细长、白色、丝状蠕虫，与班氏丝虫相似，但相对小一些。雌性马来丝虫大小为（40～69.1）mm×（0.12～0.22）mm，雄虫为（13.5～28.1）mm×（0.07～0.11）mm。雌虫虫体中部含有小肠和2个子宫。表皮光滑，从头至尾部有环状的横纹，一侧轻微增厚，形成低的圆形的脊。雌虫横向弯曲不明显，体壁肌肉略发达。雄虫的前部含有肠和睾丸。横向弯曲突起和体壁肌肉中部发达。多数雄虫的后部含有肠和长的输精管。横向弯曲不明显，但体壁肌肉发达并占据虫体的大部分。马来丝虫的生活史与班氏吴策线虫相同，都需要幼虫在中间宿主蚊体内发育和成虫在人体内发育两个阶段。两者的区别见表16-6-2。

表16-6-2 班氏丝虫与马来丝虫的区别

鉴别要点	班氏丝虫	马来丝虫
微丝蚴		
大小（μm）	（244～296）×（5.3～7.0）	（177～230）×（5.0～6.0）
形态	柔和，弯曲较自然	硬直，大弯上有小弯
头间隙（长:宽）	较短（1:1或1:2）	较长（2:1）
体核	圆形或椭圆形，排列整齐，各核分开，清晰可数	椭圆形，大小不等，排列紧密，常互相重叠，不易分清
尾核	没有	2个，前后排列，尾核角皮略膨大
夜现周期	晚10点至次晨2点	晚8点至次晨4点
寄生部位	常见于下肢、阴囊、精索、腹股沟、腹腔、肾盂等处淋巴系统	上下肢浅部淋巴系统，以下肢多见
致病临床表现	淋巴结炎，淋巴管炎，象皮肿，鞘膜积液，乳糜尿，淋巴尿	淋巴结炎，淋巴管炎，象皮肿

【病理变化】

组织病理学改变与班氏丝虫相似。成虫寄居在淋巴管，引起明显的损伤。退变的成虫和（或）微丝蚴产生一系列的炎症改变，从急性化脓到慢性肉芽肿反应和纤维化。这些改变可阻塞淋巴管，引起淋巴水肿，偶尔出现象皮肿。

【临床表现】

临床特征与班氏丝虫相似。多数患者无临床症状，或在感染后数月或数年出现症状。相当少的患者可发生急性和（或）慢性疾病的症状。马来丝虫在儿童中比班氏丝虫更常见。患者可出现发热，有时称为周期性淋巴管炎或丝虫热，持续3～5天，也可能与淋巴管炎和淋巴结炎同时发生，或在病变消失前发生一次或数次。有些患者这些症状反复发作与淋巴水肿相伴随，最终发展为慢性水肿，直至象皮肿。象皮肿较罕见。如果出现，最常发生于手足，极少见于生殖器和乳腺。

【诊断与鉴别诊断】

诊断主要依据在外周血中识别微丝蚴。血液必须在夜间获得，吉姆萨染色厚涂片法较常用。石蜡切片中也可识别成虫或微丝蚴，但很少应用。

（三）罗阿罗阿线虫感染与罗阿丝虫病

罗阿丝虫病（loaiasis）是由罗阿罗阿线虫（*Loa loa*，简称罗阿丝虫）感染引起的寄生虫病。罗阿丝虫可寄生于人体皮下组织，偶尔侵犯内脏，亦称为游走性肿块或卡拉巴肿（Calabar swelling）。

【生物学性状】

1. 形态　罗阿丝虫成虫是白色细长的线虫。头端略细，口周有1对乳突和2对亚中线乳突，均小而无蒂。虫体表面为角皮层，形成圆顶状的微小隆起，在横向弯曲的部位较厚。体壁肌肉含有相等数量的收缩纤维和肌质。罗阿丝虫的微丝蚴有鞘膜，头间隙长宽相等，尾端钝圆，体核分布至尾端，尾尖处有一个较大的尾核。

2. 生活史　罗阿丝虫病是由几种斑虻传播的。雌虻吸食病人的血液，其中的微丝蚴在斑虻体中发育为具有感染性的幼虫。感染性幼虫成熟后迁移至斑虻的口器，当斑虻再次吸血时感染期幼虫借机从其口器逸出，经皮肤创口到达人体。从感染期幼虫侵入人体到发育为成虫需6～12个月。

【发病机制】

罗阿丝虫的致病阶段主要是成虫，致病作用主要是成虫移行所造成的机械性损伤和其代谢产物引起的炎症反应。

【病理变化】

罗阿丝虫寄生于人体皮下组织，常见于胸、背、腋下、腹股沟、疝囊、阴茎、手指、头皮和眼部等处。迁徙的虫体常不引起炎症反应，但死的虫体可引起化脓及肉芽肿反应和纤维化。在真皮毛细血管内的微丝蚴引起炎症反应形成丝虫卡拉巴肿，也称游走性肿块，多见于腕部、踝部，可达鸡蛋大小。显微镜检查可在皮肤的毛细血管中发现微丝蚴，尤其是在汗腺的周围，并可见灶性慢性炎细胞浸润和真皮乳头纤维化。偶尔，微丝蚴也可在脑脊液中发现，可能为死的微丝蚴和组织反应阻塞大脑毛细血管，引起了脑脊髓膜炎。局灶性炎性损伤亦可见于心脏、胃、脾脏、肾小球、膀胱、视网膜、脑和脊髓等，引起心肌炎、心包炎、胃炎、肾病、脑膜炎及周围神经损耗等。这些病变是由微丝蚴、周围的淋巴细胞、组织细胞和巨细胞构成。有时成虫侵犯眼球前房，在结膜下移动可引起结膜炎、球结膜肉芽肿、眼睑水肿和眼球突出等病变。

【临床表现】

感染后可能不出现任何不适，但在某些部位也可引起明显的体征和症状。在眼睛可能引起眼皮水肿、充血、瘙痒和疼痛。在皮肤可形成游走性肿块（卡拉巴肿），据认为是在皮肤发生的超敏反应，局部出现瘙痒、蚁走感，红斑和水肿，直径2～5cm，其界限不清，可致剧烈疼痛。卡拉巴肿可能发生在皮肤的任何部位，但更常见于手腕和脚踝处，起病是突然的，但水肿消退是渐进的，可持续几小时到几天并可重复出现。虫体游离后肿块即随之消失。在神经组织内死亡虫体可引起感觉异常和局部瘫痪。肾脏损害可引起蛋白尿。其他常见的临床特征有发热、疼痛、感觉异常、瘙痒、风疹、易怒、困惑和癫痫。常见嗜酸性粒细胞增多，可达到7000个/μl。

【诊断与鉴别诊断】

1. 微丝蚴的检查　因为罗阿丝虫具有昼现周期性，日常诊断采用日间外周血涂片查找罗阿罗阿微丝蚴。吉姆萨染色可使其形态更清晰，镜下可见有带鞘膜的，尾尖有一尾核的微丝蚴。有时在尿液、痰液、宫颈分泌物中也可查到微丝蚴。

2. 病理学检查　在游走性皮下肿块、眼部、鼻梁等处病灶中观察到炎症性病变，应注意寻找罗阿丝虫，诊断依靠在皮肤和眼睛的病灶中发现成虫或微丝蚴。

3. 免疫学检查　皮肤试验和补体结合试验等也可用于辅助诊断，但可能与其他丝虫感染发生交叉反应，应注意鉴别。

（四）旋盘尾线虫感染与致盲丝虫病

盘尾丝虫病（onchocerciasis）是由旋盘尾线虫（*Onchocerca volvulus*）感染引起的寄生虫病，又称致盲丝虫病、河盲症（river blindness）等。

【生物学性状】

1. 形态　旋盘尾线虫成虫呈乳白色、半透明，虫体两端变细而钝圆，角皮层有明显的横纹，体表呈明显的螺旋状增厚，使横纹更明显。微丝蚴无鞘，头间隙长宽相等，尾端间隙无核。

2. 生活史　旋盘尾线虫的中间宿主为蚋类，终宿主为人类。当雌蚋叮人吸血时，皮肤中的微丝蚴随组织液进入蚋体内，经6～8天发育为感染期幼虫，再逐渐移行至蚋的下唇。当含有感染期幼虫的蚋再次叮咬吸血时，感染期幼虫即通过皮肤进入人体，钻入皮下组织，蜕皮2次，经过约1年时间，发育为成虫，并寄居在真皮和筋膜组织内。妊娠的雌虫生产微丝蚴，可迁移到全身。蚋叮咬后留下皮肤出血点，有时见周围红斑。没有免疫力的人遭到多处叮咬有时出现瘙痒症、疼痛和风疹。

【发病机制】

旋盘尾线虫的成虫和微丝蚴均有致病性，主要是微丝蚴致病。①成虫寄生在人体皮下组织的淋巴管汇合处，引起局部的炎症反应，促进纤维组织增生，包裹虫体，形成盘尾丝虫型纤维结节（onchocercomata）；②微丝蚴对人体的损害包括虫体活动引起的机械性损伤，虫体代谢产物或死亡后释放的毒性物质引起超敏反应，导致炎症反应。

【病理变化】

1. 皮肤病变　微丝蚴死亡后可引起多种类型的皮肤损害，如皮疹、炎细胞浸润、纤维组织增生（厚皮症）、色素沉着（豹皮症）等。特征性病变为盘尾丝虫型纤维结节，由旋盘尾线虫的成虫引起，可见于身体各处的皮下组织，一个至数百个。其直径为5～50mm，也可能更大，无痛性，类似脂肪瘤，但质地较硬，内含数条成虫和大量微丝蚴，外周由纤维组织包裹，伴有淋巴细胞和单核巨噬细胞浸润。纤维组织可显著胶原化。

2. 眼部病变　微丝蚴可累及结膜、角膜、玻璃体、葡萄膜、视网膜内层、虹膜和视神经乳头附近的筛板。①结膜炎：微丝蚴寄生在球结膜的主要改变是轻度的浆细胞、嗜酸性粒细胞浸润，偶见肥大细胞，血管扩张充血，有时见血管壁增厚及其周围纤维化。对70例结膜活检标本的研究发现，淋巴管扩张是普遍存在的，微丝蚴可见于房水中的结膜基质。在结膜活的微丝蚴可引起嗜酸性粒细胞和浆细胞围绕退变微丝蚴形成小的炎性结节。有时寄生虫不明显，需要仔细观察多个切面。②角膜炎：微丝蚴常寄生在角膜上皮下和基质前半部区域，偶尔有盘绕的微丝蚴出现在角膜上皮和深角膜的后弹力膜。角膜内死的微丝蚴可引起点状的角膜混浊。由数百条活的微丝蚴遍布角膜薄片可能引起绚丽的基质角膜炎。早期硬化性角膜炎可进一步发展为严重瘢痕形成，伴有慢性炎症和血管形成。继发性青光眼摘除眼球可发现在角膜基质浅层有大泡分隔前弹力膜（鲍曼膜）。③虹膜睫状体炎：显微镜下可见眼球呈慢性非肉芽肿性炎症，包括散在的浆细胞和Russell小体。微丝蚴出现在虹膜基质和前部睫状肌平坦区域。也有研究者在脉络膜和视网膜发现活的微丝蚴。微丝蚴碎片和慢性炎细胞可围绕后睫状动脉的虹膜隧道。④其他病变：如眼球视网膜色素上皮的变性改变和脉络膜毛细血管的闭塞，脉络膜和视网膜瘢痕等，亦有学者认为这是由微丝蚴局灶性直接感染或退变的微丝蚴产生的毒性物质所引起的。

3. 淋巴结病变　淋巴结肿大，质地坚实而无疼痛。镜下可见淋巴结内纤维组织增生，导致纤维化，而淋巴细胞减少，原有结构破坏。病变的特征性表现是肿大淋巴结内含有大量微丝蚴。

【临床表现】

人体感染盘尾丝虫后，经过3～15个月的潜伏期，逐渐出现临床症状，主要由皮肤、眼睛和淋巴结的病变引起。

1. 盘尾丝虫病对眼睛的损害　主要损伤有：①点状角膜炎；②硬化性角膜炎；③虹膜睫状体炎；④脉络膜视网膜炎；⑤视神经萎缩。眼睛的损害主要是由存在于眼睛内活的或死的微丝蚴引起的，特别是在微丝蚴死后，炎症反应加重，致使眼内纤维组织增生，最终导致失明。用裂隙灯检测可发现角膜、前房、睫状体和玻璃体中的微丝蚴。

2. 皮肤病变　早期表现为皮疹、剧痒或疼痛、水肿等，常见于脸面、颈部和肩部等处，可伴苔藓样变或色素沉着。异常色素沉着表现为中心色淡周围色深的斑片，称为豹皮症。皮肤炎症反复发作使纤维组织增生皮肤增厚弹性丧失，称为厚皮症。感染1年左右出现皮肤结节，可见于身体任何部位，手术切除的皮肤结节内可见其中有卷曲呈线球状的成虫，此种结节称为盘尾丝虫型纤维结节，参见上述。皮下淋巴结也可肿大变硬，内含大量微丝蚴。

【诊断与鉴别诊断】

对于流行地区的眼疾患者，要考虑到本病的可能，并注意发现病原体。用裂隙灯或检眼镜可查见眼前房内的微丝蚴。其主要病变是轻度的浆细胞、嗜酸性粒细胞浸润，有时见充血、血管壁增厚及其周围纤维化。如在结膜、角膜、前后室、玻璃体、葡萄膜、视网膜内层、虹膜和视神经乳头附近发现微丝蚴则可以确诊。特别是在扩张的淋巴管内，微丝蚴可引起嗜酸性粒细胞和浆细胞围绕退变微丝蚴形成的小的炎性结节。在角膜，微丝蚴常在上皮下和基质前半部区域。角膜内死的微丝蚴引起点状的角膜混浊。

对皮下结节可手术切除送检，结节内可见成虫扭结成团如线球状。切片检查亦可见许多微丝蚴。在皮下结节附近用活检夹采取薄皮片（以不痛不出血为度）置于载玻片上滴1滴生理盐水，用解剖针把组织轻微撕开，静置数分钟后，可以发现微丝蚴并进行计数。

此外，在患者尿液和痰液中有时也能查到微丝蚴。免疫学检查也可辅助诊断。用 PCR 技术扩增盘尾丝虫特有的基因序列亦有诊断价值。

（五）其他丝虫感染

如前所述，寄生在人体内的丝虫共有 8 种，除上述班氏丝虫、马来丝虫、旋盘尾线虫、罗阿罗阿线虫感染外，还有常现曼森线虫、链尾曼森线虫、奥氏曼森线虫、帝汶布鲁线虫，在我国都很少见，患者为援外返国人员。现简要介绍其中两种少见的丝虫感染。

1. 常现曼森线虫感染　1891 年曼森在刚果患者中发现了一种棘唇线虫微丝蚴，1898 年丹尼尔在英属圭亚那人体内发现了其成虫，现称为常现曼森线虫，相关疾病称为常现曼森线虫病，也称为棘唇虫病。

【生物学性状】

在人体发现的成虫为乳白色、线状蠕虫。雌虫（ 60 ～ 80 ）mm ×（ 100 ～ 150 ）μm，雄虫（ 35 ～ 45 ）mm ×（ 50 ～ 70 ）μm 大小。雌性成虫体部中间含有肠和两个子宫。横向弯曲几乎看不到，仅见有收缩性的一部分体壁肌肉。卵巢和输卵管位于后部。两性外皮薄没有条纹但在横向弯曲区域轻微增粗，形成低的圆脊。雄性前部含有肠和睾丸，体壁肌肉有收缩的部分是凸出的，特别是在后部。后部含有肠和输精管。在人体发现的常现曼森线虫微丝蚴是出鞘的，大小为（ 100 ～ 200 ）μm ×（ 3.5 ～ 4.5 ）μm。头区 1 ～ 3μm，前端的核是并排的，后末端是圆形的，末端的核在尾巴的顶端。

【临床病理表现】

常现曼森线虫微丝蚴在外周血中持续存在。偶尔，脑脊液和尿液中也可见到微丝蚴。患者普遍有嗜酸性粒细胞增多。成虫寄居在胸膜、腹膜、心包腔、肠系膜、肾周组织和腹膜后组织，可引起程度不等的病变或不致病。自然死亡或治疗后死亡的虫体可引起各种症状，主要取决于它们所在位置。有报道称曼森线虫微丝蚴可引起腹股沟疝，疝囊囊壁较厚并纤维化。囊壁横切面发现常现曼森线虫成虫，其周围有强烈的炎症反应，主要是嗜酸性粒细胞浸润，并可见浆细胞、淋巴细胞和组织细胞浸润。在肉芽肿中可见退变的虫体碎片。临床表现为皮肤瘙痒，皮下类似卡拉巴肿炎性反应和不确定的腹部症状是其特异的症状，患者也可发生肝胆囊症状和心脏损害。

【诊断与鉴别诊断】

主要依据在外周血中发现微丝蚴，偶尔也可依据在脑脊液和尿液中发现微丝蚴。常用厚血涂片的吉姆萨染色法证明微丝蚴，轻度炎症反应必须使用浓缩技术，极少用组织切片观察未受损的成虫。

2. 链尾曼森线虫感染　也称链尾棘唇线虫，引起的棘唇虫病也称链尾线虫病。1992 年麦克菲和科森首次证实在加纳人皮肤中发现链尾棘唇线虫微丝蚴。之后在喀麦隆、尼日利亚和扎伊尔人体中也发现了微丝蚴。

【生物学性状】

在人体内发现，雌虫大小为 27mm ×（ 65 ～ 85 ）μm、雄虫为（ 17 ～ 18 ）mm ×（ 40 ～ 50 ）μm。雌虫横切面体部中间含有肠和两个子宫，这些结构占据整个体腔。横向弯曲不明显，仅见体壁有收缩的肌组织。卵巢和输卵管位于虫体后端。两性的表皮薄，没有条纹，但在横向弯曲部位轻度增厚，形成低的圆脊。雄虫前末端含有肠和睾丸，后端含有肠和输精管。横向弯曲几乎看不到。有收缩性的体壁肌肉整体上是突出的，特别是在虫体的后部。在人体发现的链尾棘唇线虫微丝蚴是出鞘的，大小为（ 180 ～ 240 ）μm ×（ 2.5 ～ 5.0 ）μm。在后末端有特殊的"牧羊杖"样结构。头区 3 ～ 5μm 长，最初 4 个核为椭圆形，错列而不重叠，这些核接下来是 7 ～ 10 个较小的更圆的核，单排纵列。尾部区域长 1μm，末端核为圆形到正方形。

【临床病理表现】

外周血涂片可显示嗜酸性粒细胞增多，但白细胞总数是正常的。链尾棘唇线虫的微丝蚴在外周血中观察不到。皮肤组织病理学改变局限在真皮。表现为真皮乳头的硬化、水肿、不能产生色素、纤维化，以及围绕在血管及附属器周围的淋巴细胞、组织细胞和嗜酸性粒细胞的浸润。真皮淋巴管扩张，微丝蚴可在真皮的任何部位发现，多在真皮上 1/3。

活的成虫能被人适应，不引起炎症反应。驱虫治疗（ DEC 治疗）后出现新的丘疹。这些丘疹活检标本显示成虫周围有炎细胞反应，尤其是嗜酸性粒细胞、中性粒细胞和巨噬细胞浸润，可能与虫体感染导致免疫复合物形成有关。炎症反应是死的成虫引起的。对 DES 治疗后少数腹股沟淋巴结的研究表明，该处淋巴结增大、活动、柔软有弹性，含有大量的组织细胞、浆细胞和嗜酸性粒细胞以及明显扩张的淋巴管。淋巴结内广泛的纤维化与淋巴结内淋巴管扩张，提示链尾棘唇线虫病可能引起象皮肿，但不是链尾棘唇线虫病的普遍后遗症。

临床特征是慢性瘙痒性皮炎，一些患者也可无临床症状。微丝蚴密集的部位多围绕胸部和肩部以上，皮肤增厚、黑肤色患者的色素减退，偶尔出现丘疹。淋巴结病普遍存在，但与寄生虫的相关性尚不能证实。

【诊断与鉴别诊断】

诊断主要依据在新鲜皮肤活检组织中发现微丝蚴，通常是取肩胛上的皮肤。这些缓慢移动或不移动的微丝蚴呈"牧羊杖"结构。诊断也可依据在皮肤组织切片中证实微丝蚴或成虫。在组织切片中这些微丝蚴与盘尾丝虫容易混淆，两者均位于血管外和真皮胶原纤维之间。链尾棘唇线虫微丝蚴较小，在适当的切片中它的前后末端是与众不同的，清晰可辨。

临床上，链尾棘唇线虫病可能与麻风病、轻度盘尾丝虫病和其他各种慢性皮炎难以区别。链尾棘唇线虫病的色素斑疹类似于麻风结节或未定型麻风。斑疹减退提示麻风，但感觉正常不排除麻风。无数的斑疹局限在身体上部提示链尾棘唇线虫病，但临床诊断必须有组织病理学的证实。

二、旋毛形线虫感染与旋毛虫病

旋毛形线虫（*Trichinella spiralis*）简称旋毛虫，最早是由英国学者 Peacock 1828 年于伦敦一例尸体的肌肉中发现，其所致的疾病后来定名为旋毛虫病（trichinellosis, trichinelliasis）。1862 年德国学者 Friedreich 首先在肌肉活检中发现旋毛虫病幼虫，为世界上首例在患者生前明确诊断的旋毛虫病。我国 1881 年在厦门猪体内发现旋毛虫病，1964 年我国才报道首例旋毛虫病病例。后来发现，我国大部分省份都存在旋毛虫感染，2004～2009 年曾有 15 次人类旋毛虫病暴发，发病 1387 例，死亡 4 例。在世界其他猪肉富裕的国家也有本病的流行。在流行区半数以上的人口可能带有寄生虫，但没有任何症状。

【生物学性状】

旋毛形线虫是一种人兽共患的寄生虫，成虫寄居在人、猪、狗、马、羊、野猪、熊、鼠和其他食肉性动物的小肠。所有寄居的动物都是其终宿主，成虫和幼虫分别寄生于同一宿主的小肠和骨骼肌内。猪是旋毛虫感染最常见的宿主。

1. **形态**　成虫微小，白色线状，前端比后端稍细。消化道含口、咽管、中肠、直肠和肛门，咽管占体长的 1/3～1/2。咽管后段的背侧有 50 个左右杆细胞（stichocyte），呈单层串珠状排列，组成杆状体（stichosome），分泌具有消化功能和强抗原性的物质。两性成虫生殖器官均为单管型。旋毛虫雌虫长 3～4mm，直径 0.05～0.06mm。阴门、阴道、子宫、受精囊、输卵管和卵巢由单个生殖器组成，卵巢位于虫体后末端，阴门在体部的前 1/5 处。雌虫子宫较长，中段充满虫卵，后段含有幼虫，靠近阴门处幼虫发育更完善。自阴门处产出的幼虫称为新生幼虫（newborn larva），平均大小为 124μm×6μm。旋毛线虫雄虫长 1.4～1.6mm，直径 0.04～0.05mm。睾丸、输精管、精囊和射精管由单个生殖器构成。后端连接虫体后末端的肠至泄殖腔。

囊包幼虫（encysted larva）是指寄生在宿主横纹肌内的幼虫，长约 1mm，卷曲在梭形的囊包中。囊包大小为（0.25～0.5）mm×（0.21～0.42）mm，壁较厚，分内外两层，内厚外薄，是由肌细胞退变和纤维组织增生所致。1 个囊包内含 1～2 条幼虫，有时可多达 6～7 条。囊包幼虫的头部较尖细，尾端钝圆，咽管结构与成虫相似。囊包幼虫是病理诊断的主要依据（图 16-6-15，图 16-6-16）。

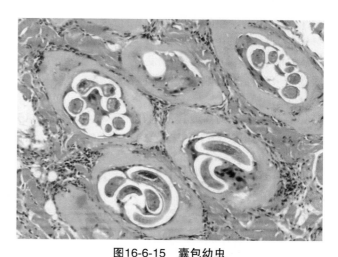

图16-6-15　囊包幼虫

幼虫卷曲在梭形的囊包中。囊包壁较厚，呈透明变性，内含多条幼虫

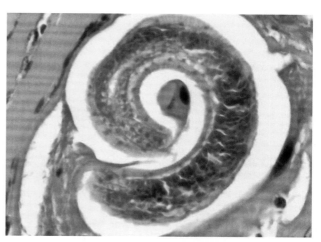

图16-6-16　囊包幼虫

头部较尖细，尾端钝圆，切片中可见不同的断面

2. 生活史　旋毛虫成虫寄生在宿主的十二指肠和空肠上段的肠黏膜内，幼虫则寄生在同一宿主的横纹肌内，多形成囊包，对新宿主具有感染性。旋毛虫寄生的宿主既是终宿主也是中间宿主，范围很广，包括150多种哺乳动物，以猪最为常见。人类是旋毛虫感染的偶然宿主。旋毛虫感染人体后，生活史终结，因而人不是其传染源。

人或动物因食入含有活幼虫的肉类或肉制品如生的或未煮熟的猪肉等而感染。被食入的囊包幼虫在宿主的胃液和十二指肠液的作用下，幼虫自囊包内逸出，进而侵入十二指肠和空肠上段的肠黏膜内，经24小时的发育，再返回肠腔。在感染48小时内幼虫经过4次蜕皮发育为成虫。雄虫寿命短，在与雌虫交配1周内死亡；而雌虫寿命可长达1～4个月。雌虫在肠内受精后迁移到肠壁深处或肠系膜淋巴结内寄生，然后释放新生幼虫，产幼虫期可持续4～6周或更长，每个雌虫一生可产1500～2000个幼虫。

新生幼虫少数随宿主肠黏膜的脱落而排出体外，多数侵入局部淋巴结或小静脉，随血液和淋巴循环系统到达横纹肌组织并进一步发育，在肌肉内被包裹，形成囊包幼虫。被包裹的幼虫能存活数年。

【发病机制】

感染旋毛虫的猪或其他动物为传染源，人类因吃下生的或半熟的含旋毛虫囊包的猪肉等而感染。临床与实验研究发现，旋毛虫也可发生母婴垂直传播。旋毛虫致病作用的强弱与人体摄入幼虫数量及其活力、虫种有关，也与宿主的免疫水平有关。

旋毛虫雌虫在小肠黏膜下层寄生，可引起局部充血水肿和炎症反应。但旋毛虫幼虫是主要致病阶段。旋毛虫幼虫侵入肌肉组织，在其中形成囊包，伴有炎症反应。

在患者免疫力低下的情况下，如HIV/AIDS感染者，中枢神经系统可被累及，发病率为10%～24%。中枢神经系统炎症浸润可能是旋毛虫分泌抗原物质对大脑造成的损害、幼虫迁移和血管阻塞或嗜酸性粒细胞浸润等多种因素所致。

【病理变化】

成虫在小肠内寄生所造成的机械性和化学性损害一般比较轻微，主要表现为局部肠黏膜的充血、出血、水肿，黏膜坏死或糜烂，嗜酸性粒细胞浸润等。内镜检查或活组织检查偶可发现旋毛虫。

特征性病变为幼虫在肌肉内寄生形成囊包，好发于活动较多且血供丰富的肌肉，如膈肌、舌肌、咽喉肌、腓肠肌、胸肌等。初期局部肌纤维变性、肿胀、排列紊乱、横纹消失，虫体附近肌细胞坏死、崩解，间质轻度水肿，伴不同程度的炎细胞浸润。以后幼虫附近肌肉内炎细胞浸润和纤维组织增生，约1个月内幼虫便被纤维组织包裹，病理显示在肌组织内有囊包幼虫，即纤维组织包裹的幼虫，囊包呈梭形，直径在1mm以下，长轴与肌纤维平行，囊壁为增生的纤维组织，内含盘曲的幼虫（幼虫形态如上所述）。周围肌纤维横纹消失，间质水肿伴慢性炎细胞浸润（图16-6-17～图16-6-20）。经半年左右囊包开始钙化，囊内幼虫死亡，也有少数钙化囊包内幼虫可生存数年之久。

幼虫偶尔可移行于脑组织，由于幼虫的机械性穿透作用及毒素而引起脑膜和脑实质炎症。幼虫也可累及心肌，引起心肌纤维变性坏死、炎细胞浸润及纤维组织增生等类似病变。

【临床表现】

旋毛虫病是由旋毛虫感染引起的人兽共患性寄

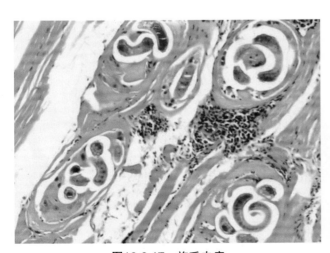

图16-6-17　旋毛虫病

镜下显示肌肉组织内多个卷曲的旋毛虫幼虫，周围有炎细胞浸润

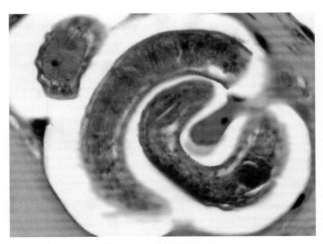

图16-6-18　旋毛虫病

高倍显示肌肉组织内卷曲的旋毛虫幼虫，呈现不同断面的结构

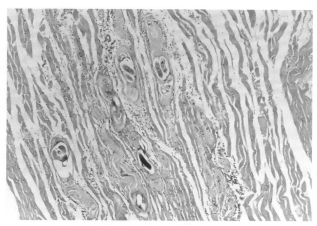

图16-6-19　旋毛虫病

横纹肌组织间见多个囊包，囊内含幼虫，周围肌细胞萎缩、变性，间质纤维增生伴慢性炎细胞浸润

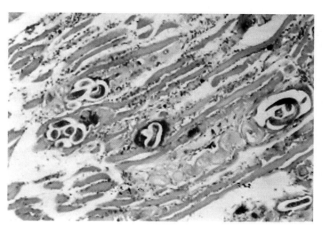

图16-6-20　旋毛虫病

横纹肌组织间见多个囊包，囊内所含幼虫多少不等，周围肌纤维萎缩、变性、坏死，伴慢性炎细胞浸润

生虫病。轻者可无症状，但若其侵入多种组织，则可引起复杂的临床表现。典型临床表现为感染48小时后出现胃肠道症状，然后出现发热、水肿及肌痛，以腓肠肌触痛最为明显，常伴血液嗜酸性粒细胞增多。严重病例如未得到及时正确的治疗，可在发病后3～7周死亡。

旋毛线虫的潜伏期一般为7～14天，一般是潜伏期越短，病情越重。临床表现依据治病过程分为三期：

1. 肠道期或侵入期　病程约1周，此时幼虫在小肠内发育为成虫，引起小肠黏膜炎症反应。患者出现恶心、呕吐、腹痛、腹泻和便秘等症状，也可伴有厌食、乏力、低热等全身症状。

2. 幼虫移行期或肌型期　病程2周至2个月以上，此期幼虫移行及其分泌的毒素侵入肌肉组织，引起血管炎和肌炎。①主要病变发生在肌肉，故又称肌型期。全身性肌痛是本病最突出的症状，肌肉肿胀、有硬结感、压痛和触痛明显，尤以腓肠肌、肱二头肌和肱三头肌疼痛明显，重症者身体呈屈曲状而不敢活动，近似瘫痪。部分患者头颈部肌肉受累，可导致咀嚼、吞咽或说话困难，眼部肌肉受累时可出现眼眶疼痛、斜视和复视等症状，动眼时感到疼痛。②幼虫移行至肺部，可引起肺部局限性或广泛性出血、肺炎、支气管炎、胸膜炎等，导致咳嗽、咳痰、呼吸困难等。③累及心脏可引起心肌炎或心力衰竭。④幼虫累及脑组织，可引起脑炎、脑膜炎、肢体瘫痪、癫痫和颅内压升高。⑤全身性症状，典型表现为发热、眼睑和面部水肿、过敏性皮疹、外周血中嗜酸性粒细胞增多等。重者可伴有下肢甚至全身水肿、肺水肿、胸腔和心包腔积液等。部分患者可出现眼球结膜水肿、出血和指、趾甲下线状或半月形出血。

3. 恢复期或囊包形成期　是幼虫周围形成囊包，受损肌肉开始修复的阶段。囊包形成的同时，急性炎症消退、全身症状逐渐减轻或消失，但肌痛可持续数月。重症者可因并发心肌炎、肺炎或脑炎等而死亡。

【诊断与鉴别诊断】

旋毛线虫病因无特异性症状和体征，临床诊断较困难，主要依据是从患者肌肉组织中查出旋毛虫幼虫而确诊。主要辅助手段为免疫学检查。结合病理组织检查、临床表现、实验室检查，对旋毛虫感染的诊断并不困难。

1. 病原学检查　从患者疼痛部位的肌肉取材，进行压片或切片检查，或经人工胃液消化后取沉渣镜检，观察有无幼虫，是基本的方法。一般在感染后3～4周即可查见虫体或囊包幼虫（形态如上所述）。由于取材局限，阳性率约为50%。横纹肌的变性坏死及间质水肿和炎症反应是重要的诊断线索，连续切片或补充取材可能有所发现。有学者对患者吃剩下的肉类也进行镜检或动物接种，可获得间接证据。近年国外报道，在患者发病3天以内采取静脉血检查旋毛虫虫体，阳性率可高达90%。这符合其生活史中在血液中播散的特点。同理，在小肠感染时期用内镜检查也可能发现成虫。

2. 免疫学检查　常用环蚴沉淀试验、荧光抗体试验、IHA或ELISA等方法，以ELISA较常用。一般用实验感染1个月的鼠肌肉内旋毛虫幼虫或其排泄-分泌产物作抗原来检测人体内的特异性抗体，在急性期结合临床表现，有很大的诊断价值。对慢性期患者还应同时检测血清循环抗原，借以确定体内有无活虫在寄生。

3. 影像学检查　CT、MRI检查对脑内病变具有很高的敏感性，对脑内旋毛虫感染的诊断有一定帮助。大脑皮层和白质轻度的损害即可通过 MRI 和 CT 做出诊断。MRI 表现为脑实质内多发散在的结节状病灶，脑膜增厚明显，脑沟增深增宽，侧裂池扩大，增强扫描脑实质内可见多发结节状，环状异常强化，脑膜线状异常强化，脑组织水肿明显，占位效应不明显，但需与结核脑脓肿、弓形虫脑脓肿、脑淋巴瘤、隐球菌脑膜炎等进行鉴别。对心肺病变，影像学检查也有辅助作用。

三、广州管圆线虫感染与脑膜脑炎

广州管圆线虫（*Angiostrongylus cantonensis*）属于圆线目管圆科管圆线虫属，成虫寄生于鼠类肺部血管，幼虫偶可侵入人体，累及中枢神经系统，引起嗜酸性粒细胞增多性脑膜炎或脑膜脑炎。广州管圆线虫也可累及肺和眼睛。本虫由我国寄生虫学家陈心陶在广东首先发现（1933 年）。此后，我国南方沿海地区不断报告现症病例和疑似病例，1997 年以来，国内已暴发多次疫情。特别是 2006 年北京出现 160 人因食用凉拌福寿螺肉同时感染的群体事件，之后云南又发现数十例广州管圆线虫病患者。该病已成为一种新发寄生虫病，不容忽视。在东南亚地区亦见该病流行。

【生物学性状】

1. 形态 广州管圆线虫成虫呈线状，体表有微细环状横纹，头端钝圆，头顶中央有小圆口，缺口囊。其外皮厚约 5μm，横向弯曲明显，有许多平滑肌纤维。广州管圆线虫雌雄异体，主要寄生于鼠类宿主肺血管及心脏等部位。雌性成虫较粗大，大小为（17 ～

45）mm×（0.3 ～ 0.66）mm，尾端呈斜锥形，子宫双管型，白色，与充满血液的肠管互相缠绕，形成红白相间的螺旋纹，十分醒目。阴门位于肛孔之前。在人体没有发现妊娠的雌虫和虫卵。雄虫成虫大小为（11 ～ 26）mm×（0.21 ～ 0.53）mm，在后末端有 2 个对称的交合伞（图 16-6-21）。幼虫分为 3 期，第 3 期幼虫呈细杆状，虫体无色透明，大小为（0.462 ～ 0.525）μm×（0.022 ～ 0.027）μm，头端钝圆，尾部尖细，体表有两层鞘（图 16-6-22，图 16-6-23）。鼠体内还有第 4 期幼虫、第 5 期幼虫两个发育阶段。虫卵呈长椭圆形，大小为（64.2 ～ 82.1）μm×（33.8 ～ 48.3）μm，卵壳薄而透明，新产生的虫卵内含单个卵细胞。

2. 生活史 包括成虫、虫卵和幼虫 3 个阶段。鼠类是广州管圆线虫的终宿主，成虫寄居在鼠类的肺动脉内，虫卵产出后进入肺毛细血管，在此处孵化为第 1 期幼虫，然后穿过毛细血管进入肺泡，迁移到气管，上行至咽部，被吞入消化道，然后从粪便排出，在潮湿的环境里存活 2 周或更长时间。幼虫侵入中间宿主（蛞蝓或螺类）后，在其体内迁移到肌肉或其他组织，经过两次蜕皮发育成为第 2 期及第 3 期幼虫。鼠被感染是由于食入了含有第 3 期幼虫的中间宿主或转续宿主以及被幼虫污染的食物。摄入的第 3 期幼虫进入鼠的胃肠道管壁，进入肠壁小血管和腹部淋巴管，随血流进入右心；或通过肺循环到达左心，进而到达全身各脏器。多数第 3 期幼虫集中在中枢神经系统，尤其是脊髓、髓质、中脑和小脑，它们离开血管寄居在细胞外间隙。幼虫在大脑内经过两次蜕皮发育为第 5 期幼虫，这些早期成虫迁移到蛛网膜下腔，进入脑静脉到达肺血管，变为成虫。在鼠类从吞食蛞蝓或蜗牛到

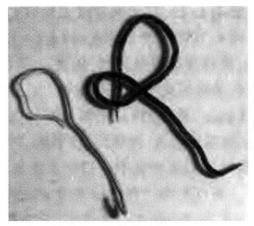

图16-6-21 广州管圆线虫成虫
左侧细小者为雄虫，右侧较粗大者为雌虫

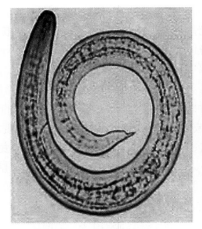

图16-6-22 广州管圆线虫
第 1 期幼虫，尾部有刀切样凹陷

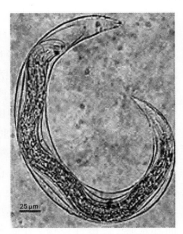

25 μm

图16-6-23 广州管圆线虫
第3期幼虫，虫体无色透明，头端钝圆，尾部尖细，体表有双层鞘膜

本组图片引自王菲等, 2013. 广州管圆线虫生长发育及形态特征研究现状.
国际医学寄生虫病杂志, 40(4): 225-229

排出第 1 期幼虫约需 6 周时间。

【发病机制】

人是广州管圆线虫的非正常宿主，通常是因食入生的或未充分煮熟的含有第 3 期幼虫的中间宿主（如蛞蝓、螺类或蜗牛）或转续宿主（包括鱼、虾、蟹、蛙），以及被中间宿主或转续宿主污染的生的水果或蔬菜而感染，或可经皮肤接触第 3 期幼虫而感染。由于物流的便捷及人们饮食嗜好的改变，本病的传播已蔓延全国。所谓的"福寿螺病"即因食用福寿螺而感染的广州管圆线虫病，已成为较重要的食源性感染病。

幼虫侵入人体后，其移行与发育的过程和在小鼠体内大致相同。幼虫随血液循环在人体内多个器官中移行，最后穿过血脑屏障，进入中枢神经系统，主要停滞在大脑髓质、脑桥、小脑和软脑膜等处，停留在第 4 期幼虫或成虫早期（性未成熟）阶段，引起脑炎或脑膜脑炎，有时也可累及小脑、脑干和脊髓。

广州管圆线虫主要由幼虫致病，含第 3 期幼虫的螺类被人食入后，幼虫可钻入胃肠壁的血管或淋巴管并随血流散布至全身，但主要聚集于脑内，再蜕皮两次，变为第 5 期幼虫即童虫。十余日后移至蛛网膜下腔内，大多不再发育，但也偶有再发育为成虫者。致病作用包括幼虫移行过程中对肠壁、肺和脑组织的机械性损伤，以及虫体分泌的虫源分子（ES）的抗原性作用。前者引起局部组织的变性坏死和炎症反应，后者引起过敏性反应，促进嗜酸性粒细胞的大量渗出和浸润，以及炎症介质如 IL-5 和 IL-13 等的表达，加强炎症反应。在死亡变性的虫体周围炎症反应最强烈。

【病理变化】

广州管圆线虫主要侵犯中枢神经系统，特别是在小脑、脑桥及延脑，引起脑炎和脑膜脑炎。病变区域脑及脑膜组织灰暗，镜下可见局部充血、出血，神经细胞变性坏死或凋亡，神经纤维脱髓鞘，嗜酸性粒细胞、淋巴细胞和单核细胞浸润，偶尔可见异物巨细胞；在脑膜、蛛网膜及脑内的虫体周围可见嗜酸性粒细胞、夏科 - 莱登结晶及巨噬细胞浸润，形成嗜酸性粒细胞肉芽肿，甚至有局灶性坏死。因为嗜酸性粒细胞显著，故又称为嗜酸性粒细胞增多性脑膜脑炎或脑膜炎。被侵犯的脑膜可增厚粘连，造成脑室轻至中度扩张。脑切片中偶见虫体，鉴定虫体可能需要一系列的连续切片才能重组出来，如未见到寄生虫，则应在解剖显微镜下对新鲜脑标本进行检查，有可能发现虫体片段。曾有报道一例尸检在其大脑、小脑、脊髓和肺内发现了 600 条广州管圆线虫。

广州管圆线虫的活虫一般不导致明显的炎症反应，而死虫及其片段则可引起嗜酸性粒细胞和淋巴细胞浸润，它们围绕在虫体片段的周围，可形成异物肉芽肿；如未发现虫体，胶质瘢痕中见到含铁血黄素、嗜酸性粒细胞、夏科 - 莱登结晶也可提示诊断；虫体移行时可留下残余的隧道。

【临床表现】

大脑的广州管圆线虫病有约 2 周的潜伏期。虫体侵犯脑组织的临床证据可能是隐匿的或突然的，最常见的症状是头痛和低热或中度发热，也可出现颈部僵直、疼痛，畏光，眩晕，恶心呕吐，甚至昏迷。

少数患者可有胃肠道症状、游走性疼痛、四肢肌肉无力，以及四肢和躯干的感觉异常等。约 5% 的患者可能出现面部麻痹和复视等中枢神经受累的症状，侵犯高位中枢的症状少见，但预后不良。此外，广州管圆线虫也可累及鼻、眼和肺部，引起相应症状。

患者脑脊液压力升高，清澈、混浊或变黄，蛋白质轻度增高，以及不成比例的白细胞增多，嗜酸性粒细胞常超过 10% 甚至 25%。外周血常有轻度白细胞增高，75% 的患者出现嗜酸性粒细胞增高（7% ～ 36%）。

【诊断与鉴别诊断】

广州管圆线虫所致脑炎或脑膜脑炎，通常难以与其他一些寄生虫性脑炎相区别，包括内脏蠕虫移行症、猪囊虫病、多头蚴病、旋毛虫病、血吸虫病、颚口线虫病和肺吸虫病等。只有在脑脊液或组织切片中鉴定出广州管圆线虫才能诊断。进食螺类水产品，上述典型症状和体征是重要诊断线索。

免疫学检查：常用 ELISA 检测广州管圆线虫特异性抗体，有重要诊断价值。外周血中的非编码 RNA 也可能具有诊断意义。

影像学检查对于判定颅脑内病灶的部位和范围也有辅助作用。

四、结膜吸吮线虫感染与结膜炎

结膜吸吮线虫（*Thelazia callipaeda*）属于旋尾目吸吮科，主要寄生于犬、猫、兔等动物眼部，也可寄生于人眼，引起结膜吸吮线虫病（thelaziasis）或称吸吮线虫性结膜炎。人体病例于 1917 年首见于我国北京及福州，迄今在我国报道的病例已有数百例，分布于 26 个省、自治区、直辖市。因本虫多发现于亚洲地区，故又称东方眼虫。

【生物学性状】

1. 形态　成虫细长，呈线状，两端较细。在人眼结膜囊内时呈淡红色,半透明,离开人体后为乳白色(图16-6-24,图16-6-25)。体表角皮除头、尾两端外均具有微细横纹,横纹边缘锐利呈锯齿形。头端钝圆,无唇瓣,有角质口囊,其外周有两圈乳突。口囊底部为圆孔形咽,下接食管及肠管,肠管迂曲,有管状的子宫相伴。雄虫长4.5~17mm,宽0.2~0.8mm,尾端向腹面弯曲,由泄殖腔伸出两根交合刺。雌虫较大,长6.2~23.0mm,宽0.3~0.85mm。生殖器官为双管型,生殖方式为卵胎生。雌虫子宫内充满大小不等的虫卵。肛门距尾端很近,阴门位于虫体前端食管与肠支连接处之前。在雌虫泄殖腔前后及雌虫肛门附近均有一定数量的乳突。虫卵近圆形,壳薄而透明,内含蝌蚪期胚胎。在子宫内的虫卵大小为(44~60)μm×(30~40)μm。在近阴门端的卵内已含盘曲的幼虫。卵壳逐渐变薄,成为幼虫的鞘膜。产出的幼虫大小为(350~414)μm×(13~19)μm(图16-6-26,图16-6-27)。

2. 生活史　结膜吸吮线虫的生活史需要经历中间宿主(冈田绕眼果蝇)和终宿主(猫、狗等哺乳动物),人是偶然终宿主。成虫寄生于终宿主的眼结膜囊及泪管内,雌虫在终宿主眼眶内产出具有鞘膜的初产蚴,初产蚴在人眼的分泌物中被中间宿主蝇类吸食,经蝇中肠进入血腔壁形成虫泡囊,幼虫在囊内发育至腊肠期,蜕皮1次,进入感染前期,再经过2次蜕皮,经2~4周发育为感染期幼虫。感染期幼虫突破囊壁,仍留在血腔,然后进入头部。当蝇再叮食其他宿主眼分泌物时,感染期幼虫趁机突破喙进入宿主眼结膜囊,经2次蜕皮逐渐发育为成虫。雌雄成虫交配后雌虫产卵,每日可多达202条,其生殖期约为24个月。成虫寿命可达两年半以上。

【致病作用】

我国结膜吸吮线虫的中间宿主为冈田绕眼果蝇。

该蝇通过吞食含初产蚴的终宿主眼分泌物而感染。感染结膜吸吮线虫的犬、猫等是人体感染的主要传染源。

成虫多寄生于人眼结膜囊内,通常只侵犯一侧眼,以上下睑穹窿部外眦侧为多见,其次为眼前房、泪小管,也可能寄生于玻璃体、泪腺、结膜下及皮脂腺管内。虫体活动时,体表的锐利横纹及角质口下、雄虫交合刺等造成的机械性刺激和损伤,加上虫体分泌物、排泄物的化学性刺激,导致局部组织损伤、炎性渗出或肉芽肿形成。

【病理变化】

患病的眼结膜充血肿胀,有时可见小溃疡形成,严重者可致角膜混浊、眼匪肌麻痹和眼睑外翻。结膜上可见白色小线虫爬行。用眼科镊子或棉签取出虫体,可达到诊断和治疗双重目的(图16-6-28,图16-6-29)。

【临床表现】

本病一般为散发,但也有较多病例发生在局部流行区。一般以婴幼儿较多,但成人也不少见。农村较城市多见,夏秋季较多发。一般以单侧眼感染多见,仅少数病例发生双眼感染。

早期和轻度感染者可无明显症状,后期患者可有眼部异物感、痒感、畏光、流泪、分泌物增多、眼痛等,但视力一般无障碍。在取出虫体后,症状即自行消失。如寄生于眼前房,可有眼部丝状阴影飘动感、睫状体充血、房水混浊、眼压升高、瞳孔扩大、视力下降等。累及泪小管可致泪点外翻。幼虫寄生在玻璃体内可致视力下降。

【诊断与鉴别诊断】

诊断根据自患处取出虫体、定种而确诊。如取眼内眦处分泌物压片镜检,查到卷曲的初产蚴,也可确诊。

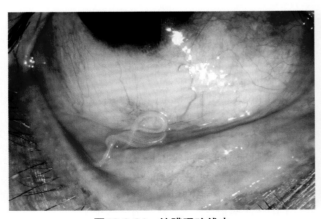

图16-6-24　结膜吸吮线虫

成虫细长,呈线状,两端较细,见于结膜囊内,伴结膜充血

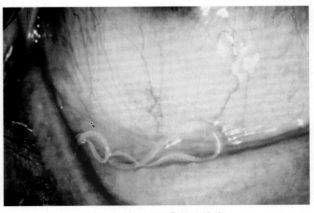

图16-6-25　结膜吸吮线虫

同一病例,结膜囊内见两条灰白色线状成虫,呈不同状态

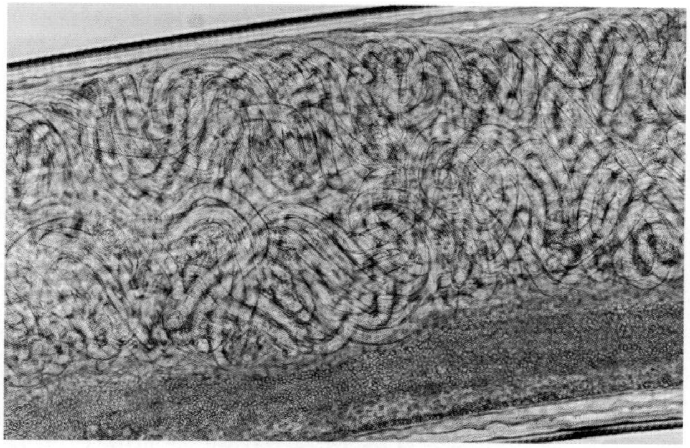

图16-6-26　结膜吸吮线虫

显示子宫内有大量盘曲的幼虫

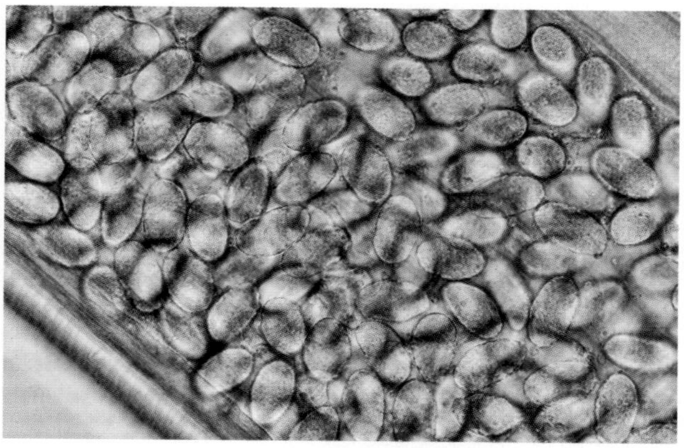

图16-6-27　结膜吸吮线虫

雌虫子宫内充满大小不等的卵圆形虫卵，壳薄而透明

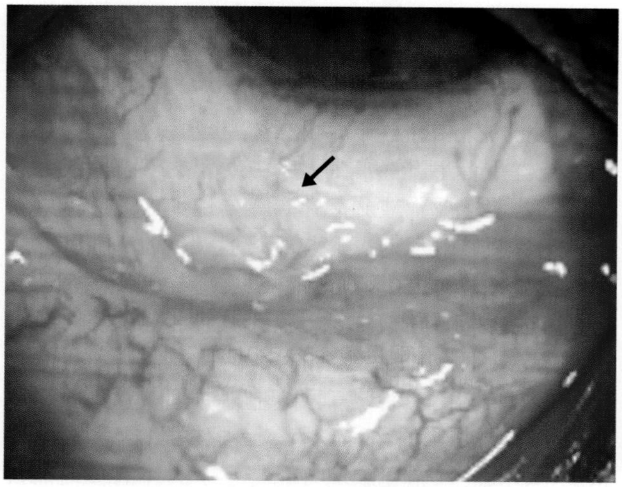

图16-6-28　结膜吸吮线虫病

可见线虫位于下穹窿处（箭头），互相缠绕，虫体呈半透明状

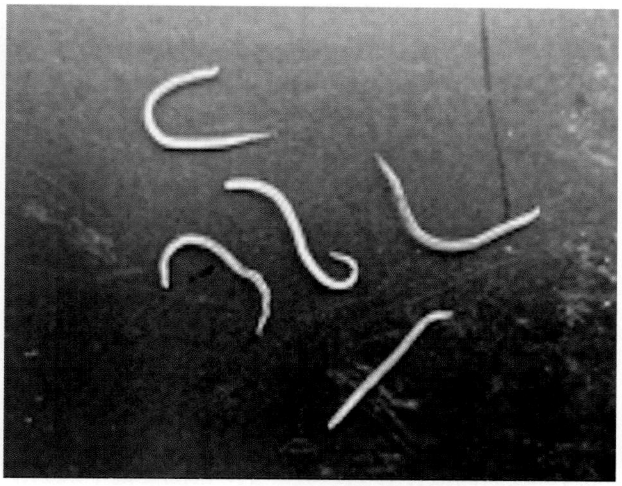

图16-6-29　结膜吸吮线虫

刚取出的虫体呈白色或半透明状

本组图片引自刘立民, 等, 2011. 眼结膜吸吮线虫病三例, 中国实用眼科杂志, 29(6): 635

五、寄生于组织中的其他线虫感染

上述线虫感染在我国比较常见。另有一些生物源性线虫，在我国比较少见，病例报道较少，简单介绍如下。

（一）麦地那龙线虫感染与麦地那龙线虫病

麦地那龙线虫病（dracunculiasis）是由旋尾目龙线虫科龙线虫属线虫妊娠雌虫感染引起的人兽共患寄生虫病，最突出的特征是突然出现局限性皮炎。麦地那龙线虫主要分布在亚洲和非洲，是WHO重点控制的目标疾病。我国家畜感染病例较多，人体感染仅见个别报道。

【生物学性状】

1. 形态　麦地那龙线虫（*Dracunculus medinensis*）成虫呈乳白色，线状，头端钝圆，体表光滑。镜下可见体表有横纹。雌虫大小为（60～120）cm×（0.09～0.2）cm，几乎看不到真皮和侧线条。体壁肌肉在虫体的另一面形成两条厚带。通常仅可见收缩的体壁肌肉。生殖系统为双管型，假体腔被前后两支子宫充满，内含大量小杆状幼虫（杆状蚴），杆状蚴的大小约为636.0μm×18.9μm，头端钝圆，后端呈长鬃状。体表有纤细的环纹，体内有消化管。消化管和外皮环状结构能使其与微丝蚴区别开来。麦地那龙线虫雄虫比雌虫小，在人体几乎见不到。单个的雄虫标本大小为（12～40）mm×0.4mm，末端卷曲一至数圈，有两根交合刺。

2. 生活史　麦地那龙线虫雌虫寄生于人或动物体内，常见于四肢、背部皮下组织，头端伸向皮肤，子宫内含大量幼虫，在内外压力作用下破裂，释放出大量杆状蚴，这些幼虫可导致宿主发生强烈的免疫反应，在皮肤形成水疱。麦地那龙线虫妊娠雌虫从皮肤水疱间歇地排放幼虫至其接触的淡水中。幼虫在水中被中间宿主剑水蚤吞食后，在其体内经 2 周发育、2 次蜕皮，成为感染期幼虫。当人或动物误食含感染期幼虫的剑水蚤后，幼虫在十二指肠处从剑水蚤体内逸出，钻入肠壁，经肠系膜、胸腹肌移行至皮下结缔组织，发育为雌雄成虫，并穿过皮下结缔组织到达腋窝和腹股沟区。雌雄交配后，雄虫在数月内死亡。成熟的雌虫在感染后第 8 ～ 10 个月移行到宿主的肢端皮肤，此时子宫内的幼虫已完全成熟。雌虫在产出幼虫后自然死亡。

【致病作用与临床病理表现】

该虫的致病作用主要是受孕的雌虫所致。孕虫移行至皮肤，使皮肤出现条索状硬结和肿块，释放的幼虫可引起局部疼痛、丘疹、水疱、脓疱、蜂窝织炎、脓肿或溃疡等病变。雌虫释放的代谢产物可引起荨麻疹、血管性水肿和其他全身症状，如发热、头晕、恶心、呕吐、腹泻，血中嗜酸性粒细胞增多。当雌虫产完幼虫后将破溃虫体缩回组织内，可被组织吸收，也可造成继发细菌感染。麦地那龙线虫也可侵犯神经组织，引起截瘫，或侵犯眼部、心脏、泌尿生殖系统、关节等，引起相应的病变和症状。

【诊断与鉴别诊断】

病史和皮肤水疱是主要的诊断线索。水疱破溃后可检出杆状幼虫，方法是在伤口上放置少量水，然后将伤口表面的液体移到载玻片上，在低倍镜下观察活跃运动的幼虫。若见雌虫自伤口伸出即为最可靠的确诊依据。我国阜阳农村曾有一名儿童在腹壁脓肿中发现一条雌性成虫而获得确诊。深部脓肿可穿刺吸取脓液检查幼虫。血常规检查常见嗜酸性粒细胞增多。X 线检查可见体内的钙化病灶。

（二）弓首线虫感染与弓蛔虫病

弓蛔虫病是由感染犬弓首线虫（*Toxocara canis*，简称犬蛔虫）和猫弓首线虫（*Toxocara cati*，简称猫蛔虫）感染引起的寄生虫病，世界各地均有报道。犬蛔虫和猫蛔虫分别是犬和猫常见的肠道寄生虫，但其幼虫偶可侵犯人体，引起内脏的蠕虫移行症，呈散发性，主要感染 1 ～ 4 岁的儿童。

【生物学性状】

1. **形态** 犬蛔虫和猫蛔虫的幼虫两者形态学相似，大约长 400μm，直径 15 ～ 21μm。不同的仅是它们的最大直径（犬蛔虫直径 18 ～ 21μm，猫蛔虫直径 15 ～ 17μm）。幼虫有单个的微小侧翼，虫体分为三个区域：前区含有食管，中间区域含有肠和两侧的排泄管，后区只含有肠。

2. **生活史** 雌性成虫排泄含胚的卵到粪便中，卵可在各种气候条件下存活并多年保持感染性。在适当的条件下，含胚的卵在土壤中发育 2 ～ 7 周成为感染性幼虫。当被狗或猫吞下，感染性卵孵化，释放幼虫到肠黏膜，并进入循环系统，到达肝、肺。在肺内经过 2 次蜕皮，幼虫进入肺泡，向上移行到支气管、气管，到达会厌部并被吞下，后到达小肠，在此处经过 1 次蜕皮成为成虫，约需 3 周时间。

【致病作用与临床病理表现】

人主要是因吞入了被感染性卵污染的食物而被感染。幼虫进入循环系统可能寄生于人体的任何器官组织。在人体内移行时造成机械性损伤和炎症反应。虫体死亡也可引起炎症反应。幼虫通过皮肤侵入可引起皮炎，更重要的是在幼虫移行过程中引起的肝（图16-6-30）、脑（图16-6-31）、肺、眼病变与全身性反应。

1. **肝脏病变** 幼虫移行到肝脏可致肝脏肿大，

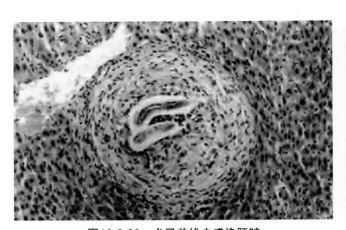

图16-6-30 犬弓首线虫感染肝脏
形成肉芽肿，肉芽肿内可见虫体片段

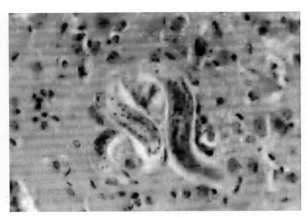

图16-6-31 犬弓首线虫感染脑组织
脑内可见弓首线虫幼虫的断面

本组图片引自陈建平，王光西，2004. 人体寄生虫学彩色图谱. 成都: 四川大学出版社

包膜表面散在 0.1～1cm 结节。结节灰白或棕褐色，有脐。连续切面可能发现寄生虫，但损伤为坏死性，周围有各种炎细胞浸润，包括大量的嗜酸性粒细胞、少量的巨噬细胞、淋巴细胞、浆细胞和成纤维细胞构成的肉芽肿性病变（图 16-6-30），可发生钙化。肝脏汇管区可见嗜酸性粒细胞、淋巴细胞和浆细胞浸润。幼虫也可能寄居于静脉和动脉血管壁，引起肉芽肿性血管炎。

2. 肺部病变　肺组织炎症首先呈弥漫性分布，炎细胞以嗜酸性粒细胞为主；随后组织细胞集中在退变的幼虫周围，在肺内形成广泛的肉芽肿性病变；炎症反应沿肺泡隔分布，使肺泡隔变宽。临床显著特点是遍布全肺的干湿啰音，X 线片显示粟粒大小病灶，部分区域有肺不张的实变区。患儿发生咳嗽或哮喘，痰内可见嗜酸性粒细胞、夏科-莱登结晶，但无幼虫。

3. 眼睛病变　在眼睛的损伤局限，通常是单侧性无痛性，主要引起视网膜脱离。检查发现，损伤累及单侧黄斑和视神经盘周围，病灶内新月形较暗的区域可能是幼虫，这样就能确诊弓蛔虫病。眼科检查可见单侧黄斑和视神经受损，损伤处新月形较暗的区域可能是幼虫。显微镜下可见多发肉芽肿伴中央坏死，并可见弓蛔虫幼虫。临床表现为眼部不适，视力下降。

4. 全身反应　在轻度感染的患者中只有持续的嗜酸性粒细胞增多；在感染较重的患者中除了嗜酸性粒细胞增多外，还可见发热、咳嗽（尤其是夜间）及恶心呕吐，在 2～3 周后减弱。最严重的感染发生在初学走路的孩子和幼儿，患儿常隐匿起病，出现厌食，肌肉、腿和关节疼痛，虚弱疲乏，体重减轻，面色苍白、发热、烦躁、癫痫小发作，有时出现夜间盗汗，体温可能持续在 40℃。此外，尚可见荨麻疹性皮炎和轻微的巩膜黄染、浅表淋巴结肿大等。心脏病变可致心力衰竭。尽管症状很严重，但患儿常可正常玩耍。实验室检查可见白细胞增多达 $100×10^9/L$，90% 为嗜酸性粒细胞，血清免疫球蛋白增高。

【诊断与鉴别诊断】

在肝、脑、肺或眼部炎性病变中，尤其是肉芽肿病灶中，应注意有无幼虫的断面（图 16-6-30，图 16-6-31），在病灶原位检查到病原体是病因诊断最可靠的证据。结合临床表现、流行病学综合考虑，排除其他可能的感染和类似的疾病。

（三）棘颚口线虫感染与棘颚口线虫病

棘颚口线虫归类于旋尾目颚口科，共有 10 个种，在我国发现的主要是棘颚口线虫（*Gnathostoma spinigerum*）。棘颚口线虫是犬、猫的常见寄生虫，也可寄生于虎、狮、豹等食肉动物，其幼虫偶可寄生人体，引起颚口线虫病（gnathostomiasis）。我国已报道数十例，主要由棘颚口线虫引起。

【生物学性状】

1. 形态　棘颚口线虫成虫呈圆柱形，较粗壮，两端略向腹面弯曲，活时鲜红色，略透明。雄虫长 11～25mm，雌虫长 25～54mm。虫体前端为球形头部，头上有 8～11 圈小钩，顶部中央有口，口周有 1 对肥厚的唇。颈部狭窄。体表前半部有很多体棘，紧接头部之后的体棘短而宽，游离端呈锯齿状；其后体棘增长，并分裂成三齿状；至虫体中部体棘数目减少，呈单尖状。后半部基本无棘，仅在尾端尤其是腹面有很微细的小棘。体棘的形态在分类上有重要意义。雄虫泄殖孔周围有一 "Y" 形无棘区，泄殖孔后有 1～2 列弧形排列的微棘。雄虫末端膨大成假交合伞，有 4 对有柄乳突，交合刺 1 对，不等长。雌虫阴门位于虫体中部略后。虫卵为椭圆形，黄色和棕色，透明。卵壳表面粗糙呈颗粒状，一端有帽状透明塞，内含 1～2 个卵细胞，大小为（62～79）μm×（36～42）μm。

2. 生活史　成虫寄生于终宿主（猫、犬等）胃壁的肿块中。肿块破溃后，受精虫卵随宿主粪便排出体外，在 27～31℃水中，约经 7 天孵出第 1 期幼虫，幼虫在水中活泼运动。卵内幼虫经一次蜕皮后发育成第 2 期幼虫。第 2 期幼虫被第一中间宿主剑水蚤吞食后，在消化道内脱鞘并进入血腔，经 7～10 天再蜕皮一次，发育为第 3 期幼虫。当含有此期幼虫的剑水蚤被第二中间宿主淡水鱼等吞食后，大部分幼虫穿过胃壁肠壁，移行至肝脏和肌肉组织。终宿主犬、猫等动物吞食被感染的鱼类后，幼虫在胃内脱囊，穿过肠壁进入腹腔，游移于肝脏、肌肉或结缔组织间，又蜕皮一次，发育成第 4 期幼虫。至将近成熟时，再进入胃壁，在黏膜下形成特殊的肿块，逐步发育为成虫。该肿块为虫体被纤维膜包围所成，肿块中常有一至数条寄生虫。宿主受染后约经 100 多天，即可在其粪便中出现虫卵。

幼虫生活史分 4 期，第 3 期具有感染性，其盘曲呈 "6" 字形，长约 4mm。头顶部有唇，头球上有 4 环小钩，其数目和形状对鉴别虫种有意义。第 3 期幼虫全身被覆 200 列以上的单齿皮棘，体前部 1/4 的体内有 4 个肌质的管状颈囊，内含浆液，对头球的膨胀和收缩有调节作用。食管分为肌性和腺性两部分，肠管粗大，其中充满黄褐色颗粒。幼虫在人体内可存活数年甚至 10 年以上。

【发病机制】

人并非本虫的适宜宿主，常通过生食或半生食含有第 3 期幼虫的淡水鱼类或转续宿主（蛙、蛇、蟹、鸡、鸭等）而感染，如生食鱼或烧烤淡水鱼类而得病。

在人体内所见的虫体多为第 3 期幼虫或未完全性成熟的早期成虫。在人体内的寄生方式可分为静止型和移行型两种，主要通过虫体移行的机械性损伤和虫体分泌的毒素（如类乙酰胆碱、透明质酸酶、蛋白水解酶等）的化学性刺激致病。

【临床病理表现】

棘颚口线虫所致损害部位极为广泛，几乎遍及全身，可归纳为皮肤型棘颚口线虫病和内脏型棘颚口线虫病。

1. 皮肤型棘颚口线虫病　如虫体停留在某一部位寄生，即可在该处形成脓肿或脓肿为中心的硬结节，常见于胸、腹、咽、面、耳、眼前房等部位。病灶局部有大量嗜酸性粒细胞、浆细胞及中性粒细胞浸润。虫体也可移行于皮肤的表面和真皮之间或皮下组织，形成隧道（皮肤幼虫移行症），产生匐行疹（图 16-6-32）或间歇出现皮下游走性肿块，如蚕豆至鸡蛋大小，局部皮肤表面稍红，有时发热及水肿，疼痛一般不明显，可有痒感。

2. 内脏型棘颚口线虫病　虫体也可在消化、呼吸、泌尿、神经等系统内移行（内脏幼虫移行症），引起急性或慢性炎症，局部见大量嗜酸性粒细胞、浆细胞、中性粒细胞和淋巴细胞浸润。如进入脊髓及脑，可引起嗜酸性粒细胞增多性脑脊髓炎，后果严重，甚至造成死亡。临床表现有严重的神经根痛，四肢麻痹，突发的嗜睡至深度昏迷，脑脊液大多为血性或黄色。此外，还曾有随尿和痰排出虫体或咳嗽时咳出虫体的

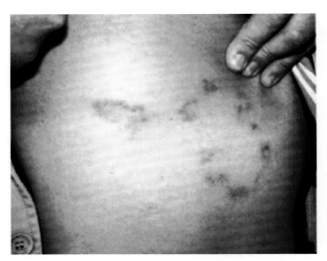

图16-6-32　皮肤匐行疹
棘颚口线虫幼虫移行引起的皮肤匐行疹
引自高世同, 2013. 皮肤棘颚口线虫病二例, 中华皮肤科杂志, 46(2): 140

报道。

【诊断与鉴别诊断】

自可疑病变组织中检出虫体是最可靠的确诊方法。对无明显体表损害的可疑患者，可结合其有无生吃或半生吃本虫第二中间宿主（淡水鱼等）的病史，应用皮内试验、血清沉淀反应、尿沉淀反应、对流免疫电泳试验等作辅助诊断。

（四）哥斯达管圆线虫感染与哥斯达管圆线虫病

1952 年在哥斯达黎加的儿童中首先发现本病，命名为哥斯达管圆线虫病。每年在哥斯达黎加诊断的管圆线虫病患者中 10% ～ 30% 为儿童。

【生物学性状】

哥斯达管圆线虫是在正常鼠类体内发现的（刚毛棉花鼠、黑鼠和其他鼠类）；成虫寄生于盲肠附近的肠系膜动脉；虫卵位于组织或肠壁毛细血管内；受孕的虫卵发育为第 1 期幼虫离开虫卵，迁入肠腔，从鼠的粪便排出。蛞蝓被鼠的粪便吸引，被第 2、第 3 期幼虫感染。人食入未洗的或由蛞蝓分泌的含有第 3 期幼虫黏液污染的蔬菜可被感染。幼虫侵入内脏壁，在淋巴管和淋巴结内发育成熟，然后早期成虫迁移到回盲肠的小动脉。这个位置在鼠类、某些猴子和人体内是相似的。在鼠类中虫卵仅引起轻微的损伤，在实验的猴子中，幼虫孵化并迁移到内脏，而在人体内，虫卵不孵化而是在原位退化，引起肉芽肿反应。

【临床病理表现】

炎性包块通常位于阑尾的中部，有时延伸到回肠、盲肠和升结肠，并累及这个区域的淋巴结。由于肉芽肿致使肠壁增厚，可伴有部分和完全性肠腔阻塞；组织学表现为肠壁增厚和淋巴结肿大，伴有嗜酸性粒细胞和虫卵的慢性炎症反应。虫卵呈卵圆形，壳壁薄，含不同期胚及幼虫。而在人体内，幼虫似乎不能离开虫卵。在小肠壁和肠系膜动脉发现的成虫，可引起局部血栓形成；退变的虫卵和死的虫体周围可见巨噬细胞。

临床特征是右髂窝疼痛、持续发热、厌食和有时出现呕吐。在阑尾区域常有腹内包块，在直肠检查常为右侧敏感，外周血白细胞计数为（ 10 000 ～ 50 000)/μl，嗜酸性粒细胞为 10% ～ 80%。放射学检查显示盲肠充盈不足，伴有肠痉挛。

【诊断与鉴别诊断】

诊断主要依靠临床发现，在人的粪便中未发现虫卵和幼虫。如临床症状明显，可表现为肠道阻塞和穿孔。治疗是通过外科手术切除炎症包块，在病灶中可

见嗜酸性粒细胞浸润等慢性炎症反应，也可能发现虫卵（卵圆形的，壳壁薄）或幼虫。

（五）兽比翼线虫感染与兽比翼线虫病

兽比翼线虫（*Mammomonogamus*）属于圆线目比翼科兽比翼线虫属，主要寄生于虎、猫、牛、羊、河马等哺乳动物，以及鸟类或禽类的气管、咽喉、鼻腔、中耳等部位，偶可在人体咽喉部、气管、支气管等部位寄生，引起人体兽比翼线虫病（human mammomonogamosis, syngamiasis）。我国上海、广东、吉林等地曾有少数病例报道。

【生物学性状与致病作用】

兽比翼线虫成虫虫体为鲜红色。雌性成虫体长8.7～23.3mm，口囊底部有脊状齿8个，下接食管，向后逐渐膨大，尾部末端尖削呈圆锥形；雄虫体长3.0～6.3mm，交合伞宽短，交合刺1根。虫卵相似于钩虫卵，为椭圆形，无色透明，大小为（75～80）μm×（45～60）μm，内含多个胚细胞或幼胚。成虫寄生在终宿主（牛、羊或鸟类）的气道内，虫卵随口腔分泌物或粪便排出体外，发育为感染期虫卵。人和动物误食被此期虫卵污染的水或食物可获得感染。龟和鳖可能是其转续宿主或中间宿主，幼虫寄生在其肝胆、肌肉等部位。当人生食或半生食龟蛋及龟、鳖的肝、胆和血时即可能被感染。感染期虫卵被食入后，在消化道孵出幼虫，继而侵入肠黏膜，穿过肠壁，经血流到达肺部，再穿过肺泡上行至支气管，定居于支气管、气管和咽喉部发育为成虫。

【临床病理表现】

本病潜伏期为6～11天。幼虫到达肺部和支气管、气管时，可引起局部炎症反应，临床表现主要为发热、咳嗽、哮喘及咯血，伴外周血中嗜酸性粒细胞增多。X线检查可见短暂浸润性炎症。支气管镜检查可见支气管壁上附有活动的血红色虫体或包块。若虫体寄生在咽喉部，可出现搔爬刺激感和阵发性干咳。有的患者可咳出带有红色条状血样物（即虫体）的痰。当寄生虫随气管分泌物排出后即可痊愈。从患者痰液中、支气管镜检物或肺泡灌洗液中发现虫体或虫卵可以确诊。

（六）肾膨结线虫感染与肾膨结线虫病

肾膨结线虫（*Dioctophyma renale*）是一种大型寄生线虫，属膨结目膨结科膨结线虫属，俗称巨肾虫（the giant kidney worm）。本虫在世界各地分布广泛，寄生于犬、水貂、狼、褐家鼠等20多种动物的肾脏及腹腔内，偶可感染人体，引起肾膨结线虫病（dioctophymiasis renale）。我国已有少数病例报道。

【生物学性状】

1. 形态 成虫圆柱形，活时呈血红色，体表有横纹，虫体两侧各有一行乳突，口孔位于顶端，其周围有两圈乳突。雄虫长14～45cm，宽0.4～0.6cm，尾端有钟形无肋的交合伞，交合刺1根；雌虫长20～100cm，宽0.5～1.2cm，阴门开口于食管之后的腹面中线上，肛门位于尾端。人体可能并非肾膨结线虫的适宜宿主，寄生在人体的虫体发育较差，个体较小，雄虫大小为（9.8～10.3）cm×（0.12～0.18）cm，雌虫为（16～22）cm×（0.21～0.28）cm。虫卵呈椭圆形，棕黄色，大小为（60～80）μm×（39～46）μm。卵壳厚，表面有许多小的凹陷。不同宿主的虫体及虫卵的大小略有差别。寄生于犬的虫体和虫卵比寄生于人和其他动物的大。

2. 生活史 肾膨结线虫的发育史需要一个中间宿主，目前所知只有正蚓科的多变正蚓（*Lumbriculus variegitus*）。虫感染卵在多变正蚓体内孵化为第1期蚴后，进而发育至第2、第3期蚴，第3期蚴具有感染性。湖蛙、淡水鱼类是它的转续宿主。因此，食肉动物感染肾膨结线虫主要是吞食含第3期蚴的转续宿主鱼类所致，草食动物是因采食含有第3期蚴的蚯蚓引起，而人和猪的感染可能兼有上述两种感染方式。第3期蚴先钻入胃黏膜，在此至少停留5天，然后移行至肝脏，在肝实质内进一步发育，约需50天再移行至腹腔，后直接钻入肾脏，约需138天发育为成虫。

【发病机制】

人由于生食或半生食含该虫第3期幼虫的蛙或鱼类或吞食了生水中的水生植物上的寡毛类环节动物而获感染。幼虫进入人体消化道后，穿过肠壁随血流移行至肾盂发育为成虫并产卵，引起肾脏病变。

【病理变化】

肾膨结线虫通常寄生于终宿主肾脏中，常单侧寄生，导致受累肾脏显著增大，大多数肾小球和肾盂黏膜乳头变性，肾盂腔中有大量的红细胞、白细胞或有脓液。病变后期，受感染的肾萎缩，未感染的肾发生代偿性肥大。由于虫卵表面的黏稠物易凝集成块，加上虫体死亡后残存的表皮，可形成肾结石的核心。

【临床表现】

患者临床表现主要有腰痛、肾绞痛、反复血尿、尿频，可并发肾盂肾炎、肾结石、肾功能障碍等。肾损伤主要由虫体的机械性损伤引起，严重肾损伤可导致失血性贫血。有时可见尿中排出活的或死的，甚至残缺不全的虫体。当虫自尿道逸出时可引起尿路阻塞，亦可有急性尿毒症症状。除肾脏外，本虫也可寄生于腹腔引起腹膜炎,偶可寄生于肝脏、卵巢、子宫、乳腺和膀胱,引起相应部位的炎症反应。

【诊断与鉴别诊断】

从尿液沉渣中发现虫体或查见虫卵是确诊本病的依据。有时在尿液中可见活动的线虫,呈肉红色并可呈蛇样游动。我国报道的 11 例患者尿中均有虫体排出,少者为 1 条,多者达 11 条,排出活虫、死虫和残缺不全虫体均有。但若虫体寄生于泌尿系统以外的部位,或只有雄虫感染的病例则无法查出虫卵。尿道造影、B 超或 CT 检查可能有助于诊断。

(七)艾氏小杆线虫感染与艾氏小杆线虫病

艾氏小杆线虫 [Rhabditis (Rhabditella) axei] 亦称艾氏同杆线虫,属小杆总科的小杆科(Rhabdita)。本虫营自生生活,常出现于污水及腐败植物中,偶可寄生于人体消化系统和泌尿系统,引起艾氏小杆线虫病(rhabditelliasis axei)。该病曾被认为属罕见线虫病,我国最早由冯兰洲等于 1950 年报道,到 2004 年为止全国共发现 149 例,分别从粪便和尿液中检出,其中从粪检发现虫体者 130 例,从尿检出虫体者 19 例,可见以粪检发现者居多。我国已报道的人体感染病例分布在 15 个省市。日本等国也有病例报道。

【生物学性状】

成虫呈细线状,乳白色,体表光滑。前端口孔近似圆筒状,有 6 片等大的唇片,咽部为圆柱形,食管呈杆棒状,前后各有 1 个咽管球。尾部极尖细而长如针状。雄虫大小为(1.18 ～ 2.30)mm ×(30 ～ 40)μm,生殖腺呈管状,睾丸弯曲于后端;雌虫大小为(1.38 ～ 1.83)mm ×(40 ～ 43)μm,生殖器为双管型,子宫内含卵 4 ～ 6 个。虫卵呈椭圆形,大小为(48 ～ 52)μm ×(28 ～ 32)μm,无色透明,壳薄而光滑,卵壳与卵细胞之间有透明的间隙,与钩虫卵相似但略小,极易混淆。艾氏小杆线虫雌雄交配后产卵,卵孵化出杆状蚴。杆状蚴能摄食,其食管较长但肠管不明显。常生活于腐败的有机物或污水中,经过 4 次蜕皮,发育成自生生活的成虫。各期虫体对人工肠液(pH 8.4)有较高的耐受性,在人工胃液(pH 1.4)内虫卵可存活 24 小时,而成虫和幼虫 10 分钟就可死亡。虫体在正常人尿中存活不久,但在肾炎、肾病或乳糜尿患者的尿中能够生长发育。

【致病作用与临床病理变化】

虫体可能经消化道或泌尿道上行感染人体,在污水中游泳、捕捞水产品而接触污水或误饮污水均可导致幼虫侵入人体。本虫侵入消化系统常引起腹痛、腹泻、腹泻与便秘交替出现等症状,但亦可无明显的症

状和体征;侵入泌尿系统可引起发热、腰痛、血尿、尿频、尿急或尿痛等泌尿系统感染症状,肾实质受损时可出现下肢水肿和阴囊水肿、乳糜尿,尿液检查有蛋白尿、脓尿、管型尿、低比重尿和氮质血症。尿液镜检有红、白细胞和管型。

在尿液的沉淀物或粪便中发现虫体或虫卵是确诊本病的依据。本虫卵与钩虫卵相似,需注意鉴别。成虫则与粪类圆线虫极易混淆,主要区别是艾氏小杆线虫有前后两个食管球,食管长度约占虫体长的 1/5 ～ 1/4,雄虫末端呈针状极尖细而长;粪类圆线虫仅有一个食管球,食管长度占虫体长的 1/3 ～ 2/5,雄虫末端稍尖,呈圆锥状。可用小试管培养法镜检成虫,根据形态学的特点加以区别。

(八)微小线虫感染与脑膜脑炎

微小线虫(Micronema)是在土壤、粪肥和腐殖土中独立生存的线虫,正常情况下不会致病。其中,得勒微小线虫(M. deletrix,即 Halicephalobus gingivalis 成虫食管有两个球部,其间峡部有神经环)可引起马的感染,感染人后则引起致命的脑膜脑炎及脑脊髓膜炎,但很少见。

【生物学性状】

得勒微小线虫是杆形目小杆科微小属中非常细小的线虫,成虫食管有两个球部,其间峡部有神经环。雌性成虫大小为(250 ～ 445)μm ×(15 ～ 20)μm,外皮薄,含有纤细的横纹,食管长约 85μm,单个卵巢,其余的生殖器位于虫体的后半部分;阴门小,位于虫体后部的中间,尾部尖锐。通常雌虫体内只有一个虫卵;虫卵内含有第 1 期幼虫,虫卵的大小为(32 ～ 46)μm ×(9 ～ 17)μm,雌虫可能是孤雌生殖,马和人体内没有发现雄虫。人体可能通过接触粪便中的微小线虫幼虫或虫卵而感染。病原体可侵入鼻腔、鼻窦、齿龈、颚部等处,然后迁移到中枢神经系统,寄居在脑、脊髓内,在中枢神经系统内生长并致病。

【临床病理表现】

微小线虫可引起致命的脑脊髓膜炎或脑膜脑炎。脑白质充血,细致检查可见许多微小白色病灶遍布脑组织的任何部位。软脑膜轻度弥漫性增厚,呈乳白色。镜下显示广泛的脑膜及脑脊髓膜炎,炎症灶是由淋巴细胞、肿胀的胶质细胞、巨噬细胞和少量的多核巨细胞、中性粒细胞及嗜酸性粒细胞构成,也可形成明显的肉芽肿性病变,伴有大量出血灶和脑软化(encephalomalacia)灶。病灶散在分布于整个软脑膜、大脑半球、脑桥、髓质、中脑、小脑和脊髓。病灶内含有虫体,各期虫体均可见,包括成熟或妊娠的雌虫、

未成熟虫体、幼虫和虫卵。虫体可见于脑的毛细血管、脊髓中央管内，室管膜，也见于心室壁内，部分在心室腔内；还可见于脑垂体后部的病灶内和肺泡壁毛细血管内。偶尔微小线虫可累及肾脏、鼻部或骨关节等处。

临床表现主要为神经系统症状，如昏睡等。腰椎穿刺显示，脑脊液清亮、压力正常，但细胞数增多，主要是淋巴细胞、巨噬细胞等。

【诊断与鉴别诊断】

这种感染进展较快，病死前常无法诊断，脑脊液可能含有病原体但不易被发现。尸检组织可见神经组织中的上述病变，但需仔细检查病原体，并与其他脑炎鉴别。

（九）肝毛细线虫感染与肝毛细线虫病

肝毛细线虫（*Capillaria hepatica*）是毛细科（Capillaridae）毛细属的一种小型线虫，广泛分布于澳大利亚、亚非欧及南北美洲，在我国很多地区也有分布。这是一种鼠类和多种哺乳动物的寄生虫，偶尔感染人，因此被视为鼠源性人兽共患病。其成虫寄生于肝，引起肝毛细线虫病。人感染是由食入感染期卵污染的食物或水而引起。本病在全世界广泛分布。我国17个省（区、市）均有肝毛细线虫的感染与流行，总感染率在 1.27% ～ 75.96%，主要发生在长江以南各省。徐秉锟（1979）首先在广东从1例人体肝组织病例切片中取得虫体，截至2020年已报道30例，包括4例真性人体感染，即通过肝组织活检发现虫卵或成虫而确诊，26例为假性感染（仅粪便中查见虫卵），实际病例可能不止这些。尽管报道的病例不多，但死亡率较高，故应予以注意。肝毛细线虫病患者主要为儿童，可能与儿童不太注重个人饮食卫生有关。

【生物学性状】

1. 形态 肝毛细线虫成虫较鞭虫纤细，雌虫长53 ～ 78mm，尾端呈钝锥形，雄虫长24 ～ 37mm，尾端有1个突出的交合刺被鞘膜所包裹。食管占体长的1/2（雄虫）或1/3（雌虫）。该虫虫卵形态与鞭虫卵相似，呈纺锤形，黄褐色，但体积较大，卵壳较厚，分两层，两层间有放射状纹。外层有明显的凹窝，两端各有透明塞状物（卵盖），不凸出于膜外，内层中包含一卵细胞（图16-6-33）。

2. 生活史 肝毛细线虫依靠单一宿主便可完成整个生活史过程。肝毛细线虫卵在土壤中进行发育，宿主由于吞食被含有幼虫的虫卵所污染的食物或饮水而感染。感染后24小时内虫卵于盲肠孵化，孵出的第1期幼虫长 140 ～ 190mm，宽 7 ～ 11mm，在6小

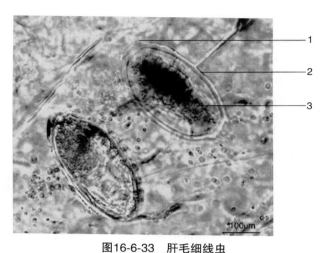

图16-6-33 肝毛细线虫
图示虫卵结构。1.塞状物，2.卵壳，3.卵细胞
引自周怀瑜，刘登宇，彭鸿娟，2017. 人体寄生虫学彩色图谱. 西安: 西安交通大学出版社

时内钻入肠黏膜，经过肠系膜静脉、门静脉，在感染后52小时内到达肝脏。成虫在宿主肝脏产卵并滞留于肝实质内。虫卵沉积于肝脏中不能发育，直至宿主死亡，虫卵释放到土壤中进行发育。人感染也是由食入感染期卵污染的食物或水而引起。

【发病机制与病理变化】

肝毛细线虫成虫寄生于肝脏，产卵于肝实质中，虫卵沉积导致肉芽肿反应和脓肿样病变，引起肝毛细线虫病。肉眼可见肝表面有许多点状珍珠样白色颗粒，或灰色小结节，其大小为 0.1 ～ 0.2cm。脓肿中心由成虫、虫卵和坏死组织组成，虫体可完整或崩解，虫体和虫卵周围有嗜酸性粒细胞、浆细胞和巨噬细胞浸润。肝内累积摄入感染期虫卵数越多，则肝病变相应越严重。肝毛细线虫感染宿主后无法自愈，病灶会终生存于宿主体内。

【临床表现】

患者可出现发热、肝脾大、嗜酸性粒细胞显著增多、白细胞增多及高丙种球蛋白血症，低血红蛋白性贫血颇为常见，严重者可表现为嗜睡、脱水等，甚至死亡。

【诊断与鉴别诊断】

诊断本病相当困难。肝组织活检原位发现病原体是最可靠的诊断方法，即所谓"金标准"。肝病患者伴有嗜酸性粒细胞显著增多者，可考虑用免疫学方法做进一步检查。

本病分为真性感染（genuine infection）和假性感染（spurious infection）。真性感染是指在肝组织中查获肝毛细线虫及相关病变。而仅在粪便中查见虫卵者为假性感染。假性感染是因为食入含肝毛细线虫卵的生

鼠肝或兔肝，虫卵仅通过人体消化道随粪排出，虽可在人粪中查见，但人并未获得感染，即虫卵不能在宿主体内发育为成虫，进而对机体造成损伤。真性感染在人粪中无此虫卵排出。至今发现的假性感染病例以福建及海南省报道的病例数最多，提示这些地区肝毛

细线虫的感染较为普遍。粪便涂片检查发现肝毛细线虫卵只能证明为假性感染，并应注意与形态相似的鞭虫卵、菲律宾毛细线虫卵等相鉴别。

（胡尚平　郭瑞珍　刘德纯　郭凤英　鹿秀海；
孙　新　焦玉娟）

第七节　其他蠕虫感染

蠕虫性寄生虫病可细分为吸虫病、绦虫病和线虫病，已如上述。另外，还有猪巨吻棘头虫病，为棘头动物门中的猪巨吻棘头虫所致。还有多种蠕虫幼虫均可导致的蠕虫蚴移行症，将在本节内进一步叙述。罕见致病蠕虫水蛭和铁线虫偶尔可侵入人体，造成局部组织的损伤和病变，分别引起水蛭病和铁线虫病，亦在此节简述。

一、猪巨吻棘头虫感染与猪巨吻棘头虫病

猪巨吻棘头虫（*Macracanthorhynchus hirudinaceus*）是生物学上介于线虫和绦虫之间的一种蠕虫，人或其他动物生食或半生食甲虫，被甲虫体内活的棘头虫感染可致人体猪巨吻棘头虫病。

国内自 1964 年辽宁省冯兰滨首次报道在一名 42 岁女性粪便中检获 1 条猪巨吻棘头虫后，迄今已有 16 个省（区、市）报道发现本病。辽宁省所占发病人数比例最高。根据国内 1964～2012 年 248 例人体猪巨吻棘头虫病例的资料分析，患者均为生食或半生食天牛、金龟等甲虫受染，经 1～3 个月后发病。农村发病人数多于城市。有明确病历资料显示的患者年龄为 1.8～53 岁，其中 14 岁以下患儿占 82.36%；237 例有明确性别记录，男性 161 人，女性 76 人。棘头虫病的流行具有明显的地域性和季节性，在辽宁病例多在 9 月中下旬出现，而山东则在 6～8 月患病者较多。发病季节与甲虫的消长季节密切相关，季节性强但不越冬是本病的特点。

人体猪巨吻棘头虫病以猪是重要的传染源。鞘翅目的某些昆虫既是棘头虫的中间宿主，又是其传播媒介。国外目前有 9 科 28 种甲虫可作为猪巨吻棘头虫的中间宿主，我国有 9 科 43 种甲虫可作为本虫的中间宿主，目前查明的主要有大牙锯天牛（*Dorysthenes paradoxus*）、曲牙锯天牛（*D. hydropicus*）和棕色鳃金龟（*Holotrichia titanus*）等，其成虫阶段的感染率可高

达 62.5%。人体猪棘头虫病主要与生食或半生食甲虫的习惯密切相关，因食入未熟的含有棘头虫的甲虫而受染，所以患者以学龄前儿童和青少年为主。

【生物学性状】

猪巨吻棘头虫属棘头动物门（Phylum Acanthocephala）后棘头虫纲（Class Metacanthocephala）原棘头虫目（Order Archiacanthocephala）稀棘头虫科（Family Oligacanthorhynchidae）巨吻棘头虫属（Genus *Macracanthorhynchus*）。成虫寄生于猪的小肠内，偶尔亦可寄生人体，引起人体棘头虫病（acanthocephaliasis）。此病属人兽共患寄生虫病。

1. 形态结构　成虫呈乳白色或淡红色，体表有明显的环状横皱纹，尤以体前部明显。存活时，虫体背、腹面略扁平，固定后为圆柱形，前端粗大，后端渐细，尾端钝圆。整条虫体由吻突、颈部和体部三部分组成。①吻突在前端，类球形，可伸缩，其周有 5～6 排尖锐透明的吻钩，每排 6 个，呈螺旋形排列，具有钻入宿主肠壁组织的作用。②颈部短，圆柱形，与吻鞘相连。由于肌肉的活动，吻突缩入鞘内，吻鞘收缩时，吻突则伸出。③体部在颈部之后，前段较粗长，中段向后逐渐变细，尾端钝圆。虫体无口及消化道，有充满液体的假体腔，营养物质自体表吸收。雌虫长 20～65cm，宽 0.4～1.0cm，生殖器官特殊，随着虫体的发育，卵巢逐渐分解为卵巢球，其内卵细胞受精后，经漏斗状的子宫钟进入子宫，最后经阴道、生殖孔排出。雄虫长 5～10cm，宽 0.3～0.5cm，睾丸 2 个，呈长圆形，前后排列于虫体中部，输精管的末端有 8 个椭圆形黏腺，其分泌物有封闭雌虫阴道的作用，虫体尾端有钟状交合伞。

雌虫子宫内的虫卵很多，呈乳白色颗粒样物，大小不一。成熟虫卵呈椭圆形，深褐色，大小为（67～110）μm×（40～65）μm，卵壳厚，由三层组成：外层薄而透明；中层明显增厚，并有凹凸不规则的皱纹，一端闭合不全，呈透明状，卵壳易从此处破

裂；内层光滑而薄。成熟虫卵内含一个具有小钩的幼虫，即棘头蚴。

感染性棘头体呈乳白色，外观似芝麻粒状，大小为（2.4～2.9）mm×（1.6～2.0）mm×（0.24～0.34）mm，前端较宽平，中央因吻突缩入而稍显凹陷，后端较窄。虫体后1/5的体表有7～8条明显的横纹，假体腔内可见吻突、吻钩、生殖器等的雏形，以及6～7个胞核。虫体外有一层白色的结缔组织囊壁包绕。

2. 生活史　猪巨吻棘头虫主要寄生在猪的小肠内，猪是其终宿主，偶尔亦可寄生于人、犬、猫的小肠内，以吻突固着于小肠肠壁。发育过程包括虫卵、棘头蚴（acanthor）、棘头体（acanthella）、感染性棘头体（cystacanth）和成虫等阶段。一条雌虫每天可产卵（57.5～68）万个。虫卵随宿主粪便排出体外，散落在土壤中，对干旱和寒冷抵抗力强，在土壤中可存活数月至数年。其中间宿主为甲虫（鞘翅目昆虫）。当虫卵被甲虫的幼虫吞食后，卵壳破裂，棘头蚴逸出并穿过肠壁进入甲虫血腔，在血腔中经过棘头体阶段，最后发育为感染性棘头体，完成棘头蚴－棘头体－感染性棘头体的发育约需3个月至1年时间。感染性棘头体存活于甲虫发育各阶段（幼虫、蛹、成虫）的体内，并保持对终宿主的感染力。当猪等动物吞食含有感染性棘头体的甲虫后，棘头体在其小肠内经1～3个月发育为成虫。人则因误食了含活感染性棘头体的甲虫（天牛、金龟或其幼虫）而受到感染，但人不是猪巨吻棘头虫的适宜宿主，故在人体内，棘头虫大多不能发育成熟和产卵。故寄生于人体内的虫体较猪体内为小，一般长2.5～30cm，且在人粪便中很少见到虫卵。

【发病机制】

猪巨吻棘头虫属人兽共患寄生虫，人类因食入含有感染性棘头体的甲虫而感染。猪巨吻棘头虫可寄生于人体回肠的中下部，一般为1～3条，亦可多达21条。棘头虫以其尖锐的吻钩附于肠黏膜上，造成局部黏膜组织充血、出血、坏死并形成溃疡。由于虫体经常变换附着部位，可造成肠壁多处受损，形成多个深浅不等的炎性病灶。虫体吻腺所分泌的毒素可使肠黏膜发生坏死和炎症反应，形成溃疡。炎症消退后局部由于结缔组织的增生，形成直径为0.7～1.0cm大小的棘头虫结节，质硬并突出浆膜面。其中心呈灰白色，周围充血呈暗红色，常可与大网膜组织或邻近肠管粘连，形成包块。若虫体损伤达肠壁深层，也易造成肠穿孔，引起局限性腹膜炎或腹腔脓肿。少数患者可由于肠粘连而出现肠梗阻。部分患者可发生浆液性腹水。

【病理变化】

感染性棘头体被人误食后常寄生于回肠中下段

的肠黏膜上，主要病变为：①棘头虫结节形成，为本病的特征性改变，肠壁受损区炎症刺激结缔组织大量增生，会形成大豆粒样白色棘头体结节。显微镜下可见结节中心为凝固性坏死，有虫体的吻突或吻突侵入造成的空隙，外层为嗜酸性粒细胞和浆细胞浸润，可有肉芽肿形成。②肠黏膜充血水肿，伴嗜酸性粒细胞浸润，为非特异性改变。但猪巨吻棘头虫在其发育过程中，不断更换叮咬部位，致使肠壁多处受损，发炎，送检肠管镜下可见间质大量嗜酸性粒细胞浸润，亦可见有中性粒细胞浸润。③肠黏膜变性坏死、出血、糜烂或溃疡形成，可引发肠穿孔和局限性腹膜炎，或继发细菌感染，有人发现1条虫子也可致多处小肠穿孔。④病变肠管上常可见虫体叮吸在肠壁上。国外尸检病例提示，本病可在肠壁发现成熟或未成熟的猪巨吻棘头虫，可长达31cm。肠镜检查及手术中有时亦可见猪巨吻棘头虫，多数寄生于回肠的末段1米以内，一般有1～2条，以吻突叮吸在肠壁上。吕传江发现3例有虫体叮吸在切除的病变肠管上，虫体长度为8～18cm。⑤继发浆膜面纤维素性炎，肠粘连或大网膜粘连，相对应的小肠系膜淋巴结广泛肿大，镜下见淋巴滤泡增生伴嗜酸性粒细胞浸润。

【临床表现】

猪巨吻棘头虫病为食源性寄生虫病，潜伏期为1～3个月。常见于儿童及青少年，男性多于女性。由于虫体的机械损伤及其代谢产物的作用，患者早期可有食欲缺乏、消化不良、恶心、乏力、消瘦等表现，或症状不明显。随着虫体代谢产物等毒性物质被不断吸收，患者可出现发热、恶心、呕吐、腹胀、右下腹痛、消瘦、贫血、腹泻、便秘、血便、阵发性腹痛，以及失眠、夜惊等神经精神症状。以后上述症状逐渐加重，尤以腹痛最为明显，且多表现为右下腹痛。有时可触及腹壁下椭圆形包块，为发炎、水肿、粘连的肠管，或伴腹水。临床甚至以阑尾炎、腹膜炎、肠穿孔等急腹症入院。但本病包块与蛔虫团所致"条索样"包块不同。

小儿猪巨吻棘头虫病常因急腹症就诊，主要临床特征为腹痛、血便或脓血便、肠穿孔、肠坏死。小儿因感染猪巨吻棘头虫致小肠穿孔者已屡见报道，而多发穿孔比较少见。据报道约半数患者可发生肠穿孔。并发肠穿孔时，会出现不同程度的局限性或弥漫性腹膜刺激征。X线立位腹平片可显示膈下游离气体。虫体钩附肠壁是一个较长过程，穿孔之前大网膜已与肠壁粘连，因此穿孔后多表现局限性腹膜炎体征。

【诊断与鉴别诊断】

主要诊断线索为流行病学史及临床表现，找到寄生虫及相关病变为确诊依据。有学者报道 1 例猪巨吻棘头虫病长达 7～8 个月的患儿，从他排出的一条雌虫体内吸出了一些虫卵，推断危害人体的最严重时期为该虫发育阶段。由于其生殖系统尚未发育成熟，故于该类患者粪便中很少能检出虫卵。实验室检查有时可见嗜酸性粒细胞增加，溃疡出血时大便隐血试验阳性，有穿孔和腹膜炎时白细胞增加，但均无明显特异性。

患者常因急腹症就诊，其并发症需与阑尾炎、肠梗阻、腹膜炎等外科疾病鉴别诊断。剖腹探查时在肠壁上往往找不到虫体，但可找到猪巨吻棘头虫棘头体结节，仍可作为重要的诊断依据。因为其他人体寄生虫所致肠道疾病尚未见到肠壁上有形成结节的记载和报道。因虫体位于肠穿孔附近有明显炎症的肠管内，术中或术后应仔细寻找，包括病理切片观察，以免漏诊。

个别患者可因服用驱虫药而排出虫体，或因急腹症于手术时发现虫体，则可以其形态特征进行鉴定。

采用虫卵抗原做皮内试验对本病有一定诊断价值。用粪便厚涂片透明法镜检虫卵阳性率不高。肠镜观察及活检组织中发现虫体亦可确诊。

二、蠕虫蚴移行症

蠕虫蚴移行症（larva migrans）也称蠕虫幼虫移行症，是指一些动物寄生性蠕虫的幼虫在人体各种器官组织中寄生、移行所引起的疾病。由于人不是其适宜的终宿主，这些蠕虫蚴不能在人体内发育为成虫，即使偶可发育为成虫亦无繁殖能力。在幼虫移行的过程中，被侵犯的组织可被破坏而发生局部病变，引起皮肤、肝、肺、脑、眼、肠等器官组织变性坏死、炎性浸润（嗜酸性粒细胞显著）和移行性肉芽肿形成等，导致患者发热、局部疼痛、血液嗜酸性粒细胞增多、免疫球蛋白升高及受害器官出现功能障碍等。

引起蠕虫蚴移行症的病原体很多，对人体造成损害的部位不同，故病理变化与临床表现亦呈多样性。根据蠕虫蚴侵入人体组织部位和临床病理表现的不同，临床上常把蠕虫蚴移行症分为两大类，即皮肤蠕虫蚴移行症（cutaneous larva migrans）和内脏蠕虫蚴移行症（visceral larva migrans），但通常不包括蛔虫、钩虫等幼虫发育过程中经肺至肠移行过程中造成的病变。少数蠕虫可在皮肤和内脏都引起蠕虫蚴移行症，如斯氏并殖（狸殖）吸虫、棘颚口线虫、曼氏迭宫绦虫、犬钩口线虫等。

患者常有较特殊的局部临床表现、流行病学资料和实验室检查资料。若患者出现缓慢移动的局部组织损害，有污染泥土接触史或进食未煮熟食物史，实验室检查显示持续性血液嗜酸性粒细胞增多、免疫球蛋白升高，影像学检查显示局部缓慢移动性病变，则应高度注意患蠕虫蚴移行症的可能性。明确诊断依据为检出病原体或特异性抗原、抗体、核酸检测阳性。

（一）皮肤蠕虫蚴移行症

引起皮肤蠕虫蚴移行症的蠕虫很多，最常见者为巴西钩口线虫，较少见者有狭头弯口线虫、棘颚口线虫、犬钩口线虫、羊仰口线虫、牛仰口线虫、管形钩口线虫、粪类圆线虫等，鸟毕吸虫、小毕吸虫、毛毕吸虫、巨毕吸虫和东毕吸虫的尾蚴也可引起人类皮炎。皮肤蠕虫蚴移行症多经皮肤感染，蠕虫蚴移行于皮下组织中引起损害。

1. 匐行疹　当人体皮肤与被幼虫污染的土壤接触时，感染期幼虫即可经皮肤侵入。偶尔幼虫亦可经口感染。幼虫移行至皮内或皮下组织引起病变，局部皮肤出现缓慢弯曲前进的线状红色疹，称匐行疹（creeping eruption）。在人体内幼虫大多发育受阻，偶可发育为成虫。

匐行疹常发生于足部，手部次之。幼虫侵入数小时后局部皮肤刺痒并出现红色丘疹或水疱。1～3 天后由于幼虫在皮肤表皮层与真皮层之间移行，可形成红色略高于皮面蛇形蜿蜒的皮疹，即为匐行疹。匐行疹每天伸延数毫米至数厘米，患者自觉奇痒，尤以夜间为重，常搔破皮肤而导致感染。匐行疹可持续半月至数月。患者可有嗜酸性粒细胞增高。皮肤损害处活检可见嗜酸性粒细胞浸润及炎症反应，一般不能找到移行中的幼虫。不同蠕虫所致皮炎略有不同。

巴西钩口线虫的丝状蚴侵入人体皮肤后，皮肤损害初期表现为红斑，以后很快进展为线状或痤疮样隆起，由于幼虫的移动和组织反应，会造成局部剧烈的痒感，可因搔抓而继发细菌感染，引起发热、食欲减退、淋巴结肿大和荨麻疹等症状，同时血中嗜酸性粒细胞增多，IgE 水平升高。病变可持续数周。其幼虫偶可经血流进入肺脏，引起肺部嗜酸性细胞浸润。患者可有咳嗽，痰中可发现幼虫。胸部 X 线片显示短暂游走性肺部浸润。犬钩口线虫幼虫也可侵入人体，引起匐行疹，虽可自行消退，但虫体未必死亡，而是移行到深部组织，偶可经血流进入肺脏，引起肺部嗜酸性细胞浸润，痰液中可发现其幼虫。

斯氏并殖吸虫童虫、棘颚口线虫和曼氏迭宫绦虫裂头蚴也可引起皮肤蠕虫蚴移行症，多发生在皮肤深层或肌肉中，形成移动性皮下肿块，而局部表面皮肤正常或稍红肿，可有瘙痒、烧灼感或刺痛。皮下肿块可间歇地出现在不同部位，有时会并发内脏蠕虫移行症。

匐行疹以动物钩蚴引起者最多见，需注意与人体钩虫及粪类圆线虫幼虫所致的皮炎相鉴别。人体钩虫所致皮炎在症状消退后不久即可从粪便中查出钩虫卵；粪类圆线虫幼虫移动迅速，可累及皮肤和肠道，也可经粪便检查而确诊。

2. 尾蚴性皮炎 也比较常见，主要由日本血吸虫尾蚴引起，也可由寄生于鸭、鹅等水禽的毛毕吸虫或寄生于水牛的鸟毕吸虫尾蚴侵入人体皮肤所致。尾蚴侵入人体后不能进一步发育，仅在局部皮肤引起损害。当人因劳动或生活接触疫水后，尾蚴即可侵入人体皮肤。发病高峰常与农业劳动季节一致，且发病者多为青壮年农民。本病属Ⅰ型和Ⅲ型超敏反应，根据发病条件不同又称稻田皮炎或游泳者瘙痒症。

患者多数在接触疫水数十分钟内出现症状。首先在接触部位发生刺痒，尤以四肢末端最为常见，随即在尾蚴侵入部位出现红色针尖大小的斑疹或斑丘疹，可融合成大片状或风团块。皮疹周边红肿、奇痒。瘙痒常非常剧烈，夜间睡眠更甚。患者多因用力搔抓造成皮肤破溃继发细菌感染。少数患者发热、淋巴结肿大疼痛。症状多在起病3～4天最明显，1周后逐渐消退。重复感染者因机体已被致敏，故症状一般较初次感染者重，皮肤出现丘疹、疱疹或水肿，有奇痒。皮疹消退后除遗留局部皮肤色素沉着外无其他后发症状，如继发感染可累及淋巴管和淋巴结。尾蚴在人体皮肤中不能长期存活，一般也不侵入真皮。幼虫死亡后局部病变逐渐愈合，表面结痂。日本血吸虫尾蚴感染在皮肤损害后10～60天陆续出现发热、咳嗽、腹痛、腹泻、肝大压痛等急性血吸虫病症状，与其他蠕虫感染不同。

（二）内脏蠕蚴移行症

本症是指动物蠕虫幼虫在人体内移行时侵入肺、肝、脑、眼等脏器引起病变，伴有发热、嗜酸性粒细胞增高、肝大等临床表现的一组疾病。较常引起内脏蠕蚴移行症的蠕虫包括：①线虫：猪弓首线虫（猪蛔虫）、犬弓首线虫（犬蛔虫）、猫弓首线虫（猫蛔虫）、狮弓首线虫、小兔唇蛔线虫、犬恶丝虫、广州管圆线虫、棘颚口线虫、喉兽比翼线虫和异尖线虫等。②绦虫：曼氏（孟氏）迭宫绦虫。③吸虫：斯氏并殖吸虫等。我国以曼氏裂头蚴病和犬弓首线虫病较为多见。

内脏蠕蚴移行症主要是通过进食被污染且未煮熟的食物而受到感染。患者较常出现缓慢移动的局部组织损害，伴局部或全身发热、不适等。

1. 弓首线虫病（toxocariasis） 病原体为犬弓首线虫蚴、猫弓首线虫蚴或狮弓首线虫蚴，以犬弓首线虫蚴最为多见。本病多见于农村，尤以2～6岁儿童常见。犬弓首线虫蚴、猫弓首线虫蚴的终宿主为犬和猫，故喂养犬、猫者患病率也较高。有报道美国南部农村人群血清阳性率高达54%。

犬、猫、狮粪便中的弓首线虫卵污染食物，被人吞食后在小肠中孵出幼虫，因其个体较小、活力较强，故可通过肺进入血液循环系统而到达全身各器官，进行所谓"体移行"。其中，最常受累的是肝脏。它对肝、肺、脑、眼（视网膜）等器官产生的机械刺激以及机体做出的防御反应使局部组织形成嗜酸性肉芽肿，尤以肝脏病变最为严重。肝脏表面可见灰白色结节。病理切片可见嗜酸性肉芽肿，内有犬蛔虫或猫蛔虫幼虫。

本病病程可长达半年至1年，有的甚至可达数年。大多数患儿无明显临床症状。感染较重的患儿可有咳嗽、发热、气急、异食癖、肝大及压痛、肝功能减退、脾大、淋巴结肿大等。皮损有荨麻疹和皮肤结节。犬弓首线虫蚴移行症患者80%有肝大和持久的嗜酸性粒细胞增多症（可占白细胞总数的50%～60%，绝对值可高达20×10^9/L）。32%～50%的病例有肺部症状，即吕弗勒综合征（Löffler's syndrome），表现为咳嗽、发热、呼吸困难等，但呼吸窘迫并不常见。若蠕虫蚴侵入脑部，可引起剧烈头痛、呕吐、癫痫或脑膜炎等症状，常造成死亡。蠕虫蚴侵入眼球可引起视网膜炎、视神经乳头炎和肉芽肿性病变，导致视力减退。血嗜酸性粒细胞持续明显增高是本病的重要特点。此外，还常伴有血清免疫球蛋白显著增高和血沉增快。

本病诊断有时相当困难。患者如气喘、癫痫、异食癖伴长期血嗜酸性粒细胞增高均应考虑由弓首线虫引起的内脏蠕虫幼虫移行症。根据患者的年龄，饮食史，与犬、猫等动物密切接触史，结合长期间歇性中等度发热、支气管哮喘样症状、肝大、X线检查显示有局限性肺炎，超声波检查显示肝内有缓慢移动的炎症性病变，持续性血液白细胞数增加及嗜酸性粒细胞增多，血清IgG、IgM、IgE水平增高，病原治疗疗效好等可做出本病的临床诊断。弓首线虫幼虫不能在人体内发育为成虫，在粪便中不能查见虫卵。明确诊断则有赖于在活组织检查中发现犬弓首线虫蚴，如肝脏或其他受累组织的穿刺活检或剖腹探查标本，做连续切片，观察组织病变并寻找幼虫；肿大淋巴结活检有时也可发现移行的幼虫。采用标准化的犬弓首线虫抗原进行皮内试验，特异性和敏感性相当高；采用酶联免疫吸附试验（ELISA）等血清学方法可测出血清特异性 IgM、IgG 抗体，协助诊断。

本病应注意与肠蠕虫病、肺炎、哮喘、急性血吸虫病、粟粒性肺结核、热带肺嗜酸性粒细胞浸润症、视网膜母细胞瘤等鉴别。

2. 广州管圆线虫幼虫移行症　简称广州管圆线虫病（angiostrongyliasis），病原体是广州管圆线虫的第 3 期幼虫。鼠类是本虫的终宿主，成虫寄生在鼠肺动脉分支内。螺和蛞蝓为其中间宿主。人多因进食生的或未煮熟的淡水螺肉、虾、蜗牛而被感染，近年也有因生食螃蟹、青蛙感染的报道。广州管圆线虫第 3 期幼虫进入小肠后可侵入肠组织，进入血液循环系统而到达肺、脑、肝、脾、肾等各种器官，它在人体内可发育为第 4 期和第 5 期幼虫，但不能发育为成虫。幼虫在人体内移行时较常侵犯中枢神经系统，可引起嗜酸性粒细胞性脑膜脑炎、脊神经根炎或脑脊髓膜炎。幼虫堵塞局部脑动脉并形成肉芽肿，受血流供应影响的脑神经细胞出现空泡变性、凋亡。

本病起病缓慢，潜伏期 1～6 天。患者常有头痛、发热、皮疹、瘙痒、腹痛、恶心、呕吐、全身不适、视力减退、感觉障碍等症状。神经症状常比较明显，除有头痛、颈抵抗等脑膜刺激征外，还有感觉过敏、疼痛、肢体乏力和神经定位体征，第 Ⅱ、Ⅲ、Ⅳ、Ⅵ 和第 Ⅶ 对脑神经损害征，脑膜刺激征阳性，病理反射阳性等。尸检脑部偶可发现幼虫。整个病程约数周至数月，大多数患者预后良好，复发者仅占少数。有些病例可出现低热、瘫痪、嗜睡、昏迷，甚至死亡。

根据患者的年龄、发病前 2 周内有进食未煮熟的淡水螺肉、蜗牛肉等饮食史，结合有脑膜脑炎的临床表现，周围血液及脑脊液中嗜酸性粒细胞明显增多，可提示本病。脑脊液检查细胞总数增高，一般细胞计数 $> 500 \times 10^6/L$，嗜酸性粒细胞占 $0.10\% \sim 0.25\%$，糖含量正常或偏低，一般不能找到幼虫。参考 CT 与磁共振检查发现脑组织中有边界模糊的斑片状改变（面积多为 $0.5 \sim 1.0 cm^2$），病原治疗效果好等，可做出本病的临床诊断。但明确诊断则有赖于在脑脊液中发现广州管圆线虫蚴，在血清、脑脊液中检出特异性可溶抗原和（或）特异性 IgM、IgG 抗体。用广州管圆线虫成虫制备的纯化抗原做皮内试验可用于流行病学调查，也可供诊断参考。

3. 棘颚口线虫病（gnathostomiasis）　病原体为棘颚口线虫，成虫寄生于猫、犬等终宿主胃壁的肿块中，虫卵随粪便排出体外。当含有第 2 期幼虫的剑水蚤被第二中间宿主淡水鱼、泥鳅等吞食后，幼虫穿过胃壁移行至肌肉，发育为直径约 1mm 的第 3 期幼虫囊。人吞食被感染而未煮熟的淡水鱼类后，第 3 期幼虫在胃内脱囊，侵入肠壁、进入血流，继而移行于身体各处，造成局部病变，导致棘颚口线虫病。一般在感染当天或第 2 天就出现恶心、呕吐、食欲下降、上腹部不适，伴有皮肤瘙痒、荨麻疹，血液中嗜酸性粒细胞明显增多，随后感染者出现右上腹疼痛和压痛，表明虫体已进入肝脏。幼虫在移行至皮肤组织时可出现匐行疹、移行性肿块等皮肤蠕虫蚴移行症表现，肿块常发生在皮肤深层或肌层内，活检有时可发现幼虫。临床表现为发热、荨麻疹、皮肤瘙痒等，多在感染后 1 个月内出现。幼虫可在胸腹部各器官或体壁中移行，引起急腹症和肺部症状。棘颚口线虫亦可引起嗜酸性粒细胞性脑膜炎，临床表现为严重的四肢麻痹、神经根疼痛、嗜睡以至深度昏迷，脑脊液多呈血性或黄色。

根据患者发病前 1 个月内有进食未煮熟的淡水鱼饮食史，结合有游走性肿块、食欲下降、恶心、呕吐、低热、疲乏等临床表现，周围血液中嗜酸性粒细胞明显增多，CT、磁共振或超声波检查发现器官组织中有移动性斑片状改变，病原治疗疗效好等，可做出本病的临床诊断。但明确诊断则有赖于在活组织检查中发现棘颚口线虫蚴和（或）在血清中检出特异性 IgM、IgG 抗体。

4. 曼氏裂头蚴病（sparganosis mansoni）　病原体是曼氏迭宫绦虫的幼虫即裂头蚴。曼氏迭宫绦虫成虫主要寄生在猫科动物的小肠内，虫卵随粪便排出体外，在水中孵出钩球蚴，被剑水蚤吞食后发育为原尾蚴，被蝌蚪或青蛙吞食后发育为裂头蚴。人可通过局部敷贴生蛙肉或进食未煮熟的蛙、蟹、蛇、鸡、猪等肉类而被感染。裂头蚴游走性较强，不仅可引起皮肤蠕虫蚴移行症，也可进入人体，在局部或经血流散布造成器官组织病变。曼氏裂头蚴在嗜酸性肉芽肿性的局部肿块中可存活数年至 25 年不等，而成虫在人体内寄生者极少。

本病在我国分布广泛，尤以东南沿海地区多见。根据患者发病前 2 周内有敷贴蛙肉或进食未煮熟的淡水鱼饮食史，结合有游走性肿块、发热、食欲下降、疲乏等临床表现，周围血液中嗜酸性粒细胞明显增多，CT、磁共振或超声波检查发现器官组织中有移动性斑片状改变，病原治疗疗效好等，可做出本病的临床诊断。但明确诊断则有赖于在组织活检中发现曼氏裂头蚴和（或）在血清中检出特异性 IgM、IgG 抗体。裂头蚴可在人体的许多组织中发现，但在体表比较多见，所以对体表肿块中嗜酸性粒细胞较多时应注意检查有无裂头蚴。

5. 肺吸虫病 肺吸虫幼虫在人体内移行过程中可以破坏人体组织形成病变，是国内常见的一种由吸虫引起的内脏幼虫移行症。病原体包括卫氏并殖吸虫（*Paragonimus westermani*）和斯氏并殖吸虫（*Paragonimus skrjabini*）。卫氏并殖吸虫的感染期幼虫囊蚴寄居在第二中间宿主淡水蟹（溪蟹）、蝲蛄体内。当人食用未煮熟的淡水蟹或蝲蛄后，囊蚴在胃、十二指肠受消化液作用，囊壁溶化后尾蚴脱囊逸出。后尾蚴具有很强的伸缩活动能力，并能分泌酸性和碱性分泌物，破坏人体组织，或于小肠侵入血流，散布于各器官组织中造成病变。后尾蚴穿过肠壁即为童虫，童虫可进入腹腔，在腹腔各脏器间游走，造成肠壁、腹腔脏器炎症、出血、粘连等。多数童虫穿过膈肌游走于胸腔时会刺激胸膜形成炎症及积液、粘连等。童虫进入肺脏，破坏肺组织形成囊肿，虫体在囊肿内继续发育为成虫。少数童虫可循颈动脉孔进入颅腔穿行于脑组织和脑膜，或由腹腔向腹后壁穿行，经腰大肌、背肌穿过椎间孔进入硬脊膜下腔、蛛网膜下腔和脊髓。

斯氏并殖吸虫亦分布较广，以童虫在体内各个器官间游走为主要特征，斯氏并殖吸虫在人体内不能发育为成虫，极少进入肺脏，但游走性皮下包块、渗出性胸膜炎及脑部症状较为常见，也可侵犯肝脏、淋巴结、眼和心包等器官。

临床表现复杂，患者感染后经长短不一的潜伏期，出现畏寒、发热、头痛、胸闷、哮喘、腹痛、荨麻疹等症状。幼虫移行可累及皮肤、胸腔、腹腔和神经系统。①幼虫在体表移行可导致游走性皮下肿块，参见皮肤蠕虫蚴移行症。②幼虫移行到胸腔后，可引起咳嗽、咯痰、痰中带少量血丝，偶可引起大咯血、液气胸。患者常有胸痛、气促、胸腔积液。胸腔积液一般为少量，也有大量胸腔积液引起呼吸困难者。胸腔积液呈草黄色或血性，可呈包裹性积液，遗留胸膜增厚。③幼虫在腹腔内移行，可引起恶心、呕吐、腹痛、腹泻、肝大、便血等。腹痛以下腹或右下腹最为常见，呈阵痛或隐痛，可扪及结节或肿块。虫体在腹腔移行还常引起腹水、腹膜广泛炎症和粘连。④虫体在脑部移行可造成头痛、呕吐、反应迟钝、视力减退、视神经乳头水肿等颅压增高症状，还可出现癫痫、肢体痛、视幻觉、肢体异常感觉等。严重者可有瘫痪、感觉消失、失语、偏盲、共济失调等脑组织破坏症状。虫体侵犯脊髓可出现运动障碍、行动困难、感觉缺失、大小便失禁、截瘫等症状。

本病诊断须依靠流行病学史、临床症状和实验室检查综合分析。凡在发病前1个月内流行区进食过未经煮熟的蟹、虾、蝲蛄等或饮过生的溪水都有感染本病的可能。游走性皮下结节、发热、长时间断续咳嗽、痰中带少量血丝或咯锈色痰、食欲下降、癫痫、偏瘫、血嗜酸性粒细胞增高都应考虑本病。X线检查显示肺部有浸润、纤维组织增生、囊样、结节或钙化性病变，CT、磁共振或超声波检查发现器官组织中有移动性斑片状改变。新出现的皮下结节活检有时可发现幼虫。免疫学试验可选用皮内试验、酶联免疫吸附试验检测抗体，也可用斑点酶联免疫吸附试验检测循环抗原。明确诊断则有赖于在活检中发现肺吸虫蚴和（或）在血清中检出特异性IgM、IgG抗体。

6. 异尖线虫病 异尖线虫病（anisakiasis）是由异尖线虫幼虫感染人体引起的寄生虫病。异尖线虫成虫寄生在海洋哺乳动物如鲸鱼的胃内，虫卵随粪便排入海水中孵出自由游动的幼虫。幼虫被甲壳动物吞食后发育为感染期幼虫。如甲壳动物被鲱、鳕、鱿鱼等海鱼吞食后，感染期幼虫即寄居在海鱼的肌肉或腹腔中。据报道，中国东海与黄海有25种鱼受到了异尖线虫幼虫的感染，人若食入未经煮熟并含有第3期幼虫的咸水虾、蟹、鱼、乌贼等，即可被感染。感染期幼虫亦可钻入胃壁寄生，但不能发育为成虫。异尖线虫幼虫寄生在胃壁约占65%，小肠约占30%，回肠更为常见。异尖线虫在小肠孵出的蠕虫蚴，进而侵入腹腔，移行于肝、肾、胰、肺、卵巢、肠系膜等组织中造成严重的蜂窝织炎、嗜酸性肉芽肿病变，引起消化道及全身症状。

症状多发生在生吃海鱼48小时左右。如幼虫侵犯胃壁可引起腹痛、恶心、呕吐，或表现为食欲减退、腹泻、体重下降、发热等。70%的患者粪便潜血阳性，易误诊为胃溃疡或胃癌。幼虫侵犯小肠可引起右下腹剧烈疼痛、肠梗阻，易误诊为急性阑尾炎或急腹症。慢性患者症状持续数月至数年，常有肠道包块，内含幼虫，易被误诊为肠肿瘤、局限性肠炎、肠憩室炎等。约2/3的患者血白细胞总数增高，但嗜酸性粒细胞通常正常。

根据患者发病前1个月内有进食生的或未煮熟的海鲜史有重要参考价值。结合有食欲减退、恶心、呕吐、腹痛、腹泻、体重下降、发热等临床表现，周围血液中嗜酸性粒细胞明显增多，CT、磁共振或超声波检查发现器官组织中有缓慢移动性斑片状改变，病原治疗疗效好等，可做出本病的临床诊断。但明确诊断则有赖于在胃肠镜检中发现异尖线虫幼虫钻入胃壁，局部黏膜水肿、糜烂、块状损害等，肠道造影可见肠壁增厚狭窄。内镜或手术时发现幼虫可以确诊。肠道外的异尖线虫需做活检来检查虫体。在血清中检出特异性 IgM、IgG 抗体。

7. 肺蛔虫幼虫移行症　主要由猪蛔虫幼虫引起，人蛔虫幼虫亦可引起本症，多在农村卫生条件较差地区流行，又称为急性蛔虫性哮喘症、集体性哮喘病等。当猪蛔虫虫卵被人吞食后，在小肠孵出幼虫。幼虫穿过肠壁，通过肝脏经 4～6 天移行到达肺部，引起炎症。潜伏期 3～17 天。

常见症状有刺激性干咳、胸闷、气喘等。重者可伴呼吸困难、端坐呼吸、紫绀。肺部听诊双肺有喘鸣音、干湿性音。部分患者有低热、荨麻疹和皮疹。X 线检查肺门阴影增重、肺纹理增粗，双肺可见短暂性游走性点状、片状、絮状浸润阴影，数天内迅速消退。血中白细胞总数和嗜酸性粒细胞计数均有增高。

8. 肺丝虫幼虫移行症　由犬恶丝虫微丝蚴在人体肺部移行时引起。犬恶丝虫成虫经过蚊传播给其他哺乳动物，在人体内未成熟的微丝蚴可移行到肺，引起肺部毛细血管栓塞和肺梗死等炎症反应。病理检查在梗塞的肺组织中可发现死亡的微丝蚴、嗜酸性粒细胞浸润和肉芽肿形成。本症多见于印度和美国东南部。我国福建、安徽、四川、贵州等省也有病例报告。

临床表现有长期发作性哮喘、咳嗽、胸闷、胸痛、呼吸急促、低热、乏力，偶有咯血，血嗜酸性粒细胞显著增高。肺部可闻及哮鸣音。X 线检查可见肺部浸润性或结节性阴影。

9. 兽比翼线虫病（mammomonogamoasis）　该虫生活史尚不完全清楚。其成虫寄生于牛、羊等食草动物的气道中。虫卵在外界发育至感染期虫卵，龟、鳖可能作为转续宿主或中间宿主，虫卵被龟、鳖等吞食后继续发育为幼虫、成虫。人因进食其未煮熟的肉、内脏或血而被感染。幼虫自小肠侵入血流，继而移行于咽喉、气管、支气管中寄生，造成人类兽比翼线虫病。因虫体的机械刺激和代谢产物而诱发宿主的防御反应，导致局部发生充血水肿、炎性渗出与嗜酸性肉芽肿病变。

临床表现为咳嗽、胸痛、气促、低热，痰量较少，有时呈血丝痰。

根据患者发病前 1 个月内有进食未煮熟的龟、鳖、鱼等饮食史，结合咳嗽、胸痛、气促、低热、血丝痰等临床表现，周围血液中嗜酸性粒细胞明显增多等可做出本病的临床诊断。但明确诊断则有赖于做支气管镜检查时发现兽比翼线虫幼虫和（或）在血清中检出特异性 IgM、IgG 抗体。

此外，在我国发现的蠕虫幼虫寄生人体引起占位性病变的，还有由细粒棘球绦虫幼虫引起的细粒

棘球蚴病、由多房棘球绦虫幼虫引起的泡球蚴病、由猪肉绦虫幼虫引起的猪囊尾蚴病等，参见上述相关疾病。

三、水蛭和铁线虫感染

水蛭和铁线虫偶尔可侵入人体，造成局部组织的损伤和病变，分别称为水蛭病和铁线虫病，因此这两种蠕虫被称为罕见致病蠕虫。

（一）水蛭病

水蛭（leech）俗称蚂蟥，属水生环节动物，营自生生活，具有吸血特性。水蛭可通过多种机会侵入人体，引起水蛭病（leech disease）。人类接触疫水中的水蛭后，水蛭可吸附在皮肤上，依靠其前端的口吸盘刺破皮肤或黏膜吸血，吸血后水蛭体可膨大到正常的 10 倍。水蛭可寄生于人体鼻咽、阴道、消化道、尿道、膀胱、声门下区、上颌窦和皮下组织。水蛭的唾液腺中含有水蛭素，具有最强的凝血酶特异性抑制物质，不仅能阻止纤维蛋白原的凝固，也可阻止凝血酶催化的凝血反应。此外，分泌物中还含有组胺样物质，使毛细血管扩张而增加出血。故水蛭咬伤可致伤口反复出血，出血时间延长。水蛭吸血时人体往往没有感觉，在其离开后伤口仍流血不止，常会造成感染、发炎和溃烂。常见类型为鼻咽水蛭病和阴道水蛭病。我国黄河以南十余省份均有本病的报道。

1. 鼻咽水蛭病　水蛭从鼻孔或口腔经鼻咽部进入鼻腔或喉部，甚至气管及支气管。寄生在鼻咽部的水蛭依靠其吸盘吸吮血液，常引起鼻出血、不适、鼻痒、异物感，严重者可出现鼻痛、头痛、贫血甚至休克；寄生在喉部时常引起喉痒、异物爬动感、剧咳、咯血、声音嘶哑等症状。专科检查时多数可见鼻腔底部或后部有水蛭体蠕动，是诊断的可靠依据，阳性率高达 90% 以上。

2. 阴道水蛭病　多见于女童，水蛭经阴道口或尿道口侵入人体，阴道内和外阴常被水蛭叮咬而出血，出血较多可致头晕、面色苍白、出冷汗、血压下降。局部检查可见外阴阴道有出血点或溃疡面。水蛭咬伤的伤口较浅，水蛭进入阴道的位置也不深。因阴道相对缺氧，水蛭吸血饱胀后常自动脱出阴道口，因此多数病例阴道内检查不到水蛭。诊断依据为感染史、出血症状和发现虫体。

水蛭生活于浅水区，以其吸盘吸附在皮肤或黏膜上吸人血液，导致水蛭病。水蛭病多发生在水蛭繁殖与活动频繁的夏秋季节，此时患者有接触疫水病史，

如伴有鼻出血或阴道出血，应考虑水蛭病，在出血处发现水蛭为确诊依据。

（二）铁线虫病

铁线虫（ *Gordius aquaticus* ）又称马鬃虫（ horsehair worm ）或发形虫（ hair worm ），乃因其形如金属线或马鬃，虫体细长可达 1m，种类繁多，遍布全球。铁线虫成虫在海水或淡水中自主生活，幼虫寄生在节肢动物体内。人类可因饮用被其污染的水或食用被其寄生的昆虫、鱼类或螺类等获得感染，发生铁线虫病（ *Gordius* disease ）。1978 年以来，我国陆续报道 18 例铁线虫感染，以山东、湖北、新疆、河南等省（区）病例较多，其中 9 例为尿道感染。

铁线虫成虫自主生活于淡水或潮湿土壤中，雌雄交配产卵，产卵在水中发育成幼虫，幼虫进入昆虫宿主血腔内发育为稚虫，然后离开宿主在水中发育为成虫。铁线虫偶尔可感染人体，消化道感染可能与食用含有铁线虫稚虫的生水、昆虫、螺或鱼类有关。泌尿道感染可能与下身接触疫水有关。虫体也可在人体内进一步发育为成虫，并可存活数年。其寄生部位为消化道、泌尿道、阴道等。

1. 消化道感染　铁线虫在消化道内可分泌某种物质来缓解肠液对它的破坏并继续发育，有时虫体引起恶心而被吐出，但多数经粪便排出。其症状有消化不良、腹痛、腹泻等。

2. 泌尿道感染　多见于女性，可引起明显的膀胱刺激症状，如下腹部疼痛、放射性腰痛、尿频、尿急、尿痛、血尿、会阴和阴道炎等，虫体排出后症状消失。

3. 阴道感染　铁线虫偶可累及阴道，引起外阴瘙痒，阴道口处肿胀并伴针刺样痛，阴道内时有虫爬样感觉，情绪烦躁，难以入睡。王克霞报道 1 例，阴道检查发现阴道壁不规则约蚕豆大小的肿物，轻压该肿物可感觉其微微颤动，挑破该肿物发现线虫呈棕褐色，线状，体壁较厚且粗糙，前后粗细一致，虫体大小约 175mm×0.8mm，前部可见多个向后突出的棘，尾钝圆，鉴定为铁线虫雌虫。

诊断本病主要依据为从尿液或粪便中检出虫体。会阴部接触过沟塘池水或潮湿草地，有尿道刺激症状且久治不愈者，应考虑本病，并做膀胱镜检查。寄生于人体内的虫体应做病理检查及手术治疗。偶尔有从眼眶肿物或耳道检出虫体的报道。

（刘德纯；孙　新　焦玉娟）

参·考·文·献

包怀恩, 姚曙光, 范顺琴, 等, 1984. 艾氏同杆线虫形态的再观察及人体感染报告. 贵阳医学院学报, (1):4-6, 3.

卜宪敏, 姚丽青, 郑智勇, 等, 2006. 抗酸染色显示组织中夏科-雷登结晶. 中华病理学杂志, 35(1):47.

曹永凤, 曹永彬, 2000. 国内人体缩小膜壳绦虫病184例分析. 实用寄生虫病杂志, 8(1):14.

常青, 2002. 人感染猪巨吻棘头虫并发肠穿孔4例报告. 锦州医学院学报, 23(4):62-63.

陈家旭, 2009. 食源性寄生虫病. 北京: 人民卫生出版社.

陈建平, 王光西, 2004. 人体寄生虫学彩色图谱. 成都: 四川大学出版社.

陈杰, 周桥, 2015. 病理学(7/8年制教材). 第3版. 北京: 人民卫生出版社.

陈木养, 黄伟坚, 余洪希, 2017. 华支睾吸虫性胆管炎的病理、临床及影像学分析. 实用医学影像杂志, 18(2):143-145.

陈启军, 尹继刚, 刘明远, 2008. 重视人兽共患寄生虫病的研究. 中国基础医学, 10(6):3-11.

陈兴保, 吴观陵, 孙新, 等, 2002. 现代寄生虫病学. 北京: 人民军医出版社.

陈雅棠, 1997. 蠕虫幼虫移行症. 新医学, (3):44-46.

褚欣平, 苏川, 2013. 人体寄生虫学. 第8版. 北京: 人民卫生出版社.

迪丽拜尔·马合木提, 侯秋莲, 高剑, 等, 2015. 重症牛带绦虫感染者1例. 中国寄生虫学与寄生虫病杂志, 33(4):286-287.

董玉婷, 冯正, 2003. 华支睾吸虫病免疫诊断及分子生物学研究进展. 国外医学寄生虫病分册, 30(3):108-113.

段义农, 王中全, 方强, 等, 2015. 现代寄生虫病学. 第2版. 北京: 人民军医出版社.

高世同, 2013. 皮肤棘颚口线虫病二例. 中华皮肤科杂志, 46(2):140.

郭瑞珍, 2012. 传染病与寄生虫病病理学彩色图谱. 贵阳: 贵州科技出版社.

郭艳梅, 胡俊杰, 杨艳芬, 等, 2014. 肝毛细线虫及肝毛细线虫病的研究概况. 中国人兽共患病学报, 30(6):651-654, 662.

韩安家, 赖日权, 2015. 软组织肿瘤病理学. 北京: 科学出版社.

何明珊, 2008. 水蛭咬伤幼女阴道32例临床分析. 广西医学, 30(1):147-148.

胡辛兰, 陈东杰, 吴长生, 等, 2018. 重度粪类圆线虫感染1例. 中国血吸虫病防治杂志, 30(4):479-480.

湖北医科大学病理学教研室, 中山医科大学病理学教研室, 1999. 外科病理学. 第2版. 武汉: 湖北科学技术出版社.

黄佳宁, 林金祥, 2004. 福建省首例肝毛细线虫人体感染的病理诊断. 中国人兽共患病杂志, 20(6):556.

黄顺东, 李艳, 2009. 寄生虫感染与肝癌关系及其分子机制的研究. 中国血吸虫病防治杂志, 21(2):158-160.

蒋次鹏, 焦郭堂, McManus DP, 2001. 肝胆寄生虫学. 天津: 天津科技翻译出版公司.

孔庆明, 陆绍红, 2001. 异尖线虫病诊断与防治的相关研究. 国际流行病学传染病学杂志, 38(2):140-143.

冷淑珍, 郑腾, 2009. 异尖线虫分子分类方法概述. 国际医学寄生虫病杂志, 36(4):241-244.

李朝品, 高兴政, 2012. 医学寄生虫图鉴. 北京: 人民卫生出版社.

李道宁, 李桂云, 詹希美, 1997. 三例喉兽比翼线虫病. 中国寄生虫学与寄生虫病杂志, 15(5):281-284.

李航, 鲁植艳, 2017. 血吸虫病肝病影像学表现及研究进展. 中国血吸虫病防治杂志, 29(5):656-659.

李兰娟, 任红, 2013. 传染病学. 第8版. 北京: 人民卫生出版社.

李瑞利, 李宏军, 2012. 传染病寄生虫病的病理与影像. 放射性实践, 27(4):364-367.

李燕榕, 李莉莎, 江典伟, 等, 2013. 食生三文鱼感染阔节裂头绦虫1例报告. 中国寄生虫学与寄生虫病杂志, 31(6):494.

李懿宏, 文景山, 舒晶, 等, 2009. 黑龙江省本地感染阔节裂头绦虫1例. 中国寄生虫学与寄生虫病杂志, 27(4):296, 302.

李玉林, 2013. 病理学. 第8版. 北京: 人民卫生出版社.

梁英锐, 丁濂, 朱世能, 1998. 现代肝脏病理学. 天津: 天津科学技术出版社, 421-431.

林果为, 王吉耀, 葛均波, 2017. 实用内科学. 第15版. 北京: 人民卫生出版社.

林洪斌, 陈光兰, 2002. 水蛭寄生鼻腔2例报道. 中国寄生虫病防治杂志, 15(4):216.

刘德纯, 2002. 艾滋病临床病理学. 合肥: 安徽科学技术出版社.

刘德纯, 林清森, 1995. 播散性粪类圆线虫病病理观察. 临床与实验病理学杂志, 11(2):165.

刘立民, 李善雨, 高宇, 2011. 眼结膜吸吮线虫病三例. 中国实用眼科杂志, 29(6):635.

刘流, 贺莉芳, 刘晖, 等, 2010. 肾功能衰竭合并艾氏小杆线虫感染一例. 检验医学, 25(6):501-502.

卢艳, 许学年, 冯正, 2007. 肝吸虫与肝胆疾病. 国际医学寄生虫病杂志, 34(2):107-112.

吕传江, 2012. 小儿猪巨吻棘头虫病致小肠多发穿孔. 中国社区医师, 14(2):100.

吕艳, 张莉, 李海龙, 2020. 我国肝毛细线虫感染研究现状. 中国媒介生物学及控制杂志, 31(2):239-246.

马安, 干小仙, 2010. 颚口线虫病的诊断与治疗. 中国病原生物学杂志, 5(5):385-388.

毛协仁, 贾洪中, 1995. 我国人体缩小膜壳绦虫病. 中国寄生虫病防治杂志, 8(4):311-312.

米姣平, 2005. 寄生虫与中枢神经系统疾病的研究. 医学动物防治, 21(7):540-542.

牟荣, 包怀恩, 裘学丽, 等, 2007. 我国西部4地牛带绦虫成虫的形态学观察. 中国寄生虫学与寄生虫病杂志, 25(1):32-35.

内蒙古医学院病理解剖学教研组, 1976. 彩色病理组织学图谱. 呼和浩特: 内蒙古人民出版社.

彭先楚, 徐绍锐, 舒衡平, 等, 2014. 牛带绦虫病2例报告. 中

国病原生物学杂志, 9(7):677-678.

邱洪流, 闫惠琴, 谢琴, 1998. 人体肾膨结线虫感染2例临床分析. 中国人兽共患病杂志, 14(1):52, 64.

瞿逢伊, 1997. 上海发现我国首例人体感染喉兽比翼线虫者. 中国寄生虫学与寄生虫病杂志, 15(4):198-200.

邵向云, 刘明达, 洪嘉林, 2009. 卫氏型与斯氏型 (四川型) 并殖吸虫所致肝病临床表现的差异. 中华临床感染病杂志, 2(4):250-251.

沈一平, 2007. 寄生虫与临床. 第3版. 北京: 人民卫生出版社.

盛剑秋, 王海红, 李爱琴, 等, 2008. 胶囊内镜诊断小肠微小膜壳绦虫感染一例. 中华消化内镜杂志, 25(3):164.

斯崇文, 贾辅忠, 李家泰, 2004. 感染病学. 北京: 人民卫生出版社.

孙洪鸣, 2005. 肝华支睾吸虫病1例. 诊断病理学杂志, 12(3):184.

孙新, 2008. 人体寄生虫学. 北京: 人民卫生出版社.

王爱华, 2008. 人体肾膨结线虫感染1例. 中国病原生物学杂志, 3(1):4, 15.

王菲, 曹淑祯, 张霄霄, 等, 2013. 广州管圆线虫生长发育及形态特征研究现状. 国际医学寄生虫病杂志, 40(4):225-230.

王克霞, 2010. 阴道铁线虫偶然寄生一例. 中华流行病学杂志, 31(5):575.

王乐旬, 徐劲, 2010. 华支睾吸虫致胆管癌的研究进展. 国际医学寄生虫病杂志, 37(6):366-370.

王姝雅, 尹强, 王本贺, 等, 2013. 我国人体重要寄生虫病现状调查. 中外医疗, 32(7):143, 145.

闻礼永, 2010. 儿童寄生虫病学. 北京: 人民卫生出版社.

吴观陵, 2013. 人体寄生虫学. 第4版. 北京: 人民卫生出版社.

吴忠道, 褚欣平, 2015. 人体寄生虫学. 第3版. 北京: 人民卫生出版社.

武忠弼, 杨光华, 2002. 中华外科病理学: 下卷. 北京: 人民卫生出版社.

夏克栋, 陈廷, 2013. 病原生物与免疫学. 第3版. 北京: 人民卫生出版社.

谢醒民, 杨树森, 1999. 临床寄生虫病学. 天津: 天津科学技术出版社.

徐国成, 韩秋生, 王继春, 2011. 人体寄生虫学彩色图谱. 北京: 人民军医出版社.

徐在海, 2000. 实用传染病病理学. 北京: 军事医学科学出版社.

许礼发, 王晓春, 李朝品, 2012. 猪巨吻棘头虫致小儿肠穿孔1例. 第三军医大学学报, 34(22):2343.

许隆祺, 2016. 图说寄生虫学与寄生虫病. 北京: 北京科学技术出版社.

杨绍基, 2005. 蠕虫蚴移行症的诊断和治疗. 新医学, 36(7):425-427.

姚永政, 1956. 人体寄生虫学实用图谱. 上海: 上海科学技术出版社.

阴赪宏, 甘绍伯, 刘建, 等, 2006. 广州管圆线虫病临床诊疗方案. 国际外科学杂志, 33(6):473-475.

詹希美, 2005. 人体寄生虫学. 北京: 人民卫生出版社.

张峰, 崔巍, 2015. 北京协和医院寄生虫彩色图谱. 北京: 中国医药科技出版社.

张进顺, 高兴政, 2009. 临床寄生虫检验学. 北京: 人民卫生出

版社.

张维真, 赵建玲, 1998. 犬复孔绦虫感染及形态鉴别. 张家口医学院学报, (A4):18, 20.

郑德福, 肖宁, 冯萍, 等, 2012. 国内人体猪巨吻棘头病的流行病学特征. 寄生虫病与感染性疾病, 10(4):183-187.

钟建安, 杨发柱, 2001. 尿道铁线虫病1例报告. 中国寄生虫学与寄生虫病杂志, 19(3):178.

周怀瑜, 刘登宇, 彭鸿娟, 2017. 人体寄生虫学彩色图谱. 西安: 西安交通大学出版社.

Ahmad R, Khan T, Ahmad B, et al, 2017. Neurocysticercosis: a review on status in India, management, and current therapeutic interventions. Parasitol Res, 116(1):21-33.

Aliakbarian M, Tohidinezhad F, Eslami S, et al, 2018. Liver transplantation for hepatic alveolar echinococcosis: literature review and three new cases. Infect Dis(Lond), 50(6):452-459.

Altun E, Avci V, Azatcam M, 2017. Parasitic infestation in appendicitis. A retro- spective analysis of 660 patients and brief literature review. Saudi Med J, 38(3):314-318.

Antinori S, Parravicini C, Galimberti L, et al, 2017. Is imported onchocerciasis a truly rare entity? Case report and review of the literature. Travel Med Infect Dis, 16:11-17.

Arora N, Tripathi S, Sao R, et al, 2018. Molecular neuro-pathomechanism of neurocysticercosis: how host genetic factors influence disease susceptibility. Mol Neurobiol, 55(2):1019-1025.

Aru RG, Chilcutt BM, Butt S, et al, 2017. Novel findings in HIV, immune reconstitution disease and strongyloides stercoralis infection. Am J Med Sci, 353(6):593-596.

Baptista-Fernandes T, Rodrigues M, Castro I, et al, 2017. Human gastric hyperinfection by Anisakis simplex: A severe and unusual presentation and a brief review. Int J Infect Dis, 64:38-41.

Binford CH, Conner DH, 1976. Pathology of tropical and extraordinary diseases. Washington: Armed Forces Institute of Pathology.

Bogdanovic A, Radojkovic M, Tomasevic RJ, et al, 2017. Presentation of pericardial hydatid cyst as acute cardiac tamponade. Asian J Surg, 40(2):175-177.

Bustos JA, García HH, Del Brutto OH, 2017. Reliability of diagnostic criteria for neurocysticercosis for patients with ventricular cystic lesions or granulomas: a systematic review. Am J Trop Med Hyg, 97(3):653-657.

Byard RW, 2019. Lethal strongyloidiasis-diagnostic and forensic issues. J Forensic Leg Med, 62:103-106.

Campos DMB, Barbosa AP, de Oliveira JA, et al, 2017. Human lagochilascariasis–A rare helminthic disease. PLoS Negl Trop Dis, 11(6):e0005510.

Capelli G, Genchi C, Baneth G, et al, 2018. Recent advances on Dirofilaria repens in dogs and humans in Europe. Parasit Vectors, 11(1):663.

Chan FLY, Kennedy B, Nelson R, 2018. Fatal strongyloides hyperinfection syndrome in an immunocompetent adult with review of the literature. Intern Med J, 48(7):872-875.

Chauhan S, Singh G, Khan I, 2017. Cysticercosis of the pectoralis major: a case report and review of literature. Am

J Dermatopathol, 39(3):e34-e37.

Chuah C, Gobert GN, Latif B, et al, 2019. Schistosomiasis in Malaysia: a review. Acta Trop, 190:137-143.

Colebunders R, Nelson Siewe FJ, Hotterbeekx A, 2018. Onchocerciasis-associated epilepsy, an additional reason for strengthening onchocerciasis elimination programs. Trends Parasitol, 34(3):208-216.

Dawes B, 1973. Advances in parasitology. New York: Academic Press.

Deigendesch N, Costa Nunez J, Stenzel W, 2017. Parasitic and fungal infections. Handb Clin Neurol, 145: 245-262.

Eckert J, Thompson RC, 2017. Historical aspects of echinococcosis. Adv Parasitol, 95:1-64.

Escalaya AL, Burneo JG, 2017. Epilepsy surgery and neurocysticercosis: assessing the role of the cysticercotic lesion in medically-refractory epilepsy. Epilepsy Behav, 76:178-181.

Forbes A, 2006. Atlas of clinical gastroenterology. 临床胃肠病学图谱. 第3版. 孙刚, 译. 北京: 北京大学医学出版社.

Garcia LS, 2010. 诊断医学寄生虫学. 第5版. 张进顺, 李薇, 孙新, 等, 译. 北京: 人民卫生出版社.

Gardiner CH, Koh DS, Cardella TA, 1981. Micronema in man: third fatal infection. Am J Trop Med Hyg, 30(3):586-589.

Gobbi F, Buonfrate D, Angheben A, et al, 2017. Pulmonary nodules in African migrants caused by chronic schistosomiasis. Lancet Infect Dis, 17(5):e159-e165.

Gripper LB, Welburn SC, 2017. The causal relationship between neurocysticercosis infection and the development of epilepsy–a systematic review. Infect Dis Poverty, 6(1):31.

Guan B, Li XH, Wang L, et al, 2018. Gastric fundus splenosis with hemangioma masquerading as a gastrointestinal stromal tumor in a patient with schistosomiasis and cirrhosis who underwent splenectomy: a case report and literature review. Medicine(Baltimore), 97(27):e11461.

Gutierrez Y, 1990. Diagnostic pathology of parasitic infections with clinical correlations. Philadelphia: Lea & Febiger.

Gutierrez Y, 1999. Diagnostic pathology of parasitic infections with clinical correlations. New York: Oxford University Press Inc.

Han S, Zhang XH, Lv T, et al, 2017. Skull metastasis from the liver: case report and literature review. World Neurosurg, 108: 989. e15-989. e18.

Keong B, Wilkie B, Sutherland T, et al, 2018. Hepatic cystic echinococcosis in Australia: an update on diagnosis and management. ANZ J Surg, 88(1-2):26-31.

Kłudkowska M, Pielok Ł, Frąckowiak K, et al, 2018. Dirofilaria repens infection as a cause of intensive peripheral microfilariemia in a Polish patient: process description and cases review. Acta Parasitol, 63(3):657-663.

Kradin RL, 2010. Pathology of infectious diseases. Philadelphia: Saunders Elsevier Inc.

Kuo YL, Wu YH, Su KE, 2011. Cutaneous larva migrans induced by swallowing live pond loathes. Clin Exp Dermatol, 36(8):878-881.

Le L, Hsieh MH, 2017. Diagnosing urogenital schistosomiasis:

dealing with diminishing returns. Trends Parasitol, 33(5):378-387.

Leoung G. Mills J, 1989. Opportunistic infections in patients with the acquired immunodeficiency syndrome. New York: Marcel Dekker.

Liang TC, Liang GB, Du Y, et al, 2018. Scrotal paragonimiasis in adults: two case reports and review of literature. Medicine(Baltimore), 97(14):e0328.

Lima CWR, de Oliveira NMC, Silva SVDD, et al, 2017. Ectopic forms of schistosomiasis mansoni in the second macroregion of Alagoas: case series report and review of the literature. Rev Soc Bras Med Trop, 50(6):812-818.

Lötsch F, Vingerling R, Spijker R, et al, 2017. Toxocariasis in humans in Africa–a systematic review. Travel Med Infect Dis, 20:15-25.

Ma G, Holland CV, Wang T, et al, 2018. Human toxocariasis. Lancet Infect Dis, 18(1):e14-e24.

Marcial-Rojas RA, 1970. Pathology of protozoal and helminthic diseases with clinical correlation. Baltimore: The Williams & Wilkins Company.

Martínez DY, Verdonck K, Kaye PM, et al, 2018. Tegumentary leishmaniasis and coinfections other than HIV. PLoS Negl Trop Dis, 12(3):e0006125.

Mathison BA, Pritt BS, 2018. A systematic overview of zoonotic helminth infections in North America. Lab Med, 49(4):e61-e93.

Mathison BA, Bishop HS, Sanborn CR, et al, 2016. Macracanthorhynchus ingens infection in an 18-month old child in Florida:a case report and review of acanthocephaliasis in humans. Clin Infect Dis, 63(10): 1357-1359.

McGee JO'D, Isaacson PG, Wright NA, 1992. Oxford textbook of pathology. Oxford: Oxford University Press.

Meinel TR, Gottstein B, Geib V, et al, 2018. Vertebral alveolar echinococcosis–a case report, systematic analysis, and review of the literature. Lancet Infect Dis, 18(3): e87-e98.

Minciullo PL, Cascio A, Gangemi S, 2018. Association between urticaria and nematode infections. Allergy Asthma Proc, 39(2):86-95.

Miterpáková M, Antolová D, Ondriska F, et al, 2017. Human Dirofilaria repens infections diagnosed in Slovakia in the last 10 years(2007-2017). Wien Klin Wochenschr, 129(17-18): 634-641.

Morgello S, Soifer FM, Lin CS, et al, 1993. Central nervous system strongyloides stercoralis in acquired immunodeficiency syndrome. A report of two cases and review of the literature. Acta Neuropathol, 86(3): 285-288.

Nawa Y, 1991. Historical review and current status of gnathostomiasis in Asia. Southeast Asian J Tmp Med Public Health, 22 Suppl: 217-219.

Nutman TB, 2017. Human infection with *Strongyloides stercoralis* and other related *Strongyloides* species. Parasitology, 144(3):263-273.

Osakunor DNM, Woolhouse MEJ, Mutapi F, 2018. Paediatric schistosomiasis: what we know and what we need to know. PLoS Negl Trop Dis, 12(2):e0006144.

Pencovich N, Younis M, Lessing Y, et al, 2019. Major liver resection in pregnancy: three cases with different etiologies and review of the literature. J Matern Fetal Neonatal Med, 32(2):203-211.

Procop GW, Pritt BC, 2015. Pathology of infectious diseases. Philadelphia: Saunders.

Rapin A, Harris NL, 2018. Helminth-bacterial interactions: cause and consequence. Trends Immunol, 39(9):724-733.

Reddy DS, Volkmer R 2nd, 2017. Neurocysticercosis as an infectious acquired epilepsy worldwide. Seizure, 52: 176-181.

Sah R, Khadka S, Lakhey PJ, et al, 2018. Human case of fasciola gigantica-like infection, review of human fascioliasisreports in Nepal, and epidemiological analysis within the South Central Asia. Acta Parasitol, 63(3): 435-443.

Sanya RE, Nkurunungi G, Andia Biraro I, et al, 2017. A life without worms. Trans R Soc Trop Med Hyg, 111(1):3-11.

Sapp SGH, Yabsley MJ, Bradbury RS, 2018. Abnormal helminth egg development, strange morphology, and the identification of intestinal helminth infections. Emerg Infect Dis, 24(8):1407-1411.

Shadduck JA, Ubelaker J, Telford VQ, 1979. Micronema deletrix meningoencephalitis in an adult man. Am J Clin Pathol, 72(4):640-643.

Simón F, González-Miguel J, Diosdado A, et al, 2017. The complexity of zoonotic filariasis episystem and its consequences: a multidisciplinary view. Biomed Res Int, 2017: 6436130.

Taghipour M, Derakhshan N, Saffarian A, et al, 2017. Orbital hydatid cyst causing papilledema and proptosis in an adult. World Neurosurg, 101:811. e1-811. e4.

Tanki H, Singh H, Raswan US, et al, 2018. Pediatric intracranial hydatid cyst:a case series with literature review. Pediatr Neurosurg, 53(5):299-304.

Tariq H, Kamal MU, Reddy P, et al, 2017. Anemia, intractable vomiting, chronic diarrhea, and syndrome of in appropriate antidiuretic secretion: a diagnostic dilemma: disseminated strongyloidosis in a patient with newly diagnosed HTLV infection-case report and review of literature. Medicine(Baltimore). 96(52):e9229.

Thapa S, Ghosh A, Ghartimagar D, et al, 2018. Hydatidosis of infratemporal fossa with proptosis-an unusual presentation: a case report and review of the literature. J Med Case Rep, 12(1):309.

Varyani F, Fleming JO, Maizels RM, 2017. Helminths in the gastrointestinal tract as modulators of immunity and pathology. Am J Physiol Gastrointest Liver Physiol, 312(6):G537-G549.

Vazquez Guillamet LJ, Saul Z, Miljkovich G, et al, 2017. Strongyloides stercoralis infection among human immunodeficiency virus(HIV)-infected patients in the United States of America: a case report and review of literature. Am J Case Rep, 18: 339-346.

von Lichtenberg F, 1991. Pathology of infectious diseases. New York: Raven Press.

Weller PF, Spencer LA, 2017. Functions of tissue-resident eosinophils. Nat Rev Immunol, 17(12):746-760.

Wu W, Feng A, Huang YX, 2015. Research and control of advanced schistosomiasis japonica in China. Parasitol Res, 114(1):17-27.

Zhang Z, Fan J, Dang Y, et al, 2017. Primary intramedullary hydatid cyst: a case report and literature review. Eur Spine J, 26(Suppl 1):107-110.

附　录
专业名词英文缩略语对照表

缩略语	英文全称	中文名词
AFB	acid fast bacterium	抗酸杆菌
AIDS	acquired immunodeficiency syndrome	艾滋病/获得性免疫缺陷综合征
APC	antigen presenting cells	抗原提呈细胞
BAL	bronchoalveolar lavage	支气管肺泡灌洗
CD	cluster of differentiation	（淋巴细胞）分化群
CIN	cervical intraepithelial neoplasias	宫颈上皮内瘤变
CMV	cytomegalovirus	巨细胞病毒
CNS	central nervus system	中枢神经系统
COVID-19	coronavirus infection disease	新型冠状病毒感染
CSF	cerebral-spinal fluid	脑脊液
CT	computed tomography	计算机断层扫描/计算机体层摄影术
DAD	diffuse alveolar damage	弥漫性肺泡损伤
DFA	direct fluorescent antibody assay	直接荧光抗体试验
DIC	disseminated intravascular coagulation	弥散性血管内凝血
DLBCL	disseminated large B cell lymphoma	弥漫大B细胞淋巴瘤
DNA	deoxyribonucleic acid	脱氧核糖核酸
ELISA	enzyme-linked immunosorbent assay	酶联免疫吸附试验
EBV	Epstein-Barr virus	爱泼斯坦-巴尔病毒
FCM	flow cytometry	流式细胞术
GMS	Grocott/Gomori methenamine silver staining	六胺银染色
HE	hematoxylin-eosin staining	苏木素-伊红染色
	Hepatitis A/B/C virus	甲/乙/丙型肝炎病毒
HHV	human herpes virus	人类疱疹病毒
HI	hospital infection,nosocomial infection	医院感染
HIV	human immunodeficiency virus	人类免疫缺陷病毒
HPV	human papilloma virus	人乳头瘤病毒
HSV	herpes simplex virus	单纯疱疹病毒
HTLV	human T-cell lymphotrpic viruse	人类嗜T淋巴细胞病毒
ICU	intensive care unit	重症监护病房
IFA	immunofluorescence assay	免疫荧光测定

缩略语	英文全称	中文名词
IFN	interferon	干扰素
IHC	immunohistochemistry	免疫组织化学
IL	interleukin	白细胞介素
ISH	in situ hybridization	原位杂交
LCA	leukocyte common antigen	白细胞共同抗原
LPS	lipopolysaccharide	脂多糖
MALT	mucosa-associated lymphoid tissue	黏膜相关淋巴组织
MERS	Middle East respiratory syndrome	中东呼吸综合征
MERS-CoV	MERS coronavirus	中东呼吸综合征冠状病毒
MHC	major histocompatibility complex	主要组织相容性复合体
MODS	multiple organ dysfunction syndrome	多器官功能障碍综合征
MRI	magnetic resonance imaging	磁共振成像
mRNA	messenger ribonucleic acid	信使核糖核酸
MTB	mycobacterium tuberculosis	结核分枝杆菌
NGS	next generation sequencing	二代测序技术
NKC	natural killer cell	自然杀伤细胞
NTM	non-tuberculosis mycobectrium	非结核分枝杆菌
PAS	peroidic acid Schiff staining	过碘酸席夫染色
PCP	pneumocystis carinii pneumonia	肺孢子菌肺炎
PCR	polymerase chain reaction	聚合酶链反应
PML	progressive multifocal leukoencephalopathy	进行性多灶性白质脑病
PRP	progressive rubella panencephalitis	进行性风疹性全脑炎
RNA	ribonucleic acid	核糖核酸
RT-PCR	reverse transcriptase-polymerase chain reaction	反转录聚合酶链反应
SARS	severe acute respiratory syndrome	严重急性呼吸综合征
SARS-CoV	sARS-coronavirus	严重急性呼吸综合征冠状病毒
SEM	scanning electron microscope	扫描电镜
SIRS	systemic inflammatory response syndrome	全身炎症反应综合征
STD	sexual transmitted disease	性传播疾病
TEM	transmission electron microscopy	透射电镜
TLR	Toll-like receptor	Toll样受体
TNF	tumor necrosis factor	肿瘤坏死因子
	TORCH syndrome	TORCH 综合征
VZV	varicella zoster virus	水痘-带状疱疹病毒
WB	Western blotting	蛋白质印迹法